U0388309

CLINICAL
REFINEMENT OF
COMPLEX
ELECTROCARDIOGRAM

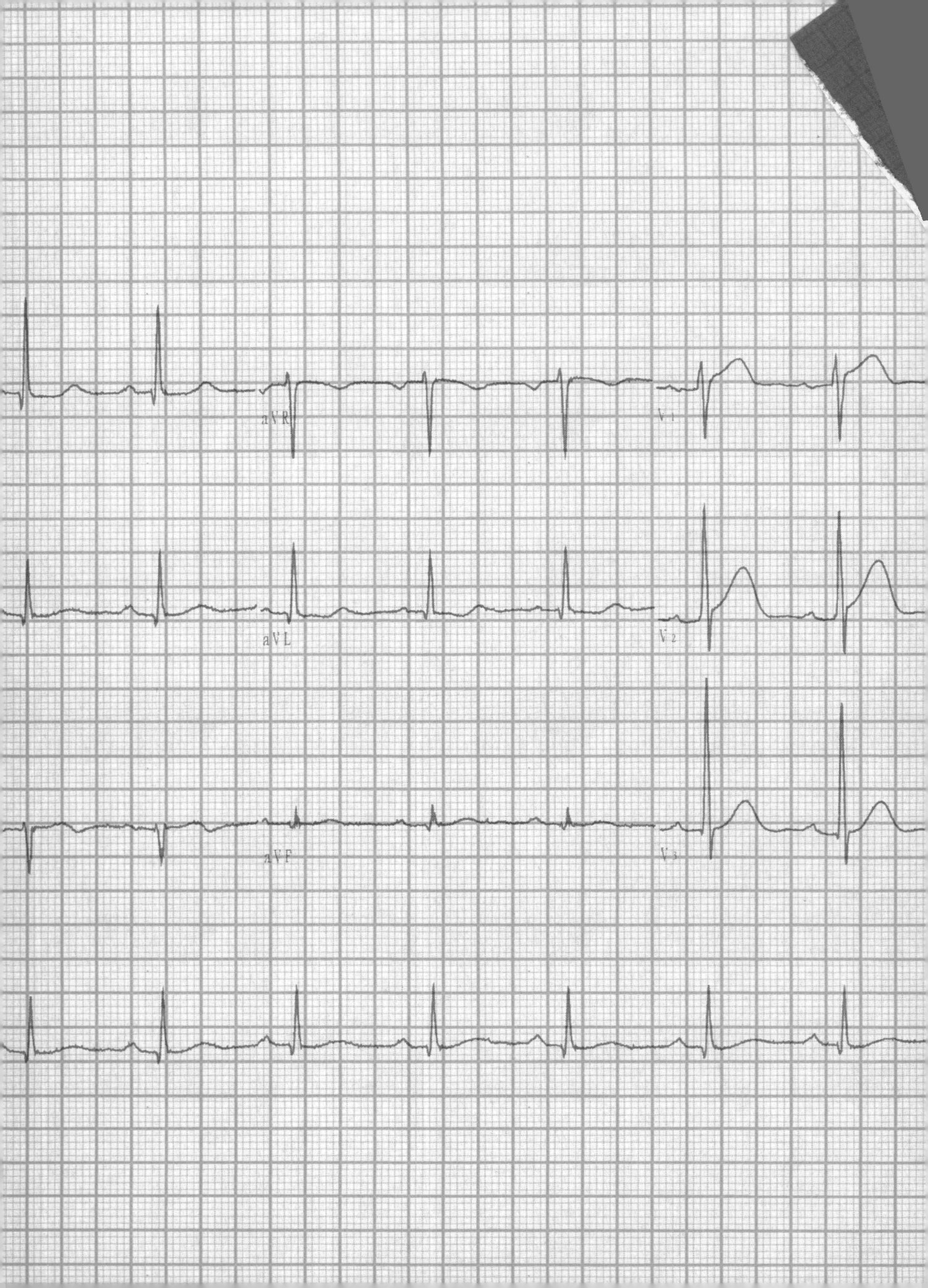

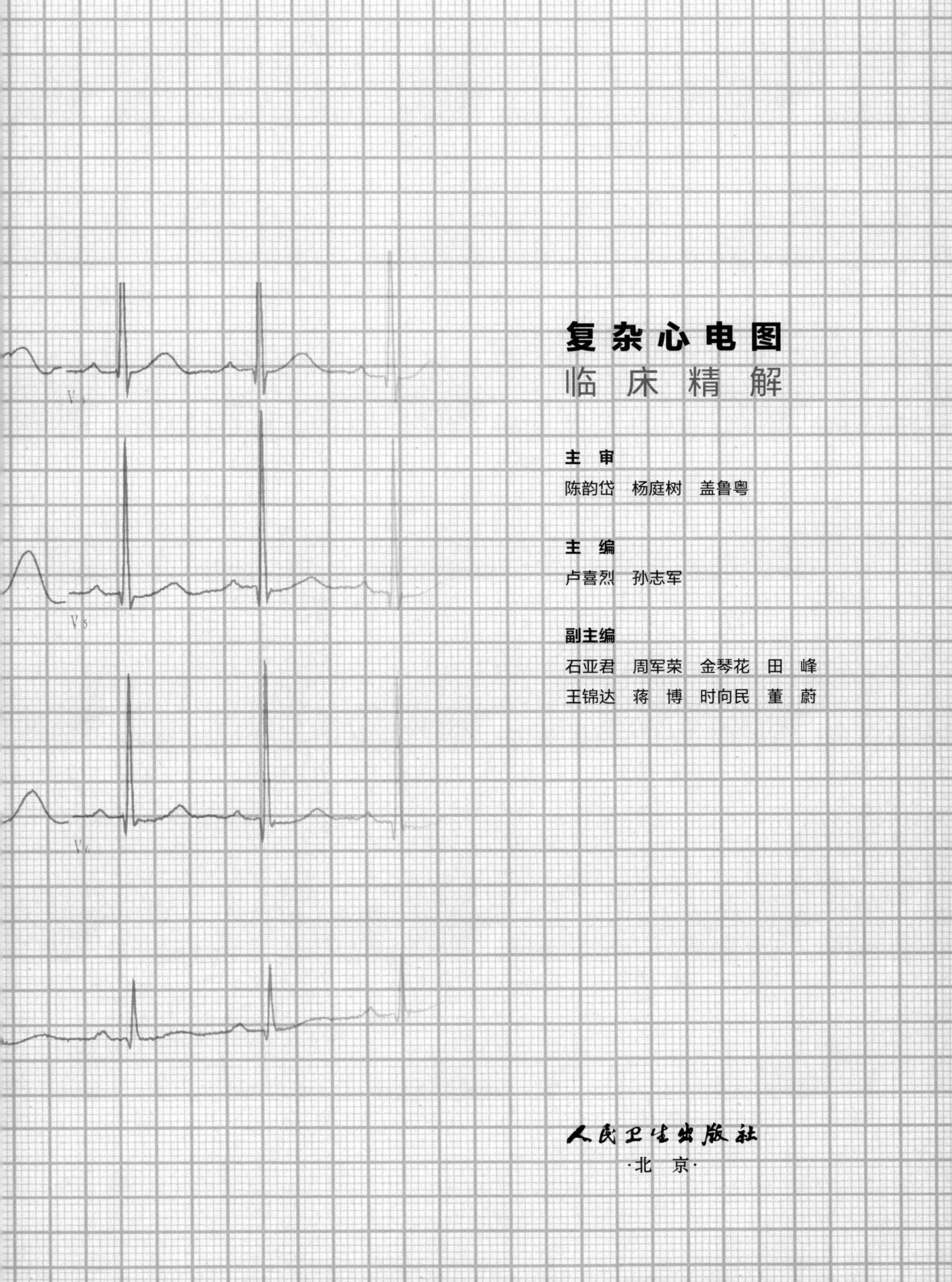

复杂心电图
临床精解

主 审

陈韵岱　杨庭树　盖鲁粤

主 编

卢喜烈　孙志军

副主编

石亚君　周军荣　金琴花　田　峰
王锦达　蒋　博　时向民　董　蔚

人民卫生出版社
·北 京·

CLINICAL
REFINEMENT OF
COMPLEX
ELECTROCARDIOGRAM

编 委 （按姓氏笔画排序）

马一鸣　中国人民解放军总医院第二医学中心
马之林　首都医科大学附属北京朝阳医院
王　刚　首都医科大学附属北京友谊医院
王　昂　中国人民解放军总医院第一医学中心
王　蕾　航天中心医院
王小鹏　中国人民解放军总医院第一医学中心
王卫星　北京市石景山医院
王峥峰　中国人民解放军总医院心血管病医学部
王晋丽　中国人民解放军总医院第一医学中心
王锦达　中国人民解放军总医院心血管病医学部
文冬凌　中国人民解放军总医院第一医学中心
石亚君　中国人民解放军总医院第一医学中心
卢亦伟　航天中心医院
卢喜烈　中国人民解放军总医院第一医学中心
帅　莉　中国人民解放军总医院第二医学中心
田　峰　中国人民解放军总医院心血管病医学部
刘继轩　首都医科大学附属北京友谊医院
齐晓红　中国人民解放军第三〇五医院
孙志军　中国人民解放军总医院心血管病医学部
孙明壮　航天中心医院
李　健　中国人民解放军总医院心血管病医学部
李世兴　中国人民解放军总医院心血管病医学部

李腾京　中国人民解放军总医院第一医学中心
杨　霞　中国人民解放军总医院心血管病医学部
杨雯婷　中国人民解放军联勤保障部队第九二一医院
时向民　中国人民解放军总医院心血管病医学部
但　晴　中国人民解放军总医院第一医学中心
张　东　中国人民解放军总医院第一医学中心
张　弢　中国人民解放军总医院心血管病医学部
张华巍　中国人民解放军总医院心血管病医学部
陈　思　中国人民解放军总医院心血管病医学部
金琴花　中国人民解放军总医院心血管病医学部
周军荣　中国人民解放军总医院第一医学中心
郑小琴　中国人民解放军总医院第一医学中心
赵　丽　中国人民解放军总医院第一医学中心
赵成辉　中国人民解放军总医院第一医学中心
郜　玲　中国人民解放军总医院第一医学中心
郭　艳　中国人民解放军总医院第二医学中心
郭亚涛　中国人民解放军总医院第一医学中心
章　明　中国人民解放军总医院心血管病医学部
董　颖　中国人民解放军总医院第一医学中心
董　蔚　中国人民解放军总医院心血管病医学部
蒋　博　中国人民解放军总医院心血管病医学部

学术秘书　李玉英　雷　超

5

主编简介

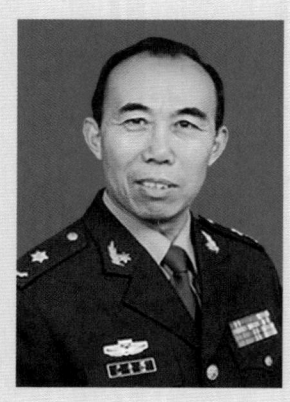

卢喜烈 心电学技术传承人，中国人民解放军总医院心脏无创检测中心主任技师，中国人民解放军军医进修学院导师，汕头大学医学院第一附属医院客座教授、研究生导师。担任中国医师协会心电技术培训专家委员会主任委员，中国医药生物技术协会心电学技术分会副主任委员，中国医药信息学会远程心脏监护技术专业委员会常务副主任委员，中华医学会心电生理和起搏分会心电图学学组副组长，中国医学装备协会专家库成员；《心电与循环》杂志、《世界急危重症医学杂志》编委，《中华老年心脑血管病杂志》《中华保健医学杂志》特约编审，《临床心电学杂志》常务编委，《实用心电学杂志》主编。

从事心电图、动态心电图、运动心电图、心导管术、心电生理和心电图信息化工作。担任全军继续医学教育心电学新进展项目负责人、国家级继续医学教育心电学新进展项目负责人，中国医师协会心电技术培训项目负责人。主编《现代心电图诊断大全》《12导联心电图同步诊断学》《12导同步动态心电图学》《心电图报告书写规范》等心电学专业著作46部，主编全军和国家级继续医学教育心电学新进展教材11卷。发表平板运动试验诱发高耸T波等心电学专业科学论文230余篇。1995年首先提出"12导同步动态心电图"的概念，阐明12导同步动态心电图的理论；领导的课题组率先研制出国际领先水平的高采样率的12导同步动态心电图仪器并应用于临床，标志着12导同步动态心电图学的创立。

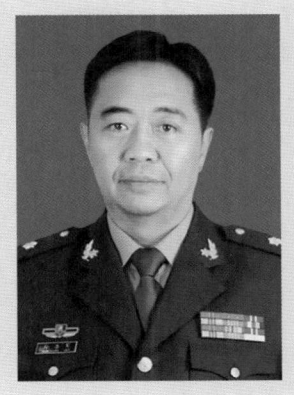

孙志军 中国人民解放军总医院心血管病医学部派驻第一医学中心心血管内科主任,主任医师。担任中华医学会心血管病学分会第十届、第十一届委员会心血管病影像学组委员;中国中医药信息学会医养居融合分会荣誉会长;中国老年医学学会医养结合促进委员会副会长;国家卫生健康委员会冠心病介入诊疗培训基地导师,中央军委保健委员会会诊专家;原中国老年保健医学研究会健康保健指导中心副主任委员、晕厥分会副主任委员、现代医疗保健分会常务委员,原中国老年医学学会医养结合促进委员会常务委员,中华医学会核医学分会第十届、第十一届委员会心脏学组委员,全军心血管专业委员会第一届青年委员会副主任委员;《中国循证心血管医学杂志》常务编委,《中国老年多器官疾病杂志》《中华临床医师杂志(电子版)》《心血管外科杂志》编委。

从事心血管内科工作与研究 30 余年,主要致力于冠状动脉介入治疗、肾动脉介入治疗以及心脏核医学研究;至今独立成功完成冠状动脉造影及支架植入术 20 000 余例、肾动脉造影和支架植入术 2 000 余例。荣获首届中国人民解放军总医院"优秀临床医师"和第一医学中心"优秀临床医师"称号。承担科研课题多项,包括"十三五"国家科技重大专项、国家自然科学基金项目和国家高技术研究发展计划(863 计划)分课题等。主编《心内科医师临床与实践——实用表格式心血管疾病诊治指导》和副主编《心脏核医学》等专著12 部。

CLINICAL
REFINEMENT OF
COMPLEX
ELECTROCARDIOGRAM

自 1903 年心电图应用于临床至今已有 120 余年辉煌历程，心电图的临床应用为医学和人类健康做出了巨大贡献。心电图发明者 W. Einthoven 于 1924 年获得诺贝尔生理学或医学奖。

随着医学科学技术的进展，心电图的应用领域在不断拓宽。凡是有医疗活动的地方，就有心电图检查。远程心电监测成为心脏危急值预警的重要的无创检测技术，心电图检查在内科、外科、儿科、妇产科、麻醉科、冠心病监护病房（CCU）、加强监护病房（ICU）、胸痛中心、晕厥中心、房颤中心等发挥着重要作用。

心电信息浩瀚如海，小小心电图，学问大无边。密切结合临床分析心电图，出具精准的心电图报告，是临床医师和心电学医师的职责，是临床医学、教学、科研、保健工作的需要，是心电学科建设的重要内容。

我们根据多年心电图临床经验，编写了《复杂心电图临床精解》一书。本书内容包括复杂急性冠脉综合征心电图、结构性心脏病心电图、疑难心律失常心电图、起搏心电图和其他复杂心电图等。对于书中病例展示的心电图，密切结合临床主诉、现病史、既往史、查体、检验、超声心动图、冠状动脉造影、电生理检查等资料，对其进行临床分析与解读，力求做到对不同病例中心电图的解析简明、易懂，突出重点、疑点、难点。内容新颖、实用，知识性、可读性强。本书适合临床医师特别是心血管内科医师、心电学医师和技师、心电学技术师承人，以及医学院校研究生阅读。

由于作者理论水平和经验有限，欢迎对本书存在的缺点和不足之处提出批评与指正。

2024 年于北京

9

第一章　冠状动脉粥样硬化性心脏病

2 第二章　结构性心脏病

3 第三章　心肌病与心肌炎

4 第四章　电解质紊乱

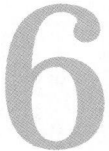

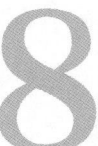

第七章　交界性心律失常

第八章　室性心律失常

13　第十三章　其他复杂心电图

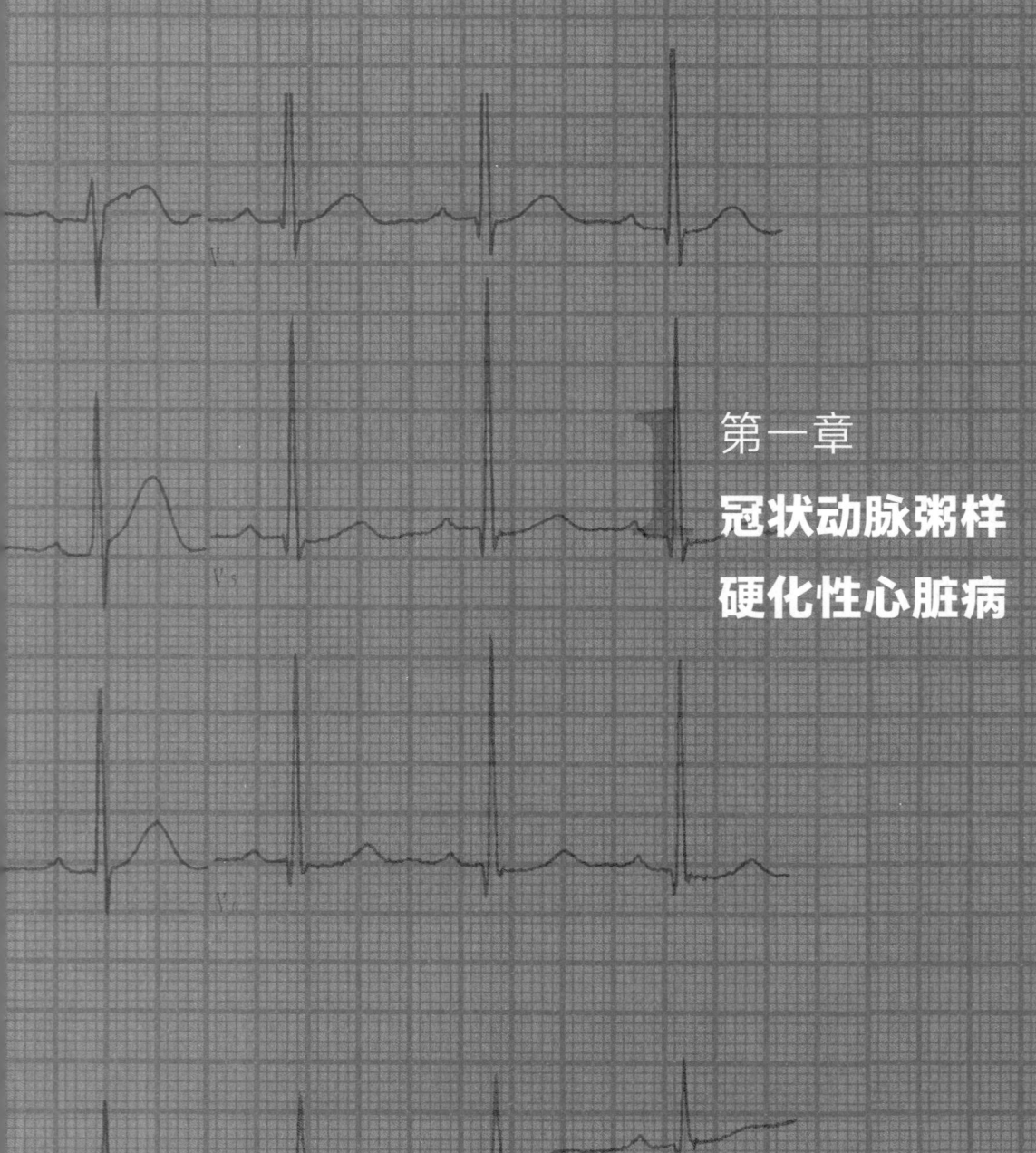

CLINICAL
REFINEMENT OF
COMPLEX
ELECTROCARDIOGRAM

第一章

冠状动脉粥样
硬化性心脏病

第1例 CABG 术后左束支传导阻滞程度减轻

【临床资料】

男性, 64 岁, 因 "胸闷 8 年, 加重半年" 入院。既往高血压病史 10 年。查体: 血压 145/83mmHg, 身高 170cm, 体重 73kg, 体重指数(BMI)25.3kg/m²。冠状动脉(简称冠脉)造影显示三支病变, 完善各项检查以后, 行冠状动脉旁路移植术(CABG): 第一钝缘支及中间支与大隐静脉端侧顺序吻合, 乳内动脉与前降支吻合。手术顺利, 术后恢复好。

临床诊断: 冠状动脉粥样硬化性心脏病, CABG 术后, 高血压 2 级(高危)。

【心电图分析】

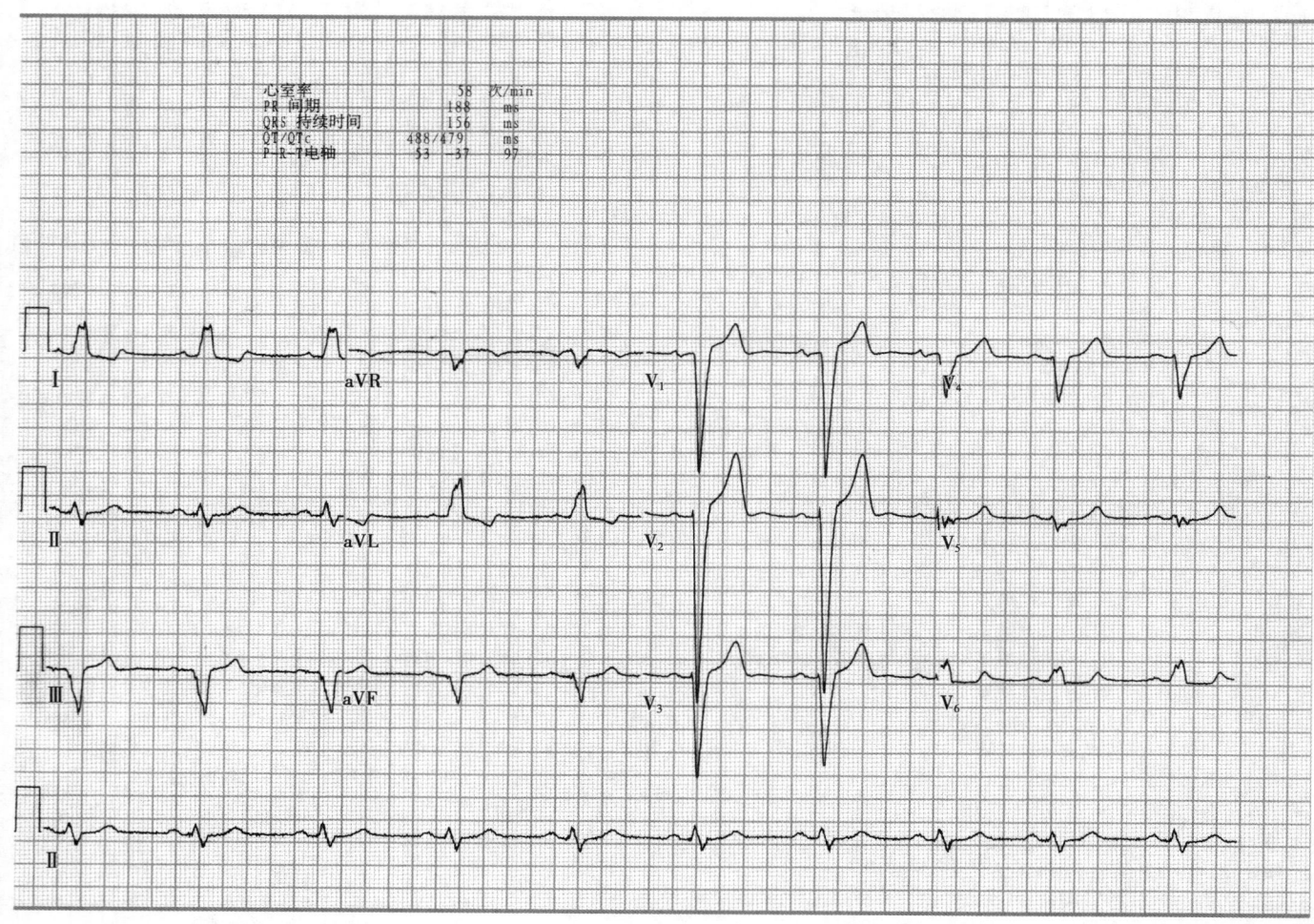

图 1 CABG 术前: 窦性心动过缓, 心率 58 次 /min。PR 间期 188ms, QRS 波群时限 156ms, QRS 电轴 −37°, QT/QTc 间期 488/479ms。I、aVL、V₆ 导联呈 R 型, V₁ 导联呈 QS 型, V₂~V₅ 导联呈 rS 型, Ⅲ、aVF 导联呈 QS 型。ST 段: I、aVL、V₆ 导联压低 0.05mV, V₁~V₃ 导联抬高 0.20~0.35mV。

诊断: 窦性心动过缓, 完全性左束支传导阻滞, QT 间期延长; 前壁 r 波递增不良, 同向 T 波。

【点评】

左束支传导阻滞 T 波；左束支传导阻滞伴继发性 ST-T 改变；以 R 波为主的导联 ST 段压低、T 波倒置，而以 S 波为主的导联 ST 段抬高、T 波直立。本例患者图 1 中 V₅、V₆ 导联 T 波直立，称为同向 T 波，心肌酶未见异常，冠状动脉造影显示三支病变。这些属于原发性 T 波改变，与冠心病心肌缺血有一定关系。患者 CABG 术后，左束支传导阻滞的图形发生了一些变化：①QRS 波群时限由 156ms 缩至 132ms，左束支传导阻滞程度减轻；②QRS 电轴左偏程度减轻，由 −37° 转为 −5°；③T 波：I 导联倒置深，aVR 导联倒置转直立，V₁~V₄ 导联幅度降低，V₅、V₆ 导联直立转倒置，QTc 由 479ms 延长至 509ms。CABG 术后，患者胸闷、乏力等症状得到改善。

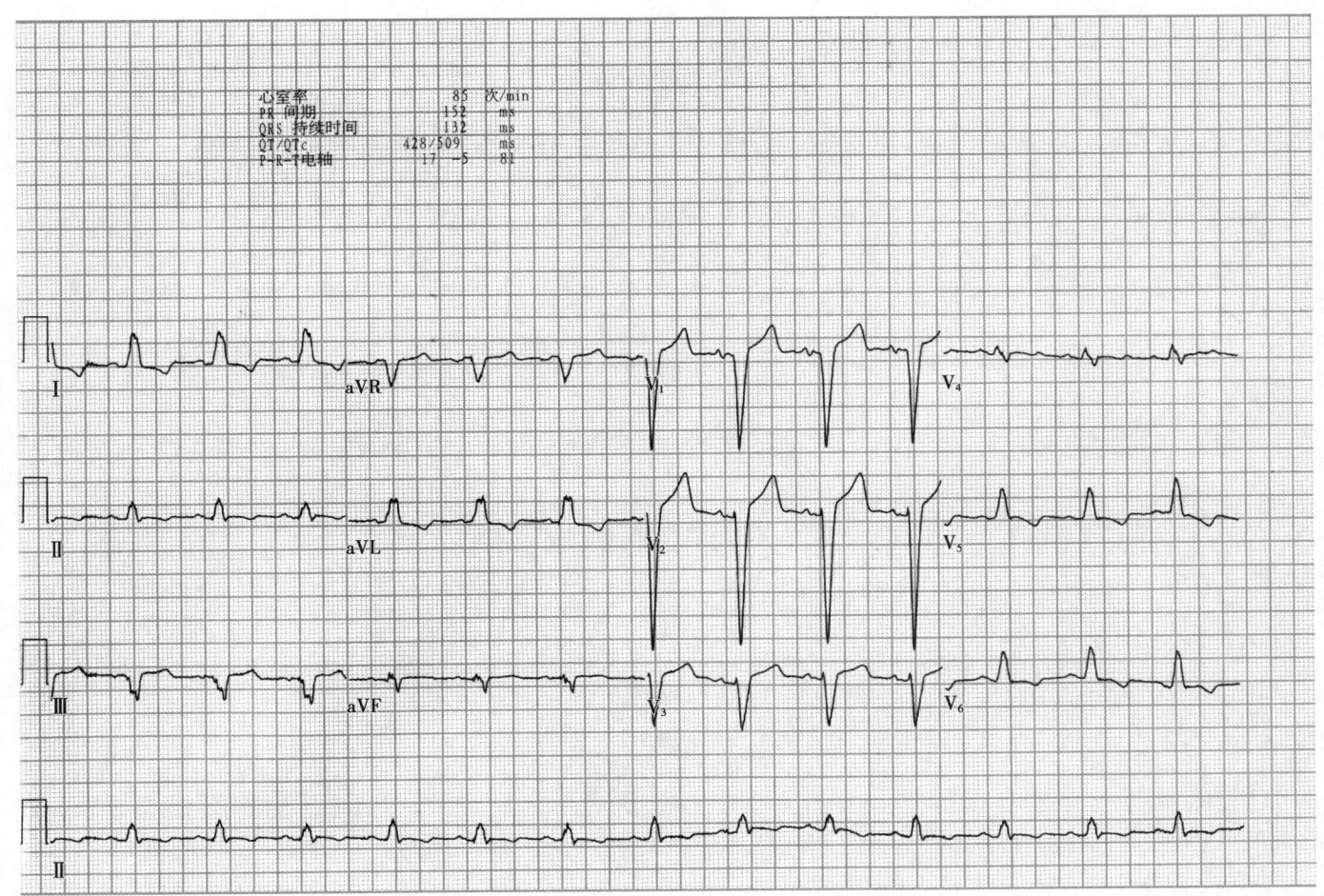

心室率	85	次/min
PR 间期	152	ms
QRS 持续时间	132	ms
QT/QTc	428/509	ms
P-R-T电轴	17 −5	81

图 2 CABG 术后：窦性心律，心率 85 次/min，PR 间期 152ms，QRS 波群时限 132ms，QRS 电轴 −5°，QT/QTc 间期 428/509ms，aVF 导联转 rs 型，V₅ 导联转 R 型。T 波：V₅、V₆ 导联转倒置。

诊断：窦性心律，完全性左束支传导阻滞，QTc 间期延长。

第 2 例 | V₂ 和 V₃ 导联正负双向 T 波

【临床资料】

男性，31 岁，因 "发作性胸闷 1 年余，活动后加重 1 个月" 入院。血生化检查显示肌钙蛋白 T 0.006ng/ml，CK 482U/L，CK-MB 定量测定 1.25ng/ml，钙 2.26mmol/L，钾 3.62mmol/L。超声心动图显示室间隔心尖段、前壁心尖段、侧壁心尖段、左室心尖段运动减弱，左室舒张功能减低。冠脉造影显示前降支狭窄 90%，前向血流 TIMI 2~3 级，经皮冠状动脉介入治疗（PCI）术后。

临床诊断： 冠状动脉粥样硬化性心脏病，前降支近段重度狭窄，冠状动脉支架植入术后。

【动态心电图分析】

动态心电图监测 24h，窦性心律，心率范围 39~107 次 /min，平均心室率 58 次 /min，交界性逸搏。

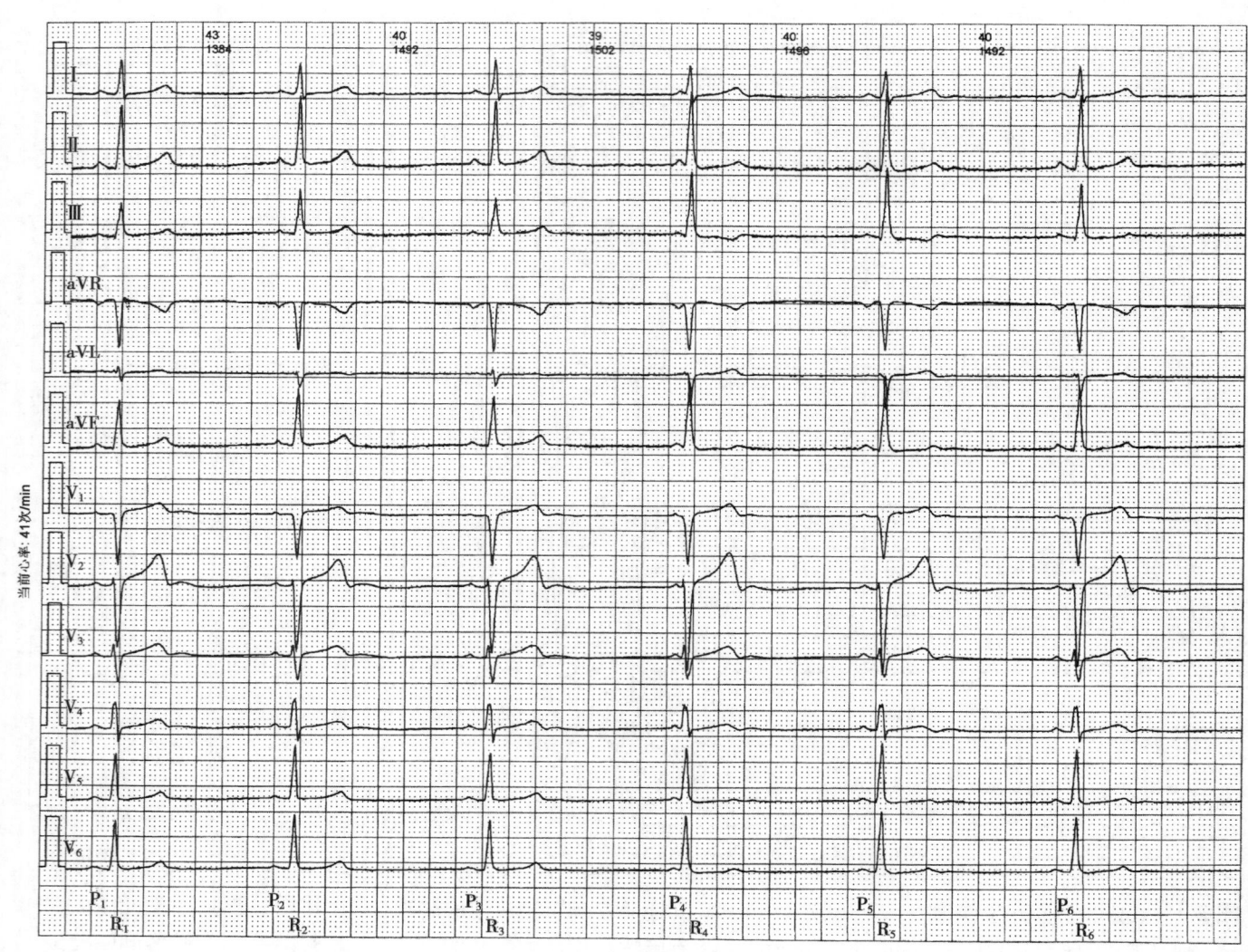

图 1　P₁、P₂、P₃、P₅、P₆ 下传 PR 间期 0.15s，P₄R₄ 间期 0.07s，R₄ 交界性逸搏。窦性 QRS 波群与交界性 QRS 波群形态相同，QRS 波群时限 0.09s，V₁ 导联呈 QS 型，V₂、V₃ 导联 R 波递增不良。V₂~V₄ 导联 T 波正负双向，QT 间期 0.44s。交界性逸搏后窦性 T 波 V₅、V₆ 导联低平。

诊断： 窦性心动过缓，交界性逸搏，T 波 V₂~V₄ 导联正负双向，V₅、V₆ 导联低平。

【点评】

长期以来，一直认为 T 波正负双向，没有负正双向辅助诊断心脏病的意义重要。我们观察到正负双向 T 波见于心肌缺血、急性心肌梗死演变期的开始、左心室肥大、心肌病、心肌炎等。本例患者是严重的前降支近段病变，V_1 导联呈 QS 波，V_2、V_3 导联 R 波递增不良，不除外曾经发生过急性前间壁心肌梗死（非穿壁性）。V_2、V_3、V_4 导联终末负向 T 波，提示前壁心肌供血不足。

当我们遇到正负双向 T 波的患者，应进行进一步检查，及早明确病因，及时处理或继续观察。

图 1 中 P_4R_4 间期较短，P_4 和 R_4 无关系。R_4 波形与窦性相同，交界性逸搏。

这里提出这样的讨论：以 II 导联为例，图 1 中 R_1、R_2 波形和振幅与图 2 中的 R 波相同，是纯窦性 QRS 波群，图 1 中 R_4、R_5 是交界性逸搏，因为 R 波高大；R_2 与 R_6 振幅介于纯窦性 R_1、R_3 与交界性 R_4、R_5 之间，是窦-交室性融合波，这里也解释了 R_4、R_5 低平的原因（V_5、V_6 导联），继发于除极轻微改变的结果。

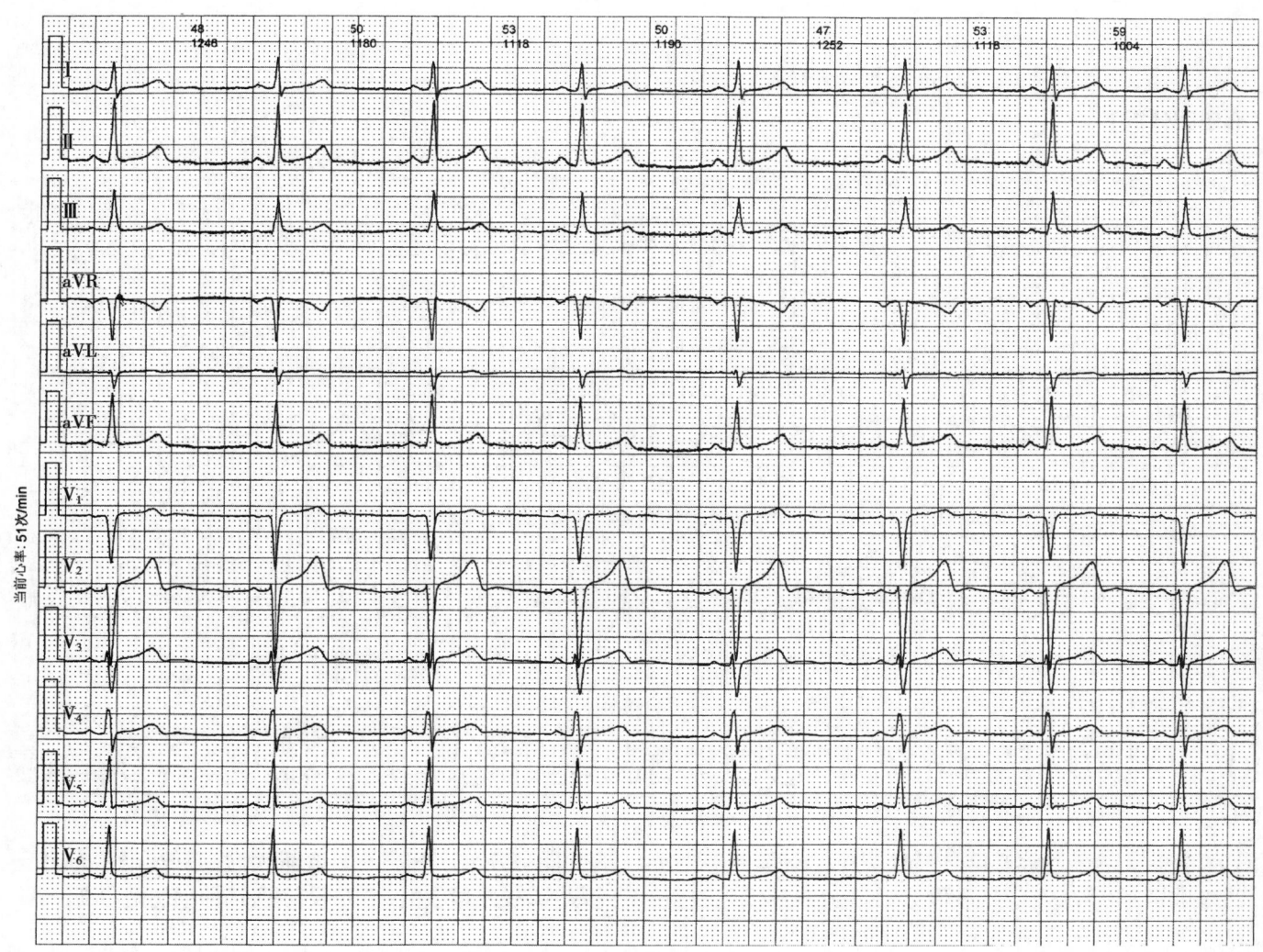

图 2 窦性心动过缓伴不齐，平均心室率 51 次 /min，V_2、V_3 导联 T 波终末部分仍为负向。T 波：V_5、V_6 导联直立。

诊断：窦性心动过缓伴不齐，T 波 V_2、V_3 导联正负双向。

第 3 例　变异型心绞痛致一过性急性前间壁及前壁 ST 段损伤型抬高

【临床资料】

男性, 65 岁, 因"发作性胸痛、胸闷 2 年, 加重 1 个月"入院。2 年前因胸痛入当地医院, 冠脉造影显示前降支与回旋支病变, 各植入支架 1 枚。此次住院当天夜间再次突发剧烈胸痛, 心电图显示前壁 ST 段抬高, 立即给予解痉药物, 数分钟后症状缓解, 心电图恢复症状前的正常心电图。

临床诊断: 冠状动脉粥样硬化性心脏病, 变异型心绞痛, 前降支与回旋支支架植入术后, 高血压 2 级(很高危), 焦虑状态。

【心电图分析】

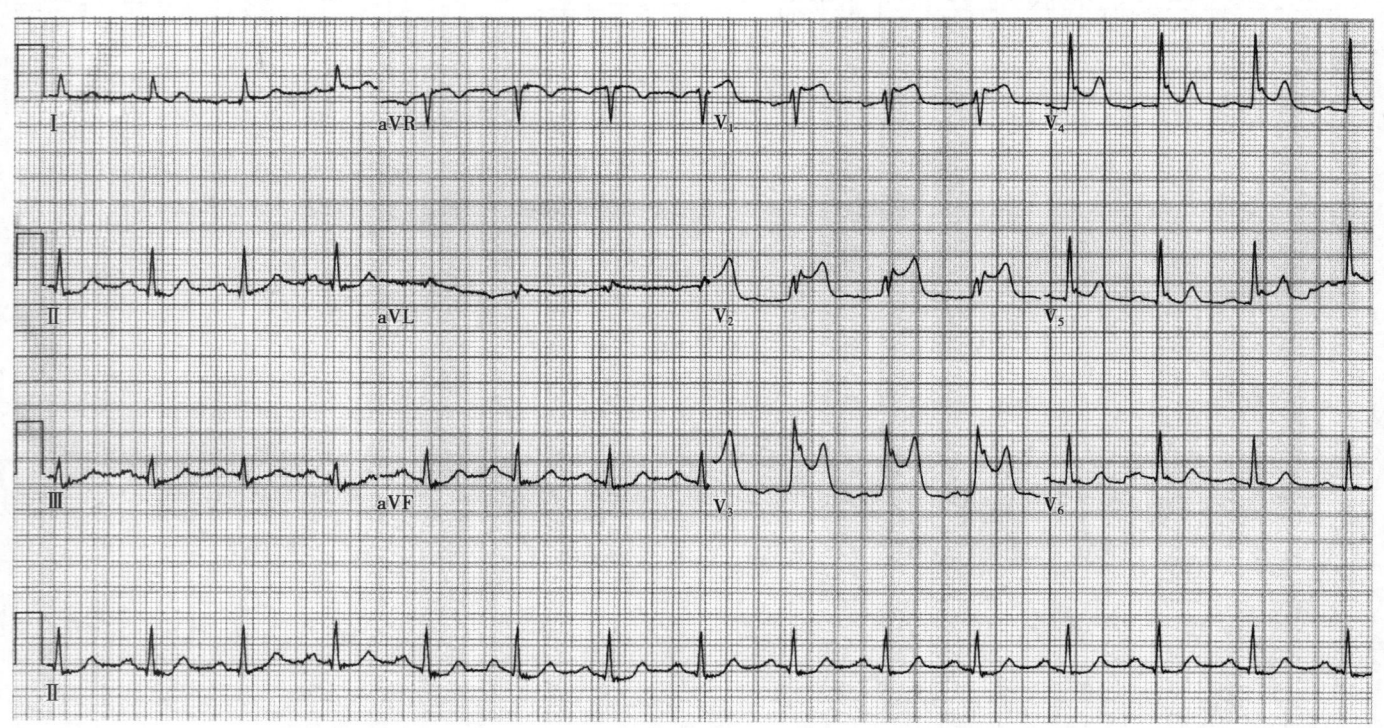

图 1　描记于剧烈胸痛发作时: 窦性心律, 心率 87 次 /min, PR 间期 188ms, QRS 波群时限 110ms, QT/QTc 间期 362/435ms, QRS 电轴 46°。ST 段: $V_1 \sim V_4$ 导联抬高 0.20 ~ 0.50mV, Ⅱ、Ⅲ、aVF 导联压低 0.10mV。

诊断: 窦性心律, 急性前间壁及前壁 ST 段损伤型抬高。

【点评】

典型的变异型心绞痛发作时，ST 段立即呈损伤型抬高，T 波增高，QRS 波群时限延长；室性期前收缩，短阵室性心动过速，传导阻滞。ST 段损伤型抬高持续几分钟至十余分钟，持续的 ST 段抬高 30min 以上，可发展成为急性 ST 段抬高型心肌梗死。冠脉痉挛性闭塞是引起变异型心绞痛患者心电图 ST 段损伤型抬高的原因。冠脉痉挛缓解以后，心电图立即恢复原状。冠脉痉挛可以发生于冠脉病变部位，也可见于冠脉造影未见明显狭窄的患者。本例患者 2 年前于前降支与回旋支植入支架，图 1 显示心绞痛发作时 V₁～V₄ 导联 ST 段显著抬高，提示前降支痉挛致一过性 ST 段抬高。临床结合患者的血压、心率、心功能和诱发冠脉痉挛的全身因素和疾病，给予钙通道阻滞剂（盐酸地尔硫䓬）治疗，患者病情稳定。临床诊断为变异型心绞痛。

心电图对变异型心绞痛的诊断、鉴别诊断、治疗评估都具有重要价值。由于变异型心绞痛可致急性心肌梗死或心源性猝死，故胸痛发作时立即描记心电图或远程心电监测十分重要，可协助临床及时发现心电图异常，及时报告，及时处理。

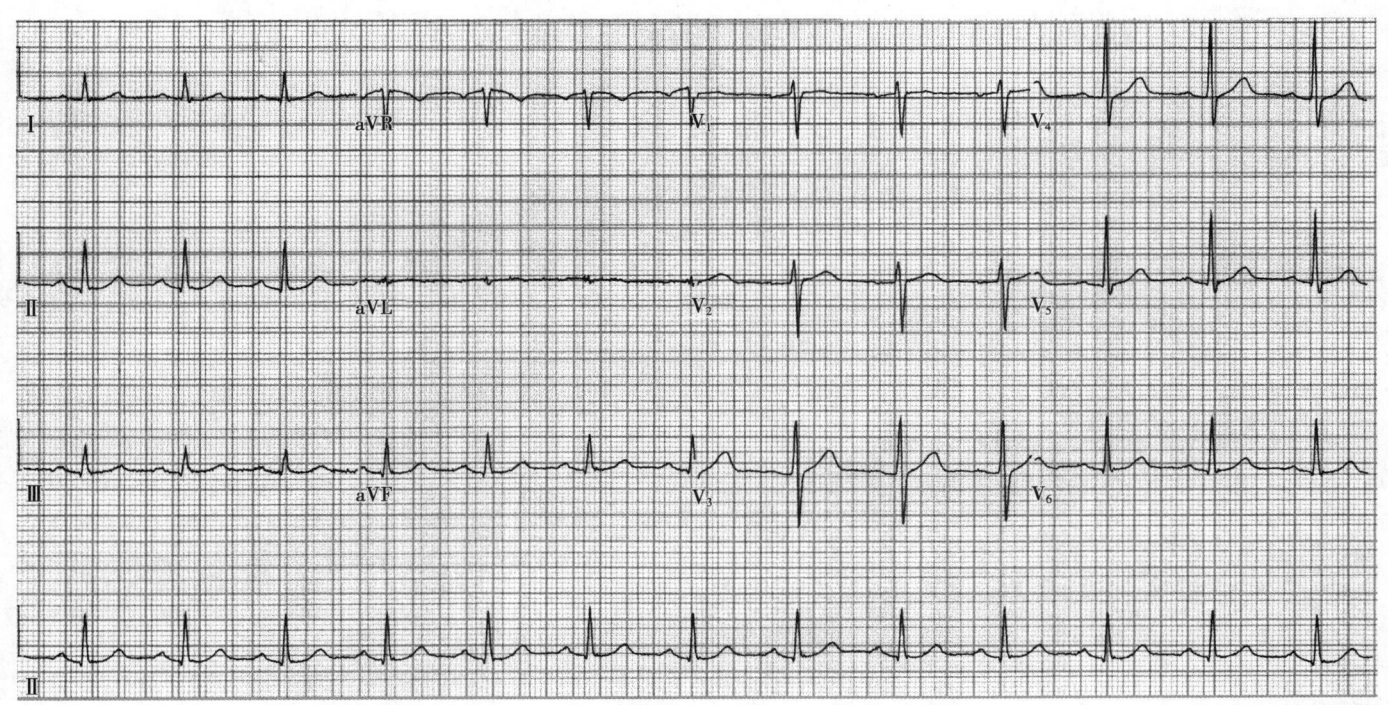

图 2 距图 1 13min，胸痛症状缓解以后：窦性心律，心率 79 次 /min，PR 间期 188ms，QRS 波群时限 100ms，QT/QTc 间期 390/447ms，QRS 电轴 59°。ST 段：V₁～V₄ 导联恢复原位，Ⅱ、Ⅲ、aVF 导联回至基线。

诊断: 窦性心律，心电图未见异常。

第 4 例 | 表现为牙痛的急性下壁心肌梗死

【临床资料】

男性，103 岁，因 "发作性牙痛、晕厥 3h" 入院。心电图显示急性下壁心肌梗死。既往高血压病史 40 余年，口服硝苯地平缓释片；腔隙性脑梗死 15 年。查体：血压 120/70mmHg，身高 165cm，体重 55kg，BMI 20.2kg/m²。血生化检查显示肌钙蛋白 T 4.97ng/ml，CK 953.0U/L，乳酸脱氢酶 416.8U/L，肌红蛋白定量 225.2ng/ml，CK-MB 定量测定 100.3ng/ml，脑利钠肽前体 1 110pg/ml。超声心动图显示右心增大，节段性室壁运动障碍（下壁基底段），三尖瓣中度反流，主动脉瓣轻度反流，肺动脉轻度高压。冠脉造影显示左主干开口处狭窄 70%，前降支全程狭窄 60%，右冠状动脉近段闭塞，狭窄程度 100%，前向血流 TIMI 0 级，PCI 术后。

临床诊断：冠状动脉粥样硬化性心脏病，急性下壁心肌梗死，高血压 2 级（极高危），右心扩大，肺部感染。

【心电图分析】

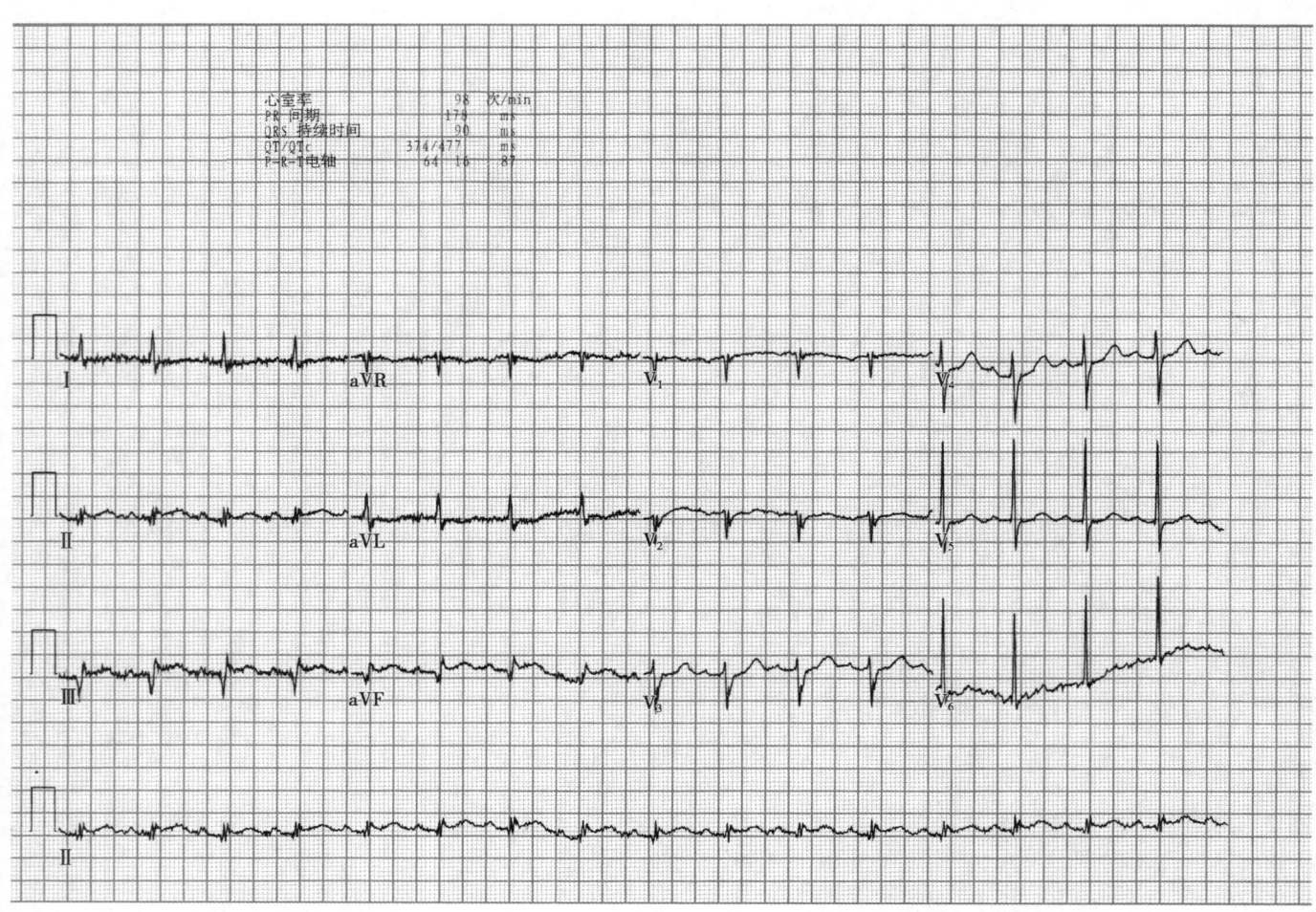

图 1 发病 3h 心电图：窦性心律，心率 98 次 /min，PR 间期 178ms，QRS 波群时限 90ms，QRS 电轴 16°，QT/QTc 间期 374/477ms。Ⅱ、aVF 导联呈 qr 型，Ⅲ 导联呈 Qr 型。ST 段：Ⅱ、Ⅲ、aVF 导联抬高 0.10～0.175mV，Ⅰ、aVL、V₂、V₃ 导联压低 0.05～0.10mV。T 波：Ⅰ、aVL、V₆ 导联平坦。

诊断：窦性心律，急性下壁心肌梗死，QTc 间期延长。

【点评】

103 岁、以牙痛伴晕厥为主要表现的急性下壁心肌梗死少见。在危急关头，医师以高超医术为患者开通了闭塞的右冠状动脉，恢复了前向血流，手术顺利。下壁心肌梗死由急性期（图 1）进入演变期。

百岁老人，患有高血压、心力衰竭、脑梗死、肺部感染等多种疾病，临床给予鼻饲饮食、导尿、双联抗血小板、改善心肌缺血、抗心力衰竭、抗感染、化痰、止咳等治疗。

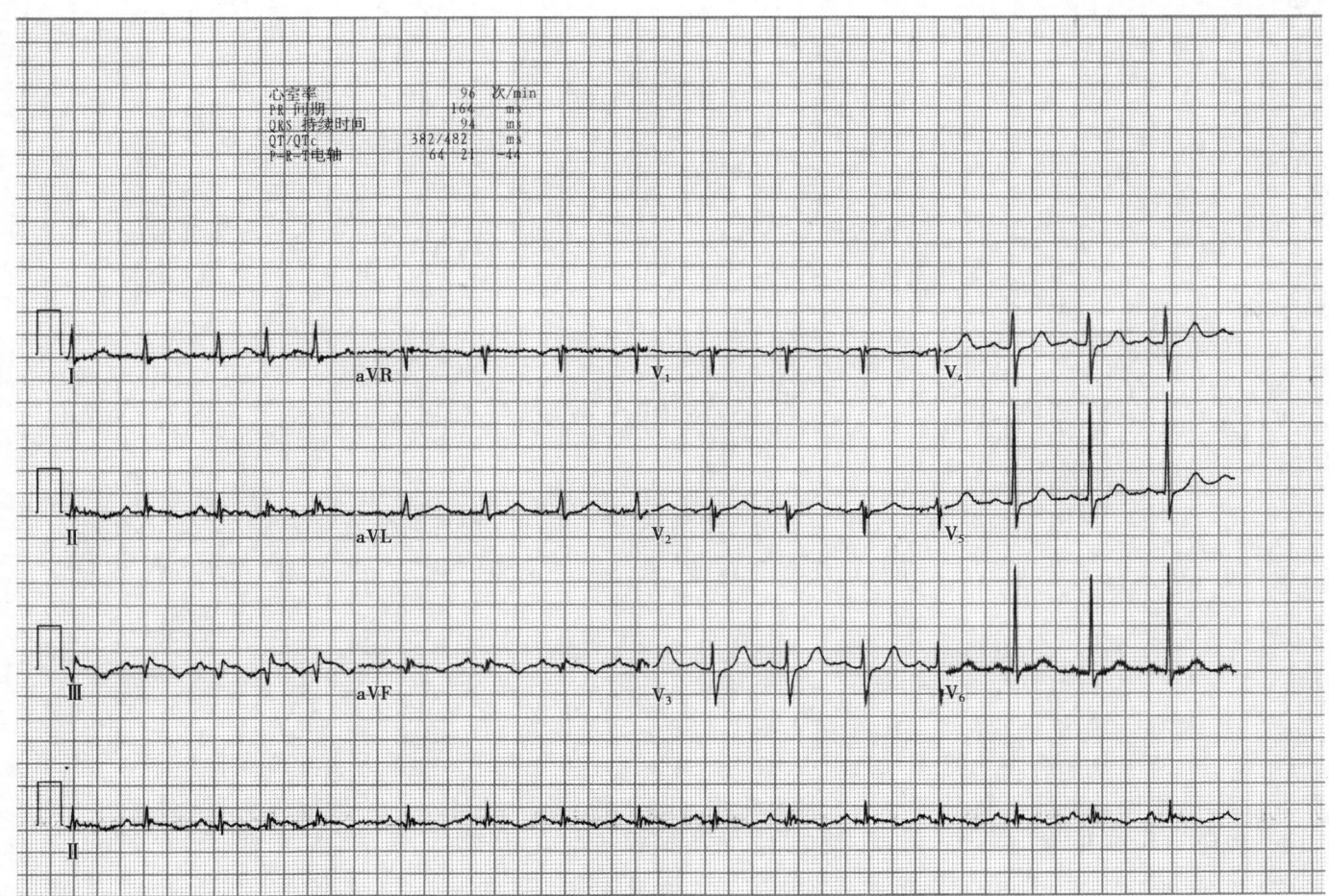

图 2 与图 1 比较：窦性心律，房性期前收缩。T 波：Ⅰ、aVL、V₆ 导联转直立，Ⅱ、Ⅲ、aVF 导联直立转为倒置。QTc 间期 482ms。

诊断：窦性心律，急性下壁心肌梗死演变期，QTc 间期延长，房性期前收缩。

第5例 | 陈旧性广泛前壁心肌梗死合并室性心动过速

【临床资料】

女性，72岁，因"反复胸闷1年余，伴呼吸困难1周"入院。1年前因胸闷入当地医院，诊断为急性心肌梗死，冠脉造影显示三支病变（具体不详）。既往高血压病史10年。超声心动图显示全心扩大，节段性室壁运动障碍（室间隔中间段、下后壁、心尖段、左室心尖段），室壁瘤形成，三尖瓣重度反流，左室整体功能减低，射血分数（EF）16%。

【心电图分析】

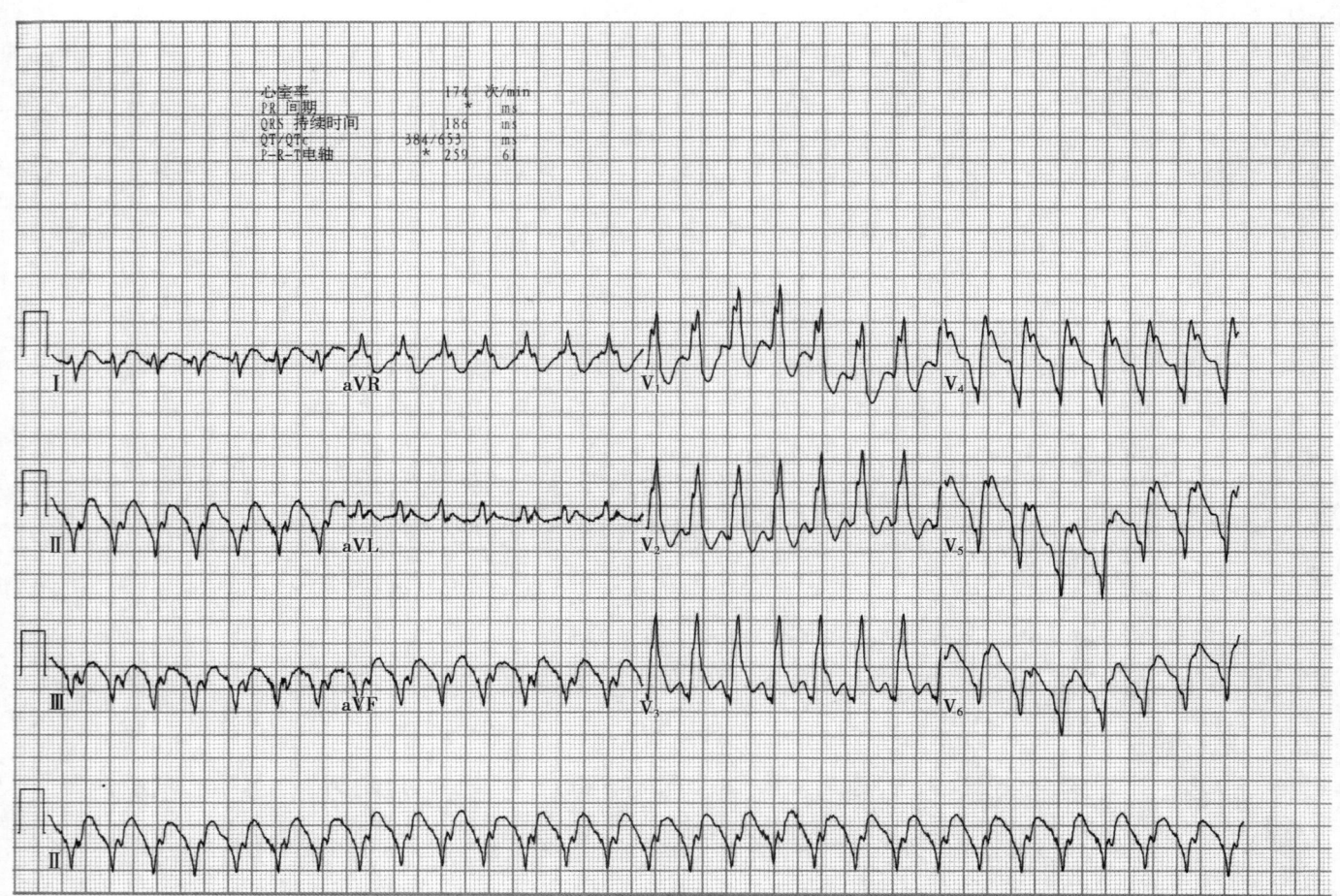

图1 描记于胸闷、心悸时，宽QRS心动过速特点：①QRS波群时限186ms；②QRS电轴259°；③Ⅱ、Ⅲ、aVF、V₅、V₆导联呈QS型，aVR导联呈R型，心室率174次/min。上述提示室性心动过速。临床给予胺碘酮、补钾等治疗，转为心房扑动。　　**诊断：**室性心动过速。

临床诊断： 冠状动脉粥样硬化性心脏病，陈旧性心肌梗死，心功能 Ⅳ级 [纽约心脏病协会（ NYHA ）分级]，高血压 3 级（很高危），高脂血症，脑梗死（陈旧性），室性心动过速。

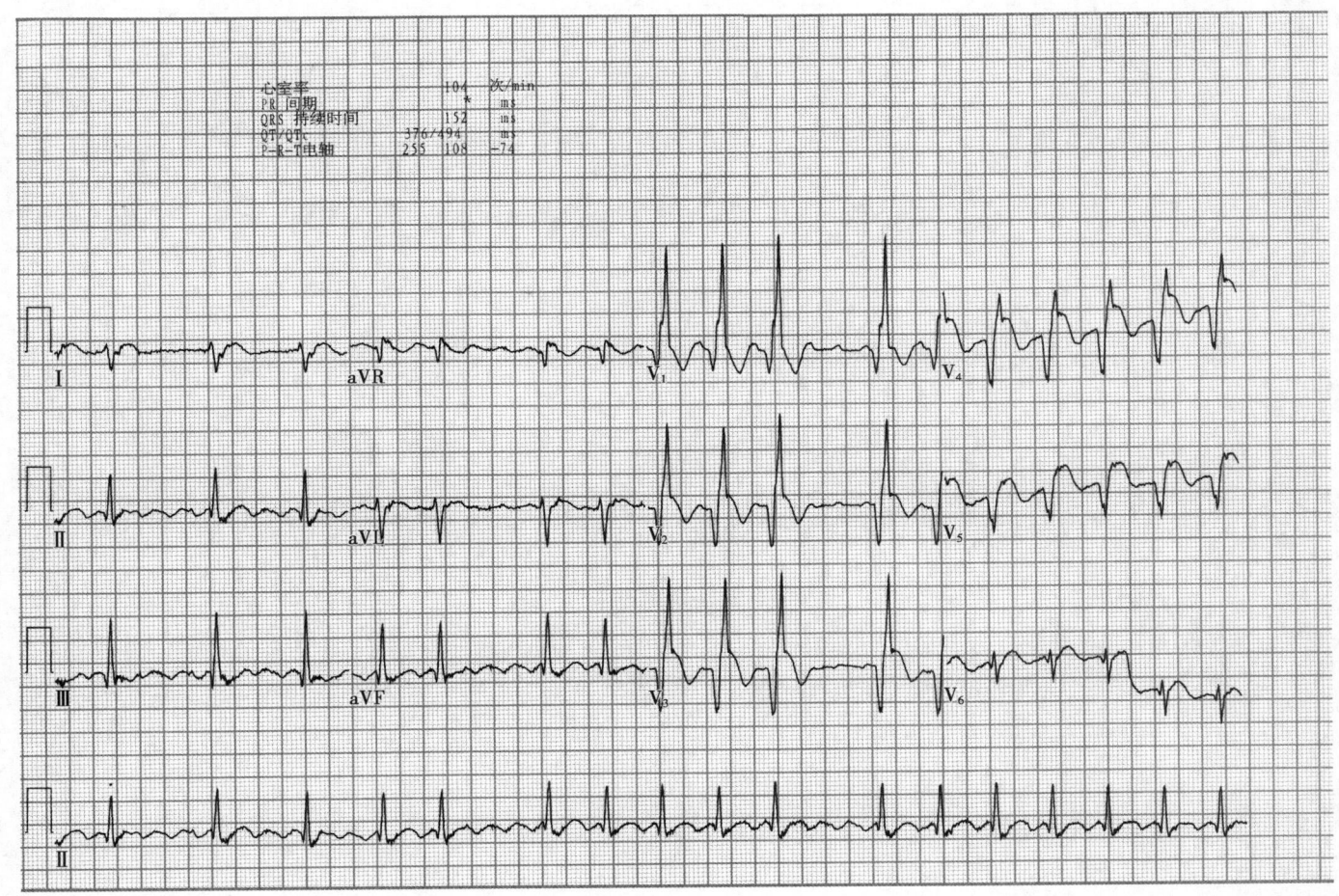

图 2 P 波消失，代之以心房扑动 F 波，心房率 260 次 /min，房室传导比例（2～4）:1，心室率 104 次 /min。QRS 波群时限 152ms，QRS 电轴 108°，Ⅲ 导联呈 qR 型，左后分支传导阻滞。V₁～V₄ 导联呈 QR 型，V₅ 导联呈 QS 型，V₆ 导联呈 qrS 型，广泛前壁心肌梗死，完全性右束支传导阻滞。T 波：V₁～V₄ 导联倒置。QT/QTc 间期 376/494ms。

诊断： 心房扑动 [房室传导比例（2～4）:1]，陈旧性广泛前壁心肌梗死，ST 段抬高（ V₂～V₆ 导联 ），T 波倒置（ V₁～V₄ 导联 ），QTc 间期延长，完全性右束支传导阻滞，左后分支传导阻滞。

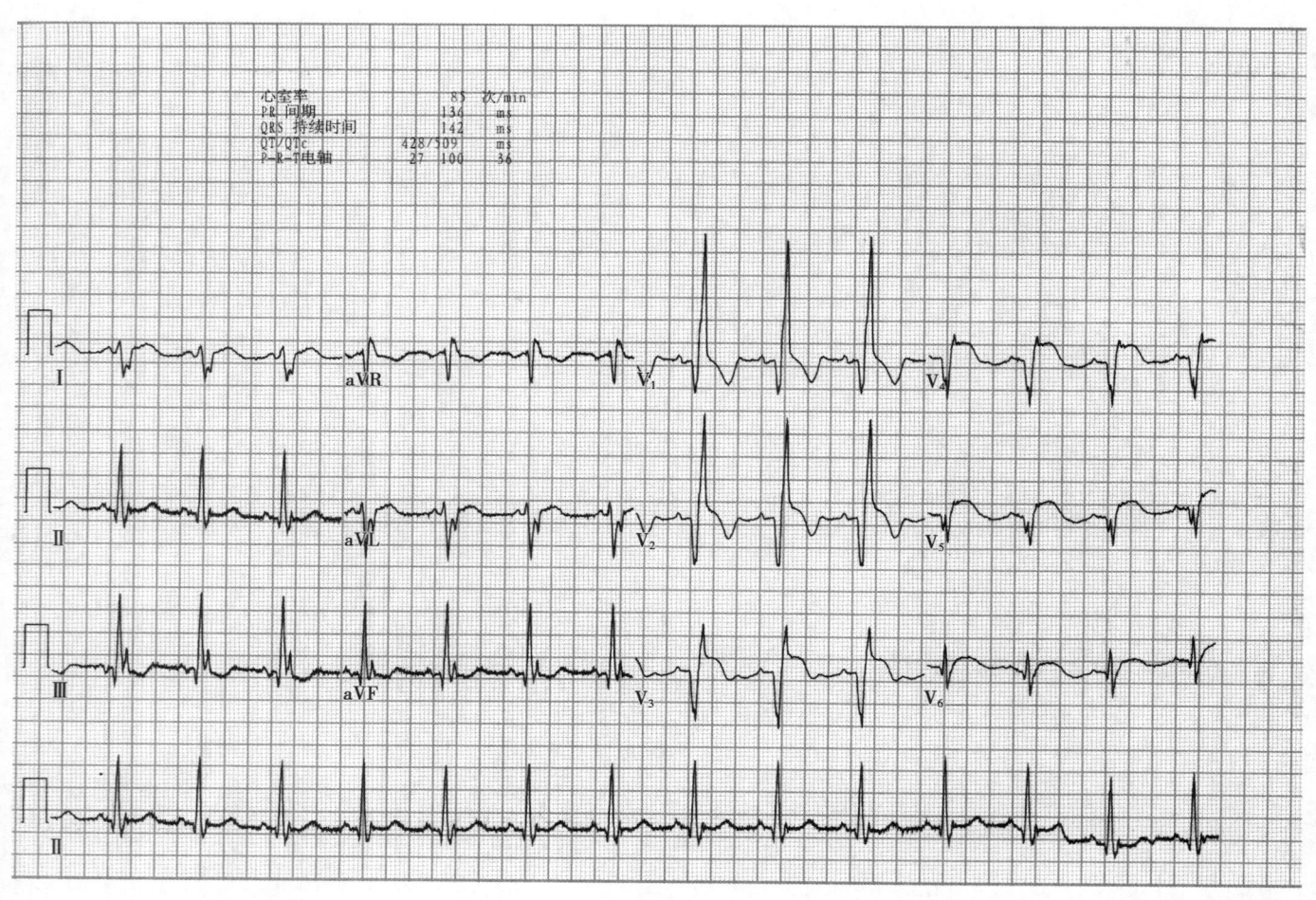

心室率　　　　　　　8)　次/min
P-R 间期　　　　　　136　ms
QRS 持续时间　　　　142　ms
QT/QTc　　　428/509　ms
P-R-T电轴　　　27　100　36

图3　恢复窦性心律，心率 85 次 /min，PR 间期 136ms，QRS 波群时限 142ms，QRS 电轴 100°，Ⅲ 导联呈 qR 型，左后分支传导阻滞。V$_1$~V$_3$ 导联呈 QR 型，V$_4$ 导联呈 Qr 型，V$_5$ 导联呈 QS 型，V$_6$ 导联呈 qRS 型。广泛前壁心肌梗死，完全性右束支传导阻滞。ST 段：V$_1$~V$_5$ 导联抬高 0.20~0.35mV。T 波：V$_1$~V$_3$ 导联倒置。QT/QTc 间期 428/509ms。

诊断： 窦性心律，广泛前壁心肌梗死（陈旧期），ST 段抬高（前壁），QTc 间期延长，完全性右束支传导阻滞，左后分支传导阻滞。

【点评】

本例室性心动过速发生于陈旧性心肌梗死患者，EF 16%，心功能Ⅳ级，临床给予胺碘酮、补钾、吸氧、扩张冠脉等治疗，转复为心房扑动，之后恢复窦性心律。若不能控制心力衰竭、改善心功能，室性心动过速还会再次发生，建议植入 ICD（植入型心律转复除颤器）。

V$_1$~V$_6$ 导联出现梗死性 Q 波，提示梗死面积大。V$_1$~V$_6$ 导联 ST 段持续抬高，与前壁室壁瘤有关。

陈旧性广泛前壁心肌梗死合并室性心动过速

第6例 | 陈旧性心肌梗死（前间壁及前壁）

【临床资料】

男性，54岁，因"间断胸闷、气短20余年"入院。2年前饮酒后胸闷，当地医院冠脉造影显示三支病变。1年前发生急性心肌梗死，高血压病史4年。查体：血压126/78mmHg，身高167cm，体重67kg，BMI 24.0kg/m²。完善各项检查以后，行CABG，乳内动脉与前降支吻合，大隐静脉与钝缘支及中间支行端侧吻合。手术顺利，术后恢复尚可。

临床诊断：冠状动脉粥样硬化性心脏病，不稳定型心绞痛，陈旧性心肌梗死，高血压2级（很高危）。

【心电图分析】

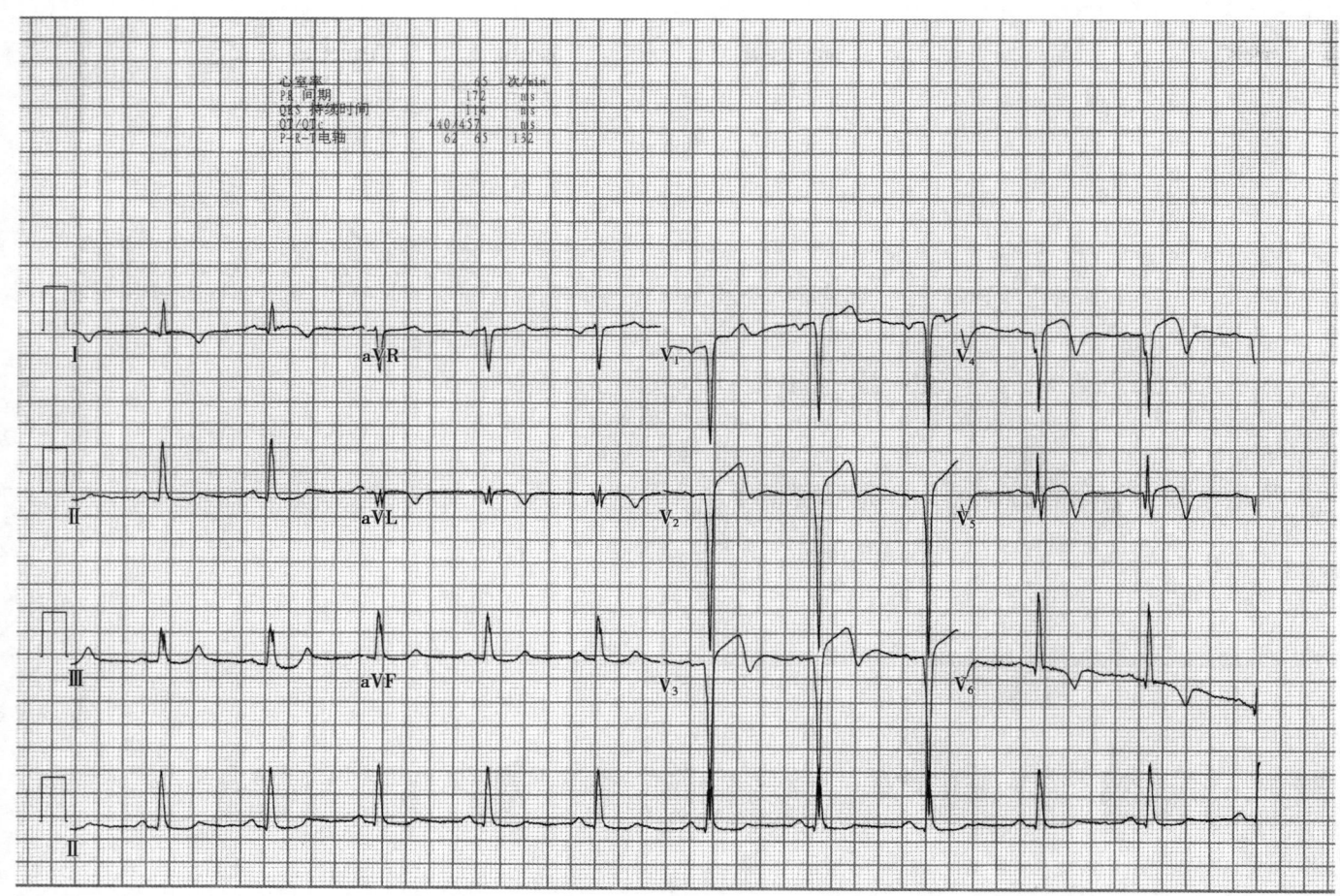

图1 窦性心律，心率65次/min，PR间期172ms，QRS波群时限114ms，QT/QTc间期440/457ms，QRS电轴65°，V₁~V₄导联呈QS型，q_{V5}>q_{V6}，ST段：V₁~V₅导联抬高0.15~0.35mV，Ⅱ、Ⅲ、aVF导联压低0.05~0.10mV。T波：Ⅰ、aVL、V₄~V₆导联倒置，aVR导联直立，V₂、V₃导联正负双向。

诊断：窦性心律，陈旧性心肌梗死（前间壁、前壁），ST段抬高（前壁），T波倒置（前侧壁、高侧壁）。

【点评】

这是一例三支病变(外院转诊,具体不详)的陈旧性心肌梗死患者心电图,V₁~V₅ 导联出现梗死性 QS 波及 q 波,梗死定位诊断为前间壁、前壁,罪犯血管是前降支。冠状动脉旁路移植术后 1 年来仍有间断性胸闷,心电图上 T 波双向及倒置,仍提示有心肌缺血;ST 段抬高,不除外室壁瘤,此外,S 波或 QS 波越深的导联 ST 段抬高的程度会加重。

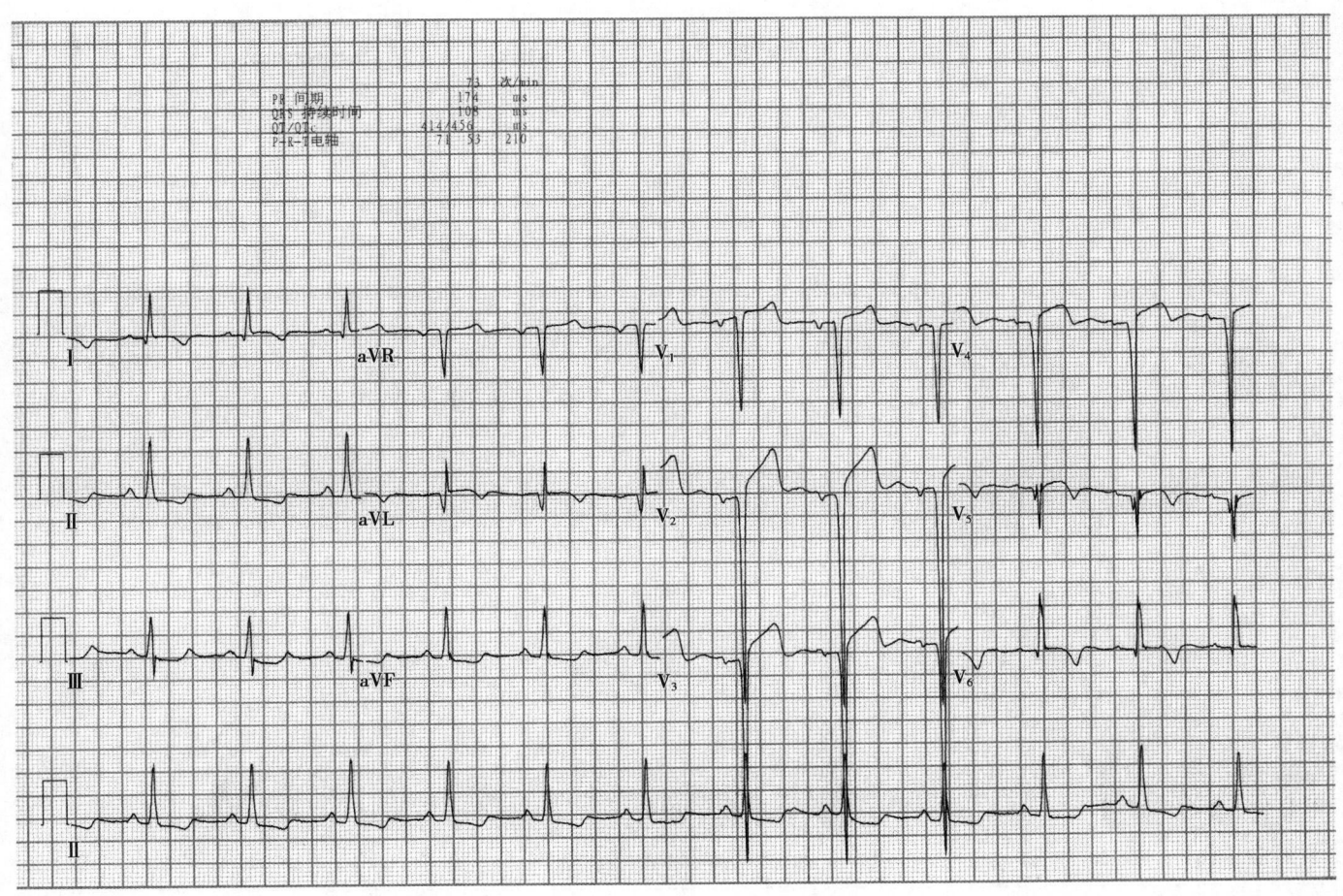

图 2 心肌梗死后 2 年,CABG 术后 2 年:窦性心律,心率 73 次 /min,PR 间期 174ms,QRS 波群时限 108ms,QT/QTc 间期 414/456ms,QRS 电轴 53°。ST 段:V₁~V₅ 导联抬高 0.10~0.35mV,Ⅱ、Ⅲ、aVF 导联压低 0.05~0.10mV。T 波:Ⅰ、aVL、V₅、V₆ 导联倒置,aVR 导联直立,V₃、V₄ 导联双向。

诊断:窦性心律,陈旧性心肌梗死(前间壁、前壁),ST 段抬高(前壁),T 波倒置、双向(前壁、前侧壁、高侧壁)。

陈旧性心肌梗死(前间壁及前壁)

第 7 例 | 陈旧性心肌梗死伴特宽型 QRS 波群

【临床资料】

男性，56 岁，因"发作性胸痛、胸闷 8 年，再发 1 个月"入院。8 年前因胸痛行冠脉造影，右冠状动脉植入支架，诊断为急性心肌梗死。既往高血压病史 8 年。查体：血压 136/65mmHg，身高 175cm，体重 90kg，BMI 28.4kg/m²。超声心动图显示左心房扩大，节段性室壁运动障碍（室间隔、心尖段、下壁），左室心尖部室壁瘤形成，左室整体功能重度减低，EF 32%。入院冠脉造影显示右冠状动脉开口处闭塞，行 CABG，术后反复发作电风暴，植入 ICD。

临床诊断： 冠状动脉粥样硬化性心脏病，不稳定型心绞痛，陈旧性心肌梗死，高血压 3 级（很高危），CABG 术后，冠脉支架术后，交感电风暴，ICD 植入术后，QTc 间期延长。

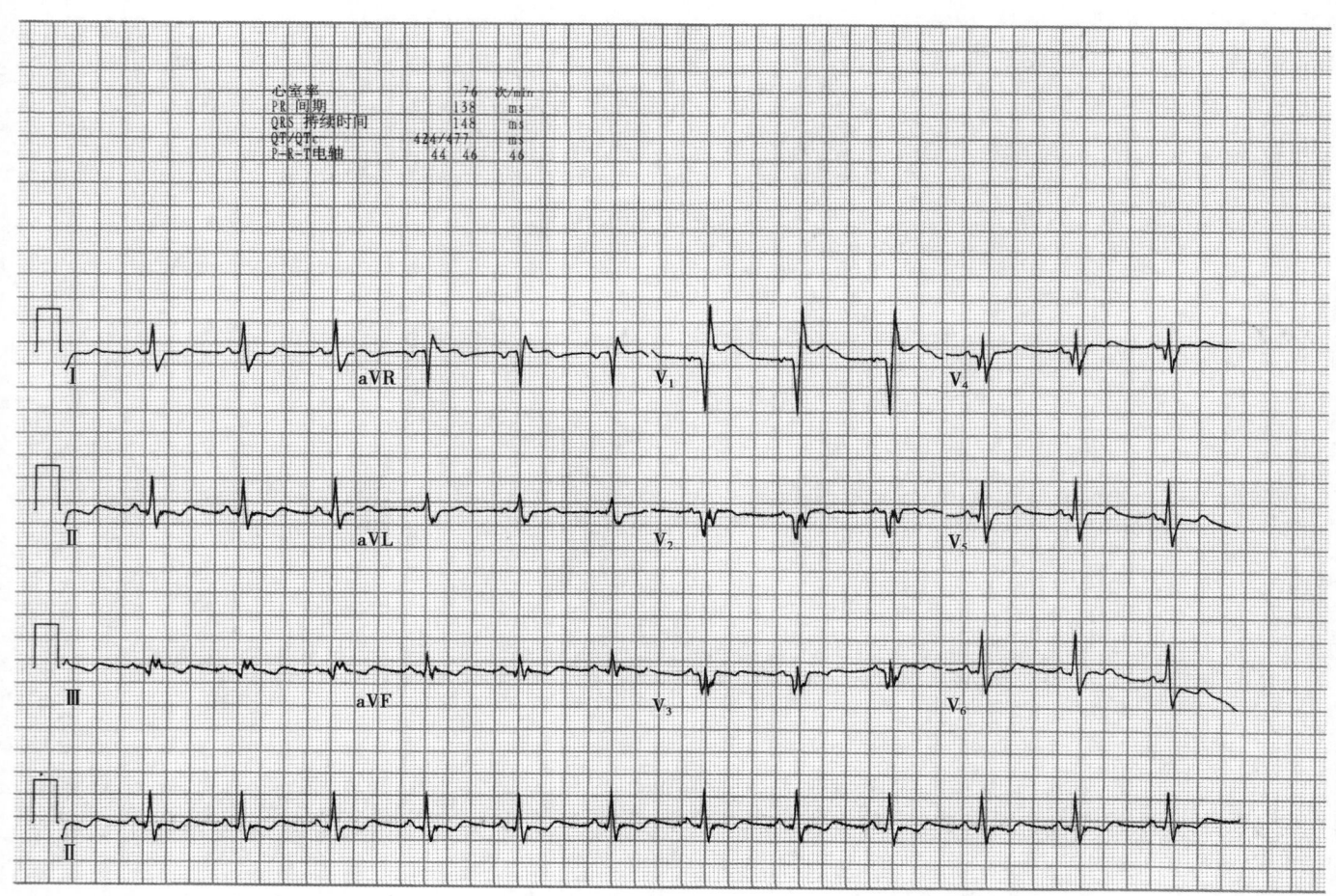

心室率 76 次 /min
PR 间期 138 ms
QRS 持续时间 148 ms
QT/QTc 424/477 ms
P-R-T 电轴 44 46 46

图 1 窦性心律，心率 76 次 /min，PR 间期 138ms，QRS 波群时限 148ms，Ⅲ、V₁~V₅ 导联出现异常 q 波及 Q 波。V₁ 导联呈 QR 型，Ⅰ、aVL、V₄~V₆ 导联 S 波宽钝，完全性右束支传导阻滞。QT/QTc 间期 424/477ms，QRS 电轴 46°。ST 段：V₁ 导联抬高 0.275mV。T 波：V₂、V₃ 导联倒置，Ⅱ、Ⅲ、aVF 导联双向。

诊断： 窦性心律，陈旧性下壁、前间壁、前壁心肌梗死，ST 段抬高（V₁ 导联），T 波双向、倒置（下壁及前壁），完全性右束支传导阻滞。

【心电图分析】

图1~图4为入院期间的心电图。

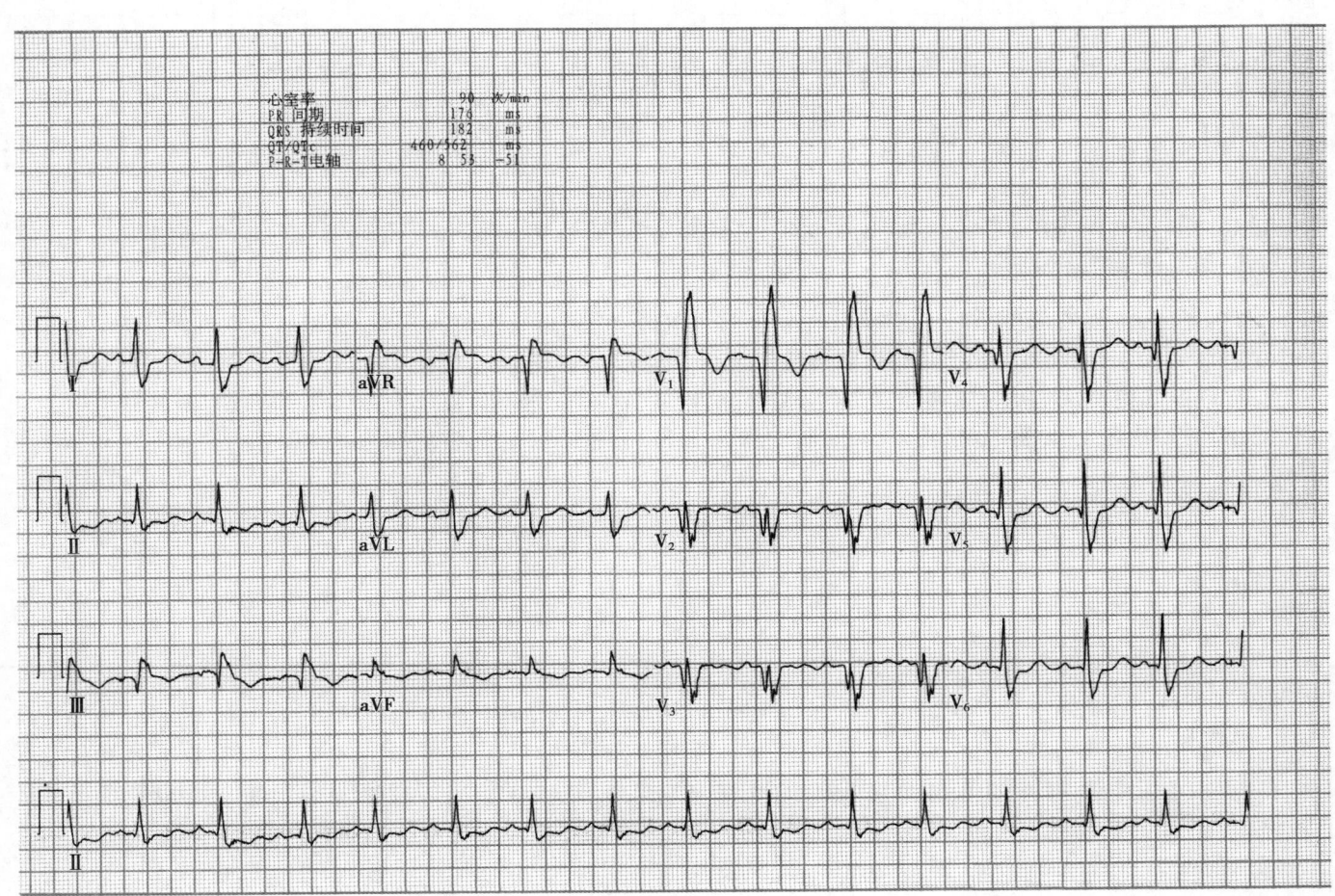

图2 与图1比较：窦性心律，心率90次/min，PR间期轻度延长至176ms，QRS波群时限延长至182ms，QT/QTc间期延长至460/562ms，QRS电轴53°，Ⅰ、Ⅲ、aVF、V₂~V₆导联QRS波群振幅轻度增大。T波：Ⅱ、Ⅲ、aVF导联倒置。

诊断：窦性心律，陈旧性下壁、前间壁、前壁心肌梗死，ST段抬高（V₁导联），T波倒置（下壁及前壁），完全性右束支传导阻滞，QRS波群时限再度延长。

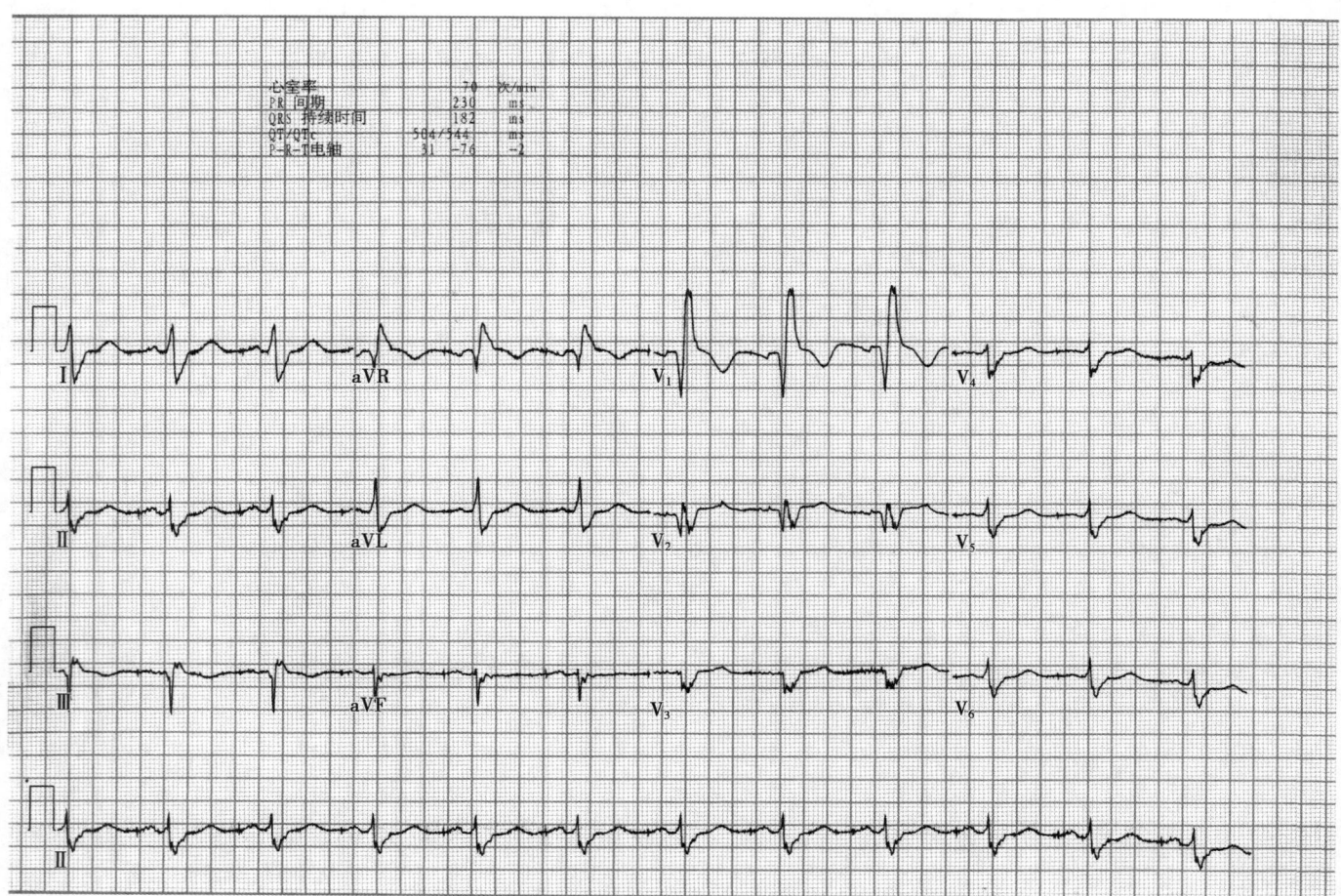

心室率	70	次/min
PR 间期	230	ms
QRS 持续时间	182	ms
QT/QTc	504/544	ms
P-R-T电轴	31 -76	-2

图3 与图2比较：心房起搏心律，心率 70 次 /min，PR 间期 230ms，QRS 波群时限无变化，仍为 182ms，Ⅱ导联 S 波增深，Ⅲ导联 Q 波增深，aVF 导联转为 rS 型，V₂～V₆ 导联振幅减小，QT/QTc 间期 504/544ms，QRS 电轴 −76°。T 波：Ⅱ、Ⅲ、aVF、V₂、V₃ 导联转直立、低平、浅倒置。

诊断：心房起搏心律，一度房室传导阻滞，陈旧性下壁、前间壁、前壁心肌梗死，完全性右束支传导阻滞，QRS 电轴显著左偏提示左前分支传导阻滞，QT/QTc 间期延长。

【点评】

1. 两次心肌梗死遗留下永久性 Q 波　第一次是 8 年前急性下壁心肌梗死，右冠状动脉闭塞，右冠状动脉 PCI 术后，留下Ⅲ导联 Q 波；第二次是前间壁、前壁心肌梗死，前降支闭塞，日期不确定，前降支闭塞，右冠状动脉及前降支支架植入术后。

2. 特宽型 QRS 波群　完全性右束支传导阻滞的 QRS 波群时限由 148ms 延长至 182ms，表示心室内传导障碍的程度在加重。心室起搏的 QRS 波群时限延长到 236ms，并掩盖了先前的陈旧性下壁、前间壁及前壁心肌梗死和完全性右束支传导阻滞加左前分支传导阻滞。

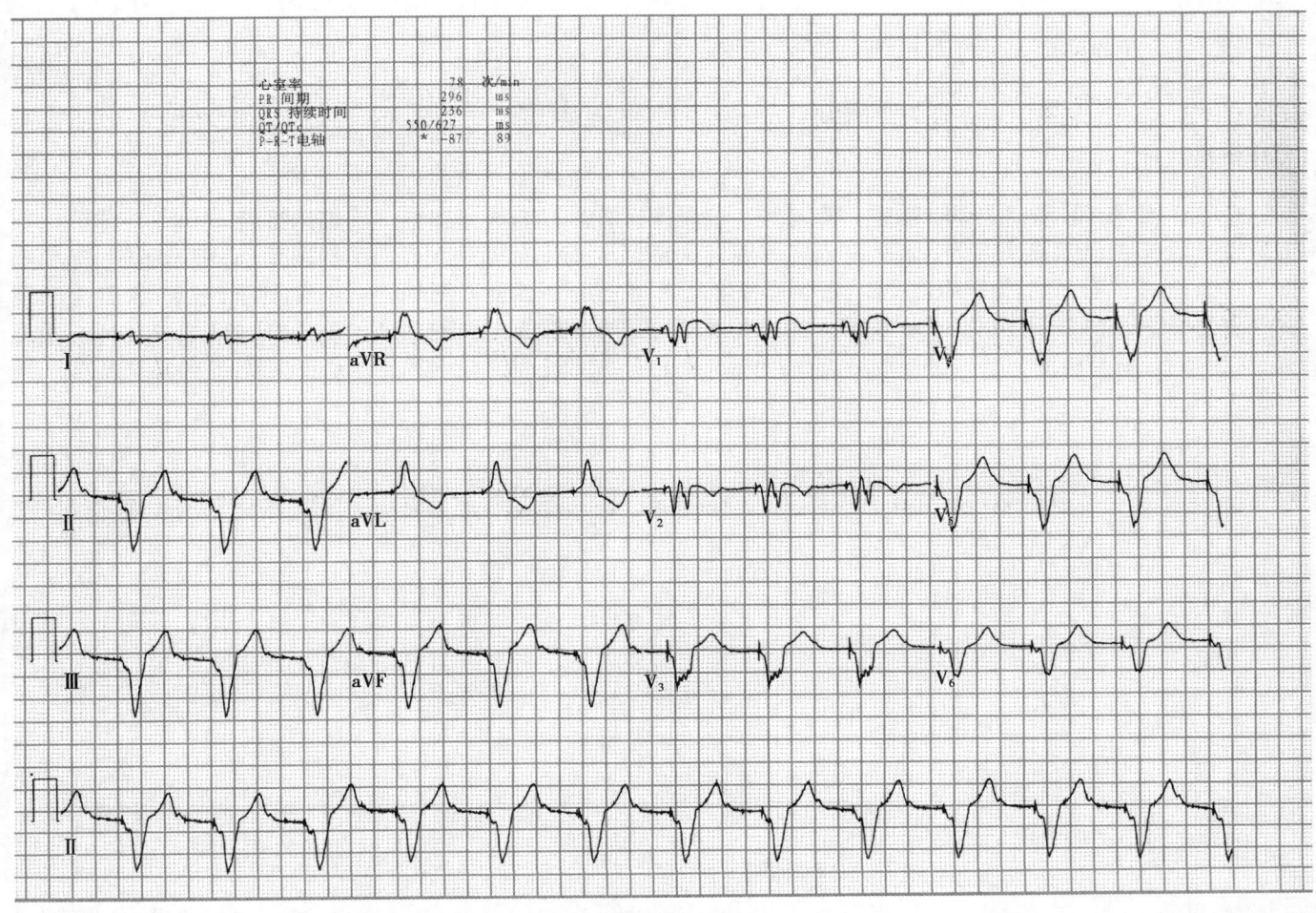

心室率 78 次/min
PR 间期 296 ms
QRS 持续时间 236 ms
QT/QTc 550/627 ms
P-R-T电轴 * -87 89

图 4 与图 3 比较：窦性心律，心率 78 次 /min，P 波触发心室起搏，PR 间期 296ms，QRS 波群时限延长至 236ms，完全性右束支传导阻滞几乎被掩盖。Ⅱ、Ⅲ、aVF、V₃～V₆ 导联呈 QS 型，V₁、V₂ 导联呈 QrS 型，QT/QTc 间期 550/627ms。

诊断： 窦性心律，P 波触发心室起搏，QT/QTc 间期延长。

3.ICD 植入术后，一般行左、右心室同步起搏，本例 I、aVL 导联呈 Rs 型、R 型，Ⅱ、Ⅲ、aVF、V₃～V₆ 导联呈 QS 型，提示以左、右心室起搏点绝对优势，能看出左心室起搏的是 V₁ 导联的 r 波，由左心室除极产生，由于左心室除极成分所占比例较小，V₁ 导联的 r 波也较小。

【临床资料】

男性,69 岁,因 "胸痛、胸闷 22 年,加重 1 周" 入院。心肌梗死病史 22 年。查体:血压 120/70mmHg,身高 173cm,体重 68kg,BMI 22.7kg/m²。超声心动图显示左心扩大,左心室肥大,二尖瓣中度反流,三尖瓣轻度反流,主动脉中度反流,EF 26%;左室下壁透壁性延迟强化,代谢缺乏,考虑心肌梗死。冠脉造影显示回旋支远段次全闭塞,狭窄程度 99%,右冠状动脉远段闭塞,未开通闭塞段,建议 CABG 评估。

临床诊断: 冠心病,陈旧性心肌梗死,心脏瓣膜病,二尖瓣中度反流,主动脉瓣中度反流,心功能 I 级(NYHA 分级),心律失常,室性心动过速。

【点评】

1. 多源性室性心动过速,图 1 与图 3 出现了 3 阵短阵室性心动过速,QRS 波形不同,都起源于左室流出道和心尖部等部位。

2. 患者左心扩大、左心室肥大,动态心电图表现为 P 波增宽,左心室高电压,ST 段压低及 T 波低平,U 波倒置,ST-T 改变,既有左心室肥大的影响,又提示慢性心肌缺血。

【动态心电图分析】

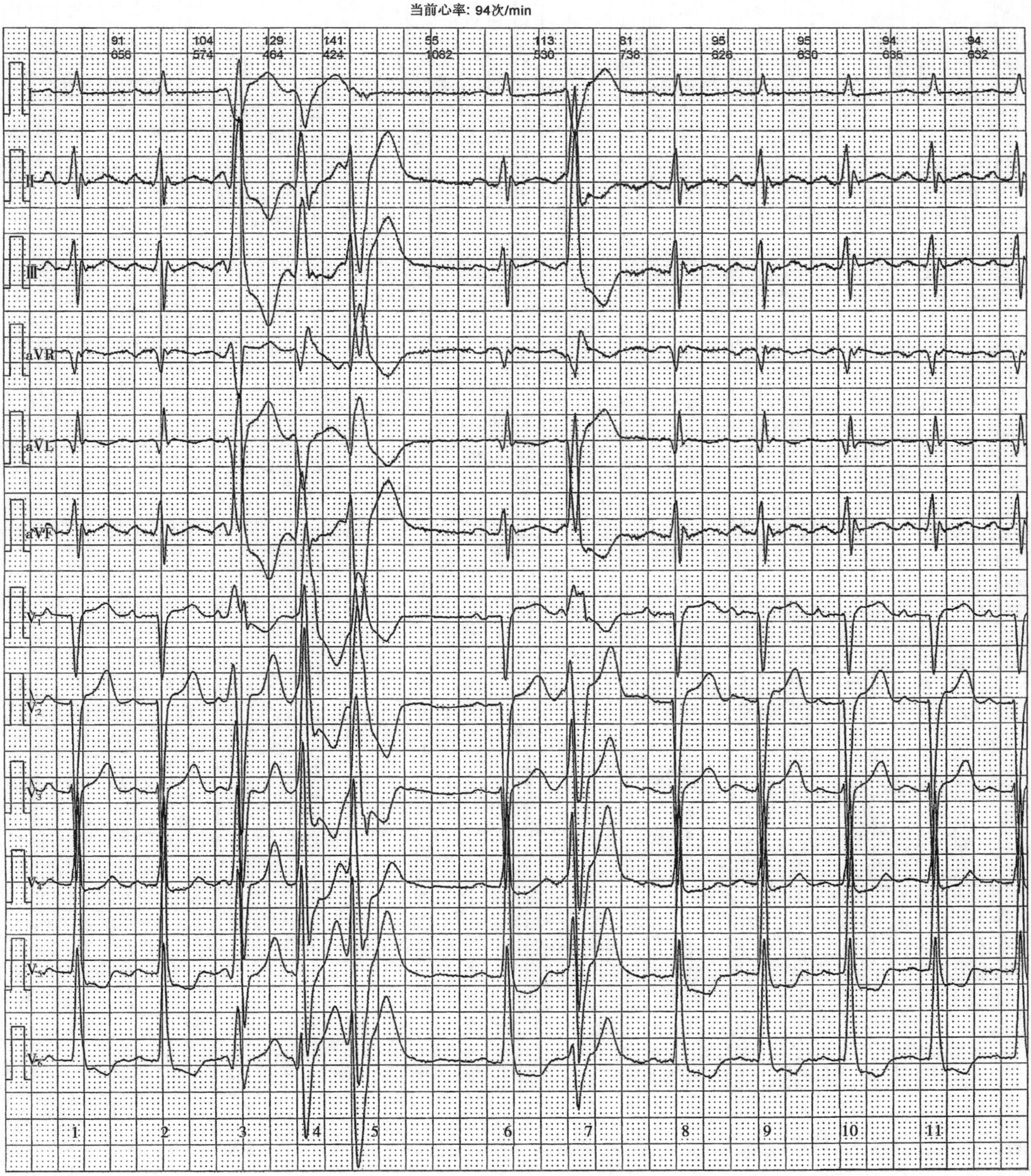

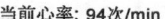

图 1　窦性心律，心率 95 次 /min，PR 间期 0.18s，QRS 波群时限 0.11s，V₂、V₃ 导联 r 波递增不良，Rᵥ₅ 高电压。ST 段：V₅、V₆ 导联压低 0.20～0.30mV。T 波：V₅、V₆ 导联低平。第 3、4、5 个 QRS 波群宽大、畸形，QRS 波群时限分别为 0.18s、0.20s 及 0.20s，QRS 波形不同，频率 135 次 /min，多源性室性心动过速，第 7 个是室性期前收缩，第 3 个与第 4 个之前有窦性 P 波，PR 间期短。

诊断：窦性心律，左心室高电压，ST 段压低（前侧壁），T 波低平（前侧壁），室性期前收缩，短阵多源性室性心动过速，P 波增宽。

陈旧性心肌梗死短阵多源性室性心动过速

当前心率: 87次/min

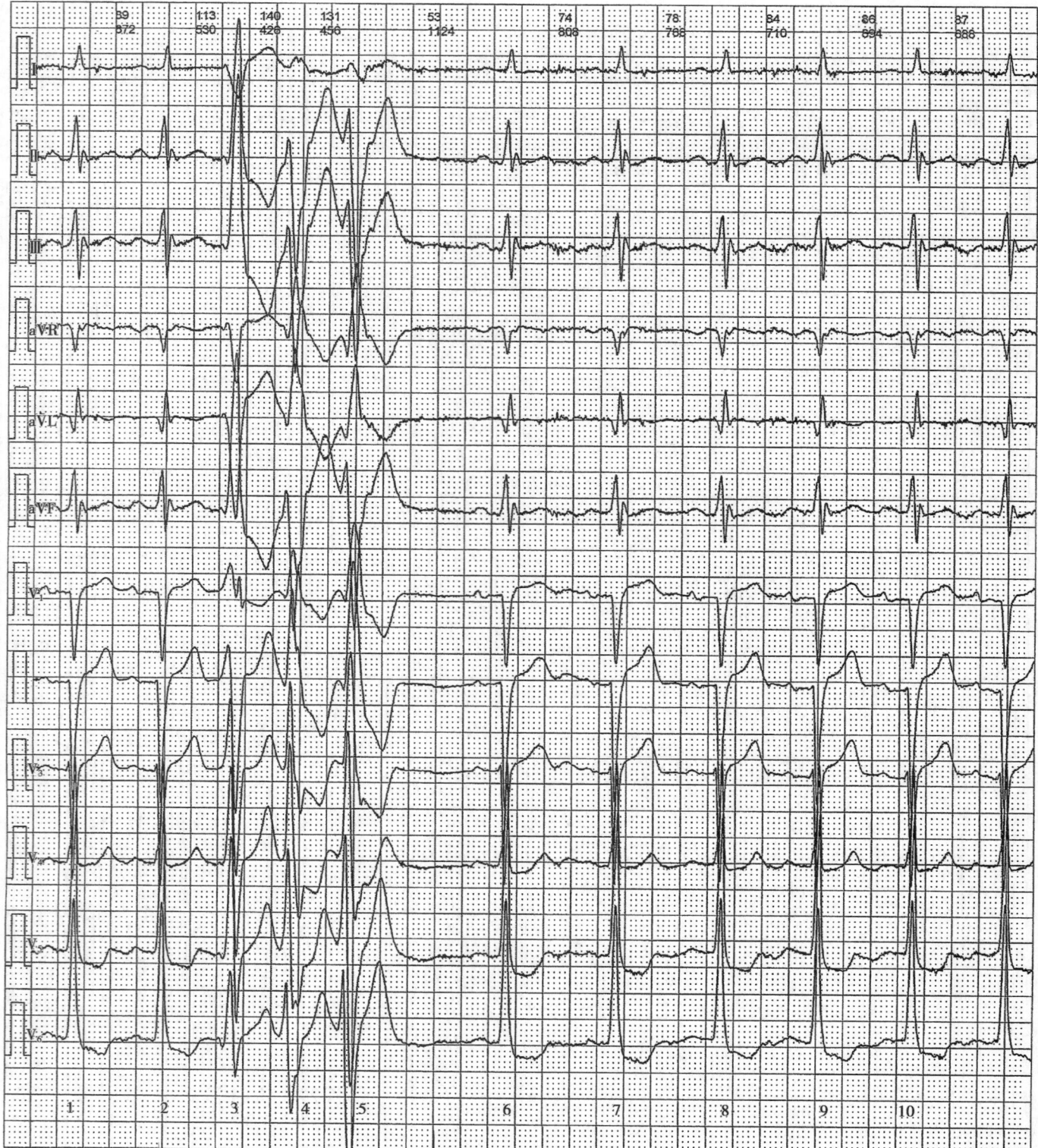

图 2　第 3、4、5 个 QRS 波群是形态不同的室性心动过速，心室率 135 次 /min，第 3 个 QRS 波群与图 1 中第 3 个 QRS 波形一致，起自右室流出道。

诊断: 窦性心律，左心室高电压，ST 段压低 (前侧壁)，T 波低平 (前侧壁)，U 波倒置，短阵多源性室性心动过速，P 波增宽。

22   第 8 例

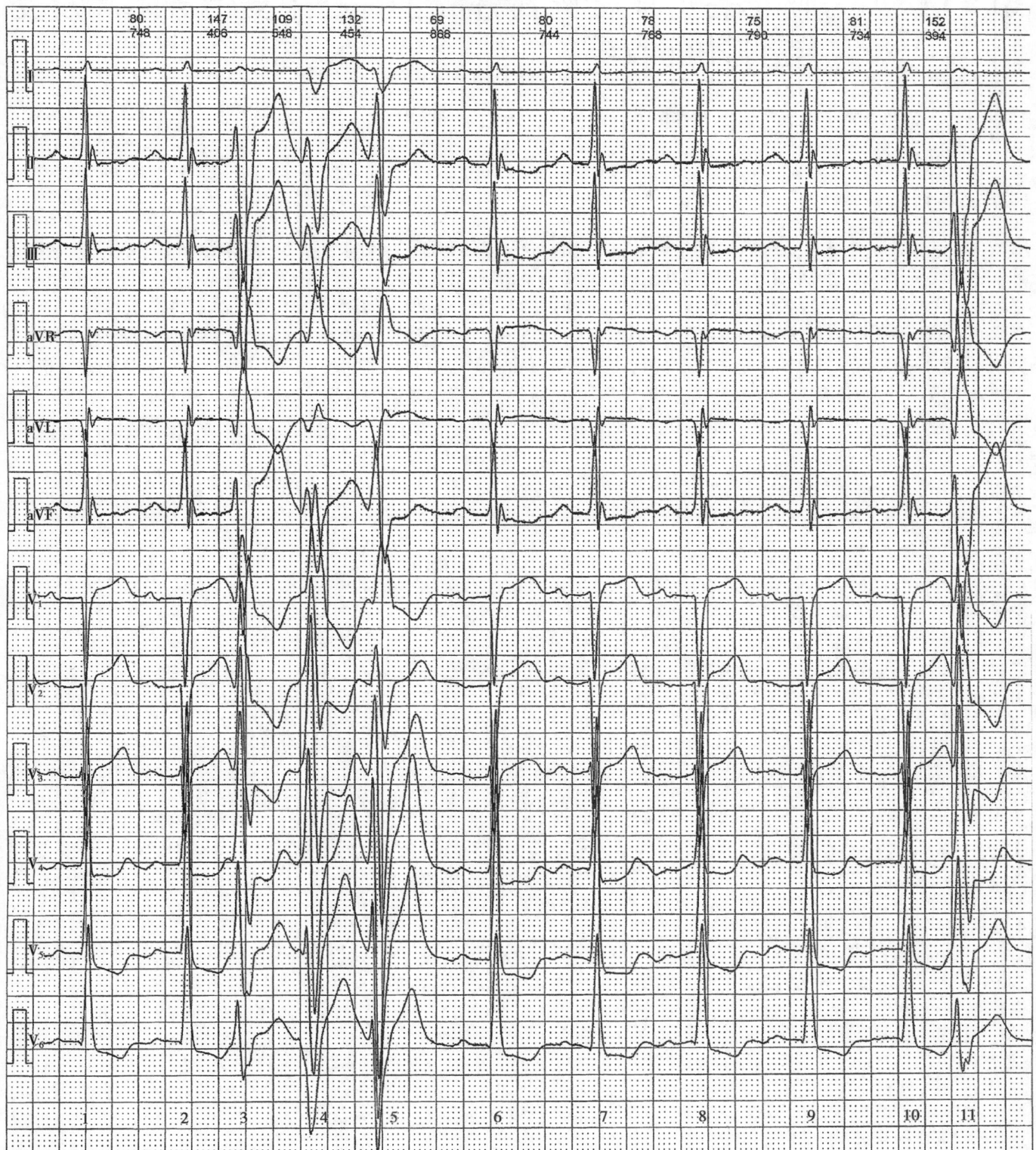

图 3 第 3、4、5 个 QRS 波群是短阵多源性室性心动过速, 心率 121 次 /min, PR 间期 0.27s, U 波倒置。

诊断: 窦性心律, 左心室高电压, ST 段压低 (前侧壁), T 波低平 (前侧壁), U 波倒置, 室性期前收缩, 短阵多源性室性心动过速, P 波增宽。

陈旧性心肌梗死短阵多源性室性心动过速

第9例　　陈旧性心肌梗死合并完全性右束支传导阻滞及交界性期前收缩

【临床资料】

男性，64 岁，因"发作性颈部紧缩 10 年，再发喘憋 14h"入院。10 年前因颈部紧缩感入当地医院，植入支架 4 枚，6 年前再次植入支架 2 枚。既往高血压病史 4 年，心肌酶未见异常。超声心动图显示节段性室壁运动障碍（室间隔心尖段、中间段、侧壁心尖段、下壁心尖段、左室心尖段），二尖瓣、三尖瓣重度反流，主动脉瓣中度反流，肺动脉瓣轻度反流，左室整体功能减低。第三次冠脉造影显示前降支中段支架内边缘不规则，回旋支中段支架内边缘不规则，右冠状动脉远段支架内边缘不规则。

临床诊断：冠状动脉粥样硬化性心脏病，不稳定型心绞痛，陈旧性心肌梗死，冠状动脉支架植入术后，心功能Ⅲ级（NYHA 分级），高血压 3 级（极高危），高脂血症，慢性肾功能不全，肺动脉高压。

图1　第 1、2、4、6、8 个 QRS 波群是窦性心律，心率 63 次 /min，P 波增高、增宽，提示双心房增大。PR 间期 0.24s，一度房室传导阻滞。QRS 波群时限 0.16s，完全性右束支传导阻滞。Ⅰ、Ⅱ、Ⅲ、aVF、V₂ ~ V₆ 导联出现异常 QS 波、q 波及 Q 波，aVR 导联呈单向 R 波。

当前心率: 67次/min

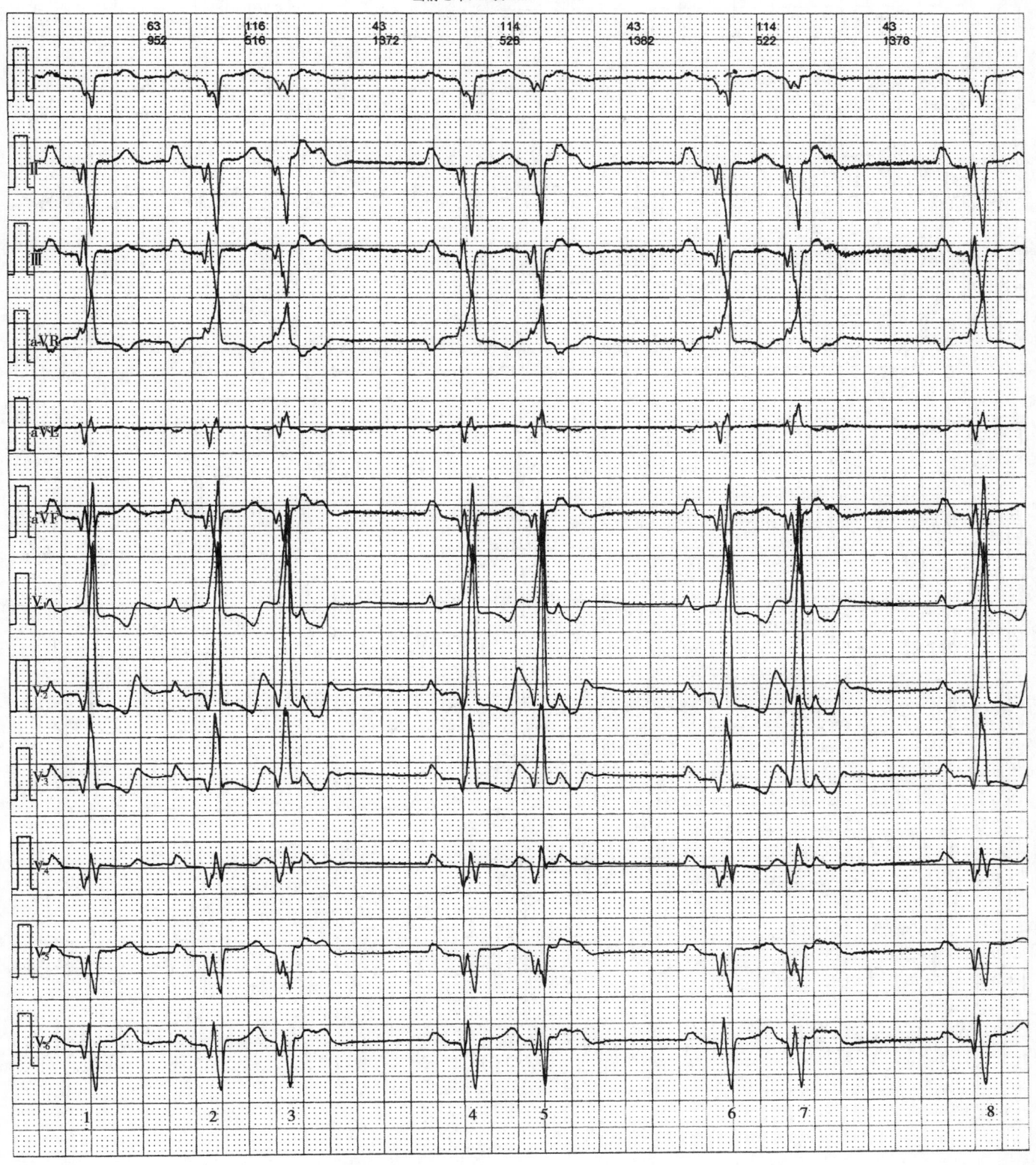

陈旧性心肌梗死合并完全性右束支传导阻滞及交界性期前收缩

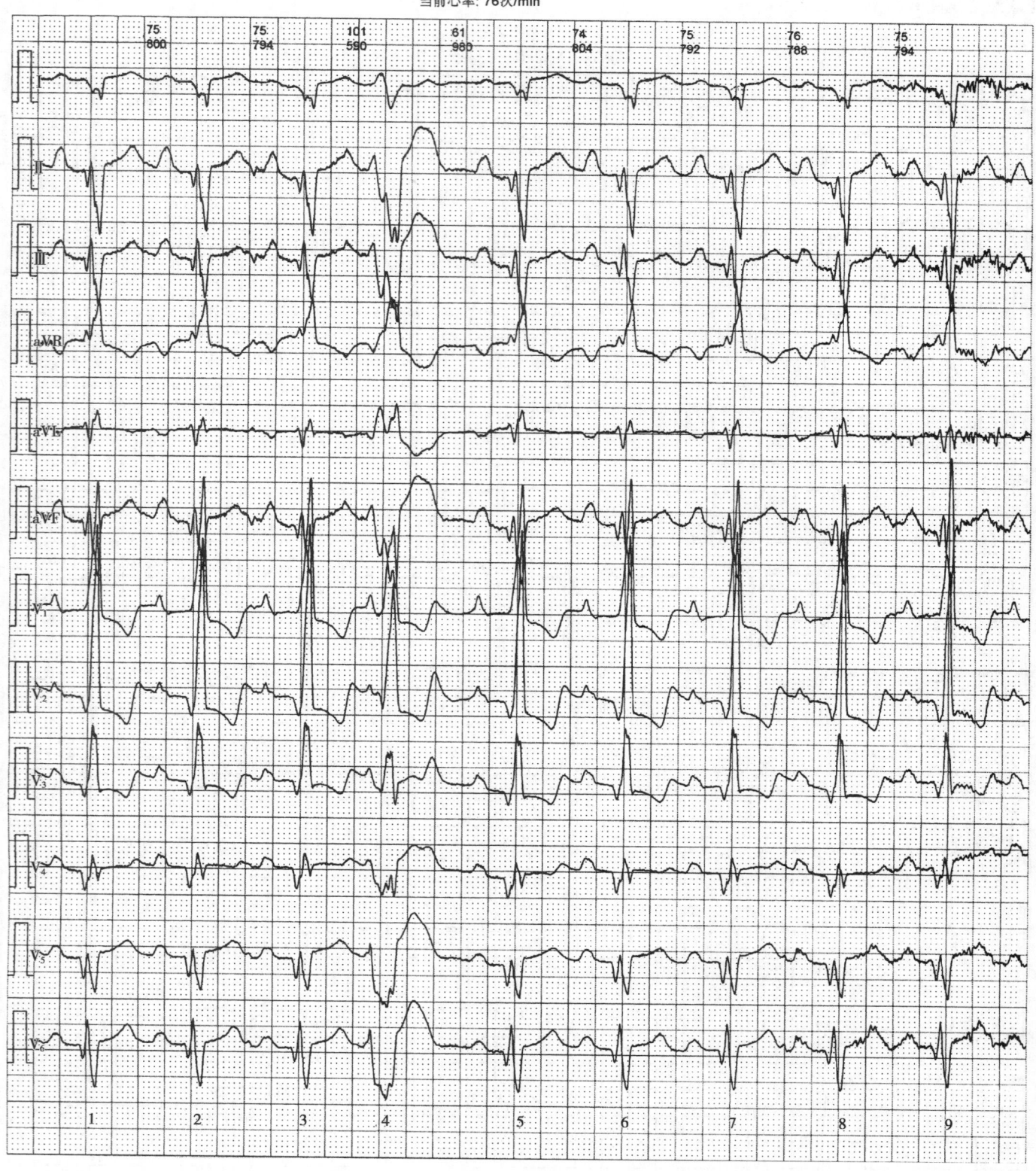

图2 第 4 个 QRS 波群期前出现, QRS 波群时限宽达 0.20s,
特宽型室性期前收缩。

动态心电图诊断: 窦性心律, 双侧心房增大, 一度房室传导阻滞,
陈旧性心肌梗死(下壁、前壁、前侧壁及高侧壁), 完全性右束支传
导阻滞, 特宽型室性期前收缩, 交界性期前收缩。

【点评】

这是一例严重的三支病变、多次心肌梗死、心脏扩大、心功能不全患者
的动态心电图。广泛异常 Q 波, 提示广泛心肌梗死, QRS 波群时限宽达
160ms 以上, 是弥漫性心室内传导障碍的表现。P 波增宽、增高, 双心
房增大, 与超声心动图结果一致。

图 1 中第 3、5、7 个 QRS 波群提早出现, 波形与窦性 QRS 波形基本一
致, 其后有干扰未下传的 P 波。在各类期前收缩中, 以房性期前收缩最
多见, 其次是室性期前收缩, 交界性期前收缩少见。交界性期前收缩
的 QRS-T 波形与窦性 QRS-T 波形相同, 伴时相性室内差异传导, 束支
传导阻滞畸形。本例患者窦性 QRS 波形呈束支传导阻滞及心肌梗死波
形, 交界性期前收缩同样也是宽大、畸形的, 波形与窦性一致。

陈旧性心肌梗死合并完全性右束支传导阻滞及交界性期前收缩

第10例 ｜ 从室性节律中诊断急性心肌梗死

【临床资料】

男性，76 岁，因 "发作性胸痛 9 年，胸痛加重 3h 不缓解" 急诊入院。冠脉造影显示左主干节段性狭窄 70%，前降支中度狭窄 100%，PCI 术后再通，右冠状动脉中段狭窄 50%。血生化检查显示肌钙蛋白 T 3.10ng/ml，CK 2 284.5U/L，CK-MB 定量测定 41.73ng/ml，脑利钠肽前体 228.9pg/ml。

临床诊断： 冠状动脉粥样硬化性心脏病，急性心肌梗死，冠状动脉支架植入术后。

【心电图分析】

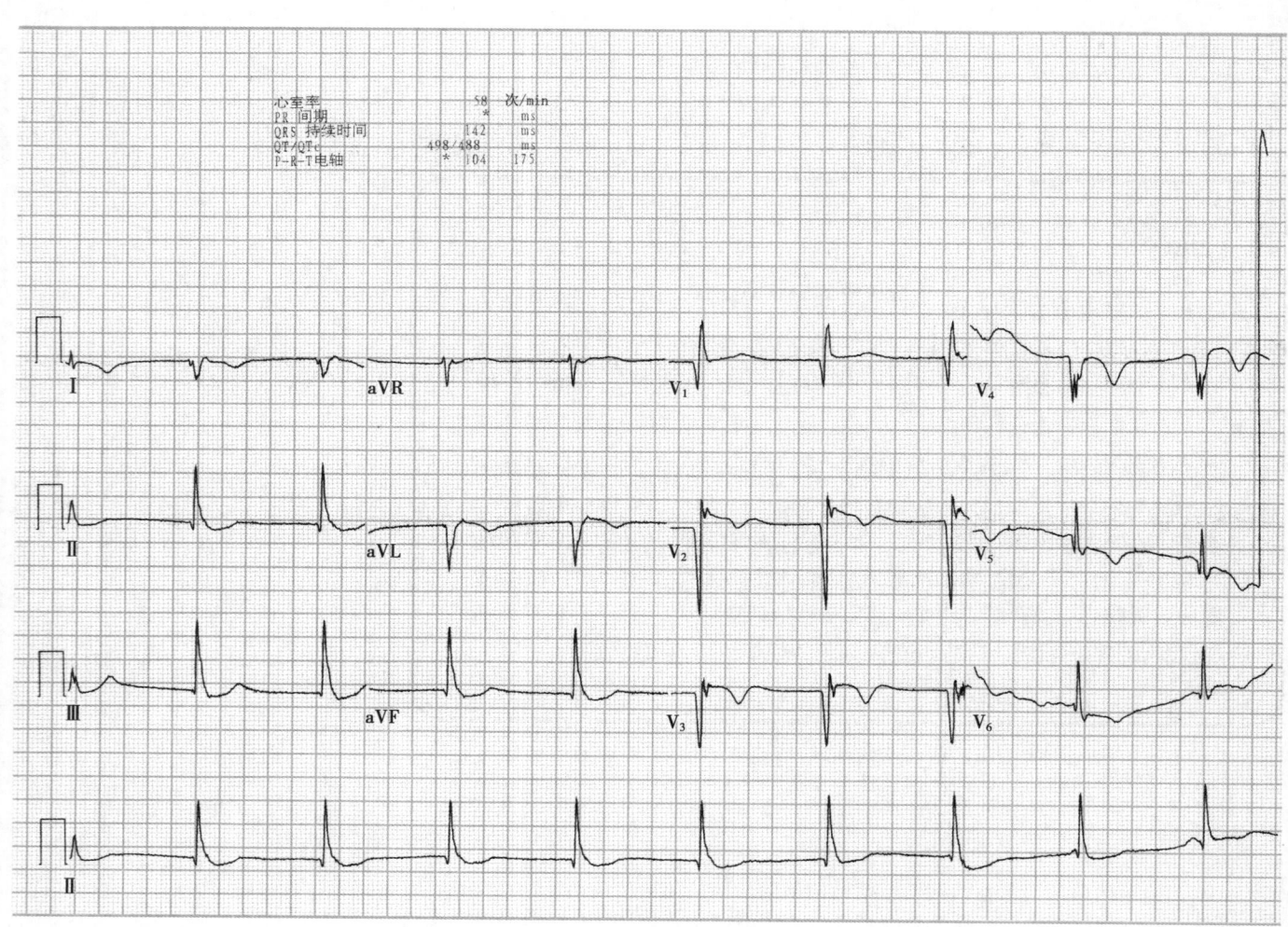

图 1 入院时心电图：未见窦性 P 波，QRS 波群时限 142ms，QRS 电轴 104°，RR 间期匀齐，心室率 58 次 /min，Ⅰ、aVL、V₄ 导联呈 QS 型，V₁ 导联呈 QR 型，V₂ 导联呈 Qr 型，V₃ 导联呈 Qrs 型，V₅ 导联呈 qRs 型。ST 段：V₁～V₃ 导联抬高 0.10～0.30mV，Ⅱ、Ⅲ、aVF 导联压低 0.125mV。T 波：Ⅰ、aVL、V₂～V₆ 导联倒置，Ⅱ 导联低平。QT/QTc 间期 498/488ms。

诊断： 交界性心律伴完全性右束支传导阻滞？加速性室性心律？急性前间壁、前壁心肌梗死演变期。

【点评】

临床诊断急性心肌梗死心电图，通常是在窦性心律或房性节律及交界性节律下进行的。当遇到室性节律时，又如何诊断急性心肌梗死呢？这的确是一个难题，因为室性节律可以部分或完全掩盖急性心肌梗死心电图波形。但在某些情况下，心肌梗死波形可能在心电图上表现出来。

本例图 1 诊断加速性室性自主心律的依据是：QRS 波形与图 2 中窦性 QRS 波形不同。室性 QRS 波群时限没有肌性室性节律宽，室性 QRS 波群很可能起自右室间隔侧上部，此处最先除极的部位背离梗死区，在横面起始向量指向左后方，在 V₁~V₄ 导联上出现梗死性 Q 波（QS 波），前间壁及前壁心肌梗死性 Q 波（QS 波）仍能在室性节律中表现出来。

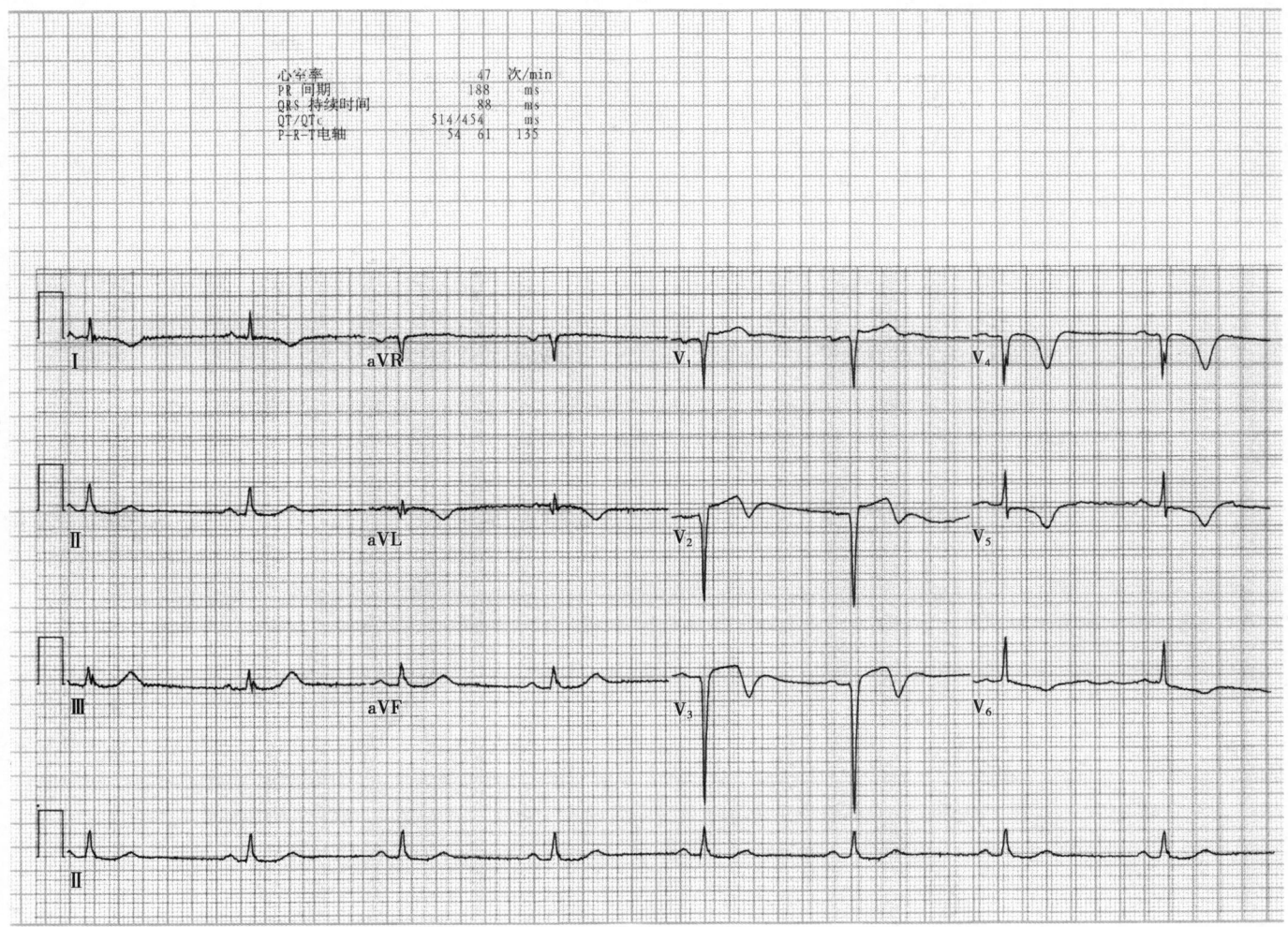

图 2 描记于图 1 后 2h，前降支 PCI 术后：窦性心动过缓，心率 47 次 /min。PR 间期 188ms，QRS 波群时限 88ms，QRS 电轴 61°，V₁~V₄ 导联呈 QS 型。ST 段：V₁~V₃ 导联抬高 0.10~0.225mV。T 波：Ⅰ、aVL、V₃~V₆ 导联倒置，V₂ 导联正负双向，QT/QTc 间期 514/454ms。上述提示急性心肌梗死演变期（前间壁、前壁）。

诊断： 窦性心动过缓，急性前间壁、前壁心肌梗死演变期，QT 间期延长。

第11例 | 从室性心动过速中诊断前壁心肌梗死

【临床资料】

女性,76 岁,因 "间断心前区疼痛、胸闷 14 年,伴短暂意识丧失 3 天" 入院。既往高血压病史 20 年,冠心病、心绞痛病史 14 年,心肌梗死病史 12 年,冠脉 PCI 术后 12 年。胸部 X 线片显示心影增大,心肌酶正常。超声心动图显示节段性室壁运动障碍(室间隔中间段、前壁中间段、左室心尖段、心尖段、侧壁心尖段、下壁),二尖瓣轻度反流,左室整体功能减低。冠脉造影显示左主干未见明显狭窄,前降支中段支架内狭窄 70%,回旋支狭窄 40%。心脏再同步化治疗除颤器(CRT-D)植入术。

临床诊断:冠状动脉粥样硬化性心脏病,不稳定型心绞痛,陈旧性心肌梗死,冠状动脉支架植入术后,心源性晕厥,心功能 III 级,高血压 3 级(极高危),糖尿病 2 型,高脂血症。

图 1 窦性心律,心率 78 次 /min,P 波时限 0.13s,P 波触发 R_1、R_2、R_6、R_7、R_8、R_9 起搏。心室起搏的 QRS 波群时限 0.20s,R_3、R_4、R_5 室性心动过速,心室率 116 次 /min。$V_1 \sim V_5$ 导联呈 qR 型,ST 段:$V_2 \sim V_4$ 导联抬高 0.10 ~ 0.40mV,提示前壁心肌梗死。

【动态心电图分析】

当前心率: 87次/min

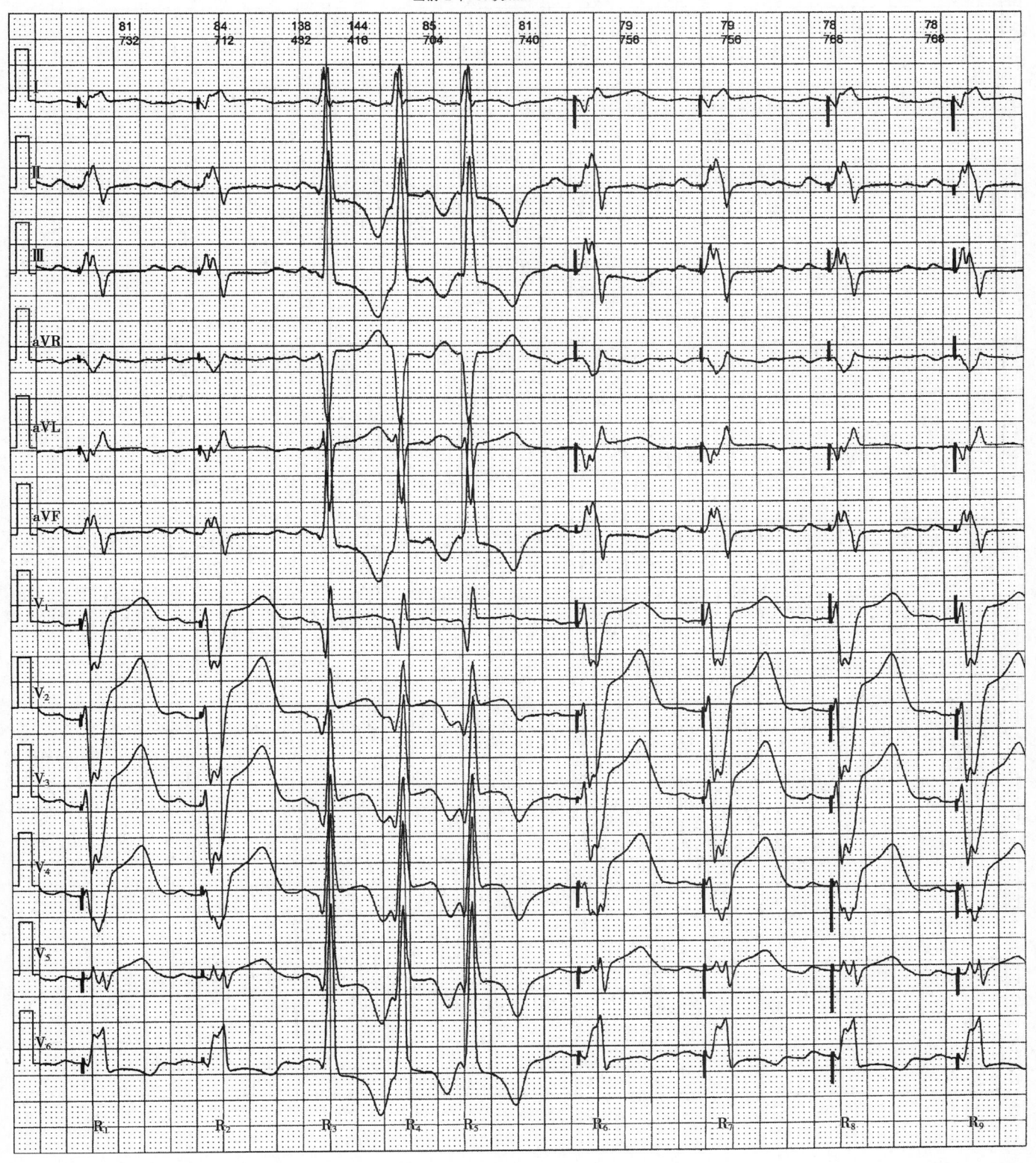

从室性心动过速中诊断前壁心肌梗死

31

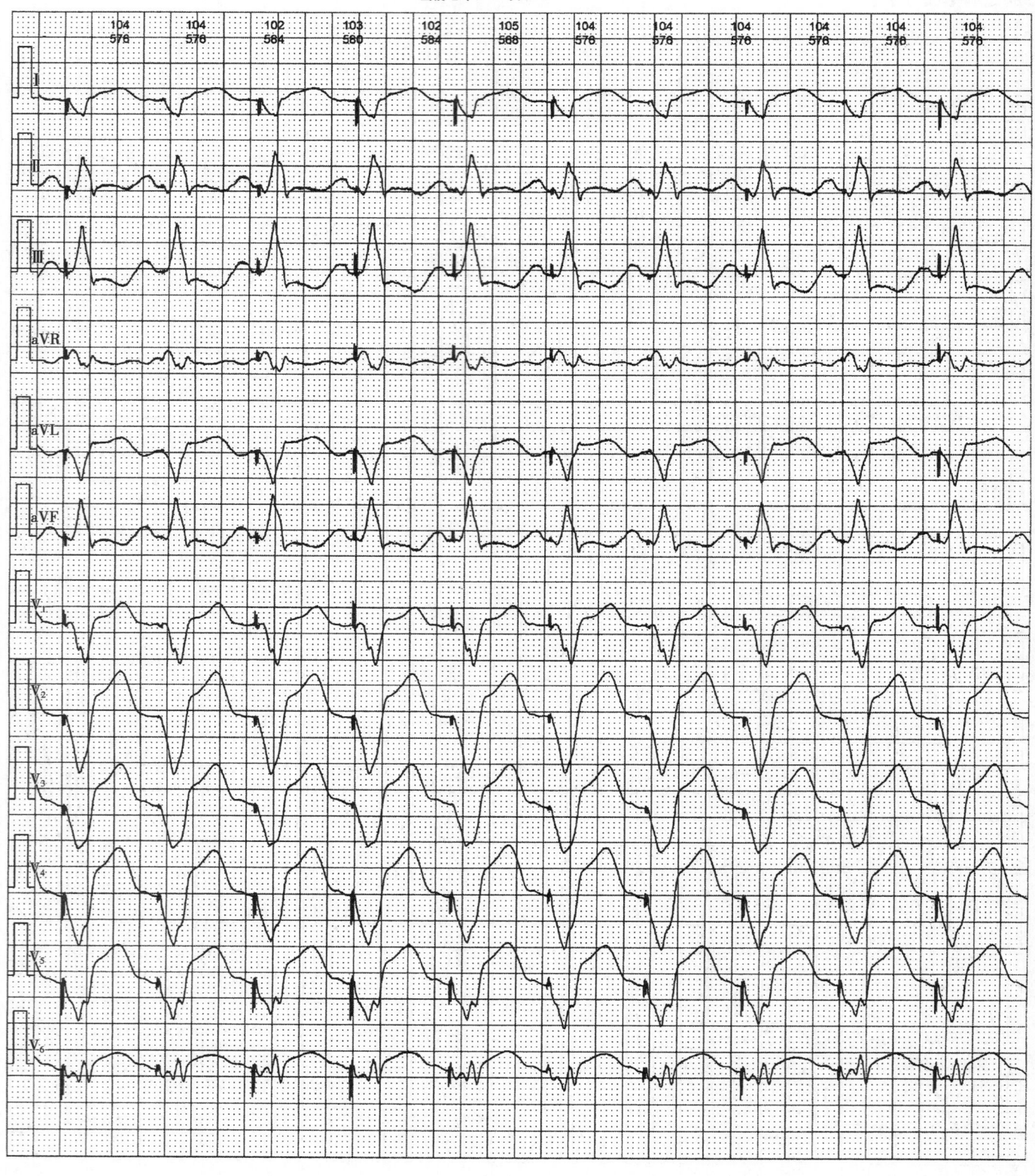

图2 窦性 P 波触发心室起搏, QRS 波群时限 0.23s。

动态心电图诊断: 窦性心律, P 波增宽, P 波触发心室起搏伴特宽型 QRS 波群, 室性融合波, 短阵室性心动过速, 显示前壁心肌梗死波形。

【点评】

1. 心室起搏室性融合波 比较图 1 与图 2, 图 1 中 QRS 波群时限 0.20s, 图 2 中 QRS 波群时限 0.23s, 图 1 中 QRS 波群是窦性激动与心室起搏激动形成的室性融合波。

2. 从室性心动过速中诊断心肌梗死 本例患者有陈旧性心肌梗死病史, 前降支及回旋支支架植入术后。超声心动图提示节段性室壁运动障碍的部位是前壁、室间隔、侧壁、心尖部等, 室性心动过速的 Q 波出现于 $V_1 \sim V_5$ 导联, $V_2 \sim V_4$ 导联 ST 段抬高, 显示前间壁及前壁心肌梗死。

第12例 | 非 Q 波型心肌梗死

【临床资料】

女性，75 岁，因 "发作性胸痛 5 天，加重 1 天" 入院。血压 116/68mmHg，身高 162cm，体重 65kg，BMI 24.8kg/m²。血生化检查显示肌钙蛋白 T 0.70ng/ml，CK 516.2U/L，肌红蛋白定量 156.7ng/ml，CK-MB 定量测定 34.23ng/ml，葡萄糖 14.15mmol/L，脑利钠肽前体 2 752.0pg/ml。冠脉造影显示前降支中段狭窄 95%，PCI 术后。

【心电图分析】

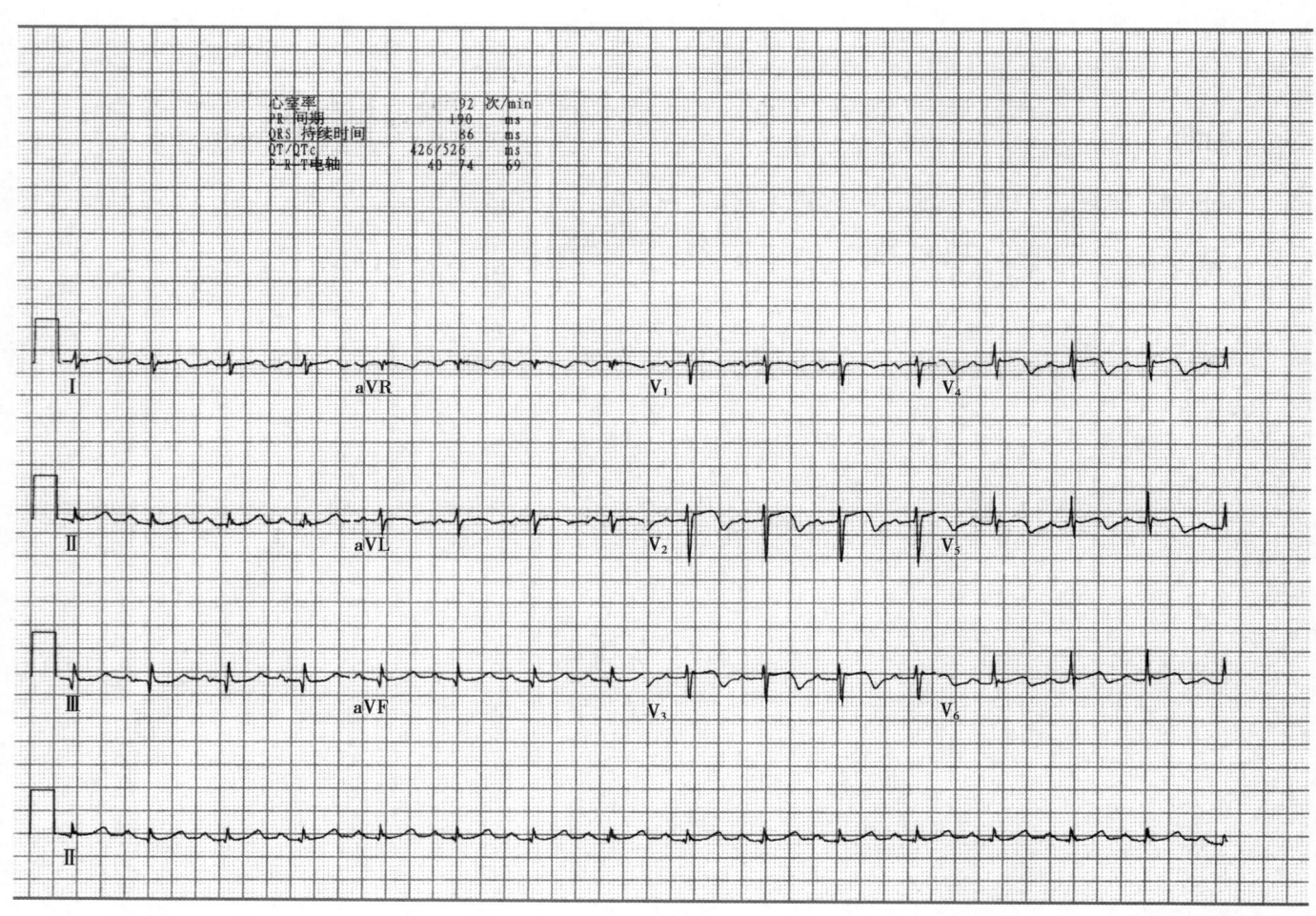

图 1 入院当天心电图：窦性心律，心率 92 次 /min，PR 间期 190ms，QRS 波群时限 86ms，QRS 电轴 74°，QT/QTc 间期 426/526ms。Ⅲ、aVF 导联 q 波异常。ST 段：V₂ ~ V₆ 导联抬高 0.10 ~ 0.20mV。T 波：V₁ ~ V₆、aVL 导联倒置，Ⅰ 导联双向。

诊断： 窦性心律，异常 Q 波（下壁），ST 段抬高（前壁），T 波倒置（广泛前壁），QTc 间期延长。

临床诊断: 冠状动脉粥样硬化性心脏病, 急性非 ST 段
抬高型心肌梗死。

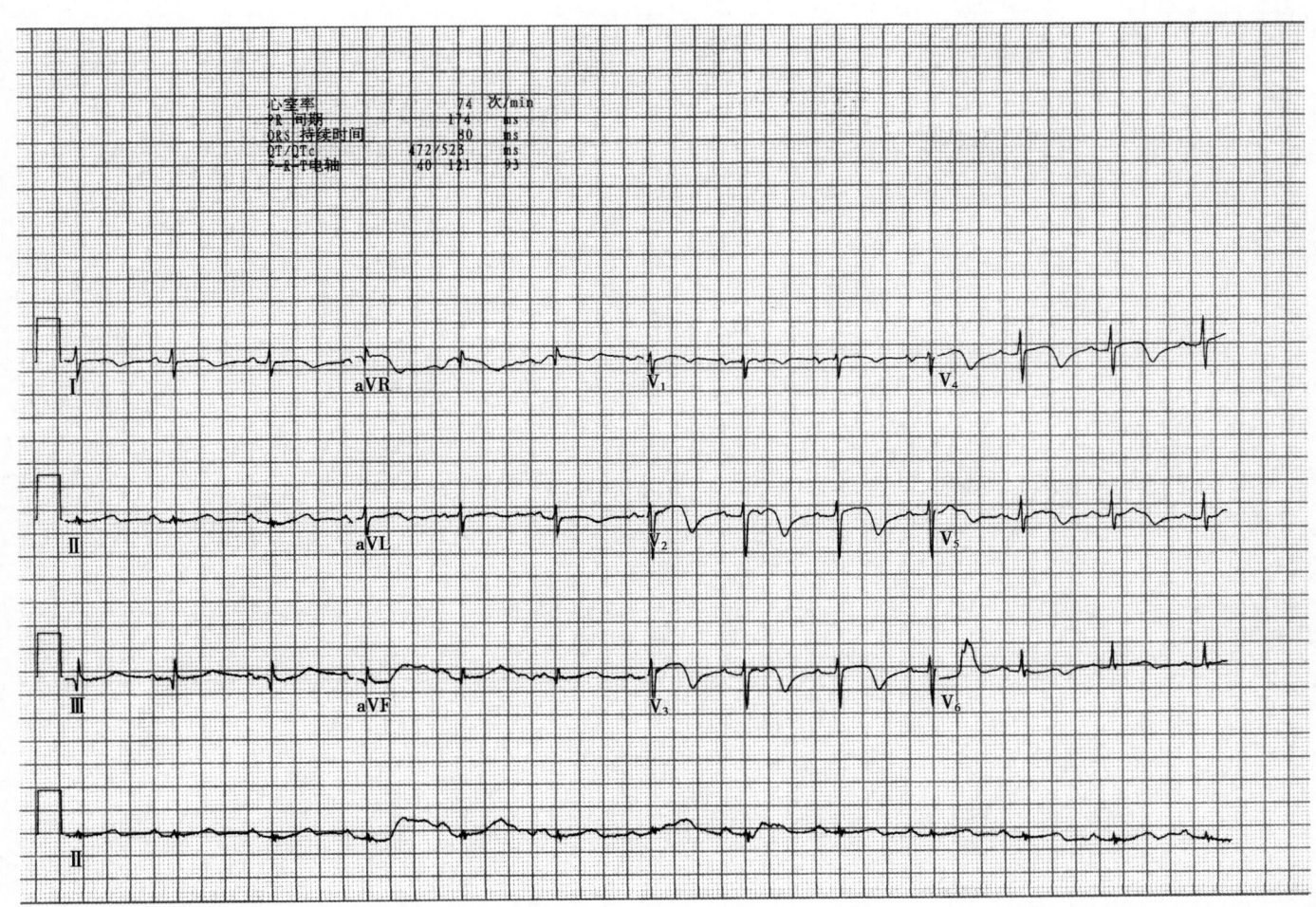

心室率		74	次/min
PR 间期		174	ms
QRS 持续时间		80	ms
QT/QTc	472/523		ms
P-R-T电轴	40 121	93	

图 2 记录于入院第 2 天, 与图 1 比较: V₂~V₄ 导联 T 波倒置增深, QT/QTc 间期 472/523ms。

诊断: 窦性心律, 异常 q 波(下壁), ST 段抬高(前壁), T 波倒置(广泛前壁), QTc 间期延长。

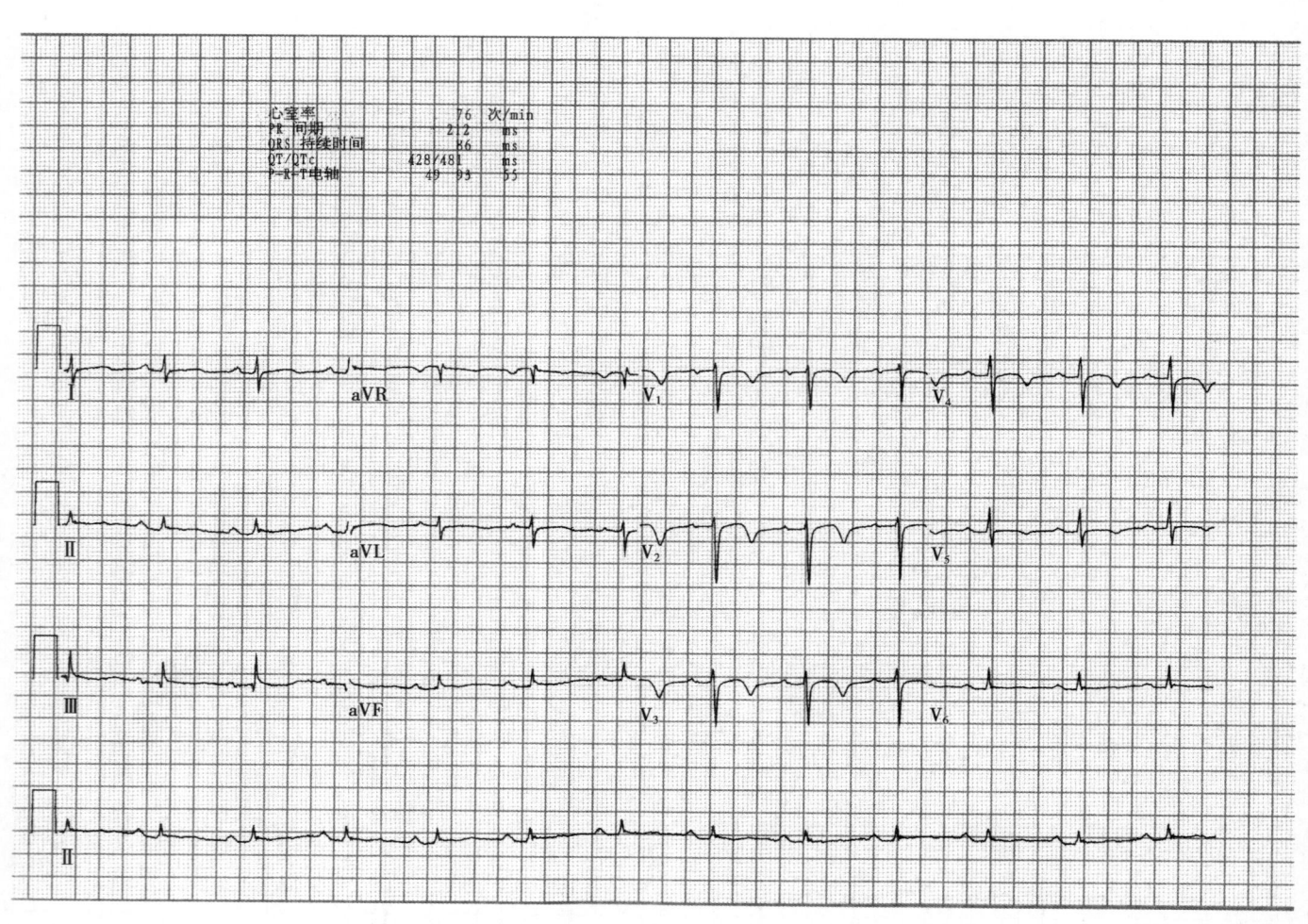

心室率 76 次/min
PR 间期 2|2 ms
QRS 持续时间 86 ms
QT/QTc 428/481 ms
P-R-T电轴 49 93 55

I   aVR   V₁   V₄

II   aVL   V₂   V₅

III   aVF   V₃   V₆

II

图 3 记录于入院第 6 天：窦性心律，心率 76 次 /min，PR 间期 212ms，QRS 波群时限 86ms。ST 段：V$_2$~V$_4$ 导联抬高 0.05~0.075mV。T 波：Ⅰ、aVL、V$_6$ 导联低平及平坦，Ⅱ、Ⅲ、aVF 导联转平坦，QT/QTc 间期 428/481ms。

诊断：窦性心律，T 波倒置（前间壁及前壁），QTc 间期延长。

【点评】

本例临床诊断的非 ST 段抬高型心肌梗死，表现为心肌酶升高，冠脉造影显示前降支中段狭窄 95%。心电图表现：①一过性异常 q 波，入院第 1 天Ⅲ、aVF 导联的 q 波，达到了异常 q 波的诊断条件，1 周后描记第 3 次心电图，q$_Ⅲ$减小，aVF 导联的 q 波消失，表明下壁心肌受到严重缺血性损害，开通前降支以后，重新恢复了心肌电活动（缺血区心肌）。②ST 段轻度抬高。ST 段：入院第 1 天 V$_2$~V$_5$ 导联抬高 0.10~0.20mV，入院第 6 天 V$_2$~V$_4$ 导联抬高＜0.10mV。从心电图上分析属于 ST 段抬高型心肌梗死。③T 波演变，入院第 1 天 T 波倒置，见于 V$_1$~V$_5$ 导联，双向见于Ⅰ、V$_6$ 导联。在以后的心电图记录中，T 波：V$_1$~V$_5$ 导联倒置加深，以后又减浅，Ⅰ、aVL、V$_6$ 导联由直立、双向转为平坦。以上符合非 Q 波型心肌梗死心电图演变。

第 13 例 　急性非 ST 段抬高型心肌梗死 ST 段压低及 T 波倒置

【临床资料】

男性，88 岁，因 "间断发热、咳嗽 40 余天，加重 2 天伴喘憋 2h" 入院。既往慢性支气管炎病史 20 余年，冬季明显，近 3 年规律吸入沙美特罗替卡松（舒利迭）治疗，症状控制较好；慢性肾功能不全病史 5 年；痛风病史 5 年。生于山东省潍坊市昌邑市，久居北京。超声心动图显示左心房增大，二尖瓣、三尖瓣少量反流，主动脉瓣退行性改变，左室舒张功能轻度减低，左侧胸腔积液。血生化检查显示肌钙蛋白 T 0.689ng/ml，CK 437.1U/L，乳酸脱氢酶 275.2U/L，肌红蛋白测定 266.4ng/ml，CK-MB 定量测定 5.32ng/ml，脑利钠肽前体 34 849.0pg/ml，钙 2.13mmol/L，钾 4.12mmol/L，葡萄糖 6.98mmol/L。

临床诊断： 急性非 ST 段抬高型心肌梗死，心功能不全，室性期前收缩，肺部感染，慢性阻塞性肺疾病，慢性肾功能不全，痛风，肝囊肿。

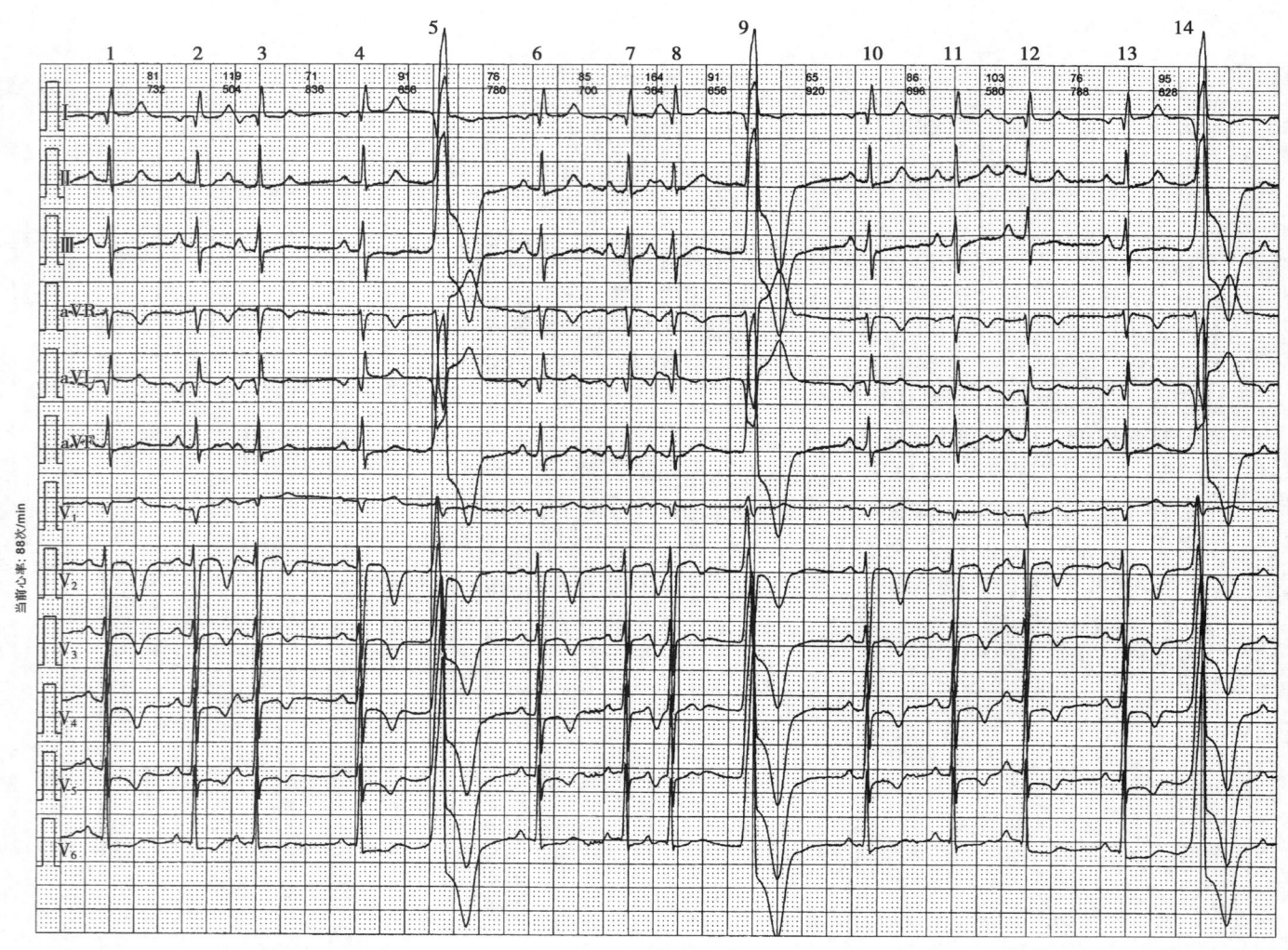

图 1 　Ⅰ、aVL 导联 P 波倒置，Ⅱ、Ⅲ、aVF 导联 P 波直立，PR 间期 0.16s，心率 81～86 次 /min，提示加速的房性心律，第 3、8、12 个 QRS 波群是房性期前收缩，第 5、9、14 个 QRS 波群是室性期前收缩。

【动态心电图分析】

窦性心律, ST 段压低(前壁), T 波倒置(前壁), 房性期前收缩 816 个 /24h, 室性期
前收缩 19 060 个 /24h, 房性心动过速和室性心动过速各 1 阵。

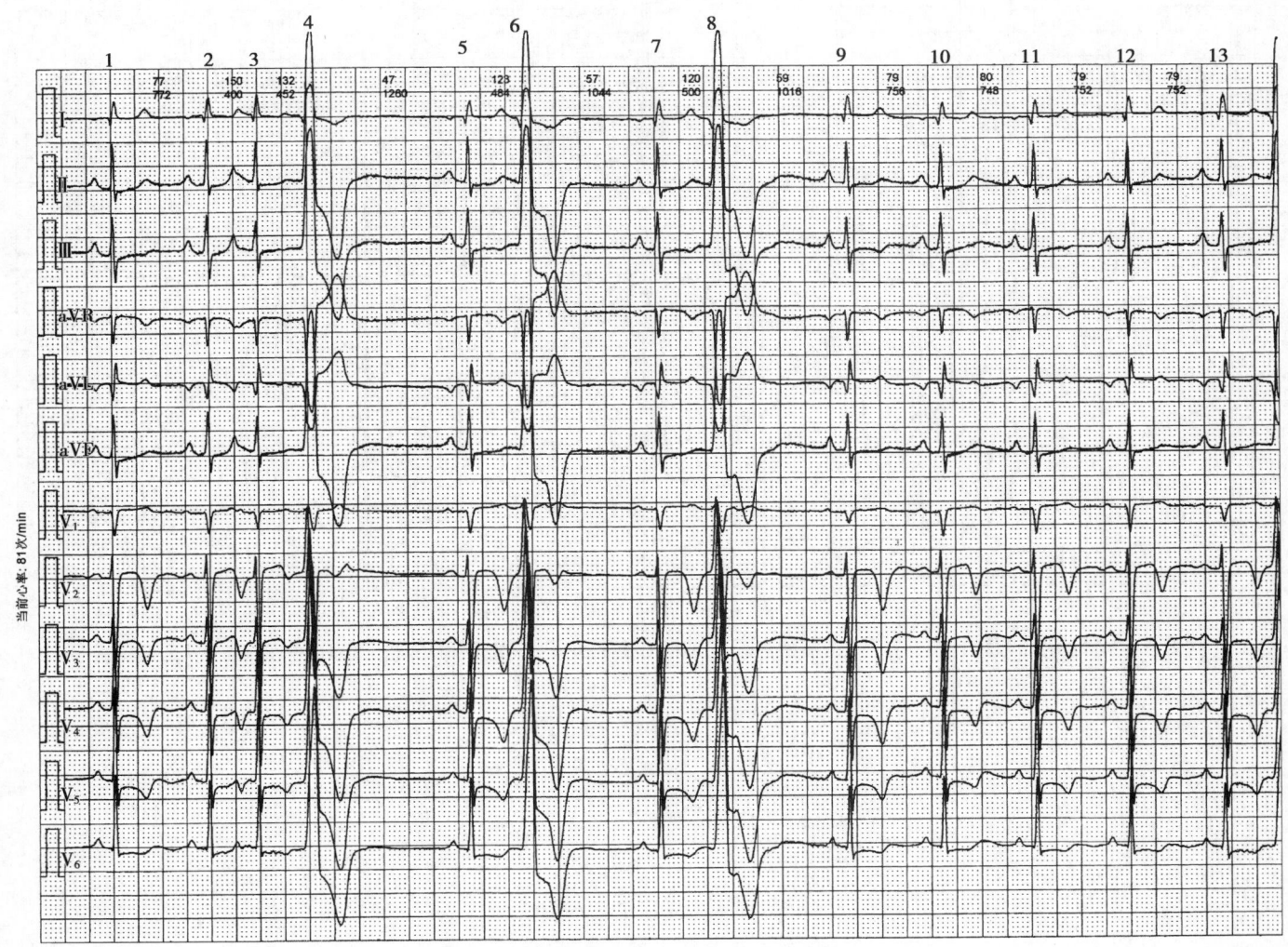

图2 第 3 个 QRS 波群是房性期前收缩, 第 4、6、8 个 QRS 波群是室性期前收缩。

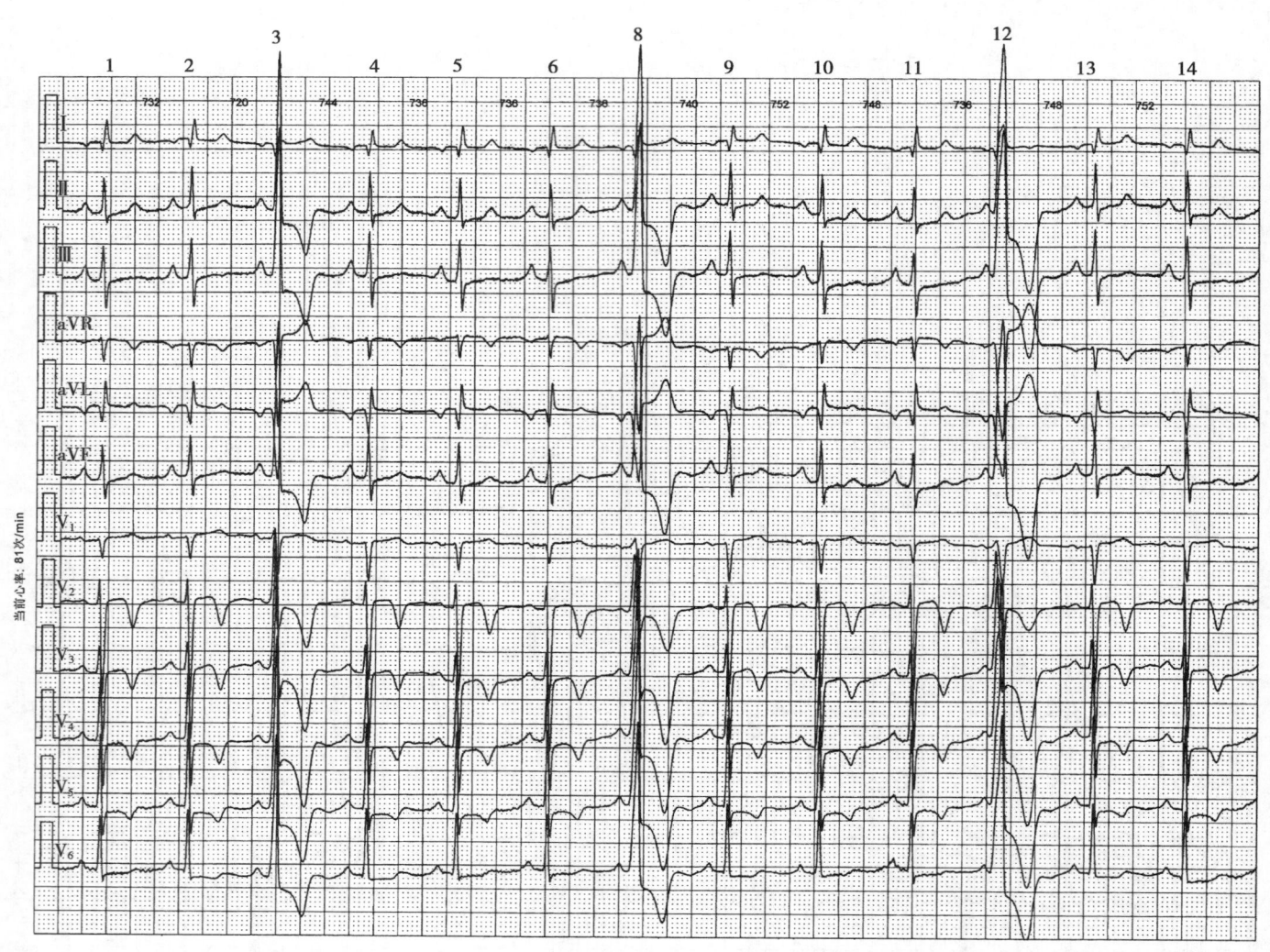

图 3 与图 2 中室性期前收缩比较，第 3、8、12 个 QRS 波群是舒张晚期室性期前收缩形成的室性融合波。

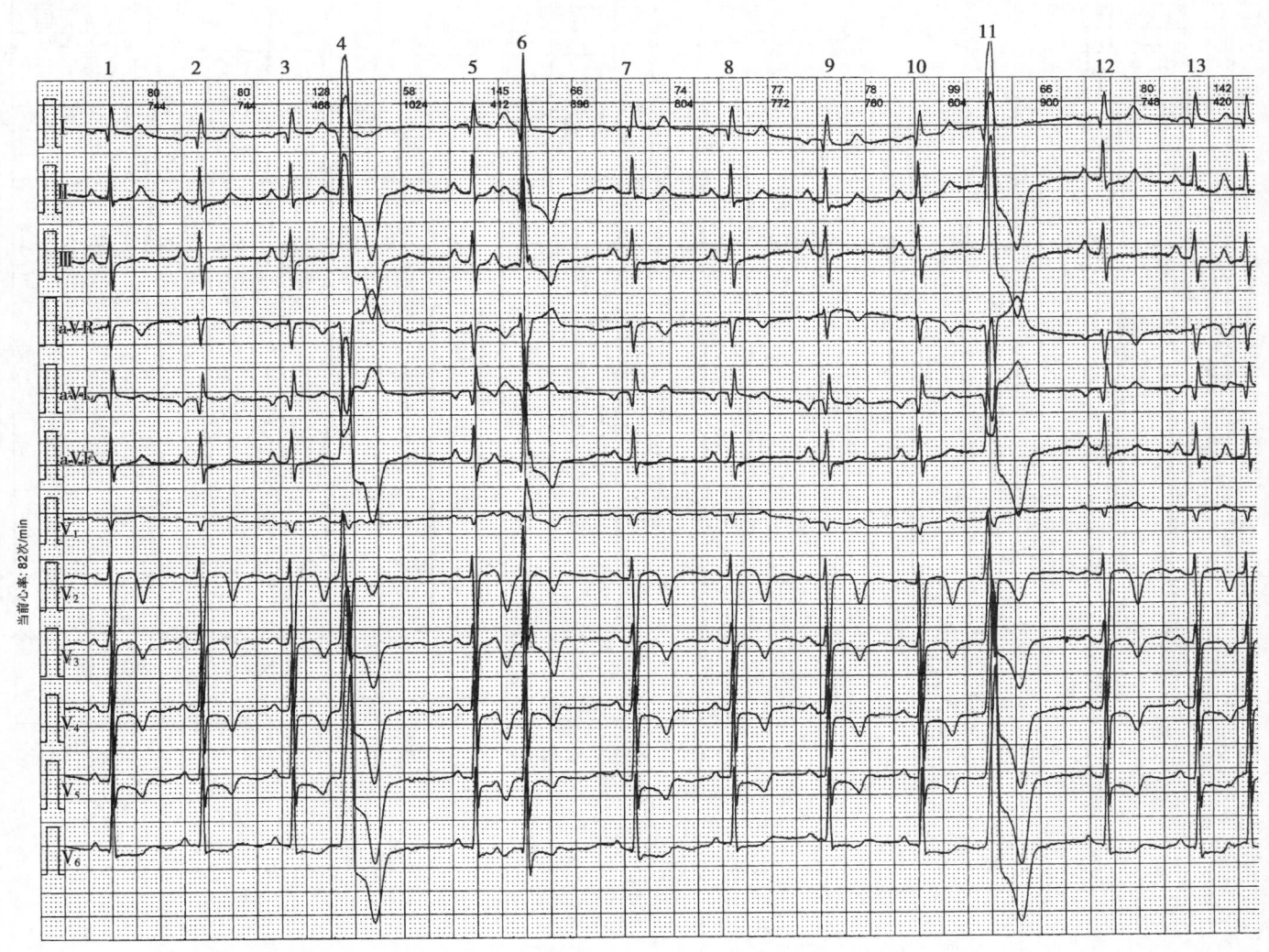

图 4 第 4、11 个 QRS 波群是室性期前收缩，第 6 个 QRS 波群是房性期前收缩伴时相性心室内差异传导。

急性非 ST 段抬高型心肌梗死 ST 段压低及 T 波倒置

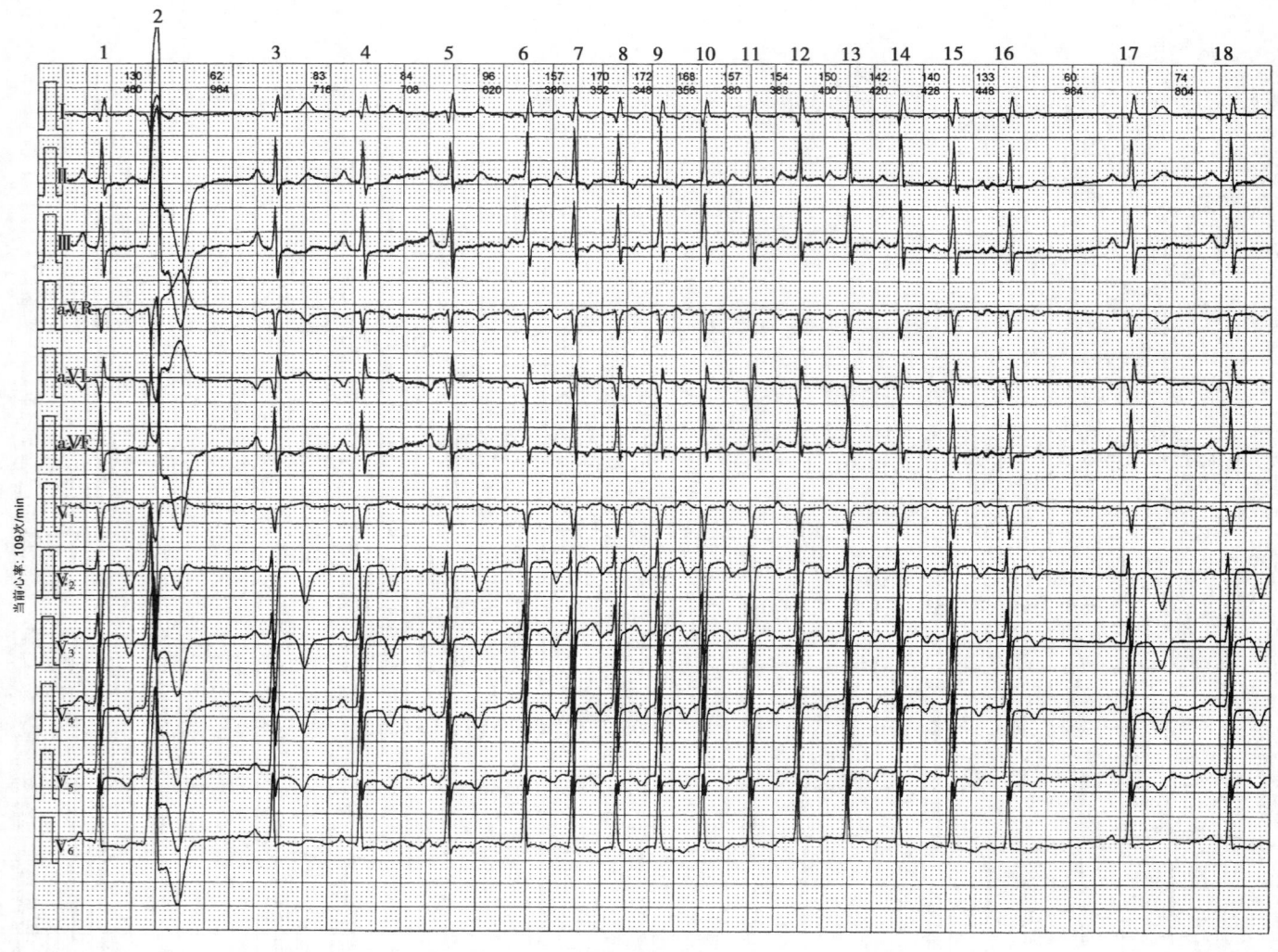

图 5 第 2 个 QRS 波群是室性期前收缩, 第 6 ~ 16 个 QRS 波群是房性心动过速。

【点评】

1. 这是一例急性非 ST 段抬高型心肌梗死, 动态心电图表现为 V₃ ~ V₆ 导联 ST 段压低, V₂ ~ V₅ 导联 T 波倒置, 期前收缩代偿间歇的 T 波倒置加深。这种 ST-T 改变结合临床有动态变化, 对于诊断 NSTEMI 才有意义。

2. 室性期前收缩的 QRS 波群起自流出道, 基本上呈现同一种形态, 联律间期的变化较大, 最短是 468ms (图 4), 联律间期长时, 形成室性融合波。

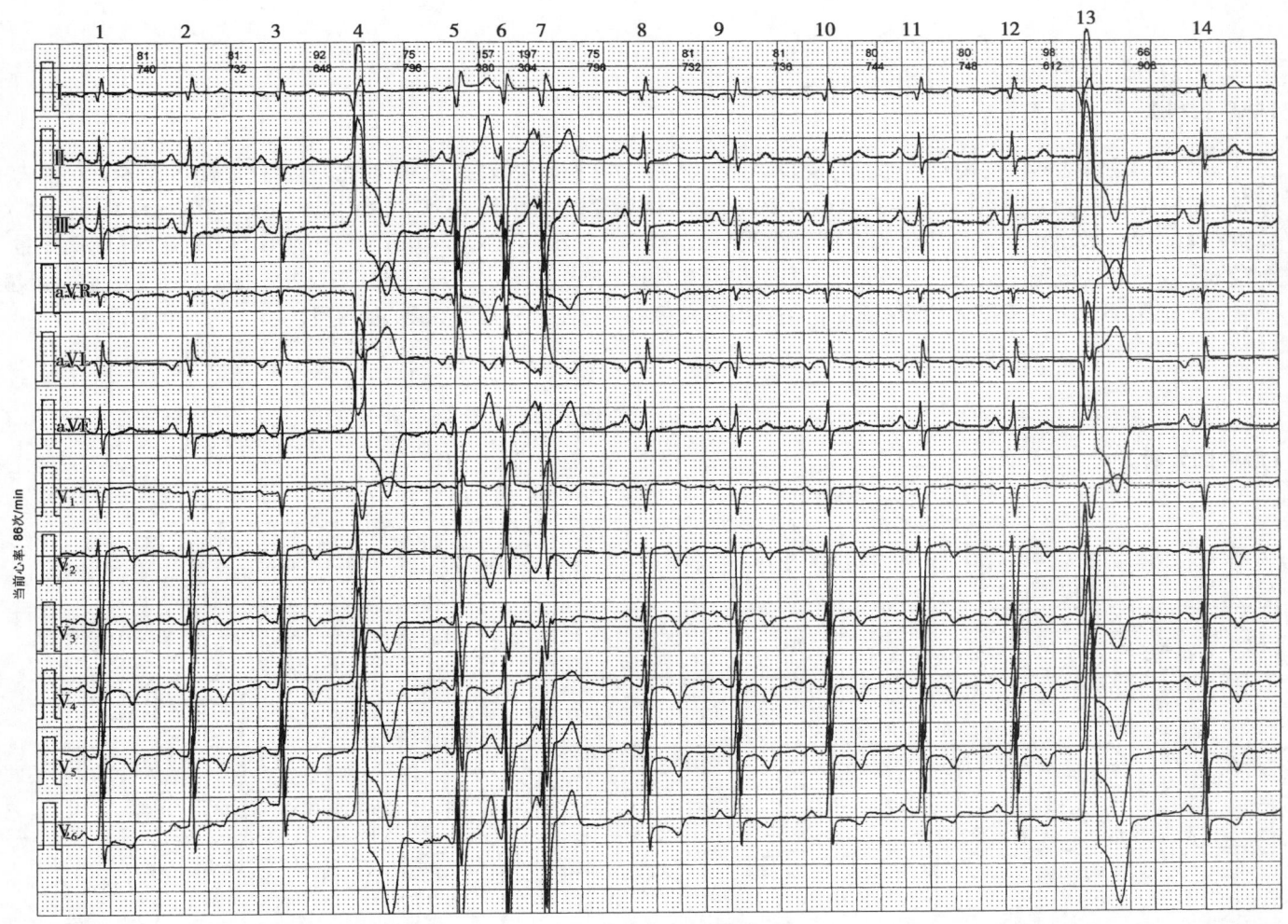

图 6 第 4、13 个 QRS 波群是室性期前收缩，第 5、6、7 个 QRS 波群是短阵室性心动过速，心室率 160 次 /min。

动态心电图诊断： 加速的房性心律，短阵房性心动过速，短阵室性心动过速，房性期前收缩伴时相性心室内差异传导，流出道室性期前收缩。

3. I、aVL 导联 P′ 波倒置，II、III、aVF 导联 P′ 波直立，左心房上部节律。

4. 心肌梗死患者的动态心电图上出现多种心律失常，房性心动过速及室性心动过速常见。图 6 发生的短阵室性心动过速中，第 3 个室性 QRS 波群出现于 T 波降支上，联律间期 304ms，临床上应引起重视，此期属于易颤期的范围内。

第14例 | 非ST段抬高型心肌梗死伴碎裂QRS波

【临床资料】

男性,74岁,因"间断胸痛、胸闷20余年,加重20天"入院。49岁时突发急性心肌梗死,行溶栓治疗。52岁时诊断为糖尿病,61岁行冠脉造影,第一对角支开口处狭窄90%,回旋支近段闭塞,右冠状动脉近段闭塞。查体:身高175cm,体重60kg,BMI 19.6kg/m²。血生化检查显示肌钙蛋白定量135.9ng/ml,CK 424.0U/L,CK-MB 1 112.3U/L,CK-MB定量测定6.56ng/ml,肌红蛋白定量135.9ng/ml,脑利钠肽前体14 728pg/ml。超声心动图显示左心增大,节段性室壁运动障碍(室间隔、下壁),左室整体功能减低。心脏磁共振成像(MRI)显示左室多节段心肌梗死。

【心电图分析】

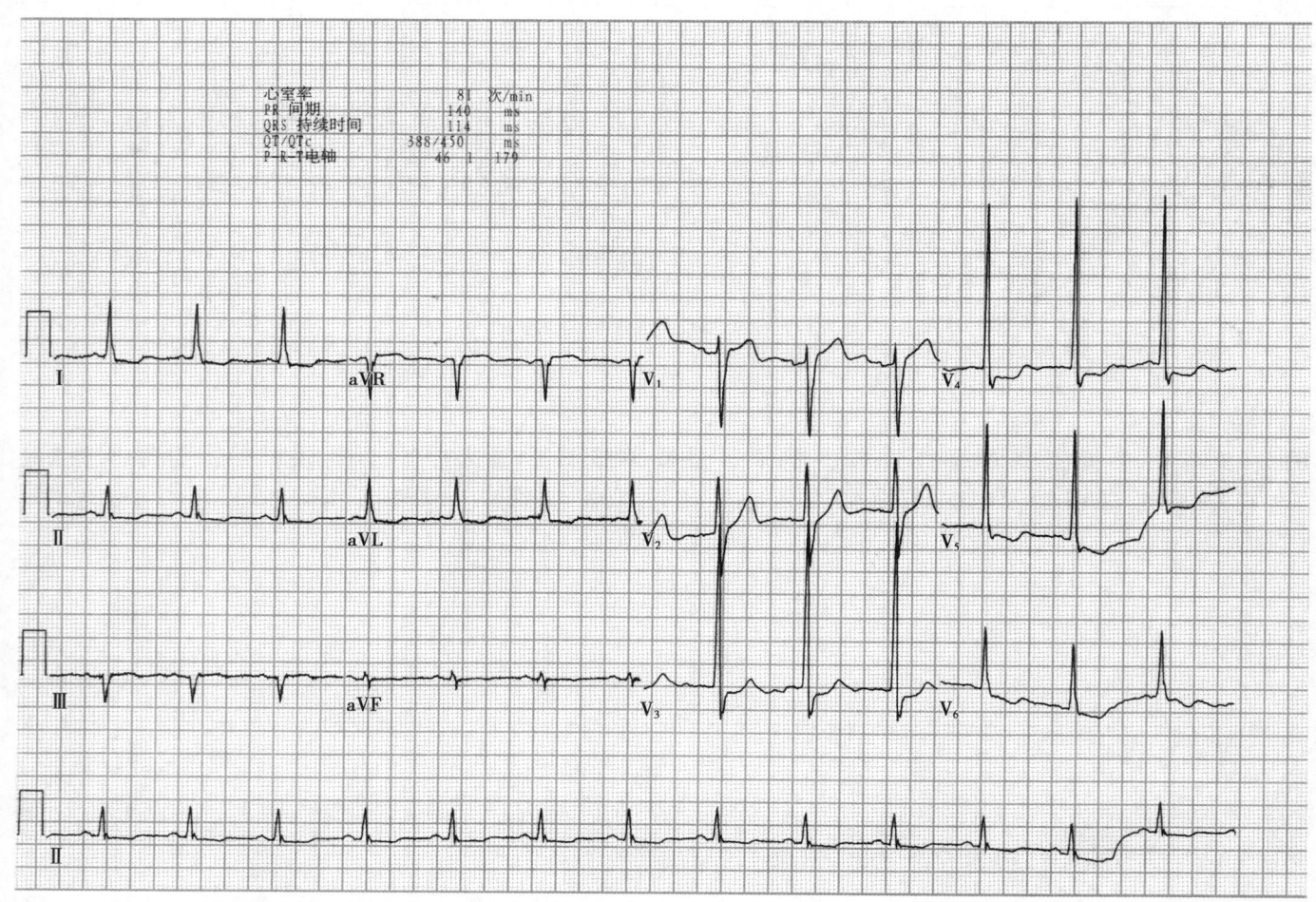

图1 67岁,心肌梗死18年:窦性心律,心率81次/min。PR间期140ms,QRS波群时限114ms,QRS电轴1°,QT/QTc间期388/450ms。Ⅲ导联呈QS型。ST段:Ⅰ、aVL、V₃、V₄导联压低0.05~0.20mV,aVR导联抬高0.05mV。T波:Ⅰ、Ⅱ、aVL、V₅、V₆导联双向、倒置,V₄导联低平。

诊断: 窦性心律,QSⅢ,非特异性室内传导阻滞,ST段压低,T波改变。

临床诊断: 冠状动脉粥样硬化性心脏病, 不稳定型心绞痛, 非 ST 段抬高型心肌梗死, 心功能不全, 心功能Ⅳ级(NYHA 分级), 脑梗死(后遗症)。住院期间突发心源性休克。

死亡原因: 心源性休克。

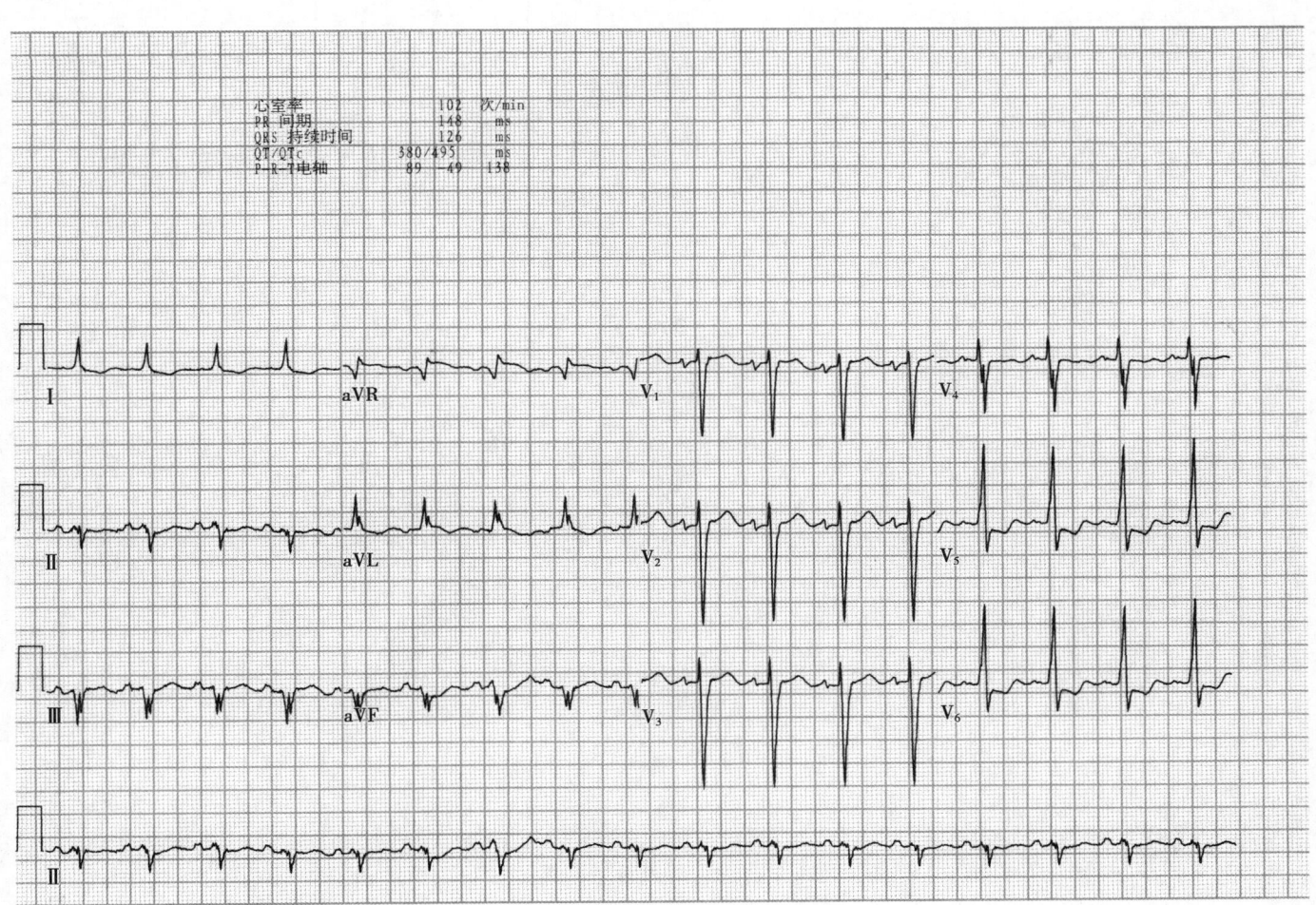

图 2　74 岁心电图: 窦性心动过速, 心率 102 次 /min。PR 间期 148ms, QRS 波群时限 126ms, QRS 电轴 −49°, QT/QTc 间期 380/495ms。与图 1 比较: Ⅰ、Ⅱ、aVL、$V_2 \sim V_4$ 导联转为 rS 型, V_6 导联由 R 型转为 Rs 型, aVR 导联中 QS 型转为 qr 型。Ⅱ、Ⅲ、aVL、aVF、V_4 导联出现了碎裂 QRS 波, V_6 导联 ST 段压低 0.175mV。

诊断: 窦性心动过速, QRS 电轴左偏, 碎裂 QRS 波, 非特异性心室内传导异常, 异常 $QS_{Ⅲ}$, ST 段压低, T 波改变, QTc 间期延长。

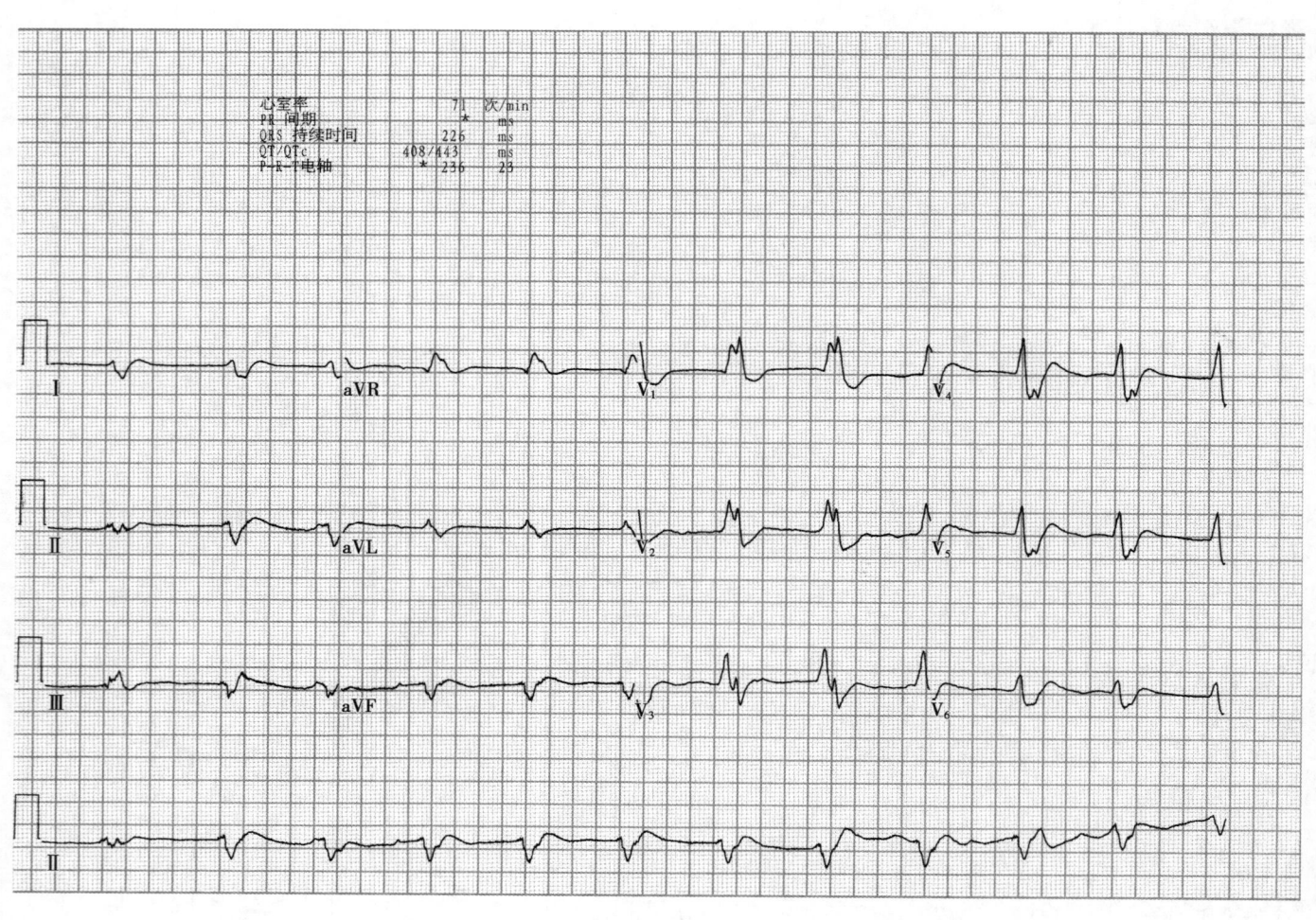

心室率　　　　　　　　71　次/min
PR　间期　　　　　　　＊　　ms
QRS　持续时间　　　　226　ms
QT/QTc　　　　408/443　ms
P-R-T电轴　　＊　236　23

I　　　　　　　aVR　　　　　　V₁　　　　　　V₄

II　　　　　　　aVL　　　　　　V₂　　　　　　V₅

III　　　　　　　aVF　　　　　　V₃　　　　　　V₆

II

图3 74 岁, 突发心源性休克: 宽 QRS 波群节律, 心率 71 次 /min, QRS 波群时限 226ms, 除第 1 个 QRS 波群以外, 其余 QRS 波形相同, QRS 电轴 236°, V_1 导联呈 qRR′ 型, $V_4 \sim V_6$ 导联呈 RS 型, 加速性室性自主节律。

诊断: 加速性室性自主心律。

【 点评 】

1. 陈旧性心肌梗死, 患者 49 岁发生急性心肌梗死, 当时给予溶栓治疗, 心电图不详。61 岁冠脉造影显示回旋支近段闭塞, 右冠状动脉近段闭塞。超声心动图显示节段性室壁运动障碍(室间隔、下壁), 我们见到的是心肌梗死 18 年以后, 67 岁的第 1 份心电图, 显示 QRS 波群时限延长, Ⅲ 导联呈 QS 型, ST 段压低, T 波双向及倒置。心电图改变与心脏增大、心肌梗死和心肌缺血有关。

2. 碎裂 QRS 波　患者心肌梗死 25 年, 74 岁的心电图, 显示 QRS 波群时限延长到了 126ms, 下壁等导联出现了碎裂波。自从 2006 年 Das 等提示 "碎裂 QRS 波" 以来, 一系列文献相继报道了碎裂 QRS 波的心电图表现、产生机制、病因及其临床意义。对于心肌梗死患者来说, 发生的碎裂 QRS 波与心肌梗死区域瘢痕组织活动异常及传导障碍有关, 部分患者室性心律失常发生率高, 本例患者 74 岁死于心源性休克。

第15例　冠脉造影正常的左束支传导阻滞合并急性心肌梗死

【临床资料】

男性，80 岁，因 "阵发性胸痛 5 个月，胸闷 10 天" 入院。5 个月前发生非 ST 段抬高型心肌梗死，胆囊切除术后 50 年，结肠癌切除术后 5 年，高血压病史 50 年。查体：血压 148/72mmHg，身高 165cm，体重 70kg，BMI 25.7kg/m²。血生化检查显示肌钙蛋白 T 5.0ng/ml，CK 1 495.0U/L，CK-MB 定量测定 141.7ng/ml，肌红蛋白定量 39.2ng/ml，脑利钠肽前体 909.9pg/ml，钙 2.37mmol/L，钾 3.93mmol/L，镁 0.91mmol/L，钠 141.3mmol/L。超声心动图显示节段性室壁运动障碍（下壁基底段），三尖瓣轻度反流。冠脉造影显示前降支关闭不规则，左主干、回旋支及右冠状动脉未见异常。

【心电图分析】

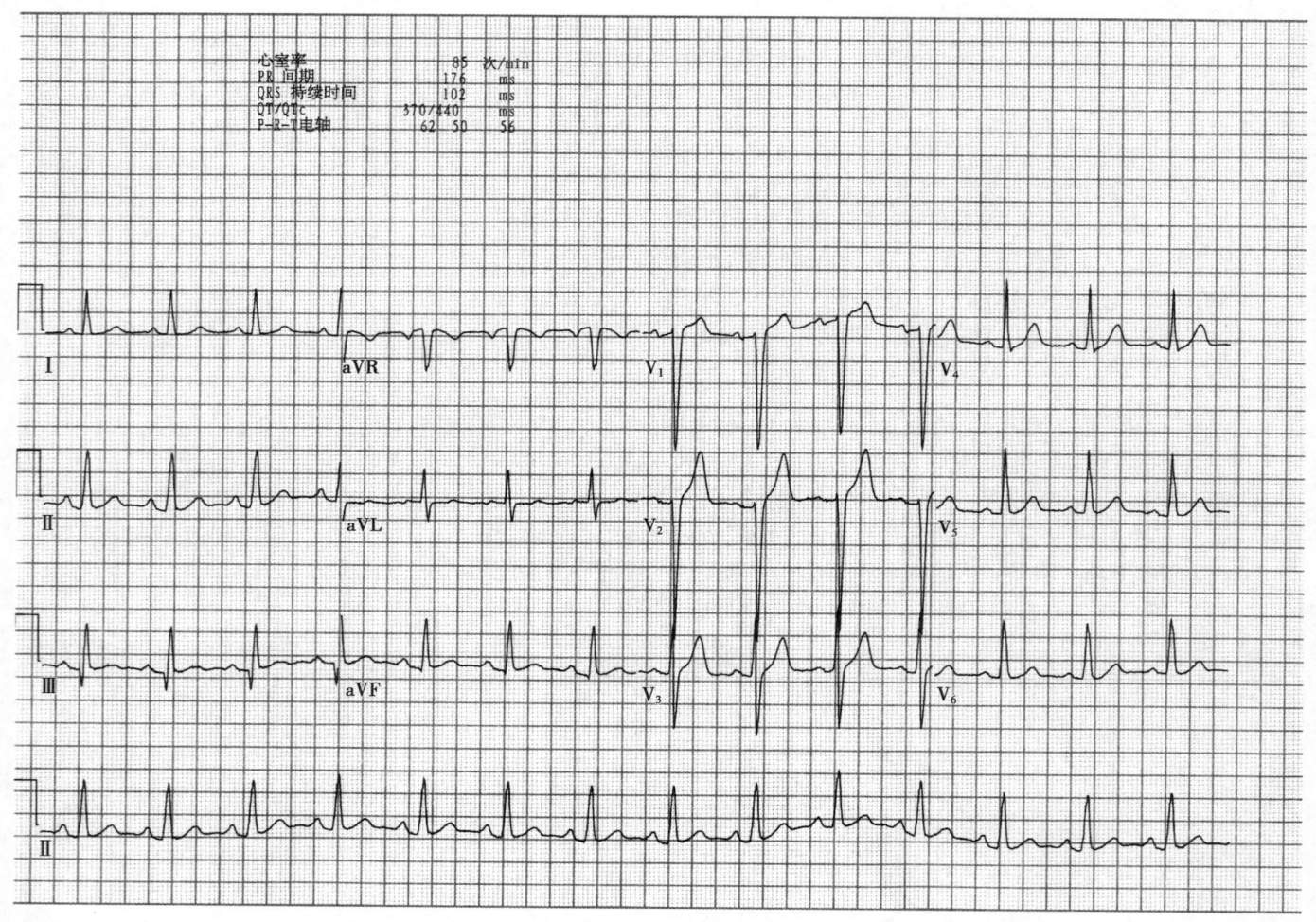

图 1　74 岁心电图：窦性心律，心率 85 次 /min，PR 间期 176ms，QRS 波群时限 102ms，QRS 电轴 50°，QT/QTc 间期 370/440ms，Ⅲ 导联 Q 波增深，V₂ 导联 r 波递增不良。

诊断：窦性心律，不完全性左束支传导阻滞，r 波递增不良（V₂ 导联）。

临床诊断：冠状动脉粥样硬化性心脏病，急性心肌梗死，陈旧性心肌梗死，高血压
3 级（很高危），结肠癌术后，胆囊切除术后。

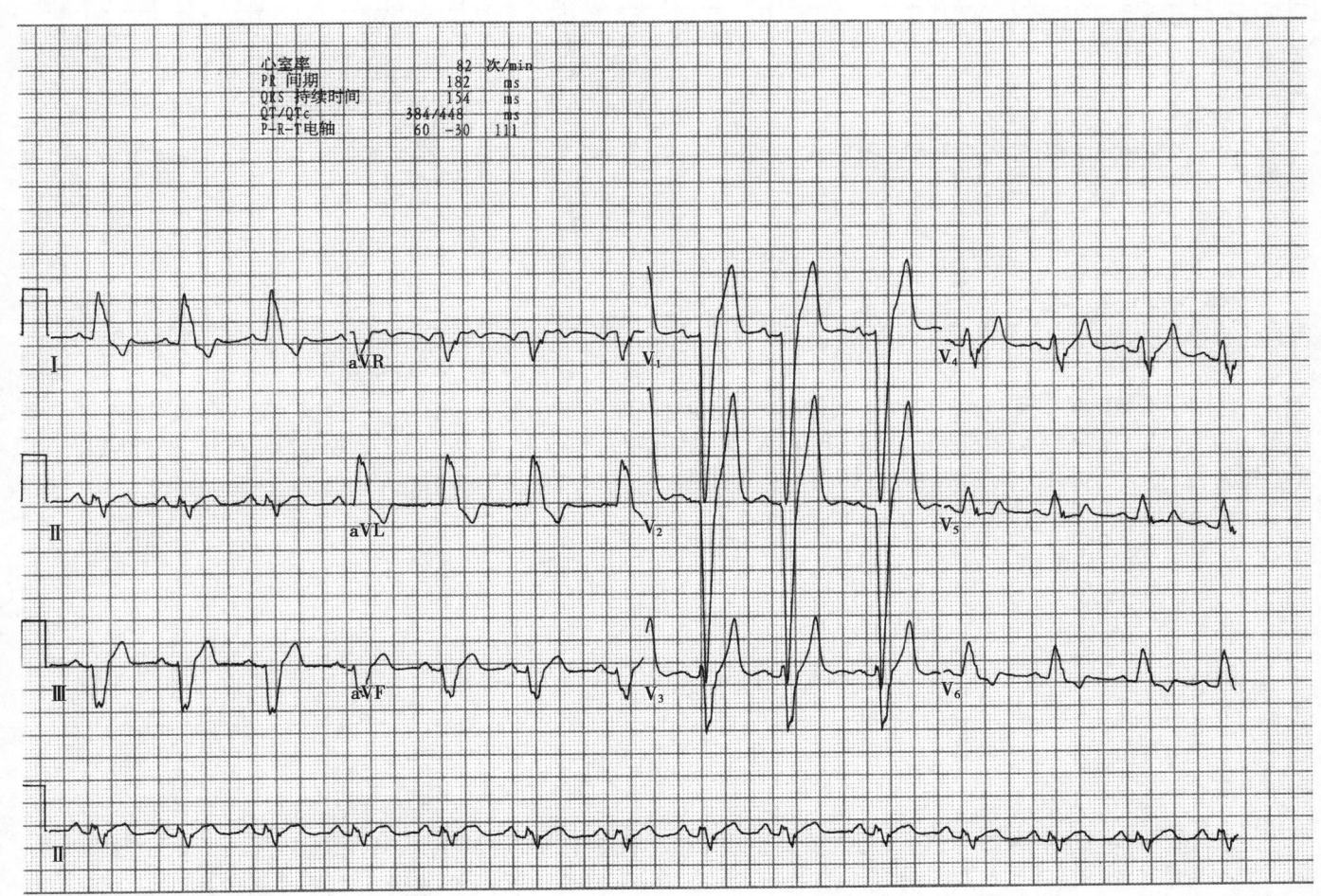

图 2 77 岁心电图：窦性心律，心率 82 次 /min，PR 间期 182ms，QRS 电轴 −30°，QT/QTc 间期 384/448ms，V₂ 导联呈 QS 型。ST 段：V₁～V₄ 导联抬高 0.30～0.60mV，T_{V₂}=2.3mV。

诊断：窦性心律，完全性左束支传导阻滞，异常 QS 波（V₂导联）。

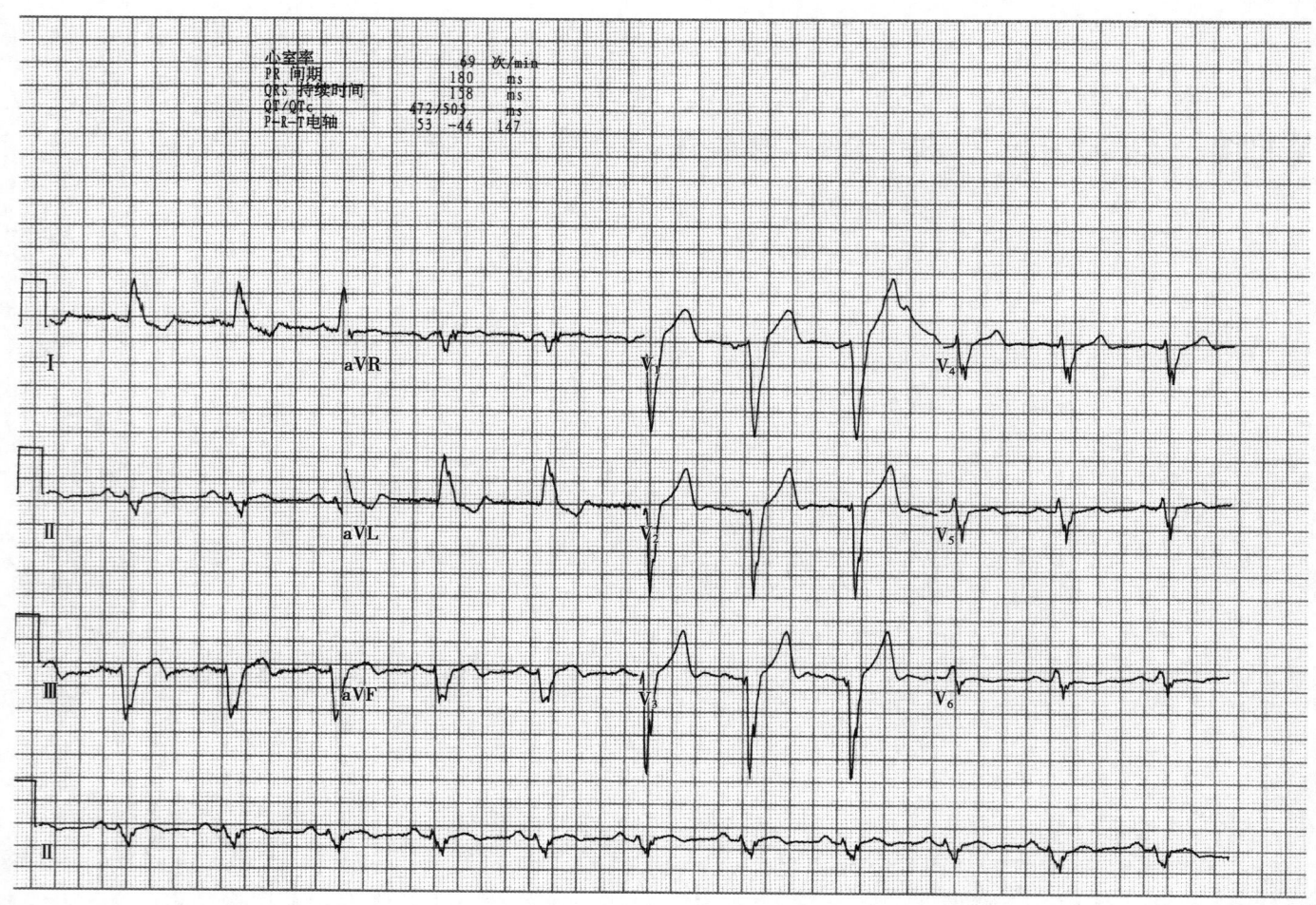

心室率 69 次/min
PR 间期 180 ms
QRS 持续时间 158 ms
QT/QTc 472/505 ms
P-R-T电轴 53 -44 147

图 3 急性心肌梗死第 1 天，与图 2 比较：窦性心律，完全性左束支传导阻滞，QRS 电轴 −44°，QT/QTc 间期 472/505ms。ST 段：V_2、V_3 导联抬高 0.25mV，V_6 导联由 R 型转为 rS 型。T 波：Ⅲ、aVF 导联直立转为正负双向，V_1 ~ V_3 导联幅度下降至 0.70 ~ 1.0mV。

诊断：窦性心律，完全性左束支传导阻滞，T 波正负双向（下壁），QTc 间期延长。

【 点评 】

患者 5 个月内先后两次发生急性心肌梗死。此次急性心肌梗死，心肌酶升高，下壁室壁运动障碍，心电图显示Ⅲ、aVF 导联 T 波出现了正负双向，结合临床提示急性下壁心肌梗死，急性心肌梗死第 4 天，T 波转为直立，冠脉造影

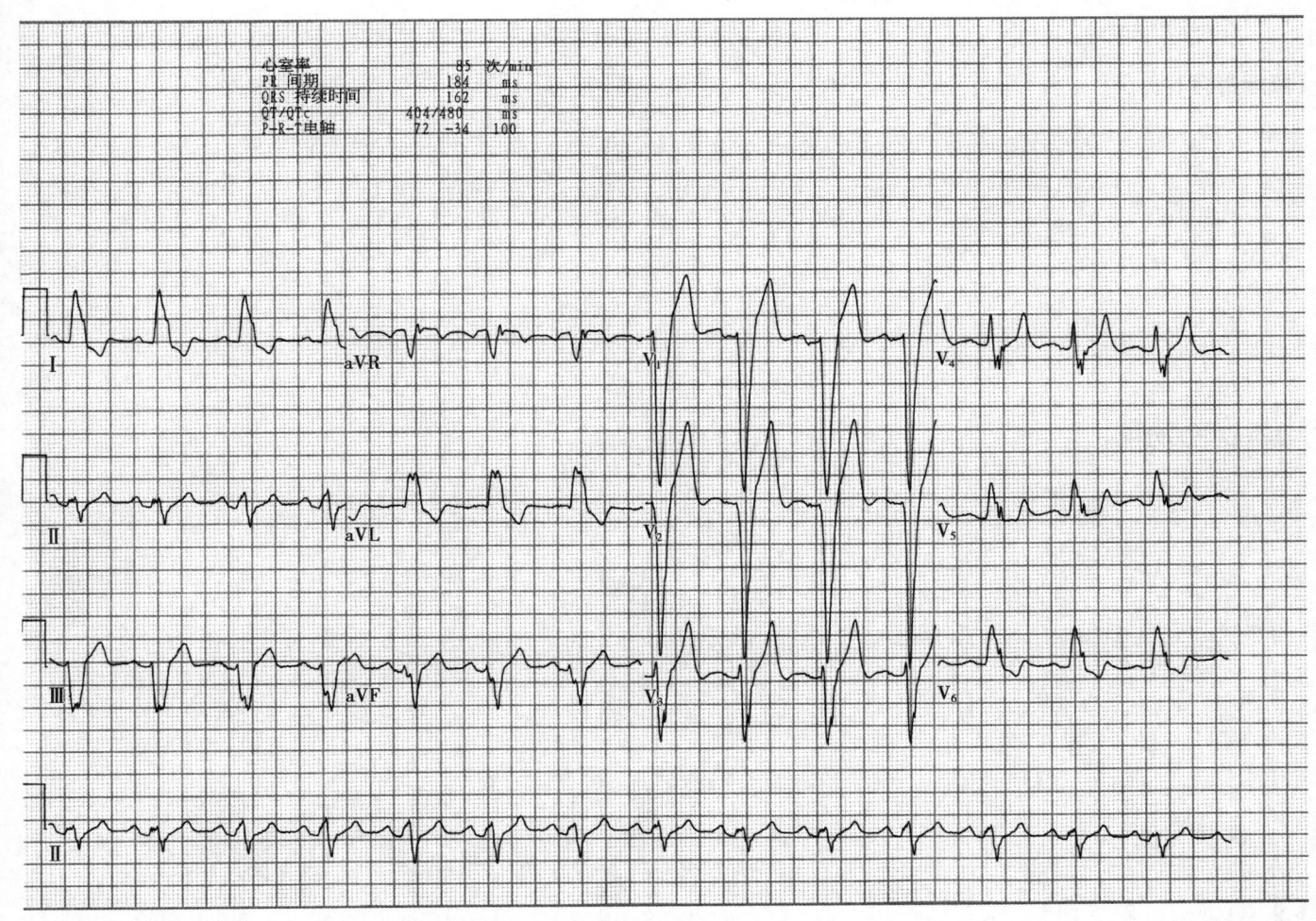

心室率   85   次/min
PR 间期   184   ms
QRS 持续时间   162   ms
QT/QTc   404/480   ms
P-R-T电轴   72   -34   100

图 4   图 3 后第 4 天，窦性心律，完全性左束支传导阻滞，QRS 电轴 −34°，QT/QTc 间期 404/480ms，V₆ 导联转为 R 型。T 波：Ⅲ、aVF 导联正负双向转直立，V₁～V₄ 导联 0.70～1.95mV。

诊断： 窦性心律，完全性左束支传导阻滞。

未见明显狭窄，考虑急性心肌梗死可能由冠脉痉挛性闭塞引起，经过治疗后，病情稳定出院。

第16例 | 冠心病短阵多源性房性心动过速

【临床资料】

男性，89 岁，因 "间断心前区疼痛、胸闷半个月，加重 6 天" 入院。查体：血压 157/80mmHg，身高 166cm，体重 65kg，BMI 23.6kg/m²。血生化检查显示肌钙蛋白 T 0.001ng/ml，CK 66.8U/L，乳酸脱氢酶 152.1U/L，CK-MB 定量测定 1.34ng/ml。超声心动图显示各房室腔大小、形态、结构未见异常，二尖瓣、三尖瓣及肺动脉瓣轻度反流。冠状动脉支架植入术后 9 年，脑出血病史 2 年。

【动态心电图分析】

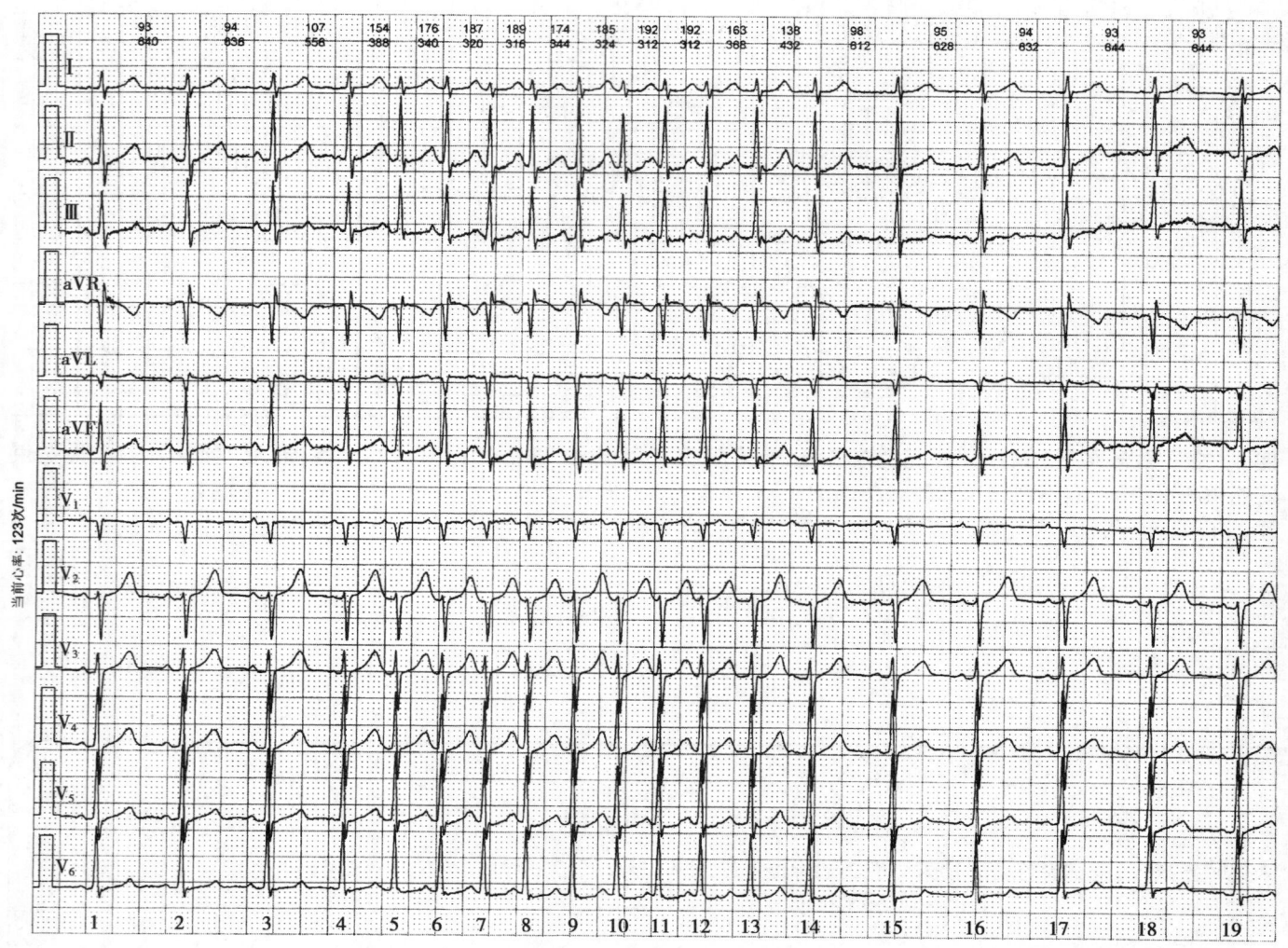

图 1 第 1、2、3、15、16、17、18、19 个 QRS 波群是窦性心律，心率 93 次 /min。PR 间期 0.12s，QRS 波群时限 0.08s，QT 间期 0.30s。第 4 ~ 14 个心搏频率 138 ~ 192 次 /min，第 4 个心搏的 P 波低平，呈双峰型，房性心动过速。

临床诊断: 冠状动脉粥样硬化性心脏病,不稳定型心绞痛,冠状动脉支架植入术后,脑出血后遗症,高脂血症。

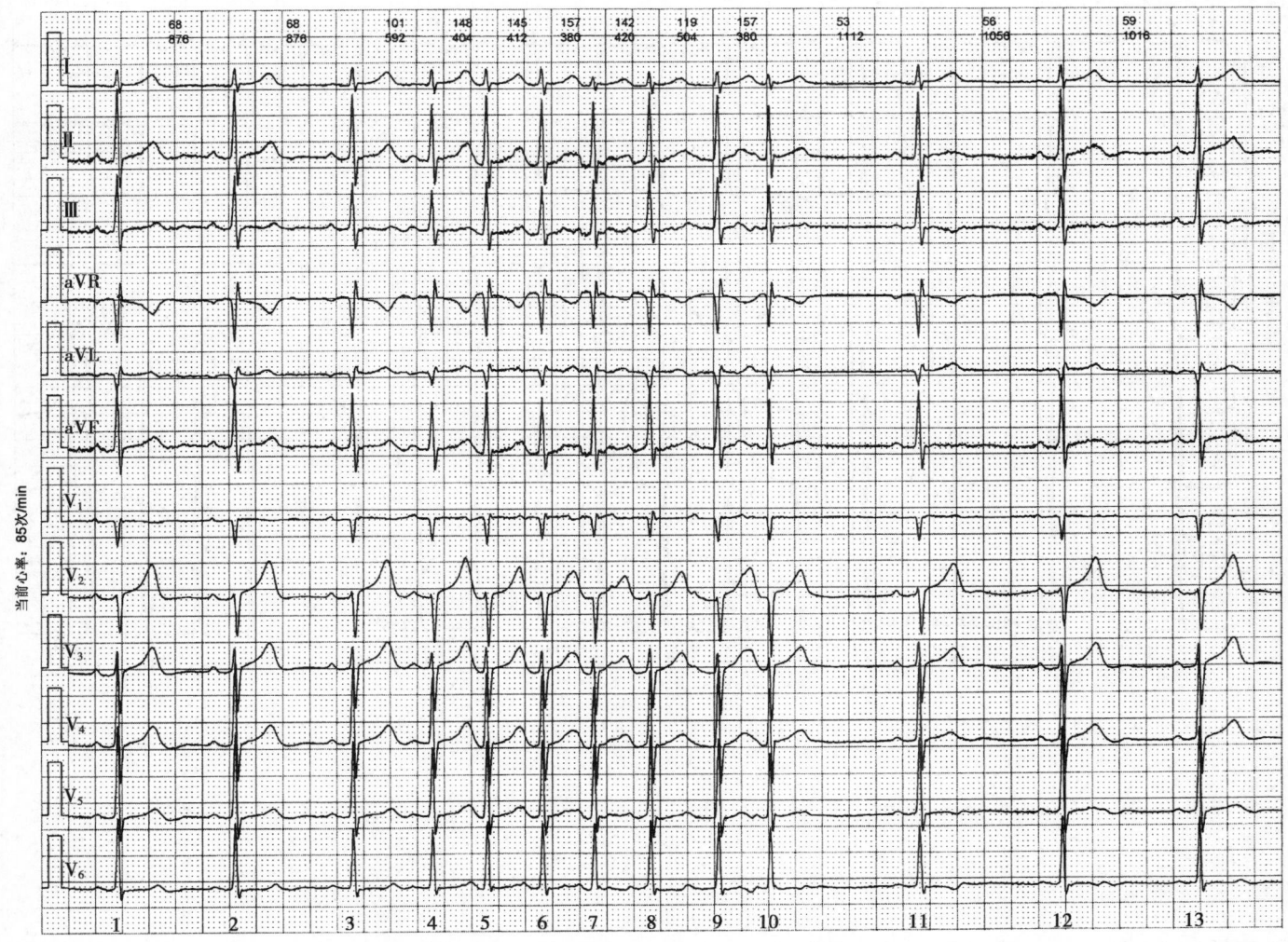

图 2 第 1、2、3、11、12、13 个 QRS 波群是窦性心律,心率 56~68 次 /min。第 4~10 个 QRS 波群是短阵房性心动过速,心率 150 次 /min。第 8 个 QRS 波群中有一个未下传的房性 P′ 波,房性心动过速终止以后,T 波:Ⅲ、V₅、V₆ 导联转倒置。

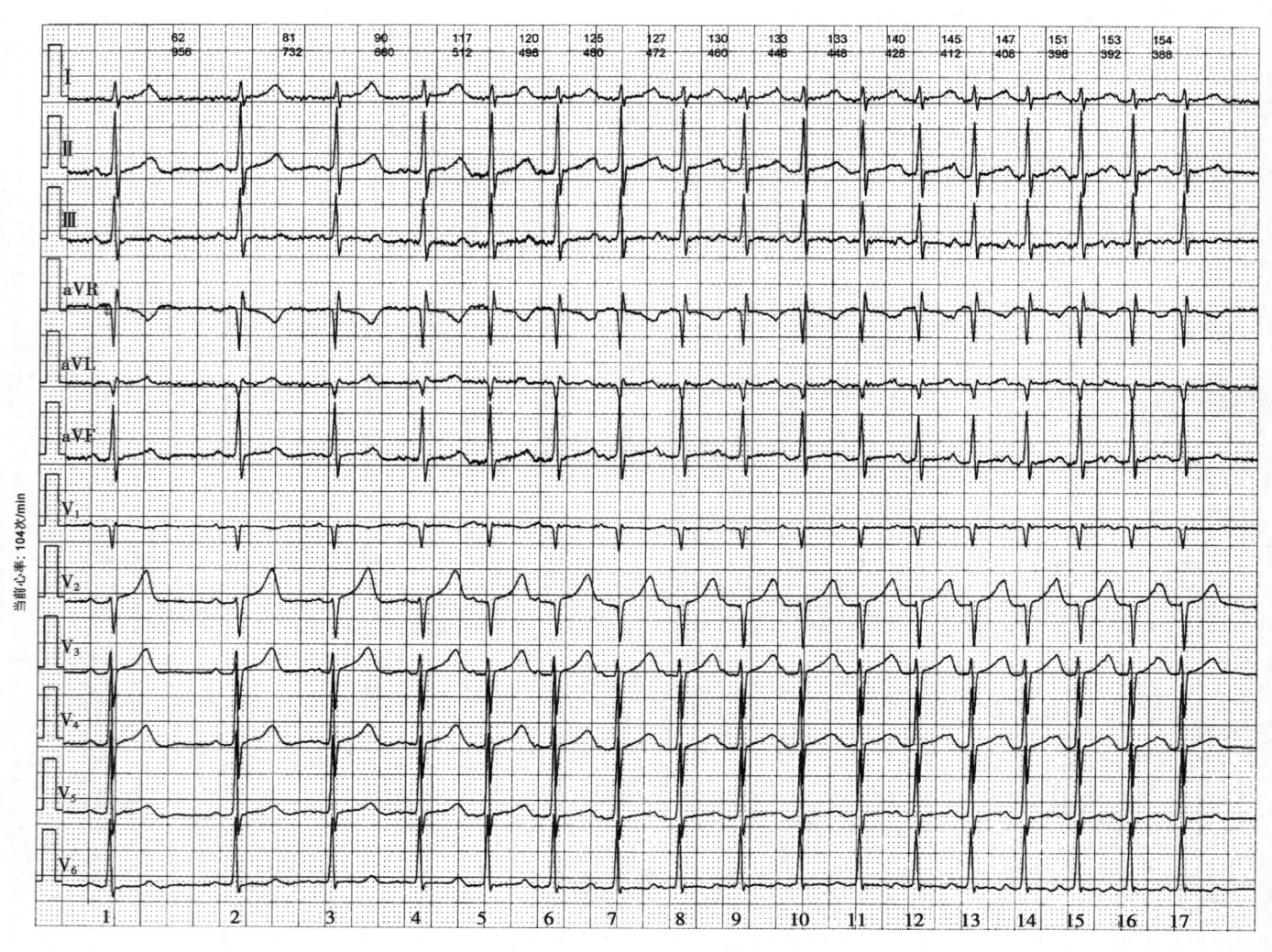

图 3 第 1、2 个心搏是窦性心律，第 3～17 个房性心动过速终止以后，频率加快以后自行终止，心率 117～154 次 /min。第 3、4 个心搏的 P′ 波形态与图 1 中第 4 个心搏相似。

动态心电图诊断：窦性心律，短阵多源性房性心动过速，T 波 V_5、V_6 导联低平（房性心动过速）。

【点评】

这是一例冠心病、多支病变患者的房性心动过速。在动态心电图监测中，发生房性心动过速 12 阵，持续时间 3～10min。房性心动过速特点：①房性心动过速的 P′ 波形态不同，有 3 种以上；②P′P′ 间期不等；③心房率 117～192 次 /min，提示多源性房性心动过速。房性心动过速时，T 波在 V_5、V_6 导联由直立转为低平。房性心动过速自行终止以后，T 波在 V_5、V_6 导联由直立暂时转为倒置。上述提示轻度心肌供血不足。

第 17 例 冠心病前壁缺血型 ST 段显著压低及 T 波倒置

【临床资料】

男性，89 岁，因"上腹部不适，间断便血 2 个月"入院。48 岁发生急性心肌梗死。72 岁冠状动脉支架植入术（具体不详），以后因心力衰竭多次入院治疗。住院期间因多器官功能衰竭，经抢救无效死亡。

【心电图分析】

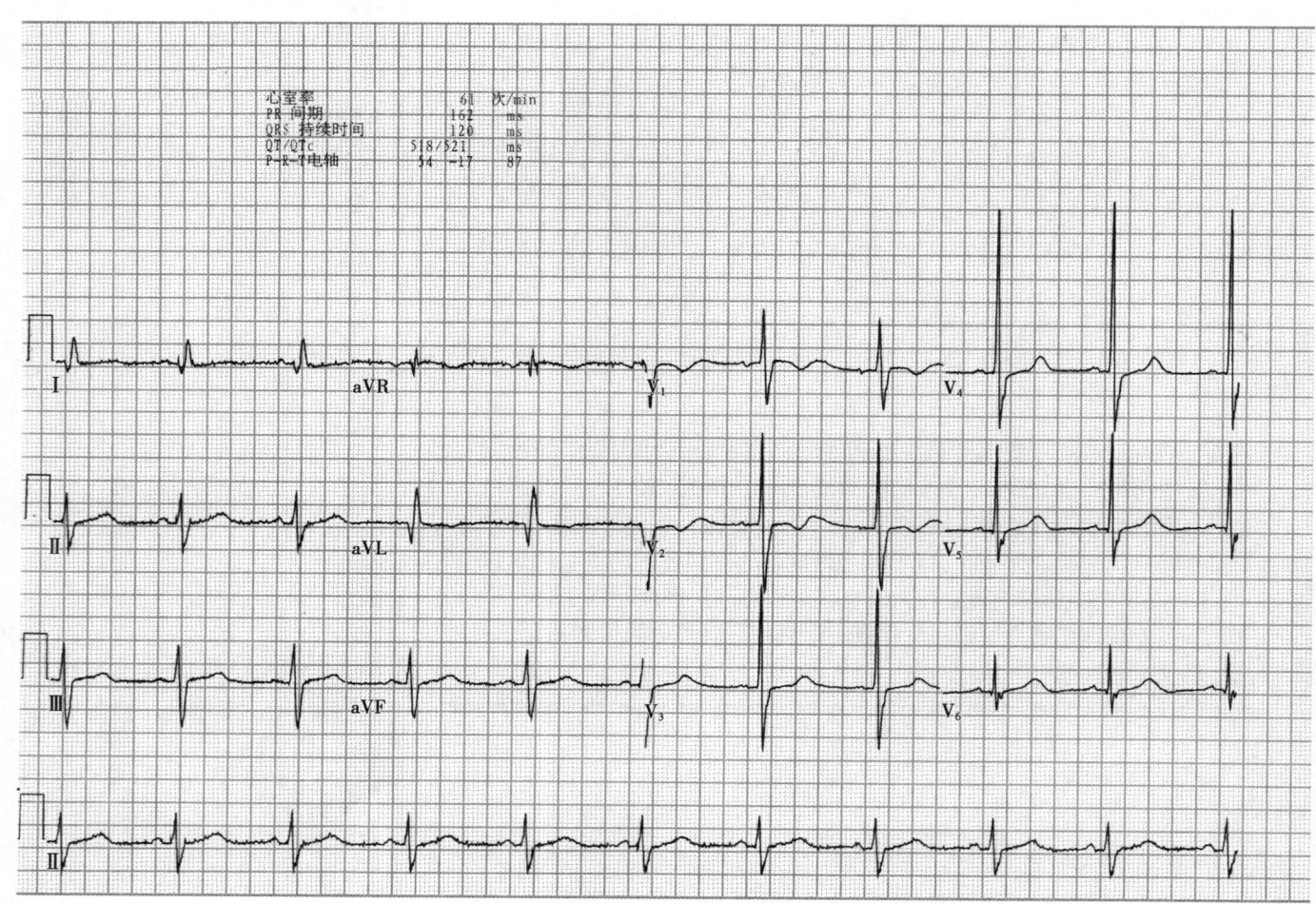

图 1 　84 岁心电图，心肌梗死后 35 年：窦性心律，心率 61 次 /min，PR 间期 162ms，QRS 波群时限 120ms，QRS 电轴 −17°，QT/QTc 间期 518/521ms。I、aVL 导联异常 Q 波。T 波：I 导联平坦，aVL、V₁、V₂ 导联倒置。

诊断：窦性心律，陈旧性高侧壁心肌梗死，非特异性心室内传导障碍，T 波改变，QT/QTc 间期延长。

死亡原因: 多器官功能衰竭, 胃癌伴多发转移。

死亡诊断: 冠状动脉粥样硬化性心脏病, 陈旧性心肌梗死, 冠状动脉支架植入术后, 心功能不全, 肾衰竭, 胃癌伴多发转移, 胸腔积液, 高血压 3 级 (极高危)。

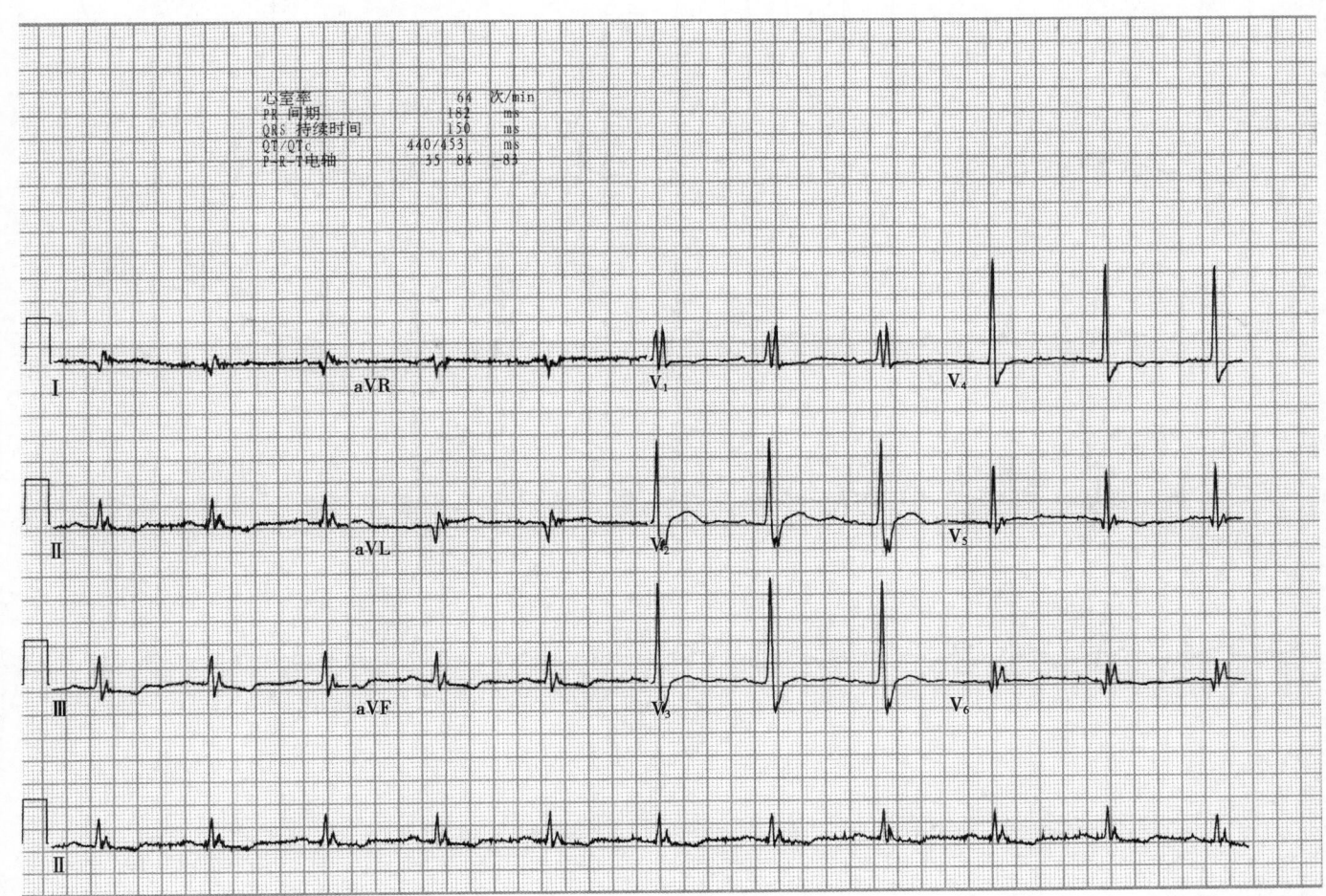

图 2 89 岁心电图, 与图 1 比较: 出现了完全性右束支传导阻滞, PR 间期 182ms, QRS 电轴 84°, Ⅰ、aVL、V$_4$~V$_6$ 导联 R 波幅度降低, QRS 波群时限 150ms。T 波: Ⅱ、Ⅲ、aVF、V$_4$~V$_6$ 导联倒置, Ⅰ、V$_2$ 导联转直立。

诊断: 窦性心律, 陈旧性高侧壁、前侧壁心肌梗死, T 波改变, 完全性右束支传导阻滞。

冠心病前壁缺血型 ST 段显著压低及 T 波倒置

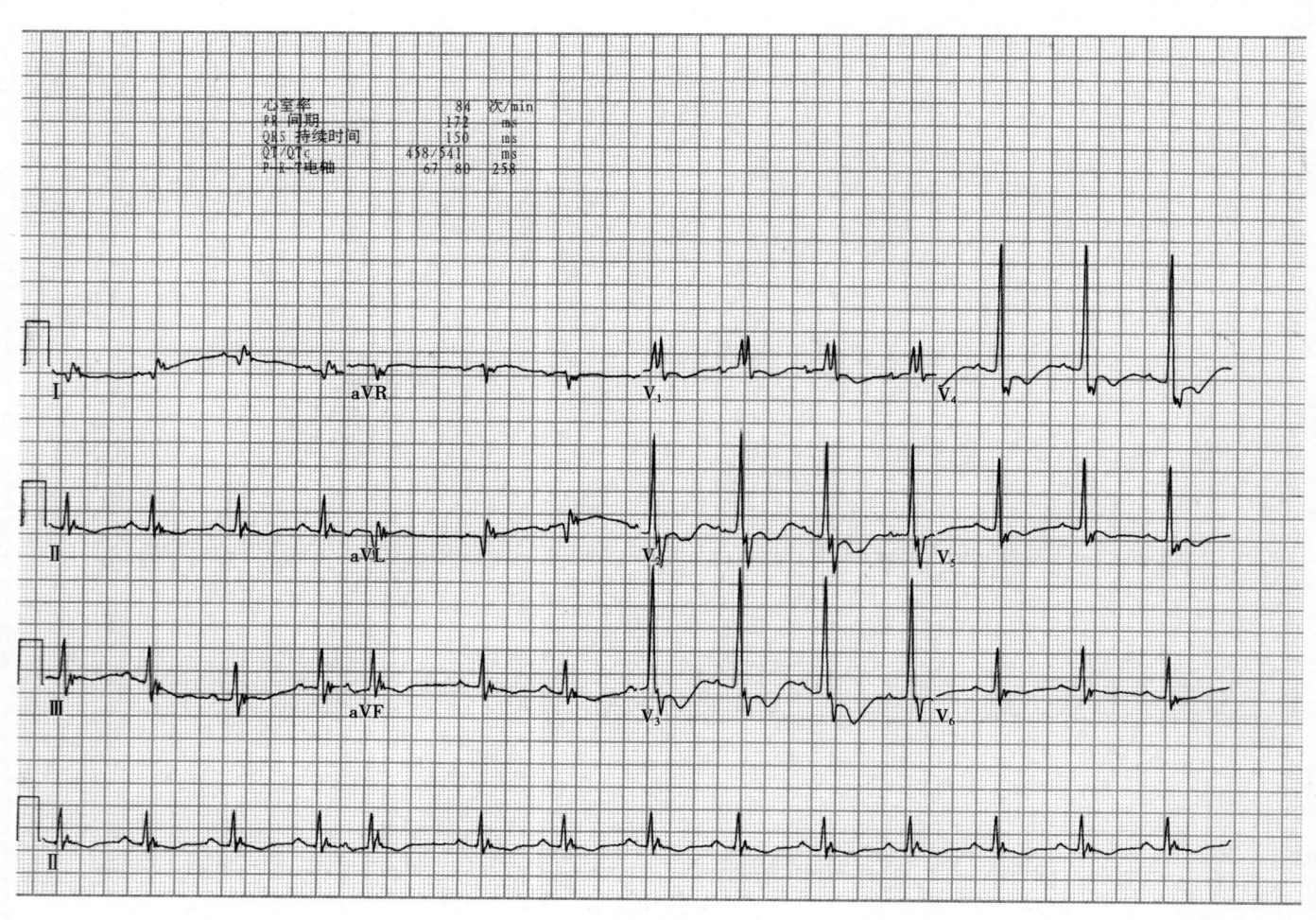

图3 89 岁,死亡前 2 天病危时描记的心电图,与图 2 比较:窦性心律,心率 84 次 /min, QRS 波群时限 150ms, QRS 电轴 84°, QT/QTc 间期 458/541ms, V₁ 导联呈 RR′s 型。ST 段: V₁ ~ V₅ 导联压低 0.10 ~ 0.225mV。T 波: Ⅱ、Ⅲ、aVF、V₃ ~ V₅ 导联倒置, V₆ 导联平坦。

诊断: 窦性心律,陈旧性高侧壁心肌梗死, ST 段显著压低, T 波倒置,完全性右束支传导阻滞, QTc 间期延长,房性期前收缩。

【点评】

患者男性, 89 岁高龄,既往冠心病、陈旧性心肌梗死,冠状动脉支架植入术后,因胃癌多发转移入院,并发多器官功能衰竭,经抢救无效死亡。发生心肌梗死以后,心电图显示高侧壁心肌梗死性 Q 波,心肌梗死 30 余年以后,出现了完全性右束支传导阻滞。死亡前 2 天出现低血压,心电图显示前壁心肌缺血型 ST 段显著压低及 T 波倒置, QTc 间期延长,心电图危急值。

第18例 | 冠心病左束支传导阻滞伴期前收缩波形正常化

【临床资料】

男性，65 岁，因 "胸闷、胸痛 3 年" 入院。既往高血压病史 20 年，糖尿病病史 20 年。查体：血压 138/76mmHg，身高 185cm，体重 106kg，BMI 31.0kg/m²。超声心动图显示主动脉瓣轻度反流。冠脉造影显示前降支中段狭窄 75%，右冠状动脉中段狭窄 80%，回旋支远段狭窄 75%，右冠状动脉 PCI 术后。

临床诊断：冠状动脉粥样硬化性心脏病，不稳定型心绞痛，冠状动脉支架植入术后，高血压 2 级（很高危），糖尿病 2 型。

【点评】

期前收缩波形正常化是指窦性（房性）QRS 波群宽大、畸形，而发生期前收缩的 QRS 波群时限与形态正常或接近正常化。本例窦性 QRS 波群呈左束支传导阻滞，QRS 波群时限 0.14s，发生期前收缩的 QRS 波群时限 0.08s。这个期前收缩起源于何处？其前无 P′ 波，代偿间歇完全，可以排除房性期前收缩。可能的解释有以下几种：①交界性期前收缩伴同等程度、同等速度的前向传导延缓。窦性心律时，左束支传导延迟致左束支传导阻滞，交界性期前收缩出现时，右束支也发生了传导延缓，左、右束支传导速度同步，交界性期前收缩的 QRS 波形正常化。②左束支传导阻滞水平以下部位的间隔部期前收缩。左束支传导阻滞的部位可以在房室束[又称希氏束（His bundle）]内，左束支水平。期前收缩起自左束支水平以下部位时，通过一小段心室肌传导之后迅速激动左、右束支，QRS 波形正常化。这个期前收缩之前无 P 波，又排除了室性融合。

【动态心电图分析】

当前心率：76次/min

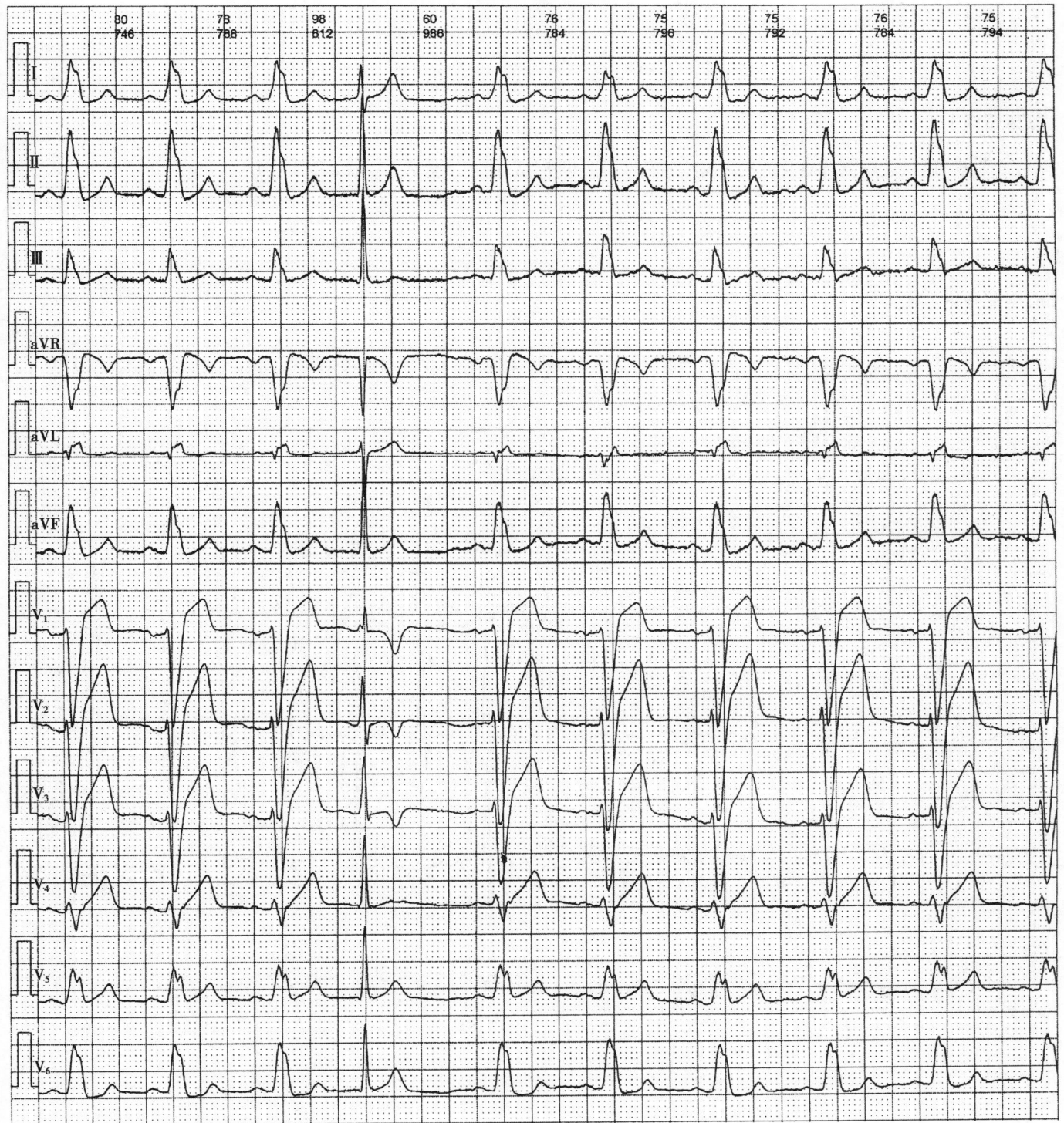

图 1 窦性心律，心率 75 次 /min，PR 间期 0.14s，QRS 波群时限 0.14s，Ⅰ、Ⅱ、V5、V6 导联呈 R 型，V1 ~ V4 导联呈 rS 型，完全性左束支传导阻滞。ST 段：V1 ~ V4 导联上斜型抬高 0.20 ~ 0.50mV。第 4 个 QRS 波群提早出现，QRS 波群时限 0.08s，V1 ~ V6 导联均以 R 波为主。T 波：V1 ~ V3 导联倒置，V4 导联低平，Ⅰ、Ⅱ、aVF、V5、V6 导联正向，代偿间歇完全。

诊断：窦性心律，完全性左束支传导阻滞，期前收缩波形正常化（室性期前收缩）。

冠心病左束支传导阻滞伴期前收缩波形正常化

第19例 | 广泛前壁心肌梗死合并完全性右束支传导阻滞加左前分支传导阻滞

【临床资料】

男性, 58 岁, 冠状动脉粥样硬化性心脏病、陈旧性心肌梗死、心功能不全。

【心电图分析】

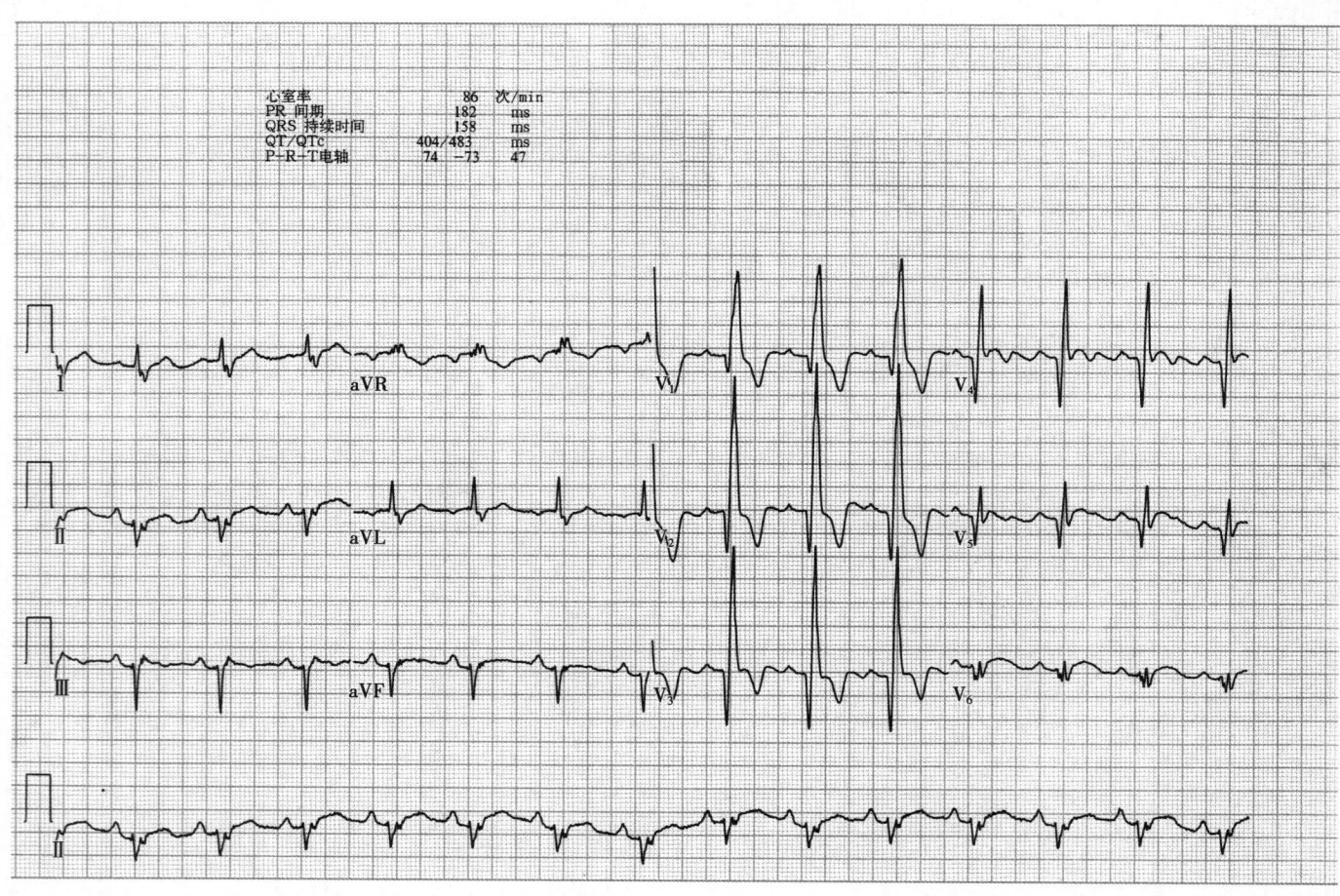

心室率		86	次/min
PR 间期		182	ms
QRS 持续时间		158	ms
QT/QTc	404/483		ms
P-R-T电轴	74	-73	47

图1　窦性心律，心率 86 次 /min，PR 间期 182ms，QRS 波群时限 158ms，QT/QTc 间期 404/483ms，QRS 电轴 −73°，V$_1$~V$_3$ 导联呈 QR 型，V$_4$、V$_5$ 导联呈 qRs 型。T 波：V$_1$~V$_4$ 导联倒置。

诊断： 窦性心律，陈旧性广泛前壁心肌梗死，完全性右束支传导阻滞，左前分支传导阻滞。

【点评】

这是一例广泛前壁心肌梗死心电图，梗死性 Q 波见于 V$_1$~V$_6$ 导联，提示前降支近段阻塞，引起范围广泛的前壁心肌梗死。由于缺少详细的临床资料，无法确定右束支传导阻滞是出现在心肌梗死之前，还是发生在心肌梗死时，后者预后较差。由于左心室大面积心肌缺血，右心室除极时，失去了来自左心室的 QRS 向量，右束支传导阻滞时向右的 QRS 终末向量增大，使 V$_1$~V$_3$ 导联 R 波增高。

广泛前壁心肌梗死合并完全性右束支传导阻滞加左前分支传导阻滞

第 20 例 回旋支闭塞致急性下壁及前侧壁 ST 段抬高型心肌梗死

【临床资料】

男性，59 岁，因"发作性胸痛 5 年，胸痛 9h"入院。9h 前无明显诱因出现胸部压榨性疼痛，伴大汗、胸闷，持续 3h 余，急诊心电图提示急性心肌梗死，下午 4:46 发生心室颤动，电复律，转为窦性心律。既往高血压病史 5 年。查体：血压 119/97mmHg，身高 172cm，体重 70kg，BMI 23.7kg/m²。血生化检查显示肌钙蛋白 T 5.69ng/ml，CK 321.0U/L，肌红蛋白定量 98.8ng/ml，CK-MB 定量测定 124.4ng/ml，脑利钠肽前体 444.1pg/ml。超声心动图显示节段性室壁运动障碍（室间隔心尖段、前壁心尖段、左室心尖段），EF 45%，左室整体功能减低。冠脉造影显示第一对角支狭窄 85%，回旋支中段闭塞，狭窄程度 100%，对角支及回旋支 PCI 术后。

【心电图分析】

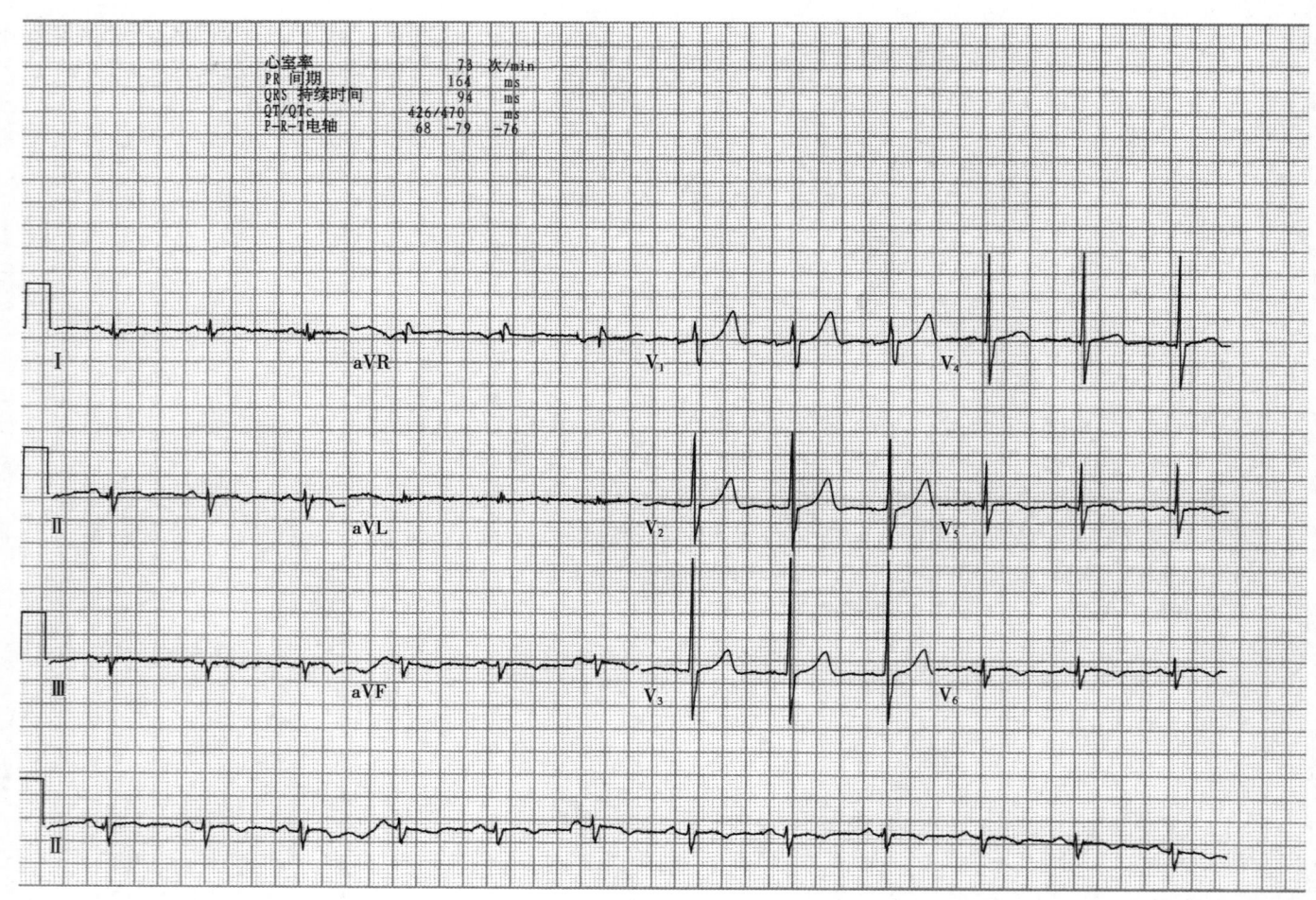

图 1 入院当天：窦性心律，心率 73 次 /min，PR 间期 164ms，QRS 波群时限 94ms，QRS 电轴 −79°，QT/QTc 间期 426/470ms。T 波：Ⅱ、Ⅲ、aVF、V₆ 导联倒置。

诊断： 窦性心律，T 波倒置，电轴显著左偏。

临床诊断：冠状动脉粥样硬化性心脏病，急性心肌梗死（下壁），心功能不全，高血压 1 级（高危），低蛋白血症。

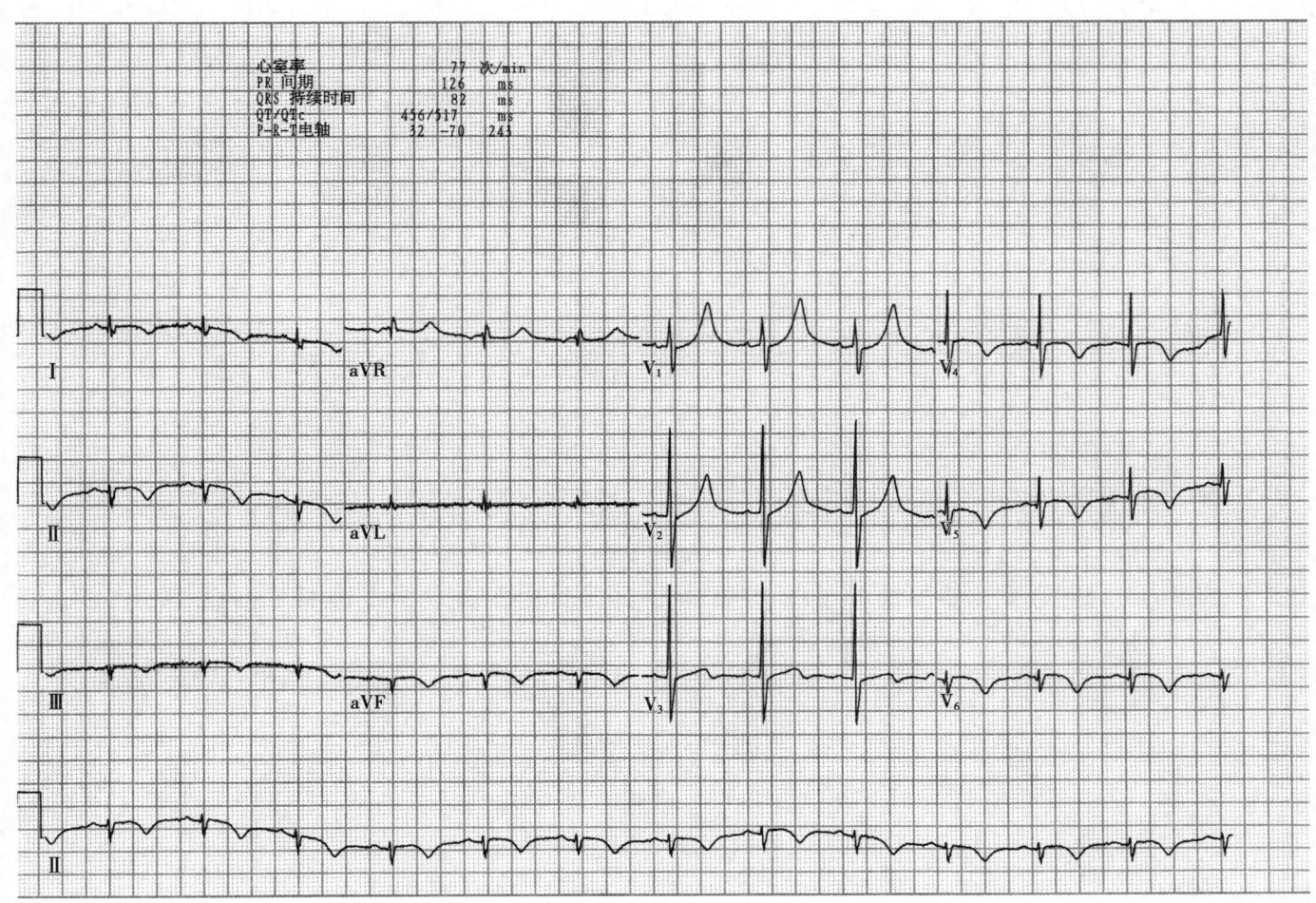

图 2　入院第 2 天：窦性心律，心率 77 次 /min，PR 间期 126ms，QRS 电轴 −70°，QT/QTc 间期 456/517ms，标准肢体导联 R＋S ＜ 0.5mV。T 波：Ⅱ、Ⅲ、aVF、V₄～V₆导联倒置。

诊断：窦性心律，T 波倒置，QRS 波群低电压，电轴显著左偏。

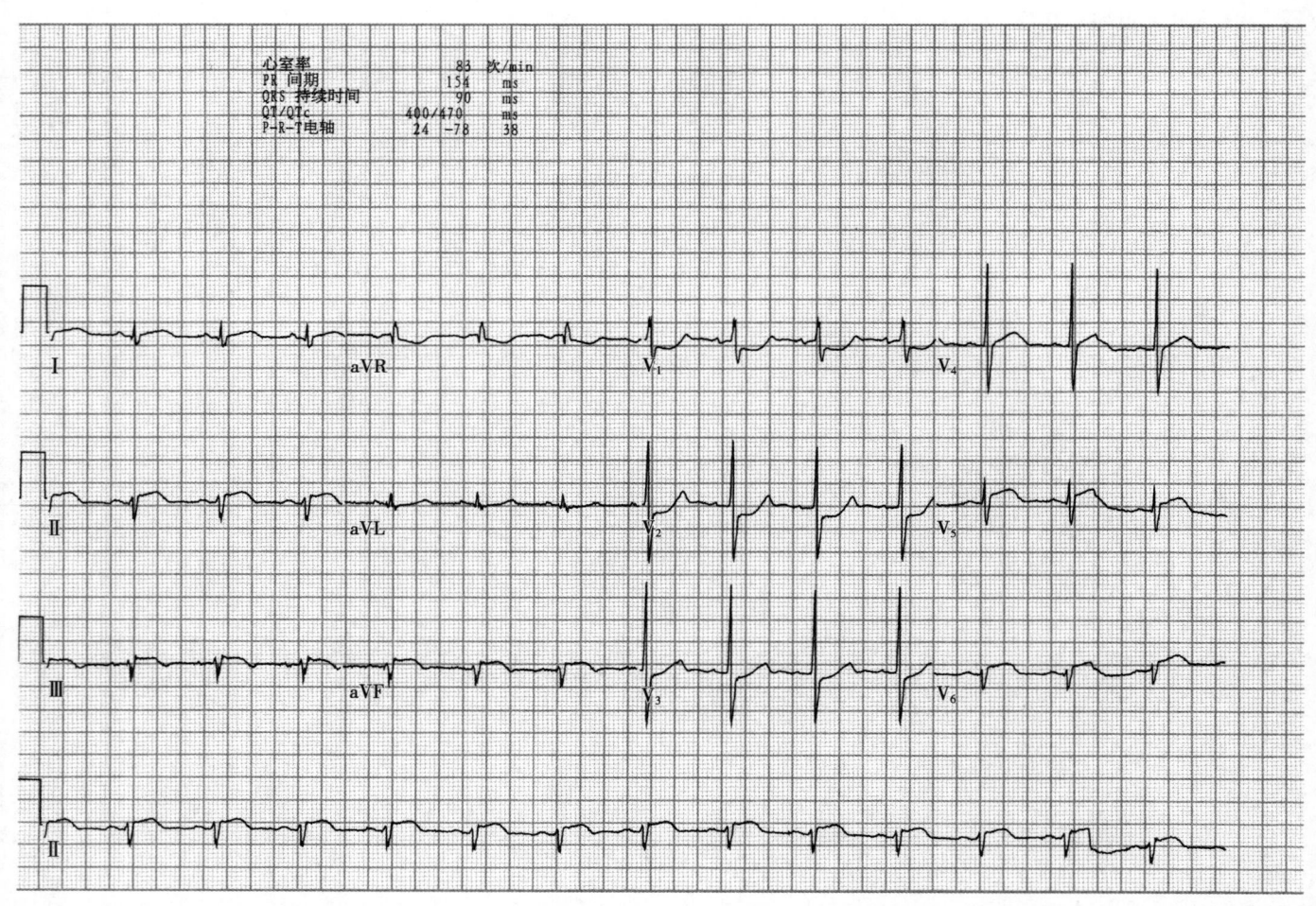

心室率 83 次/min
PR 间期 154 ms
QRS 持续时间 90 ms
QT/QTc 400/470 ms
P-R-T电轴 24 -78 38

图3 入院第6天: 窦性心律, 心率83次/min, PR间期154ms, QRS波群时限90ms, QRS电轴 −78°, QT/QTc间期400/470ms。ST段: Ⅱ、Ⅲ、aVF、V₅、V₆导联抬高0.15～0.20mV, V₁～V₃、aVR导联压低0.125～0.225mV。

诊断: 窦性心律, ST段抬高(下侧壁), ST段压低(前间壁), QRS电轴显著左偏。

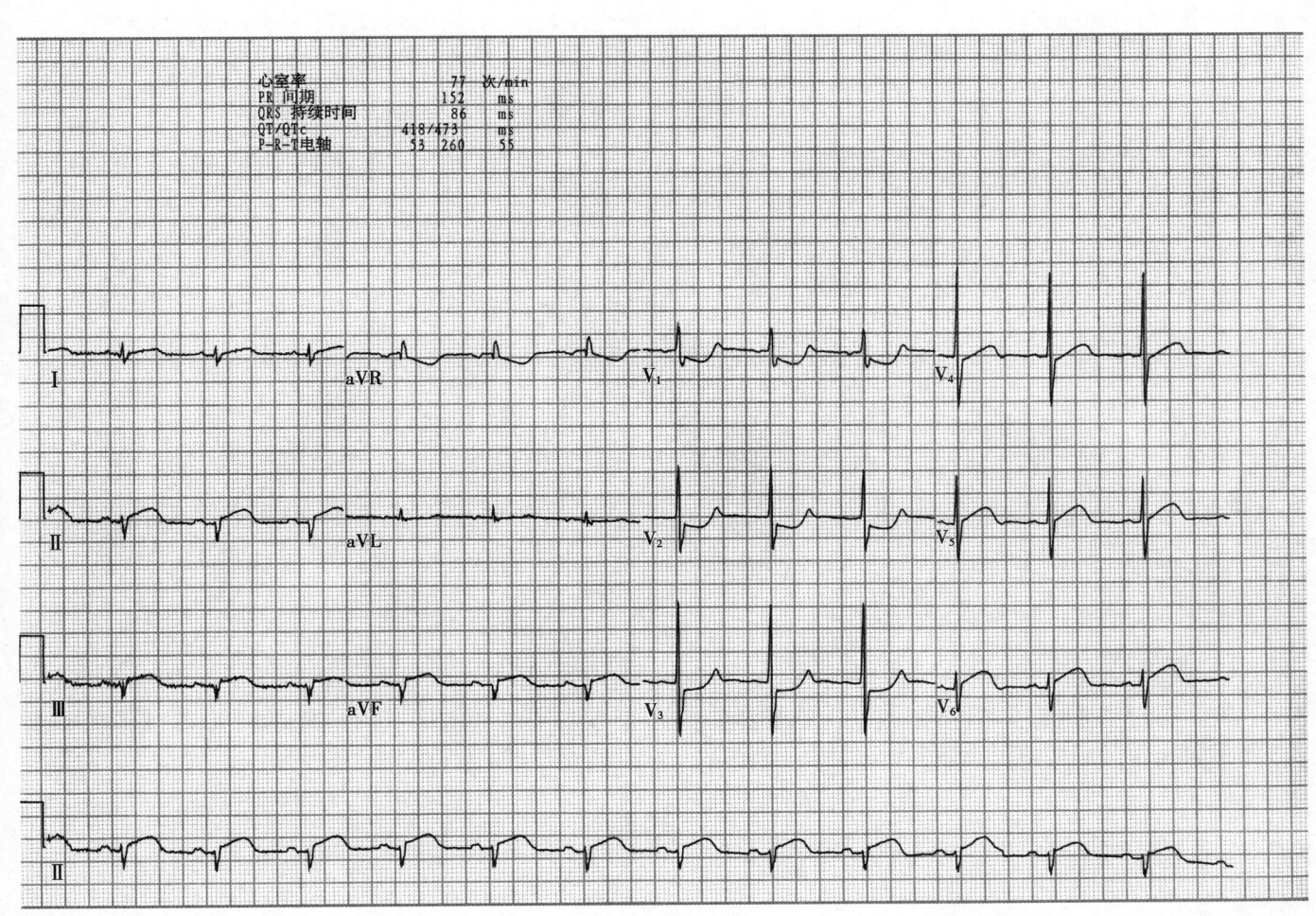

心室率	77	次/min
PR 间期	152	ms
QRS 持续时间	86	ms
QT/QTc	418/473	ms
P-R-T电轴	53 260 55	

图4 入院第 8 天:V_1~V_3 导联 ST 段压低至 0.20~0.275mV,Ⅲ、aVF 导联呈 QS 型。

诊断:窦性心律,ST 段抬高(下侧壁),ST 段压低(前间壁),梗死性 QS 波(Ⅲ、aVF 导联)。

回旋支闭塞致急性下壁及前侧壁 ST 段抬高型心肌梗死

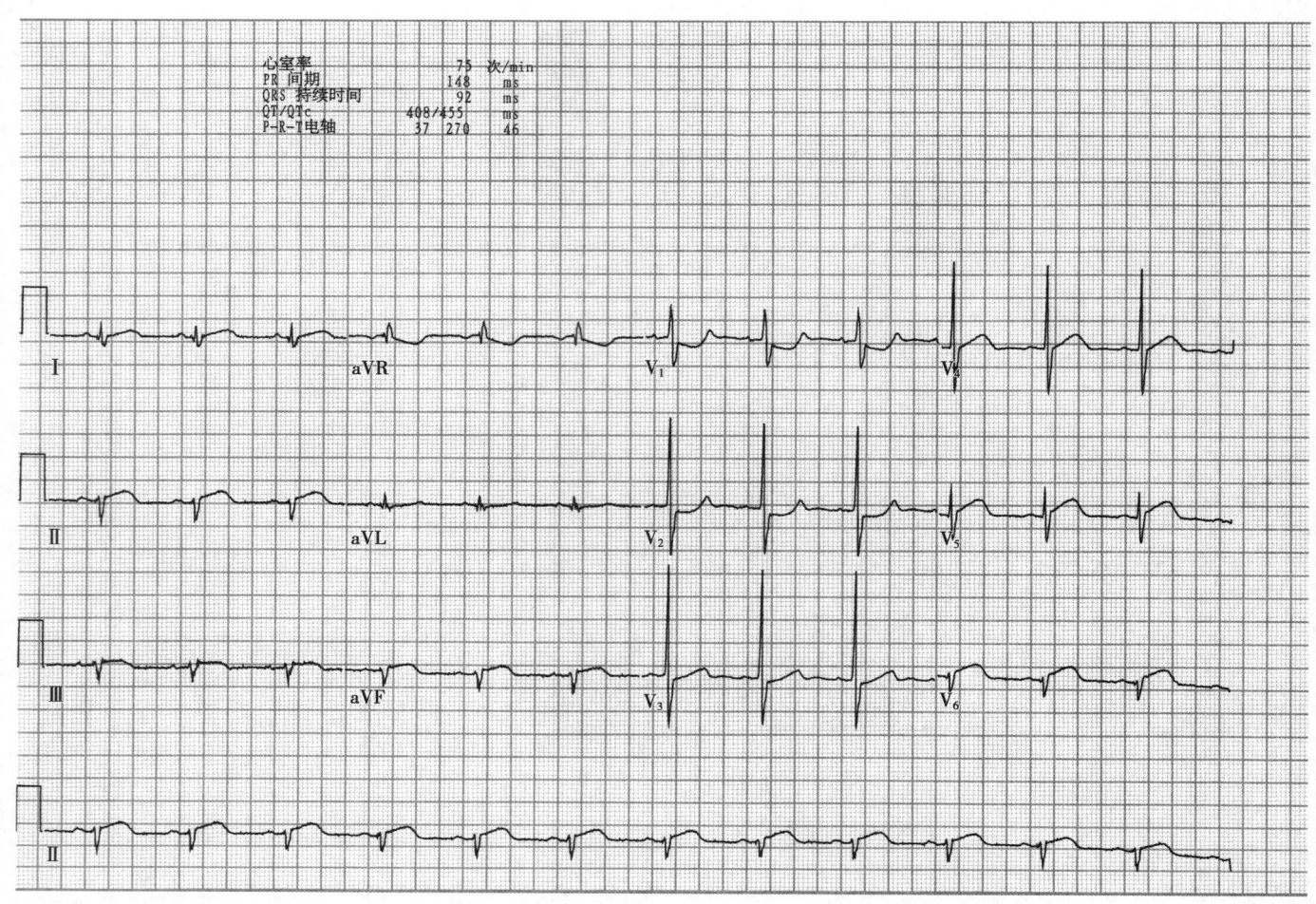

心室率	75	次/min
PR 间期	148	ms
QRS 持续时间	92	ms
QT/QTc	408/455	ms
P-R-T电轴	37 270	46

图5　入院第9天：Ⅱ、Ⅲ、aVF、V₅、V₆导联ST段抬高0.10～0.25mV，下壁ST段抬高的程度减轻，V₁～V₃导联压低的程度减轻至0.05～0.20mV，Ⅲ、aVF导联倒置。

诊断：窦性心律，肢体导联低电压，ST段抬高（下侧壁），ST段压低（前间壁）。

【点评】

急性回旋支中段闭塞，引发胸痛、大汗入院，心肌酶升高，节段性室壁运动障碍，ST段抬高的导联是Ⅱ、Ⅲ、aVF、V₅、V₆导联，未做V₇、V₈、V₉导联，不除外后壁导联ST段抬高，下壁出现了一过性QS波，之后又转为rS型，ST段抬高与ST段压低持续数日后，恢复正常。下壁导联T波倒置，V₁～V₃导联ST段压低是对应性改变，与下壁及前

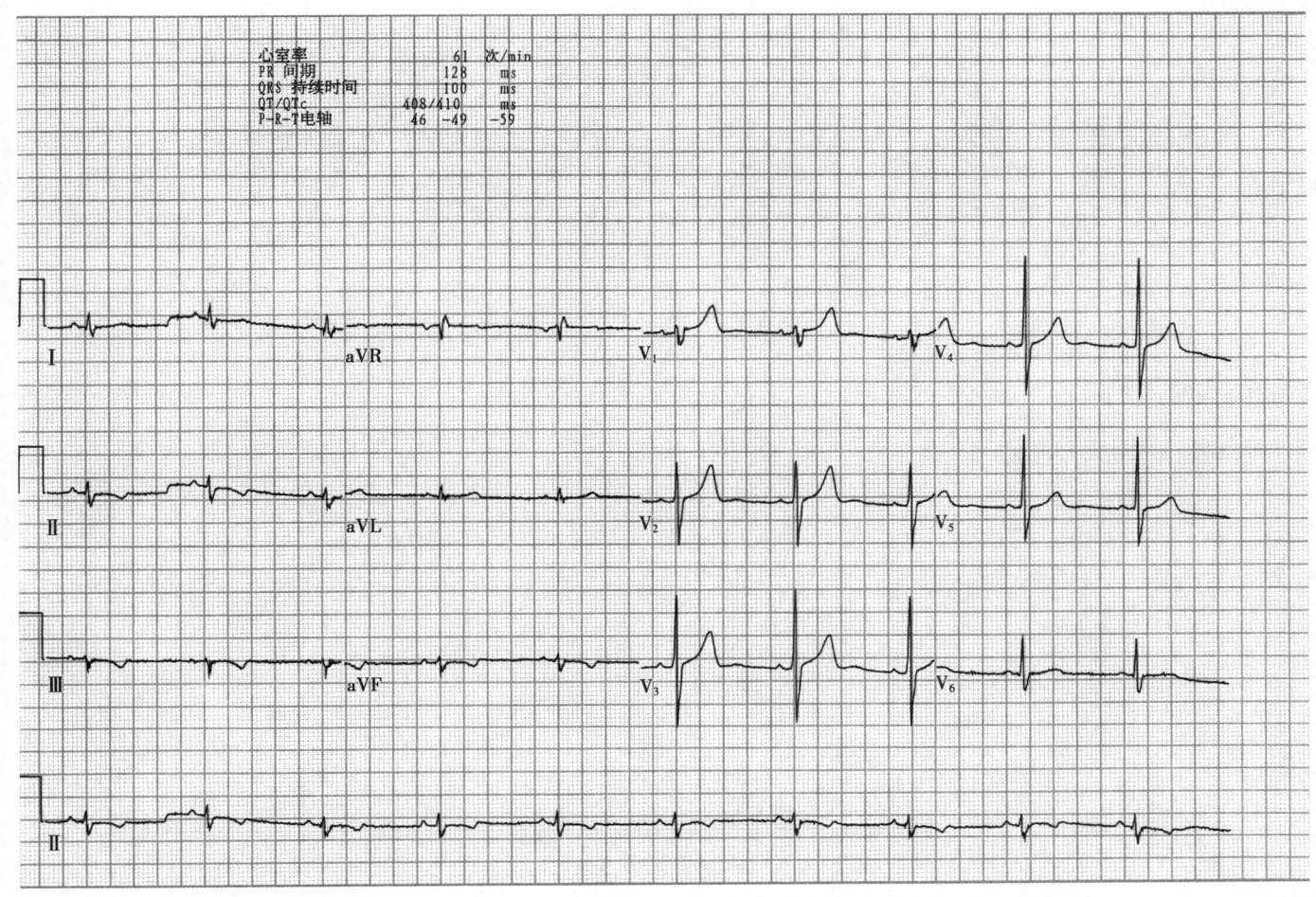

心室率 61 次/min
PR 间期 128 ms
QRS 持续时间 100 ms
QT/QTc 408/410 ms
P-R-T电轴 46 -49 -59

图6 9 个月以后：窦性心律，心率 61 次 /min，PR 间期 128ms，QRS 波群时限 100ms，QRS 电轴 −49°，ST 段恢复正常，QT/QTc 间期 408/410ms。T 波：Ⅱ、Ⅲ、aVF 导联倒置。

诊断： 窦性心律，QRS 波群低电压，QRS 电轴左偏，T 波倒置（下壁）。

侧壁 ST 段抬高同时出现，又同时消失，经冠脉介入治疗、药物治疗以后，患者病情稳定出院。9 个月后复查，患者情况良好。

第 21 例 回旋支中段闭塞

【临床资料】

男性，66 岁，因 "发作性胸骨后闷痛 9 天" 入院。9 天前下午打篮球 1h 后，突发胸骨后闷痛，自服去痛丸、速效救心丸症状无改善。在当地医院查心肌酶升高，心电图提示急性心肌梗死，为进一步诊治入院。超声心动图显示节段性室壁运动障碍（下壁），EF 46%，二尖瓣、三尖瓣、主动脉瓣轻度反流。冠脉造影显示前降支中段狭窄 80%，回旋支中段狭窄 100%，前降支及回旋支 PCI 术后。

临床诊断：冠状动脉粥样硬化性心脏病，急性心肌梗死。

【动态心电图分析】

取自入院当天的动态心电图。

【点评】

本例急性心肌梗死从发病到第一次入院已有 3 天。查心肌酶升高，ST 段抬高，为进一步诊治转大医院已是第 9 天。超声心动图显示节段性室壁运动障碍（下壁）。冠脉造影显示前降支中段狭窄 80%，回旋支中段闭塞狭窄 100%，引起急性心肌梗死的罪犯血管应是回旋支。右冠状动脉狭窄 50%，前降支、回旋支 PCI 术后，症状明显缓解。

18 导联动态心电图监测，全程窦性心律，室性期前收缩，短阵室性心动过速。T 波：V_1、V_2 导联持续高耸，V_4～V_9 导联持续性双向、倒置。心肌梗死的部位是下壁，从动态心电图上看，还有后壁心肌梗死。前侧壁及后壁心肌缺血性 T 波倒置。V_2、V_3 导联 T 波异常高耸，提示前壁心内膜下缺血或后壁心肌缺血的镜中倒像。

发生的室性心动过速起自左室心尖部，室性心动过速频率逐渐加快后自行终止，提示自律性室性心动过速。

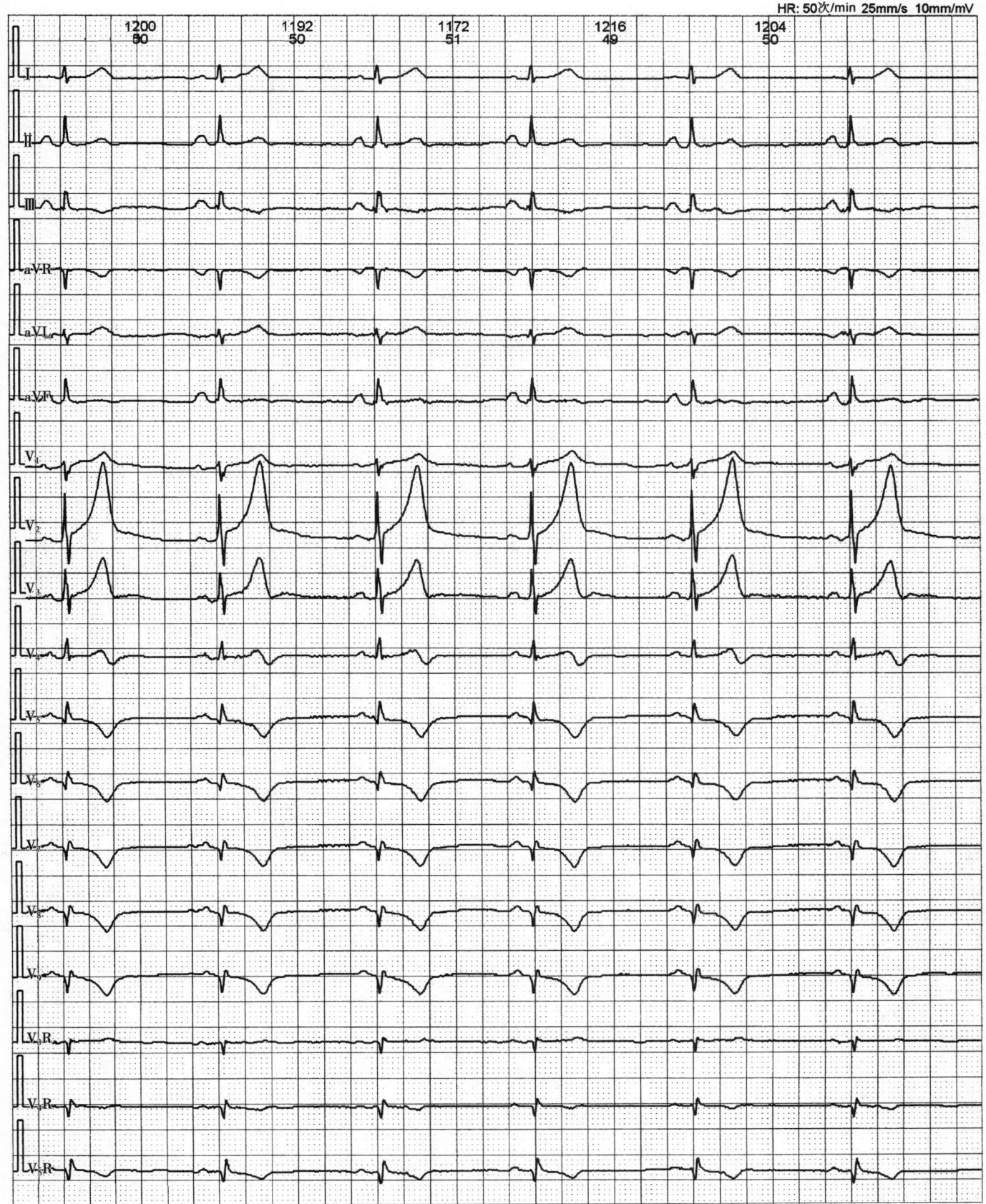

图 1 　窦性心动过缓,心率 50 次 /min。ST 段: V_2、V_3 导联抬高 0.15～0.25mV, V_8、V_9 导联压低 0.05mV。T 波: V_2、V_3 导联高耸,V_4～V_9 导联双向、倒置。

图 2 与图 3 非连续记录,为同一阵室性心动过速的开始与终止。

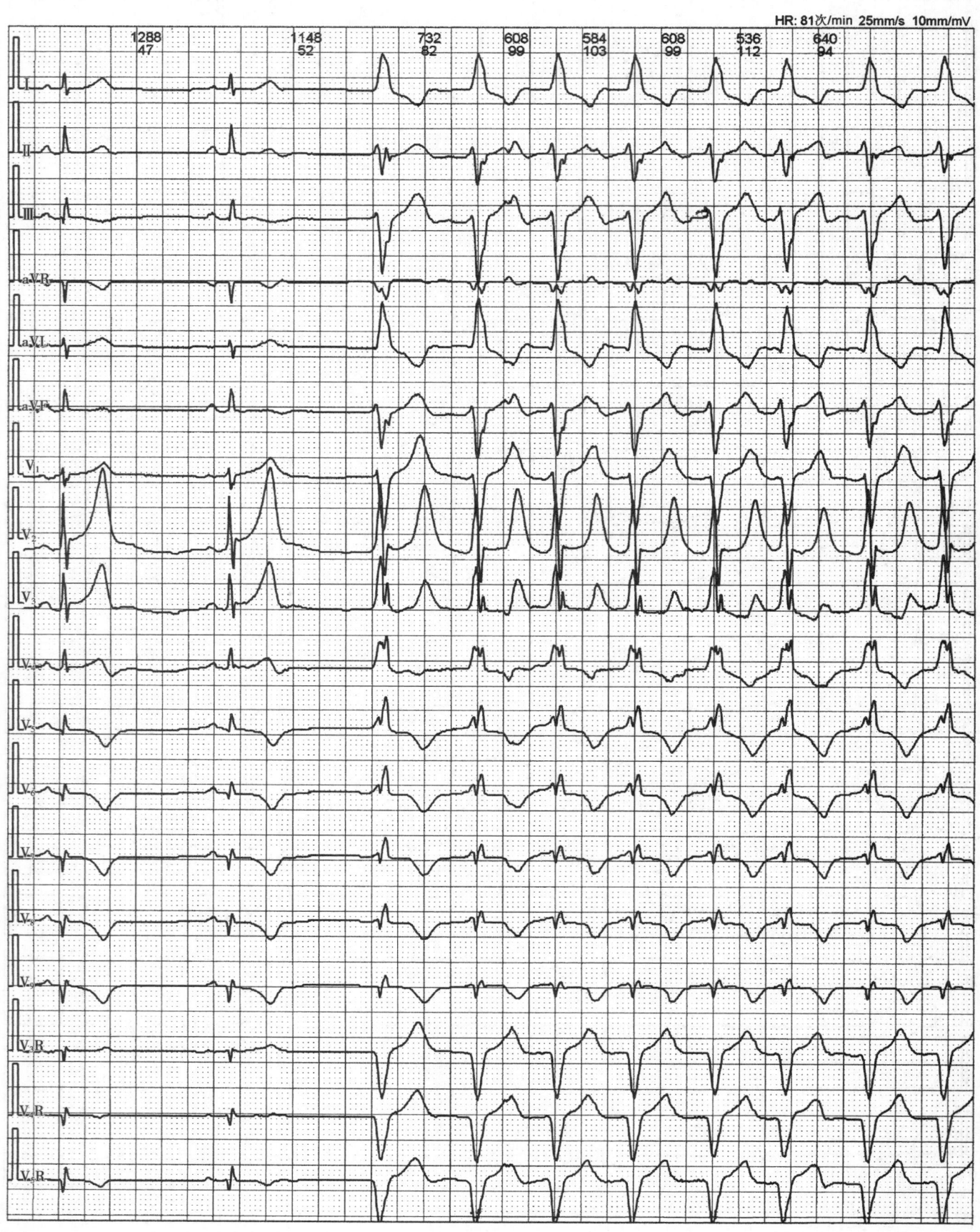

图 2 室性心动过速,以室性逸搏的形式出现,频率逐渐加快。

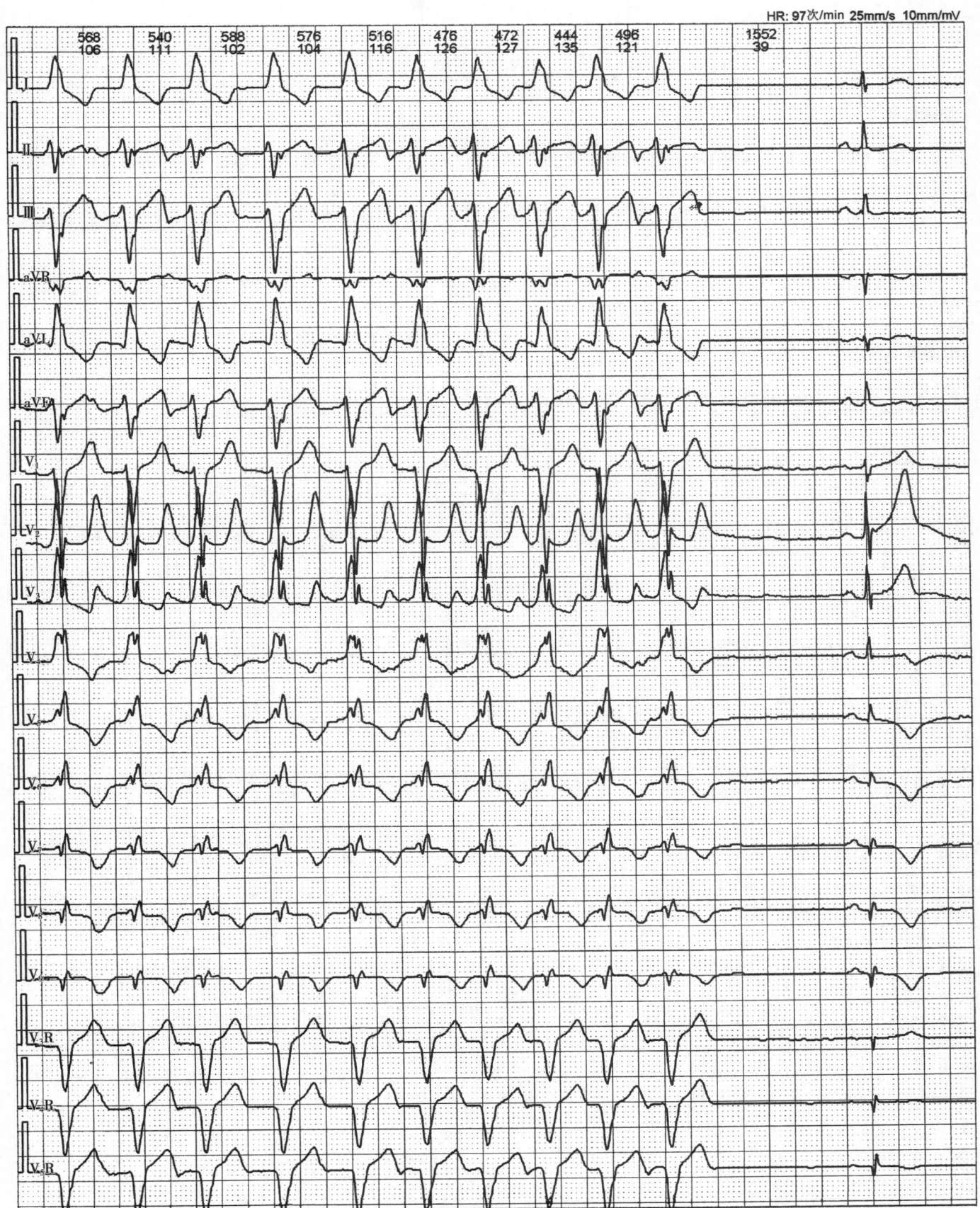

图 3 室性频率逐渐加速后自行终止。室性频率 103～135次/min。

心电图诊断： 窦性心动过缓，T 波高耸（V₂、V₃ 导联）。T波：V₄～V₉导联双向、倒置，室性心动过速。

回旋支中段闭塞

73

第22例 | 昏迷状态下发生急性缺血型重度 ST 段压低

【临床资料】

男性，43 岁，因 "突发车祸致全身多发性疼痛，活动受限第 3 天" 转入我院。

临床诊断： 多发性创伤，心肺复苏术后，脑电静止状态，骨盆骨折，右侧股骨粗隆粉碎性骨折，中枢性尿崩症，急性肾衰竭，高钠血症。

【心电图分析】

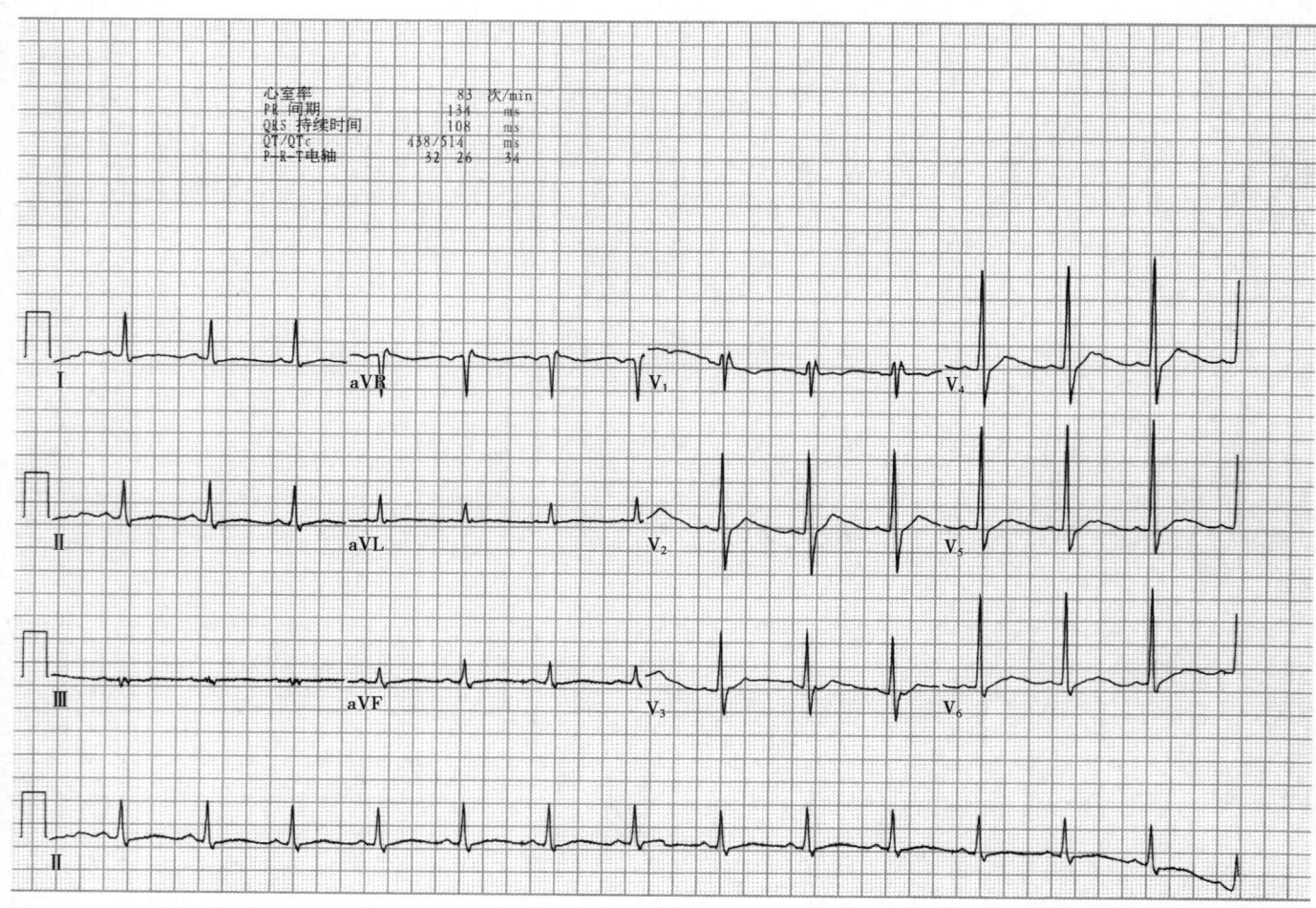

心室率　　　　　　　　83　次/min
PR 间期　　　　　　　134　ms
QRS 持续时间　　　　108　ms
QT/QTc　　　　438/514　ms
P-R-T电轴　　　32　26　34

图 1 入院后第 2 天心电图，脑电静止状态。窦性心律，心率 83 次/min。PR 间期 134ms，QRS 波群时限 108ms，QRS 电轴 26°，QT/QTc 间期 438/514ms。T 波：I、II、aVF、V₆ 导联平坦，V₃～V₅ 导联低平。

诊断： 窦性心律，T 波低平，QTc 间期延长。

【点评】

患者因车祸致多发性骨折，脑电静止状态下，动态心电图及心电图突发急性 ST 段重度压低，T 波负正双向，心房颤动，心电图危急值。自动出院，出院时深度昏迷状态。

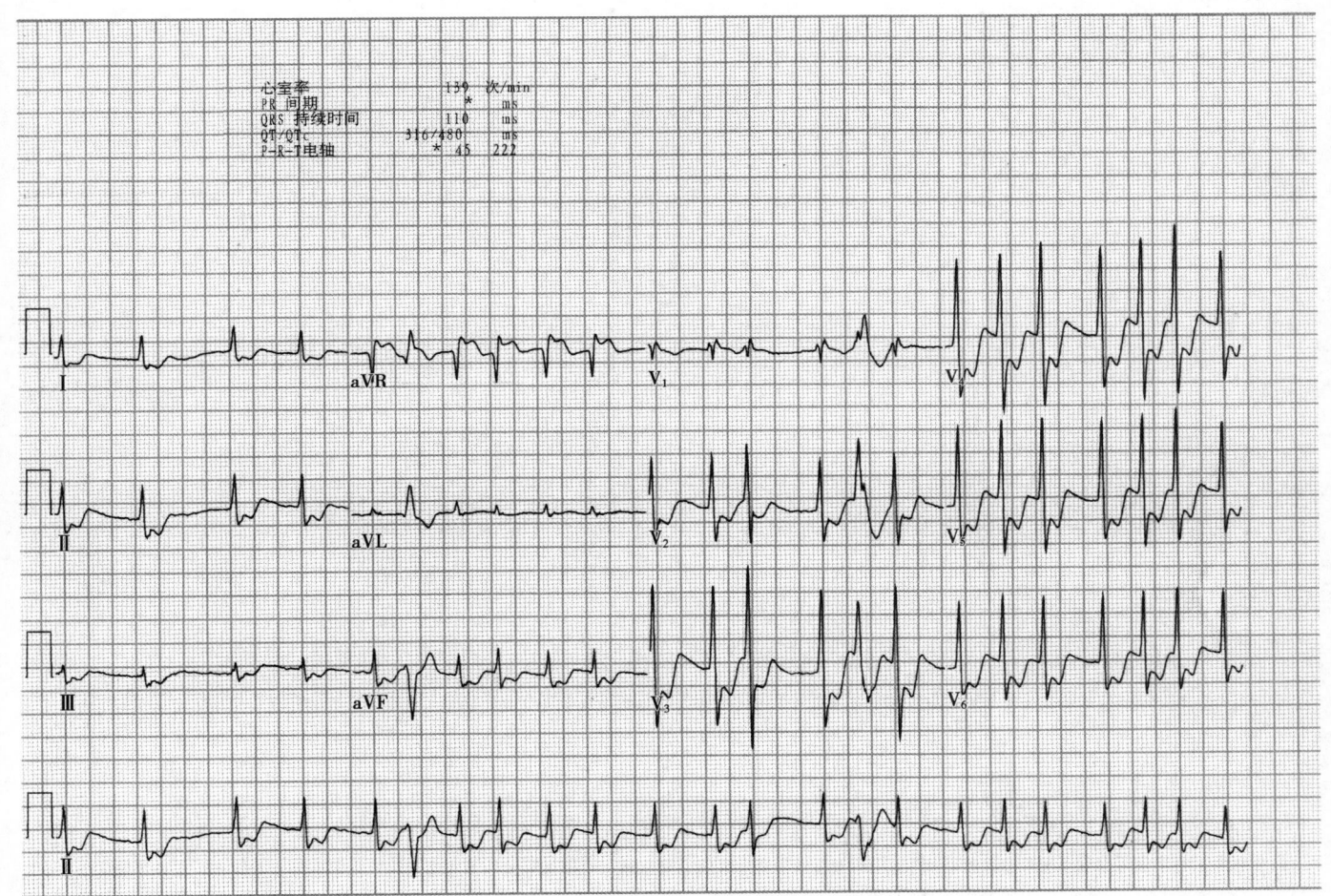

图2 心房颤动，RR 间期不匀齐，平均心室率 139 次 /min，QRS 波群时限 110ms，QT/QTc 间期 316/480ms，QRS 电轴 45°，畸形的 QRS 波群考虑室内差异传导。ST 段：Ⅰ、Ⅱ、Ⅲ、aVF、V₂～V₆ 导联压低 0.20～0.60mV。T 波：Ⅰ、aVL 导联平坦，Ⅱ、V₂～V₆ 导联双向。aVR 导联，ST 段抬高 0.225mV，T 波直立。

诊断:心房颤动，急性缺血型 ST 段重度压低及 T 波负正双向，室内差异传导。

第 23 例 ST 段抬高的急性冠脉综合征

【临床资料】

男性，58 岁，因 "发作性胸痛 1 年余，加重 1 天" 入院。既往高血压病史 20 余年，最高血压 180/75mmHg。查体：身高 176cm，体重 79kg，BMI 25.5kg/m²。超声心动图显示左心增大，左心室肥大，二尖瓣、肺动脉瓣轻度反流，左室舒张功能减低。冠脉造影显示前降支全程狭窄 85%，回旋支全程狭窄 95%，右冠状动脉全程狭窄 95%，右冠状动脉 PCI 术后，建议行 CABG。住院期间突发心室颤动，经电复律。

【心电图分析】

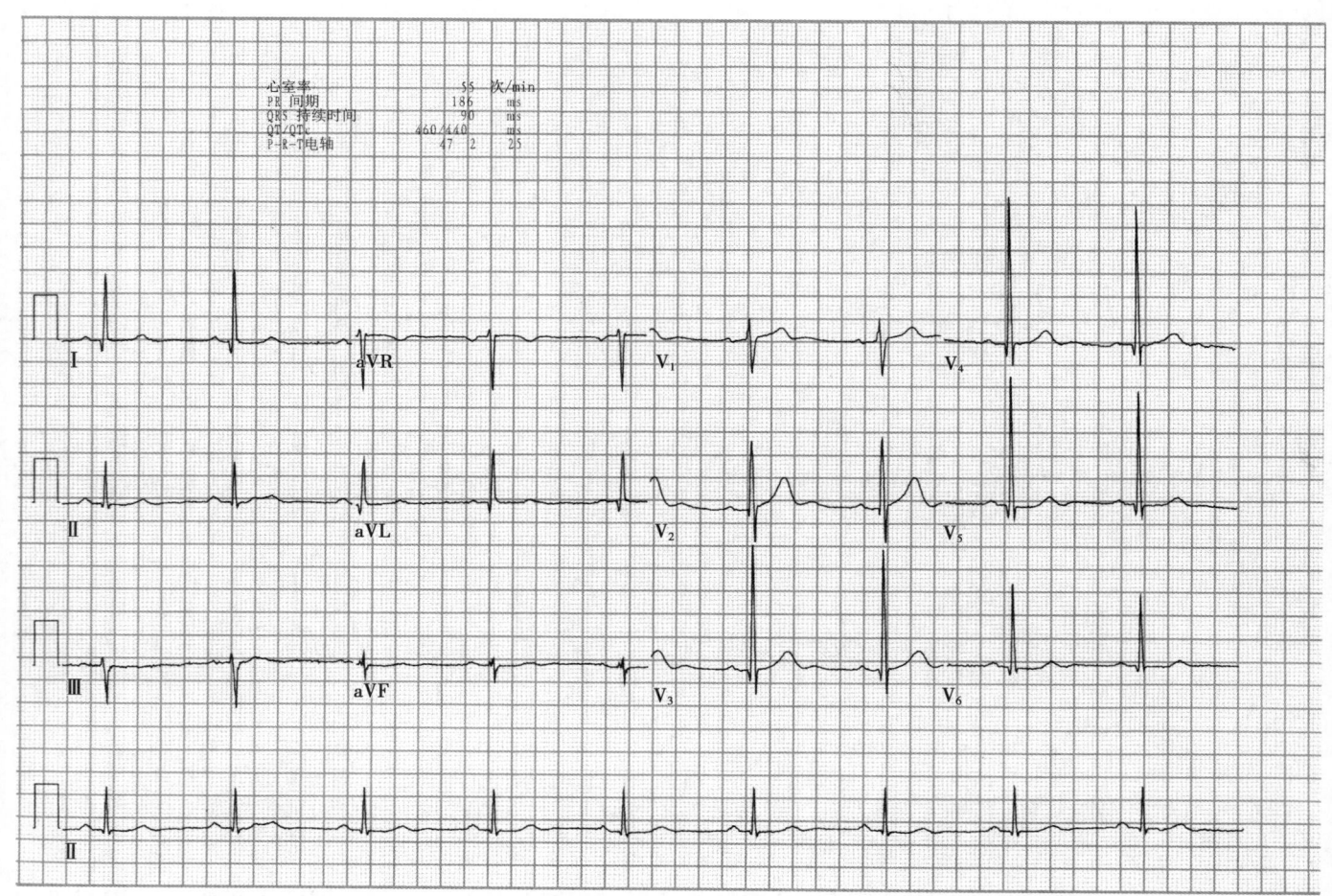

图 1 院前（2017 年 4 月 5 日上午 8:53）心电图：窦性心动过缓，心率 55 次 /min，PR 间期 186ms，QRS 波群时限 90ms，QT/QTc 间期 460/440ms，QRS 电轴 2°。R_{V_5} = 2.8mV。T 波：Ⅰ、aVL 导联低平。

诊断： 窦性心动过缓，左心室高电压，T 波低平。

临床诊断：冠状动脉粥样硬化性心脏病，不稳定型心绞痛，PCI 术后，高血压 3 级（很高危），脑梗死。

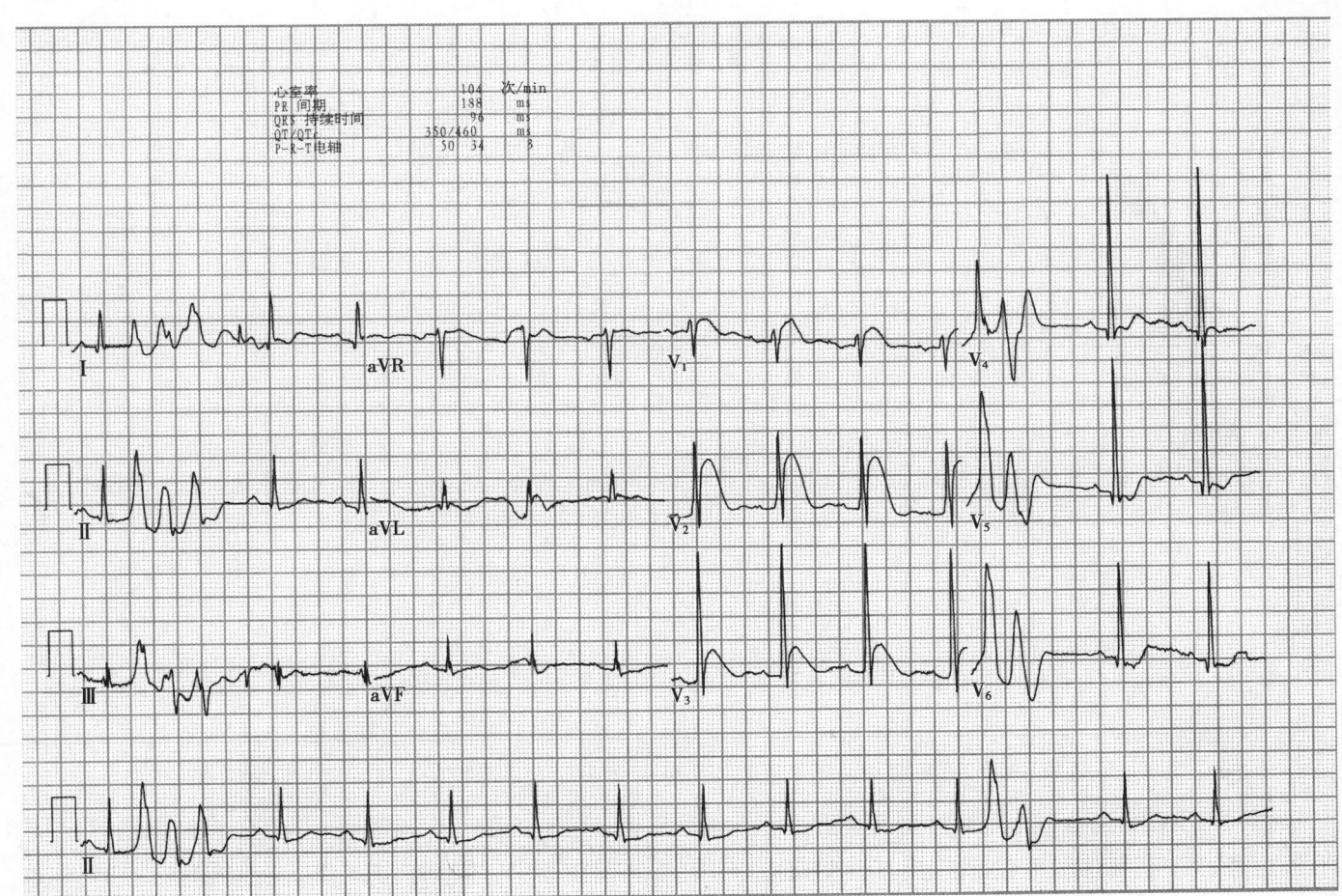

心率率		104	次/min
PR 间期		188	ms
QRS 持续时间		96	ms
QT/QTc		350/460	ms
P-R-T 电轴	50	34	8

图 2 突发心室颤动经电复律后（2017 年 4 月 25 日下午 7:42）心电图：窦性心律，心率 104 次/min。ST 段：V₁、V₂、V₃ 导联抬高 0.30～1.2mV，V₅、V₆ 导联压低 0.10mV。宽 QRS 波群分别是短阵多形性室性心动过速和多源性室性期前收缩。QT/QTc 间期 350/460ms。

诊断：窦性心律，ST 段抬高的急性冠脉综合征心电图，左心室高电压，室性期前收缩，短阵多形性室性心动过速。

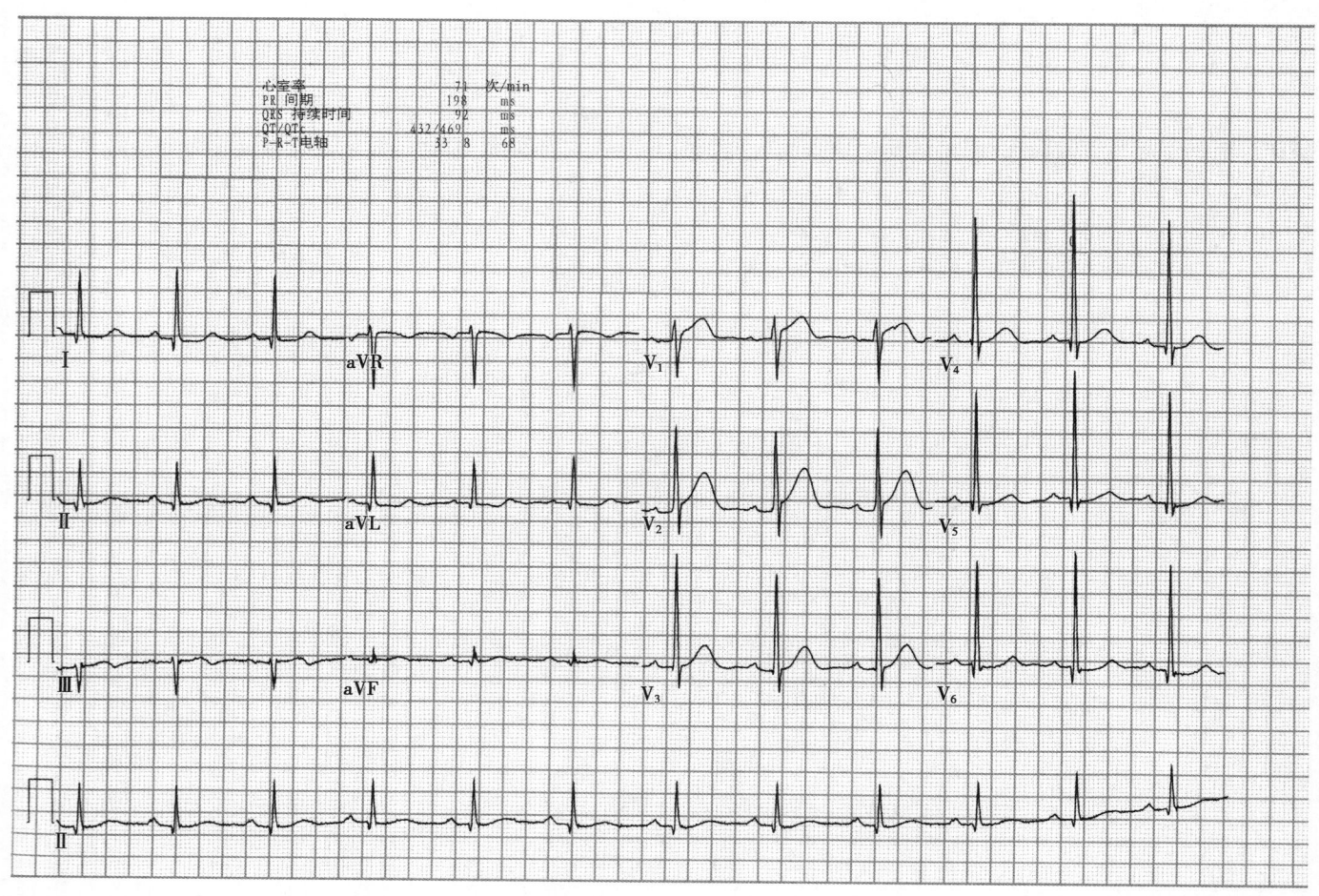

心室率   71   次/min
PR 间期   198   ms
QRS 持续时间   92   ms
QT/QTc   432/469   ms
P-R-T电轴   33   8   68

图 3   2017 年 4 月 25 日下午 9:28 心电图,与图 2 比较:窦性心律,心率 71 次 /min,$V_1 \sim V_3$ 导联 ST 段明显回落,但仍抬高 0.10~0.25mV,室性期前收缩及短阵室性心动过速消失。

诊断: 窦性心律,$V_1 \sim V_3$ 导联 ST 段显著回落,左心室高电压。

【点评】

这是一例冠心病多支严重病变,突发心室颤动,经电复律前后的一系列心电图。电复律以后,前间壁 ST 段损伤型抬高,持续不到 2h,又恢复原状。其原因可能是前降支暂时闭塞引起急性前间壁心肌损伤型 ST 段抬高,此时发生了阵发性心室颤动,经非同步电击除颤,恢复窦性心律。$V_1 \sim V_3$ 导联 ST 段呈损伤型抬高,经积极扩张冠脉、解痉、

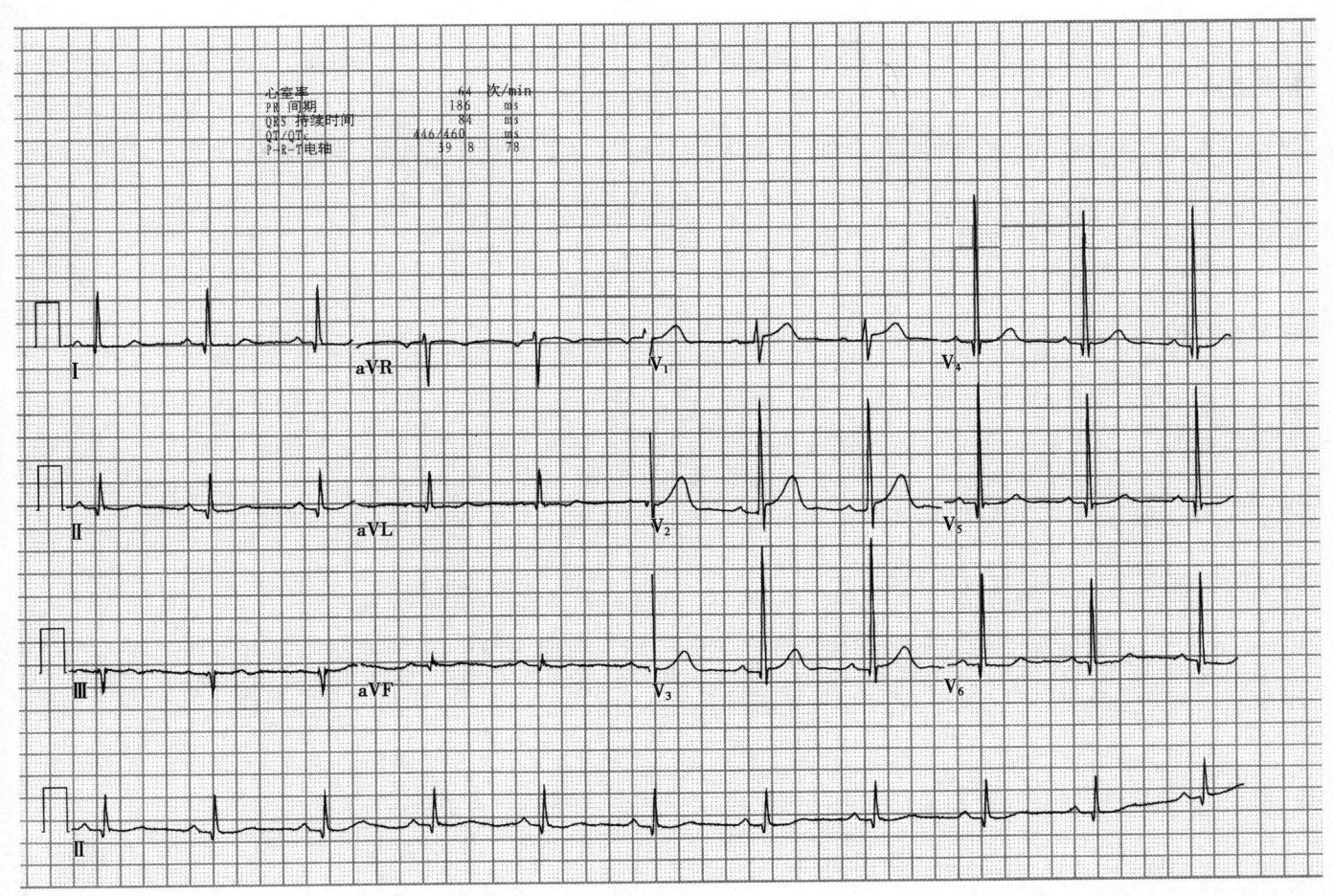

心室率 64 次/min
PR 间期 186 ms
QRS 持续时间 84 ms
QT/QTc 446/460 ms
P-R-T电轴 39 8 78

图4 2017 年 4 月 26 日凌晨 2:33 心电图：ST 段复位。

诊断：窦性心律，左心室高电压，T 波改变。

抗凝、吸氧等病情稳定。ST 段逐渐恢复原状，避免了一次心肌梗死的发生。由于是多支弥漫性病变，已建议患者行 CABG。

ST 段抬高的急性冠脉综合征

第24例 | 急性 ST 段抬高的前间壁及前壁心肌梗死

【临床资料】

男性，50 岁，因 "突发心前区疼痛 40min" 就诊。既往高血压病史 3 年。 **临床诊断：**急性心肌梗死。

【心电图分析】

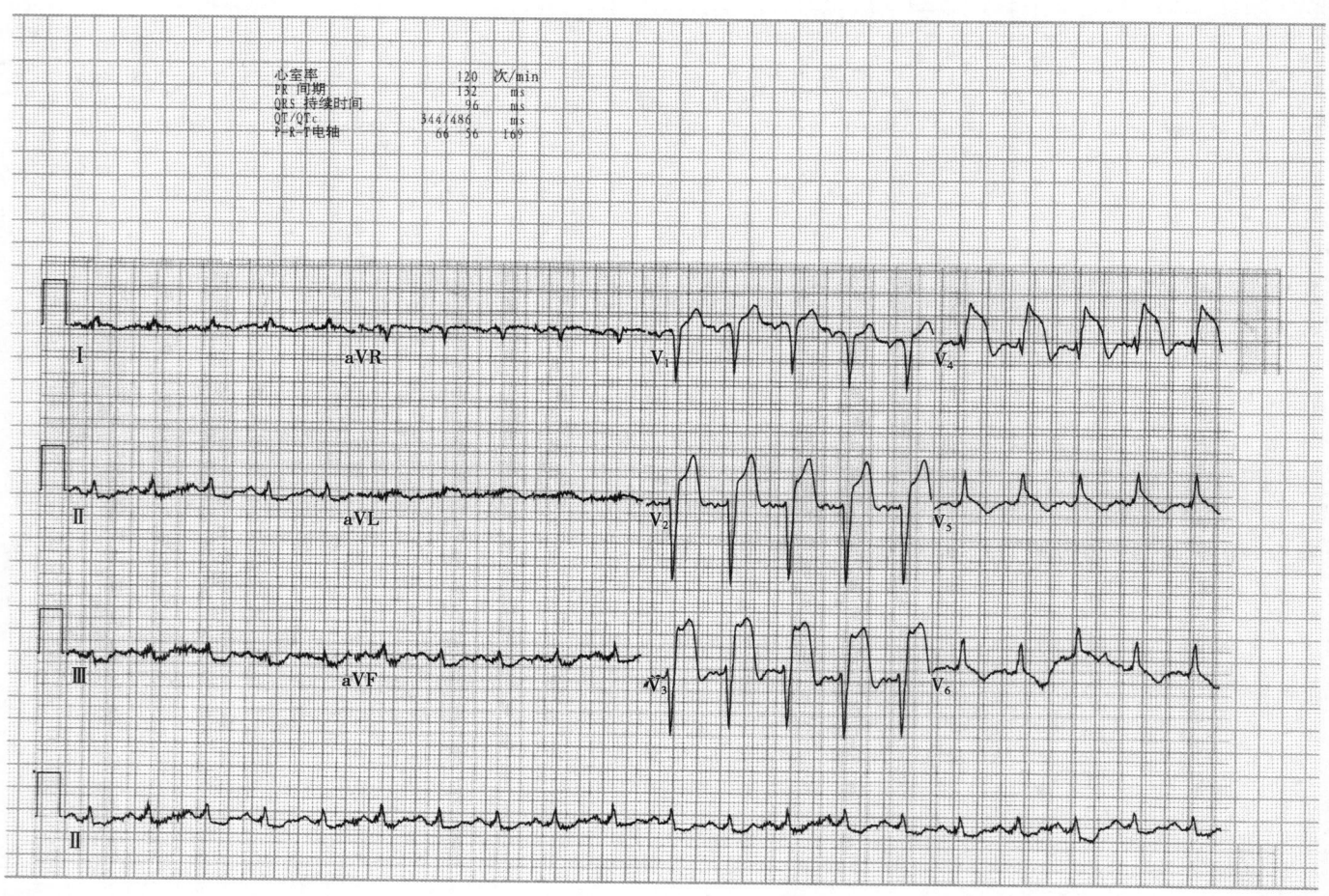

图1 窦性心动过速, 心率 120 次 /min, PR 间期 132ms, QRS 波群时限 96ms, QRS 电轴 56°, QT/QTc 间期 344/486ms。标准肢体导联 R + S < 0.5mV, QRS 波群低电压。V$_1$ 导联呈 QS 型, V$_2$、V$_3$ 导联呈 rS 型, V$_4$ 导联呈 rS 型。ST 段: V$_1$ ~ V$_4$ 导联抬高达 0.20 ~ 0.90mV, II、III、aVF 导联压低 0.10 ~ 0.15mV。

诊断: 窦性心动过速, QRS 波群低电压(肢体导联), 急性 ST 段抬高型心肌梗死(前间壁及前壁)。

【点评】

本例患者突发持续性胸痛, 前间壁及前壁导联 ST 段重度抬高, V$_1$ 导联呈 QS 型, V$_2$ ~ V$_4$ 导联 r 波减低, V$_4$、V$_5$ 导联 T 波正负双向, V$_5$、V$_6$ 导联 T 波倒置, 急性心肌梗死开始进入演变期。罪犯血管是前降支, 此时的病变血管未开通, 急诊冠脉介入诊疗是当务之急。

急性 ST 段抬高的前间壁及前壁心肌梗死

第 25 例 | 急性 ST 段抬高型心肌梗死并发完全性右束支传导阻滞

【临床资料】

男性，64 岁，急性冠脉综合征。

图 1 窦性心律，心率 78 次 /min，PR 间期 0.15s，QRS 波群时限 0.10s，标准肢体导联 R+S＜0.50mV。QRS 波群低电压。V_2 导联呈 qrs 型。ST 段：V_1～V_8 导联抬高 0.10～0.60mV，Ⅱ、Ⅲ、aVF 导联压低 0.125～0.20mV。QT 间期 0.44s，T 波：V_2～V_6 导联正负双向。

诊断：窦性心律，QRS 波群低电压，异常 q 波（V_2 导联），ST 段抬高（V_1～V_8 导联），T 波双向（V_2～V_6 导联）提示急性 ST 段抬高型心肌梗死演变期。

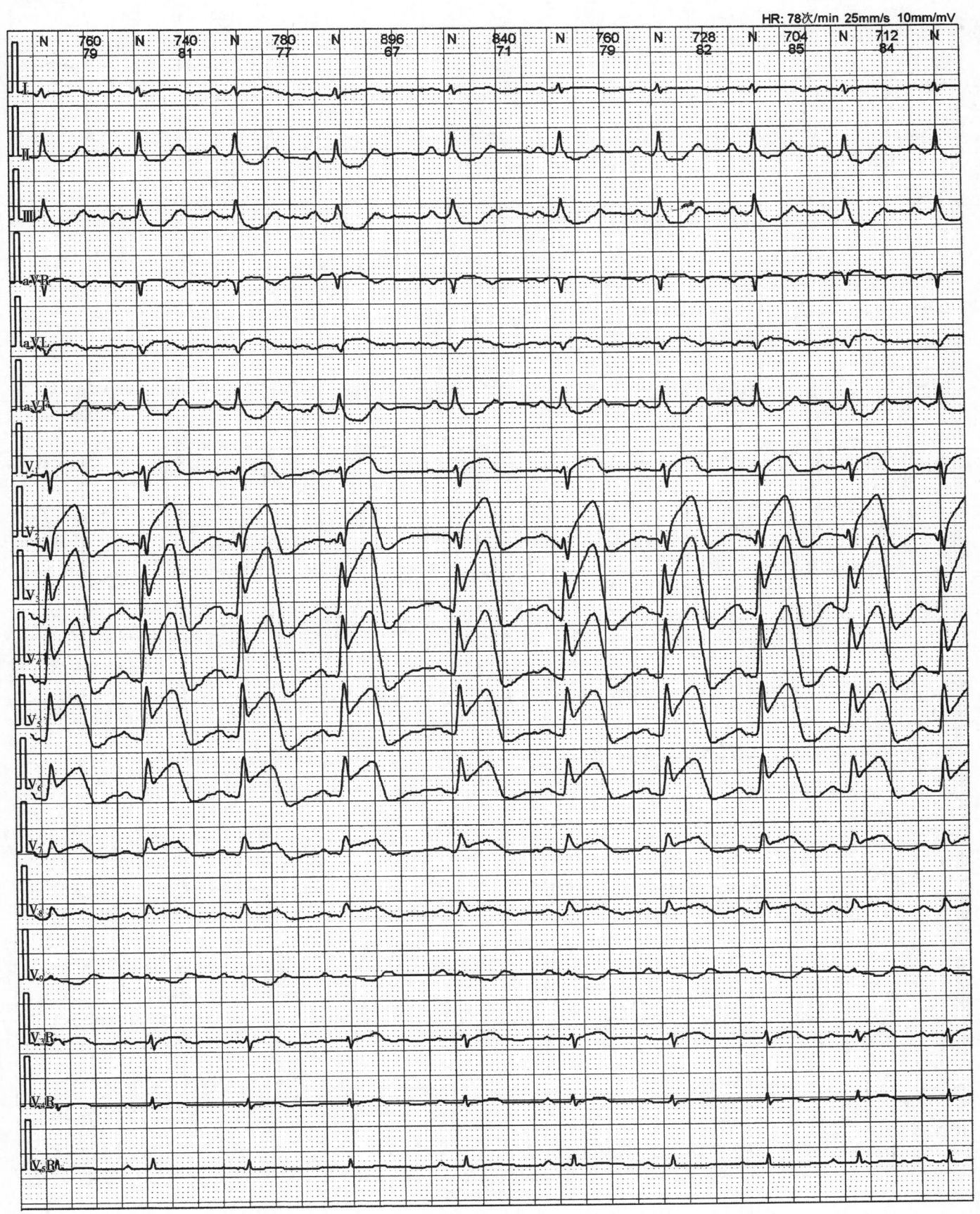

急性 ST 段抬高型心肌梗死并发完全性右束支传导阻滞

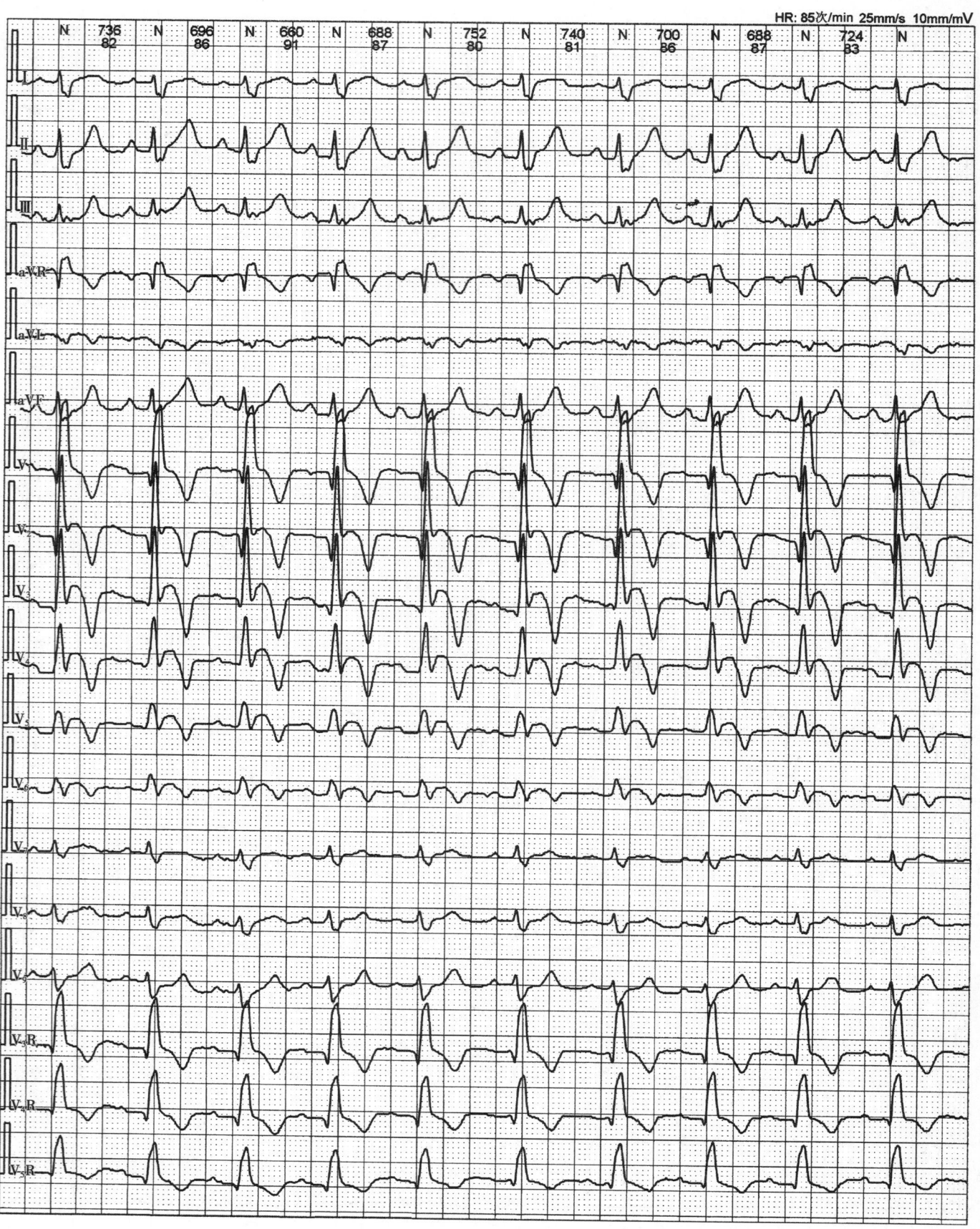

图 2 记录于图 1 后 6h，冠脉再通：窦性心律，心率 86 次 /min，$V_1 \sim V_3$ 导联呈 qR 型，V_3R、V_4R、V_5R 导联呈 qR 型，QRS 波群时限 0.14s。ST 段：V_1 导联抬高 0.05mV，$V_2 \sim V_6$ 导联抬高 $0.15 \sim 0.30$mV，V_7、V_8 导联回至基线，Ⅱ、Ⅲ、aVF 导联回至基线。T 波：$V_1 \sim V_6$、V_3R、V_4R、V_5R 导联倒置。

诊断：窦性心律，急性前间壁心肌梗死演变期，完全性右束支传导阻滞。

【点评】

1. 急性 ST 段抬高型心肌梗死　试作如下解释，急性冠脉阻塞（提示前降支），引起前间壁、前壁、前侧壁及后壁心肌缺血损伤，出现损伤性 ST 段抬高，对应的下壁导联 ST 段压低。V_2 导联小 q 波，表明间壁心肌已经有局部梗死，$V_2 \sim V_6$ 导联 T 波出现正负双向，提示急性心肌梗死已进入演变期，冠脉再通以后前壁、前侧壁导联 ST 段回落≥50%。$V_1 \sim V_3$ 导联呈 qR 型，前间壁心肌梗死，V_3R、V_4R、V_5R 导联 r 波消失转为 qR 型，不除外急性右室心肌梗死。T 波倒置深，见于 $V_1 \sim V_5$ 导联。

2. 右束支传导阻滞出现于急性冠脉综合征时，提示前降支第一穿隔支水平以上部阻塞。

3. 出现右束支传导阻滞以后，导联 QRS 不再是低电压。

4. 心肌梗死的部位是前间隔，心肌缺血波及范围较广的前壁及后壁。

急性 ST 段抬高型心肌梗死并发完全性右束支传导阻滞

第26例 | 急性 ST 段重度压低型心肌梗死

【临床资料】

男性,57岁,发作性胸痛、胸闷、憋气6天,以"非 ST 段抬高型心肌梗死"收入院。查体:血压 146/91mmHg,身高 175cm,体重 80kg。血生化检查显示肌钙蛋白 T 0.99ng/ml,CK 298.8U/L,CK-MB 定量测定 5.11ng/ml,钙 1.99mmoL/L,钾 3.52mmol/L。冠脉造影显示左主干节段性狭窄 80%,前降支近段狭窄 80%,回旋支近段次全闭塞,狭窄 99%,右冠状动脉全程狭窄 60%~95%。CABG 术后。

临床诊断:冠状动脉粥样硬化性心脏病,急性非 ST 段抬高型心肌梗死,CABG 术后,糖尿病。

【心电图分析】

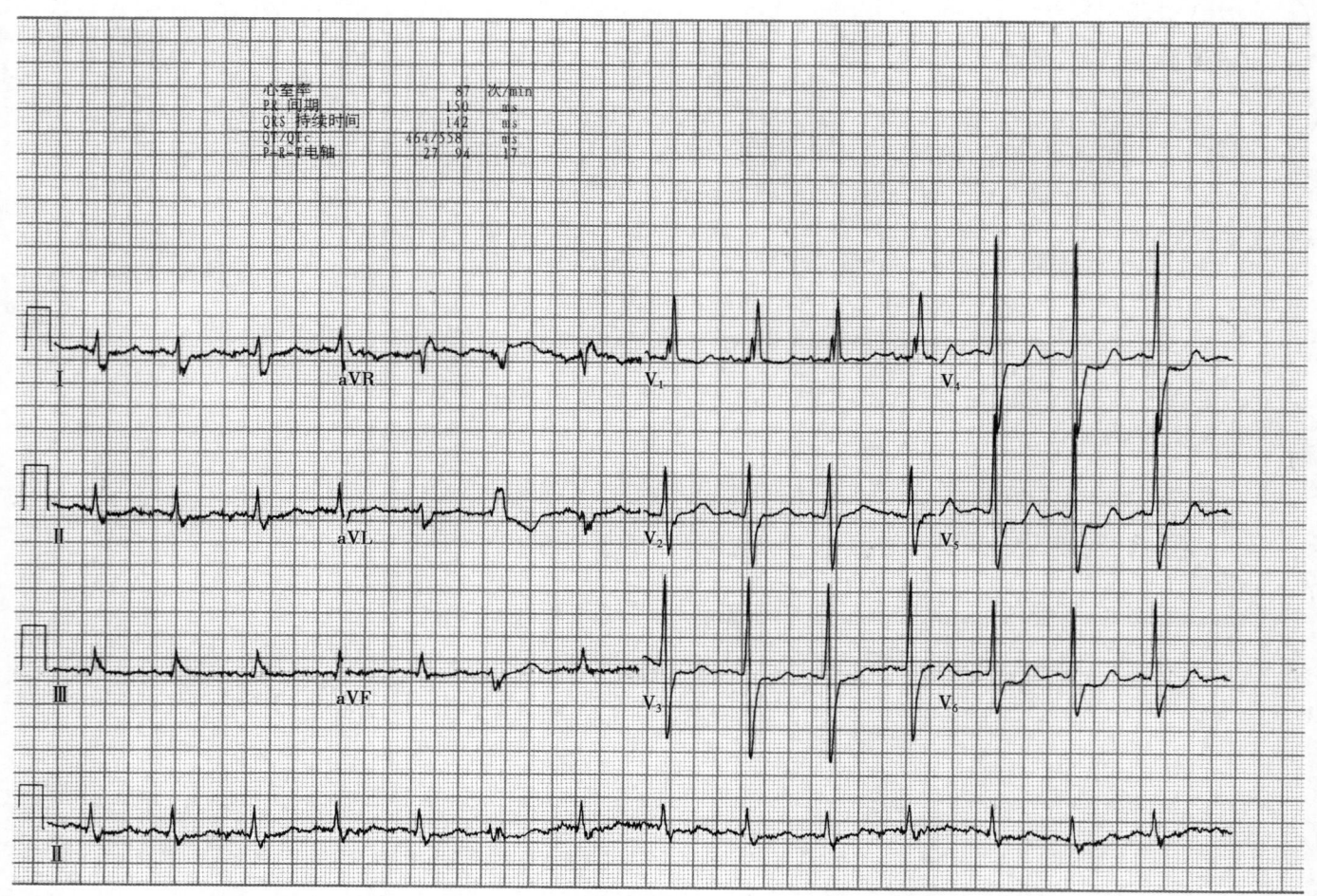

图1 胸痛、胸闷第1天:窦性心律,心率 87 次/min,PR 间期 150ms。QRS 波群时限 142ms,QRS 电轴 94°,QT/QTc 间期 464/558ms。V_1 导联呈 RR′型,Ⅰ、aVL、V_4~V_6 导联 s 波宽钝,完全性右束支传导阻滞。ST 段:aVR 导联抬高 0.10mV,V_3~V_6 导联压低 0.10~0.30mV。第6个 QRS 波群室性期前收缩。

诊断:窦性心律,完全性右束支传导阻滞,ST 段重度压低(前侧壁),QTc 间期延长。

【点评】

急性 ST 段重度压低型心肌梗死，是指心肌梗死患者心电图 ST 段压低的程度大于 0.20mV，有动态变化，与心肌酶学、冠脉造影症状等结合起来，方可做出 ST 段压低型心肌梗死的诊断。本例患者 ST 段压低的部位是前侧壁，冠脉造影显示左主干 + 三支病变，病变程度最严重的回旋支次全闭塞（狭窄 99%），由于冠脉病变支数多，狭窄程度重，病变复杂，行 CABG。大隐静脉与第一钝缘支、对角支序贯吻合，乳内动脉与前降支吻合，术后 ST 段压低的导联是前间壁及前壁，T 波倒置也是出现在前间壁及前壁。V₅ 导联 ST 段压低的程度减轻，V₆ 导联回至基线，aVR 导联 ST 段回至基线。就本例而言，CABG 术后就发生的前间壁及前壁导联 ST-T 改变是否为新发生的急性非 ST 段心肌梗死，尚不明确。

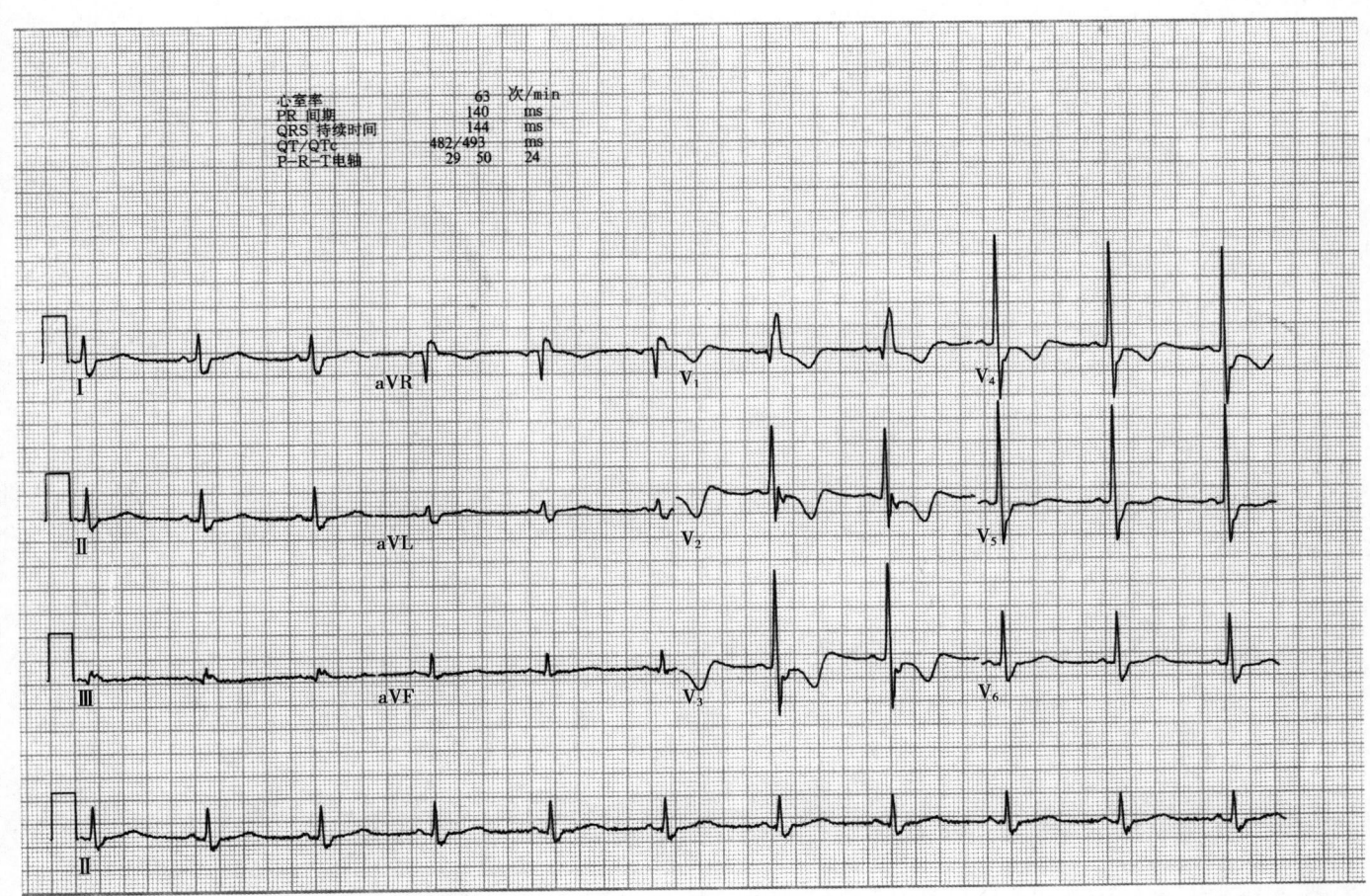

图 2 CABG 术后 10 天：窦性心律，心率 63 次 /min，PR 间期 140ms，QRS 波群时限 144ms，QRS 电轴 50°，QT/QTc 间期 482/493ms。与图 1 比较，ST 段：aVR 导联回落至基线，V₁~V₃ 导联压低 0.10~0.20mV，V₄~V₆ 导联压低 0.05~0.10mV。T 波：V₁~V₄ 导联倒置，V₅ 导联低平。

诊断： 窦性心律，完全性右束支传导阻滞，ST 段压低及 T 波倒置（前间壁、前壁），QTc 间期延长。

第27例 急性侧壁心肌梗死伴室性心动过速PCI术后消失

【临床资料】

男性，50岁，因"间断胸部不适3周，再发伴心悸4天"入院。查体：血压91/70mmHg，身高75kg，BMI 25.9kg/m²。超声心动图显示左心房扩大，节段性室壁运动障碍（侧壁），二尖瓣轻度反流，三尖瓣中度反流，肺动脉瓣轻度反流，肺动脉中度高压，左室整体功能减低。冠脉造影显示第一对角支狭窄90%，PCI术后；回旋支近段闭塞，PCI术后；右室后支中段狭窄90%，PCI术后。

临床诊断： 冠状动脉粥样硬化性心脏病，急性侧壁心肌梗死，冠状动脉支架植入术后，阵发性室性心动过速，肺动脉中度高压。

【心电图分析】

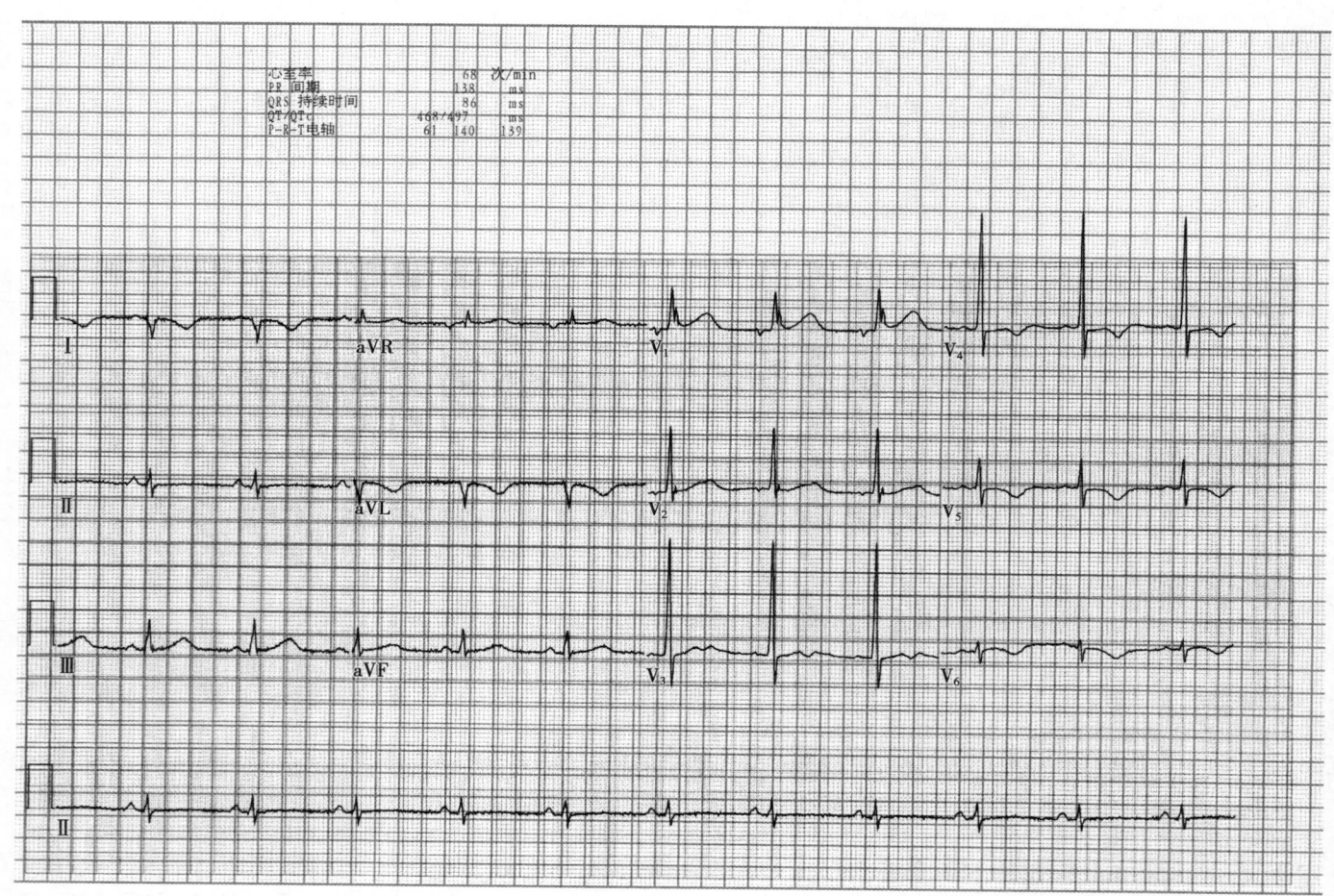

图1 入院第1天：窦性心律，心率68次/min，PR间期138ms，QRS波群时限86ms，QT/QTc间期468/497ms，QRS电轴140°。Ⅰ、aVL导联呈QS型，V₁导联呈RR′型，V₆导联呈rS型，提示侧壁心肌梗死。T波：Ⅰ、aVL、V₄～V₆导联倒置，Ⅱ导联平坦，V₃导联低平切迹。

诊断： 窦性心律，急性侧壁心肌梗死演变期，QTc间期延长。

【点评】

1. 急性侧壁心肌梗死演变期心电图，患者因"胸部不适 3 个月，再发伴心悸 4 天"入院。这提示心肌梗死至少是 4 天前发生的，再长是 3 周前。心电图描记于 PCI 术前。冠脉造影显示回旋支近段闭塞，狭窄程度 100%，超声心动图显示节段性室壁运动障碍的部位是侧壁，与 I、aVL、V₆ 导联的部位相符合。V₆ 导联 QRS 波群低电压，又呈 rS 型，该部位也有不同程度的心肌梗死。V₁ 导联呈 RR′ 型，伴 ST 段抬高，不除外后壁心肌梗死。梗死部位的 I、aVL、V₆ (V₅) 导联 T 波倒置，心肌梗死进入演变期。患者急性心肌梗死发病症状不典型，在临床上容易被漏诊。

2. 室性心动过速，心室率 1 742 次 /min，QRS 波群形态类似于右束支传导阻滞伴 QRS 电轴显著右偏，以及 V₂、V₃ 导联 QRS 波群振幅异常增大，与窦性心律的 QRS 波群形态不同，诊断为左心室起源的室性心动过速。在 ST 段上有 P⁻ 波，考虑为室性心动过速逆行心房传导的 P⁻ 波。室性心动过速的频率不是很快，持续时间不长，可自行终止，患者仅有心悸症状，未发生明显的血流动力学改变。因发生急性心肌梗死演变期，次日临床医师对严重的冠脉病变血管进行 PCI，缺血区心肌供血得到了改善，加上应用抗室性快速心律失常的药物，未再发生室性心动过速。上述提示反复发作的室性心动过速，为缺血性室性心动过速。

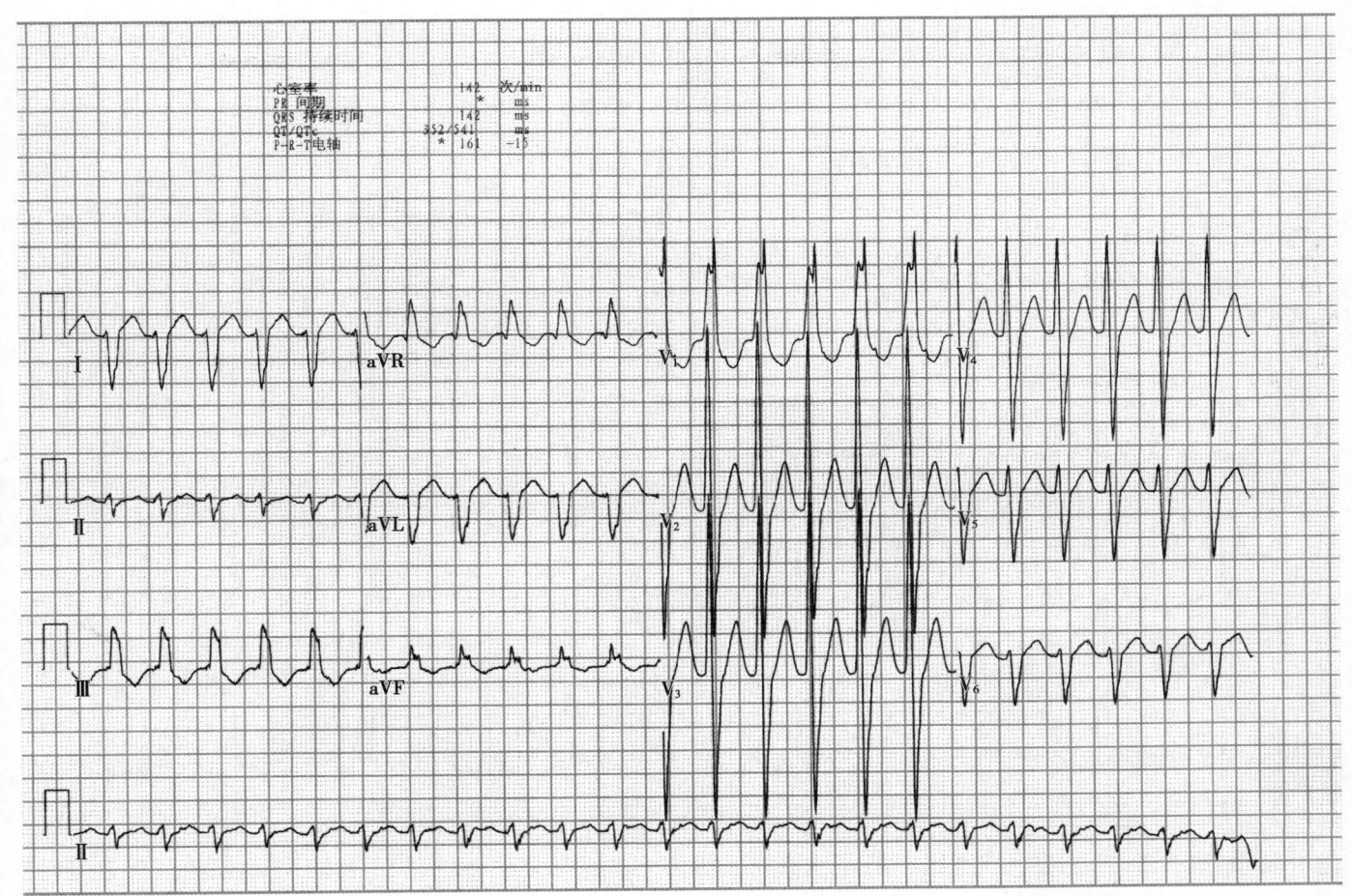

图 2　入院第 3 天，阵发性心悸时：宽 QRS 心动过速，心率 142 次 /min，QRS 波群时限 142ms，QRS 电轴 161°，V₁ 导联呈 RR′ 型，R + S$_{V_2}$ = 6.2mV，R + S$_{V_3}$ = 7.0mV，V₅、V₆ 导联呈 rS 型，室性心动过速。　　**诊断:** 室性心动过速。

第28例 | 急性非ST段抬高型心肌梗死

【临床资料】

男性,45岁,因"发作性心前区疼痛半年,加重10天"入院。半年前因胸痛入院行冠脉造影,显示前降支狭窄99%,第一对角支闭塞;右冠脉远段闭塞。血生化检查显示 CK 444.5U/L,CK-MB 定量测定 33.9ng/ml,肌红蛋白定量 141.8ng/ml。入院第2天发生心室颤动,200J 电除颤成功,转复窦性心律。

临床诊断: 冠状动脉粥样硬化性心脏病,急性非ST段抬高型心肌梗死,冠状动脉支架植入术后,心室颤动,心肺复苏术后。

【心电图分析】

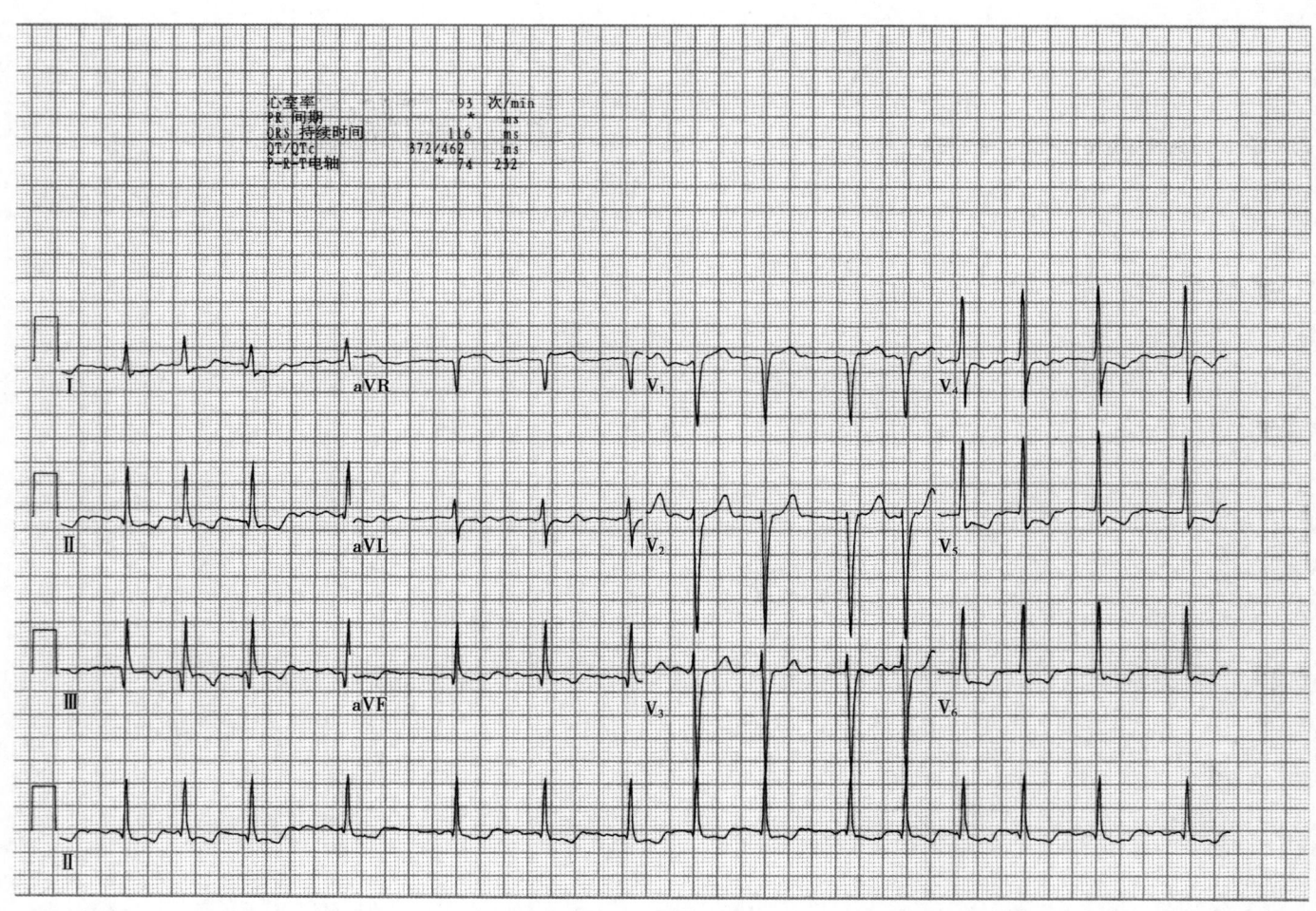

图1 入院第2天:P 波消失,代之以 f 波,心房颤动。RR 间期不规则,平均心室率93次/min,QRS 波群时限116ms,QRS 电轴74°,QT/QTc 间期372/462ms,V₁导联呈 QS 型。ST 段:Ⅰ、Ⅱ、Ⅲ、aVF、V₄~V₆ 导联压低 0.05~0.225mV。T 波:Ⅱ、Ⅲ、aVF、V₄~V₆ 导联倒置。Ⅲ、aVF 导联呈 qR 型。

诊断: 心房颤动,ST 段压低,T 波倒置,下壁心肌梗死。

【点评】

患者因急性心肌梗死入院。冠脉造影显示前降支次全闭塞，第一对角支闭塞，右冠状动脉中远段闭塞，一系列心电图表现为下壁导联出现异常 q 波，前壁及侧壁导联 ST 段压低、T 波倒置，临床诊断为非 ST 段抬高型心肌梗死。发病第 3 天以后，ST 段压低的程度明显减轻。V₅、V₆ 导联 T 波转为直立，V₃、V₄ 导联 T 波倒置，患者病情稳定。

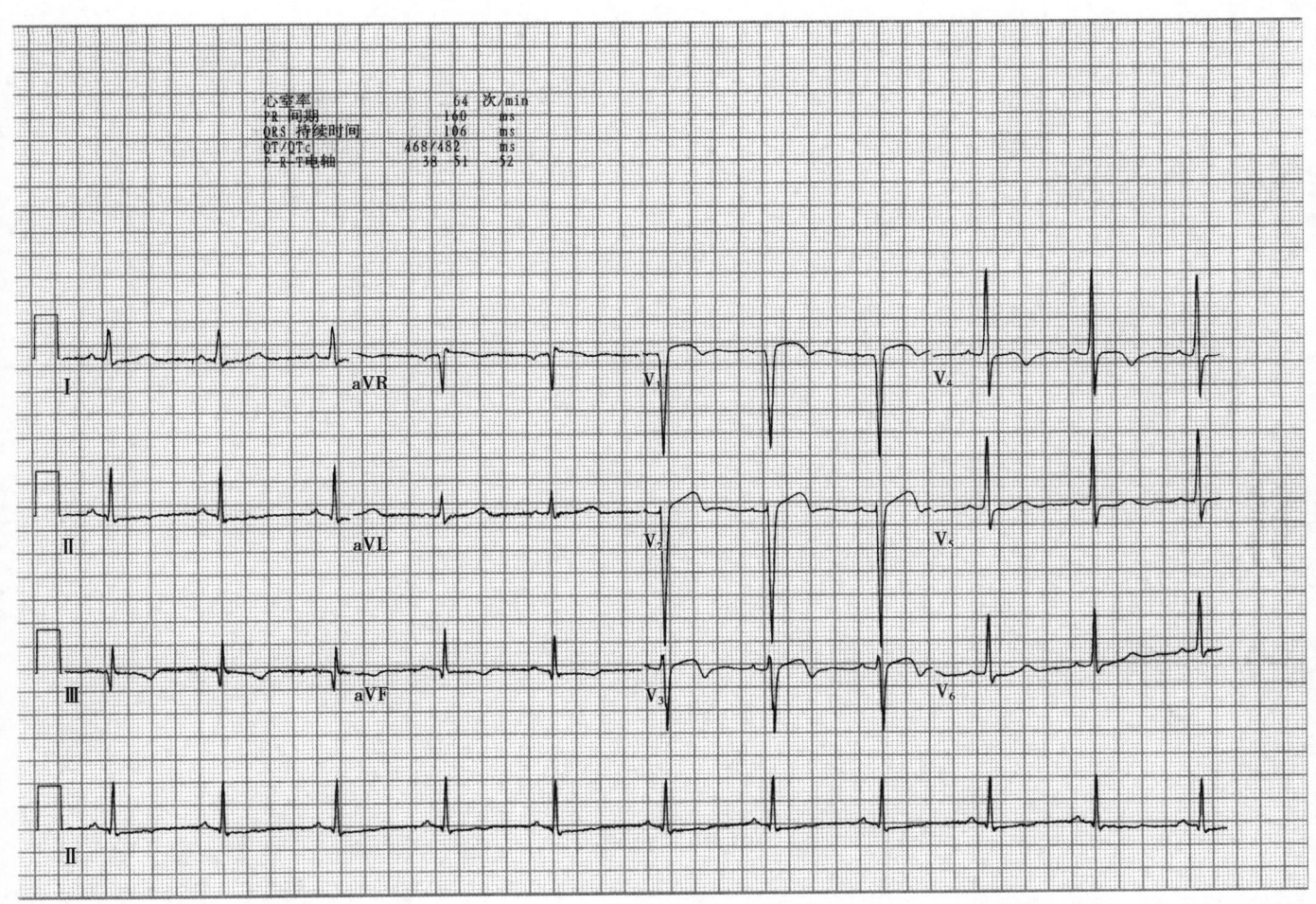

图 2　入院第 4 天：转复窦性心律，心率 64 次 /min，PR 间期 160ms，QRS 波群时限 106ms，QRS 电轴 51°，QT/QTc 间期 468/482ms。ST 段：Ⅰ、Ⅱ、aVF、V₅、V₆ 导联压低 0.05mV。T 波：Ⅱ导联平坦，Ⅲ、aVF、V₃、V₄ 导联倒置。

诊断：窦性心律，下壁心肌梗死，T 波倒置，QTc 间期延长。

第29例 | 左主干病变致急性心肌缺血和急性前间壁心肌梗死

【临床资料】

男性，54岁，因"发作性胸痛6天"入院。6天前无明显诱因发生胸痛，近2天症状加重，为进一步诊治入院。既往高血压病史1年，最高血压180/100mmHg。查体：身高165cm，体重55kg，BMI 20.2kg/m²。血生化检查显示肌钙蛋白T 2.09ng/ml，CK 409.8U/L，乳酸脱氢酶327.8U/L，CK-MB定量测定16.72ng/ml，钙2.06mmol/L，钾3.5mmol/L。超声心动图显示节段性室壁运动障碍（室间隔心尖部）。冠脉造影显示左主干开口处狭窄95%，植入支架1枚，右冠状动脉中段边缘不规则。

临床诊断： 冠状动脉粥样硬化性心脏病，NSTEMI，心功能Ⅰ级，高血压3级（极高危），高脂血症。

图1 冠脉PCI术前一天：窦性心律，心率86次/min，V₁、V₂导联呈QS型，V₃导联r波递增不良。ST段：Ⅱ、Ⅲ、aVF、V₄～V₆导联上斜型压低0.10～0.15mV。T波：V₄导联倒置，V₃导联双向。

诊断： 窦性心律，急性前间壁心肌梗死，ST段压低（下壁及前侧壁），T波倒置及双向（前壁）。

【动态心电图分析】

当前心率: 86次/min

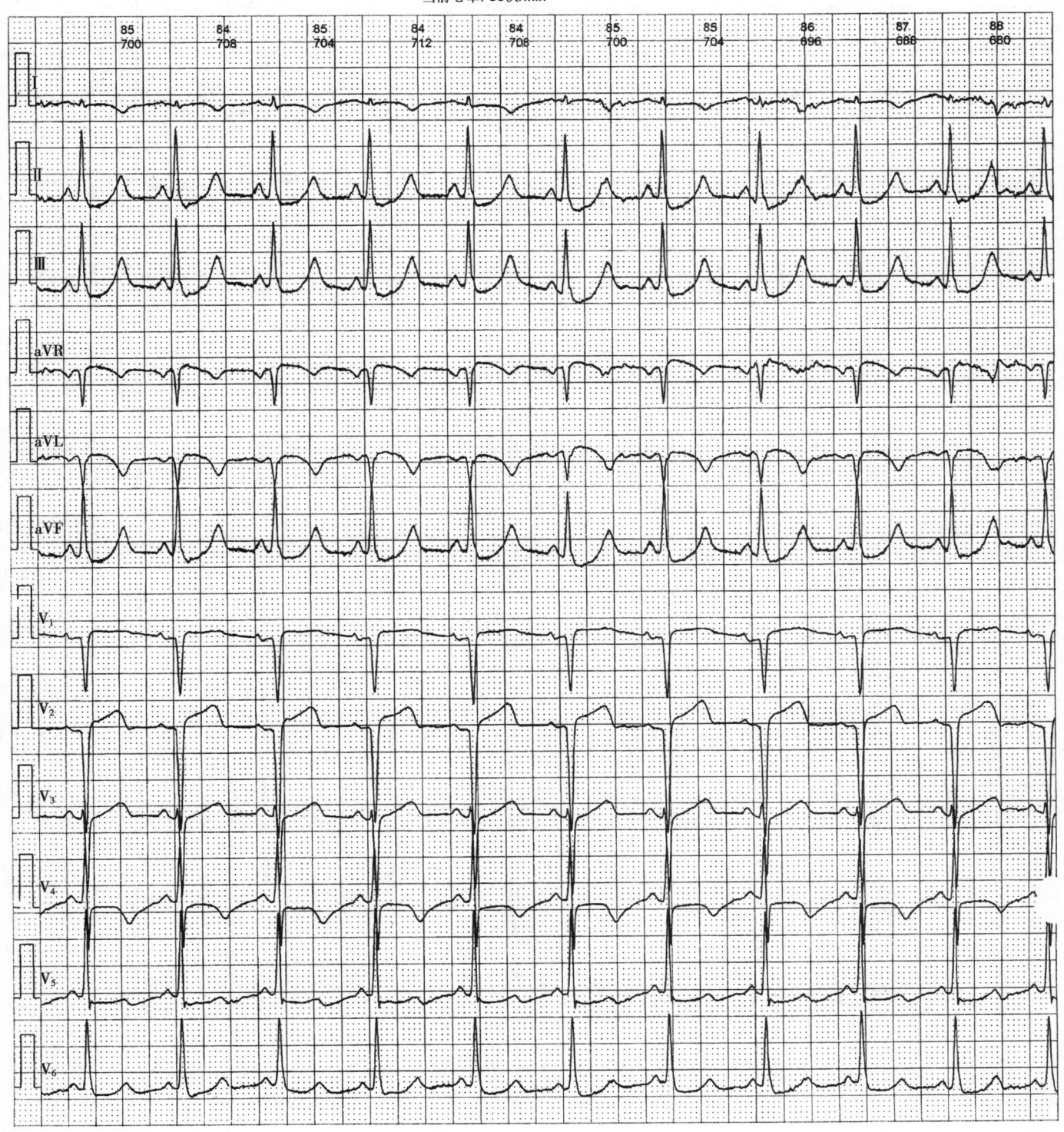

左主干病变致急性心肌缺血和急性前间壁心肌梗死

当前心率：67次/min

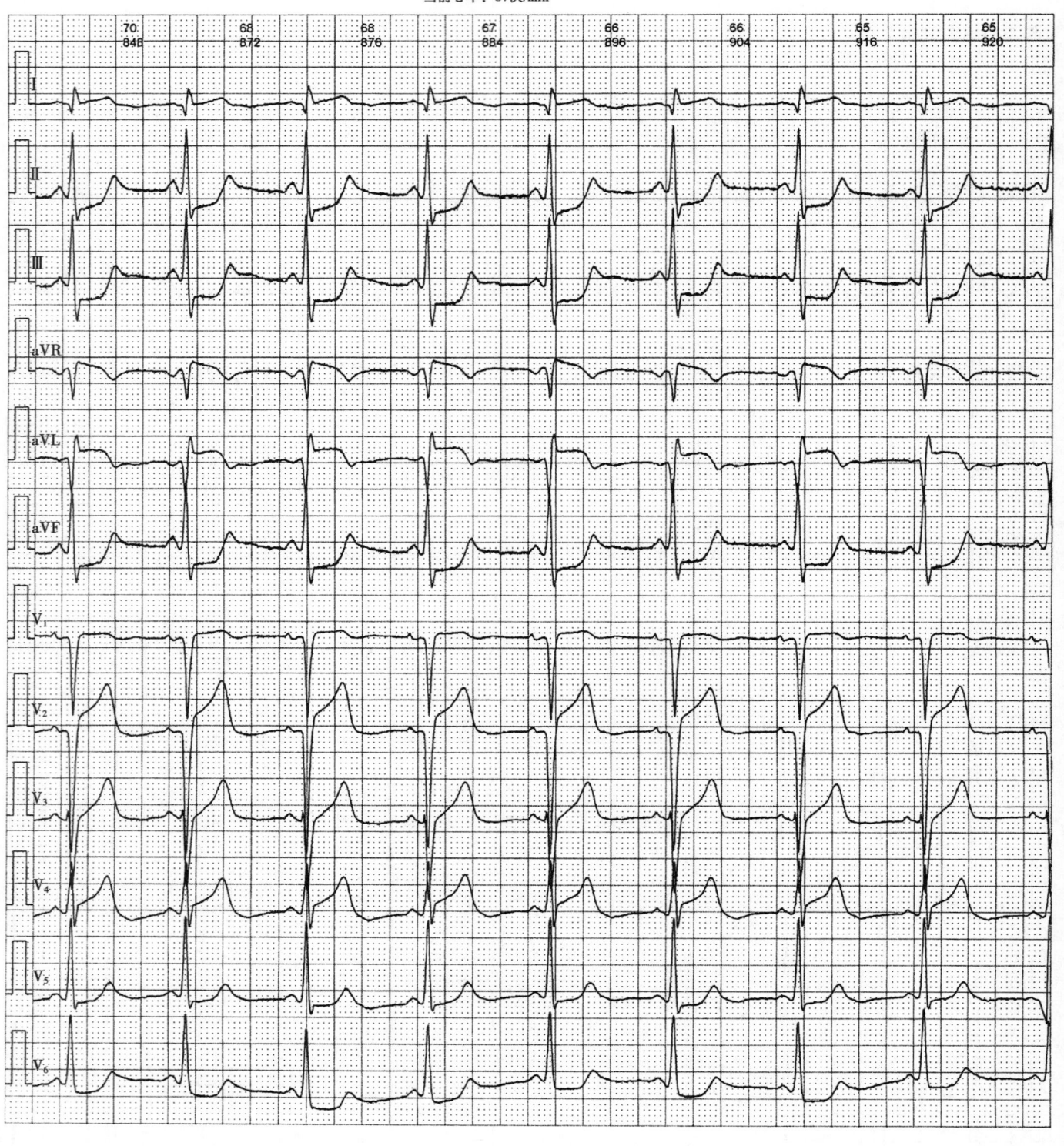

图 2 胸痛发作时：窦性心律，心率 67 次 /min，V$_1$、V$_2$ 导联呈 QS 型，V$_3$ 导联 r 波递增不良。ST 段：Ⅱ、Ⅲ、aVF、V$_5$、V$_6$ 导联重度压低至 0.20～0.40mV，Ⅰ、aVR、aVL、V$_1$、V$_2$ 导联抬高 0.10～0.225mV。T 波：V$_2$、V$_3$ 导联增高，V$_3$ 导联倒置转直立，V$_4$ 导联双向转直立，ST-T 改变持续约 15min 恢复原状。

诊断：窦性心律，急性前间壁心肌梗死，急性缺血型 ST-T 改变。

【点评】

1. 急性前间壁心肌梗死　心电图表现为 V$_1$、V$_2$ 导联 QS 波，V$_3$ 导联 r 波递增不良，已是胸痛第 6 天，心肌酶增高，室间隔心尖段运动障碍，左主干严重病变，开口处狭窄 95%，结合临床提示急性前间壁心肌梗死。

2. 心绞痛发作　Ⅰ、aVR、aVL、V$_2$～V$_4$ 导联 ST 段抬高，Ⅱ、Ⅲ、aVF、V$_5$、V$_6$ 导联 ST 段重度压低；冠脉造影显示左主干开口处狭窄 95%；心电图显示前壁 ST 段抬高，下壁及侧壁 ST 段重度压低，是大面积心肌缺血损伤的表现。临床及时给予扩张冠脉、抗凝、PCI，避免了更大范围的心肌梗死（左主干闭塞、次全闭塞严重狭窄死亡率高），挽救了患者的生命。出院时，患者病情稳定，一般情况良好。

第30例 | 急性非ST段抬高型心肌梗死致心脏电机械分离

【临床资料】

男性，83岁，因"头部外伤1天，瞌睡8h"入院。1天前约下午4:00，感到全身无力摔倒在地，致左侧额面部受伤，未诊治。今日上午9:00左右，家人发现患者出现瞌睡症状。急诊头颅CT未见明显异常。心电图显示ST段压低。血生化检查显示肌钙蛋白T 2.09ng/ml，CK 529.5U/L，CK-MB定量测定 34.17ng/ml，肌红蛋白定量 691.2ng/ml，脑利钠肽前体4 938.0pg/ml。超声心动图显示节段性室壁运动障碍（室间隔中间段、前壁心尖段、心尖段），二尖瓣、三尖瓣中度反流，EF 40%。

【心电图分析】

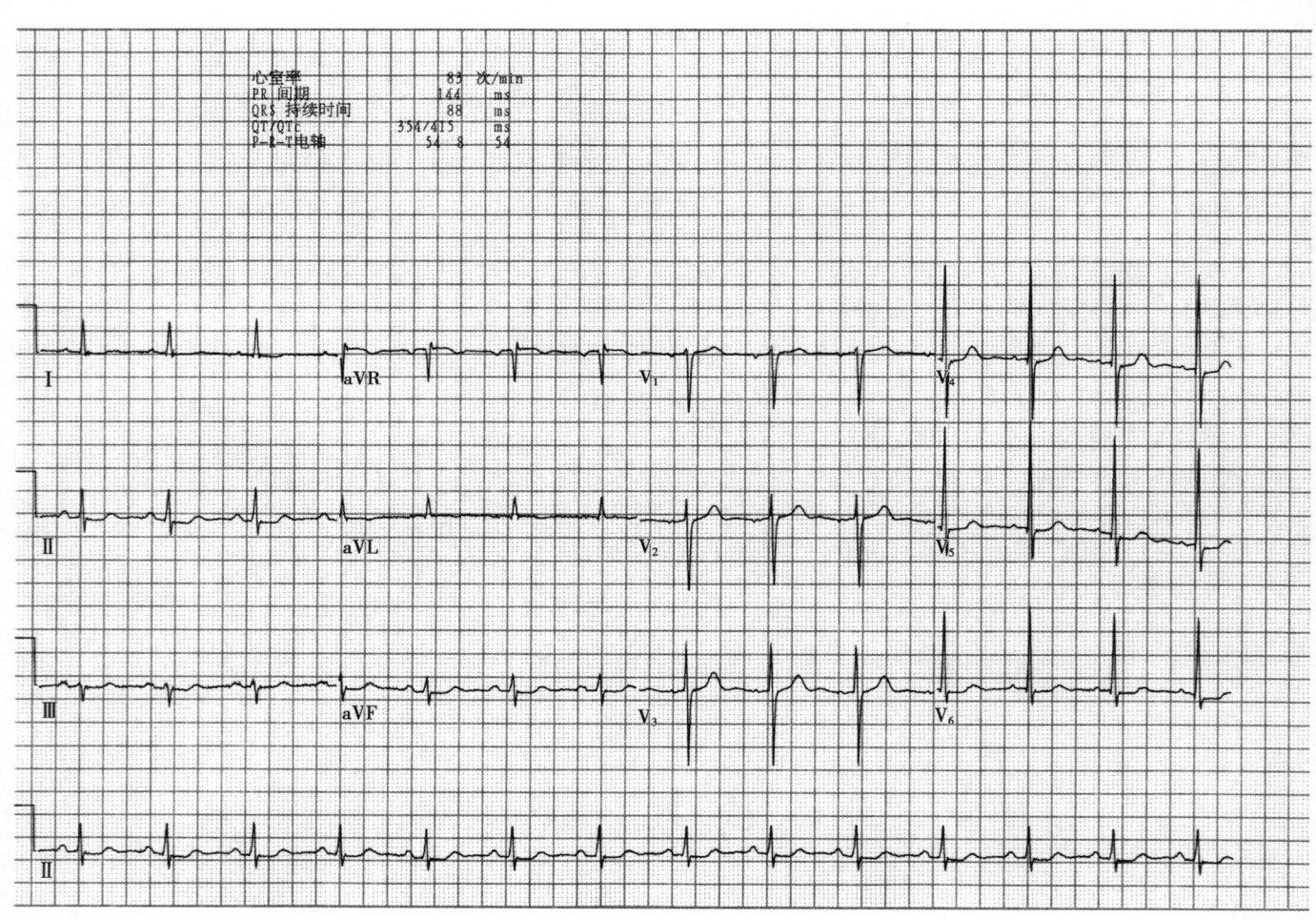

图1 82岁心电图：窦性心律，心率83次/min，PR间期144ms，QRS波群时限88ms，QRS电轴8°，QT/QTc间期354/415ms。ST段：II、III、aVF、V₄~V₆导联压低0.05~0.10mV。T波：I导联平坦，aVL导联倒置浅，V₆导联低平。

诊断：窦性心律，ST段轻度压低，T波改变（侧壁）。

死亡诊断: 急性非 ST 段抬高型心肌梗死。

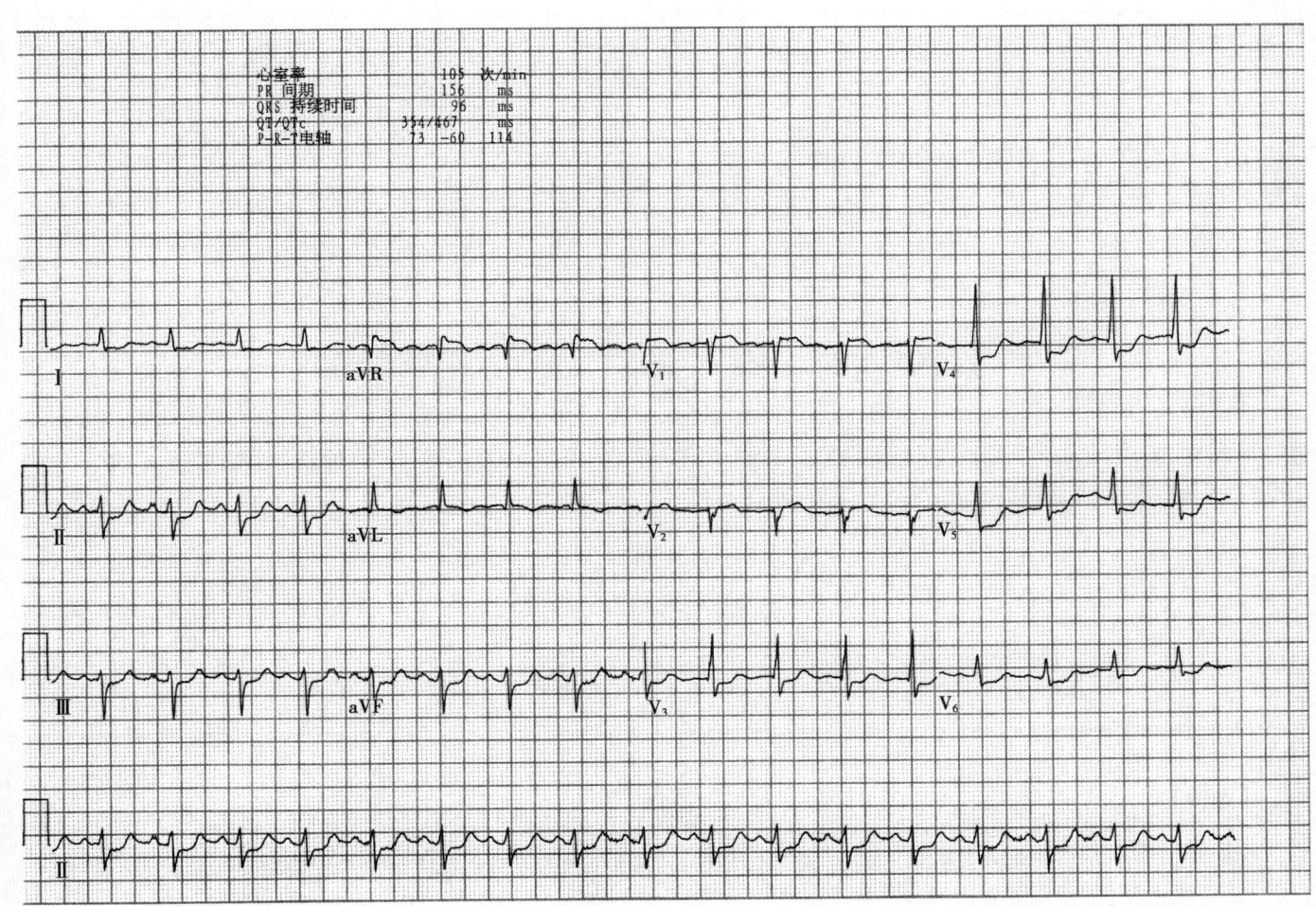

心室率 105 次/min
PR 间期 156 ms
QRS 持续时间 96 ms
QT/QTc 354/467 ms
P-R-T电轴 73 -60 114

图 2 发病第 2 天心电图: 窦性心动过速, 心率 105 次/min, PR 间期 156ms, QRS 波群时限 96ms, QRS 电轴 -60°, 左前分支传导阻滞。ST 段: Ⅰ、Ⅱ、Ⅲ、V₂~V₆ 导联压低 0.10~0.25mV, aVR、V₁ 导联抬高 0.10~0.175mV。V₂ 导联 r 波递增不良。T 波: Ⅰ 导联平坦, aVL 导联倒置, V₅、V₆ 导联低平, QT/QTc 间期 354/467ms。

诊断: 窦性心动过速, 左前分支传导阻滞, ST 段重度压低(下壁、前壁及前侧壁), T 波改变。

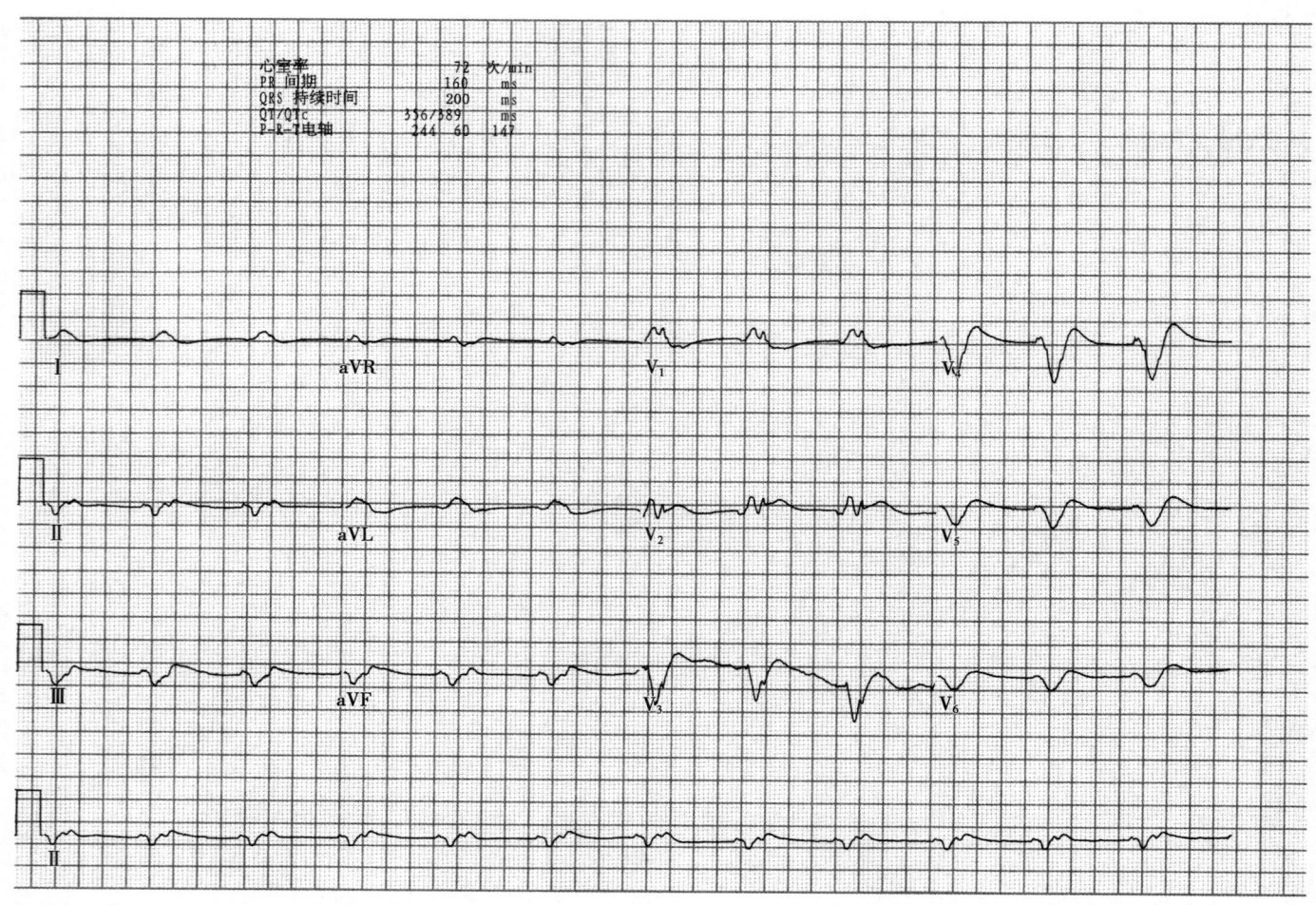

心室率　　　　　　　　　72　次/min
PR 间期　　　　　　　　160　ms
QRS 持续时间　　　　　200　ms
QT/QTc　　　　336/389　ms
P-R-T电轴　　244 6D 147

图 3　抢救过程中心电图：宽 QRS 波群节律，心率 72 次/min，QRS 波群时限　　　　**诊断：**加速性室性心律。
200ms，P 波位于 QRS 波群终末及 ST 段开始处。

【点评】

患者因"头部外伤 1 天，瞌睡 8h"入院，头颅 CT 未见异常。心电图显示下壁、前壁及前侧壁 ST 段重度压低，aVR、
V₁ 导联抬高，提示前降支近段或左主干病变，心肌酶升高，诊断为急性非 ST 段抬高型心肌梗死。可能是心源性晕

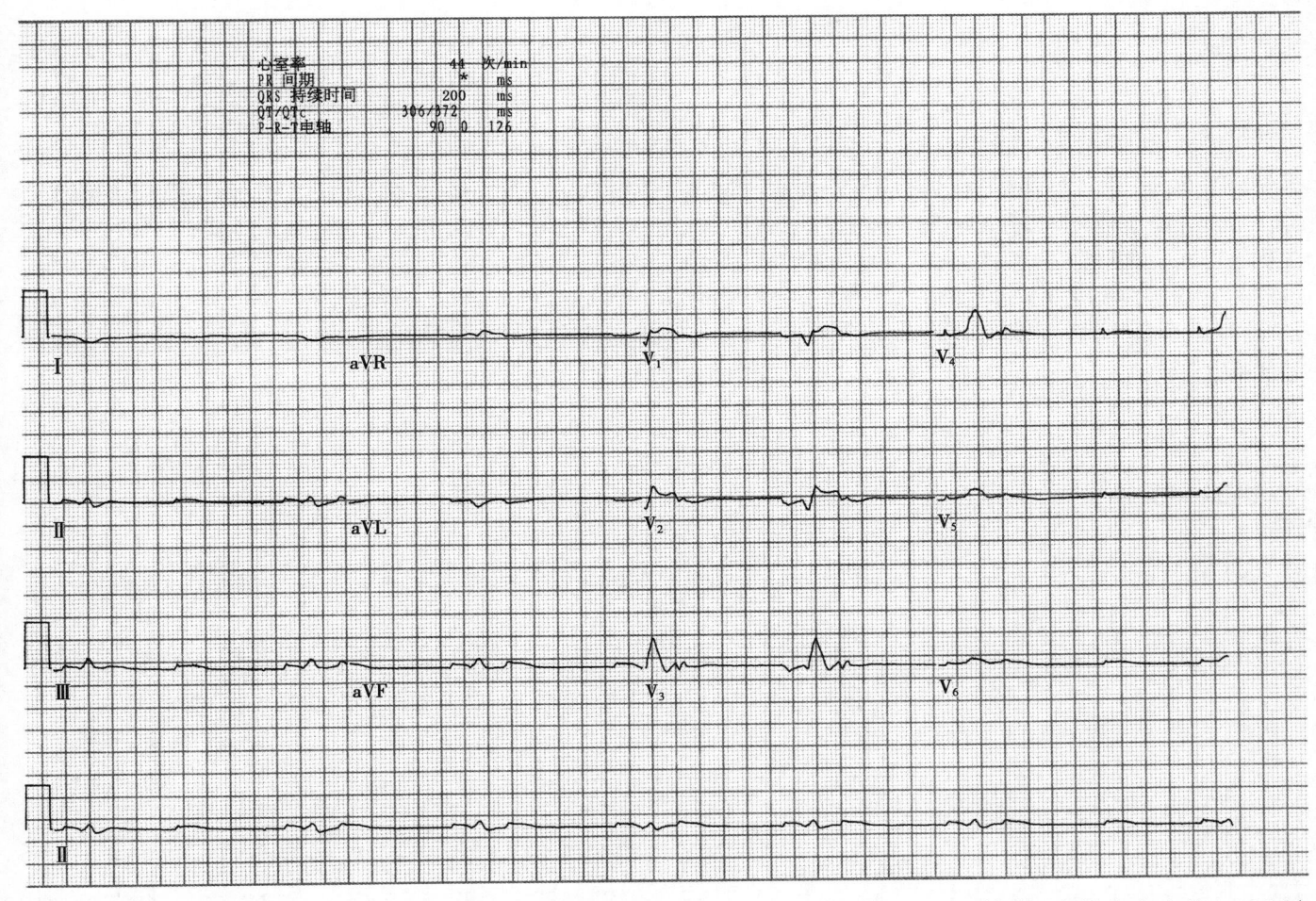

图 4 呼吸和心搏骤停时心电图：QRS 波群节律，心室率 44 次 /min，QRS 波群时限 200ms，此时听诊发现心音消失，大动脉搏动消失，测不出血压，呼吸停止。

诊断： 室性自主心律，QRS 波群低电压，心脏电机械分离。

厥致头部外伤，瞌睡不醒。1 年前患者行颈动脉支架植入术。1 个月前发现前列腺癌骨转移。患者多器官功能衰竭，大面积心肌损伤（内膜下心肌），心功能不全，经抢救无效死亡。

急性非 ST 段抬高型心肌梗死致心脏电机械分离

第 31 例 | 急性广泛前壁 ST 段抬高型心肌梗死伴下壁 ST 段压低

【临床资料】

男性，85 岁，因"发作性胸痛 3h"急诊入院。患者 3h 前睡眠中突发心前区疼痛、憋喘、大汗，持续不缓解。心电图提示 ST 段抬高型心肌梗死。既往高血压病史 10 年。查体：血压 94/52mmHg，身高 170cm，体重 80kg，BMI 27.7kg/m²。血生化检查显示肌钙蛋白 T 15.00ng/ml，谷丙转氨酶 71.4U/L，谷草转氨酶 299U/L，乳酸脱氢酶 1 872U/L，CK 1 732U/L，CK-MB 定量测定 104.5ng/ml，脑利钠肽前体 8 112pg/ml，钾 3.70mmol/L。超声心动图显示左心房扩大，节段性室壁运动障碍（室间隔、前壁、左室心尖段、心尖段），二尖瓣中 - 重度反流，三尖瓣、主动脉瓣及肺动脉瓣中度反流，左室整体功能减低。

【心电图分析】

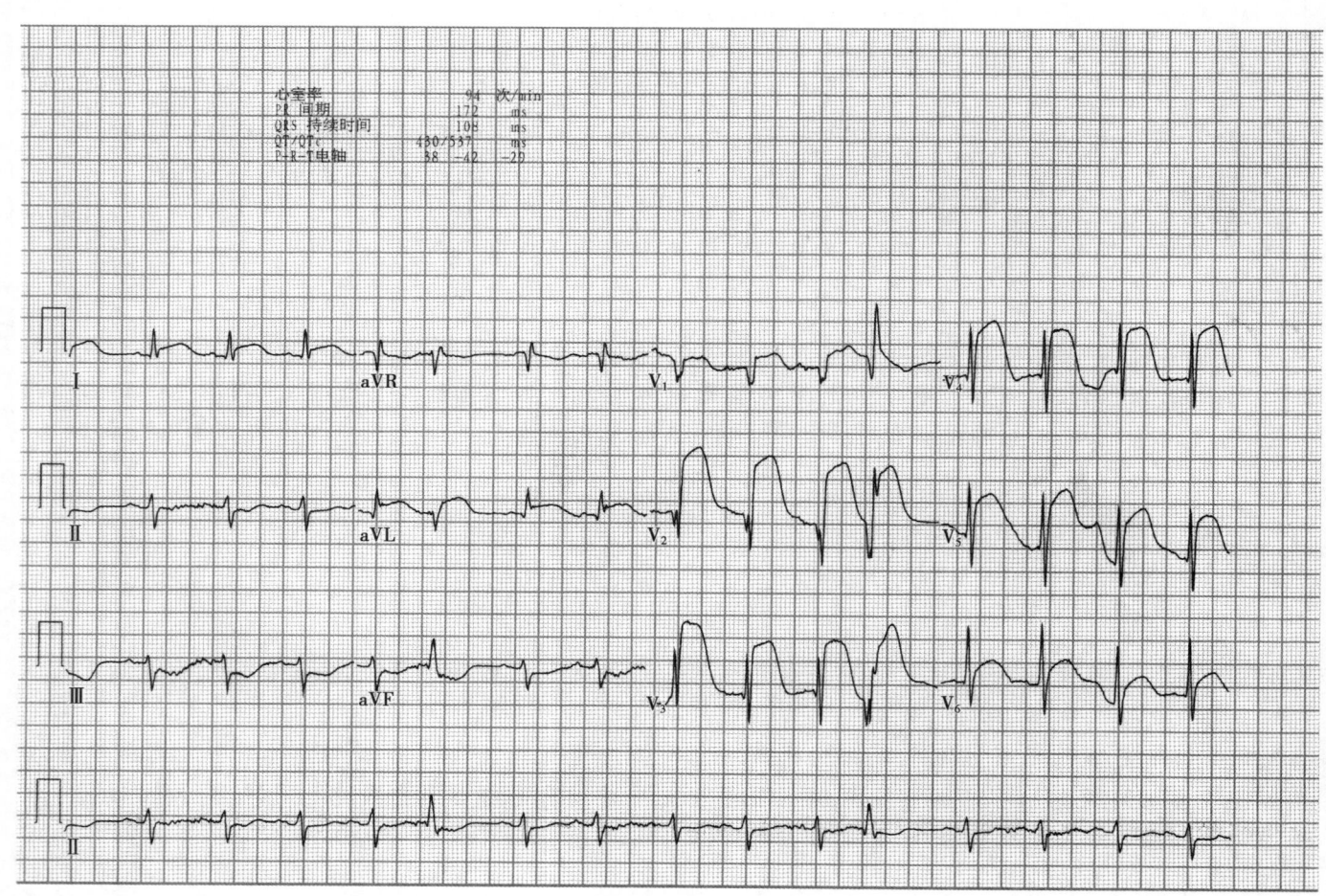

图 1　描记于胸痛 3h：窦性心律，心率 94 次 /min，PR 间期 172ms，QRS 波群时限 108ms，QT/QTc 间期 430/537ms，QRS 电轴 −42°。V₁、V₂ 导联呈 QS 型，V₃、V₄ 导联呈 qRs 型。ST 段：I、aVL、V₁~V₆ 导联抬高 0.20~1.30mV，II、III、aVF 导联压低 0.05~0.35mV。第 5、11 个 QRS 波群提早出现，室性期前收缩。

诊断：窦性心律，急性 ST 段抬高型心肌梗死（广泛前壁），下壁 ST 段压低，QTc 间期延长，室性期前收缩，电轴左偏。

临床诊断: 冠状动脉粥样硬化性心脏病,急性 ST 段抬高型心肌梗死,心功能不全,高血压 2 期(很高危),贫血、低蛋白血症,呼吸衰竭,肺部感染性休克,呼吸机辅助呼吸,陈旧性脑梗死。

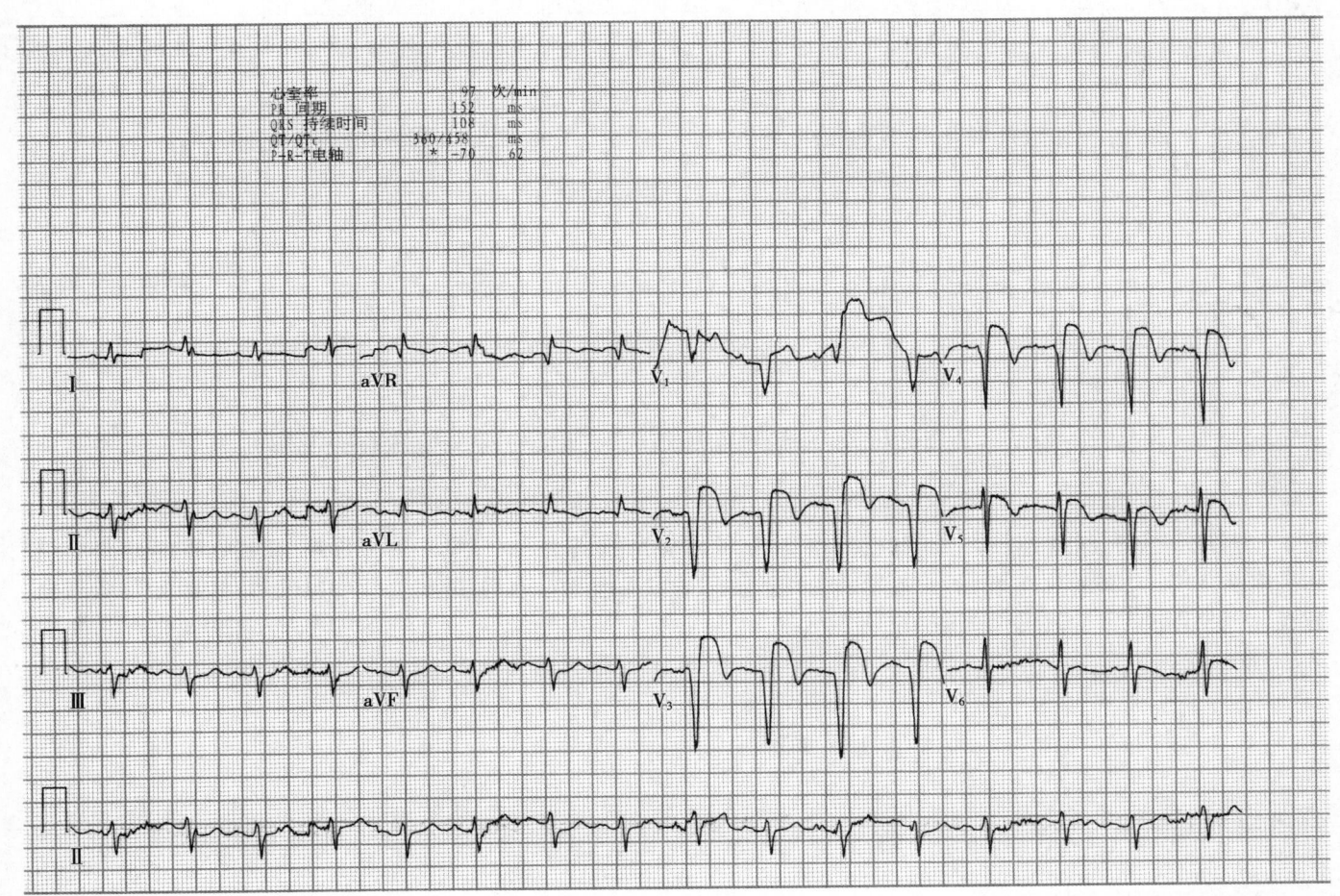

心室率 97 次/min
PR 间期 152 ms
QRS 持续时间 108 ms
QT/QTc 360/458 ms
P-R-T电轴 * -70 62

图 2 发病第 3 天,与图 1 比较:V₁~V₄ 导联呈 QS 型,V₅、V₆ 导联 R 波振幅降低。ST 段:Ⅰ、aVL、V₆ 导联回至基线,V₂ 导联回落大于 50%,V₃、V₄、V₅ 导联明显回落,Ⅱ、Ⅲ、aVF 导联 <0.05mV。T 波:V₁~V₅ 导联转倒置。QT/QTc 间期 360/458ms,QRS 电轴 -70°。

诊断: 窦性心律,急性前间壁、前壁心肌梗死演变期,左前分支传导阻滞。

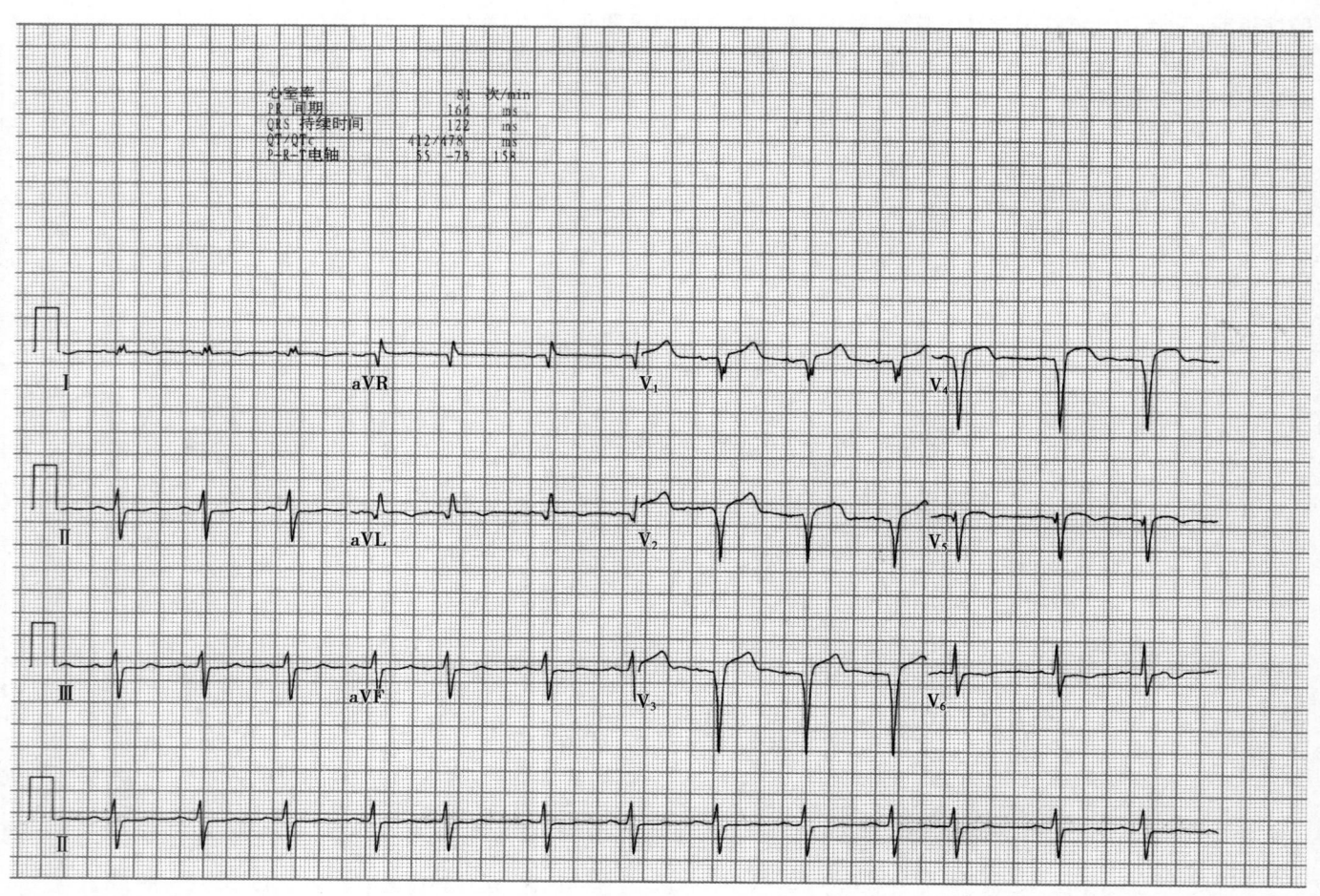

心室率 .... 81 次/min
PR 间期 .... 166 ms
QRS 持续时间 .... 122 ms
QT/QTc .... 412/478 ms
P-R-T 电轴 .... 55 −73 158

图3 发病第19天，与图2比较：V₅ 导联呈 qrS 型，V₂～V₅ 导联 ST 段进一步回落，抬高幅度 0.10～0.30mV。T 波：V₁～V₄ 导联转为直立，Ⅱ导联平坦，V₅、V₆ 导联倒置浅。QRS 电轴 −73°，QT/QTc 间期 412/478ms。

诊断： 窦性心律，前间壁、前壁心肌梗死，T 波改变（前侧壁、侧壁），左前分支传导阻滞。

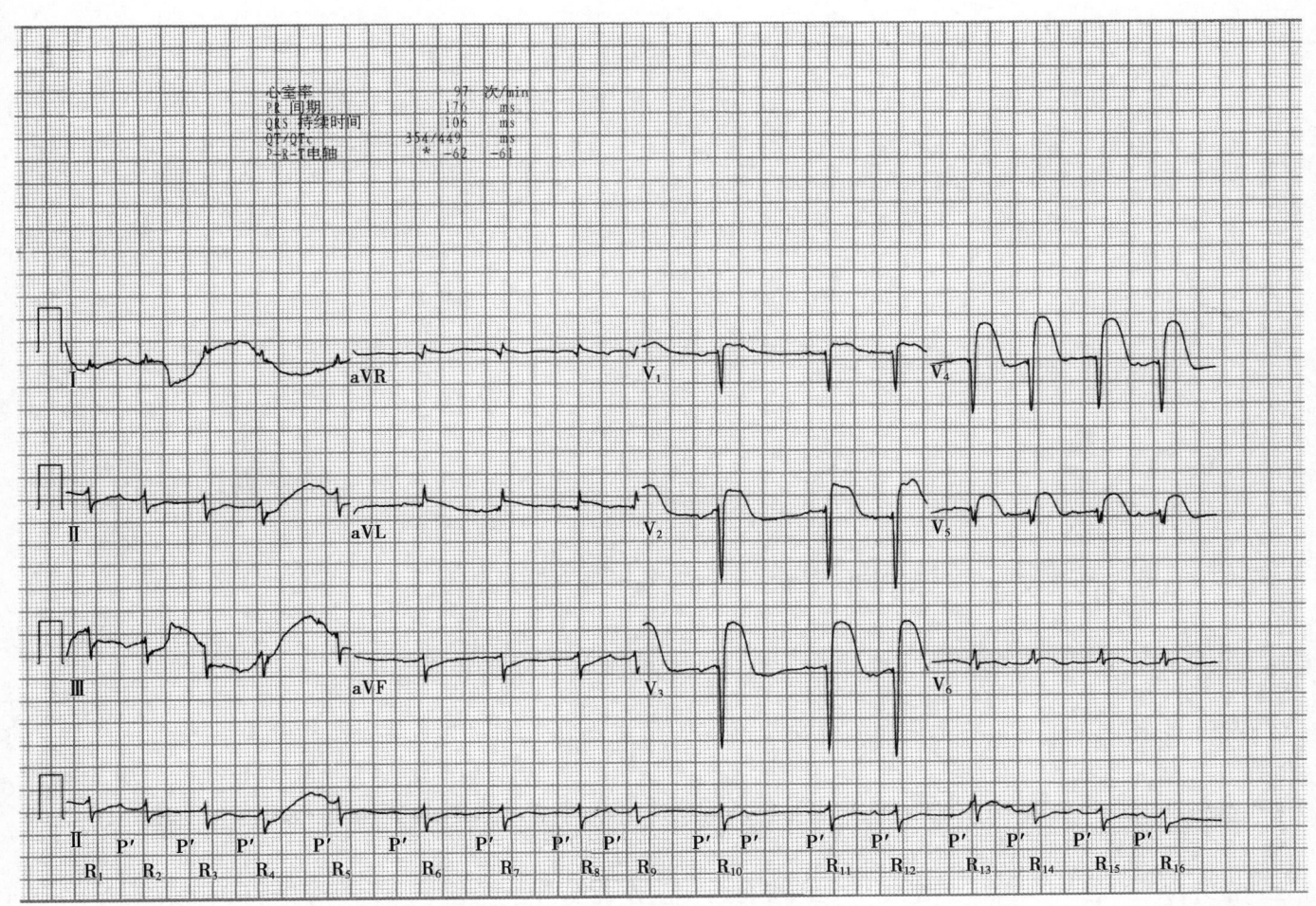

心室率   97   次/min
P-R 间期   176   ms
QRS 持续时间   106   ms
QT/QTc   354/449   ms
P-R-T电轴   *   -62   -61

图 4 心肌梗死第 48 天，胸闷发作时，与图 3 比较：P′波形态有三种以上，P′P′间期不规则，P′波频率约 105 次/min，多源性房性心动过速，房性期前收缩。ST 段：$V_2 \sim V_5$ 导联显著抬高达 0.40~1.0mV，aVL 导联抬高 0.125mV，Ⅱ、Ⅲ、aVF 导联压低 0.20~0.275mV。QRS 电轴 −62°。

诊断： 多源性房性心动过速，房性期前收缩，急性前间壁及前壁心肌梗死部位 ST 段再次显著抬高伴对应下壁导联 ST 段压低，左前分支传导阻滞。

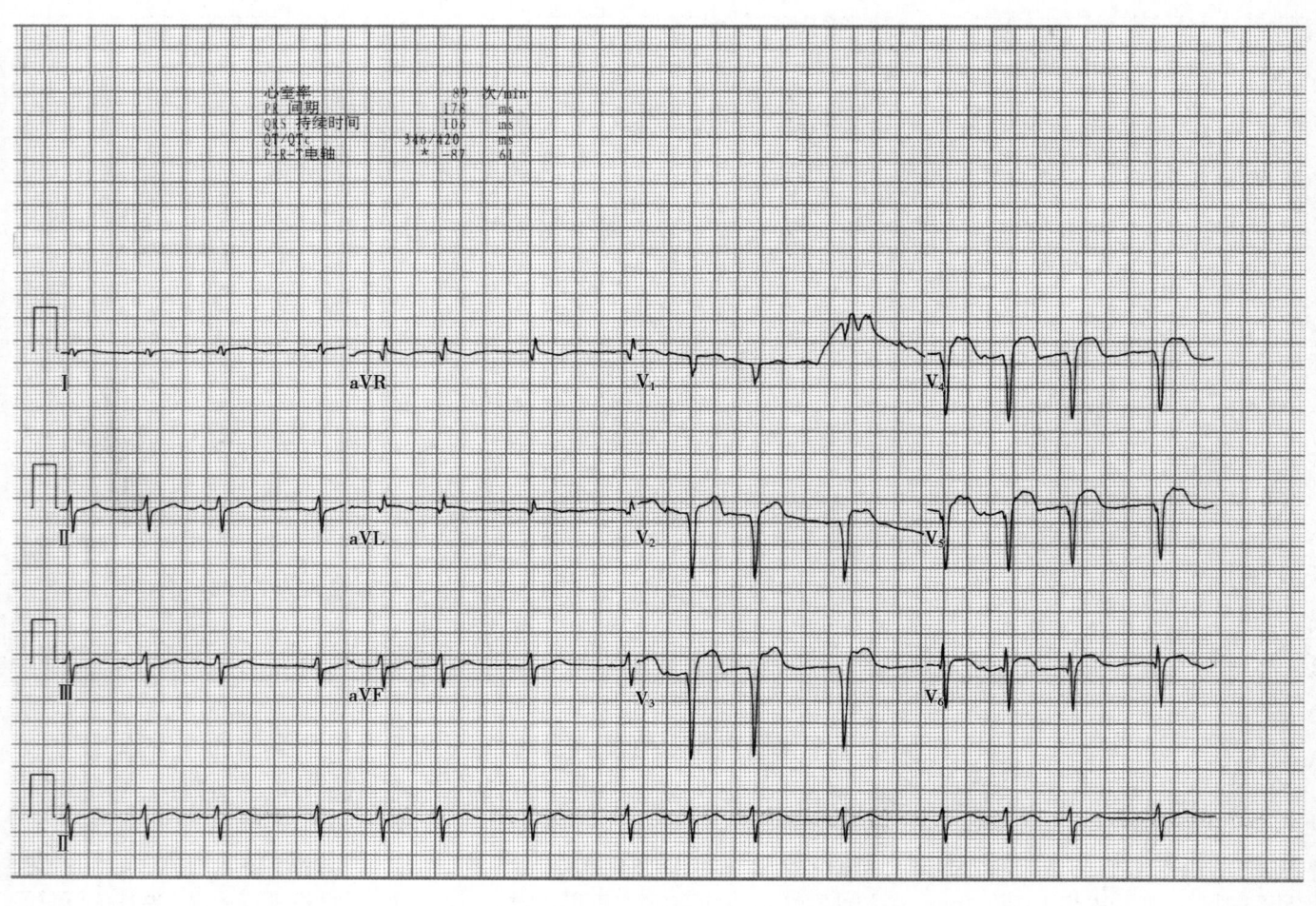

心室率   89   次/min
PR 间期   178 ms
QRS 持续时间   106 ms
QT/QTc   346/420 ms
P-R-T电轴   ★   -87   61

I   aVR   V₁   V₄

II   aVL   V₂   V₅

III   aVF   V₃   V₆

II

图 5 心肌梗死第 52 天，与图 4 比较，ST 段：$V_2 \sim V_4$ 导联回落至 0.20 ~ 0.40mV，Ⅱ、Ⅲ、aVF 导联回至基线。QT/QTc 间期 346/420ms。

诊断： 多源性房性心律，急性前间壁及前壁 ST 段抬高型心肌梗死，左前分支传导阻滞。

【点评】

本例前壁心肌梗死，在住院 52 天内，梗死部位呈 QS 波的 $V_2 \sim V_5$ 导联 ST 段反复显著抬高，一是表明该部位梗死区还有存活的心肌，二是存活的心肌反复发生损伤型抬高，罪犯血管反复闭塞－开放的动态变化。因患者病情危重，未能行冠脉造影，梗死部位 ST 段反复抬高，有可能梗死部位再次发生急性心肌梗死。

发生的多源性房性心动过速，不除外心房肌缺血或心房肌梗死。

前壁 ST 段抬高的心肌梗死伴下壁 ST 段压低，病变血管是前降支。

急性广泛前壁 ST 段抬高型心肌梗死合并间歇性右束支传导阻滞加左前分支传导阻滞

【临床资料】

男性，57 岁，发作性胸闷、恶心、全身无力，心电图显示 ST 段开始压低，以后又急性损伤型抬高，以 "ST 段抬高型心肌梗死" 收入院。心肌酶升高，冠脉造影显示前降支狭窄 90%，第一对角支狭窄 85%，回旋支中段狭窄 60%，远段狭窄 90%，右冠状动脉中段狭窄 50%，后降支狭窄 85%，前降支及后降支 PCI 术后。

【心电图分析】

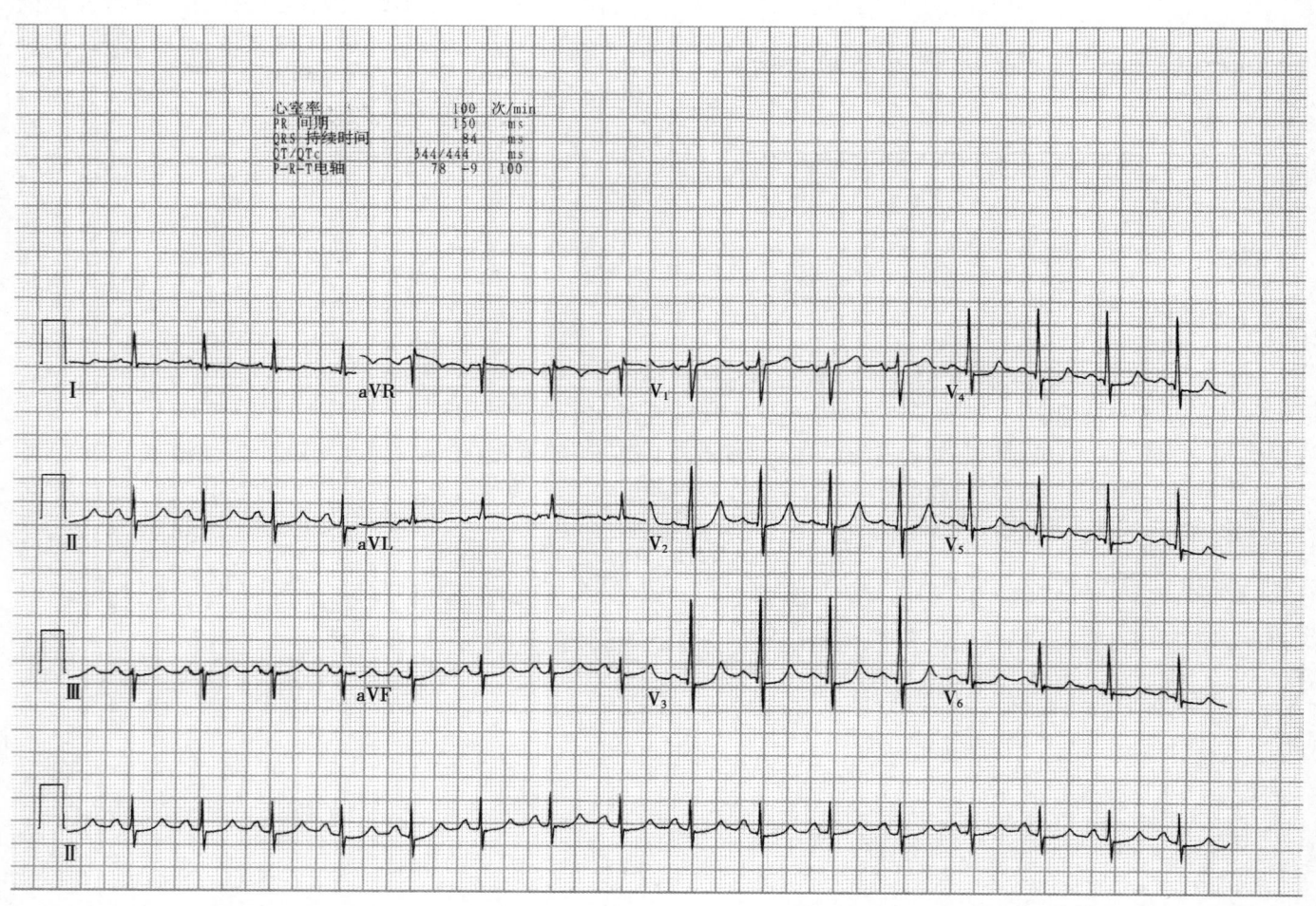

图 1 间断胸闷时描记的心电图：窦性心律，心率 100 次 /min，PR 间期 150ms，QRS 波群时限 84ms，QRS 电轴 −9°，QT/QTc 间期 344/444ms。ST 段：Ⅰ、Ⅱ、Ⅲ、aVF、V₂~V₆ 导联压低 0.05~0.125mV，aVR、V₁ 导联抬高 0.05~0.075mV。

诊断：窦性心律，ST 段广泛压低，aVR、V₁ 导联抬高。心电图报告危急值。

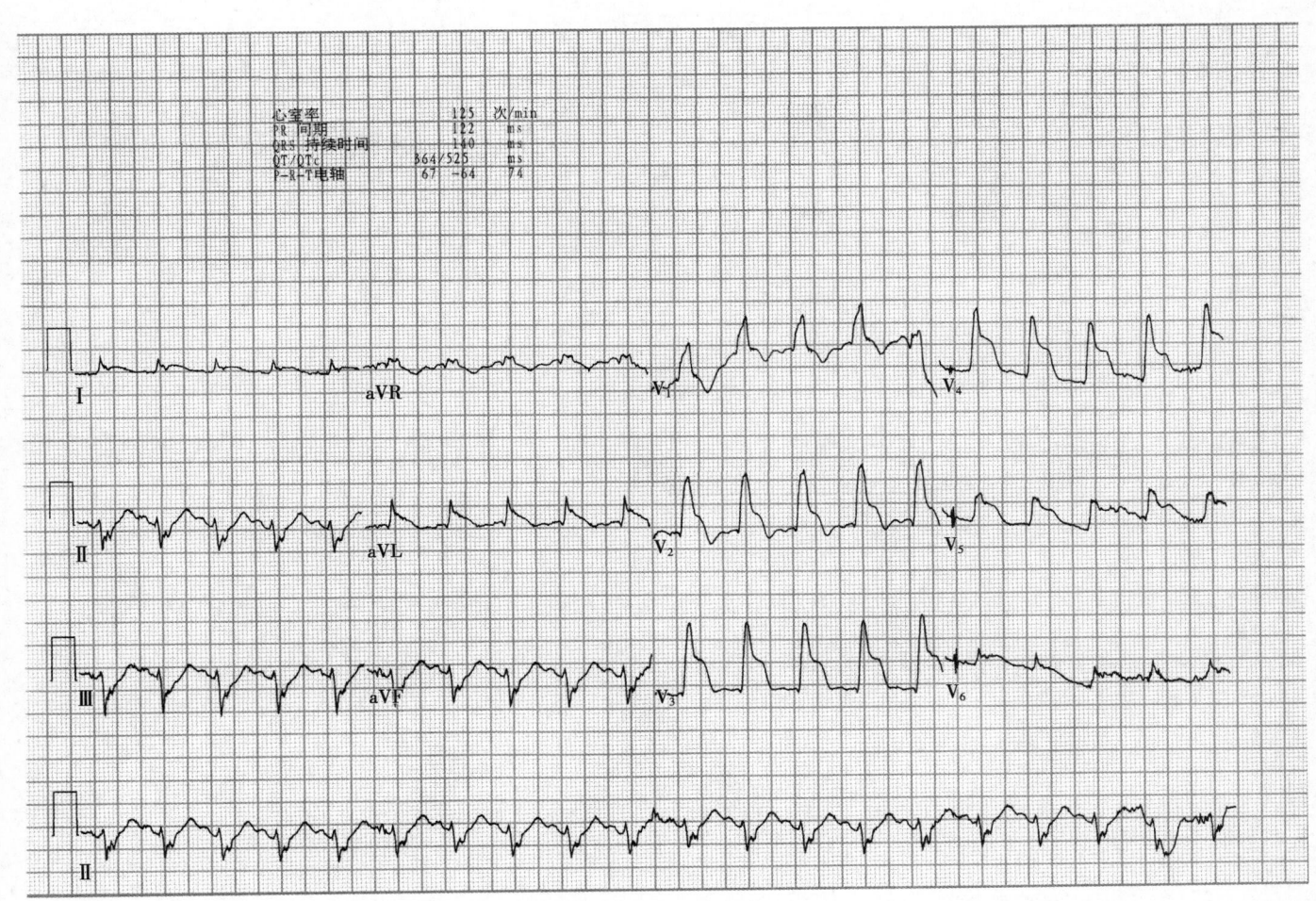

图2 持续性胸闷、乏力9h入院心电图:窦性心动过速,心率125次/min,PR间期122ms,QRS波群时限140ms,V₁~V₃导联呈qR型,完全性右束支传导阻滞。QRS电轴−64°,左前分支传导阻滞。ST段:Ⅰ、aVL、V₂~V₆导联抬高0.10~0.75mV,Ⅱ、Ⅲ、aVF导联上斜型压低0.125~0.40mV。T波:V₁、V₂导联倒置。QT/QTc间期364/525ms。

诊断:窦性心动过速,急性广泛前壁ST段抬高型心肌梗死,下壁ST段上斜型压低,完全性右束支传导阻滞,左前分支传导阻滞,QTc间期延长,心电图报告危急值。

急性广泛前壁ST段抬高型心肌梗死合并间歇性右束支传导阻滞加左前分支传导阻滞

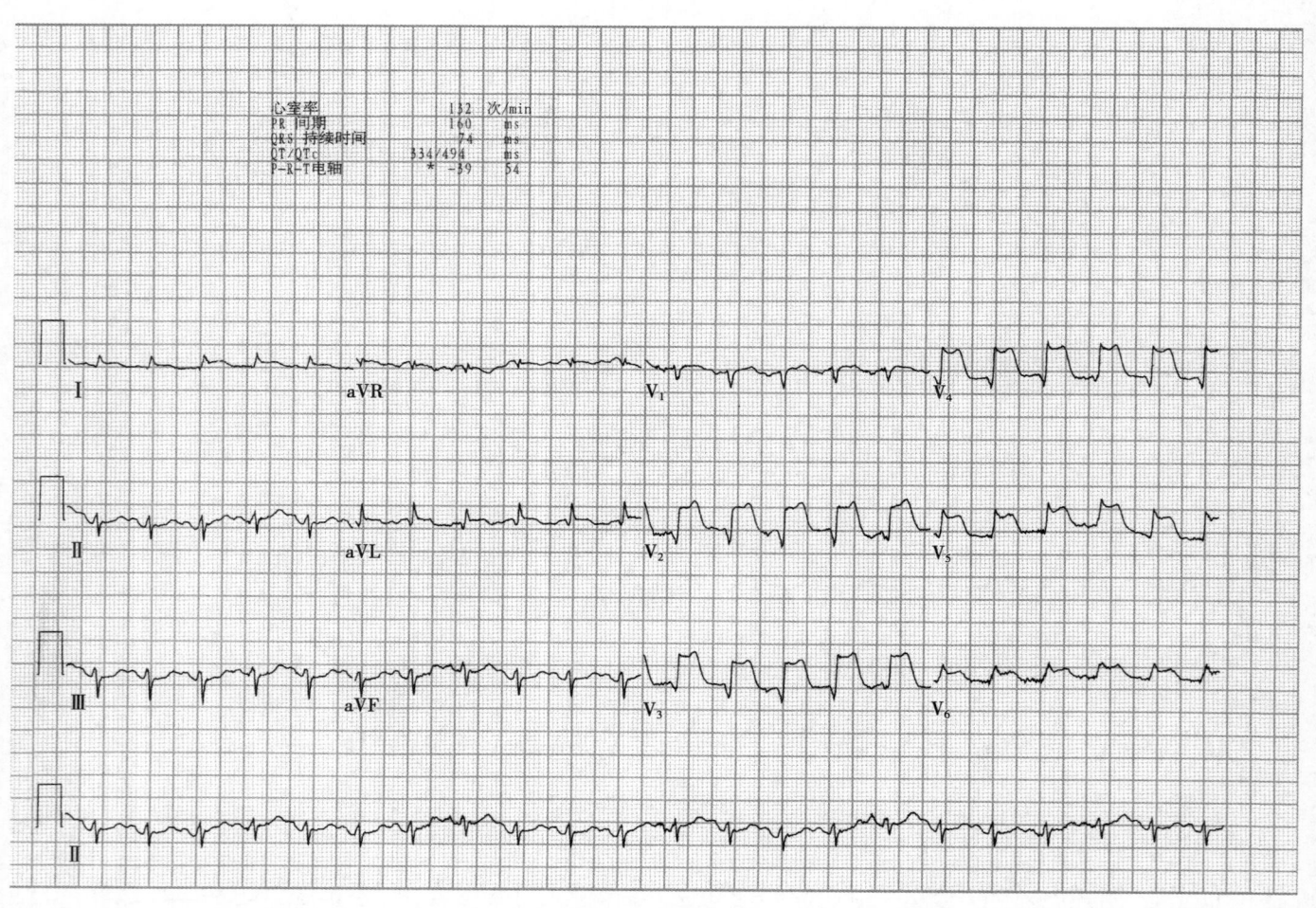

心室率 132 次/min
PR 间期 160 ms
QRS 持续时间 74 ms
QT/QTc 334/494 ms
P-R-T电轴 * -39 54

I

aVR

V₁

V₄

II

aVL

V₂

V₅

III

aVF

V₃

V₆

II

图 3 记录于图 2 9min 后，与图 2 比较：窦性心动过速，心率上升至 132 次 /min，PR 间期 160ms，QRS 波群时限 74ms，右束支传导阻滞消失，QRS 电轴 −39°，QT/QTc 间期 334/494ms。ST 段：Ⅰ、aVL、V$_1$~V$_6$ 导联抬高 0.075~0.60mV。V$_2$、V$_3$ 导联 Q 波增大，V$_4$ 导联出现 Q 波，Ⅱ导联 ST 段复位，Ⅲ导联 ST 段压低 0.10mV，aVF 导联 ST 段回至基线。

诊断：窦性心动过速，急性广泛前壁 ST 段抬高型心肌梗死，Q 波出现于 V$_2$~V$_4$ 导联，R 波幅度降低（Ⅰ、aVL、V$_3$~V$_6$ 导联），QTc 间期延长。

【点评】

1. 心肌梗死症状不典型，患者没有足够的重视。图 1 患者胸闷时，心电图显示出缺血型 ST 段改变，没有及时干预治疗，以至于 2 天以后，胸闷、恶心、乏力 9h 之后，才行急诊冠脉造影＋PCI。提醒：对于不典型的急性冠脉综合征患者，应引起再重视。一是查体发现高危患者；二是只要是适应证的对象，行心脏负荷试验或 12 导联及 18 导联动态心电图监测，检出有或无症状心肌缺血，配合医生进一步干预治疗；三是对冠心病、心肌缺血进行信息化跟踪管理，努力降低死亡；四是心电监护要到位，发挥好心电诊断心肌缺血的优势，让心肌缺血患者得到及时、有效的治疗。

2. 患者急性 ST 段抬高型心肌梗死，心电图表现为窦性心动过速，广泛前壁导联 ST 段抬高，梗死性 Q 波出现于 V$_2$~V$_4$ 导联，Ⅰ、aVL、V$_3$~V$_6$ 导联 R 波幅度显著减小，出现阵发性右束支传导阻滞及左前分支传导阻滞，对应导联下壁 ST 段上斜型压低，QTc 间期延长，冠脉造影显示多支病变，罪犯血管是前降支，第一穿隔支水平异常部位阻塞，可引起缺血性右束支传导阻滞，一旦血供改善，右束支传导阻滞随之消失。从心电图中分析，右束支传导阻滞消失了，前壁心肌梗死外周心肌损伤的程度仍然严重，改善损伤区域的血供仍是当务之急，严防病情进一步恶化。

急性广泛前壁 ST 段抬高型心肌梗死合并间歇性右束支传导阻滞加左前分支传导阻滞

第33例 | 急性前壁缺血型高耸 T 波

【临床资料】

男性，61 岁，因 "活动后胸闷、胸痛 3 个月" 入院。3 个月前开始多于活动后出现胸闷、胸痛，伴有喉部紧缩感，胸痛主要位于心前区，持续半小时左右。既往高血压病史 3 年。查体：血压 159/83mmHg，身高 168cm，体重 77kg，BMI 27.3kg/m²。冠脉造影显示冠脉发育右优势型，前降支中段狭窄 60%，前向血流 TIMI 3 级；回旋支近段闭塞，狭窄程度 100%，前向血流 TIMI 0 级，回旋支开通，支架植入术后，右冠状动脉中段狭窄 90%，扩张术后植入支架。

临床诊断：冠状动脉粥样硬化性心脏病，冠脉三支病变，回旋支及右冠状动脉支架植入术后，高血压 3 级（极高危），高脂血症。

【心电图分析】

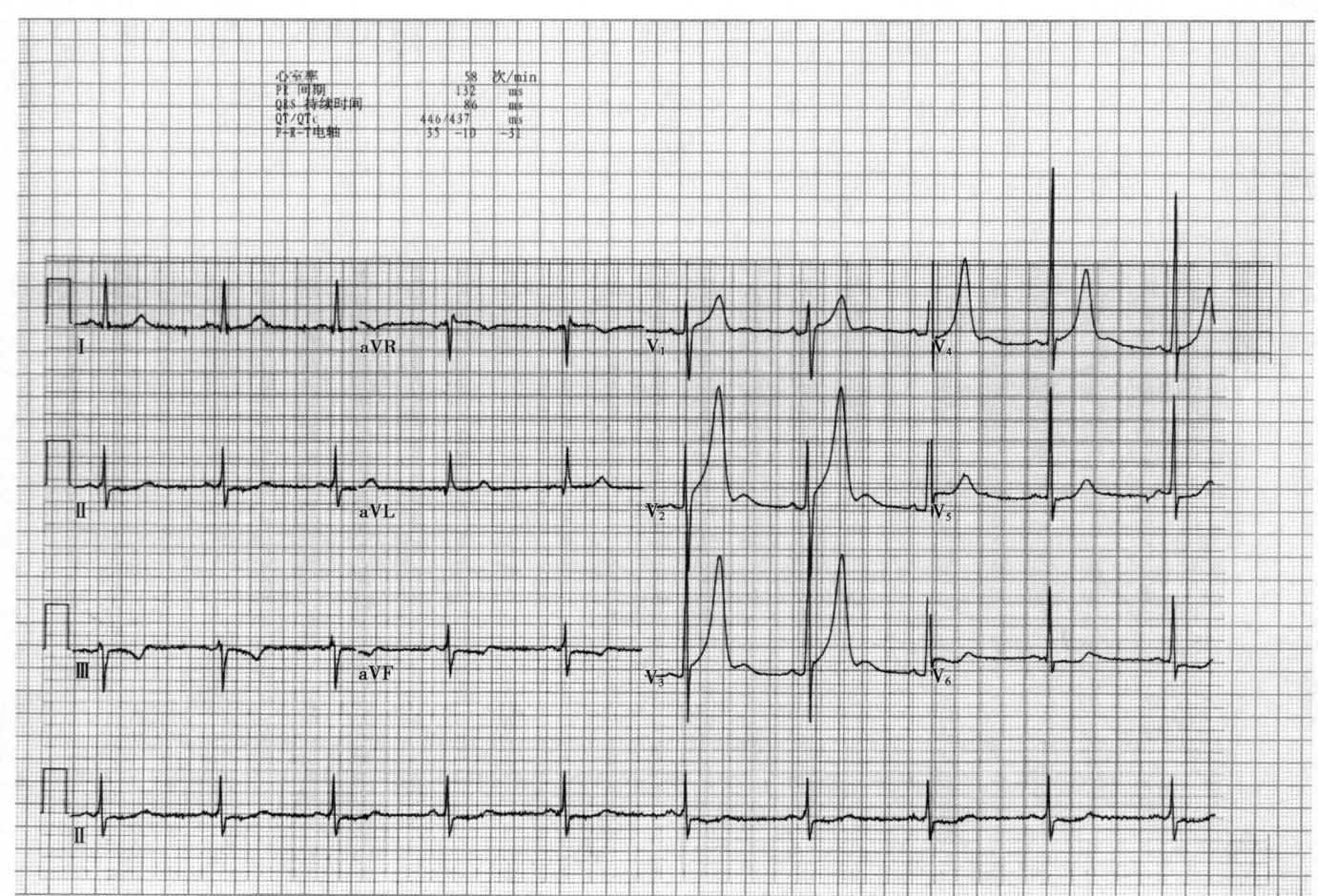

图 1 描记于冠脉介入术前，胸痛发作时：窦性心动过缓，心率 58 次 /min，PR 间期 132ms，QRS 波群时限 86ms，QRS 电轴 −10°，R$_{V_4}$ = 4.0mV。ST 段：Ⅱ、Ⅲ、aVF、V$_5$、V$_6$ 导联水平型及下斜型压低 0.05～0.10mV，aVR、V$_1$～V$_4$ 导联抬高 0.05～0.40mV。T 波：Ⅲ、aVF 导联倒置，V$_2$～V$_4$ 导联高耸达 1.7～2.6mV。QT/QTc 间期 446/437ms。

诊断：窦性心动过缓，ST 段压低（下壁），ST 段抬高（前间壁及前壁），T 波高耸（前壁）提示急性前壁缺血性高耸 T 波。

【点评】

心绞痛发作时，T 波急剧增大，能定位诊断，提示 T 波高耸导联所面对的心内膜处心肌缺血。本例缺血型高耸 T 波出现于 V₂~V₄ 导联，提示前降支病变。高耸 T 波的发生，表明该处心肌发生了严重的缺血，高耸 T 波持续时间长者，将发生急性心肌缺血→损伤→梗死。冠脉痉挛性阻塞所致的高耸 T 波，及时舌下含服硝酸甘油，冠脉痉挛解除以后，T 波迅速复原。若为急性血栓性闭塞，应尽快经过绿色通道，接受冠脉开通术，再灌注越早，患者获益越大。本例冠脉造影显示三支病变，回旋支及右冠状动脉 PCI 术后，前降支狭窄程度虽不严重，但它是罪犯血管，予以药物治疗。出院时患者症状缓解，情况稳定。

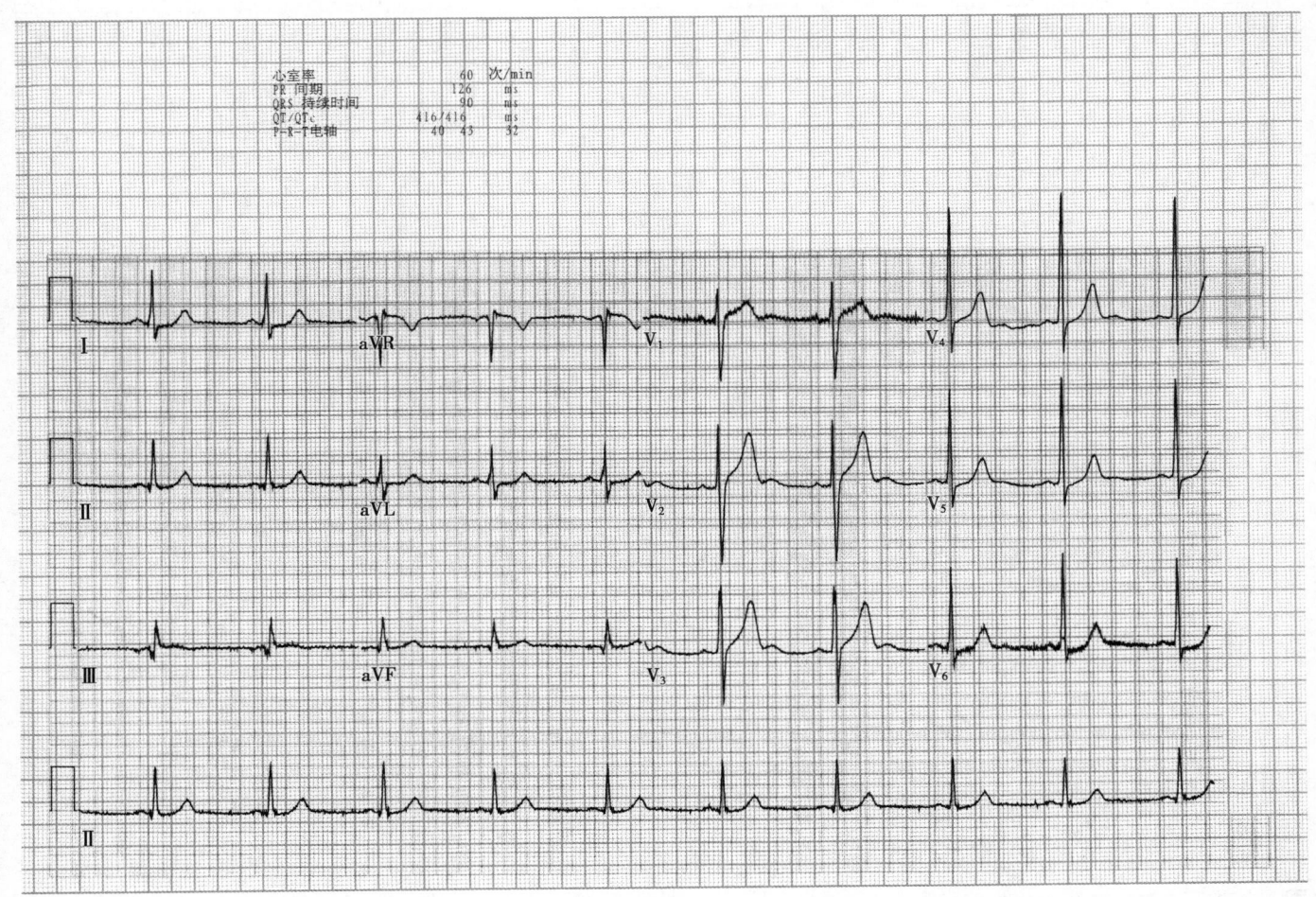

图 2　症状缓解以后：窦性心律，心率 60 次 /min，PR 间期 126ms，QRS 波群时限 90ms，QRS 电轴 43°，QT/QTc 间期 416/416ms。ST 段：Ⅰ、aVL、V₅、V₆ 导联近水平型压低 0.05mV，aVR、V₁~V₃ 导联抬高 0.10~0.30mV，T_{V_2}=1.2mV，T_{V_2}=1.2mV，T_{V_3}=1.1mV，T_{V_5}=0.8mV。T 波：Ⅲ 导联转平坦，aVF 导联转直立，V₅、V₆ 导联增高。

诊断：窦性心律，ST 段轻度压低（侧壁），ST 段抬高（前间壁）。

急性前壁缺血型高耸 T 波

【临床资料】

男性，55 岁，因 "发作胸痛 5 天，加重 2h" 入院。7 年前发生急性下壁心肌梗死，高血压病史 10 年，血压最高 180/120mmHg，生于陕西省，久居北京。查体：血压 155/76mmHg，身高 165cm，体重 65kg，BMI 23.9kg/m²。超声心动图显示室壁节段性运动障碍（下壁），二尖瓣、三尖瓣少量反流，左室舒张功能轻度减低。冠脉造影显示右冠状动脉及前降支分别植入支架。术后恢复好。

临床诊断：冠状动脉粥样硬化性心脏病，陈旧性下壁心肌梗死，PCI 术后，不稳定型心绞痛，高血压 3 级（极高危）。

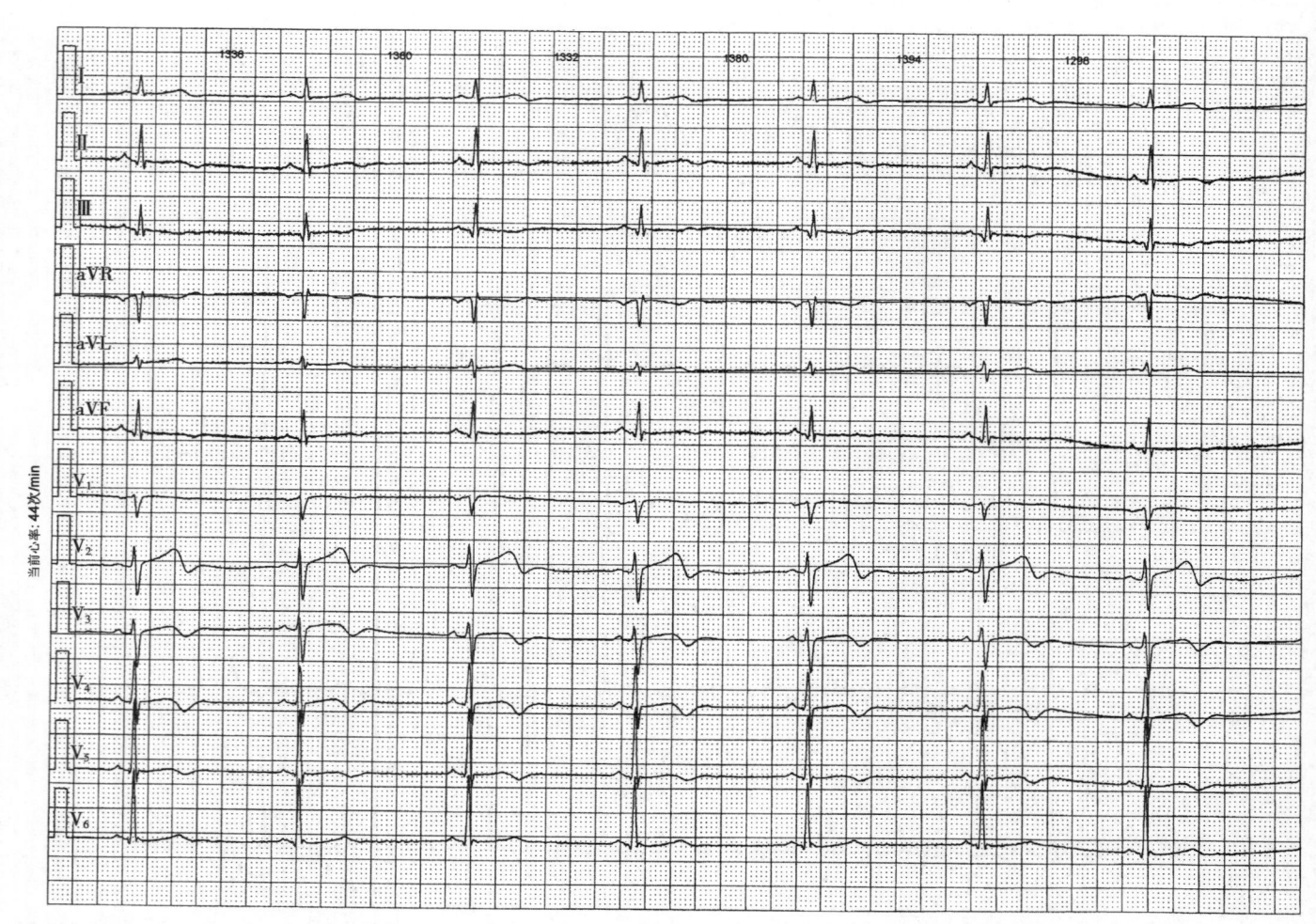

图 1　对照动态心电图：窦性心动过缓，心率 44 次 /min。T 波：Ⅱ、V₃ ~ V₅ 导联倒置，Ⅰ、V₂ 导联双向。QT 间期 0.52s。

【动态心电图分析】

动态心电图监测 24h，4 次心绞痛发生于凌晨 0:30—3:50，每次心绞痛发生时间 2～6min，图 1～图 3 展示发生于夜间的一次心绞痛动态心电图变化。

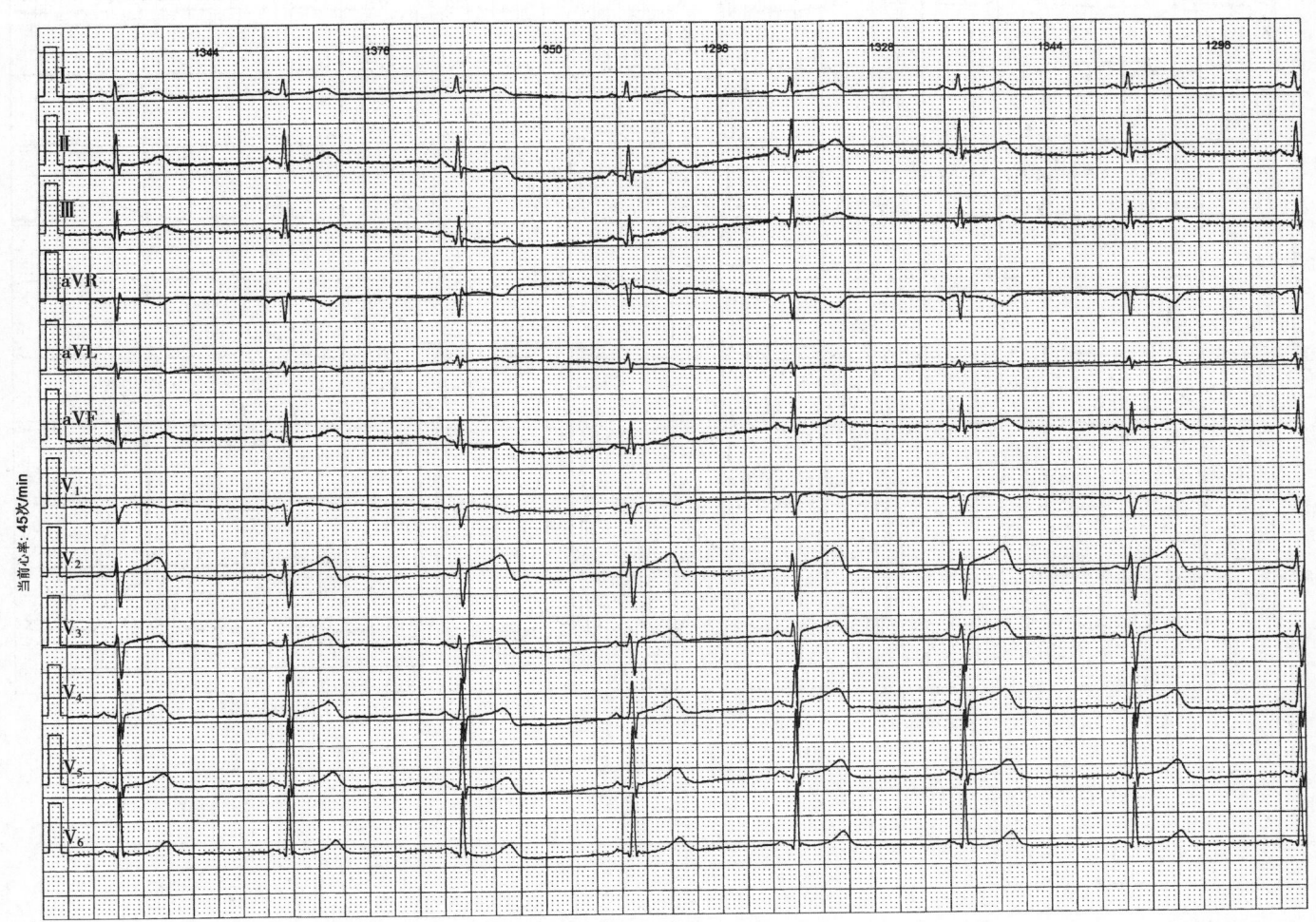

图 2　记录于心绞痛发作开始时，与图 1 比较：V₄ 导联 ST 段抬高 0.075mV，Ⅰ、Ⅱ、Ⅲ、aVF、V₂～V₆ 导联 T 波转为直立。窦性心动过缓，心率 45 次 /min，QT 间期 0.45s。

急性前壁及下壁心肌损伤型 ST 段抬高伴对应导联 ST 段压低

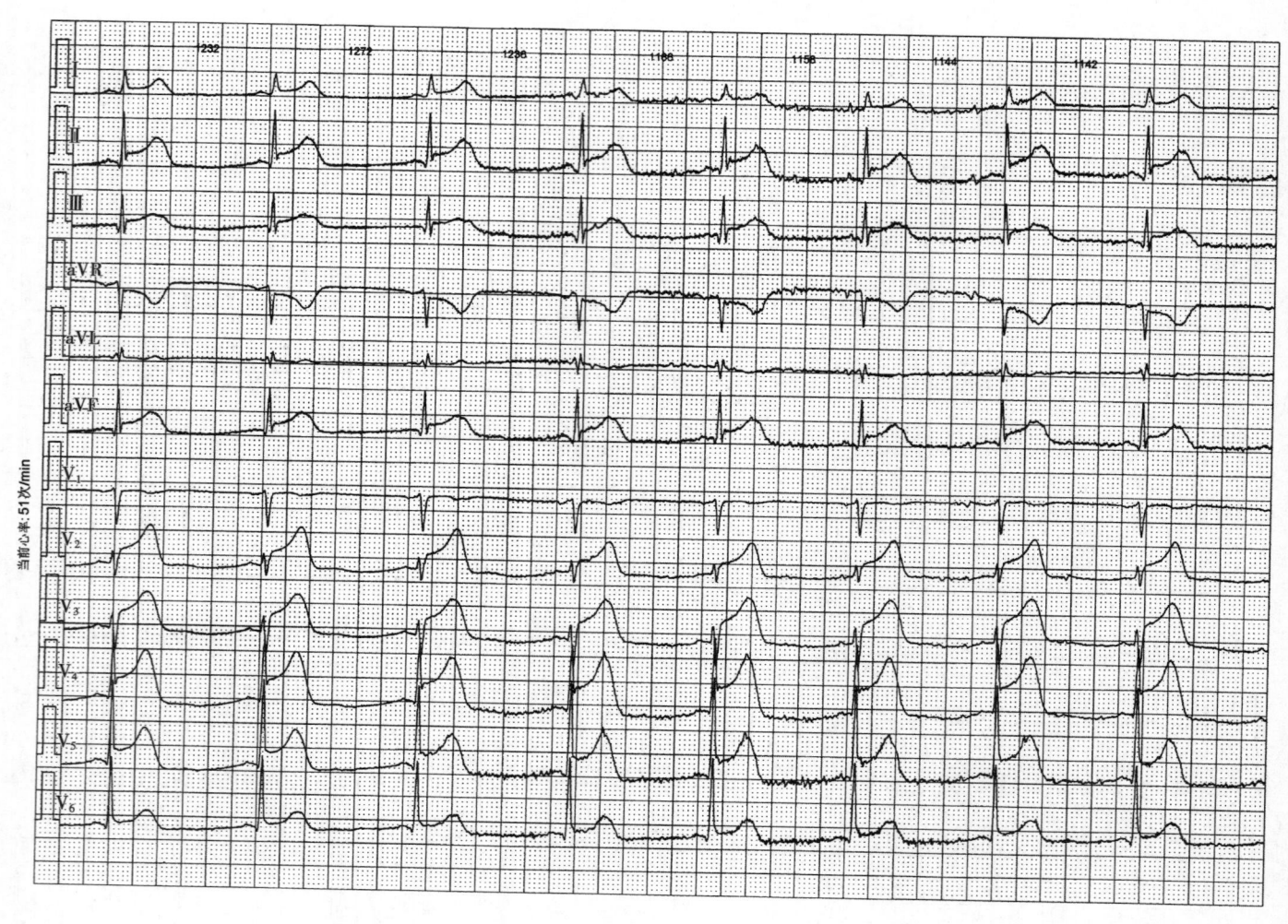

当前心率: 51次/min

图 3 记录于心绞痛发作约 5min 时：窦性心动过缓，心率 51 次 /min，Ⅰ、Ⅱ、Ⅲ、$V_2 \sim V_6$ 导联 ST 段转上斜型抬高 0.40mV。aVR 导联 ST 段压低 0.10mV，T 波增宽，振幅进一步增大，QT 间期 0.45s。

动态心电图诊断：窦性心动过缓，急性前壁心肌损伤型 ST 段抬高，下壁 ST 段抬高对应导联 ST 段压低。

【点评】

冠心病患者急性 ST 段抬高特别是发生于胸痛时的 ST 段抬高，常提示急性冠脉阻塞。一过性 ST 段抬高，可能是一过性冠脉痉挛性闭塞等原因导致的透壁性心肌缺血与损伤所致。冠脉再通以后，ST 段迅速恢复原位。本例患者在动态心电图检测过程中反复发作胸痛并出现一过性损伤型 ST 段抬高，主要发生于清晨，ST 段抬高的导联是Ⅰ、Ⅱ、Ⅲ、aVF、$V_2 \sim V_6$ 导联，对立的 aVR 导联 ST 段压低，冠脉造影显示右冠状动脉及前降支病变，PCI 术后，很可能是前降支近段发生了一过性阻塞引起范围较广的前壁及下壁心肌损伤。因为两支冠脉同时阻塞的发生率不高。冠脉阻塞时间长，ST 段持续抬高超过一定时间，可发生急性 ST 段抬高型心肌梗死。凡是遇到损伤型 ST 段抬高的急性冠脉综合征患者，应立即报告急救，因为此期易发生急性心肌梗死，部分患者因缺血而发生心室颤动或猝死。

第 35 例 急性前壁心肌梗死合并间歇性右束支传导阻滞加左前分支传导阻滞

【临床资料】

男性，57 岁，因 "发作性胸闷 9h" 入院。上午 7:00 左右活动时突发胸闷、恶心、全身无力，心电图显示 ST 段抬高，以 "ST 段抬高型心肌梗死" 进入心脏介入中心，冠脉造影显示前降支中段狭窄 90%，第一对角支狭窄 85%，回旋支中段狭窄 60%、远段狭窄 90%，右冠状动脉中段狭窄 50%，后降支狭窄 85%，前降支及后降支 PCI 术后。发病第 5 天，突然发生呼吸和循环骤停，心电图提示心室颤动，5 次电除颤复律，经抢救无效死亡。

【心电图分析】

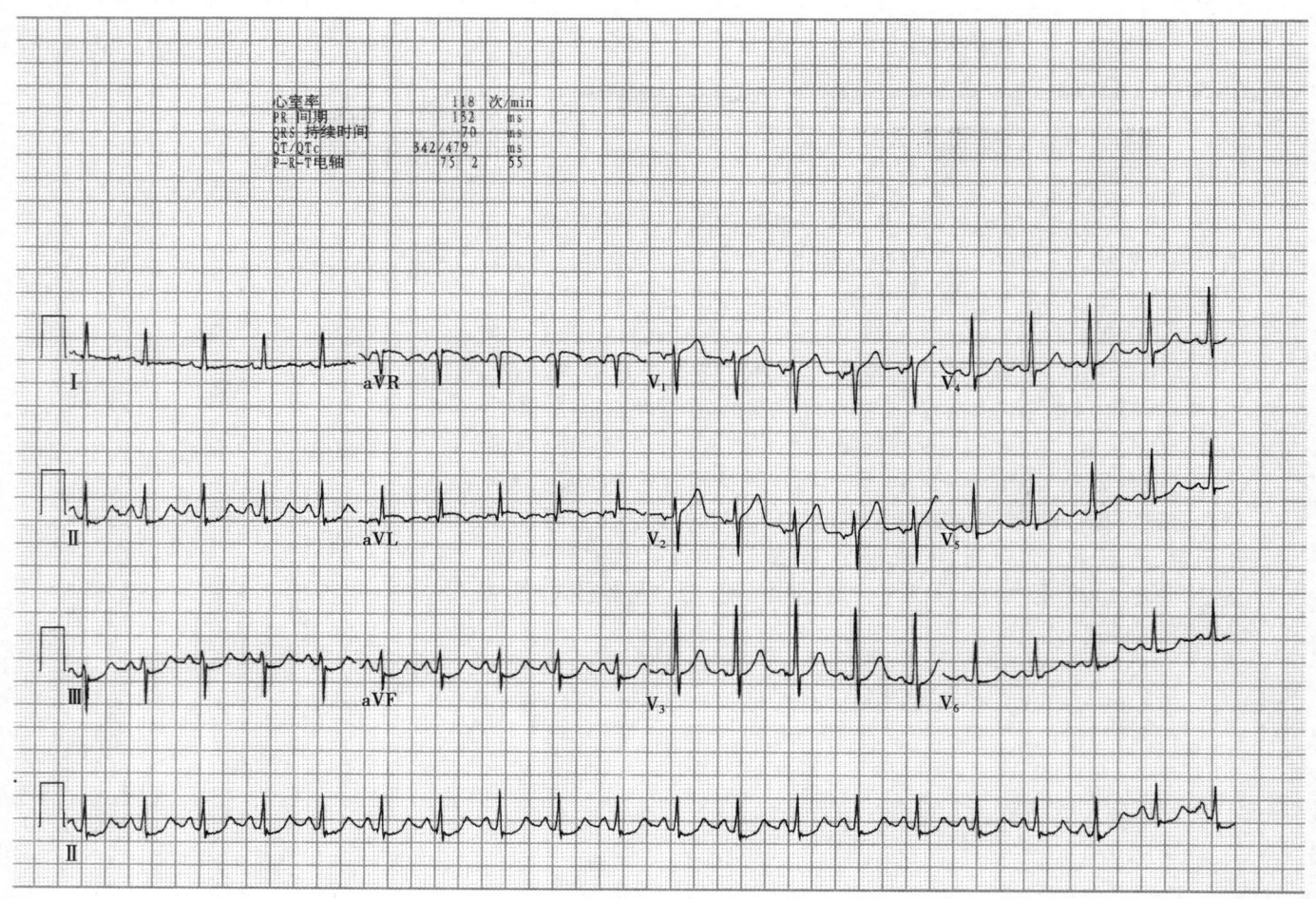

心室率	118	次/min
PR 间期	132	ms
QRS 持续时间	70	ms
QT/QTc	342/479	ms
P-R-T 电轴	75 2 55	

图 1 胸闷时：窦性心动过速，心率 118 次/min，PR 间期 132ms，QRS 波群时限 70ms，QT/QTc 间期 342/479ms。ST 段：Ⅱ、Ⅲ、aVF、V₄~V₆ 导联压低 0.10~0.15mV，aVR 导联抬高 0.05mV。T 波：Ⅰ 导联平坦，aVL 导联倒置。

诊断：窦性心动过速，急性心肌缺血型 ST 段压低，心电图报告危急值。

死亡原因：急性前壁心肌梗死，心室颤动。

死亡诊断：急性心肌梗死，呼吸和循环骤停，心力衰竭，心室颤动，高血压 3 级（极高危），糖尿病 2 型，蛛网膜下腔出血。

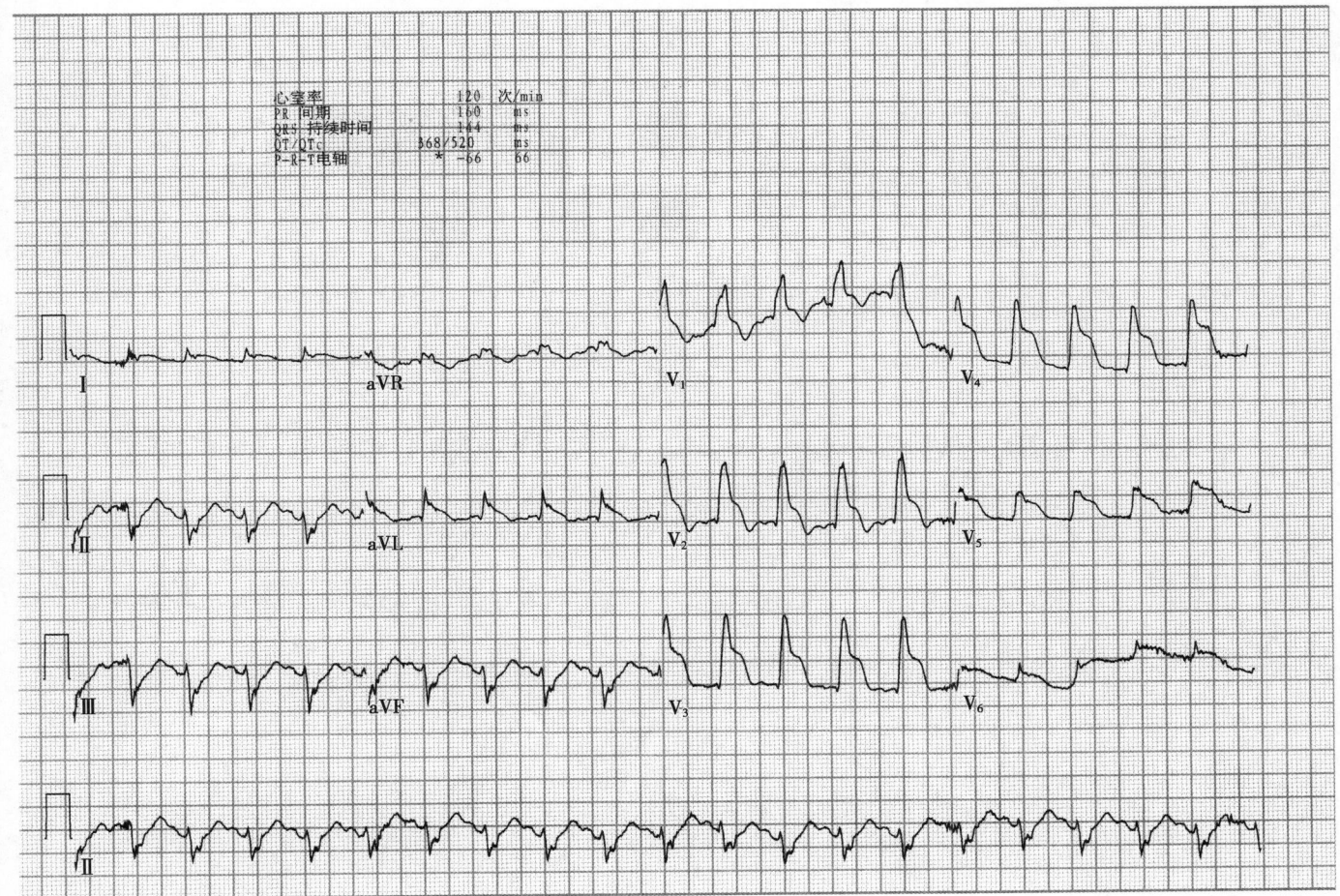

图 2　持续胸闷、恶心、乏力 9h：窦性心动过速，心率 120 次 /min，QRS 波群时限 144ms。V₁ ~ V₄ 导联呈 qR 型，完全性右束支传导阻滞。QRS 电轴 −66°，左前分支传导阻滞。ST 段：Ⅰ、aVL、V₁ ~ V₆ 导联抬高 0.10 ~ 0.70mV。QT/QTc 间期 368/520ms。

诊断：窦性心动过速，急性广泛 ST 段抬高型心肌梗死，完全性右束支传导阻滞，左前分支传导阻滞，下壁胸导联 ST 段压低，QT/QTc 间期延长。

急性前壁心肌梗死合并间歇性右束支传导阻滞加左前分支传导阻滞

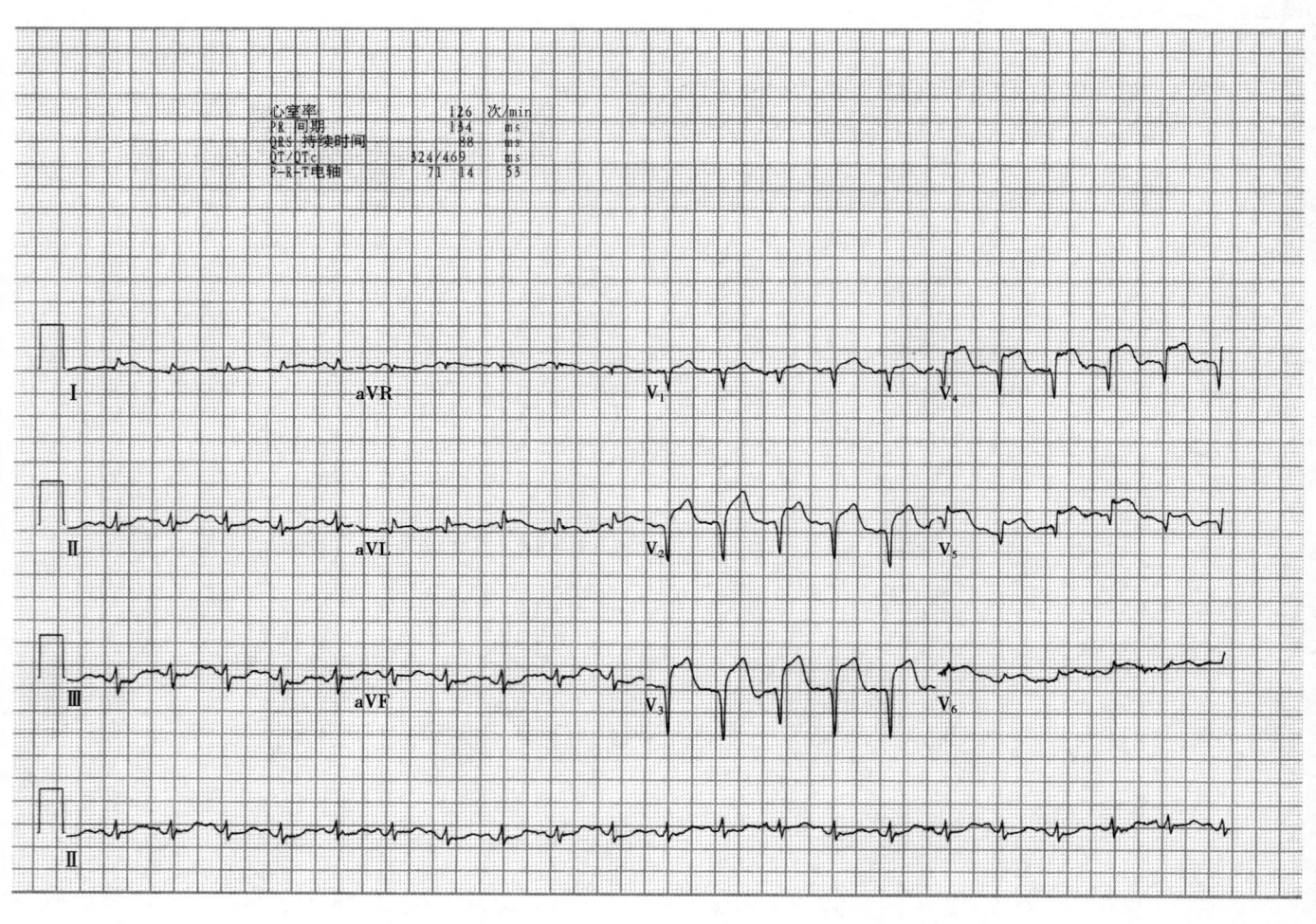

心室率   126   次/min
PR 间期   154   ms
QRS 持续时间   88   ms
QT/QTc   324/469   ms
P-R-T电轴   71   14   53

图3 与图2比较：窦性频率上升至126次/min，PR间期134ms，右束支传导阻滞与左前分支传导阻滞消失，标准肢体导联QRS波群低电压，V₁~V₄导联呈QS型，V₅导联呈qr型。与图1比较：V₆导联r波极小。ST段：Ⅱ、aVL、V₁~V₆导联抬高0.05~0.50mV。QRS波群时限88ms，QRS电轴14°，QT/QTc间期324/469ms。

诊断： 窦性心动过速，急性ST段抬高型心肌梗死（广泛前壁）。

【点评】

1. 患者多支病变，不稳定型心绞痛，恶化成为急性广泛前壁ST段抬高型心肌梗死，罪犯血管是前降支，前降支阻塞部位高，引发右束支传导阻滞及左前分支传导阻滞，血供得到改善以后，缺血性右束支传导阻滞与左前分支传导阻滞同时消失。

2. 从图3分析，前壁心肌梗死，外周存活心肌损伤依然存在，由于心肌梗死损伤面积大，心力衰竭，心室颤动致心搏和呼吸骤停，经抢救无效死亡。

急性前壁心肌梗死合并间歇性右束支传导阻滞加左前分支传导阻滞

第36例 | 急性前壁心肌梗死演变期

【临床资料】

男性，37岁，因"发作性腹胀6个月余，加重伴剑突下疼痛31h"入院。因与朋友通宵娱乐后出现腹胀，发病3h到当地医院就诊，怀疑为胰腺炎，予以消炎对症治疗。输液过程中出现呕吐、剑突下疼痛，放射至腋窝、后背、大汗、四肢无力，发病31h入院诊断为急性心肌梗死。心电图显示 V_1～V_4 导联ST段抬高，V_2 导联呈QS型。超声心动图显示节段性室壁运动障碍（室间隔中间段、心尖段、前间隔），左室整体功能减弱，三尖瓣轻度反流。血生化检查显示CK-MB 169.7U/L，CK 2 940.3U/L，谷丙转氨酶57.0U/L，谷草转氨酶245.0U/L，肌钙蛋白T 3.81ng/ml，脑利钠肽前体979.2pg/ml，钾3.56mmol/L。冠脉造影显示左主干、回旋支及右冠状动脉未见明显狭窄，前降支近段弥漫性狭窄40%。

【心电图分析】

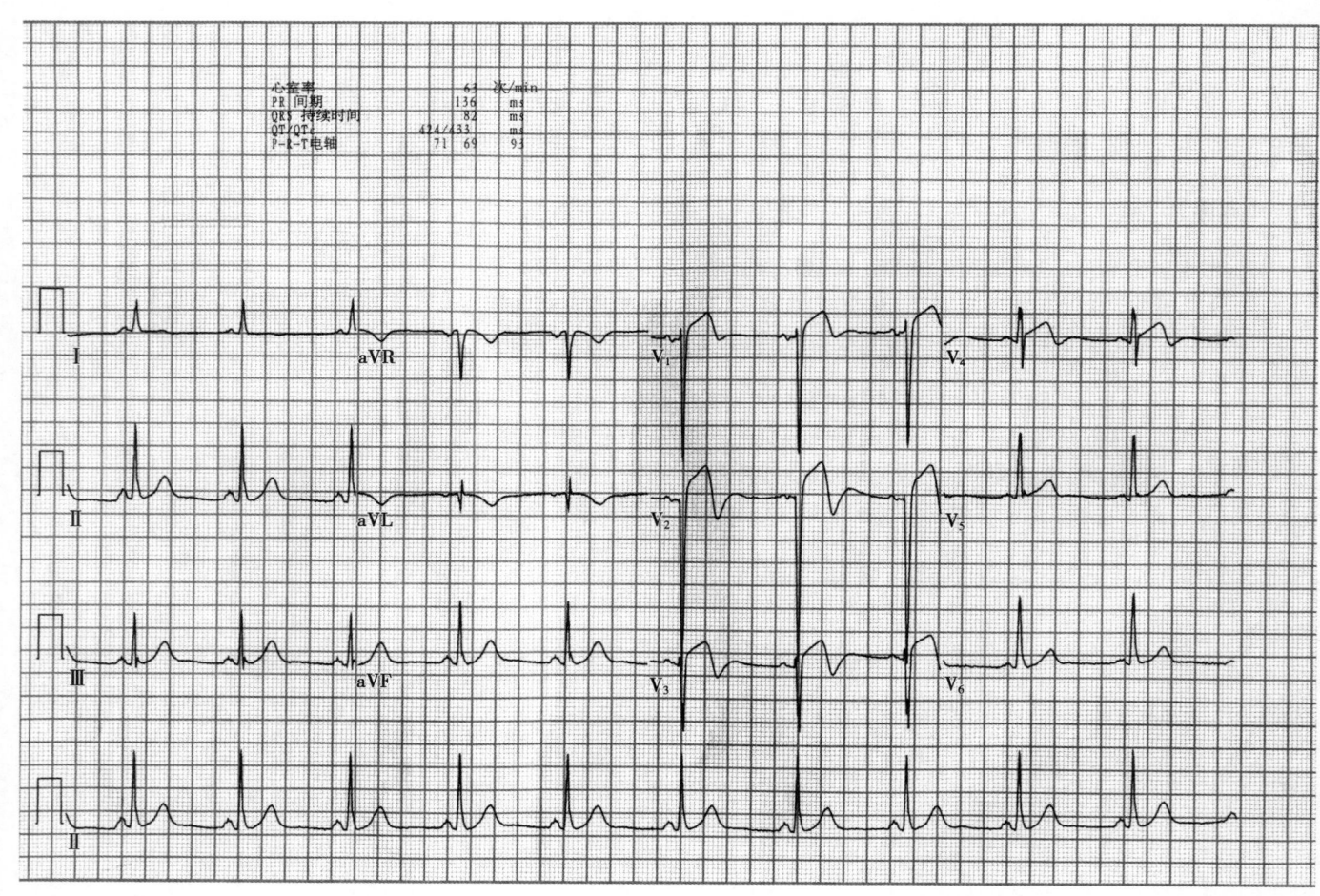

【点评】

这是一例典型的急性前壁心肌梗死演变期心电图,由于发病初期症状不典型,在基层医院怀疑为胰腺炎并治疗。发病 31h 出现剑突下疼痛、大汗、心肌酶增高,超声心动图显示节段性室壁运动障碍,并且心电图显示异常 QS 波(V$_2$ 导联), V$_3$ 导联 r 波递增不良, ST 段抬高见于 V$_1$ ~ V$_4$ 导联及 T 波正负双向,临床急性前壁心肌梗死的诊断明确。根据患者冠脉造影显示前降支弥漫性狭窄 40%,考虑致患者心肌梗死的血栓已自溶。患者住院 1 周,病情稳定后出院。最终诊断为冠状动脉粥样硬化心脏病、急性前壁心肌梗死。

图 1　窦性心律,心率 63 次 /min, PR 间期 136ms, QRS 波群时限 82ms, QT/QTc 间期 424/433ms, QRS 电轴 69°。ST 段: V$_1$ ~ V$_4$ 导联上斜型抬高 0.20 ~ 0.5mV, V$_2$ 导联呈 QS 型, V$_3$ 导联 r 波递增不良。T 波: I 导联低平, aVL 导联倒置, V$_1$ ~ V$_4$ 导联双向。

诊断:窦性心律,急性前壁心肌梗死演变期。

第 37 例 ｜ 急性前侧壁、高侧壁及后壁心肌梗死演变期

【临床资料】

女性，82 岁，因 "突发剑突下疼痛 20h" 入院。血生化检查显示肌钙蛋白 T 0.534ng/ml，CK 969.9U/L，CK-MB 定量测定 107.9ng/ml，脑利钠肽前体 890.4pg/ml。超声心动图显示二尖瓣重度反流。

【心电图分析】

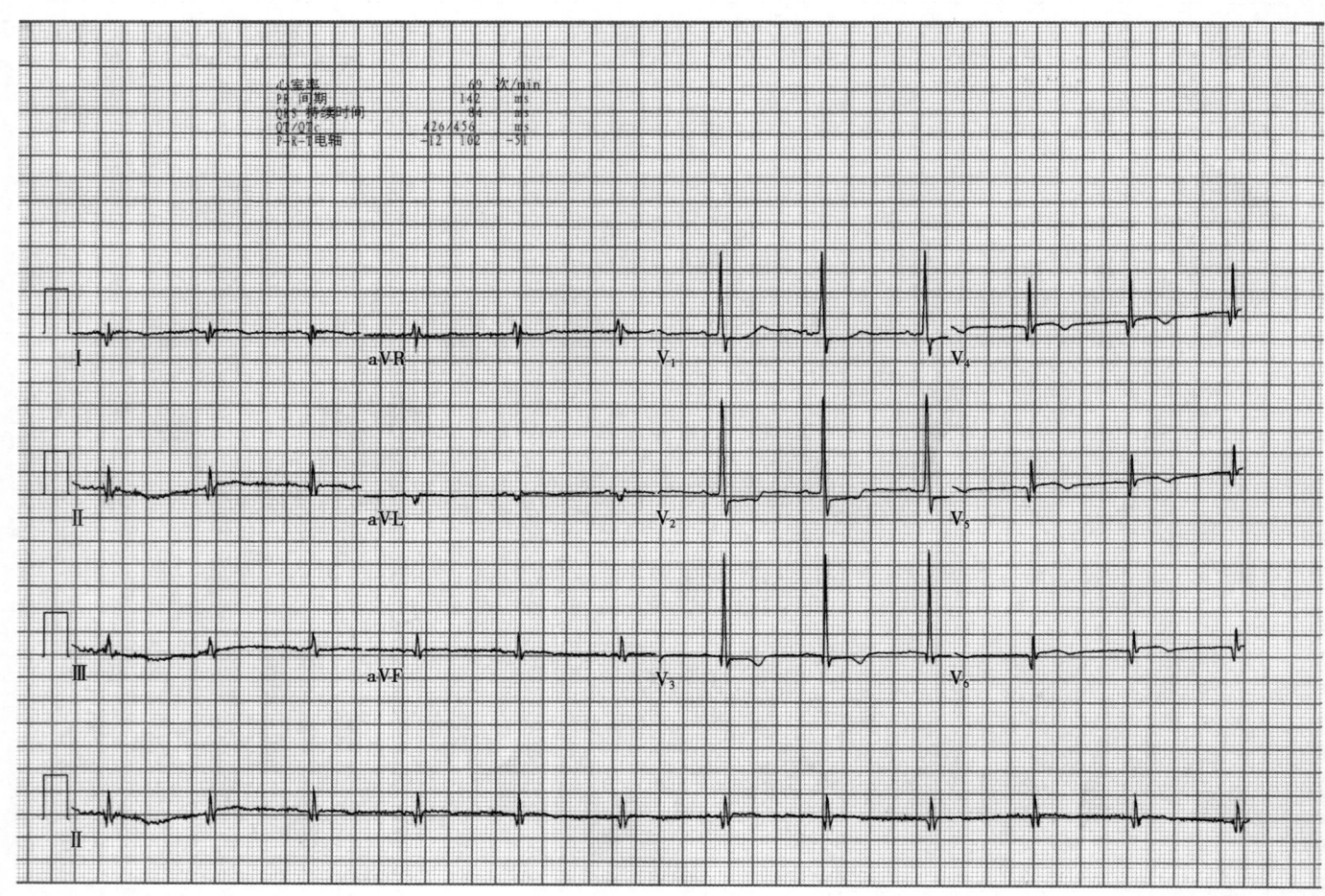

图 1 发病第 3 天：窦性心律，心率 69 次 /min，PR 间期 142ms，QRS 波群时限 84ms，异常 Q（q）波见于 I、aVL、V₄~V₆ 导联。ST 段：I、V₄~V₆ 导联抬高 0.05~0.10mV，V₁~V₃ 导联压低 0.05~0.15mV。T 波：I、V₃~V₆ 导联倒置。QT/QTc 间期 426/456ms，QRS 电轴 102°，Rᵥ₁、Rᵥ₂ 高电压。

诊断： 急性前侧壁、高侧壁及后壁心肌梗死演变期，右心室高电压。

临床诊断： 冠状动脉粥样硬化性心脏病，NSTEMI，高血压 2 级（很高危），高尿酸血症。

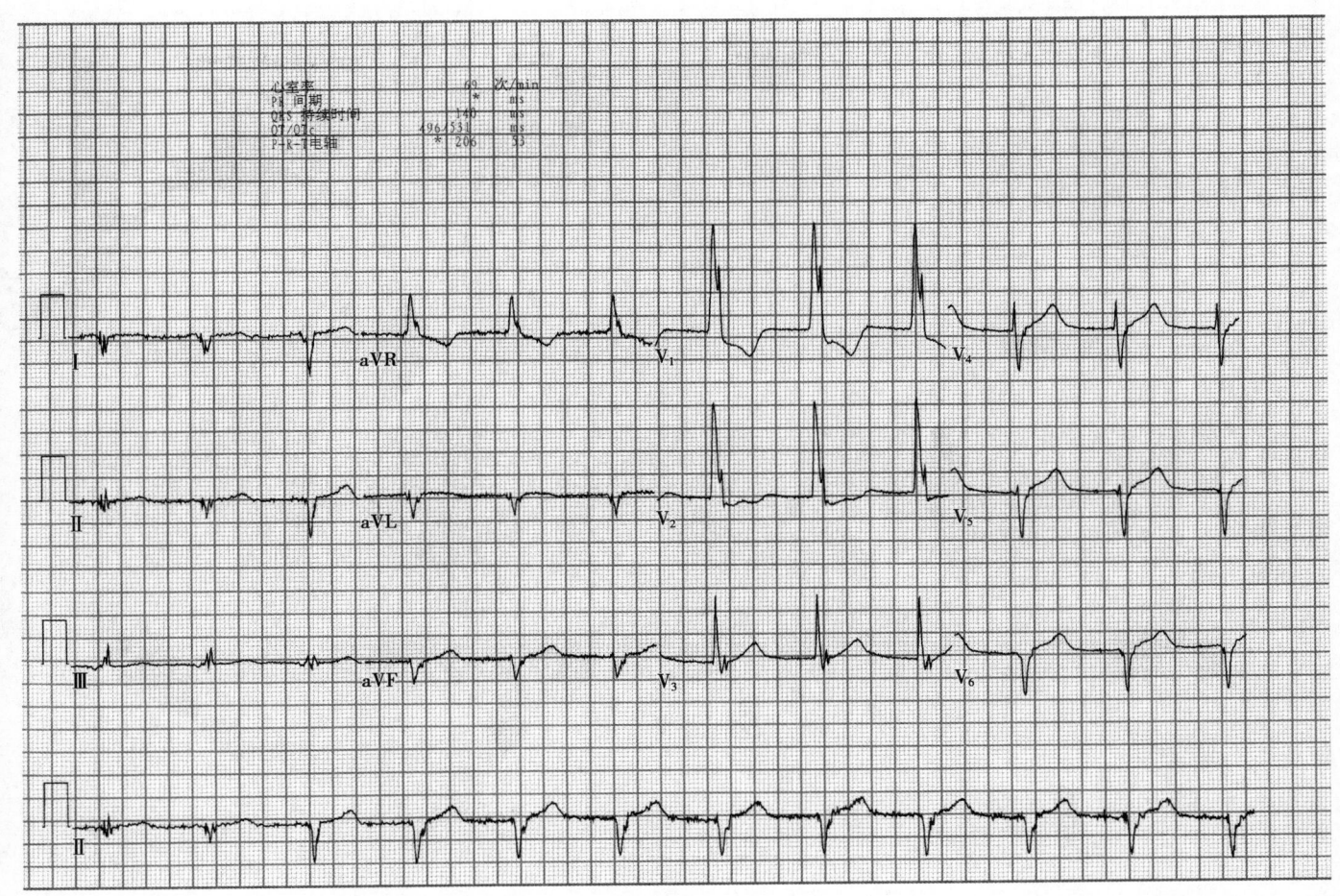

图 2 发病第 17 天：第 1～3 个心搏为窦性心律与室性自主节律形成的室性融合波，自第 4 个心搏起，以后所有 QRS 波群时限 140ms，心率 69 次 /min，加速的左心室自主心律。

诊断： 窦性心律，加速的左心室自主心律，室性融合波。

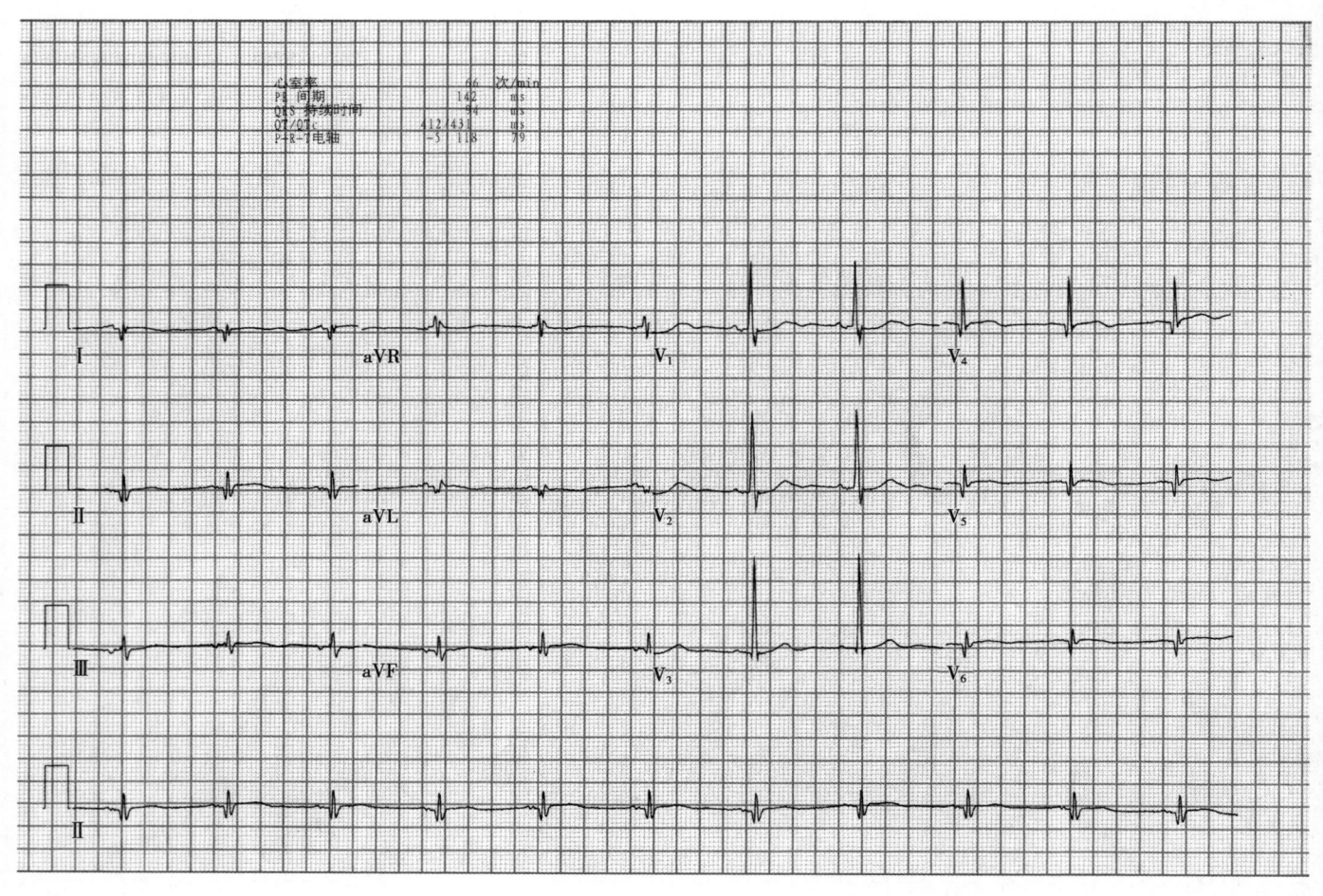

心室率 66 次/min
P 间期 142 ms
QRS 持续时间 94 ms
QT/QTc 412/431 ms
P-R-T 电轴 -5 118 79

图3 发病第 19 天,与图 1 比较:q 波见于 I、II、aVL、V₄～V₆ 导联,V₁～V₃ 导联 R 波振幅降低,V₁～V₃ 导联 ST 段压低 0.05～0.10mV,下移的程度略轻。T 波:V₂、V₃ 导联转为直立,V₄～V₆ 导联转为平坦。

诊断: 窦性心律,急性前侧壁、高侧壁及后壁心肌梗死演变期,右心室高电压。

【点评】

1. 心电图对心肌梗死定位诊断,主要依据新生的梗死性 q 波或 Q 波出现的导联。本例 q 波导联是 I、aVL、V₄～V₆ 导联,心肌梗死部位在前侧壁、高侧壁。由于未做 V₇～V₉ 导联,从 V₁～V₃ 导联增高的 R 波分析,后壁也发生了梗死。

2. 外院诊断的急性非 ST 段抬高型心肌梗死,但从心电图上看,梗死部位导联(V₄～V₆ 导联)ST 段是抬高的。已是急性心肌梗死第 3 天,梗死部位 T 波倒置,急性心肌梗死进入演变期。从心电图上分析,本例患者属于 Q 波型 ST 段抬高的急性心肌梗死。STEMI 通常某一支冠状动脉突然阻塞,引起相关心室肌缺血、损伤、坏死,溶栓与急诊 PCI 是最有效的治疗方法。NSTEMI 患者冠脉造影显示病变范围广泛,病变支数多,仍然需要尽快疏通罪犯血管,改善循环,保护心肌。本例患者为行冠脉介入治疗,采取抗凝、扩张冠脉等综合治疗,病情稳定。

急性前侧壁、高侧壁及后壁心肌梗死演变期

第38例 | 急性前间壁 ST 段抬高型心肌梗死伴心房扑动

【临床资料】

男性，73 岁，因 "肝癌 14 年，术后复发 1 个月" 入院。既往瓣膜性心脏病，二尖瓣及三尖瓣关闭不全，肺气肿、心房颤动、心房扑动。超声心动图显示双侧心房扩大，二尖瓣、三尖瓣中度反流，左室整体功能减低。住院期间因憋气转入心血管内科治疗。6 月 1 日晨突发胸痛、大汗，心电图显示前间壁 ST 段抬高。冠脉造影显示前降支中段钙化，右冠状动脉中段狭窄 40%。

【心电图分析】

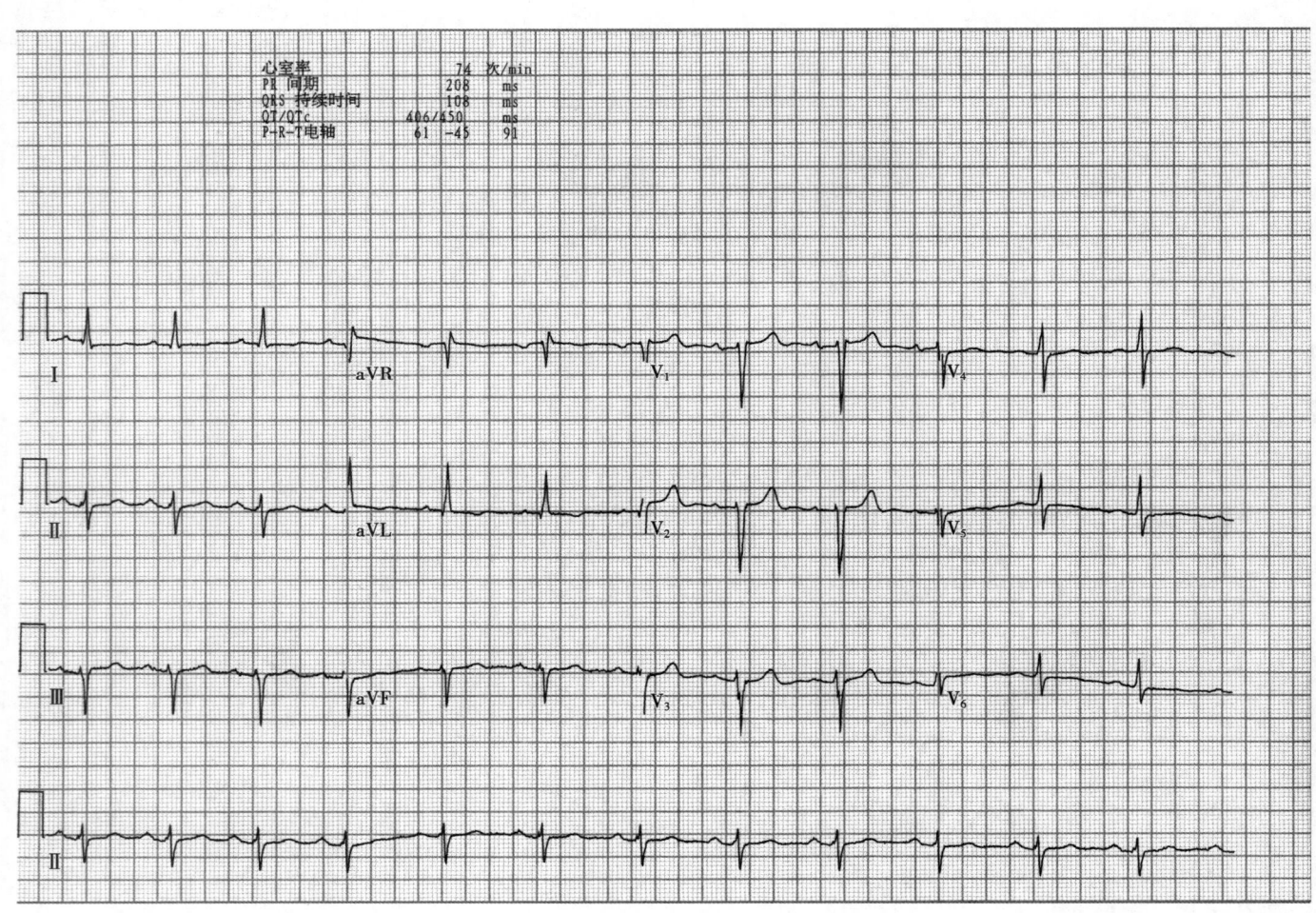

心室率		74	次/min
PR 间期		208	ms
QRS 持续时间		108	ms
QT/QTc		406/450	ms
P-R-T电轴	61	-45	91

图 1 4 月 10 日心电图：窦性心律，心率 74 次/min，PR 间期 208ms，QRS 波群时限 108ms，QRS 电轴 −45°，左前分支传导阻滞，V₂ 导联 r 波递增不良。T 波：Ⅰ、V₄~V₆ 导联平坦，aVL 导联倒置浅。QT/QTc 间期 406/450ms。

诊断： 窦性心律，左前分支传导阻滞，T 波平坦，r 波递增不良。

临床诊断: 冠状动脉粥样硬化性心脏病,急性 ST 段抬高型心肌梗死,原发性肝癌术后,肝动脉化疗栓塞(TACE)术后,心功能不全,瓣膜性心脏病,二尖瓣关闭不全,三尖瓣关闭不全,双侧心房扩大,心房颤动,心房扑动,肺气肿,胸腔积液,糖尿病,缺血性心肌病。

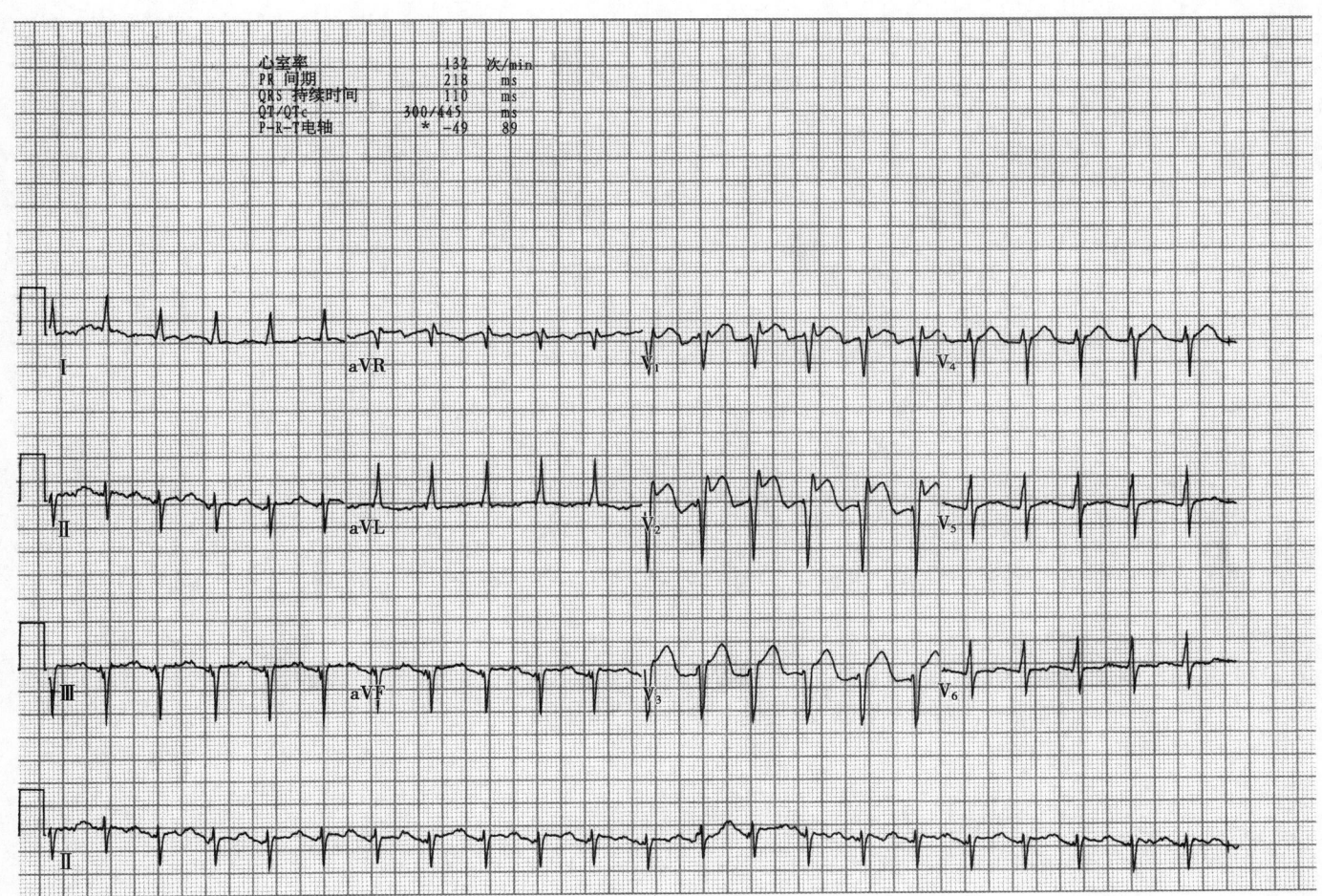

心室率	132	次/min
PR 间期	218	ms
QRS 持续时间	110	ms
QT/QTc	300/445	ms
P-R-T电轴	* -49	89

图 2 6 月 1 日凌晨 3:22 突发胸痛、大汗时心电图:心房率 264 次/min,心房扑动,房室传导比例 2:1,心室率 132 次/min,$V_1 \sim V_4$ 导联 ST 段抬高 0.15～0.45mV,V_1、V_2 导联呈 rSr 型,QRS 波群时限 110ms,QT/QTc 间期 300/445ms。

诊断: 心房扑动,急性损伤型 ST 段抬高(前间壁、前壁),左前分支传导阻滞。

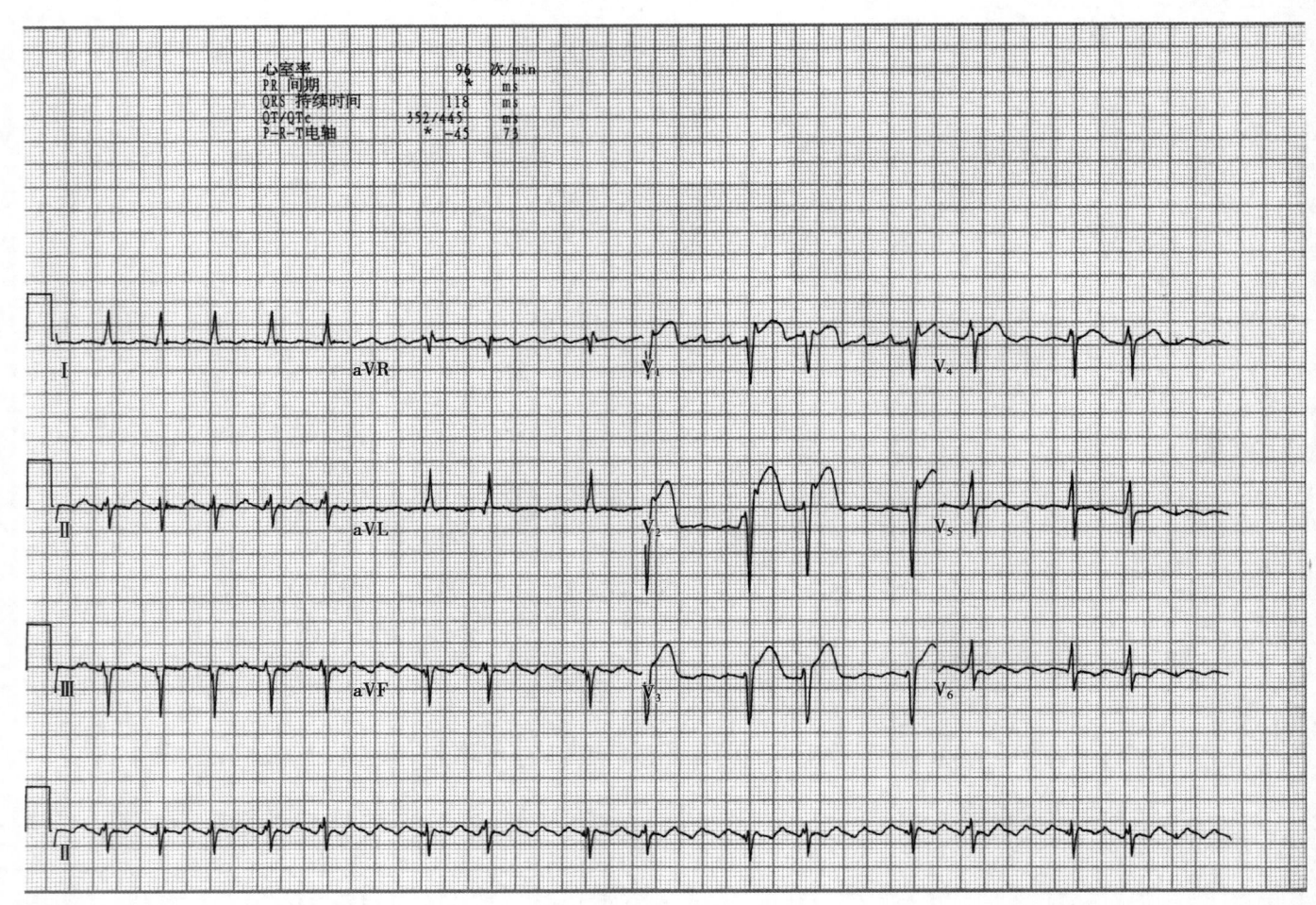

心室率   96   次/min
PR 间期   *   ms
QRS 持续时间   118   ms
QT/QTc   352/445   ms
P-R-T电轴   * -45   73

图 3　6 月 1 日凌晨 3:54 心电图: 心房扑动, 房室传导比例(2~4):1, 心室率 96 次 /min, QRS 波群时限 118ms, V₁~V₃ 导联 ST 段抬高至 0.35~0.60mV, QT/QTc 间期 352/445ms。

诊断: 心房扑动, 急性前间壁 ST 段抬高型心肌梗死, 左前分支传导阻滞, 局限性右束支传导阻滞。

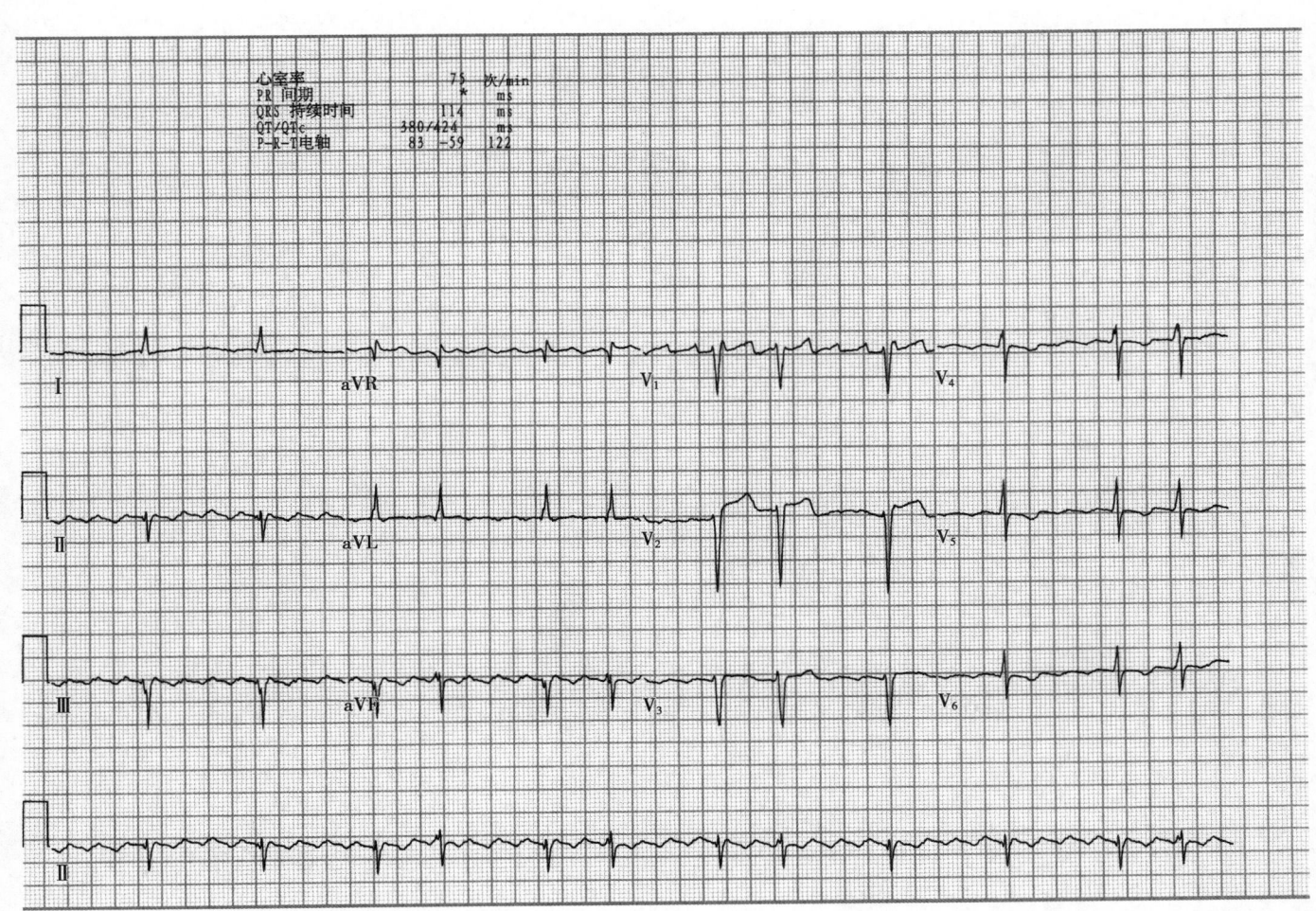

心室率   75   次/min
PR 间期   *   ms
QRS 持续时间   114   ms
QT/QTc   380/424   ms
P-R-T电轴   83   -59   122

图 4 6 月 1 日上午 7:04 心电图：心房扑动，房室传导比例（2～4）:1，心室率 75 次/min，V₁～V₃ 导联 ST 段明显回落至 0.10～0.25mV，V₄～V₆ 导联 T 波倒置，QT/QTc 间期 380/424ms。

诊断： 心房扑动，急性前间壁心肌梗死演变期，左前分支传导阻滞。

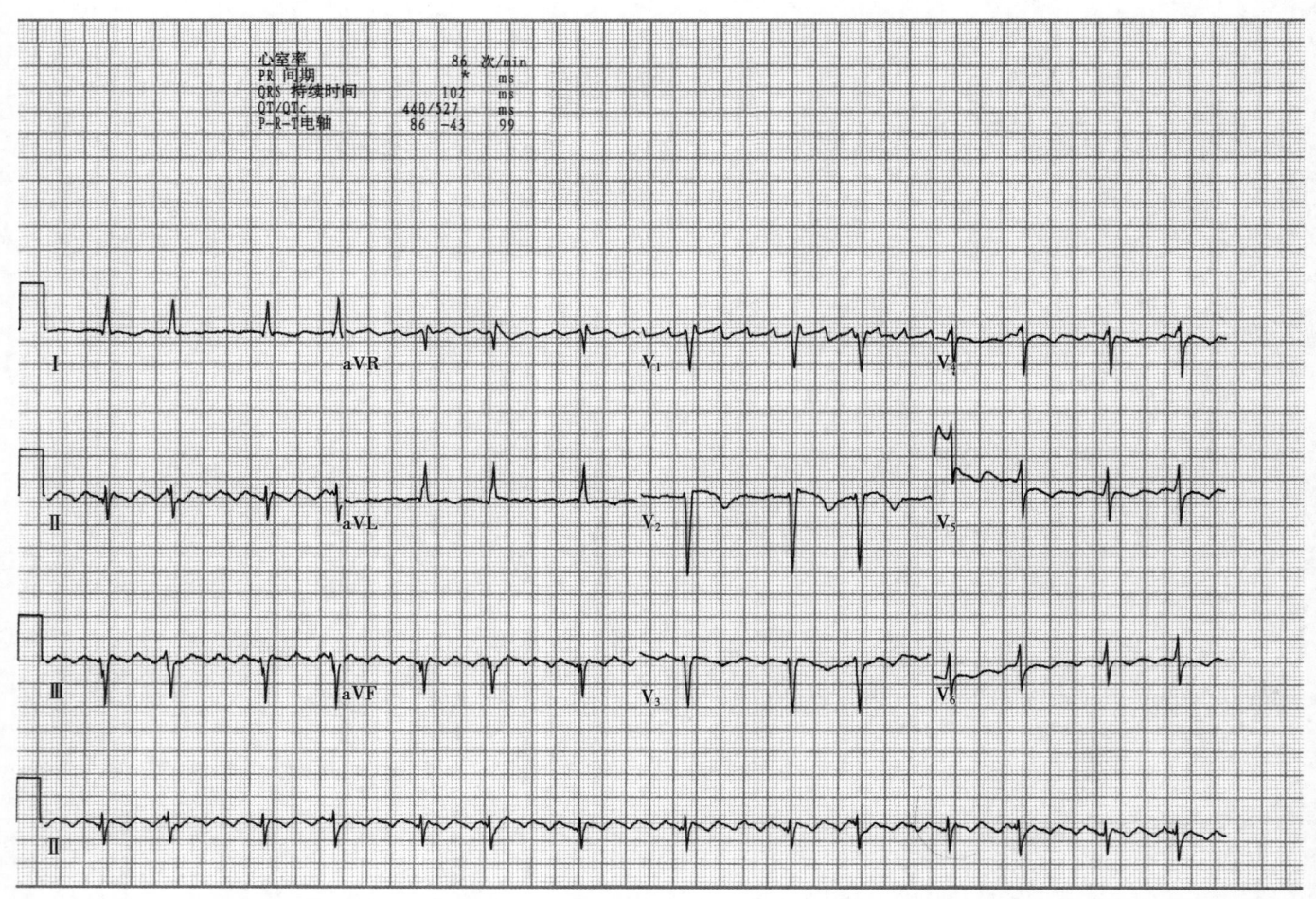

心室率   86 次/min
PR 间期   * ms
QRS 持续时间   102 ms
QT/QTc   440/527 ms
P-R-T电轴   86 -43 99

图 5　6 月 2 日上午 10:02 心电图：心房扑动，房室传导比例（3～4）:1，心室率 86 次 /min，V₁~V₄ 导联 r 波递增不良，V₁~V₃ 导联 ST 段抬高 0.05～0.10mV，V₂~V₆ 导联 T 波倒置，QT/QTc 间期 440/527ms。

诊断：心房扑动，急性前间壁心肌梗死演变期，左前分支传导阻滞；QTc 间期延长。

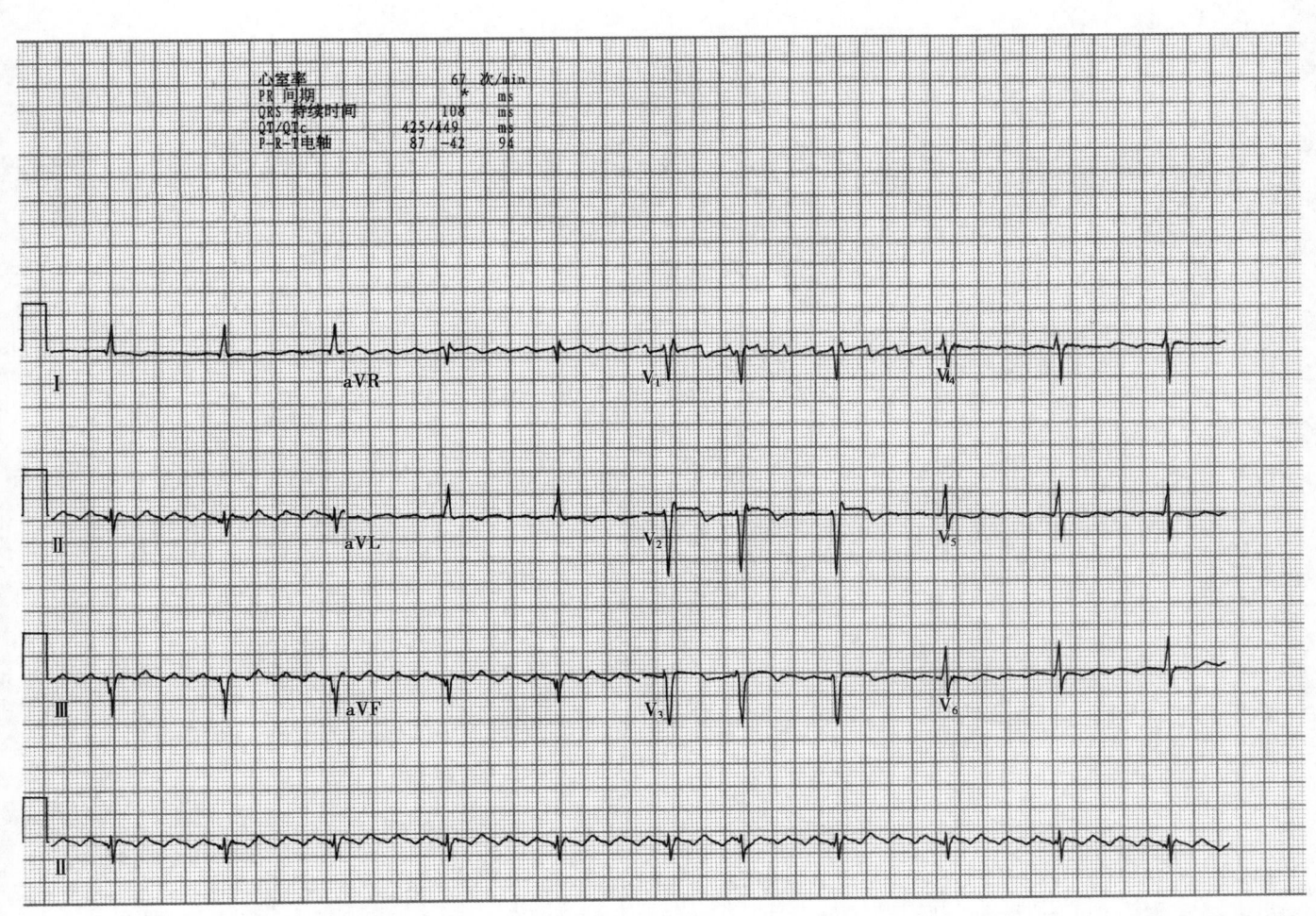

心室率　　　　　　　　67　次/min
PR　间期　　　　　　　　*　　ms
QRS　持续时间　　　　108　　ms
QT/QTc　　　425/449　ms
P-R-T电轴　　87　-42　94

I　　　　　　aVR　　　　　　V₁　　　　　　V₄

II　　　　　　aVL　　　　　　V₂　　　　　　V₅

III　　　　　　aVF　　　　　　V₃　　　　　　V₆

II

图6　6月3日下午3:14心电图：与图5比较，未见明显变化。

诊断：心房扑动，急性前间壁心肌梗死演变期，左前分支传导阻滞。

急性前间壁 ST 段抬高型心肌梗死伴心房扑动

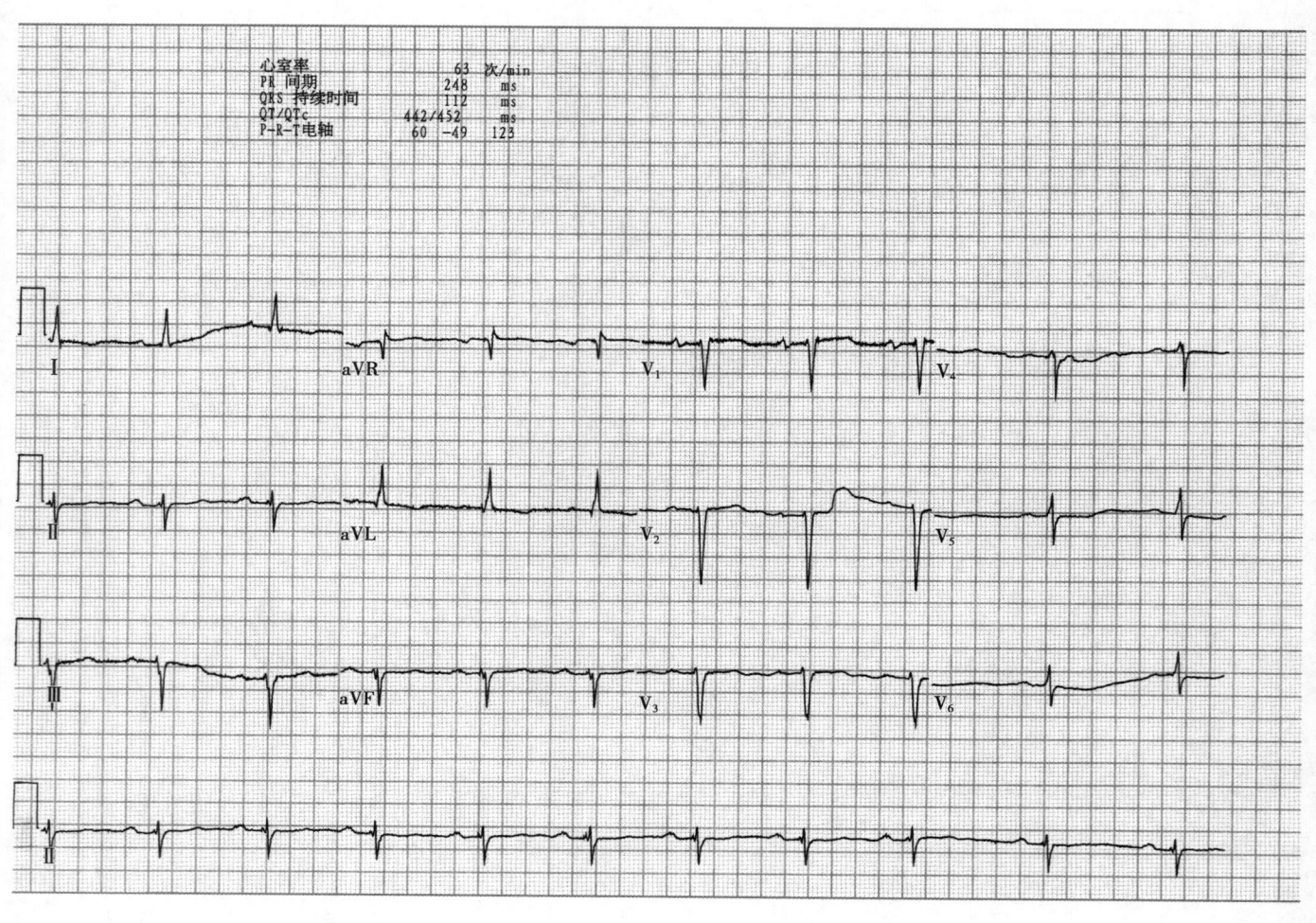

心室率 63 次/min
PR 间期 248 ms
QRS 持续时间 112 ms
QT/QTc 442/452 ms
P-R-T电轴 60 -49 123

I aVR V₁ V₄

II aVL V₂ V₅

III aVF V₃ V₆

II

图7　6月7日上午7:49心电图:恢复窦性心律,心率63次/min,PR间期248ms,QRS波群时限112ms。T波:$V_1 \sim V_3$导联转直立,V_5、V_6导联平坦。QT/QTc间期442/452ms。

诊断: 窦性心律,一度房室传导阻滞,r波递增不良($V_1 \sim V_4$导联),T波平坦,左前分支传导阻滞。

【点评】

患者男性,73岁,因"肝癌术后14年复发"入院接受治疗。6月1日突发急性前间壁心肌梗死,心肌酶升高,心电图提示前间壁ST段抬高型心肌梗死,冠脉造影未见严重狭窄,多学科联合会诊,考虑冠脉痉挛引起了急性前间壁心肌梗死,或者是化疗药物相关性心肌损害可能性大。发生的心房扑动也可能是心房肌受损的表现,临床给予改善心肌代谢、利尿、扩张冠脉、保肝等综合治疗,患者病情稳定。

第 39 例 | 急性前间壁及前壁 ST 段抬高的心肌梗死并发室性心动过速

【临床资料】

男性，81 岁，因"胸闷 10 余天，加重 3 天"入院。心电图提示急性心肌梗死，冠脉造影显示左主干及回旋支未见明显狭窄，前降支开口处闭塞，扩张后植入支架，右冠状动脉近段狭窄 80%。血生化检查显示谷丙转氨酶 41.9U/L，谷草转氨酶 41.7U/L，肌钙蛋白 T 1.820ng/ml，CK 235.4U/L，乳酸脱氢酶 390.2U/L，肌红蛋白定量 178.5ng/ml，CK-MB 定量测定 16.63ng/ml，脑利钠肽前体 22 358.0pg/ml，钙 2.0mmol/L，钾 4.6mmol/L，镁 0.90mmol/L，钠 128.6mmol/L。入院第 2 天患者病情恶化，血压 90/60mmHg，意识丧失，心电图显示宽 QRS 心动过速，电复律，给予胺碘酮静脉滴注，以后反复发作宽 QRS 心动过速、心室颤动，反复予以电除颤，持续胸外按压，多巴胺、肾上腺素静脉推注，血压测不到，晚上 7:33 心电图呈直线，宣布患者临床死亡。

死亡诊断： 心室颤动，心源性休克，冠状动脉粥样硬化性心脏病，急性前壁心肌梗死（Killip Ⅳ级）。

【心电图分析】

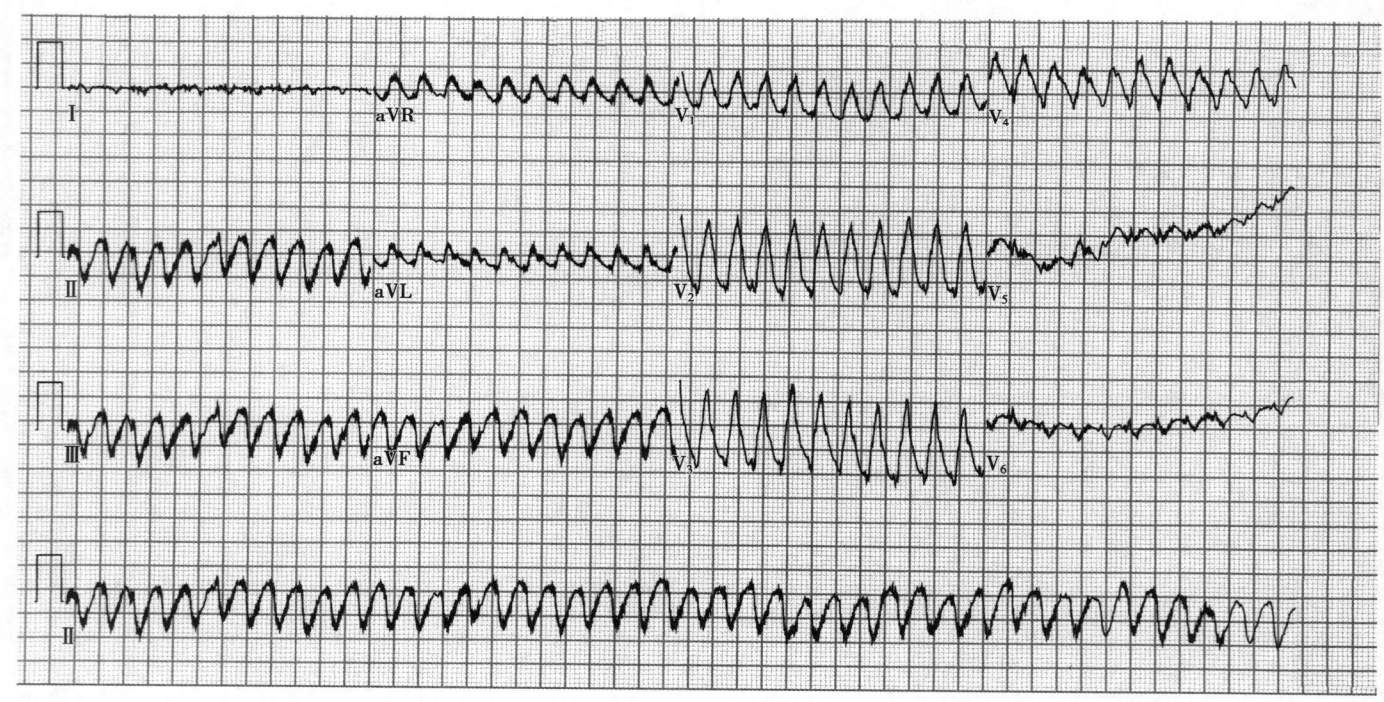

图 1 描记于入院第 1 天，胸闷 10 余天，加重 3 天。心动过速发作时，血压测不到，意识丧失，心动过速频率 253 次 /min，从 V₆ 导联呈 rS 型的图形分析，对应的长 Ⅱ 导联宽 QRS 波群呈 QS 型，Ⅲ、aVF 导联也应该呈 QS 型，aVR、aVL 导联呈 R 型，V₁～V₃ 导联呈 R 型，支持室性心动过速的诊断。

诊断： 阵发性室性心动过速。

【点评】

1. 该患者高龄,因"胸闷 10 余天,加重 3 天"入院,心电图提示急性前间壁、前壁心肌梗死,主因病情严重,又没有及时入院救治,尽管入院以后及时行冠脉造影,开通闭塞的冠状动脉,疏通狭窄的冠脉血管,对改善冠状循环起到了很大作用,但由于反复发作室性心动过速、心室颤动,终经抢救无效死亡。

2. 宽 QRS 心动过速,在急性前壁心肌梗死期出现,与图 2 比较,图 1 的宽 QRS 心动过速形态与窦性 QRS-T 波形不同,Ⅱ、Ⅲ、aVF 导联呈 QS 型,V₁~V₃ 导联呈 R 型,aVR、aVL 导联波形与 V₁~V₃ 导联方向一致,支持室性心动过速的诊断。极速的心室率可使心排血量显著下降,持续时间长者对脑、心、肾等器官造成的损害非常严重,是患者死亡的主要原因之一。

3. 心肌梗死性 QRS 波群表现在 V₁~V₄ 导联,V₅、V₆ 导联的 QRS 波群振幅显著降低,提示前壁心肌梗死面积大,持续的 ST 段抬高,表示梗死区域、缺血区域心肌组织再灌注不良,可能是持续室性心动过速的发生原因之一。

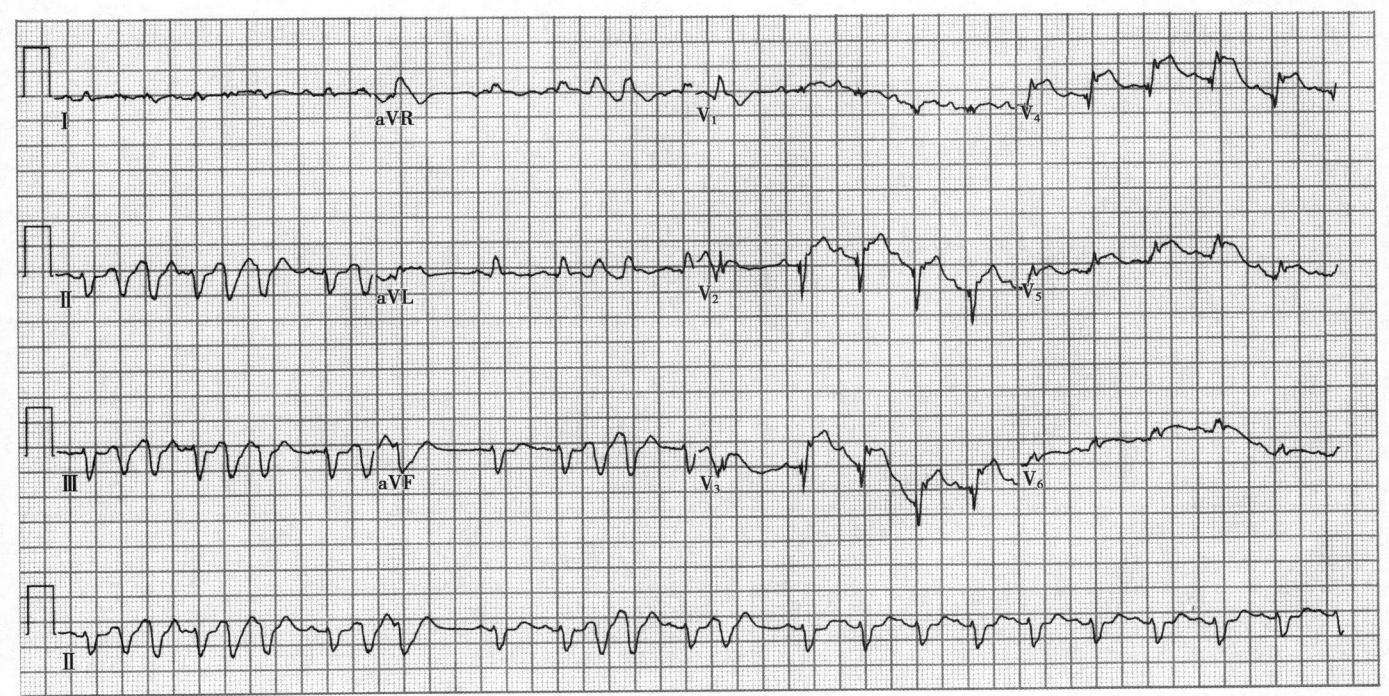

图 2 描记于电复律后,窦性心动过速,频率 144 次 /min。QRS 波群时限 110ms。心肌梗死的 QRS 波群形态出现于 V₁~V₄ 导联,V₅、V₆ 导联 QRS 波群电压很小,V₁~V₅ 导联 ST 段抬高,结合临床诊断为 STEMI,提早的单个及成对出现的宽 QRS 波群是室性期前收缩。

诊断: 窦性心动过速,急性前间壁及前壁 ST 段抬高的心肌梗死,胸导联 QRS 波群低电压,室性期前收缩。

第 40 例 急性前间壁及前壁心肌梗死

【临床资料】

男性，46 岁，因 "突发胸闷、气短、恶心 7h" 入院。血生化检查显示肌钙蛋白 T 68.7ng/ml，谷丙转氨酶 104.9U/L，谷草转氨酶 636U/L，CK 8 130U/L，乳酸脱氢酶 1 335U/L。超声心动图显示节段性室壁运动障碍（室间隔心尖段、左室心尖段、下壁），左室整体功能减低。冠脉造影显示前降支近段闭塞 100%，回旋支远段闭塞，右冠状动脉近段闭塞狭窄 100%，前降支右冠状动脉 PCI 术后。

【心电图分析】

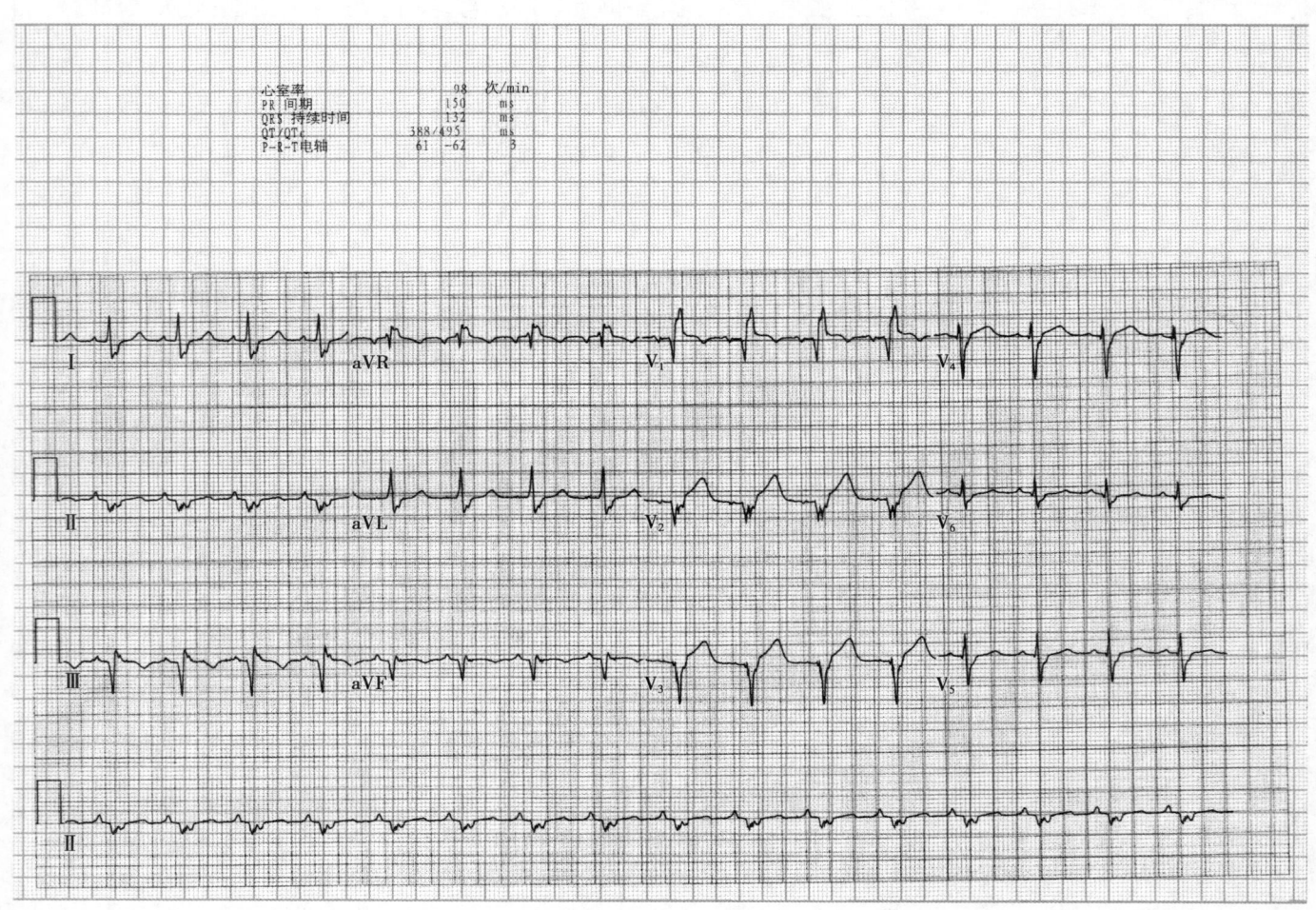

图 1 描记于胸闷 7h：窦性心律，心率 98 次 /min，PR 间期 150ms，QRS 波群时限 132ms，QRS 电轴 −62°，QT/QTc 间期 388/495ms，Ⅲ、V$_2$、V$_3$ 导联呈 QS 型，Ⅲ、aVF 导联呈 Qr 型，V$_1$ 导联呈 qR 型（V$_5$、V$_6$ 导联换位）。S 波：V$_4$、V$_5$ 导联增深。ST 段：V$_1$ ～ V$_3$ 导联抬高 0.10 ～ 0.225mV。

诊断：窦性心律，急性心肌梗死（前间壁、前壁），下壁心肌梗死（日期不确定），完全性右束支传导阻滞，QTc 间期延长。

临床诊断： 冠状动脉粥样硬化性心脏病，急性心肌梗死。冠状动脉支架植入术后，
心功能Ⅲ级（NYHA 分级），高血压 3 级（很高危），急性肾功能不全。

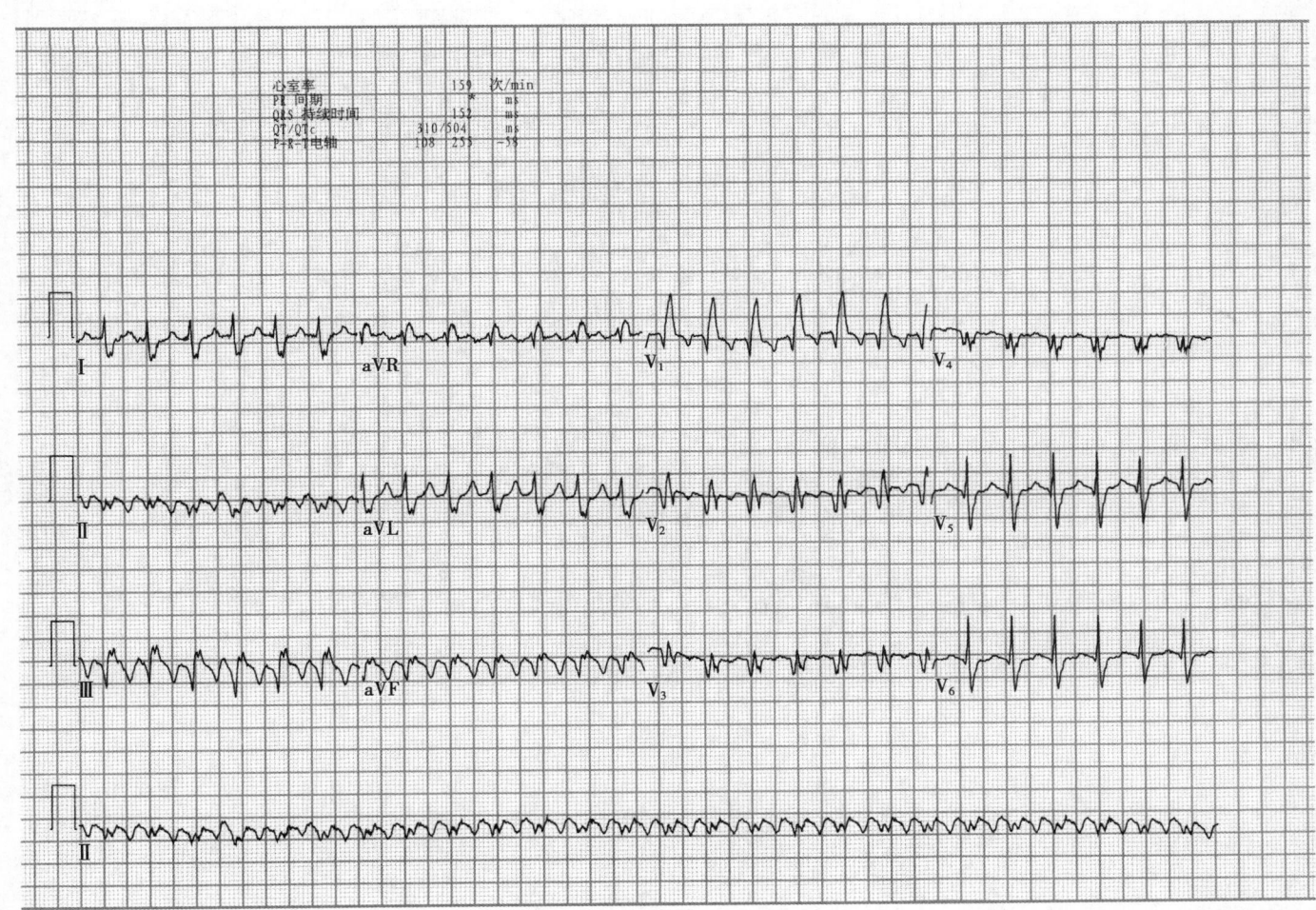

图 2 描记于图 1 后 5 个月：心房扑动，心房率 318 次 /min，F 波 2 : 1 下传心室，心室率 159 次 /min。V₁ ~ V₃ 导联 ST 段抬高，V₄ 导联呈 qrS 型。QTc 间期 504ms。

诊断： 心房扑动（房室传导比例 2 : 1），陈旧性心肌梗死（下壁、前间壁及前壁），完全性右束支传导阻滞，QTc 间期延长。

急性前间壁及前壁心肌梗死

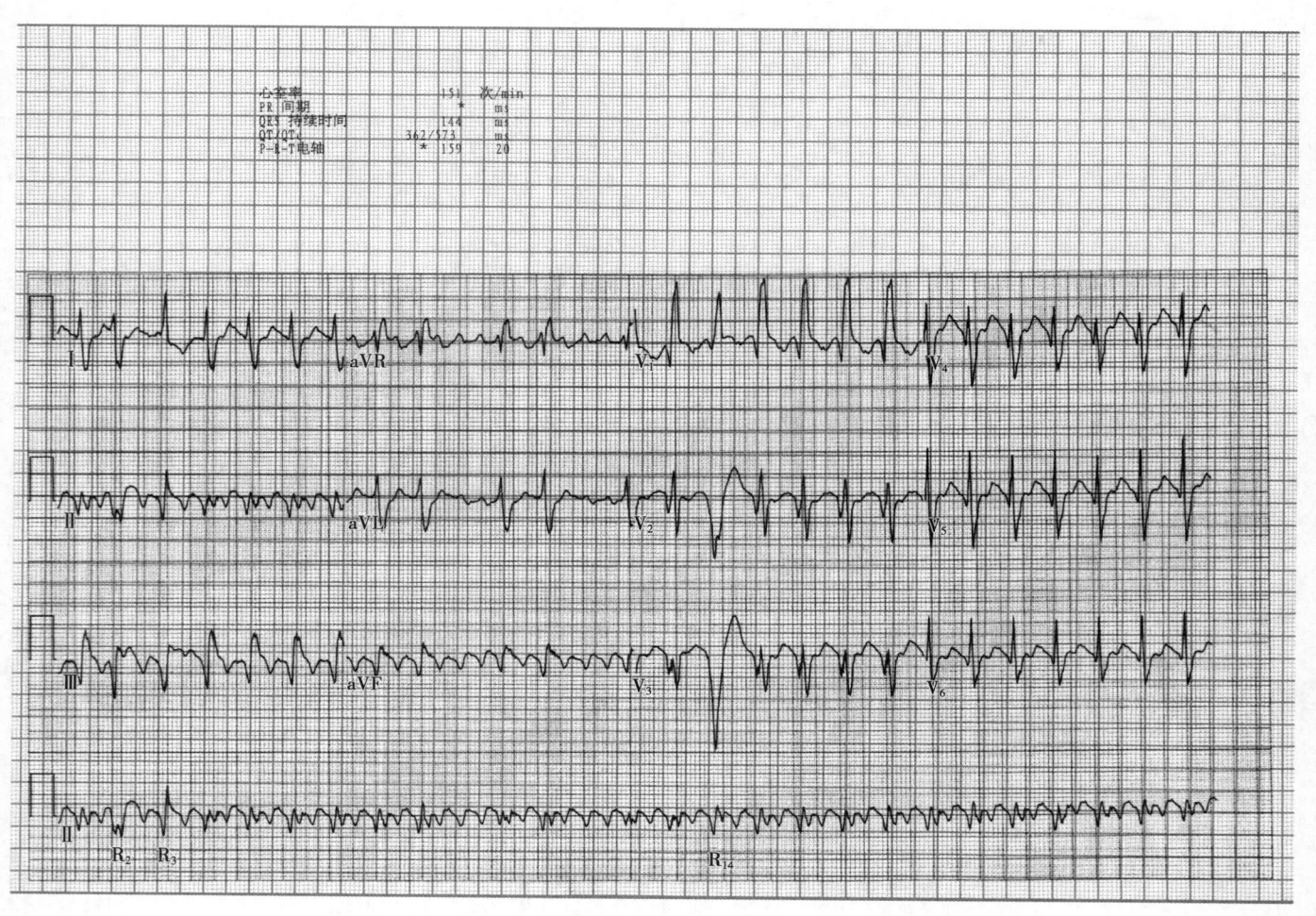

心室率   151   次/min
PR 间期   *   ms
QRS 持续时间   144   ms
QT/QTc   362/573   ms
P-R-T电轴   *   159   20

图 3 记录于图 2 后 3 天：心房扑动（逆时针型），房室传导比例（2～4）∶1，R₂、R₃、R₁₄ 多源性室性期前收缩。QTc 间期 573ms。

诊断：心房扑动[逆时针型，房室传导比例（2～4）∶1]，陈旧性心肌梗死（下壁、前间壁、前壁），完全性右束支传导阻滞，多源性室性期前收缩，QTc 间期延长。

【点评】

患者因"突发胸闷、气短 7h"入院，心肌酶升高，超声心动图显示节段性室壁运动障碍，冠脉造影显示 3 支闭塞。心电图显示前间壁及前壁梗死，罪犯血管应是前降支；下壁 ST 段无抬高，T 波倒置，提示右冠状动脉闭塞所致，可能是陈旧性病变，梗死日期不确定。患者不能提供既往史，又无典型的胸痛史。前降支及右冠状动脉近段闭塞，回旋支远段闭塞，患者能存活下来是个奇迹。尽管开通了闭塞的冠状动脉，但患者心功能较差，预后仍很差。

图 2 与图 3 对照分析，可明确诊断为心房扑动，快速的心室率对心功能带来了不利的影响。心肌梗死以后，多源性室性期前收缩是常见的。应警惕室性心动过速的发生。

急性前间壁及前壁心肌梗死

第41例 | 急性前间壁及前壁心肌梗死并发多源性室性心动过速

【临床资料】

男性,66岁,因"膀胱癌术后1年4个月,左输尿管阻塞10个月"入院。住院第5天突发急性心肌梗死,呼吸和循环衰竭死亡。

【心电图分析】

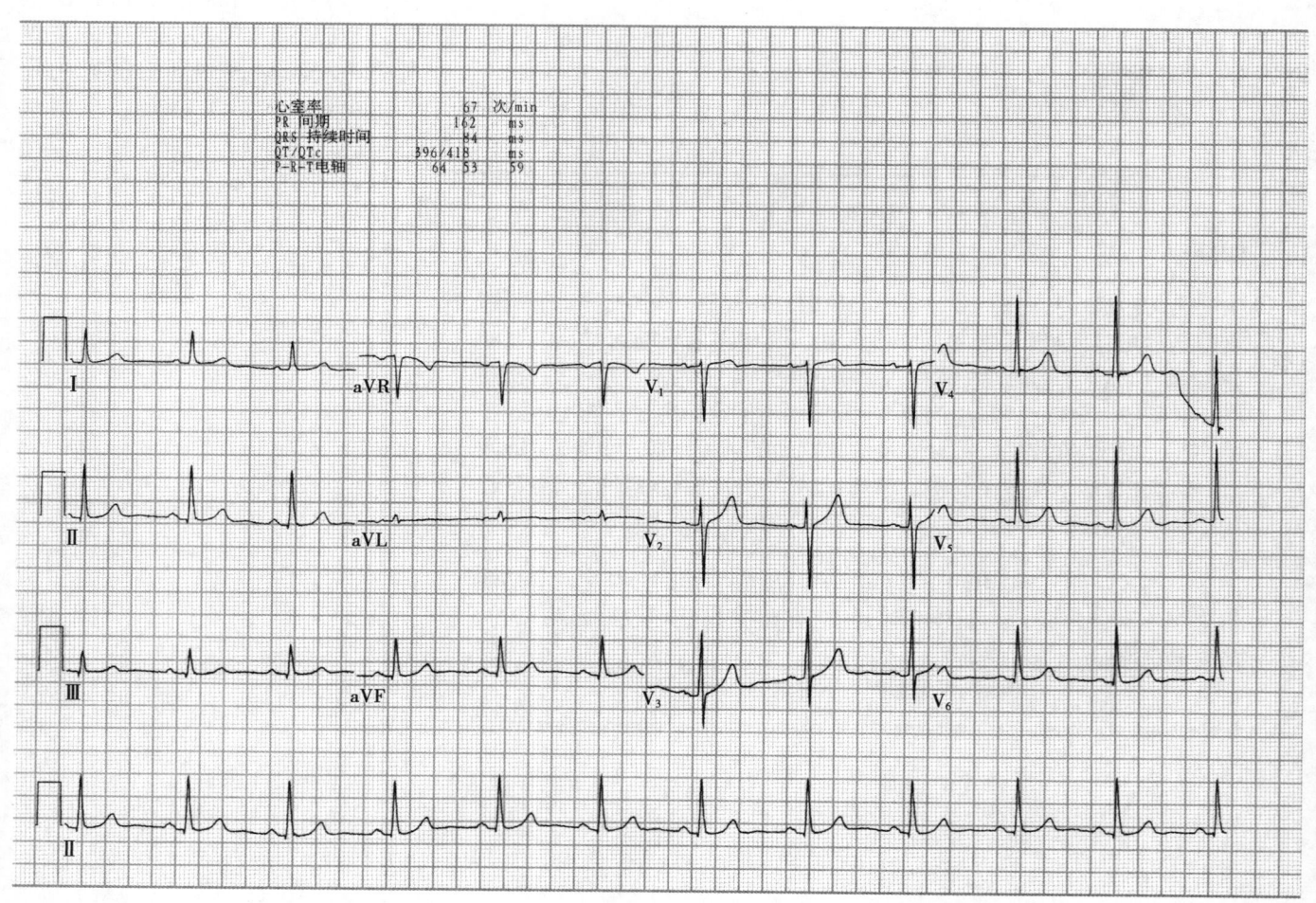

心室率		67	次/min
PR 间期		162	ms
QRS 持续时间		84	ms
QT/QTc		396/418	ms
P-R-T电轴	64	53	59

图1 入院第2天:窦性心律,心率67次/min,PR间期162ms,QRS波群时限84ms,QRS电轴53°,QT/QTc间期396/418ms。　　**诊断:**窦性心律,正常心电图。

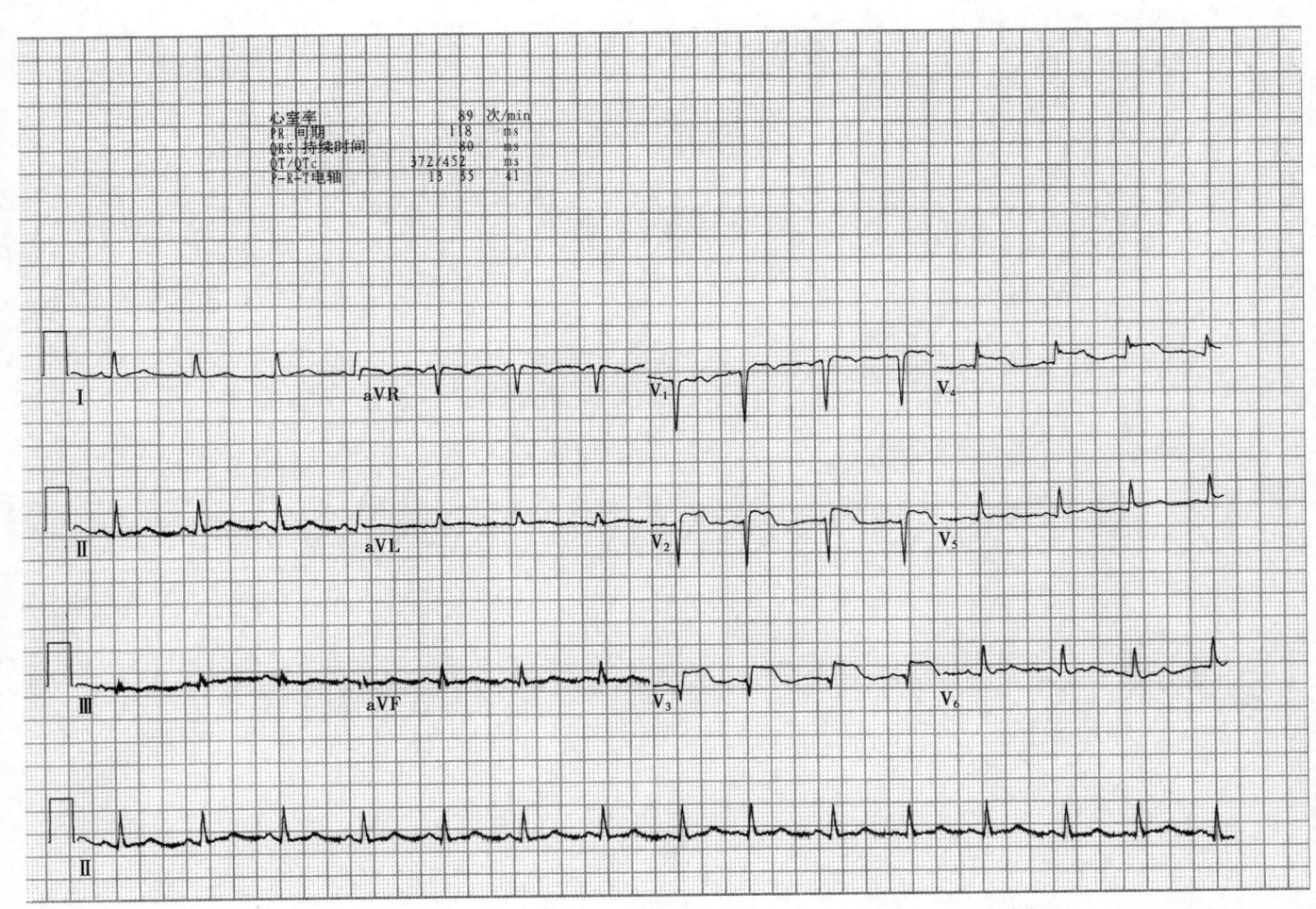

心室率   89 次/min
PR 间期   118 ms
QRS 持续时间   80 ms
QT/QTc   372/452 ms
P-R-T电轴 13 55 41

图 2　入院第 5 天: 窦性心律, 心率 89 次/min, PR 间期 118ms, QRS 波群时限 80ms, QT/QTc 间期 372/452ms。Ⅰ、Ⅱ、Ⅲ、aVF 导联 R 波幅度降低, $V_1 \sim V_3$ 导联呈 QS 型, V_4 导联出现 q 波, $V_4 \sim V_6$ 导联 R 波降低。ST 段: $V_2 \sim V_4$ 导联抬高 0.15~0.30mV。T 波: Ⅰ、Ⅱ、Ⅲ、aVF、$V_2 \sim V_6$ 导联幅度降低。

诊断: 窦性心律, 急性前间壁及前壁心肌梗死。

急性前间壁及前壁心肌梗死并发多源性室性心动过速

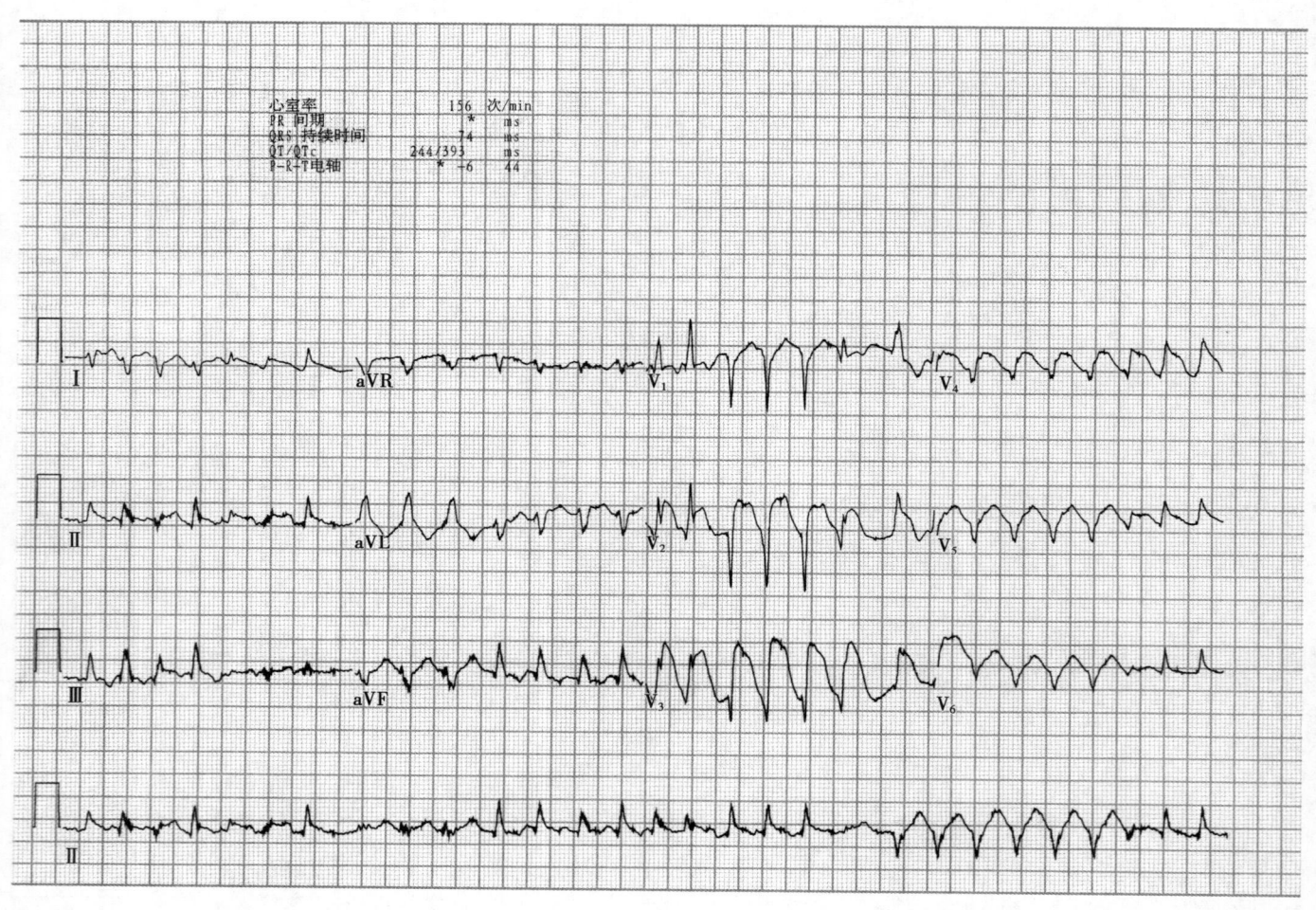

心室率   156   次/min
PR 间期   *   ms
QRS 持续时间   74   ms
QT/QTc   244/393   ms
P-R-T电轴   *   -6   44

图 3 临终前：心房颤动，多源性室性心动过速，心室率 156 次/min。

诊断：心房颤动，多源性室性心动过速。

【点评】

患者膀胱癌术后，左输尿管阻塞 10 个月，为进一步诊疗入院。住院第 5 天，拔除肾造瘘管，局部麻醉下行左侧输尿管镜检＋输尿管扩张术。术后记录心电图 2 与图 1 比较：发生了急性前间壁及前壁心肌梗死，$V_1 \sim V_4$ 导联出现梗死性 QS 波及 q 波，ST 段损伤型抬高。血生化检查显示肌钙蛋白 T 2.32ng/ml，CK 1 499.0U/L，脑利钠肽前体 20 892.0pg/ml，肌酐 142.7μmol/L。术后第 2 天突发循环和呼吸衰竭，室性心动过速，心室颤动，心脏停搏，经抢救无效死亡。

急性前间壁及前壁心肌梗死并发多源性室性心动过速

第42例 | 急性前间壁及前壁心肌梗死并发右束支传导阻滞

【临床资料】

男性,64岁,因"呼吸困难、意识丧失1天"入院。晚上11:40,患者无明显诱因,突发胸闷、大汗、呼吸困难,自行吸氧不见好转,凌晨0:40抬下楼时意识丧失,家人立即给予胸外按压并送入急诊科抢救,住院第7天死亡。

【心电图分析】

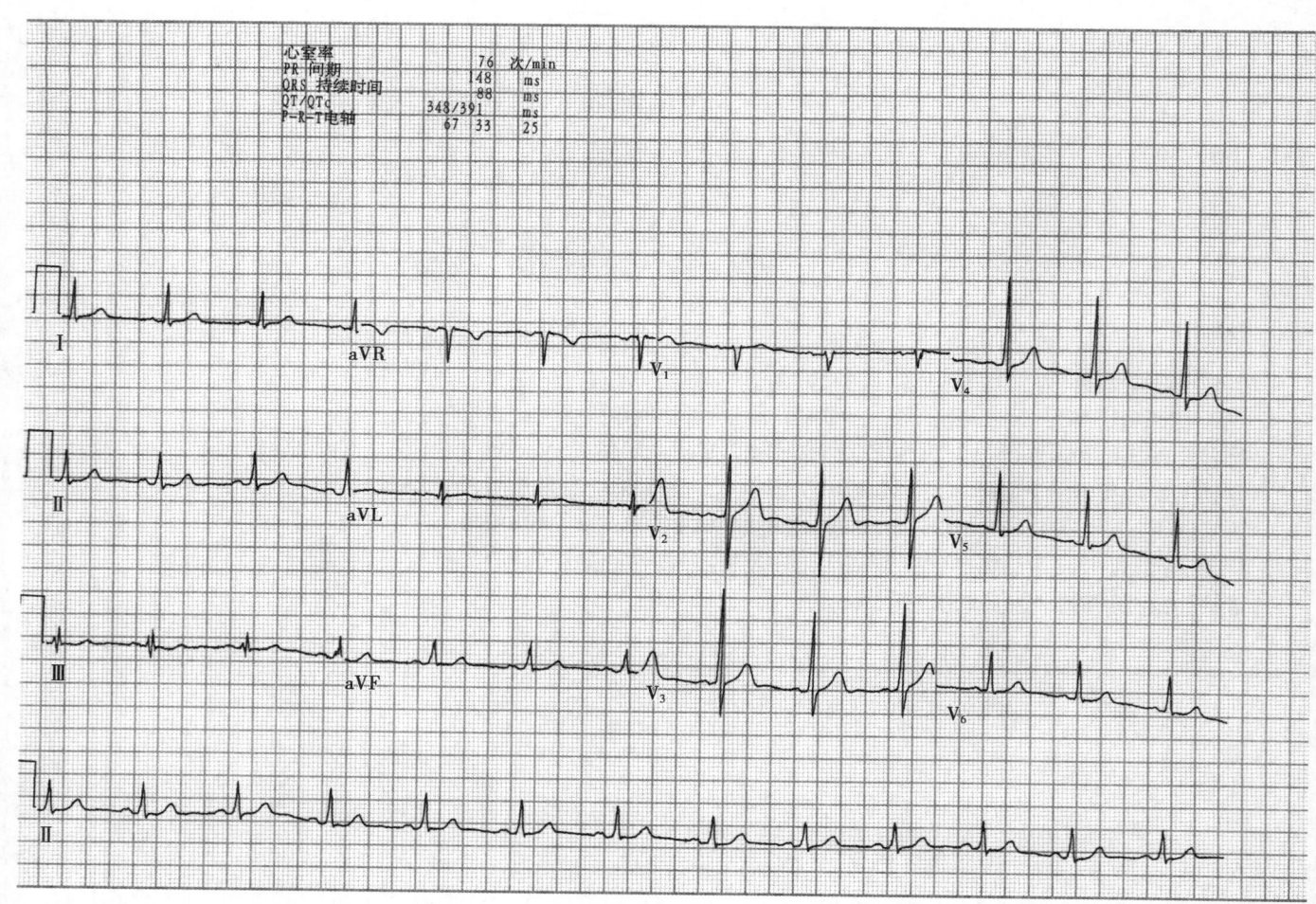

图1 记录于64岁:窦性心律,心率76次/min,PR间期148ms,QRS波群时限88ms,QRS电轴33°,QT/QTc间期348/391ms。

诊断:窦性心律,心电图未见异常。

临床诊断: 冠状动脉粥样硬化性心脏病,急性 ST 段抬高型心肌梗死,心源性休克,多器官功能衰竭,高血压 2 级(很高危)。

死亡原因: 急性心肌梗死,心源性休克。

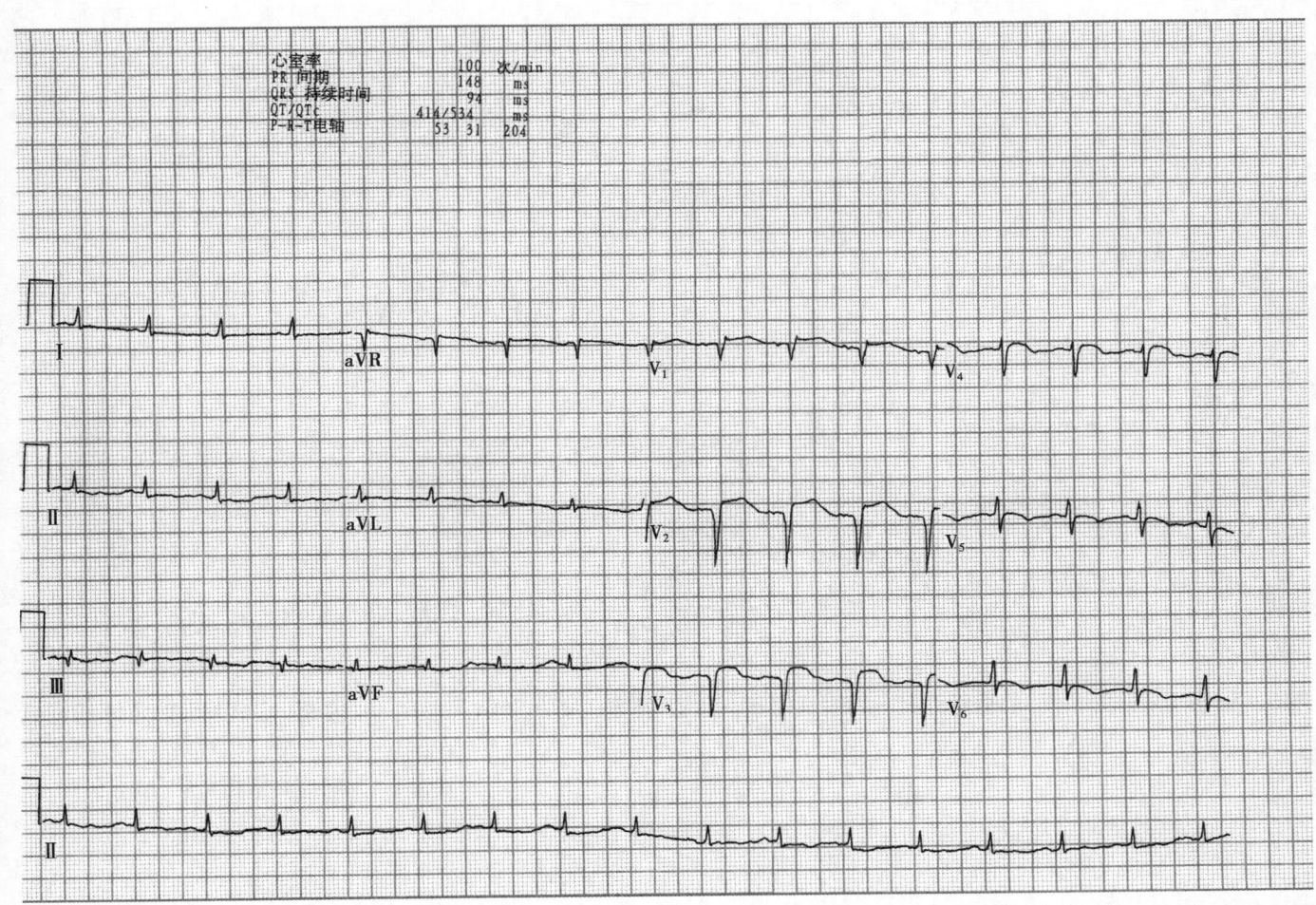

心室率		100	次/min
PR 间期		148	ms
QRS 持续时间		94	ms
QT/QTc		414/534	ms
P-R-T电轴	53 31	204	

图 2 64 岁入院心电图,与图 1 比较,发生了重大变化。窦性心律,心率 100 次/min,PR 间期 148ms,QRS 波群时限 94ms,QRS 电轴 31°,QT/QTc 间期 414/534ms,Ⅲ、aVF 导联出现新生 q 波,$V_1 \sim V_3$ 导联 r 波及 R 波消失,为 qr 型及 QS 型,V_4、V_5 导联 R 波幅度显著降低。ST 段:$V_1 \sim V_4$ 导联抬高 0.10~0.225mV。T 波:Ⅰ、Ⅱ、aVL 导联平坦,$V_4 \sim V_6$ 导联倒置,标准肢体导联 R+S<0.5mV。

诊断: 窦性心律,急性前间壁及前壁心肌梗死,QRS 波群低电压,T 波倒置,QTc 间期延长。

急性前间壁及前壁心肌梗死并发右束支传导阻滞

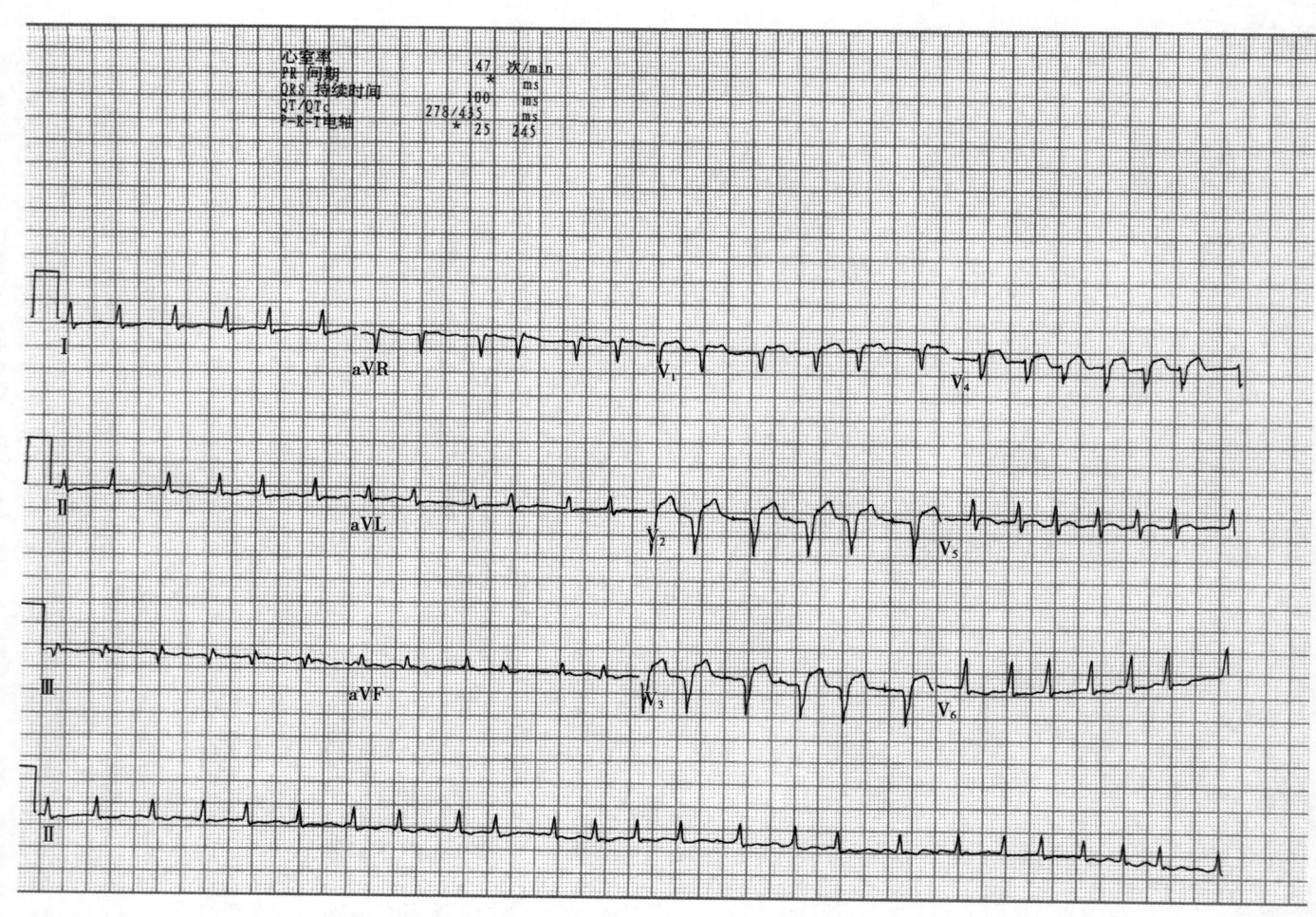

心室率　　　　　　　147　次/min
PR 间期　　　　　　　＊　　　ms
QRS 持续时间　　　　100　　ms
QT/QTc　　　278/435　　ms
P-R-T电轴　　　＊　25　245

I

aVR

V₁

V₄

II

aVL

V₂

V₅

III

aVF

V₃

V₆

II

图 3　记录于入院第 3 天：心房颤动，RR 间期不匀齐，平均心室率 147 次/min。

诊断： 心房颤动，急性前间壁及前壁心肌梗死，标准肢体导联 QRS 波群低电压。

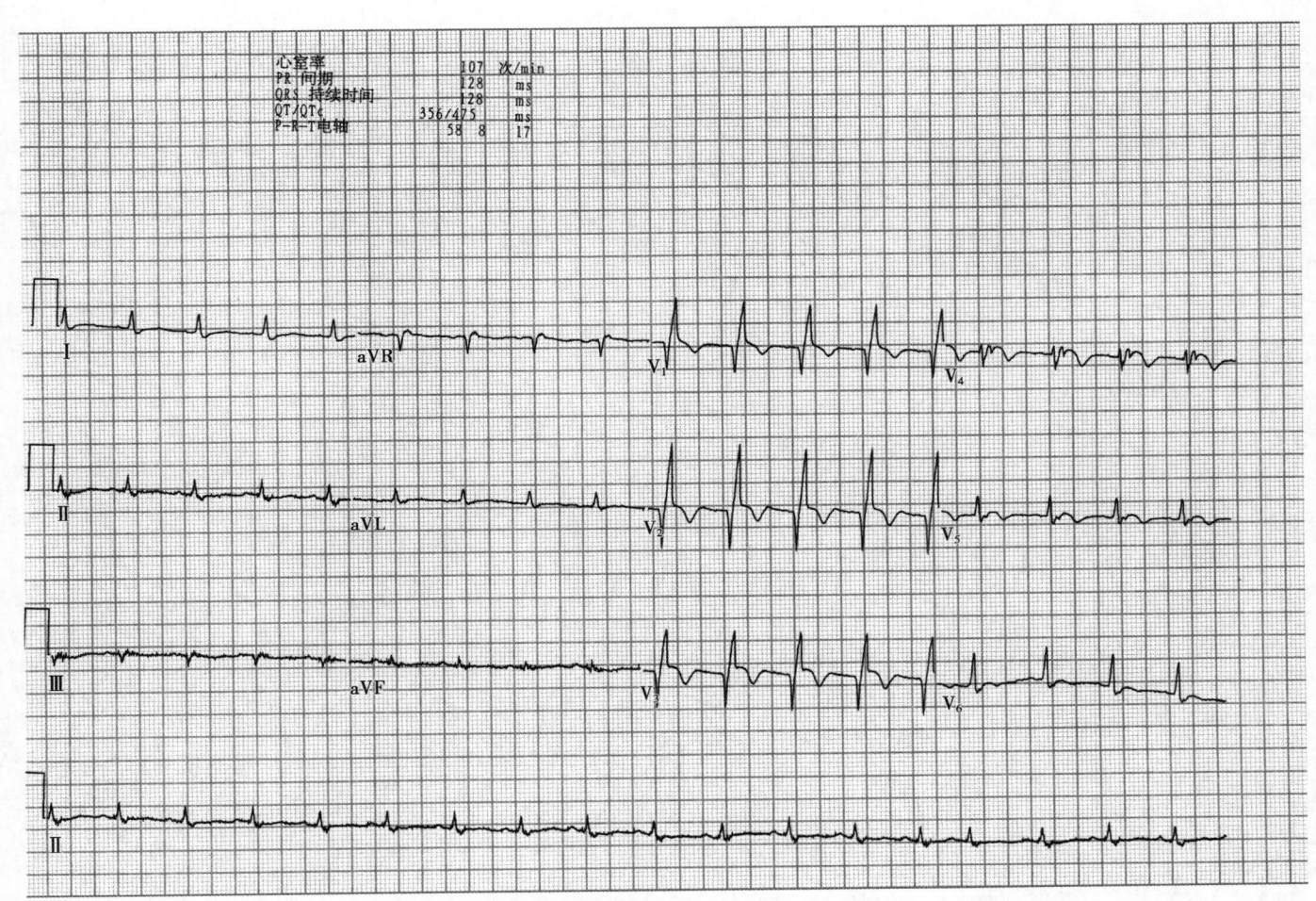

心室率　　　　　　　　　107　次/min
PR 间期　　　　　　　　　128　ms
QRS 持续时间　　　　　　 128　ms
QT/QTc　　　　　356/475　ms　ms
P-R-T电轴　　　　　 58　8　 17

I　　　　　aVR　　　　　V₁　　　　　V₄

II　　　　　aVL　　　　　V₂　　　　　V₅

III　　　　　aVF　　　　　V₃　　　　　V₆

II

图 4　急性心肌梗死第 3 天, 恢复了窦性心律, 心率 107 次 /min, PR 间期 128ms, QRS 波群时限 128ms, QRS 电轴 8°, QT/QTc 间期 356/475ms, V₁~V₃ 导联呈 QR 型, 右束支传导阻滞。ST 段: V₁~V₄ 导联抬高 0.10~0.20mV。T 波: I、aVL 导联平坦, V₁~V₅ 导联倒置, V₆ 导联平坦。

诊断: 窦性心动过速, 急性前间壁及前壁心肌梗死演变期, 完全性右束支传导阻滞, QRS 波群低电压。

急性前间壁及前壁心肌梗死并发右束支传导阻滞

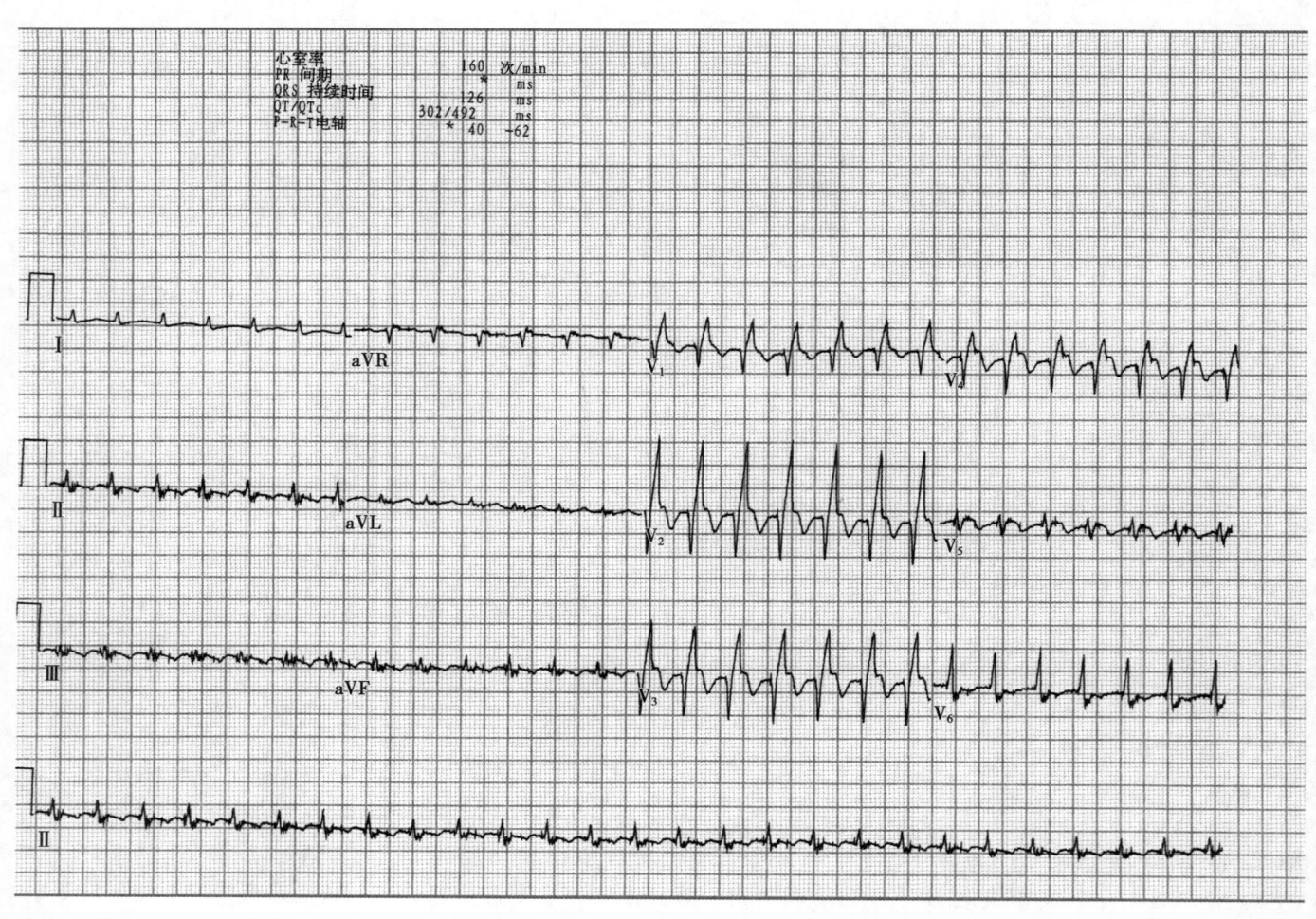

心室率　　　　　　160　次/min
PR 间期　　　　　★　　ms
QRS 持续时间　　　126　ms
QT/QTc　　302/492　ms
P-R-T电轴　　★　40　-62

I

aVR

V₁

V₄

II

aVL

V₂

V₅

III

aVF

V₃

V₆

II

图 5 心肌梗死第 3 天：心房扑动，心房率 320 次 /min，房室传导比例 2∶1，心室率 160 次 /min，QRS 波群时限 126ms，QT/QTc 间期 302/492ms。

诊断：心房扑动（房室传导比例 2∶1）；急性前间壁及前壁心肌梗死演变期，完全性右束支传导阻滞，QRS 波群低电压，QTc 间期延长。

【点评】

患者起病急，以"急性 ST 段抬高型心肌梗死"收入重症监护病房（ICU）。血生化检查显示肌钙蛋白 T 16.0ng/ml，CK 4 094.9U/L，CK-MB 定量测定 292.3ng/ml，肌红蛋白定量 >30 000.0ng/ml，肌酐 410.8μmol/L。超声心动图显示节段性室壁运动障碍（室间隔心尖段、前壁心尖段、前间隔、下壁心尖段），左室心尖部室壁瘤形成。心电图显示急性前间壁及前壁心肌梗死，新生右束支传导阻滞。入院后病情不断恶化，患者未能行冠脉介入治疗，从心电图变化特点分析，提示前降支近段闭塞，并发右束支传导阻滞，死亡率高，患者死于急性心肌梗死、多脏器功能衰竭。

急性前间壁及前壁心肌梗死并发右束支传导阻滞

第 43 例 急性前间壁及前壁心肌梗死演变期

【临床资料】

男性,54 岁,因"间断胸痛 2 个月余"入院。2 个月前患者在家看电视时突发心前区疼痛,伴大汗,持续约 10min,自服胃药无缓解。1 个月以前开车时再次发作心前区疼痛,有濒死感,伴大汗,持续约 15min 就诊,当地医院诊断为急性心肌梗死,给予扩张冠脉、抗凝、降脂等治疗病情好转出院,现为进一步诊断入院。超声心动图显示节段性室壁运动障碍,室间隔增厚。冠脉造影显示前降支中段狭窄 85%,植入 2 枚支架。

临床诊断: 冠状动脉粥样硬化性心脏病,不稳定型心绞痛,前降支支架植入术后,急性前间壁及前壁心肌梗死演变期,高血压 2 级(很高危)。

【心电图分析】

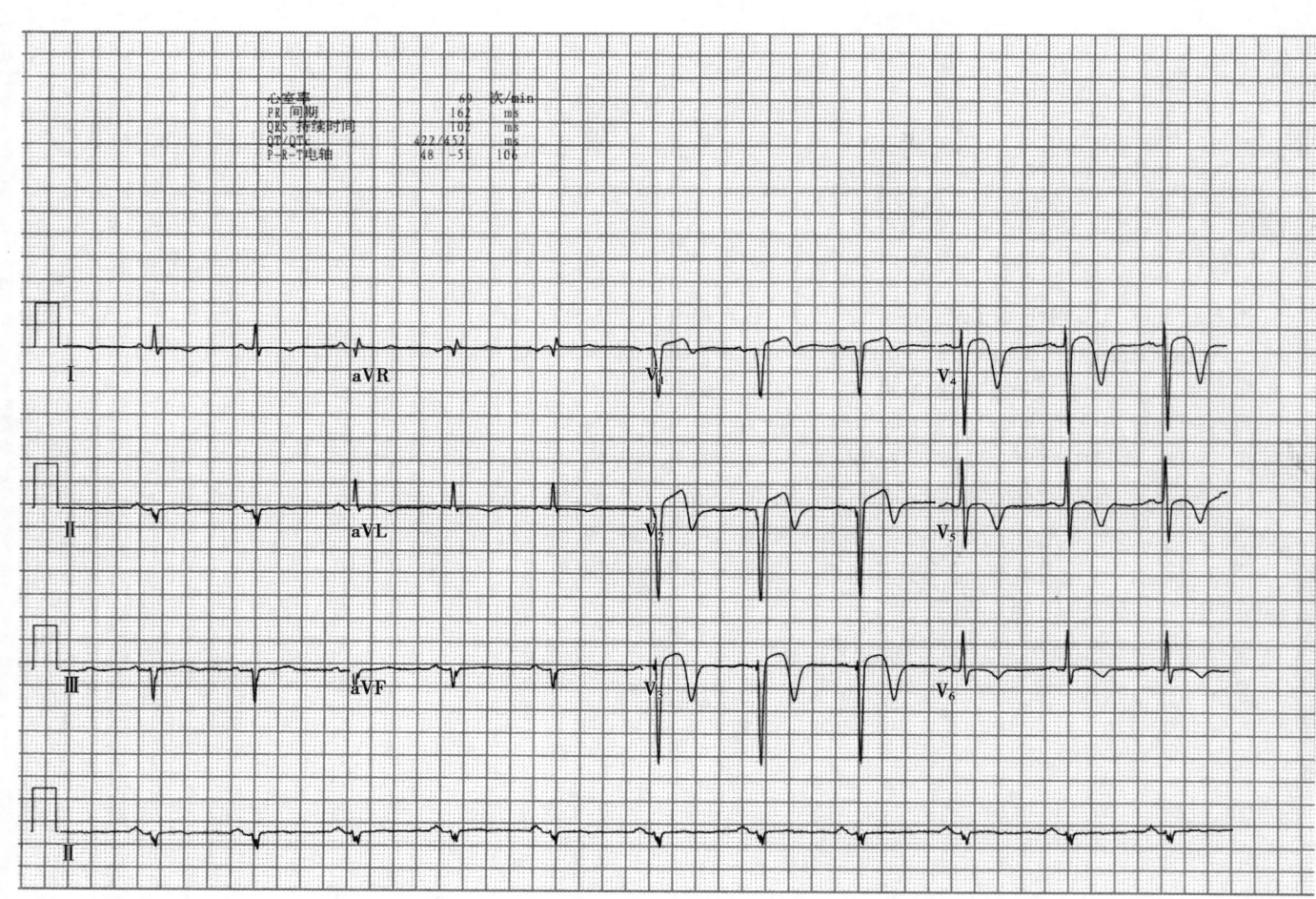

图 1 急性心肌梗死后 1 个月,PCI 术前:窦性心律,心率 69 次/min,PR 间期 162ms,QRS 波群时限 102ms,QT/QTc 间期 422/452ms,QRS 电轴 −51°。Ⅱ、Ⅲ、aVF 导联 r 波递增不良。V₁、V₂ 导联呈 QS 型,V₃ 导联 r 波极小,V₄ 导联 r 波递增不良,心肌梗死部位是前间壁及前壁。ST 段:V₁~V₄ 导联抬高 0.20~0.275mV。T 波:Ⅰ、aVL、V₁~V₆ 导联双向及倒置。

诊断: 窦性心律,急性前壁及前间壁心肌梗死演变期,不除外下壁心肌梗死(陈旧期)。

【点评】

这是一例前降支病变引起的急性前间壁及前壁心肌梗死。急性心肌梗死心电图演变期,是从梗死部的 T 波由直立转为正负双向开始,至 T 波倒置又转为直立为止的时期。一般发生于急性心肌梗死数小时、几天至几周内。PCI 可能会使演变期消失。

本例心肌梗死部位的 QS 波见于 $V_1 \sim V_3$ 导联,是前间壁心肌梗死。V_4 导联 r 波递增不良,表明前壁心肌也有部分坏死。下壁导联 r 波很小,不除外发生过陈旧性下壁心肌梗死。

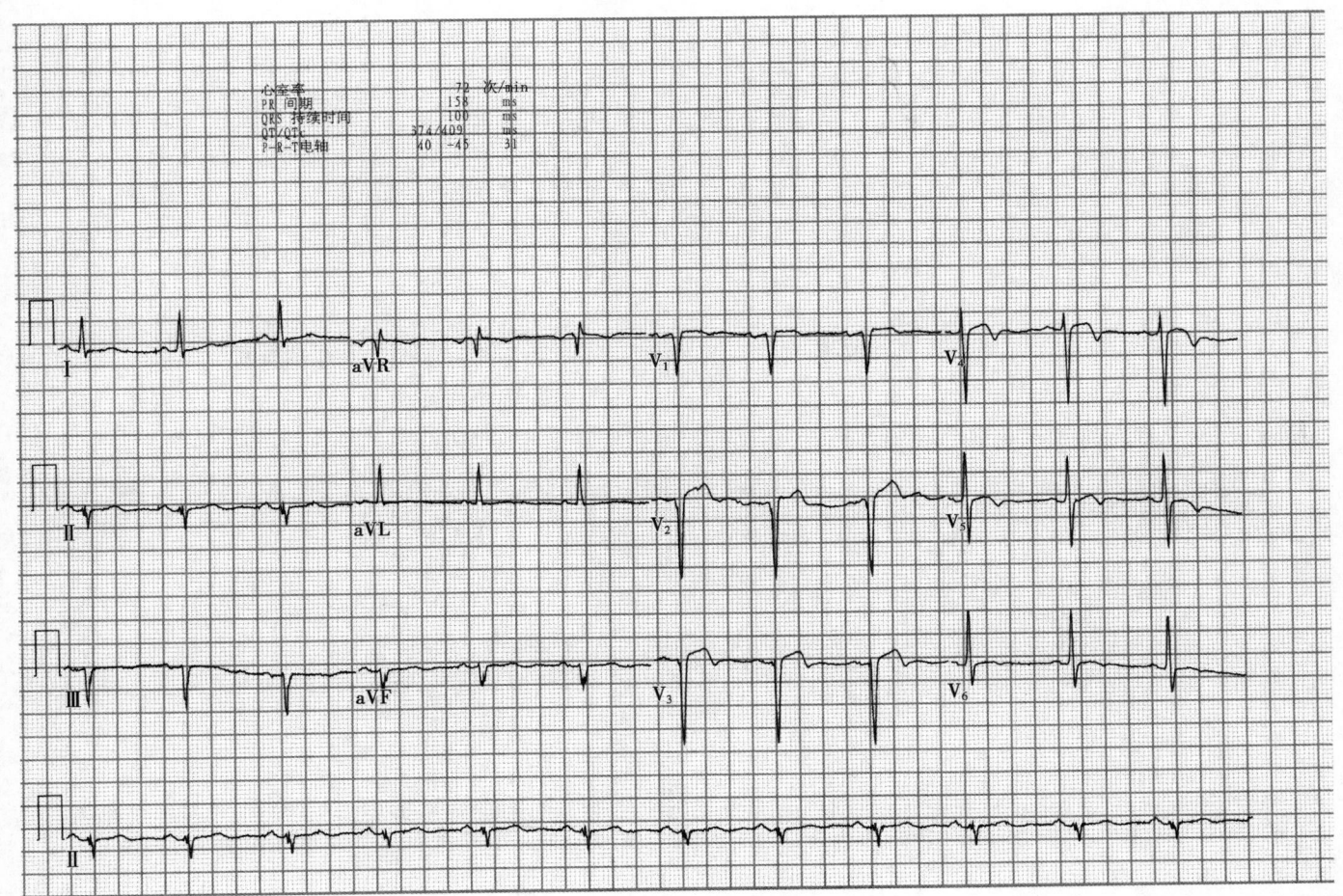

图 2 心肌梗死后 6 个月余:窦性心律,心率 72 次 /min。ST 段:$V_1 \sim V_4$ 导联抬高 0.10 ~ 0.20mV。T 波:I、aVL 导联转低平,V_2 导联转直立,V_3、V_4 导联转双向,V_5、V_6 导联倒置减浅。

诊断:窦性心律,陈旧性前间壁及前壁心肌梗死,陈旧性下壁心肌梗死,电轴显著左偏。

第44例 | 急性前间壁及前壁心肌梗死演变期

【临床资料】

男性，66岁，因"活动后胸闷2个月，加重伴胸闷2h"于2015年3月28日入院。2个月前活动后出现胸闷，胸痛不明显。3月28日上午6:30休息时突然发生憋气伴出汗、乏力，无胸痛。自行服用速效救心丸后症状无明显缓解入院。急诊心电图显示 $V_1 \sim V_4$ 导联异常Q波，ST段抬高，T波倒置，诊断为急性前壁心肌梗死。冠脉造影显示前降支近段闭塞100%，左主干未见明显狭窄，对角支行血栓抽吸术。前降支扩张后植入支架。血生化检查显示发病6h时，肌钙蛋白T 0.116ng/ml，肌红蛋白定量98.7ng/ml，CK-MB测定3.29ng/ml，CK 70.0U/L，脑利钠肽前体152.7pg/ml。超声心动图显示节段性室壁运动障碍（左室心尖部、室间隔心尖段），室间隔增厚，左室舒张功能轻度减低，主动脉瓣、肺动脉瓣轻度反流，EF 60%。

【心电图分析】

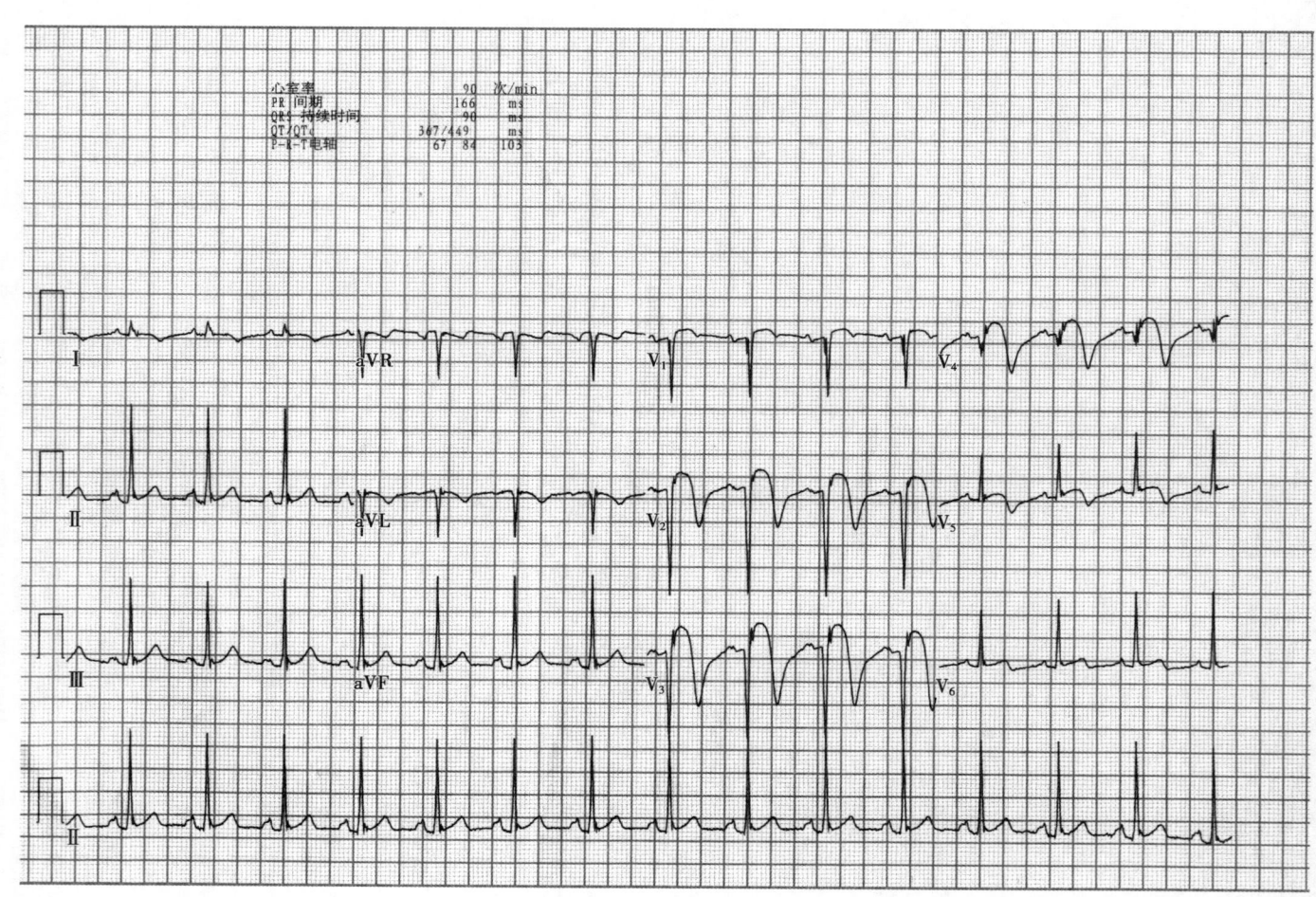

图1 描记于发病第3天：窦性心律，心率90次/min，PR间期166ms，QRS波群时限90ms，QT/QTc间期367/449ms，QRS电轴84°。$V_1 \sim V_4$ 导联呈QS型。ST段：$V_1 \sim V_6$ 导联抬高0.05～0.50mV。T波：Ⅰ、aVL、$V_1 \sim V_6$ 导联倒置。

诊断：窦性心律，急性前间壁、前壁心肌梗死演变期。

临床诊断：冠状动脉粥样硬化性心脏病，急性前壁心肌梗死（Killip Ⅰ级）。

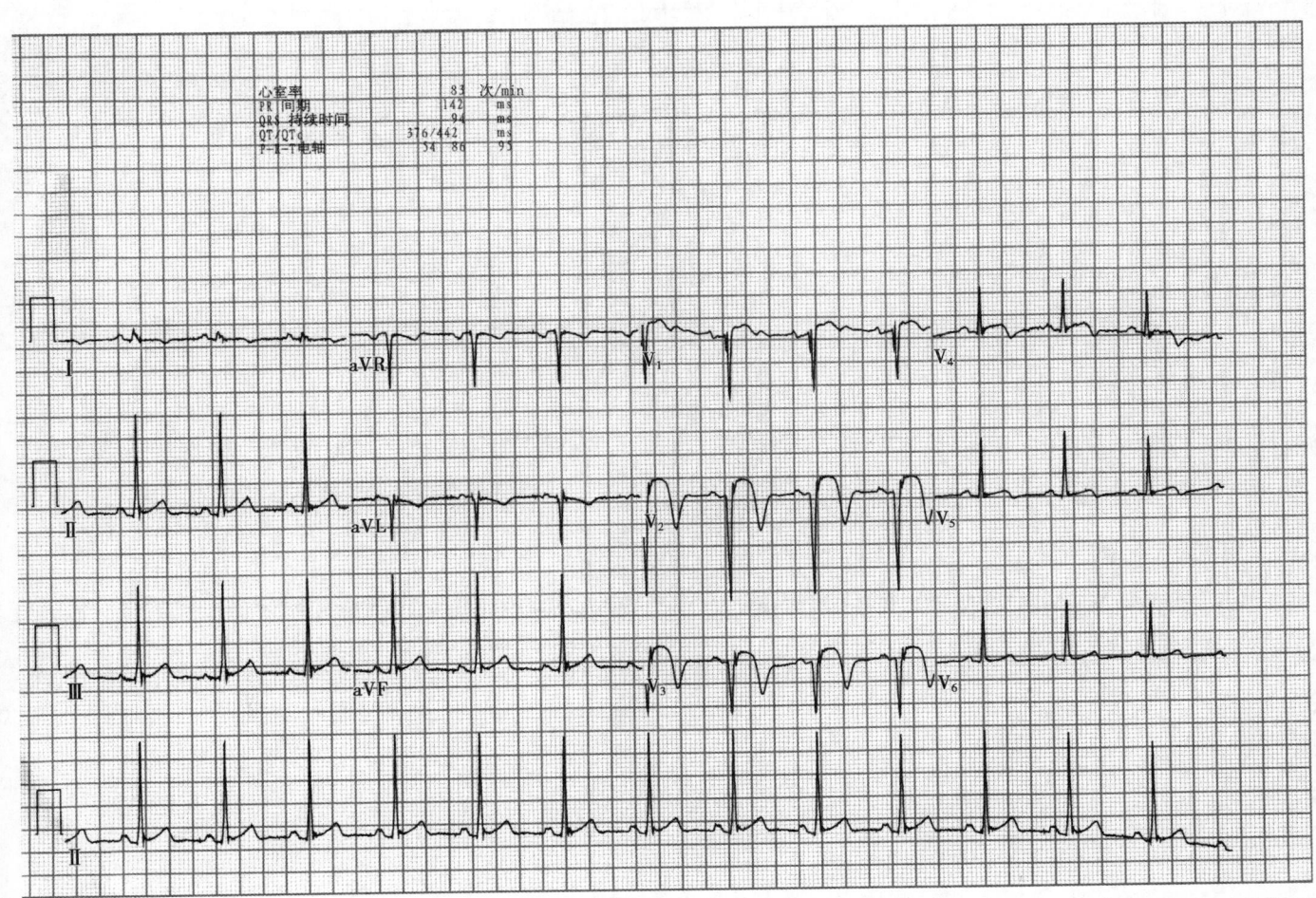

图 2　描记于发病第 4 天，与图 1 比较，ST 段：V$_2$ 导联由抬高 0.325mV 回落至 0.30mV，V$_3$ 导联抬高 0.5mV 回落至 0.30mV，V$_4$ 导联由抬高 0.325mV 回落至 0.125mV。V$_3$ 导联 QRS 波群振幅减小，T 波倒置浅，V$_4$ 导联 QS 型转为 qRS 型，V$_4$、V$_5$ 导联 T 波倒置转为双向。

诊断：窦性心律，急性前间壁、前壁心肌梗死演变期。

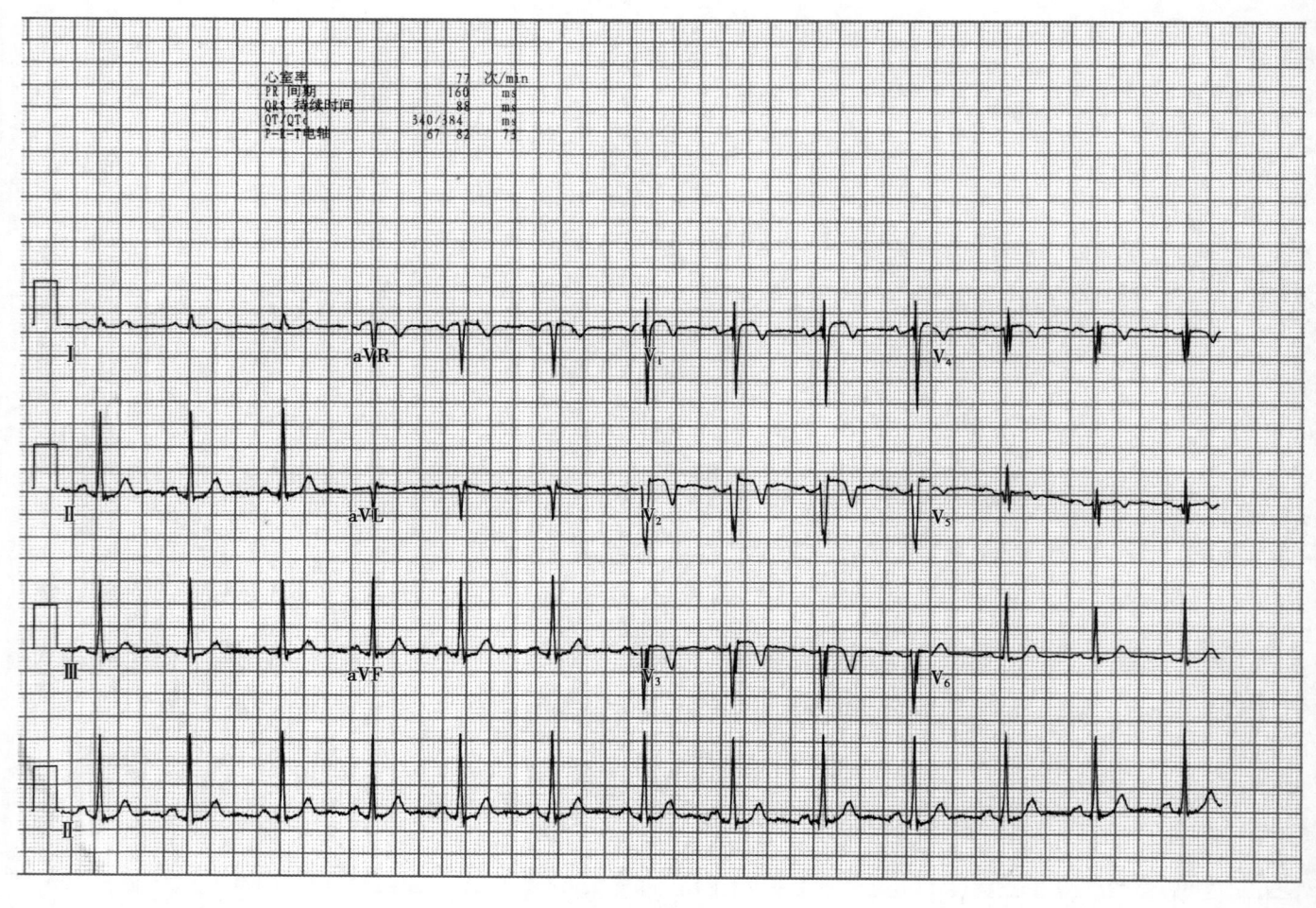

心室率 77 次/min
PR 间期 160 ms
QRS 持续时间 88 ms
QT/QTc 340/384 ms
P-R-T电轴 67 82 73

I   aVR   V₁   V₄

II   aVL   V₂   V₅

III   aVF   V₃   V₆

II

图3 心肌梗死 4 个月：窦性心律，心率 77 次 /min，PR 间期 160ms，QRS 波群时限 88ms，QT/QTc 间期 340/380ms，QRS 电轴 82°，与图 1 比较：$V_1 \sim V_4$ 导联由 QS 型转为 rS 型、rSr′ 型及 qRs 型。ST 段：$V_1 \sim V_4$ 导联抬高 0.10 ～ 0.275mV。T 波：V_1 导联倒置加深，$V_2 \sim V_5$ 导联倒置变浅，I 导联转为直立。

诊断： 窦性心律，陈旧性前间壁及前壁心肌梗死，T 波倒置（$V_1 \sim V_5$ 导联），ST 段抬高（$V_1 \sim V_3$ 导联）。

【**点评**】

本例急性前间壁及前壁心肌梗死患者发病时胸闷症状不明显。心电图表现为 $V_1 \sim V_4$ 导联出现梗死性 QS 波，ST 段抬高，T 波倒置，标志着急性心肌梗死进入演变期。冠脉造影显示前降支闭塞。从图 1～图 3 来分析，图 2 中 V_3、V_4 导联的 QRS-ST-T 变化，可能与电极安放的位置有关。心肌梗死 4 个月，$V_1 \sim V_4$ 导联 QRS 波群形态发生了变化，出现起始 r 波，表现为梗死区域心内膜下存在的心肌暂时丧失活动以后，又重新开始除极，$V_1 \sim V_4$ 导联出现起始的 r 波，这些导联的 S 波，是陈旧性心肌梗死的表现，出现的破碎 QRS 波，心肌梗死区域内可能有存活的岛状心肌。

住院期间给予扩张冠状动脉，加强抗血小板、调脂稳定斑块、抑制心肌重构、改善微循环、营养心肌的治疗，患者病情稳定后出院。4 个月后复查，患者一般情况可，前壁导联的 T 波倒置。

第45例 | 急性前间壁心肌梗死演变期

【临床资料】

男性，30岁，因"发作性胸闷半个月余"入院。心电监测显示 V_1 导联呈 QS 型，V_2 导联 r 波极纤细，T 波：V_2、V_3 导联正负双向，V_4、V_5 导联倒置，Ⅱ、aVF、V_6 导联低平。超声心动图显示室壁运动障碍（室间隔心尖段）。冠脉造影显示前降支近段狭窄 90%，扩张术后植入支架 1 枚；第一对角支狭窄 75%。

临床诊断：冠状动脉粥样硬化性心脏病，急性前间壁心肌梗死，心功能不全，高脂血症。

【点评】

如果在缺少临床资料的情况下，我们只能给出图像报告：窦性心动过缓，前间壁 QS_{V_1} 及 r_{V_2} 递增不良，T 波改变（双向、倒置、低平）。结合病史特点，半个月前突发胸闷，入院超声心动图显示节段性室壁运动障碍在室间隔段、心尖段；冠脉造影显示前降支近段狭窄 90%，依据心电图特点，提示急性前间壁心肌梗死。V_1、V_2 导联的 QRS 起始向量异常，梗死部位在间隔部，与超声心动图、冠脉病变相吻合。V_2～V_5 导联 T 波正负双向及倒置，心肌梗死处于演变期。

本例心肌梗死患者是一位 30 岁青年，既往有高脂血症。对于青年心肌梗死患者应高度警惕，如有胸闷、胸痛、乏力等表现尽快请医师会诊，及早防治冠心病。

本例患者入院以后，及时完善了各项检查，对罪犯前降支血管进行 PCI，经过抗血小板、调脂、扩张冠脉、调控血压、血糖等治疗，患者一般情况尚可，生命平稳、住院 1 周出院。

图 1 窦性心动过缓，心率 40 次 /min。PR 间期 0.16s，QRS 波群时限 0.10s，QT 间期 0.47s。QRS 电轴右偏。V_1 导联呈 QS 型，V_2 导联 r 波纤细。V_3 导联 rs 波振幅较小。T 波：V_2、V_3 导联正负双向，V_4、V_5 导联倒置，V_6 导联低平；Ⅱ、Ⅲ、aVF 导联直立转低平。

诊断：窦性心动过缓，急性前壁心肌梗死演变期。

当前心率: 41次/min

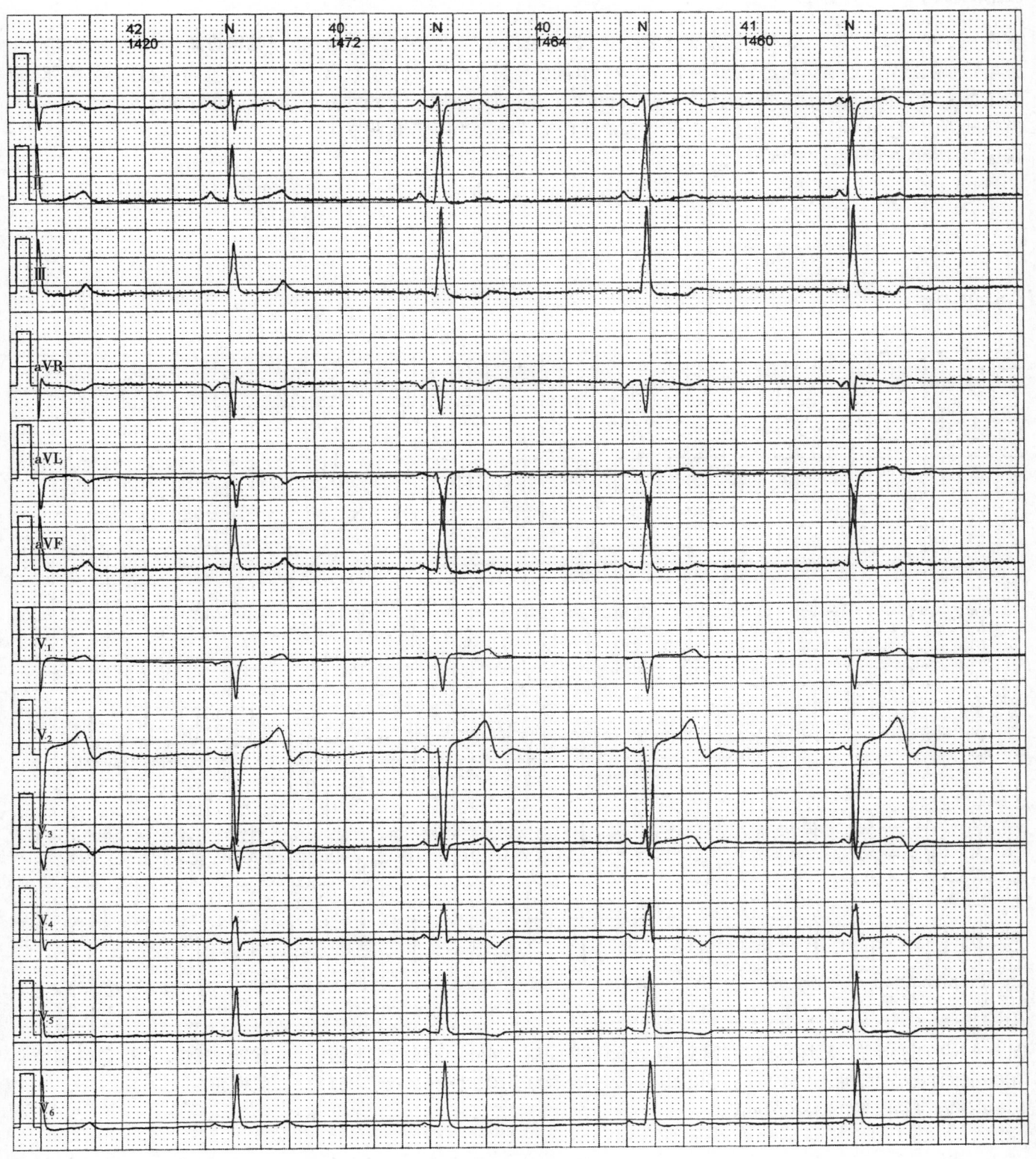

急性前间壁心肌梗死演变期

第46例 | 急性前降支中段闭塞致前壁心肌梗死

【临床资料】

男性，32岁，今日凌晨4:00左右突发胸痛2h，不缓解于急诊入院。心电图提示急性前壁心肌梗死。血生化检查显示CK 5 282U/L，乳酸脱氢酶875.52U/L，肌红蛋白定量测定348.5ng/ml，脑利钠肽前体4 982.5pg/ml。超声心动图显示节段性室壁运动障碍（室间隔心尖部、前壁心尖部、左室心尖段）。冠脉造影显示前降支中段闭塞狭窄程度100%，PCI术后。

临床诊断： 冠状动脉粥样硬化性心脏病、急性心肌梗死，冠状动脉支架植入术后。

【心电图分析】

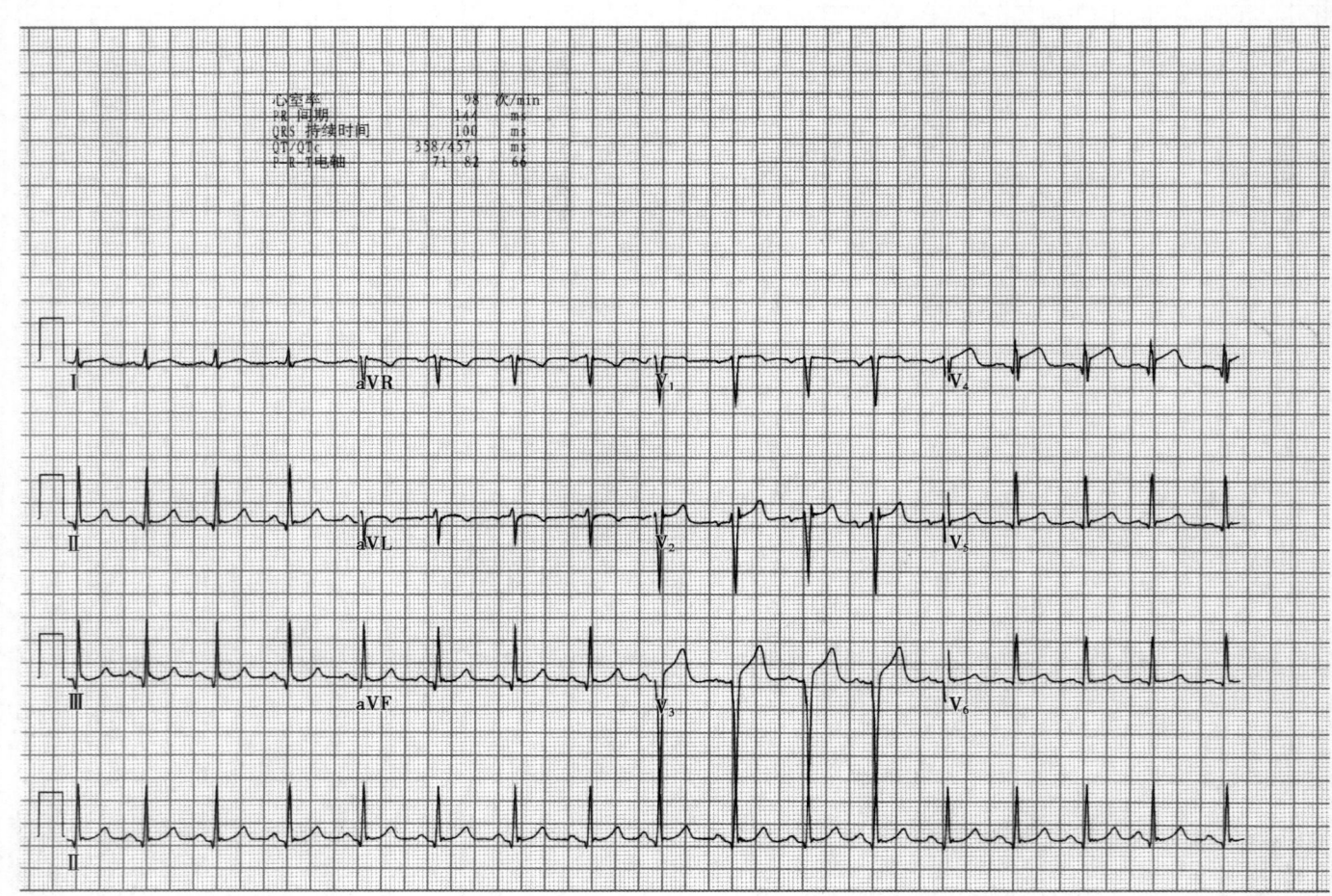

图1 入院时心电图：窦性心律，心率98次/min，PR间期144ms，QRS波群时限100ms，QT/QTc间期358/457ms，QRS电轴82°，V₃导联呈QS型，$q_{V_4} > q_{V_5}$。ST段：V₂～V₅导联抬高0.10～0.30mV。

诊断： 窦性心律，急性前壁心肌梗死。

【点评】

本例急性心肌梗死部位是前壁，冠脉造影显示前降支中段闭塞，室壁运动障碍的部位是室间隔心尖段、前壁心尖段、左室心尖段。PCI 术后第 2 天急性前壁心肌梗死进入演变期，表现为 V_2～V_5 导联 T 波转为正负双向及倒置，QTc 间期延长。

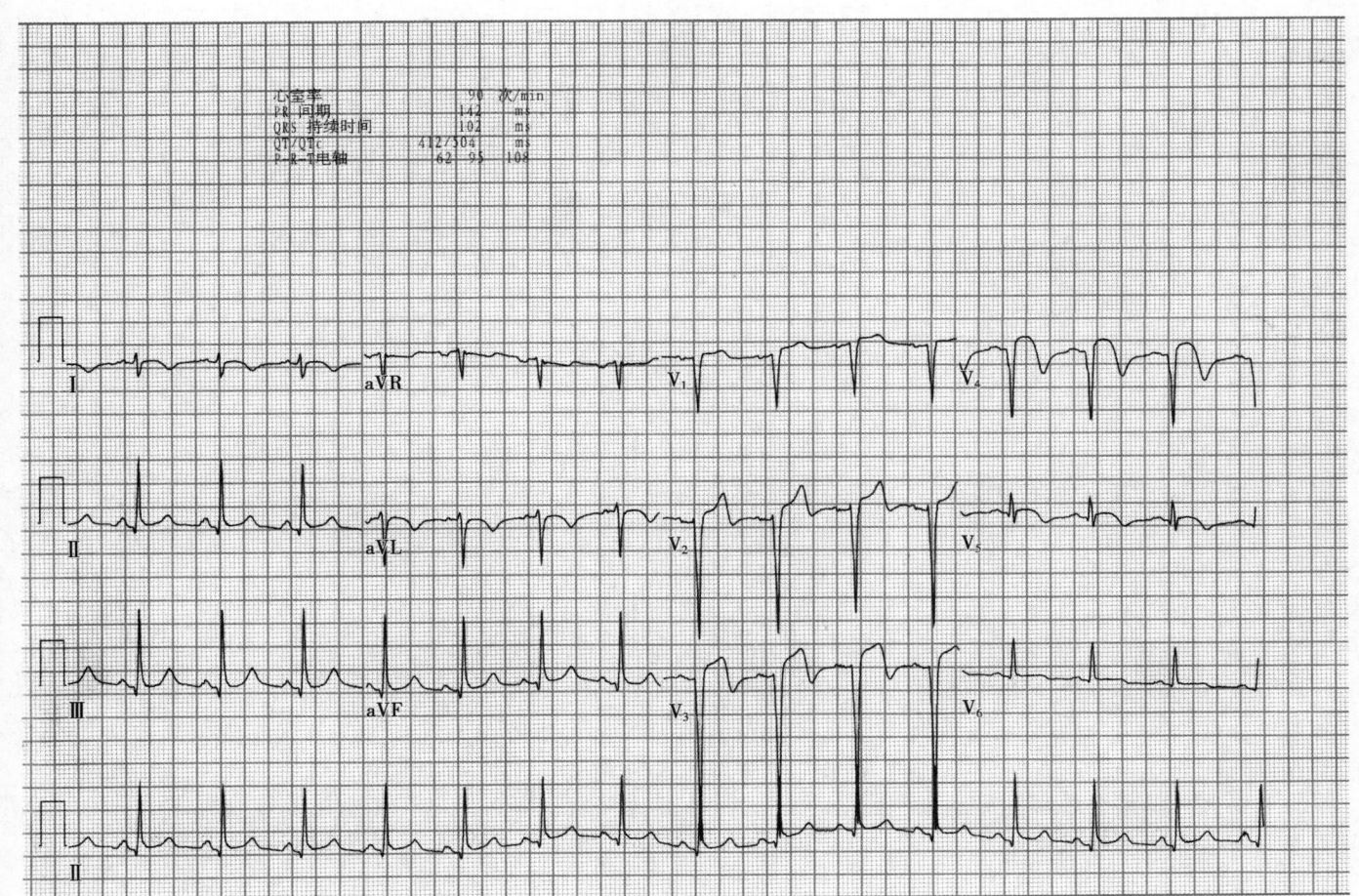

图 2 入院第 2 天心电图，与图 1 比较：V_2 导联 r 波幅度减低，V_4 导联转为 QS 型，V_5 导联 R 波明显减低。T 波：Ⅰ、V_4、V_5 导联转倒置，V_2、V_3 导联负正双向，aVL 导联倒置增深。QT/QTc 间期 412/502ms，QRS 电轴 95°。

诊断：窦性心律，急性前间壁心肌梗死演变期，电轴右偏。

第47例 急性下壁及广泛前壁心肌梗死

【临床资料】

女性,59 岁,因"摔伤后颈部疼痛、四肢活动障碍 2 天"入院。颈部 X 线检查显示颈 5、6 椎骨脱位损伤。7 月 15 日对第 5、6 颈椎骨折脱位并截瘫行切开复位内固定术,手术顺利,术中失血约 300ml,术后循环不稳定,转入 ICU。患者病情重,呼吸机辅助呼吸。7 月 16 日心电图显示下壁出现 q 波。7 月 17 日血压下降。超声心动图显示左心室活动减弱。心电图显示前壁导联 ST 段抬高,心肌酶升高。

【心电图分析】

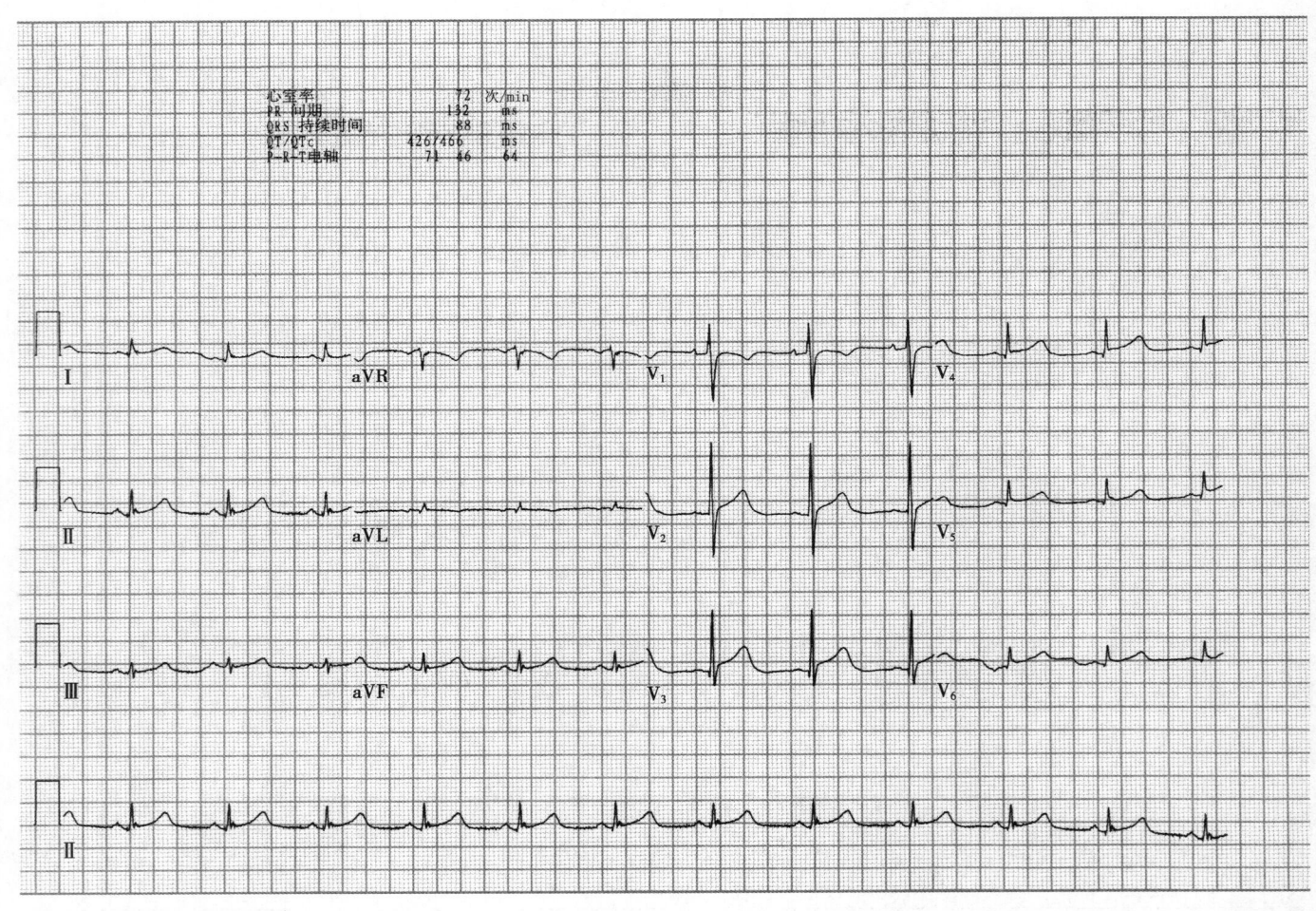

图 1 术后第 1 天:窦性心律,心率 72 次 /min,PR 间期 132ms,QRS 波群时限 88ms,QT/QTc 间期 426/466ms,V₂~V₆ 导联 ST 段抬高 0.10~0.225mV。

诊断:窦性心律,ST 段抬高,QRS 波群低电压。

临床诊断: 第 5、6 颈椎骨折脱位并截瘫, 急性前壁心肌梗死。

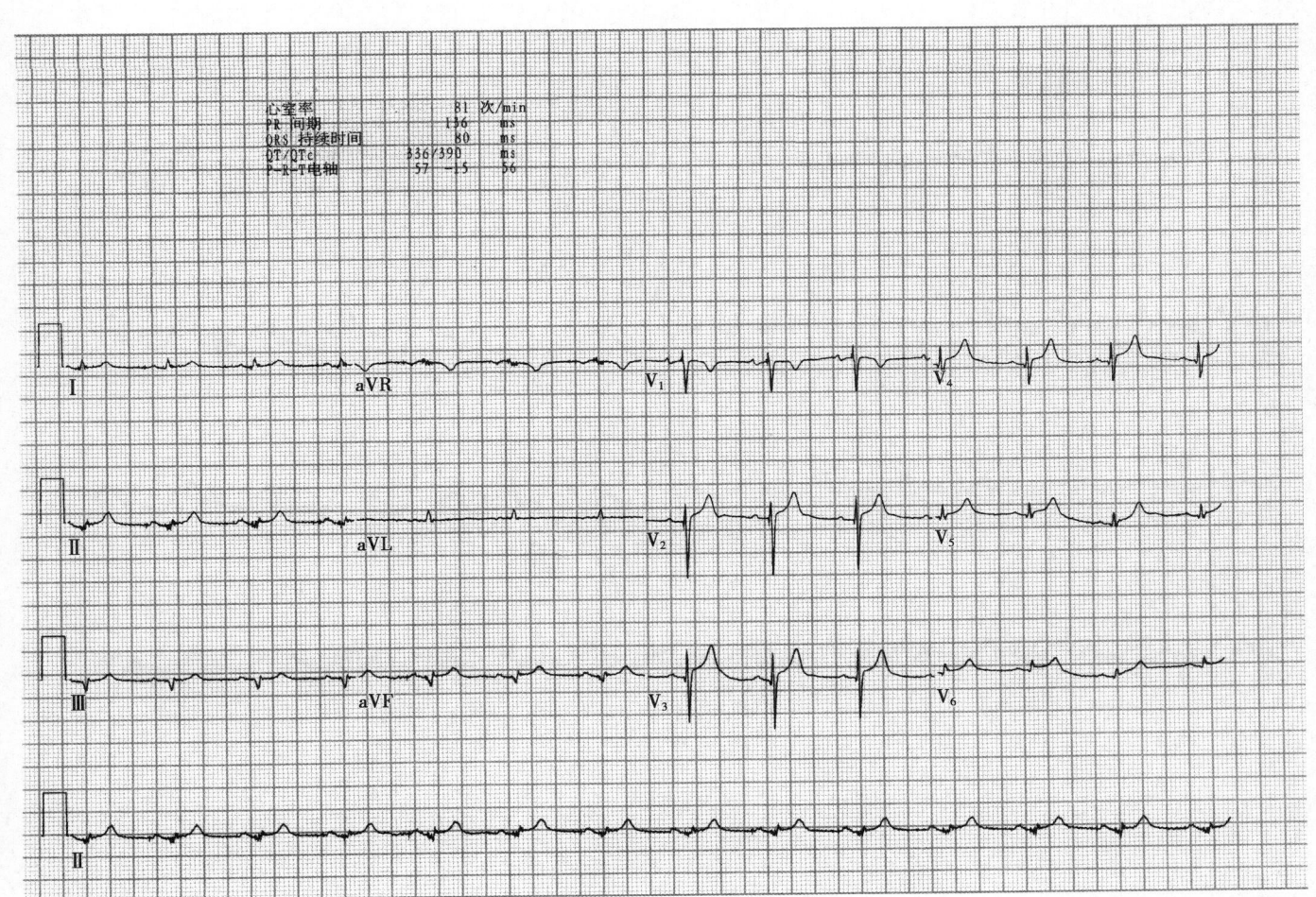

心室率		81 次/min
PR 间期		136 ms
QRS 持续时间		80 ms
QT/QTc		336/390 ms
P-R-T电轴		57 -15 56

I   aVR   V₁   V₄

II   aVL   V₂   V₅

III   aVF   V₃   V₆

II

图 2 术后第 2 天, 与图 1 比较: II、III、aVF 导联出现 q 波, r 波幅度降低, V₁~V₃ 导联 R 波降低, V₂ 导联出现 q 波。

诊断: 窦性心律, 下壁新生 q 波, V₂ 导联新生 q 波, QRS 波群低电压。

急性下壁及广泛前壁心肌梗死

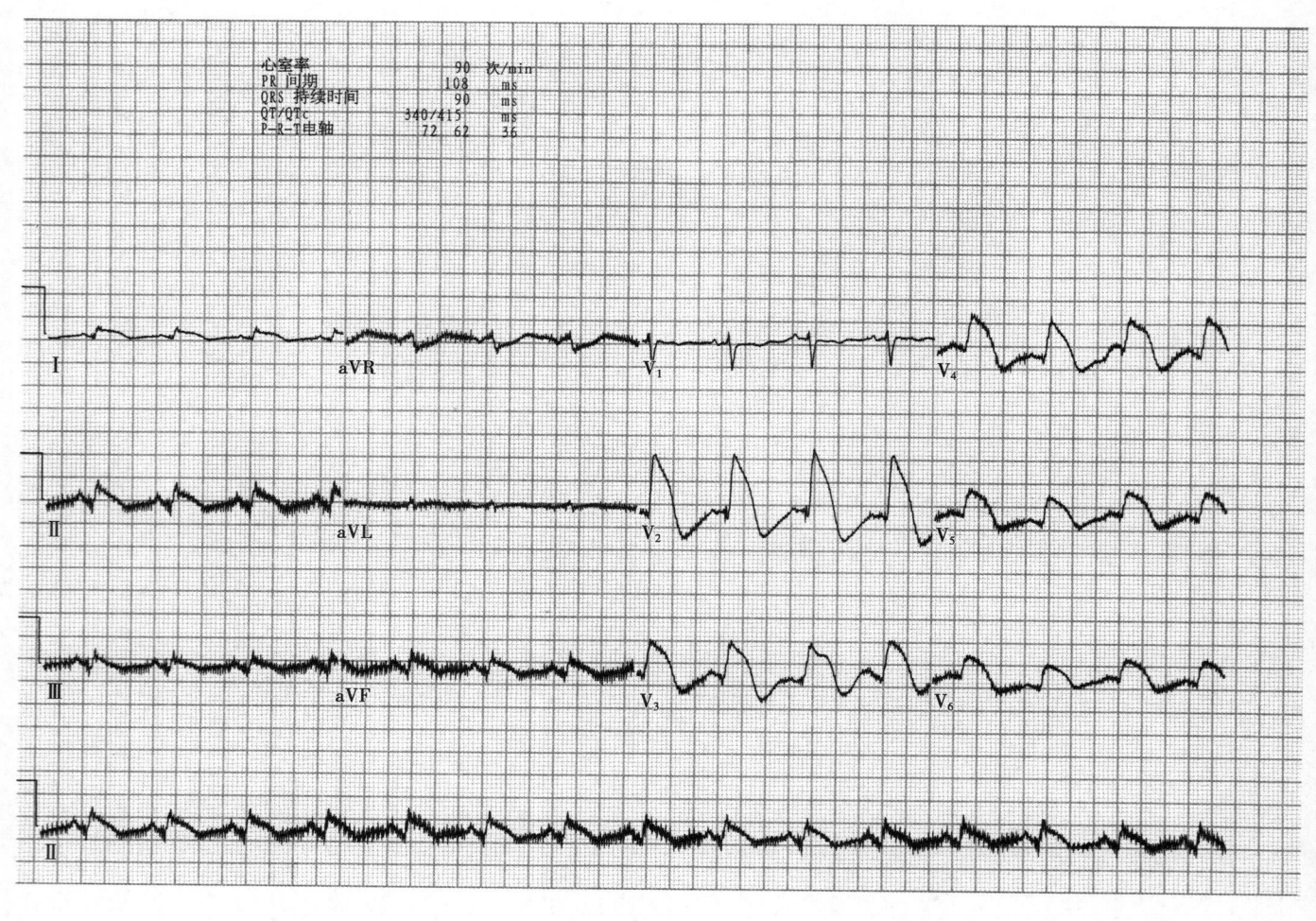

心室率   90   次/min
PR 间期   108   ms
QRS 持续时间   90   ms
QT/QTc   340/415   ms
P-R-T电轴   72 62   36

I   aVR   V₁   V₄

II   aVL   V₂   V₅

III   aVF   V₃   V₆

II

图3 术后第 3 天：Ⅰ、Ⅱ、Ⅲ、aVF 导联 ST 段抬高 0.10～0.20mV，V_2～V_6 导联 ST 段抬高 0.40～1.1mV。QT 间期 340ms。

诊断：窦性心律，急性下壁、前壁、前侧壁及高侧壁心肌梗死，QT 间期延长，QRS 波群低电压。

【点评】

患者第 5、6 颈椎骨折脱位并截瘫经切开复位内固定术后，病情危重，表述不清，心肌酶升高，心电图显示下壁出现 q 波，下壁、前壁、前侧壁及高侧壁 ST 段抬高，临床急性心肌梗死的诊断成立。患者随时有生命危险，家属要求自动出院。

第 **48** 例 | 急性下壁心肌梗死并发完全性房室传导阻滞

【临床资料】

女性，52 岁，因 "活动时胸闷、心悸半年，加重 1 天" 急诊入院。心电图显示急性下壁心肌梗死。血生化检查显示发病第 3 天，肌钙蛋白 T 41.0ng/ml，CK 1 092U/L，肌红蛋白定量 1 210ng/ml，脑利钠肽前体 > 35 000pg/ml。超声心动图显示节段性室壁运动障碍（下壁、后壁、侧壁基底段），二尖瓣中度反流，左室整体功能减低。

临床诊断： 急性心肌梗死，心功能Ⅲ级（NYHA 分级），慢性肾功能不全，糖尿病肾病，肾性贫血。

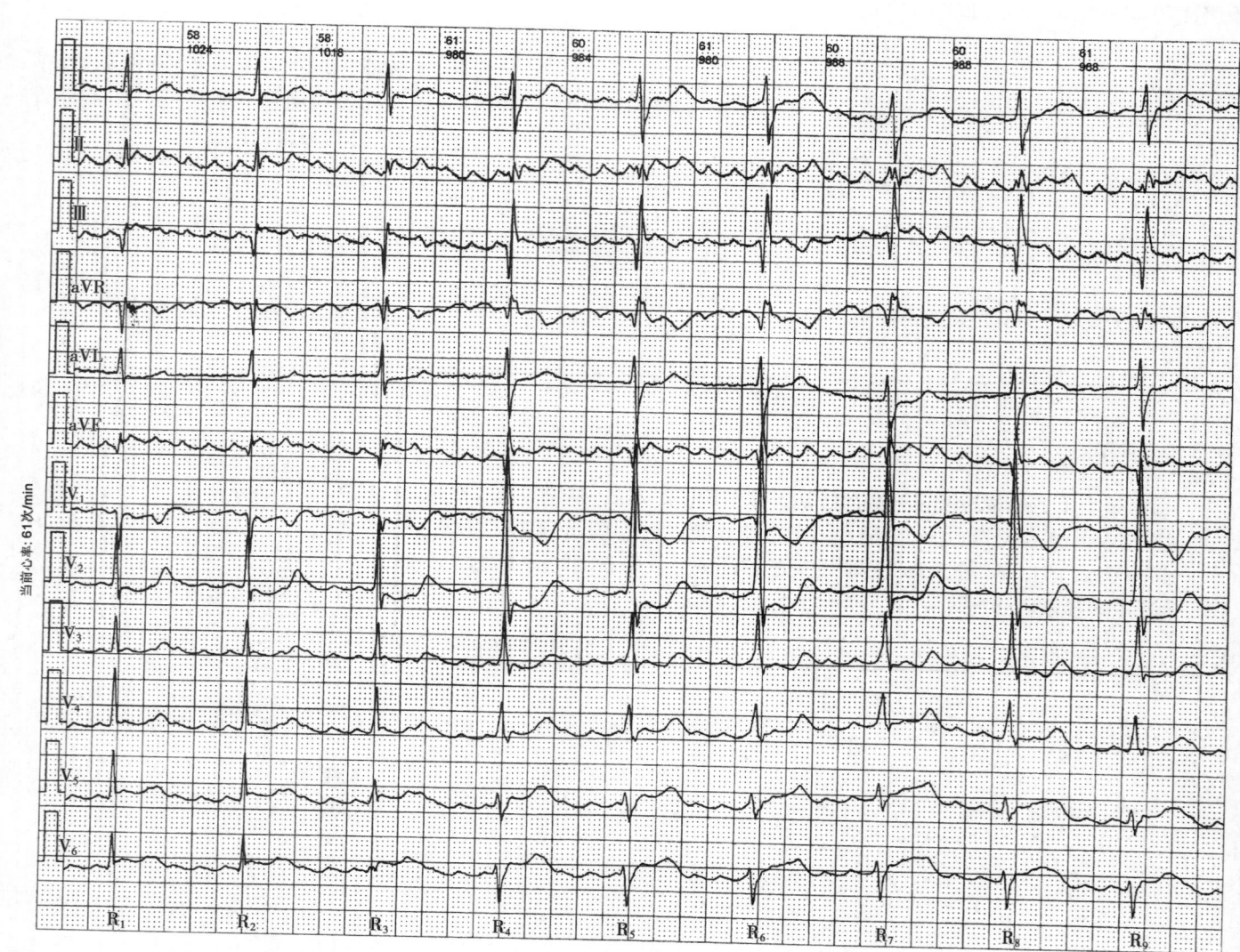

图 1 P 波消失代之以 "F" 波，心房率 250 次 /min，QRS 波群有两种形态，第 1～3 个 QRS 波群时限 0.08s，V$_2$、V$_3$ 导联呈 Rs 型。ST 段：Ⅱ、Ⅲ、aVF、V$_4$～V$_6$ 导联抬高 0.10～0.15mV，V$_1$、V$_2$ 导联压低 0.10～0.15mV。QT 间期 0.47s，FR 间期不固定。R$_4$～R$_9$ 匀齐，心率 61 次 /min，FR 间期不固定，QRS 波群时限 0.11s，QRS 电轴右偏，V$_1$ 导联呈 rSR′ 型，V$_2$ 导联呈 qRs 型，V$_3$ 导联呈 Rs 型，V$_6$ 导联呈 rS 型，为加速性室性自主心律。R$_3$ 是室性融合波。R$_4$～R$_9$：Ⅲ、aVF 导联呈 qR 型，Ⅲ、aVF、V$_5$、V$_6$ 导联 ST 段抬高 0.10～0.15mV，V$_1$、V$_2$ 导联 ST 段压低 0.20～0.30mV，QT 间期 0.52s。

图 1～图 3 监测于急性心肌梗死第 3 天。

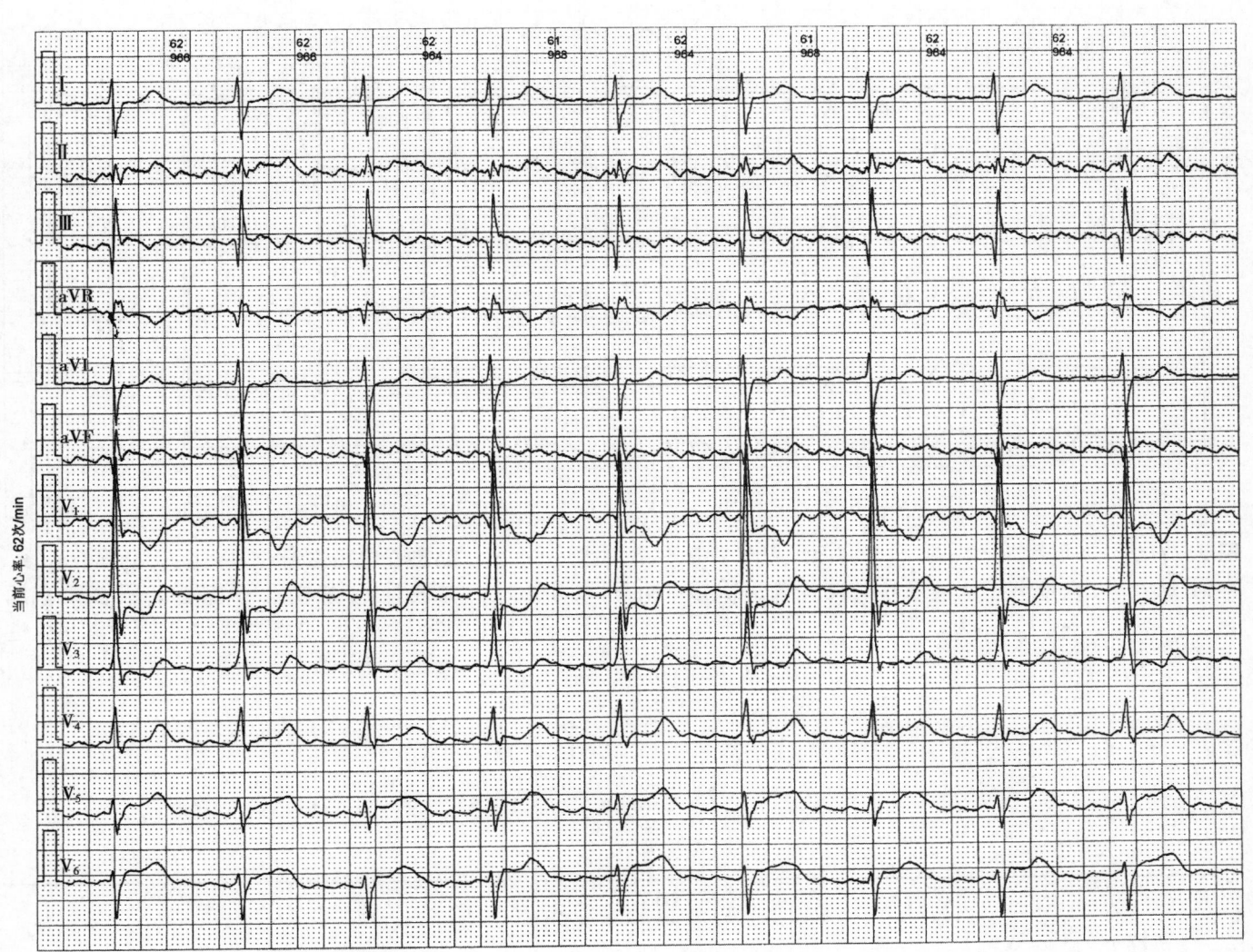

图 2 心房扑动，RR 间期匀齐，心室率 61 次 /min，FR 间期不固定，QRS 波形与图 1 中的 R₄～R₉相同。

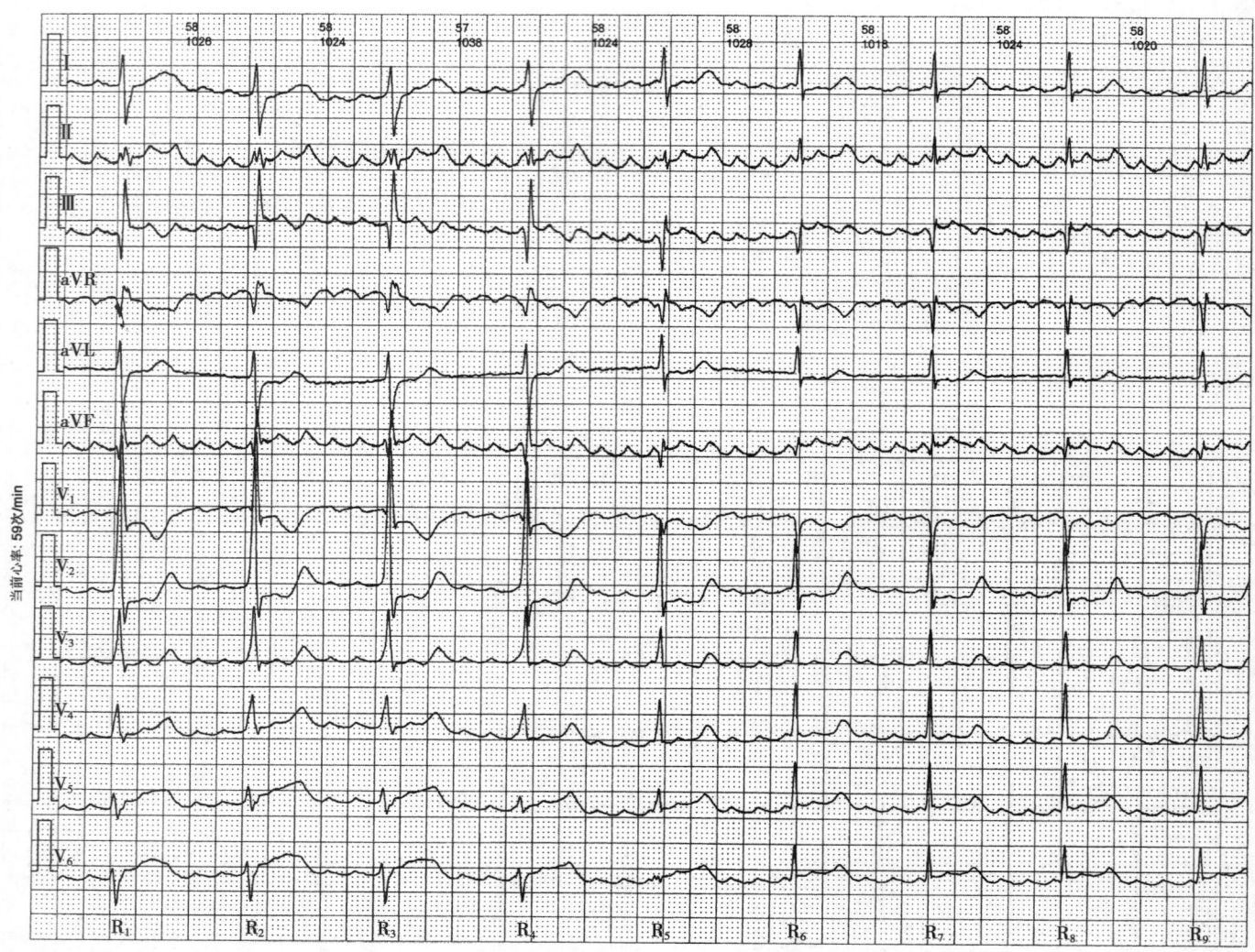

图 3 R₁～R₄ 波形与图 2 相同，R₆～R₉ 波形与图 1 中 R₁、R₂ 相同，心率 58 次 /min，R₅ 波形介于 R₄ 与 R₆ 之间，室性融合波。所有 FR 间期不固定。

动态心电图诊断：心房扑动，交界性心律，急性下壁心肌梗死，下侧壁 ST 段抬高，前间壁 ST 段压低，加速性室性自主心律，完全性房室传导阻滞。

【点评】

1. 如何确定两种节律的 QRS 波群的性质？

图 1～图 3 展现了心房扑动，两种节律的频率近乎相等，都在 60 次 /min 左右。窄 QRS 波群为交界性心律，QRS 波群时限 0.08s，与图 4 窦性心律的 QRS 波形一致。相对较宽的 QRS 波群类似于右束支传导阻滞加左后分支传导阻

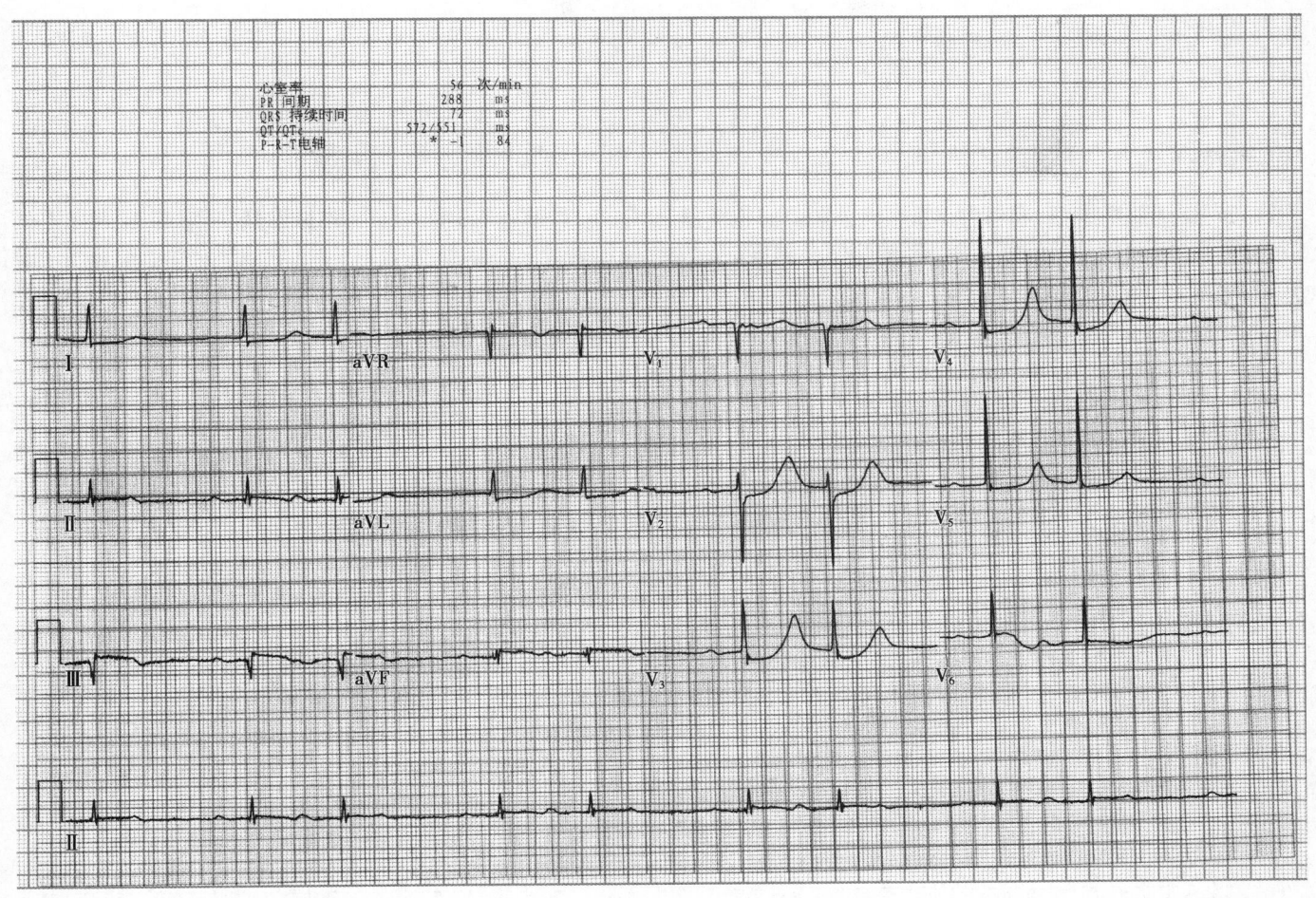

心室率   56 次/min
PR 间期   288   ms
QRS 持续时间   72   ms
QT/QTc   572/551 ms
P-R-T电轴   * -1   84

图 4 窦性心律,房室传导比例 3:2,PR 间期 288ms,一度房室传导阻滞,二度房室传导阻滞。Ⅲ、aVF 导联出现梗死性 q 波,ST 段抬高 0.10~0.125mV,Ⅰ、aVL、V₂~V₅ 导联 ST 段压低 0.10~0.20mV,V₂~V₄ 导联 T 波宽大,QTc 间期 551ms。

诊断: 急性下壁心肌梗死,前壁及高侧壁导联 ST 段压低。

滞图形,起自左心室近左前分支的间隔侧,QRS 波群时限 0.11s,从室性节律中仍看出下壁心肌梗死,下侧壁 ST 段抬高及 V₁、V₂ 导联 ST 段显著压低。

2. 房室分离,心房扑动,未见心室夺获的 QRS 波群,为完全性房室传导阻滞。

第49例 | 急性心肌梗死（前间壁、前壁及前侧壁）

【临床资料】

男性，36岁，因"冠心病，持续性胸痛4h"入院。心电图显示 V₁~V₆ 导联呈 QS 型，ST段抬高，提示急性前间壁、前壁及前侧壁心肌梗死。血生化检查显示发病第2天，肌钙蛋白 T 7.51ng/ml，CK-MB 55.24U/L，钾 3.37mmol/L。当地医院冠脉造影显示三支病变（具体不详）。超声心动图显示节段性室壁运动障碍（室间隔心尖段、左室心尖段、下壁心尖段及前壁心尖段）。甲状腺功能亢进症6年。

临床诊断：冠状动脉粥样硬化性心脏病，急性心肌梗死，甲状腺功能亢进症。

【心电图分析】

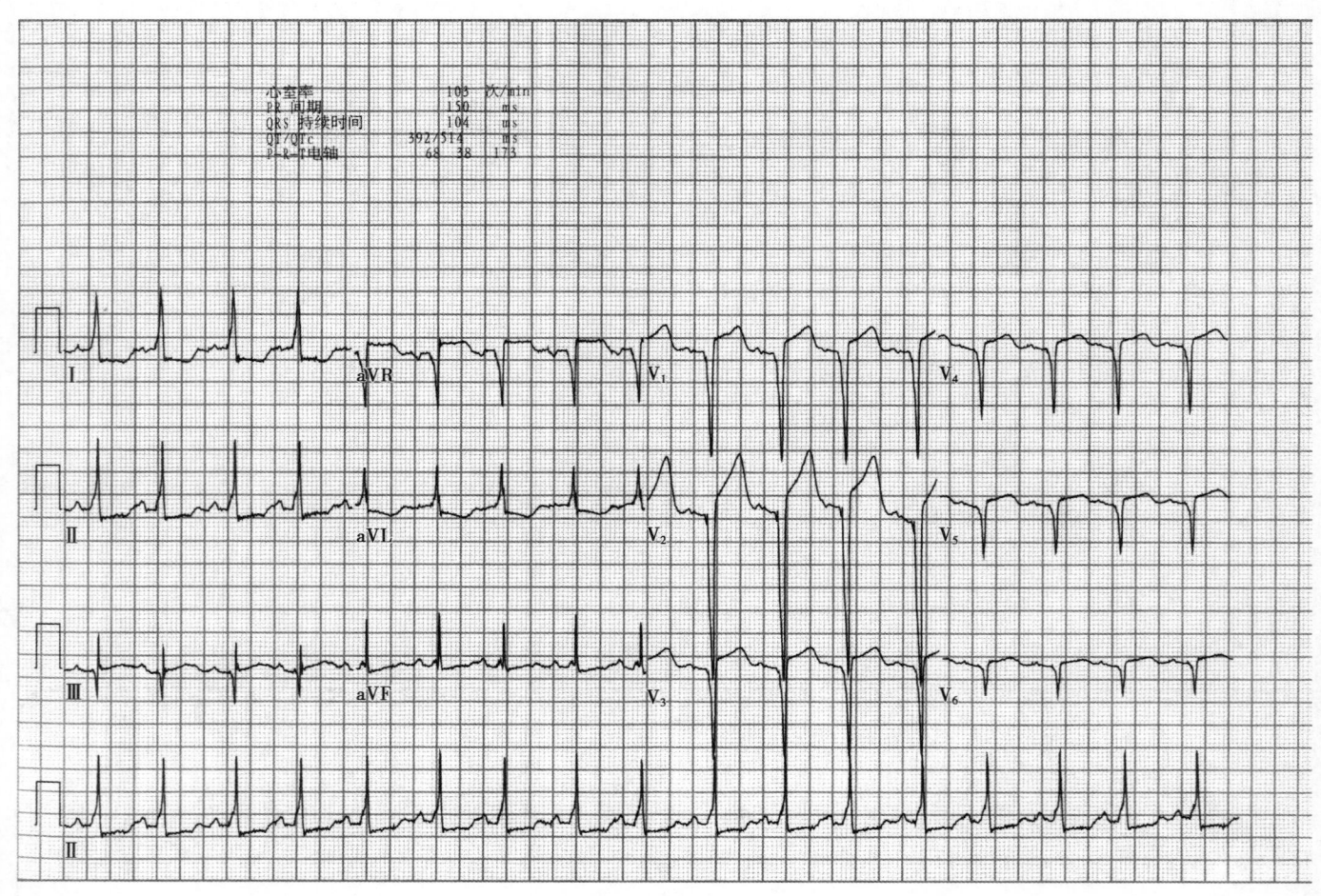

【点评】

这是一例 ST 段抬高的急性前间壁、前壁及前侧壁心肌梗死, V₁~V₆ 导联呈梗死性 QS 波, 心电图显示心肌梗死范围广泛, 病变的血管应该是前降支近段。当地医院冠脉造影显示三支病变。ST 段抬高的心肌梗死, 多进展为 Q 波型心肌梗死。V₁、V₂ 导联除外, 其他导联出现 QS 波形的心肌梗死, 表示心肌梗死程度深或穿壁性心肌梗死。

图 1 描记于急性心肌梗死第 2 天: 窦性心动过速, 心率 103 次 /min。V₁~V₆ 导联呈 QS 型。ST 段: V₁~V₆、aVR 导联抬高 0.125~0.425mV, I、II、aVL 导联压低 0.125~0.025mV。T 波: V₁~V₅ 导联正向, I、II、aVL、aVR 导联低平及倒置。QT/QTc 间期 392/514ms, QRS 电轴 38°。

诊断: 窦性心动过速, 急性心肌梗死（前间壁、前壁及前侧壁）。

急性心肌梗死（前间壁、前壁及前侧壁）

第50例 | 急性心肌梗死心脏破裂后心电图显示急性广泛前壁心肌梗死

【临床资料】

男性,75岁,因"阵发性胸痛、胸闷10年,再发1天"入院。既往高血压病史10年,冠心病病史10年。10年前无明显诱因突发心前区疼痛,为压榨性疼痛,入当地医院治疗。冠脉造影后植入支架2枚(不详),2年前再次植入支架1枚(不详)。急诊心电图显示右束支传导阻滞、ST-T异常,冠脉造影显示前降支中段支架内闭塞、开通术后、回旋支中段狭窄50%,住院第6天,患者因突发心脏破裂而死亡。

【心电图分析】

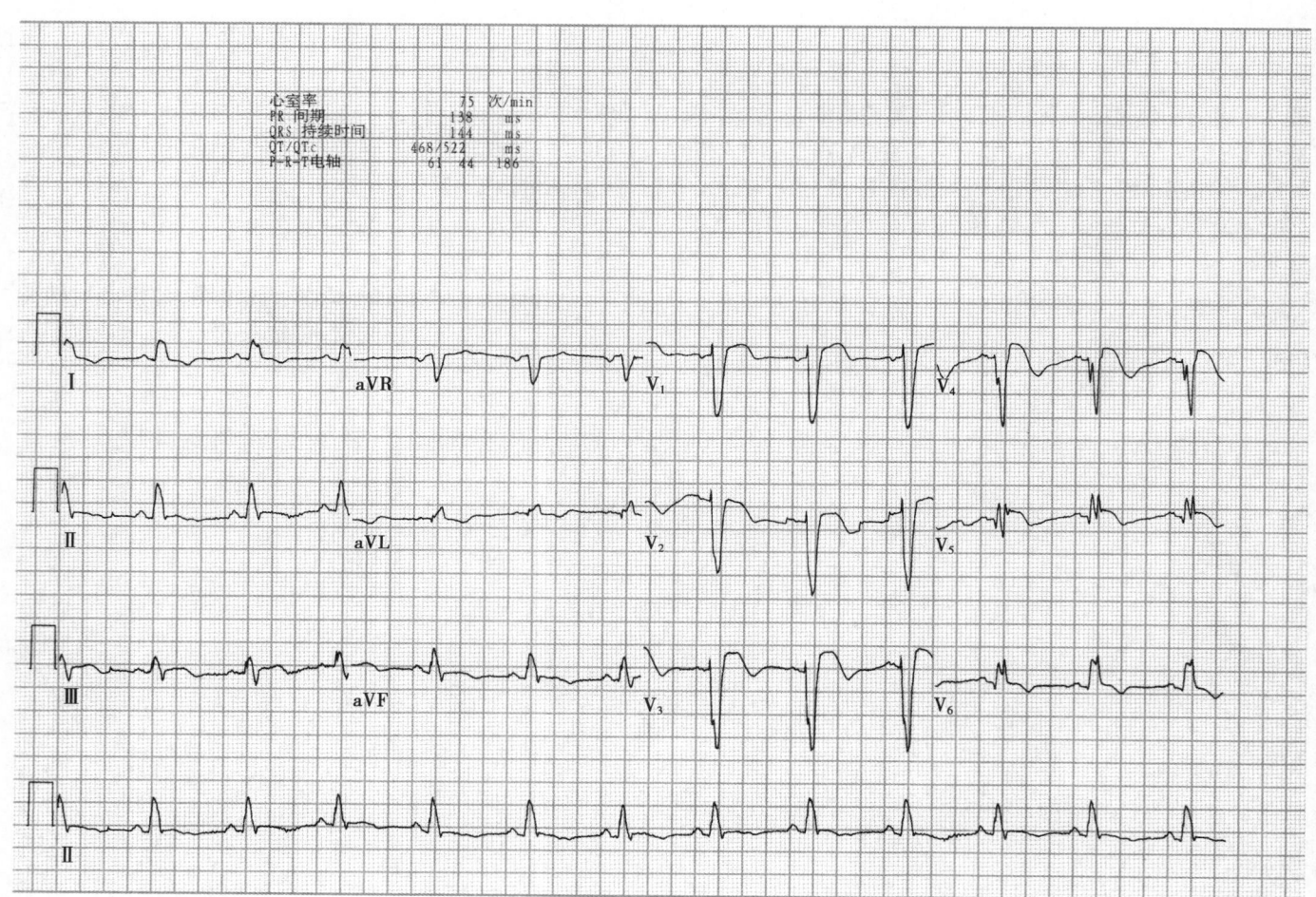

图1 急性心肌梗死第2天:窦性心律,心率75次/min,PR间期138ms,QRS波群时限144ms,Ⅰ导联呈R型,V₁~V₄导联呈rS型,r波递增不良,V₅导联呈qrsr'型,V₆导联呈qR型。ST段:V₁~V₅导联抬高0.20~0.35mV。T波:V₂~V₆导联倒置,aVR导联直立。QT/QTc间期468/522ms,QRS电轴44°。

诊断:窦性心律,完全性左束支传导阻滞,急性前壁心肌梗死演变期,QTc间期延长。

死亡原因: 急性心肌梗死后心脏破裂。

死亡诊断: 冠状动脉粥样硬化性心脏病, 急性前壁心肌梗死, 心脏破裂, 冠状动脉支架植入术后; 心功能Ⅱ级(NYHA 分级), 高血压 2 级(极高危), 高脂血症。

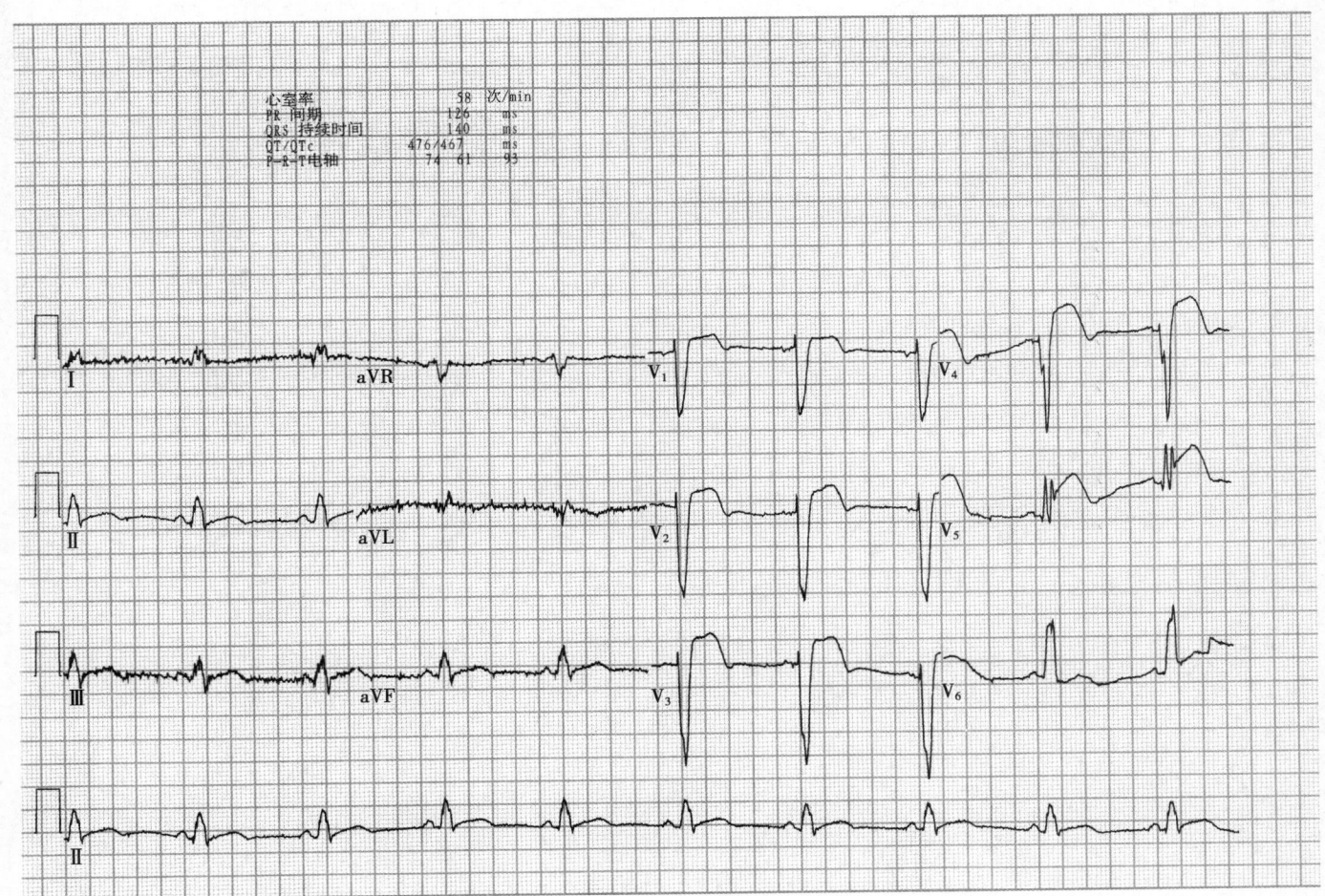

心室率	58	次/min
PR 间期	126	ms
QRS 持续时间	140	ms
QT/QTc	476/467	ms
P-R-T电轴	74 61 93	

图 2 急性心肌梗死第 5 天, 与图 1 比较: 窦性心律, 心率下降至 58 次 /min, PR 间期 126ms, QRS 波群时限 140ms。ST 段: $V_2 \sim V_5$ 导联抬高至 0.50 ~ 0.70mV, $V_2 \sim V_4$ 导联倒置部分减浅, V_6 导联转直立。QT/QTc 间期 476/467ms, QRS 电轴 61°。

诊断: 窦性心动过缓, 完全性左束支传导阻滞, 急性前壁 ST 段抬高型心肌梗死伴 ST 段抬高的程度加重。

急性心肌梗死心脏破裂后心电图显示急性广泛前壁心肌梗死

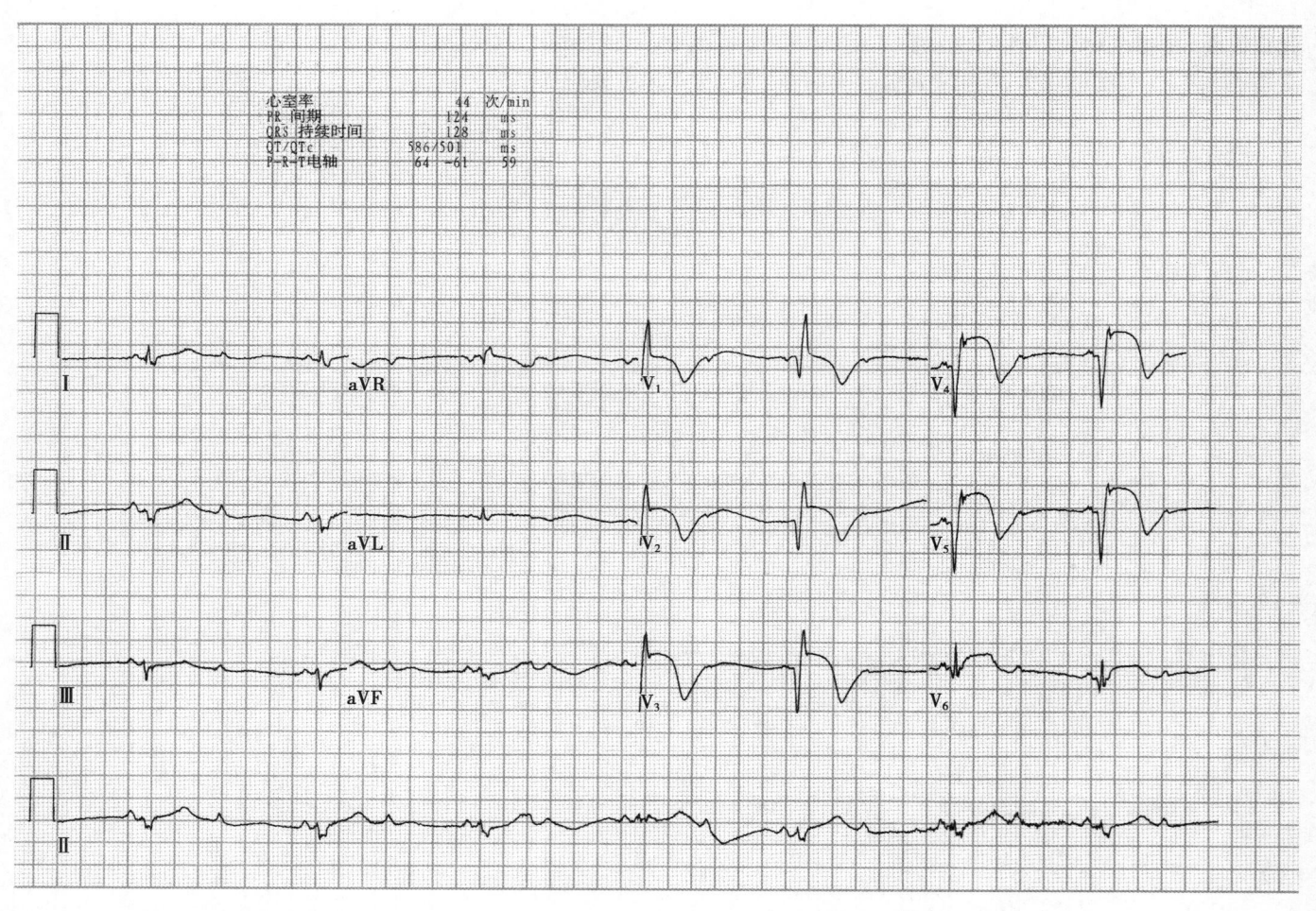

心室率   44   次/min
PR 间期   124   ms
QRS 持续时间   128   ms
QT/QTc   586/501 ms
P-R-T电轴   64 -61   59

I   aVR   V₁   V₄

II   aVL   V₂   V₅

III aVF   V₃   V₆

II

图 3 急性心肌梗死第 6 天，心脏破裂时：窦性心律，心房率 88 次 /min，RR 间期匀齐，心室率 44 次 /min，P 波与 R 波无关系，三度房室传导阻滞，QRS 波群时限 128ms，V_1~V_5 导联呈 QR 型、Qr 型，V_6 导联呈 qRs 型，显示出广泛前壁心肌梗死性 Q 波，QRS 波群起源于左束支传导阻滞水平下部的间隔侧。ST 段：V_1~V_6 导联抬高 0.10~0.50mV。T 波：V_1~V_5 导联倒置。QT/QTc 间期 586/501ms。

诊断：窦性心律，三度房室传导阻滞，加速性室性心律，急性广泛前壁心肌梗死演变期，QT/QTc 间期延长。

【点评】

1. 急性心肌梗死后心脏破裂，游离壁破裂以后，将造成急性心脏压塞，超声心动图显示梗死部位心脏破裂，心包积血。本例患者心脏破裂发生后，突然抽搐，意识丧失，心电图显示三度房室传导阻滞、室性自主心律，最终因全心停搏而死亡。

2. 左束支传导阻滞合并急性心肌梗死。患者发生前壁心肌梗死时，心电图显示窦性心律、完全性左束支传导阻滞。急性前壁心肌梗死的证据：①V_1~V_4 导联 r 波递增不良，V_5、V_6 导联出现 q 波；单纯左束支传导阻滞时，V_5、V_6 导联不应该出现 q 波。②V_5 导联 ST 段抬高；单纯左束支传导阻滞时，不应该出现 V_5 导联 ST 段抬高。③V_1~V_4 导联 T 波倒置。④QTc 间期延长。

3. 急性心肌梗死波形在室性节律中更典型。图 3 心脏破裂后，心电图显示窦性心律、三度房室传导阻滞，控制心室的节律是加速性室性心律，呈右束支传导阻滞加左前分支传导阻滞图形，起搏点位于左束支传导阻滞部位以下的左后分支处。此时，急性心肌梗死的 Q 波在 V_1~V_6 导联上充分展现出来了，比在左束支传导阻滞时更典型。ST 段重度抬高，T 波倒置，QT/QTc 间期异常延长，急性广泛前壁心肌梗死三大心电图特征（梗死性 Q 波、ST 段抬高、T 波演变）被显出来，很快出现全心停搏而死亡。

　　加速性左后分支处心律伴急性 ST 段损伤型抬高

【临床资料】

男性，64 岁，发现肌酐升高 1 年余，心肺复苏术后 1.5h。1 年前发现双下肢水肿，同时伴有少尿，肌酐 200.0μmol/L。今日上午血液透析滤过治疗 4h，患者突发意识丧失，呼之不应，心电图显示 ST 段抬高、宽 QRS 心动过速、宽 QRS 波群节律，血钾 7.6mmol/L，经心肺复苏转入 ICU 治疗。

【心电图分析】

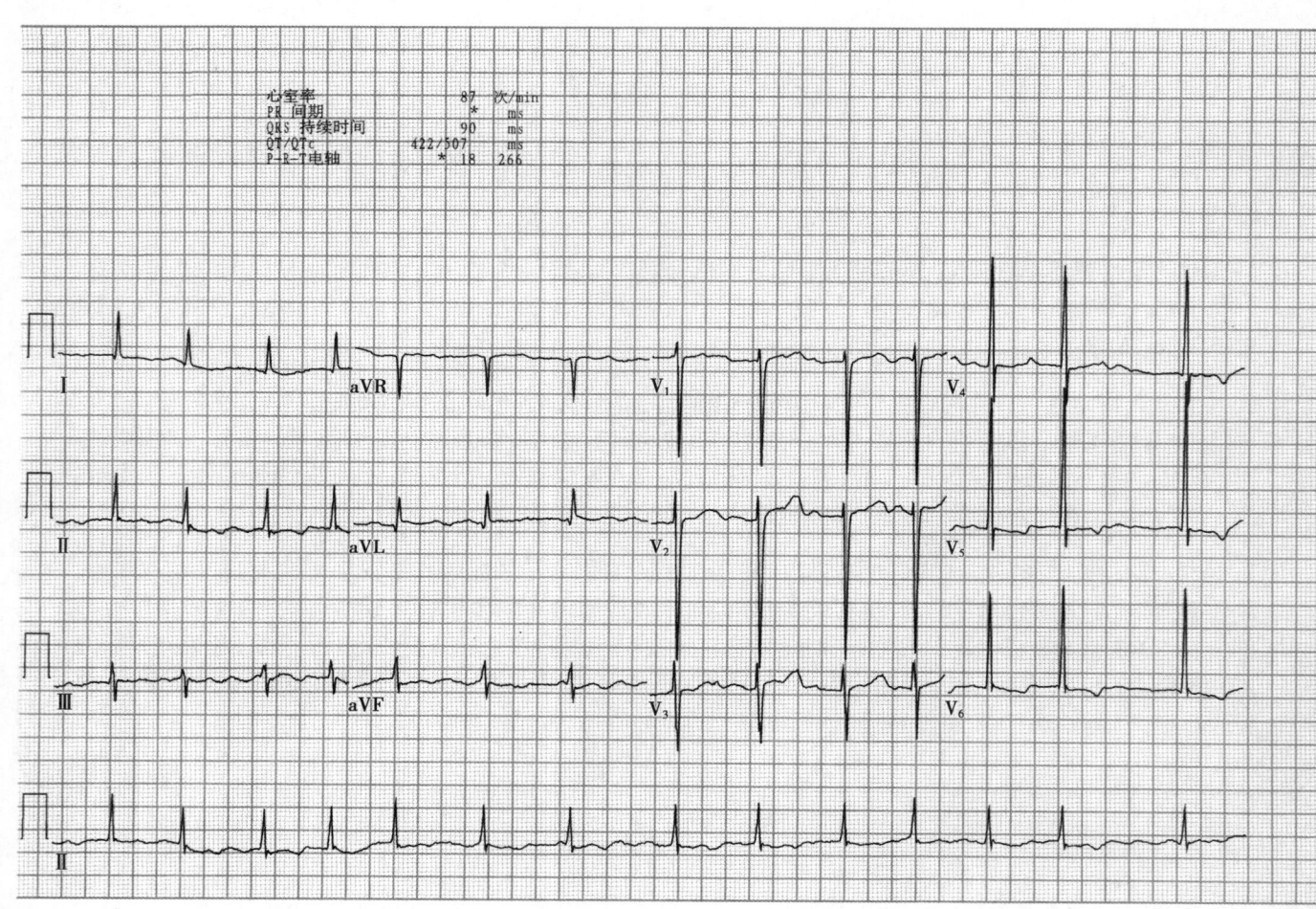

图 1　2012 年 11 月 22 日：心房颤动，RR 间期不规则，平均心室率 87 次 /min，QRS 波群时限 90ms，QT/QTc 间期 422/507ms。ST 段：V₅、V₆ 导联压低 0.05mV。T 波：Ⅰ、aVL 导联平坦，V₄ 导联低平，V₅、V₆ 导联倒置。

诊断：心房颤动；左心室高电压，ST 段压低，T 波倒置，QTc 间期延长。

临床诊断：慢性肾功能不全，高钾血症，高血压 2 级（很高危），糖尿病 2 型，室性心动过速，陈旧性心肌梗死，急性心肌梗死，心搏和呼吸骤停。

死亡原因：恶性室性心动过速，高钾血症。

根本死因：糖尿病。

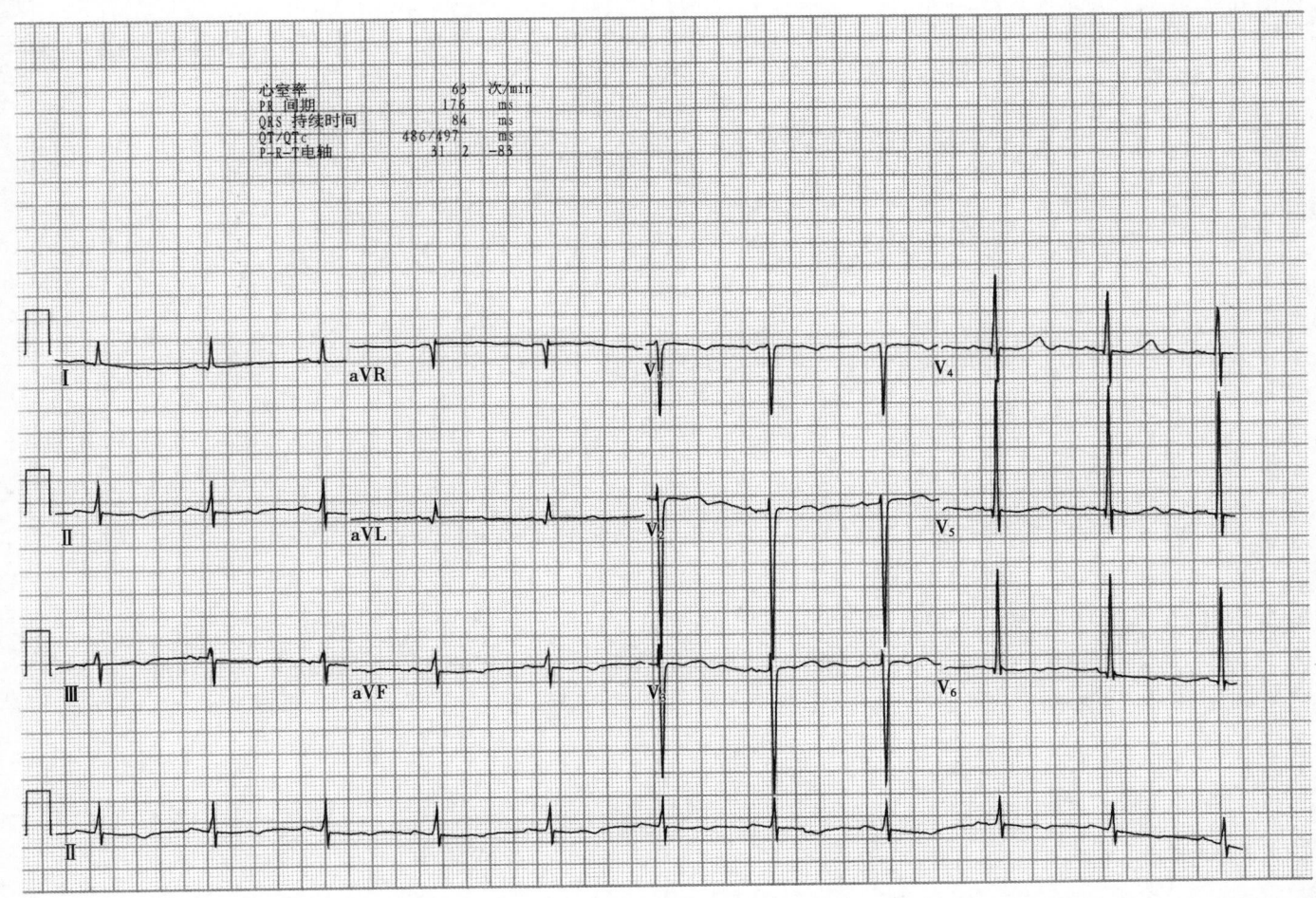

图 2　2013 年 3 月 5 日：恢复窦性心律，心率 63 次 /min，P 波时限 120ms，P 波双峰，左心房增宽，PR 间期 176ms，QRS 波群时限 84ms，QT/QTc 间期 486/497ms。T 波：Ⅱ、Ⅲ、aVF 导联倒置浅，V₅ 导联转低平，V₆ 导联倒置浅。

诊断：窦性心律，P 波增宽，左心室高电压，T 波低平、倒置浅，QTc 间期延长。

加速性左后分支处心律伴急性 ST 段损伤型抬高

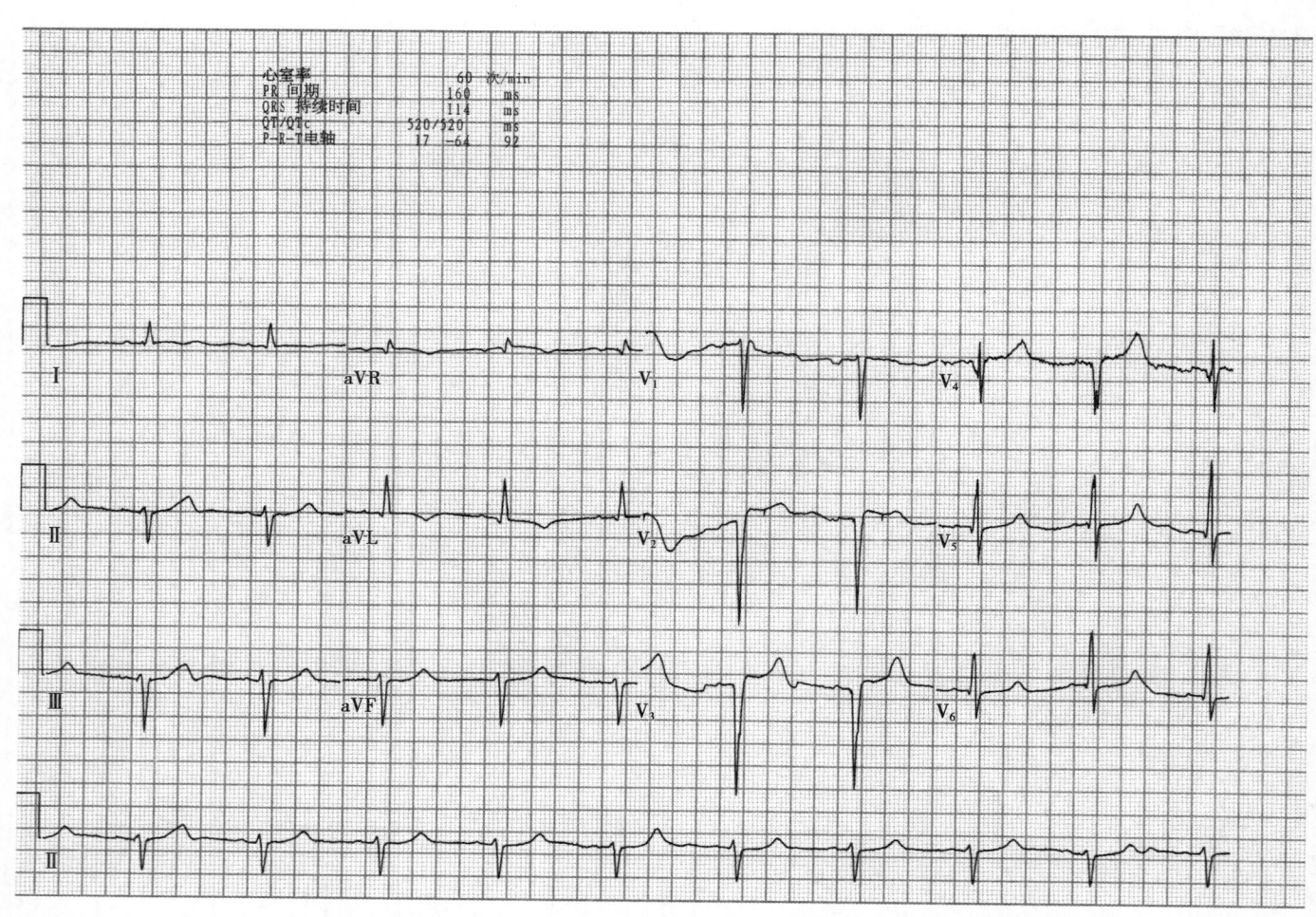

图3 2013 年 5 月 24 日：窦性心律，心率 60 次 /min，PR 间期 160ms，QRS 波群时限 114ms，QT/QTc 间期 520/520ms，QRS 电轴 -64°，aVL 导联呈 qR 型，左前分支传导阻滞，V₂、V₃ 导联呈 QS 型。q 波：V₄ 导联增深。R 波：V₄~V₆ 导联降低。

诊断： 窦性心律，左前分支传导阻滞，前壁异常 QS 波，QT/QTc 间期延长。

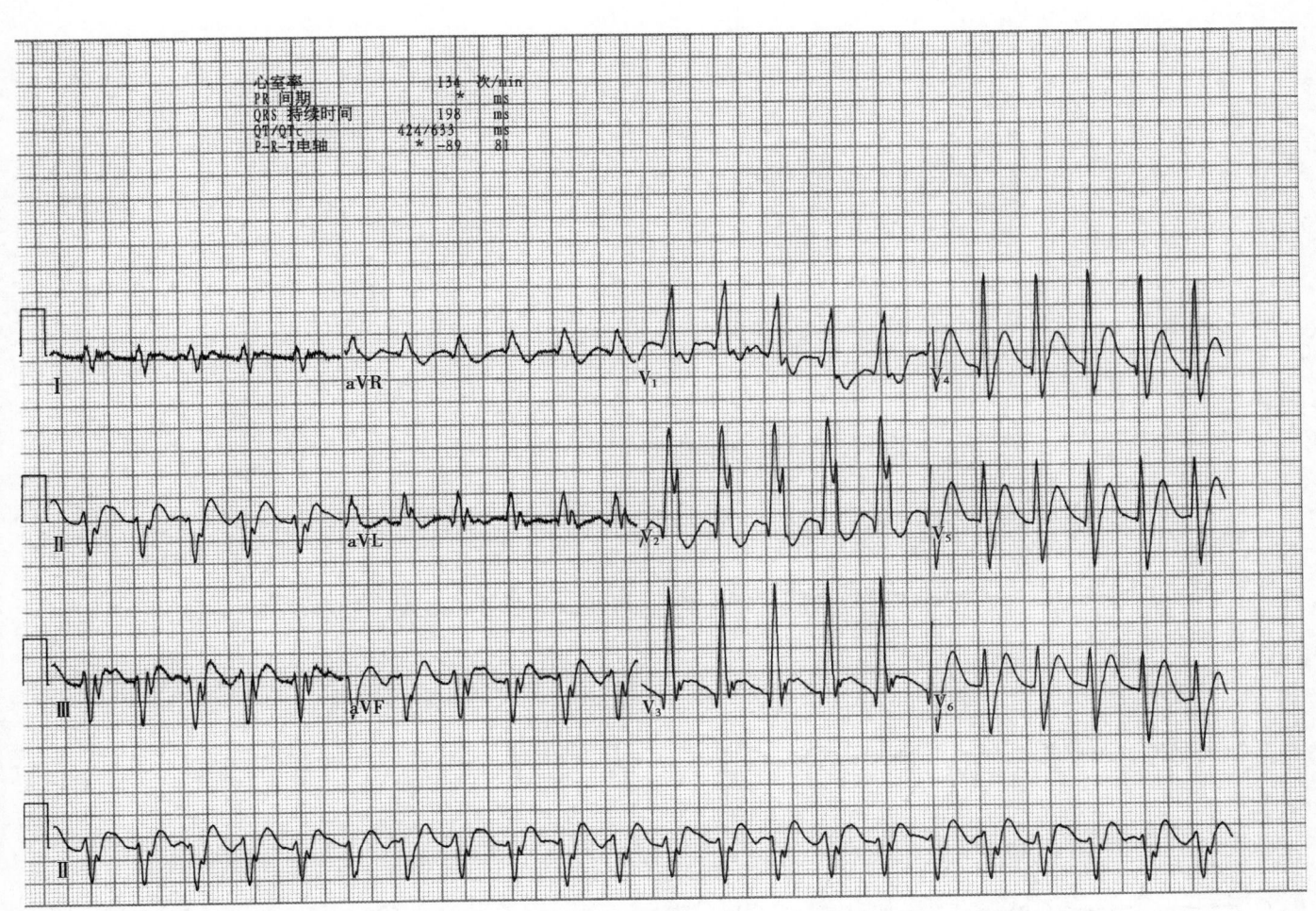

图 4 2013 年 5 月 24 日抢救过程中记录的心电图：宽 QRS 心动过速，心率 134 **诊断：**室性心动过速。
次 /min，QRS 波群时限 198ms，QRS 电轴 –89°，V₁ 导联呈 qR 型，V₂ 导联呈 qR 型，
V₃、V₄ 导联呈 qRs 型，V₅、V₆ 导联呈 RS 型。

加速性左后分支处心律伴急性 ST 段损伤型抬高

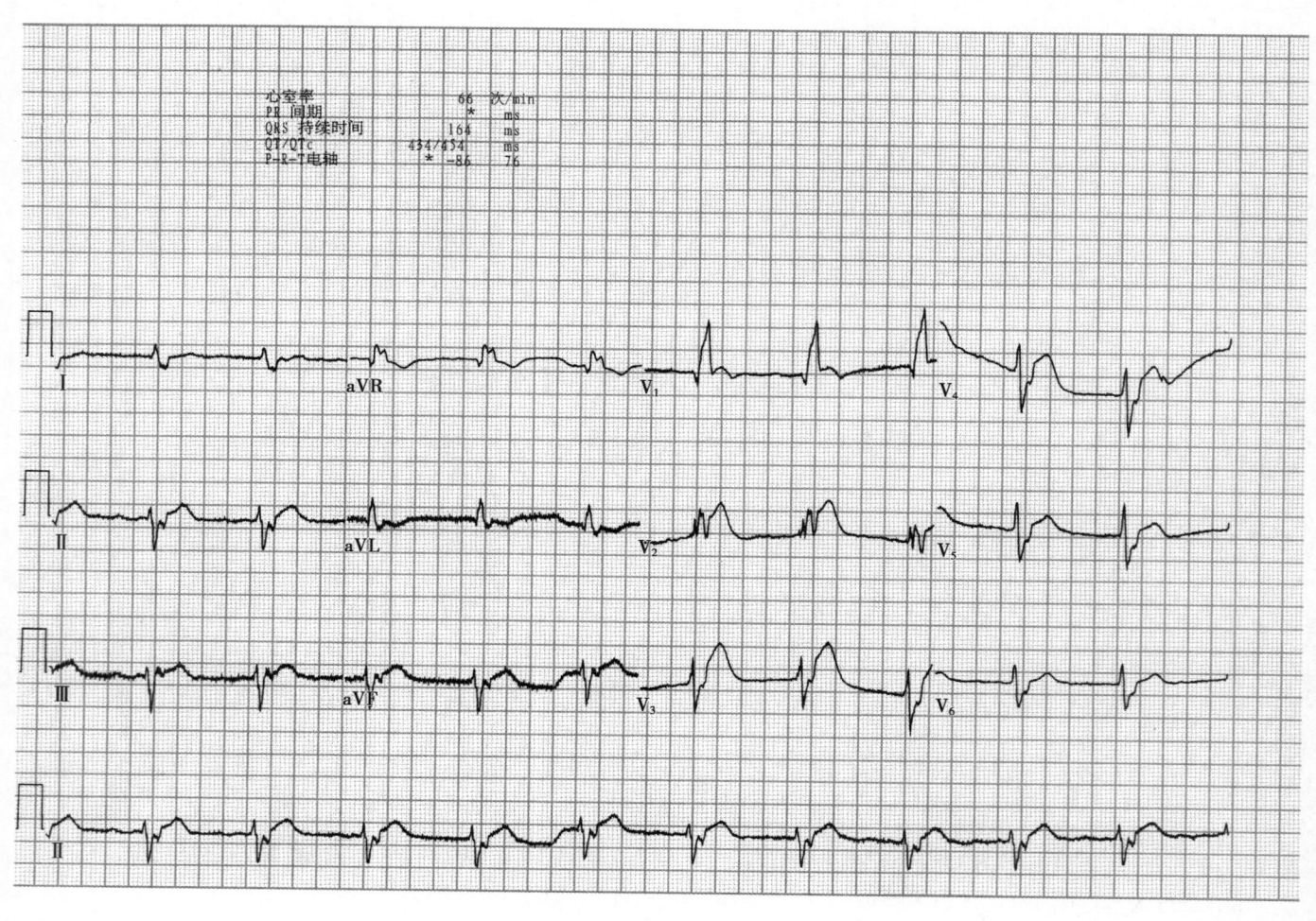

心室率 66 次/min
PR 间期 * ms
QRS 持续时间 164 ms
QT/QTc 454/454 ms
P-R-T电轴 * -86 76

图 5   2013 年 5 月 26 日：窦性心律，心率 68 次 /min，P 波低电压。RR 间期匀齐，心室率 66 次 /min，QRS 波群时限 164ms，QRS 电轴 −86°，V$_1$ 导联呈 qR 型，Ⅰ、V$_3$ ~ V$_6$ 导联 S 波宽，Q 波深，P 波与 R 波无关系，提示左后分支处节律。ST 段：V$_1$ ~ V$_4$ 导联抬高 0.20 ~ 0.65mV。QT/QTc 间期 434/454ms。

诊断：窦性心律，加速性室性心律，前壁心肌损伤型 ST 段抬高，疑似急性前壁 ST 段抬高型心肌梗死。

【点评】

心肌梗死心电图 3，V$_2$、V$_3$ 导联呈 QS 型，V$_4$ 导联 q 波增深，提示前壁心肌梗死，日期不确定，患者严重肾功能不全，未能行进一步检查。

图 4 为患者死亡前 2 天描记的心电图，室性心动过速的 QRS 波群时限宽达 198ms，血钾 7.6mmol/L。

图 5 为死亡当天记录的心电图，患者意识丧失，不能从主诉中得到信息。心电图出现左后分支处节律，伴有前壁导联 ST 段损伤型抬高，经抢救无效死亡，ST 段损伤型抬高，加速了患者死亡。

第52例 | 慢性心肌缺血T波低平与倒置

【临床资料】

男性，53岁，冠心病病史6年，冠脉造影显示三支病变，超声心动图显示左心增大、左室舒张功能轻度减低。

临床诊断： 冠状动脉粥样硬化性心脏病，三支病变。

【心电图分析】

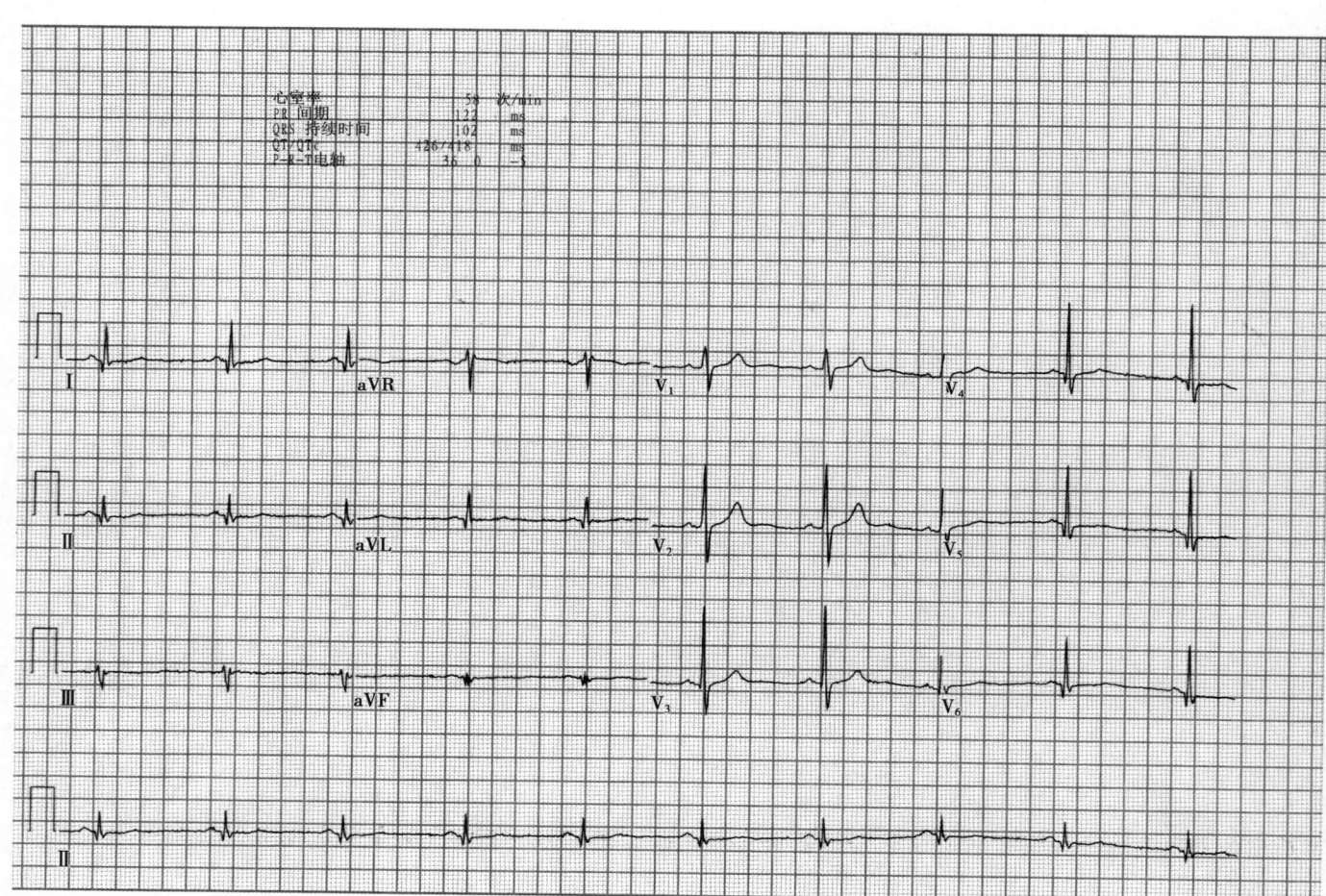

图1 窦性心律（过缓），心率58次/min，PR间期122ms，QRS波群时限102ms，QT/QTc间期426/418ms。T波：I、aVL、V$_4$导联低平，V$_5$、V$_6$导联平坦。

诊断： 窦性心动过缓，T波低平及平坦（前侧壁及高侧壁）。

【点评】

本例患者冠心病、三支病变,常规心电图检查时,前侧壁及高侧壁导联 T 波低平、平坦、倒置,表现为慢性心肌缺血的动态心电图变化。

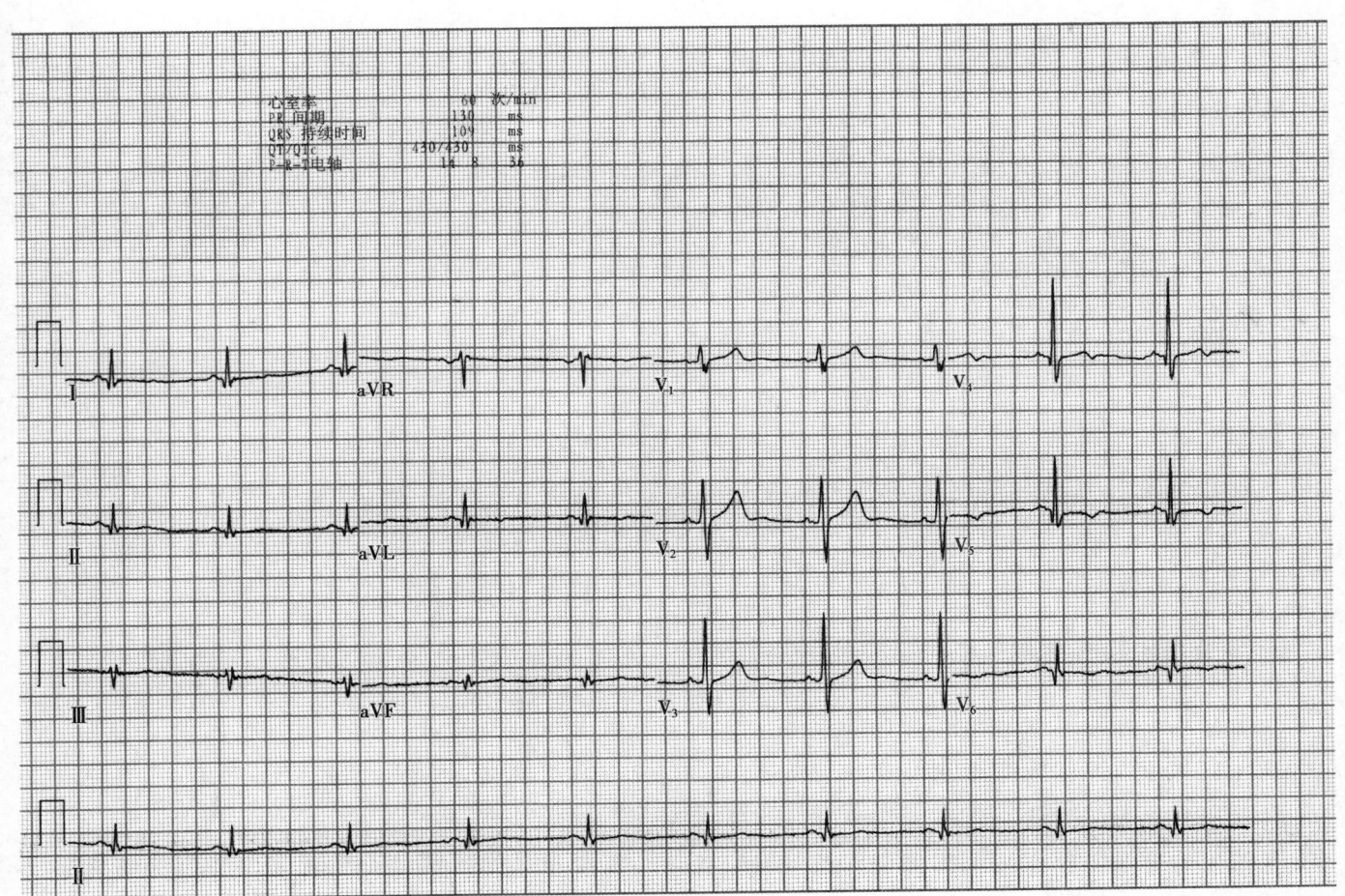

图 2 窦性心律,心率 60 次 /min,PR 间期 130ms,QRS 波群时限 109ms,QT/QTc 间期 430/430ms。T 波: I 、aVL、V₄ ~ V₆ 导联倒置浅, II 导联平坦。

诊断: 窦性心律,T 波倒置(前侧壁及高侧壁)。

第53例 | 前间壁及前壁心肌梗死合并完全性右束支传导阻滞

【临床资料】

男性，65岁，因"发作性心前区疼痛半个月余"入院。半个月前在睡眠中突发胸闷、胸痛，伴大汗，四肢无力，恶心，呕吐，双下肢水肿，自服三九胃泰症状不缓解，于当地医院诊断为急性心肌梗死。现为进一步诊疗入院。心肌酶正常，左心室增大，二尖瓣轻度反流，前壁室壁瘤形成。冠脉造影显示前降支近段狭窄95%，第一对角支狭窄95%，右室后支狭窄80%。

临床诊断： 冠状动脉粥样硬化性心脏病，不稳定型心绞痛，急性心肌梗死，左心室室壁瘤形成，心功能Ⅲ级。

【心电图分析】

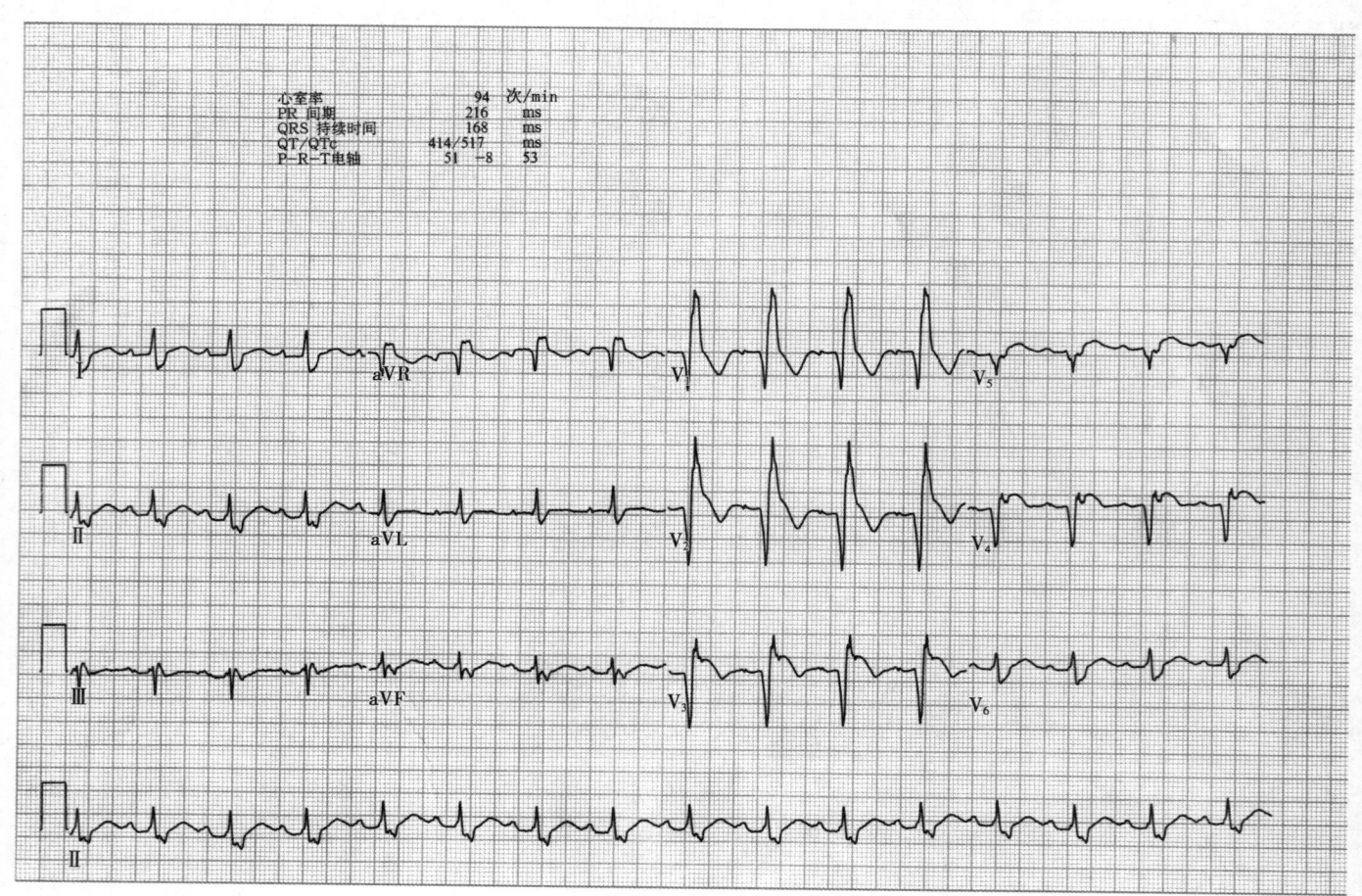

心室率	94	次/min
PR 间期	216	ms
QRS 持续时间	168	ms
QT/QTc	414/517	ms
P-R-T电轴	51 -8 53	

【点评】

1. 心肌梗死心电图定位　$V_1 \sim V_4$ 导联出现异常 Q 波,梗死部位是前间壁及前壁,梗死面积较大,相关病变血管是前降支近段闭塞。

2. 图形分期　心电图描记于急性心肌梗死第 35 天,心肌梗死演变期。

3. $V_2 \sim V_5$ 导联 ST 段抬高,这种持续抬高与前壁室壁瘤有关。

4. 特宽型右束支传导阻滞,QRS 波群时限宽达 163ms,心肌梗死的 Q 波与完全性右束支传导阻滞的特征表现很典型。由于患者前降支病变程度复杂而又严重,患者已经做了 CABG、室壁瘤切除术。

图 1　窦性心律,心率 94 次 /min,PR 间期 216ms,QRS 波群时限 168ms,QT/QTc 间期 414/517ms,QRS 电轴 −8°。$V_1 \sim V_3$ 导联呈 QR 型,V_4 导联呈 QS 型,V_5 导联呈 Qrs 型。ST 段:$V_2 \sim V_5$ 导联抬高 0.25 ～ 0.30mV。T 波:$V_1 \sim V_3$ 导联倒置。

诊断:窦性心律,急性前间壁及前壁心肌梗死演变期,完全性右束支传导阻滞,一度房室传导阻滞。

【临床资料】

女性，63 岁，因 "胸闷、胸痛" 入院。冠脉造影显示前降支近段闭塞，PCI 术后，回旋支中段狭窄 80%，右冠状动脉中段狭窄 80%。超声心动图显示节段性室壁运动障碍（室间隔心尖段），室间隔增厚，二尖瓣、三尖瓣、主动脉瓣及肺动脉瓣轻度反流。既往高血压病史 31 年。

临床诊断： 冠状动脉粥样硬化性心脏病，前间壁心肌梗死，肾病综合征，新月体肾炎。

【心电图分析】

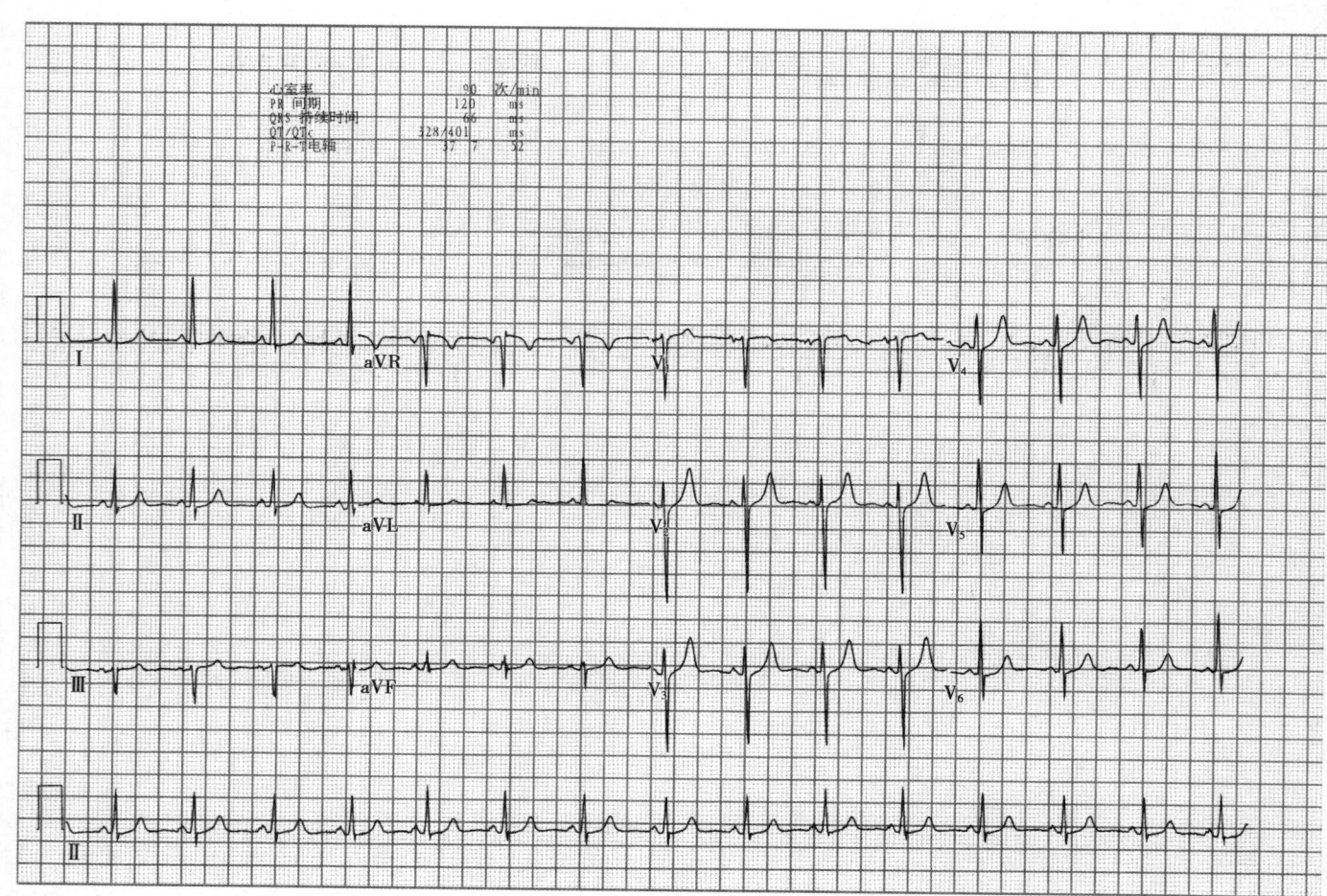

图1 记录于发病前 2 年：窦性心律，心率 90 次 /min，PR 间期 120ms，QRS 波群时限 66ms，QT/QTc 间期 328/401ms，QRS 电轴 7°。ST 段：Ⅰ、Ⅱ、aVL、V₄~V₆ 导联上斜型压低 0.05mV，aVR 导联抬高 0.05mV。

诊断： 窦性心律，正常范围心电图。

【点评】

这是一例前降支闭塞引起的前间壁及前壁心肌梗死心电图。在急性心肌梗死 2 个月后的图 2 与发病前 2 年的图 1 的比较中可以看出：V_1、V_2 导联 r 波已经消失，V_3、V_4 导联 r 波幅度明显降低，心肌梗死部位是前间壁与前壁，冠脉造影显示前降支近段闭塞。图 2 记录于 PCI 术后，I、aVL 导联 T 波倒置，V_5、V_6 导联 T 波低平。

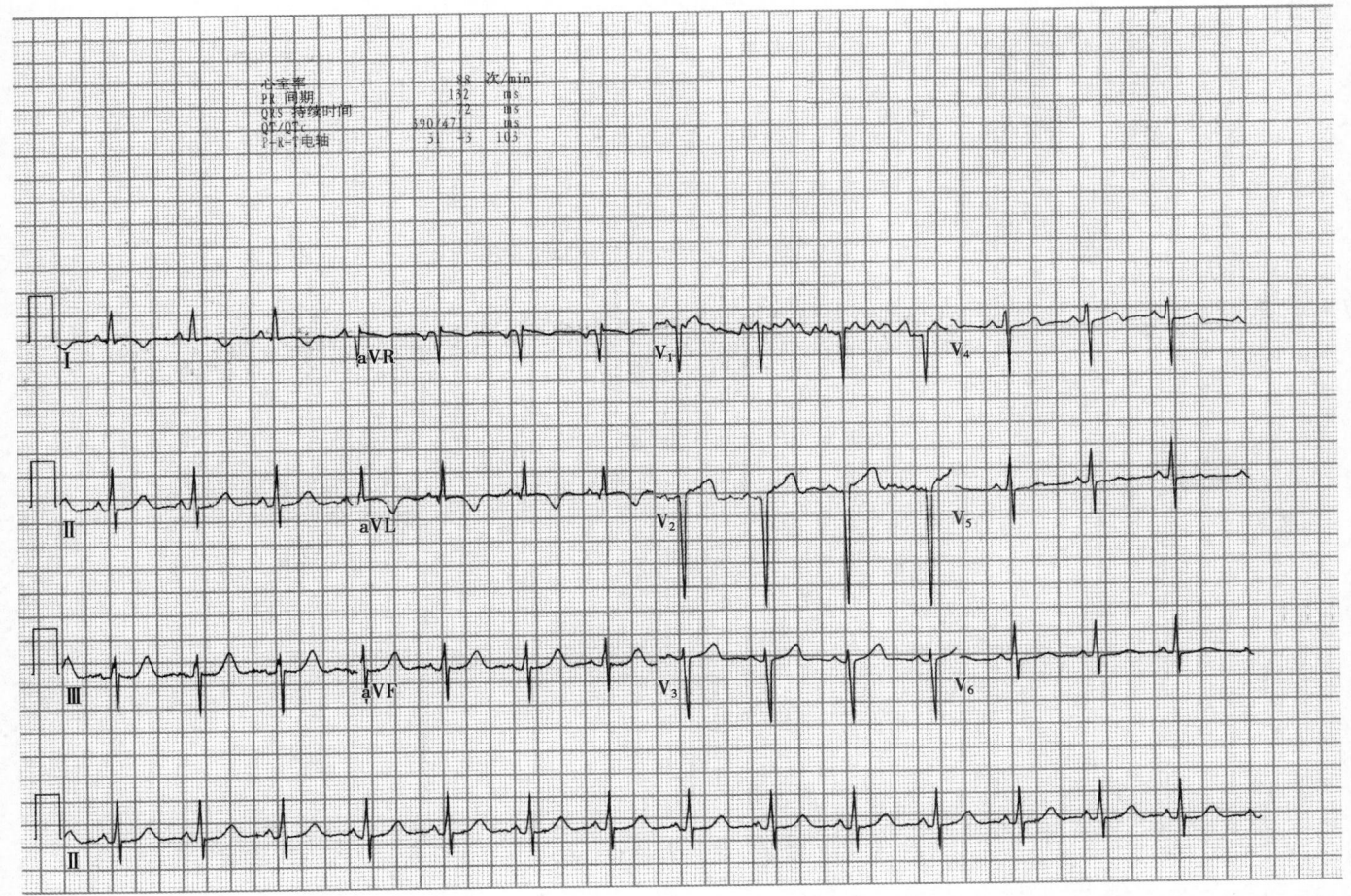

图 2 记录于急性心肌梗死后 2 个月：窦性心律，心率 88 次 /min，PR 间期 132ms，QRS 波群时限 72ms，QRS 电轴 −3°，QT/QTc 间期 390/471ms。与图 1 比较：I、aVL 导联 R 波振幅降低，V_1、V_2 导联由 rS 型转为 QS 型，V_3、V_4 导联 R 波幅度明显降低。T 波：I、aVL 导联转为倒置，aVR 导联倒置减浅，V_3、V_4 导联幅度降低，V_5、V_6 导联直立转低平。

诊断： 窦性心律，前间壁及前壁心肌梗死，T 波低平与倒置（前侧壁及高侧壁）。

第 55 例 | 前降支闭塞致急性前间壁心肌梗死

【临床资料】

男性，60 岁，因 "发作性胸痛 10 个月，加重 8 天" 入院。既往高血压病史 18 年，最高血压 180/110mmHg。查体：身高 174cm，体重 72kg，BMI 25.8kg/m²。血生化检查显示肌钙蛋白 T 0.019ng/ml，CK 245U/L，谷丙转氨酶 15.4U/L，谷草转氨酶 17.8U/L，钾 3.78mmol/L。超声心动图显示左心房扩大，室间隔增厚，二尖瓣、三尖瓣轻度反流，左室舒张功能轻度减低。冠脉造影显示前降支近段闭塞，扩张术后植入支架。

临床诊断：冠状动脉粥样硬化性心脏病，急性心肌梗死，前降支 PCI 术后，高血压 3 级（很高危）。

【心电图分析】

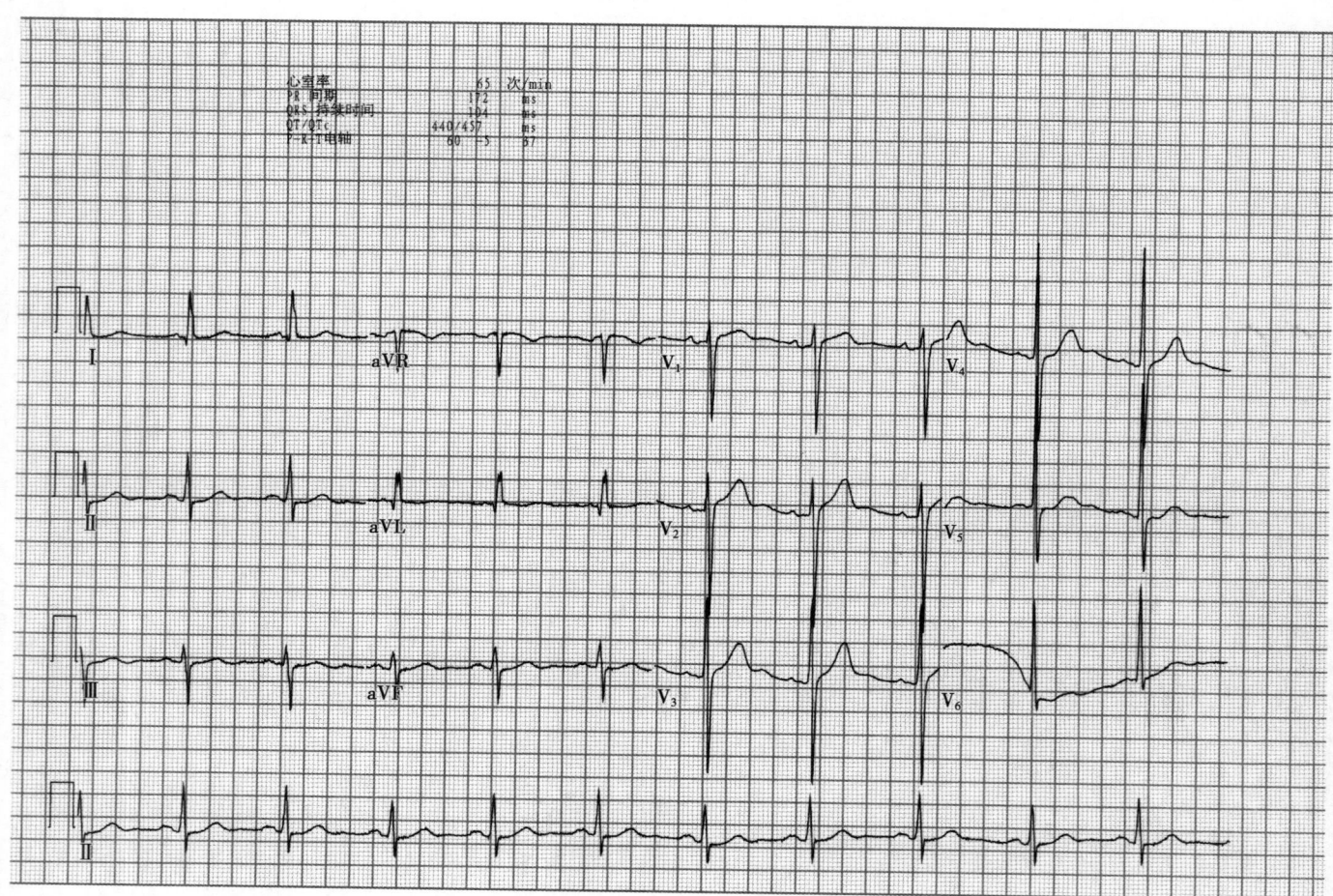

图 1 发病前：窦性心律，心率 65 次 /min，PR 间期 172ms，QRS 波群时限 104ms，QRS 电轴 −5°，QT/QTc 间期 440/457ms。T 波：Ⅰ、aVL、V₆ 导联低平。

诊断：窦性心律，T 波低平（侧壁）。

【点评】

这是一例急性前壁心肌梗死心电图。患者入院前 8 天反复发作胸痛。图 1 是发病前心电图,此日发生了急性心肌梗死。典型的心电图改变记录于 PCI 术后,前降支近段阻塞,球囊扩张术后,植入支架。心肌梗死部位是前间壁,$V_1 \sim V_3$ 导联 r 波减小或消失,前壁导联 ST 段压低,$V_2 \sim V_4$ 导联 T 波倒置深,呈典型的冠状 T 波,心肌复极时限明显延长,QTc 间期长达 618ms。尽管超声心动图及心肌酶学检查尚未出现心肌梗死证据,但结合冠脉造影、心电图演变,支持急性前间壁心肌梗死的诊断。

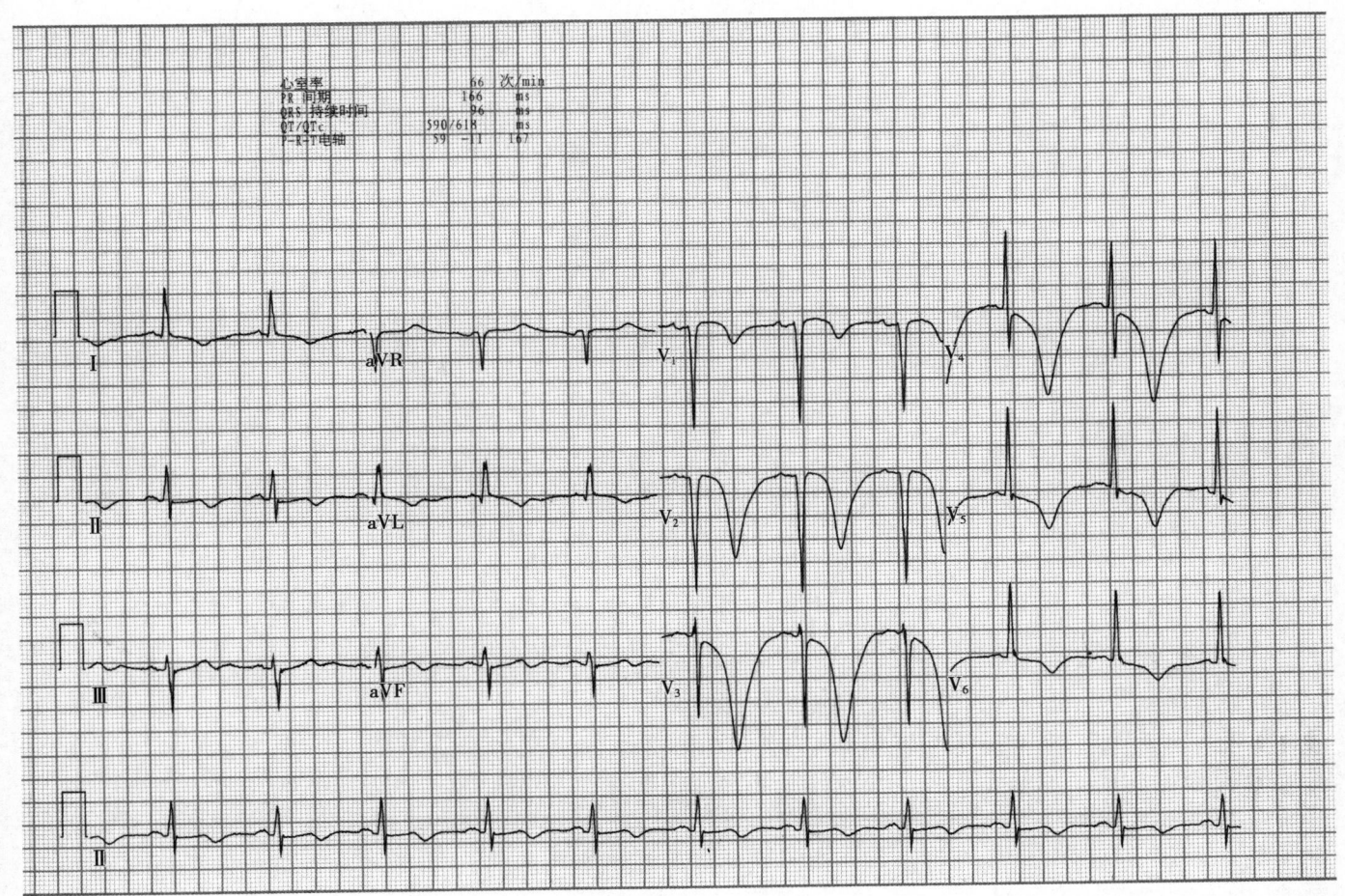

图 2　前降支近段闭塞 PCI 术后第 1 天,与图 1 比较:V_1 导联 r 波几乎消失,V_2 导联 r 波消失转为 QS 型,V_3 导联由 RS 型转为 rS 型,r 波顿挫,V_4 导联 S 波减浅,V_5 导联转为小 s 波,V_6 导联由 RS 波转为 R 波。ST 段:Ⅱ、Ⅲ、aVF、$V_3 \sim V_6$ 导联压低 $0.05 \sim 0.175$mV。T 波:Ⅰ、Ⅱ、$V_1 \sim V_6$ 导联转为倒置,$V_2 \sim V_4$ 导联倒置深,aVR 导联转直立。QT/QTc 间期 590/618ms,余同前。

诊断:窦性心律,急性前间壁心肌梗死演变期,QT/QTc 间期延长。

第56例　前降支病变致急性前间壁及前壁心肌梗死

【临床资料】

女性，55 岁，因"无明显诱因突发胸痛、胸闷 2h"入院。心电图显示 $V_1 \sim V_5$ 导联 ST 段显著抬高，急诊冠脉造影显示前降支近段闭塞，PCI 术后，手术顺利。患者术中病情稳定，随后出院。

【心电图分析】

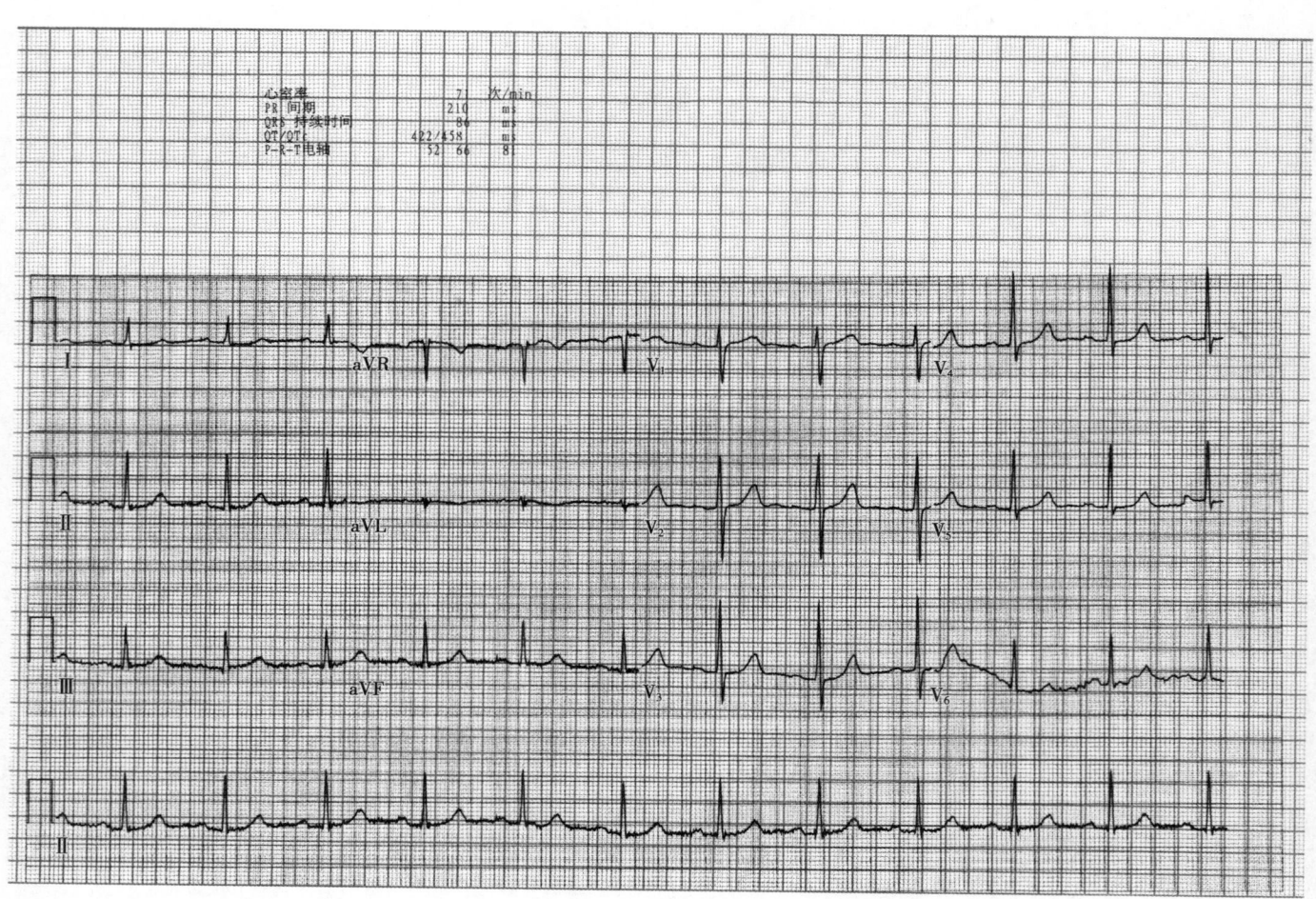

图 1　发病前 3 天：窦性心律，心率 71 次 /min，PR 间期 210ms，QRS 波群时限 86ms，QRS 电轴 66°，QT/QTc 间期 422/458ms，ST-T 未见异常。

诊断：窦性心律，心电图未见明显异常。

临床诊断：冠状动脉粥样硬化性心脏病，急性 ST 段抬高型心肌梗死。

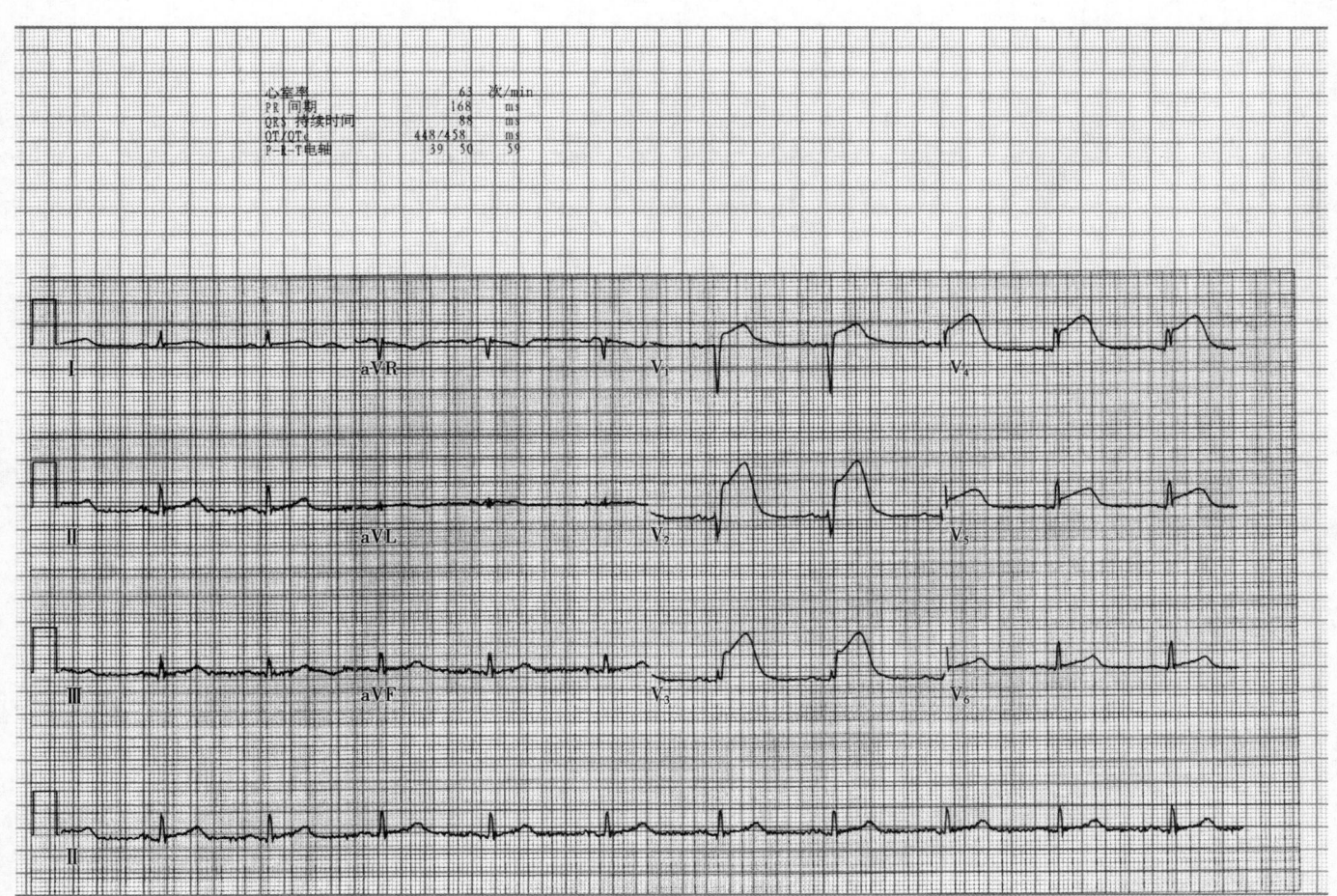

心室率 63 次/min
PR 间期 168 ms
QRS 持续时间 88 ms
QT/QTc 448/458 ms
P-R-T电轴 39 50 59

图 2 入院时：窦性心律，心率 63 次/min，PR 间期 168ms，QRS 波群时限 88ms，QRS 电轴 50°，QT/QTc 间期 448/458ms。ST 段：V_1~V_5 导联显著抬高 0.20～0.75mV，V_6 导联抬高 0.075mV。Ⅱ、Ⅲ、V_1~V_6 导联 R 波幅度明显降低。

诊断：窦性心律，V_1~V_5 导联 ST 段显著抬高，急性前间壁及前壁心肌梗死心电图，标准肢体导联 QRS 波群低电压。

前降支病变致急性前间壁及前壁心肌梗死

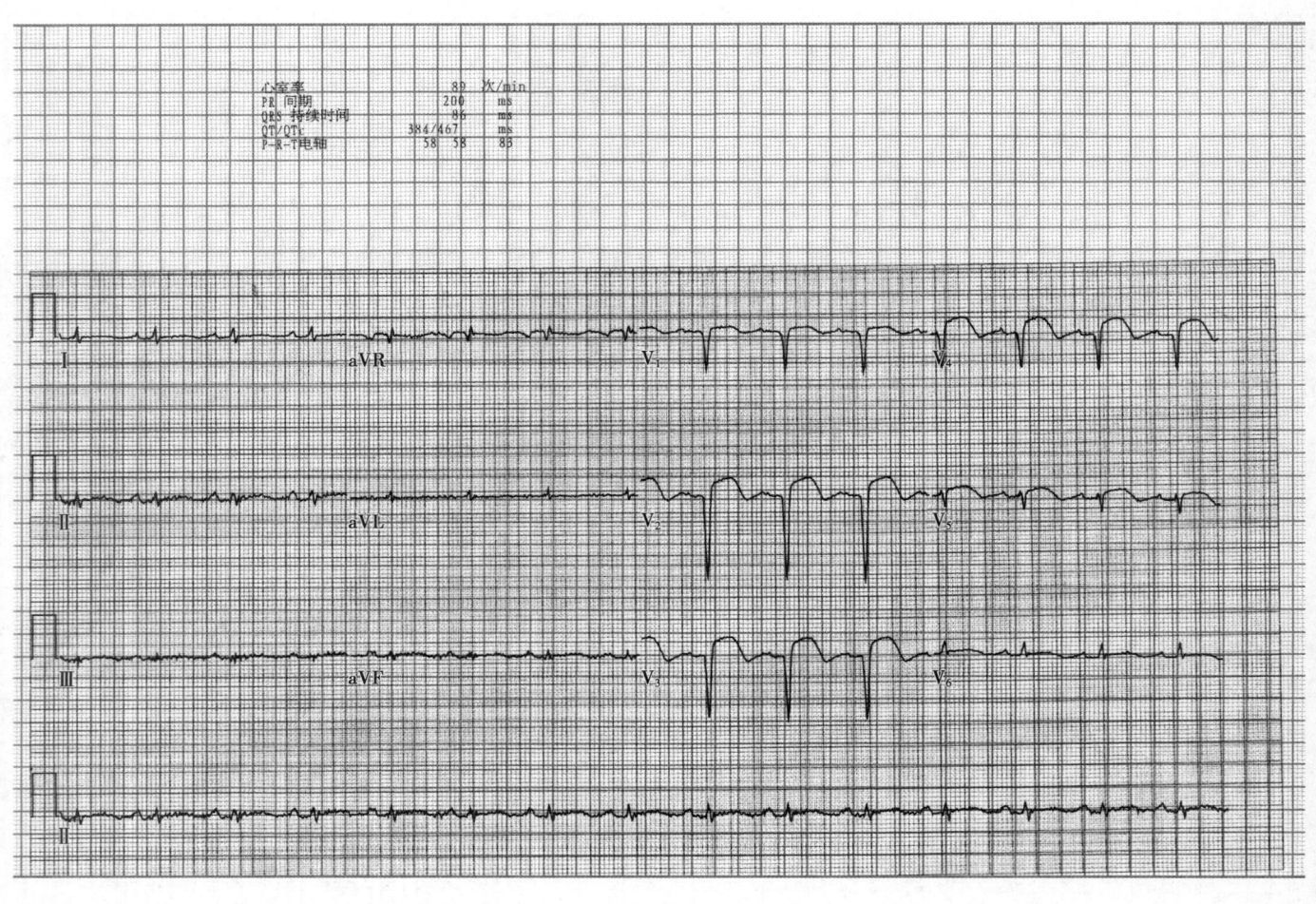

心室率　　　　　　　　80　　次/min
PR 间期　　　　　　　200　　ms
QRS 持续时间　　　　86　　ms
QT/QTc　　　384/467　　ms
P-R-T电轴　　58　58　85

图3 发病第 9 天, PCI 术后第 9 天: 窦性心律, 心率 89 次 /min, PR 间期 200ms, QRS 波群时限 86ms, QRS 电轴 58°, QT/QTc 间期 384/467ms。标准肢体导联 R + S < 0.5mV, QRS 波群低电压。$V_1 \sim V_4$ 导联呈 QS 型, V_5 导联呈 rS 型, II、III、aVF、V_6 导联 R 波幅度进一步降低。ST 段: $V_1 \sim V_5$ 导联抬高 0.15 ~ 0.375mV。标准肢体导联 V_6 导联 T 波低平与平坦。T 波: $V_2 \sim V_5$ 导联倒置。

诊断: 窦性心律, 急性前间壁及前壁心肌梗死演变期, 标准肢体导联 QRS 波群低电压。

【点评】

这是一例急性前降支病变引起的 ST 段抬高型心肌梗死 (STEMI)。发病 2h 心电图显示 $V_1 \sim V_5$ 导联 ST 段损伤型抬高, 虽未出现梗死性 Q 波, V_1 导联 r 波几乎消失, $V_2 \sim V_6$ 导联显著降低。前降支阻塞处扩张术后植入支架, ST 段明显回落, 但仍持续抬高。STEMI 进入第 9 天, $V_1 \sim V_4$ 导联呈 QS 型, 心肌梗死部位是前间壁及前壁。V_5 导联呈 rS 型, 该部位也有心肌梗死。下壁及 V_6 导联 QRS 波群低电压, 提示梗死面积大。受前壁室壁瘤等因素的影响, $V_2 \sim V_4$ 导联 ST 段未能回到发病前的状态。

第57例 | 前降支近段病变引起急性前间壁及前壁心肌梗死演变期

【临床资料】

男性，52岁，因"发作性胸闷不适3天，加重7h"入院。血生化检查显示肌钙蛋白 T 17.5ng/ml，CK 7 623U/L，CK-MB 定量测定 927.1ng/ml。冠脉造影显示前降支近段狭窄 95%，PCI 术后。

临床诊断： 冠状动脉粥样硬化性心脏病，急性心肌梗死，高血压2级（很高危）。

【心电图分析】

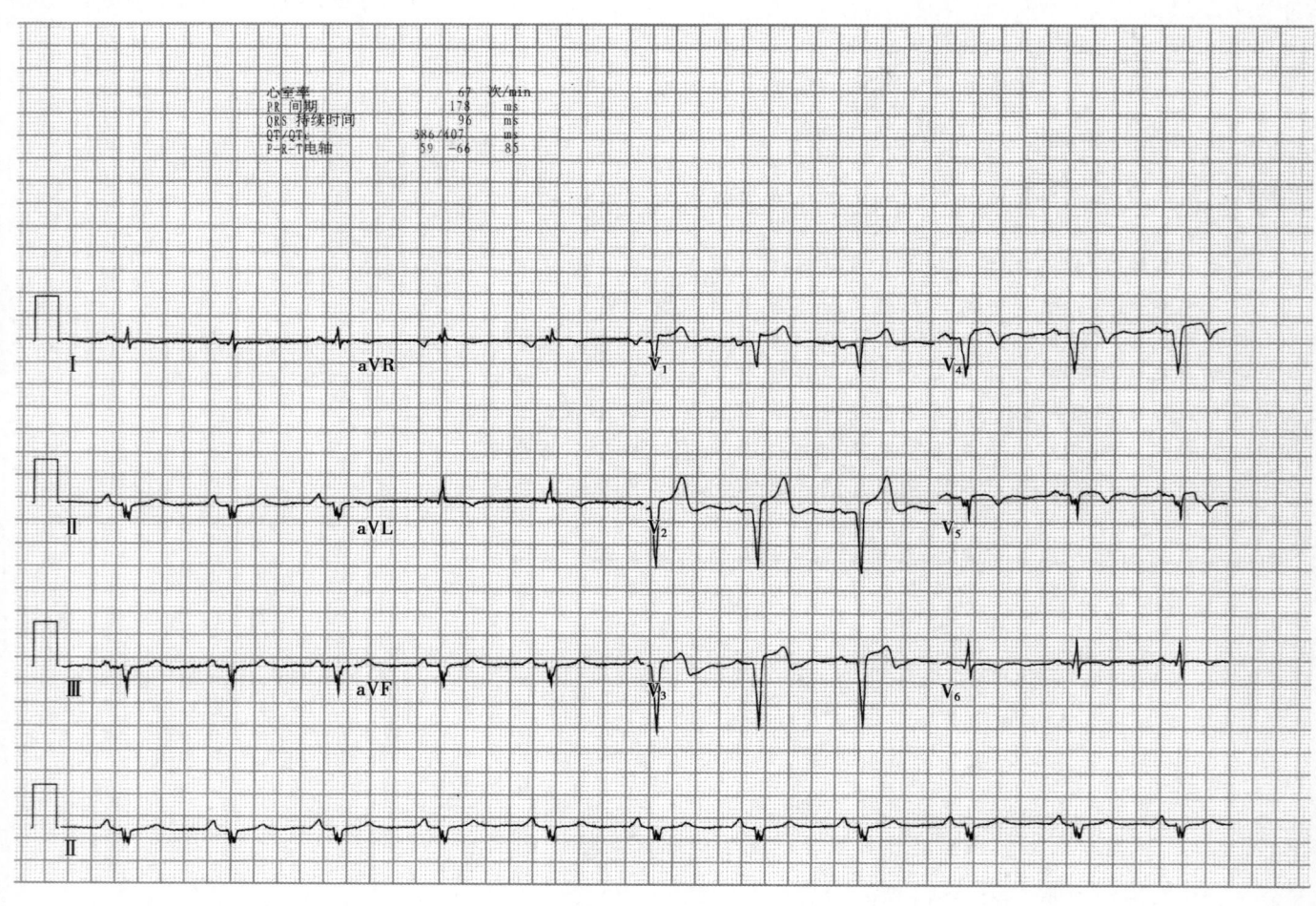

【点评】

心电图记录于急性心肌梗死第 3 天，PCI 术后。冠脉造影证实前降支近段阻塞，引起前间壁及前壁心肌梗死。$V_3 \sim V_6$ 导联 T 波正负双向及倒置，前间壁及前壁心肌梗死进入演变期。下壁导联 r 波极小，又有碎裂波，不除外陈旧性下壁心肌梗死。

图 1 急性心肌梗死第 3 天：窦性心律，心率 67 次 /min，PR 间期 178ms，QT/QTc 间期 386/407ms，QRS 电轴 −66°。Ⅱ、Ⅲ、aVF 导联 r 波极小，$V_1 \sim V_5$ 导联呈 QS 型，Ⅱ、Ⅲ、aVF 导联出现碎裂 QRS 波。ST 段：$V_1 \sim V_5$ 导联抬高 0.10 ~ 0.20mV。T 波：V_3 导联双向，$V_4 \sim V_6$ 导联倒置。

诊断：窦性心律，急性前间壁及前壁心肌梗死演变期，碎裂 QRS 波。

前降支近段病变引起急性前间壁及前壁心肌梗死演变期

第58例 | 前降支近中段闭塞致急性前壁及前间壁心肌梗死伴一过性完全性右束支传导阻滞

【临床资料】

男性,71岁,因"间断胸闷17天,加重3h"入院。心电图显示急性心肌梗死(前间壁、前壁),心肌酶升高。超声心动图显示节段性室壁运动障碍(室间隔心尖段、前壁心尖段、侧壁心尖段、下壁心尖段、室间隔中间段),左室心尖段室壁瘤形成,主动脉瓣轻度反流,左室整体功能减低,EF 35%。冠脉造影显示前降支近中段闭塞狭窄程度100%,第一对角支狭窄80%。

【心电图分析】

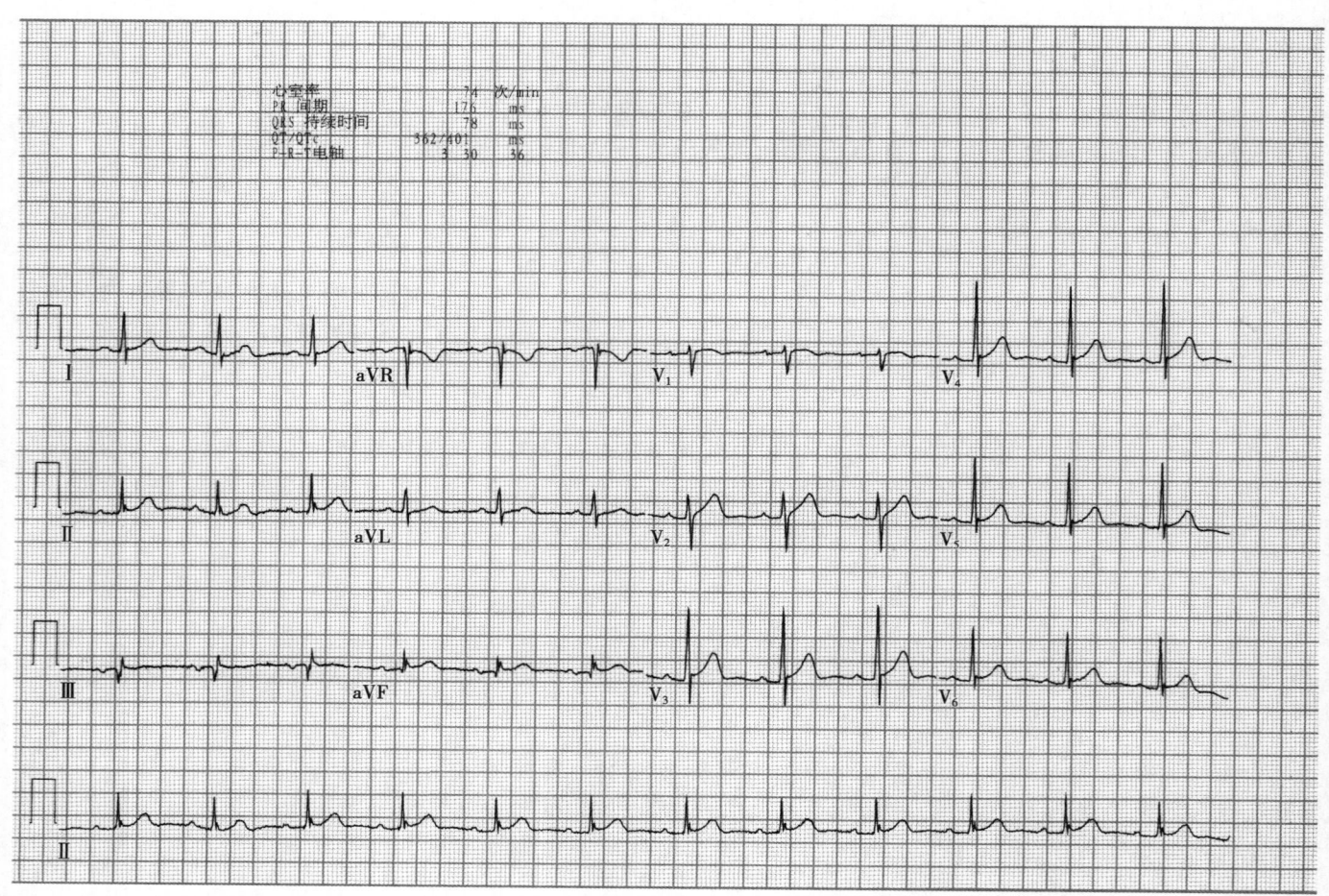

图1 发病前:窦性心律,心率74次/min,PR间期176ms,QRS波群时限78ms,QT/QTc间期362/401ms,QRS电轴30°。ST段:V₂~V₆导联抬高0.10~0.15mV。 **诊断:**窦性心律,正常心电图。

临床诊断：冠状动脉粥样硬化性心脏病，急性心肌梗死，高血压 2 级（很高危），高脂血症，后循环缺血，焦虑状态。

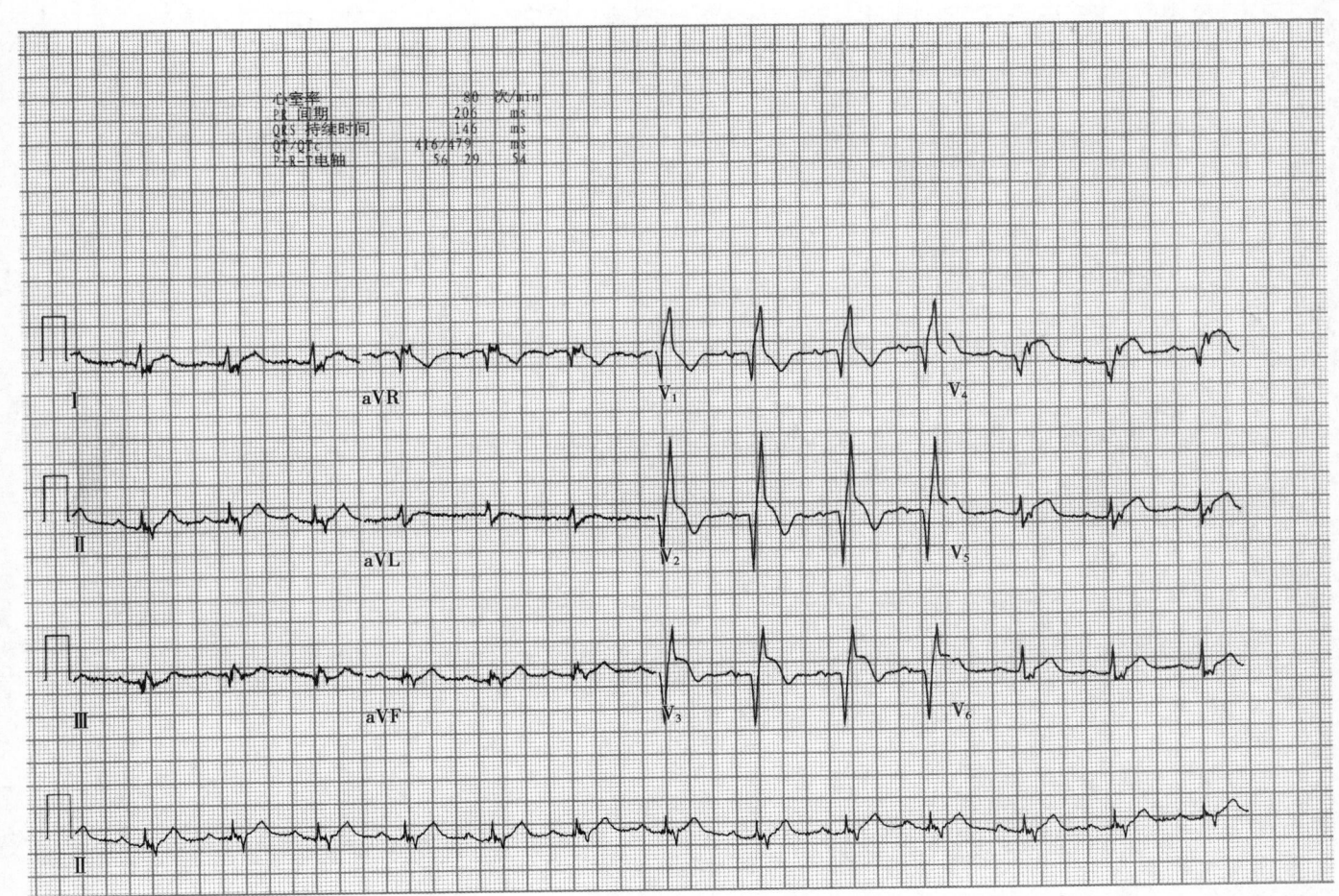

心室率　　　　　　　　80　次/min
PR 间期　　　　　　　206　ms
QRS 持续时间　　　　　146　ms
QT/QTc　　　　　416/479　ms
P-R-T电轴　　　56　29　54

图 2　胸闷 3h 入院时，与图 1 比较：PR 间期轻度延长至 206ms，仍在正常范围，QRS 波群时限延长至 146ms，完全性右束支传导阻滞，V₁～V₄ 导联梗死性 Q 波，V₁～V₃ 导联呈 QR 型。V₁～V₆ 导联 ST 段抬高 0.125～0.40ms，V₁～V₃ 导联 T 波倒置，急性前间壁、前壁心肌梗死演变期，QT/QTc 间期 416/479ms，QRS 电轴 29°。

诊断：窦性心律，急性前间壁、前壁心肌梗死演变期，完全性右束支传导阻滞，QTc 间期延长。

前降支近中段闭塞致急性前壁及前间壁心肌梗死伴一过性完全性右束支传导阻滞

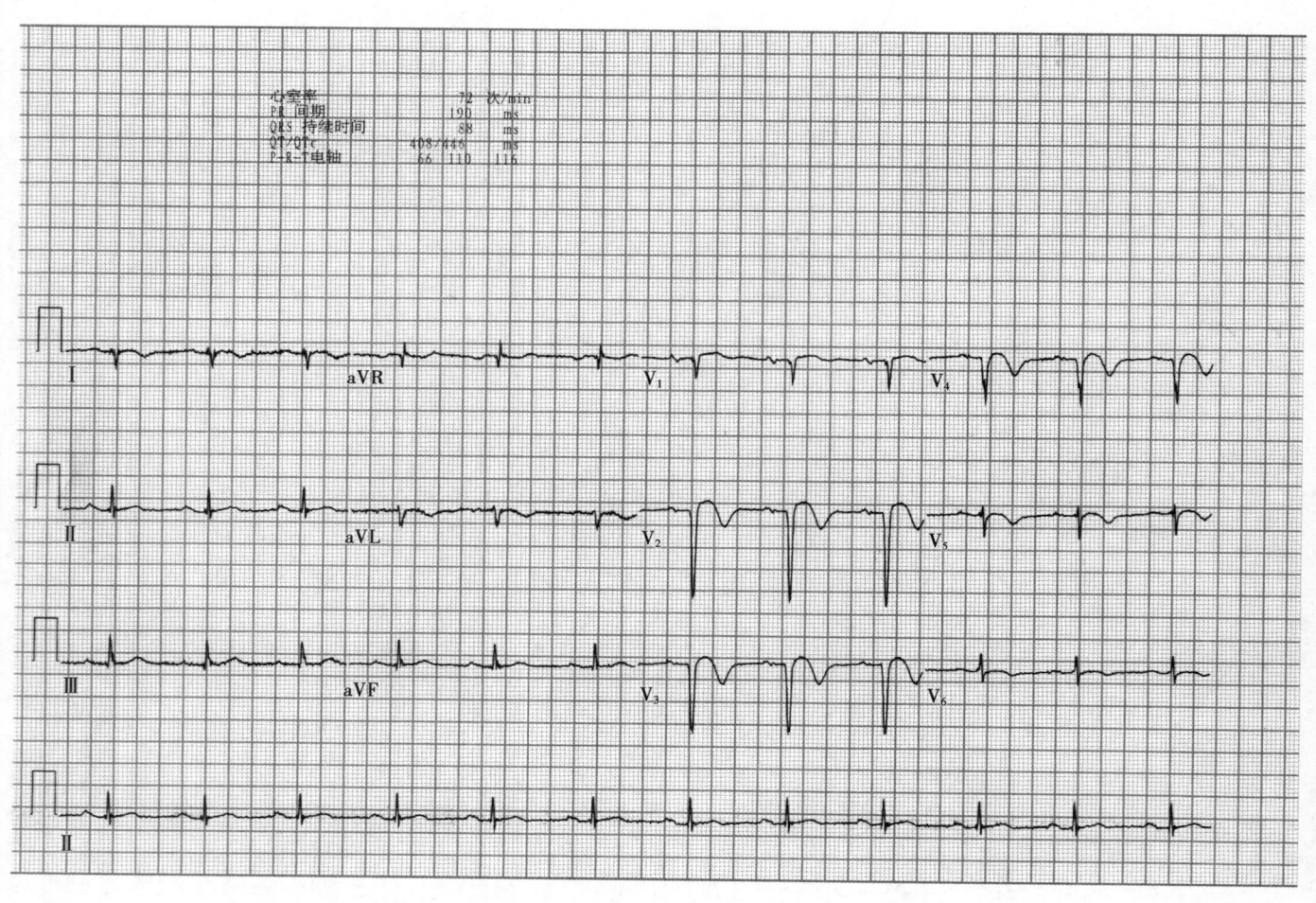

心室率　　　　　　　　72　次/min
PR 间期　　　　　　　190　ms
QRS 持续时间　　　　　88　ms
QT/QTc　　　408/446　ms
P-R-T电轴　　66 110 115

I　　　　　　aVR　　　　　　V₁　　　　　　V₄

II　　　　　　aVL　　　　　　V₂　　　　　　V₅

III　　　　　　aVF　　　　　　V₃　　　　　　V₆

II

图 3 急性心肌梗死第 19 天：与图 2 比较，右束支传导阻滞消失，$V_1 \sim V_4$ 导联 ST 段回落至 $0.10 \sim 0.20$mV。与图 1 比较，Ⅰ、Ⅱ、aVL、aVR、$V_4 \sim V_6$ 导联 QRS 波群振幅降低。Ⅰ、aVL、V_5、V_6 导联转 rS 型，$V_1 \sim V_4$ 导联呈 QS 型。T 波：Ⅰ、aVL、$V_2 \sim V_6$ 导联倒置，aVR 导联直立。QRS 电轴 110°。QT/QTc 间期 408/446ms。

诊断：窦性心律，急性前间壁、前壁心肌梗死演变期。

【点评】

本例急性 ST 段抬高型心肌梗死患者表现为胸闷 3h 入院。心电图表现为新发的完全性右束支传导阻滞，$V_1 \sim V_4$ 导联出现异常 Q 波，前壁广泛性 ST 段抬高。$V_1 \sim V_3$ 导联 T 波倒置，急性前间壁及前壁心肌梗死进入演变期，超声心动图显示心尖部室壁瘤形成、节段性室壁运动障碍。冠脉造影显示前降支近中段闭塞。临床给予抗血小板聚集，抗凝、营养心肌等综合治疗，患者病情平稳。发病第 19 天，缺血性右束支传导阻滞已经消失。图 3 与图 1 比较，$V_1 \sim V_4$ 导联呈 QS 型，心肌梗死范围波及广泛前壁。图 3 中广泛前壁导联 T 波倒置，心肌梗死仍处于演变期。

第 59 例 前降支再通完全性左束支传导阻滞消失

【临床资料】

男性，65 岁，因"发作性胸痛 19 年，加重伴憋气 1 天"入院。19 年前因胸痛入院，诊断为急性心肌梗死，行冠状动脉支架植入术（不详），CABG 术后 18 年。心肌酶升高，冠脉造影显示前降支中段闭塞，狭窄 100%，静脉桥血管闭塞，右冠状动脉开口处闭塞，前降支 PCI 术后。

【心电图分析】

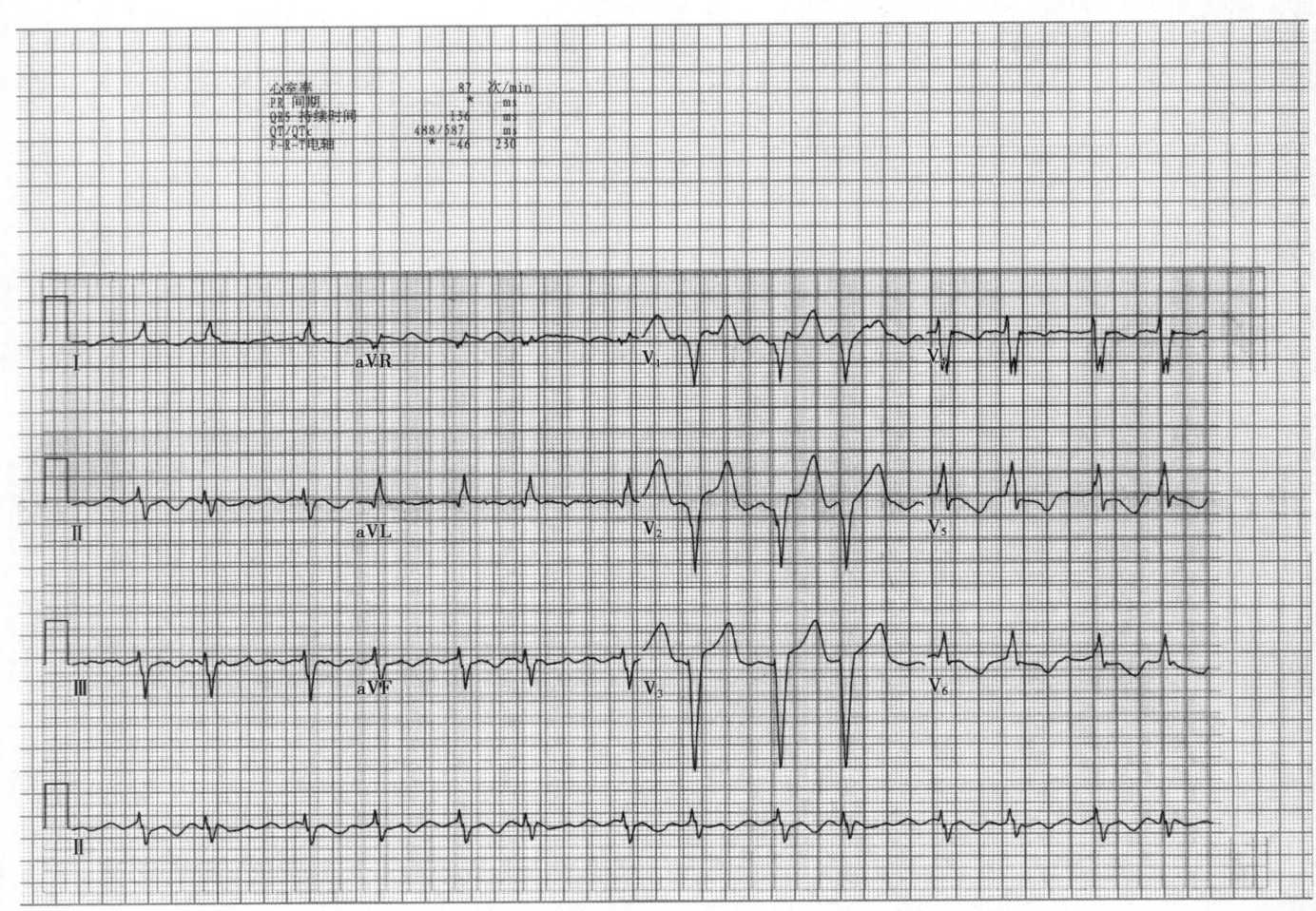

图1　入院时：P 波消失，代之以"F"波，心房率 300 次 /min，房室传导比例（2~4）:1，心室率 87 次 /min。QRS 波群时限 136ms，QRS 电轴 −46°，aVL 导联呈 qR 型，V_1、V_2 导联呈 QS 型，V_3 导联呈 rS 型，r 波极小，V_4 导联呈 rS 型。ST 段：V_1~V_3 导联抬高 0.20~0.325mV，V_5、V_6 导联压低 0.15mV。T 波：V_1~V_3 导联高大，V_4~V_6 导联倒置。QT/QTc 间期 488/587ms。

诊断：心房扑动，完全性左束支传导阻滞，QRS 电轴左偏，QS 型（V_1、V_2 导联），r_{V_3} 递增不良，ST 段抬高（前间壁），T 波高大（前间壁），不除外急性前间壁心肌梗死。

临床诊断：冠状动脉粥样硬化性心脏病，急性心肌梗死，陈旧性心肌梗死，冠状动脉支架植入术后，CABG 术后，心功能 IV 级（NYHA 分级）。

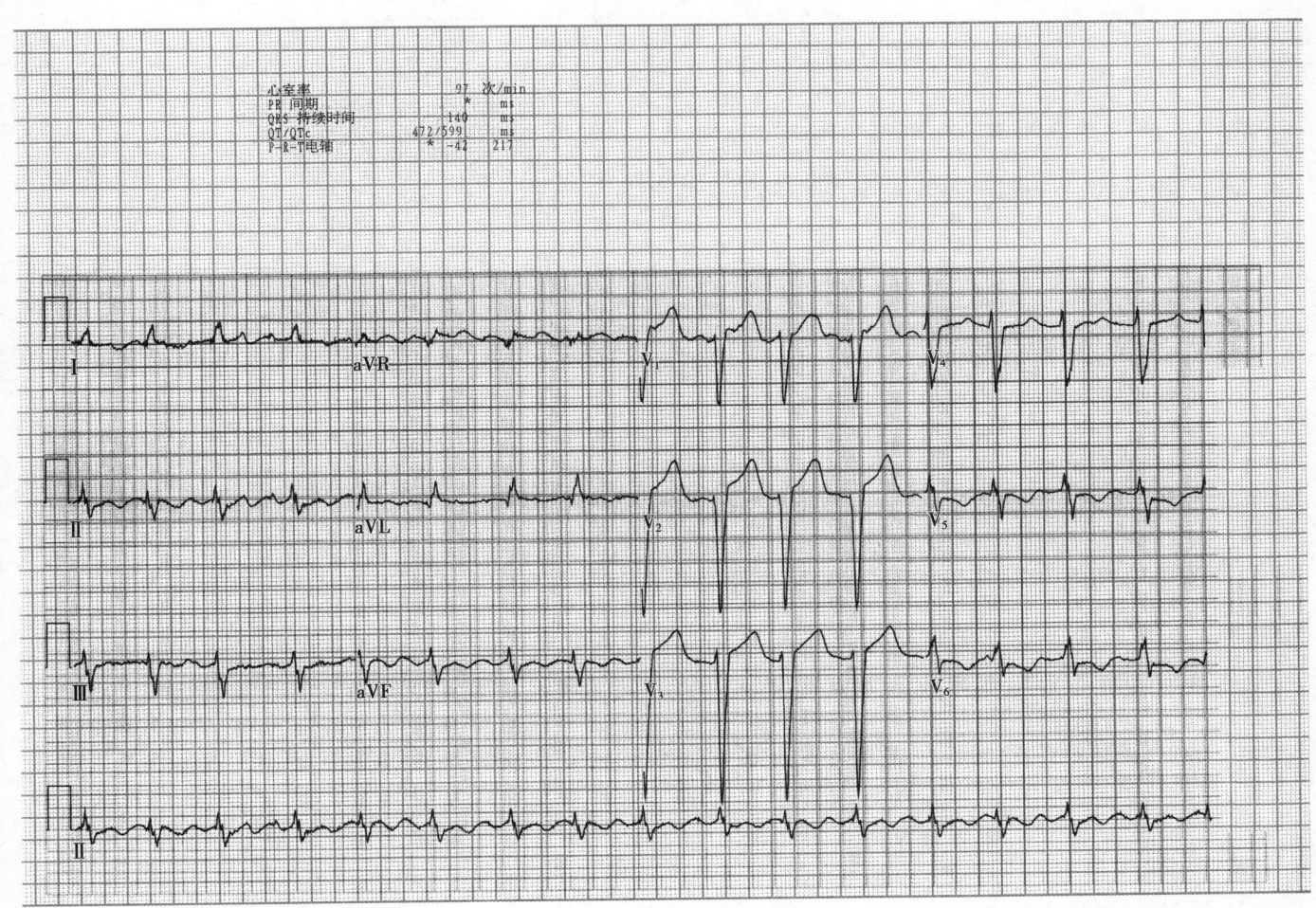

图2 发病第 2 天：心房扑动，房室传导比例 3:1，与图 1 比较，QRS 波群时限 140ms，V_1、V_2 导联转为 rS 型，V_3 导联 r 波增高。S 波：$V_1 \sim V_4$ 导联幅度降低。QT/QTc 间期 472/599ms，QRS 电轴 −42°。

诊断：心房扑动，完全性左束支传导阻滞，QRS 电轴左偏，QTc 间期延长。

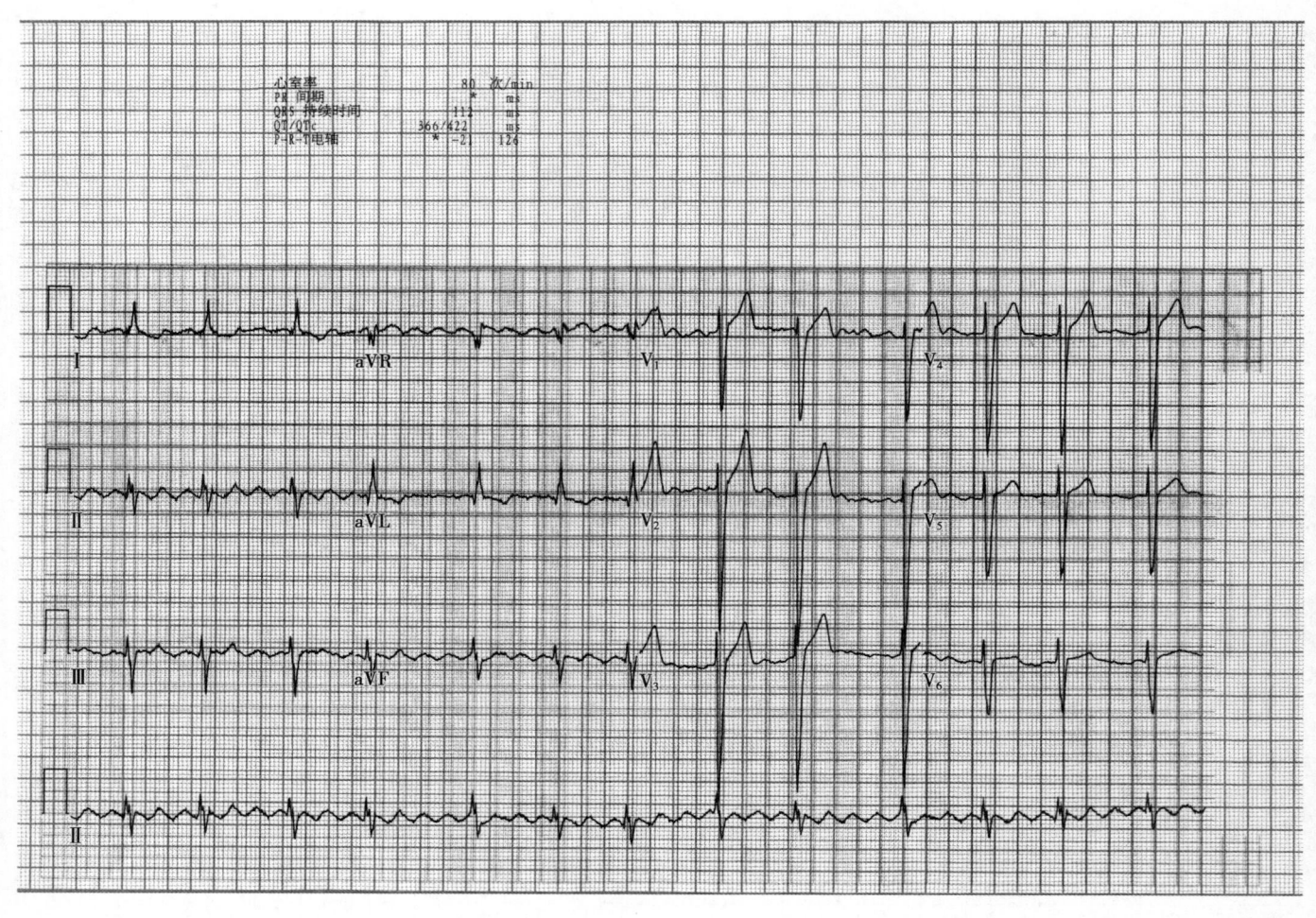

图 3　发病第 14 天：心房扑动，房室传导比例（3～4）:1，心室率 80 次 /min，QRS 波群时限 112ms，QRS 电轴 −21°，V$_1$～V$_4$ 导联 r 波增高，V$_2$～V$_6$ 导联 s 波增深，R/S＜1，QT/QTc 间期 366/422ms。

诊断：心房扑动，电轴左偏，顺时针转位，非特异性心室内传导障碍。

【 点评 】

患者因急性心肌梗死入院，19 年前发生急性心肌梗死。此次冠脉造影显示前降支中段闭塞。右冠状动脉闭塞可能是慢性闭塞，因为下壁没有心电图变化，提示前降支中段闭塞引起了左束支传导阻滞（图 1），同时伴有 V$_1$、V$_2$ 导联 QS 波，V$_3$ 导联 r 波细小，相对于左束支传导阻滞时，V$_1$、V$_2$ 导联 S 波不深，而出现明显的 ST 段抬高、T 波高大，表明前间壁心肌处于缺血（损伤期）。前降支再通以后，左束支供血得到改善，间隔部心肌恢复除极能力，V$_1$、V$_2$ 导联由 QS 型转为 rS 型，14 天以后完全性左束支传导阻滞消失，QRS 波群时限 112ms，显示出非特异性心室内传导障碍。

<table>
<tr><td>**第 60 例**</td><td>前降支近中段闭塞引起急性前壁及前间壁心肌梗死伴暂时性完全性右束支传导阻滞和左后分支传导阻滞</td></tr>
</table>

【临床资料】

男性, 71 岁, 因 "间断胸闷 17 天, 加重 3h" 入院。心电图提示 STEMI, 心肌酶升高, 超声心动图显示节段性室壁运动障碍（室间隔心尖段、室间隔中间段、前壁心尖段、侧壁心尖段、下壁心尖段）, 左室心尖段室壁瘤形成, 主动脉瓣轻度反流, 左室整体功能减低, EF 35%。冠脉造影显示前降支近中段闭塞, 第一对角支狭窄 80%。

临床诊断: 冠状动脉粥样硬化性心脏病, 急性 ST 段抬高型心肌梗死, 高血压 2 级（很高危）, 高脂血症, 后循环障碍。

【心电图分析】

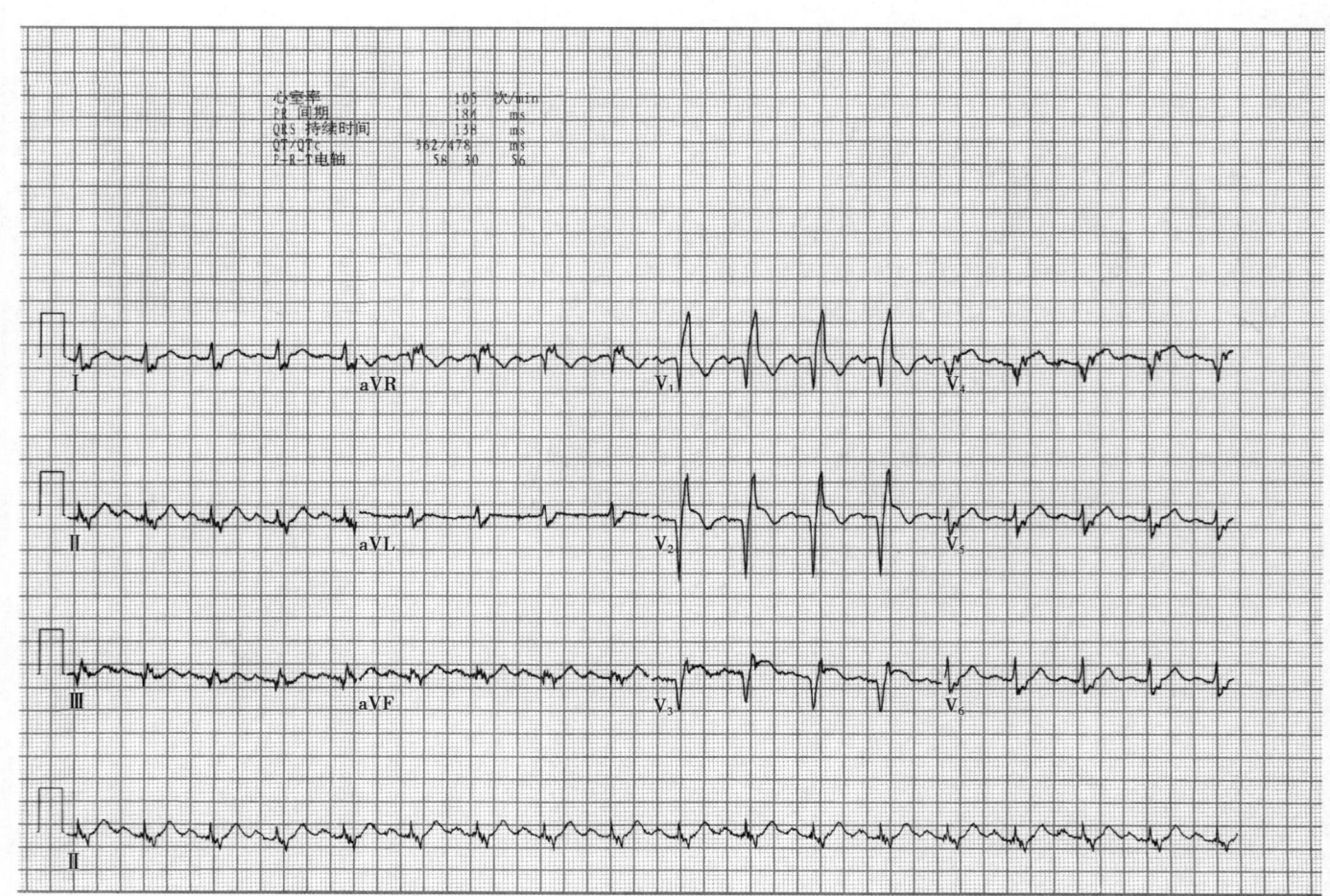

图 1 发病 3h: 窦性心动过速, 心率 105 次 /min, PR 间期 184ms, QRS 波群时限 138ms, 完全性右束支传导阻滞, V₁~V₄ 导联出现异常 Q 波, V₁、V₂ 导联呈 QR 型, V₃ 导联呈 Qr 型, V₄ 导联呈 rS 型。ST 段: V₁~V₄ 导联抬高 0.20~0.30mV。T 波: V₁、V₂ 导联倒置。QT/QTc 间期 362/478ms, QRS 电轴 30°。

诊断: 窦性心动过速, 急性前间壁及前壁 ST 段抬高型心肌梗死, 完全性右束支传导阻滞, QT/QTc 间期延长。

【点评】

患者前降支近中段闭塞，引起急性 ST 段抬高型心肌梗死，梗死部位是前间壁及前壁，并出现一过性完全性右束支传导阻滞。右束支传导阻滞消失以后，又新发生了左后分支传导阻滞，表现为电轴右偏 111°，Ⅲ 导联 qr 型转为 qR 型。临床经过扩张冠脉、抗凝、营养心肌、吸氧等治疗，患者病情稳定出院。

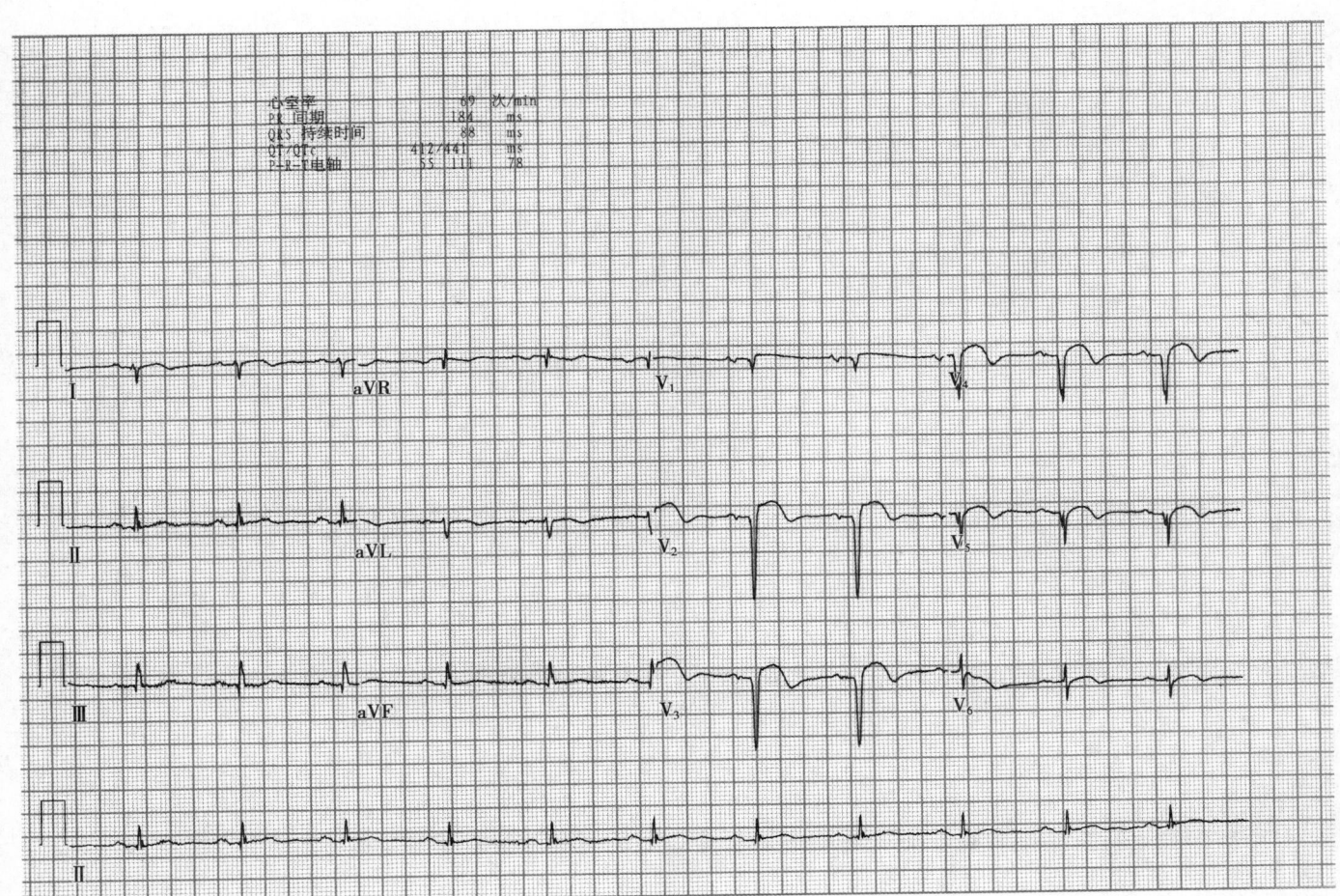

图 2 发病第 9 天：窦性心律，心率 69 次 /min，PR 间期 184ms，完全性右束支传导阻滞消失。Ⅰ、aVL 导联转 rS 型，V₁~V₅ 导联呈 QS 型。ST 段：V₁~V₆ 导联抬高 0.05~0.25mV。T 波：Ⅰ、aVL、V₂~V₆ 导联倒置。QT/QTc 间期 412/441ms，QRS 电轴 111°。

诊断： 窦性心律，急性前间壁及前壁心肌梗死演变期，左后分支传导阻滞。

第61例 │ 前降支中段闭塞致前间壁及前壁心肌梗死

【临床资料】

女性，65 岁，因"发作性心前区疼痛伴出汗 12 天"入院。患者 12 天前无明显原因突然出现心前区疼痛，伴出汗，持续 30min 不缓解，含服速效救心丸，仍不缓解，在当地医院诊断为急性心肌梗死。经治疗效果欠佳，为进一步诊断与治疗入院。既往高血压病史，最高血压 200/100mmHg，糖尿病，脑梗死后遗症。查体：血压 120/80mmHg，身高 163cm，体重 58kg，BMI 28.1kg/m²。急性心肌梗死第 2 天，超敏肌钙蛋白 I 33.57ng/ml，CK 2 851U/L。发病第 15 天超声心动图显示节段性室壁运动障碍，左心房增大，三尖瓣反流，肺动脉瓣轻度反流，左心功能减低。冠脉造影显示前降支中段闭塞，第二对角支狭窄 80%，回旋支狭窄 80%。

临床诊断：冠状动脉粥样硬化性心脏病，急性前壁心肌梗死恢复期，高血压 3 级（极高危），脑梗死后遗症，糖尿病 2 型，慢性肾功能不全。

【心电图分析】

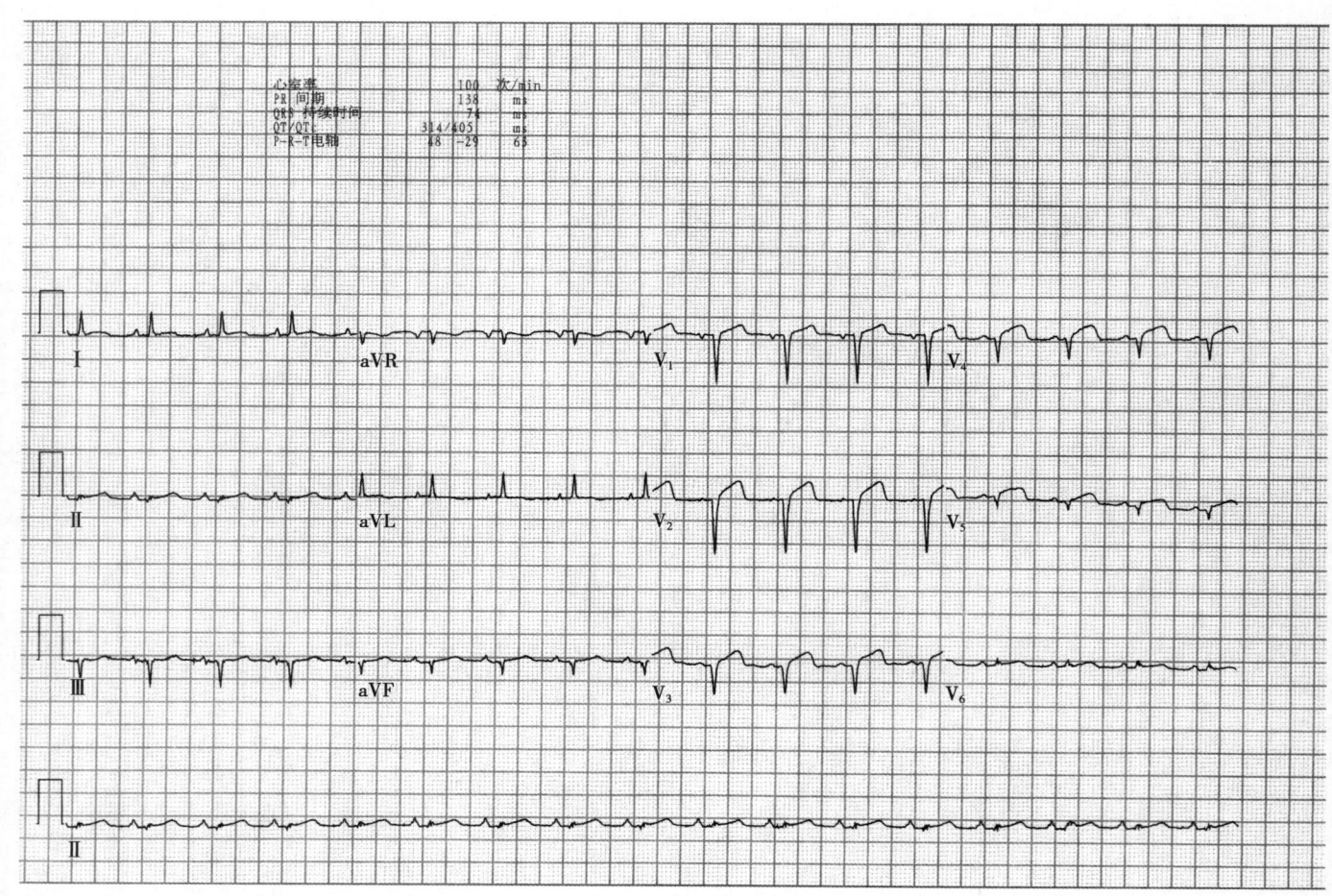

图1 入院时：窦性心律，心率 100 次 /min，PR 间期 138ms，QRS 波群时限 74ms，QT/QTc 间期 314/405ms，QRS 电轴 −29°，Ⅱ、Ⅲ、aVF、V₁ ~ V₅ 导联呈 QS 型，V₁ ~ V₅ 导联 ST 段抬高 0.15 ~ 0.25mV。

诊断：窦性心律，下壁、前壁及前间壁心肌梗死恢复期。

【点评】

本例急性心肌梗死患者冠脉造影显示前降支中段及远处闭塞，第二对角支狭窄 80%。心电图显示心肌梗死的定位是下壁、前间壁及前壁。超声心动图显示节段性室壁运动障碍的部位是室间隔心尖段，下壁心尖段、侧壁心尖段、前壁心尖段及中间段，左室心尖部室壁瘤。心肌梗死以后 ST 段抬高，与前降支中段闭塞及室壁瘤形成等有关。第 2 份心电图 V$_3$～V$_6$ 导联 T 波倒置，与其他支冠脉供血不足有关。

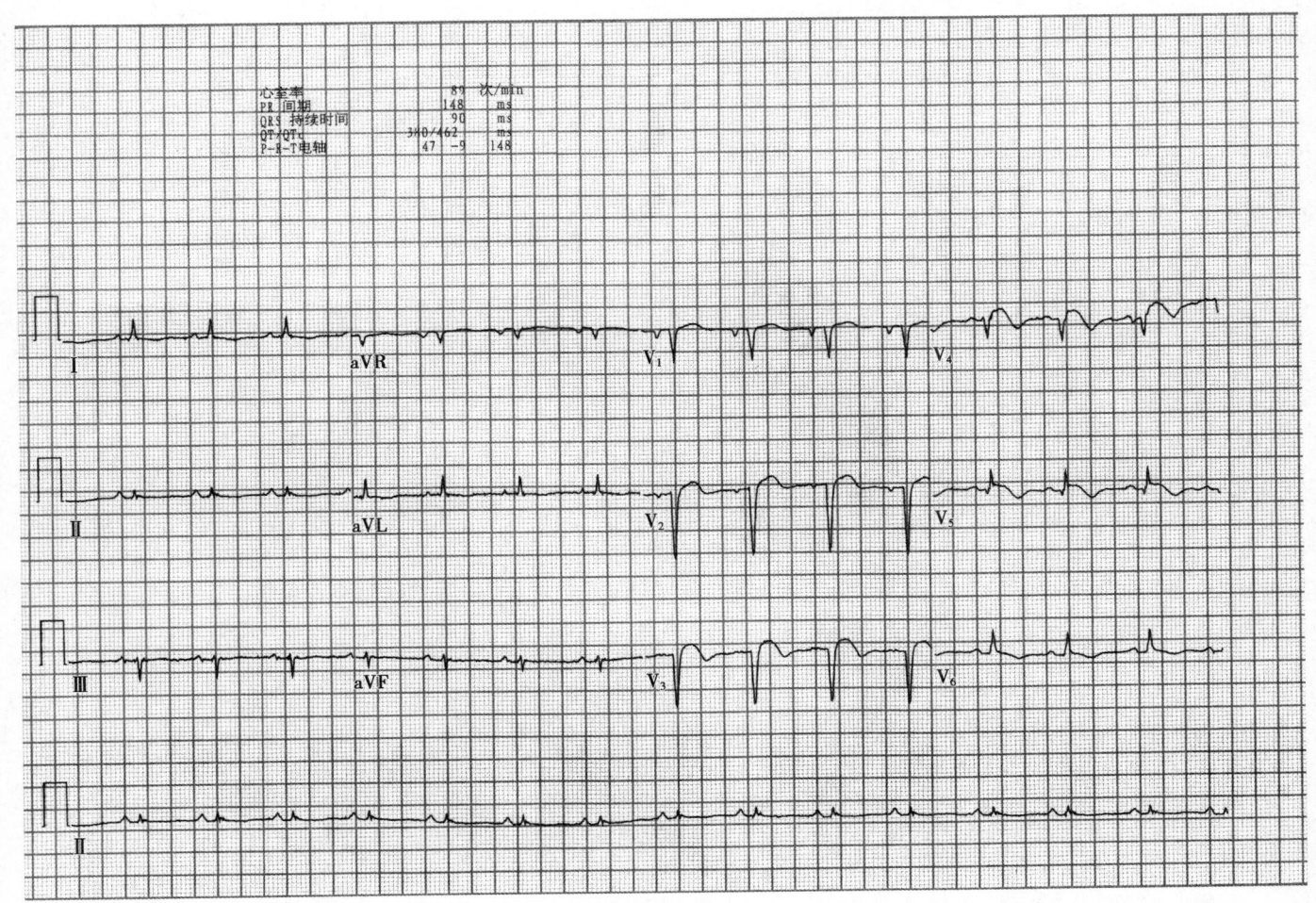

图 2 心肌梗死第 43 天：窦性心律，心率 89 次 /min，PR 间期 148ms，QRS 波群时限 90ms，QRS 电轴 −9°，QT/QTc 间期 380/460ms，Ⅱ、Ⅲ、aVF 导联由 QS 型转为 rs 型，V$_5$ 导联由 QS 型转为 qR 型，V$_6$ 导联 R 波振幅增高。T 波：Ⅱ、Ⅲ、aVF 导联低平、平坦，V$_3$～V$_6$ 导联转倒置。

诊断：窦性心律，前间壁及前壁心肌梗死演变期。

第62例 | 前降支中段次全闭塞引发急性前间壁、前壁及右心室 ST 段抬高型心肌梗死

【临床资料】

男性，71 岁，因"发作性胸痛 5 天，胸闷 1 天"入院。查体：血压 141/81mmHg，身高 170cm，体重 75kg，BMI 26.0kg/m²。血生化检查显示肌钙蛋白 T 1.56ng/ml，CK 232.7U/L。超声心动图显示节段性室壁运动障碍（间壁），二尖瓣轻度反流，左室舒张功能减低。冠脉造影显示前降支近段狭窄 85%，中段次全闭塞，狭窄 99%，PCI 术后；回旋支中段狭窄 50%，右冠状动脉近段狭窄 85%。

临床诊断：冠状动脉粥样硬化性心脏病，急性前壁 ST 段抬高型心肌梗死。

图 1 入院第 2 天：窦性心律，心率 89 次 /min，PR 间期 148ms，QRS 波群时限 84ms，QRS 电轴 62°，QT/QTc 间期 384/467ms。ST 段：$V_1 \sim V_5$ 导联抬高 0.10 ～ 0.40mV；Ⅱ、Ⅲ、aVF 导联抬高 0.10mV，V_3R、V_4R、V_5R 导联抬高 0.05 ～ 0.15mV。V_1、V_3R、V_4R、V_5R 导联呈 QS 型。T 波：$V_1 \sim V_4$ 导联正负双向。

诊断：窦性心律，急性前间壁、前壁及右心室 ST 段抬高型心肌梗死演变期。

【心电图分析】

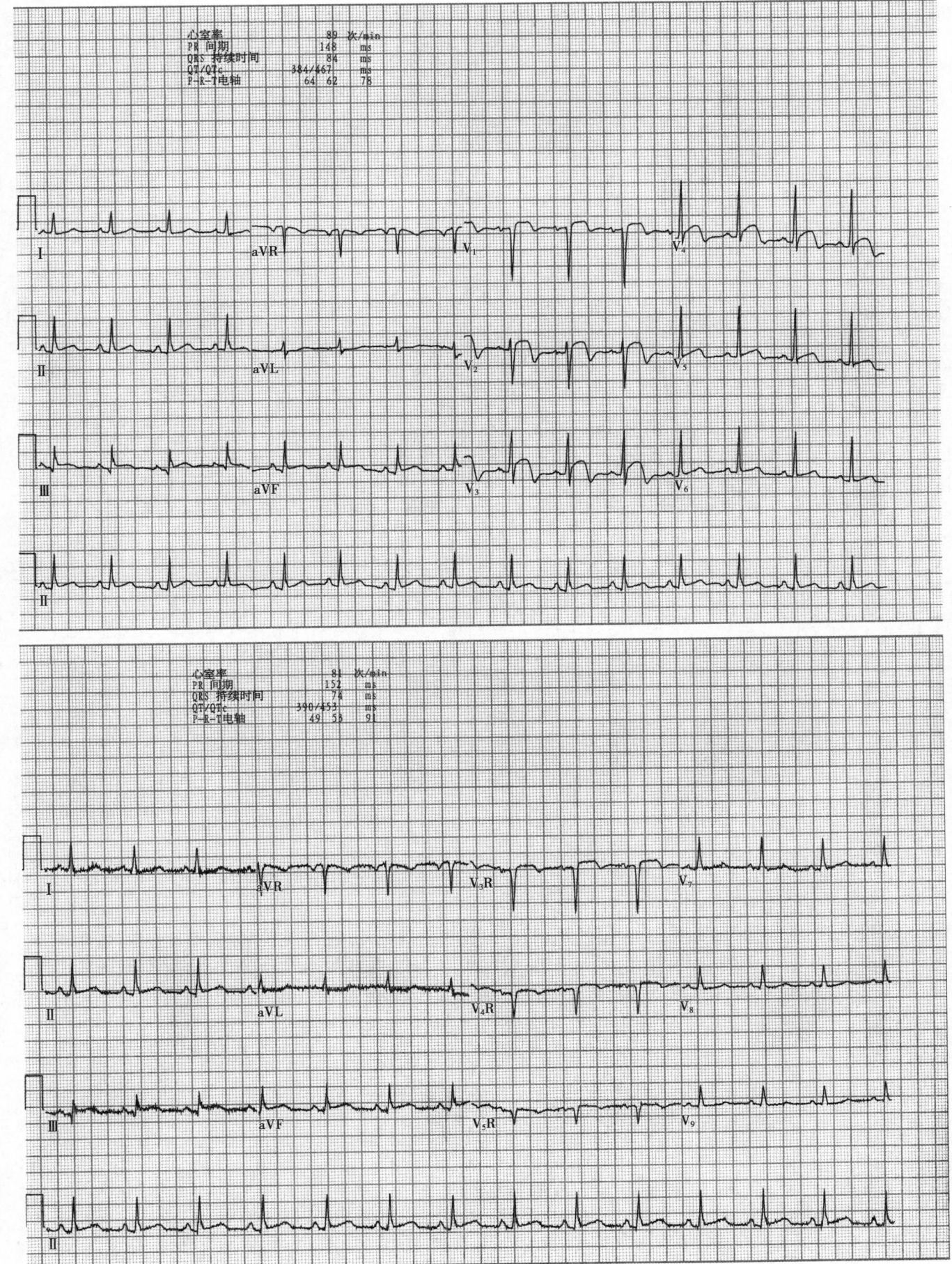

前降支中段次全闭塞引发急性前间壁、前壁及右心室 ST 段抬高型心肌梗死

【心电图分析】

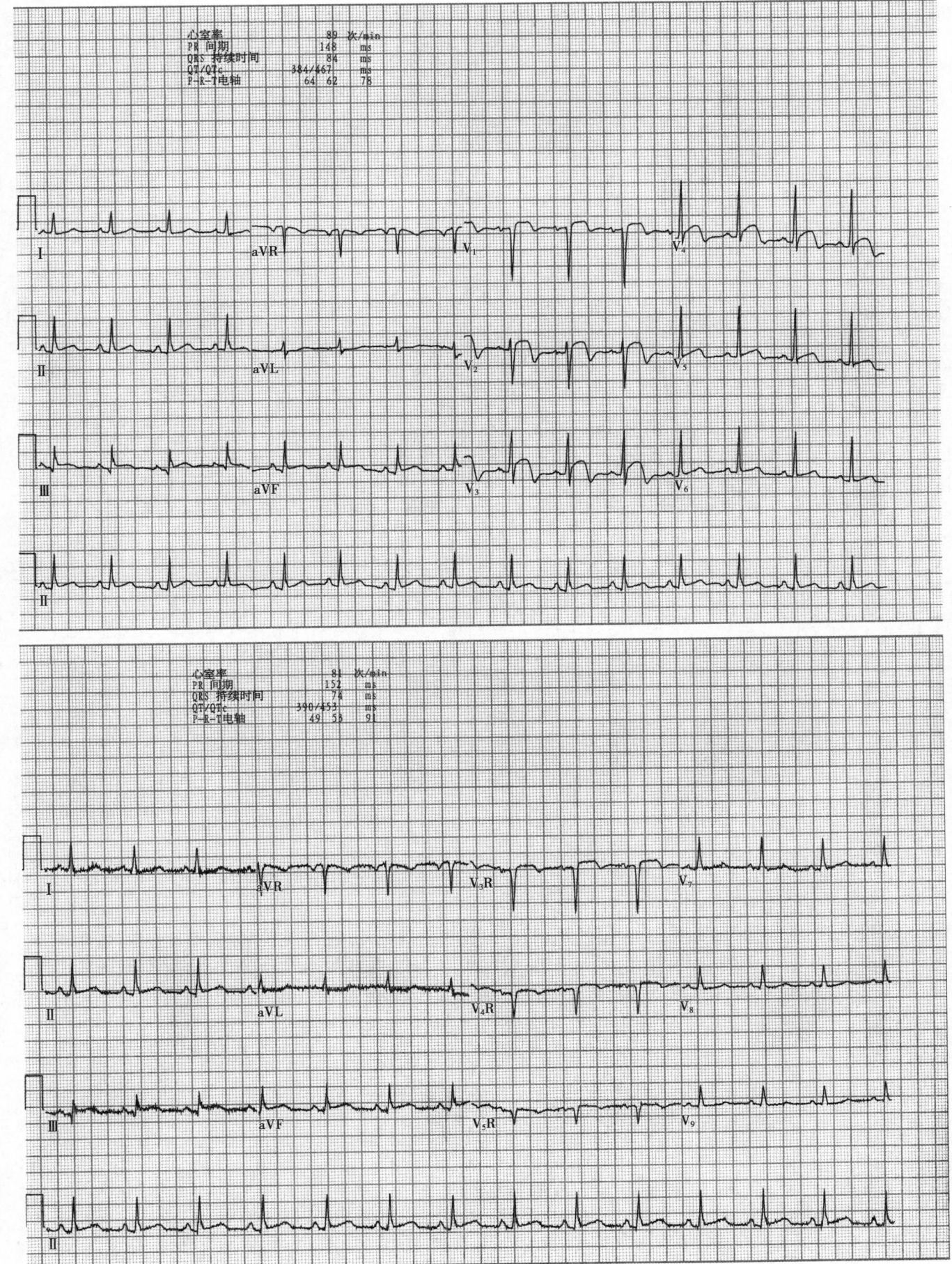

前降支中段次全闭塞引发急性前间壁、前壁及右心室 ST 段抬高型心肌梗死

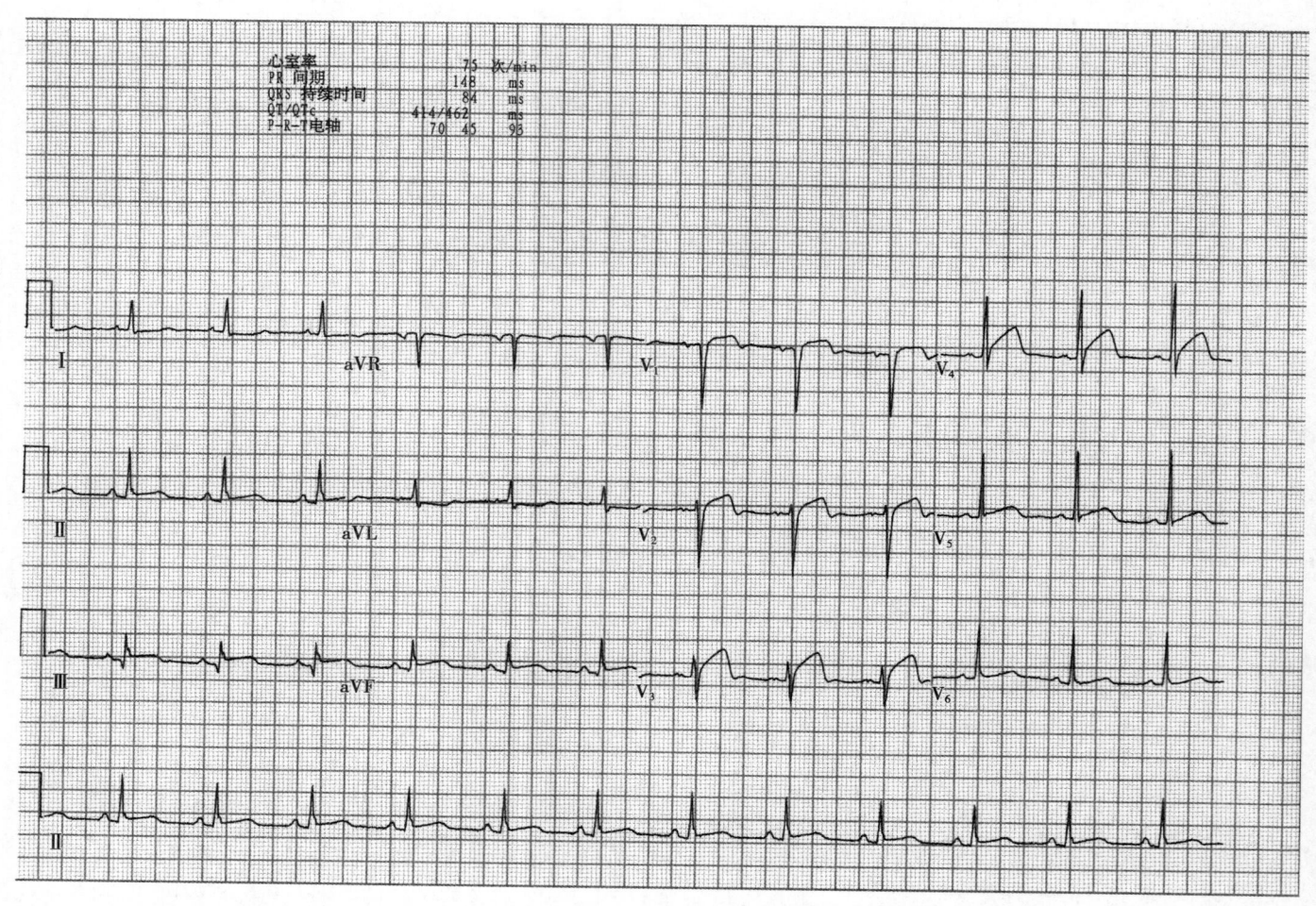

图2 入院第4天: 窦性心律, 心率75次/min, PR间期148ms, QRS波群时限84ms, QRS电轴45°, QT/QTc间期414/462ms。ST段: Ⅱ、Ⅲ、aVF、V₁~V₆导联抬高 0.05~0.30mV。与图1比较, T波: V₁~V₃导联倒置部分减浅, V₅、V₆导联转直立。

诊断: 窦性心律, 急性前间壁、前壁及下壁ST段抬高。

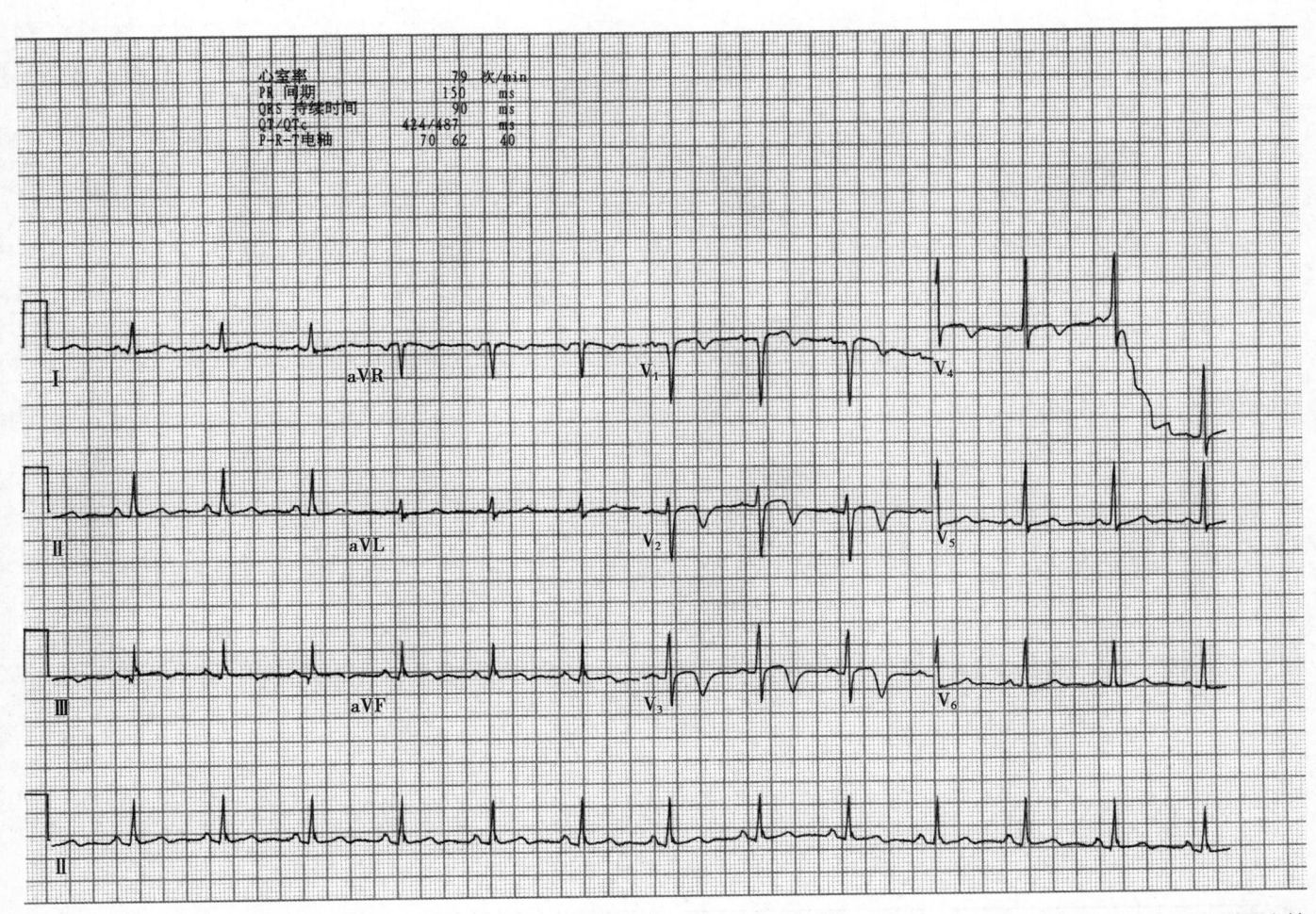

心室率 79 次/min
PR 间期 150 ms
QRS 持续时间 90 ms
QT/QTc 424/487 ms
P-R-T 电轴 70 62 40

图 3 入院第 8 天, PCI 术后: 窦性心律, 心率 79 次/min, PR 间期 150ms, QRS 波群时限 90ms, QRS 电轴 62°, QT/QTc 间期 424/487ms。ST 段: Ⅱ、Ⅲ、aVF、V₄~V₆ 导联回至基线。T 波: V₁~V₄ 导联转倒置。

诊断: 窦性心律, T 波倒置(前间壁及前壁), QTc 间期延长。

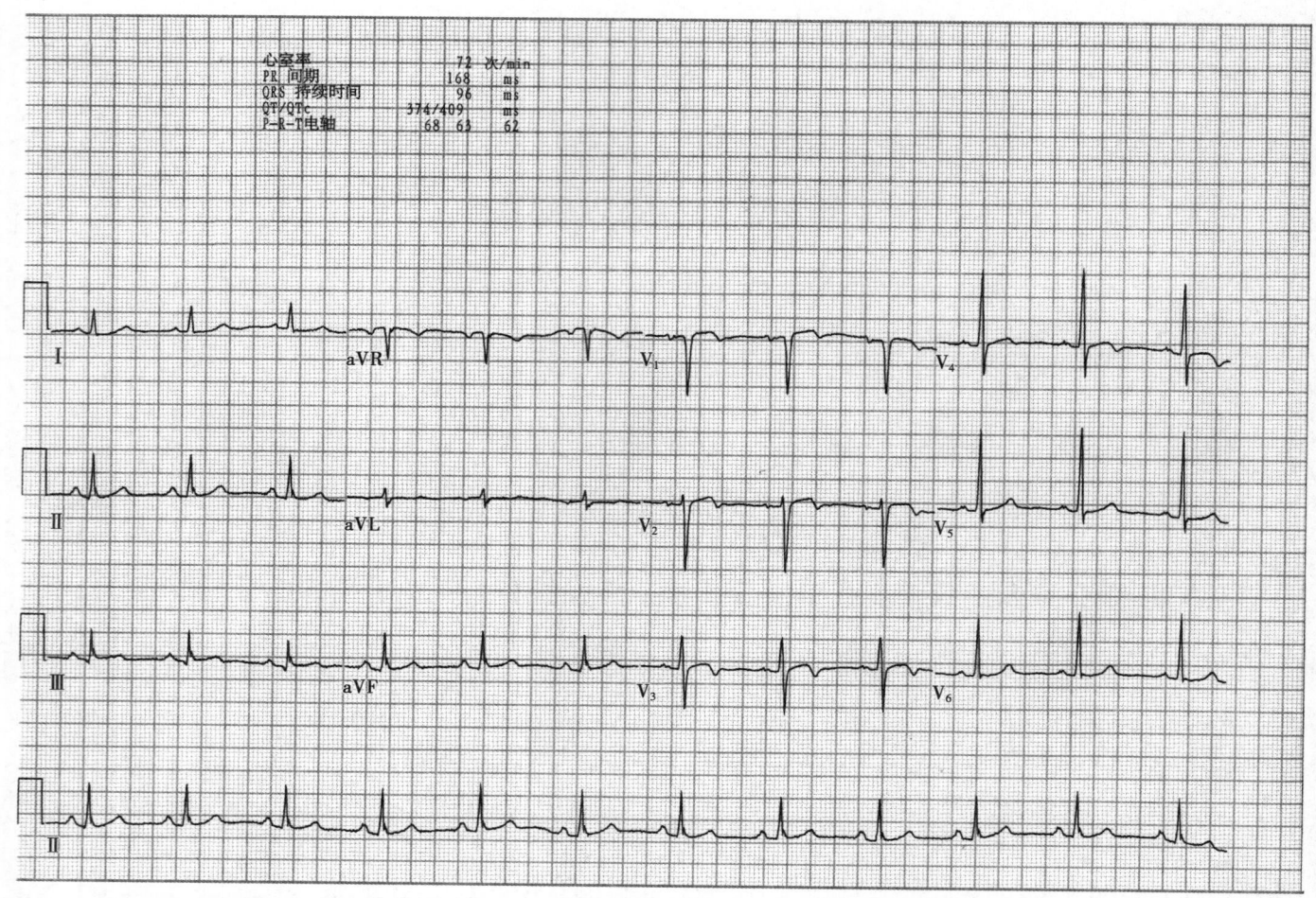

图 4 入院第 38 天：窦性心律，心率 72 次 /min，PR 间期 168ms，QRS 波群时限 96ms，QRS 电轴 63°，QT/QTc 间期 374/409ms。T 波：V$_1$～V$_4$ 导联正负双向。

诊断：窦性心律，T 波双向。

【点评】

患者因"发作性胸痛 5 天，胸闷 1 天"入院，肌钙蛋白 T 升高，超声心动图显示节段性室壁运动障碍，冠脉造影显示三支病变，前降支中段次全闭塞，狭窄程度 99%，引起了急性 ST 段抬高型心肌梗死。ST 段抬高的部位是前间壁、前壁及右心室。下壁出现了轻度 ST 段抬高，住院第 4 天行冠脉造影，开通了前降支，ST 段回落，心肌供血得到改善。前壁及间壁倒置 T 波持续时间较长，在心肌梗死半年后，恢复了正常心电图。

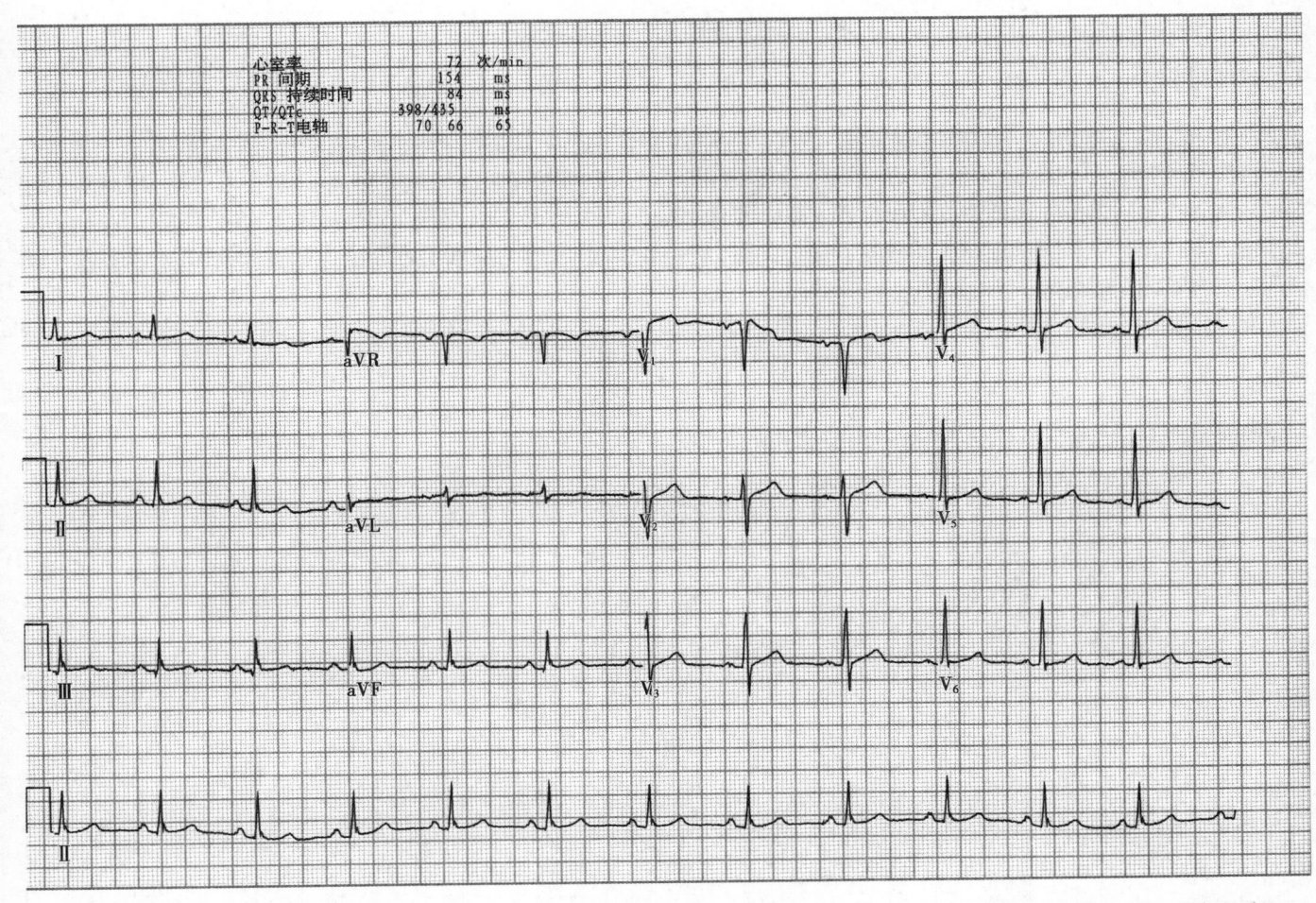

心室率	72	次/min
PR 间期	154	ms
QRS 持续时间	84	ms
QT/QTc	398/435	ms
P-R-T电轴	70 66	65

图 5 门诊复查,描记于图 1 后 7 个月:窦性心律,心率 72 次 /min,PR 间期 154ms, **诊断:**窦性心律,正常心电图。
QRS 波群时限 84ms,QRS 电轴 66°,QT/QTc 间期 398/435ms。与图 4 比较,T 波:
V₁~V₄ 导联转直立。

本例急性心肌梗死心电图特点:ST 段抬高,T 波演变,在 12 导联心电图上没有梗死性 Q 波,QT/QTc 间期轻度延长。出院时患者一般情况可,半年后复查,一般情况好。

第63例 前降支中段次全闭塞致广泛心肌梗死性 q（QS）波

【临床资料】

女性，89 岁，因 "间断胸闷 20 年，加重 2 周" 入院。既往高血压病史 50 年。8 个月前因胸闷不缓解入院，诊断为急性心肌梗死。发病第 2 天，血生化检查显示肌钙蛋白 T 14.87ng/ml, CK 2 870U/L, 乳酸脱氢酶 766.5U/L, CK-MB 定量测定 240.6ng/ml；冠脉造影显示前降支中段狭窄 99%。查体：血压 138/66mmHg，身高 150cm，体重 45kg，BMI 20.0kg/m²。超声心动图显示节段性室壁运动障碍（室间隔心尖段、前壁心尖段、左室心尖段），左室心尖部室壁瘤形成，肺动脉中度高压，左室收缩功能减低。

【心电图分析】

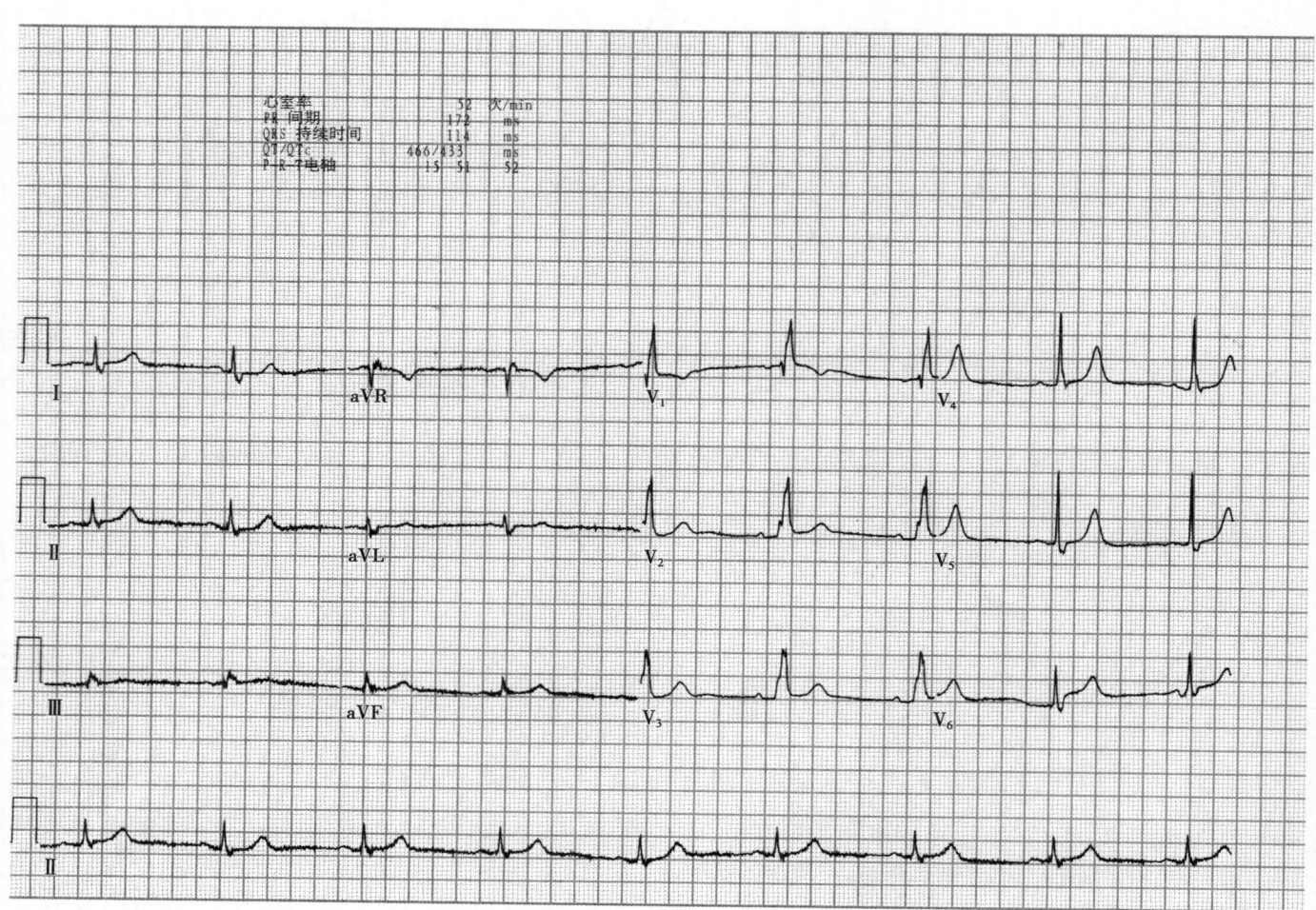

图 1 88 岁发病前心电图：窦性心动过缓，心率 52 次 /min, PR 间期 172ms, QRS 波群时限 114ms, QRS 电轴 51°, QT/QTc 间期 466/433ms, V₁ 导联呈 rsR′ 型, Ⅰ、aVL、V₅、V₆ 导联呈 Rs 型, S 波宽钝，不完全性右束支传导阻滞。

诊断：窦性心动过缓，不完全性右束支传导阻滞。

临床诊断： 冠状动脉粥样硬化性心脏病，陈旧性心肌梗死，冠状动脉支架植入术后，心功能Ⅳ级（NYHA 分级），高血压 3 级（很高危），糖尿病 2 型，慢性肾功能不全，轻度贫血。

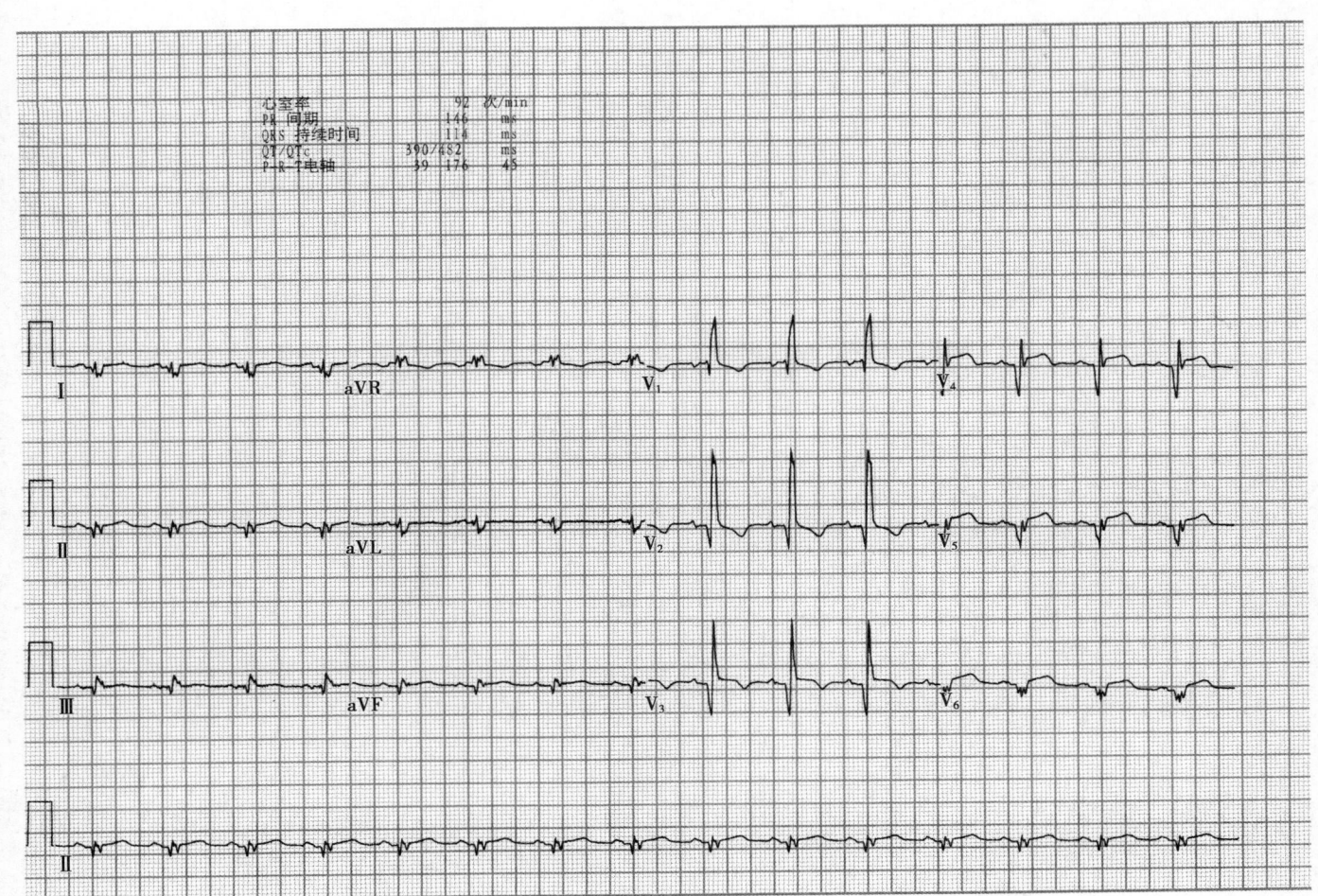

图 2 急性心肌梗死第 8 天心电图，与图 1 比较：窦性心律，心率 92 次 /min，PR 间期 146ms，QRS 波群时限 114ms，QRS 电轴 176°，QT/QTc 间期 390/482ms。显著的心电图变化：标准肢体导联 R＋S＜0.5mV，Ⅰ、Ⅱ、aVF、V₂～V₆ 导联出现了异常 q 波及 QS 波，Ⅲ 导联 q 波增深，aVR 导联 q 波消失，转为 rsr′ 型。ST 段：V₃～V₆ 导联抬高 0.10～0.20mV。T 波：Ⅰ、Ⅱ、aVF、V₄～V₆ 导联幅度降低，V₂、V₃ 导联转倒置。

诊断： 窦性心律，急性下壁、前壁、前侧壁及高侧壁心肌梗死演变期，不完全性右束支传导阻滞，QRS 波群低电压，QRS 电轴右偏。

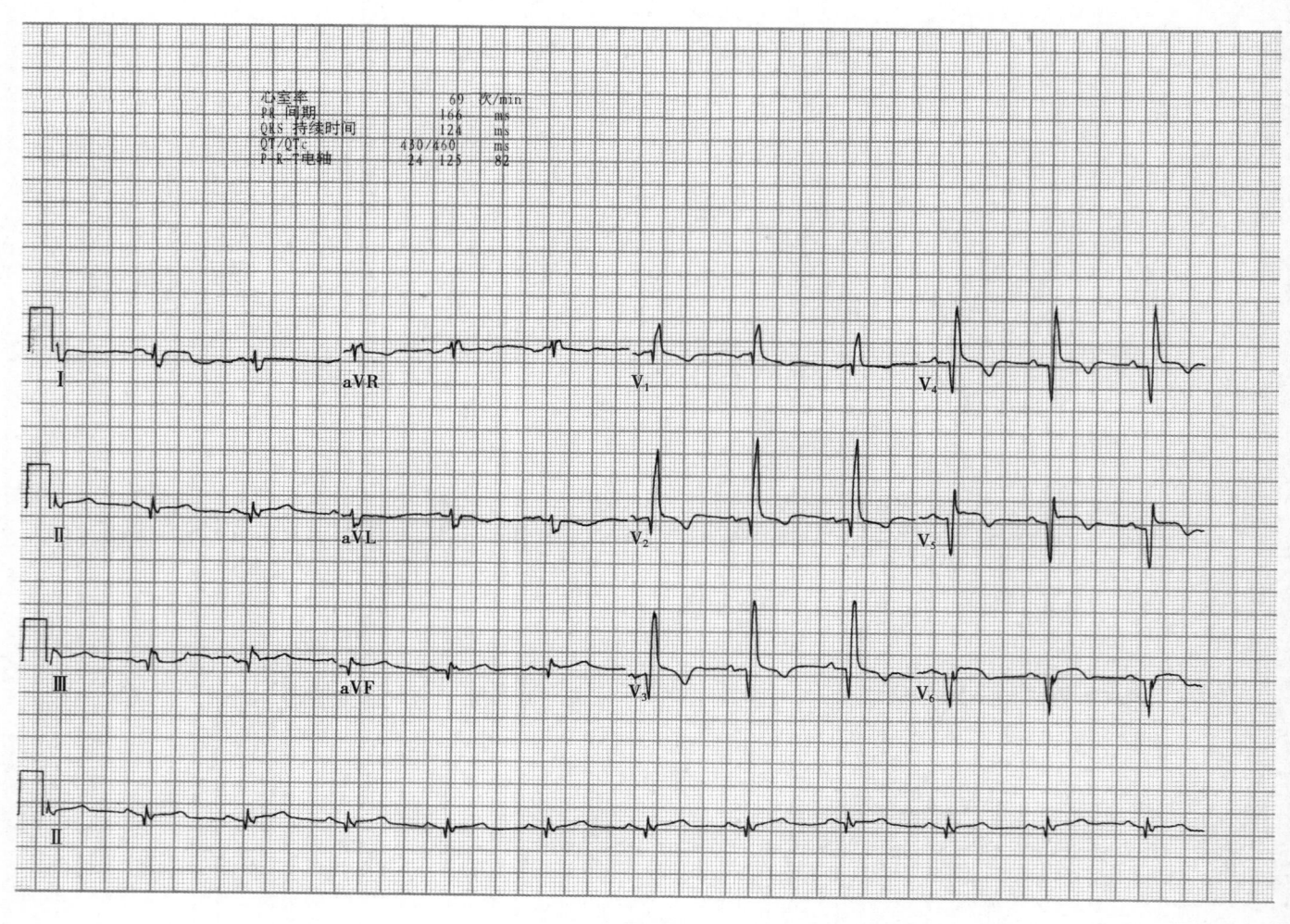

图3 89 岁心肌梗死后 8 个月心电图：窦性心律，心率 69 次 /min，PR 间期 166ms，QRS 波群时限 124ms，QRS 电轴 125°，QT/QTc 间期 430/460ms。与图 2 比较，V₄~V₆ 导联 QRS 波群振幅增大，V₄、V₅ 导联 R 波增高，V₁~V₆ 导联 T 波倒置。

诊断： 窦性心律，QRS 波群低电压，QRS 电轴右偏，陈旧性下壁、前壁、前侧壁及高侧壁心肌梗死，完全性右束支传导阻滞。

【点评】

这是一例 88 岁心肌梗死前后的心电图变化，前降支中段次全闭塞（狭窄 99%），引起 I、II、III、aVF、V₂~V₆ 导联新生 q 波及 QS 波，aVR 导联 q 波消失，QRS 波群低电压，QRS 电轴右偏，V₄~V₆ 导联 ST 段持续抬高，提示心肌梗死面积广泛，波及下壁、前壁、前侧壁及高侧壁，V₆ 导联 R 波缺失，以及出现的室壁瘤，表明前侧壁为透壁性心肌梗死。右束支传导阻滞由不完全性，发展为完全性右束支传导阻滞。图 3 中 V₂~V₆ 导联 T 波倒置，提示慢性心肌缺血。

第 64 例 | 前降支综合征

【临床资料】

男性，47 岁，因"反复发作胸痛 1 个月余，加重 2 天"入院。1 个月前反复出现胸痛，经休息或舌下含服硝酸甘油后可缓解，疼痛持续几分钟。血生化检查显示肌钙蛋白 T 0.022ng/ml，CK 103.3U/L，CK-MB 定量测定 0.097ng/ml，肌红蛋白定量 28.5ng/ml，钾 4.08mmol/L。超声心动图显示三尖瓣轻度反流，舒张功能轻度减低。冠脉造影显示前降支开口处狭窄 95%，扩张术后，植入 1 枚支架。

【心电图分析】

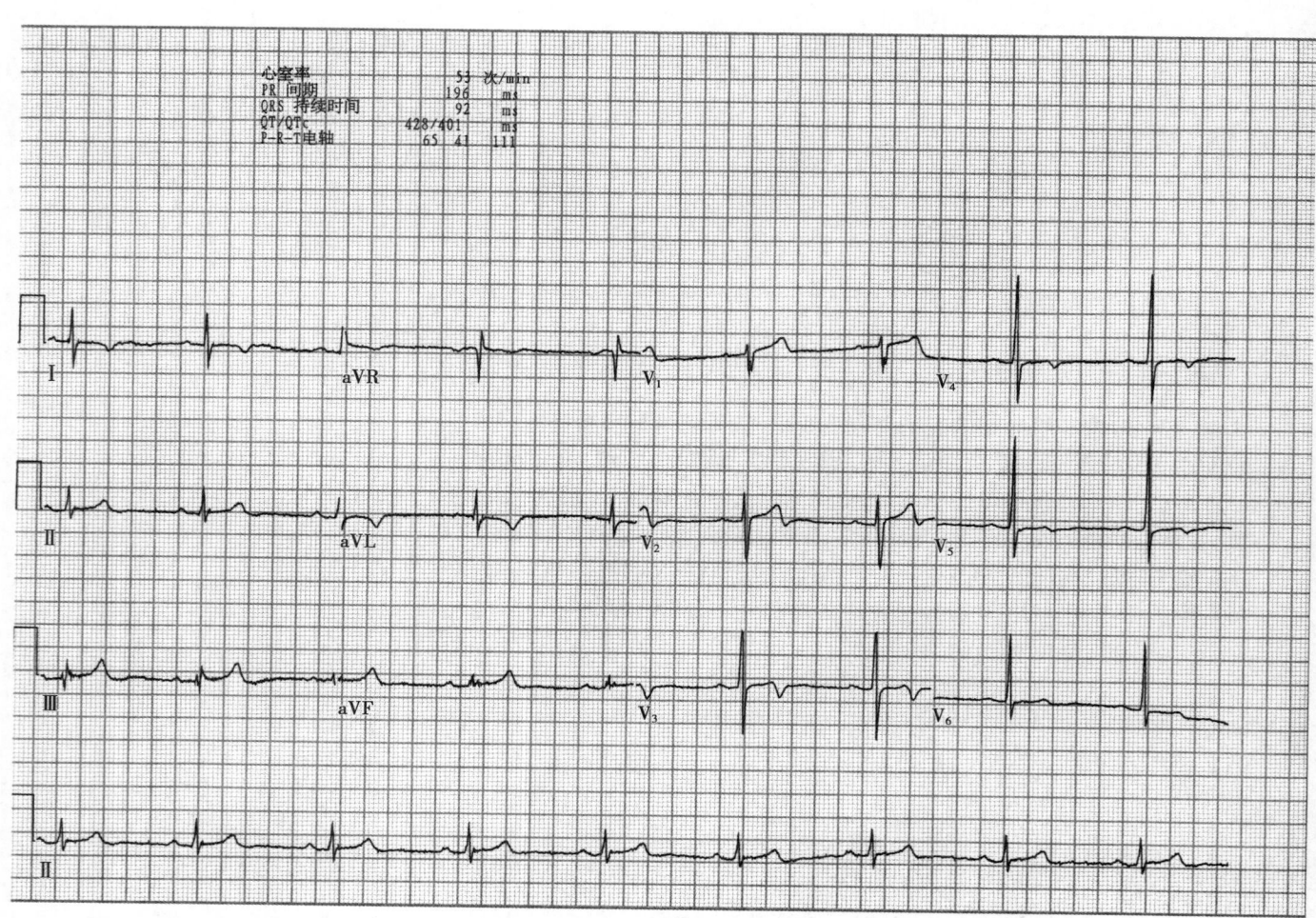

图 1 记录于胸痛加重第 2 天，入院当天心电图：窦性心动过缓，心率 53 次 /min，PR 间期 196ms，QRS 波群时限 92ms，QRS 电轴 41°，QT/QTc 间期 428/401ms。T 波：I、aVL、V₃ ~ V₅ 导联倒置，V₂ 导联正负双向，V₆ 导联低平。

诊断：窦性心动过缓，T 波正负双向及倒置（前壁、前侧壁及高侧壁）。

临床诊断： 冠状动脉粥样硬化性心脏病，不稳定型心绞痛，冠状动脉支架植入术后。

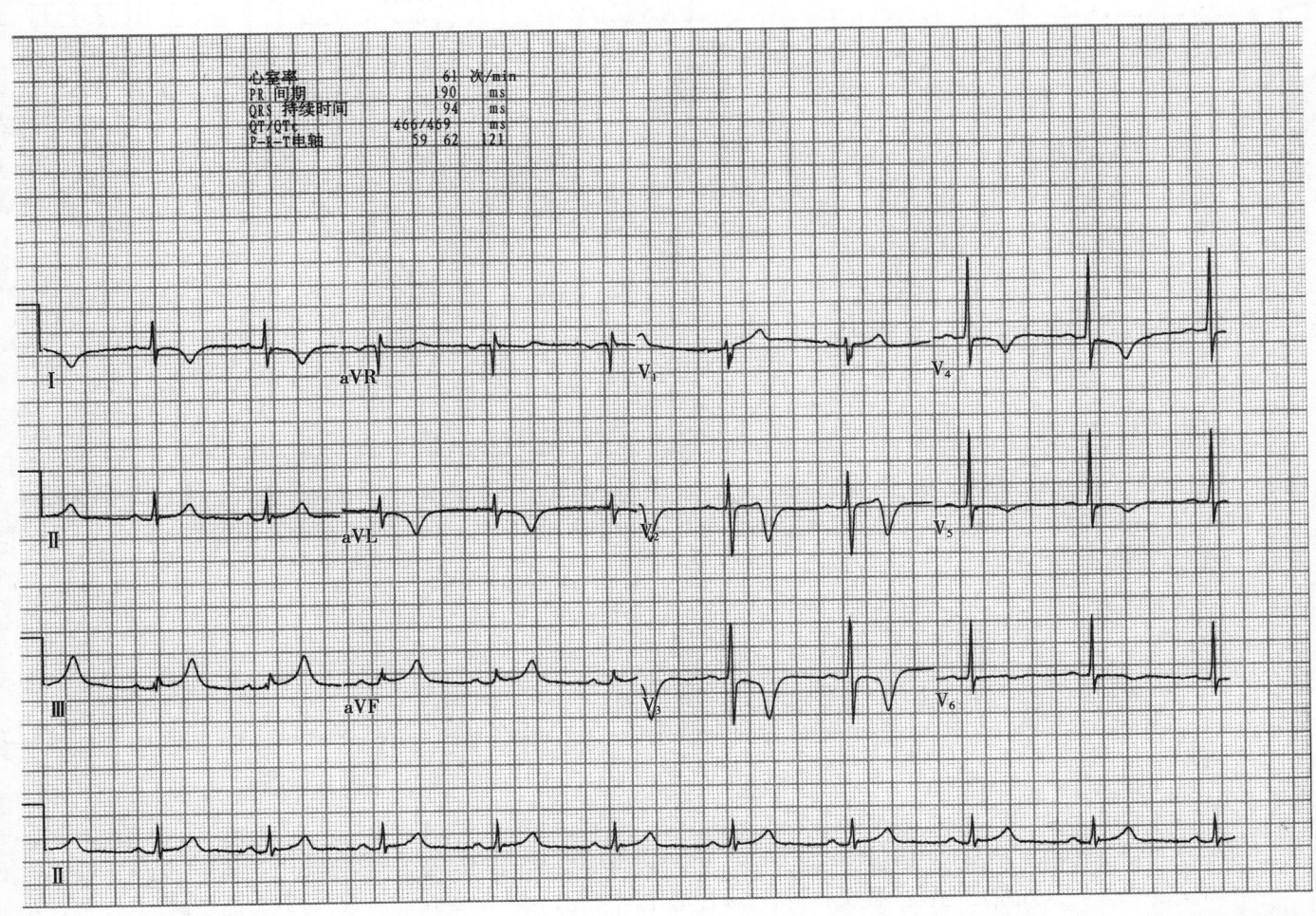

图 2　入院第 2 天心电图，PCI 术后：窦性心律，心率 61 次 /min，PR 间期 190ms，QRS 波群时限 94ms，QRS 电轴 62°，QT/QTc 间期 466/469ms。ST 段：Ⅰ、aVL、$V_3 \sim V_6$ 导联压低 0.05mV。T 波：Ⅰ、aVL、$V_2 \sim V_5$ 导联倒置，V_6 导联平坦。与图 1 比较，T 波倒置增深，见于前壁、前侧壁及高侧壁。

诊断： 窦性心律，T 波倒置增深。

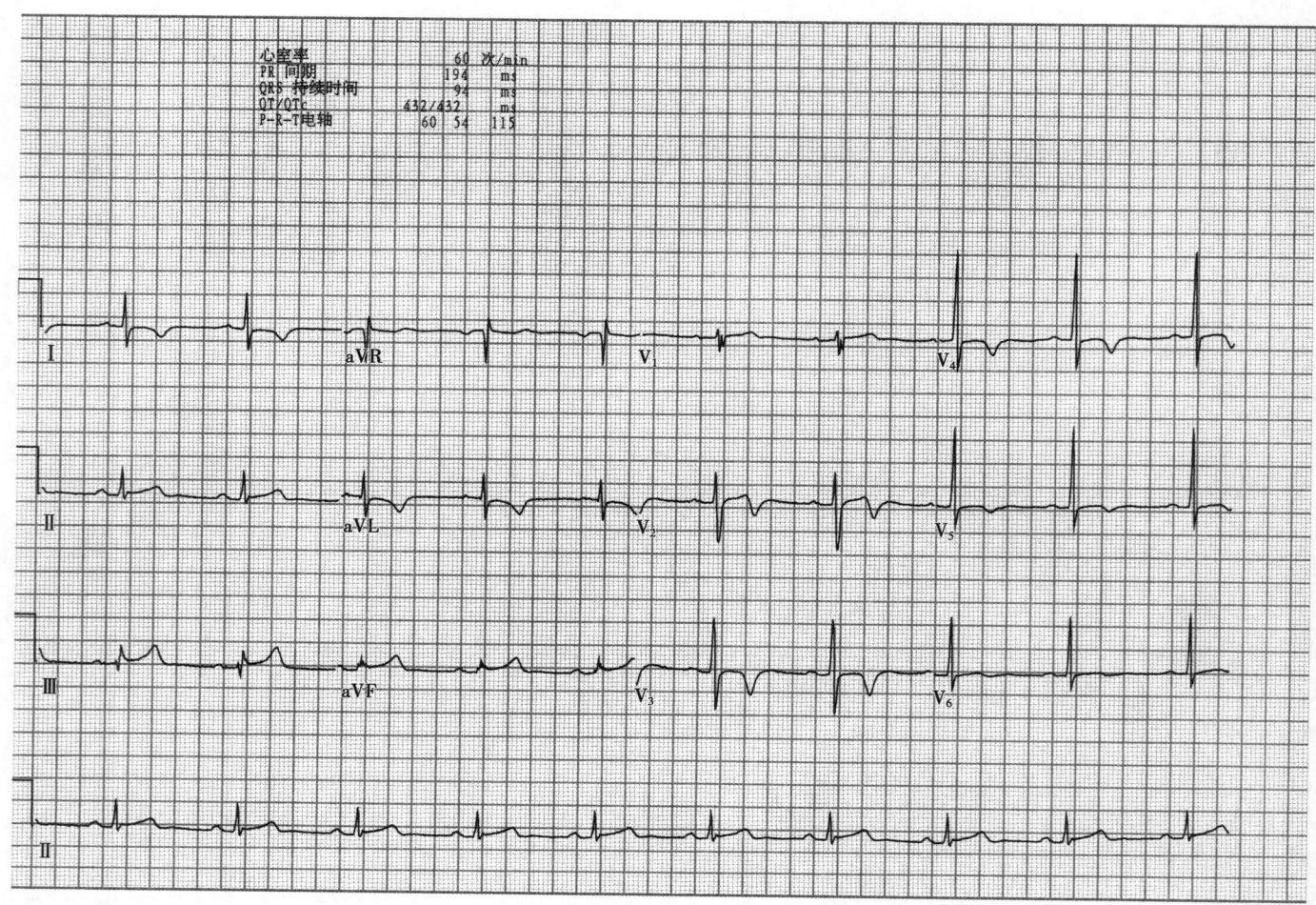

心率　　　　　　　　　60　次/min
PR 间期　　　　　　　194　ms
QRS 持续时间　　　　94　ms
QT/QTc　　　432/432
P-R-T电轴　　60　54　115

图 3　入院第 3 天心电图: 窦性心律, 心率 60 次/min, PR 间期 194ms, QRS 波群时限 94ms, QRS 电轴 54°, QT/QTc 间期 432/432ms。与图 2 比较, Ⅰ、aVL、V₁～V₄ 导联 T 波倒置减浅。

诊断: 窦性心律, T 波倒置减浅（前壁及高侧壁）。

【点评】

患者反复发作胸痛 1 个月余, 疼痛持续几分钟, 近 2 天胸痛症状加重入院。冠脉造影显示前降支开口处狭窄 95%, PCI 术后。从入院后描记的数次心电图分析, 心电图变化特点: Ⅰ、aVL、V₂～V₅ 导联 T 波倒置, 入院第 2 天 V₂、V₃ 导联 T 波对称倒置达 −0.80mV, 呈现典型的冠状 T 波; 第 3 天以后, T 波倒置逐渐减浅, 以后又恢复正常心电图, T 波倒置不伴有 ST 段显著移位, QT 间期无明显延长, 无心肌酶异常升高。

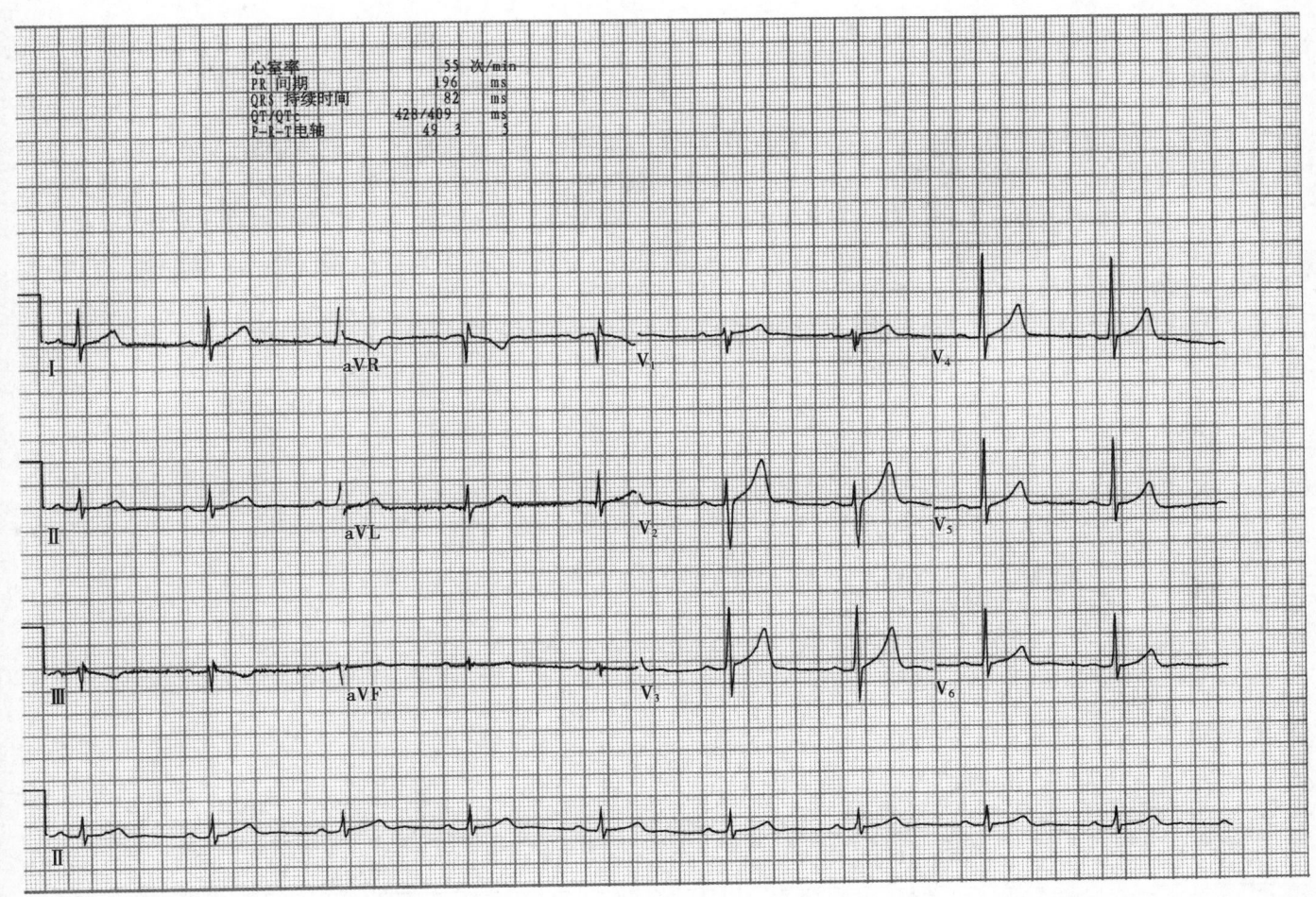

心室率 55 次/min
PR 间期 196 ms
QRS 持续时间 82 ms
QT/QTc 428/409 ms
P-R-T电轴 49 3 5

图 4 48 岁心电图，PCI 术后 1 年复查：窦性心动过缓，心率 55 次/min，PR 间期 196ms，QRS 波群时限 82ms，QRS 电轴 3°，QT/QTc 间期 428/409ms。ST 段：V₂~ V₆ 导联抬高 0.10~0.15mV。T 波：I、aVL、V₁~V₆ 导联正向，III 导联转倒置，aVR 导联倒置深。

诊断：窦性心动过缓，正常范围心电图。

前降支严重狭窄引起的、以前壁导联 T 波倒置为特征的心电图改变，有学者称为 Wellens 综合征（1982 年）。事实上，这种心电图特征，在国内外专著及期刊上早有论述。认识前降支病变的这种心电图特点，及时做出危急值心电图报告，紧急给予有效的治疗，可以避免急性心肌梗死的发生及其严重并发症。对本例患者及时开通严重狭窄的前降支开口处，给予综合治疗后，患者病情稳定出院，复查心电图转为正常。

第65例 前降支阻塞引起急性前壁、前侧壁及下壁心肌梗死

【临床资料】

女性,88岁,因"间断胸闷20年,加重1天"入院。既往高血压病史50年,最高血压170~190/95mmHg。查体:血压138/66mmHg,身高155cm,体重45kg,BMI 20.0kg/m²。血生化检查显示肌钙蛋白 T 14.87ng/ml, CK 2 870U/L, CK-MB 定量测定240.6ng/ml,肌红蛋白定量930.3ng/ml。超声心动图显示左心房增大,节段性室壁运动障碍(室间隔心尖段、前壁心肌段、左室心尖段),左室心尖部室壁瘤形成,肺动脉中度高压,左室收缩功能减低。冠脉造影显示前降支中段狭窄99%,可见血栓影。

临床诊断:冠状动脉粥样硬化性心脏病,急性心肌梗死,PCI术后,高血压3级(很高危),慢性肾功能不全,轻度贫血。

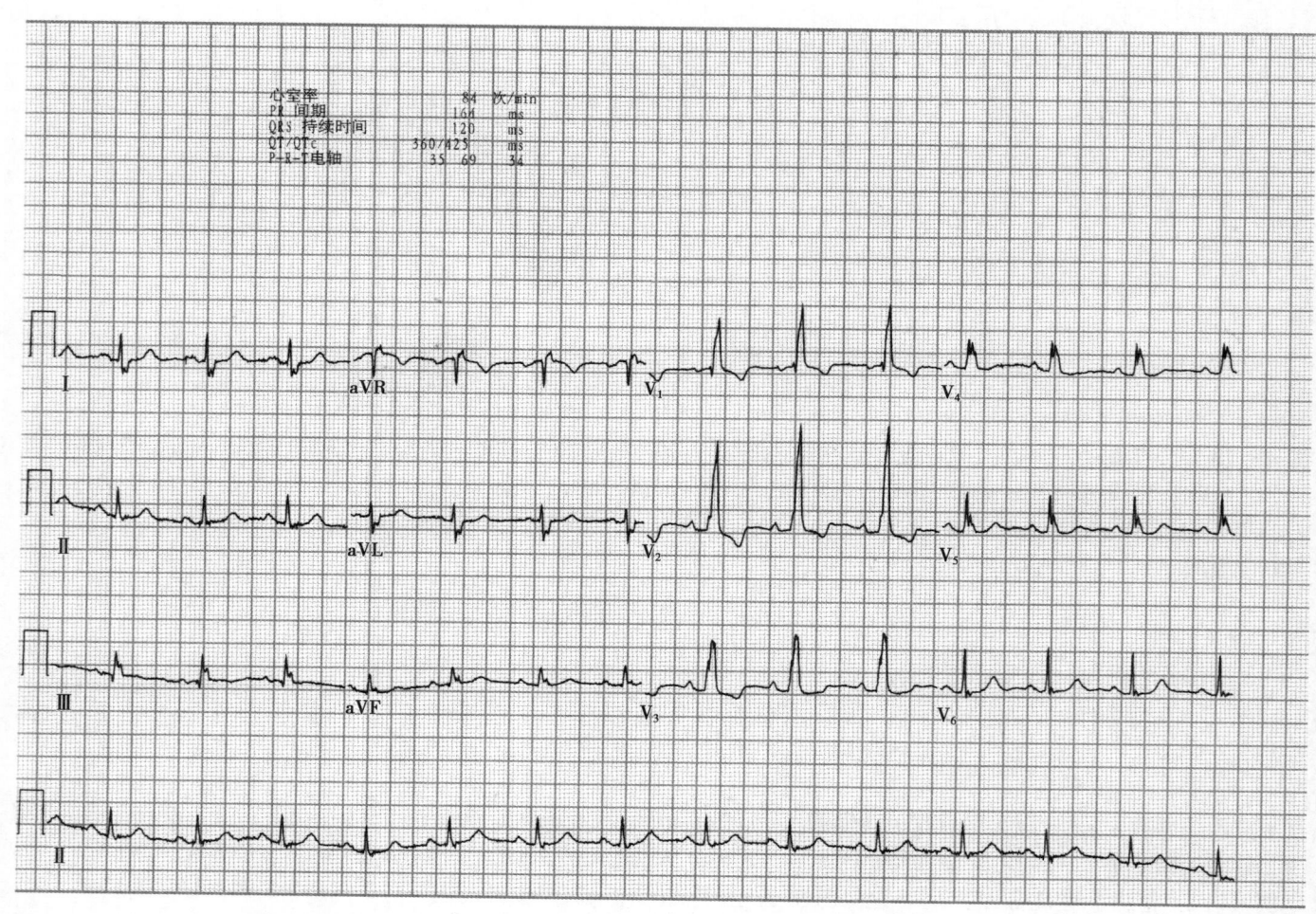

图1 85岁心电图:窦性心律,心率84次/min, PR间期164ms, QRS波群时限120ms, QRS电轴69°, QT/QTc间期360/425ms, V₁ 导联呈 rR′型, Ⅰ、aVL 导联 S 波宽钝,右束支传导阻滞。ST段: V₂、V₃ 导联压低0.05mV。T波: V₁、V₂ 导联倒置, V₃、V₄ 导联平坦。

诊断:窦性心律,完全性右束支传导阻滞,T波改变。

【心电图分析】

　　患者于 2012 年至 2019 年 6 月先后多次因冠心病、心绞痛、心肌缺血及心肌梗死入院诊治。先后描记常规心电图 35 份。从中选出 3 份不同情况下的心电图供研究。

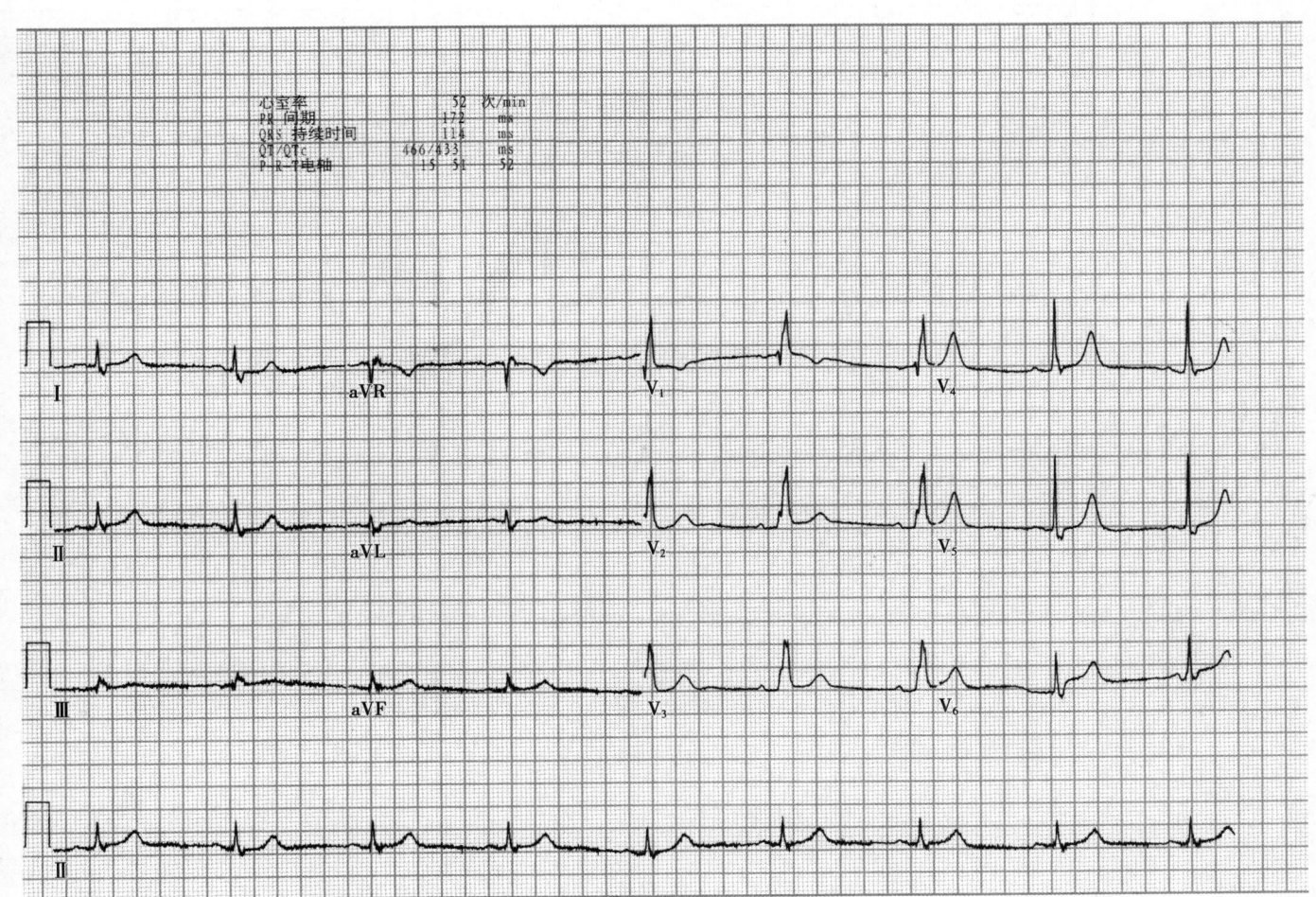

图 2　88 岁，胸闷时记录的心电图：窦性心动过缓，心率 52 次 /min，PR 间期 172ms，QRS 波群时限 114ms，QRS 电轴 51°，QT/QTc 间期 466/433ms。ST 段：Ⅰ、Ⅱ、aVF、V₂～V₆ 导联直立。

诊断：窦性心动过缓，完全性右束支传导阻滞，ST 段抬高（ V₂、V₃ 导联），T 波转直立（ V₂～V₄ 导联）幅度增大（ V₅、V₆ 导联）。

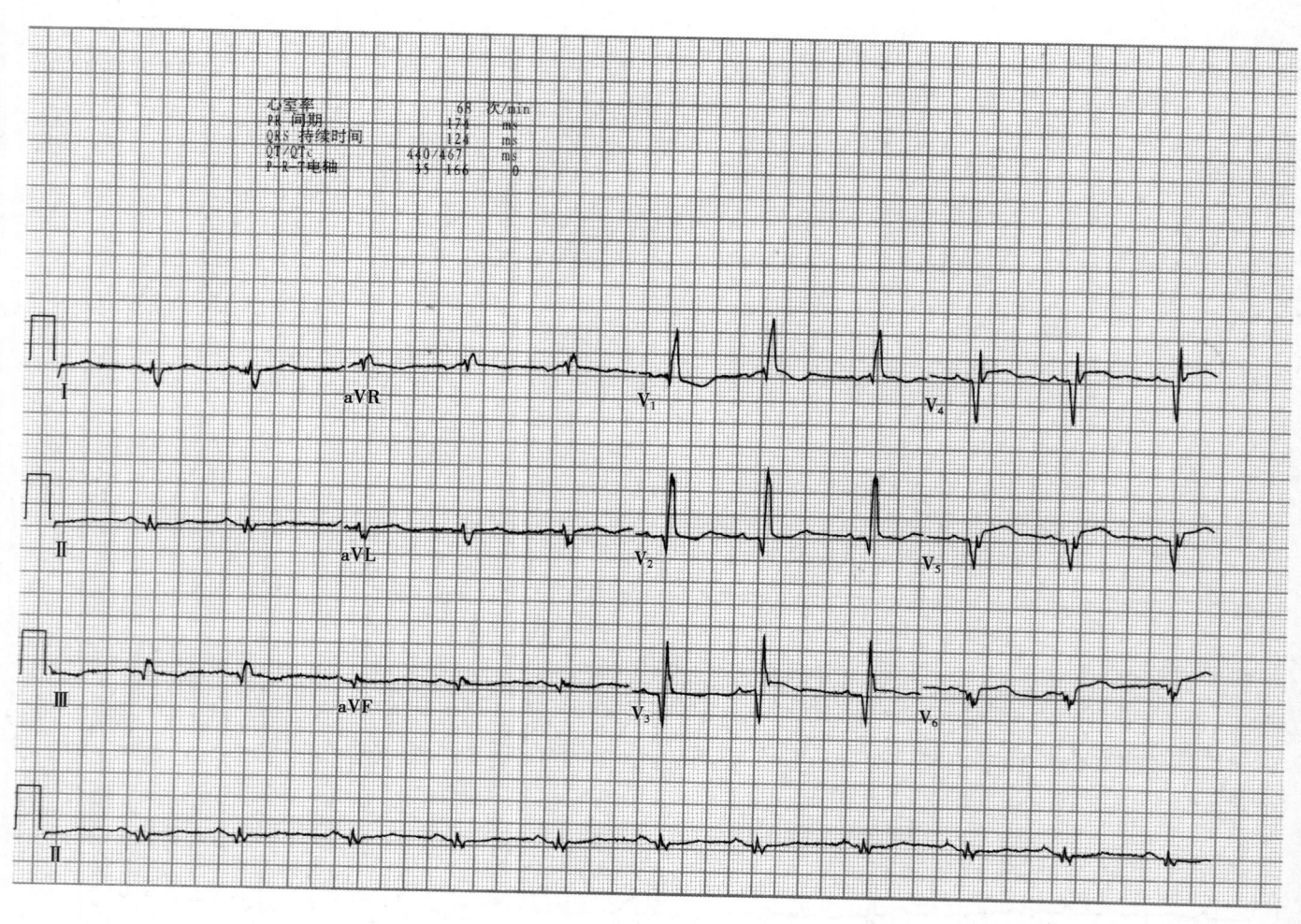

心室率 68 次/min
PR 间期 174 ms
QRS 持续时间 124 ms
QT/QTc 440/467 ms
P-R-T电轴 35 166 0

图3 描记于急性心肌梗死及 PCI 术后第 2 天,距图 2 有 3 个月。与图 2 比较:窦性心律,心率 68 次 /min,PR 间期 174ms,QRS 波群时限 124ms,QRS 电轴 166°。Ⅰ、Ⅱ、aVF、V$_2$~V$_6$ 导联有新生的 q 波、Q 波及 QS 波,aVR 导联转为 rsr′ 型。ST 段:V$_1$~V$_6$ 导联抬高 0.10~0.225mV。T 波:V$_2$~V$_5$ 导联幅度降低至低平(V$_3$、V$_4$ 导联)。QT/QTc 间期 440/467ms。

诊断: 窦性心律,急性前壁、前侧壁、下壁心尖部心肌梗死演变期,完全性右束支传导阻滞,电轴右偏。

【点评】

前降支中段阻塞导致急性大面积心肌梗死,心尖部室壁瘤形成,在完全性右束支传导阻滞的基础上,图 3 出现了新生的梗死性 q 波、Q 波及 QS 波,波及Ⅰ、Ⅱ、Ⅲ、aVF、V$_2$~V$_6$ 导联是大面积心肌梗死的心电图表现。

心肌梗死以后,QRS 电轴右偏达到了 166°,显著的电轴右偏的原因:①大面积左心室梗死,右心室除极失去了相互抵消的向量;额面最大 QRS 向量指向右上方,QRS 电轴右偏。②可能存在着左后分支传导阻滞。

图 1 中 V$_3$、V$_4$ 导联 ST 段压低,T 波平坦,属于异常现象。

图 2 描记于胸闷时,V$_2$、V$_3$ 导联 ST 段轻度抬高,V$_2$~V$_5$ 导联 T 波直立,T 波幅度增大,提示在右束支传导阻滞的基础上,发生了前壁心肌缺血性 ST-T 改变。如果不结合临床及过去的心电图,我们仅根据图 2 能做出 ST-T 异常的诊断吗?

患者发生急性心肌梗死之前,一系列心电图变化本身对预测心肌梗死就有一定价值,我们应引起重视。

第66例 | 缺血型 ST 段压低及 QT/QTc 间期延长

【临床资料】

男性，58 岁，因"突发胸闷 18h"入院。血生化检查显示肌钙蛋白 T 0.31ng/ml，肌红蛋白定量 34.6ng/ml，CK-MB 9.7ng/ml，钙 2.41mmol/L，钾 4.13mmol/L，镁 0.95mmol/L，钠 140.3mmol/L。超声心动图显示左心房增大，左心室肥大，二尖瓣中度反流，主动脉瓣轻度反流。冠脉造影显示前降支中段狭窄 60%，远段狭窄 70%，第一对角支严重迂曲。

【心电图分析】

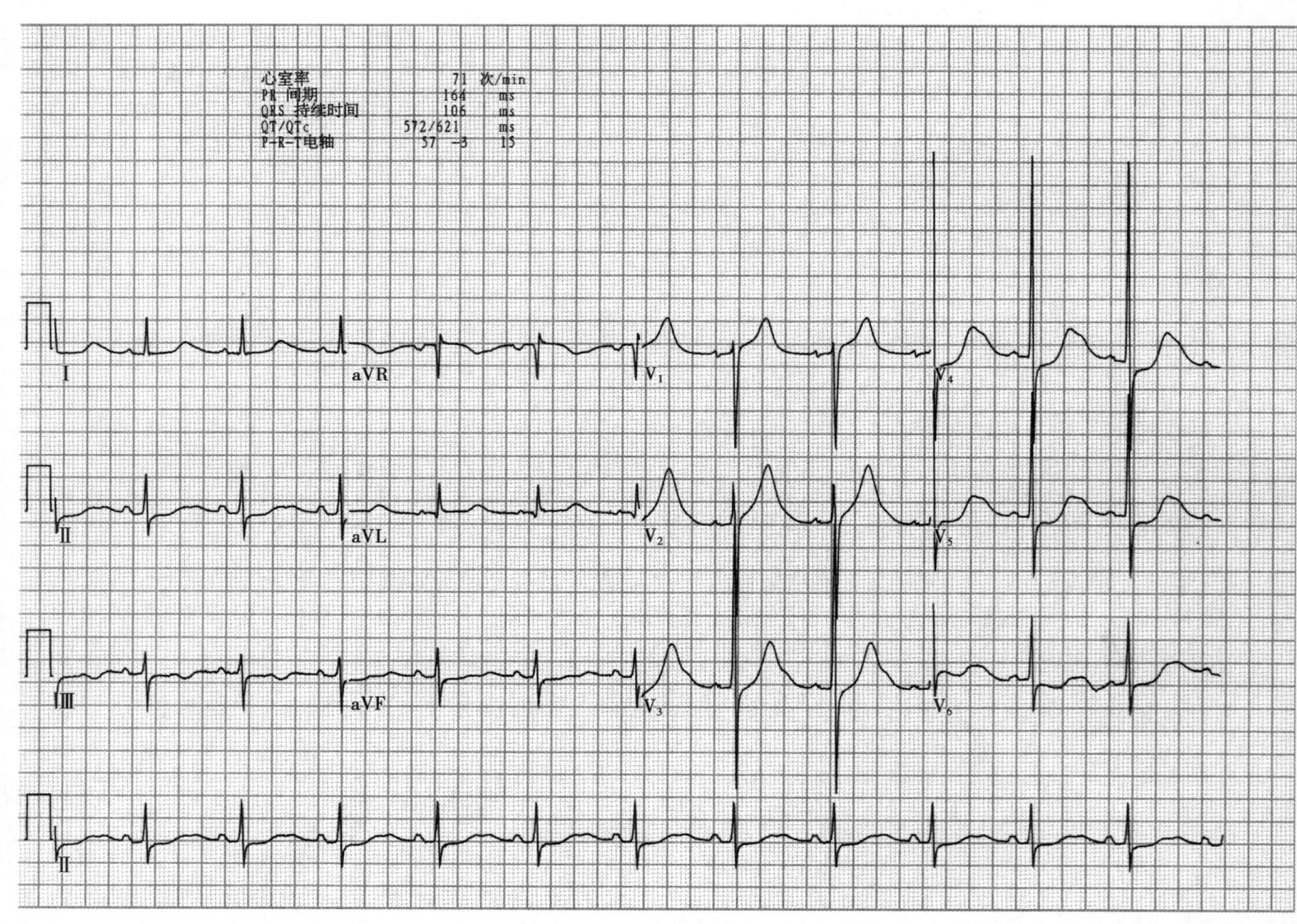

心室率	71	次/min
PR 间期	164	ms
QRS 持续时间	106	ms
QT/QTc	572/621	ms
P-R-T电轴	57 -3	15

图 1 入院时：窦性心律，心率 71 次/min，PR 间期 164ms，QRS 波群时限 106ms，QRS 电轴 −3°，QT/QTc 间期 572/621ms。ST 段：II、III、aVF、V₃~V₆ 导联压低 0.05~0.20mV，T 波宽大切迹。T 波：II 导联低平，III 导联倒置，aVF 导联平坦。

诊断： 窦性心律，缺血型 ST 段压低，T 波改变，QT/QTc 间期延长。

临床诊断： 冠状动脉粥样硬化性心脏病，高血压 3 级（很高危），糖尿病 2 型，右肾上腺占位。

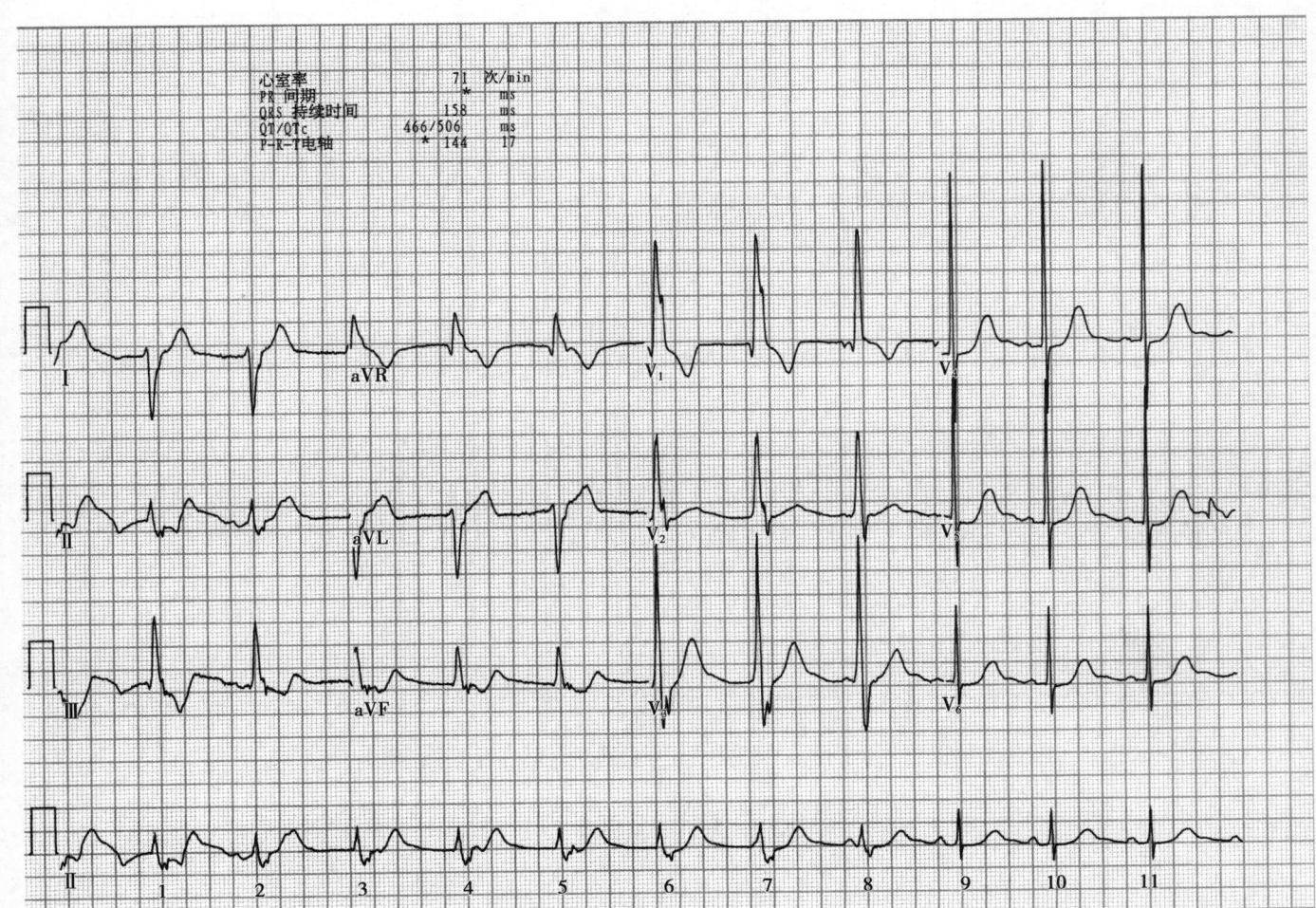

心室率 71 次/min
PR 间期 *
QRS 持续时间 158 ms
QT/QTc 466/506 ms
P-R-T 电轴 * 144 17

图 2 入院第 4 天：第 1～7 个 QRS 波群时限 150ms，电轴右偏，V₁ 导联呈 qR 型，心率 71 次/min，加速性室性心律；第 9～10 个 QRS 波群是窦性心律，心率 76 次/min，V₄～V₆ 导联 ST 段压低 0.05mV，QT 间期 440ms。第 8 个 QRS 波群是窦性激动与室性激动引起心室除极产生的室性融合波。

诊断： 窦性心律，ST 段轻度压低，加速性室性心律，不完全性干扰性房室分离，室性融合波。

缺血型 ST 段压低及 QT/QTc 间期延长

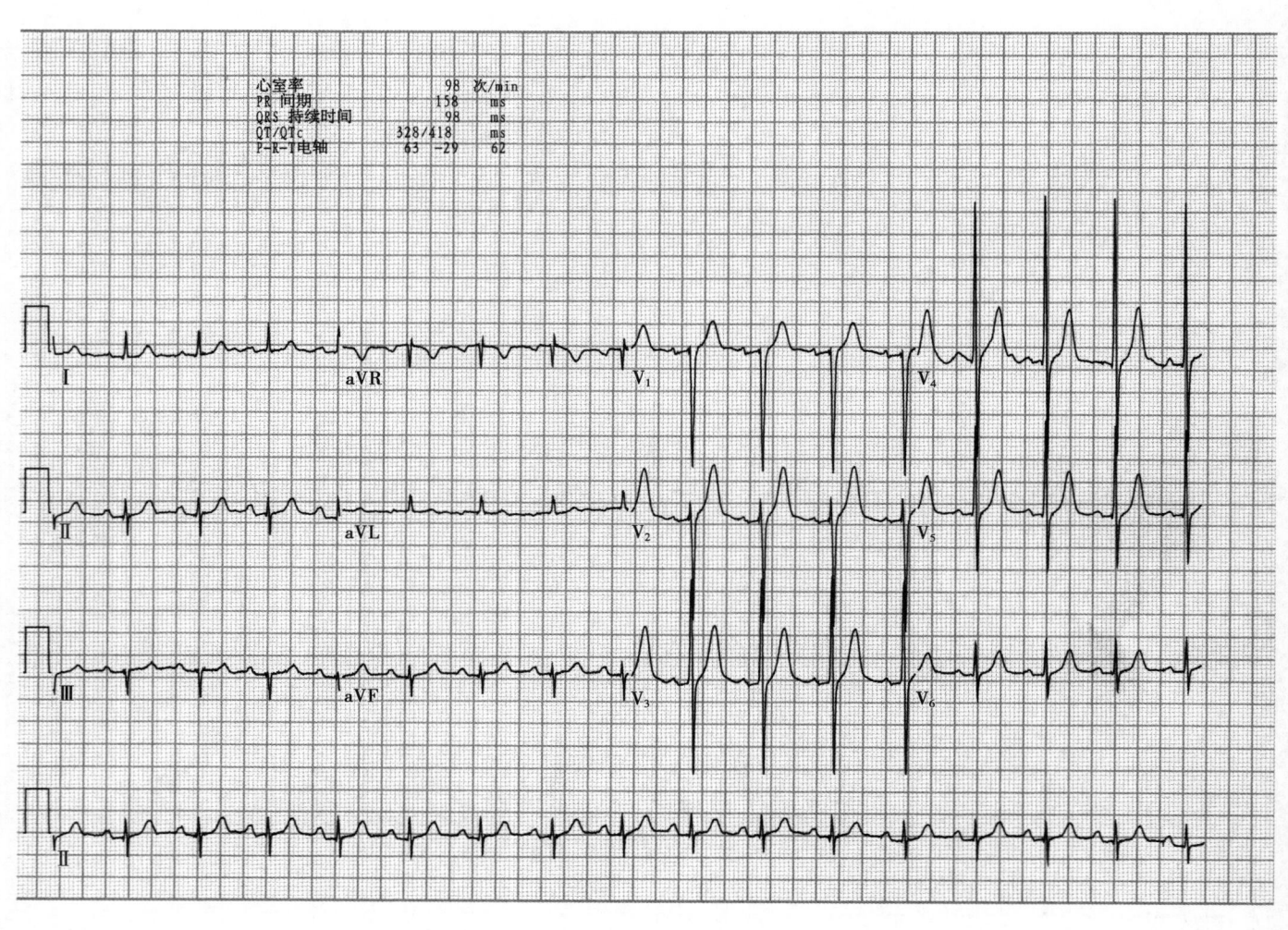

心室率   98 次/min
PR 间期   158 ms
QRS 持续时间 98 ms
QT/QTc 328/418 ms
P-R-T电轴 63 -29 62

图 3 入院第 46 天:窦性心律,心率 98 次 /min,PR 间期 158ms,QRS 波群时限 98ms,QRS 电轴 −29°,QT/QTc 间期 328/418ms。

诊断:窦性心律,心电图正常范围。

【点评】

根据患者临床表现分析,图 1 出现的 ST 段压低、QT/QTc 间期明显延长,提示缺血型 ST 段压低及 QT/QTc 间期延长。给予扩张冠脉、抗凝、营养心肌等治疗,症状缓解以后,心电图逐渐恢复正常。其间出现一过性加速性室性心律,在以后的观察中未再发作。病情缓解以后转入泌尿外科,针对肾上腺占位进行诊治。

第67例 | 缺血性心脏病伴短阵房性心动过速

【临床资料】

男性，69岁，因"间断胸闷、气短15年，加重4个月"入院。既往冠心病病史15年，高血压病史多年。查体：血压159/84mmHg，身高173cm，体重64kg，BMI 21.4kg/m²。超声心动图显示节段性室壁运动障碍（下壁及后壁），二尖瓣轻度反流。冠脉造影显示前降支中段狭窄80%，回旋支弥漫性狭窄90%，右冠状动脉远段狭窄70%，前降支及回旋支PCI术后，心功能不全，心功能Ⅲ级（NYHA分级），缺血性心脏病。

临床诊断：冠状动脉粥样硬化性心脏病，稳定型心绞痛，心功能不全，高血压3级（很高危），缺血性心脏病。

图1 第1、2、10、11个QRS波群是窦性心律，心率79次/min，P波时限0.12s，P波增宽，PR间期0.24s，一度房室传导阻滞。$R_{V_6}=2.9mV$。T波：$V_1 \sim V_5$导联倒置，V_6导联低平。第3~9个QRS波群是房性心动过速，心率109次/min。

诊断：窦性心律，P波增宽，一度房室传导阻滞，左心室高电压，短阵房性心动过速。

当前心率: 94次/min

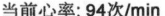

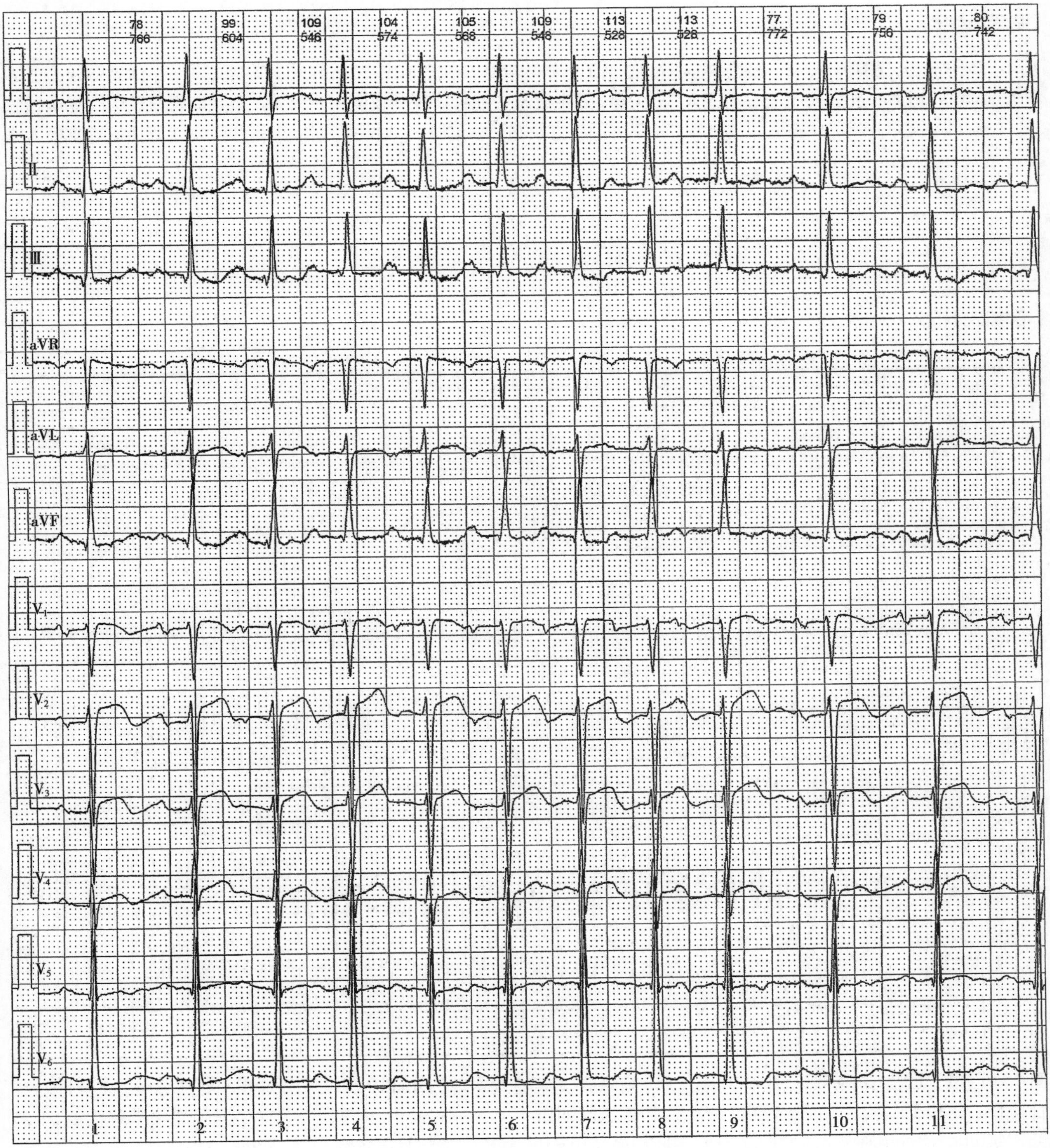

缺血性心脏病伴短阵房性心动过速

第68例 三支病变患者胸闷发作时 ST 段轻度抬高及 T 波正负双向

【临床资料】

男性，82 岁，因 "胸闷" 入院。既往高血压病史 40 余年。查体：血压 127/60mmHg，身高 174cm，体重 65kg，BMI 21.5kg/m²。超声心动图显示左心房增大，二尖瓣、三尖瓣及主动脉瓣少量反流，EF 50%。冠脉造影显示前降支中段狭窄 90%，回旋支狭窄 80%，右冠状动脉狭窄 85%，回旋支及右冠状动脉 PCI 术后，前降支择期手术，1 周后前降支植入支架 2 枚。

【心电图分析】

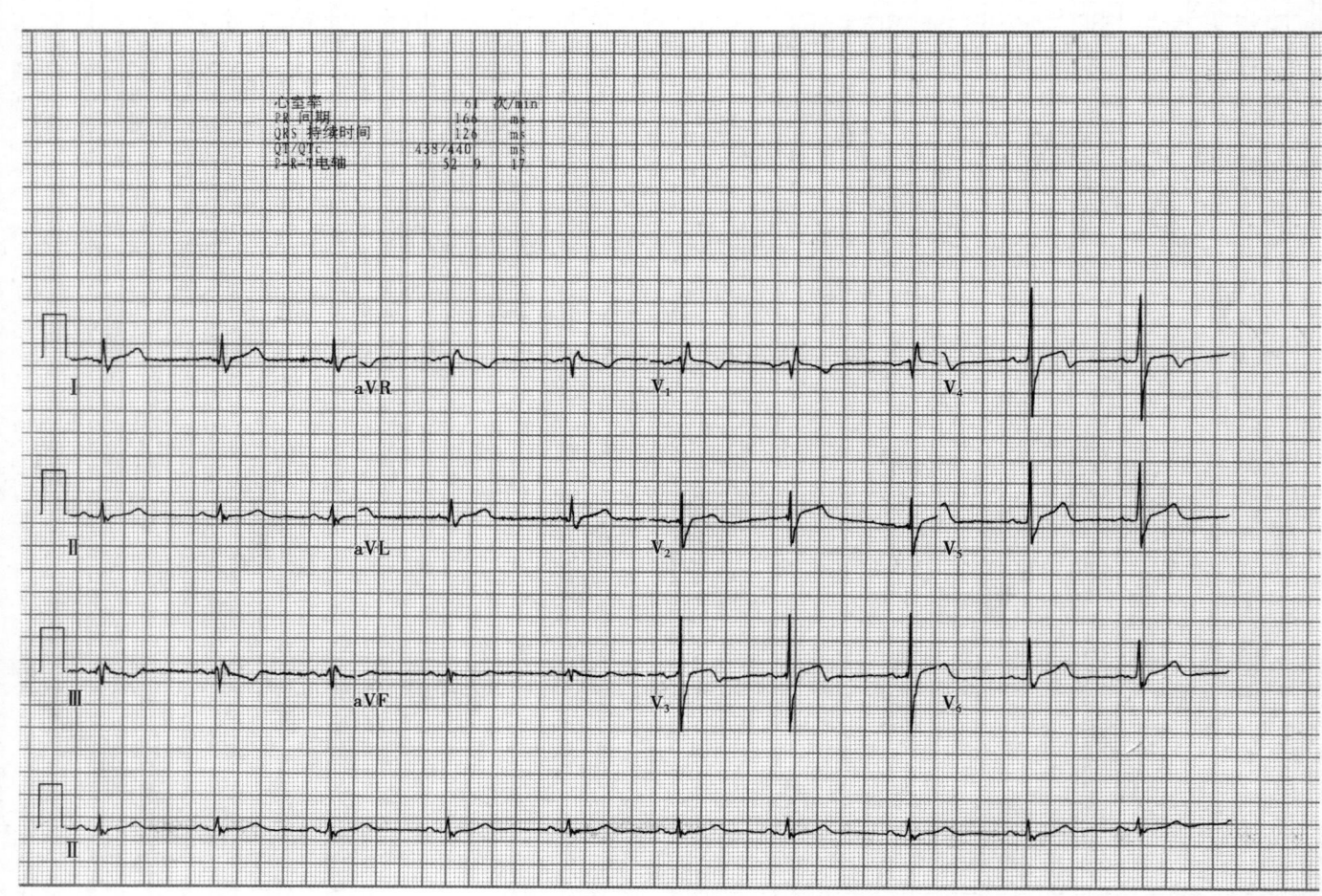

图 1 记录于回旋支、右冠状动脉 PCI 术后，前降支支架植入术前，胸闷时：窦性心律，心率 61 次 /min，PR 间期 166ms，QRS 波群时限 126ms，QT/QTc 间期 438/440ms，QRS 电轴 9°。ST 段：V₂～V₆ 导联抬高 0.10～0.15mV。T 波：Ⅲ 导联倒置，V₃、V₄ 导联正负双向。

诊断：窦性心律，完全性右束支传导阻滞，ST 段抬高，T 波双向。

【点评】

这是一例冠脉三支病变的患者。胸痛发作时心电图表现为 V_2~V_6 导联 ST 段轻度抬高，V_3、V_4 导联 T 波正负双向，对应Ⅲ导联 ST 段轻度压低，T 波倒置。这种轻度的心肌缺血损伤型 ST-T 改变，再加上无典型的心绞痛症状，不小心很容易被认为一般的心电图。行冠脉造影发现前降支中段、回旋支和右冠状动脉分别狭窄90%、80% 和 85%。引发胸闷、ST-T 改变，罪犯血管提示前降支。住院期间，1 周之后先后对回旋支、右冠状动脉及前降支行 PCI。术后症状缓解，一般情况可出院。

通过本例心电图得到提示，疑似冠心病患者胸闷、憋气等症状，应及时做相关检查，明确治疗，避免发生严重心脏事件。

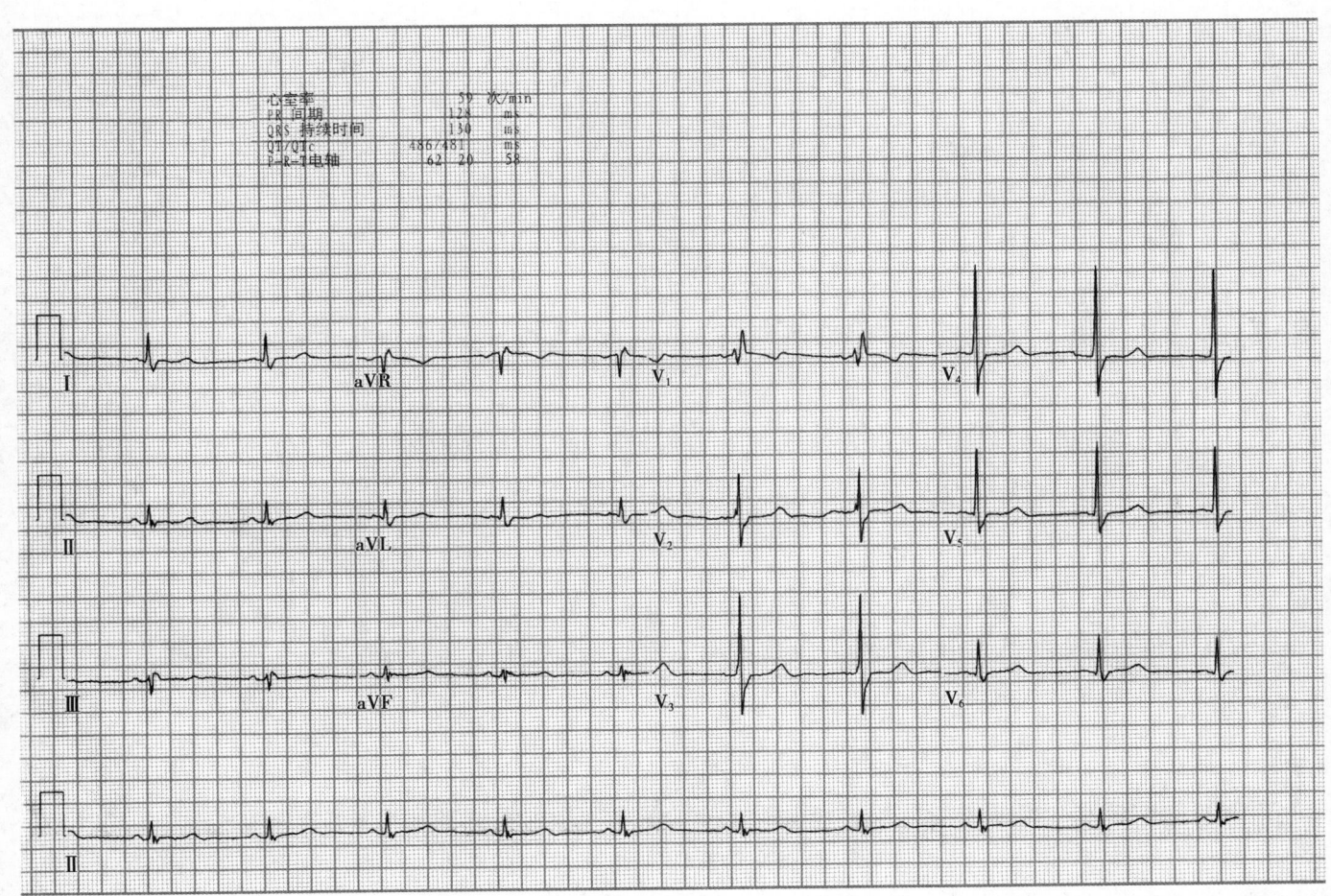

图 2 记录于症状缓解以后，与图 1 比较：窦性频率 59 次 /min，PR 间期 128ms，QRS 波群时限 130ms，QT/QTc 间期 486/481ms，QRS 电轴 20°。V_2~V_6 导联 ST 段回至基线。T 波：Ⅰ、aVL、V_5、V_6 导联幅度降低，Ⅲ导联转直立，V_3、V_4 导联双向转直立。

诊断：窦性心动过缓，QT/QTc 间期延长。ST 段抬高（前壁），T 波正负双向（前壁），ST-T 改变发生于胸闷时，症状缓解以后复原。

【临床资料】

男性，56 岁，因"肌酐升高 3 年，血液透析 2 个月"入院。既往高血压病史 20 年。查体：血压 129/77mmHg，身高 170cm，体重 69.7kg，BMI 24.1kg/m²。超声心动图显示全心增大，室间隔增厚，二尖瓣轻度反流，三尖瓣中度反流。住院期间患者突发脑梗死，意识不清，难唤醒，家属要求出院。

【心电图分析】

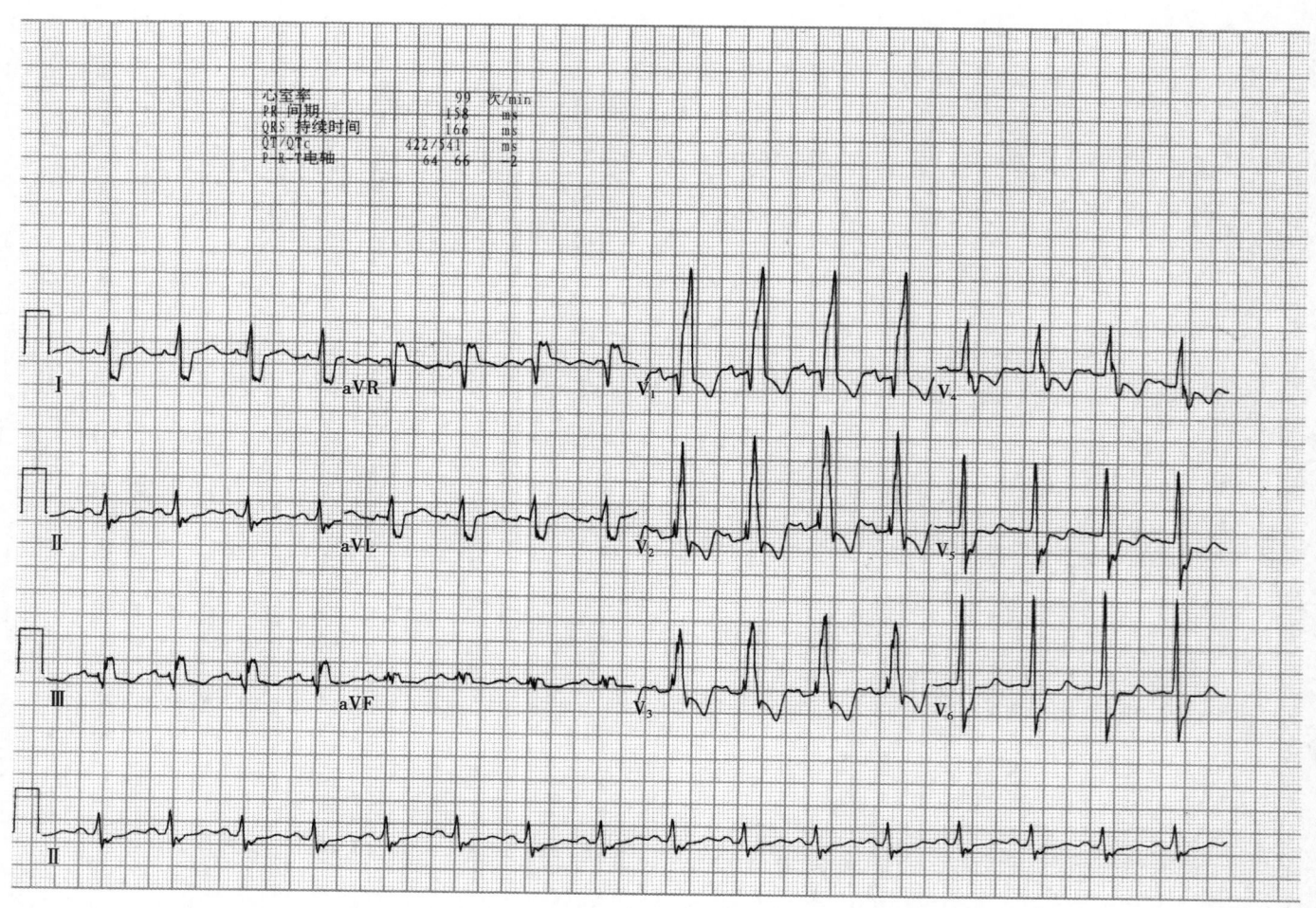

临床诊断: 急性脑梗死,高血压 3 级(很高危),冠状动脉粥样硬化性心脏病,冠状动脉支架植入术后,慢性肾功能不全,缺血性心肌病? 昏迷,血液透析,肺部感染。

图 1 窦性心律,心率 99 次 /min,PR 间期 158ms,QRS 波群时限 166ms,QRS 电轴 66°,QT/QTc 间期 422/541ms,V_1、V_2 导联呈 rsR′ 型,Ⅰ、aVL、V_4 ~ V_6 导联 S 波宽钝,完全性右束支传导阻滞。ST 段:Ⅱ、Ⅲ、aVF、V_1 ~ V_6 导联压低 0.10 ~ 0.275mV,aVR 导联抬高 0.075mV。T 波:V_1 ~ V_4 导联倒置,V_5 导联负正双向。

诊断: 窦性心律,完全性右束支传导阻滞,ST 段压低,T 波倒置及双向,QTc 间期延长。

【点评】

本例冠心病、冠状动脉支架植入术后、全心增大、缺血性心肌病,肾功能不全及高血压患者,心电图表现为窦性心律的心率偏高,特宽型右束支传导阻滞,$R′_{V_1}$ = 2.35mV,aVR 导联 ST 段轻度抬高,下壁及广泛前壁导联 ST 段压低,T 波倒置及双向出现于 V_1 ~ V_5 导联,提示心肌缺血。

特宽型右束支传导阻滞伴 ST 段压低及 T 波倒置

第70例 | 特宽型左束支传导阻滞合并前侧壁及高侧壁心肌梗死

【临床资料】

男性，56岁，冠心病、陈旧性心肌梗死，扩张型心肌病，心脏扩大。

【心电图分析】

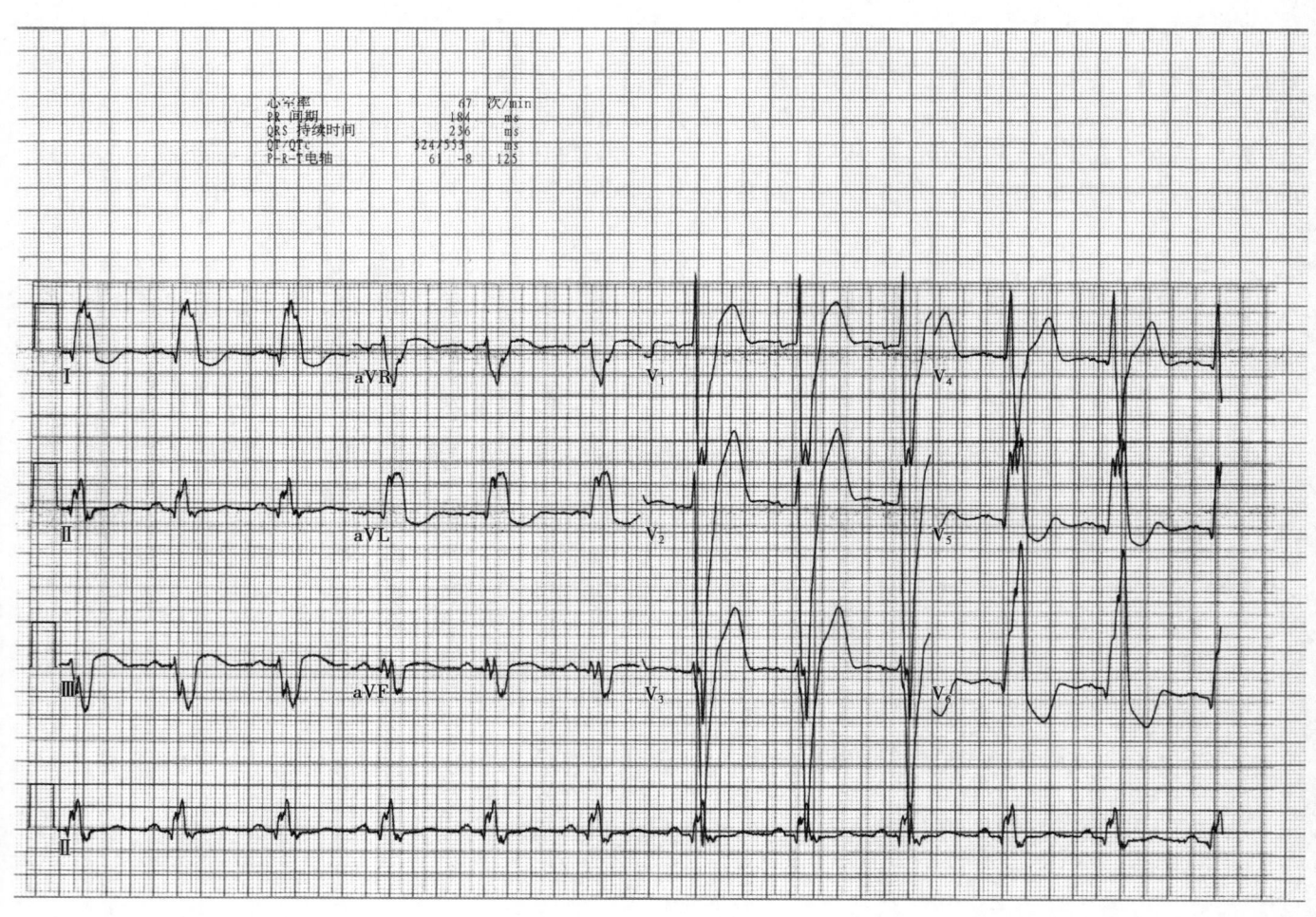

图1 窦性心律, 心率 67 次 /min, PR 间期 184ms, QRS 波群时限宽达 236ms, 完全性左束支传导阻滞。Ⅰ、aVL、V_5、V_6 导联出现异常 q 波, 呈 qR 型, $R_{V_1}=1.5mV$, 右心室高电压, QRS 电轴 −8°, QT/QTc 间期 524/555ms, 碎裂 QRS 波。

诊断: 窦性心律, 完全性左束支传导阻滞, 陈旧性前侧壁及高侧壁心肌梗死, QT/QTc 间期延长, 碎裂 QRS 波。

【点评】

陈旧性心肌梗死, 扩张型心肌病, 心脏扩大, 心电图表现为: ①特宽型左束支传导阻滞, QRS 波群时限达到了 236ms; ②前侧壁及高侧壁心肌梗死、左束支传导阻滞患者, Ⅰ、aVL、V_5、V_6 导联不应出现 q 波, 本例呈 qR 型, 提示前侧壁及高侧壁心肌梗死; ③左束支传导阻滞时, r 波在 V_1 导联应减小或消失, 本例 V_1 导联 R 波高达 1.5mV, V_6 导联 R 波在左束支传导阻滞时会降低, V_6 导联 R 波振幅为 3.0mV, 双侧心室高电压; ④碎裂 QRS 波见于各个导联, 与弥漫性心肌病变有关。

特宽型左束支传导阻滞合并前侧壁及高侧壁心肌梗死

第71例 | 完全性右束支传导阻滞合并急性前间壁及前壁心肌梗死

【临床资料】

男性，82岁，因"间断胸闷、胸痛半年，加重1天"入院。既往高血压病史多年，最高血压 180/80mmHg。查体：血压 140/70mmHg，身高 168cm，体重 75kg，BMI 26.6kg/m²。血生化检查显示肌钙蛋白 T 1.34ng/ml，CK 860.8U/L，肌红蛋白定量 81.8ng/ml。冠脉造影显示前降支中段次全闭塞狭窄程度 99%，回旋支远段狭窄 70%，右冠状动脉弥漫性狭窄 60%。

临床诊断：冠状动脉粥样硬化性心脏病，急性前壁心肌梗死，高血压 3 级（很高危），肺气肿。

【心电图分析】

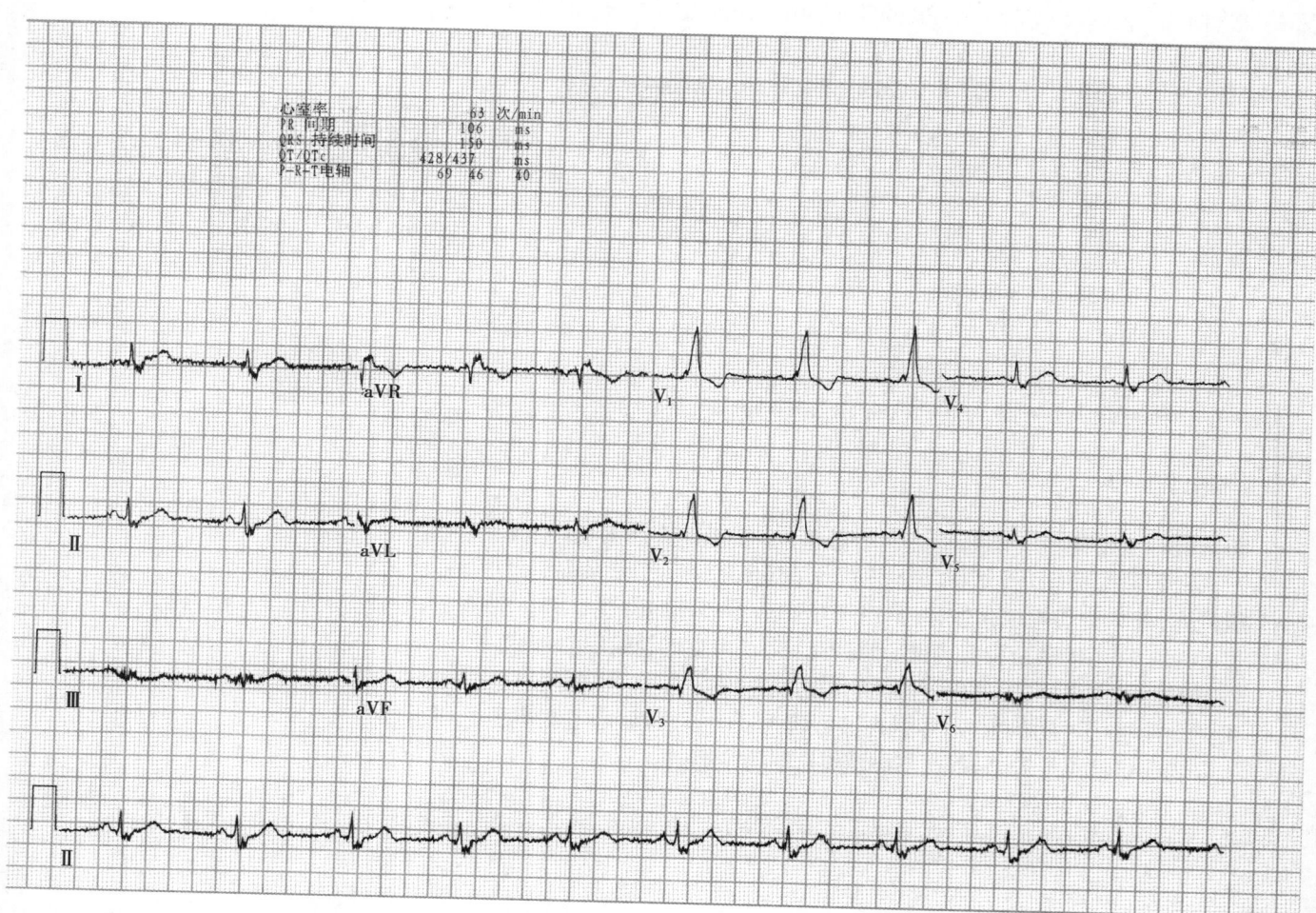

图 1 对照心电图：窦性心律，心率 63 次 /min，PR 间期 106ms，QRS 波群时限 150ms，QRS 电轴 46°，QT/QTc 间期 428/437ms，V₁、V₂ 导联呈 rR′ 型。V₃~V₆ 导联 QRS 波群低电压。

诊断：窦性心律，完全性右束支传导阻滞。

【点评】

右束支传导阻滞合并急性心肌梗死与急性心肌梗死并发右束支传导阻滞的临床意义不同。前者原来就有右束支传导阻滞，以后发生了急性心肌梗死，后者提示前降支第一穿隔支水平以上部位阻塞，引起急性前壁心肌梗死，右束支血供来自前穿支，前穿支血流减少或中断，可引起右束支传导阻滞，从新生 Q 波分布的导联看，梗死部位是前间壁及前壁，冠脉造影显示前降支中段次全闭塞。

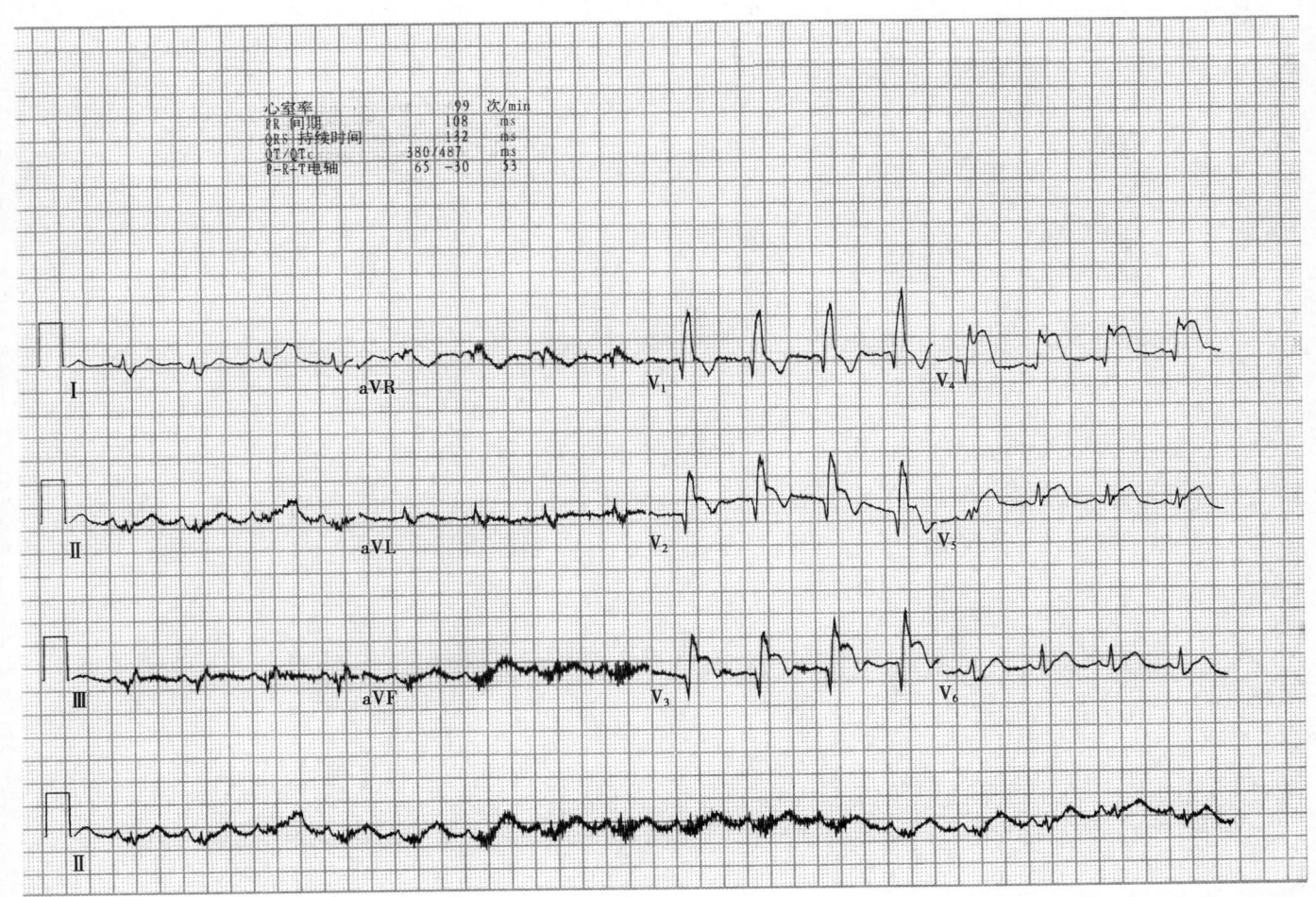

图 2 急性心肌梗死第 1 天：窦性心律，心率 99 次 /min，PR 间期 108ms，QRS 波群时限 132ms，QT/QTc 间期 380/487ms。$V_1 \sim V_4$ 导联出现新生的 Q 波及 q 波，前间壁及前壁心肌梗死。ST 段：$V_2 \sim V_6$ 导联损伤型抬高 0.20～0.50mV。T 波：$V_1 \sim V_3$ 导联倒置。标准肢体导联 R + S < 0.50mV。

诊断： 窦性心律，QRS 波群低电压，急性前间壁及前壁心肌梗死演变期，完全性右束支传导阻滞，QTc 间期延长。

完全性右束支传导阻滞合并急性前间壁及前壁心肌梗死

第72例 | 完全性左束支传导阻滞合并急性前壁心肌梗死

【临床资料】

男性，61 岁，心肺复苏术后第 8 天转院继续进一步诊治。8 天前上午 8:30 左右，出现持续性剧烈胸痛入当地医院治疗。心电图显示 V₁~V₆ 导联 ST 段抬高，诊断为急性 ST 段抬高型心肌梗死。发病约 2h，出现心室颤动，立即行心肺复苏，电击除颤，恢复窦性心律。血生化检查显示肌钙蛋白 T 1.02ng/ml，肌红蛋白定量 326.0ng/ml。超声心动图显示节段性室壁运动障碍（前壁）。冠脉造影显示左主干远段狭窄 80%，前降支近段狭窄 80%，行乳内动脉架桥术。

临床诊断：冠状动脉粥样硬化性心脏病，急性前壁心肌梗死演变期，心肺复苏术后，肺部感染。

【心电图分析】

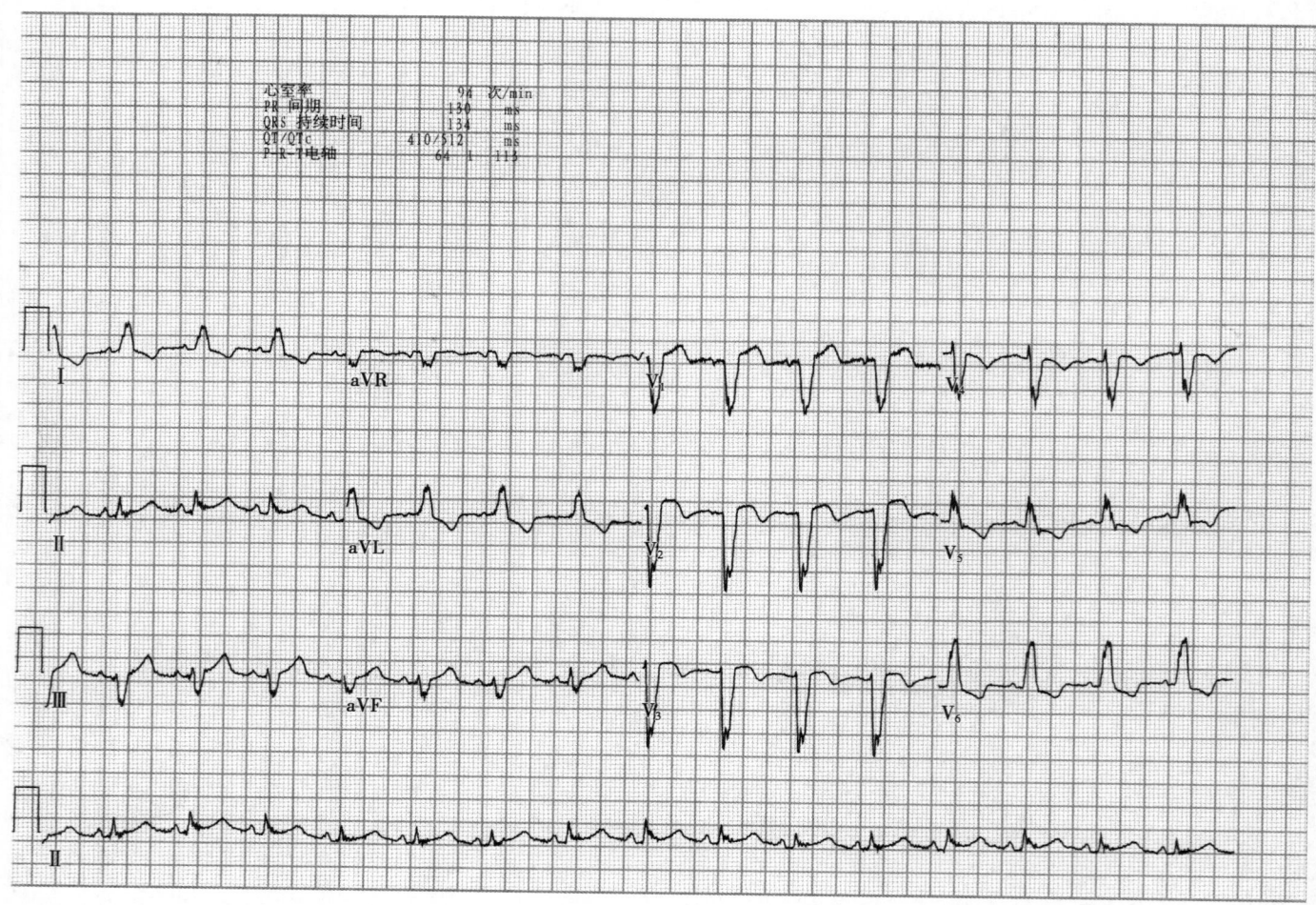

图 1 描记于急性心肌梗死第 19 天：窦性心律，心率 94 次 /min，PR 间期 130ms，QRS 波群时限 134ms。Ⅰ、aVL、V₆ 导联呈 R 型，V₁、V₂ 导联呈 QS 型，V₃、V₄ 导联呈 rS 型，QRS 电轴 1°，完全性左束支传导阻滞。ST 段：Ⅱ、Ⅲ、aVF、V₁~V₃ 导联抬高 0.10~0.20mV，Ⅰ、aVL、V₅、V₆ 导联压低 0.10~0.15mV。T 波：Ⅰ、aVL、V₂~V₆ 导联倒置。QT/QTc 间期 410/512ms。

诊断：窦性心律，完全性左束支传导阻滞，急性前间壁及前壁心肌梗死演变期，QTc 间期延长。

【点评】

本例为左束支传导阻滞合并急性心肌梗死，患者于当地医院描记的急性心肌梗死心电图不详。获得的是急性心肌梗死第 19 天的心电图，显示完全性左束支传导阻滞。临床依据持续性剧烈胸痛、心电图特征、心肌酶等改变及超声心动图，诊断为急性前壁心肌梗死。图 1 能够支持诊断心肌梗死的依据是，V_2、V_3 导联 T 波倒置，QTc 间期延长。1 年 8 个月后，左束支传导阻滞的 QRS 波群振幅增大，V_1~V_4 导联 ST 段抬高达到了 0.375mV，较图 1 左束支传导阻滞的 ST 段明显抬高，T 波：V_1 导联增高，V_2~V_4 导联转直立。图 2 中的 V_3、V_4 导联 "r" 波递增不良，以及 V_5、V_6 导联碎裂波，可能是陈旧性心肌梗死的表现。

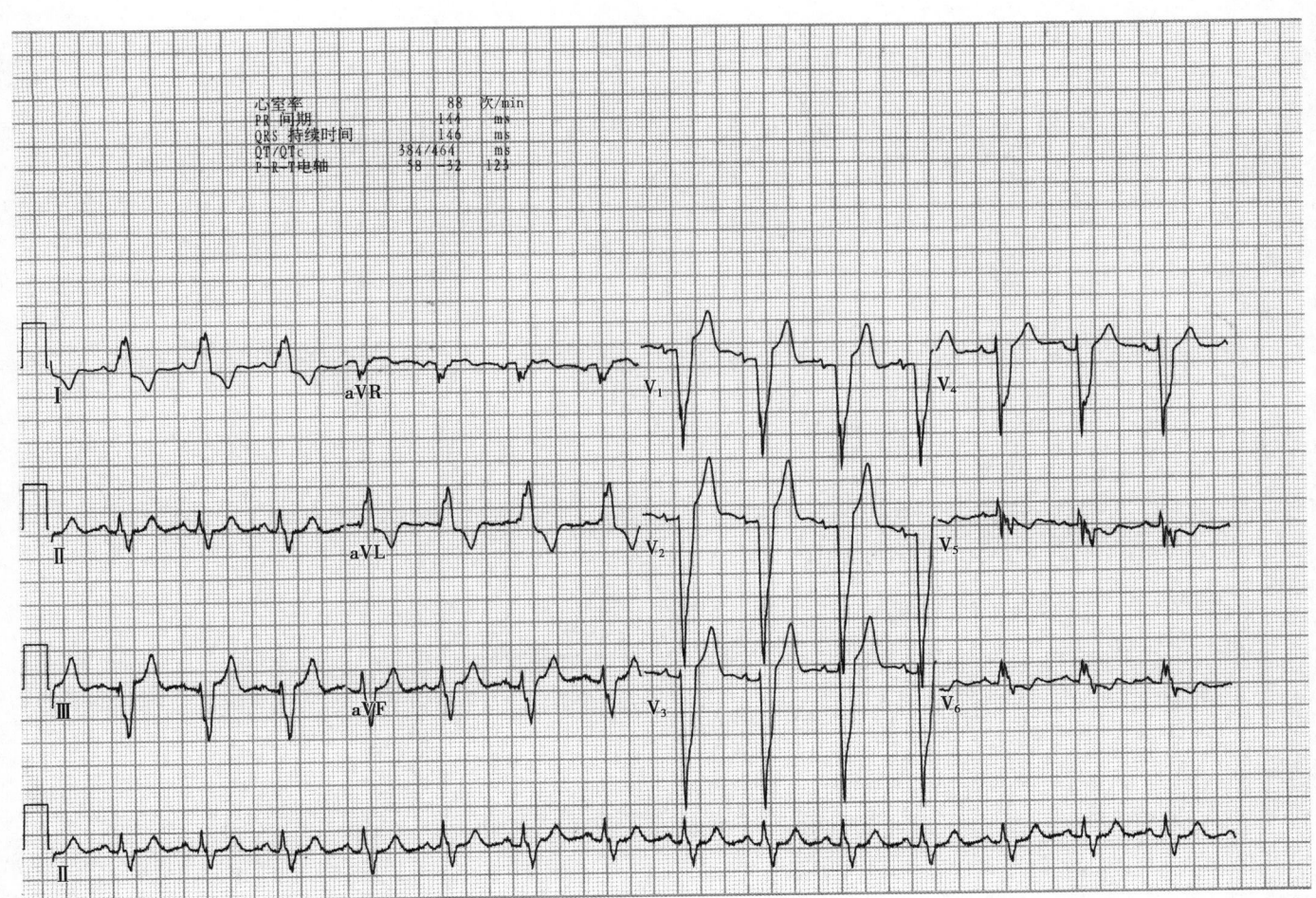

心室率	88	次/min
PR 间期	144	ms
QRS 持续时间	146	ms
QT/QTc	384/464	ms
P-R-T电轴	58 -32 123	

图 2　描记于心肌梗死 1 年 8 个月后：窦性心律，心率 88 次/min，PR 间期 144ms，QRS 波群时限 146ms，QRS 电轴 −32°，Ⅰ、aVL 导联呈 R 型，V_2~V_5 导联呈 rS 型，V_6 导联呈 Rs 型，QRS 波群振幅增大。ST 段：Ⅲ、aVF、V_1~V_4 导联抬高 0.20~0.375mV，Ⅰ、aVL、V_5、V_6 导联压低 0.10~0.20mV。T 波：Ⅰ、aVL、V_5 导联倒置，V_6 导联双向，V_1~V_4 导联正向。QT/QTc 间期 384/464ms。

诊断：窦性心律，完全性左束支传导阻滞。

完全性左束支传导阻滞合并急性前壁心肌梗死

第73例 | 完全性左束支传导阻滞合并急性心肌梗死

【临床资料】

男性,71 岁,因"持续性胸痛 24h"入院。既往高血压病史 5 年,糖尿病病史 5 年。血生化检查显示肌钙蛋白 T 14.71ng/ml, CK 331.4U/L, 乳酸脱氢酶 1 466U/L, CK-MB 定量测定 137.5ng/ml, 钙 2.07mmol/L, 钾 4.11mmol/L, 镁 0.76mmol/L, 钠 142.0mmol/L。超声心动图显示节段性室壁运动障碍(下壁基底部、后壁基底部),二尖瓣、三尖瓣及主动脉瓣轻度反流。冠脉造影显示右冠状动脉闭塞,前降支中段狭窄 60%, 回旋支远端狭窄 60%。

临床诊断: 冠状动脉粥样硬化性心脏病,急性 ST 段抬高型心肌病,高血压 3 级(很高危),糖尿病 2 型,高脂血症。

【心电图分析】

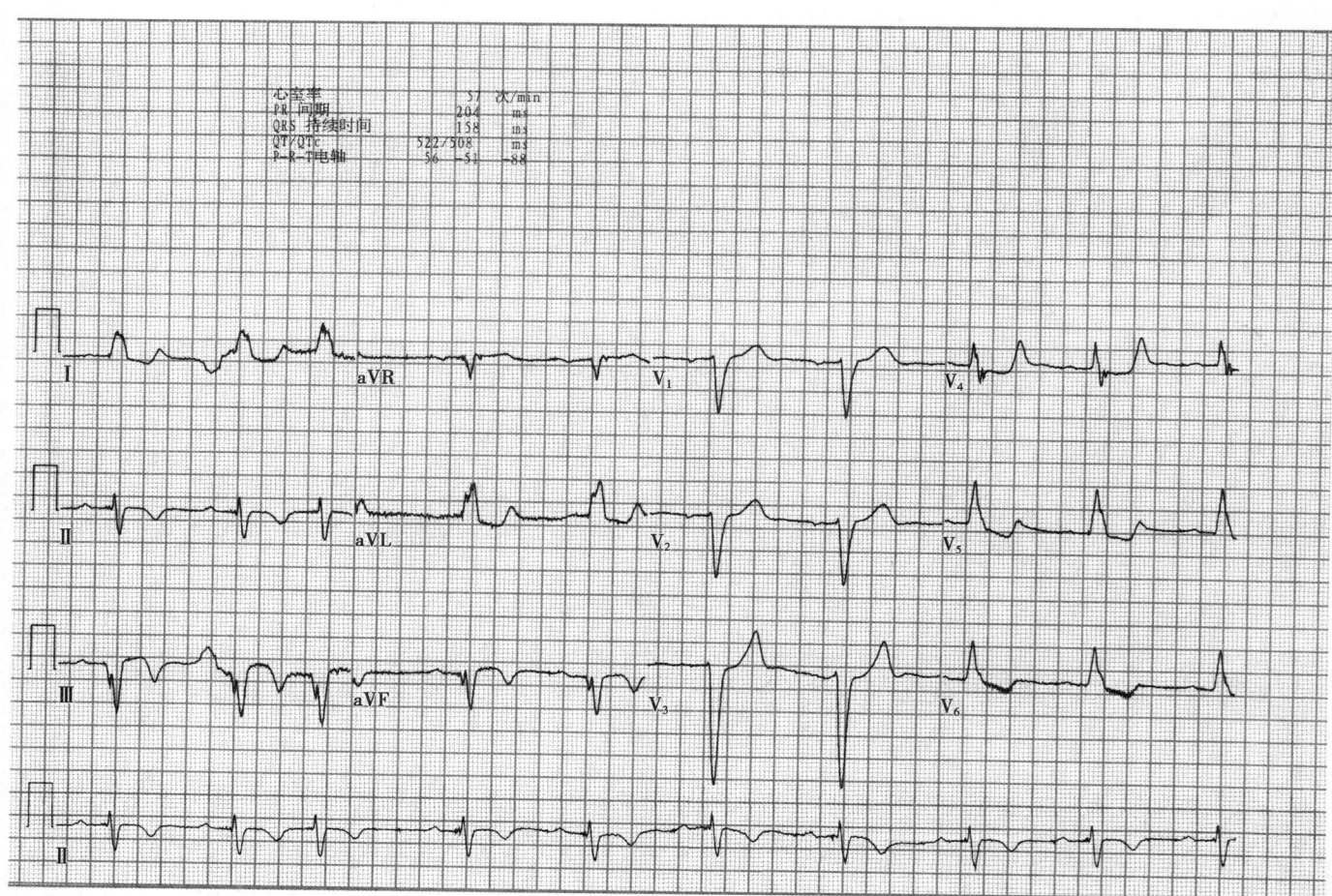

图 1 窦性心动过缓,心率 57 次/min, PR 间期 204ms, QRS 波群时限 158ms, QRS 电轴 −51°, I、aVL、V5、V6 导联呈 R 型, III 导联呈 QS 型, aVF 导联呈 qrS 型。ST 段:III、aVF 导联抬高 0.10~0.15mV, I、aVL、V3~V6 导联压低 0.075~0.15mV。QT/QTc 间期 522/508ms。第 3 个心搏是房性期前收缩, II、III、aVF 导联 T 波倒置。

诊断: 窦性心律,完全性左束支传导阻滞, QS 波(III、aVF 导联), T 波倒置(II、III、aVF 导联), ST 段压低(V3~V6 导联), QT/QTc 间期延长,房性期前收缩。

【点评】

本例患者持续性胸痛 24h, 心肌酶升高, 超声心动图显示节段性室壁运动障碍, 依据左束支传导阻滞合并的心电异常, 诊断为急性心肌梗死。从冠脉造影显示右冠状动脉闭塞, 结合超声心动图及下壁基底段运动障碍的心电图表现, 心肌梗死部位是下壁。在完全性左束支传导阻滞情况下, 仍能提示急性下壁心肌梗死的部位, 表现: ①Ⅲ、aVF 导联呈 QS 型、qrS 型, QRS 波群出现顿挫; ②Ⅲ、aVF 导联 ST 段抬高, 前壁 ST 段压低, 即对应性改变; ③Ⅱ、Ⅲ、aVF 导联 T 波倒置, 急性下壁心肌梗死进入演变期。

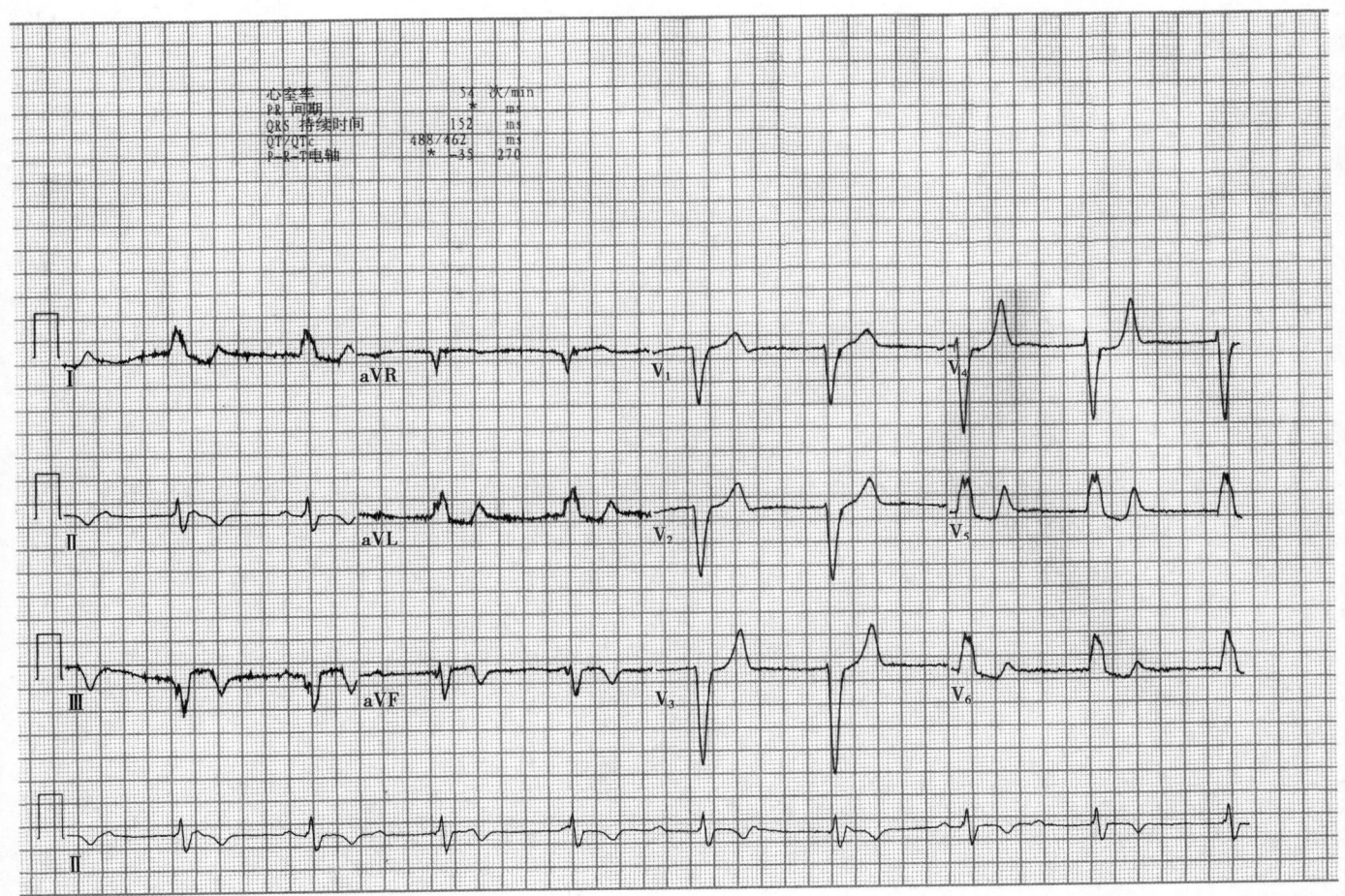

图 2 与图 1 相差 3 天 (发病第 3 天): P 波顺序发生, 心房率 61 次 /min, RR 间期匀齐, 心室率 54 次 /min, P 和 R 无关系, 完全性房室传导阻滞。与图 1 比较, QRS 波群形态一致, QT/QTc 间期 488/462ms。

诊断: 窦性心律, 完全性房室传导阻滞, 交界性心律, 异常 QS 波及 q 波 (Ⅲ、aVF 导联), ST 段抬高 (Ⅲ、aVF 导联), ST 段压低 ($V_4 \sim V_6$ 导联), T 波倒置 (Ⅱ、Ⅲ、aVF 导联), 提示急性下壁心肌梗死, QT 间期延长。

第74例 | 下壁及前侧壁心肌梗死伴双侧心房增大

【临床资料】

男性，45 岁，因"间断心前区疼痛 5 年余，加重伴胸闷、气短 1 周"入院。冠脉造影显示左主干狭窄 50%，前降支中段狭窄 90%，第一对角支狭窄 75%，回旋支狭窄 75%，右冠状动脉中段闭塞，PCI 术后；左心室内附壁血栓。超声心动图显示二尖瓣反流，肺动脉高压，左、右心房增大；左室整体功能减弱。

【心电图分析】

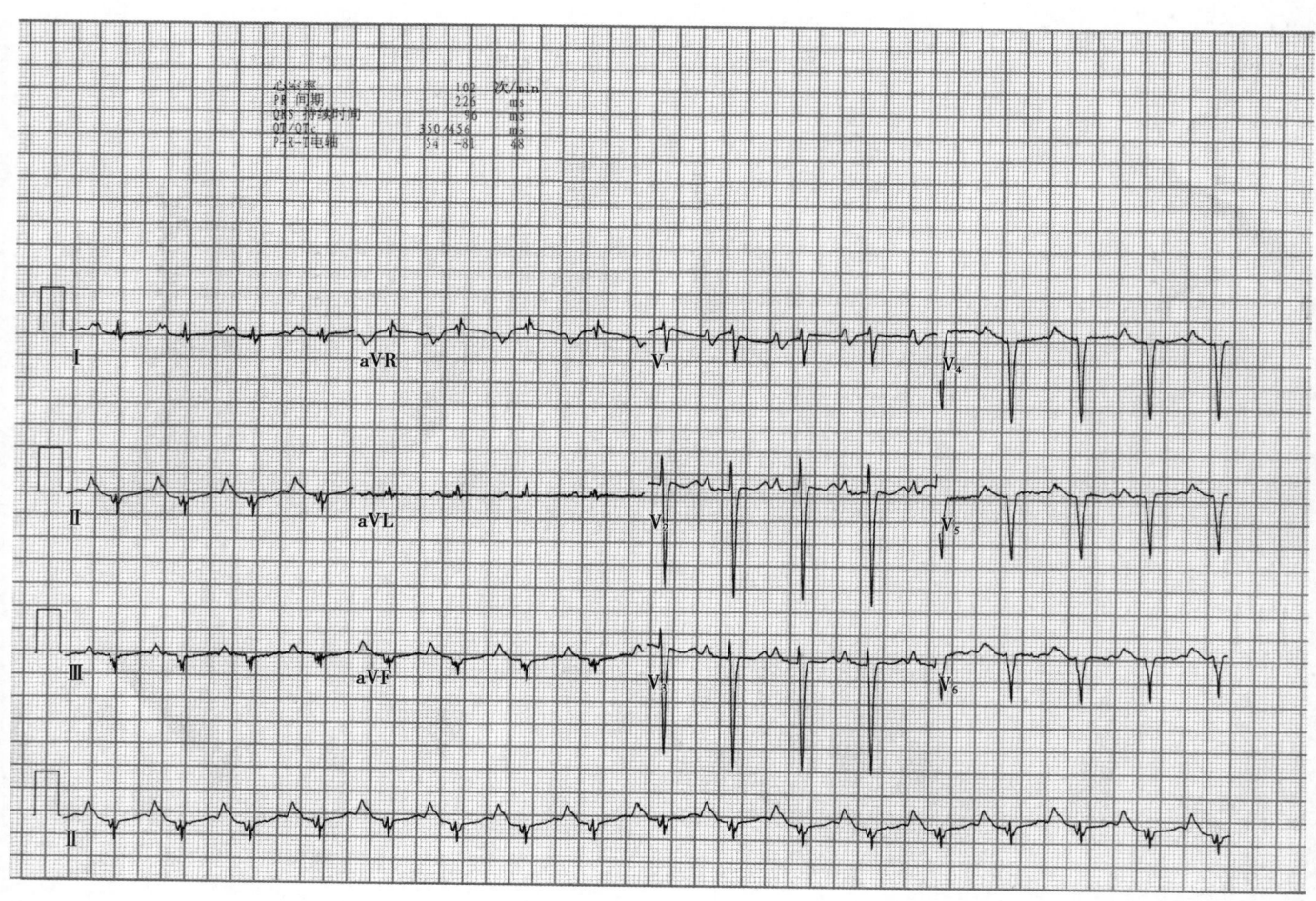

临床诊断: 冠状动脉粥样硬化性心脏病,稳定型心绞痛,陈旧性心肌梗死,冠状动脉支架植入术后,心功能不全,肺动脉高压。

图 1 窦性心动过速,心率 102 次 /min,P 波时限 130ms,P_II=0.30mV,PtfV_1 异常,提示双侧心房增大。PR 间期 226ms,一度房室传导阻滞。异常 q 波、QS 波、qrS 波的导联是 II、III、aVF、V_4~V_6 导联,V_3 导联 r 波递增不良。QRS 波群时限 96ms,QT/QTc 间期 350/456ms,QRS 电轴 −81°,aVR 导联 ST 段抬高,II、III、aVF、V_4~V_6 导联 T 波低平。

诊断: 窦性心动过速,一度房室传导阻滞,双侧心房增大,陈旧性下壁、前侧壁心肌梗死,T 波低平、平坦,碎裂 QRS 波。

【点评】

本例诊断陈旧性心肌梗死的依据是心肌酶学高,5 年反复发作性胸痛,冠脉造影显示严重多支病变,右冠状动脉闭塞不是近期发生的,心电图上出现异常波,ST 段不抬高,也无 T 波演变,符合陈旧性心肌梗死的诊断。由于患者病变复杂,已经建议患者行 CABG,P 波增高、增宽提示双侧心房增大,双侧心房负荷增重。

下壁、前间壁及前壁心肌梗死合并完全性右束支传导阻滞

【临床资料】

男性，70岁，因"发作性胸痛、胸闷5个月余，加重2天"入院。2年前无明显诱因突发胸痛、胸闷入院，诊断为冠心病、急性心肌梗死，冠脉造影显示前降支远端次全闭塞，狭窄程度99%，右冠状动脉狭窄80%。既往高血压病史8年，最高血压200/120mmHg。查体：血压94/54mmHg，身高169cm，体重73kg，BMI 25.6kg/m²。血生化检查显示肌钙蛋白T 0.959ng/ml，CK 68.7U/L，肌红蛋白定量1 109ng/ml，脑利钠肽前体9 326pg/ml，钾5.53mmol/L。超声心动图显示节段性室壁运动障碍（室间隔、前壁中间段、侧壁中间段、下壁中间段、心尖段）。

临床诊断：冠状动脉粥样硬化性心脏病，陈旧性心肌梗死，急性心肌梗死，心尖部室壁瘤，高血压3级（很高危），代谢性酸中毒，高钾血症。

【心电图分析】

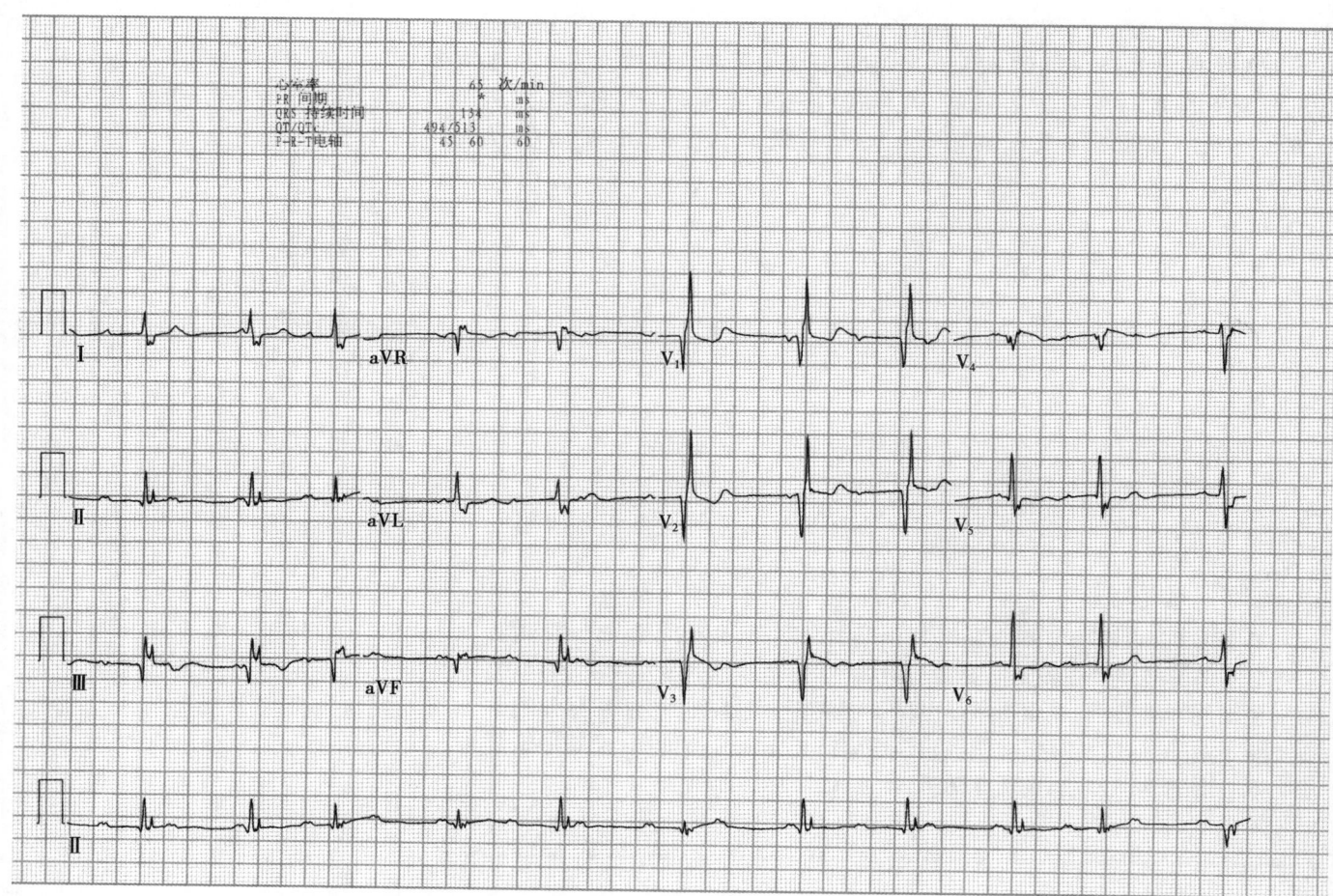

图1 描记于入院第2天：窦性心律，心房率100次/min，PR间期150～440ms，P波未下传心室，房室传导比例3∶2，二度I型房室传导阻滞，心室率65次/min。QRS波群时限134ms，QRS电轴60°，QT/QTc间期494/513ms，Ⅲ、aVF、V₁～V₄导联异常Q波，终末QRS波群宽钝，V₁导联呈qR型，完全性右束支传导阻滞。ST段：V₁～V₄导联抬高0.05～0.125mV。T波：V₃导联倒置，V₄导联平坦。第2个QRS波群是交界性逸搏。

诊断：窦性心律，二度I型房室传导阻滞，下壁、前间壁及前壁心肌梗死心电图，完全性右束支传导阻滞，T波改变（前壁），QT/QTc间期延长，交界性逸搏（加速性）。

【点评】

患者因"胸痛、胸闷 5 个月余,加重 2 天"入院,冠脉造影显示"前降支次全闭塞,狭窄程度 99%",超声心动图显示"节段性室壁运动障碍",临床诊断为急性心肌梗死,展现在我们面前的 2 份心电图分别描记于入院第 2 天与第 4 天。异常 Q 波出现于 Ⅲ、aVF、V₁~V₄ 导联,前间壁及前壁导联 ST 段轻度抬高,V₁ 导联 T 波由直立转为双向,V₂ 导联 T 波直立转平坦,这是急性心肌梗死,还是陈旧性心肌梗死? 依据冠脉造影结果及下壁心电图特点,提示曾经发生陈旧性下壁心肌梗死。又新发生了急性前间壁及前壁心肌梗死。因为前降支几乎闭塞,而 ST 段抬高不明显。心电图仅有 V₁、V₂ 导联的 T 波轻微变化。患者心肌梗死面积大,冠脉病变严重而又复杂,建议行 CABG。

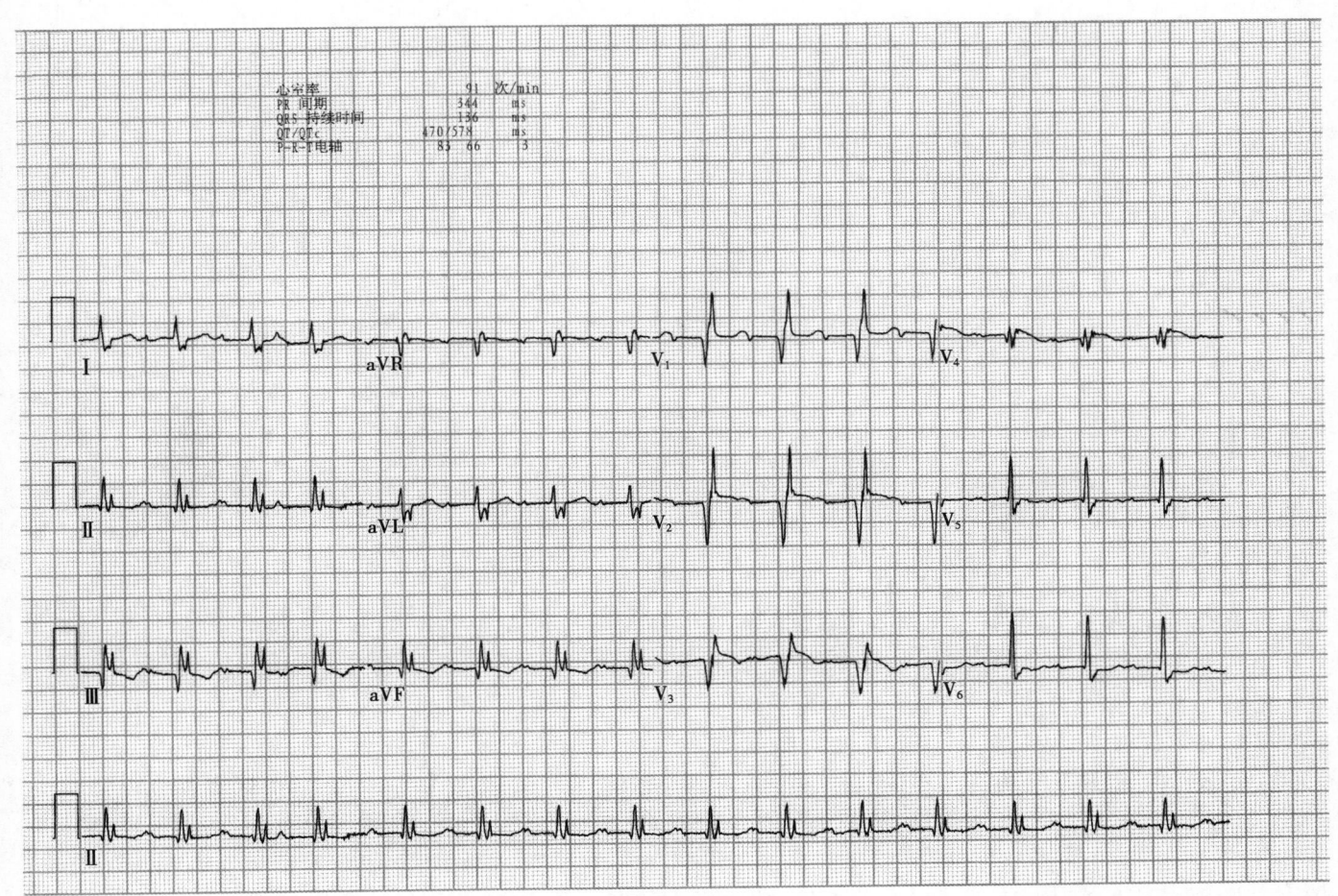

图 2 与图 1 比较:窦性心律,心率 91 次 /min,一度房室传导阻滞(PR 间期 344ms),QRS 波群时限 136ms,QRS 电轴 66°,QT/QTc 间期 470/578ms,第 4 个心搏是房性期前收缩,余无明显变化。

诊断:窦性心律,房性期前收缩,一度房室传导阻滞,下壁、前间壁及前壁心肌梗死心电图,完全性右束支传导阻滞,T 波改变(前壁),QTc 间期延长。

第76例 | 心肌梗死伴多源性室性心动过速

【临床资料】

男性，47岁，因"乏力1个月余，憋气半个月，加重伴恶心、呕吐5天"入院。超声心动图显示右心扩大，节段性室壁运动障碍（室间隔中间段、前壁中间段、侧壁心尖段、下壁心尖段、心尖段、左室心尖段），二尖瓣中-重度反流，心尖瓣附壁血栓，左室整体功能减低。

【心电图分析】

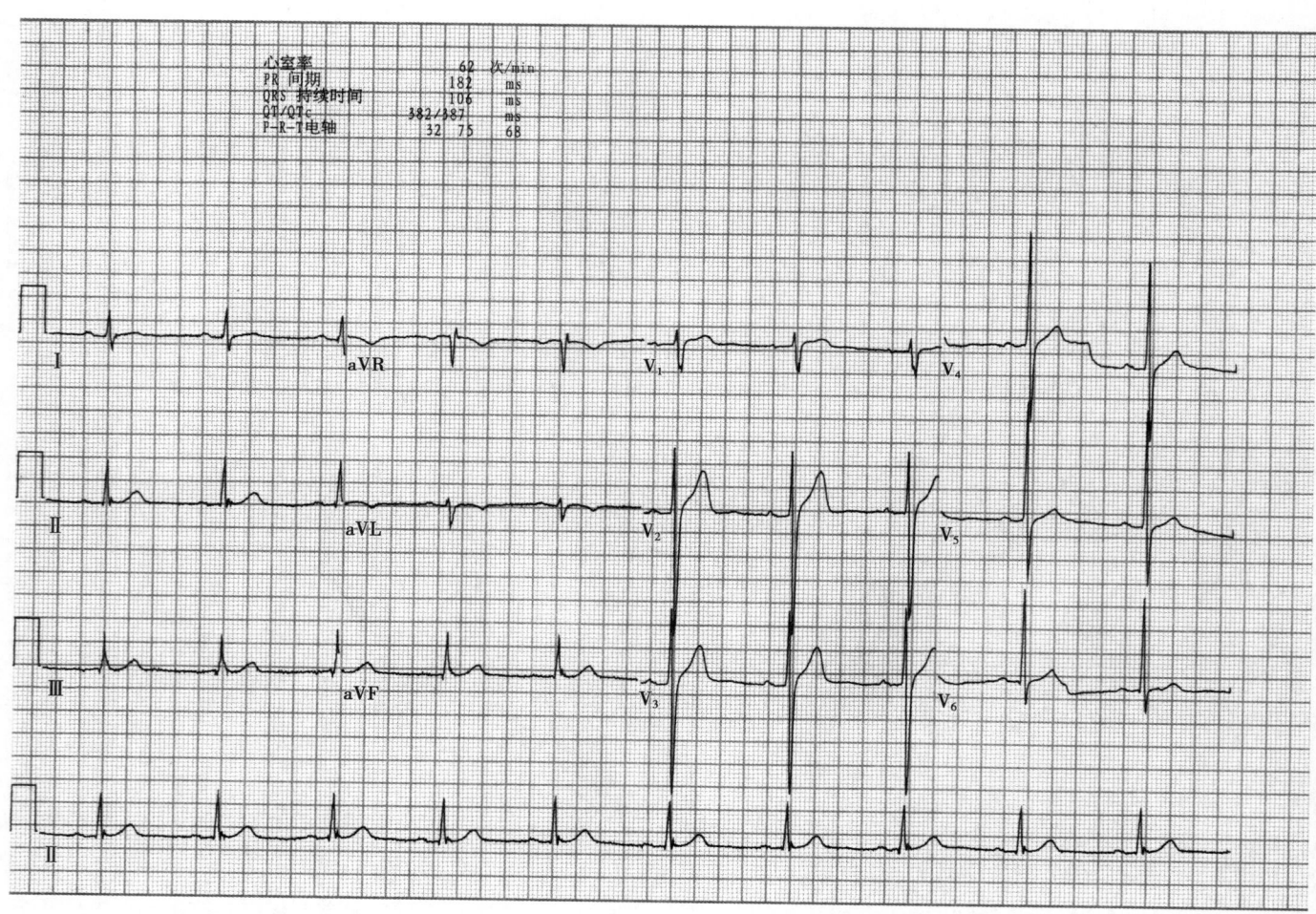

图1 46岁心电图：窦性心律，心率62次/min，PR间期182ms，QRS波群时限 106ms，QRS电轴75°，QT/QTc间期382/387ms。

诊断：窦性心律，正常心电图。

临床诊断: 扩张型心肌病,冠心病,心肌梗死,心功能不全,心功能Ⅳ级(NYHA 分级),心脏扩大,多浆膜腔积液,肺部感染。

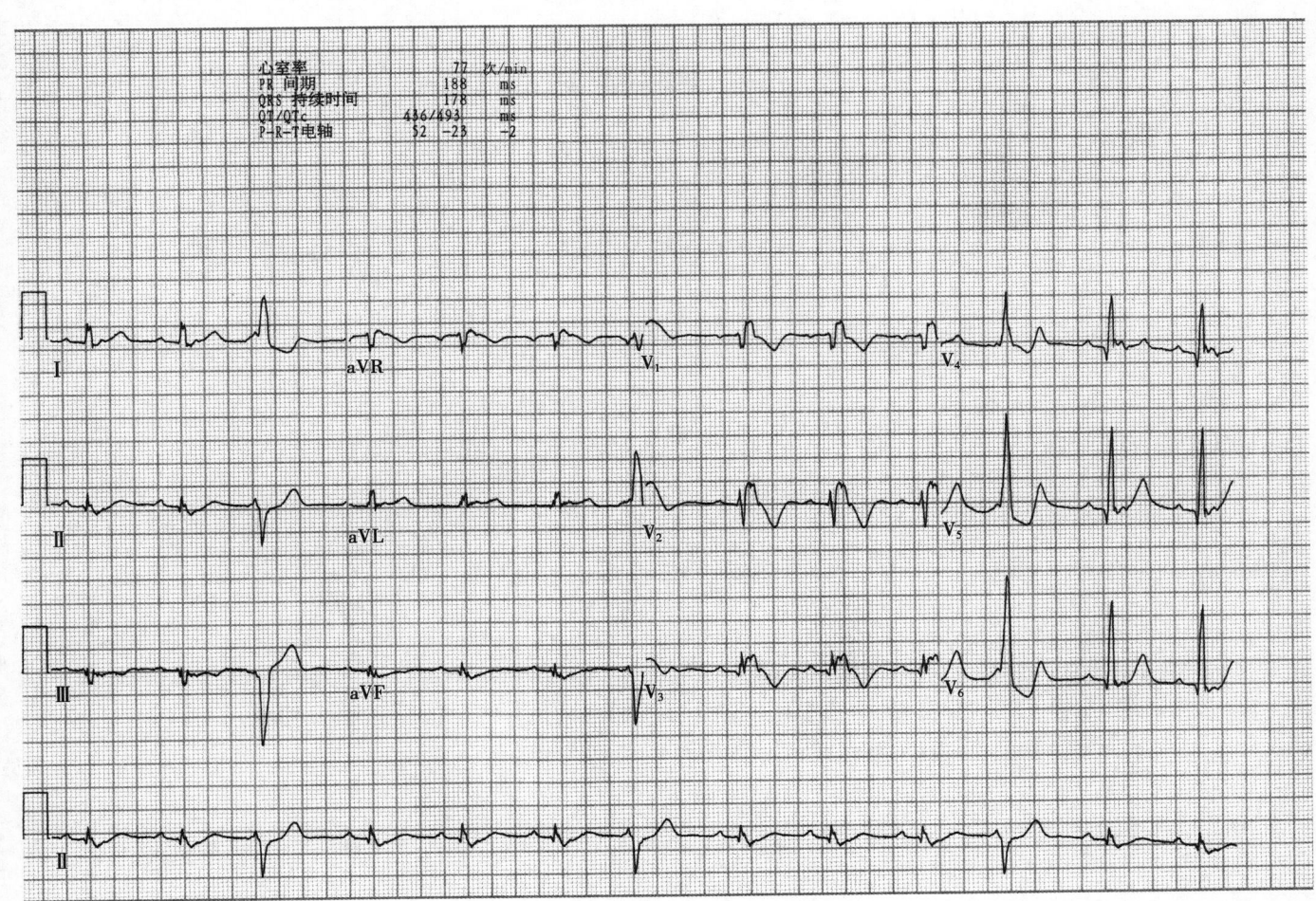

心室率		77	次/min
PR 间期		188	ms
QRS 持续时间		178	ms
QT/QTc	436/493		ms
P-R-T电轴	52 -23	-2	

图 2 47 岁心电图,与图 1 比较,发生重大变化:窦性心律,心率 77 次/min,PR 间期 188ms,QRS 波群时限 178ms,标准肢体导联 R+S < 0.5mV,V₁、V₂ 导联呈 rsR′ 型,R′ 波宽钝切迹,V₃~V₆ 导联有新的 q 波,提早出现的 QRS 波群是室性期前收缩。

诊断: 窦性心律,QRS 波群低电压,异常 q 波(前壁),完全性右束支传导阻滞,室性期前收缩。

心肌梗死伴多源性室性心动过速

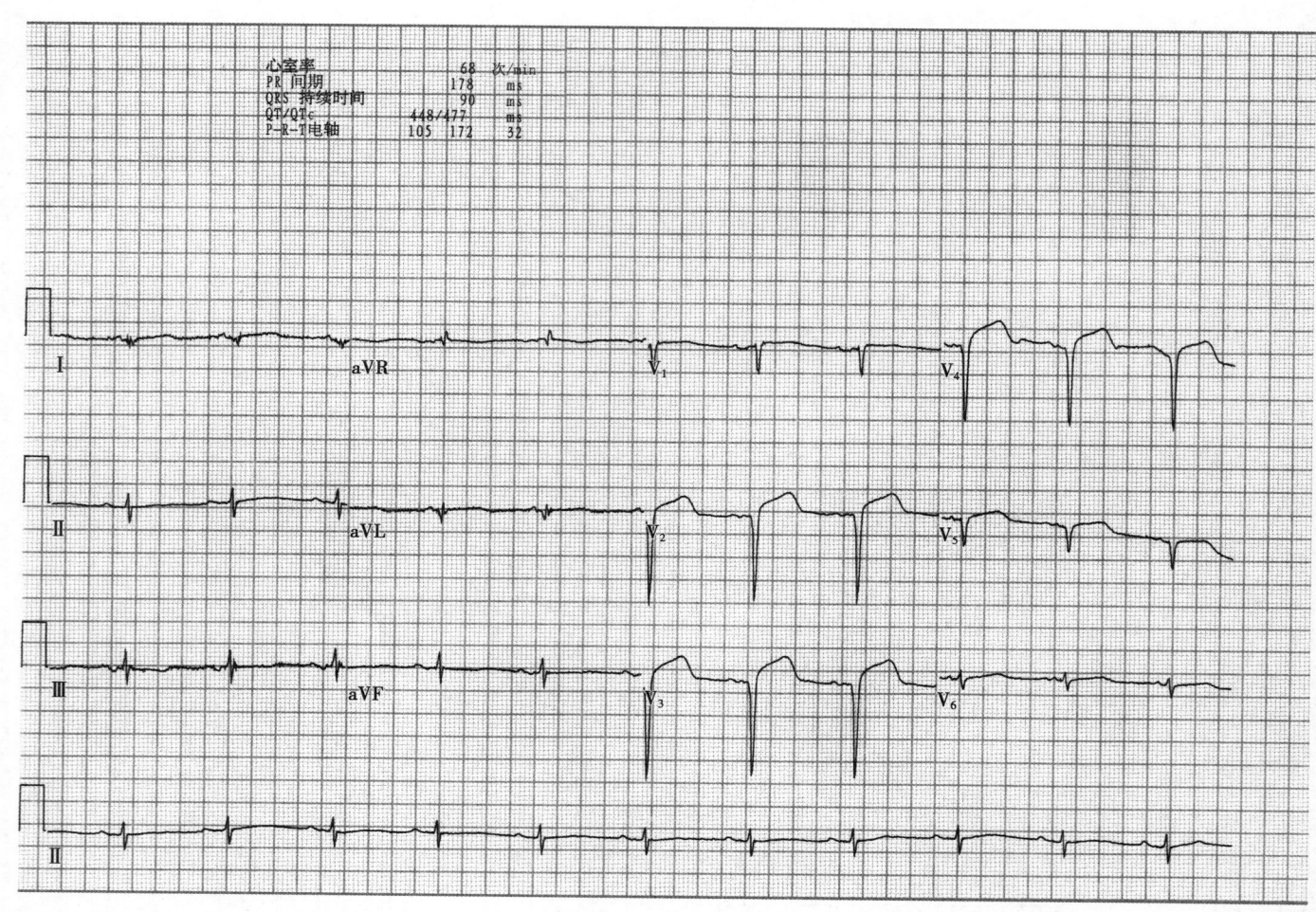

心室率 68 次/min
PR 间期 178 ms
QRS 持续时间 90 ms
QT/QTc 448/477 ms
P-R-T电轴 105 172 32

图 3 入院第 3 天上午 10:46 时：窦性心律，PR 间期 178ms，右束支传导阻滞消失，QRS 波群时限 90ms，QRS 电轴 172°，QT/QTc 间期 448/477ms。I、aVL 导联出现新生 q 波，V₁~V₅ 导联呈 QS 型，V₂~V₅ 导联 ST 段抬高 0.10~0.35mV。

诊断：窦性心律，急性广泛前壁心肌梗死。

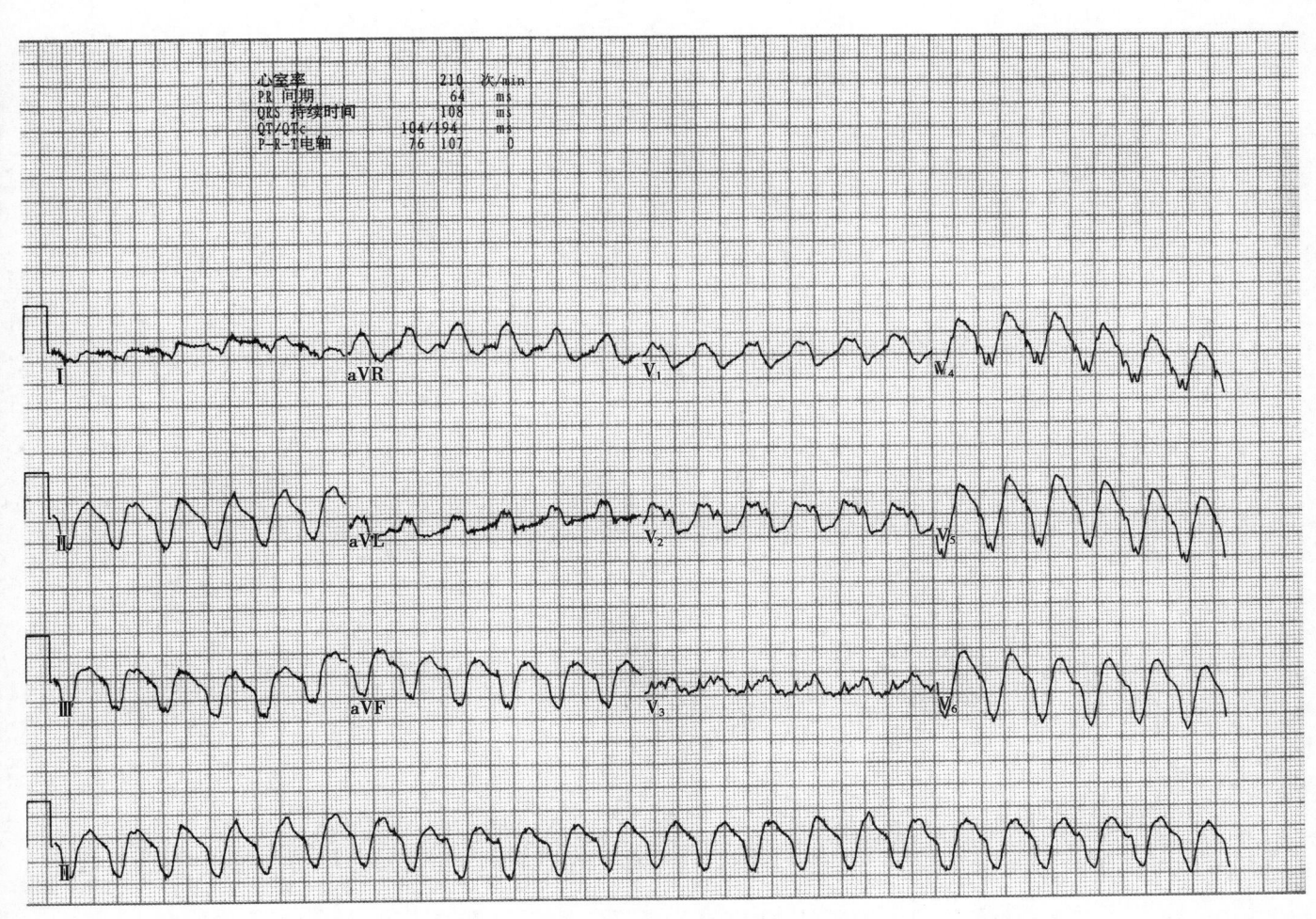

心室率		210	次/min
PR 间期		64	ms
QRS 持续时间		108	ms
QT/QTc	104/194		ms
P-R-T电轴	76	107	°

图 4 入院第 3 天上午 10:30 时：宽 QRS 心动过速，心室率 210 次/min，QRS 波群时限 108ms，Ⅰ、Ⅱ、Ⅲ、V₄~V₆ 导联呈 QS 型，aVR、aVL、V₁、V₂ 导联呈 R 型。　　**诊断：**室性心动过速。

心肌梗死伴多源性室性心动过速

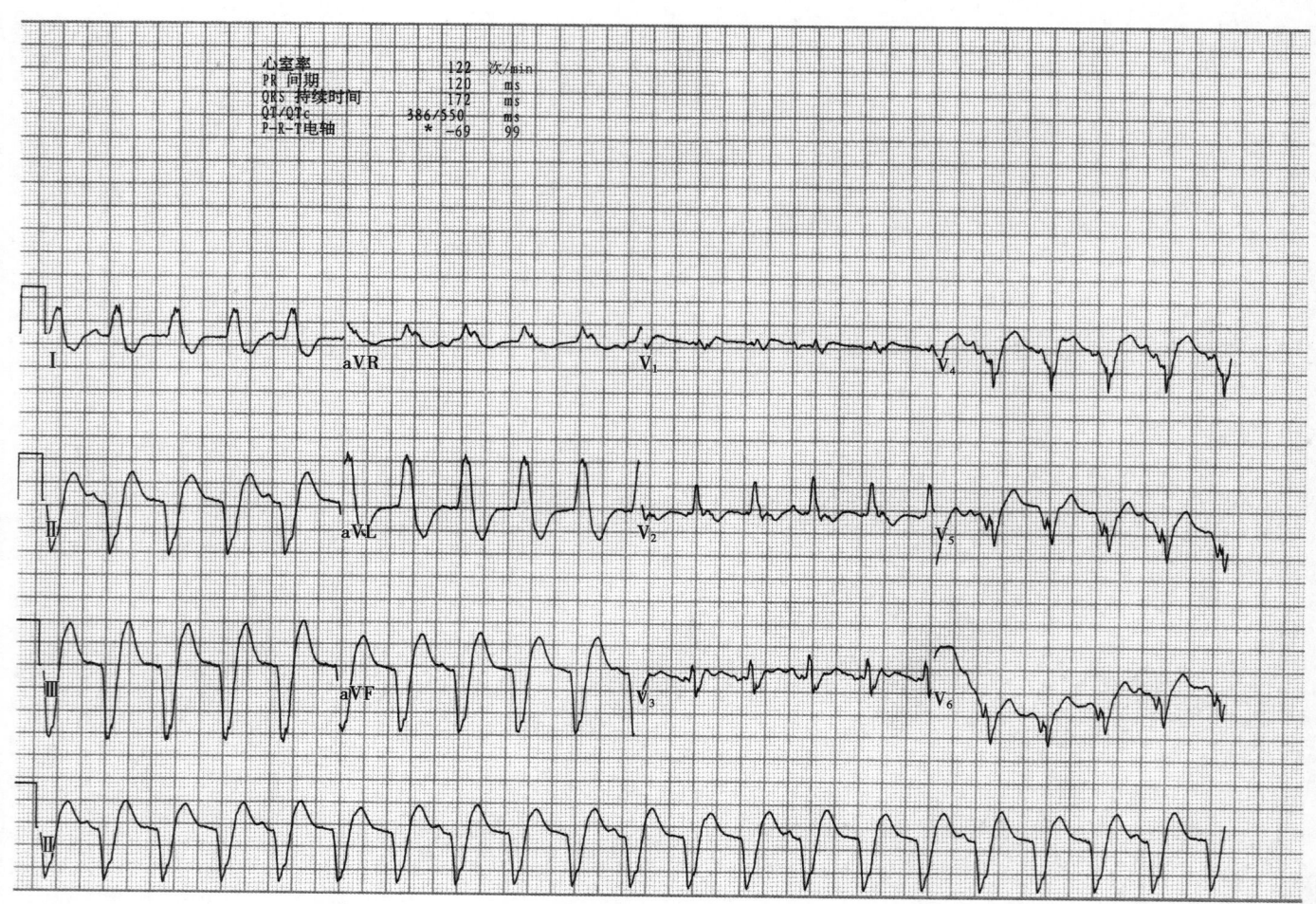

心室率 122 次/min
PR 间期 120 ms
QRS 持续时间 172 ms
QT/QTc 386/550 ms
P-R-T电轴 * -69 99

图 5 入院第 9 天：宽 QRS 心动过速，心率 122 次/min，QRS 波群时限 172ms，Ⅰ、aVR、aVL 导联呈 R 型，Ⅱ、Ⅲ、aVF、V₄～V₆ 导联呈 QS 型，QRS 电轴 -69°，QT/QTc 间期 386/550ms。

诊断：室性心动过速。

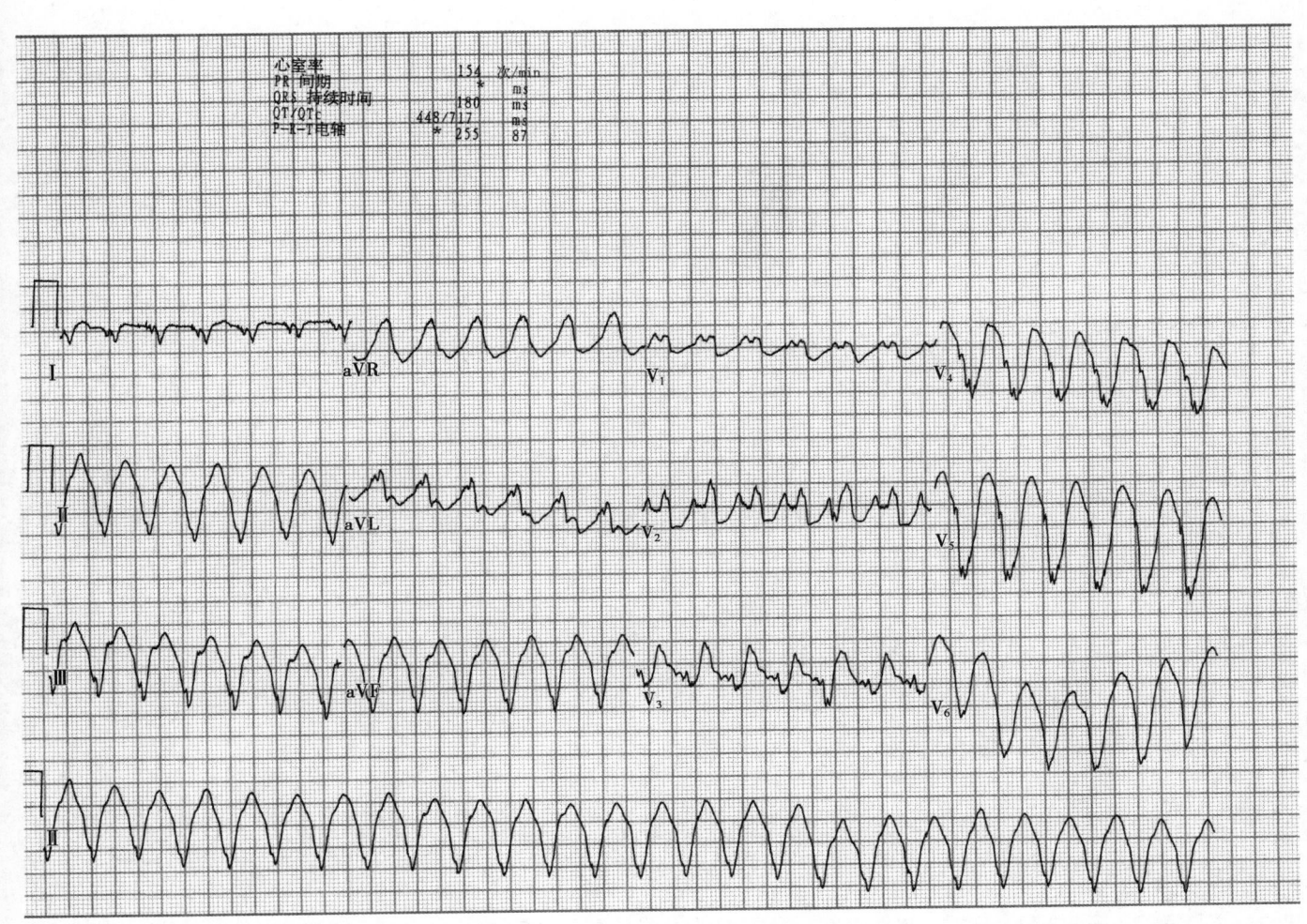

图 6 入院第 30 天：宽 QRS 心动过速，心率 154 次 /min，QRS 波群时限 180ms，QT/QTc 间期 448/717ms，QRS 电轴 255°。Ⅰ、Ⅱ、Ⅲ、V₄~V₆ 导联呈 QS 型，aVR、V₁、V₂ 导联呈 R 型。

诊断：室性心动过速。

心肌梗死伴多源性室性心动过速

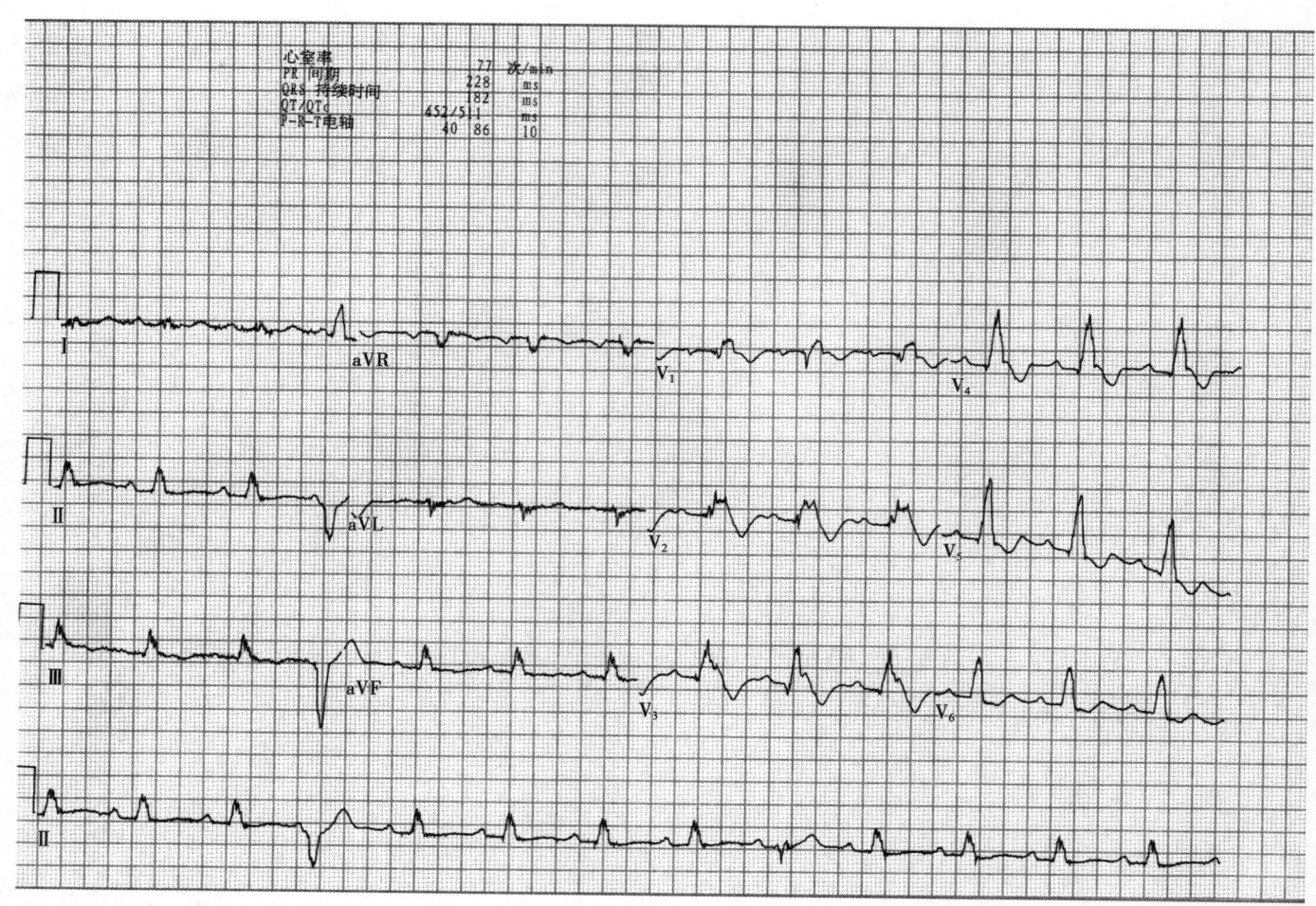

心室率 77 次/min
PR 间期 228 ms
QRS 持续时间 182 ms
QT/QTc 452/511 ms
P-R-T电轴 40 86 10

图 7 入院第 23 天，与图 2 比较：窦性心律，心率 77 次 /min，PR 间期 228ms，QRS 波群时限 182ms，QRS 电轴 86°，QT/QTc 间期 452/511ms，V₃、V₄ 导联 ST 段抬高 0.10～0.30mV。V₁～V₄ 导联异常 q 波。T 波：V₄ 导联倒置，V₅、V₆ 导联负正双向。舒张晚期室性期前收缩，室性融合波。

诊断：窦性心律，一度房室传导阻滞，前间壁及前壁心肌梗死，ST 段抬高，T 波倒置，室性期前收缩，室性融合波。

【点评】

患者因"乏力、憋气加重伴恶心、呕吐5天"入院,病情危重,入院诊断为扩张型心肌病、心功能不全、心脏扩大,超声心动图显示节段性室壁运动障碍,心电图出现新生的q波及QS波。结合临床,对心电图讨论如下:

1. 急性心肌梗死　患者46岁心电图正常。发病第5天,心电图出现了图2中广泛前壁心肌梗死波形,超声心动图提示节段性室壁运动障碍,以图2、图7中$V_3 \sim V_5$导联的q波,提示前壁心肌梗死,发病日期不确定,可能是5天前,病情突然加重时。

2. 多源性室性心动过速　住院期间先后发生多次阵发性宽QRS心动过速,比如图4~图6中室性心动过速的形态不相同,都起源于左室心尖部,心动过速频率122~220次/min,患者有明显血流动力学改变。给予抗心律失常、抗心肌缺血、减轻心脏负荷、调节水电解质平衡、抗炎等综合治疗,患者室性心动过速得到有效控制,病情转危为安,住院36天,病情稳定出院。

3. 右束支传导阻滞　出现于心肌梗死以前。心肌梗死以后,右束支传导阻滞的程度加重,QRS波群时限延长至188ms,并出现明显的碎裂QRS波,分布面广泛,扩张型心肌病与心肌梗死并存,导致心室内传导阻滞的面积广泛、程度加重,为室性心动过速的发生创造了条件。

4. 右束支传导阻滞情况下,V_3、V_4导联ST段出现一过性抬高(图7),提示梗死区外周出现了新的心肌损伤,从QRS波群时限异常增宽伴有碎裂QRS波,结合临床判断,预后较差。

心肌梗死伴多源性室性心动过速

第77例 | 心肌梗死后室性心动过速

【临床资料】

男性,47岁,因"发作性胸痛11年,反复憋喘3年,加重10天"于2016年10月17日入院。2005年诊断为急性心肌梗死,行PCI植入支架3枚(具体不详),2007年再次因胸痛入院,植入支架2枚(具体不详),高血压病史26年,病程中最高血压200/130mmHg,2型糖尿病病史20余年,高脂血症病史10年。超声心动图显示全心扩大,左室整体功能重度减低,二尖瓣、三尖瓣重度反流,肺动脉瓣轻度反流。

临床诊断:冠状动脉粥样硬化性心脏病,陈旧性前壁心肌梗死,缺血性心肌病,PCI术后,心功能Ⅳ极(NYHA分级),2型糖尿病,陈旧性脑梗死,高血压,高脂血症。

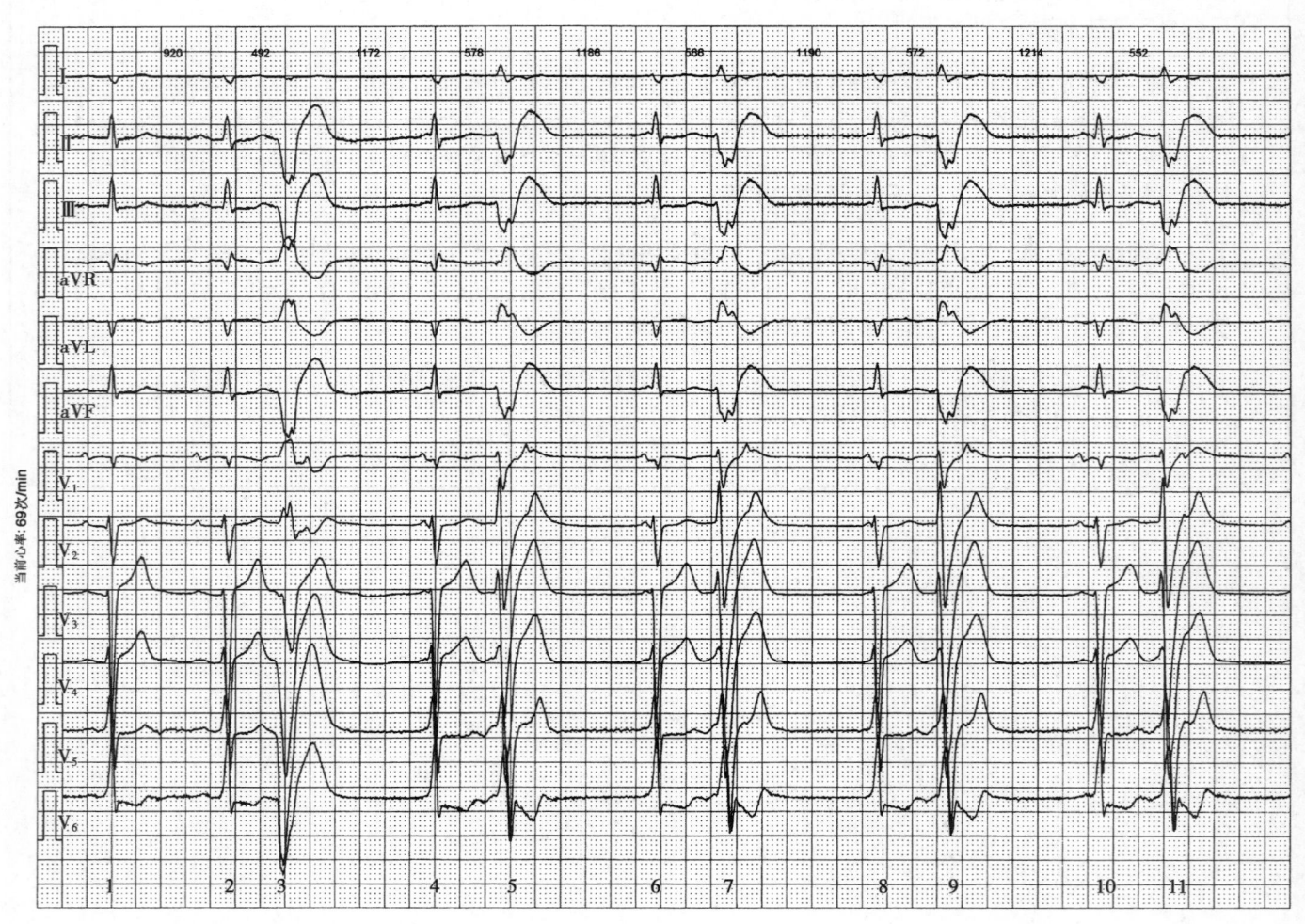

【动态心电图分析】

患者动态心电图监测 24h5min,窦性心律,心率 60~114 次 /min,平均 69 次 /min,房性期前收缩 881 次,房性心动过速 10 阵,多源性室性期前收缩 1 605 次,室性心动过速 5 阵。图 1~图 4 选自同一次监测的动态心电图,未展示出房性心动过速。

图 1 第 1 个与第 2 个心搏为窦性,PR 间期 0.22s,QRS 波群时限 0.09s,V₂ 导联 r 波递增不良,可能是受陈旧性前壁心肌梗死的影响。ST 段:V₅、V₆ 导联压低 0.05~0.125mV。T 波:V₆ 导联倒置。U 波:V₅、V₆ 导联倒置。第 4、6、8、10 个心搏是交界性逸搏,其前有因干扰未能下传心室的 P 波。第 3 个心搏时限 170ms,Ⅱ、Ⅲ、aVF、V₃~V₆ 导联呈 QS 波,V₁ 导联呈 R 型,左心室期前收缩,其后有逆行 P′ 波。第 5、7、9、11 个 QRS 波群时限 0.16s,V₁ 导联呈 rS 型,期前收缩来自右室心尖部,在室性期前收缩发现 ST 段上都有逆行 P′ 波。

诊断:窦性心律,陈旧性前壁心肌梗死心电图,前侧壁 ST 段压低及 T 波改变,U 波倒置,交界性逸搏 - 室性期前收缩二联律伴室房传导,一度房室传导阻滞。

当前心率: 80次/min

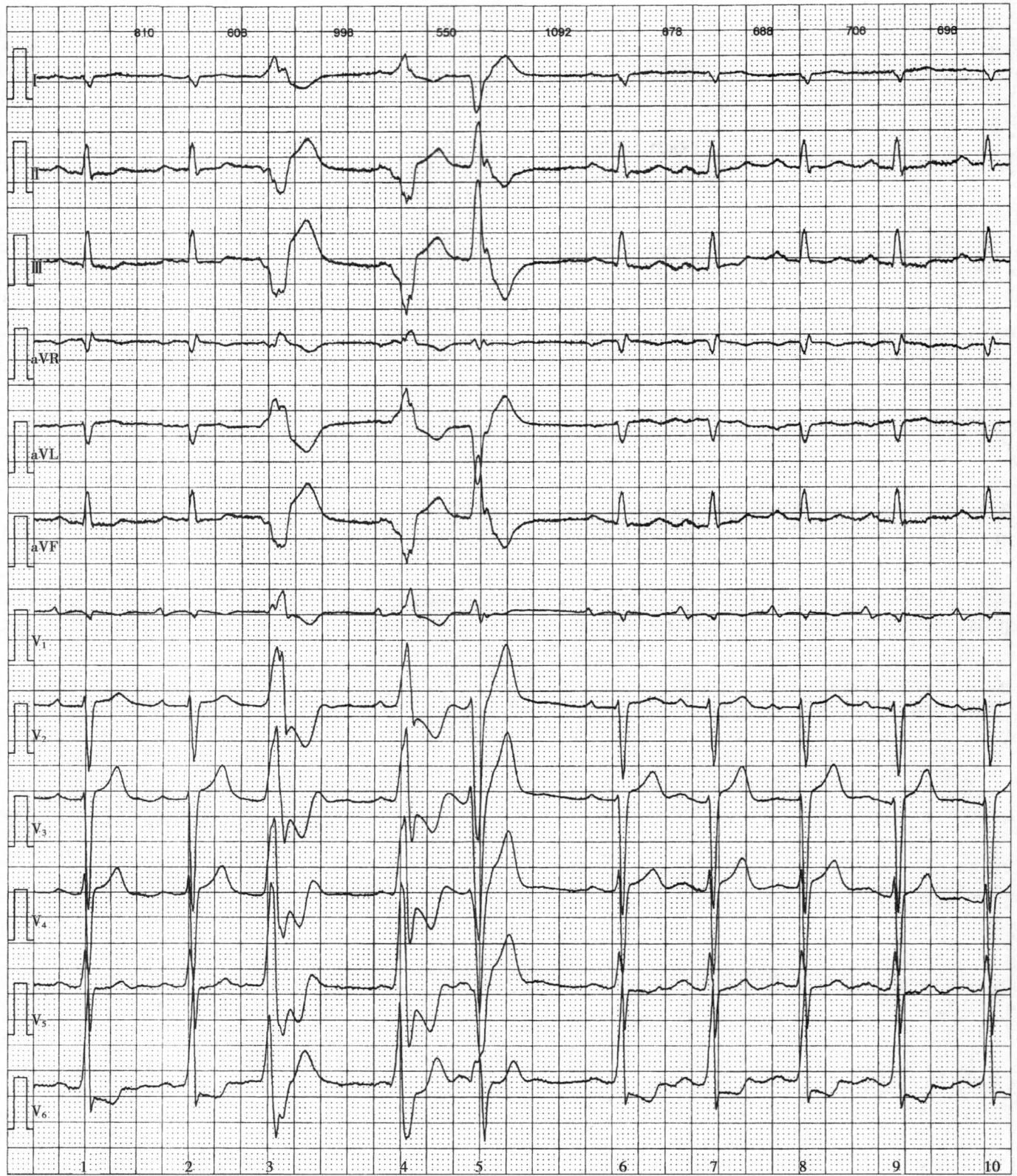

图2 窦性心律, PR 间期 0.22s, 第 3、4、5 个心搏的 QRS 波群宽大、畸形, 形态不同, 第 3、5 个心搏都是室性期前收缩, 第 4 个心搏的联律间期 998ms, 加速的室性逸搏, 其前有 P 波, PR 间期 0.14s, 比基本窦性心律的 PR 间期短。P 波和 R₄ 可能无关系, 或者 R₄ 是室性激动控制绝大部分心室产生的室性融合波。第 6 个心搏的 U 波增大, 与室性期前收缩引起的长间歇有关。

诊断: 窦性心律, 一度房室传导阻滞, rᵥ₂ 递增不良与陈旧性前壁心肌梗死有关, 前侧壁 ST 段压低及 T 波改变, 多源性室性期前收缩, 加速的室性逸搏。

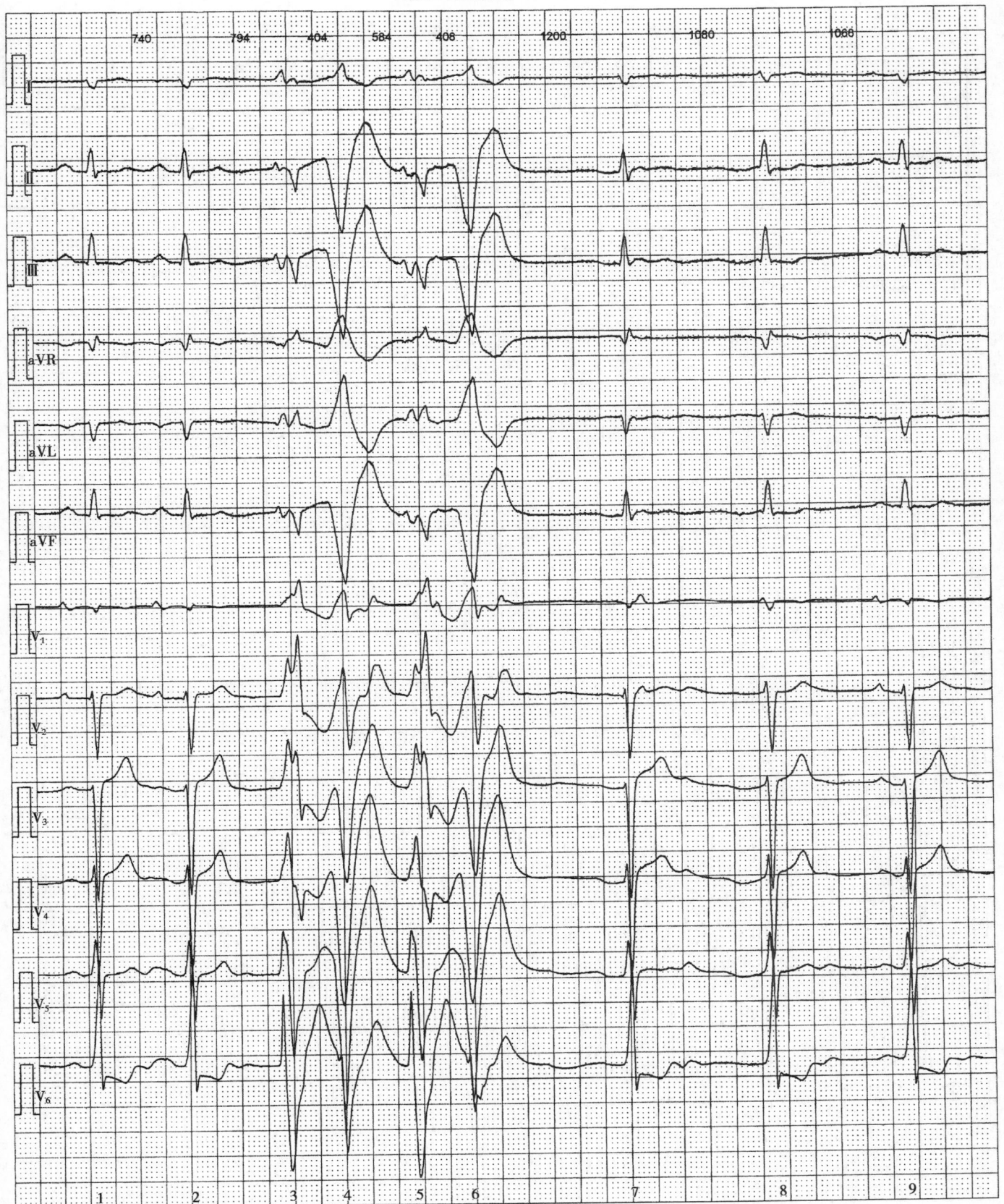

当前心率: 75次/min

图 3 第 3 个与第 5 个心搏和第 4 个与第 6 个心搏为两种基本类型的室性 QRS-T 波群交替, 仔细观察第 4 个与第 6 个心搏的形态有所不同, 呈现多种形态的短阵多源性室性心动过速, 心室率 125 次/min。第 7 个与第 8 个心搏是交界性逸搏。

诊断: 窦性心律, 一度房室传导阻滞, r_{V_2} 递增不良, 前侧壁 ST 段压低, T 波改变, 多源性室性心动过速, 交界性逸搏。

心肌梗死后室性心动过速

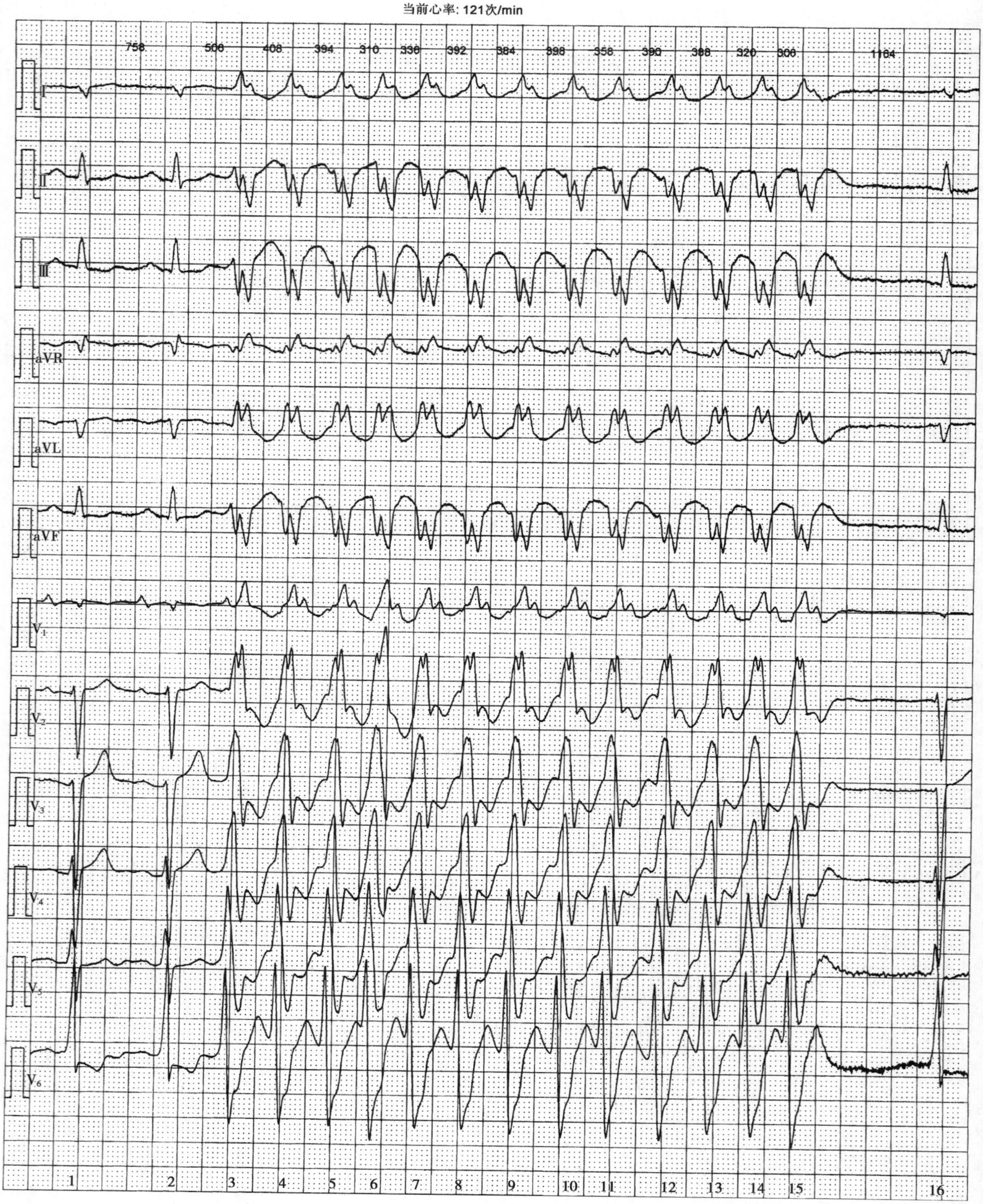

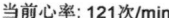

当前心率: 121次/min

758 506 408 394 310 336 392 384 398 358 390 388 320 300 1184

I

II

III

aVR

aVL

aVF

V₁

V₂

V₃

V₄

V₅

V₆

1 2 3 4 5 6 7 8 9 10 11 12 13 14 15 16

图 4 窦性心律,第 3～15 个心搏是宽 QRS 心动过速,心室率 150 次 /min,V_1、V_2 导联呈 R 型、Rs 型,Ⅱ、Ⅲ、aVF 导联呈 QS 型,心动过速起自右室心尖部,第 16 个心搏是交界性逸搏。

诊断: 窦性心律,一度房室传导阻滞,r_{V_2} 递增不良,前侧壁 ST 段压低,T 波改变,交界性逸搏,多源性室性期前收缩,加速的室性逸搏,室性心动过速。

【点评】

这是一例冠心病、陈旧性心肌梗死、缺血性心肌病、高血压、糖尿病患者,动态心电图多项指标异常,包括出现房性心动过速、室性心动过速、多源性特宽型室性期前收缩、缺血性 ST-T 改变、r 波递增不良、U 波倒置,都反映了心脏的电活动包括激动的起源与传导异常。在缺血性心肌病患者中,在 ST 段压低的基础上,发生的室性心动过速,尤其是多形性特宽型室性心动过速,提示心肌病病情恶化的表现,预后较差。

心肌梗死后室性心动过速

心绞痛发作时陈旧性下壁心肌梗死部位 ST 段抬高伴对应部位 ST 段压低

【临床资料】

男性，51 岁。47 岁时因胸痛入院，冠脉造影后植入支架 5 枚（具体不详）。既往高血压病史 20 余年，服用替米沙坦等药物，控制好。

临床诊断：冠状动脉粥样硬化性心脏病，冠状动脉支架植入术后，高血压 3 级（高危），胰体癌Ⅳ期，肝转移，骨转移。

【心电图分析】

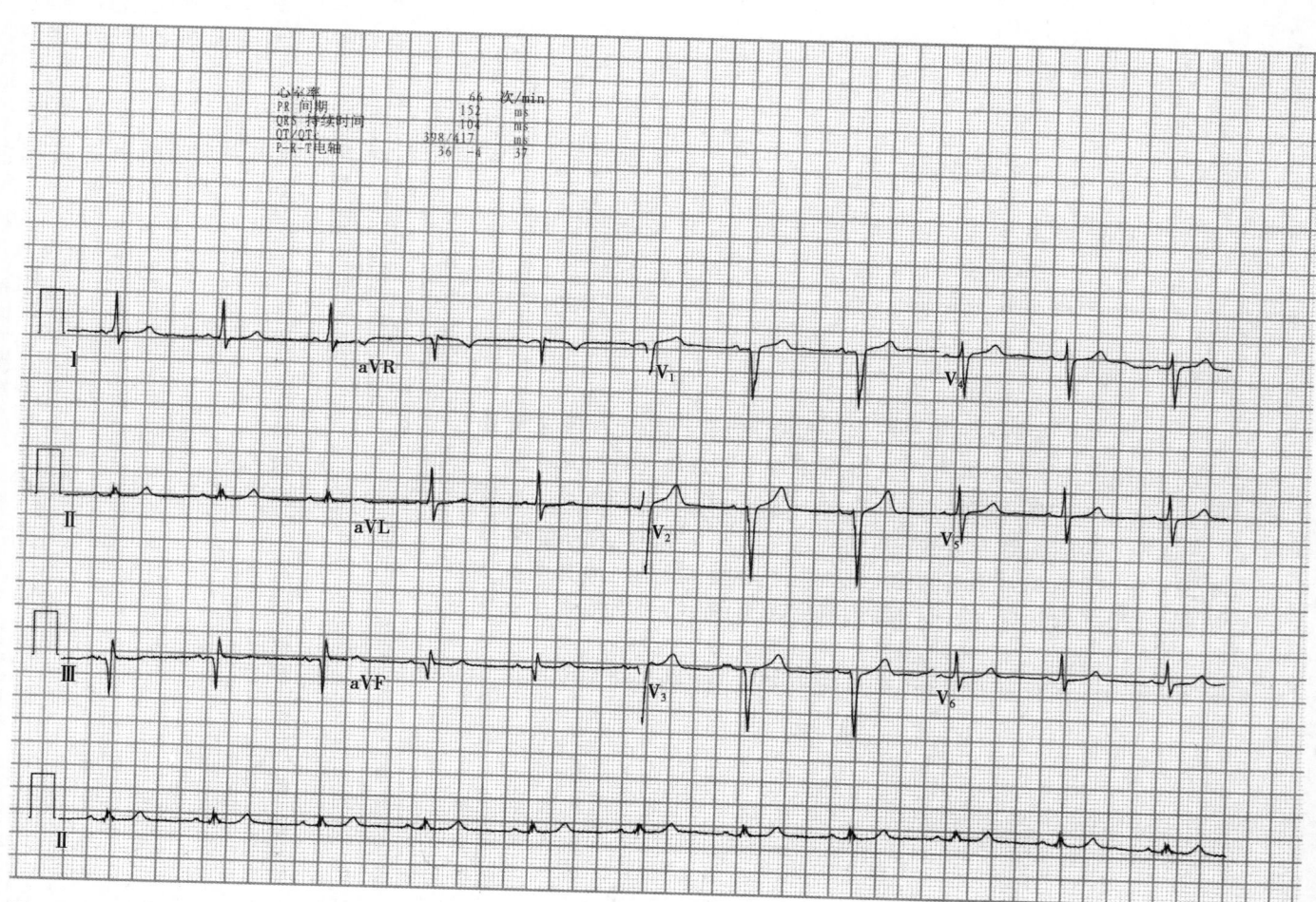

图 1　描记于冠状动脉支架植入术后 3 年：窦性心律，心率 66 次 /min，PR 间期 152ms，QRS 波群时限 104ms，QT/QTc 间期 398/417ms，QRS 电轴 −4°。Ⅲ、aVF 导联出现异常 Q（q）波，提示陈旧性下壁心肌梗死。V₁~V₃ 导联 r 波递增不良，不除外陈旧性前壁心肌梗死。

诊断：窦性心律，陈旧性下壁及前间壁心肌梗死。

【点评】

患者因胰体癌并肝转移和骨髓转移入院。曾患急性心肌梗死在当地接受治疗。冠状动脉支架植入术后（冠脉造影结果不详）。从图1分析，患者曾发生过2次心肌梗死，部位分别是下壁与前间壁（一次心肌梗死引起两个非相邻部位的梗死少见），提示右冠状动脉与前降支都有病变。患者心绞痛发作时，下壁导联ST段抬高，对应导联ST段压低，说明过去的陈旧性下壁心肌梗死是非穿壁性的，即坏死心肌位于下壁心内膜下层心肌。存活的外膜下心肌除极过程中产生了Ⅲ、aVF导联的R波。此次心肌缺血就发生于下壁存活的心肌，罪犯血管为右冠状动脉暂时闭塞引起了下壁导联的ST段抬高，经扩张冠脉、解痉等急救后，症状缓解，ST-T复位。

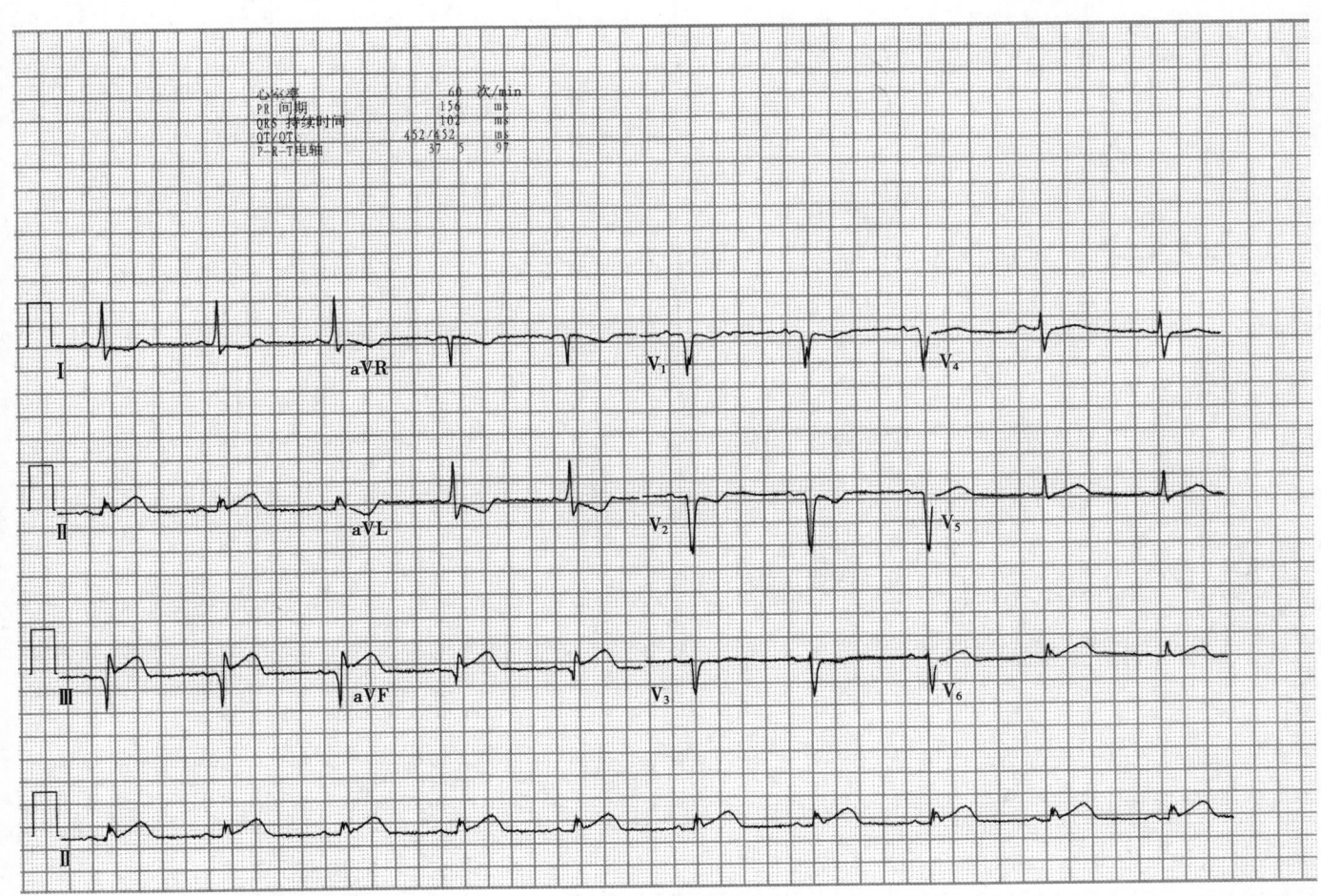

图2 描记于心绞痛发作时，与图1比较，ST段：Ⅲ、aVF、V₆导联抬高0.10～0.20mV，Ⅰ、aVL、V₁～V₃导联压低0.05～0.15mV。T波：Ⅱ、Ⅲ、aVF、V₆导联增高，aVL、V₁～V₃导联转倒置。QT/QTc间期452/452ms。

诊断： 窦性心律，陈旧性下壁及前间壁心肌梗死，ST段抬高的急性冠脉综合征心电图。

心绞痛发作时陈旧性下壁心肌梗死部位ST段抬高伴对应部位ST段压低

第79例 心绞痛发作时下壁 ST 段损伤型抬高

【临床资料】

男性，55 岁，因"间断心前区疼痛 2 年，加重 6 天"入院。入院第 3 天反复发作心绞痛，每次持续时间约 10min。心绞痛发作时，予以含服硝酸甘油、硝酸异山梨酯注射液 50mg＋0.9% 氯化钠注射液 250ml 静脉滴注，症状缓解。冠脉造影显示回旋支远段狭窄 85%，PCI 成功；右冠状动脉中段狭窄 70%。

【心电图分析】

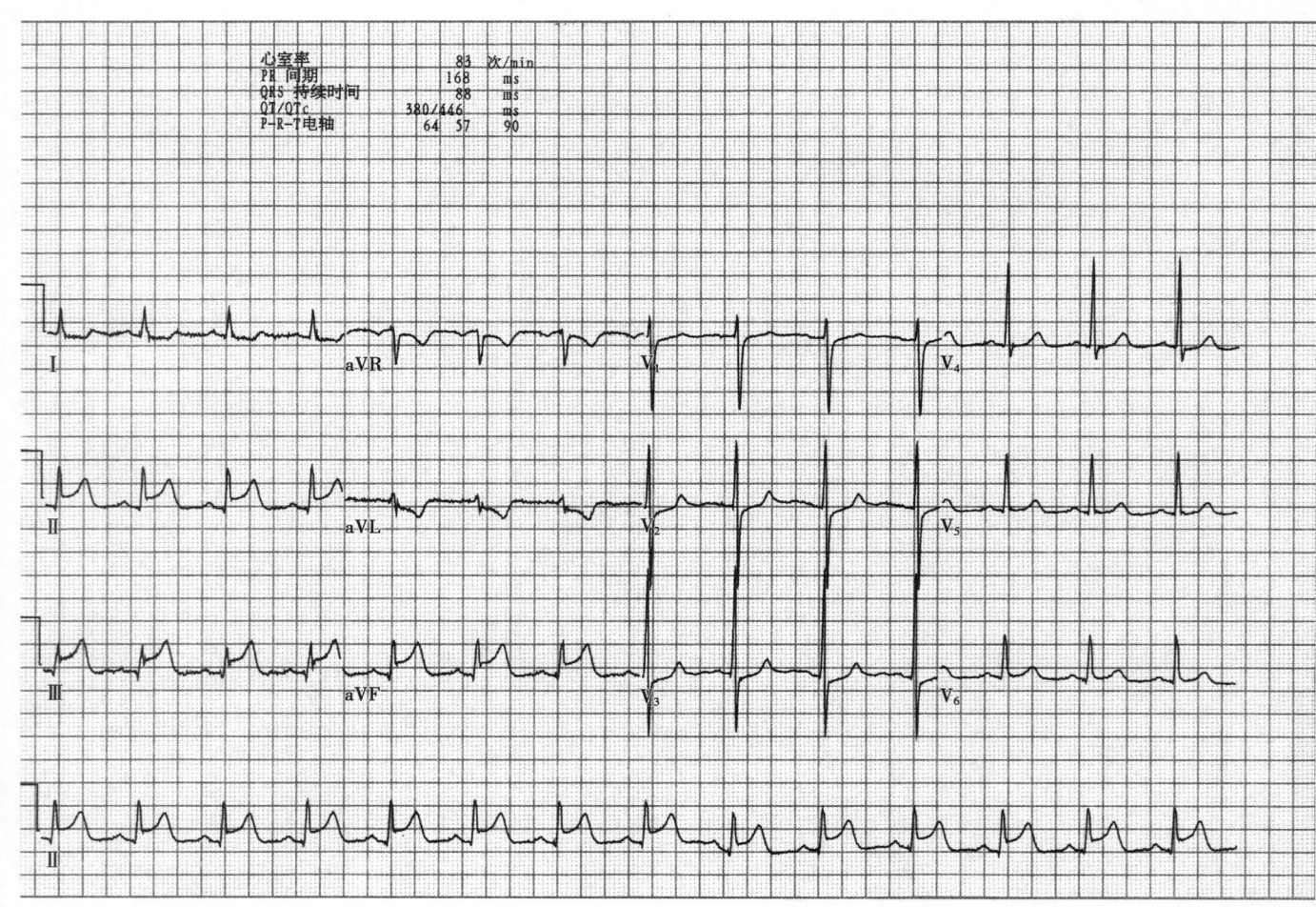

图 1 心绞痛发作约 2min 时：窦性心律，心率 83 次 /min，PR 间期 168ms，QRS 波群时限 88ms，QRS 电轴 57°，QT/QTc 间期 380/466ms。ST 段：Ⅱ、Ⅲ、aVF 导联上斜型抬高 0.25～0.30mV，Ⅰ、aVR、aVL、V₁～V₄ 导联压低 0.05～0.20mV。T 波：Ⅱ、Ⅲ、aVF 导联 0.6～0.7mV，Ⅰ 导联负正双向，aVL 导联倒置。

诊断：窦性心律，ST 段抬高（下壁），ST 段压低（对应导联），急性下壁心肌损伤，心电图危急值。

临床诊断: 冠状动脉粥样硬化性心脏病,不稳定型心绞痛,高血压1级(中危)。

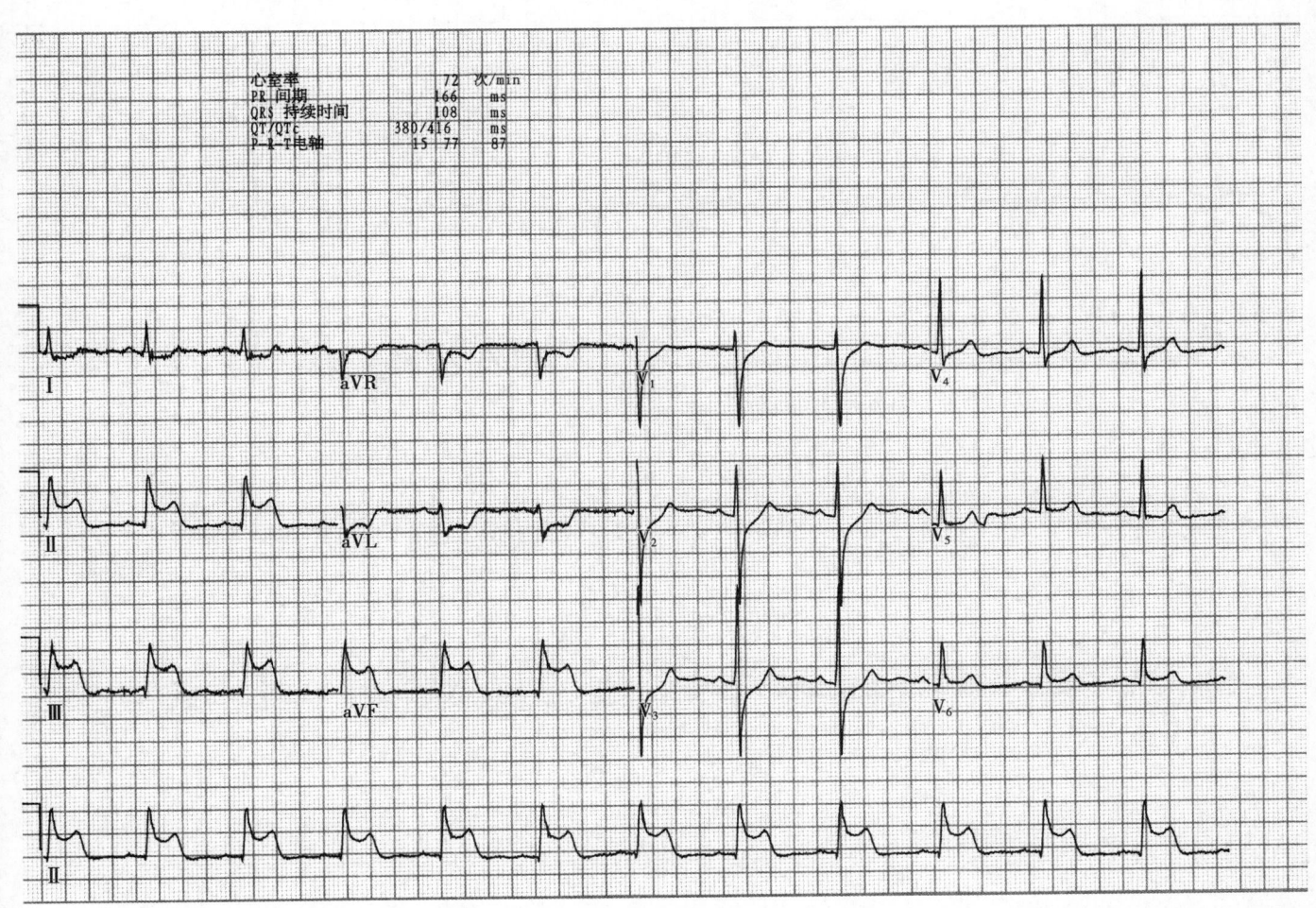

心室率	72	次/min
PR 间期	166	ms
QRS 持续时间	108	ms
QT/QTc	380/416	ms
P-R-T电轴	15 77 87	

图2 图1后1min,与图1比较,ST段:Ⅱ、Ⅲ、aVF导联抬高至0.40~0.50mV,Ⅰ、aVL、V₁~V₃导联压低至0.125~0.35mV。QT/QTc间期380/416ms。

诊断: 窦性心律,ST段抬高程度加重(下壁),ST段压低程度加重(对应导联),心电图危急值。

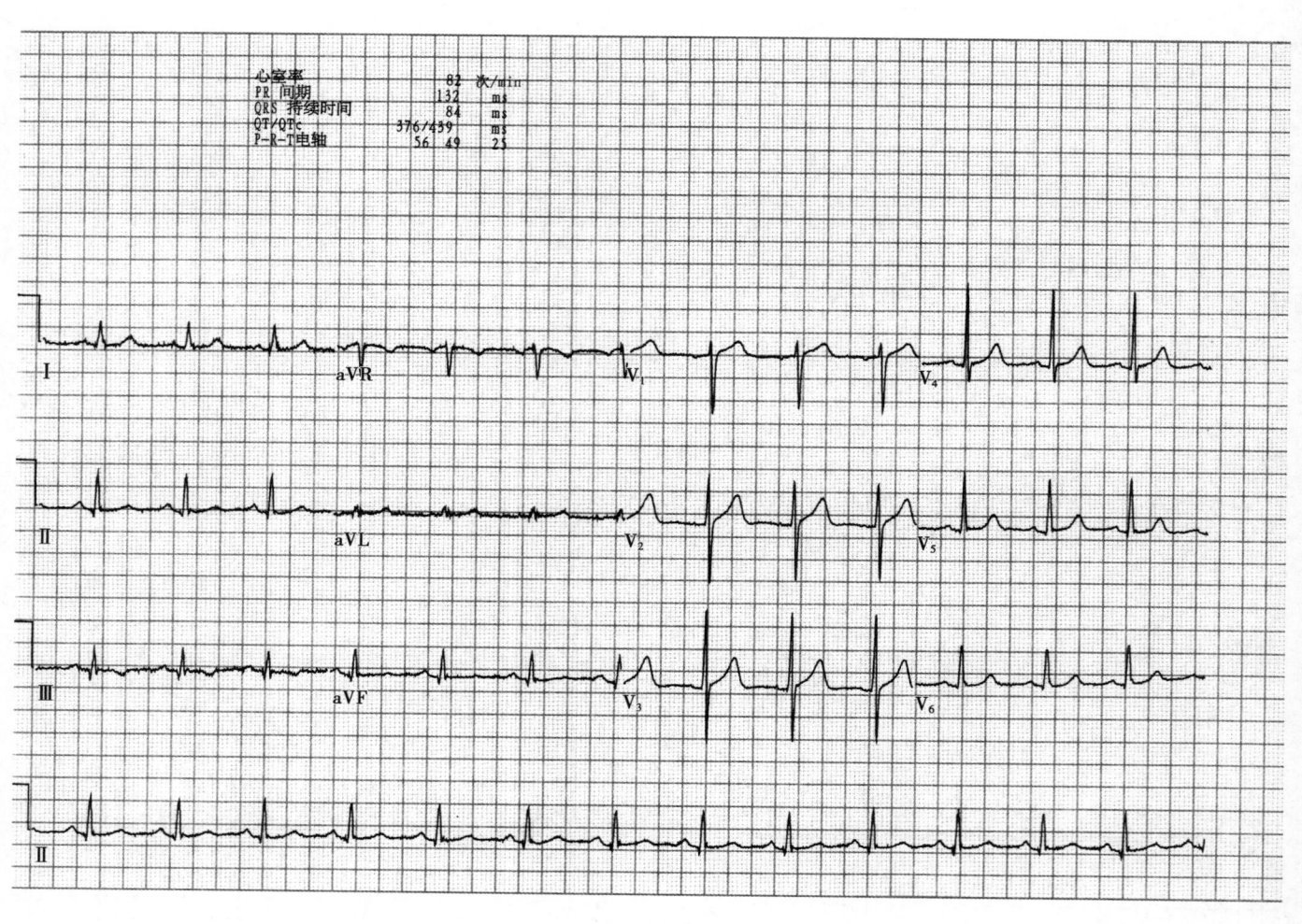

图3 症状缓解以后，ST段：Ⅱ、Ⅲ、aVF、V₆导联回至基线，Ⅰ、aVR、aVL导联复位，V₁～V₃导联抬高0.125mV。T波：Ⅱ导联低，Ⅲ导联倒置，aVF导联低平。

诊断：窦性心律，下壁T波低平与倒置。

【点评】

患者冠状动脉粥样硬化性心脏病，不稳定型心绞痛发作时Ⅱ、Ⅲ、aVF、V₆导联ST段立即抬高，对应导联ST段压低。给予硝酸甘油、硝酸异山梨酯治疗，心绞痛症状缓解。冠脉造影显示前降支未见明显狭窄，回旋支远段狭窄85%，右冠状动脉中段狭窄70%，引发急性ST段抬高的罪犯血管提示右冠状动脉。Ⅰ、aVL、aVR、V₁～V₃导联ST段压低，为对应改变。心肌酶未见明显异常。给予扩张冠脉、解痉、调脂、平衡电解质紊乱等治疗，病情稳定出院。

心绞痛发作时下壁ST段损伤型抬高

第80例 | 心前区胸闷时前间壁 ST 段抬高伴完全性右束支传导阻滞

【临床资料】

女性,48 岁,因"宫颈癌先期化疗三程后,放疗 3 次,发热 9 天"入院。当天夜间突发胸闷,吸氧后缓解。

临床诊断:冠状动脉粥样硬化性心脏病,心绞痛,宫颈癌多发转移,肿瘤免疫相关性发热,低蛋白血症。

【心电图分析】

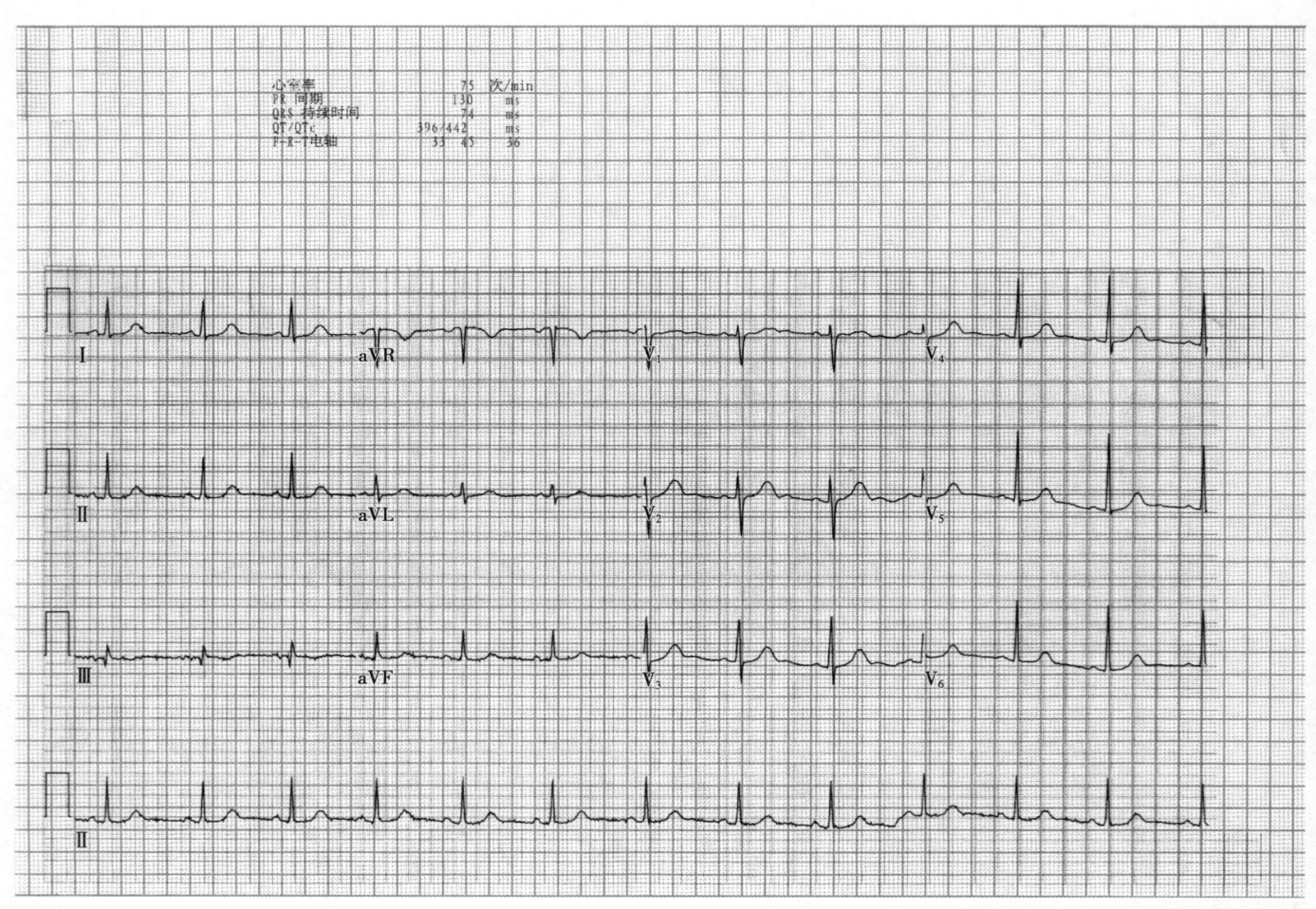

图 1 1 年前:窦性心律,心率 75 次 /min,PR 间期 130ms,QRS 波群时限 74ms,QT/QTc 间期 396/442ms,QRS 电轴 45°。

诊断:窦性心律,正常心电图。

【点评】

胸闷时的心电图变化：图1与图2相差1年，其间未查阅到其他时间的心电图。比较图1与图2心电图变化很大：图2出现了12导联低电压，以Ⅰ、Ⅱ、aVR、aVF、$V_2 \sim V_6$导联QRS波群振幅减小更明显。$V_1 \sim V_3$导联ST段抬高，$V_4 \sim V_6$导联T波低平或平坦，出现了一度房室传导阻滞。这提示急性前间壁心肌损伤伴完全性右束支传导阻滞，可能是左前降支发生痉挛性闭塞而引起一过性损伤型ST段抬高，缺血性右束支传导阻滞，由于缺血范围广泛，是心室肌除极性能降低或部分心室肌暂时丧失除极能力，出现全导联QRS波群低电压。由于心电图跨越时间较长（1年）而临床资料不全，尚不能解释其他因素引起的QRS波群低电压。由于肿瘤多发转移，体质很弱，未行冠脉介入术。胸闷时间短暂，心电图改变是暂时性的，又无心肌酶学明显异常，临床诊断为心绞痛心电图改变。

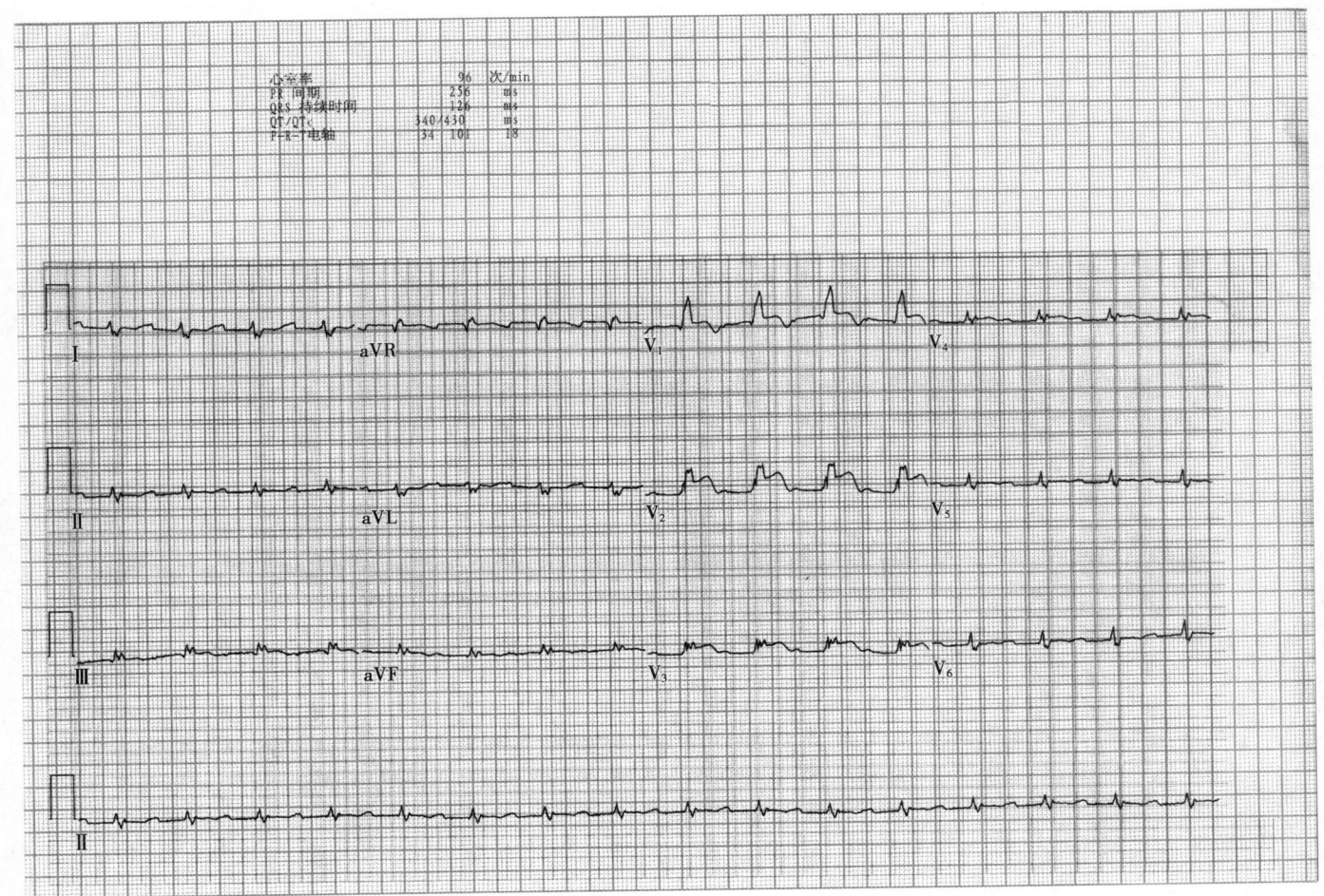

图2 胸闷发作时：窦性心律，心率96次/min，PR间期256ms，一度房室传导阻滞。QRS波群时限126ms，标准肢体导联R+S<0.5mV。QRS波群低电压。V_1导联呈qR型，Ⅰ、aVL、V_5、V_6导联s波钝挫。ST段：$V_1 \sim V_5$导联抬高0.05～0.30mV。T波：V_5、V_6导联低平。

诊断：窦性心律，一度房室传导阻滞，QRS波群低电压，异常q_{V_1}，前间壁ST段抬高，T波低平（前侧壁），完全性右束支传导阻滞。

第81例　胸闷时前壁 T 波倒置——前降支严重病变

【临床资料】

男性，55 岁，因 "发作性胸闷 10 余天，每次持续 4 ~ 5min" 入院。查体：血压 168/100mmHg，身高 173cm，体重 69kg，BMI 23.1kg/m²。超声心动图显示室间隔增厚，左室舒张功能轻度减低。冠脉造影显示前降支中段狭窄 95%，PCI 术后，回旋支狭窄 55%，右冠状动脉节段性狭窄 50%。心肌酶正常。

临床诊断：急性冠脉综合征，PCI 术后，高血压 3 级（很高危），糖尿病 2 型，脑梗死。

【动态心电图分析】

图 1 与图 2 记录于冠状动脉造影 + PCI 术前。

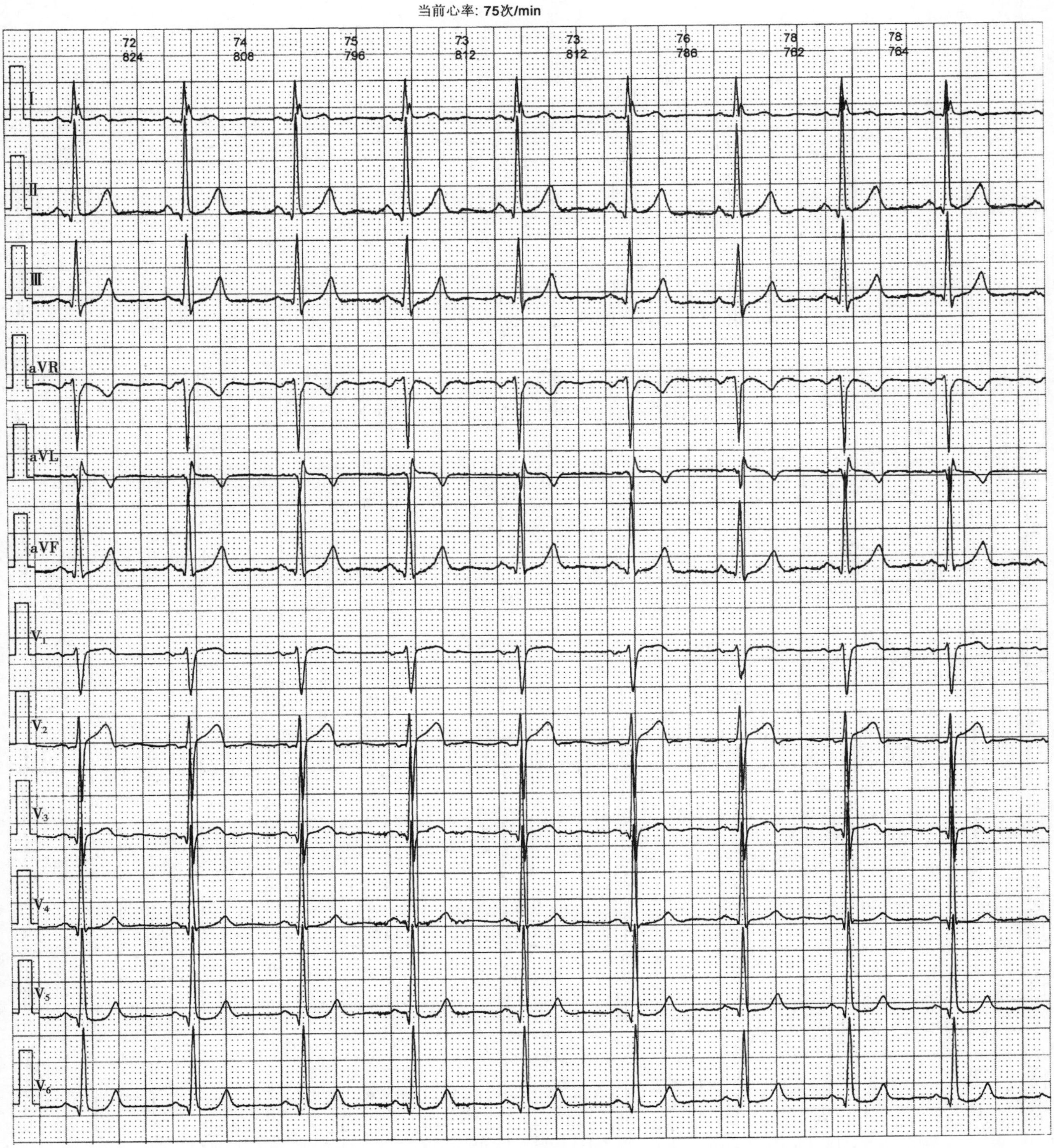

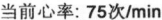

当前心率: 75次/min

图1　窦性心律,心率73次/min。T波:V_2导联正负双向,$T_{V_2} > T_{V_3} < T_{V_4}$。　　　　**诊断:**窦性心律,T波异常。

胸闷时前壁T波倒置——前降支严重病变

当前心率: 69次/min

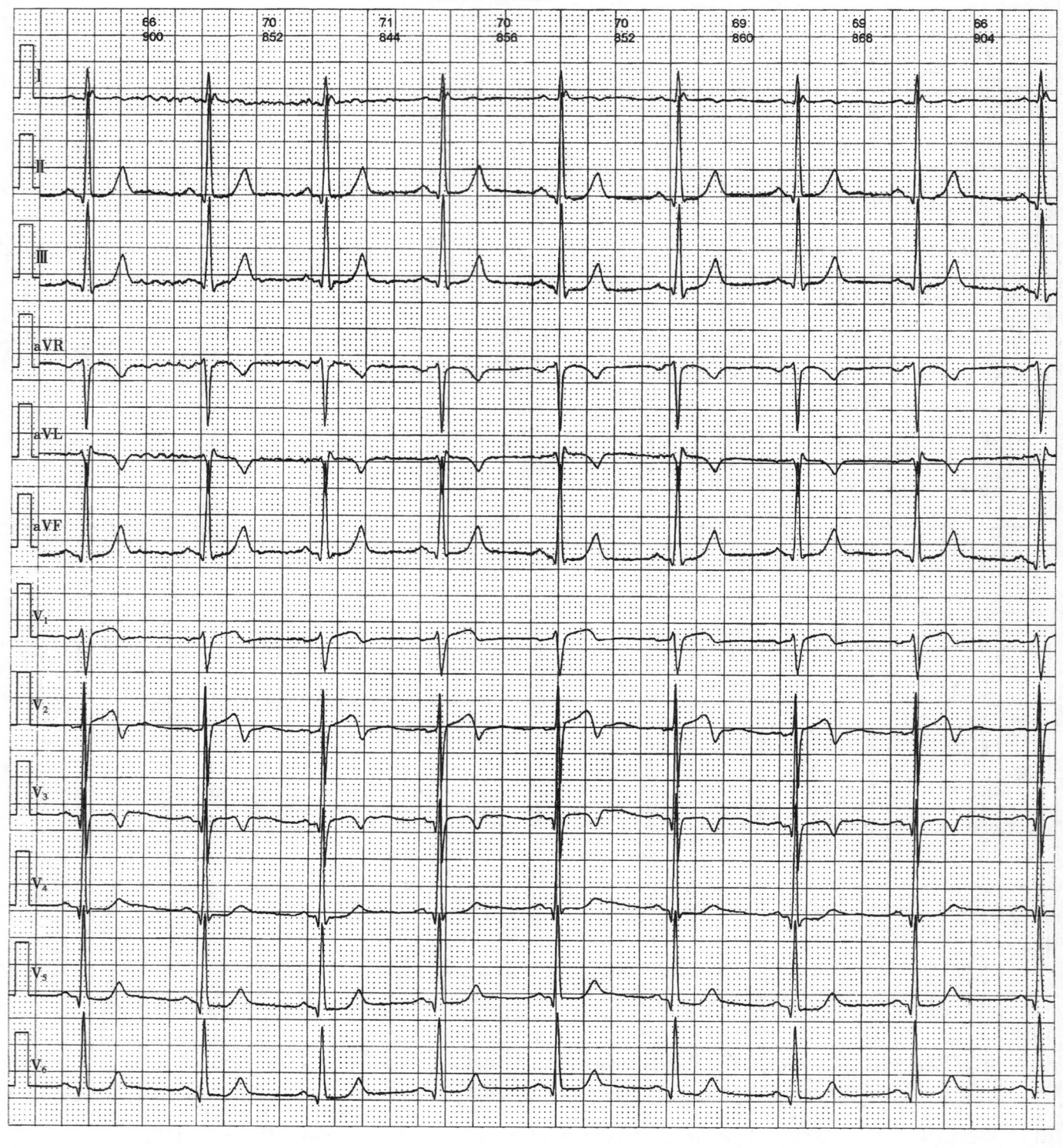

图 2　胸闷时：窦性心律，心率 70 次 /min。与图 1 比较，T 波：V_2 导联双向、倒置部分增深，V_3 导联转为倒置，V_4 导联低平。ST 段：$V_4 \sim V_6$ 导联轻度压低 0.05mV。QT 间期 0.38s。

诊断：窦性心律，T 波双向、倒置发生于胸闷时（前壁）。

【点评】

这是一例不典型心绞痛发作时的动态心电图，胸闷时，前壁 V_2、V_3、V_4 导联 T 波转为双向、倒置，心肌酶未见异常，冠脉造影显示前降支中段严重狭窄（程度 95%），PCI 术后，予以扩张冠脉、抗凝等药物治疗，病情好转出院。

该例患者严重的前降支中段病变，仅引起缺血性 T 波双向与 T 波倒置，而无明显的缺血性 ST 段改变。应引起这类 T 波改变的重视。

第 82 例 | 胸痛发作时下壁导联 ST 段重度压低

【临床资料】

男性,55 岁,因 "发作性胸痛 6 天" 入院。血生化检查显示肌钙蛋白 T 2.09ng/ml,乳酸脱氢酶 327.8U/L,CK 409.8U/L,CK-MB 定量测定 14.72ng/ml。超声心动图显示节段性室壁运动障碍(室间隔心尖段),左主干开口处狭窄 95%,支架植入术后。

临床诊断: 冠状动脉粥样硬化性心脏病,急性非 ST 段抬高型心肌梗死。

【动态心电图分析】

动态心电图描记于左主干 PCI 术后第 3 天。

图 1 胸痛发作时的 12 导联动态心电图:窦性心律,心率 72 次 /min。V_1、V_2 导联呈 QS 型,V_3 导联 r 波递增不良。ST 段:Ⅱ、Ⅲ、aVF、V_5、V_6 导联呈上斜型重度压低 0.10~0.40mV,Ⅰ、aVR、aVL、V_1~V_3 导联抬高 0.10~0.30mV。

诊断: 窦性心律,急性心肌缺血(下壁 ST 段重度压低,aVR、aVL 导联抬高)心电图;前间壁心肌梗死。

当前心率: 72次/min

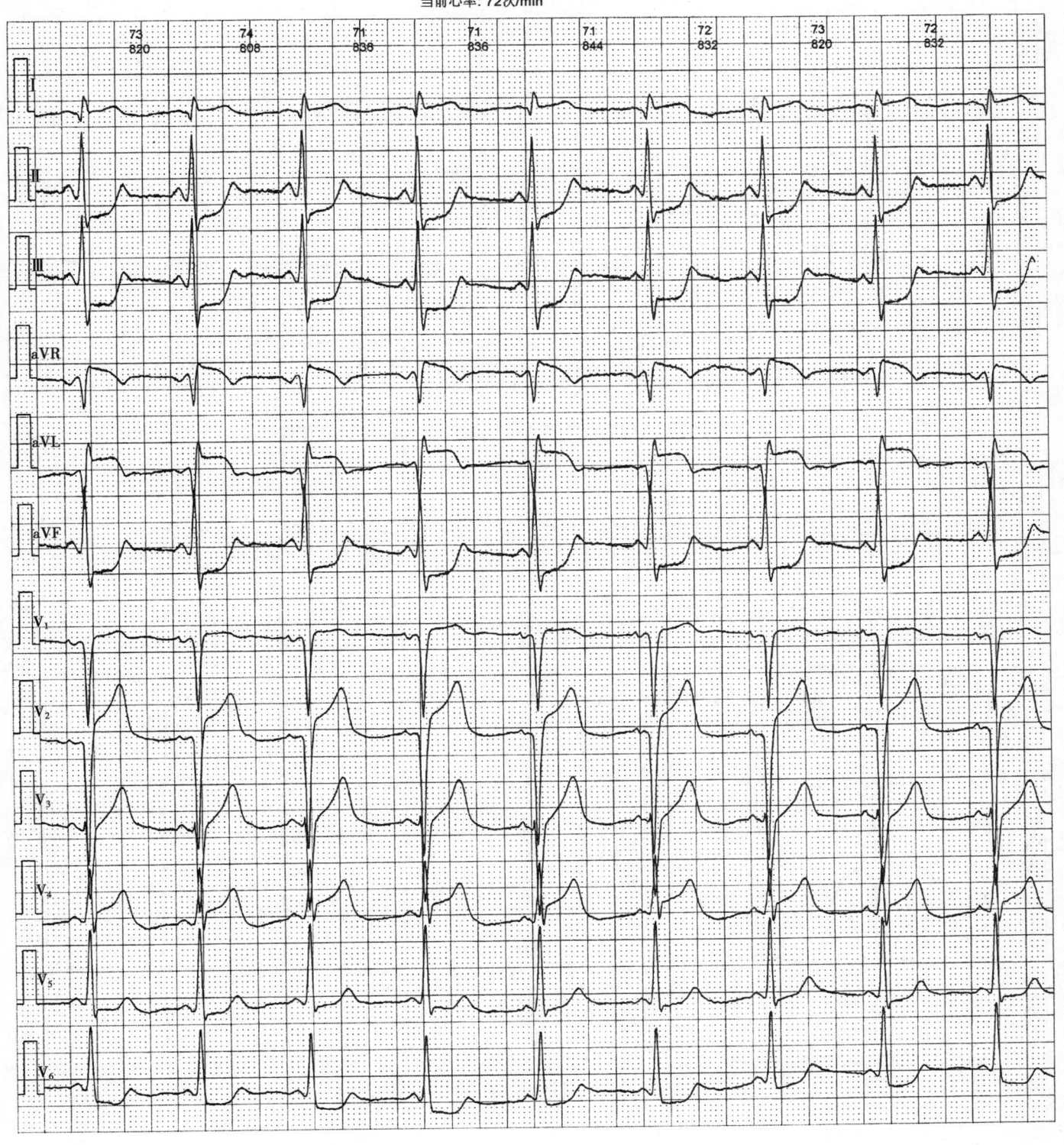

胸痛发作时下壁导联 ST 段重度压低

当前心率: 69次/min

72 828
71 836
70 848
69 860
67 884
68 880
68 880
67 888
I
II
III
aVR
aVL
aVF
V1
V3
V2
V4
V5
V6

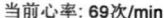

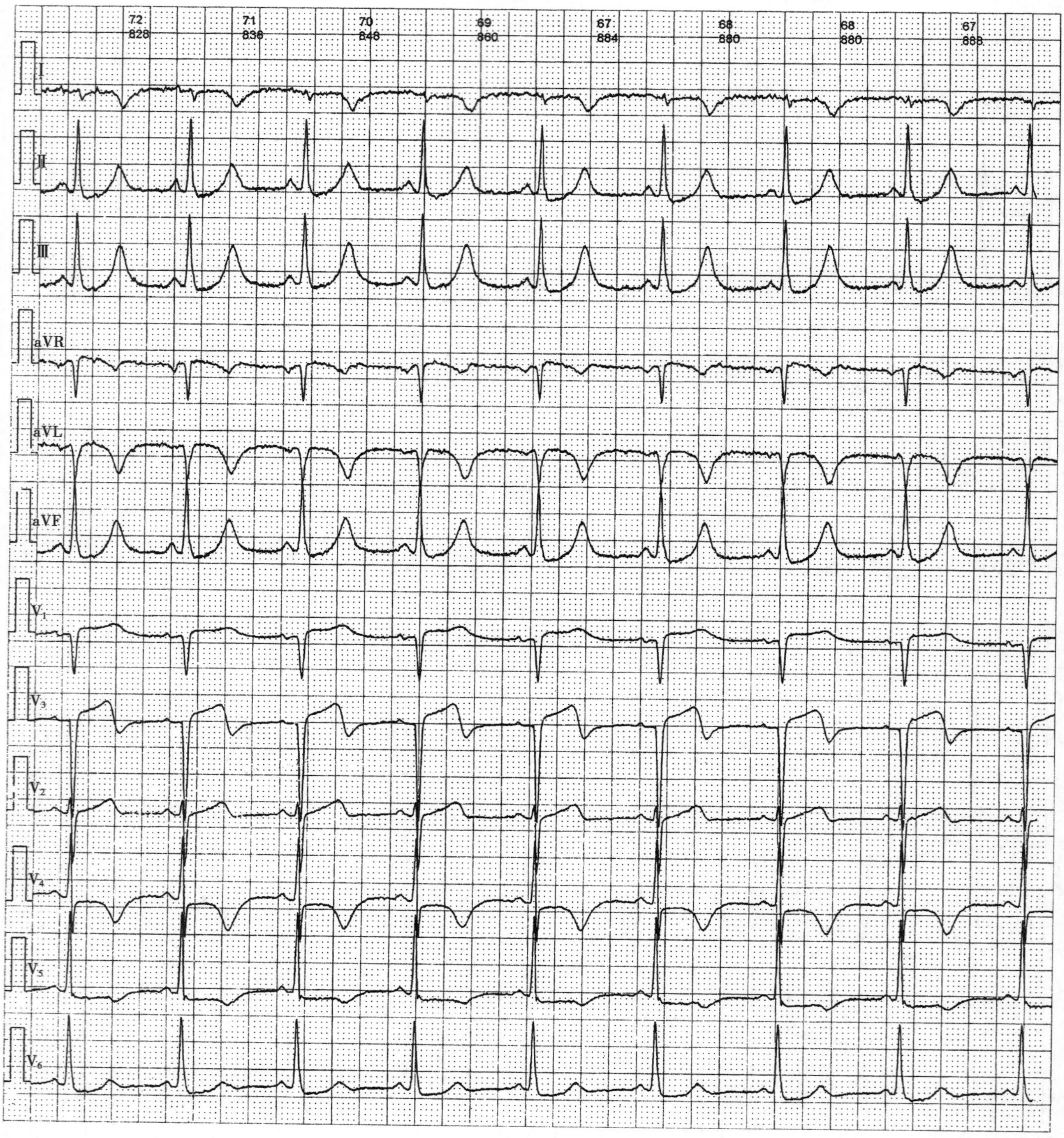

图 2 描记于心肌缺血症状缓解以后,ST 段:Ⅱ、Ⅲ、aVF 导联压低 0.05~0.10mV,
V_2 导联抬高 0.20mV,aVR 导联抬高 0.10mV,aVL 导联回至基线。T 波:Ⅰ、aVL、
V_2~V_6 导联转双向、倒置,Ⅱ、Ⅲ、aVF 导联增高。

诊断:窦性心律,急性前间壁心肌梗
死演变期。

【点评】

本例急性前间壁心肌梗死,广泛的缺血性 ST-T 改变,是左主干开口处
重度狭窄所致。左主干支架植入术后仍有胸痛,动态心电图显示胸痛
发作时,Ⅱ、Ⅲ、aVF 导联 ST 段重度压低,提示罪犯血管右冠状动脉发
生了一过性痉挛,引起急性下壁缺血性 ST 段压低。冠脉造影显示右冠
状动脉中段边缘不规则,该处很可能是冠脉痉挛的部位。抗凝、解痉、
营养心肌,改善冠脉循环,仍为基本的治疗方案。

第83例 | 胸痛发作时右室心尖部起搏心律的前壁 ST 段压低

【临床资料】

男性,87 岁,因"间断胸痛 20 年,加重 10 天"入院。3 个月前发生急性心肌梗死,既往高血压病史 30 年。心肌酶谱未见明显异常。超声心动图显示左心房增大,室间隔增厚,节段性室壁运动障碍(下壁及后壁基底段)。冠脉造影显示左主干远段狭窄 95%,前降支中段狭窄 90%,第一对角支狭窄 90%,回旋支远段闭塞,右冠状动脉近段狭窄 80%。

临床诊断:冠状动脉粥样硬化性心肌梗死;不稳定型心绞痛,心功能不全,心功能 Ⅲ 级(NYHA 分级);房室传导阻滞;永久性心脏起搏器植入术后,高血压 3 级(很高危)。

【心电图分析】

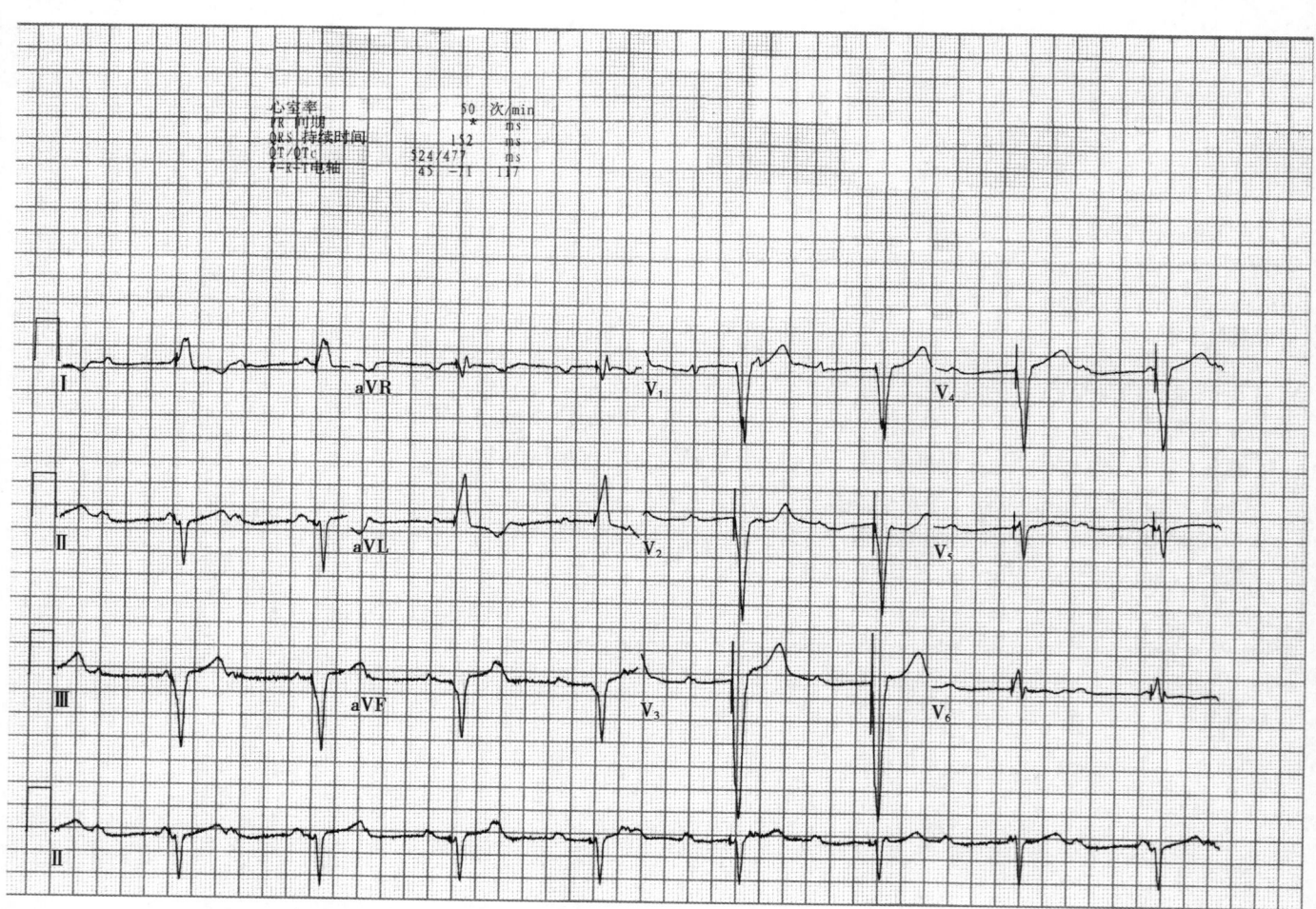

图 1 窦性 P 波规律出现,心房率 115 次 /min。心室起搏心律,起搏频率 50 次 /min。QRS 波群时限 152ms, QRS 电轴 −71°, QT/QTc 间期 524/477ms, P 波与 R 波无关系。

诊断:窦性心动过速,心室起搏心律,三度房室传导阻滞。

【点评】

右室心尖部起搏心律时，胸导联(V₁～V₄导联)ST段、T波的方向与QRS主波方向相反，如图1所示，V₁～V₄导联呈QS型，V₃、V₄导联ST段抬高，V₁～V₄导联T波正向；不稳定型心绞痛发作时，图2中显示V₂～V₄导联ST段压低，V₁～V₄导联T波幅度降低，提示急性前壁缺血型ST-T改变。冠脉造影显示左主干+三支病变。心肌酶无明显异常，建议行冠状动脉旁路移植术。

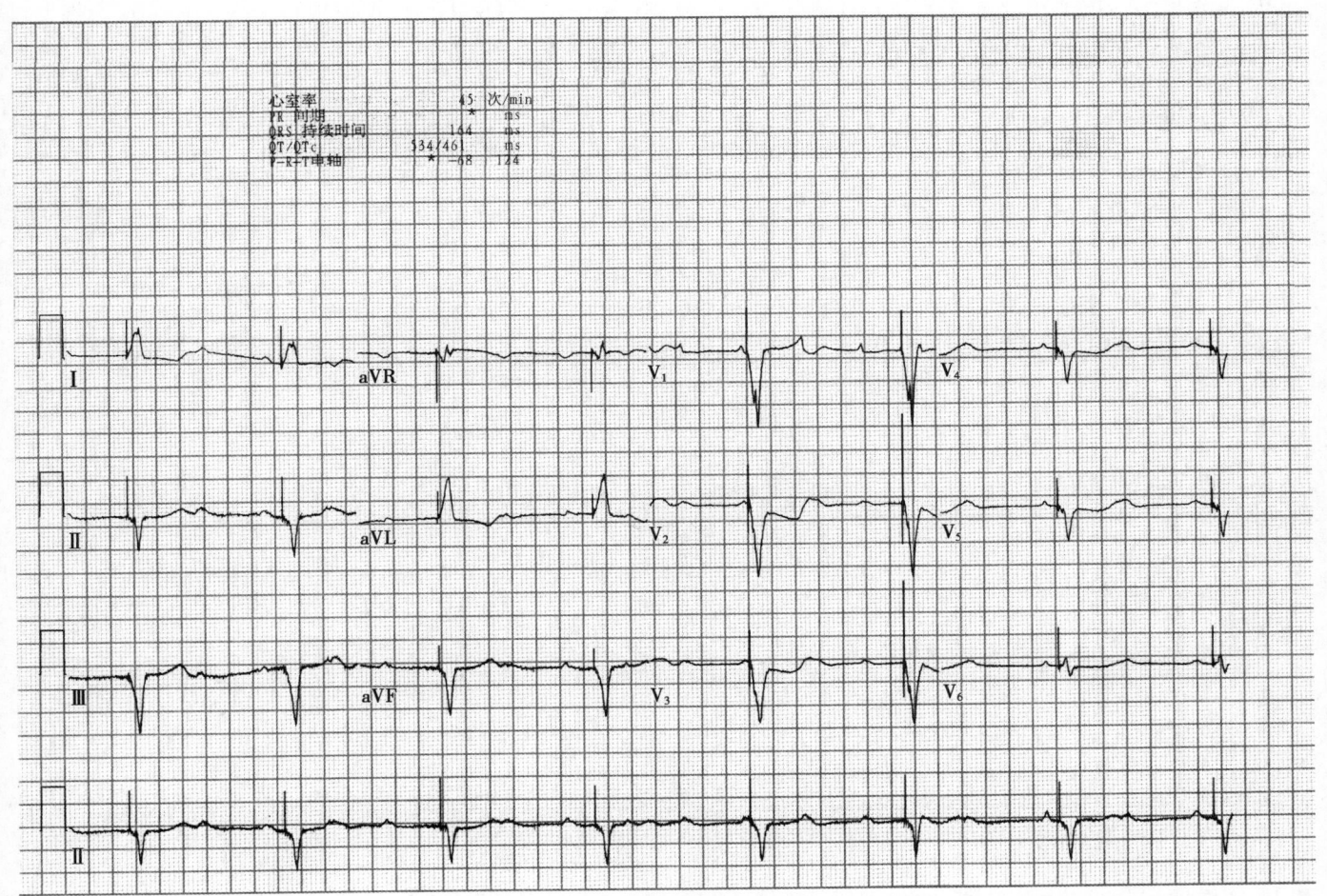

图2　胸痛时：窦性P波规律出现，心房率76次/min，心室起搏频率45次/min。与图1比较起搏心电图ST-T发生了重要变化，ST段：V₂～V₄导联压低0.10～0.225mV。T波：I、aVL导联倒置减浅，V₁～V₅导联幅度降低。QT/QTc间期534/461ms，QRS电轴-68°。

诊断：窦性心律，心室起搏心律，三度房室传导阻滞，ST-T改变(急性前壁缺血)。

【临床资料】

女性，42 岁，因 "反复胸痛 2 年，加重 1 个月" 入院。2 年前因患甲状腺功能亢进症（简称甲亢）接受治疗，1 个月前因急性非 ST 段抬高型心肌梗死入住当地医院治疗，此次因甲亢复发入院。

【动态心电图分析】

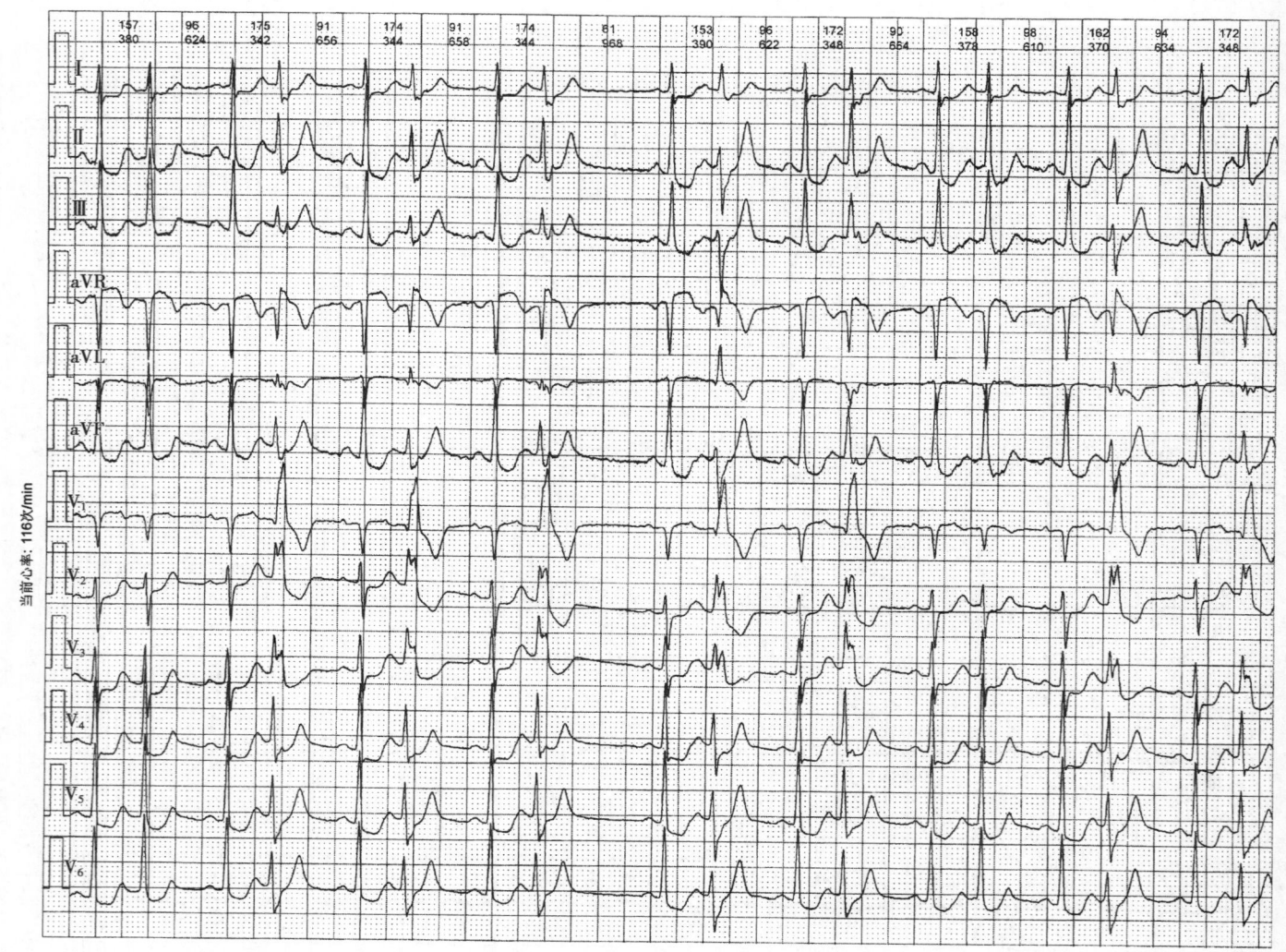

图 1 胸痛时，窦性心搏与房性期前收缩形成二联律，窦性心搏中，ST 段：Ⅰ、Ⅱ、Ⅲ、aVF、$V_2 \sim V_6$ 导联呈下斜型压低 0.10 ~ 0.30mV，aVR、V_1 导联抬高 0.10 ~ 0.20mV。房性期前收缩下传 QRS 波群形态与窦性不相同，呈右束支传导阻滞、右束支传导阻滞加电轴左偏及右束支传导阻滞加左前分支传导阻滞图形，心率 116 次 /min。

入院诊断： 冠状动脉粥样硬化性心脏病，NSTEMI，甲状腺功能亢进性心脏病。

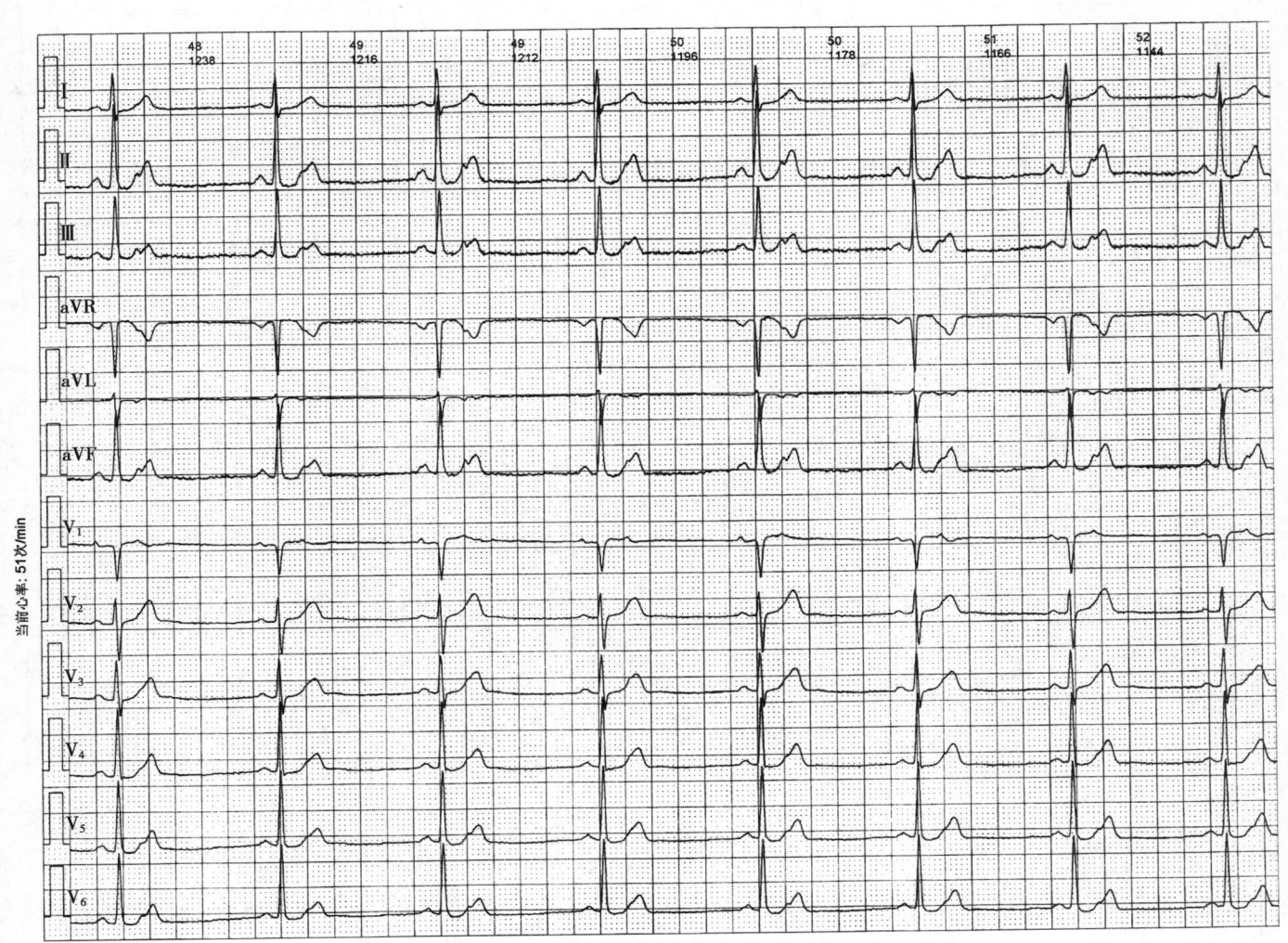

图2 窦性心搏，房性期前收缩二联律未下传心室，心房率100次/min，心室率50次/min。

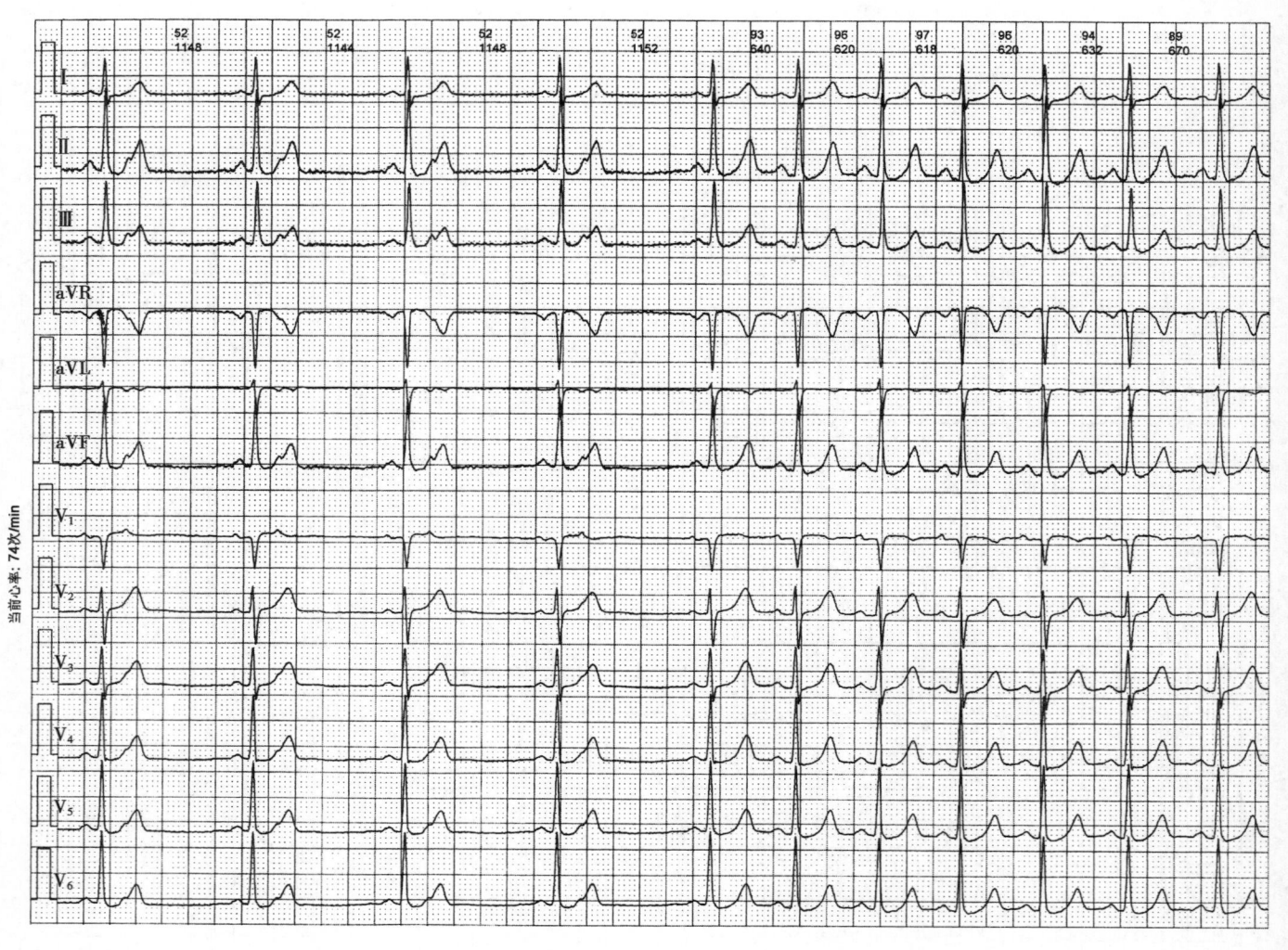

当前心率：74次/min

图 3　房性期前收缩二联律消失,恢复窦性心律,心率 94 次 /min,ST 段:Ⅰ、Ⅱ、Ⅲ、aVF、$V_3 \sim V_6$ 导联压低 0.05mV。

动态心电图诊断:窦性心律,房性期前收缩二联律(部分未下传心室,部分伴心室内差异传导),缺血型 ST 段改变(Ⅰ、Ⅱ、Ⅲ、aVF、$V_2 \sim V_6$ 导联压低,aVR、V_1 导联抬高)。

【点评】

患者女性,42 岁,患冠心病、NSTEMI、甲状腺功能亢进心脏病,发生的房性心律失常与病因有关,监测中出现显著的 ST 段改变,Ⅰ、Ⅱ、Ⅲ、aVF、$V_2 \sim V_6$ 导联 ST 段压低,aVR、V_1 导联 ST 段抬高,缺血损伤面积广泛,提示左主干或左前降支近段病变,缺血缓解以后,ST 段复位,患者不接受冠脉造影,需要进一步明确诊断。

第 85 例 | 胸痛时短暂 ST 段抬高

【临床资料】

男性，52 岁，因"反复胸骨后疼痛 10 个月"入院。10 个月前无明显诱因出现胸骨后疼痛，伴后背部放射痛，每次疼痛发作数秒至 1min，自行缓解。查体：血压 111/75mmHg，身高 164cm，体重 65kg，BMI 24.4kg/m²。血生化检查显示钙 2.35mmol/L，钾 4.5mmol/L，镁 0.87mmol/L，钠 143.4mmol/L。超声心动图显示各房室腔形态、大小正常，二尖瓣轻度狭窄，主动脉瓣轻度狭窄。冠脉造影显示前降支中段狭窄 75%，右冠状动脉远段狭窄 85%，PCI 术后。

临床诊断： 冠状动脉粥样硬化性心脏病，变异型心绞痛，冠状动脉支架植入术后。

【动态心电图分析】

24h 动态监测过程中发生 4 次胸痛，分别在 18:50、19:08、19:28 及 20:55。每次持续时间 30s 至 1min。

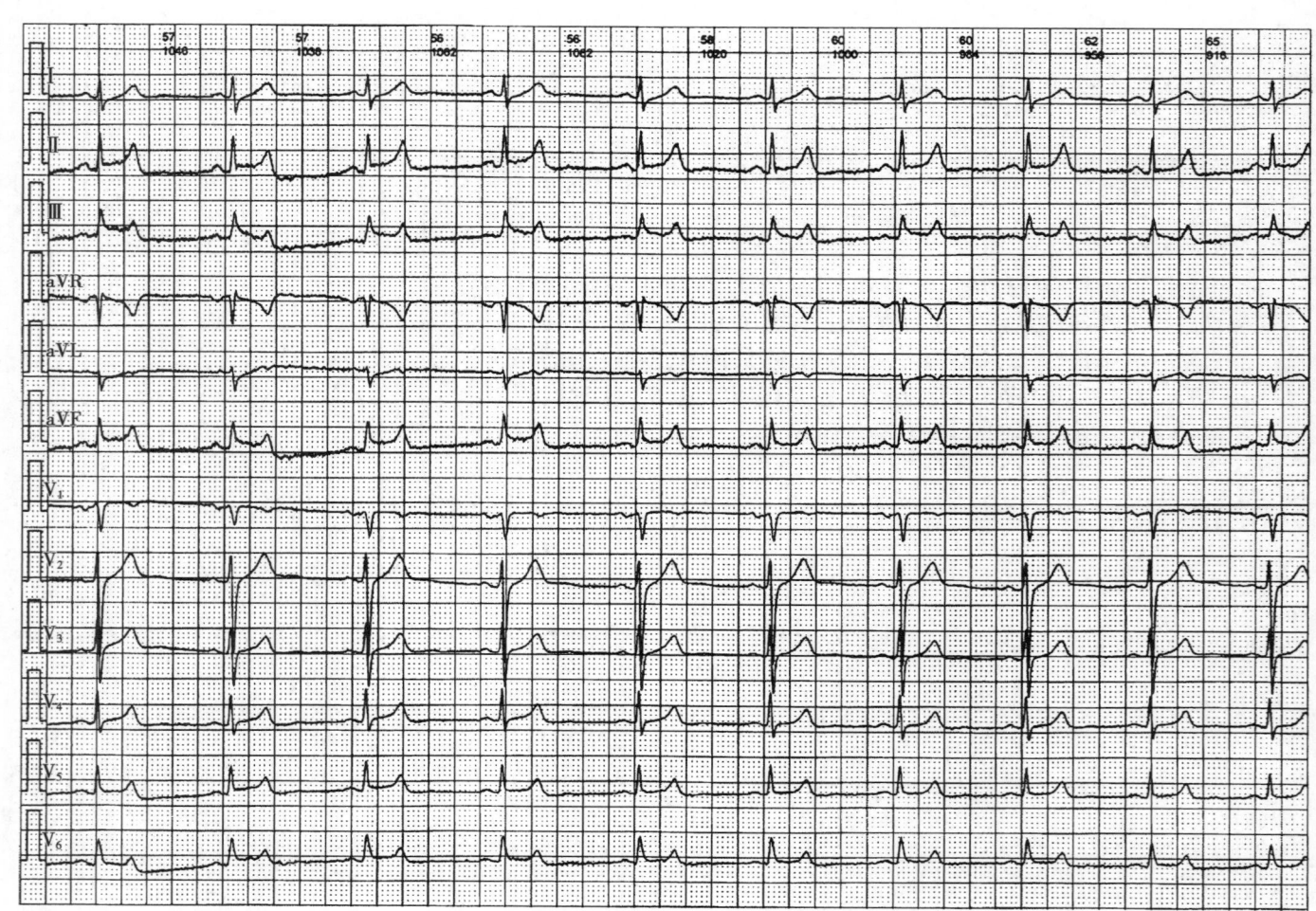

图 1 19:08 胸痛时的动态心电图（患者卧床时）：窦性频率 56 次 /min。ST 段：Ⅱ、Ⅲ、aVF、V₄~V₆ 导联抬高 0.10~0.175mV，Ⅰ、aVL 导联压低 0.05~0.10mV。10s 时，Ⅱ、Ⅲ、aVF 导联 ST 段明显回落，V₅、V₆ 导联 ST 段基本复位。Ⅱ导联 T 波高尖。本次 ST 段抬高持续时间 1min。

【点评】

胸痛发作时心电图上 ST 段抬高是非常严重的冠脉事件。冠状动脉阻塞→立即出现 T 波增高→ ST 段抬高→心绞痛。心电图改变早于心绞痛。损伤型 ST 段回落,心绞痛缓解。引起冠脉阻塞的原因有血栓性闭塞、冠脉痉挛性闭塞等。一过性或短暂 ST 段抬高见于变异型心绞痛患者。一般每次心绞痛发作, ST 段抬高持续时间几分钟至十余分钟, ST 段损伤持续时间长者,恶化成为急性 ST 段抬高型心肌梗死。

本例冠心病患者 ST 段抬高持续时间仅有数十秒,最长一阵也不超过 1min。这表明急性心肌缺血时间不一定都大于 1min,在有些病例中,急性心肌缺血持续时间可短于 1min。从图 1 中可以看出, 10s 的心电图 ST 段就有明显变化, ST 段从明显抬高到迅速回落过程。Ⅱ、Ⅲ、aVF、V₅、V₆ 导联 ST 段抬高, Ⅰ、aVL 导联 ST 段压低,罪犯血管应该是右冠状动脉发生了短暂性痉挛性闭塞,引起一过性损伤型 ST 段抬高,以Ⅲ、aVF 导联 T 波变化较明显。

在动态心电图监测中观察到, ST 段抬高的急性冠脉综合征患者中,有的因发生缺血性心室颤动而猝死,因此,缺血损伤型 ST 段抬高是非常严重的心脏事件。本例患者冠脉造影显示前降支及右冠状动脉病变、右冠状动脉 PCI 术后,予以扩张冠脉等治疗,病情稳定出院。

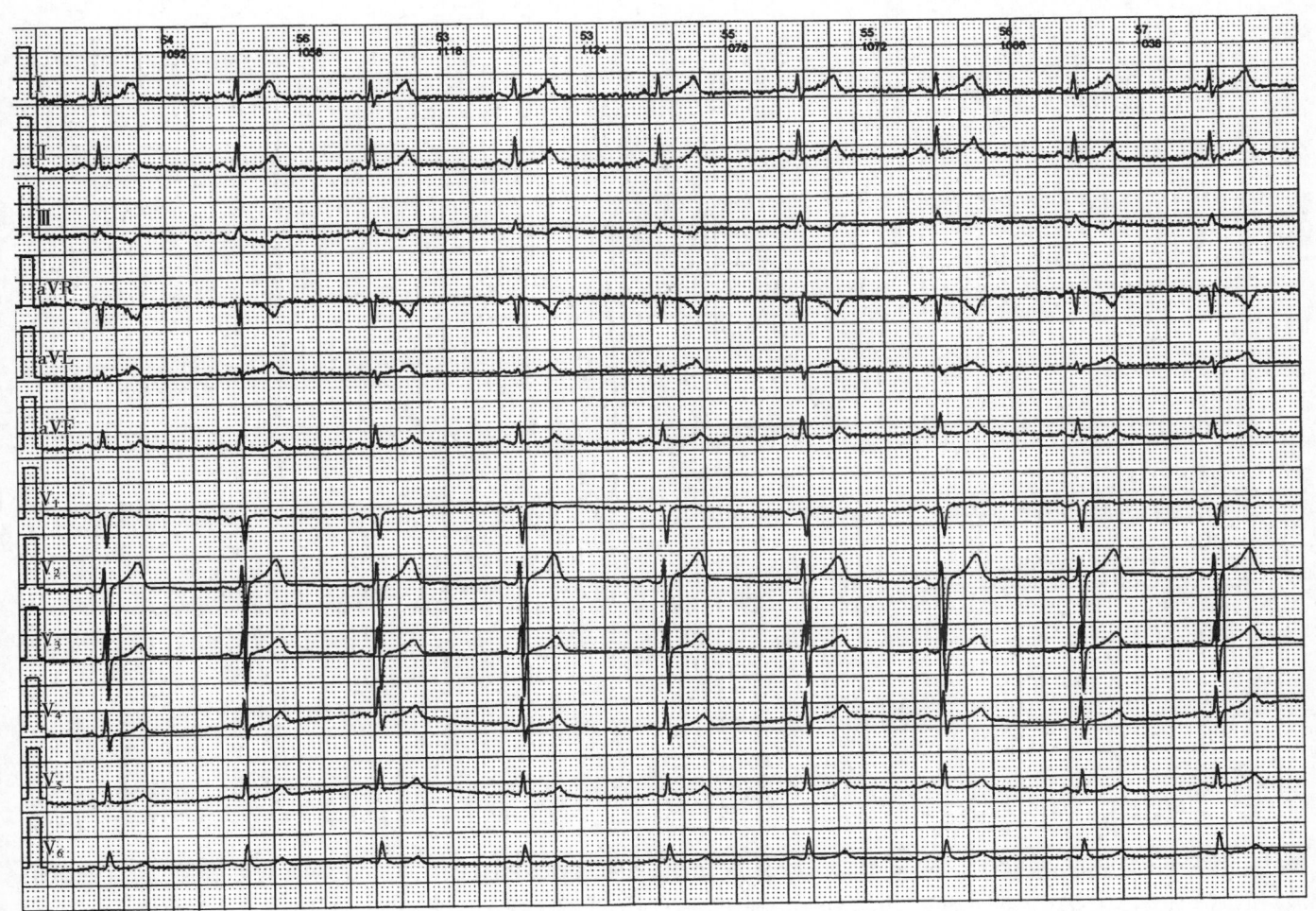

图 2 胸痛缓解以后的动态心电图:窦性频率 56 次 /min。ST 段:Ⅱ、Ⅲ、aVF、V₄~V₆ 导联恢复原状, Ⅰ、aVL 导联回至基线。与图 1 比较, Ⅰ、Ⅱ、aVF、V₅、V₆ 导联 T 波振幅降低。Ⅲ导联 T 波直立转为双向。

动态心电图诊断:窦性心动过缓,胸痛伴发短暂下壁及前侧壁损伤型 ST 段抬高。

第86例 ｜ 胸痛时前壁缺血性 ST 段显著压低

【临床资料】

女性，81岁，2周前发生胸痛，当地医院诊断为急性冠脉综合征，为进一步诊治转入上级医院。既往高血压病史10年。查体：血压146/66mmHg，身高155cm，体重50kg，BMI 20.8kg/m²。血生化检查显示肌钙蛋白 T 0.269ng/ml，CK 68U/L，乳酸脱氢酶 171U/L，CK-MB 定量测定 6.76ng/ml。超声心动图显示左心房扩大，节段性室壁运动障碍（下壁基底段），二尖瓣、三尖瓣及主动脉瓣轻度反流，肺动脉轻度高压。冠脉造影显示前降支中段狭窄85%，回旋支近段次全闭塞，狭窄99%，右冠状动脉中段狭窄80%；前降支 PCI 术后。

临床诊断： 冠状动脉粥样硬化性心脏病，急性冠脉综合征，高血压3级（极高危）。

【心电图分析】

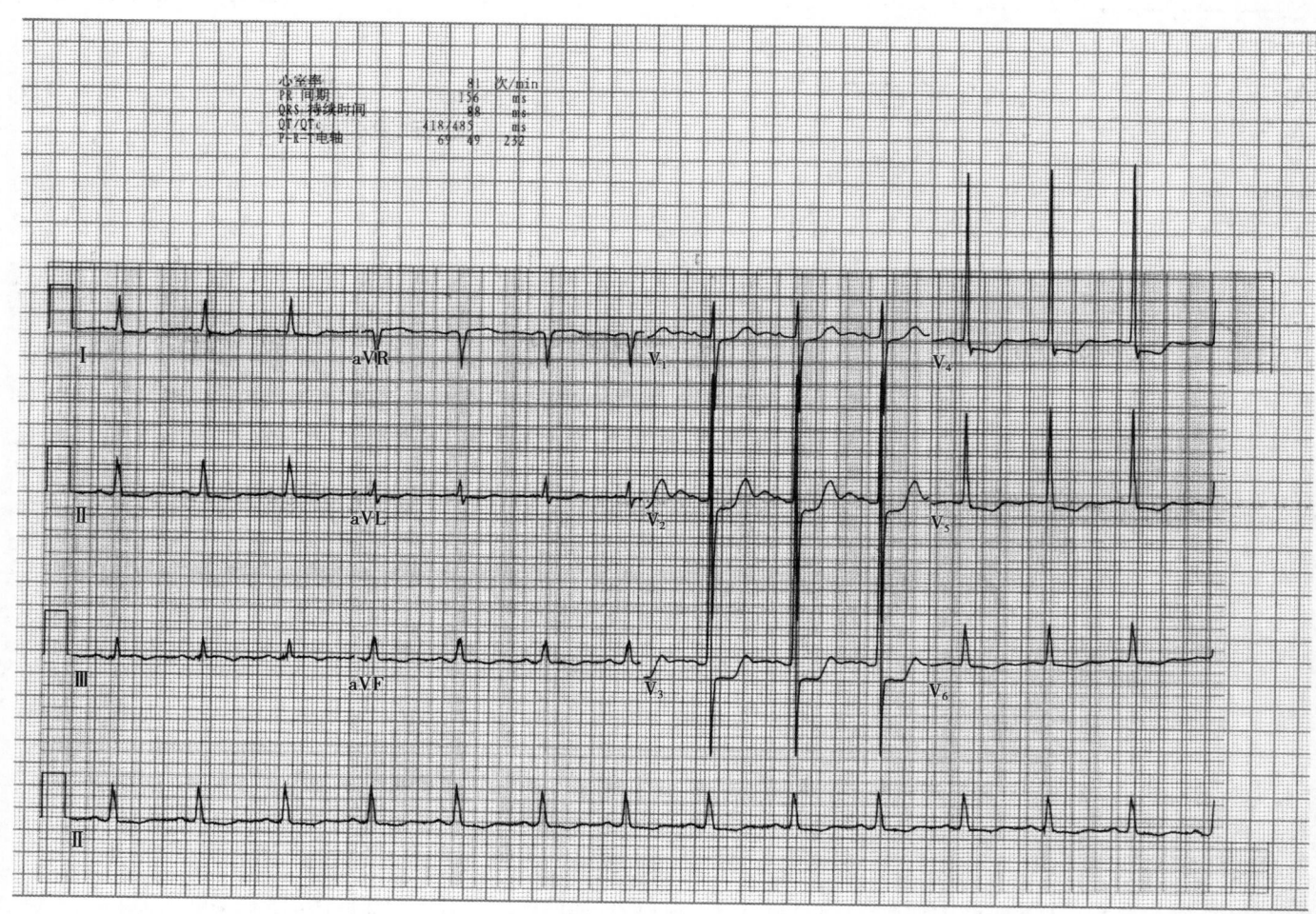

图1　记录于 PCI 术前，胸痛时：窦性心律，心率81次/min，PR 间期156ms，QRS波群时限88ms，QT/QTc 间期418/485ms，QRS 电轴49°。ST 段：Ⅰ、Ⅱ、aVL、V₆导联压低 0.05mV，V₁～V₅ 导联压低 0.10～0.35mV，aVR 导联抬高 0.05mV。T 波：Ⅰ、Ⅱ、aVL 导联平坦，Ⅲ、aVF、V₂、V₆ 导联倒置。R_{V_4} = 3.9mV。

诊断： 窦性心律，急性冠脉供血不足，左心室高电压。

【点评】

图 1 胸痛发作时，V₂、V₃ 导联 ST 段显著压低，冠脉造影显示前降支狭窄 85%，回旋支近段次全闭塞、狭窄 99%，右冠状动脉中段狭窄 80%，提示图 1 为急性心肌缺血心电图。图 2 为 PCI 术后常规描记的心电图，无症状，仍显示弥漫性心肌缺血性 ST-T 改变。

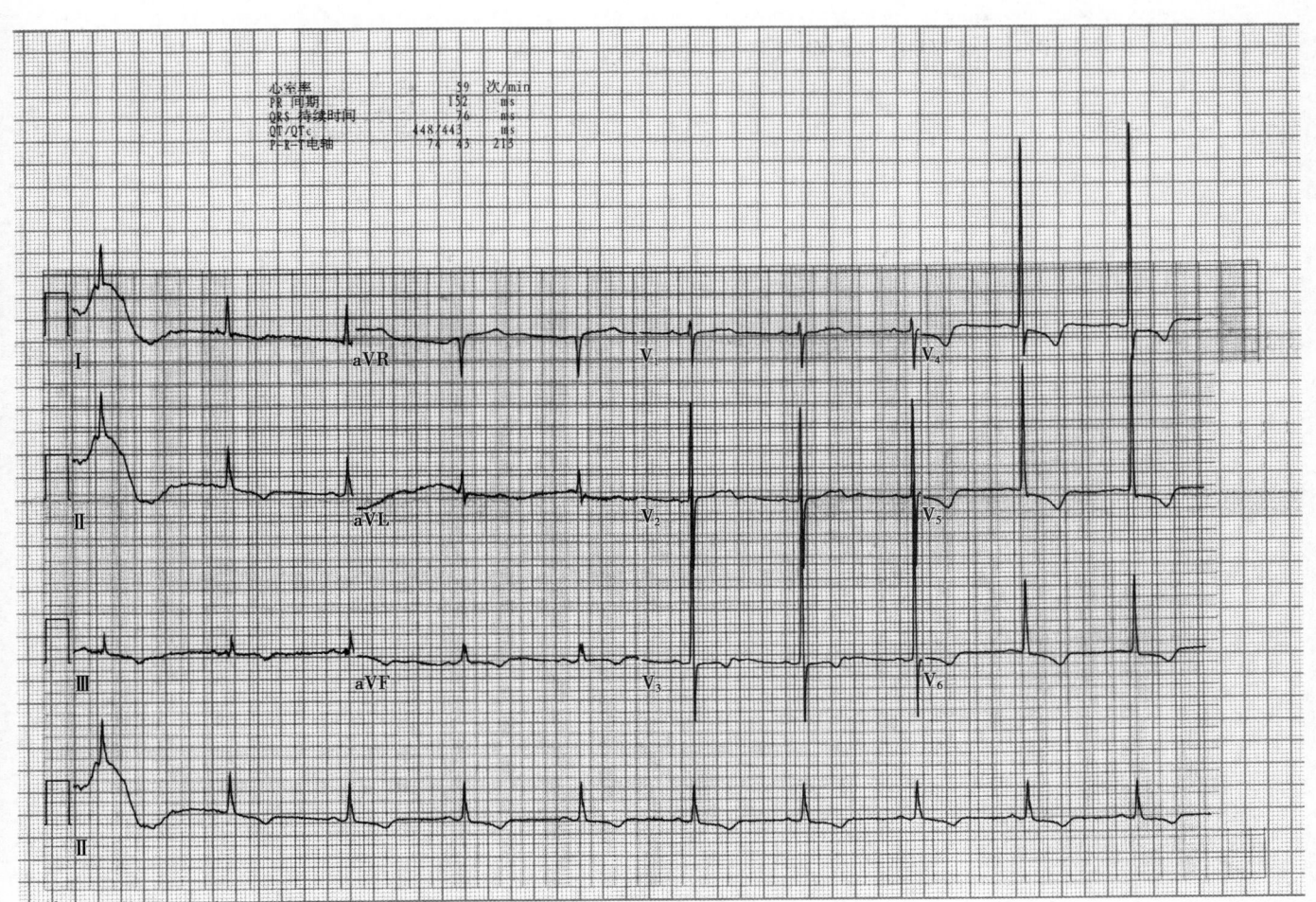

图 2 PCI 术后，常规心电图检查，无症状。基线不稳，窦性心律，心率 59 次 /min，PR 间期 152ms，QRS 波群时限 76ms，QT/QTc 间期 448/443ms，QRS 电轴 43°。与图 1 比较，ST 段：V₁~V₃ 导联回至基线，V₄~V₆ 导联下斜型压低 0.10~0.125mV。T 波：Ⅱ、Ⅲ、aVF、V₄~V₆ 导联明显倒置，Ⅰ、V₃ 导联倒置，aVR 导联直立。

诊断： 窦性心动过缓，心肌缺血心电图，左心室高电压。

严重左主干狭窄致 ST 段压低及 T 波倒置的急性心肌梗死

【临床资料】

男性，55 岁，因"发作性胸痛 6 天"入院。既往高血压病史 1 年，最高血压 180/100mmHg。查体：血压 111/73mmHg，身高 165cm，体重 55kg，BMI 20.2kg/m²。血生化检查显示肌钙蛋白 T 2.09ng/ml，谷丙转氨酶 17.6U/L，谷草转氨酶 48.1U/L，乳酸脱氢酶 327.8U/L，CK 409.8U/L，肌红蛋白定量 51.3ng/ml，CK-MB 定量测定 14.72ng/ml，钙 2.06mmol/L，钾 3.5mmol/L。超声心动图显示节段性室壁运动障碍（室间隔心尖段）。冠脉造影显示左主干开口处狭窄 95%，右冠状动脉中段边缘不规则；左主干支架植入术后。

【心电图分析】

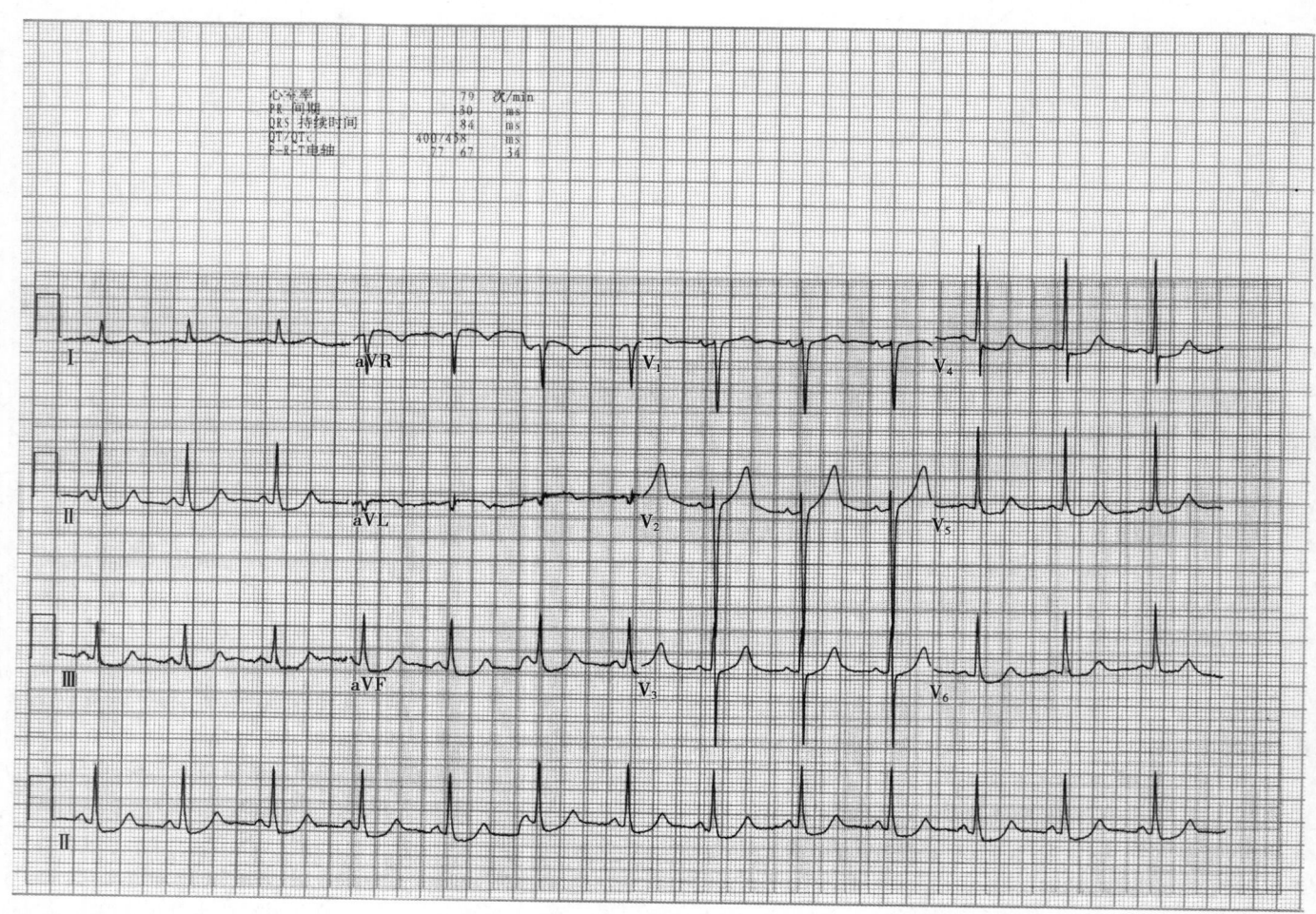

图 1 描记于胸痛第 5 天（入院前一天）：窦性心律，心率 79 次 /min，PR 间期 130ms，QRS 波群时限 84ms，QT/QTc 间期 400/458ms，QRS 电轴 67°。ST 段：Ⅱ、Ⅲ、aVF、V₃~V₆ 导联上斜型压低 0.05~0.15mV。

诊断：窦性心律，ST 段上斜型压低（下壁及前壁、前侧壁）

临床诊断： 冠状动脉粥样硬化型心脏病，急性心肌梗死，心功能 I 级，高血压 3 级（极高危），高脂血症。

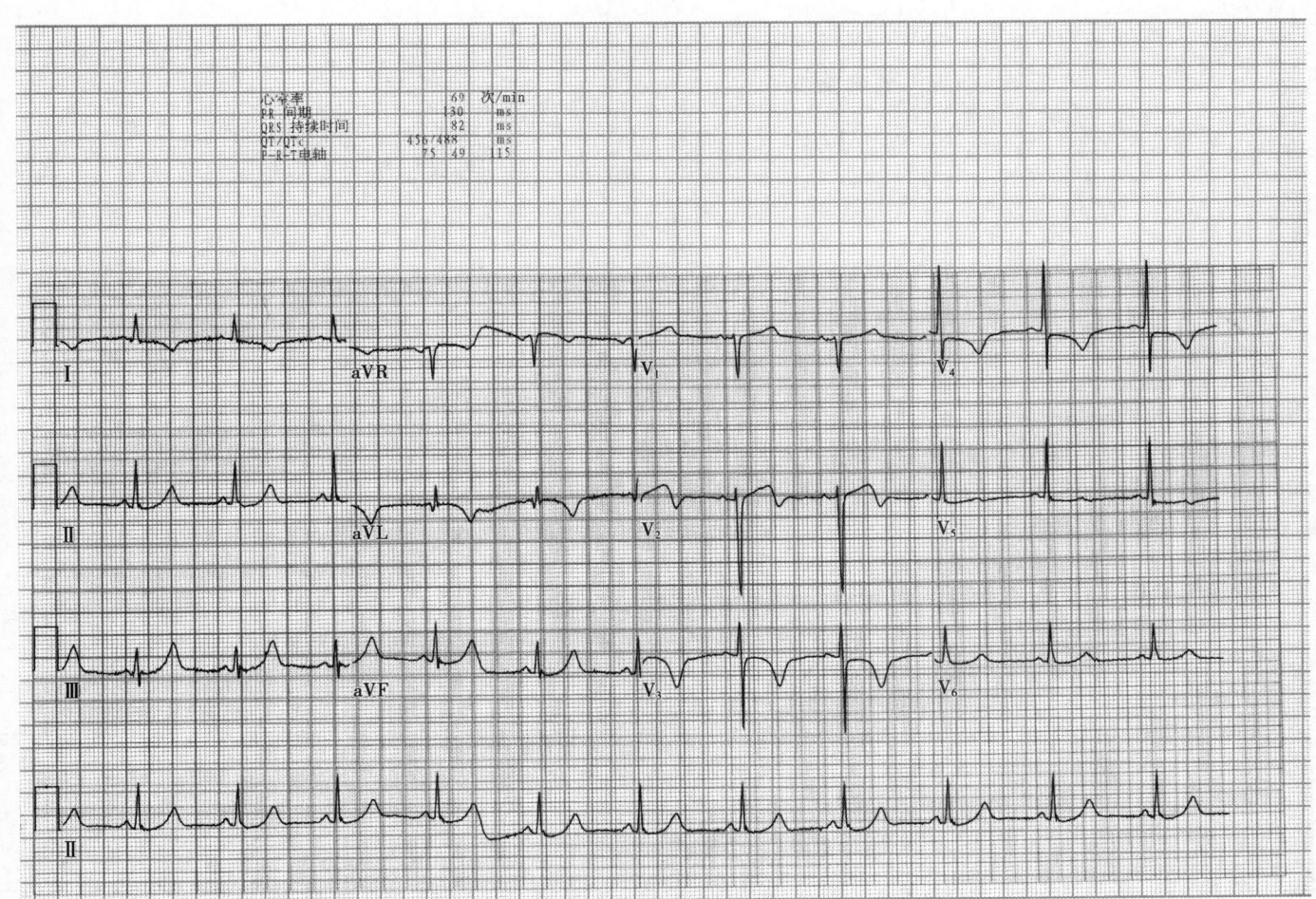

心率　　　　　　　　　　69　次/min
PR 间期　　　　　　　130　ms
QRS 持续时间　　　　82　ms
QT/QTc　　　　　456/488　ms
P-R-T电轴　　　75　49　115

图 2　描记于胸痛第 6 天（入院第 1 天），与图 1 比较，ST 段：II、III、aVF、V₅、V₆ 导联压低程度减轻，仍呈上斜型压低 0.05～0.075mV；V₃、V₄ 导联转下斜型压低 0.10～0.15mV。T 波：I、aVL、V₃、V₄ 导联转倒置，II、III、aVF 导联增高，V₂ 导联转正负双向，V₅ 导联转低平。QT/QTc 间期 456/488ms，QRS 电轴 49°。

诊断： 窦性心律，ST 段压低（下壁及前壁），T 波倒置及双向（高侧壁及前壁），QTc 间期延长。

严重左主干狭窄致 ST 段压低及 T 波倒置的急性心肌梗死

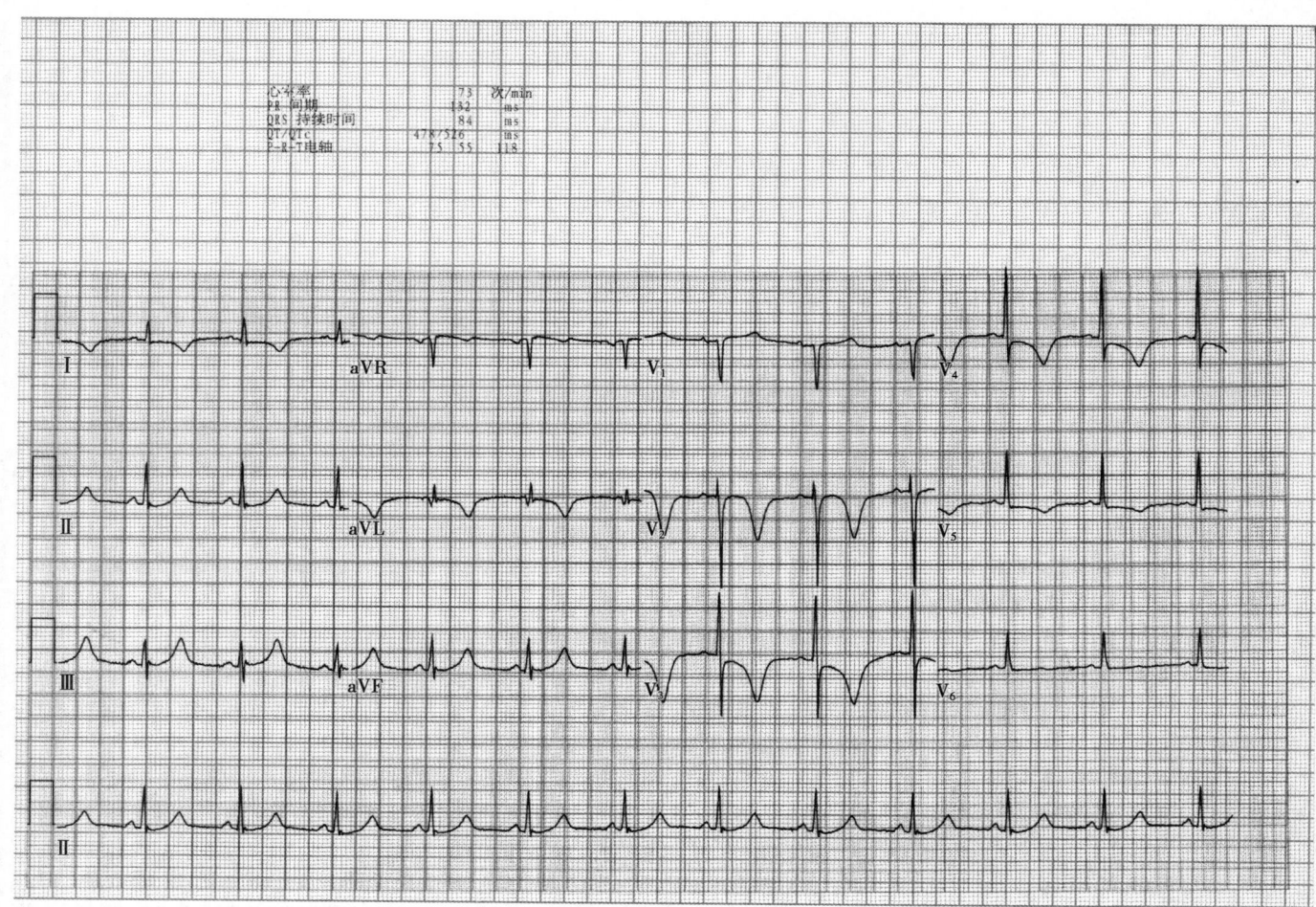

心率率 73 次/min
PR 间期 132 ms
QRS 持续时间 84 ms
QT/QTc 478/526 ms
P-R-T电轴 75 55 118

图3 描记于胸痛第7天(入院第2天),与图2比较,ST段:V₃、V₄导联压低0.20mV。T波:V₂导联双向转倒置,V₃、V₄导联倒置增深,V₅导联转倒置,V₆导联直立转平坦。QT/QTc间期478/526ms。

诊断:窦性心律,前壁ST段压低(V₃~V₅导联),T波倒置增深(V₂~V₄导联),QTc间期延长。

【点评】

这是一例左主干重度狭窄95%,引起以前壁、前侧壁ST段压低,前壁、前侧壁及高侧壁T波倒置为主要表现的心电图改变,即急性非ST段抬高型心肌梗死心电图。超声心动图提示心肌梗死部位是室间隔心尖段,心电图上V₂

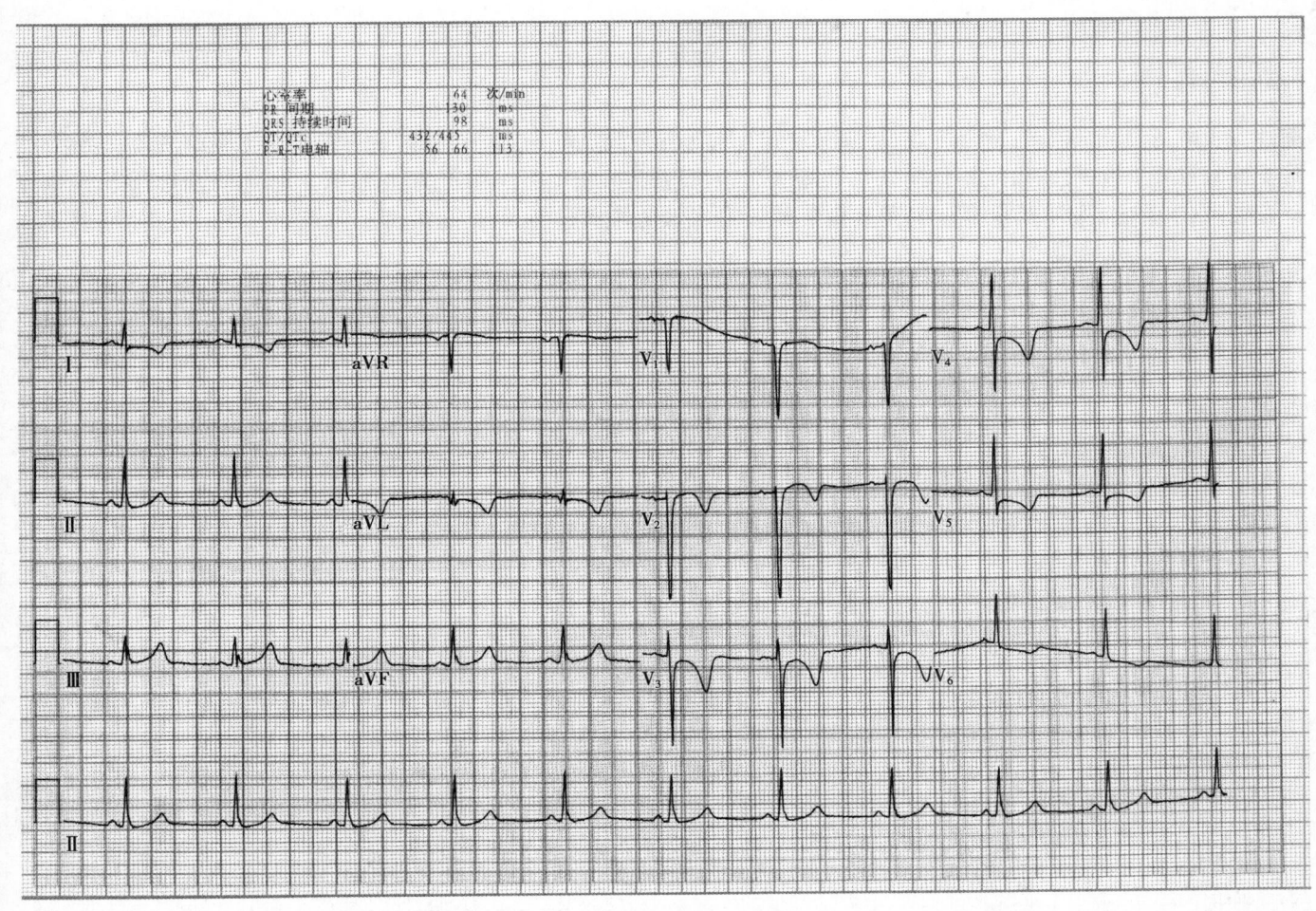

心室率 64 次/min
PR 间期 130 ms
QRS 持续时间 98 ms
QT/QTc 432/445 ms
P-R-T电轴 66 66 113

图 4 描记于胸痛第 8 天，与图 3 比较：V$_2$ 导联 r 波幅度减小。V$_5$、V$_6$ 导联 ST 段压低 0.10～0.15mV，V$_3$、V$_4$ 导联 T 波倒置减浅。QT/QTc 间期 432/445ms。

诊断：窦性心律，ST 段压低（前壁），T 波倒置（前壁、前侧壁及高侧壁）。

导联 r 波幅度减小。左主干未完全闭塞，心肌坏死的范围有限，但心肌缺血的范围广泛。如果不能及时对左主干进行有效的诊治，预后极其凶险。

严重左主干狭窄致 ST 段压低及 T 波倒置的急性心肌梗死

【临床资料】

男性，63 岁，因 "间断胸闷、胸痛 7 年，加重半个月" 入院。既往高血压病史 10 年，2 年前行冠脉造影显示多支病变，前降支植入支架 1 枚。超声心动图显示左心房增大，二尖瓣重度反流，主动脉瓣二瓣化畸形。入院后冠脉造影显示前降支全程（含支架内）狭窄 95%，第一对角支狭窄 90%，回旋支近段狭窄 80%，右冠状动脉远段狭窄 50%，左室后支闭塞。

【心电图分析】

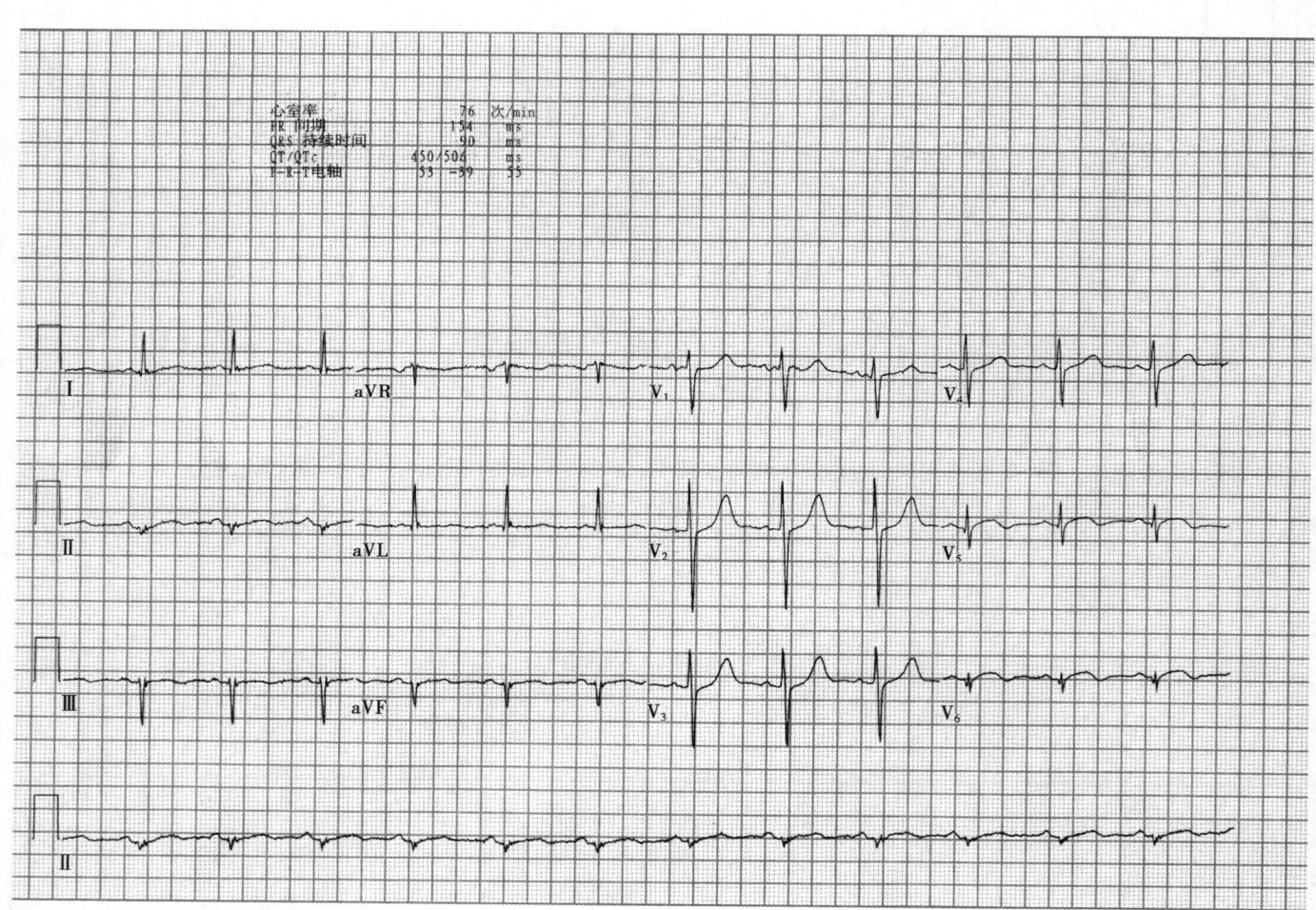

图 1 61 岁心电图：窦性心律，心率 76 次 /min，PR 间期 154ms，QRS 波群时限 90ms，QRS 电轴 −39°，QT/QTc 间期 450/506ms。II、III、aVF、V₅、V₆ 导联异常 q 波。T 波：V₅、V₆ 导联倒置。

诊断： 窦性心律，陈旧性下壁及前侧壁心肌梗死，T 波倒置（前侧壁）。

临床诊断：冠状动脉粥样硬化性心脏病，不稳定型心绞痛，冠状动脉支架植入术后，高血压3级（极高危），二尖瓣重度关闭不全，主动脉二瓣化畸形，肺动脉轻度高压，腔隙性脑梗死。

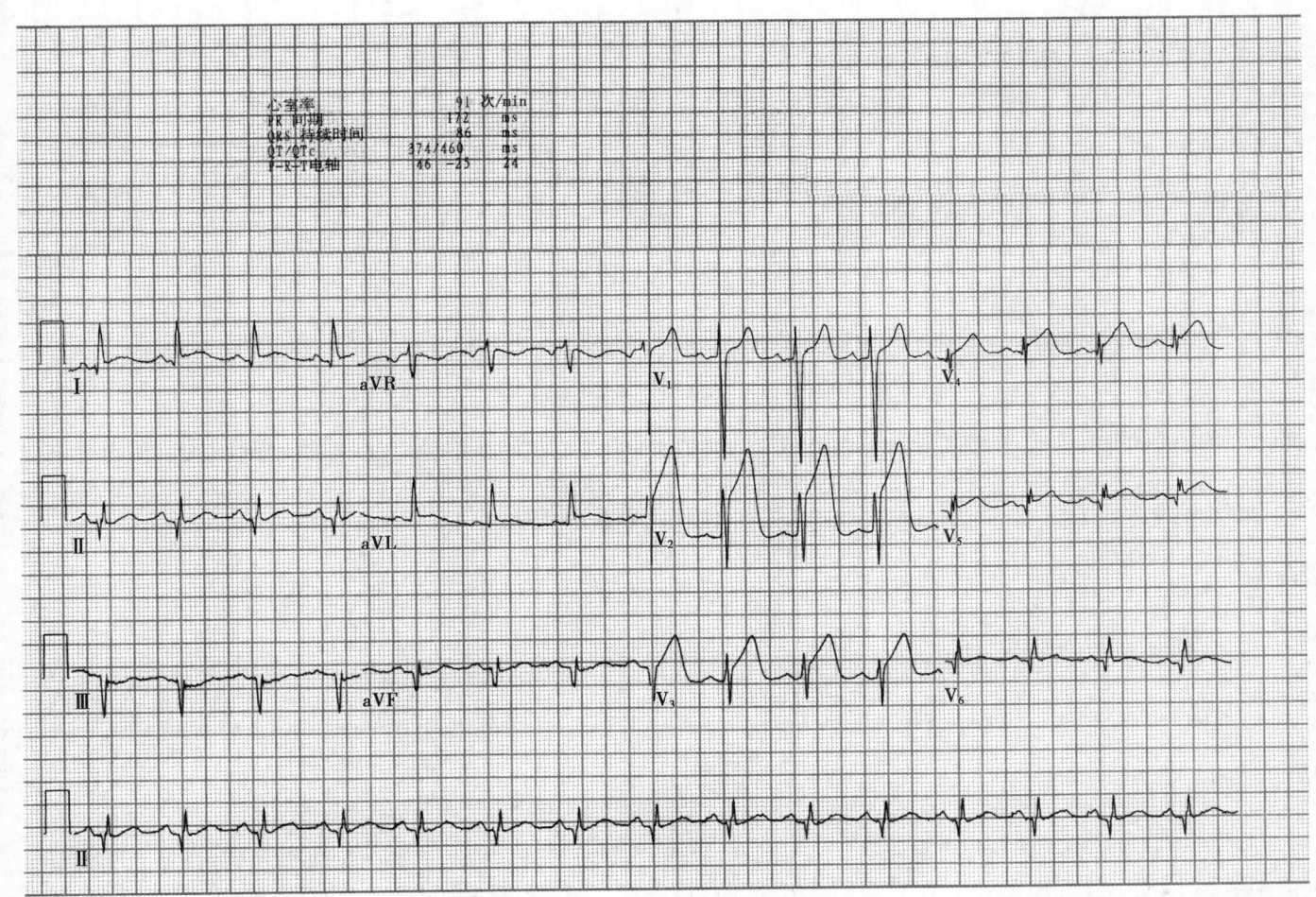

图2 描记于住院期间胸闷、憋气时，与图1比较：窦性心律，心率91次/min，Ⅱ、aVF导联r波增高，V₁导联QRS波群振幅增大。ST段：V₁~V₆、Ⅰ、aVL导联抬高0.10~1.0mV，急性广泛前壁心肌损伤。静脉内给予硝酸甘油，约20min后ST段复位。

诊断：窦性心律，陈旧性下壁及前侧壁心肌梗死，急性广泛前壁ST段损伤型抬高。

一过性广泛前壁心肌损伤型ST段抬高

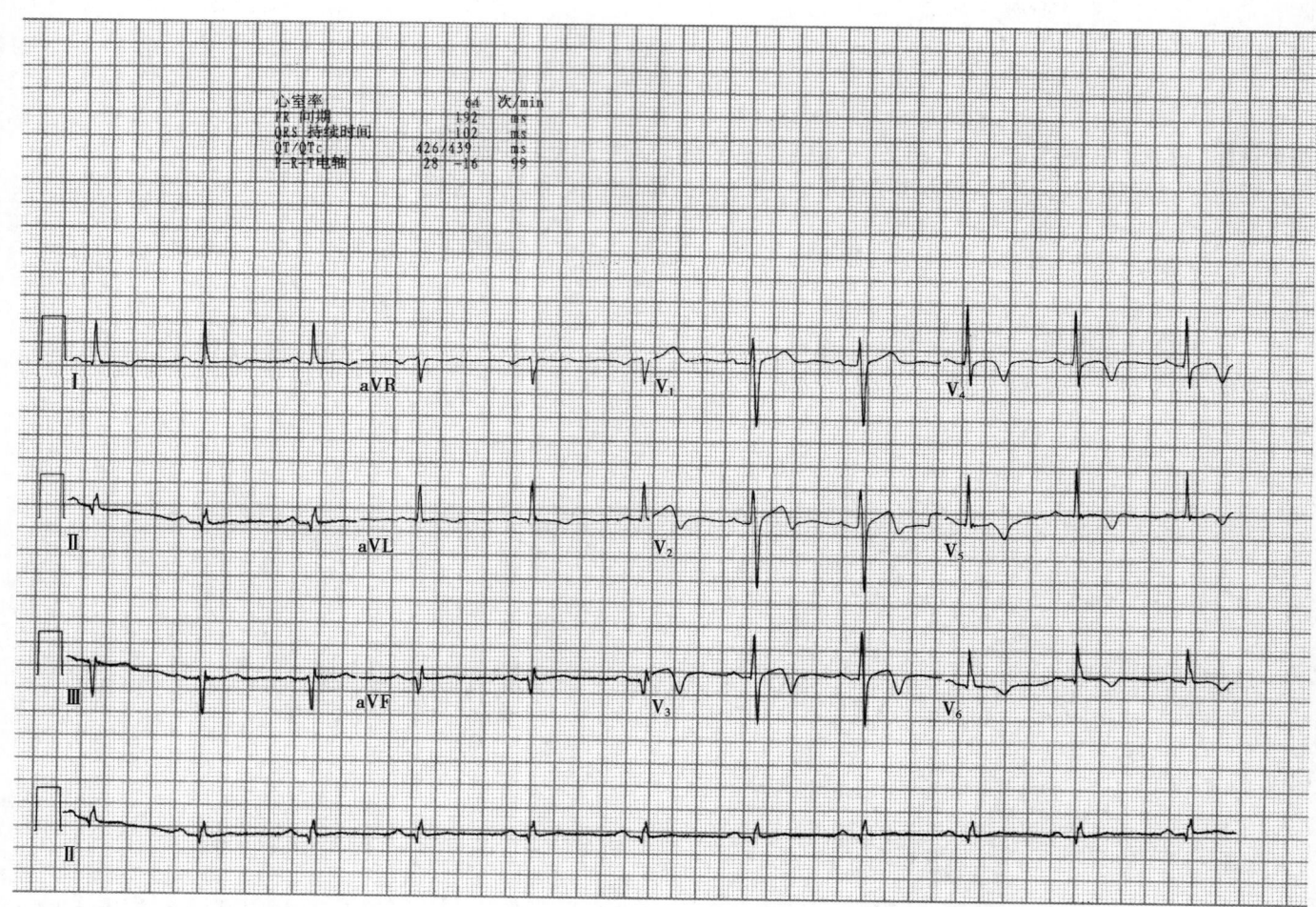

心室率 64 次/min
PR 间期 192 ms
QRS 持续时间 102 ms
QT/QTc 426/439 ms
P-R-T电轴 28 -16 99

图 3 胸闷症状缓解以后：窦性心律下降至 64 次 /min，V₁ 导联 QRS 波群振幅降低，V₄～V₆ 导联 R 波升高。ST 段：Ⅰ、aVL、V₃～V₆ 导联复位，V₁ 导联抬高 0.10mV，V₂ 导联抬高 0.20mV。T 波：Ⅰ、aVL、V₃～V₆ 导联转倒置，V₂ 导联正负双向。QT/QTc 间期 426/439ms。

诊断：窦性心律，陈旧性下壁心肌梗死，缺血型 T 波倒置。

【点评】

1. 急性前壁心肌损伤 患者冠心病，不稳定型心绞痛，冠状动脉支架植入术后。胸闷、憋气时，图 2 立即出现前壁 ST 段损伤型抬高，V₂、V₃、V₄ 导联 ST 段抬高的程度最重，V₂ 导联达到了 1.0mV。经静脉滴注硝酸甘油，ST 段很快恢复到原有的状态，历时约 20min，心肌酶未见明显升高。冠脉造影显示前降支狭窄 95%，ST 段抬高时，前降支发生了暂时性完全性阻塞，由冠脉痉挛所致，应用硝酸甘油以后，痉挛缓解，前壁心肌供血得到改善，ST 段回

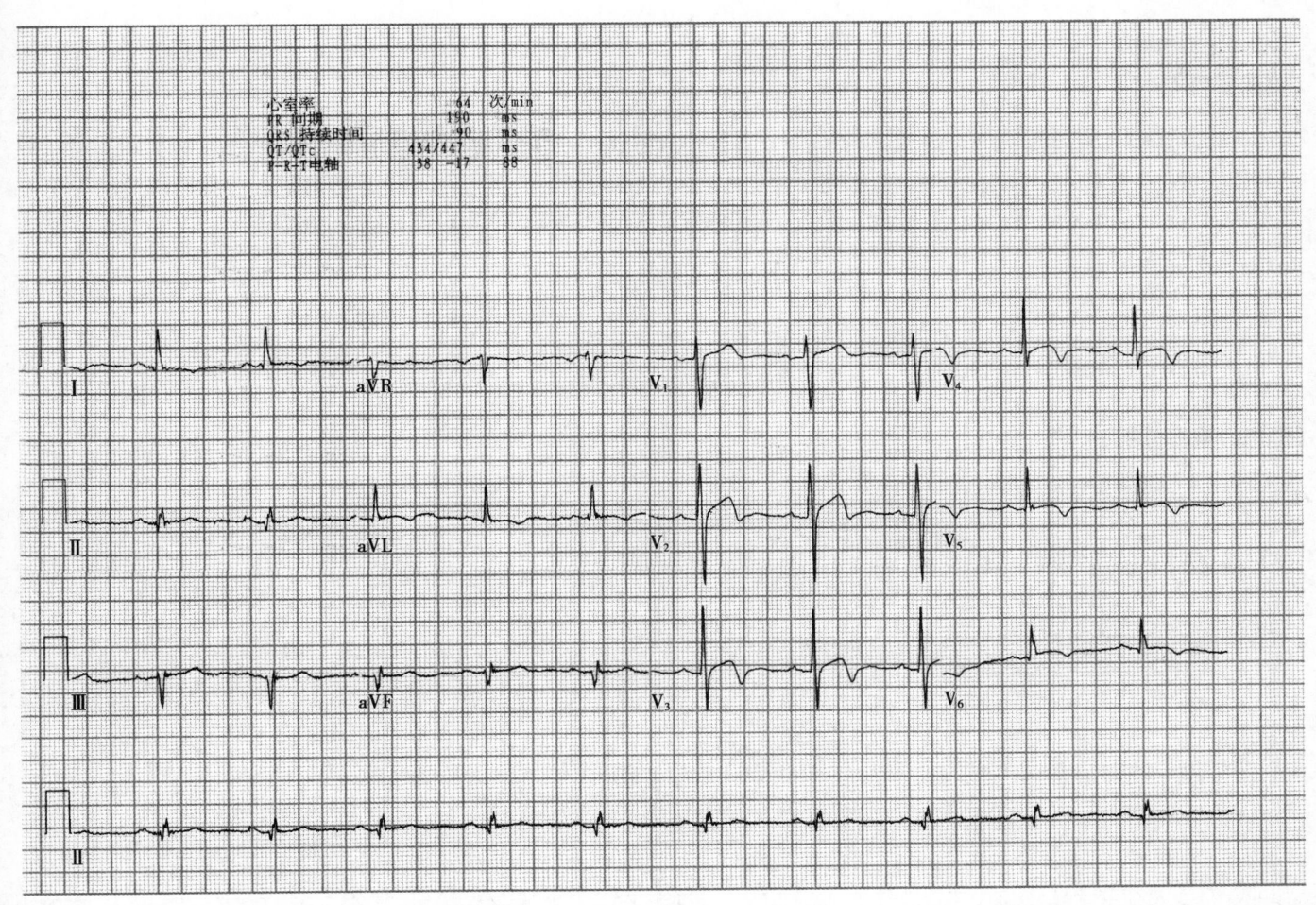

心室率 　　　　　64　　次/min
PR 间期 　　　　　190　　ms
QRS 持续时间 　　 90　　ms
QT/QTc 　　　　434/447　ms
P-R-T电轴 　　 38 -17 88

图4 图3后第2天,与图3比较,无重要变化。

诊断: 窦性心律,陈旧性下壁心肌梗死,慢性心肌缺血。

落。对前降支再次扩张,植入支架以后,病情稳定。

2. 陈旧性下壁心肌梗死　于2年前由左室后支闭塞所致,而且第二钝缘支闭塞引起侧壁心肌梗死,V_5、V_6导联梗死波形时隐时现,与电极安放部位有关。

第89例 一过性急性下壁及前侧壁 ST 段抬高

【临床资料】

男性，73 岁，因 "发作性胸痛伴晕厥 20 余天" 入院。既往高血压病史 13 年，最高血压 180/110mmHg。超声心动图显示各房室腔大小、形态、结构未见异常，左心室肥大，主动脉瓣轻度反流，左室舒张功能轻度减低。冠脉造影显示左主干未见明显狭窄，前降支边缘不规则，回旋支纤细，未见狭窄；右冠状动脉边缘不规则，未见明显狭窄。

【动态心电图分析】

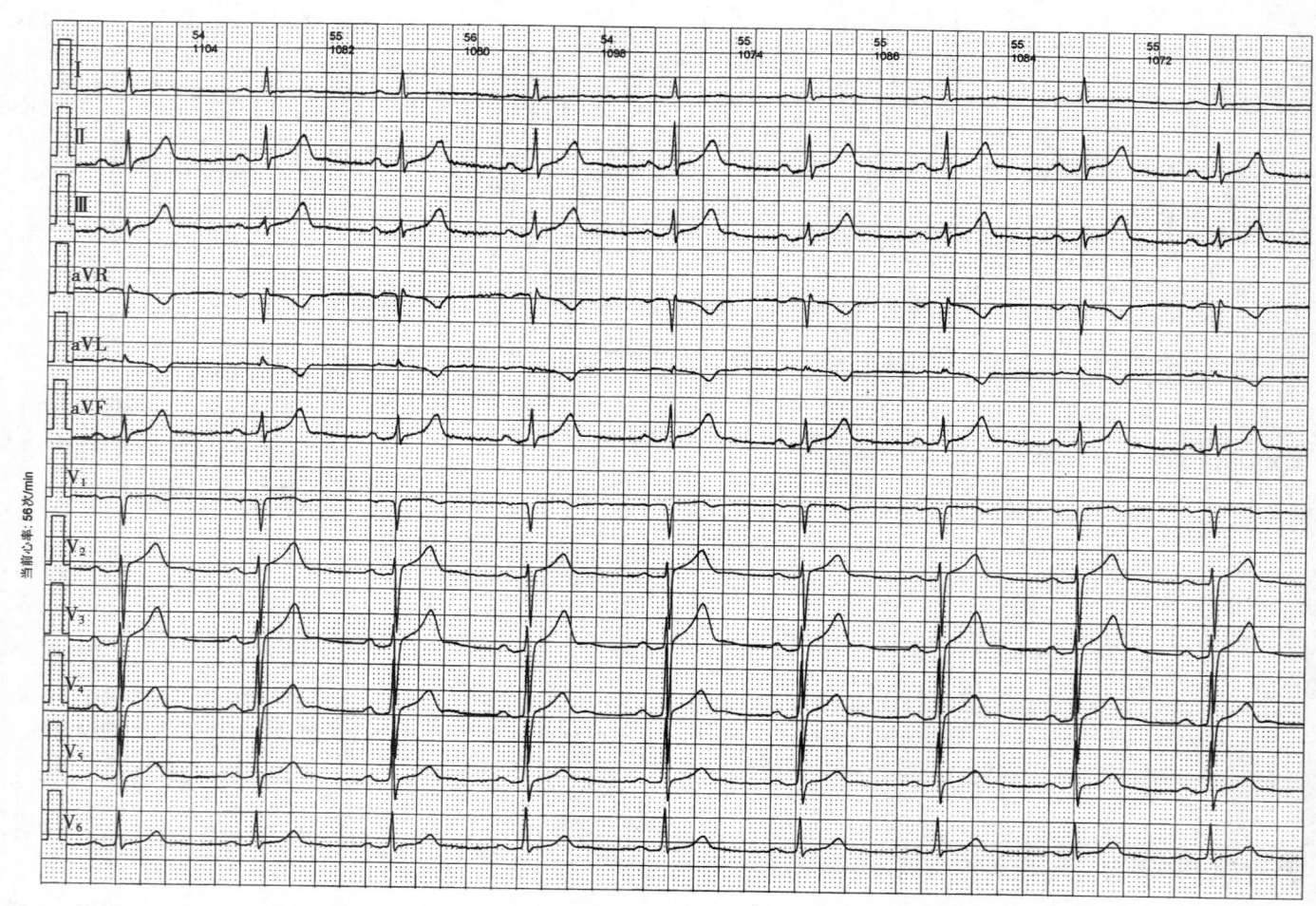

图 1 对照心电图（发病前）：窦性心律（因是动态心电图，未诊断窦性心动过缓），无症状，ST-T 无明显异常。

临床诊断：冠状动脉硬化性心脏病，变异型心绞痛，高血压 3 级（很高危）。

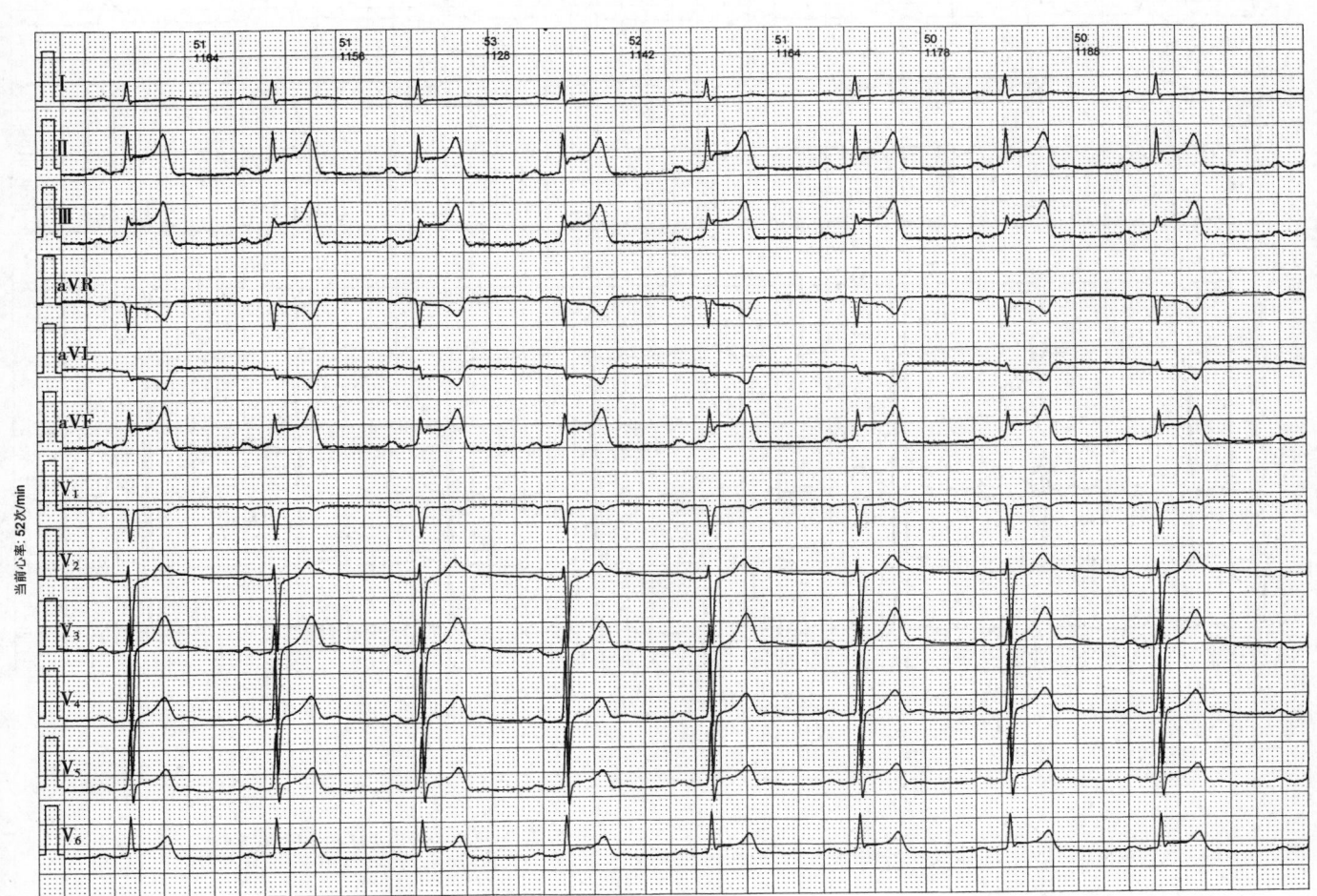

图 2　胸痛 2min 时心电图：PR 间期 0.26s，Ⅱ、Ⅲ、aVF、V₅、V₆ 导联 ST 段抬高 0.10～0.30mV，aVR 导联 ST 段压低 0.10mV。

一过性急性下壁及前侧壁 ST 段抬高

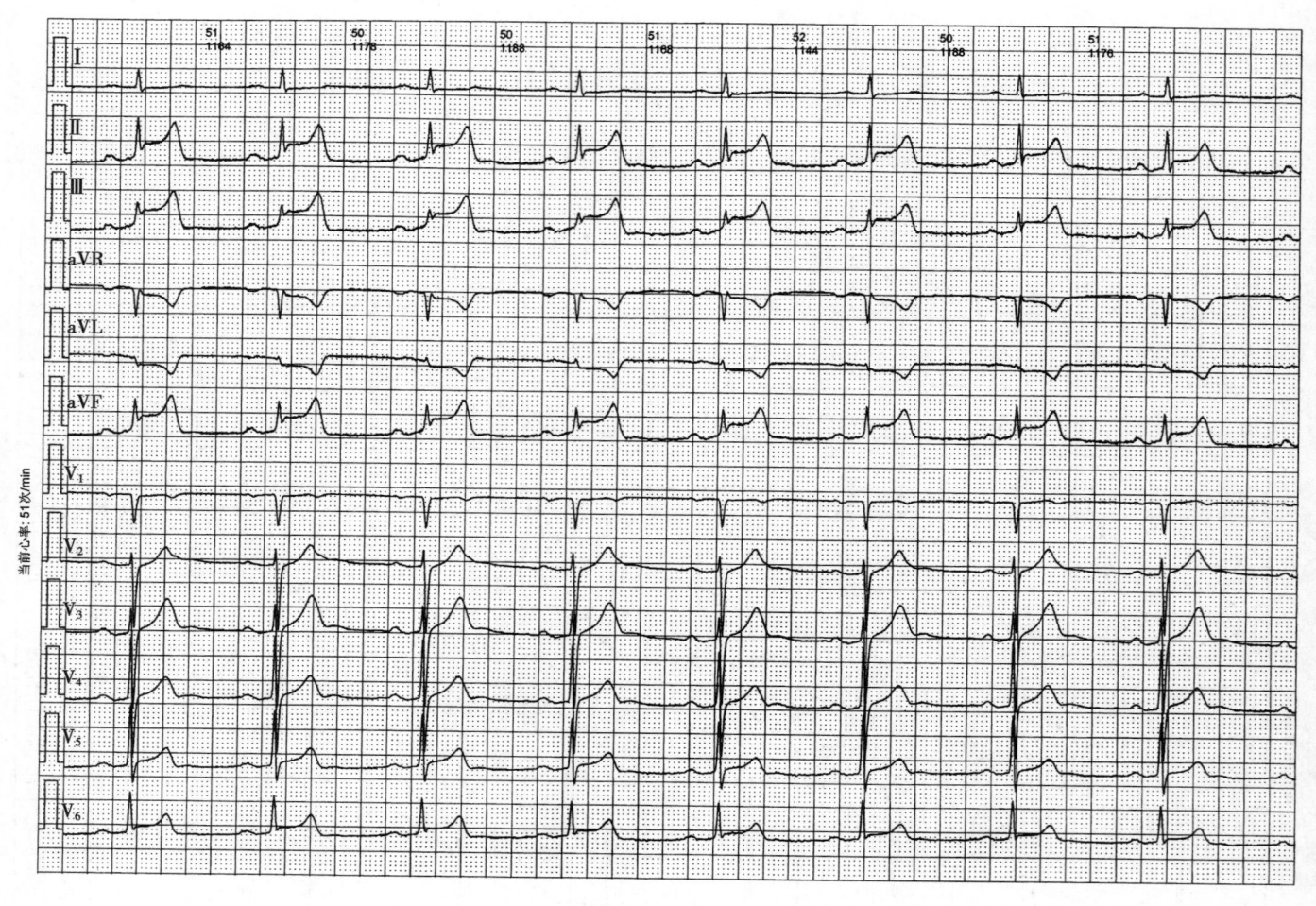

图 3 发病 3min 时心电图（胸痛症状在缓解过程中）：从开始至结束，II、III、aVF、V₅、V₆ 导联 ST 段在逐渐回落。

动态心电图诊断：窦性心律（窦性心动过缓），一过性急性 ST 段抬高（下壁及前侧壁）。

【点评】

该患者在动态心电图监测过程中，先后发生 3 次相同部位的 ST 段抬高，持续时间 3～5min，同时有短暂胸痛，自行缓解。结合病例特点，临床诊断为变异型心绞痛，是冠脉痉挛性闭塞引起 ST 段抬高。从 ST 段抬高的导联分析，提示右冠状动脉是罪犯血管。冠脉痉挛通常发生于冠脉粥样硬化部位，也可见于冠脉正常或无明显狭窄的部位。由于变异型心绞痛发作时间短暂，常规心电图不易完整记录 ST 段变化全过程，动态心电图监测时间长，捕捉到变异型心绞痛心电图变化全过程的机会多。

一过性急性下壁及前侧壁 ST 段抬高

第90例 | 以 T 波倒置为主要表现的急性非 ST 段抬高型心肌梗死

【临床资料】

男性，87 岁，因 "双脚水肿 1 周，呼吸困难 9h" 入院。4 年前因胸痛急诊入院，诊断为急性非 ST 段抬高型心肌梗死。冠脉造影显示前降支中段狭窄 90%，回旋支狭窄 80%，右冠状动脉狭窄 85%，前降支、回旋支、右冠状动脉 PCI 术后。2 周后因胸痛于前降支植入 2 枚支架。既往高血压病史 40 年余。查体：血压 127/60mmHg，身高 174cm，体重 65kg，BMI 21.5kg/m²。血生化检查显示肌红蛋白定量测定 119ng/ml，CK-MB 定量测定 1.3ng/ml，脑利钠肽前体 1 496pg/ml。超声心动图显示左心房增大，二尖瓣、主动脉瓣轻度反流。EF 50%，左室舒张功能轻度减低。再次冠脉造影显示左主干近段狭窄 50%，前降支中段狭窄 95%，回旋支近中段狭窄 80%，右冠状动脉狭窄 30%。

【心电图分析】

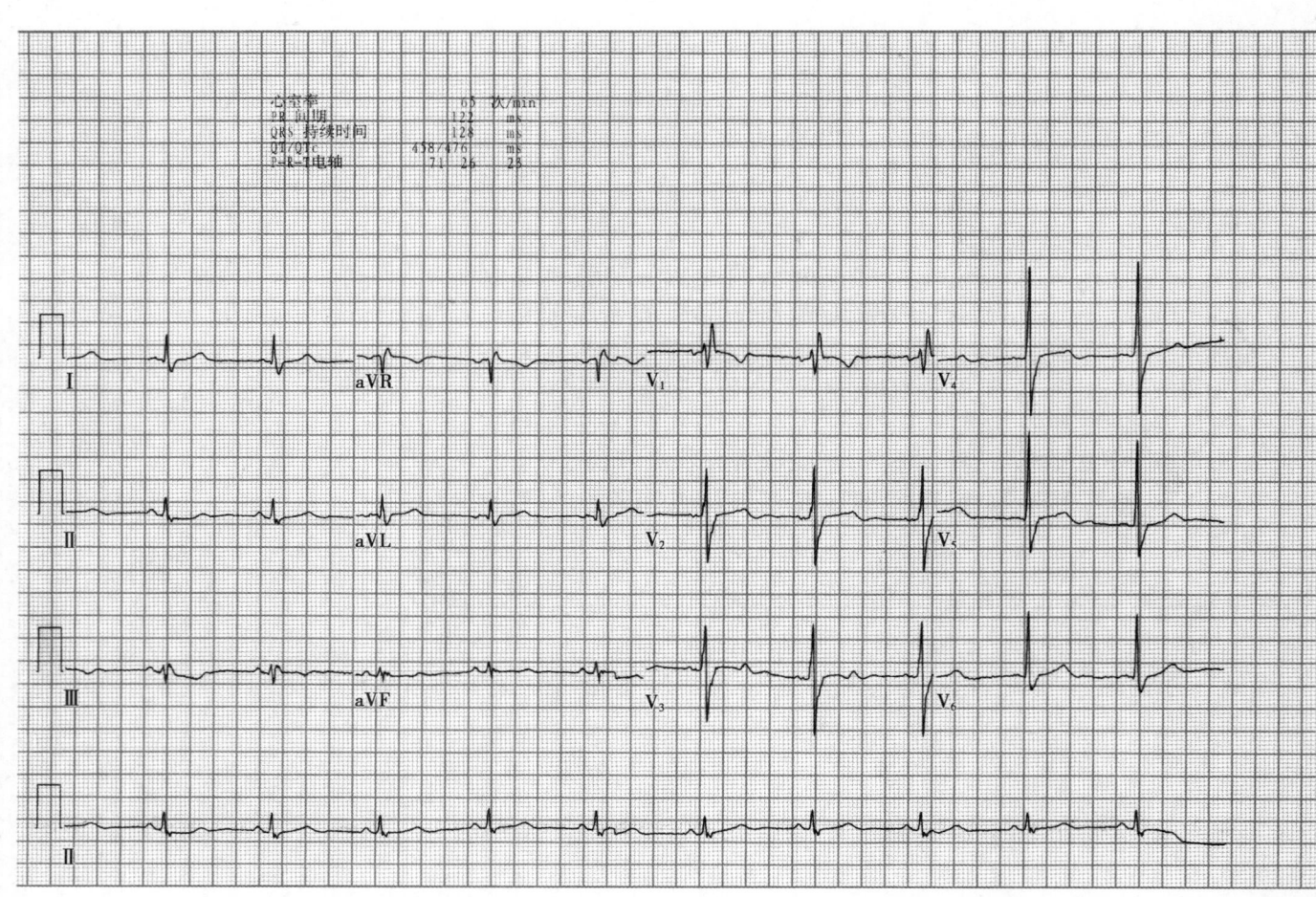

图 1 82 岁，发病前心电图：窦性心律，心率 65 次 /min，PR 间期 122ms，QRS 波群时限 128ms，V₁ 导联呈 rsR′ 型，完全性右束支传导阻滞。ST 段：II、III 导联压低 0.05mV。T 波：III 导联倒置，V₃ 导联双向，V₄ 导联低平。QT/QTc 间期 458/476ms。

诊断： 窦性心律，完全性右束支传导阻滞，T 波双向、倒置（前壁）。

临床诊断： 冠状动脉粥样硬化性心脏病，陈旧性心肌梗死，心功能Ⅳ级，陈旧性脑梗死。

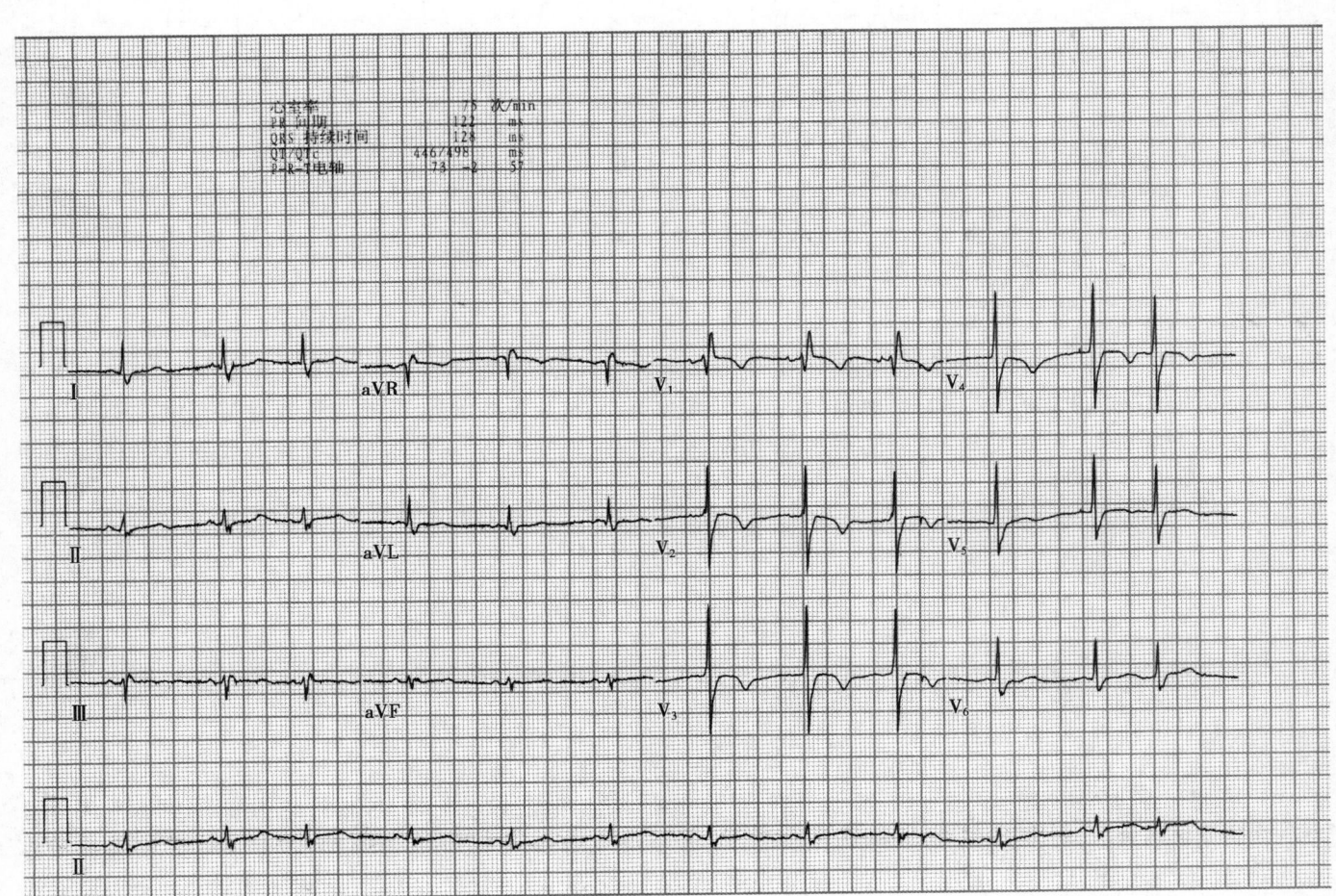

图2 82岁，突发持续性胸痛心电图：窦性心律，心率75次/min，房性期前收缩。与图1比较，T波：V₂～V₄ 导联转倒置，V₅、V₆ 导联低平。QT/QTc间期446/498ms，QRS电轴-2°。

诊断： 窦性心律，房性期前收缩，完全性右束支传导阻滞，T波倒置（前壁），QTc间期延长，提示急性前壁心肌缺血。

以T波倒置为主要表现的急性非ST段抬高型心肌梗死

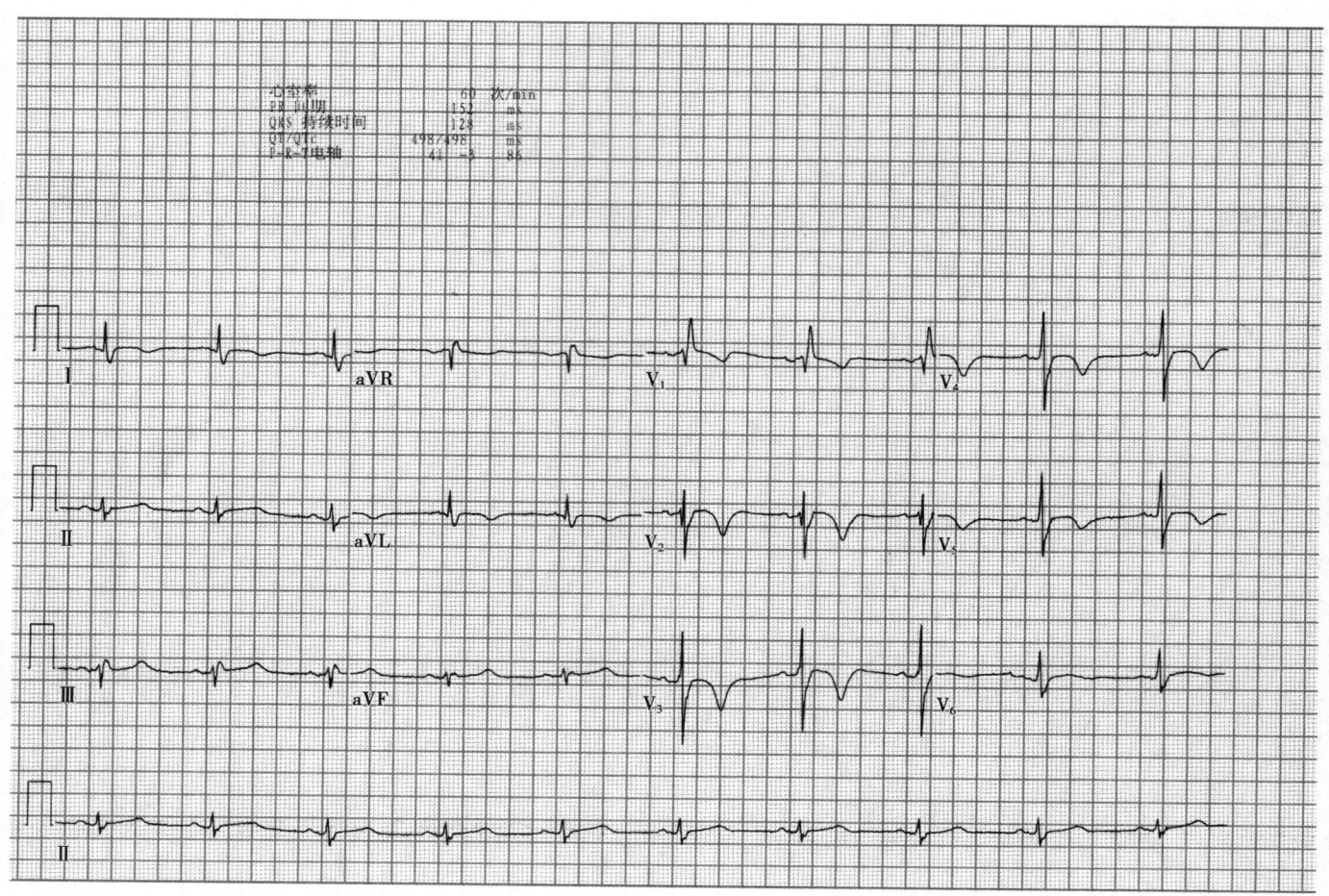

心室率   60 次/min
PR 间期   152   ms
QRS 持续时间   128   ms
QT/QTc   498/498   ms
P-R-T 电轴   41 -3   86

图 3 记录于图 2 第 22 天，与图 2 比较：窦性心律，心率 60 次/min，V₂ 导联由 RS 型转为 qrS 型。T 波：Ⅰ、aVL、V₅ 导联转倒置，Ⅲ、aVF 导联增高，V₂～V₄ 导联倒置加深。QRS 波群时限 128ms，QT/QTc 间期 498/498ms。

诊断：窦性心律，完全性右束支传导阻滞，急性心内膜下心肌梗死演变期，QT/QTc 间期延长。

【点评】

1. 急性非 ST 段抬高型心肌梗死演变期　图 1 是 82 岁心电图，前壁导联(V₃、V₄ 导联)T 波改变。1 个月后患者因急性冠脉综合征收入院。图 2 是前壁心肌缺血性 T 波倒置，CK、CK-MB 升高，冠脉造影显示前降支、回旋支及右冠状动脉分别狭窄 95%、80% 及 30%。临床诊断为非 ST 段抬高型心肌梗死，罪犯血管提示前降支。在以后的观察中 T 波倒置逐渐加深，1 个月后 T 波倒置逐渐减浅直至恢复直立，QTc 间期持续延长，说明在陈旧期非 ST 段抬

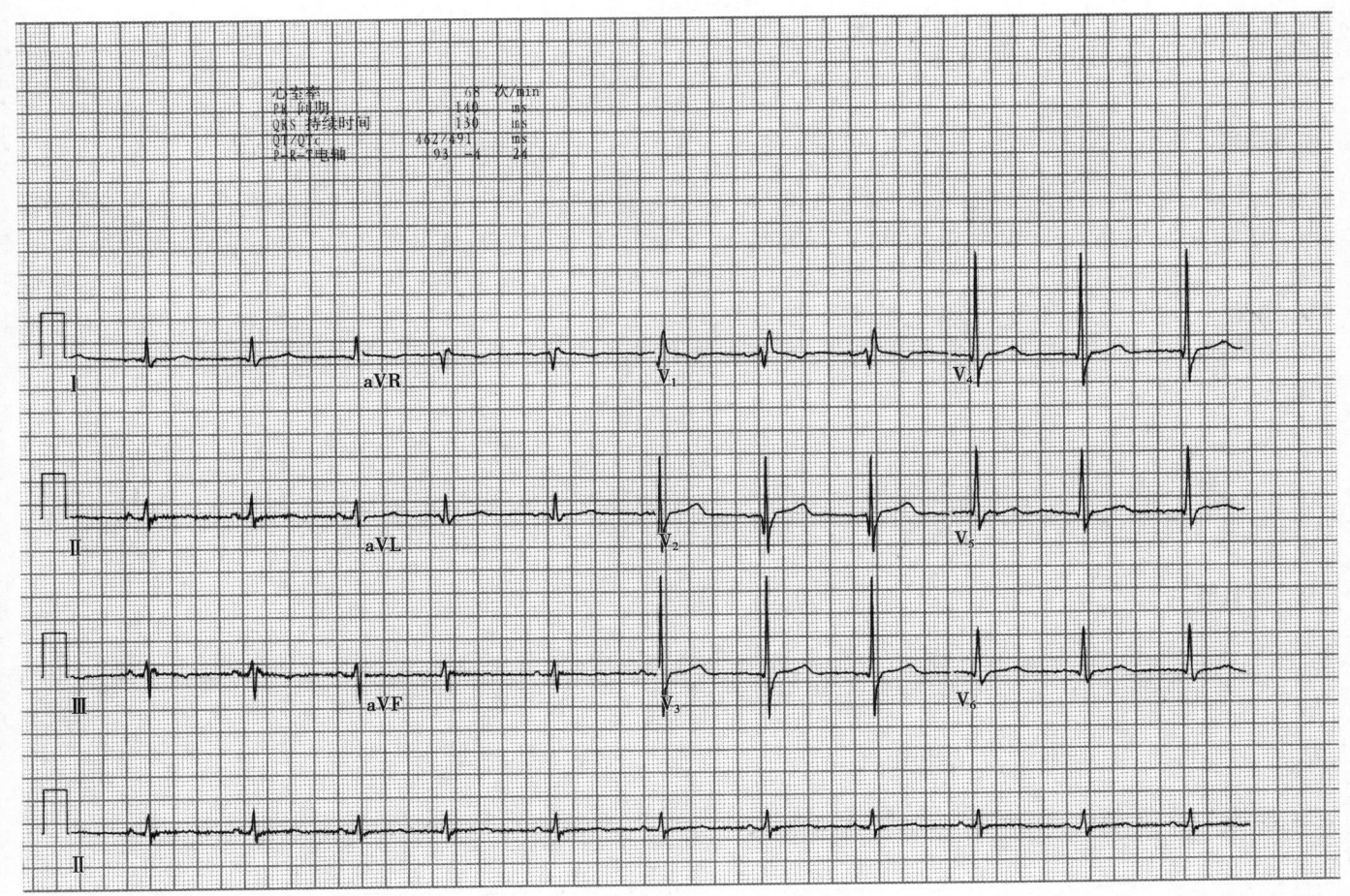

图 4 记录于图 3 4 年以后：窦性心律，心率 68 次 /min，V₂ 导联呈 qRS 型。T 波：II、aVF 导联平坦，III 导联倒置，V₂ ～ V₄ 导联直立，V₅、V₆ 导联低。QT/QTc 间期 462/491ms，QRS 电轴 −4°。

诊断： 窦性心律，完全性右束支传导阻滞，T 波改变，异常 q 波（V₂ 导联）。

高型心肌梗死心肌缺血得到明显改善，QTc 间期延长考虑与缺血后药物影响有关。

2. 局限性 q 波仅限于 V₂ 导联，提示心肌梗死范围小，仅局限于间壁范围。

3. 引起非 ST 段抬高的罪犯血管是前降支严重狭窄，导致前壁心内膜下心肌梗死。

【临床资料】

男性, 43 岁, 因 "活动后乏力 2 年余, 加重 1 个月" 入院。2 年前活动后乏力伴大汗, 查肌钙蛋白 T 116.9ng/ml, 诊断为急性心肌梗死。此次入院血生化检查显示肌钙蛋白 T 0.02ng/ml, CK 61.9U/L, CK-MB 36.8ng/ml, 肌红蛋白定量 61.9ng/ml。超声心动图显示左心增大, 节段性室壁运动障碍, 二尖瓣中度反流, EF 33%, 左室舒张功能减低。冠脉造影显示前降支远段狭窄 50%, 回旋支远段狭窄 70%, 右冠状动脉中段闭塞, PCI 术后。

临床诊断: 冠状动脉粥样硬化性心脏病, 陈旧性心肌梗死, 冠状动脉支架植入术后, 高血压 3 级 (很高危), 慢性肾功能不全, 心力衰竭。

【心电图分析】

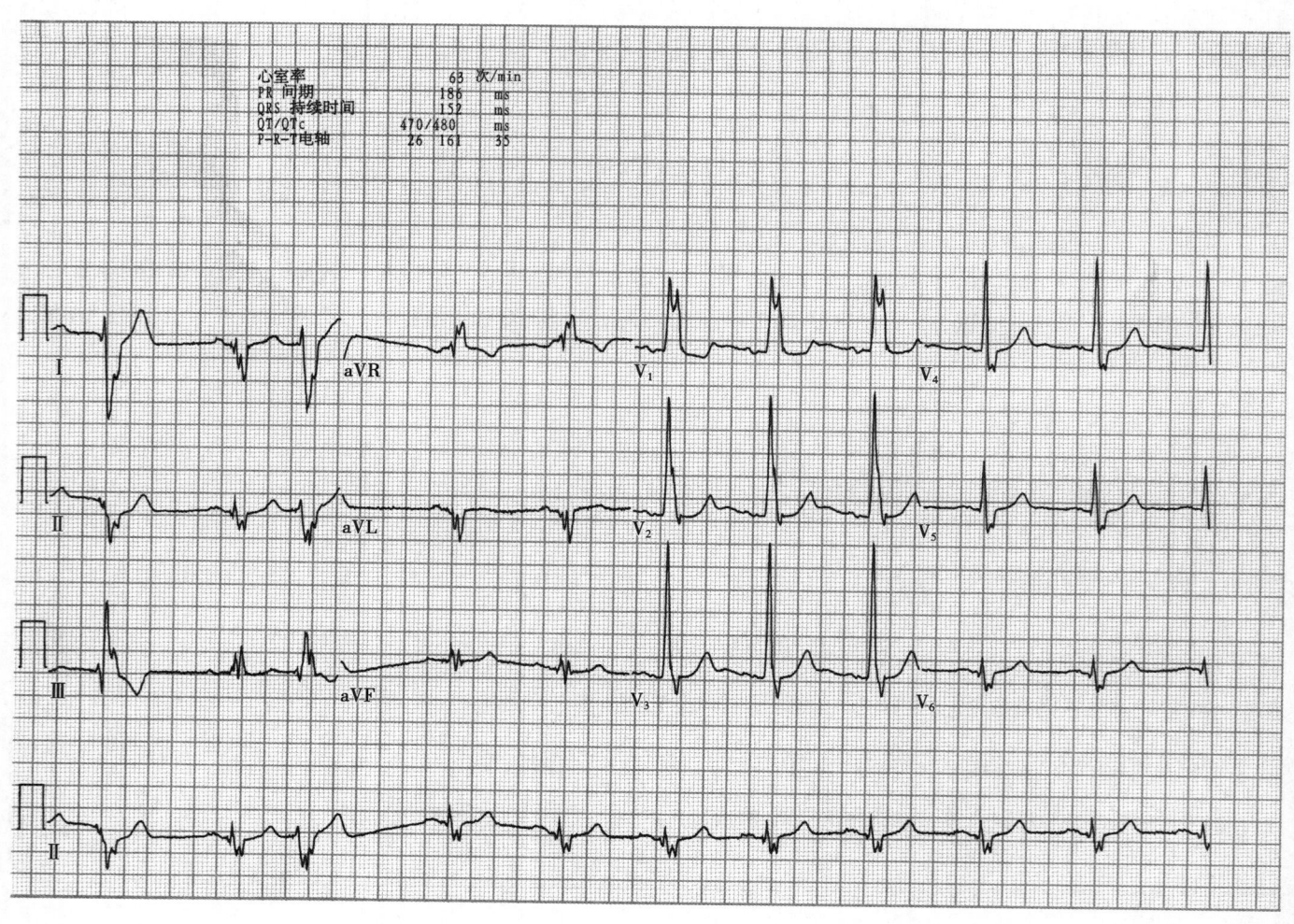

【点评】

1. P 波时限增宽,双峰型,左心房增大。

2. Ⅰ、aVL、V₆ 导联异常 q 波及 QS 波,陈旧性侧壁心肌梗死,V₁ 导联 R > R′,提示后壁心肌梗死。

3. QRS 电轴右偏,与侧壁心肌梗死有关,不除外有左后分支传导阻滞。

4. Ⅰ、Ⅱ、aVL 等导联出现有碎裂 QRS 波,梗死部位有碎裂电位。

5. 侧壁心肌梗死及碎裂 QRS 波,是右冠状动脉闭塞所致。

图 1 窦性心律,心率 63 次 /min。P 波时限 130ms,PR 间期 186ms,QRS 波群时限 152ms,QRS 电轴 161°,QT/QTc 间期 470/480ms,Ⅰ导联呈 qrS 型,aVL 导联呈 QS 型,V₆ 导联 q 波增宽,V₁ 导联呈 RR′ 型,第 1 个与第 3 个 QRS 波群为室性期前收缩。

诊断:窦性心律,P 波增宽,陈旧性侧壁心肌梗死,右束支传导阻滞,室性期前收缩。

右冠状动脉闭塞致侧壁心肌梗死伴完全性右束支传导阻滞

【临床资料】

男性，68 岁，因 "剑突下不适 10 天，加重 5h" 入院。既往慢性支气管炎病史 40 余年，脑梗死 8 年。查体：血压
125/60mmHg，身高 168cm，体重 70kg，BMI 24.8kg/m²。血生化检查显示肌钙蛋白 T 9.687hg/ml，CK 1 669.3U/L，肌红
蛋白定量 530.6ng/ml，CK-MB 定量测定 15.8ng/ml。超声心动图显示节段性室壁运动障碍（下后壁），左室整体功能减
低。冠脉造影显示左主干远段狭窄 40%，前降支近段狭窄 70%，回旋支细小，右冠状动脉中段次全闭塞，狭窄 99%，扩
张后右冠状动脉植入 3 枚支架。

【心电图分析】

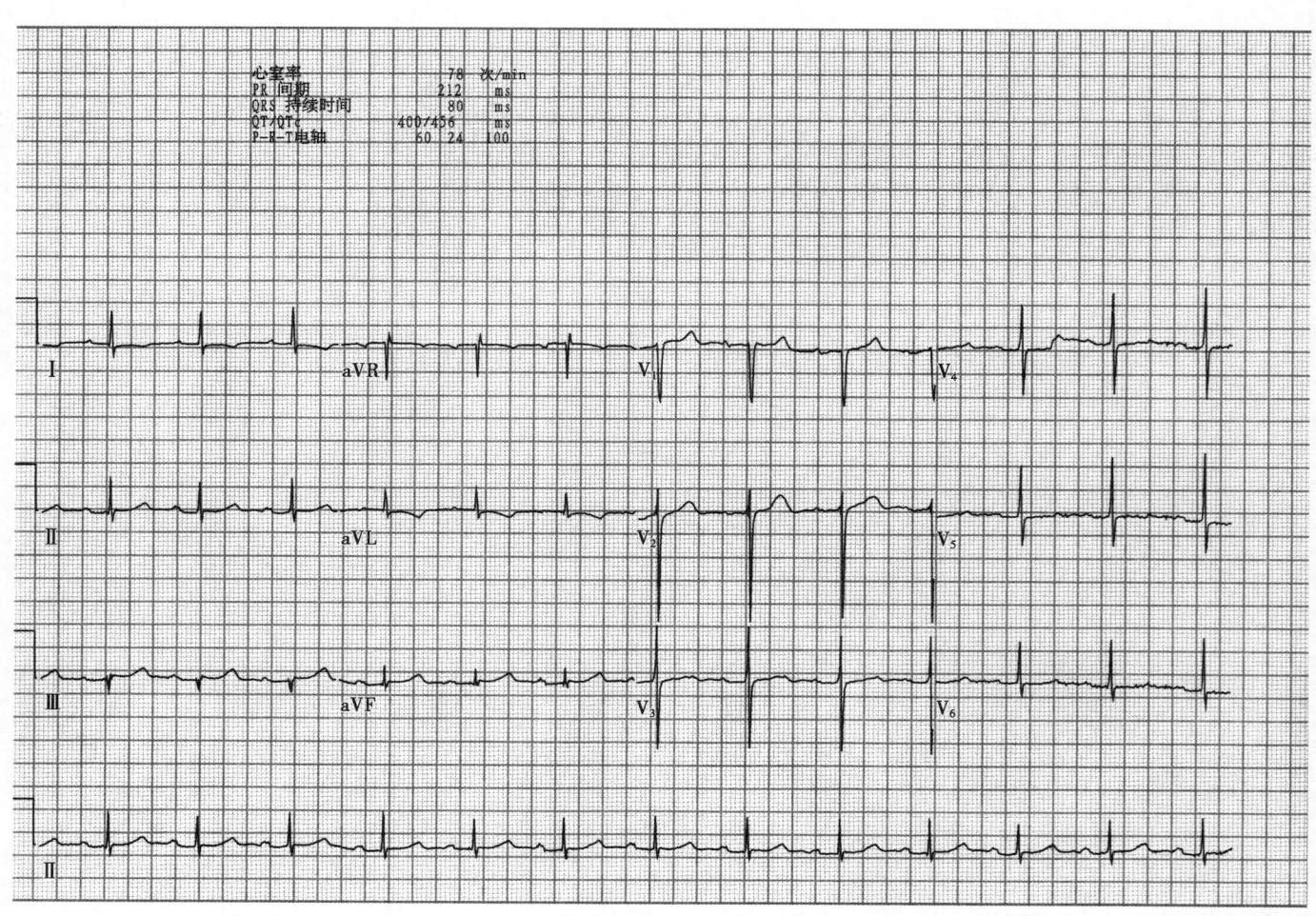

图 1 65 岁心电图：窦性心律，心率 78 次 /min，PR 间期 212ms，一度房室传导阻
滞，QRS 波群时限 80ms，QRS 电轴 24°，QT/QTc 间期 400/456ms。ST 段：Ⅰ、aVL
导联压低 0.05mV。T 波：Ⅰ、aVL 导联倒置，V₄ ~ V₆ 导联低平。

诊断：窦性心律，T 波低平及倒
置（侧壁），一度房室传导阻滞。

临床诊断：冠状动脉粥样硬化性心脏病，急性心肌梗死，PCI 术后，陈旧性脑梗死，慢性支气管炎。

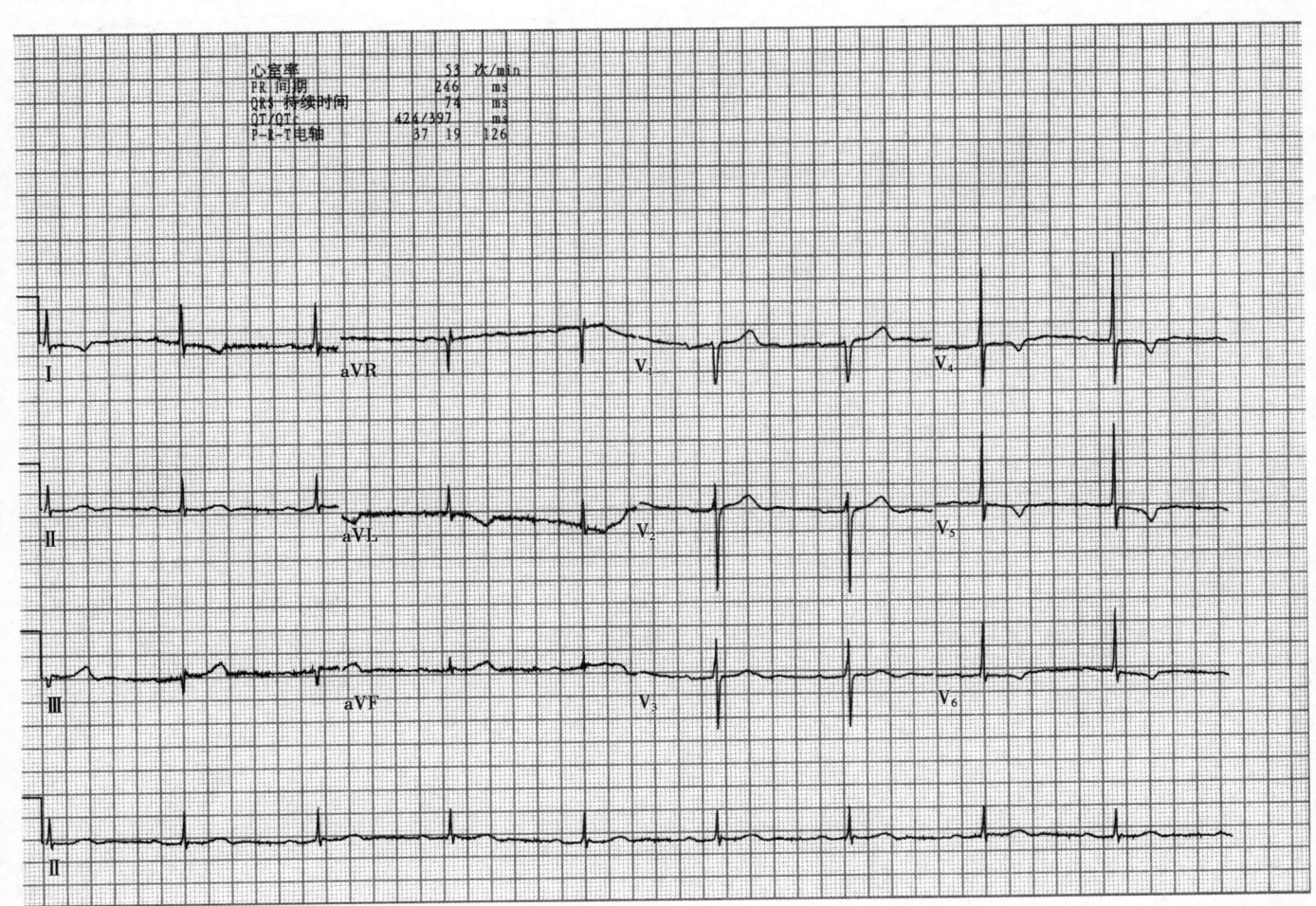

图 2 66 岁心电图：窦性心动过缓，与图 1 比较，V₄~V₆ 导联 T 波转倒置，PR 间期 246ms，QT/QTc 间期 424/397ms。

诊断：窦性心动过缓，一度房室传导阻滞，T 波倒置（侧壁）。

右冠状动脉次全闭塞引发急性下壁 ST 段抬高型心肌梗死

305

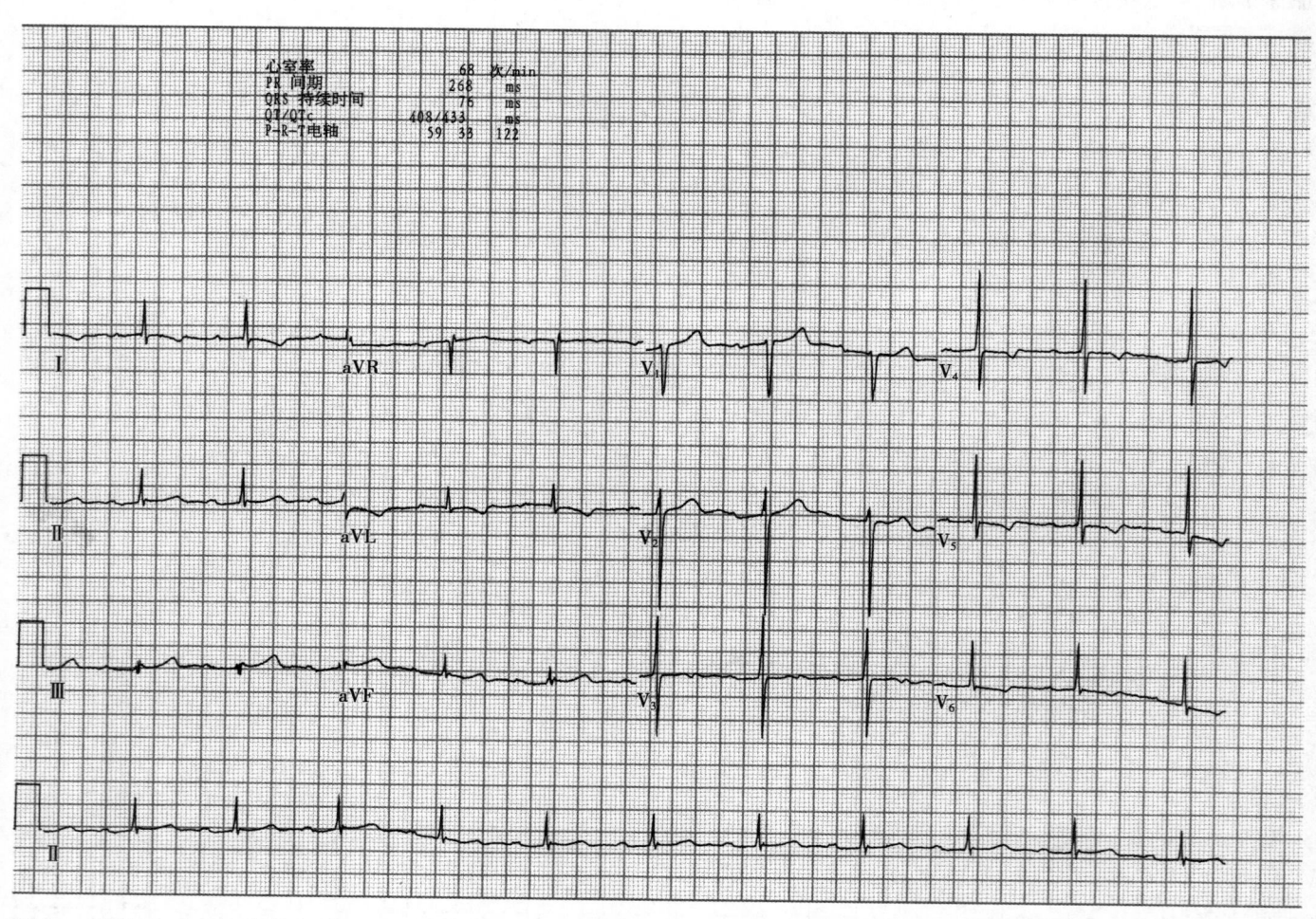

心室率 68 次/min
PR 间期 268 ms
QRS 持续时间 76 ms
QT/QTc 408/433 ms
P-R-7电轴 59 33 122

I   aVR   V₁   V₄

II   aVL   V₂   V₅

III   aVF   V₃   V₆

II

图 3 67 岁心电图：窦性心律，心率 68 次/min，PR 间期 268ms，QRS 波群时限 76ms，QRS 电轴 33°，QT/QTc 间期 408/433ms。T 波：V₃ 导联低平切迹，与图 2 比较无重要变化。

诊断： 窦性心律，ST 段压低及 T 波倒置（侧壁），一度房室传导阻滞。

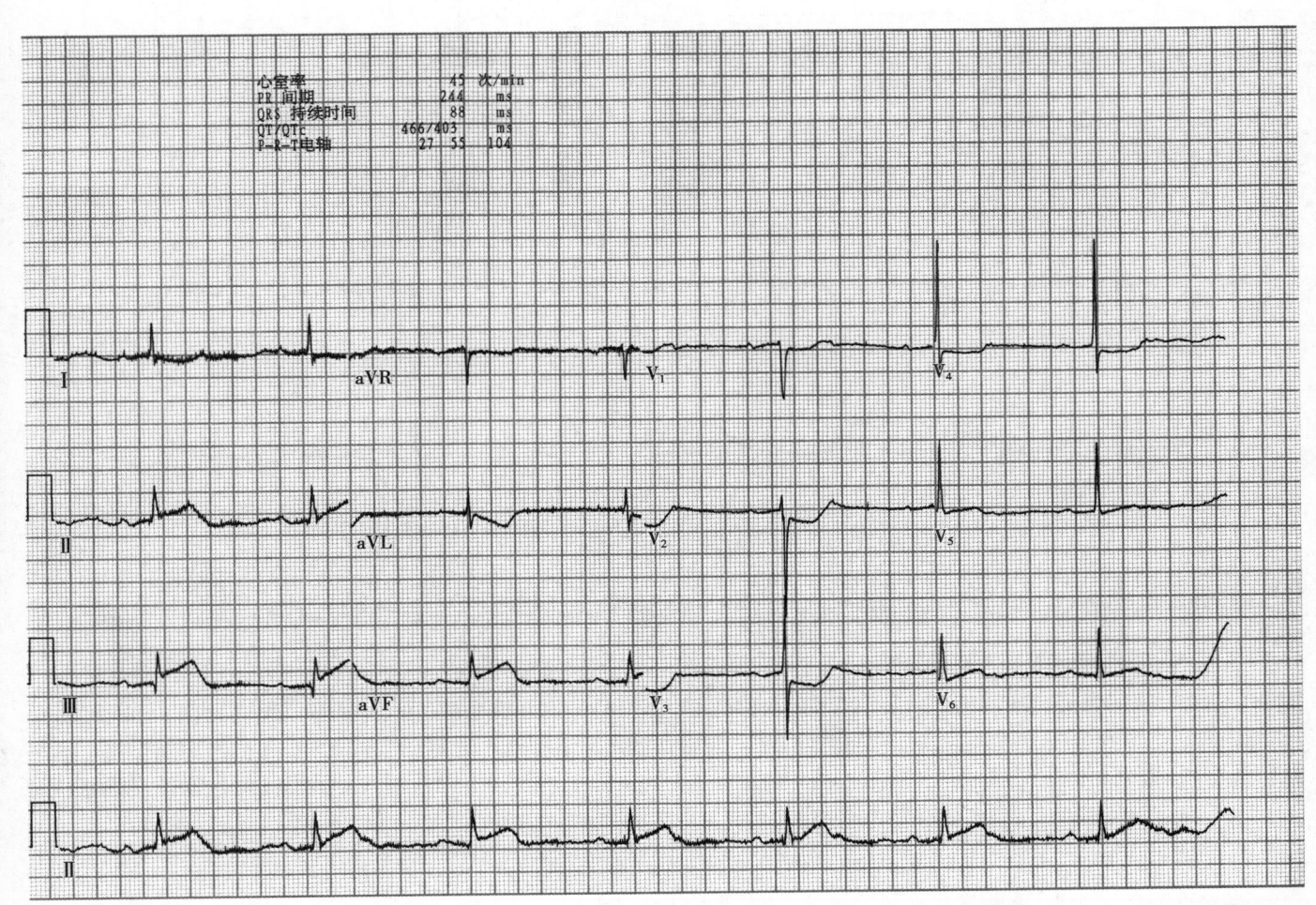

心室率 45 次/min
PR 间期 244 ms
QRS 持续时间 88 ms
QT/QTC 466/403 ms
P-R-T电轴 27 55 104

图 4 68 岁，急性心肌梗死第 1 天心电图：窦性 P 波频率 90 次/min，房室传导比例 2:1，PR 间期 244ms，QRS 波群时限 88ms，QRS 电轴 55°，QT/QTc 间期 466/403ms。ST 段：Ⅱ、Ⅲ、aVF 导联上斜型抬高 0.225～0.25mV，Ⅰ、aVL、V₁～V₄ 导联压低 0.10～0.25mV。T 波：aVL 导联倒置，V₄～V₆ 导联低平。

诊断：窦性心律，一度房室传导阻滞，二度房室传导阻滞（房室传导比例 2:1），急性下壁心肌梗死（下壁 ST 段抬高），前壁及高侧壁 ST 段压低。

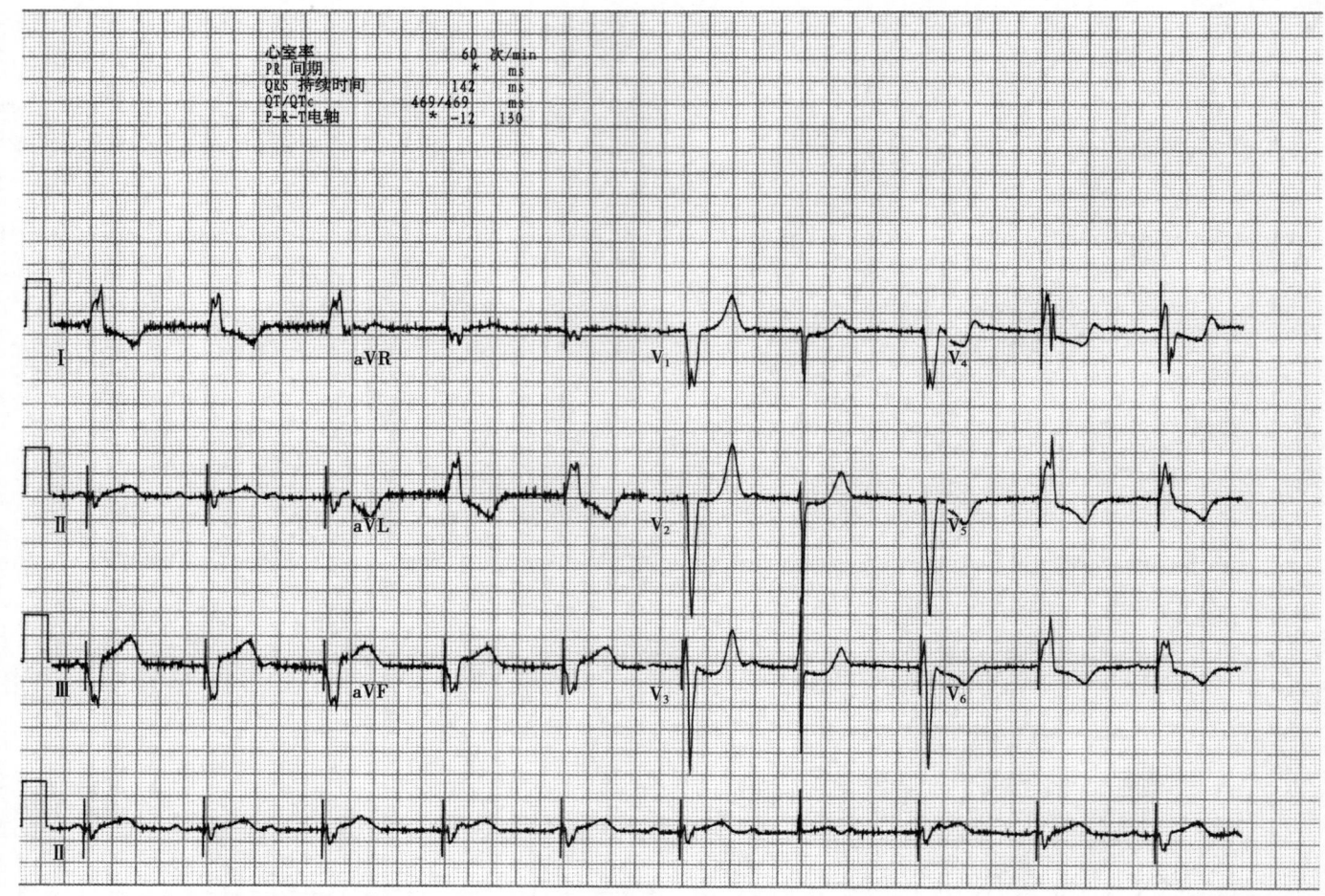

心室率   60 次/min
PR 间期   *   ms
QRS 持续时间   142   ms
QT/QTc   469/469   ms
P-R-T电轴   *   -12   130

I   aVR   V₁   V₄

II   aVL   V₂   V₅

III   aVF   V₃   V₆

II

图 5 68 岁，发病当天起搏器植入术后心电图：窦性心律，左室心尖部起搏心律，起搏频率 60 次/min，第 7 个 QRS 波群是起搏假性室性融合波。ST 段：V₁～V₃ 导联压低 0.10～0.20mV。

诊断：窦性心律，心室起搏心律，不完全性房室分离，室性融合波，假性室性融合波，前间壁 ST 段压低。

【点评】

患者因急性心肌梗死入院。一系列心电图表现为下壁导联 ST 段抬高，出现对应导联前壁及高侧壁 ST 段压低，右冠状动脉开通术后，ST 段回落，出现梗死性 q 波，右冠状动脉次全闭塞还引起了一度房室传导阻滞、二度房室传

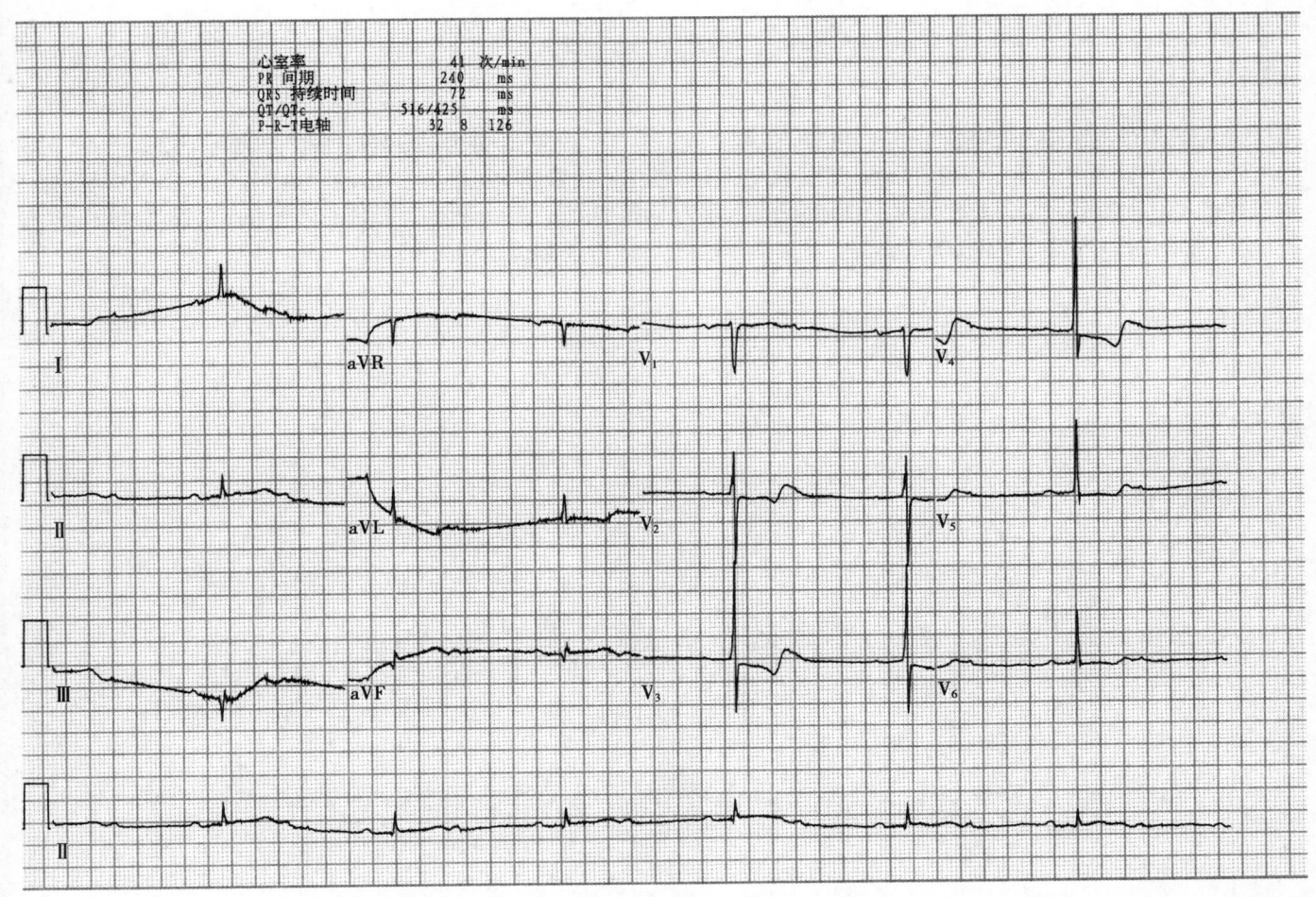

图 6 68 岁, 右冠状动脉开通术后心电图: 窦性 P 波频率 82 次 /min, 房室传导比例 2:1, PR 间期 240ms, QRS 波群时限 72ms, QT/QTc 间期 516/425ms, Ⅲ、aVF 导联呈 qr 型, ST 段抬高 0.05mV, V₂~V₆ 导联 ST 段压低 0.05~0.175mV, V₂~V₆ 导联 T 波负正双向。

诊断: 窦性心律, 一度房室传导阻滞, 二度房室传导阻滞 (2:1 下传心室), 急性下壁心肌梗死, 前壁及前侧壁 ST 段压低及 T 波负正双向; QT 间期延长。

导阻滞 (2:1 房室传导), 予以临时起搏、抗血小板、调脂、稳定斑块、降糖、抗感染及对症治疗, 病情稳定。

第93例 右束支传导阻滞合并急性前壁心肌梗死

【临床资料】

女性, 81 岁, 因 "发作性恶心、呕吐、濒死感 5h" 入院。既往高血压病史 20 余年, 最高血压 180/80mmHg。查体: 血压 114/65mmHg, 身高 155cm, 体重 60kg, BMI 25.0kg/m²。血生化检查显示肌钙蛋白 T 4.27ng/ml, CK 1 272.3U/L, 肌红蛋白定量 339.6ng/ml, CK-MB 定量测定 62.83ng/ml, 脑利钠肽前体 35 000pg/ml。超声心动图显示节段性室壁运动障碍 (室间隔心尖段、左室心尖部、前壁心尖部), 二尖瓣轻度反流, 左室整体功能减低。

【心电图分析】

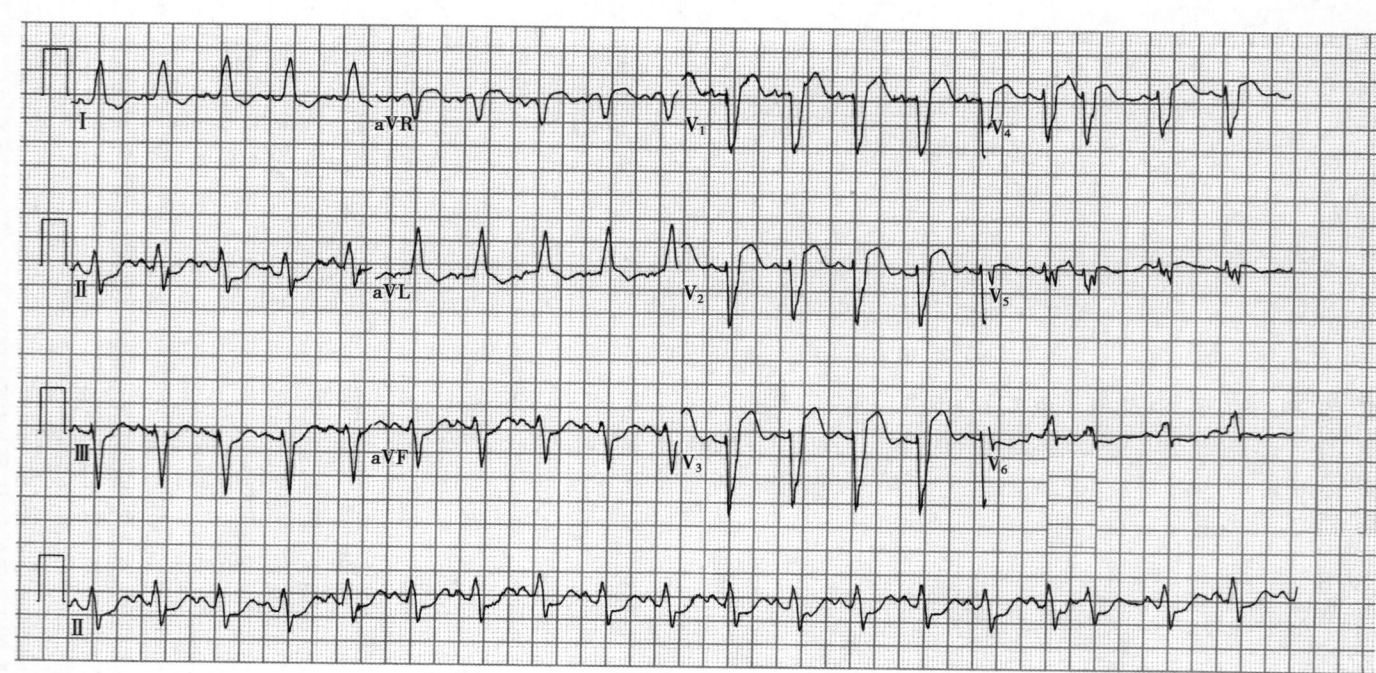

图 1 P 波: Ⅰ、Ⅱ、Ⅲ、aVF、V₂~V₆ 导联直立, aVR 导联倒置, V₁ 导联正负双向。心率 117 次 /min, 窦性心动过速。PR 间期 136ms, QRS 波群时限 126ms, QT/QTc 间期 344/479ms, QRS 电轴 −54°。Ⅰ、aVL 导联呈单向、增宽 R 波, V₁~V₅ 导联呈 rS 型, V₁~V₄ 导联 r 波时限不超过 20ms, 几乎呈直线上下, S 波升支延缓, 左束支传导阻滞。ST 段: V₁~V₄ 导联上斜型抬高 0.25~0.50mV, Ⅰ、Ⅱ、Ⅲ、aVL、aVF 导联压低 0.10~0.20mV。T 波: Ⅱ、Ⅲ、aVF、V₁~V₄ 导联直立, aVR 导联直立, Ⅰ、aVL 导联倒置。倒数第 3 个心搏是房性期前收缩 (心电图描记于发病第 2 天)。

诊断: 窦性心动过速, 完全性左束支传导阻滞, ST 段抬高 (前间壁及前壁), ST 段压低 (下壁), 房性期前收缩。

临床诊断：冠状动脉粥样硬化性心脏病，急性心肌梗死，高血压3级（高危），低蛋白血症，贫血，陈旧性脑梗死，慢性支气管炎，肺癌切除术后。

【点评】

左束支传导阻滞可以部分或全部掩盖心肌梗死心电图波形。心肌梗死的心电图波形也可改变左束支传导阻滞的心电图特征，如在左束支传导阻滞图形特征的基础上出现下列变化提示合并急性心肌梗死：①出现新的Q波；②QRS波群出现顿挫；③以R波为主的导联ST段由压低转为抬高或压低的程度加重；④以S波为主的导联ST段压低或ST段进一步抬高；⑤原为直立的T波转为双向或倒置；⑥原为倒置的T波转为直立或倒置进一步加深。

本例左束支传导阻滞合并急性心肌梗死的心电图，能够得到提示的是：$V_1 \sim V_4$导联左束支传导阻滞的QRS波群振幅并无明显增深，而$V_2 \sim V_4$导联ST段抬高达到了$0.40 \sim 0.50$mV，超出了左束支传导阻滞时（右胸导联QRS波群振幅无明显增大）ST段抬高的程度。再加上对应导联下壁ST段压低，结合超声心动图结果，提示心肌梗死部位是前壁。

总之，在左束支传导阻滞的患者，发生急性心肌梗死的诊断有难度，一系列心电图改变，结合临床，诊断左束支传导阻滞合并心肌梗死是可行的；一次心电图检查，增加了心肌梗死诊断的难度。

右束支传导阻滞合并急性前壁心肌梗死

第94例 | 再次急性前壁心肌梗死

【临床资料】

男性，81岁，既往高血压病史20年、前壁心肌梗死9年，此次因"左下肢麻痛2个月，右下肢麻痛10天"入院。3月25日在全身麻醉下行髂动脉造影＋左侧股动脉球囊扩张＋右侧肢动脉切开球囊取检术。因失血量较多，于下午7:00突然血压下降至75/42mmHg，ST段抬高，右束支传导阻滞，心室颤动，经抢救无效死亡。

死亡原因：急性前壁心肌梗死，心室颤动。

死亡诊断：冠状动脉粥样硬化性心脏病，陈旧性前壁心肌梗死，再发急性广泛前壁心肌梗死，心源性休克，心室颤动，双下肢动脉硬化性闭塞，高血压3级（高危）。

【心电图分析】

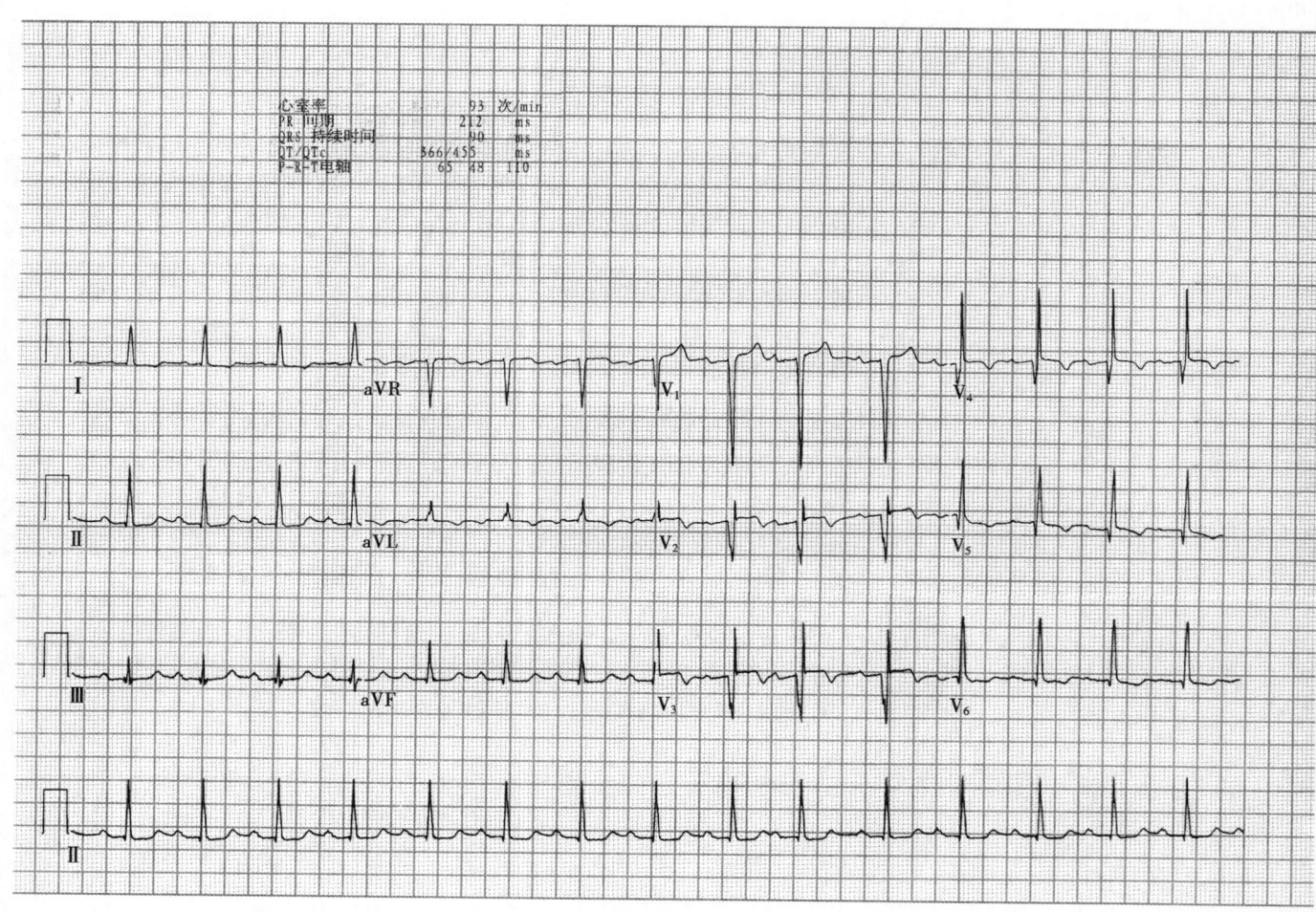

图1 窦性心律，心率93次/min，PR间期212ms，一度房室传导阻滞，$V_2 \sim V_5$导联出现异常Q波，陈旧性前壁心肌梗死，T波：Ⅰ、aVL、$V_2 \sim V_6$导联倒置。QT/QTc间期366/455ms。

诊断：窦性心律，陈旧性前壁心肌梗死，T波倒置。

【点评】

患者男性，81 岁，行左、右股动脉球囊扩张术后，因失血量过多、基础病变多，治疗效果差。术后不久突发大面积心肌缺血、损伤与梗死，心电图表现为 I、aVR、aVL、V₁~V₃ 导联 ST 段抬高，下壁导联 ST 段压低，新发生了右束支传导阻滞，提示前降支近段闭塞，大面积心肌梗死，急性心功能不全，心源性休克导致的心室颤动，电复律后，转为全心停搏，患者死亡。

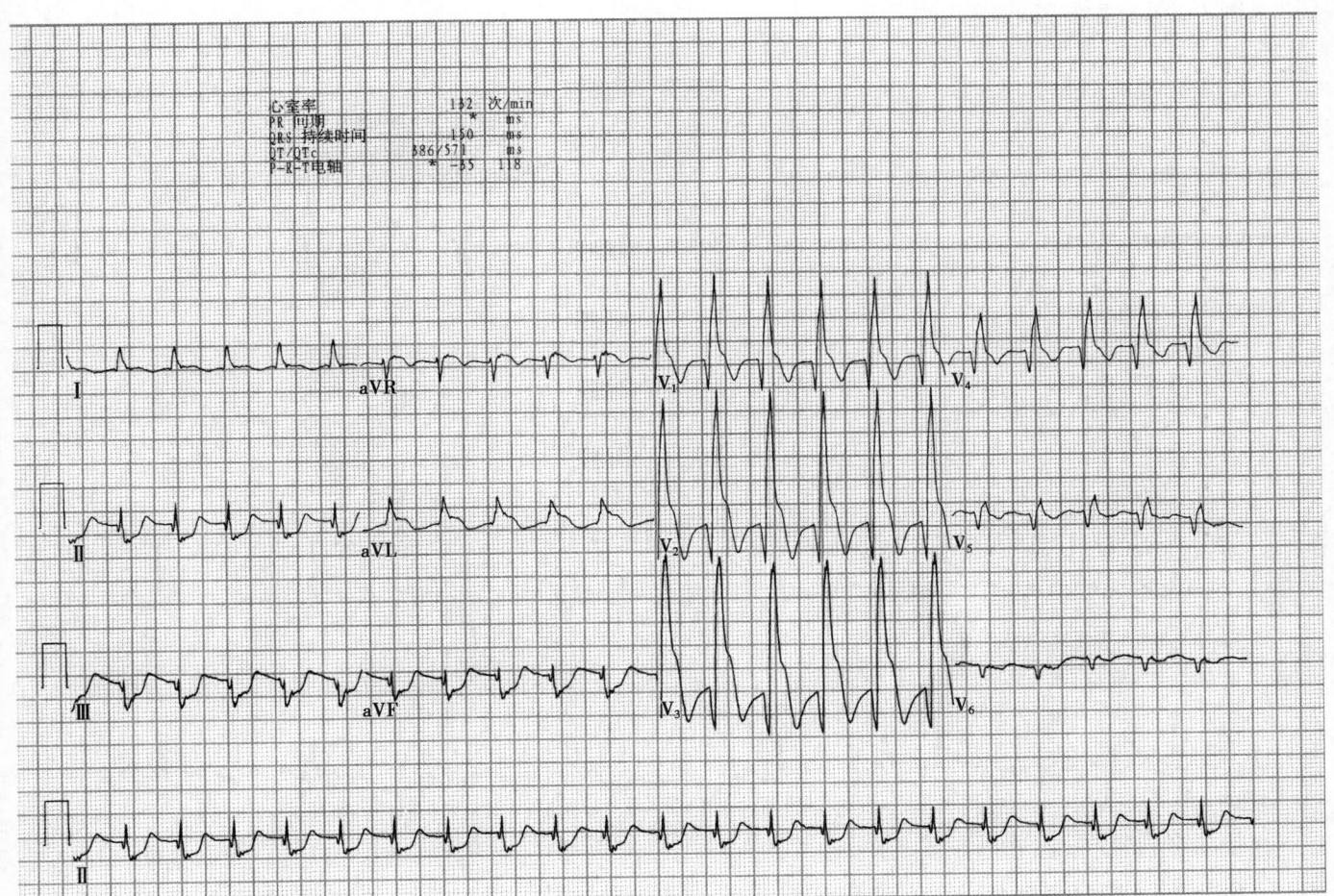

图 2　距图 1 约 2h41min，抢救过程中描记的心电图：与图 1 比较，新发生了室上性心动过速，心率 132 次 /min，与失血过多、升压药的影响等因素有关，V₁~V₅ 导联呈 QR 型，V₆ 导联呈 QS 型。ST 段：aVR、aVL、V₁~V₃ 导联抬高 0.10~0.70mV，II、III、aVF 导联压低 0.35mV。T 波：V₁~V₆ 导联倒置。QRS 波群时限 150ms，QT/QTc 间期 386/571ms，QRS 电轴 -35°。

诊断：室上性心动过速，窦性心动过速可能性大，完全性右束支传导阻滞，急性广泛前壁心肌梗死伴对应下壁导联 ST 段压低，QTc 间期延长。

再次急性前壁心肌梗死

第95例 | 左室流出道室性心动过速引起 ST 段显著压低

【临床资料】

男性，72 岁，因 "间断性心悸 6 年，再发 2 天" 入院。6 年前阵发性心悸时心电图提示阵发性室性心动过速，予以胺碘酮药物后转为窦性心律。完善各项检查后，行 CARTO 指导室性心动过速射频消融术，标测到流出道（右室）间隔侧局部激动电位，消融以后室性心动过速消失。近 2 天来再发室性心动过速（见心电图）。

临床诊断： 冠心病，室性心动过速，高血压 1 级（高危），糖尿病 2 期，腔隙性脑梗死。

【心电图分析】

图 1 与图 2 记录于室性心动过速消融术后。

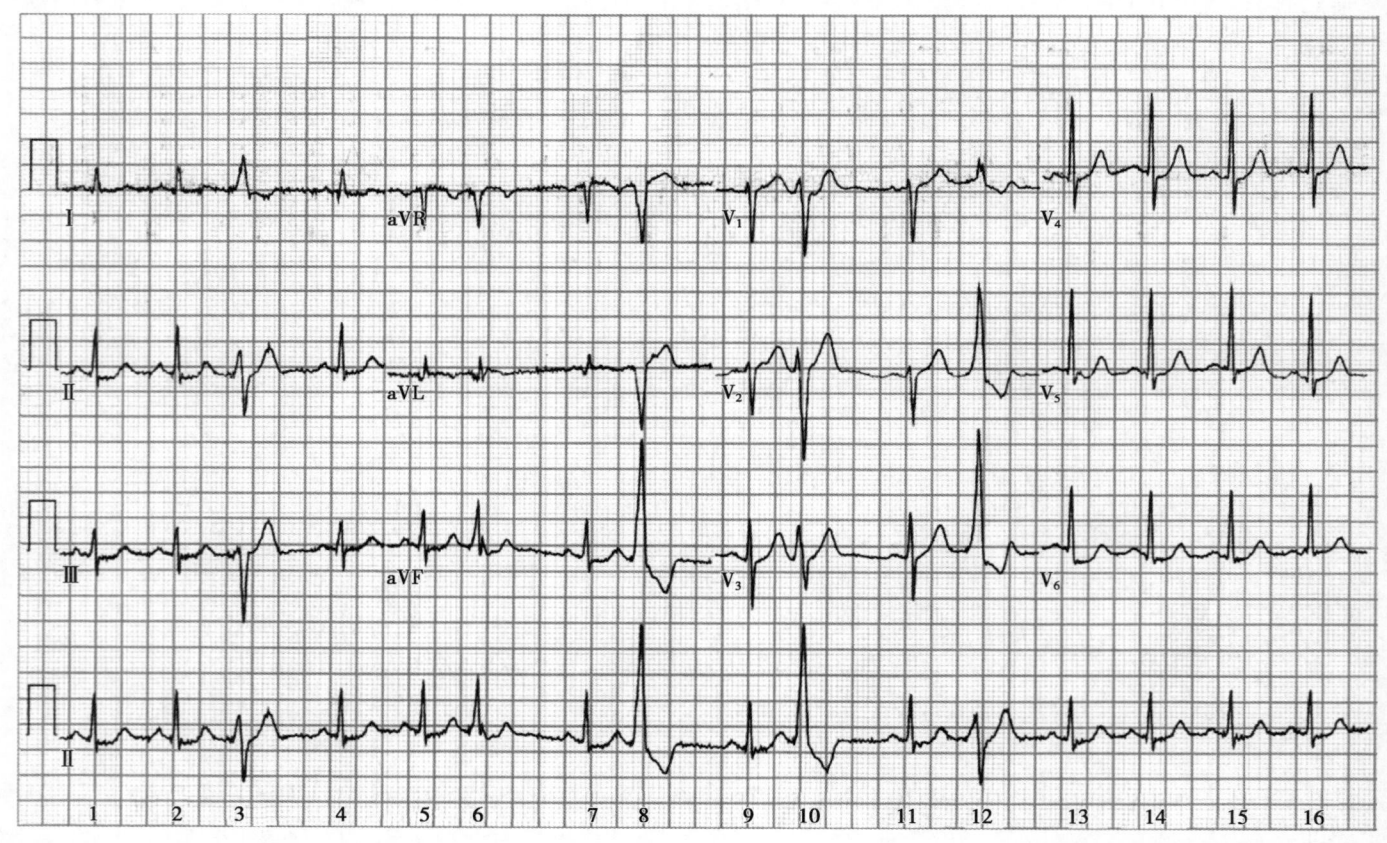

图 1 窦性心律，心率 97 次 /min，PR 间期 160ms，QRS 波群时限 92ms，QT/QTc 间期 348/411ms，QRS 电轴 38°，第 3、12 个心搏是同源室性期前收缩，左室心尖部，第 8、10 个心搏是右室流出道期前收缩。第 6 个心搏是房性期前收缩伴时相性心室内差异传导。窦性心律的 ST 段：Ⅱ、Ⅲ、aVF、V₄～V₆ 导联压低 0.05～0.125mV。

诊断： 窦性心律，房性期前收缩伴室内差异传导，双源室性期前收缩（起自右室流出道及左室心尖部），ST 段压低（下壁及前侧壁）。

【点评】

本例室性心动过速特征：①QRS 波群时限 120ms，比一般室性心动过速的 QRS 波群窄；②Ⅱ、Ⅲ、aVF 导联呈 R 型，V1～V6 导联呈 qR 型、Rs 型及 R 型，波形相同，室性心动过速源于左室流出道间隔部可能性大，室性心动过速的形态不同于射频消融终止的室性心动过速波形，与图 1 中起源于左室流出道的室性期前收缩形态也不同，对胺碘酮等药物敏感，用药后室性心动过速消失。室性心动过速时 V2～V6 导联 ST 段显著压低，提示室性心动过速引起的冠状动脉供血不足。

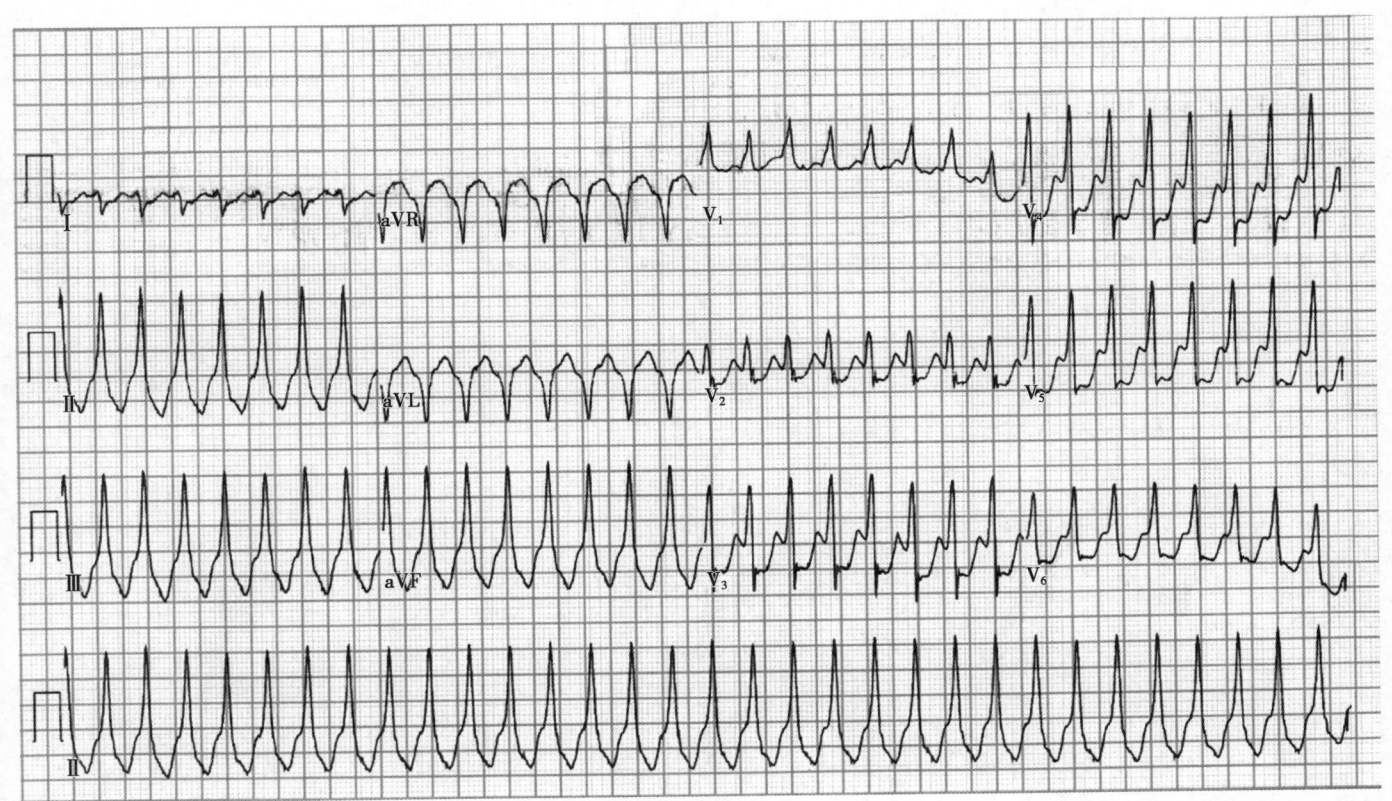

图 2 心悸发作时心电图：宽 QRS 心动过速时限 120ms，心室率 191 次 /min，Ⅱ、Ⅲ、aVF、V6 导联呈 R 型，V1 导联呈 qR 型，V2～V5 导联呈 RS 型，提示室性心动过速。

诊断：室性心动过速，前壁及前侧壁 ST 段显著压低。

第96例　左束支传导阻滞伴前壁缺血型 T 波倒置

【临床资料】

女性, 88 岁, 因"间断上腹部疼痛 1 个月, 呕血、便血 11h"入院。既往左乳腺癌根治术后 14 年。查体: 血压 139/74mmHg, 身高 162cm, BMI 24.8kg/m²。血生化检查显示肌钙蛋白 T 0.016ng/ml, CK 321.3U/L, 钾 3.41mmol/L。

【心电图分析】

图 1~图 3 记录于 83 岁与 88 岁时。

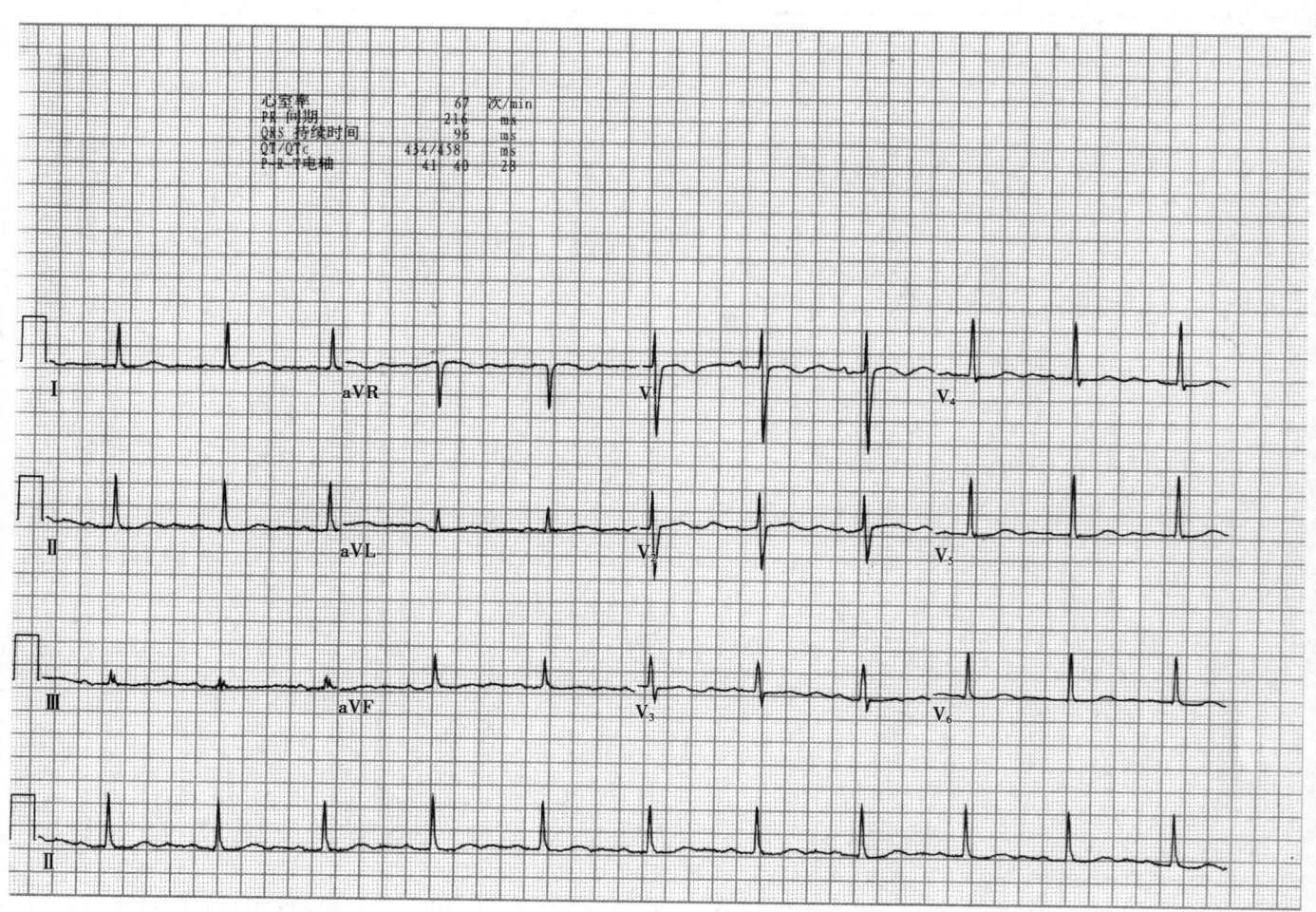

图 1　83 岁心电图: 窦性心律, 心率 67 次/min, PR 间期 216ms, QRS 波群时限 96ms, QRS 电轴 40°, QT/QTc 间期 434/458ms。T 波: Ⅰ、Ⅱ、aVF、V₃~V₆ 导联低。　**诊断**: 窦性心律, 一度房室传导阻滞, T 波低。

临床诊断: 冠状动脉粥样硬化性心脏病,不稳定型心绞痛,高血压,糖尿病 2 型,上消化道出血,门静脉高压,肝占位(癌不除外),低钾血症,低蛋白血症。

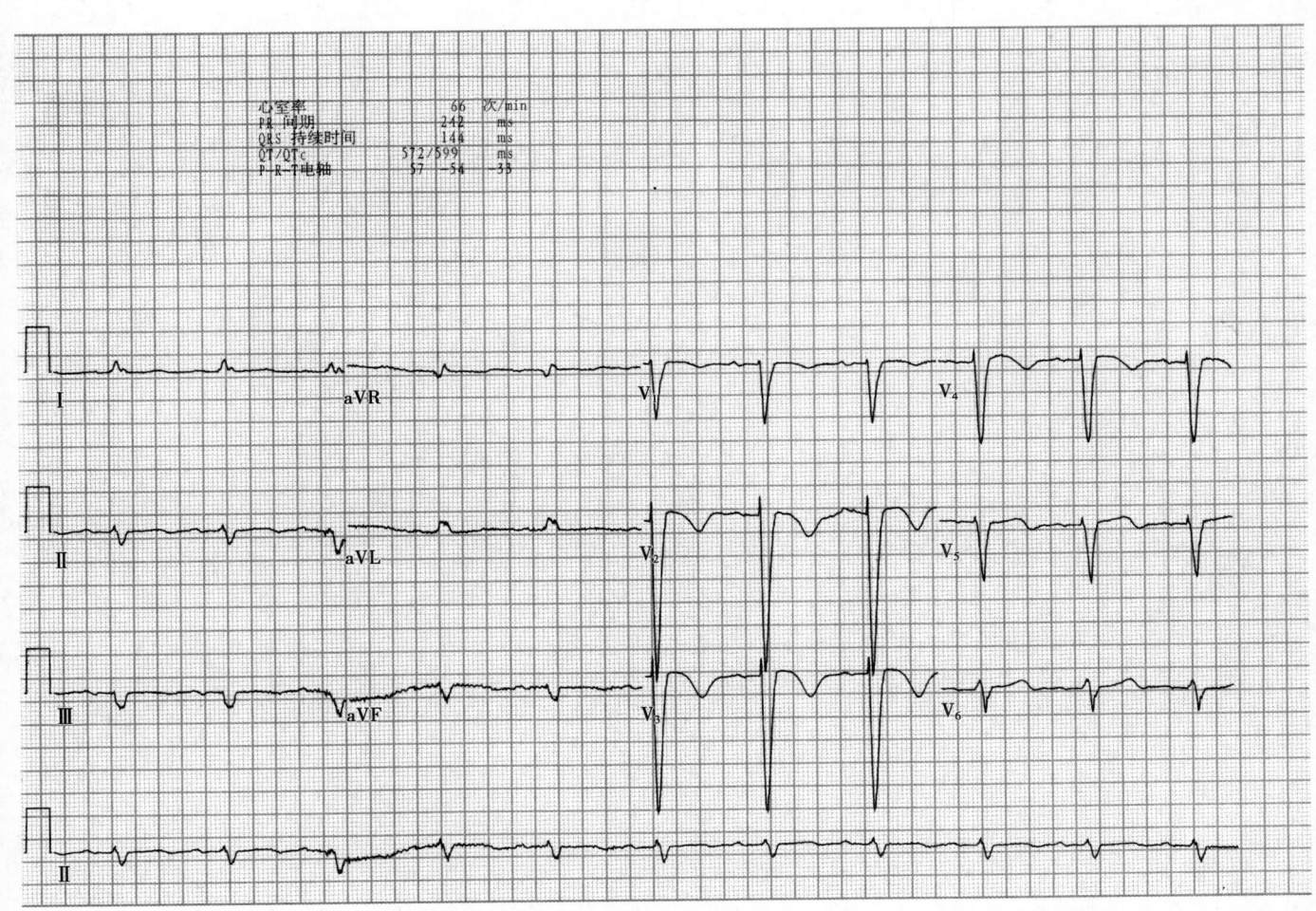

图 2　88 岁,胸痛时心电图:窦性心律,心率 66 次 /min,PR 间期 242ms,QRS 波群时限 144ms,QRS 波群电轴 −54°,QT/QTc 间期 572/599ms。Ⅰ、aVL 导联呈 R 型,V₁~V₆ 导联呈 rS 型。标准肢体导联 R+S<0.5mV。T 波:V₁~V₄ 导联倒置,V₅ 导联正负双向。

诊断: 窦性心律,一度房室传导阻滞,完全性左束支传导阻滞,QRS 波群低电压,T 波倒置及双向,QT/QTc 间期延长。

左束支传导阻滞伴前壁缺血型 T 波倒置

心室率   76   次/min
PR 间期   206   ms
QRS 持续时间   140   ms
QT/QTc   430/483   ms
P-R-T电轴   0 2 74

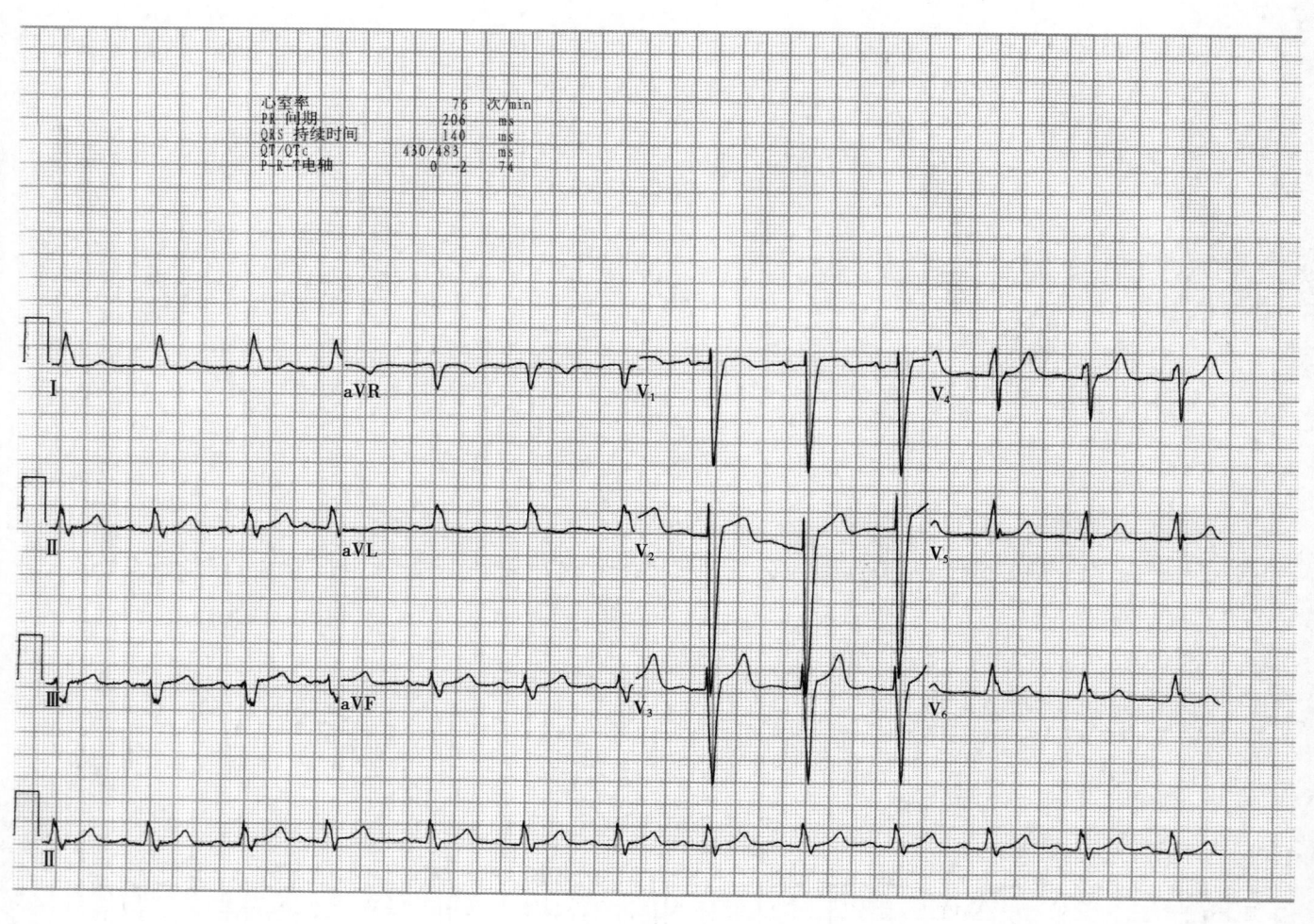

图 3 88 岁, 症状缓解以后心电图: 窦性心律, 心率 76 次 /min, PR 间期 206ms, QRS 波群时限 140ms, QRS 电轴 −2°, QT/QTc 间期 430/483ms。$R_I = 0.70$mV。ST 段: $V_1 \sim V_6$ 导联抬高 0.15 ~ 0.30mV。T 波: $V_2 \sim V_6$ 导联直立。

诊断: 窦性心律, 一度房室传导阻滞, 完全性左束支传导阻滞, 房性期前收缩, QTc 间期延长。

【点评】

关于左束支传导阻滞:

1. 左束支传导阻滞不是胸痛时发生的, 症状缓解以后的观察中, 左束支传导阻滞始终存在。

2. 图 2 与图 3 比较, 图 3 是症状缓解以后的左束支传导阻滞, 在以后的心电图描记中, 图形与图 3 一致。问题是图 2 的变化: ①肢体导联 QRS 波群低电压随症状缓解继而消失; ②ST 段: $V_1 \sim V_3$ 导联抬高的程度减轻, 实际是 ST 段"压低"; ③T 波: $V_1 \sim V_5$ 导联倒置及双向, 与合并症的左束支传导阻滞的 T 波方向相反; ④QT/QTc 间期延长。上述心电图改变持续时间较短。肌钙蛋白 T 未见动态异常变化。这提示图 2 为左束支传导阻滞合并心肌缺血心电图。

3. 图 3 左束支传导阻滞, I、V_5、V_6 导联呈 R 型, T 波直立, 这种同相 T 波不除外慢性心肌缺血。

左束支传导阻滞伴前壁缺血型 T 波倒置

【临床资料】

男性，60岁，2年前因"突发胸痛、胸闷"入院，诊断为急性心肌梗死、右冠状动脉PCI术后。查体：血压115/66mmHg，身高170cm，体重56kg，BMI 19.8kg/m²。血生化检查显示肌钙蛋白T 0.023ng/ml，CK 48.8U/L，乳酸脱氢酶184.4U/L，CK-MB定量测量1.83ng/ml，脑利钠肽前体5 618pg/ml。超声心动图显示节段性室壁运动障碍（室间隔心尖段、左室心尖段、下后壁），室间隔增厚，二尖瓣轻度反流，左室整体功能减低。冠脉造影显示左主干远段狭窄30%，前降支近段闭塞，右冠状动脉PCI术后，心功能Ⅲ级，慢性肾功能不全。

临床诊断：冠状动脉粥样硬化性心脏病，陈旧性心肌梗死，冠状动脉PCI术后，心功能不全，心功能Ⅲ级（NYHA分级），高血压3级（极高危），慢性肾功能不全。

【动态心电图分析】

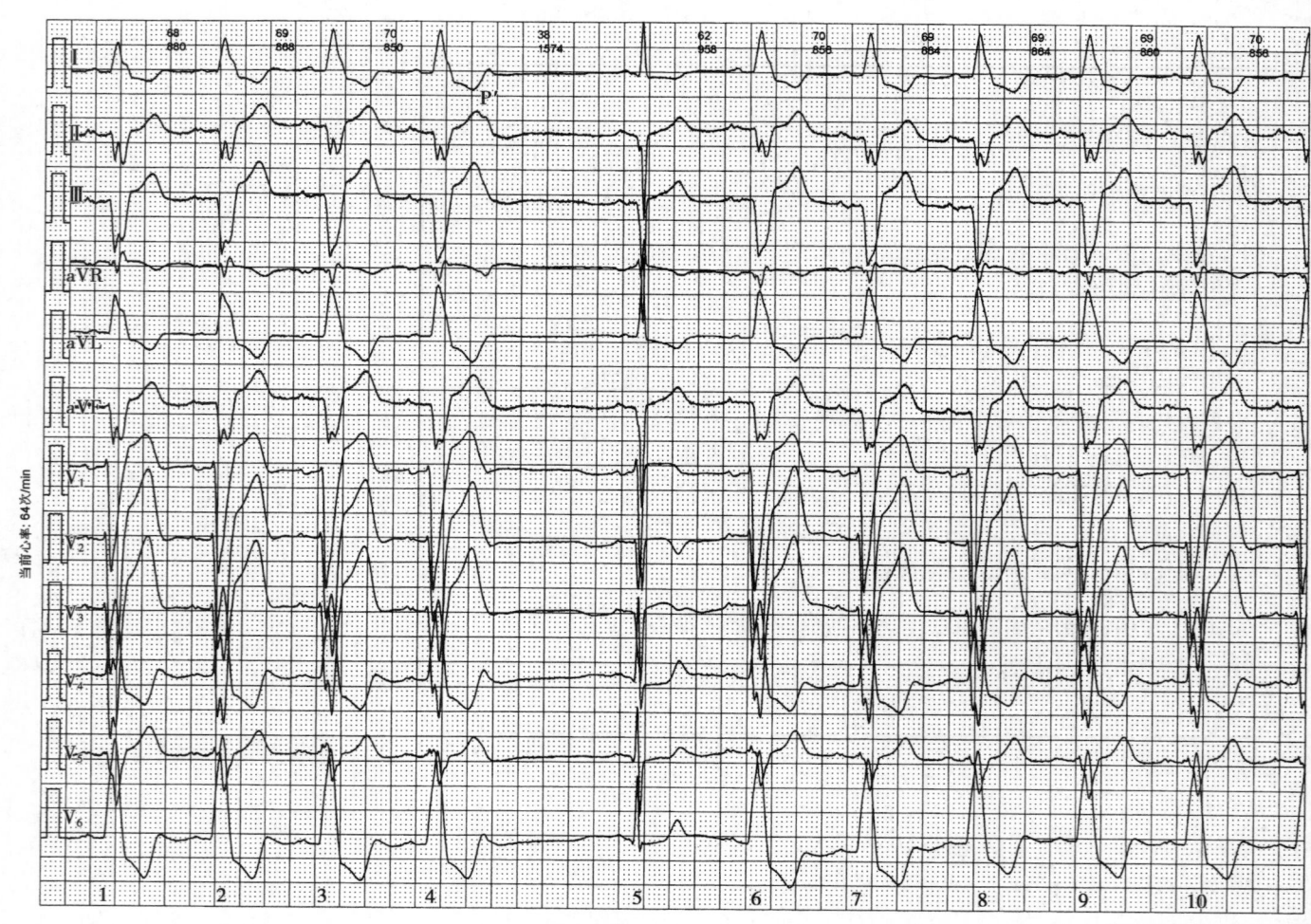

图1 窦性心律，心率69次/min，PR间期0.16s，QRS波群时限0.17s，Ⅰ、aVL、V₆导联呈R型，V₁~V₄导联呈rS型，完全性左束支传导阻滞。第4个心搏的T波降支上有未下传的房性期前收缩。第5个心搏，PR间期0.16s，QRS波群时限0.10s，左束支传导阻滞图形消失。Ⅱ、Ⅲ、aVF、V₃导联呈QS型，V₂导联r波递增不良，Ⅰ、aVL、V₄~V₆导联ST段压低0.05~0.125mV，Ⅰ、aVL、V₂导联T波倒置，QT间期0.37s（V₄与V₅导联互换）。

【点评】

患者在动态心电图监测过程中几乎完全呈左束支传导阻滞图形，偶见正常室内传导的窦性 QRS 波群，故称为几乎完全性左束支传导阻滞。

左束支传导阻滞消失时，从"正常室内传导"的 QRS 波群分析结合病史，患者发生 2 次心肌梗死。一次 2 年前因胸痛入院，右冠状动脉植入支架，Ⅱ、Ⅲ、aVF 导联呈 QS 型，下后壁室壁运动障碍，下壁心肌梗死。另一次是前降支闭塞致前壁心肌梗死，V_2 导联 r 波递增不良，V_3 导联呈 QS 型，超声心动图显示室间隔心尖段运动障碍。

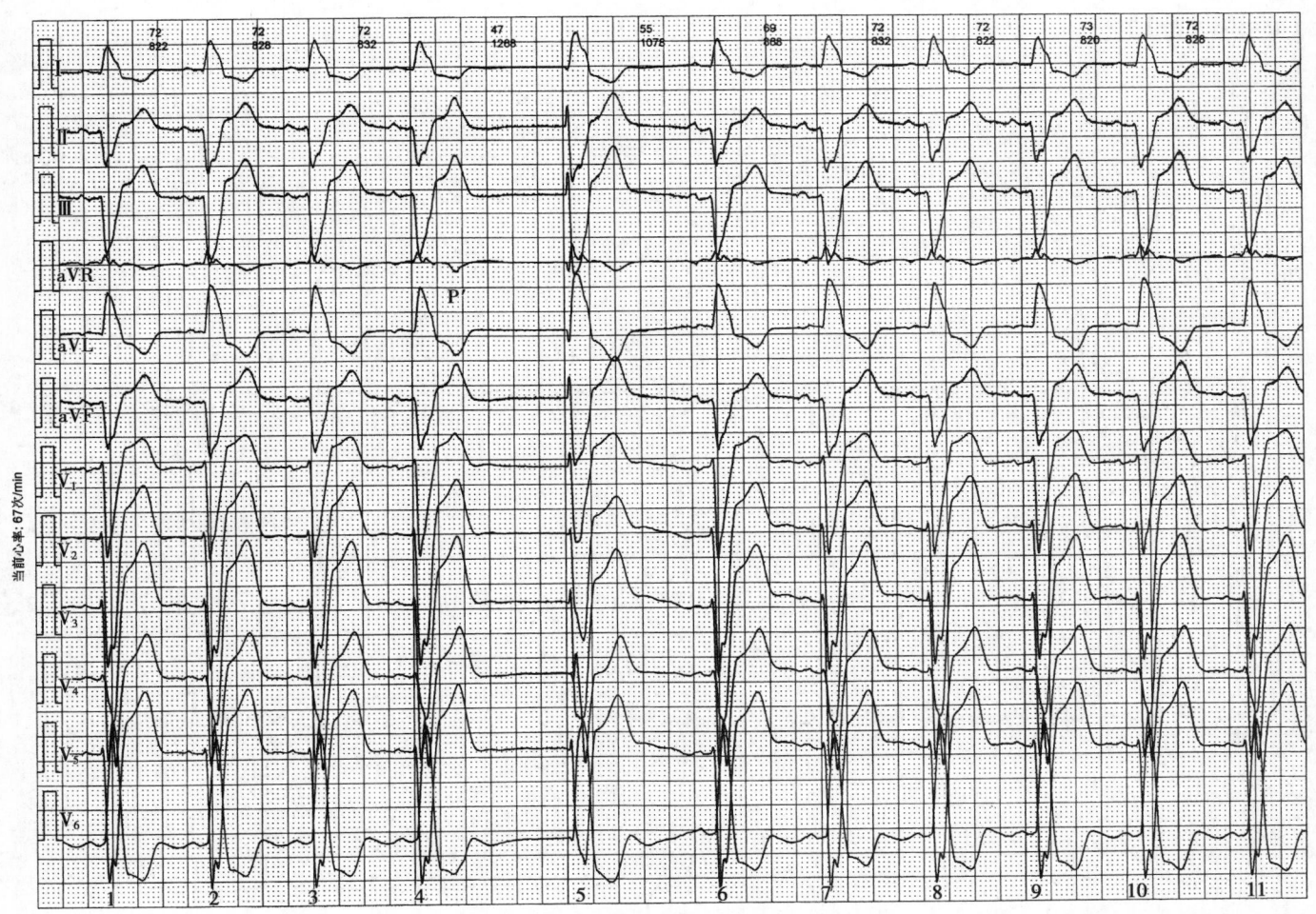

图 2 第 4 个心搏的 T 波上有未下传的房性期前收缩，第 5 个心搏是室性逸搏源于右室心尖部。

动态心电图诊断：窦性心律，几乎完全性左束支传导阻滞；房性期前收缩干扰性未下传心室，室性逸搏，陈旧性下壁、前壁心肌梗死，ST 段压低（前侧壁及高侧壁）。

左束支传导阻滞合并前壁及下壁心肌梗死

左主干闭塞心电图 T 波倒置及 QT/QTc 间期延长

【临床资料】

女性，77 岁，2 年前无明显诱因发作剑突下不适，持续约 3min 缓解。近半年以来胸闷加重，每次发作胸闷持续时间为 1~5min，均可自行缓解。入当地医院行冠脉造影，提示左主干闭塞，未能成功开通病变处。为进一步诊治入院。超声心动图显示左心房扩大，节段性室壁运动障碍，二尖瓣轻度反流，肺动脉轻度高压。冠脉造影显示左主干远段闭塞，狭窄程度 100%；右冠状动脉近段狭窄 40%，远段狭窄 50%。决定对左主干进行开通术，经过反复多次尝试，导丝通过闭塞处，球囊扩张术后植入支架 1 枚，支架贴壁良好，无夹层。

临床诊断：冠状动脉粥样硬化性心脏病，左主干闭塞，PCI 术后。

【心电图分析】

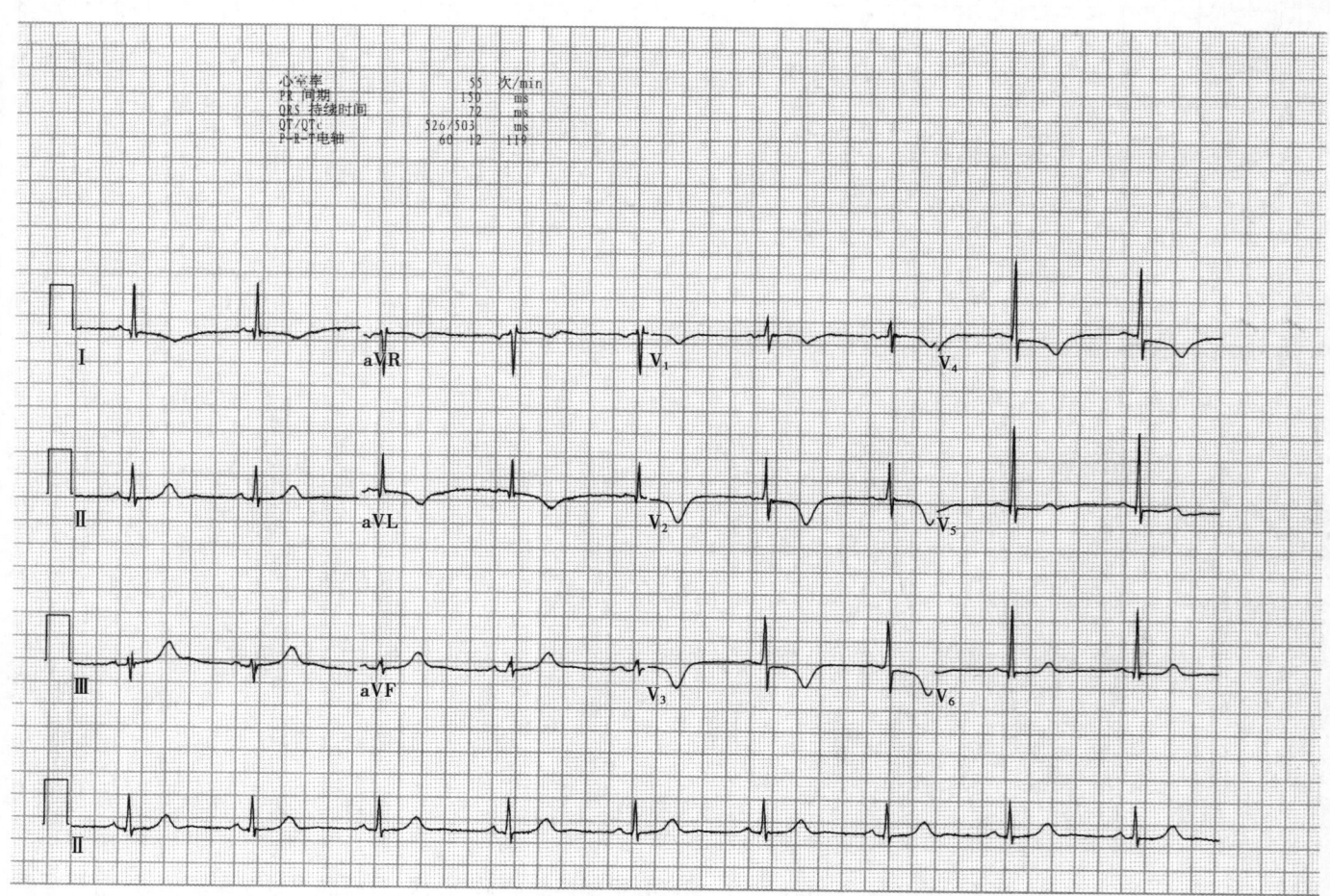

图 1　入院时描记的心电图：窦性心动过缓，心率 55 次/min，PR 间期 150ms，QRS 波群时限 72ms。ST 段：I、II、aVL、V$_2$~V$_6$ 导联下斜型及水平型压低 0.05~0.10mV。T 波：I、aVL、V$_1$~V$_4$ 导联倒置。QT/QTc 间期 526/503ms，QRS 电轴 12°。

诊断：窦性心动过缓，ST 段轻度压低（高侧壁及前壁），T 波倒置（高侧壁、前间壁及前壁），QT/QTc 间期延长。

【点评】

1. 左主干闭塞发生率低,死亡率高。本例左主干闭塞为何能存活下来,而又缺少典型胸痛症状呢? 原因是患者冠脉供血为右优势型,巨大的右冠状动脉供应右室,右室下壁、后壁及侧壁的血液,虽然右冠状动脉也有狭窄,但平时基本能满足上述部位的血供,回旋支正常。患者的左主干是一个慢性闭塞的过程,经过多次反复尝试,导丝才通过闭塞处,开通闭塞的左主干。左主干所支配的左室部分心肌在左主干闭塞以后,发生了缺血,表现为 ST 段压低、T 波倒置、QT/QTc 间期延长。前壁心尖部可能有一部分心肌梗死(非穿壁性),超声心动图显示节段性室壁运动障碍。入院后心肌酶无异常,心电图未见梗死性 Q 波,心肌梗死的日期不确定。

2. 左主干 PCI 术后,缺血部位的心肌供血得到了改善,临床给予双联抗血小板聚集、扩张冠脉血管、降压、调脂、改善循环、营养心肌等治疗。心电图 ST 段压低的程度减轻,T 波倒置减浅,延长的 QT/QTc 间期恢复到正常时限。患者病情稳定后出院。

3. 冠心病 PCI 术后的患者越来越多,心电图、动态心电图、心电图负荷试验、核素运动试验等无创检查技术,也是评估 PCI 效果及其预后判断的重要指标。

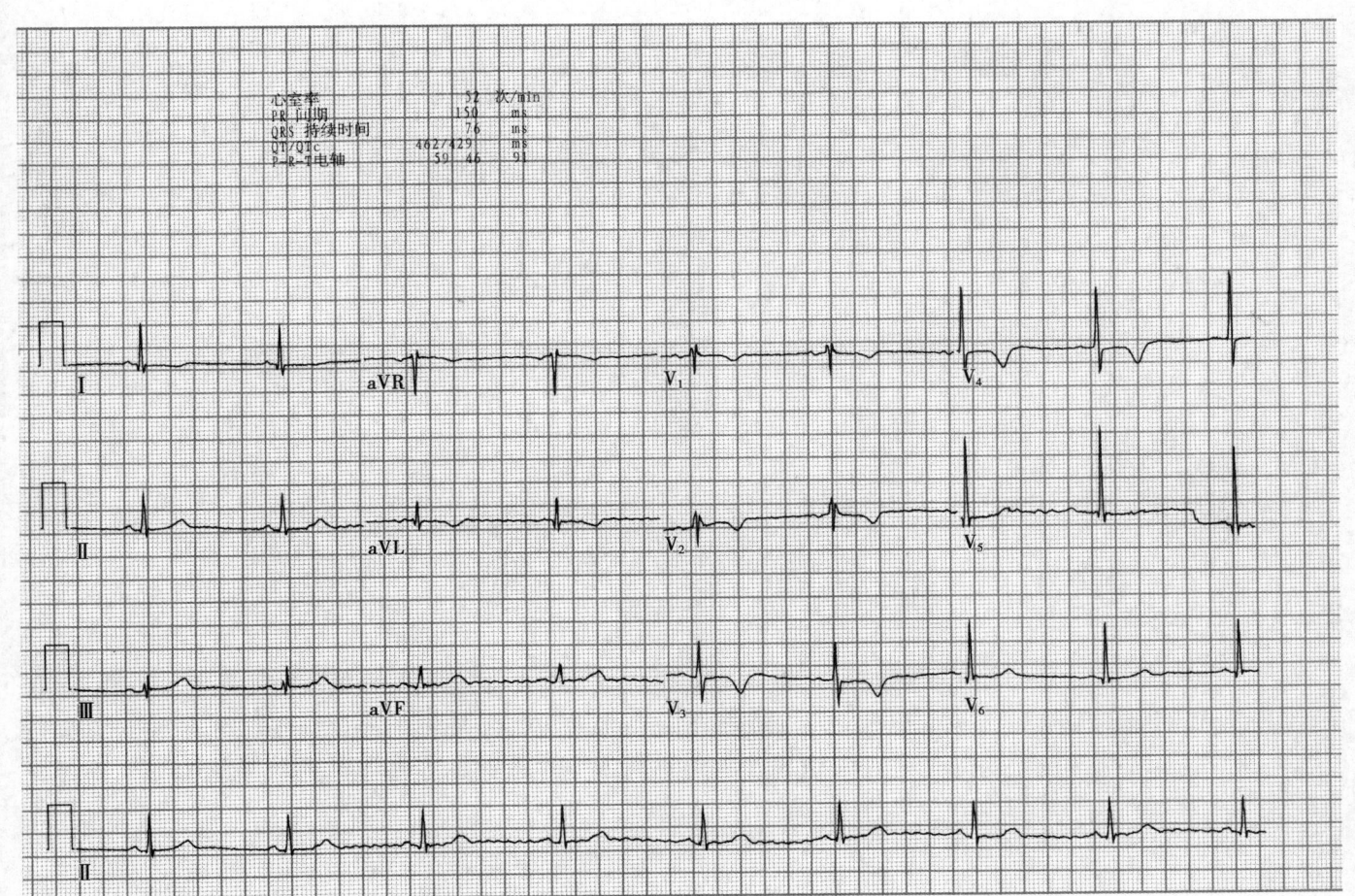

图 2 描记于左主干开通术后第 3 天:窦性心动过缓,心率 52 次 /min,QRS 波群时限 76ms,QT/QTc 间期 462/429ms,QRS 电轴 46°。ST 段:I、aVL、V₅ 导联下降 < 0.05mV,V₂ 导联回至基线,V₃、V₄ 导联压低 0.05mV。T 波:I、aVL、V₁ ~ V₄ 导联倒置减浅,V₅ 导联低平。

诊断: 窦性心动过缓,ST 段压低程度减轻,T 波倒置减浅(与 PCI 术前比较),QT/QTc 间期恢复正常。

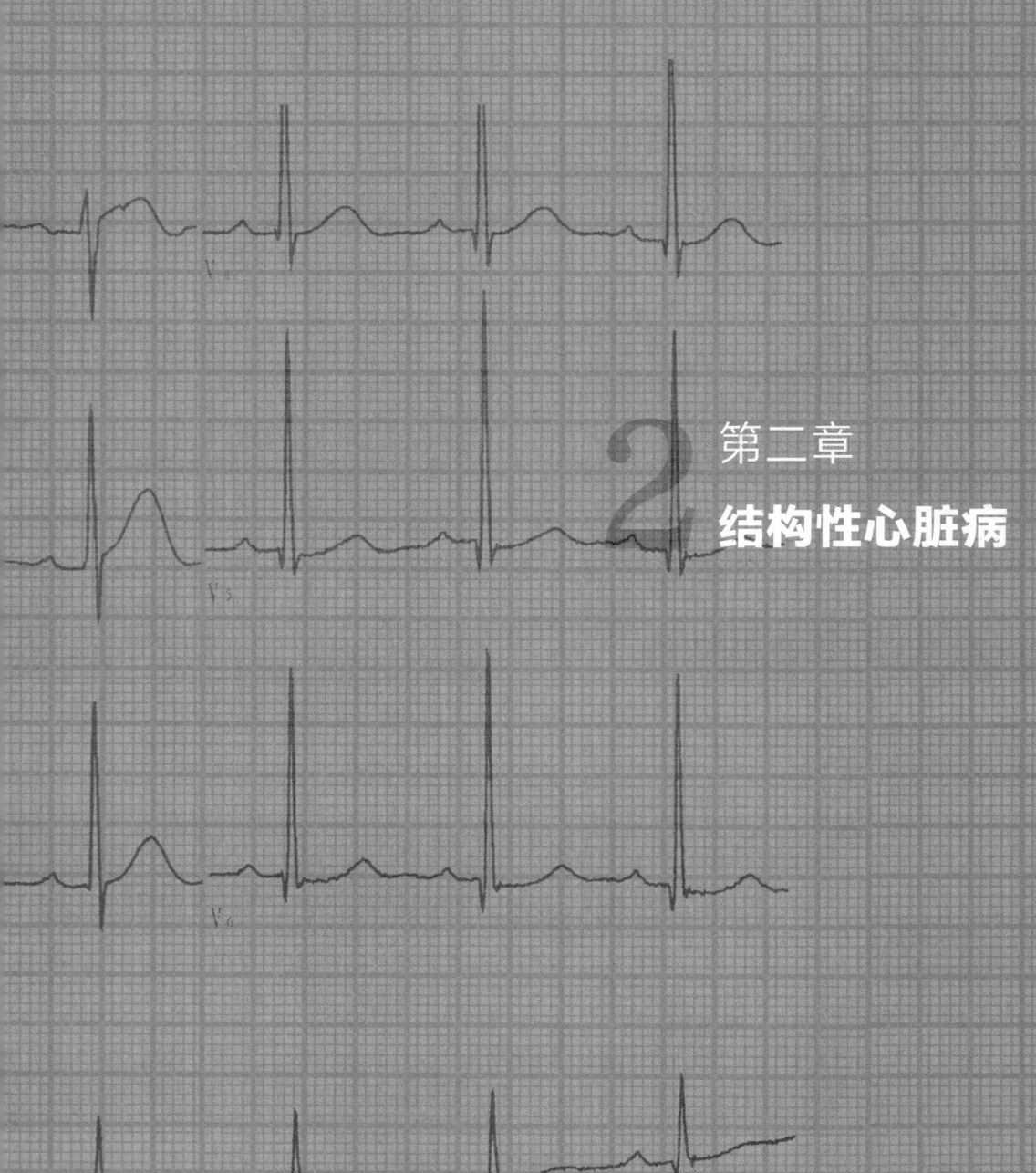

2 第二章

结构性心脏病

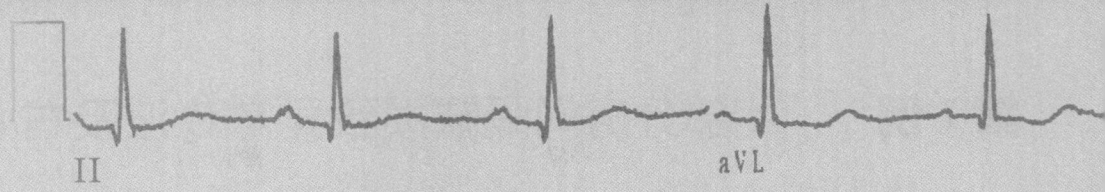

II   aVL

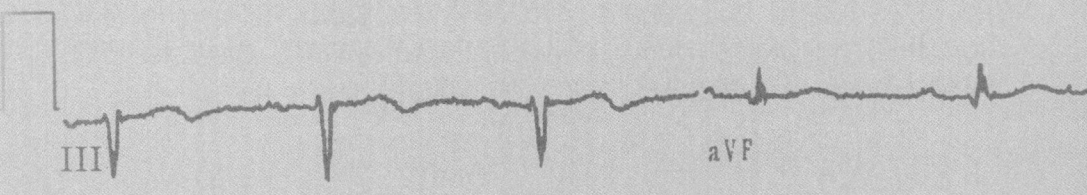

III   aVF

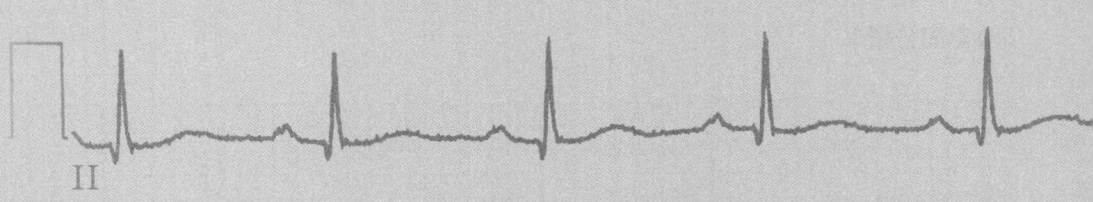

II

第 1 例 | 部分房间隔缺损致异常 Q 波及右心室肥大

【临床资料】

女性，1 岁 7 个月，因"发现心脏杂音"入院。查体：右上肢血压 96/56mmHg，身高 78cm，体重 11kg，BMI 18.1kg/m²。超声心动图显示房间隔缺损，右心扩大。行房间隔缺损修补术。心外探查见右心房扩大，房间隔缺损 20cm × 15cm。

临床诊断： 先天性心脏病，部分房间隔缺损修补术（原发孔型房间隔缺损），卵圆孔未闭，二尖瓣关闭不全。

【心电图分析】

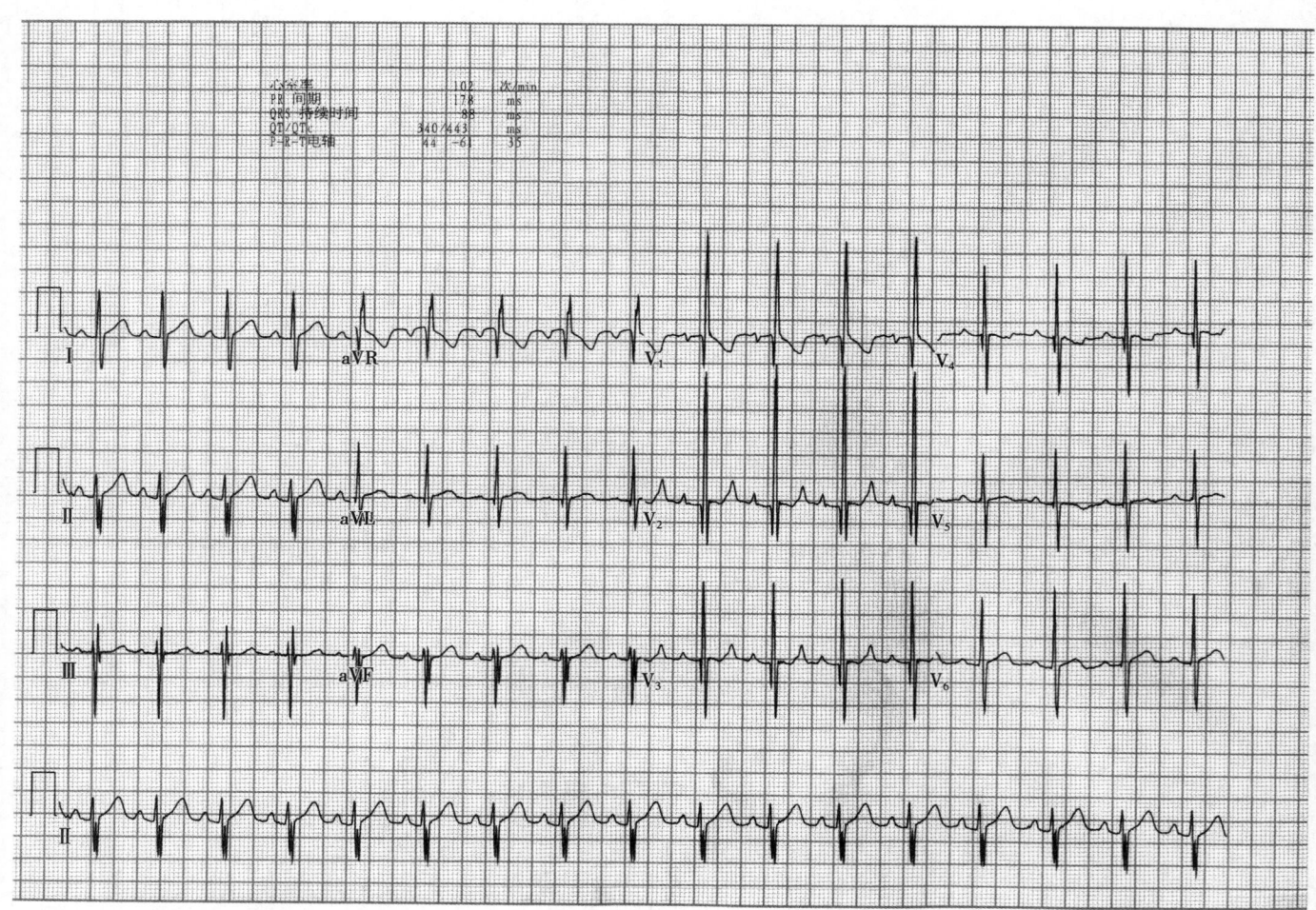

图 1 窦性心律，心率 102 次 /min。V₂ 导联 P 波呈尖峰型。PR 间期 178ms，QRS 波群时限 88ms，QRS 电轴 −61°，电轴左偏。下壁呈房间隔缺损心电图特征。R$_{aVR}$ = 0.7mV，V₁ 导联呈 qR 型，V₂ 导联呈 QRS 型，V₃ 导联呈 qRS 型，V₄、V₅ 导联呈 qRS 型，V₆ 导联 S 波增深，右心室肥大心电图，V₁～V₄ 导联异常 Q 波，QT/QTc 间期 340/443ms。

诊断： 窦性心律，P 波尖峰型，右心室肥大心电图，异常 Q（q）波（V₁～V₄ 导联），QRS 电轴左偏。

【点评】

本例先天性心脏病为部分房间隔缺损、卵圆孔未闭患儿，超声心动图及心外探查见右心增大。术前右心房增大的 P 波振幅没有明显增高，而 P 波在 V₃ 导联，呈尖峰型，间接提示了右心房负荷增重。房间隔缺损修补术后，V₁~V₃ 导联异常 Q（q）波振幅明显减少，V₄ 导联 q 波消失。异常 Q（q）波的产生，可能与房间隔缺损引起的 QRS 起始向量异常有关。电轴左偏及下壁导联 QRS 波群顿挫，是原发孔型房间隔缺损的心电图特征之一。原发孔型房间隔缺损，房室结下移，可使心室下部先除极，QRS 电轴左偏。先天性心脏病手术，受损区心肌常累及右束支，出现右束支传导阻滞。手术引起的 ST-T 改变，要经过一段时间康复才能减轻。术后出现了右束支传导阻滞，V₂~V₄ 导联 R 波进一步增高，幼儿本身就存在右优势型，再加上先天性心脏病导致的右心增大，产生了右束支传导阻滞最大的 QRS 向量向右向前。患儿出院时，一般情况良好。

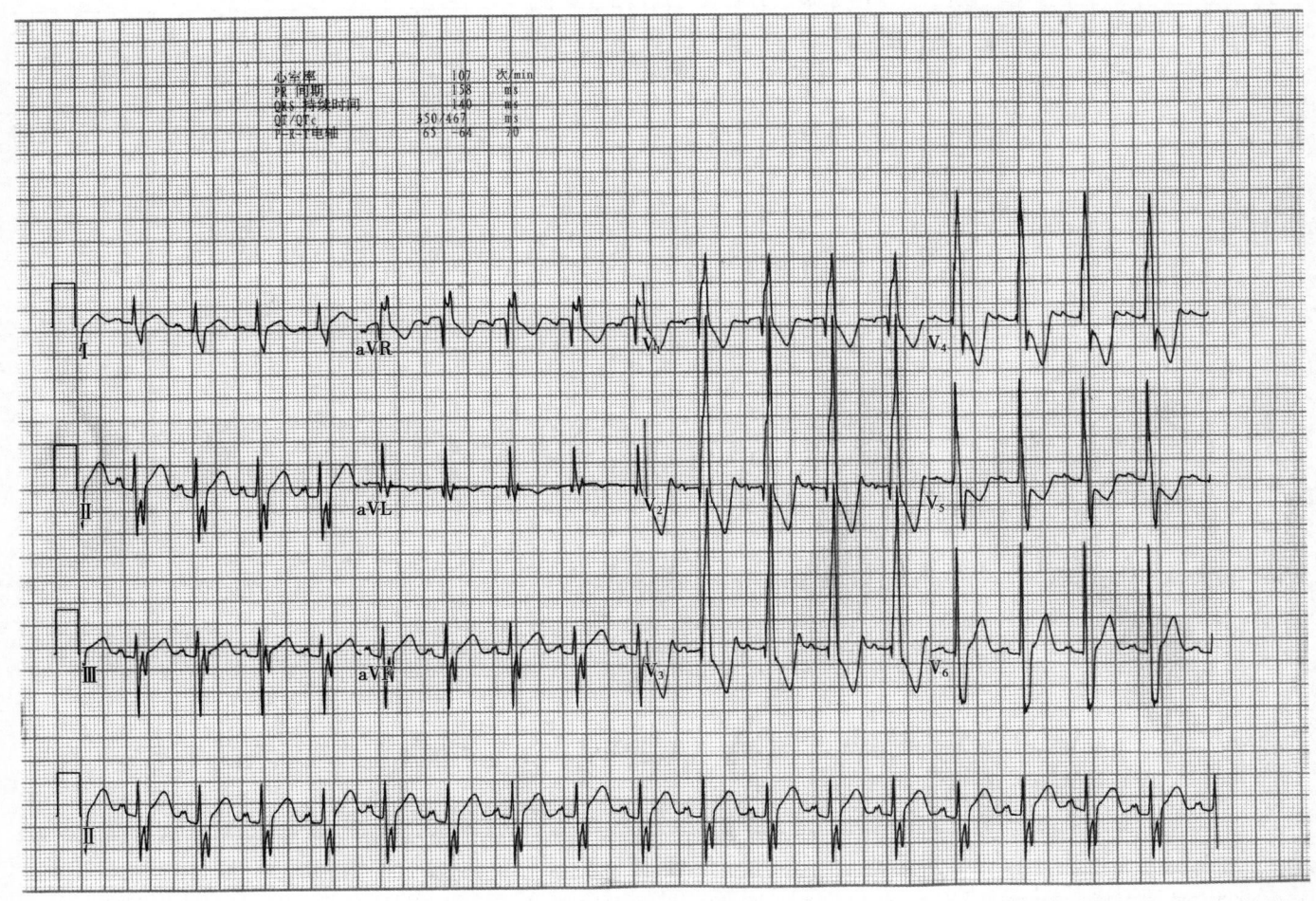

图 2 部分房间隔缺损修补术后 4 周：窦性心律，心率 107 次 /min。PR 间期 158ms。V₂ 导联 P 波幅度降低转正负双向。QRS 电轴 −64°，aVL 导联呈 qRs 型，左前分支传导阻滞。20ms 以后 QRS 波群宽钝，V₁~V₃ 导联呈 qR 型，完全性右束支传导阻滞。R 波：V₁ 导联幅度降低，V₂~V₄ 导联增高。Q 波：V₁~V₄ 导联减浅。QT/QTc 间期 350/467ms。

诊断： 窦性心律，完全性右束支传导阻滞，左前分支传导阻滞，右心室肥大心电图，异常 q 波。

部分房间隔缺损致异常 Q 波及右心室肥大

第2例 | 法洛四联症根治术后并发右束支传导阻滞

【临床资料】

男性，1岁5个月，因"发现心脏杂音12个月"入院。出生5个月，因发育迟缓就诊，诊断为法洛四联症。查体：左上肢血压96/54mmHg，身高78cm，体重10.5kg。

临床诊断：先天性心脏病，法洛四联症，多发室间隔缺损，动脉导管未闭。

【心电图分析】

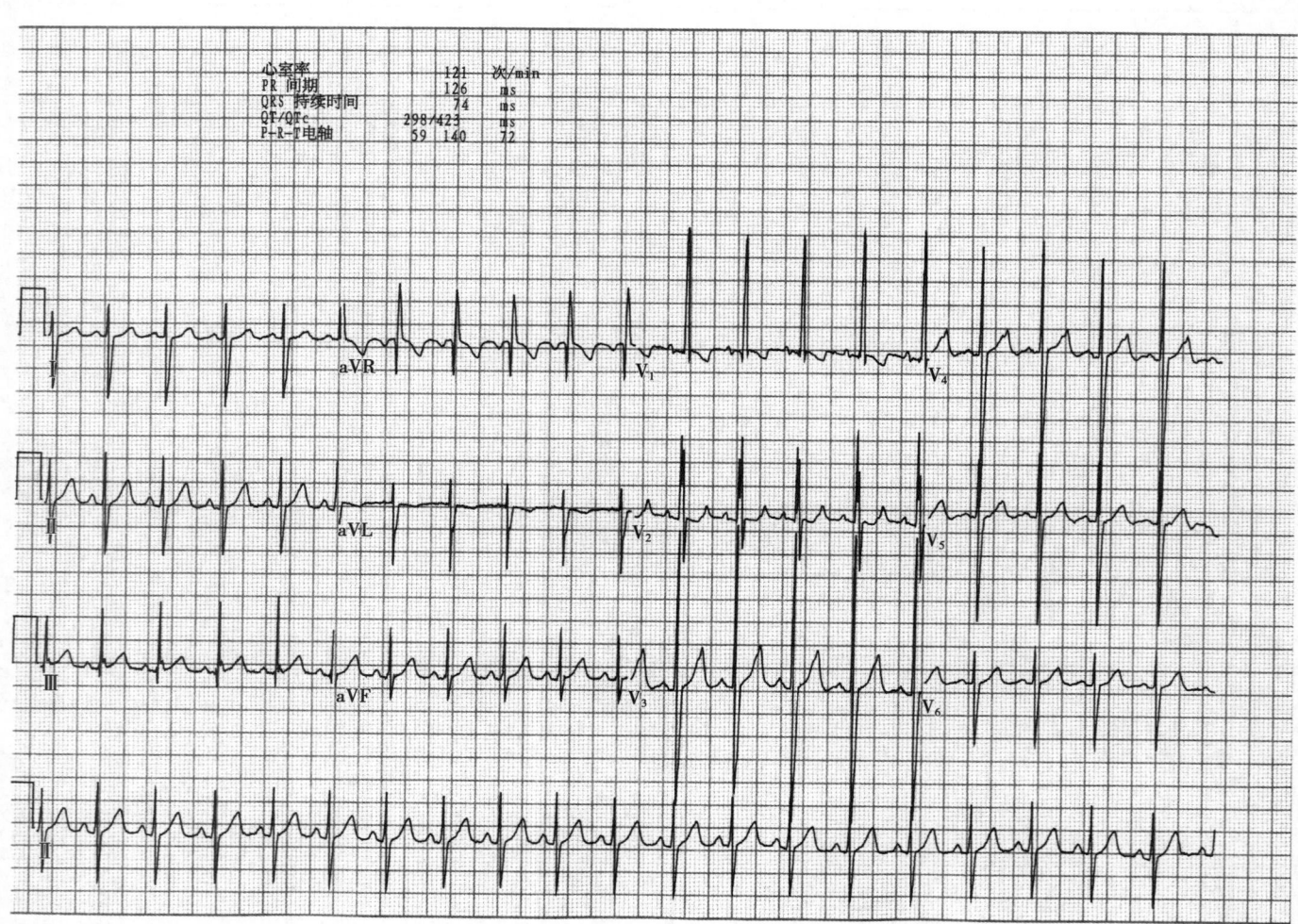

图1 窦性心律，心率121次/min，PR间期126ms，QRS波群时限74ms，QRS电轴140°，QT/QTc间期298/423ms。R_{aVR}=1.2mV，R_{V_1}=2.6mV，V_5、V_6导联R/S<1.0。

诊断：窦性心律，QRS电轴右偏，右心室高电压，重度顺时针转位，提示右心室肥大。

【点评】

男性婴幼儿，法洛四联症，室间隔缺损，动脉导管未闭。行法洛四联症根治术、肺动脉瓣成形术、多发室间隔缺损修补及动脉导管结扎术。心外探查见心脏扩大，以右心室为主，术中见右心室肥大、巨大室间隔缺损，术后恢复好，治愈出院。

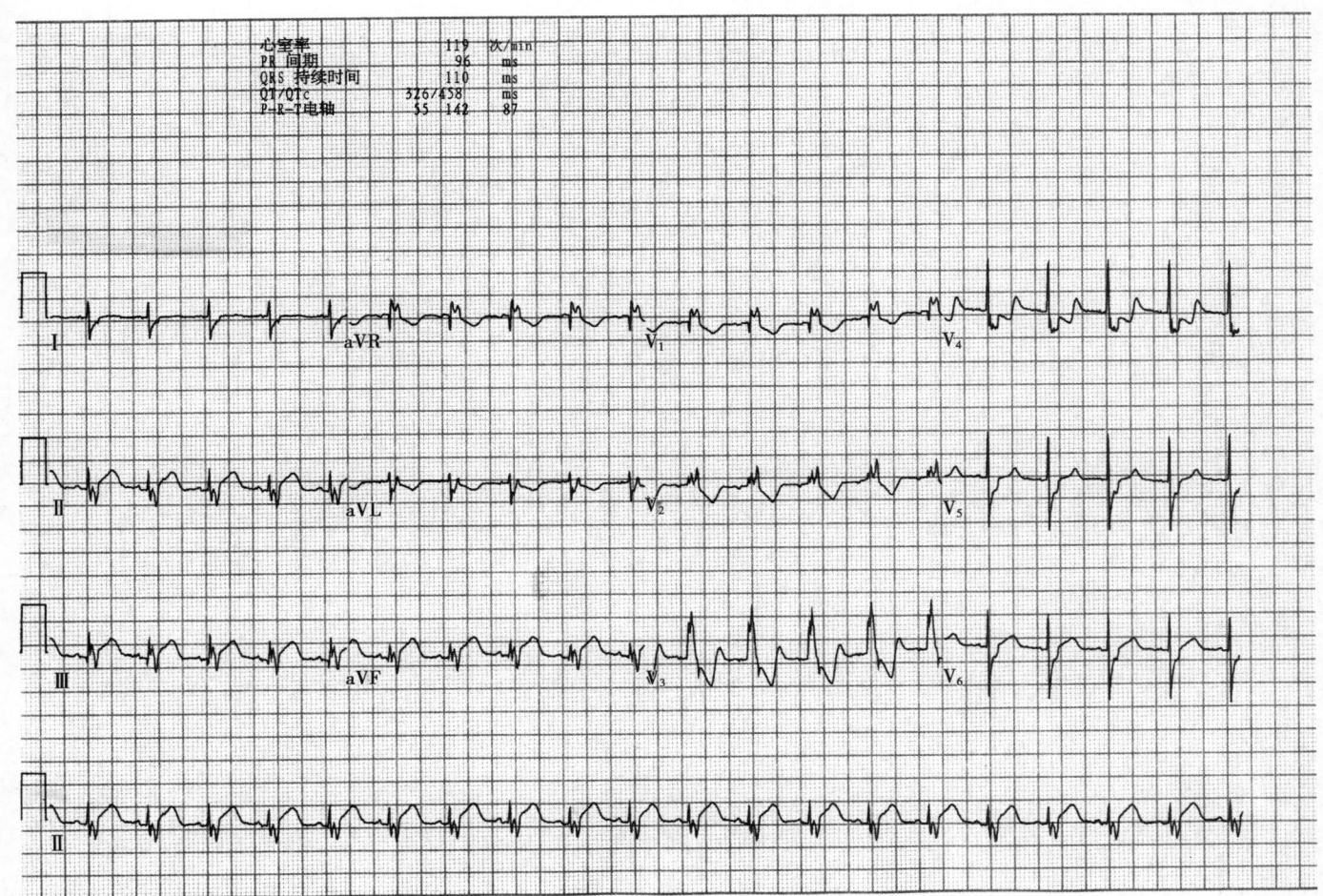

图 2 法洛四联症根治术后 26 天：窦性心律，心率 119 次 /min，P 波幅度降低，PR 间期 96ms，QRS 波群时限 110ms，QRS 波群振幅降低，新发生了右束支传导阻滞，R_{aVR} 降至 0.40mV，R_{V_1} 降至 0.35mV。ST 段：Ⅱ、Ⅲ、aVF、导联抬高 0.30mV，$V_1 \sim V_4$ 导联压低 0.15 ～ 0.30mV。T 波：V_1、V_2 导联倒置，V_2、V_3 导联负正双向。

诊断：窦性心律，QRS 电轴右偏，右束支传导阻滞，ST 段抬高（下壁），ST 段压低（前间壁及前壁）。

第3例 法洛四联症根治术后出现 ST 段动态改变及完全性右束支传导阻滞

【临床资料】

男性，2 岁，查体时发现心脏杂音半年，上肢氧饱和度 84%，下肢氧饱和度 86%。血压 116/76mmHg，身高 90cm，体重 14.4kg，BMI 17.41kg/m²。超声心动图显示右心增大，房间隔缺损 8mm，室间隔缺损 9mm，主动脉骑跨。行法洛四联症根治术 + 房间隔缺损修补术，心外探查见心脏扩大，以右心室为主，右心室肥大，切除右心室肥大肌束，膜周室间隔缺损 20mm × 18mm，主动脉瓣骑跨 50%。

【心电图分析】

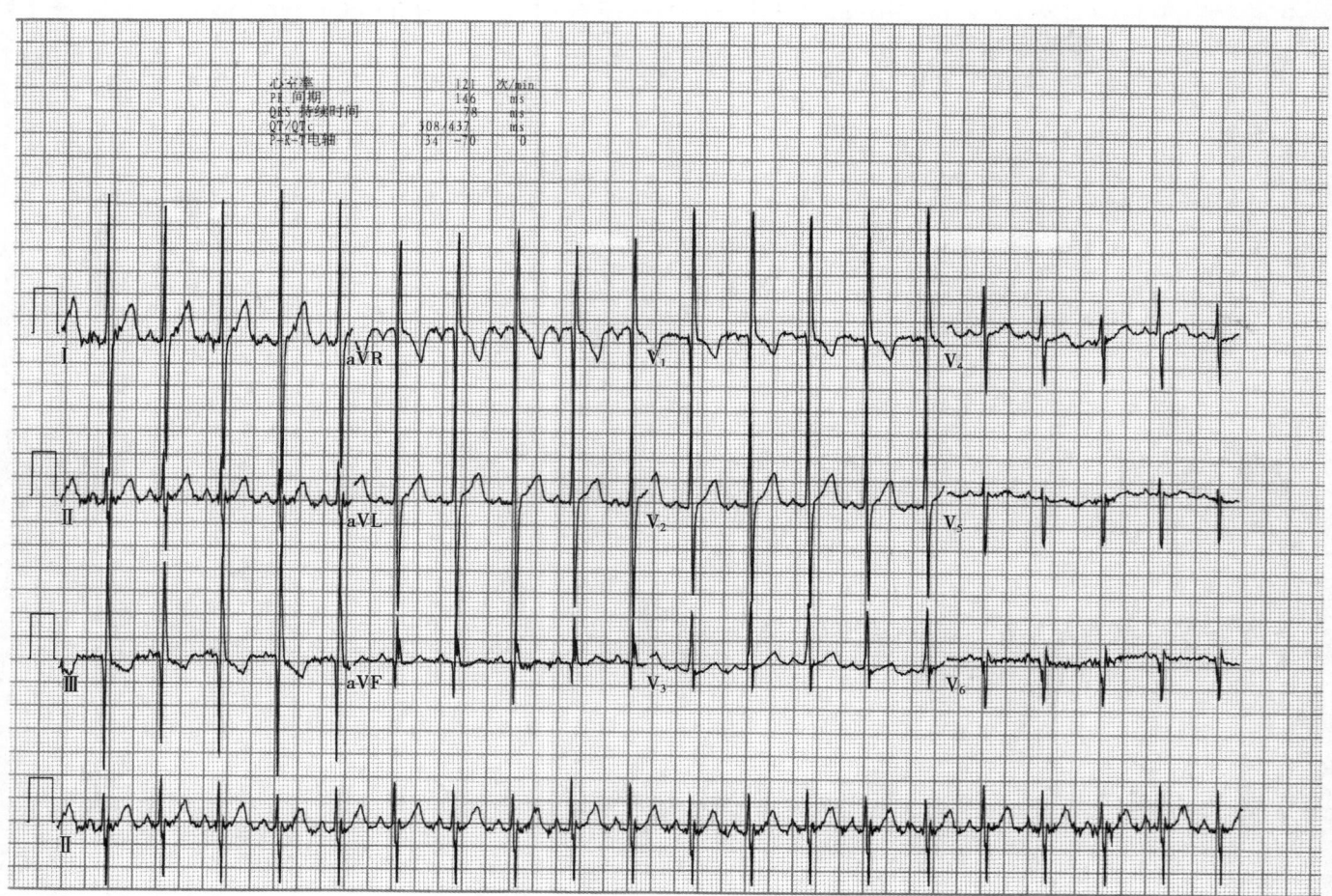

图 1　术前心电图：窦性心动过速，心率 121 次 /min，PR 间期 146ms，QRS 波群时限 78ms，QT/QTc 间期 308/437ms。R_I = 3.3mV，S_I = 2.6mV，R_{III} = 2.1mV，R_{aVR} = 2.2mV，R_{V_1} = 2.8mV。V_2 导联呈 rS 型，提示右心室增大。III、aVF、V_6 导联出现深的 Q 波。T 波：III 导联倒置，V_6 导联平坦。

诊断： 窦性心动过速，异常 Q 波（III、aVF、V_6 导联），右心室肥大心电图。

临床诊断： 先天性心脏病，法洛四联症，房间隔缺损。

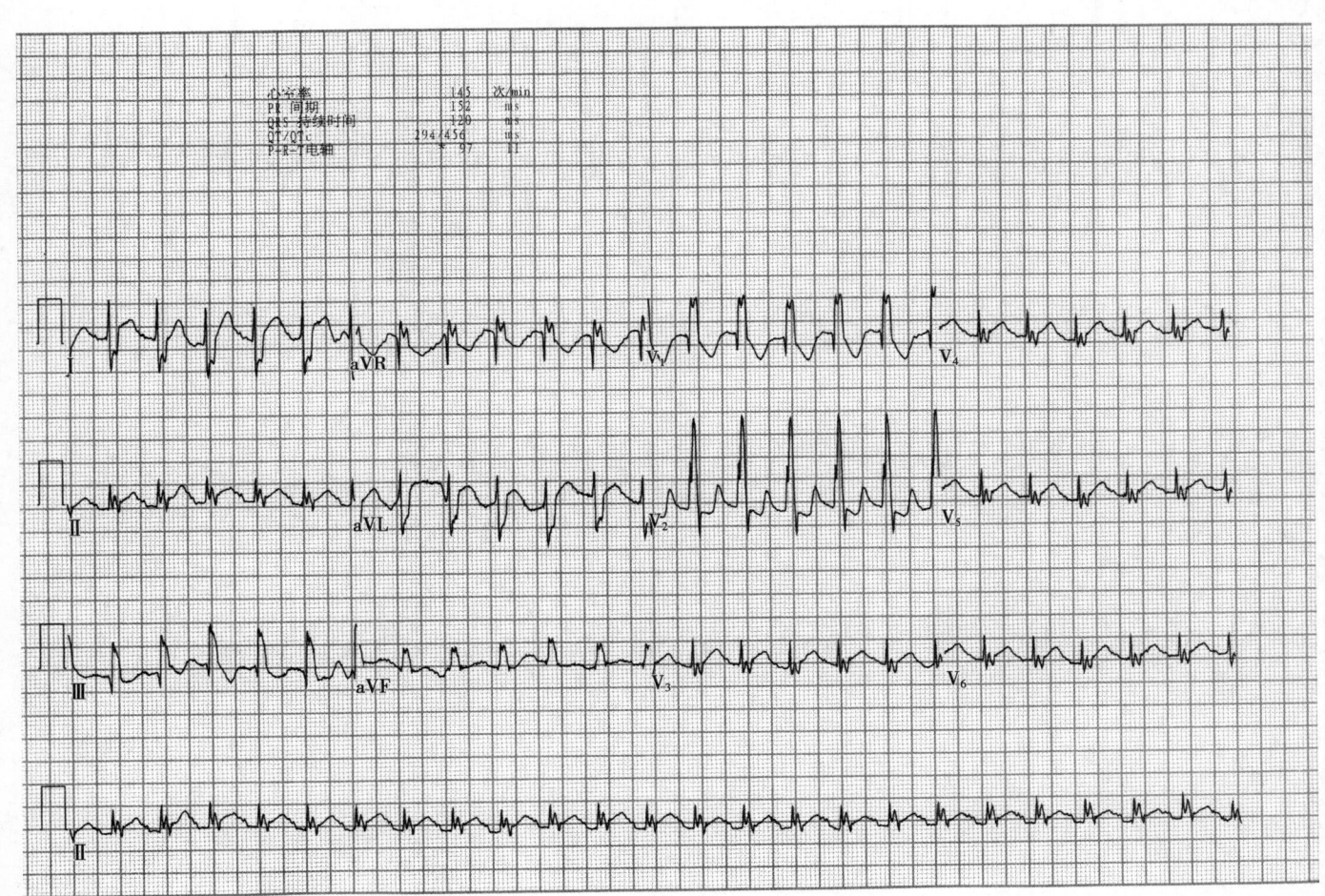

图 2 描记于法洛四联症根治术、房间隔缺损修补术、右心室肥大肌束切除术后第 6 天：窦性心动过速，心率 145 次 /min，PR 间期 152ms，QRS 波群时限 120ms，QRS 电轴 97°，QT/QTc 间期 294/456ms。QRS 波群振幅降低，QRS 终末部分粗钝，V_1 导联呈 qR 型，III、aVF 导联转为 qR 型，$V_3 \sim V_6$ 导联 S 波减浅，V_5、V_6 导联转为 Rs 型。ST 段：I、II、aVL、$V_3 \sim V_6$ 导联抬高 0.15 ~ 0.325mV，III、aVR、V_1、V_2 导联压低 0.125 ~ 0.20mV。

诊断： 窦性心动过速，完全性右束支传导阻滞，ST 段改变（前壁及高侧壁 ST 段抬高，下间壁 ST 段压低）。

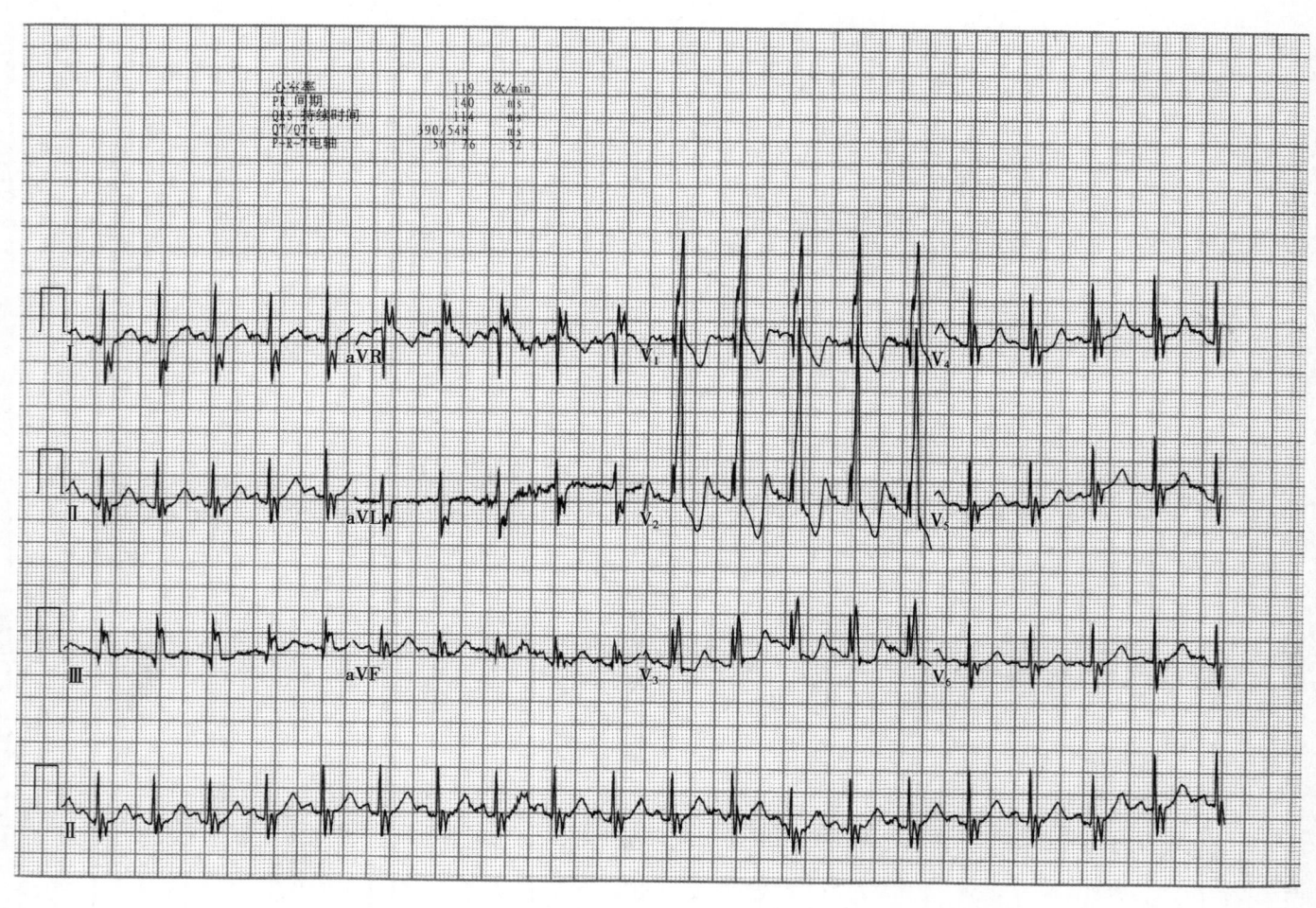

心室率   110   次/min
PR 间期   140   ms
QRS 持续时间   114   ms
QT/QTc   390/548   ms
P-R-T 电轴   50   76   52

图 3 窦性心律，心率 119 次 /min，PR 间期 140ms，QRS 波群时限 114ms，QRS 电轴 76°，QT/QTc 间期 390/548ms。R_{V_1} = 2.4mV，R_{V_2} = 3.9mV。

诊断：窦性心律，完全性右束支传导阻滞，右心室高电压，QTc 间期延长。

【点评】

这是一例复杂先天性心脏病患儿术前与术后心电图。心脏术前心电图显示左、右两侧心室高电压，以 Ⅰ、aVR、V_1 导联 R 波增高最显著，Ⅲ、aVF、V_6 导联出现异常增深的 Q 波。行法洛四联症根治术 + 房间隔缺损修补术 + 右心室肥大肌束切除术以后第 6 天，出现右束支传导阻滞，QRS 波群电压显著降低，ST 段：Ⅰ、Ⅱ、aVL、V_3～V_6 导联抬高，Ⅲ、aVR、V_1、V_2 导联压低，与心脏手术引起心肌损伤有关。心脏术后第 117 天与术前心电图比较，右束支传导阻滞，Ⅰ、aVR 导联 R 波幅度降低，Ⅲ、aVF 导联 Q 波转为小 q 波，aVL 导联 QRS 波群振幅降低，V_5 导联由 rS 型转为 Rs 型，V_6 导联由 Qr 型转为 RS 型。双侧心室负荷增重的程度减轻，与图 2 比较，抬高的 ST 段回落，右束支传导阻滞不再消失，V_1、V_2 导联 R 波增大，仍显示出右束支传导阻滞合并右心室肥大心电图。

法洛四联症根治术后出现 ST 段动态改变及完全性右束支传导阻滞

第4例 法洛四联症根治术后特宽型完全性右束支传导阻滞

【临床资料】

男性,46岁,因"阵发性心悸、胸闷10年,加重1个月"入院。20岁时行法洛四联症根治术。

临床诊断: 先天性心脏病,法洛四联症根治术后,阵发性心房扑动。

【心电图分析】

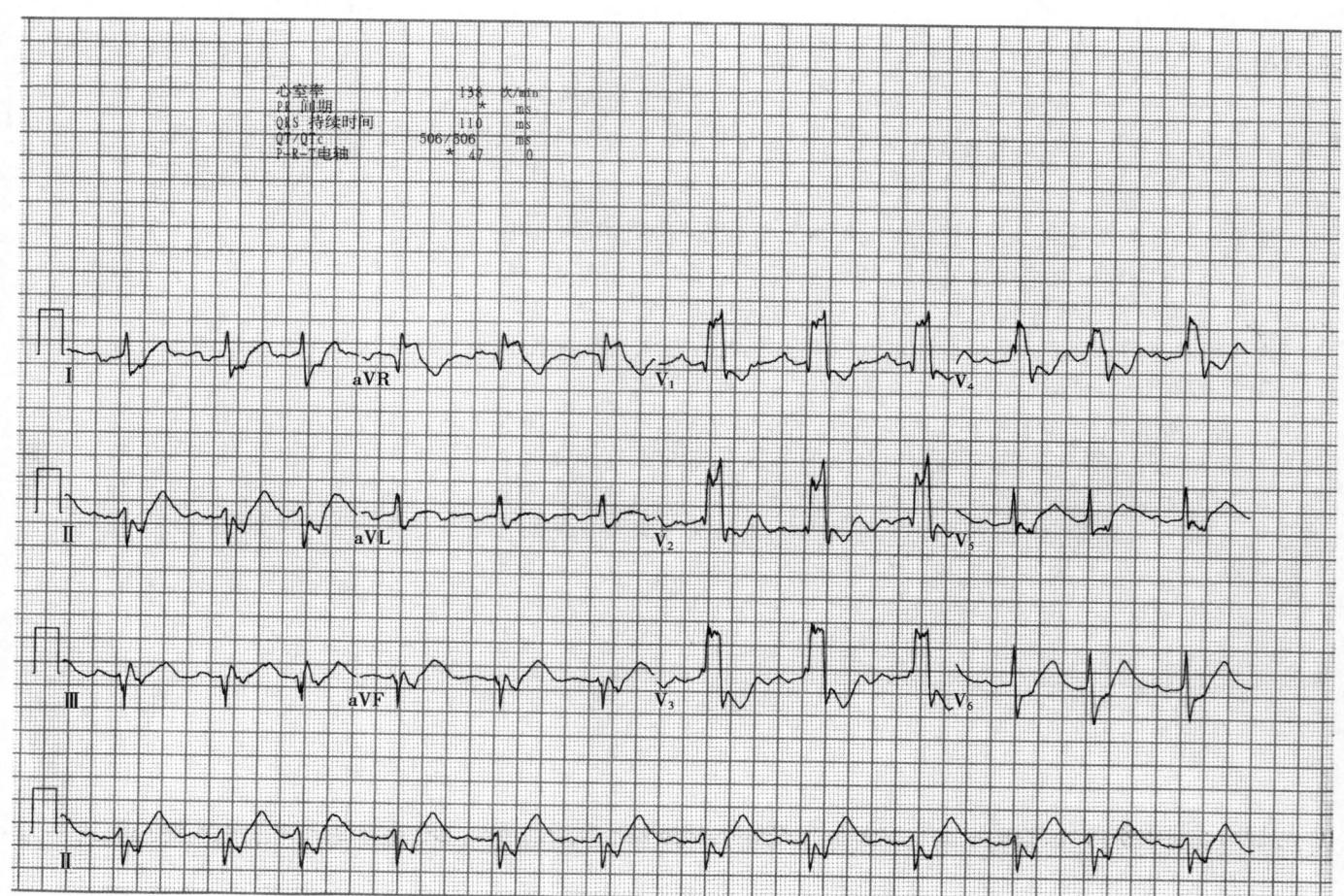

图1 入院时心电图:心房扑动,F波频率213次/min,房室传导比例(2~3):1。QRS波群时限220ms,I、II、V5、V6导联S波异常宽钝,V1导联呈qRs型,QT间期506ms。

诊断: 心房扑动[房室传导比例(2~3):1],特宽型完全性右束支传导阻滞,QT间期延长,异常q波(V1导联)。

【点评】

心房扑动的 F 波频率 250～350 次 /min，心房扑动的 F 波之间没有等电位线，典型心房扑动呈锯齿状，有的患者 F 波频率可低于 250 次 /min，aVL 导联 F 波之间没有等电位线，心房率 213 次 /min，符合心房扑动的心电图特征，诊断为心房扑动。

患者法洛四联症根治术后 20 年，QRS 波群时限宽达 226ms，心室内传导的程度到了极限，复极时限也明显延长，临床建议心脏再同步化治疗，患者拒绝植入永久性心脏起搏器。

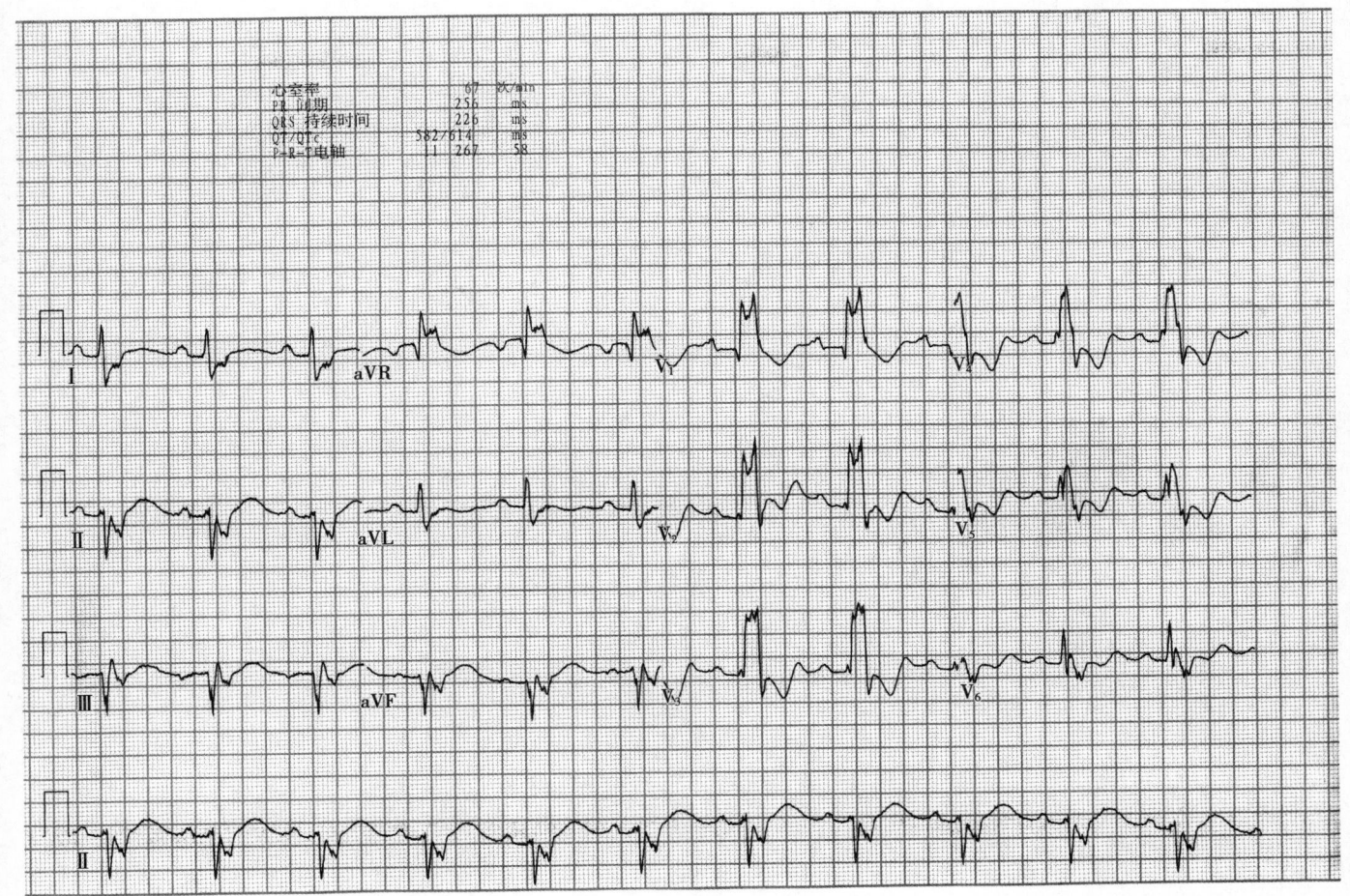

图 2　记录于图 1 后 11 天：窦性心律，心率 67 次 /min，PR 间期 256ms，一度房室传导阻滞，QRS 波群时限 226ms，V₁ 导联呈 qR 型，QT/QTc 间期 582/614ms，QRS 电轴显著左偏。

诊断： 窦性心律，一度房室传导阻滞，异常 q 波（V₁ 导联），完全性右束支传导阻滞，QRS 电轴左偏，QT/QTc 间期延长。

法洛四联症根治术后心房扑动

【临床资料】

女性,16 岁,因 "发作性心悸" 入院。出生时即发现先天性心脏病,法洛四联症。2 岁时行法洛四联症根治术,4 岁时因心房颤动行第 2 次射频消融术。查体:左上肢血压 128/62mmHg,身高 158cm,体重 54kg,BMI 21.6kg/m²。心肌酶正常。超声心动图显示右心室稍大,三尖瓣轻度反流,肺动脉中度反流,法洛四联症根治术后。

临床诊断: 先天性心脏病,法洛四联症根治术后,心律失常,心房扑动。

当前心率：110次/min

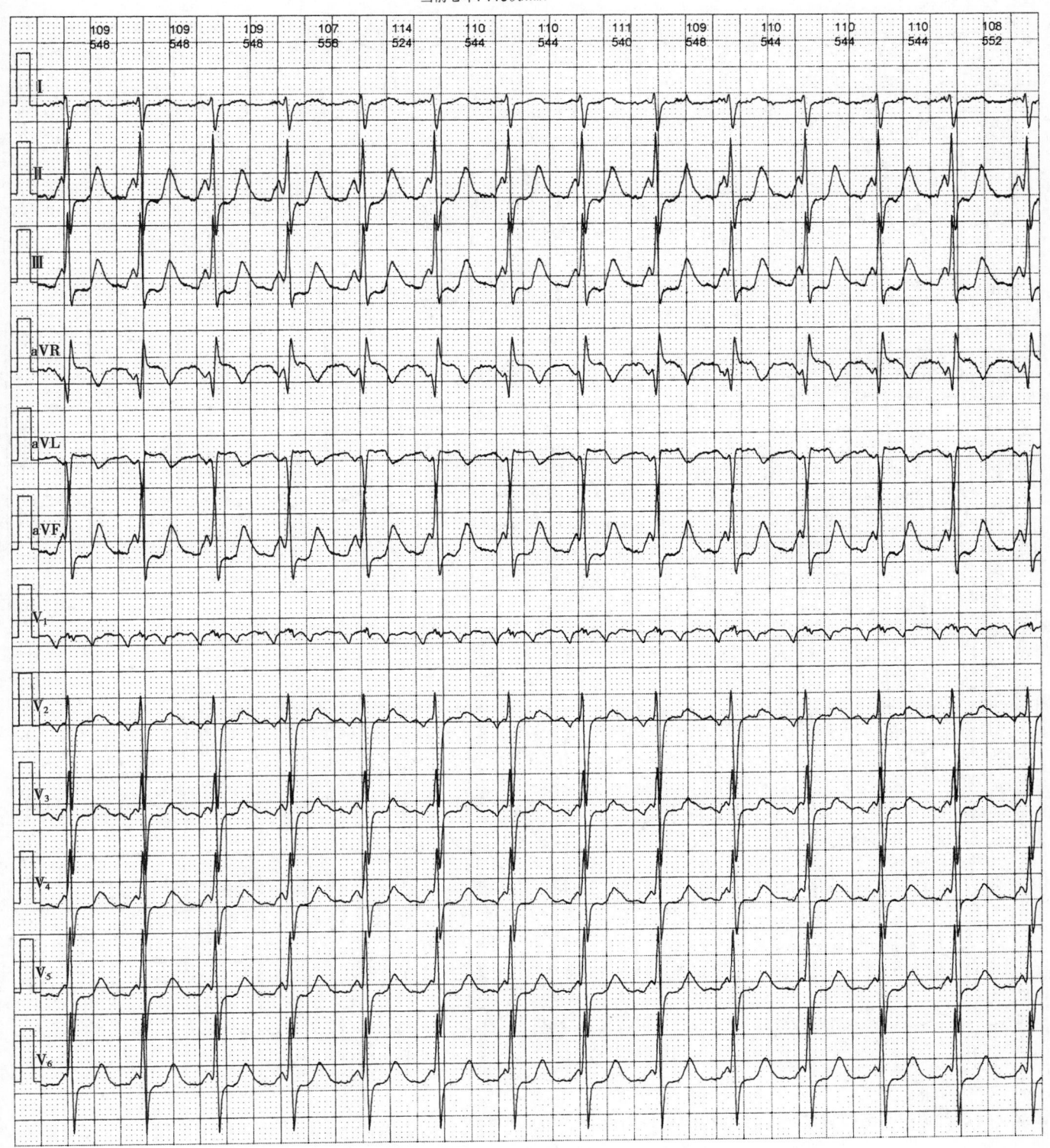

图 1　快速规则的心房率 220 次 /min，房室传导比例 2∶1，心室率为 110 次 /min。

法洛四联症根治术后心房扑动

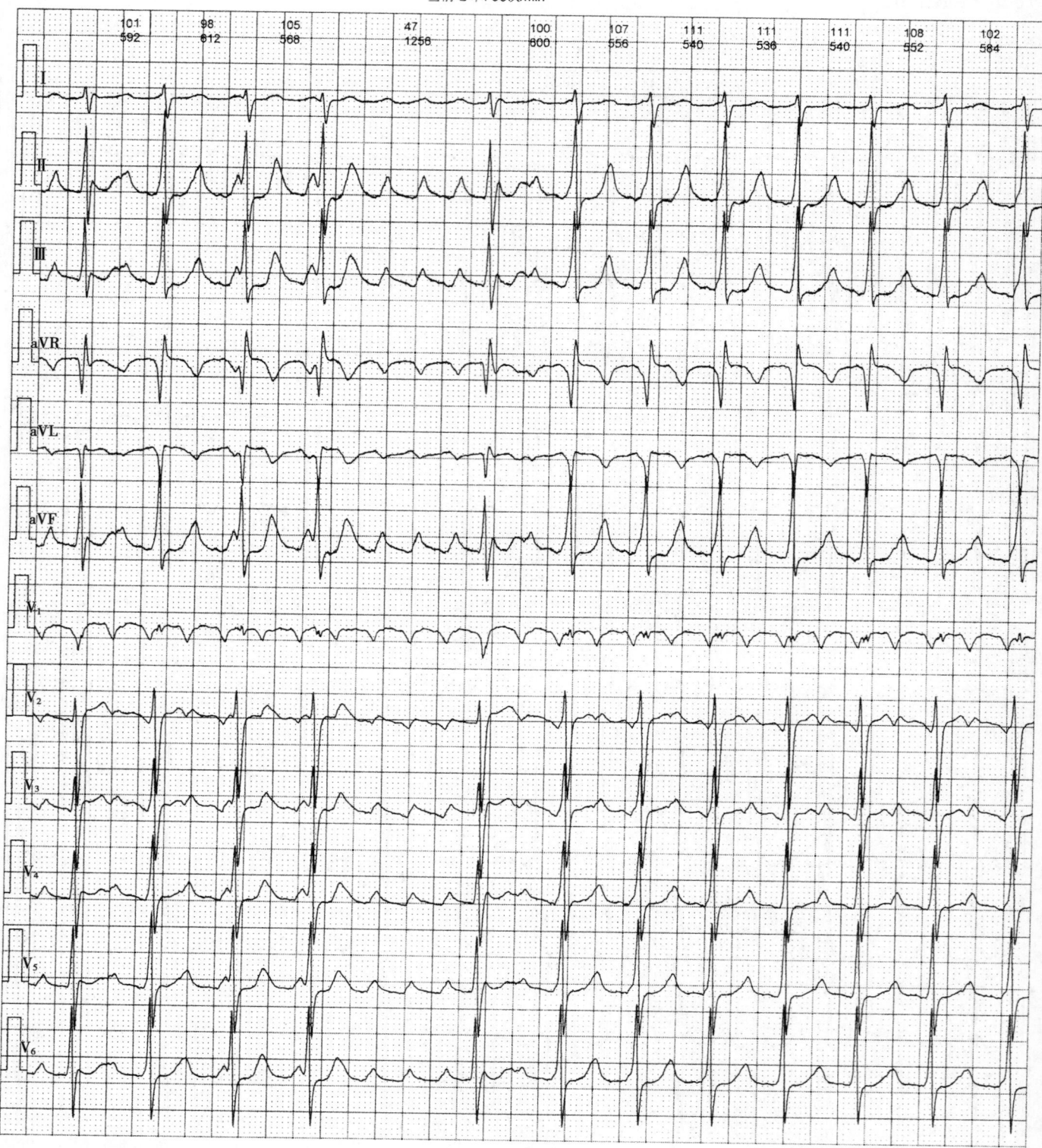

当前心率：96次/min

图 2 心房扑动，房室传导比例（2～5）:1，平均心室率 96 次 /min。

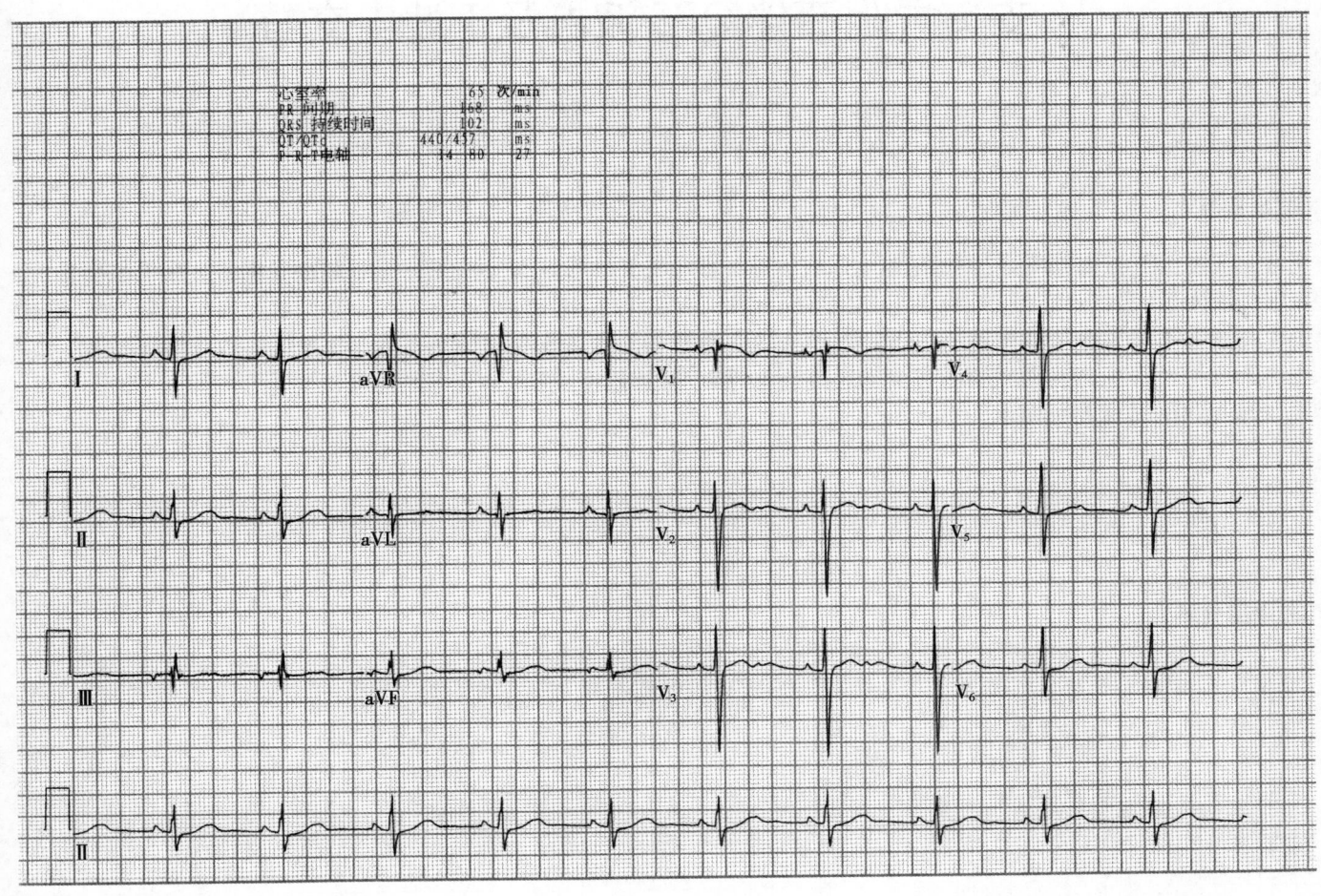

心室率 65 次/min
PR 间期 168 ms
QRS 持续时间 102 ms
QT/QTc 440/437 ms
P-R-T电轴 14 80 27

图3 复律后，窦性心律。

动态心电图诊断：心房扑动。

【点评】

法洛四联症根治术后心房扑动的发生机制与围绕三尖瓣环折返及右心房瘢痕型折返等有关，瘢痕相关性心房扑动发生率相对较高，患者右心室较大。本例患者房性快速心律失常的频率 220 次/min。比一般心房扑动的频率慢一些。Ⅱ、Ⅲ、aVF、V₅、V₆ 导联 F 波正向，为典型顺时针型心房扑动。入院后给予抗凝、电复律，患者已恢复窦性心律，出院。

法洛四联症根治术后右心室肥大合并特宽型右束支传导阻滞伴 QRS 波群及 T 波电交替

【临床资料】

男性，27 岁，因"双臀部不适、下蹲困难 15 年"入院。既往先天性心脏病，法洛四联症根治术后（具体不详）。查体：血压 118/56mmHg，身高 172cm，体重 54kg，BMI 18.3kg/m²。超声心动图显示右心室肥大，法洛四联症根治术后改变，右室流出道明显扩大，右心室压力增高，三尖瓣轻度反流，肺动脉瓣重度狭窄。关节镜下，行双侧臀肌挛缩带松解术。

临床诊断： 先天性心脏病，法洛四联症根治术后，肺动脉瓣重度狭窄，双侧臀肌挛缩。

【心电图分析】

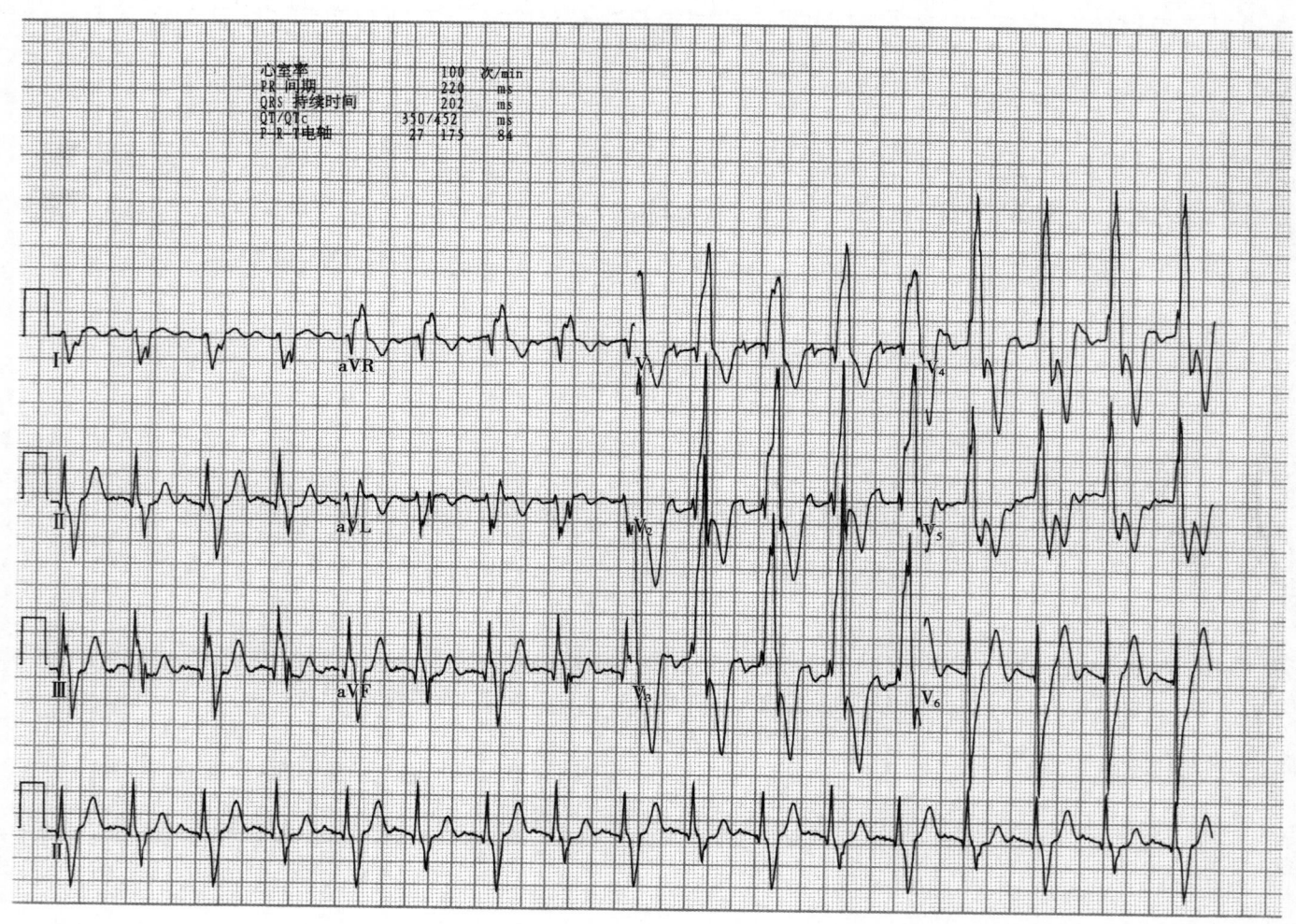

【点评】

患者男性,27 岁,因双臀部肌挛缩入院。既往行法洛四联症根治术。未见术前心电图,术后心电图显示窦性心律,一度房室传导阻滞,右心室肥大合并完全性右束支传导阻滞,QRS 波群时限宽达 202ms,表明右心室肥大,右心室传导时限重度延长。碎裂 QRS 波,提示心肌瘢痕组织存在。QRS 波群时限无明显变化,而 QRS 波群振幅及 T 波出现了电交替,结合患者的临床表现,提示预后不良,应引起临床重视,密切观察病情变化,应对随时发生的危急情况。

图 1 入院心电图:窦性心律,心率 100 次 /min,PR 间期 220ms,一度房室传导阻滞。QRS 波群时限 202ms,QRS 电轴 175°,aVR 导联 S/R′ < 1.0,V_1 导联呈 rsR′ 型,V_2 导联呈 rsR′s′ 型,R′ 波 = 3.0mV,V_6 导联 R/S < 1.0,完全性右束支传导阻滞,右心室肥大。V_1 和 V_2 导联的 R 波与 T 波,以及 II、III、aVF 导联 S 波振幅大小交替。ST 段:V_1 ~ V_5 导联压低 0.40 ~ 0.60mV。T 波:V_1 ~ V_5 导联倒置,QT/QTc 间期 350/452ms。

诊断: 窦性心律,一度房室传导阻滞,右心室肥大,特宽型完全性右束支传导阻滞,QRS 波群电交替,T 波电交替,碎裂 QRS 波。

法洛四联症根治术后右心室肥大合并特宽型右束支传导阻滞伴 QRS 波群及 T 波电交替

【临床资料】

男性,32 岁,因"发现心脏杂音 6 年"入院。6 年前因心律不齐就诊,心电图提示心房颤动,超声心动图提示先天性心脏病、房间隔缺损(上腔型,缺损直径 1.7cm),心房水平左向右分流、双侧心房增大、右心室增大。住院期间在体外循环下,行房间隔缺损修补术、左心房减容、左心耳闭合术,房间隔缺损靠近上腔,缺损 1.5cm × 2.0cm。

【心电图分析】

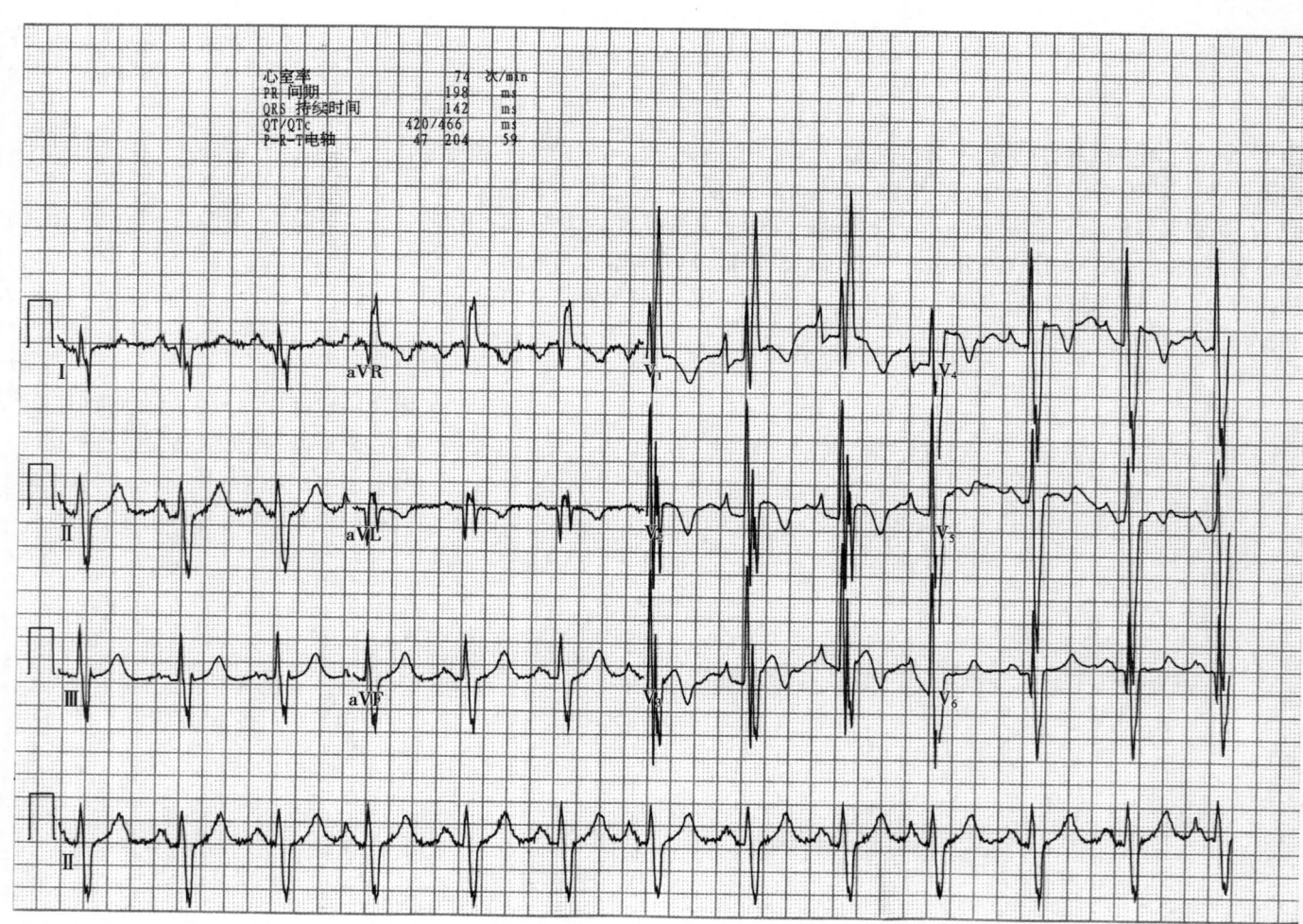

图 1　25 岁心电图:窦性心律,心率 74 次 /min,P_{V_1} = 0.475mV,P 波时限 150ms,双侧心房增大。PR 间期 198ms,QRS 电轴 204°,QRS 波群时限 142ms,V_1 导联呈 rsR′ 型,完全性右束支传导阻滞。R_{aVR} = 1.0mV,R_{V_1} = 3.2mV,V_5、V_6 导联 R/S < 1.0,右心室肥大。I、aVL、V_6 导联 Q 波异常。T 波:V_1 ~ V_5 导联倒置,QT/QTc 间期 420/466ms。

诊断:窦性心律,双侧心房增大,右心室肥大,完全性右束支传导阻滞,异常 Q 波,T 波倒置。

临床诊断: 先天性心脏病, 房间隔缺损, 心脏增大, 阵发性心房颤动, 肺动脉高压。

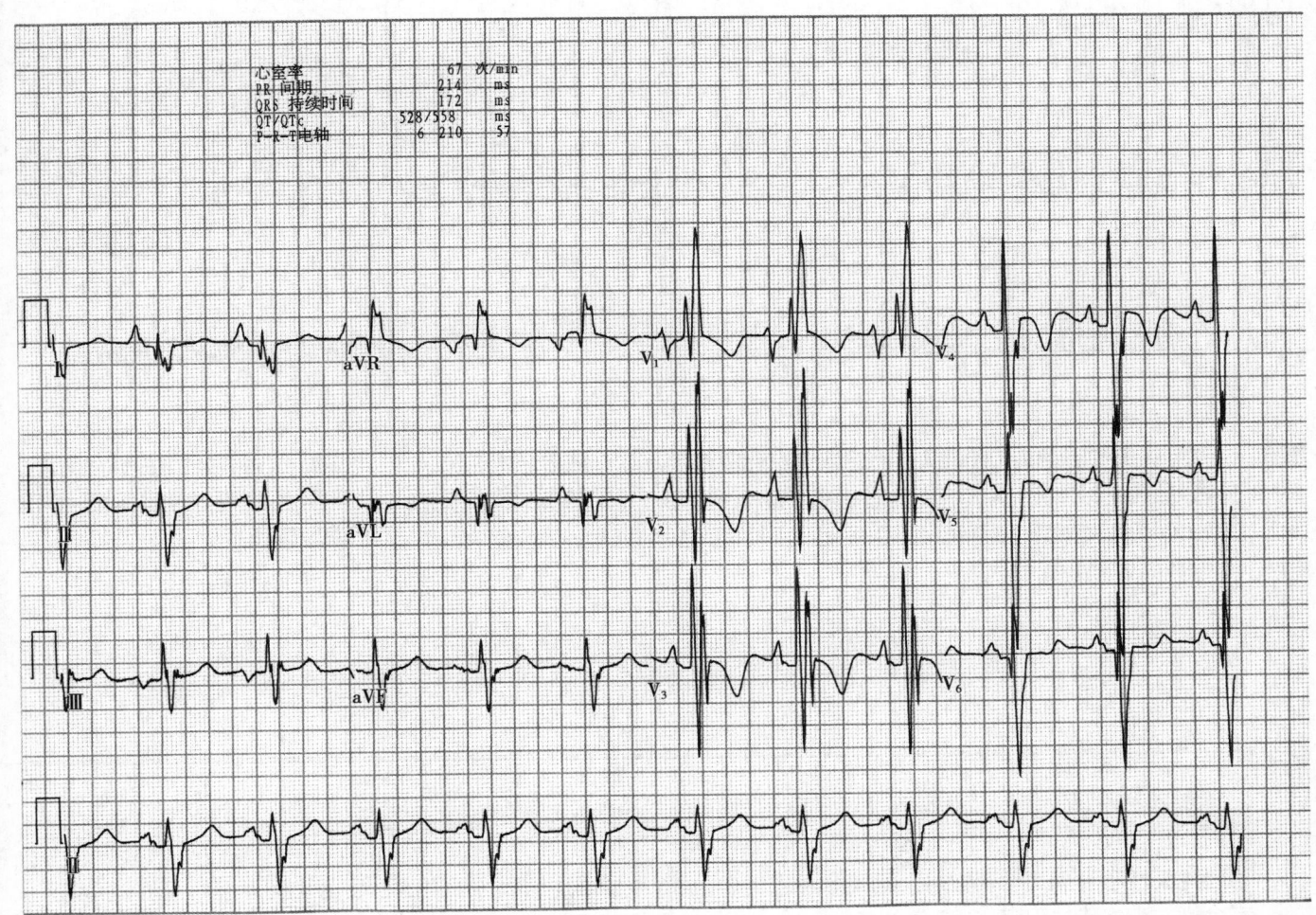

图2 32岁心电图, 与图1比较: Ⅰ、aVL、V₁~V₆导联P波振幅增大, P_{V2} = 0.5mV。V₁导联P波正向部位降低至0.15mV, 负向波深达0.6mV, P波时限140ms, 双侧心房增大, QRS电轴210°, R'_{V1} = 2.4mV, R'_{V2} = 2.6mV, V₅、V₆导联R/S<1.0, 右心室肥大。T波: V₂~V₅导联倒置增深, QT/QTc间期528/558ms。

诊断: 窦性心律, 双侧心房增大, 右心室增大, 完全性右束支传导阻滞, 异常Q波, T波倒置, QT/QTc间期延长。

房间隔缺损并发双侧心房增大及右心室肥大合并完全性右束支传导阻滞

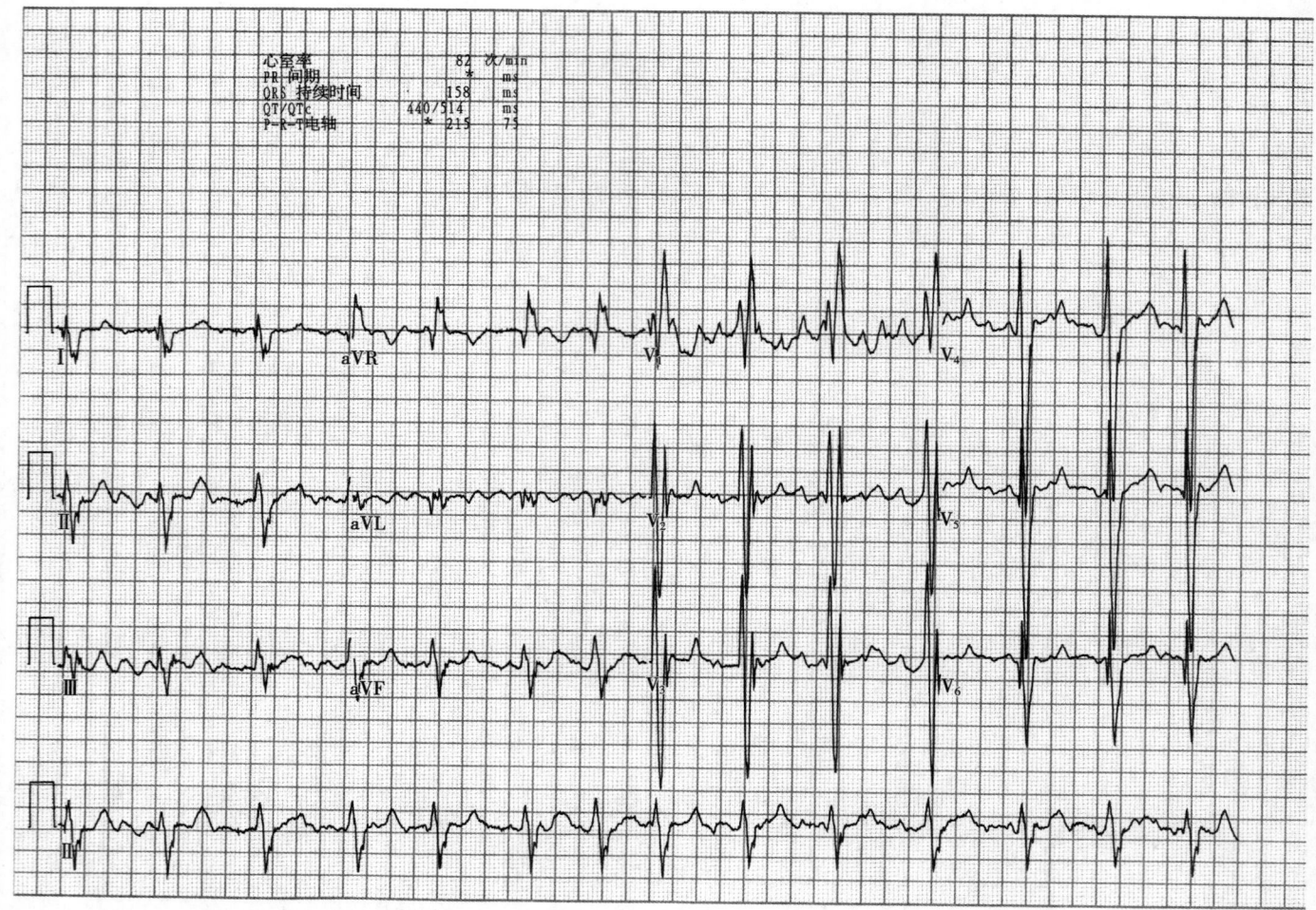

心室率 82 次/min
PR 间期 * ms
QRS 持续时间 158 ms
QT/QTc 440/514 ms
P-R-T电轴 * 215 75

图3 32 岁, 先天性心脏病, 房间隔缺损修补 + 左心房减容 + 左心耳闭合术后第 7 天: P 波消失, 代之以 f 波, 粗大 f 波振幅 0.45mV (V₁ 导联), RR 间期不匀齐, 心室率 82 次 /min, QRS 波群时限 158ms, QRS 电轴 215°。R$_{aVR}$ = 0.8mV, R$_{V_1}$ = 1.7mV。QT/QTc 间期 440/514ms。

诊断: 心房颤动, 右心室增大, 完全性右束支传导阻滞, QTc 间期延长。

【点评】

患者先天性心脏病、房间隔缺损、心房水平左向右分流、双侧心房增大、右心室肥大, 心电图表现为双侧心房增大、完全性右束支传导阻滞, QRS 电轴右偏, aVR、V₁ 导联 R 波高电压, V₅、V₆ 导联 R/S < 1, 是右心室肥大的表现, V₁ ~ V₅ 导联 T 波倒置, 反映了右心室负荷增重及右心室缺血。房间隔缺损修补术后, 右心室负荷减轻, QRS 电轴右偏

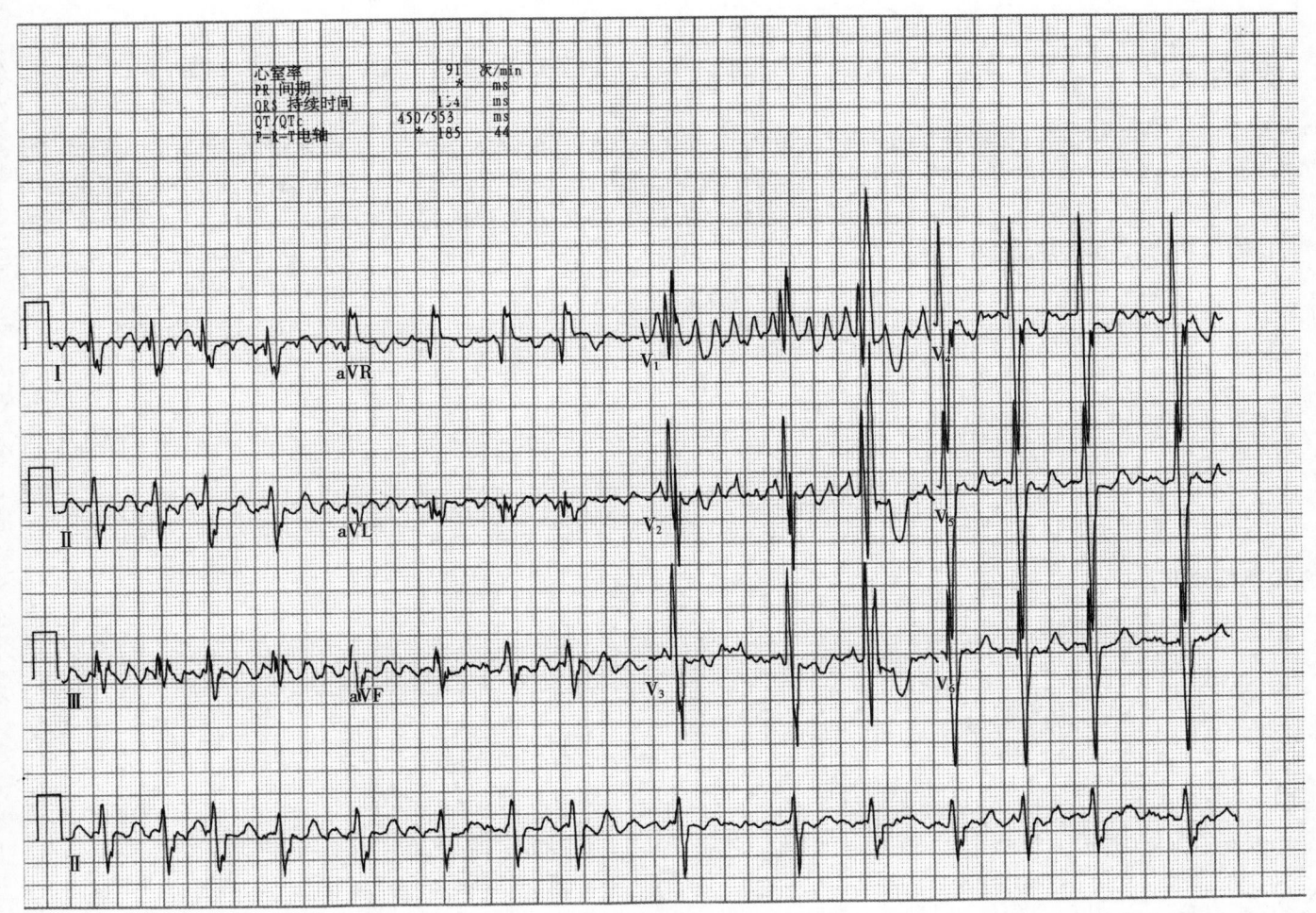

心室率		91	次/min
PR 间期		*	ms
QRS 持续时间		154	ms
QT/QTc		450/553	ms
P-R-T电轴		* 185	44

图 4 32 岁，心脏术后 6 个月：心房颤动，最大 f 波振幅 0.60mV，粗波型心房颤动，QRS 波群时限 154ms，R_{aVR} = 0.8mV，R'_{v1} = 1.4mV，QRS 电轴 185°，倒数第 5 个 QRS 波群的 V_1、V_2 导联 R' 波振幅增大。结合图 1、图 2 分析，仍为右束支传导阻滞。QT/QTc 间期 450/553ms。

诊断：心房颤动（粗波型），右心室增大，完全性右束支传导阻滞，QTc 间期延长。

的程度减轻，V_6 导联 s 波减浅。术后出现心房颤动。房间隔缺损修补术、左心房减容及左心耳闭合术后，在双心房增大的基础上，f 波表现为粗大。

【临床资料】

女性，22岁，因"房间隔缺损修补术后2年，反复胸闷、不适1年"入院。2年前行房间隔缺损修补+二尖瓣成形+三尖瓣成形术。术后发现心房静止，交界性心律，心率39次/min。超声心动图显示左心房扩大，双侧心室增大，左室附壁血栓，且随血流摆动，左室整体功能减低，EF 27%。

临床诊断： 先天性心脏病，房间隔缺损修补术后，二尖瓣中度关闭不全，二尖瓣成形术后，三尖瓣重度关闭不全，三尖瓣成形术后，心功能Ⅳ级（NYHA分级），心房静止。

【心电图分析】

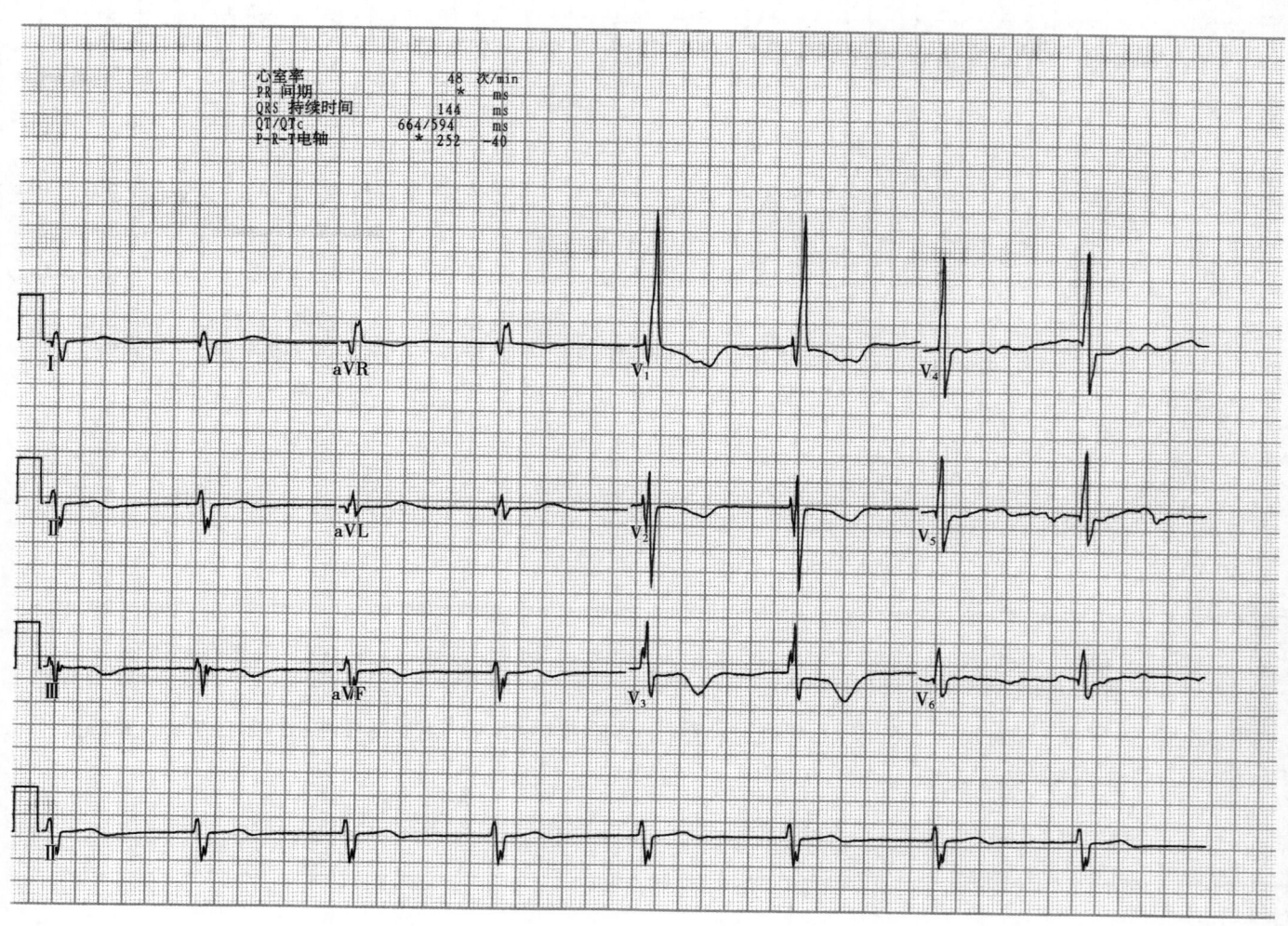

【点评】

1. 心电图上看不到心房波,见于:①P 波重叠于 QRS 之中;②隐匿性心房颤动或心房扑动;③心房静止。临床上以后两种情况最严重,预后取决于病因。

2. QRS 起源于何处? QRS 波形呈右束支传导阻滞图形,频率 48 次 /min,节律匀齐,交界性心律合并右束支传导阻滞可能性大。

3. QT/QTc 间期延长,血钾 5.1mmol/L,钙与镁未见异常。QTc 间期延长与心脏肥大、心功能不全、心肌受损等导致的心室肌复极延缓有关。经过强心、利尿、营养心肌、吸氧等治疗,患者病情稳定。

心房静止是临床诊断,心电图上心房波消失,电生理检查记录不出心房电活动(心房电极),见于严重的疾病。本例心房静止是结合其他资料做出的判断。

图 1 未见心房波,RR 间期匀齐,心室率 48 次 /min,QRS 波群时限 144ms,V₁ 导联呈 rsR′ 型,完全性右束支传导阻滞图形,QRS 电轴 252°,QT/QTc 间期 664/594ms。ST 段:V₁~V₅ 导联压低 0.10~0.175mV。T 波:V₁~V₄ 导联倒置。

诊断:心房静止,交界性心律,完全性右束支传导阻滞,T 波倒置。

第9例　房间隔缺损修补术后心房扑动ST段压低及T波倒置

【临床资料】

男性,29岁,因"发现心脏杂音10天"入院。查体:血压102/81mmHg,身高166cm,体重64kg,BMI 23.2kg/m²。超声心动图显示继发孔型房间隔缺损,左向右大量分流,右心增大,三尖瓣轻度反流。该患者有心脏手术指征,行胸骨下端小切口,修补房间隔缺损,见右心增大,房间隔缺损位于中央3cm × 3.5cm,心脏不停跳下修补缺损处,手术顺利,治愈出院。

临床诊断: 先天性心脏病,房间隔缺损,肺动脉高压,三尖瓣关闭不全。

【心电图分析】

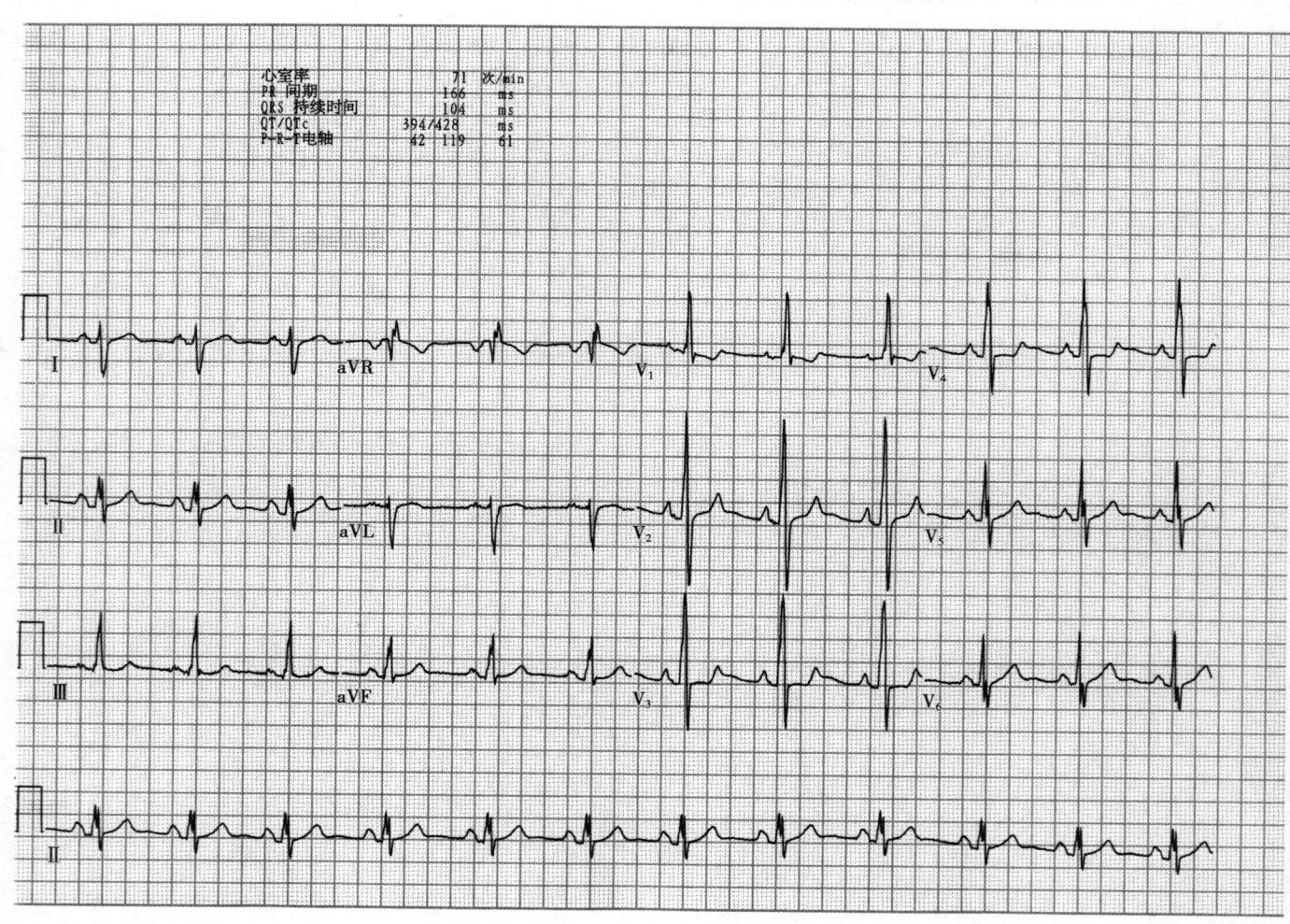

图1　窦性心律,心率71次/min,P$_{V_2}$ = 0.30mV,右心房增大。PR间期166ms,QRS波群时限104ms,QRS电轴119°,V$_1$导联呈Rs型,右心室肥大,QT/QTc间期394/428ms。

诊断: 窦性心律,右心房增大,右心室肥大。

【点评】

1. P 波高电压　提示右心房增大。

2. 右心室增大　心电图表现为 QRS 电轴右偏，V_1、V_2 导联 R 波高电压。

3. ST-T 改变　术前 ST-T 无明显异常。房间隔缺损修补术后，ST 段重度压低，T 波倒置。

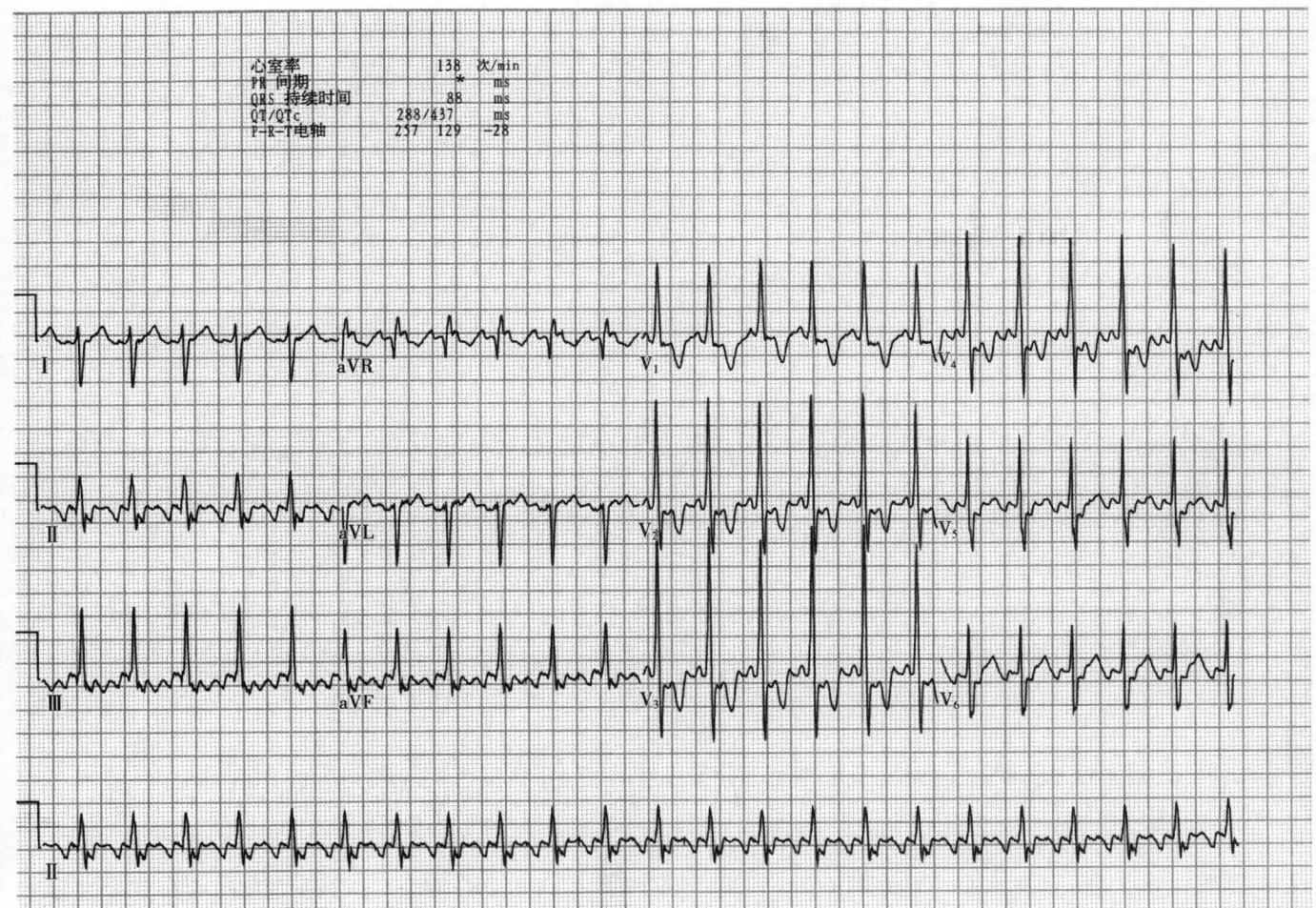

心室率	138	次/min
PR 间期	*	ms
QRS 持续时间	88	ms
QT/QTc	288/437	ms
P-R-T电轴	257 129 -28	

图 2　房间隔缺损修补术后第 6 天：心房扑动，房室传导比例 2:1，心房率／心室率 276/138 次/min。QRS 电轴 129°，V_1 导联呈 R 型，V_5、V_6 导联 S 波增深，右心室肥大。ST 段：$V_1 \sim V_6$ 导联压低 0.125～0.30mV。T 波：$V_1 \sim V_4$ 导联倒置及双向。QT/QTc 间期 288/437ms。

诊断： 心房扑动（房室传导比例 2:1），右心室肥大，ST 段压低，T 波倒置。

房间隔缺损修补术后由完全性右束支传导阻滞转变为非典型不完全性右束支传导阻滞

【临床资料】

男性，19 岁，因 "发现心脏杂音 2 个月" 入院。超声心动图显示房间隔缺损。完善各项检查及风险评估之后，行房间隔缺损修补术。这里展示的是心脏术前与术后心电图变化。

【心电图分析】

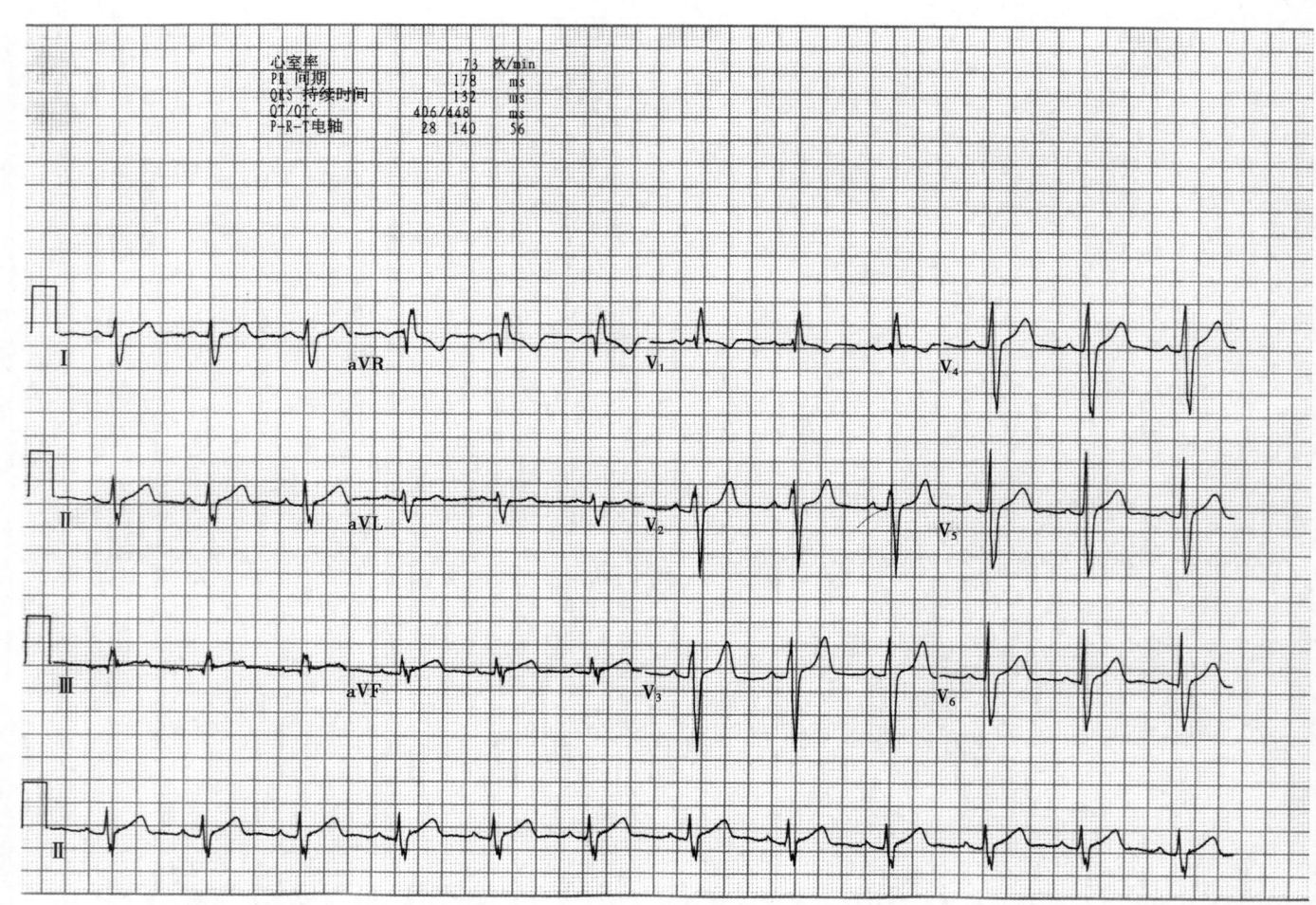

图 1　窦性心律，心率 73 次 /min，PR 间期 178ms，QRS 波群时限 132ms，QRS 电轴 140°，QT/QTc 间期 406/448ms，aVR 导联 Q/R＜1.0，V₄～V₆ 导联呈 R/S 型。

诊断：窦性心律，完全性右束支传导阻滞，右心室增大。

临床诊断： 先天性心脏病，继发孔型房间隔缺损。

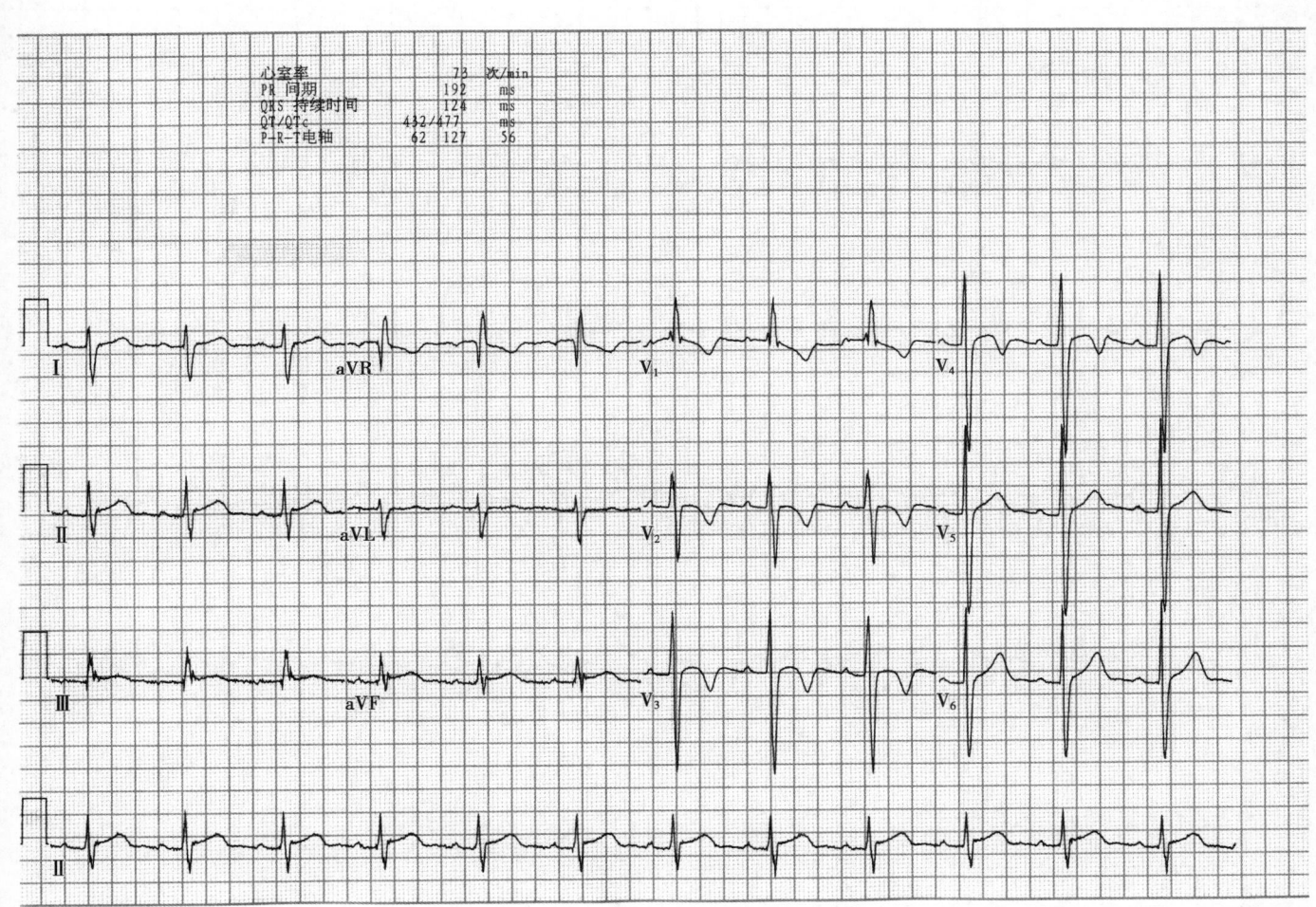

心室率 73 次/min
PR 间期 192 ms
QRS 持续时间 124 ms
QT/QTc 432/477 ms
P-R-T 电轴 62 127 56

图2 房间隔缺损修补术后第 3 天：窦性心律，心率 73 次/min，PR 间期 192ms，QRS 波群时限 124ms，QRS 电轴 127°，QT/QTc 间期 432/477ms。T 波：V_1 导联倒置深，V_2~V_4 导联由直立转倒置。

诊断： 窦性心律，完全性右束支传导阻滞，右心室肥大，T 波倒置（V_1~V_4 导联）。

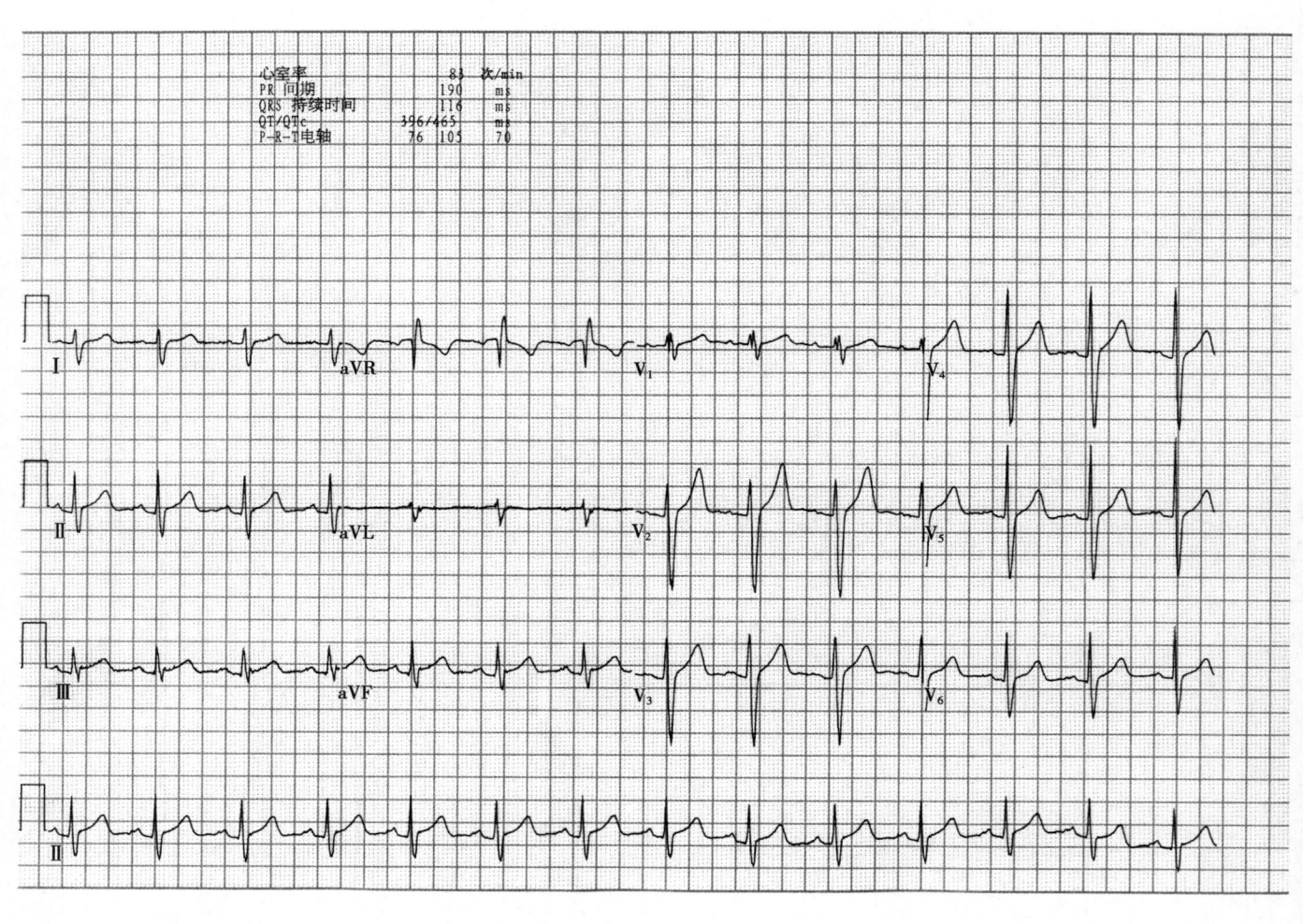

心室率   83   次/min
PR 间期   190   ms
QRS 持续时间   116   ms
QT/QTc   396/465   ms
P-R-T电轴   76 105 70

I   aVR   V₁   V₄
II   aVL   V₂   V₅
III aVF   V₃   V₆
II

图 3　房间隔缺损修补术后 7 个月：窦性心律，心率 83 次/min，PR 间期 190ms，QRS 波群时限 116ms，QRS 电轴 105°，QT/QTc 间期 396/465ms。T 波：$V_1 \sim V_4$ 导联转直立。

诊断：窦性心律，非典型不完全性右束支传导阻滞，右心室增大。

【点评】

先天性心脏病，房间隔缺损修补术后，心房水平左向右分流所致的血流动力学改变得到了治疗，右束支传导阻滞的程度减轻，由完全性右束支传导阻滞，QRS 波群时限 132ms，术后 QRS 波群时限缩短至 116ms，变为非典型不完全性右束支传导阻滞图形。右心室增大的心电图形减轻，QRS 电轴由 140° 转为 105°，V_1 导联 R′ 波幅度降低，出现了 S 波。V_1 导联 T 波由倒置转为直立。心脏手术引起的 $V_1 \sim V_4$ 导联 T 波倒置，经过康复已经转为直立，从房间隔缺损修补术前、术后变化，结合临床判断手术效果有重要价值和意义。

房间隔缺损修补术后由完全性右束支传导阻滞转变为非典型不完全性右束支传导阻滞

【临床资料】

男性，3 岁，因"面部、口唇发绀，体检发现心脏异常 3 年"入院。查体：双上肢血压测不出，右下肢血压 95/46mmHg，四肢氧饱和度 96%～100%，身高 93cm，体重 12kg，BMI 13.9kg/m²。超声心动图显示先天性心脏病，继发孔型房间隔缺损，左向右分流，右心扩大。心脏 CT 扫描 + 三维重建显示先天性心脏病，房间隔缺损，肺动脉高压，主动脉弓上血管起源异常。

临床诊断： 先天性心脏病，房间隔缺损，主动脉弓上血管起源异常，肺动脉重度高压。

【心电图分析】

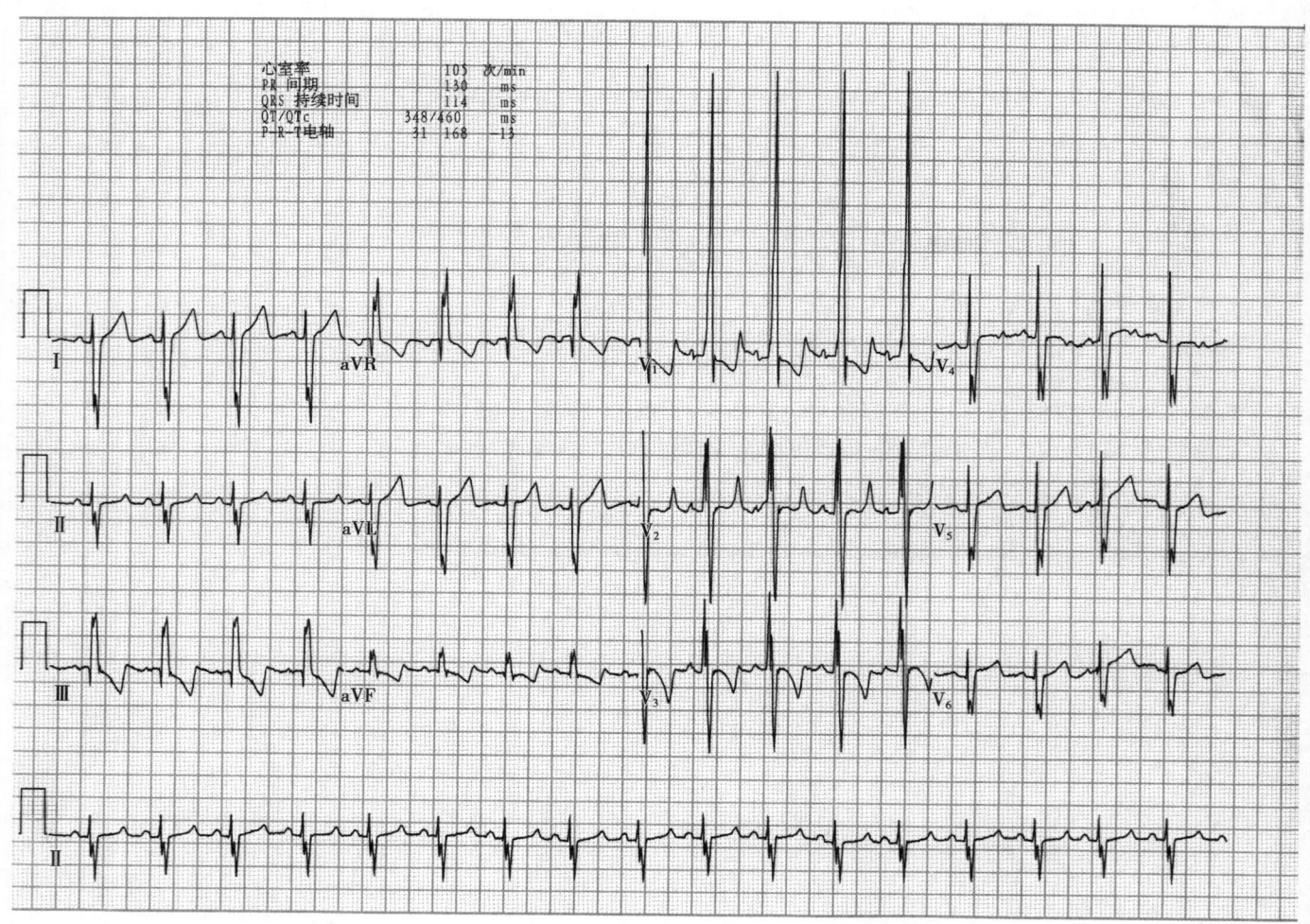

【点评】

患儿先天性心脏病、继发孔型房间隔缺损,心电图显示窦性心律,心率较快,但未达到儿童窦性心动过速诊断标准。QRS 电轴右偏,aVR 导联 R 波增高,V_1 导联 R 波高达 6.35mV,V_5、V_6 导联 S 波增深,是右心室肥大的表现。房间隔缺损患儿,左向右分流量大,右心室肥大明显,肺动脉高压,心电图下壁导联及心前导联可出现 R 波或 S 波切迹。由于患儿病情重,集体讨论不适宜手术,建议心血管内科会诊治疗,预后较差。

图1 窦性心律,心率 105 次/min,PR 间期 130ms,QRS 波群时限 114ms,QRS 电轴 168°,R_{aVR} = 1.4mV,R_{V_1} = 6.35mV。Ⅰ、Ⅱ、V_4 ~ V_6 导联 S 波及 aVR、V_2、V_3 导联 R 波挫折,V_5、V_6 导联 R/S < 1.0,右心室肥大合并右束支传导阻滞,V_2 导联 T 波尖耸。QT/QTc 间期 348/460ms。

诊断:窦性心律,右心室肥大,右束支传导阻滞。

房间隔缺损右心室肥大合并右束支传导阻滞

第12例 | 房间隔与室间隔缺损

【临床资料】

男性，4 个月，因 "发现心脏杂音 4 个月，超声心动图提示先天性心脏病、室间隔缺损" 入院。查体：血压 83/61mmHg，身高 68cm，体重 6.5kg，BMI 14.06kg/m²。超声心动图显示室间隔缺损，心室水平双向分流为主；房间隔缺损（继发孔型），心房水平左向右分流。患者有手术指征，于腋下切口行室间隔缺损修补术 + 房间隔缺损修补术。术后出现右束支传导阻滞。

【心电图分析】

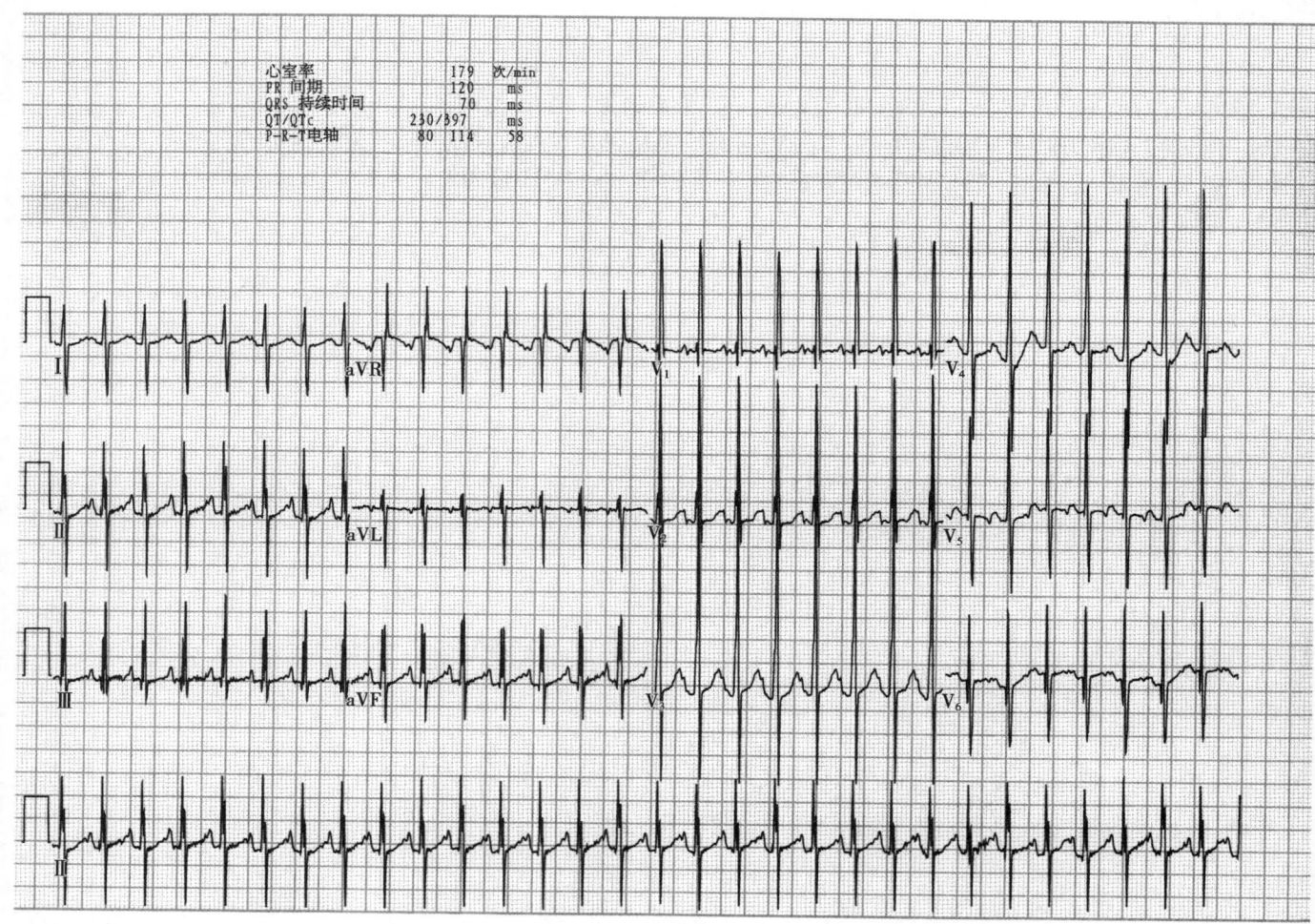

图1 窦性心动过速，心率 179 次/min，PR 间期 120ms，QRS 波群时限 70ms，QRS 电轴 114°，QT/QTc 间期 230/397ms。P$_{II}$ = 0.30mV，R$_{aVR}$ = 1.2mV，V$_1$ 导联呈 rsR′s′ 型，R′$_{V1}$ = 2.46mV，V$_6$ 导联呈 qRs 型，q 波增深。

诊断：窦性心动过速，右心房增大，右心室肥大，异常 q 波（V$_6$ 导联）。

【点评】

图 1 中，患儿心动过速的频率高达 179 次 /min，还能诊断窦性心动过速吗？要看描记心电图时患儿状态及原发疾病。患儿哭闹不能配合心电图检查，又有先天性心脏病时，心率瞬间可上升到窦性频率的高限，平静下来以后，心率迅速下降至基础心率的水平。

图 2 中，心电图显示 P 波增高，右心房增大。右心室肥大表现为 QRS 电轴右偏，aVR、V_1、V_2 导联 R 波增高，V_5、V_6 导联 S 波增深，V_6 导联 q 波增深，于心脏术后明显减小。

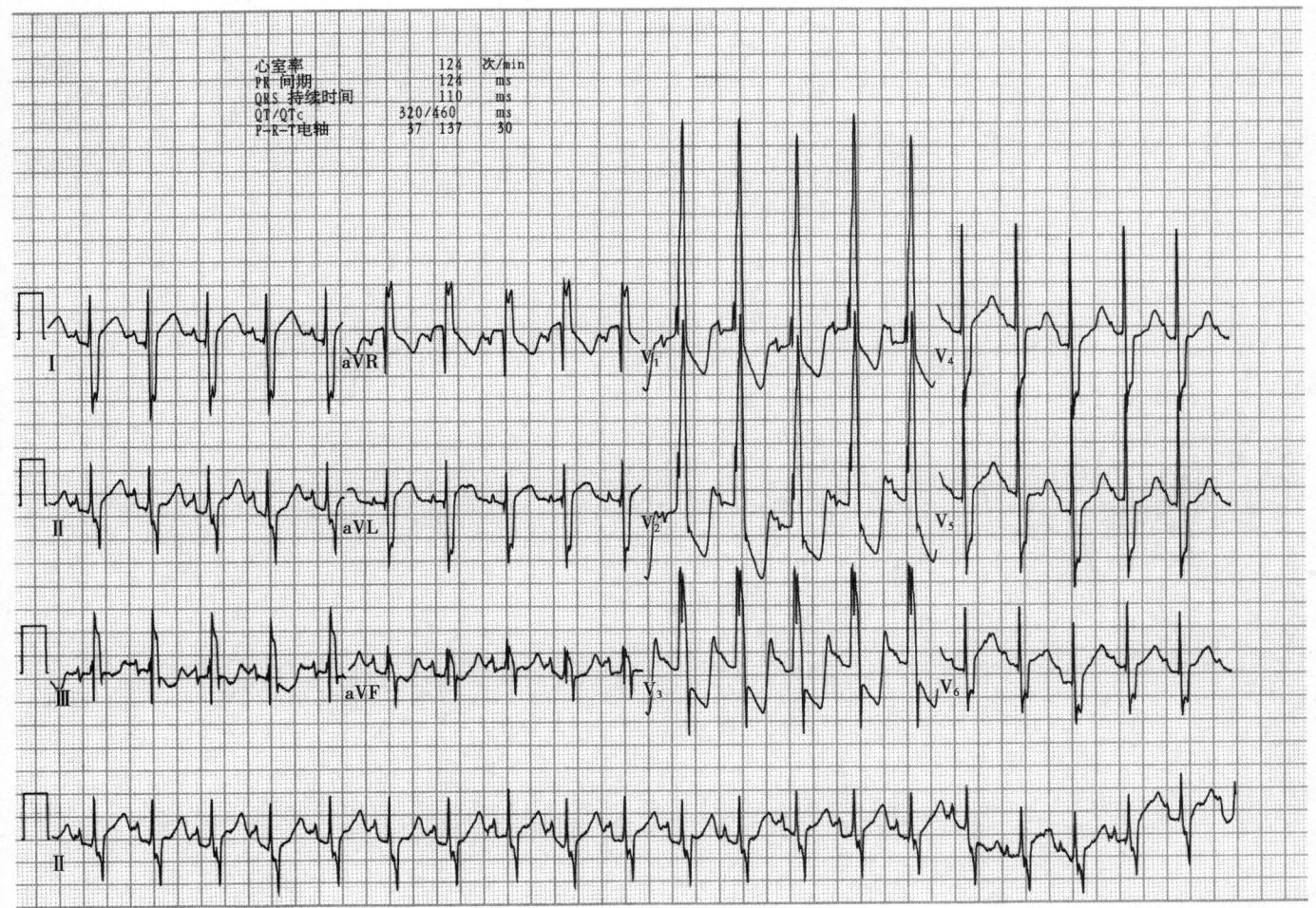

图 2 描记于先天性心脏病房间隔缺损 + 室间隔缺损修补术后：窦性心律，心率 124 次 /min，PR 间期 124ms，QRS 波群时限 110ms，QT/QTc 间期 320/460ms，QRS 电轴 137°。V_1 导联的 R′ 波及 V_2 导联的 R 波明显增大。ST 段：V_1～V_3 导联显著压至 0.50～0.70mV。

诊断： 窦性心律，右心房增大，右心室肥大，完全性右束支传导阻滞。

第13例 | 肺动脉高压伴右心室肥大

【临床资料】

女性，38 岁，发作性胸闷、气短 2 年，系统性红斑狼疮 3 年，肺动脉高压。肺动脉造影显示肺动脉压 104/43/65mmHg。

临床诊断： 重度肺动脉高压，系统性红斑狼疮。

【心电图分析】

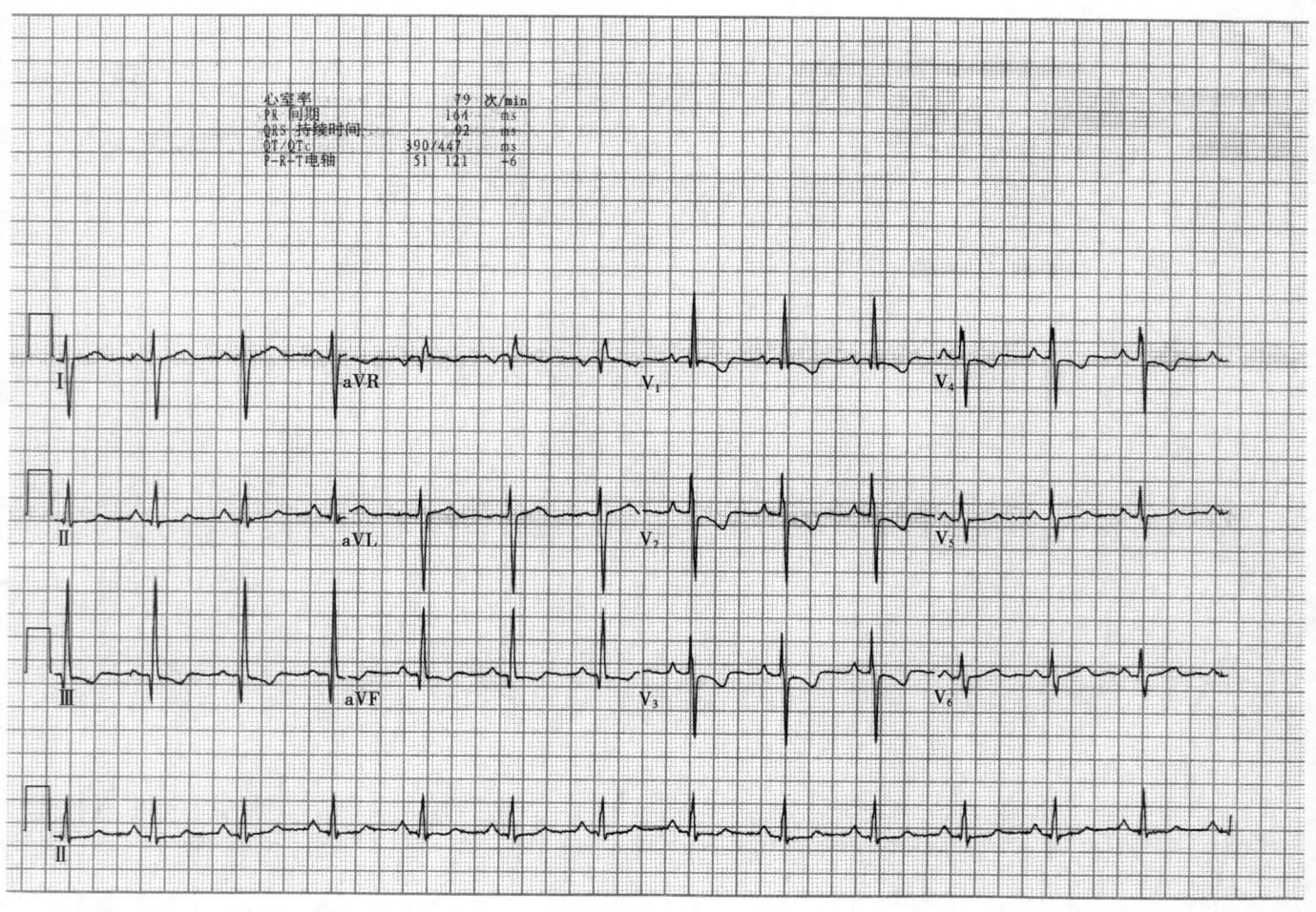

心室率		79	次/min
PR 间期		164	ms
QRS 持续时间		92	ms
QT/QTc	390/447		ms
P-R-T电轴	51	121	+6

【点评】

本例右心室肥大的心电图表现：①QRS 电轴右偏；②aVR 导联 Q/R＜1.0；③V₁ 导联呈 qRS 型，且 R 波振幅为 1.3mV；④顺时针转位，V₅、V₆ 导联 S 波增深；⑤反映右心室负荷增重的 ST-T 改变。

图 1 窦性心律，心率 79 次 /min，PR 间期 164ms，QRS 波群时限 92ms。QRS 电轴 121°，QT/QTc 间期 390/447ms。V₁ 导联呈 qRs 型，R_{v_1}＝1.3mV，V₅、V₆ 导联 s 波增深。ST 段：Ⅲ、aVF、V₁～V₄ 导联压低 0.05～0.15mV。T 波：Ⅲ、aVF、V₁～V₄ 导联倒置。

诊断： 窦性心律，右心室肥大。

第14例 | 卵圆孔缝合术及右心房减容术后右心房肥大图形消失

【临床资料】

女性，12 岁，发现心脏杂音 7 年，为进一步诊治入院。查体：血压 132/89mmHg，身高 143cm，体重 36.8kg，BMI 18.0kg/m²。超声心动图显示卵圆孔未闭、二、三尖瓣关闭不全，右心增大。行卵圆孔缝合术、右心房减容术、三尖瓣成形术。心外探查见心脏明显增大，以右心房大及右心室大为主，术后恢复好。

临床诊断： 先天性心脏病，三尖瓣中度关闭不全，卵圆孔缝合术后。

【心电图分析】

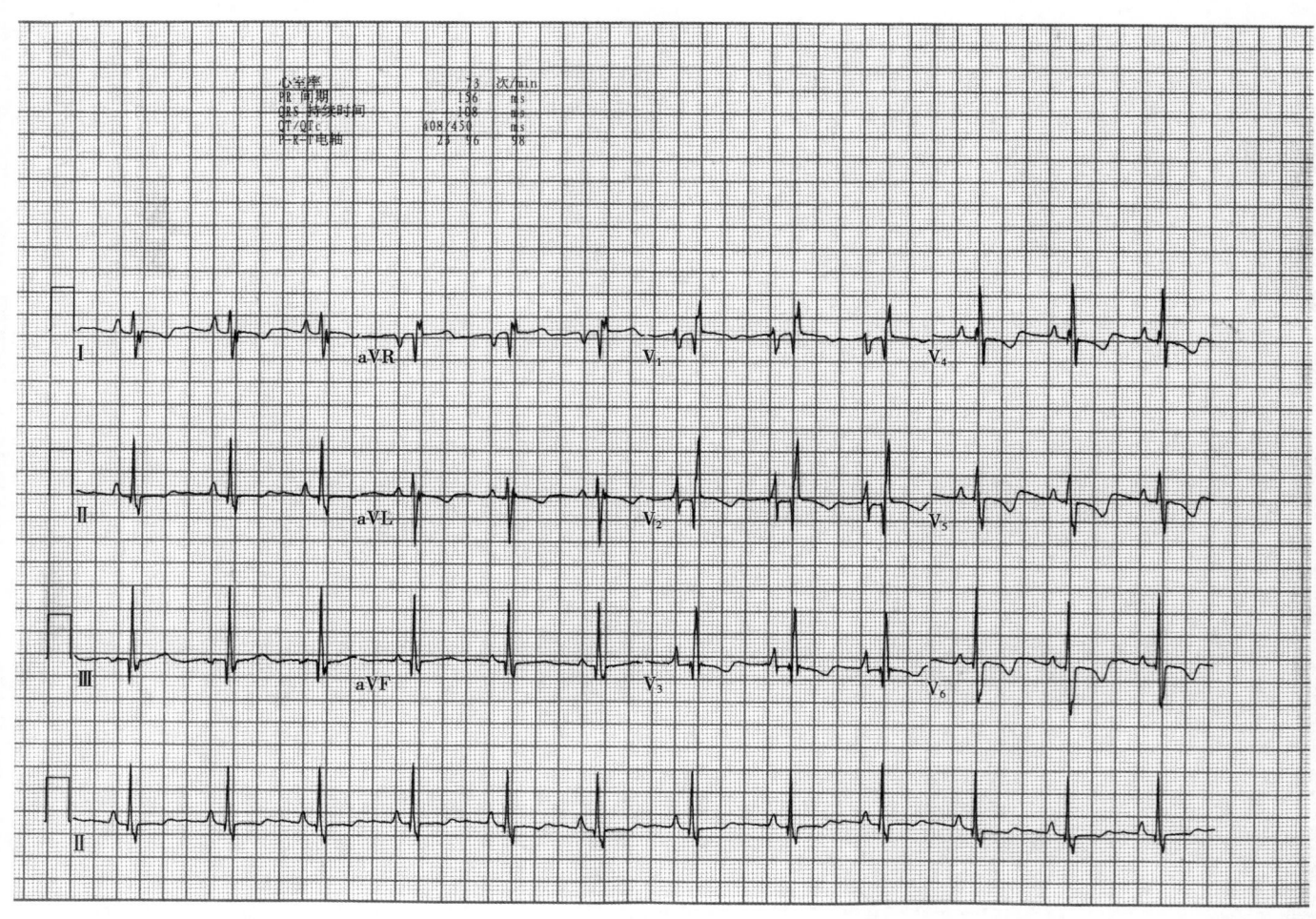

图 1 描记于心脏术前：窦性心律，心率 73 次 /min，PR 间期 156ms，QRS 波群时限 108ms，QRS 电轴 96°，QT/QTc 间期 408/450ms，P_I = 0.30mV，P_{aVR} = −0.25mV，P_{V_1} = −0.40mV，P_{V_2} = 1.0mV，P_{V_3} = 0.40mV，右心房增大。V_1、V_2 导联呈 QR 型，R_{V_2} = 1.8mV。ST 段：V_4、V_5 导联下斜型压低 0.05～0.075mV。T 波：I、aVL、V_1～V_6 导联倒置，aVR 导联直立。

诊断： 窦性心律，右心房增大，右心室高电压，T 波倒置（广泛前壁）。

【点评】

1. 心电图上的右心房肥大图形消失。右心房肥大、右心房负荷增重等是引起 P 波高电压的主要原因，P 波高电压是诊断右心房增大的主要指标。本例患者术前，超声心动图提示右心房增大、右心室增大，开胸手术见心脏增大，以右为主。行卵圆孔缝合术、三尖瓣成形术及右心房减容术后，心电图上的右心房肥大图形消失了，P 波振幅在正常范围内。

2. 新发生的右束支传导阻滞与手术有关。

3. 术后出现的 ST-T 动态改变，是心脏手术心肌受损引起的，将随着病情好转逐渐恢复。

4. 术后 V₆ 导联 R 波增高，出现左心室增大的心电图表现。

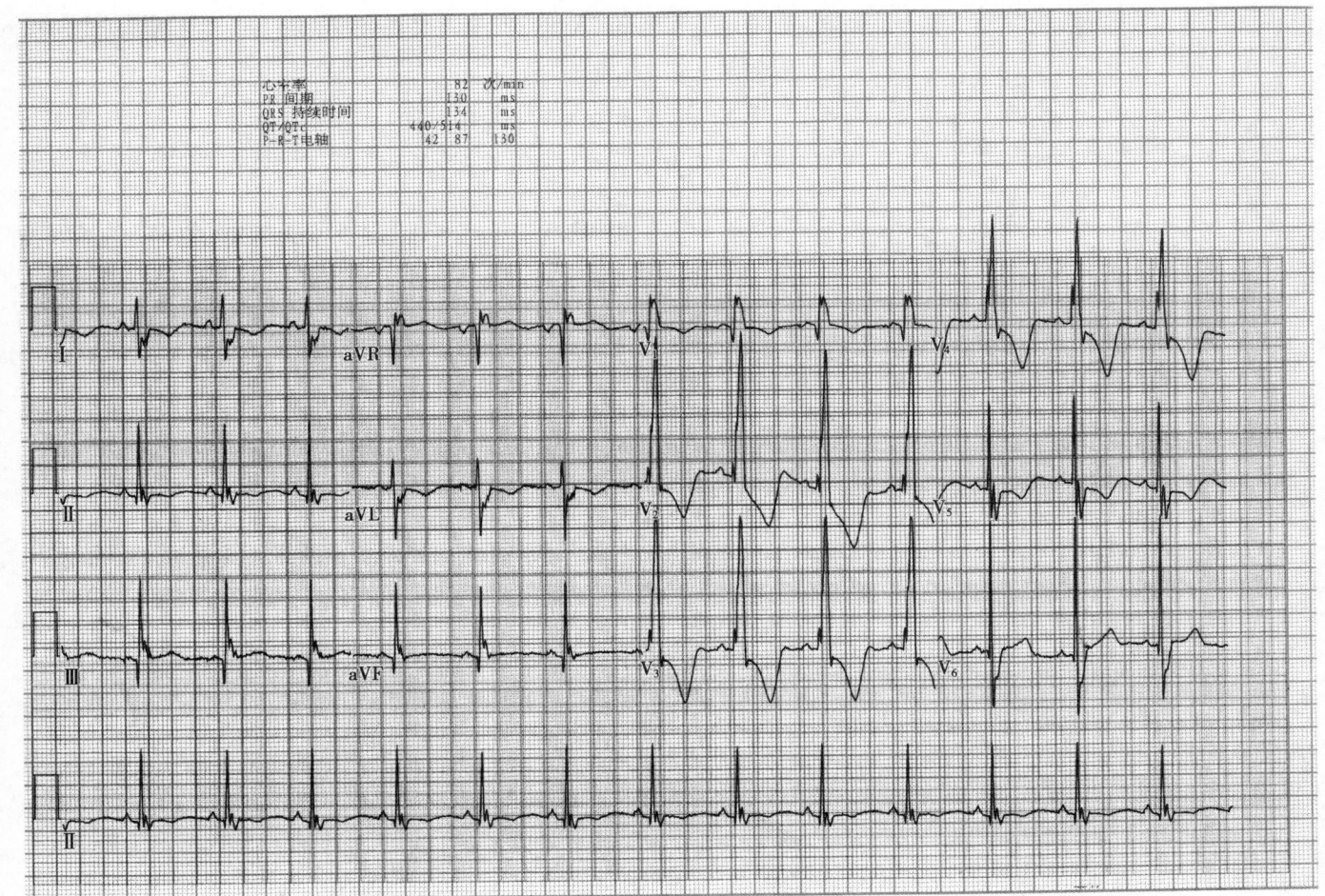

图 2 描记于卵圆孔缝合术 + 三尖瓣成形术 + 右心房减容术后第 5 天，与图 1 比较：窦性心律，P 波振幅在正常范围内。QRS 波群时限延长至 134ms，出现完全性右束支传导阻滞。R_{V_2} = 3.0mV，R_{V_3} = 2.95mV，R_{V_6} = 3.0mV。ST 段：I、aVL、V₁~V₅ 导联压低 0.05~0.40mV。T 波：V₂~V₄ 导联倒置增深。QTc 间期 514ms。

诊断：窦性心律，完全性右束支传导阻滞，ST 段压低（前壁），T 波倒置增深（前壁），QTc 间期延长。

【临床资料】

女性，36 岁，因 "发现卵圆孔未闭 10 年" 入院。查体：血压 126/69mmHg，身高 160cm，体重 59kg，BMI 23.0kg/m²。超声心动图显示卵圆孔未闭，心房水平左向右分流，二尖瓣及三尖瓣轻度反流。

临床诊断： 先天性心脏病，卵圆孔未闭，三度房室传导阻滞。

【动态心电图分析】

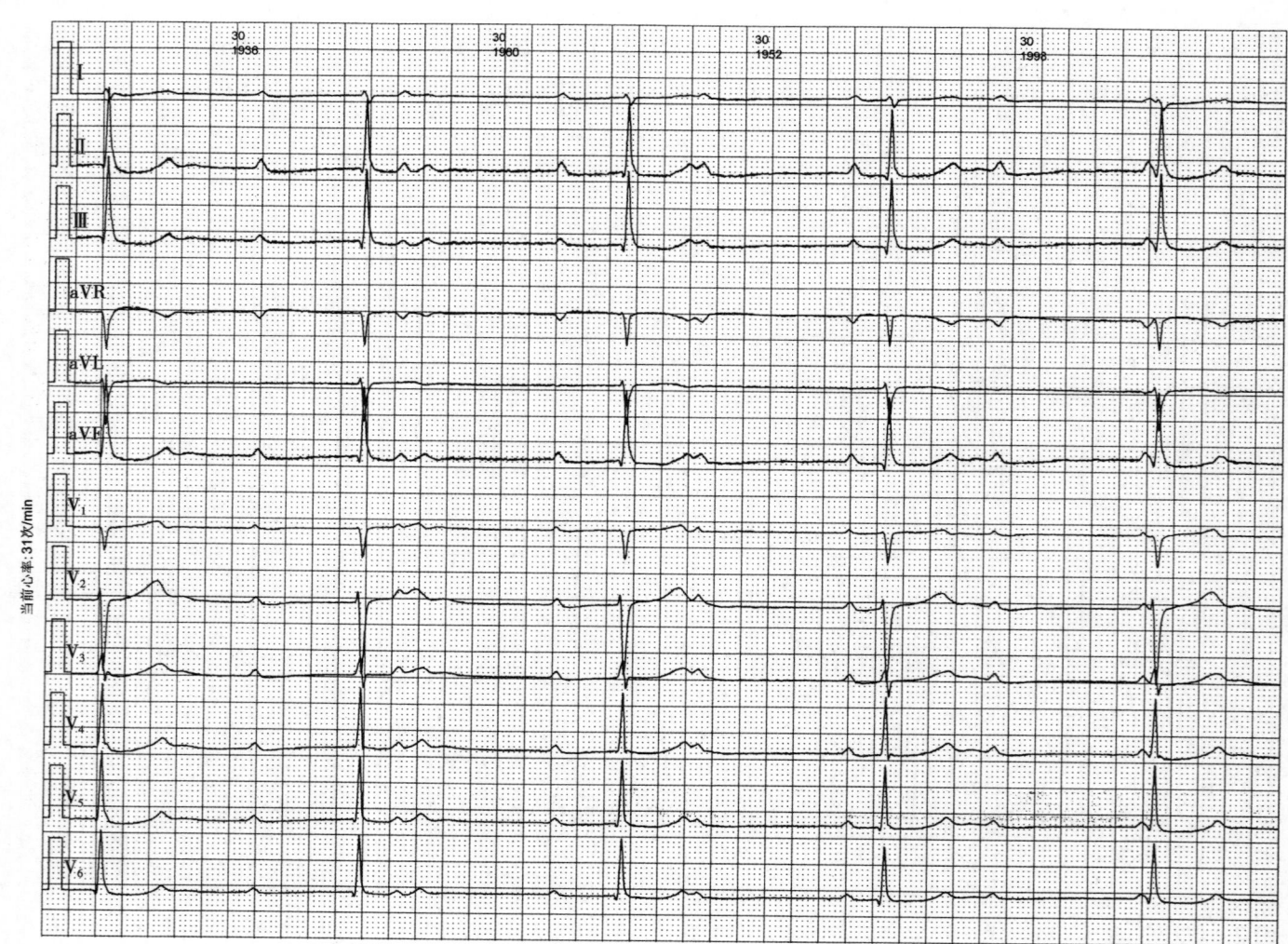

图 1 窦性 P 波顺序出现，心房率 56 次 /min，RR 间期匀齐，心室率 30 次 /min，QRS 波群时限 0.09s，P 波与 R 波无关系。QT 间期 0.56s。

诊断： 窦性心动过缓，完全性（三度）房室传导阻滞，交界性心动过缓。

【点评】

患者因卵圆孔未闭就诊,超声心动图显示房室腔大小、形态、结构未见明显异常。心电图显示窦性心律,完全性房室传导阻滞,交界性心律。动态心电图监测显示窦性心律,完全性房室传导阻滞,交界性节律,心室率范围 30~79 次 /min,平均心室率 39 次 /min。交界性心率低于 40 次 /min,称为交界性心动过缓。交界区自律性强度降低,最低心室率为 30 次 /min,达到了危急值的程度。临床建议患者植入起搏器,患者拒绝。

超声心动图未见右心房增大,心率加快时,P 波振幅高达 0.45mV。这提示心房容量增大,右房壁距胸壁之间的距离缩短,P 波电压增大。

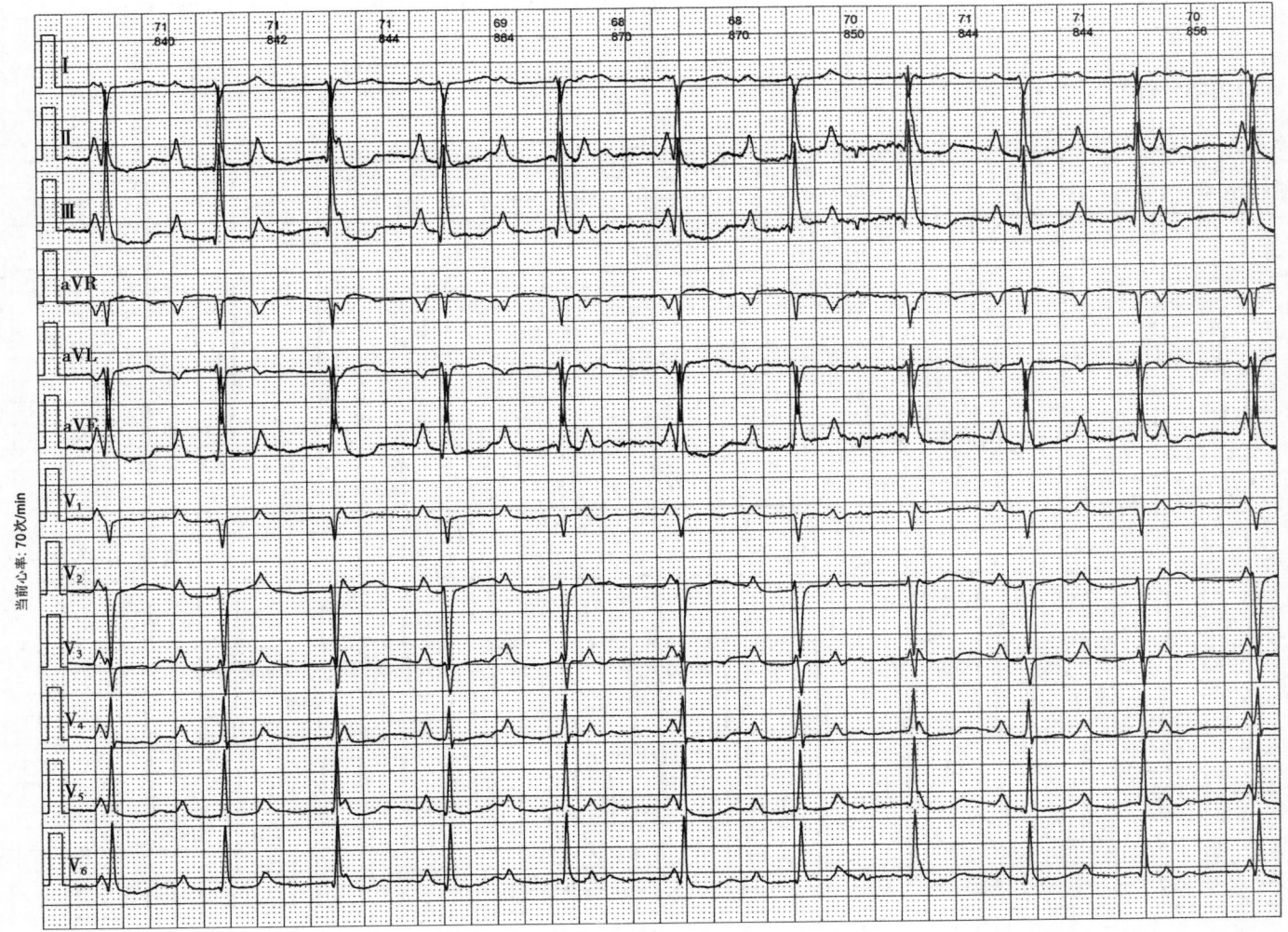

图 2　窦性 P 波频率 102 次 /min,P 波振幅(Ⅲ 导联)0.45mV。RR 间期匀齐,心室率 69 次 /min,QRS 波群时限与图 1 相同,QT 间期 0.48s。

诊断:窦性心动过速,加速性交界性心律,完全性房室分离。

卵圆孔未闭、三度房室传导阻滞伴交界性心动过缓

第 16 例 | 室间隔缺损伴双侧心室扩大合并完全性右束支传导阻滞

【临床资料】

男性，30 岁，因 "发现心脏杂音 11 年，心慌、不适 2 个月" 入院。

临床诊断： 先天性心脏病，室间隔缺损，二尖瓣重度关闭不全，三尖瓣关闭不全，肺动脉重度高压，全心扩大。

【心电图分析】

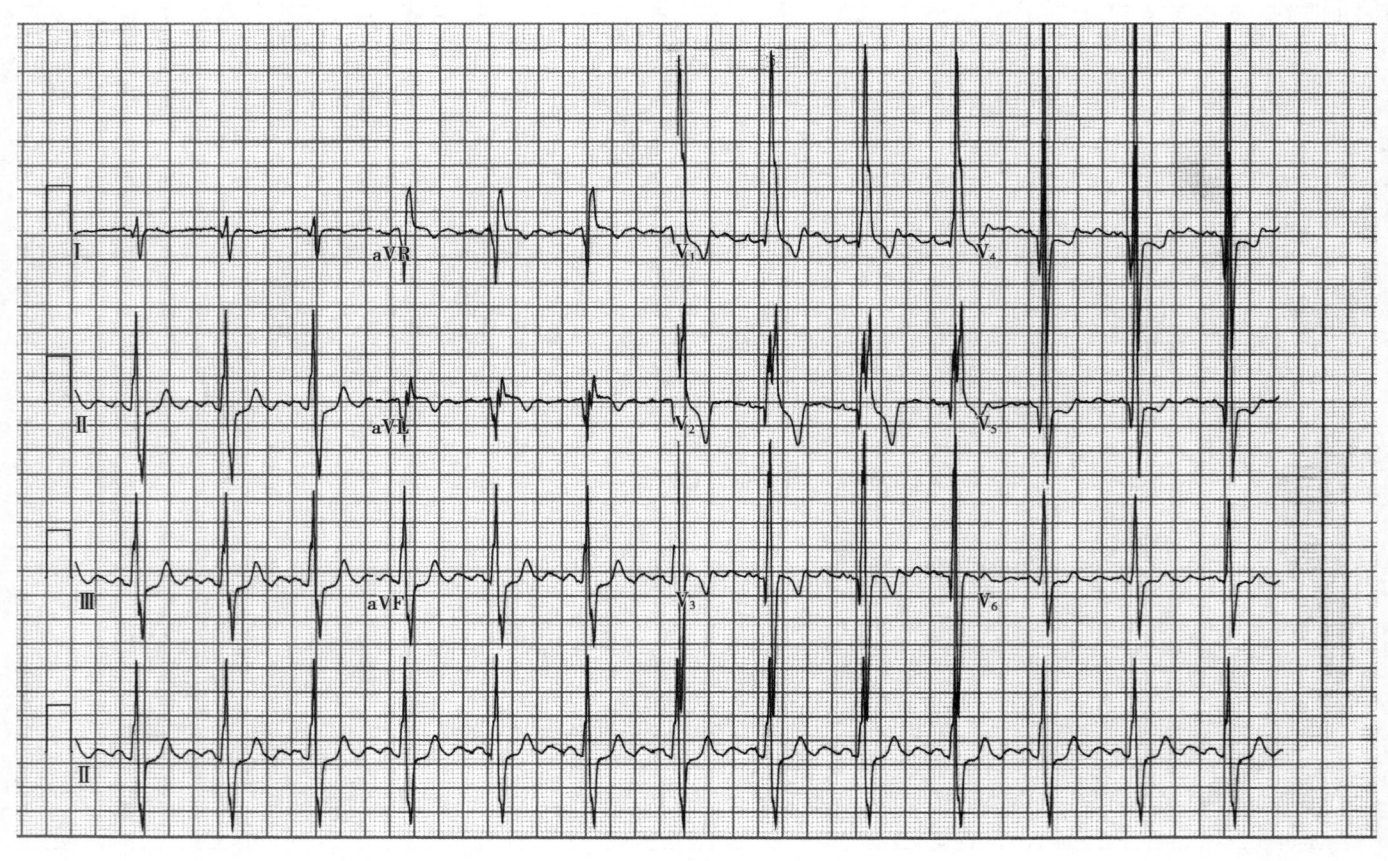

【点评】

这是一例先天性心脏病、室间隔缺损、二尖瓣重度关闭不全、三尖瓣关闭不全、肺动脉重度高压患者,心电图表现为双侧心室高电压,完全性右束支传导阻滞,前间壁及前壁异常 q 波,前壁 ST 段压低,T 波倒置,行先天性心脏病室间隔缺损修补术 + 二尖瓣置换术 + 三尖瓣形成术时,发现全心扩大,以左心室增大更显著。右心室肥大的向量向右向前,V_1 导联出现高大 R 波,左心室肥大的向量向左,V_4、V_5 导联 R 波异常高大,心腔内压力改变、解剖变异及心脏增大,使右束支受损,出现完全性右束支传导阻滞。显著的心室双侧肥大常有继发性 ST-T 改变,心室肥大又可以引起原发性 ST-T 改变。$V_1 \sim V_5$ 导联不应出现 q 波,因为 V_6 导联 q 波不明显,$V_1 \sim V_5$ 导联的 q 波属于异常现象。

图 1 窦性心律,心率 80 次 /min,PR 间期 152ms,QRS 波群时限 142ms,QT/QTc 间期 398/459ms,QRS 电轴 107°,$V_1 \sim V_5$ 导联出现异常 q 波,$R_{V_1} = 4.1ms$,$R_{V_4} = 6.9ms$,$R_{V_5} = 5.5ms$,双侧心室肥大合并完全性右束支传导阻滞。ST 段:V_4、V_5 导联压低 0.175 ~ 0.20mV。T 波:$V_1 \sim V_5$ 导联倒置及双向。

诊断:窦性心律,双侧心室肥大合并完全性右束支传导阻滞,ST 段压低(前壁),T 波倒置(前壁)。

第 17 例 　 室间隔缺损修补术后并发暂时性完全性房室分离

【临床资料】

男性,10 岁,自幼发现心脏杂音,为进一步诊断入院。查体:血压 109/65mmHg,身高 142cm,体重 30.4kg,BMI 15.08kg/m²。超声心动图显示室间隔缺损,左向右分流。在体外循环下行室间隔缺损修补术,冠状动脉开口于左冠窦,未见右冠状动脉开口。术后出现一过性房室传导阻滞、右束支传导阻滞及加速性室性心律。

临床诊断: 先天性心脏病,室间隔缺损,主动脉瓣二瓣化畸形,单冠状动脉开口。

【心电图分析】

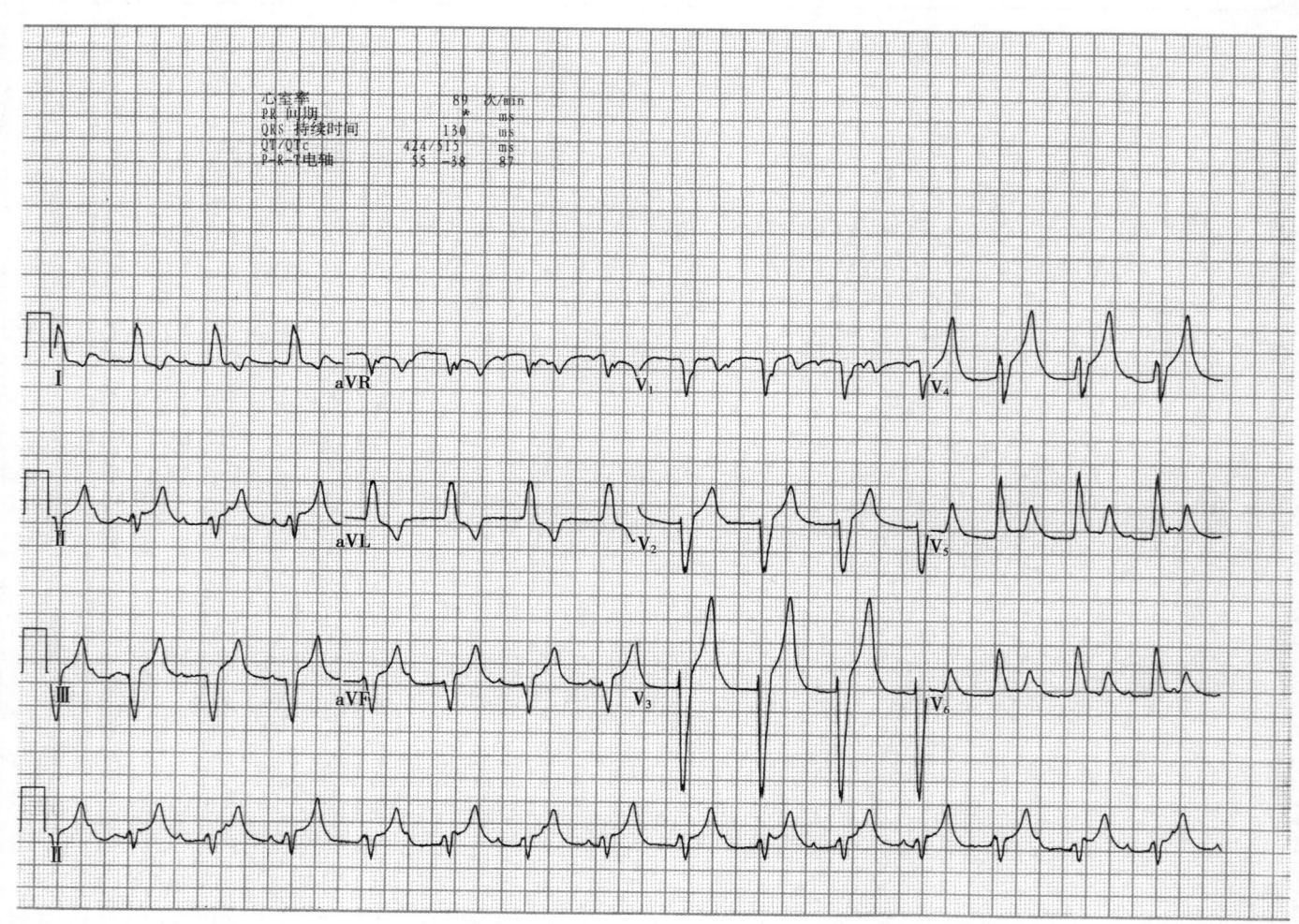

图 1 记录于室间隔缺损修补术后第 3 天:窦性 P 波频率 146 次 /min。RR 间期匀齐,心室率 89 次 /min,P 波与 R 波无关系。QRS 波群时限 130ms,Ⅰ、aVL、V₅、V₆ 导联呈 R 型,V₁ 导联呈 QS 型,QRS 电轴 −38°,提示加速性交界性心律伴左束支传导阻滞? 加速性室性心律(源于右束支)?

诊断: 窦性心动过速,完全性房室传导阻滞,加速性交界性心律伴左束支传导阻滞? 加速性室性心律?

【点评】

患儿先天性心脏病、室间隔缺损、单冠状动脉开口、主动脉瓣二瓣化畸形，室间隔缺损修补术后并发完全性房室分离。图1可见窦性心动过速，心房率146次/min，心室率89次/min，QRS波形呈左束支传导阻滞图形。QRS波群起源部位：①右束支？②交界区？图2证明，窦性下传的QRS波群为完全性右束支传导阻滞图形。图1中QRS起源于右束支传导阻滞水平近心尖部位，该处引起心室除极产生的QRS波群类似左束支传导阻滞加电轴左偏。心脏术后2周，房室传导功能逐渐恢复，左、右心室由左冠状动脉供血，V_2导联R波明显增大，与右室壁增厚有关。

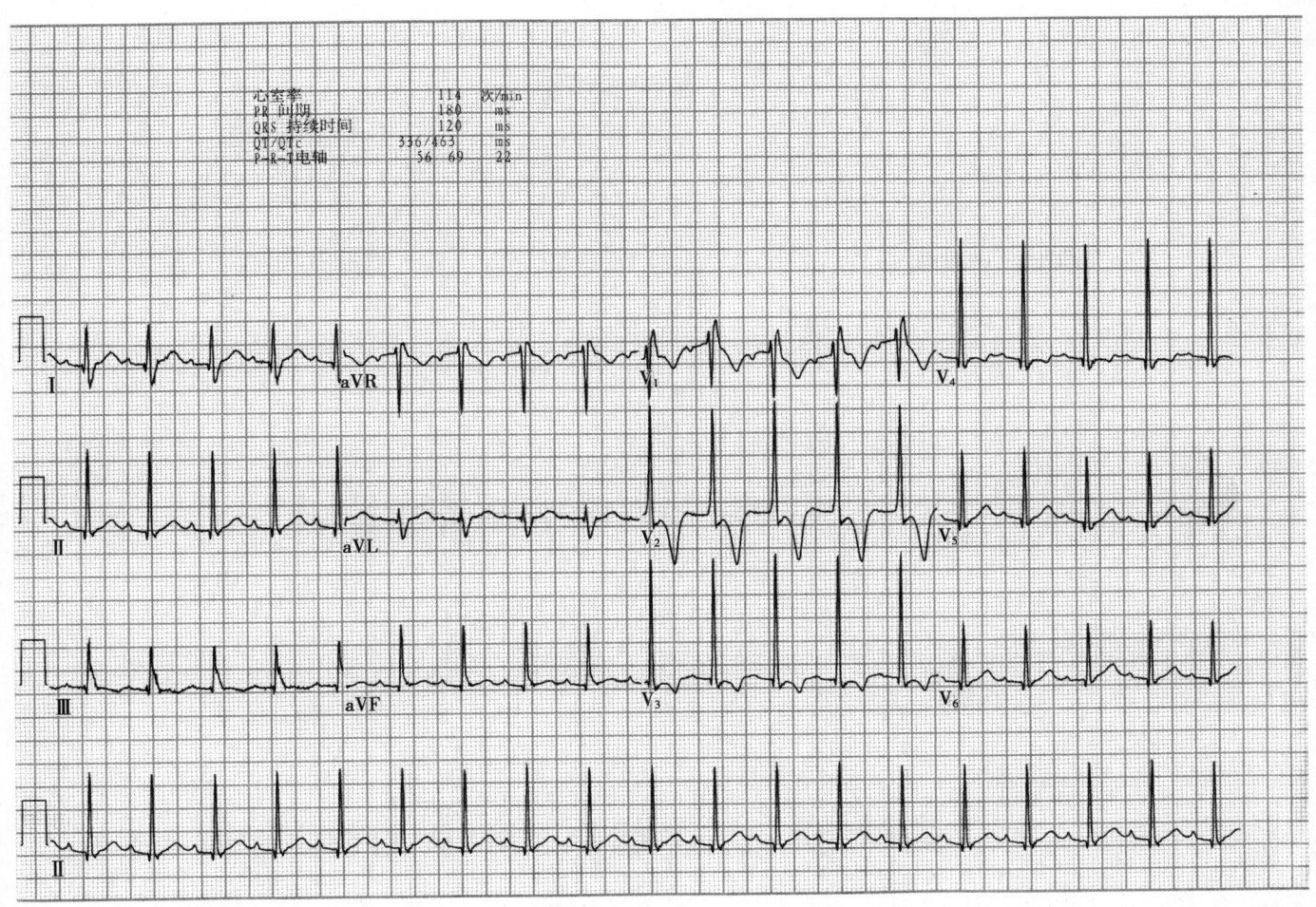

图2 记录于心脏术后第12天：窦性P波频率114次/min，PR间期180ms，QRS波群时限120ms，V_1导联呈rSR′型，右束支传导阻滞。QRS电轴69°，QT/QTc间期336/463ms。ST段：V_2、V_3导联压低0.10～0.175mV。T波：V_1～V_4导联倒置。

诊断：窦性心动过速，完全性右束支传导阻滞。

第18例　室间隔缺损修补术后广泛 ST 段抬高

【临床资料】

女性，3 个月 13 天，因"发现心脏杂音 2 个月"入院。超声心动图小时室间隔缺损，心室水平左向右分流，卵圆孔未闭，心房水平左向右分流，肺动脉高压，肺动脉增宽。心脏手术见心脏增大，以右心室为主，多发性室间隔缺损，膜周室间隔缺损 3mm × 3mm，前间隔中部缺损 5mm × 5mm，肺动脉瓣下室间隔缺损 10mm × 8mm，手术顺利，患者治愈出院。

临床诊断： 先天性多发性室间隔缺损，肺动脉高压。

【心电图分析】

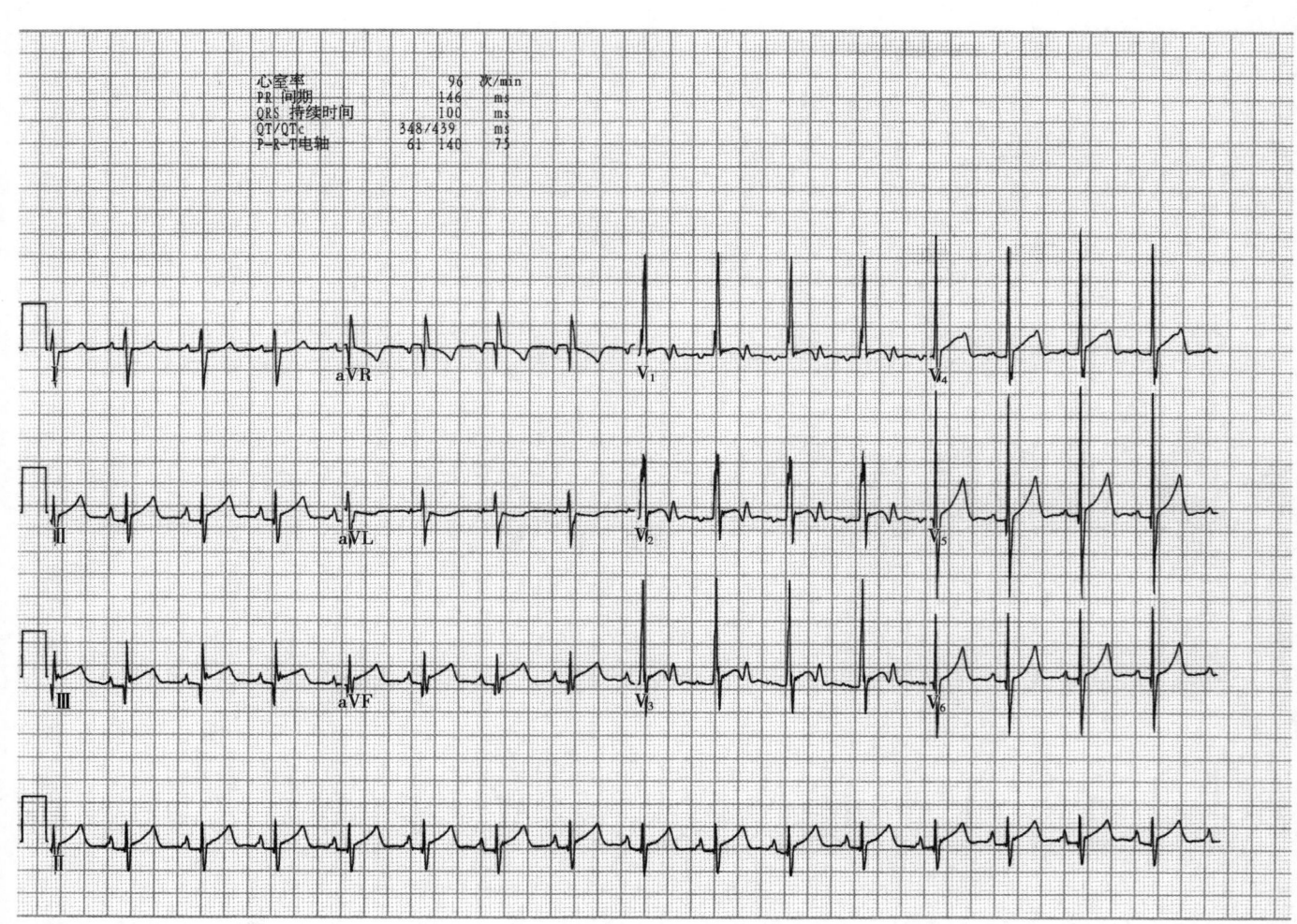

图 1　室间隔缺损修补术后第 8 天：窦性心律，心率 96 次 /min，PR 间期 146ms，QRS 波群时限 100ms，QRS 电轴 140°，aVR 导联 Q/R < 1.0，V₁ 导联呈 Rs 型，R_{V_1} = 2.2mV，V₅、V₆ 导联 S 波增深，右心室肥大。ST 段：Ⅱ、Ⅲ、aVF、V₁ ~ V₆ 导联抬高 0.10 ~ 0.225mV，aVR、aVL 导联压低 0.10mV。V₁ ~ V₃ 导联出现尖角 T 波。QT/QTc 间期 348/439ms。

诊断： 窦性心律，右心室肥大，ST 段抬高，尖角 T 波。

【点评】

1. ST 段广泛抬高，患儿心脏术后，出现Ⅱ、Ⅲ、aVF、V₁ ~ V₆ 导联 ST 段抬高，aVR、aVL 导联 ST 段压低，与心脏术后心包炎症有关，炎症消退以后，ST 段复位。

2. 室间隔缺损修补术后，左向右分流的血液中断，右心负荷减轻，右心室肥大图形减轻或消退。

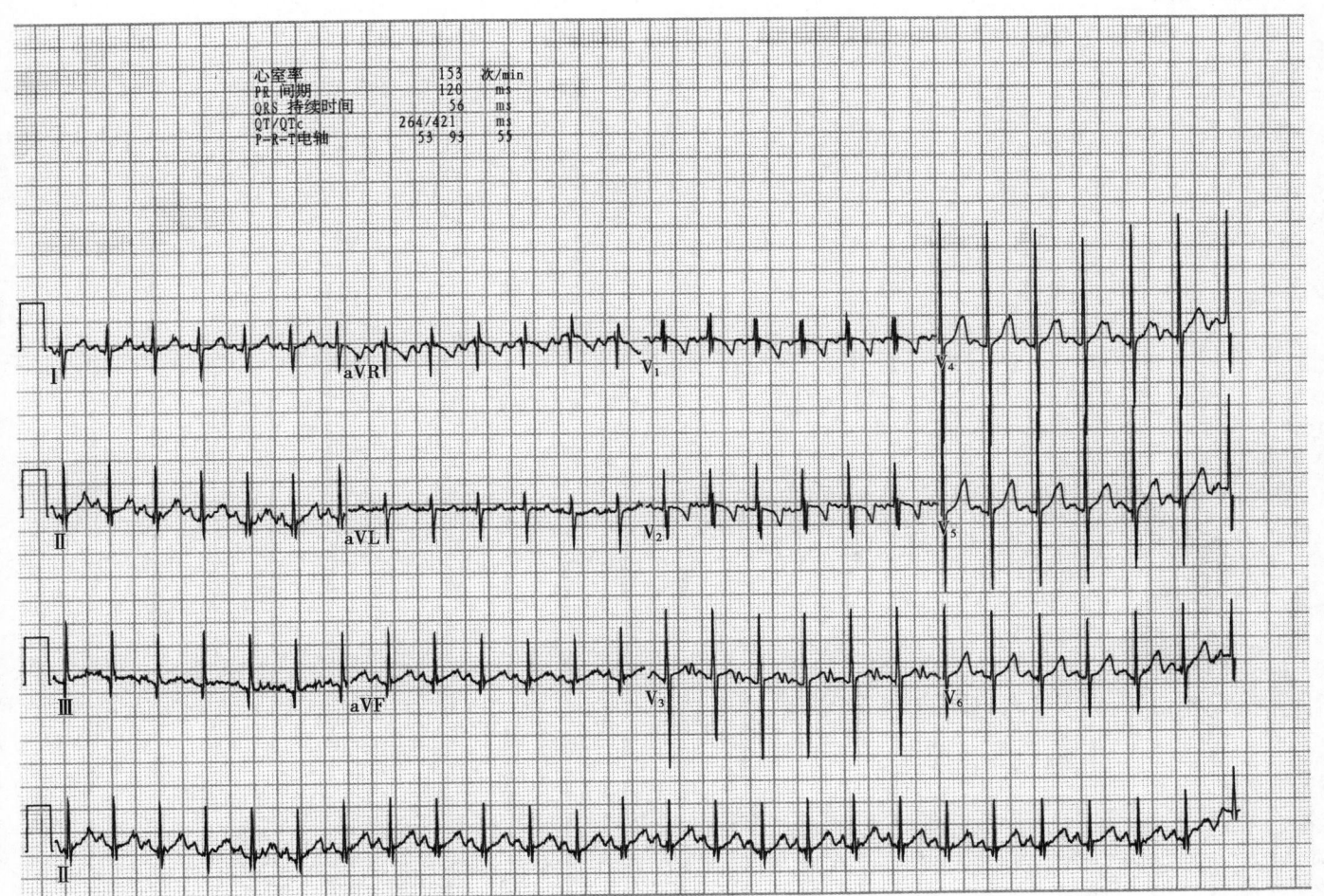

心室率		153	次/min
PR 间期		120	ms
QRS 持续时间		56	ms
QT/QTc		264/421	ms
P-R-T 电轴	53 93	55	

图2 窦性心动过速，心率 153 次/min，PR 间期 120ms，QRS 波群时限 56ms，QRS 电轴 93°，aVR 导联 Q/R < 1.0，R$_{V_1}$ = 0.5mV。ST 段复位，尖角 T 波在 V₁、V₂ 导联中消失，V₃ 导联幅度降低，QT/QTc 间期 264/421ms。

诊断：窦性心动过速，与图 1 比较 ST 段回落，右心室肥大图形显著减轻。

第19例 | 室间隔缺损修补术后左前分支传导阻滞消失

【临床资料】

女性，1岁8个月，查体时发现心脏杂音10个月，为进一步诊治入院。超声心动图显示心室间隔缺损，心室水平左向右分流，二尖瓣中度反流，肺动脉中度高压。完善各项检查以后，行多发性室间隔缺损修补术（膜周 + 多发肌部室间隔缺损）及二尖瓣成形术。心外探查见心脏增大，以左心室为主。

临床诊断： 先天性心脏病，室间隔缺损，二尖瓣关闭不全，肺动脉重度高压。

【心电图分析】

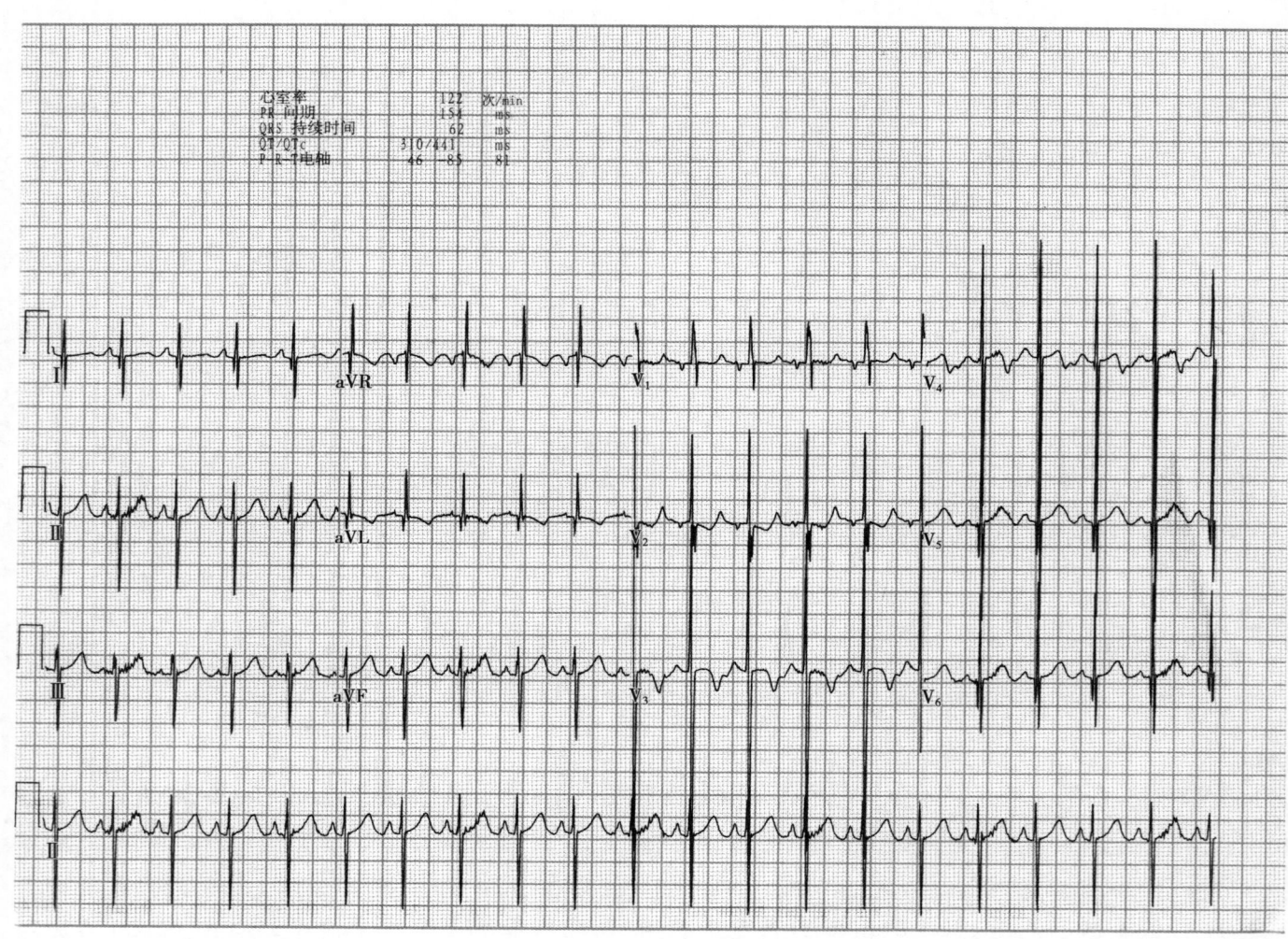

图1 心脏术前心电图：窦性心动过速，心率122次/min，PR间期154ms，QRS波群时限62ms，QRS电轴 −85°，QT/QTc间期310/441ms。R_{aVR} = 1.20mV，R_{V_5} = 3.5mV，V_1、V_2 导联 R/S > 1.0，双侧心室高电压，V_5、V_6 导联 q 波增深。T 波：V_3 导联倒置，V_4 导联正负双向。

诊断： 窦性心动过速，QRS 电轴左偏，提示左前分支传导阻滞，双侧心室高电压，q 波增深（V_5、V_6 导联）。

【点评】

1. 窦性心动过速　本例心率 163 次/min，为什么不诊断为房性心动过速而诊断为窦性心动过速呢？患儿是 20 个月的幼儿，术前基础心率 122 次/min，心脏术后心率 163 次/min，仍属于临床窦性心动过速的特点，诊断为窦性心动过速。

2. 双侧心室高电压　aVR、V₁、V₆ 导联 R 波增高，诊断为双侧心室高电压，结合病因、超声心动图，提示双侧心室肥大心电图。

3. 左前分支传导阻滞　心脏术前分支传导阻滞，心脏术后，QRS 电轴由 −85° 转为 209°，左前分支传导阻滞图形消失了，QRS 波群时限延长了 2ms。左前分支传导阻滞消失的原因可能有：①心脏术后左前分支恢复了正常传导系统，左前分支传导阻滞消失了；② 4 相左前分支传导阻滞，心率较低时，出现了左前分支传导阻滞，心率加快以后，左前分支传导阻滞消失。

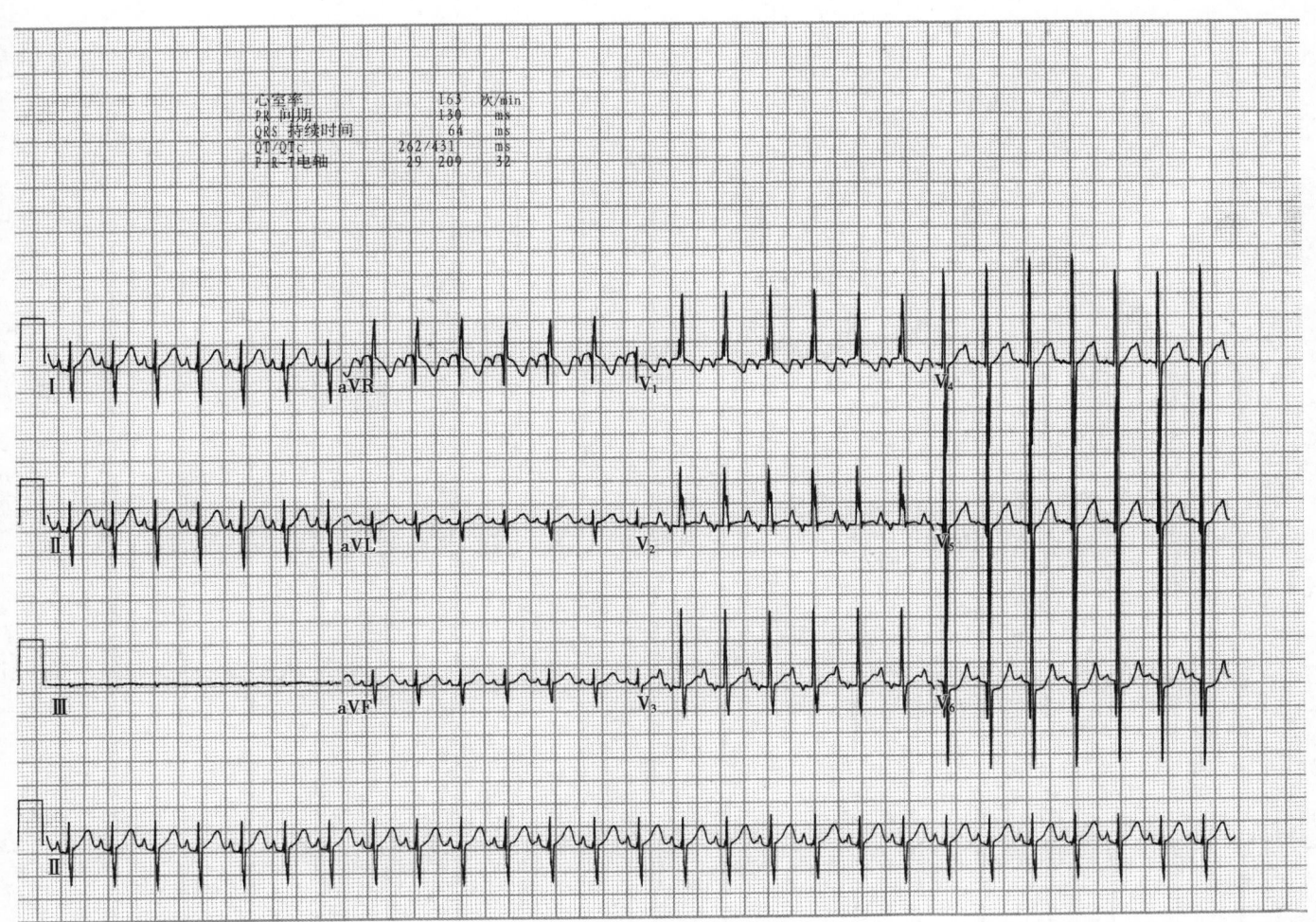

图 2　描记于室间隔缺损修补术 + 二尖瓣成形术后第 5 天：窦性心动过速，心率 163 次/min，QRS 波群时限 64ms，QRS 电轴 209°，QT/QTc 间期 262/431ms。V₁ 导联由 RS 型转为 rR 型，V₅ 和 V₆ 导联 S 波增深，V₂~V₅ 导联 R 波幅度降低，V₆ 导联 R 波增高，双侧心室高电压。

诊断：窦性心动过速，双侧心室高电压。

【临床资料】

男性，8 岁，因"发现先天性心脏病 6 年"入院。2 岁时因感冒就诊，超声心动图提示先天性心脏病、完全型大动脉转位。3 岁时出现短暂意识丧失，就诊于当地医院，由于经济状况未行手术治疗。查体：血压 102/67mmHg，身高 117cm，体重 16.4kg，BMI 13.07kg/m²。超声心动图显示完全型大动脉转位，房间隔缺损，心房水平右向左分流，室间隔缺损，右心室肥大，EF 57%。完善各项检查及风险评估以后，行心房调转术，见心房正位，右心室扩大，主动脉与肺动脉前后排列，主动脉与肺动脉错位，主动脉自右心室发出，肺动脉自左心室发出，冠状动脉发育未见异常，房间隔缺损。

临床诊断： 先天性心脏病，室间隔完整型大动脉转位，房间隔缺损。

【心电图分析】

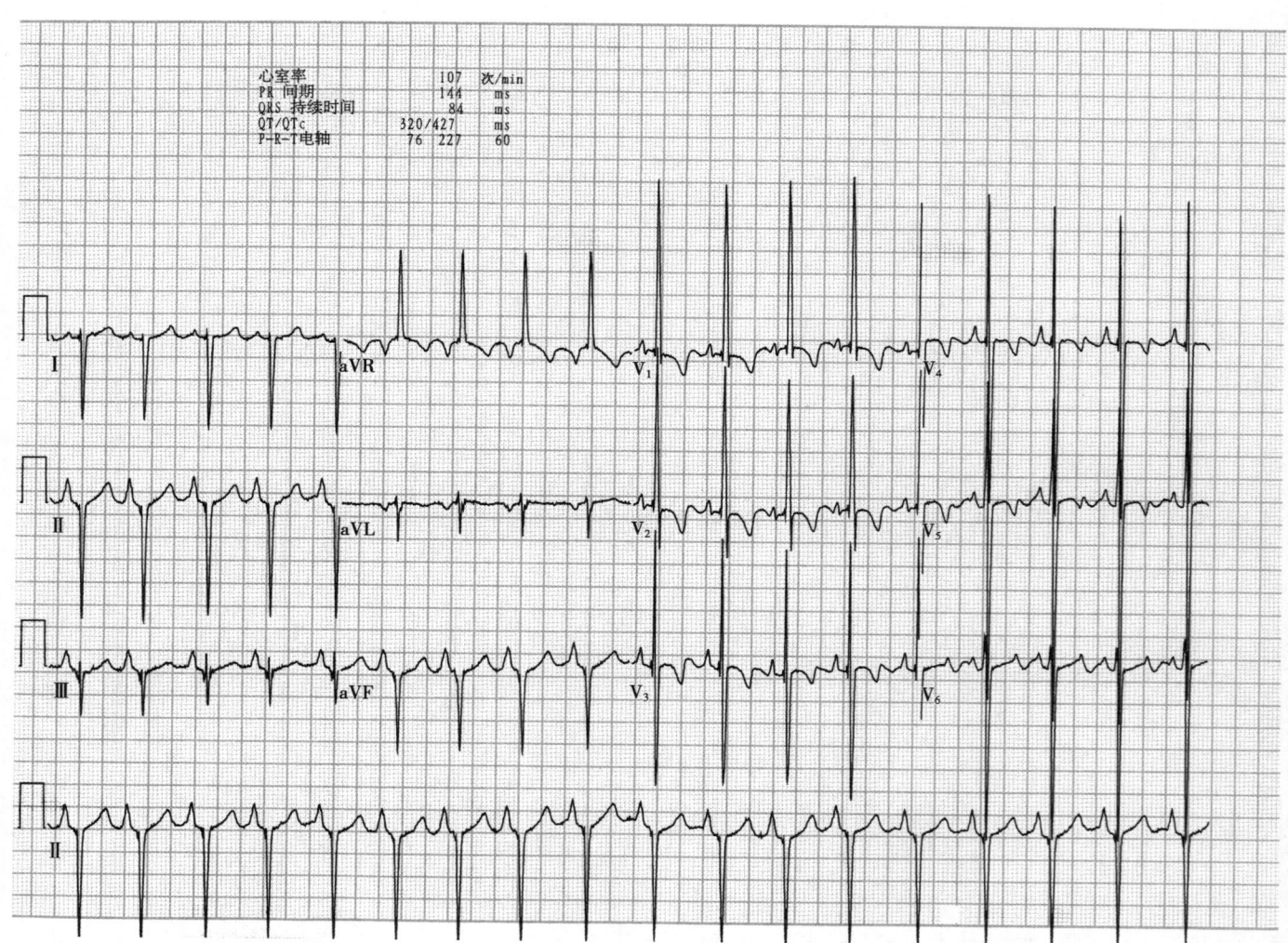

心室率	107	次/min
PR 间期	144	ms
QRS 持续时间	84	ms
QT/QTc	320/427	ms
P-R-T电轴	76 227	60

图 1 心脏术前心电图：窦性心律，心率 107 次/min，P$_{II}$ = 0.50mV，右心房增大，PR 间期 144ms，QRS 波群时限 84ms，QRS 电轴 227°，aVR 导联呈 R 型，R$_{aVR}$ = 2.0mV，R$_{V_1}$ = 3.75mV，V$_6$ 导联呈 rS 型，S$_{V_6}$ = 3.7mV，右心室肥大。T 波：V$_1$～V$_5$ 导联倒置。QT/QTc 间期 320/427ms。

诊断： 窦性心律，右心房增大，右心室肥大，T 波倒置。

【点评】

患儿 8 岁，先天性心脏病，完全型大动脉转位，房间隔缺损，室间隔缺损。先天性心脏病根治术后，心电图变化如下：①P 波恢复正常，右心房肥大图形消失，右心房负荷减轻；②QRS 电轴右偏的程度减轻：R_{aVR} 由 R 型转为 QS 型，R_V 幅度降低，V_6 导联由 rS 型转为 RS 型，右心室负荷减轻；③术后并发了右束支传导阻滞；④T波：$V_1 \sim V_4$ 导联倒置增深，与心脏手术有关。患儿治愈出院。

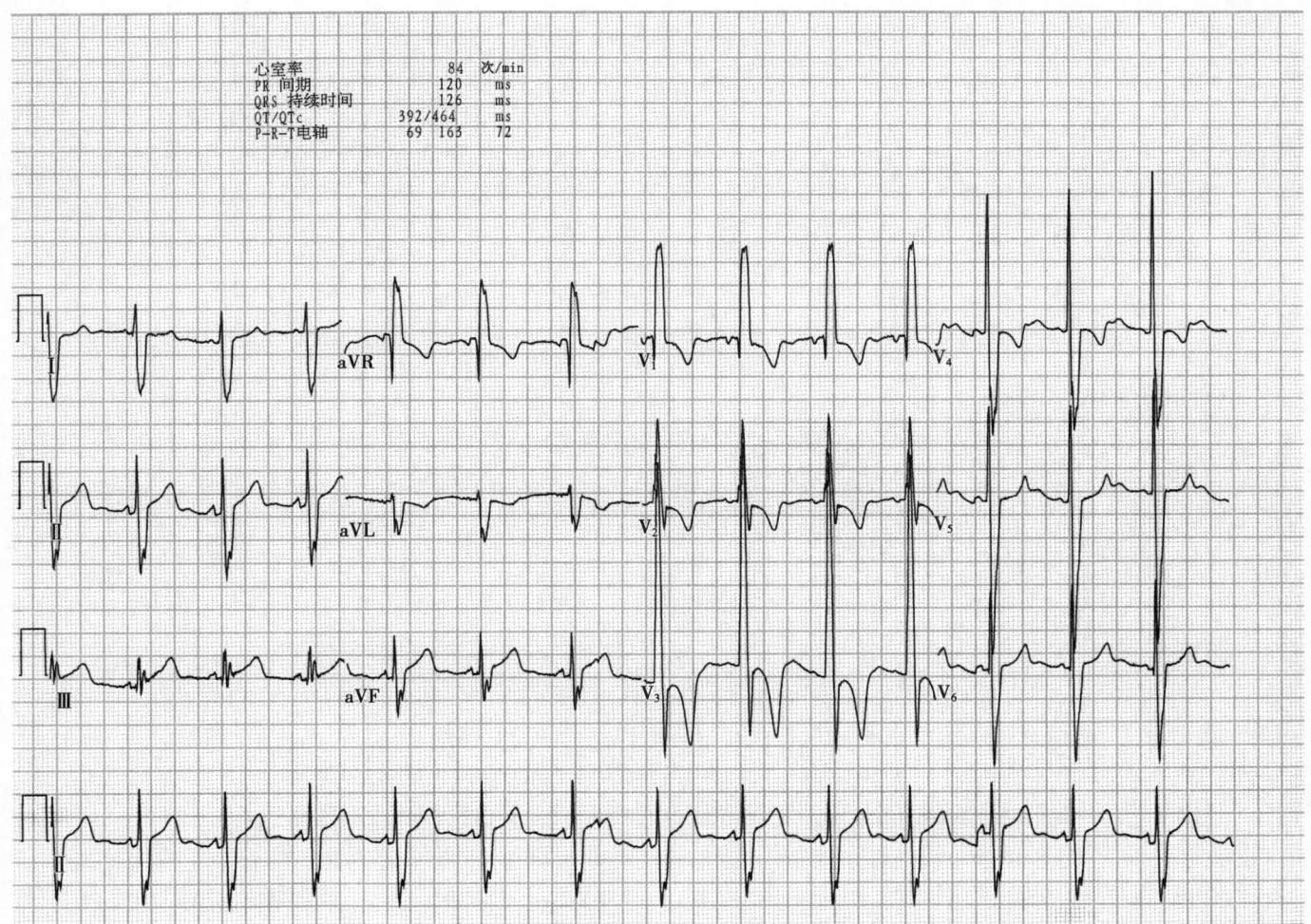

心室率	84	次/min
PR 间期	120	ms
QRS 持续时间	126	ms
QT/QTc	392/464	ms
P-R-T电轴	69 163	72

图 2 心脏术后心电图：窦性心律，心率 84 次/min，$P_{II}=0.20mV$，PR 间期 120ms，QRS 波群时限 126ms，QRS 电轴 163°，aVR 导联呈 QR 型，$R_{aVR}=1.3mV$，V_1 导联呈 qR 型，$R_I=2.0mV$，$R_{V_3}=4.8mV$。ST 段：$V_1 \sim V_3$ 导联压低 0.125mV。T 波：$V_1 \sim V_4$ 导联倒置，V_3 导联倒置深。QT/QTc 间期 392/464ms。

诊断：窦性心律，右束支传导阻滞，右心室肥大，T 波改变。

第 21 例 | 完全型房间隔缺损

【临床资料】

女性，9岁，查体时发现心脏杂音6年，平时易感冒。查体：左上肢血压 88/51mmHg，右上肢血压 96/71mmHg，身高 110cm，体重 18kg，BMI 14.9kg/m²。超声心动图显示室间隔 10mm，左室后壁 10mm，右心室厚度 9mm，心房水平双向分流，室间隔缺损，心室水平双向分流。

临床诊断：先天性心脏病，房间隔缺损（原发孔型），室间隔缺损，双侧心室肥大，肺动脉重度高压。

【心电图分析】

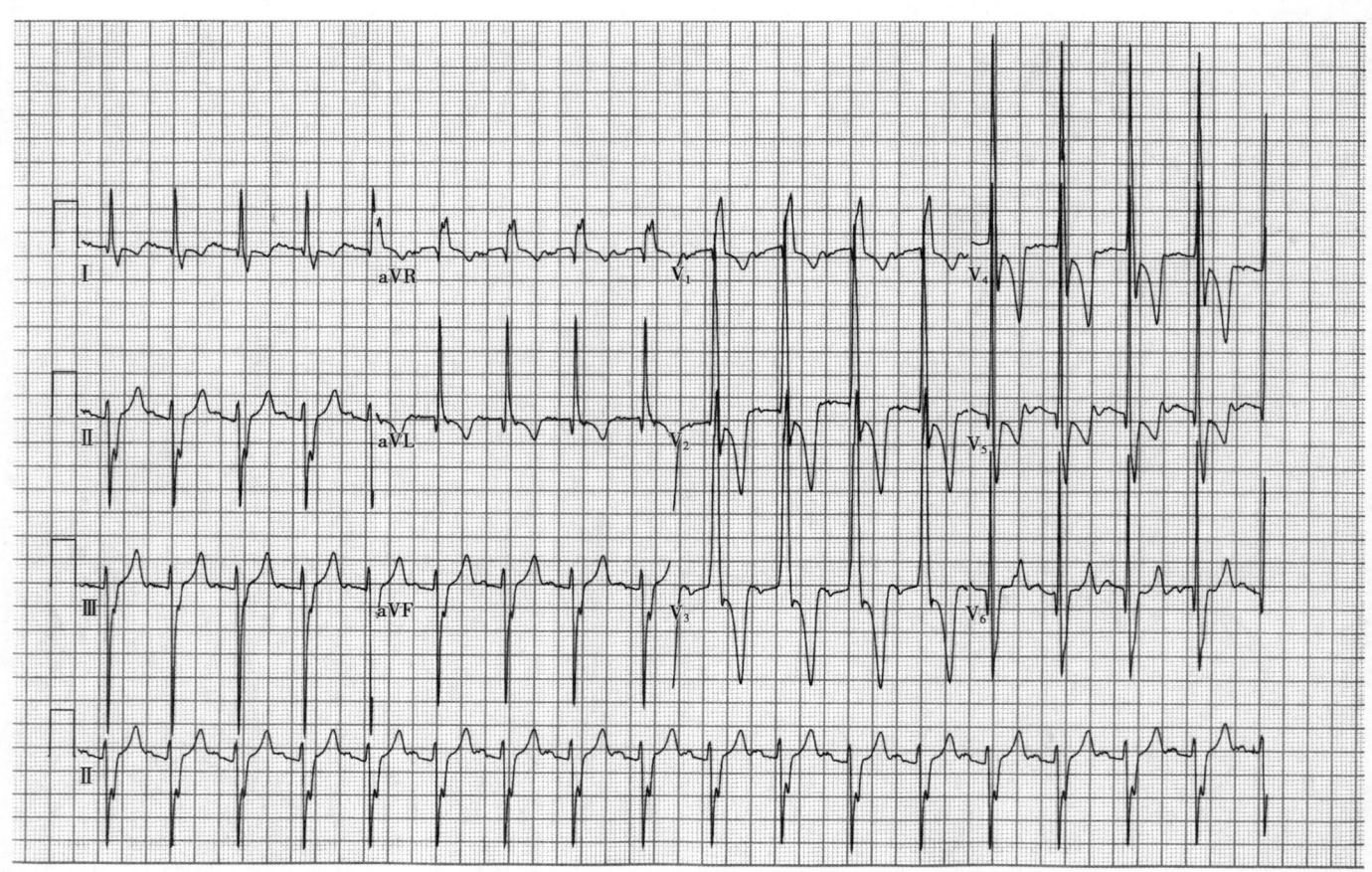

图 1 心脏术后心电图：窦性心律，心率 105 次 /min，PR 间期 212ms，QRS 波群时限 136ms，QT/QTc 间期 360/470ms，QRS 电轴 −69°。V₁ 导联呈 qR 型，R_{V_1} = 1.0mV，R_{V_2} = 3.8mV，R_{V_3} = 4.2mV，R_{V_4} = 4.4mV，R_{V_5} = 4.8mV，R_{V_6} = 3.0mV，R_{aVL} = 2.2mV，S_{III} = 3.15mV，S_{aVF} = 2.4mV。ST 段：I、aVL、V₂～V₅ 导联压低 0.10～0.30mV。T 波：I、aVL、V₁～V₅ 导联倒置。

诊断：窦性心律，双侧心室肥大心电图，ST 段显著压低，T 波倒置，一度房室传导阻滞，完全性右束支传导阻滞，显著 QRS 电轴左偏，提示左前分支传导阻滞。

【点评】

本例患儿是一例完全型房隔缺损，即原发孔型房间隔缺损（40mm×35mm）+室间隔缺损（35mm×15mm）+三尖瓣畸形，动脉导管未闭。缺损处心房水平双向分流，心室水平双向分流。超声心动图显示全心增大，双侧心室增大显著。心电图表现：①双侧心室电压异常增大，V₂~V₅导联R波振幅达3.8~4.8mV；②心室内传导障碍：即房室间传导延迟，一至二度房室传导阻滞，右束支传导阻滞，QRS电轴显著左偏，提示左前分支传导阻滞；③显著的ST段压低，T波对称性深倒置，V₅导联不能除外U波倒置。心电图所见可为临床心脏手术治疗、预后评估提供参考依据之一。

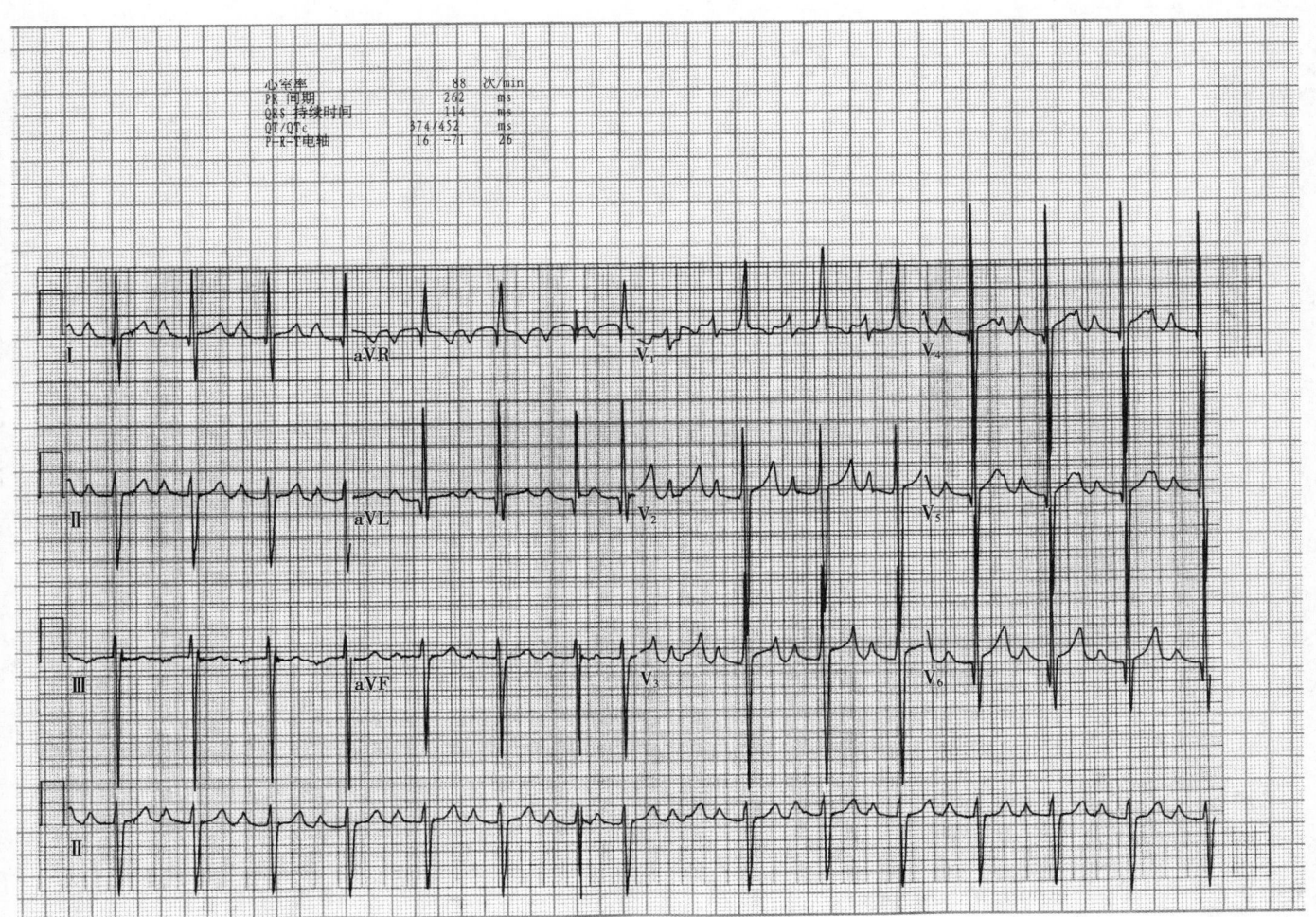

图2　心脏术前心电图：窦性心律，心率88次/min，PR间期262ms，QRS波群时限114ms，QT/QTc间期374/452ms，QRS电轴−71°。

诊断：窦性心律，T波异常，右心室高电压，左心室高电压，二度房室传导阻滞，P波高尖，QRS电轴左偏。

完全型房间隔缺损

【临床资料】

男性，22 岁，因"查体发现先天性心脏病 12 年，心悸、胸闷 2 周"入院。超声心动图显示房间隔缺损，三尖瓣、肺动脉瓣重度反流，肺动脉高压，右心增大。

【心电图分析】

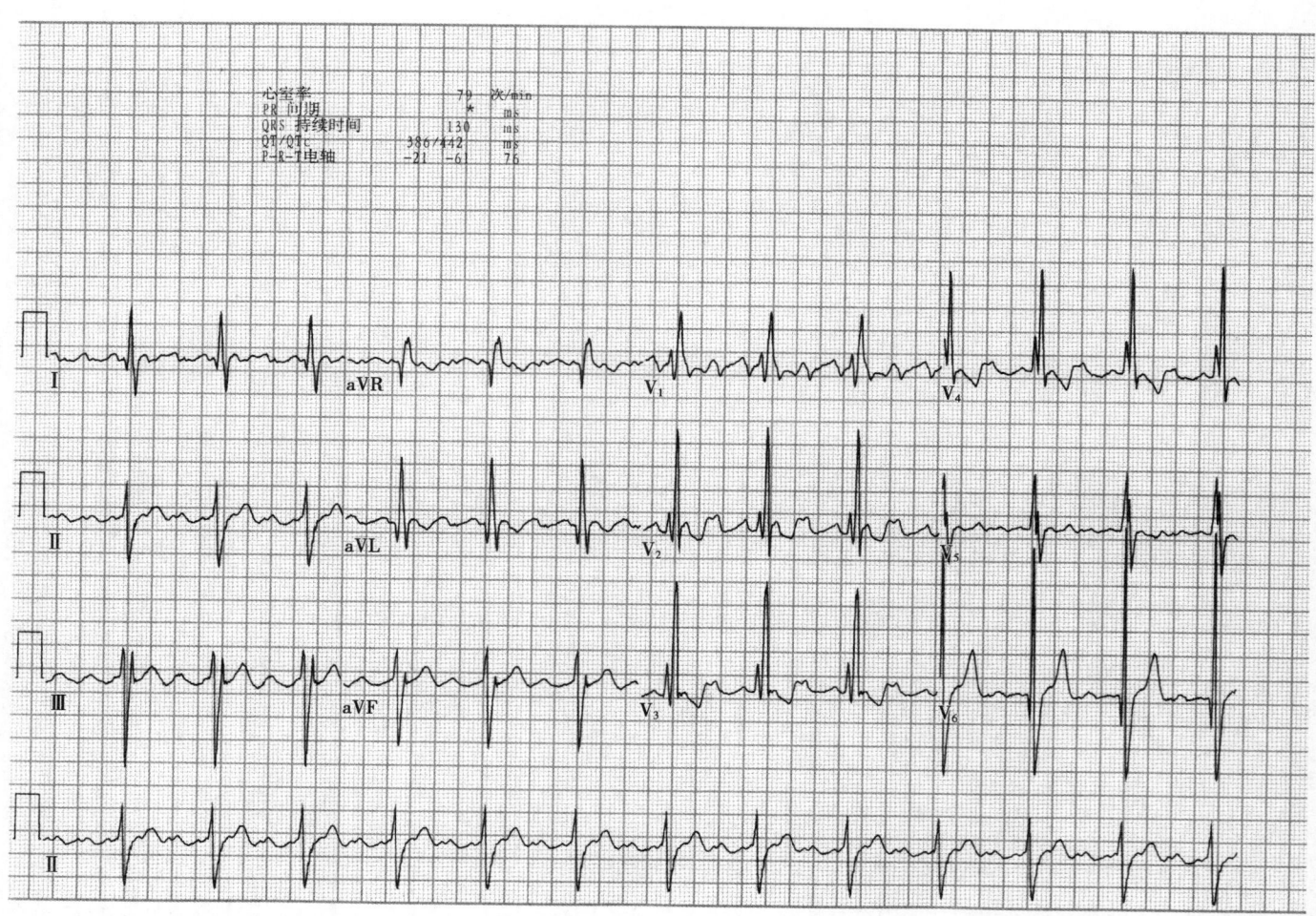

图 1 房室间隔缺损矫治术前：心房扑动，心房率 237 次 /min，房室传导比例 3:1，心室率 79 次 /min，QRS 波群时限 130ms，V_1 导联呈 rsR′ 型，右束支传导阻滞。R_{V_6} = 3.5mV。QRS 电轴 −61°，aVL 导联呈 qRs 型，左前分支传导阻滞。T 波：V_2~V_4 导联倒置。QT/QTc 间期 386/442ms。

诊断：心房扑动（房室传导比例 3:1），完全性右束支传导阻滞，左前分支传导阻滞，左心室高电压，T 波改变。

临床诊断：先天性心脏病，完全型房室间缺损，二尖瓣重度关闭不全，三尖瓣重度关闭不全，肺动脉高压（重度），心房扑动。

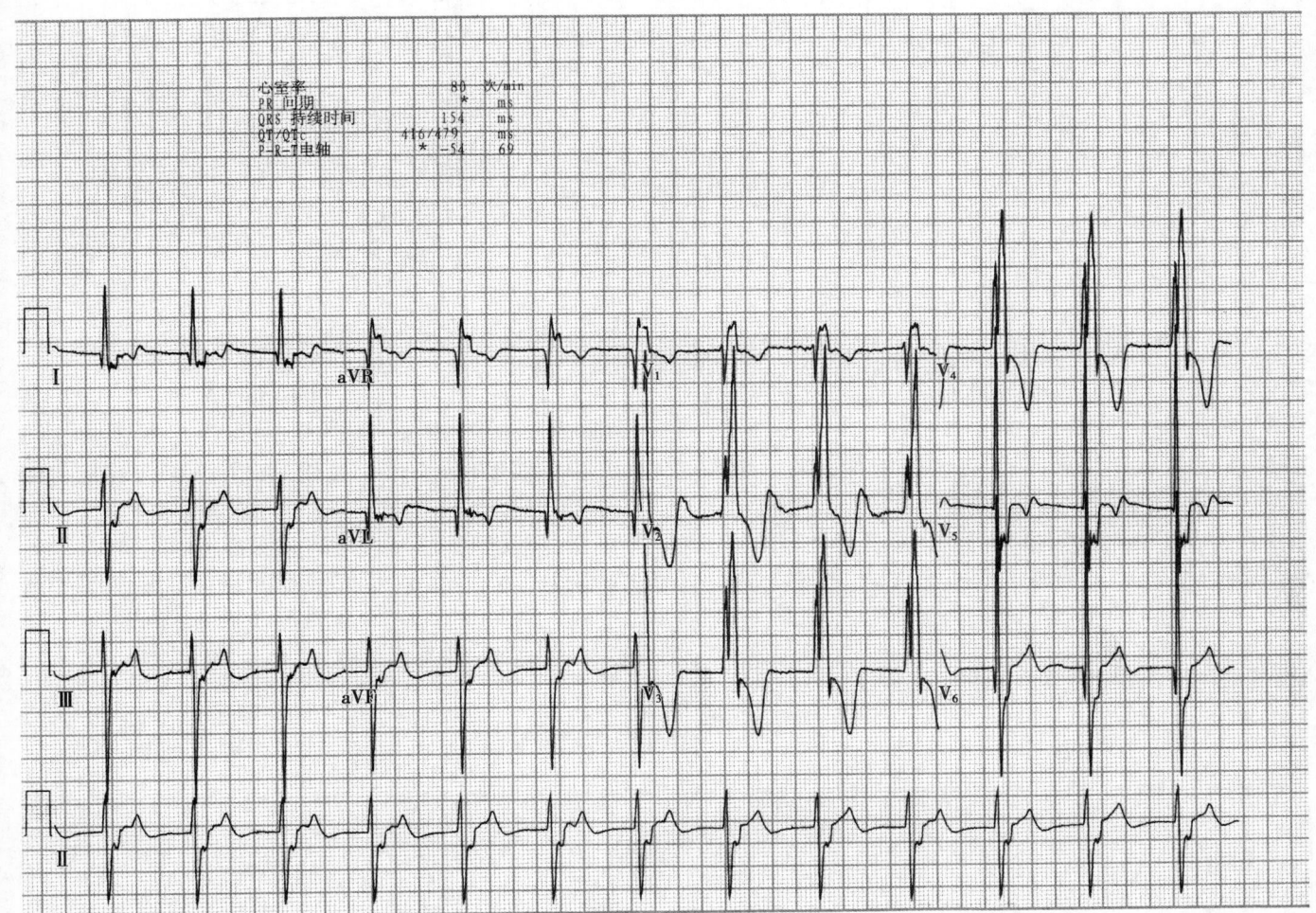

图 2　房室间缺损矫治术后第 10 天：窦性心律，心率 80 次 /min，PR 间期约 600ms，一度房室传导阻滞，QRS 波群时限 154ms，V₁ 导联呈 rSR′ 型，V₂ 导联呈 RR′ 型，右束支传导阻滞，QRS 电轴 −54°。S$_{III}$ = 2.8mV，R$_{V_2}$ = 3.5mV，R$_{V_5}$ = 4.0mV，R$_{V_6}$ = 3.7mV。ST 段：V₂ ～ V₄ 导联压低 0.15 ～ 0.20mV。T 波：I、aVL、V₁ ～ V₄ 导联倒置，V₅ 导联负正双向。QT/QTc 间期 416/479ms。

诊断：窦性心律，一度房室传导阻滞，双侧心室高电压，完全性右束支传导阻滞，左前分支传导阻滞，ST 段压低，T 波倒置深。

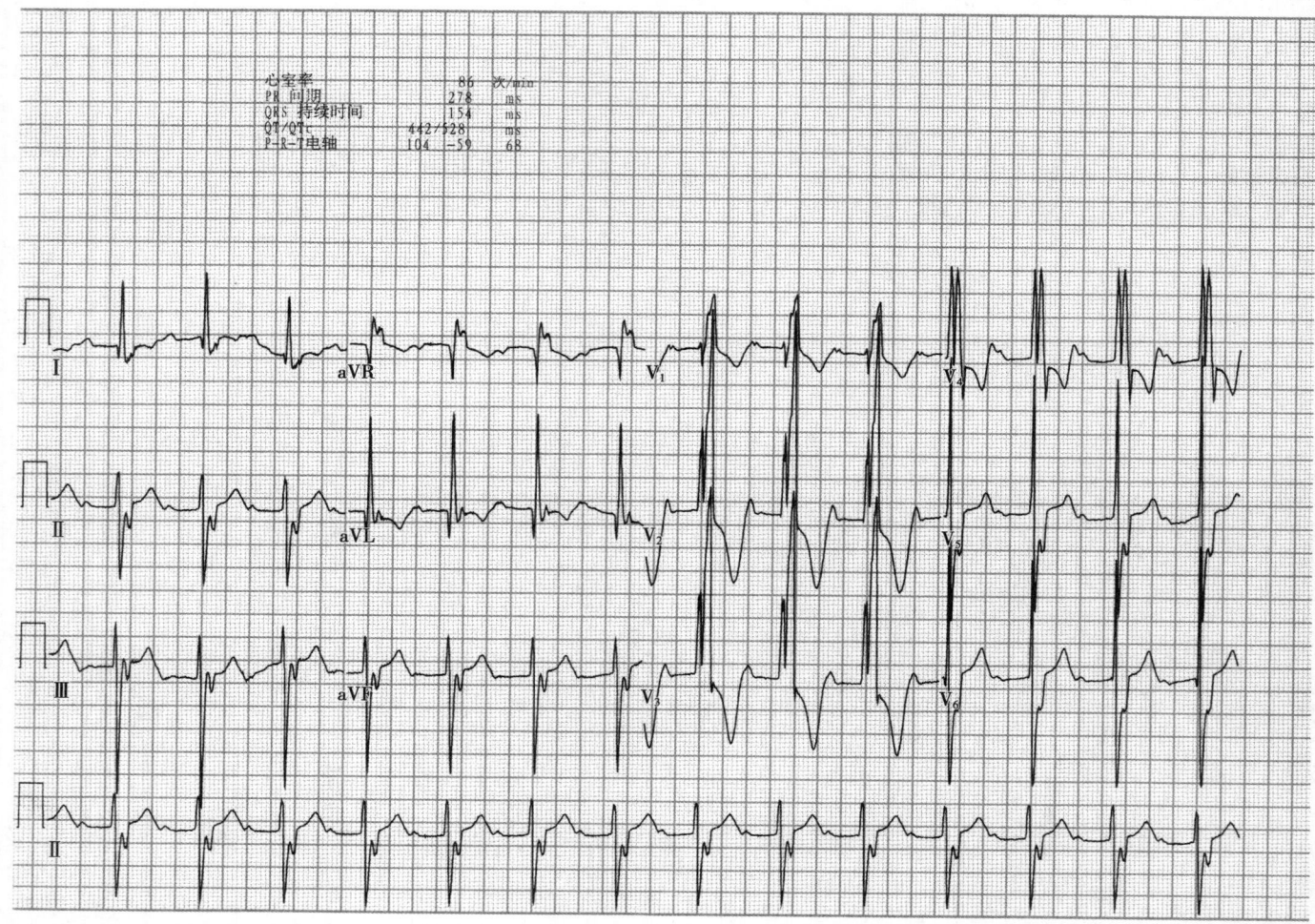

心室率   86   次/min
PR 间期   278   ms
QRS 持续时间   154   ms
QT/QTc   442/528 ms
P-R-T电轴   104 -59   68

图 3　心脏术后第 22 天, 与图 2 比较: 窦性心律, 心率 86 次/min, PR 间期 278ms, 一度房室传导阻滞, QRS 波群时限 154ms, QRS 电轴 −59°, QT/QTc 间期 442/528ms, R_{V_2} = 4.4mV, R_{V_3} = 4.0mV, R_{V_5} = 3.35mV, R_{V_6} = 2.8mV。T 波: V_1 ~ V_3 导联倒置深, V_2 导联幅度 −1.5mV, V_3 导联幅度 −1.6mV; V_4 导联转双向, V_5 导联转直立。

诊断: 窦性心律, 一度房室传导阻滞, 双侧心室高电压, 完全性右束支传导阻滞, 左前分支传导阻滞, ST 段压低, T 波倒置深, QTc 间期延长。

【点评】

患者青年男性、先天性心脏病、房室间隔缺损、二尖瓣及三尖瓣重度关闭不全、心房扑动, 完善各项检查及风险评估以后, 属于手术指征, 在本人及家属要求下行完全型房室间隔缺损矫治术 (原发孔型房间隔缺损修补术 + 室间隔缺损修补术 + 二尖瓣成形术 + 三尖瓣成形术)。心脏术前心电图显示心房扑动。心脏术后心电图变化如下: ①心房扑动终止, 恢复窦性心律; ②一度房室传导阻滞, 阻滞程度逐渐减轻, 由 600ms 恢复至 284ms; ③QRS 波群时限由

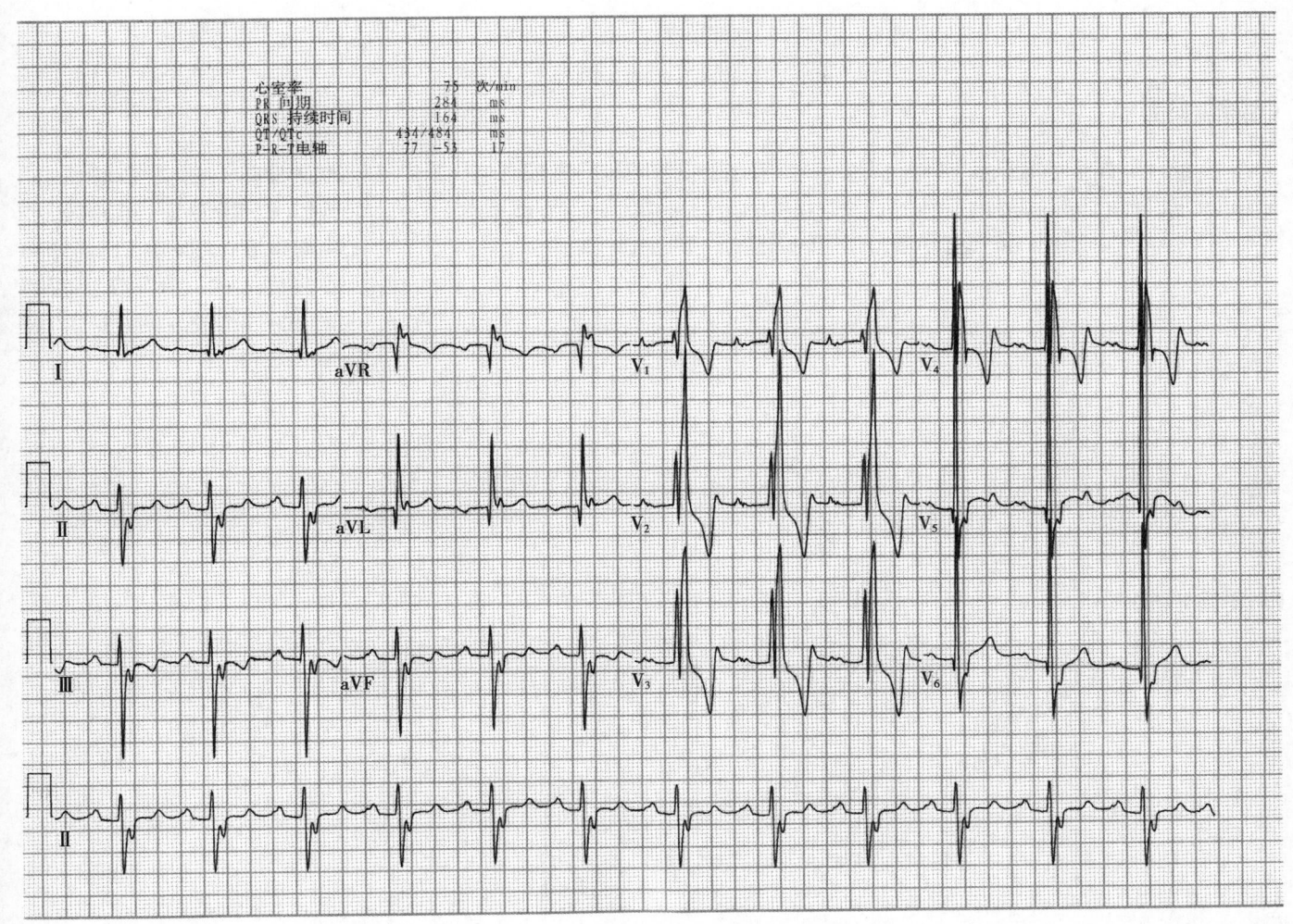

图 4 心脏术后 1 年：窦性心律，心率 75 次 /min，PR 间期 284ms，一度房室传导阻滞，QRS 波群时限 164ms，QRS 电轴 −53°，QT/QTc 间期 434/484ms，R_{V_4} = 1.4mV，R_{V_5} = 6.4mV，R_{V_6} = 3.2mV。

诊断： 窦性心律，双侧心室高电压，完全性右束支传导阻滞，左前分支传导阻滞，一度房室传导阻滞，ST 段压低，T 波倒置深，QTc 间期延长。

术前的 130ms 延长至术后的 164ms；④双侧心室电压进一步增高，以 V_2、V_3、V_5 导联 R 波增高更显著；⑤T 波倒置深，以 V_2~V_4 导联更显著；⑥QTc 间期延长，术前 442ms，术后最长达 528ms。上述心电图改变与心脏手术、心脏内压改变、全心增大等原因有关。住院 64 天，出院时一般情况良好，患者治愈出院，1 年后复查。

【临床资料】

女性，9 岁，因 "发现心脏杂音 1 年" 入院。1 年前入当地医院诊治，发现心脏杂音，超声心动图提示室间隔缺损。查体：血压 91/43mmHg，身高 114cm，体重 19kg，BMI 14.62kg/m²。超声心动图显示部分型房间隔缺损、单心房。

临床诊断： 先天性心脏病，部分型房间隔缺损，单心房，二尖瓣重度关闭不全，三尖瓣中度关闭不全，永存左上腔静脉，肺动脉高压，右心扩大，左心室扩大。

【心电图分析】

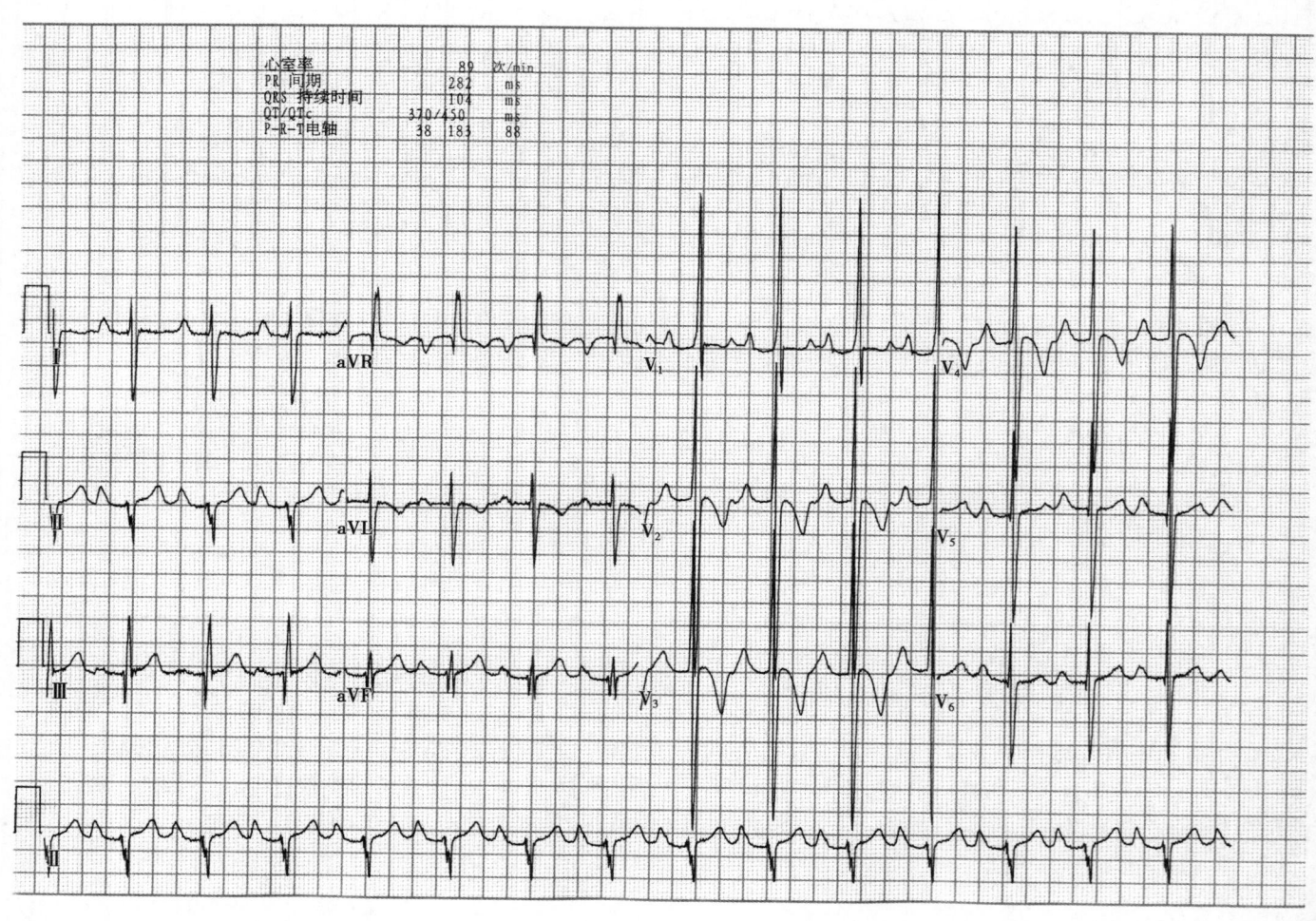

【点评】

患儿先天性心脏病、部分型房间隔缺损、单心房，影像学显示右心扩大、左心室扩大。心电图显示双心房增大、右心室增大，左心室增大没有表现出来。

图 1　窦性心律，心率 89 次 /min，$P_{II} = 0.35mV$，$P_{V_3} = 0.45mV$，P 波时限 130ms，PR 间期 282ms，一度房室传导阻滞。QRS 波群时限 104ms，QRS 电轴 183°，$R_{aVR} = 1.0mV$，$R_{V_1} = 3.5mV$，V_6 导联呈 qRS 型，R/S < 1.0，QT/QTc 间期 370/450ms。T 波：$V_2 \sim V_4$ 导联倒置。

诊断：窦性心律，心房 P 波，右心室肥大，T 波倒置（前壁）。

【临床资料】

男性，29 岁，因 "活动后胸闷、气短 1 年余" 入院。1 年前活动后胸闷、憋气，未引
起重视，1 周前超声心动图提示先天性心脏病、动脉导管未闭、肺动脉起源异常（开
口于升主动脉），肺动脉压力约 100mmHg。右上肢血氧饱和度 87%，左上肢血氧
饱和度 81%，右下肢氧饱和度 75%。因无手术指征，建议药物治疗。

临床诊断： 先天性心脏病，动
脉导管未闭，右肺动脉起源于
升主动脉，肺动脉重度高压，
Klinefelter 综合征，右心增大。

【心电图分析】

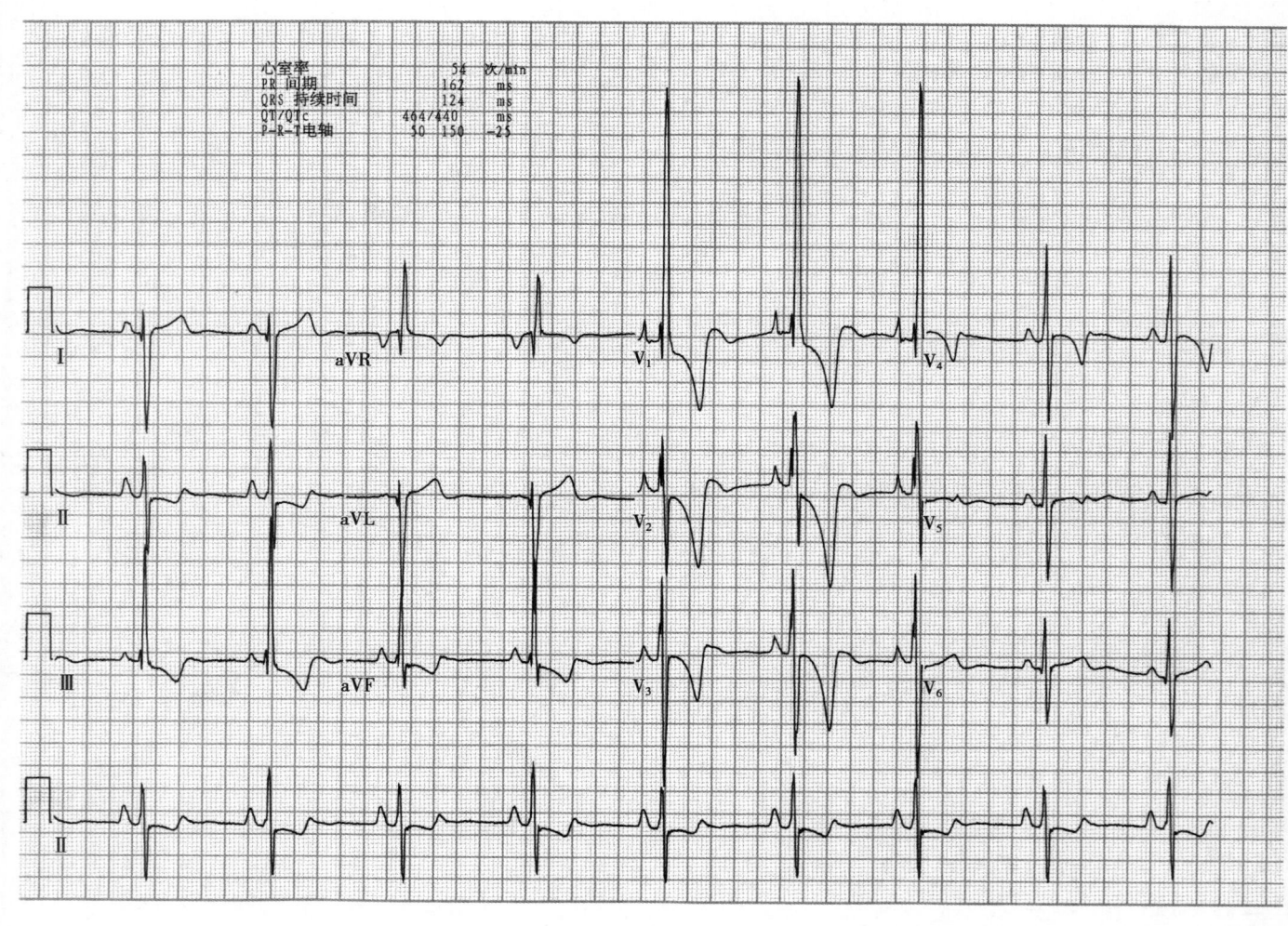

【点评】

右心房增大，II、aVR、V₁~V₃导联 P 波振幅增大，P 波时限正常，右心房增大。右心室肥大，心电图表现为QRS 电轴右偏，I、V₆导联 S 波增深，III、aVR、V₁导联 R 波增大，右胸导联 ST 段压低，T 波倒置。右束支传导阻滞，QRS 波群时限≥120ms，V₁导联呈 rsR′型，典型右束支传导阻滞图形。V₁、V₂导联 ST 段重度压低，V₁~V₃导联 T 波倒置深，除右心室肥大的影响外，还与右心室肥大引起心肌缺血相关。

图 1　窦性心动过缓，心率 54 次 /min。P_{II} = 0.35mV，P_{V_1} = 0.40mV，P_{V_2} = 0.375mV，右心房增大。PR 间期 162ms，QRS 波群时限 124ms，V₁导联呈 rsR′型，右束支传导阻滞。QRS 电轴 150°，S_I = 2.0mV，R'_{III} = 3.2mV，R_{aVR} = 1.6mV，R'_{V1} = 5.7mV，V₆导联呈 RS 型，右心室肥大。ST 段：II、III、aVF、V₁~V₃导联下降 0.10~0.30mV。T 波：II、III、aVF、V₁~V₅导联倒置。QT/QTc 间期 464/440ms。

诊断：窦性心动过缓，右心房增大，右心室肥大，完全性右束支传导阻滞，ST 段压低，T 波倒置深。

先天性心脏病右心室肥大合并完全性右束支传导阻滞

第25例　重度肺动脉高压致右心室肥大合并完全性右束支传导阻滞

【临床资料】

女性，33岁，因"自幼活动心慌、胸闷、气短，加重1周"入院。查体：血压108/76mmHg，身高160cm，体重47kg，BMI 18.4kg/m²。超声心动图显示左心房与右心增大，部分型房室间隔缺损，肺动脉高压（123mmHg），二尖瓣及三尖瓣重度反流。

临床诊断： 先天性心脏病，部分型心内膜垫缺损，肺动脉高压。

【心电图分析】

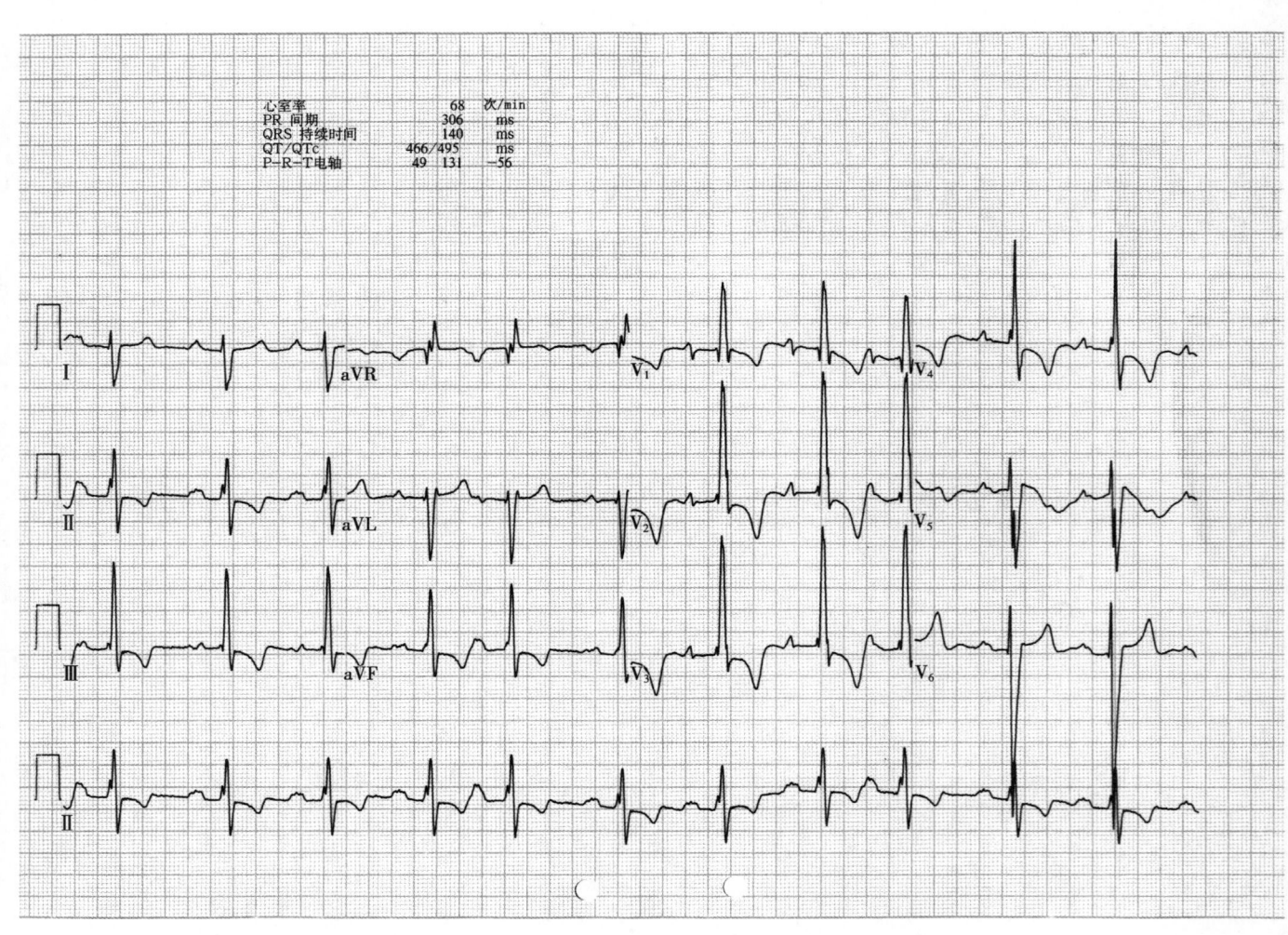

【点评】

本例先天性心脏病、部分型心内膜垫缺损患者，超声心动图显示双侧心房增大、右心室肥大，心电图表现为左心房增大、右心室肥大、完全性右束支传导阻滞。右心房增大的 P 波振幅增高不明显。下壁及前壁 ST 段明显压低，T 波倒置深，QTc 间期延长，都提示右心室负荷增重（收缩期负荷增高），与重度肺动脉高压相符合。由于患者病情复杂，又有严重的肺动脉高压，建议心血管内科治疗。

图 1　窦性心律，心率 68 次 /min，P 波时限 140ms，P_{V_1} = 0.40mV，P_{V_2} = 0.25mV，PR 间期 306ms，QRS 波群时限 140ms，QRS 电轴 131°，R_{III} = 1.8mV，R_{aVR} = 0.6mV，R_{V_1} = 1.5mV，R_{V_2} = 2.8mV，V_5、V_6 导联 R/S＜1，S_{V_6} = 4.0mV。ST 段：II、III、aVF、V_1 ~ V_4 导联压低 0.10 ~ 0.20mV。T 波：II、III、aVF、V_1 ~ V_4 导联压低 0.10 ~ 0.20mV，II、III、V_1 ~ V_5 导联倒置。QT/QTc 间期 466/495ms。第 5、9 个心搏是房性期前收缩。

诊断：窦性心律，房性期前收缩，左心房增大，右心室肥大，完全性右束支传导阻滞，QTc 间期延长，ST-T 改变。

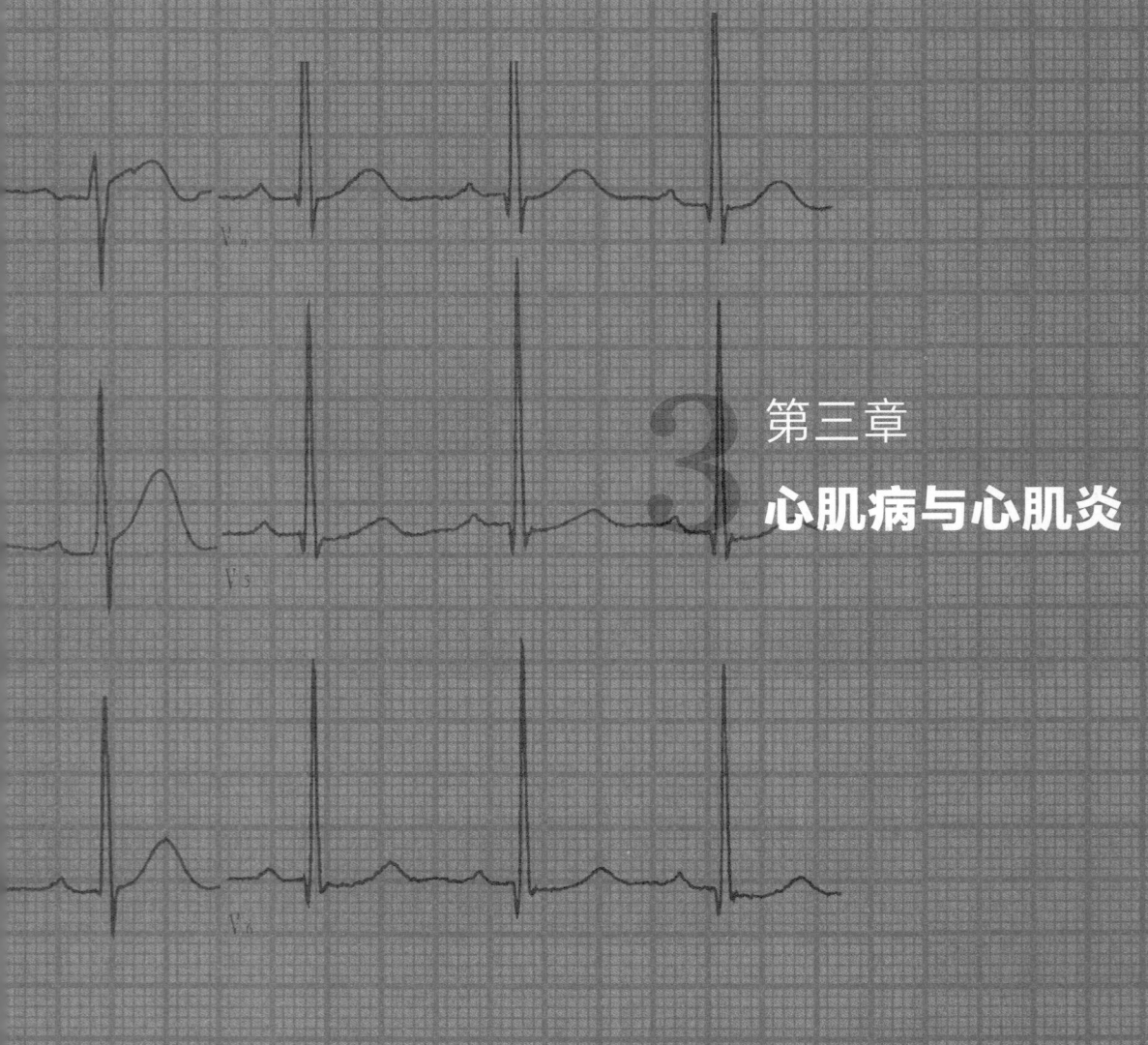

第三章

心肌病与心肌炎

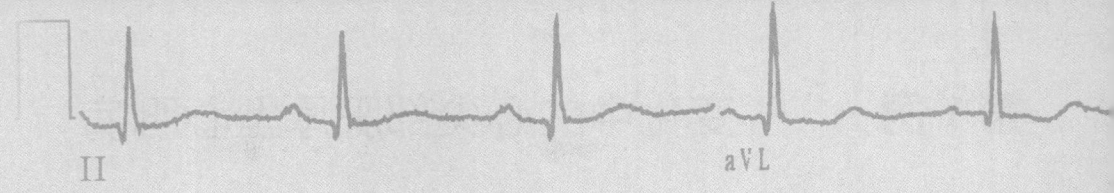

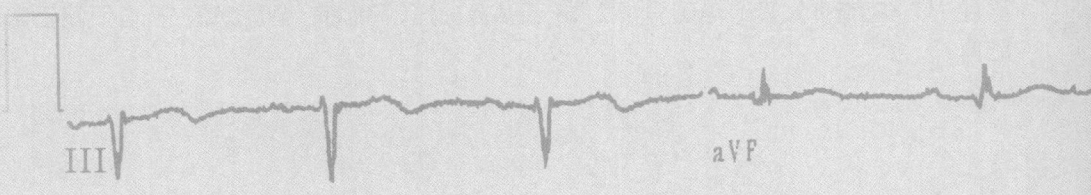

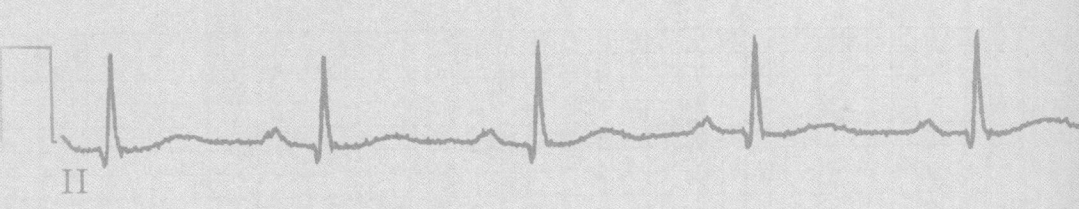

【临床资料】

男性,47 岁,查体发现心电图异常 2 年,否认高血压、冠心病、糖尿病病史,心肌酶正常。超声心动图显示左室心尖部肥厚。

【心电图分析】

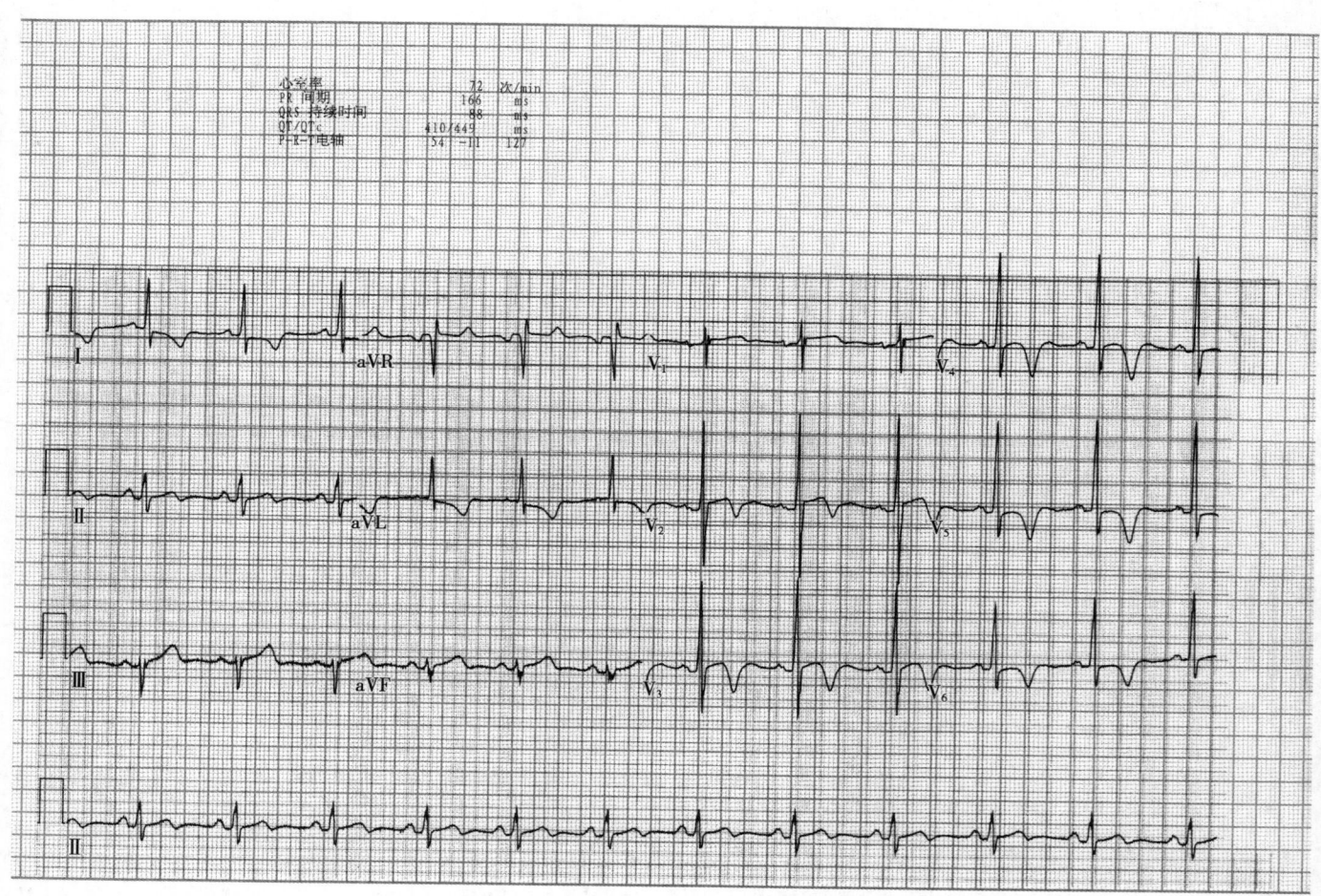

图 1   45 岁心电图:窦性心律,心率 72 次 /min,PR 间期 166ms,QRS 波群时限 88ms,QT/QTc 间期 410/449ms,QRS 电轴 −11°。ST 段:Ⅰ、aVL 导联压低 0.05 ~ 0.10mV。T 波:Ⅰ、aVL、V₂ ~ V₆ 导联倒置,aVR 导联直立。

诊断:窦性心律,ST 段轻度压低(高侧壁),T 波倒置(前壁、前侧壁及高侧壁)。

临床诊断: 心尖部肥厚型心肌病。

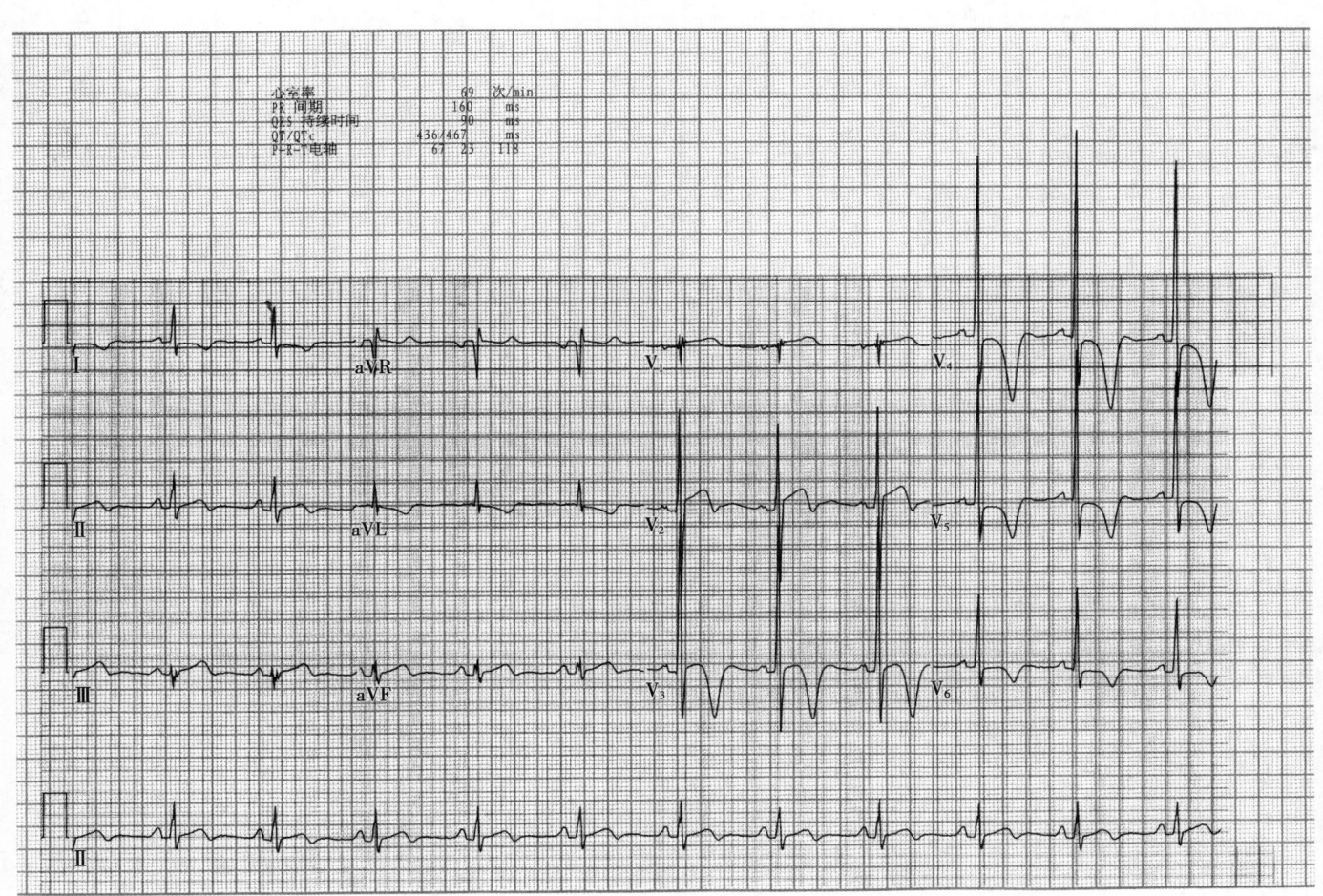

图 2　46 岁心电图,与图 1 比较:R_{V_3} 增高至 3.2mV,R_{V_4} 增高至 5.0mV,R_{V_5} 增至 3.3mV。ST 段:$V_4 \sim V_6$ 导联压低 0.10 ~ 0.125mV。T 波:$V_3 \sim V_6$ 导联倒置深。QT/QTc 间期 436/467ms,QRS 电轴 23°。

诊断: 窦性心律,R 波高电压($V_3 \sim V_5$ 导联),ST 段压低(前壁、前侧壁及高侧壁),T 波对称性倒置深,提示心尖部肥厚型心肌病心电图。

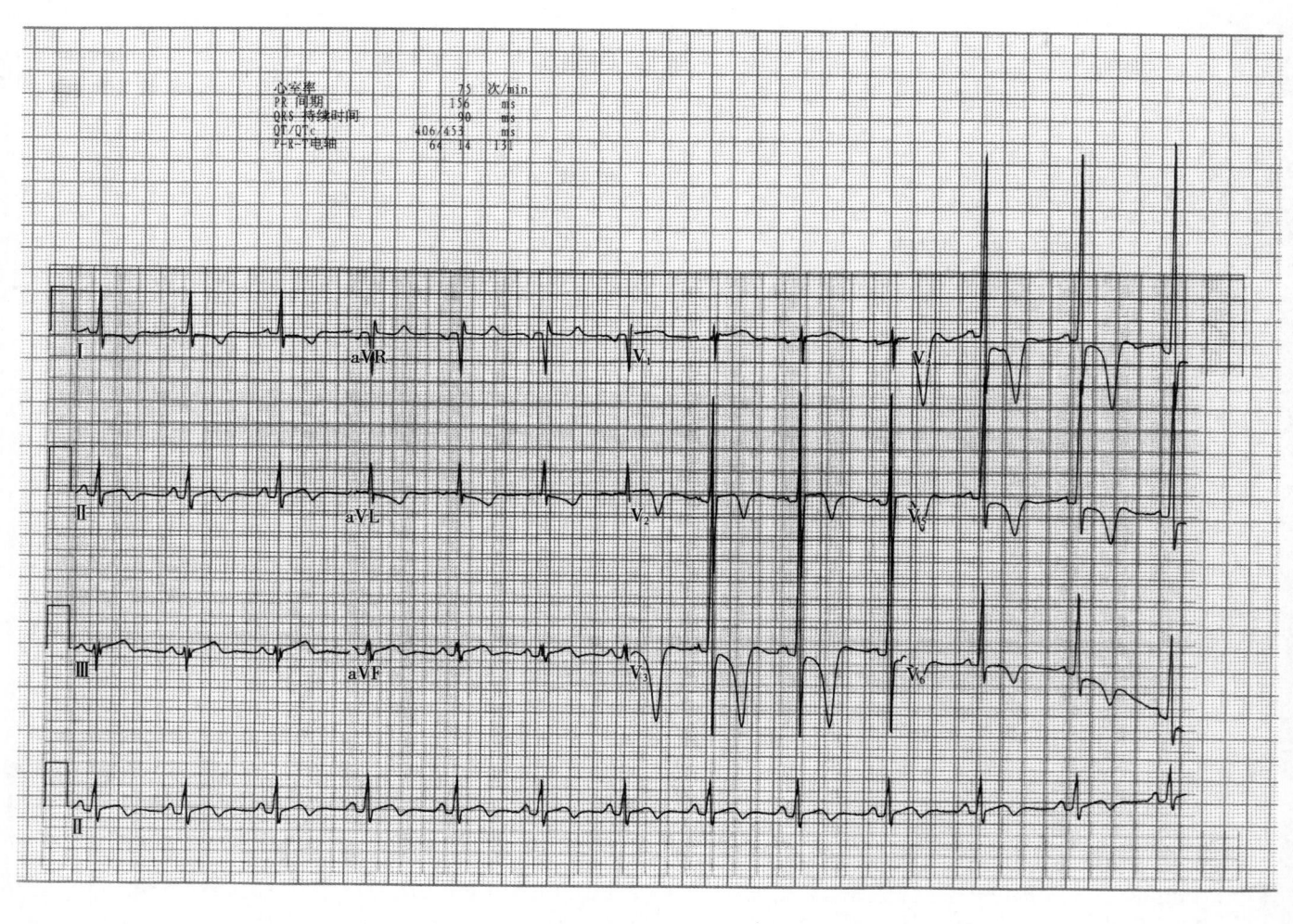

心室率 75 次/min
PR 间期 156 ms
QRS 持续时间 90 ms
QT/QTc 406/453 ms
P-R-T电轴 64 14 13II

I   aVR   V₁   V₄
II   aVL   V₂   V₅
III aVF   V₃   V₆
II

图 3 47 岁心电图，与图 2 比较：$V_3 \sim V_5$ 导联 ST 段压低 $0.125 \sim 0.15$mV。T_{V_3} 加深至 -1.6mV，$T_{V_4} = -1.5$mV，QT/QTc 间期 406/453ms，QRS 电轴 14°。

诊断：窦性心律，与前一次（46 岁）心电图比较，V_3 导联 ST 段出现压低，V_4、V_5 导联 ST 段压低程度加重。V_3、V_4 导联 T 波倒置加重。心尖部肥厚型心肌病心电图。

【点评】

心尖部肥厚型心肌病，临床以心尖部肥厚为特征。最早出现的变化是心电图异常，表现为 $V_3 \sim V_5$、Ⅱ、Ⅲ、aVF 导联 T 波倒置，此时超声心动图检查可以是正常的。心尖部肥厚达到 12mm 以上时，T 波倒置明显增深。倒置 T 波特征：两支对称，波谷变尖，基底部变窄，主要见于 $V_3 \sim V_5$ 导联，可有 ST 段压低，T 波倒置的深度随心尖部肥厚的程度而加重，与冠心病的冠状 T 波不同点在于后者基底部宽，仅见于急性心肌梗死演变期。心尖部肥厚型心肌病患者冠脉造影多为正常，应注意鉴别诊断。

变化中的心尖部肥厚型心肌病

第2例 ｜ 淀粉样变心肌病

【临床资料】

男性,21岁,因"查体发现心室肥大14年,咳嗽6个月余"入院。3年前诊断为脑梗死、心力衰竭。查体:血压108/94mmHg,身高175cm,体重80kg,BMI 26.1kg/m²。超声心动图显示全心扩大,左室心肌颗粒回声,二尖瓣、肺动脉瓣轻度反流,左室附壁血栓,左室整体功能减低,右室功能减低。

临床诊断: 淀粉样变心肌病,淀粉样变肾病,心功能Ⅳ级(NYHA分级),脑梗死(陈旧性),肾功能不全,高尿酸血症,低蛋白血症,肝损害。

【心电图分析】

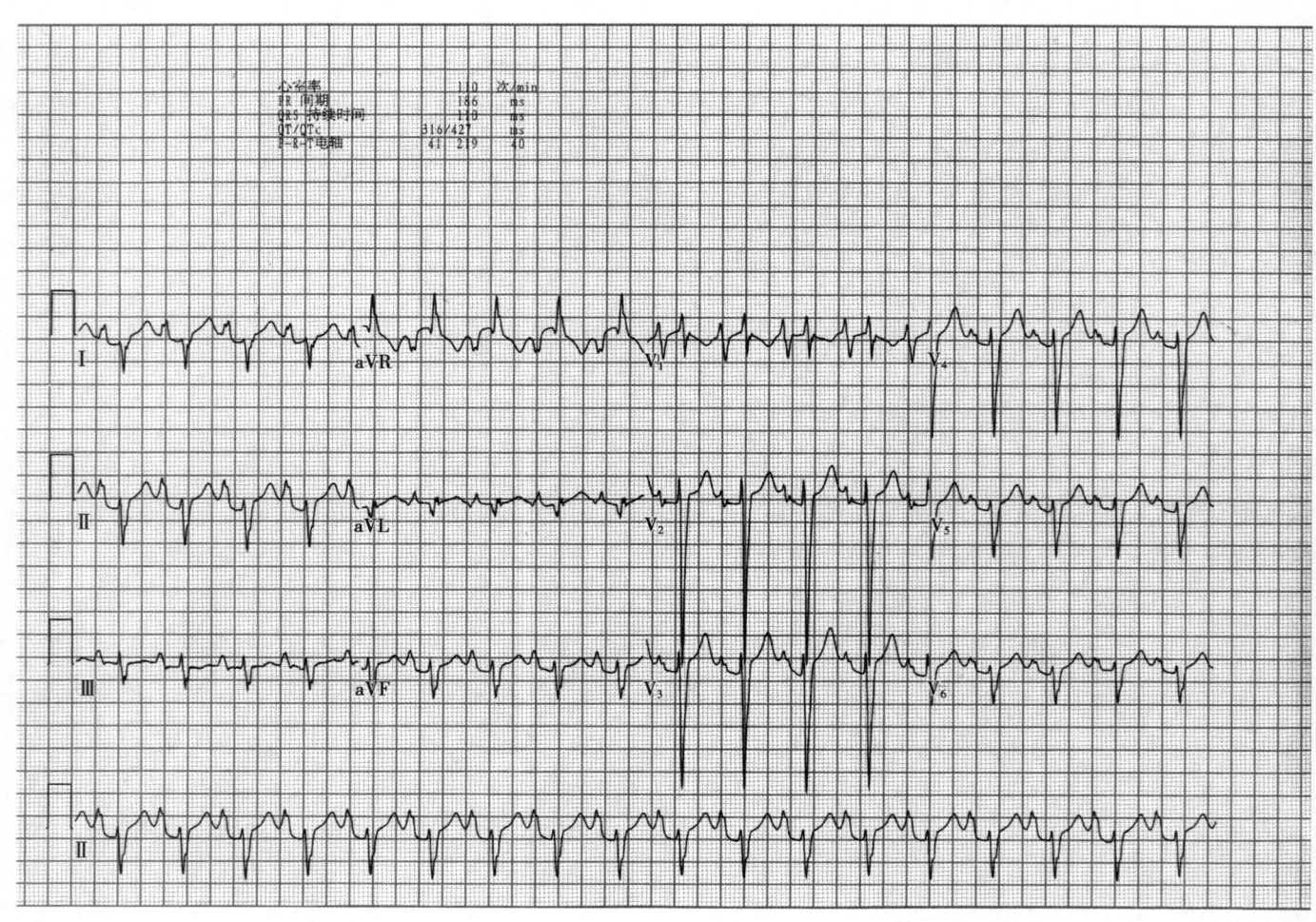

【点评】

淀粉样变心肌病是一种心肌结构功能紊乱性疾病,在心肌组织内沉积有淀粉样蛋白质。患者还有淀粉样变肾病。临床表现为全心扩大,心、肾功能不全。心电图表现为:P 波电压增大,提示右心房增大,PtfV₁ 绝对值增大,左心房负荷增重。右心室肥大的表现有 aVR 导联 R 波高电压及显著的顺时针转位。不确定心电轴与右心室肥大肌淀粉样变心室肌除极向量在额面指向右上方有关。显然有左心室增大,由于淀粉样变,左心室的除极电势明显减弱。持续的窦性心动过速,是严重心力衰竭、肾功能不全等有关因素影响的表现。

图 1 P 波:Ⅰ、Ⅱ、Ⅲ、aVF、V₃~V₆ 导联正向,aVR 导联负向。心率 110 次 /min,窦性心动过速。P$_I$ = 0.30mV,P$_Ⅱ$ = 0.40mV,V₁ 导联 P 波双向,振幅 0.85mV,右心房扩大。PtfV₁ = −0.025mm·s,左心房负荷增重。PR 间期 186ms,QRS 波群时限 110ms,QRS 电轴 219°,R$_{aVR}$ = 0.8mV,V₂~V₆ 导联呈 rS 型,右心室扩大。QT/QTc 间期 316/427ms。

诊断:窦性心动过速,右心房扩大,左心房负荷增重,右心室扩大心电图,不确定心电轴。

淀粉样变心肌病

第3例 | 非特异性心室内传导异常——肥厚型心肌病

【临床资料】

女性，43岁，因"发现心脏杂音20年余，活动后气短3年余"入院。查体：血压134/82mmHg，身高166cm，体重52kg，BMI 18.9kg/m²。血生化检查显示肌钙蛋白T 0.023ng/ml，CK 15.0U/L，CK-MB定量测定2.59ng/ml，肌红蛋白定量21.6ng/ml，钙2.38mmol/L，钾4.05mmol/L，镁0.89mmol/L，钠137.2mmol/L。超声心动图显示右心房扩大，左室壁重度肥厚，右室壁增厚，二尖瓣、三尖瓣轻度反流，肺动脉重度高压，左室整体功能减低，EF 32%。冠脉造影显示前降支中段狭窄80%。

临床诊断：肥厚型心肌病，冠状动脉粥样硬化性心脏病，心功能Ⅳ级（NYHA分级），高血压，肾功能异常，大动脉炎。

【心电图分析】

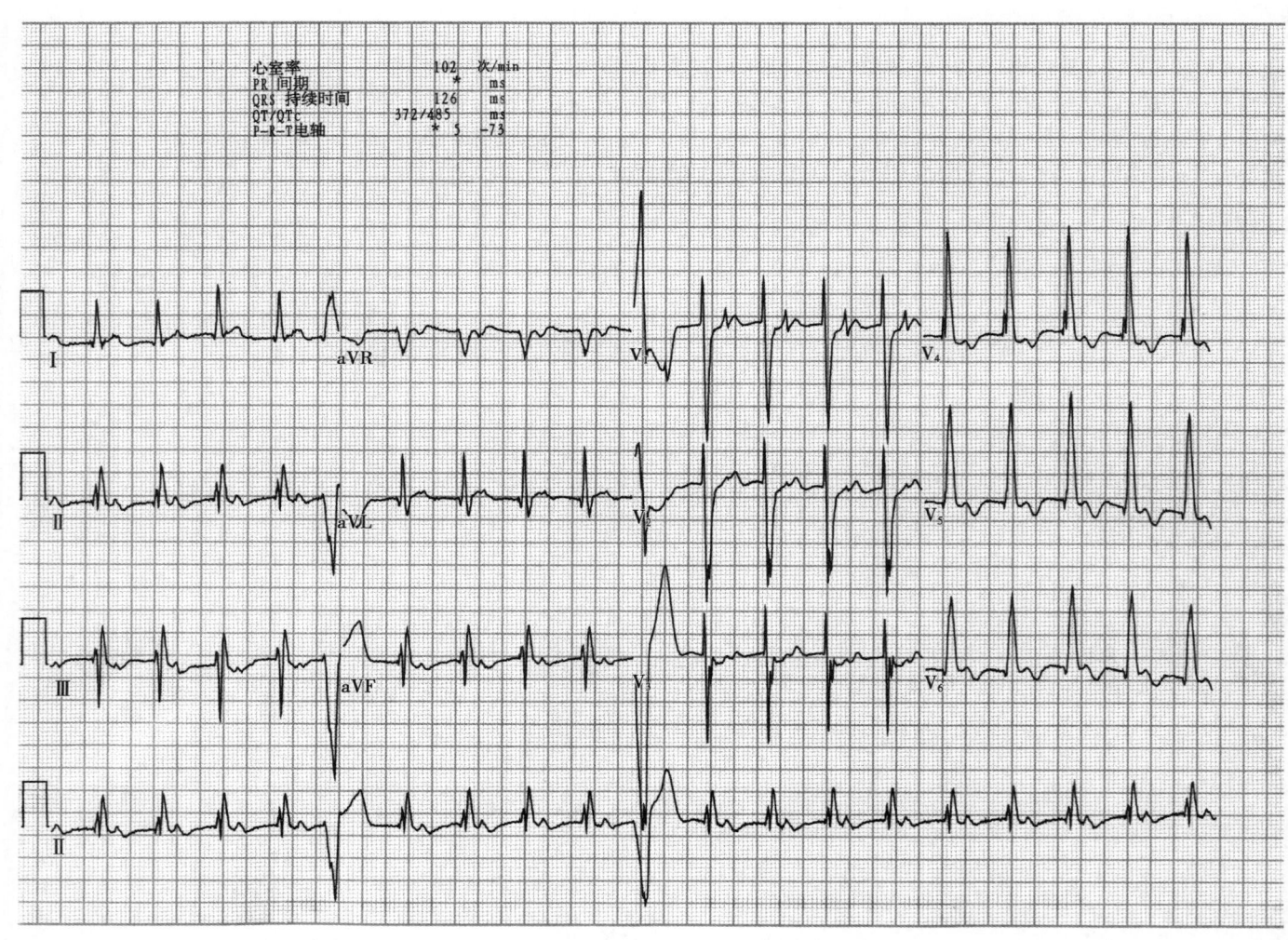

心室率 102 次/min
PR间期 * ms
QRS持续时间 126 ms
QT/QTc 372/485 ms
P-R-T电轴 * 5 -73

【点评】

患者中年女性，临床诊断为肥厚型心肌病、右心房增大、右心室肥大、左心室重度肥厚、肺动脉重度高压、心功能不全。心电图显示 P 波振幅增大，与超声心动图的右心房增大结果一致。患者双侧心室肥大，心电图显示 QRS 波群振幅未见明显异常，QRS 波群时限异常延长。双侧心室肥大，QRS 波群电压没有增大的原因：①左、右心室增大产生的 QRS 向量相互中和抵消，QRS 波群振幅没增大；②心室肌纤维化，心室除极的向量减小。V₂~V₄ 导联碎裂 QRS 波，心室肌存在传导障碍。

图 1 窦性心动过速，心率 102 次 /min，PR 间期 360ms，QRS 波群时限 126ms，QRS 电轴 5°，QT/QTc 间期 372/485ms。第 5、6 个 QRS 波群提早出现，PR 间期短于窦性 PR 间期，室性期前收缩。V₁ 导联 P 波正负双向，振幅 0.55mV。ST 段：V₁~V₄ 导联压低 0.15~0.175mV。T 波：Ⅱ、aVF 导联平坦，V₄~V₆ 导联倒置。

诊断：窦性心动过速，P 波增大，一度房室传导阻滞，非特异性心室内传导异常，ST 段压低，T 波倒置，室性期前收缩。

第 4 例 | 梗阻性肥厚型心肌病伴短阵室性心动过速

【临床资料】

男性，40 岁，因 "咳嗽，不能平卧 8 天" 入院。腹部超声显示肝硬化，腹水，脾大，双下肢水肿。超声心动图显示室间隔厚度 39mm，左室前壁 22mm，左室后壁 13mm，左室流出道狭窄，左、右心房大。冠脉造影显示左主干、左前降支、回旋支及右冠状动脉未见异常，前降支心肌桥。

临床诊断： 梗阻性肥厚型心肌病。

【动态心电图分析】

图 1～图 3 取自同一患者的动态心电图。

【点评】

在梗阻性肥厚型心肌病患者的心电图上出现左心室高电压、ST 段显著压低、T 波明显倒置，看上去很像是左主干或前降支近段病变心电图。这类患者冠脉造影多是正常的或仅有轻度冠脉病变。但显著的 ST 段压低、T 波倒置是梗阻性肥厚型心肌病致心室肌复极改变的结果。肥厚的心室肌消耗了大量氧气，导致心肌缺血、缺氧，可能是引起心肌纤维化的主要原因。ST-T 改变的程度加重，反映了心肌病的进展。

图 1 窦性心律，心率 72 次 /min，P 波振幅 0.30mV，P 波时限 0.16s，双侧心房肥大。Ⅱ、Ⅲ、aVF、V₅ 导联 R 波高电压。ST 段：Ⅱ、Ⅲ、aVF、V₄～V₆ 导联下斜型压低 0.175～0.25mV，aVR、V₁ 导联抬高 0.15～0.175mV。T 波：Ⅱ、Ⅲ、aVF、V₄～V₆ 导联倒置，Ⅰ、aVL、V₁～V₃ 导联直立。QT 间期 0.38s。第 4 个心搏提早出现，为房性期前收缩伴时相性心室内差异传导。

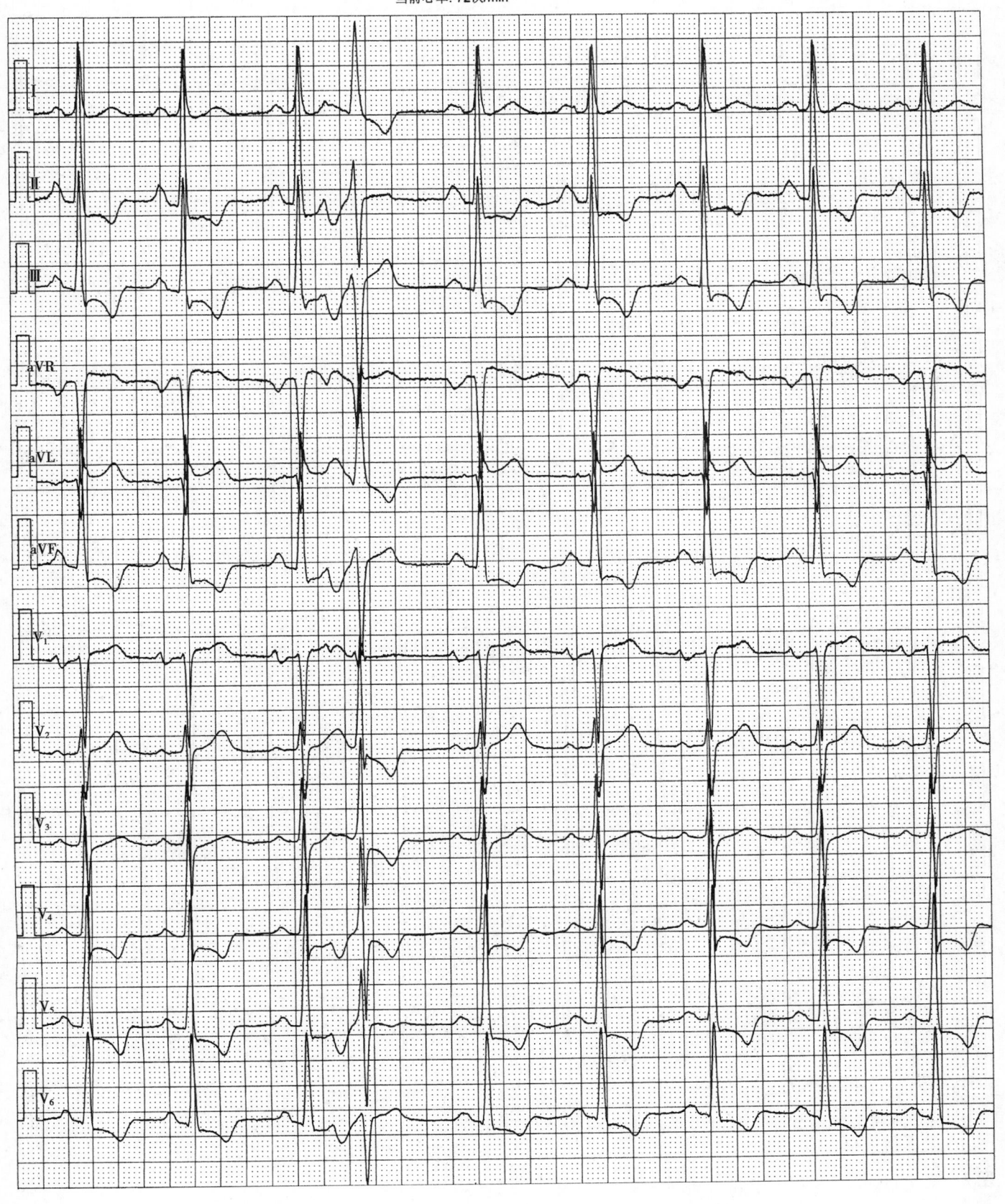

梗阻性肥厚型心肌病伴短阵室性心动过速

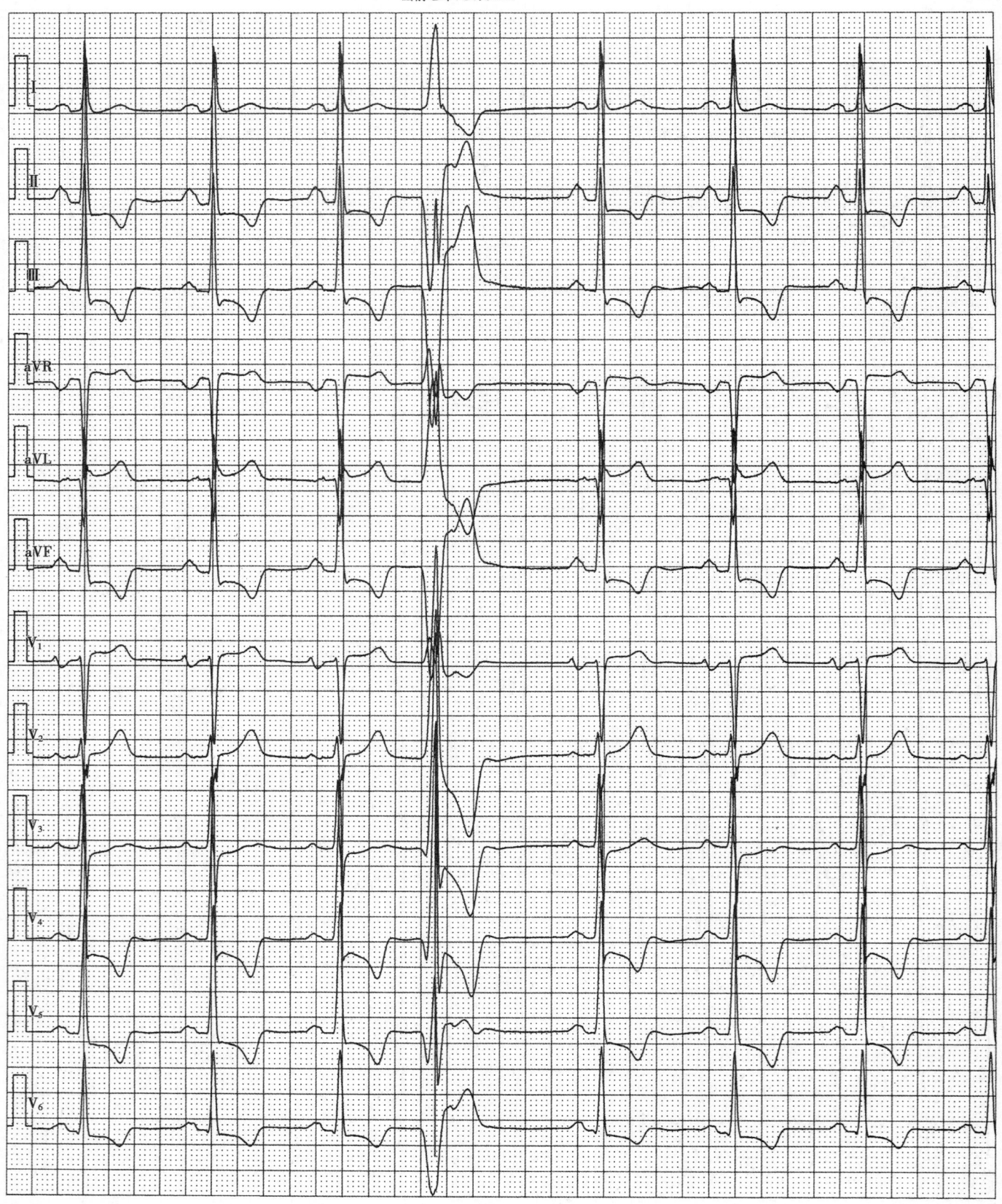

图 2　第 4 个 QRS 波群提前出现，其前无 P 波，室性期前收缩。

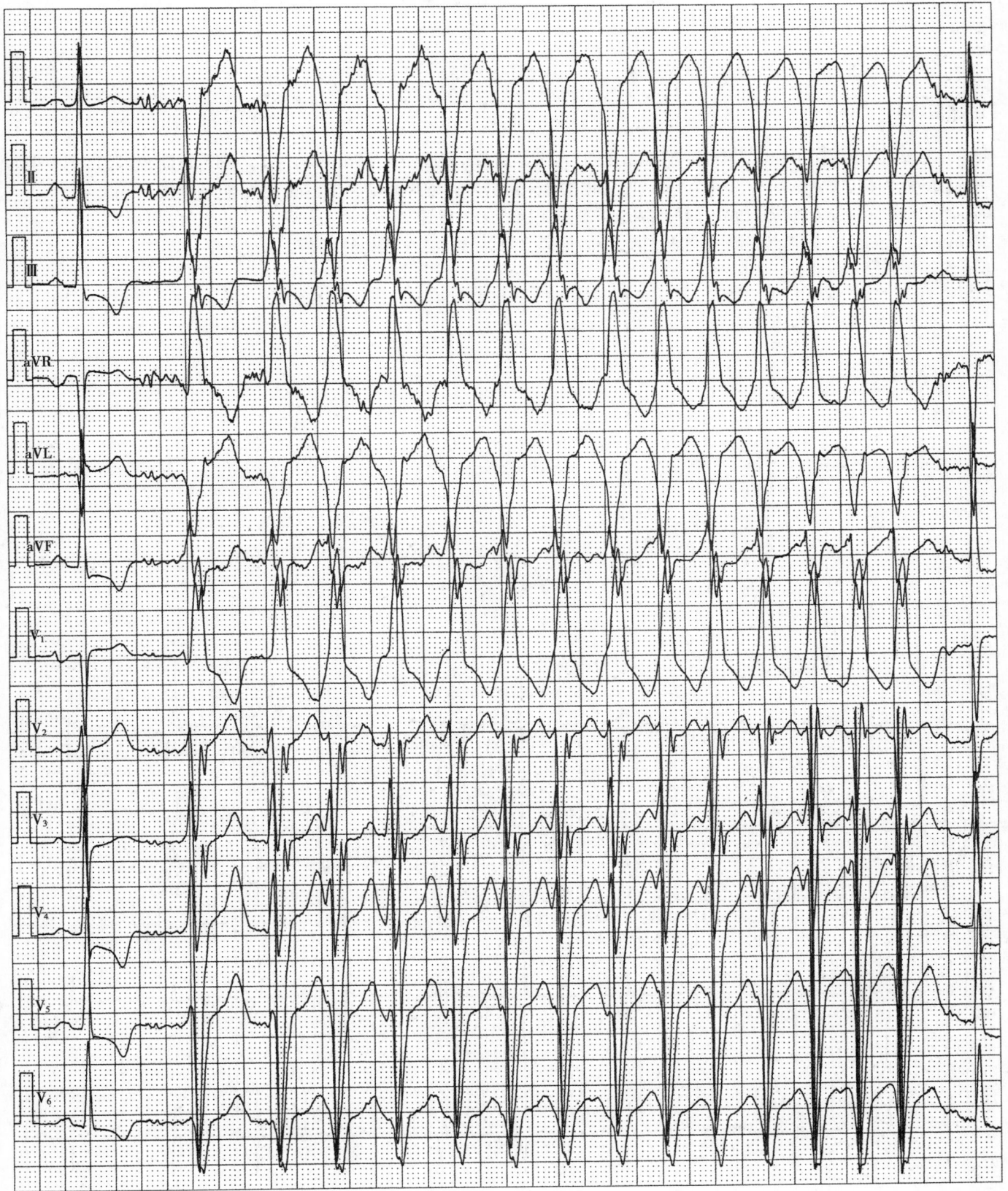

图 3 一系列宽大、畸形的 QRS 波群频率 155 次/min，室性心动过速。

动态心电图诊断：窦性心律，双侧心房肥大，左心室肥大，显著的 ST 段压低，T 波倒置，室性期前收缩，短阵室性心动过速。

梗阻性肥厚型心肌病伴短阵室性心动过速

第 5 例 　梗阻性肥厚型心肌病伴前壁 ST 段压低及 T 波倒置

【临床资料】

男性，11 岁，因"活动后胸闷 3 年，突发晕厥 2 周"入院。查体：血压 108/50mmHg，身高 158cm，体重 66kg，BMI 26.4kg/m²。血生化检查未见异常。超声心动图显示前间隔厚度 39mm，左室后壁 10mm，静息状态下左室流出道最大流速 202cm/s，压差 16mmHg；运动后左室流出道最大流速 314cm/s，压差 39mmHg；二尖瓣、三尖瓣轻度反流。

临床诊断：梗阻性肥厚型心肌病。

【心电图分析】

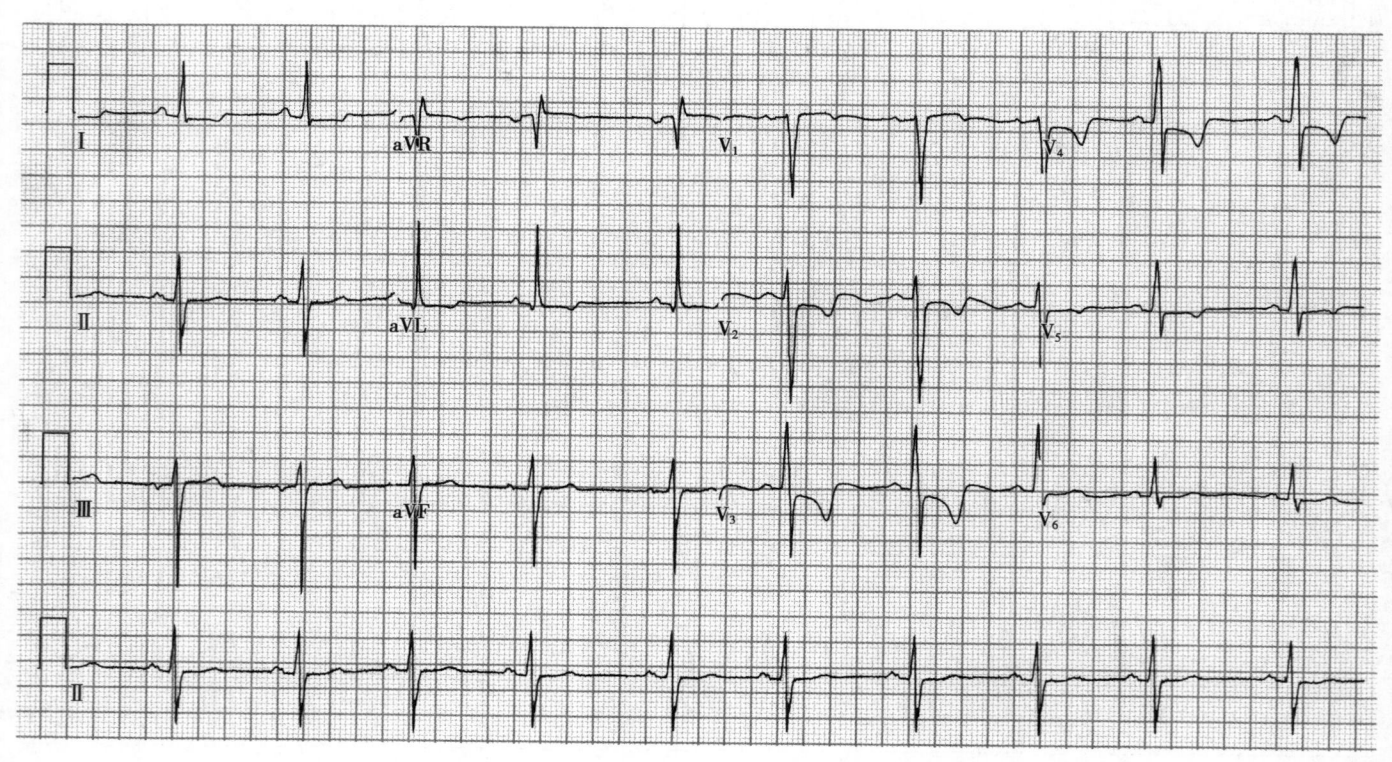

【点评】

患儿因"活动后胸闷、晕厥"入院。超声心动图显示梗阻性肥厚型心肌病,室间隔异常增厚达 39mm,致左室流出道梗阻。心电图显示 QRS 波群电压并没有明显增大,仅表现为额面 QRS 电轴左偏(左前分支传导阻滞前改变),前壁 $V_2 \sim V_4$ 导联 ST 段明显压低,T 波倒置较深。看来梗阻性肥厚型心肌病的心电图表现是多种多样的,将在以后的病例报告中展示不同类型的心电图改变。

异常肥厚的室间隔,活动后胸闷、憋气等症状,以及心电图显示出来的前壁 ST 段明显压低、T 波倒置较深,与室间隔肥厚引起的该部位心肌缺血或供氧不足有关,是冠状动脉供血相对不足所致。

梗阻性肥厚型心肌病在活动后发生的头晕与晕厥,是心率加快、左室舒张充盈期缩短、心排血量减低、心肌收缩加强、流出道梗阻、重要器官供血减低尤其是脑部暂时性缺氧所致。临床上有明确的手术指征,待进一步完善各项检查评估,拟择期手术治疗。

图 1　窦性心律,心率 63 次 /min。PR 间期 180ms,QRS 波群时限 118ms,QRS 电轴 −43°,QT/QTc 间期 448/458ms。ST 段: I、aVL、$V_2 \sim V_5$ 导联水平型及下斜型压低 0.05 ~ 0.15mV,aVR 导联抬高 0.10mV。T 波: I、aVL、$V_1 \sim V_5$ 导联双向及倒置,V_3 导联倒置 −0.6mV。

诊断:窦性心律,ST 段压低(前壁及高侧壁),T 波倒置(前壁及高侧壁)。

【临床资料】

女性，32 岁，因 "阵发性心慌、气短 7 天" 入院。查体：血压 90/60mmHg，身高 156cm，体重 50kg，BMI 20.5kg/m²。超声心动图显示左心房增大，左心室肥大，左室流出道梗阻，二尖瓣中度反流，主动脉瓣轻度反流，左室舒张功能减低。心脏 MRI 显示左室壁及室间隔明显增厚，左室流出道狭窄合并肥厚区域心肌纤维化。心导管检查显示心尖部到左室流出道压差 40mmHg，冠脉造影未见异常。

【心电图分析】

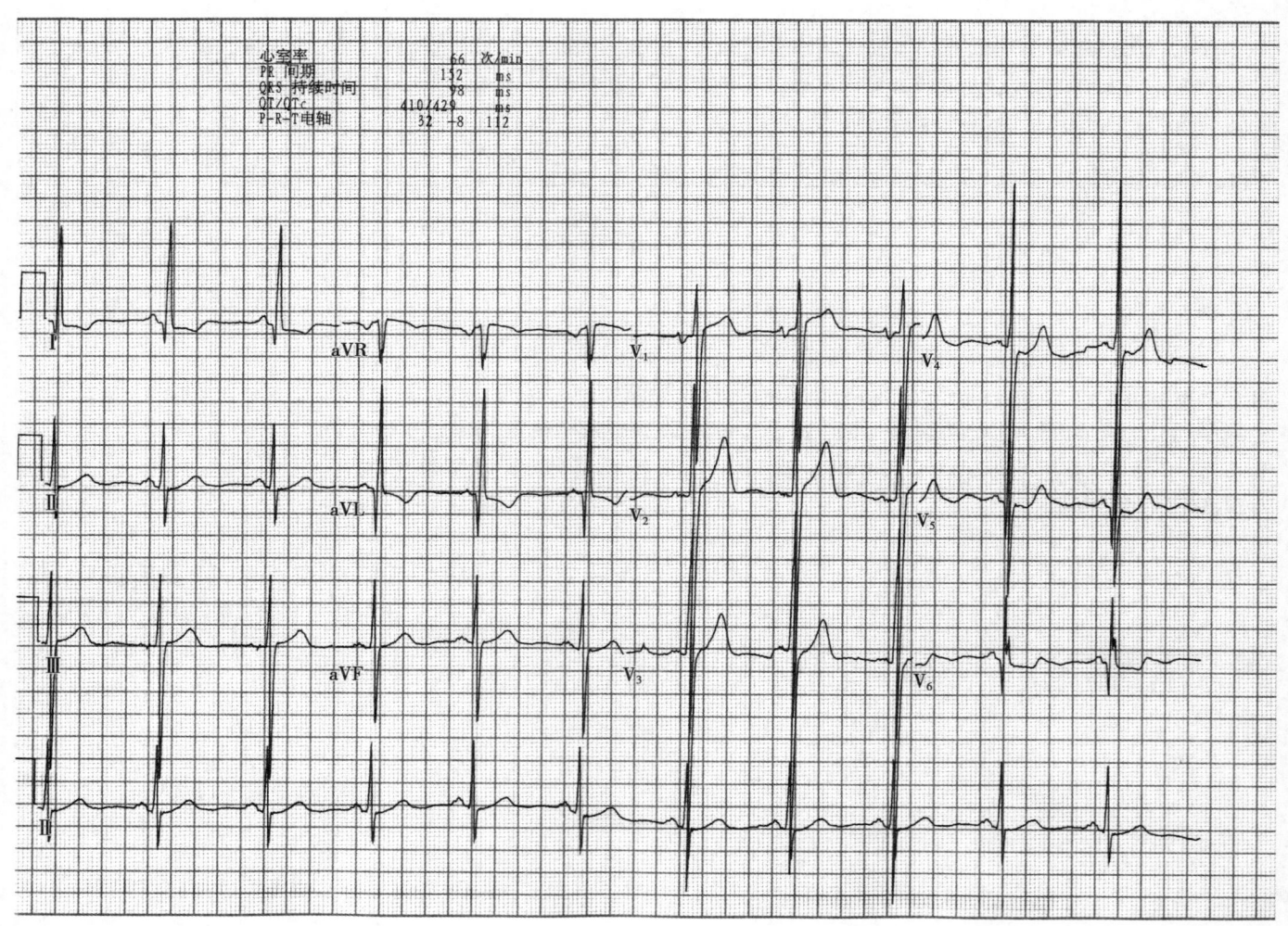

心室率	66	次/min
PR 间期	152	ms
QRS 持续时间	98	ms
QT/QTc	410/429	ms
P-R-T 电轴	32　-8　112	

图 1　左室流出道疏通术前：窦性心律，心率 66 次/min，P 波时限 120ms，左心房增大，PR 间期 152ms，QRS 波群时限 98ms，QRS 电轴 -8°，QT/QTc 间期 410/429ms，I、aVL、V₅、V₆ 导联 Q 波增大，R_I = 2.2mV，R_{aVL} = 2.5mV，S_III = 2.9mV，S_{V_1} = 2.8mV，R_{V_5} = 2.6mV。ST 段：I、aVL、V₄～V₆ 导联压低 0.15～0.175mV。T 波：I、aVL 导联倒置。

诊断：窦性心律，异常 Q 波，左心室肥大，ST 段压低，T 波倒置，左心房增大。

临床诊断： 梗阻性肥厚型心肌病，二尖瓣关闭不全，主动脉瓣关闭不全。

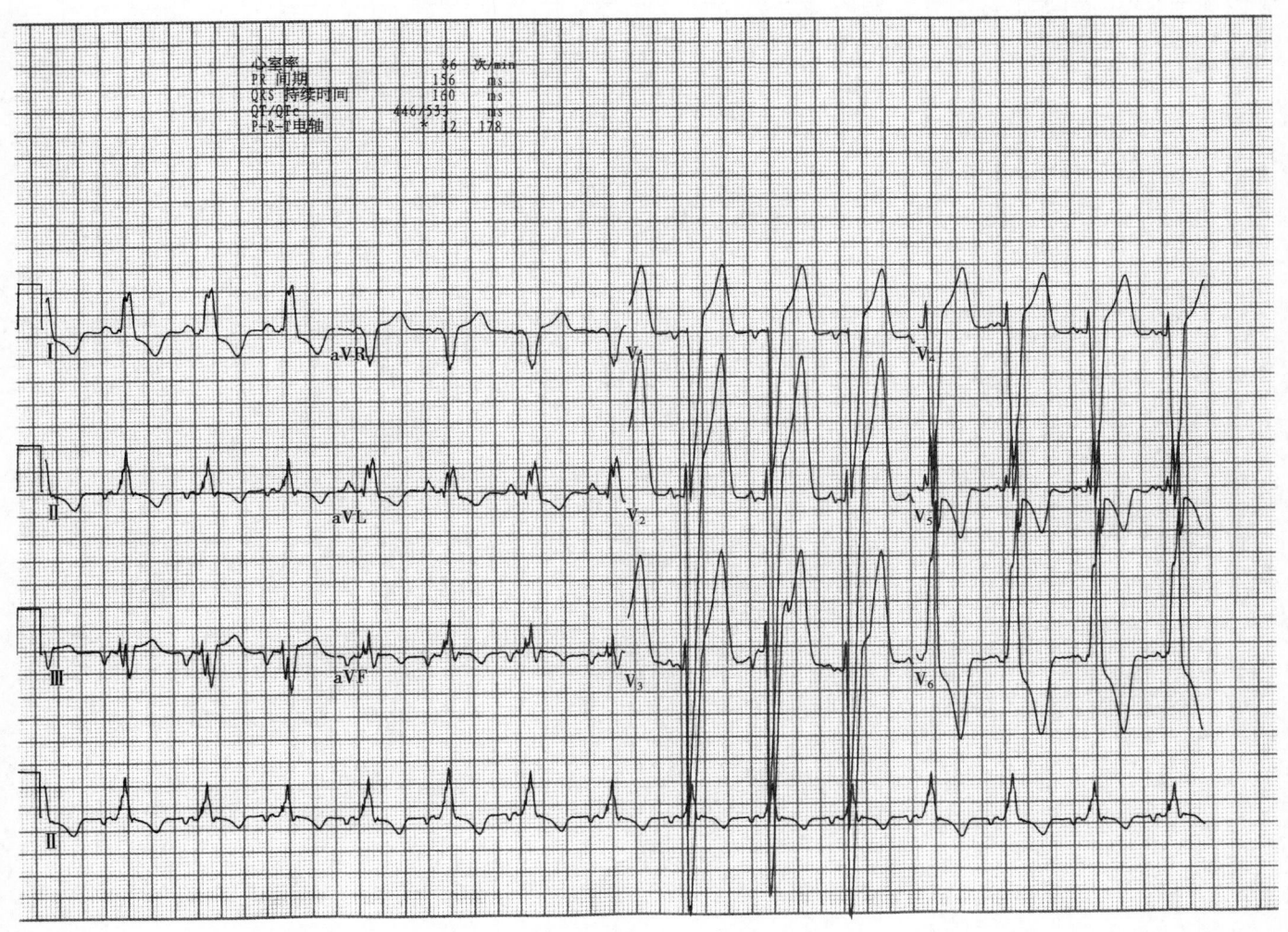

心室率	86	次/min
PR 间期	156	ms
QRS 持续时间	160	ms
QT/QTc	446/533	ms
P-R-T电轴	12	178

图2 左室流出道疏通术后 1 周：与图 1 比较，心电图发生了新的变化，Ⅱ、Ⅲ、aVF 导联 P′波倒置，心率 86 次/min，P′R 间期 156ms，加速性低位右房心律，QRS 波群时限 160ms，Ⅰ、V_5、V_6 导联 Q 波消失，Ⅰ、aVL、V_5、V_6 导联出现切迹，V_1 导联呈 rS 型，呈真性左束支传导阻滞图形，$S_{V_1}=3.7mV$，$S_{V_2}=7.3mV$，$R_{V_6}=3.3mV$。ST 段：Ⅰ、aVL、V_5、V_6 导联压低 0.225~0.275mV，V_1~V_4 导联抬高 0.4~0.9mV。T 波：Ⅰ、aVL、V_5、V_6 导联倒置，V_1~V_3 导联高耸。aVR 导联 ST 段抬高，T 波直立。QT/QTc 间期 446/533ms，QRS 电轴 12°。

诊断： 加速性低位右房心律，完全性左束支传导阻滞，左心室肥大，QTc 间期延长。

梗阻性肥厚型心肌病流出道疏通术后 Q 波消失

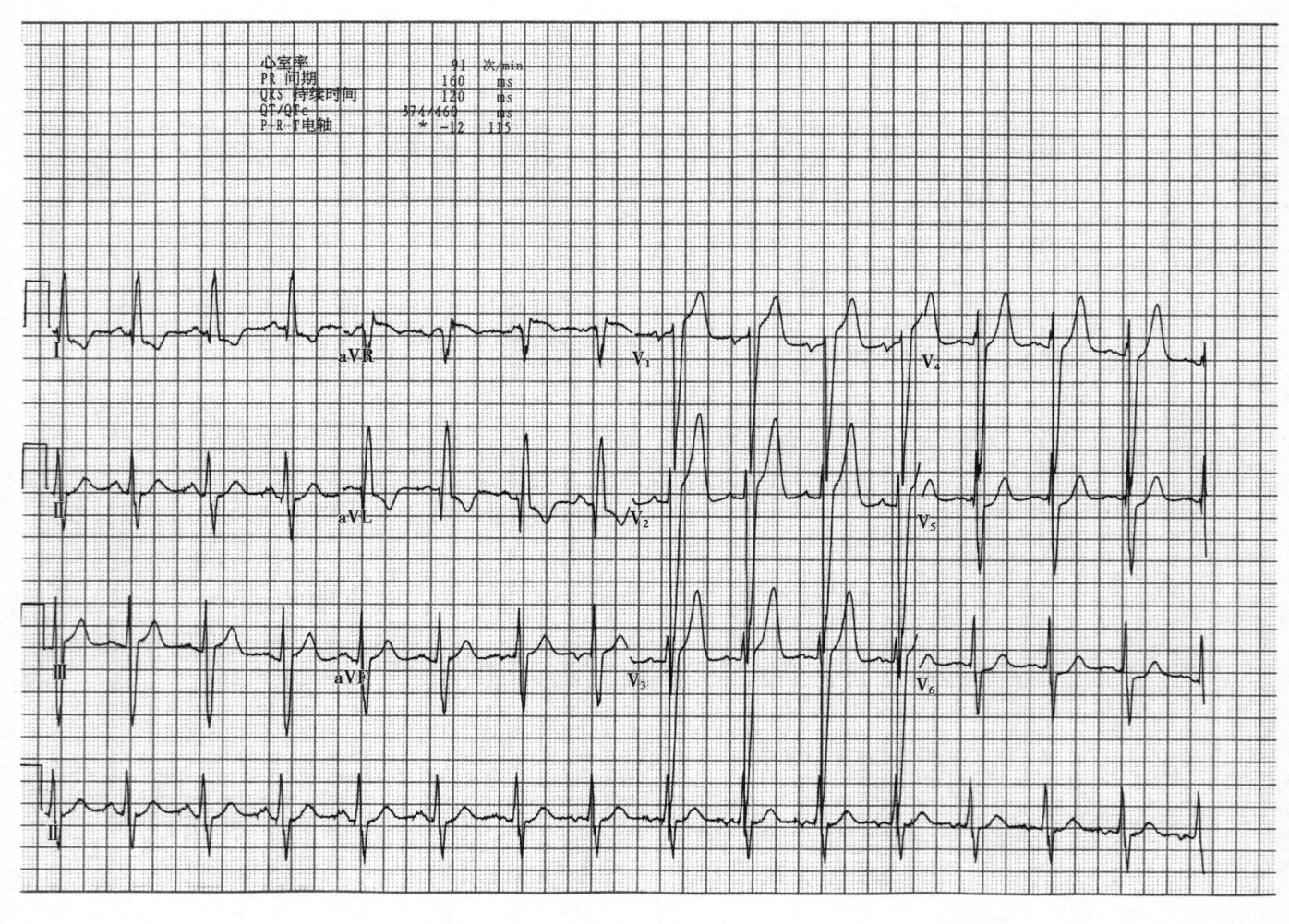

心室率 91 次/min
PR 间期 160 ms
QRS 持续时间 120 ms
QT/QTc 374/460 ms
P-R-T电轴 * -12 115

图 3 左室流出道疏通术后 6 个月：窦性心律，心率 91 次 /min，PR 间期 160ms，QRS 波群时限 120ms，QRS 电轴 −12°，QT/QTc 间期 374/460ms。与图 1 比较，QRS 波群振幅降低，R_{aVL} = 1.4mV，V_1 导联 r 波降低，V_2、V_3 导联呈 rS 型，V_5、V_6 导联 q 波消失，I、aVL、V_5、V_6 导联 ST 段压低 0.125 ～ 0.20mV，I、aVL 导联 T 波倒置。与图 2 比较，左束支传导阻滞图形消失，恢复窦性心律。

诊断：窦性心律，室内传导阻滞，ST 段压低，T 波倒置。

【**点评**】

患者女性，32 岁，确诊为梗阻性肥厚型心肌病以后，行左室流出道疏通术，切除肥厚的室间隔和肥大部分的肌肉束，疏通左室流出道。术前心电图显示窦性心律，左心室电压异常增大，I、aVL、V_5、V_6 导联有异常 Q 波，左室流出道疏通术后，左束支受到了损害，出现暂时性左束支传导阻滞及房性节律，左束支很快恢复了电生理功能。复查心电图（图 3）时，典型左束支传导阻滞图形消失，恢复了正常窦性心律，但是 QRS 波群时限 120ms，比术前的 98ms，延长了 22ms，表明心室内传导速度仍有延缓，切除肥厚的室间隔以后，I、V_5、V_6 导联的 Q 波明显减小或消失，异常 Q 波形成与肥厚的室间隔、肥厚区域心肌纤维化有关，手术顺利，术后恢复可。

梗阻性肥厚型心肌病流出道疏通术后 Q 波消失

第 7 例 心尖部肥厚型心肌病

【临床资料】

男性，63 岁，因"确诊小细胞肺癌 5 年，双肺及淋巴结广泛转移"入院，否认高血压、冠心病及糖尿病病史。查体：血压 133/74mmHg，身高 174cm，体重 88kg，BMI 29.1kg/m²。超声心动图显示左室心尖部肥厚。

临床诊断：心尖部肥厚型心肌病。

【心电图分析】

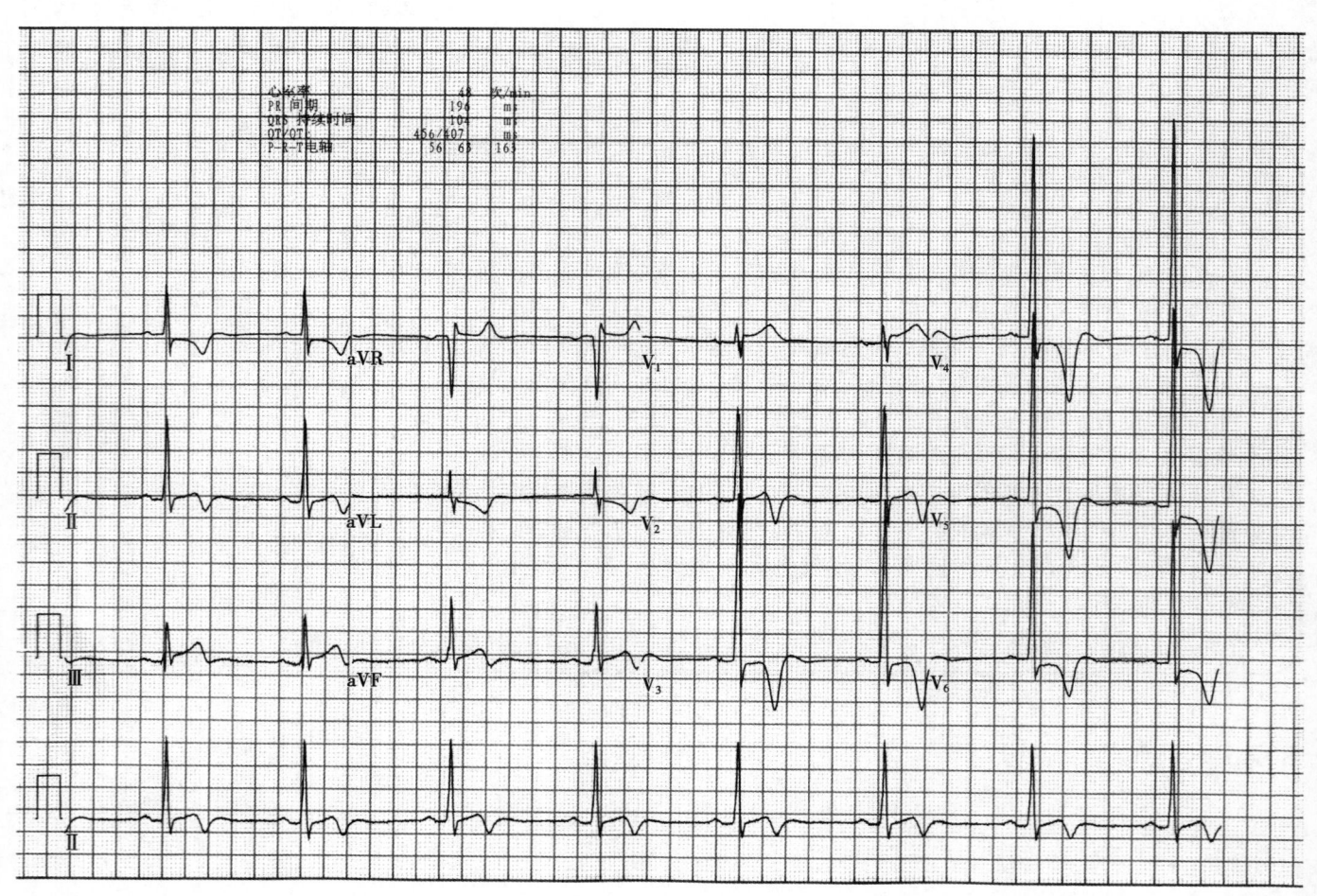

【点评】

患者住院期间，未行超声心动图检查，可见左心室显著肥厚的心电图波形，提示肥厚型心肌病，建议行超声心动图及心脏 MRI，进一步明确诊断。

图1　窦性心动过缓，心率 48 次 /min，PR 间期 196ms，QRS 波群时限 104ms，QRS 电轴 63°，QT/QTc 间期 456/407ms，R_{V_4} = 4.8mV，R_{V_5} = 4.25mV，R_{V_6} = 3.0mV。ST 段：Ⅰ、aVL、V_3 ～ V_6 导联压低 0.10 ～ 0.225mV，aVR、V_1 导联抬高 0.10 ～ 0.20mV。T 波：Ⅰ、Ⅱ、aVL、V_2 ～ V_6 导联倒置，aVR、V_1 导联直立。

诊断：显著的窦性心动过缓，左心室高电压，ST 段压低，T 波倒置，提示肥厚型心肌病（心尖部肥厚型心肌病）。

第8例 梗阻性肥厚型心肌病异常 Q 波及右束支传导阻滞加左前分支传导阻滞

【临床资料】

女性，48 岁，因 "心脏瓣膜病，二次开胸二尖瓣置换术，三尖瓣成形术后 6 个月" 入院。10 年前诊断为梗阻性肥厚型心肌病，行无水乙醇消融术，4 年前行室间隔部分切除术；左心耳闭合术后，脑梗死病史 2 年。超声心动图显示左心房扩大，左心室增厚，主动脉瓣轻度反流。

【心电图分析】

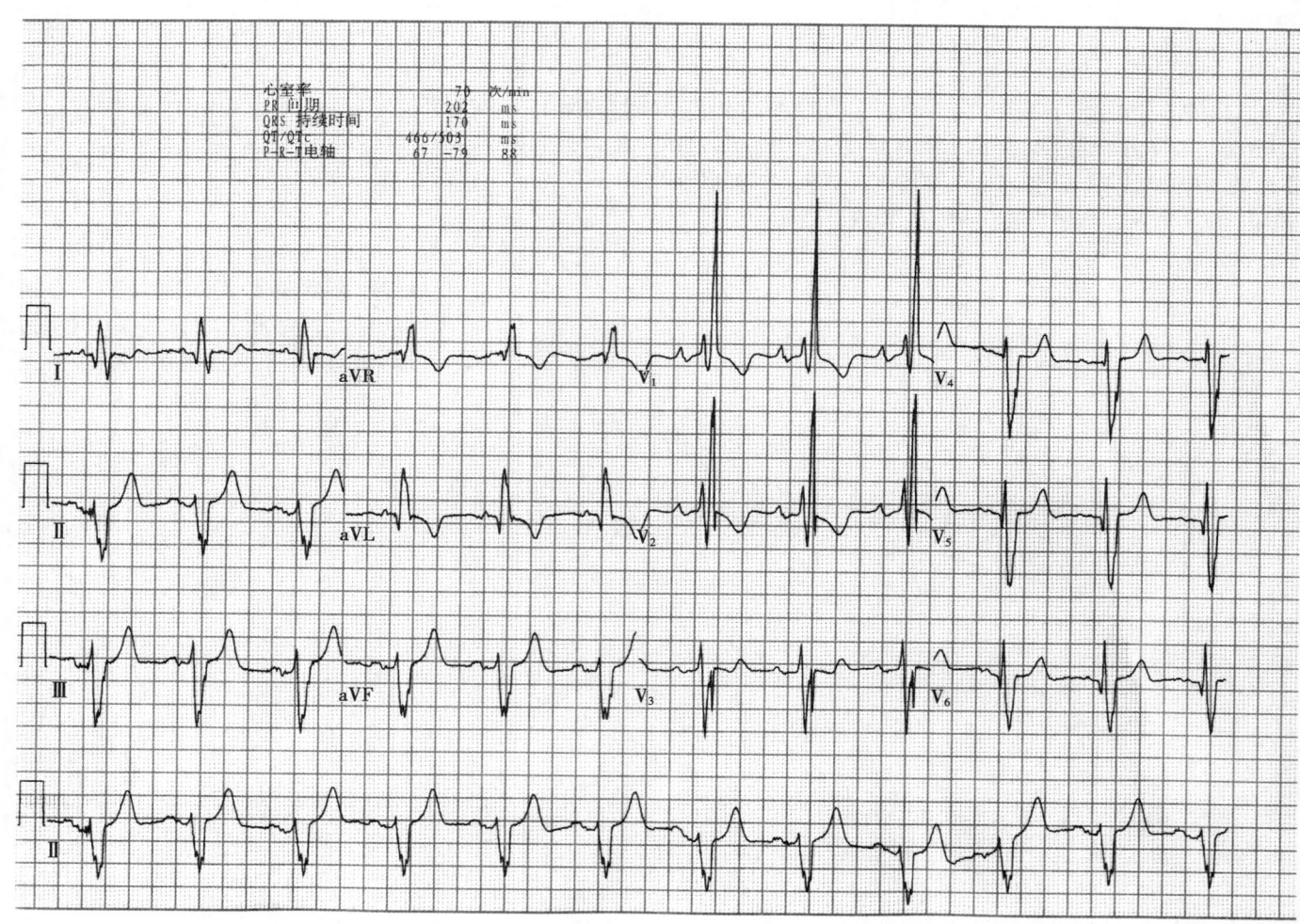

图 1 47 岁心电图：窦性心律，心率 70 次 /min，P 波时限 140ms，左心房增大，PR 间期 202ms，QRS 波群时限 170ms，V_1 导联呈 rsR′ 型，完全性右束支传导阻滞。R'_{V1} = 3.6mV，右心室高电压。Ⅰ、aVL、V_5、V_6 导联异常 Q 波，QRS 电轴 −79°，左前分支传导阻滞。V_5、V_6 导联 R/S < 1.0。T 波：Ⅰ、V_3 导联负正双向，aVL、V_1、V_2 导联倒置。QT/QTc 间期 466/503ms。

诊断： 窦性心律，异常 Q 波，左心房增大，完全性右束支传导阻滞，左前分支传导阻滞，R'_{V1} 高电压，顺时针转位，QTc 间期延长。

临床诊断：心脏瓣膜病，二尖瓣置换术后，三尖瓣成形术后，梗阻性肥厚型心肌病，无水乙醇消融术后，左室流出道疏通术后。

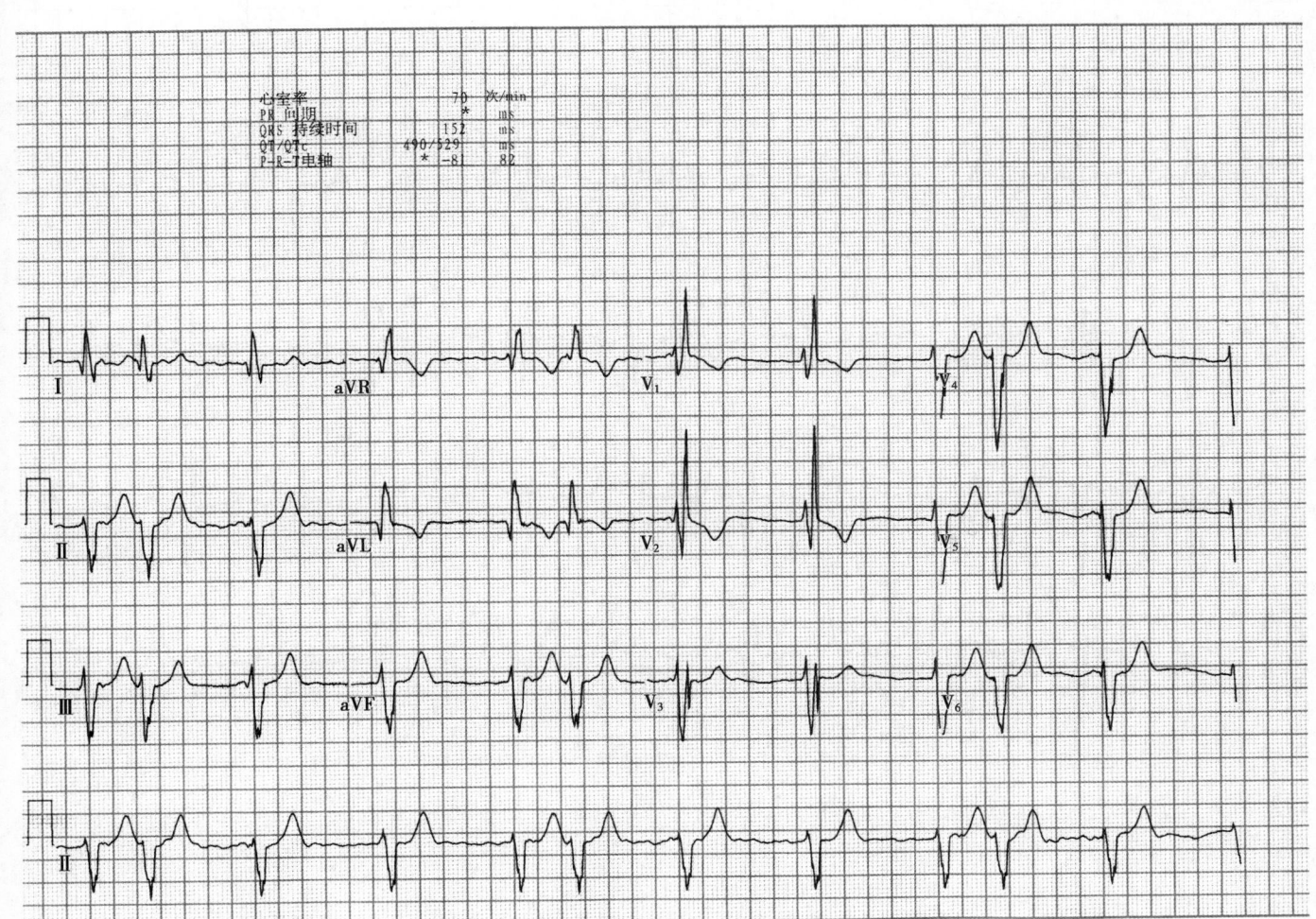

心室率　　　　　　　70　次/min
PR 间期　　　　　　　 *　　ms
QRS 持续时间　　　　152　ms
QT/QTc　　　　490/529　ms
P-R-T电轴　　　 * -81　82

图2　图1后3天：与图1比较，P波消失，代之以心房颤动的f波，RR间期不规则，平均心室率70次/min，R′$_{V1}$明显降低至1.5mV。QT/QTc间期490/529ms，QRS电轴−81°。

诊断：心房颤动，异常Q波，完全性右束支传导阻滞，左前分支传导阻滞，QT/QTc间期延长，顺时针转位。

梗阻性肥厚型心肌病异常Q波及右束支传导阻滞加左前分支传导阻滞

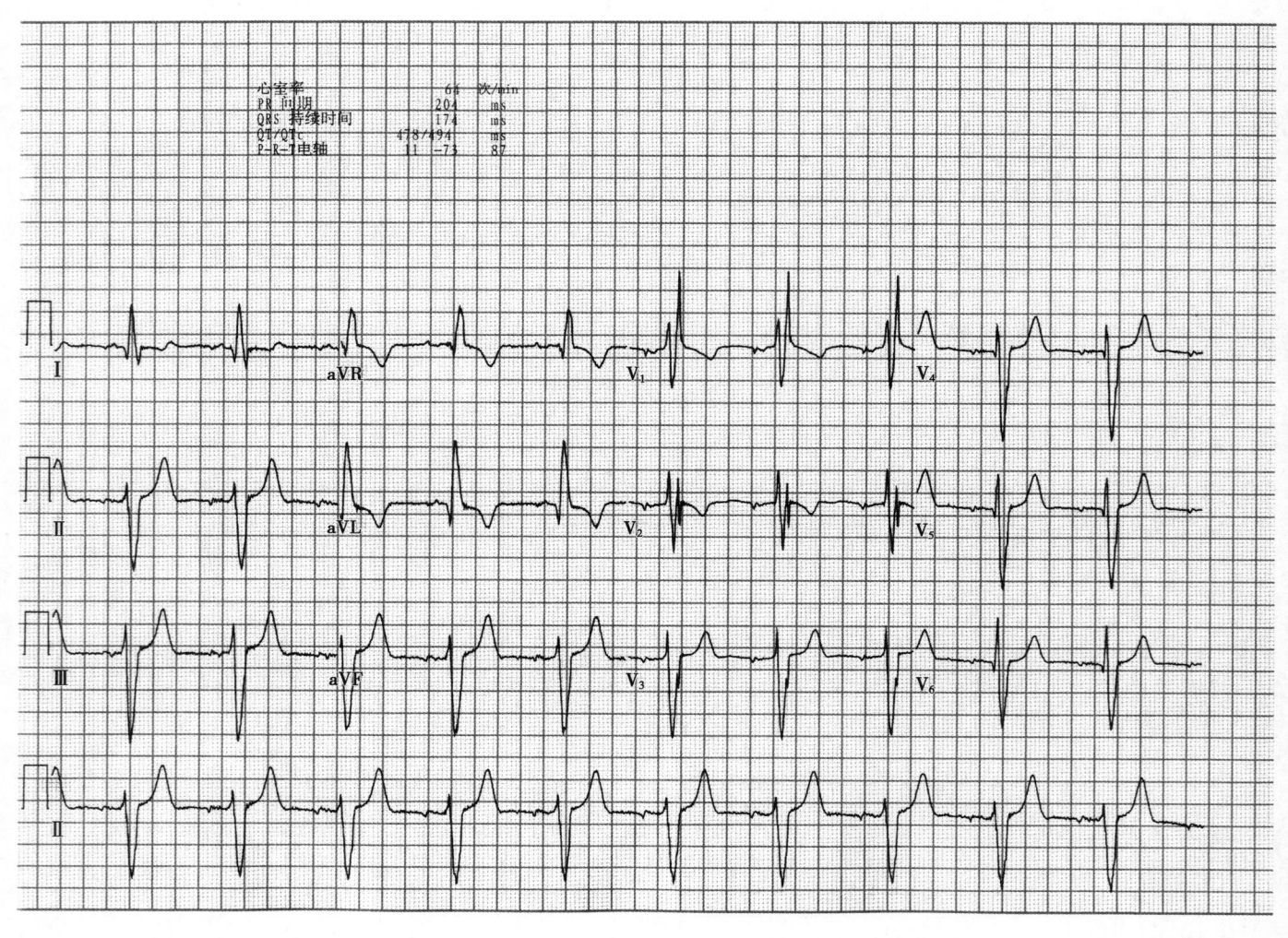

心室率　　　　　　　　64　次/min
PR 间期　　　　　　　204　ms
QRS 持续时间　　　　174　ms
QT/QTc　　　　478/494　ms
P-R-T电轴　　　11 -73　87

I　　　　　　　aVR　　　　　　　V₁　　　　　　　V₄

II　　　　　　　aVL　　　　　　　V₂　　　　　　　V₅

III　　　　　　　aVF　　　　　　　V₃　　　　　　　V₆

II

图3 48 岁心电图：与图 2 比较，心房颤动已被房性节律取代。P′波：Ⅰ、aVL、aVF 导联负正双向，Ⅱ、V₁ ~ V₆ 导联倒置。心率 64 次 /min，加速的房性心律。QT/QTc 间期 478/494ms，余无重要变化。

诊断： 加速的房性心律，异常 q 波，完全性右束支传导阻滞，左前分支传导阻滞，QTc 间期延长，顺时针转位。

【点评】

患者梗阻性肥厚型心肌病，无水乙醇消融术后、左室流出道疏通术后、二尖瓣置换术后及三尖瓣成形术后，未见既往术前心电图。图 1~图 3 均为心脏术后记录的心电图，分别为窦性心律、心房颤动及加速的房性心律。右束支传导阻滞及左前分支传导阻滞无变化，高侧壁及前侧壁异常 Q 波与肥厚型心肌病、无水乙醇消融和肥厚室间隔部分切除术有关。受左前分支传导阻滞的影响，V₄ ~ V₆ 导联 S 波增深。注意第 1 份心电图 R′ᵥ₁异常增高，3 天后 R′ᵥ₁幅度明显降低，患者并没有右心室肥大，是什么原因引起了 V₁ 导联 R′波异常增高，原因尚不清楚，受电极位置影响，可能是 R′波变化的原因之一。

第9例 | 梗阻性肥厚型心肌病致 QRS 波群振幅异常增大及高耸 T 波

【临床资料】

男性，17 岁，因 "突发晕厥伴胸闷 10 天" 入院。10 天前行走中突发晕厥，意识丧失，数分钟后缓解。查体：血压 103/57mmHg，身高 177cm，体重 65.3kg，BMI 20.8kg/m²。心肌酶学未见异常，钾 4.63mmol/L，血浆 D- 二聚体测定 0.78μg/ml。超声心动图显示左心房增大，室间隔肥厚致左室腔中下段近乎闭塞，二尖瓣中度反流，左室舒张功能减低。心脏 MRI 显示左室心肌肥厚，室间隔 32mm，左室流出道受阻。

临床诊断：梗阻性肥厚型心肌病，二尖瓣关闭不全。

【心电图分析】

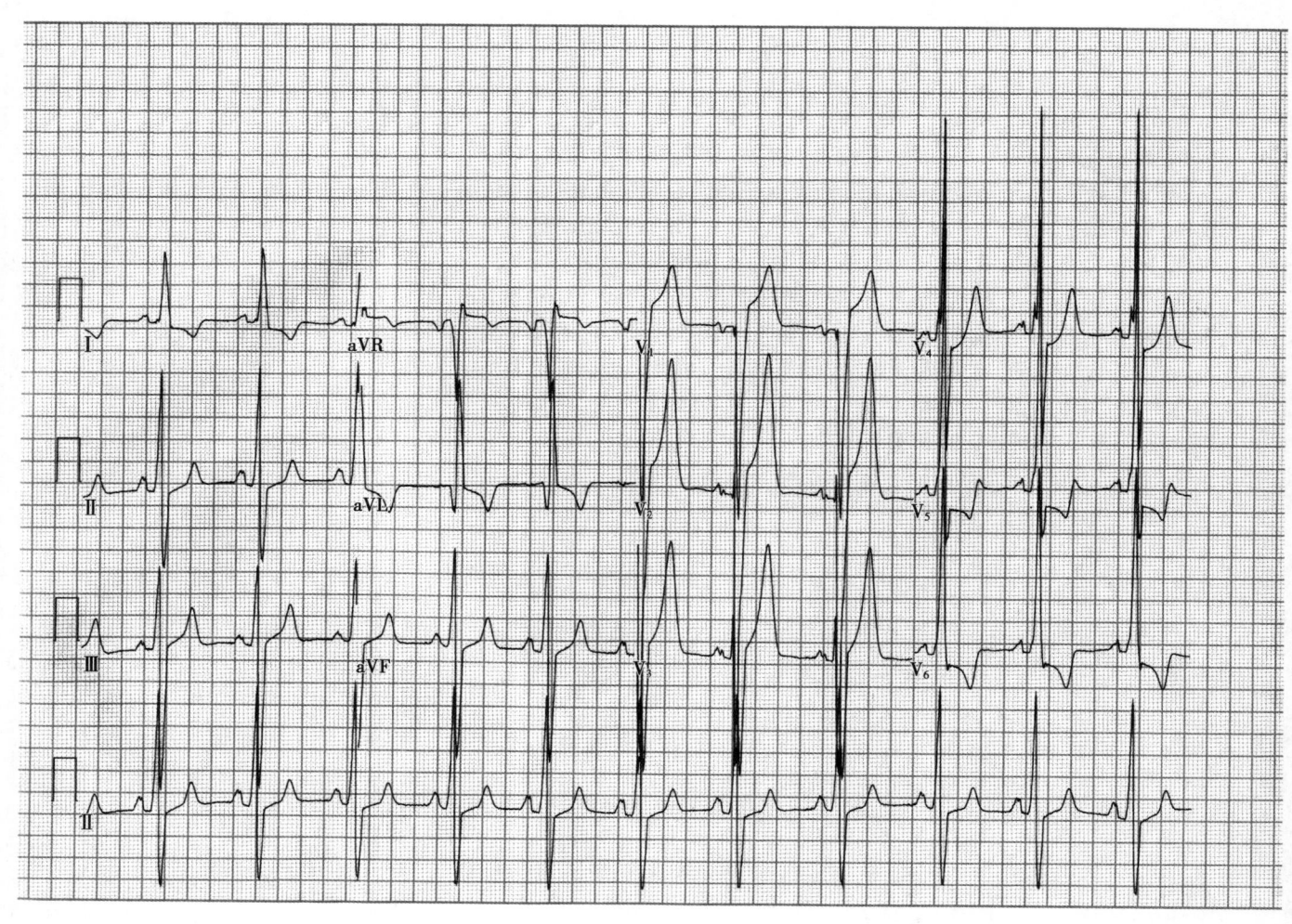

【点评】

这是一例青少年男性梗阻性肥厚型心肌病患者的心电图。超声心动图提示左心房扩大，心电图提示 $PtfV_1$ 增大。左室壁肥厚，室间隔增厚致流出道严重梗阻。心电图表现为 QRS 波群时限延长，从心电图特征看，传导延迟的部位在左心室。QRS 波群振幅普遍异常增大。V_5、V_6 导联 ST 段显著压低，$V_1 \sim V_3$ 导联 ST 段抬高，同时存在继发性及原发性因素的影响，在继发性 ST-T 改变的患者中，QRS 波群振幅越大，继发性 ST-T 改变越明显。

本例患者 V_2、V_3 导联 T 波异常高大，血钾正常，不能除外心内膜下心肌缺血。严重的左心室肥大患者，心肌供氧（供血能力）下降，可能引起心肌复极程序改变，引起高大 T 波。应注意动态观察心电图，结合临床做出进一步的诊断。

图 1 P 波：Ⅰ、Ⅱ、Ⅲ、aVF、$V_2 \sim V_6$ 导联直立，aVR、aVL 导联倒置，V_1 导联正负双向。$PtfV_1 = -0.05mm \cdot s$，左心房增大。心率 68 次 /min，PR 间期 160ms，QRS 波群时限 138ms，QT/QTc 间期 450/478ms，QRS 电轴 $-7°$。$R_Ⅰ = 1.65mV$，$R_Ⅱ = 2.7mV$，$S_Ⅲ = 3.1mV$，$R_{aVL} = 2.4mV$，$QS_{V_1} = 4.2mV$，S_{V_2} 约为 6.15mV。$R_{V_4} = 5.2mV$，$R_{V_5} = 6.0mV$，$R_{V_6} = 4.2mV$。ST 段：Ⅰ、Ⅱ、aVL、aVF、$V_4 \sim V_6$ 导联压低 $0.10 \sim 0.40mV$，aVR 导联抬高 0.20mV，$V_1 \sim V_3$ 导联抬高 $0.30 \sim 0.60mV$。T 波：Ⅰ、aVL、V_6 导联倒置，$T_{V_2} = 3.2mV$，$T_{V_3} = 2.5mV$。

诊断： 窦性心律，$PtfV_1$ 增大，提示左心房增大，左心室高电压，ST 段压低（前侧壁及高侧壁），T 波高耸（V_2、V_3 导联），室内传导阻滞，提示左心室肥大。

【临床资料】

女性, 14 岁, 体检发现心脏病 4 年。查体: 体温 36.4℃, 脉搏 84 次 /min, 呼吸 18 次 /min, 左上肢血压 116/62mmHg, 血氧饱和度 96%, 身高 159cm, 体重 42kg, BMI 16.61kg/m²。听诊发现心尖部可闻及 4/6 级收缩期吹风样杂音。超声心动图显示室间隔增厚, 左室流出道狭窄。心外探查发现心脏扩大, 以左心室为主, 主动脉根部触及震颤。经升主动脉切口探查肥厚室间隔及左室乳头肌, 切除室间隔肥厚肌肉、疏通左室流出道, 探查主动脉瓣无反流。手术顺利, 患者治愈出院。

临床诊断: 梗阻性肥厚型心肌病, 左室流出道狭窄。

【心电图分析】

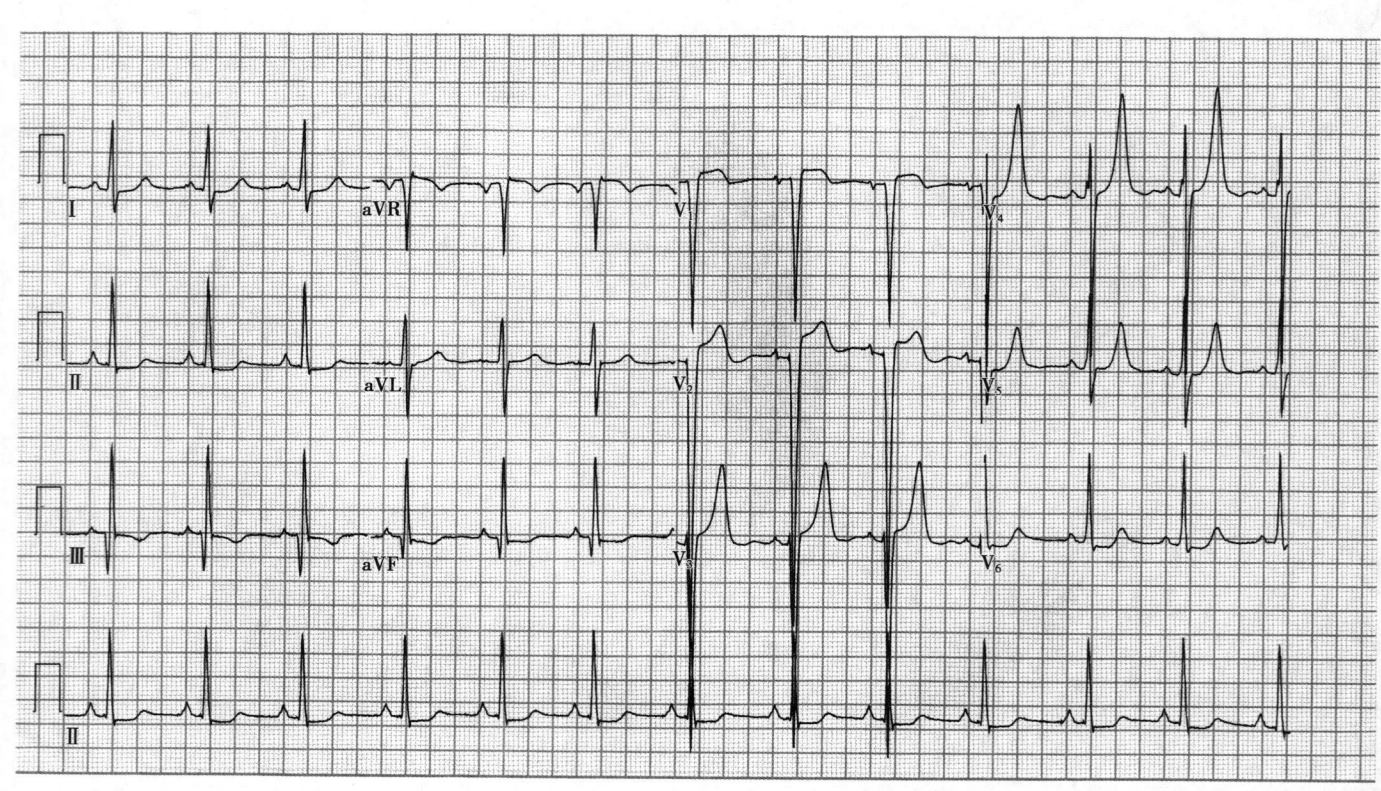

图 1 描记于心脏术前: 窦性心律, 心率 75 次 /min, PR 间期 150ms, QRS 波群时限 102ms, QT/QTc 间期 402/448ms, QRS 电轴 60°。V_1 导联呈 QS 型, V_2、V_3 导联 r 波递增不良。$QS_{V_2}=3.1mV$, $S_{V_2}=5.3mV$。ST 段: I、aVL、V_6 导联压低 0.05 ~ 0.10mV, V_1 ~ V_3 导联抬高 0.20 ~ 0.40mV。T 波: II、aVF 导联低平, III 导联倒置, V_3、V_4 导联高耸。血钾 4.8mmol/L。

【点评】

1. 本例梗阻性肥厚型心肌病，室间隔肥厚影响了左室流出道功能，心电图表现为 $V_1 \sim V_3$ 导联 S 波异常增深，由于左室壁肥厚不明显，V_5、V_6 导联 R 增高不明显。

2. 切除肥厚的室间隔、疏通左室流出道以后，$V_1 \sim V_3$ 导联 S 波振幅显著减小，尤其是 V_2 导联 QRS 波群减小幅度最大，Ⅰ、aVL 导联呈 R 型，提示左束支传导速度减慢。

3. 高侧壁 Ⅰ、aVL 导联 R 波在术后增高了，可能是左束支传导延迟的结果或高侧壁除极时已不再有来自肥厚室间隔向量的抵消，因为已经切除了肥厚的室间隔，故指向左上方的向量增大，Ⅰ、aVL 导联 R 波增高。

4. Ⅲ导联的 QS 波与左束支传导速度减慢有关或受手术的影响。

5. 图 1 中 V_3、V_4 导联 T 波高耸与血钾无明显关系，此时血钾 4.8mmol/L。

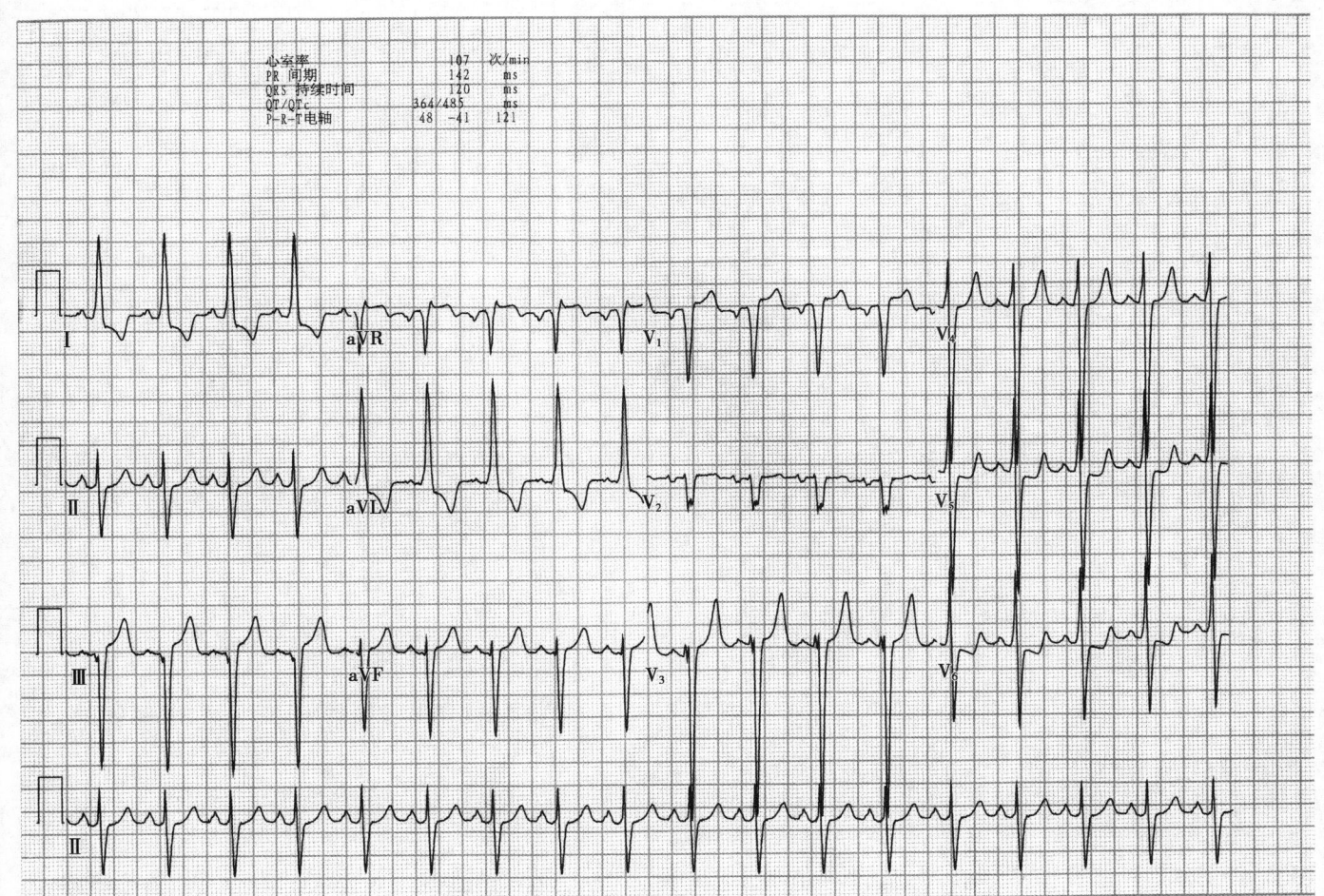

图 2 描记于室间隔肥厚切除和左室流出道疏通术后第 3 天：与图 1 比较，窦性心动过速。QRS 波群时限 120ms。Ⅰ、aVL 导联 S 波消失，R 波增高；Ⅱ、aVF 导联 S 波增深，R 波降低；Ⅲ导联转为 QS 波；$V_1 \sim V_3$ 导联 QS 波、S 波振幅显著减小，以 V_2 导联最明显；V_5、V_6 导联 S 波增深。ST 段：Ⅰ、aVL、V_5、V_6 导联明显压低，V_2 导联回落至基线。T 波：Ⅰ、aVL 导联转为倒置，Ⅱ、Ⅲ、aVF 导联转为直立，V_3、V_4 导联振幅降低。

心电图诊断： 窦性心律，左心室肥大（切除室间隔肥厚肌肉以后 $V_1 \sim V_3$ 导联 S 波振幅减小），不完全性左束支传导阻滞。

第 11 例 | 梗阻性肥厚型心肌病疏通术后发生左束支传导阻滞及室性心动过速

【临床资料】

女性，67 岁，因"心慌 10 年，加重 5 年，晕厥 1 周"入院。否认高血压病史。查体：血压 114/68mmHg，身高 160cm，体重 61.5kg，BMI 24.0kg/m²。超声心动图显示心脏扩大、左心室肥大、左室流出道狭窄，完善各项检查后，行左室流出道疏通术。

【心电图分析】

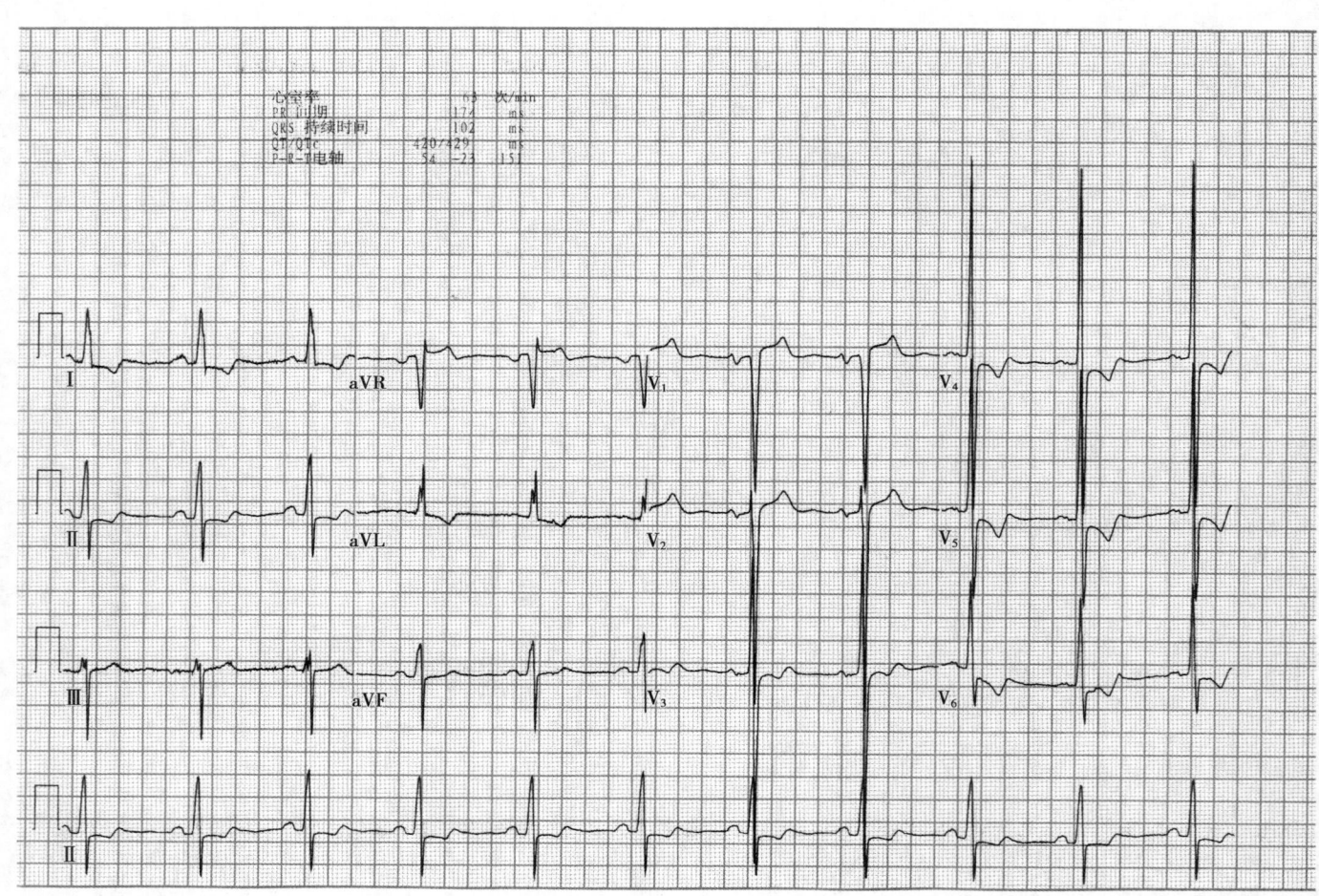

图 1　心脏术前心电图：窦性心律，心率 63 次 /min，P 波时限 120ms，PtfV₁ 负值增大，左心房增大。PR 间期 174ms，QRS 波群时限 102ms，QRS 电轴 −23°。V₁ 导联呈 QS 型，QS$_{V_1}$ = 3.1mV，S$_{V_2}$ = 4.3mV，R$_{V_4}$ = 4.4mV，R$_{V_5}$ = 3.3mV。ST 段：Ⅰ、Ⅱ、aVL、V₃ ~ V₆ 导联下斜型压低 0.05 ~ 0.225mV，aVR、V₁ 导联抬高 0.15 ~ 0.225mV。T 波：Ⅰ、Ⅱ、aVL、V₃ ~ V₆ 导联双向及倒置，aVR 导联直立。QT/QTc 间期 420/429ms。

诊断： 窦性心律，左心房增大，左心室肥大。

临床诊断： 梗阻性肥厚型心肌病。

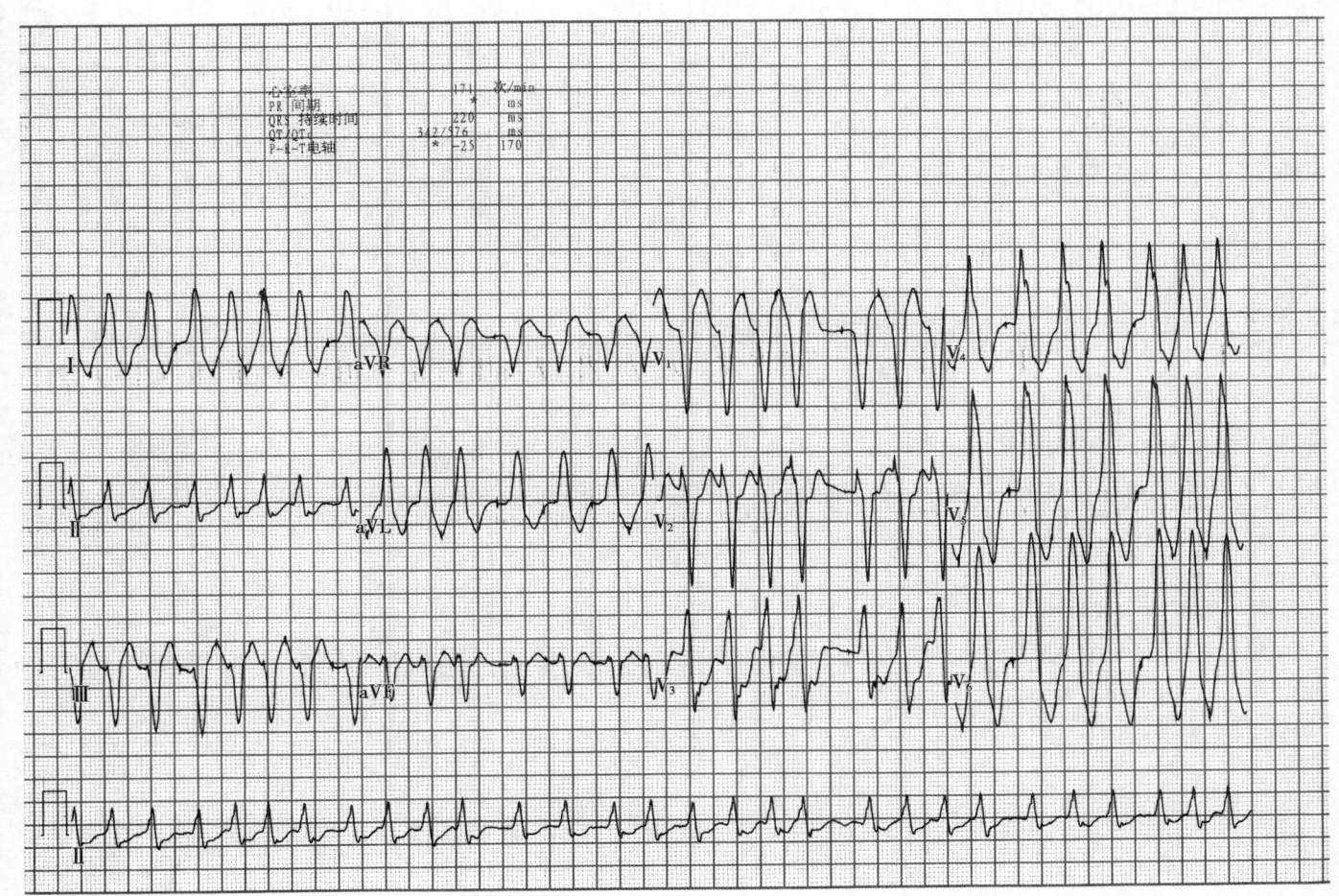

图 2　左室流出道疏通术后第 3 天，心悸发作时：宽 QRS 心动过速，QRS 波群时限 220ms，RR 间期不规则，平均心室率 171 次 /min。Ⅰ、aVL、V₄~ V₆ 导联呈 R 型，aVR、V₁ 导联呈 QS 型，V₂ 导联呈 rS 型，r$_{V_2}$ = 40mV。QRS 电轴 −25°，提示室性心动过速。　　　　**诊断：** 室性心动过速。

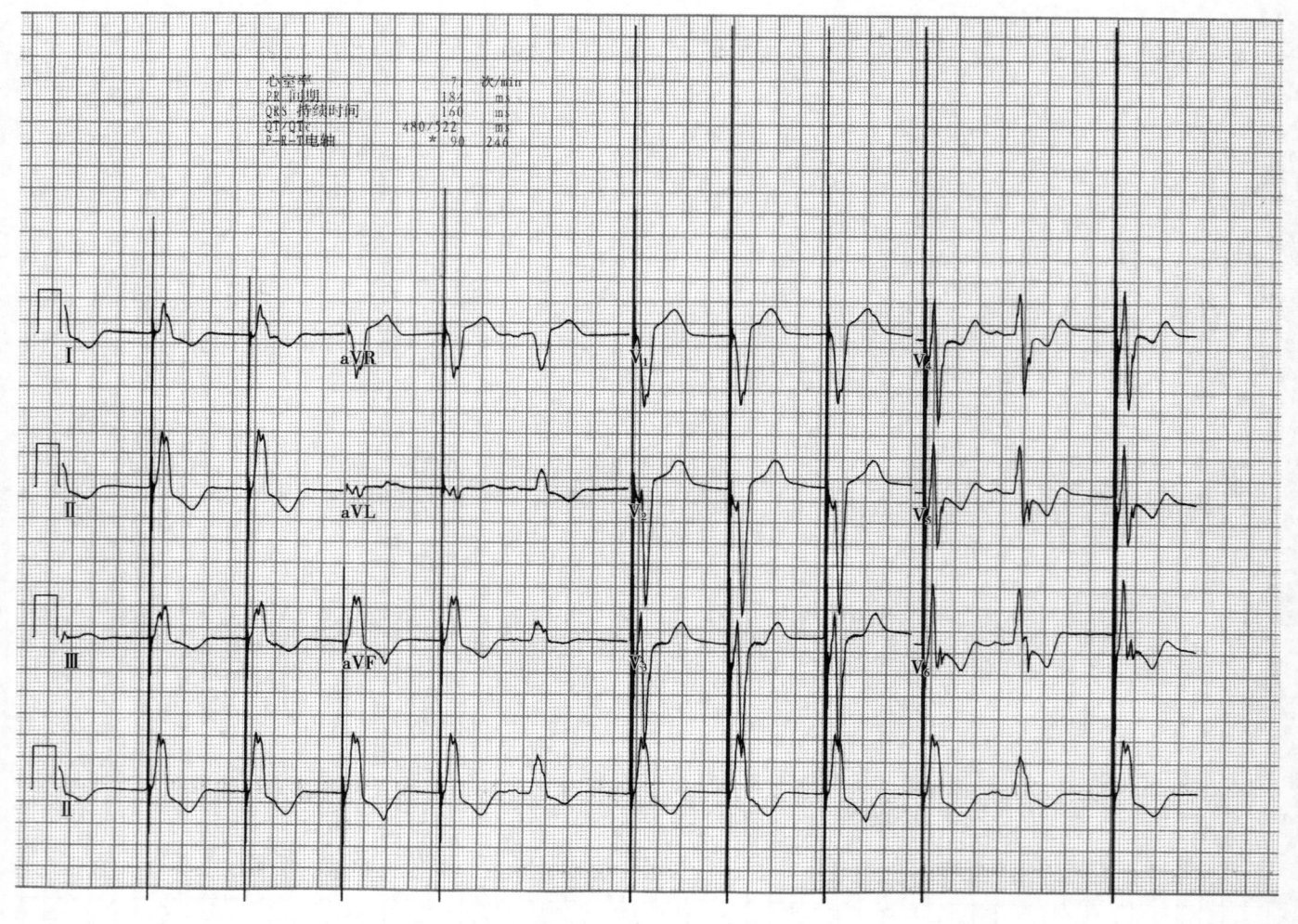

图 3 左室流出道疏通术后第 4 天：窦性心律，PR 间期 184ms，QRS 波群时限 160ms，完全性左束支传导阻滞，QT/QTc 间期 480/522ms。ST 段：V_4 ~ V_6 导联下斜型压低 0.20 ~ 0.30mV。T 波：V_4 ~ V_6 导联负正双向。VVI 方式起搏心电图，起搏 QRS 波群形态：Ⅰ、Ⅱ、Ⅲ、aVF 导联呈 R 型，V_1、V_2 导联呈 QS 型，右室流出道起搏，起搏频率 71 次 /min。

诊断：窦性心律，完全性左束支传导阻滞，心室起搏心电图，QTc 间期延长。

【点评】

1. 梗阻性肥厚型心肌病，心电图表现为左心房增大，左室收缩期负荷增重，R_{V_5} + S_{V_1} 电压异常增大，ST 段显著压低，T 波倒置。

2. 宽 QRS 心动过速诊断为室性心动过速，支持依据是 V_2、V_3 导联出现胖 r 波、R 波，不符合左束支传导阻滞图形，与图 3 中窦性心律时左束支传导阻滞波形不同。

3. 左室流出道疏通术时，左束支受到了影响，图 3 出现了左束支传导阻滞。

第12例 | 肥厚型心肌病合并心肌梗死

【临床资料】

女性，41岁，因"胸闷、憋气3年，加重半个月"入院。既往发现心电图异常20年，诊断为肥厚型心肌病，大动脉炎2年。超声心动图显示左心房增大，左心室肥大，二尖瓣轻度反流，三尖瓣中度反流，左室整体功能减低，肺动脉重度高压。冠脉造影显示前降支中段狭窄80%，因对金属过敏，未行支架治疗。

临床诊断：冠状动脉粥样硬化性心脏病，心功能不全，肥厚型心肌病，多发性动脉炎，肺动脉重度高压。

【心电图分析】

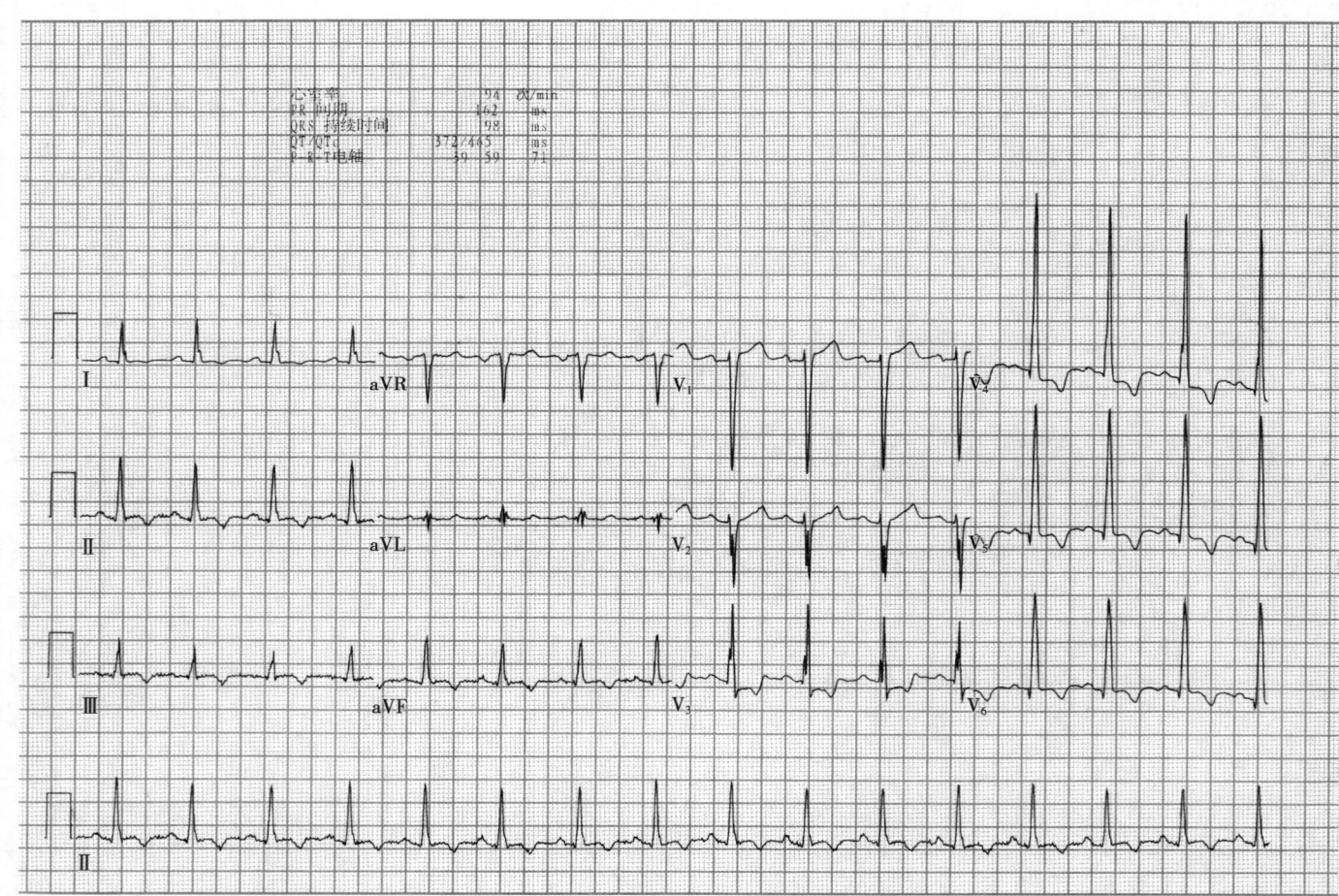

图1 35岁心电图：窦性心律，心率94次/min，PR间期162ms，QRS波群时限98ms，QRS电轴59°，QT/QTc间期372/465ms，R_{V_4} = 3.75mV，R_{V_5} = 2.7mV，R_{V_5} + S_{V_1} = 5.2mV。ST段：V_3 ~ V_5导联压低0.10 ~ 0.20mV。T波：Ⅰ、Ⅱ、Ⅲ、aVF、V_4 ~ V_6导联倒置，V_3导联负正双向，V_2、V_3导联出现碎裂QRS波。

诊断：窦性心律，左心室高电压，ST段压低，T波倒置，提示左心室肥大，碎裂QRS波。

【点评】

1. 异常 Q（QS）波　比较患者 35 岁与 41 岁心电图发现，41 岁心电图出现了显著变化，高侧壁出现了 QS 波，前侧壁出现了异常 Q 波。原有的左心室高电压图形消失，发生了完全性右束支传导阻滞。尽管缺少心肌梗死病情，仍提示患者发生过急性高侧壁及前侧壁心肌梗死，从冠脉造影分析，罪犯血管是前降支。

2. 右心室肥大　前侧壁心肌梗死，该部位 R 波幅度降低，左心室高电压波形消失。患者有肺动脉高压，心电图显示电轴右偏，R_{V_1} 增高，aVR 导联呈 rR′ 型。上述提示右心室肥大。

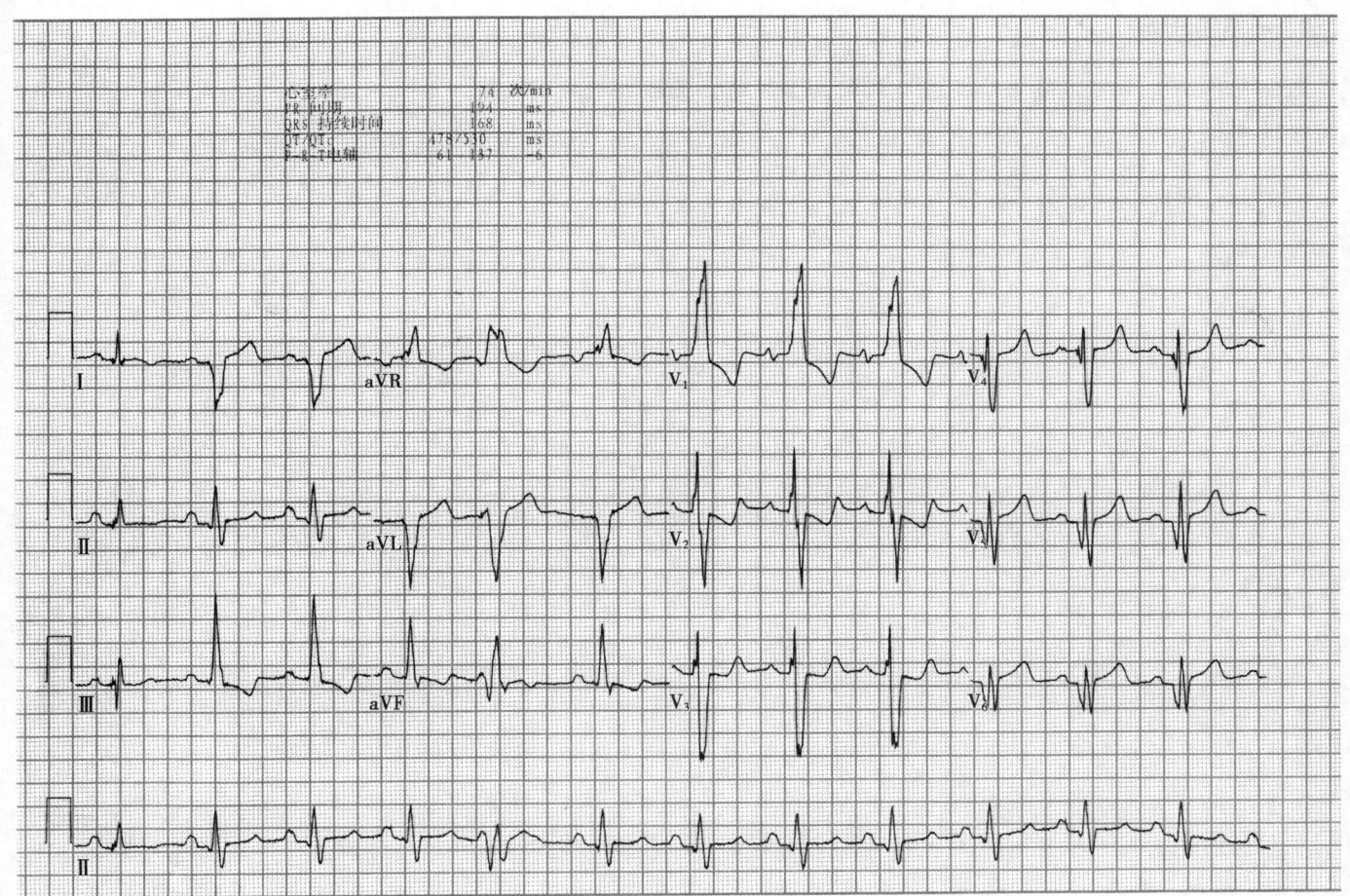

图 2　41 岁心电图：与图 1 比较，波形完全不同。窦性心律，心率 74 次 /min，PR 间期 194ms，QRS 波群时限 168ms，QRS 电轴 137°，QT/QTc 间期 478/530ms，I、aVL 导联呈 QS 型，$V_4 \sim V_6$ 导联呈 QRS 型，V_1 导联呈 R 型。第 1 个 QRS 波群是窦性激动与室性期前收缩激动形成的室性融合波。第 5 个 QRS 波群是室性期前收缩。

诊断：窦性心律，异常 Q（QS）波（I、aVL、$V_4 \sim V_6$ 导联），完全性右束支传导阻滞，室性期前收缩，室性融合波，右心室肥大？陈旧性高侧壁及前侧壁心肌梗死。

第13例 | 肥厚型心肌病室间隔部分切除加左室流出道疏通术后左心室电压明显下降

【临床资料】

男性，40 岁，因 "咳嗽，痰中带血 8 天" 入院。胸部 X 线片显示肺淤血，右心室大。超声心动图显示左室壁非均匀性增厚（前间隔 3.9cm，左室前壁 2.2cm，左室后壁 1.3cm），右室流出道静息下压差 22mmHg，活动后压差 60mmHg。冠状动脉 CTA 未见异常，前降支中段心肌桥 - 壁冠状动脉，冠脉造影未见明显异常。血生化检查显示钾 3.52mmol/L，钙 2.12mmol/L，谷丙转氨酶 111.4U/L，谷草转氨酶 41.0U/L。

临床诊断： 梗阻性肥厚型心肌病，高血压。

【动态心电图分析】

动态心电图监测 24h 发生室性心动过速 3 阵，有室性期前收缩、房性期前收缩。

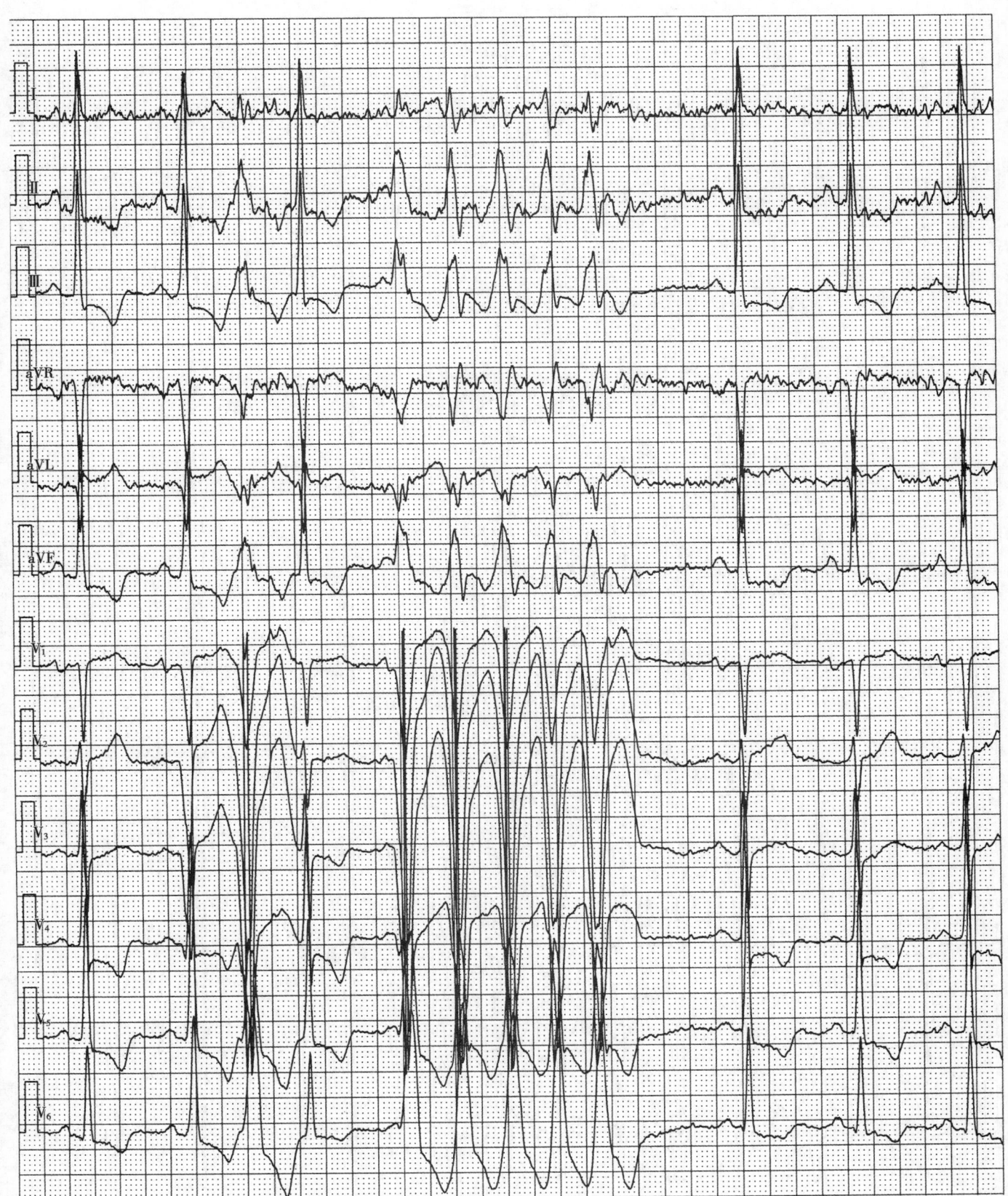

图 1 有肌电干扰。窦性心律，Ⅱ、Ⅲ、aVF、V₅、V₆ 导联 QRS 波群振幅显著增高，符合肥厚型心肌病心电图。ST 段：Ⅱ、Ⅲ、aVF、V₄～V₆ 导联下斜型压低 0.15～0.375mV。T 波：Ⅱ、Ⅲ、aVF、V₄～V₆ 导联倒置。第 3 个宽 QRS 波群是插入性室性期前收缩。第 5～9 个宽大、畸形的 QRS 波群类似左束支传导阻滞图形，短阵室性心动过速，心室率 166 次/min。

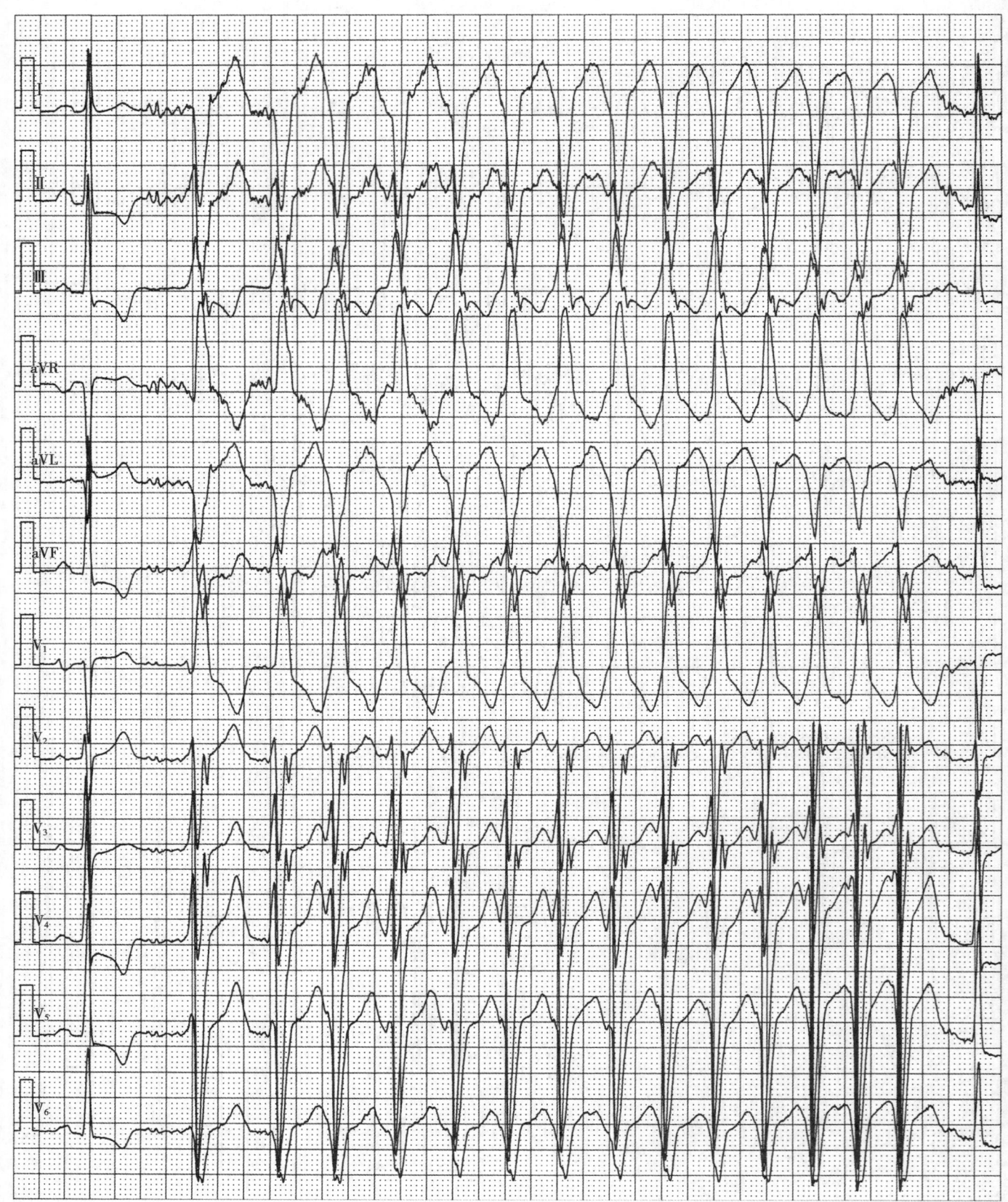

图 2 第 1 个与最后一个心搏为窦性, 其余 QRS 波群宽大、畸形, V₁ 导联呈 R 型, 频率逐渐加快后终止, 心室率 150 次 /min, 提示室性心动过速起自左心室。

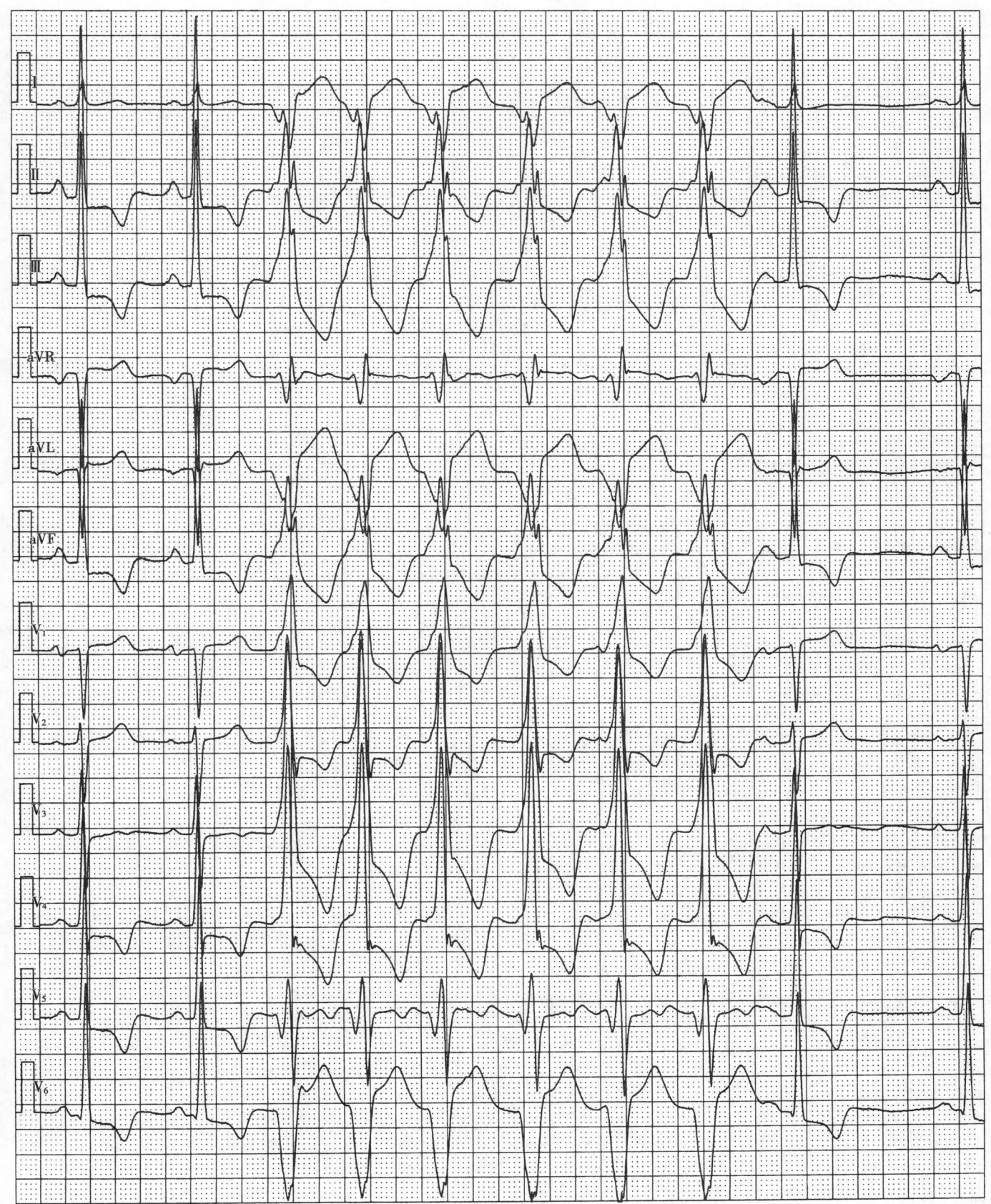

图 3 已没有干扰，窦性 P 波时限 0.14s，第 3～8 个 QRS 波群时限达 0.24s，频率约为 95 次 /min，提示起自左室游离壁流出道心动过速（加速性）。

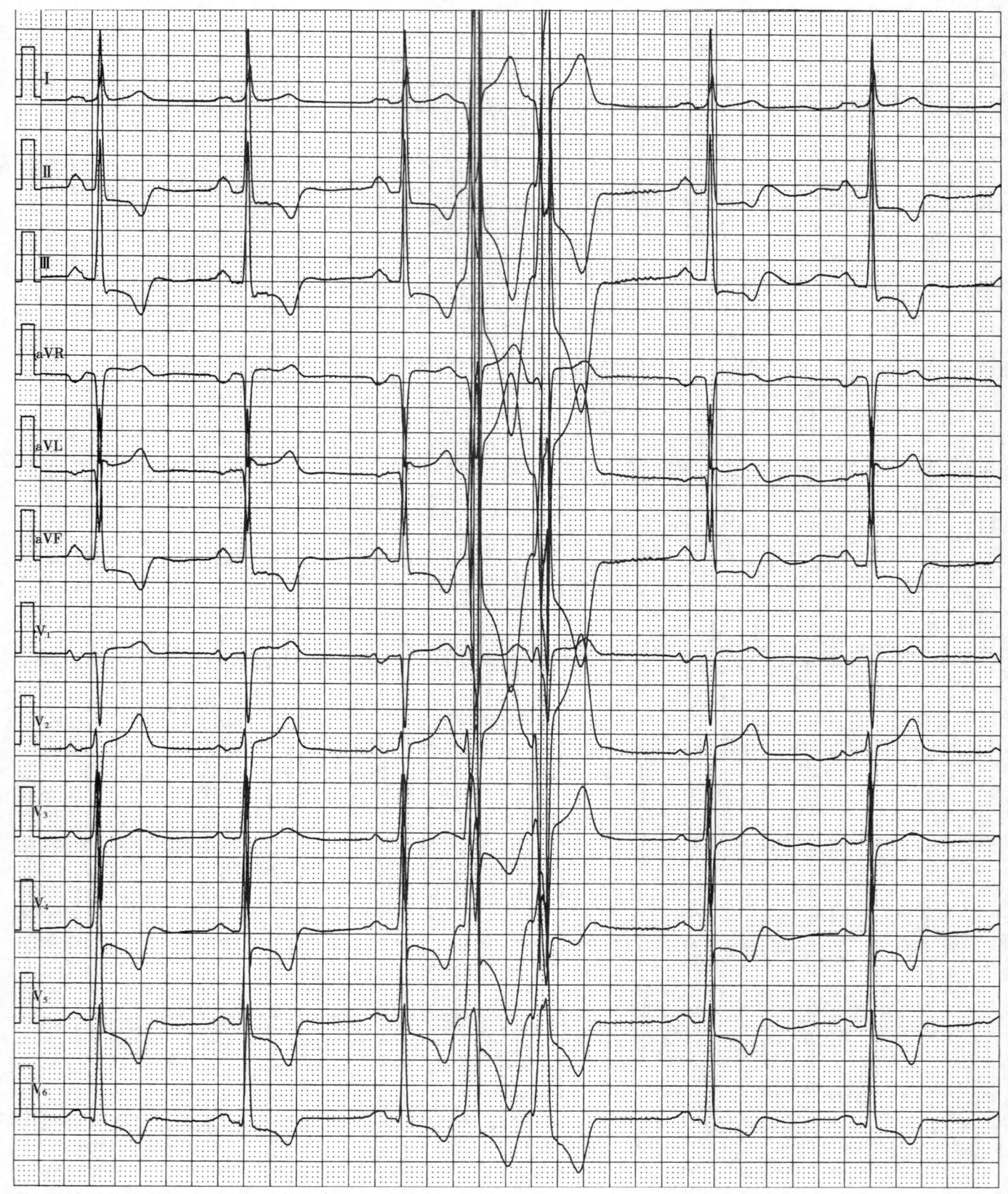

图 4　成对室性期前收缩起自右室流出道。注意两个室性期前收缩形态不同，起自右室流出道不同部位。

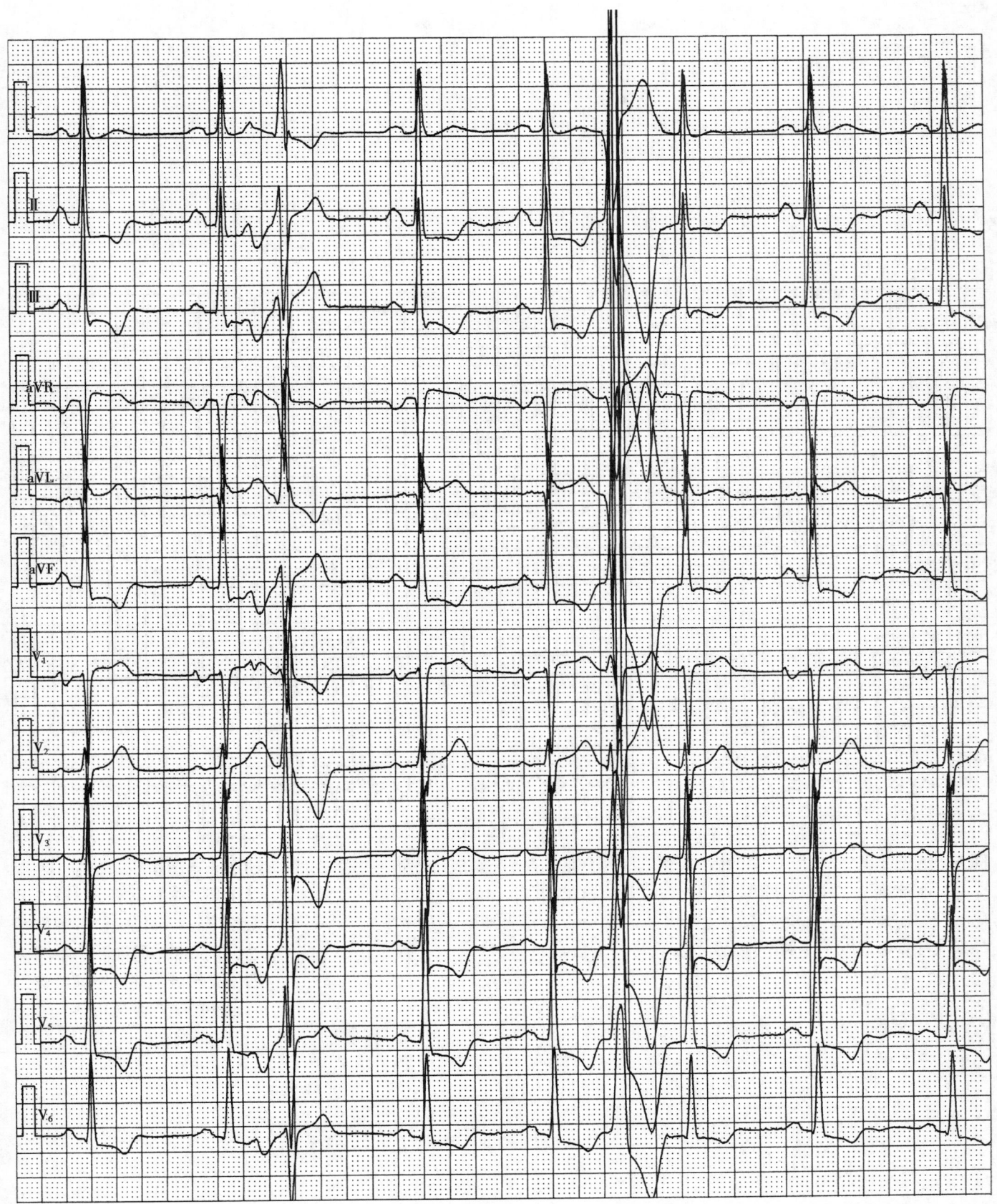

图 5　第 3 个心搏是房性期前收缩伴右束支传导阻滞加左前分支传导阻滞型心室内差异传导。第 6 个高大的 QRS 波群起自右室流出道的插入性室性期前收缩。

肥厚型心肌病室间隔部分切除加左室流出道疏通术后左心室电压明显下降

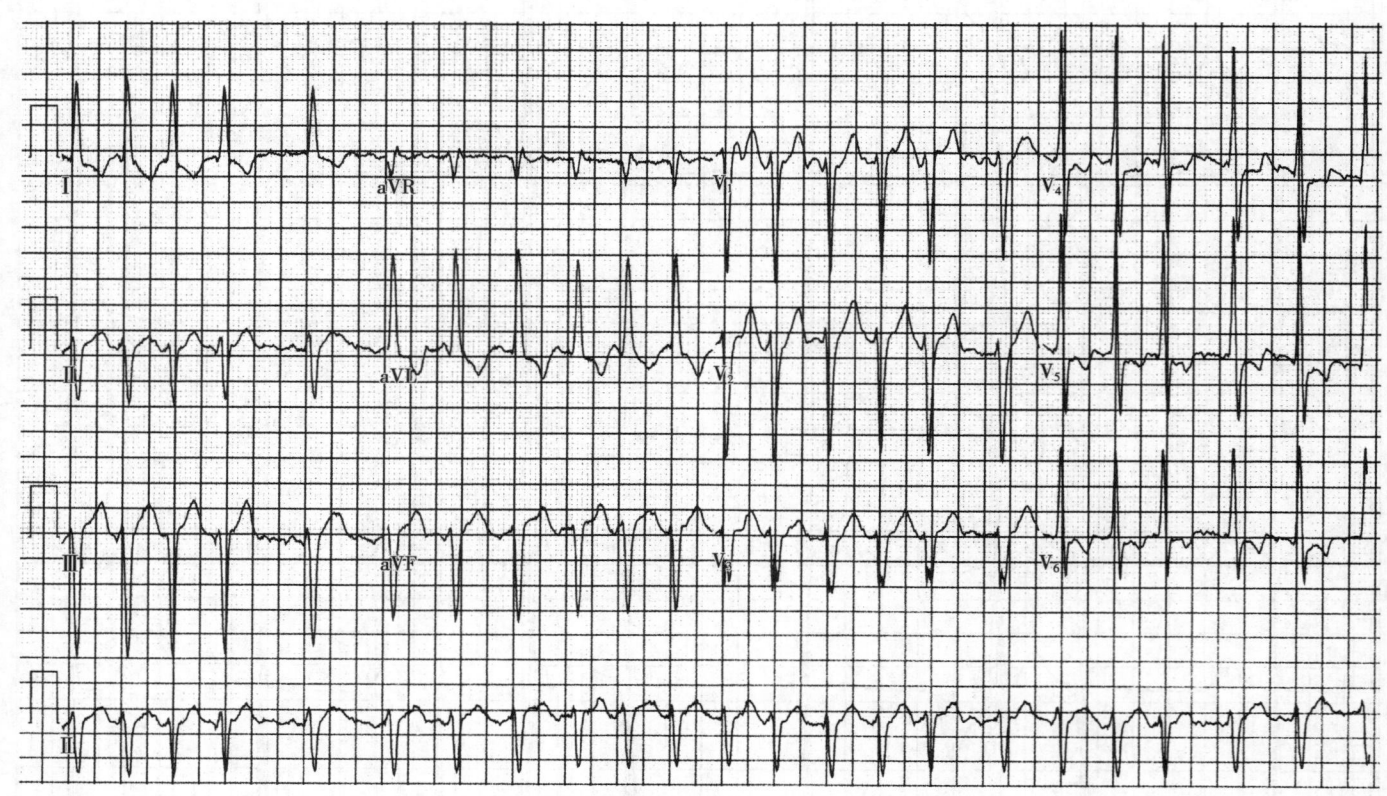

图 6 描记于图 1～图 5 1 年以后，行室间隔部分切除术、左室流出道疏通术后 6 个月：心房颤动，平均心室率 134 次 /min，QRS 波群时限 114ms，QRS 电轴 −52°，QT/QTc 间期 290/435ms。R_{aVL} = 1.9mV，R_{V_5} = 2.8mV。ST 段：I、aVL、V_4～V_6 导联压低 0.10～0.15mV。T 波：I、aVL、V_5、V_6 导联倒置。

动态心电图诊断：窦性心律，P 波增宽，左心室肥大，短阵多源性室性心动过速，多源性室性期前收缩，房性期前收缩伴右束支传导阻滞加左前分支传导阻滞型室内差异传导。

【点评】

1. 这是一例梗阻性肥厚型心肌病患者的动态心电图与常规心电图，很遗憾没有术前的常规心电图，也没有术后的动态心电图。这里只能对术前的动态心电图与术后的常规心电图进行对照分析，尽管这种比较是不严谨的，但仍能说明如下问题：术前动态心电图显示 P 波增宽，超声心动图没有对心房的检查有任何说明，从病因分析，P 波增宽与心房内传导障碍、左心房肥大有关。行室间隔部分切除术、左室流出道疏通术后，左心室电压明显下降，ST-T 改变的程度减轻，电轴发生了显著左偏，QRS 波群时限延长，出现了心房颤动。病情有改善（ST-T 改变减轻）、有进展（出现心房颤动）。

2. 图 5 中房性期前收缩的 P′R 间期延长加右束支传导阻滞（RBBB）+ 左前分支传导阻滞（LAH），提示左后分支不应期最短。

3. 冠脉造影正常，显著的 ST 段压低、T 波倒置与冠状动脉本身无关，是肥厚型心肌病引起的。

4. 3 阵室性心动过速形态不同，起自左、右心室不同部位。图 3 中室性心动过速的 QRS 波群时限最长达 0.24s，Ⅰ、V_6 导联呈 QS 型，提示室性心动过速起自左室高侧壁近心外膜处，因为此处的室性 QRS 波群时限最宽。

第14例 | 肥厚型心肌病心房起搏

【临床资料】

男性，82岁，因"发作性心悸18年，复发4h"入院。18年前发作心悸、胸闷，心前区不适，向肩背部放射，诊断为冠心病。13年前突发胸痛入院。冠脉造影显示第二对角支开口处狭窄90%，植入支架1枚。起搏器植入13年，7年前出现阵发性心房颤动。超声心动图显示室间隔12mm，右室心尖部17mm，左室舒张功能减退。起搏器：心房脉宽0.48ms，阻抗540Ω，起搏阈值0.8V，P波振幅1.6mV，起搏频率58次/min；心室脉宽0.48ms，阻抗66Ω，起搏阈值0.4V，R波幅度20mV，起搏器型号Medtronic SD303。

临床诊断： 冠心病，肥厚型心肌病，起搏器植入术后。

【动态心电图分析】

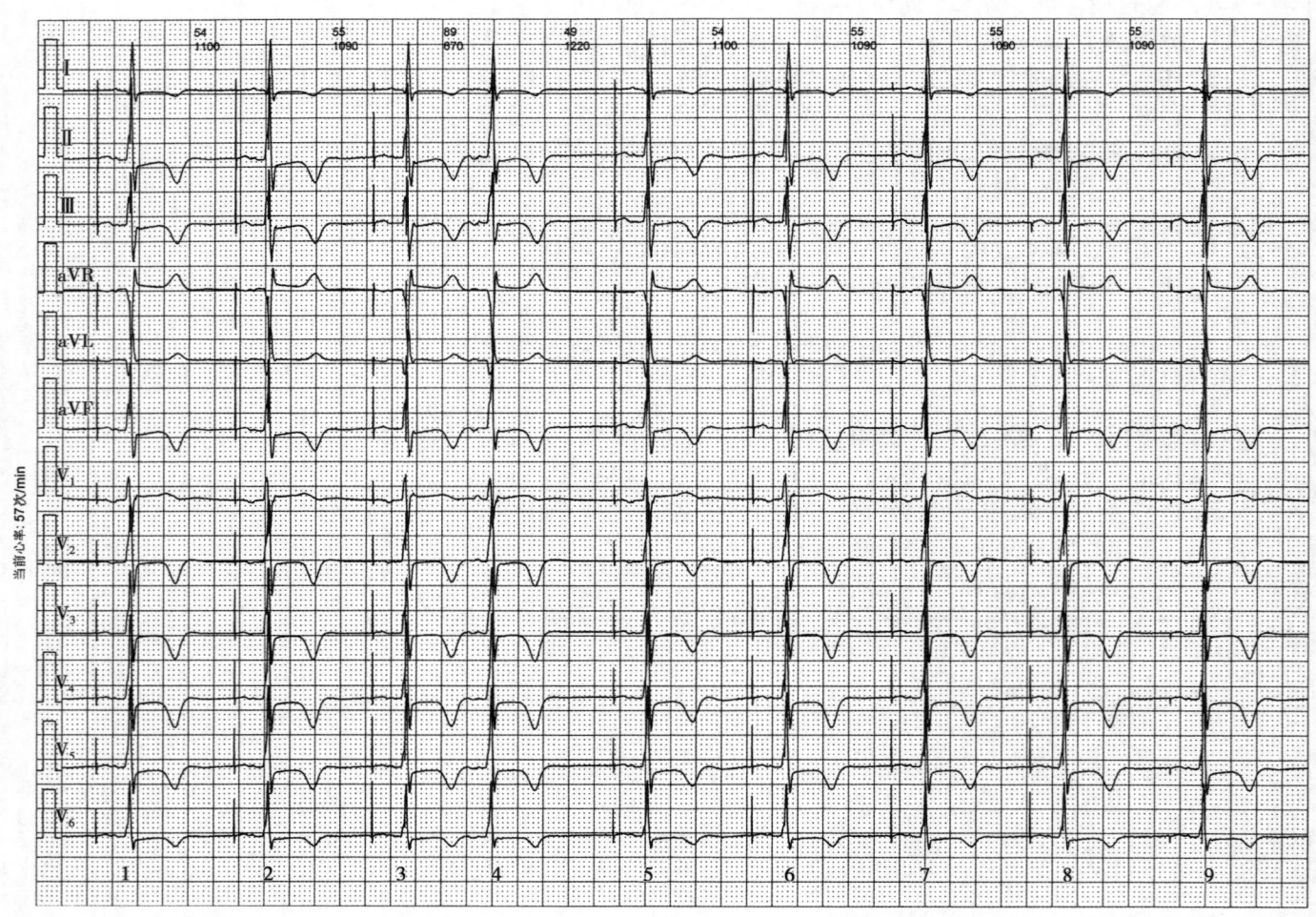

图1 DDD工作方式。注意心室脉冲位于R峰上，形成假性室性融合波。心房起搏的P′波切迹或双峰，P′时限约为0.12s，AV间期0.24s，AR间期0.21s。第4个心搏是房性期前收缩重整DDD周期，房性期前收缩的P′R间期0.14s。Ⅰ、Ⅱ、Ⅲ、aVF、V₃~V₆导联ST段水平型下降0.05~0.15mV，T波倒置；aVR、V₁导联ST段抬高0.10mV，T波直立。QT间期0.47s。

【点评】

1. ST 段水平型压低与 T 波广泛倒置,至少受两种因素的影响,其中肥厚型心脏病占主要因素。有第二对角支狭窄的因素,但不是主要的,因为 ST-T 改变是广泛的。

2. 窦性 P 波形态与心房起搏的 P′ 波形态不同,因为不同部位起搏点引起时的心房激动程序不同,P 波形态会发生相应的改变。

3. 窦性 P 波时限正常,心房起搏的 P′ 波时限延长,心房起搏电极位于右心耳,激动心房顺序为右心耳→右心房→房间隔→左心房,与窦性激动比较,右心耳起搏激动心房时限延长,P′ 波时限延长。但不是所有右心耳起搏 P′ 波时限都延长。心房起搏的 P′ 波时限延长能否诊断心房内传导阻滞,仍有待研究。

4. 两个房性期前收缩的 P′ 波方向相反,诊断为双源性房性期前收缩。房性期前收缩的 P′R 间期(图 1)比右心耳起搏的 AR 间期短,心房下部的激动到达心室的时间比右心耳短,P′R 间期也短。

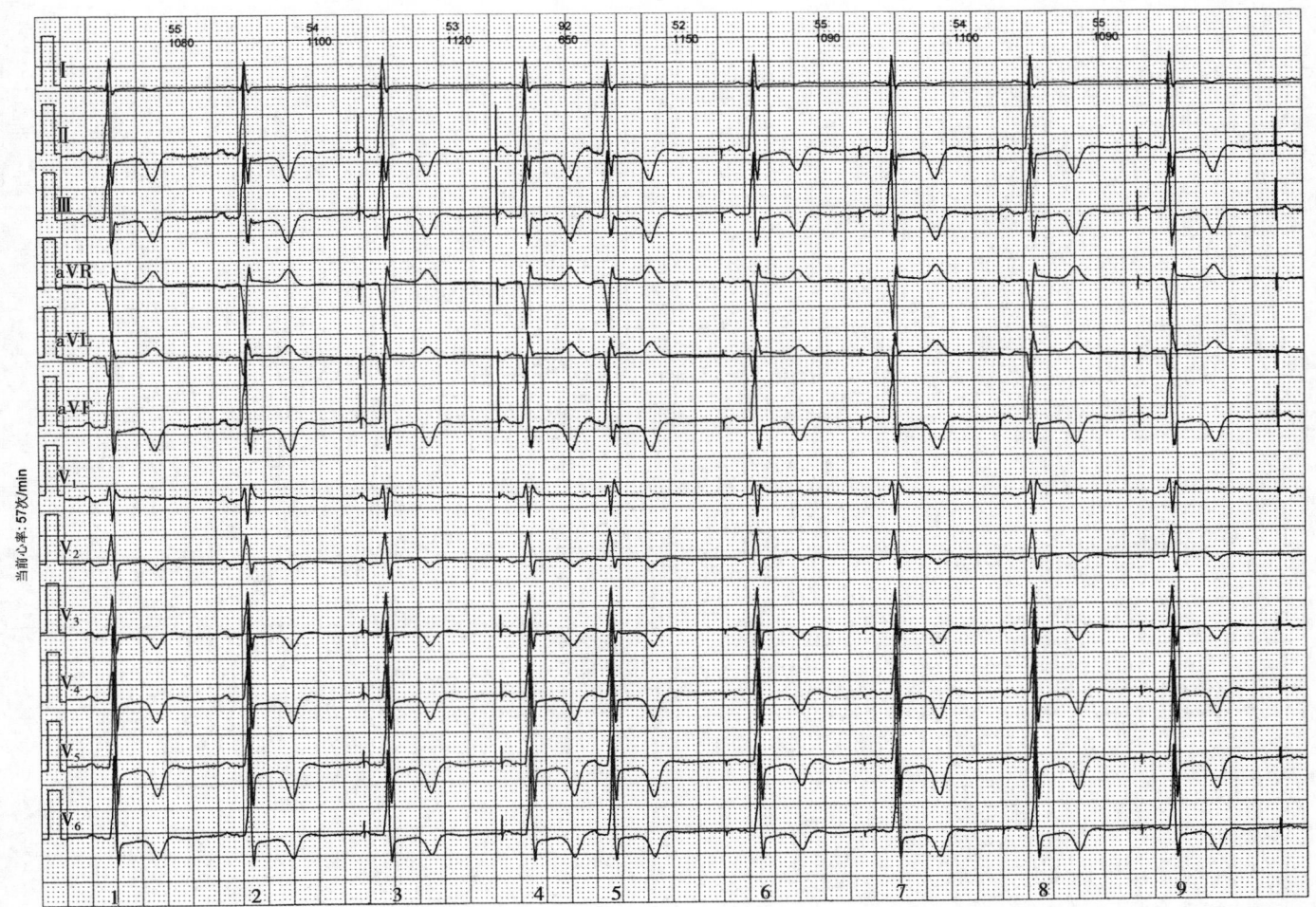

图 2 第 1~4 个心搏是窦性心律,心房脉冲出现在第 3 个窦性 P 波上,从 P 波形态上看,第 4 个心搏的 P 波起全有心房脉冲,但这个 P 波形态与窦性 P 波相同,纯窦性 P 波,房性期前收缩的 P′ 波正向。房性期前收缩之后出现的是 AAI 方式起搏心律,P′R 间期(AR 间期)0.20s。

动态心电图诊断: 窦性心动过缓,双源性房性期前收缩,心房起搏心律(AAI),房室顺序起搏心律(假性室性融合波),假性房性融合波,ST 段压低,T 波倒置。

肥厚型心肌病心房起搏

第15例 | 扩张型心肌病伴 ST 段显著压低及短阵多源性室性心动过速

【临床资料】

男性,69 岁,因 "胸闷、气短 1 年,加重 1 周" 入院。查体:血压 153/72mmHg,身高 170cm,体重 70kg,BMI 24.7kg/m²。超声心动图显示全心扩大,左室整体功能重度减低,重度肺动脉高压,二尖瓣、三尖瓣重度反流,主动脉瓣中度反流,肺动脉瓣轻度反流。冠脉造影显示左主干、前降支、回旋支和右冠状动脉均未见明显狭窄。

临床诊断:扩张型心肌病,心功能不全,高血压。

【心电图分析】

图 1 是常规心电图,图 2 和图 3 是动态心电图。

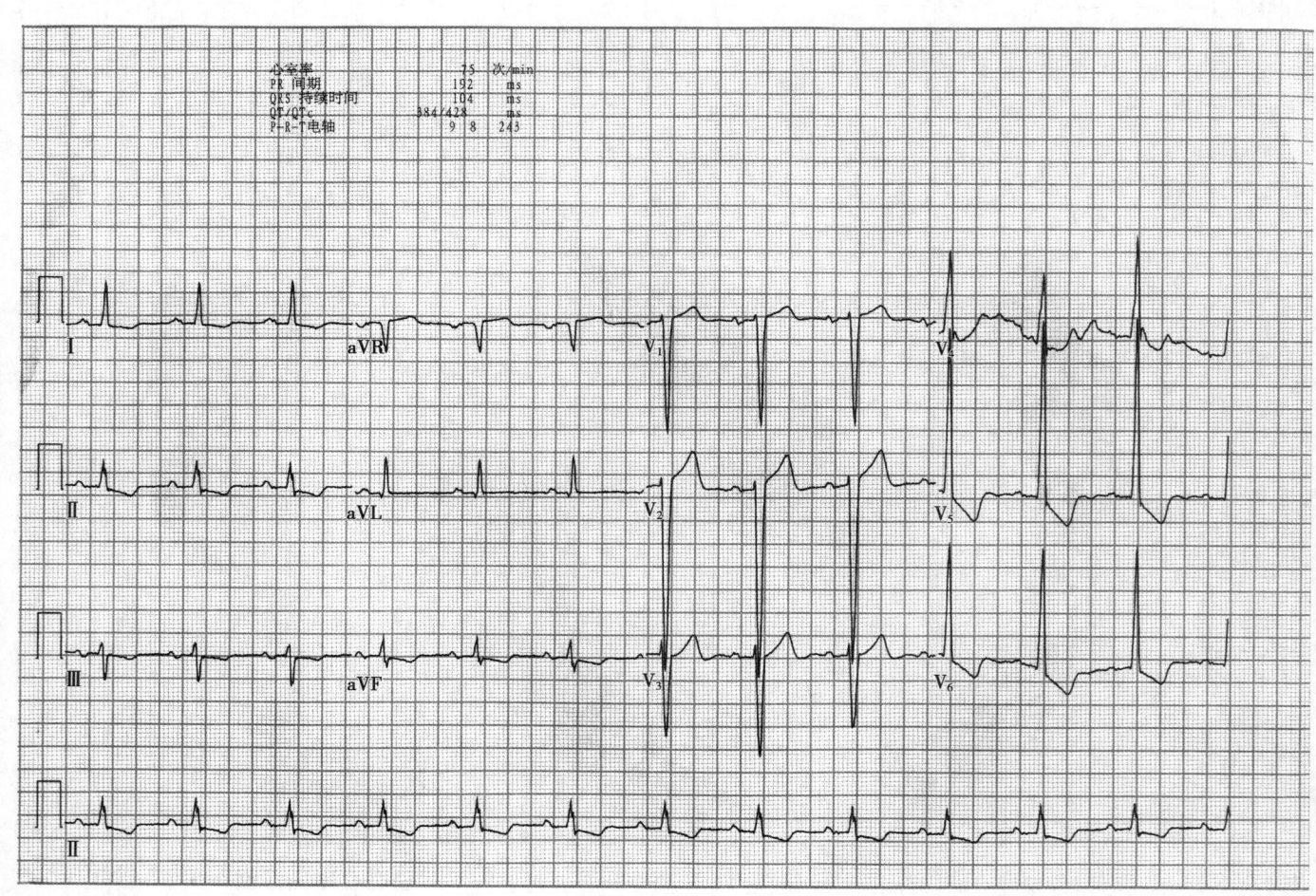

图 1 窦性心律,心率 75 次 /min,PR 间期 192ms,QRS 波群时限 104ms,QT/QTc 间期 384/428ms,QRS 电轴 8°。R_{V_5}=3.9mV,R_{V_6}=2.65mV。ST 段:Ⅰ、Ⅱ、Ⅲ、aVF、V_4 ~ V_6 导联下斜型压低 0.05 ~ 0.30mV,aVR、V_1、V_2 导联抬高 0.10 ~ 0.30mV。T 波:Ⅰ、Ⅱ、Ⅲ、aVF、V_5、V_6 导联倒置,aVR、V_1 ~ V_3 导联直立。

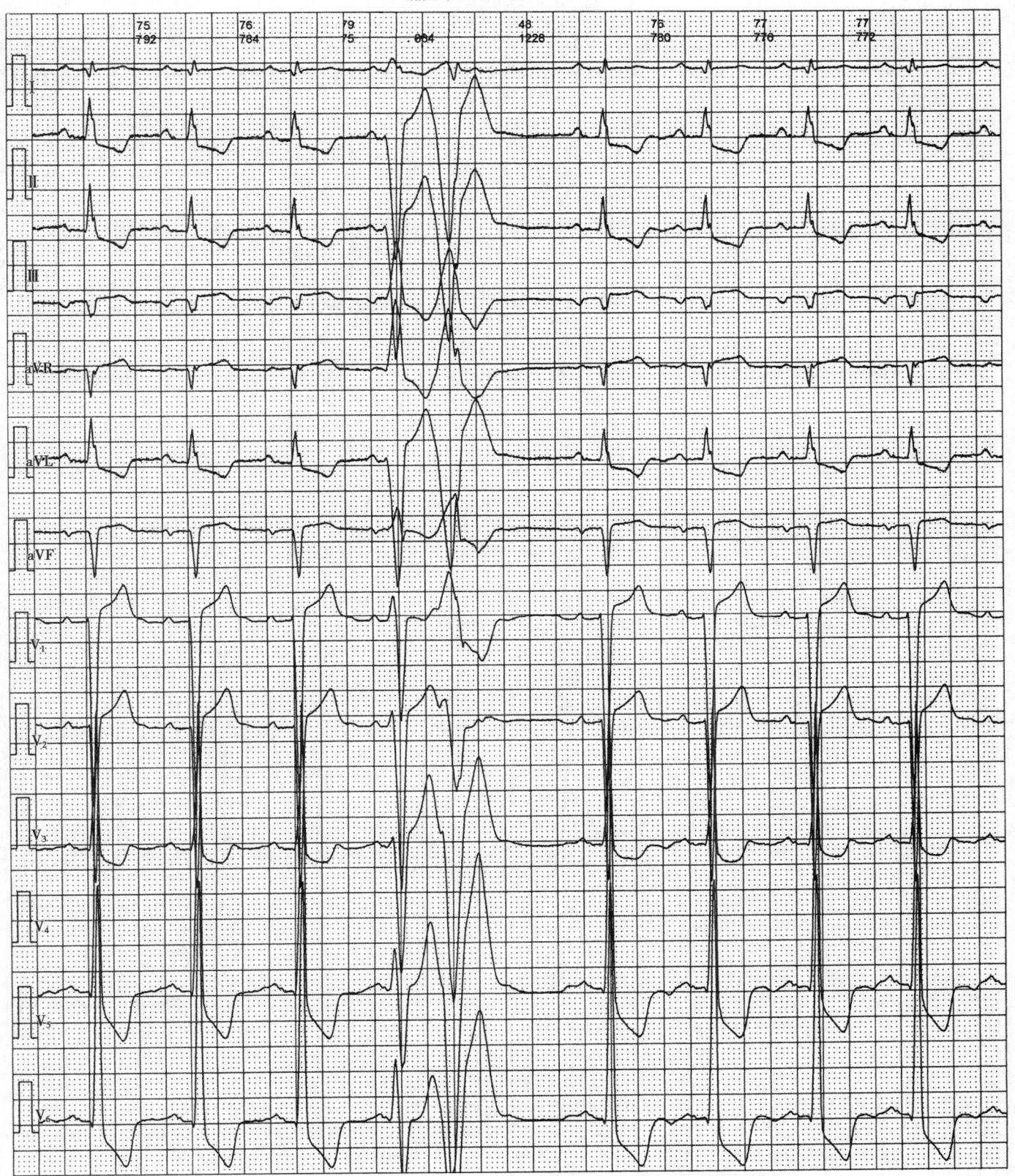

当前心率: 77次/min

图 2 窦性心律，心率 77 次 /min，V_5、V_6 导联 R 波异常增高。ST 段: $V_4 \sim V_6$ 导联下斜型压低 0.25 ～ 0.60mV，Ⅱ、Ⅲ、aVF 导联压低 0.125 ～ 0.225mV。T 波: Ⅱ、Ⅲ、aVF、V_5、V_6 导联倒置。U 波: V_5、V_6 导联倒置。宽 QRS 波群室性期前收缩，第 1 个室性期前收缩是窦性激动与室性期前收缩产生的室性融合波。

扩张型心肌病伴 ST 段显著压低及短阵多源性室性心动过速   433

当前心率: **87**次/min

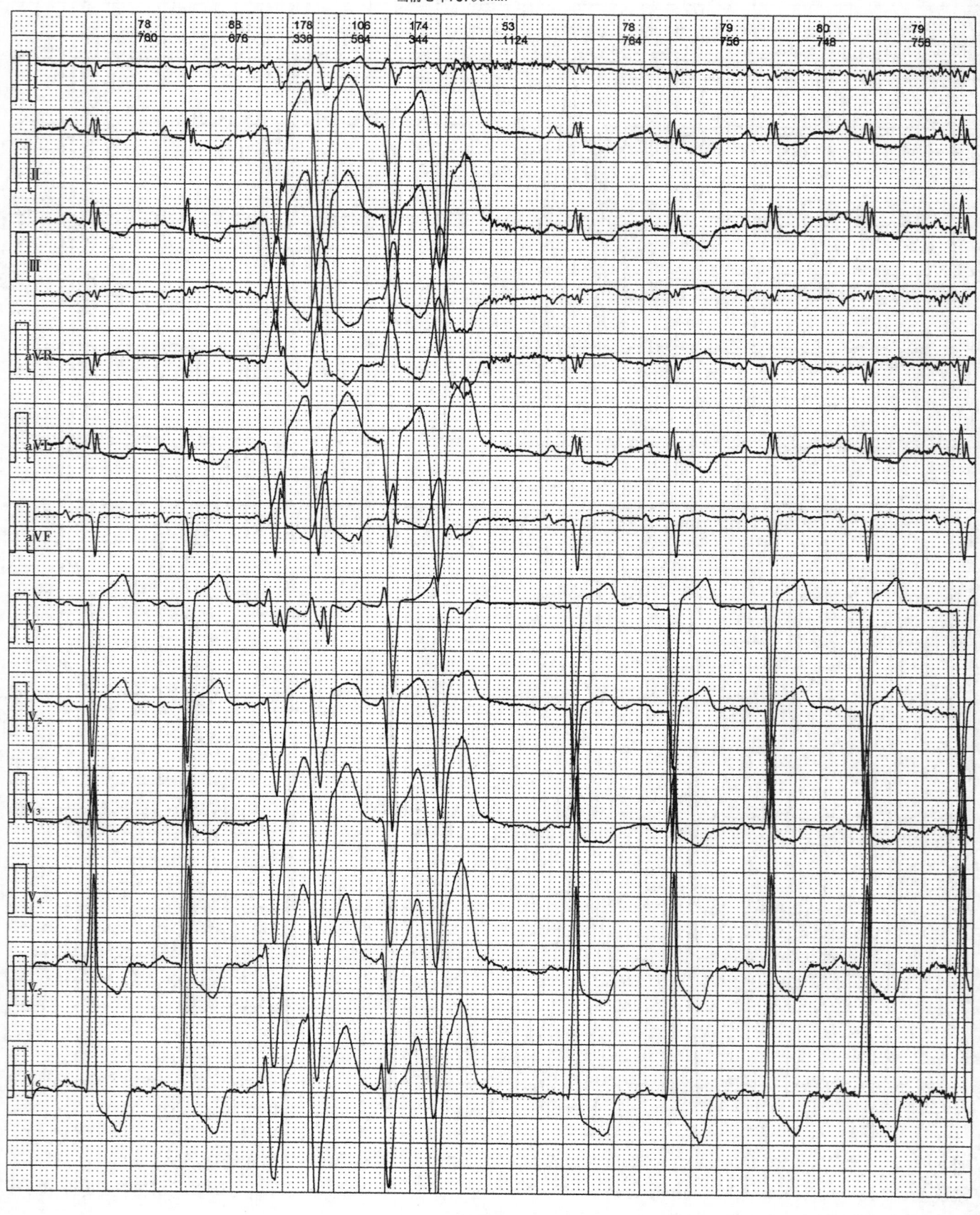

图 3 4 个宽大、畸形的 QRS 波群组成短阵室性心动过速,其特点:其前均无相关的 P 波,QRS 波群时限 > 0.12s,波形不同,RR 间期不等。

心电图诊断: 窦性心律,左心室高电压,ST 段显著压低(V₄~ V₆ 导联),T 波倒置(Ⅱ、Ⅲ、aVF、V₅、V₆ 导联),U 波倒置(V₅、V₆ 导联),室性期前收缩,短阵多源性室性心动过速,室性融合波,洋地黄影响。

【点评】

1. 导联系统　常规心电图导联系统已有 70 余年的历史,已经被世界心脏病病学和心电学界公认。12 导联动态心电图导联系统胸壁 V₁~ V₆ 导联电极位与常规心电图相同。标准肢体导联系统是改良的,采用运动试验的导联系统。将所谓的标准肢体导联系统与常规心电图标准肢体导联系统比较,一般规律是电轴向右偏移, Ⅰ、aVL 导联 R 波振幅降低,甚至变小综合波或 QRS 主波向下,Ⅲ导联 R 波振幅增高, aVR 导联仍主波向下。同一患者由于体位不同,心电图波形也可能发生明显变化。

2. QRS 波群电压在 V₅、V₆ 导联异常高大,为什么不诊断为左心室肥大? 因为扩张型心肌病患者只能做出左心室扩大或左心室高电压的诊断。

3. 显著的 ST 段压低、T 波倒置,为什么不诊断为冠状动脉供血不足? 因为冠脉造影未见明显狭窄,至少没有大的冠状动脉病变参与,是否为微循环障碍,需要进一步检查与观察。这种严重的 ST 段压低、T 波倒置可能与心肌病引起的心肌损害密切相关。扩张型心肌病患者心功能不全、全心显著扩大,复杂室性期前收缩、室性心动过速的发生频率都很高。把这些心电图异常及时报告临床医师,对于决策治疗、预后评估等都很重要。如果不结合临床分析心电图,这份心电图和动态心电图报告只写左心室高电压、ST-T 改变,对临床帮助就有限。

第16例 | 扩张型心肌病的异常 Q 波

【临床资料】

男性，36 岁，因"胸闷、憋气 3 年"入院。既往吸毒史 2 年，已戒毒；吸烟史 20 年；糖尿病病史 12 年。查体：血压 101/81mmHg，身高 172cm，体重 77.2kg，BMI 26.16kg/m²。超声心动图显示全心扩大，二尖瓣、三尖瓣重度反流，主动脉瓣中度反流，左室舒张功能明显减低，EF 17%。

临床诊断： 扩张型心肌病，心功能Ⅲ级（NYHA 分级），糖尿病 2 型，肺动脉中度高压。

图 1 窦性心律，心率 91 次 /min。PR 间期 0.16s，QRS 波群时限 0.13s。V_1～V_4 导联呈 qR 型，前间壁及前壁异常 Q 波，完全性右束支传导阻滞。ST 段：Ⅱ、Ⅲ、aVF、V_1～V_6 导联下斜型压低 0.10～0.25mV。T 波：Ⅱ、Ⅲ、aVF、V_1～V_5 导联倒置。QT 间期 0.40s。第 3、6、9 个心搏的特点，PR 间期 0.10s，QRS 波群时限 0.17～0.19s，Ⅱ、Ⅲ、aVF 导联呈 R 型及 qR 型，R 波降支顿挫，V_1～V_4 导联呈 rR 型，V_6 导联呈 R 型，源于右室游离壁的室性期前收缩。

当前心率: 91次/min

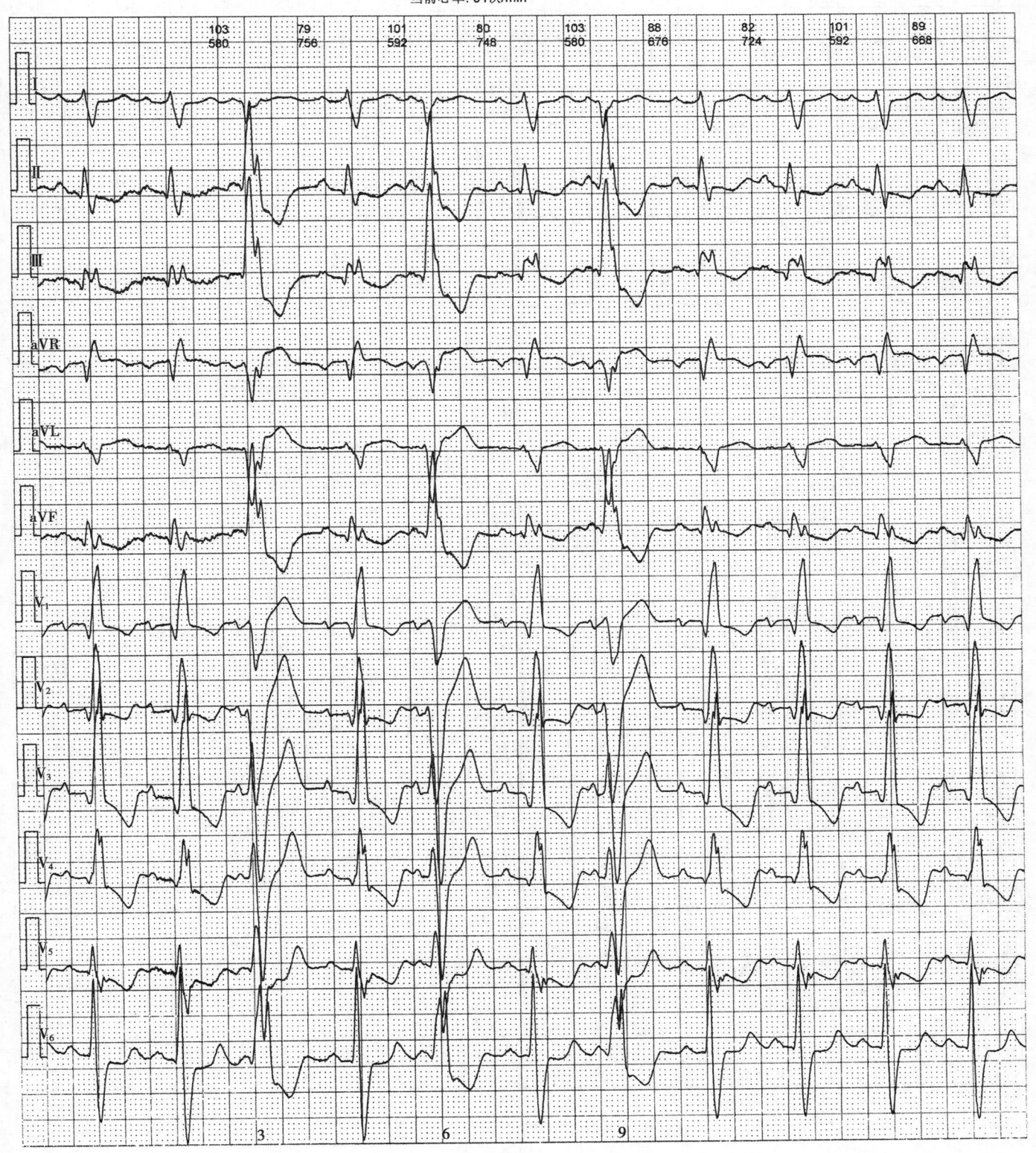

扩张型心肌病的异常 Q 波

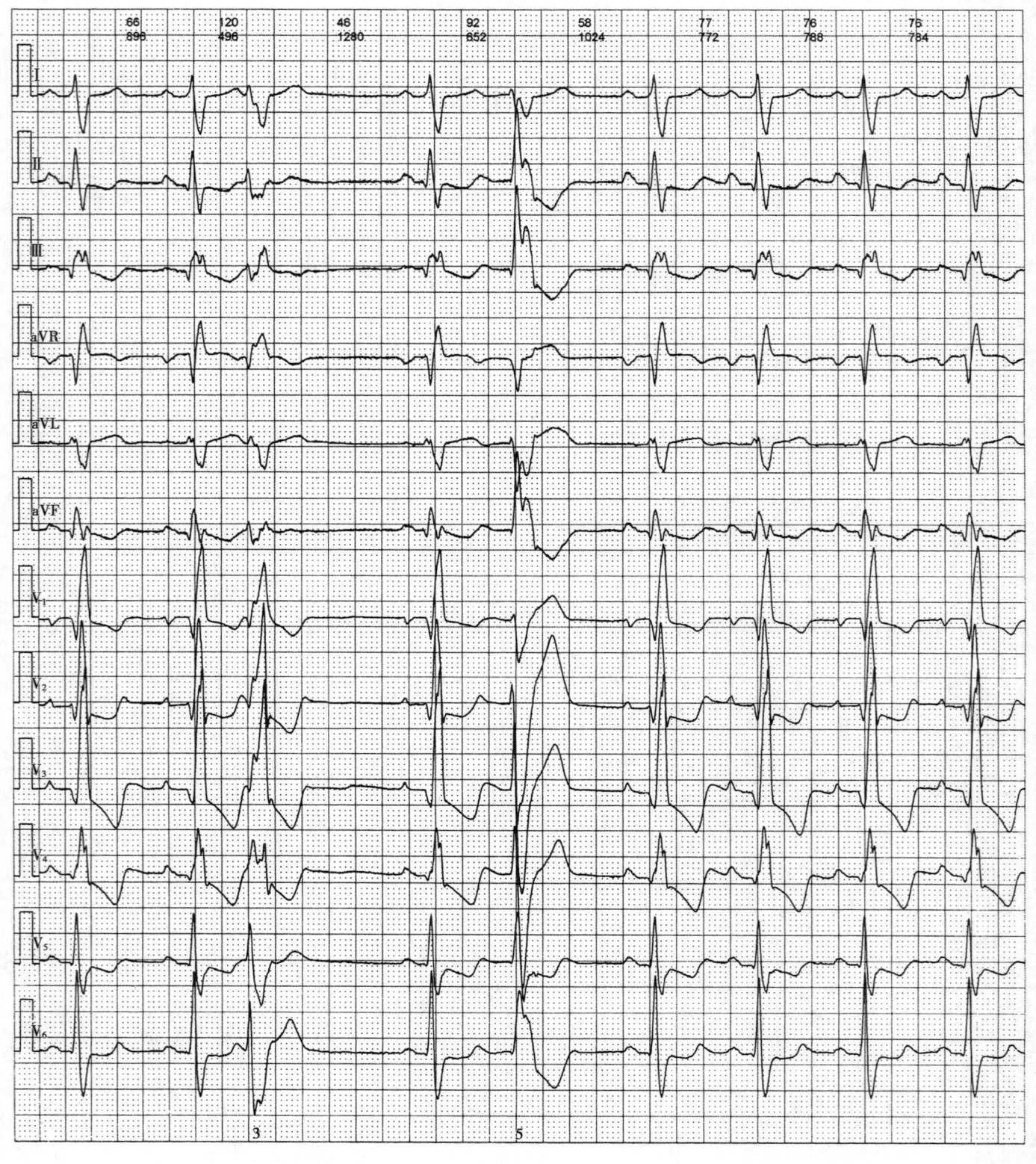

图 2　第 5 个 QRS 波群时限 0.18s，波形与图 1 中的第 3、6、9 个 QRS-T 波形一致，同源室性期前收缩来自右室游离壁。

动态心电图诊断：窦性心律，异常 q 波（前间壁及前壁），ST 段压低（下壁、前间壁、前壁及前侧壁），T 波倒置（下壁、前间壁及前壁），特宽型室性期前收缩，室性融合波。

【点评】

1. 扩张型心肌病的异常 q 波　本例患者心电图上 $V_1 \sim V_4$ 导联出现了异常 q 波，患者没有冠心病病史，超声心动图显示全心扩大，结合心电图上 QRS 波群时限明显增宽、多源性特宽型室性期前收缩，支持扩张型心肌病的诊断。患者 EF 17%，心功能 III 级，预后较差。扩张型心肌病的异常 q 波与心肌梗死性 q 波应结合临床进行鉴别，后者有心肌梗死病史，超声心动图显示节段性室壁运动障碍等。

2. 舒张晚期室性期前收缩　图 1 中室性期前收缩之前有 P 波，PR 间期缩短，应注意与右侧旁路引起的间歇性预激综合征相鉴别。图 2 中第 5 个 QRS 波群是起自右室游离壁的室性期前收缩，波形与图 1 中第 3、6、9 个 QRS-T 波形一致，证明是舒张晚期的右室游离壁期前收缩。

3. ST-T 改变　完全性右束支传导阻滞引起的继发性 ST-T 改变见于 V_1、V_2 导联。本例 ST 段压低、T 波倒置出现在 $V_3 \sim V_6$ 导联，属于病理现象。

第 17 例 | 扩张型心肌病

【临床资料】

男性，61 岁，因"活动后呼吸困难 6 年，加重 2 天"入院。既往高血压病史 40 年余，最高血压 180/110mmHg。查体：血压 141/169mmHg，身高 181cm，体重 88kg，BMI 26.9kg/m²。超声心动图显示双侧心房扩大，左心室扩大，二尖瓣中度反流，三尖瓣、主动脉瓣轻度反流，左室舒张功能减低。冠脉造影显示右冠状动脉开口处狭窄 40%，钝缘支狭窄 40%。

临床诊断：冠状动脉粥样硬化，扩张型心肌病，高血压 3 级（很高危），心功能Ⅲ级，糖尿病，慢性肾功能不全。

【心电图分析】

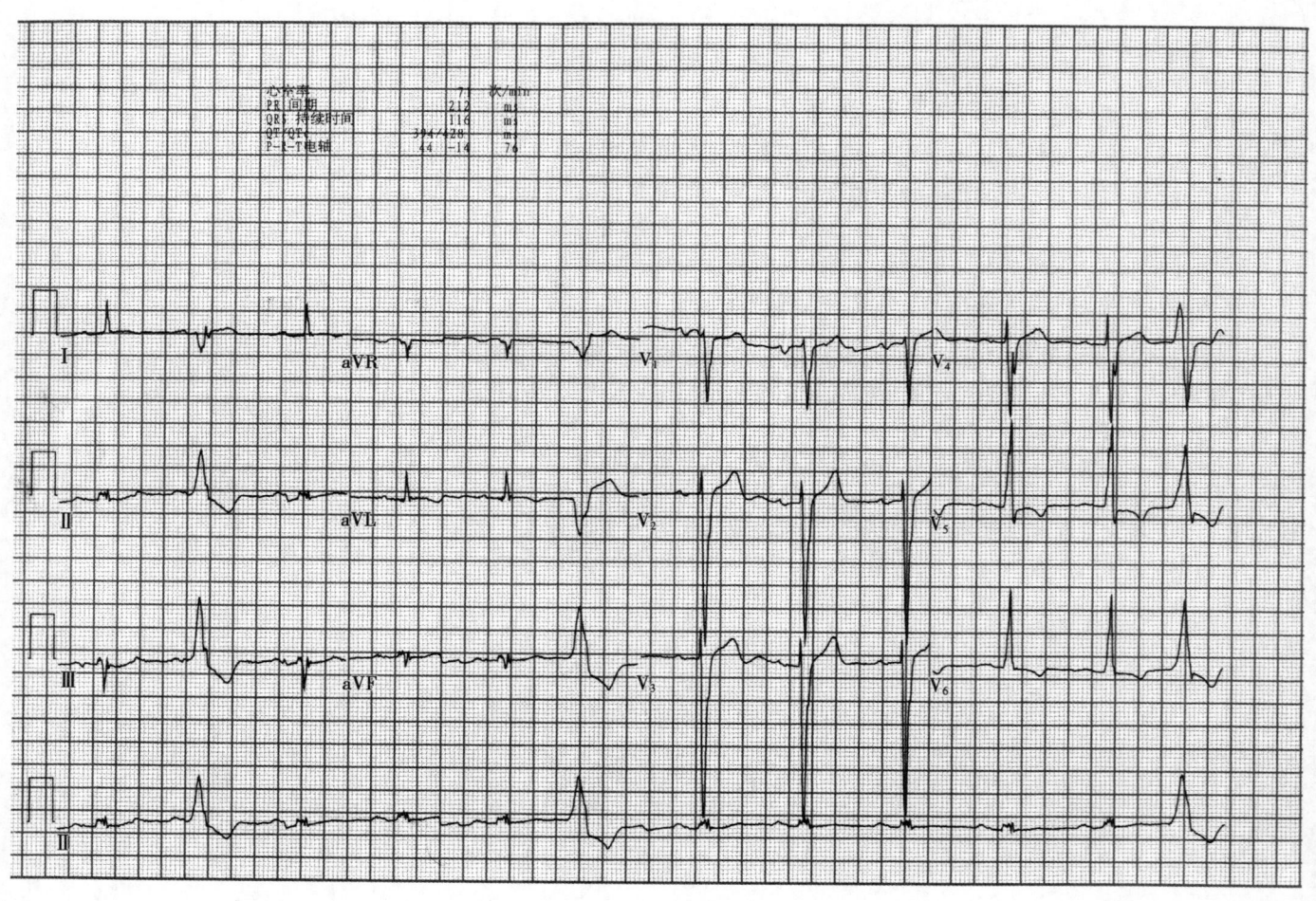

【点评】

这是一例扩张型心肌病患者心电图，表现出多部位传导障碍，P 波明显增宽切迹，为心房内传导阻滞，房室传导延迟，PR 间期轻度延长。QRS 波群时限延长及碎裂 QRS 波提示左心室心肌病变，S$_{V_2}$ 增深提示左心室扩大。

图 1 窦性心律，心率 71 次 /min，P 波时限 120ms，PR 间期 212ms，Ⅱ、Ⅲ、aVF 导联出现碎裂 QRS 波，QRS 波群时限 116ms，非特异性心室内传导障碍。ST 段：V$_5$、V$_6$ 导联压低 0.05 ～ 0.075mV。T 波：Ⅰ、aVL、V$_5$、V$_6$ 导联倒置。提前出现的宽大、畸形的 QRS 波群是室性期前收缩。

诊断：窦性心律，心房内传导阻滞，一度房室传导阻滞，非特异性室内传导障碍，ST-T 改变，室性期前收缩，碎裂 QRS 波。

第18例 | 左心室电压显著增大的梗阻性肥厚型心肌病

【临床资料】

男性，45 岁，因"间断心悸 6 年，加重 1 个月"入院。查体：血压 121/79mmHg，身高 163cm，体重 75kg，BMI 28.1kg/m²。超声心动图显示左心房扩大，各房室腔大小、形态正常；室间隔增厚，心尖部 13mm，左室流出道狭窄，EF 62%。心脏 MRI 显示左心房扩大，室间隔、左室后壁及心尖部肥厚，左室流出道狭窄，肺动脉高压。冠脉造影显示前降支中段狭窄 70%。

临床诊断：冠状动脉粥样硬化性心脏病，梗阻性肥厚型心肌病，左心房扩大。

【心电图分析】

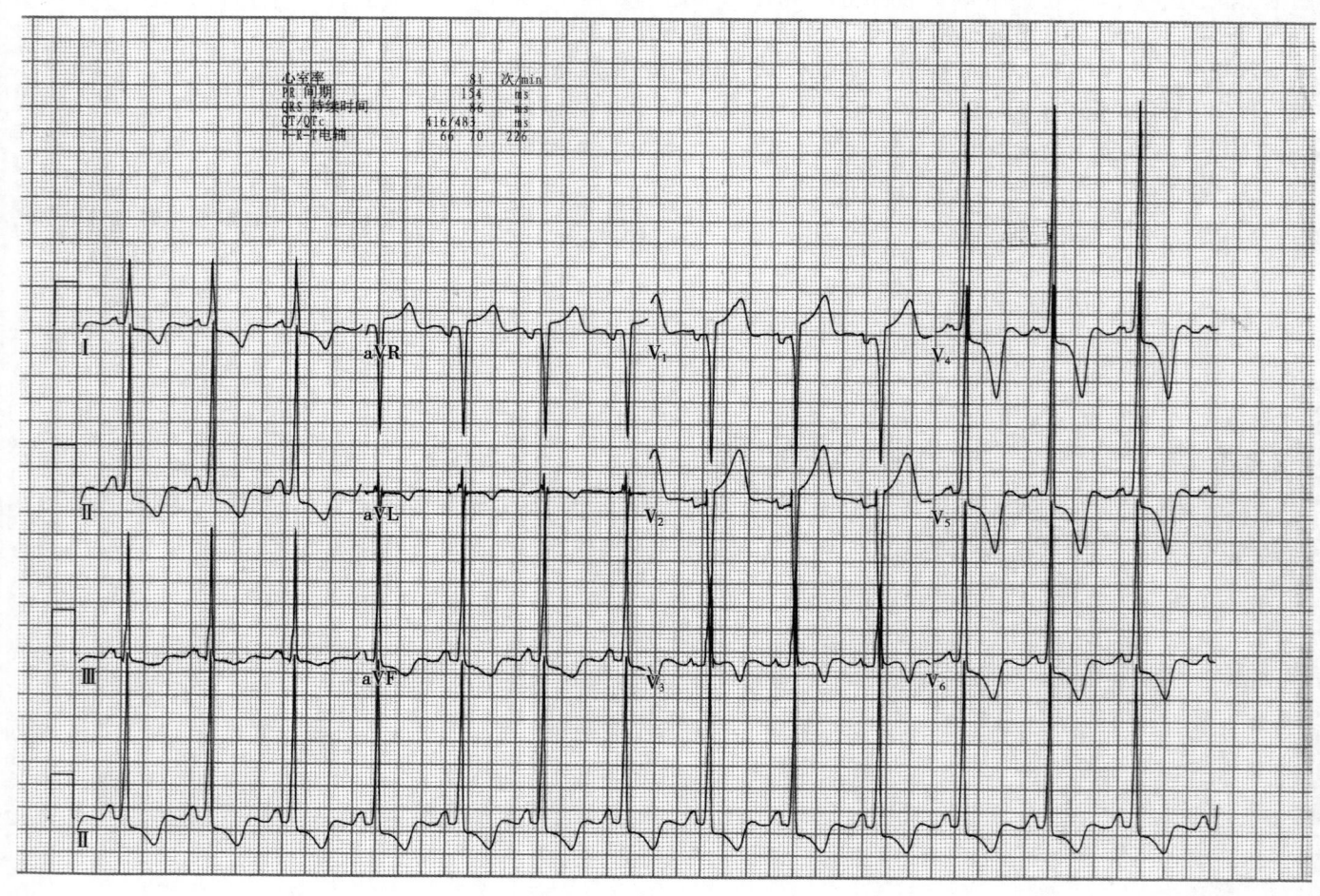

【点评】

梗阻性肥厚型心肌病的临床诊断主要依靠超声心动图及心脏 MRI，以室间隔上部肥厚为显著，肥厚的心肌向左、右心室腔膨出，左室流出道狭窄、梗阻，左心房腔扩大。心室肌细胞粗而短，排列紊乱。冠状动脉管壁增厚，管腔狭小，可能引起心肌缺血或坏死。心电图表现为 QRS 波群电压增高、ST 段压低、T 波倒置、异常 Q 波、心律失常、心房颤动等。

本例超声心动图显示左心房扩大，室间隔及心尖部肥厚，左室后壁增厚。心电图显示下壁及前侧壁导联 R 波显著增高，ST 段显著压低，T 波倒置深。上述呈现典型的梗阻性肥厚型心肌病心电图。

图 1　P 波：Ⅰ、Ⅱ、Ⅲ、aVF、$V_3 \sim V_6$ 导联正向，aVR 导联负向。窦性心律，心率 81 次 /min。V_1、V_2 导联 P 波负向部分增大，提示左心房负荷增重。PR 间期 154ms，QRS 波群时限 86ms，QRS 电轴 70°。$R_Ⅱ = 3.7$mV，$R_Ⅲ = 2.65$mV，$R_{aVF} = 3.7$mV，$R_{V_4} = 5.25$mV，$R_{V_5} = 4.7$mV，$R_{V_6} = 3.5$mV。ST 段：Ⅰ、Ⅱ、Ⅲ、aVF、$V_4 \sim V_6$ 导联下斜型压低 $0.125 \sim 0.275$mV，aVR、V_1、V_2 导联抬高 $0.25 \sim 0.40$mV。T 波：Ⅰ、Ⅱ、aVL、aVF、$V_3 \sim V_6$ 导联倒置。QT/QTc 间期 416/483ms。

诊断： 窦性心律，左心房增大，左心室高电压，ST 段显著压低（下壁及前侧壁），ST 段抬高（aVR、V_1、V_2 导联），T 波倒置（下壁、前壁及侧壁），QTc 间期延长。

第19例 肾性高血压、左心室肥大合并心尖部肥厚型心肌病

【临床资料】

男性，44岁，发现肌酐升高2年，腹膜透析3个月，发现高血压1年。查体：血压180/110mmHg，身高170cm，体重64kg，BMI 22.1kg/m²。血生化检查显示肌酐705μmol/L，钙2.03mmol/L，钾5.15mmol/L。

临床诊断： 慢性肾功能不全（CKD 5期），肾性贫血，肾性高血压，腹膜透析，继发性甲状旁腺功能亢进。

【心电图分析】

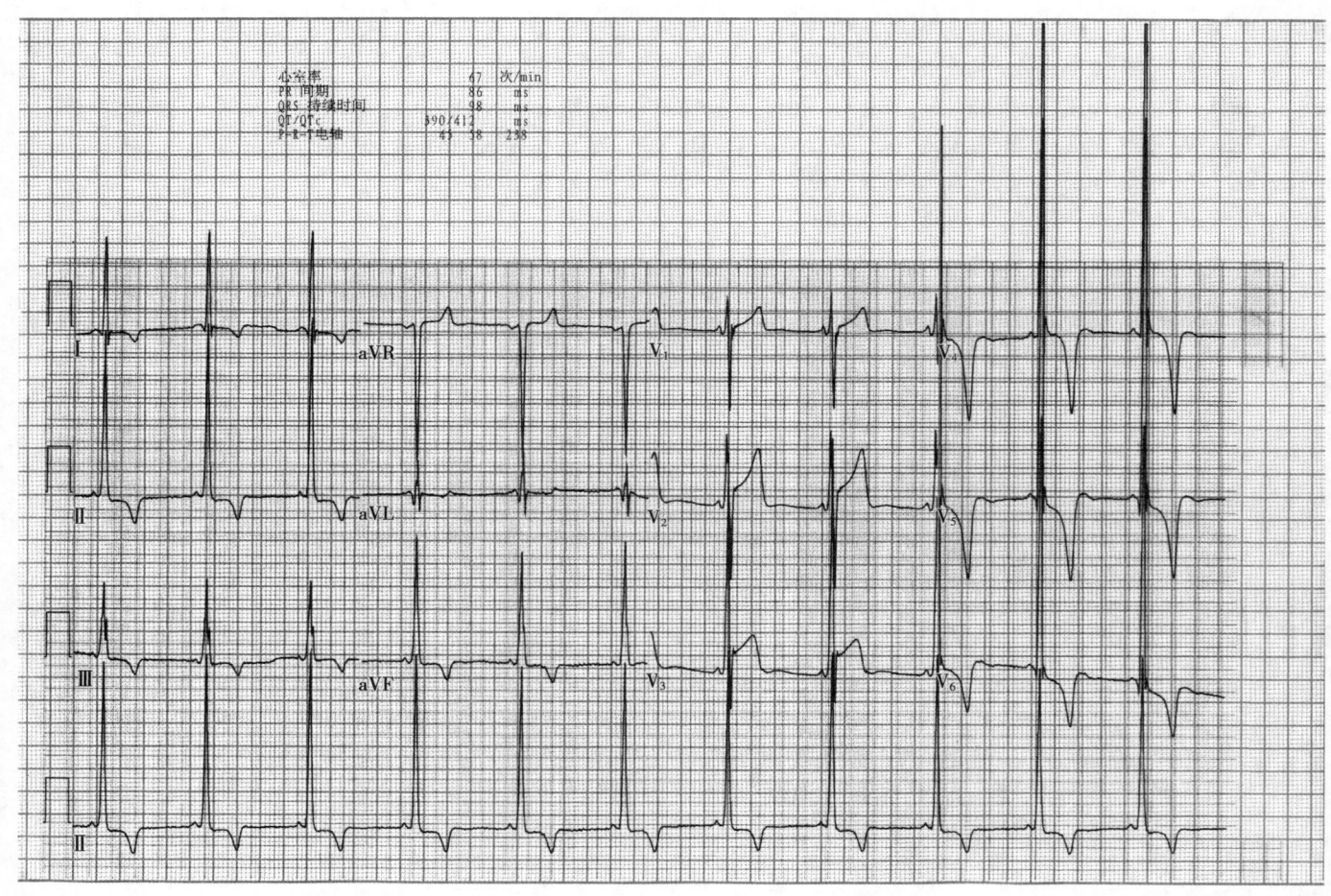

【点评】

慢性肾功能不全、继发性高血压患者常出现左心室肥大心电图改变,病程越长,血压越高,左心室肥大的心电图改变越显著。本例患者未做超声心动图检查,依据病史及显著的 R 波高电压、ST 段压低,已有显著的左心室肥大。本例患者 T 波倒置特点:①T 波倒置两肢对称;②基底部变窄;③波形变尖,以 V_4、V_5 导联最典型,提示心肌肥厚位于心尖部,即心尖部肥厚型心肌病。下壁及前侧壁 R 波异常高电压是高血压及心尖部肥厚造成的。

图 1 窦性心律,心率 67 次 /min,PR 间期 86ms,QRS 波群时限 98ms。QRS 电轴 58°,QT/QTc 间期 390/412ms。R_I = 2.1mV,R_{II} = 3.6mV,R_{aVF} = 2.7mV,R_{V_4} 约 7.0mV,R_{V_5} = 5.5mV,显著的左心室高电压。ST 段:II、III、aVF、V_5、V_6 导联压低 0.05 ~ 0.30mV,V_1 ~ V_3 导联抬高 0.20 ~ 0.50mV。T 波:I、II、III、aVF、V_4 ~ V_6 导联倒置及变尖。

诊断:窦性心律,短 PR 间期,左心室高电压,ST 段改变(V_1 ~ V_3 导联抬高,V_5、V_6 导联压低),T 波倒置深而尖,提示左心室肥大、心尖部肥厚型心肌病。

肾性高血压、左心室肥大合并心尖部肥厚型心肌病

第 20 例　限制型心肌病

【临床资料】

男性，56 岁，因"反复胸闷 3 年，加重 8 天"入院。查体：血压 113/80mmHg，身高 172cm，体重 72kg，BMI 24.3kg/m²。血生化检查显示谷草转氨酶 200U/L，脑利钠肽前体 11 946pg/ml，肌酐 68.7μmol/L。超声心动图显示左心房扩大，左心室增大，下腔静脉增宽，三尖瓣轻度反流，左室整体功能重度减低。患者入院第 5 天行床旁血液透析滤过时发生室性心动过速，血钾 3.82mmol/L，多次给予胺碘酮等药物治疗，补钾，室性心动过速频率 230 次 /min 时，意识丧失，立即给予 150J 电击，室性心动过速终止，恢复窦性心律，又出现交界性节律等心律失常。

【心电图分析】

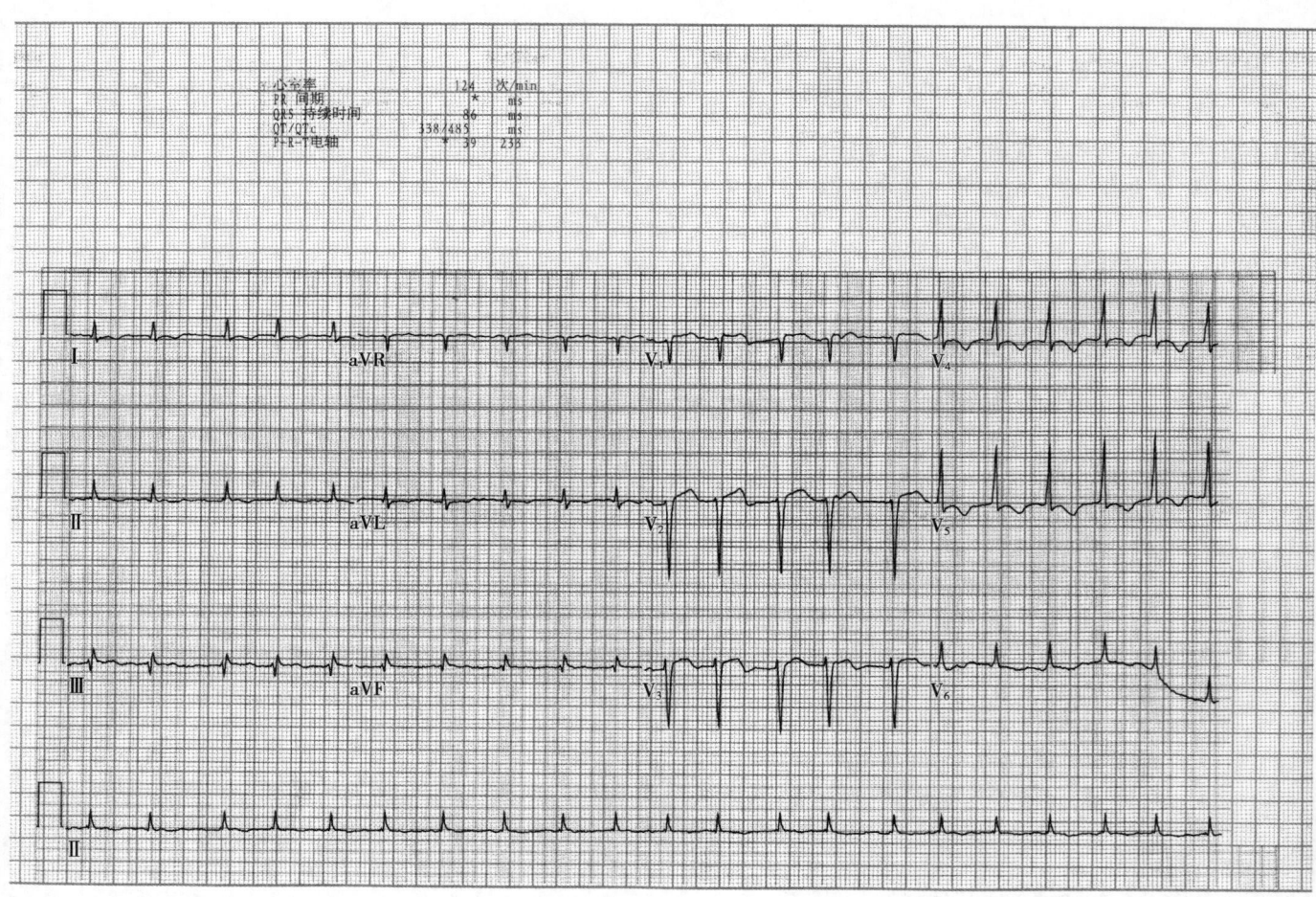

图 1　入院时心电图：P 波消失，代之以 "f" 波，心室率 124 次 /min，QRS 波群时限 86ms，QT/QTc 间期 338/485ms，标准肢体导联 R + S < 0.5mV。ST 段：V_5、V_6 导联压低 0.05mV。T 波：aVL、V_4 ~ V_6 导联倒置。

诊断： 心房颤动，肢体导联 QRS 波群低电压，ST 段轻度压低（前侧壁），T 波倒置（前侧壁、高侧壁）。

临床诊断: 限制型心肌病, 慢性心功能不全, 心功能IV级(NYHA 分级), 心房颤动,
室性心动过速电复律术后, 低蛋白血症。

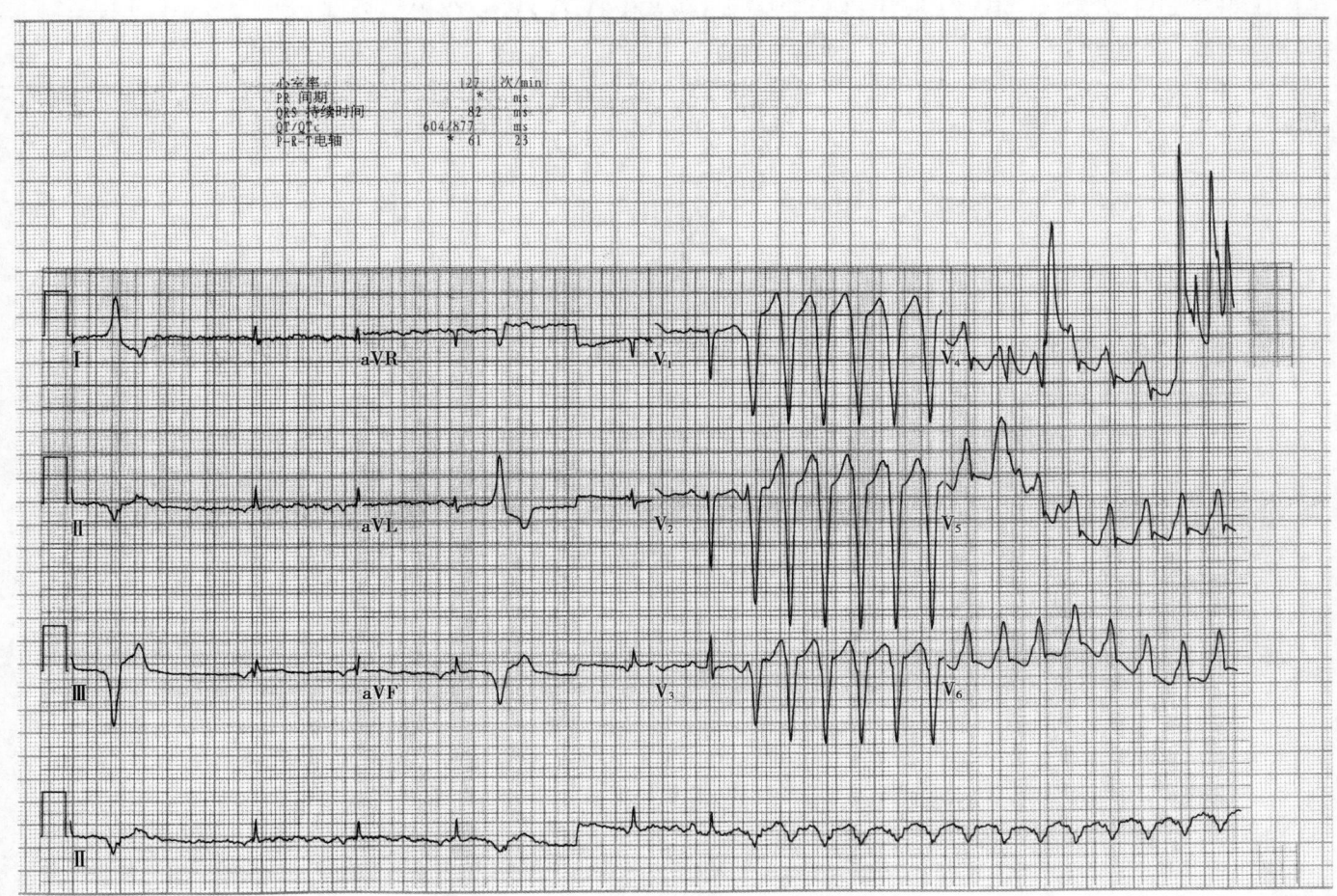

图 2 入院第 2 天, 心悸、胸闷时心电图: II、III、aVF 导联 P 波倒置, PR 间期 120ms, 心率 70 次 /min, 加速的房性心律, 室性期前收缩, 第 6 个心搏可能是窦性心室夺获, 宽 QRS 心动过速, 为室性心动过速, 心室率 200 次 /min。

诊断: 窦性心搏? 加速的房性心律, 室性心动过速, 室性期前收缩, QRS 波群低电压, T 波低平。

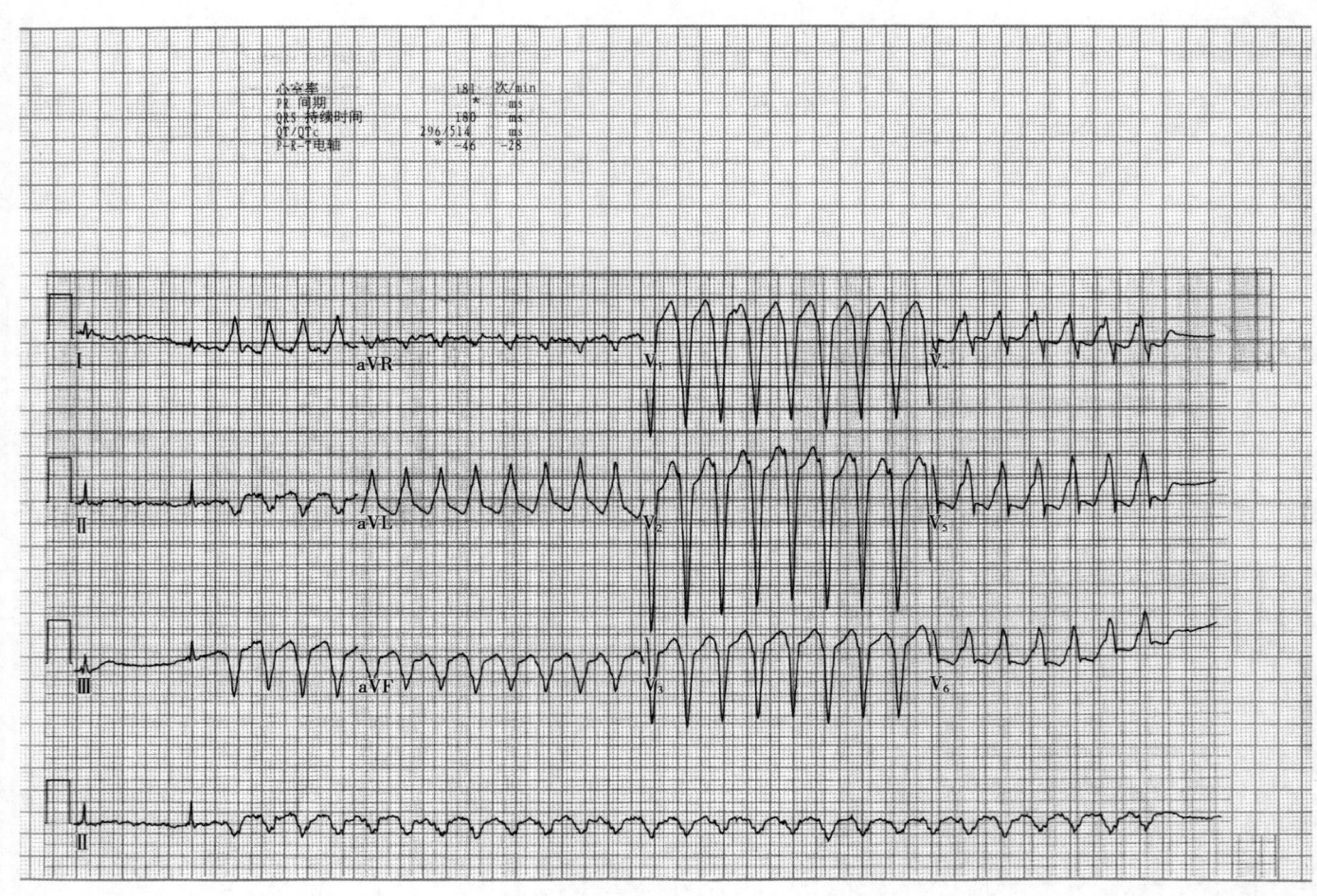

图 3 自诉心悸、胸闷时心电图：Ⅰ、aVL 导联呈 R 型，Ⅱ、Ⅲ、aVF、V₁～V₃ 导联呈 **诊断：**心房颤动，室性心动过速。
QS 型，室性心动过速起自右室心尖部，心室率 181 次 /min。

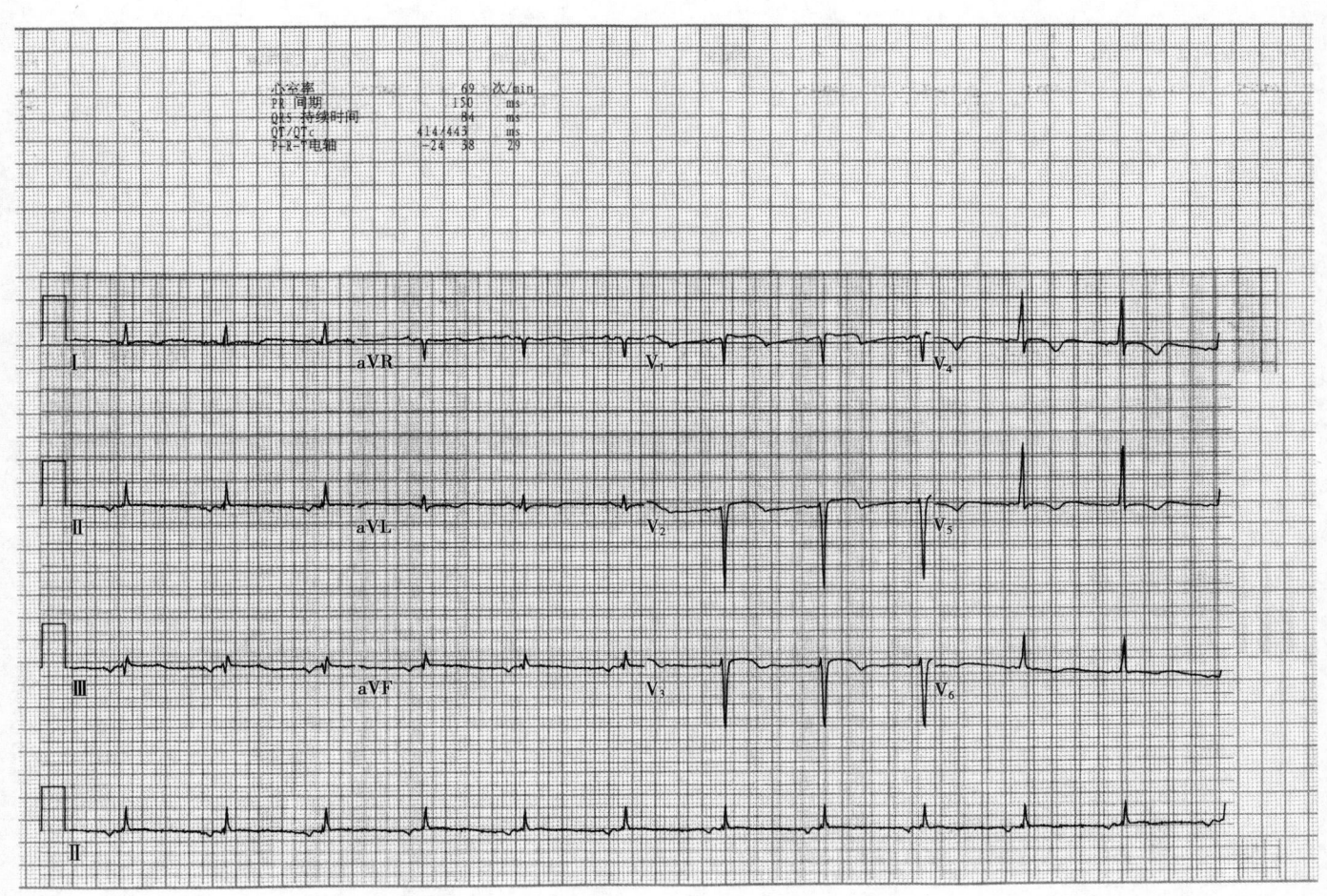

图 4 P 波：Ⅱ、Ⅲ、aVF、V₃~V₆ 导联倒置。心率 69 次 /min，QRS 波群时限 84ms，QT/QTc 间期 414/443ms。V₁ 导联呈 QS 型，V₂、V₃ 导联 r 波递增不良。ST 段：V₁~V₃ 导联抬高 0.10~0.125mV。T 波：Ⅰ、aVL、V₁~V₆ 导联倒置。

诊断： 加速的房性自主心律，r 波递增不良（前间壁），T 波倒置（广泛前壁）。

限制型心肌病

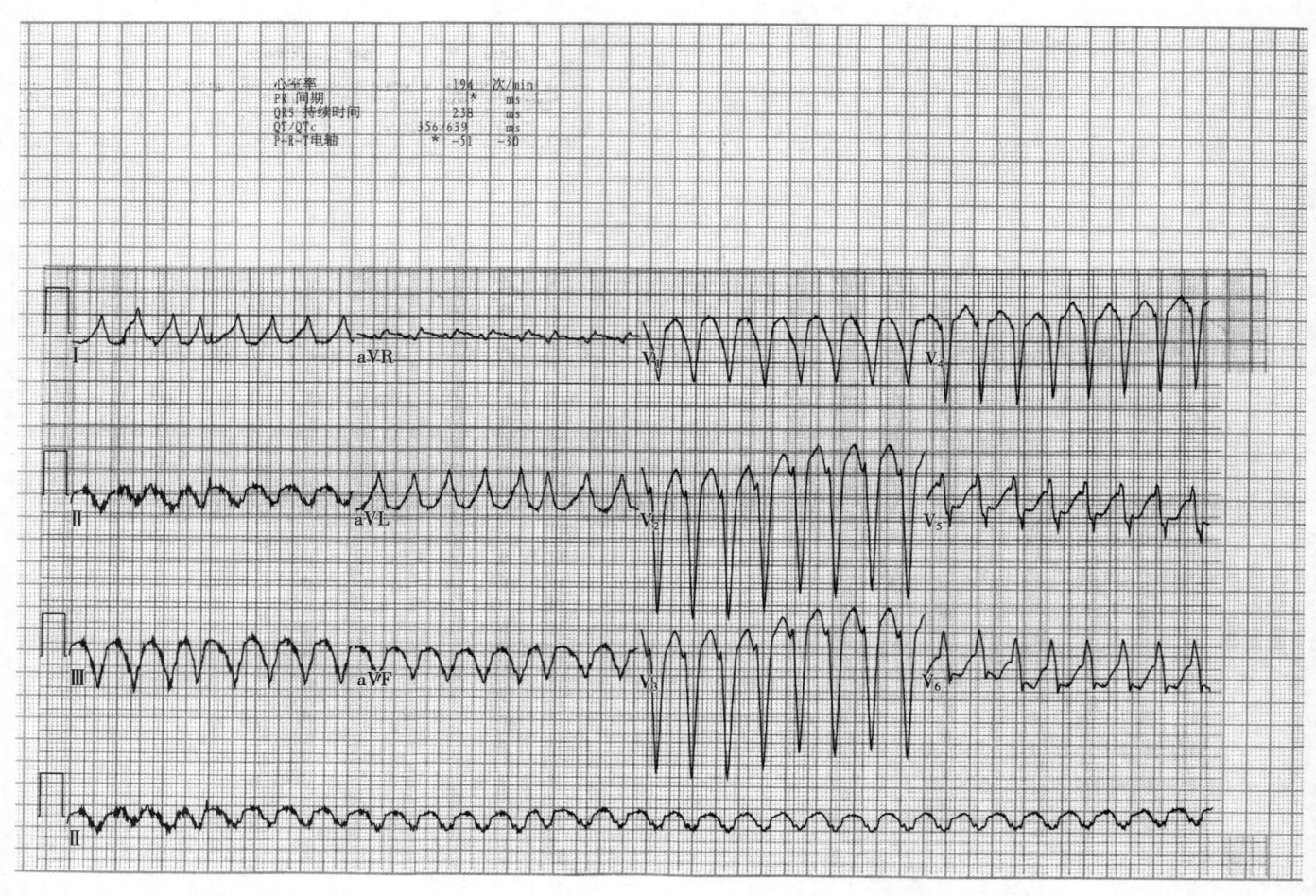

心室率	194	次/min
PR 间期	*	
QRS 持续时间	238	ms
QT/QTc	356/639	ms
P-R-T电轴	* -51	-30

图 5 患者意识短暂丧失时，室性心动过速，心室率 194 次 /min。波形与图 3 一致。 **诊断：**室性心动过速。

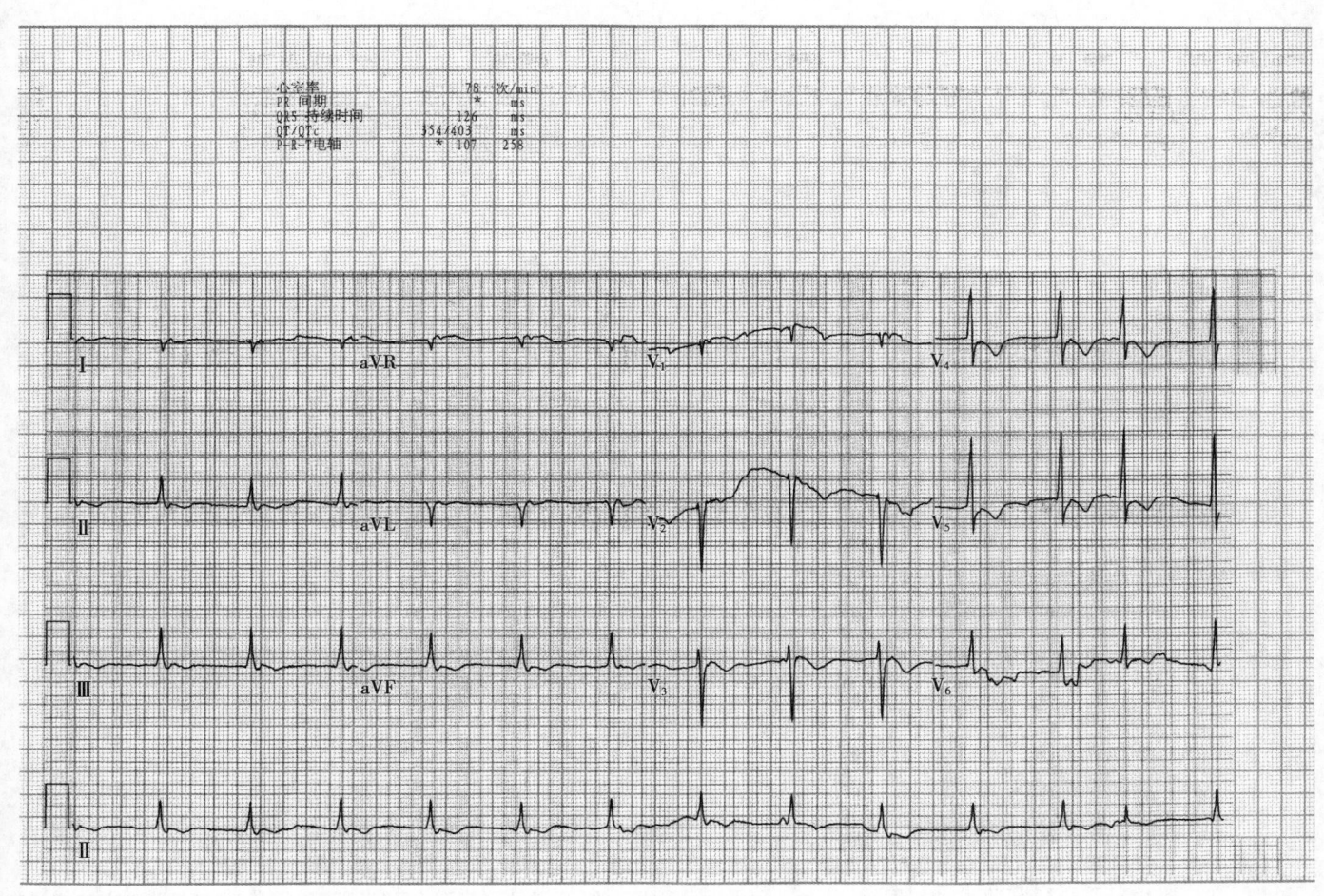

图 6 记录于室性心动过速经电复律后：窦性心律，交界性 QRS 波群频率 78 次 /min。房性期前收缩。ST 段：V₄、V₅ 导联下斜型压低 0.10mV。T 波：V₃～V₅ 导联倒置。QT/QTc 间期 354/403ms。

诊断：窦性心律，加速性交界性心律，房性期前收缩，ST 段压低（前壁），T 波倒置（广泛前壁）。

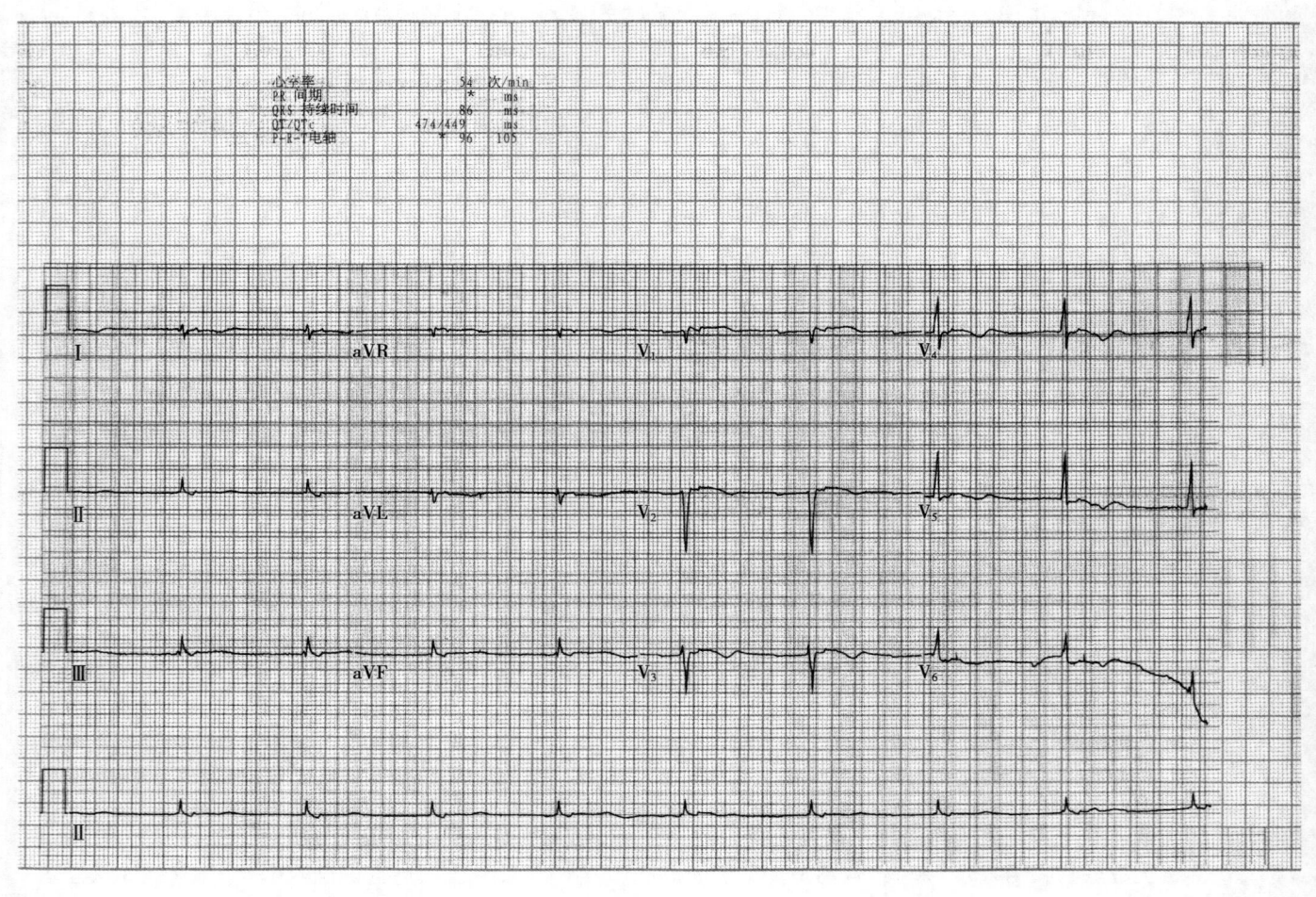

图 7 未见窦性 P 波，RR 间期匀齐，QRS 波群时限 86ms，P⁻ 波位于 QRS 波群之后，心率 54 次 /min，交界性心律。T 波：Ⅰ、aVL、V₁～V₆ 导联倒置。标准肢体导联 R＋S＜0.5mV。QT/QTc 间期 474/449ms。

诊断: 交界性心律伴房室传导，广泛 T 波倒置，标准肢体导联 QRS 波群低电压。

【点评】

本例限制型心肌病患者心电图表现为心房颤动，QRS 波群低电压，广泛前壁 T 波倒置。阵发性室性心动过速（右室心尖部），电复律以后出现一过性窦性心律，交界性心律等心律失常。图 6 中出现的 ST 段压低与室性心动过速和电复律时心肌受损有关。

患者心电图上不见窦性心律，标准肢体导联 QRS 波群振幅越来越低，严重心功能不全，反复发作室性心动过速等，提示限制型心肌病在恶化。

第 21 例 | 限制型心肌病——异常 QS 波

【临床资料】

女性, 39 岁, 因 "胸闷、憋喘 6 个月余, 加重 3 个月" 入院。查体: 血压 101/57mmHg, 双下肢水肿。胸部 X 线片显示心影增大。超声心动图显示左心房增大, 左心室肥大, 二尖瓣轻度反流, 三尖瓣中度反流, 左室舒张功能减低。

临床诊断: 限制型心肌病, 心功能不全, 心功能 Ⅳ 级 (NYHA 分级), 低蛋白血症, 二尖瓣关闭不全, 三尖瓣关闭不全。

【心电图分析】

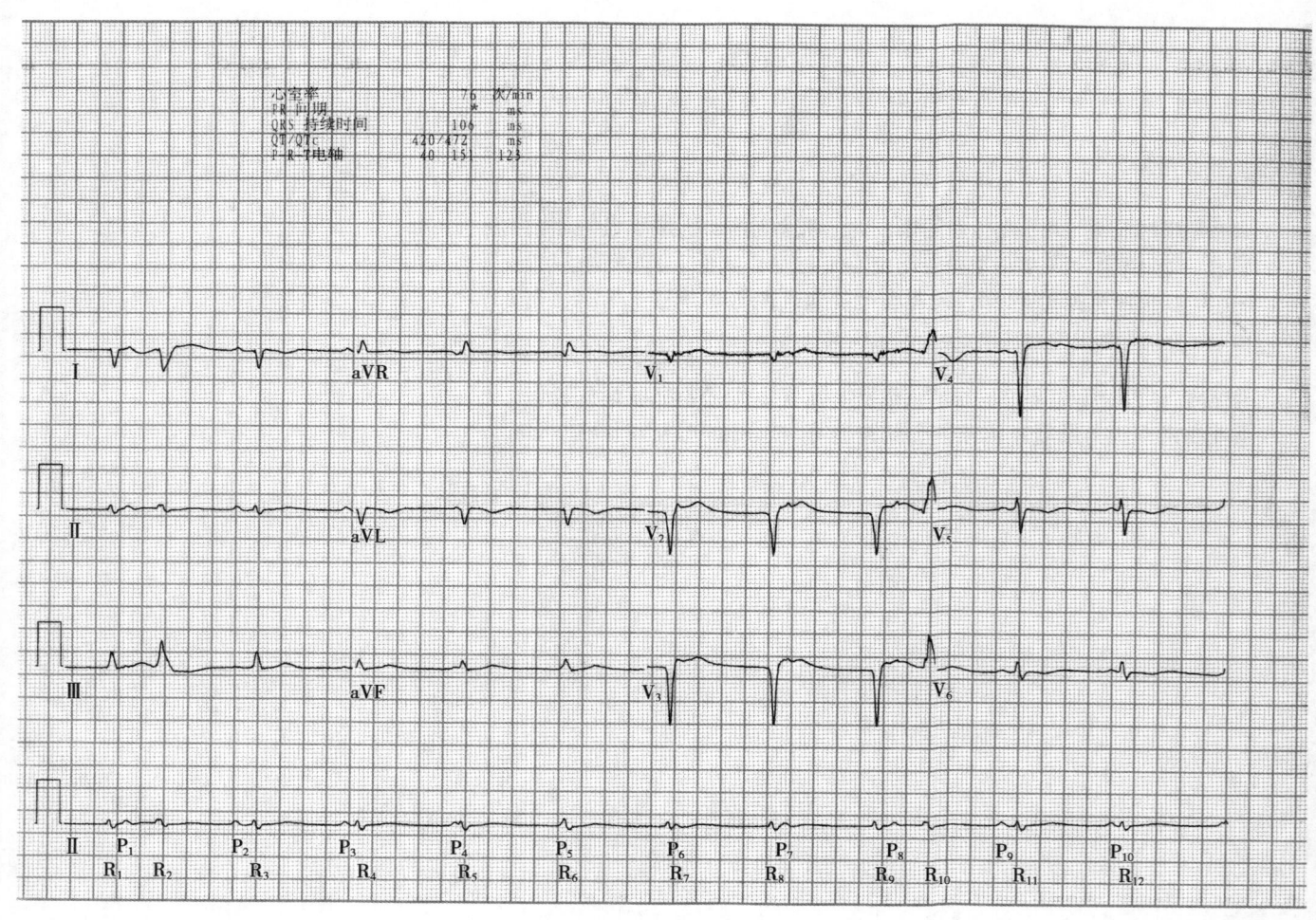

【点评】

限制型心肌病是以心肌纤维化变性、心肌细胞浸润或心肌瘢痕而限制心室舒张功能为特征的心肌病。临床表现为乏力、胸闷、呼吸困难等症状。胸部 X 线片可见心影增大，心包积液。超声心动图显示心房增大、室壁增厚，左心室造影可见心室腔缩小、左心室僵硬。心电图可见酷似心肌梗死的异常 Q 波或 QS 波，QRS 波群电压幅度降低或出现低电压、ST-T 改变，各种类型的心律失常等。心肌活检可有心肌纤维化、坏死、血栓形成等改变。

本例限制型心肌病主要心电图改变，QRS 波群低电压，异常 QS 波见于前间壁、前壁及高侧壁，ST 段抬高见于前壁，T 波普遍低平或倒置浅，加速的交界性自主心律等，结合临床，不难与心肌梗死相鉴别。

图 1 P 波规律出现，心房率 63 次 /min，窦性心律，$R_3 \sim R_9$、R_{11}、R_{12} 与 P 波无固定关系，心室率 76 次 /min。P_1 夺获 R_2，P_8 夺获 R_{10}。QRS 波群时限 106ms，QRS 电轴 151°，Ⅰ、aVL、$V_1 \sim V_4$ 导联呈 QS 型，V_5 导联呈 rS 型。ST 段：$V_2 \sim V_4$ 导联抬高 0.10 ~ 0.20mV。T 波：Ⅰ、aVL、V_5、V_6 导联倒置。QT/QTc 间期 420/472ms，标准肢体导联 R+S < 0.5mV。

诊断：窦性心律，加速性交界性心律，不全性干扰性房室分离，窦性心室夺获伴心室内差异传导，QRS 波群低电压，异常 Q 波（前间壁、前壁及高侧壁），ST 段抬高（前壁），T 波倒置（侧壁）。

【临床资料】

男性，65 岁，因 "心悸、胸闷、气短 2 年，再发加重 2 个月" 入院。查体：血压 116/90mmHg，身高 173cm，体重 91kg，BMI 30.4kg/m²。超声心动图显示左心房增大，左心室肥大，左室整体功能重度减低。

临床诊断： 心肌淀粉样变性，心力衰竭，慢性肾功能不全，阵发性心房扑动。

【心电图分析】

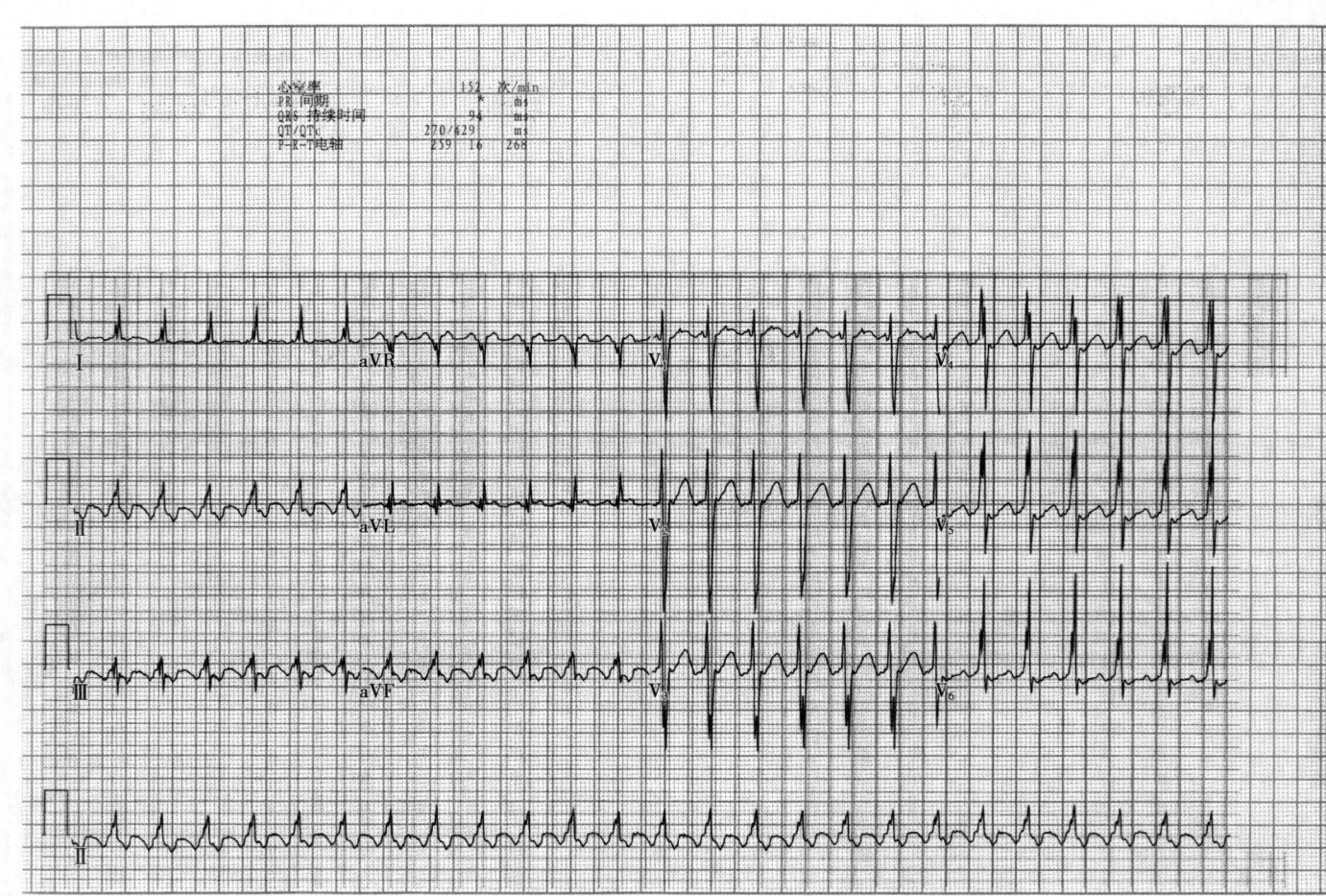

图 1 P 波消失，代之以心房扑动的 "F" 波，心房率 304 次 /min，房室传导比例 2:1，心室率 152 次 /min。QRS 波群时限 94ms，Ⅰ、Ⅱ、Ⅲ、aVF、V₃~V₆ 等导联出现碎裂 QRS 波。QT/QTc 间期 270/429ms。ST 段：V₄~V₆ 导联压低 0.05~0.10mV。T 波：Ⅰ、Ⅱ、V₆ 导联平坦。碎裂 QRS 波。

诊断： 心房扑动（房室传导比例 2:1），ST 段轻度压低（侧壁），T 波平坦，碎裂 QRS 波。

碎裂 QRS 波(fQRS)是指两个相邻导联的 R 波或 S 波存在多个切迹,呈 RSR′S′、rsr′s′ 等形态,伴有或不伴有 Q 波,QRS 波群时限多 <120ms,合并室内传导阻滞者,QRS 波群时限≥120ms。对于 fQRS 的产生机制,不同病因机制不同。见于慢性心肌缺血、心肌梗死区域存活的心肌、心肌纤维化瘢痕等,是心室肌的除极化过程发生局部传导障碍,除极方向发生改变,形成体表心电图上 R 波或 S 波的顿挫。

本例 fQRS 见于下壁、前壁、前侧壁及高侧壁与心肌淀粉样病变有关。患者超声心动图见左心室肥大,而心电图见左心室电压不高,提示参与除极的心室肌数量减少。文献指出,fQRS 是心血管事件的独立预测指标,标志着存在发生心律失常事件的病理基础。碎裂电位一旦与正常心肌组织建立电传导,则激动折返引发室性快速心律失常。

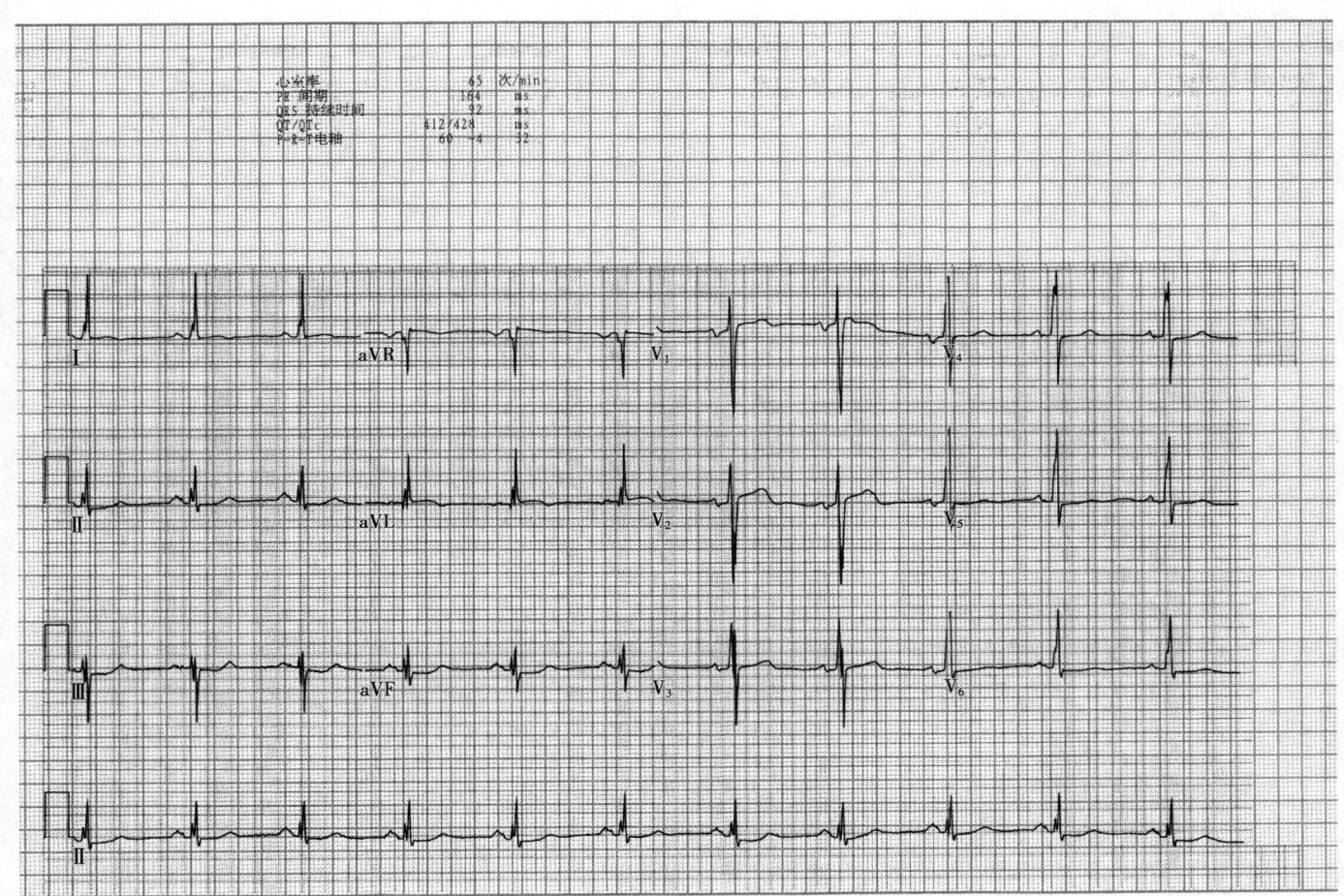

图 2 心房扑动终止,恢复窦性心律,心率 65 次 /min,PR 间期 164ms,QRS 波群时限 92ms。Ⅰ、Ⅱ、Ⅲ、aVL、V₂~V₆ 导联出现碎裂 QRS 波。ST 段:Ⅱ、Ⅲ、aVF、V₅、V₆ 导联压低 0.05 ~ 0.10mV。T 波:Ⅰ、aVL 导联双向,V₅、V₆ 导联低平。QT/QTc 间期 412/428ms。

诊断: 窦性心律,ST 段轻度压低,T 波双向及低平,碎裂 QRS 波。

第23例 | 异常 Q 波——梗阻性肥厚型心肌病

【临床资料】

男性，40 岁，因 "间断胸闷 16 年，咯血 2 年" 入院。16 年前无明显诱因出现胸闷，当地医院诊断为肥厚型心肌病，行室间隔无水乙醇消融术。近年来胸闷症状加重，间断咯血。超声心动图显示室间隔消融术后，左室流出道狭窄，室间隔厚度 20mm，左室后壁 20mm，左心房增大，二尖瓣中度反流，三尖瓣轻度反流，左室整体功能减低。冠脉造影未见明显异常。

临床诊断： 梗阻性肥厚型心肌病，心功能不全，心功能Ⅱ级（NYHA 分级），心律失常，完全性右束支传导阻滞？左前分支传导阻滞，异常 Q 波。

【心电图分析】

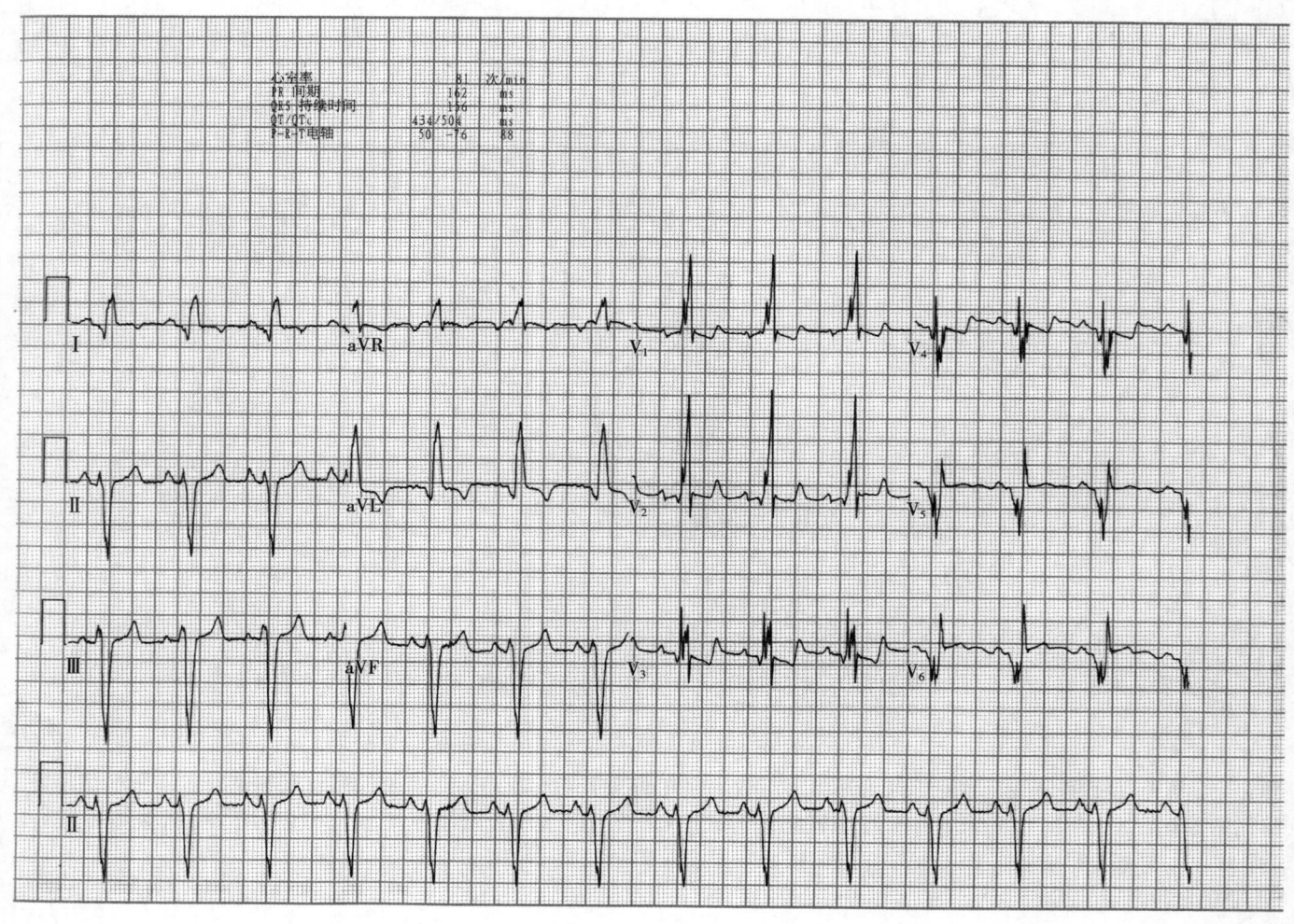

【点评】

1. 异常 Q(q)波 本例心肌病患者室间隔及左室壁厚度均达到了 20mm,致左室流出道梗阻,室间隔无水乙醇消融术后,未能减轻室间隔厚度,随着病情进展,左室流出道梗阻在加重。如此严重的左心室肥大,在左室面导联上不但 QRS 波群电压没有增高,反而出现了异常 q 波及 Q 波,V$_4$~V$_6$ 导联 R 波降低。这些心电图改变提示左室前壁、前侧壁很可能还有后壁心肌参与除极的细胞群数量大大减少,丧失了除极能力,激动通过病变区域的心室肌传导延缓,以及存活的岛状心肌的电活动,产生了异常增宽的 Q 波及碎裂 QRS 波。

心肌病异常 Q 波应结合临床,与心肌梗死性 q 波进行鉴别。

2. QRS 波群时限宽达 156ms,心室内传导延缓的部位在整个心室内,心电图呈典型的左前分支传导阻滞(肢体导联)图形,左前分支支配的心室肌最晚除极,最晚除极的部位还有左室外侧壁。

图 1 P 波:Ⅰ、Ⅱ、Ⅲ、aVF、V$_3$~V$_6$ 导联直立,aVR 导联倒置,V$_1$、V$_2$ 导联正负双向。窦性心律,心率 81 次 /min。PR 间期 162ms,QRS 波群时限 156ms,QRS 电轴 −76°,aVL 导联呈 qR 型,左前分支传导阻滞。V$_1$ 导联呈 rR′s′ 型,V$_2$、V$_3$ 导联呈 qRs 型,V$_4$ 导联呈 qRS 型,V$_5$、V$_6$ 导联呈 QR 型,QT/QTc 间期 434/504ms。

诊断:窦性心律,左前分支传导阻滞,心室内传导障碍,右心室高电压,异常 Q(q)波(前壁、前侧壁),QTc 间期延长。

第 24 例 | 病毒性心肌炎 ST 段广泛压低

【临床资料】

男性，56 岁，阵发性胸痛、胸闷 2 天，以 "急性冠脉综合征" 收入院。查体：体温 36.2℃，呼吸 18 次 /min，脉搏 91 次 /min，血压 108/63mmHg，身高 178cm，体重 89kg，BMI 28.1kg/m²。超声心动图显示左心房与左心室增大，节段性室壁运动障碍（后壁基底部），二尖瓣轻度反流，EF 54%，左室舒张功能减低。冠脉造影显示回旋支近、中段狭窄 50%，右室后支中段狭窄 30%。血生化检查显示肌钙蛋白 T 2.67ng/ml，CK 368U/L，乳酸脱氢酶 319U/L，CK-MB 定量测定 155.3ng/ml，肌红蛋白定量 108mg/ml，脑利钠肽前体 5 507pg/ml。

【心电图分析】

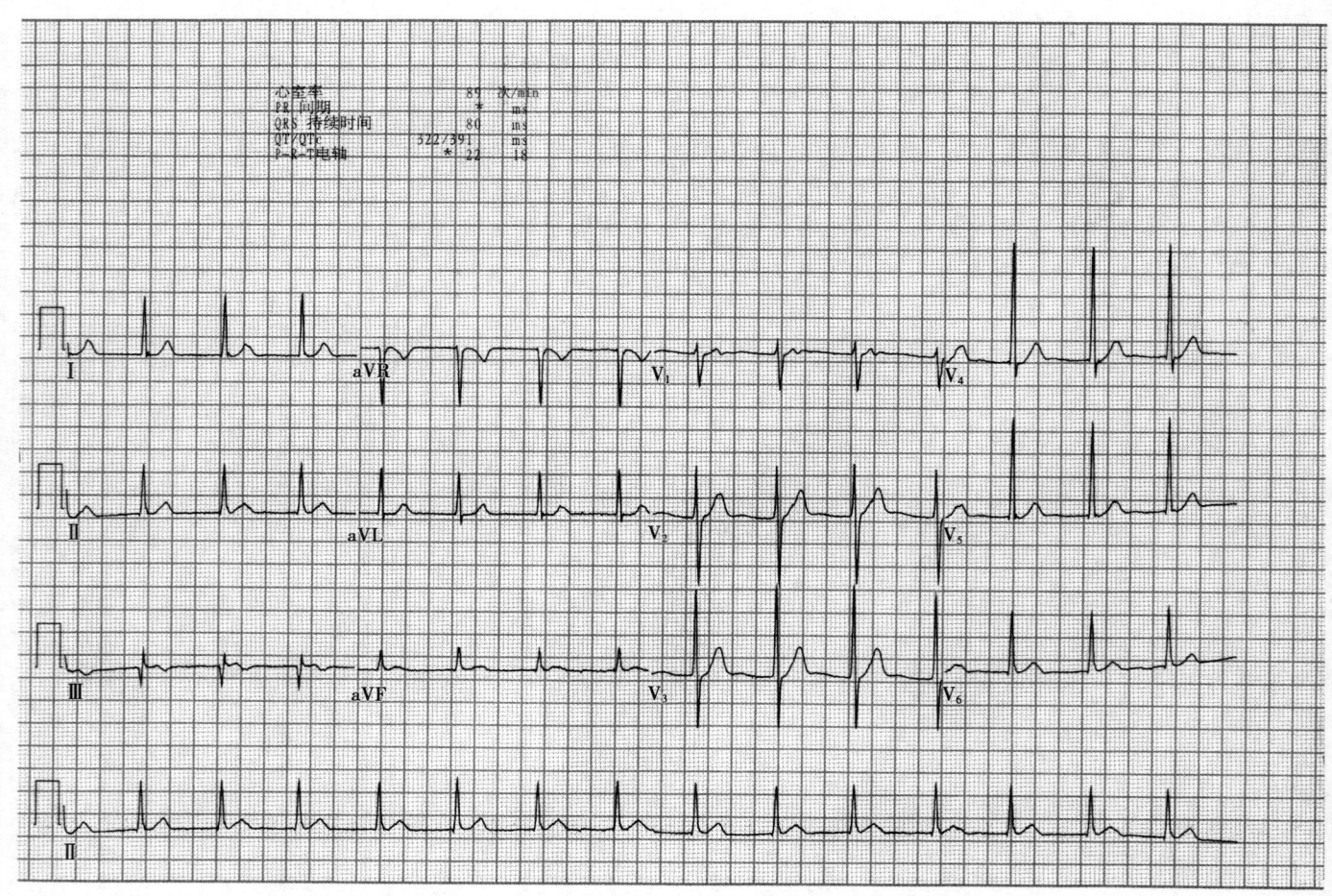

图 1　入院第 1 天心电图：P 波与 T 波重叠，PR 间期约 500ms，窦性心律，心率 89 次 /min，一度房室传导阻滞，QRS 波群时限 80ms，QT/QTc 间期 322/391ms，Ⅲ 导联 Q 波增深。

诊断：窦性心律，一度房室传导阻滞。

临床诊断: 病毒性心肌炎,冠状动脉粥样硬化性心脏病。

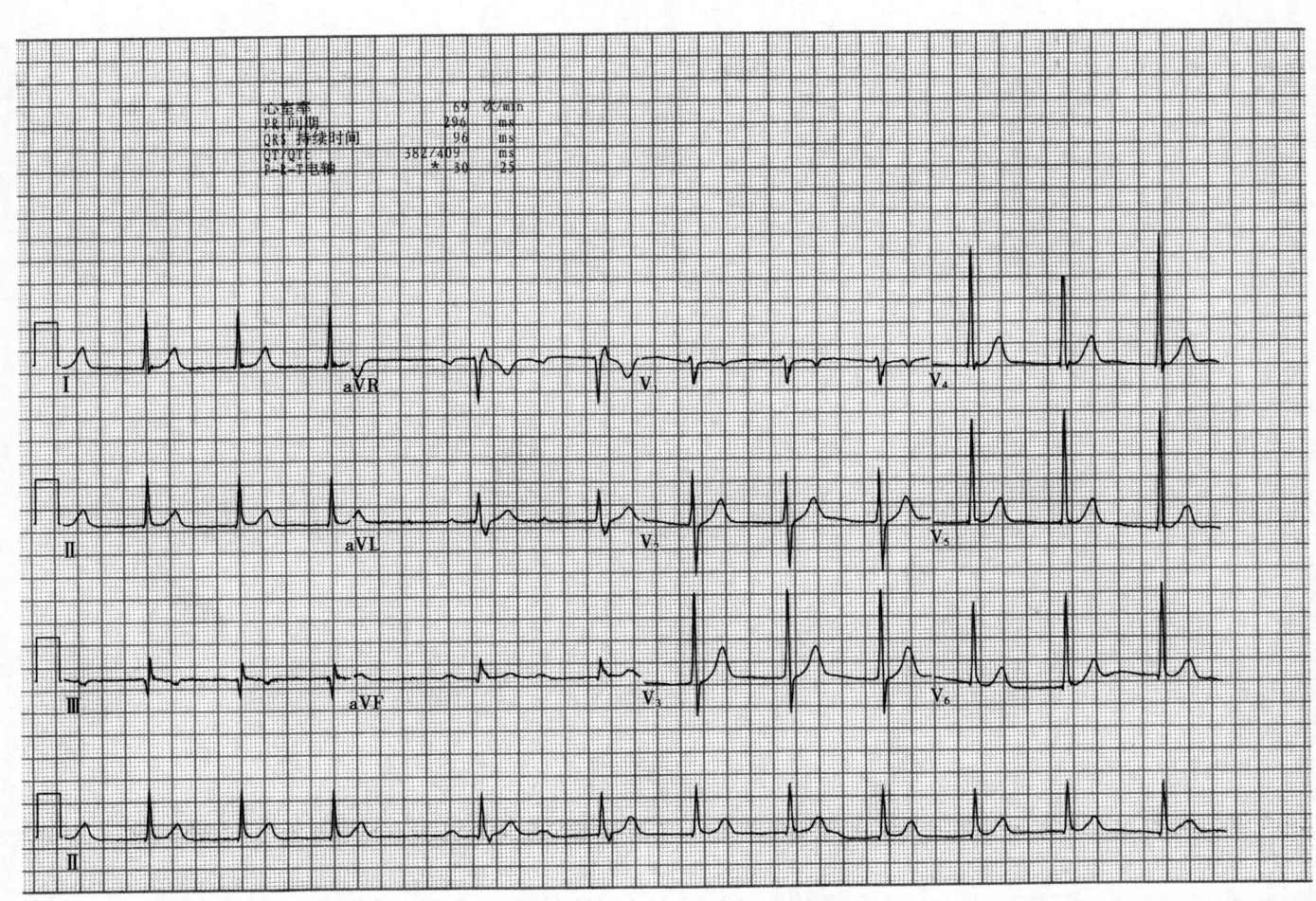

心室率 69 次/min
PR 间期 296 ms
QRS 持续时间 96 ms
QT/QTc 382/409 ms
P-R-T 电轴 * 30 25

图 2 入院第 2 天心电图:心率 69 次/min,PR 间期 296ms,二度 I 型房室传导阻滞。

诊断: 窦性心律,一度房室传导阻滞,二度 I 型房室传导阻滞。

病毒性心肌炎 ST 段广泛压低

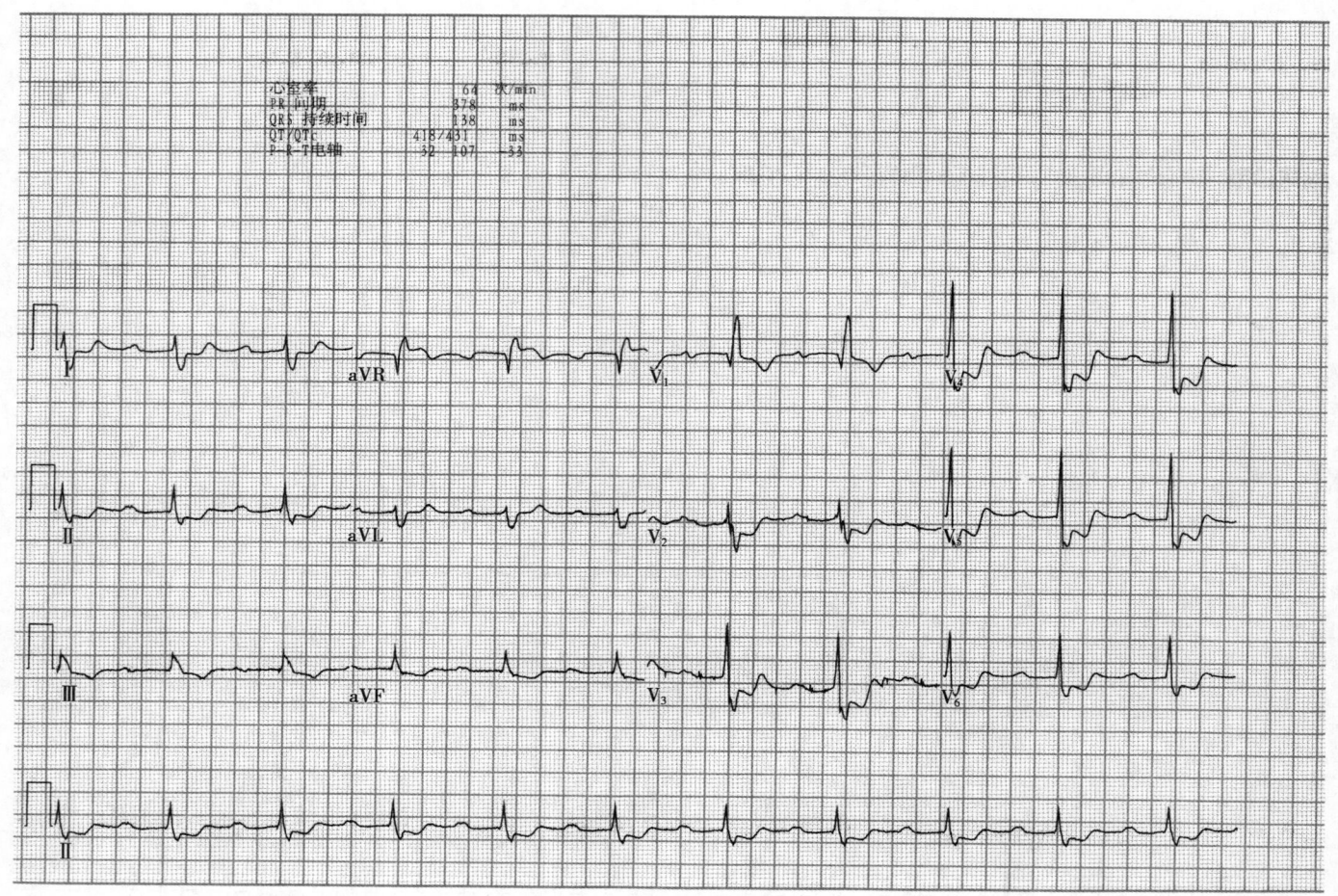

心室率   64   次/min
PR 间期   378   ms
QRS 持续时间   138   ms
QT/QTc   418/431   ms
P-R-T电轴   32   107   33

图 3 入院第 3 天心电图: 窦性心律, 心率 64 次 /min, PR 间期 378ms, 一度房室传导阻滞。QRS 波群时限 138ms, QRS 电轴 107°, V_1 导联呈 qR 型, 完全性右束支传导阻滞。ST 段: Ⅰ、Ⅱ、Ⅲ、aVF、$V_1 \sim V_6$ 导联压低 0.05~0.40mV, aVR 导联抬高 0.125mV。T 波: $V_3 \sim V_6$ 导联负正双向。QT/QTc 间期 418/431ms。

诊断: 窦性心律, 一度房室传导阻滞, 完全性右束支传导阻滞, 异常 q 波(V_1 导联), ST 段广泛显著压低, T 波负正双向, 危急值心电图。

【点评】

本例患者胸痛、胸闷 2 天, 心肌酶升高, 以 "急性冠脉综合征" 收入院。入院第 3 天病情加重, 心电图显示 ST 段广泛压低, $V_2 \sim V_6$ 导联 ST 段压低达 0.225~0.40mV, aVR 导联 ST 段抬高, 酷似左主干病变心电图改变。冠脉造影显示左主干未见明显狭窄, 病变局限于回旋支(狭窄 50%)及右室后支(狭窄 30%), 不支持冠心病心肌缺血的诊断。

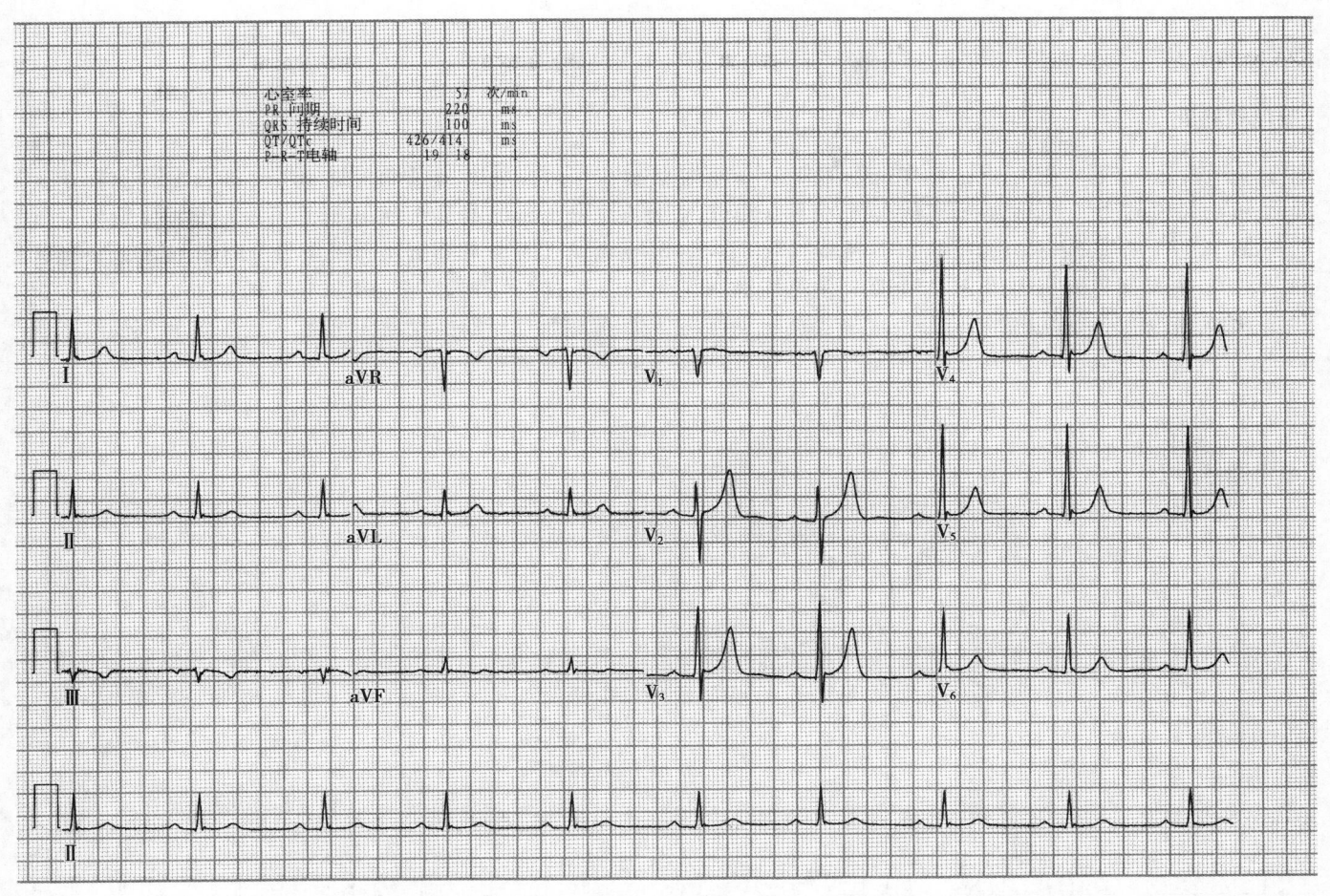

心室率 57 次/min
PR 间期 220 ms
QRS 持续时间 100 ms
QT/QTc 426/414 ms
P-R-T电轴 19 18

图 4 描记于图 3 后 9 天,出院时心电图:窦性心动过缓,心率 57 次/min,PR 间期 220ms,一度房室传导阻滞。QRS 波群时限 100ms,QT/QTc 间期 426/414ms。ST 段:V_3~V_5 导联抬高 0.10~0.15mV。

诊断:窦性心律,一度房室传导阻滞。

结合发病情况及临床检查,诊断为重症病毒性心肌炎,用激素冲击治疗,给予丙种球蛋白、抗感染、营养心肌改善心肌重构,吸氧治疗,1 周后病情显著好转,心电图除一度房室传导阻滞外,基本恢复正常。

第 25 例 | 急性心肌炎一过性 QS 波

【临床资料】

男性，42 岁，因"畏寒、发热 1 周，胸闷 1 天"入院。1 周前出现畏寒、乏力、发热，最高体温达 40℃。昨日出现心悸、胸闷、晕厥一次，持续时间约 1min，自行苏醒，急诊入院。查体：血压 82/50mmHg，身高 170cm，体重 65kg，BMI 22.5kg/m²；听诊发现心律齐，心率 62 次 /min，$A_2 > P_2$，各瓣膜听诊区未闻及杂音。血生化检查显示肌钙蛋白 T 2.88ng/ml，谷丙转氨酶 113U/L，谷草转氨酶 167U/L，CK 544U/L，乳酸脱氢酶 531U/L，CK-MB 定量测定 41.48U/L，钾 3.11mmol/L。超声心动图显示全心增大，室间隔呈颗粒样回声，二尖瓣、三尖瓣、主动脉瓣、肺动脉瓣轻度反流。胸部 X 线片显示心影增大。

【心电图分析】

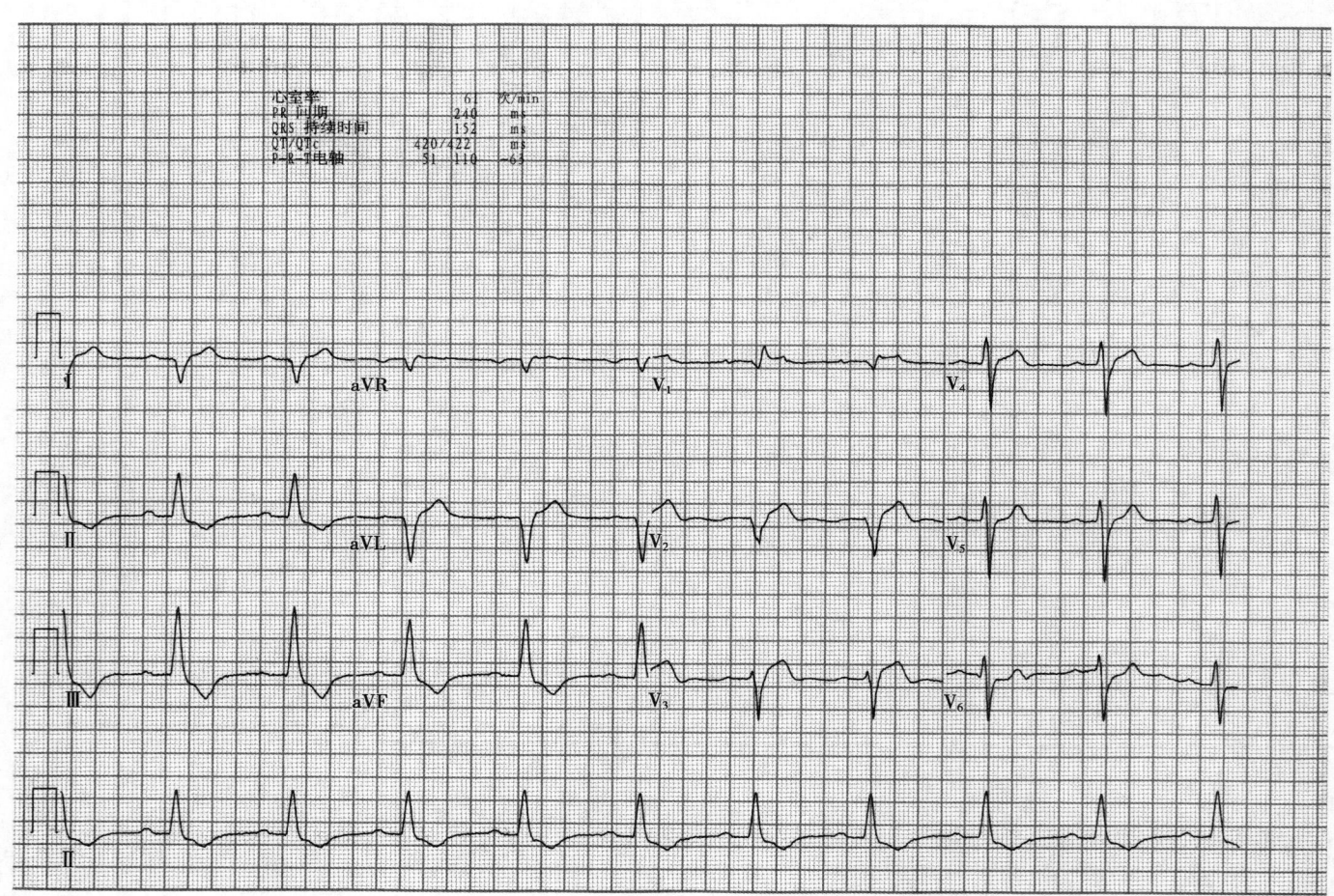

图 1　发病 1 周（入院当天）心电图：窦性心律，心率 61 次 /min，PR 间期 240ms，一度房室传导阻滞。QRS 电轴 110°，QRS 波群时限 152ms，Ⅰ、aVL、V_2 导联呈 QS 型，V_1 导联呈 qr 型，$V_3 \sim V_6$ 导联呈 rS 型，非特异性心室内传导障碍。ST 段：Ⅱ、Ⅲ、aVF、V_6 导联压低 0.10～0.225mV，Ⅰ、aVL、$V_1 \sim V_4$ 导联抬高 0.10～0.30mV。T 波：Ⅱ、Ⅲ、aVF 导联倒置，Ⅰ、aVL、$V_2 \sim V_6$ 导联直立。QT/QTc 间期 420/422ms。

诊断：窦性心律，一度房室传导阻滞，非特异性心室内传导障碍。

临床诊断:心肌炎,心肌淀粉样变? 心律失常、房室传导阻滞,临时起搏器。

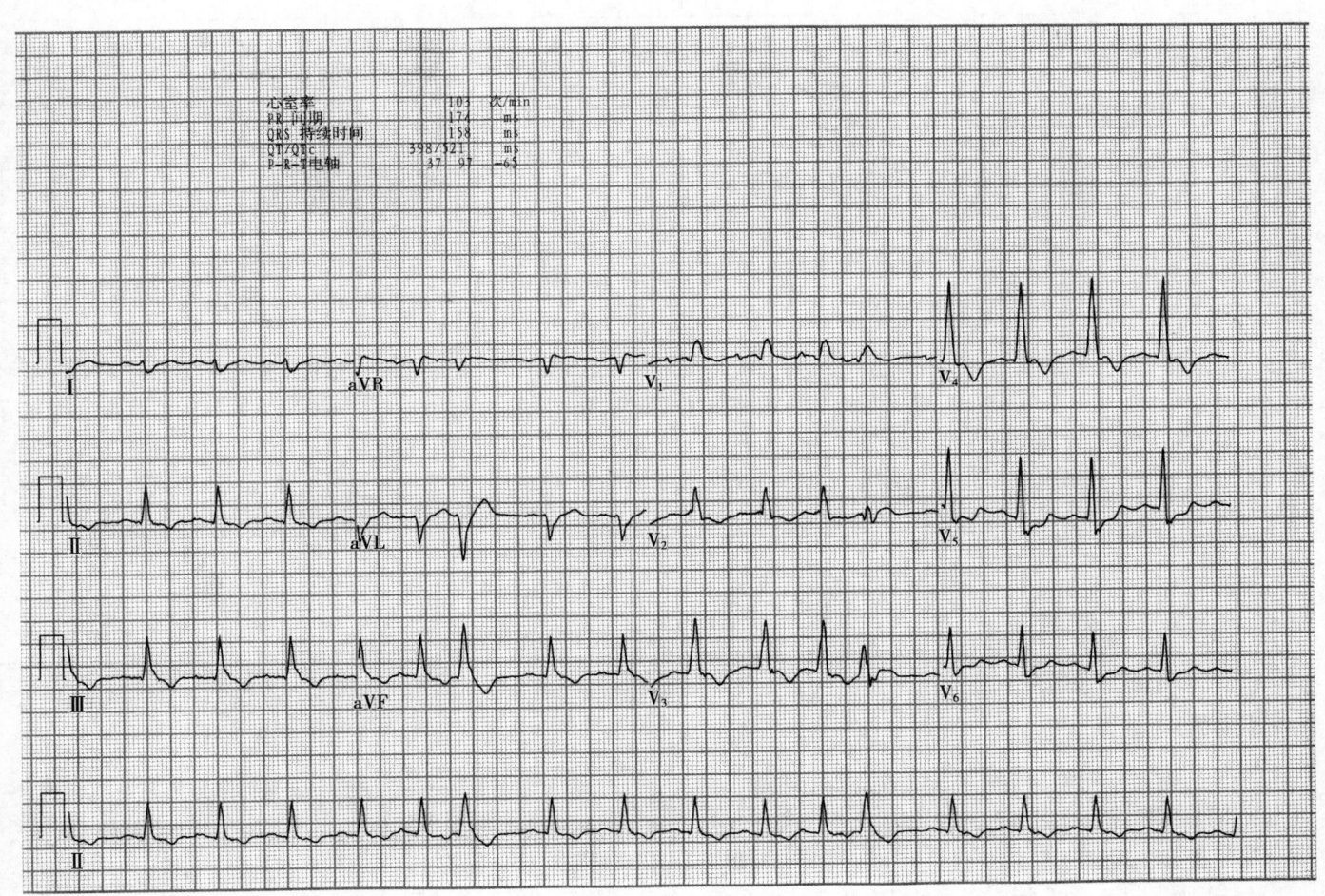

心室率 103 次/min
PR 间期 174 ms
QRS 持续时间 158 ms
QT/QTc 398/521 ms
P-R-T电轴 37 97 -65

图 2 入院第 2 天心电图: 窦性心动过速,心率 103 次 /min, PR 间期 174ms, QRS 电轴 97°, QRS 波群时限 158ms, V₁ 导联呈 qR 型,Ⅰ、V₅、V₆ 导联 S 波宽钝,完全性右束支传导阻滞。ST 段: V₄~V₆ 导联压低 0.10~0.20mV。T 波: Ⅱ、Ⅲ、aVF、V₂~V₄ 导联倒置。QT/QTc 间期 398/521ms,提早的心搏,室性期前收缩。

诊断:窦性心动过速,完全性右束支传导阻滞,ST-T 异常,室性期前收缩,QTc 间期延长。

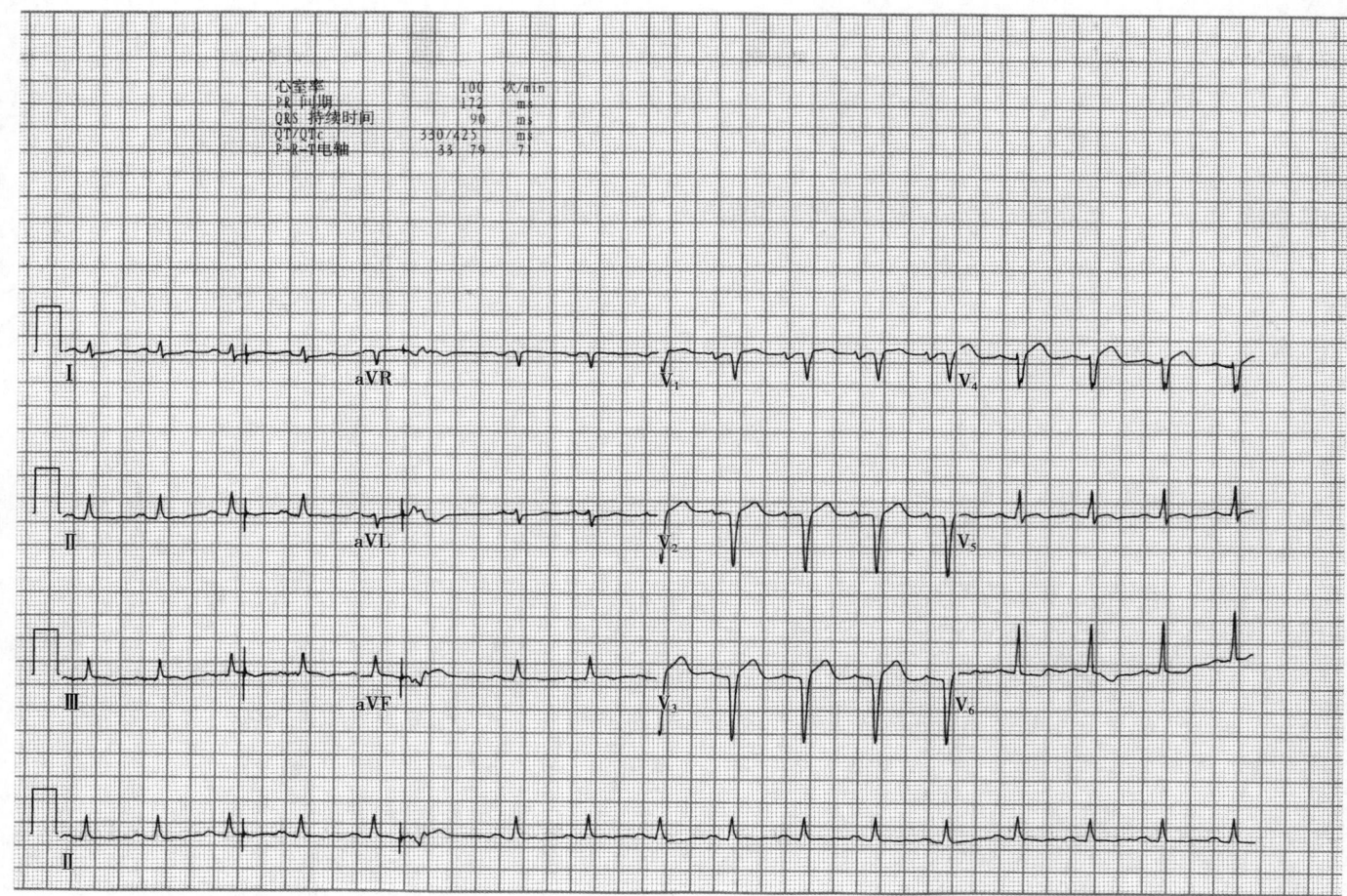

心室率   100   次/min
PR 间期   172   ms
QRS 持续时间   90   ms
QT/QTc   330/425 ms
P-R-T 电轴   33 79 7

图 3　发病第 8 天（入院第 3 天）心电图：窦性心律，心率 100 次/min，PR 间期 172ms，QRS 电轴 79°，QRS 波群时限 90ms，$V_1 \sim V_3$ 导联呈 QS 型，V_4 导联呈 rS 型。ST 段：$V_1 \sim V_4$ 导联抬高 0.10 ~ 0.225mV，V_6 导联压低 0.05mV。T 波：Ⅱ 导联平坦，Ⅲ、aVF、V_5、V_6 导联浅倒置。QT/QTc 间期 330/425ms，提早的宽 QRS 波群，室性期前收缩。

诊断： 窦性心律，异常 QS 波（$V_1 \sim V_3$ 导联），r 波递增不良（V_4 导联），ST-T 异常，室性期前收缩。

【点评】

这是一例急性心肌炎患者，因"发热 1 周，胸闷 1 天"就诊。超声心动图显示全心增大，胸部 X 线片显示心影扩大，心肌酶升高，心电图（图 1）显示一度房室传导阻滞，QRS 波群时限延长至 152ms，既不是左束支传导阻滞也不是右束支传导阻滞图形，为非特异性心室内传导障碍。V_1、V_2 导联出现异常 Q 波。发病第 7 天心电图显示一度房室传导阻滞消失，QRS 波群呈完全性右束支传导阻滞。QTc 间期延长，ST 段压低，T 波倒置。入院以后，临床给予抗炎、吸氧、营养心肌等综合治疗，病情明显好转。第 8 天描记心电图显示右束支传导阻滞消失。$V_1 \sim V_3$ 导联呈 QS 型，酷似前间壁心肌梗死的心电图。注意 $V_1 \sim V_3$ 导联的 QS 波不是今天出现的，第 1 份及第 2 份心电图 V_1、V_2 导联就已经有了异常 Q 波，V_3 导联的 Q 波及 V_4 导联的 r 波递增不良被室内传导阻滞图形所掩盖。发病 8 个月以后，

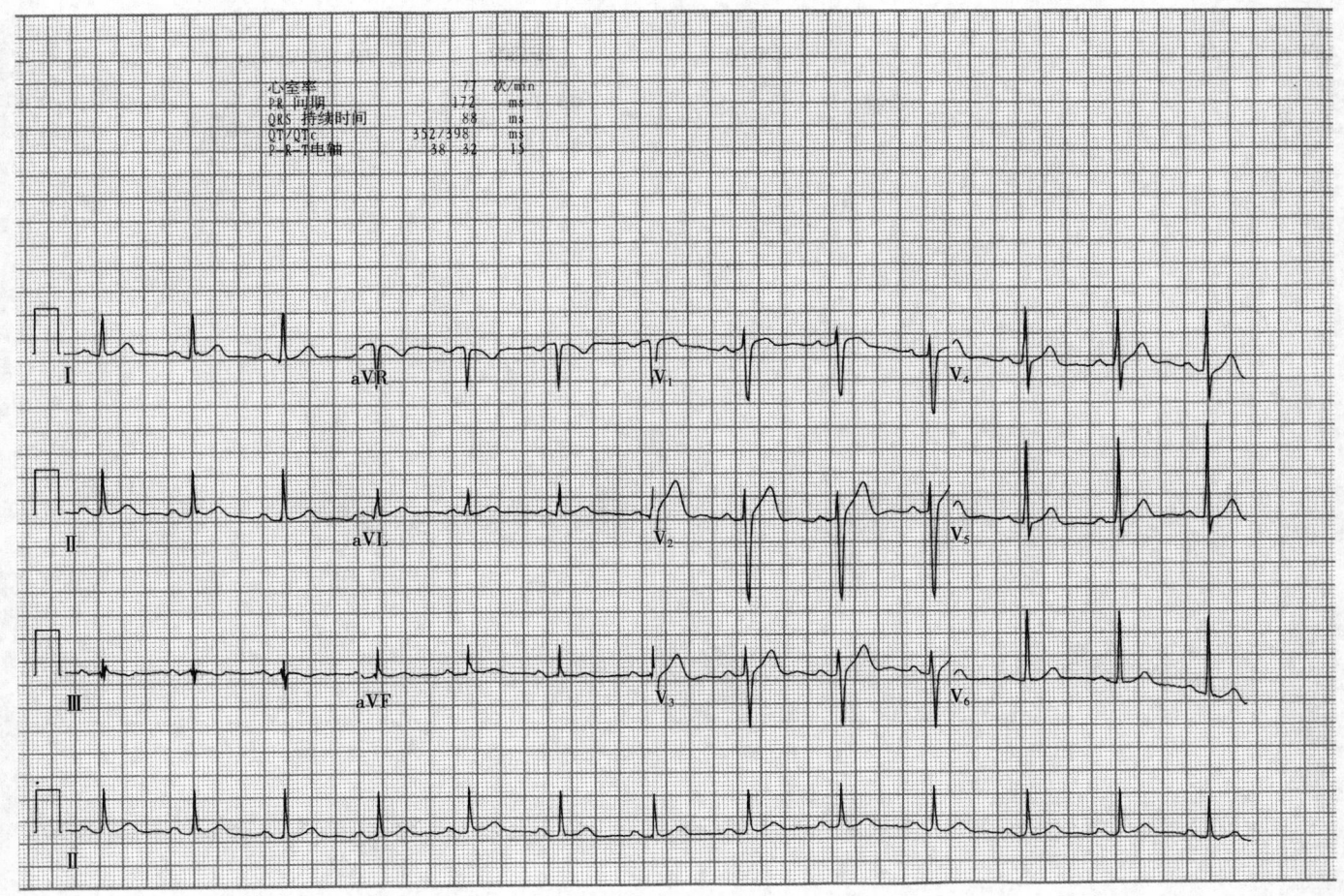

心室率　　　　　　　77　次/min
PR 间期　　　　　　172　ms
QRS 持续时间　　　　88　ms
QT/QTc　　　　352/398　ms
P-R-T 电轴　　38　32　15

图 4　发病后 8 个月心电图：窦性心律，心率 77 次/min，PR 间期 172ms，QRS 波　　　　**诊断：**窦性心律，正常心电图。
群时限 88ms，QRS 电轴 32°，QT/QTc 间期 352/398ms。

复查心电图显示异常 QS 波消失，恢复正常心电图。

急性心肌炎引起的一度房室传导阻滞，非特异性心室内传导障碍，完全性右束支传导阻滞、QS 波、QTc 间期延长，
随着心肌炎症状消退以后上述心电图改变完全消失。

图 3 的心电图改变，只有密切结合临床才能做出正确诊断，否则可能被诊断为前间壁及前壁心肌梗死。

本例超声心动图能否提示心肌淀粉样变呢？临床仍需要进一步检查与观察才能确诊。

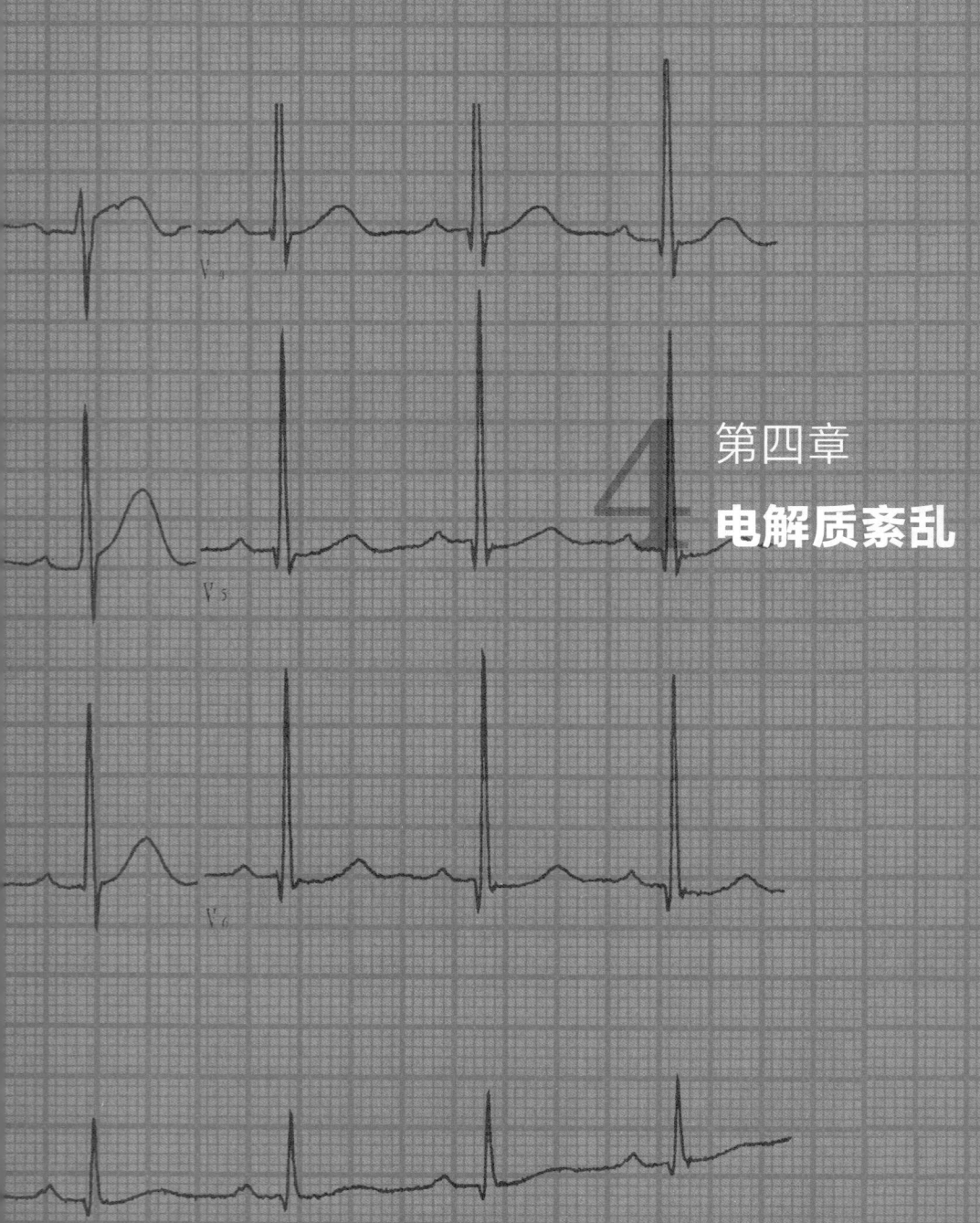

4

第四章

电解质紊乱

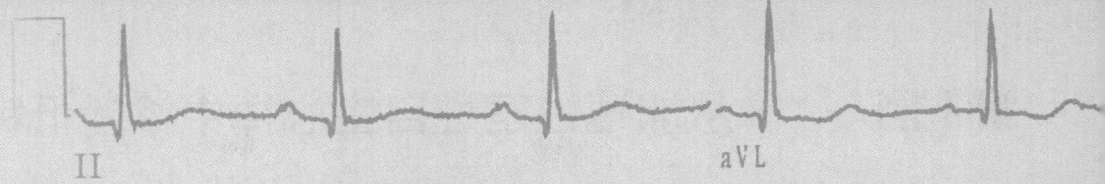

II   aVL

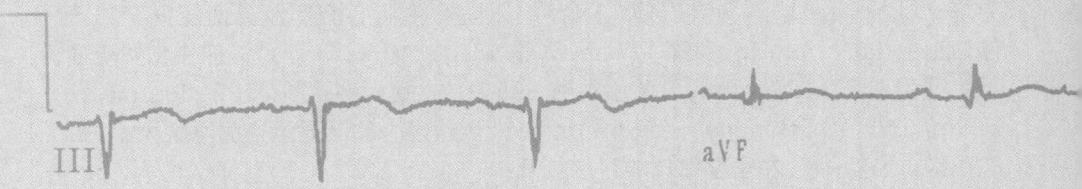

III   aVF

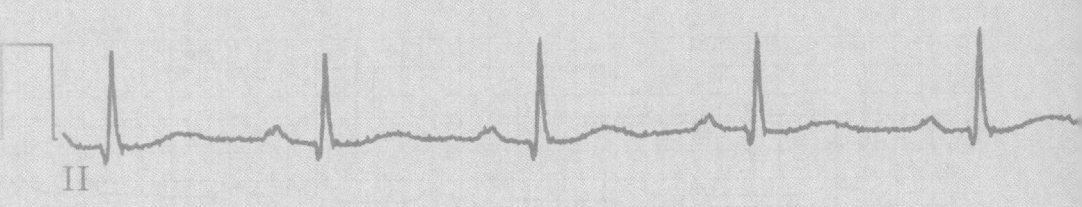

II

第1例 从加速性室性自主心律中诊断低钾血症

【临床资料】

男性，53岁，因"诊断为淋巴瘤11个月"入院。否认心脏病及高血压病史。查体：血压106/77mmHg，身高174cm，体重68kg，BMI 22.5kg/m²。血生化检查显示肌钙蛋白T 0.125ng/ml，乳酸脱氢酶676.1U/L，脑利钠肽前体1 390pg/ml，钙2.17mmol/L，钾3.39mmol/L，镁0.71mmol/L。超声心动图显示各房室腔大小、形态正常，心包积液，左室整体功能轻度减低。

临床诊断： 非霍奇金淋巴瘤（弥漫大B细胞型），低钾血症，病态窦房结综合征（SSS）？

【动态心电图分析】

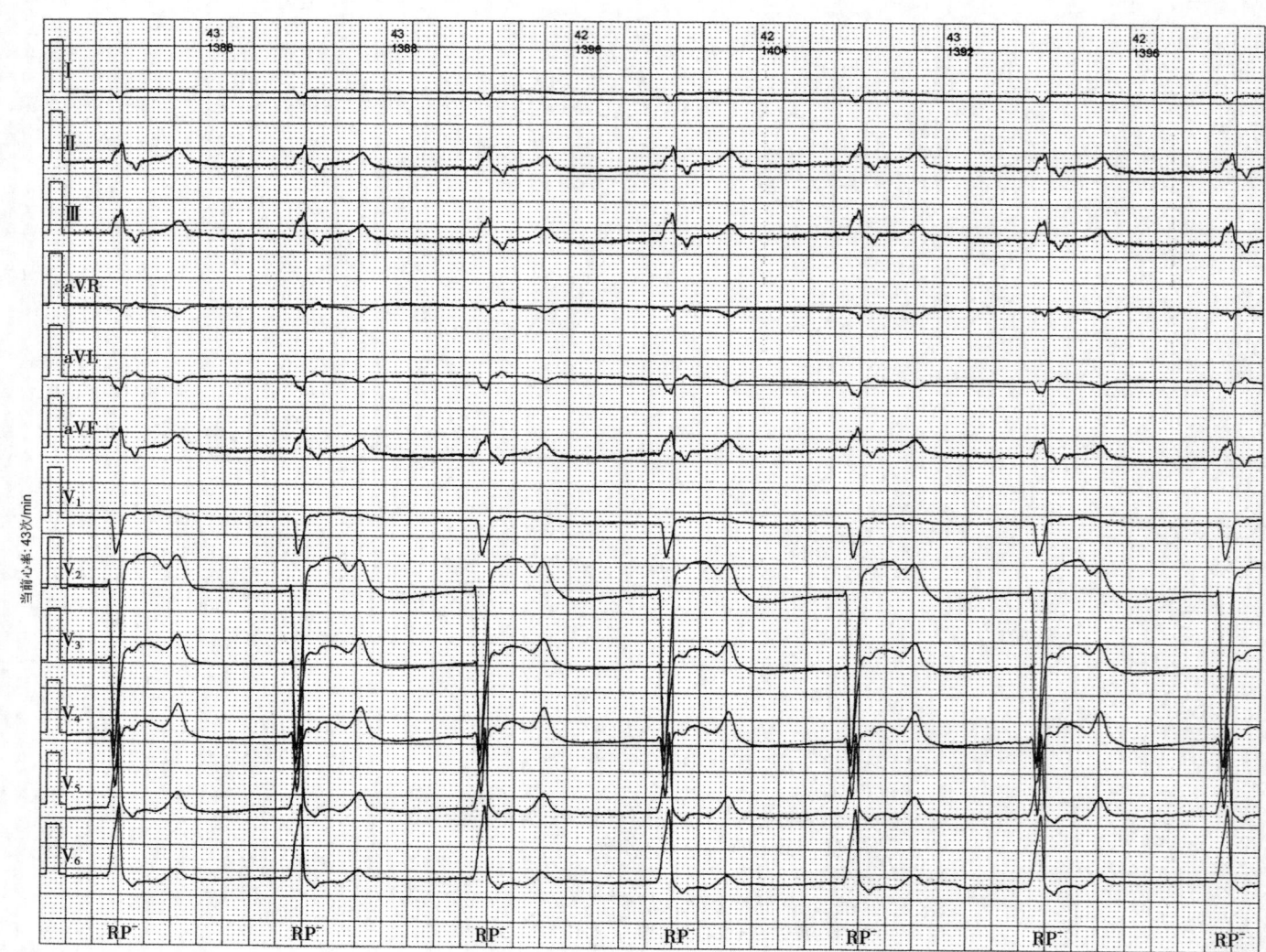

图1 未见窦性P波。QRS波群特点：①RR间期匀齐，心室率43次/min；②QRS波群时限0.13s，呈左束支传导阻滞图形，V₁导联呈QS型，V₂～V₄导联呈rS型，V₅、V₆导联呈R型；③P⁻波位于R波之后，RP⁻间期0.15s；④U波增大，以V₂～V₅导联为显著；⑤QT间期0.72s。

诊断： 交界性心律合并完全性左束支传导阻滞？室性自主心律？U波增大，QTc间期延长，低钾血症。

【点评】

1. 根据图 1 的心电图特点,应首先考虑交界性心律合并左束支传导阻滞。因为 RR 间期匀齐,是交界性心律固有的电生理特性。QRS 波群呈左束支传导阻滞图形,提示左束支传导阻滞。没有充分的证据证明这是交界性心律合并左束支传导阻滞,因此又不能排除室性自主心律。图 2 中房性和窦性 QRS-T 波形的出现,推翻了图 1 首先确定的第一诊断"交界性心律合并左束支传导阻滞"。正确的诊断:加速性室性自主心律源于右束支或及其附近。此处发生的激动所形成的心脏节律的特点:QRS 波群呈对侧束支传导阻滞的图形,节律相对匀齐,又称为束支节律。

2. 未见窦性 P 波的原因可能是窦性频率低于室性节律的频率以后,出现室性节律 1:1 逆传心房,暂时抑制了窦房结的电活动。窦性频率上升以后(图 2),室性自主心律被抑制。

3. 低钾血症引起的 U 波增大,QTU 间期延长,在室性心律中更加明显,是本图的重要特征。

综上所述,遇到宽 QRS 波群节律时,一系列心电图观察有助于诊断与鉴别诊断。在证据不足的情况下,尽可能行长时程心电监测、超声心动图、食管电生理、心脏电生理检查等进一步明确诊断。

在宽 QRS 波群节律中,如出现 U 波增大、QT 间期及 QTU 间期延长,结合临床病因及生化等检查,对低钾血症的诊断仍具有重要价值。

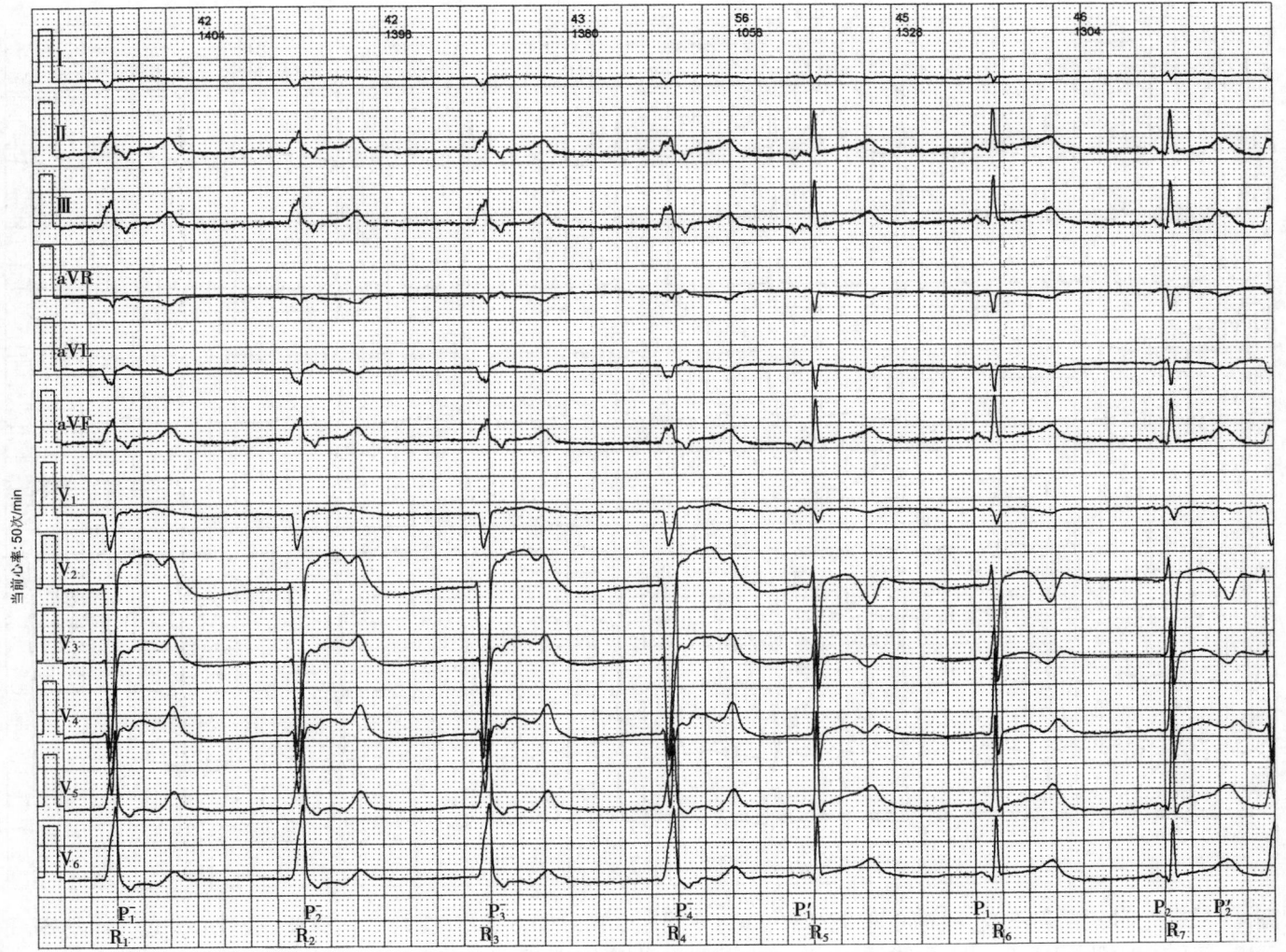

图 2 R₁~R₄ 同图 1,R₁P⁻ 间期、R₂P⁻₂ 间期、R₃P⁻₃ 间期及 R₄P⁻₄ 间期固定,诊断同前。P′₁ 倒置,P′₁R₅ 间期 0.15s,P⁻₄P′ 间期 0.80s,加速的房性搏动。P₁R₆ 与 P₂R₇ 是窦性搏动,频率 46 次 /min。P′₂ 是房性期前收缩。室上性(R₅~R₇)QRS 波群特点:①QRS 波群时限 0.10s;②T 波:V₂、V₃ 导联倒置;③U 波:V₄ 导联增大;④QTU 间期 0.60s。结合临床与图 1 的心电图特点,图 2 的心电图诊断如下。

诊断: 窦性心动过缓,U 波增大,QTU 间期延长,低钾血症心电图,房性期前收缩,加速的房性搏动,室性自主心律(源于右束支)。

第 2 例　低钾血症

【临床资料】

女性，87 岁，因 "间断胸闷、憋气、心悸 1 年，加重 1 天" 入院。心电图显示阵发性房性心动过速，心房扑动，心房颤动，窦性心动过速。既往高血压病史 40 余年，最高 220/120mmHg。查体：身高 168cm，体重 64kg，BMI 26.7kg/m²。超声心动图显示左心房扩大，右心房及右心室扩大，三尖瓣中度反流，肺动脉瓣中度反流。血生化检查显示尿酸 609.5μmol/L，肌酐 95.2μmol/L，钾 3.39mmol/L，脑利钠肽前体 1 329.0pg/ml。

【动态心电图分析】

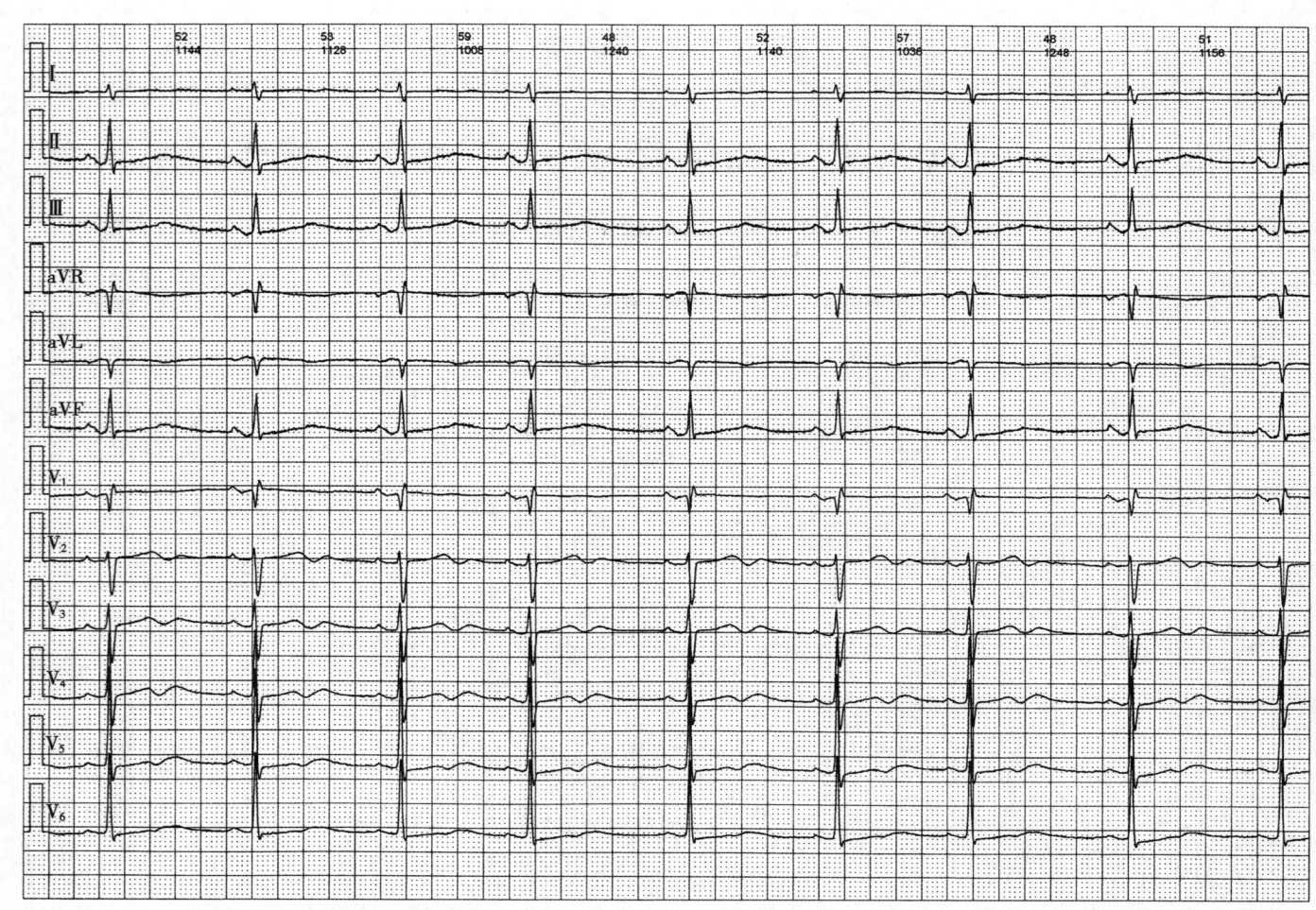

图 1　窦性心动过缓伴不齐，平均心率 52 次 /min，PR 间期 0.16s，QRS 波群时限 0.08s，T 波：Ⅱ、Ⅲ、aVF、V₄ ~ V₆ 导联低平。V₂ ~ V₆ 导联 U 波增大，低钾血症，QTU 间期 0.60s。

诊断：窦性心动过缓伴不齐，T 波低平（下壁及前侧壁），U 波增大，提示低钾血症。

临床诊断: 冠状动脉粥样硬化性心脏病,心功能不全,心功能Ⅲ级,高血压 3 级(极高危),脑梗死,心律失常,阵发性心房颤动,低钾血症。

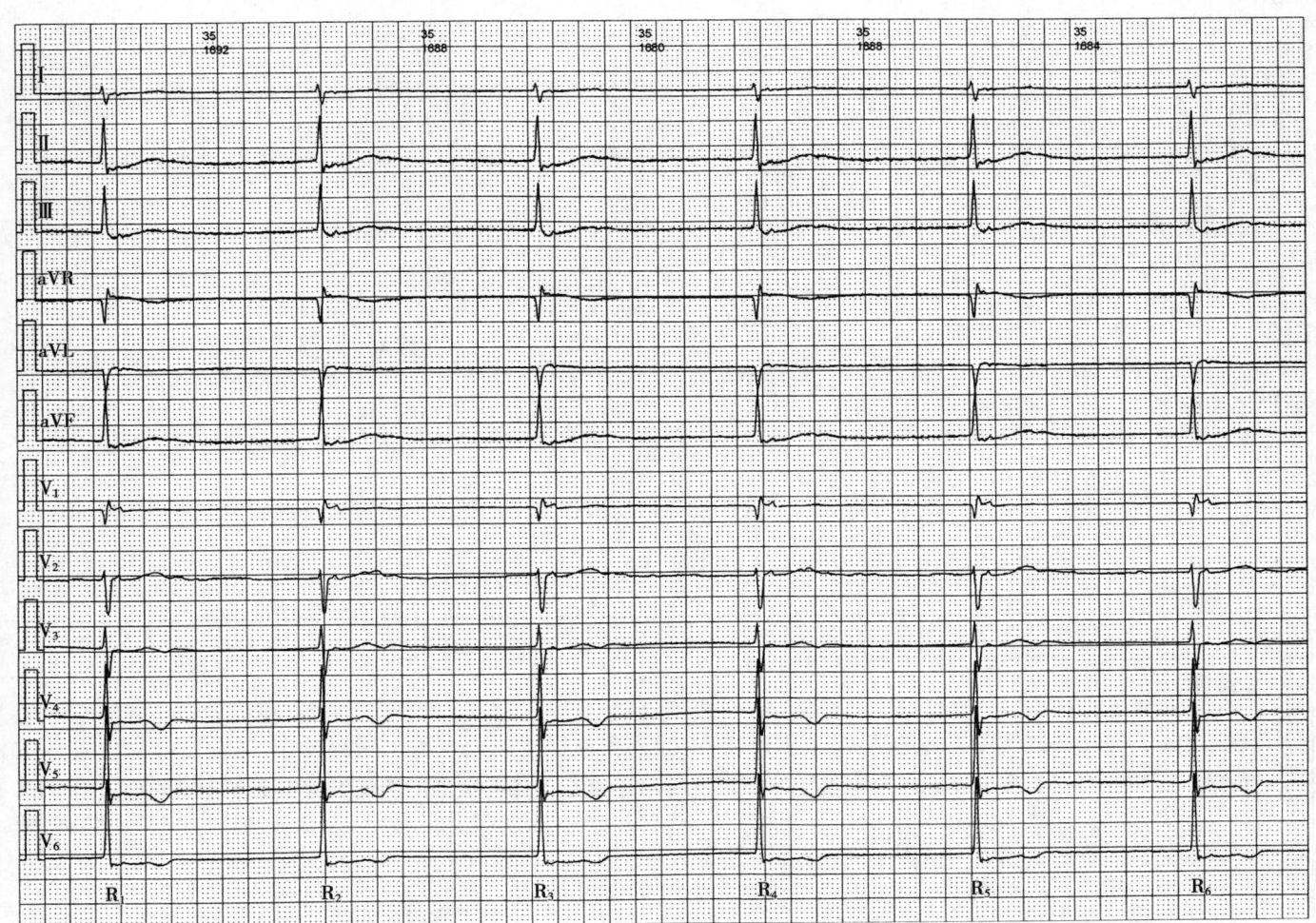

图 2 R₁~R₆ 时限 0.09s,RR 间期均匀,心室率 35 次 /min,每个 QRS 波群之后都有一个 P′ 波,RP′ 间期固定,为 0.11~0.12s,考虑为交界性激动逆传心房(室房传导)。ST 段:Ⅱ、Ⅲ、aVF、V₄~V₆ 导联下降 0.05~0.10mV。T 波:Ⅱ、Ⅲ、aVF 导联低平,V₄~V₆ 导联倒置。QT 间期 0.56s,U 波振幅降低。

诊断: 窦性停搏,交界性心动过缓伴室房传导,ST 段压低(前侧壁),T 波低平(下壁)、倒置(前侧壁)。

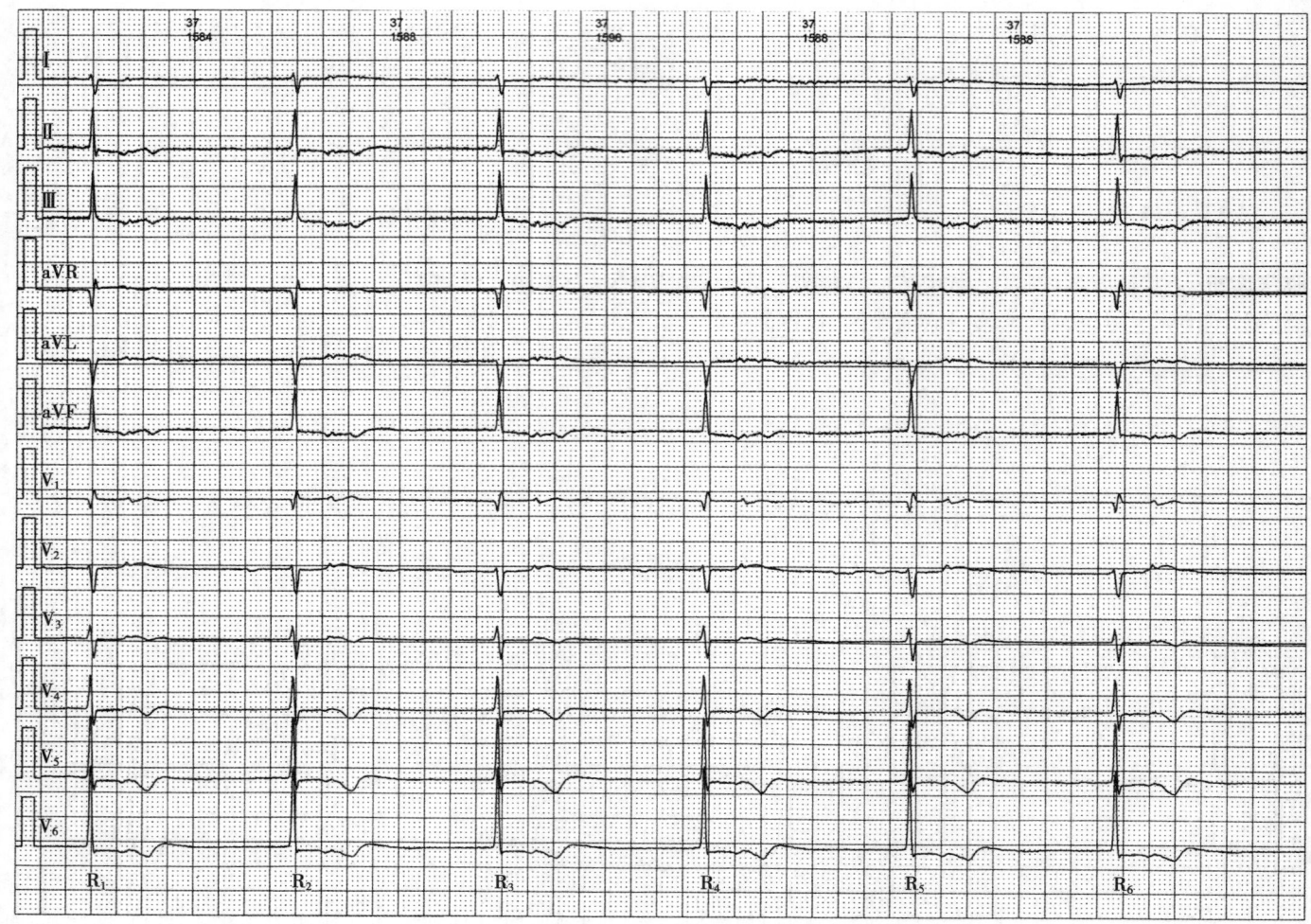

图3 $R_1 \sim R_6$ 时限、形态与图 2 相同，RR 间期匀齐，心室率 37 次 /min，T 波：II、III、aVF 导联转为倒置。每个 QRS 波群之后都有一个 P′ 波，II、III、aVF 导联 P′ 波倒置，RP′ 间期固定为 0.32s。

诊断： 窦性停搏，交界性心动过缓伴逆向传导双径路传导现象，ST 段压低（前侧壁），T 波低平（下壁）、倒置（前侧壁），ST 段延长。

【点评】

在动态心电图上长时间不见窦性 P 波，提示窦性停搏。本例交界性心动过缓的后面有逆行 P′ 波，它可能引起了窦房结的除极与抑制，还不能除外窦房结的自律性强度降低。图 1 与图 2～图 4 相差约 8h，血钾在无明显变化的情况下，在交界性心动过缓中 ST 段压低，T 波倒置，U 波幅度降低，是心率影响了 U 波，还是缺血影响了 U 波，机制不清楚。

为何诊断为交界性心动过缓？本例交界性心率 35～37 次 /min，低于交界性逸搏心律的下限频率（40 次 /min）。

图 2～图 4 中的交界性心动过缓，其后的 P′ 波形态及 RP′ 间期有两种类型：一种短 RP′ 间期 0.11～0.12s，V_1 导联 P′ 波正向，提示交界性激动在逆传心房过程中，左心房→右心房除极顺序，是经房室结快径路传入心房的；另一种长 RP′ 间期 0.32s，V_1 导联 P′ 正负双向，说明心房除极程序是右心房在先，左心房在后，是沿房室结慢径路逆传心房

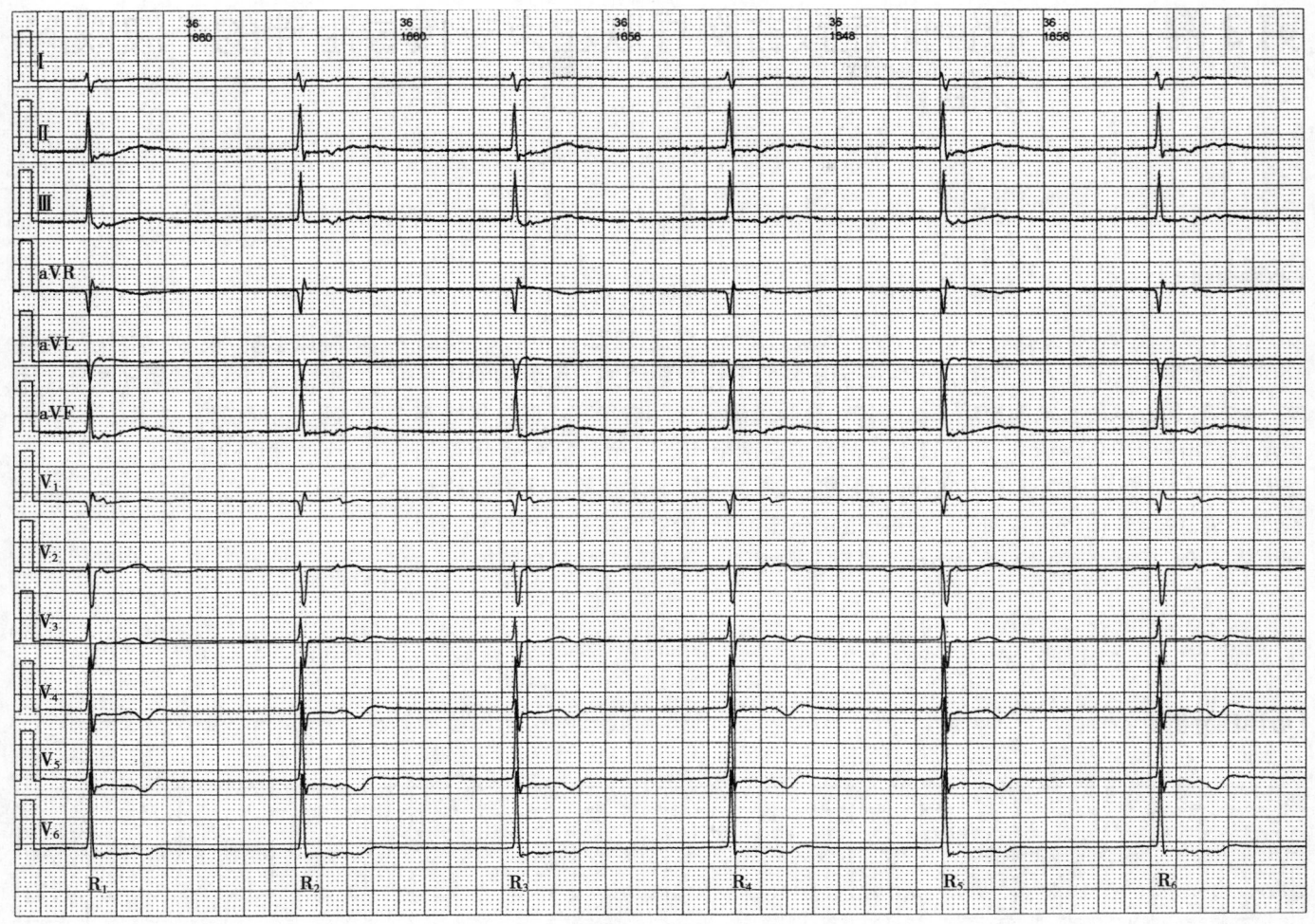

图 4 R₁ ~ R₆ 时限、形态与图 2 和图 3 相同，RR 间期匀齐，心室率 36 次 /min，T 波：Ⅱ、Ⅲ、aVF 导联转为低平。每个 QRS 波群之后都有一个 P′ 波，Ⅱ、Ⅲ、aVF 导联 P′ 波倒置，R₁P⁻、R₃P⁻、R₅P⁻ 间期 0.10s；R₂P⁻、R₄P⁻、R₆P⁻ 间期固定为 0.32s。

诊断：窦性停搏，交界性心动过缓伴逆向传导双径路传导现象，ST 段压低（前侧壁），T 波低平（下壁）、倒置（前侧壁），ST 段延长。

的。在图 2 中，交界性心动过缓的激动经快径路传入心房，此时慢径路阻滞；图 3 交界性心动过缓的激动在逆传心房过程中，快径路阻滞，慢径路逆传心房。图 4 交界性心动过缓的激动在逆行心房传导过程中，快径路逆传心房，表现为短 RP′ 间期，慢径路逆传阻滞（中断）；下一次交界性激动逆传心房时，慢径路逆传心房，表现为长 RP′ 间期，此时快径路逆传中断。如此交替，形成了交替性逆行传导的双径路现象。

房室结双径路传导现象包括前向性双径路、逆向性双径路和双向性双径路。本例是房室结逆传性双径路，诊断条件：①激动起源于交界区，很可能在希氏束；②RP′ 间期有两种（更多径路的 RP′ 间期有多种）；③P′ 形态有两种（不是一种）。因为双径路在心房出口方向不同，产生了不同形态的 P′ 波。如果双径路在心房端的出口很接近，两种 P′ 波可相差无明显。

第 3 例 | 低钾血症致右胸导联左束支传导阻滞的 T 波双向及倒置

【临床资料】

女性，54 岁，因"左侧耳屏前肿物 1 个月"入院。查体：血压 127/83mmHg，身高 160cm，体重 80kg，BMI 23.4kg/m²。在全身麻醉下行左颞颌关节巨大肿物切除术，手术顺利。术后心电图显示 T 波改变。冠脉造影未见明显狭窄。血生化检查显示肌钙蛋白 T 0.02ng/ml，CK 582U/L，肌红蛋白定量 45.6ng/ml，CK-MB 定量测定 6.25ng/ml，脑利钠肽前体 209.5pg/ml，钾 3.24mmol/L。术后第 2 天突发心室颤动 2 次，经电复律、补钾、补镁、利多卡因、升压药物、吸氧等综合治疗，QT/QTc 间期由 690/710ms 转为 492/534ms，室性期前收缩消失，未再发生心室颤动。

临床诊断：长 QT 综合征，室性期前收缩，心室颤动电复律术后，低钾血症，左颞颌关节巨大肿瘤切除术后。

【心电图分析】

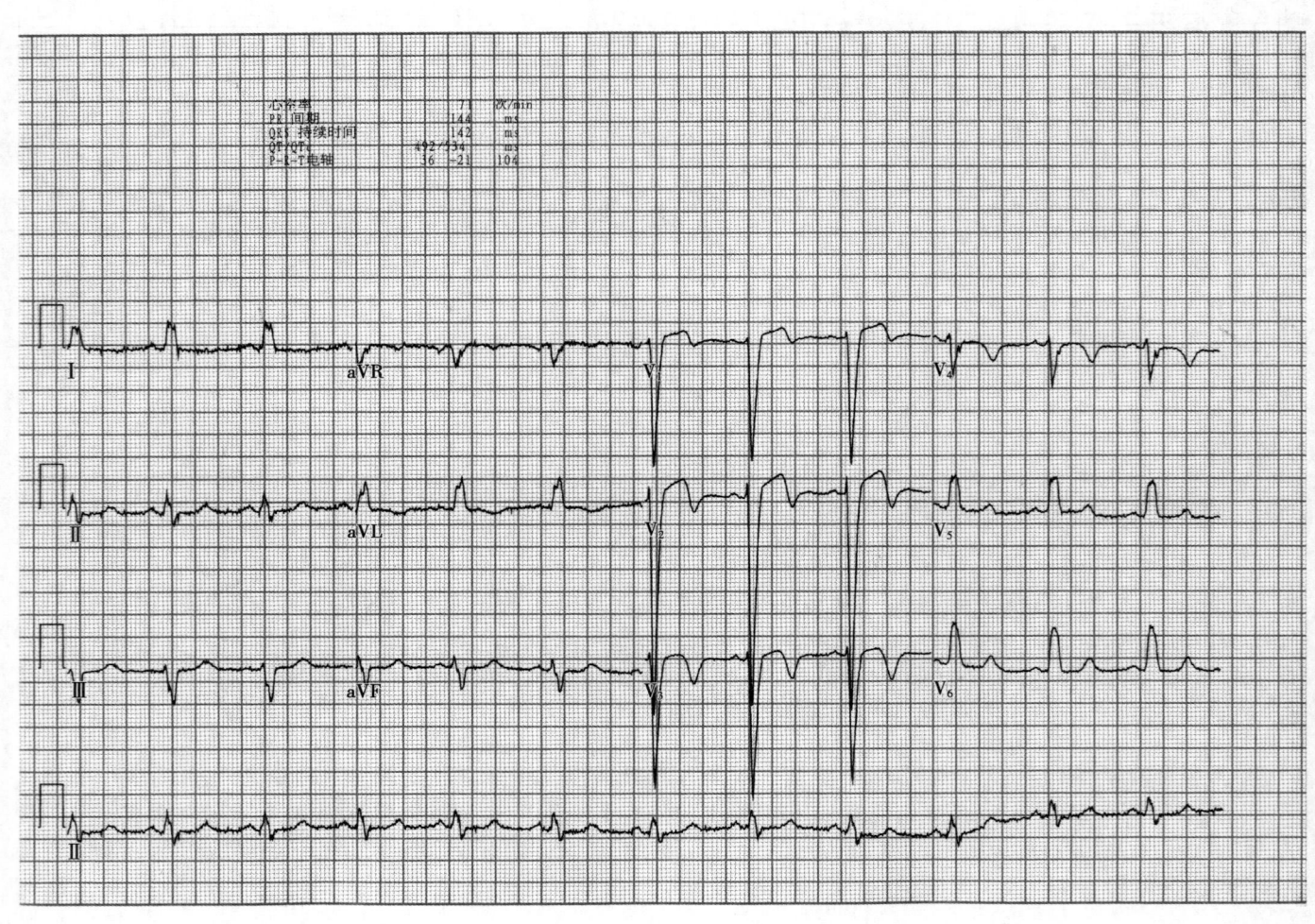

【点评】

完全性左束支传导阻滞的 T 波特征：以 R 波为主的导联 T 波倒置，以 S 波为主的导联 T 波直立。而本例完全性左束支传导阻滞的患者于左颞颌关节巨大肿物切除术后，心电图发生了变化，QT/QTc 间期延长，V$_1$～V$_4$ 导联 T 波双向及倒置，V$_5$、V$_6$ 导联 T 波直立，并发生 2 次心室颤动，经电除颤恢复窦性心律。考虑低钾血症等原因引起的长 QT/QTc 间期及室性期前收缩、心室颤动，经用抗室性快速心律失常、补钾、补镁、吸氧等治疗，患者 QT/QTc 间期逐渐恢复，室性期前收缩消失，未再发生心室颤动，治愈出院。

图 1 窦性心律，心率 71 次 /min，PR 间期 144ms，QRS 波群时限 142ms，QRS 电轴 −21°，QT/QTc 间期 492/534ms。Ⅰ、aVL、V$_5$、V$_6$ 导联呈增宽切迹的 R 波，V$_1$～V$_4$ 导联呈 rS 型，r 波纤细。ST 段：V$_1$～V$_3$ 导联抬高 0.125～0.30mV。T 波：V$_1$、V$_2$ 导联正负双向，V$_3$、V$_4$ 导联倒置，V$_5$、V$_6$ 导联直立。

诊断：窦性心律，完全性左束支传导阻滞，T 波双向及倒置（前壁），QT/QTc 间期延长。

第 4 例 高钙血症致 QT 间期及 ST 段缩短

【临床资料】

男性，33 岁，因 "间断性肉眼血尿 2 年余，左腰部疼痛伴恶心、食欲减退 7 天" 入院。查体：血压 124/84mmHg，体重 73kg，身高 175cm，BMI 23.8kg/m²。血生化检查显示钙 4.32mmol/L，钾 3.69mmol/L。肺部肿瘤并全身骨转移。

临床诊断：肾功能不全，高钙血症，肺癌全身转移。

【心电图分析】

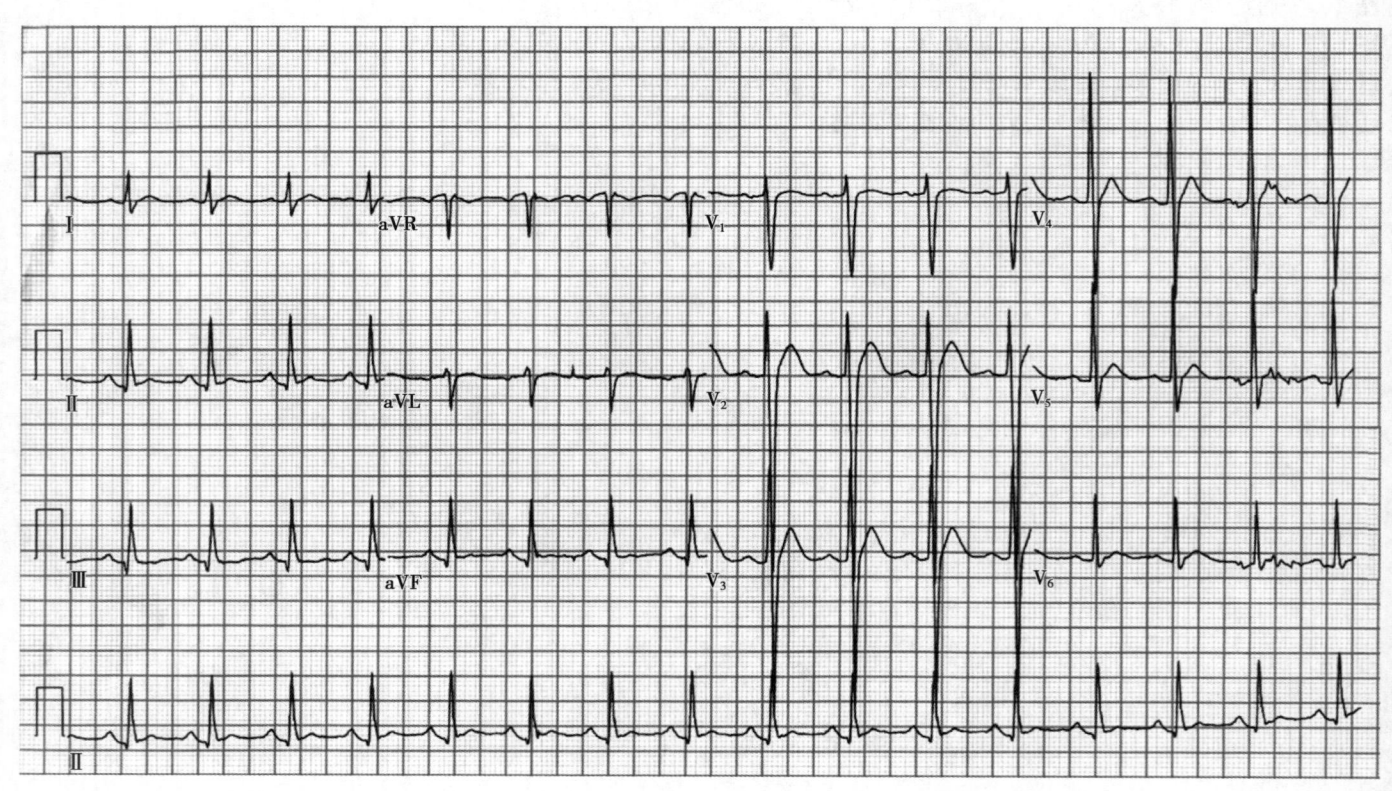

【点评】

高钙血症是指血钙浓度 > 2.75mmol/L。当进入细胞外液的钙超过了排出的钙,即可发生高钙血症。许多肿瘤可并发高钙血症;酸中毒可使血钙升高;肾功能不全,肾排钙减少,可引起高钙血症。

高钙血症心电图表现为 ST 段缩短、QT 间期缩短、心律失常等。

轻度高钙血症可有乏力、头痛、易激动等,严重高钙血症可危及生命。心电图检查可及时协助临床诊断高钙血症。需对高钙血症心电图及时作诊断与鉴别诊断。

图 1 P 波:Ⅰ、Ⅱ、Ⅲ、aVF、$V_2 \sim V_6$ 导联正向,aVR、aVL 导联倒置,V_1 导联双向。窦性 P 波,PR 间期 178ms,心率 96 次 /min,QRS 波群时限 108ms,QT/QTc 间期 346/437ms,QRS 电轴 77°。S_{V_2} = 4mV。ST 段缩短甚至消失。T 波:Ⅱ、V_6 导联低平,Ⅲ、aVF 导联平坦。

诊断: 窦性心律,高钙血症心电图。

第 5 例 | 高钾血症 T 波

【临床资料】

男性，25 岁，体检时发现血肌酐升高 3 年，规律血液透析 2 年，于 2012 年 2 月 12 日入院。目前血液透析 3 次 / 周。近日尿量减少，100～200ml/d。近日完善检查，准备行肾移植术。血生化检查显示钾 7.81mmol/L，肌酐 923μmol/L。

初步诊断：慢性肾功能不全，尿毒症期，肾性高血压。

2012 年 2 月 14 日行同种异体肾移植术，手术顺利，患者术后一般情况良好，生命体征平稳，住院 9 天出院。

【心电图分析】

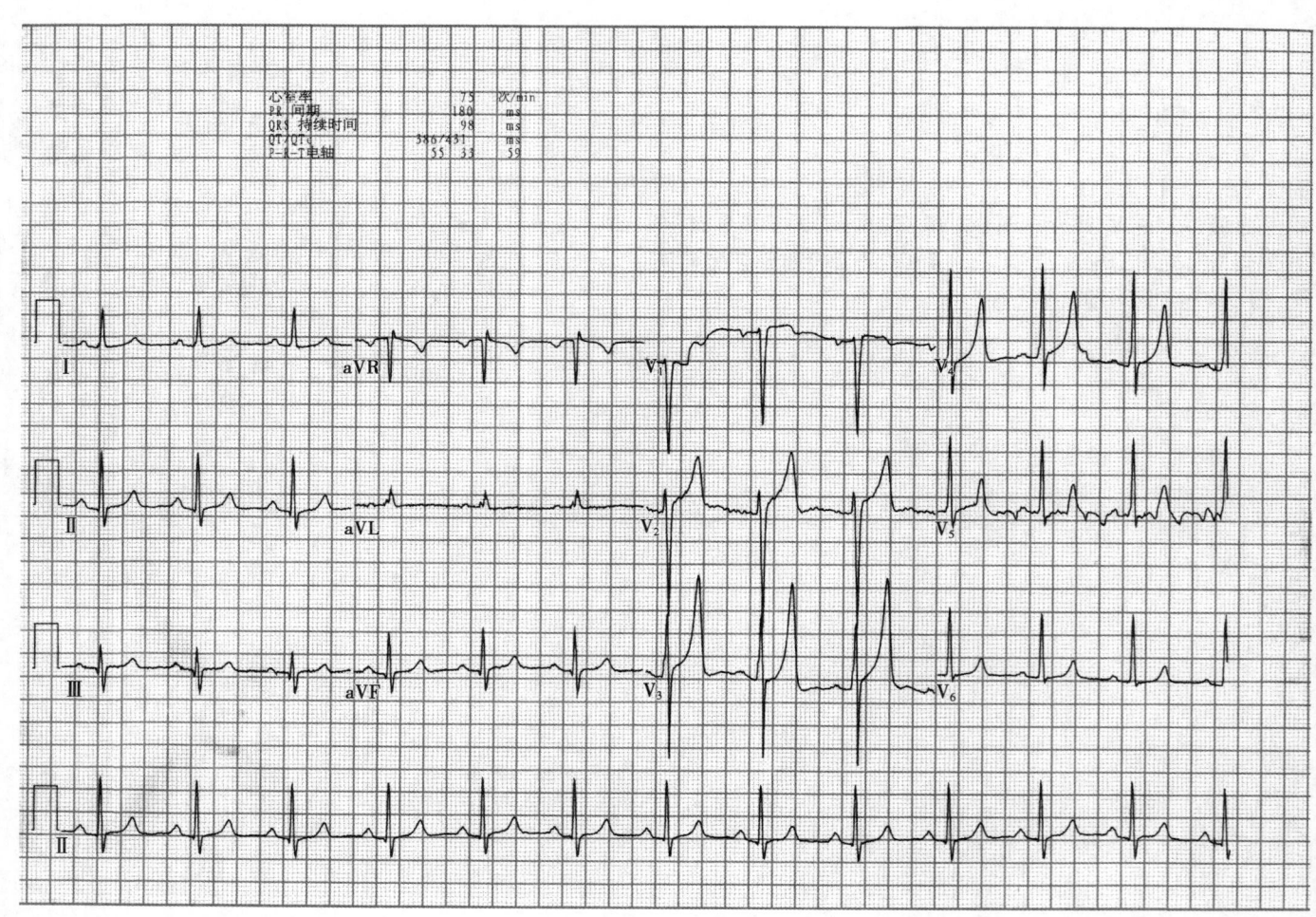

图 1 窦性心律，心率 75 次 /min，PR 间期 180ms，QRS 波群时限 98ms，QT/QTc 间期 386/431ms，QRS 电轴 33°。T 波：V_2～V_4 导联高耸，V_2 导联 T 波振幅 2.3mV，高钾 7.81mmol/L。

诊断：窦性心律，帐篷状 T 波（即高钾血症 T 波）。

【点评】

高钾血症常见于肾功能不全患者，随着血钾浓度升高，T 波增宽、变尖，典型高钾血症 T 波呈帐篷状，T 波两肢对称，波峰变尖，基底部变窄，血液透析后血钾正常，T 波振幅降低。若血压持续升高，心电图显示 P 波振幅降低甚至消失，QRS 波群时限延长，帐篷状 T 波振幅降低严重者出现窦 – 室传导节律，甚至危及生命。心电图检查可及时发现高钾血症，及时救治。

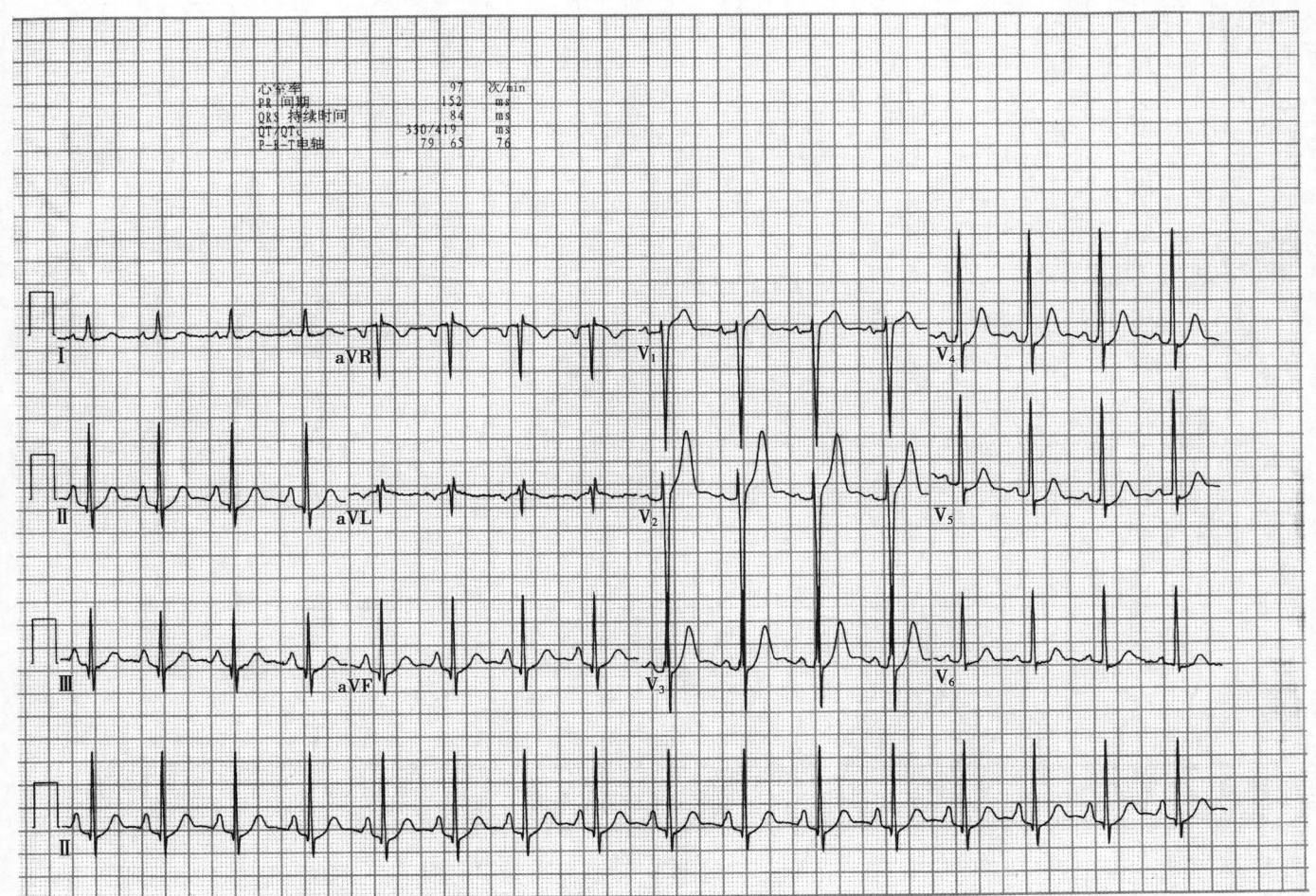

图 2 描记于同种异体肾移植术后 5 个月，患者一般情况良好，与图 1 肾移植术前高钾血症比较：窦性心律，P 波振幅增高，心率 97 次 /min，PR 间期 152ms，QRS 波群时限 84ms，QT/QTc 间期 330/419ms，QRS 电轴 65°。T 波：V_1 导联增高，V_3、V_4 导联降低。ST 段：$V_4 \sim V_6$ 导联上斜型压低 0.05mV。

诊断： 窦性心律，ST 段轻度压低（$V_4 \sim V_6$ 导联）。

高钾血症 T 波

第6例 | 高钾血症合并急性下壁心肌梗死

【临床资料】

男性，82岁，因"左髋外伤肿痛，活动受限9h"入院。3年前行冠状动脉支架植入术。查体：血压162/91mmol/L。血生化检查显示谷草转氨酶5 117.3U/L，CK 3 400U/L，肌红蛋白定量1 468.2ng/ml，脑利钠肽前体17 683pg/ml，钙1.91mmol/L，钾6.4mmol/L，钠156.1mmol/L。住院期间发生心脏停搏，经抢救无效死亡。

【心电图分析】

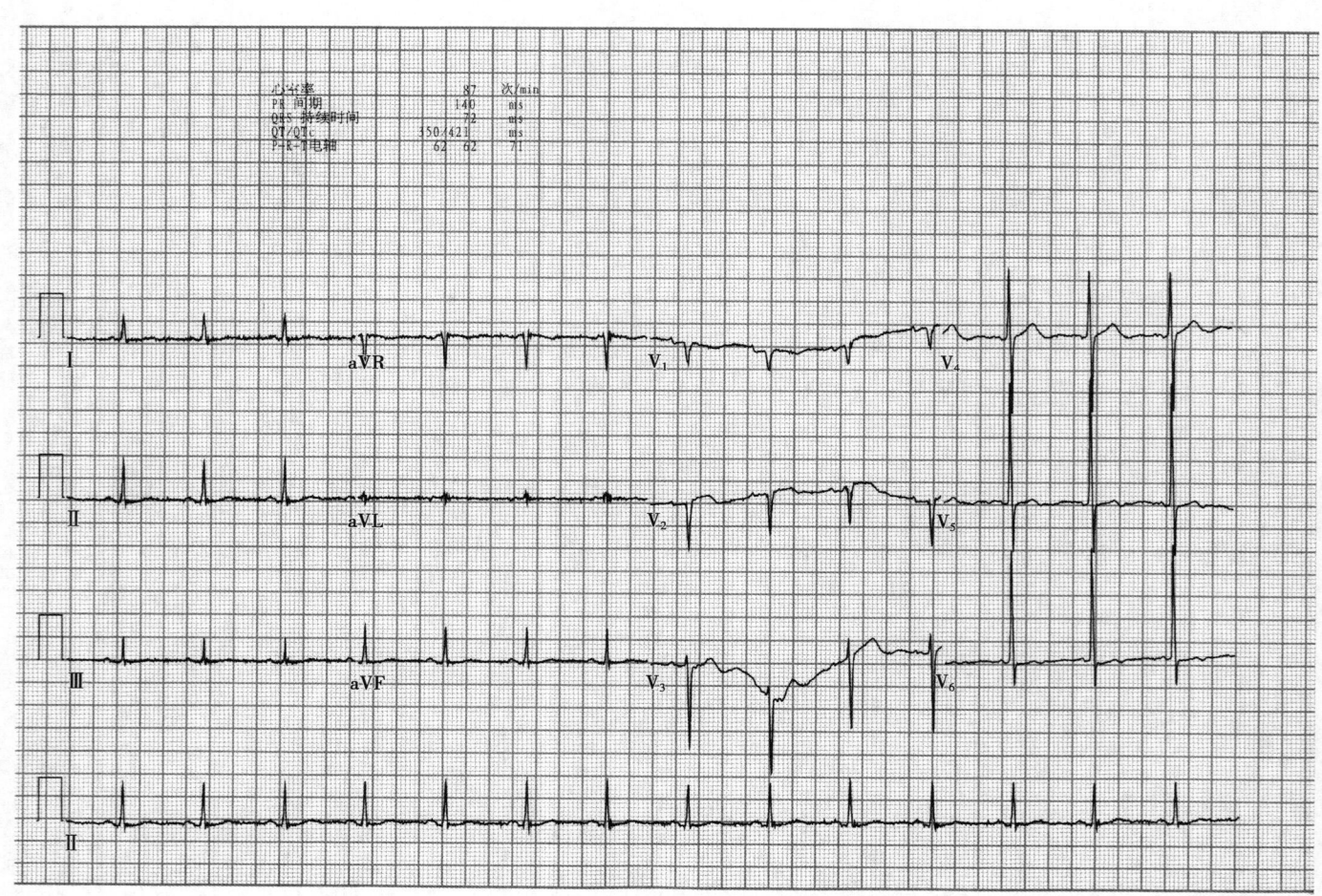

图1 入院时心电图：窦性心律，心率87次/min，PR间期140ms，QRS波群时限72ms，QT/QTc间期350/421ms。T波：I、II、aVF导联低平，V₅、V₆导联低平或双向。

诊断：窦性心律，T波改变（下壁、前侧壁）。

死亡诊断: 左股骨粗隆间骨折,冠心病,冠脉 PCI 术后,急性左心衰竭,心脏停搏,心脏复苏术后,多脏器功能衰竭,弥散性血管内凝血,高钾血症,乳酸酸中毒,急性心肌梗死。

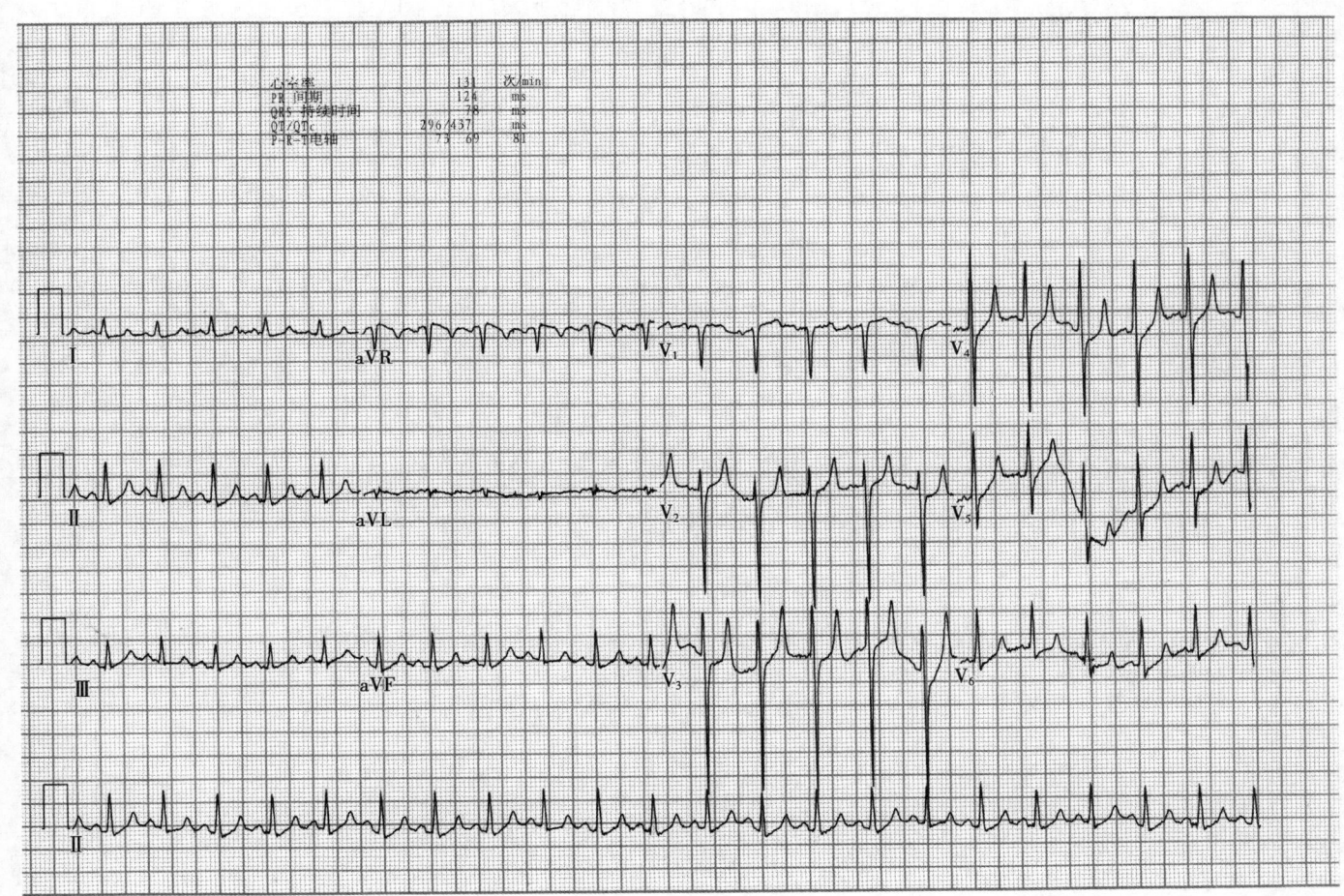

图 2 入院第 3 天心电图:窦性心动过速,心率 131 次 /min,PR 间期 124ms,QRS 波群时限 78ms,QRS 电轴 69°,QT/QTc 间期 296/437ms。ST 段:Ⅰ、Ⅱ、$V_3 \sim V_6$ 导联上斜型压低 0.05 ~ 0.125mV。T 波:$V_2 \sim V_6$ 导联变尖,基底部变窄提示高钾血症 T 波。

诊断: 窦性心动过速,高钾血症 T 波心电图。

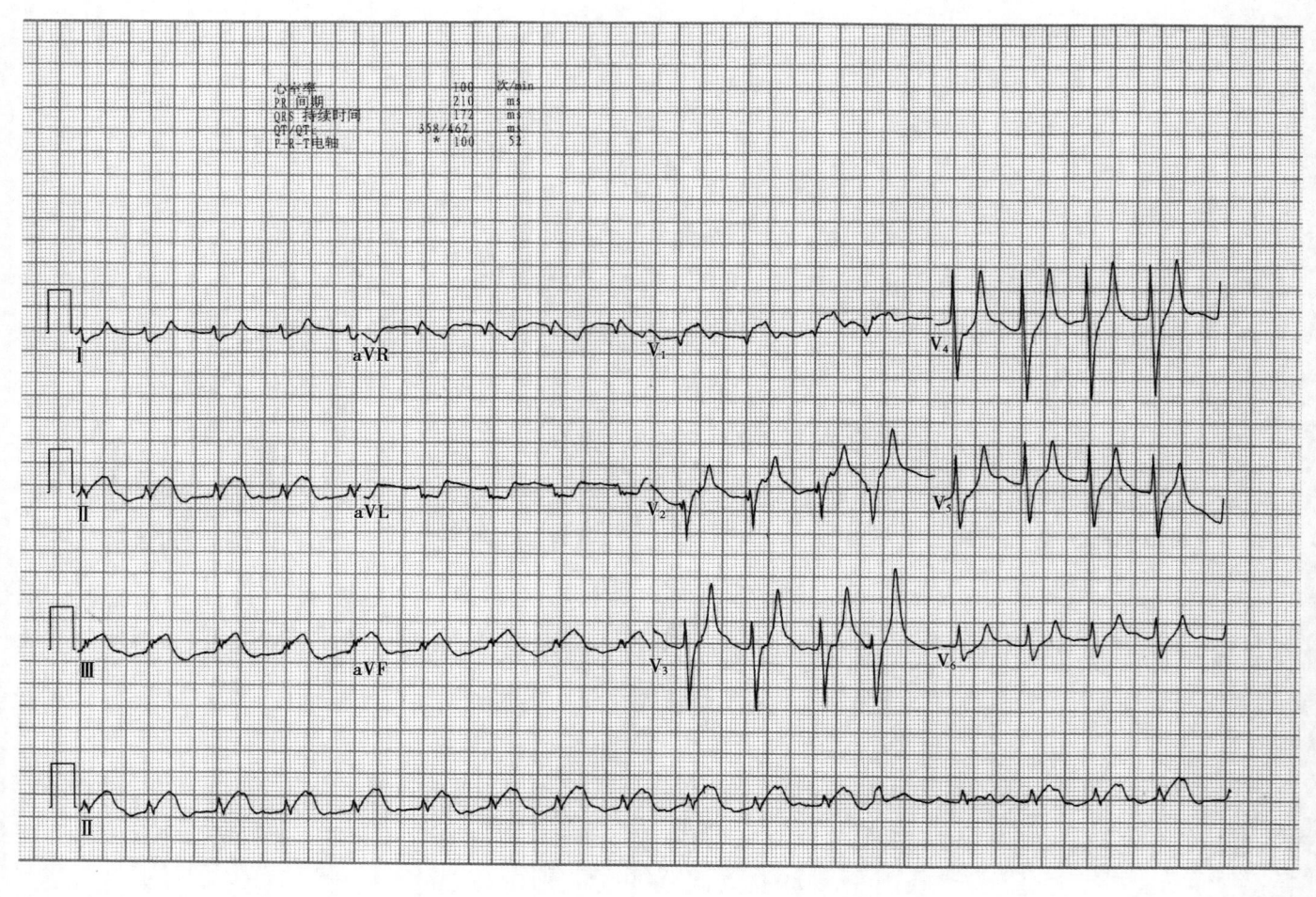

心率率　　　　　　100　　次/min
PR 间期　　　　　　210　　ms
QRS 持续时间　　　172　　ms
QT/QTc　　358/462　　ms
P-R-T电轴　　*　100　52

I　　　　　aVR　　　　　V1　　　　　V4

II　　　　　aVL　　　　　V2　　　　　V5

III　　　　aVF　　　　　V3　　　　　V6

II

484

第 6 例

图 3 入院第 3 天心电图：窦性心律，PR 间期 210ms，一度房室传导阻滞。P 波低平。肢体导联 R + S < 0.5mV，QRS 波群时限 172ms，QRS 电轴 100°。ST 段：Ⅱ、Ⅲ、aVF、V$_1$ 导联抬高 0.225 ~ 0.30mV，Ⅰ、aVL 导联压低 0.10 ~ 0.20mV。T 波：V$_2$ ~ V$_6$ 导联高尖。房性期前收缩。

诊断：窦性心动过速，P 波低平，ST 段抬高（下壁），ST 段压低（高侧壁），T 波高尖，高钾血症 T 波，房性期前收缩。

【点评】

这是一例多器官功能衰竭所致的高钾血症心电图，血钾上升到 6.4mmol/L，胸壁导联（V$_2$ ~ V$_5$ 导联）T 波尖耸，两肢对称，基底部变窄，QRS 波群时限延长，P 波减低。

描记到的图 3 显示下壁导联 ST 段抬高，对应的高侧壁 Ⅰ、aVL 导联 ST 段压低，提示急性下壁心肌梗死心电图合并高钾血症。

第7例 │ 高钾血症时的房性心动过速

【临床资料】

男性，55岁，因"双下肢间歇性跛行2年，加重半年伴右下肢疼痛10天"入院。次日病情加重，发生急性左心衰竭、呼吸衰竭、肾衰竭，血钾逐渐升高，由4.02mmol/L上升至6.0mmol/L。入院第3天血钾继续升高，出现室性节律，呼吸停止，心搏停止。

【心电图分析】

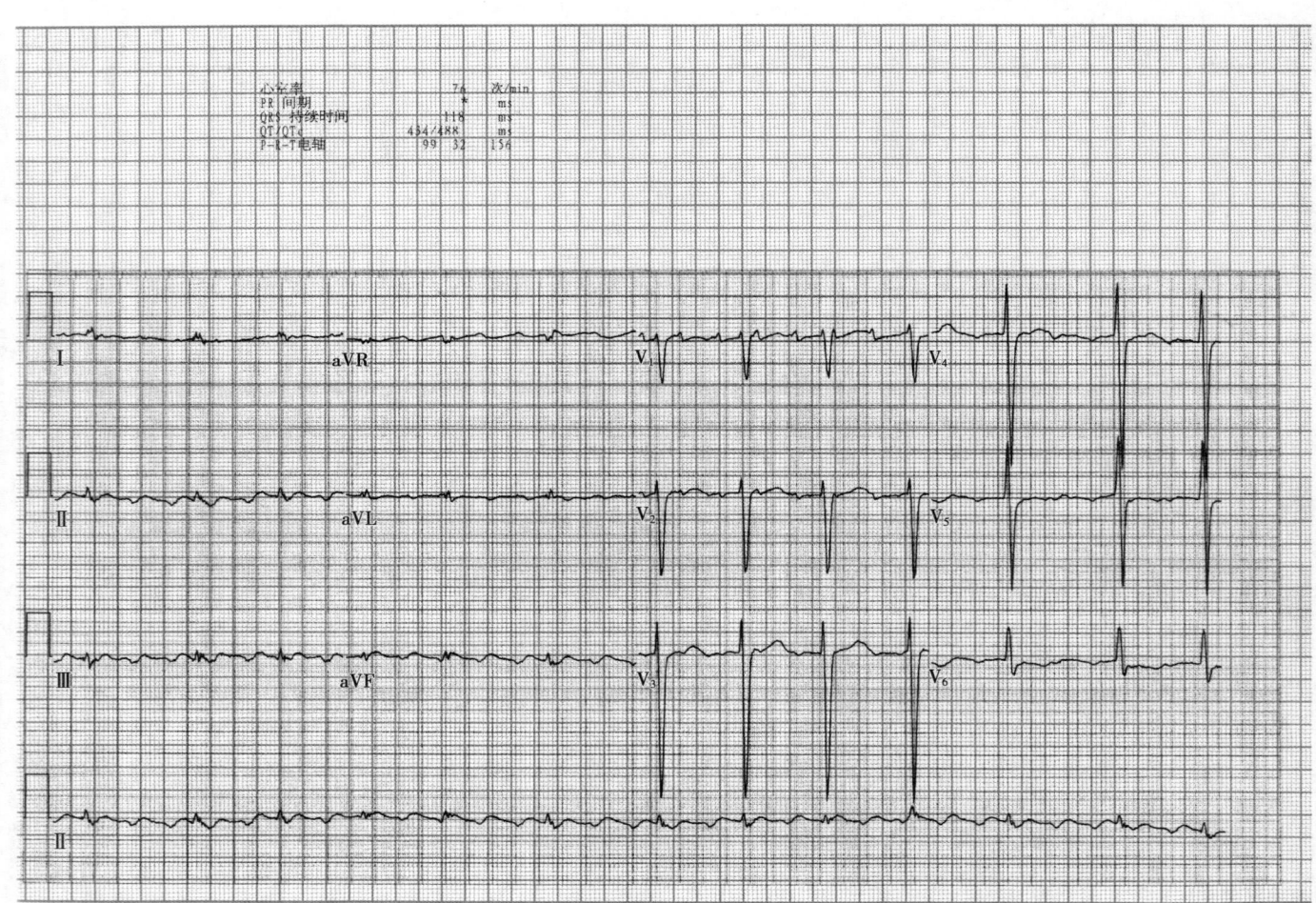

图1 入院时心电图（血钾4.02mmol/L）：房性心动过速，心房率152次/min，房室传导比例2∶1，心室率76次/min，标准肢体导联R+S<1.0。ST段：V6导联压低0.10mV。T波：V5、V6导联倒置浅。QT/QTc间期434/488ms。

诊断： 房性心动过速（房室传导比例2∶1），ST段压低（V6导联），T波倒置浅（V5、V6导联），肢体导联QRS波群低电压。

临床诊断: 冠状动脉粥样硬化性心脏病,心功能Ⅳ级(NYHA 分级),呼吸衰竭,肾功能不全,心脏扩大,肺部感染,糖尿病 2 型,房性心动过速,高钾血症,室性自主心律。

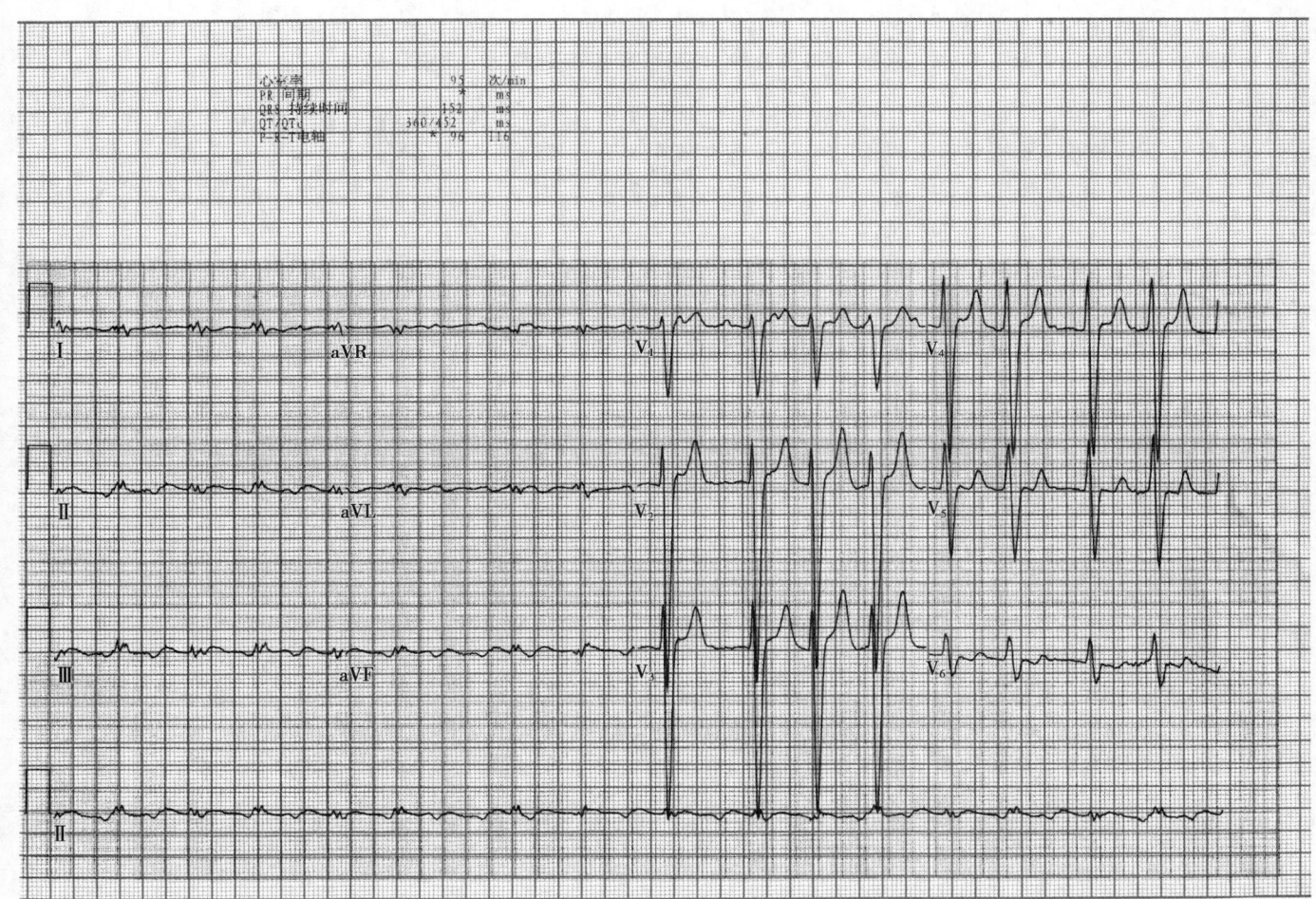

图 2 房性心动过速,心房率 150 次 /min,房室传导比例(1～3):1,心室率 95 次 /min,QRS 波群时限 152ms,室内传导阻滞。ST 段:V$_2$、V$_3$ 导联抬高 0.25～0.30mV。T 波:V$_2$～V$_5$ 导联增高,提示高钾血症(血钾 6.0mmol/L)。

诊断: 房性心动过速[房室传导比例(1～3):1],T 波增高(V$_2$～V$_5$ 导联),肢体导联 QRS 波群低电压,心电轴右偏,室内传导阻滞。

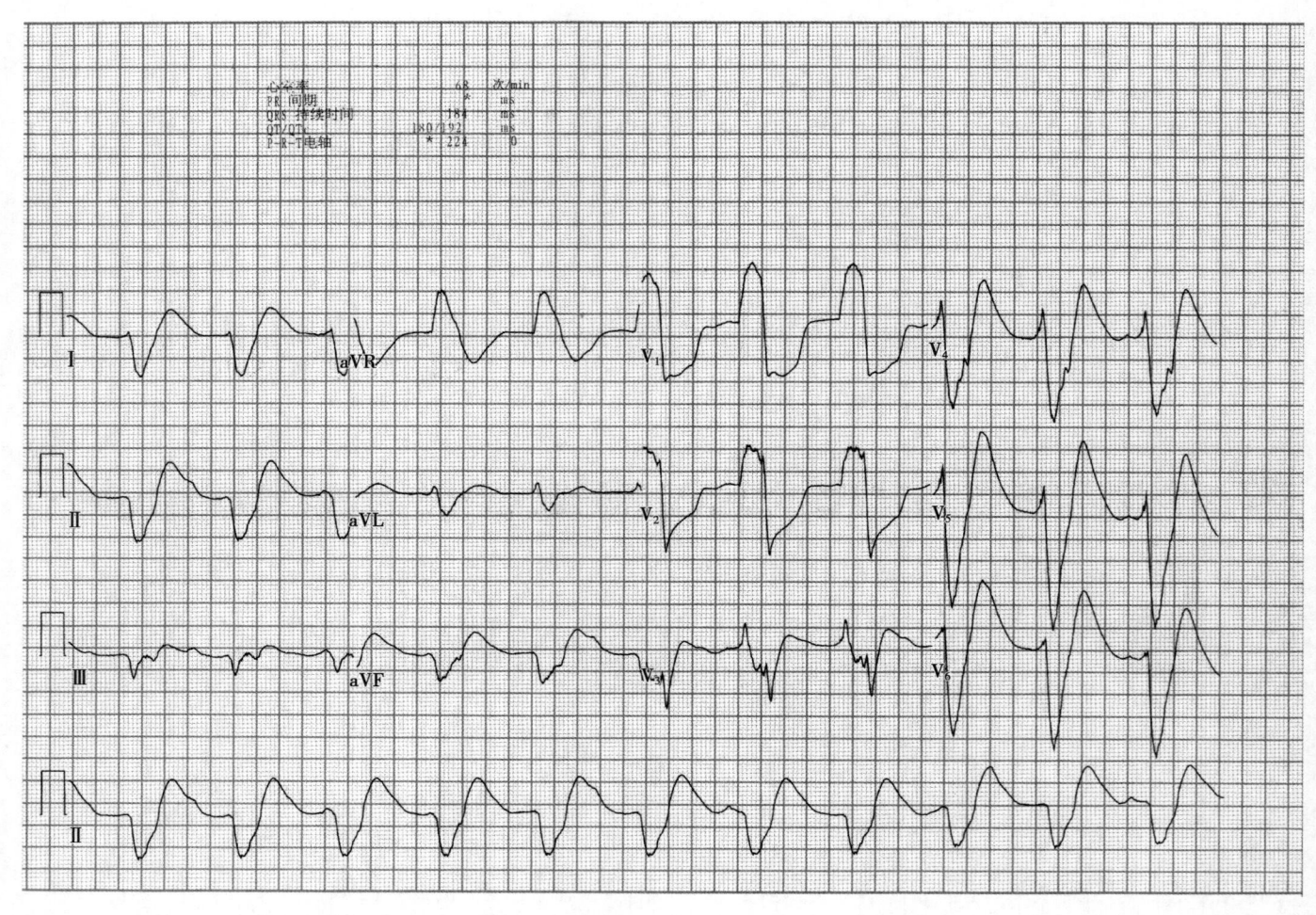

图 3 病情恶化、抢救无效时心电图：室性自主节律，心室率 68 次 /min，QRS 波群时限 184ms，QT 间期 /QTc 间期 180/192ms，QRS 电轴 224°。

诊断：加速性室性自主心律，高钾血症心电图。

【点评】

本例患者因急性心力衰竭、呼吸衰竭、肾衰竭，血钾持续升高，心电图表现为 QRS 波群时限继续延长，V_2、V_3 导联 ST 段抬高，T 波增高，为高钾血症心电图。图 3 显示加速性室性自主心律，此时患者的生命体征基本消失，心电-机械活动处于分离状态（机械活动丧失）。

高钾血症时的房性心动过速

第8例 高钾血症室内传导阻滞

【临床资料】

男性，81岁，第22次入院，主诉反复发热，有痰5个月余，气管切开术40余天。5个月前开始发热，体温最高时38.6℃，黄色痰，嗜睡。痰培养显示热带念珠菌，联合使用美罗培南、头孢哌酮舒巴坦等抗感染治疗。既往高血压病史30余年，冠状动脉支架植入术15年，糖尿病12年，5个月前发生急性心肌梗死，右肾盂占位根治性切除术后1年，多发性脑梗死5个月，右下肢战伤病史60余年，肾衰竭透析1年余，生于黑龙江省，久居北京市。

【心电图分析】

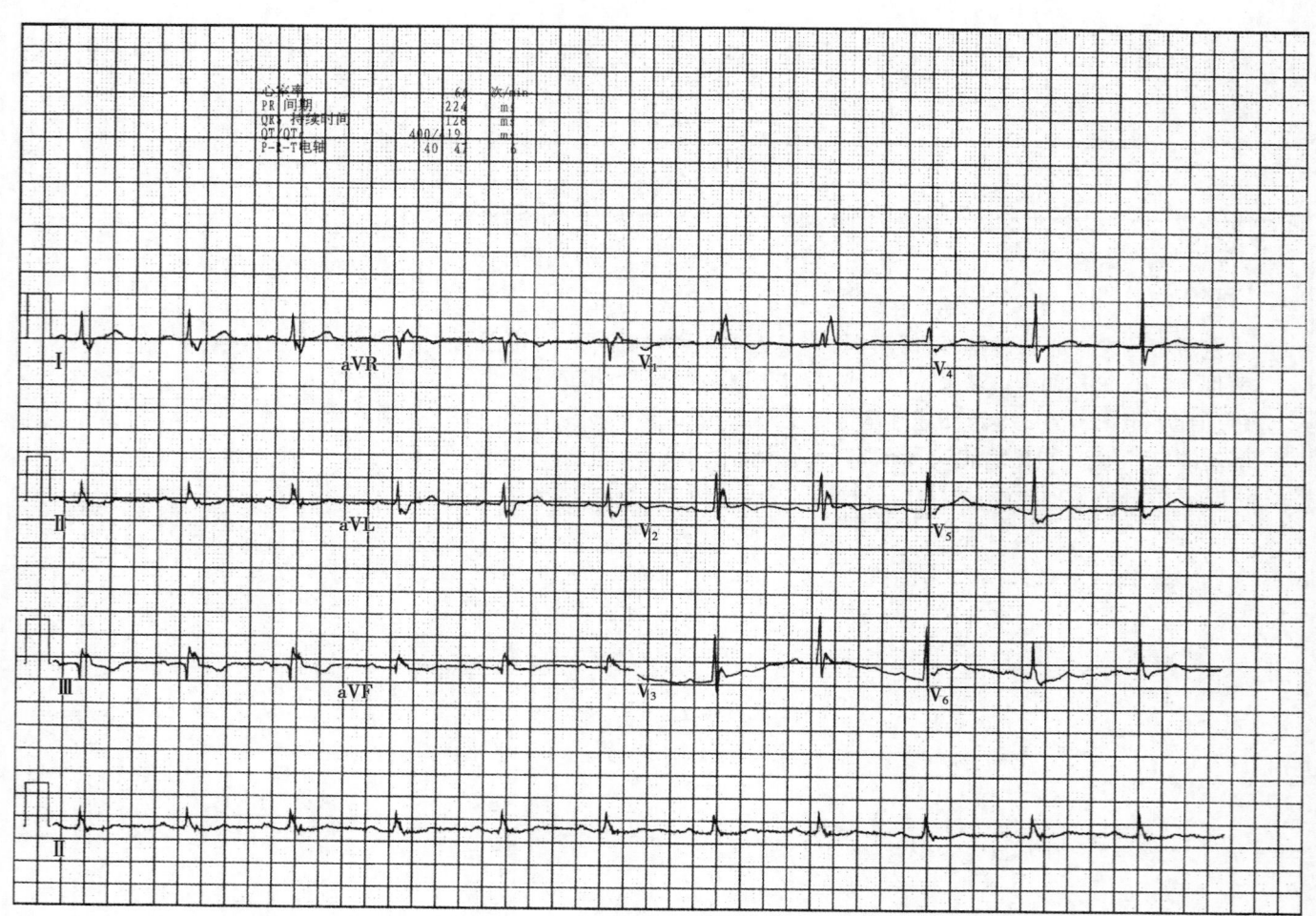

图1 窦性心律，心率66次/min，PR间期224ms，QRS波群时限128ms，QT/QTc间期400/419ms，QRS电轴47°。

诊断： 窦性心律，一度房室传导阻滞，完全性右束支传导阻滞。

临床诊断：冠心病，肺部感染，I 型呼吸衰竭，心功能Ⅳ级（NYHA 分级），高血压 3 级（很高危），右肾切除术，肾衰竭，多发性脑梗死。

2016 年 12 月 28 日患者病情加重，无意识状态，呼吸机辅助通气，血生化检查显示肌钙蛋白 T 0.51ng/ml，谷丙转氨酶 54.9U/L，谷草转氨酶 167.9U/L，脑利钠肽前体 503.0pg/ml，钾 6.64mmol/L，钠 141.6mmol/L，钙 2.71mmol/L，镁 6.05mmol/L，CK-MB 定量测定 9.24ng/ml。超声心动图显示主动脉瓣退行性改变，轻度狭窄伴轻度关闭不全，二尖瓣、三尖瓣少量反流，室间隔轻度增厚，左肾慢性实质损害。

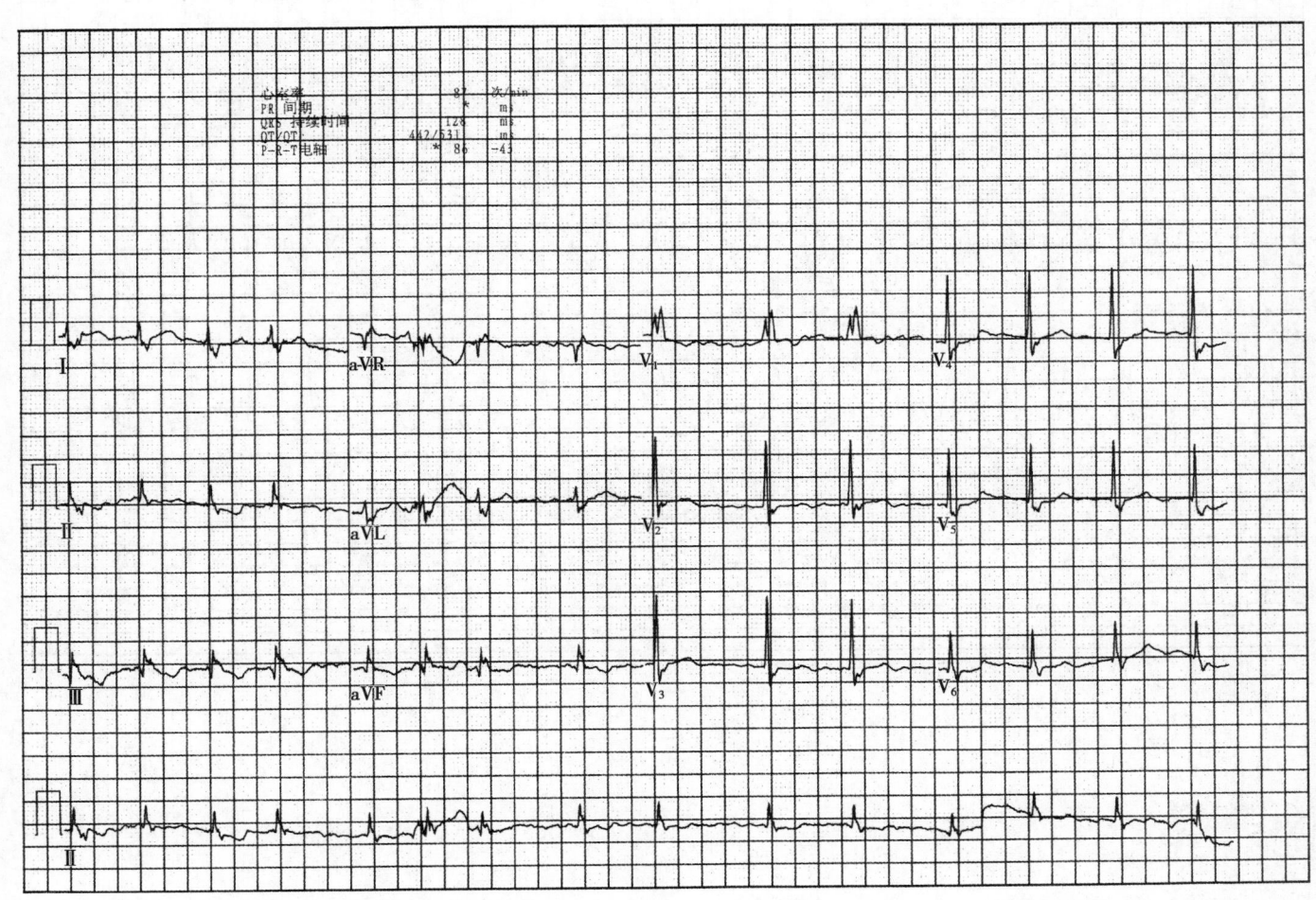

图 2 描记于 2016 年 10 月 9 日：心率 87 次 /min，QRS 波群时限 128ms，QT/QTc 间期 442/531ms，QRS 电轴 86°。

诊断：心房颤动，完全性右束支传导阻滞。

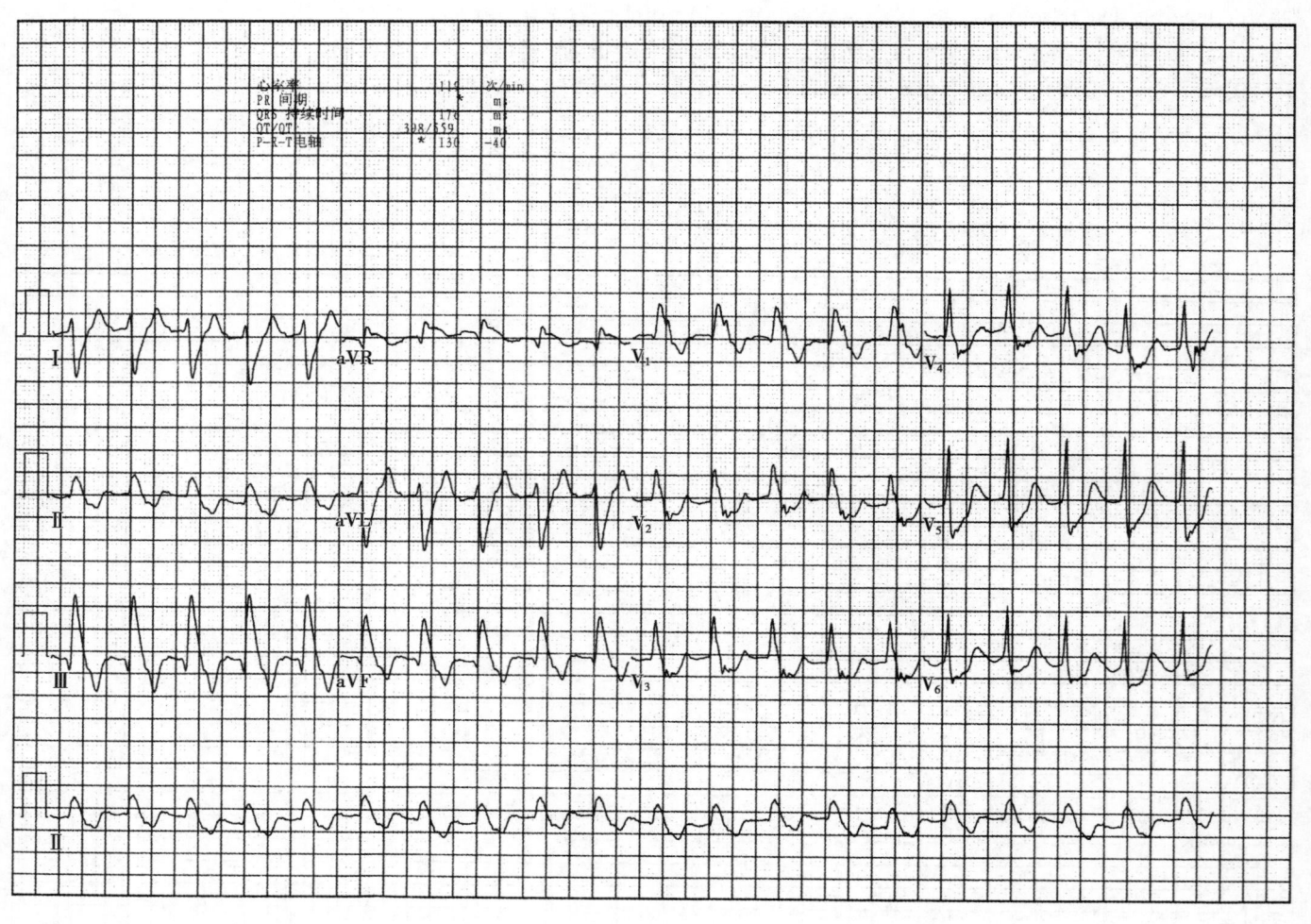

心率率   115   次/min
PR 间期   *   ms
QRS 持续时间   170   ms
QT/QTc   398/559   ms
P-R-T电轴   *   130   -40

图 3 窦性心动过速，心率 119 次 /min，PR 间期约 160ms，QRS 波群时限 176ms，QT/QTc 间期 398/559ms，QRS 电轴 130°。ST 段：Ⅱ、Ⅲ、aVF、$V_2 \sim V_6$ 导联压低 0.20～0.40mV，aVR 导联抬高 0.25mV。T 波：Ⅲ、aVF、V_1 导联倒置。

诊断： 窦性心动过速，完全性右束支传导阻滞，显著的 ST 段压低，室内传导阻滞考虑高钾血症心电图。

【点评】

这是一例多器官功能衰竭患者，既往有陈旧性心肌梗死（具体不详）。从心电图上看，Ⅲ、aVF 导联有小 q 波，提示陈旧性下壁心肌梗死。

图 3 提示病情加重，血钾 6.64mmol/L，与血钾正常时的图 2 比较，心房颤动消失，恢复窦性心律（过速），QRS 波群时限延长至 176ms，肢体导联 QRS 波群振幅增大，QRS 电轴右偏，完全性右束支传导阻滞图形加右后分支传导阻滞图形。心室内传导障碍，心电图改变都与血钾升高有一定关系，广泛的 ST 段压低与 aVR 导联 ST 段抬高，提示严重心肌梗死。

第 9 例　　高钾血症室性心动过速

【临床资料】

男性，65 岁，因 "发现肌酐升高 1 年，心肺复苏术后 1.5h" 转入院。今晨 8:20，行血液透析 4h，突然出现意识丧失，呼之不应，面色发绀，心电图显示 ST 段抬高、宽 QRS 心动过速，经抢救恢复窦性心律。

临床诊断：慢性肾功能不全，高血压 3 级（很高危），糖尿病，高钾血症，肾性贫血，心搏和呼吸骤停。

【心电图分析】

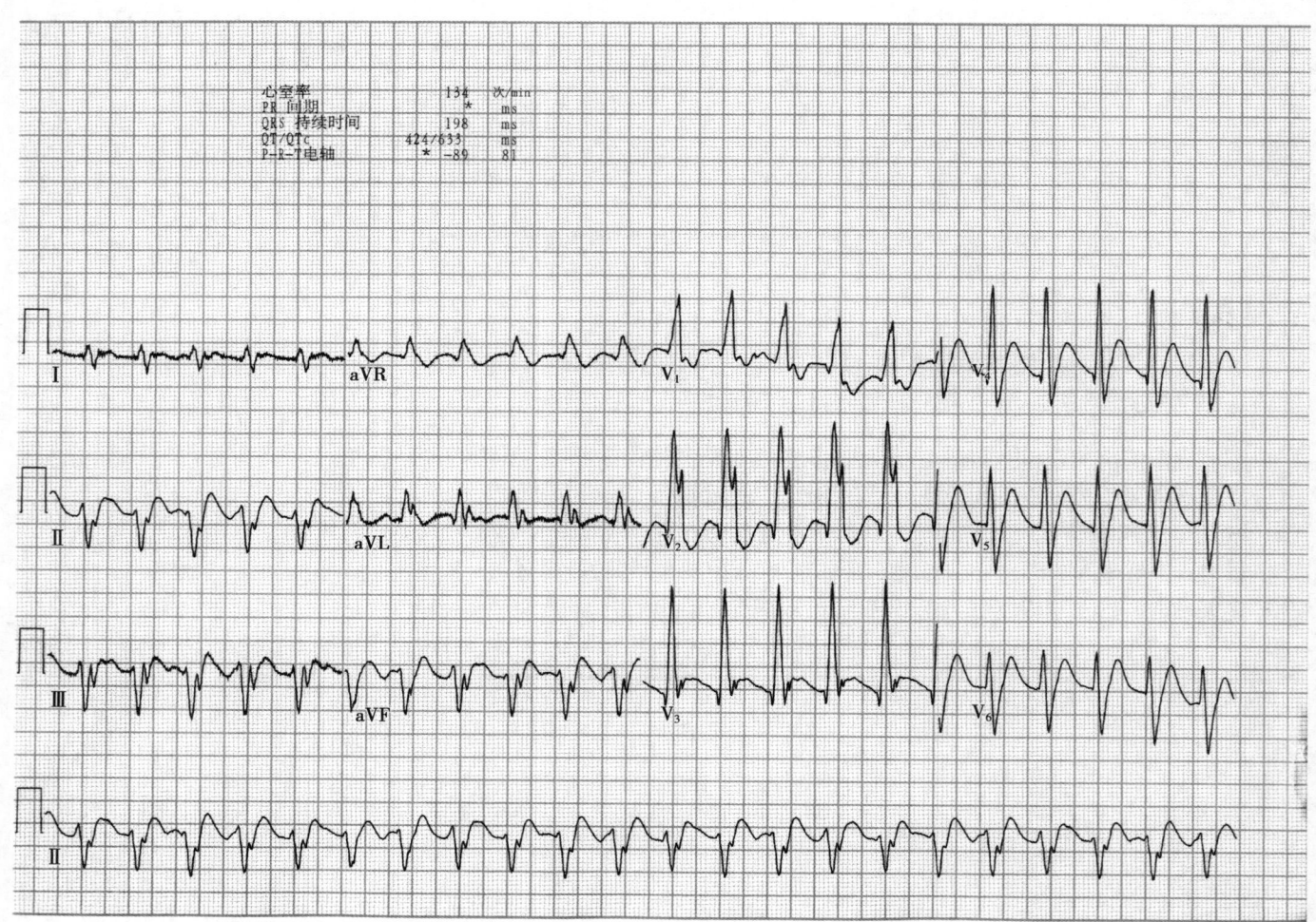

图 1　记录于抢救过程中：宽 QRS 波群心动过速，心室率 134 次 /min，QRS 波群时限 198ms，QRS 电轴 −89°，V_1、V_2 导联呈 qR 型，V_5、V_6 导联 S 波增宽、增深，QT/QTc 间期 424/633ms。

诊断：室性心动过速。

【点评】

患者肾衰竭，行血液透析过程中突发室性心动过速、呼吸骤停，测血钾 7.6mmol/L。从室性心动过速形态看，心动过速起自左室流入道，整个 QRS 波群都宽钝，ST 段消失，提示高钾血症心电图，患者病情危重。

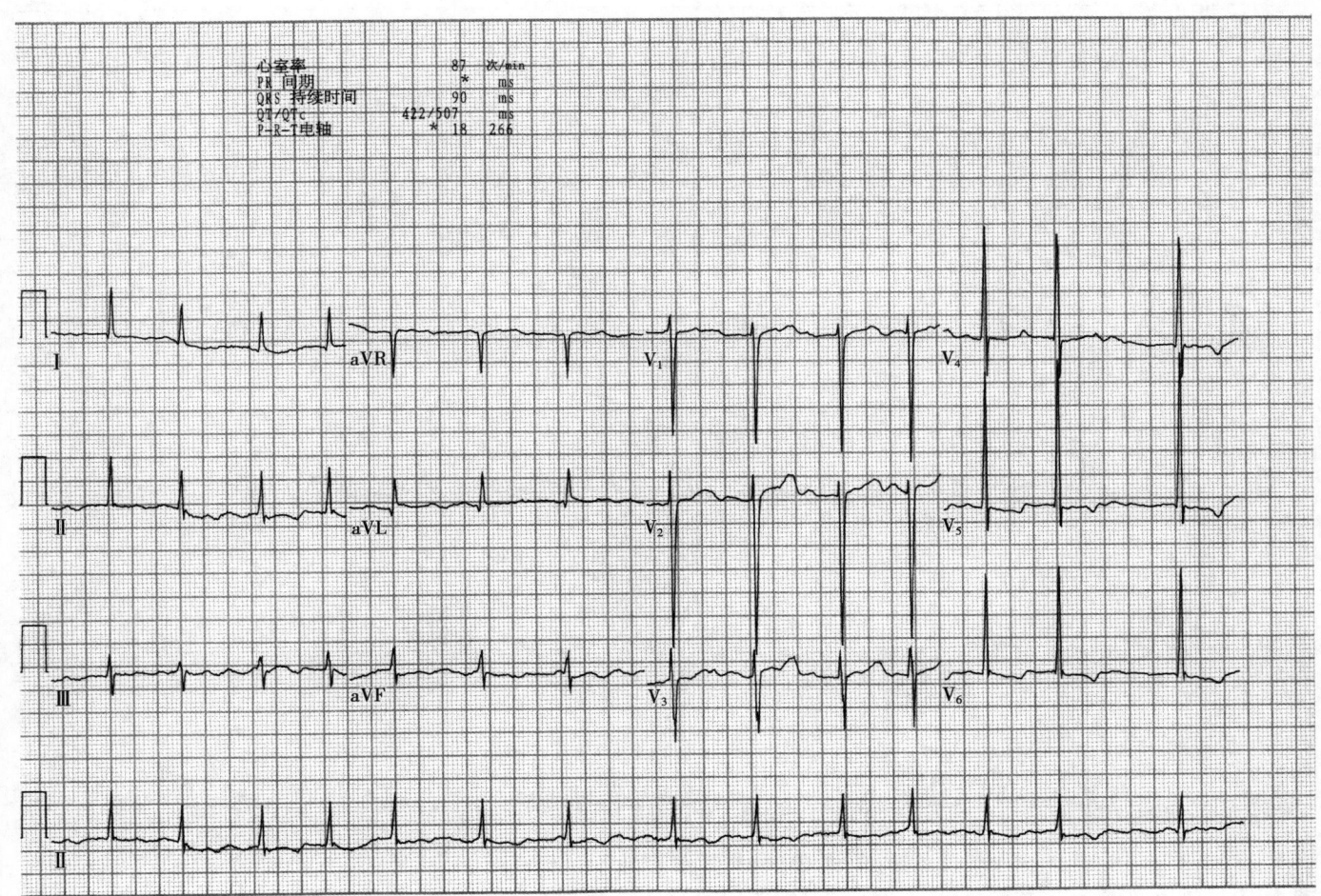

图 2 描记于 64 岁：心室率 87 次 /min，QRS 波群时限 90ms，QRS 电轴 18°。ST 段：V₄~V₆ 导联压低 0.05~0.075mV。T 波：Ⅰ、Ⅱ、aVL 导联平坦，V₄ 导联低平，V₅、V₆ 导联倒置。QT/QTc 间期 422/507ms。

诊断：心房颤动，左心室高电压，ST 段压低，T 波倒置，QTc 间期延长。

高钾血症室性心动过速

495

第10例 | 高钾血症心电图心房颤动波暂时消失

【临床资料】

女性，77 岁，因 "肢体无力、言语不能 3 个月余" 入院。初步诊断为脑梗死。既往高血压病史 10 年，最高血压 180/70mmHg。超声心动图显示二尖瓣、三尖瓣轻度反流，左室舒张功能减低。住院期间再发急性脑梗死，肾衰竭，肺部感染，高钾血症。

【心电图分析】

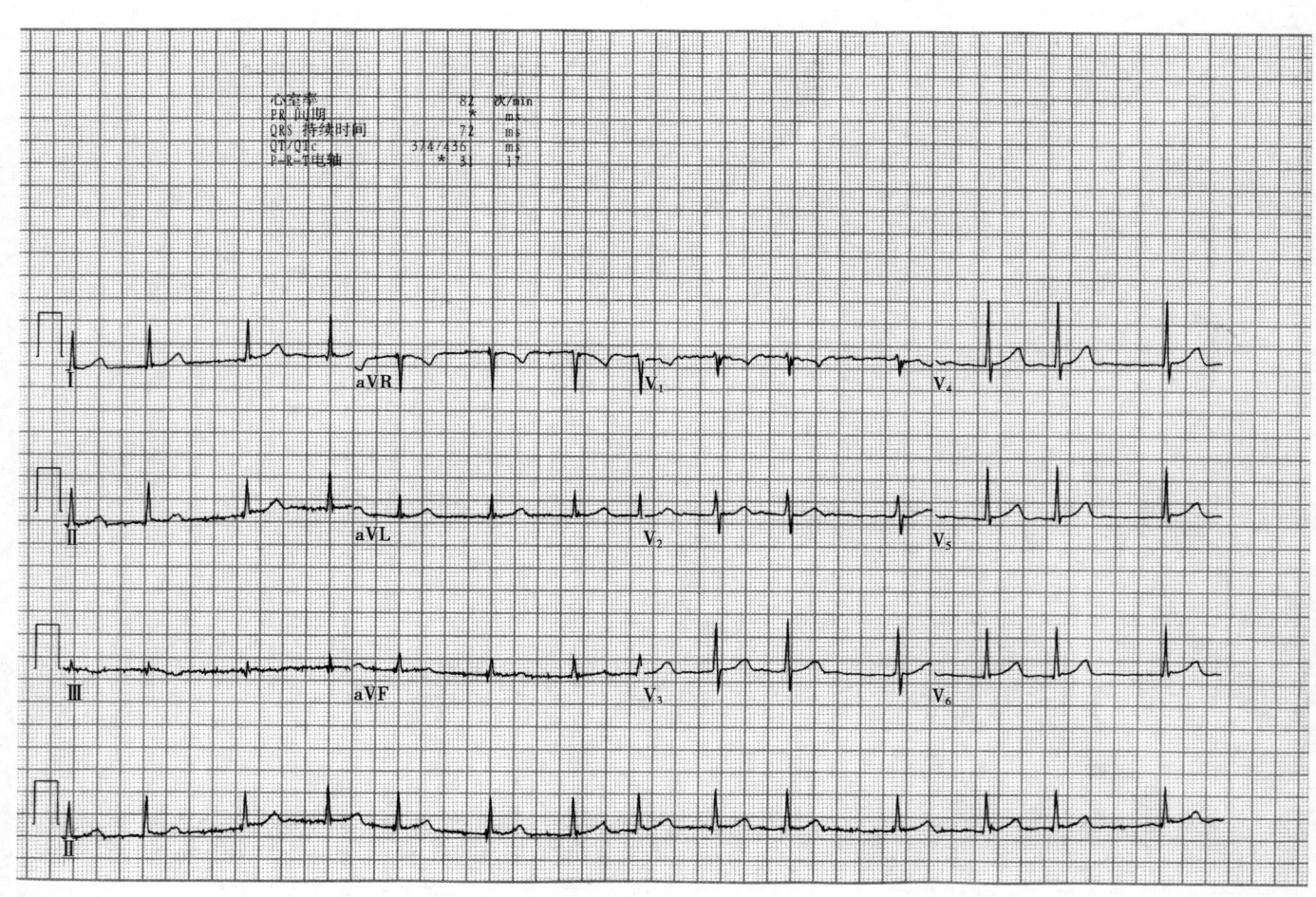

图 1　P 波消失，代之以心房颤动的 "f" 波，RR 间期不规则，平均心室率 82 次 /min，QRS 波群时限 72ms，QRS 电轴 31°，ST-T 未见异常。

诊断: 心房颤动。

临床诊断: 急性脑梗死(左侧大脑半球), 冠状动脉粥样硬化性心脏病, 高血压 3 级
(极高危), 心房颤动, 慢性肾功能不全, 急性肾衰竭, 高钾血症, 肺部感染。

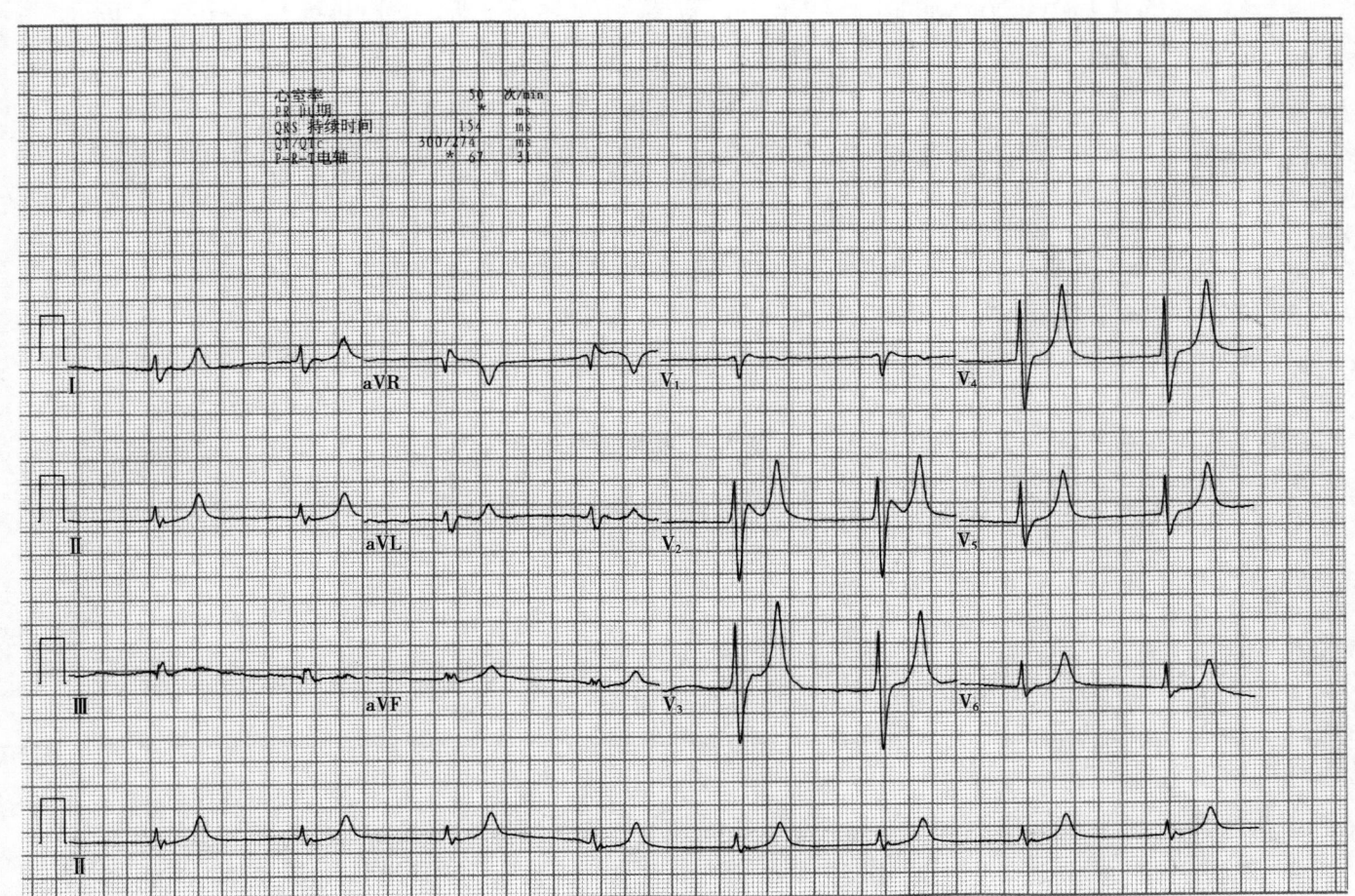

图 2 入院第 13 天, 4 月 15 日下午 6:27 时心电图: 未见 "f" 波, RR 间期匀齐, QRS
波群时限 154ms, QT/QTc 间期 300/274ms, QRS 电轴 67°, V₂ 导联出现增宽的 "J"
波, T 波对称、高尖, 呈帐篷状 T 波。测血钾 9.25mmol/L。

诊断: 交界性自主心律, 室内
传导阻滞, T 波高尖, 高钾血症
心电图。

高钾血症心电图心房颤动波暂时消失

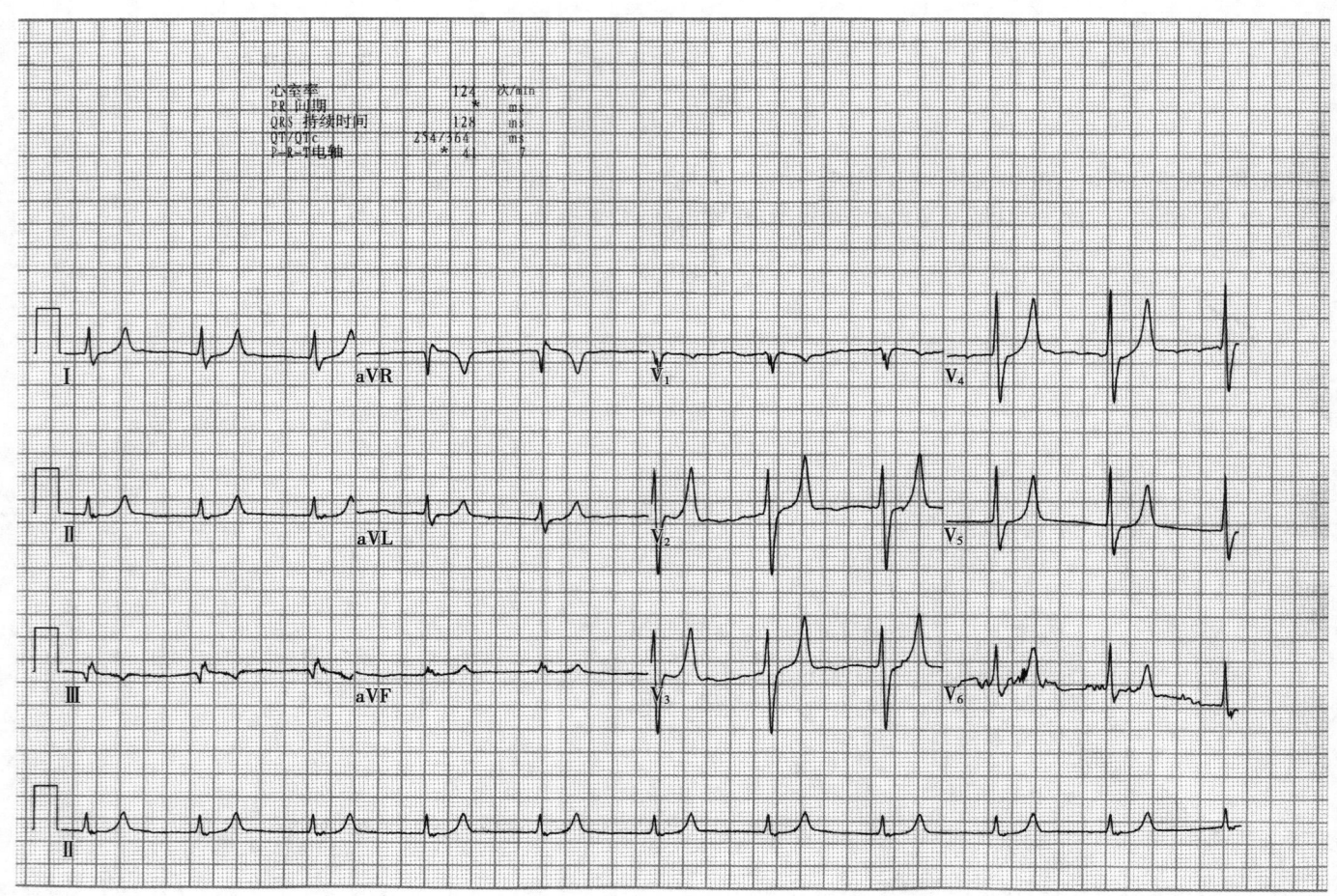

心室率 124 次/min
PR 间期 *
QRS 持续时间 128 ms
QT/QTc 254/364 ms
P—R—T电轴 * 41 7

图3 4月15日晚上10:35时心电图(血钾7.3mmol/L):未见心房颤动波,RR间期匀齐,心室率124次/min,QRS波群时限128ms,QT/QTc间期254/364ms,QRS电轴41°,与图2比较T波幅度降低,仍高尖。

诊断: 交界性自主心律,室内传导阻滞,T波高尖,高钾血症心电图。

【点评】

本例高钾血症的心电图变化特点:血钾正常时心房颤动(图1)。血钾上升到9.25mmol/L时,心电图上看不到 f 波,RR间期匀齐,QRS波群时限延长至154ms,V₂导联出现 J 波,T波高尖,呈典型的高钾血症心电图。临床立即行血液透析降钾治疗,QRS波群时限由154ms缩至128ms,高尖 T 波幅度降低。次日血钾下降至3.7mmol/L,又恢复心房颤动(图4)。

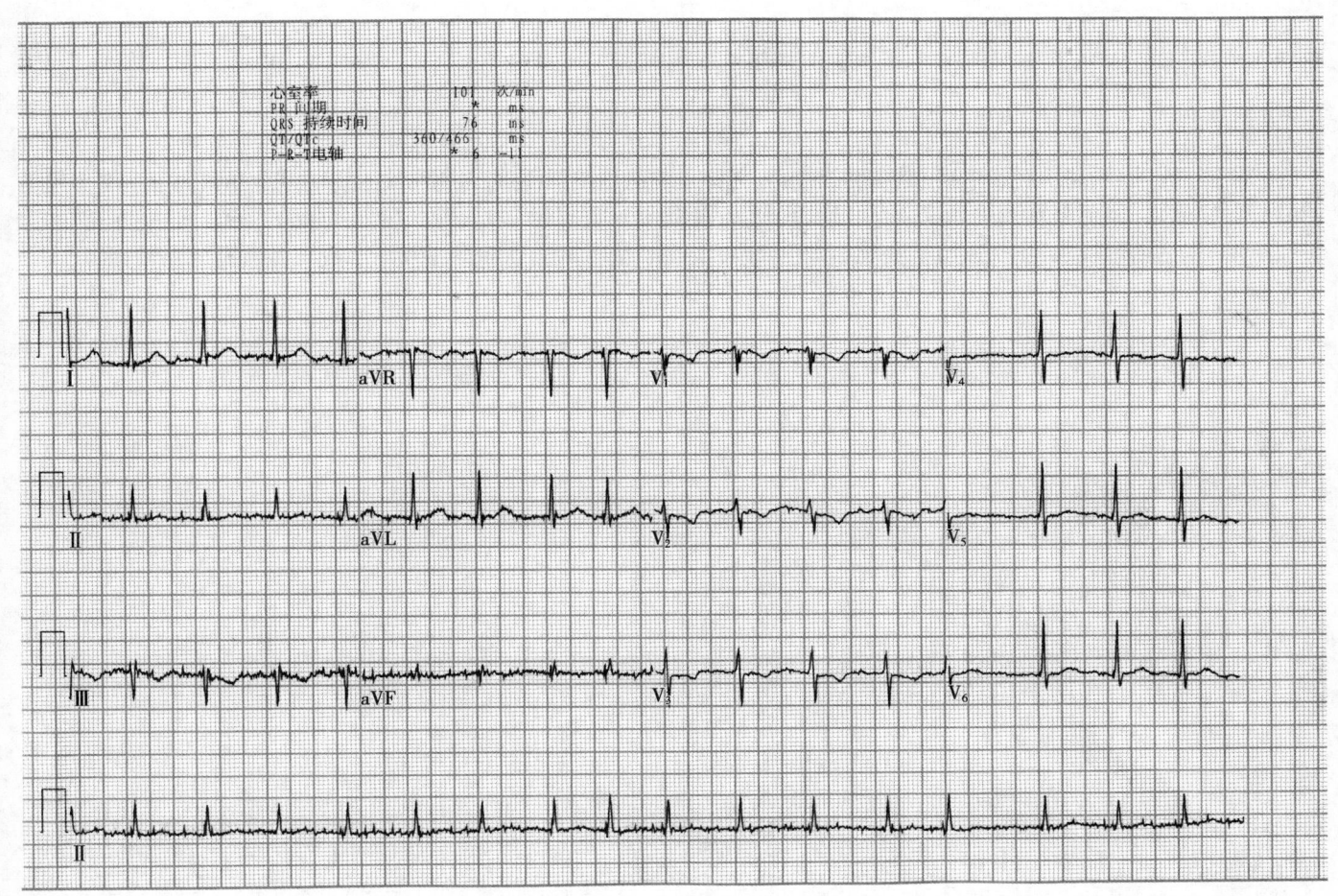

图 4 2 月 23 日下午 4:58 时心电图: 心室率 101 次 /min, QRS 波群时限 76ms, QT/QTc 间期 360/466ms, QRS 电轴 6°。

诊断: 心房颤动, 伴快心室率; T 波改变。

本例高钾血症状态下, 心电图上看不到 f 波, 心房肌可能处于电静止状态, 并发生了交界性自主心律伴室内传导阻滞, T 波呈帐篷状。为什么不诊断窦 - 室传导节律呢? 因为患者是持续性心房颤动, 血钾恢复正常水平以后, 再现心房颤动。为什么不诊断室性心律呢? 因为 QRS 波群呈交界性, QRS 波群时限随血钾升高而明显延长, 又随血钾下降而缩短。由于救治及时, 患者转危为安。

第11例 | 高钾血症心房颤动伴室内传导障碍

【临床资料】

女性，74 岁，因 "脑膜瘤术后 2 个月，脑脓肿半个月" 入院。右额过电样疼痛，头颅 MRI 提示右额巨大脑膜病。2 个月前行脑膜瘤切除术，术后症状消失。半个月以后再次出现头痛，以 "脑脓肿" 收入院。在全身麻醉下行导航右额脑脓肿穿刺引流术，术后给予脱水、抗炎、止血、补液、神经营养等治疗。近 1 周出现肺炎，呼吸、心脏与肾衰竭，病情危重。

【心电图分析】

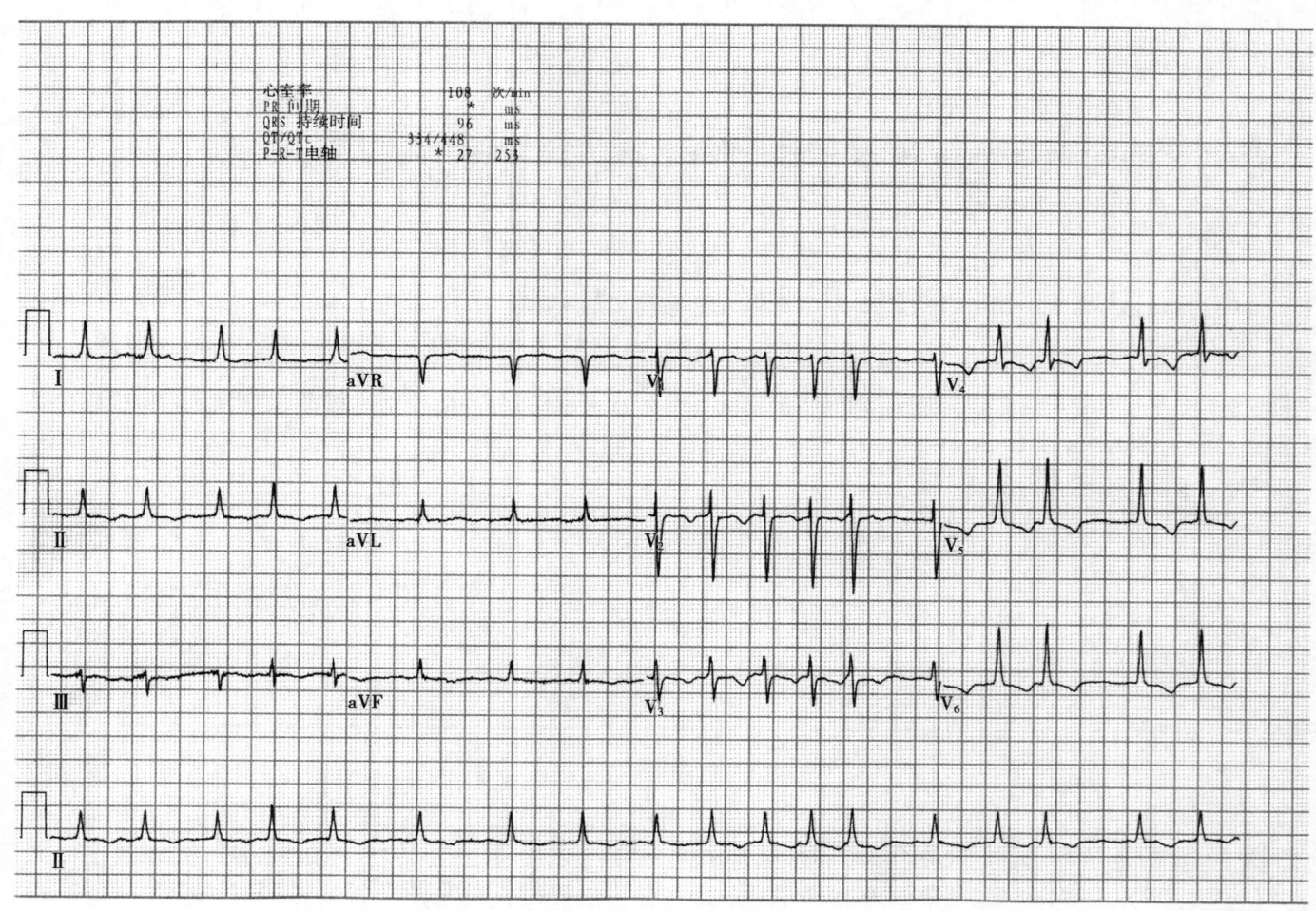

图 1 脑膜瘤术后 4 天心电图：心房颤动，RR 间期不规则，心室率 108 次 /min，QRS 波群时限 96ms，QT/QTc 间期 344/448ms。ST 段：V₄~V₆ 导联压低 0.05mV。T 波：Ⅱ、V₂~V₆ 导联倒置。 **诊断：**心房颤动，T 波改变。

临床诊断: 脑膜瘤术后,脑脓肿,高血压 3 级(极高危),心力衰竭,呼吸衰竭,呼吸
机辅助呼吸,肾衰竭,高钾血症,心房颤动。

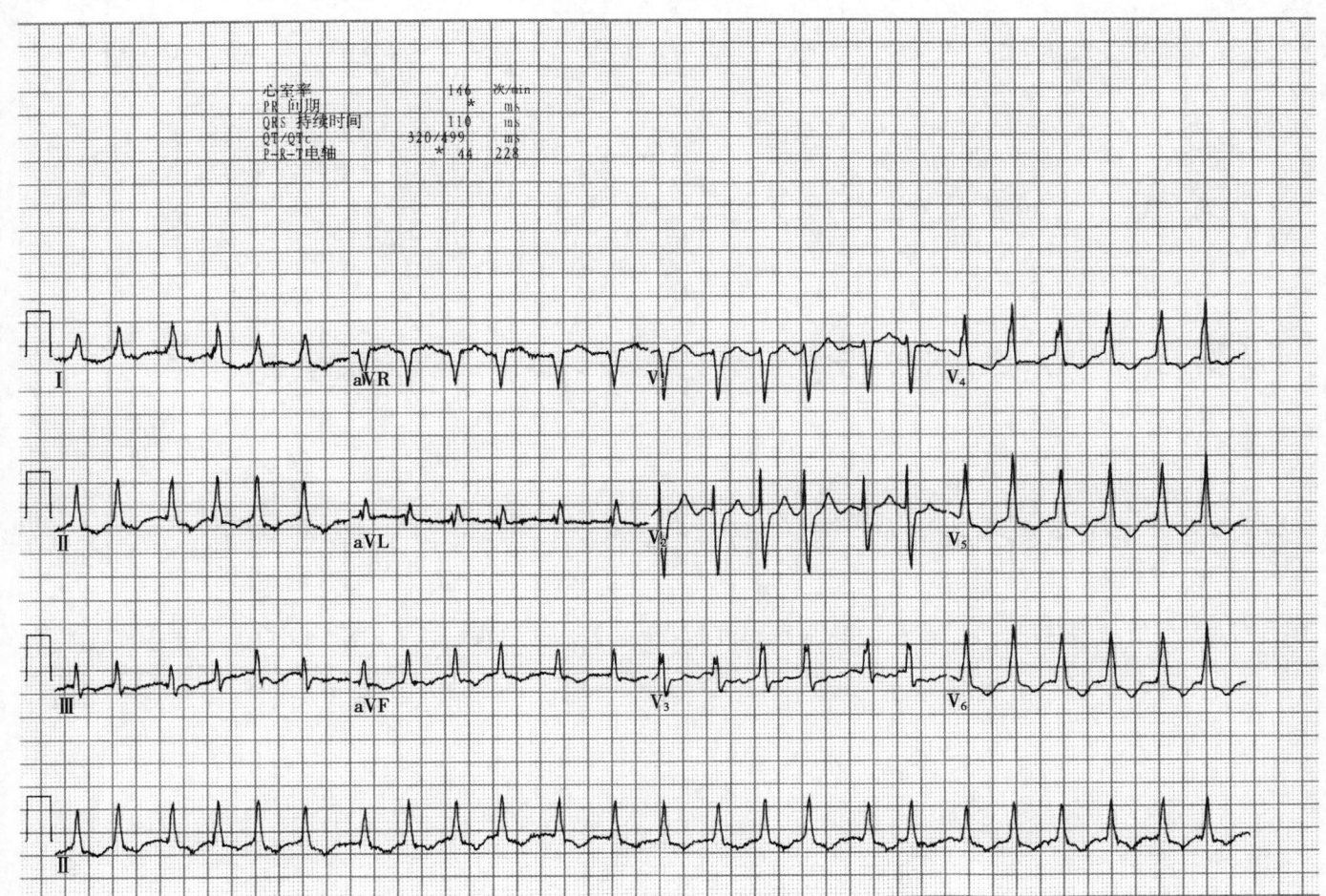

心室率　　　　　　146　次/min
PR 间期　　　　　　*　　　ms
QRS 持续时间　　　110　　ms
QT/QTc　　　　　　320/499　ms
P-R-T电轴　　　*　44　228

图 2 心房颤动,心室率 146 次 /min,QRS 波群时限 110ms,QT/QTc 间期 320/499ms。与图 1 比较,QRS 波群时限延长了 14ms。ST 段:V₃~V₆ 导联压低 0.05 ~ 0.15mV。T 波:Ⅱ、Ⅲ、aVF、V₄~V₆ 导联倒置。

诊断: 心房颤动(快速型心室率),轻度室内传导阻滞,ST 段压低,T 波倒置,QTc 间期延长。

高钾血症心房颤动伴室内传导障碍

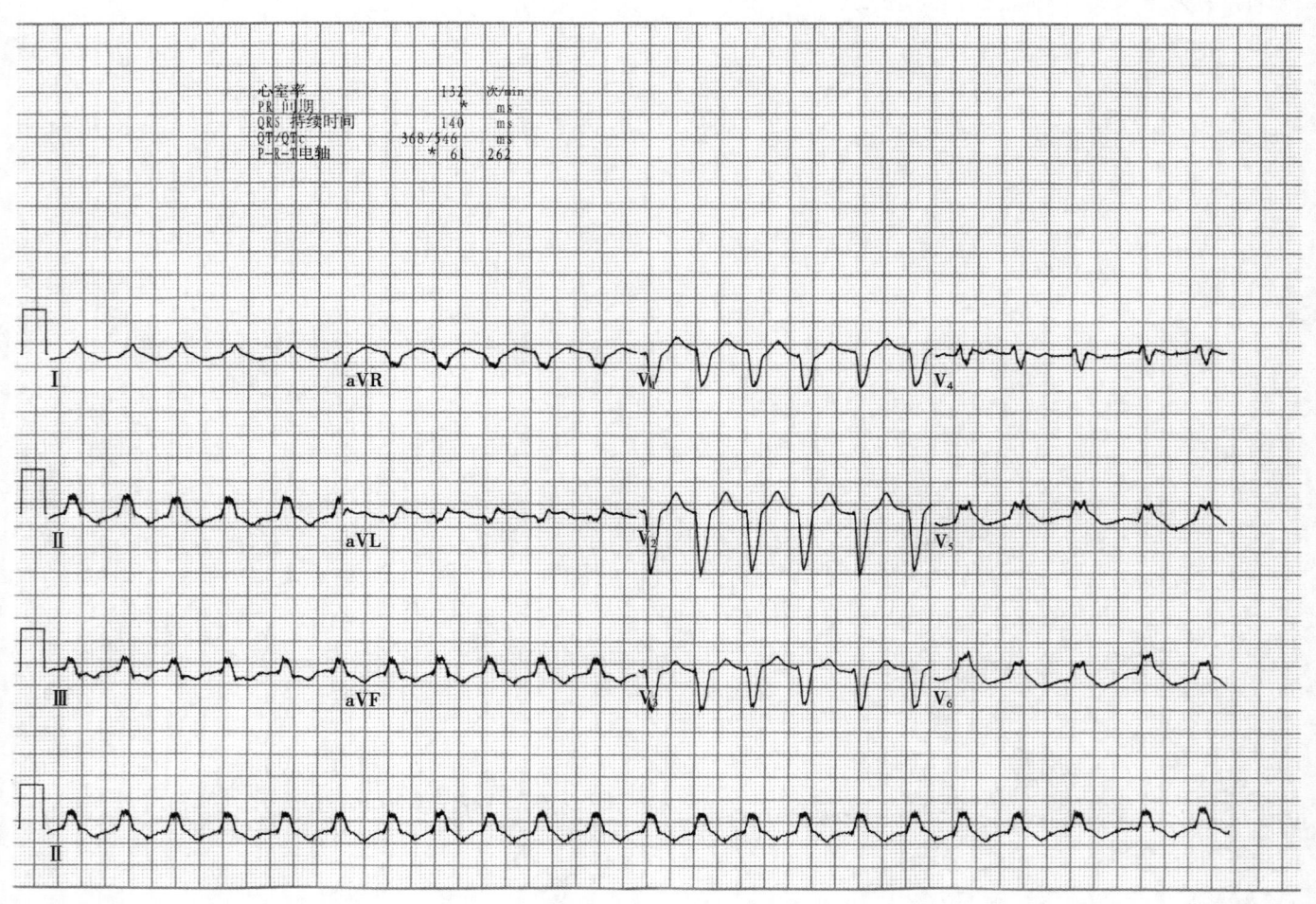

心室率 132 次/min
PR 间期 * ms
QRS 持续时间 140 ms
QT/QTc 368/546 ms
P-R-T电轴 * 61 262

图 3 心房颤动,心室率 132 次/min,QRS 波群时限 140ms,QT/QTc 间期 368/546ms。

诊断:心房颤动,室内传导阻滞,高钾血症,QTc 间期延长。

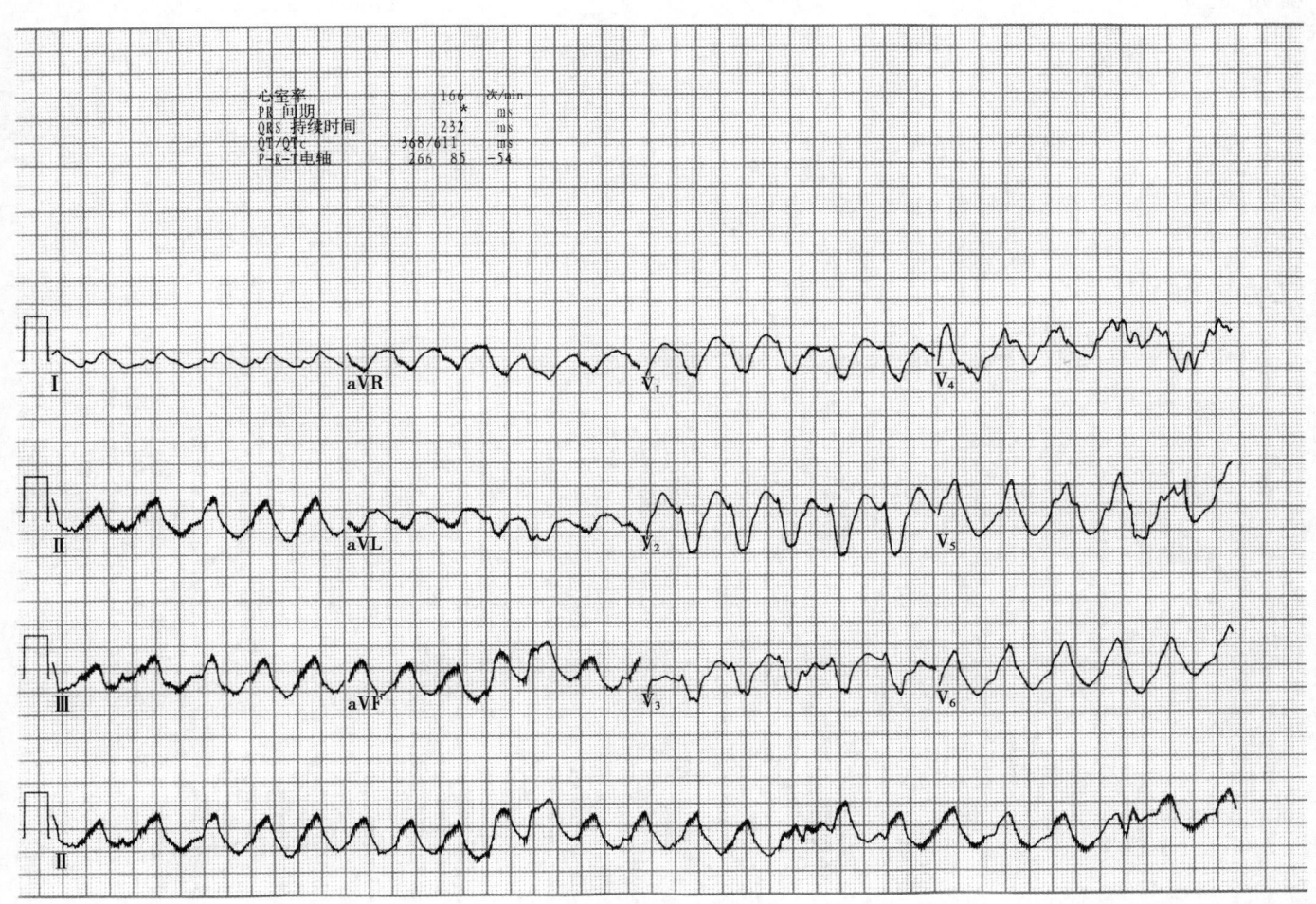

心室率 166 次/min
PR 间期 *ms
QRS 持续时间 232 ms
QT/QTc 368/611 ms
P-R-T电轴 266 85 -54

图 4 心房颤动，QRS 波群时限 232ms，QT/QTc 间期 368/611ms。　**诊断:** 心房颤动，室内传导阻滞，高钾血症。

【点评】

患者脑膜瘤术后脑脓肿，呼吸、心脏与肾衰竭，高钾血症。随着病情恶化，血钾继续升高，QRS 波群时限逐渐
延长，由 96ms 延长至 232ms。患者深度昏迷状态，病情极其危重，家属要求转院。

第12例 | 高钾血症帐篷状 T 波

【临床资料】

男性，32 岁，发现尿检异常，肾小球肾炎 7 年。肌酐 1 326μmol/L，肾实质严重损害。

临床诊断：局灶节段性硬化性肾小球肾炎，肾性高血压，肾性贫血，肾性骨病，左心室增大，高钾血症。

【心电图分析】

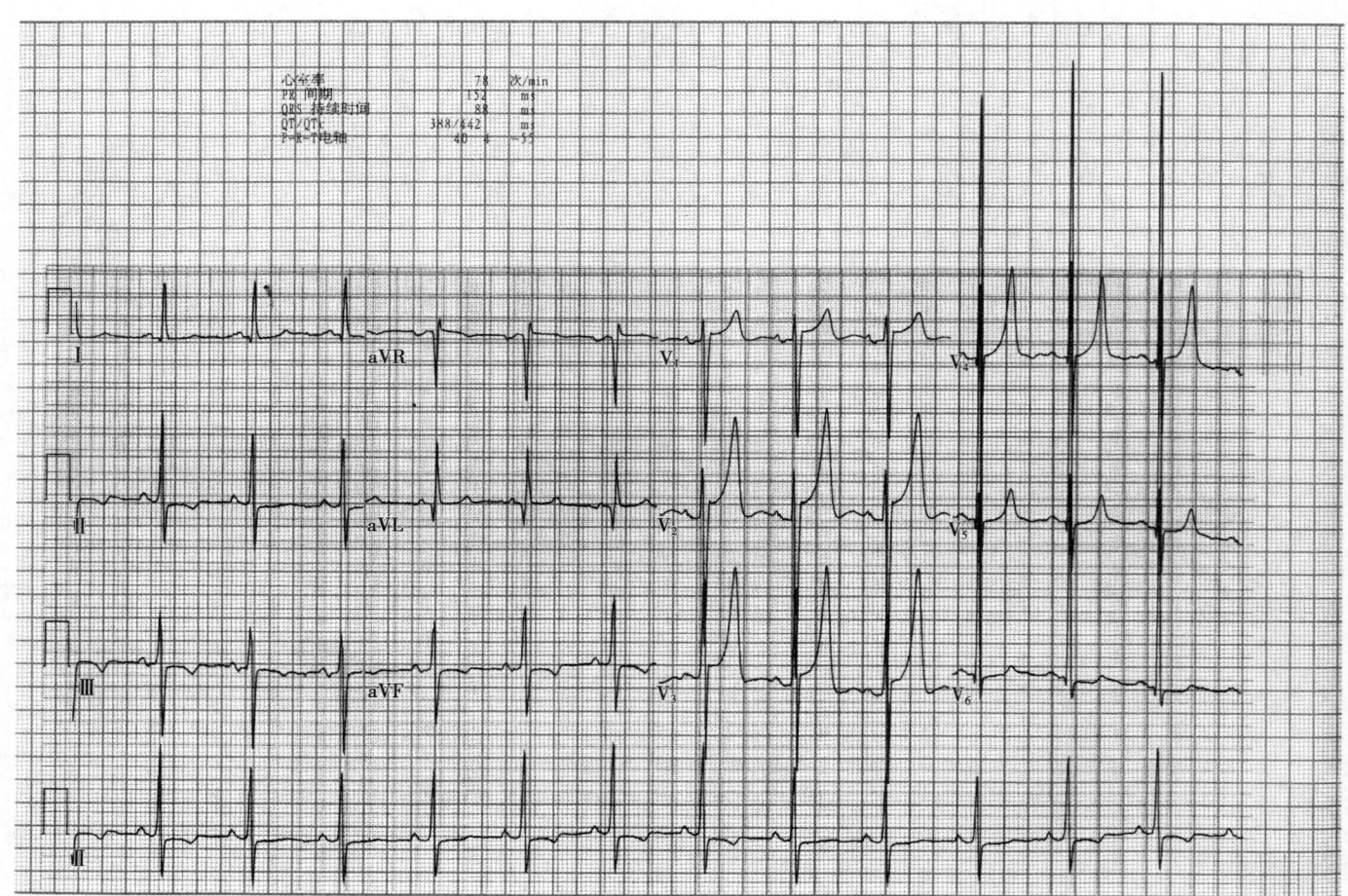

图 1　入院时心电图：窦性心律，心率 78 次 /min，PR 间期 152ms，QRS 波群时限 88ms，QRS 电轴 4°，QT/QTc 间期 388/442ms。R_{aVL} = 1.40mV，S_{V_1} = 2.2mV，S_{V_2} = 2.7mV，R_{V_4} = 6.4mV，R_{V_5} = 5.5mV，R_{V_6} = 4.4mV。ST 段：Ⅱ、Ⅲ、aVF、V_5、V_6 导联压低 0.05～0.10mV，aVR 导联抬高 0.01mV。

诊断：窦性心律，左心室肥大，ST 段改变（下侧壁轻度压低，前间壁抬高），T 波高尖呈帐篷状（提示高钾血症）。

【点评】

本例肾小球肾炎、肾性高血压患者，引起左室收缩期负荷增重，致左心室肥大，心电图显示 V4～V6 导联 R 波显著增高。V2～V4 导联 T 波高尖，呈帐篷状，是典型的高钾血症心电图。患者长期血液透析，控制血压，平衡电解质，治疗贫血，7 年以后心电图（图 2）显示左心室电压显著下降，T 波高尖仍显示出轻度高钾血症。严重的肾衰竭患者，3 天不做血液透析，心电图即表现出血钾增高的 T 波高尖，血液透析以后，随着血钾恢复正常，帐篷状 T 波随之消失。

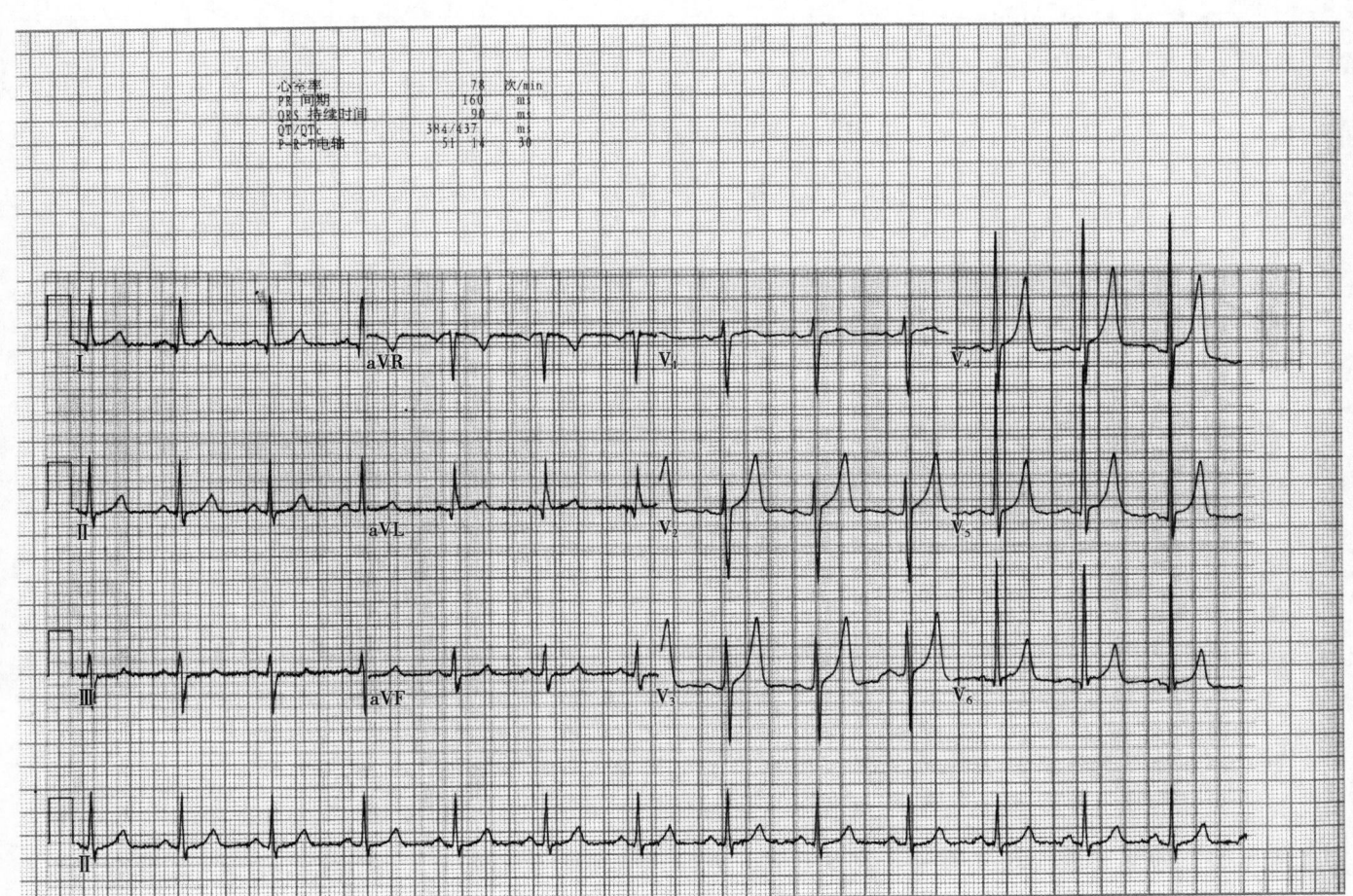

图 2 窦性心律，心率 78 次 /min，PR 间期 160ms，QRS 波群时限 90ms，QRS 电轴 14°，QT/QTc 间期 384/437ms。R_{V_5} = 3.1mV，R_{V_6} = 2.6mV。V2～V4 导联 T 波高尖，提示高钾血症。

诊断：窦性心律，左心室高电压，T 波高尖呈帐篷状（提示高钾血症）。

第13例 | 临终前高钾血症

【临床资料】

女性，48 岁，因 "确诊小细胞肺癌 1 年，高血压病史 3 年" 入院。次日出现上消化道出血，内镜止血效果不佳，因多脏器功能衰竭，经抢救无效死亡。

【心电图分析】

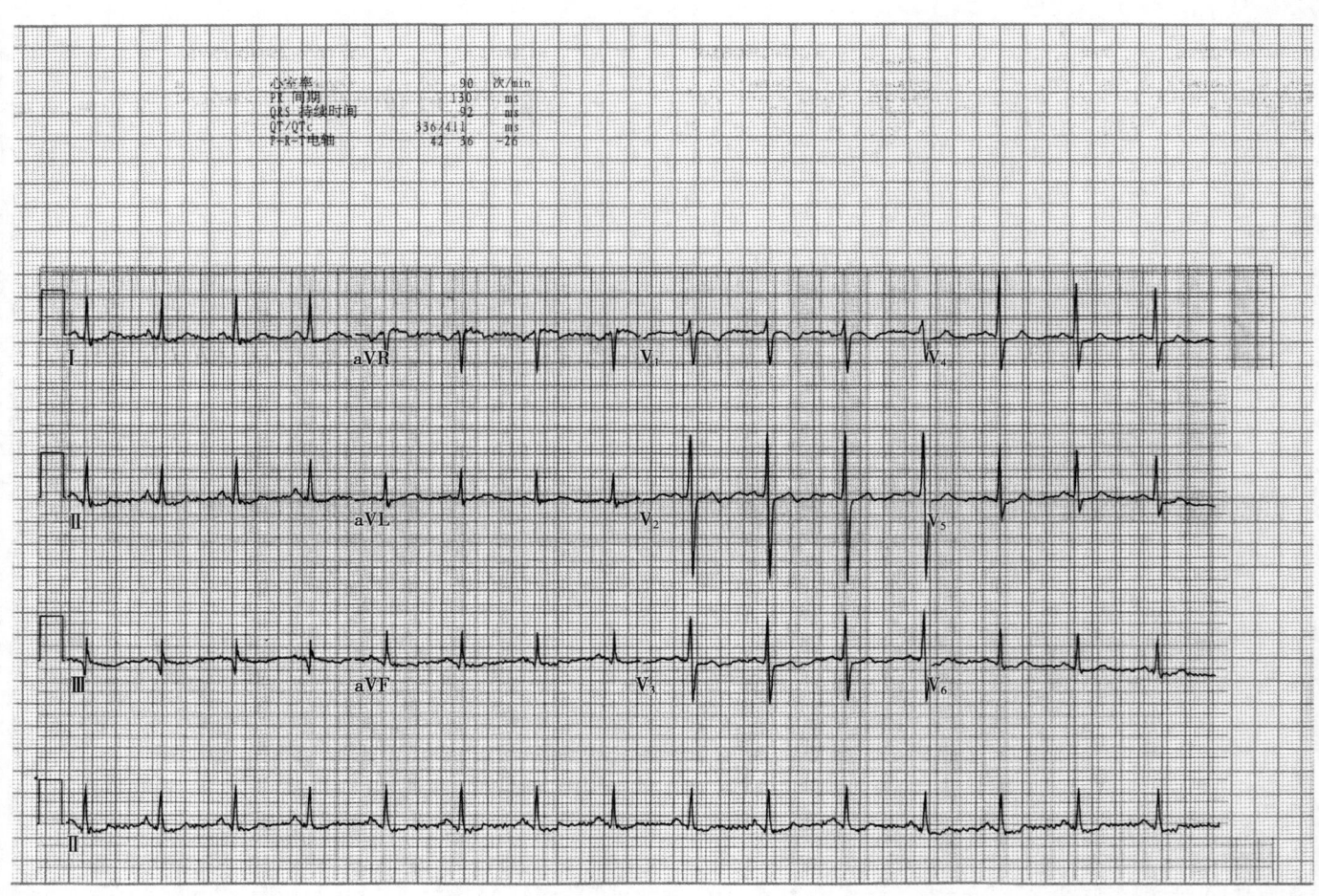

图 1 入院前 5 天心电图：窦性心律，心率 90 次 /min，PR 间期 130ms，QRS 波群时限 92ms，QRS 电轴 36°，QT/QTc 间期 336/411ms。T 波：Ⅱ导联低平，Ⅲ、aVF 导联平坦。

诊断：窦性心律，T 波低平、平坦（下壁）。

死亡原因: 小细胞肺癌晚期。

死亡诊断: 小细胞肺癌晚期,消化道出血,肾功能不全,高血压,多脏器功能衰竭,高钾血症。

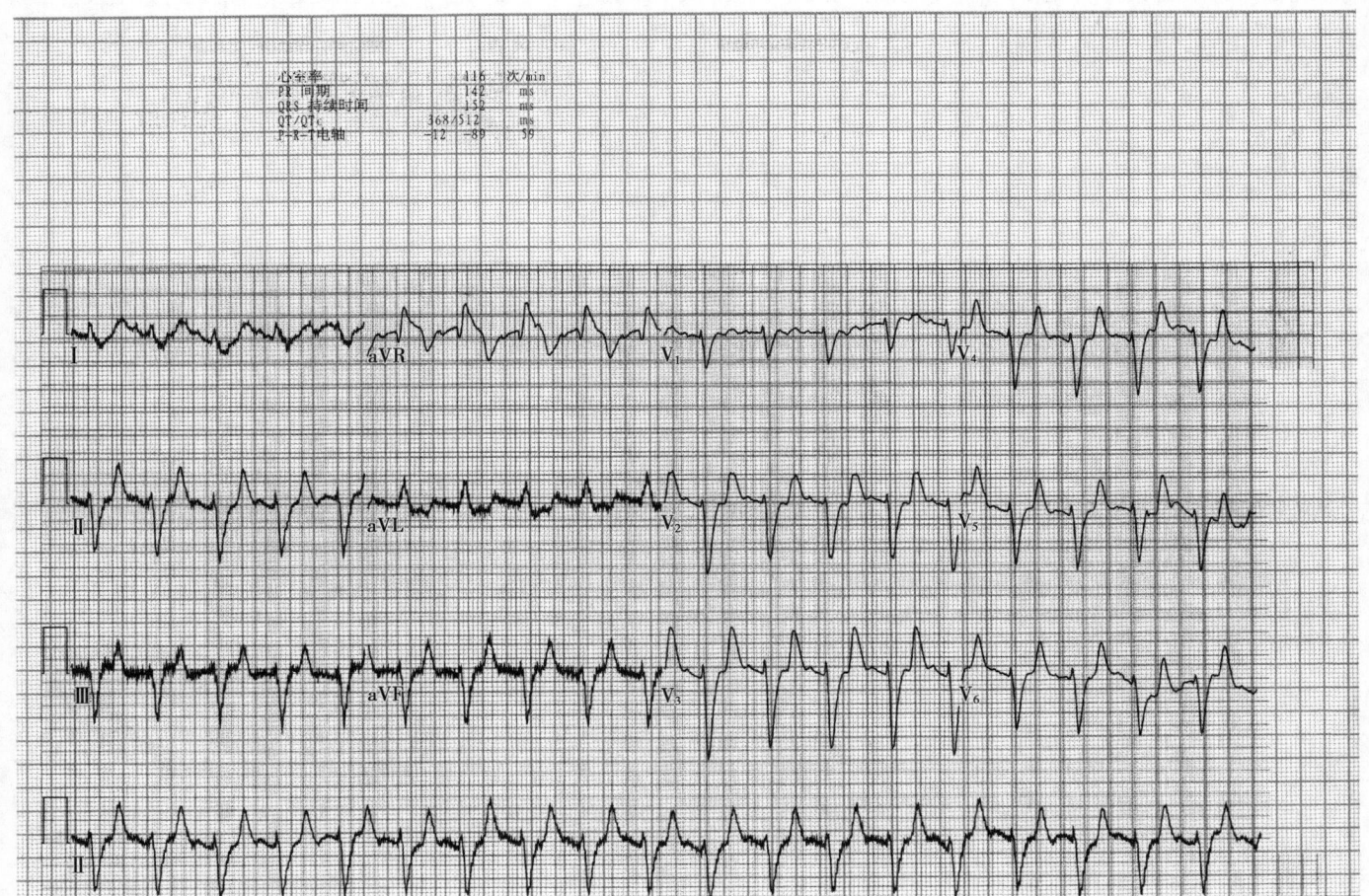

图2 死亡当天心电图(血钾6.2mmol/L):窦性心动过速,心率116次/min(与应用肾上腺素、心肺功能衰竭等因素有关)。PR间期142ms,QRS波群时限152ms,QRS电轴−89°。ST段:aVR导联抬高0.20mV,aVL导联压低0.15mV。T波:Ⅱ、Ⅲ、aVF、V₂~V₆导联高尖。QT/QTc间期368/512ms。

诊断: 窦性心律,QRS波群时限延长,ST段改变,T波高尖,QTc间期延长,提示高钾血症心电图。

第14例 右束支传导阻滞合并高钾血症

【临床资料】

男性，42岁，因"阵发性心悸6年，加重10个月"入院。既往肥厚型心肌病病史16年，心房颤动病史6年。射频消融术后，多器官功能衰竭，高钾血症。

【心电图分析】

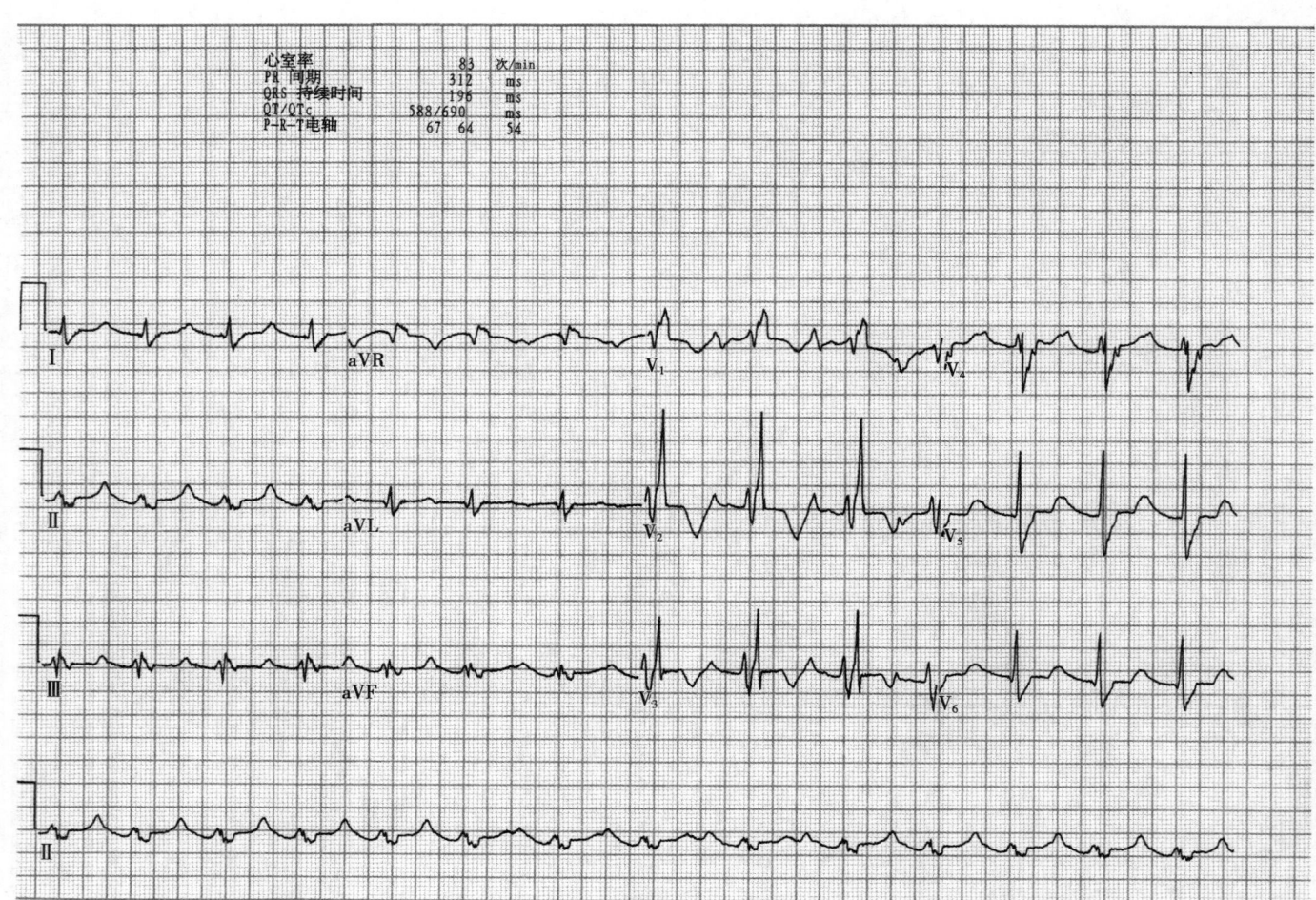

图1　心房扑动射频消融术后：窦性心律，心率83次/min，P波时限120ms，P_{V_2} = 0.30mV，PR间期312ms，QRS波群时限196ms，V_1导联呈rsR′型，完全性右束支传导阻滞，QT/QTc间期延长，一度房室传导阻滞。

诊断：窦性心律，P波增大，完全性右束支传导阻滞，QT/QTc间期延长，一度房室传导阻滞。

临床诊断： 肥厚型心肌病，心律失常，心房扑动，心房颤动，多器官功能衰竭，高钾血症。

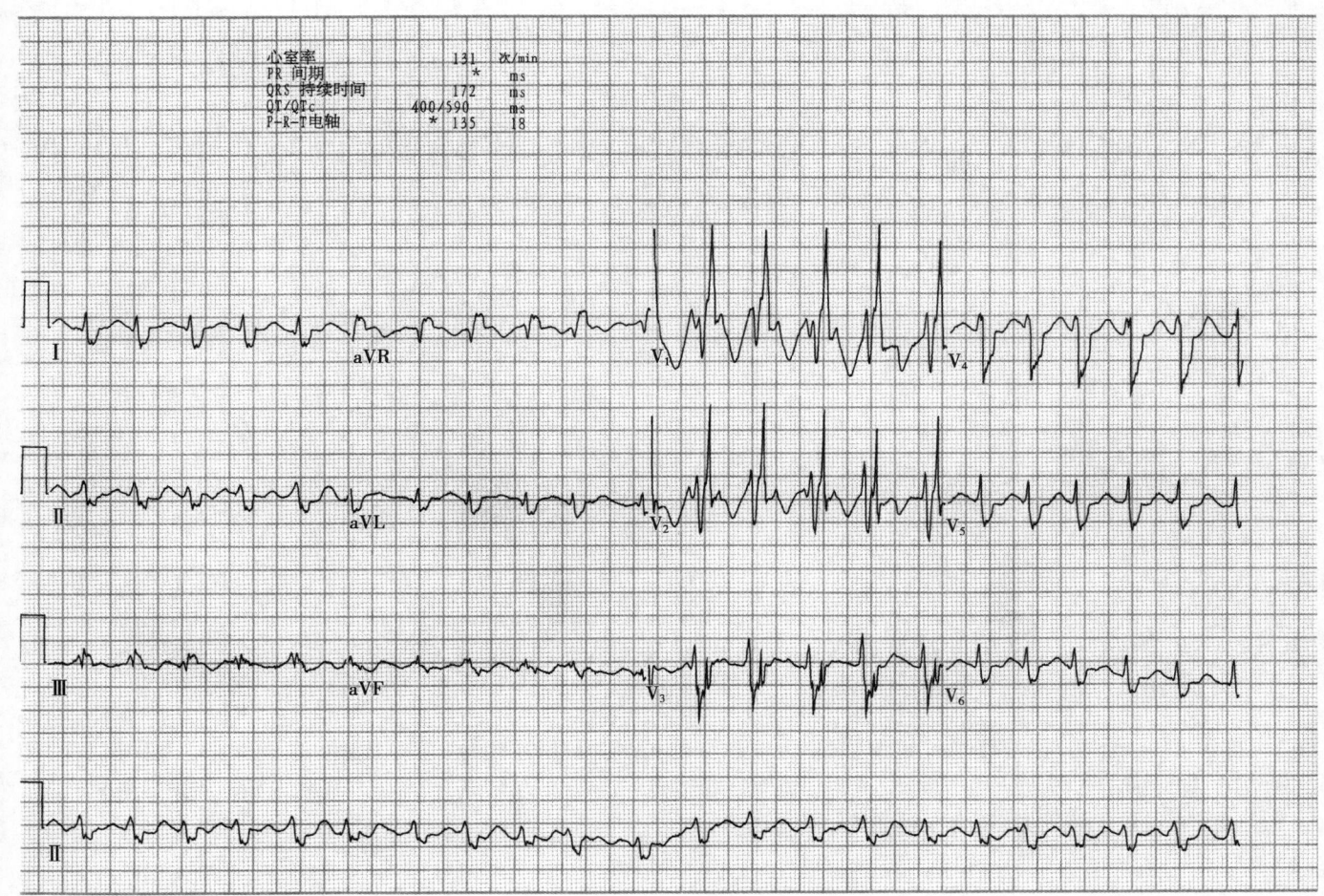

心室率		131	次/min
PR 间期		*	ms
QRS 持续时间		172	ms
QT/QTc	400/590		ms
P-R-T电轴	*	135	18

图 2 描记于心房扑动射频消融术后第 8 天：心房率 262 次/min，房室传导比例 2：1，完全性右束支传导阻滞，QRS 波群时限 172ms，QT/QTc 间期 400/590ms。

诊断： 心房扑动，完全性右束支传导阻滞，QT/QTc 间期延长。

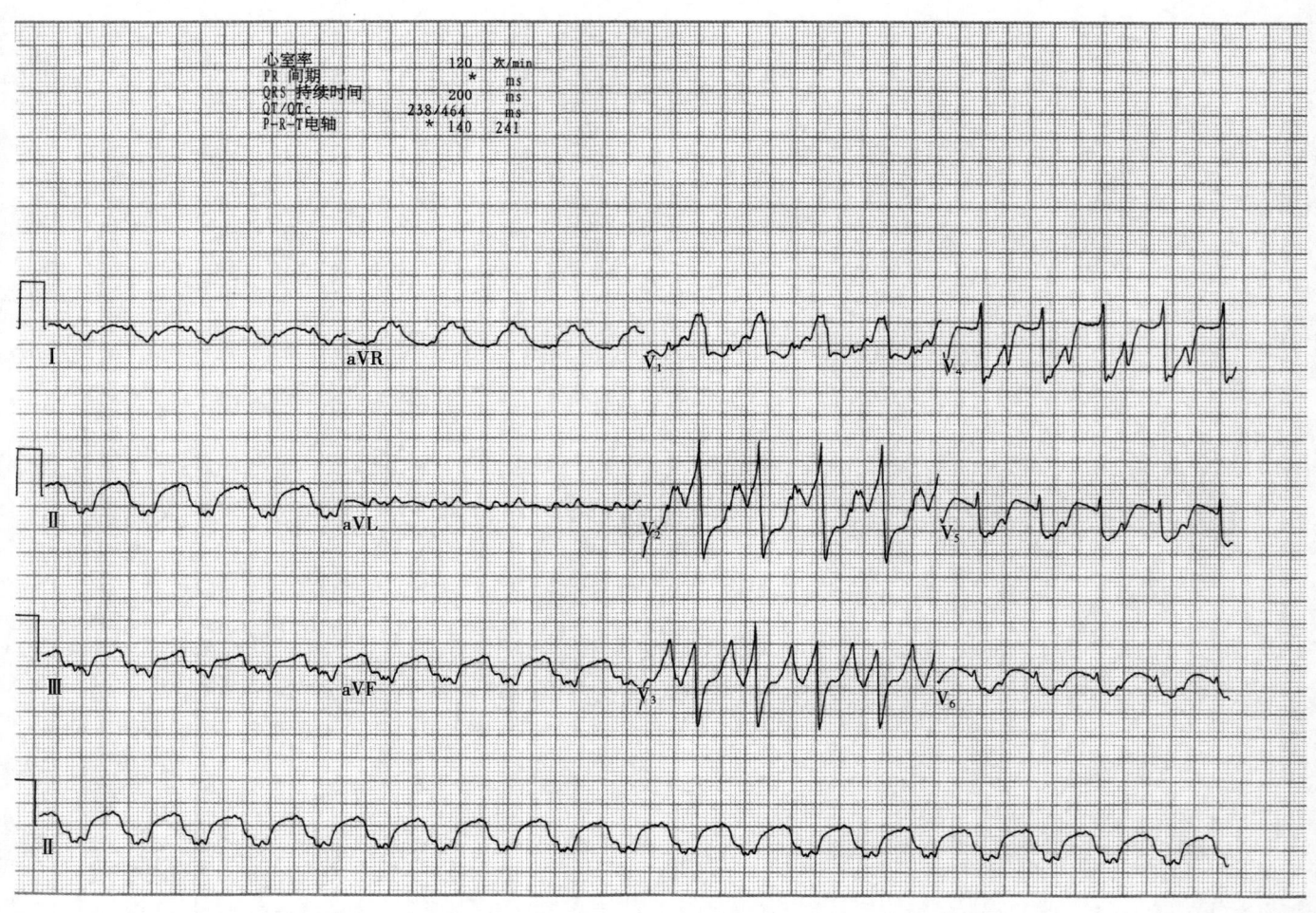

图 3　血钾 6.8mmol/L，宽 QRS 心动过速频率 120 次 /min，心房扑动房室传导比例 2：1，QRS 波群时限延长至 200ms，Ⅱ、Ⅲ、aVF 导联呈 QS 型，V₁～V₆ 导联 ST 段压低，V₃ 导联 T 波高尖，符合高钾血症心电图改变。

诊断：心房扑动，高钾血症心电图，完全性右束支传导阻滞。

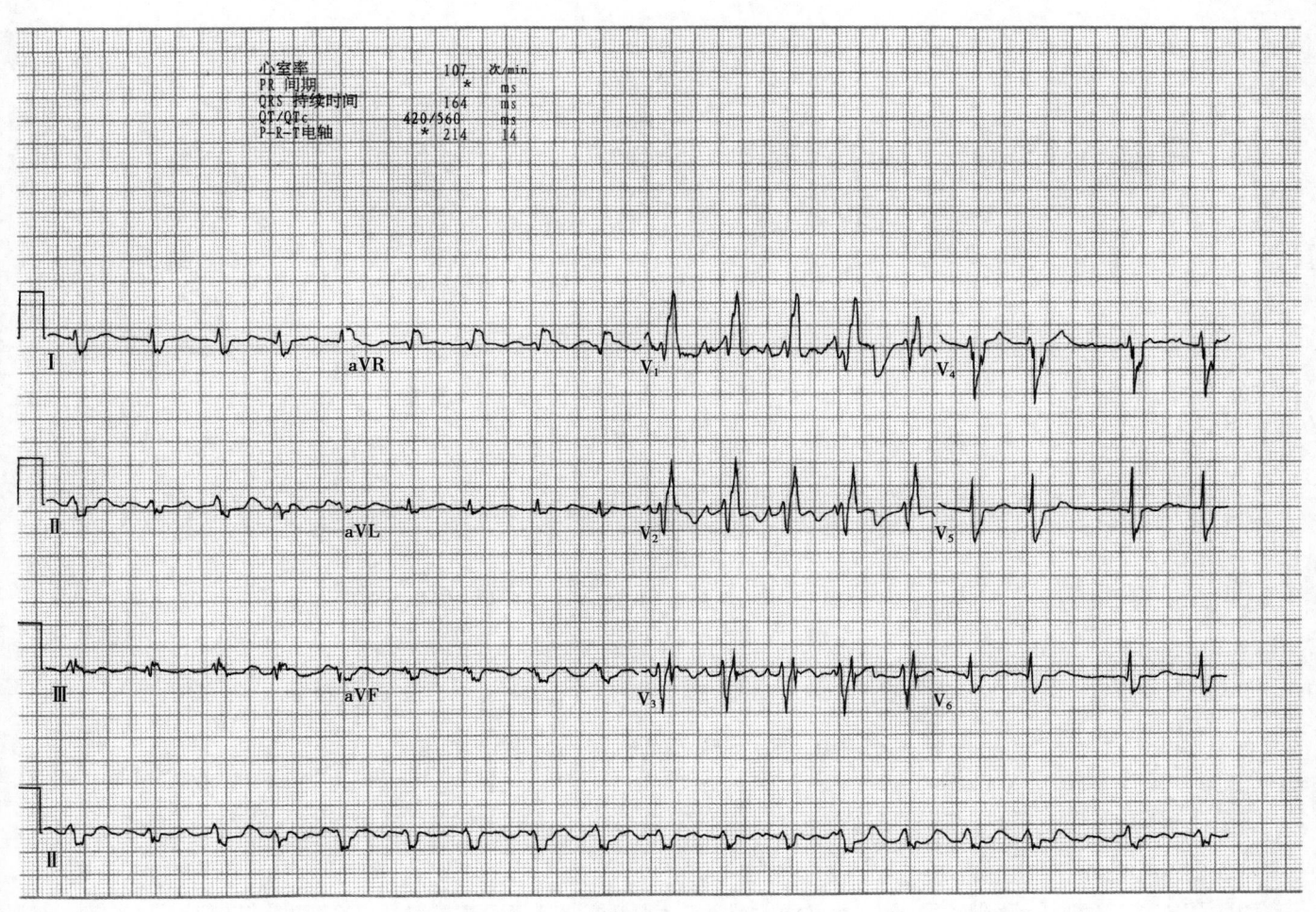

心室率　　　　　107　次/min
PR 间期　　　　　＊　　ms
QRS 持续时间　　164　ms
QT/QTc　　420/560　ms
P-R-T电轴　　　＊　214　14

图 4　记录于图 3 后第 2 天, 血钾降至正常范围以后: 心房扑动, 心房率 214 次/min, 房室传导比例(2～3):1, 心室率 107 次/min, QRS 波群时限 164ms, QT/QTc 间期 420/560ms, 标准肢体导联 QRS 波群低电压。

诊断: 心房扑动[房室传导比例(2～3):1], 完全性右束支传导阻滞, QTc 间期延长。

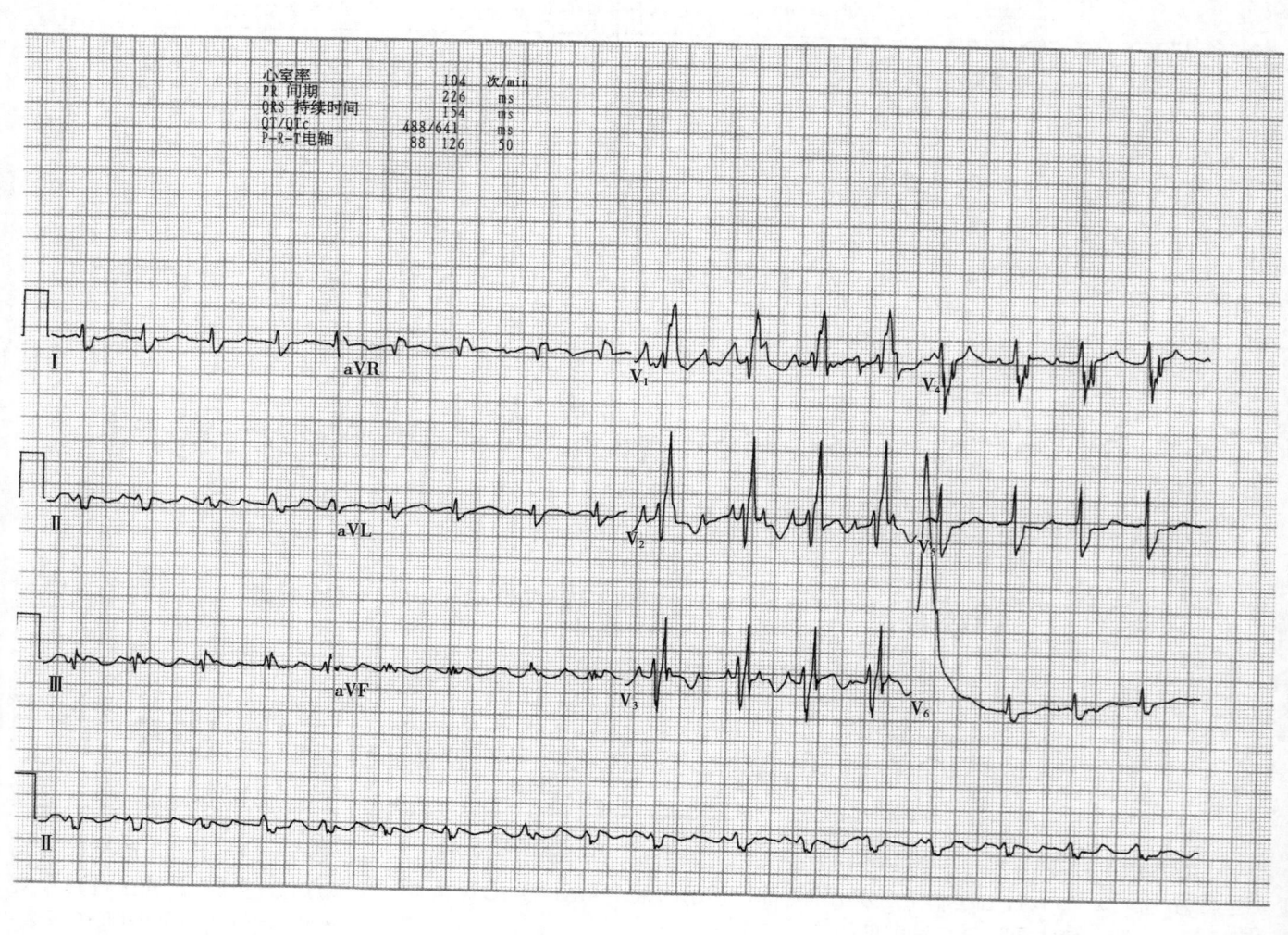

心室率　　　　　　　104　　次/min
PR 间期　　　　　　226　　ms
QRS 持续时间　　　　154　　ms
QT/QTc　　　488/641　　ms
P-R-T电轴　　　88　126　　50

I　　　　　aVR　　　　　V₁　　　　　V₂

II　　　　　aVL　　　　　V₂　　　　　V₃

III　　　　　aVF　　　　　V₃　　　　　V₆

II

图5 心室率 104 次 /min，PR 间期 226ms，QRS 波群时限 154ms，QRS 电轴 126°，QT/QTc 间期 488/641ms。

诊断： 心房扑动，一度房室传导阻滞，QT/QTc 间期延长。

【**点评**】

本例持续性心房扑动（不纯性），在三维电解剖标测系统（CARTO）指导下射频消融心房扑动及心房颤动术后。线性消融左右肺静脉前庭、三尖瓣峡部、左心房顶部等。术后转为窦性心律，术后 1 周再次发生心房扑动，并出现多器官功能衰竭，高钾血症。图 3 血钾 6.8mmol/L 时，仍为心房扑动，右束支传导阻滞，高钾血症表现为 QRS 波群时限比右束支传导阻滞时更宽，达到了 200ms。ST 段压低，Ⅱ、Ⅲ、aVF 导联出现 QS 波，T 波高尖，血液透析以后血钾恢复正常，高钾血症图形消失，患者出现了多器官功能衰竭，病情危重。

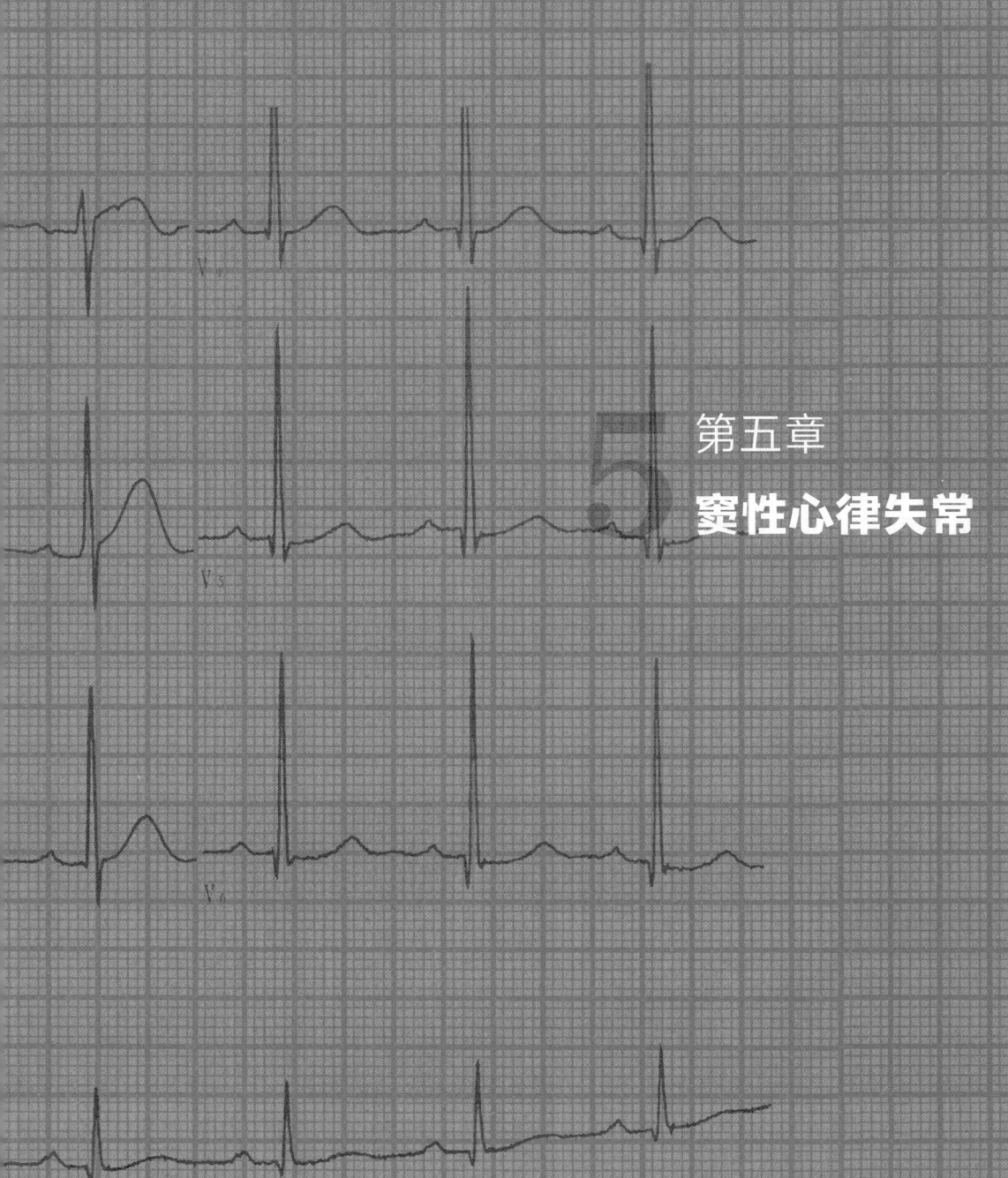

第五章

窦性心律失常

5

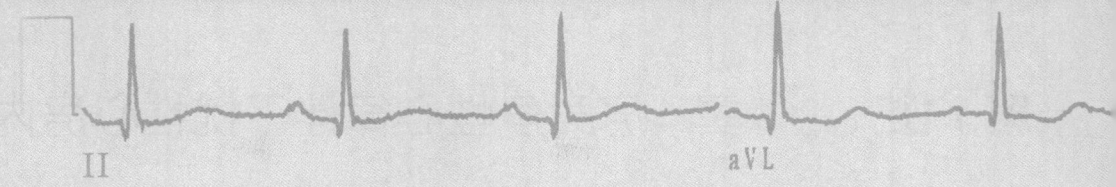

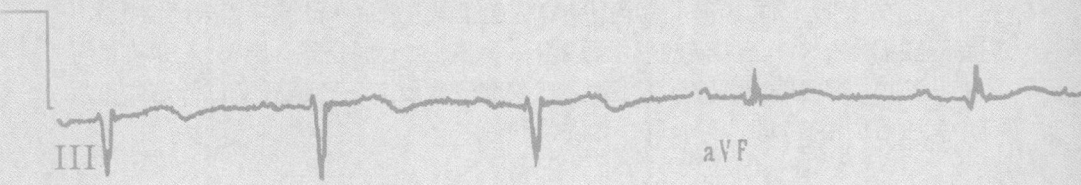

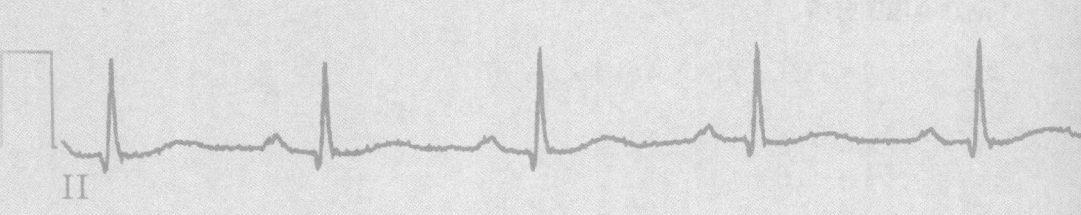

第1例 | 窦-房竞争性心律伴干扰性心房内分离

【临床资料】

男性，36岁，间断心悸10年，完全型肺静脉连续异位矫治+动脉导管未闭结扎术+房间隔缺损修补术+三尖瓣成形术后2年。入院后，心房扑动心电图，右束支传导阻滞。超声心动图显示双侧心房增大，二尖瓣轻度反流，三尖瓣、肺动脉瓣中度反流。完善各项检查以后，行心房扑动射频消融术。

临床诊断： 心房扑动，完全型肺静脉矫治术后，动脉导管未闭结扎术后，房间隔缺损修补术后，三尖瓣成形术后。

【动态心电图分析】

图1~图3为非连续记录的一阵心律失常。

【点评】

1. P波双峰，间距0.06s，P波时限0.12s，为左心房增大的表现，超声心动图显示的右心房增大的特征，没有在心电图上表现出来。

2. 心电图显示 V_1 导联呈qR型，V_5、V_6 导联出现S波，右心室增大心电图。

3. 动态心电图在心脏的节律上，表现为窦性心律与加速的房性自主节律竞争。房性起搏点位心房下部，Ⅱ、Ⅲ、aVF导联P′波倒置。窦性激动的频率与来自心房下部的心搏点竞争心脏的电活动，两种节律相互转变，窦性心律的频率下降以后，即出现心房下部节律，窦性频率加快以后，房性自主节律消失。两种心脏节律的频率相等或近乎相等，又同时除极心房，产生了一系列房性融合波（图2中的 $P_3 \sim P_8$），即干扰性心房内分离。

干扰性心房内分离如何与心房内游走心律相鉴别？干扰性心房内分离指心房激动来自两个起搏点所产生的双节律的同频节律时，所产生的一系列窦-房干扰性心房内分离；而心房内游走心律是心房内3个以上起搏点轮流发放激动，称为多源性房性心律或多源性房性心房过速。多个房内起搏点自律性强度互不相同，P′R′间期明显不规则。

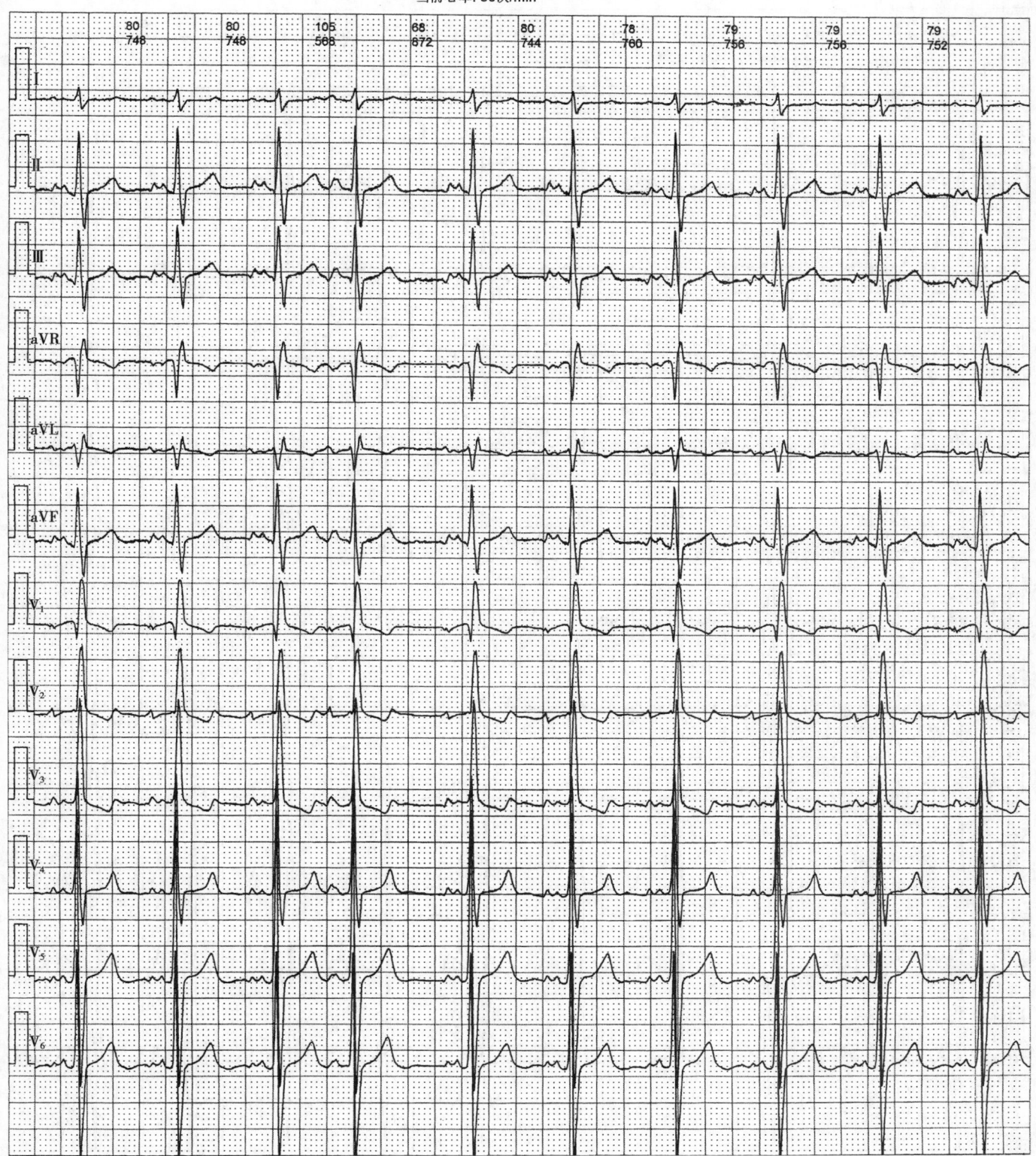

图 1 窦性心律, 心率 78 次 /min, II、III、aVF、V₃～V₅ 导联 P 波双峰, 双峰间距 0.06s, V₆ 导联 P 波双峰, 第二峰大于第一峰, PR 间期 0.16s, P 波时限 0.12s, 左心房增大, V₁ 导联呈 qR 型, V₅、V₆ 导联呈 RS 型, QRS 波群时限 0.11s, 右心室增大。

当前心率: **84次/min**

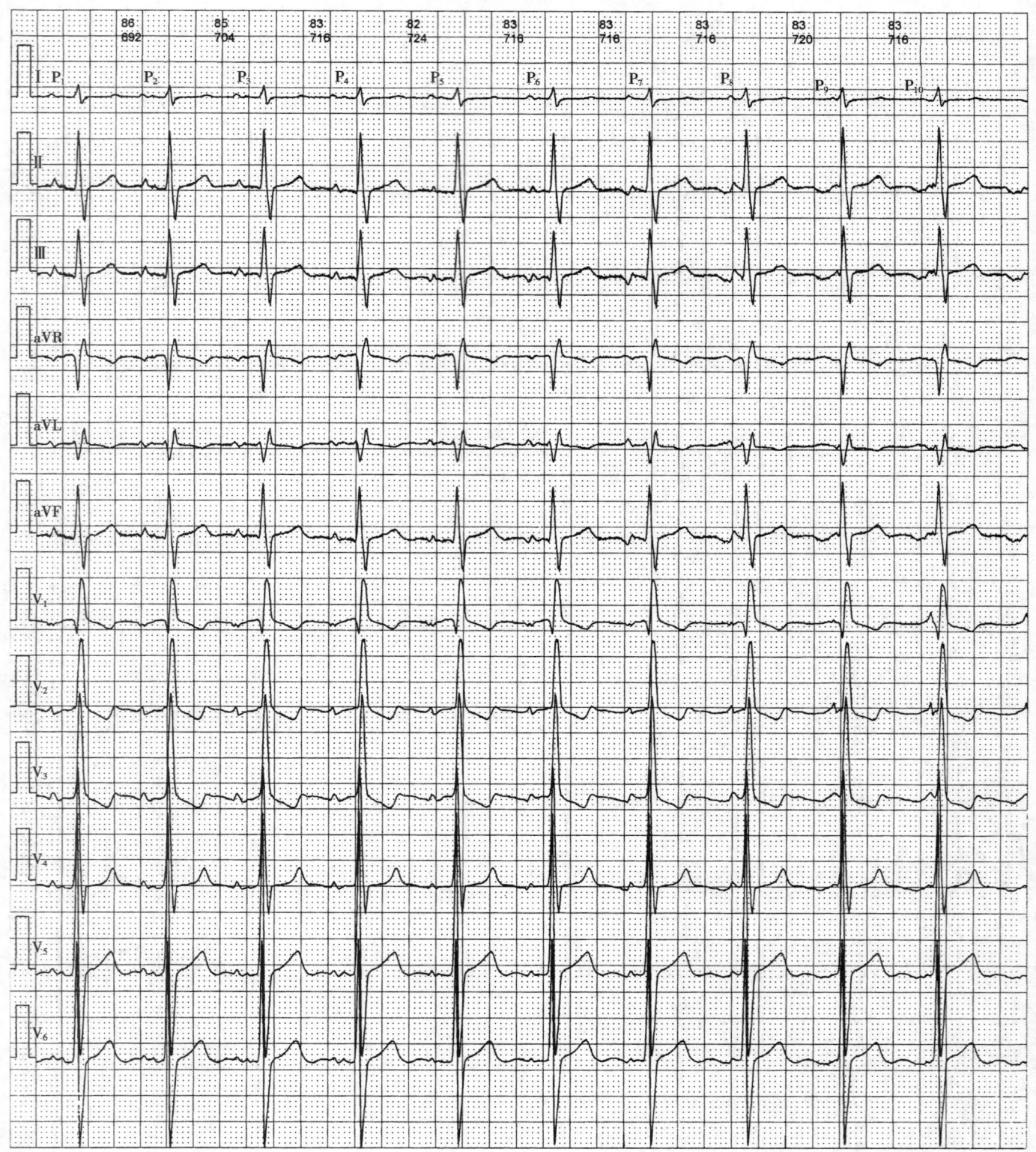

图2 P₁~P₄双峰 P 波，第二峰幅度逐渐减小，P₅、P₆第二峰消失，P₇、P₈负正双向，P′₉、P′₁₀倒置，P′R 间期 0.16s。

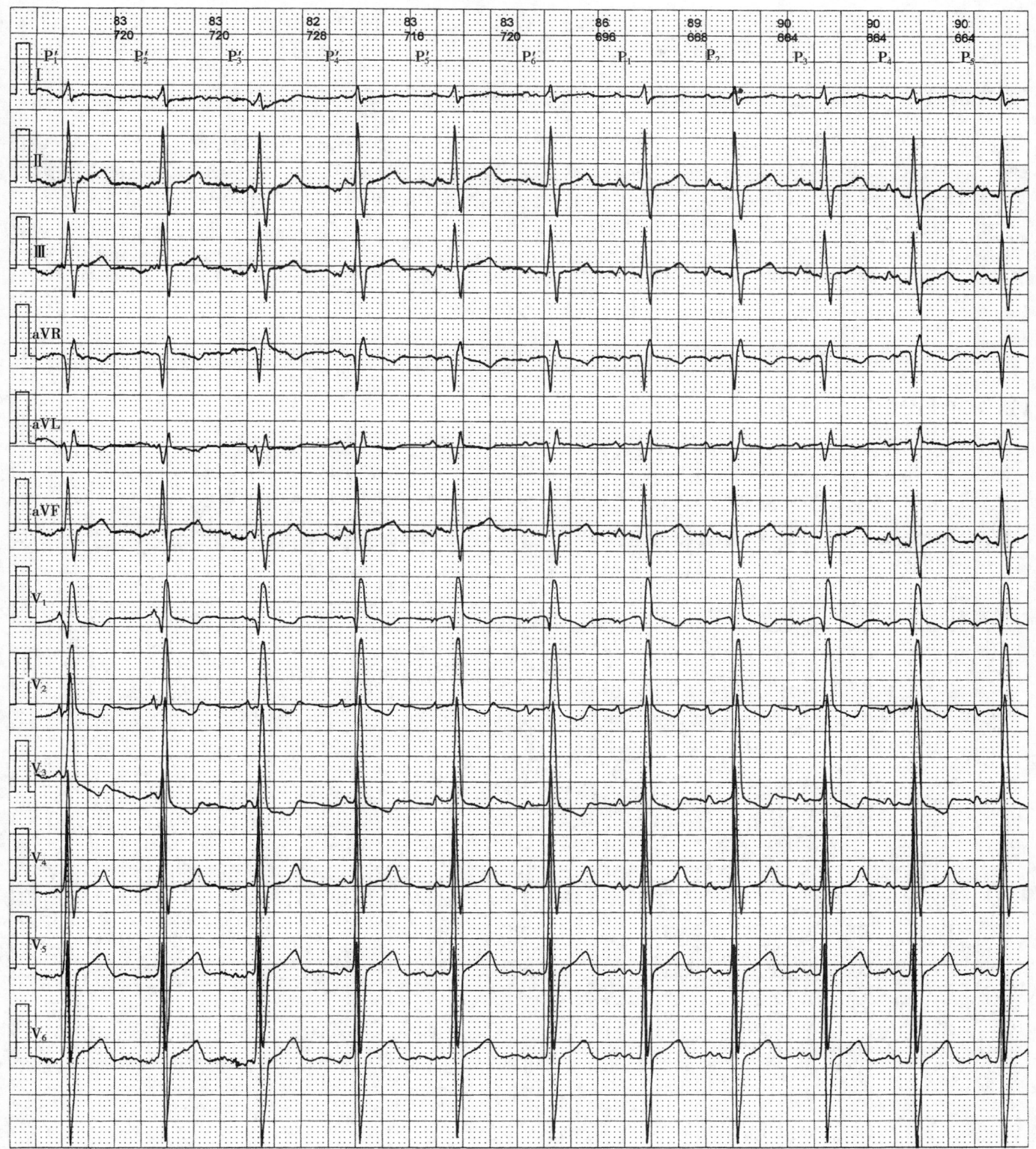

当前心率: 87次/min

图 3 P′₁、P′₂、P′₃倒置，P′₄、P′₅、P′₆负正双向，P₁~P₅窦性P′波。

动态心电图诊断： 窦性心律，加速的房性心律，左心房增大，干扰性心房内分离，右心室增大，房性期前收缩，阵发性加速的房性自主心律。

窦－房竞争性心律伴干扰性心房内分离

第 2 例 ｜ 窦－房游走节律伴房性融合波

【临床资料】

男性,60 岁,胸痛、胸闷、气短 2 年,冠状动脉 PCI 术后 2 年。心肌酶正常。超声心动图显示节段性室壁运动障碍(室间隔心尖段、左室心尖段、下后壁),二尖瓣轻度反流,左室整体功能减低。冠脉造影显示左主干远段狭窄 30%,前降支中段闭塞,右冠状动脉中段支架内狭窄 40%,右室后支中段狭窄 85%。

临床诊断: 冠状动脉粥样硬化性心脏病,陈旧性心肌梗死,右冠状动脉支架植入术后,心功能Ⅲ级,高血压 3 级(极高危),慢性肾功能不全。

【动态心电图分析】

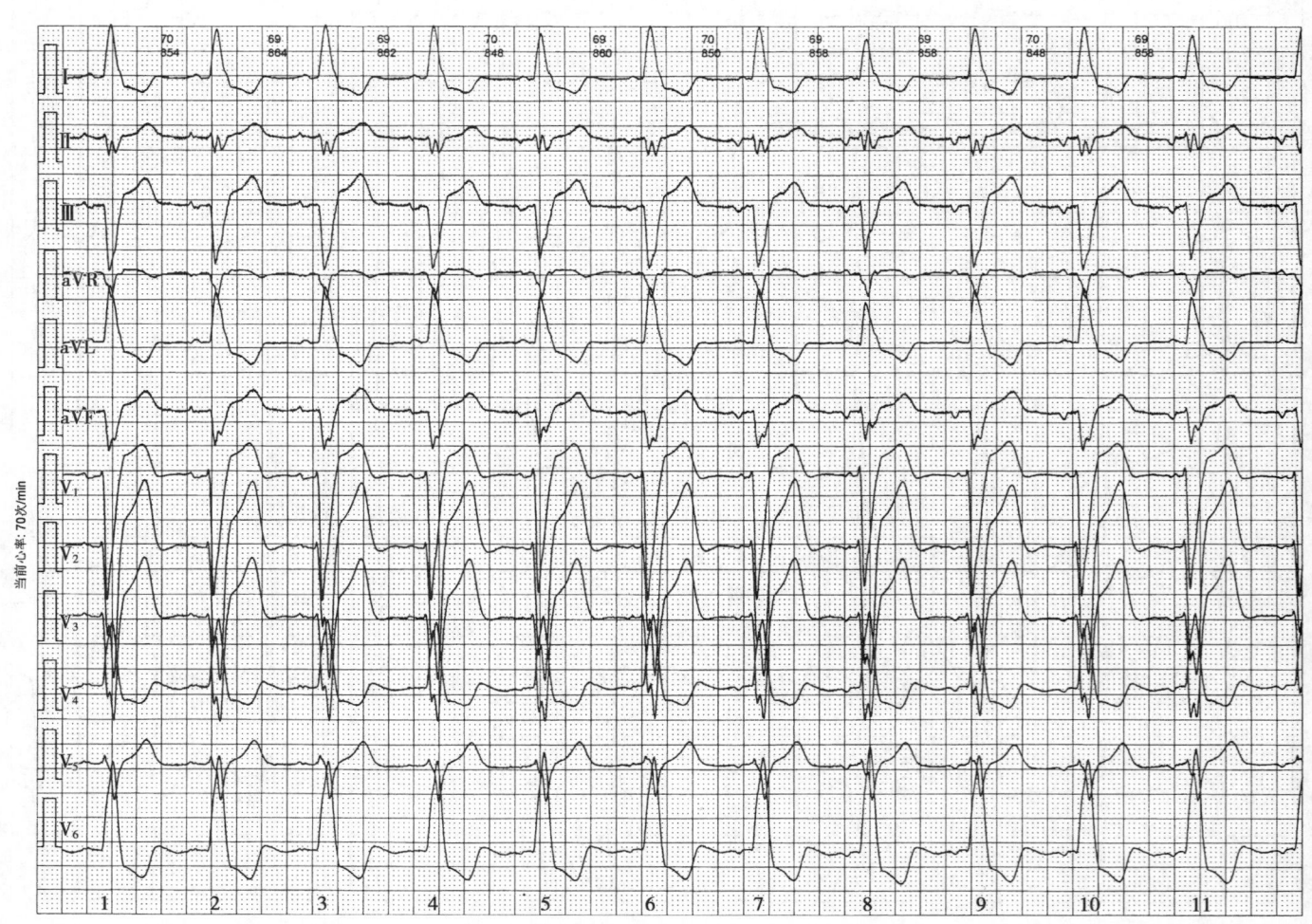

图 1 P 波由直立转为倒置(Ⅱ导联),心房率 70 次 /min。第 1、2、3 个直立 P 波的 PR 间期 0.16s,第 4 个 P′ 波正负双向,第 5、6 个 P′ 波倒置浅,第 7~11 个 P′ 波倒置,第 4~11 个 P′R 间期 0.14s(V₄ 与 V₅ 导联互换)。

【点评】

1. 本例 P 波由直立逐渐转为倒置的机制是窦性心律逐渐过渡到房性节律的表现,窦性心律时,P 波直立;房性节律时,P′波倒置,双向 P′波(图1中第 4 个)与倒置浅的 P′波(图1中第 5、6 个)。巧合的是两种节律的频率几乎或完全相等,又是产生连续的房性融合波(图1中第 4~6 个)的基本条件之一。房性节律点位于右房下部。

2. 单纯性完全性左束支传导阻滞,以 R 波为主的导联 ST 段压低,T 波双向或倒置;以 S 波为主的导联 ST 段抬高,T 波直立,在频率相对稳定的情况下,ST-T 改变不具有动态变化,被认为是继发性 ST-T 改变。注意Ⅲ、aVF 导联的 QS 波(呈 rS 型时,r 波极小),结合病史及超声心动图,提示陈旧性下壁心肌梗死。V₃ 导联 r 波递增不良,提示陈旧性前壁心肌梗死。

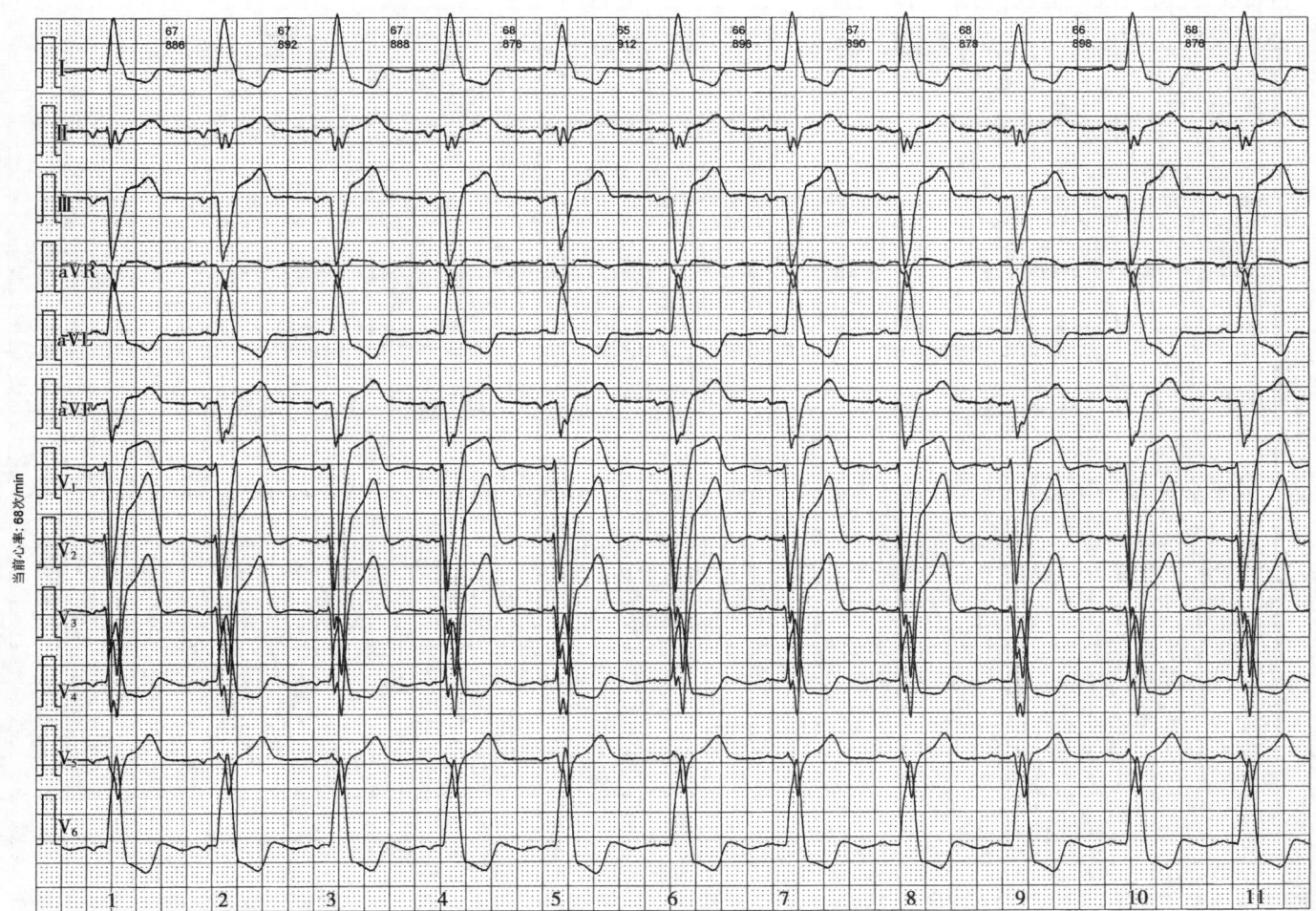

图 2 P 波由倒置过渡到直立,心房率 67~68 次 /min。QRS 波群时限 0.16s,Ⅰ、aVL、V₆ 导联呈 R 型,V₁~V₄ 导联呈 rS 型,Ⅲ、aVF 导联呈 QS 型。ST 段:Ⅰ、aVL、V₆ 导联呈下斜型压低 0.295~0.40mV,Ⅲ、V₁~V₃ 导联抬高 0.275~0.50mV。T 波:Ⅰ、aVL、V₆ 导联双向、倒置。QT 间期 0.48s(V₄ 与 V₅ 导联互换)。

动态心电图诊断:窦性心律,加速的房性心律,房性融合波,完全性左束支传导阻滞,异常 QS 波(Ⅲ、aVF 导联,提示陈旧性下壁心肌梗死)。

第3例 | 窦-交房性融合波

【临床资料】

女性，83岁，因"发作性心悸3个月，加重1天"入院。既往高血压病史多年。心肌酶未见异常。超声心动图显示各房室腔大小正常，二尖瓣及三尖瓣轻度反流。

【动态心电图分析】

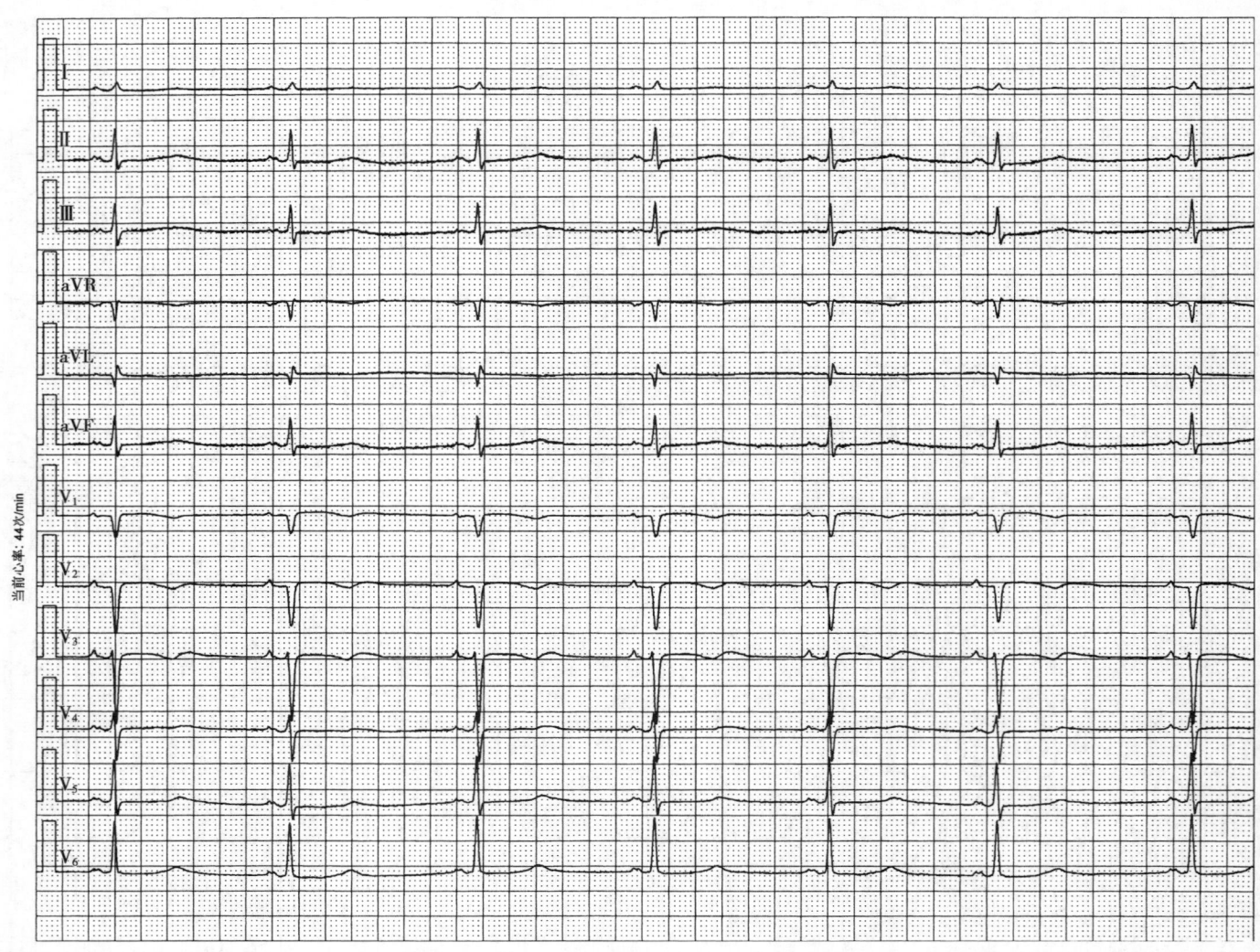

图1 显著的窦性心律不齐（过缓伴不齐），平均心室率44次/min。PR间期0.14s，V_1、V_2导联呈QS型，V_3、V_4导联r波递增不良，QT间期0.56s。T波：$V_1 \sim V_3$导联倒置，V_4导联低平。

诊断： 显著的窦性心动过缓伴不齐，异常QS波（V_1、V_2导联），r波递增不良（V_3、V_4导联）；T波改变，QT间期延长。

临床诊断: 高血压 3 级 (很高危)，心律失常，阵发性心房颤动，窦性心动过缓，交界性心律。

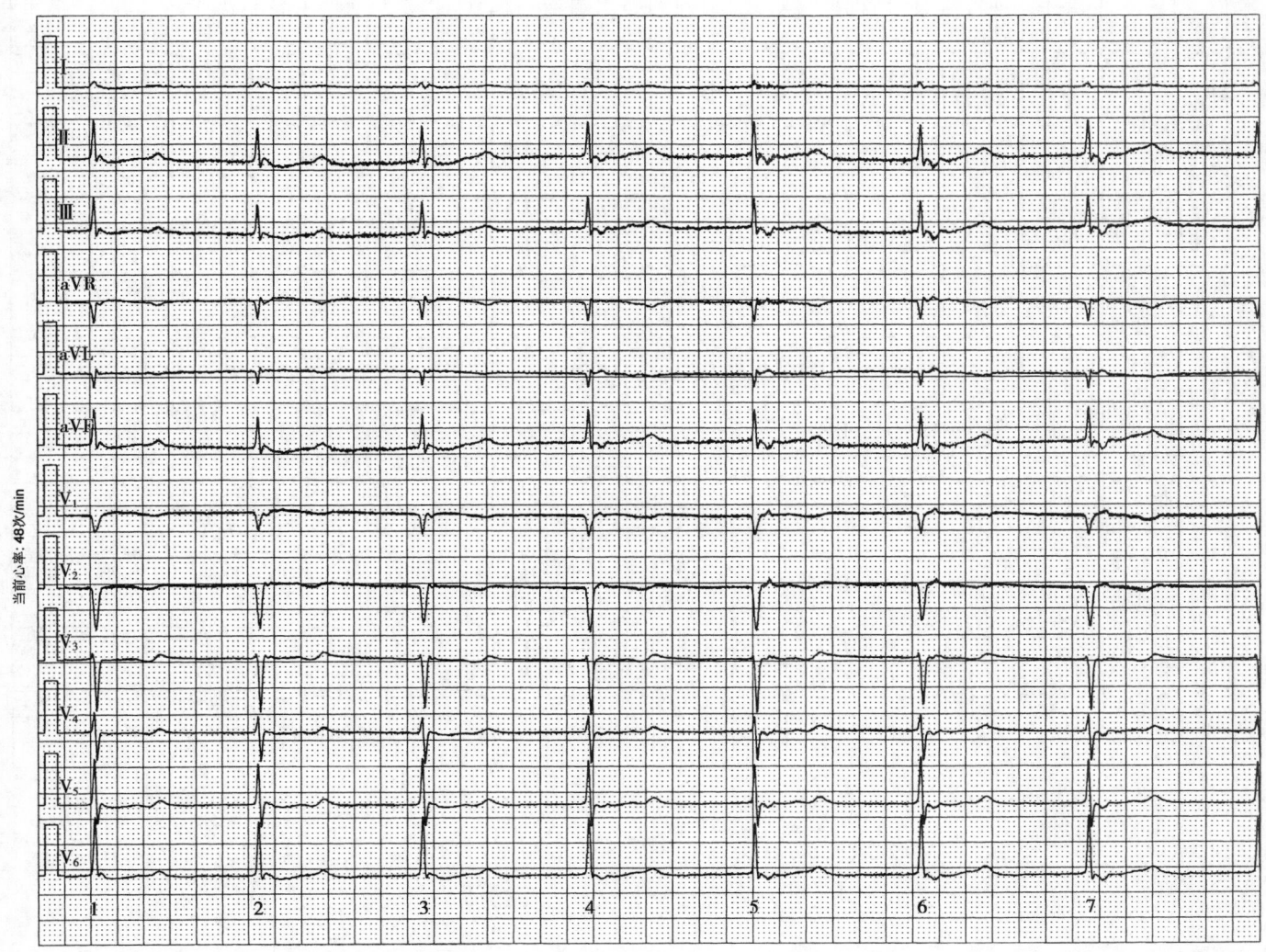

图 2 RR 间期匀齐，心室率 48 次 /min，QRS 波群时限 0.08s，第 1、2、3 个心搏的 S 波与 T 波交界处有干扰未下传的窦性心动过缓的 P 波，形成不完全性干扰性房室分离，第 5~7 个心搏之后有逆行 P⁻ 波，RP⁻ 间期固定，第 4 个 QRS 波群之后的 P⁻ 波倒置浅，提示窦－交房性融合波。

诊断: 窦性心动过缓，交界性心律伴室房传导，不完全性房室分离，窦－交房性融合波，QT 间期延长，QS 波(V₁、V₂ 导联)，r 波递增不良。

窦－交房性融合波

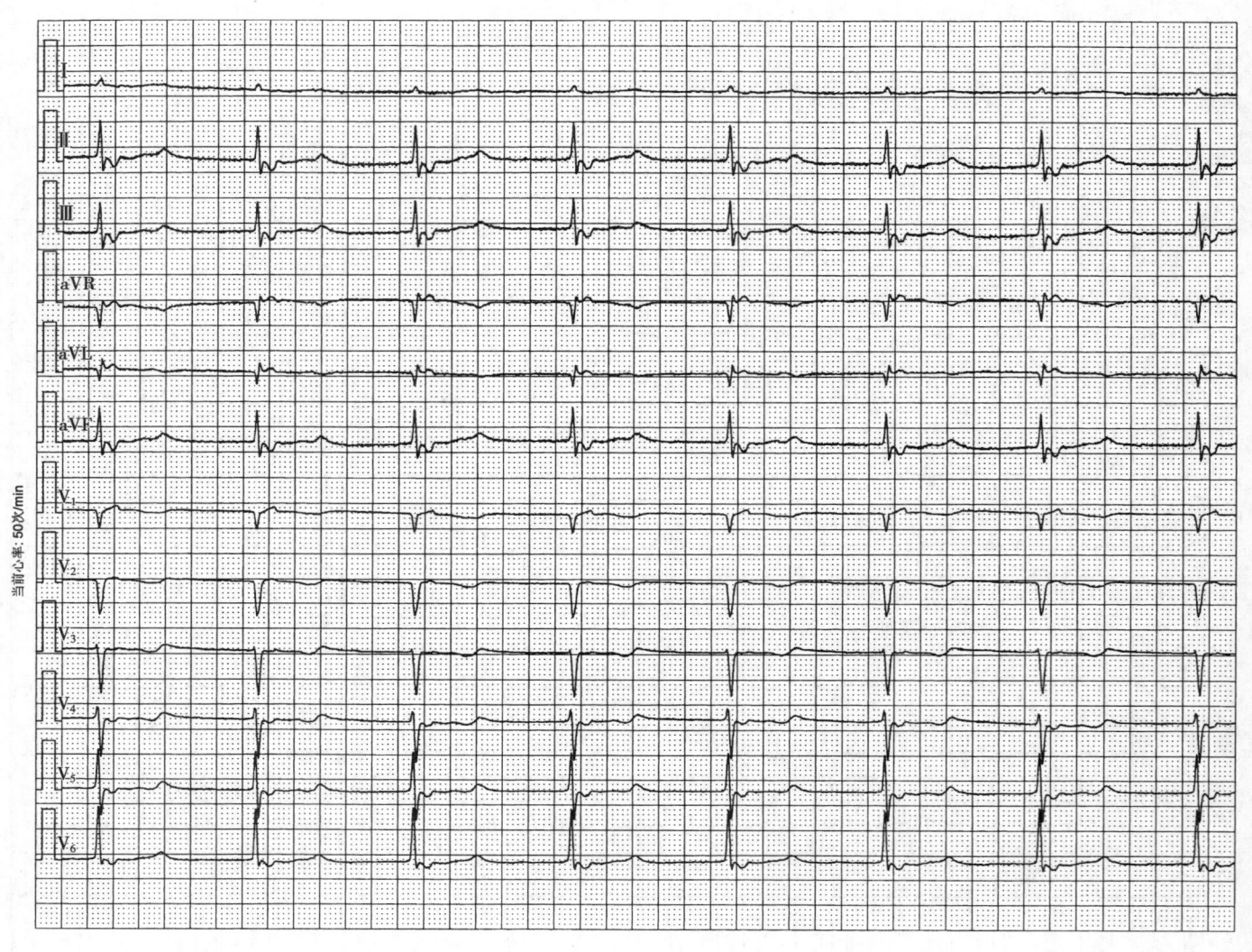

当前心率：50次/min

图3 RR 间期匀齐，QRS 波群时限 0.08s，心室率 50 次 /min，逆行 P⁻ 波位于 R 波之后，RP⁻ 间期固定为 0.09s，QRS 波形与图 1 中的窦性 QRS 波形相同，QT 间期 0.60s。

诊断： 交界性心律伴室房传导，QT 间期延长，异常 QS 波（ V₁、V₂ 导联），r 波递增不良（ V₃、V₄ 导联）。

【点评】

窦 – 交房性融合波指窦性激动与交界性逆行心房传导的激动在心房内相遇，共同引起心房除极的 P 波，该 P 波的形态介于窦性 P 波与交界性 P⁻ 波之间。本例图 2 中第 4 个 QRS 波群之后的 P⁻ 波倒置浅，提示窦 – 交房性融合波。其出现的部位，又是窦性激动与交界性激动应同时出现的时间。一旦交界性心律的激动夺获心房，窦房结活动被抑制，形成单一的交界性心律。

第4例 ┃ 窦性P波触发右室流出道间隔侧起搏

【临床资料】

男性，80岁，因"反复晕厥17年，再发晕厥、憋气2个月"入院。17年前因胸痛入院，冠脉造影显示第一对角支狭窄50%，回旋支狭窄75%，右冠状动脉狭窄50%。冠状动脉支架植入术后10年。2年前冠脉造影显示前降支狭窄60%，右冠状动脉近段狭窄85%，PCI术后，起搏器植入术后3年，右室流出道间隔侧起搏，超声心动图显示二尖瓣轻度反流。

临床诊断：冠状动脉粥样硬化性心脏病，不稳定型心绞痛，冠状动脉支架植入术后。

图1 窦性心律，心率66次/min，PR间期0.19s，QRS波群时限0.09s，Ⅲ、aVF导联Q波增宽、增深。第3~5、7、8个由P波触发心室起搏心律，第6个起搏间期缩至768ms，期前未见明确的心房波，从第5个之前的P波至第7个之前的窦性P波时距分析，窦性节律没有被打乱，可能是间歇性地感知了T波？

【动态心电图分析】

当前心率: 69次/min

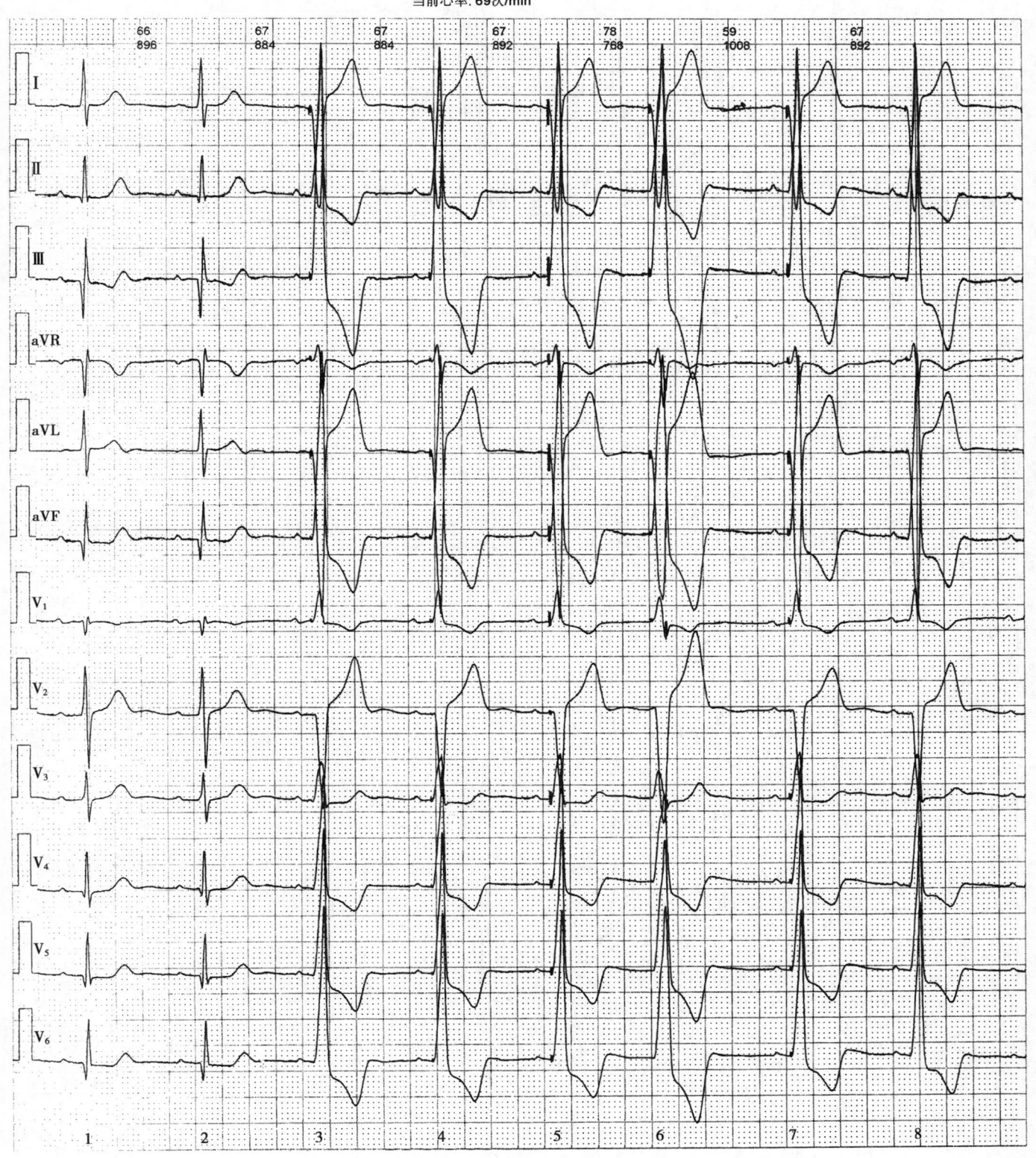

窦性P波触发右室流出道间隔侧起搏

当前心率: 68次/min

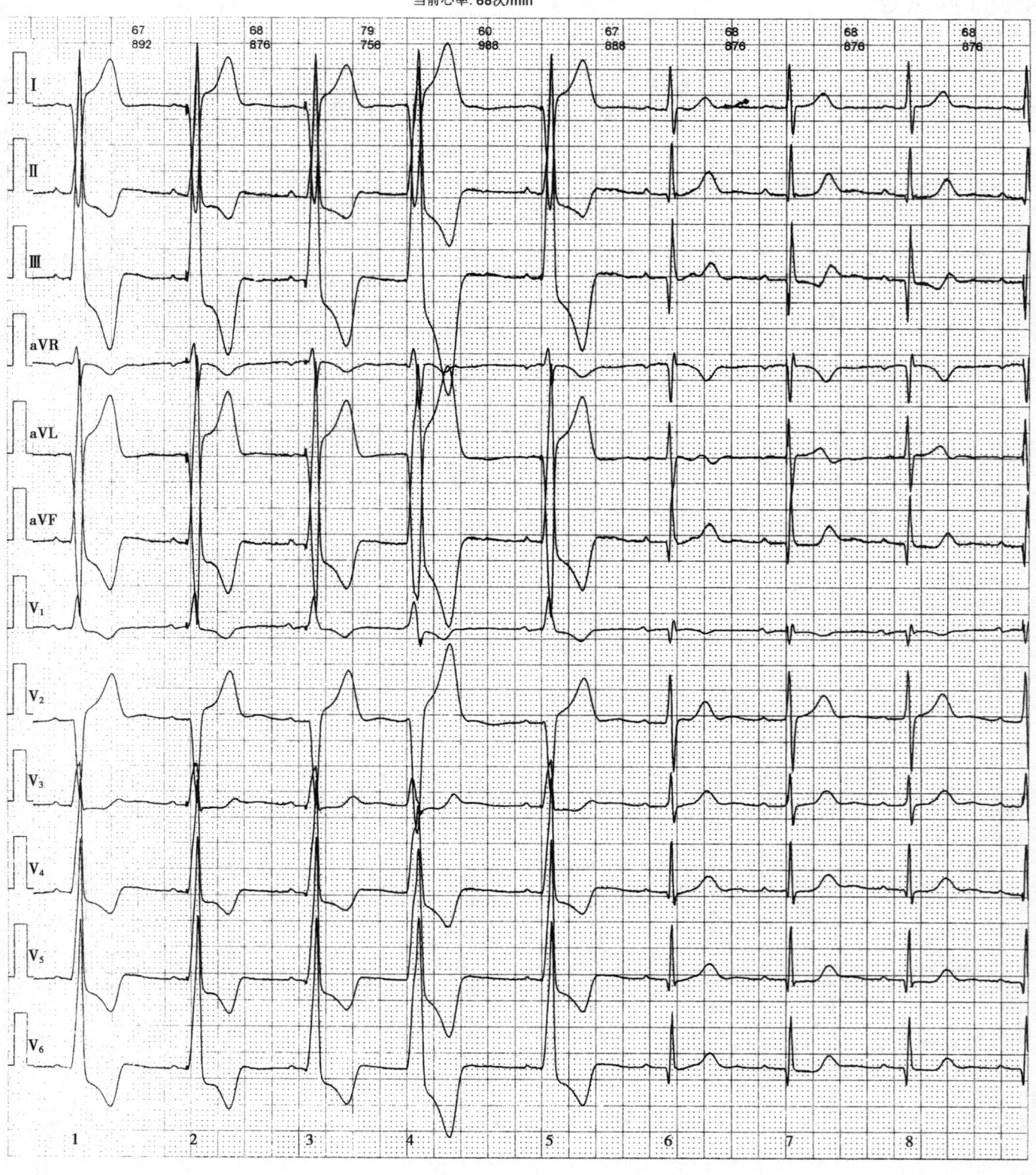

528

第4例

图2 第 1~3、5 个是 P 波触发的心室起搏。第 4 个的情况与图 1 中第 6 个相同，起搏间期 756ms，第 5 个是起搏室性融合波。第 6~8 个是窦性心律。

心电图诊断：窦性心律，Q 波增深、增宽（Ⅲ、aVF 导联），P 波触发心室起搏，心室起搏，起搏室性融合波。

【点评】

1. P 波触发心室起搏，P-VP 间期 0.13s，短于基本窦性心律的 PR 间期（0.19s），起搏部位在右室流出道间隔侧，Ⅱ、Ⅲ、aVF、V_4 ~ V_6 导联呈高大 R 波，并与窦性激动形成轻度室性融合波。

2. 心室起搏，图 1 中第 6 个、图 2 中第 4 个系心室起搏，其前无 P 波，起搏间期 768ms、756ms。究竟是起搏器设定的程序起搏，还是感知自身的心电信号，有待进一步研究。

窦性 P 波触发右室流出道间隔侧起搏

第 5 例　窦性搏动－房性期前收缩－室性期前收缩四联律

【临床资料】

男性，88 岁，因 "间断发热、咳嗽 2 个月余" 入院。既往高血压病史 42 年，近 20 年以来发生 6 次脑梗死。心肌梗死病史 11 年，右冠状动脉近段植入支架，回旋支植入支架。

临床诊断： 冠状动脉粥样硬化性心脏病、冠状动脉支架植入术后，多发性脑梗死，肺部感染，胆管及十二指肠癌，贫血、低蛋白血症。

【动态心电图分析】

图 1 和图 2 取自动态心电图。

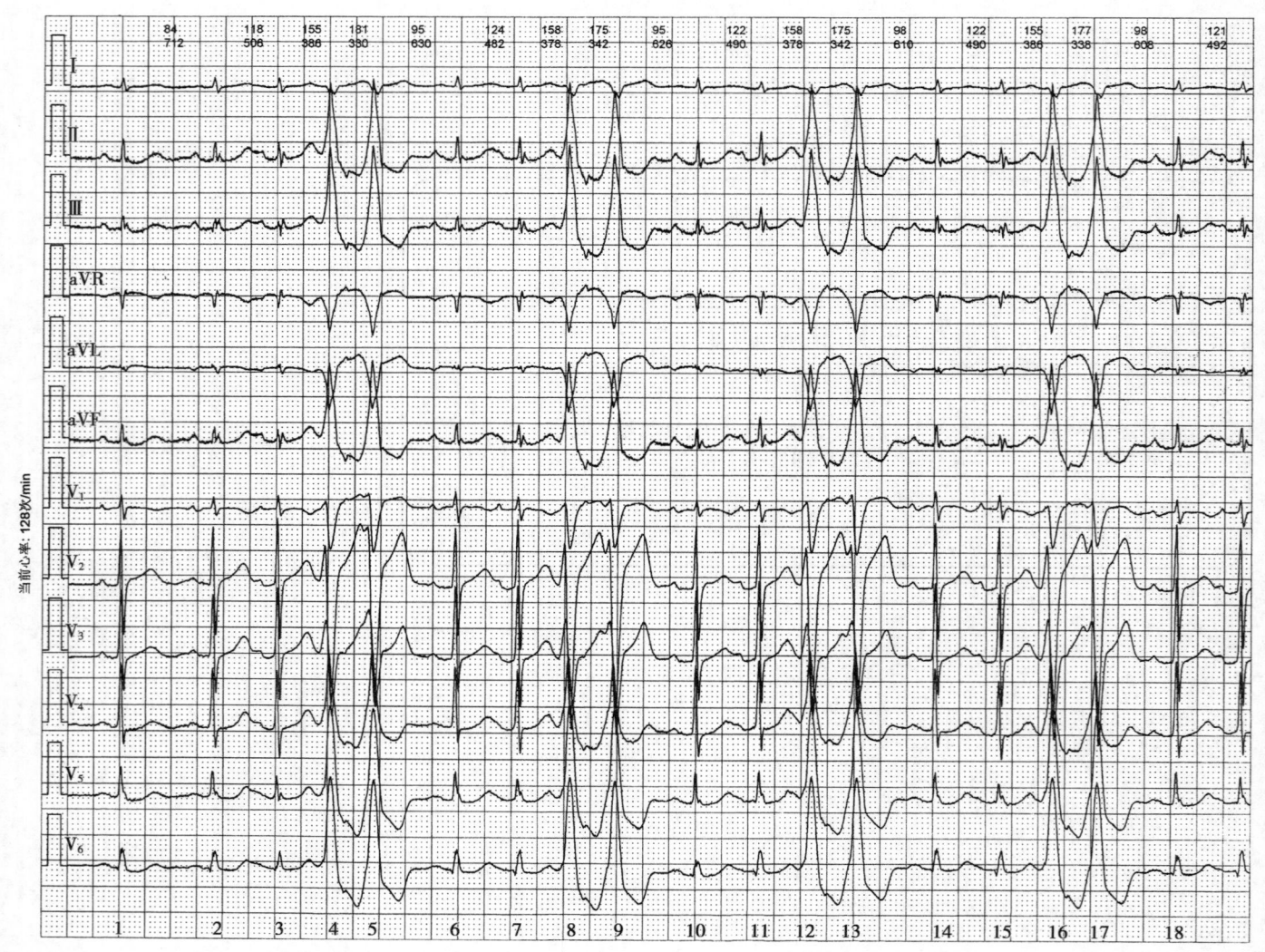

图 1　第 1 个与第 2 个是基本心律周期 712ms，心率 84 次 /min。窦性心搏还有第 6、10、14 及 18 个。第 3、7、11、15 个是房性期前收缩。第 4、5、8、9、12、13、16 及 17 个是成对出现的室性期前收缩。

诊断： 窦性心律，房性期前收缩，成对室性期前收缩。

【点评】

图 1 与图 2 重复出现这样的心搏排列组合：NSVV 四联律，即窦性搏动 – 房性期前收缩 – 成对室性期前收缩四联律。这种特殊形式的四联律极少见，供同仁们参考。

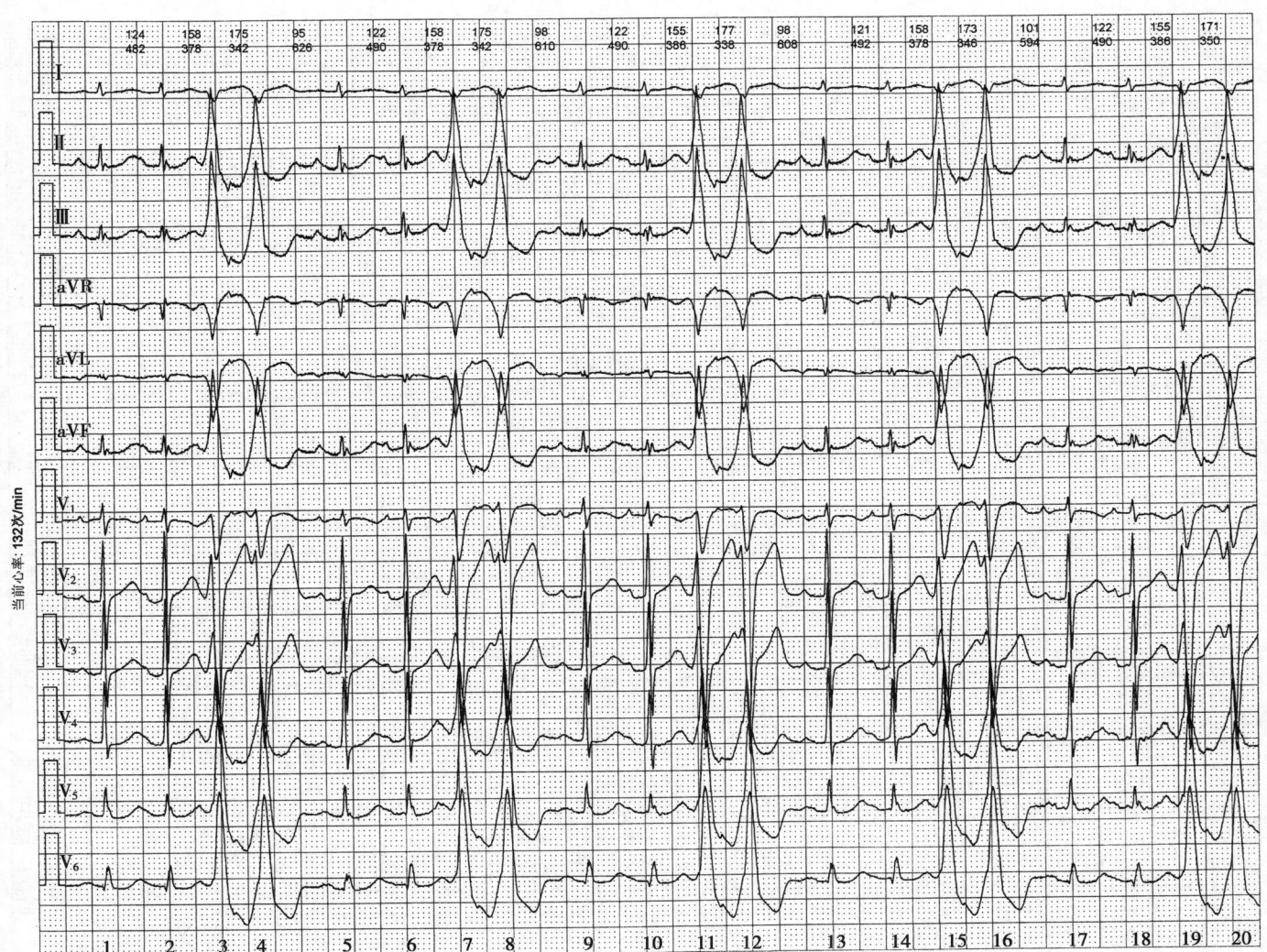

图 2　与图 1 基本相同。第 1、5、9、13 及 17 个是窦性搏动。第 2、6、10、14 及 18 个是房性期前收缩。其余是室性期前收缩。

诊断： 窦性搏动 – 房性期前收缩 – 室性期前收缩形成四联律（NSVV 四联律）。

窦性搏动 – 房性期前收缩 – 室性期前收缩四联律

第6例 | 窦性反复搏动

【临床资料】

男性,95岁,因"发作性剑突下疼痛2天"入院。既往高血压病史60余年。超声心动图未见异常。冠脉造影显示前降支支架内狭窄60%,第一对角支狭窄80%。

临床诊断: 冠状动脉粥样硬化性心脏病,心功能Ⅲ级(NYHA分级),陈旧性脑梗死,二度房室传导阻滞,高血压3级(很高危)。

【动态心电图分析】

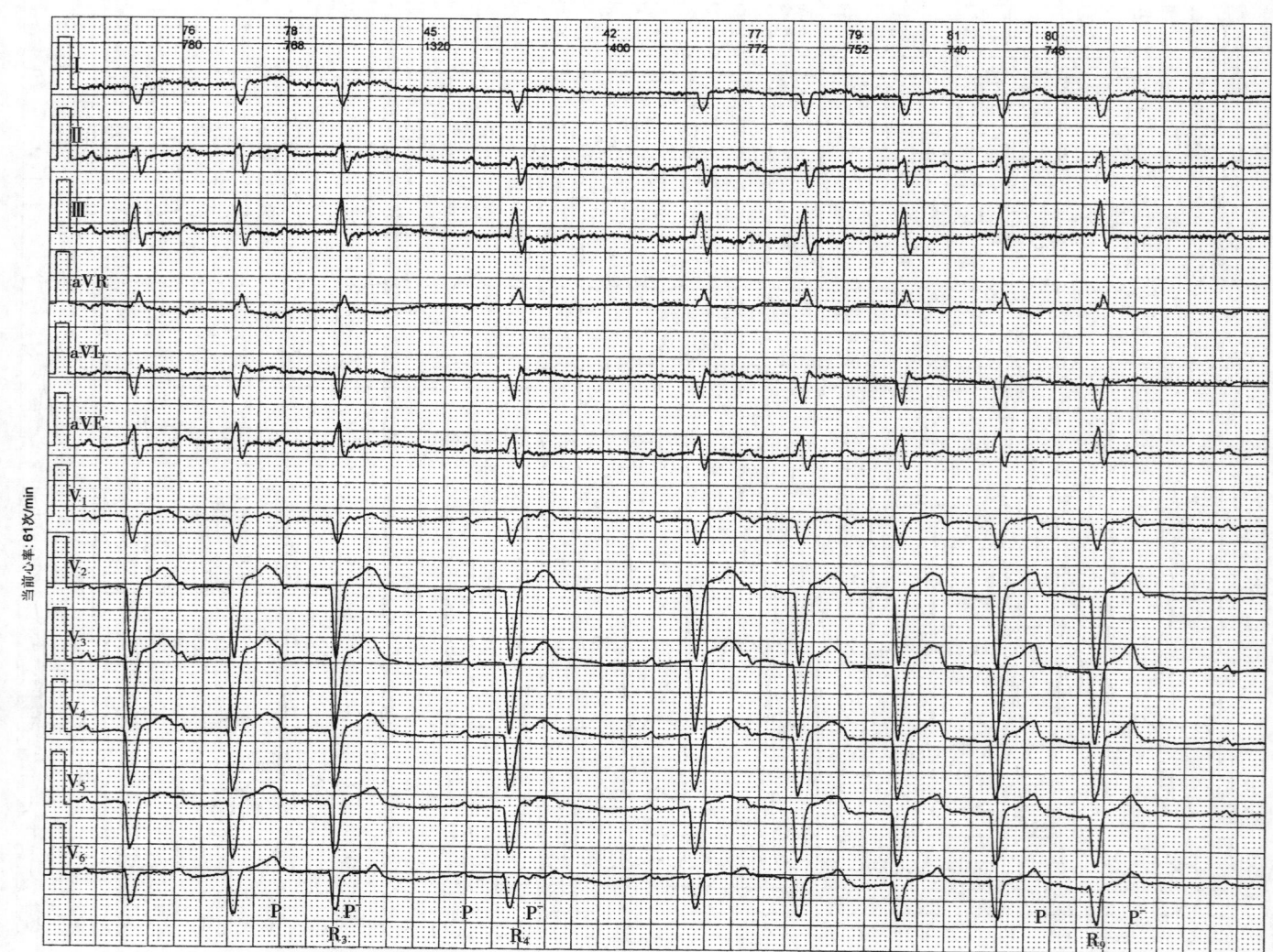

图1 窦性心律,窦性PR间期0.30~0.40s。R_3、R_4、R_9之后有未下传的逆行 P^- 波,QRS波群时限0.12s,Ⅰ、aVL、V_1~V_6 导联呈QS型,室内传导阻滞。

诊断: 窦性心律,一度房室传导阻滞,完全性窦性反复搏动未下传心室,室内传导阻滞。

【点评】

窦性反复搏动指窦性激动沿房室结慢径路下传心室,又沿房室结另一径路(本例为快径路)逆传心房。心电图表现为窦性 P 波→窦性 QRS 波群→逆行 P 波。图 1 是完全性窦性反复搏动,心搏排列组合是窦性 P 波→窦性 R 波→逆行 P^- 波(如 PR_3P^-、PR_4P^-、PR_9P^-)。图 2 是不完全性窦性反复搏动,心搏组合是窦性 P 波→逆行 P^- 波,窦性 P 波未下传心室。P_5P^- 序列是不完全性窦性反复搏动。

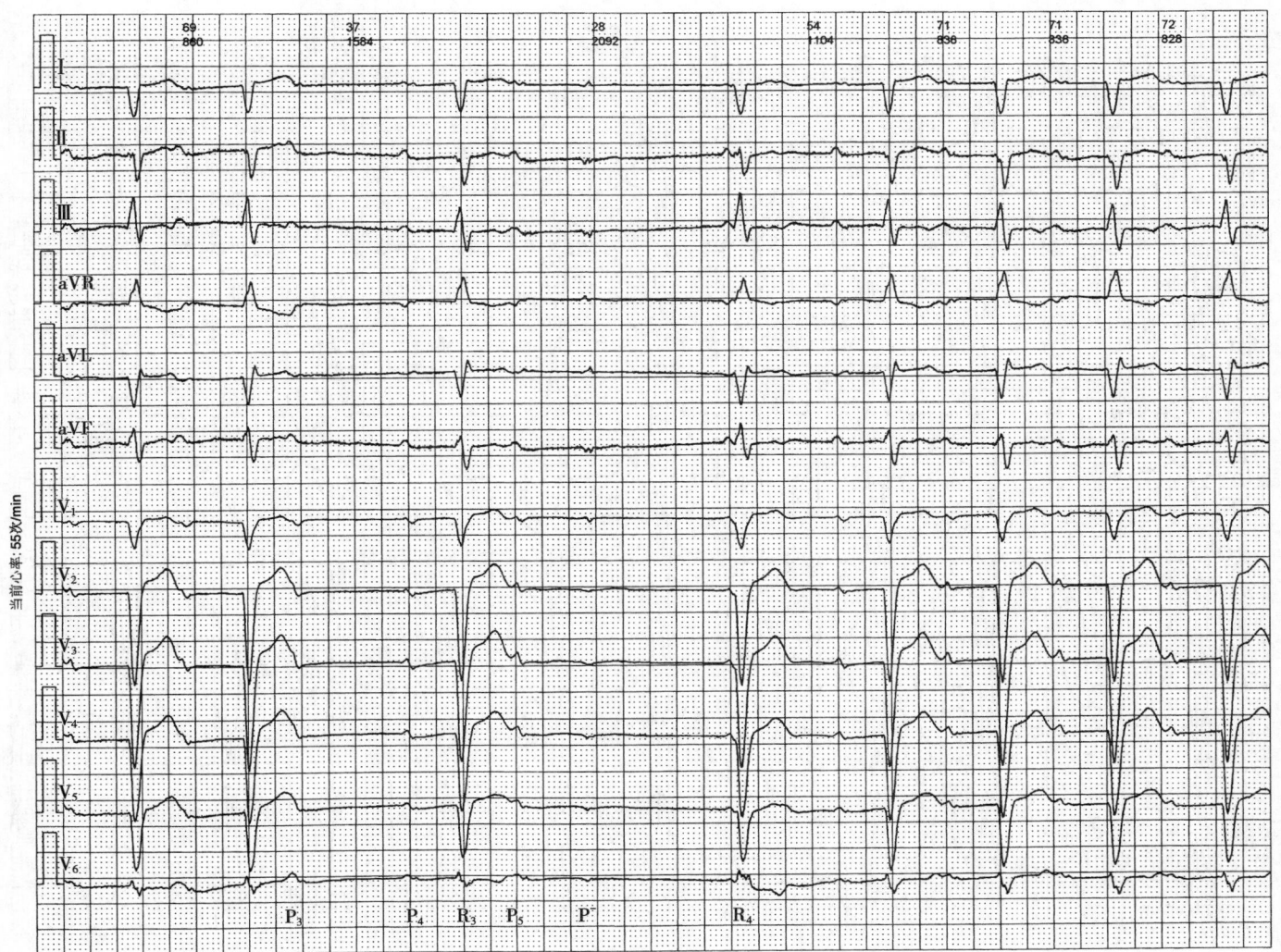

图 2 窦性心律,二度 I 型房室传导阻滞,P_3 未下传心室,不完全性窦性反复搏动,R_4 交界性逸搏。

诊断:窦性心律,一度房室传导阻滞,二度 I 型房室传导阻滞,不完全性窦性反复搏动,交界性逸搏,室内传导阻滞。

【临床资料】

男性，66 岁，因 "胸痛、气短 1 年余，加重伴腹痛、反酸 10 余天" 入院。发现肺动脉高压、左肾萎缩。查体：血压 156/106mmHg，身高 170cm，体重 85kg，BMI 29.4kg/m²。超声心动图显示节段性室壁运动障碍（下后壁），左心扩大，左室整体功能减低，升主动脉增宽，二尖瓣重度反流，肺动脉瓣、三尖瓣及主动脉瓣轻度反流。胸部 X 线片显示心影增大，双侧胸腔积液。

【动态心电图分析】

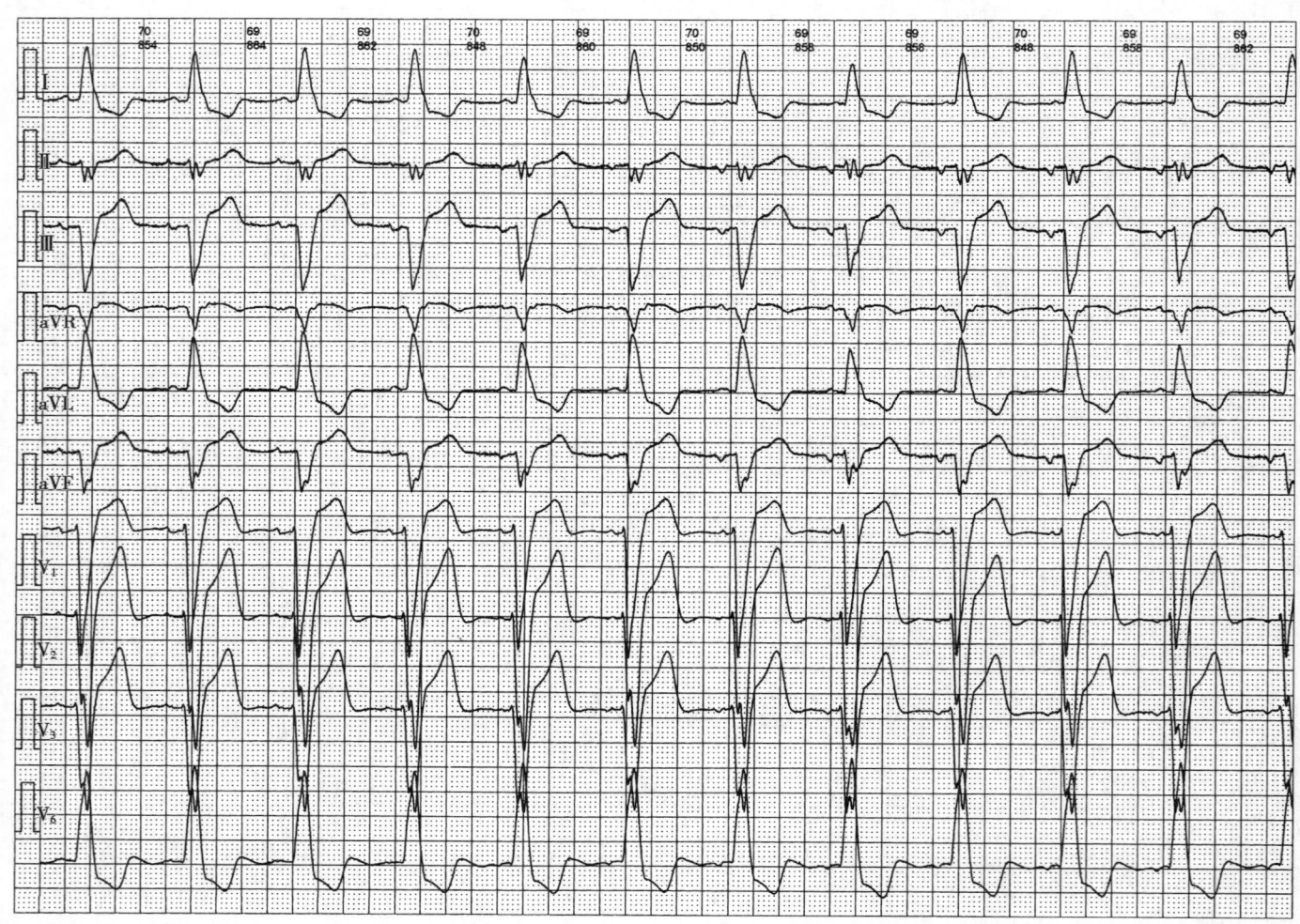

图 1 第 1 个与第 3 个是窦性心律，心率 69 次 /min；第 4～11 个是加速的房性心律，心率 69 次 /min。房性 P′ 波：Ⅱ、Ⅲ、aVF、V₃～V₆ 导联倒置，P′R 间期 0.13s。第 4～6 个 P 波是窦性激动与房性激动共同引起心房除极产生的房性融合波。QRS 波群时限 0.16s。Ⅰ、V₆ 导联呈 R 型，V₁～V₄ 导联呈 rS 型，完全性左束支传导阻滞。

临床诊断: 心功能不全, 缺血性心肌病? 心功能Ⅲ级(NYHA 分级), 肺动脉高压(重度), 左肾萎缩。

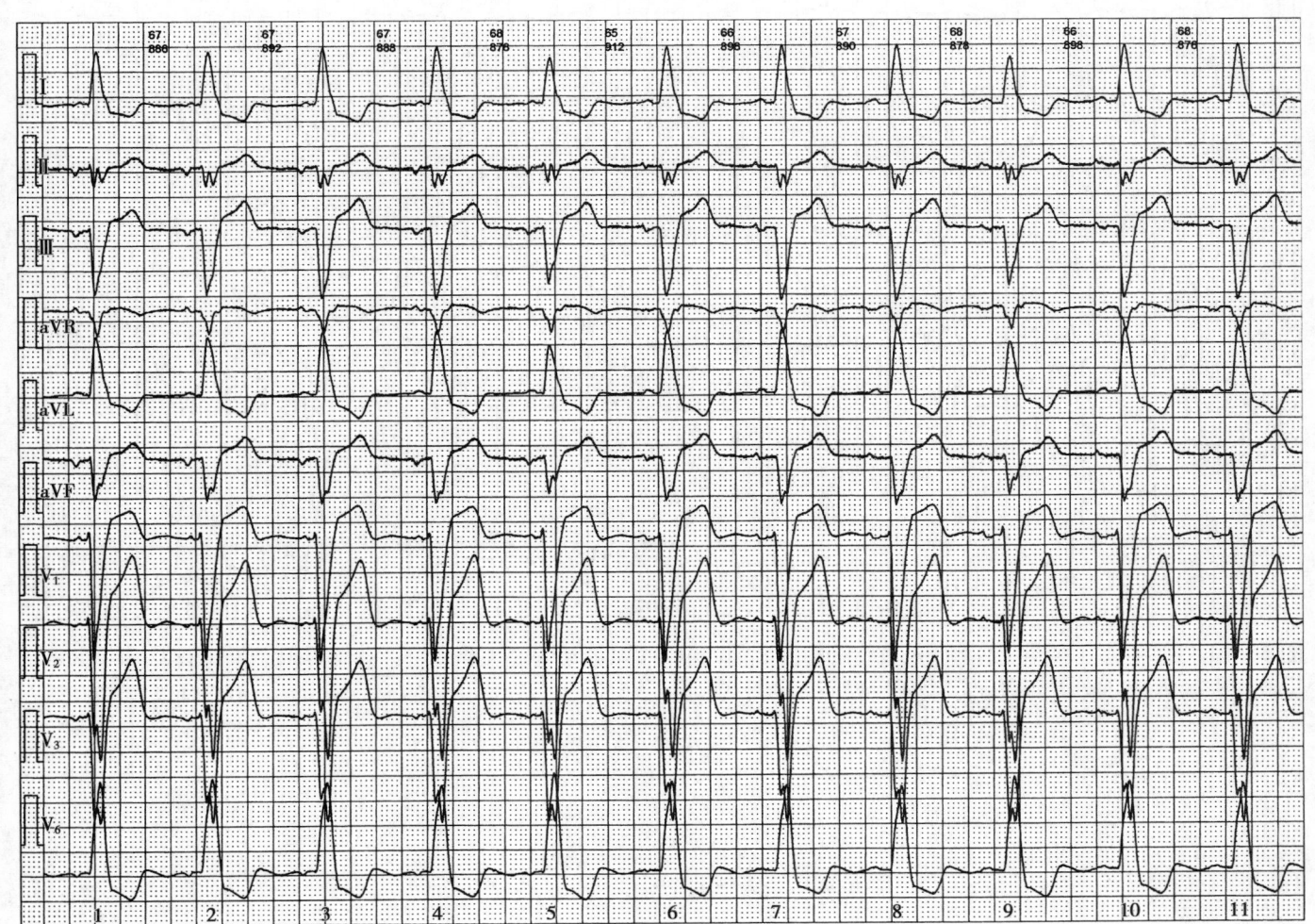

图 2 第 1~5 个是加速的房性心律, 心率 67 次 /min; 第 8~11 个是窦性心律, 心率 68 次 /min。第 6、7 个是窦 – 房性融合波。

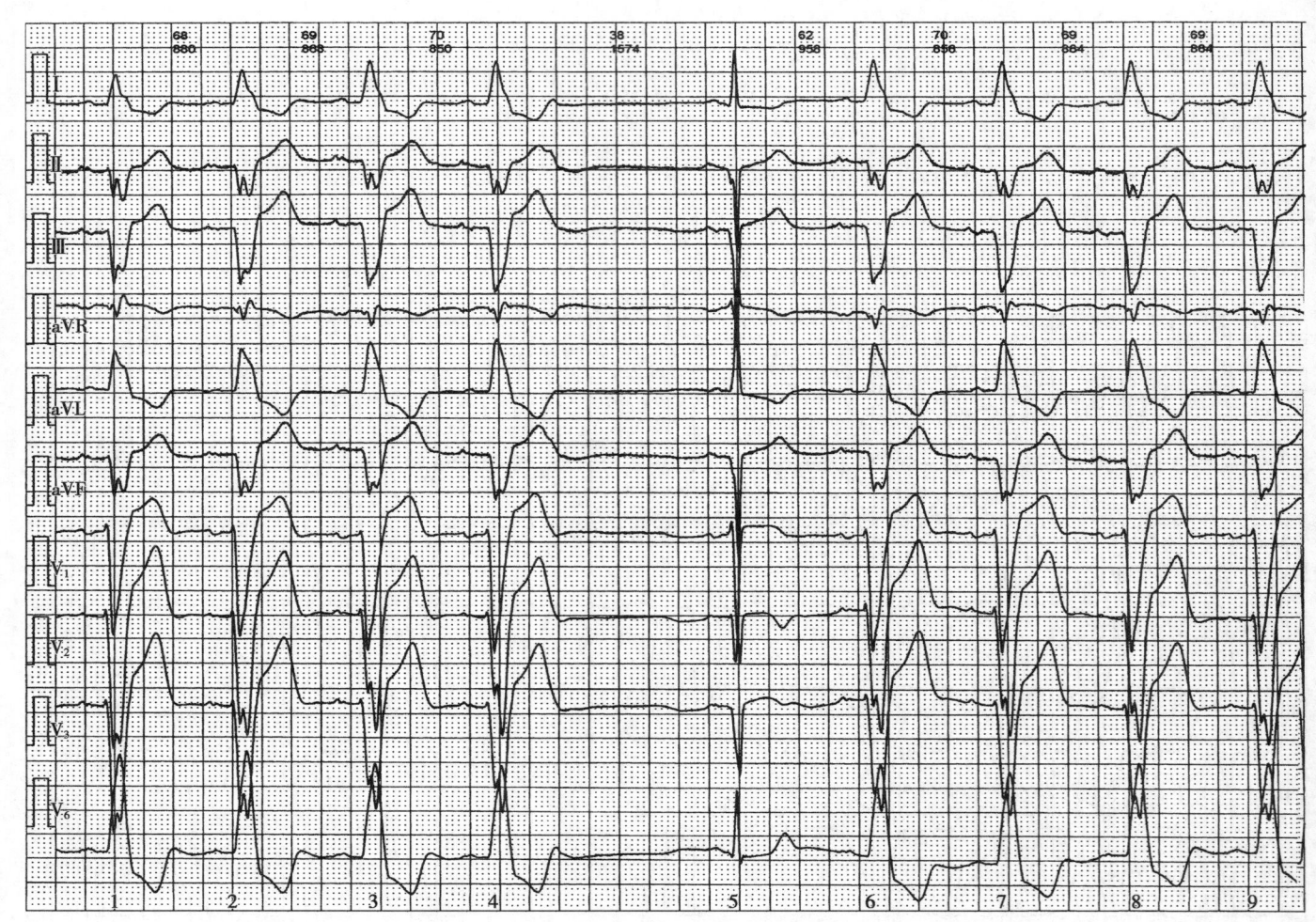

图 3 第 4 个心搏的 T 波降支上有未下传的房性期前收缩。第 5 个是窦性心搏，左束支传导阻滞暂时消失，Ⅱ、Ⅲ、aVF 导联出现异常 QS 波，V₂ 导联 r 波递增不良，V₃ 导联呈 QS 型。ST 段：Ⅰ、aVL、V₆ 导联压低 0.05mV。T 波：aVL 导联倒置。

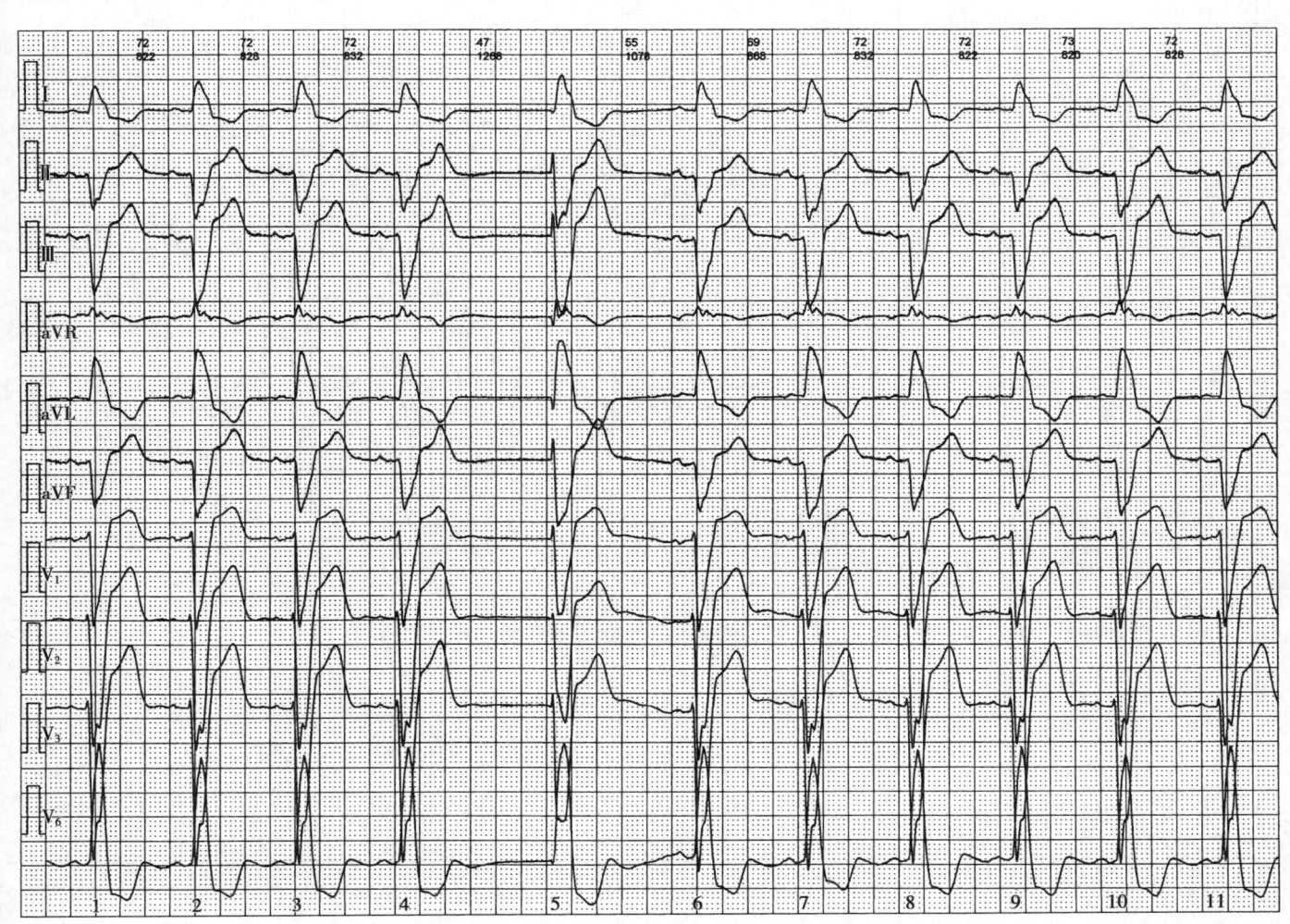

图 4 第 1～4、6～11 个是窦性心律，心率 72 次 /min。从第 4 个心搏 aVR 导联 T 波倒置增深分析，有一个房性期前收缩未下传心室。第 5 个是室性逸搏，起自左室心尖部。

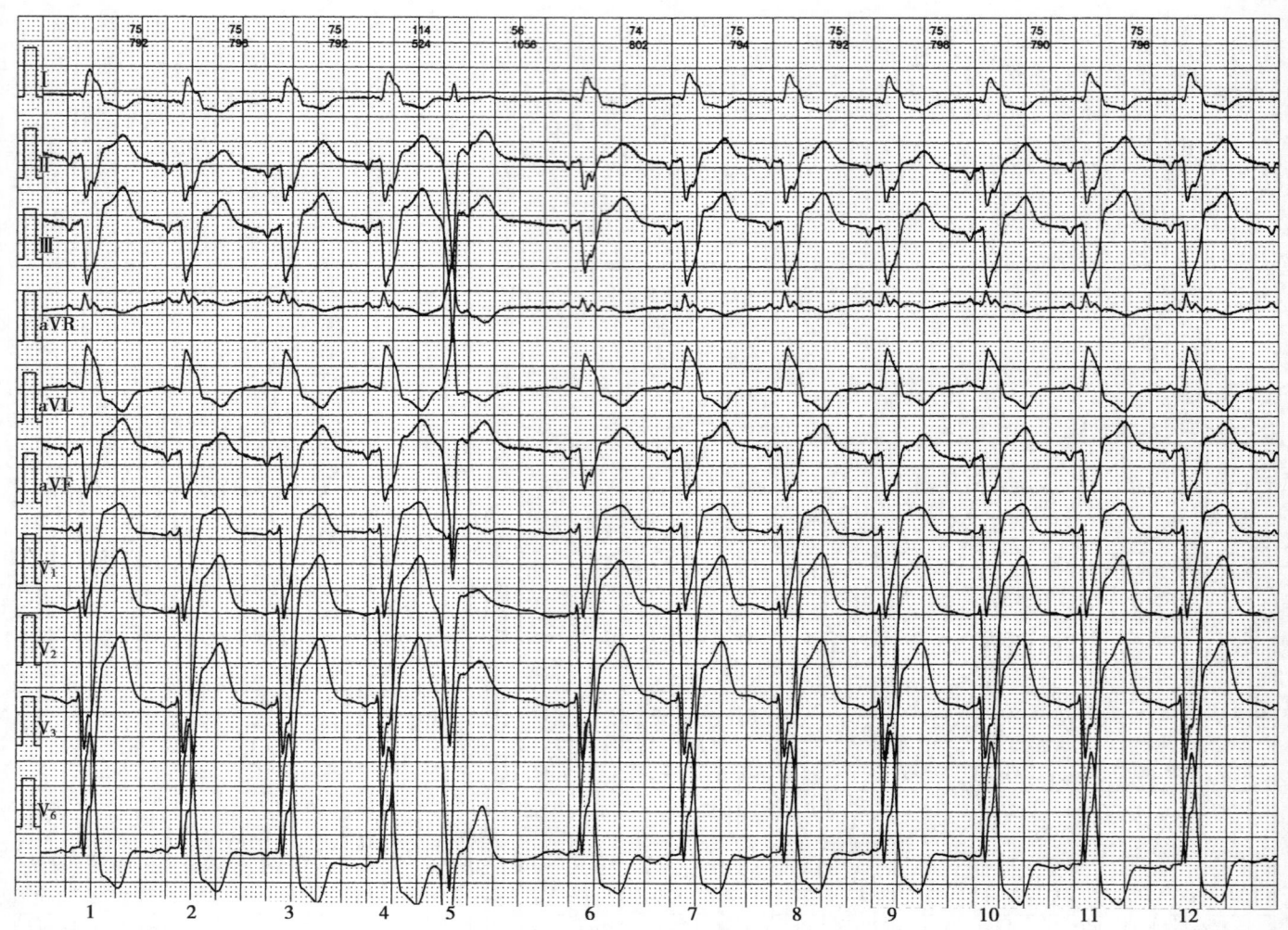

图 5 在加速的房性心律的基础上，第 5 个 QRS 波群是起自右室心尖部的室性期前收缩。

【点评】

1. 图 1～图 6 偶见一次正常室内传导的 QRS 波群，其余 QRS 波群均呈完全性左束支传导阻滞图形，24h 正常室内传导的 QRS 波群总是出现在长间歇之后，左束支渡过了不应期，室内传导正常。从这种意义上讲，属于相对快频率的左束支传导阻滞。因为 24h 正常室内传导的 QRS 波群数目较小，又属于几乎完全性左束支传导阻滞。

2. 正常室内传导的 QRS 波群显示出下壁及前壁异常 QS 波，超声心动图提示室壁节段性运动障碍（下后壁），尽管未做冠脉造影，仍提示陈旧性下壁及前壁心肌梗死心电图。

3. 本例加速的房性心律与窦性心律竞争，两种节律相互转变，都以自律性强度占优势而显现，又以自律性的频率稍微下降而暂时消失。

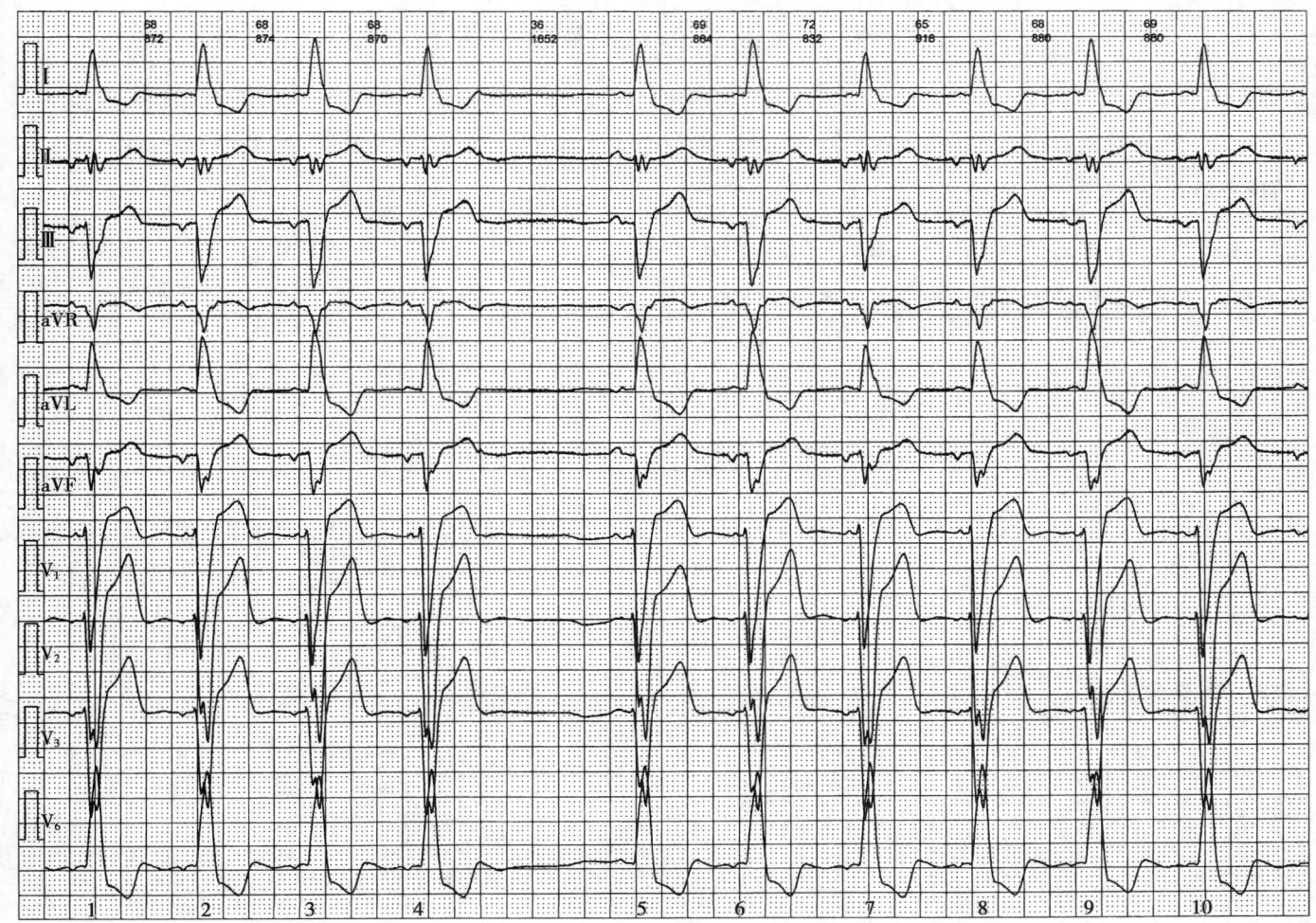

图6 第1～4个是加速的房性心律,心率68次/min。第4个心搏 T 波是发生房性期前收缩未下传心室。第5个是窦性心搏,第6～10个心搏再次出现加速的房性心律,从 P 波形态分析,第9个与第10个是窦–房性融合波。

动态心电图诊断: 窦性心律,加速的房性心律,房性融合波,房性期前收缩未下传,几乎完全性左束支传导阻滞,异常 QS 波(下壁及前壁),ST–T 改变,室性期前收缩,室性逸搏。

4. 窦性激动与房性激动共同除极心房产生房性融合波,房性融合波连续出现3次以上(图2中第6～8个心搏)形成不完全性干扰性心房内分离。

5. 在房性节律基础上发生的房性期前收缩,代偿间歇完全,说明房性期间收缩的激动与房性心律的激动在点–肌交界区发生了绝对干扰。

第8例 ┃ 窦性停搏继发室性心律(左心室)

【临床资料】

女性,43岁,因"心前区不适8年,加重8天"入院。查体:身高154cm,体重44kg,BMI 18.3kg/m²。超声心动图显示左心扩大,房间隔缺损(Ⅱ孔型),心房水平左向右分流。行心房矫治术后,左向右分流消失。

临床诊断:先天性心脏病,房间隔缺损,肺动脉高压,陈旧性脑梗死。

【动态心电图分析】

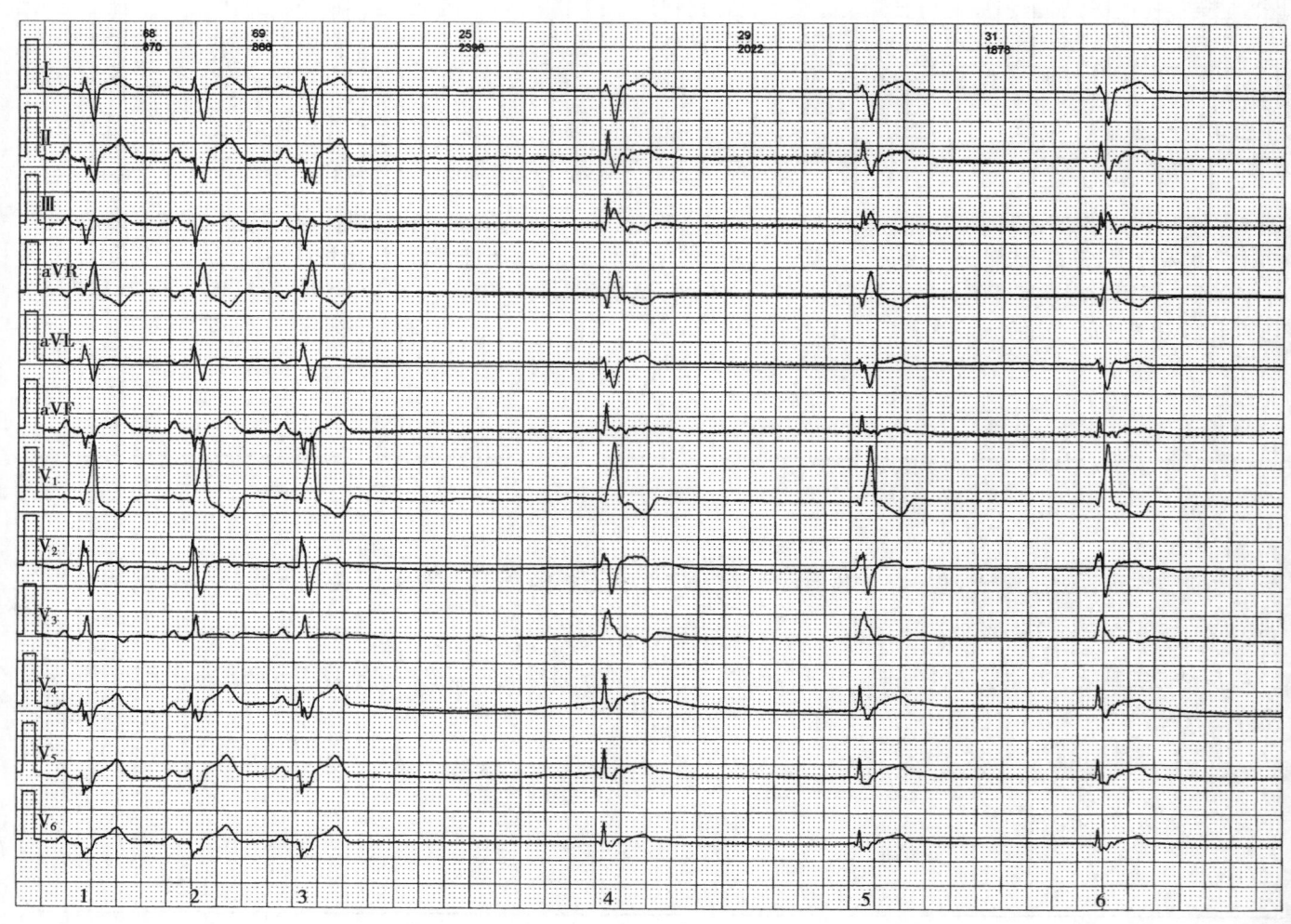

【点评】

1. 自第 3 个窦性心搏之后，P 波消失，窦性停搏。

2. 延迟出现的 3 个 QRS 波群形态看起来与窦性 QRS-T 波形很相似，QRS 波群时限也是 0.14s，但 QRS 波群形态在 Ⅱ、Ⅲ、aVF、V₁~V₆ 导联与窦性明显不同，心室率 30 次 /min，室性节律起自左心室。

3. 当窦性停搏或窦房传导阻滞以后，为什么不出现房性或交界性心律，出现的是心率缓慢的室性心律呢？提示双结病变。

4. 在右束支传导阻滞情况下，V₁ 导联无论出现的 q 波如何微小，都被视为异常 q 波。

图 1　第 1~3 个心搏起自窦房结，心率 68 次 /min。PR 间期 0.16s，QRS 波群时限 0.14s，V₁ 导联呈 qR 型，S 波：Ⅰ、Ⅱ、aVF、V₄~V₆ 导联增宽，完全性右束支传导阻滞。第 4~6 个心搏形态与窦性不相同，V₅、V₆、Ⅱ、Ⅲ、aVF 导联 QRS 主波向上，P′ 波位于 R 波之后，心率 30 次 /min，室性心律。

诊断：窦性心律，窦性停搏，室性心律，异常 q 波（V₁ 导联），完全性右束支传导阻滞。

【临床资料】

男性，27 岁，因 "进行性胸闷、憋气、四肢无力、意识不清 5 天" 入院。5 天前中午去食堂路上感头部不适，身体晃动，恶心呈持续状态，视物旋转，听力减退，未予重视。随后症状加重，出现胸闷、憋气、大小便失禁，送往当地医院急救，血压、心率测不到，给予胸外按压、除颤、气管插管辅助呼吸，患者意识逐渐转清，但仍瞌睡，为进一步诊治转入院。

临床诊断：吉兰 - 巴雷综合征患者，呼吸衰竭，肺部感染，带状疱疹，双侧胸腔积液，轻度贫血，右侧下肢静脉血栓形成，气管切开术后。

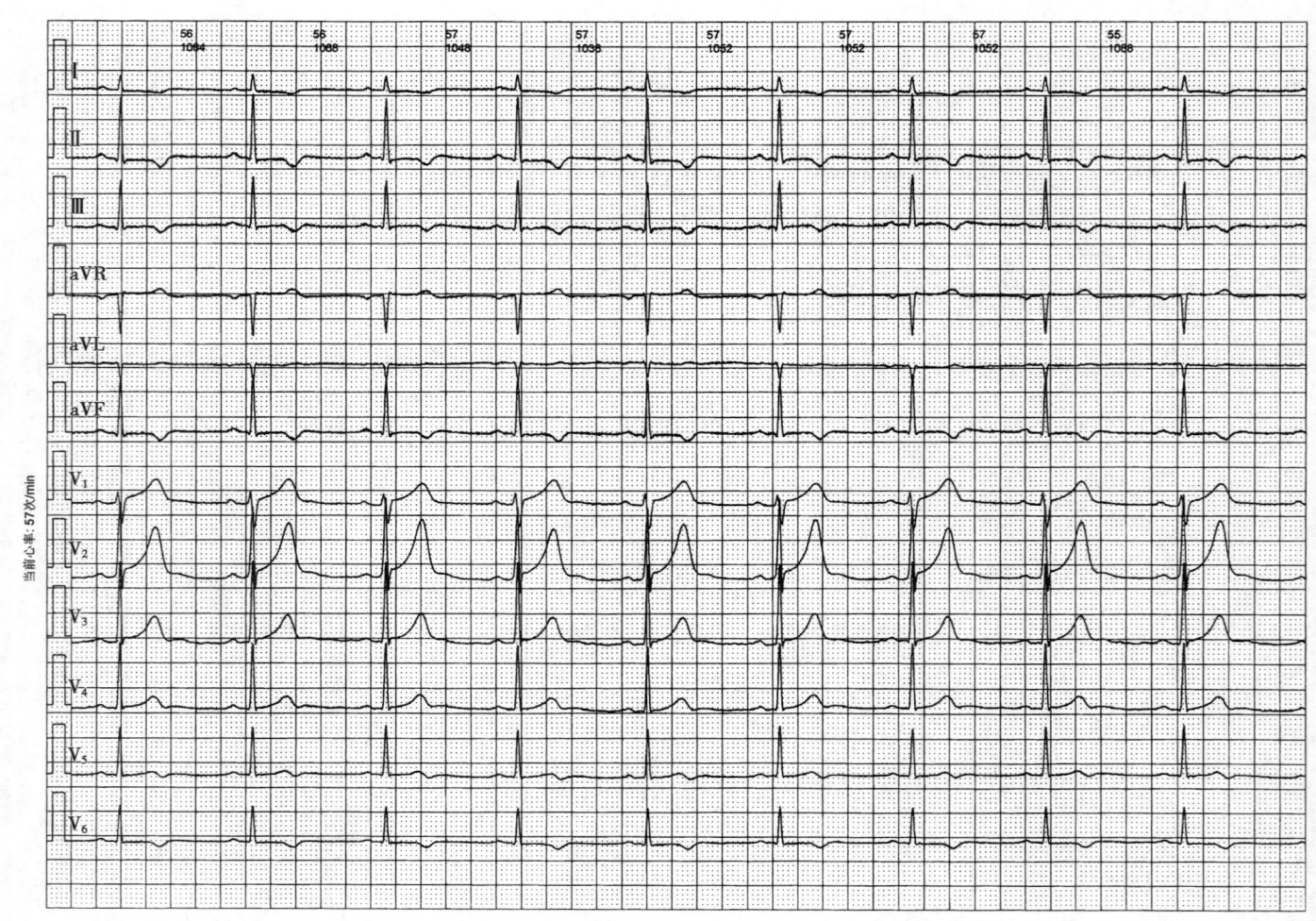

图 1 意识清醒状态下：窦性心动过缓，心率 56 次 /min。T 波：Ⅰ、Ⅱ、Ⅲ、aVR、V₆ 导联倒置，V₅ 导联双向，aVR 导联直立。

诊断：窦性心动过缓，T 波倒置（下侧壁，aVR 导联直立）。

【动态心电图分析】

由于患者病情严重,24h 监测是在卧床情况下进行的。心率 36~64 次 /min,平均 45 次 /min。综合分析图 1~图 3:

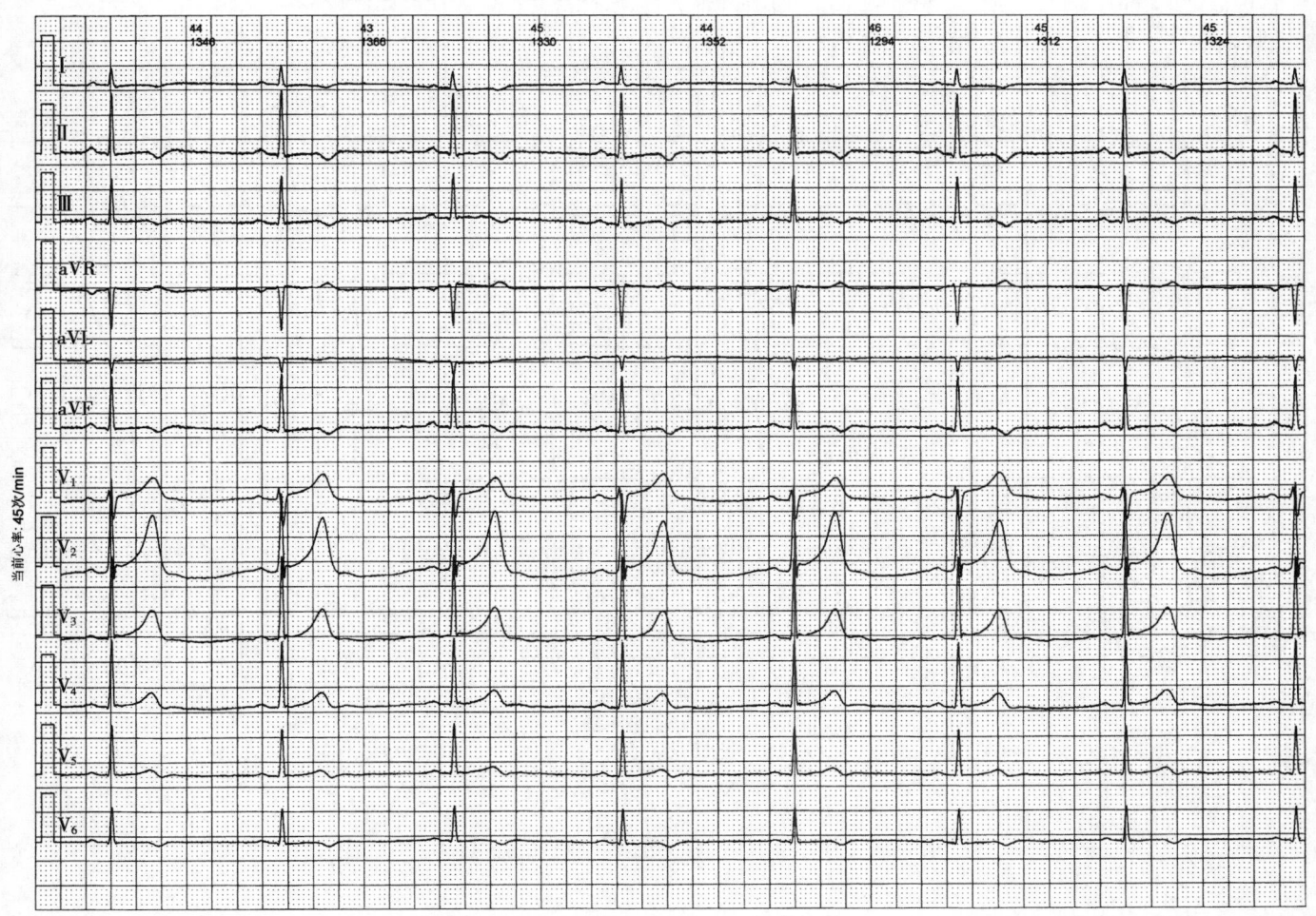

图 2 睡眠状态下:心率 44 次 /min,与图 1 比较,T 波方向与前无明显变化。　　　　**诊断**:窦性心动过缓,T 波倒置(下侧壁,aVR 导联直立)。

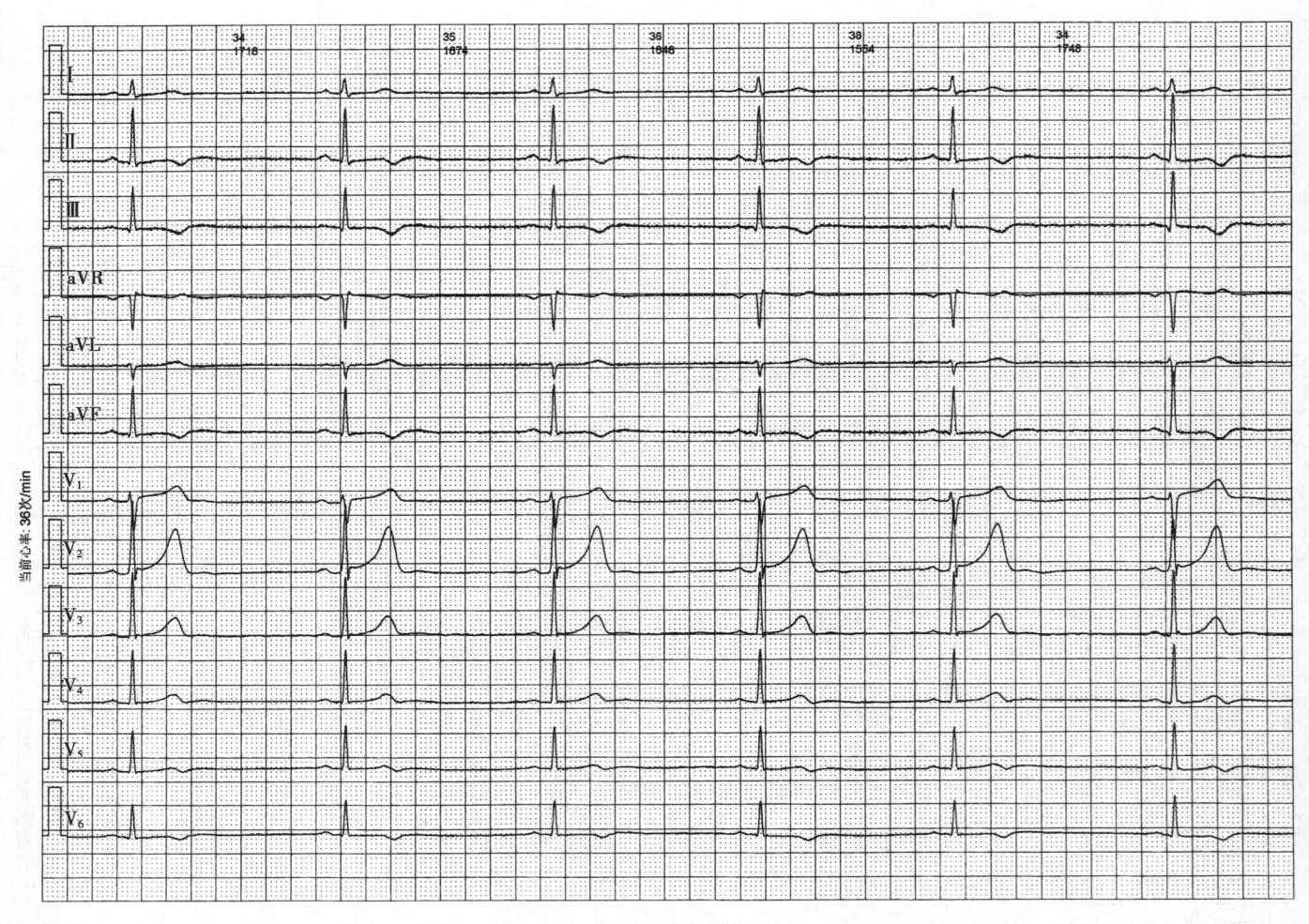

当前心率: **36**次/min

图 3 深度睡眠状态下：心率 35 次 /min。与图 2 比较，T 波：Ⅰ、aVL 导联转直立，Ⅲ导联倒置增深，aVR 导联转双向。QT 间期 0.48s。

诊断：显著的窦性心动过缓，T 波倒置（下侧壁）。

【点评】

本例患者窦性心动过缓的频率为 36～64 次 /min，平均 45 次 /min，动态心电图诊断窦性心动过缓可以成立。

窦性心动过缓的发生机制是窦房结起搏细胞 4 相自动化上升速度减慢，阈电位水平上移，最大舒张期电位负值增大，综合因素使窦房结自律性降低，出现窦性心动过缓。

临床上引起窦性心动过缓的原因有：①窦房结自身的病变：如病窦综合征、窦房结炎症、纤维化、缺血、损伤等都可能引起窦性心动过缓；②窦房结以外的因素：如迷走神经张力增高、甲状腺功能减退症、高血压、颅内压力增高以及电解质紊乱等。本例患者有呼吸衰竭、贫血、肺部感染等，窦性频率不仅不快，反而出现显著的窦性心动过缓，不除外病态窦房结综合征。

第10例 | 窦性心动过缓伴短暂全心停搏

【临床资料】

男性,59 岁,因"高血压病史,反复心悸、头晕"就诊。动态心电图出现短暂心脏停搏。

临床初步诊断：高血压,病态窦房结综合征。

【动态心电图分析】

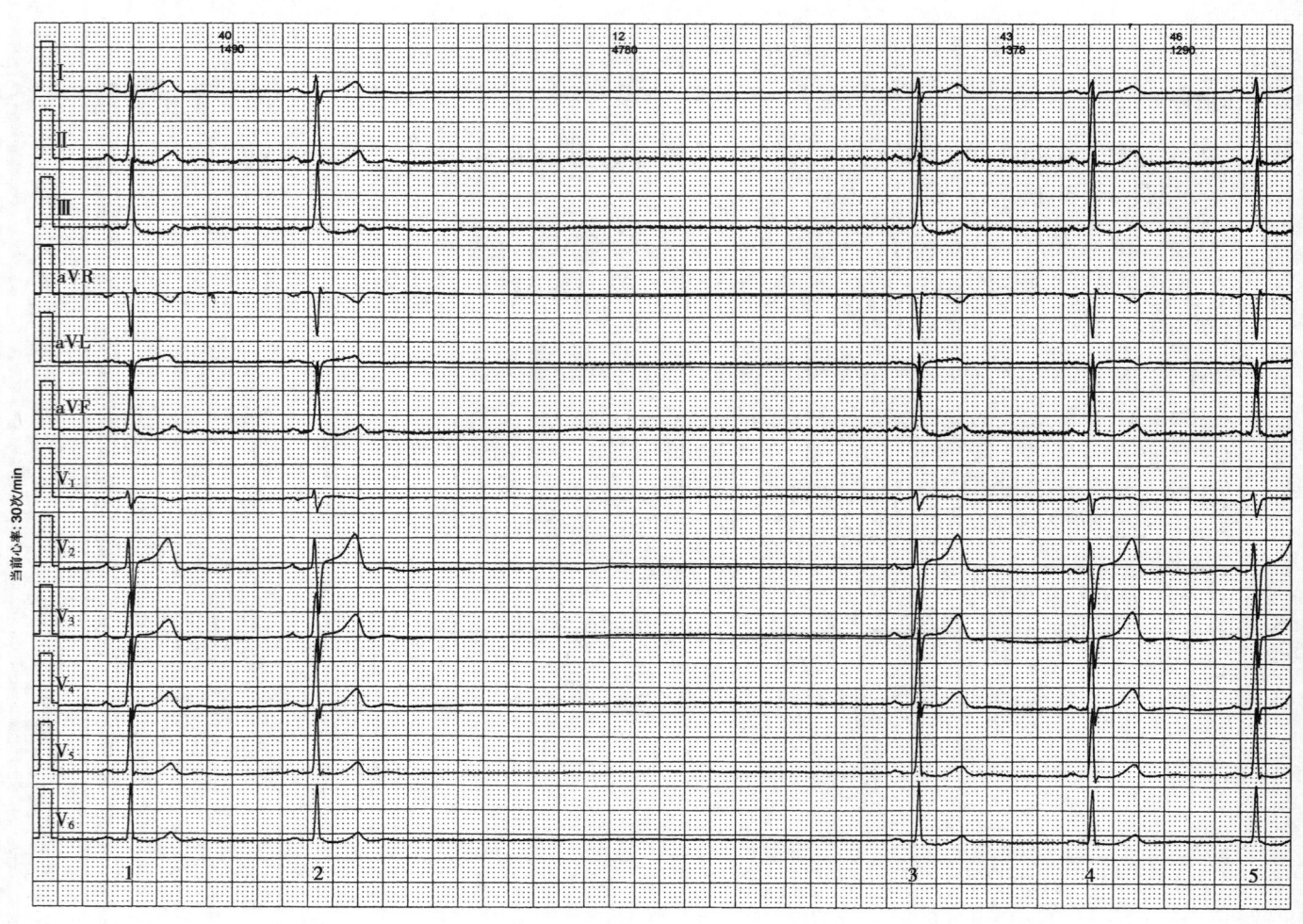

【点评】

患者因 "心悸、头晕" 就诊, 动态心电图监测到反复发作的短暂全心停搏, 报告心电图危急值, 医师建议患者植入起搏器。短暂全心搏动暂时丧失, 期间无心房波及 QRS 波群, 称为全心停搏, 此时心脏各级起搏点均暂时丧失自律性, 是七类心脏停搏性质最严重的一种类型。停搏时间长者是产生晕厥的常见原因, 应引起重视, 防止严重的并发症发生。

图 1 第 1~5 个是基本窦性心搏, 心率 40~46 次 /min。第 2~3 个心搏间歇 4.78s, 不是基本窦性 PP 间期的倍数, 短暂全心停搏。QT 间期 0.46s。

诊断: 窦性心动过缓, 短暂全心停搏。

第11例 窦性心动过缓、房性心律

【临床资料】

男性，61岁，因"间断胸闷、气短2年余"入院。查体：血压127/64mmHg，身高170cm，体重70kg，BMI 24.2kg/m²。心肌酶学无异常，血钾3.62mmol/L，钙2.29mmol/L。超声心动图显示左心房增大，左心室增大，二尖瓣及主动脉瓣轻度反流，左室舒张功能减低。

临床诊断：糖尿病2型，糖尿病型心肌病。

> ## 【点评】
>
> 糖尿病心肌病是指糖尿病患者发生的心肌病，不能用高血压、心肌病、冠状动脉粥样硬化性心脏病及其他心脏病来解释。糖尿病型心肌病在代谢紊乱及微血管病变的基础上引发弥漫性心肌纤维化或坏死，引起的心电图上的异常Q波、完全性右束支传导阻滞、V₁导联异常q波及ST段压低、房性心动过缓（房性心律）及显著的窦性心动过缓，与本病密切相关。一般房性心律的频率50～60次/min，低于50次/min者，被看作是房性心动过缓。

图1 P波：Ⅰ、Ⅱ、Ⅲ、aVF、$V_2 \sim V_6$导联正向，aVR导联负向，V_1导联正负双向。P波呈双峰型，双峰间距0.05s，P波时限0.14s，PR间期0.24s，V_1导联呈qR型，$V_4 \sim V_6$导联R/S<1。

诊断：窦性心动过缓，左心房增大，一度房室传导阻滞，异常q波（V_1导联），完全性右束支传导阻滞。

【动态心电图分析】

当前心率: 51次/min

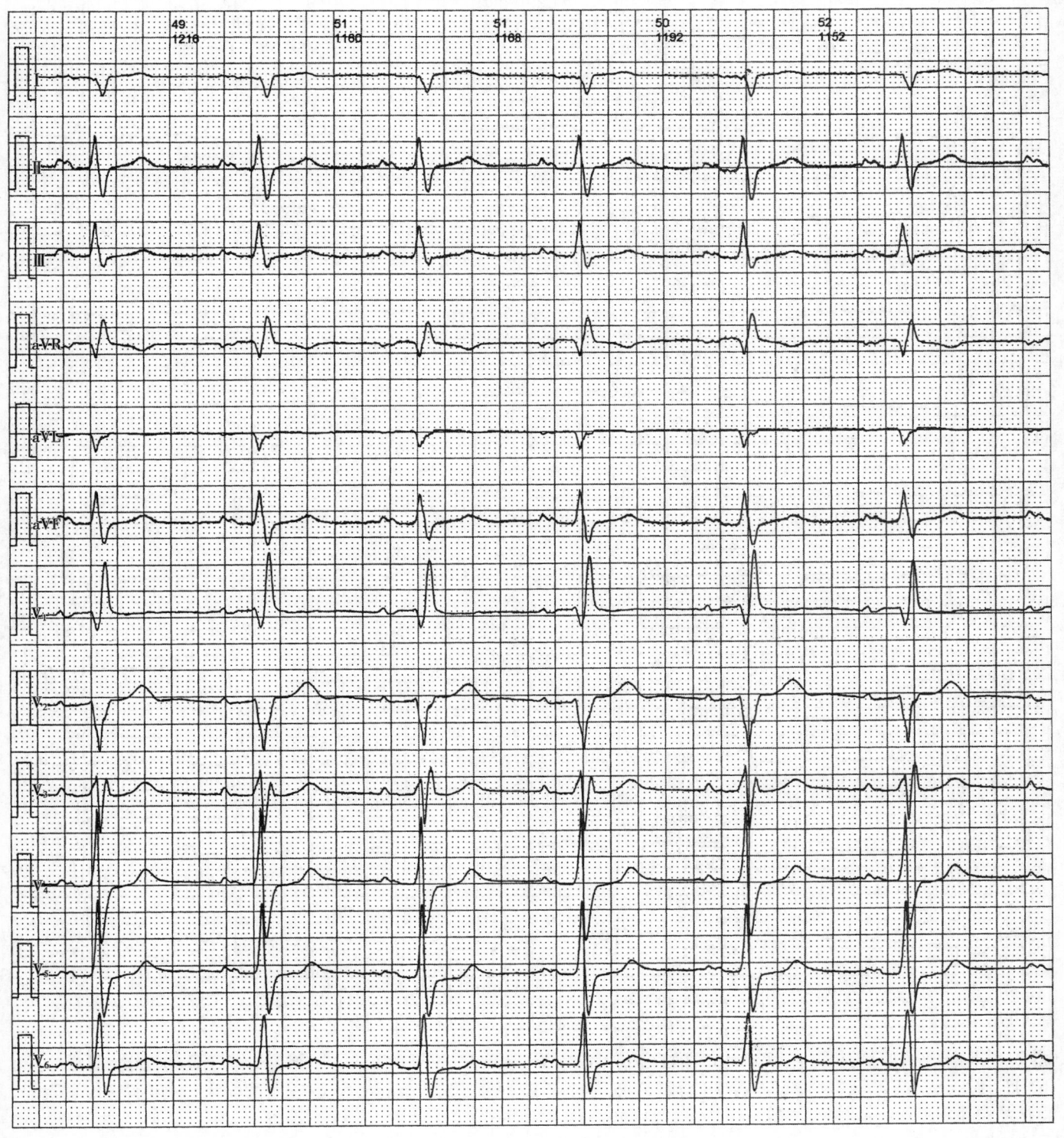

窦性心动过缓、房性心律

当前心率: 48次/min

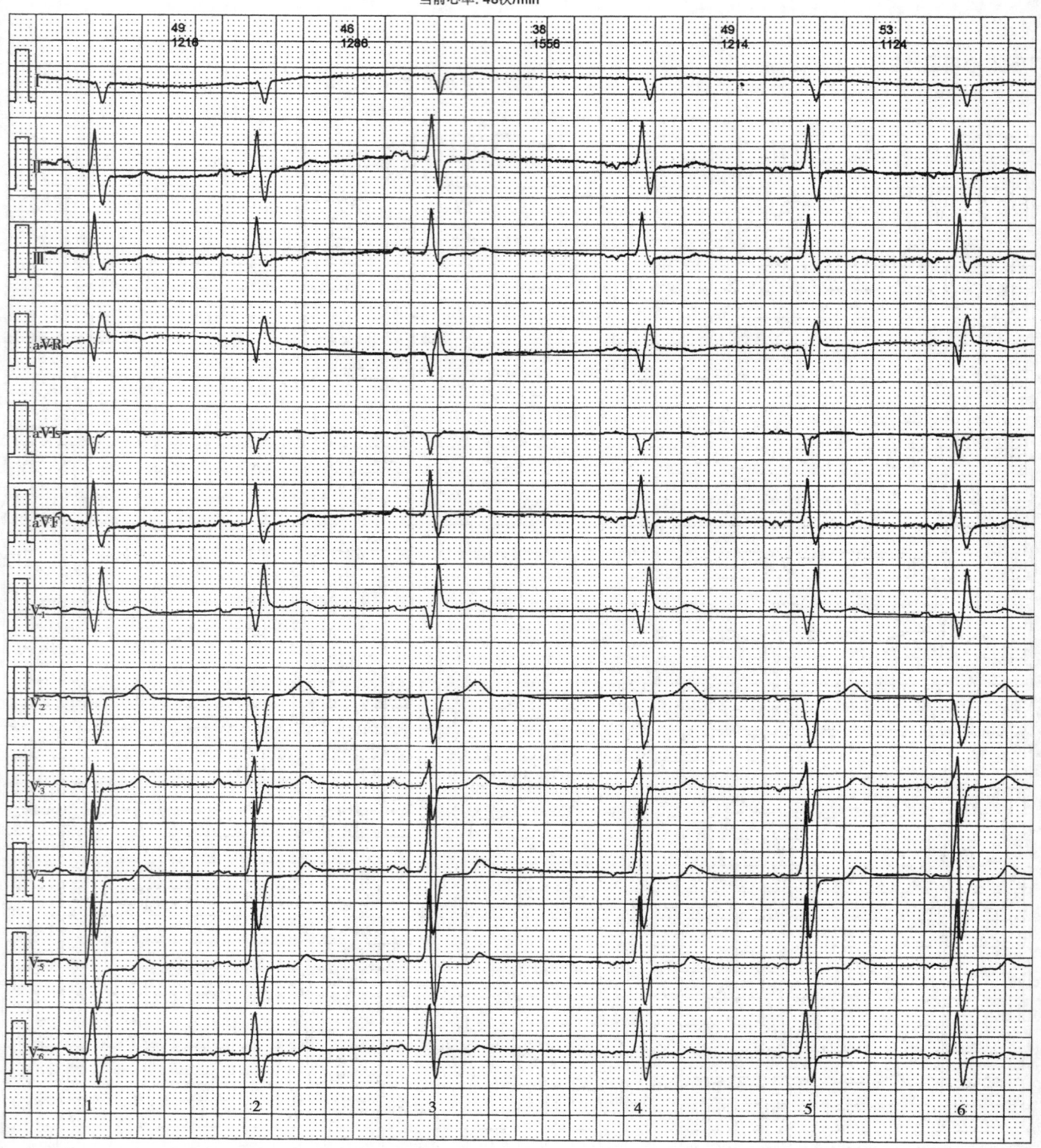

图 2 第 1~3 个心搏频率 47 次 /min, 窦性心动过缓。第 4~6 个心搏特点: Ⅱ、Ⅲ、aVF、V₄~V₆ 导联 P 波负向, aVR 导联 P 波正向, P 波频率 50 次 /min, P′R 间期 0.24s, 房性心律。ST 段: V₃~V₆ 导联压低 0.05~0.125mV。

诊断: 窦性心动过缓, 房性心律, 左心房增大, 一度房室传导阻滞, 异常 q 波(V₁ 导联), 完全性右束支传导阻滞, ST 段压低 (前侧壁)。

当前心率: 47次/min

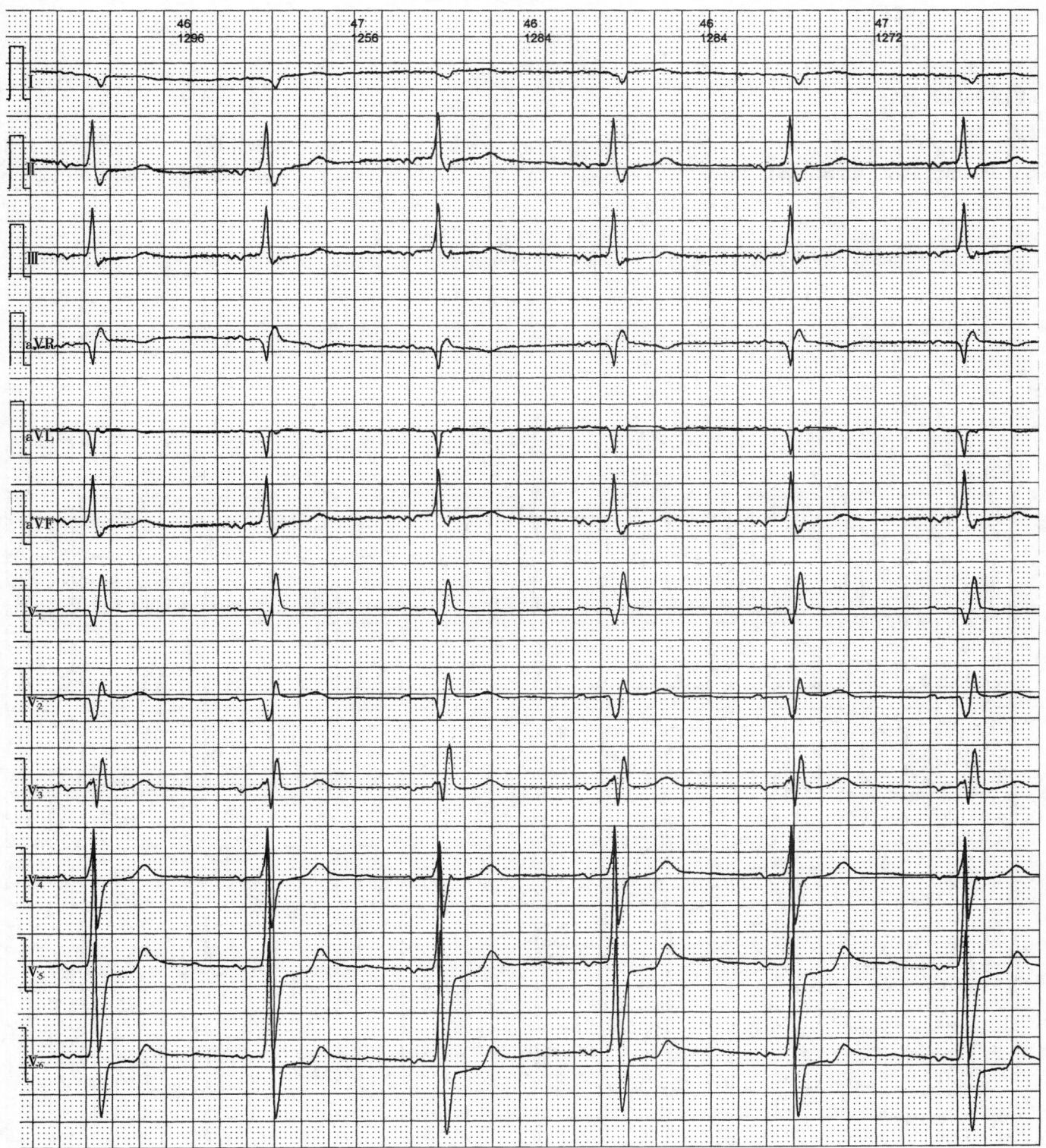

图 3　P 波: Ⅱ、Ⅲ、aVF 导联倒置(负向), aVR 导联直立(正向), 心率 46 次 /min, 房性心律。ST 段: V₅、V₆ 导联压低 0.175 ~ 0.225mV。

诊断: 房性心律, 一度房室传导阻滞, 异常 q 波(V₁ 导联), 完全性右束支传导阻滞, ST 段显著压低。

第12例 | 窦性心动过速

【临床资料】

女性，28 岁，因 "头晕、乏力 11 天，进行性意识不清 7 天" 入院。查体：血压 85/79mmHg，身高 160cm，体重 85kg，BMI 25.4kg/m²。血生化检查显示肌钙蛋白 T 0.007ng/ml，谷丙转氨酶 33.5U/L，谷草转氨酶 34.5U/L，CK 190U/L，乳酸脱氢酶 190U/L，钙 1.49mmol/L，钾 3.39mmol/L，镁 0.83mmol/L，钠 139mmol/L。超声心动图显示心脏结构及功能未见异常。颅脑 MRI + MRA 显示脱髓鞘病变，双侧蝶窦炎症。

临床诊断：颅内病变，急性播散性脑脊髓炎，消化道出血。

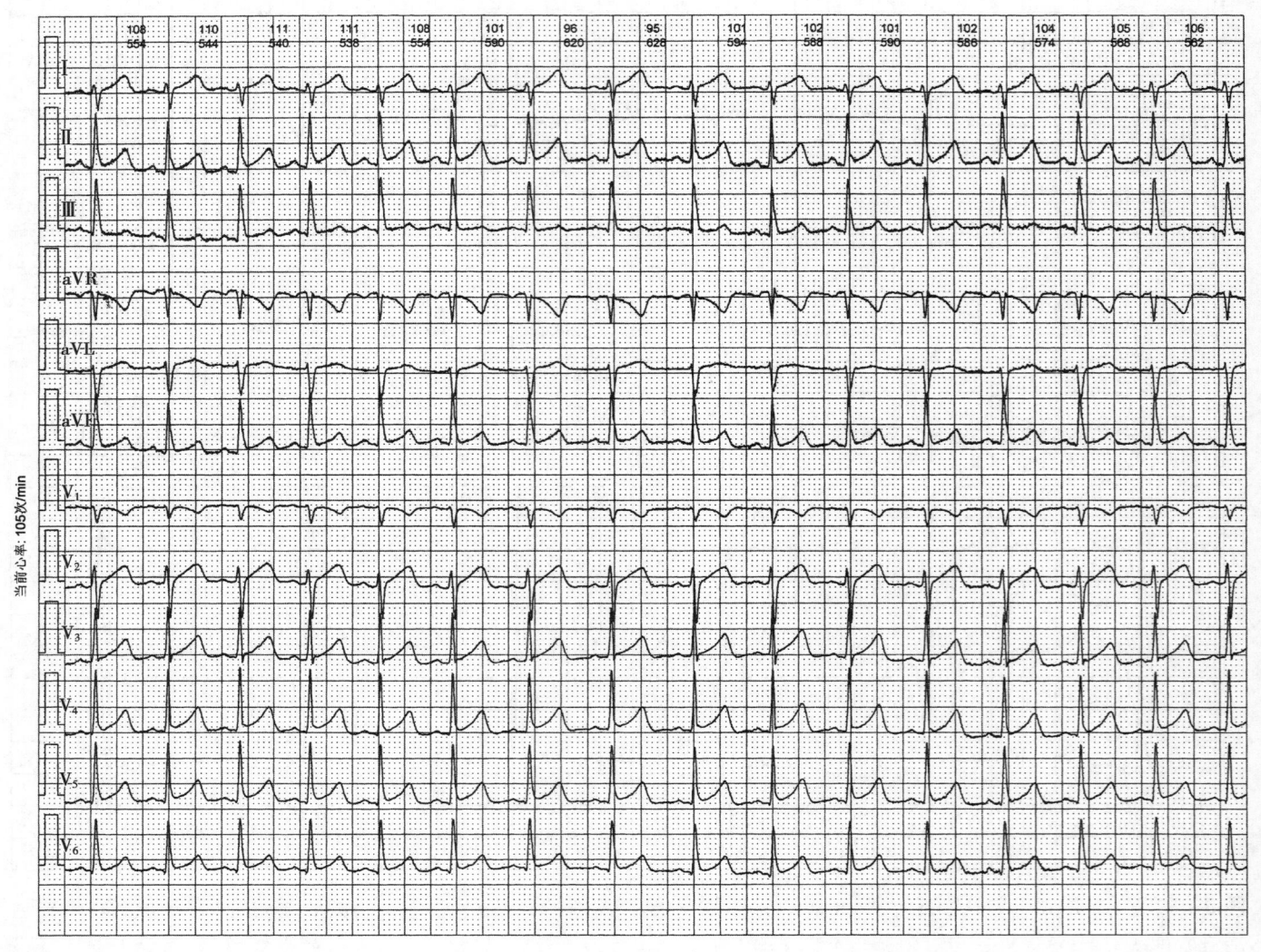

图 1　P 波：Ⅰ、Ⅱ、aVF、V₂ ~ V₆ 导联直立，aVR 导联倒置，PR 间期 0.13s，QRS 波群时限 0.08s，QT 间期 0.32s。ST 段：Ⅰ、Ⅱ、aVF、V₂ ~ V₆ 导联上移 0.05 ~ 0.10mV，心率 105 次 /min。

【动态心电图分析】

动态心电图监测 24h，全程心动过速，心率范围 100～165 次 /min。室性期前收缩 181 次。

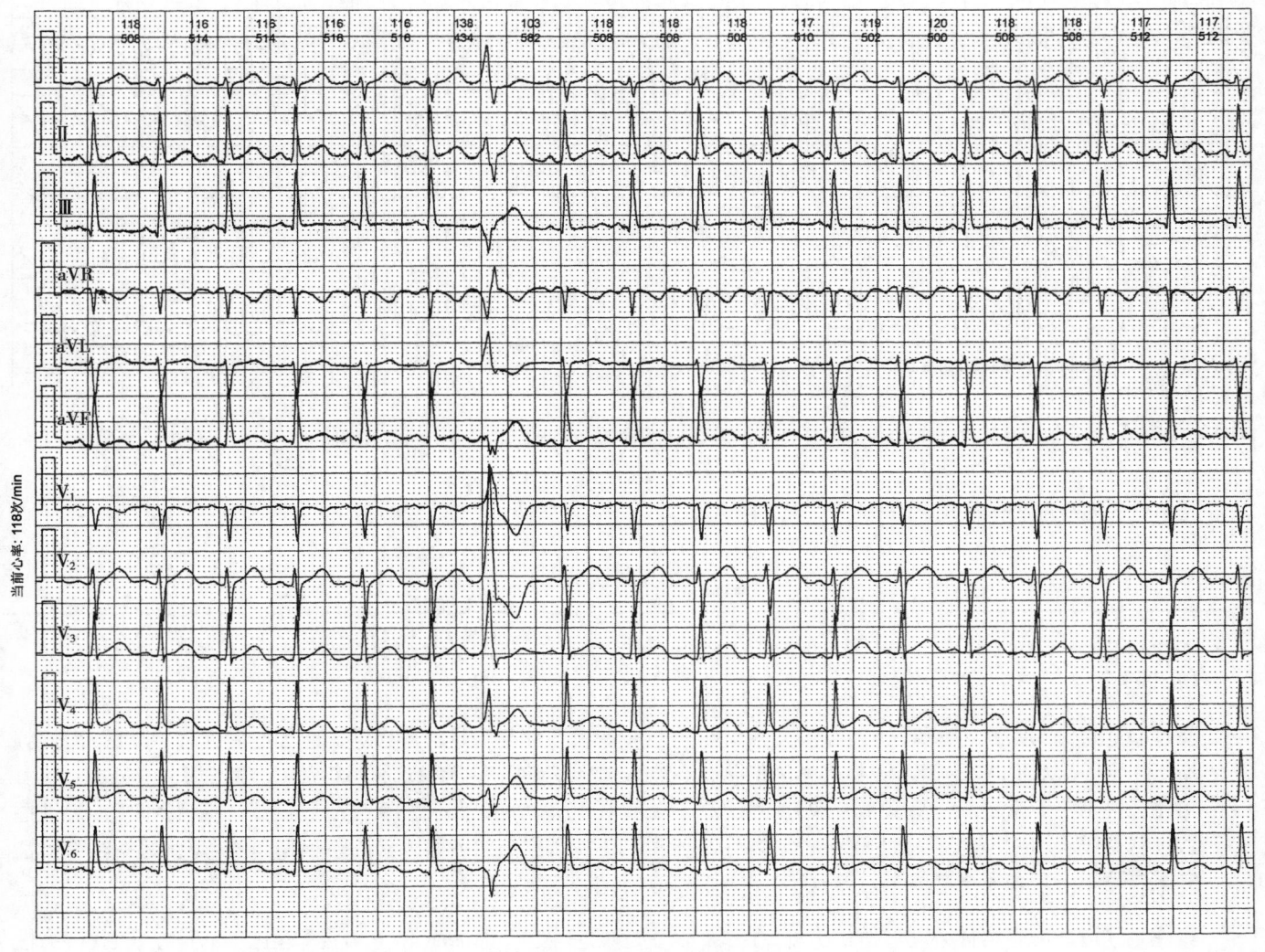

图 2　与图 1 比较，心率 118 次 /min，宽 QRS 波群是室性期前收缩，余同前。

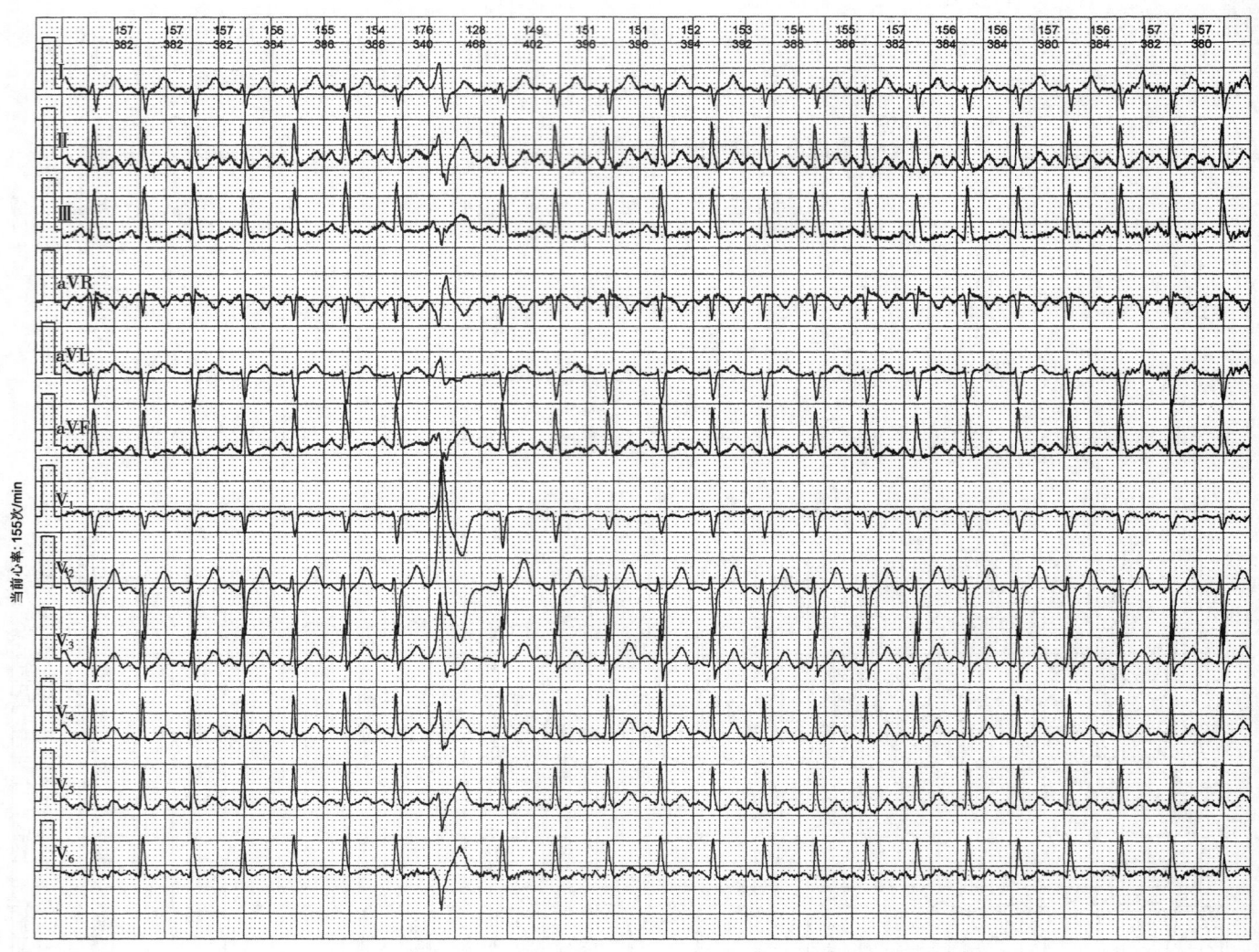

图 3 与图 2 比较,心率上升至 155 次 /min,宽 QRS 波群为室性期前收缩,ST 段回至基线。

【点评】

窦性心动过速:活动、情绪激动、饮酒、发热、药物、疾病等都可引起窦性心动过速。原因或病因去除以后,窦性频率下降至正常水平。本例患者从连续监测的动态心电图分析,P 波形态符合窦性 P 波特点,P 波频率由 105 次 /min,缓慢上升至 165 次 /min,又从 165 次 /min 逐渐下降至 105 次 /min。诊断为窦性心动过速。患者入院时,急性播散性脑脊髓炎、中枢神经系统感染、消化道出血、低钾血症、低蛋白血症等因素同时存在,可能是引起持续性窦性频率居高不下。患者病情危重,正在全力救治过程中。

窦性心动过速应与房性心动过速相鉴别:①P 波形态:窦性 P 波 I、II、aVF、V₂~V₆ 导联直立,aVR 导联倒置,房性心动过速起自心房不同部位,表现出不同 P′ 波形态,起自右房上部的房性心动过速具有"窦性 P 波"的特点。如果

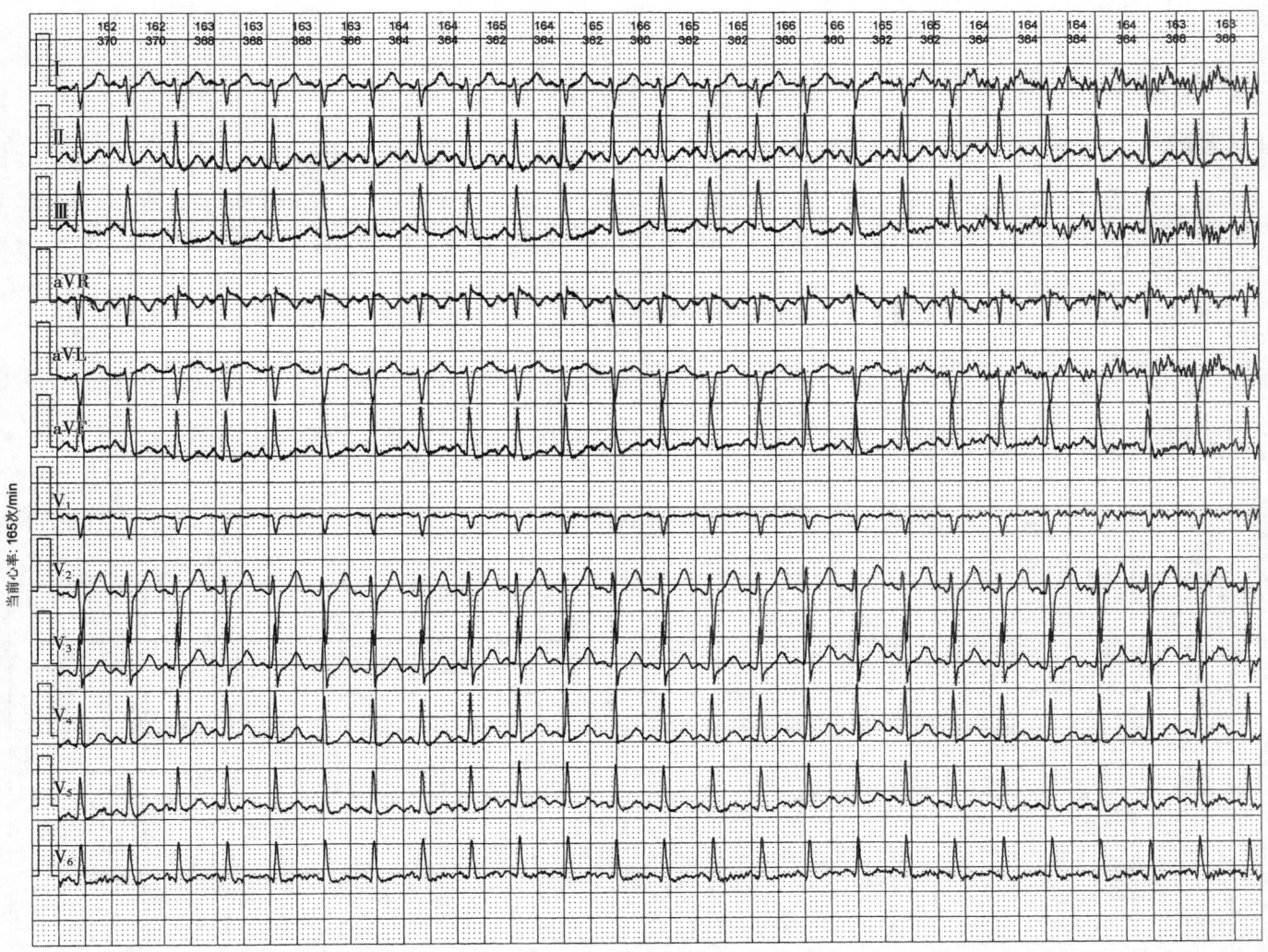

图4　与图3比较,心率加快到165次/min;与图1比较,Ⅱ、aVF、V₃~V₆导联T波幅度降低。

动态心电图诊断:窦性心动过速,室性期前收缩。

能记录到窦性心律,窦性P波形态与房性心动过速的P波形态不同。②窦房结受神经系统的影响大,发生窦性心动过速时,窦性频率变化很大,可达50次/min左右;而房性心动过速起搏点受自主神经的影响较小,其心房率相对稳定,频率变化不像窦性心动过速那样剧烈。③窦性心动过速的开始与终止(恢复)是心率逐渐加快,恢复时心房率下降至正常,无明显的频率界线;而房性心动过速(不论是自律性房性心动过速、折返性房性心动过速或触发活动引发的房性心动过速)的发作与终止均是突发突止的。④持续性的窦性心动过速与房性心动过速结合临床进行鉴别诊断,总是能找到不同点的。心动过速情况下,室性期前收缩出现的频率会减少,本例心率在155次/min时,仍有室性期前收缩发生,来自左室侧壁,24h数量不多(181次),仍提示病理性室性期前收缩。

第13例 窦性心律、高度房室传导阻滞及交界性心律

【临床资料】

男性，73 岁，因 "发作性晕厥 11 天" 入院。发现高血压 4 个月，血压 164/57mmHg，身高 170cm，体重 83kg，BMI 28.7kg/m^2。超声心动图显示左心房扩大，三度房室传导阻滞。

临床诊断：高血压，心律失常，三度房室传导阻滞。

【动态心电图分析】

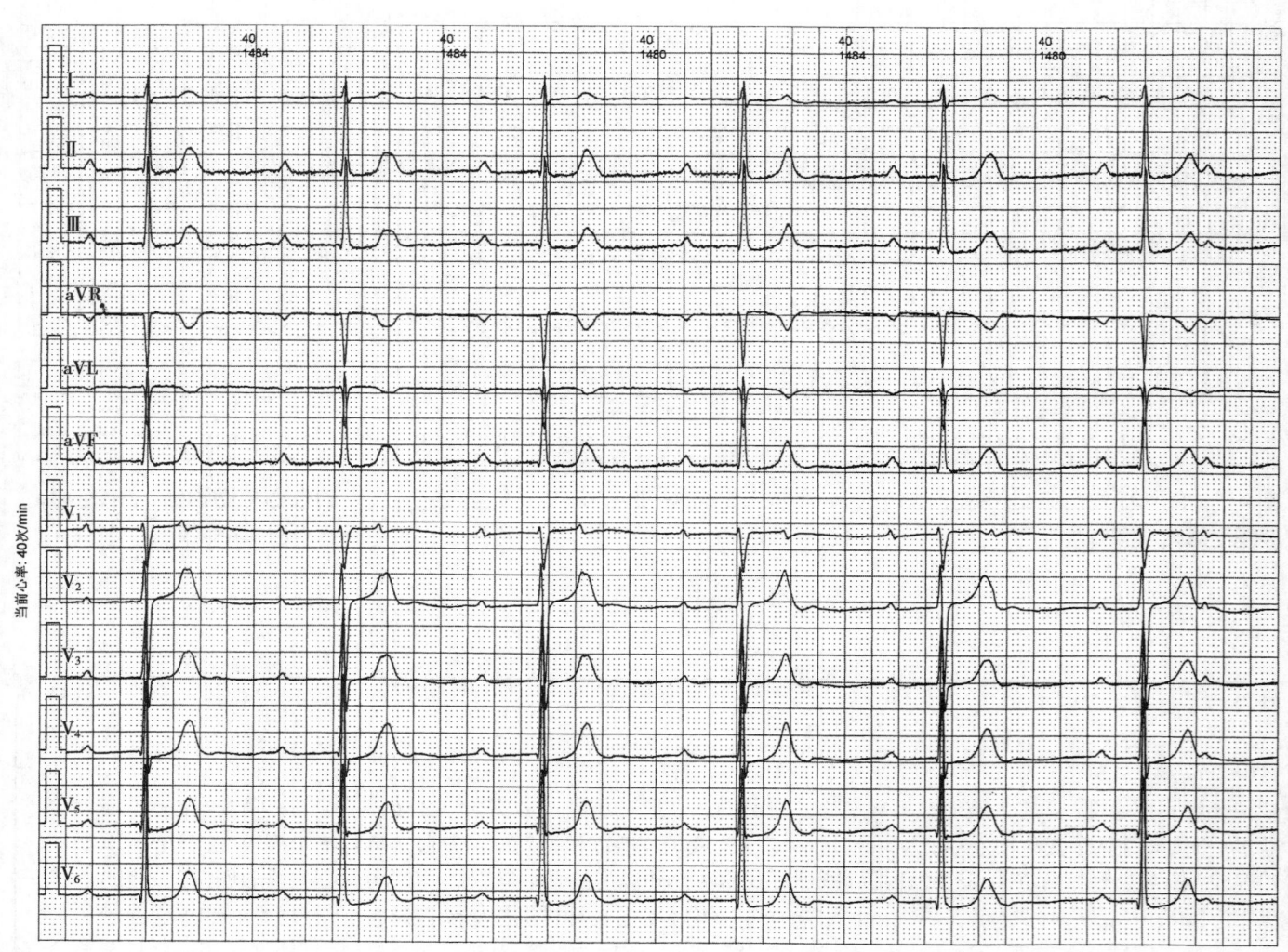

图 1 窦性 P 波频率 81 次 /min，RR 间期匀齐，心室率 40 次 /min，QRS 波群时限 0.08s。ST 段：Ⅱ、Ⅲ、aVF、V$_3$～V$_6$ 导联压低 0.05～0.10mV。QT 间期 0.44s。

【点评】

高度房室传导阻滞的程度介于二度与三度房室传导阻滞之间。有时在二度与三度房室传导阻滞之间,又分为高度与几乎完全性房室传导阻滞。在房室传导阻滞患者中,心室率慢(<50 次/min),室上性激动夺获心室的心搏数目越少,阻滞的程度越重,半数以上窦性 P 波未下传心室者,即称为高度房室传导阻滞。

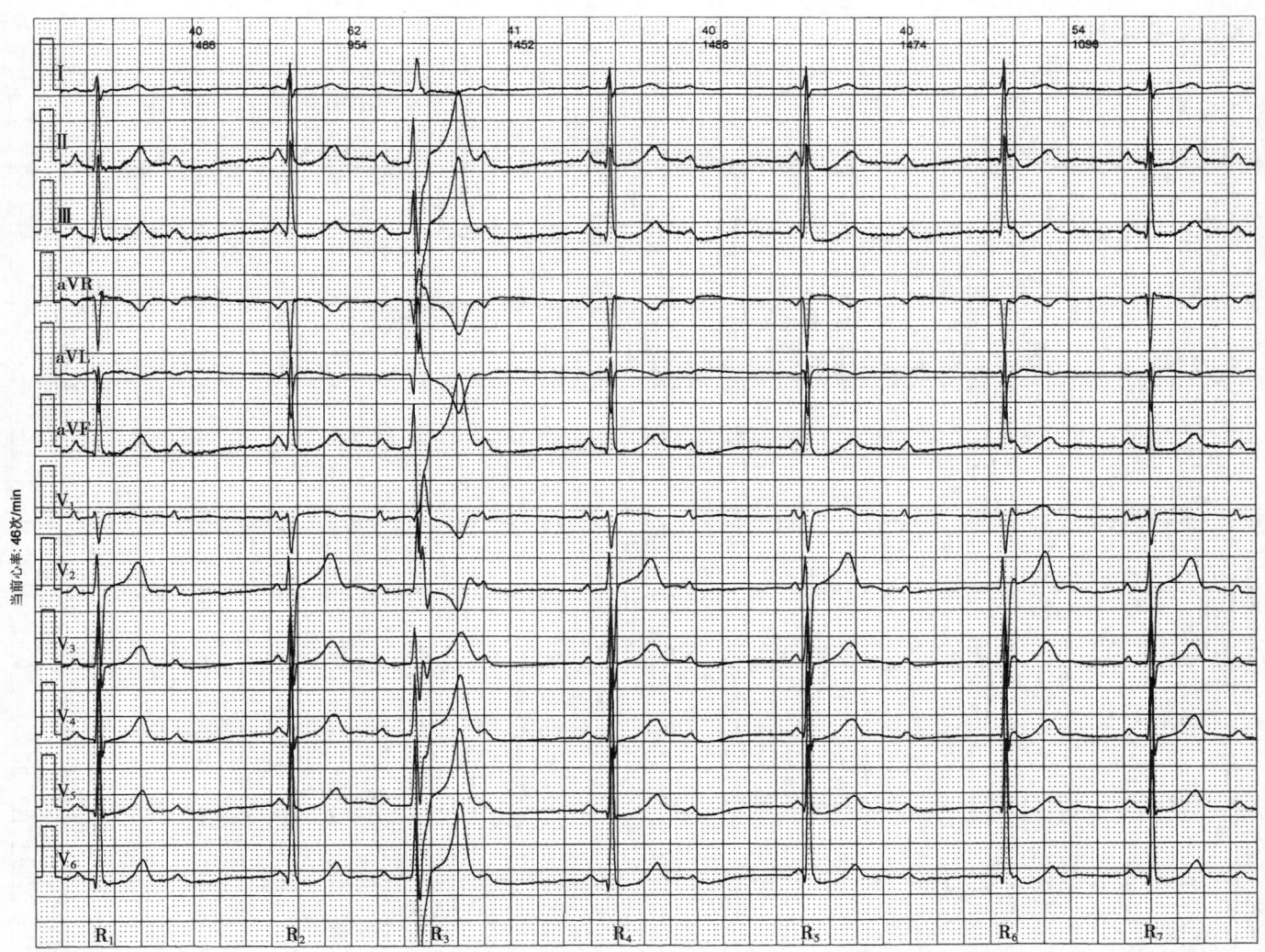

图 2　窦性心律,心房率 79 次/min,R_1、R_2、$R_4 \sim R_6$ 是交界性心律,心室率 40 次/min。R_3 是室性期前收缩,R_7 是窦性激动心室夺获。

动态心电图诊断: 窦性心律,高度房室传导阻滞,交界性心律,室性期前收缩,窦性心室夺获,ST 段压低(下壁、前侧壁)。

第14例 | 窦性心律、室性期前收缩真性三联律

【临床资料】

男性, 85 岁, 因 "心悸、气短 1 周" 入院。既往高血压病史 10 年。超声心动图显示左心房增大, 二尖瓣、三尖瓣及主动脉瓣轻度反流。动态心电图监测 23h48min。单形性室性期前收缩 30 720 次, 占全部心搏数的 33.1%, 无室性心动过速。

临床诊断: 高血压 3 级 (很高危), 室性期前收缩。

【动态心电图分析】

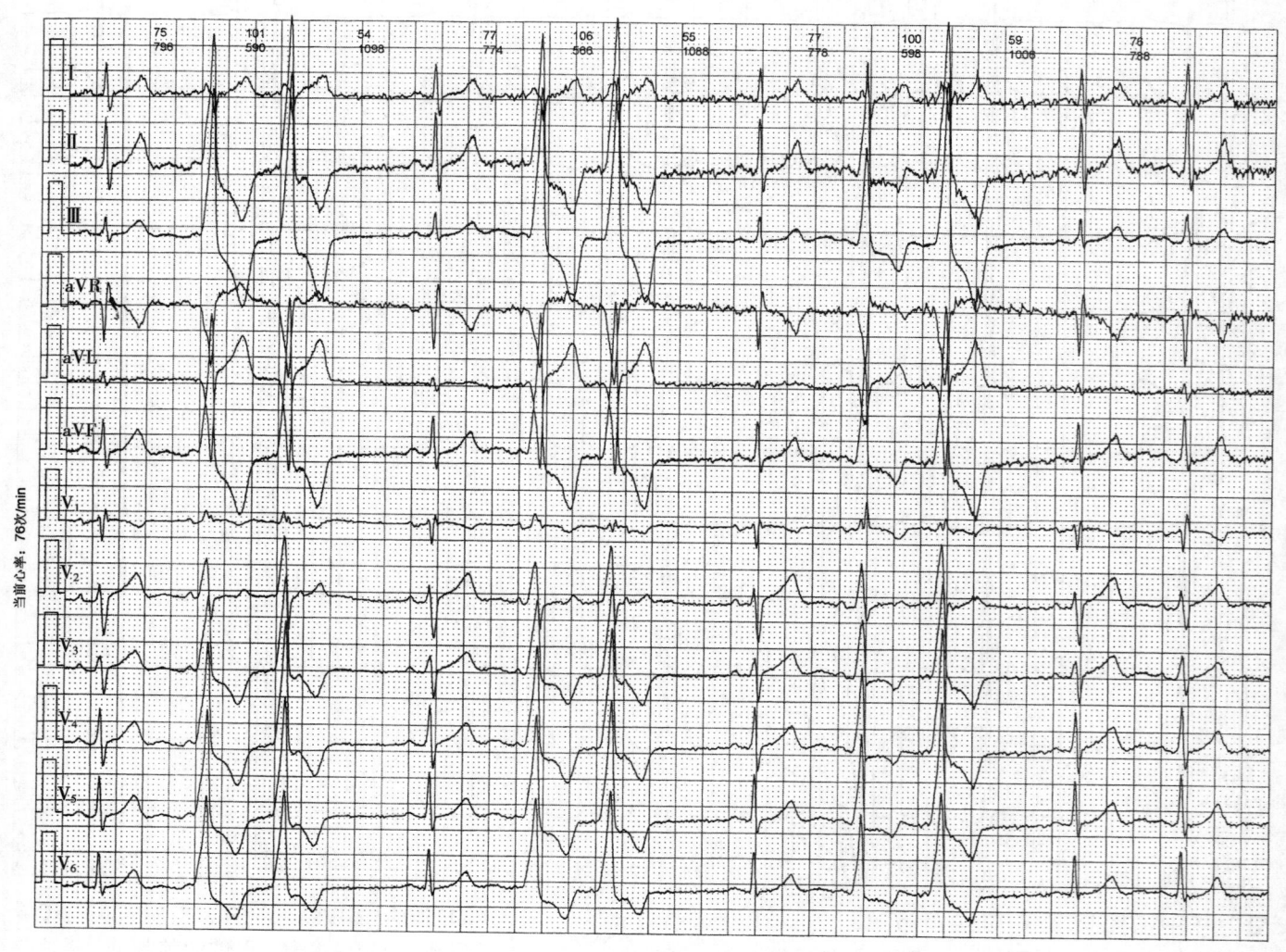

【点评】

室性期前收缩真性三联律,是指一次窦性心搏(也可以房性、交界性、室性或起搏)之后连续出现 2 次室性期前收缩,重复 3 次或 3 次以上所构成的三联律。本例室性期前收缩数目达到了 30 720 次,为单形性频发室性期前收缩,占全部心搏数目的 33.1%,已引起患者明显的心悸、气短等症状。

图 1　窦性心律,心率 76 次 /min,室性期前收缩成对出现于窦性心搏组成三联律。第 1 个室性期前收缩之前都有窦性 P 波,其形态与第 2 个室性期前收缩略有差异,介于窦性 QRS 波群与第 2 个室性期前收缩的 QRS 波群之间,室性融合波。

诊断:窦性心律,室性期前收缩真性三联律,室性融合波。

窦性心律、室性期前收缩真性三联律

第 15 例　窦性心律、阵发性心房扑动合并三度房室传导阻滞

【临床资料】

女性，52 岁，因 "半年前活动时胸闷、心悸，持续 5 ~ 15min，休息后可缓解，加重 1 天" 入院。心电图显示急性下壁心肌梗死。血生化检查显示发病第 3 天，肌钙蛋白 T 41.0ng/ml，谷丙转氨酶 546U/L，谷草转氨酶 445.9U/L，CK 1 092U/L，肌红蛋白定量 1 210ng/ml，脑利钠肽前体 > 35 000pg/ml。超声心动图显示节段性室壁运动障碍（下壁、后壁），二尖瓣中度反流，左室整体功能减低。

临床诊断：急性心肌梗死，心功能Ⅲ级（NYHA 分级），慢性肾功能不全，糖尿病肾病，肾性贫血。

【动态心电图分析】

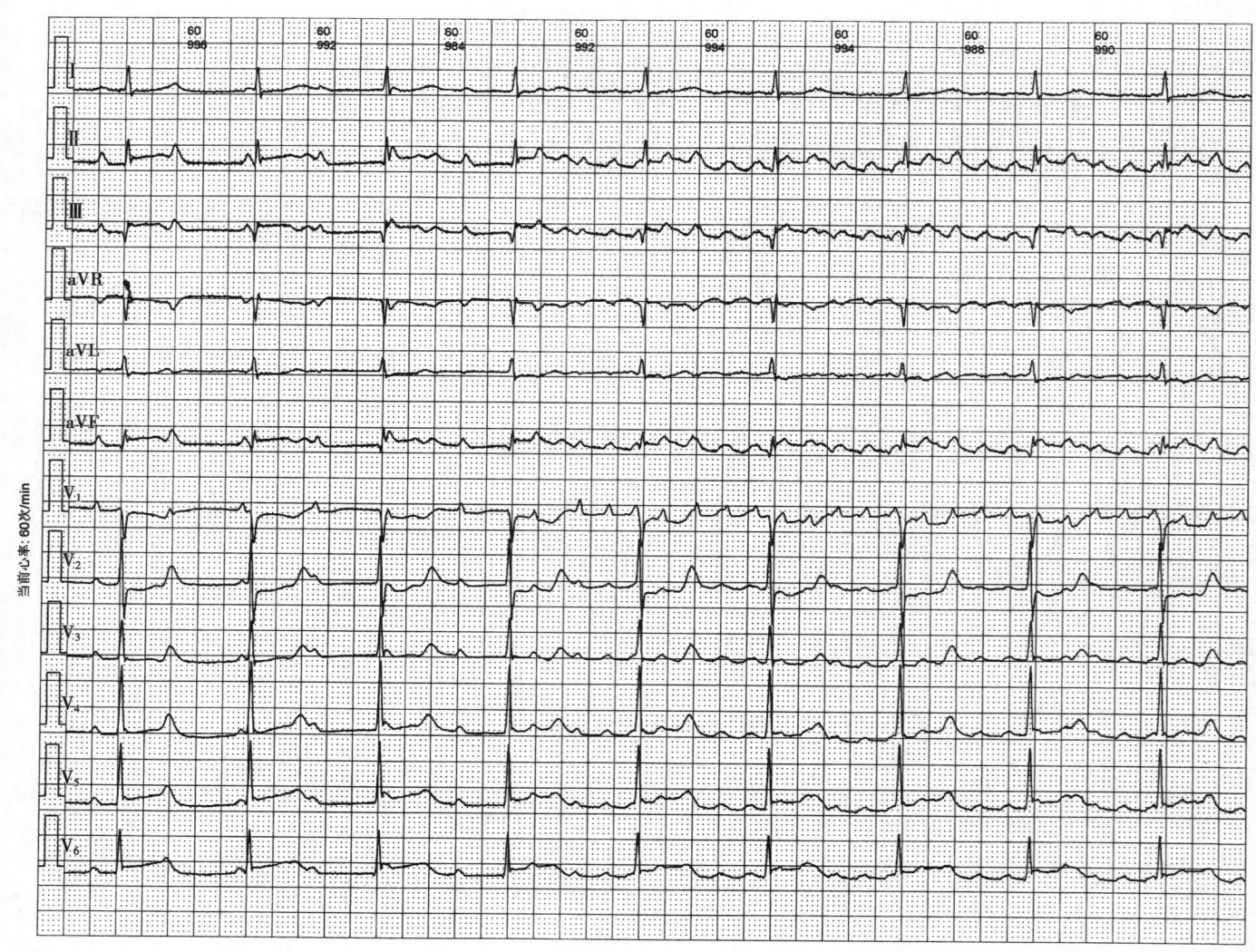

图 1　急性心肌梗死第 3 天：窦性心律，心房率 102 次 /min。第 4 个心搏的 ST 段起发生了心房扑动，心房率 280 次 /min。RR 间期匀齐，心室率 60 次 /min，QRS 波群时限 0.07s，Ⅲ、aVF 导联出现异常 q 波。ST 段：Ⅱ、Ⅲ、aVF、V_5、V_6 导联抬高 0.10 ~ 0.15mV，V_1、V_2 导联压低 0.10 ~ 0.15mV。QT 间期 0.50s。

【点评】

患者因"胸闷、心悸1天"入院,心电图显示Ⅱ、Ⅲ、aVF导联有小q波,下壁及前侧壁ST段抬高,对应导联(V$_1$、V$_2$导联)ST段压低,心电图报告急性下壁心肌梗死。V$_2$导联R波增高,结合超声心动图,提示后壁心肌梗死。心肌酶升高,临床诊断为急性心肌梗死。动态心电图监测中出现了三度房室传导阻滞,阵发性心房扑动,交界性心律。患者病情危急,多器官功能不全,未行冠脉造影及再血管化治疗,以对症保守治疗,结合心电图、动态心电图、超声心动图等检查,提示右冠状动脉病变。

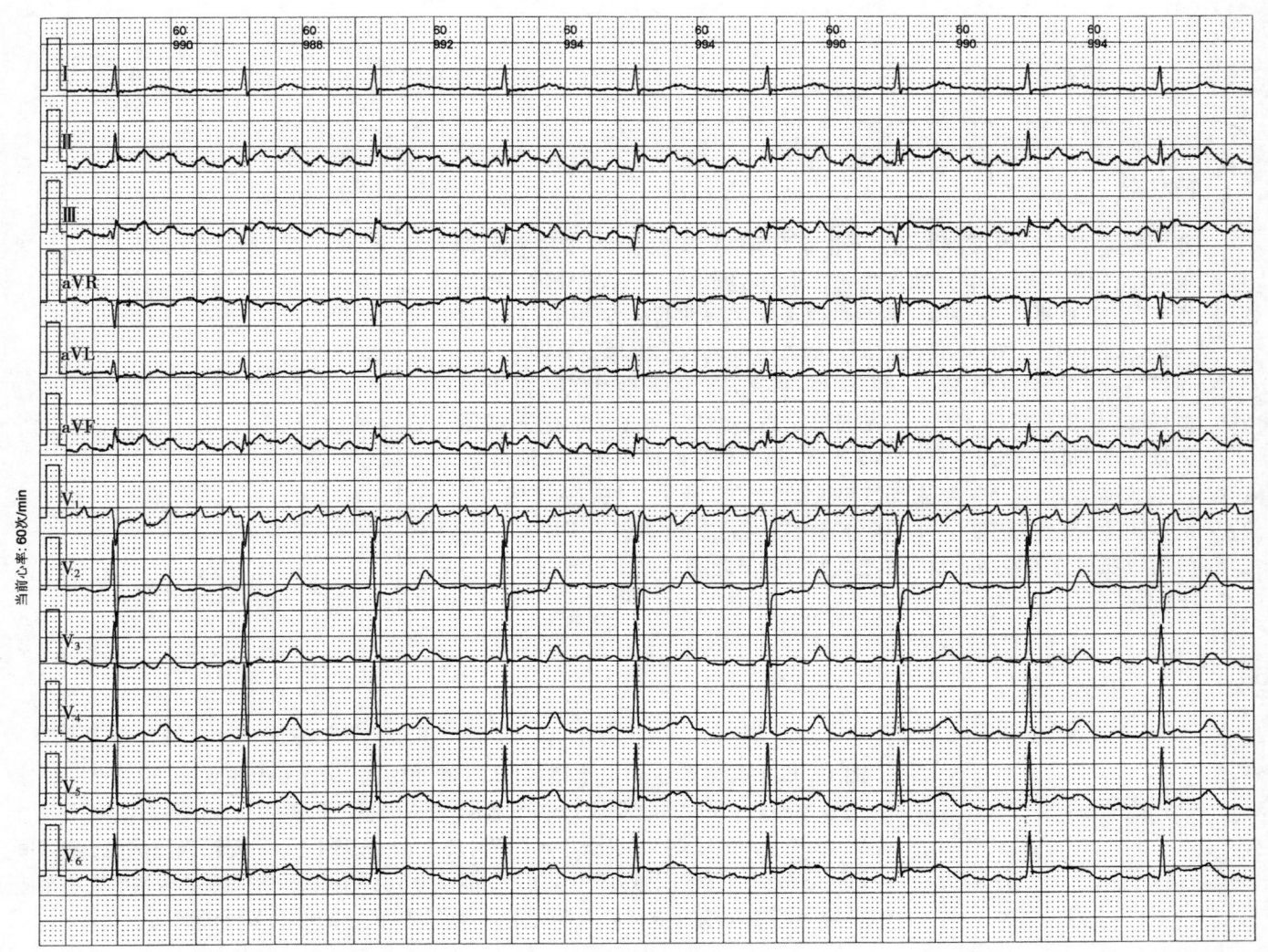

图2 心房扑动,RR间期匀齐,心室率60次/min,FR间期不固定。

动态心电图诊断: 窦性心律,阵发性心房扑动,三度房室传导阻滞,交界性心律,急性下壁心肌梗死,QT间期延长。

第16例 | 窦性期前收缩伴不完全性右束支传导阻滞加左前分支传导阻滞

【临床资料】

男性, 95 岁, 因"咳嗽、咳痰、发热 6 天"入院。既往阵发性心房颤动病史 40 余年, 前列腺癌术后 11 年, 高血压病史 6 年, 心肌酶未见异常。超声心动图显示二尖瓣、主动脉瓣轻度反流, 左室舒张功能轻度减低。

临床诊断: 肺部感染, 冠状动脉粥样硬化性心脏病, 高血压 3 级(很高危)。

【点评】

本例提早的 P-QRS 波群为什么不诊断为房性期前收缩呢? 因为房性期前收缩的代偿间歇(除外插入性房性期前收缩)> 一个基本窦性心律周期, 即 P′P 间期 > PP 间期, 剩余数值包括了房性期前收缩传入窦房结的时间加上窦性激动的传出时间。而本例期前收缩提早的 P 波至下一个窦性 P 波时距, 是 832ms, 等于 P_1P_2 间期及 P_2P_3 间期, 即等周期代偿间歇, 提示窦性期前收缩。期前收缩之后, 窦性频率在逐渐减慢, 不除外窦性期前收缩诱发的窦性心律不齐, 属于窦性心律不齐的一种类型。期前收缩下传心室时, 右束支传导缓慢, 表现为不完全性右束支传导阻滞, 左前分支传导中断, 呈左前分支传导阻滞图形, 属于生理性 3 相不完全性右束支传导阻滞及 3 相左前分支传导阻滞。

图 1 $P_1 \sim P_8$ 是窦性, P_2P_3 间期与 P_7P_8 间期相差 196ms, 窦性频率 69 次 /min, 窦性心律不齐。PR 间期 0.12s, QRS 波群时限 0.08s, T 波: $V_1 \sim V_4$ 导联倒置, Ⅱ、V_5、V_6 导联低。提早的 P 波出现于 T 波升支上, 梯形图提示 P 波起自窦房结, 联律间期约 372ms, 代偿间歇 832ms, PR 间期约 0.16s, R_4 时限 0.10s, 呈不完全性右束支传导阻滞加左前分支传导阻滞图形。期前收缩后, 窦性频率逐渐减慢。

诊断: 窦性心律不齐, 窦性期前收缩伴时相性心室内差异传导(呈不完全性右束支传导阻滞加左前分支传导阻滞图形), T 波改变。

【动态心电图分析】

当前心率: 69次/min

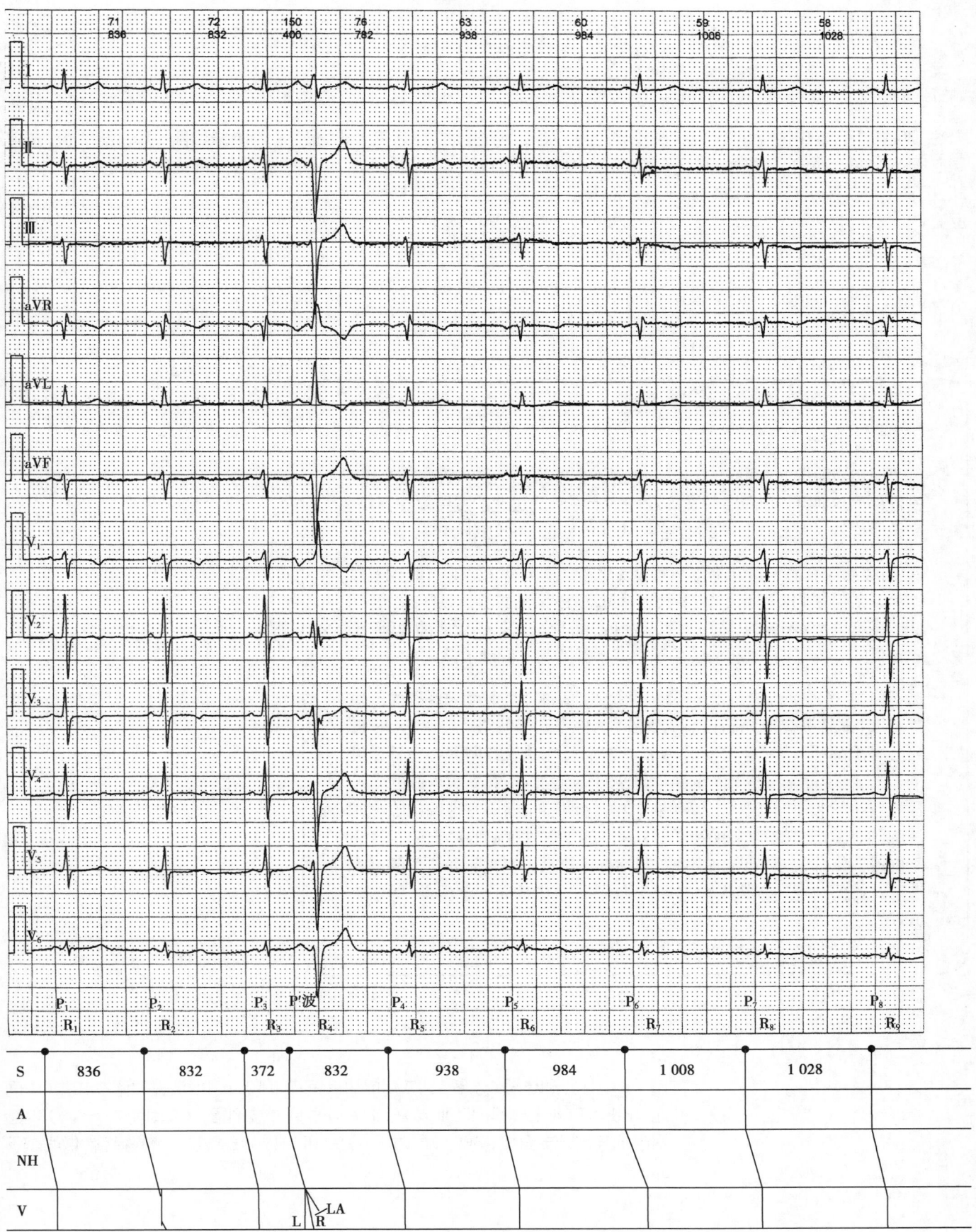

S	836	832	372	832	938	984	1 008	1 028		
A										
NH										
V										

窦性期前收缩伴不完全性右束支传导阻滞加左前分支传导阻滞

563

第17例 | 短 PR 间期

【临床资料】

男性,70 岁,因"发作性心悸 5 个月,加重半个月"入院。既往高血压病史 5 年,最高血压 160/100mmHg。查体:血压 136/80mmHg,身高 175cm,体重 64kg,BMI 20.9kg/m²。血钾 3.33mmol/L。超声心动图显示二尖瓣、三尖瓣及肺动脉瓣轻度反流。

临床诊断: 高血压 2 级(很高危),高脂血症。

【点评】

1. 短 PR 间期指 PR 间期 <0.12s,一般不短于 0.10s。过去称为短 PR 综合征。而这种短 PR 间期并发阵发性室上性心动过速的发生率并不高,又无明确的关系。在心电图检查中,短 PR 间期是常见的心电现象。

2. 图中第 4 个心搏诊断为交界性期前收缩,是因为它的 P'R 间期仅有 0.08s,比窦性 PR 间期还短。但是这种情况的期前收缩出现于短 PR 间期的患者中,又不能除外逆行 P' 波位于 QRS 之前的希氏束期前收缩(位置较低的交界性期前收缩)或位于心房下部的房性期前收缩。

3. 图 1 中第 4 个心搏有以下几种解释 ①房性期前收缩伴间歇性心室预激波,房性期前收缩起自心房下部,房性激动经旁路优先除极,一部分心室肌除极,产生了心室预激波。这个房性期前收缩伴心室预激波的 QRS 起始向量和终末向量都与窦性 QRS 波群不同(如Ⅲ导联的 q 波及 V₆ 导联的 s 波消失)。②房性或交界性期前收缩与室性期前收缩同时激动心室产生的室性融合波。③房性或交界性期前收缩伴时相性心室内差异传导,这种可能性不大,因为它不符合心室内差异传导的基本波形。如何对上述心律失常进行鉴别诊断,心电图有一定困难,需要临床观察研究。

图 1 窦性心动过缓,心率 56 次 /min,PR 间期 0.10s,QRS 波群时限 0.10s,QT 间期 0.38s。第 4 个心搏:Ⅱ、Ⅲ、aVF、V₃～V₆ 导联 P 波倒置,P'R 间期 0.05s。QRS 起始部的 R 波升支缓慢,QRS 波群时限 0.15s,Ⅱ、Ⅲ、aVF 导联 R 波高大,代偿间歇不完全。

当前心率: 60次/min

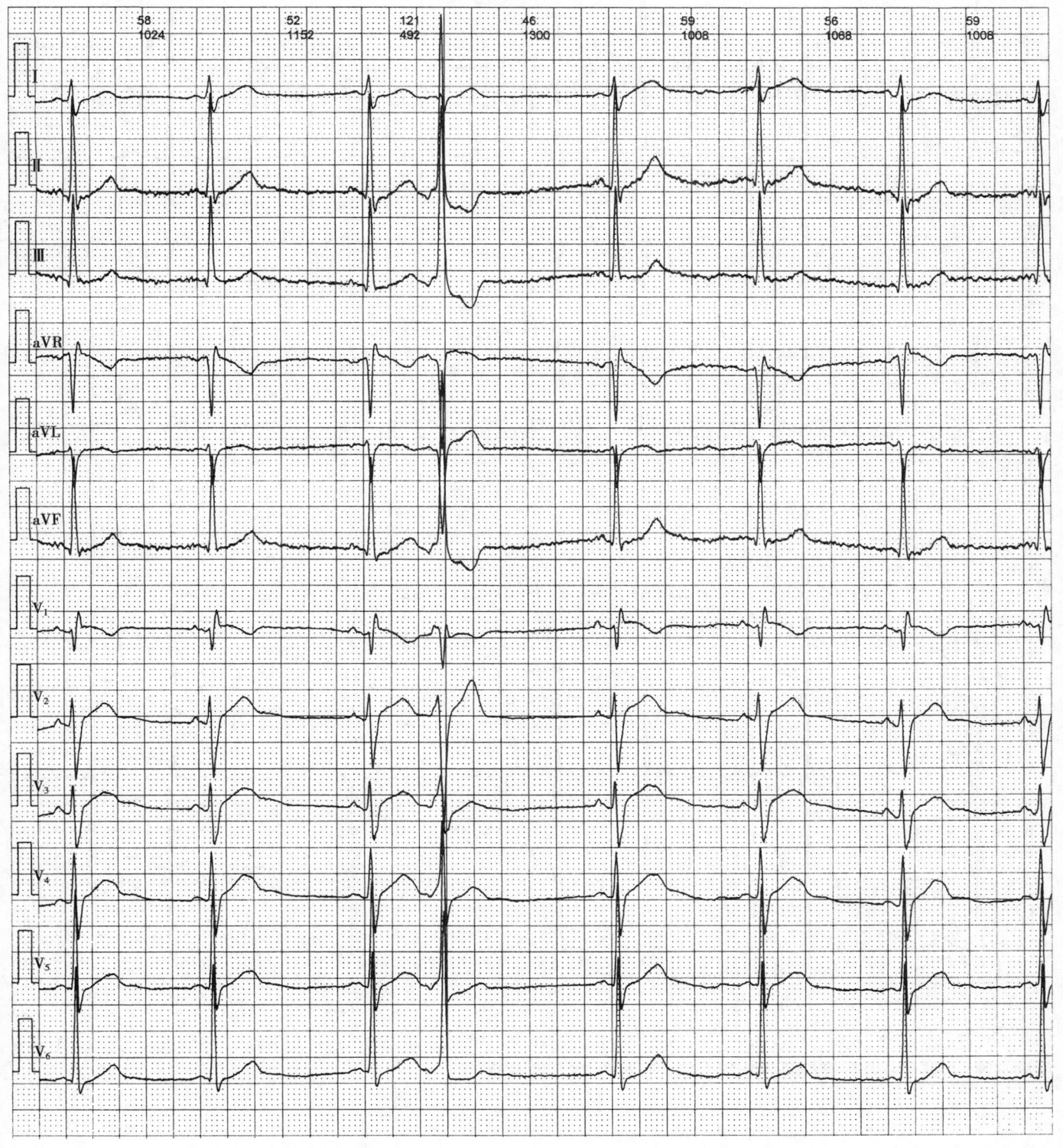

当前心率: 50次/min

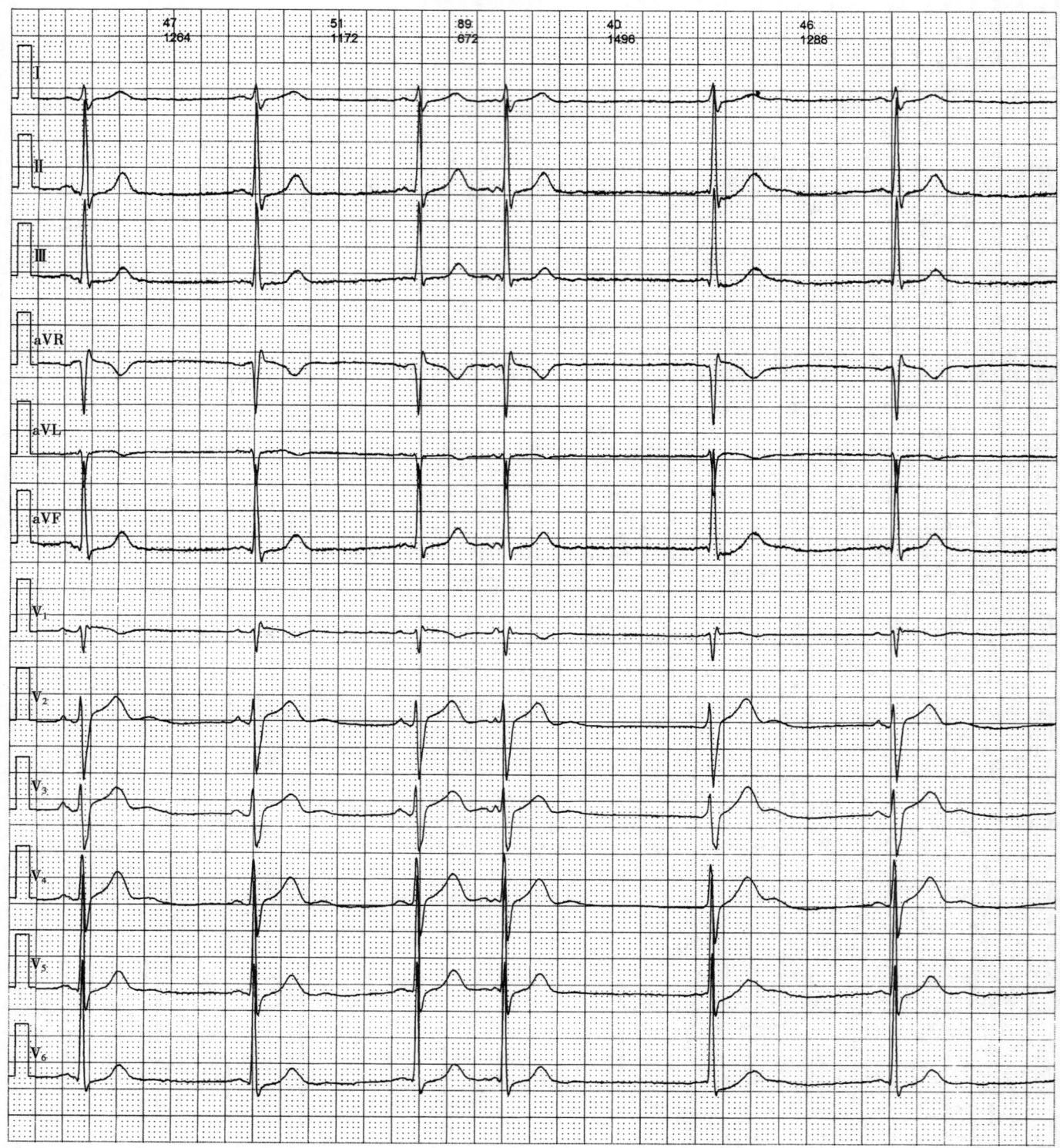

图 2 窦性心动过缓, 心率 47 次 /min, PR 间期 0.11s。第 4 个心搏: II、III、aVF、V₄ ~ V₆ 导联 P′ 波倒置及负正双向, P′R 间期 0.08s。第 5 个 QRS 波群延迟出现, 其前无 P 波, 交界性逸搏。

当前心率: 56次/min

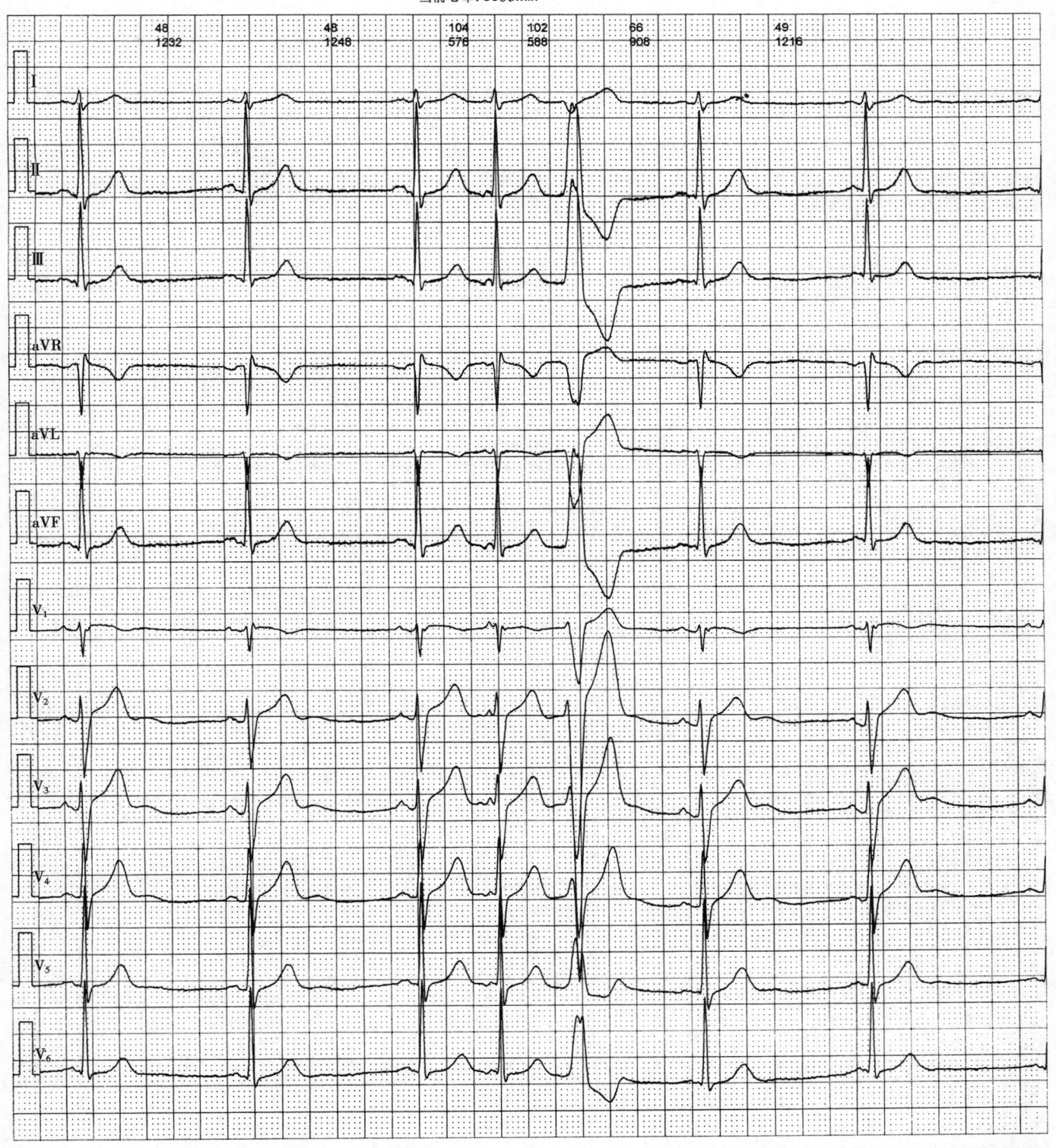

图 3 窦性心动过缓,心率 48 次 /min,PR 间期 0.12s。第 4 个心搏:Ⅱ、Ⅲ、aVF、V₅、V₆ 导联 P′ 波倒置,P′R 间期 0.08s。第 5 个 QRS 波群是起自右室流出道的期前收缩。

动态心电图诊断:窦性心动过缓,交界性期前收缩,交界性逸搏,室性期前收缩,短 PR 间期,间歇性心室预激波。

短 PR 间期

第18例 | 室性时相性窦性心律不齐

【临床资料】

男性,30 岁,因 "间断胸痛、心慌 6 个月余,头晕 2 个月余" 入院。血生化结果未见异常,超声心动图显示各房室腔大小、形态、结构及功能未见异常。心电图及动态心电图显示房室传导阻滞(一度、二度 I 型,2:1)。

临床诊断: 心律失常,房室传导阻滞,高尿酸血症。

【动态心电图分析】

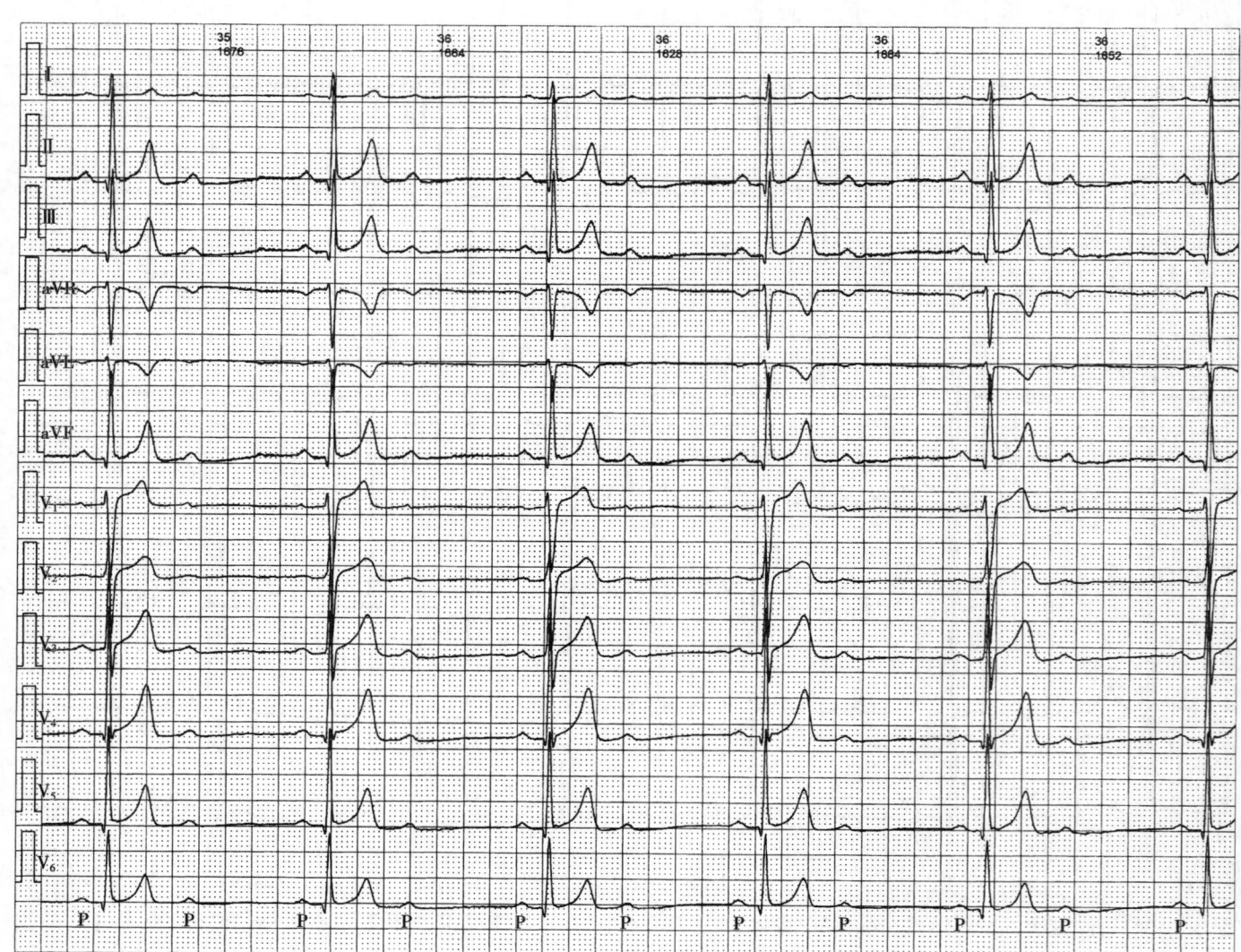

图 1 P 波:Ⅰ、Ⅱ、Ⅲ、aVF、V₁~V₆ 导联正向,aVR、aVL 导联负向,P 波形态相同,心房率 72 次 /min。房室传导比例 2:1,心室率 36 次 /min,PR 间期固定 0.22s,一度房室传导阻滞。无 QRS 波群的 PP 间期比夹有 QRS 波群的 PP 间期长 0.08s,室性时相性窦性心律不齐。

诊断: 窦性心律不齐(室性时相性),一度房室传导阻滞(2:1 房室传导阻滞)。

【点评】

1. 2:1 房室传导可以是干扰性的，也可以是病理性的，本例窦性心律的频率 72 次 /min，无疑是病理性房室传导阻滞。2:1 房室传导阻滞可以是二度 I 型，也可以是二度 II 型。图 2 证明，本例图 1 中的 2:1 房室传导是二度 I 型房室传导阻滞。

2. 室性时相性窦性心律不齐是指窦性节律情况下，无 QRS 波群的 PP 间期比夹有 QRS 波群的 PP 间期长 20ms 以上，可能的解释有：①窦房结血供得到改善，仅夹有 QRS 波群的 PP 间期变短，没有血供的 PP 间期长；②QRS 波群引起的心室收缩对窦房结也是一种刺激，使 QRS 波群后的窦性 P 波提早出现。此外，还有一种少见的室性时相性窦性心律不齐与上述现象相反，即夹有 QRS 波群的 PP 间期比无 QRS 波群的 PP 间期长。对于后一种情况的解释，可能是心室收缩动脉压力感受器在起作用，反射性地引起窦性频率减慢，使无 QRS 波群的 PP 间期变短，而使有 QRS 波群的 PP 间期变长。

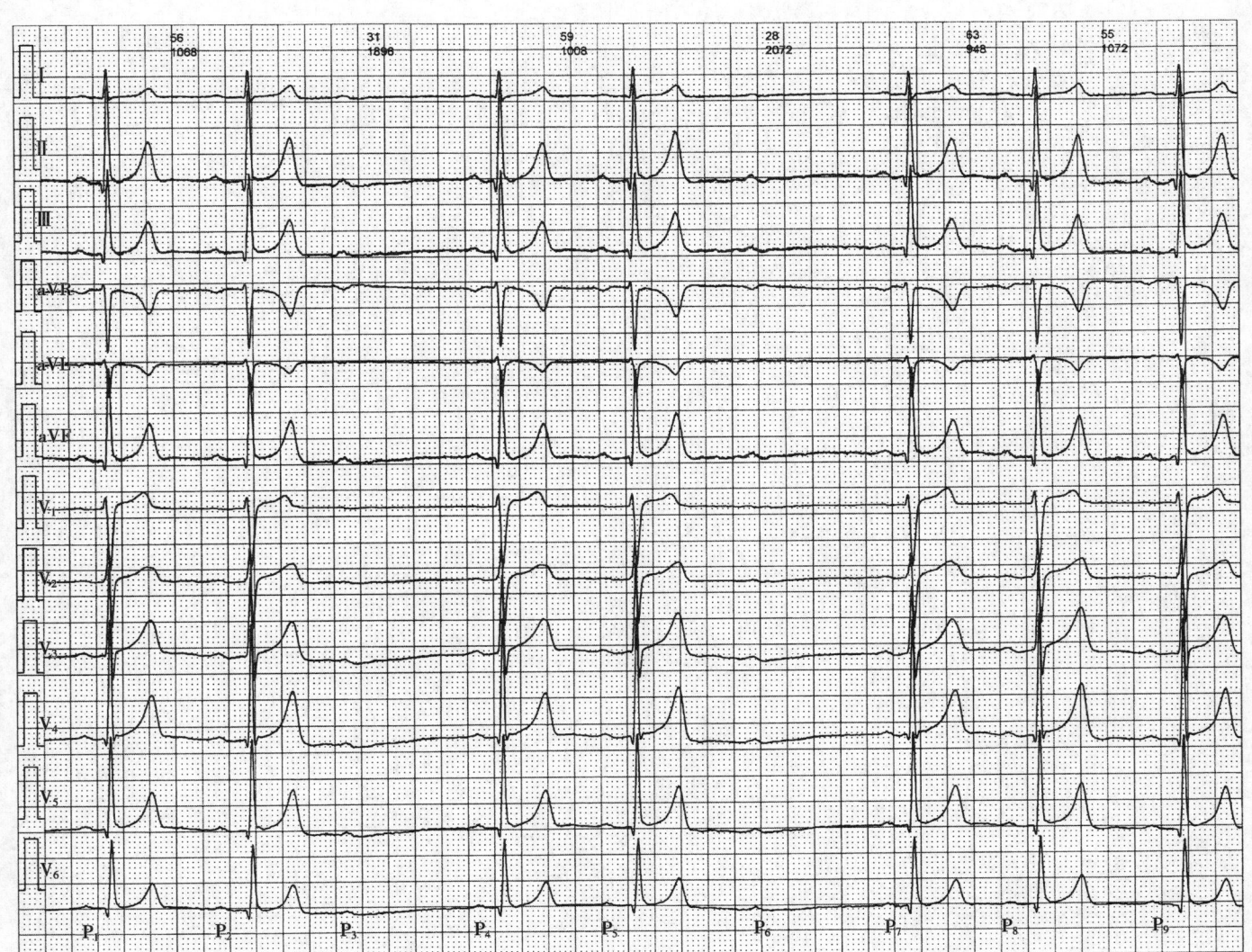

图 2 窦性 P 波顺序发生，房室传导呈文氏现象（即二度 I 型房室传导阻滞），P₃ 与 P₆ 未下传心室，PP 间期差别 0.12s。 **诊断：**窦性心律，二度 I 型房室传导阻滞。

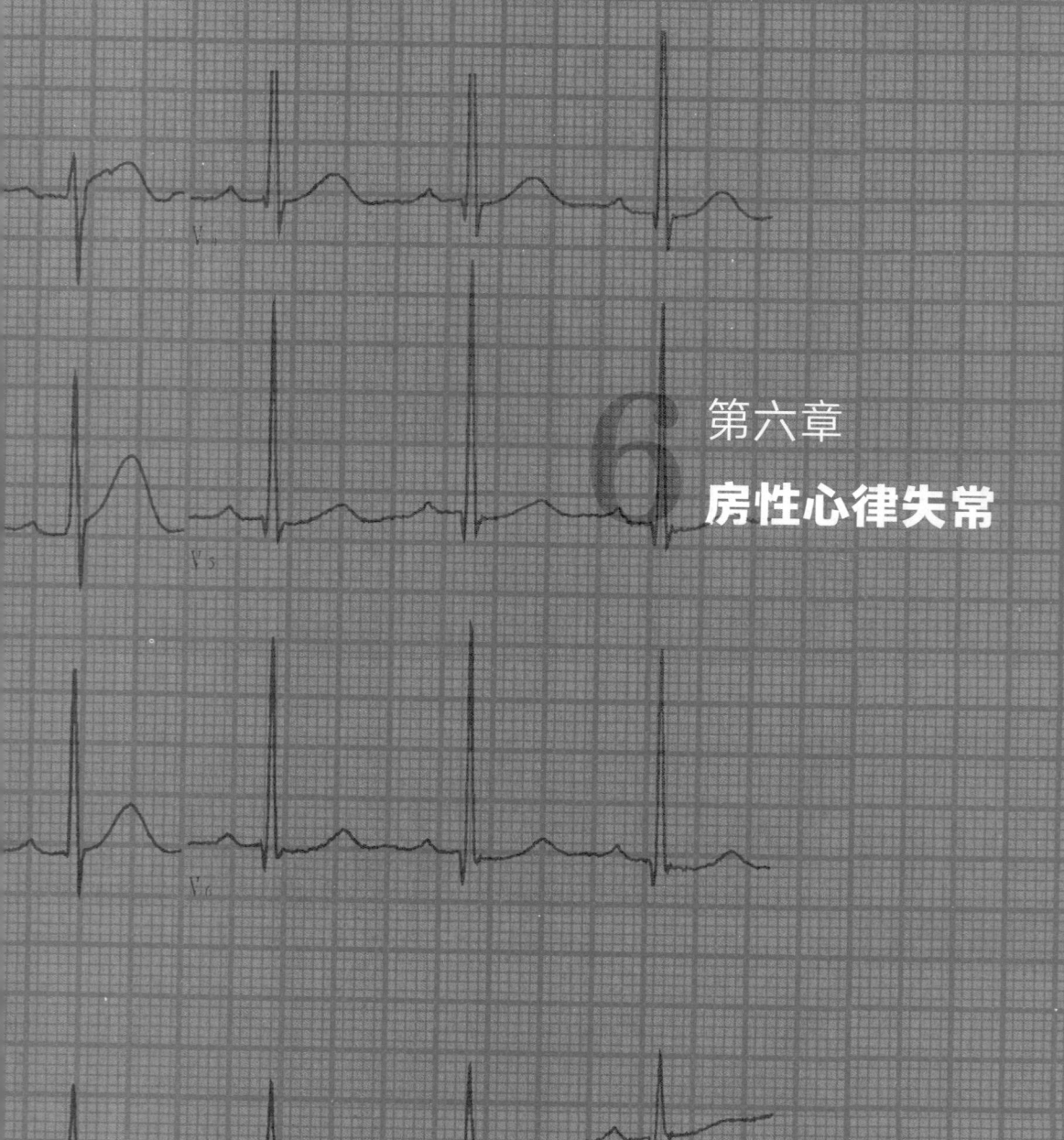

第六章

房性心律失常

第1例 | P-on-T 现象房性期前收缩引发心房颤动

【临床资料】

男性，52 岁，因"心悸 1 个月余，双下肢水肿 6 个月余"入院。生于内蒙古自治区，久居北京。查体：血压 110/78mmHg，身高 175cm，体重 76kg，BMI 24.8kg/m²。血生化检查显示钙 1.97mmol/L，葡萄糖 11.9mmol/L，谷丙转氨酶 97.1U/L，总蛋白 42.5g/L，血清白蛋白 22.2g/L，淀粉酶 239.7U/L，脂肪酶 389.3U/L，脑利钠肽前体 411.1pg/ml，IgG 测定 290.0mg/dl，IgM 测定 46.9mg/dl，Ig 轻链 κ 测定 87.4mg/dl，Ig 轻链 λ 测定 52.1mg/dl，γ 球蛋白 8.6%。超声心动图显示各房室腔大小、形态正常，心脏结构及功能未见异常。

临床诊断： 阵发性心房颤动，肾病综合征，膜性肾病，糖尿病。

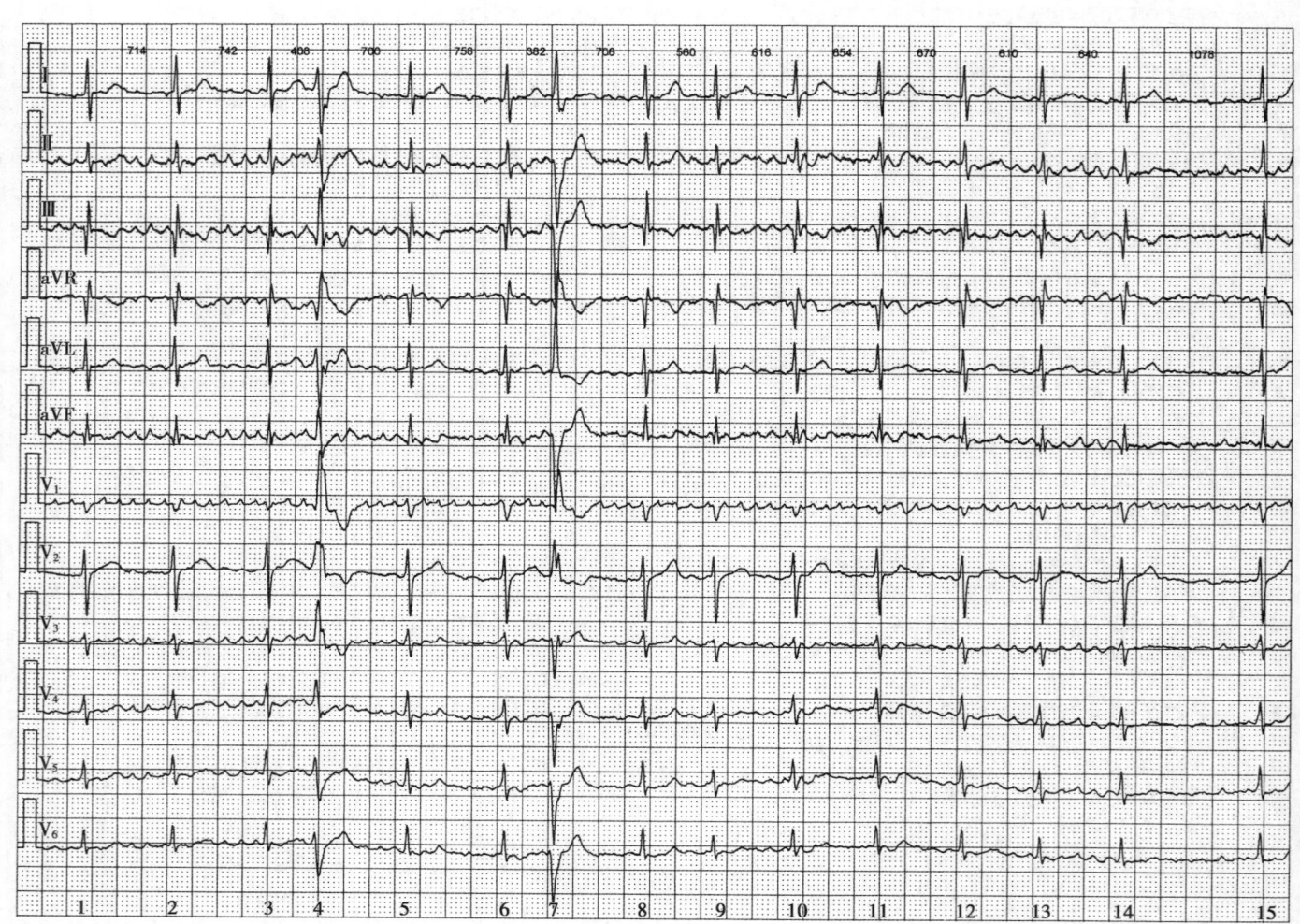

图 1 P 波消失，代之以快速的波形不同、振幅不同和间距不等的心房颤动的"f"波，f 波下传的 RR 间期不规则。第 4 个 QRS 波群时限 0.13s，电轴右偏，V₁ 导联呈 qR 型，联律间期 408ms，前周期 714ms；第 7 个 QRS 波群时限 0.11s，呈不完全性右束支传导阻滞加左前分支传导阻滞图形，联律间期 382ms，前周期 758ms。

【动态心电图分析】

图 1～图 7 取自同一次 24h 动态心电图,发生阵发性心房颤动 120 阵,房性期前收缩 167 次,室性期前收缩 35 次。

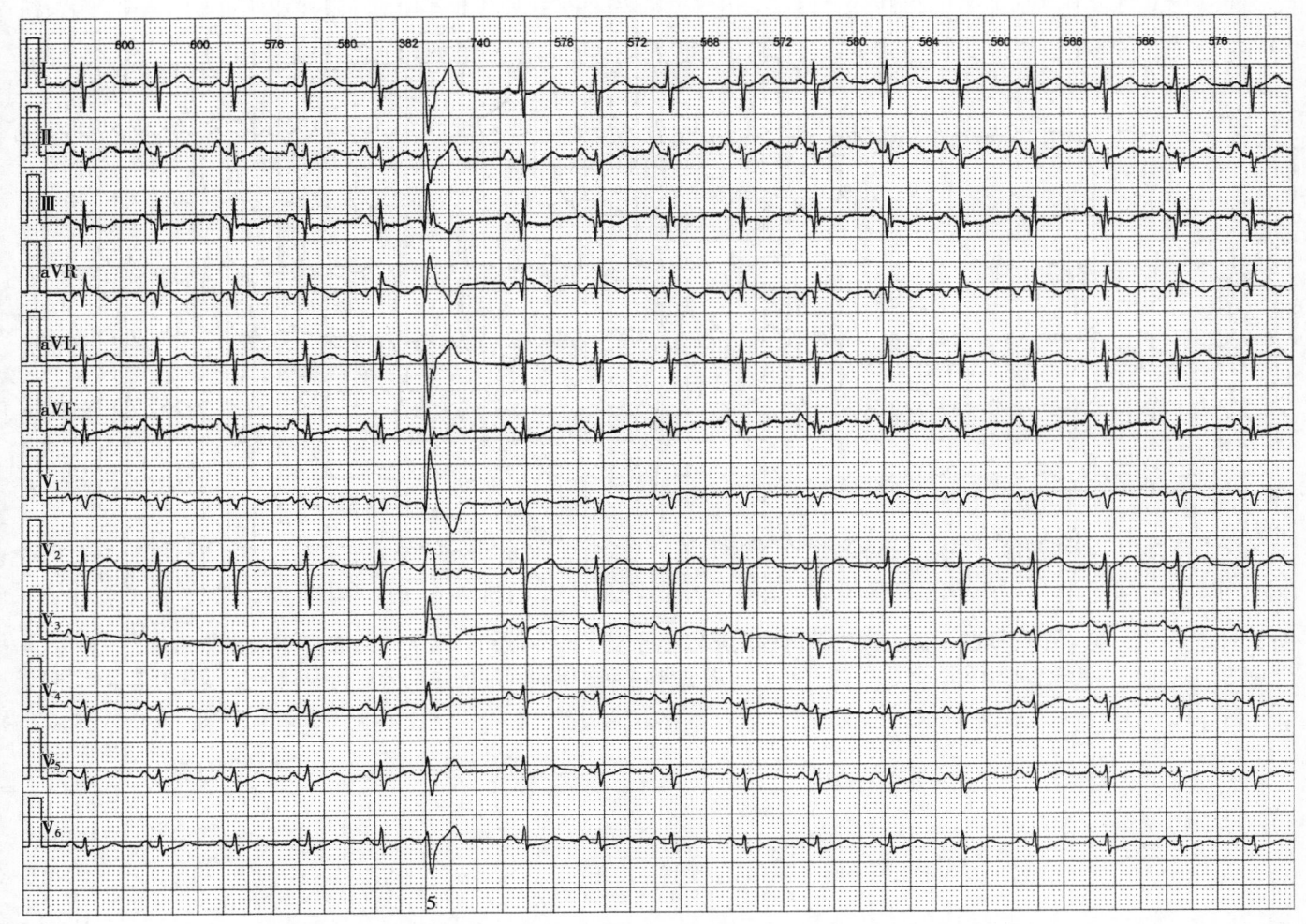

图 2　窦性心动过速,心率 105 次 /min,第 5 个 QRS 波群与图 1 中第 4 个 QRS 波群基本相同,其前无 P 波,代偿间歇完全,类似右束支传导阻滞加左后分支传导阻滞图形,期前收缩起源于左室流出道近左前分支处。

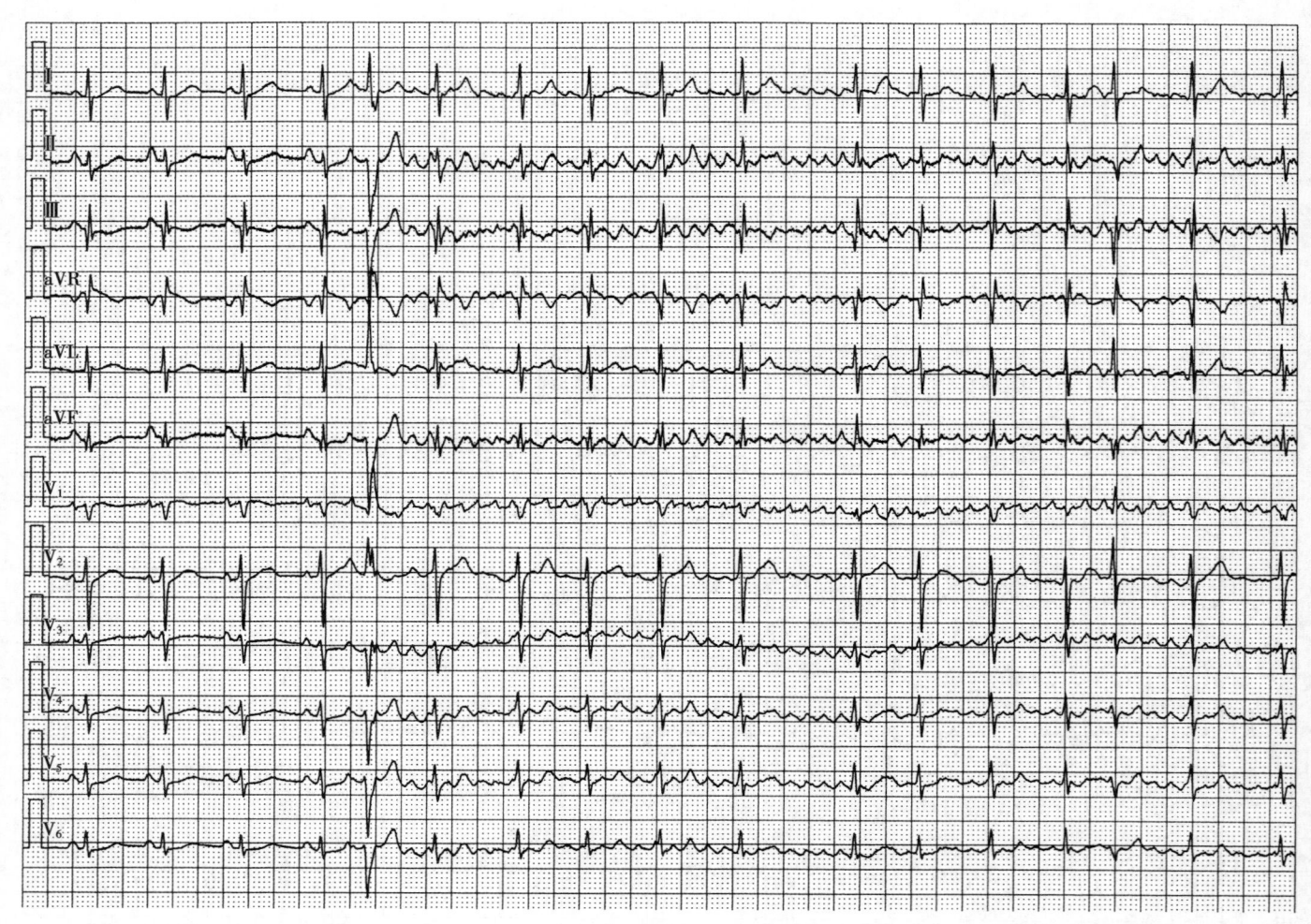

图 3 窦性心律，第 4 个心搏的 T 波上发生的房性期前收缩引发了心房颤动。第 1 个房性 QRS 波群形态与图 1 中第 7 个 QRS 波群相同，提示图 1 中第 7 个 QRS 波群是心房颤动伴右束支传导阻滞加左前分支传导阻滞型心室内差异传导。

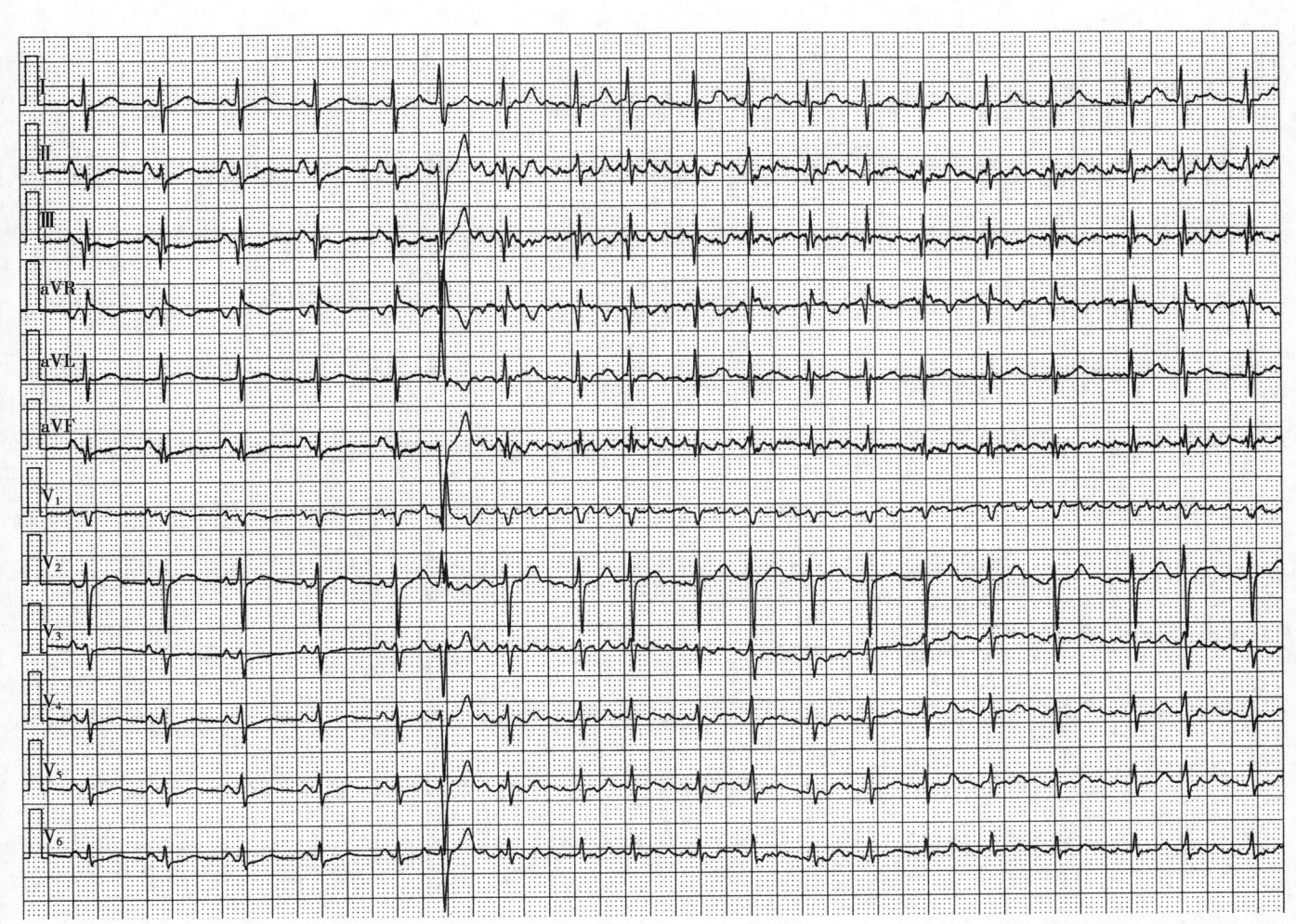

图 4 与图 3 基本相同，窦性心律，房性期前收缩再次引发心房颤动，第 1 个房性 QRS 波群仍伴右束支传导阻滞加左前分支传导阻滞图形。

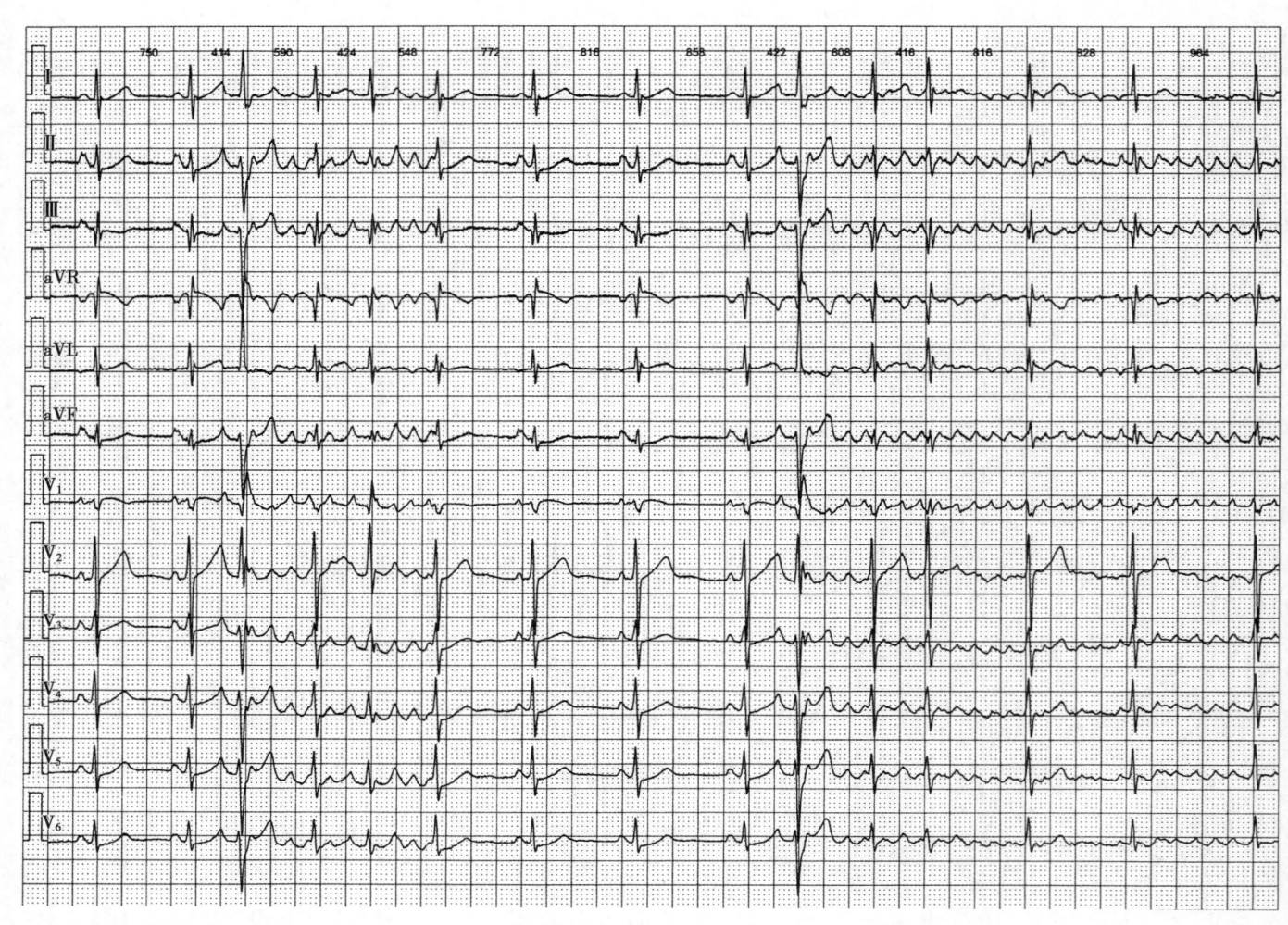

图5 2 阵房性快速心律失常开始的第 1 个心搏都呈右束支传导阻滞加左前分支传导阻滞图形。

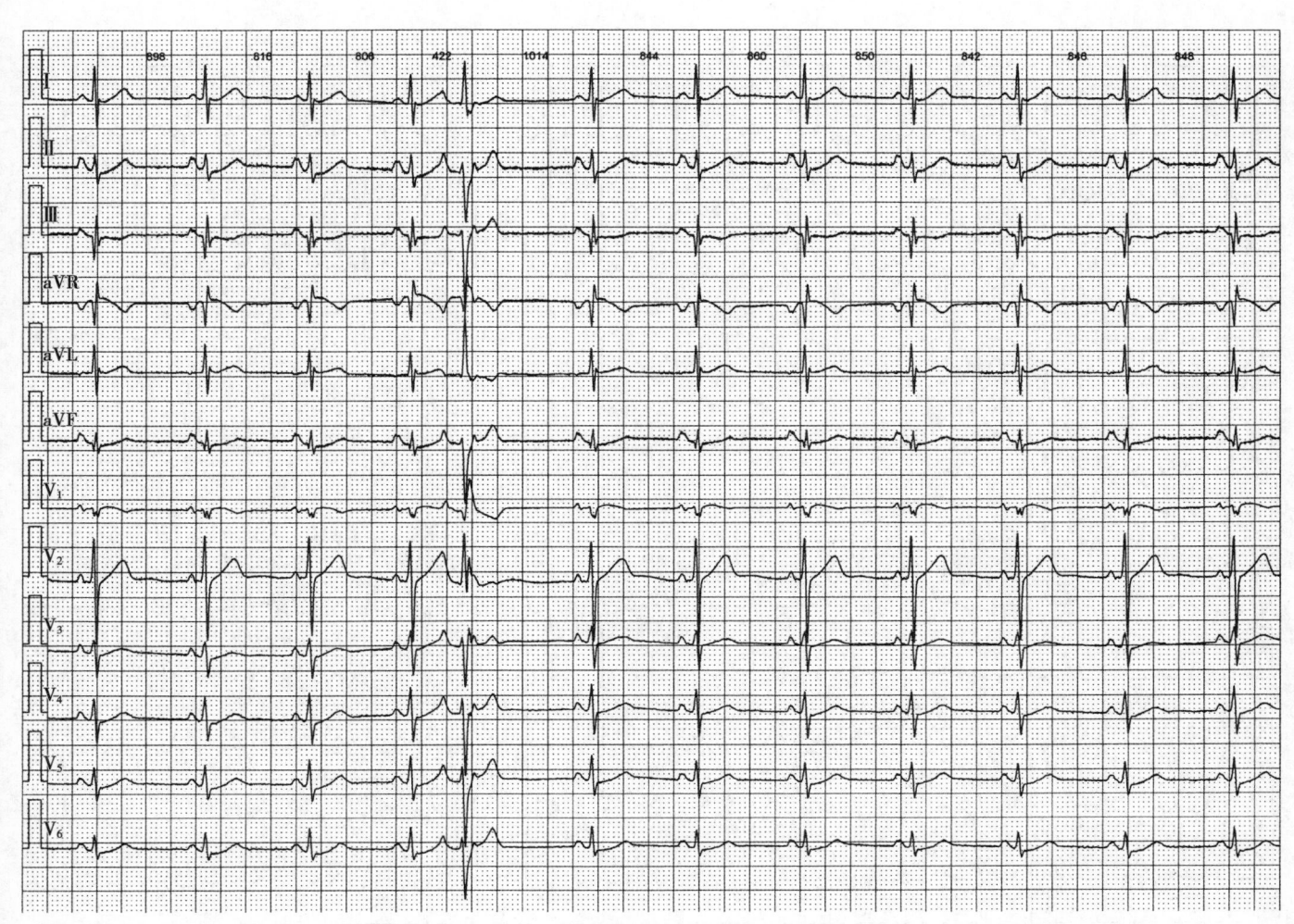

图 6 第 5 个心搏提早发生，房性期前收缩伴右束支传导阻滞加左前分支传导阻滞图形，代偿间歇不完全。

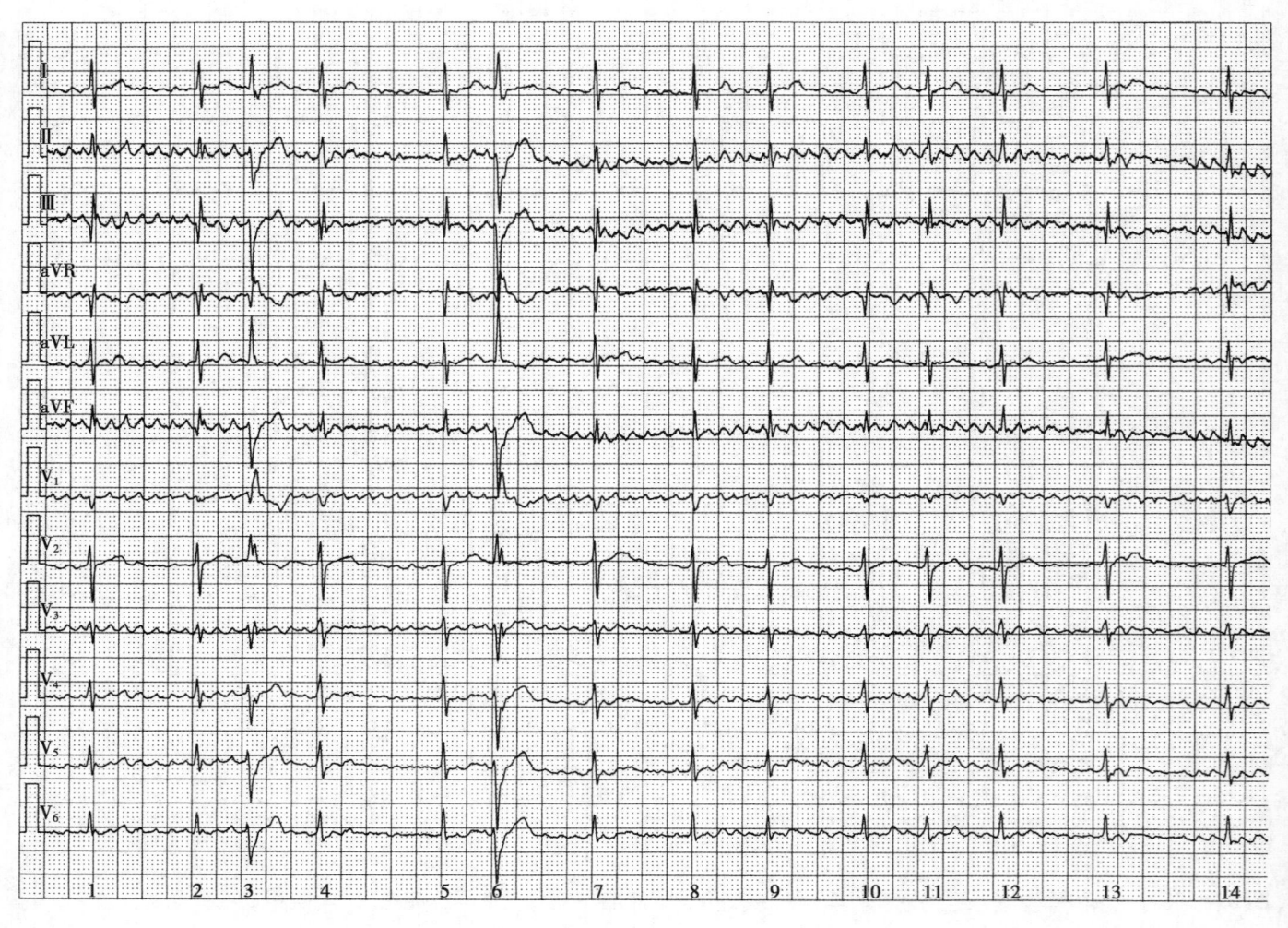

图7 心房颤动，第 3、6 个心搏呈右束支传导阻滞加左前分支传导阻滞。第 3 个心搏电轴左偏的程度比第 6 个心搏略重，两个畸形的 QRS 波群是心房颤动伴不同程度的心室内差异传导。

动态心电图诊断： 窦性心律，阵发性心房颤动，房性期前收缩，时相性心室内差异传导（呈右束支传导阻滞加左前分支传导阻滞图形），室性期前收缩。

【点评】

1. 本例患者动态心电图监测过程中发生阵发性心房颤动 120 阵，都由 P-on-T 现象房性期前收缩引发，超声心动图未发现心脏结构异常，由肺静脉触发的可能性大。

2. 心房颤动情况下出现宽 QRS 波群时，可以是室内差异传导、室性期前收缩或心室预激。对于宽 QRS 波群的鉴别诊断有时是困难的。就本例图 1 来说，第 4 个与第 7 个宽 QRS 波群，没有以后的动态心电图对照，我们很难分清楚哪一个是室性期前收缩，哪一个是室内差异传导，或者都是室性期前收缩，或者都是心室内差异传导。动态心电图在宽 QRS 波群的诊断和鉴别诊断有一定的优势。

第2例 | P-on-T 现象房性期前收缩引发心房扑动伴 ST 段压低

【临床资料】

女性，73岁，因"间断晕厥1年"入院。动态心电图监测显示反复发作短暂房性心动过速、心房扑动及心房颤动。超声心动图显示二尖瓣、三尖瓣及主动脉瓣轻度反流。

【动态心电图分析】

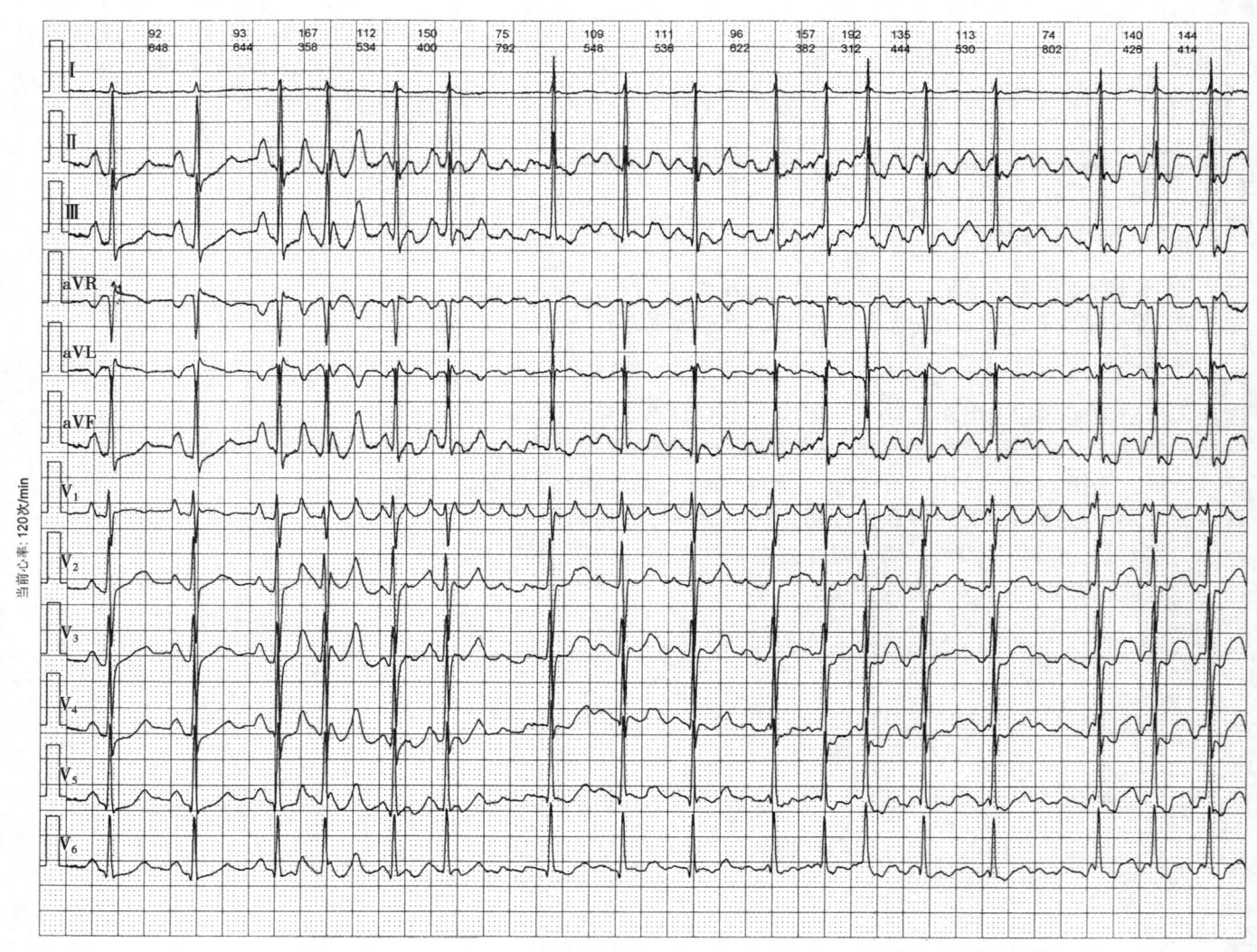

图 1 第 1～3 个心搏是窦性心律，心率 92 次 /min，P 波：Ⅱ、Ⅲ、aVF 导联振幅 0.275～0.30mV。第 3 个心搏的 T 波上发生的房性期前收缩引发了心房扑动，F 波频率 306 次 /min，房室传导比例（2～4）:1，平均心室率 120 次 /min。

临床诊断: 心律失常,阵发性心房扑动-心房颤动。

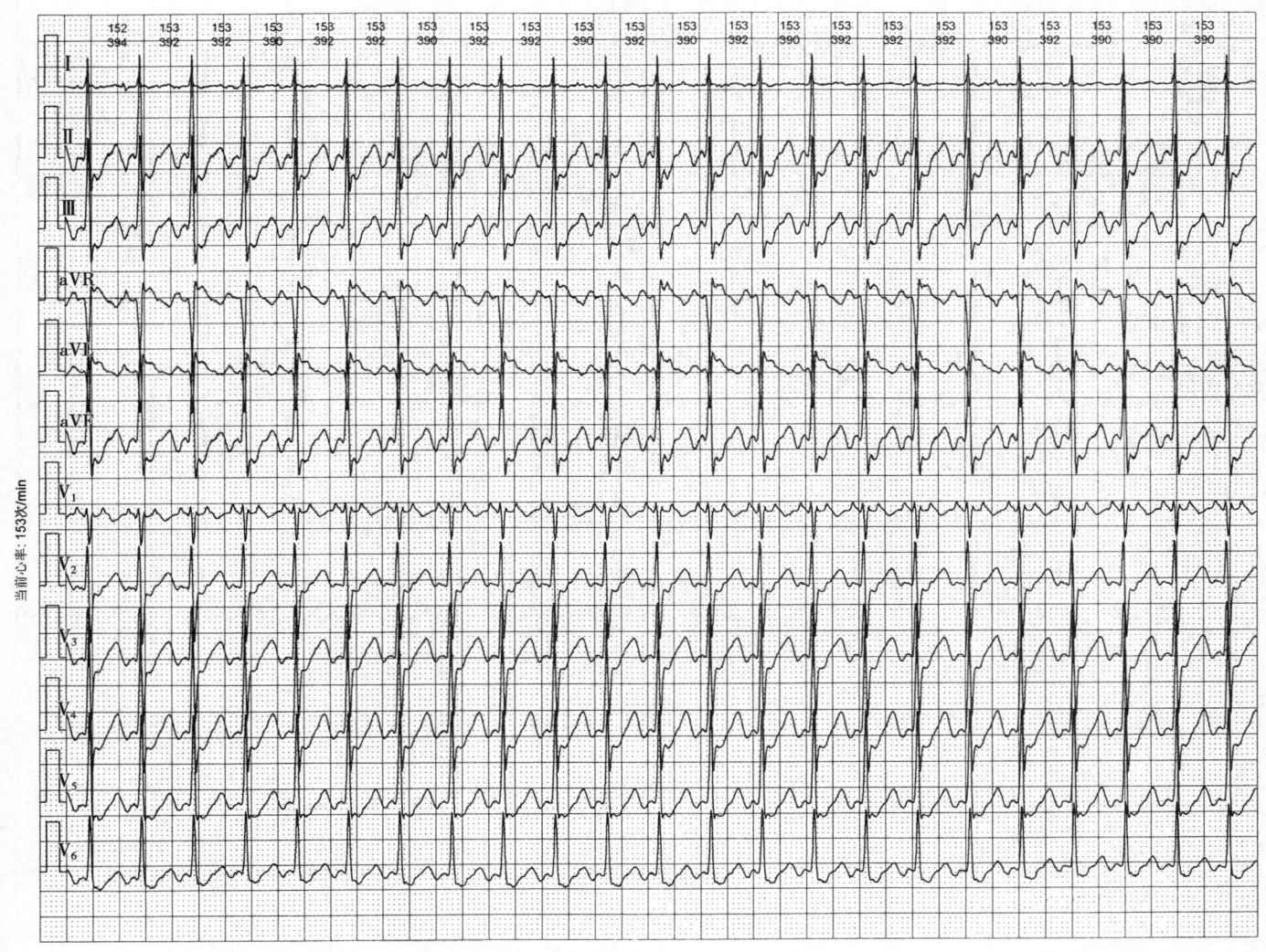

图2 心房扑动,F 波频率 306 次 /min,房室传导比例 2:1,心室率 153 次 /min。

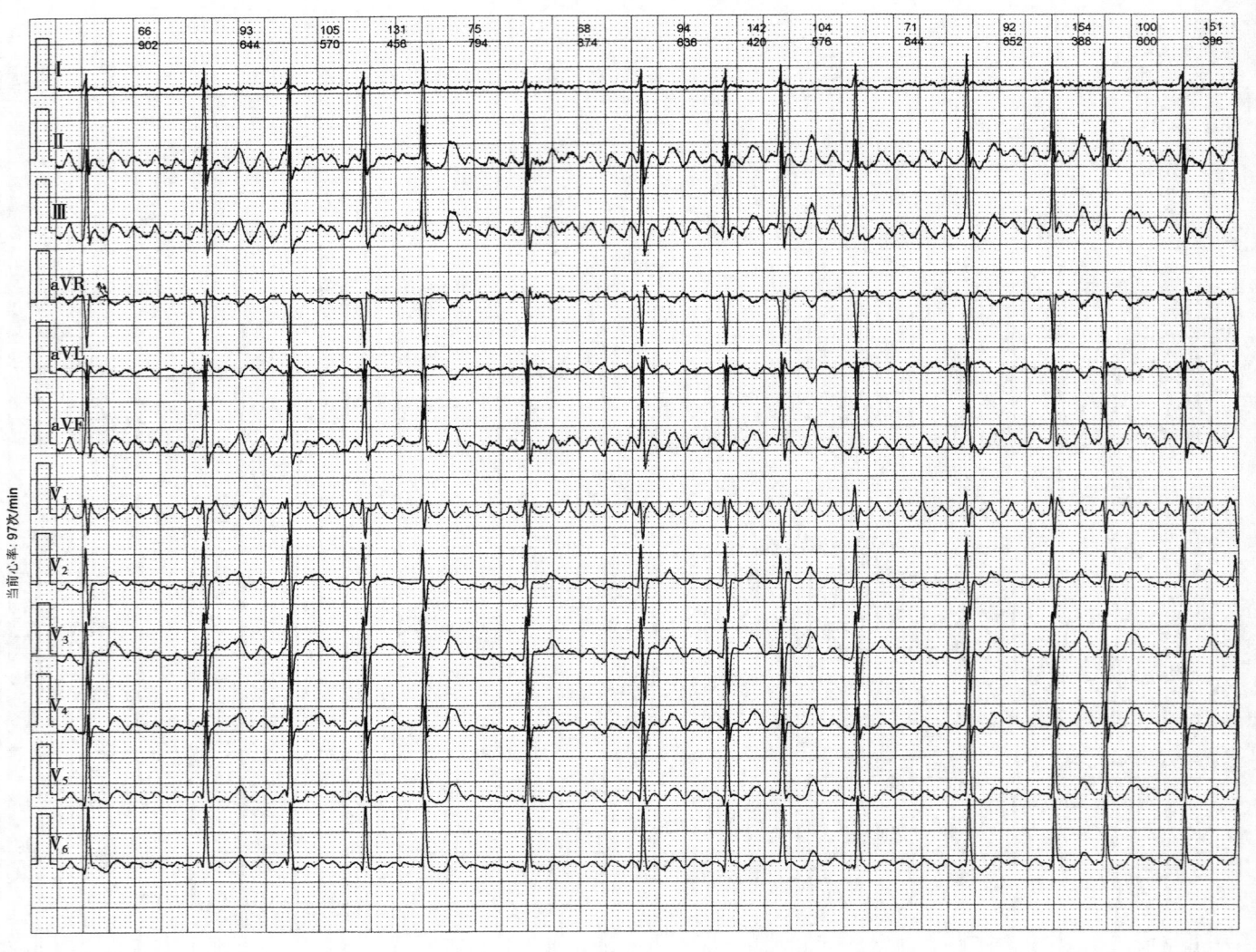

当前心率: 97次/min

图 3 心房扑动, 房室传导比例(2~5):1, 平均心室率 97 次 /min。

动态心电图诊断: 窦性心律, P 波高电压, 阵发性心房扑动, 房性期前收缩, ST 段压低。

【 点评 】

本例患者超声心动图未见心房明显异常, 动态心电图显示 P 波增大, 提示右心房内激动传导障碍。P-on-T 现象房性期前收缩引发了心房扑动。图 2 心房扑动的房室传导比例为 2:1, 此时应注意与房性心动过速鉴别。心室率 153 次 /min 时, Ⅱ、Ⅲ、aVF、V₃~V₆ 导联 ST 段显著压低, 提示下壁、前壁及前侧壁心肌缺血。

第3例 | 不纯性心房扑动

【临床资料】

男性，42岁，因"阵发性心悸6年，加重10个月"入院。6年前开始出现心悸、胸闷，当地医院诊断为心房颤动，开始服用胺碘酮治疗。明确诊断肥厚型心肌病16年。住院期间行心房颤动射频消融术，血钾6.8mmol/L。

【心电图分析】

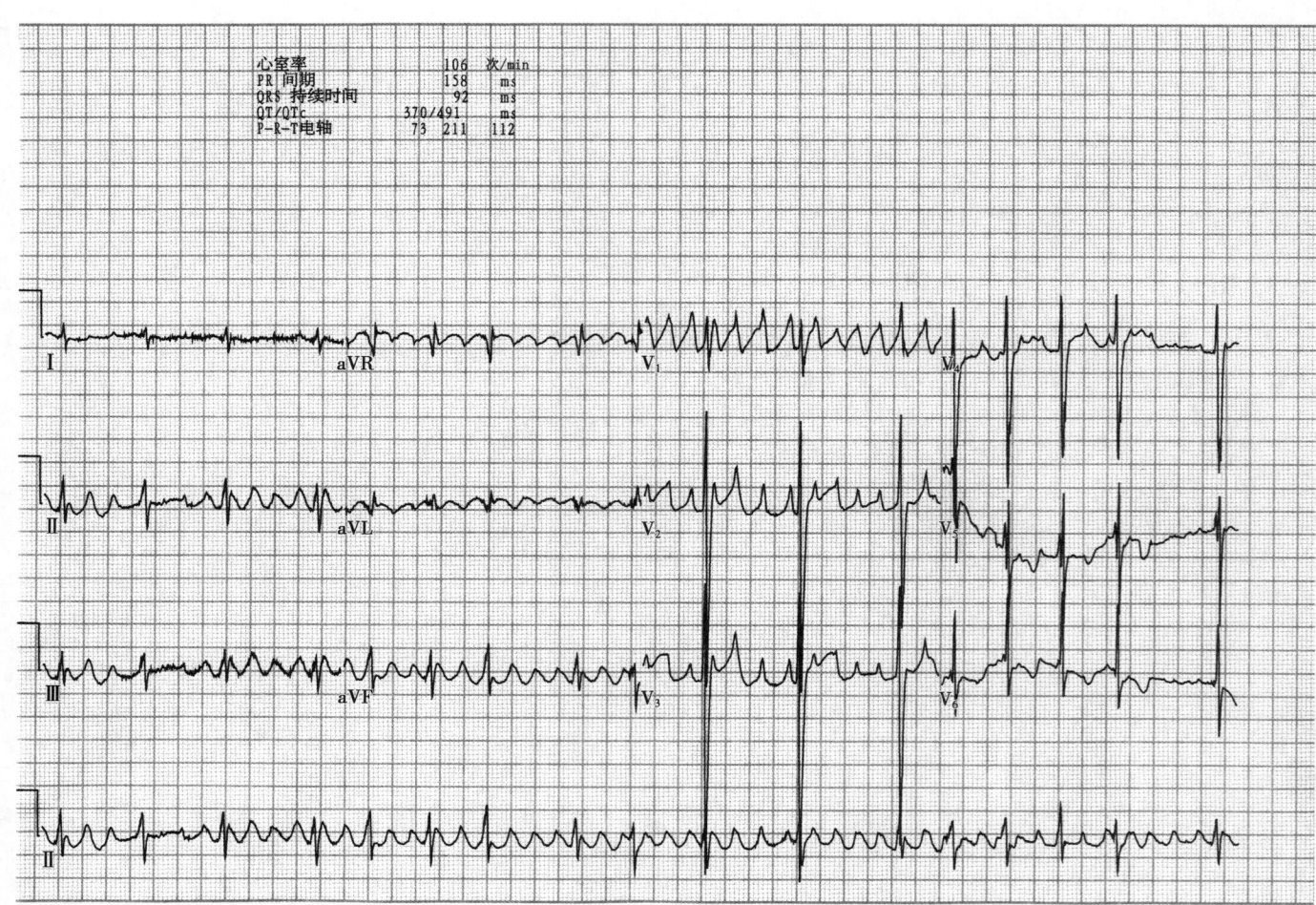

心室率	106	次/min
PR 间期	158	ms
QRS 持续时间	92	ms
QT/QTc	370/491	ms
P-R-T电轴	73 211 112	

图1 心房颤动，射频消融术前：P波消失，代之以不纯性心房扑动的F波，心房率300次/min，V₁、V₂导联F波振幅高达0.6~0.9mV，房室传导比例（2~4）:1，QRS波群时限92ms，QT/QTc间期370/491ms。ST段：V₅、V₆导联压低0.10~0.15mV。T波：V₅、V₆导联倒置。

诊断： 心房扑动（不纯性），ST段压低，T波倒置，QTc间期延长。

临床诊断: 肥厚型心肌病,心律失常,心房扑动,心房颤动,多器官功能衰竭,高钾血症。

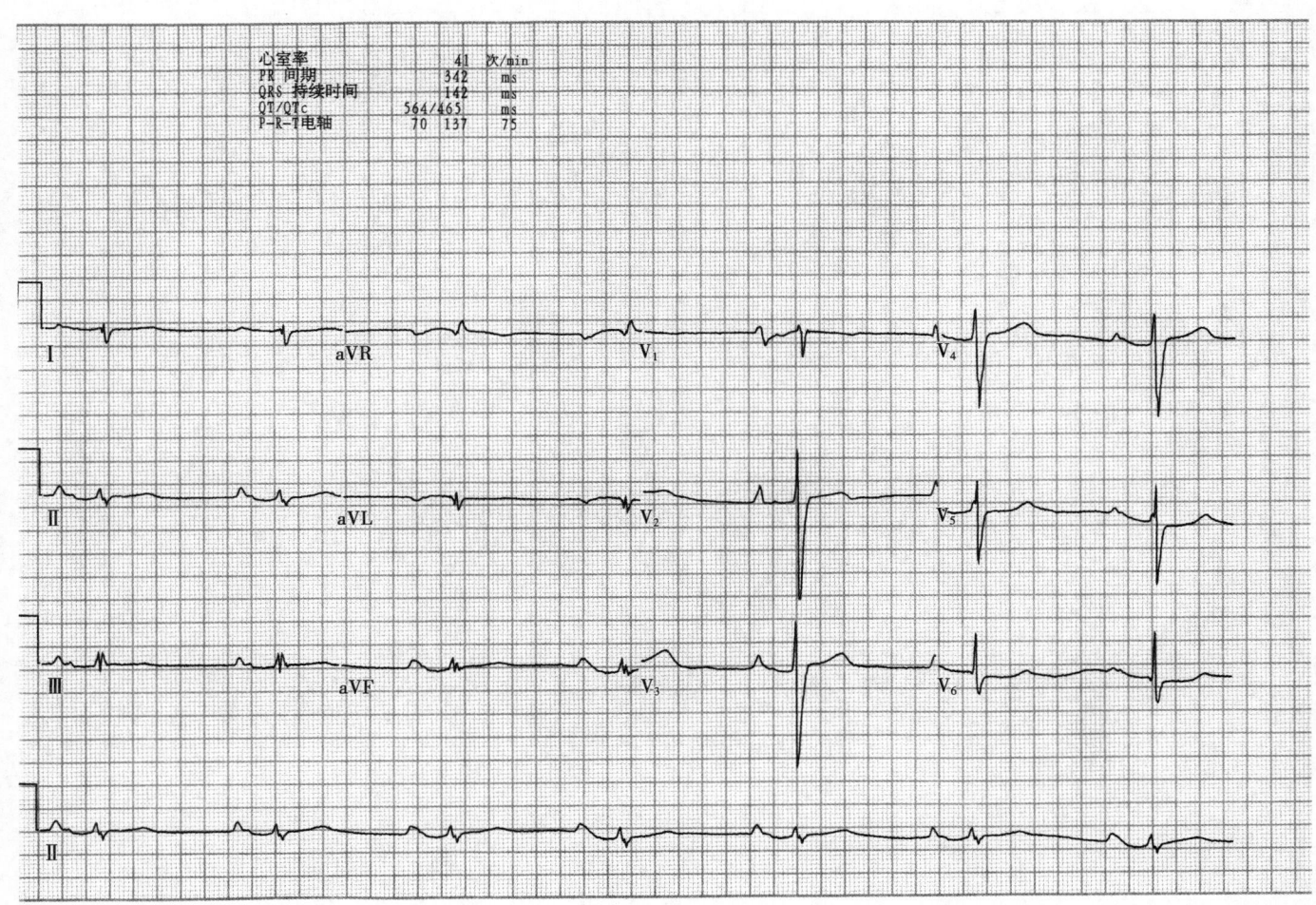

图 2 心房扑动与心房颤动射频消融术后第 6 天:窦性心动过缓,心率 41 次 /min,P 波时限 160ms,P 波增宽,PR 间期 342ms,一度房室传导阻滞,标准肢体导联 r+s<0.5mV,QRS 电轴 137°。V5 导联 R/S<1.0。ST 段:V5、V6 导联压低 0.05~0.10mV。QT/QTc 间期 564/465ms。

诊断: 窦性心律,P 波增高、增宽,一度房室传导阻滞,QRS 波群低电压,顺时针转位,ST 段压低,T 波低平,QT 间期延长。

不纯性心房扑动

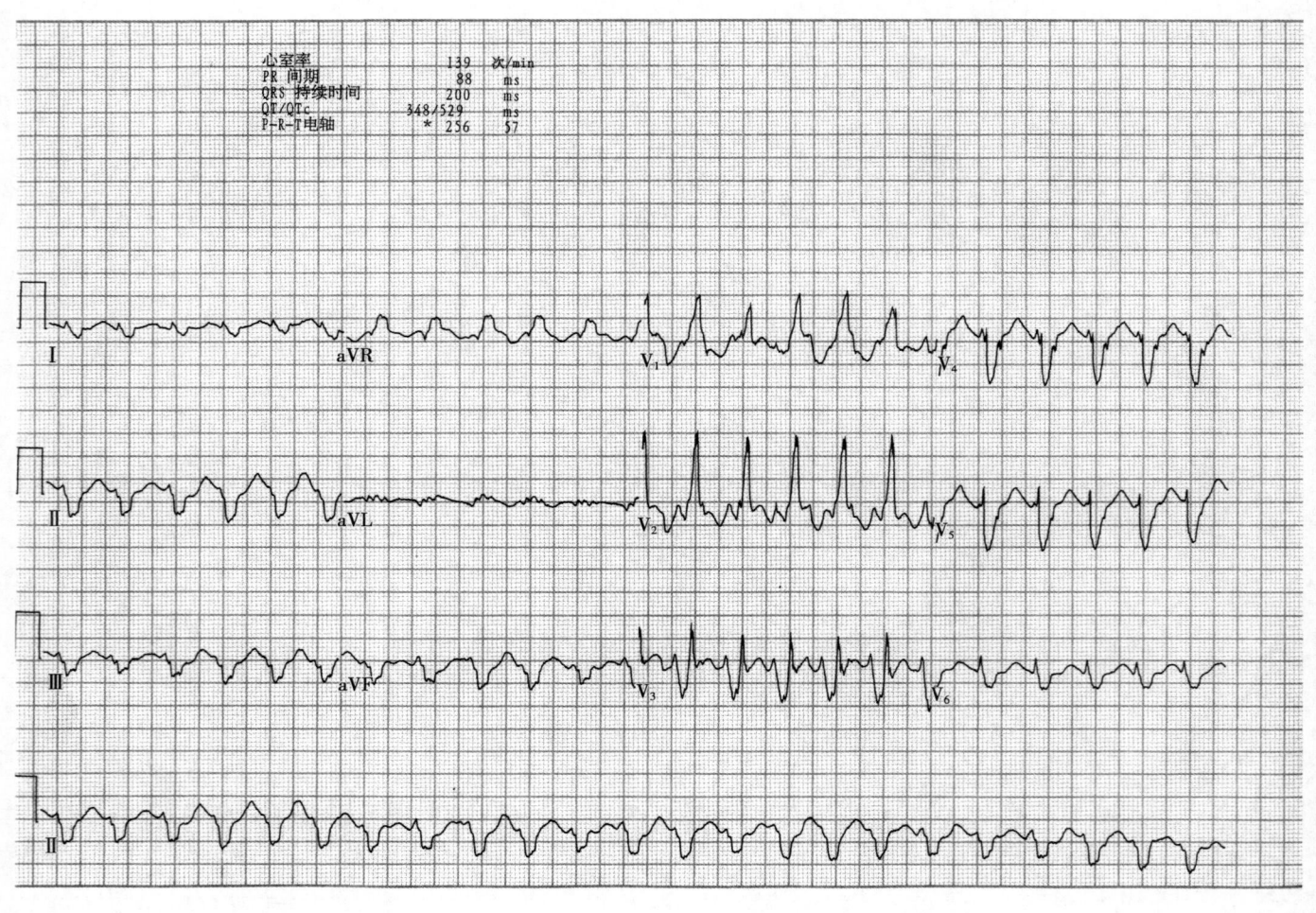

心室率		139	次/min
PR 间期		88	ms
QRS 持续时间		200	ms
QT/QTc	348/529		ms
P-R-T电轴	*	256	57

图 3 心房扑动与心房颤动射频消融术后第 7 天：心房扑动，心房率 278 次 /min，房室传导比例 2∶1，心室率 139 次 /min，QRS 波群时限延长至 200ms，V_1 导联呈 R 型，Ⅰ、$V_4 \sim V_6$ 导联增宽，完全性右束支传导阻滞。Ⅰ、Ⅲ、aVF 导联呈 QS 型，V_5、V_6 导联呈 rS 型，QT/QTc 间期 348/529ms，QRS 电轴 256°。

诊断：心房扑动，异常 Q 波（下壁），完全性右束支传导阻滞，顺时针转位。

【点评】

心房率 250 ~ 350 次 /min。图 1 符合心房扑动诊断。巨大 F 波，振幅高达 0.9mV，窦性心动过缓时，P 波增高，P 波时限延长，与心房增大相关。P 波增大是右心房扩大的表现。本例肢体导联出现了 QRS 波群低电压，可能的原因是心肌纤维化，除极电动力减小，QRS 波群电压减低。临床完善各项检查及风险评估之后，在 CARTO 指导下，行心房扑动及心房颤动射频消融术，消融肺静脉前庭、左心房顶部、三尖瓣峡部及左心房内。术后暂时恢复窦性心律。14 天后又发生了心房扑动。病情恶化，出现多器官功能衰竭、高钾血症。图 3 右束支传导阻滞的 QRS 波群时限宽达 200ms，除右束支传导阻滞以外，与高钾血症引起的室内传导障碍有关。

不纯性心房扑动

第4例　多源性房性心动过速伴急性前壁心肌梗死

【临床资料】

女性，83 岁，因 "胸闷、憋闷 4 天" 入院。血生化检查显示肌红蛋白 T 1.89ng/ml，CK 282.4U/L，脑利钠肽前体 13 967pg/ml，葡萄糖 23.9mmol/L。超声心动图显示节段性室壁运动障碍（前壁中间段），心尖部室壁瘤形成，二尖瓣、主动脉瓣轻度反流，左室整体功能减低。

临床诊断： 急性心肌梗死，高血压 3 级（极高危），肺部感染，糖尿病。

【心电图分析】

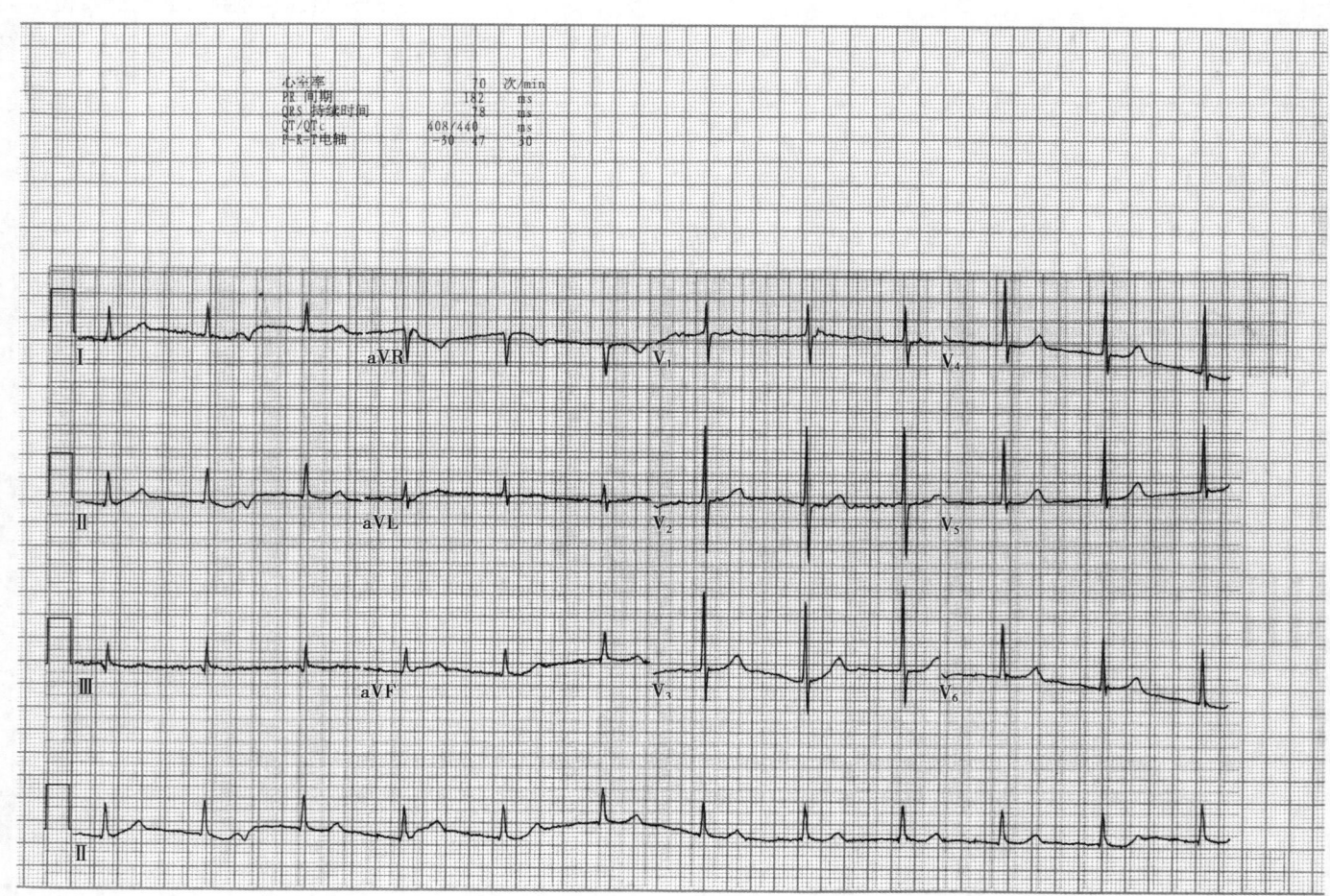

图 1　2 年前查体心电图：标准肢体导联 P 波平坦，Ⅱ导联 P 波呈正向、双向、倒置等多种形态，心房率 158 次 /min，部分 P′ 波未下传心室。

诊断： 多源性房性心动过速。

【点评】

本例高龄女性患者，急性心肌梗死的临床症状表现不典型，以胸闷、憋气为主。发病 30min 时心电图显示出典型的急性前壁 ST 段抬高的心肌梗死。心肌酶增高。发病第 3 天超声心动图显示节段性室壁运动障碍，左室心尖部室壁瘤形成。

多源性房性心动过速常发生于冠心病、心肌病、疾病晚期、严重电解质紊乱、洋地黄中毒、呼吸系统疾病，预后较差，不是多源性房性心动过速本身，而是原发疾病。患者住院期间死于急性前壁心肌梗死。

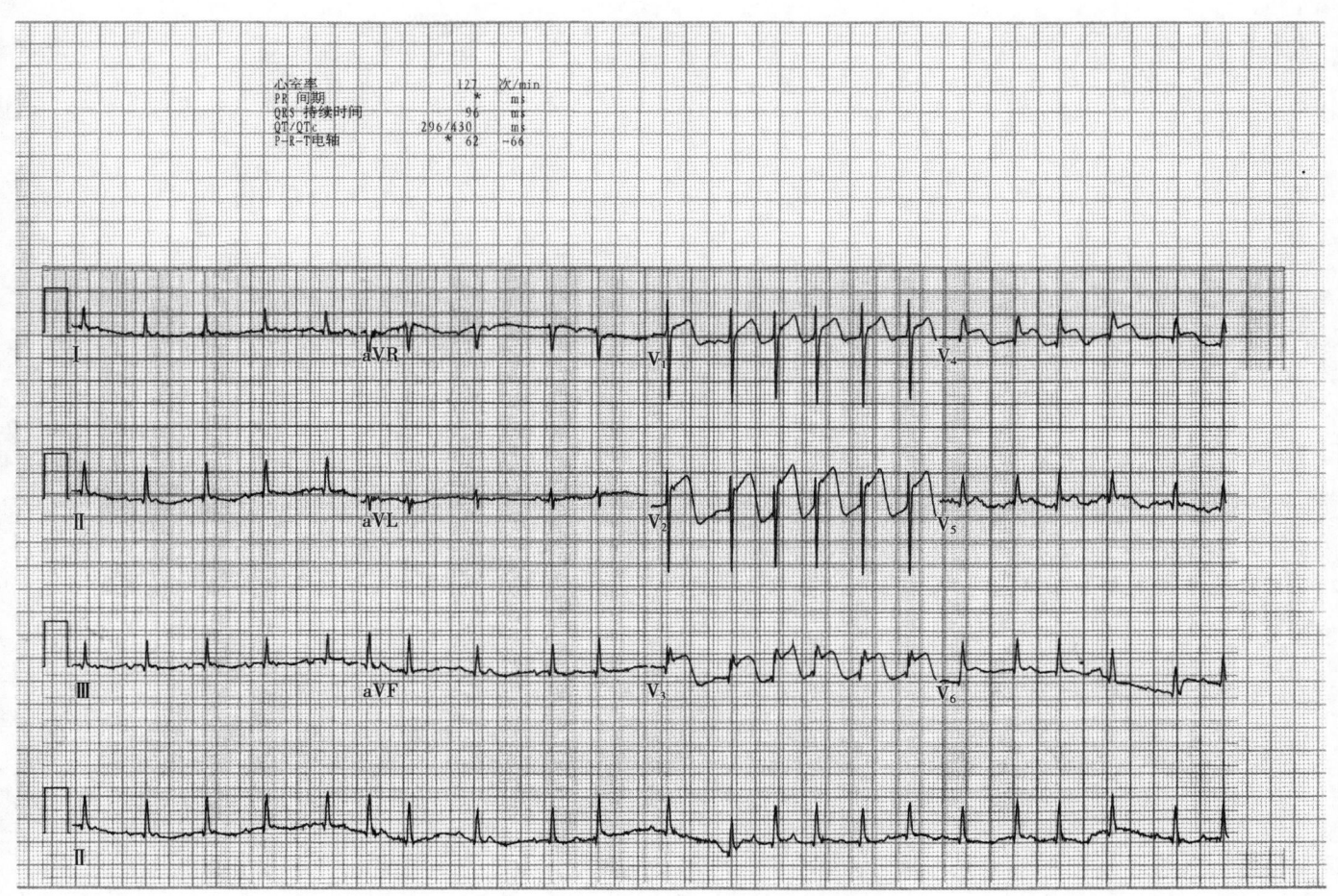

图 2 与图 1 比较，V_2 导联 R 波幅度降低，S 波增深；$V_3 \sim V_5$ 导联出现 q 波，R 波幅度显著降低。ST 段：$V_1 \sim V_4$ 导联抬高 0.20～0.70mV。T 波：Ⅰ、Ⅱ、aVF、V_6 导联转低平。QRS 波群时限 96ms，QT/QTc 间期 296/430ms，QRS 电轴 62°。

诊断：多源性房性心动过速，急性前壁心肌梗死。

第5例 | 多源性房性期前收缩

【临床资料】

男性，54岁，因"活动后气短1年，加重伴双下肢水肿1个月"入院。

临床诊断： 扩张型心肌病，高血压1级（高危），心功能Ⅲ级，高脂血症，慢性阻塞性肺疾病。

【动态心电图分析】

图1～图3取自患者同一次监测的动态心电图。

> **【点评】**
>
> 1. 3份动态心电图中房性期前收缩的P′波形态不同。图1中房性期前收缩之前的P′波重叠于T波上，使T波明显增高、变尖；图2中Ⅱ、Ⅲ、aVF导联P′波较窦性P波低；图3中Ⅱ、Ⅲ、aVF导联房性期前收缩的P′波倒置，提示多源性房性期前收缩。
>
> 2. 扩张型心肌病超声心动图提示全心扩大，心电图表现为左心房增大（P波增宽）、左心室高电压，这里符合左心室扩大的心电图，而因为左室壁不增厚，不应报告左心室肥大心电图。
>
> 3. 该患者缺少电解质信息的记录，由于QTU间期长、有明显U波，建议查电解质。

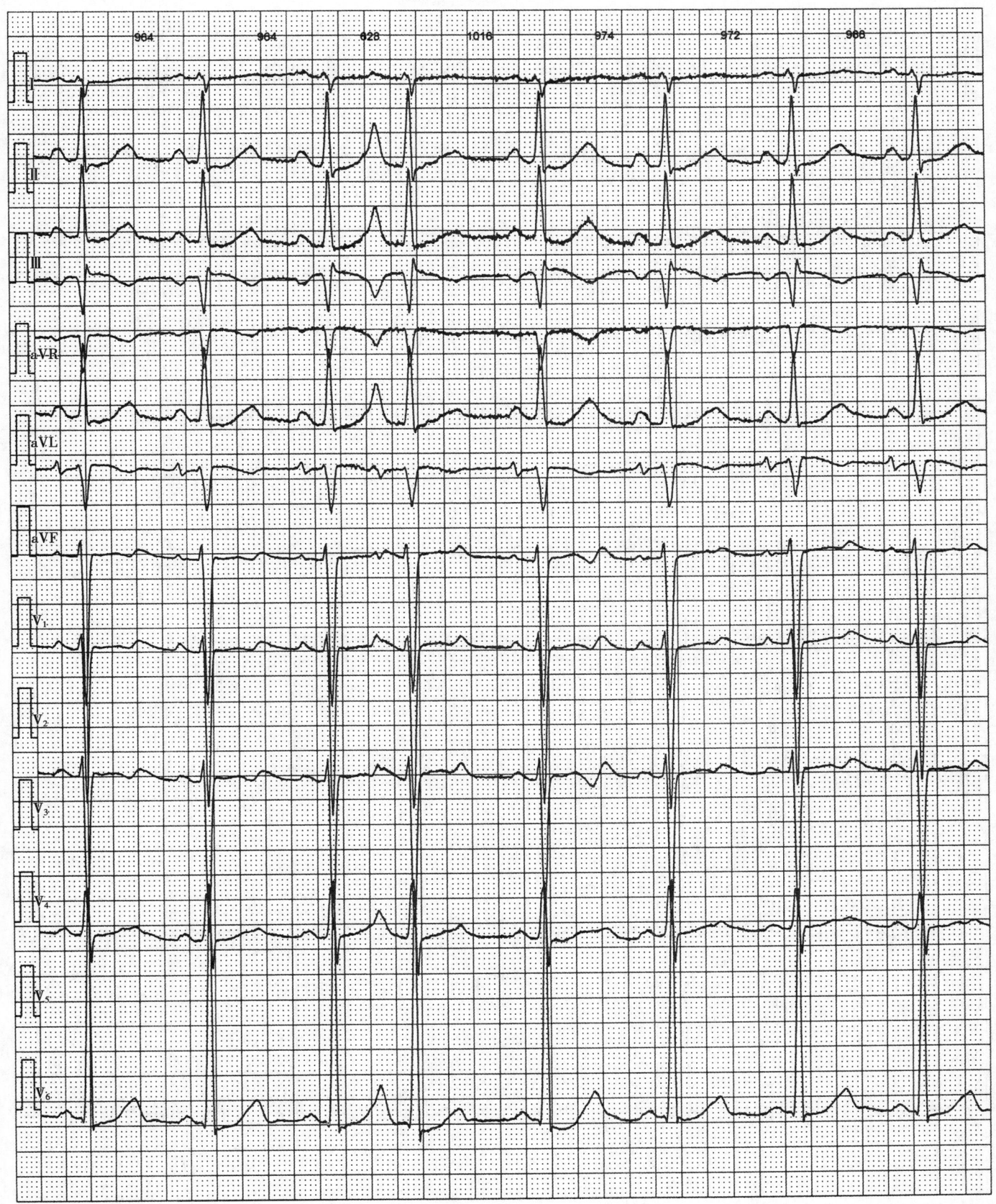

图1 窦性心律,心率 63 次/min,P 波时限 0.13s,左心房增大,PR 间期 0.19s,QRS 波群时限 0.10s。$V_1 \sim V_3$ 导联有明显 U 波,QTU 间期 0.60s,第 4 个心搏提早出现。P′波出现于 T 波上,使Ⅱ、Ⅲ、aVF 导联 T 波明显增高、变尖。房性期前收缩后第 1 个窦性 TU 波振幅增大。$R_{V_6} = 4.45mV$。

诊断: 窦性心律,左心房增大,左心室扩大,QTU 间期延长,房性期前收缩。

当前心率: **63次/min**

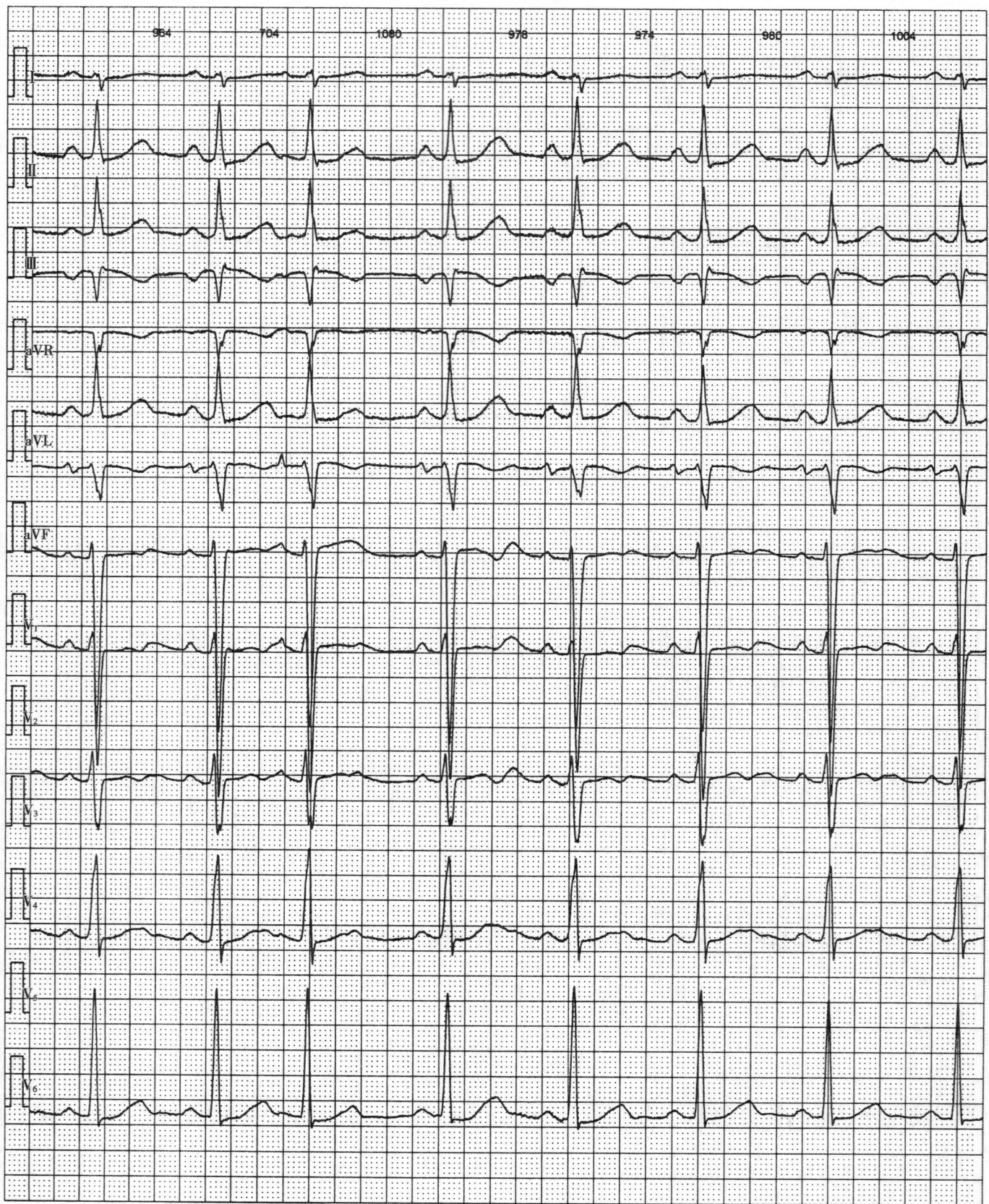

图 2　第 3 个心搏是房性期前收缩，P′波：Ⅱ、Ⅲ、aVF 导联振幅比窦性 P 波低，V₁、V₂ 导联正向。

诊断: 窦性心律，房性期前收缩，左心房增大，左心室扩大，QTU 间期延长。

当前心率: **61**次/min

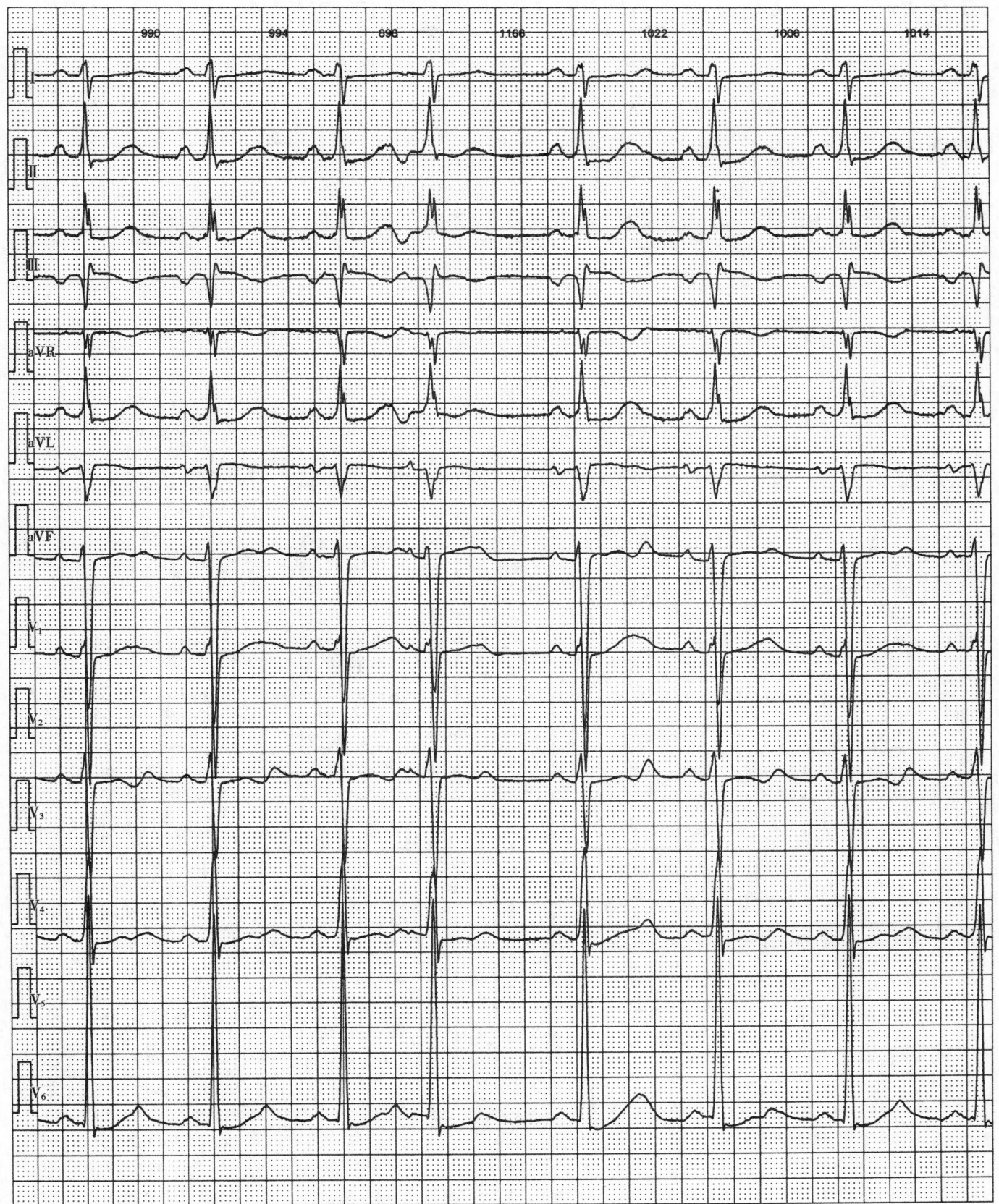

图 3 第 4 个心搏是房性期前收缩。Ⅱ、Ⅲ、aVF 导联 P′ 波倒置。房性期前收缩后第 1 个窦性心搏的 TU 波振幅增大，QTU 间期 0.64s。

诊断：窦性心律，房性期前收缩，左心房增大，左心室扩大，QTU 间期延长。

多源性房性期前收缩

　　　　反复发作的房性心动过速合并左束支传导阻滞

【临床资料】

男性,81 岁,因 "间断性胸闷、胸痛 10 年余,加重 5 天" 入院。既往高血压病史 20 余年,脑梗死病史 10 年。超声心动图显示左心室增大,二尖瓣轻度反流,左室整体功能减低。冠脉造影显示前降支中段狭窄 90%,第一对角支狭窄 80%,回旋支中段狭窄 80%,右冠状动脉闭塞,PCI 术后。

【动态心电图分析】

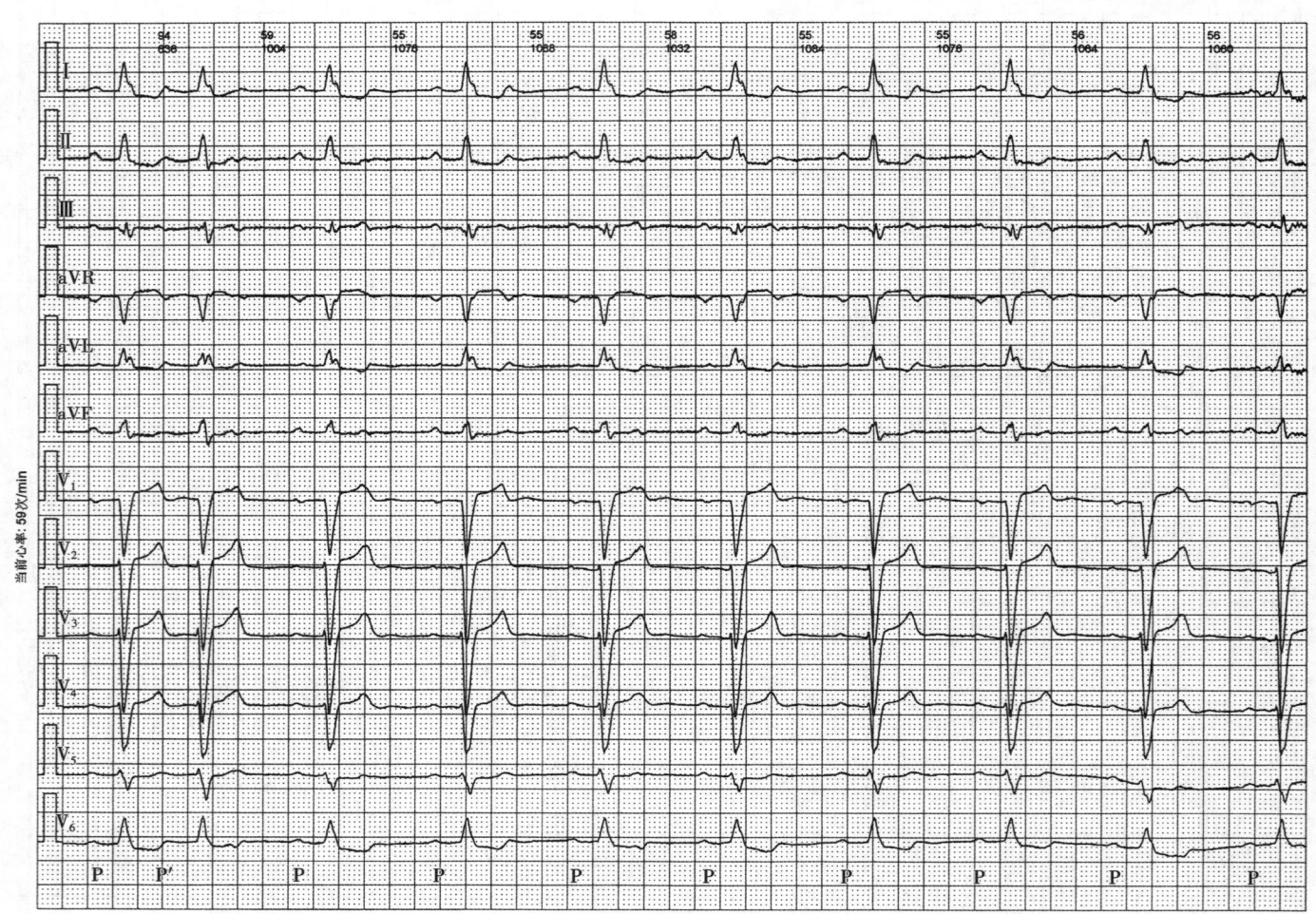

图 1　标记为 P 波,窦性节律。PR 间期 0.23s,一度房室传导阻滞。QRS 波群时限 0.14s,Ⅰ、aVL、V₆ 导联呈 R 型,V₁ 导联呈 QS 型,V₂~V₅ 导联呈 rS 型,线性 r 波,完全性左束支传导阻滞。第 2 个心搏提前发生,根据其后的窦性节律,推测是房性期前收缩,P′波出现于 T 波中,自此处开始重整窦性心律。

诊断:窦性心律,房性期前收缩,完全性左束支传导阻滞,一度房室传导阻滞。

临床诊断：冠状动脉粥样硬化性心脏病，不稳定型心绞痛，冠状动脉 PCI 术后，高血压 3 级（高危），糖尿病 2 型，陈旧性脑梗死，慢性心功能不全。

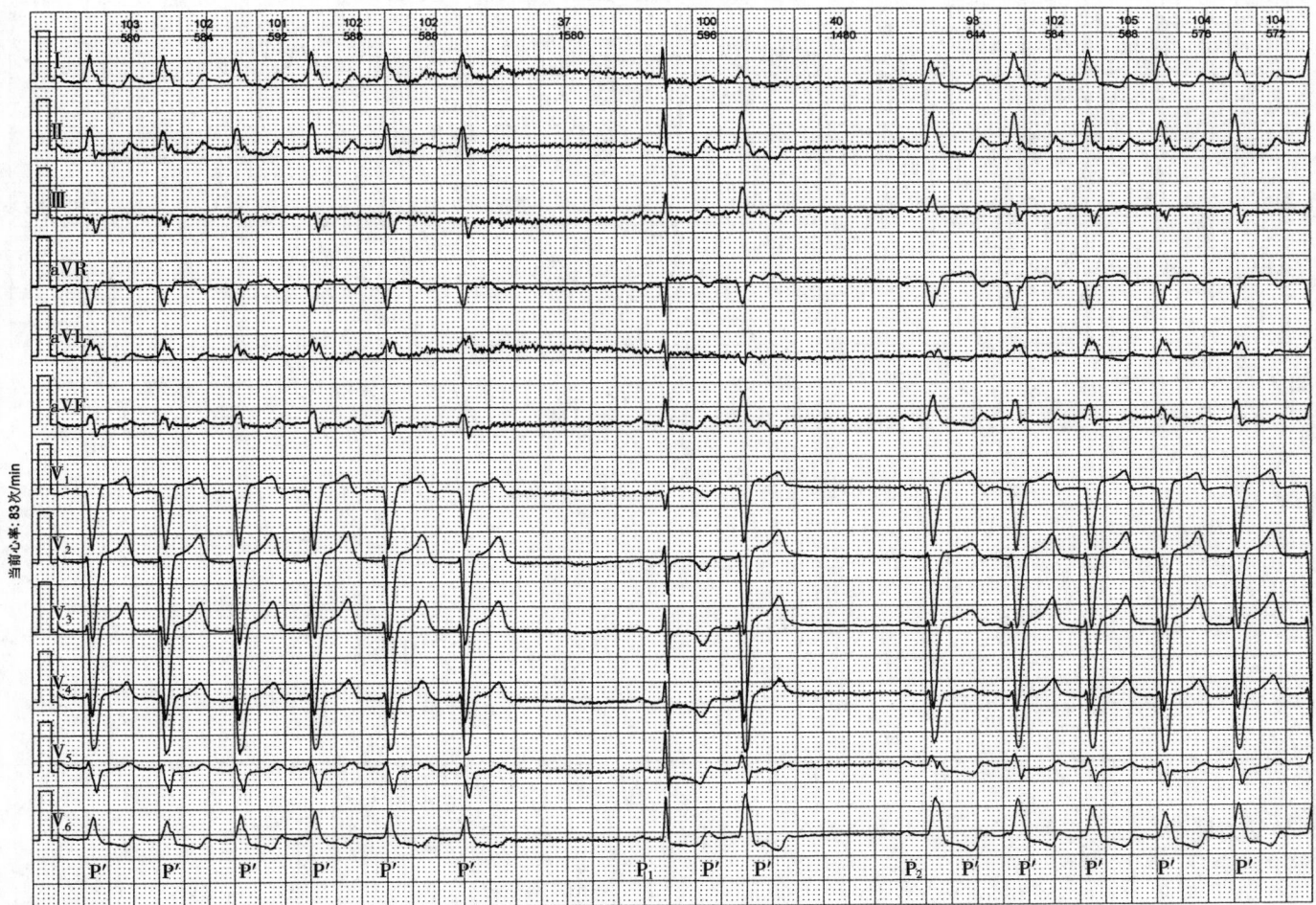

图 2　P₁、P₂ 是窦性搏动，PR 间期 0.20s，P₁ 下传 QRS 波群时限 0.08s，左束支传导阻滞消失，ST 段：Ⅰ、Ⅱ、aVF、V₃～V₆ 导联下斜型压低 0.05～0.15mV。T 波：V₁～V₅ 导联倒置。P₁ 之前及 P₂ 之后的一系列 P′ 波为房性心动过速，心率 103 次 /min。P₁ 之后出现 2 次房性期前收缩，第 2 个房性期前收缩出现 QRS 波群之后，因干扰未下传心室。房性期前收缩与房性心动过速的 QRS 波群均呈左束支传导阻滞图形。

诊断：窦性心律，房性期前收缩，房性心动过速，间歇性左束支传导阻滞，ST 段压低（前壁、侧壁），T 波倒置（前间壁、前壁）。

反复发作的房性心动过速合并左束支传导阻滞

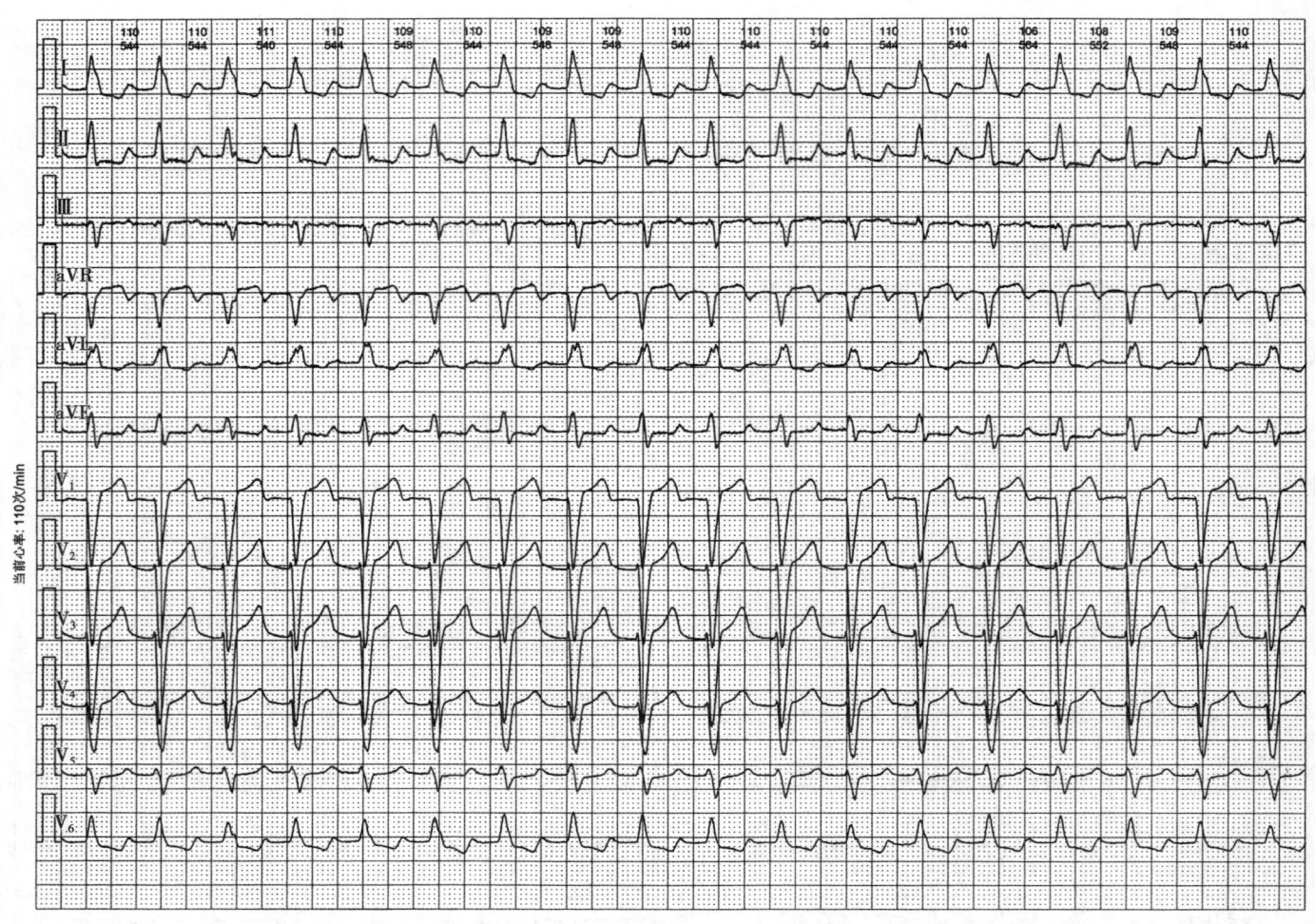

当前心率：110次/min

图 3 QRS-T 波形与图 1、图 2 以及下面的图 4 中 QRS-T 波形一致，心室率 110 次 /min，是什么性质的主导节律？结合图 1 和图 2，提示房性心动过速。

诊断：窦性心律，房性心动过速。

【点评】

1. 为什么不将图 2 和图 3 中频率在 110～111 次 /min 的心动过速诊断为窦性心动过速呢？主要基于以下几个方面考虑：①与窦性心律(图 1)比较，它们的节律是突然加快的，又是骤然终止的，快－慢心律之间有截然不同的频率界线。24h 有 78 阵之多，持续时间从数秒到数十分钟。②在睡眠中也多次发生，不符合窦性节律的变化规律。基础窦性频率不快的情况下，深度睡眠状态下，窦性心律的频率达不到这样高的心率。③房性心动过速被室性期前收缩终止了。在室性期前收缩的终末部似有一个 P′波，可能这个逆行 P′波的激动进入了房性心动过速的折返环中，激动了可激性空隙区使其产生了不应期，终止了房性心动过速的折返，房性心动过速终止。这种房性心动

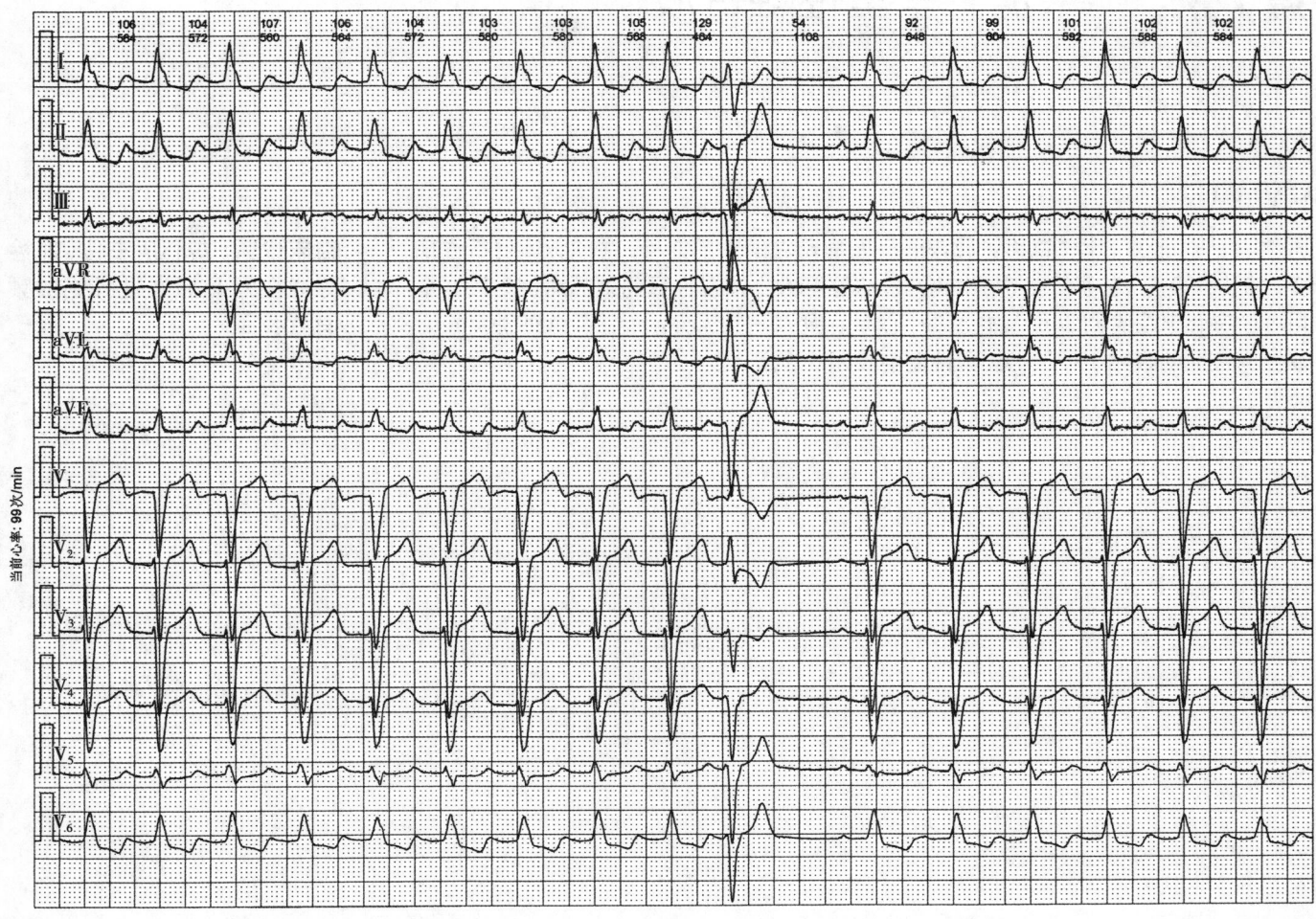

| 106 | 104 | 107 | 106 | 104 | 103 | 103 | 105 | 29 | 54 | 92 | 99 | 101 | 102 | 102 |
| 564 | 572 | 560 | 564 | 564 | 580 | 580 | 588 | 464 | 1108 | 848 | 804 | 592 | 588 | 564 |

当前心率: 99次/min

图 4 宽大、畸形、与众不同的 QRS 波群是左室心尖部期前收缩。此前的节律是房性心动过速,心率 105 次 /min。室性期前收缩之后的节律,除第 1 个为窦性心搏以外,其余都是房性心动过速。

诊断: 窦性心律,房性心动过速,完全性左束支传导阻滞,室性期前收缩。

综合图 1~图 4 诊断: 窦性心律,反复发作的房性心动过速,几乎完全性左束支传导阻滞(偶见正常室内传导),房性期前收缩,室性期前收缩,ST 段压低(前壁及侧壁),T 波倒置,间歇性一度房室传导阻滞。

过速被室性期前收缩终止的现象,反复出现 10 余次。上述可能证明,本例反复发作的房性心动过速的产生机制是折返。

2. 仅根据图 3 这一份心电图,没有图 1、图 2 及图 4,图 3 的诊断可能会提出:①窦性心动过速;②房性心动过速;③心房扑动(房室传导比例 2∶1);④交界性心动过速;⑤室性心动过速。有了临床资料,结合 24h 动态心电图综合分析,正确的诊断是房性心动过速合并左束支传导阻滞。

第7例　房-室室性融合波

【临床资料】

男性，78岁，因"心悸"就诊。超声心动图显示右房顶部血栓，主动脉瓣退行性病变，肺动脉高压；左室舒张功能减低，左心室肥大。原发性肝癌射频消融术后8个月。动态心电图监测24h，窦性心律，心率范围79~132次/min，平均99次/min；发生房性期前收缩19 238次，室性期前收缩631次。

临床诊断：右心房占位（血栓可能性大）；原发性肝癌射频消融术后。

图1 标记的P波，代表窦性P波，心率122次/min，P′波代表房性期前收缩及短阵房性心动过速。第1阵房性心动过速频率166次/min。第2阵房性心动过速的P′波形态至少有2种类型，P′P′间期不等，心房率156次/min。R_7之前有P′波出现于T波顶峰上，T波、P波重叠振幅明显增大。R_7时限0.12s，Ⅱ、Ⅲ、aVF、V_5、V_6导联呈高大R波，V_1~V_4导联呈QS型，这是时相性心室内差异传导，还是室性期前收缩含室性融合波？暂不作定性诊断。

诊断：窦性心动过速，短阵多源性房性心动过速，房性期前收缩，室内差异传导？室性期前收缩形成室性融合波？

【动态心电图分析】

图1~图4取自动态心电图。

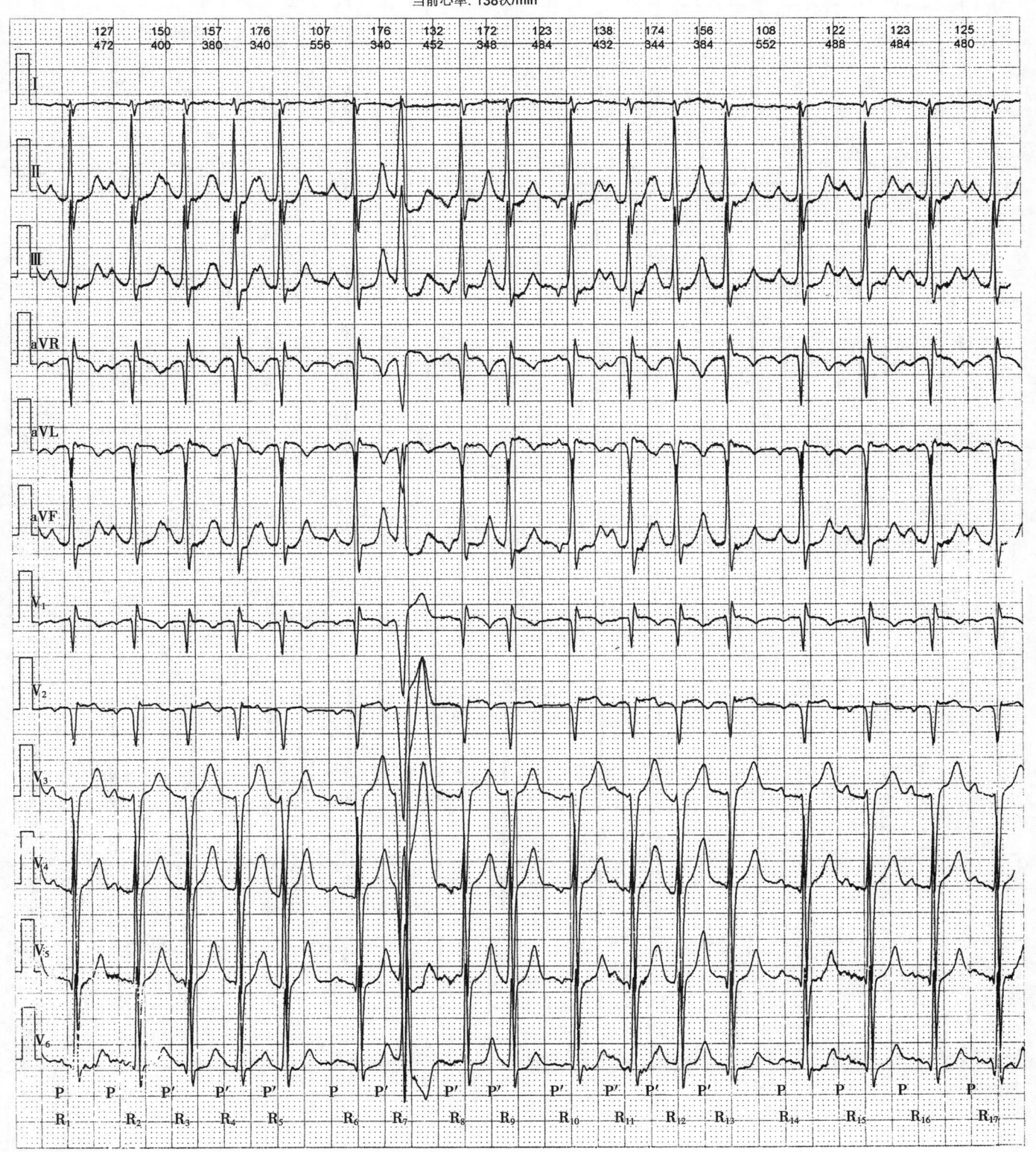

当前心率: 138次/min

房－室室性融合波

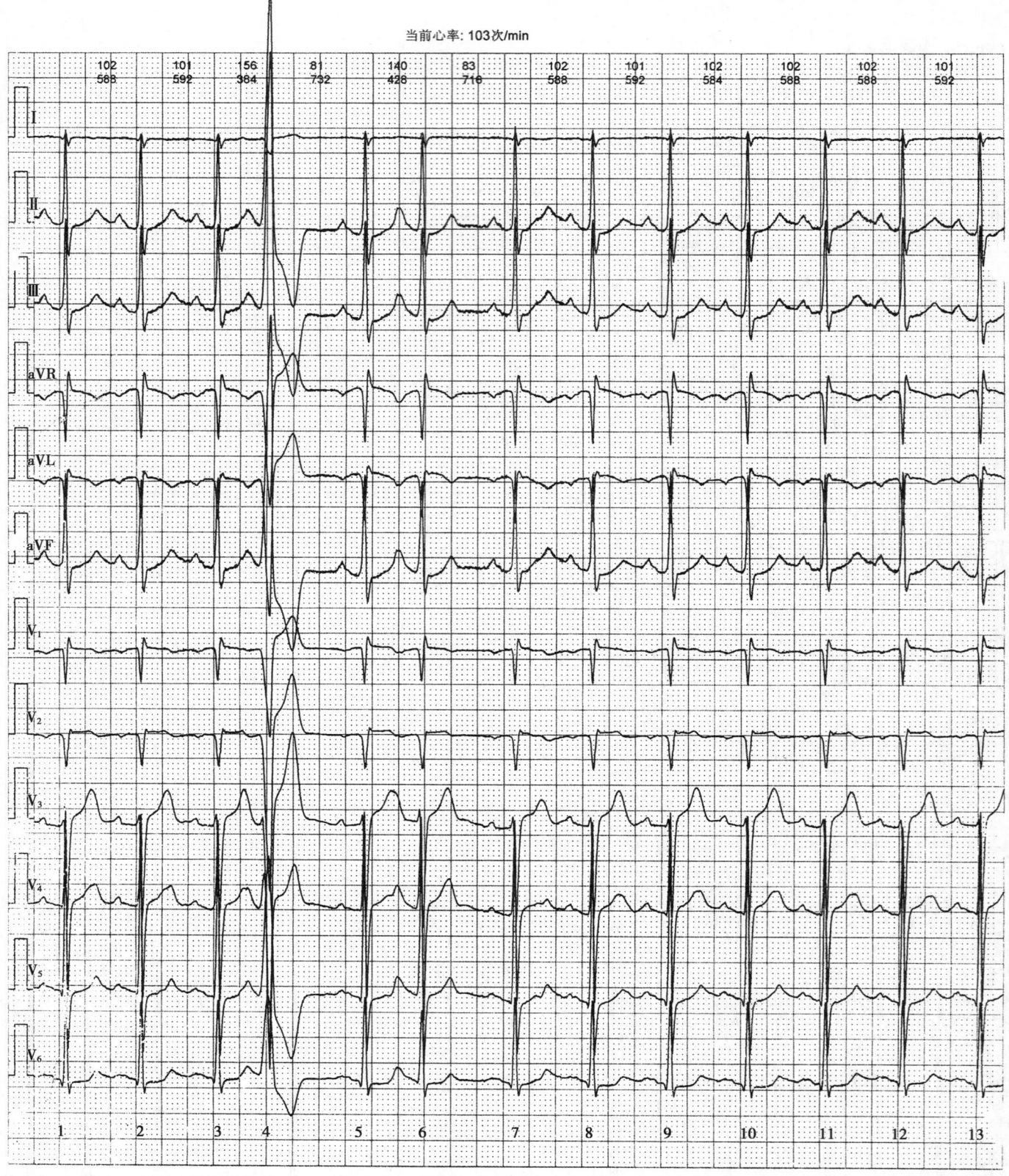

当前心率: 103次/min

图 2 窦性频率 102 次 /min。第 4 个是右室流出道室性期前收缩，第 6 个是房性期前收缩。

诊断：窦性心律，房性期前收缩，室性期前收缩。

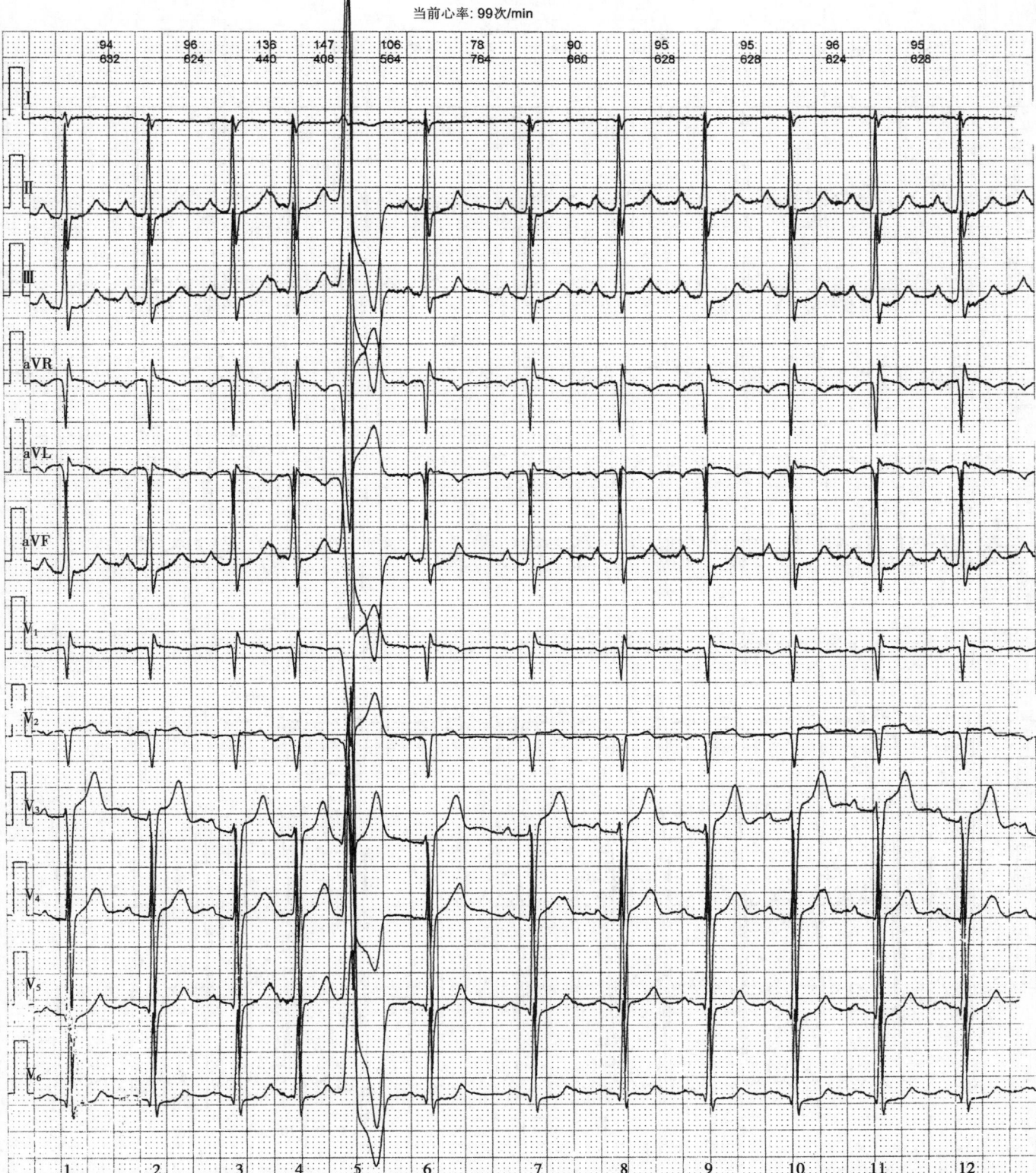

当前心率: 99次/min

图 3 窦性心律,心率 95 次 /min。第 5 个是房性期前收缩,第 6 个是室性期前收缩。

诊断: 窦性心律,房性期前收缩,室性期前收缩。

房 - 室室性融合波

601

当前心率: 107次/min

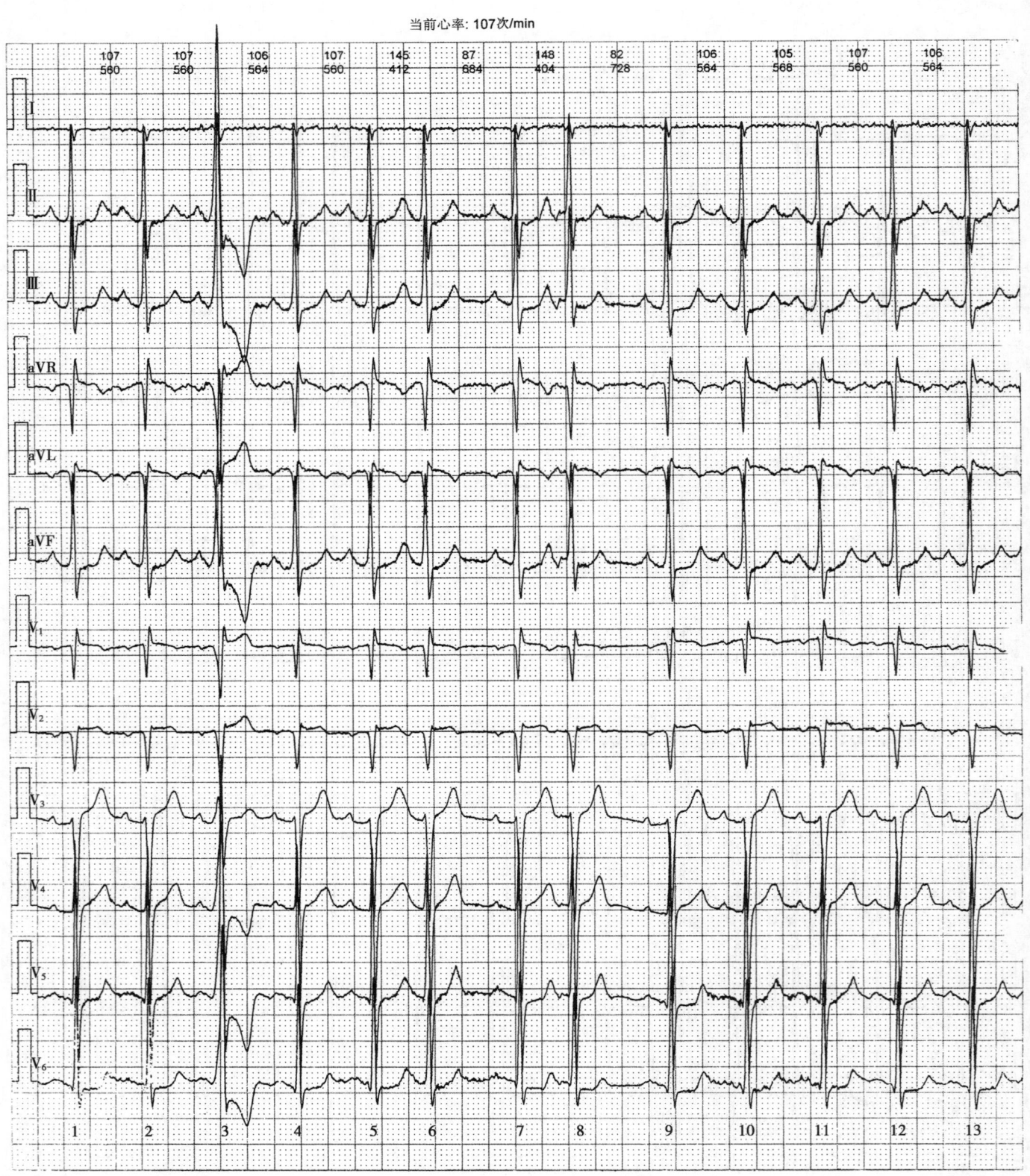

图 4 窦性频率 105 次 /min。第 3 个是室性期前收缩。第 6 个与第 8 个是房性期前收缩。ST 段：Ⅱ、Ⅲ、aVF、V₆ 导联上斜型压低 0.05～0.125mV，aVR、V₁ 导联抬高 0.05～0.10mV。V₁、V₂ 导联呈 Qr 型。

诊断：窦性心动过速，房性期前收缩，室性期前收缩（含室性融合波）；ST 段压低（下侧壁）。

【点评】

1. 多源性房性心动过速，又称紊乱性房性心动过速。心电图表现为：①房性心动过速频率大于 100 次 /min；②P 波形态有 3 种或 3 种以上；③P′ P′ 间期不等；④PR 间期不等。临床上见于器质性心脏病，如风湿性心脏病、心肌病、肺源性心脏病等。

2. 房 - 室室性融合波指房性期前收缩与室性期前收缩激动在心室内相遇而发生干扰，共引起心室除极，产生房 - 室室性融合波是一种巧合现象。见于先后发生房性期前收缩和室性期前收缩的患者，房性期前收缩下传心室的激动又恰好与室性期前收缩的激动同时出现，所产生的室性融合波的形态于房性期前收缩 QRS 波群与室性期前收缩 QRS 波群形态之间。

　　房室折返性心动过速伴 QRS-T 电交替及显著 ST 段压低

【临床资料】

男性，38 岁，因 "阵发性心悸 2 年，加重 2 周" 入院。2 年以来间断发生心悸，持续几分钟至数十分钟，最长一次持续 3h，心电图提示窄 QRS 心动过速。超声心动图未见明显异常。诊断为急性白血病 1 个月余。电生理检查 + 三维标测系统（EnSite）指导下行窄 QRS 心动过速射频消融术成功。

临床诊断：房室折返性心动过速，急性髓系白血病。

【心电图分析】

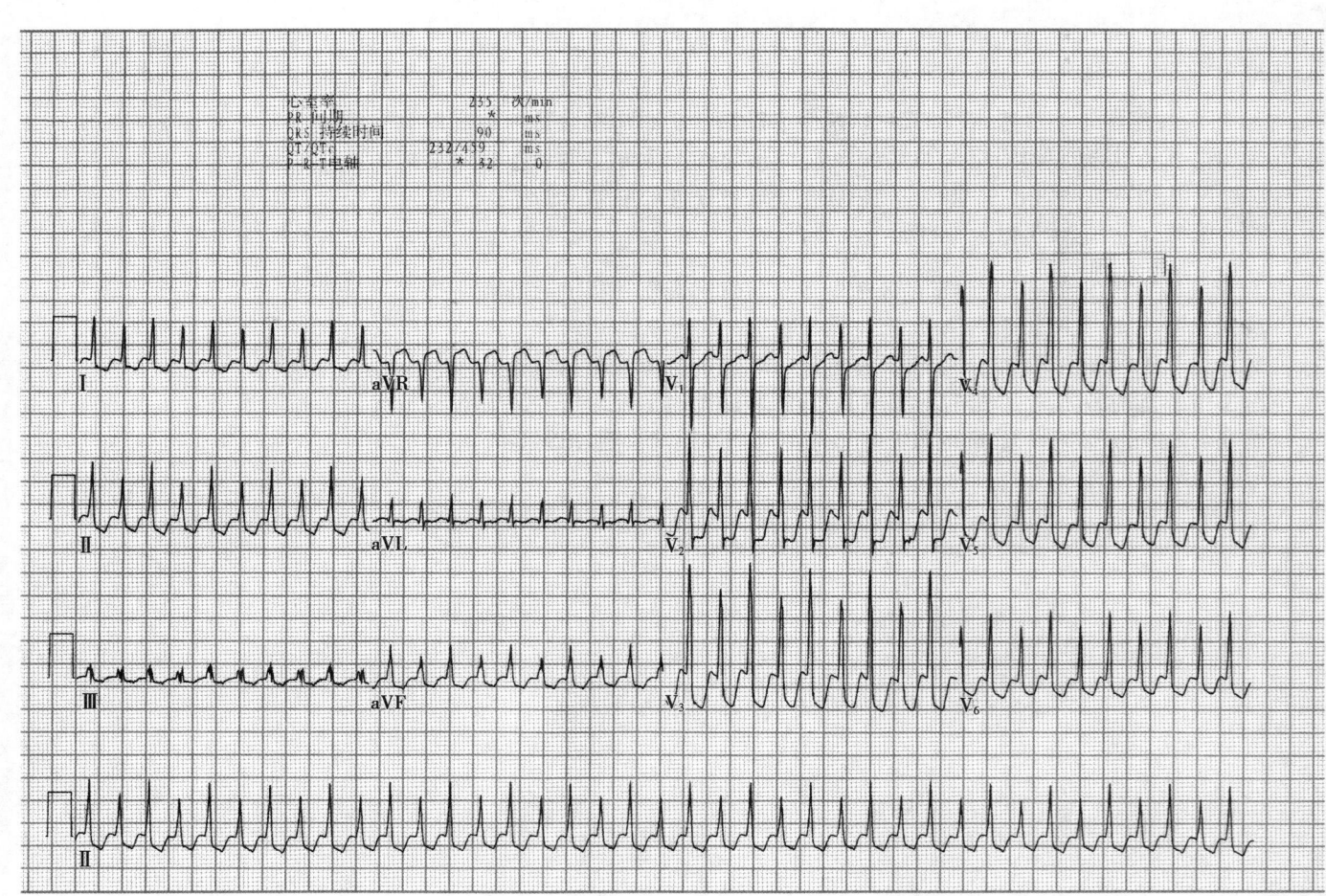

图 1　阵发性室上性心动过速发作时：窄 QRS 心动过速，QRS 波群时限 90ms，RR 间期匀齐，QRS 波群振幅高低交替，心室率 235 次 /min。ST 段：Ⅰ、Ⅱ、Ⅲ、aVF、V₁～V₆ 导联压低 0.05～0.60mV，aVR 导联抬高 0.275mV。T 波：Ⅱ、aVF、V₃～V₆ 导联倒置。

诊断：阵发性窄 QRS 心动过速，ST 段显著压低，T 波倒置电交替，QRS 电交替。

【点评】

房室折返性心动过速的常见折返方式：旁路逆传、房室结前传。环路包括心房→房室结→希浦系统→束支→心室→旁路→心房。如无室内传导阻滞，QRS 波群时限正常。P⁻ 波位于 R 波之后，RP⁻ 间期 > 70ms（也有 > 90ms 的标准）。显性旁路患者房室折返性心动过速发作前后，心电图上可以见到预激波。本例房室折返性心动过速心电图表现不典型：①不易证明的逆行 P⁻ 波，这就给房室折返性心动过速的鉴别诊断带来了困难；②常规心电图预激波非常小（窦性心律），与阵发性房室折返性心动过速的 QRS 波群时限比较，预激波占时限仅有 12ms；③有学者报道，房室折返性心动过速（AVRT）时 ST 段压低较重，房室结折返性心动过速（AVNRT）时 ST 段压低程度较轻，但缺少诊断标准。

本例窄 QRS 心动过速，在 EnSite 指导下行射频消融术，证实为旁路参与折返的 AVRT，靶点 CS34 ~ CS56；射频消融成功。

房室折返性心动过速伴有 QRS 电交替、T 波交替及 ST 段显著压低，未行冠脉造影，可能与极速的心室率引起的心肌缺血有关。

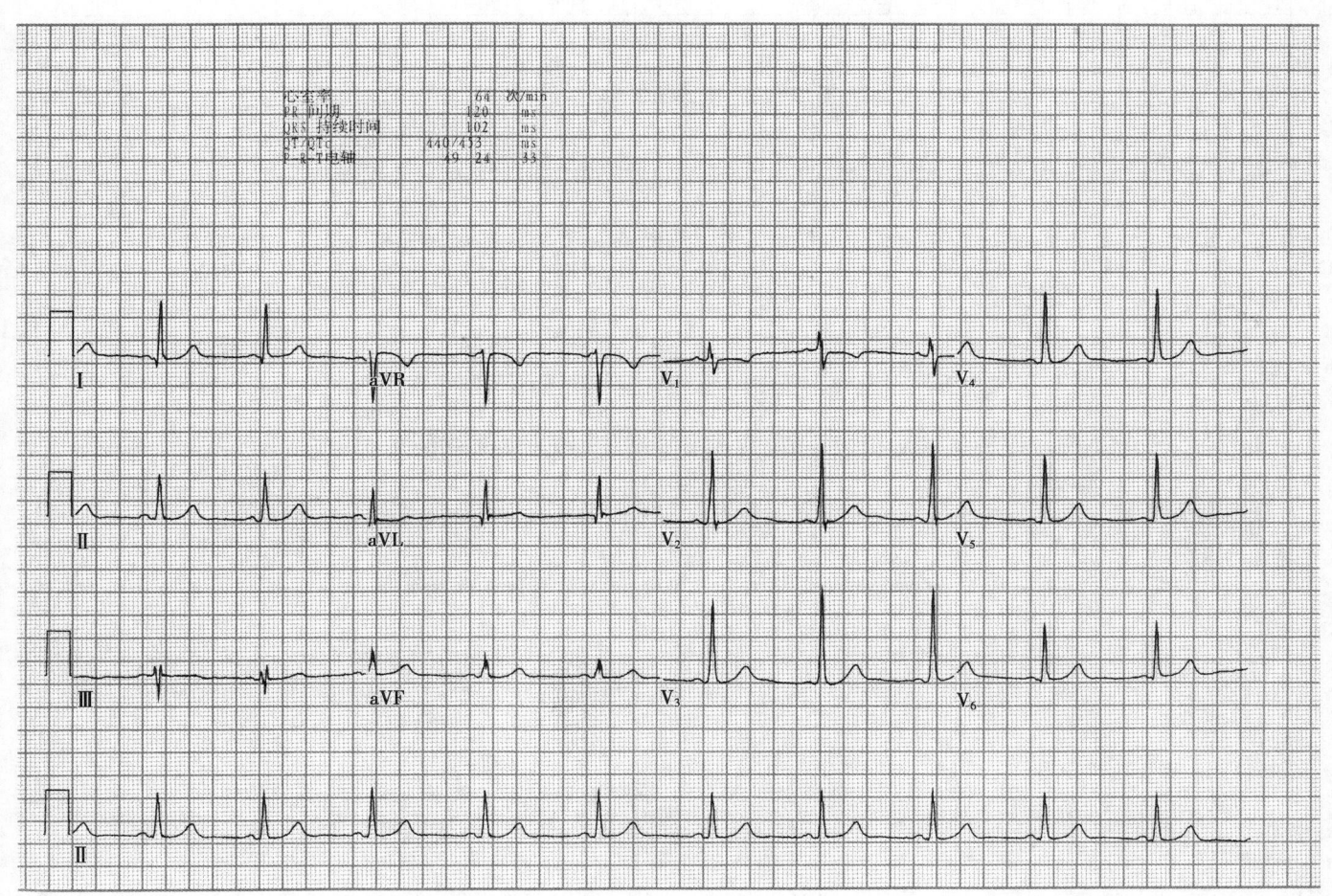

图 2 窄 QRS 心动过速自行终止以后：窦性心律，心率 64 次 /min，PR 间期 120ms，QRS 波群时限 102ms，与图 1 比较，QRS 波群时限增宽了 12ms，提示 V₂、V₃ 导联 QRS 波群起始部有极小的心室预激波。QRS 电轴 24°，QT/QTc 间期 440/453ms。

诊断：窦性心律，心室预激波。

房室折返性心动过速伴 QRS-T 电交替及显著 ST 段压低 605

第 9 例 房性快速心律失常继发全心停搏

【临床资料】

男性，85 岁，因"阵发性心慌、头晕、黑矇 2 年，加重再发 3 天"入院。2 年前发生阵发性心房扑动、心房颤动，多次动态心电图显示短暂全心停搏。

临床诊断：病态窦房结综合征，阵发性心房扑动，阵发性心房颤动，慢性肾功能不全。

【动态心电图分析】

动态心电图监测中，反复发生阵发性房性快速心律失常，终止以后出现短暂全心停搏。

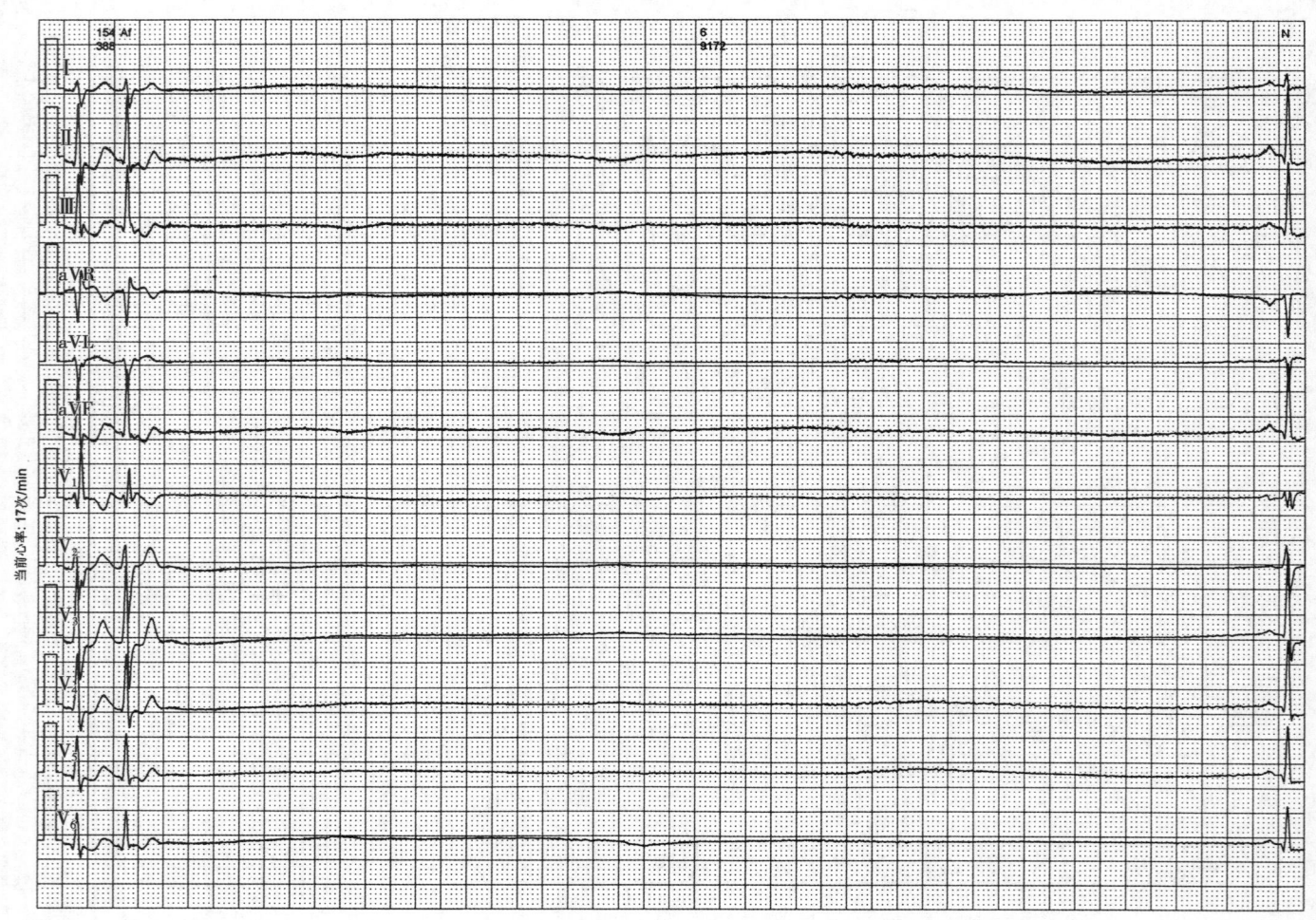

图 1 描记于清醒状态下：阵发性心房扑动，自行终止以后，出现了 8.26s 的全心停搏，恢复窦性心律。ST 段：Ⅱ、Ⅲ、aVF、$V_3 \sim V_6$ 导联压低 0.05 ~ 0.10mV。

【点评】

继发于房性快速心律失常之后的全心停搏,称为继发性全心停搏。短暂全心停搏是指窦房结、心房、房室交界区及心室暂时丧失自律性,导致一过性心脏停搏。心脏停搏 6～8s 以上时,可引起晕厥或阿-斯综合征。本例患者心脏停搏发生于卧床清醒状态下,有一过性黑矇、头晕等症状。患者已植入永久性心脏起搏器。

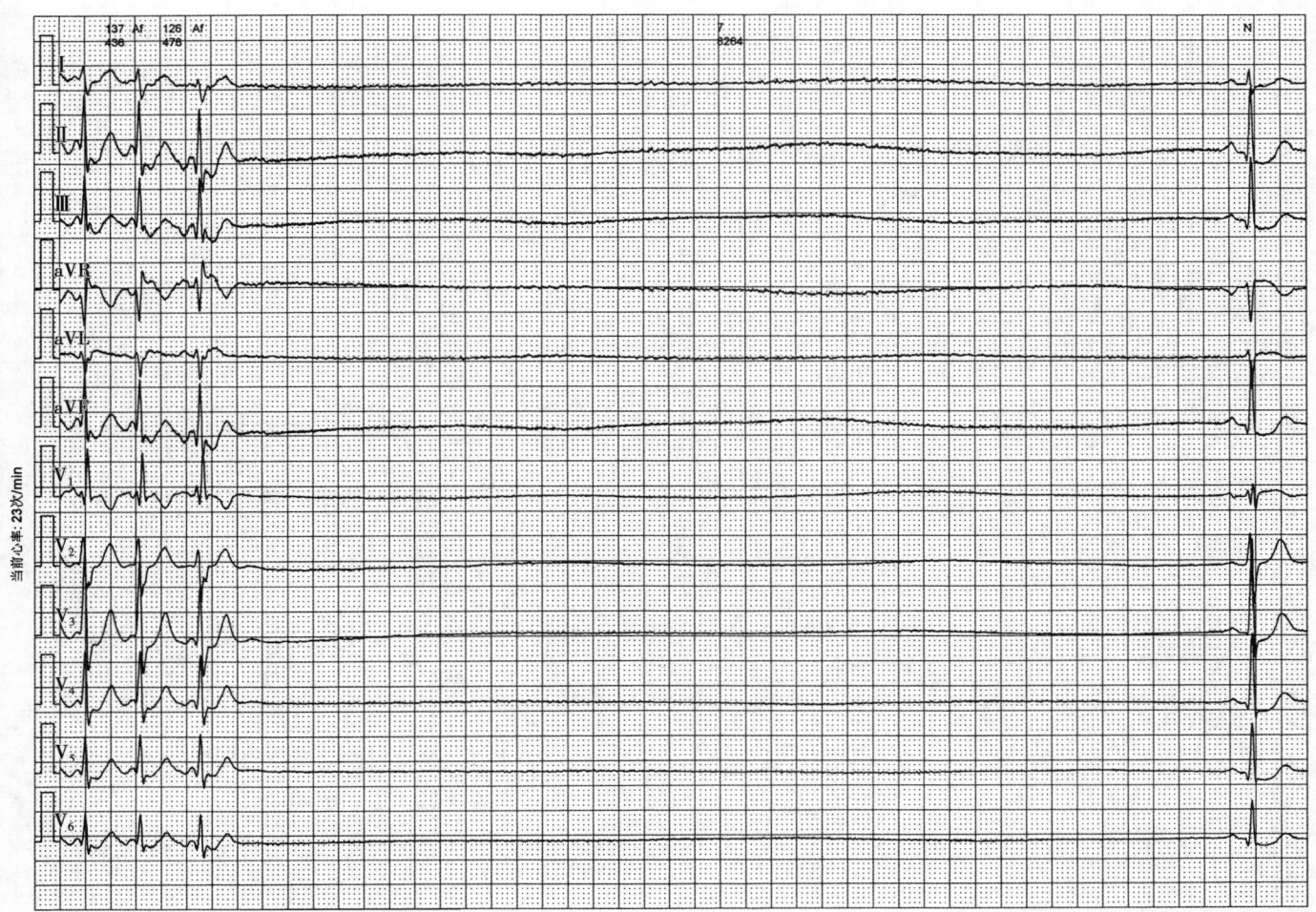

图 2 记录于清醒状态下:心房颤动自行终止以后,出现 9.12s 的全心停搏,之后恢复了窦性心律。

动态心电图诊断: 窦性心律,阵发性心房颤动,短暂全心停搏,ST 段压低。

第10例 ｜ 房性心动过速伴 2∶1 房室传导

【临床资料】

男性，55 岁，因"活动后胸闷、气短 8 年，加重 20 天"入院。既往心肌梗死病史 8 年，前降支闭塞，开通后植入支架 1 枚 8 年，高血压病史 23 年。超声心动图显示节段性室壁运动障碍（室间隔心尖段、前壁）。冠脉造影显示前降支支架内畅通，回旋支近段狭窄 80%，右冠状动脉中段扩张。

临床诊断：冠状动脉粥样硬化性心脏病，不稳定型心绞痛，陈旧性心肌梗死，冠状动脉支架植入术后，心功能不全，心功能Ⅱ级（NYHA 分级），高血压 3 级（很高危），糖尿病 2 型，多器官功能衰竭，缺血性脑病。

【心电图分析】

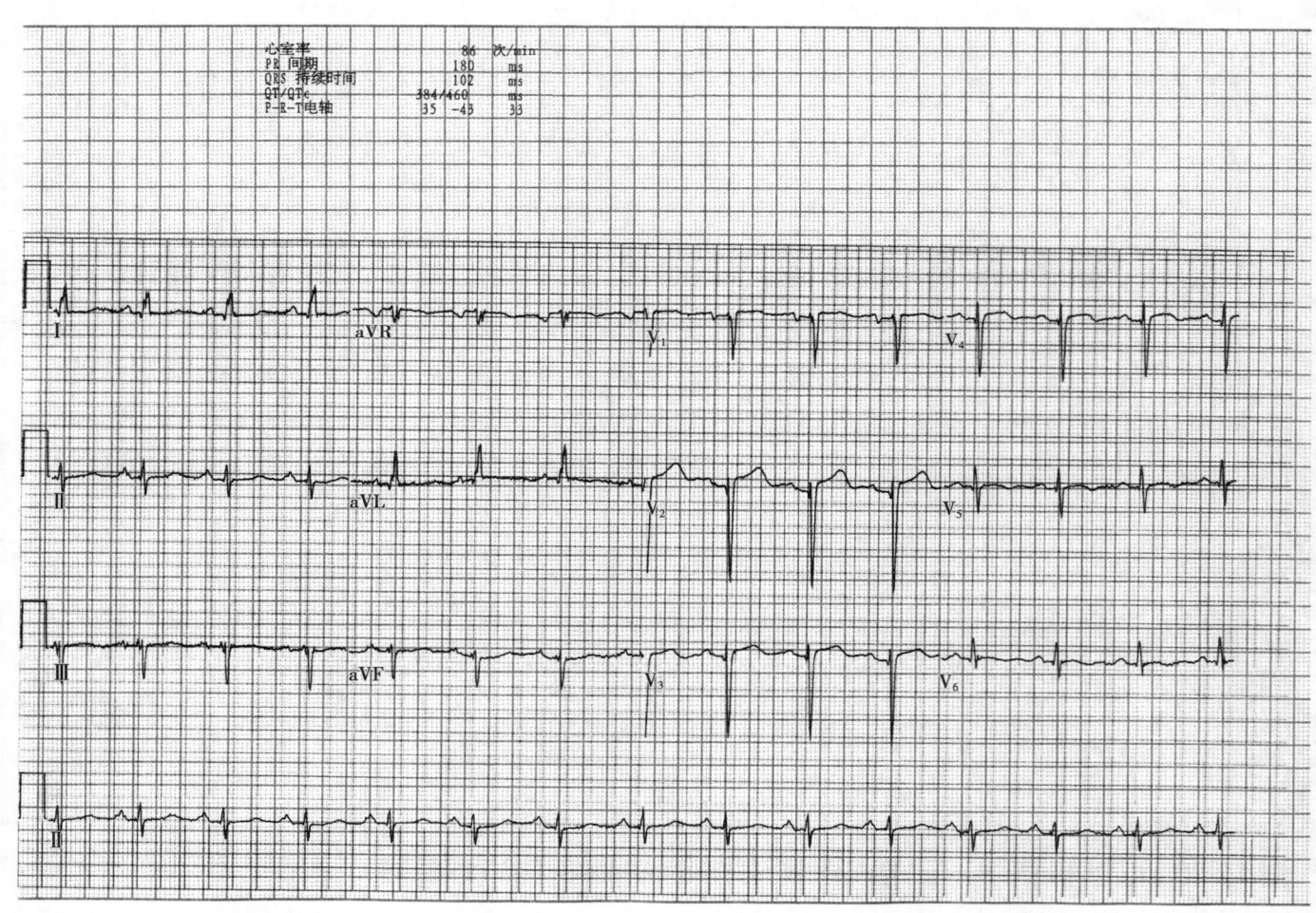

图 1 心肌梗死 4 年，窦性心律，心率 86 次 /min，PR 间期 180ms，QRS 波群时限 102ms，QRS 电轴 −43°，QT/QTc 间期 384/460ms，V_2～V_5 导联呈 qrS 型。ST 段：V_2～V_4 导联抬高 0.15～0.25mV。T 波：Ⅰ导联低平，aVL 导联平坦，V_5、V_6 导联倒置。

诊断：窦性心律，QRS 电轴左偏，陈旧性前壁心肌梗死，T 波改变。

【点评】

患者图 1 窦性心律、陈旧性前壁心肌梗死,图 2 第 2 次发生了下壁及前侧壁心肌梗死,梗死日期不确定。

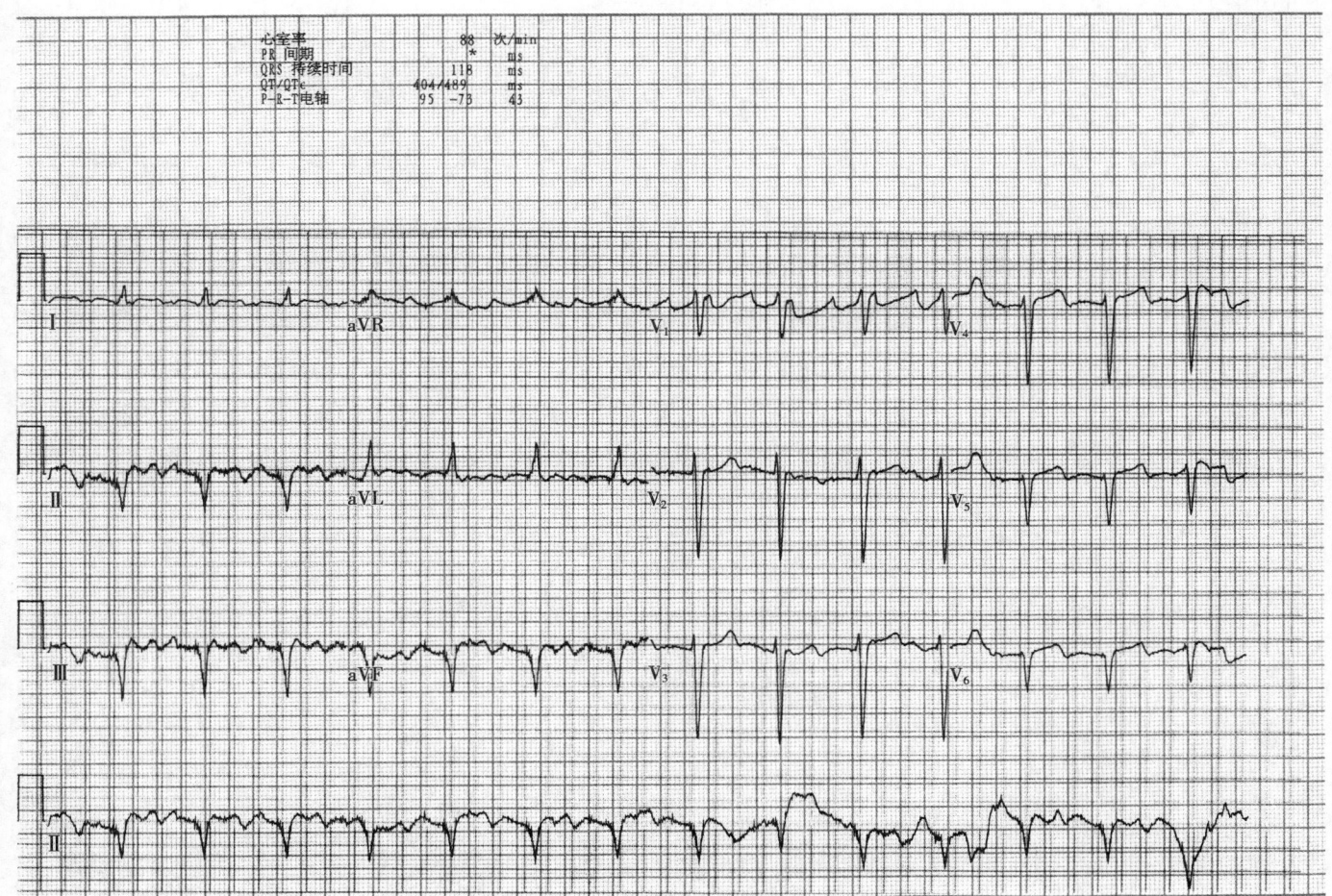

心室率	88	次/min
PR 间期	*	ms
QRS 持续时间	118	ms
QT/QTc	404/489	ms
P-R-T电轴	95 −73 43	

图 2 房性心动过速,房室传导比例 2:1,QRS 波群时限 118ms,Ⅱ、Ⅲ、aVF 导联呈 QS 型,QRS 电轴 −73°,QT/QTc 间期 404/489ms,V₁~V₆ 导联呈 rS 型。T 波:Ⅰ、aVL 导联平坦,V₄~V₆ 导联双向。

诊断: 房性心动过速,下壁、前壁及前侧壁心肌梗死,T 波改变。

房性心动过速伴 2:1 房室传导

第 11 例 | 房性心动过速伴不齐

【临床资料】

男性，72 岁，因 "心前区疼痛 1 个月余" 入院。既往冠心病病史 20 年，高血压病史 30 年。查体：血压 126/81mmHg，身高 172cm，BMI 23.3kg/m²。超声心动图显示二尖瓣、三尖瓣及主动脉瓣轻度狭窄。冠脉造影显示前降支近段狭窄 95%，扩张后植入支架，回旋支中段狭窄 50%。

临床诊断：冠状动脉粥样硬化性心脏病，不稳定型心绞痛，冠状动脉支架植入术后。

【动态心电图分析】

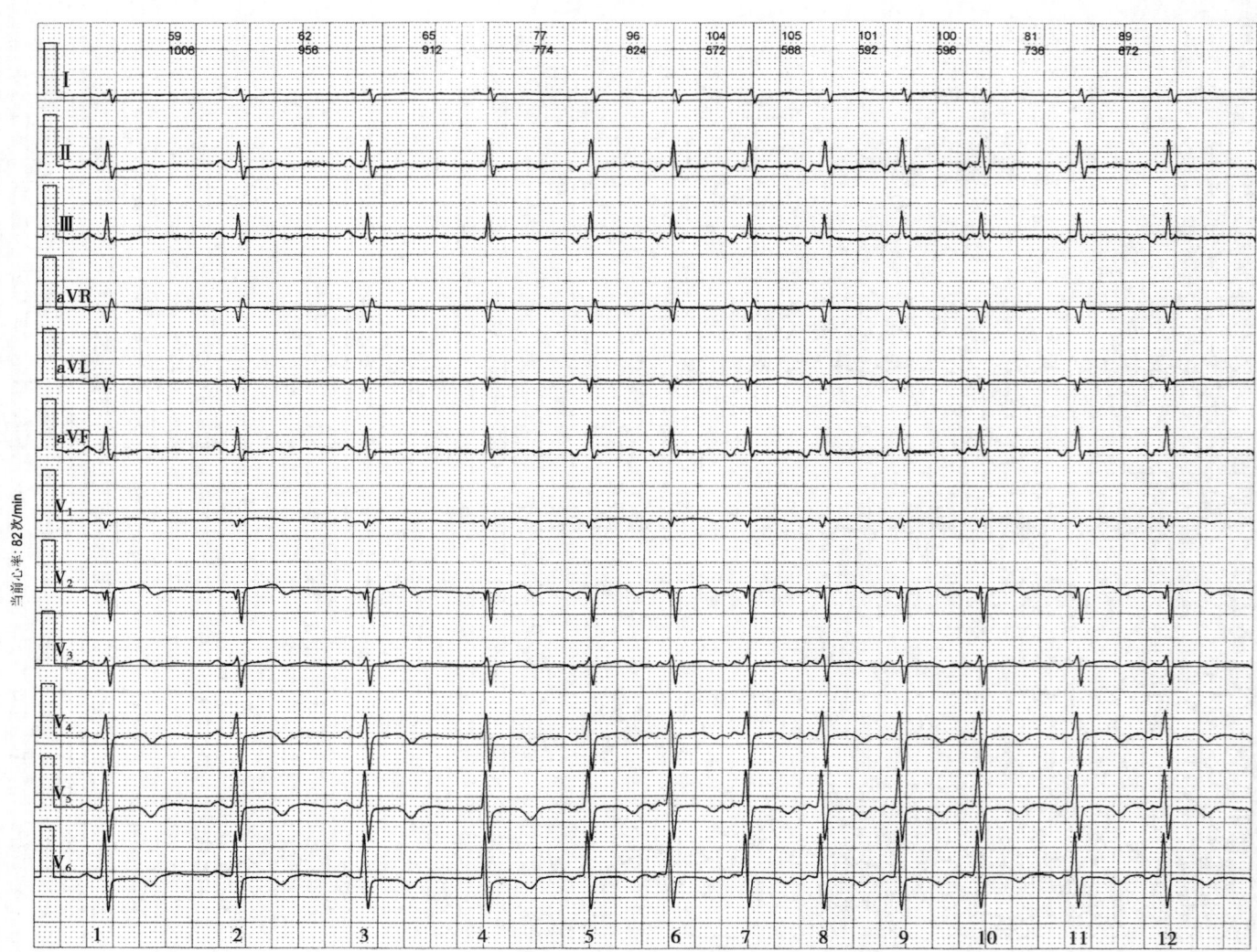

图 1 第 1~3 个心搏是窦性心律，心率 61 次 /min。T 波：II、III、aVF 导联低平，V₃~V₆ 导联低平、倒置。ST 段：V₆ 导联水平型压低 0.05mV。QT 间期 0.47s。第 5~12 个心搏的 P′ 波倒置，P′R 间期 0.12s，P′P′ 间期差距 0.17s，平均心率 103 次 /min，房性心动过速伴不齐。第 4 个心搏的 P′ 波近乎平坦，房性融合波。

诊断：窦性心律，陈旧性前间壁心肌梗死，ST 段压低（前侧壁），T 波低平（下壁）及倒置（前壁及前侧壁），房性心动过速伴不齐，房性融合波。

【点评】

房性节律不齐：图 1 和图 2 中房性节律为同一阵房性心律失常，相差 30s，图 1 的频率约 103 次 /min，图 2 的频率下降至 85 次 /min 以后自行终止，反映房性起搏点自律性强度发生了由高到低的变化。P′P′ 间期不齐，房性激动发放不规则，房性节律自行终止，房性起搏点自律性不稳定。

患者无明确的急性心肌梗死病史。冠脉造影显示前降支严重狭窄，心电图显示 V₁、V₂ 导联出现异常 q 波，提示曾经发生过前间壁心肌梗死。前侧壁 ST 段轻度压低及前壁、前侧壁 T 波双向与倒置，已行前降支 PCI 术，提示微循环障碍所致的慢性心肌供血不足。

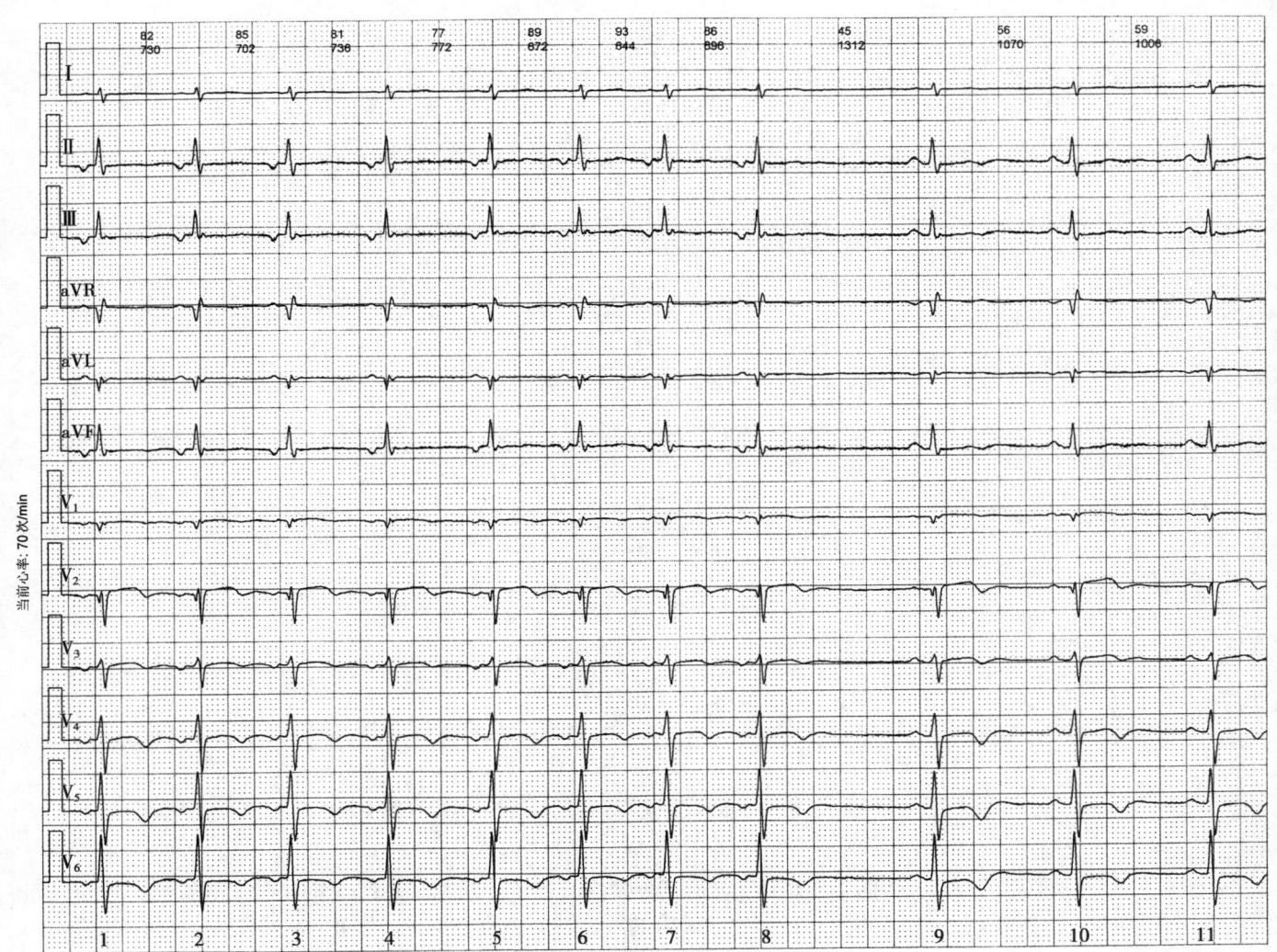

图 2　房性频率下降至 85 次 /min（ 第 1~8 个心搏）。房性节律自行终止，恢复窦性心动过缓。

诊断：窦性心动过缓，加速的房性心律伴不齐，陈旧性前间壁心肌梗死，ST 段压低（前侧壁），T 波低平（下壁）及 T 波双向、倒置（前壁及前侧壁）。

房性心动过速伴不齐

第 12 例 | 房性心动过速伴二度 I 型房室传导阻滞

【临床资料】

男性,49 岁,因 "咳嗽半年,加重伴气短 1 个月余" 入院。既往糖尿病病史 1 年,1 年前发现高血压(160/110mmHg),未行规范治疗。查体:血压 126/76mmHg,身高 170cm,体重 76kg,BMI 26.3kg/m²。超声心动图显示左心房扩大,左室整体功能减低,二尖瓣、三尖瓣及肺动脉瓣轻度反流。冠脉造影显示左主干、前降支、回旋支未见明显狭窄;第一对角支开口处局限性狭窄 50%,右冠状动脉近中段弥漫性狭窄 20%~50%。

临床诊断: 扩张型心肌病,冠状动脉粥样硬化性心脏病,高血压,糖尿病,高脂血症。

图 1 第 1、2 个心搏是窦性心律,PP 间期 0.90s。窦性心律,心率 65 次 /min,PR 间期 0.19s,QRS 波群时限 0.09s,QT 间期 0.43s。Ⅱ、Ⅲ、aVF、V₅、V₆ 导联 ST 段水平型压低 0.10~0.125mV,aVR 导联 ST 段抬高 0.05mV。Ⅱ、Ⅲ、aVF、V₄~V₆ 导联 T 波倒置。从第 3 个心搏开始为房性心动过速,P 波频率 136 次 /min,P′R 间期逐渐延长,直至漏搏一次 QRS 波群,结束一次文氏现象,房室传导比例 3:2~4:3。第 10 个心搏的 T 波上房性心动过速终止。

【动态心电图分析】

当前心率: **80次/min**

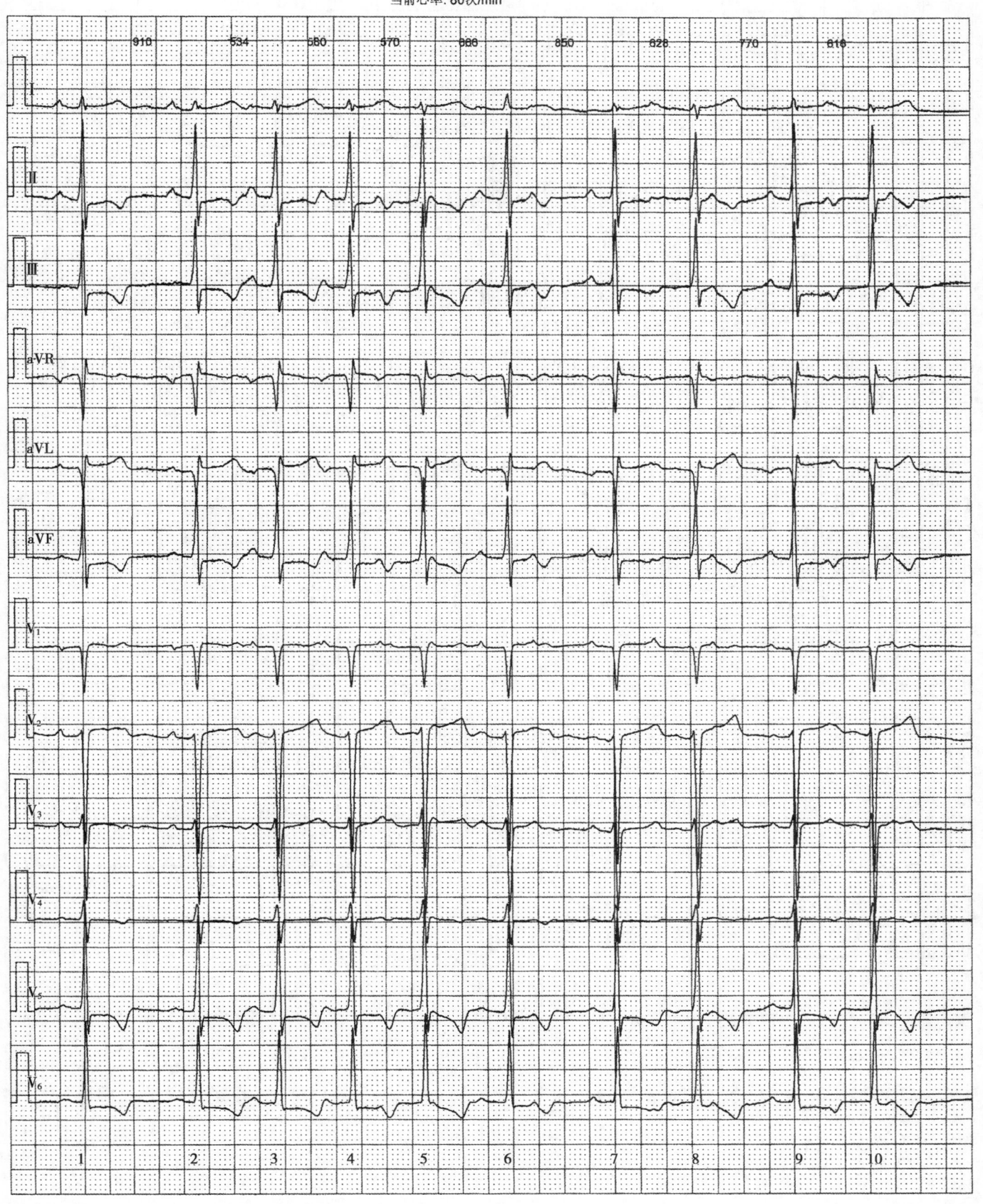

房性心动过速伴二度I型房室传导阻滞

613

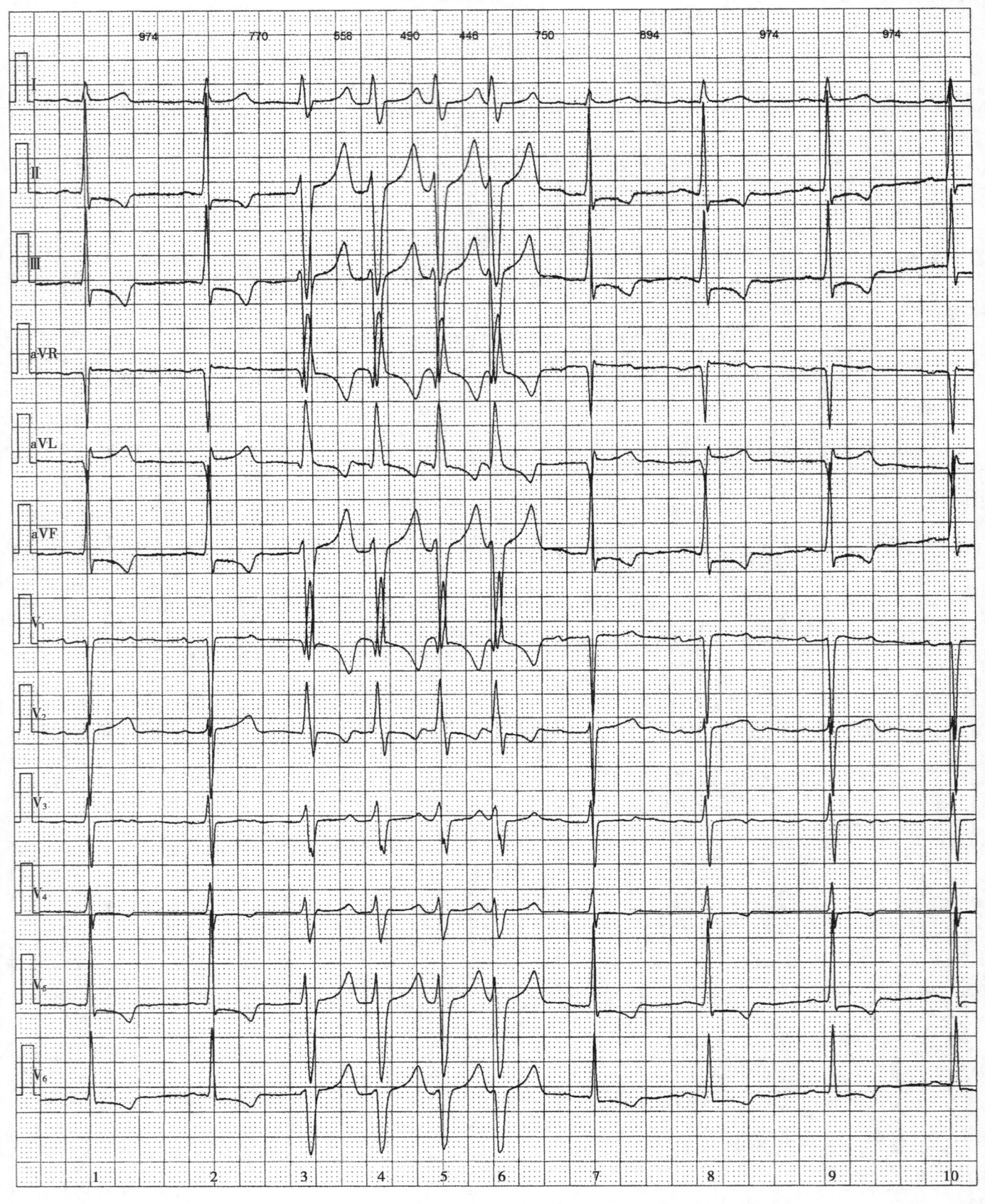

图2 第1、2、7～10个心搏为窦性心律,心率63次/min,第3～6个QRS波群时限0.13s,类似于右束支传导阻滞加左前分支传导阻滞图形,其频率116次/min,为左室流出道室性心动过速。

动态心电图诊断: 窦性心律,短阵房性心动过速伴二度Ⅰ型房室传导阻滞,左室流出道室性心动过速,ST段压低(下壁及前侧壁),T波倒置(下壁及前侧壁)。

【点评】

1. 本例患者第一对角支与右冠状动脉病变,狭窄的程度较轻,ST-T改变的部位是下壁及前侧壁,提示心肌微循环灌注不足。

2. 房性心动过速合并二度Ⅰ型房室传导的文氏现象,心房率136次/min,提示生理性文氏现象,表明心房率快时,心房周期短于房室交界区生理不应期,尤其是生理性相对不应期。文氏现象开始,房室传导时间正常,以后的房性激动进入交界区相对不应期的较早期阶段,引起房性P′R间期逐渐延长,直至进入交界区绝对不应期,为下传心室结束一次文氏现象。以后又开始新的周期性变化。如果房性心动过速的频率低于130次/min,发生文氏现象,方可考虑病理性二度Ⅰ型房室传导阻滞。

第13例 | 房性心动过速伴高度房室传导阻滞致心室长间歇

【临床资料】

男性，69 岁，因"乙状结肠癌术后 6 个月，肝转移癌"入院。查体显示心律不齐，动态心电图监测 23h9min，监测到短阵房性心动过速 1 阵，窦性心律，一度房室传导阻滞。

临床诊断：乙状结肠癌术后，肝转移，心律失常，房性心律失常。

【动态心电图分析】

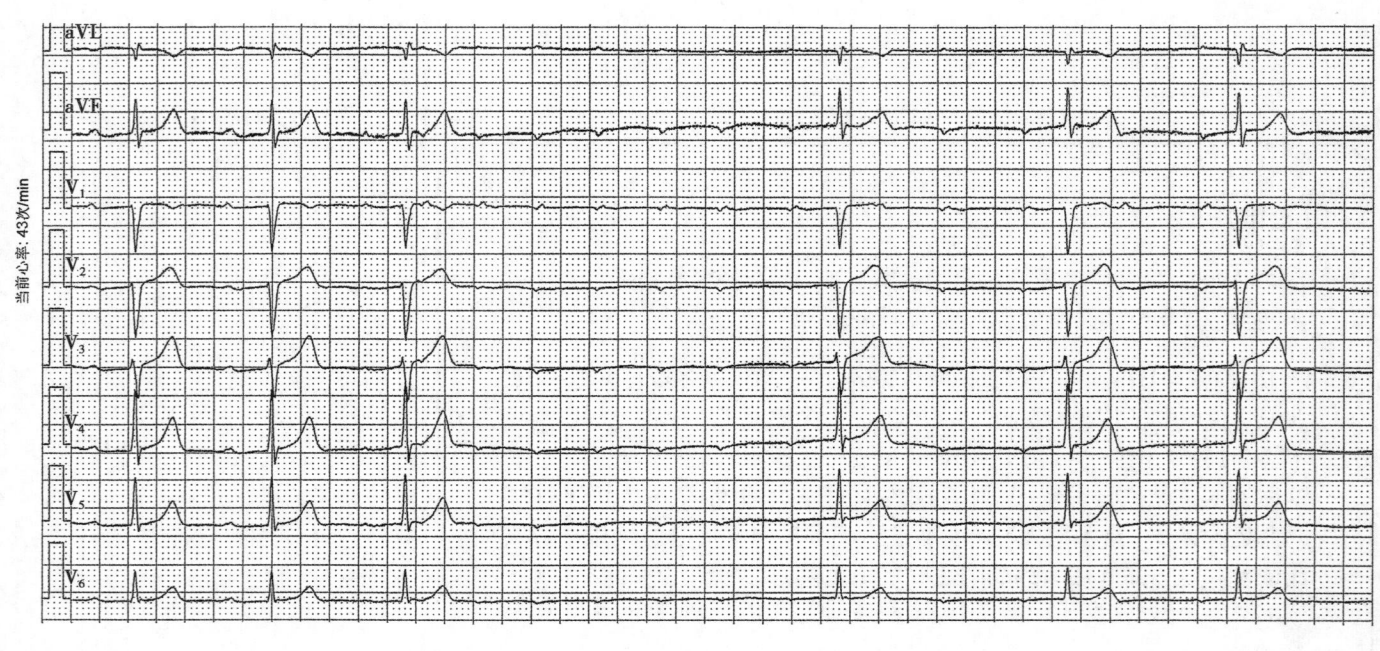

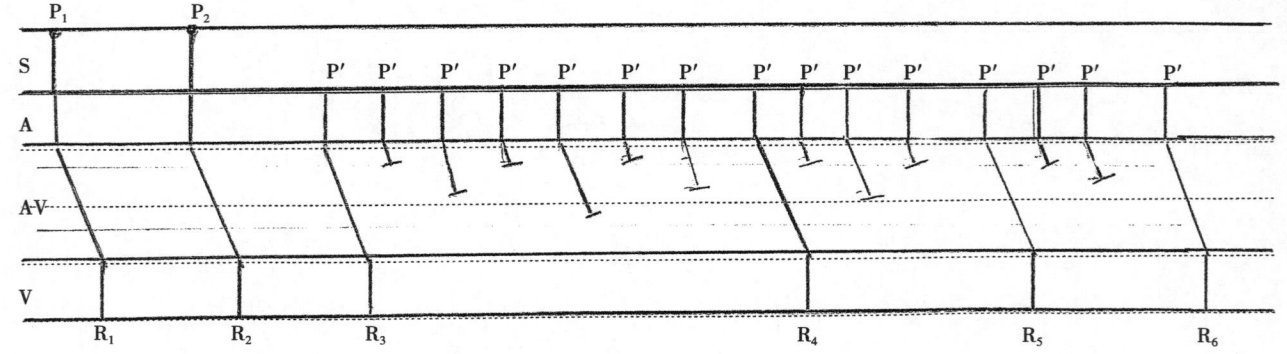

图1 P$_1$、P$_2$是窦性心律,63次/min。PR间期0.30s,QRS波群时限0.09s,QT间期0.40s,P'波代表房性心动过速,Ⅱ、Ⅲ、aVF、V$_2$~V$_6$导联P'波倒置,P'P'间期不规则,平均心率134次/min,房性心动过速传导比例(3~7):1,房性心动过速自行终止。

诊断: 窦性心律,一度房室传导阻滞,房性心动过速伴高度房室传导阻滞。

【点评】

本例患者因乙状结肠癌术后肝转移癌入院治疗。动态心电图监测显示窦性心律、一度房室传导阻滞,窦性心律情况下未发生二度房室传导阻滞,发生短阵房性心动过速时,出现了连续6个P'波未下传心室,引起了3s的心室长间歇。这种阻滞型心室长间歇的机制有隐匿传导,有阻滞原因,发生于晚间卧床休息时,未记录有明显症状。

第14例 | 房性心动过速伴生理性与病理性房室传导文氏现象

【临床资料】

男性，50岁，因"间断上腹痛1个月"入院。查体：血压128/77mmHg，身高163cm，体重75kg，BMI 26.6kg/m²。超声心动图显示各房室腔大小、形态正常，心脏结构及功能未见异常。

临床诊断：萎缩性胃炎，心律失常，房性心动过速。

【动态心电图分析】

动态心电图监测显示心率范围41~85次/min(窦性)，平均心率52次/min。发生短阵房性心动过速9阵，这里展示2阵短阵房性心动过速。

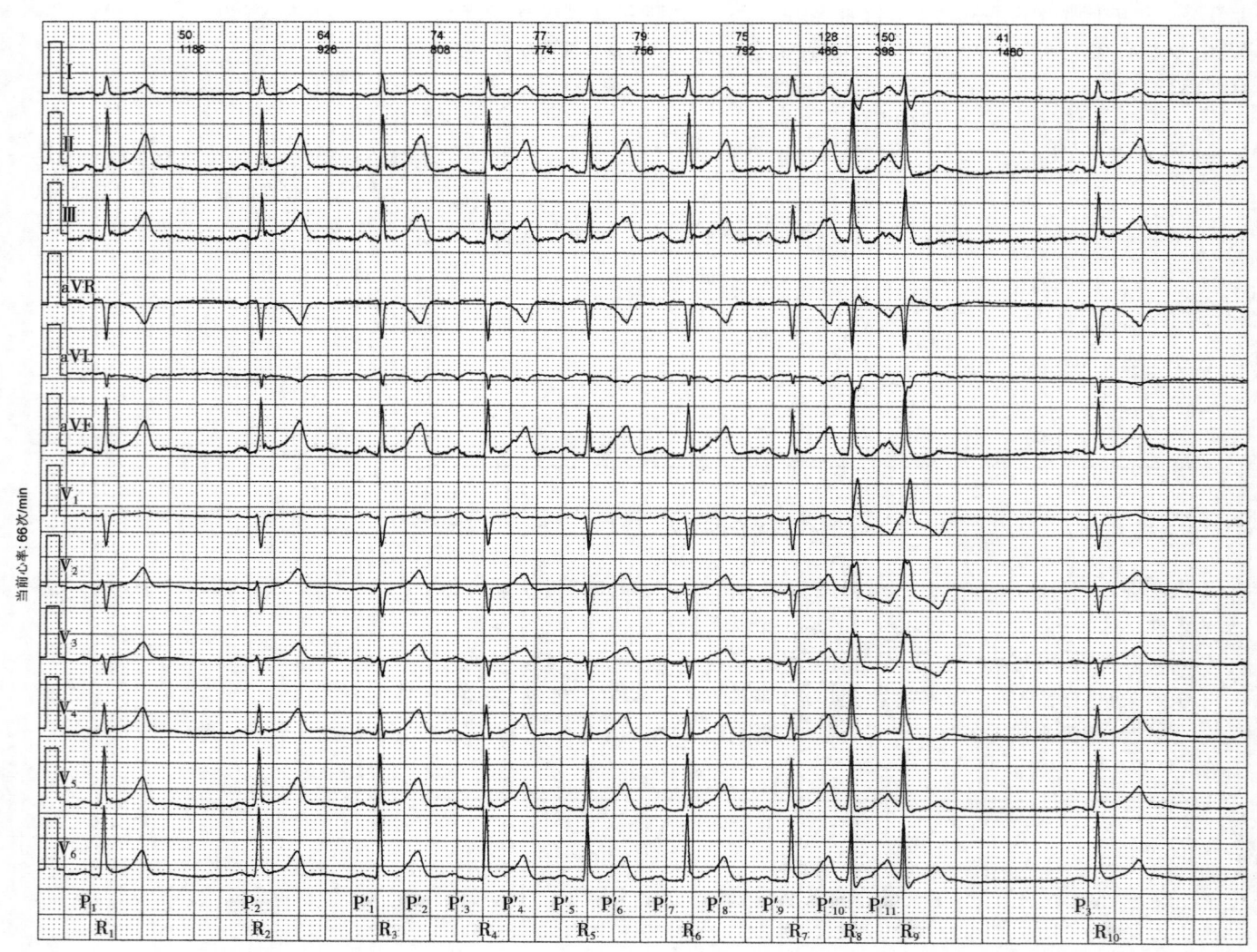

图1　P₁R₁、P₂R₂、P₃R₁₀是窦性搏动，心率50次/min。P′₁~P′₁₁是一阵房性心动过速，心房率150次/min。P′₁R₃间期、P′₅R₅间期、P′₉R₇间期0.15s，P′₃R₄间期、P′₇R₆间期0.25s，P′₄、P′₈未下传心室，房性心动过速伴3:2房室传导文氏现象。P′₁₀下传R₈与P′₁₁下传R₉均呈右束支传导阻滞型心室内差异传导。

诊断：窦性心动过缓，短阵房性心动过速(伴3:2房室传导文氏现象，右束支传导阻滞型心室内差异传导)。

【点评】

本例短阵房性心动过速特点：①房性心动过速的 P′ 波形态与窦性 P′ 波基本一致，心房过速起源于右房上部；②两阵房性心动过速伴有房室传导的文氏现象，虽然出现于同一患者，临床意义不同。图 1 中房性心动过速的频率 150 次 /min，伴发的房室传导文氏现象属于生理性文氏现象，已高出生理性文氏点（心房率 130 次 /min）。图 2 中房性心动过速的频率 101 次 /min，低于房室结生理性文氏点，发生的房室传导文氏现象属于病理性文氏现象，表明房室结生理性相对不应期与绝对不应期都有病理性延长，以相对不应期延长为主。文氏现象开始的 P′₁R₃ 间期 0.11s，在以后的房室传导过程中，P′₁₀ 落入房室交界区绝对不应期未下传心室，结束本次文氏现象。

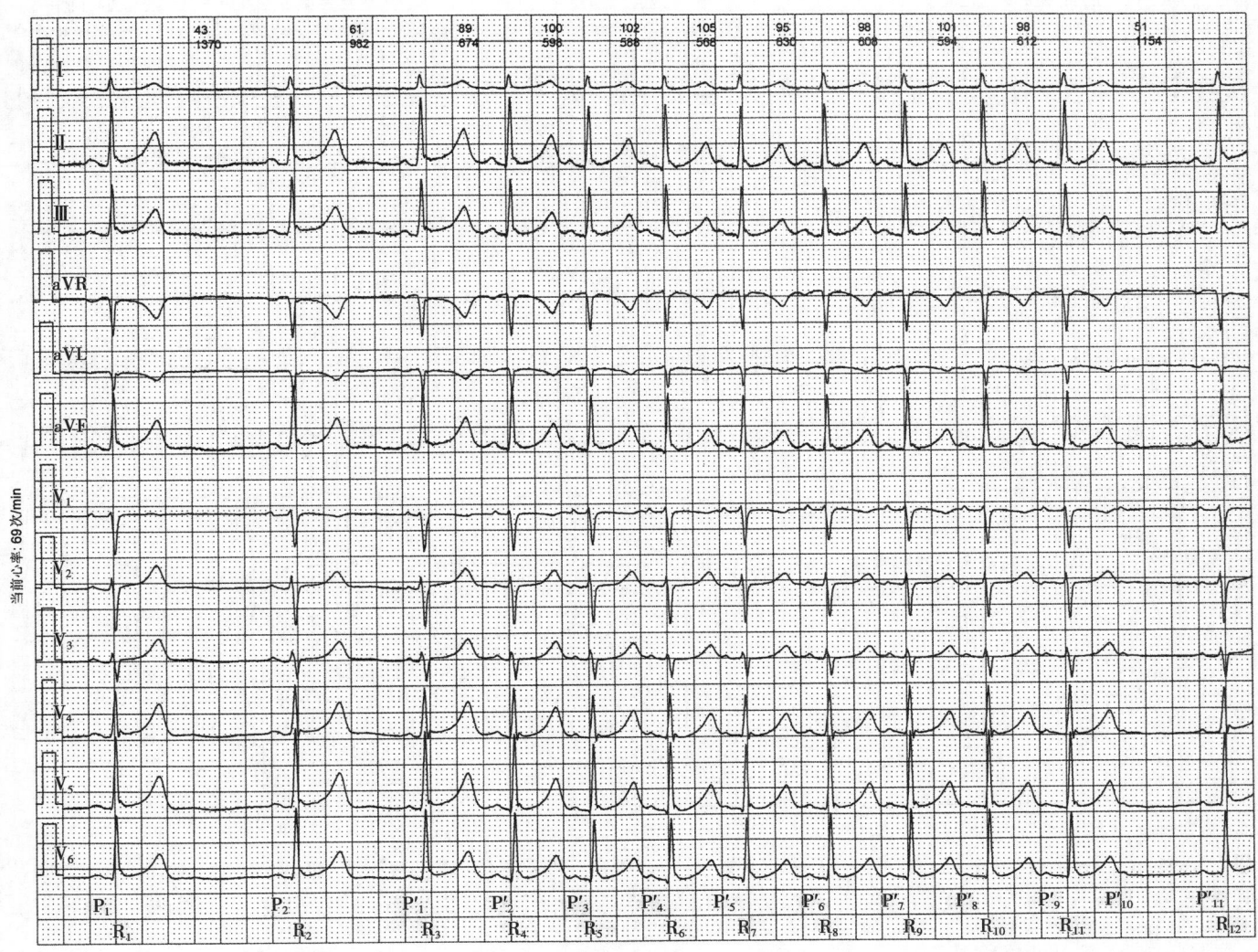

图 2　P₁R₁ 与 P₂R₂ 是窦性搏动，心率 43 次 /min。P′₁～P′₁₁ 是房性心动过速，心室率 101 次 /min。P′₁₀ 未下传心室。P′₉R₁₁ 间期 0.19s，P′₁₁R₁₂ 间期 0.107s，二度 I 型房室传导阻滞。

诊断：窦性心动过缓，房性心动过速伴二度 I 型房室传导阻滞。

房性心动过速伴生理性与病理性房室传导文氏现象

第15例 | 房性心动过速伴室内差异传导

【临床资料】

女性,85岁。

临床诊断: 冠心病、高血压 3 级,心脏扩大,缺血性心肌病,心功能不全,慢性肾功能不全。

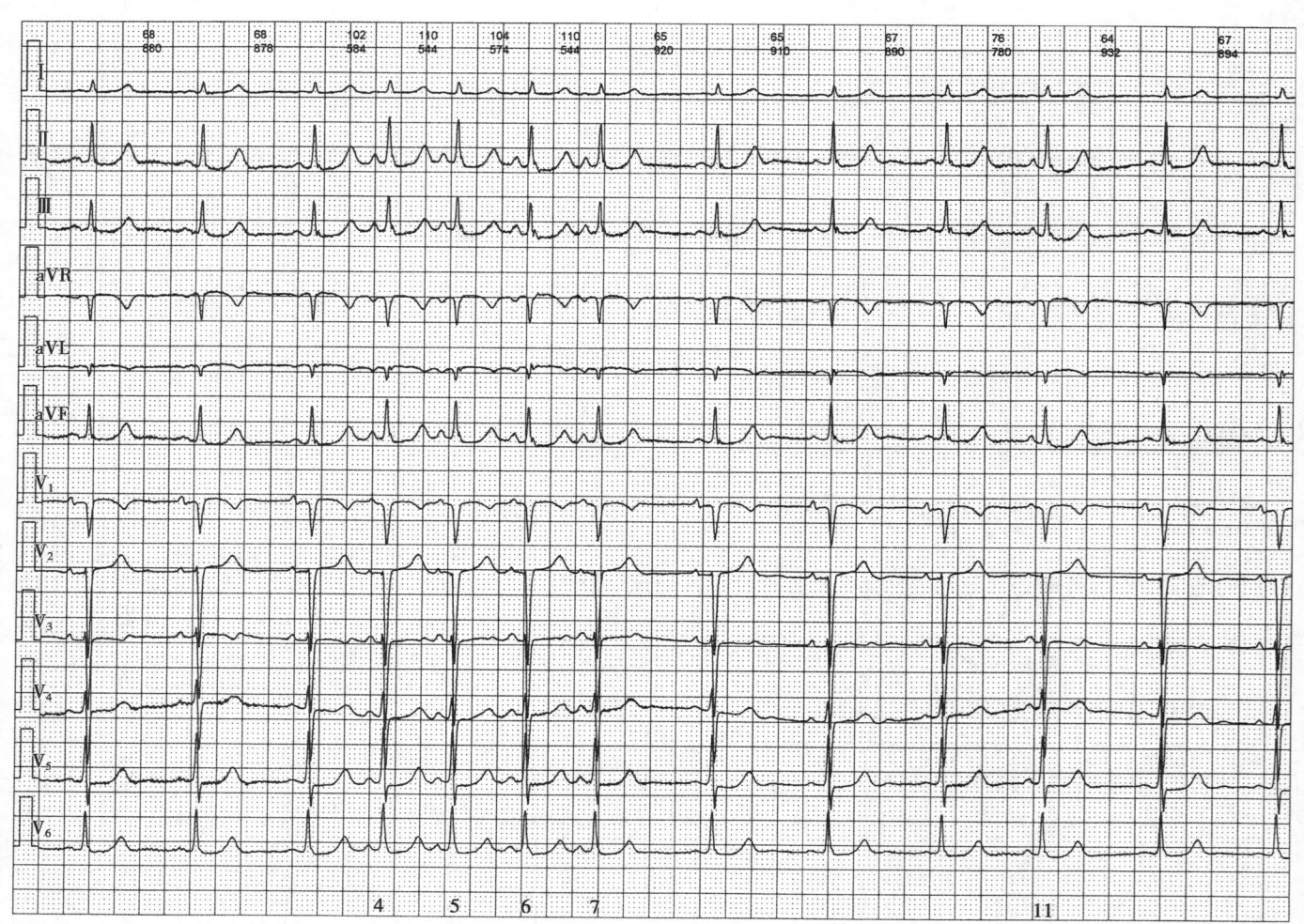

图 1 窦性心律,心率 65 次 /min。V₁ 导联呈 QS 型,V₂、V₃ 导联 r 波递增不良。ST 段:Ⅱ、Ⅲ、aVF、V₄ ~ V₆ 导联水平型压低 0.05 ~ 0.075mV。T 波:V₃ 导联双向。第 4 ~ 7 个心搏起源于心房,心率 107 次 /min,短阵房性心动过速。第 11 个心搏是房性期前收缩。

图1~图4取自同一次监测的动态心电图。

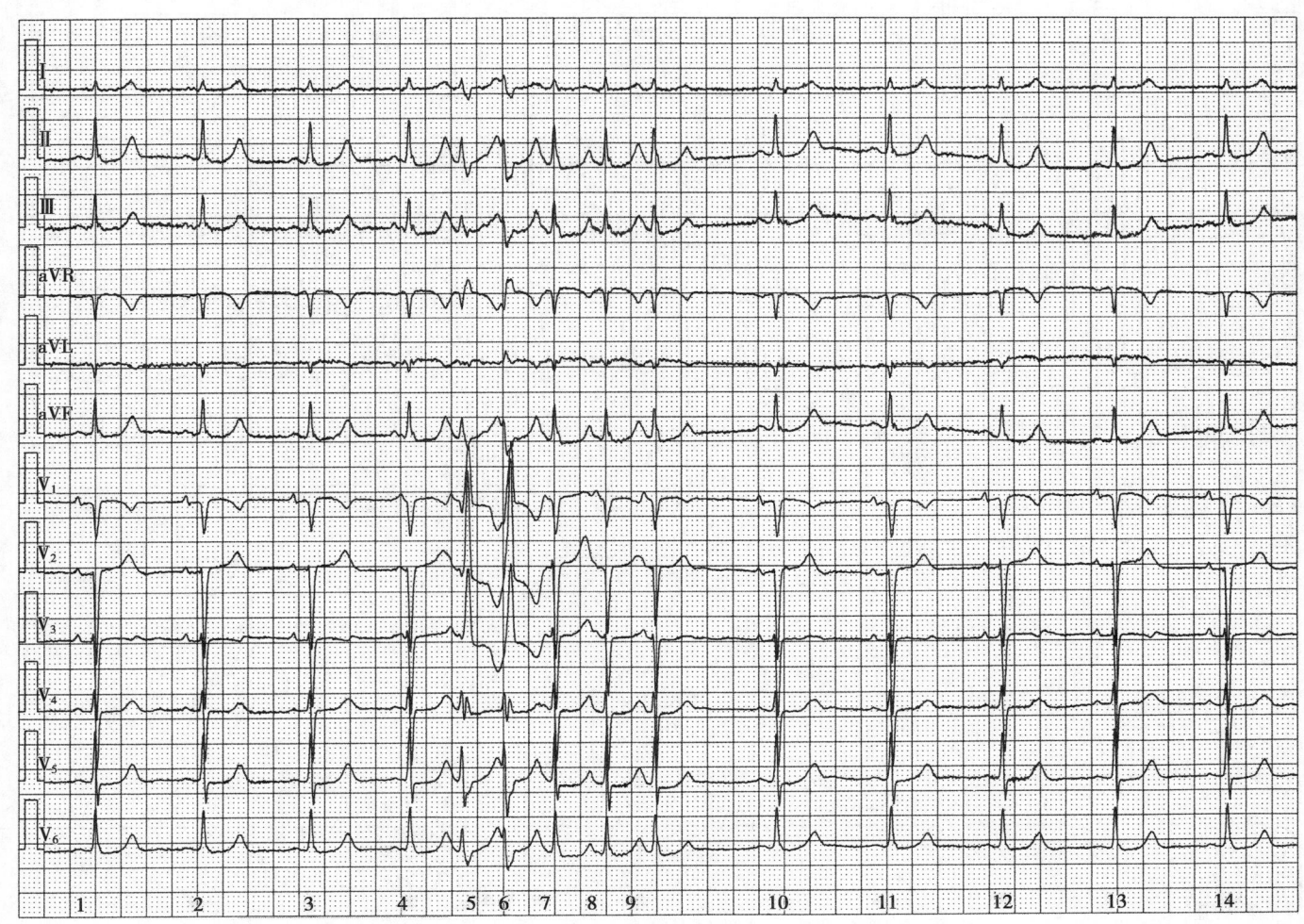

图2 第5~9个心搏为房性心动过速,第5、6个心搏伴右束支传导阻滞型室内差异传导。

房性心动过速伴室内差异传导

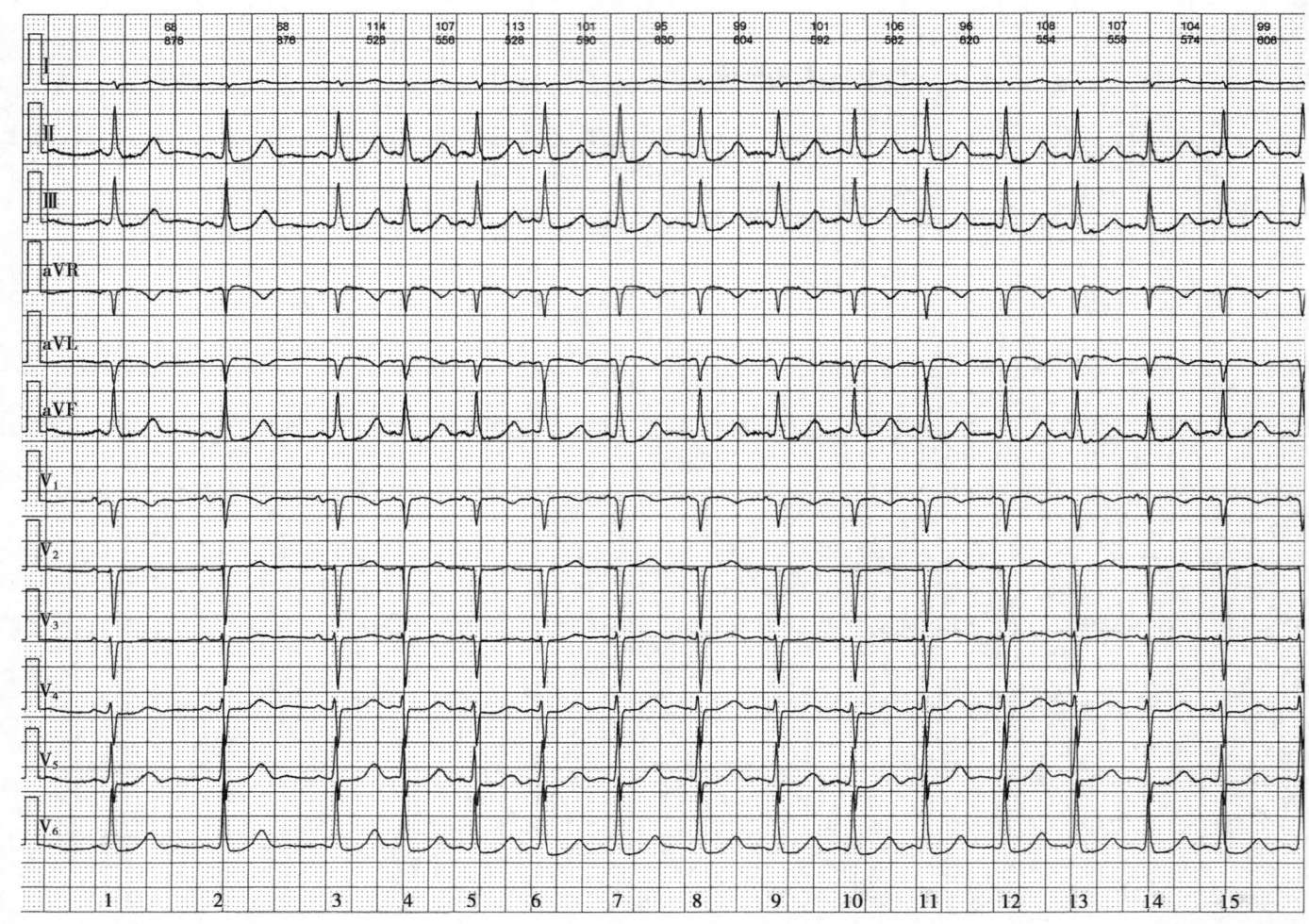

图 3 第 1 ~ 3 个心搏为窦性心律，自第 4 个心搏开始为房性心动过速。

【点评】

动态心电图监测表明，房性心动过速的发生率在 30% 以上，随着年龄增长，房性心动过速的发生率在增长。产生房性心动过速的电生理机制有自律性增高、折返和触发活动。本例患者的房性心动过速展现为 P′P′ 间期不规则，

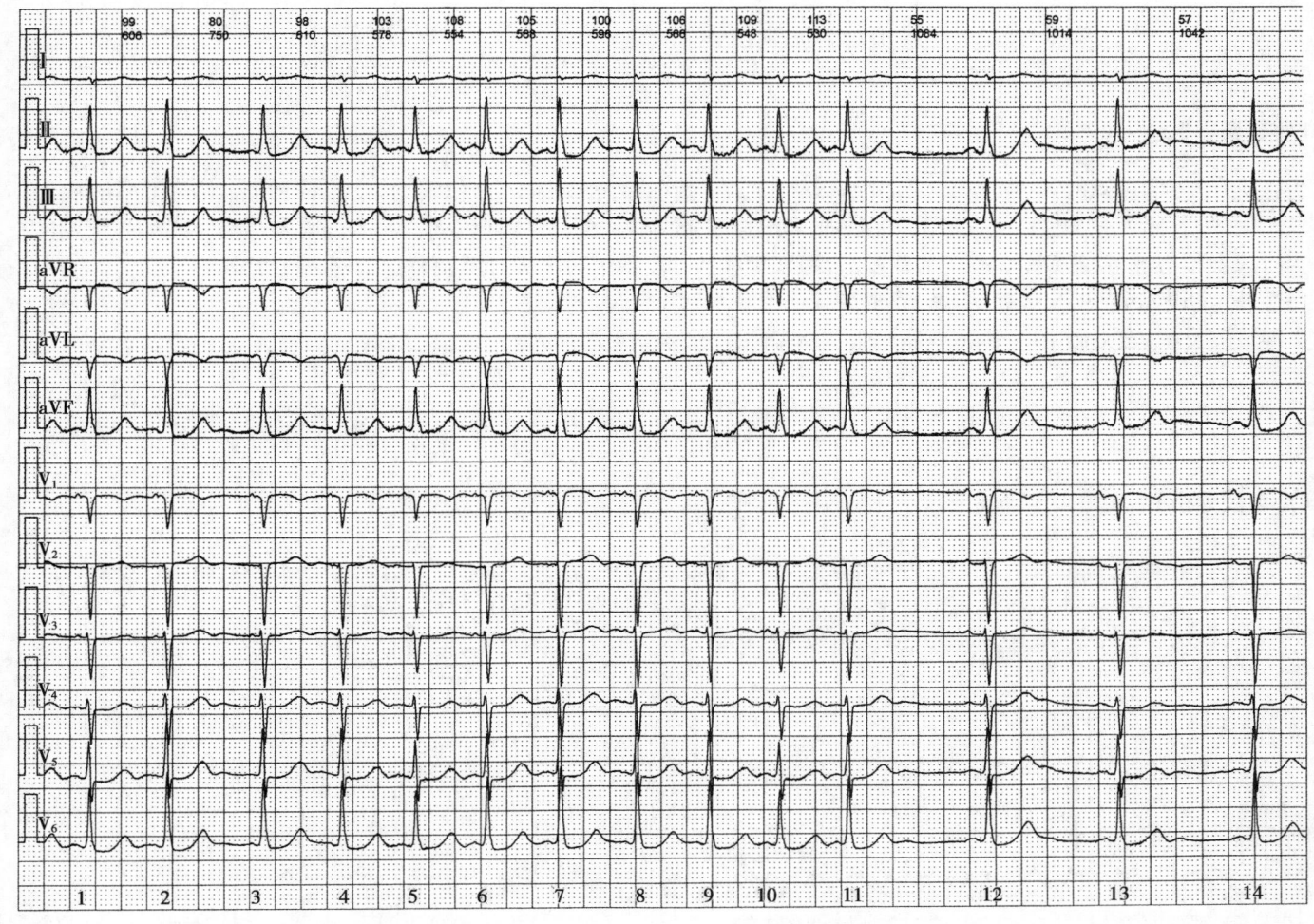

图 4 房性心动过速的终止阶段，P′P′间期不规则，平均心房率103次/min。

动态心电图诊断： 窦性心律，房性期前收缩，短阵房性心动过速伴室内差异传导，前间壁 r 波递增不良，T 波双向（ V₃ 导联 ），ST 段压低（ 下壁及前侧壁 ）。

心房率不快，提示自律性房性心动过速可能性大。T_{V_3} 比 T_{V_2} 低又小于 T_{V_4}，属于异常现象。ST 段压低，结合患者有冠心病、缺血性心肌病，ST-T 改变与冠心病有关。

第16例 | 房性心动过速伴右心室肥大合并特宽型完全性右束支传导阻滞加左前分支传导阻滞

【临床资料】

男性,40岁,因"活动后气短28年,阵发性心悸6个月,再发7天"入院。28岁因气短就诊,诊断为先天性心脏病、室间隔缺损,同年行室间隔缺损修补术。近6个月以来发作心悸,突发突止,每天都有发作,每次持续数秒至数小时不等,均可自行缓解。超声心动图显示右心扩大,室间隔缺损修补术后残余漏,左向右分流,二尖瓣轻度反流,三尖瓣中度反流,左室舒张功能减低,肺动脉重度高压。

临床诊断:先天性心脏病,室间隔缺损修补术后残余漏(左向右分流)。

【心电图分析】

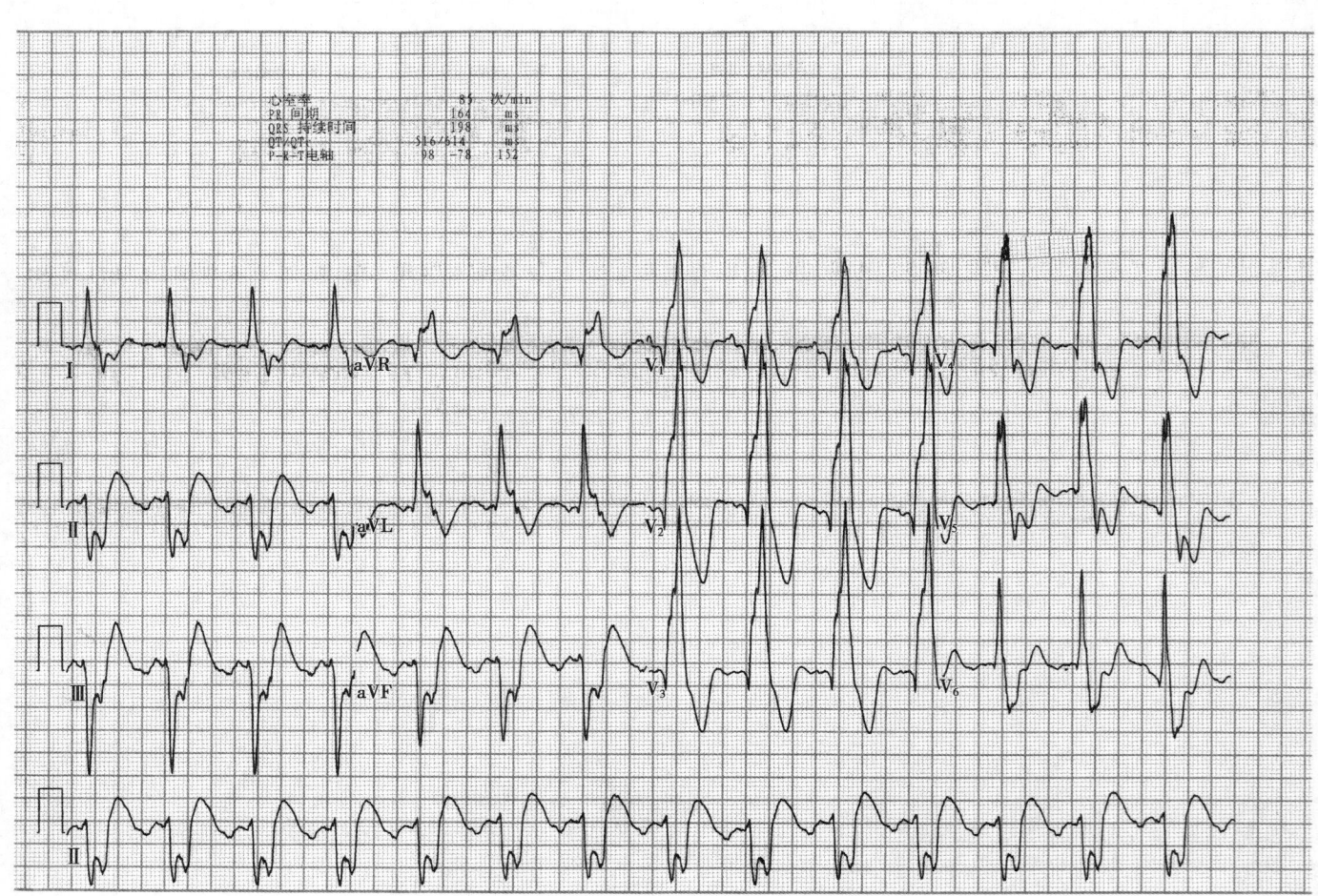

图1 Ⅰ、Ⅱ、Ⅲ、aVF、V4~V6导联P'波倒置,P'R间期164ms,P'波时限140ms,心率85次/min。QRS波群时限198ms,QRS电轴−78°,aVL导联呈qR型,左前分支传导阻滞。V1~V3导联呈qR型,完全性右束支传导阻滞。R$_{aVR}$=0.8mV,R$_{V_1}$=2.5mV,R$_{V_2}$=3.7mV,提示右心室肥大。R$_{aVL}$=1.95mV,QT/QTc间期516/614ms,ST段:Ⅰ、aVL、V1~V6导联下斜型压低0.15~0.5mV,Ⅱ、Ⅲ、aVF导联上斜型抬高。T波:aVL、V1~V4导联倒置,Ⅱ、Ⅲ、aVF导联直立。

【点评】

1. 图 1 很有可能被误判为频率 85 次 /min 的源于左房下部的房性自主心律。从图 2 的室性期前收缩前后的 P′波频率分析,图 1 与图 2 的 QRS 波群之中都有一个心房波(P′波),P′波形态一样,P′波频率 170 次 /min,应诊断为左心房起源的房性心动过速。心慌时描记的多次心电图均与图 1、图 2 一致,房性心动过速、心动过速起源于同一部位。

2. 室间隔缺损修补术后残余漏,左向右分流,右心房与右心室扩大,心电图表现为右心室肥大合并完全性右束支传导阻滞加左前分支传导阻滞。

3. QRS 波群时限达到了 198ms,患者有心功能不全,左、右心室同步不良。

4. V₁~V₄ 导联的 q 波与右心室肥大、室间隔缺损间隔部心室肌除极向量异常等有关。

5. 发生的室性期前收缩,显露出了快速的心房波,显示出房性心动过速。

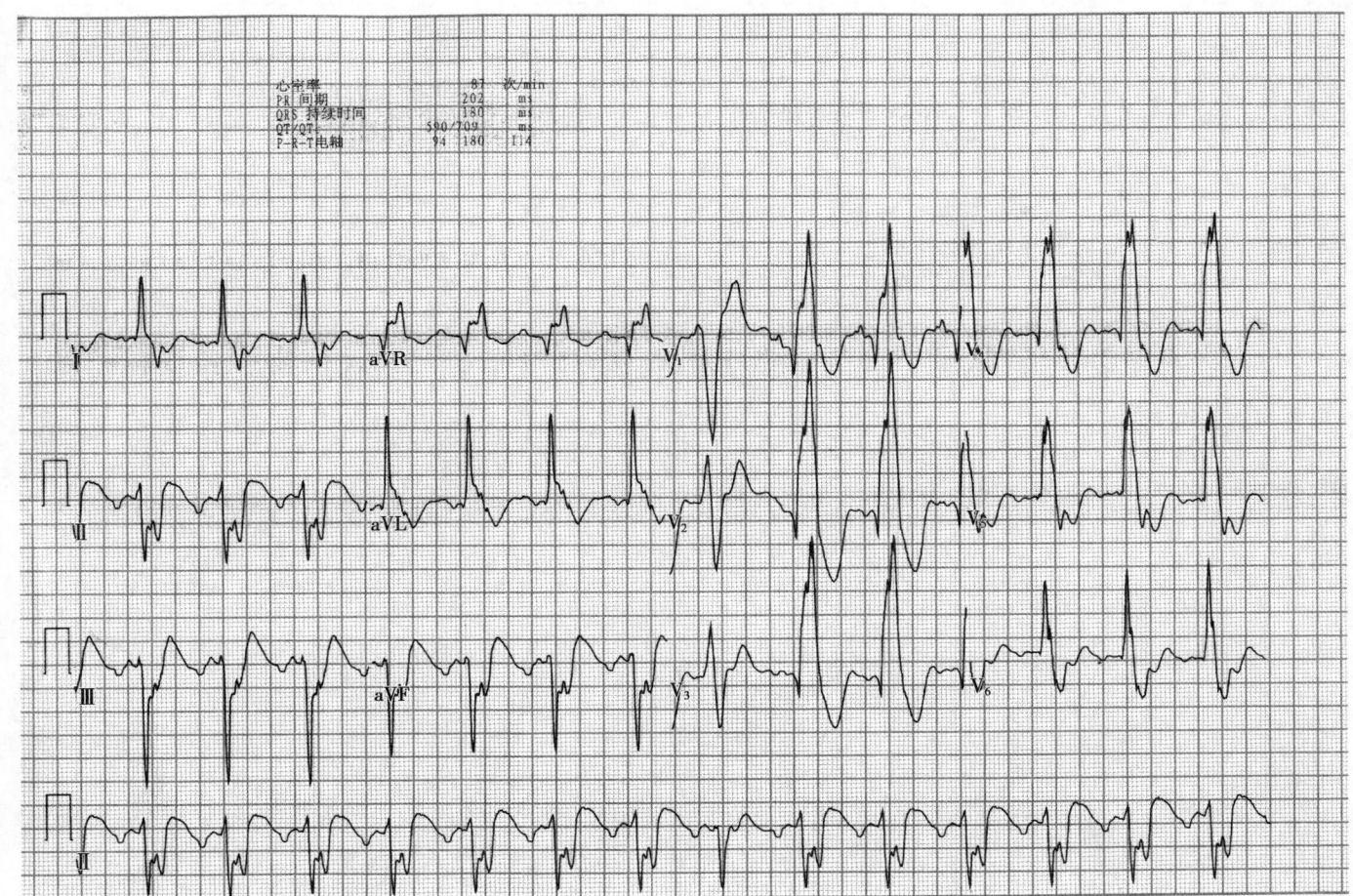

图 2 与图 1 相差 5 个月,与图 1 比较,P′波形态一致,第 8 个 QRS 波群是室性期前收缩,在它的前后可以看到频率 174 次 /min 的房性心动过速的 P′波,提示在每一个 QRS 波群之中都有一个 P′波,图 1 房性心动过速的频率 170 次 /min,P′波 2:1 下传心室,心室率 85 次 /min。

心电图诊断: 房性心动过速(房室传导比例 2:1),右心室肥大合并完全性右束支传导阻滞,左前分支传导阻滞,QT/QTc 间期延长,室性期前收缩,异常 q 波(V₁~V₄ 导联)。

房性心动过速伴右心室肥大合并特宽型完全性右束支传导阻滞加左前分支传导阻滞

第 17 例 | 房性心动过速伴越过式 P′ 波

【临床资料】

女性，87 岁，因 "脑梗死" 入院。既往高血压病史 10 年，8 年前因胸痛行冠脉造影及冠状动脉支架植入术（具体不详）。查体：血压 146/56mmHg，身高 158cm，体重 54kg，BMI 21.63kg/m²。超声心动图显示各房室腔大小、形态正常，二尖瓣轻度反流，左室舒张功能轻度减低。

临床诊断： 冠状动脉粥样硬化性心脏病，冠状动脉支架植入术后，慢性肾功能不全，腔隙性脑梗死。

【动态心电图分析】

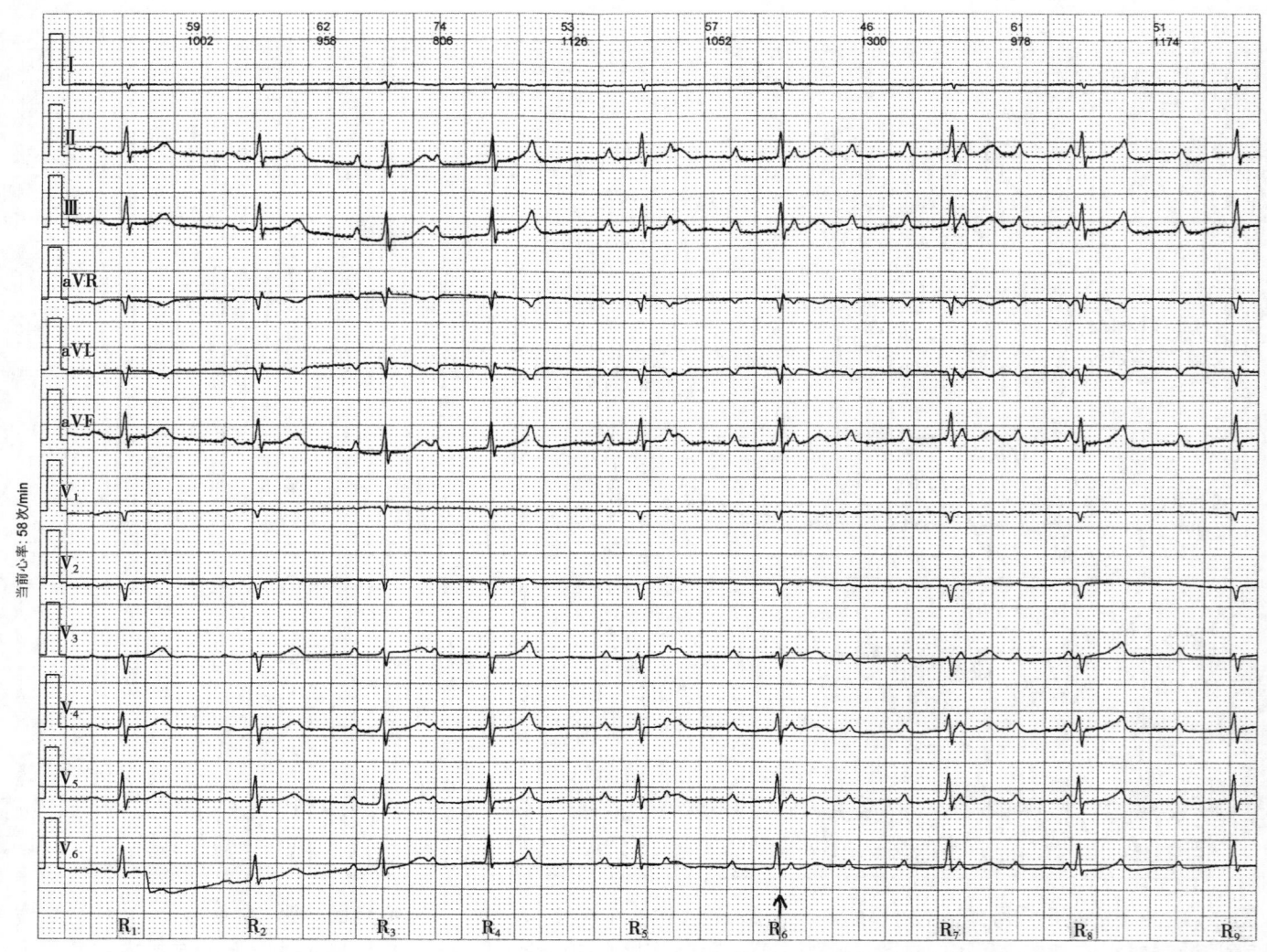

图 1 第 1 个与第 2 个心搏窦性心动周期 1 002ms，心率 59 次 /min，PR 间期 0.22s，一度房室传导阻滞。QRS 波群时限 0.08s，QT 间期 0.40s，自第 3 个 P′ 波开始，心房率 150 次 /min，P′ 形态与窦性 P 波不同，P′ 波窄而高，房性心动过速。房室传导比例（1~3）:1，从箭头指引处开始的 R₆~R₉ 分别是图 2 中的 R₁~R₃。

【点评】

"越过式 P' 波"又称"跨越传导"或"被跳跃的 P 波"等,是指第 1 个心房波越过了第 2 个心房波被下传了心室。见于心房率较快的窦性心律,窦性心动过速、房性心动过速、心房扑动及心房颤动。心房率越快,跨越传导的现象越常见。如何识别越过式 P 波,要点是 R 波之前的 P 波,即 PR(P'R、FR)间期短于窦性 PR(或 P'R)间期,又要排除交界性逸搏。例如图 2 中 P'_9R_4 间期 0.08s,最短的窦性 PR 间期 0.22s,最短的房性 P'R 间期(P'_1R_1)0.28s。P'_9 与 R_4 无关系。R_4 之前的(R_3R_4)间期 978ms,短于最长的 R_2R_3 间期及 R_4R_5 间期。以上证明 R_4 由 P'_8 下传而来,P'_8 越过 P'_9 下传 R_4,P'_8R_4 间期 0.44s,越过式 P 波的 PR 间期大于房性 P'P' 间期。房室交界区的绝对不应期与相对不应期延长,特别是相对不应期明显延长,心率快速、房室结双径路或多径路以及双房结传导等是产生越过式 P 波的原因或机制。本例房性心动过速的房室传导比例及越过式 P 波的出现,除证明有一度房室传导阻滞以外,很可能还存在二度 I 型房室传导阻滞。

房性心动过速的 P' 波时限 0.08s,窦性 P 波时限 0.10s,提示房性心动过速起自房间隔上部。

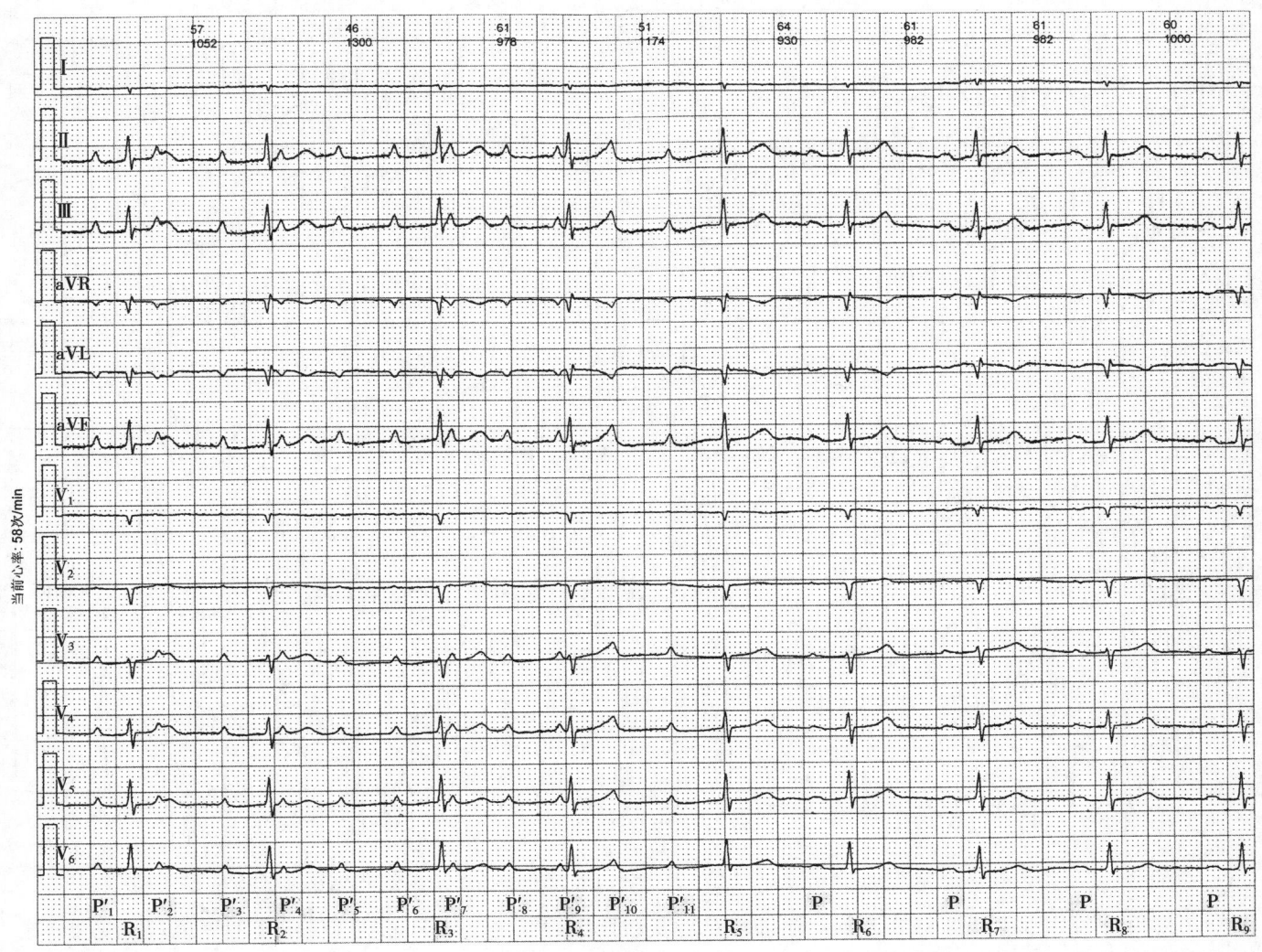

图 2 P'_1~P'_{11} 房性心动过速,(图 1 与图 2)同一阵房性心动过速。房室传导比例(2~3):1,P'_8 越过 P'_9 下传 R_4,房性心动过速终止,恢复窦性心律,PR 间期 0.28s。

动态心电图诊断: 窦性心律,房性心动过速[房室传导比例(1~3):1 伴越过式 P' 波],一度房室传导阻滞。

房性心动过速伴越过式 P' 波

627

第18例 | 房性心动过速并心室起搏心律

【临床资料】

男性，85岁，因"间断心悸3天"入院。既往高血压病史40年，起搏器植入术后4年，心肌酶正常。超声心动图显示全心扩大，EF 46%；节段性室壁运动障碍（室间隔心尖段、心尖段、下壁基底段），二尖瓣、三尖瓣及主动脉瓣轻度反流，左室整体功能减低。

【动态心电图分析】

图1～图3取自动态心电图。

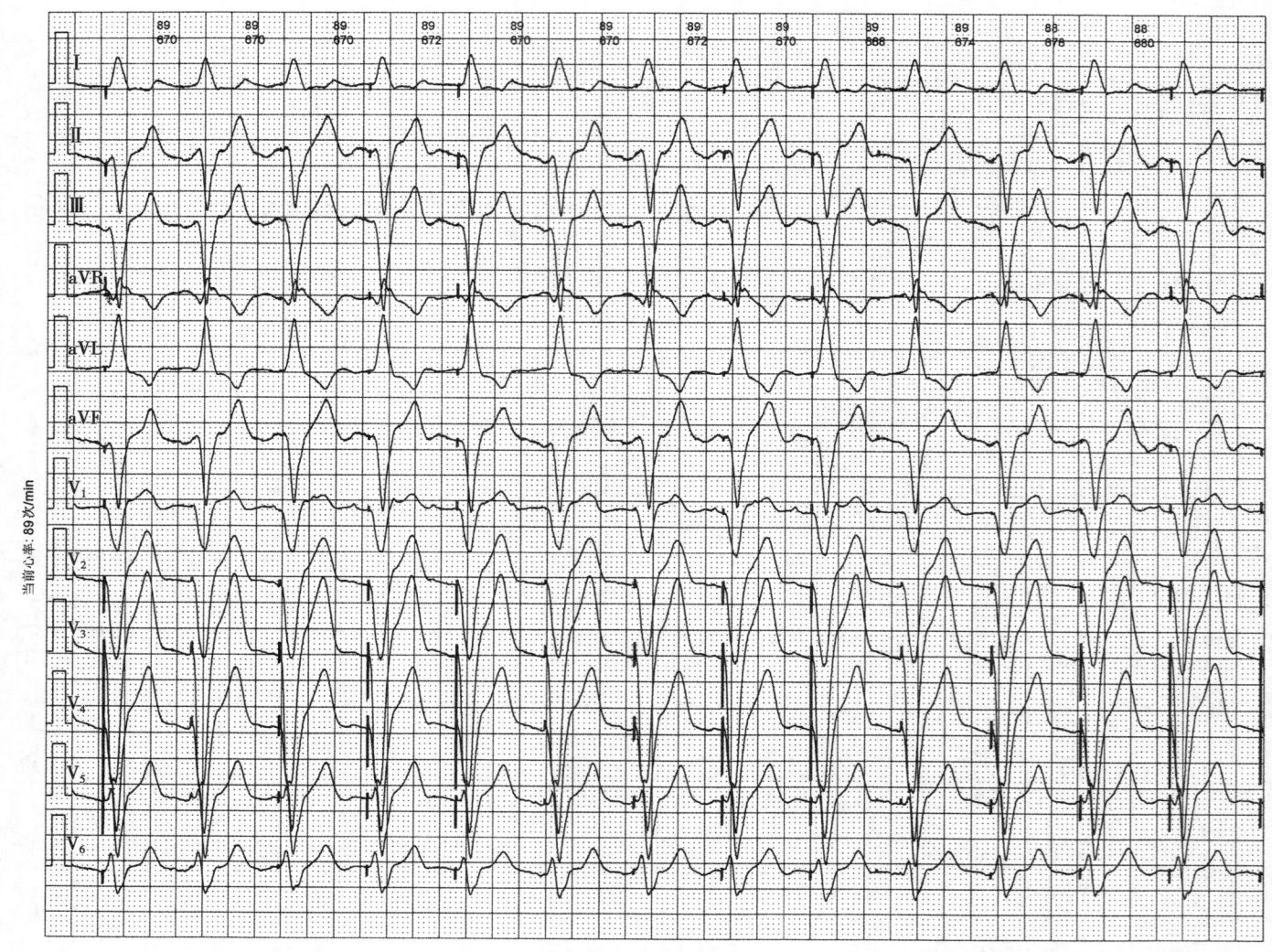

图1 心房波规律出现，频率195次/min，Ⅱ、Ⅲ、aVF导联心房波倒置，aVR导联心房波直立，房性心动过速。规则的心室起搏频率89次/min，脉冲与心房波无关系，呈房室分离的表现。

临床诊断： 高血压 3 级(极高危)，缺血性心肌病，冠心病，心功能不全，低蛋白血症，起搏器植入术后。

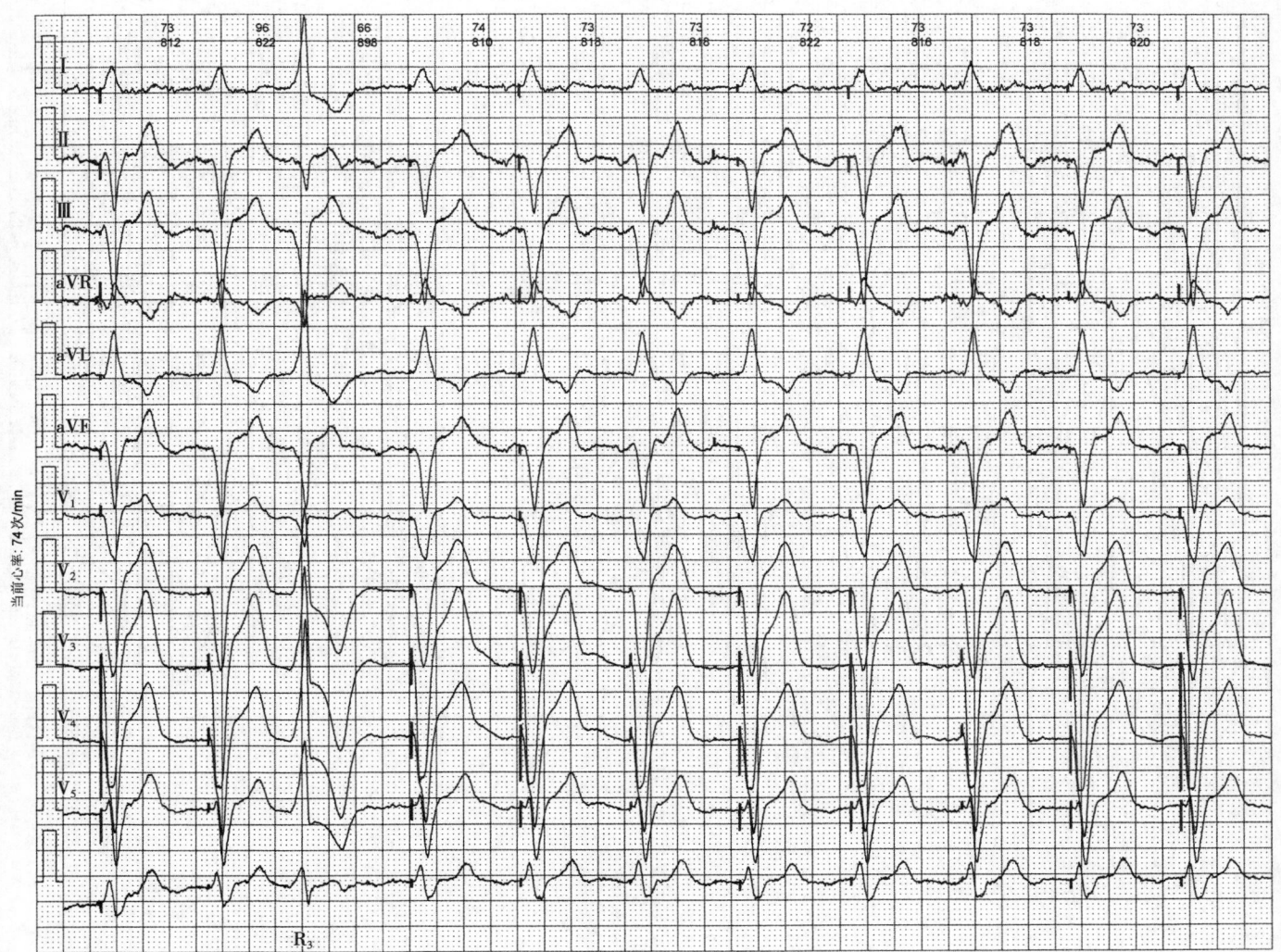

图 2 R₃ 室性期前收缩，其后明显暴露出频率 195 次 /min 的心房率，其余为心室起搏心律，起搏频率 74 次 /min，与心房波无关系，VVI 方式起搏。

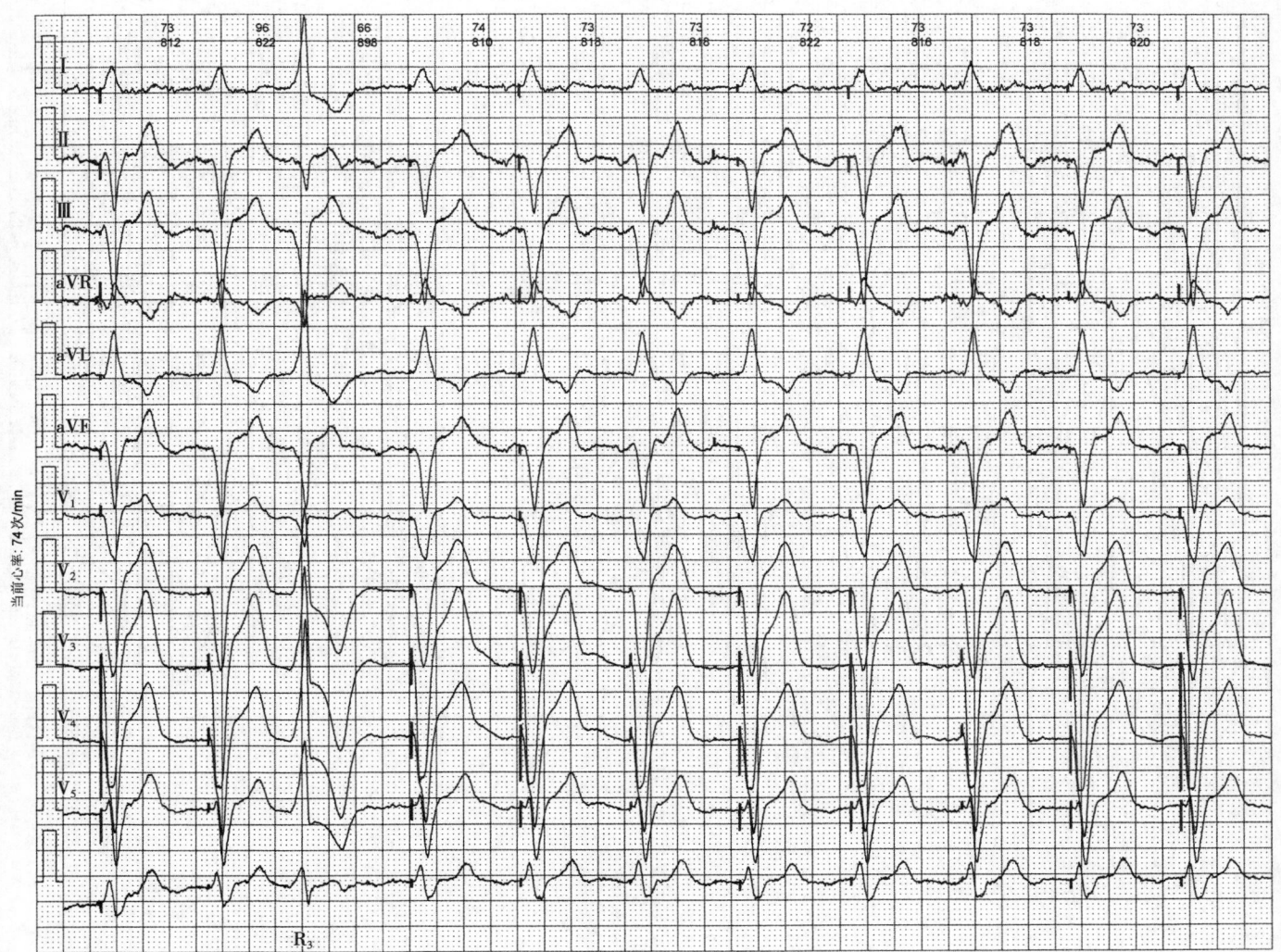房性心动过速并心室起搏心律

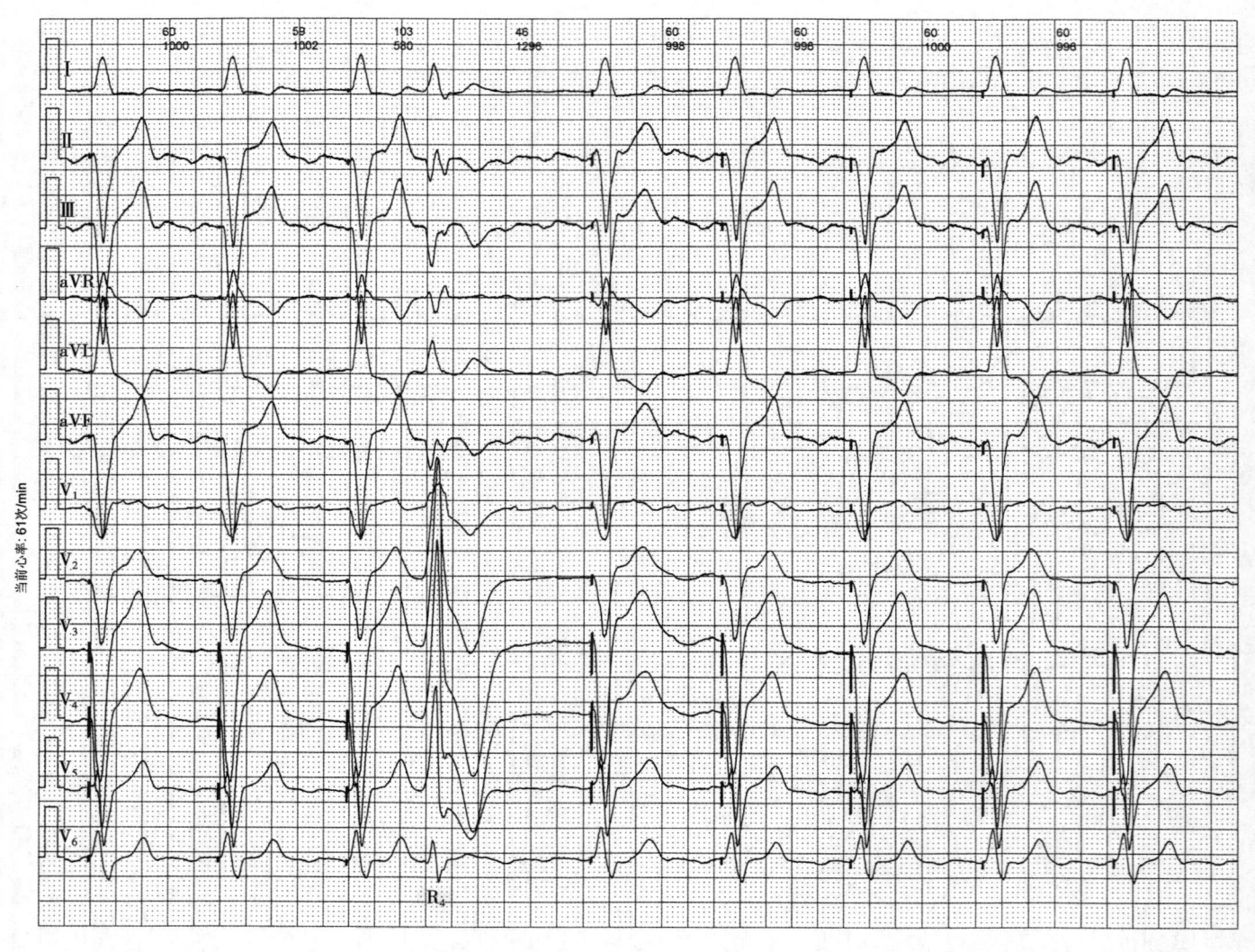

图 3 心房波频率 195 次 /min，更能清楚地看到Ⅱ、Ⅲ、aVF 导联心房波倒置，aVR 导联心房波直立。R$_4$ 室性期前收缩。VVI 方式起搏，心室率 60 次 /min。

动态心电图诊断：房性心动过速，心室起搏心律，多源性室性期前收缩，完全性房室分离。

【点评】

1. 房性心动过速   图 1 中心房波并不十分明确，只能推算有房性心动过速，有了图 2 与图 3，心房波清楚地显现出来了。为什么不诊断为心房扑动呢？主要出于心房率 195 次 /min，比心房扑动的频率慢。但是，又不能除外药物影响所致的低频率心房扑动。房性心动过速与心房扑动的鉴别，必要时电生理检查与射频消融术须同时进行。

2. 频率适应性心室起搏   活动时，起搏频率上升到 89 次 /min（动态心电图记录）；夜间睡眠过程中，心室起搏频率下降到 60 次 /min（基础心室起搏频率）。

3. 完全性房室分离   在监测过程中，心房为持续性房性心动过速，心室由起搏器控制，未见心室夺获，完全性房室分离，考虑为阻滞型房室分离。

第19例 | 房性心动过速合并二度Ⅰ型房室传导阻滞并左束支传导阻滞

【临床资料】

男性，81岁。

临床诊断： 冠状动脉粥样硬化性心脏病，不稳定型心绞痛，冠状动脉 PCI 术后，高血压 3 级（高危），糖尿病 2 型，陈旧性脑梗死，慢性心功能不全。

【动态心电图分析】

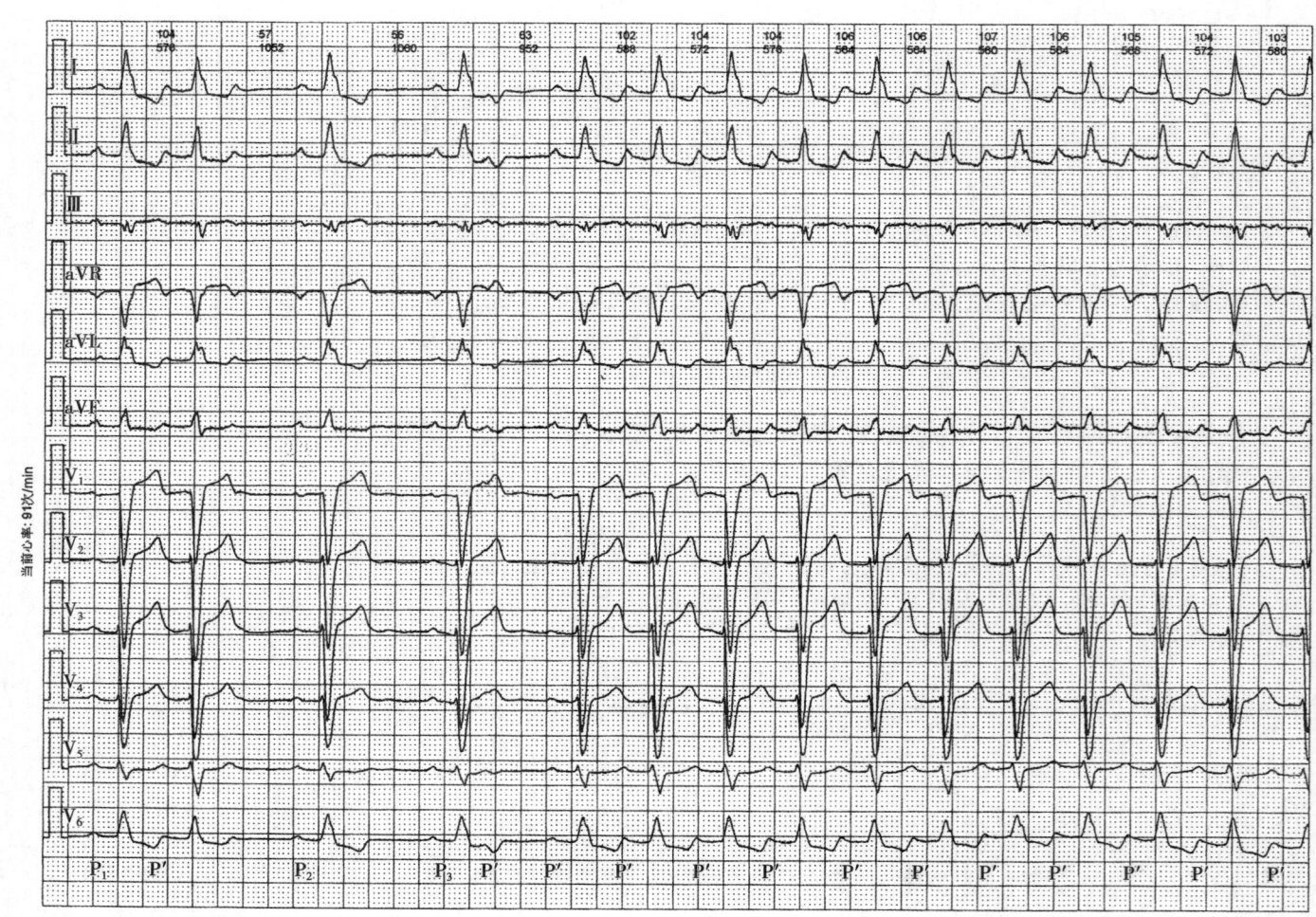

图1 P₁~P₃ 为窦性心律，P₂P₃ 间期 1.06s，心率 56 次 /min，P₁ 之后的 P′-QRS 波群，房性期前收缩，代偿间歇不完全。P₃ 之后的一系列 P′ 波是阵发性房性心动过速，心房率 105 次 /min，P₃ 后面的第 1 个 P′ 波因干扰未下传心室，QRS-T 波形呈左束支传导阻滞。

诊断： 窦性心动过缓，阵发性房性心动过速，房性期前收缩，完全性左束支传导阻滞。

【点评】

图 2 中房性心动过速合并的二度 I 型房室传导阻滞为什么是生理性的？通常将房室传导阻滞的文氏点频率定为心房率＜130 次 /min，心房率低于 130 次 /min 时发生房室传导的文氏现象为病理性的；而心房率大于130 次 /min 时，发生房室传导的文氏现象，可能与生理性房室干扰有关。本例房性心动过速的频率 150 次 /min，呈 2:1 房室传导（2:1 房室传导阻滞），分析未下传的 P 波都在 QRS 波群后面的生理性不应期中，应属于干扰。2:1 房室传导时，PR 间期延长，窦性心律的 PR 间期也是延长的，属于一度房室传导阻滞。图 2 中房性心动过速终止前表现为连续 2 个 P′ 波下传心室，P′R 间期在延长，据此可诊断为房室传导的文氏现象。

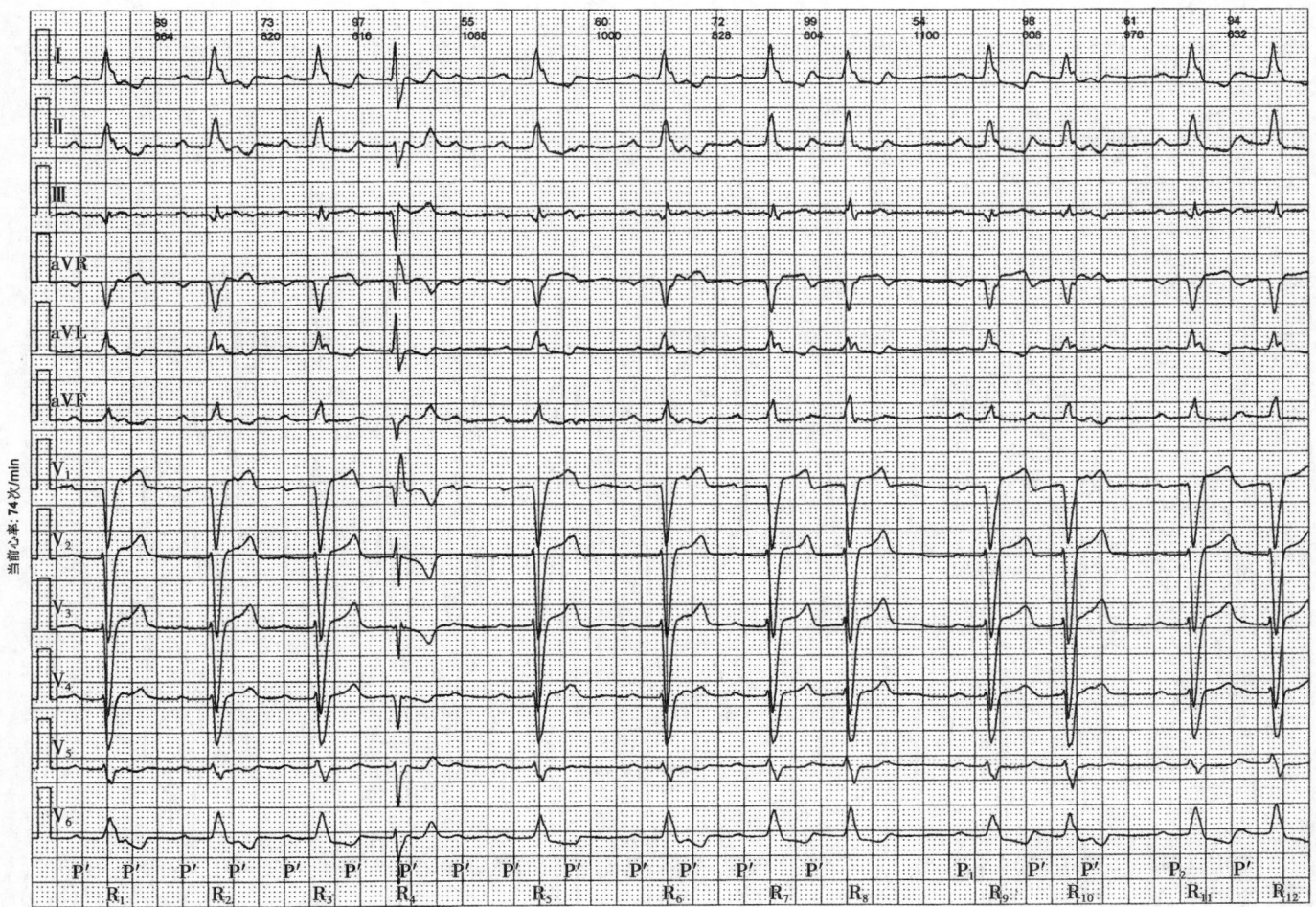

图 2 标记为 P₁ 与 P₂ 的心搏为窦性。出现一些 P′ 波，心房率 150 次 /min，房性心动过速，房室传导比例（1～2）:1，P′R 间期 0.24～0.26s，生理性二度 I 型房室传导阻滞，R₄ 是室性期前收缩。P₁ 与 P₂ 之后的 P′ 波，房性期前收缩。

诊断：窦性心律，房性心动过速伴二度 I 型房室传导阻滞，一度房室传导阻滞，房性期前收缩，室性期前收缩，完全性左束支传导阻滞。

第20例 | 房性心动过速合并特宽型完全性右束支传导阻滞加左前分支传导阻滞

【临床资料】

男性，40岁，因"活动后气短25年，阵发性心悸6个月，再发7天"入院。既往先天性心脏病病史，法洛四联症根治术后20年，6个月前行心房扑动射频消融术。

临床诊断： 先天性心脏病，法洛四联症根治术后，室间隔缺损残余漏，右心增大，心房扑动射频消融术后，心功能不全，完全性右束支传导阻滞。

【心电图分析】

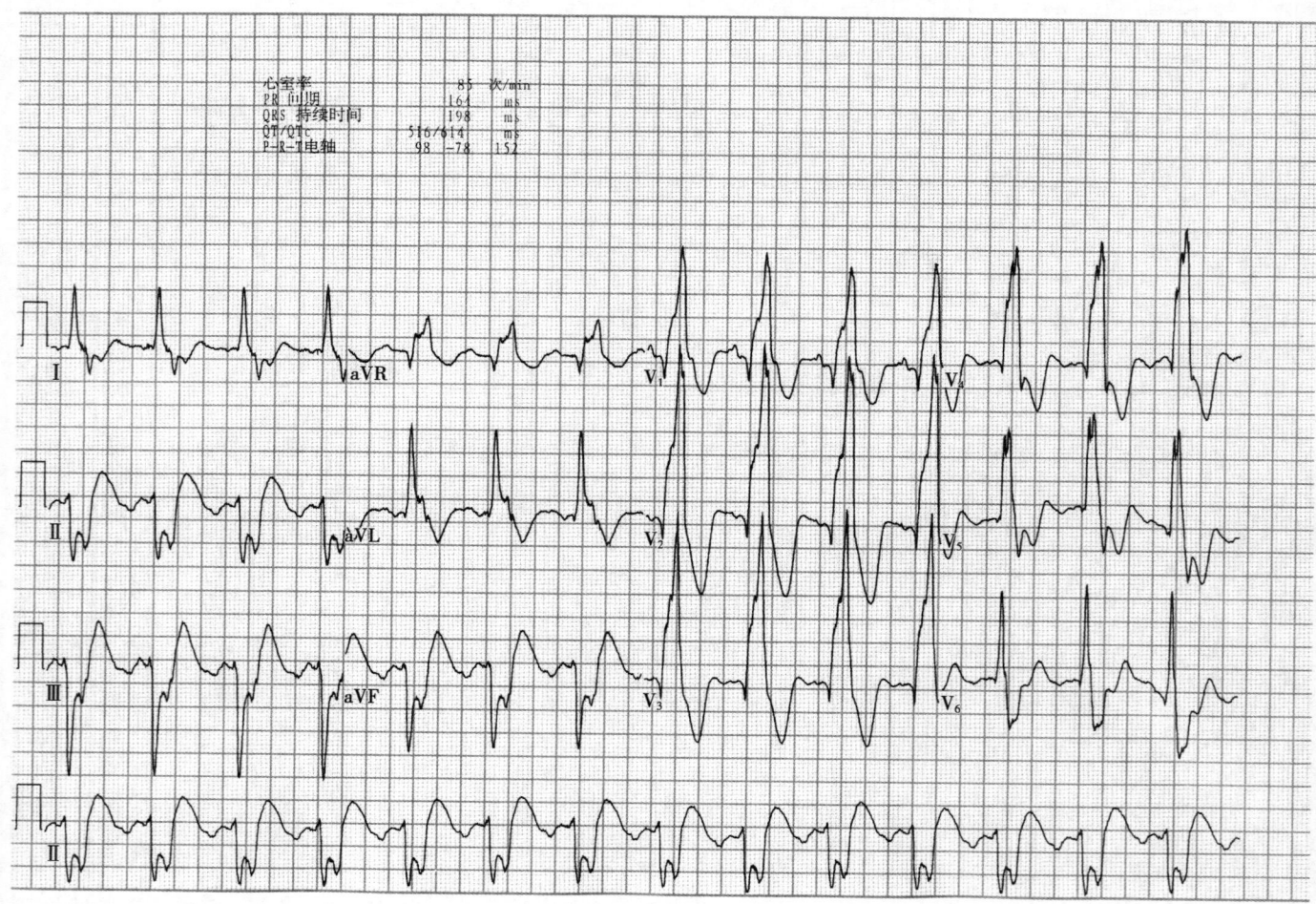

图1 P′波：Ⅱ、Ⅲ、aVF、V₄～V₆导联倒置，aVR导联直立。心率85次/min，P′R间期164ms，QRS波群时限198ms，QRS电轴−78°，aVL导联呈qR型，左前分支传导阻滞。V₁～V₃导联呈qR型，异常q波，特宽型完全性右束支传导阻滞，QT/QTc间期516/614ms。

诊断： 加速的房性心律，异常q波，完全性右束支传导阻滞，左前分支传导阻滞，QT/QTc间期延长。

【点评】

如果没有图 2，图 1 的诊断是加速的房性心律，Ⅱ、Ⅲ、aVF、V₄~V₆ 导联 P′ 波倒置，aVR 导联 P′ 波直立。可能
还有另一种诊断，房性心动过速。依据是当两个 QRS 波群之间夹有一个心房波时，提示 QRS 波群中有一个
P′ 波，心房率应该是 170 次 /min，这个频率恰好与图 2 中的频率相同，心房波形态也相同。这里应该推翻图
1 的诊断，不是加速的房性心律，应诊断为房性心动过速（或低频率的心房扑动）。

V₁~V₃ 导联异常 q 波，与室间隔除极向量指向左后方有关。右束支传导阻滞加左前分支传导阻滞的 QRS 波
群时限达到了 214ms，提示右心室增大，除极异常缓慢，心室复极时限也异常延长。

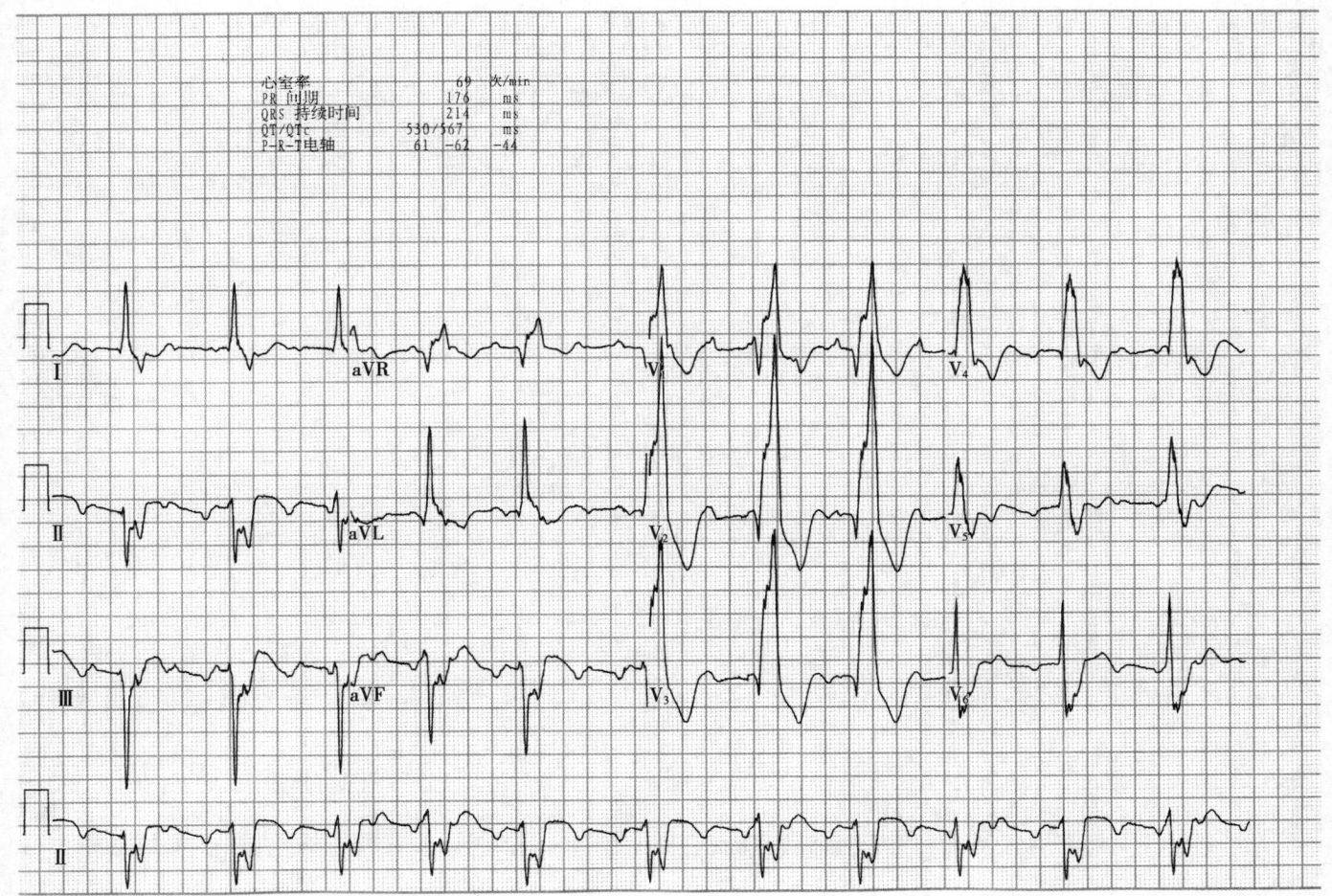

图 2 P′ 波：Ⅱ、Ⅲ、aVF、V₃~V₆ 导联倒置，aVR 导联直立。心房率 170 次 /min，房室传导比例（2~3）：1，心室率 69 次 /min，QRS 波群时限 214ms，QRS 电轴 −62°，QT/QTc 间期 530/567ms，V₁~V₃ 导联呈 qR 型，完全性右束支传导阻滞。

诊断：房性心动过速，异常 q 波，完全性右束支传导阻滞，左前分支传导阻滞，QT/QTc 间期延长。

第21例 | 房室传导阻滞伴加速的左心室节律及右心室心律

【临床资料】

女性，24岁，因"发作性心悸、胸闷1个月余"入院。查体：血压130/60mmHg，身高160cm，体重54kg，BMI 21.1kg/m²。血生化检查显示肌钙蛋白T 0.015ng/ml，谷丙转氨酶32.6U/L，谷草转氨酶14.7U/L，CK 48.1U/L，乳酸脱氢酶137.9U/L，钙2.29mmol/L，钾4.16mmol/L，镁0.81mmol/L，钠142.8mmol/L。超声心动图显示各房室腔大小、形态、结构及功能未见异常。

【动态心电图分析】

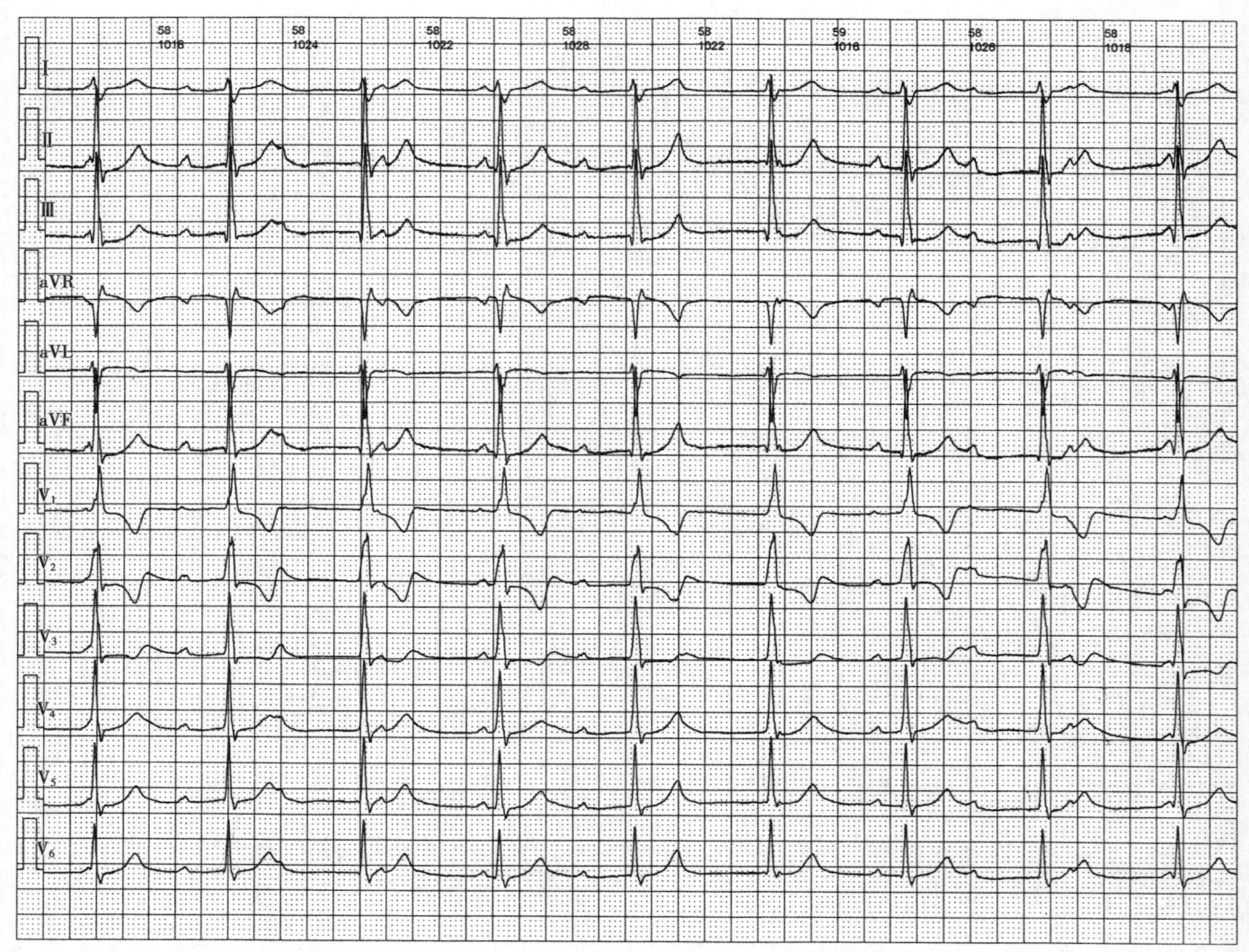

图1 P波顺序发生，正向传导，心房率83次/min，RR间期匀齐，PR间期不固定，心室率58次/min，QRS波群时限0.12s，V₁导联呈R型，QT间期0.48s。

临床诊断: 心肌炎? 心律失常, 高度房室传导阻滞, 室性心律。

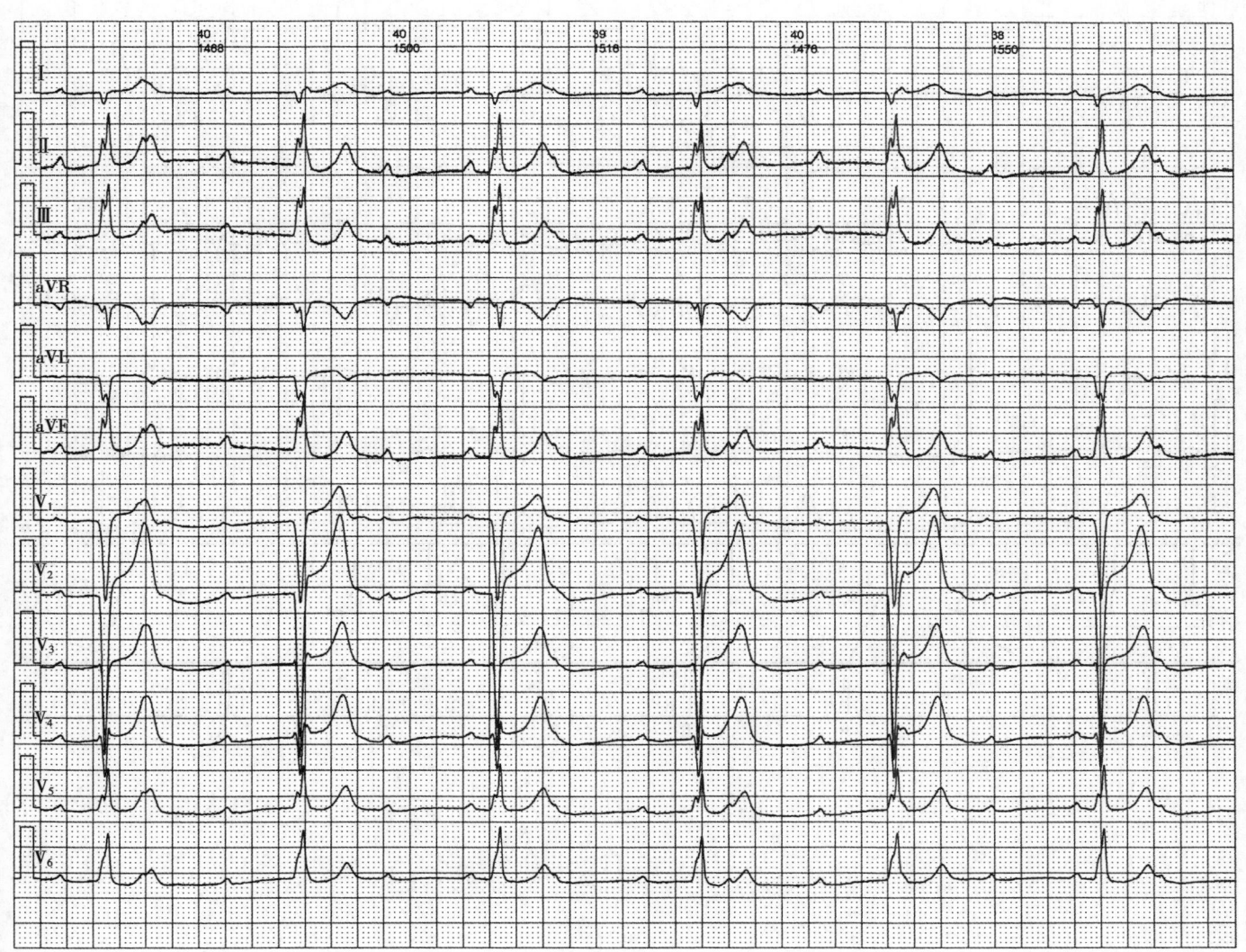

图 2　P 波顺序发生, 心房率 93 次 /min, RR 间期匀齐, 心室率 40 次 /min, P 波与 R 波无关系, QRS 波群时限 0.12s, V₁~
V₃ 导联呈 QS 型, V₅、V₆ 导联呈 R 型。

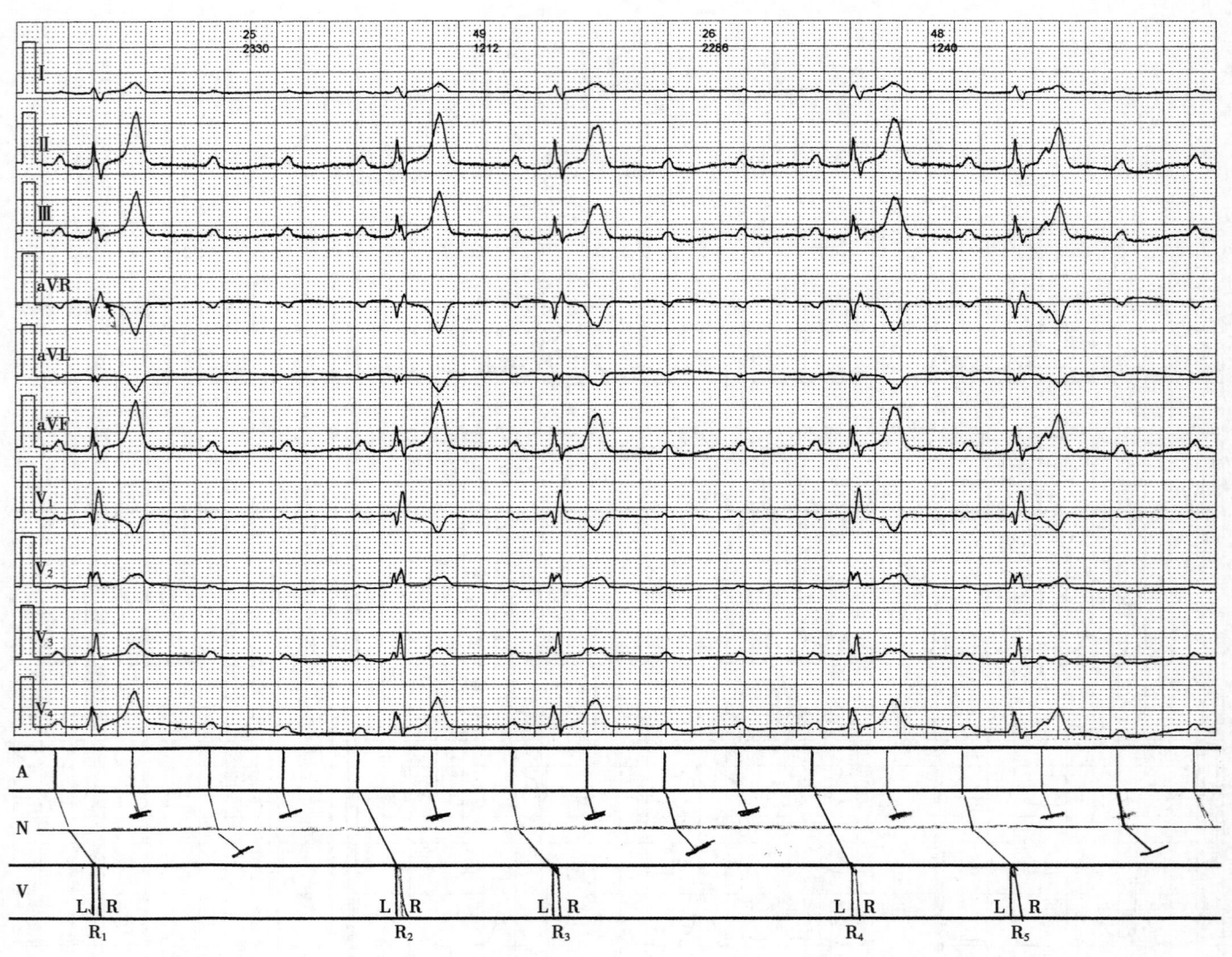

图3 P 波频率 106 次 /min，房室传导比例（2 ~ 4）:1，PR_2 间期 0.30s，PR_3 间期 0.30s，QRS 波群时限 0.11s，V_1 导联呈 rsR' 型，不完全性右束支传导阻滞。QT 间期 0.44s。

动态心电图诊断： 窦性心律，高度房室传导阻滞，交替性文氏现象（图 3）室性心律，不完全性右束支传导阻滞（图 2），加速性室性心律，房室分离（图 1）。

【点评】

1. 加速的室性心律 图 1 中窦性心律，RR 间期匀齐，QRS 波群类似右束支传导阻滞图形，与图 3 中窦性 QRS 波群比较，形态不同，加速性左心室自主节律伴暂时性完全性房室分离（干扰与阻滞并存）。

2. 室性节律 图 2 中窦性心律，右心室性心律，暂时性完全性房室传导阻滞。QRS 波群时限增宽不明显，逸搏起搏点位于右束支或附近。

3. 房室传导的交替性文氏现象（图 3） 房室交界区双平面阻滞，近端 2:1 房室传导，远端文氏现象。下传心室时，发生右束支传导延缓，表现为不完全性右束支传导阻滞。

第 22 例 房性期前收缩 P′ 波增大

【临床资料】

女性，61 岁，诊断为冠心病 11 年，5 年前冠脉造影提示三支弥漫性病变，CABG 术后。超声心动图显示各房室腔大小、形态正常，心脏结构及功能未见异常。

临床诊断：冠状动脉粥样硬化性心脏病，CABG 术后，心律失常，房性期前收缩，阵发性心房颤动。

图 1 第 1~3、5~8 个是窦性心律，心率 63 次 /min。窦性 P 波时限 0.11s。P_{V_3} = 0.20mV，正常最高值。PR 间期 0.14s。QRS 波群时限 0.08s，R_{V_5} = 3.2mV，左心室高电压。ST 段：Ⅱ、Ⅲ、aVF、V_4~V_6 导联上斜型压低 0.05~0.175mV。QT 间期 0.42s。第 4 个心搏提早出现。P′ 波重叠于 T 波，房性期前收缩。其联律间期加代偿间歇小于 2 个窦性心律周期。房性期前收缩伴不完全性代偿间歇。用 T 波与 P′ 波重叠的 TP′ 波减去其前的 T 波振幅，P′ 波振幅：$P′_Ⅱ$ = 0.40mV。

诊断：窦性心律，房性期前收缩 P′ 波增大，ST 段上斜型压低（下壁及前侧壁）。

【动态心电图分析】

当前心率: 68次/min

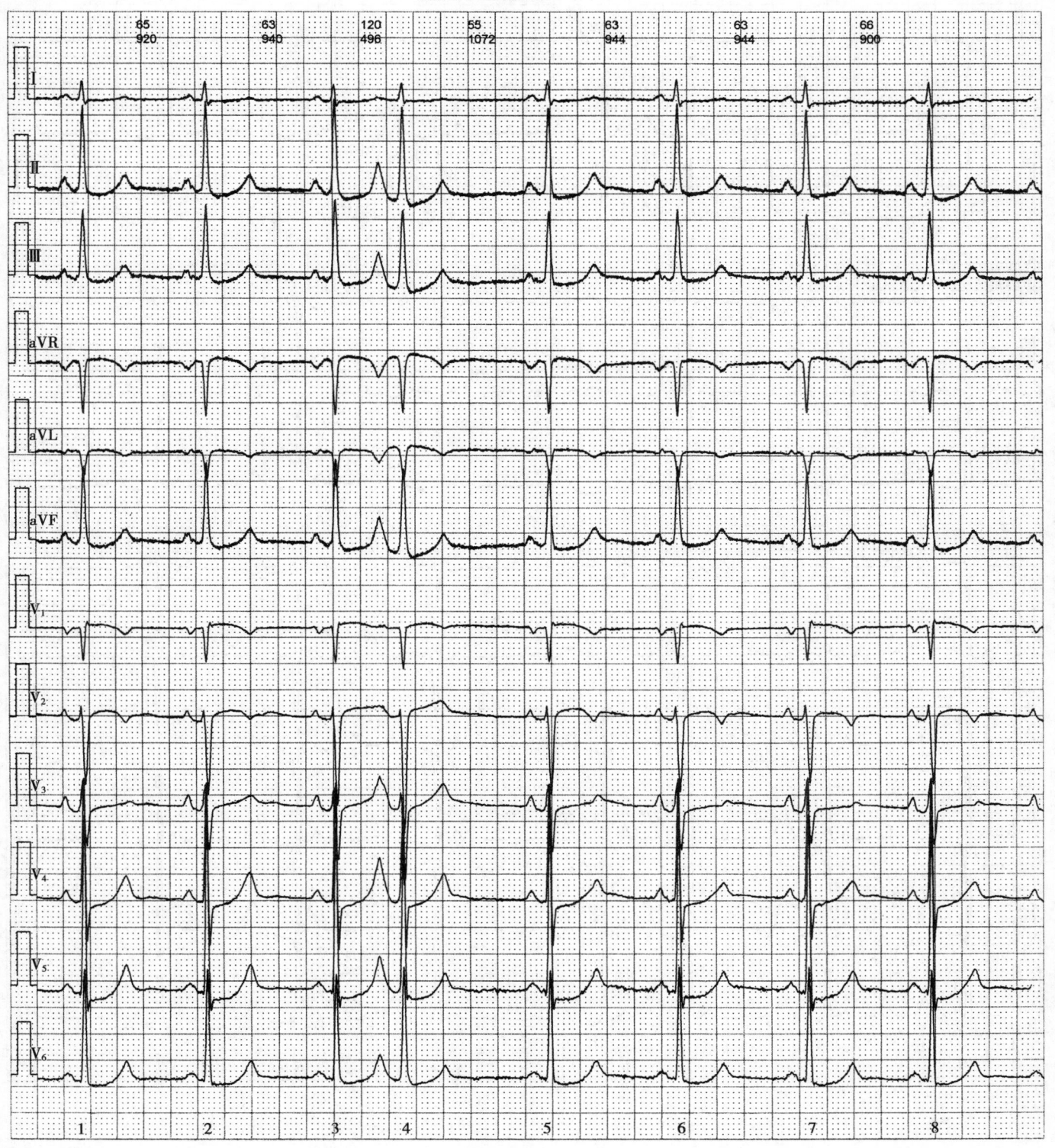

房性期前收缩 P′ 波增大

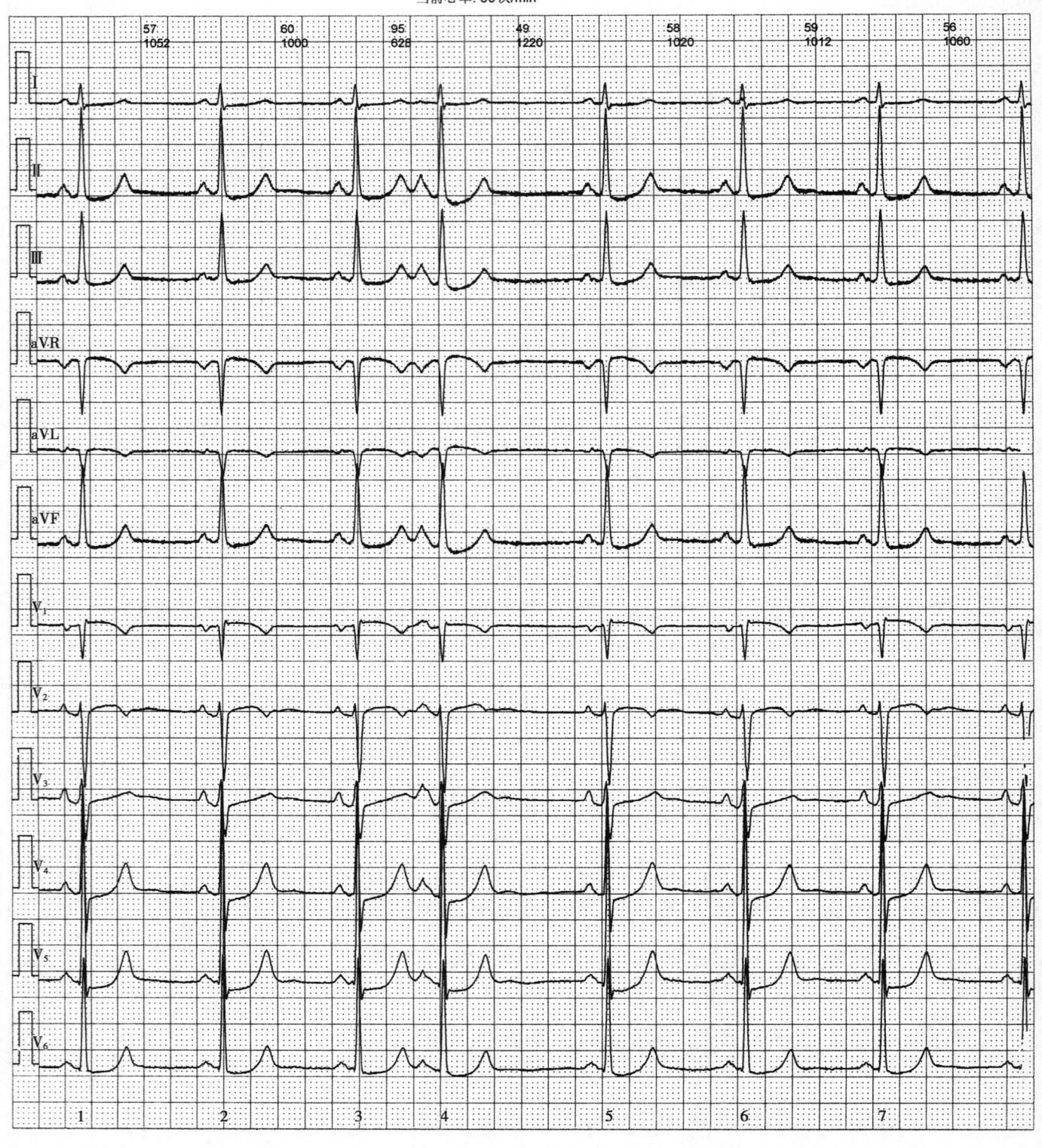

图2 第 1~3、5~7 个是窦性心动过缓,心率 58 次 /min。与图 1 比较,不同之处在于第 4 个是房性期前收缩出现于 T 波结束之后,可以全方位观察房性期前收缩的 P′ 波形态、振幅与时限。P′ 波:Ⅰ、Ⅱ、Ⅲ、aVF、V₁~V₆ 导联正向,aVR、aVL 导联负向。房性期前收缩起自右房上部。最高 P'_{III} = 0.30mV,P′ 波时限 0.15s,P′R 间期 0.17s,QRS-ST-T 与窦性心搏相同,仍伴有不完全性代偿间歇。

诊断: 窦性心律,房性期前收缩的 P′ 波增大,ST 段上斜型压低(下壁及前侧壁)。

【点评】

看到这份动态心电图,感到再普通不过,即窦性心律、房性期前收缩;ST 段改变也不具有缺血的特征。

本文提出讨论的是一例冠心病、三支弥漫性病变、CABG 术后的动态心电图。

1. 房性期前收缩的 P′ 波增高又增宽　超声心动图显示各房室腔大小、形态正常,心脏结构及功能未见异常。房性期前收缩的 P′ 波振幅为什么比窦性 P 波高大呢? 可作如下解释:从图 2 中房性期前收缩的 P′ 波特征分析,房性期前收缩起自右房上部,心房除极程序是右心房→房间隔→左心房,三者的心房除极向量相加,P′ 波增高;而窦性心律时,激动沿结间束及房间束传导激动右心房与左心房,右心房除极向量向右向下,左心房除极向量向左,部分心房除极向量相互抵消,窦性 P 波振幅肢体导联 <0.25mV,胸导联 <0.20mV。房性期前收缩的 P′ 波时限又比窦性 P 波宽,P′ 波时限达到了 0.15s,房性期前收缩的激动在心房内传导时限明显延长。在以后的观察中,患者有阵发性心房颤动及房性心动过速,提示 P 波增大、增宽,即使发生在房性期前收缩中,也可能提示心房肌病变,能否预测心房颤动,有待进一步研究。

2. 显著的 ST 段上斜型压低　出现于多支冠脉病变的患者,仍提示心肌供血不足。

房性期前收缩 P′ 波增大

【临床资料】

男性，78 岁，既往高血压、冠心病病史，陈旧性脑梗死病史。二尖瓣、三尖瓣、主动脉关闭不全。

临床诊断： 冠状动脉粥样硬化性心脏病，冠状动脉支架植入术后，高血压 3 级（极高危），陈旧性脑梗死。

【动态心电图分析】

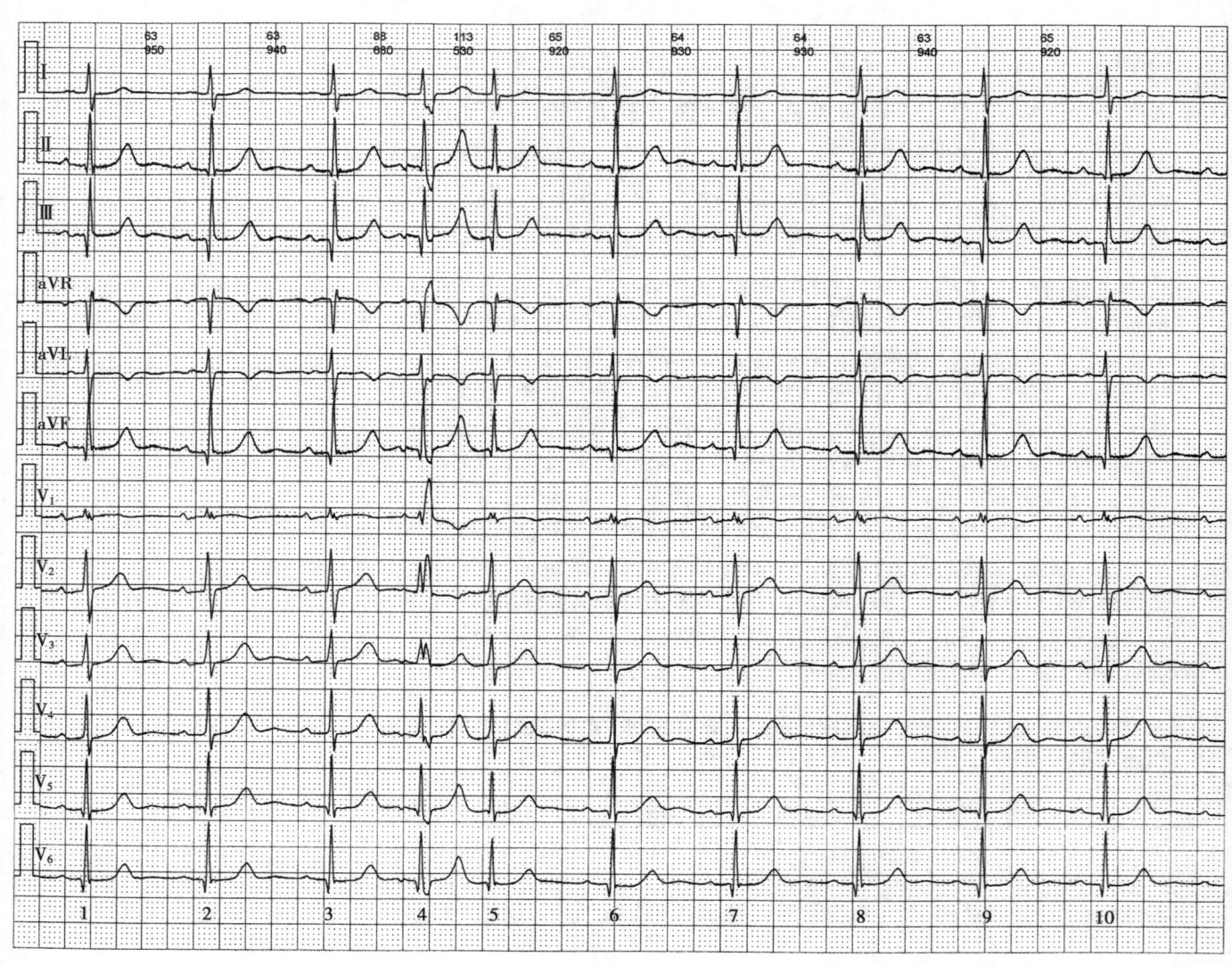

【点评】

窦性心律时无束支传导阻滞，发生的房性期前收缩出现了右束支传导阻滞，称为房性期前收缩伴 3 相右束支传导阻滞，有生理性 3 相右束支传导阻滞与病理性右束支传导阻滞之分。鉴别要点：凡是出现于 T 波上的房性期前收缩伴发右束支传导阻滞，判定为房性期前收缩伴生理性（功能性）右束支传导阻滞；凡是在 T 波结束以后的房性期前收缩伴发右束支传导阻滞，判定为房性期前收缩伴病理性右束支传导阻滞，是右束支传导阻滞的性质，表明右束支不应期已经明显延长，房性期前收缩下传心室时遇到病理性延长的右束支不应期，发生了传导延缓或阻滞性中断，出现右束支传导阻滞。第二个房性期前收缩（第 5 个心搏）理应再次伴发右束支传导阻滞，反而室内传导正常了。注意这个房性期前收缩的 P′R 间期比窦性 PR 间期、第一个房性期前收缩的 P′R 间期长出 0.06～0.07s，可能是发生了左、右束支同步传导延缓，之后左、右束支又同步恢复正常室内传导，第二个房性期前收缩右束支传导阻滞消失。

图 1　第 1～3、6～10 个心搏是窦性心律，心率 64 次 /min，PR 间期 0.18s，QRS 波群时限 0.08s，QT 间期 0.40s，第 4 个心搏与第 5 个心搏都是房性期前收缩，第一个房性期前收缩（第 4 个心搏）的联律间期 0.68s，P′R 间期 0.17s，QRS 波群时限 0.12s，呈右束支传导阻滞图形。第二个房性期前收缩（第 5 个心搏）的 P′R 间期约为 0.24s，QRS 波群时限 0.08s，联律间期 0.58s。

诊断：窦性心律，房性期前收缩伴 3 相右束支传导阻滞。

第 24 例　房性期前收缩伴不完全性代偿间歇

【临床资料】

女性，64 岁，因 "间断性胸闷、胸痛 6 年，加重 2 个月" 入院。既往高血压病史 4 年，冠脉造影显示前降支、回旋支及左主干未见狭窄，右冠状动脉局限性狭窄 80%。动态心电图监测显示心脏节律为窦性，心率范围 63 ~ 108 次 /min，平均心率 75 次 /min（ 24h 平均心室率，因无房室传导阻滞，又无室性心动过速等室性节律，故心室率 = 心房率 ）。监测到房性期前收缩 4 次，交界性期前收缩 3 次，下壁及前侧壁导联 ST 段压低 < 1.0mV，T 波普遍低平。

临床诊断： 冠状动脉粥样硬化性心脏病，不稳定型心绞痛，右冠状动脉 PCI 术后，高血压 2 级（ 很高危 ）。

【点评】

房性期前收缩伴不完全性代偿间歇（ 代偿间期 ）是指房性期前收缩的联律间期（ 图中 N_3A_1 间期 ），自窦性 P 波的起始至房性期前收缩 P′ 波的起点的周期加代偿间歇（ 图中 A_1N_4 间期 ）小于 2 个窦性心律周期（ 图中 $N_4 + N_5 + N_6$ ），而代偿间歇（ 图中 A_1N_4 间期 ）又大于 1 个基本窦性心律周期，但又小于 2 个基本窦性心律周期。

房性期前收缩伴不完全性代偿间歇的产生机制：房性期前收缩的激动逆行传入窦房结，重整窦性心律周期，使窦性心律间期自进入窦房结开始，重新开始心电的周期，心电图表现为不完全性代偿间歇。房性期前收缩代偿间歇包含了窦房传入的时间 + 窦房传出的时间 + 窦性周期，因此代偿间歇大于一个基本窦性周期，房性期前收缩距窦房结较室性期前收缩与交界性期前收缩近，重整窦性间期的概率高，房性期前收缩多数伴不完全性代偿间歇。

图 1　"N" 代表窦性心律，NN 间期有轻度不规则，平均窦性频率 68 次 /min，PR 间期 0.14s，QRS 间期 0.09s，QT 间期 0.40s。ST 段：Ⅱ、Ⅲ、aVF、$V_3 \sim V_6$ 导联压低 0.05mV。T 波：Ⅱ、Ⅲ、aVF、$V_4 \sim V_6$ 导联低平。A_1 是房性期前收缩，出现于 N_3 的 T 波升支上，P′R 间期 0.34s，A_1 的 QRS-T 波形与窦性略有不同，N_3A_1 间期 + A_1N_4 间期 < $N_4 + N_5 + N_6$，A_1N_4 间期 > NN 间期，A_1N_4 间期 < 2 个 NN 间期，房性期前收缩伴不完全性代偿间歇。

诊断： 窦性心律，房性期前收缩伴不完全性代偿间歇，ST-T 改变。

【动态心电图分析】

当前心率: 69次/min

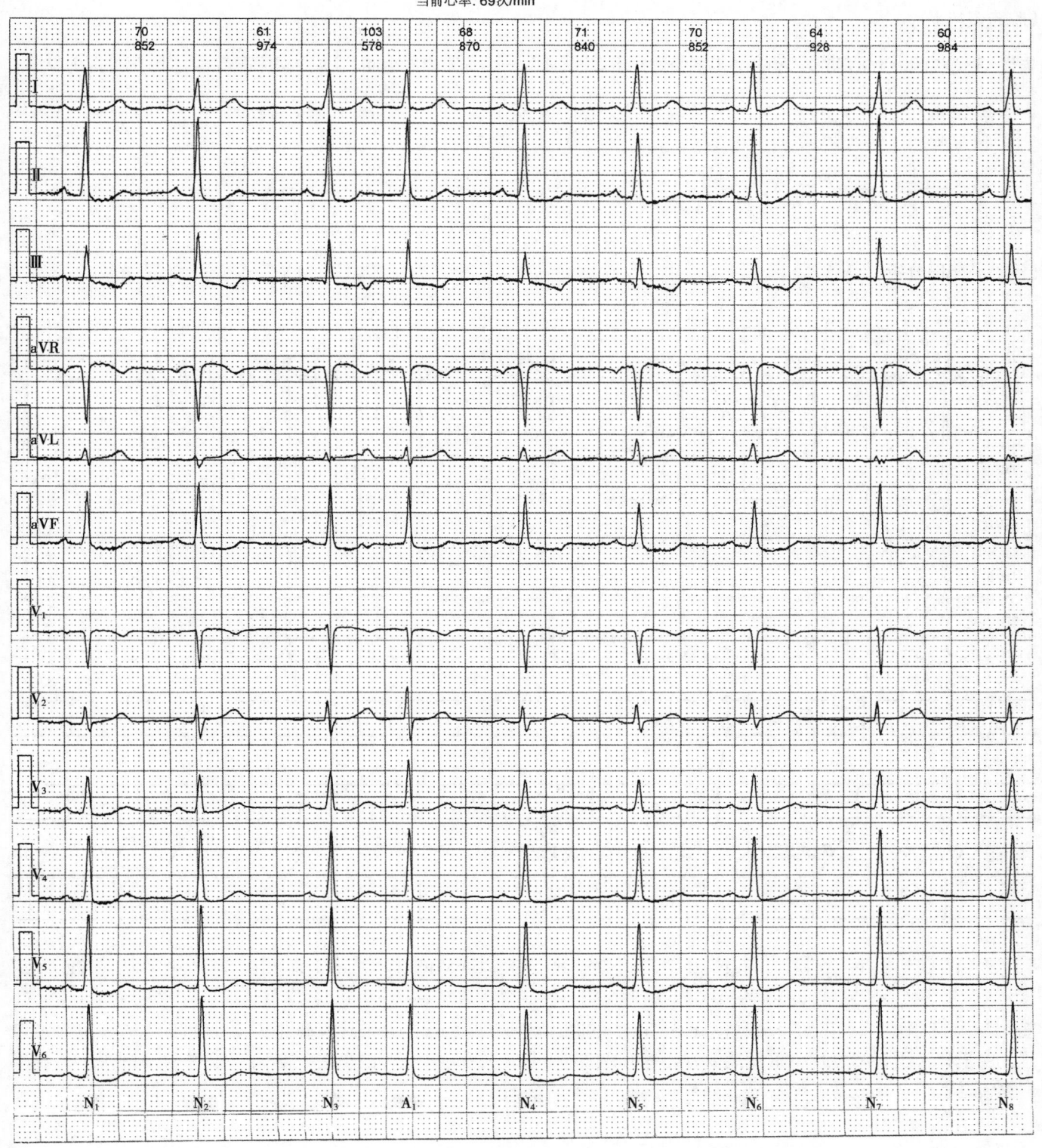

房性期前收缩伴不完全性代偿间歇

647

第 25 例 | 房性期前收缩伴被跳跃的 P′ 波二联律

【临床资料】

男性, 38 岁, 因 "心悸" 就诊。动态心电图监测显示窦性心律, 一度房室传导阻滞, 二度 I 型房室传导阻滞, 房性期前收缩。

【动态心电图分析】

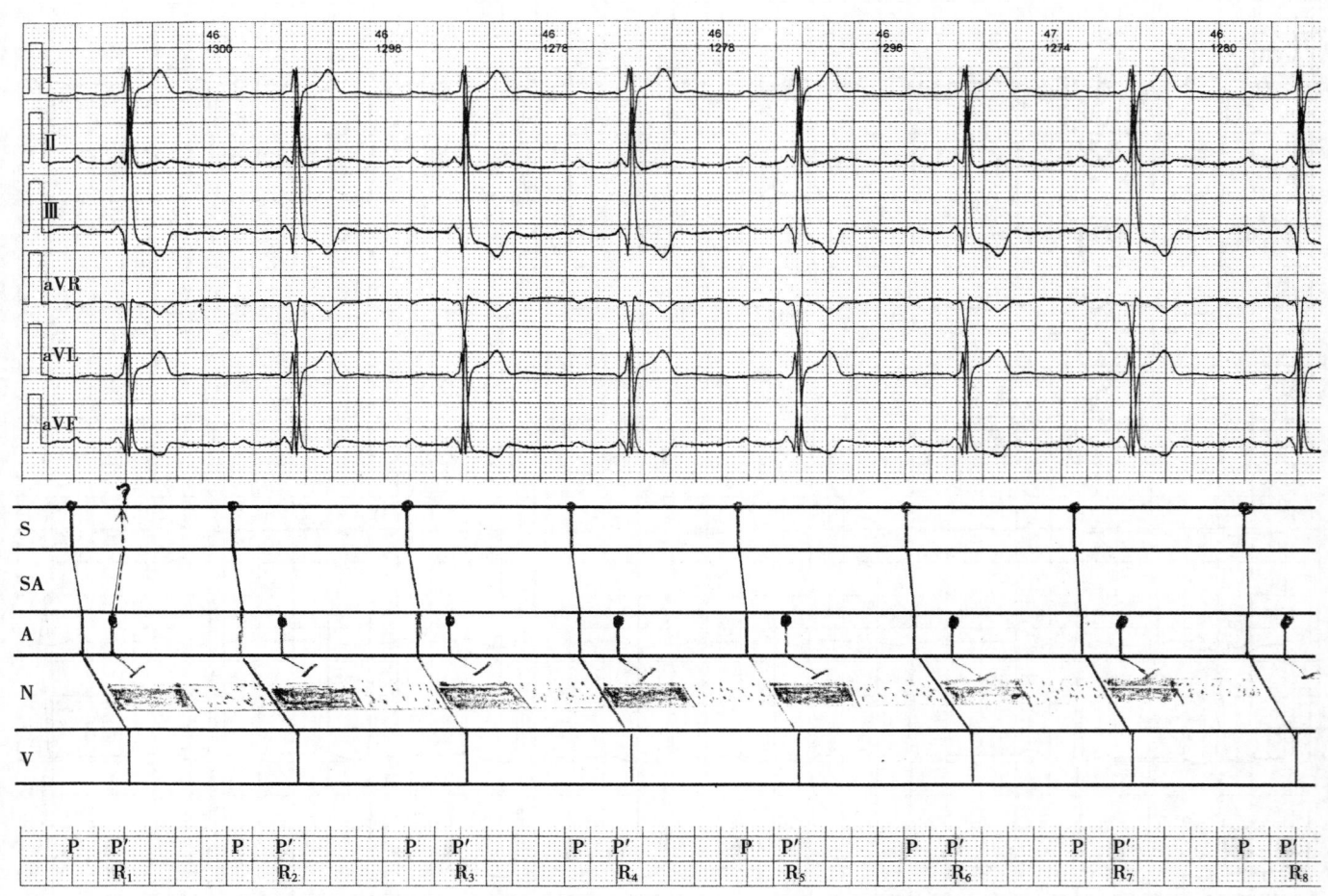

图 1 配梯形图试作如下解释: 窦性心律 – 房性期前收缩二联律; 标出的 P 波代表窦性 P 波, 房性期前收缩用 P′ 波表示。由于 P′ 波距 R 波太近, P′R 间期 0.07s, 考虑 P′ 波与 R 波无关系。R₁ ~ R₈ 由窦性 P 波下传, 窦性 PR 间期 0.44s, 一度房室传导阻滞。

临床诊断：心律失常，一度至二度Ⅰ型房室传导阻滞，房性期前收缩。

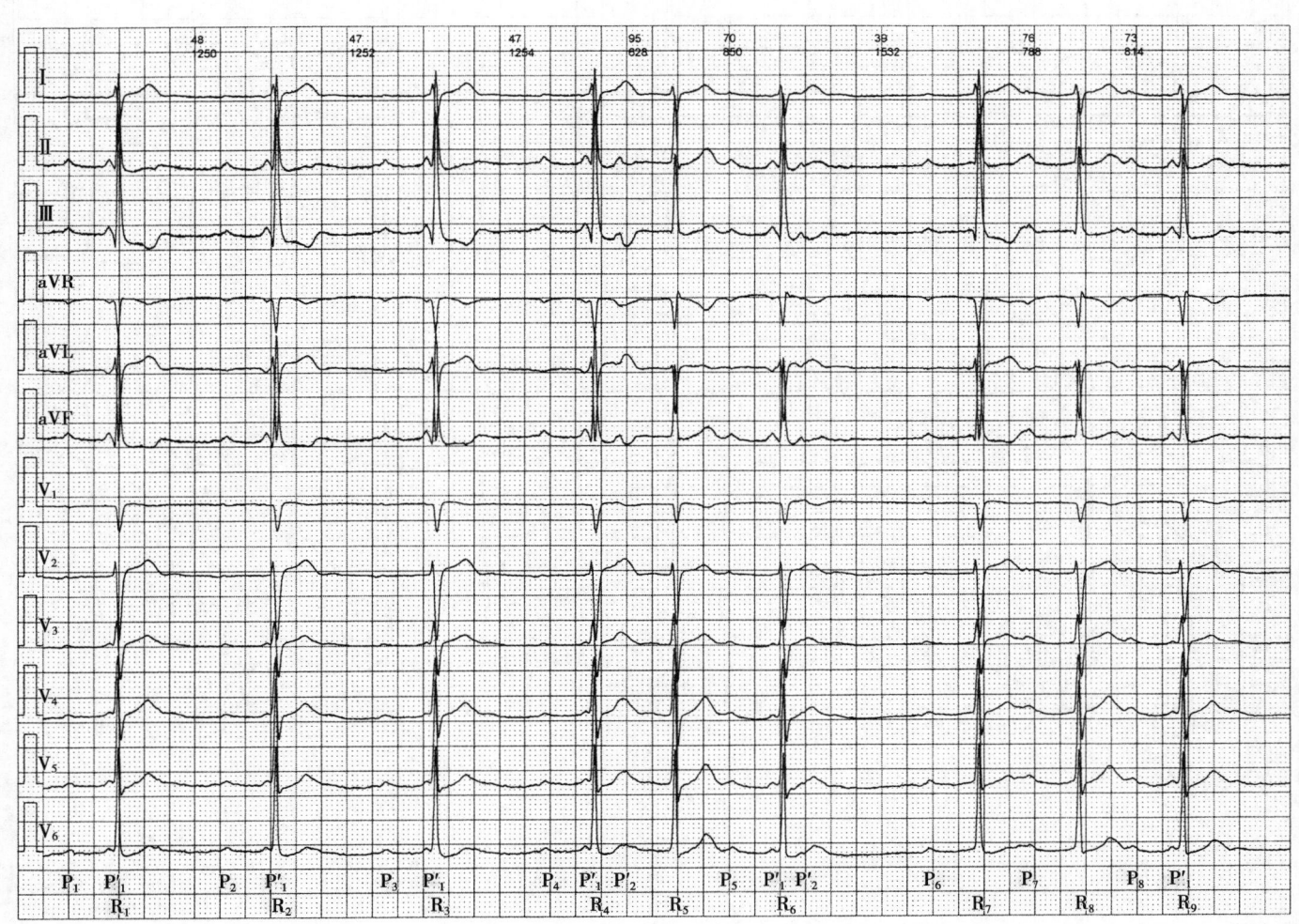

图 2　R_4 之前的心电图表现同图 1。R_4 前后提早的 2 个 P'_1、P'_2 波，P'_2 下传 R_5，R_6 之后的 P'_2 未下传心室。P_6、P_7 之后无房性期前收缩。P_6R_7 间期 0.40s。

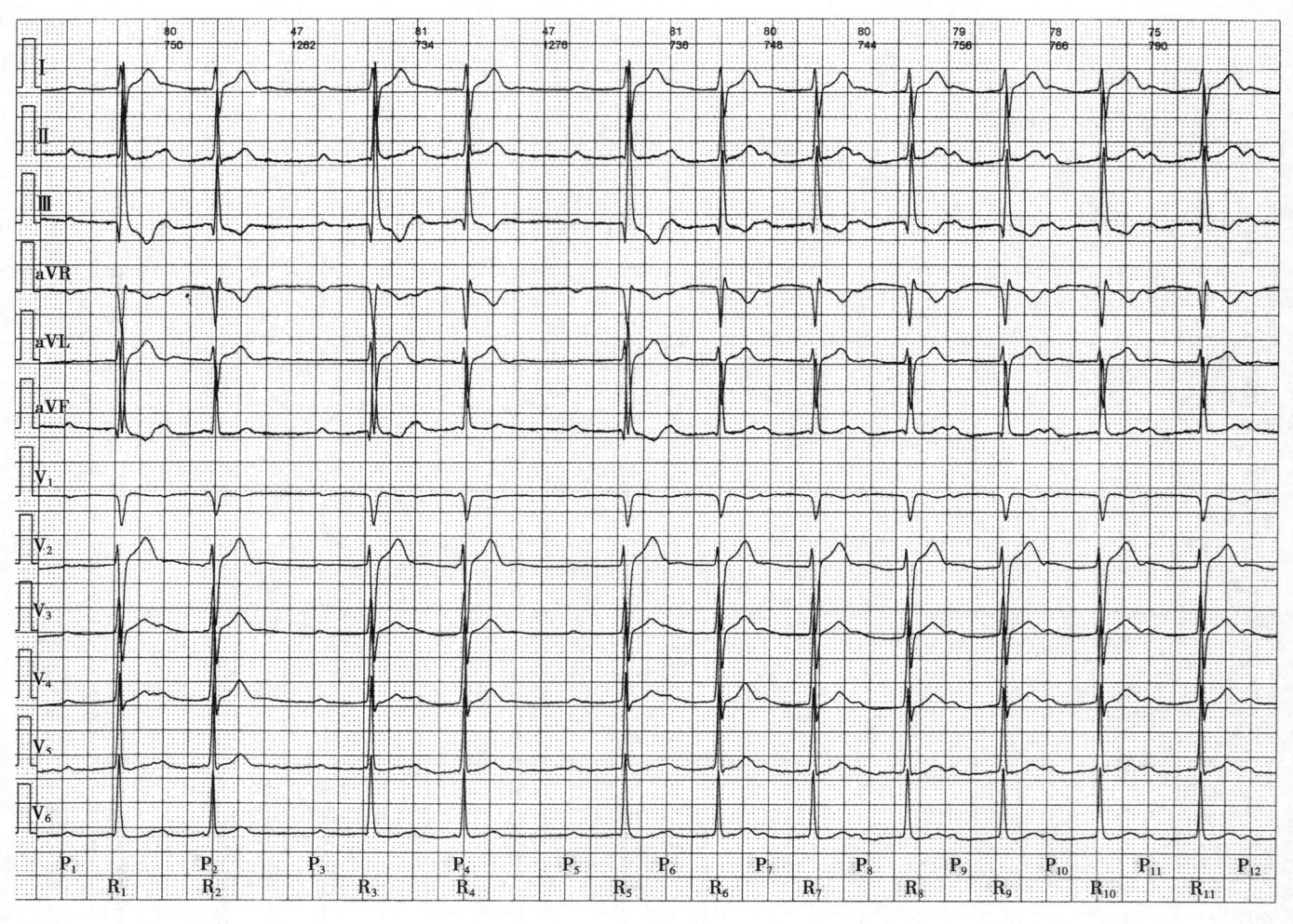

图 3　窦性 P 波频率 66 次 /min，PR 间期 0.40s，房室传导比例 3:2～7:10。ST 段：Ⅲ导联压低 0.025mV。T 波：Ⅲ导联倒置，V₆ 导联低平。QT 间期 0.44s。

动态心电图诊断：窦性心律，一度房室传导阻滞，二度Ⅰ型房室传导阻滞，房性期前收缩二联律，干扰性未下传心室，被跳跃的 P′ 波。

【点评】

本例窦性心律 - 房性期前收缩二联律，窦性 P 波越过房性期前收缩的 P′ 波下传心室，PR 间期延长至 0.44s。这种越过房性期前收缩下传心室的现象，称为被跳跃的 P′ 波。这种现象见于 PR 间期延长明显的患者，房性期前收缩又出现较早时。由于存在一度房室传导阻滞，窦性激动在房室结、希氏束或双束支水平发生缓慢传导，到达心室时，房性期前收缩早已于 QRS 波群发生，此时房性期前收缩落入了房室结"生理性"绝对不应期未下传心室。梯形图示窦性心律，房性期前收缩激动受阻于 "N" 区的绝对不应期（黑色区），每一次窦性激动又都落入前一次激动所致的病理性延长的相对不应期，出现一度房室传导阻滞。房性期前收缩虽常见，但这种被跳跃的 P′ 波二联律少见。

关于图 1 的解释可能会有：①房室分离：P 波与 R 波无关系，实际上 P 波与 R 波固定；②是房性期前收缩下传了心室，伴短 PR 间期。这里解释不了患者 24h 动态心电图监测过程中始终存在一度房室传导阻滞，最短而又固定的 PR 间期都在 0.36s 以上。

第 26 例　　房性期前收缩伴特超代偿间歇

【临床资料】

女性,80 岁,因 "双下肢水肿 4 年,加重伴行走困难 1 个月" 入院。既往冠心病病史 10 年,高血压病史 25 年,糖尿病病史 22 年。超声心动图显示室间隔增厚,二尖瓣、三尖瓣及主动脉瓣轻度反流,左室舒张功能轻度减低。

临床诊断: 冠状动脉粥样硬化性心脏病,冠状动脉支架植入术后(具体不详),高血压 2 级(极高危),糖尿病 2 型,脑梗死。

【动态心电图分析】

动态心电图监测 23h53min。窦性心律的频率 47~75 次 /min,平均心率 75 次 /min。大于 2s 的长间歇 134 次,最长 RR 间期 2.6s,均为期前收缩后代偿间歇。

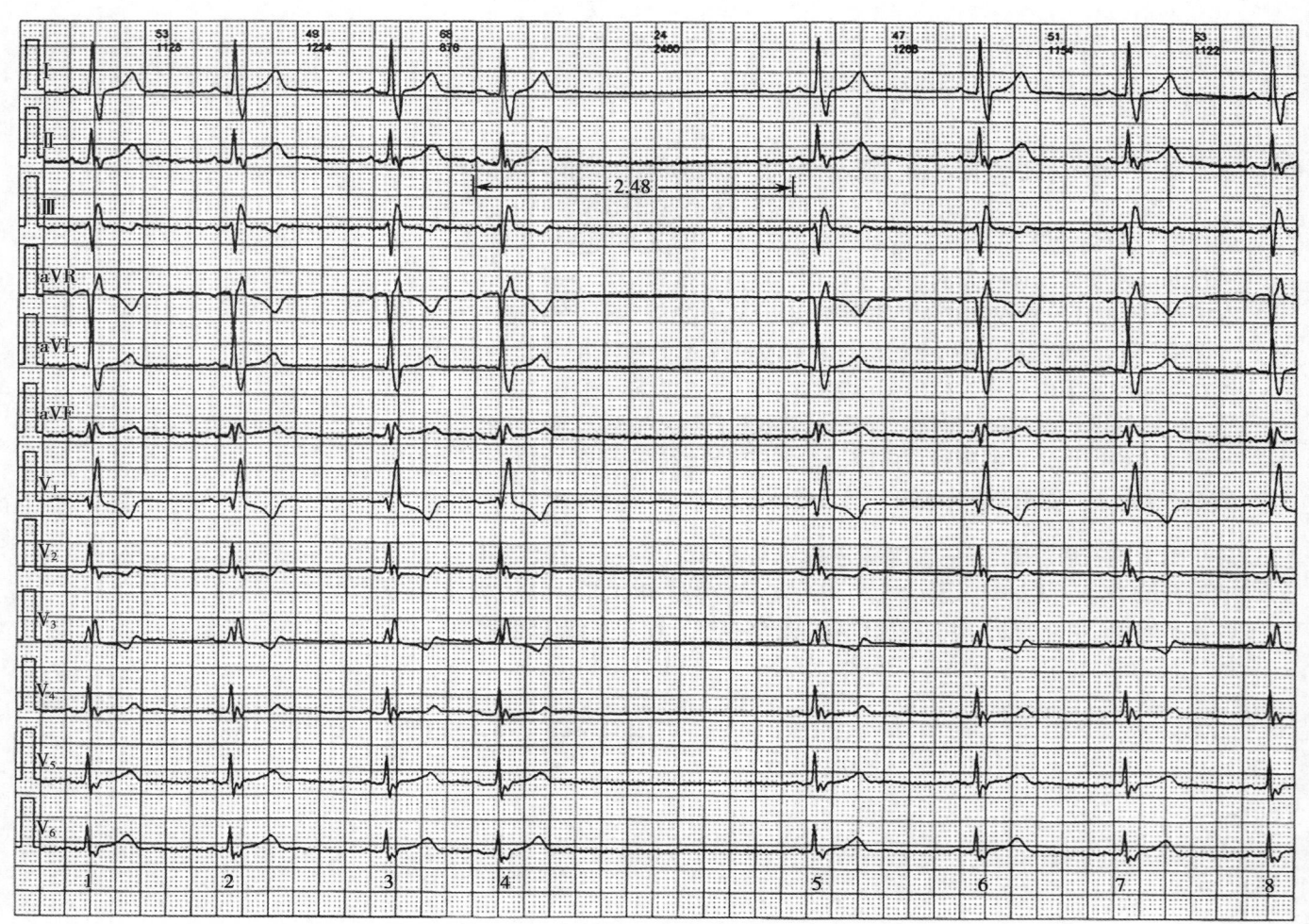

图 1　窦性心动过缓,心率 51 次 /min,PR 间期 0.15s,QRS 波群时限 0.13s,QRS 终末部分宽钝,V₁ 导联呈 rsR′ 型,QT 间期 0.42s。第 4 个心搏是房性期前收缩,P′ R 间期 0.18s,QRS-T 波形与窦性相同。第 4 个心搏的 P′ 波至第 5 个心搏的 P 波时距 2.34s(房性期前收缩代偿间歇)。

诊断: 窦性心动过缓,房性期前收缩伴特超代偿间歇,完全性右束支传导阻滞。

房性期前收缩常伴有不完全性代偿间歇,即房性期前收缩联律间期加代偿间期(代偿间歇)小于 2 倍基本窦性心律周期。本例房性期前收缩的代偿间歇长达 2.48s,大于 2 个窦性心动周期之和,称为房性期前收缩伴特超代偿间歇。

图 2 中房性期前收缩代偿间歇达到了 2.24s(从 P′至 P_3),也是一个特超代偿间歇。

房性期前收缩伴特超代偿间歇的产生机制:房性期前收缩激动进入了窦房结,抑制了窦房结的电活动,经过了较长时间的恢复,才重新发放窦性激动。

临床上房性期前收缩伴特超代偿间歇是窦房结恢复时间明显延长的表现。是否应诊断为病态窦房结综合征?临床上需要结合病史、电生理检查等,才能做出精确诊断。

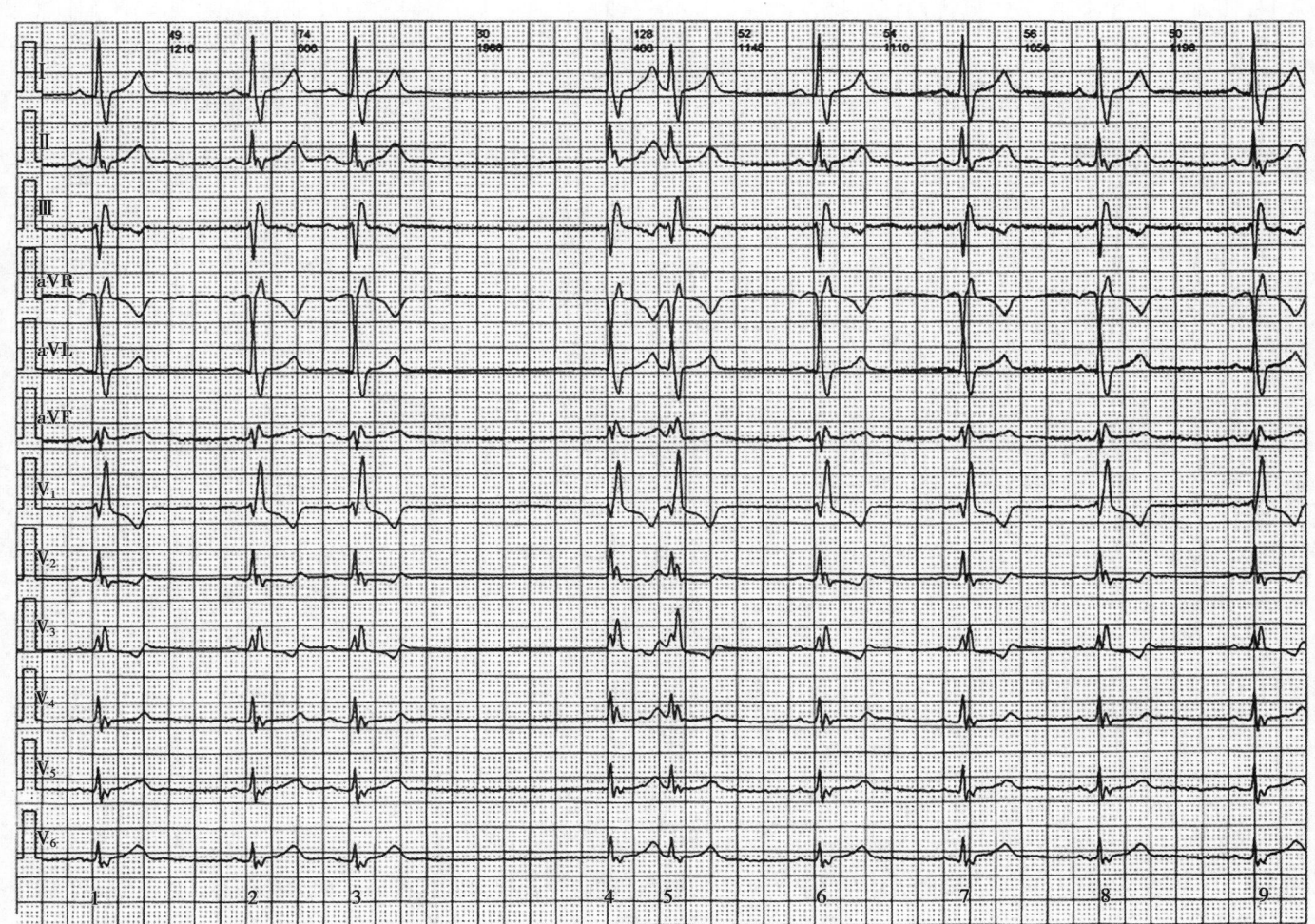

图 2 窦性心动过缓,心率 53 次 /min。P_1、P_2、$P_4 \sim P_7$ 为窦性心动过缓。第 3 个心搏 P′R_3 为房性期前收缩。R_4 为交界性逸搏。P_3R_5 有 2 种可能:①窦性 P_3 下传夺获心室;②交界性激动(逸搏)在房室结折返产生的交界性反复搏动。房性期前收缩(P′)至 P_3 时距 2.24s,其余同图 1。

诊断:窦性心动过缓,房性期前收缩伴特超代偿间歇,交界性逸搏,完全性右束支传导阻滞。

第 27 例 | 房性期前收缩伴左后分支意外传导现象

【临床资料】

男性,70 岁,因"发作性晕厥 1 年"入院。既往高血压病史 5 年,心肌酶学未见异常。超声心动图显示左心房增大,二尖瓣及三尖瓣轻度反流。

【动态心电图分析】

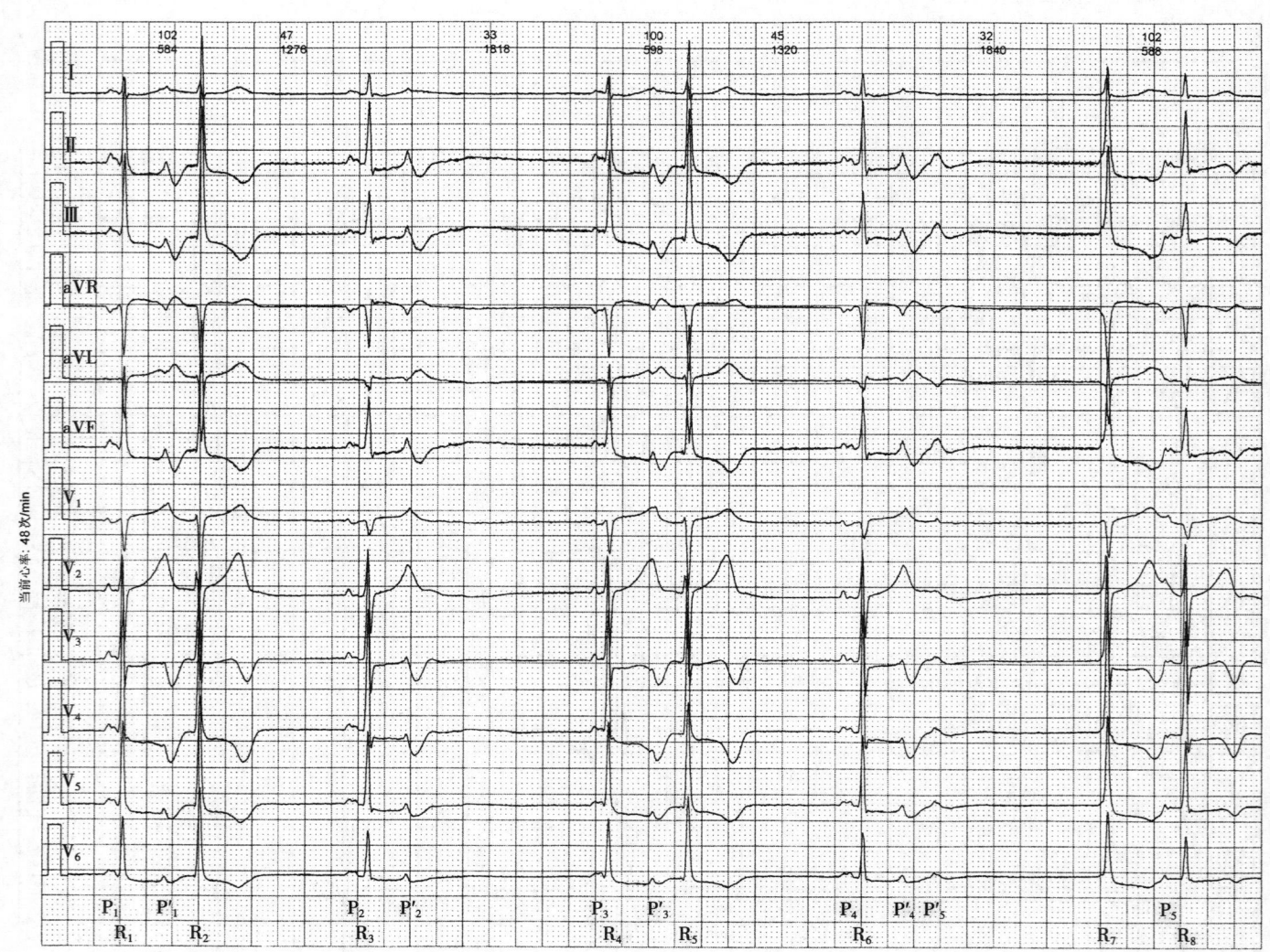

图 1　P₁~P₅ 呈双峰型,与左心房增大相关。P′₁、P′₃ 为房性期前收缩伴轻度时相性心室内差异传导。P′₂ 为房性期前收缩未下传心室,属于房室绝对干扰。P′₄ 为干扰性未下传心室,它在交界区的隐匿传导,干扰了 P′₅ 未下传心室。R₁、R₄ 为交界性逸搏,R₇ 为间隔部逸搏。P₅ 夺获 R₈。窦性心搏 R₃、R₆ 的 ST 段:Ⅱ、Ⅲ、aVF、V₃~V₆ 导联明显压低;T 波:Ⅱ、Ⅲ、aVF、V₃~V₅ 导联倒置,V₆ 导联平坦。

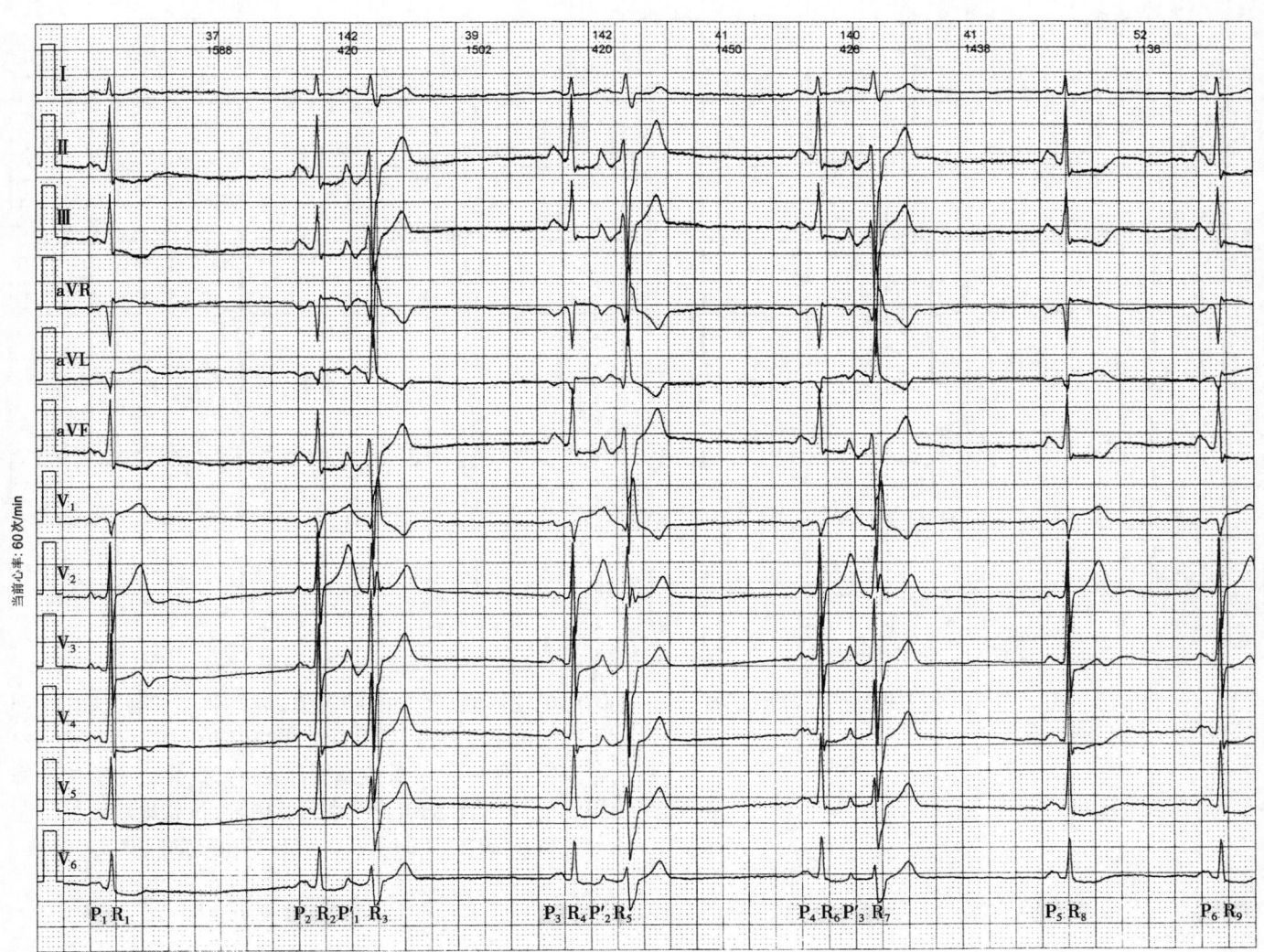

当前心率：60次/min

图2　P_1 波形与图1中P波相同，$P_2 \sim P_6$ 增高，自 $P_5 \sim P_6$ 测得心房率 52 次 /min，P'_1 下传 R_3、P'_2 下传 R_5，P'_3 下传 R_7 波形呈右束支传导阻滞加左前分支传导阻滞图形。

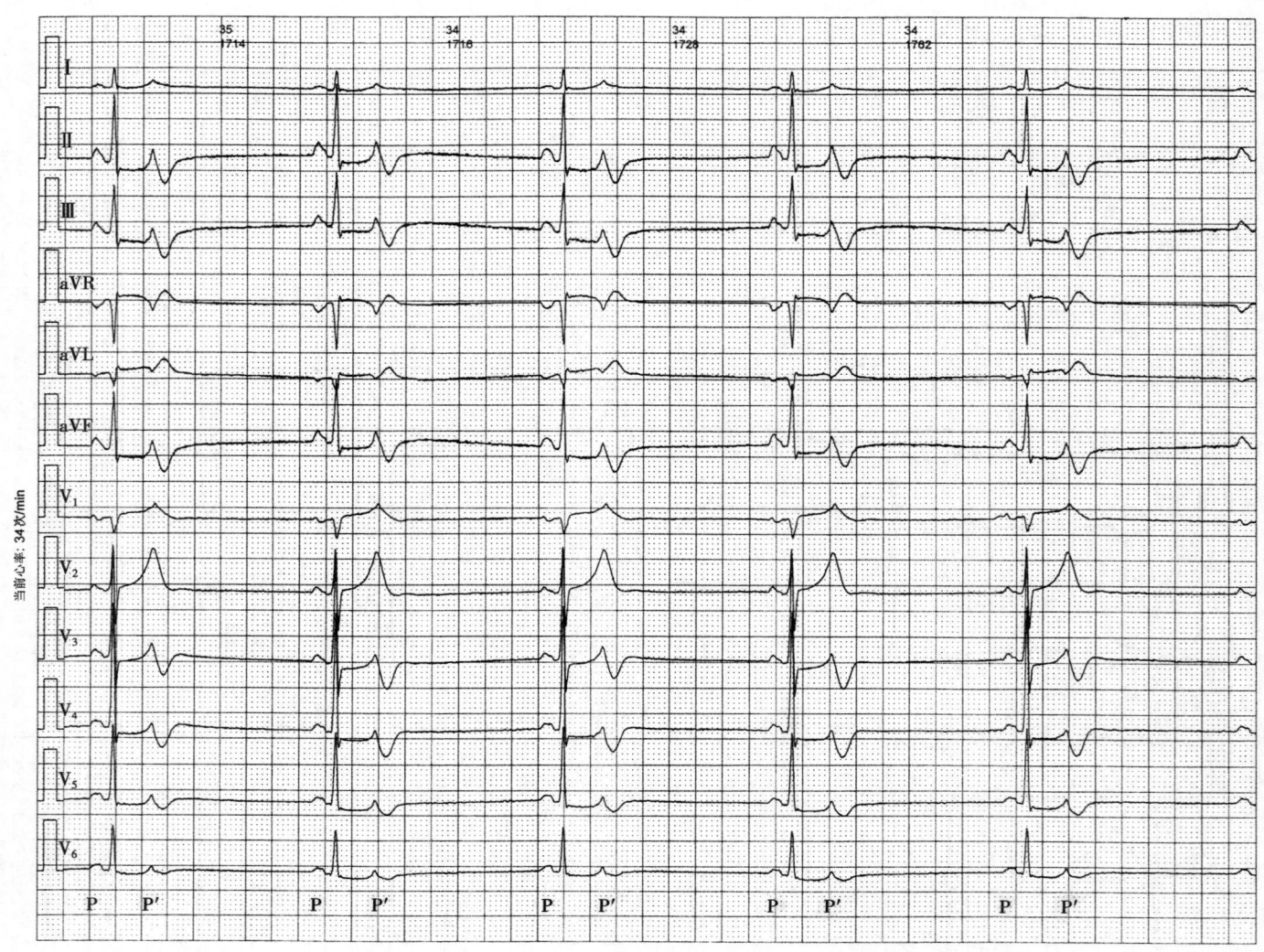

当前心率：34 次/min

图 3 P 波形态与图 2 中 P₂~P₆ 相同，房性期前收缩二联律未下传心室。

动态心电图诊断： 窦性心动过缓，房性期前收缩二联律（部分干扰性未下传心室，部分伴 3 相右束支传导阻滞及 3 相左前分支传导阻滞），交界性逸搏伴轻度非时相性心室内差异传导，房性期前收缩伴隐匿性房室传导，房性期前收缩伴左后分支意外传导，ST 段压低（下壁、前壁及前侧壁）。

【点评】

房性期前收缩的房室传导；房性期前收缩出现于 T 波前肢上未下传，属于生理性干扰现象。

房性期前收缩伴右束支传导阻滞加左前分支传导阻滞时（图 2），RP′间期最短，仅有 0.24s，说明房性激动是沿左后分支下传激动心室的，图 3 中 RP′间期 0.29s 未下传心室，而 RP′间期较短的（图 2）房性期前收缩下传了心室，提示房性期前收缩伴左后分支意外传导，其机制可能是裂隙现象或多平面阻滞等。

从房性期前收缩伴 3 相右束支传导阻滞加左前分支传导阻滞分析，左后分支不应期最短。

在长时间的动态心电图监测中，基本节律的 P 波呈现多种类型，双峰 P 波随活动变化而发生频率的相应变化，为窦性 P 波。

ST 段压低的原因，因缺少更多详细的资料待定。

房性期前收缩伴左后分支意外传导现象

第28例 | 房性期前收缩触发心室起搏二、三联律

【临床资料】

男性，84 岁，因 "视物模糊，言语不清 3 天" 于 2017 年 2 月 14 日入院，诊断为急性腔隙性脑梗死。既往低血压病史。2014 年 11 月 2 日因窦性心动过缓，窦性停搏，阵发性心房扑动，心房颤动植入 DDD 起搏器。右心耳起搏，脉宽 0.48ms，阻抗 660Ω，起搏阈值 0.3V，P 波幅度 4.0mV；右室流出道起搏，脉宽 0.48ms，阻抗 760Ω，起搏阈值 0.8V，R 波幅度 7.5mV，基础起搏频率 60 次 /min。入院查体：血压 128/70mmHg，身高 168cm，体重 59kg，BMI 21.9kg/m²。钙 2.02mmol/L，钾 3.30mmol/L，镁 0.86mmol/L，钠 145.4mmol/L。

临床诊断： 冠状动脉粥样硬化性心脏病，急性腔隙性脑梗死，高脂血症，病态窦房结综合征，永久性心脏起搏器植入术后，低钾血症。

【点评】

本例心房起搏脉冲很小，有时很难看到心房脉冲，一不小心就可能诊断为窦性心律，应注意鉴别。就本例心电图来说，如何鉴别窦性 P 波与心房起搏的 P′ 波，有两点可以鉴别：①窦性 P 波起点无心房脉冲，而心房起搏的 P′ 波起点有小脉冲；②窦性 P 波 V₁ 导联正负双向，而心房起搏的 P′ 波 V₁ 导联倒置。

图 1~图 3 中心室起搏都是房性期前收缩触发的。心室起搏脉冲振幅比心房脉冲大，P′V(P′R)间期 0.28s，比自身的 PR(P′R)间期长。DDD 起搏器，根据起搏的 P′ 波及起搏的 QRS 波群特征，定位于右心耳起搏及右室流出道起搏。

图 1 第 1、3、5、7、9 个是心房起搏(P′ 波起点的脉冲很小)，房性期前收缩二联律，房性期前收缩的 P′ 波出现于前一心搏的 T 波上。起搏器感知房性期前收缩的 P′ 波之后起搏心室。P′R(P′V)间期约为 0.28s。心室起搏的 QRS 波形：Ⅱ、Ⅲ、aVF、V₅、V₆ 导联呈高大 R 波，V₁、V₂ 导联呈 rS 型，右室流出道起搏。

诊断： 心房起搏，房性期前收缩二联律，房性期前收缩触发心室起搏二联律。

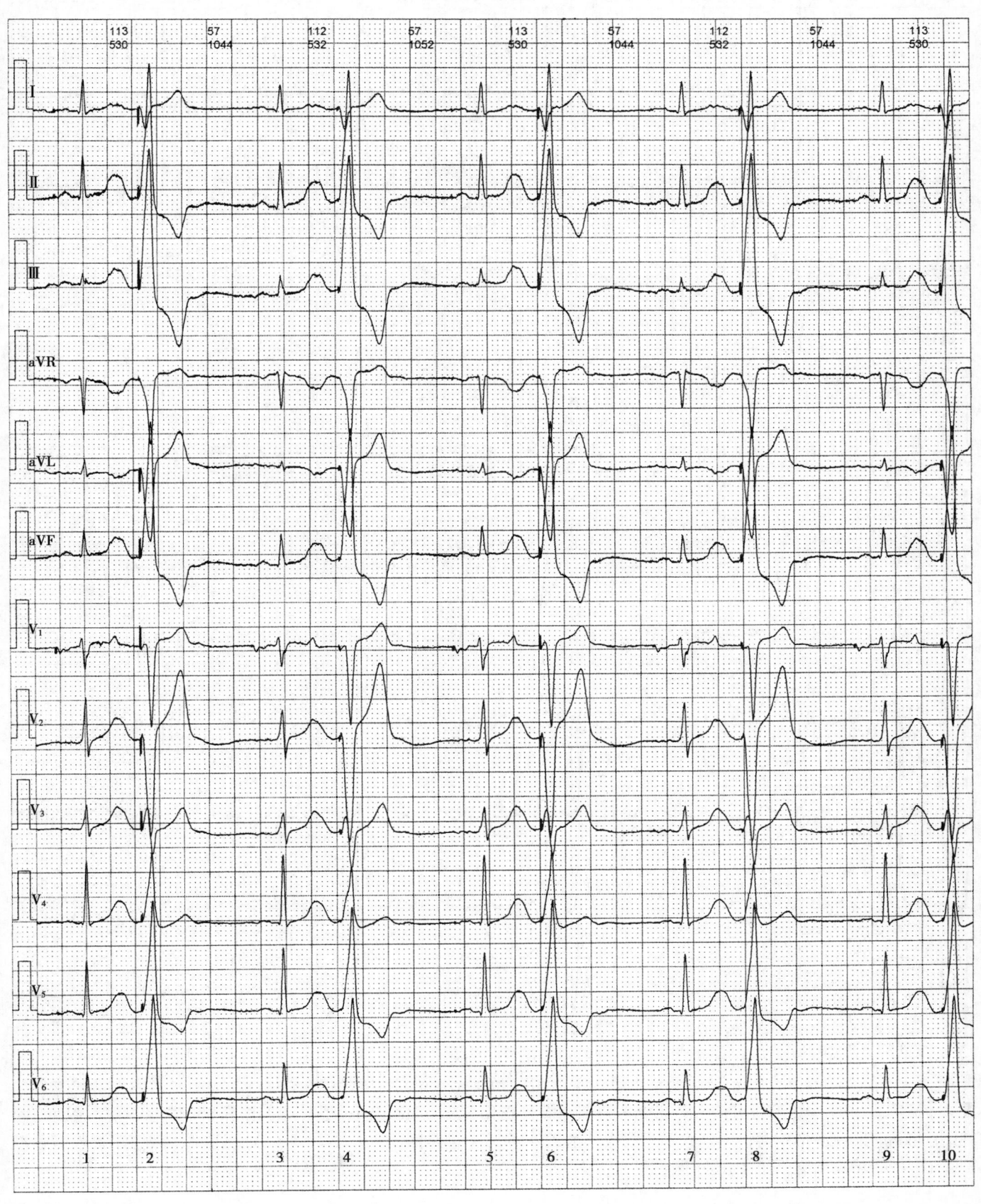

房性期前收缩触发心室起搏二、三联律

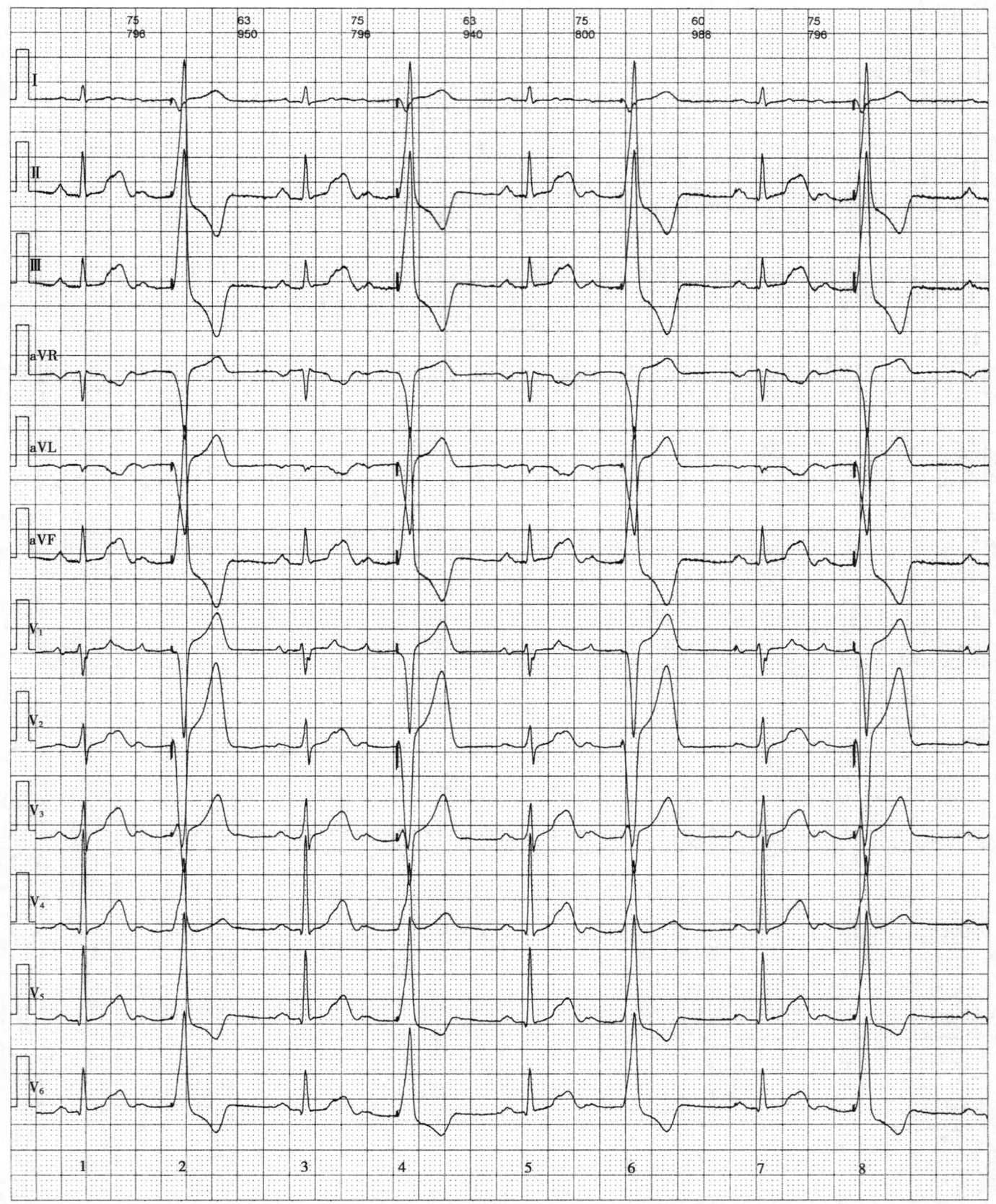

图2 第1、3、5、7个是窦性P波QRS波群。在其T波升支和T波后面都有2个房性期前收缩的P′波,形成房性期前收缩三联律。第2、4、6、8个都是第2个房性期前收缩的P′波触发的右室流出道起搏。

诊断:窦性心律,房性期前收缩三联律,房性期前收缩触发心室起搏。

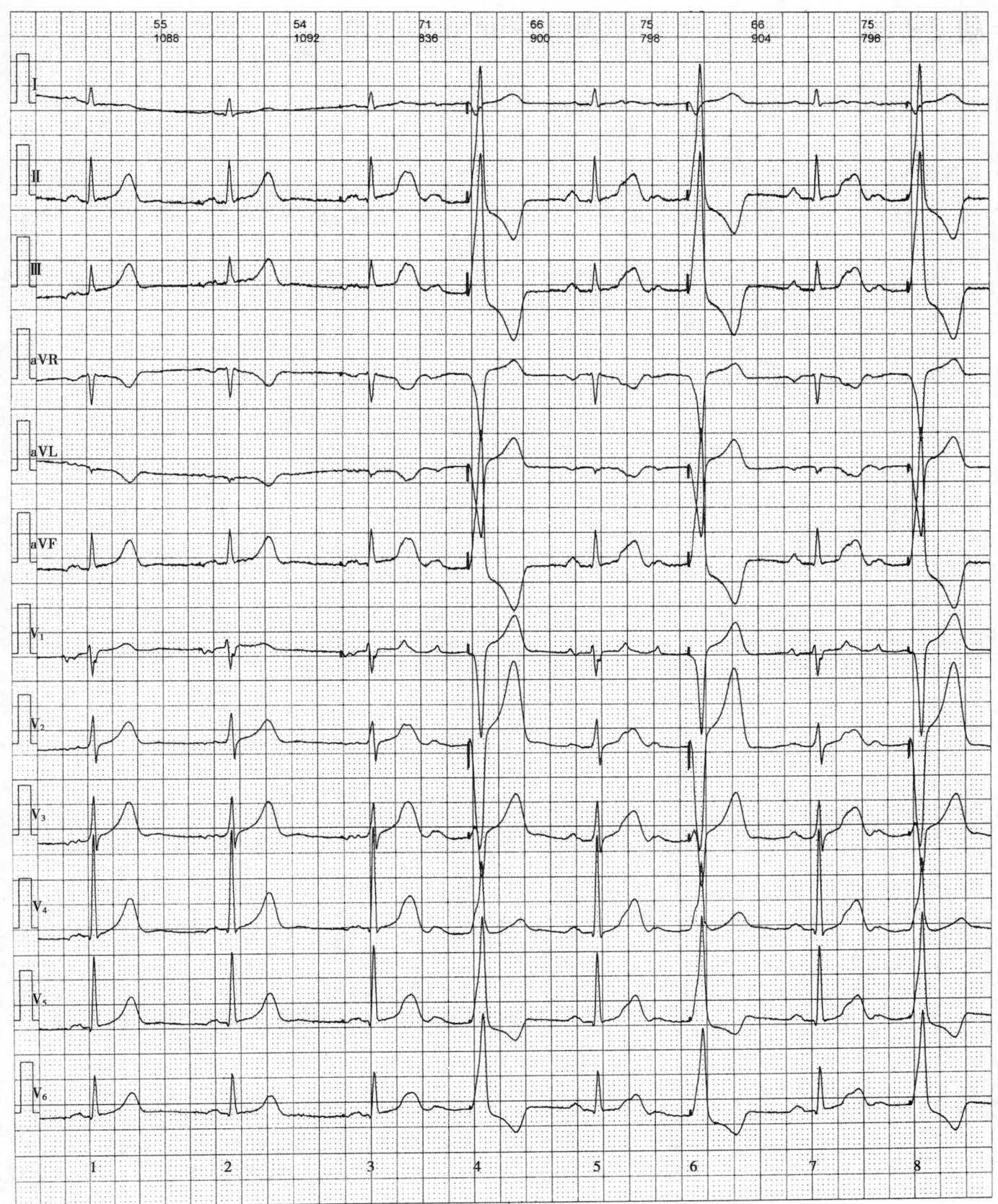

图 3 第 1～3 个是心房起搏心律，心率 54 次 /min。第 5、7 个是窦性心搏。第 3、5、7 个后面有成对房性期前收缩，第二个房性期前收缩触发心室起搏。

诊断：窦性心律，心房起搏心律，房性期前收缩三联律，房性期前收缩触发心室起搏。

第 29 例 左上肺静脉起源的心房扑动

【临床资料】

男性,48岁,因"反复心悸14天"入院。2年前行肺移植术。　　　　　　**临床诊断:**肺移植术后,心律失常,心房扑动。

图1 心房率快速匀齐,心房率246次/min,房室传导比例2:1,心室率123次/min,QRS波群时限0.09s,ST段:Ⅱ、Ⅲ、aVF、V$_2$~V$_6$导联抬高0.10~0.30mV,aVR导联压低0.10mV。

诊断:心房扑动(房室传导比例2:1),
ST段抬高。

【动态心电图分析】

当前心率: 123次/min

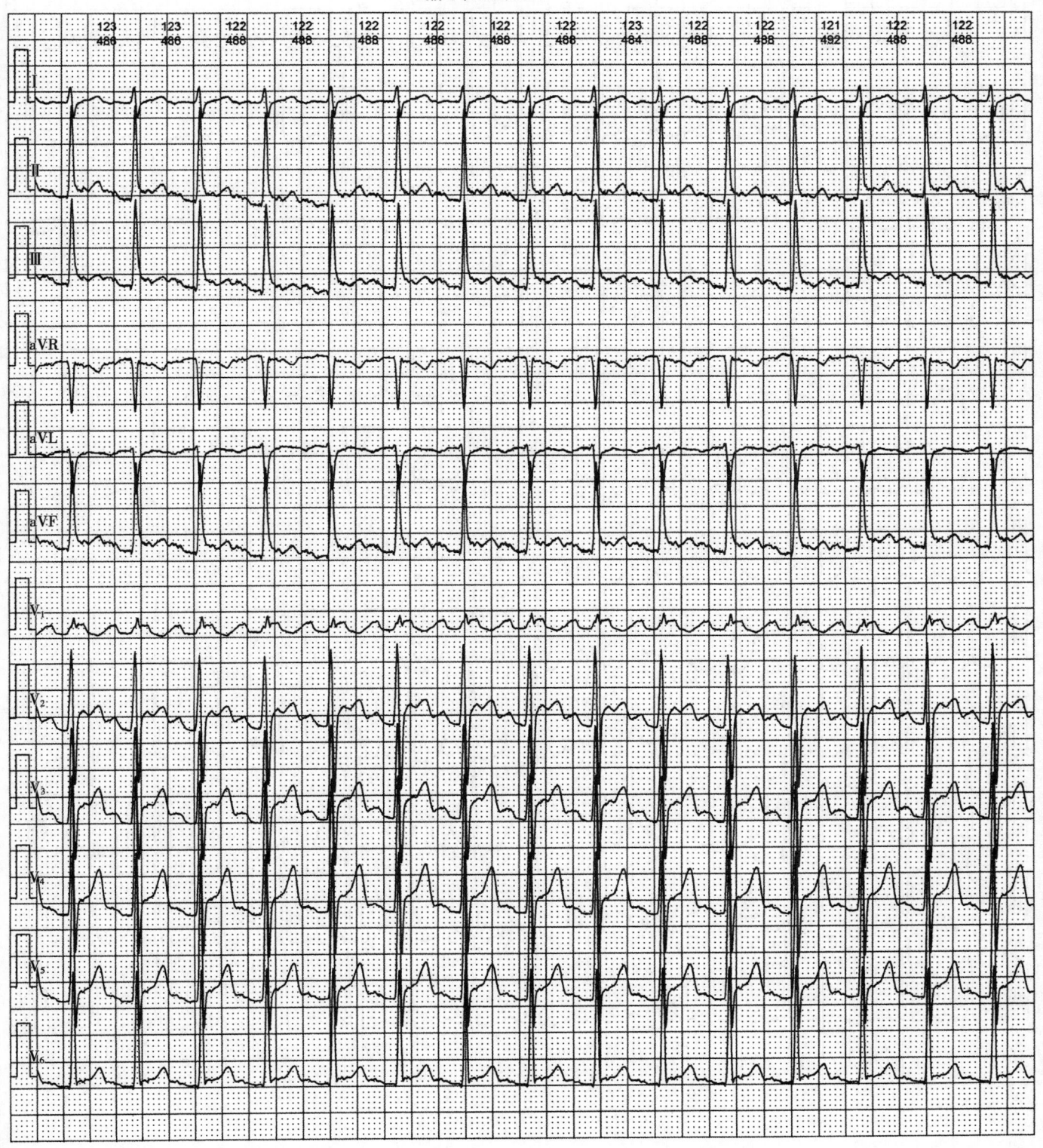

左上肺静脉起源的心房扑动

当前心率: 113次/min

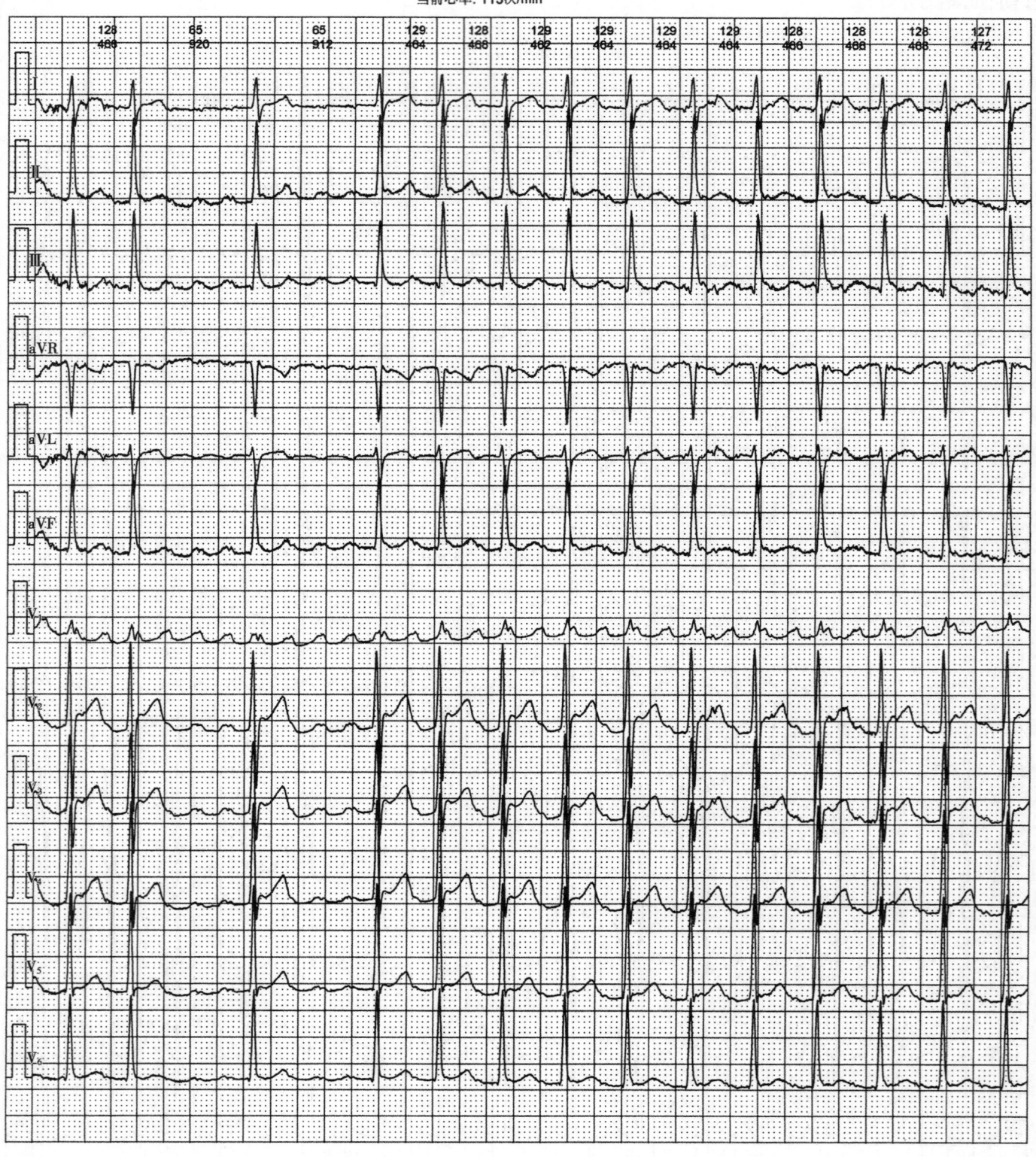

图 2 　与图 1 比较，顺时针型心房扑动，房室传导比例（2～4）:1，心室率 123 次 /min，余同前。

诊断 : 顺时针型心房扑动[房室传导比例（2～4）:1], ST 段抬高。

【点评】

肺静脉起源的心房扑动，本例心房扑动特点 : F 波Ⅱ、Ⅲ、aVF 导联正向，心房率 246 次 /min，初步诊断为三尖瓣峡部依赖型心房扑动，在 CARTO 指导下行心房扑动射频消融术，标测到房性快速心律失常起自左上肺静脉，该部位为心动过速最早激动部位，达到完全电隔离以后，心房扑动终止。

第 30 例 | 房性期前收缩二联律伴形态不同的时相性心室内差异传导

【临床资料】

男性，48 岁，因 "发作性心悸 8 年，再发 2 个月" 入院。查体：血压 131/80mmHg，身高 182cm，体重 71kg。超声心动图显示各房室腔大小、形态未见异常。3 年前曾因心房颤动，行心房颤动射频消融术。

临床诊断：心律失常，房性期前收缩，心房颤动射频消融术。

图 1 P_1~P_5 是窦性，PR 间期 0.20s，QRS 波群时限 0.08s。T 波：aVF、V_6 导联低平。P′波是房性期前收缩，均出现于 T 波上。P'_1 未下传心室，P'_3R_5 间期约 0.24s，R_5 呈右束支传导阻滞图形，QRS 电轴显著左偏，左前分支传导阻滞图形。P'_4R_7 间期约 0.24s，QRS 呈右束支传导阻滞图形，QRS 电轴显著左偏，左前分支传导阻滞。P'_5R_9 间期约 0.24s，呈右束支传导阻滞图形，QRS 电轴介于 R_5 与 R_7 之间，左前分支传导阻滞。

诊断：窦性心律，房性期前收缩二联律伴心室内差异传导，T 波改变。

当前心率: **71**次/min

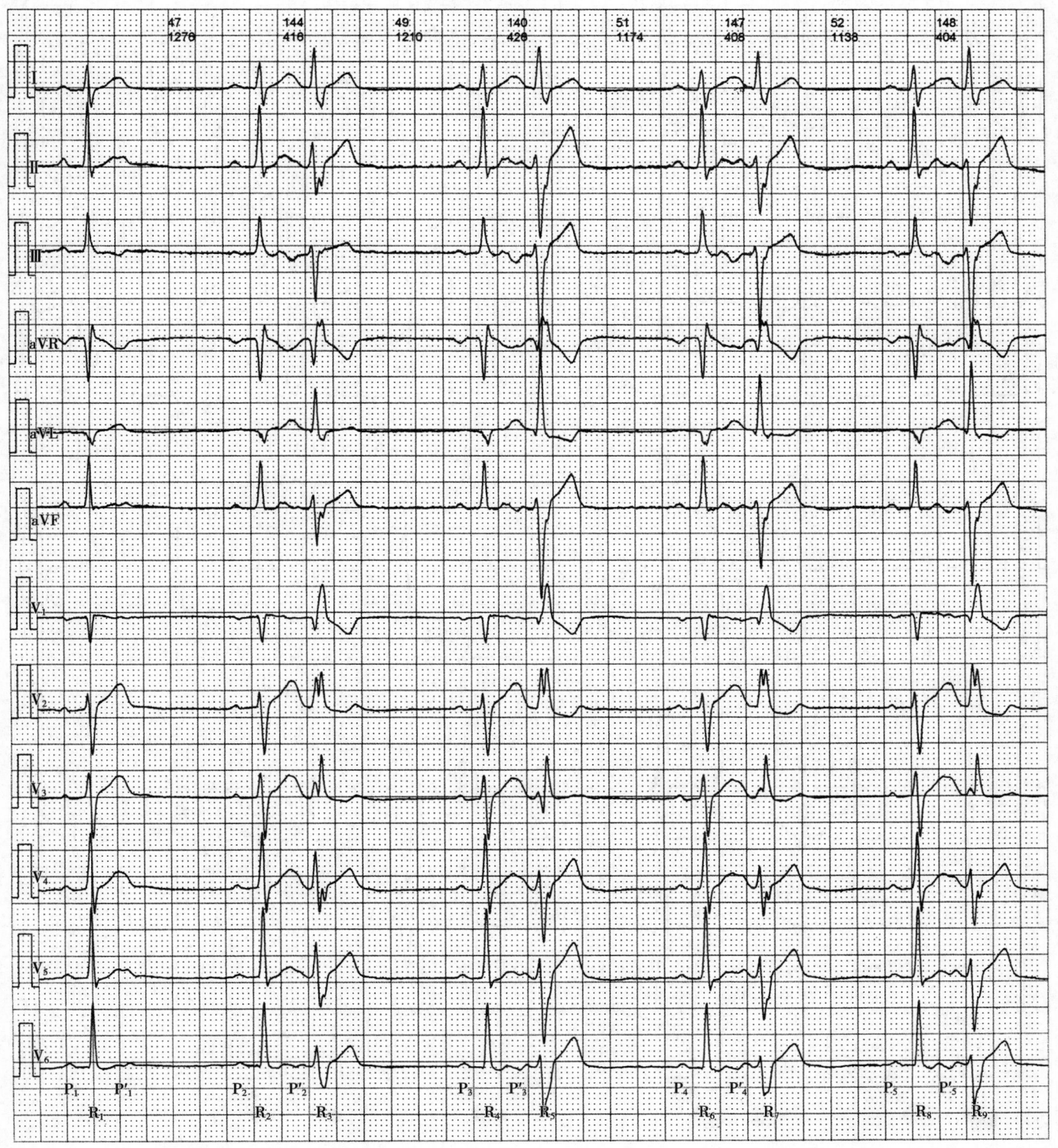

房性期前收缩二联律伴形态不同的时相性心室内差异传导

当前心率: 83次/min

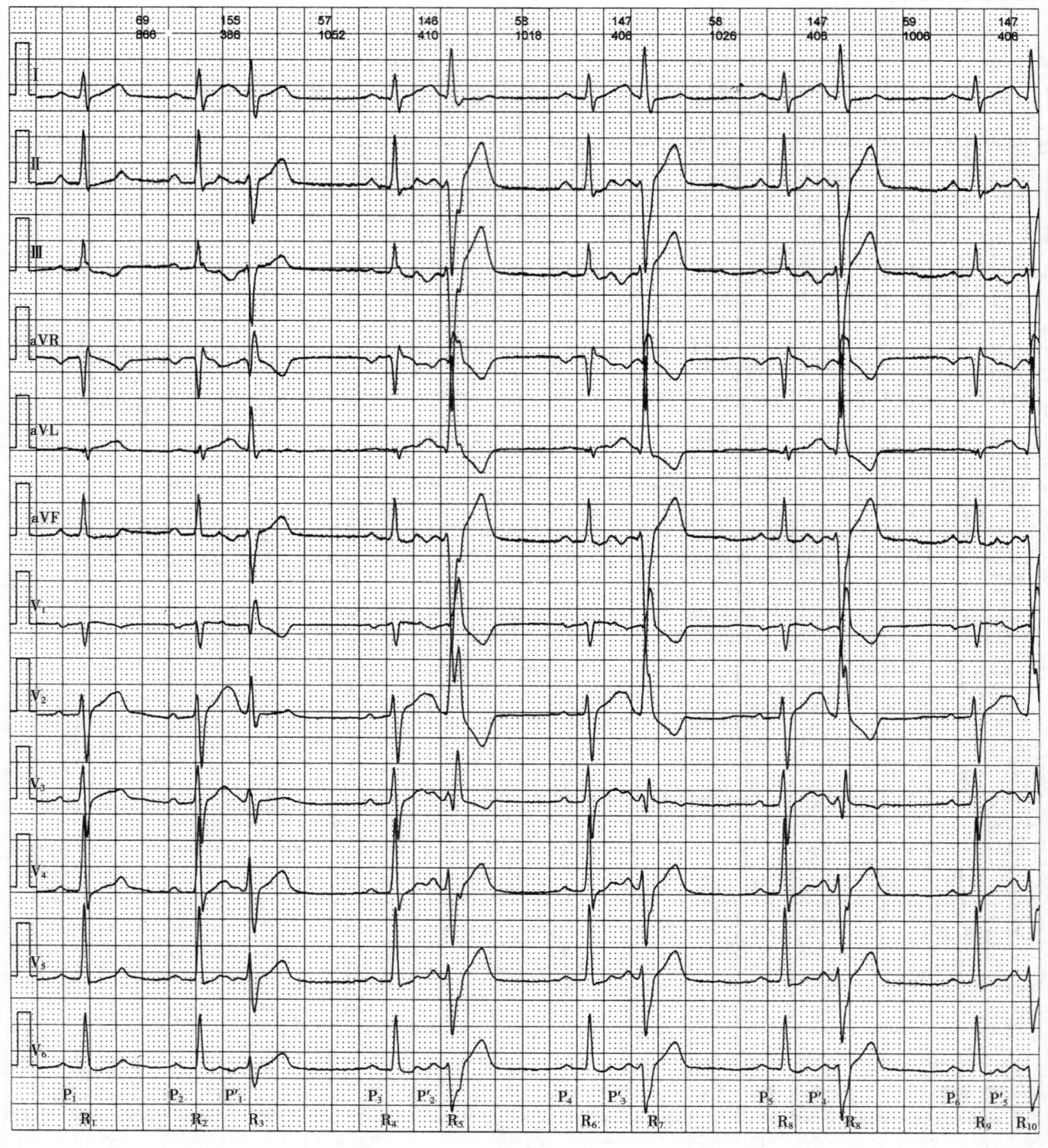

668

第30例

图 2 $P_1 \sim P_6$ 是窦性，心率 69 次 /min。P'_1 下传 R_3 时限 0.09s，呈不完全性右束支传导阻滞加左前分支传导阻滞图形。QRS 电轴 −63°。R_5 时限 0.13s，QRS 电轴 −70°，R_7 与 R_8 时限 0.11s，呈不完全性右束支传导阻滞加左前分支传导阻滞图形。T 波：Ⅲ导联倒置，aVF、V_6 导联低平。

诊断：窦性心律，房性期前收缩伴程度不同的 3 相右束支传导阻滞加左前分支传导阻滞，T 波改变。

【点评】

1. 本例房性期前收缩伴意外房室传导，因为房性期前收缩的 P′ 波都出现于 ST 段与 T 波升支上，此期应是房室传导系统生理性绝对不应期，理应不该下传心室，却意外地夺获了心室，这种意外传导现象有多种电生理现象解释，如超常传导、房室结双径路传导现象、房室传导系统裂隙现象、分层阻滞现象等。

2. 房性期前收缩下传导心室伴不同程度的时相性室内差异传导，呈不完全性右束支传导阻滞→完全性右束支传导阻滞 + 不同程度的左前分支传导阻滞（QRS 电轴左偏的程度 −70°～−63°），属于生理性 3 相右束支传导阻滞加左前分支传导阻滞。本例房性期前收缩的联律间期固定，心室内差异传导的形态主要与前周期的长短有关，如图 2 中 R_3 的前周期 866ms，其室内由差异传导的程度较轻；而 R_5 的前周期最长 1 052ms，右束支传导阻滞加左前分支传导阻滞的程度最重。

第 31 例 房性期前收缩二联律伴意外房室传导加右束支传导阻滞合并左前分支传导阻滞

【临床资料】

男性，80 岁，因"咽痛 1 周，发热 3 天"入院。既往高血压病史 20 年。超声心动图显示左心房增大，室间隔增厚，主动脉瓣退行性变，左室舒张功能减低。

临床诊断： 上呼吸道感染，高血压 2 级（高危），胸腔积液。

【动态心电图分析】

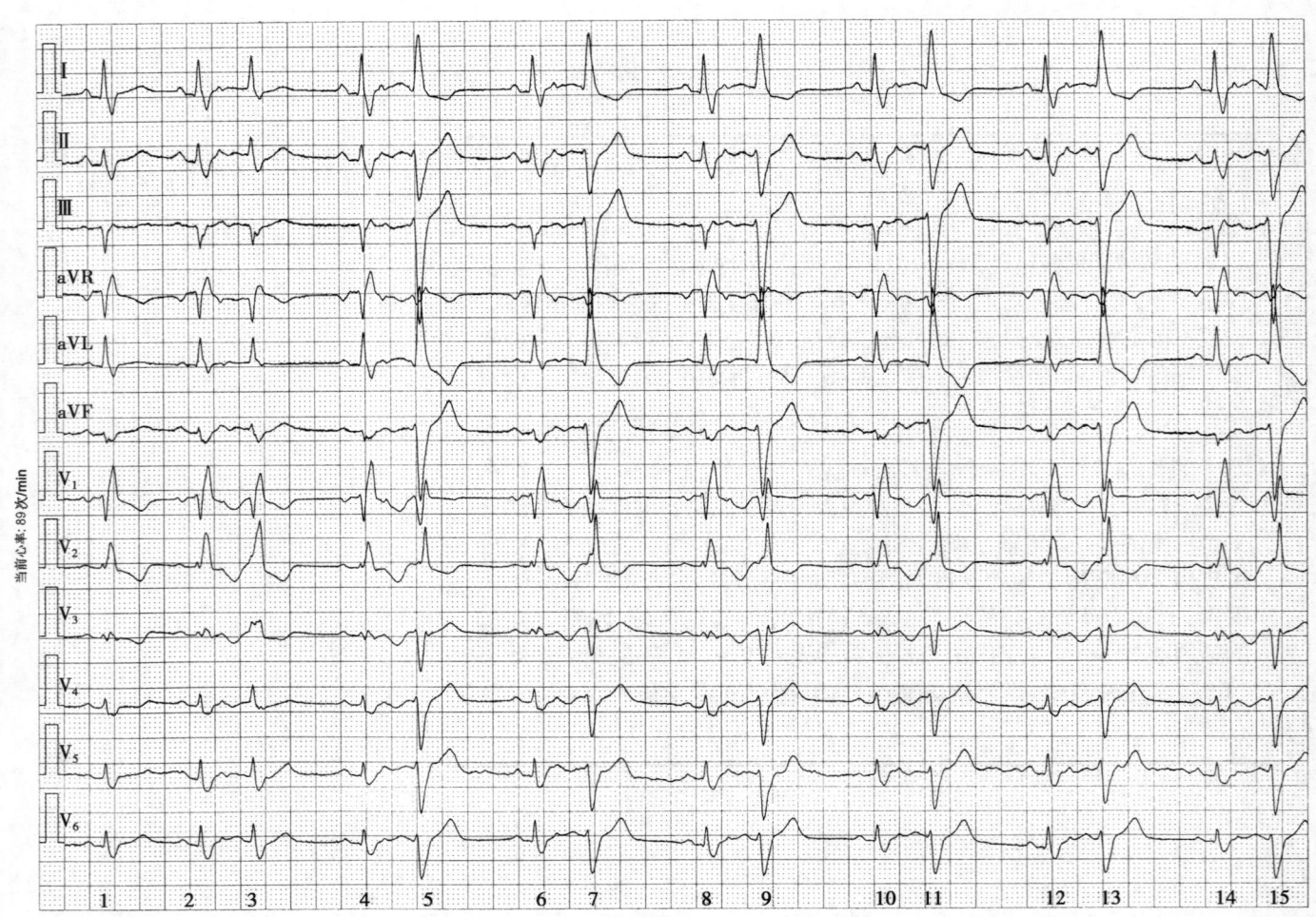

图 1 第 1、2、4、6、8、10、12、14 个心搏是窦性节律，自第 1～2 个心搏测得窦性心律，心率 79 次 /min。PR 间期 0.18s，QRS 波群时限 0.13s，V₁ 导联呈 rsR′ 型，V₅、V₆ 导联 S 波宽钝，完全性右束支传导阻滞。第 3、5、7、9、11、13、15 个心搏是房性期前收缩，代偿间歇不完全。第 3 个心搏的 QRS 波群与窦性 QRS 波群比较（V₂、V₃ 导联）有所不同，伴轻度时相性心室内差异传导。第 5、7、9、11、13、15 个心搏的 P′R 间期约为 0.24s，呈右束支传导阻滞加左前分支传导阻滞图形，QRS 波群时限 0.14s。

【点评】

1. 意外传导　房性期前收缩出现于窦性心搏的 ST 段上，本应不该下传心室，却意外地下传夺获了心室，称为房室传导的意外传导现象，发生机制有房室结双径路传导、空隙现象、超常期房室传导等解释。

2. 房性期前收缩伴心室内差异传导　窦性心律情况下存在右束支传导阻滞，发生房性期前收缩以后还会出现心室内差异传导吗？答案是可以的。在右束支传导阻滞的基础上，还会出现合并左前分支传导阻滞或左后分支传导阻滞。如果右束支传导阻滞是传导延缓引起的，发生时相性心室内差异传导时，右束支传导阻滞的 QRS 波群时限会延长。

3. 在胸壁导联，房性期前收缩伴右束支传导阻滞加左前分支传导阻滞时，V₁ 导联 R′ 波幅度降低了，V₃~V₆ 导联变为 rS 型。

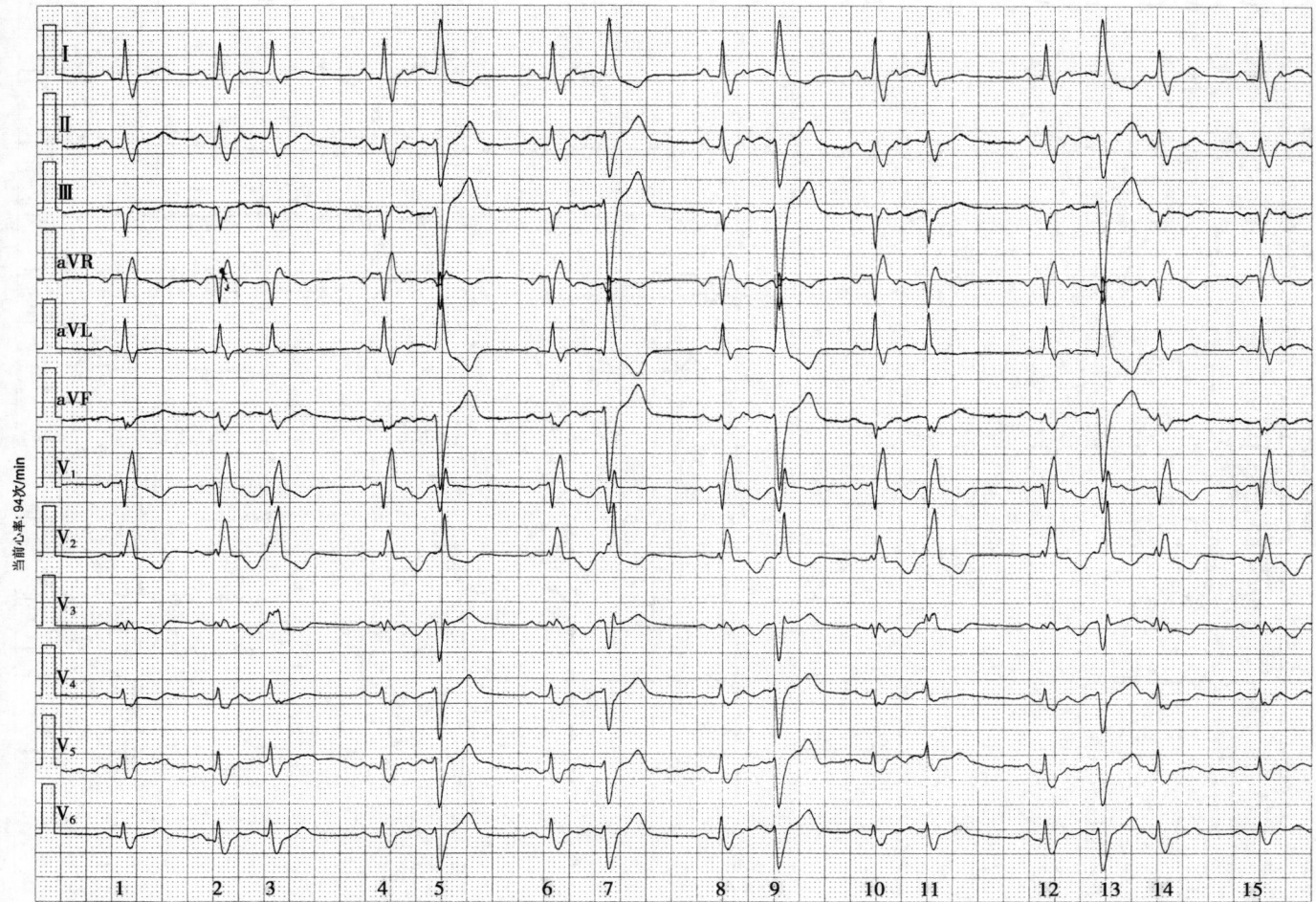

图 2　第 1、2、4、6、8、10、12、15 个心搏是窦性节律，完全性右束支传导阻滞。第 3、11 个心搏是房性期前收缩伴轻度心室内差异传导。第 5、7、8、13 个心搏是房性期前收缩，P′R 间期延长，呈右束支传导阻滞加左前分支传导阻滞图形。第 13 个与第 14 个心搏之中的 P′ 波，很可能是短阵房性心动过速。

动态心电图诊断：窦性心律，完全性右束支传导阻滞，房性期前收缩二联律伴意外房室传导加完全性右束支传导阻滞加左前分支传导阻滞。

第 32 例 房性期前收缩提示 3 相心房内传导阻滞及 3 相左束支传导阻滞

【临床资料】

男性，78 岁，因 "间断心慌、气短 50 年，加重伴乏力 2 年" 入院。查体：血压 136/70mmHg，身高 180cm，体重 88kg，BMI 27.1kg/m²。超声心动图显示二尖瓣轻度反流，左室舒张功能减低。

临床诊断： 糖尿病，心律失常，阵发性心房颤动，房性期前收缩，左束支传导阻滞。

【动态心电图分析】

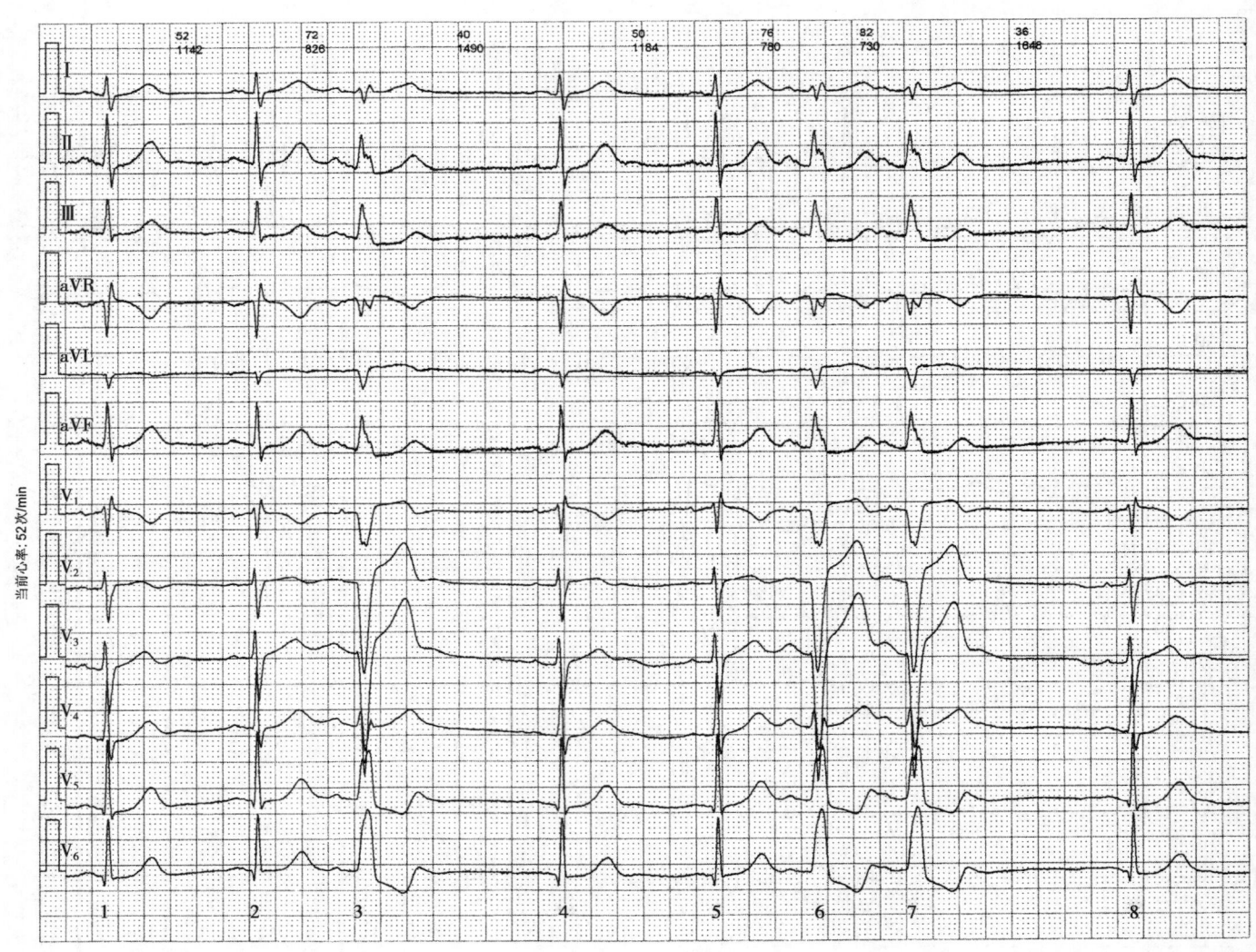

图 1 第 1、2、4、5、8 个心搏是窦性心动过缓，心率 51 次 /min。P 波振幅有高有低，可能起源于窦房结不同部位，或为心房中部的房性逸搏（指低平的 P 波）。第 3、6、7 个心搏是房性期前收缩，其 P′ 波时限 0.15s，PR′ 间期 0.20s，QRS 波群时限 0.13s，呈左束支传导阻滞。

诊断： 窦性心动过缓，房性期前收缩伴 P′ 波增宽及完全性左束支传导阻滞，局限性右束支传导阻滞。

【点评】

1．P 波形态　图 2 是窦性 P 波，P 波圆顶，P 波振幅较高。图 1 中 P 波振幅较低，频率较慢，提示低位窦房结节律，但又不能除外房性节律。

2．窦性 P 波时限 0.12s，房性期前收缩的 P′ 波时限 0.15s，心房内传导阻滞。

3．从房性期前收缩中诊断左束支传导阻滞，图 1 中房性期前收缩出现于 T 波结束之后，出现的左束支传导阻滞，左束支不应期已经病理性延长，属于病理现象。图 2 证实了 3 相左束支传导阻滞。

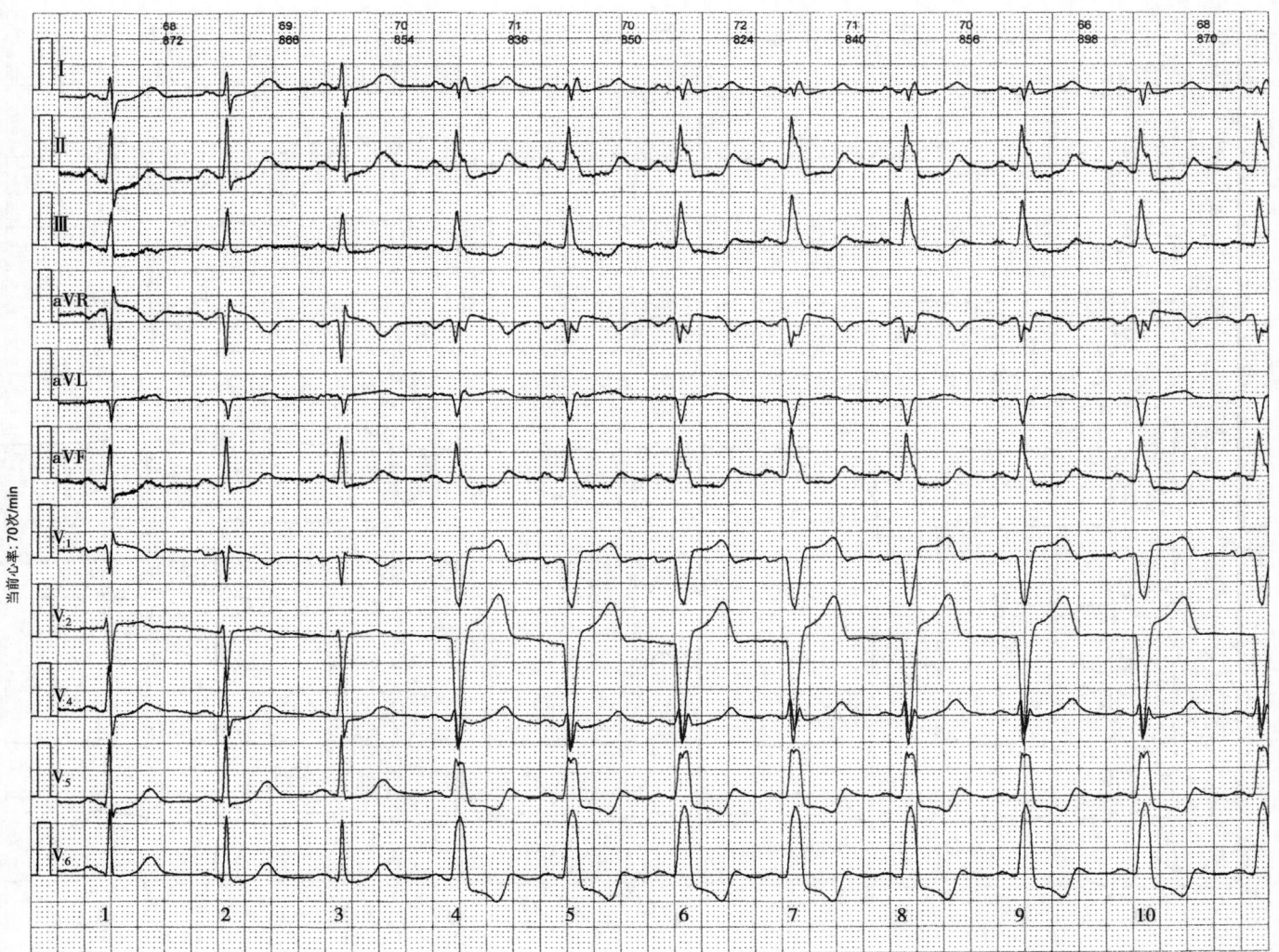

图 2　窦性心律，心动周期大于 866ms，QRS 波群时限 0.10s，呈局限性右束支传导阻滞图形。心动周期小于 854ms 时，呈现完全性左束支传导阻滞。

诊断： 窦性心律，间歇性左束支传导阻滞，局限性右束支传导阻滞，心房内传导阻滞。

第33例 | 房性期前收缩显示左侧旁路

【临床资料】

男性,63岁,因"消瘦3年,发现胰腺占位20天"入院。查体发现心律不齐,动态心电图显示心室预激波、阵发性心房扑动、心房颤动。超声心动图显示主动脉瓣轻度反流。心肌酶未见异常。

术后诊断:胰腺胶样癌,心律失常,心室预激波,房性期前收缩,房性心动过速,心房扑动,心房颤动。

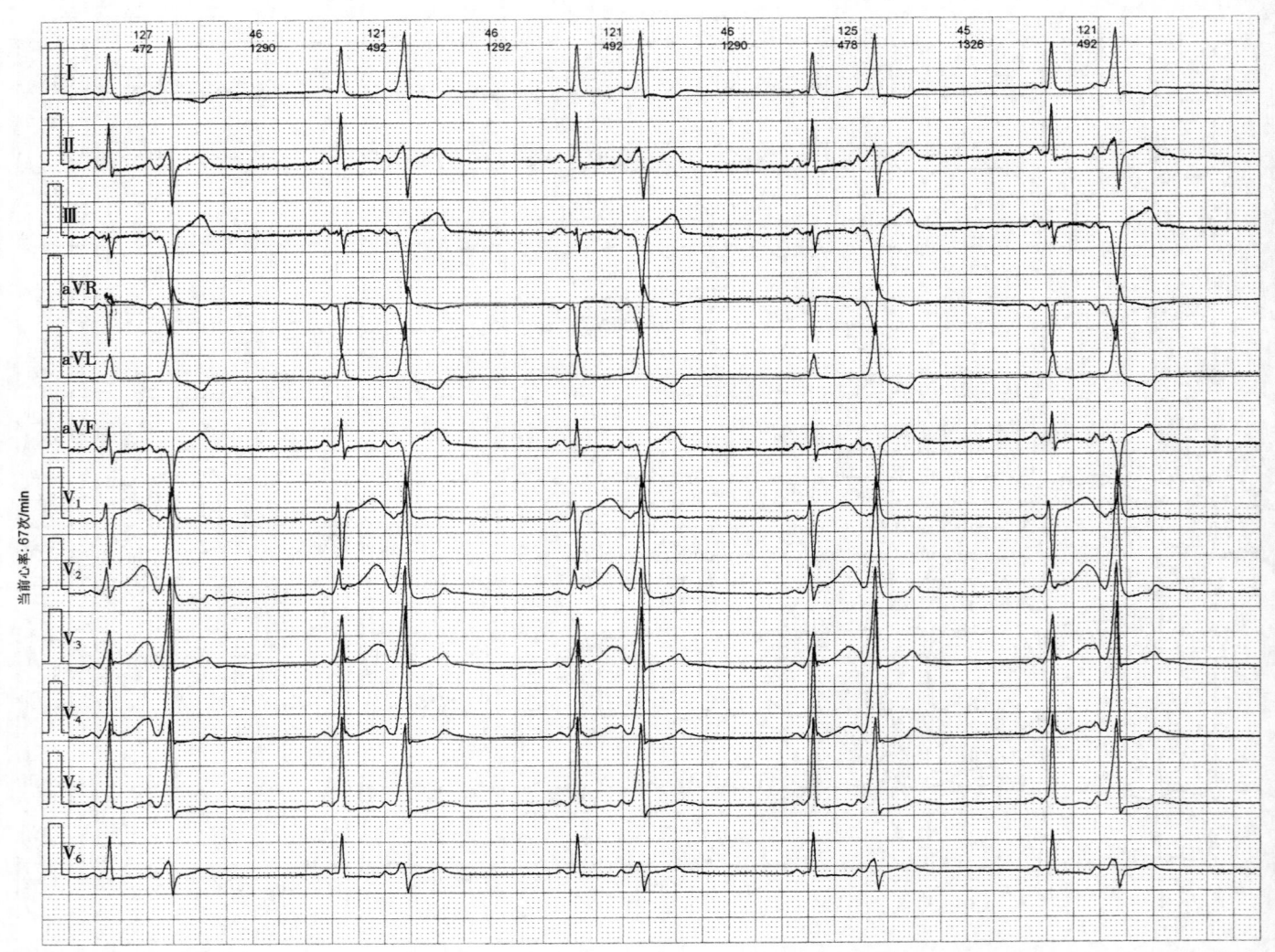

图1　窦性搏动与房性期前收缩形成三联律,窦性PR间期0.11s,QRS波群时限0.12s,QRS起始部有心室预激波。房性期前收缩的P′R间期约为0.12s,QRS波群时限0.14s,预激波增大,V₁、V₂导联呈R型,左侧旁路。

【动态心电图分析】

动态心电图监测 23h55min，窦性心律，房性期前收缩 4 280 次（占 4.4%），短阵房性心动过速 514 阵，心房扑动 37 阵，心房颤动 1 阵，室性期前收缩 2 次，交界性期前收缩 4 178 次。

图 1～图 3 选自动态心电图。

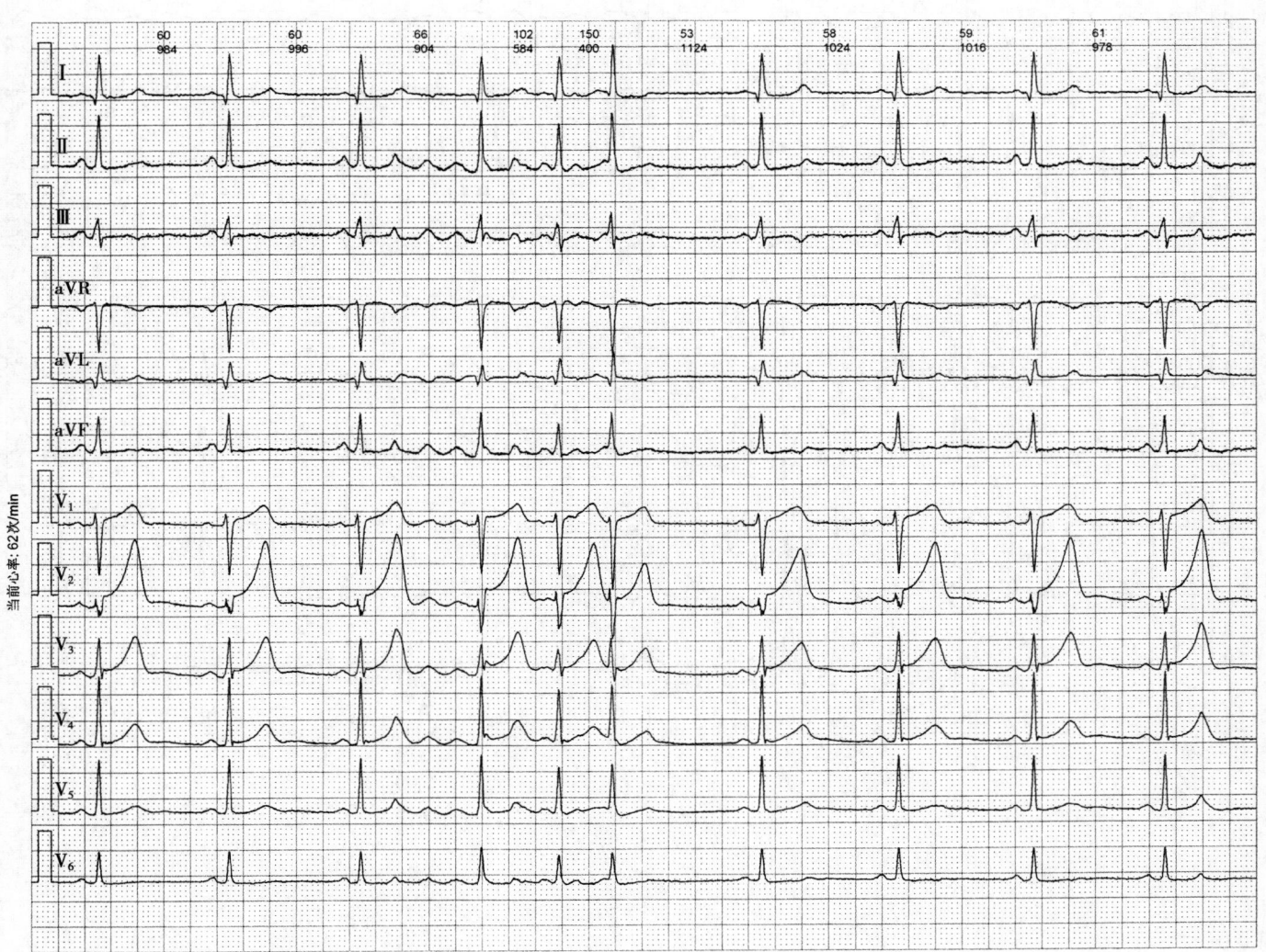

图 2　窦性心律，V₃ 导联有小预激波。短阵心房扑动始于第 3 个窦性 T 波上，心房率 260 次 /min，房室传导比例（2～3）:1。

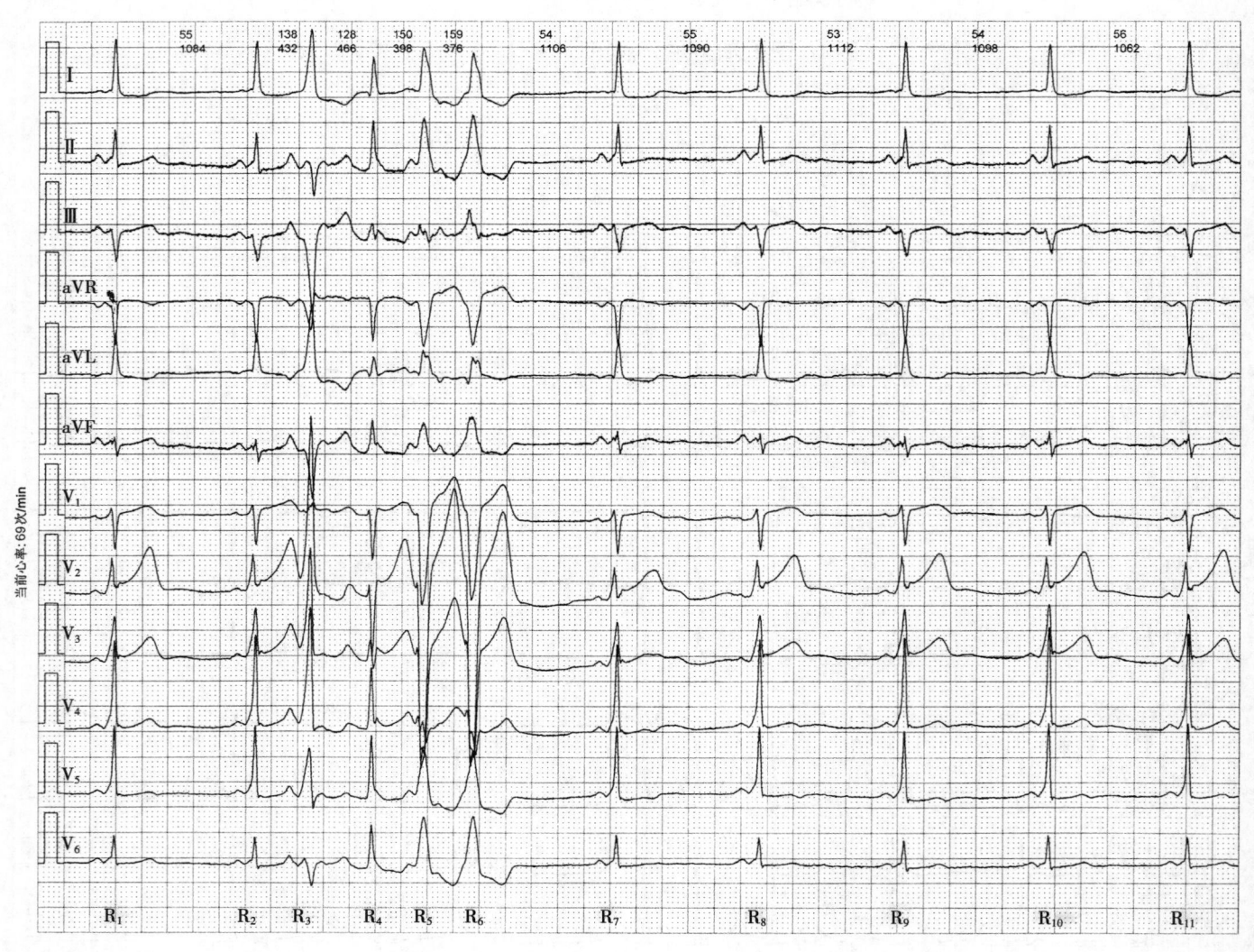

当前心率：69次/min

55 1084 138 432 128 466 150 398 159 376 54 1106 55 1090 53 1112 54 1098 56 1062

I
II
III
aVR
aVL
aVF
V₁
V₂
V₃
V₄
V₅
V₆

R₁ R₂ R₃ R₄ R₅ R₆ R₇ R₈ R₉ R₁₀ R₁₁

第 33 例

图 3 窦性心动过缓，心率 54 次 /min。短阵心房扑动开始于第 2 个 T 波上，R_3 中 F 波经旁路下传，呈典型心室预激波，R_5、R_6 伴左束支传导阻滞型心室内差异传导。

【点评】

1. 心室预激波　图 1 中窦性心律时，预激波较小，V_1 导联呈 rS 型，提示预激旁路在右侧。而房性期前收缩的预激波增大，V_1、V_2 导联呈 R 型，旁路在左侧。预激波的大小对旁路的定位很重要。

2. 短阵心房扑动反复发作，开始于 T 波上，又能自行终止。图 3 中心房扑动的 QRS 波群呈 3 种形态，R_3 心房激动经左侧旁路下传心室；R_4 心房激动由正常房室传导系统下传心室，预激波消失。R_5、R_6 心房波沿左束支下传激动心室，左束支处于不应期中，呈左束支传导阻滞型室内差异传导。

房性期前收缩显示左侧旁路

第 34 例 | 房性期前收缩引发和终止房性心动过速

【临床资料】

男性,97 岁,因 "间断咳嗽、咳痰、发热 3 个月" 入院。既往高血压病史 10 年,肺气肿病史 70 余年,肾性贫血病史 10 年,饮水呛咳史 5 年,阵发性心动过速病史 7 年,肾功能不全病史 10 余年。

【动态心电图分析】

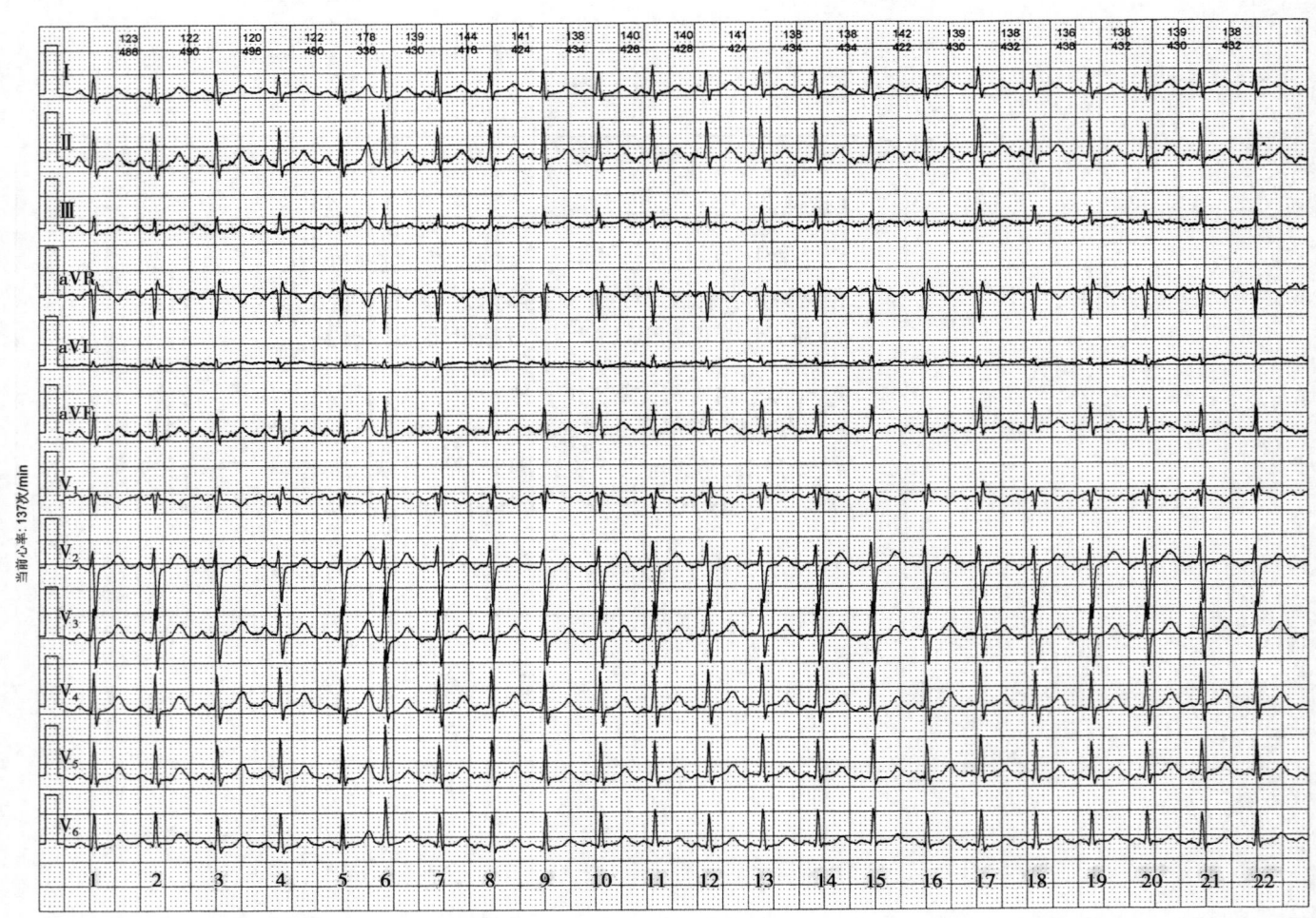

图 1　第 1~5 个心搏是窦性心动过速,心率 121 次 /min,第 6 个心搏是房性期前收缩,P′ 波重叠于 T 波上,使其增高(Ⅱ、Ⅲ、aVF 导联),第 7~22 个心搏的 P′ 波 Ⅰ 导联直立,Ⅱ、Ⅲ、aVF 导联倒置(第 9、16 个心搏是直立的),PR 间期 0.14s,心率 141 次 /min,低位右心房心动过速。

临床诊断： 高血压 2 级（高危），多发性腔隙性脑梗死，肺气肿，肺大疱，慢性肾功能不全，肾性贫血，I 型呼吸衰竭，低蛋白血症，高尿酸血症，肺癌。

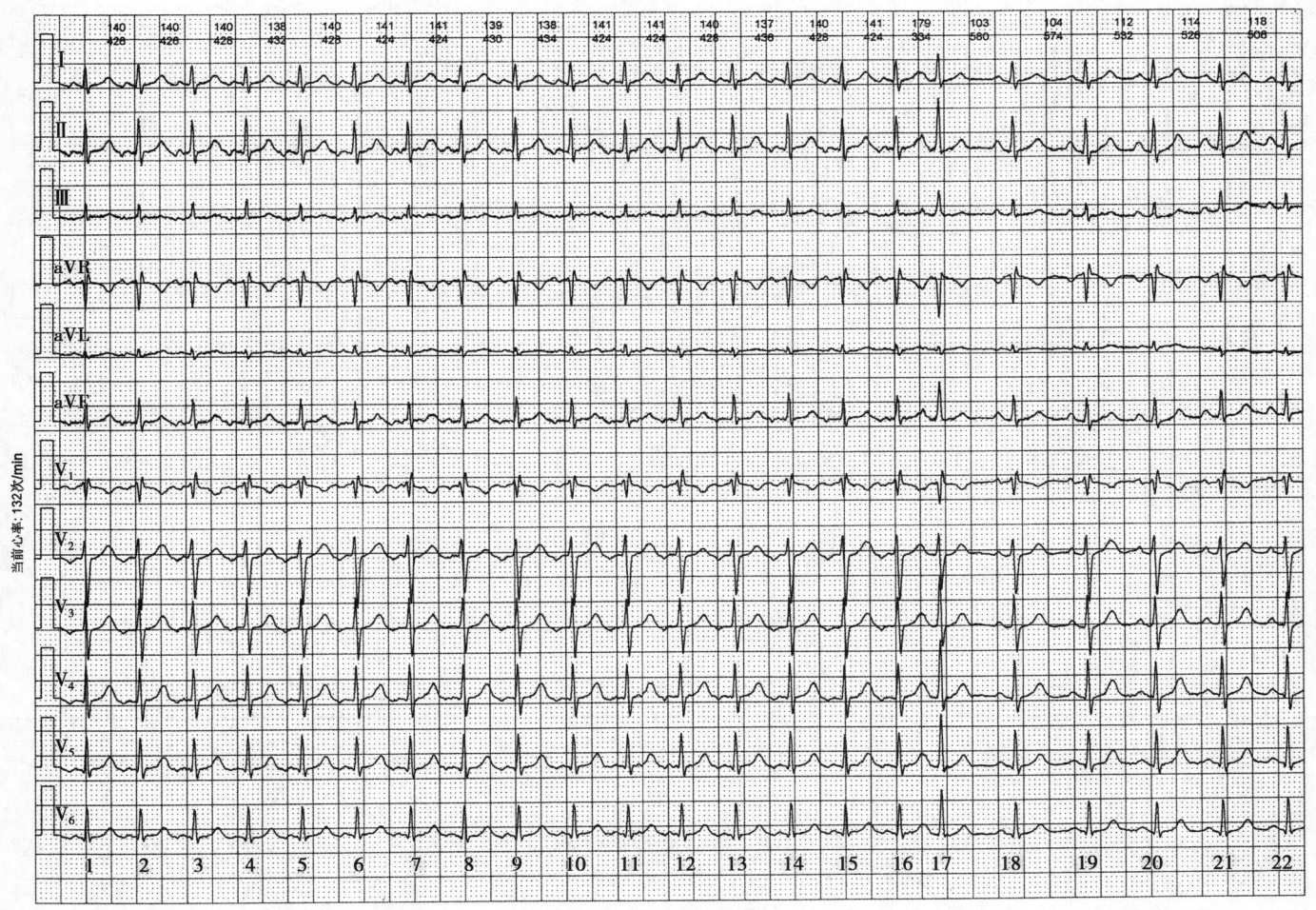

图 2 第 1～16 个心搏仍是低位右心房心动过速，第 17 个心搏是房性期前收缩，第 18～22 个心搏恢复窦性心律。

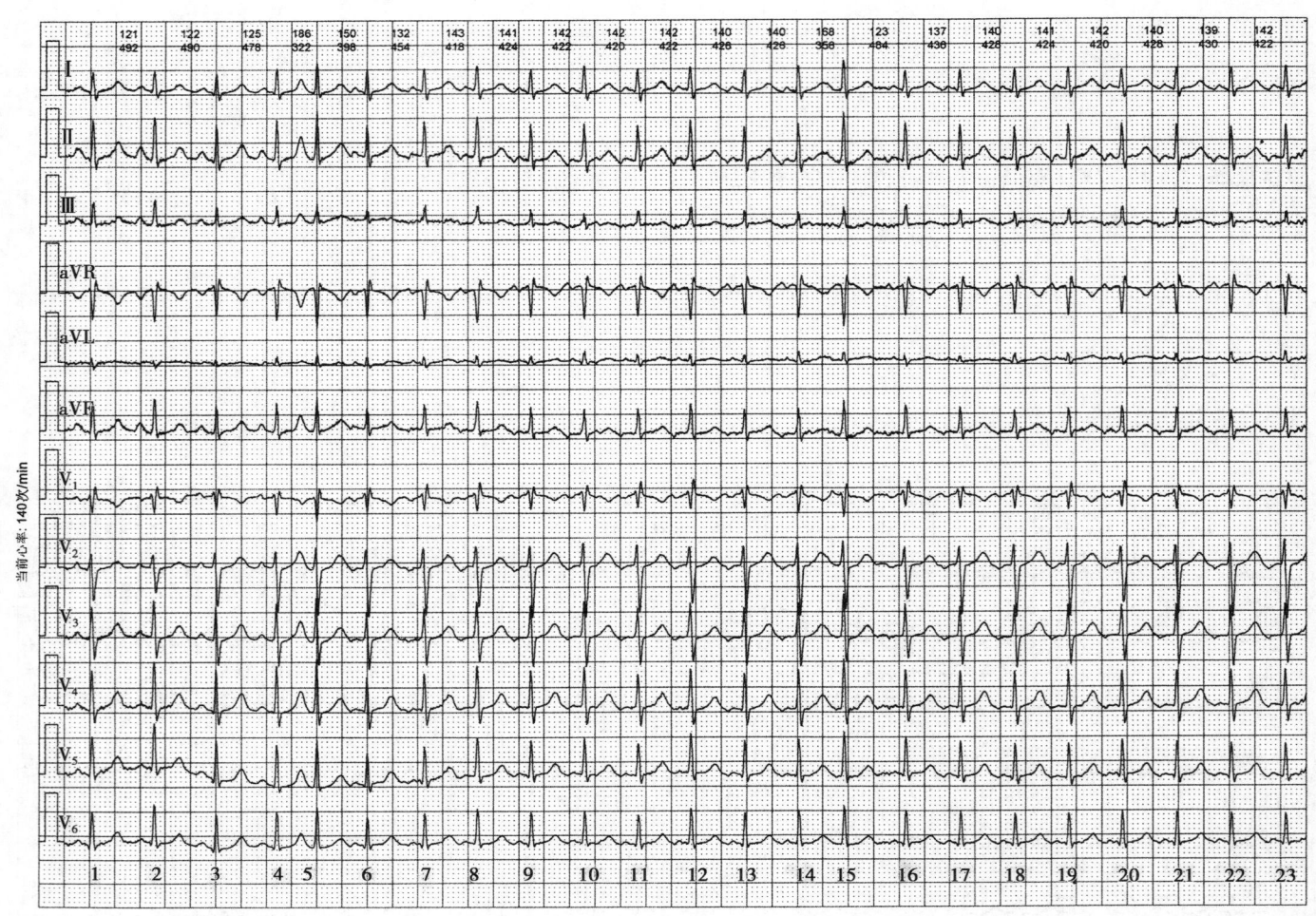

图3 第1~4个心搏是窦性心动过速,心率122次/min,第5个心搏是房性期前收缩形成 P-on-T 现象。第6~23个心搏是房性心动过速,心率140次/min。

【点评】

1. 心房内折返性心动过速 图1~图4所示的阵发性房性心动过速,均由 R-on-T 现象房性期前收缩诱发,又被房性期前收缩终止,为心房内折返性心动过速的特点。在同一阵房性心动过速中,心率是稳定的。不同时间由房性期前收缩引发的房性心动过速的频率可有轻度变化。房性心动过速的 P′ 波Ⅱ、Ⅲ、aVF 导联倒置,Ⅰ导联直立,折返部位在右房下部。从Ⅱ、Ⅲ、aVF 导联 P′-on-T 现象的房性期前收缩分析,T 波明显增高了,房性期前收缩来自心房上部。

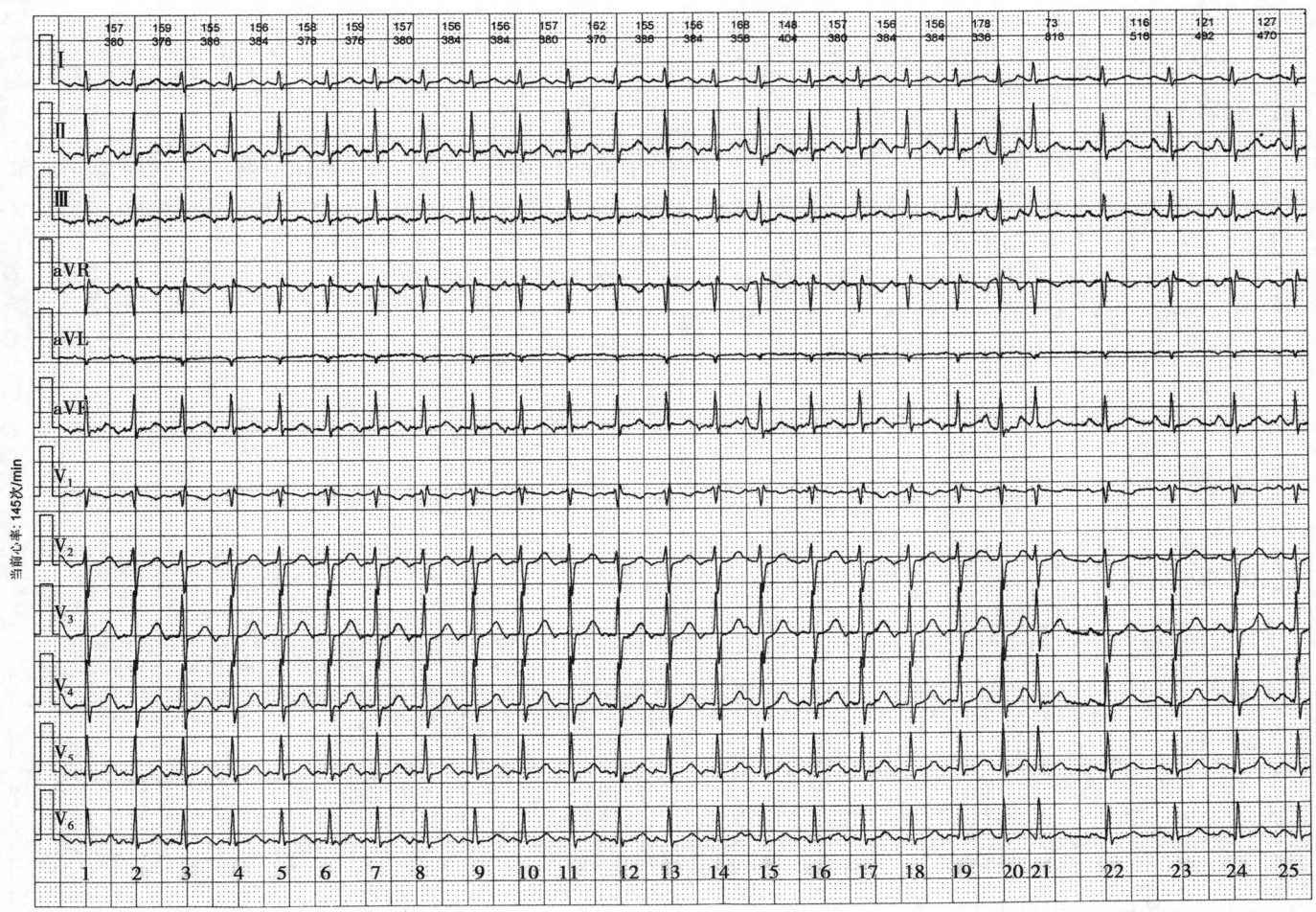

当前心率: 145次/min

图 4　第 1～20 个心搏是房性心动过速, 心房率 156 次 /min, 第 20、21 个心搏是房性期前收缩, 第 22～25 个心搏恢复窦性心动过速。

动态心电图诊断: 窦性心动过速, 房性期前收缩, 房性心动过速。

2. 图 1 中第 9、16 个心搏的 P′ 波是正向的, 如何解释? 这是房性心动过速发作过程中, 来自心房上部的房性期前收缩未能引起房性心动过速的节律重整。图 3 中第 15 个 P′–QRS–T 波群提前出现, 是房性期前收缩, 未能终止房性心动过速。

3. 受贫血、呼吸衰竭、低蛋白血症等诸多因素的影响, 窦性心律的频率处于较高的水平 (100～130 次 /min)。

第 35 例 | 房性期前收缩引起异常的窦性心动过缓

【临床资料】

女性,43 岁,因"心前区不适 8 年,加重 8 天"入院。查体:血压 96/54mmHg,身高 154cm,体重 44kg,BMI 18.3kg/m²。超声心动图显示房间隔缺损,房水平左向右分流,永存左上腔,三尖瓣、肺动脉瓣轻度反流。动态心电图监测 23h40min,心室率 21~111 次/min,平均 71 次/min。大于 2s 的 RR 间期 680 次。房性期前收缩 5 276 次,房性心动过速 59 阵,交界性心律,室性期前收缩。

临床诊断: 先天性心脏病,单心房,轻度肺动脉高压。

【动态心电图分析】

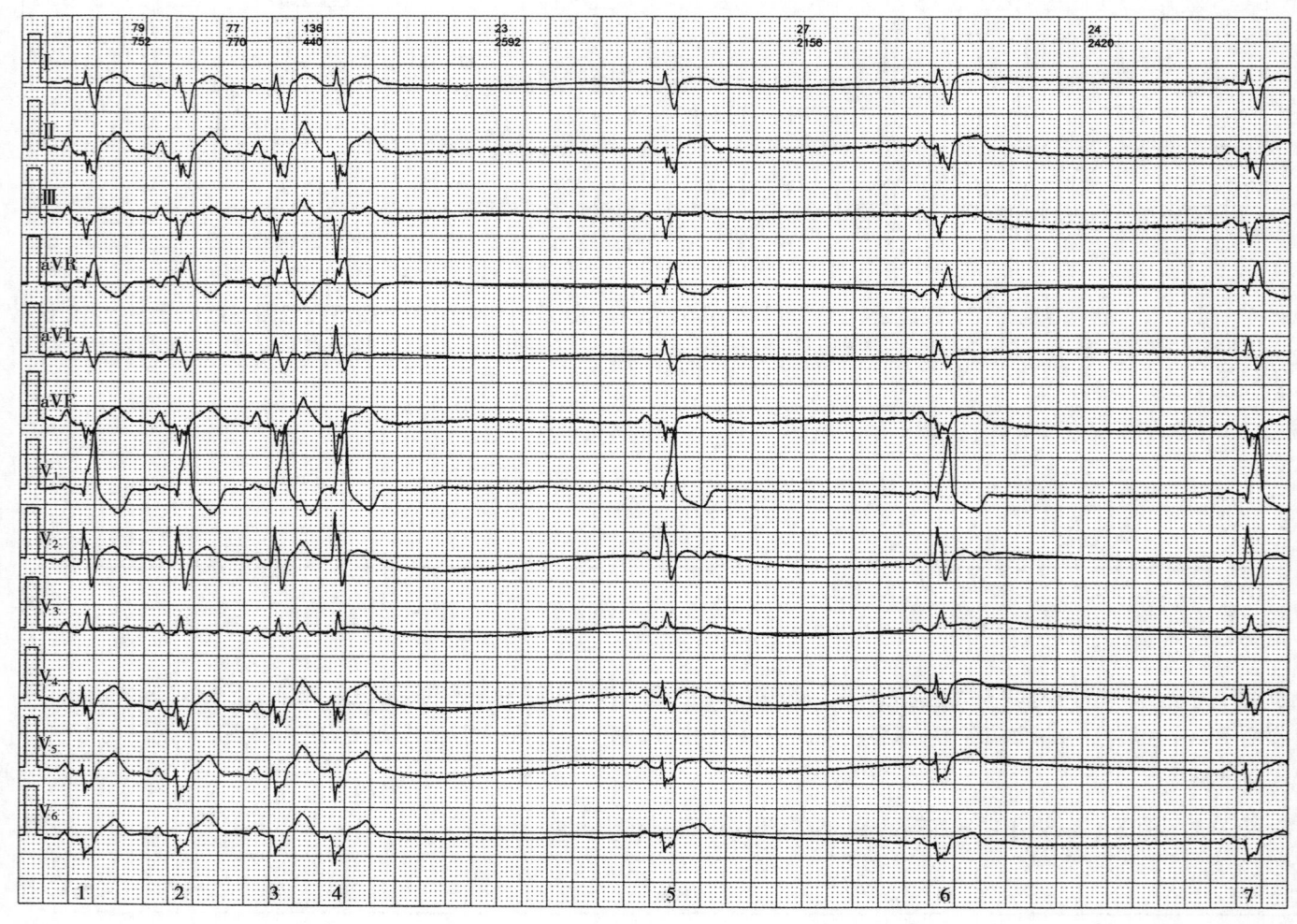

【点评】

房性期前收缩是常见的心律失常，比起室性期前收缩与交界性期前收缩，房性期前收缩距窦房结较近，房性期前收缩激动易逆行传导至窦房结，重整窦性节律，大多表现为不完全性代偿间隙，即房性期前收缩联律间期加代偿间隙＜2倍窦性心律周期。本例房性期前收缩引起的窦房结自律性显著降低。房性期前收缩之前窦性频率78次/min，房性期前收缩之后窦性频率下降至23～27次/min，是引起患者头晕的主要原因之一。临床医师应结合临床或进一步电生理检查，明确是否为病态窦房结综合征的表现。

图1　第1～3个心搏是窦性心律，心率78次/min，PR间期0.16s，QRS波群时限0.16s，V_1导联呈qR型，S波宽钝，完全性右束支传导阻滞。第4个心搏是房性期前收缩，P′波重叠于T波上，使T波变尖。房性期前收缩之后，窦性P波频率下降至23～27次/min。

诊断： 窦性心律，房性期前收缩引发异常的窦性心动过缓，完全性右束支传导阻滞，异常q波（V_1导联）。

【临床资料】

男性,81 岁,既往高血压、糖尿病病史 20 年,心肌梗死病史 10 年,冠状动脉支架植入术后 10 年。查体:血压 130/75mmHg,身高 165cm,体重 58kg,BMI 21.3kg/m²。血生化检查显示心肌酶未见异常,超声心动图显示左室舒张功能减低,EF 60%。

【动态心电图分析】

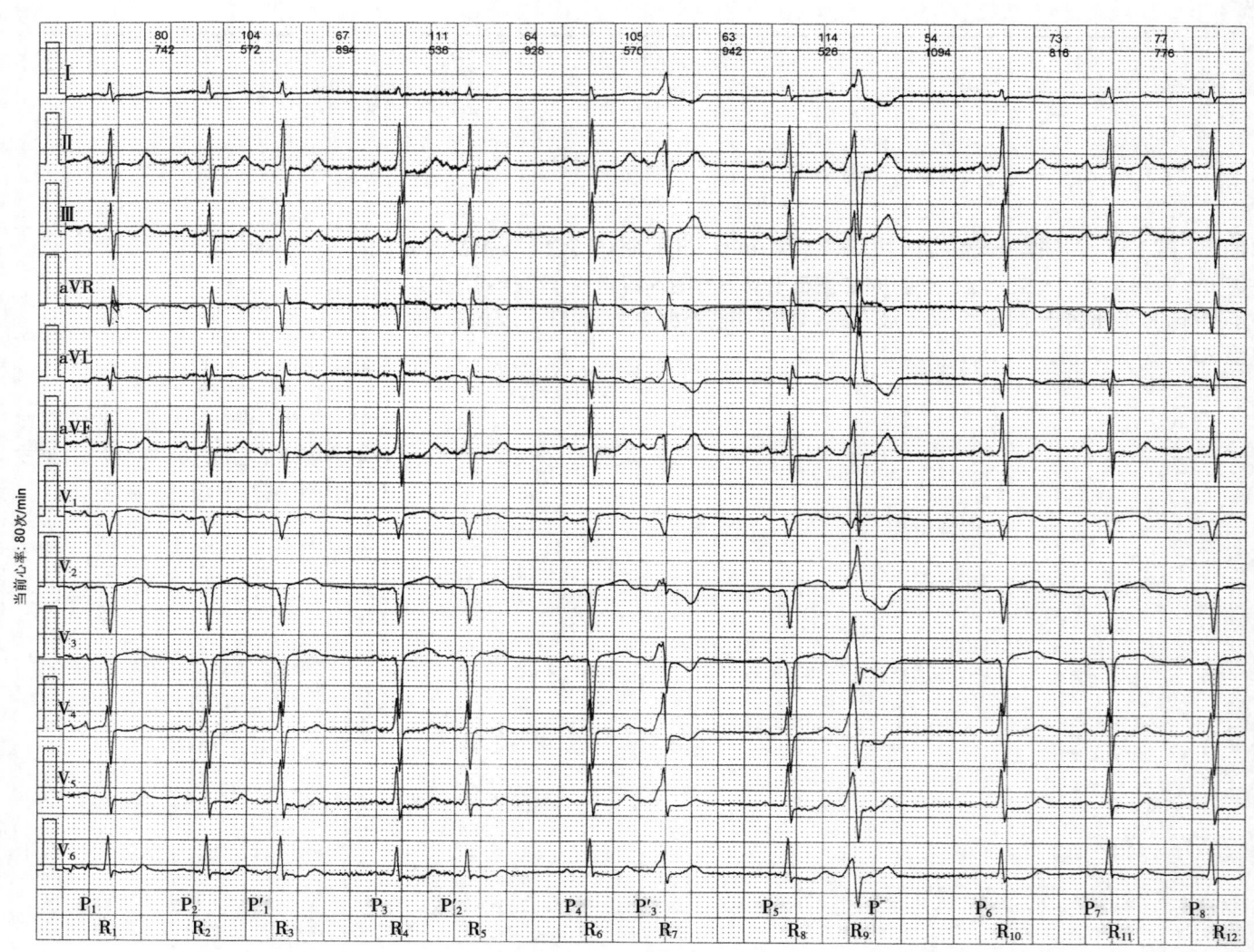

图 1 　P₁~P₈ 为窦性心律,心率 78 次/min,PR 间期 0.18s,QRS 波群时限 0.08s,V₁~V₃ 导联呈 QS 型,ST 段:Ⅱ、Ⅲ、aVF、V₅、V₆ 导联水平型压低 0.05~0.10mV。P′₁、P′₂ 为房性期前收缩,R₇ 出现于 P′₃ 之后,P′₃R₇ 间期 0.12s,R₇ 波形介于 R₅ 与 R₉ 之间,R₇ 为房性期前收缩与室性期前收缩激动共同引发心室除极产生的室性融合波。

诊断: 窦性心律,陈旧性前间壁心肌梗死,ST 段压低(下壁、前侧壁),房性期前收缩,室性期前收缩,房-室室性融合波。

临床诊断：冠状动脉粥样硬化性心脏病，不稳定型心绞痛，陈旧性前间壁心肌梗死，
心功能Ⅲ级，高血压1级（很高危），糖尿病2型，糖尿病肾病，慢性肾功能不全。

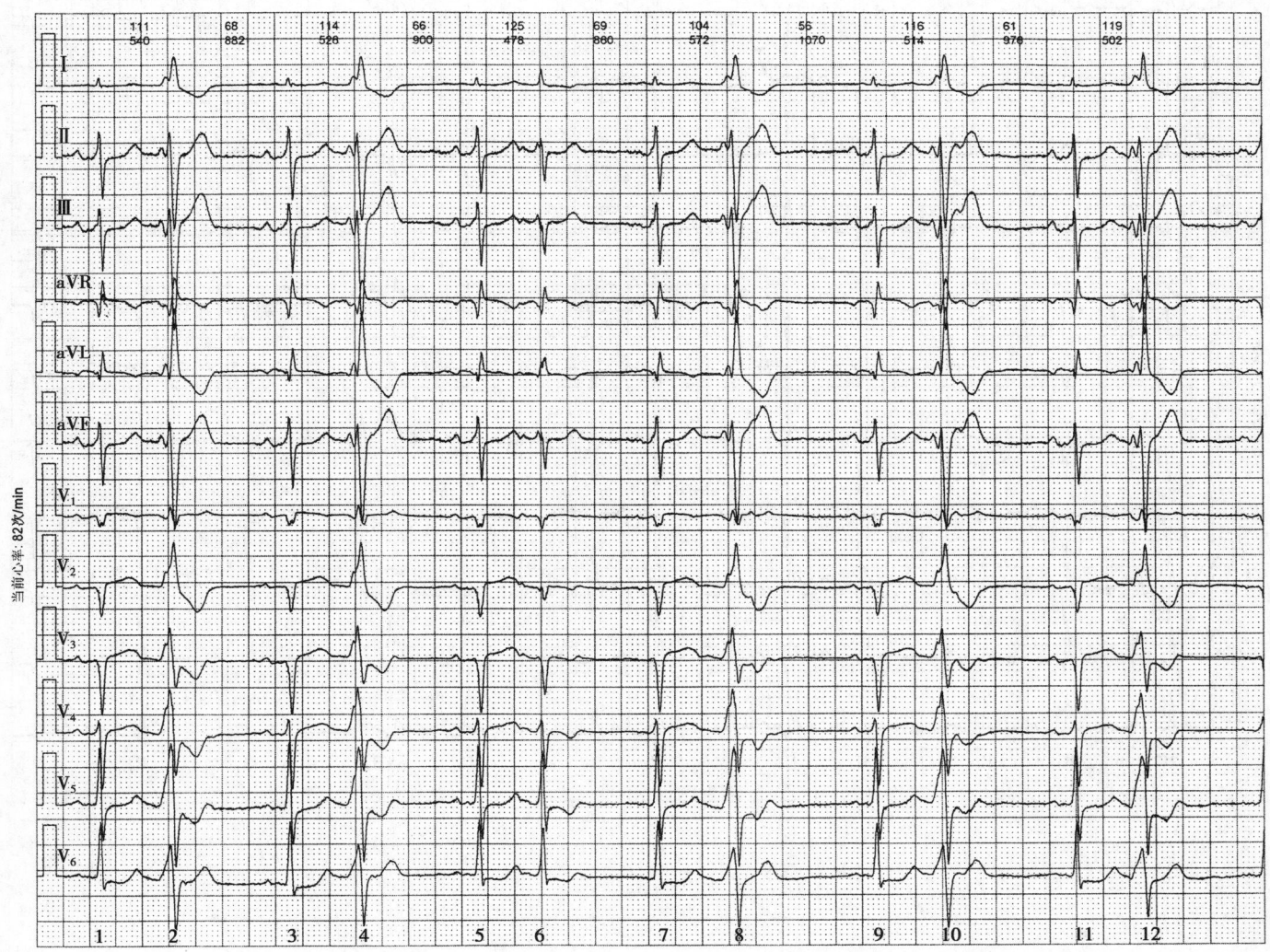

图2 第1、3、5、9、11个心搏为窦性心律，第2、4、8、10、12个心搏为室性期前收缩，第6个心搏为房性期前收缩。

诊断：窦性心律，陈旧性前间壁心肌梗死，ST段压低（下壁、前侧壁），房性期前收缩，室性期前收缩二联律，房性逸搏（第7个心搏）。

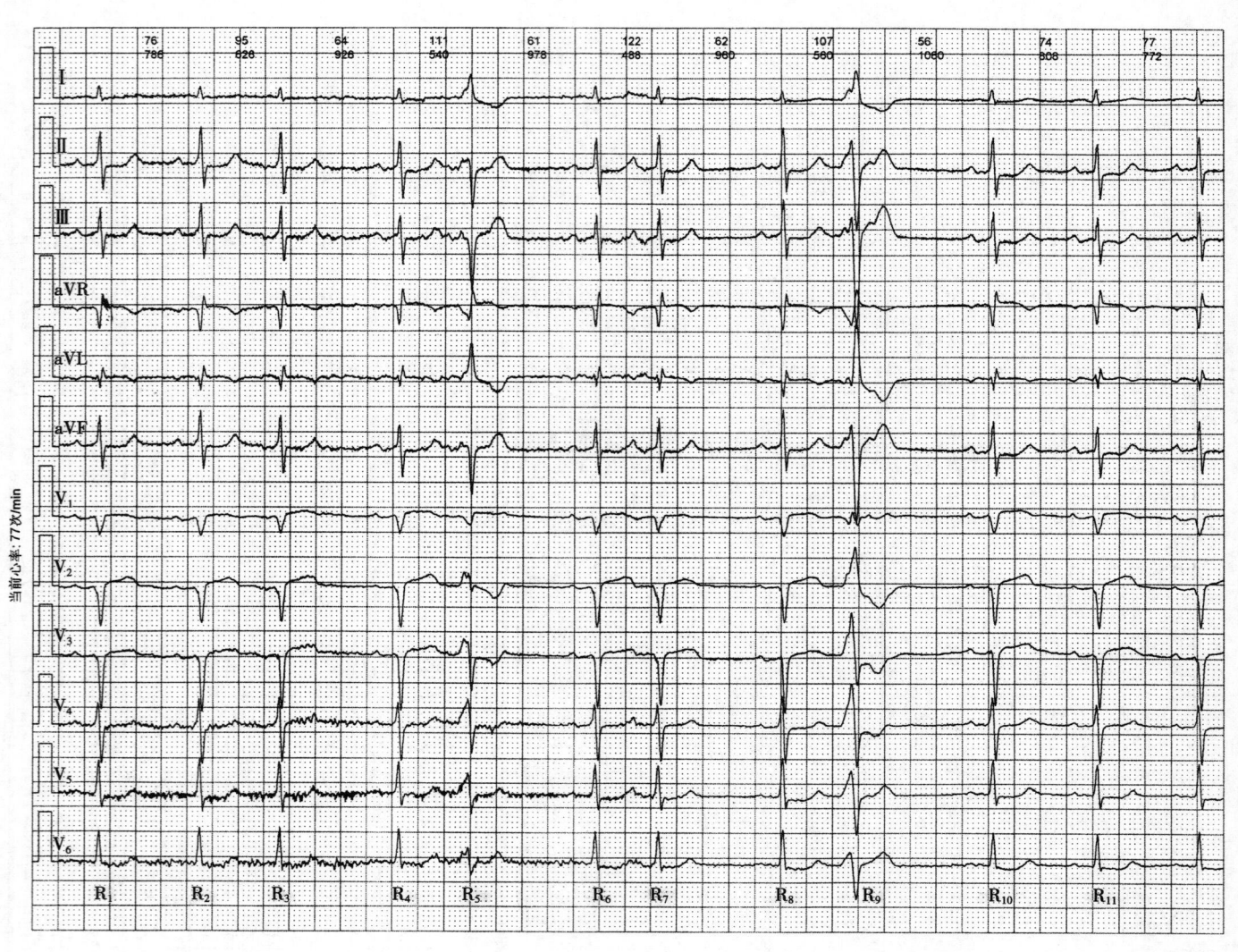

图 3 与图 1 的诊断基本相同。R$_1$、R$_2$、R$_4$、R$_6$、R$_8$、R$_{10}$ 为窦性心律，心率 74 次 /min，R$_3$、R$_7$ 为房性期前收缩，R$_9$ 为室性期前收缩。R$_5$ 之前有 P′ 波房性期前收缩，QRS 波形介于 R$_3$ 与 R$_9$ 之间，是房性期前收缩与室性期前收缩产生的室性融合波。

诊断：窦性心律，陈旧性前间壁心肌梗死，ST 段压低（下壁、前侧壁），房性期前收缩，室性期前收缩，房 – 室室性融合波。

【点评】

1. 房 – 室室性融合波　来自心房的激动与来自心室的激动共同引发心室除极所产生的融合波称为房 – 室室性融合波，可以有若干种不同类型的心电图组合。本例是房性期前收缩与室性期前收缩形成的室性融合波，房 – 室室性融合波的形态更像室性期前收缩，说明室性期前收缩控制心室的比重比房性期前收缩更大。

2. 期前收缩二联律可以有多种类型的期前收缩二联律。本例图 2 中的二联律，由房性期前收缩与室性期前收缩组成，Ⅱ、Ⅲ、aVF 导联室性期前收缩之前的"P"波，不除外是房性期前收缩。

【临床资料】

男性, 51 岁, 因 "胸闷 5 年, 加重伴心悸 1 个月余" 入院。2 年前发生急性心肌梗死, 前降支闭塞, 扩张后植入支架。2 年后冠脉造影显示第一对角支开口狭窄 95%, PCI 术后, 回旋支中段狭窄 70%。超声心动图显示节段性室壁运动障碍 (前壁心尖段、左室心尖部), 二尖瓣反流, 左室舒张功能减低。

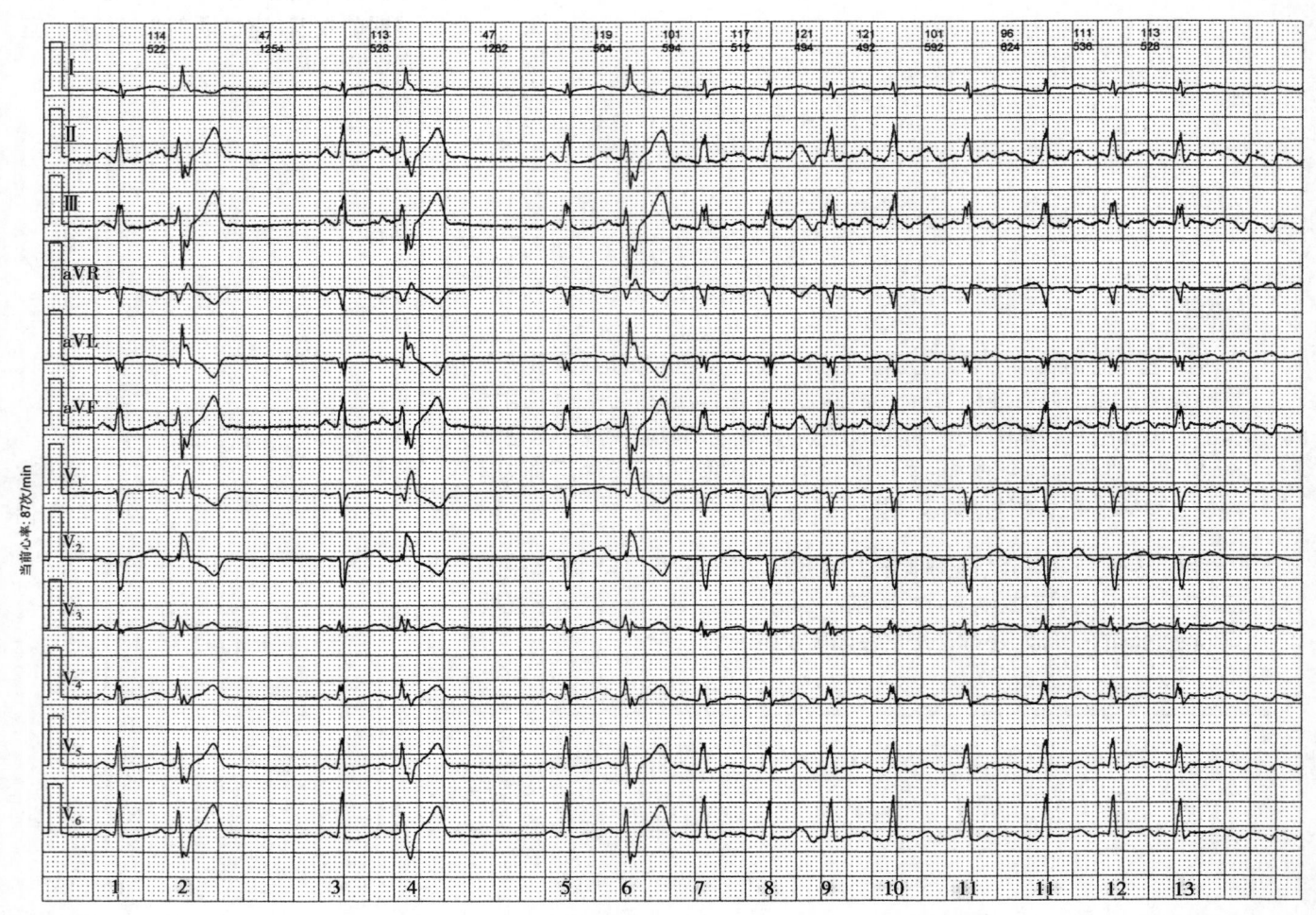

图 1 第 1、3、5 个心搏为窦性, 第 2、4 个心搏是房性期前收缩伴完全性右束支传导阻滞加左前分支传导阻滞图形。第 6 个心搏是房性期前收缩伴完全性右束支传导阻滞加左前分支传导阻滞诱发了心房扑动, 心房率 250 次 /min。

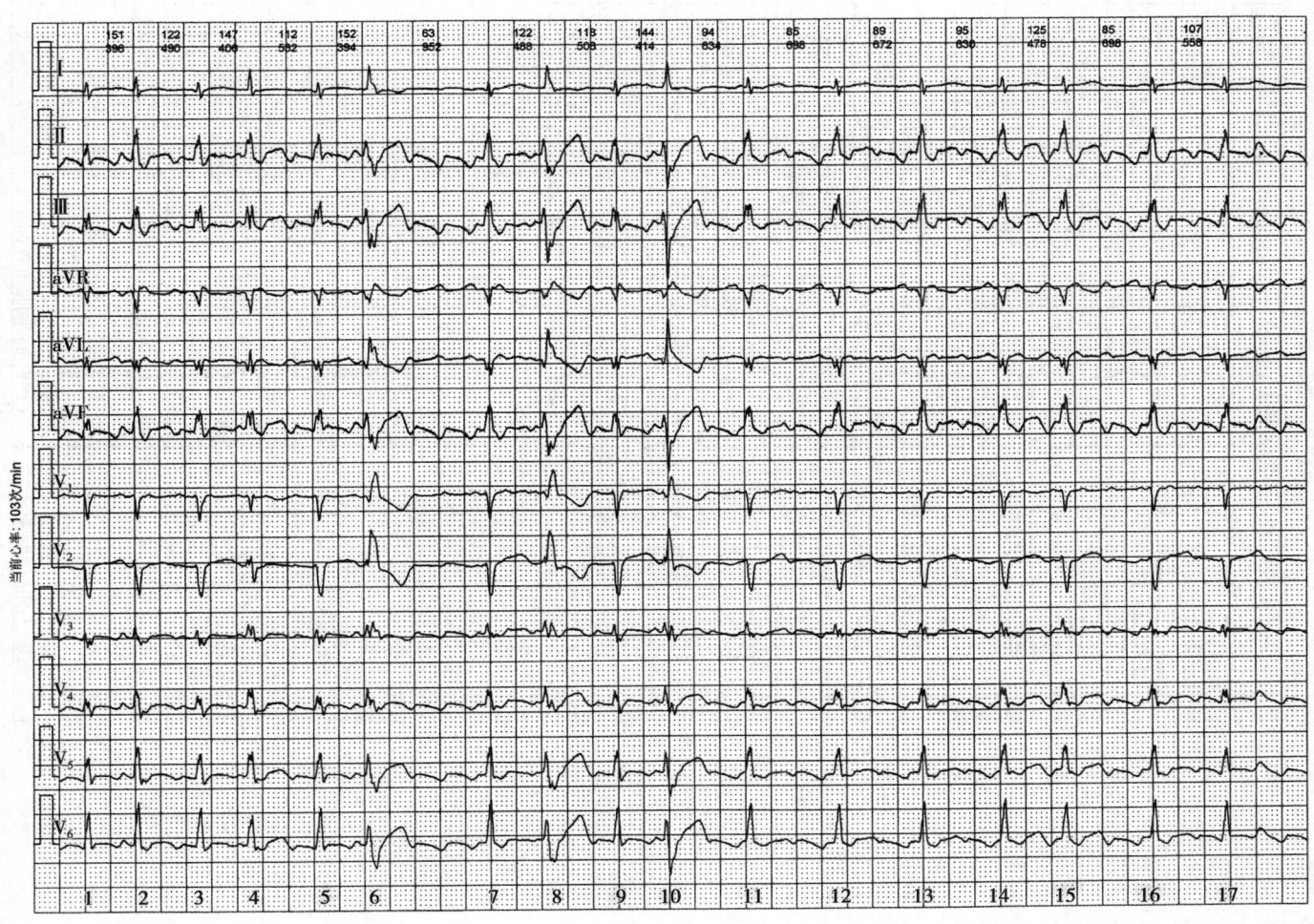

图 2 　心房扑动，房室传导比例（2~4）∶1。第 6、8、11 个心搏是不同程度的右束支传导阻滞加左前分支传导阻滞型心室内差异传导。

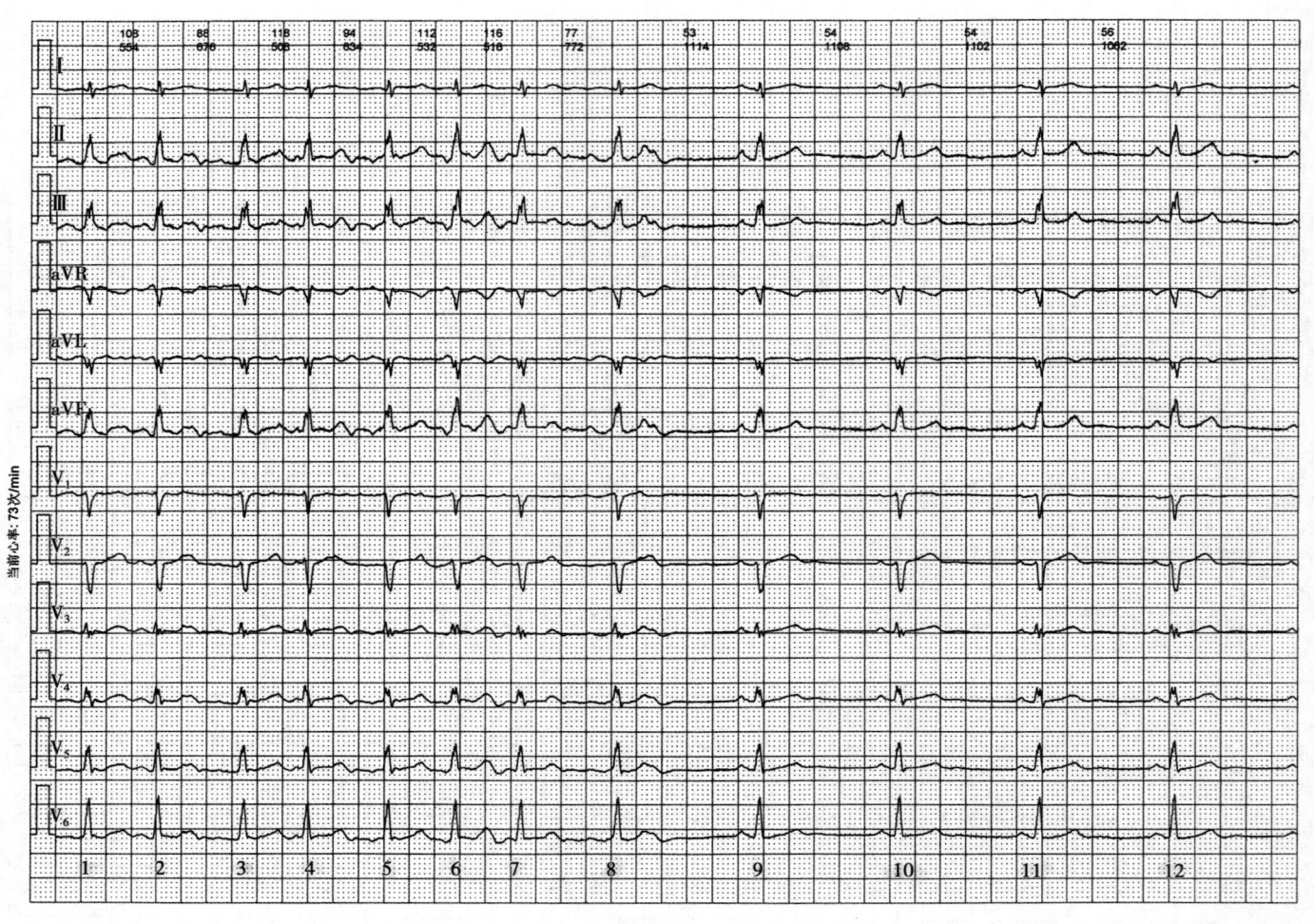

图 3 阵发性心房扑动终止,恢复窦性心律。QRS 波群出现碎裂波。

心电图诊断:窦性心律,阵发性心房扑动,房性期前收缩伴时相性室内差异传导,碎裂 QRS 波。

【点评】

阵发性心房扑动伴时相性心室内差异传导是常见的心电现象。本例心房扑动伴时相性心室内差异传导的图形与房性期前收缩的 QRS-T 波群形态基本相同,呈现程度不同的右束支传导阻滞加左前分支传导阻滞图形,表明在心室内三分支传导系统中,右束支及左前分支不应期延长,左后分支不应期较短,房性期前收缩及心房扑动的激动过早抵达心室时,左后分支不应期已经过去,而右束支及左前分支仍处于不应期中,出现右束支传导阻滞加左前分支传导阻滞型心室内差异传导。

第 38 例 | 房性期前收缩真性三联律伴右束支传导阻滞型心室内差异传导

【临床资料】

男性，65 岁，因 "发现肝占位 1 周" 入院。高血压病史不详。查体：血压 140/69mmHg，身高 170cm，体重 75kg，BMI 26.0kg/m²。超声心动图显示左心房增大，二尖瓣轻度反流，主动脉瓣重度反流。

【动态心电图分析】

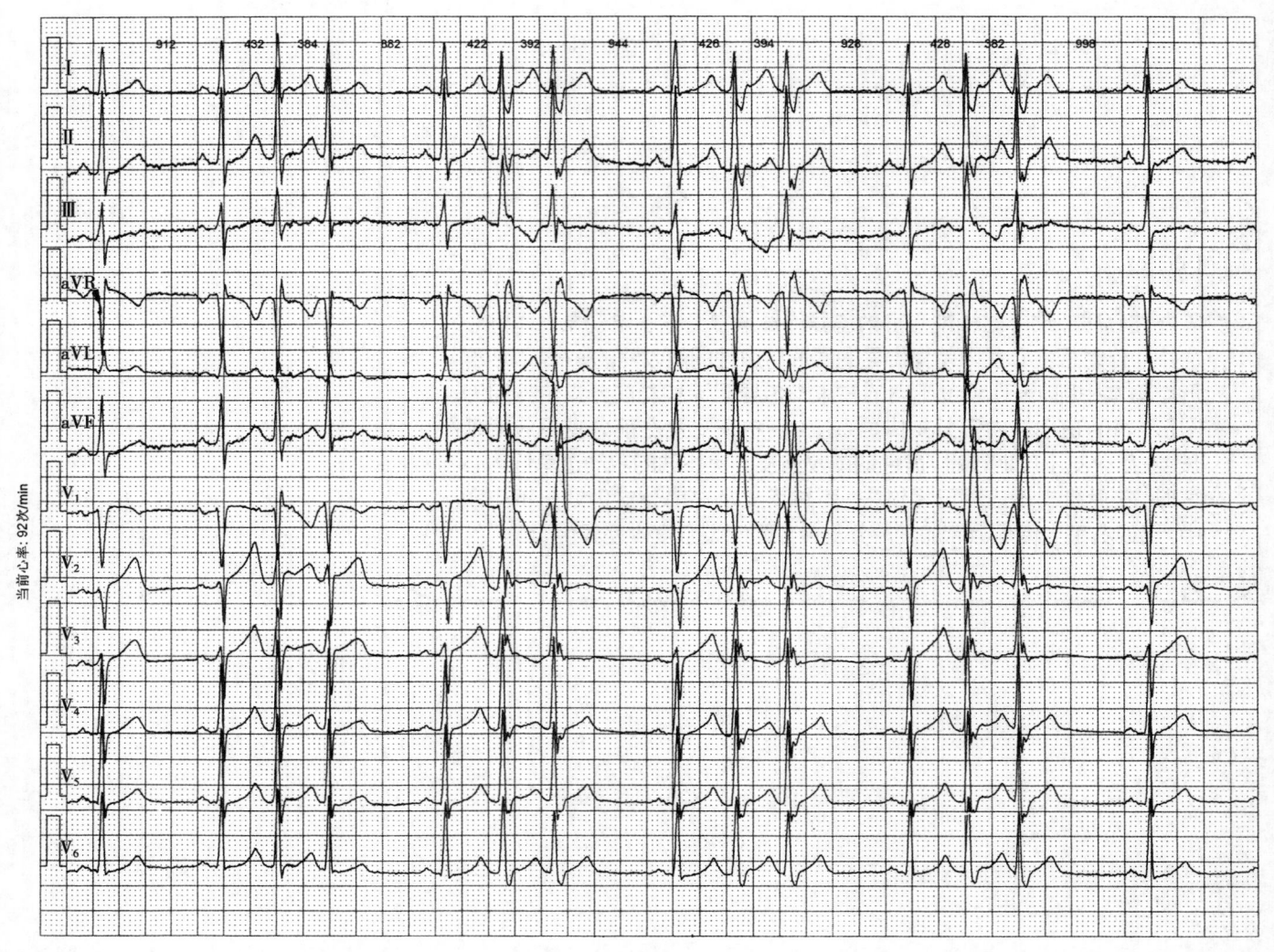

图 1　窦性心律，成对房性期前收缩形成三联律，第 2、3、4 对房性期前收缩伴完全性右束支传导阻滞型心室内差异传导。

临床诊断: 高血压,肝占位,肝癌可能性大。

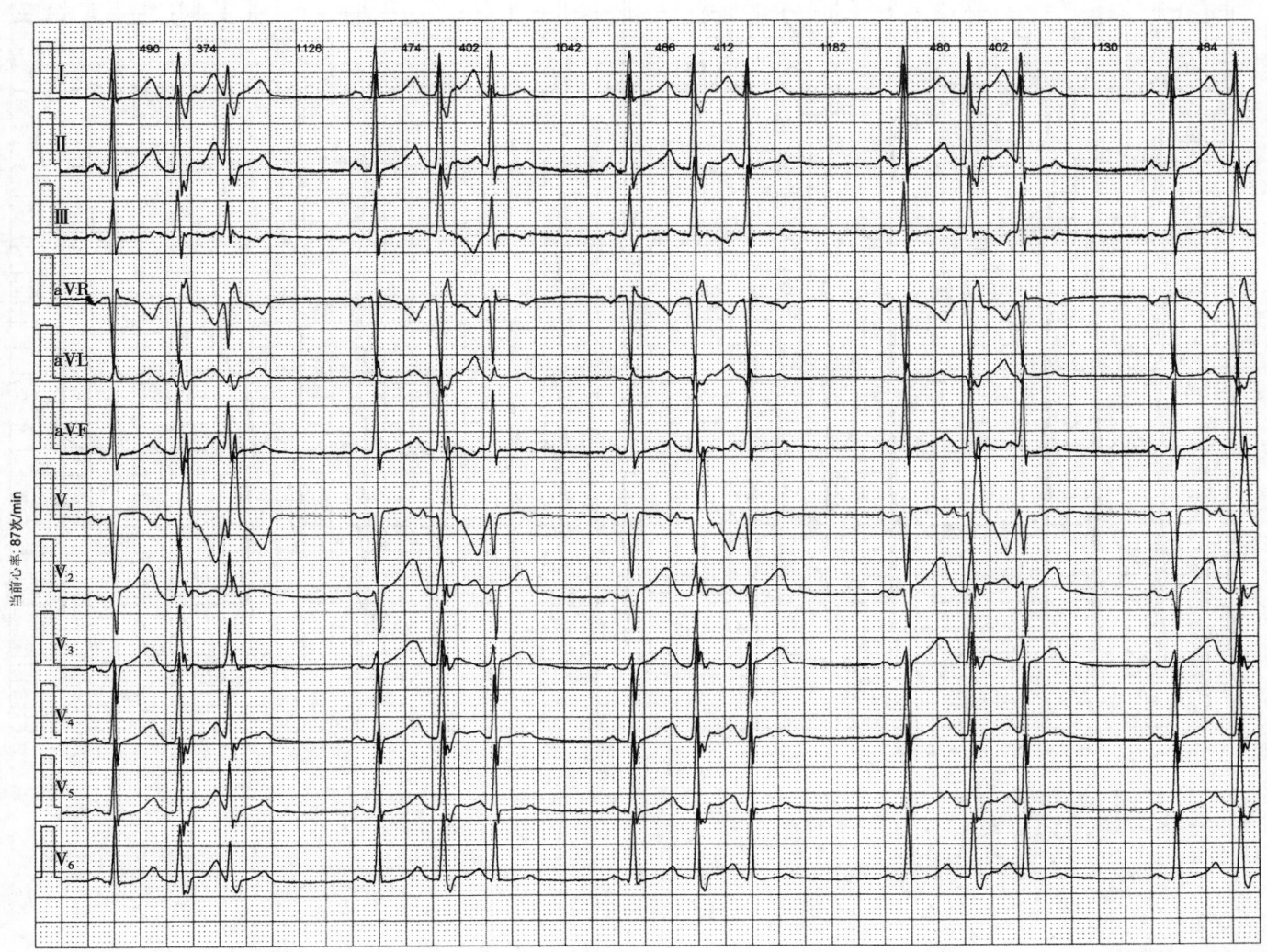

图 2 窦性心律与房性期前收缩组成真性三联律,成对房性期前收缩伴右束支传导阻滞。第 2、3、4 对房性期前收缩的第 1 个房性期前收缩伴右束支传导阻滞。

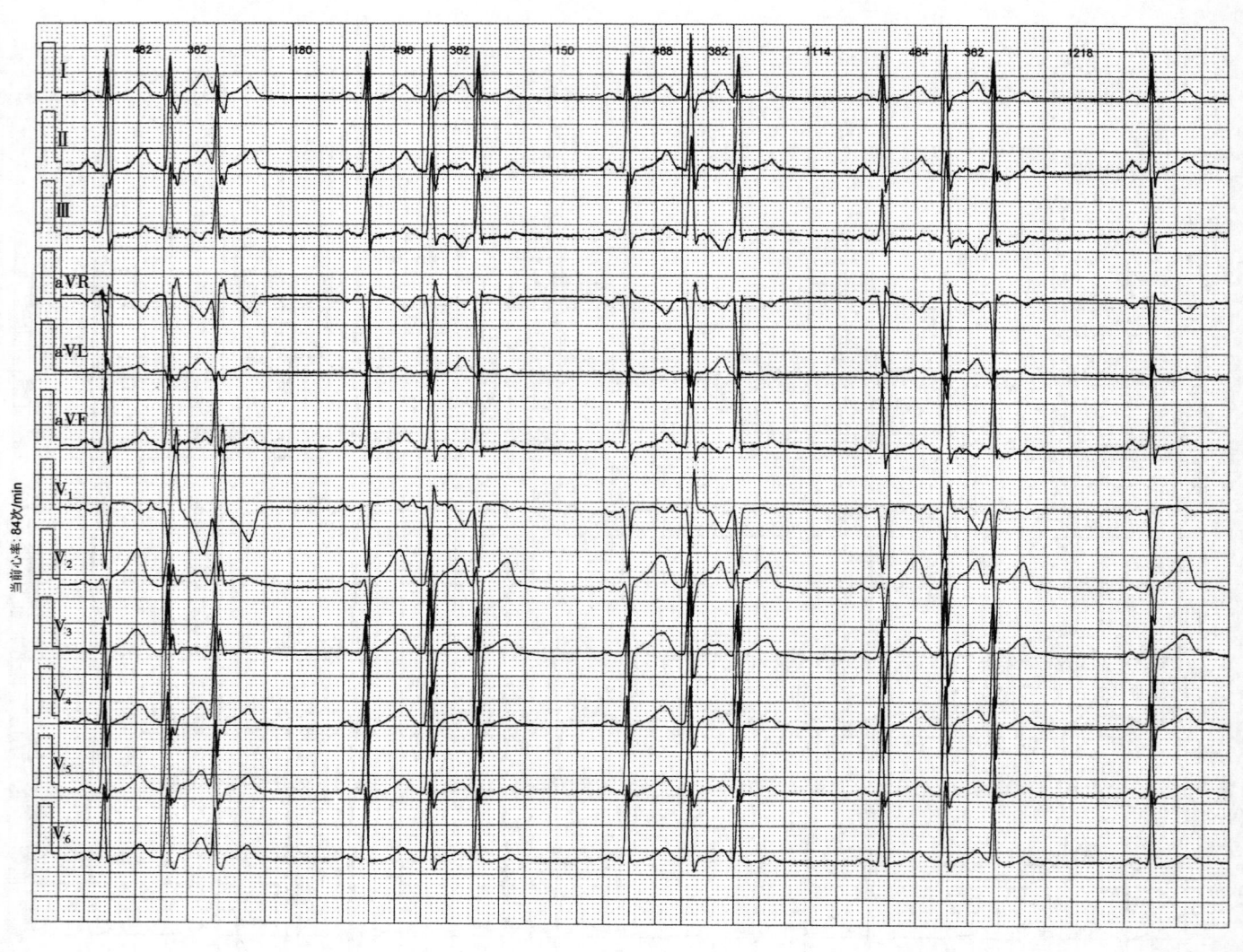

图 3　第 2、3、4 对房性期前收缩中第 1 个房性期前收缩下传心室伴不完全性右束
支传导阻滞图形。

动态心电图诊断：窦性心律，房性期前收缩真性三联律伴右束支传导阻滞型心室内差异传导。

第 39 例 | 房性期前收缩终止完全性右束支传导阻滞

【临床资料】

男性, 81 岁, 冠心病, 心律失常, 房性期前收缩, 右束支传导阻滞。

【动态心电图分析】

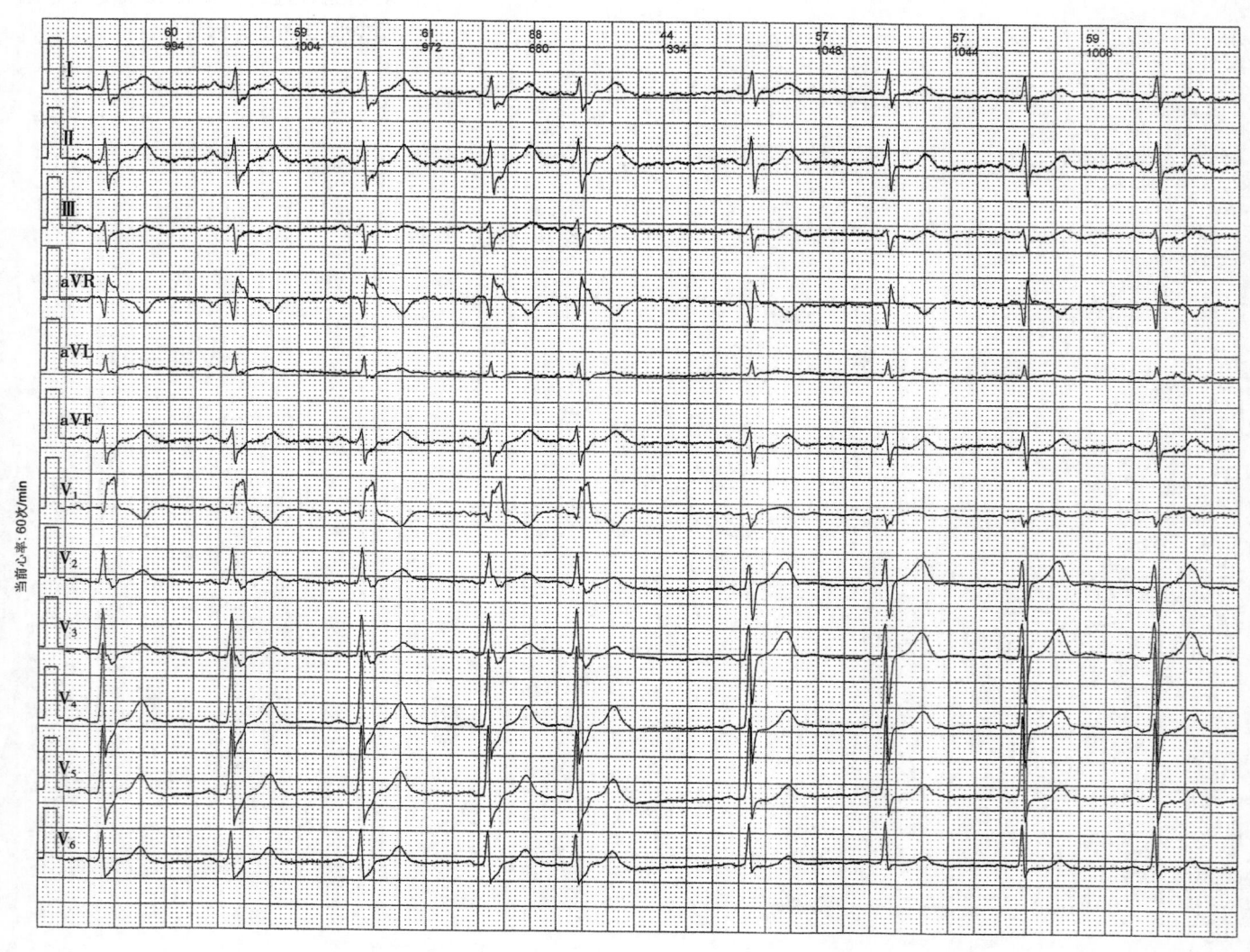

图 1　窦性心律，心率 81 次 /min，PR 间期 0.19s。第 5 个心搏是房性期前收缩，其前的窦性心律的 QRS 波群呈右束支传导阻滞，房性期前收缩之后，右束支传导阻滞消失。

诊断：窦性心律，间歇性完全性右束支传导阻滞，房性期前收缩。

第40例 | 风湿性心脏病心房颤动合并加速性交界性心律

【临床资料】

男性,72岁,风湿性心脏病,二尖瓣狭窄合并关闭不全,二尖瓣成形术后,高血压病史,肝癌,肝动脉化疗栓塞术后,糖尿病,心房扑动,心房颤动。

【心电图分析】

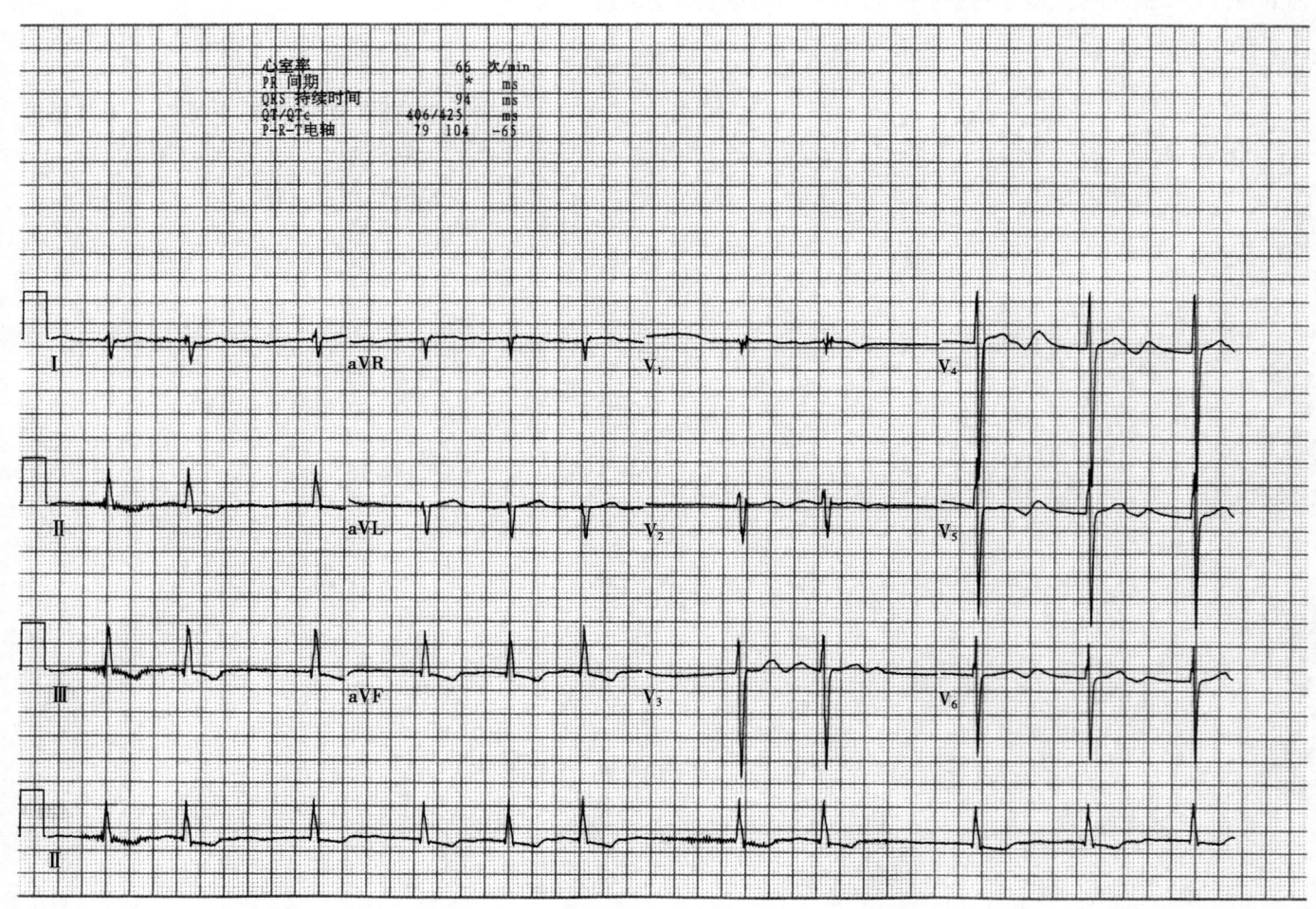

图1 72岁心电图,结合病史持续性心房颤动数十年之久,心电图上看不到心房颤动的"f"波,但RR间期极度不规则,仍考虑心房颤动。QRS波群时限94ms,QRS电轴104°,V₄~V₆导联呈RS型,R/S<1.0,为右心室肥大心电图。ST段:Ⅱ、Ⅲ、aVF导联压低0.05~0.10mV。T波:Ⅱ、Ⅲ、aVF导联倒置,V₄~V₆导联双向,V₄、V₅导联U波增大。

诊断: 心房颤动,右心室肥大,ST段压低,T波倒置及双向,U波增大,低钾血症?

【点评】

风湿性心脏病最常累及的瓣膜是二尖瓣，以二尖瓣狭窄多见，联合瓣膜病变会影响主动脉瓣、三尖瓣等。本例风湿性心脏病患者，二尖瓣狭窄经扩张成形术后，症状暂时得到改善，心房颤动持续多年，f 波越来越纤细，有时描记心电图已经无法辨认 "f" 波，若行腔内电生理检查，在心房内还是可以观察到 f 波的。图 2 中V₁ 导联可以看到快速、规则的心房波，酷似心房扑动（不纯性），或称心房颤动，RR 间期匀齐，f 波与 R 波无关系，患者应用了地高辛，提示洋地黄过量。

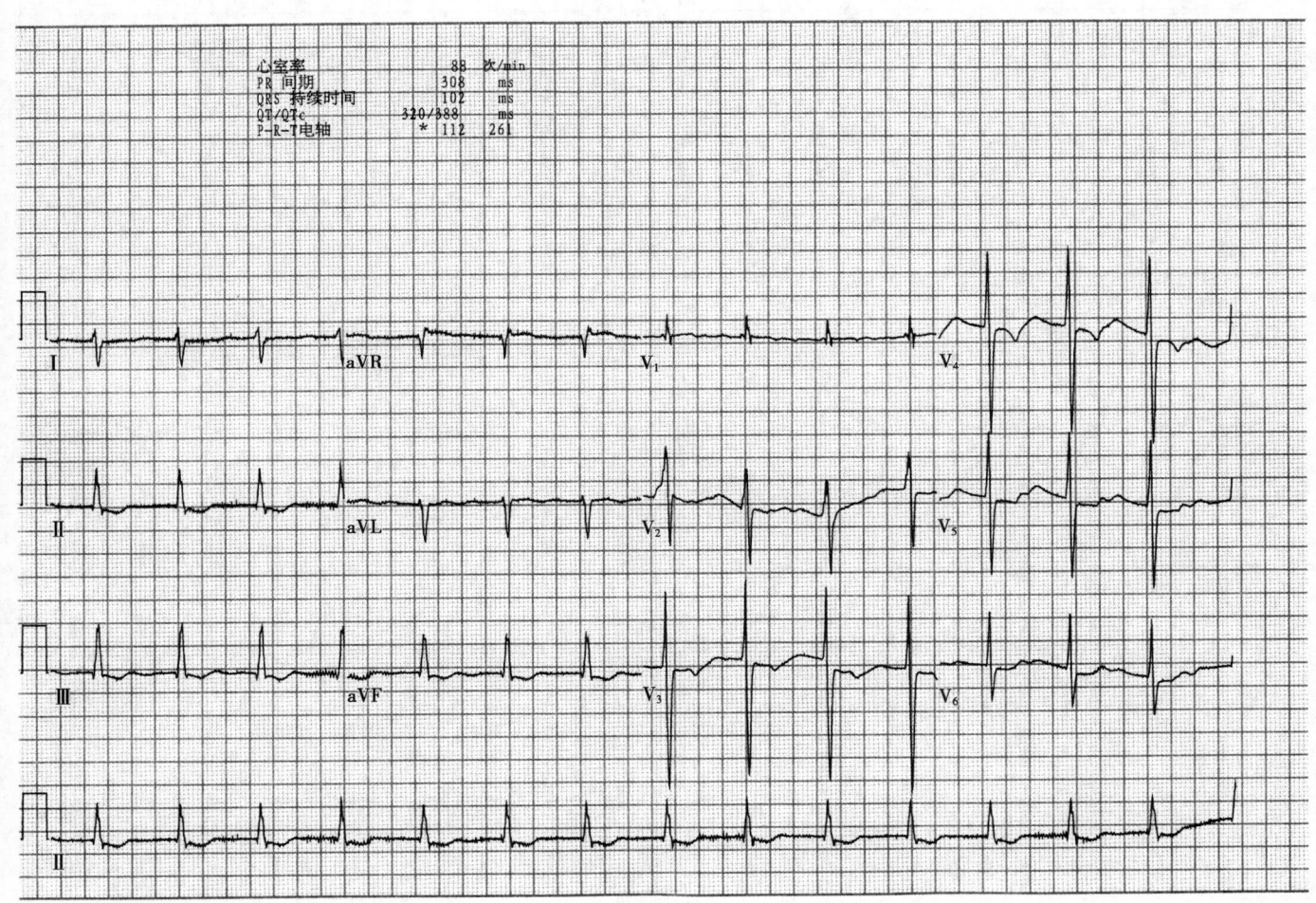

心室率		88	次/min
PR 间期		308	ms
QRS 持续时间		102	ms
QT/QTc	320/388		ms
P-R-T电轴	*	112	261

图 2　73 岁心电图，V₁ 导联可见波形不一致的快速心房波，心房波不规则，心房率约 300 次 /min，不纯性心房颤动或不纯性心房扑动，RR 间期规则，心室率 88 次 /min，心房波与 R 波无关系，加速性交界性心律。QRS 电轴 112°，QT/QTc 间期320/388ms。

诊断：心房颤动（不纯性），加速性交界心律，完全性房室分离，右心室肥大，ST 段压低，T 波倒置，注意洋地黄过量。

第41例 | 风湿性心脏病心房扑动

【临床资料】

男性，45岁，因"心悸1周"入院。2年前因风湿性心脏病行二尖瓣成形术、三尖瓣成形术、心房颤动射频消融术、右心房肿瘤切除术。查体：血压95/60mmHg，身高179cm，体重85kg，BMI 26.5kg/m²。超声心动图显示左心房扩大。

【动态心电图分析】

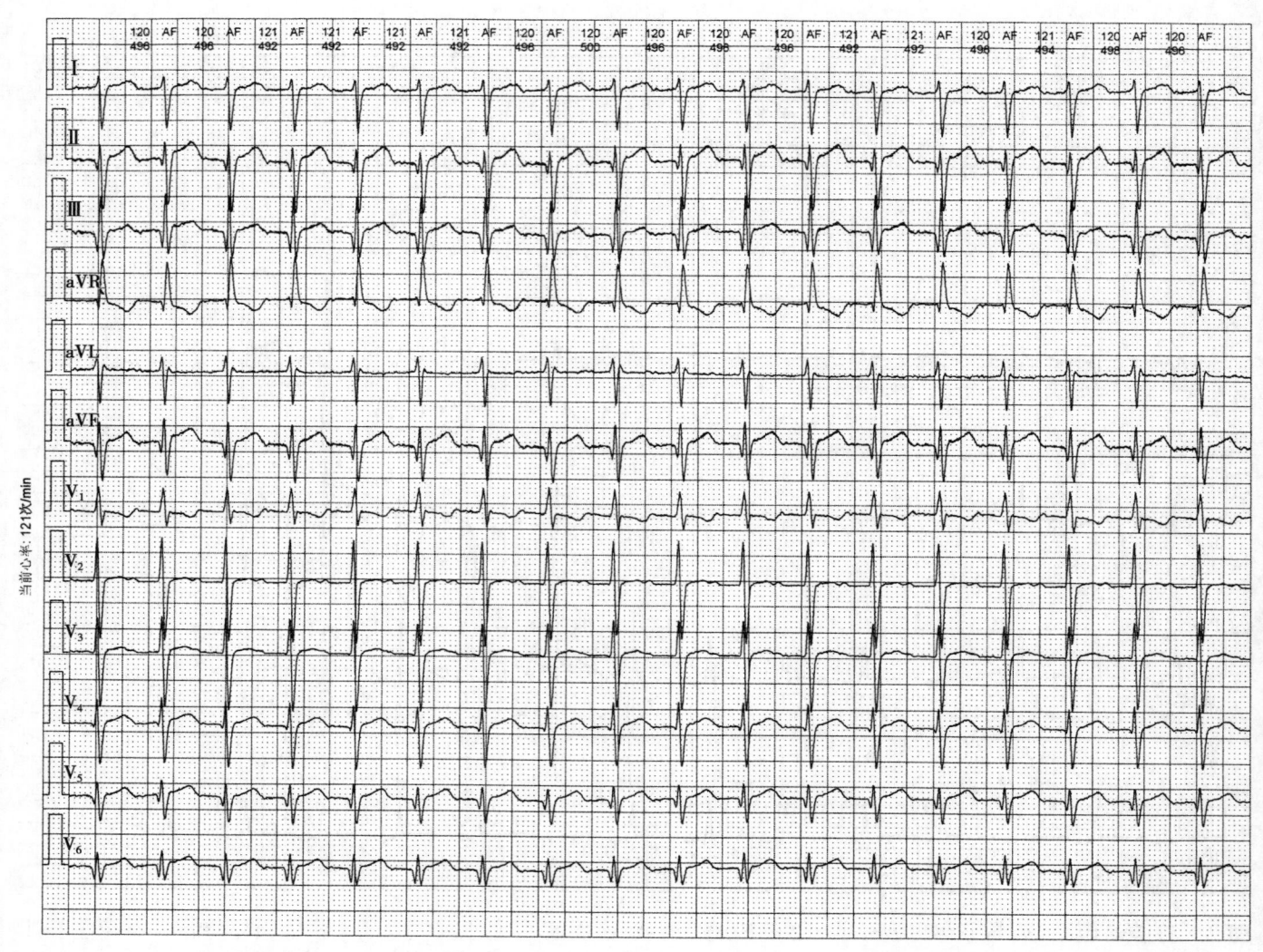

图1 窄QRS心动过速，QRS波群时限0.09s，心室率120次/min。Ⅱ、Ⅲ、aVF、V₅、V₆导联异常q波，QRS电轴右偏。

临床诊断: 风湿性心脏病,二尖瓣成形术,三尖瓣成形术,左心房折叠术,左心耳缝合术,右心房肿瘤切除术,心房颤动射频消融术后。

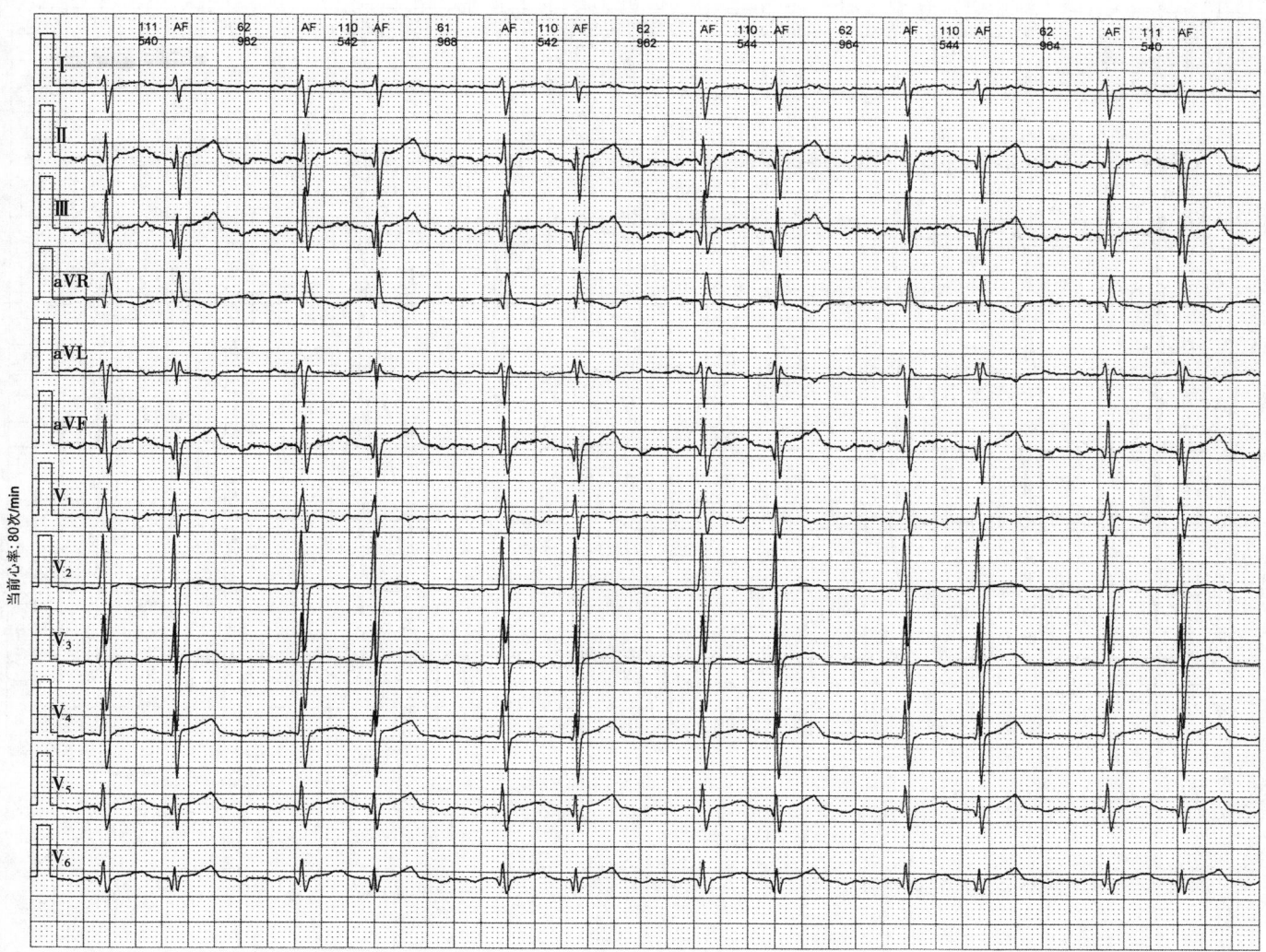

图2 心房扑动,心房率240次/min,房室传导比例(2~4):1。

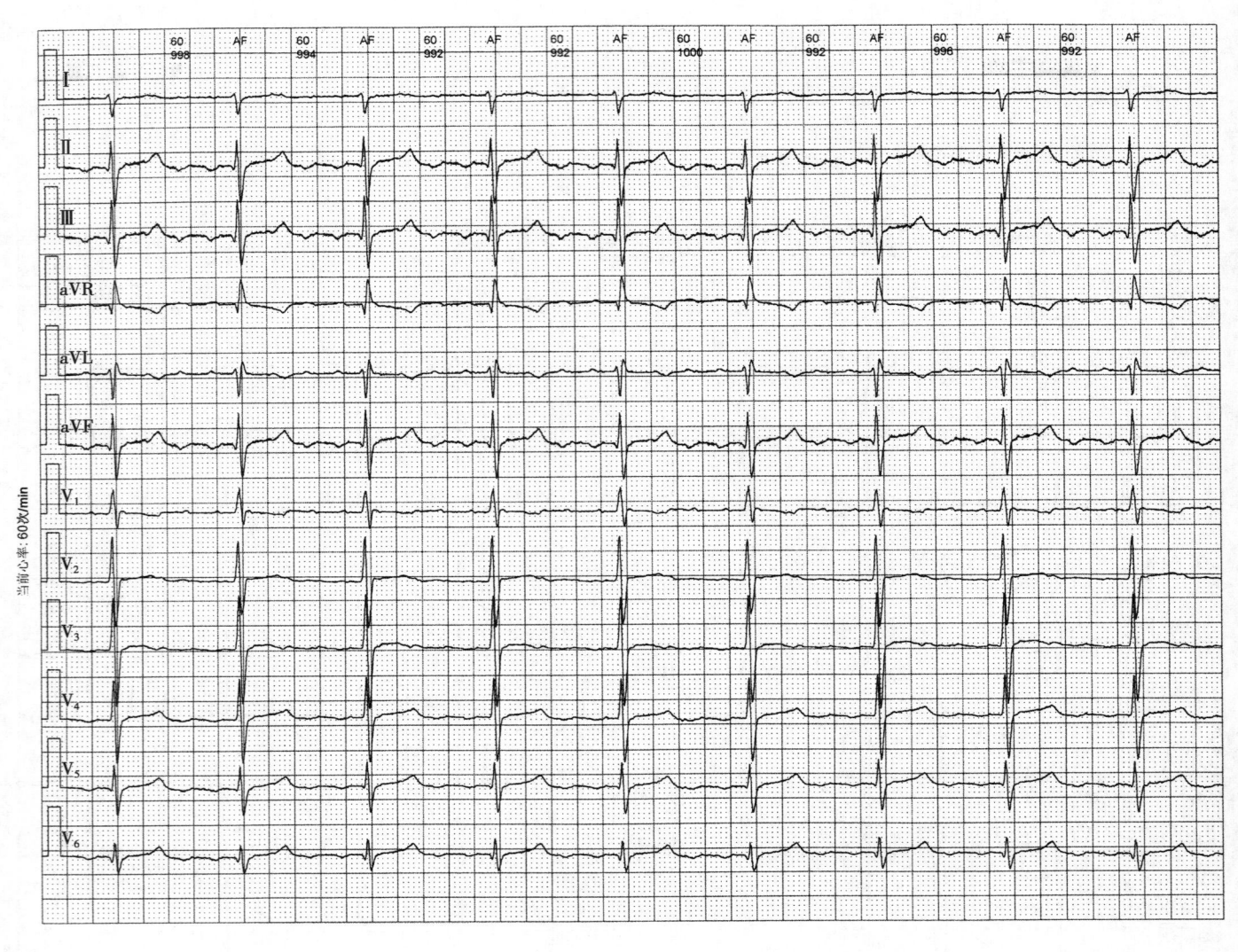

图3 F 波频率 240 次 /min，Ⅱ、Ⅲ、aVF 导联 F 波负向，逆时针型心房扑动，房室传导比例 4∶1，心室率 120 次 /min。F 波频率与图 1 中 QRS 波群的频率有关，图 1 中心房扑动房室传导比例 2∶1，F 波频率是心室率的 2 倍。

动态心电图诊断：心房扑动[房室传导比例(2 ~ 4)∶1]，QRS 电轴右偏，异常 Q 波(下壁及前侧壁)。

【点评】

这是一例风湿性心脏瓣膜病患者，二尖瓣及三尖瓣成形术后，左心房折叠术后，心房颤动射频消融术后。心房颤动消失，转为持续性心房扑动。图 1 中 F 波不是十分明确，就图 1 而言，没有图 2 和图 3，图 1 的诊断有一定困难，在排除了交界性心动过速、房性心动过速、房室折返性心动过速之后，方可考虑心房扑动的诊断。在住院观察期间，常规心电图、动态心电图均为心房扑动，白天活动时，心室率较快，房室传导比例多为(2 ~ 4)∶1，夜间睡眠时，多为 4∶1。图 1 中 RR 间期匀齐，心室率 120 次 /min，恰好是心房率的一半，图 1 是心房扑动，房室传导比例 2∶1，心房率 240 次 /min，与图 2、图 3 中的心房率相同。

第 42 例 | 风湿性心脏病隐匿性心房颤动

【临床资料】

女性，83 岁，因 "反复喘憋 5 年，加重半个月" 入院。5 年前因风湿性心脏病行二尖瓣置换术、三尖瓣成形术、起搏器植入术。

临床诊断： 风湿性心脏瓣膜病，二尖瓣生物瓣置换术后，三尖瓣成形术后，心律失常，心房颤动，永久性心脏起搏器植入术后，肺动脉中度高压，心功能Ⅲ级（NYHA 分级）。

【动态心电图分析】

动态心电图监测 23h10min，心房颤动，三度房室传导阻滞，心室起搏频率固定为 60 次 /min。发生室性期前收缩 13 次。

【点评】

1. 心房颤动　动态心电图没有看到 "f" 波，为什么还要诊断为心房颤动？这是根据临床病史作出的诊断。患者有风湿性心脏病病史，超声心动图显示左心房与右心增大，心房颤动多年，f 波振幅小到体表心电图已经看不到了，提示弥漫性心房肌病变。

2. 室性期前收缩　重整起搏周期 VVI 起搏器工作模式之一，或自身心室波（室上性 QRS 波群、室性 QRS 波群）之后，重整心室起搏周期。

3. 三度房室传导阻滞　在监测中未见到室上性 QRS 波群，提示三度房室传导阻滞。

当前心率: 64次/min

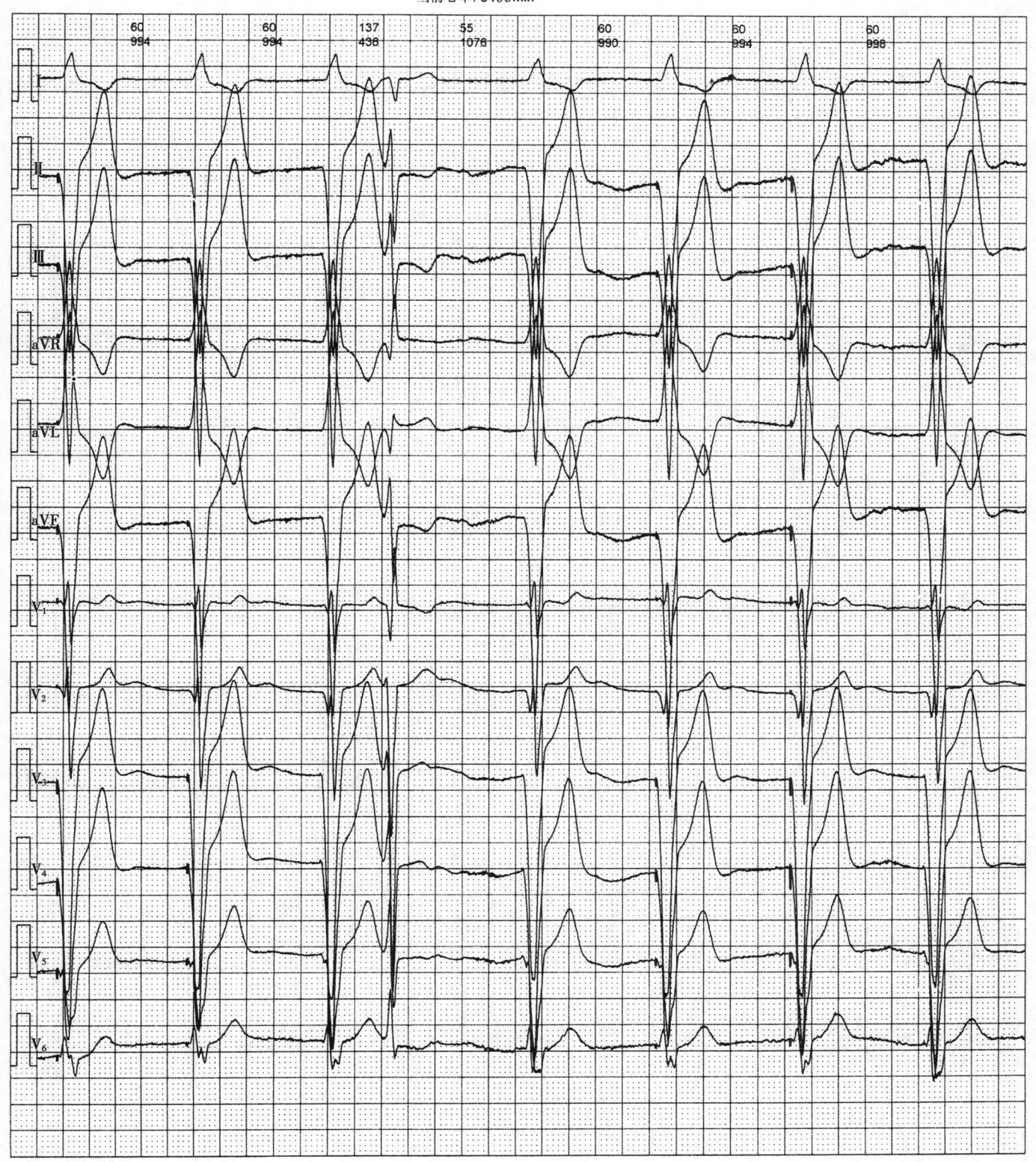

图 1 起搏心电图：起搏频率 60 次 /min，QRS 波群时限 0.15s，Ⅰ、aVL 导联呈 R 型，Ⅱ、Ⅲ、aVF、$V_2 \sim V_5$ 导联呈 QS 型，右室心尖部起搏。第 4 个 QRS 波群室性期前收缩。起搏间期等于起搏逸搏间期。

当前心率: 62次/min

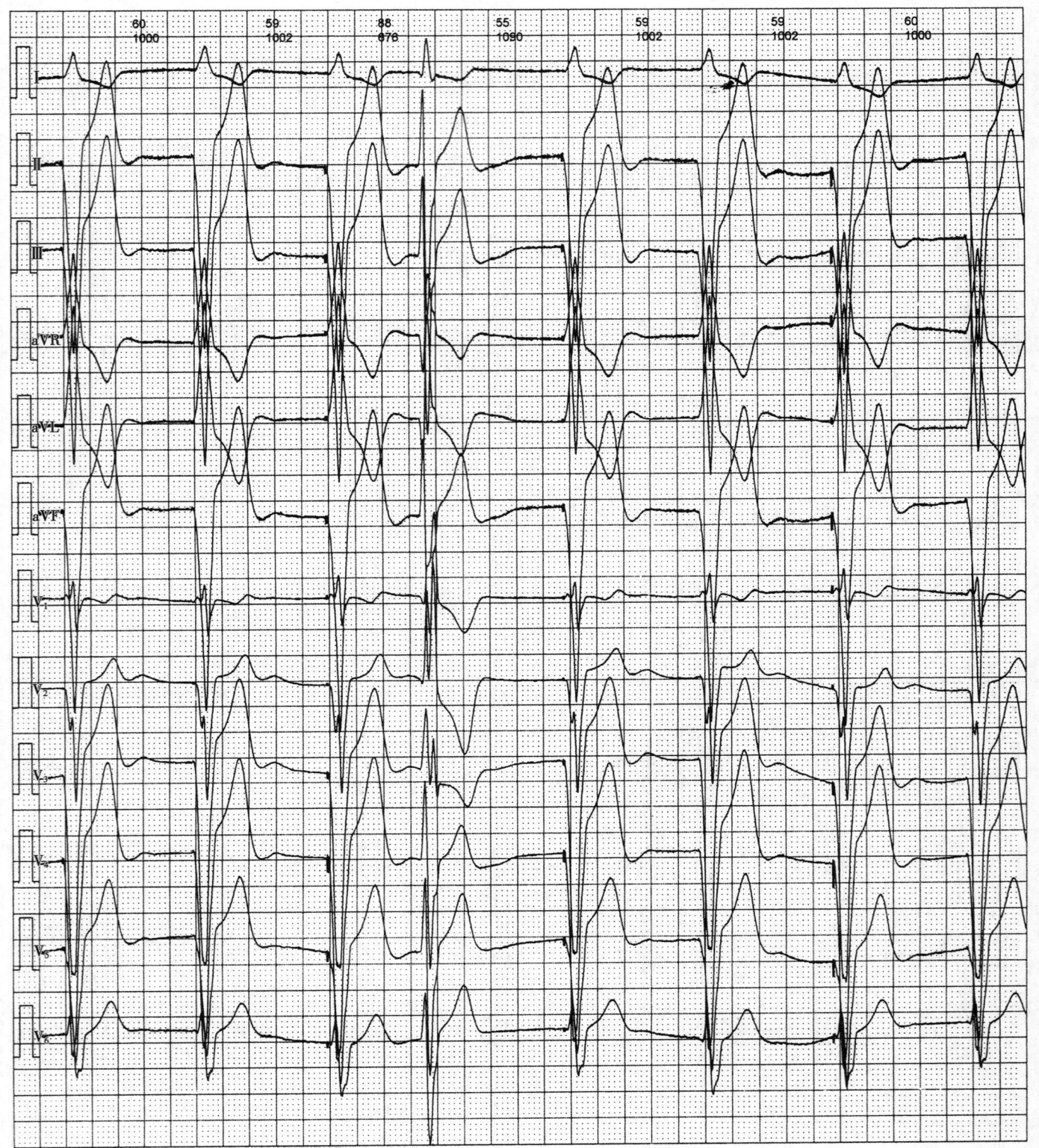

图 2 心室另一部位的室性期前收缩重整心室起搏周期。

706

第 42 例

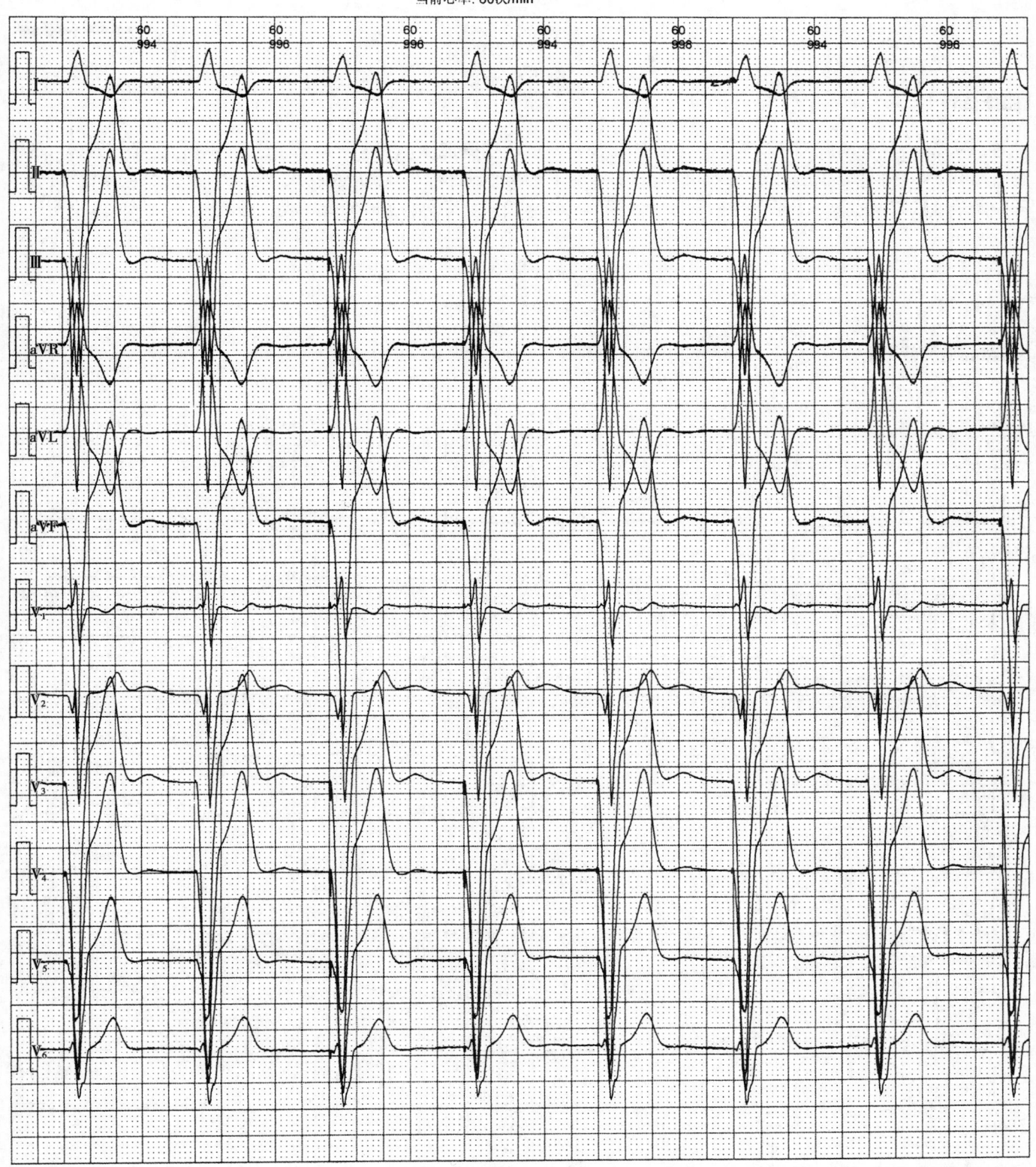

当前心率: 60次/min

图 3 心室起搏心律,起搏频率 60 次 /min。

动态心电图诊断: 心房颤动,三度房室传导阻滞,心室起搏心律(VVI 方式),室性期前收缩。

第43例 | 干扰性未下传的房性期前收缩二联律

【临床资料】

女性,87 岁,因"间断胸闷、心悸 1 年,加重 1 周"入院。既往高血压病史 40 年,胃癌切除术后 31 年。查体:血压 133/74mmHg,身高 150cm 体重 52kg,BMI 23.1kg/m²。超声心动图显示双侧心房扩大,左心室肥大,二尖瓣轻度狭窄,三尖瓣轻度狭窄。冠脉 CTA 显示左主干轻度狭窄,心尖部、前壁及室间隔密度降低,提示心肌缺血。

【动态心电图分析】

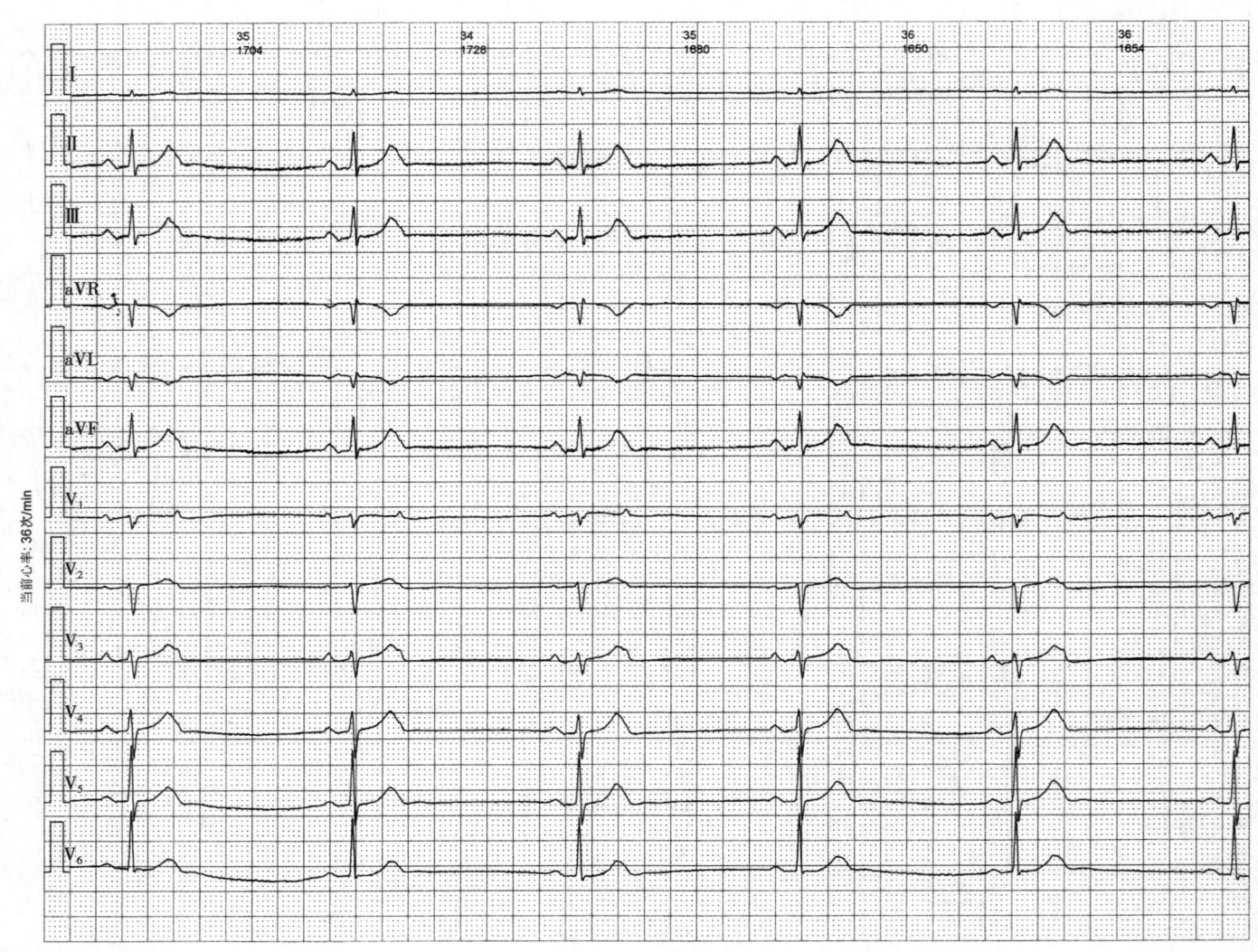

图 1　窦性心动过缓,P 波:Ⅱ、Ⅲ、aVF 导联正负双向,左心房内传导阻滞。PR 间期 0.20s,QRS 波群时限 0.09s,QT 间期 0.40s。在每一个窦性心搏的 T 波上都有一个未下传心室的房性期前收缩,心室率 35 次/min。

诊断:窦性心律,房性期前收缩未下传形成二联律,左心房内传导阻滞。

临床诊断：冠状动脉粥样硬化性心脏病，心功能不全，高脂血症，胃癌切除术后，高
血压。

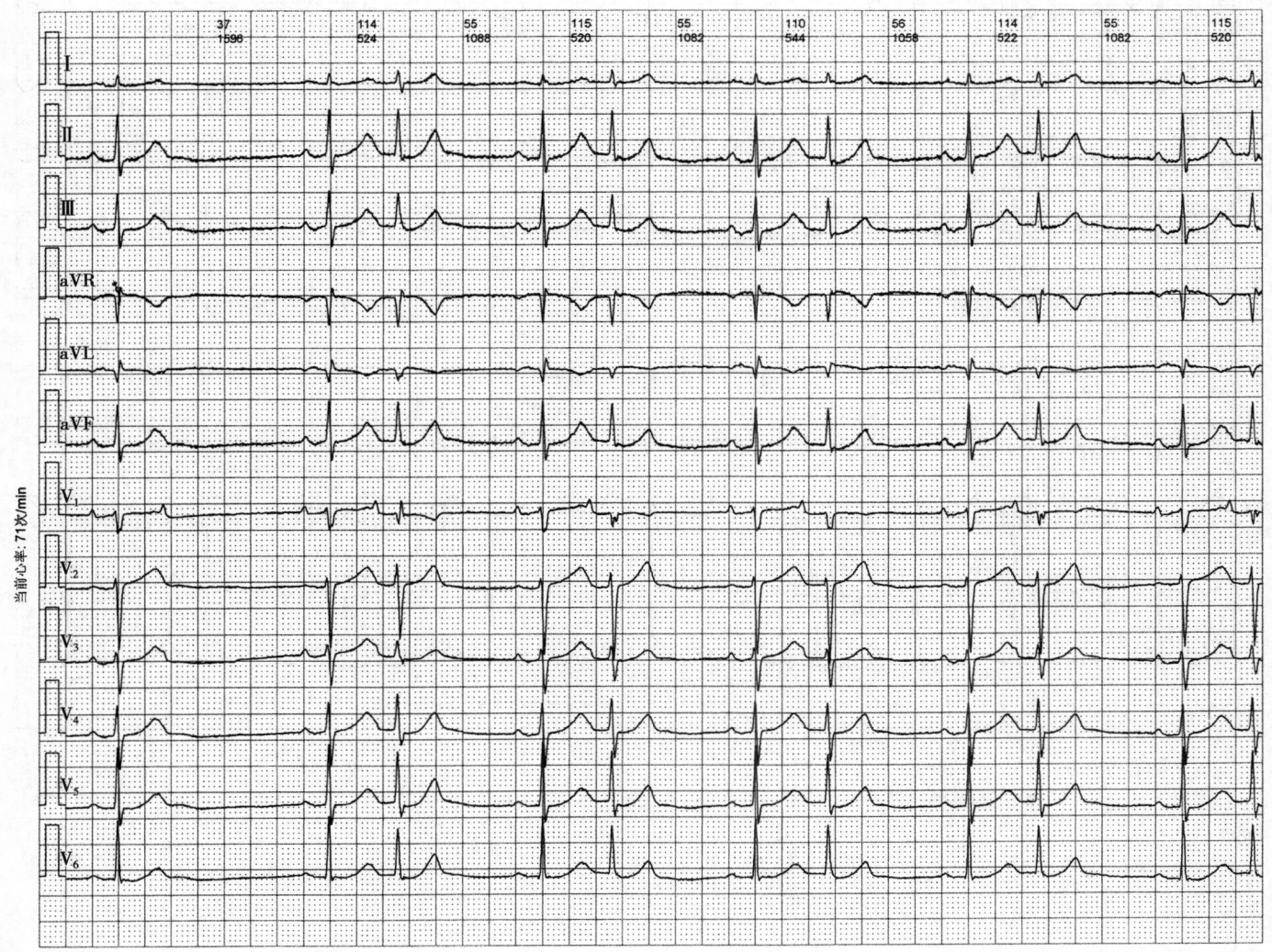

图 2 窦性心律，房性期前收缩二联律，第 2 个窦性心搏上的（T 波中）房性期前收缩未下传心室。

诊断：窦性心律，房性期前收缩二联律。

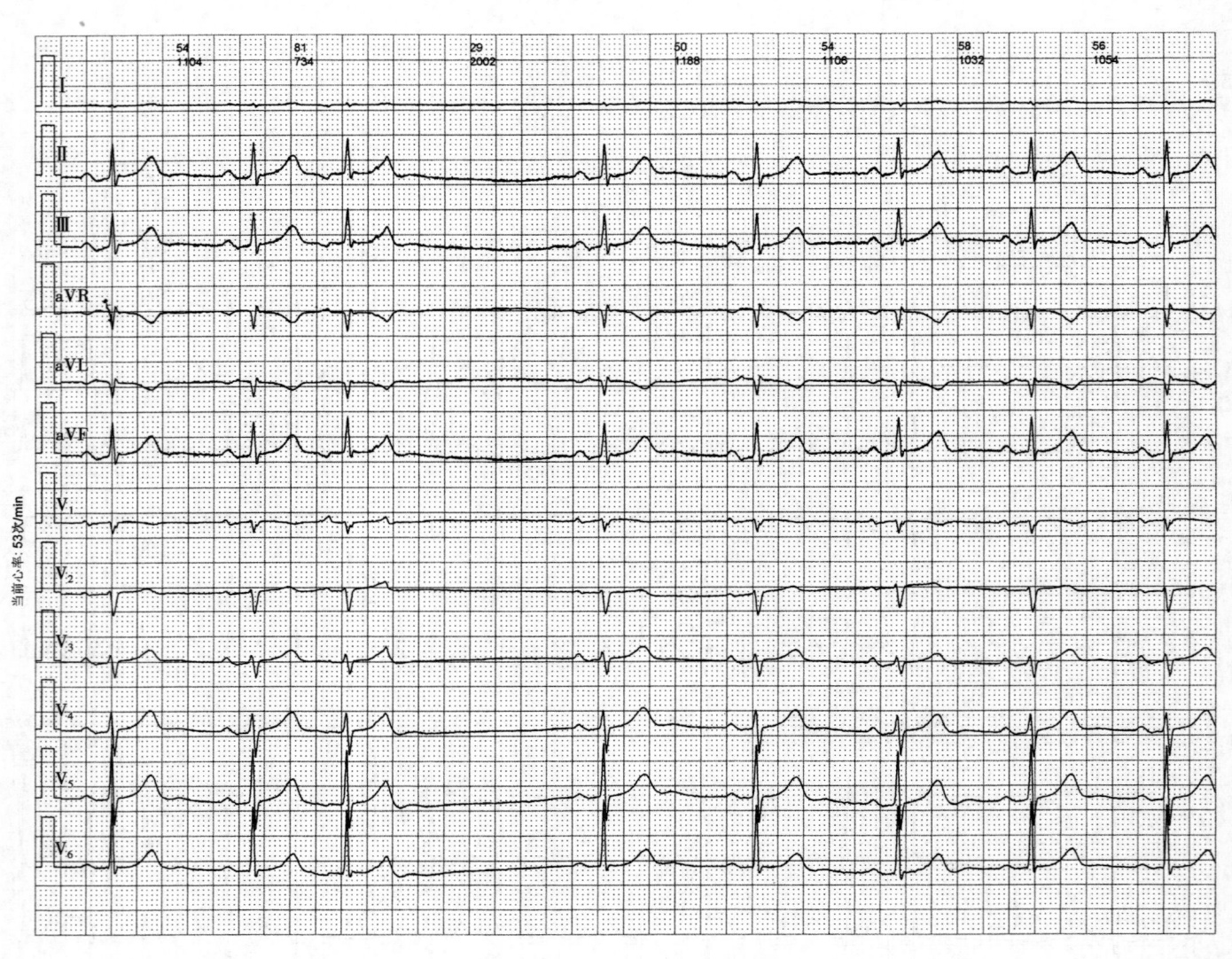

当前心率: 53次/min

I
II
III
aVR
aVL
aVF
V₁
V₂
V₃
V₄
V₅
V₆

图 3 窦性心动过缓,心率 54 次 /min。在成对出现的房性期前收缩中,第 2 个房性期前收缩未下传心室。

诊断: 窦性心动过缓,房性期前收缩成对出现。

【**点评**】

1. 酷似显著窦性心动过缓的未下传的房性期前收缩二联律,当遇到显著的窦性心动过缓时,应注意与 2:1 窦房传导阻滞和未下传的房性期前收缩相鉴别,2:1 窦房传导阻滞发生时,窦性频率突然减少 1/2。窦性心律 – 未下传的房性期前收缩二联律时,T 波上有未下传的房性期前收缩。图 1 中未下传的房性 P′ 波位于 T 波降支上,属于干扰现象。

2. 未下传的房性期前收缩二联律时,很难计算窦性节律的真实频率。见于以下几种情况:①插入性房性期前收缩,实为显著的窦性心动过缓;②房性期前收缩伴窦房交界区绝对干扰,窦性频率实为 70 次 /min;③房性期前收缩重整窦性心律周期,变为不完全性代偿间歇或超代偿间歇,主导节律为窦性心动过缓。本例属于第三种情况,图 3 支持了这种诊断。

3. 未下传的房性期前收缩所致的"缓慢心室率",因持续时间近 3min,患者有头晕、胸闷等症状。

干扰性未下传的房性期前收缩二联律

第 44 例 | 高血压、左心室肥大合并右束支传导阻滞加左前分支传导阻滞

【临床资料】

男性，73 岁，因 "反复胸闷、气短、喘息 10 余年，加重 2 个月" 入院。既往慢性支气管病史 30 余年，11 年前诊断过急性心肌梗死（前壁），高血压 5 年，肝硬化。超声心动图显示室间隔重度增厚 23mm，左室侧壁 14mm，主动脉瓣轻度关闭不全，左室舒张功能减低。

临床诊断： 冠状动脉粥样硬化性心脏病，左前降支心肌桥，左心室肥大，右束支传导阻滞，左前分支传导阻滞，高血压 2 级（极高危）。

【心电图分析】

图 1 记录于住院时。2 年后患者发生间歇性三度房室传导阻滞，植入永久性心脏起搏器。右心耳起搏，阈值 0.3V，阻抗 760Ω，A 波 6.0mV；右室间隔中上部起搏，阈值 0.3V，阻抗 820Ω，R 波 15.0mV。图 2 记录于图 1 后 5 年。

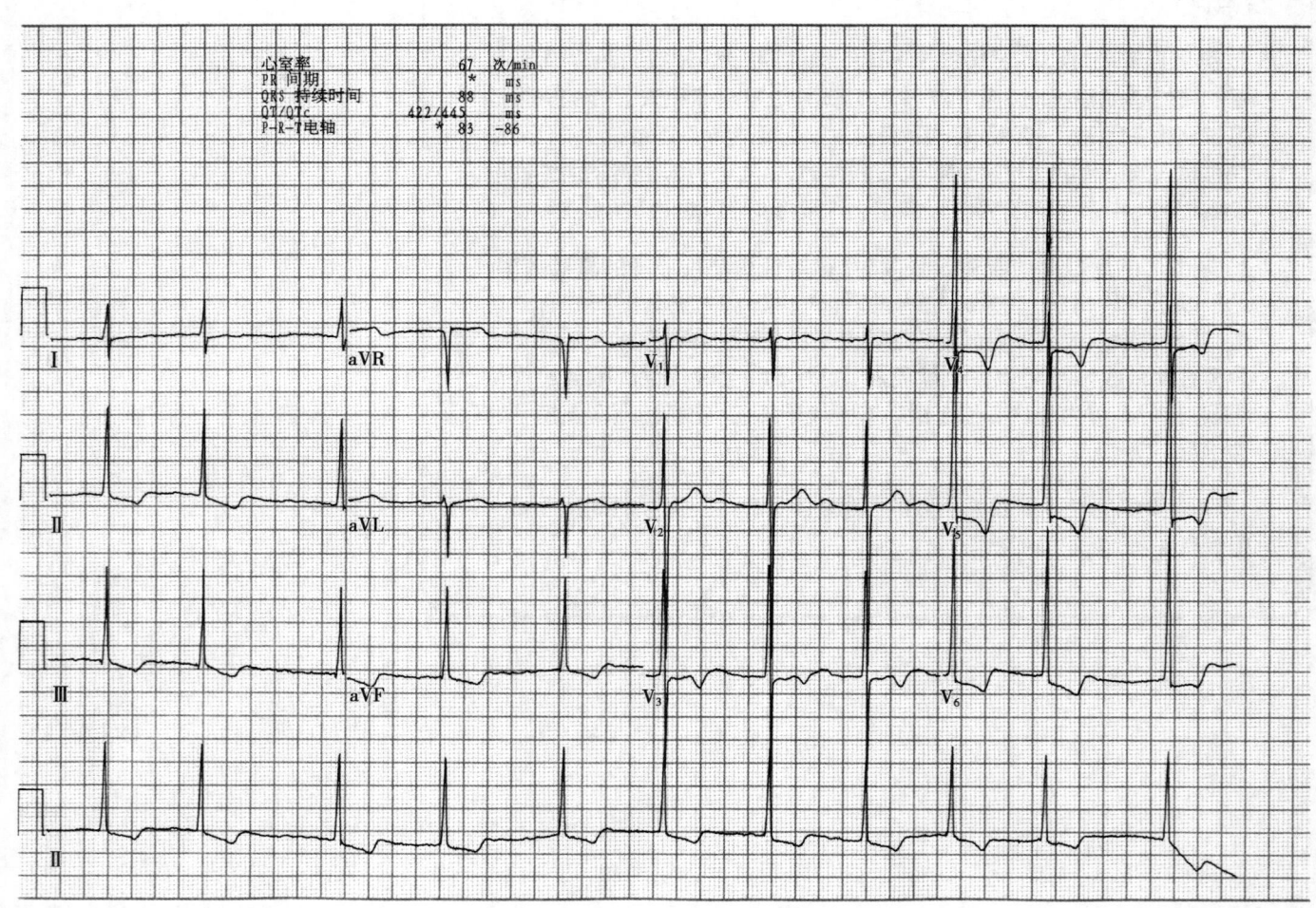

心室率		67	次/min
PR 间期		*	ms
QRS 持续时间		88	ms
QT/QTc	422/445		ms
P-R-T电轴		* 83	-86

图 1 窦性心律，心率 67 次/min，PR 间期 174ms，QRS 波群时限 88ms，QT/QTc 间期 422/445ms，QRS 电轴 83°。Ⅱ、Ⅲ、aVF 导联呈 rS 型，aVL 导联呈 qRs 型，左前分支传导阻滞，V₁ 导联呈 rsR′ 型，右束支传导阻滞。S$_{Ⅲ}$ = 3.0mV，R$_{aVR}$ = 1.1mV，R$_{aVL}$ = 1.75mV，左心室肥大。

诊断： 窦性心律，左心室肥大心电图，完全性右束支传导阻滞，左前分支传导阻滞。

【点评】

1. Ⅲ导联 S 波异常增深, aVL 导联 R 波增高, 结合超声心动图诊断左心室肥大心电图。

2. QRS 电轴 83°, aVL 导联呈 qRs 型, 符合左前分支传导阻滞, 当合并左心室肥大时, 呈左前分支传导阻滞放大图形。

3. $V_4 \sim V_6$ 导联 S 波增深, 受左前分支传导阻滞影响。

4. 右束支传导阻滞时, V_2、V_3 导联 ST 段不应抬高, 本例患者出现了抬高, 其机制有待观察研究。

5. 行房室顺序起搏以后, 左心室肥大、右束支传导阻滞及左前分支传导阻滞波形被掩盖。

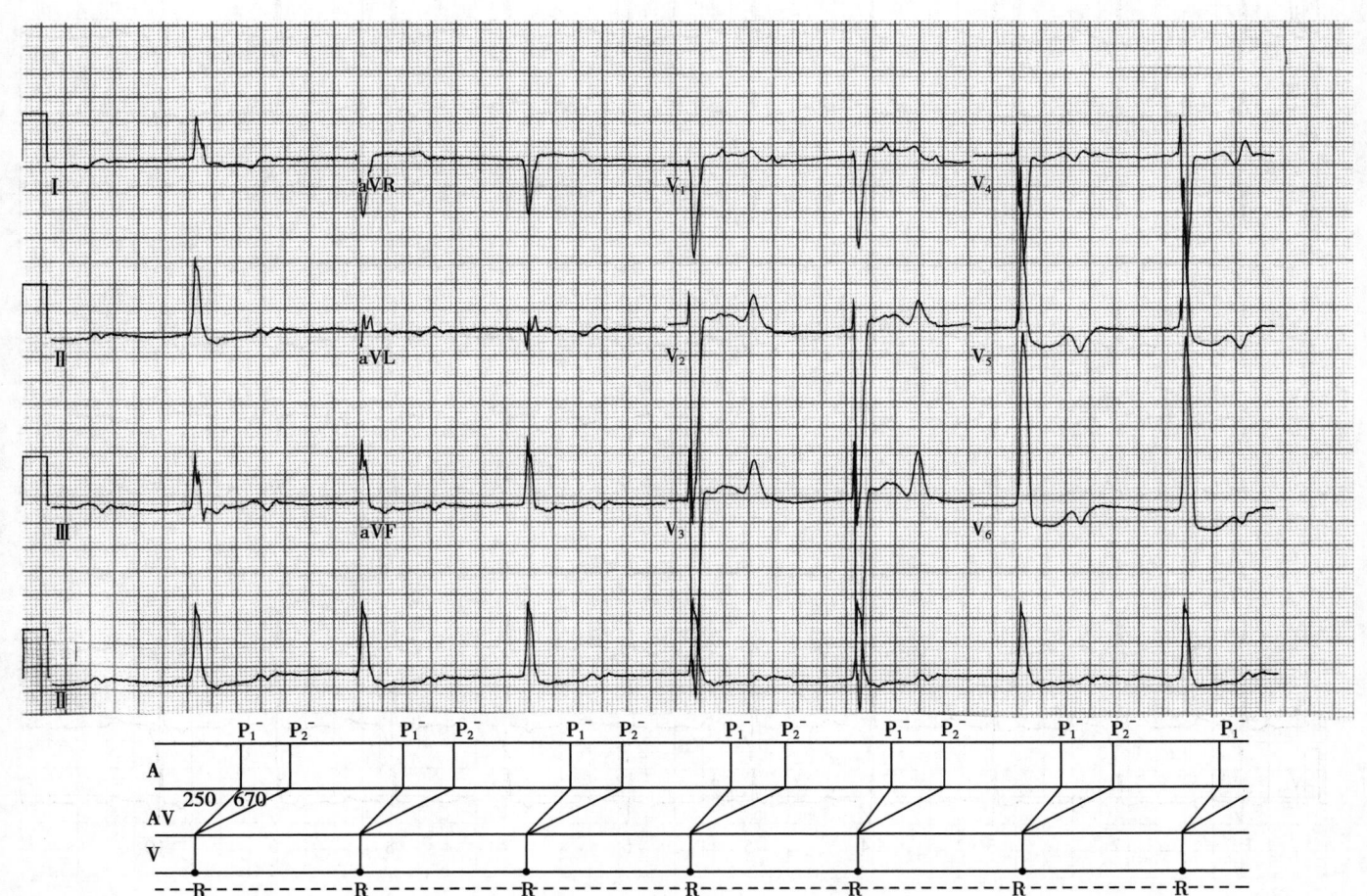

图 2　起搏器植入术后, 心房、心室顺序起搏心律。　　　　　　　　　　　　　**诊断:** 房室顺序起搏心律。

高血压、左心室肥大合并右束支传导阻滞加左前分支传导阻滞

第 45 例 | 加速的低位房性心律伴房性融合波

【临床资料】

女性,62 岁,因 "双膝关节炎" 入院。既往高血压病史 4 年。查体:血压 142/82mmHg, **临床诊断:** 高血压,双膝关节炎。
体重 74.5kg。超声心动图显示室间隔增厚,左室舒张功能轻度减低。

【动态心电图分析】

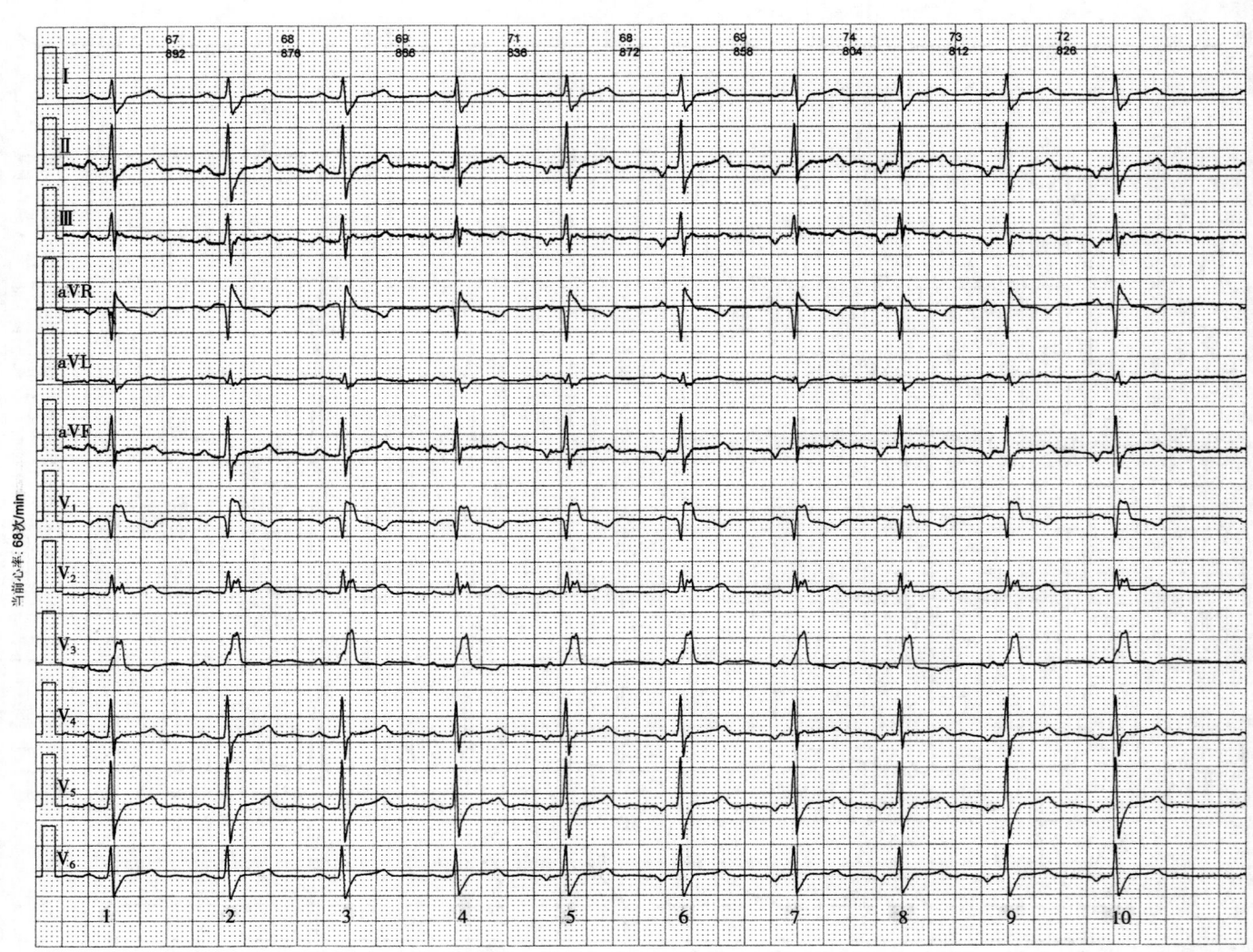

图 1　第 1~4 个心搏是窦性心律,心率 68 次 /min,第 6~10 个心搏的 P′ 波 II、III、aVF、V$_4$~V$_6$ 导联倒置,P′R 间期
0.15s,心率 72 次 /min,加速的房性心律。第 5 个心搏是窦性激动与房性激动形成的房性融合波。QRS 波群时限 0.14s,
V$_1$ 导联呈 qR 型,QRS 波群终末部分宽钝,完全性右束支传导阻滞。

【点评】

　本例是窦性心律与低位房性心律竞争的心律失常。图 1 中窦性心律低于加速的房性心律以后，出现了加速的低位右心房心律。房性节律的频率 61～73 次 /min，窦性频率加快至 66 次 /min 时，房性节律被抑制。

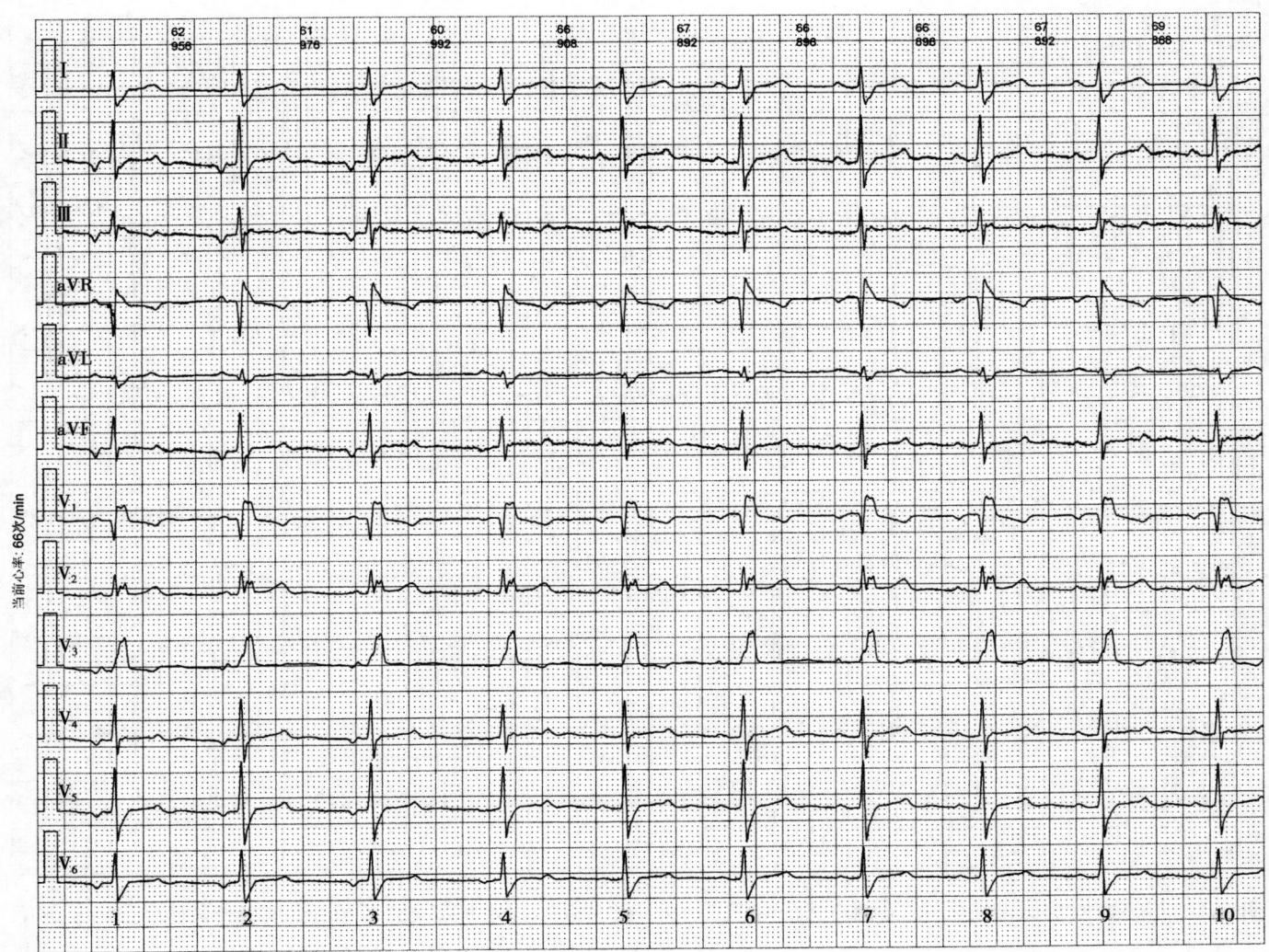

图 2　第 1～3 个心搏是加速的房性心律，第 5～10 个心搏是窦性心律，第 4 个心搏的 P 波是窦 - 房房性融合波。

动态心电图诊断：窦性心律，加速的低位右心房心律，窦 - 房房性融合波，完全性右束支传导阻滞。

第 46 例 | 加速的房性心律伴直立与倒置 P′ 波交替现象

【临床资料】

男性,66 岁,既往高血压病史 5 年,阵发性心房颤动病史 3 年,冠脉 CTA 显示冠状动脉粥样硬化累及多支。

【动态心电图分析】

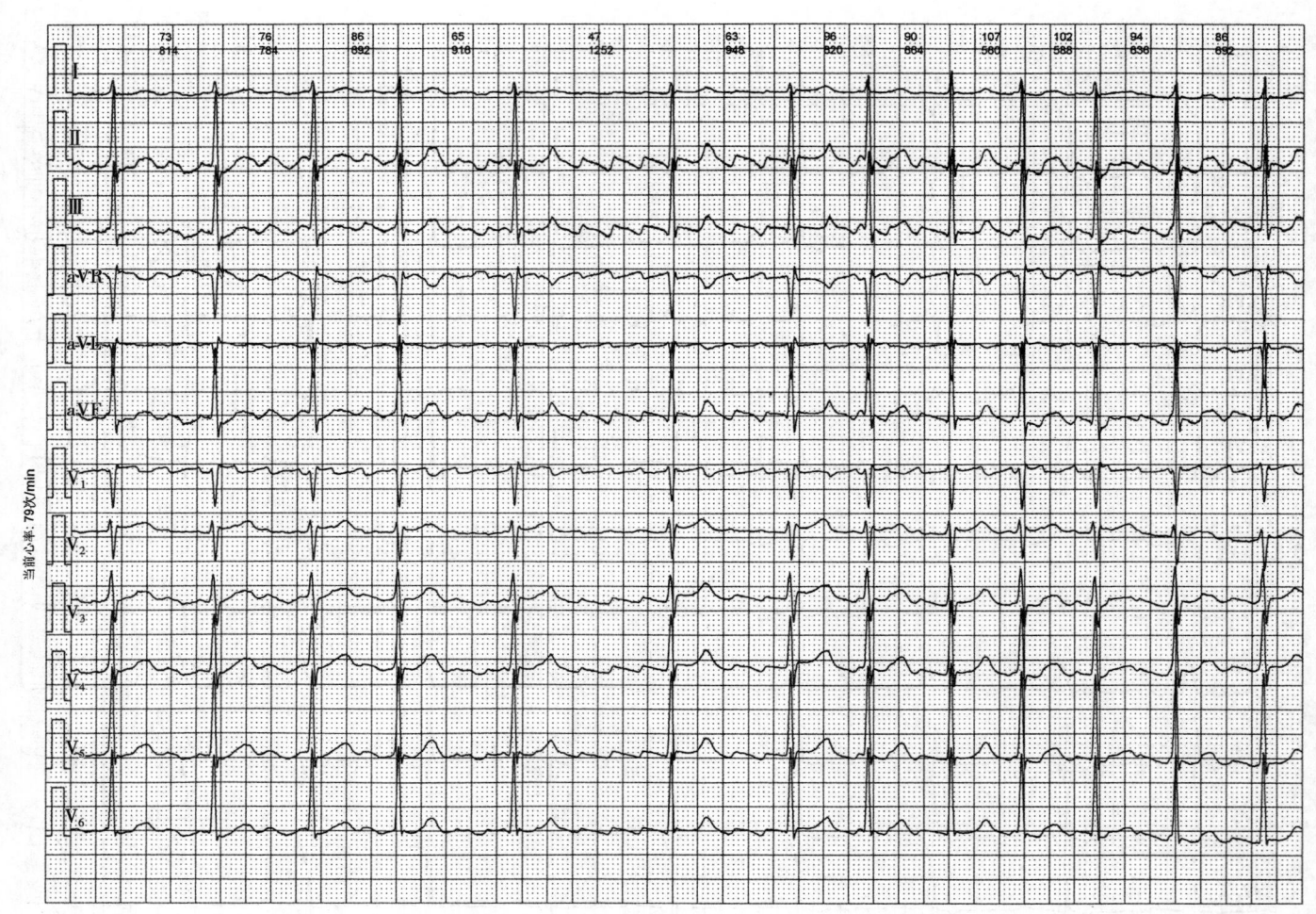

图 1 P 波消失,代之以波形相同、波幅与间距相等的心房扑动的 "F" 波,心房率 250 次 /min,房室传导比例(2～5):1。

临床诊断： 高血压，冠状动脉粥样硬化，心律失常，阵发性心房颤动。

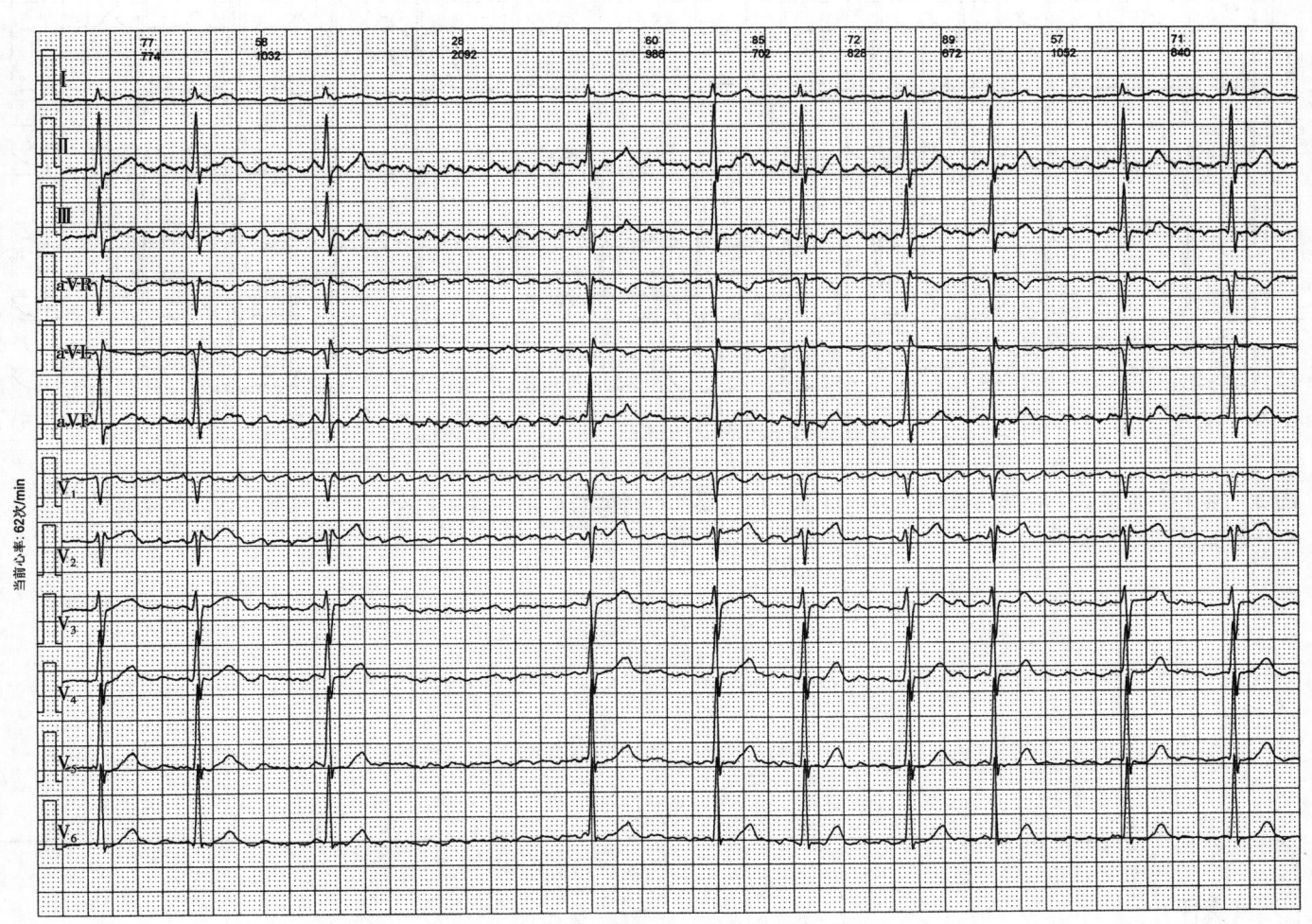

图 2 P 波消失，代之以快速、不规则的心房颤动的 "f" 波，RR 间期不规则，平均心室率 62 次/min。

加速的房性心律伴直立与倒置 P′ 波交替现象

图 3 与图 4 监测于心房扑动和心房颤动射频消融术后。

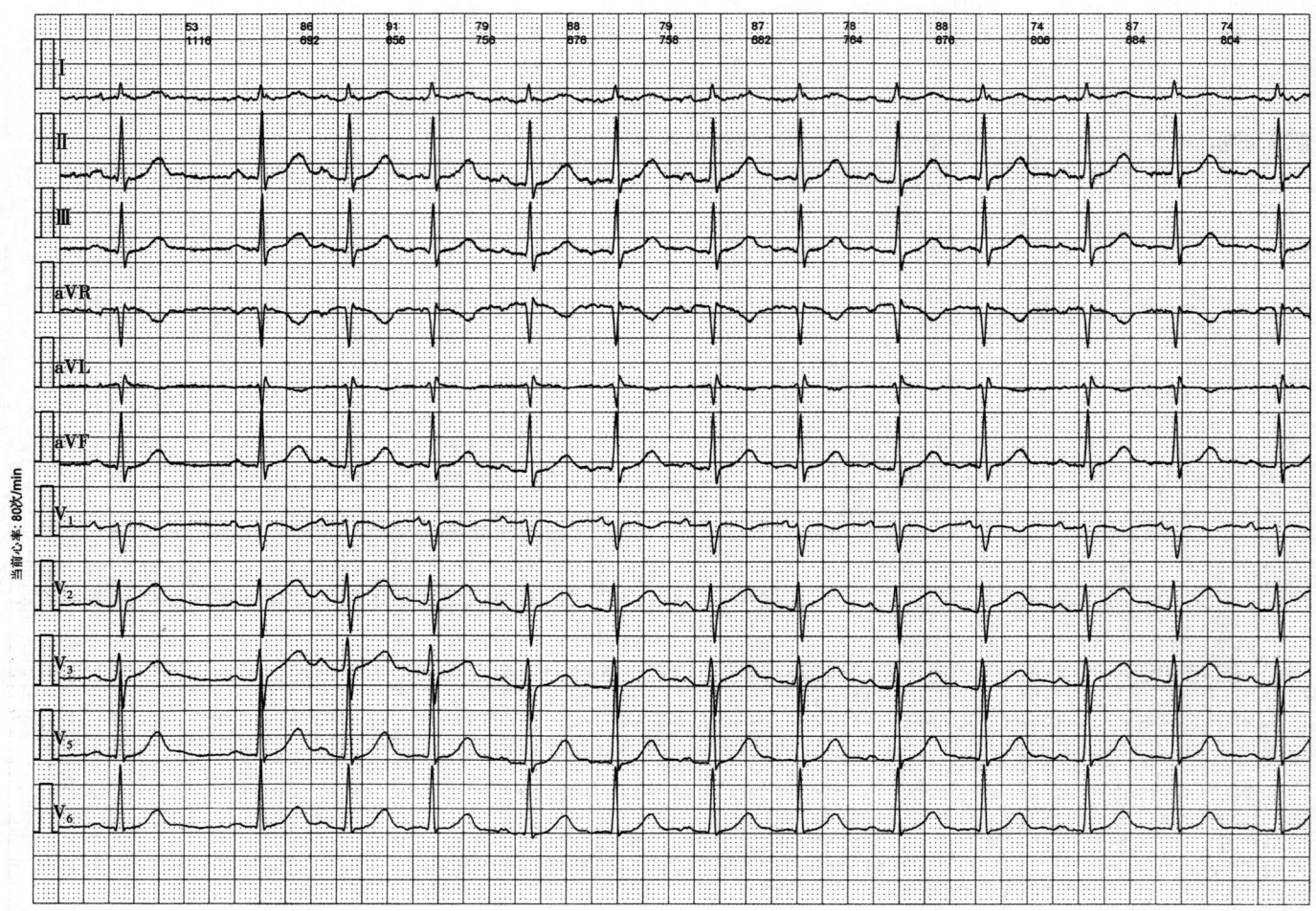

图 3 第 1 个与第 2 个心搏为窦性，心率 53 次 /min，基本心律窦性心动过缓。自第 3 个心搏起，出现一阵频率 87 次 / min 的加速的房性心律。

【**点评**】

本例阵发性心房扑动与阵发性心房颤动，经 CARTO 行心房扑动和心房颤动线性消融左、右肺静脉前庭、心房顶部及峡部等部位，达到完全电隔离术，心房扑动与心房颤动终止，观察 1 周未再复发。第 2 次行动态心电图监测，发

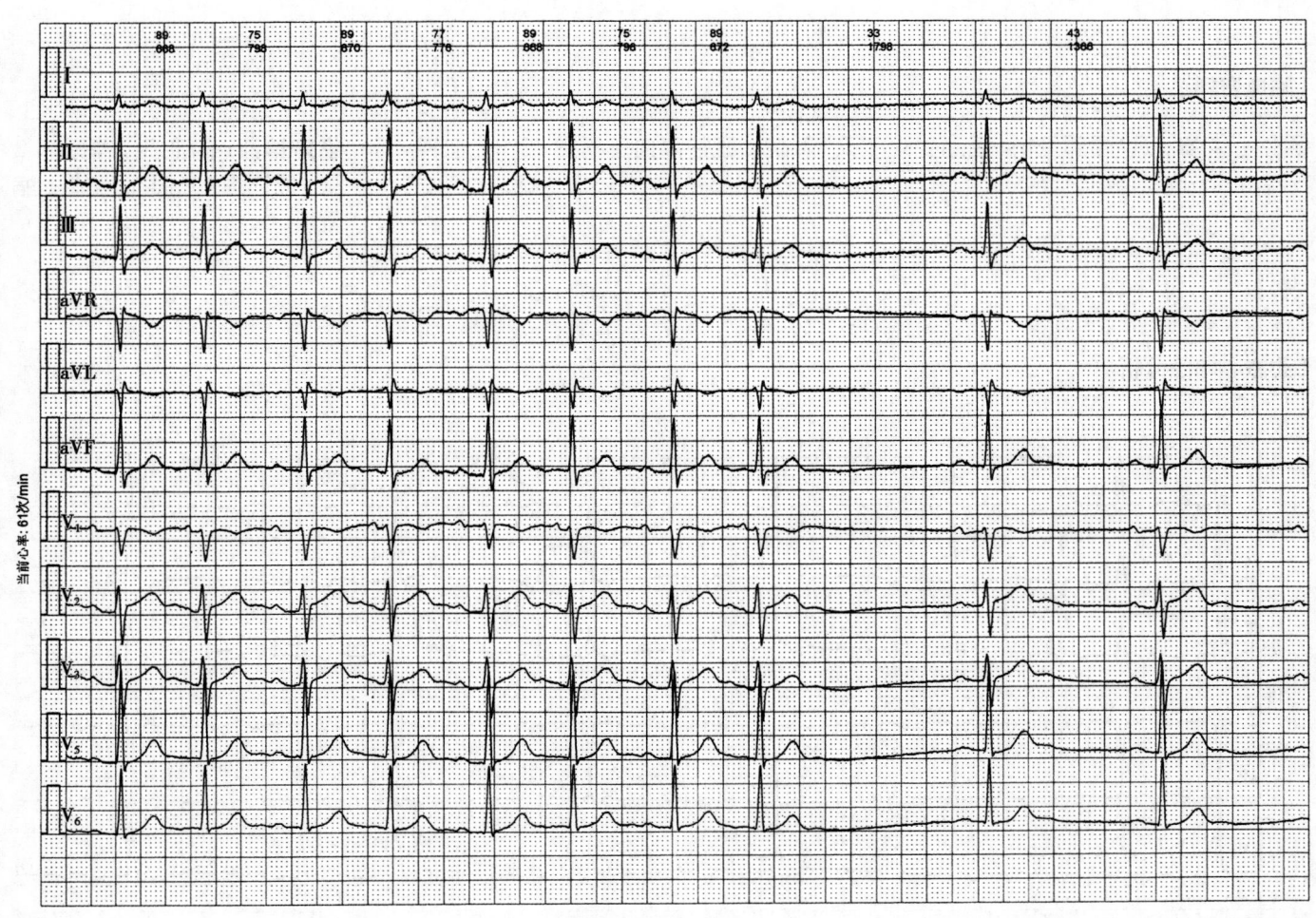

当前心率: 61次/min

图4 加速的房性心律持续 2min 以后自行消失, 恢复窦性心动过缓。P 波时限 0.12s, PR 间期 0.22s。

动态心电图分析: 窦性心动过缓, P 波增宽, 一度房室传导阻滞, 阵发性加速的房性心律, 阵发性心房扑动, 阵发性心房颤动。

现 1 阵短阵加速的房性心律, 心房率约 87 次 /min, Ⅱ、Ⅲ、aVF 导联房性 P′ 波直立与倒置交替, 直至自行终止。直立 P′ 波的联律间期略长于倒置 P′ 波的联律间期, 提示 2 阵房性自主心律。

加速的房性心律伴直立与倒置 P′ 波交替现象

第47例　　加速的房性自主心律伴二度房室传导阻滞

【临床资料】

男性，74 岁，因 "腰部受伤、活动受限 3 天" 入院。既往高血压病史 13 年，血钾 3.27mmol/L。

临床诊断：高血压，糖尿病 2 型，低钾血症，腰 1 椎体压缩骨折。

【动态心电图分析】

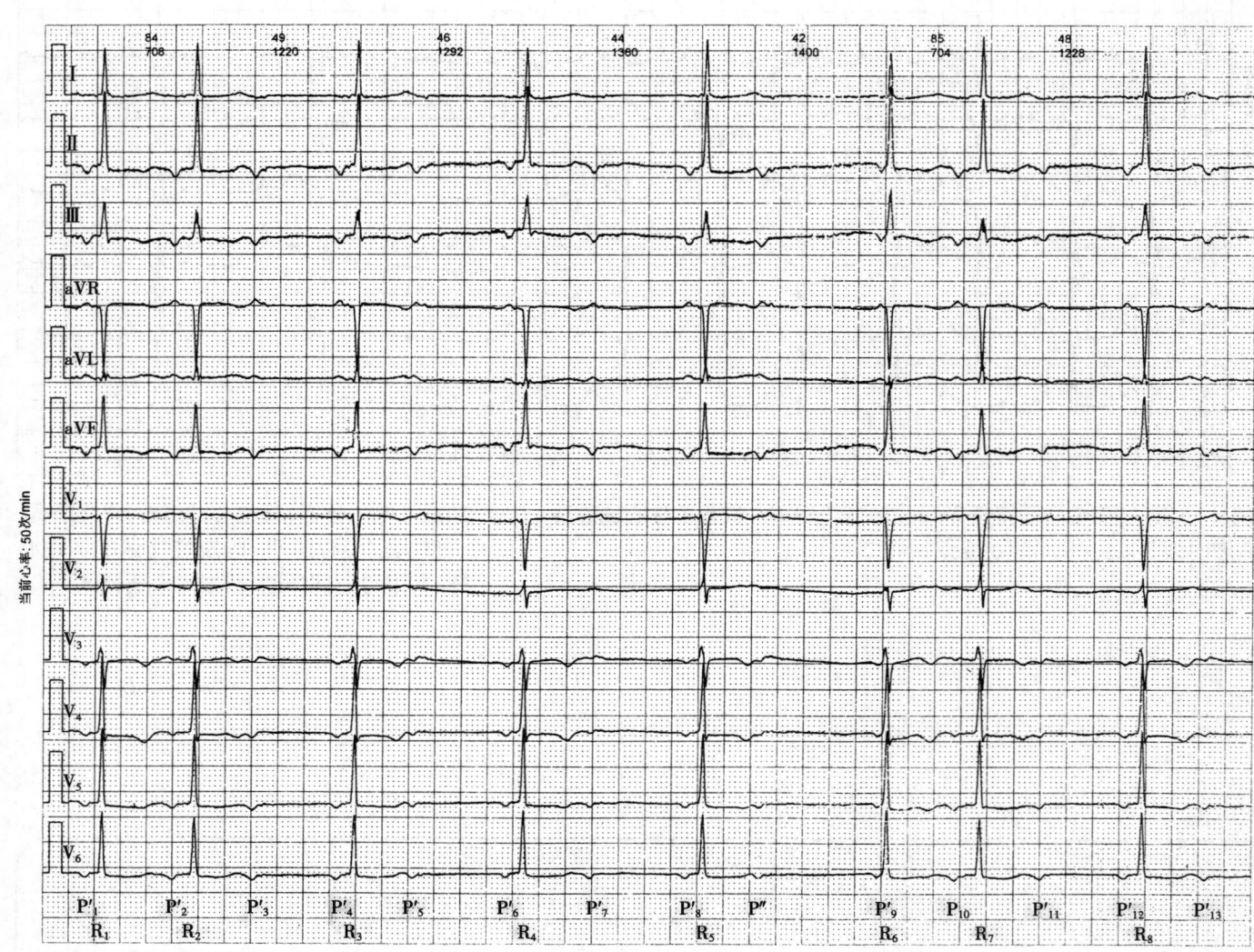

图1　P′₁~P′₁₃：Ⅱ、Ⅲ、aVF、V₃~V₆ 导联倒置，aVR 导联正向，心房率 92 次 /min，加速的房性自主心律。P″ 房性期前收缩，P′₈P″ 间期 + P″P′₉ 间期 > P′₉ + P′₁₀，不完全性代偿间歇。房性 P′R 间期 0.14~0.19s，P′₃、P′₅、P′₇、P′₁₁ 及 P′₁₃ 未下传心室，P″ 未下传心室。T 波：Ⅱ、Ⅲ、aVF、V₃~V₆ 导联低平及倒置。R₆ 为交界性逸搏。

诊断：加速的房性自主心律，二度房室传导阻滞，房性期前收缩未下传，T 波低平及浅倒置（下壁、前壁及前侧壁），交界性逸搏。

（乱码标题行）

【点评】

本例图1中心房节律的 P′ 波 II、III、aVF、V₃～V₆ 导联倒置，aVR 导联直立，心房率 92 次 /min，低位房性自主节律的频率增加，即加速的房性自主节律（又称加速的房性逸搏心律）。窦性心律，加速的房性自主心律出现了二度房室传导阻滞。从图1中 P′₁R 间期 0.14s、P′₂R 间期 0.16s 分析，属于 I 型，即二度 I 型房室传导阻滞。图1与图2中交界性逸搏间歇 0.194s，伴发 ST 段压低及 T 波振幅明显增大，而图1中交界性逸搏的 ST-T 改变就不明显。长的心动周期对之后复极变化的影响是常见的，这种情况还可见于窦性心搏中。如果长的心动周期伴有 QT/QTc 间期明显延长，应引起重视，有可能引发室性期前收缩、室性心动过速等心律失常。

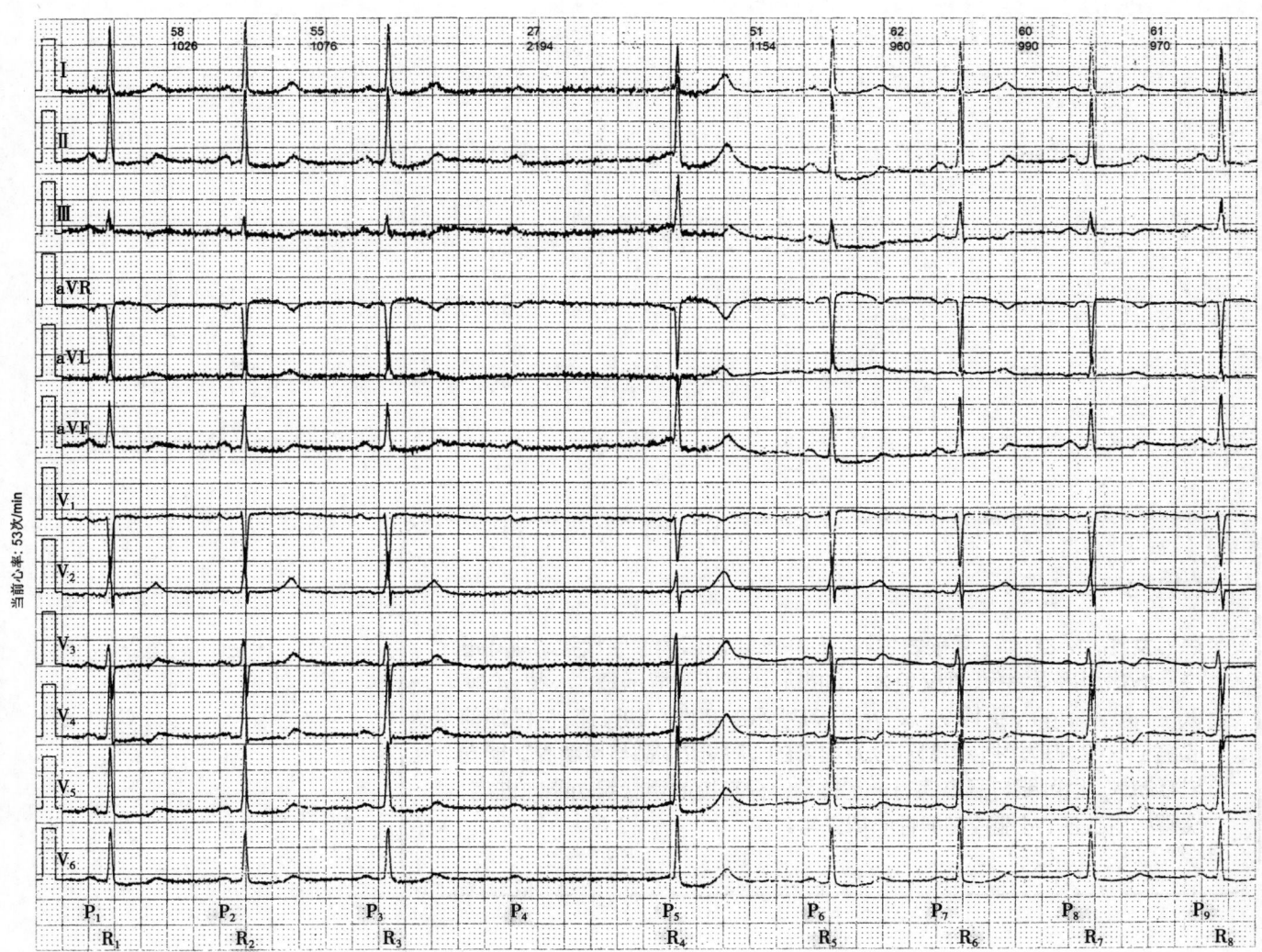

图2 P₁～P₉ 为窦性心律，心率 60 次 /min。R₁～R₃、R₅～R₈ 由窦性 P 波下传心室。P₄ 因阻滞未下传心室，R₄ 交界性逸搏出现于 P₅ 顶峰上。ST 段：II、III、aVF、V₄～V₆ 导联压低 0.05～0.10mV。T 波：II、III、aVF、V₄～V₆ 导联低平、双向。

诊断： 窦性心律，二度房室传导阻滞，交界性逸搏，ST 段轻度压低（下壁、前侧壁），T 波低平及双向（下壁、前侧壁）。

第 48 例　甲状腺功能亢进性心脏病伴阵发性心房颤动

【临床资料】

女性,42岁,因"反复胸痛2年,加重1个月"入院。2年前诊断为甲状腺功能亢进性心脏病。1个月前发生急性非ST段抬高型心肌梗死在当地医院治疗,未行冠脉造影。

临床诊断: 冠状动脉粥样硬化性心脏病,NSTEMI,甲状腺功能亢进性心脏病复发,缺铁性贫血。

【点评】

患者女性,42岁,1个月前发生NSTEMI,2年前因确诊甲状腺功能亢进性心脏病而接受治疗,现又复发。动态心电图监测显示窦性心律,心率96~146次/min,平均91次/min,其所示的窦性心动过速、房性期前收缩二联律、阵发性心房颤动以及显著的ST段改变都与甲状腺功能亢进症有关,也可能与冠心病有一定关系。只有控制甲状腺功能亢进症、缓解心肌缺血,才能控制房性心律失常。

【动态心电图分析】

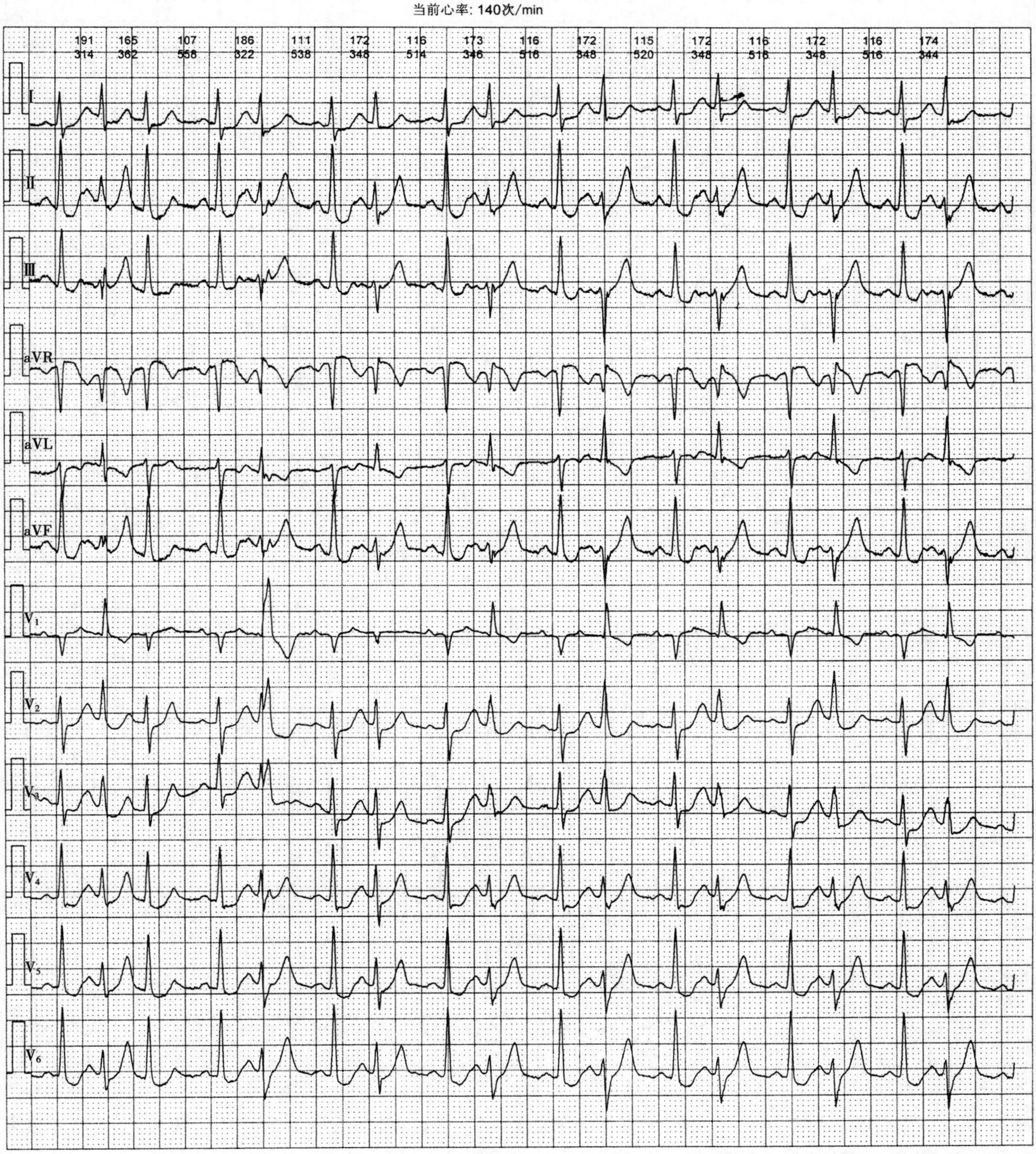

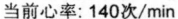

当前心率: **140次/min**

图 1　窦性心动过速, ST 段: Ⅰ、Ⅱ、Ⅲ、aVF、V₂～V₆ 导联下斜型压低 0.10～0.25mV。房性期前收缩形成二联律伴不同程度的右束支传导阻滞加左前分支传导阻滞图形。

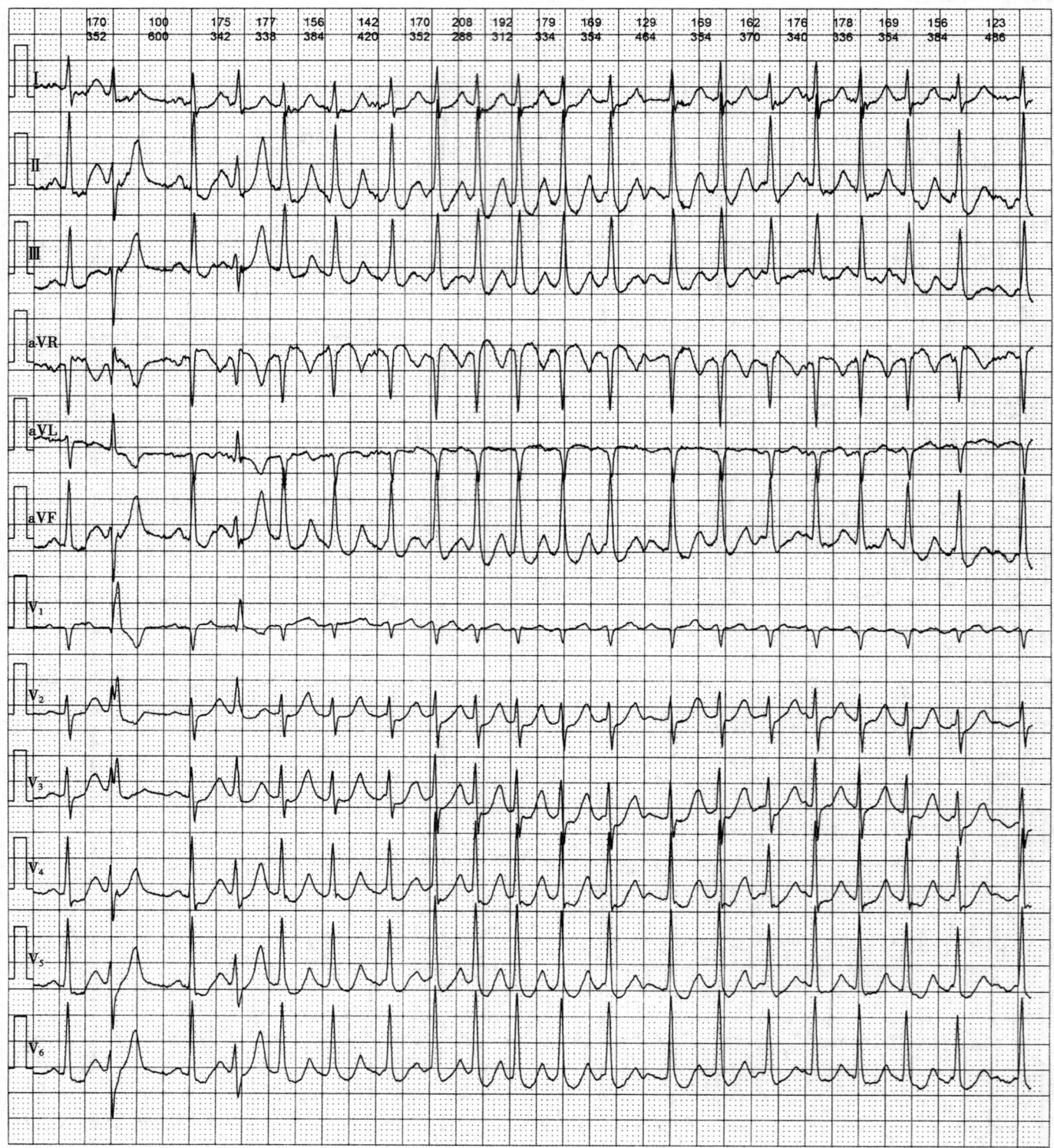

图 2　第 1、3 个心搏为窦性，第 2 个心搏为房性期前收缩伴不完全性右束支传导阻滞加左前分支传导阻滞图形。自第 2 个窦性心搏的 T 波升支开始了心房颤动，RR 间期不规则，平均心室率 156 次 /min。

当前心率:118次/min

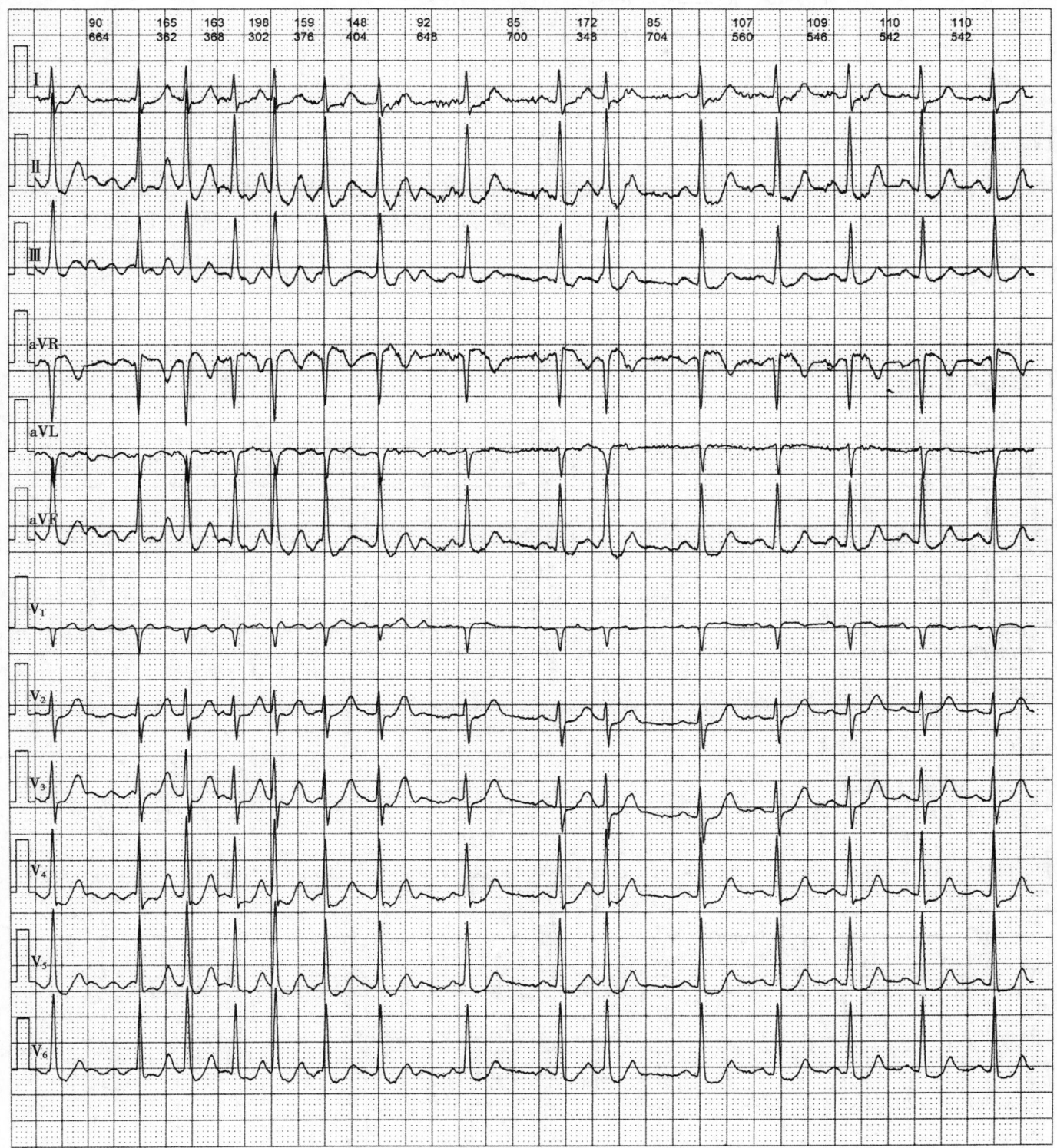

图 3 心房颤动自行终止,恢复窦性心动过速,心率 110 次 /min,房性期前收缩。ST 段:Ⅰ、Ⅱ、Ⅲ、aVF、V₂~V₆ 导联压低 0.05~0.15mV,aVR、V₁ 导联抬高 0.05~0.15mV。

动态心电图诊断:窦性心动过速,ST 段改变(Ⅰ、Ⅱ、Ⅲ、aVF、V₂~V₆ 导联压低,aVR、V₁ 导联抬高),房性期前收缩二联律不同程度时相性心室内差异传导,阵发性心房颤动。

【临床资料】

男性，61 岁，因 "阵发性心悸 10 余年，加重 2 个月" 入院。既往高血压病史 10 年，最高 150/90mmHg，听诊发现各瓣膜未闻及杂音。超声心动图显示各房室腔形态、大小正常，三尖瓣、肺动脉瓣轻度关闭不全，左室舒张功能轻度减低。

【动态心电图分析】

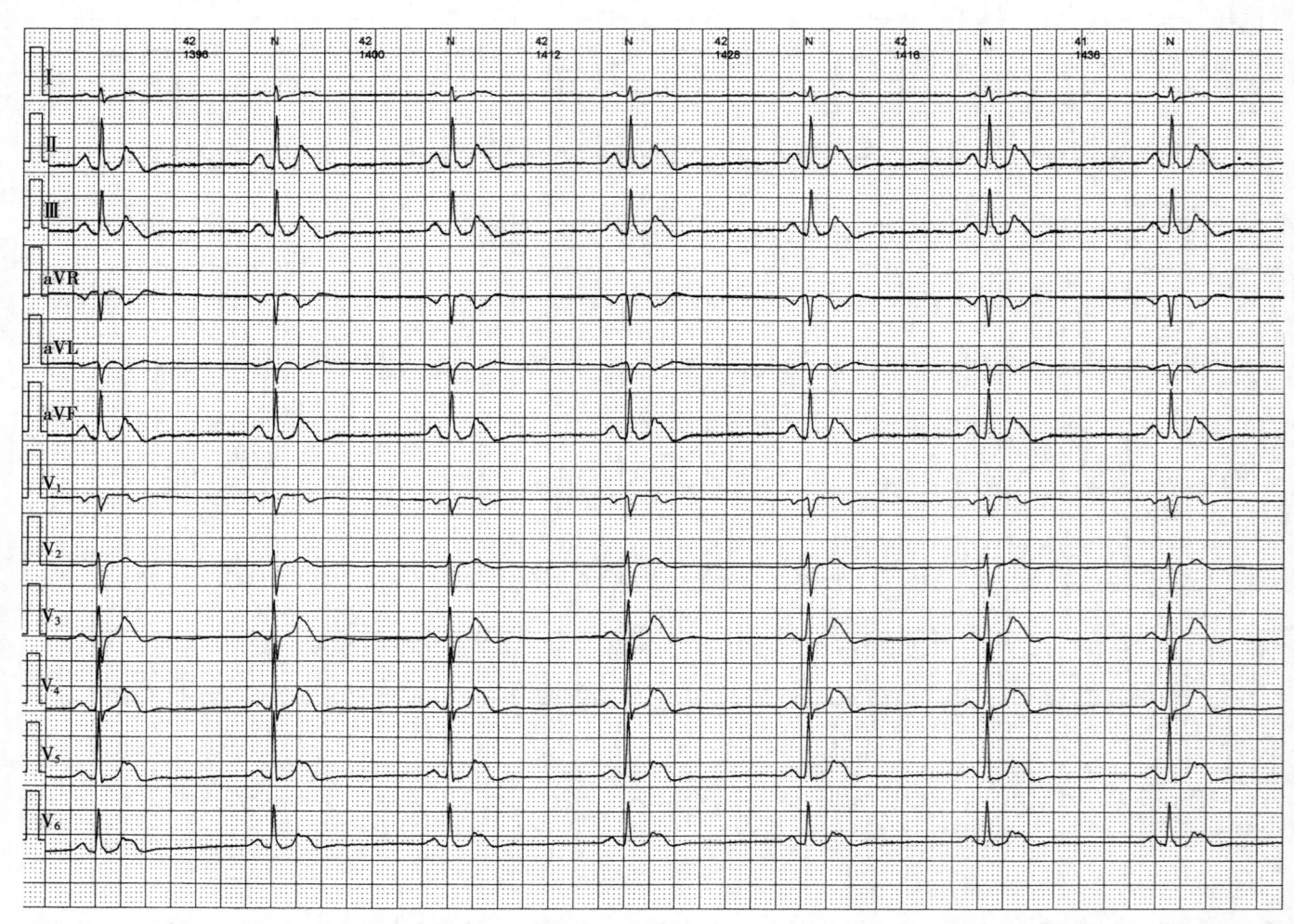

图 1　窦性心律，P 波时限 0.12s，心房内传导阻滞。每个窦性 T 波上都有一个未下传的 P-on-T 现象的房性期前收缩形成的二联律。

临床诊断: 阵发性心房扑动, 高血压 1 级(很高危), 陈旧性脑梗死。

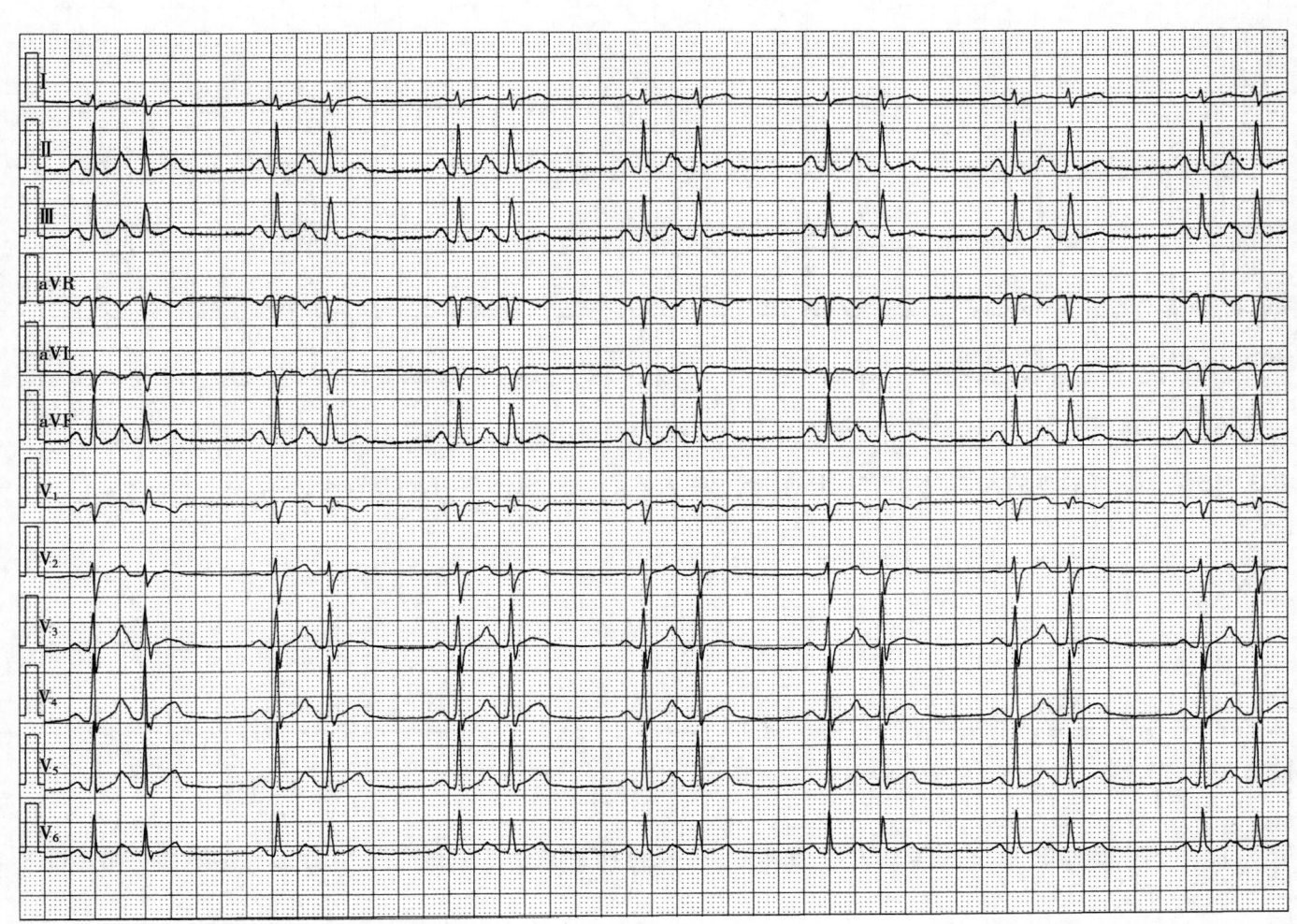

图 2　窦性心律, 房性期前收缩二联律伴轻度时相性心室内差异传导。

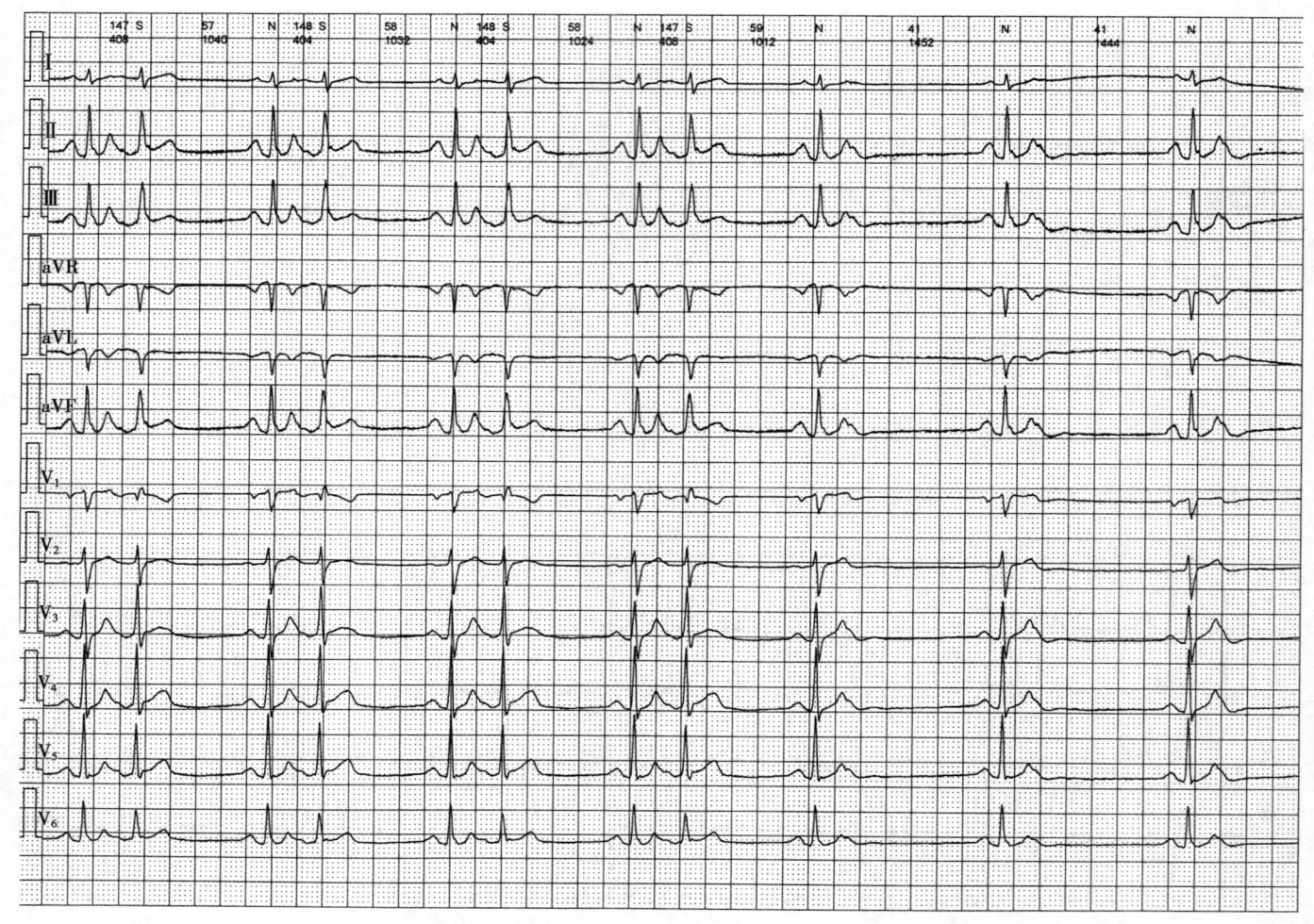

图3 窦性心律,房性期前收缩二联律伴部分时相性心室内差异传导,部分因生理性房室绝对干扰未下传心室。

【点评】

1. 图1中,酷似窦性心动过缓的窦性心律伴未下传的房性期前收缩二联律。图2中,T波上的房性期前收缩都下传了心室。

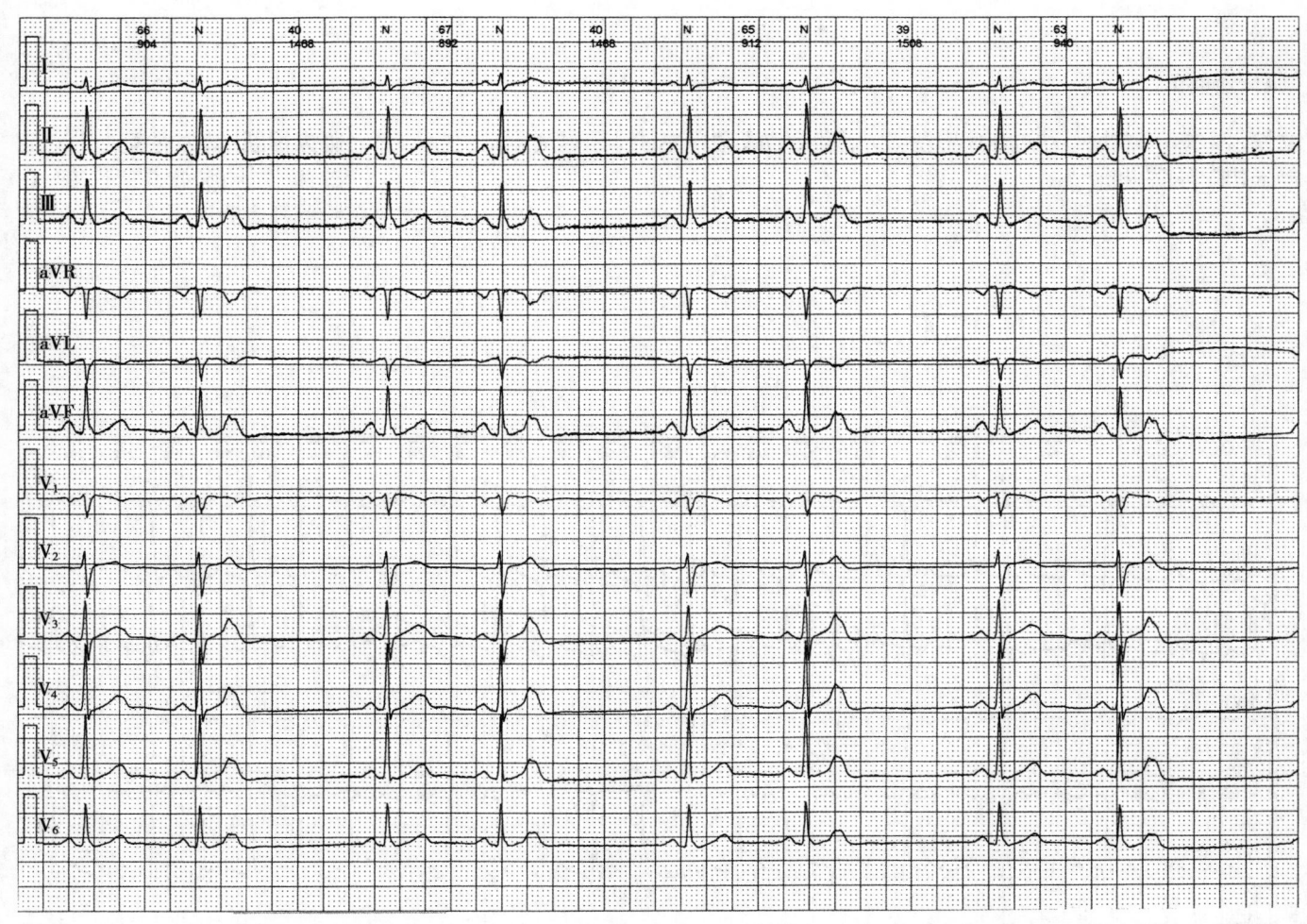

图4 窦性心律,房性期前收缩三联律未下传心室。

动态心电图诊断:窦性心律,房性期前收缩二、三联律(部分伴时相性室内差异传导,部分未下传心室)。

2.窦性心律-房性期前收缩二联律时,不易确定窦性心律上限频率:①若是插入性期前收缩,是窦性心动过缓;②如果房性期前收缩伴不完全性代偿间歇,从 P′波开始再减去房窦传入时间加窦性 P 波传出时间为窦性心动周期,图4是这种情况,基本窦性心律间期904~912ms,窦性频率66次/min;③房性期前收缩伴超代偿间歇。

酷似窦性心动过缓的窦性心律伴未下传的房性期前收缩二联律

729

第50例　慢-快型房室结内折返性心动过速

【临床资料】

女性,75岁,阵发性心动过速病史多年。超声心动图显示主动脉瓣轻度反流,左室舒张功能轻度减低。

临床诊断: 阵发性室上性心动过速,主动脉瓣退行性变,右股骨颈骨折。

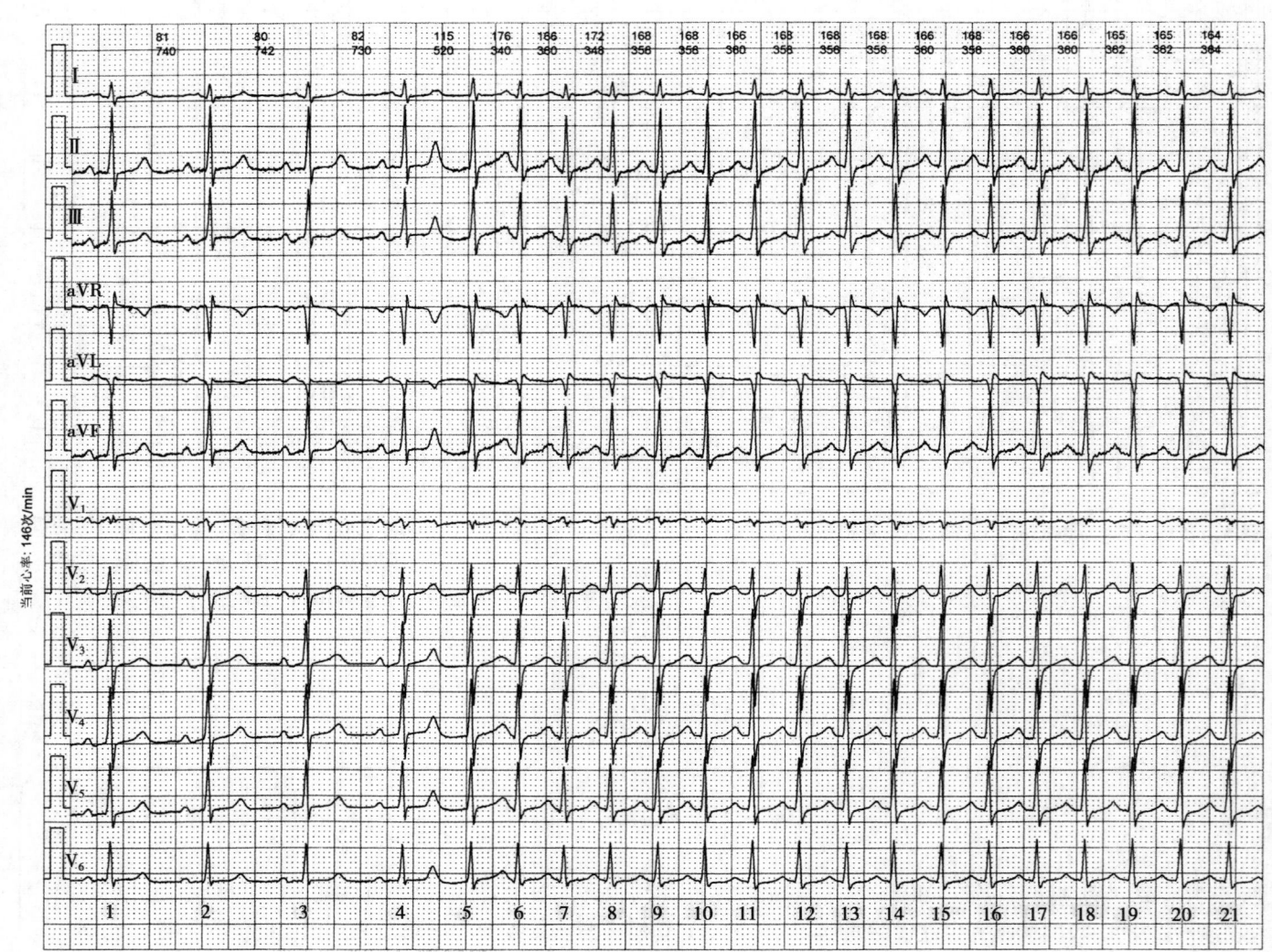

图1　第1~4个心搏是窦性心律,心率80次/min,PR间期0.16s,QRS波群时限0.08s,第4个心搏的T波上出现的房性期前收缩引发了窄QRS心动过速。房性期前收缩的P′R间期0.24s,心动过速的RR间期匀齐,心室率168次/min。与窦性QRS波群比较,心动过速的"r"波增高,见于aVL导联,提示这个假性"r"波是重叠于QRS波群之中的逆行P⁻波,RP⁻间期在0.04s以内,阵发性房室结折返性心动过速。

【动态心电图分析】

24h 动态心电图监测过程中发生了窄 QRS 心动过速 88 阵，占全部心搏数的 87.5%，发生室性期前收缩 69 次。图 1~图 3 展示了一阵阵发性窄 QRS 心动过速的开始与终止过程。

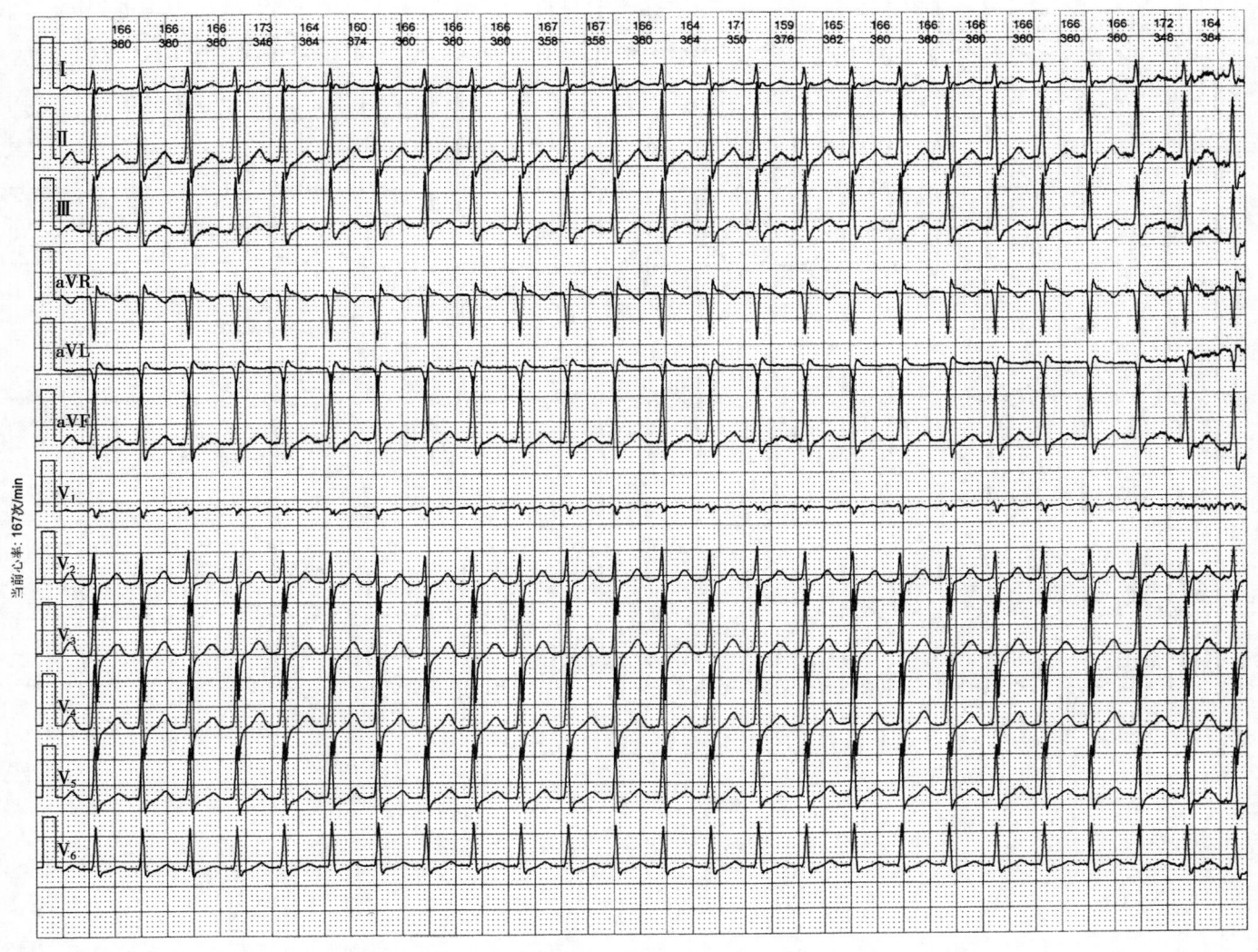

图 2 阵发性房室结折返性心动过速发作中，心室率 168 次 /min。

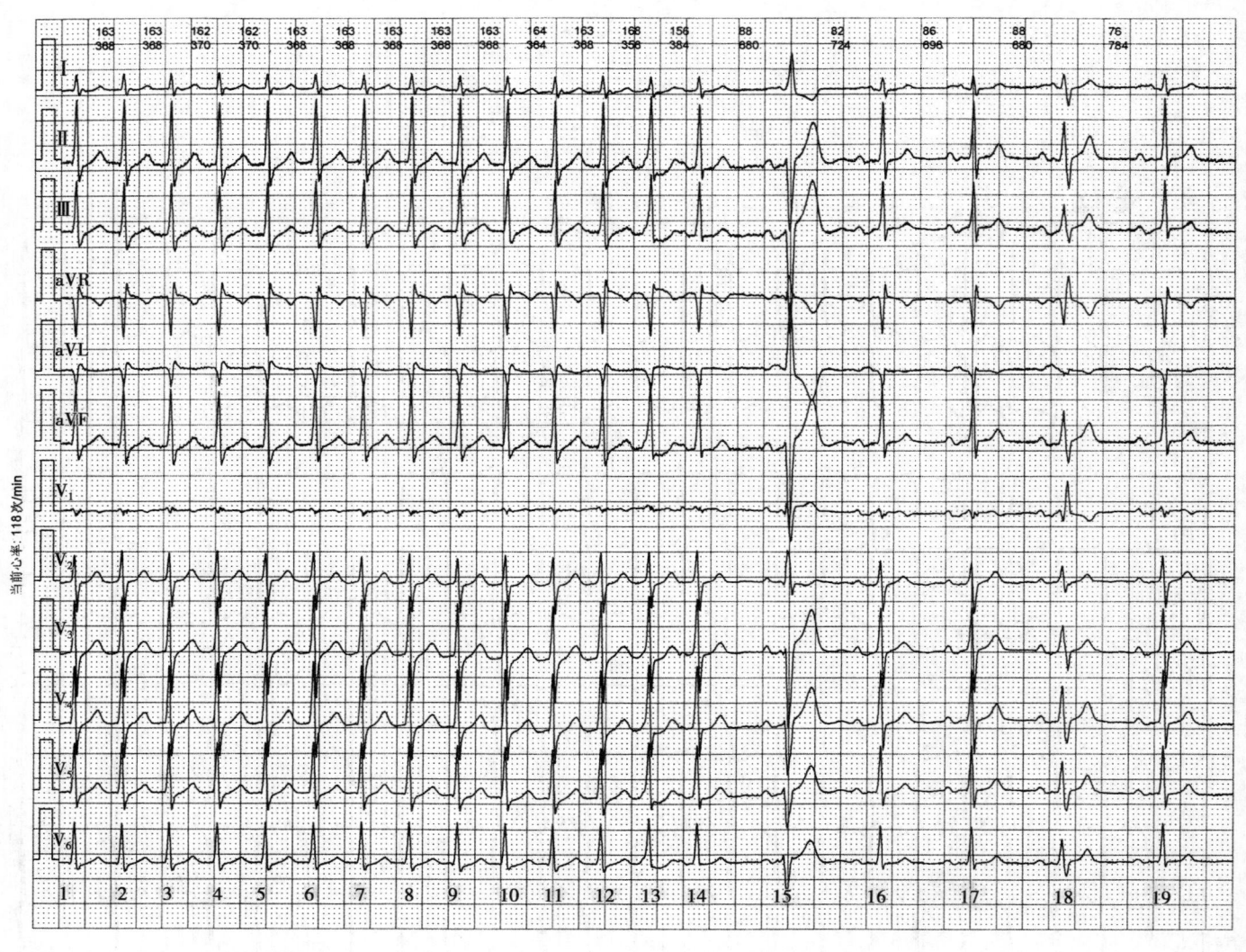

当前心率：118 次/min

图 3 心动过速自行终止,恢复窦性心律。第 15 个心搏特点:PR 间期 0.14s,QRS 波群形态与窦性不同,QRS 波群时限 0.09s,提示舒张晚期室性期前收缩形成的室性融合波。第 18 个心搏的 PR 间期 0.15s,比第 17、19 个心搏的 PR 间期 0.16s 及 0.20s 缩短,第 18 个心搏呈不完全性右束支传导阻滞图形,QRS 波群时限 0.10s。

动态心电图诊断:窦性心律,阵发性房室结折返性心动过速(慢－快型),室性期前收缩,室性融合波。

【点评】

慢－快型房室结折返性心动过速是常见的阵发性室上性心动过速,约占房室结折返性心动过速的 90%,心动过速常由房性期前收缩引发,诱发房性期前收缩 P′R 间期突然延长,心房激动沿慢－快径路前传心室,快径路逆传心房,P⁻ 波常重叠于 QRS 波群之中,如 R 波之后,RP⁻ 间期 < 0.09s。在 V₁、aVL 等导联出现的假性 "r" 波(实为逆行 P⁻ 波),支持房室折返性心动过速的诊断。本例阵发性窄 QRS 心动过速具有慢－快型房室结折返性心动过速的特征,诊断为慢－快型房室结折返性心动过速。

图 3 中第 15 个心搏的 PR 间期缩短,QRS－T 波形畸形(与纯窦性 QRS 波群比较),V₃~V₅ 导联呈 rS 型,r 波时限 0.01~0.02s,不支持间歇性心室预激波的诊断,QRS 波群不增宽,提示室性期前收缩形成室性融合波。

图 3 中第 18 个心搏的 PR 间期略有缩短,最可能是起自左束支的期前收缩,呈不完全性右束支传导阻滞,而间歇性不完全性右束支传导阻滞虽然不能除外,但这种可能性较小。

第 51 例 ｜ 三尖瓣峡部依赖型逆时针型心房扑动

【临床资料】

男性，74 岁，既往高血压病史 25 年，肌酐升高 10 余年。超声心动图显示双侧心房增大，二尖瓣轻度反流。

临床诊断： 高血压，慢性肾功能不全，肾性贫血，心房扑动。

图 1 P 波消失，代之以波形相同、波幅相等、间距相同、波间无等电位线的锯齿状 F 波，心房率 300 次/min，房室传导比例 3∶1，心室率 100 次/min。

诊断： 心房扑动，房室传导比例 3∶1。

当前心率: 96次/min

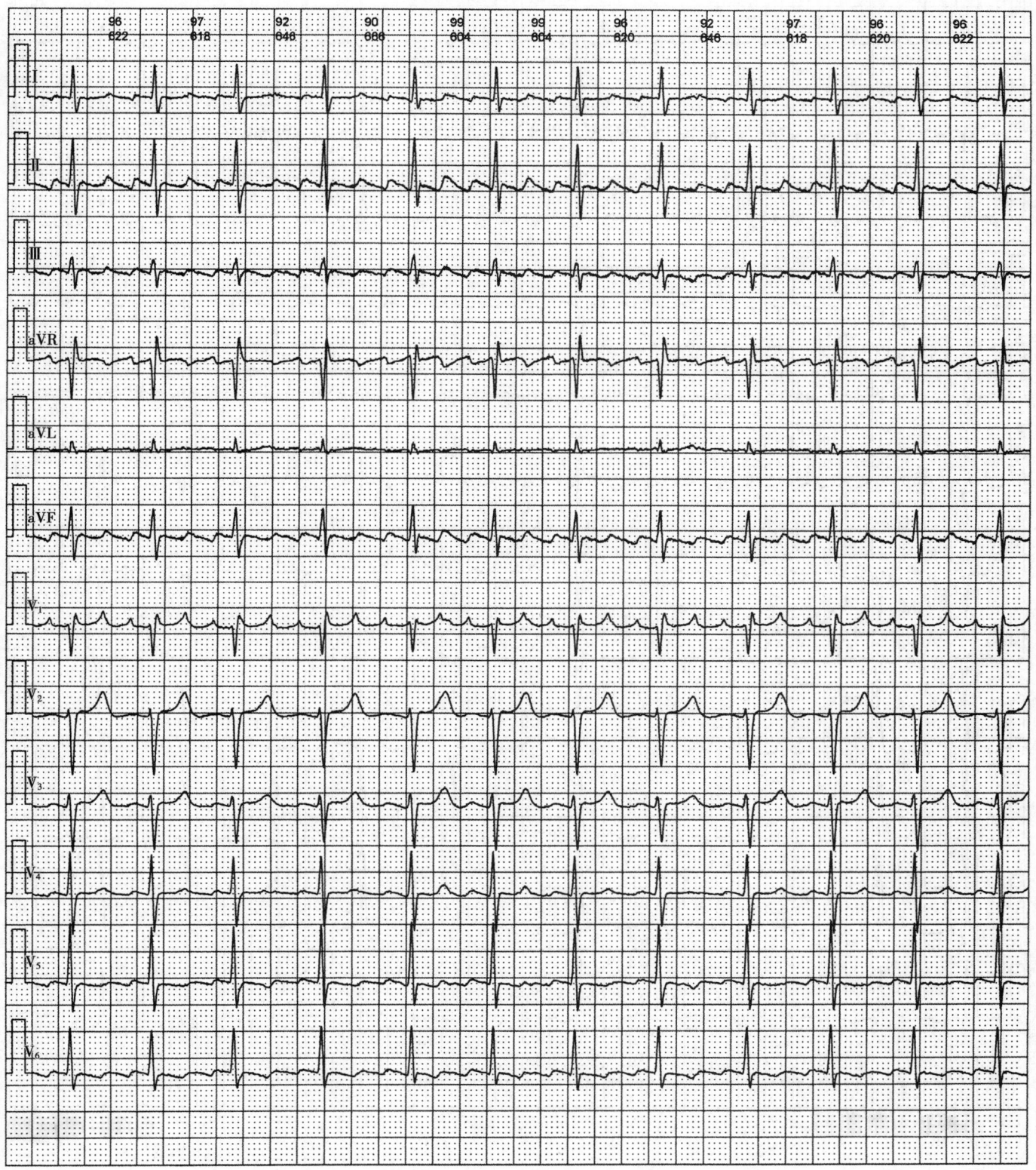

三尖瓣峡部依赖型逆时针型心房扑动

当前心率: **70次/min**

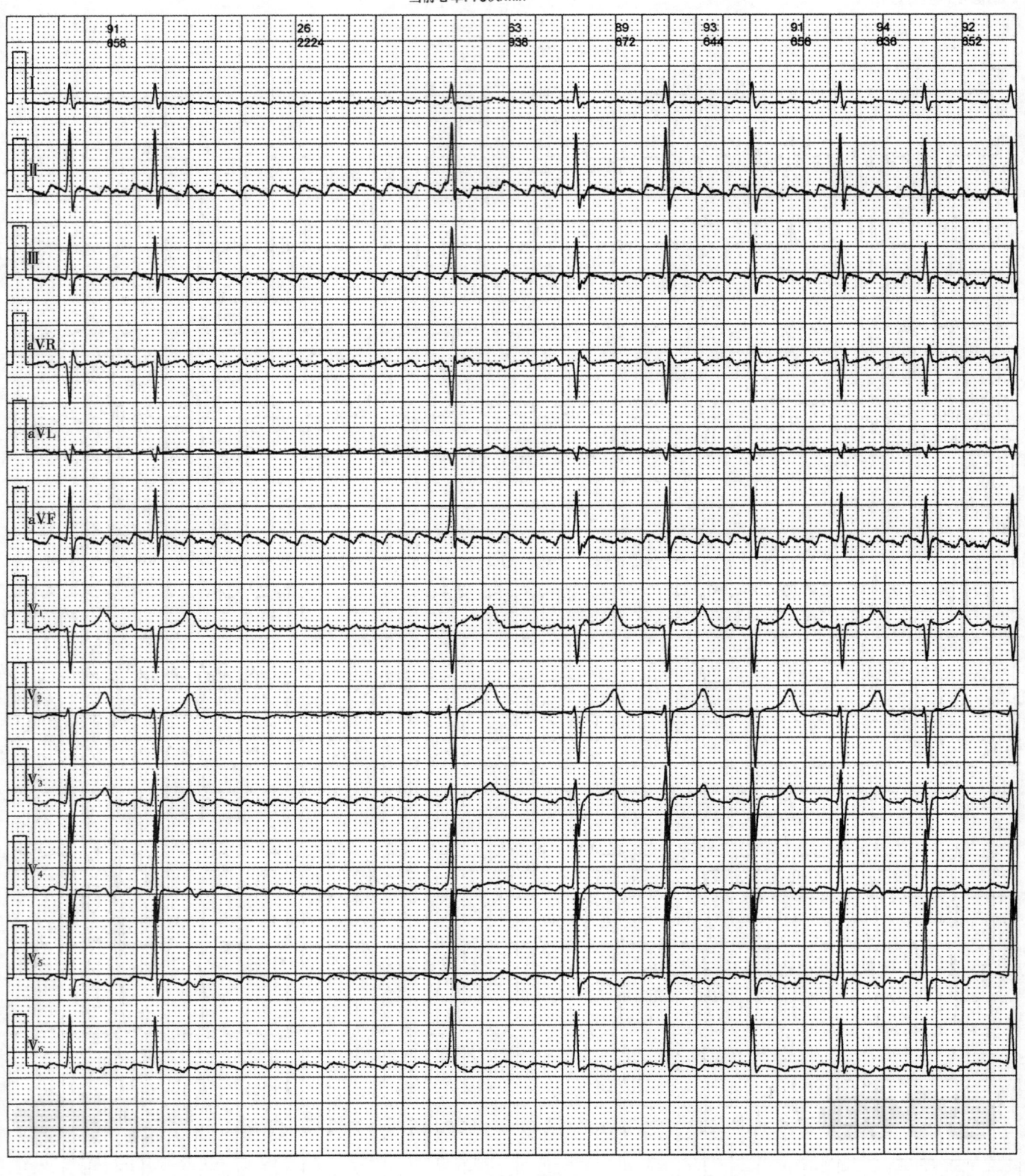

图2 心房扑动的房性心动过速传导比例(3~10):1,逆时针型心房扑动的 F 波更典型,T 波:Ⅱ、Ⅲ、aVF 导联低平,V₄ 导联双向,V₅、V₆ 导联倒置。ST 段:V₅、V₆ 导联压低 0.05mV。

诊断: 心房扑动[逆时针型,房室传导比例(3~10):1],ST 段压低,T 波低平及双向、倒置。

> **【点评】**
>
> 依据心电图、动态心电图心房扑动波特征,初步判断为典型的逆时针型心房扑动射频消融术,行三尖瓣峡部线下消融及右心房碎裂电位消融,成功恢复窦性心律。

第52例 三尖瓣下移畸形伴房性心动过速

【临床资料】

女性, 71 岁, 因 "发现起搏器电池耗竭" 入院。10 年前因晕厥伴意识丧失, 诊断为病态窦房结综合征, 植入永久性心脏起搏器; 20 年前行三尖瓣下移畸形成形术; 9 年前行心房扑动射频消融术。

临床诊断: 先天性心脏病, 三尖瓣下移畸形, 心房扑动, 房性心动过速, 病态窦房结综合征, 永久性心脏起搏器植入术后, 脉冲发生器电池耗竭, 右心房增大。

【动态心电图分析】

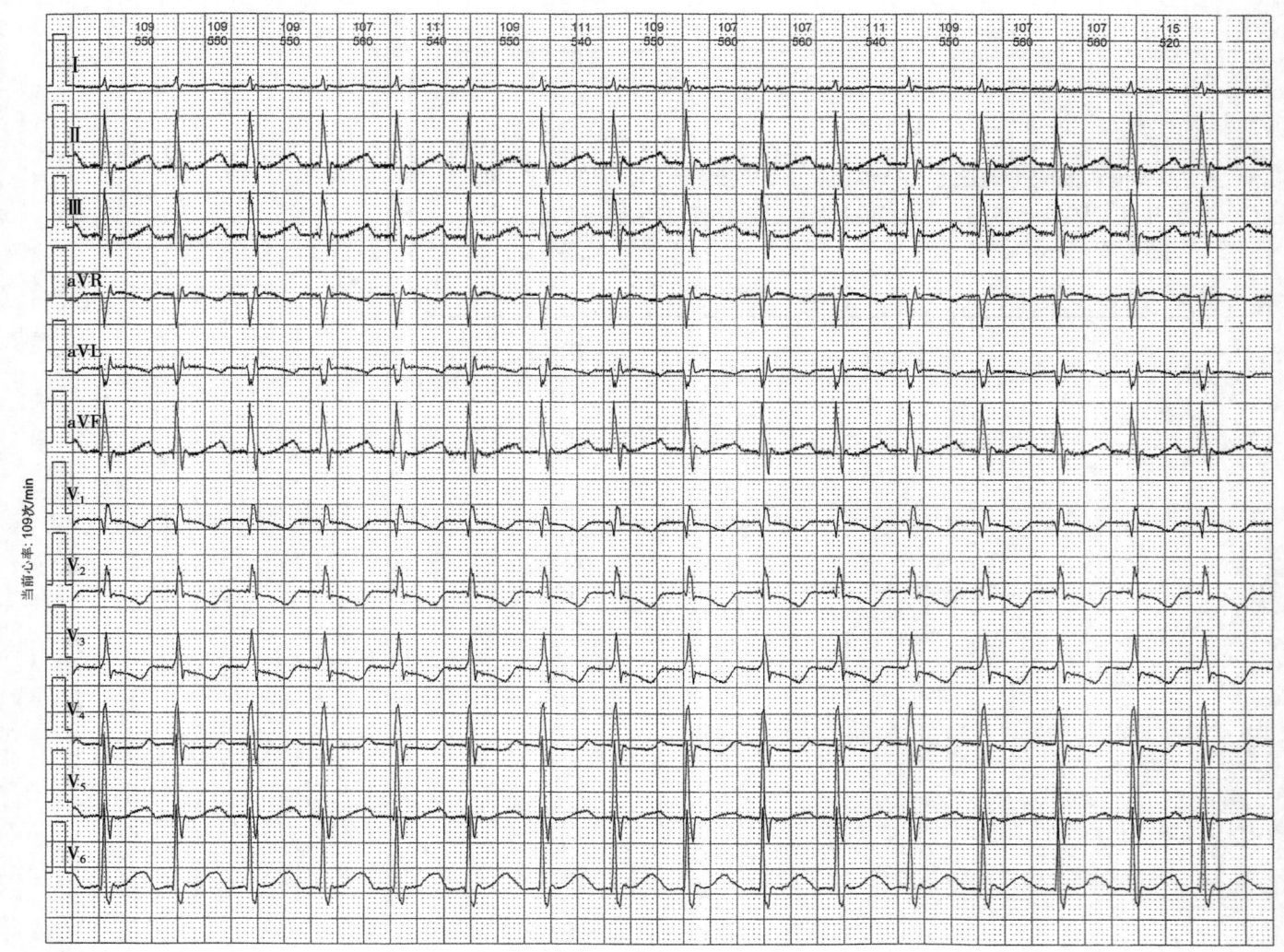

图 1 P′ 波频率 218 次 /min, 房室传导比例 2:1, 心室率 109 次 /min。V₁ 导联呈 qr 型, QRS 波群时限 0.09s, ST 段: V₂~V₄ 导联压低 0.10mV。T 波: V₁~V₄ 导联倒置。

诊断: 房性心动过速, ST 段压低, T 波倒置, 局限性右束支传导阻滞。

【点评】

女性，71 岁，先天性心脏病、三尖瓣下移畸形、三尖瓣成形术后，发生持续性房性心动过速、心房扑动，射频消融术后再发房性心动过速，长期服用胺碘酮治疗。因病态窦房结综合征（SSS）植入永久性心脏起搏器 10 年。图 1 显示出的心房波没有图 2 清楚，但仍能看出快速、规则的 P′ 波，心房率与图 2 相同。图 1 是房性心动过速，房室传导比例 2:1。房室传导比例变为 4:1（图 2）以后，心房波暴露出来了，心房波 218 次 /min，P′P′ 之间有等电位线，诊断为房性心动过速。因为起搏器电池耗竭，表现为脉冲发放不规则，感知与起搏不良，择期更换起搏器。

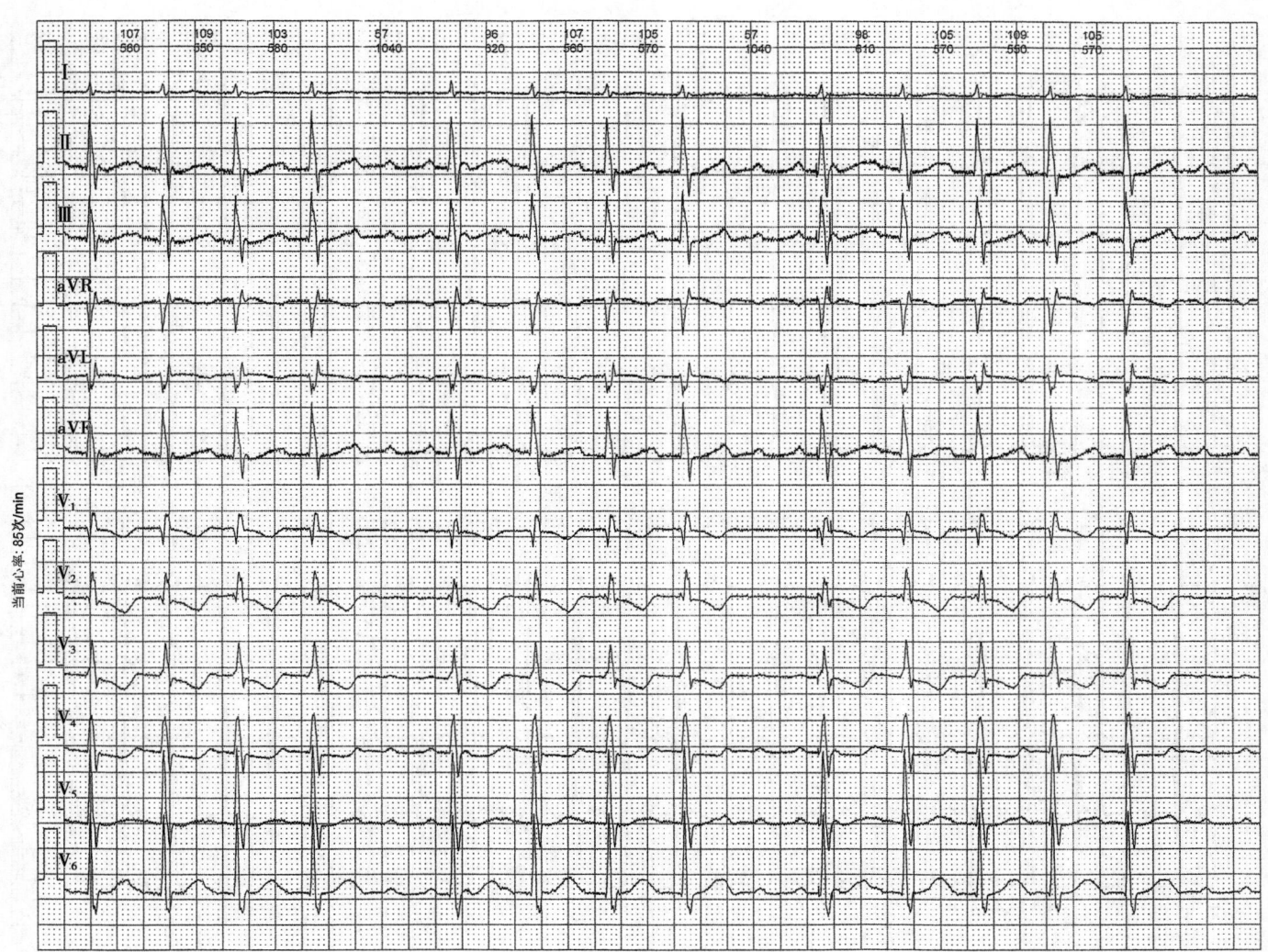

图 2 P′P′ 间期匀齐，心房率 218 次 /min，房室传导比例（2～4）:1，心室率 85 次 /min，偶见心房与心室脉冲。

诊断: 房性心动过速，ST 段压低，T 波倒置，局限性右束支传导阻滞。

三尖瓣下移畸形伴房性心动过速

第53例 | 顺时针型心房扑动

【临床资料】

男性,68岁,因"心悸、胸闷2天"入院。既往高血压病史10年,心房颤动病史9年,射频消融术后转为窦性心律,以后又出现心房扑动。冠脉造影显示前降支中段狭窄30%,左室舒张功能减低。

临床诊断:冠状动脉粥样硬化性心脏病,高血压2级(极高危),心房颤动射频消融术后,心房扑动,胆囊结石。

【动态心电图分析】

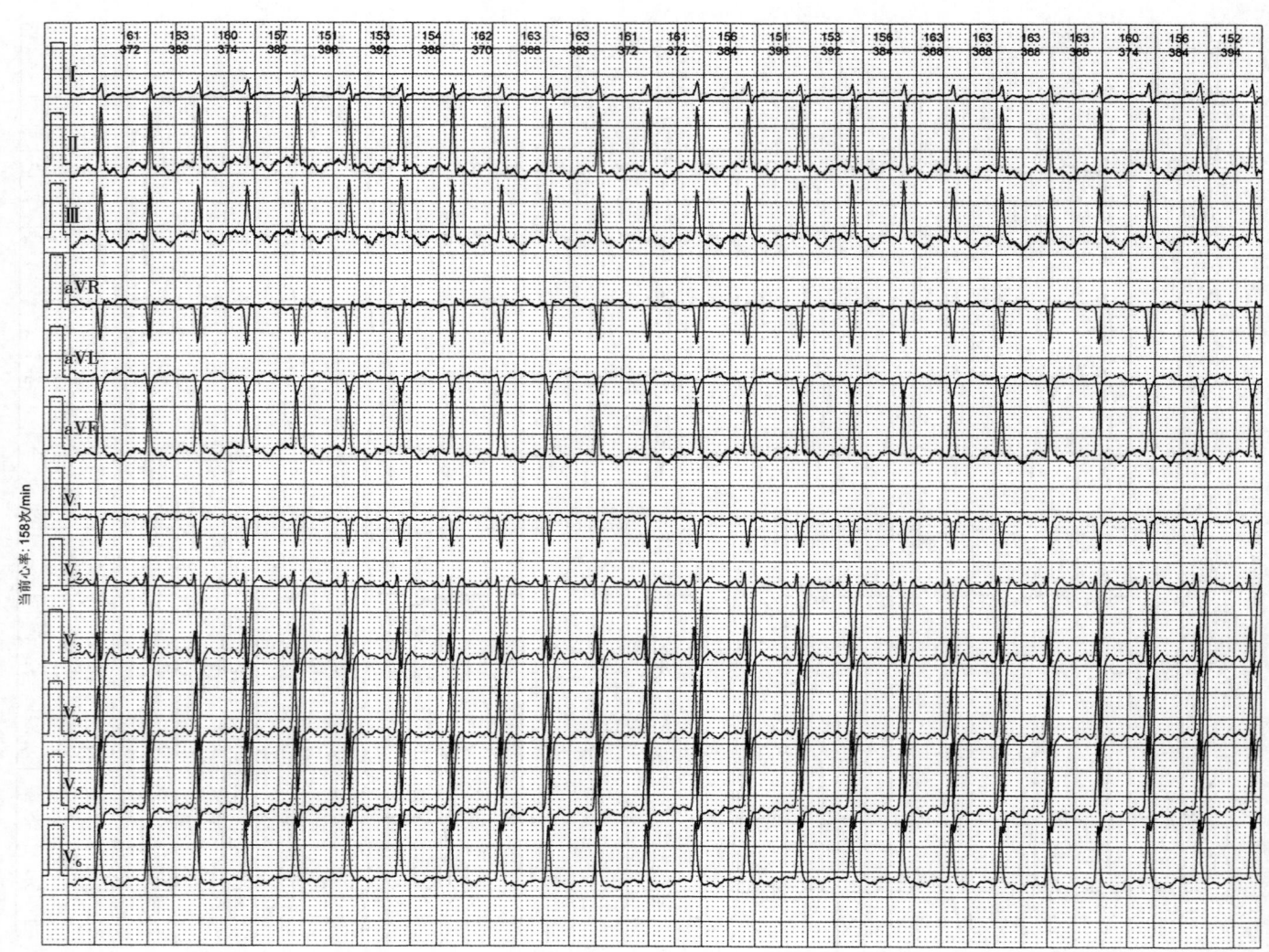

图1 Ⅱ、aVF、V$_2$导联观察到心房扑动的"F"波,心房率316次/min,房室传导比例2:1,心室率158次/min,ST段:Ⅱ、Ⅲ、aVF、V$_5$、V$_6$导联压低0.05mV。T波:Ⅱ、Ⅲ、aVF、V$_4$~V$_6$导联倒置。

诊断:心房扑动(房室传导比例2:1),T波倒置。

【点评】

顺时针型心房扑动,是指心房激动沿着心房内大折返环自上而下传导,呈顺时针型运动,心电图表现为Ⅱ、Ⅲ、aVF 导联 F 波直立,心房率 250~350 次 /min,房室传导比例 2:1 时,应注意与房性心动过速、窦性心动过速相鉴别。

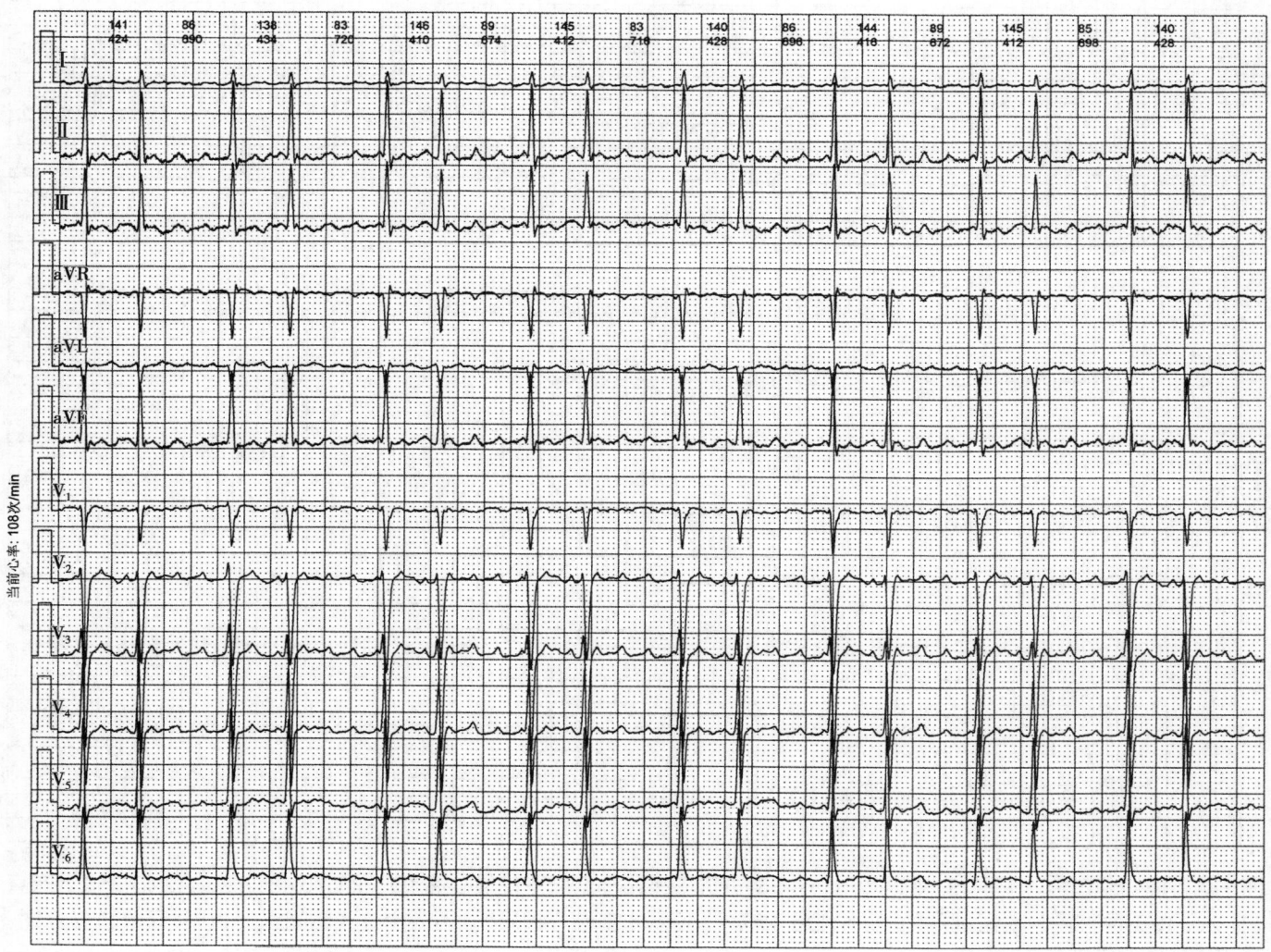

图 2 心房扑动,心房率 316 次 /min,Ⅱ、Ⅲ、aVF、V₂~V₆ 导联 F 波正向,顺时针型心房扑动,房室传导比例(2~4):1,T 波:Ⅱ、aVF、V₄~V₆ 导联低平。

诊断: 顺时针型心房扑动,T 波低平。

第 54 例　　未下传的多源性房性期前收缩

【临床资料】

女性, 79 岁, 因 "中耳胆脂瘤" 入院。既往冠心病病史 6 年, 冠状动脉 PCI 术后 6 年
(具体不详)。查体: 血压 158/80mmHg, 身高 140cm, BMI 23.5kg/m²。

临床诊断: 冠状动脉粥样硬
化性心脏病, 冠状动脉支架术
后, 高血压, 中耳胆脂瘤 (左),
迷路瘘管 (左)。

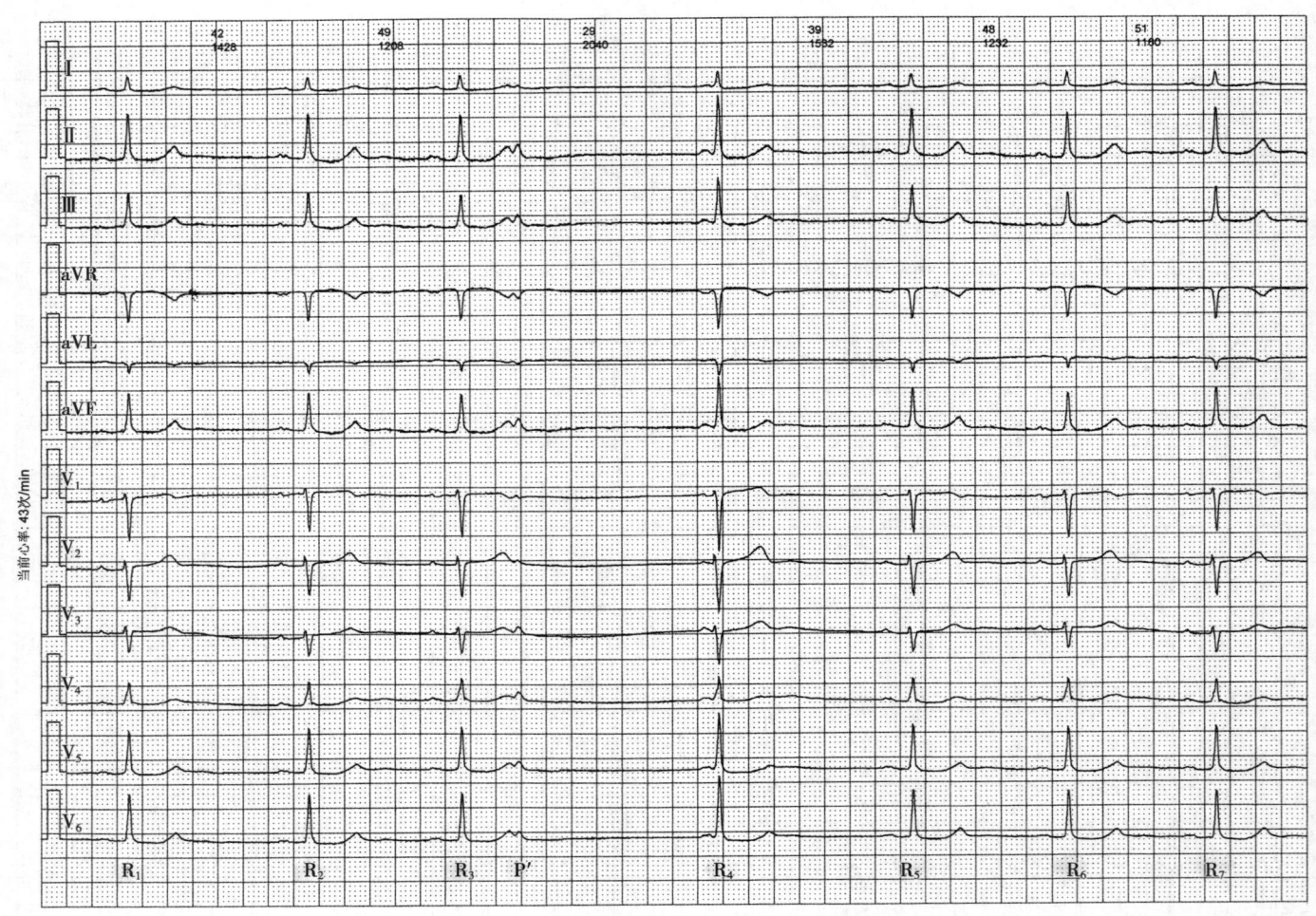

图 1　窦性心动过缓, 心率 39 ~ 51 次 /min。PR 间期 0.24s, 一度房室传导阻滞, QT 间期 0.48s。R₃ 的 T 波降支上有直
立、未下传的房性期前收缩, 联律间期 + 代偿间歇 <2 倍基本窦性心律周期, 不完全性代偿间歇, R₄ 出现于 P 波结束时,
交界性期前收缩伴房室绝对干扰。

图 1～图 3 取自夜间 4:00—5:00 睡眠状态。

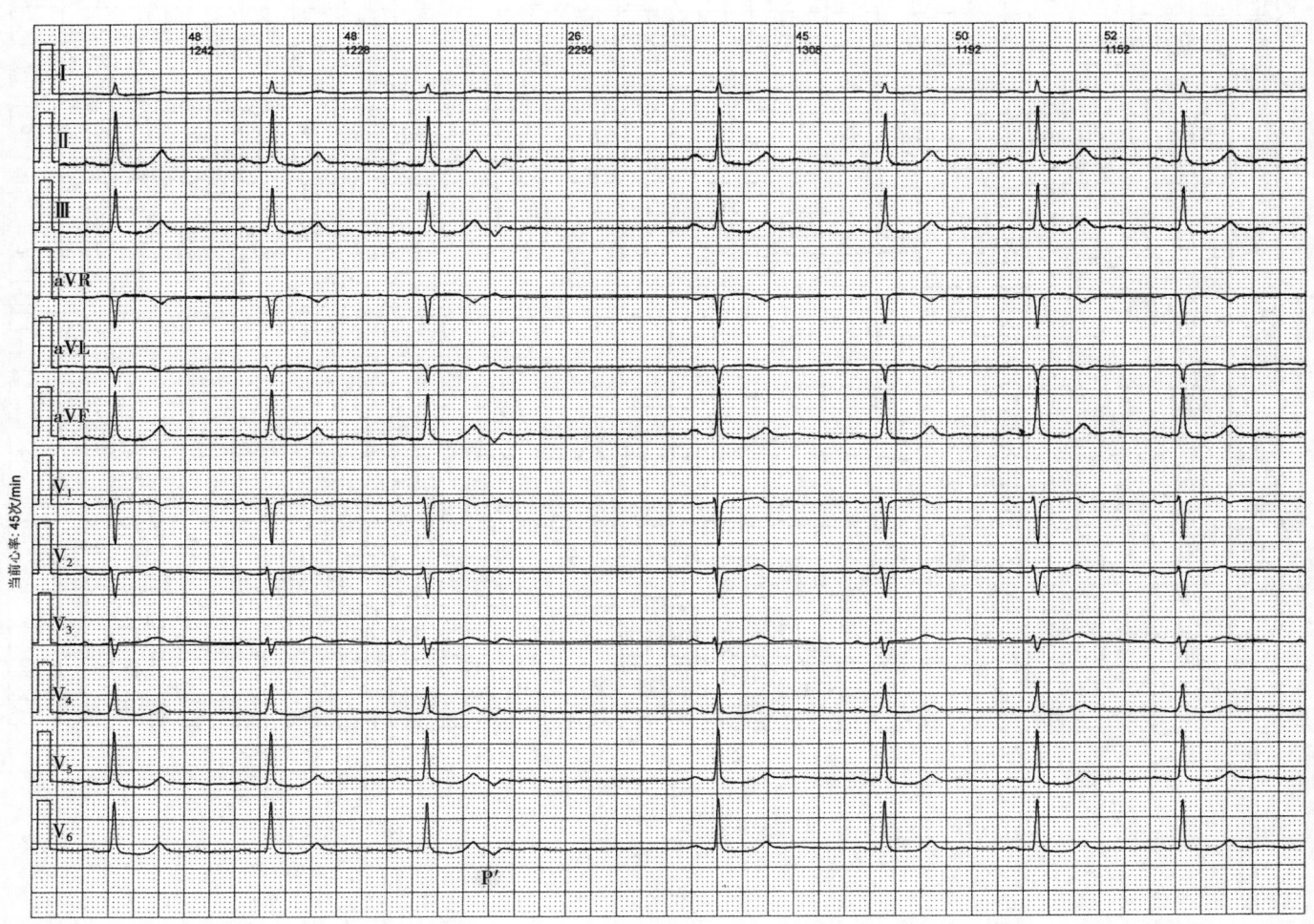

图 2　窦性心动过缓，心率 48 次 /min。PR 间期 0.24s，一度房室传导阻滞。第 4 个心搏的 T 波结束之后有一个倒置、未下传导的 P′ 波，伴有不完全性代偿间歇，提示房性期前收缩未下传心室。

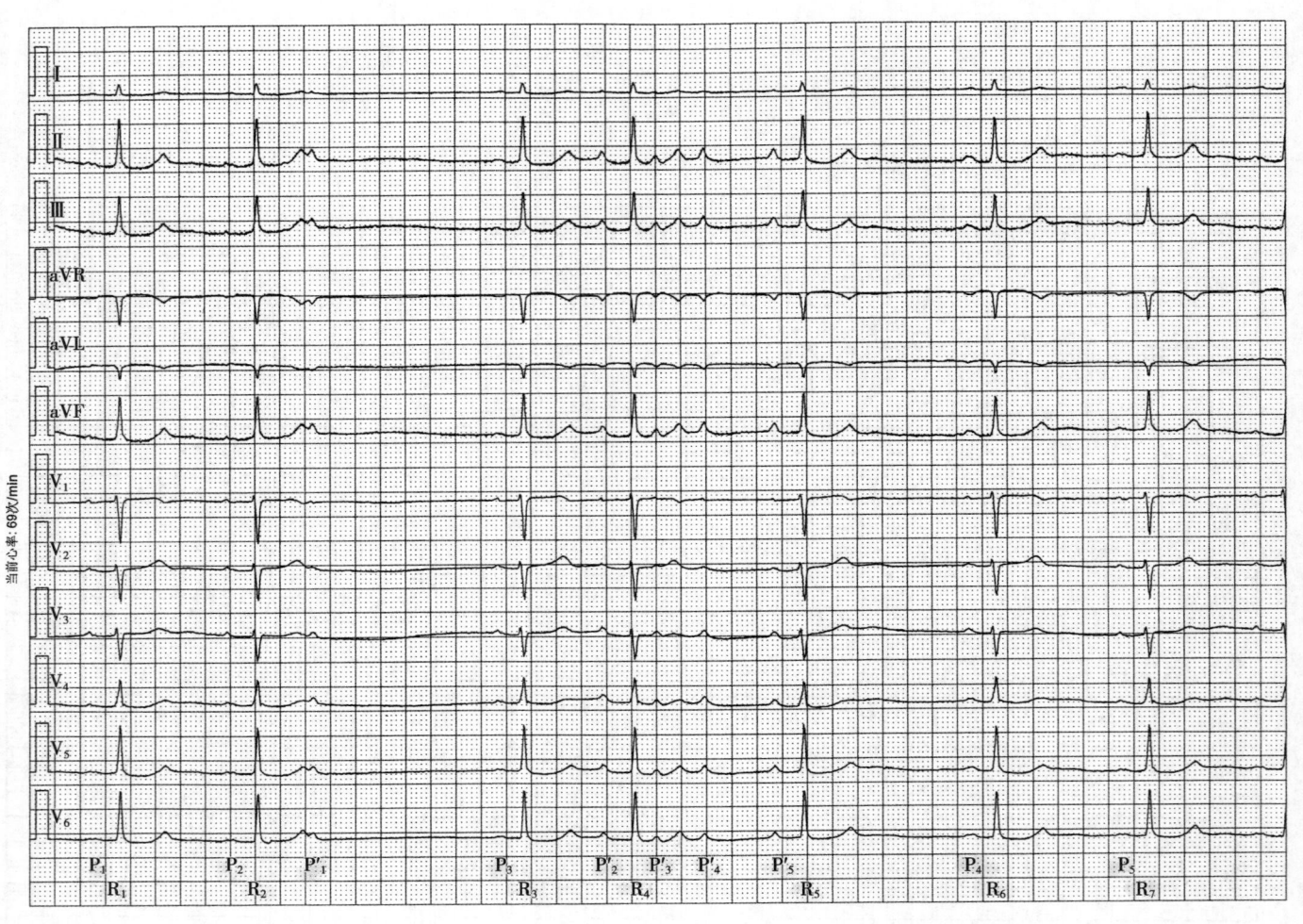

图 3 P_1R_1、P_2R_2、P_3R_3、P_4R_4、P_5R_7 为窦性心搏，PR 间期 0.22s，一度房室传导阻滞，Ⅱ、Ⅲ、aVF、$V_4 \sim V_6$ 导联 ST 段轻度压低，QT 间期 0.44s，P'_1 出现于 T 波降支上未下传心室，$P'_2 \sim P'_5$ 为短阵房性心动过速，P'_3、P'_4 因干扰及隐匿传导未下传心室，P'_5R_5 间期 0.23s。

动态心电图诊断：窦性心动过缓，ST 段轻度压低，一度房室传导阻滞，多源性房性期前收缩未下传心室，短阵房性心动过速 [房室传导比例（ 1 ～ 3 ）:1]。

【点评】

未下传的房性期前收缩有干扰与阻滞之分，发生于 T 波顶峰以前的房性期前收缩未下传心室，属于生理性房室绝对干扰，此时，房室传导系统处于生理性绝对不应期。出现于 T 波降支上的房性期前收缩未下传心室，表明房室传导系统绝对不应期至少延长到了 T 波降支处。发生于 T 波结束以后的房性期前收缩未下传心室，属于病理性阻滞。房室传导系统绝对不应期已经明显延长。本例患者房性期前收缩出现于 T 波降支上，以及 T 波结束以后都未下传心室，属于病理现象。实际上，窦性心律情况下，就有一度房室传导阻滞，发生短阵房性心动过速时，心房率 142 次 /min，出现了 3:1 房室传导，仍伴有 P'R 间期延长，造成这种现象的原因有干扰、隐匿传导，也有阻滞。

未下传的多源性房性期前收缩

　希氏束期前收缩伴时相性心室内差异传导

【临床资料】

男性，39 岁，心悸 10 年余，心电图提示宽、窄 QRS 波群期前收缩。查体：血压 106～120/50～60mmHg，身高 177cm，BMI 23.3kg/m²。钙 2.14mmol/L，钾 3.87mmol/L，镁 0.87mmol/L，钠 139.9mmol/L。超声心动图显示心脏结构及功能未见异常。完善各项检查以后，行心脏电生理检查，证实宽、窄 QRS 波群起自希氏束旁。

临床诊断：心律失常，希氏束旁期前收缩伴时相性心室内差异传导。

【动态心电图分析】

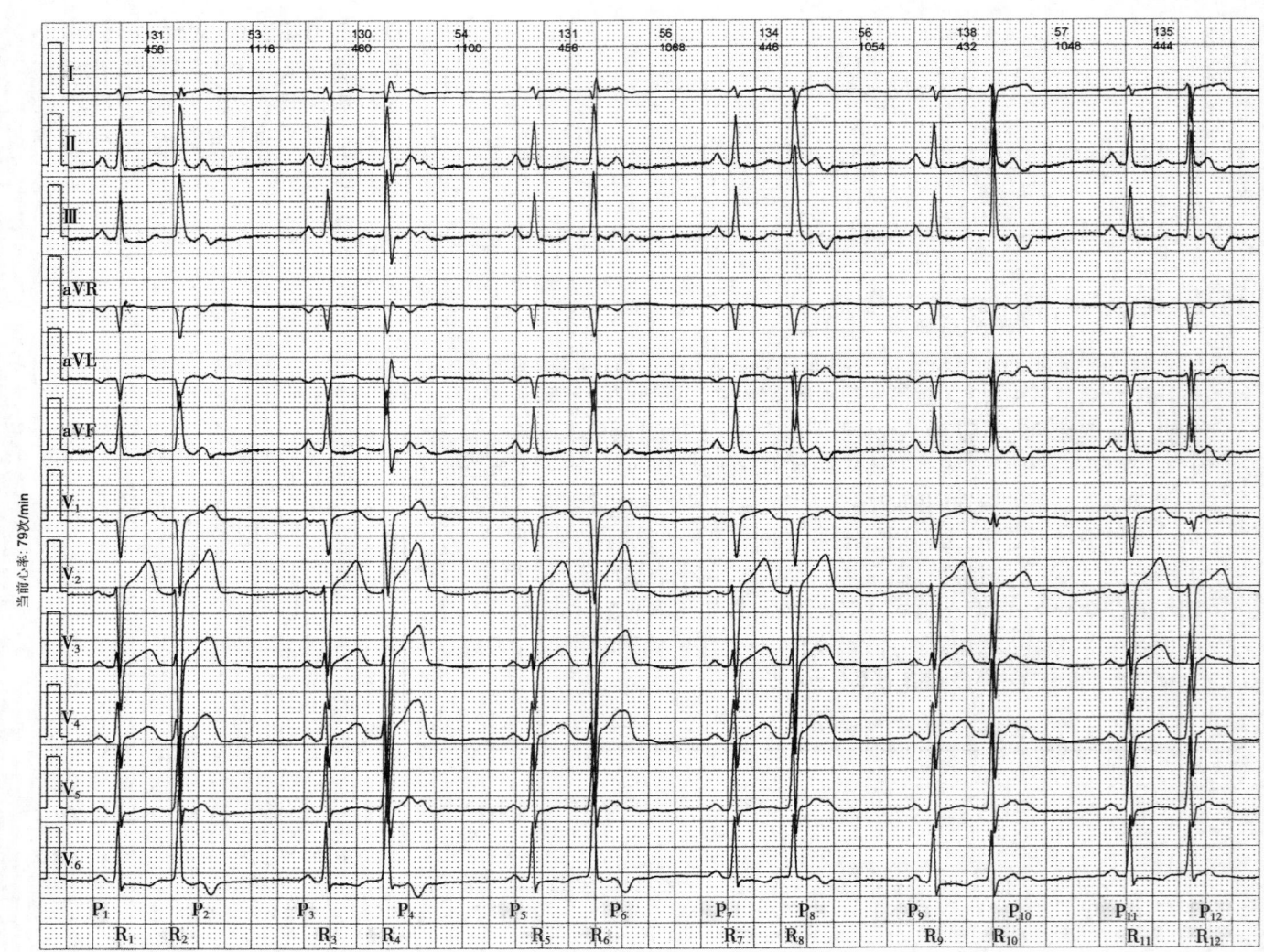

图 1　窦性心搏与期前收缩交替形成二联律。PR 间期固定 0.14s，QRS 波群时限 0.08s。ST 段：Ⅱ、Ⅲ、aVF、V₆ 导联压低 0.05mV。T 波：Ⅱ、Ⅲ、aVF、V₅ 导联低平，V₆ 导联倒置。QT 间期 0.34s。R₂、R₄、R₆、R₈、R₁₀、R₁₂ 提早出现，联律间期 432～460ms。期前收缩的 QRS 波群时限 0.08～0.09s。QRS 波群形态各不相同，呈现 6 种图形。

诊断：窦性心律，间隔部期前收缩伴时相性心室内差异传导？T 波改变（下壁及侧壁）。

【点评】

这是一例中年男性期前收缩患者,除期前收缩外,查体未发现其他异常。24h 动态心电图监测显示宽、窄 QRS 波群期前收缩数目 2.8 万余次。图 1 中窄 QRS 波群期前收缩呈现 6 种波形,QRS 波群时限略比窦性 QRS 波群宽,但都小于 0.11s,提示期前收缩起自高位间隔部,QRS 波群形态略有不同,是期前收缩伴有不同程度的心室内差异传导。图 2 中 R_8 呈完全性左束支传导阻滞图形,它的前周期 1 098ms,比其他期前收缩的前周期长一些,R_8 可能是间隔部期前收缩伴左束支传导阻滞型心室内差异传导? R_{11} 伴不完全性左束支传导阻滞型心室内差异传导?

在完善临床各项检查以后,行电生理检查,窦性心律的 HV 间期与宽、窄期前收缩的 HV 间期相差小于 5ms,宽、窄期前收缩的 H 波之前无 A 波。HV 间期相等或几乎相等。这提示宽、窄期前收缩起源于希浦系统同一部位。考虑患者年轻,期前收缩联律间期在 400ms 以上,对血流动力学影响较小,消融希氏束旁期前收缩风险较大,暂不行射频消融术,暂用药物治疗。

起自希氏束旁的期前收缩激动很快使左、右束支除极,期前收缩的 QRS 波群时限增宽不明显。但在心室内的传导过程中,出现了形态不同的时相性心室内差异传导。图 2 中期前收缩 R_8 没有电生理检查,又难以确定是希氏束旁期前收缩伴左束支传导阻滞图形,可能被诊断为室性期前收缩。

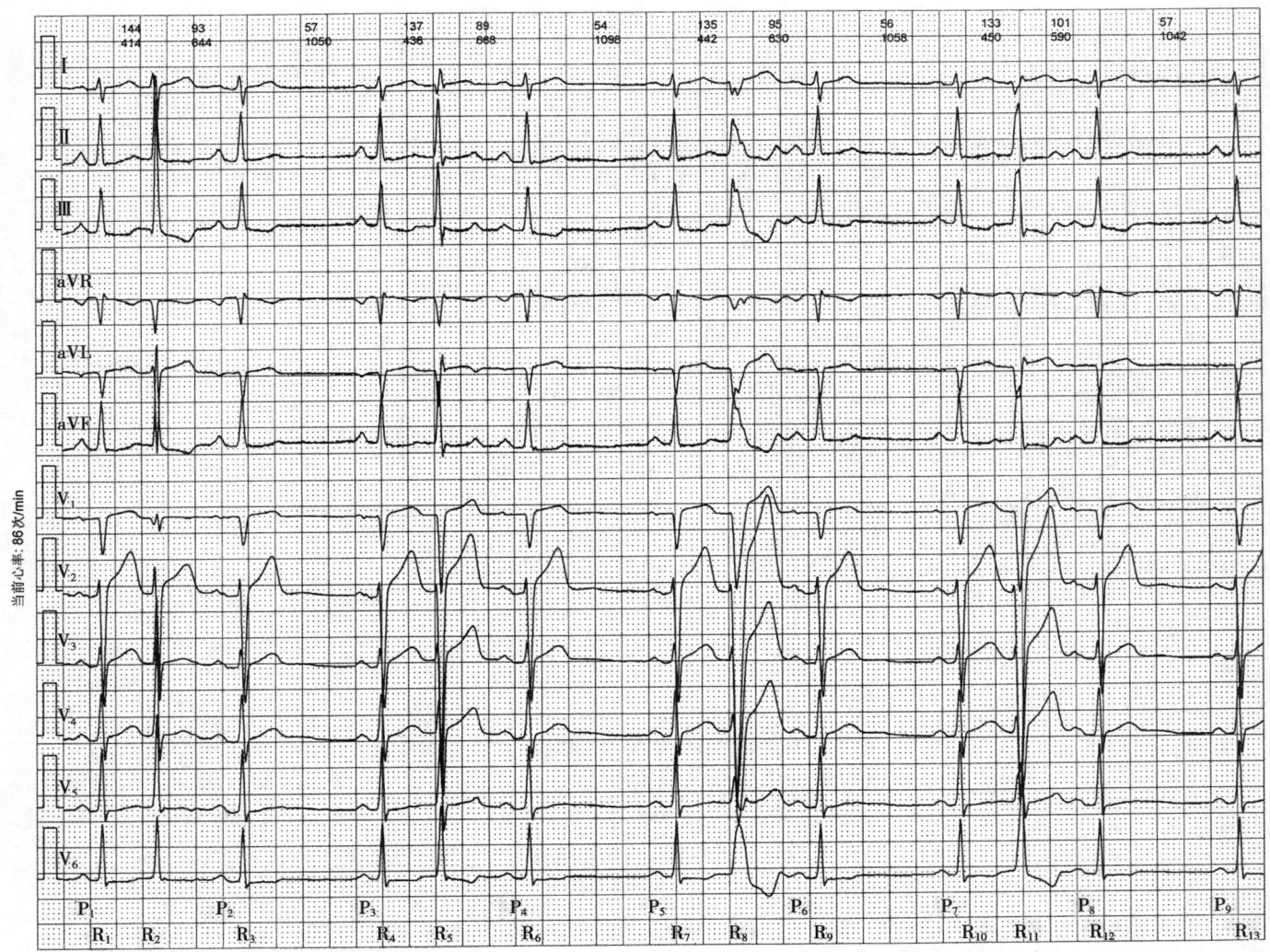

图 2 窦性 $P_1 \sim P_9$ 的频率 57 次 /min,窦性心动过缓,R_2、R_5、R_8、R_{11} 是插入性期前收缩。R_2 的形态与图 1 中 R_{10}、R_{12} 相似,R_5 与图 1 中 R_6 相似,R_8 时限 0.14s,V_1 导联呈 QS 型,$V_2 \sim V_4$ 导联呈 rS 型,V_6 导联呈 R 型。

诊断:窦性心动过缓,间隔部期前收缩伴时相性心室内差异传导可能性大。

第 56 例 | 细波型心房扑动

【临床资料】

女性,68 岁,心悸、胸闷 22 年。既往风湿性心脏病病史 20 余年,22 年前行二尖瓣置换术,因股骨头坏死行左髋关节置换术后 18 年。超声心动图显示双侧心室扩大,人工瓣结构及功能正常,主动脉瓣反流,左心室增大。

临床诊断: 风湿性心脏病,二尖瓣狭窄合并关闭不全,二尖瓣置换术后,主动脉瓣关闭不全,双侧心房扩大,左心室扩大,左髋关节置换术后。

【点评】

1. 细波型心房扑动指心房扑动的 F 波振幅 <0.10mV,甚至不易在体表心电图上显示出 F 波。见于弥漫性心房肌病变、高钾血症、心房扑动发生机制特殊等。

2. 心房扑动房室传导比例 2:1 时,如果不易确定 F 波,QRS 波群时限正常,只能笼统报告室上性心动过速。动态心电图、食管电生理及心脏电生理检查有助于室上性心动过速的定位诊断和鉴别诊断。

3. 心室率快速时,ST 段重度压低,T 波倒置;心室率减慢时,ST 段压低程度减轻,T 波转为直立,aVR 导联 ST 段抬高,T 波由直立转为倒置,是否有左主干或前降支近段严重病变尚不明确,患者缺少典型胸痛症状,建议行进一步检查和治疗。

图 1 心房波不易确认,RR 间期匀齐,心室率 133 次 /min,QRS 波群时限 0.09s,Ⅱ、Ⅲ、aVF 导联 R 波高电压,左心室增大。ST 段:Ⅰ、Ⅱ、Ⅲ、aVF、$V_2 \sim V_6$ 导联下斜型压低 0.15 ~ 0.40mV,aVR 导联抬高 0.25mV。T 波:Ⅰ、Ⅱ、Ⅲ、aVF、V_6 导联倒置,V_4、V_5 导联负正双向,aVR 导联直立。QT 间期 0.43s。

诊断: 室上性心动过速,左心室高电压,ST 段重度压低(aVR 导联抬高),T 波倒置及双向(aVR 导联直立)。

【动态心电图分析】

当前心率: 133次/min

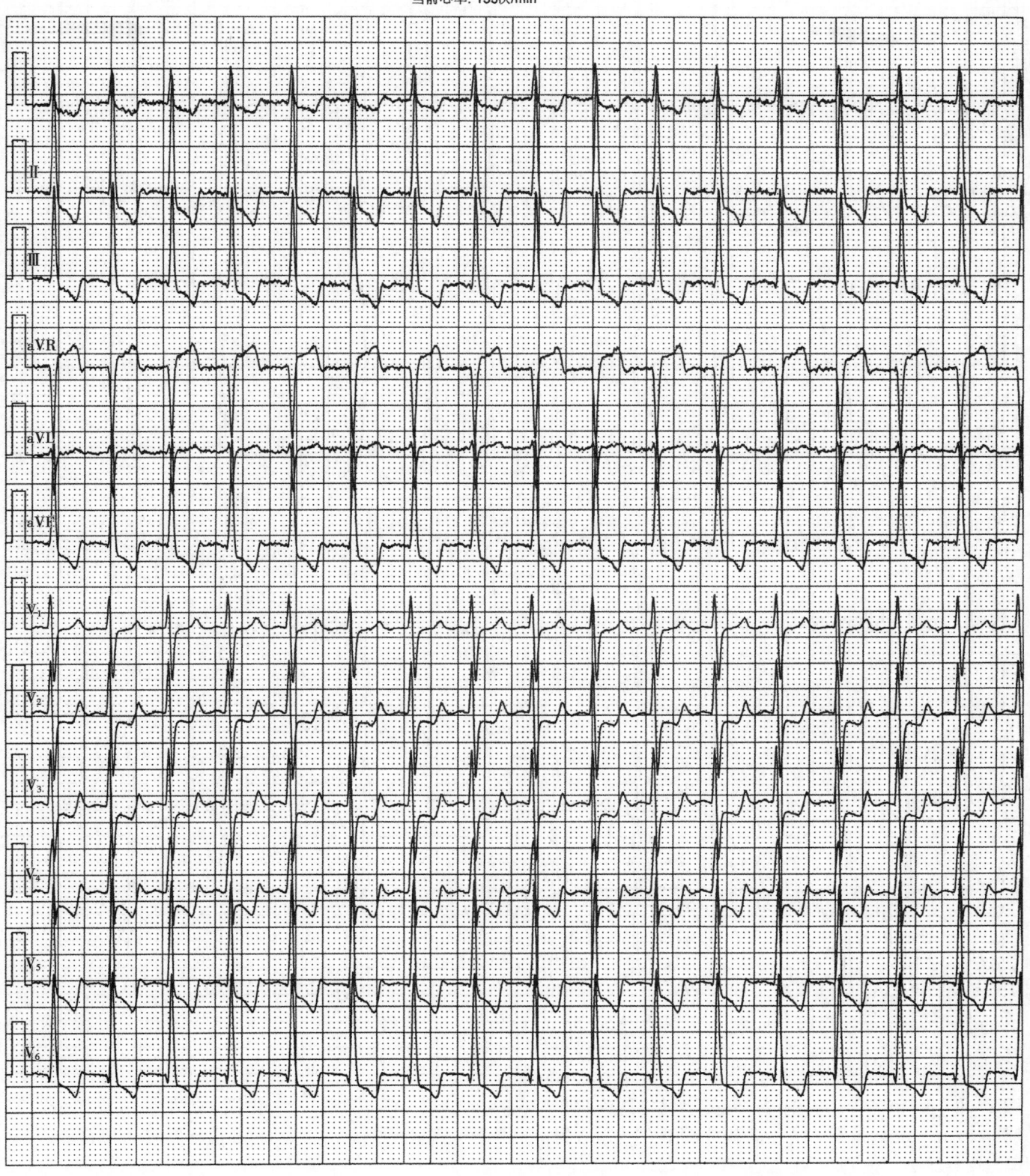

细波型心房扑动

当前心率: **92次/min**

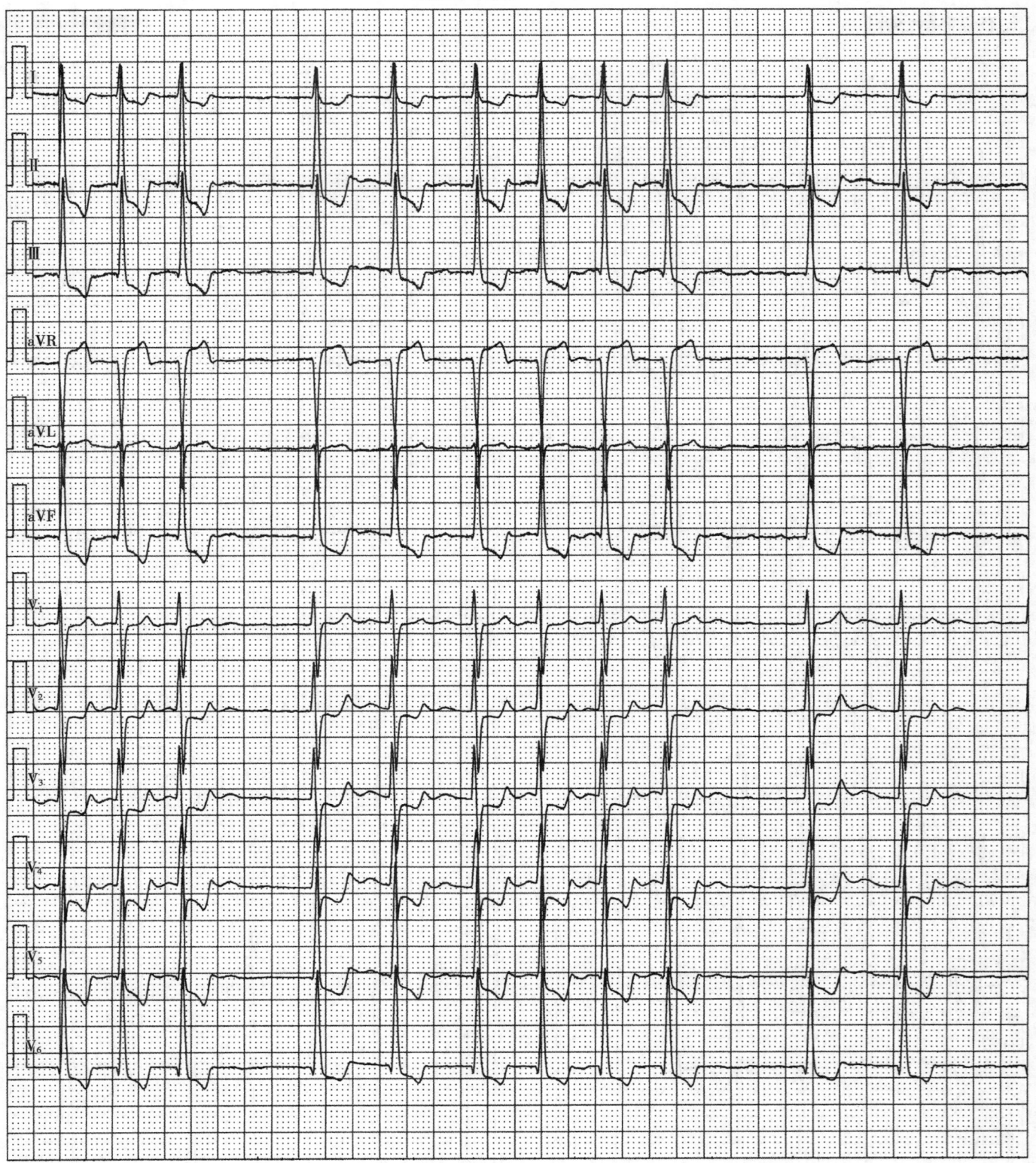

图 2　Ⅱ、Ⅲ、aVF 导联出现低振幅的心房扑动的 F 波，F 波＜0.10mV，F 波频率 266 次 /min，恰好是图 1 中心室率的 2 倍，图 1 是心房扑动伴 2 : 1 房室传导，图 2 房室传导比例（2～5）: 1，平均心室率 92 次 /min。

诊断：心房扑动（细波型），ST 段重度压低，T 波倒置。

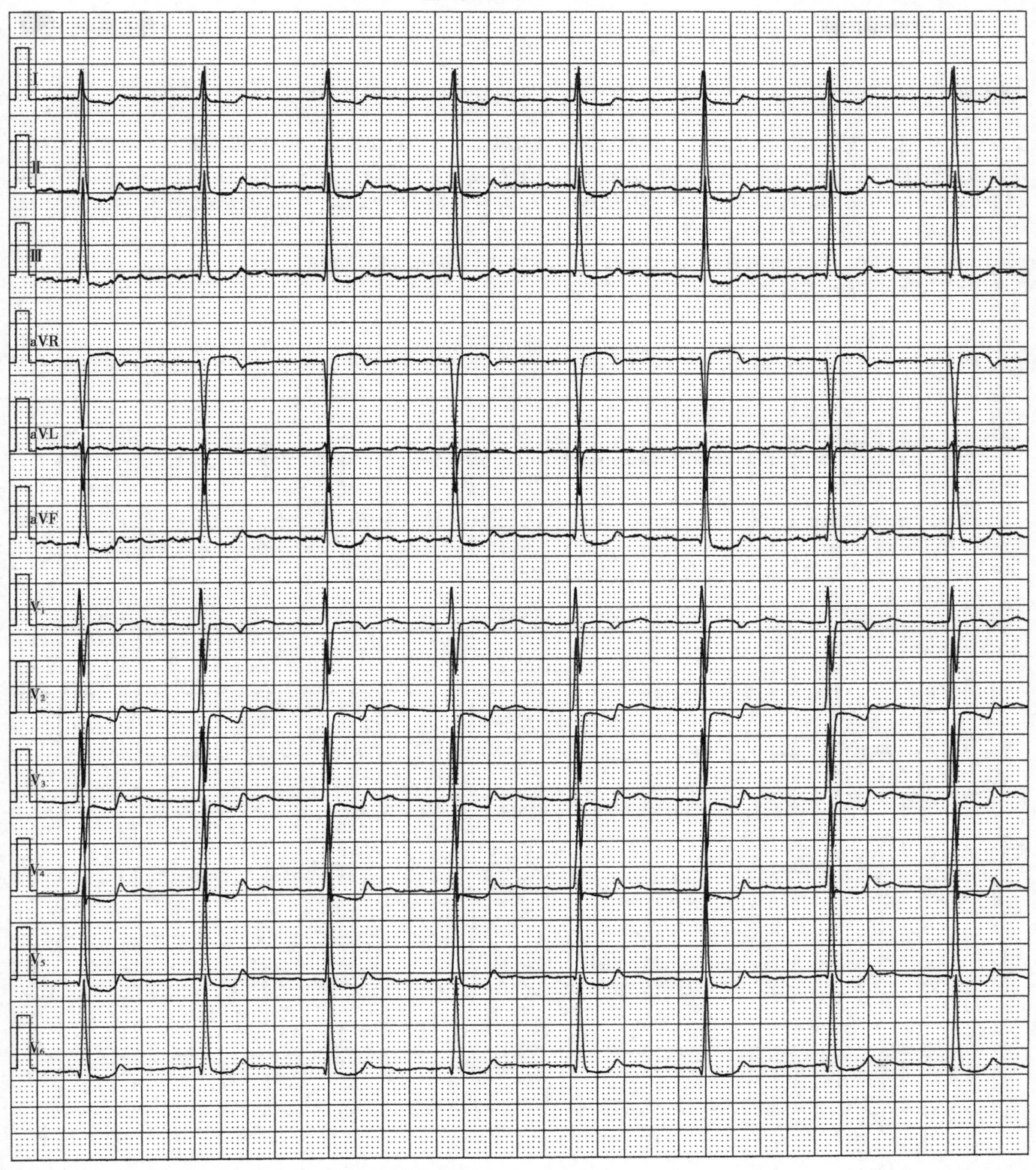

图 3 心房扑动, 房室传导比例 4:1, 心室率 66 次 /min。　　　　　　　　　　　　　　　**诊断:** 心房扑动, ST 段压低。

第57例 先后发生的房性期前收缩与室性期前收缩

【临床资料】

女性，42 岁，因"反复胸痛 2 年，加重 1 个月余"入院。2 年前诊断为甲状腺功能亢进症，在当地治疗。1 个月前因胸痛入当地医院，血生化检查提示肌钙蛋白 T 2.19ng/ml、CK-MB 定量测定 11.48ng/ml，心电图提示 $V_4 \sim V_6$ 导联 ST 段压低，诊断为急性非 ST 段抬高型心肌梗死。查体：血压 153/73mmHg，身高 156cm，体重 88kg，BMI 36.2kg/m²。血生化检查显示肌钙蛋白 T 0.239ng/ml，超声心动图显示二尖瓣、三尖瓣及主动脉瓣轻度反流。

临床诊断：冠状动脉粥样硬化性心脏病，NSTEMI，甲状腺功能亢进症复发，甲状腺炎，缺铁性贫血。

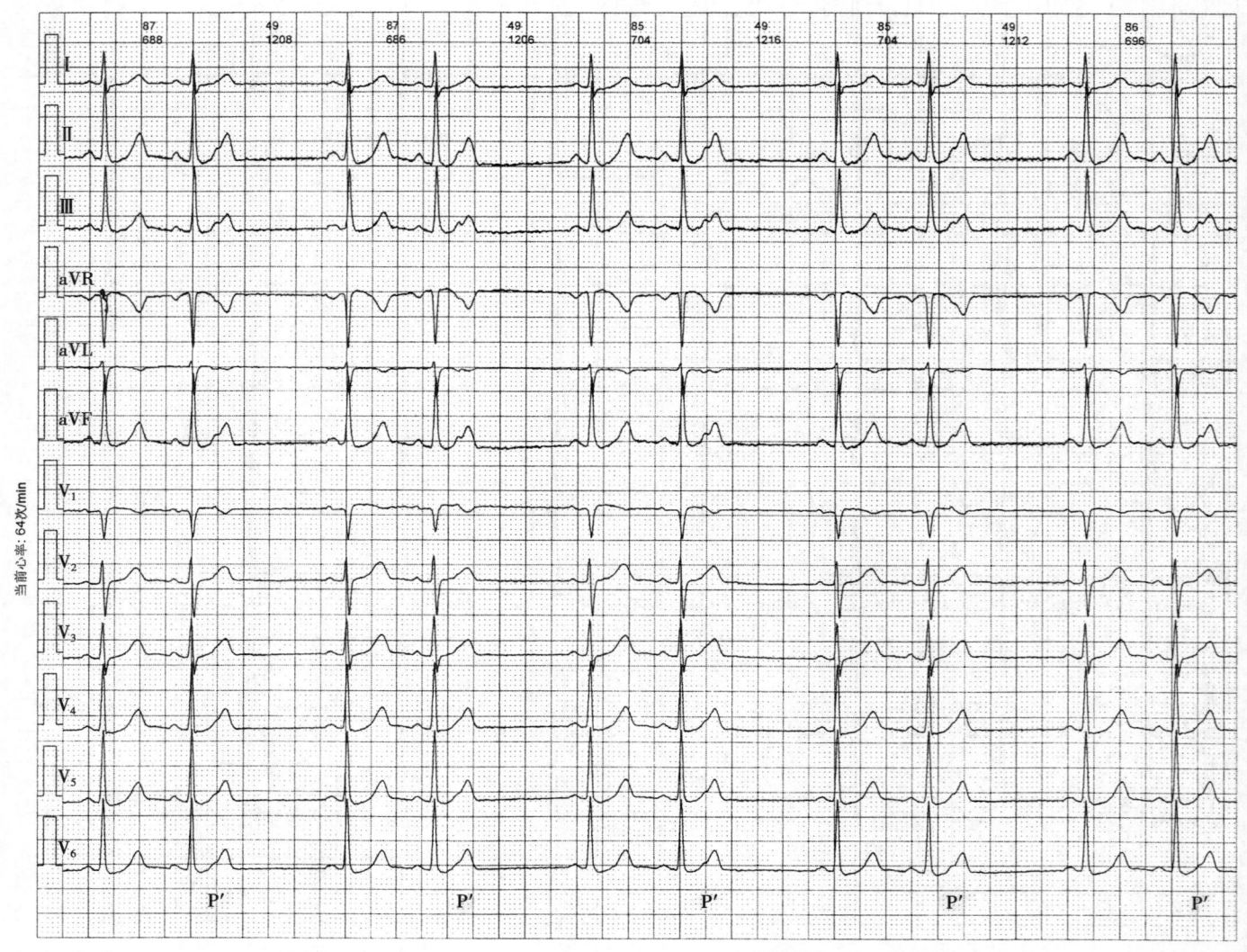

图 1 窦性心律，心率 85 次 /min，P′ 波出现于 T 波升支上，未下传心室，此期为房室传导系统绝对不应期，为生理性房室绝对干扰。P′ 波Ⅱ、Ⅲ、aVF 导联正向，代偿间歇不完全，房性期前收缩三联律未下传心室。

诊断：窦性心律，房性期前收缩三联律未下传心室。

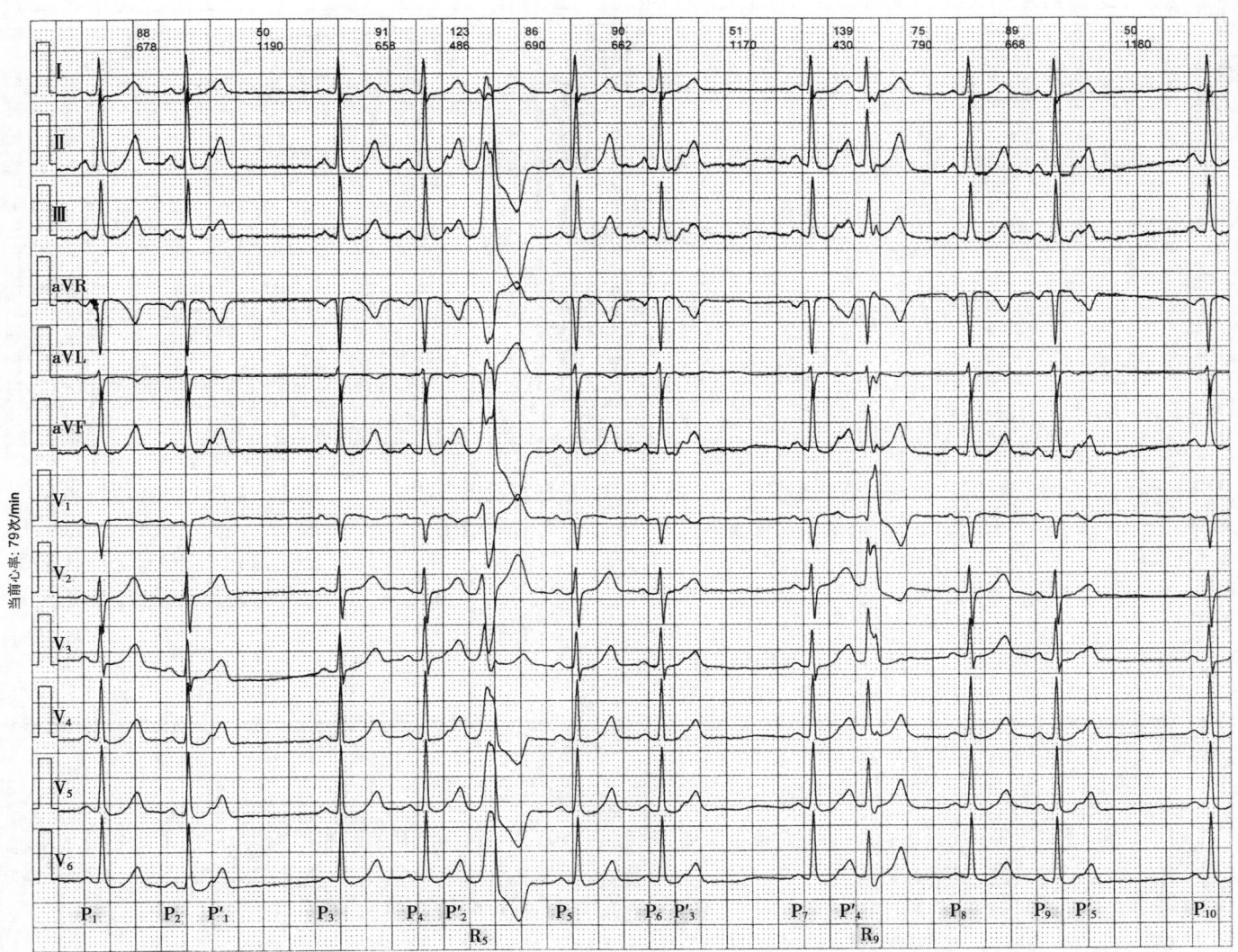

图 2 P₁~P₁₀ 是窦性节律, 心率 90 次 /min。P′₁~P′₅ 是房性期前收缩, P′₁、P′₃ 及 P′₅ 因房室绝对干扰未下传心室。P′₂ 是房性期前收缩, R₅ 是室性期前收缩。P′₄ 下传 R₉, R₉ 时限 0.12s, 呈右束支传导阻滞图形, 时相性心室内差异传导。

诊断: 窦性心律, 房性期前收缩 (部分为下传心室、伴心室内差异传导), 右室流出道期前收缩。

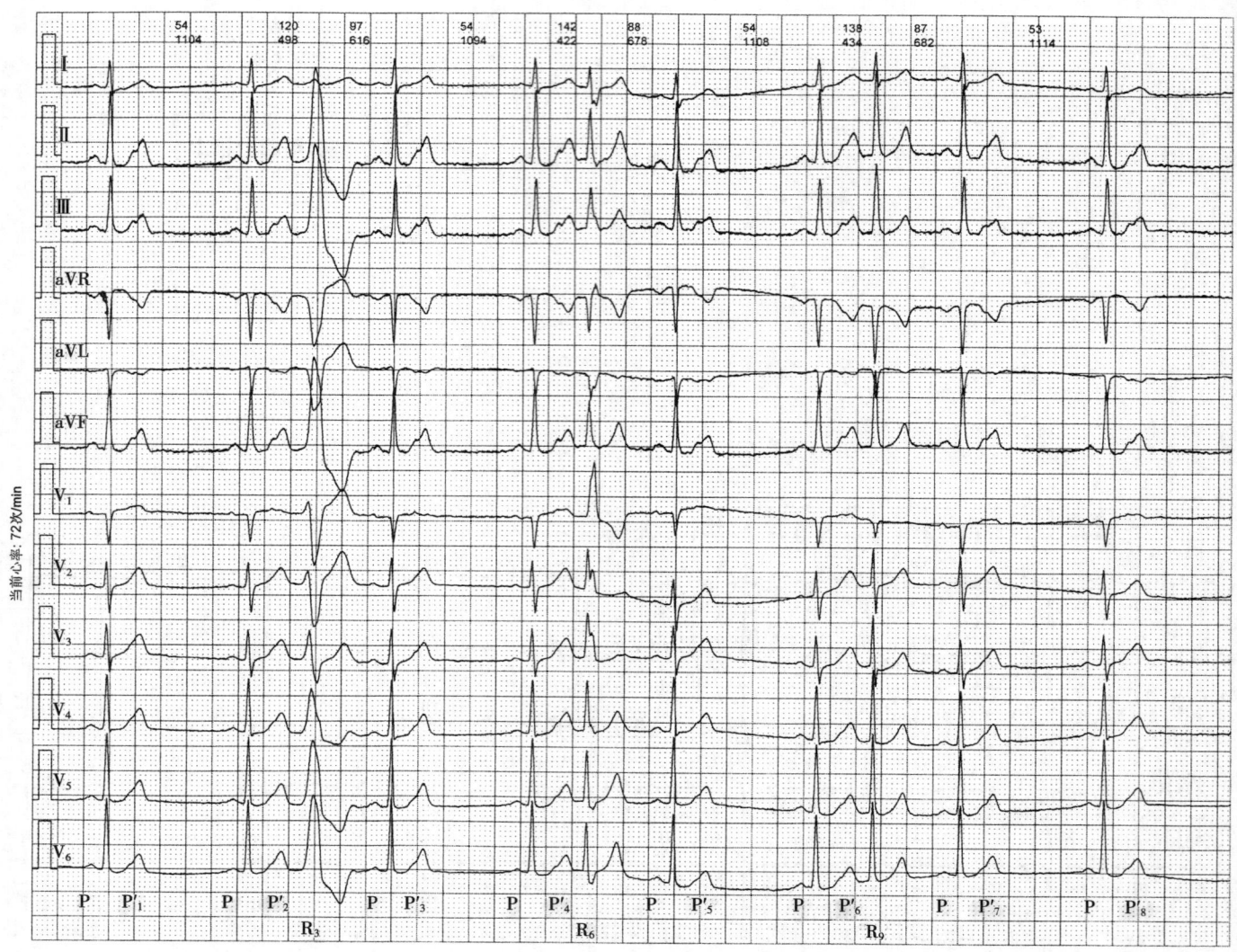

	54 1104		120 498	97 616		54 1094		142 422	88 678		54 1108		138 434	87 682		53 1114

I

II

III

aVR

aVL

aVF

V₁

V₂

V₃

V₄

V₅

V₆

当前心率：72次/min

P P′₁   P   P′₂   P   P′₃   P   P′₄   P   P′₅   P   P′₆   P   P′₇   P   P′₈

R₃   R₆   R₉

图 3 P 波代表窦性搏动，P′ 波是房性期前收缩，P′₂ 后见的 R₃ 是右室流出道期前收缩。P′₄ 下传 R₆ 伴右束支传导阻滞型心室内差异传导。P′₆ 下传 R₉ 伴轻度室内差异传导，P′₁、P′₃、P′₅、P′₇ 及 P′₈ 未下传心室。

诊断：窦性搏动，房性期前收缩（部分未下传心室、部分形成二联律、部分伴心室内差异传导），右室流出道期前收缩。

【点评】

房性期前收缩之后宽大、畸形的 QRS 波群，是房性期前收缩伴心室内差异传导，还是室性期前收缩呢？查找患者的 24h 动态心电图，房性期前收缩 5 000 余次，这种宽 QRS 波群 75 次，多数出现在房性期前收缩之后，是巧合吗？为什么多达数十次且重复出现？经过一个一个分析这种宽大、畸形的 QRS 波群，找到了 5 次其前无 P′ 波的宽大、畸形的 QRS 波群。之前无 P′ 波的 QRS 波群，室性期前收缩的诊断成立。依据是：①P′ 波之后宽大、畸形的 QRS 波群与 P′ 波无关，宽 QRS 波形一致，有的其前无 P′ 波。②宽 QRS 波群不符合心室内差异传导的基本规律和特征，即

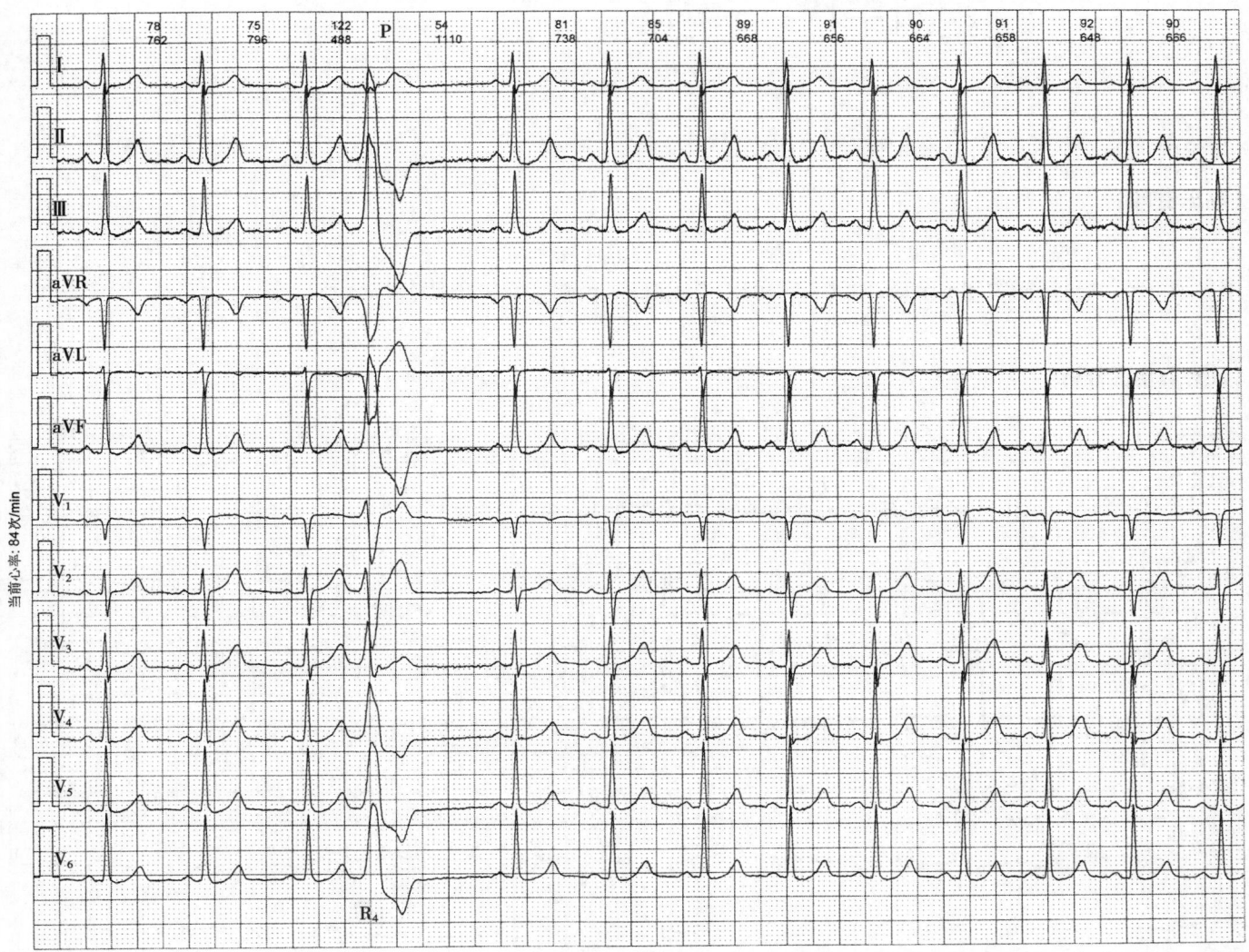

当前心率: 84次/min

图 4 窦性心律, 心率 84 次 /min, R₄ 之前无 P′ 波, 波形与图 1 和图 2 中宽大、畸形 **诊断**: 窦性心律, 右室流出道
的 QRS 波群一致, 其后的 T 波升支上有 P 波, 是窦性 P 波的位置。室性期前收缩, 期前收缩。
期前收缩之前窦性频率 78 次 /min, 期前收缩之后窦性频率上升至 91 次 /min。

V₁、V₂ 导联上 r 波时限达到了 0.06～0.08s, 支持室性期前收缩的诊断。③依据宽大、畸形的 QRS 波群特征, 期前
收缩大致起源于右室流出道; 房性期前收缩未下传心室。出现于 T 波顶峰之前未下传, 是生理性绝对干扰; 出现
了 T 波降支 P′ 波未下传, 表明绝对不应期延长; T 波结束之后的 P′ 波仍未下传心室, 房室交界区绝对不应期延长
超过了 QT 间期, 除外隐匿传导之后, 提示阻滞因素存在。

第 58 例 先后发生的房性期前收缩与室性期前收缩伴房室绝对干扰

【临床资料】

女性，86 岁，因"胸闷、气短 11 年，加重伴胸痛 1 天"入院。既往高血压病史 6 年。超声心动图显示左心增大，二尖瓣重度关闭不全，主动脉瓣关闭不全，阵发性心房颤动、心功能不全，心肌酶未见明显异常。

【动态心电图分析】

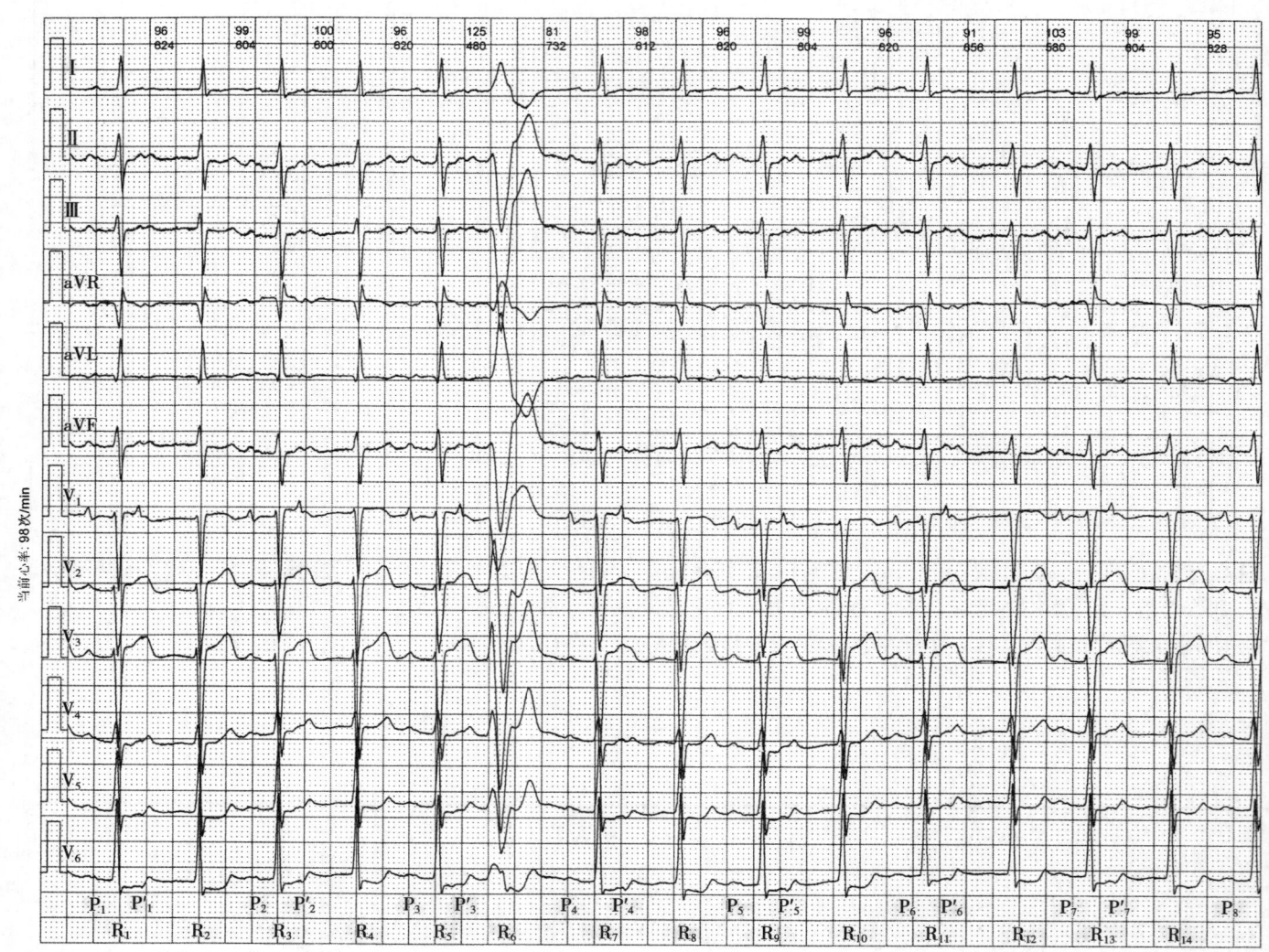

图 1 $P_1 \sim P_8$ 是窦性 P 波，P 波切迹，PR 间期 0.23s，一度房室传导阻滞。QRS 波群时限 0.09s，QRS 电轴左偏，V_2、V_3 导联 r 波递增不良。ST 段：V_5、V_6 导联压低 0.10~0.15mV。T 波：I 导联平坦，aVL 导联倒置，V_6 导联低。P'_1 下传 R_2，P'_2 下传 R_4，P'_3R_6 间期 0.25s，P'_4 下传 R_8，P'_5 下传 R_{11}，P'_6 下传 R_{12}，P'_7 下传 R_{14}，P′ 是房性期前收缩二联律，$P'R$ 间期 0.42s，房性期前收缩形成二联律，R_6 时限 0.16s，因 P'_3R_6 间期较短，R_6 是室性期前收缩。

诊断： 窦性心律，一度房室传导阻滞，房性期前收缩二联律伴意外房室传导，室性期前收缩，ST 段压低（前侧壁），T 波改变（高侧壁）。

临床诊断： 心脏瓣膜病，二尖瓣重度关闭不全，主动脉瓣重度关闭不全，阵发性心房颤动，心力衰竭，心功能Ⅳ级。

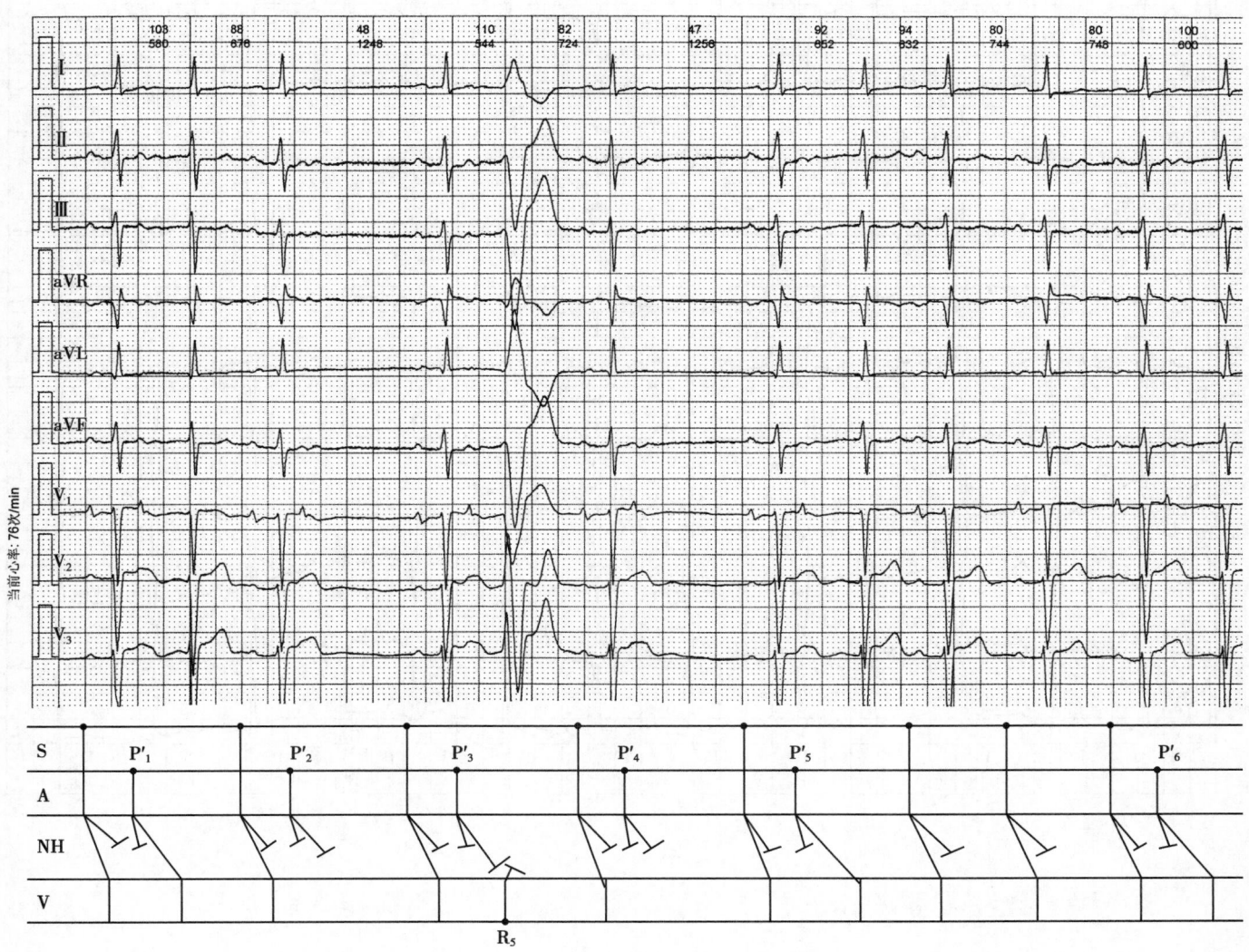

图 2 窦性心律，心率 80 次/min，窦性 PR 间期 0.20s，P′₁、P′₆ 下传心室 P′R 间期 0.40s，P′₂、P′₄ 未下传心室，P′₃ 与 R₅ 激动在房室交界区发生绝对干扰，梯形图示：窦性激动沿房室结快径路下传心室，慢径路前传中断，P′₁、P′₆ 受阻于房室结快径路，沿慢径路下传心室。P′₂、P′₄ 受阻于房室结快-慢径路。R₃R₅ 间期 0.28s 比 P′₁R 间期短，R₅ 是室性期前收缩心尖部。

诊断： 窦性心律，房性期前收缩（部分未下传，部分 P′R 间期延长），室性期前收缩。

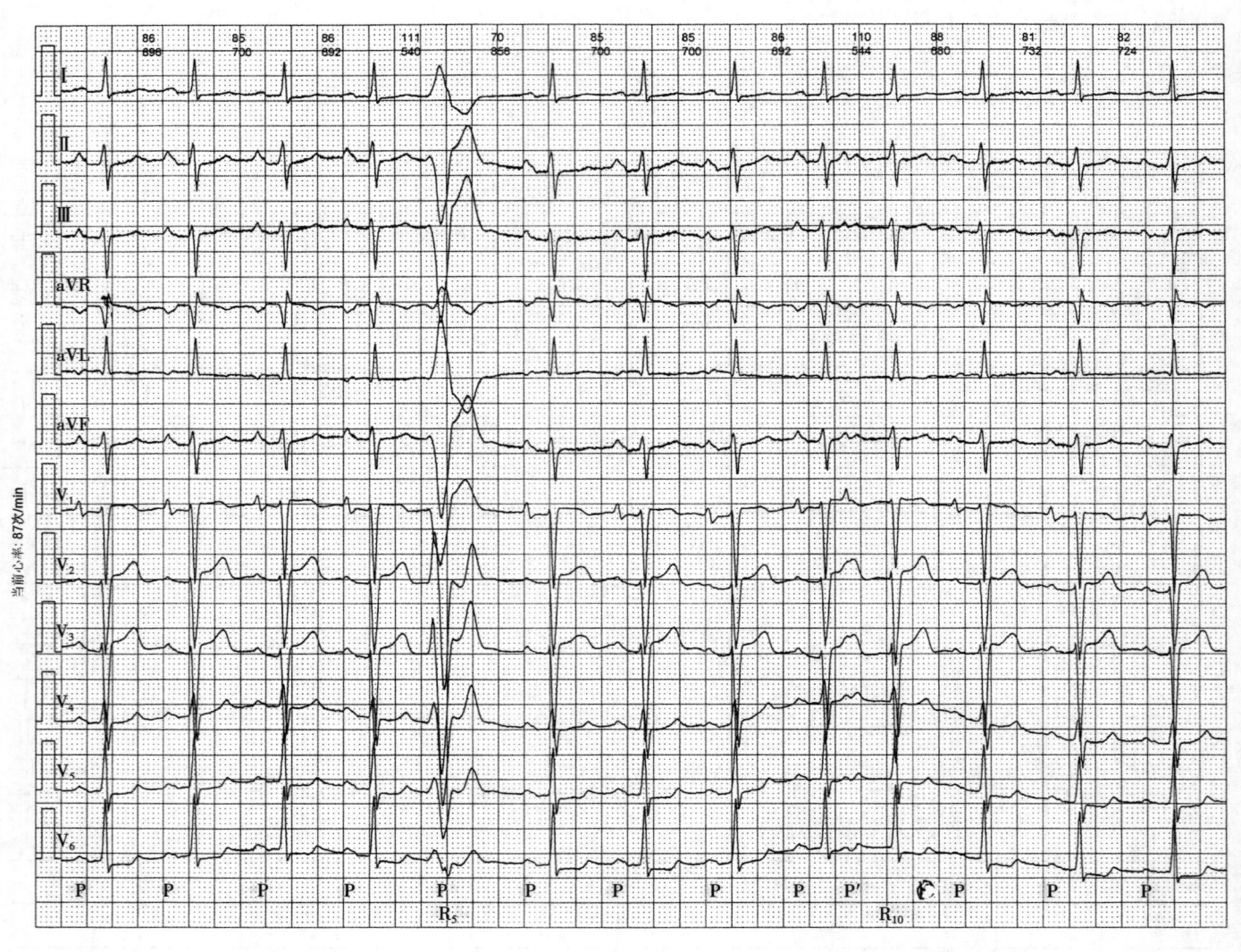

图 3 窦性心律,心率 88 次 /min,R_5 室性期前收缩之前无 P 波,房性期前收缩下传 R_{10}。ST 段: V_5、V_6 压低 0.10mV。T 波: I 、aVL 导联平坦。

诊断: 窦性心律,房性期前收缩伴 $P'R$ 间期延长,室性期前收缩。

【点评】

1. 房性期前收缩 $P'R$ 间期延长　窦性心律 PR 间期 0.20～0.23s,出现在 ST 段上的房性期前收缩意外地下传了心室,$P'R$ 间期延长达 0.42s,可能是房性期前收缩沿房室结慢径路下传了心室。

2. 图 1 中 R_6、图 2 中 R_5 之前都有房性期前收缩,酷似房性期前收缩伴时相性心室内差异传导,但它们的 $P'R$ 间期都比房性期前收缩下传的 $P'R$ 间期短,表明 P' 波与 R_6、R_5 无关。图 3 中 R_5 的波形与图 1 中 R_6、图 2 中 R_5 相同,图 3 中 R_5 之前无 P' 波,支持宽 QRS 波群是室性期前收缩。

第 59 例　先后发生的房性期前收缩与室性期前收缩及其后 T 波倒置

【临床资料】

男性，71 岁，因"间断心慌 11 个月，心电图提示心房颤动"入院。完善各项检查以后，行心房颤动射频消融术，转复窦性心律。

临床诊断： 心律失常，心房颤动射频消融术后。

【动态心电图分析】

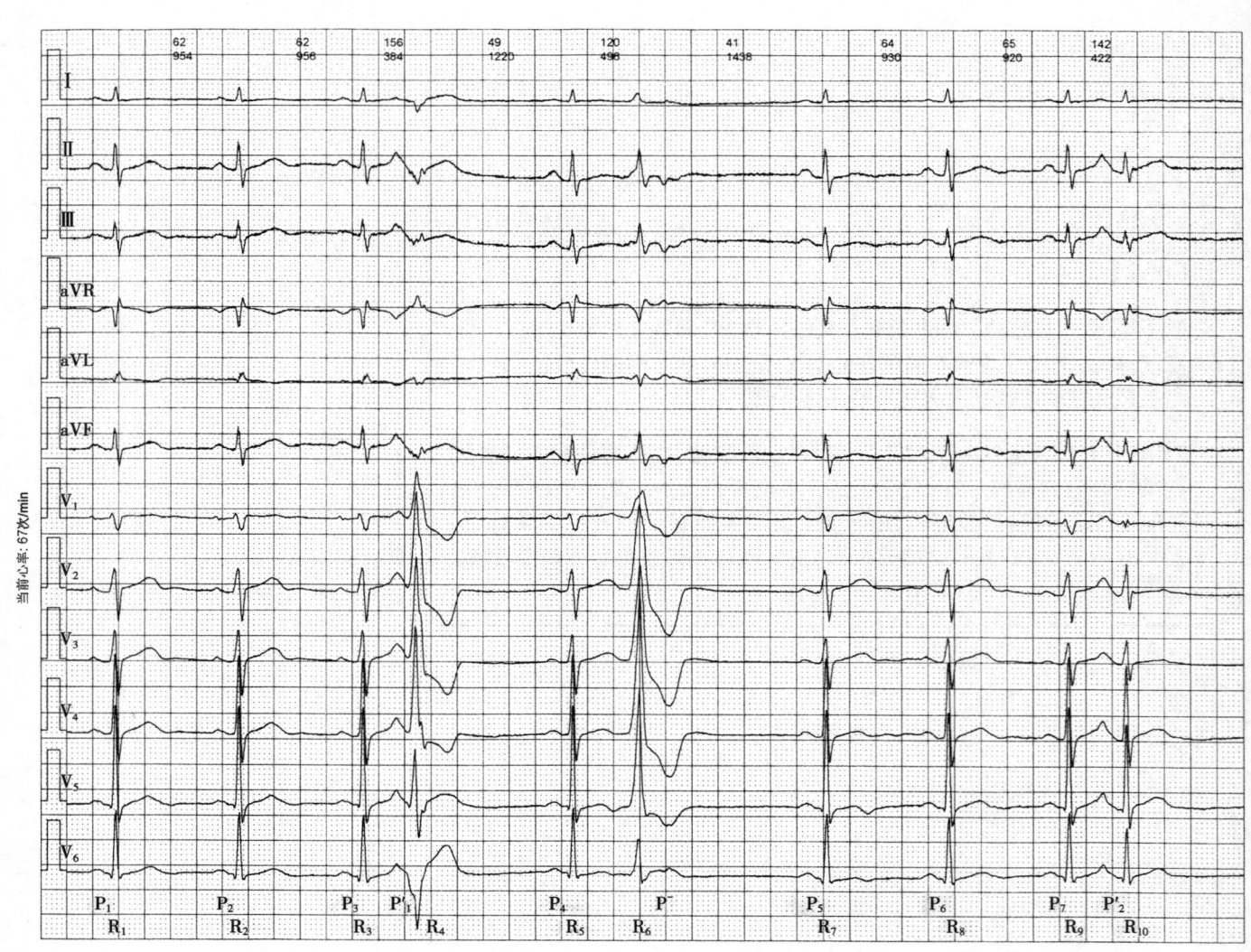

图 1　P₁～P₇ 是窦性心律，心率 62 次 /min。R₄ 宽大、畸形，QRS 波群时限 0.15s，Ⅰ、Ⅱ、Ⅲ、aVF、V₆ 导联呈 QS 型，V₁～V₃ 导联呈 R 型，左心室期前收缩，R₄ 之前的 T 波上一个 P′ 波，房性期前收缩。R₆ 起自左心室的期前收缩伴逆行心房传导，代偿间歇完全。P′₂ 房性期前收缩下传 R₁₀ 伴轻度室内差异传导。

【点评】

本例患者曾因心房颤动，在 CARTO 指导下行心房颤动射频消融术。心房颤动发生前、后均有房性期前收缩出现于 T 波顶峰上，即 P-on-T 现象房性期前收缩，易引起心房颤动。室性期前收缩紧随房性期前收缩之后出现，图 1 中 P′$_1$R$_4$ 间期 0.15s，与 P′$_2$R$_{10}$ 间期 0.19s 比较，缩短了 0.04s，R$_4$ 很可能是纯室性期前收缩，与房性期前收缩形成室性融合波的可能性不大。室性期前收缩之后第 1 个窦性 T 波，Ⅱ、Ⅲ、aVF、V$_4$、V$_6$ 导联直立转低平，V$_5$ 导联直立转倒置。期前收缩后 T 波直立转倒置，先前被称为 "穷人的运动试验"，即不需要再花费金钱就诊断了冠心病或心肌缺血。本例患者没有冠心病的其他证据，期前收缩后 T 波倒置现象有待深入研究。

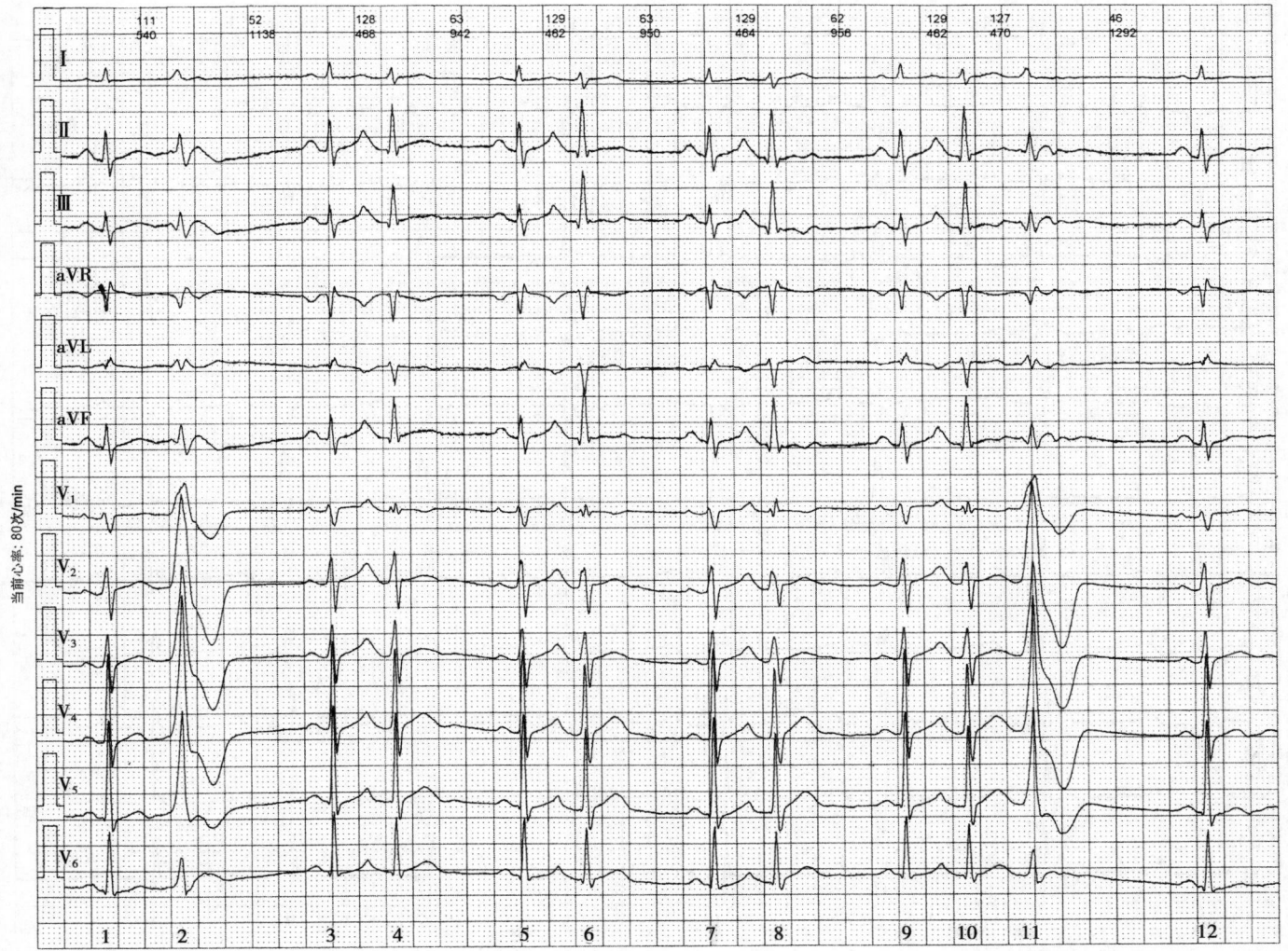

图 2 窦性节律，第 2、11 个心搏是室性期前收缩。第 4、6、8 个是房性期前收缩伴不同程度的室内差异传导。

动态心电图诊断：窦性心律，房性期前收缩（与房性期前收缩形成二联律），室性期前收缩后 T 波倒置。

第 60 例 | 相互转换的窦性心动过缓与房性心律

【临床资料】

男，61 岁。

临床诊断：冠状动脉粥样硬化性心脏病，不稳定型心绞痛，高血压 3 级（很高危），糖尿病 2 型，糖尿病肾病。

【动态心电图分析】

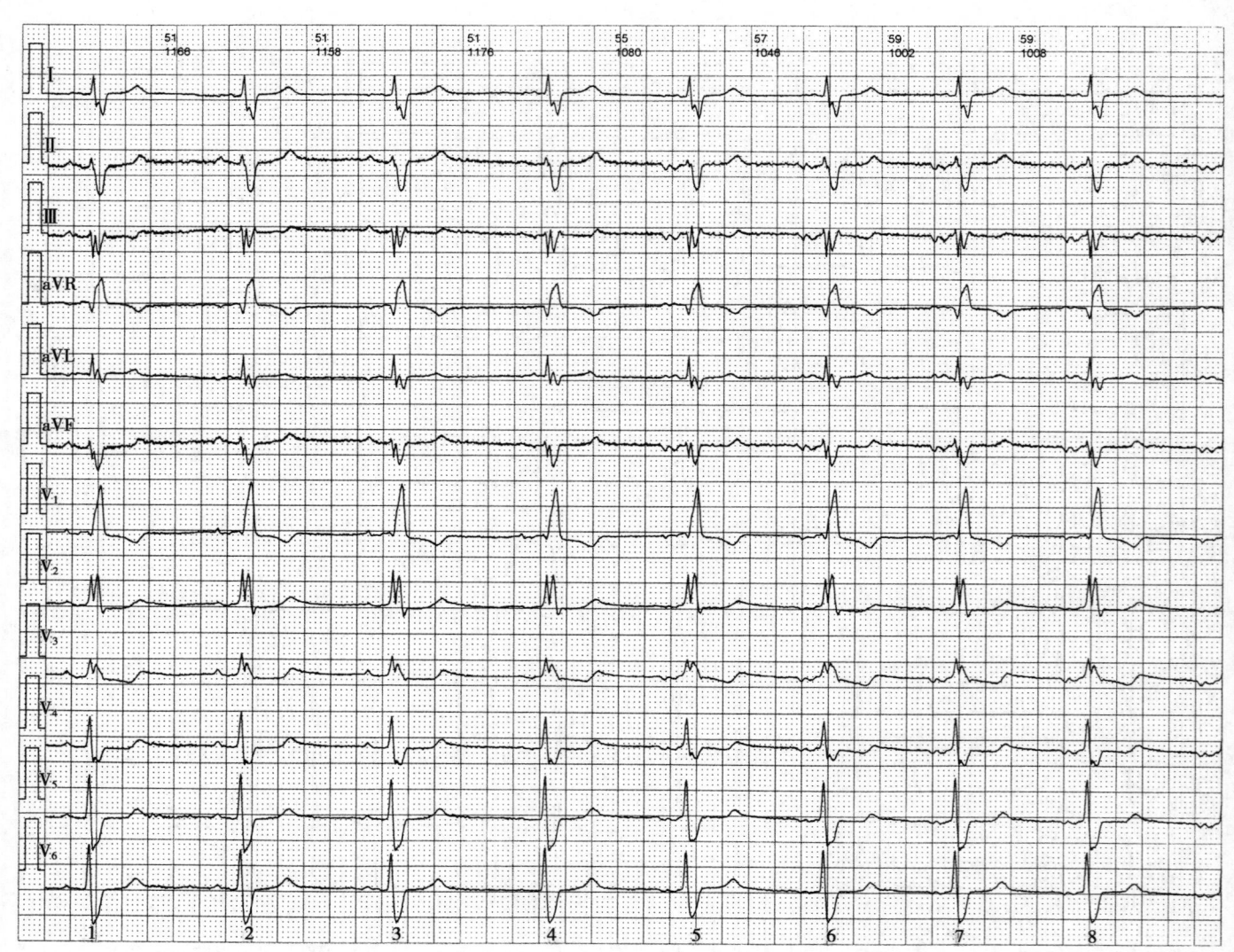

图 1 第 1~3 个心搏的 P 波正向，心率 51 次 /min；第 5~8 个心搏的 P 波负向，心率 58 次 /min；第 4 个心搏的 P 波低平。QRS 波群时限 0.15s，完全性右束支传导阻滞。

【点评】

这是一例窦性心动过缓与房性心律相互转换的心律失常。两种节律的频率较为缓慢，当窦性频率低于房性心律的频率以后，出现了低位房性心律(图1)。窦性P波高于房性心律的频率以后，又恢复了窦性心律(过缓)，房性心律时，倒置P波时限增宽至0.15s，明显宽于窦性P波(0.10s)，图1中第4个心搏的P波介于窦性P波与房性P波之间，房性融合波。

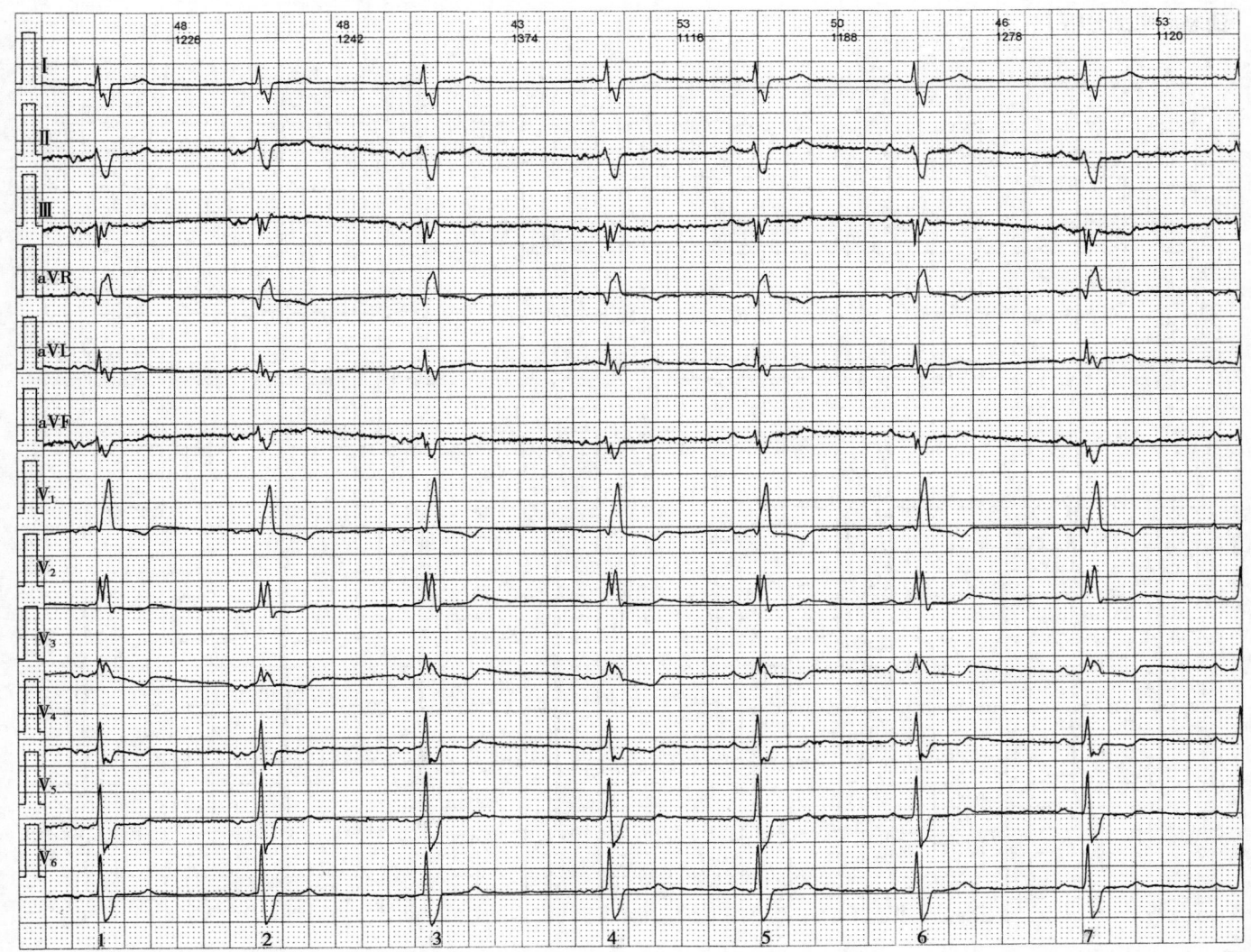

图2　第1~4个心搏的P波倒置，心率48次/min，房性心律。第5~7个心搏的P波正向，心率50次/min，恢复窦性心律。

动态心电图诊断：窦性心动过缓，房性心律，房性融合波，完全性右束支传导阻滞。

第61例 心房颤动伴多源性室性逸搏

【临床资料】

男性,74岁,因"头晕伴右肢无力"入院。

临床诊断:风湿性心脏瓣膜病,心房颤动,高血压2级(高危),脑梗死。

【动态心电图分析】

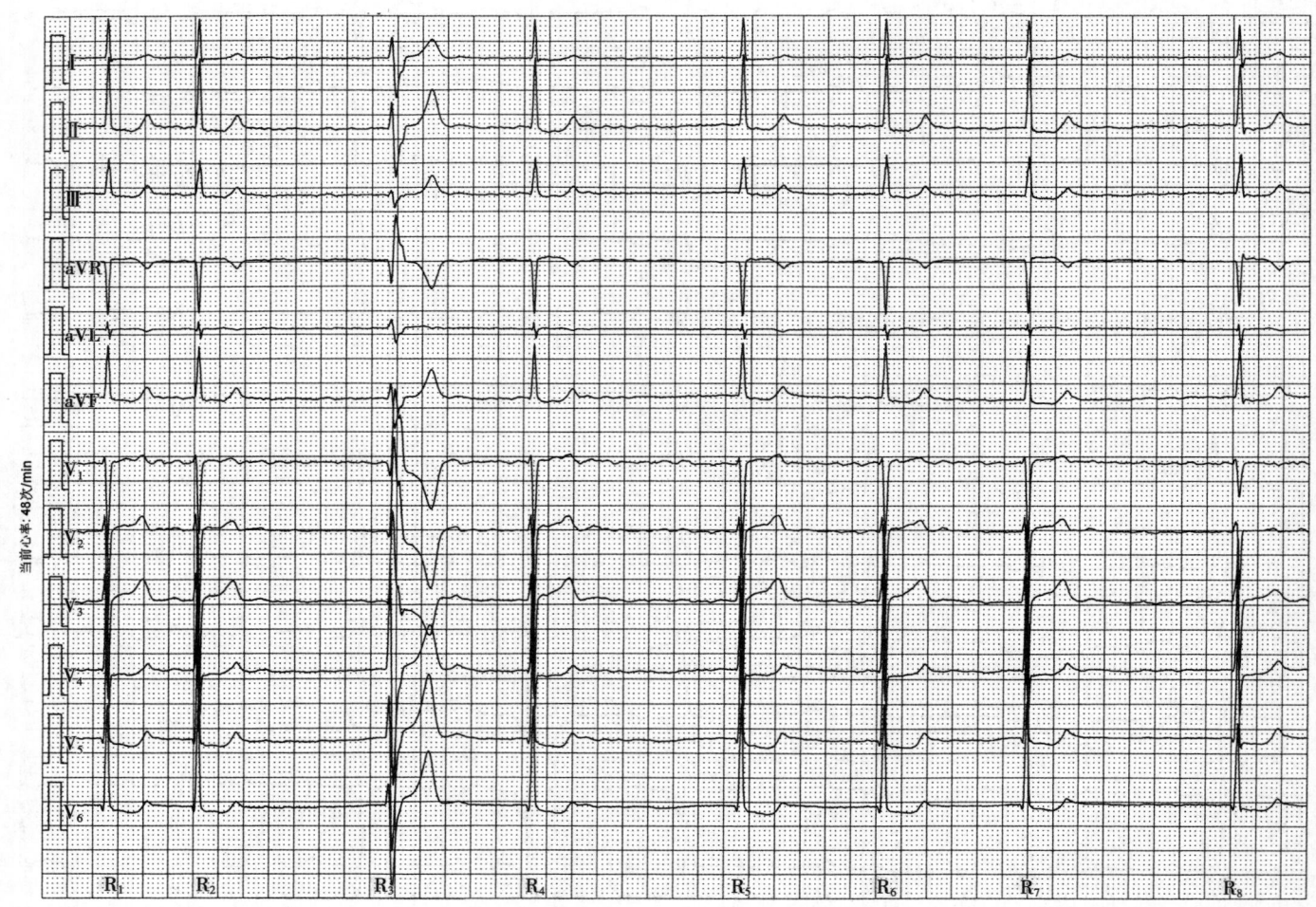

图1 P波消失,代之以"f"波,心房颤动。R_1、R_2、$R_4 \sim R_8$由f波下传。ST段:Ⅱ、Ⅲ、aVF、$V_4 \sim V_6$导联压低0.05~0.15mV。V_5导联R波高电压。R_3延迟出现,时限0.14s,室性逸搏。

诊断:心房颤动,左心室高电压,ST段压低,室性逸搏。

【点评】

这是一例风湿性心脏瓣膜病、心房颤动患者的动态心电图。自身的心室率约为 45 次 /min。图 1 与图 2 出现的室性逸搏分别呈 qR 及 rsr′ 型（V₁ 导联），双源性室性逸搏。图 2 中室性逸搏连续出现 2 次（R₃、R₄）心室率 33 次 /min。

心房颤动情况出现的缓慢心室率及室性逸搏，提示：①隐匿性房室传导，阻止了更多 f 波下传心室；②洋地黄作用或洋地黄过量，患者应用地高辛 0.25mg/d；③合并房室传导障碍，不除外合并二度房室传导阻滞。

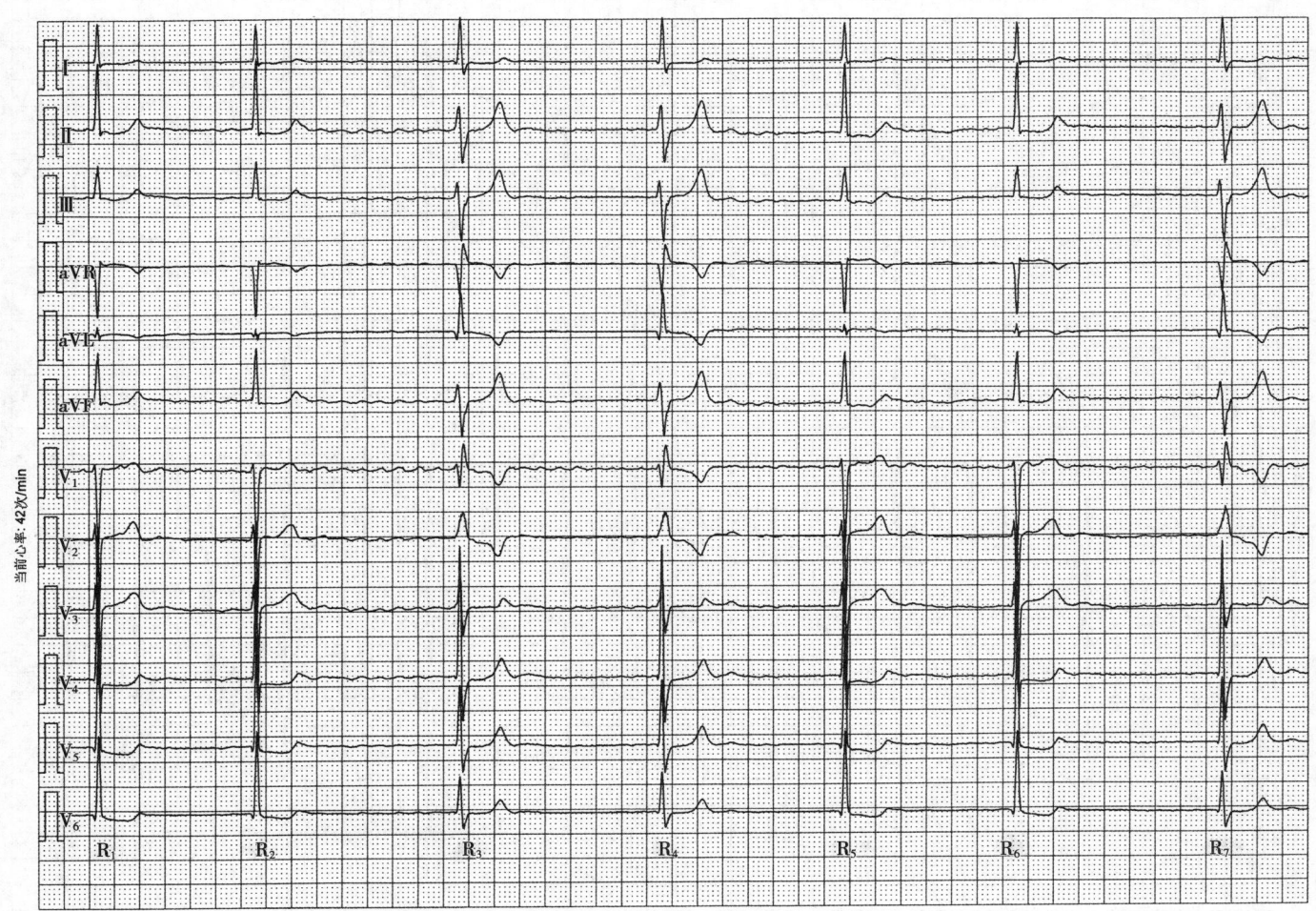

图 2 心房颤动，R₃、R₄、R₇ 时限 0.11s，波形相同，V₁ 导联呈 qSR′ 型，逸搏间期 1.6s，室性逸搏。

诊断： 心房颤动，左心室高电压，双源性室性逸搏。

心房颤动伴多源性室性逸搏

第 62 例 | 心房颤动伴极速型心室率诱发缺血型 ST 段重度压低

【临床资料】

男性，87 岁，因 "停止排便 12 天" 入院。右肺鳞癌切除术后 13 年。超声心动图显示各房室腔大小、形态正常，二尖瓣轻度反流。

【动态心电图分析】

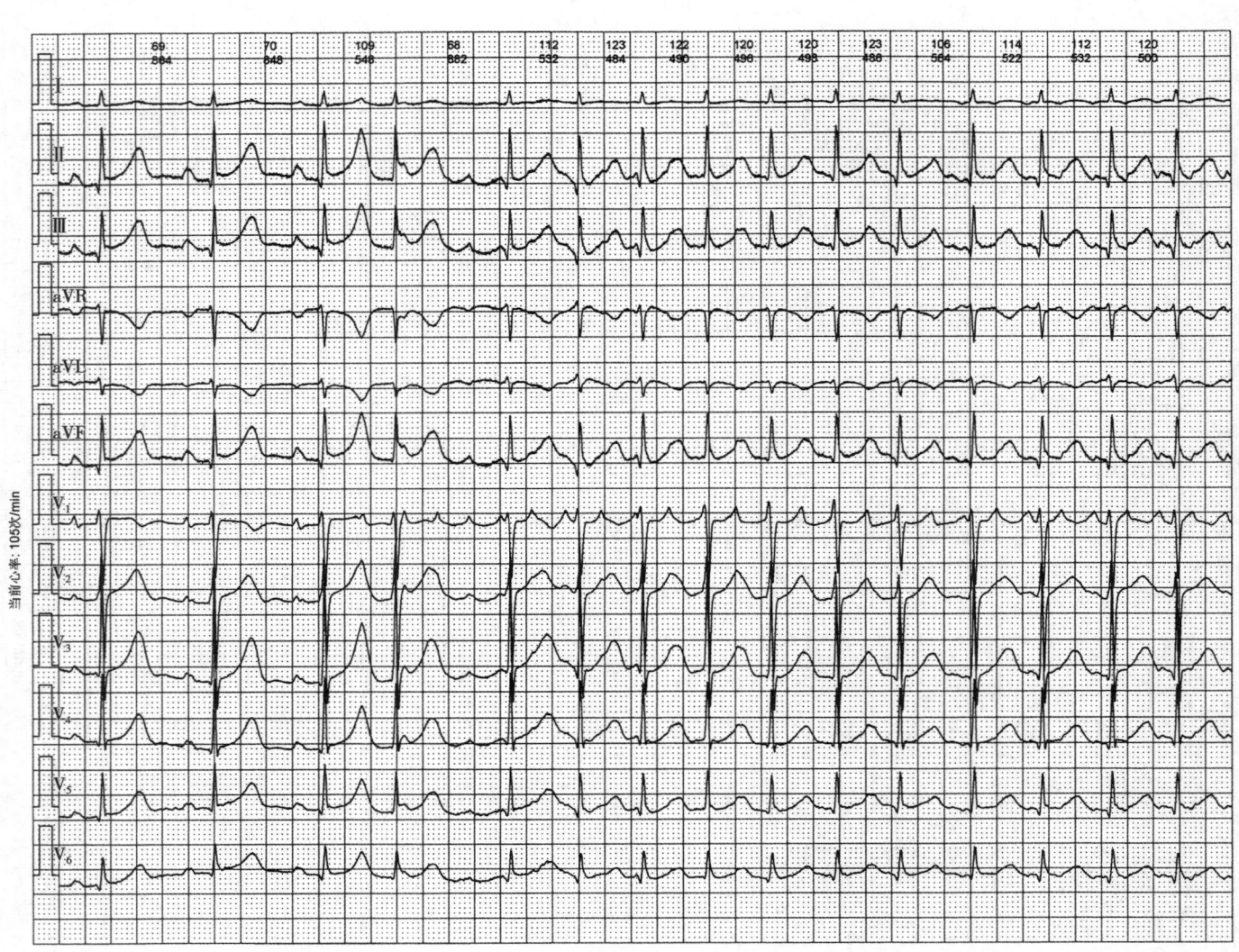

图 1　第 1～3 个心搏为窦性心律，心率 69 次 /min，PR 间期 0.20s，QRS 波群时限 0.08s，QT 间期 0.45s，ST 段：Ⅱ、Ⅲ、aVF、V₂、V₃ 导联抬高 0.10～0.20mV。心房扑动开始于第 3 个心搏的 T 波顶峰上，心房率 240 次 /min，房室传导比例（2～3）:1，平均心室率 105 次 /min。

临床诊断：肺癌术后，肠梗阻，肺转移癌，心房颤动。

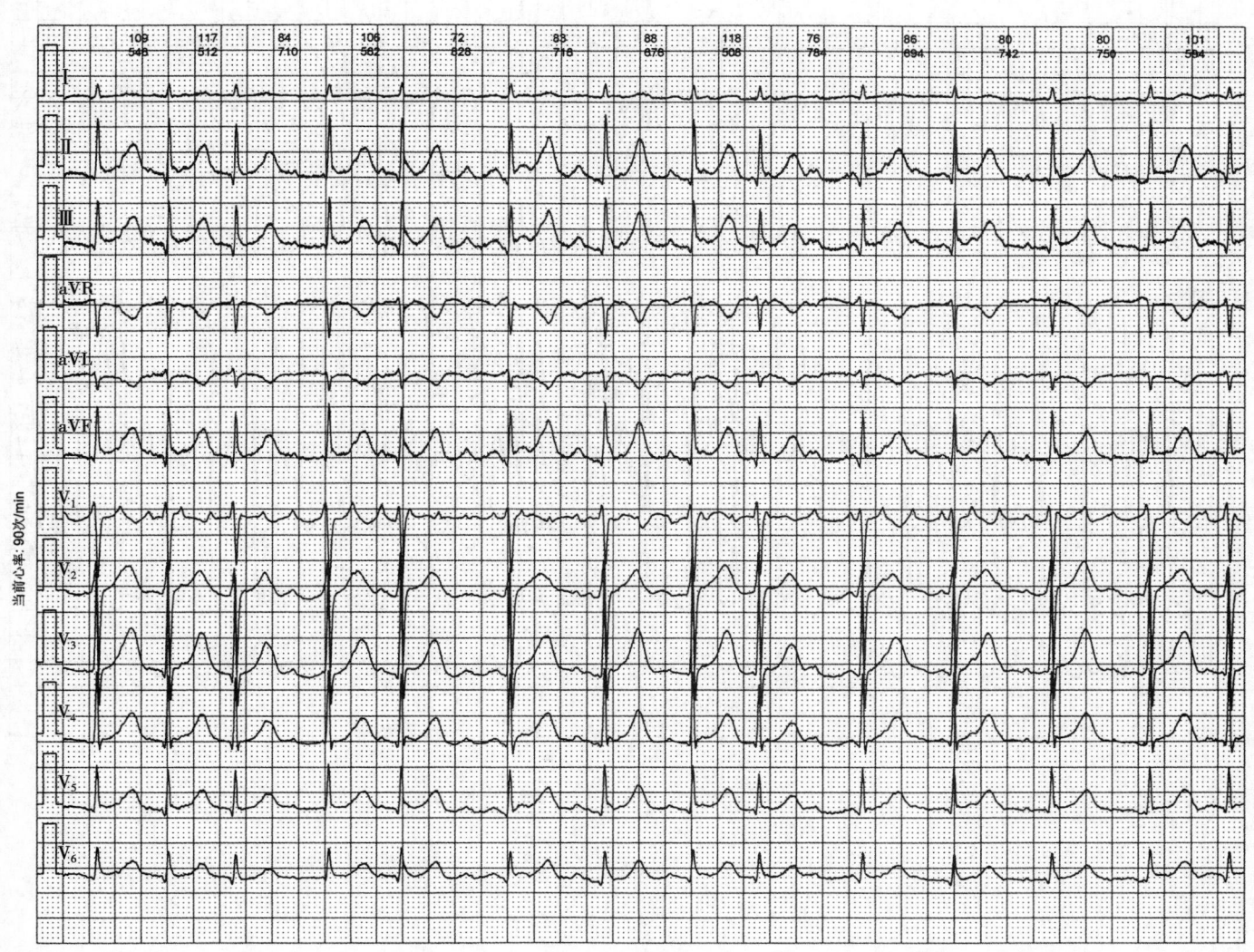

图 2　转为心房颤动，f 波振幅大小不等，ff 间期不规则，心房率约 244 次 /min，房室传导比例（ 3～4 ）∶1，平均心室率 90 次 /min。

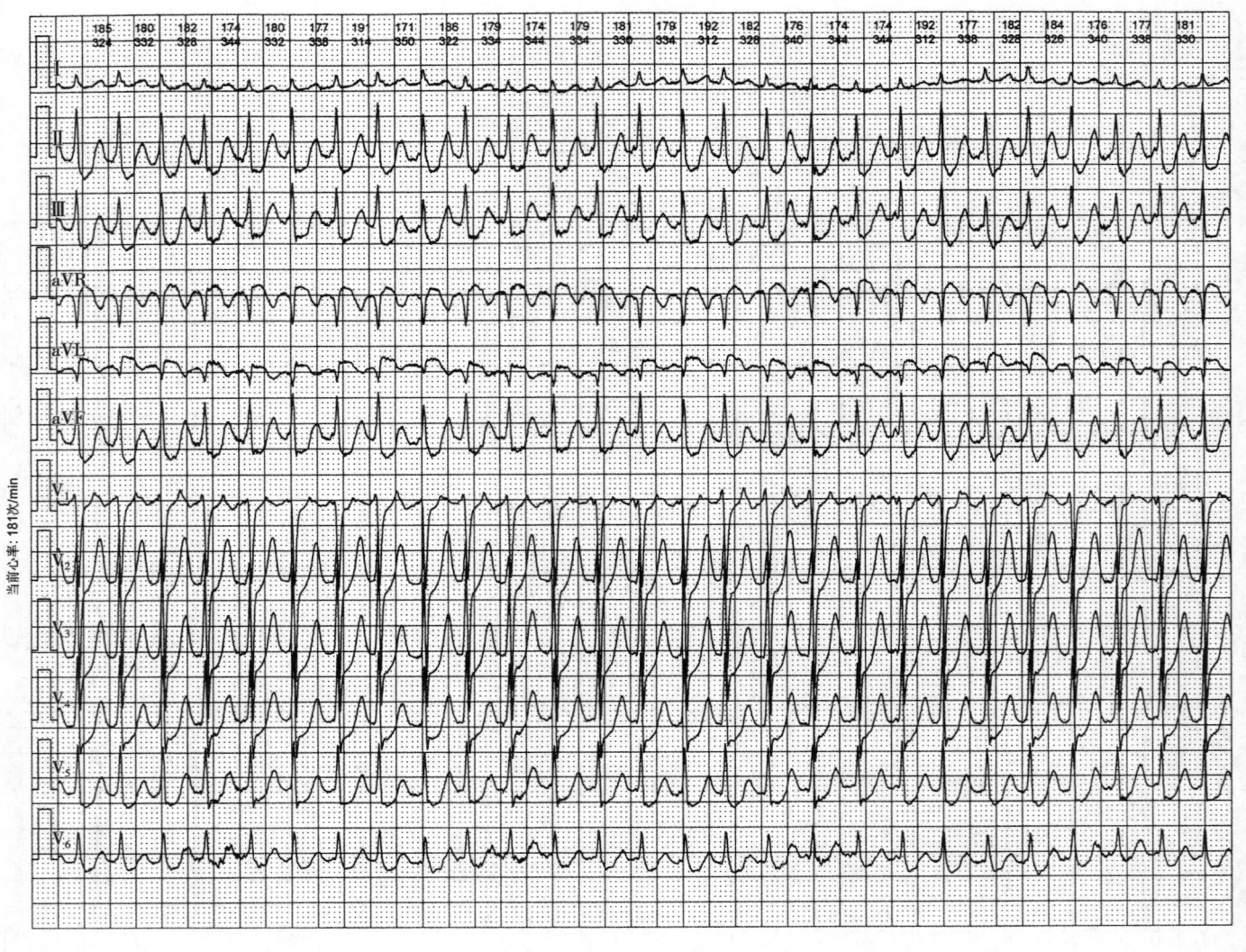

当前心率: 181次/min

图 3 心房颤动,房室传导比例 2:1,心房率 362 次/min,心室率 81 次/min,ST 段:Ⅱ、Ⅲ、aVF、V₂~V₆导联压低 0.25~0.40mV,aVR、V₁导联抬高 0.10~0.20mV。

动态心电图诊断: 窦性心律,阵发性心房颤动伴极速型心室率,ST 段重度压低。

【点评】

患者阵发性不纯性心房颤动,心室率在 105 次/min 以下,ST-T 无改变。当心房颤动的心室率达到 180 次/min 以上,下壁、前壁及前侧导联出现重度 ST 段压低,aVR、aVL 导联 ST 段抬高,提示缺血型 ST 段压低。

【临床资料】

男性,88 岁,因 "发作性头晕、乏力 5 天" 入院。既往高血压病史 30 年,冠状动脉支架植入术 5 年。查体:血压 160/90mmHg,身高 168cm,体重 74kg,BMI 26.4kg/m²。心肌酶学正常。超声心动图显示右心及左心房扩大,肺动脉瓣轻度反流,肺动脉轻度高压。

临床诊断: 冠状动脉粥样硬化性心脏病,陈旧性下壁心肌梗死,PCI 术后,CABG 术后,左肾动脉狭窄,心房颤动,右束支传导阻滞。

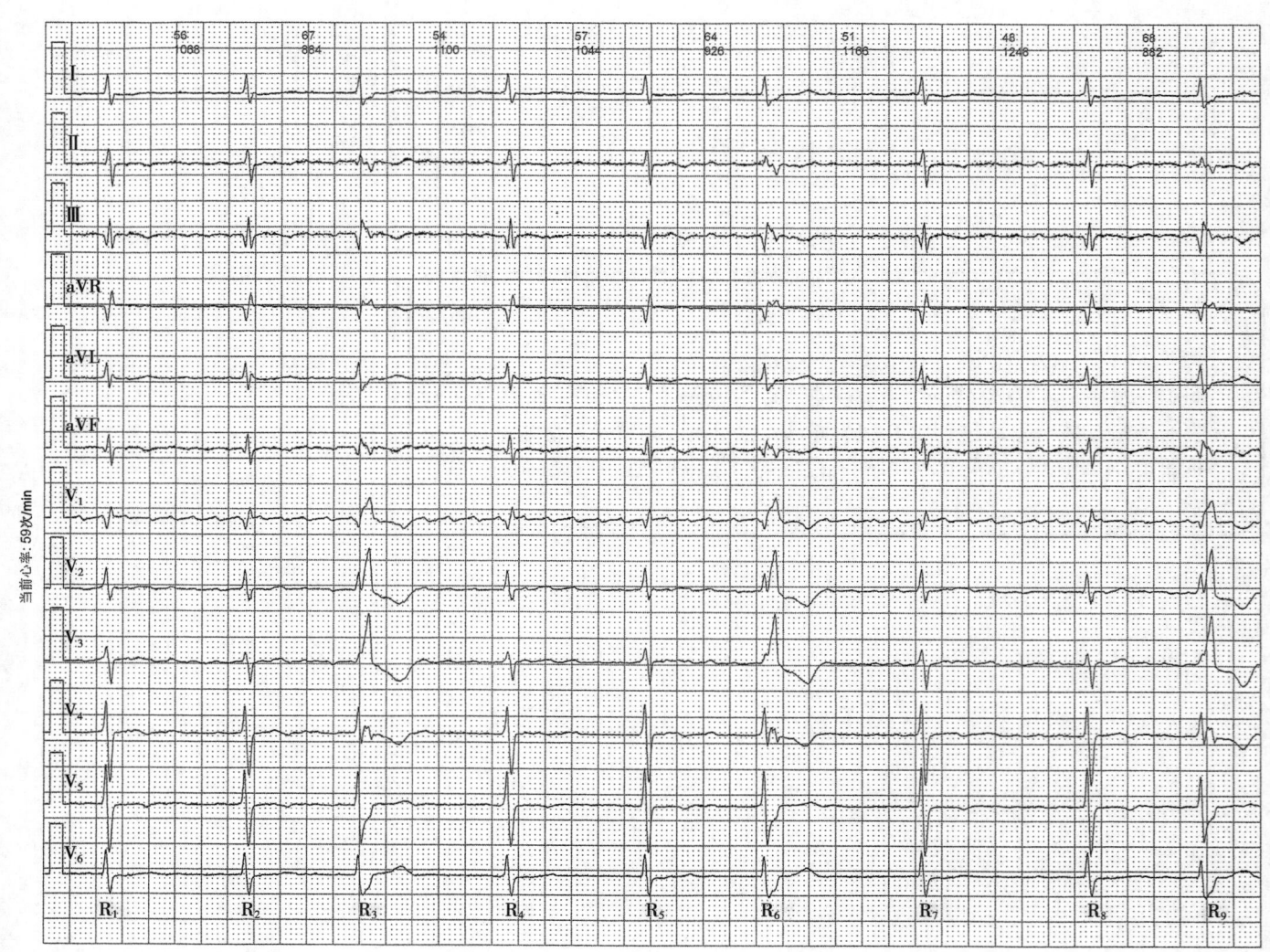

图 1 心房颤动,没有等同的 RR 间期,平均心室率 59 次 /min。QRS 波群形态有两种:一种 R_1、R_2、R_4、R_5、R_7、R_8 时限 0.09s,Ⅲ导联 Q 波增深,V_1 导联呈 qr 型,V_4、V_5 导联 T 波倒置浅,V_6 导联 T 波平坦;另一种 R_3、R_6、R_9 时限 0.15s,波形相同,呈右束支传导阻滞图形,QT 间期 0.48s。

【动态心电图分析】

动态心电图监测，全程心房颤动。

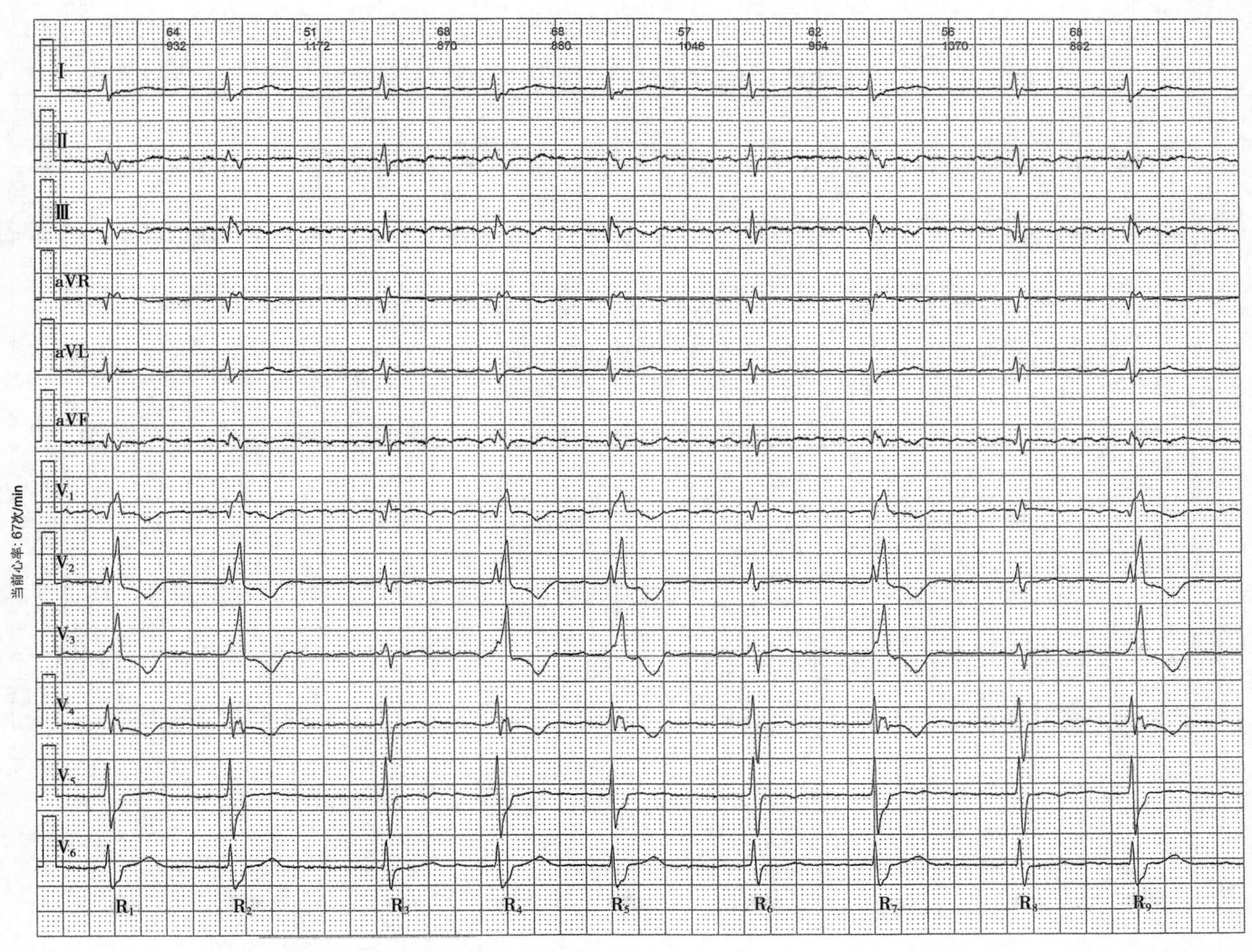

图2 R$_1$、R$_2$、R$_4$、R$_5$、R$_7$、R$_9$ 波形与图 1 中 R$_3$、R$_6$、R$_9$ 相同。

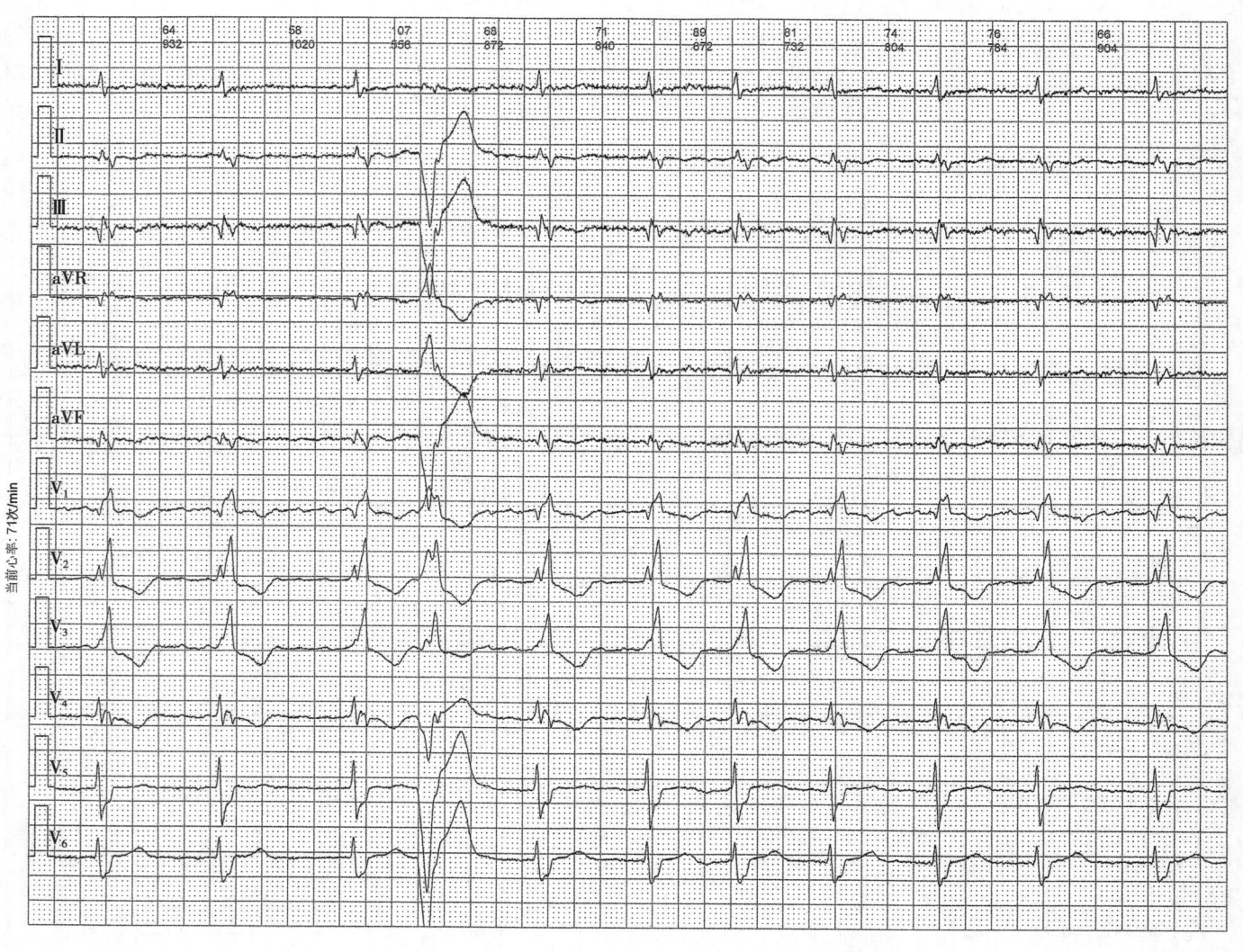

当前心率：71次/min

图3 第 4 个 QRS 波群为室性期前收缩，其余 QRS 波形呈右束支传导阻滞图形。

动态心电图诊断：心房颤动，T 波改变，间歇性完全性右束支传导阻滞，室性期前收缩。

【点评】

心房颤动情况下，出现间歇性右束支传导阻滞的诊断依据：①呈右束支传导阻滞图形；②能记录到连续出现此种图形，且 RR 间期极度不匀齐，诊断为心房颤动伴间歇性右束支传导阻滞。

心房颤动伴间歇性右束支传导阻滞应与起自左束支处的期前收缩及逸搏或逸搏心律相鉴别。后者的联律间期多是固定的，连续出现时，RR 间期相对匀齐，动态心电图监测可鉴别。

第 64 例 | 心房颤动伴间歇性左束支传导阻滞

【临床资料】

男性，72 岁，因"活动后胸闷、不适 40 年"入院。既往高血压病史 7 年。超声心动图显示全心增大，二尖瓣狭窄关闭不全，三尖瓣狭窄关闭不全，主动脉瓣中度反流。

临床诊断： 风湿性心脏病，二尖瓣狭窄合并关闭不全，三尖瓣狭窄，主动脉瓣关闭不全，心房颤动。

图 1 结合病史及全程动态心电图特点：基本心律是心房颤动，宽 QRS 波群时限 0.12s，V₁ 导联呈 QS 型，V₂、V₃ 导联呈 rS 型，V₅、V₆ 导联呈 R 型，RR 间期不规则，平均心室率 160 次 /min。

当前心率: 160次/min

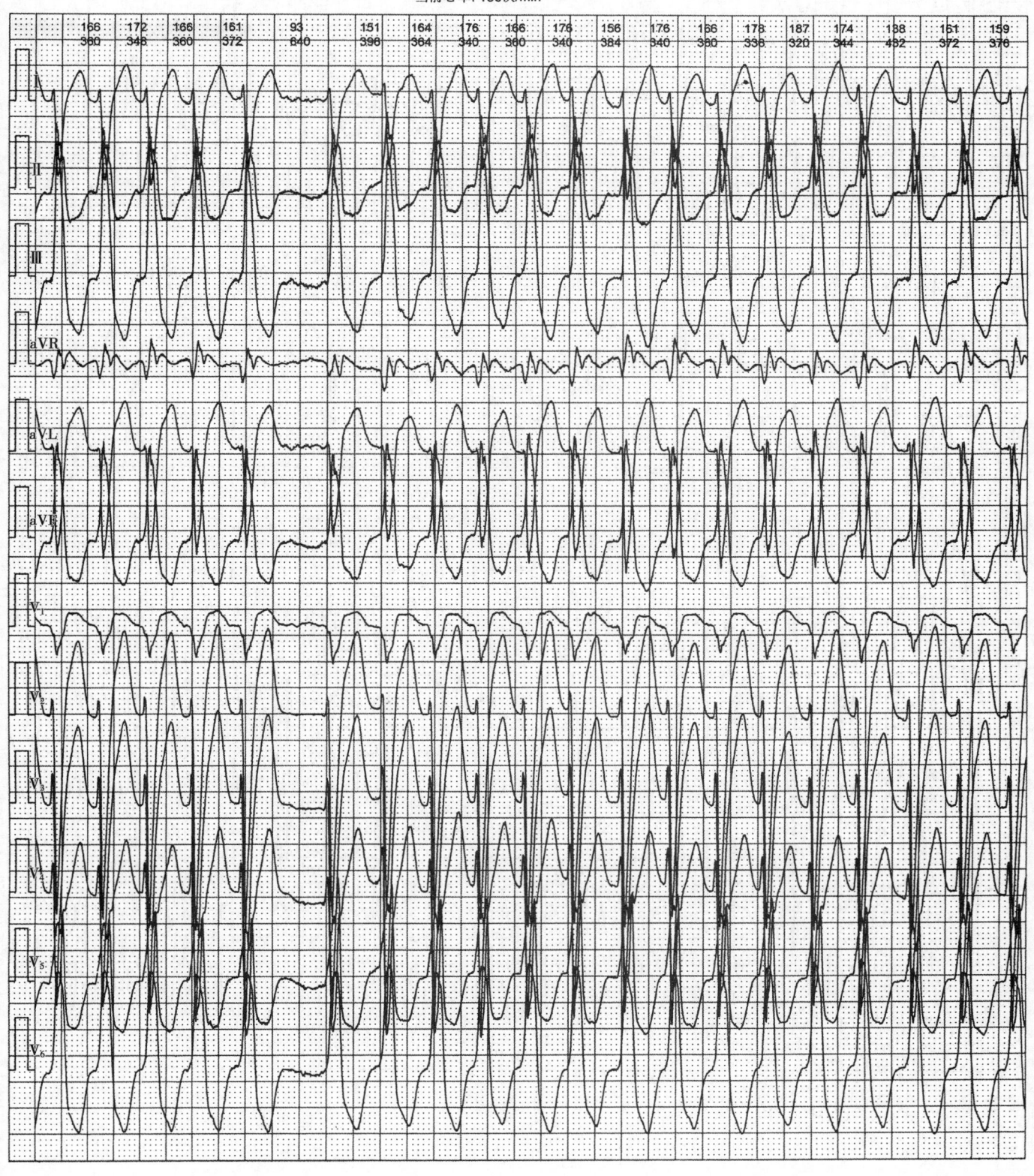

心房颤动伴间歇性左束支传导阻滞

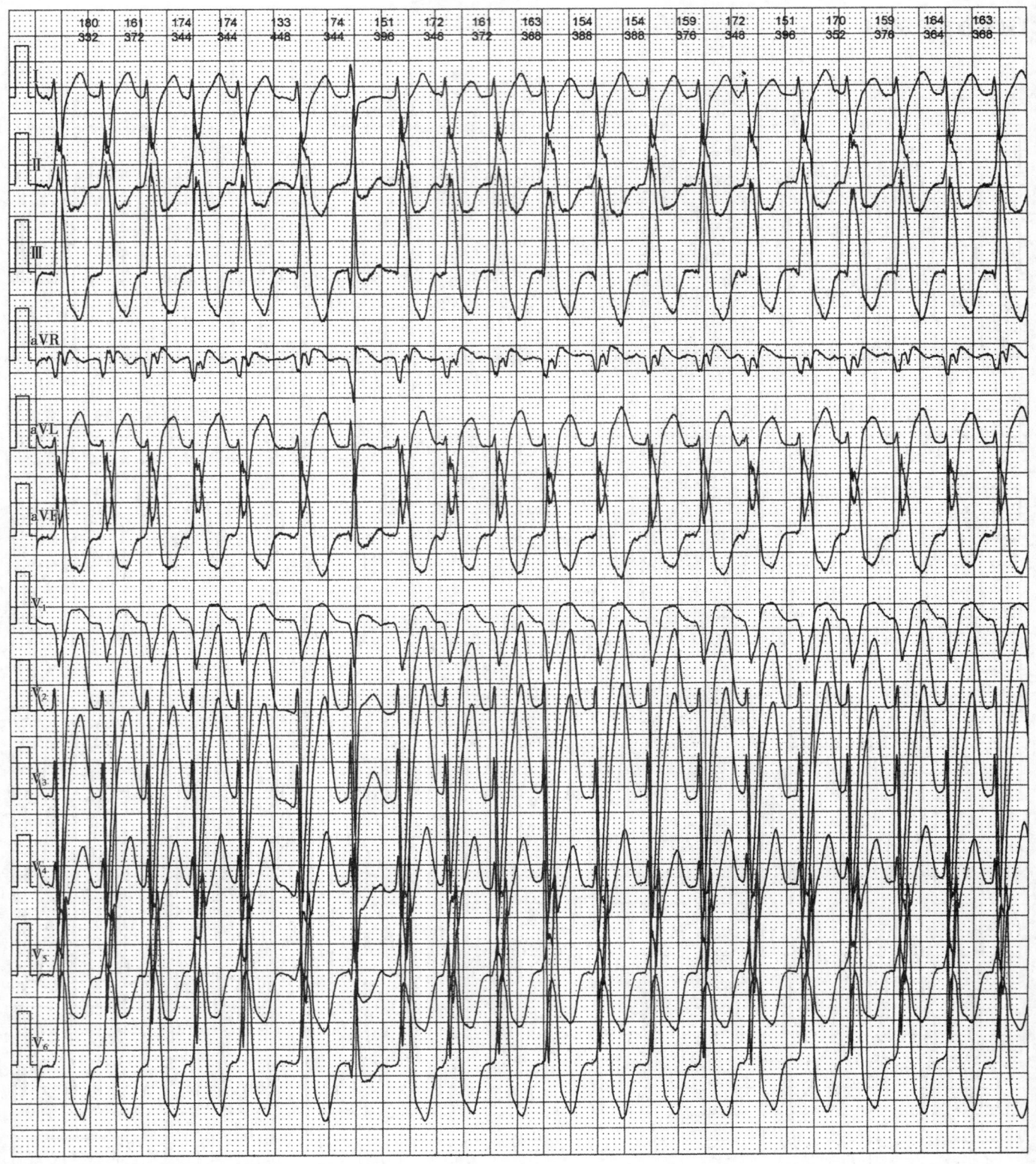

图 2 除第 7 个窄 QRS 波群以外, 其余 QRS 波群形态与图 1 相同。

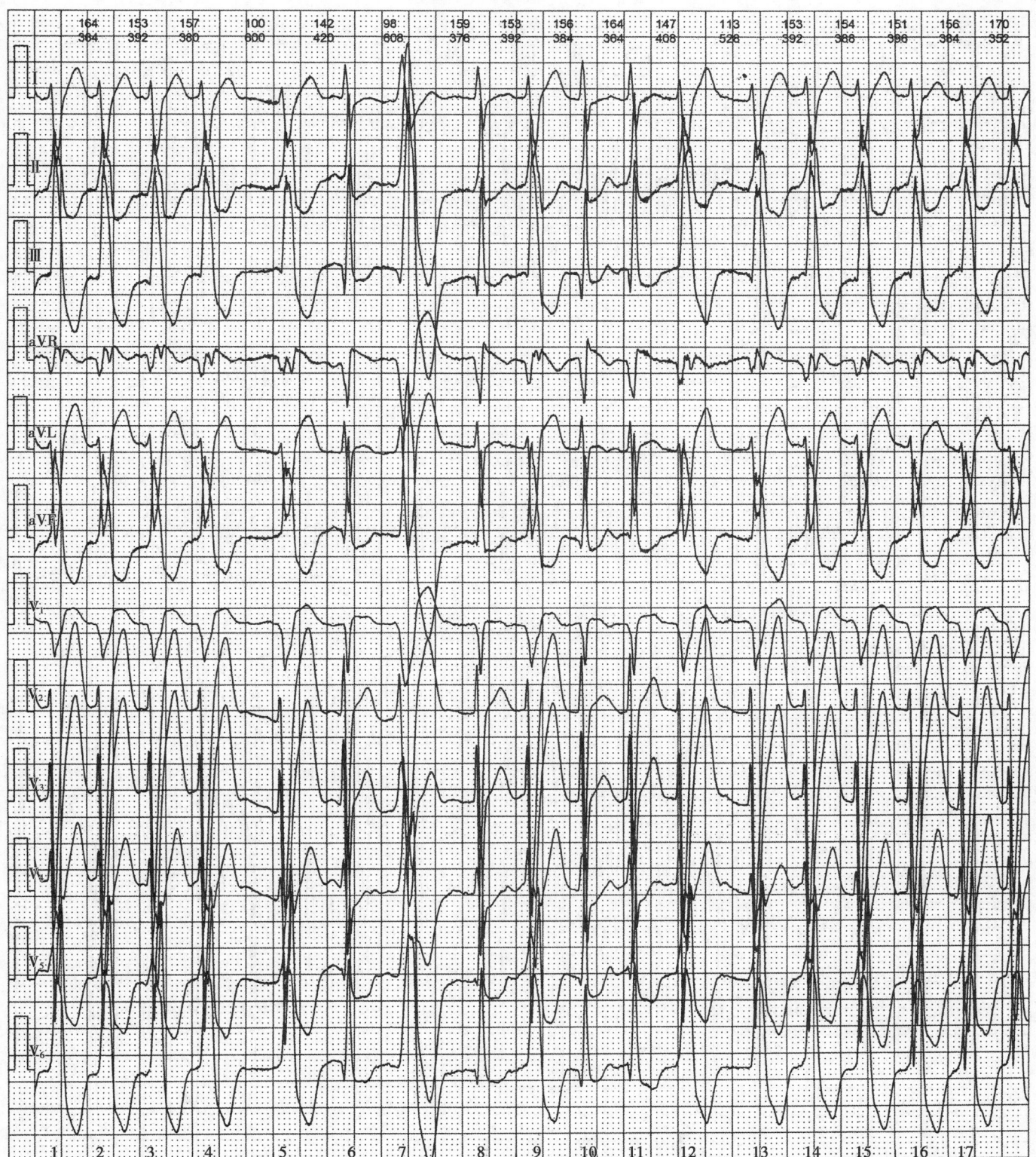

图 3 第 1～5、9、12～17 个波形与图 1、图 2 中的宽 QRS 波群相同。第 6、8、10、11 个 QRS 波群时限 0.29s，Ⅱ、Ⅲ、aVF、V_4～V_6 导联 ST 段压低 0.125～0.525mV，T 波低平。第 7 个 QRS 波群时限 0.16s，右室流出道期前收缩。

心房颤动伴间歇性左束支传导阻滞

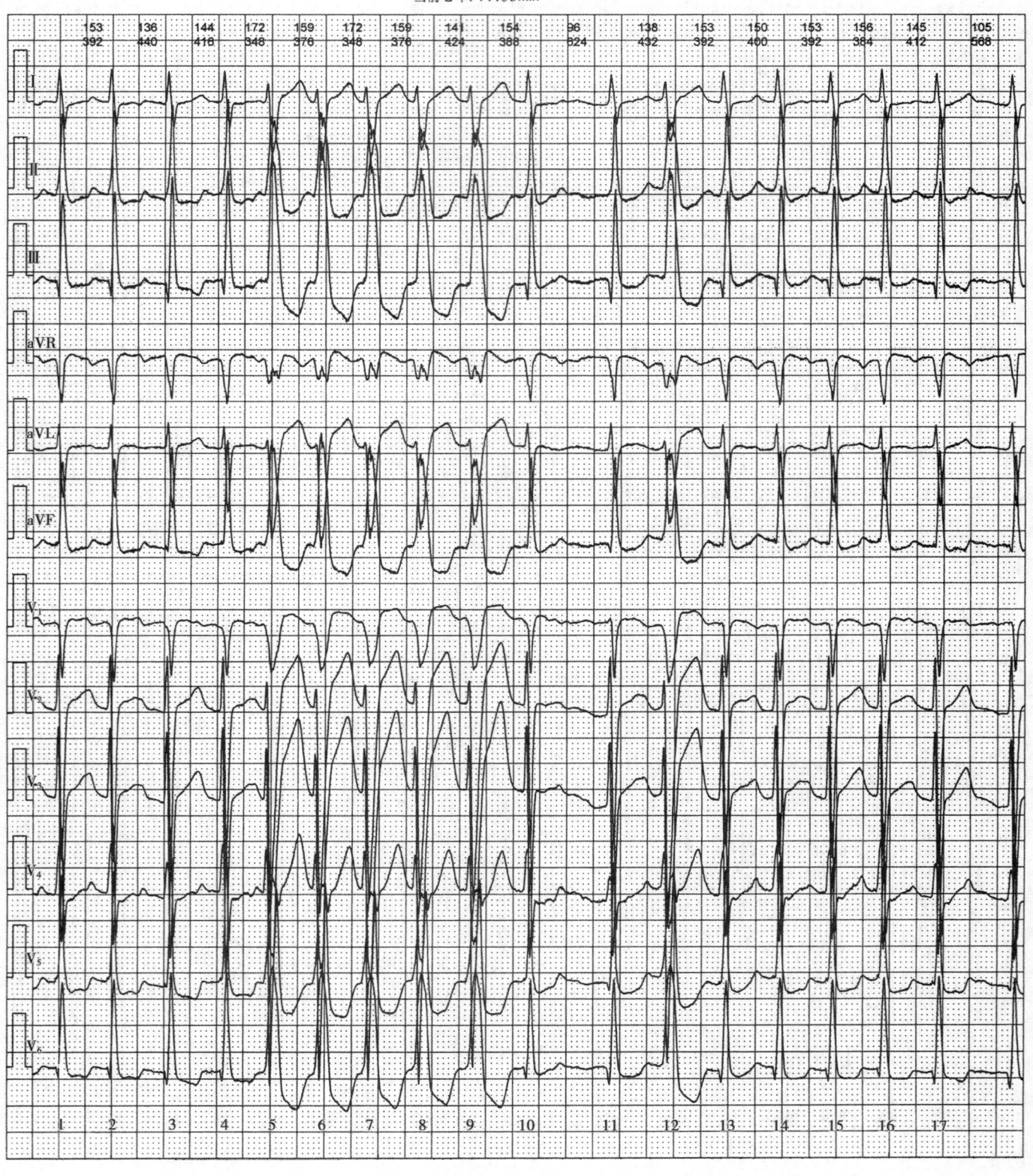

图 4 第 1～4、10、11、13～17 个由 f 波下传,第 5～9、12 个波形与图 1、图 2 中的宽 QRS 波群相同。

动态心电图诊断: 心房颤动,ST 段显著压低(下壁、前侧壁),T 波改变(下壁、前侧壁),室性期前收缩;间歇性左束支传导阻滞。

【点评】

1. 心房颤动　本例慢性心房颤动持续多年,病因是风湿性心脏瓣膜病,超声心动图提示全心扩大,左心房扩大,而心房颤动的 f 波振幅并不明显,心房肌的弥漫性病变,导致 f 波低电压。

2. 室性期前收缩　图 3 中第 7 个 QRS 波群时限 0.16s,Ⅱ、Ⅲ、aVF、V_5、V_6 导联呈高大 R 波或 qR 型,V_1 导联呈 QS 型,V_2、V_3 导联呈 rS 型,r 波时限 0.05～0.09s,诊断流出道室性期前收缩是明确的。

3. 图 1～图 4 中宽 QRS 波群特点　①QRS 波群时限 0.12s;②V_1 导联呈 QS 型,V_2、V_3 导联呈 rS 型,r 波时限<0.03s;③V_5、V_6 导联呈 R 型;④RR 间期不规则;⑤心室率 141～163 次/min。这里提出间歇性左束支传导阻滞的诊断,可能会有争议。另一种诊断是室性心动过速,本例这种宽 QRS 心动过速出现于心房颤动的基础心室率快速时,RR 间期在 352～640ms,可能更倾向于间歇性左束支传导阻滞的诊断。基础心房颤动的心室率减慢以后,宽 QRS 波群消失。

4. ST 段压低与心室率有一定关系　心室率快速时,ST 段压低的程度加重;心室率下降以后,ST 段压低的程度减轻。

第 65 例 | 心房颤动伴快速型心室率诱发 ST 段重度压低

【临床资料】

男性，87 岁，因 "停止排便 12 天" 入院。右肺鳞癌切除术后 13 年。超声心动图显示各房室腔大小、形态正常，二尖瓣轻度反流。

临床诊断：肠梗阻，结肠癌，肝转移癌，肺癌切除术后，心房颤动。

【动态心电图分析】

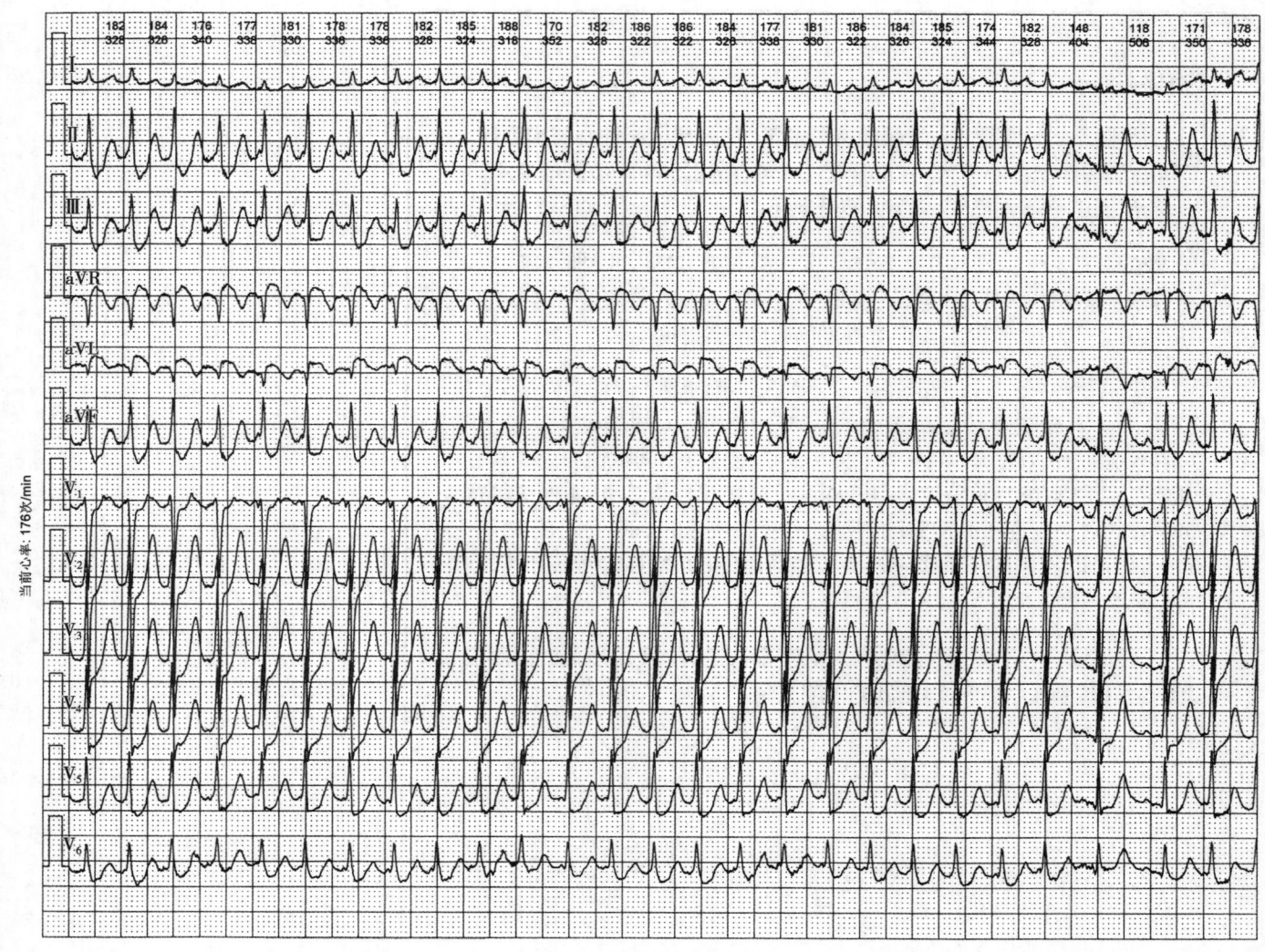

图 1　不纯性心房颤动，心房率约 360 次 /min，房室传导比例（2～3）：1，平均心室率 176 次 /min。ST 段：Ⅱ、Ⅲ、aVF、V₂～V₆ 导联压低 0.2～0.3mV，aVR、aVL 导联抬高 0.15mV。

诊断：心房颤动伴快速型心室率；ST 段重度压低（前壁、前侧壁及下壁），ST 段抬高（aVR、aVL 导联）。

【点评】

患者不纯性心房颤动伴快速型心室率时,下壁、前壁及前侧壁 ST 段重度压低,考虑心室率快速,心室快速充盈期缩短,心输出量减少,冠脉供血减少,引发心肌缺血,出现 ST 段重度压低,对应导联(aVR、aVL 导联)ST 段抬高。心室率下降以后,心输出量增加,冠脉血流量增加,心肌氧耗量减少,ST 段复位。

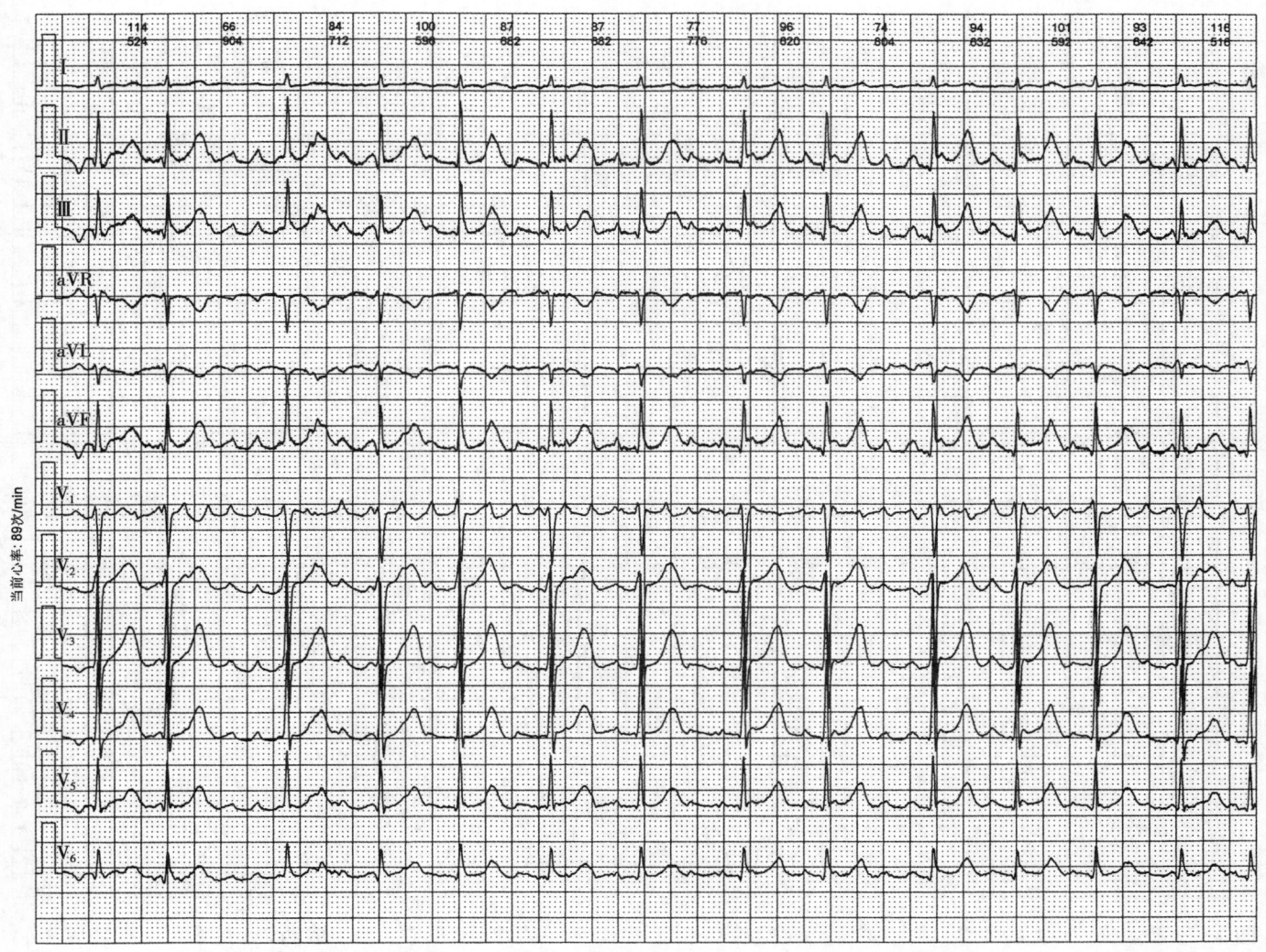

图 2 不纯性心房颤动,房室传导比例(3～5):1,心室率 89 次 /min。ST 段:Ⅱ、Ⅲ、aVF、V₂～V₆ 导联抬高 0.10～0.25mV。　　　　**诊断:**不纯性心房颤动。

【临床资料】

男性, 60 岁, 因 "胸闷、胸痛 20 余年, 再发伴乏力 1 周" 入院。20 年前因急性心肌梗死, 于前降支植入支架 1 枚。2 年后冠脉造影显示支架内未见狭窄。既往脑梗死病史 11 年, 高血压病史 30 年, 糖尿病病史 20 年, 胃大部分切除术后 19 年。查体: 血压 181/87mmHg, 身高 170cm, 体重 89kg, BMI 30.8kg/m²。血生化检查显示肌钙蛋白 T 0.022ng/ml, 肌红蛋白定量 31.6ng/ml, CK-MB 定量测定 1.73ng/ml, 脑利钠肽前体 758.5pg/ml, 钙 2.17mmol/L, 钾 4.29mmol/L, 镁 0.91mmol/L。超声心动图显示左心室扩大, 室间隔肥厚, 二尖瓣、三尖瓣及肺动脉瓣轻度狭窄伴关闭不全。

临床诊断: 冠心病, 不稳定型心绞痛, 冠状动脉支架植入术后, 高血压 3 级 (极高危), 心房颤动, 陈旧性脑梗死, 胃大部分切除术。

【动态心电图分析】

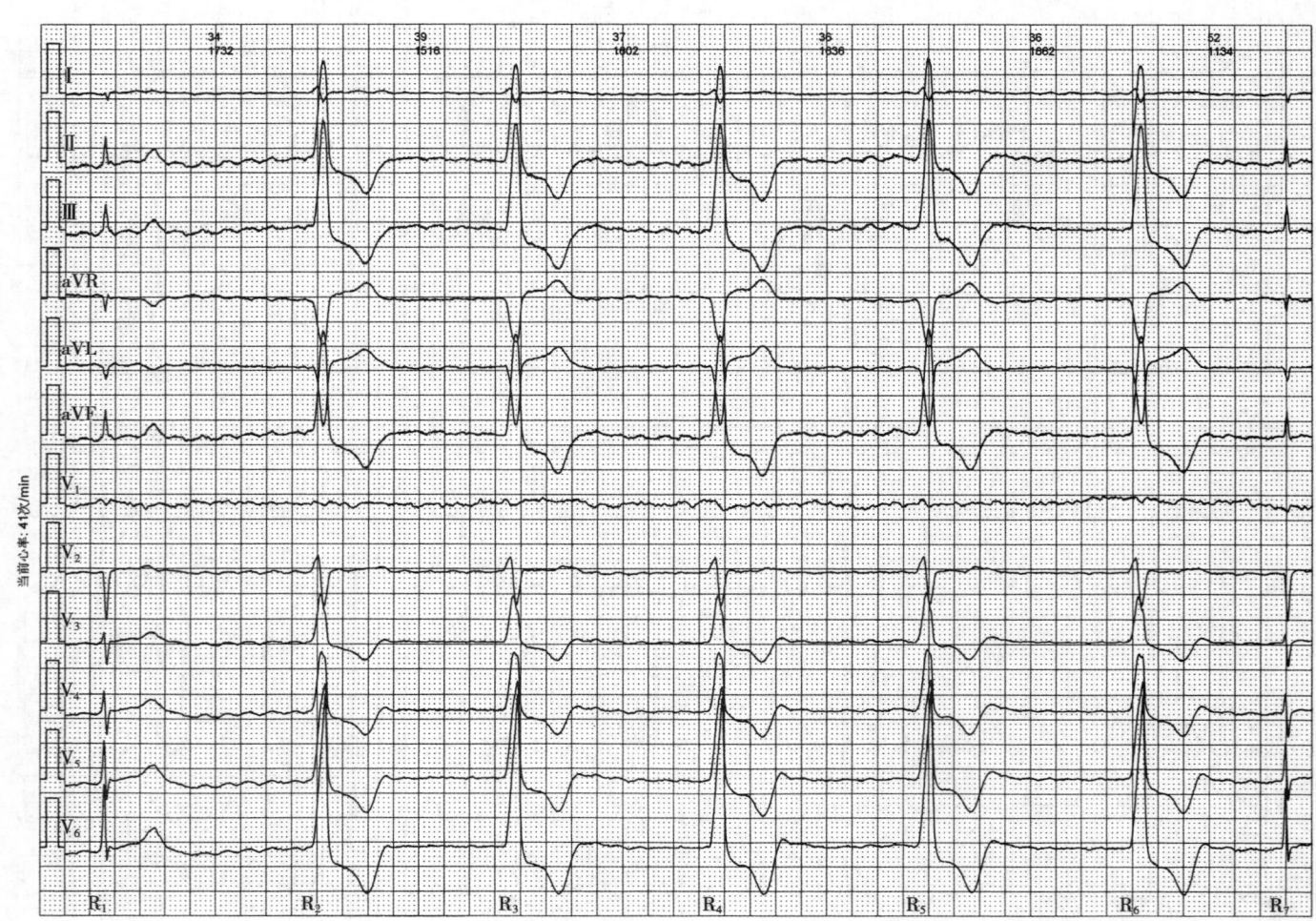

图 1 P 波消失, 代之以快速、不规则的心房颤动的 "f" 波, R₁ 与 R₇ 的 QRS 波群时限 0.07s, 由 f 波下传, QT 间期 0.53s。V₁ 导联呈小综合波, V₂ 导联呈 QS 波, V₃ 导联 r 波递增不良。R₂ ~ R₆ 宽大、畸形, QRS 波群时限 0.14s, I、II、III、V₃ ~ V₆ 导联呈 R 型, 心室率 36 次 /min, QT 间期 0.60s。

诊断: 心房颤动, 室性自主心律, 高度房室传导阻滞。

【点评】

1. 室性自主心律　又称室性逸搏心律。窦房结自律性强度最高，每分钟发生 60～100 次激动，控制心脏的活动，心房、交界区及心室的起搏点均在窦房结的抑制下不能显现出来。当窦房结、心房与交界区的激动因干扰隐匿传导、阻滞或停搏时，心室便被动性地发放激动，形成室性心律。室性自主节律的频率 20～40 次 /min，本例室性自主节律的频率 36 次 /min。

2. 心房颤动合并二度或高度房室传导阻滞的诊断一直存在争议，有学者认为心房颤动终止以后，由心房颤动合并的二度房室传导阻滞，恢复窦性心律以后，就不存在二度房室传导阻滞。本例心房颤动的情况下，出现的室性心律，可能有干扰、隐匿性传导的影响，很可能存在着房室传导阻滞。否则，在长达 10s 的时间里，为什么没有 f 波下传心室？用房室传导阻滞解释，合乎于房室传导的电生理机制。

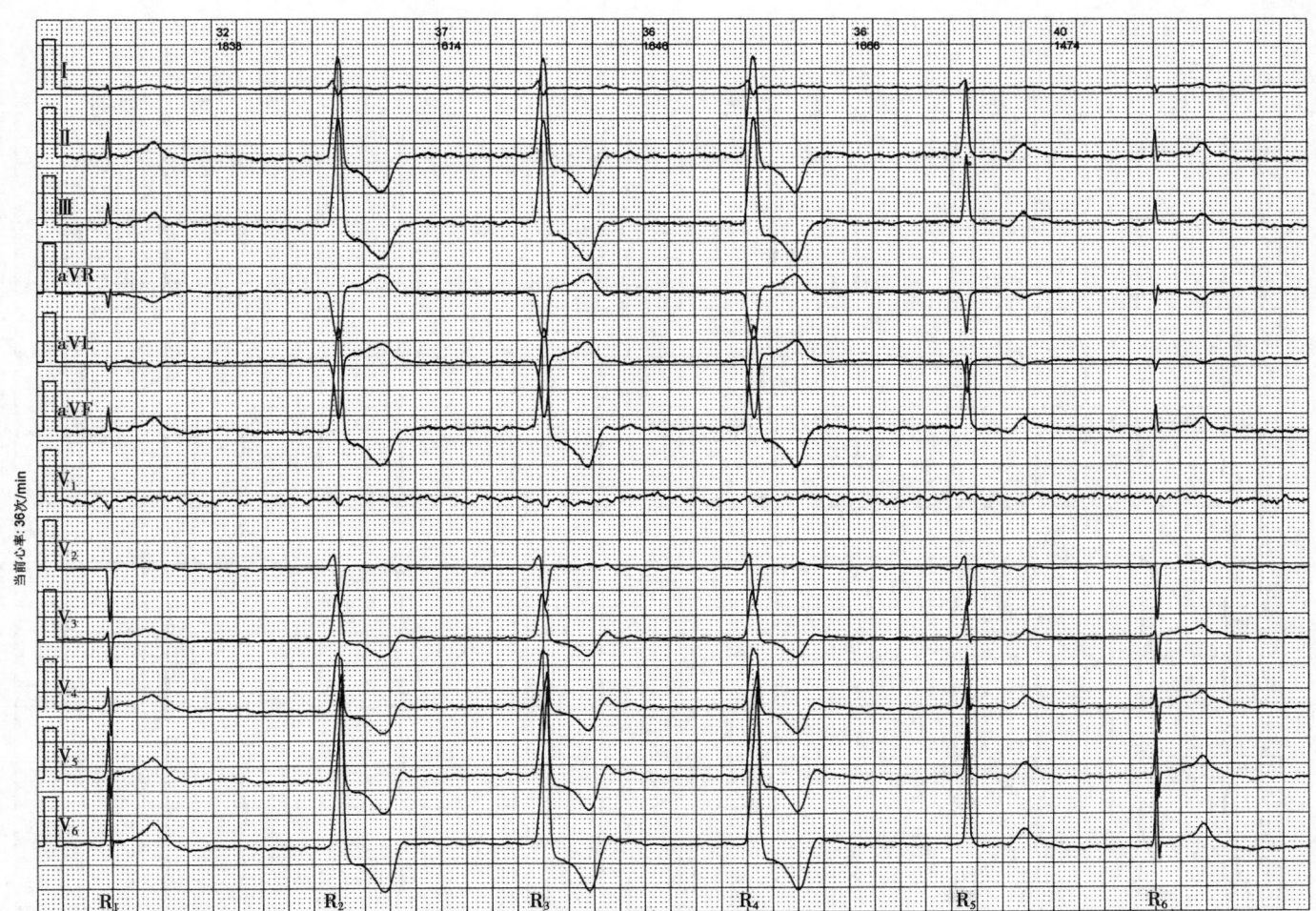

图 2　心房颤动，R_1 与 R_6 由 f 波下传。R_2～R_4 是室性自主节律。R_5 是 f 波下传心室的激动与室性激动共同除极心室产生的室性融合波。

诊断：心房颤动，室性自主心律，室性融合波，高度房室传导阻滞。

【临床资料】

女性，76 岁，因 "反复胸闷、喘憋 30 余年，间断性胸闷 4 年" 入院。30 年前因活动时喘息入院，诊断为风湿性心脏病、二尖瓣狭窄，行二尖瓣球囊扩张术，既往高血压病史 30 余年，最高 190/110mmHg，口服药物血压控制在 130/70mmHg。超声心动图显示左心房扩大，余房室腔大小、形态正常，二尖瓣中度狭窄伴轻度关闭不全，三尖瓣、肺动脉瓣及主动脉瓣中度反流，肺动脉中度高压（62mmHg）。冠脉造影显示左主干未见明显异常，前降支中段狭窄 30%，回旋支中段狭窄 40%，右冠状动脉中段局限性狭窄 50%。

临床诊断： 风湿性心脏瓣膜病，二尖瓣球囊扩张术后再狭窄，心律失常心房颤动，高血压 3 级（很高危），冠状动脉粥样硬化性心脏病。

【动态心电图分析】

动态心电图监测中，持续性心房颤动，心室率 24～87 次 /min，最长 RR 间期 4.088s。

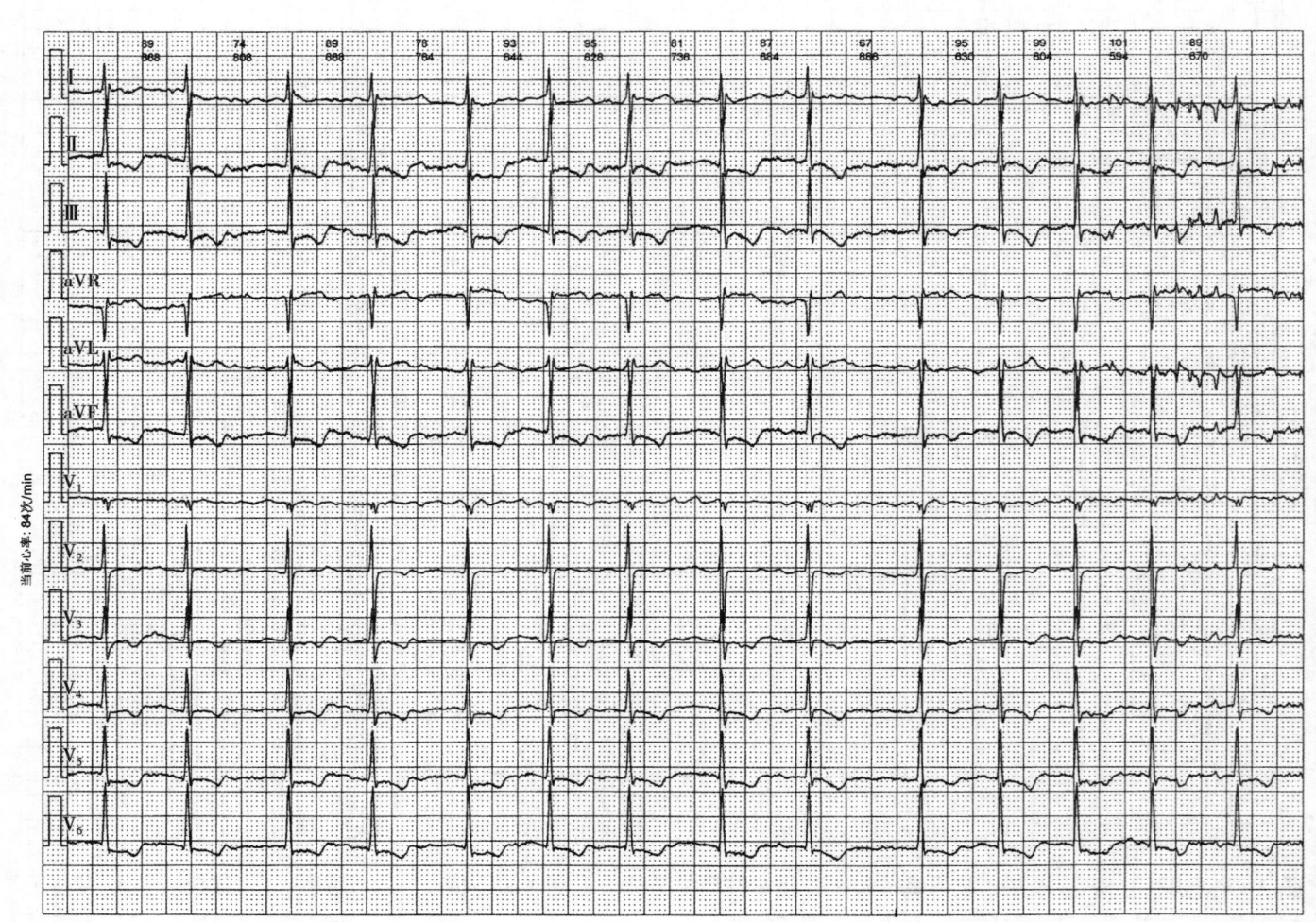

图 1 监测于活动时：心房颤动，心室率 87 次 /min，Ⅱ、Ⅲ、aVF、V_3～V_6 导联 ST 段下斜型压低 0.05～0.125mV。T 波：Ⅱ、Ⅲ、aVF、V_3～V_6 导联倒置，aVR 导联直立。ST 段：aVR 导联抬高 0.10mV。

诊断： 心房颤动，ST 段压低（下壁、前壁及前侧壁），T 波倒置（下壁、前壁及前侧壁）。

【点评】

1. 心房颤动的心室节律是不规则的。房室交界区的隐匿传导、干扰、多平面传导障碍以及心房节律极速不齐,是引起心房颤动的心室节律不规则的原因。在心房颤动情况下,出现一过性或永久性心室节律缓慢、匀齐时,心房颤动合并完全性房室传导阻滞。

2. 心房颤动合并完全性房室传导阻滞的自身心室节律多为交界性节律,室性节律很少。本例图 2 中出现一过性三度房室传导阻滞,交界性 QRS 波群的频率 22 次 /min,因此诊断为交界性心动过缓。

3. 何为交界性心动过缓? 交界性自主节律的频率 40～60 次 /min,低于 40 次 /min 者,称为交界性心动过缓,是交界区自律性强度降低的表现,持续时间长者,因为心室率缓慢,可引起脑、心、肾等重要脏器灌注不足。本例患者 24h 心室率较慢,症状明显,已建议植入起搏器。

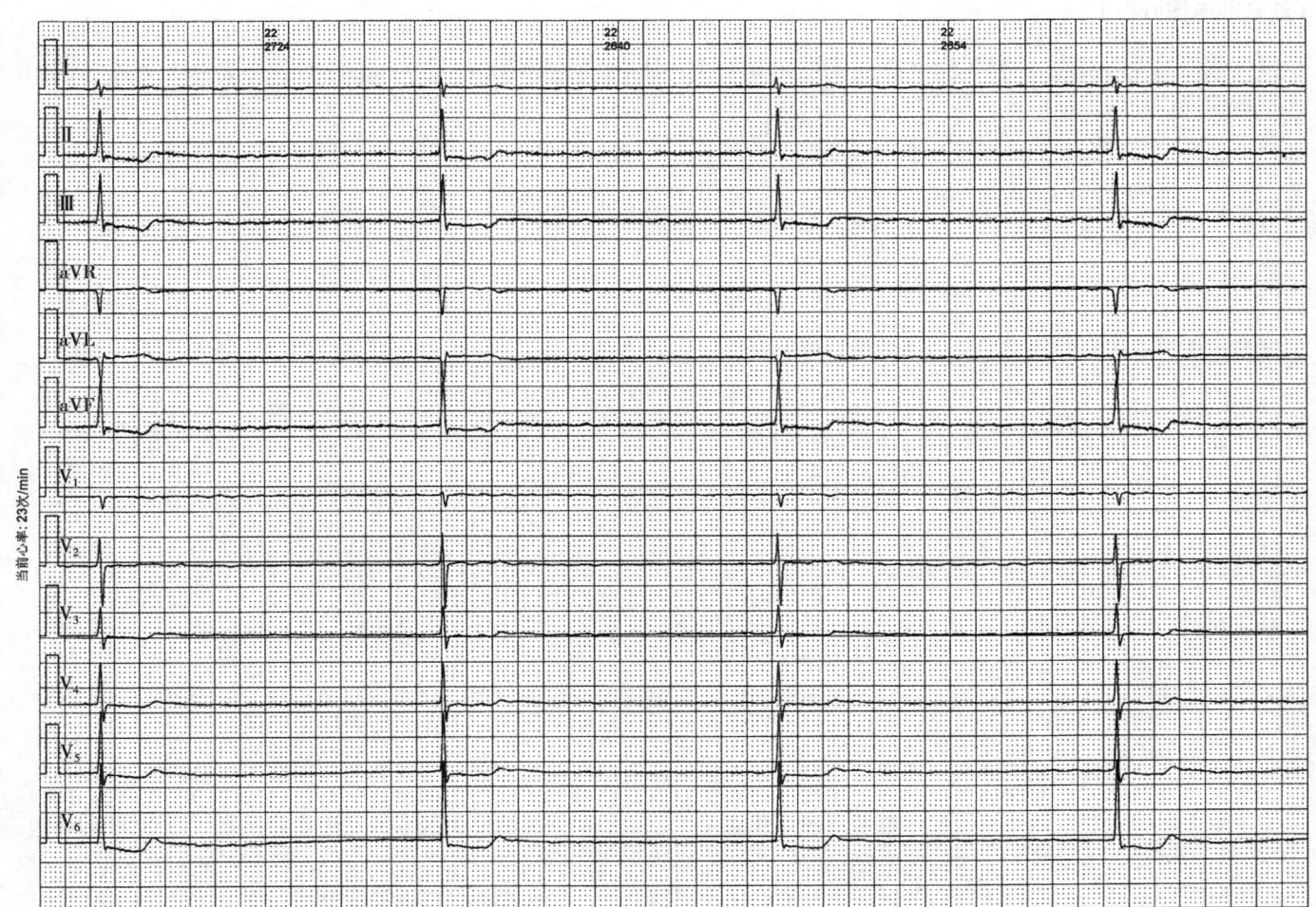

图 2 记录于凌晨 3:44 睡眠时:细波型心房颤动,RR 间期匀齐,心室率 22 次 /min。QRS 波群时限 0.08s。ST 段:Ⅱ、Ⅲ、aVF、V₃～V₆ 导联水平及下斜型压低 0.05～0.125mV。T 波:Ⅱ、Ⅲ、aVF、V₃～V₆ 导联低平。QT 间期 0.53s。

诊断: 心房颤动,完全性房室传导阻滞,交界性心动过缓,ST 段压低(下壁、前壁及前侧壁),T 波低平(下壁、前壁及前侧壁),心电图危急值。

第 68 例 | 心房颤动的 f 波由显性转为隐匿性

【临床资料】

男性，40岁，因"心悸伴头晕2年余，晕厥4次"于2016年11月24日入院。1997年因心悸、乏力就诊，诊断为风湿性心脏瓣膜病，行主动脉瓣和二尖瓣机械瓣置换术。2015年9月突发意识丧失，发作时有四肢抽搐表现，2~3min自行苏醒。近1年来晕厥4次，3次均因为晨起小便后突发意识丧失。生于河南省开封市，久居北京。查体：血压155/76mmHg，身高170cm，体重60kg，BMI 20.8kg/m²。冠状动脉CTA未见明显粥样硬化现象，主动脉瓣及二尖瓣置换术后改变，左心扩大，右心房扩大。钙2.13mmol/L，钾3.77mmol/L，乳酸脱氢酶363.4U/L，脑利钠肽前体533.7pg/ml。动态心电图检查显示心房颤动，心室率35~202次/min，最长RR间期2.5s。12月1日行永久性单腔心脏起搏器植入术。行右室间隔部下方起搏，阈值0.4V，阻抗620Ω，R波幅度3.5mV。

临床诊断： 风湿性心脏病，主动脉瓣及二尖瓣机械瓣置换术后，心房颤动，永久性心脏起搏器植入术后。

【动态心电图分析】

这是一例风湿性心脏病、心房颤动患者，从动态心电图1~图4分析，所植入的是VVIR起搏器（病史中缺少更为详细的起搏器信息）。

图1 f波下传的第1~3、8个QRS波群时限0.09s，R_{V_5} = 2.9mV，左心室肥大所致。Ⅱ、Ⅲ、aVF、V_4~V_6导联ST段压低0.05~0.10mV，V_5、V_6导联T波双向或低平。第4个QRS波群起始部有脉冲，V_5、V_6导联ST段压低明显，T波转为倒置，是更接近于f波下传的QRS-T波群的室性融合波。第5个QRS波群时限达0.22s，左室流出道期前收缩，第6、7、10、11个纯心室起搏的QRS波群，QRS波群时限0.16s，第9个QRS波群是室性融合波。起搏逸搏间期基本一致，起搏频率88次/min，患者处于活动状态。

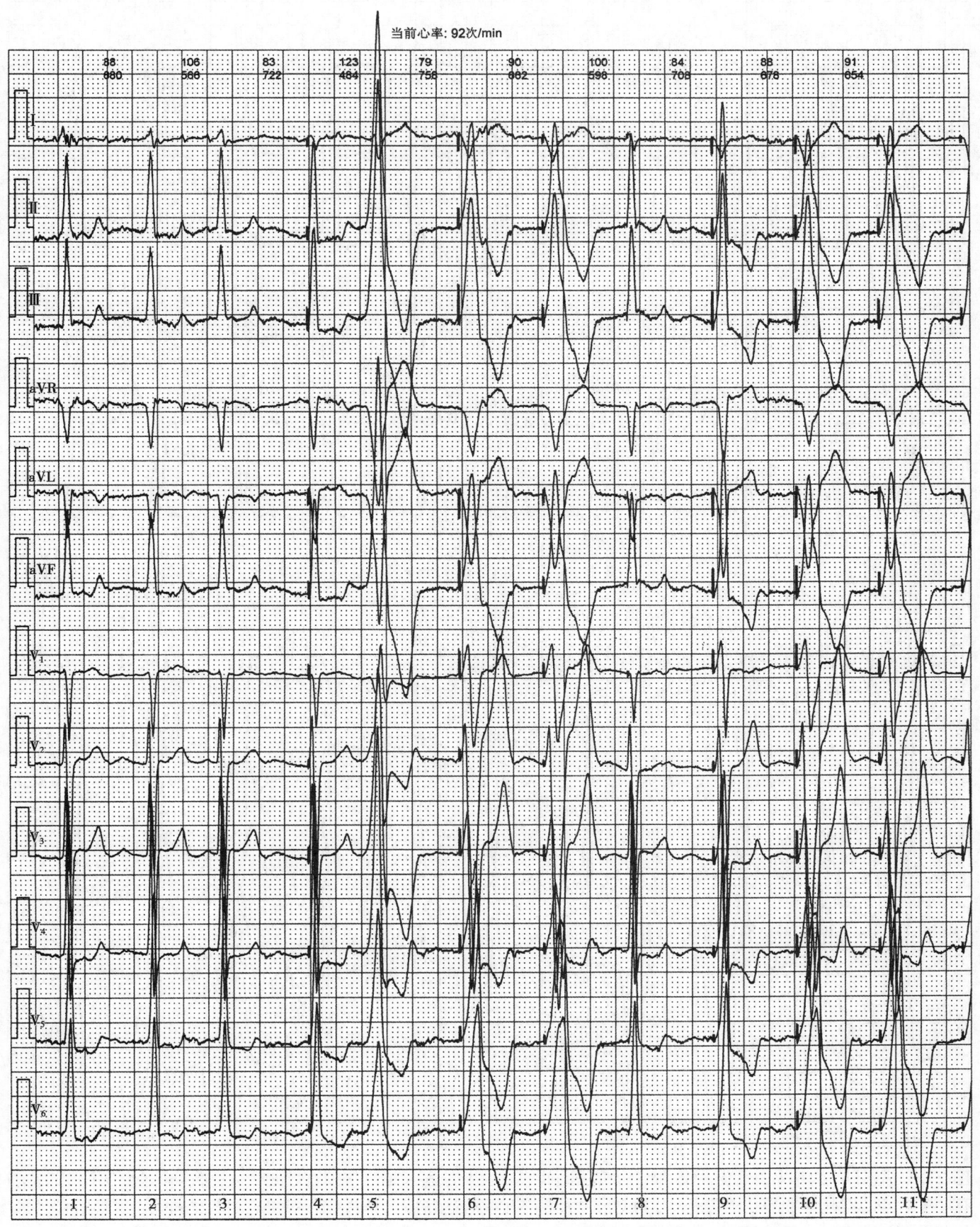

当前心率: 92次/min

心房颤动的 f 波由显性转为隐匿性

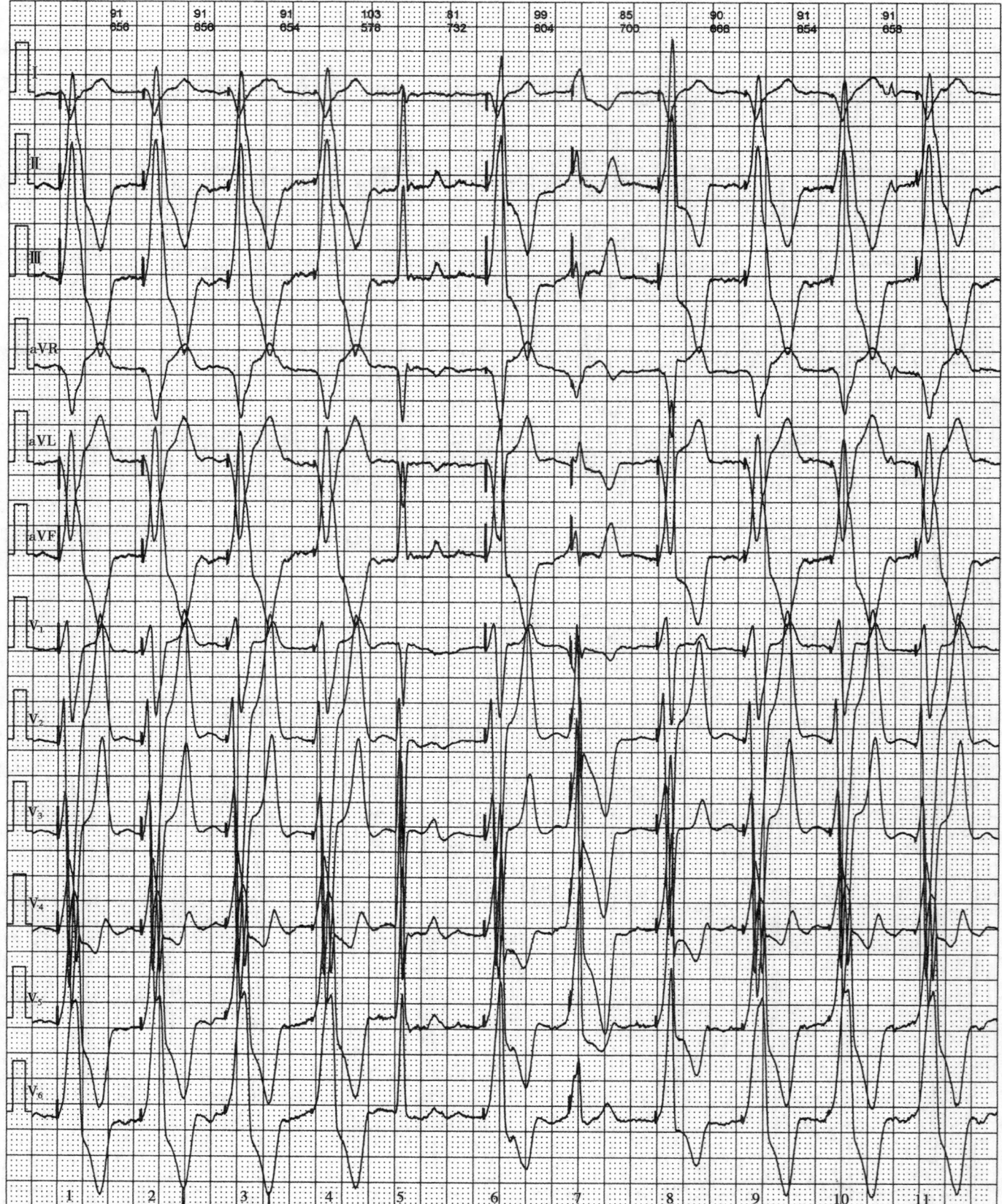

图 2 心房颤动, 第 5 个由 f 波下传, 第 7 个是室性期前收缩与心室起搏产生的室性融合波, 第 8 个是 f 波下传的激动在心室内与心室起搏的激动相遇而发生绝对干扰所形成的室性融合波。其余 QRS 波群均为右室间隔中部起搏心电图。起搏逸搏间期与起搏间期856ms, 起搏频率 91 次 /min(白天)。

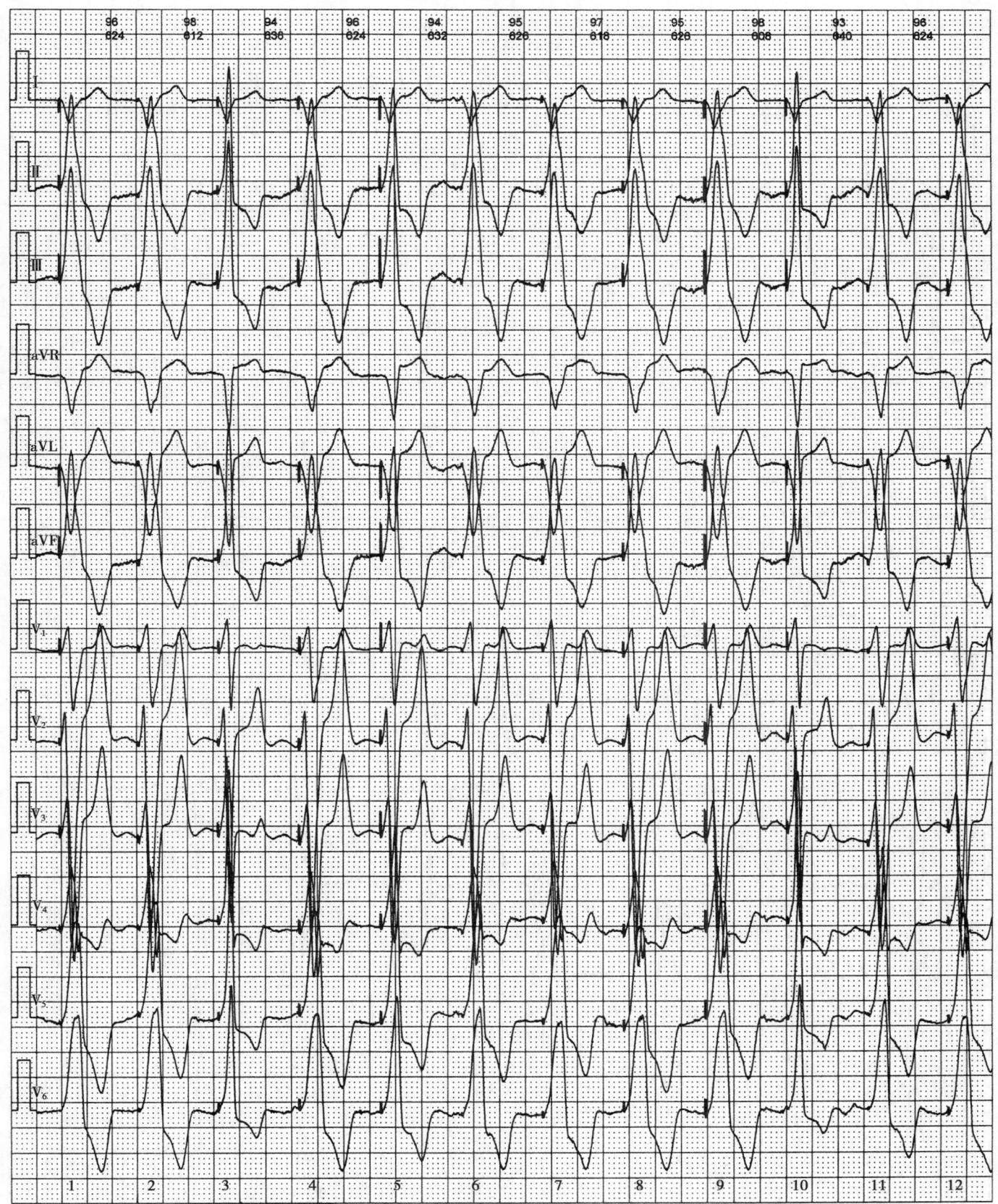

图 3 心房颤动, 起搏间期相同为 620ms, 起搏频率 93 次 /min。第 3、5、10 个 QRS 波群是室性融合波(白天)。

当前心率: 63次/min

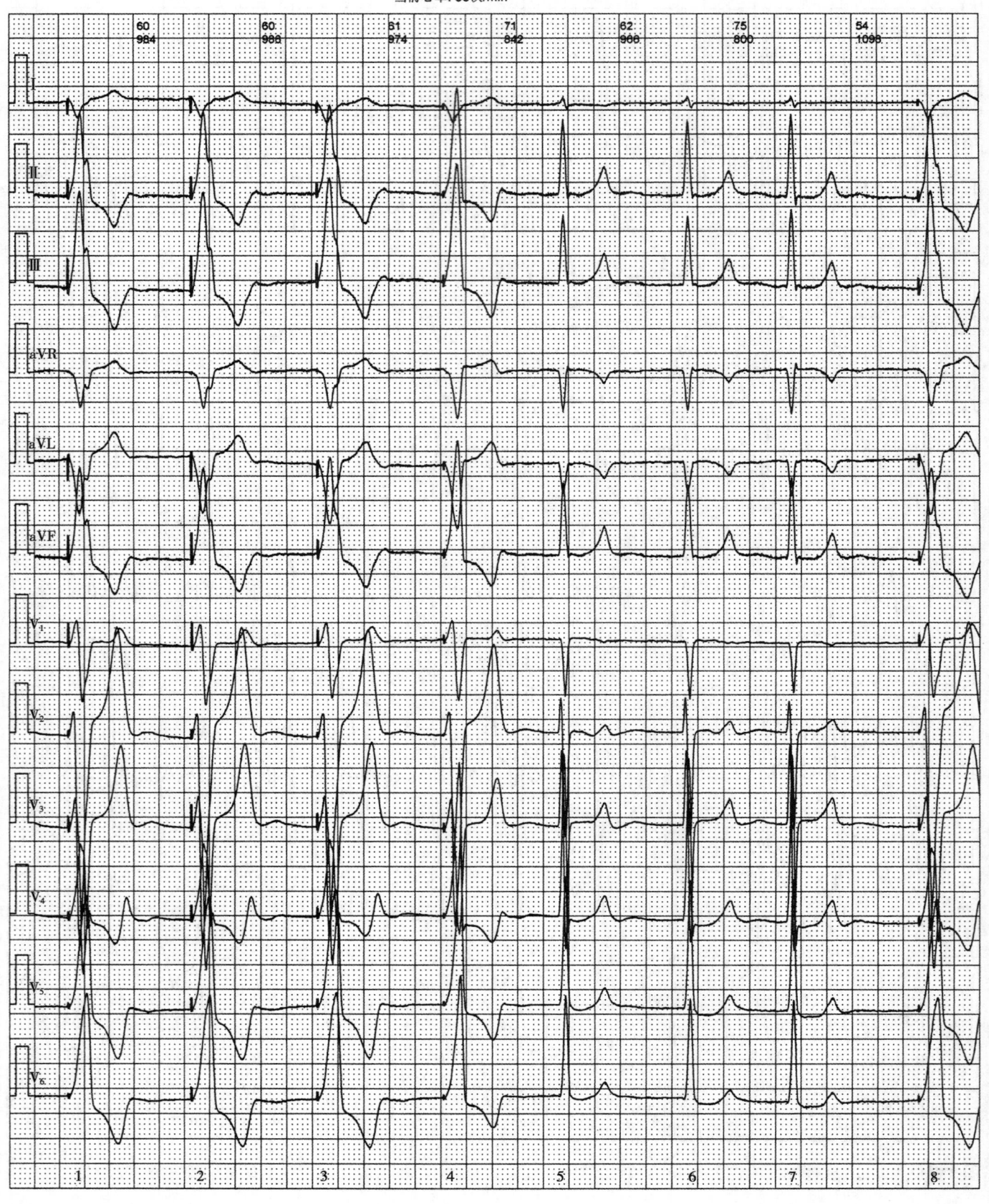

图4 夜间睡眠状态：心房颤动波在心电图上几乎看不到。基础心室起搏逸搏间期与起搏间期均为1 000ms，起搏频率60次/min。第5~7个QRS波群由f波下传。Ⅱ、Ⅲ、aVF、V_4~V_6导联ST段压低0.05~0.10mV。

动态心电图诊断：心房颤动，心室起搏心电图（VVIR），室性期前收缩，室性融合波，左心室肥大心电图。

【点评】

1. 本例心房颤动的f波由显性（图1）转为隐匿性（图4），这种情况常见于慢性心房颤动且有弥漫性心房肌病变患者。因转复并维持窦性心律的可能性较小，在没有心功能不全的情况，只能行VVI方式（VVIR）起搏。

2. 心室起搏的下限频率60次/min，记录到的上限频率是93次/min，提示是VVIR起搏器。

3. 有引起左心室肥大的病因，超声心动图显示左心室扩大，心电图显示V_5导联R波增大以及ST-T改变，显示出左心室肥大的动态心电图改变。

第69例 | 心房颤动合并高度房室传导阻滞

【临床资料】

男性，73岁，因"间断胸闷、胸痛、憋气4年，加重2天"入院。4年前因胸痛行冠脉造影，提示前降支狭窄40%。既往高血压病史10年。超声心动图显示左心增大，左室整体功能减低。

【动态心电图分析】

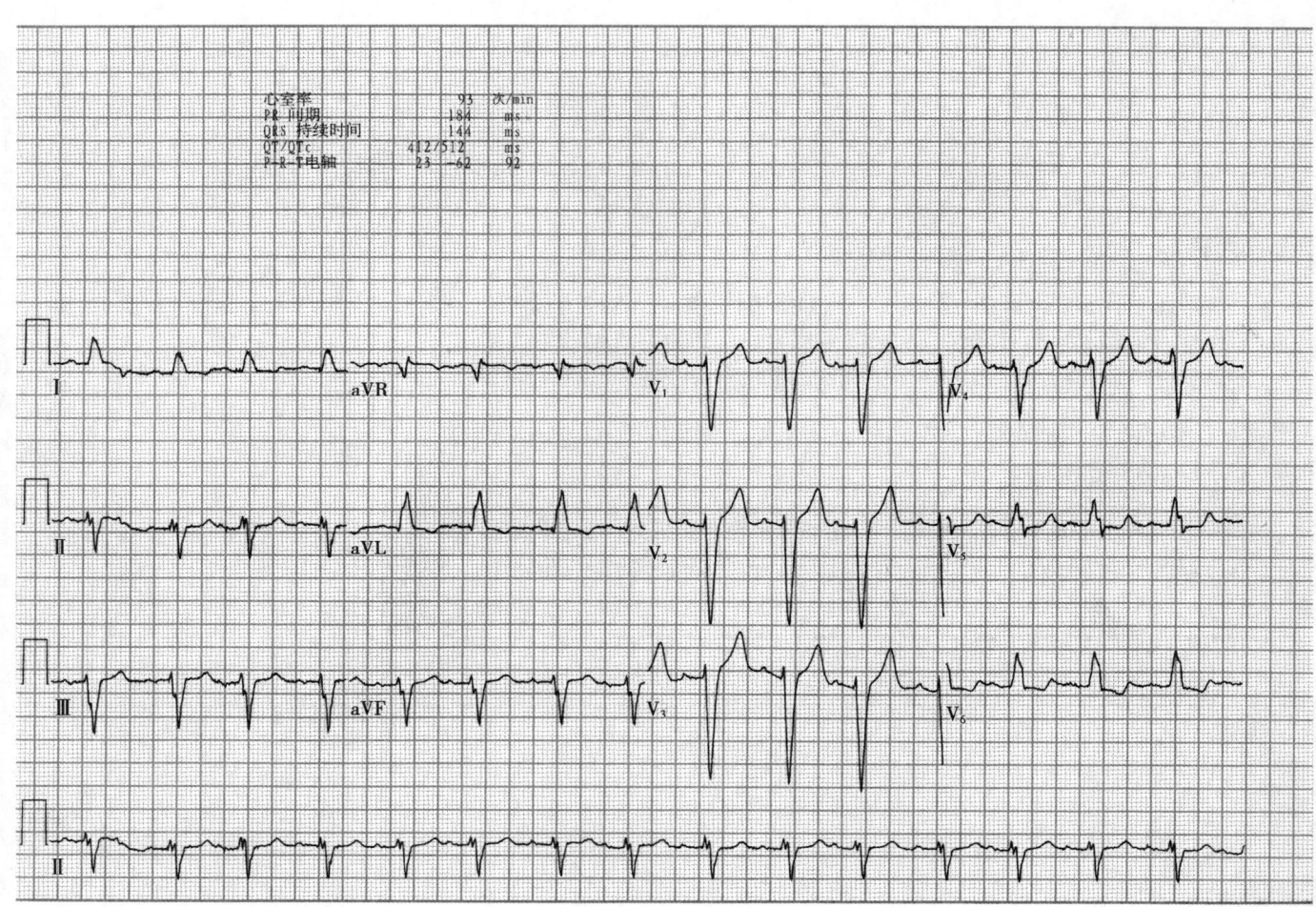

图1 常规心电图：窦性心律，心率93次/min，PR间期184ms，QRS波群时限144ms，QRS电轴−62°，QT/QTc间期412/512ms。

诊断：窦性心律，完全性左束支传导阻滞，QRS电轴显著左偏，QTc间期延长。

临床诊断: 扩张型心肌病;高血压1级(很高危),糖尿病2型,左心增大,心力衰竭。

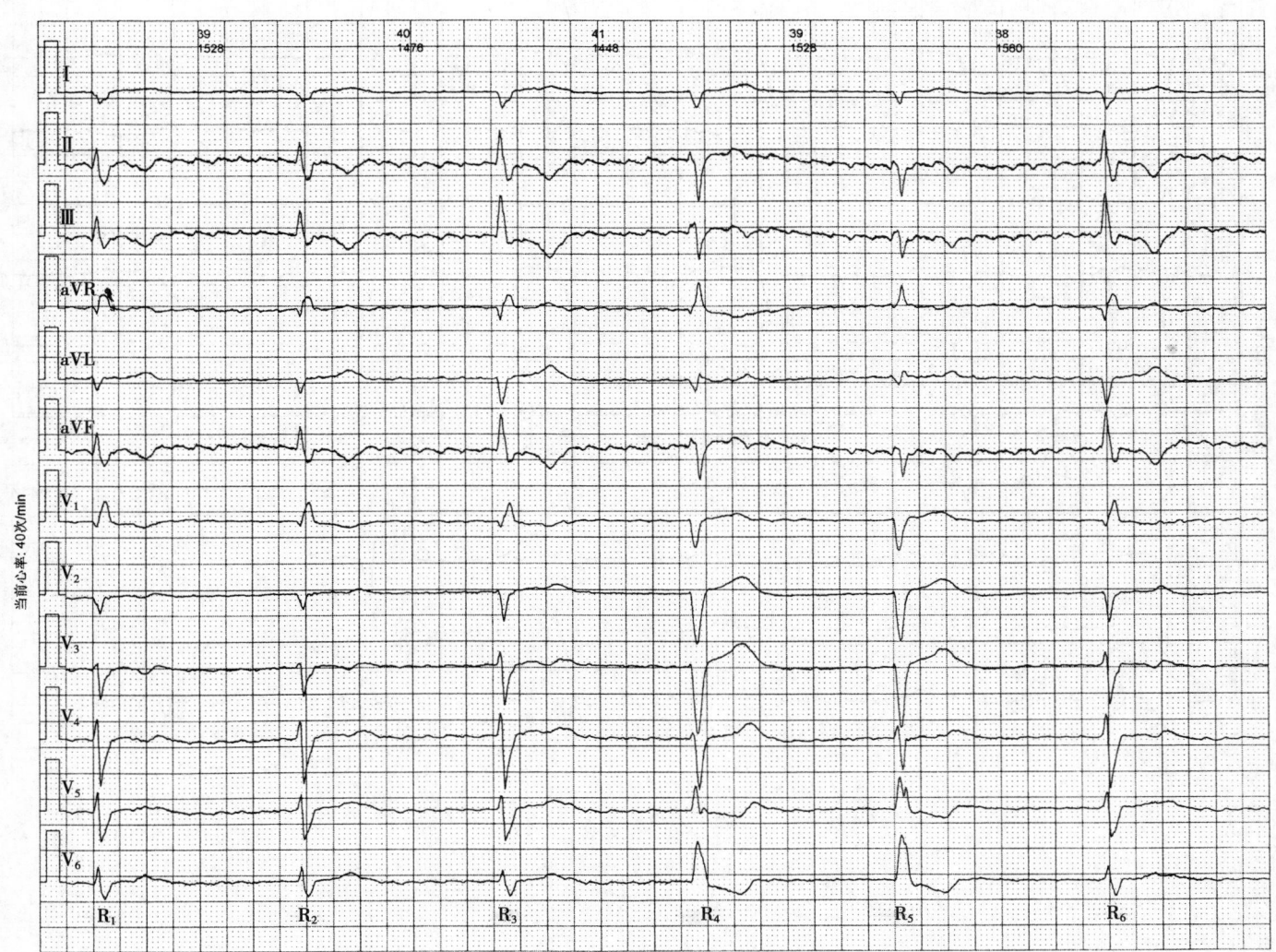

图2 动态心电图:心房颤动。R_1～R_3、R_6 波形相同,QRS 波群时限 0.14s,V_1 导联呈 qR 型,频率 39 次/min,室性心律。R_4、R_5 由 f 波下传心室,R_4 是室性融合波。

诊断: 心房颤动,室性心律,室性融合波,完全性左束支传导阻滞,高度房室传导阻滞。

心房颤动合并高度房室传导阻滞

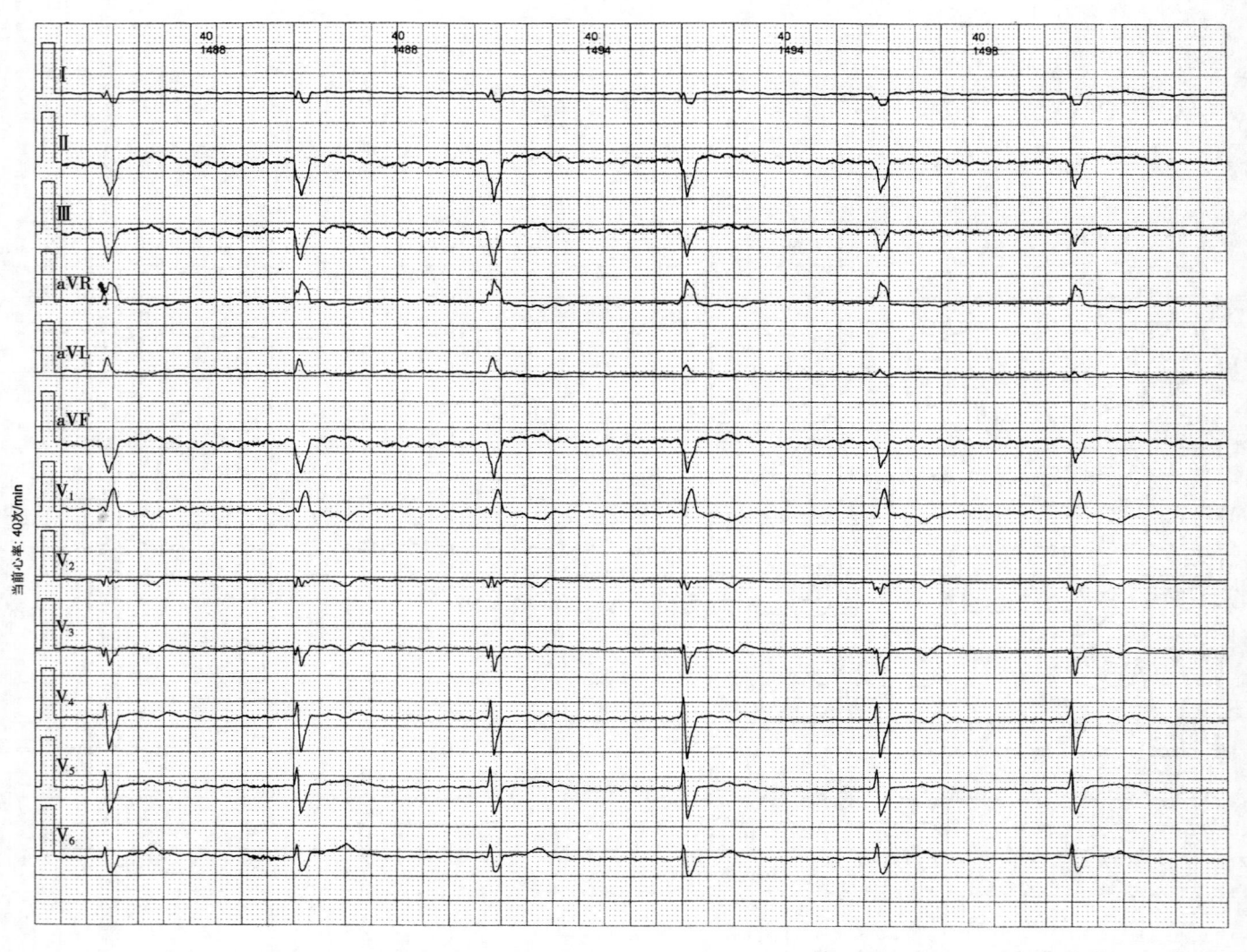

图 3 动态心电图：心房颤动，室性心律，心率 40 次/min。

诊断：心房颤动，室性心律，室性融合波，完全性左束支传导阻滞，高度房室传导阻滞。

【点评】

患者有扩张型心肌病。图 1 是 69 岁心电图，窦性心律，左束支传导阻滞，QRS 电轴显著左偏。4 年后行动态心电图监测，提示心房颤动。f 波下传的 QRS 波群形态在 $V_1 \sim V_6$ 导联与图 1 一致，呈左束支传导阻滞图形，QRS 波群数目占全部心搏数的 5.8%。室性逸搏心律的 QRS 波群占 90.7%，室性心律的频率 39～45 次/min，波形与左束支传导阻滞不同，V_1 导联呈 qR 型。上述提示合并高度房室传导阻滞。

心房颤动合并高度房室传导阻滞时，为避免心室停搏，心脏的保护机制发挥了作用，此时，交界区起搏点取而代之，形成交界性心律。如果交界区自律性降低或出现交界区停搏，室性起搏点便取而代之形成有效的室性心律。因此，心房颤动情况下，出现频率缓慢的交界性心律或室性心律，提示合并二度房室传导阻滞。

【临床资料】

男性，38 岁，因"活动后喘息 2 年，加重 2 天"入院。超声心动图显示心脏扩大，二尖瓣重度反流，肺动脉中度高压，EF 20%。

临床诊断： 扩张型心肌病，充血性心力衰竭，心房颤动，二尖瓣重度关闭不全。

【动态心电图分析】

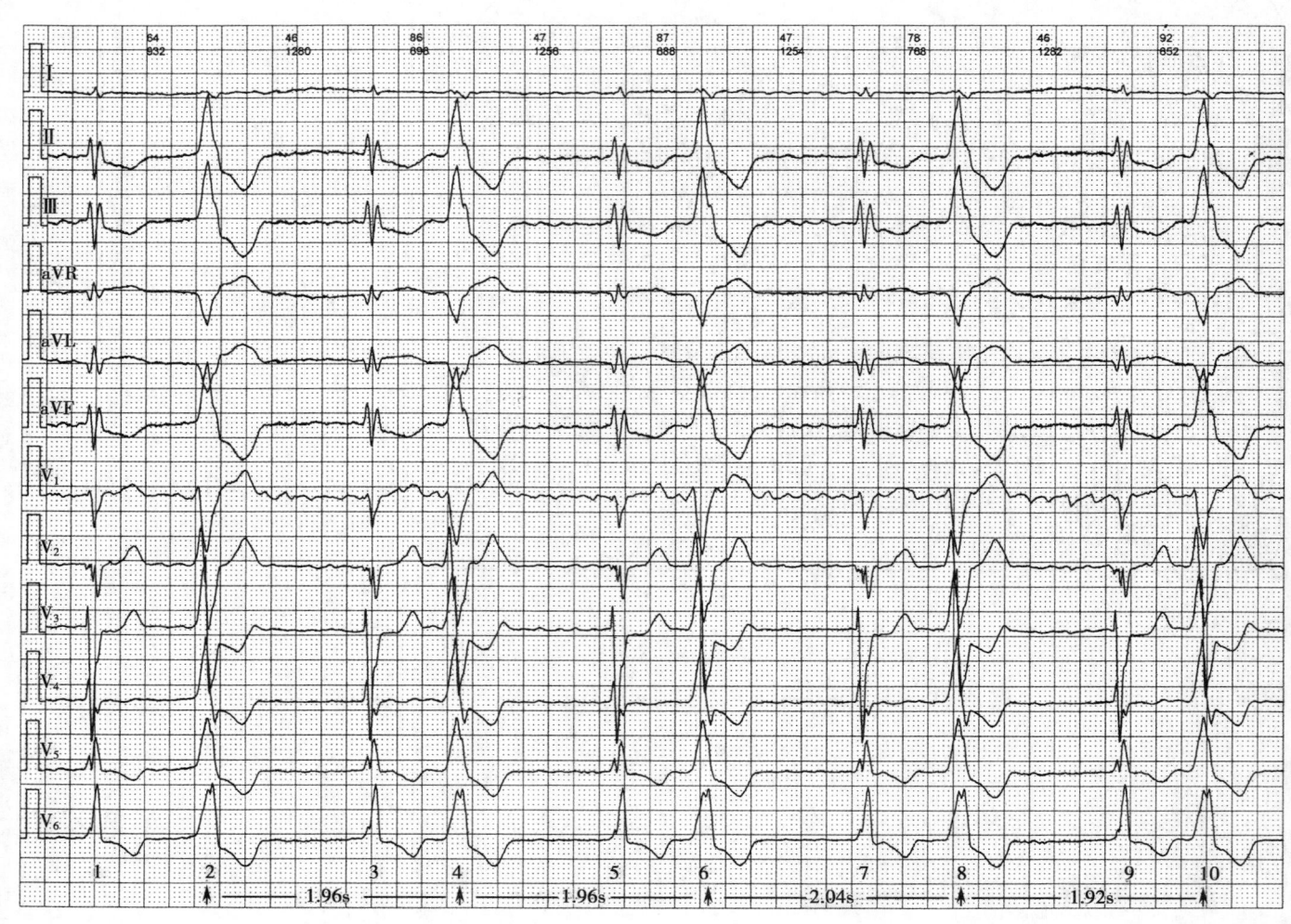

【点评】

室性并行心律的心电图特征：室性 QRS 波群以期前收缩或逸搏的形式出现，联律间期不固定，彼此之间的距离相等或有一个公约数（传出阻滞时）。本例室性并行心律的联律间期明显不等，差别达 0.30s，室性 QRS 波群之间的距离 0.12s，但不影响室性并行心律的诊断。在心房颤动情况下，自身 RR 间期不规则时，室性期前收缩联律间期明显不等的室性二联律，即使室性 RR 间期有较轻的不规则，也不能用一般的室性二联律来解释，应考虑室性并行心律。

图 1 ①心房波：P 波消失，代之以快速、不规则的 f 波，其特点为 f 波形态不同、间距不规则、振幅不一致的粗波型心房颤动，以 V_1 导联最典型。V_1 导联最大 f 波振幅 0.20mV，最小 f 波近于等电位线。②第 1、3、5、7、9 个为左束支传导阻滞，QRS 波群时限 0.14s，V_2 导联呈 QS 型，Q 波出现钝挫，V_5、V_6 导联呈 R 型，II、III、aVF、$V_3 \sim V_6$ 导联 ST 段压低，II、III、aVF、$V_4 \sim V_6$ 导联 T 波低平、倒置，QT 间期 0.50s。③宽 QRS 波群第 2、4、6、8、10 个的特征：QRS 波群时限宽达 0.17s；联律间期不固定，从 932ms 至 652ms；QRS 波群形态基本相同；彼此之间的距离 1.92 ~ 2.04s，右室流出道室性并行心律，心室率 32 次 /min。

诊断： 心房颤动，完全性左束支传导阻滞，室性并行心律。

【临床资料】

男性,51岁,因"间断发热2个月余"入院。查体:血压 141/62mmHg,身高 170cm,体重 70.7kg,BMI 24.46kg/m²。超声心动图显示先天性心脏病,主动脉瓣赘生物形成,二尖瓣叶穿孔并关闭不全,心脏增大,以左心室为主。

临床诊断:心脏瓣膜病,二尖瓣赘生物形成,二尖瓣叶穿孔,主动脉瓣赘生物形成,感染性心内膜炎。

图1 P波:Ⅰ、Ⅱ、Ⅲ、aVF、V₄~V₆导联直立,aVR、aVL导联倒置,V₁导联双向。心率121次/min,PR间期0.26s,提示窦性心动过速? 房性心动过速?

诊断:窦性心动过速? 房性心动过速
可能性大?

【动态心电图分析】

当前心率: 121次/min

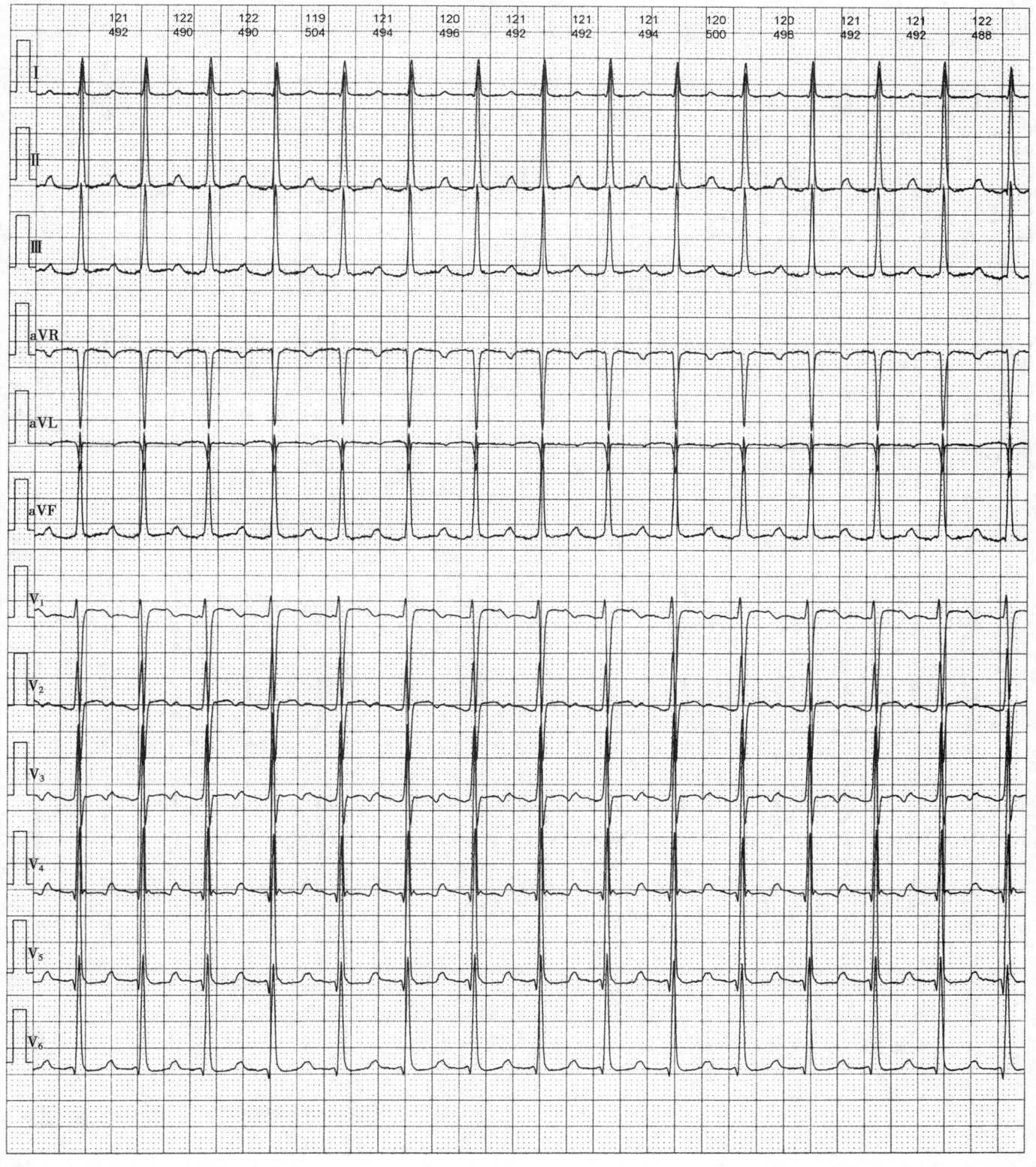

心房内折返性房性心动过速

当前心率: 112次/min

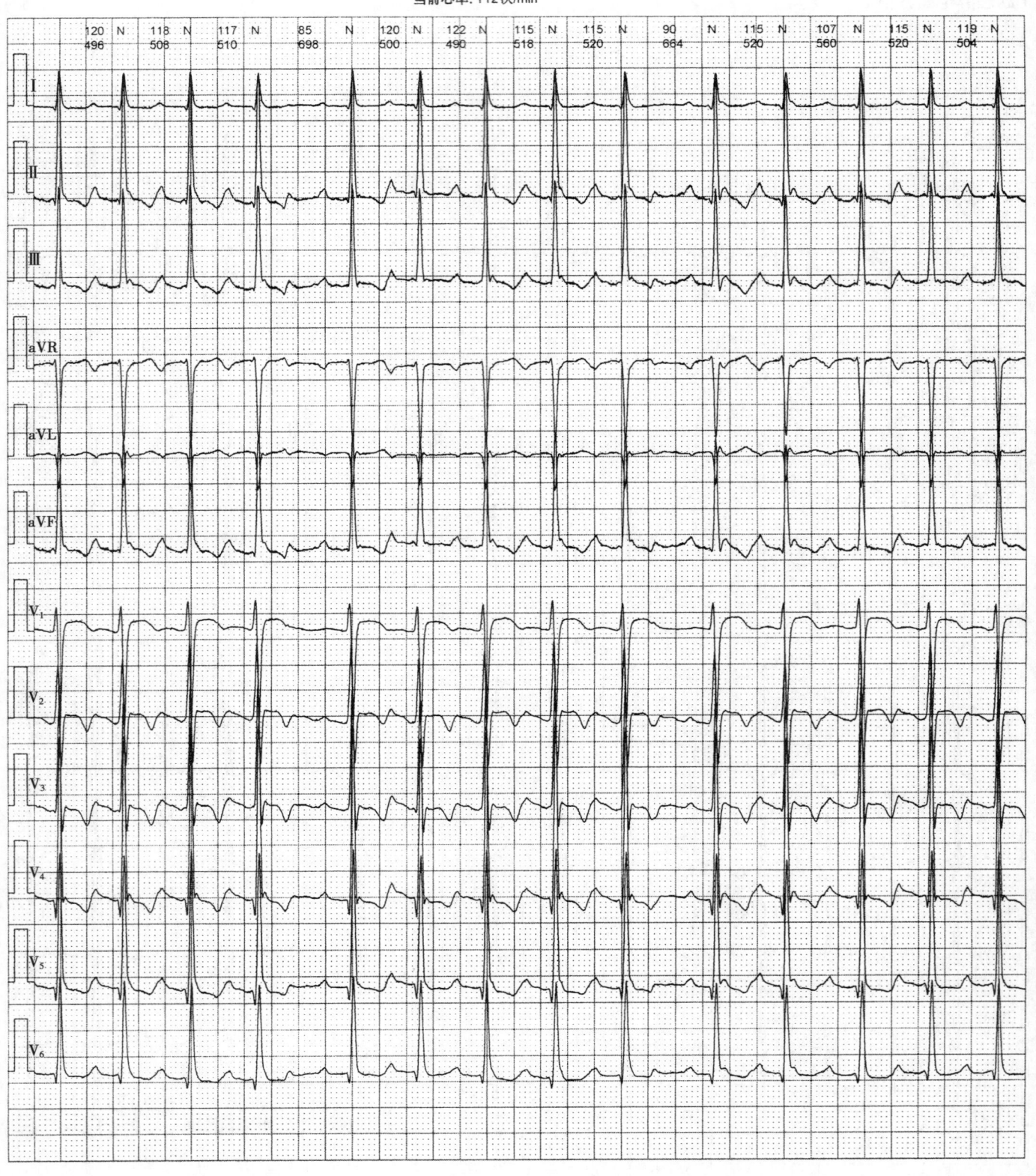

图 2 记录于图 1 后 40min, 与图 1 比较: P' 波形态相同, 心房率 242 次 /min, 房室传导比例(2～3):1, 心室率 112 次 /min。ST 段: V_5、V_6 导联压低 0.05mV。T 波: Ⅱ、Ⅲ、aVF、V_2～V_6 导联低平、倒置。R_{V_5} = 2.6mV。

诊断: 房性心动过速 [房室传导比例 (2～3):1], T 波倒置。

【点评】

本例心律失常是持续性房性心动过速 24h 动态心电图监测, 心房率无明显变化, 呈持续性 2:1 下传心室时, 如图 1 所示, 应与窦性心动过速相鉴别, 窦性心动过速有明显的昼夜频率变化, 房性心动过速缺少这一特点。当房室传导比例发生变化以后, 显示出频率 242 次 /min 的房性心动过速(图 2), 为什么不诊断为心房扑动? 因为 P'P' 之间有等电位线, 且频率无变化, 考虑为心房内折返性房性心动过速。

心房内折返性房性心动过速

第72例 | 心房扑动伴 3 相完全性右束支传导阻滞

【临床资料】

男性，73岁，因"胸闷、憋气2个月，意识丧失15天"转入上级医院。查体：血压 90/60mmHg，身高 170cm，体重 66kg，BMI 22.8kg/m²。超声心动图显示二尖瓣轻度反流。冠脉造影显示前降支中段狭窄 80%，回旋支中段狭窄 90%，右冠状动脉中段狭窄 60%。

临床诊断：冠状动脉粥样硬化性心脏病，不稳定型心绞痛，心功能不全，心功能Ⅱ级（NYHA 分级），心房扑动，脑梗死（亚急性期）。

【心电图分析】

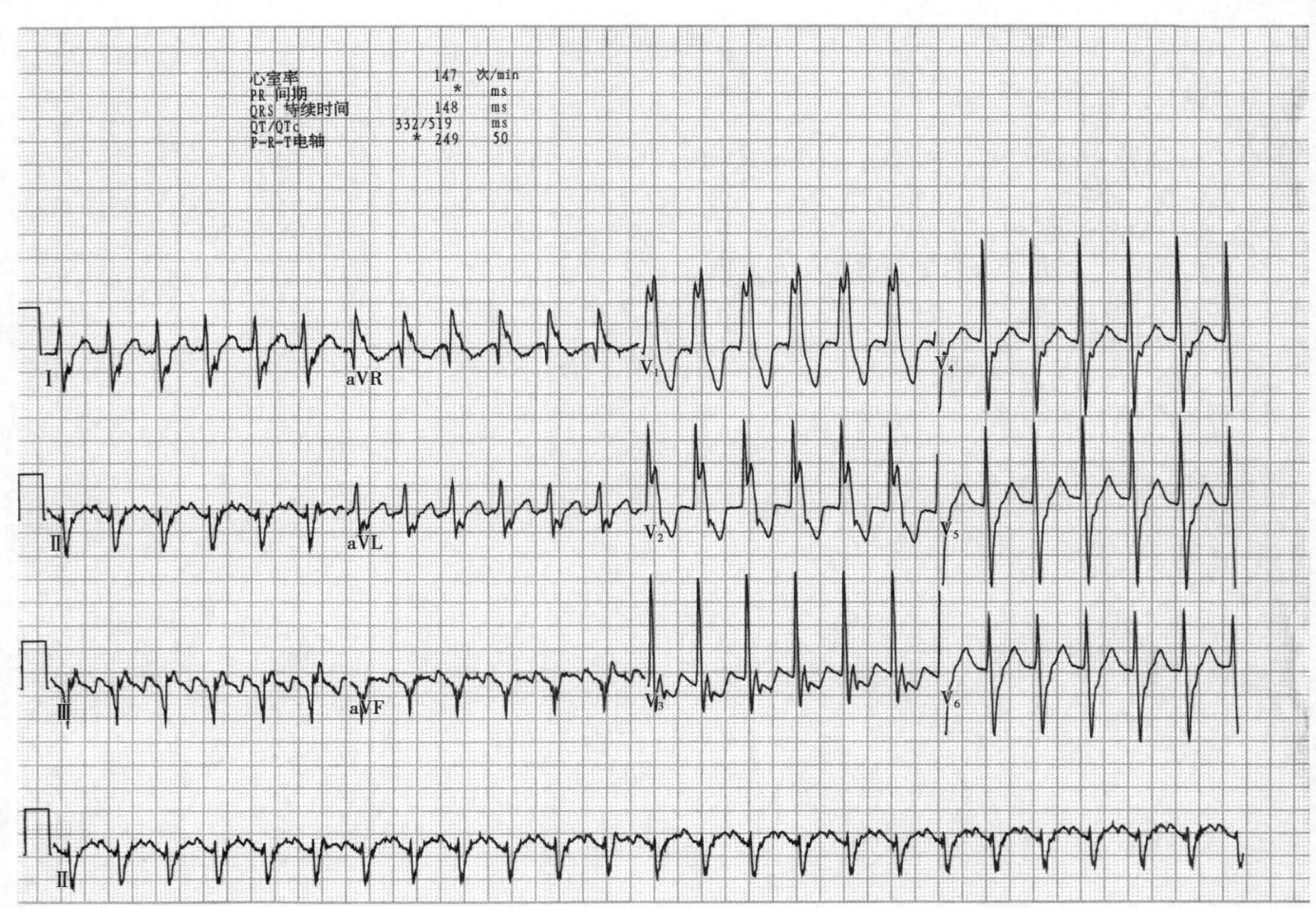

图 1 心房扑动，房室传导比例 2：1，心室率 147 次 /min，QRS 波群时限 148ms，QRS 波群时限 249ms，QT/QTc 间期 332/519ms。V₁ 导联呈 qR 型，Ⅰ、aVL、V₅、V₆ 导联 S 波宽钝，右束支传导阻滞。ST 段：V₁～V₃ 导联压低 0.30mV。异常 q 波（V₁、Ⅲ、aVF 导联）。

诊断：心房扑动，完全性右束支传导阻滞，ST 段压低（前间壁），QTc 间期延长，异常 q 波。

【点评】

1. 图 1 中宽 QRS 心动过速, 呈右束支传导阻滞图形。Ⅲ 导联提示心房扑动, F 波 2:1 下传心室, 伴完全性右束支传导阻滞。

2. 异常 q 波 Ⅲ、aVF、V₁ 导联出现异常 q 波, 不除外局灶性心肌梗死。

3. 图 2 中宽 QRS 波群是室性期前收缩二联律, 还是 3 相右束支传导阻滞? 符合右束支传导阻滞, 为心房扑动伴 3 相束支传导阻滞。心房扑动 2:1 下传时, 右束支处于不应期 (右束支动作电位 3 相), 出现 3 相右束支传导阻滞。心房扑动 4:1 下传心室, 右束支不应期已经过去, 右束支传导阻滞消失。图 1 也是心房扑动伴 3 相右束支传导阻滞。

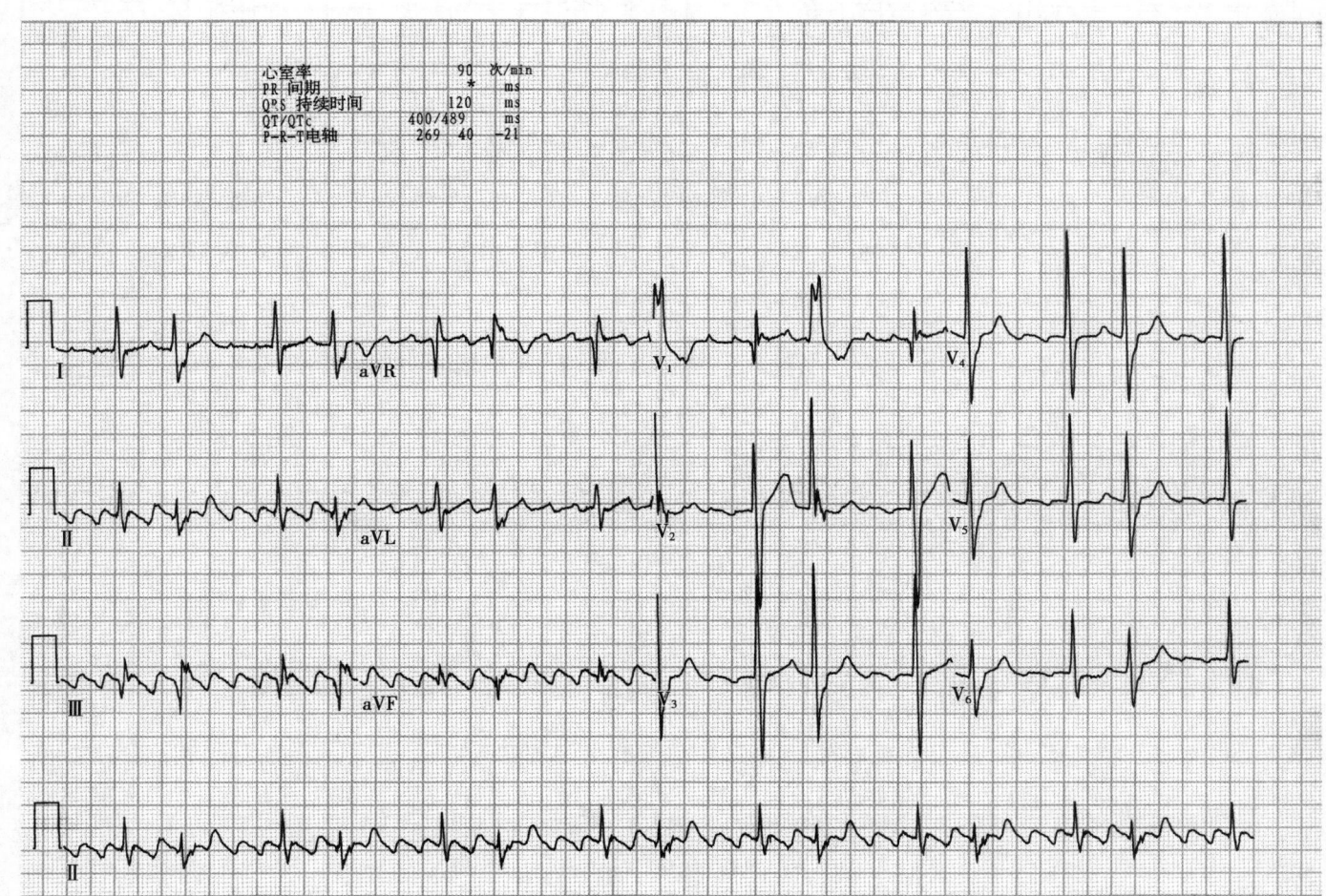

心室率	90	次/min
PR 间期	*	ms
QRS 持续时间	120	ms
QT/QTc	400/489	ms
P-R-T电轴	269 40 −21	

图 2 心房扑动, 房室传导比例 (2 ~ 4):1, QRS 波群有 2 种: 一种 QRS 波群时限 100ms, 异常 q 波见于 Ⅲ、V₁ 导联; 另一种 QRS 波群时限 130ms, 呈右束支传导阻滞图形。QT/QTc 间期 400/489ms。

诊断: 心房扑动, 3 相右束支传导阻滞, 异常 q 波, QTc 间期延长。

第73例 | 心房扑动伴交界性逸搏

【临床资料】

女性,84岁,因"晕厥2年,间断咳嗽6个月,憋气5天"入院。既往高血压病史3年,脑梗死病史3年。超声心动图显示双侧心房扩大,二尖瓣轻度反流,左室收缩功能减低。

临床诊断: 高血压,陈旧性脑梗死,心功能Ⅳ级(NYHA分级),慢性肾功能不全,心律失常,心房扑动,肺部感染。

【动态心电图分析】

图1与图2取自动态心电图。

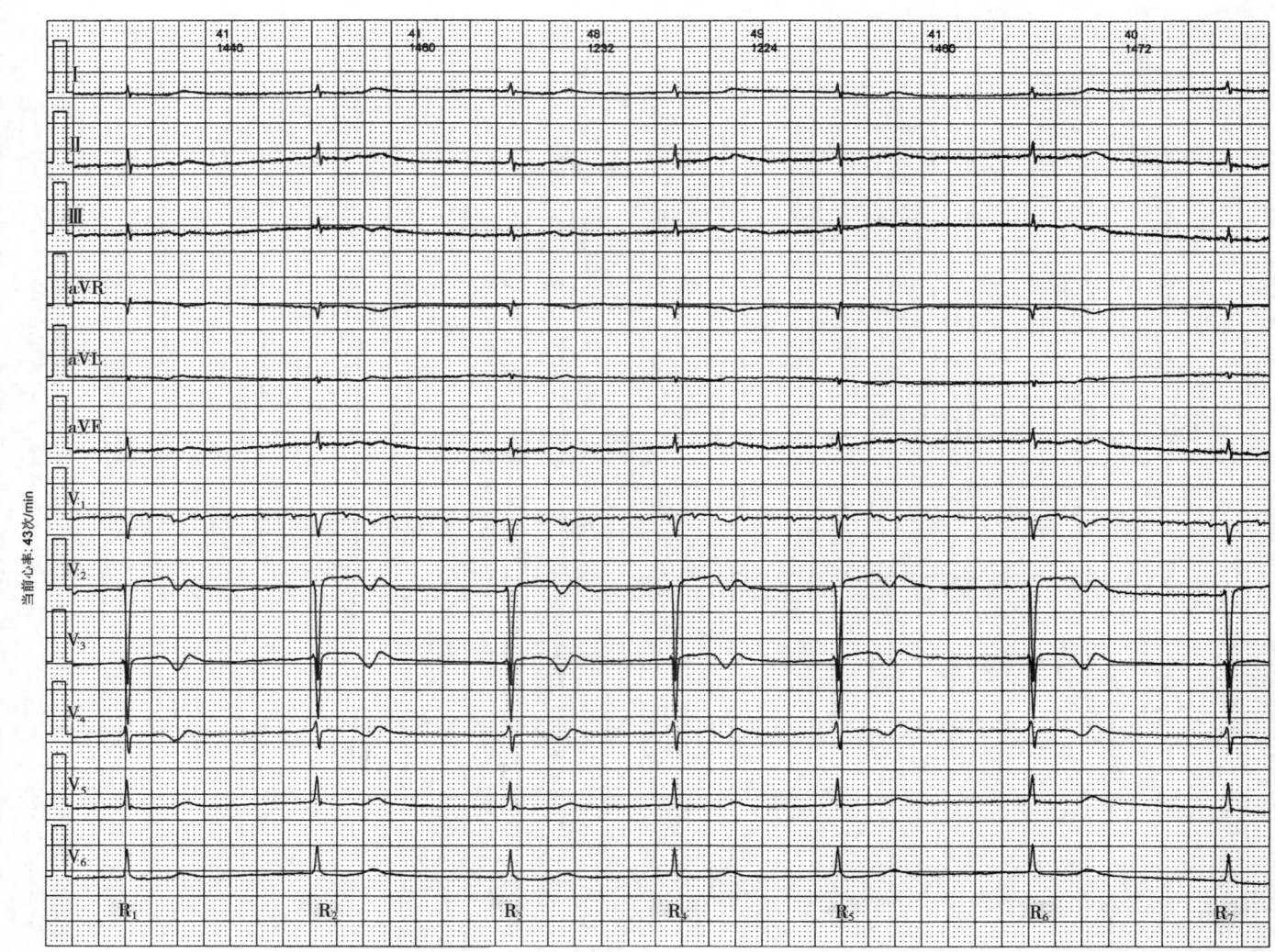

图1 P波消失,代之以心房扑动的F波,心房率300次/min,R_1R_2间期、R_2R_3间期、R_5R_6间期、R_6R_7间期相等,FR间期不固定,心率41次/min,考虑交界性逸搏。R_4R_5间期短于上述RR间期,R_5为心室夺获。$V_1 \sim V_4$导联r波递增不良。T波:$V_2 \sim V_4$导联负正双向。QT间期0.60s。

诊断: 心房扑动,交界性逸搏,不完全性房室传导阻滞,QT间期延长。

【点评】

1. F 波特点　V₁ 导联 F 波较小，其余各导联看不到 F 波，显示出多导同步监测心电图的优势。

2. 交界性逸搏　为什么诊断为交界性逸搏？因为这些逸搏间期是相等的，且 FR 间期不固定。

3. 不完全性房室传导阻滞　在心房扑动情况下，频繁出现成对的交界性逸搏，提示存在二度房室传导阻滞。

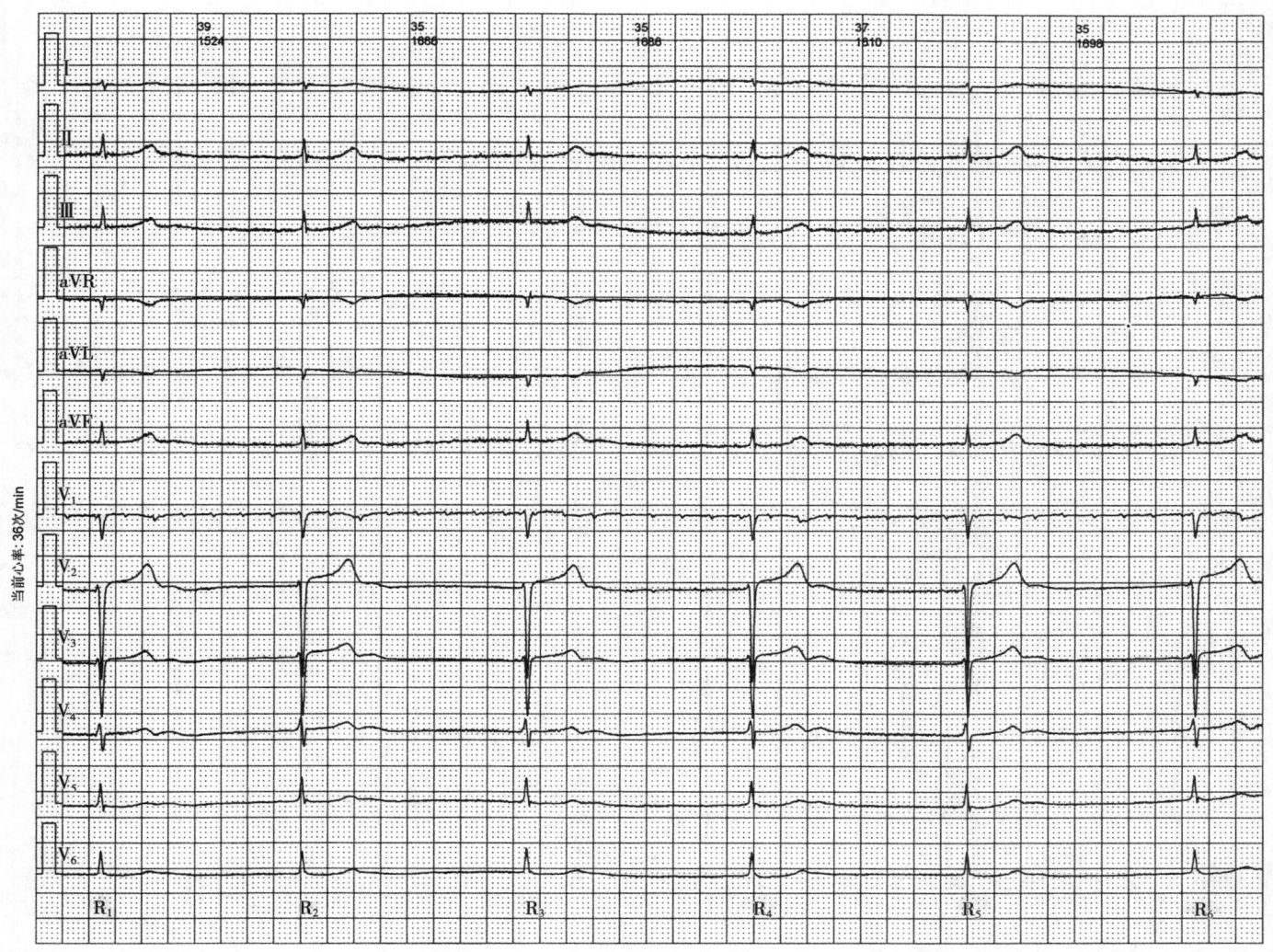

图 2　心房扑动，R₃、R₄ 及 R₆ 为交界性逸搏，R₂~R₅ 由 F 波下传心室。　　　**诊断：**心房扑动，不完全性房室传导阻滞，交界性逸搏，QT 间期延长。

第74例 | 心房扑动伴交替性房室传导的文氏现象

【临床资料】

男性，76 岁，因 "心悸 7 个月余" 入院，心电图提示心房扑动，既往高血压病史 30 年。查体：血压 172/97mmHg，身高 169cm，体重 90kg，BMI 31.5kg/m²。钾 4.2mmol/L，钙 2.38mmo/L。心肌酶未见异常。超声心动图显示左心房增大，二尖瓣、三尖瓣轻度反流。

临床诊断： 冠状动脉粥样硬化性心脏病，高血压 3 级（很高危），心房扑动。

【动态心电图分析】

动态心电图监测过程中，全程为心房扑动，房室传导比例为（2~4）:1。

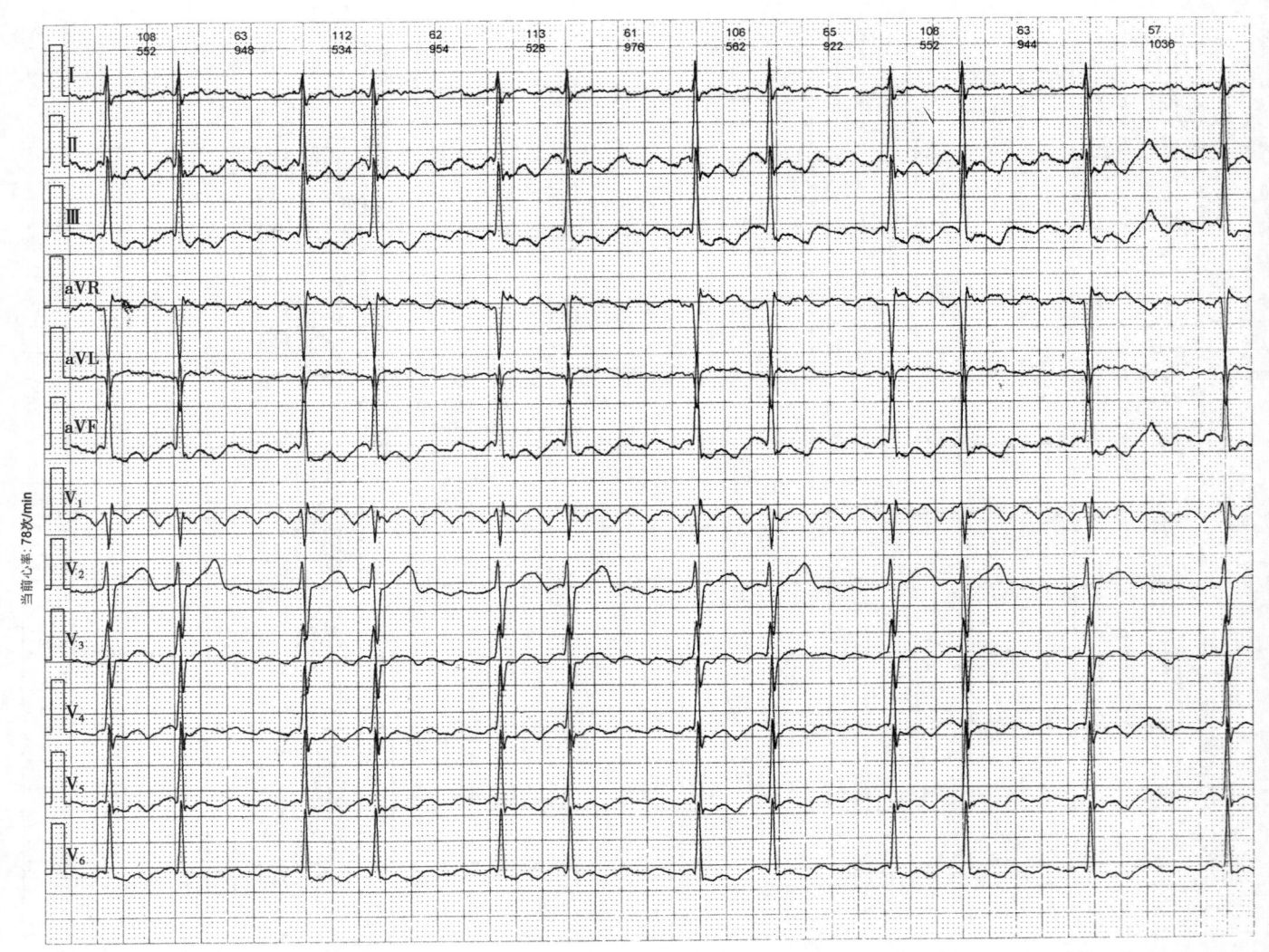

图 1　P 波消失，代之以心房扑动的 F 波，心房率 240 次 /min，房室传导比例（2~4）:1 交替，造成 RR 间期长短交替，心室率 78 次 /min。

诊断： 心房扑动（典型）伴交替性房室传导的文氏现象，ST 段压低（下壁及前侧壁），T 波改变（下壁及前侧壁）。

【点评】

本例心房扑动,图 1 中房室传导比例为什么是 2:1 与 4:1 交替呢? 而这种现象为何持续发生呢? 这种现象解释如下:在房室交界区出现了双平面阻滞区,交界区上部 2:1 传导(2:1 阻滞),即每 2 次 F 波,只有一次通过交界区上部下传至交界区下部。在交界区下部又出现房室传导比例 2:1,心房扑动的传导比例(2~4):1 交替进行。

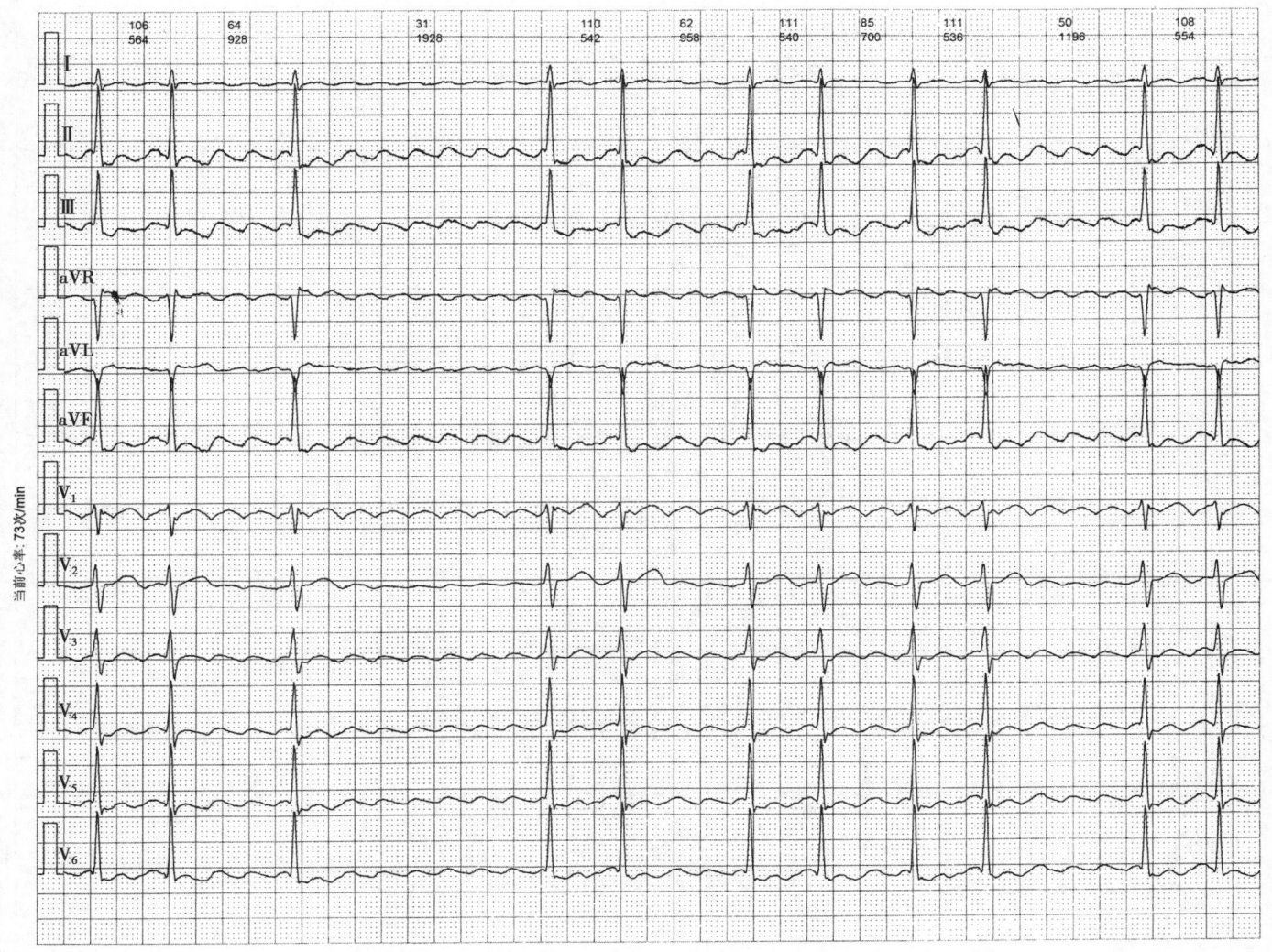

图 2 心房扑动,房室传导比例(2~7):1。 　　**诊断:**心房扑动,ST 段压低,T 波改变(下壁及前侧壁)。

第75例 | 心房扑动伴重度心动过缓

【临床资料】

女性,89 岁,因"突发言语不利,右侧肢体无力 1 天"入院。既往高血压、糖尿病病史。超声心动图显示双侧心房扩大,二尖瓣轻度反流。

临床诊断: 急性脑梗死,高血压 3 级(很高危),糖尿病 2 型,心房扑动。

【动态心电图分析】

动态心电图监测 24h,心房扑动,心室率缓慢不齐,心室率范围 25~58 次/min,平均心室率 36 次/min。

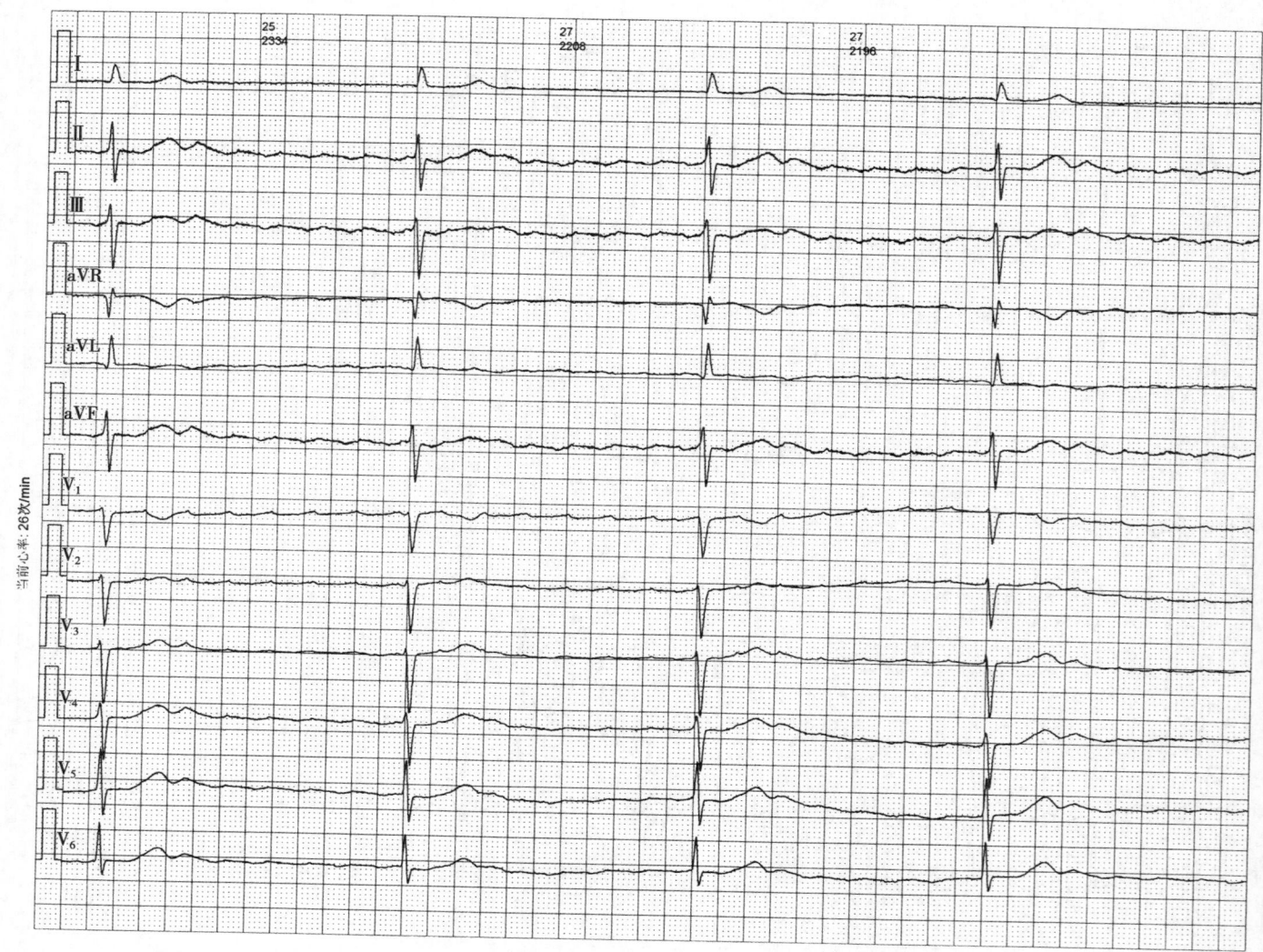

图 1 心房率快速不齐,心率 176 次/min,心房波之间无等电位线,心房扑动或房性心动过速,FR 间期不固定,心室率 26 次/min,QT 间期 0.60s。

诊断: 心房扑动(房室传导比例 7:1),QT 间期延长,二度房室传导阻滞。

【点评】

本例快速、匀齐时心房波频率 176 次 /min，为什么不诊断为房性心动过速？因为心房波之间无等电位线，符合心房扑动波的心电图特征，诊断为心房扑动。患者 24h 心电图监测，心室率异常缓慢不齐，平均心率 36 次 /min，相当长的时间里心室率小于 35 次 /min，提示合并有二度或高度房室传导阻滞，心电图报告危急值。

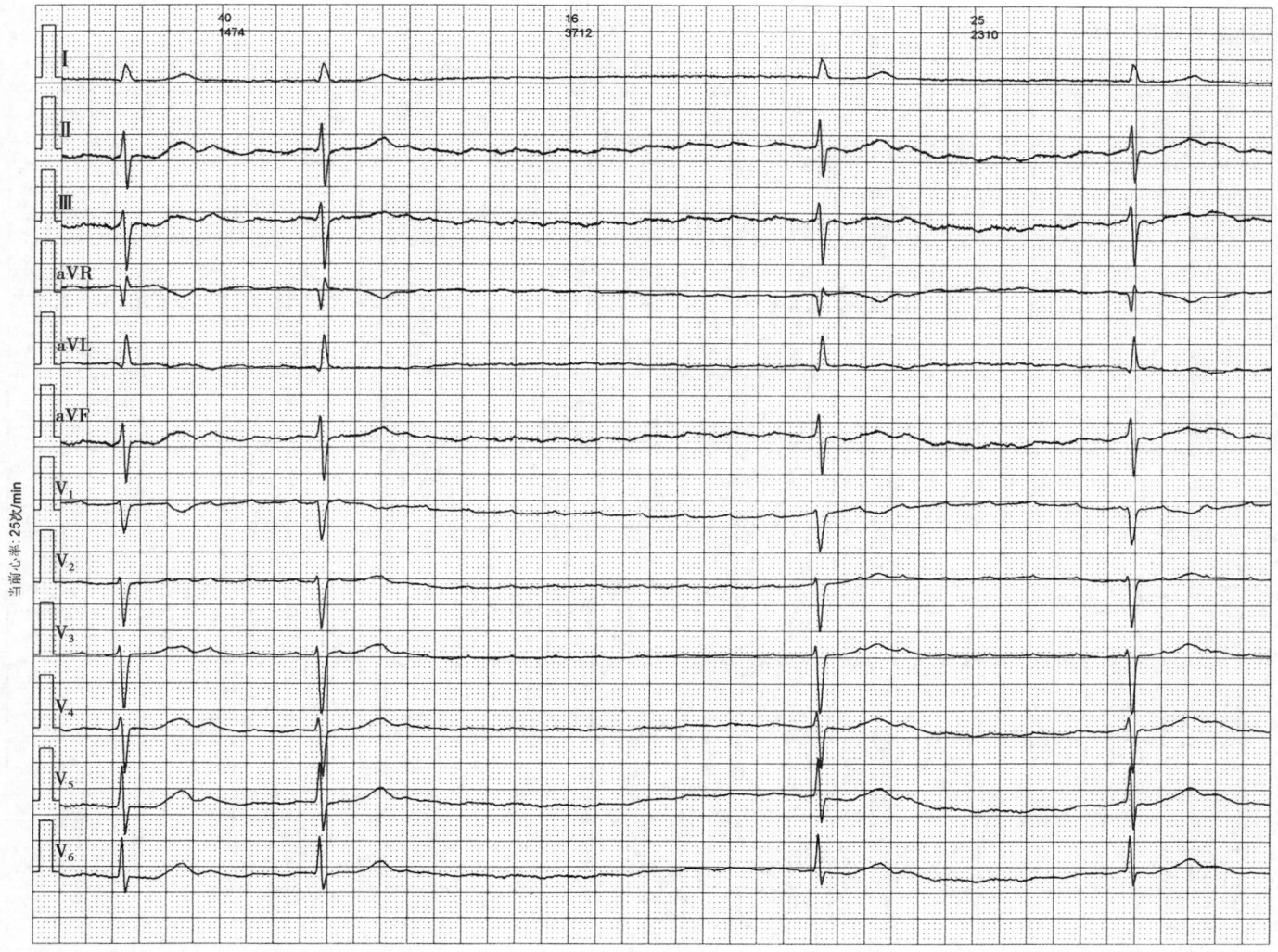

图 2 与图 1 比较，最大房室传导比例 11:1，最小房室传导比例 5:1，第 3 个 QRS 波群不除外是交界性逸搏，最长 RR 间期 3.7s。

诊断： 心房扑动，二度房室传导阻滞，交界性逸搏？QT 间期延长，心室长间歇。

第76例 心房扑动伴房室传导的交替性文氏现象

【临床资料】

男性，68岁，既往高血压病史10年，心房颤动病史9年，心房颤动射频消融术后。冠脉造影显示前降支狭窄30%，心房扑动。

临床诊断： 高血压2级（很高危），冠状动脉粥样硬化，心房颤动射频消融术后，心房扑动，胆石症。

【动态心电图分析】

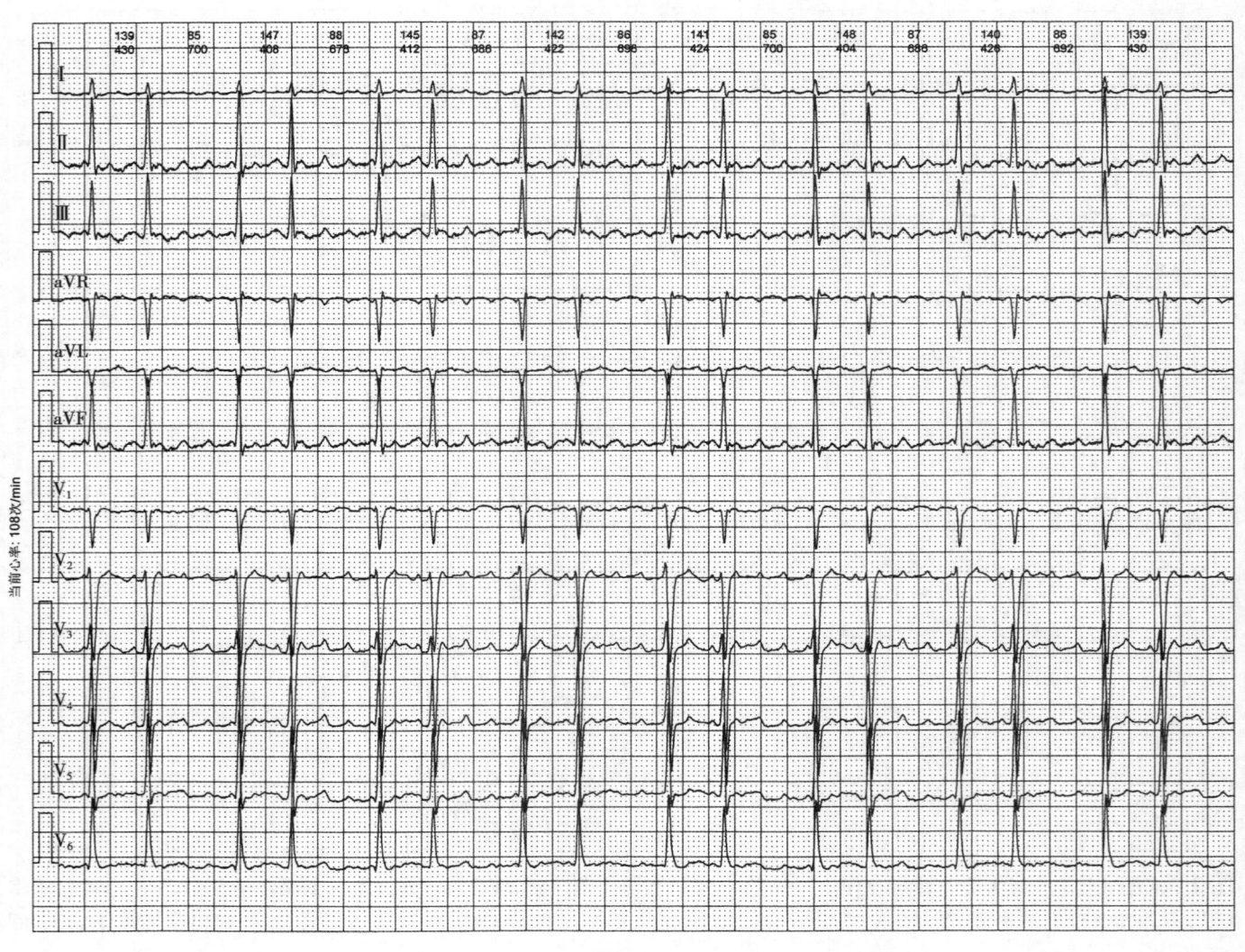

【点评】

心房扑动发生时,因心房周期明显短于交界区绝对不应期,使部分 F 波激动受阻于交界区未能下传心室。如果房室传导比例为(2~4):1 交替时,就会出现 RR 间期长短交替,即心房扑动的"二联律",其产生机制:交界区出现了两个平面的"阻滞"区,上部为 2:1 传导,下部为文氏现象(3:2 房室传导),其结果是房室传导比例(2~4):1 交替,造成 RR 间期短 - 长交替。

图 1 心房扑动,心房率 216 次 /min,Ⅱ、Ⅲ、aVF、V₂~V₆ 导联 F 波直立,房室传导比例(2~4):1,心室率 108 次 /min。T 波:V₅、V₆ 导联低平。

诊断:顺时针型心房扑动[房室传导比例(2~4):1],T 波低平。

心房扑动伴房室传导的交替性文氏现象

第77例　心房扑动合并左束支传导阻滞及室性并行心律

【临床资料】

男性，65 岁，因"反复胸闷、气短 8 年"入院。心肌酶未见异常。超声心动图显示心脏扩大，左室整体功能减低。

临床诊断： 扩张型心肌病，心功能Ⅲ级。

【动态心电图分析】

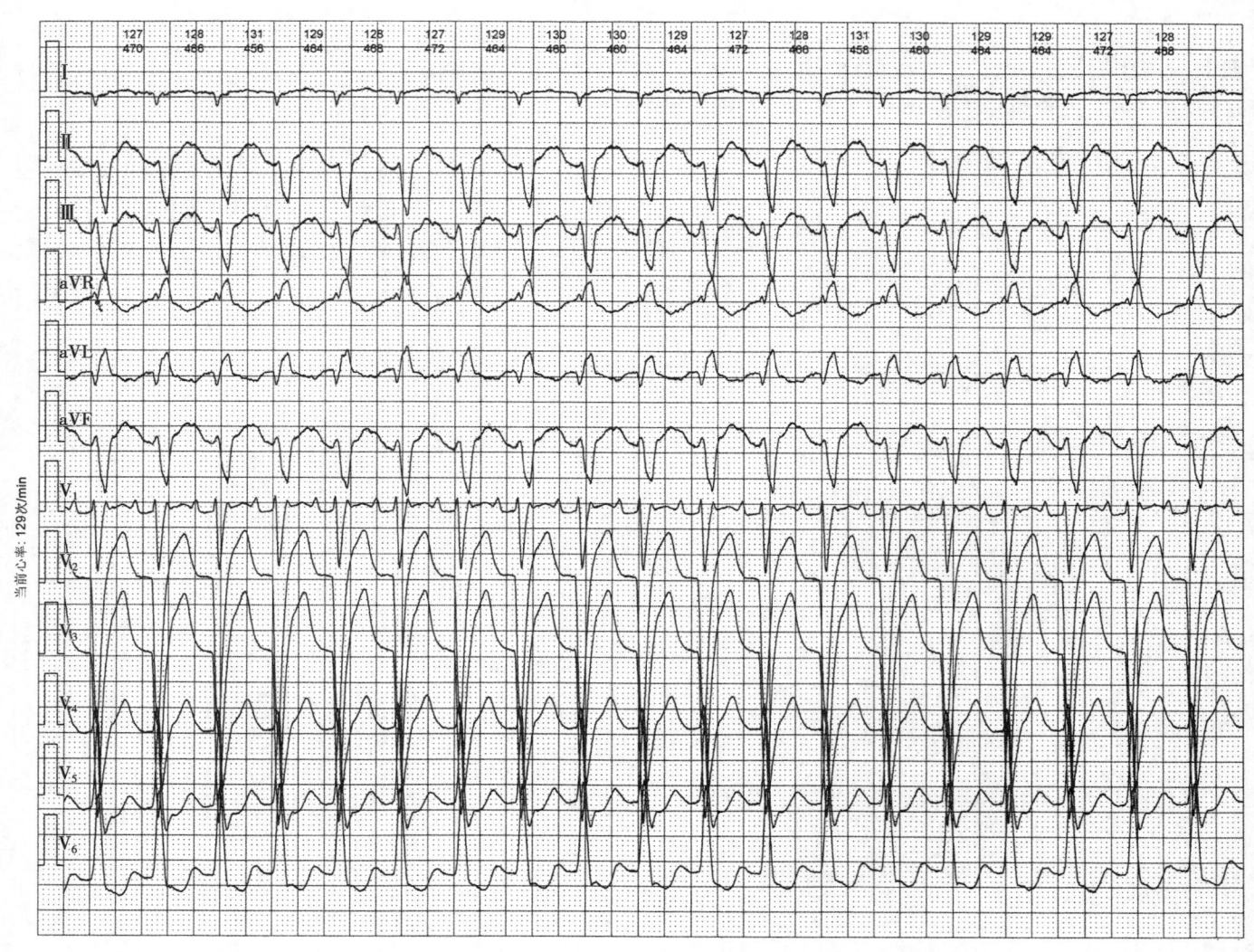

图 1 V₁ 导联观察到节律规则、速率 258 次 /min 的心房扑动的"F"波，房室传导比例 2：1，心室率 129 次 /min。QRS 波群时限 0.12s，呈左束支传导阻滞图形。

【点评】

1. 心房扑动　房室传导比例呈 2：1 时，心室率在 125～150 次 /min，应注意与房性心动过速相鉴别，寻找隐藏在 QRS 波群之中的 F 波，或行动态心电图监测，房室传导比例发生改变，如变为 3：1 以上时，就可显示出 F 波，心房扑动得以明确诊断。从图 2 中显示出的是逆时针型心房扑动，其频率已由图 1 中的 258 次 /min 降至 237 次 /min。

2. 左束支传导阻滞　左束支传导阻滞的 QRS 波群时限长在 0.14s 以上，本例 QRS 波群时限延长不明显，受左心室扩大、心肌病变的多种影响，左束支传导时限延长，左心室除极时限延迟，QRS 波群增宽。

3. 室性并行心律　室性并行心律来源于右室流出道，QRS 波群时限 0.18s，室性 QRS 波群之间的时距相等，其频率 29 次 /min。室性并行心律与 F 波下传的激动共同使心室除极时，产生了室性融合波（图 2 中的第 6 个）。注意在室性期前收缩中寻找室性并行心律，因为并行心律总是以室性期前收缩或室性逸搏的形式出现。

4. ST-T 改变　判断左束支传导阻滞时 ST-T 改变的临床意义，应结合主诉、发病经过、病史、查体、心肌酶学、超声心动图、必要时冠脉介入检查等进行评价。

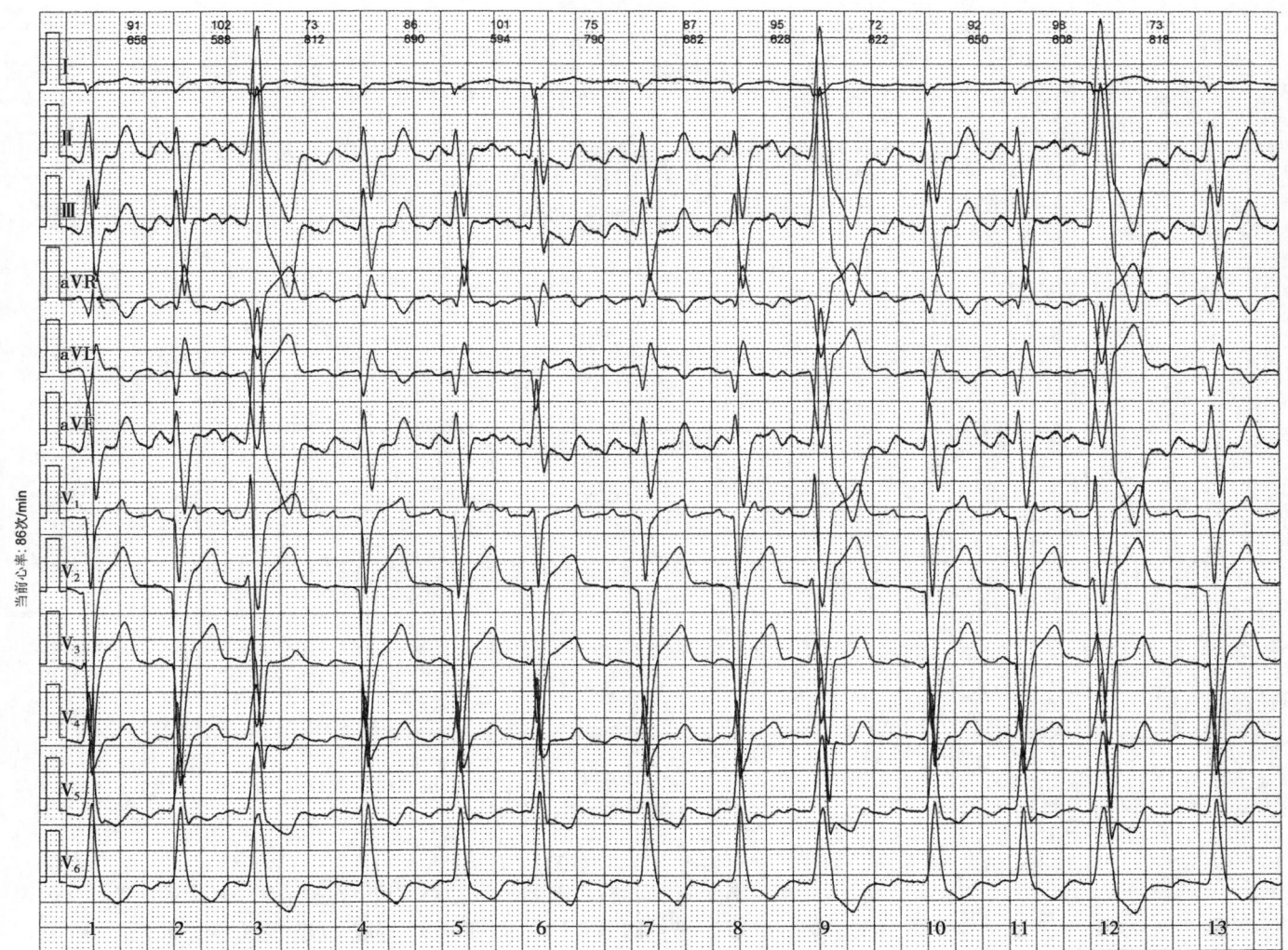

图 2　与图 1 相距 10h：心房扑动，心房率 237 次 /min，房室传导比例（2～3）：1，心室率约 86 次 /min，第 3、6、9、12 个起自流出道，第 6 个是室性融合波，彼此之间的时距相等。

动态心电图诊断：心房扑动，左束支传导阻滞，室性并行心律，室性融合波。

心房扑动合并左束支传导阻滞及室性并行心律

【临床资料】

男性，68岁，因"活动时心悸、胸闷、憋气10个月，近日加重"入院。既往高血压病史20年。查体：血压108/52mmHg，身高160cm，体重63kg，BMI 24.6kg/m^2。心肌酶未见异常，钾3.37mmol/L。超声心动图显示全心扩大，EF 25%，二尖瓣重度反流，三尖瓣中度反流，左室舒张功能重度减轻。冠脉造影未见明显异常。

临床诊断：扩张型心肌病，心功能Ⅲ级，慢性心力衰竭，低钾血症，高血压，高脂血症，心房颤动，心房扑动，陈旧性脑梗死。

图1 心悸、胸闷时的动态心电图。宽QRS心动过速特点：RR间期匀齐，心室率159次/min，QRS波群时限0.16s，Ⅱ、Ⅲ、aVF导联r波时限0.03s，Ⅱ、Ⅲ、aVF、V$_5$、V$_6$导联S波宽钝，V$_1$~V$_3$导联呈QS型，V$_4$、V$_5$导联呈rS型，r波递增不良，aVR、aVL导联呈qR型，q波时限<0.03s。

【 动态心电图分析 】

当前心率: 159次/min

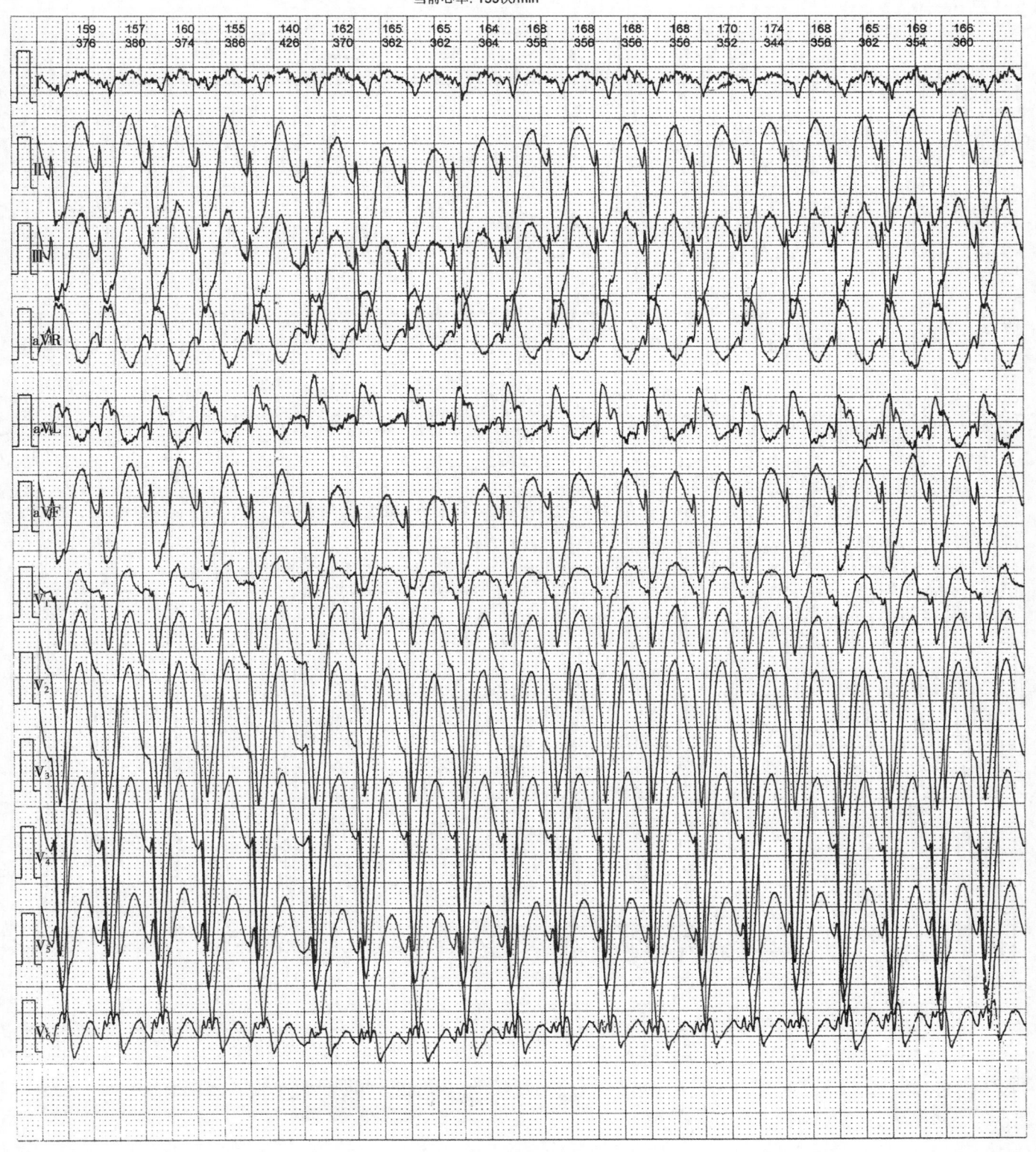

心房扑动－心房颤动伴完全性左束支传导阻滞

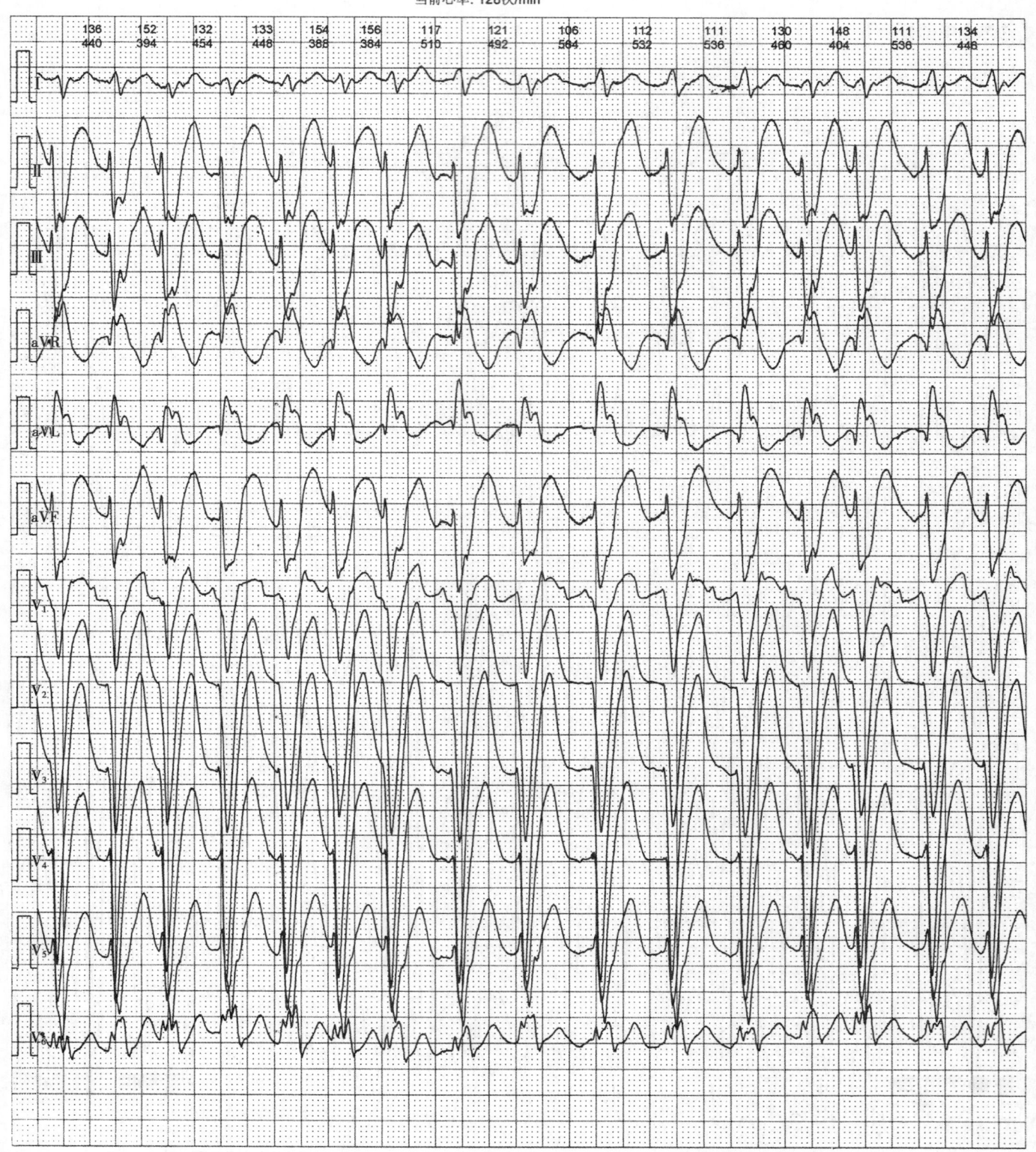

图2 心悸、胸闷症状暂时减轻后,心室率128次/min,可观察到心房波,RR间期不匀齐,QRS波群形态与图1一致。

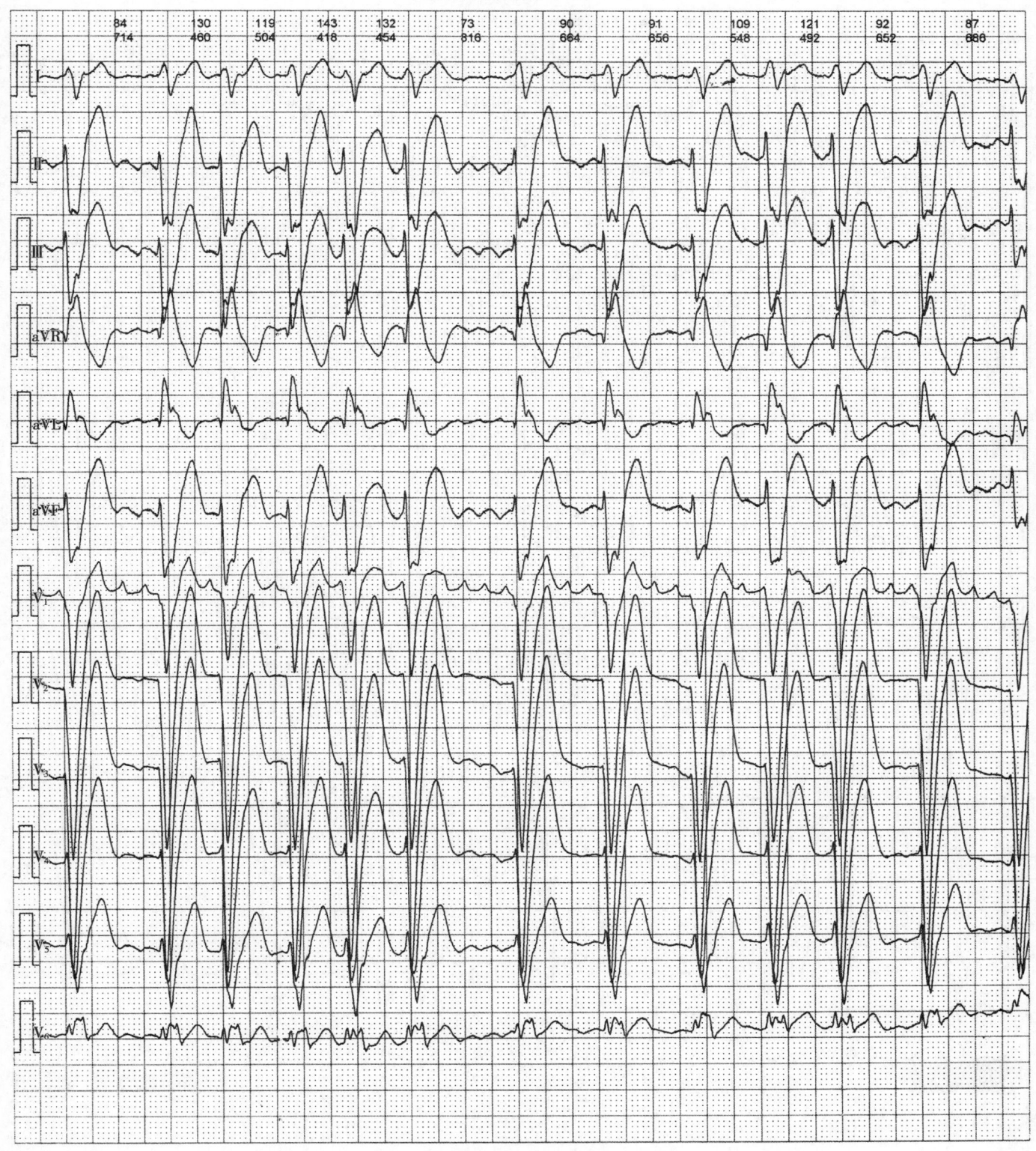

图3 心室率降至 102 次 /min，显露出心房扑动的 F 波。QRS 波形与图 1、图 2 一致。

当前心率: **74次/min**

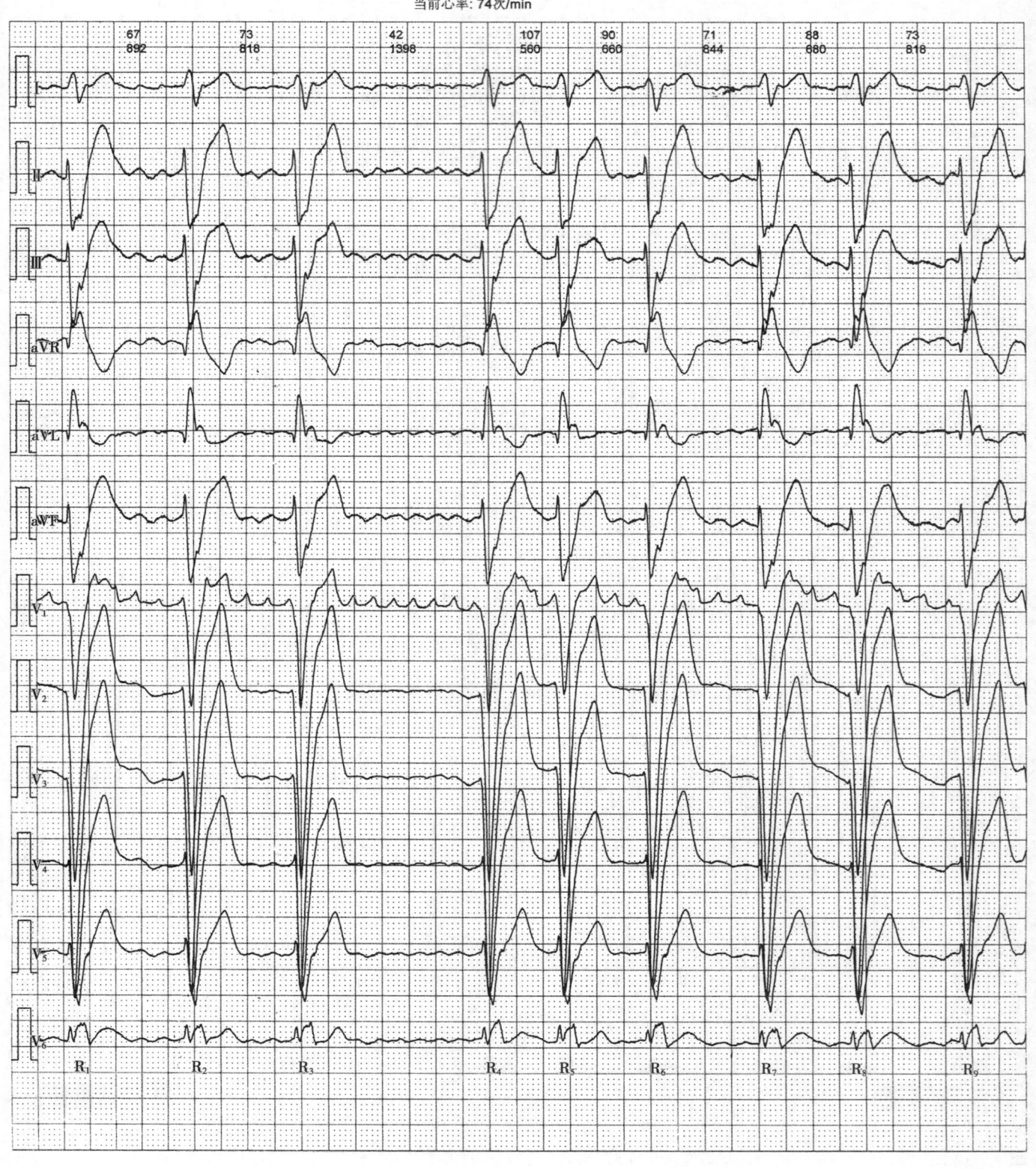

818

第78例

图 4　房室传导比例增大,显示心房扑动的 F 波,心房率 400 次 /min(R_3R_4 间期的 F 波),测量至 R_2R_3、R_5R_6、R_6R_7 间期的心房率有不规则现象,又归类为心房颤动或不纯性心房扑动。

动态心电图诊断: 心房扑动 - 心房颤动伴快速型心室率,完全性左束支传导阻滞。

【点评】

1. 宽 QRS 心动过速　图 1 中宽 QRS 心动过速,RR 间期匀齐,心室率 159 次 /min,可以排除室上性心动过速伴预激综合征及伴右束支传导阻滞。在室上性心动过速伴左束支传导阻滞(注意动态心电图中的标准肢体导联心电图与常规心电图波形可有明显差异,包括左束支传导阻滞)与室性心动过速中进行鉴别。图 2 ~ 图 4 中动态心电图心室率减慢以后,显示出心房颤动 - 心房扑动波,F 波下传的 QRS 波形一致。综上,排除了室性心动过速,诊断为心房颤动 - 心房扑动伴完全性左束支传导阻滞。

2. 为什么诊断为心房颤动 - 心房扑动? 图 1 中心房扑动频率 318 次 /min,房室传导比例 2:1,心室节律匀齐,心室率 159 次 /min,约 1h 后,图 4 中心房率增至 400 次 /min,看到心房扑动,实际上用分规测量心房波是不规则的,诊断为心房颤动。

3. 心房扑动 - 心房颤动伴完全性左束支传导阻滞,出现快速心室率时,快速充盈期缩短,加上左、右心室非同步现象明显,心输出量明显降低,患者心力衰竭、心悸、胸闷、憋气等症状明显加重,此时的心电图与室性心动过速的鉴别变得更为困难。

第79例 | 心房扑动、右心室肥大合并右束支传导阻滞

【临床资料】

男性，73岁，因"憋气伴意识丧失2个月"入院。头颅 MRI 显示右侧基底核区、右侧额顶叶急性 – 亚急性脑梗死。超声心动图显示二尖瓣轻度反流。冠脉造影显示前降支中段狭窄 80%，PCI 术后；回旋支中段狭窄 90%，PCI 术后；右冠状动脉中段狭窄 60%。

临床诊断：冠状动脉粥样硬化性心脏病，不稳定型心绞痛，心功能不全，心功能Ⅲ级（NYHA 分级），心房扑动，脑梗死（亚急性），肺气肿，肺部感染。

【心电图分析】

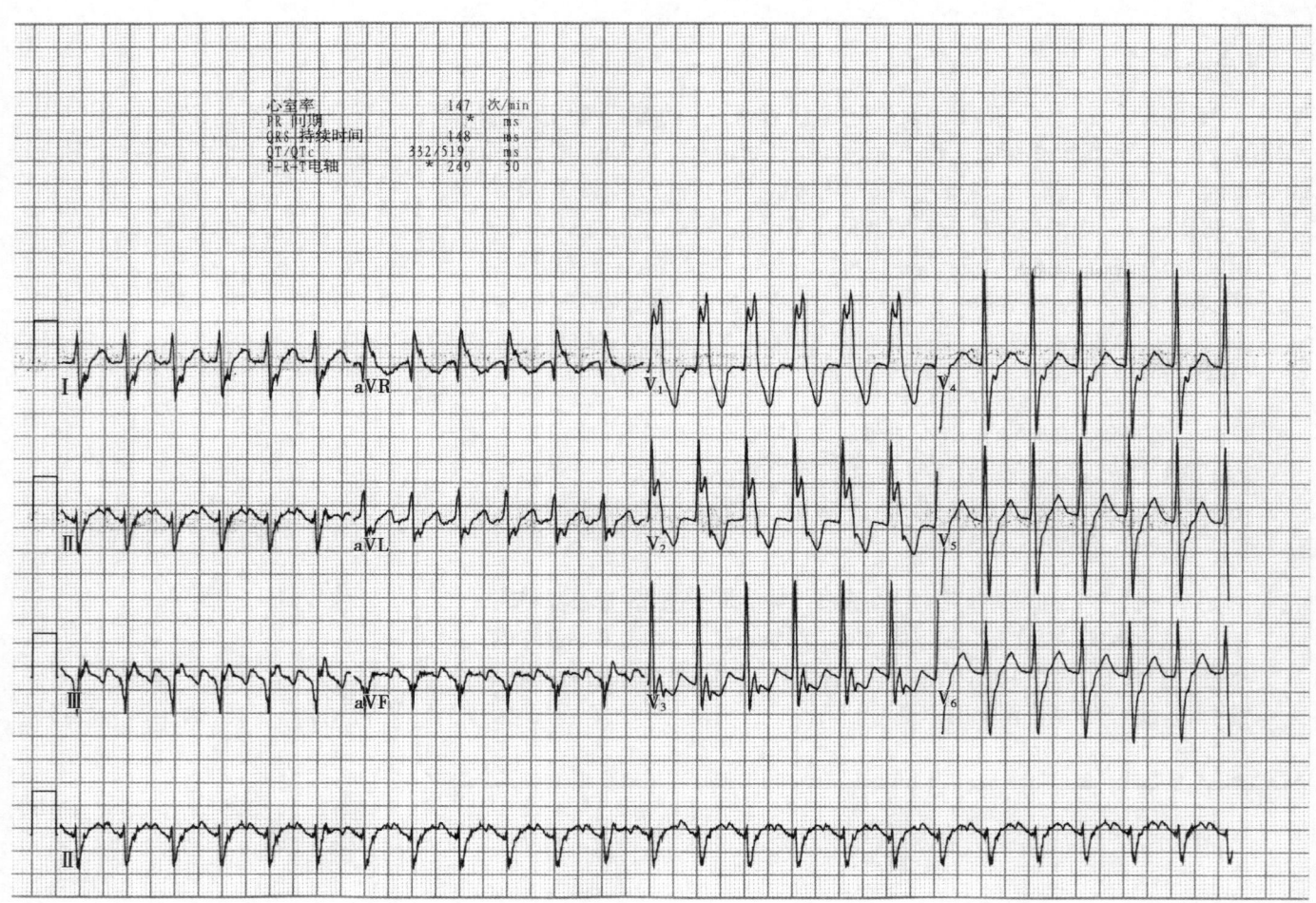

心室率	147	次/min
PR 时期	*	ms
QRS 持续时间	148	ms
QT/QTc	332/519	ms
P-R-T电轴	* 249	50

图1 P 波消失，代之以心房扑动的 F 波，心房扑动的 F 波 294 次 /min，房室传导比例 2:1，心室率 147 次 /min，QRS 电轴 249°，Ⅲ、aVF 导联呈 QS 型，QRS 波群时限 148ms，aVR 导联呈 qR 型，V5、V6 导联呈 RS 型，顺时针转位，QT/QTc 间期 332/519ms。

诊断：心房扑动（房室传导比例 2:1），完全性右束支传导阻滞，异常 QS 波（Ⅲ、aVF 导联），不确定心电轴，顺时针转位，QTc 间期延长，右心室肥大。

【点评】

1. 心房扑动 房室传导比例为 2：1 的心房扑动时，有时不易确定 F 波。本例图 1 中 III 导联可以辨认出 F 波。如果看 II 导联很像房性心动过速，房室传导比例（图 2）增大以后，心房扑动的 F 波清晰可辨。

2. 右心室肥大 I 导联 R/S ＜ 1.0，aVR 导联呈 qR 型，R_{V_1} ＝ 1.7mV，顺时针转位，结合临床有肺气肿病史，提示右束支传导阻滞合并右心室肥大。

3. 异常 QS 波 III、aVF 导联有异常 QS 波，提示陈旧性下壁心肌梗死。

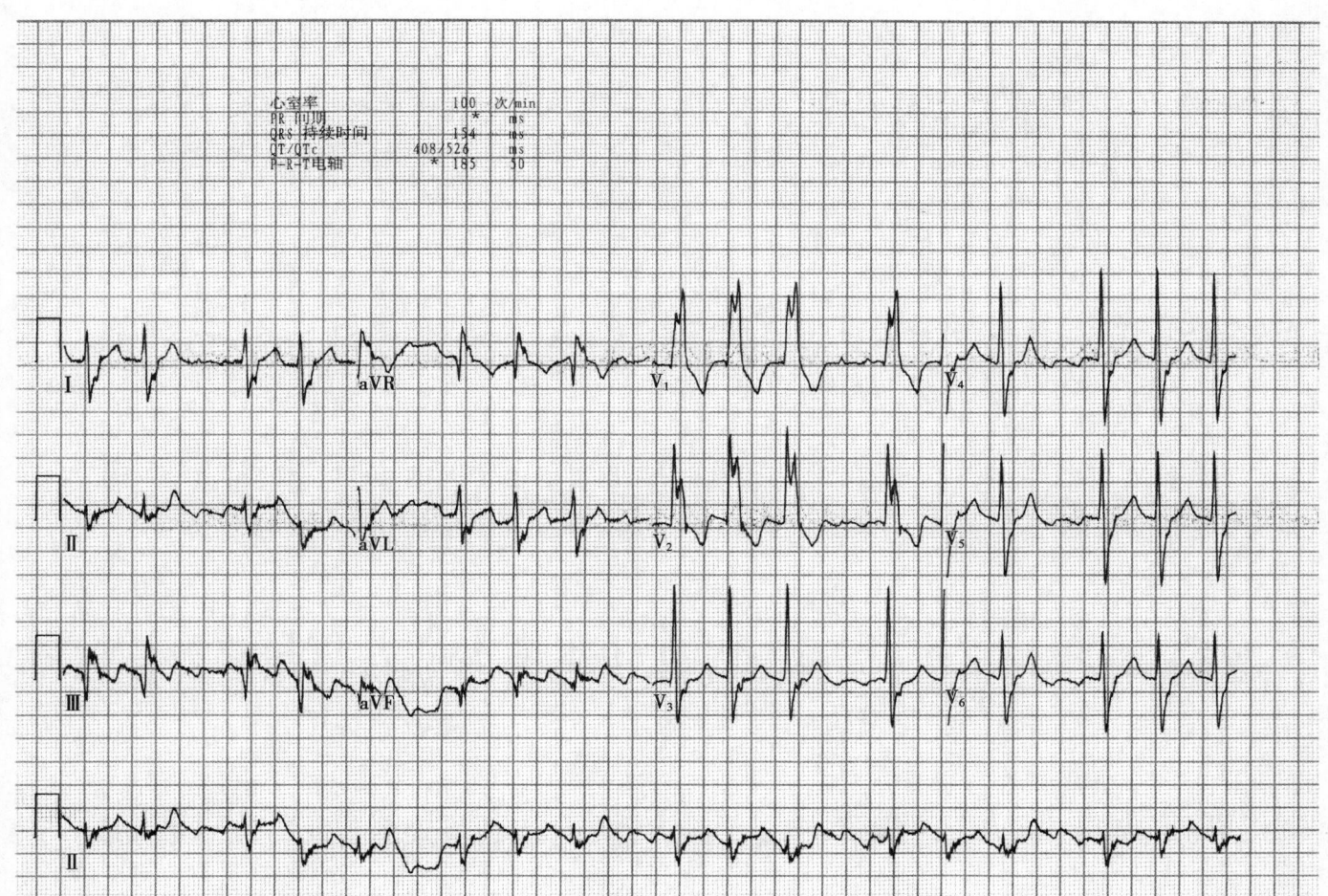

图 2 记录于图 1 后 1 周，与图 1 比较，心房扑动房室传导比例（2～4）：1，余同前。

诊断： 心房扑动 [房室传导比例（2～4）：1]，完全性右束支传导阻滞，异常 QS 波（III、aVF 导联），不确定心电轴，顺时针转位，QTc 间期延长，右心室肥大。

第80例 | 心房扑动诱发缺血型 ST 段压低

【临床资料】

男性，76 岁，冠心病，CABG 术后 1 年。既往高血压病史 22 年。超声心动图显示节段性室壁运动障碍（室间隔中间段、下后壁基底段），左心扩大，左心室肥大。

临床诊断：冠状动脉粥样硬化性心脏病，陈旧性心肌梗死（下壁），冠状动脉旁路移植术后，心功能不全，高血压 2 级（很高危）。

【心电图分析】

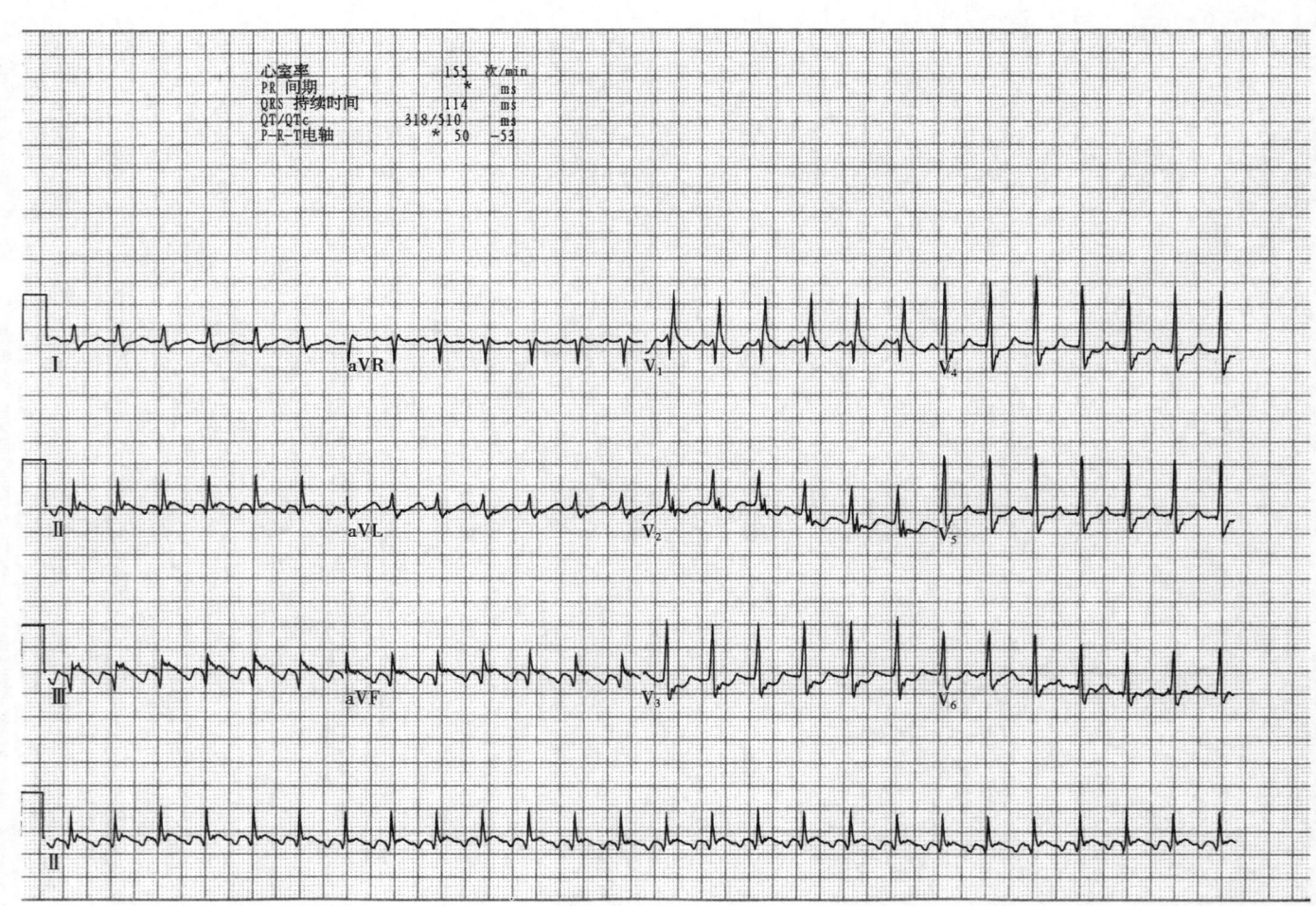

心室率	155 次/min
PR 间期	* ms
QRS 持续时间	114 ms
QT/QTc	318/510 ms
P-R-T电轴	* 50 -53

图 1 P 波消失，代之以锯齿状 F 波，心房率 310 次/min，房室传导比例 2:1，心室率 155 次/min，QRS 波群时限 114ms，V₁ 导联呈 rsR′ 型，不完全性右束支传导阻滞，ST 段：Ⅰ、aVL、V₁~V₆ 导联压低 0.05~0.175mV。

诊断：心房扑动，ST 段压低，不完全性右束支传导阻滞。

【点评】

1. 心房扑动　患者冠心病，心肌梗死 1 年，CABG 术后 1 年。患者心悸、气短时心电图出现心房扑动，心室率 155 次 /min，诱发出急性心肌缺血 ST 段大面积压低。心房扑动终止以后，恢复窦性心律，Ⅱ、Ⅲ、aVF 导联 ST 段轻度抬高，ST 段压低的导联已经回至原来的状态。

2. 恢复窦性心律（图 2），显示出下壁心肌梗死性 q 波。与心房颤动之前心电图比较，ST-T 无明显变化，属于下壁心肌梗死后 ST 段抬高。家属不同意行冠脉造影，给予抗凝、营养心肌、扩张冠脉等治疗，患者病情稳定出院。

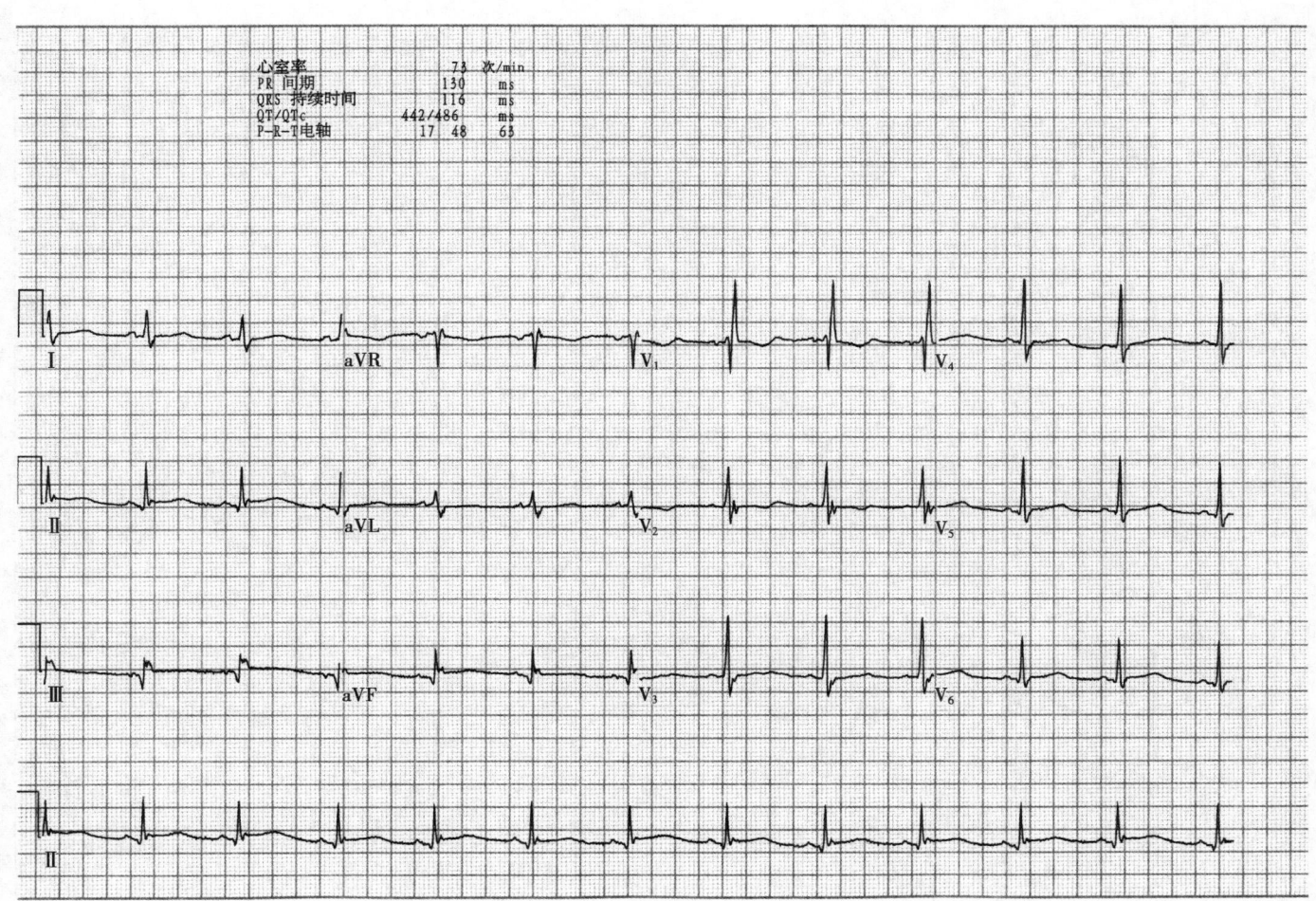

图 2　心房扑动终止以后，转为窦性心律，心率 73 次 /min，PR 间期 130ms，QRS 波群时限 116ms，不完全性右束支传导阻滞。Ⅱ、Ⅲ、aVF 导联出现 q 波，ST 段轻度抬高。T 波：Ⅱ、Ⅲ、aVF、V₃ ~ V₆ 导联压低及低平。QT/QTc 间期 442/486ms。

诊断：窦性心律，陈旧性下壁心肌梗死，ST 段抬高（下壁），不完全性右束支传导阻滞，T 波低平，QTc 间期延长。

第 81 例 | 心房扑动终止后出现短暂全心停搏

【临床资料】

女性,73 岁,因 "阵发性心悸 1 个月余,伴头晕、无力 1 周" 入院。动态心电图监测
显示阵发性心房扑动,短暂全心停搏。

临床诊断:病态窦房结综合征。

【动态心电图分析】

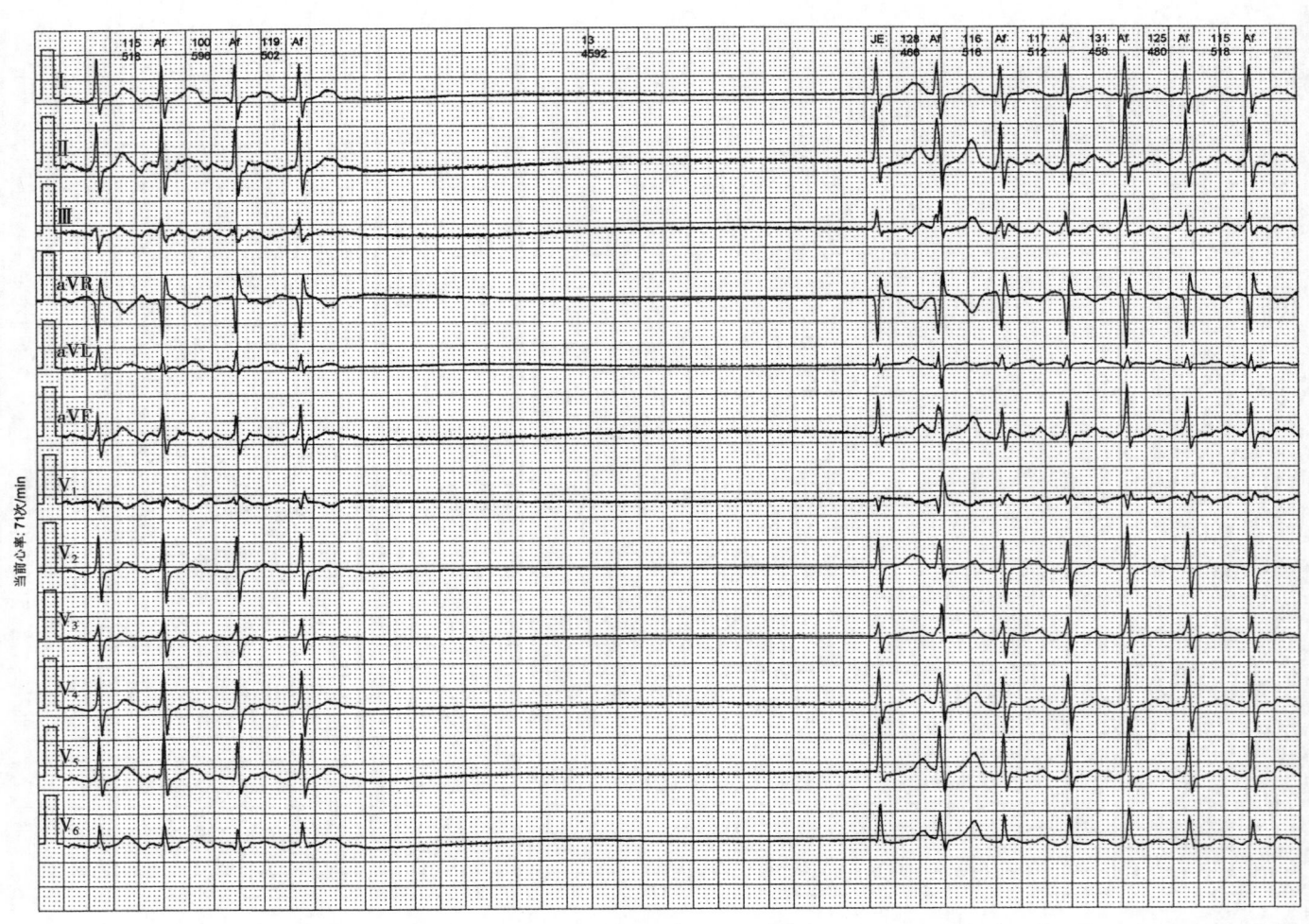

【点评】

本例全心停搏继发于阵发性心房扑动以后,心脏停搏发生于上午 7:40,患者有头晕症状,及时报告了心电图危急值。

图 1 开始为心房扑动,F 波频率 230 次 /min,房室传导比例 2∶1,心室率 115 次 /min。心房扑动自行终止以后,出现 4.592s 的全心停搏,延迟出现的 QRS 波群是过缓的交界性逸搏,其激动逆传心房,又经房室结另一径路(快径路)下传心室伴不完全性右束支传导阻滞型心室内差异传导。其后再次发作阵发性心房扑动,心房率 248 次 /min,房室传导比例 2∶1,心室率 124 次 /min。

诊断: 阵发性心房扑动,短暂全心停搏,交界性逸搏,交界性反复搏动伴不完全性右束支传导阻滞型心室内差异传导。

第 82 例 ｜ 右心房巨大肿瘤切除术后心房扑动与三度房室传导阻滞同时消失

【临床资料】

男性，46 岁，因 "活动时胸闷 1 个月余" 入院。既往糖尿病病史 3 年。查体：心率 45 次 /min，血压 128/72mmHg，身高 168ms，体重 80kg。超声心动图显示右心房内肿物（43mm × 31mm），三尖瓣轻度反流。

【心电图分析】

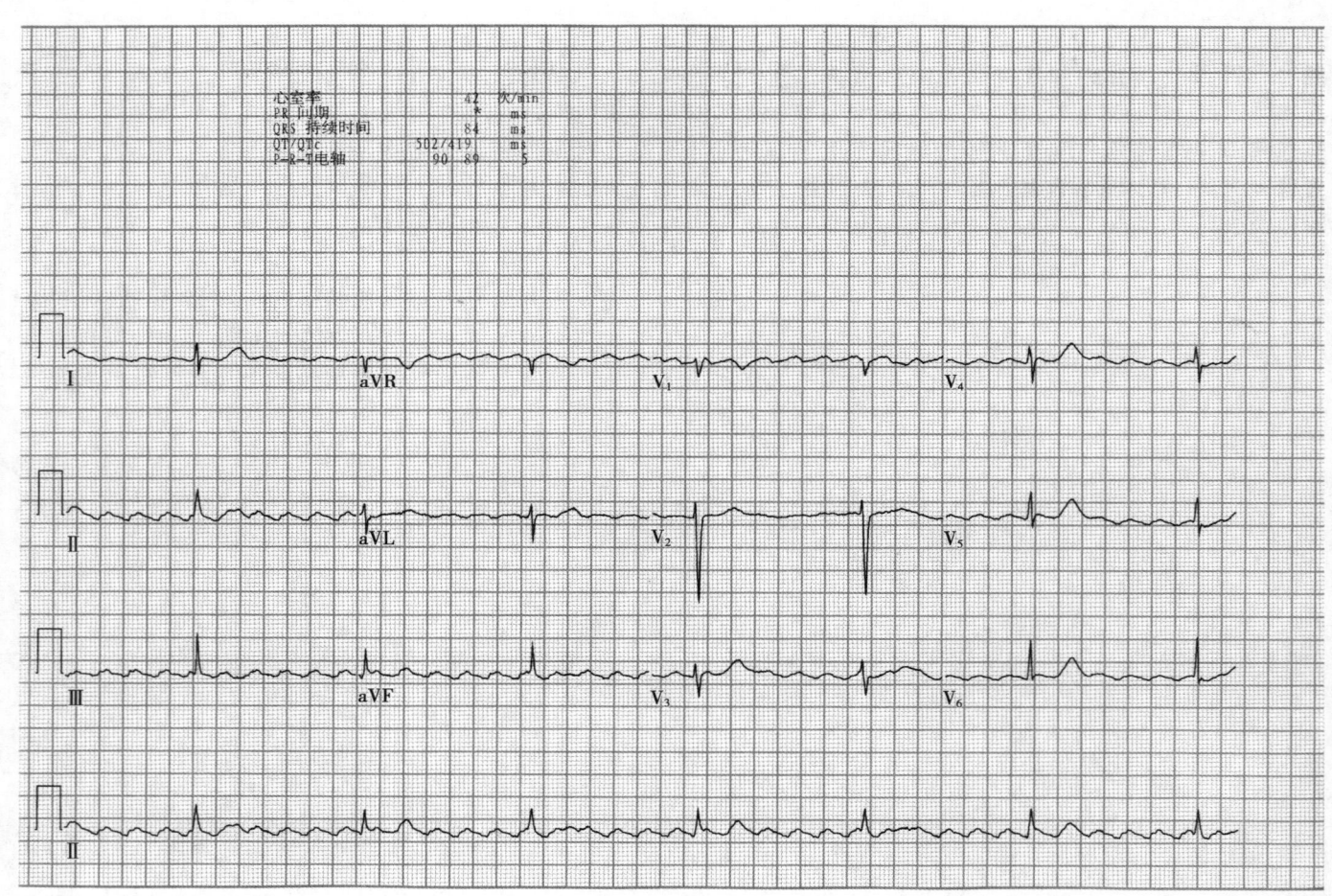

图 1 入院时心脏术前心电图：P 波消失，代之以波形相同、波幅相等、间距匀齐的心房扑动波 "F" 波。心房率 240 次 /min。RR 间期规则，心室率 42 次 /min，FR 间期不固定，QRS 波群时限 84ms，QRS 电轴 89°，QT/QTc 间期 502/419ms。

诊断：心房扑动，三度房室传导阻滞，交界性心律。

临床诊断：右心房内巨大肿瘤，心房扑动，糖尿病 2 型，非霍奇金淋巴瘤（弥漫大 B 细胞型）。

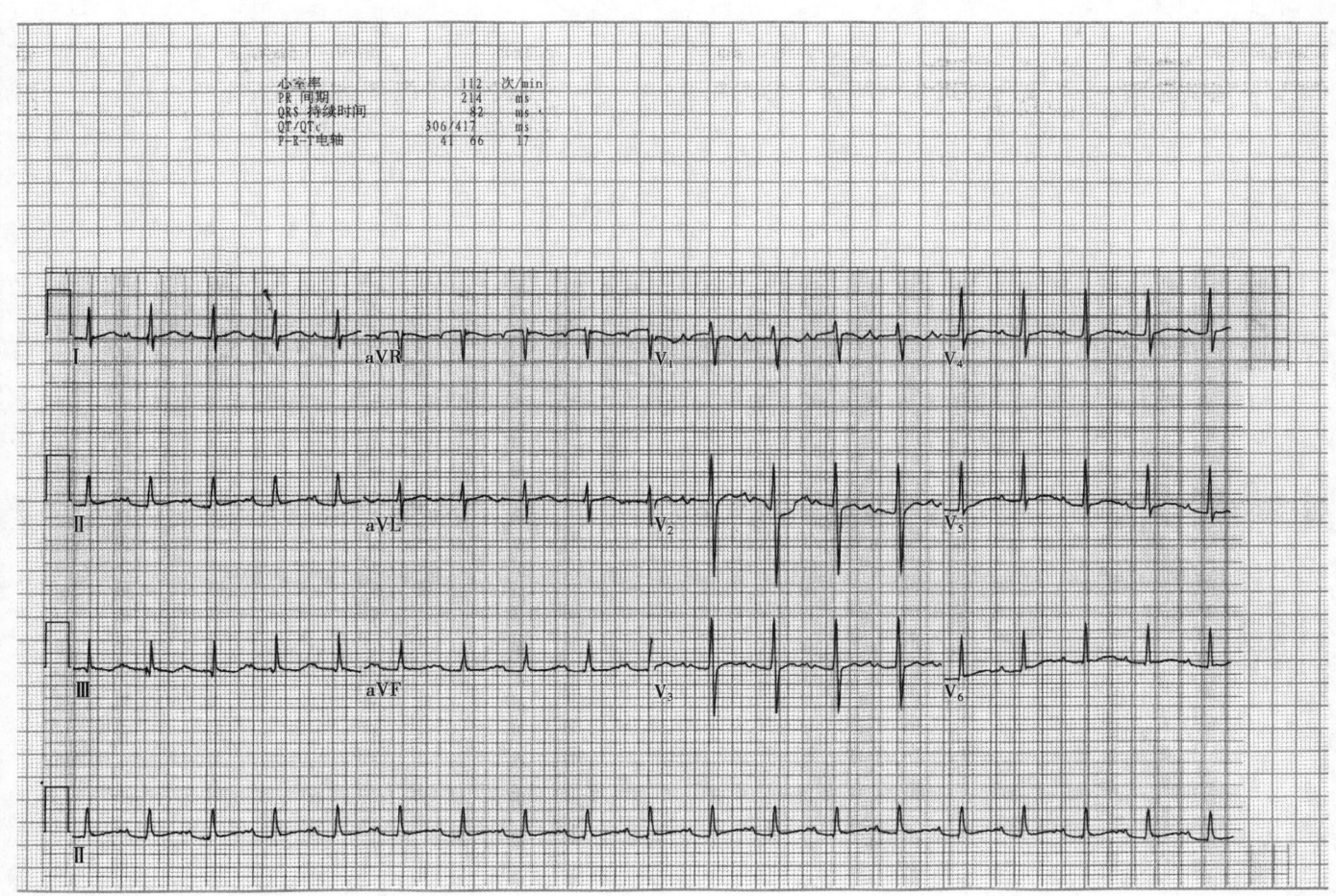

图 2 描记于右心房巨大肿瘤切除术以后：心房扑动消失，窦性心动过速，心率 112 次 /min，PR 间期 214ms，一度房室传导阻滞。QRS 波群时限 82ms，QRS 电轴 66°，QT/QTc 间期 306/417ms。T 波：Ⅱ、Ⅲ、aVF、V₄~V₆ 导联平坦。

诊断：窦性心动过速，T 波低平、平坦。

右心房巨大肿瘤切除术后心房扑动与三度房室传导阻滞同时消失

827

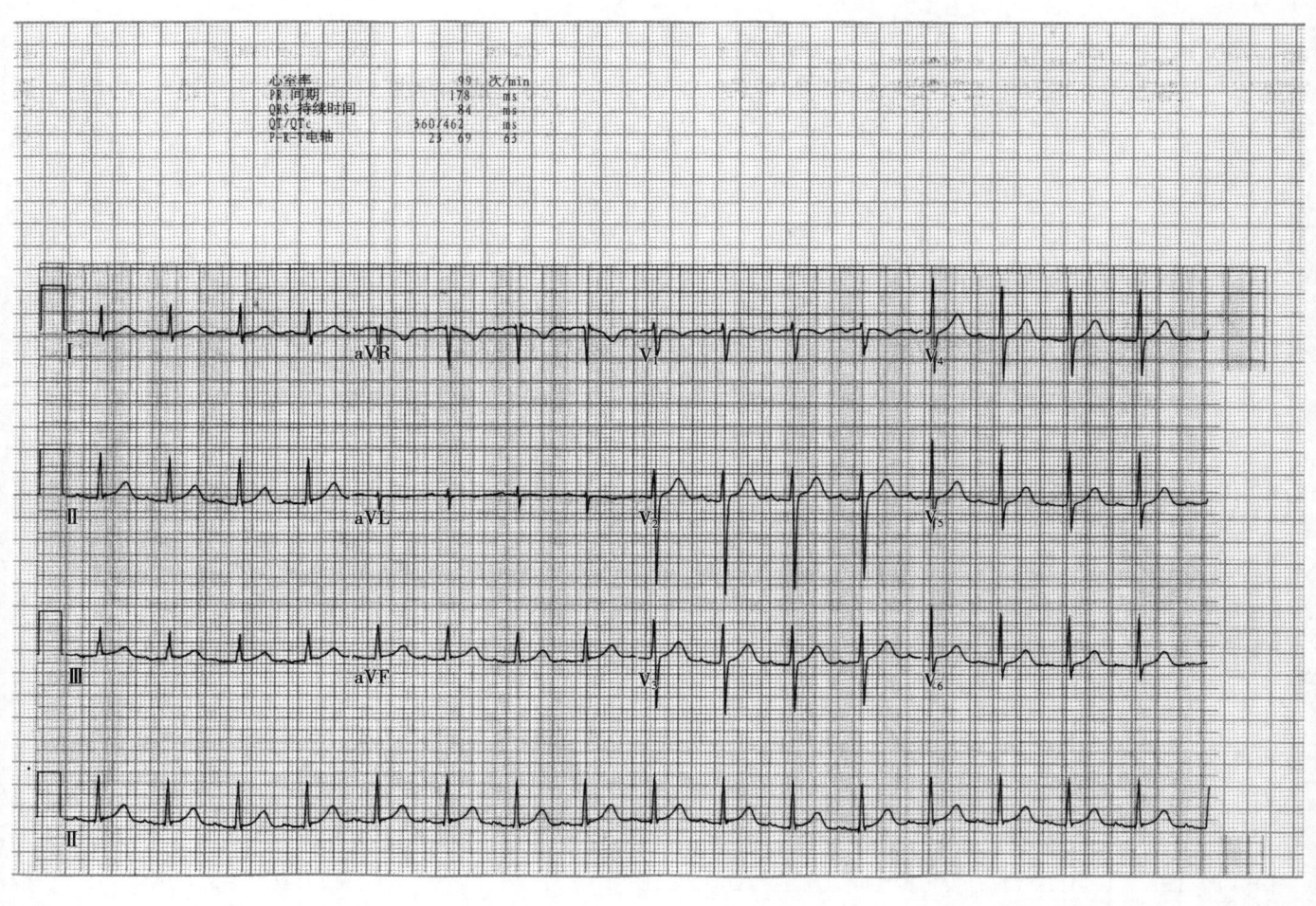

心室率   99   次/min
PR 间期   178   ms
QRS 持续时间   84   ms
QT/QTc   360/462   ms
P-R-T电轴   23 69   63

图3　窦性心律, 心率 99 次 /min, PR 间期 178ms, QRS 波群时限 84ms, QRS 电轴 69°, QT/QTc 间期 360/462ms。

诊断: 窦性心律, 正常心电图。

【点评】

1. 右心房内巨大肿瘤切除术后心房扑动终止　在完善各项检查以后, 行右心房内肿物切除术。右心房斜切口见巨大肿物, 占据大部分右心房延伸至上腔静脉。将右心房内、三尖瓣前叶隔瓣及肿瘤组织清除, 手术顺利。术后恢复好。记录心电图时, 心房扑动终止, 恢复窦性节律。三度房室传导阻滞消失, 有一度房室传导阻滞, 可能是右心房巨大肿瘤引起右心房增大, 为心房扑动的发生制造了条件, 肿瘤压迫房内传导系统、房室结及其周围组织, 产生了三度房室传导阻滞。肿瘤切除以后, 心房扑动折返环路被阻断, 房室传导功能得以改善, 三度房室传导阻滞消失。

2. 窦性心动过速、T 波改变是心脏手术以后常见的心电图改变。1 年后复查, 窦性心律, 一度房室传导阻滞消失, T 波转直立, 心电图转为正常 (图 3)。

第 83 例　期前收缩诱发加速的房性心律

【临床资料】

男性, 81 岁, 因 "间断心前区不适 3 个月" 入院。超声心动图显示二尖瓣、三尖瓣轻度反流。动态心电图监测显示窦性心律, 加速的房性自主心律(64.6%), 房性期前收缩(3.5%), 室性期前收缩 206 次。

临床诊断: 心律失常, 加速的房性自主节律。

【动态心电图分析】

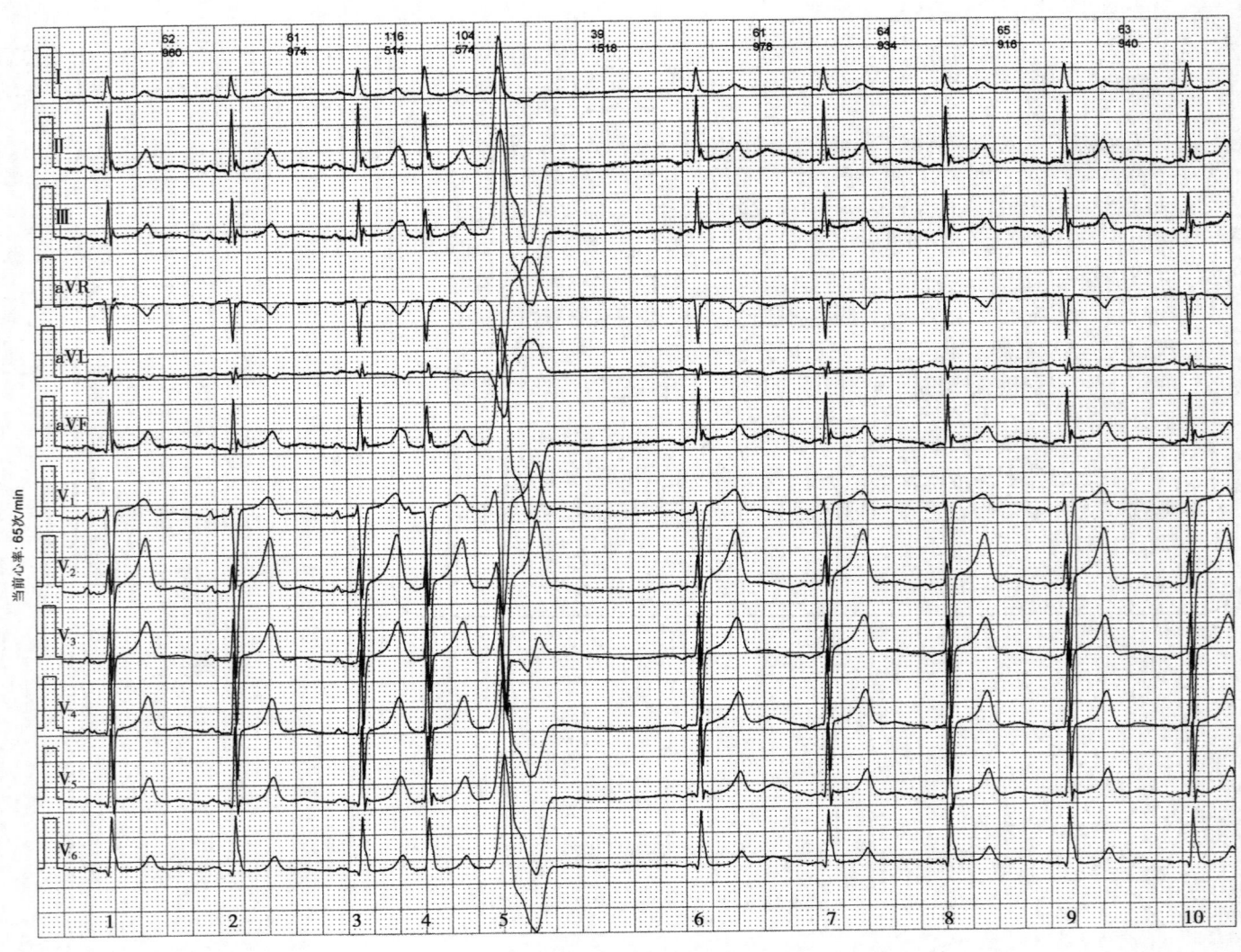

图 1　第 1~3 个是窦性心律, 心率 61 次 /min。PR 间期 0.16s, 第 5 个 QRS 波群时限宽达 0.19s, Ⅱ、Ⅲ、aVF、V₄~V₆ 导联呈高大 R 波, V₁、V₂ 导联呈 rS 型, V₃ 导联呈 RS 型, 流出道期前收缩。第 6~10 个 P′ 波: Ⅰ、Ⅱ、aVF、V₁~V₆ 导联倒置; P′ 波: Ⅰ、aVR、aVL 导联直立, P′R 间期 0.16s, 心率 63 次 /min, 加速的房性自主心律。

【点评】

1. 期前收缩后心脏节律改变　图 1 开始窦性心律, 心率 61 次 /min。在相继发生房性期前收缩与室性期前收缩之后, 窦性心律消失, 取而代之的是加速的房性心律, 心房率 63 次 /min。于期前收缩后至少 1 510ms 内仍不见窦性 P 波出现, 表明房性期前收缩逆行传入了窦房结, 引起窦房结抑制。这里不能确定室性期前收缩中是否还有逆行 P⁻ 波, 至少说明房性期前收缩引起了窦性停搏或窦性频率下降, 一旦低于房性节律的自律性强度时, 就出现了加速的房性心律, 可能此时的窦房结被抑制。在以后的观察中, 相当长的时间只出现了加速的房性心律, 其频率上升到 72 次 /min。原先的窦性心律, 在期前收缩之后转变为加速的房性心律。

2. 房性心律的频率是可以变化的, 本例变动在 61~72 次 /min, 不如窦性心律的频率变化大。

3. 室性期前收缩紧随房性期前收缩之后, 这种现象在动态心电图上不罕见。

4. 特宽型室性期前收缩　图 1 与图 2 中流出道期前收缩的 QRS 波群时限达到了 0.19s, 提示病理性室性期前收缩。

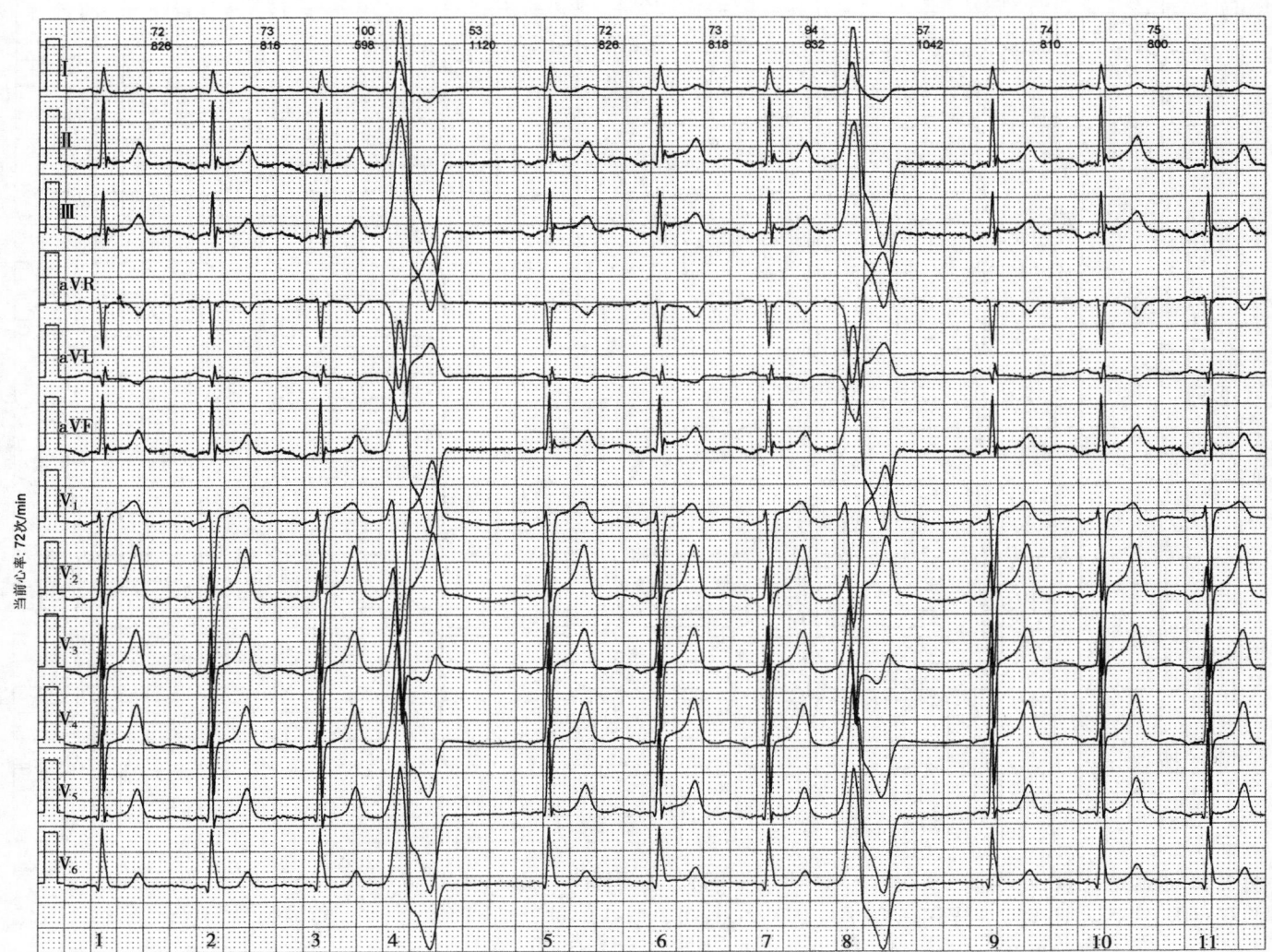

图 2　第 1~3、5~7、9~11 个波形与图 1 中房性 P′ 波相同, 心率 73 次 /min, 加速的房性心律。第 4 个与第 8 个提早出现, 波形与图 1 中室性期前收缩相同, 同源室性期前收缩。

动态心电图诊断: 窦性心律, 加速的房性心律, 房性期前收缩, 室性期前收缩(特宽型)。

第84例 │ 窄 QRS 波群的室性自主心律

【临床资料】

男性,63岁,因"劳累后胸闷、喘憋 20 余年,加重 1 年"入院。脑梗死病史 4 个月。查体:血压 157/87mmHg,身高
169cm,体重 84kg,BMI 29.4kg/m²。超声心动图显示三尖瓣下移畸形,右心扩大,三尖瓣重度反流,左室心尖偏向右室
侧;房间隔缺损(中央型),肺动脉中度高压,EF 61%。冠脉 CTA 显示冠状动脉粥样硬化。

【动态心电图分析】

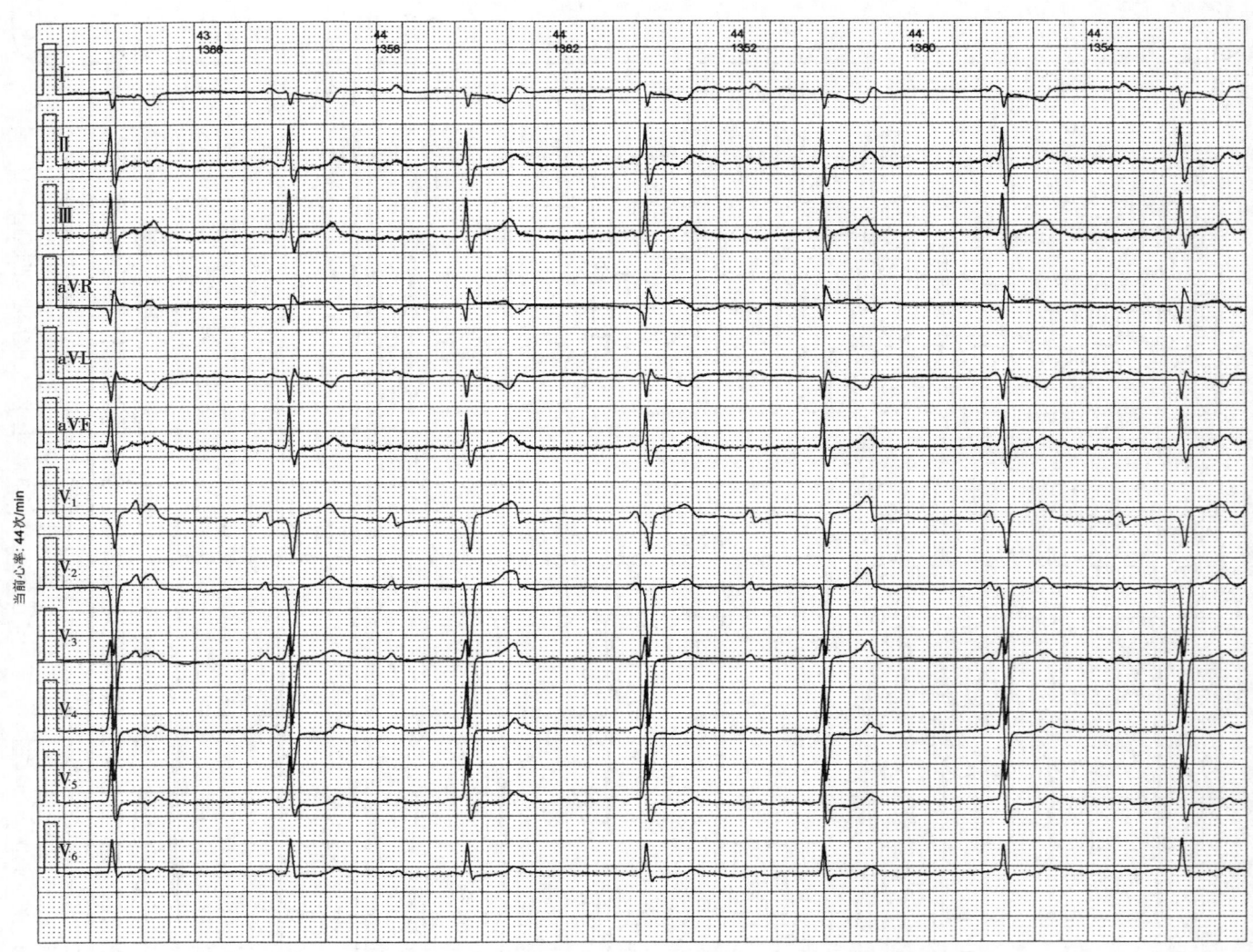

图 1 P 波顺序出现,心房率 60 次 /min。RR 间期匀齐,心室率 44 次 /min,QRS
波群时限 0.11s。Ⅰ、V₁、V₂ 导联呈 QS 型。ST 段:Ⅰ、Ⅱ、V₄~V₆ 导联压低 0.05~
0.10mV,aVR 导联抬高 0.05mV。T 波:Ⅰ、aVL 导联倒置,V₄~V₆ 导联压低。QT 间
期 0.44s。

诊断:窦性心律,完全性房室
传导阻滞,交界性心律? 高位
室性自主心律?

临床诊断：先天性心脏病，Ebstein 畸形，房间隔缺损，三尖瓣重度关闭不全，心律失常，高度房室传导阻滞，糖尿病 2 型，高血压，陈旧性脑梗死。

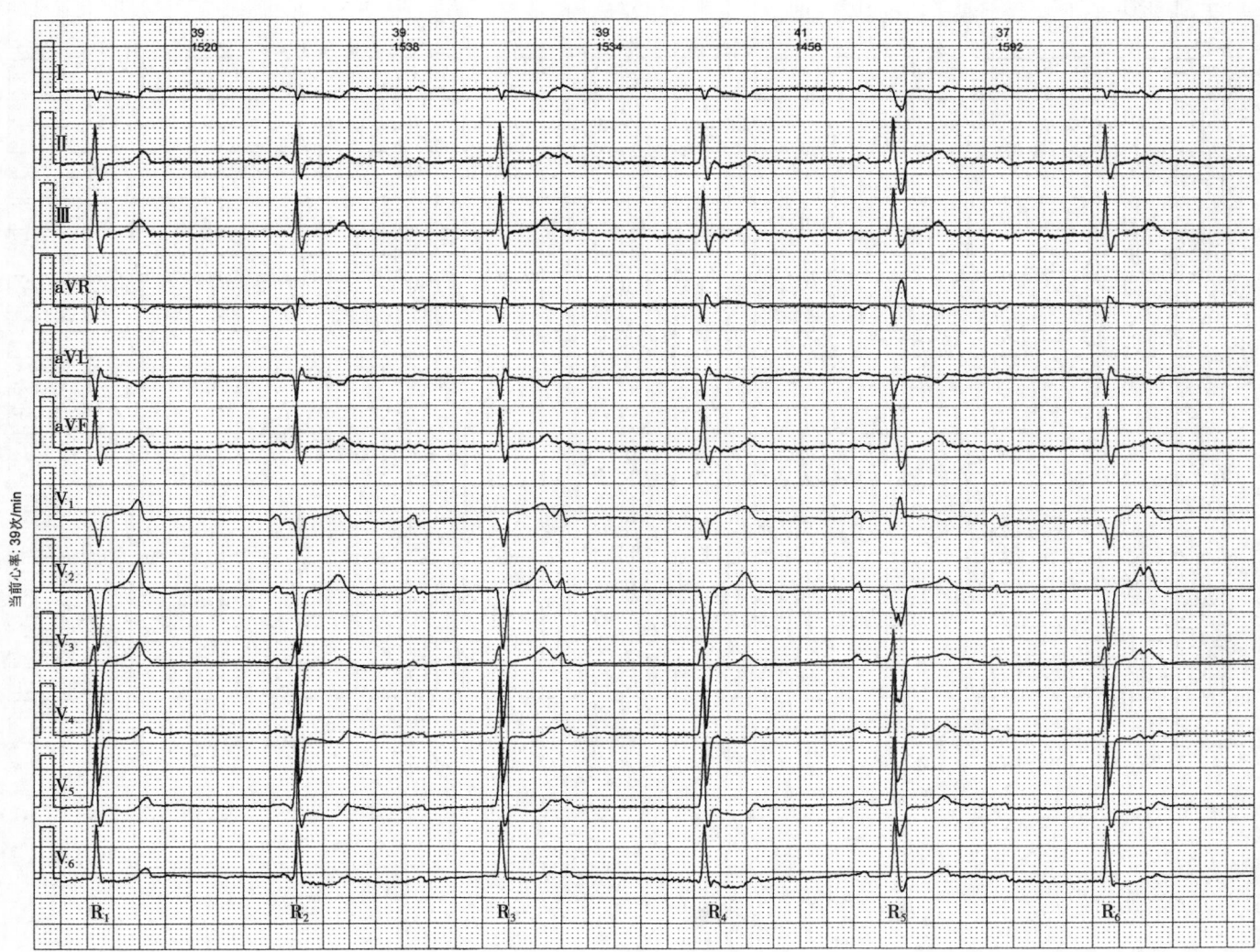

图 2　窦性 P 波频率 58 次 /min，R_1～R_4、R_6 波形特征与图 1 中 QRS 波形一致，心室率 39 次 /min，P 波与 R 波无关系。R_5 波形与众不同，QRS 波群时限 0.14s，V_1 导联呈 qR 型，aVR 导联 R 波及Ⅰ、Ⅱ、Ⅲ、V_2～V_6 导联 S 波宽钝，与其前的 R 波间距 1 456ms，比其余 RR 间期短。P 波下传 R_5，PR_5 间期 0.27s，QRS 电轴右偏。

诊断：窦性心律，一度房室传导阻滞，高度房室传导阻滞，完全性右束支传导阻滞，高位室性自主心律，窦－室夺获，电轴右偏。

窄 QRS 波群的室性自主心律

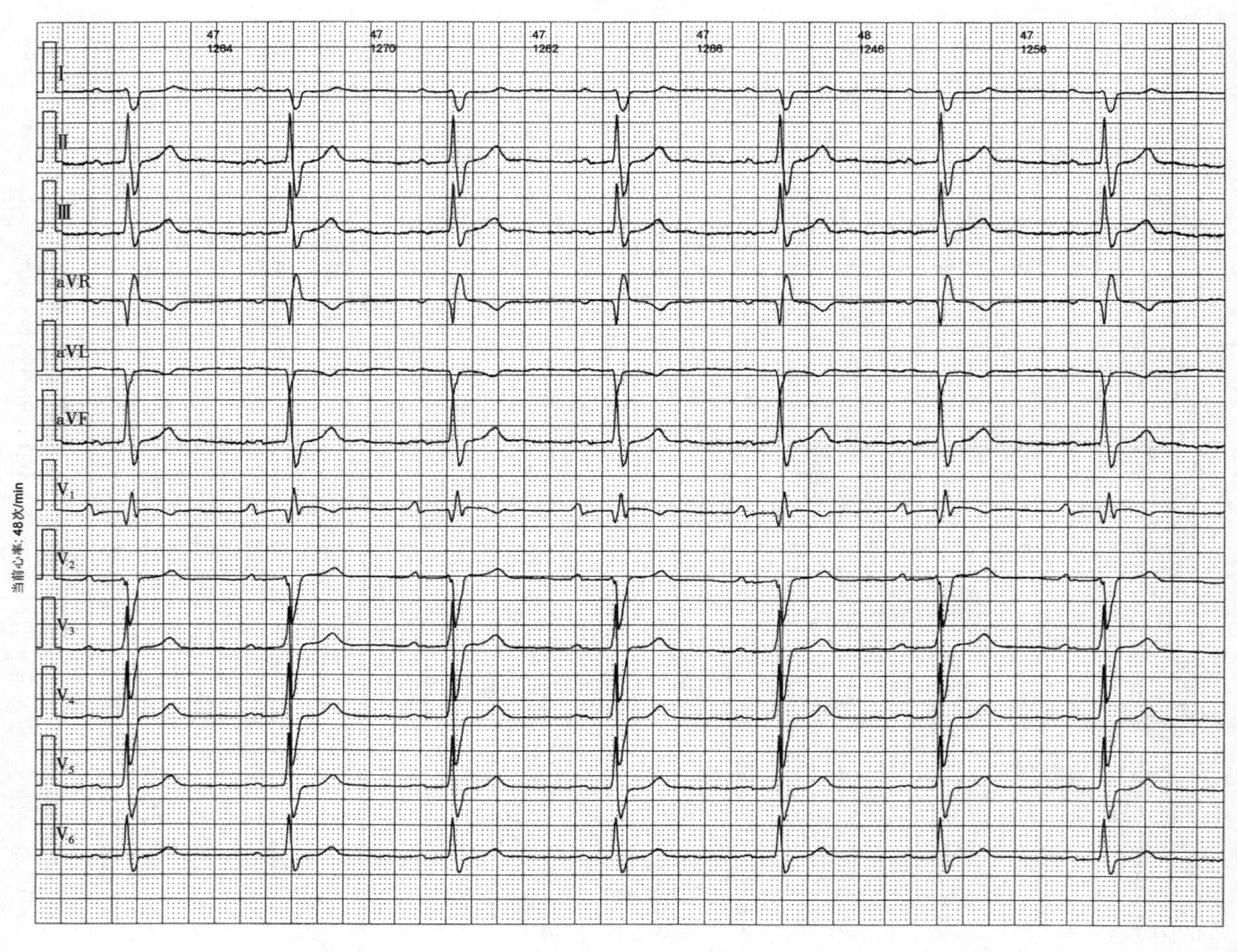

图 3 窦性心动过缓,心率 47 次/min,P 波双峰,P 波时限 0.12s,PR 间期 0.32s,一度房室传导阻滞,QRS 波群时限 0.13s,右束支传导阻滞。

诊断: 窦性心律过缓,P 波增宽,一度房室传导阻滞,完全性右束支传导阻滞。

【点评】

三尖瓣下移畸形于 1866 年由 Ebstein 首先报道,又称 Ebstein 畸形。本病约占先天性心脏病的 1%。临床症状有乏力、心悸、胸闷、呼吸困难、发绀等。超声心动图显示三尖瓣下移、三尖瓣反流,造影可见右心房增大、房化右心室、三尖瓣附着部下移,电生理检查明确分型,有无预激综合征。典型心电图表现为 P 波高大,电轴右偏,右束支传导阻滞,右胸导联 R 波低伴有粗钝或切迹,PR 间期延长。部分患者有右侧旁路及其参与折返的房室折返性心动过速。

该患者 63 岁,对三尖瓣下移畸形的患者而言,已是高寿。心电图 1 中出现了三度房室传导阻滞。如果记录不到图 2 与图 3,图 1 中的窄 QRS 波群节律定性有难度。这里的窄 QRS 波群时限已达到 0.11s,并不窄了,但没有达到 0.12s,对图 3 中窦性 QRS 波群时限 0.13s 而言,属于窄 QRS 波群节律的定义范畴。图 1 中窄 QRS 波群节律与窦性 QRS 波形不同,无疑诊断为高位室性自主心律。

【临床资料】

男性，71 岁，因"间断胸闷 3 天，加重 1 天"入院。既往高血压病史，脑梗死病史 8 年，冠心病病史，PCI 术后 8 年。查体：血压 169/124mmHg，身高 174cm，体重 82kg，BMI 27.1kg/m²。血生化检查未见异常。超声心动图显示左心房扩大，室间隔增厚，节段性室壁运动障碍（下壁基底段），二尖瓣轻度反流。心电图显示心房扑动。

临床诊断：冠状动脉粥样硬化性心脏病，冠状动脉支架植入术后，陈旧性下壁心肌梗死，高血压 3 级（极高危），陈旧性脑梗死，心律失常，心房扑动，精神分裂症。

【动态心电图分析】

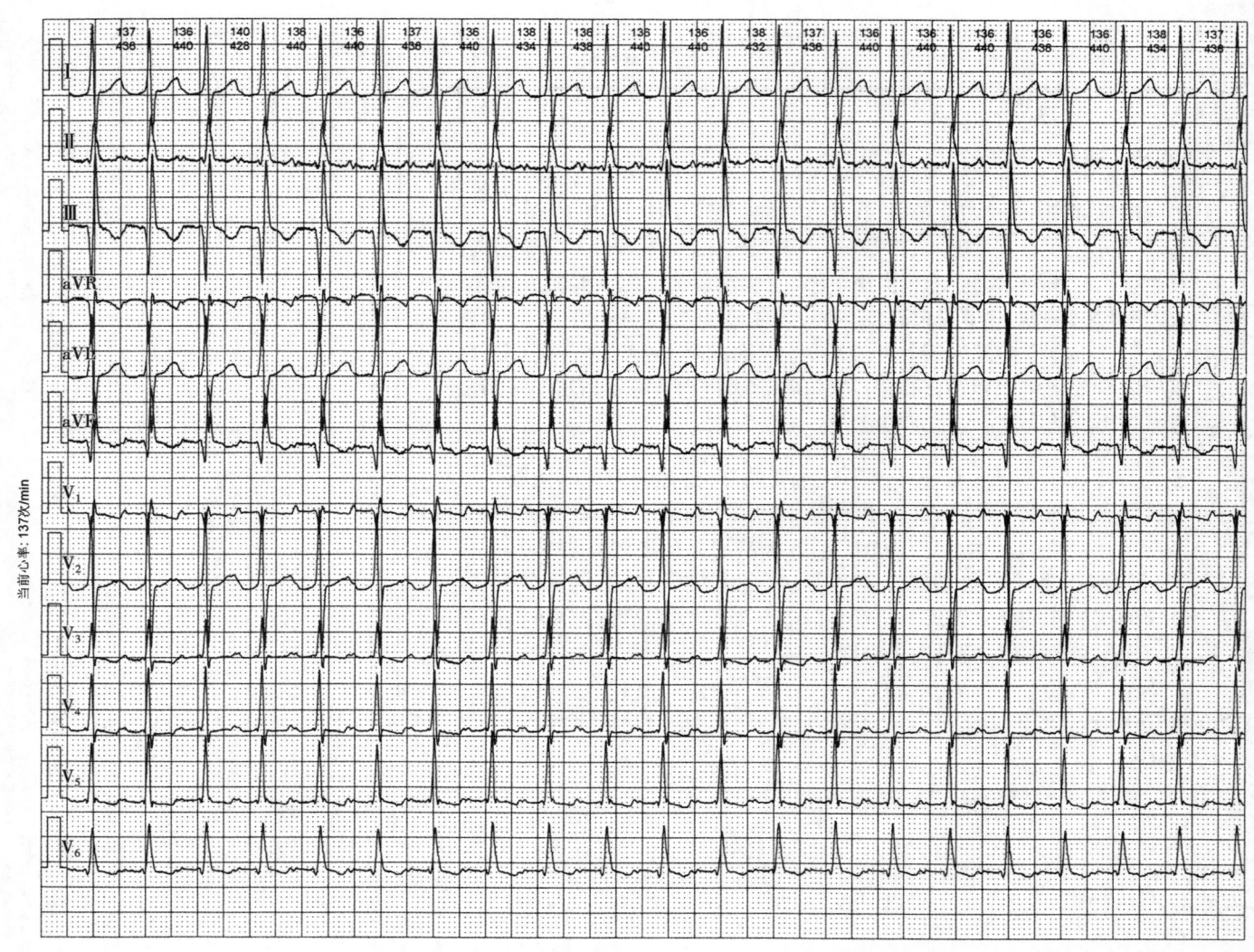

图 1 窄 QRS 心动过速，心室率 137 次 /min，QRS 波群时限 0.08s，RR 间期有心房波，V₁～V₅ 导联心房波正向，可能的诊断有房性心动过速、窦性心动过速、心房扑动、房室结折返性心动过速、房室折返性心动过速等。Ⅲ、aVF 导联呈 QR 型。T波：Ⅱ、V₄ 导联低平，Ⅲ、aVF、V₅、V₆ 导联倒置。

诊断：室上性心动过速，心房扑动可能性大。陈旧性下壁心肌梗死，T 波倒置。

【点评】

窄 QRS 心动过速见于窦性心动过速、房性心动过速、心房扑动、房室结折返性心动过速、房室折返性心动过速、高位间隔部心动过速等。在心电图上进行鉴别诊断有时是困难的,结合临床资料、动态心电图有助于诊断。图 1 中窄 QRS 心动过速持续 20h 余。监测到图 2 时,房室传导比例突然发生变化,显示出心房波,心房扑动得以明确诊断,4 天后在 CARTO 指导下行射频消融术成功,心房扑动终止。

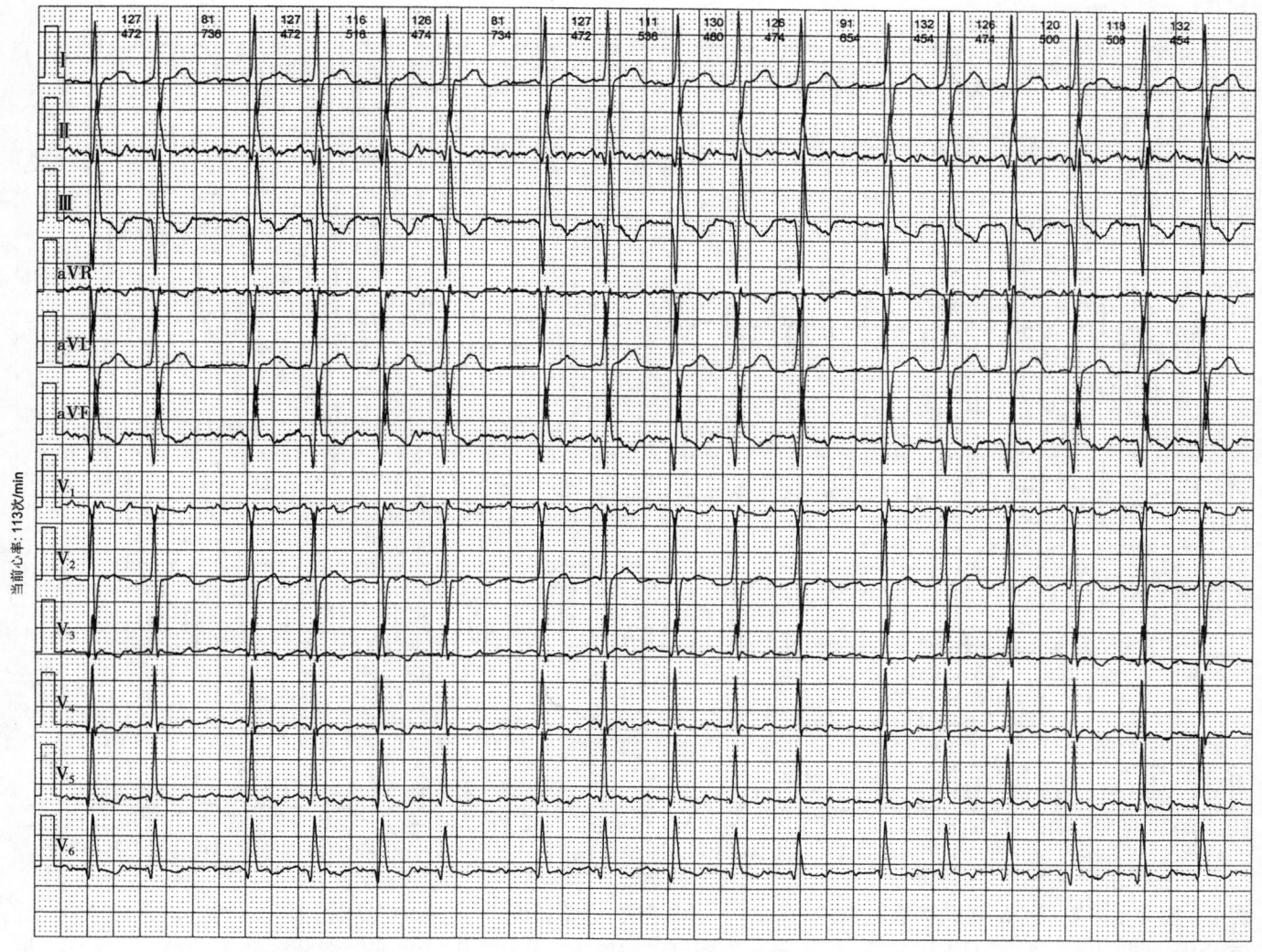

图 2 记录于图 1 后 50min:心房扑动,心房率 274 次 /min,房室传导比例(2 ~ 3):1,余同图 1。

诊断:心房扑动,陈旧性下壁心肌梗死,T 波倒置。

第86例 | 窄 QRS 心动过速引发急性心肌缺血

【临床资料】

女性，74 岁，因"发作性胸闷、不适 10 余年"于 2016 年 10 月 14 日入院。超声心动图显示左心房扩大，室间隔增厚，三尖瓣轻度反流。冠脉造影显示前降支中段弥漫性狭窄 90%，右冠状动脉近段狭窄 90%，前降支及右冠状动脉支架植入术后。

临床诊断：冠心病，不稳定型心绞痛，心房颤动，二尖瓣狭窄，高血压 2 级（极高危），2 型糖尿病，陈旧性脑梗死，高脂血症。

【心电图分析】

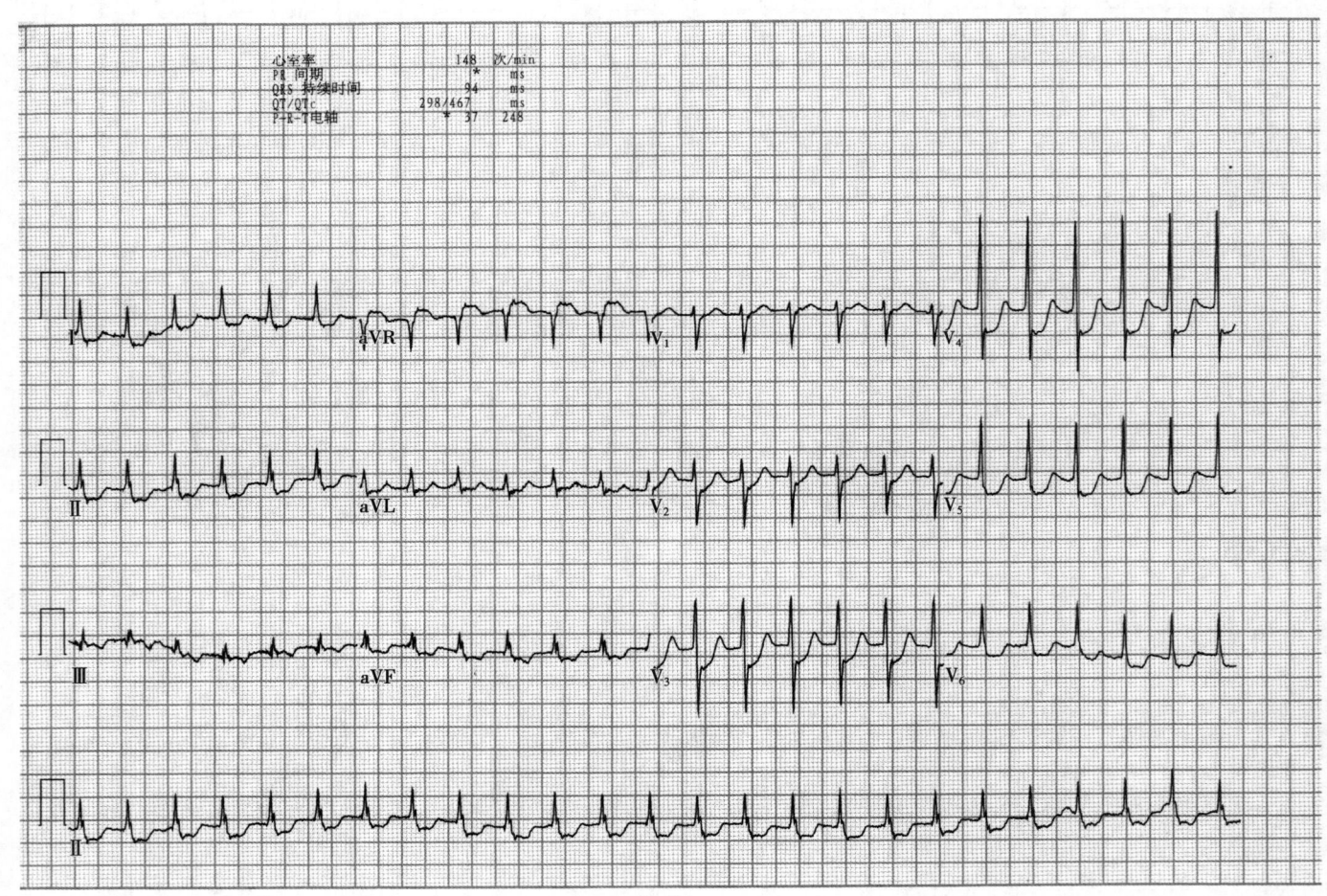

图 1 描记于阵发性心动过速胸痛发作时：窄 QRS 心动过速，QRS 波群时限 94ms，心率 148 次 /min，P⁻ 波位于 R 波之后，RP⁻ 间期约为 80ms。ST 段：Ⅰ、Ⅱ、aVL、V₂～V₆ 导联上斜型压低 0.10～0.5mV，aVR 导联抬高 0.25mV。T 波：Ⅰ、Ⅱ、V₅、V₆ 导联低平，Ⅲ、aVF 导联倒置。

【点评】

图 1 中阵发性窄 QRS 心动过速性质有待临床资料进一步证实,心动过速时诱发了缺血性胸痛,心电图表现为 ST 段广泛压低,最大达 0.5mV,患者冠脉造影显示前降支中段及右冠状动脉严重狭窄 90%,显然是阵发性窄 QRS 心动过速诱发了心绞痛。一直以来认为上斜型 ST 段压低的临床意义较小,通过本例分析可以看出,ST 段显著上斜型压低对诊断心肌缺血仍具有重要意义,显著的 ST 段上斜型压低是心率加快,心肌氧耗增加,严重的多支冠脉病变不能满足心肌供血,引起大面积心肌缺血所致。

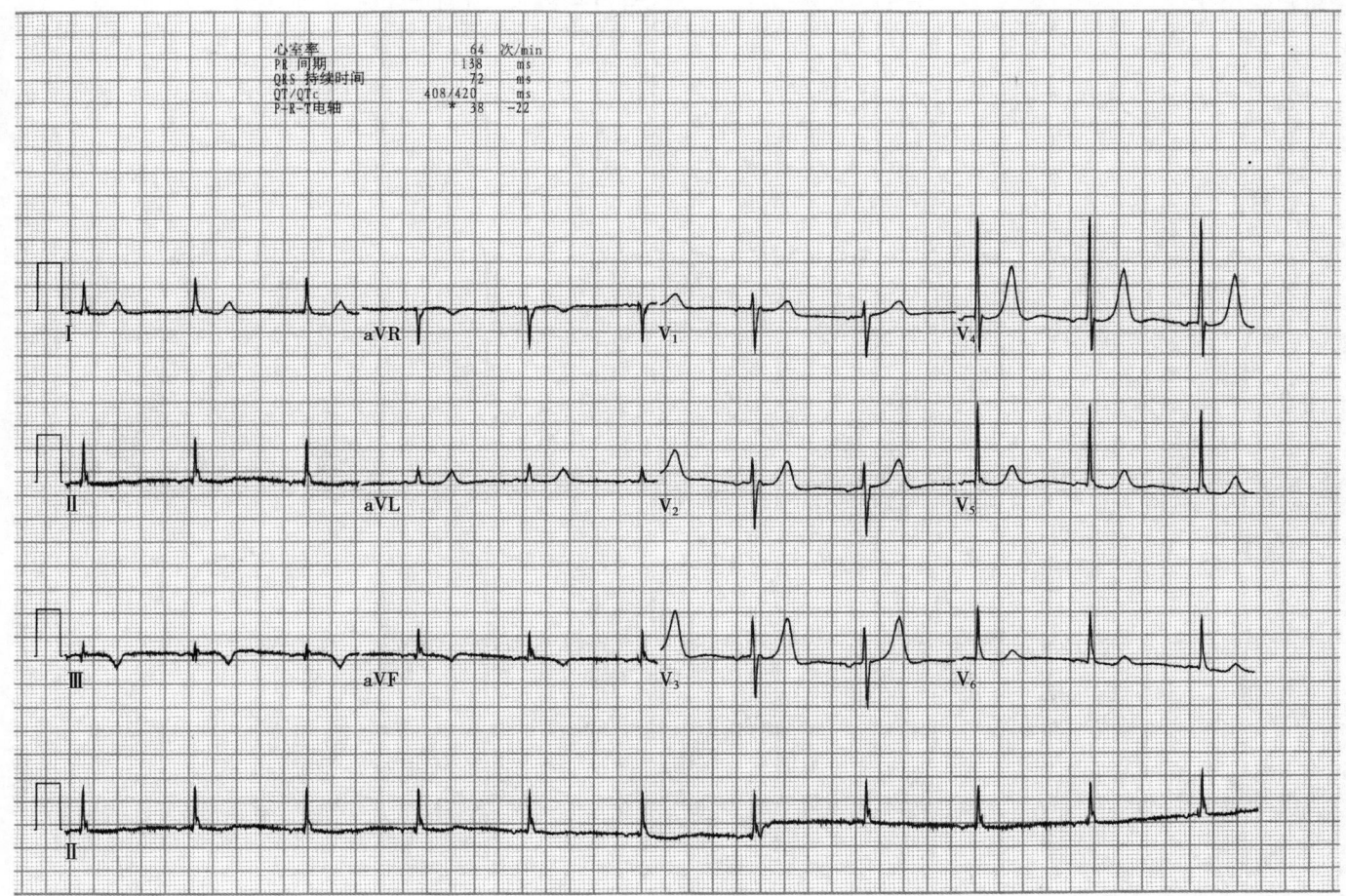

心室率	64	次/min
P R 间期	138	ms
QRS 持续时间	72	ms
QT/QTc	408/420	ms
P-R-T 电轴	* 38	-22

图 2　距图 1 1min,心动过速自行终止,胸痛症状缓解以后,P 波:Ⅰ导联平坦,Ⅱ、Ⅲ、aVF、V₁~V₆ 导联倒置,aVR、aVL 导联直立。P′R 间期 138ms,QRS 波群时限 72ms,QT/QTc 间期 408/420ms,QRS 电轴 38°。ST 段:Ⅰ、V₅、V₆ 导联压低 0.05mV。T 波:Ⅱ导联平坦,Ⅲ、aVF 导联倒置,V₃、V₄ 导联增高。

心电图诊断: 阵发性窄 QRS 心动过速(AVNRT 可能性大),急性缺血性 ST-T 改变,加速的房性心律。

【临床资料】

女性，73 岁，因"间断晕厥 1 年"入院。查体：血压 130/60mmHg，身高 160cm，体重 50kg，BMI 19.5kg/m²。超声心动图显示二尖瓣、三尖瓣及主动脉瓣轻度反流。

临床诊断： 心律失常，阵发性心房扑动，阵发性心房颤动，全心停搏。

【动态心电图分析】

图 1 与图 2 记录了一阵不纯性心房扑动的开始与终止过程。

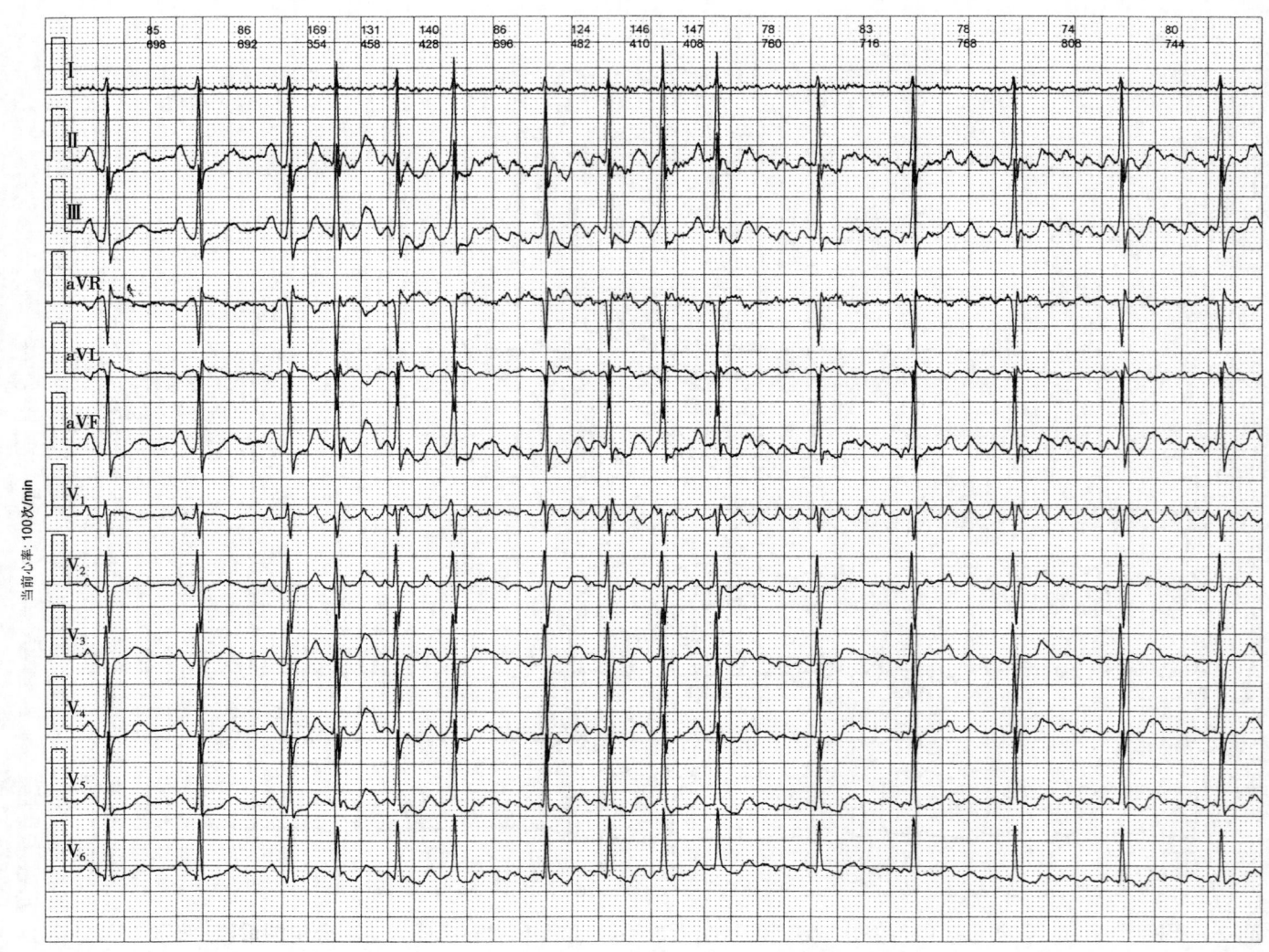

图 1 前 3 个心搏是窦性心律，心率 85 次 /min，P$_{II}$ = 0.3mV，P 波时限 0.12s，P 波增大。第 3 个心搏的 T 波上发生的房性期前收缩引发快速房性心律失常，P 波消失，代之以波形不同、间距时而匀齐时而不齐的心房扑动及心房颤动波。心房率 300 次 /min，

【点评】

该患者在动态心电图监测过程中反复发作房性心动过速、心房扑动与心房颤动。在完善各项检查后，行心房颤动及心房扑动射频消融术，术后未再发生心房扑动与心房颤动，消融部位是肺静脉及心房扑动折返环路。患者 P 波增高、增宽，超声心动图未见异常，提示心房内传导阻滞。

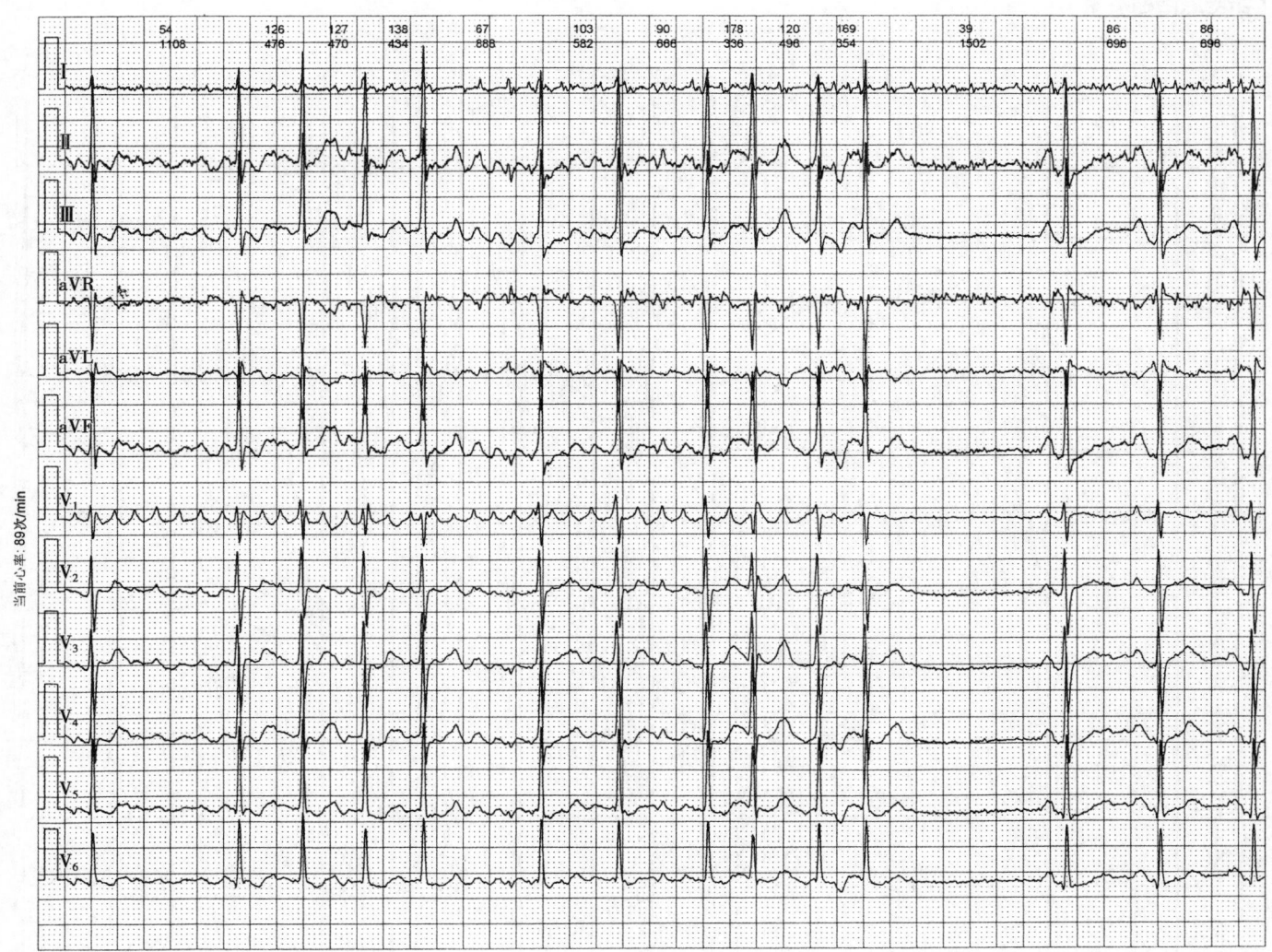

图 2 不纯性心房扑动自行终止，恢复窦性心律，此阵不纯性心房扑动持续了 1min36s。

动态心电图诊断： 窦性心律，P 波增大，阵发性不纯性心房扑动。

【临床资料】

女性,52 岁,因 "心悸 3h" 入院。19 年前诊断为甲状腺功能亢进症,服用甲巯咪唑治疗;18 年前诊断为甲状腺功能减退症;DDD 起搏器植入术后 7 年;1 个月前 CARTO 指导下行阵发性心房扑动和心房颤动射频消融术。超声心动图显示二尖瓣、主动脉瓣轻度反流,左室舒张功能轻度减低。

临床诊断: 高血压 2 级(很高危),阵发性心房颤动,阵发性心房扑动,DDD 起搏器植入术后。

【动态心电图分析】

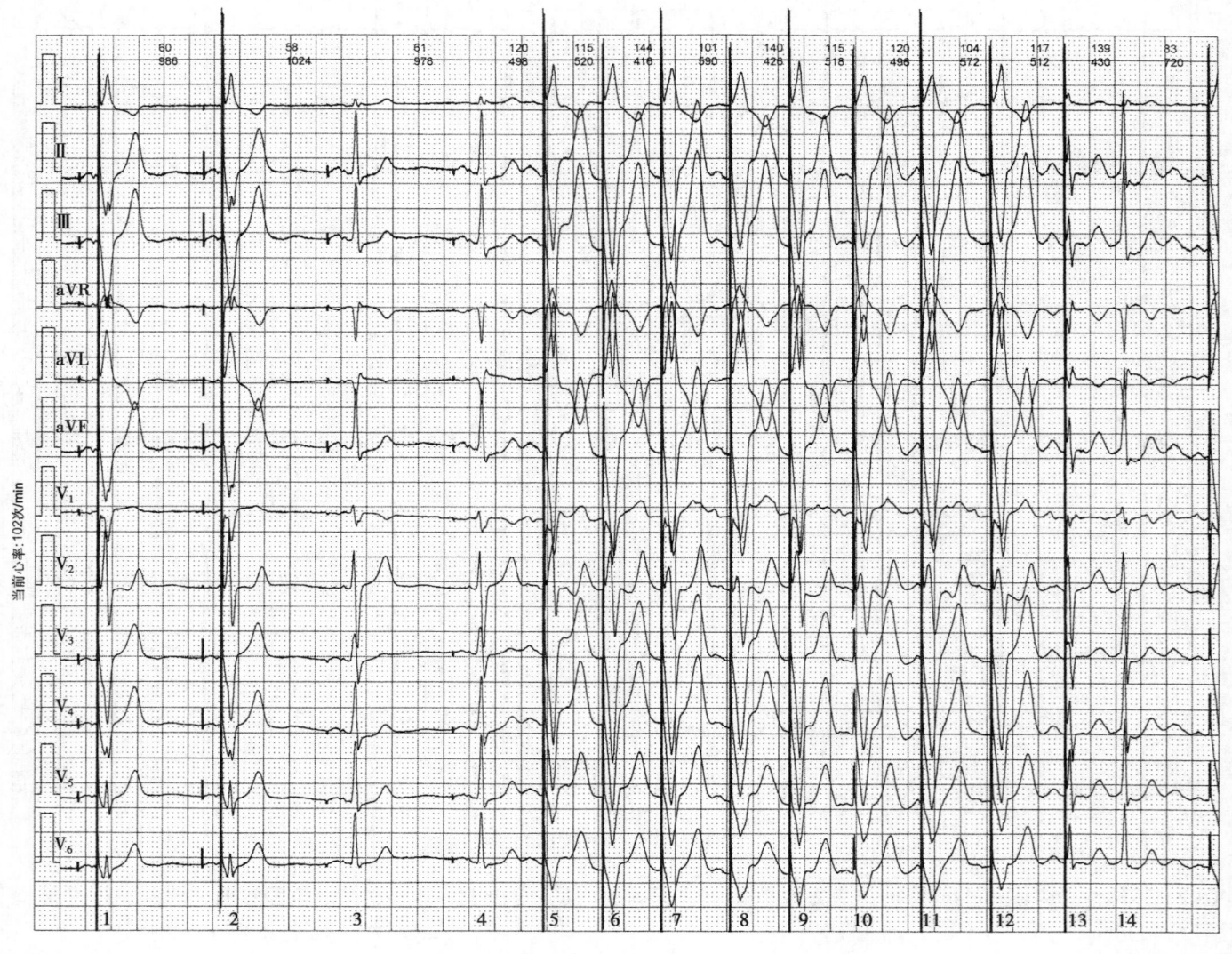

【点评】

1. 房室间期的变化　图 1 中第 1、2 个 AV 间期 0.15s，第 3、4 个 AR 间期 0.18s，起搏器在测试 AV 间期，AV 间期延长以后，恢复房室结传导（AR 间期）。这表明 "正常" 房室传导时限长于 DDD 工作方式时的 AV 间期。

2. 房性快速心律失常触发快速心室起搏　在 DDD 起搏器植入以后，发生阵发性房性心律失常是常见的心电现象。本例阵发性房性心律失常的心房率约 300 次 /min，触发了心室起搏的频率平均 120 次 /min，患者有明显的不适感。

图 1　第 1、2 个为房室顺序起搏，起搏频率 60 次 /min，AV（AP-VP）间期 0.15s；第 3、4 个为心房起搏，起搏频率 60 次 /min。第 4 个之后发生了一阵不纯性心房扑动，并触发了心室起搏。

诊断： 起搏心电图（DDD、AAI、VAT 方式），阵发性不纯性心房扑动。

阵发性房性心动过速（房室传导比例1∶1~3∶2）

【临床资料】

女性，75岁，因"间断心悸2天，加重10h"入院。既往高血压病史10年，阵发性心房颤动病史20余年。查体：血压113/63mmHg，身高165cm，体重55kg，BMI 20.2kg/m^2。超声心动图显示左心房增大，二尖瓣、三尖瓣及肺动脉轻度反流，肺动脉中度高压。心房颤动射频消融术后。

临床诊断：阵发性心房颤动射频消融术后。

【点评】

这份动态心电图为什么不诊断为窦性心动过速，而要诊断为房性心动过速呢？是这样考虑的，在动态心电图连续监测过程中，窦性心动过速有明显的昼夜变化规律，白天及清醒状态，特别是活动时，窦性频率可明显增快；夜间睡眠状态下，窦性频率显著下降，这种显著的心房率的变化，只有窦性心律才表现得更显著。本例患者不属于这种情况，在24h动态监测过程中，心房率不变，而房室传导比例在不断变化，如1∶1、2∶1、3∶2……

本例仅看图1的诊断，由于难以确定心房波，只能诊断为室上性心动过速。有了图1和图2，图1的诊断很明确。图1中的心室率150次/min，恰好等于图2、图3中的心室率，表明图1是1∶1房室传导的阵发性房性心动过速。

这种持续的房性心动过速发生于心房颤动射频消融术后，同样对人体是有危害的，仍可射频消融治疗。

图1 窄QRS心动过速，心室率141次/min。辨认心房波有困难。V$_1$导联呈qr型。ST段：Ⅱ、Ⅲ、aVF、V$_4$、V$_6$导联呈上斜型压低0.15~0.20mV及下斜型压低0.225mV，aVR、aVL导联抬高0.10mV。T波：Ⅱ、Ⅲ、aVF、V$_1$~V$_6$导联低平。

诊断：窄QRS心动过速，ST段压低（下侧壁），ST段抬高（aVR、aVL导联），异常q波（V$_1$导联），局限性右束支传导阻滞。

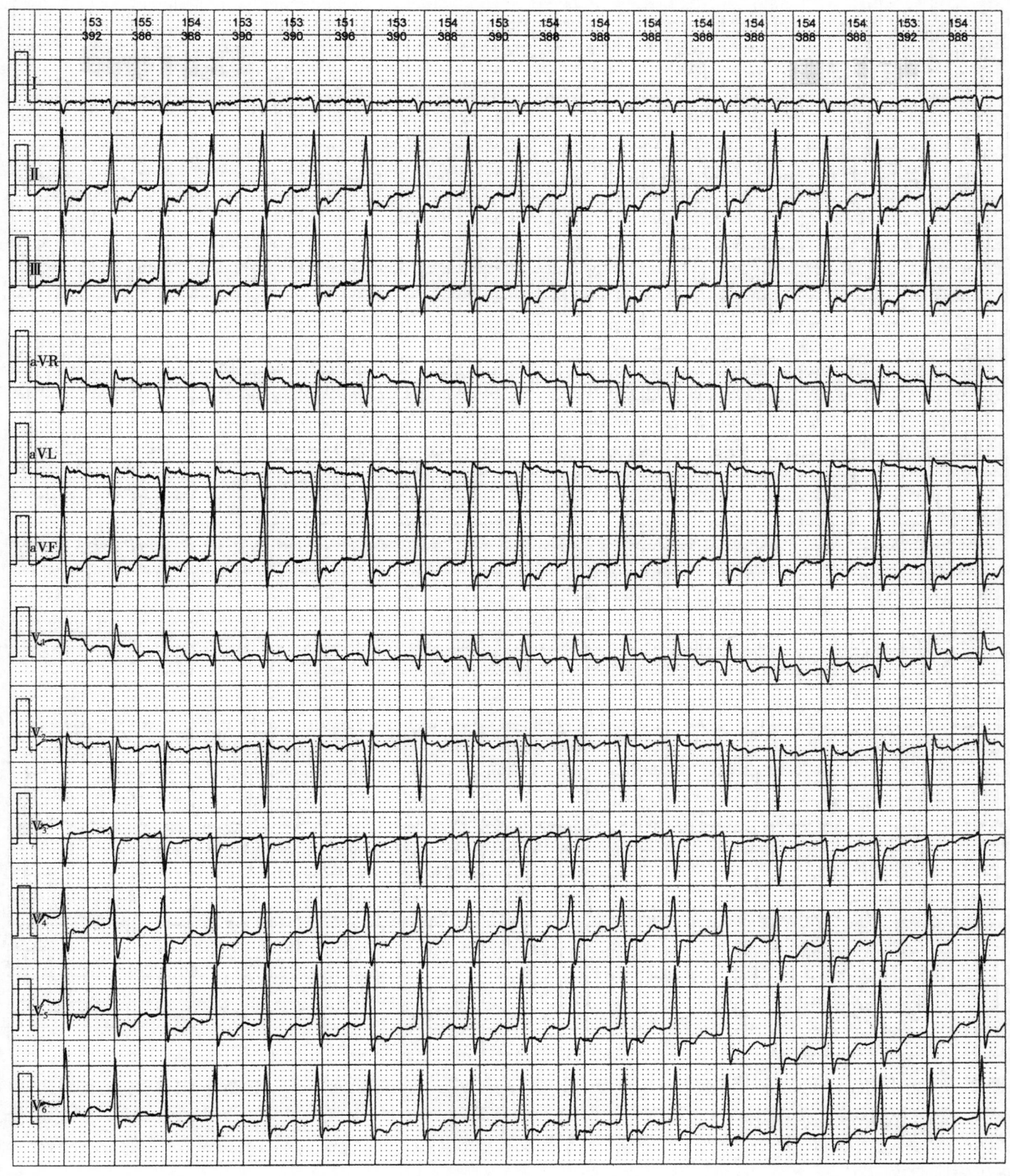

阵发性房性心动过速（房室传导比例 1 : 1～3 : 2）

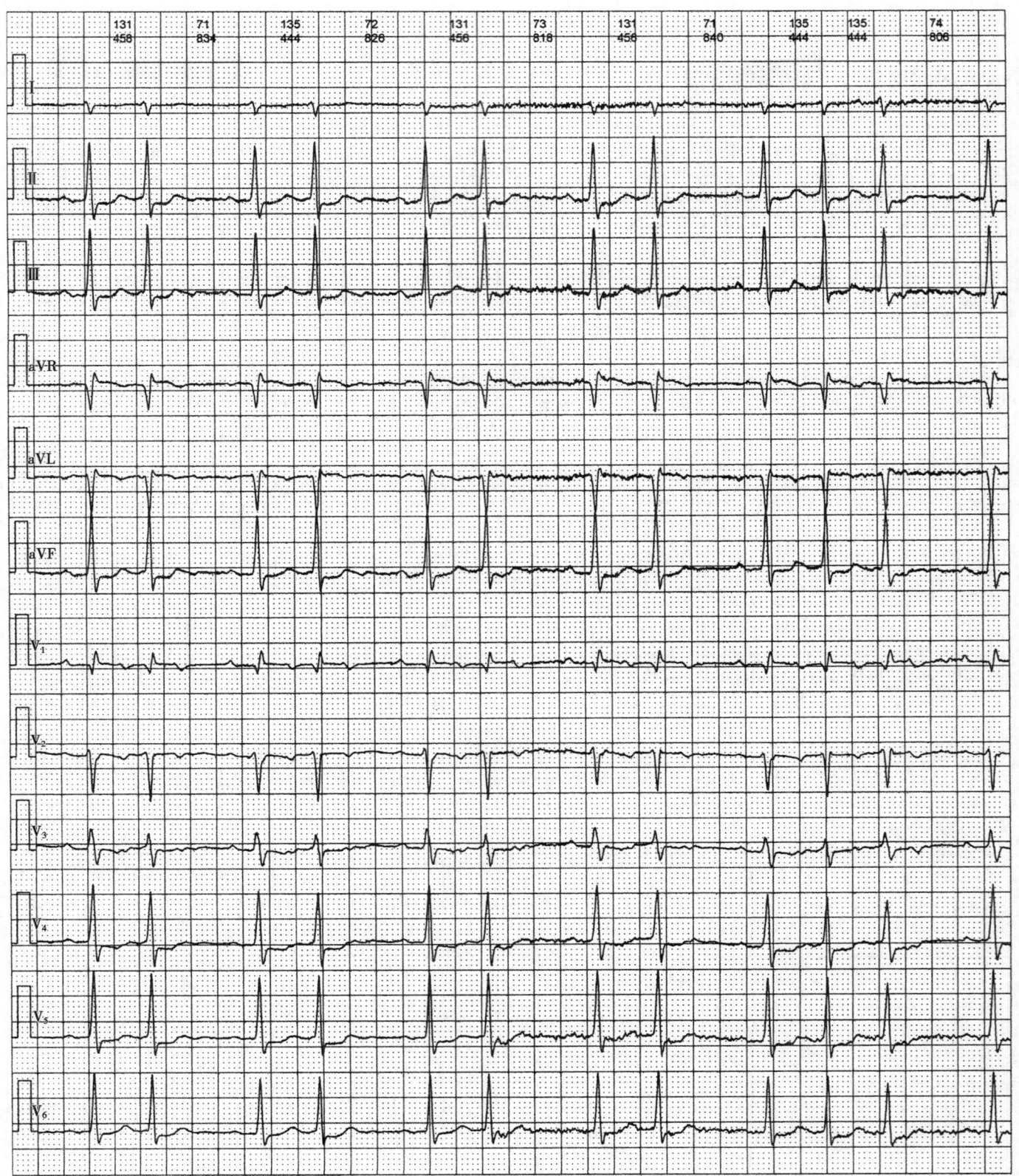

图 2　P′波规律出现,心房率 150 次 /min。P′波:Ⅱ、Ⅲ、aVF、V₁～V₆ 导联正向,aVR、aVL 导联负向。P′R 间期 0.19s,房室传导比例 3:2,心室率 99 次 /min。V₂ 导联转为 rS 型。ST 段:Ⅱ、Ⅲ、aVF、V₄～V₆ 导联下降的程度减轻至 0.05～0.10mV,aVR 导联抬高 0.05mV。T 波:Ⅱ、Ⅲ、aVF、V₄～V₆ 导联低平。

诊断:阵发性房性心动过速(房室传导比例 3:2),ST 段压低(下侧壁),T 波低平(下侧壁)。

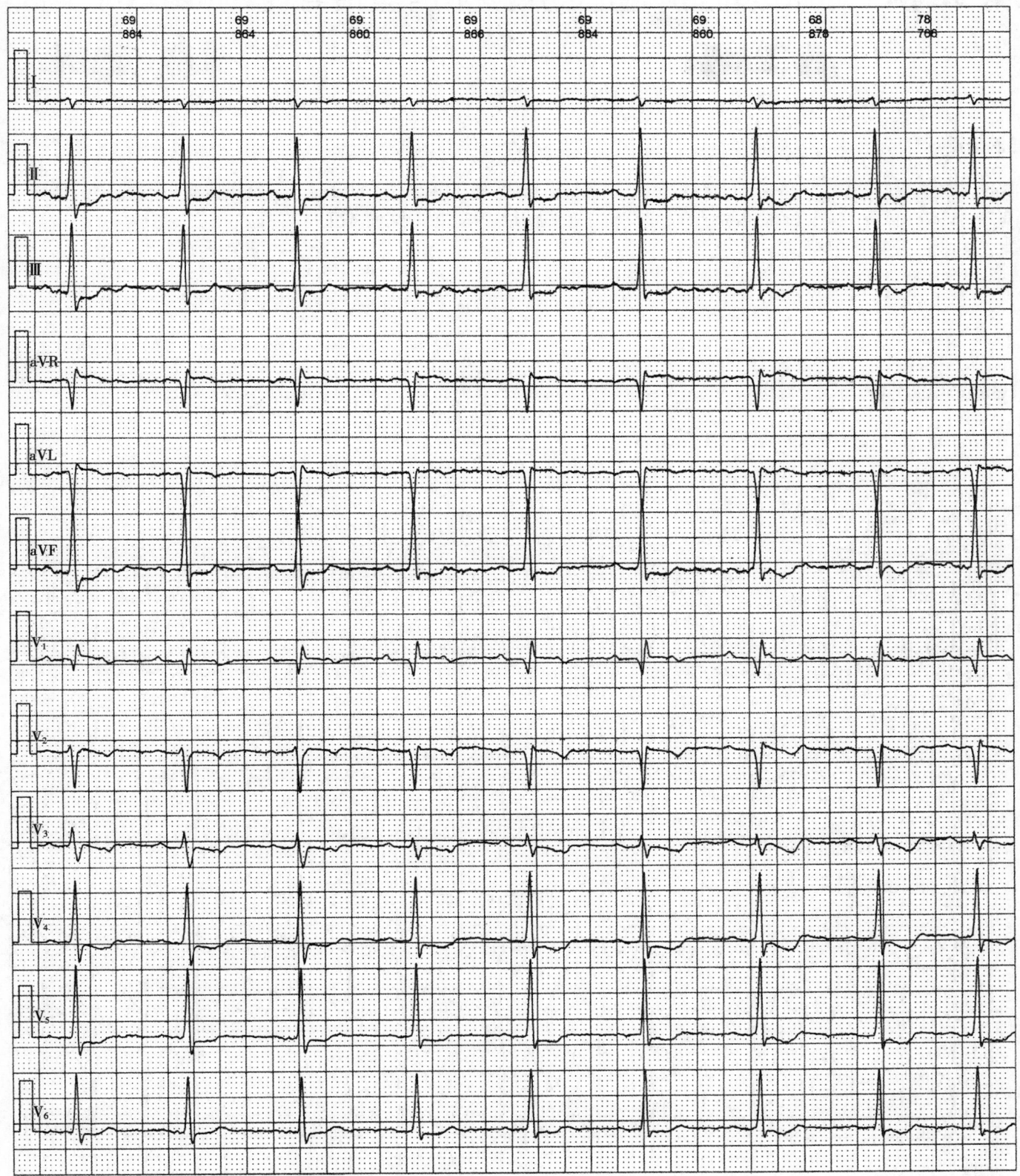

图 3 与图 2 相差时间 2h，与图 2 比较：P′波形态与频率无明显变化，心房率仍为 150 次 /min。ST-T 同前，房室传导比例固定为 2∶1，心室率 75 次 /min。

诊断： 阵发性房性心动过速（房室传导比例 2∶1），ST 段压低（下侧壁），异常 q 波（V₁ 导联），局限性右束支传导阻滞。

阵发性房性心动过速（房室传导比例 1∶1~3∶2）

第90例 | 阵发性房性心动过速[房室传导比例(2~6):1]

【临床资料】

男性,26岁,因"发作性心悸2个月余,加重1天"入院。查体:血压111/72mmHg,身高182cm,体重75kg,BMI 22.6kg/m²。超声心动图显示各房室腔大小、形态正常,二尖瓣、三尖瓣轻度反流。

临床资料:心律失常,房性心动过速。

【动态心电图分析】

动态心电图监测过程中为持续性房性心动过速。

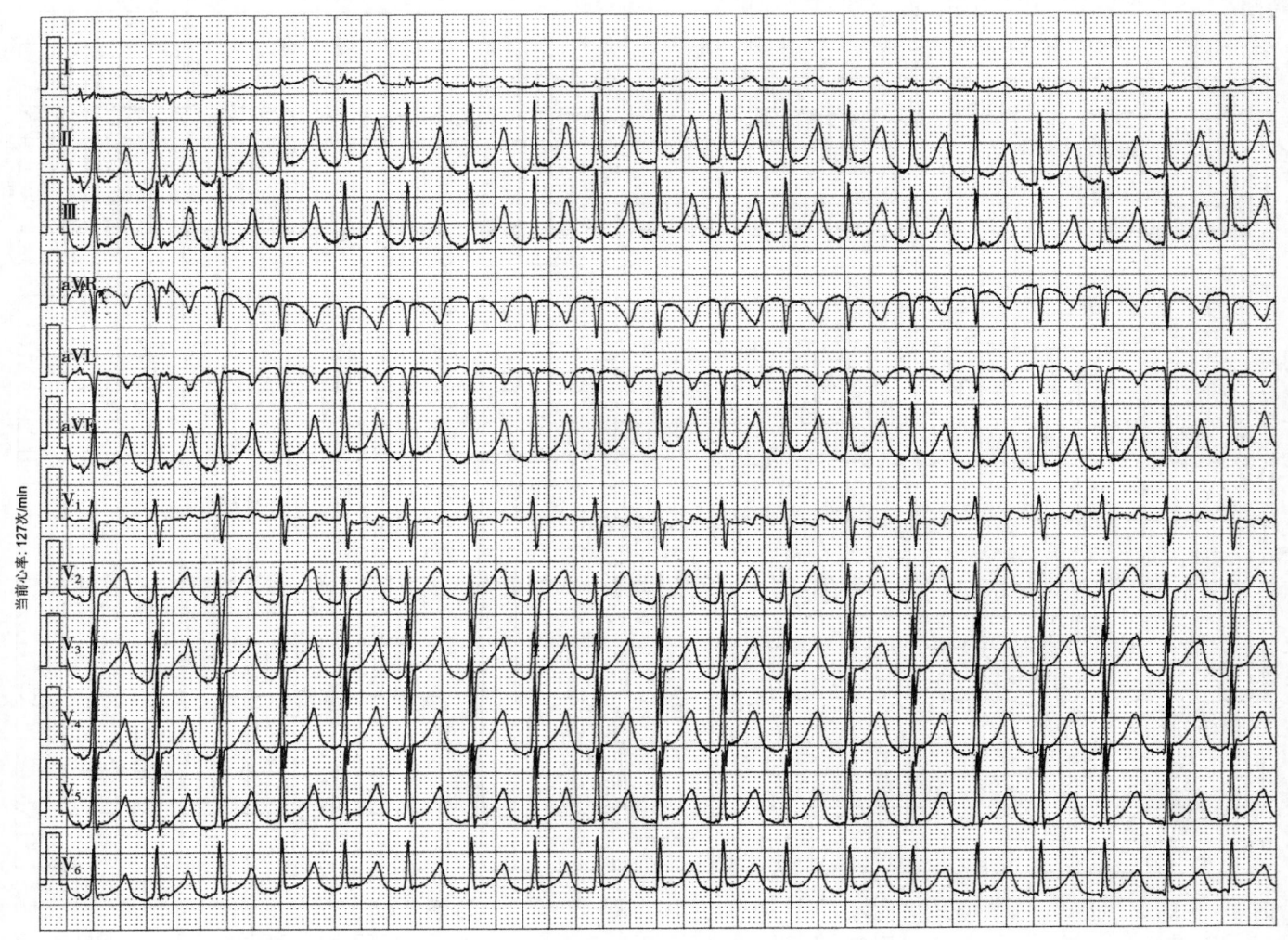

图1 窄QRS心动过速频率127次/min。

【点评】

本例房性心动过速的心房率,图1结合图2应是2:1下传的房性心动过速,心房率应是127×2=254次/min,图2是240次/min,P′P′之间有等电位线,诊断为房性心动过速。白天活动时,房室传导比例2:1,此时又很难与窦性心动过速相鉴别;休息时,房室传导比例增大,显示出房性心动过速。连续的动态心电图监测对阵发性心动过速的诊断与鉴别诊断非常重要。

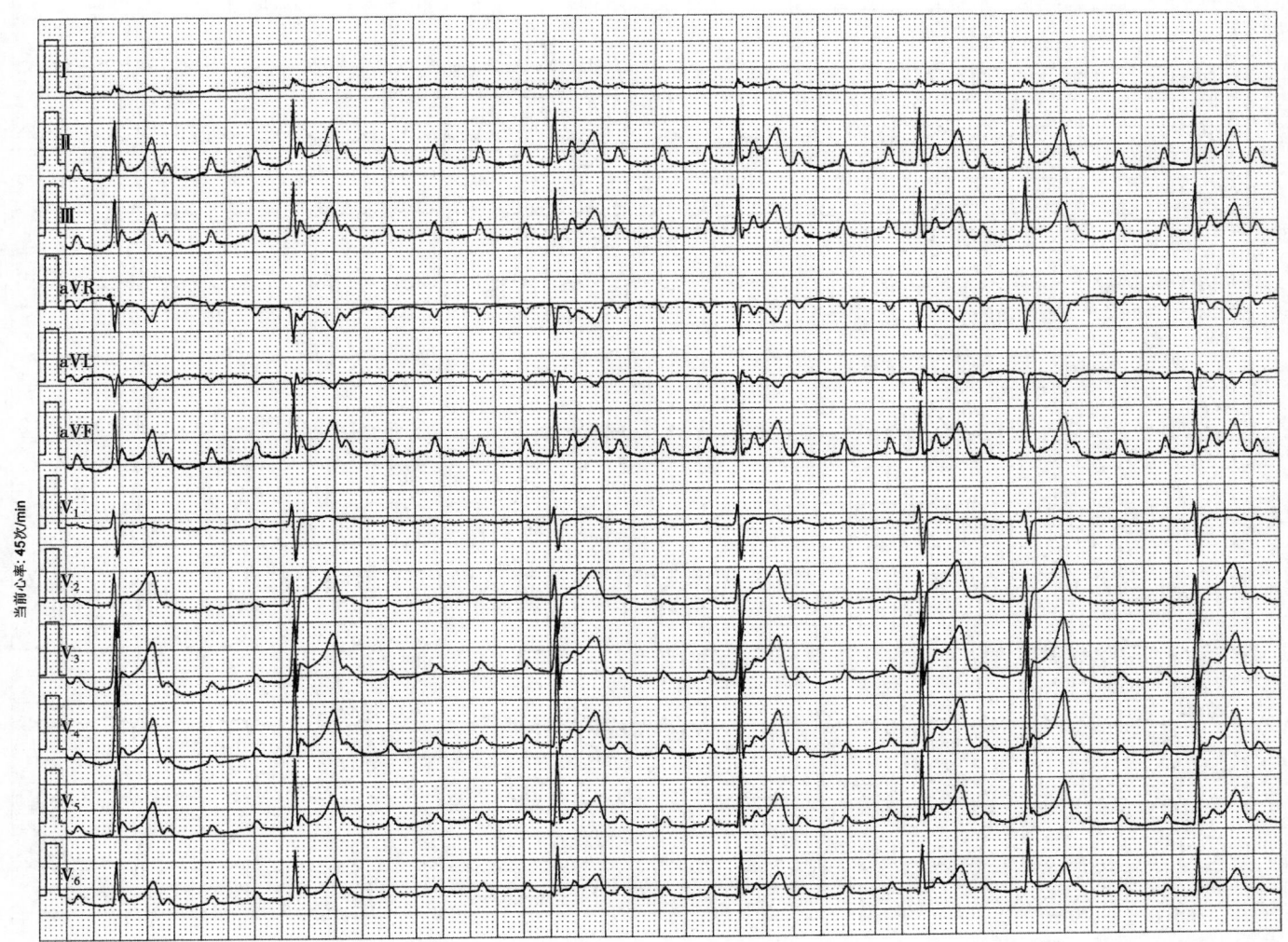

图2 房性心动过速,P′波频率240次/min,P′P′之间有等电位线,房室传导比例(2~6):1,心室率45次/min。

动态心电图诊断:房性心动过速[房室传导比例(2~6):1]。

【临床资料】

男性, 90 岁, 因 "间断胸闷 40 年余, 加重 1 天" 入院。既往高血压病史 30 年, 心肌梗死病史 18 年, 前降支闭塞, PCI 术后。查体: 血压 96/52mmHg, 身高 170cm, 体重 62kg, BMI 21.5kg/m^2。血生化检查显示肌钙蛋白 T 0.032ng/ml, CK 67.3U/L, 乳酸脱氢酶 184.9U/L, CK-MB 定量测定 1.5ng/ml, 脑利钠肽前体 9 576pg/ml, 钙 2.25mmol/L, 钾 4.21mmol/L, 镁 0.87mmol/L, 钠 140mmol/L。超声心动图显示节段性室壁运动障碍(室间隔心尖段、前壁中间段、侧壁中间段、左室心尖段、心尖部), 左室心尖部室壁瘤, 二尖瓣轻度反流, 左室整体功能减低。

【动态心电图分析】

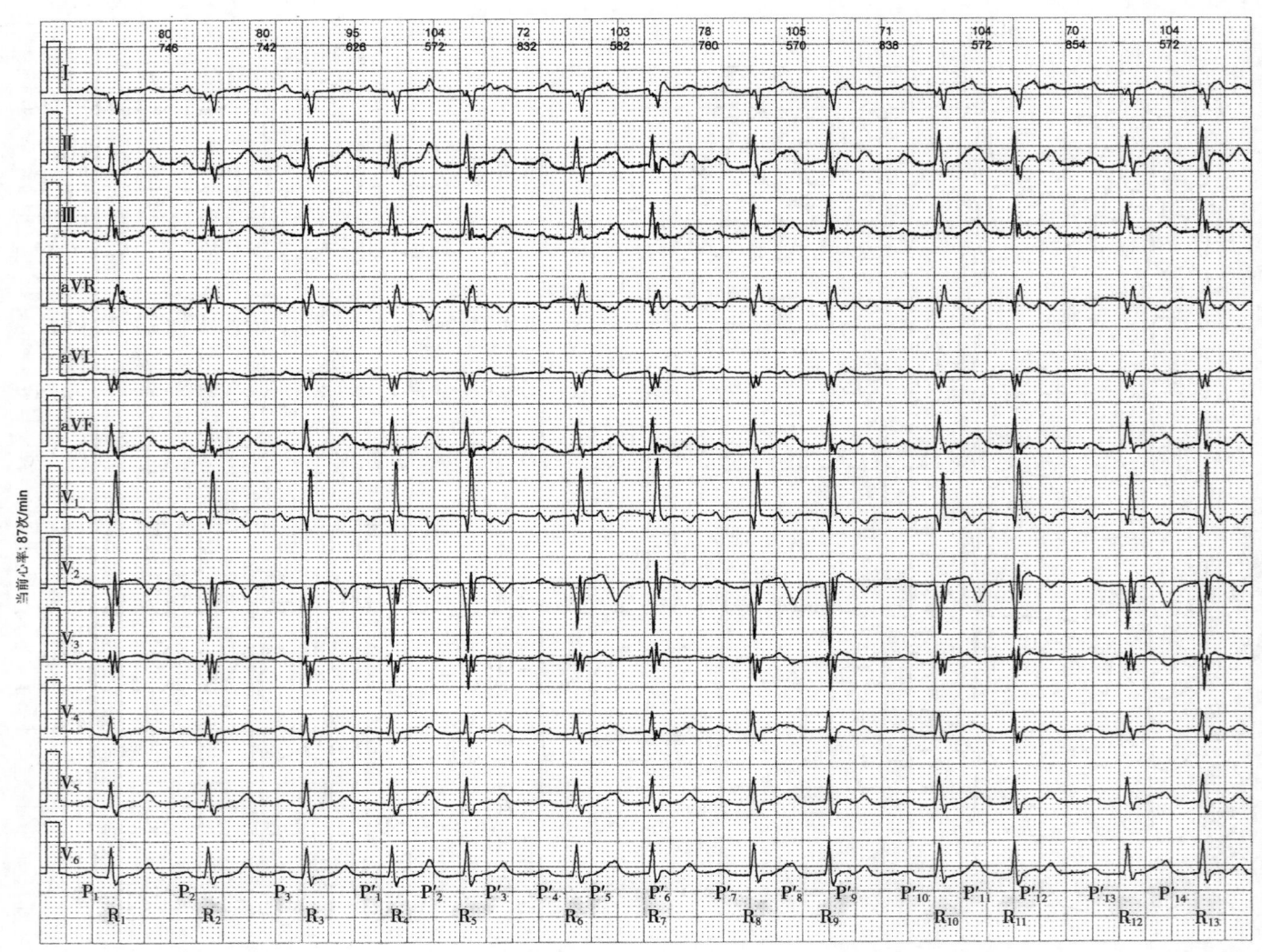

图 1　P$_1$ ~ P$_3$ 是窦性心律, 心率 80 次 /min, PR 间期 0.20s, QRS 波群时限 0.11s, 异常 Q(q、QS、Qrs)波见于Ⅰ、aVL、V$_1$ ~ V$_4$ 导联, V$_1$ 导联呈 qR 型, V$_1$ ~ V$_3$ 导联 T 波倒置, QT 间期 0.37s, P'$_1$ ~ P'$_{14}$ 是房性心动过速, 心房率 150 次 /min。P'$_1$ 与 P'$_2$ ~ P'$_{14}$ 形态不同, 房性心动过速的房室传导比例 3∶2, 下传 P'R 间期 0.30s、0.40s。

临床诊断：冠状动脉粥样硬化性心脏病，陈旧性前壁心肌梗死，冠状动脉支架植入术后，高血压 2 级（很高危），慢性肾功能不全。

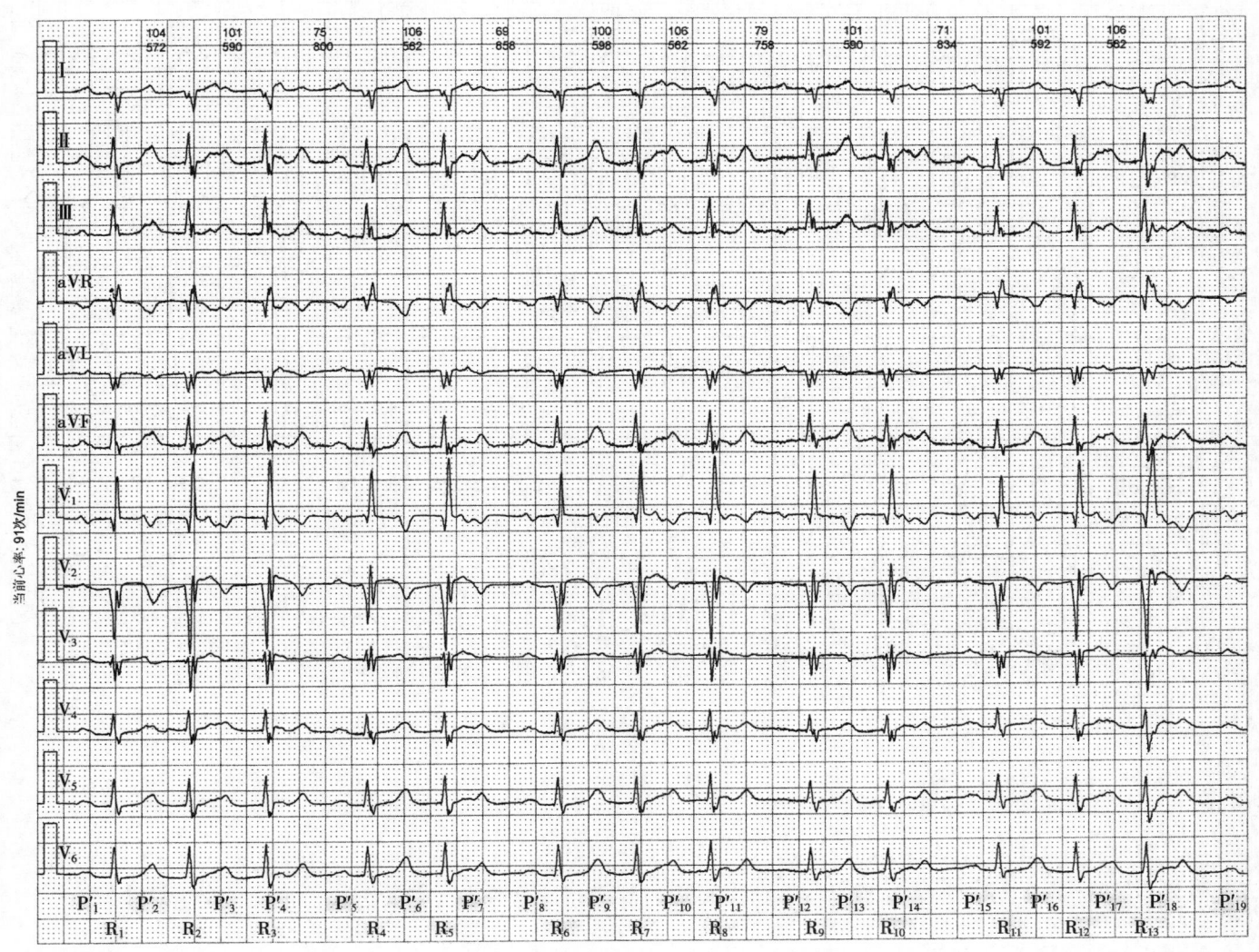

图 2　图 1 非连续记录的延续：房性心动过速的房室传导比例 3 : 2～4 : 3，P′R 间期 0.22s、0.32s、0.33s，P′$_4$、P′$_7$、P′$_{11}$、P′$_{14}$ 及 P′$_{18}$ 未下传心室。P′$_{12}$ 波形与众不同。

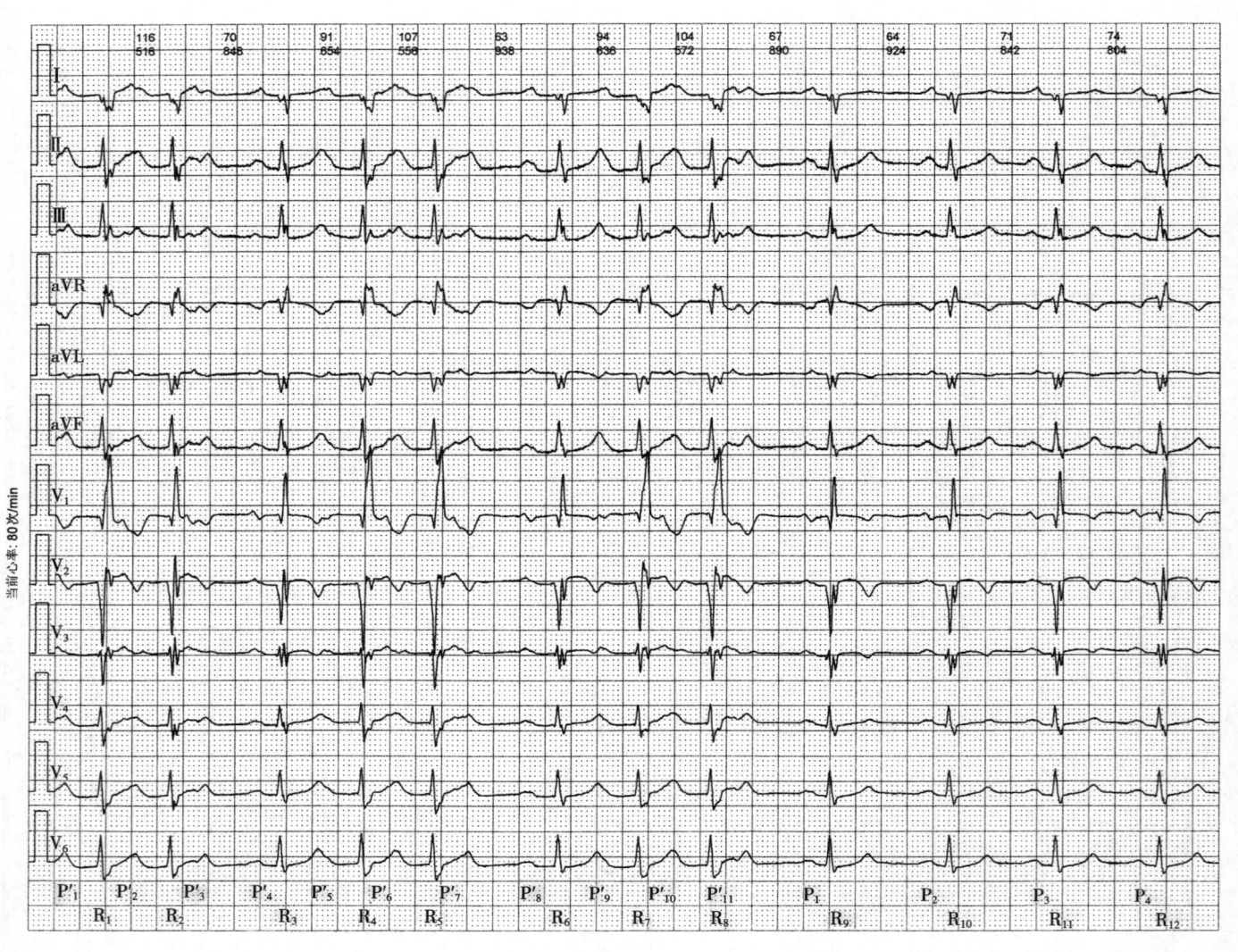

当前心率：80次/min

图 3 房性心动过速终止以后,恢复窦性心律,P 波时限 0.12s。

动态心电图诊断:窦性心律,心房内传导阻滞,阵发性房性心动过速(房室传导比例 3:2~4:3),陈旧性前间壁、前壁及高侧壁心肌梗死,不完全性右束支传导阻滞。

【点评】

1. 窦性 P 波时限≥0.11s,超声心动图显示心房增大,考虑心房内传导阻滞。

2. V_1~V_4、Ⅰ、aVL 导联出现异常 Q(q)波,诊断为陈旧性前间壁、前壁及高侧壁心肌梗死。

3. 图 2 的诊断较为复杂 ①窦性心动过速合并房室传导阻滞文氏现象;②房性心动过速伴房室传导的文氏现象。这里支持第二个诊断,因为图 1 中 P_1~P_3 是窦性心律,P'_1 诱发了房性心动过速,心房率 150 次/min,图 2 是图 1 的延续。图 3 中房性心动过速终止以后恢复了窦性心律。除图 1 中的 P'_1、图 2 中的 P'_{12} 形态与众不同以外,比较房性心动过速的 P' 波与窦性 P 波,形态基本一致,提示房性心动过速起自窦房结附近的高位右心房。

4. 房性心动过速伴房室传导的文氏现象属于生理性干扰。

【临床资料】

女性, 66 岁, 因 "心悸 20 天" 入院。3 年前诊断为冠心病, 植入支架 5 枚。冠脉造影显示前降支支架内狭窄 50%, 回旋支支架内狭窄 30%。超声心动图显示各房室腔大小、形态正常, 二尖瓣、三尖瓣轻度反流, 左室舒张功能减低。钾 3.65mmol/L, 钙 2.11mmol/L。

临床诊断: 冠状动脉粥样硬化性心脏病, 不稳定型心绞痛, 冠状动脉支架植入术后, 糖尿病 2 型, 房性心动过速。

【动态心电图分析】

动态心电图连续监测 23h59min, 发生阵发性房性心动过速 1 144 阵, 这里展示 2 阵房性心动过速。

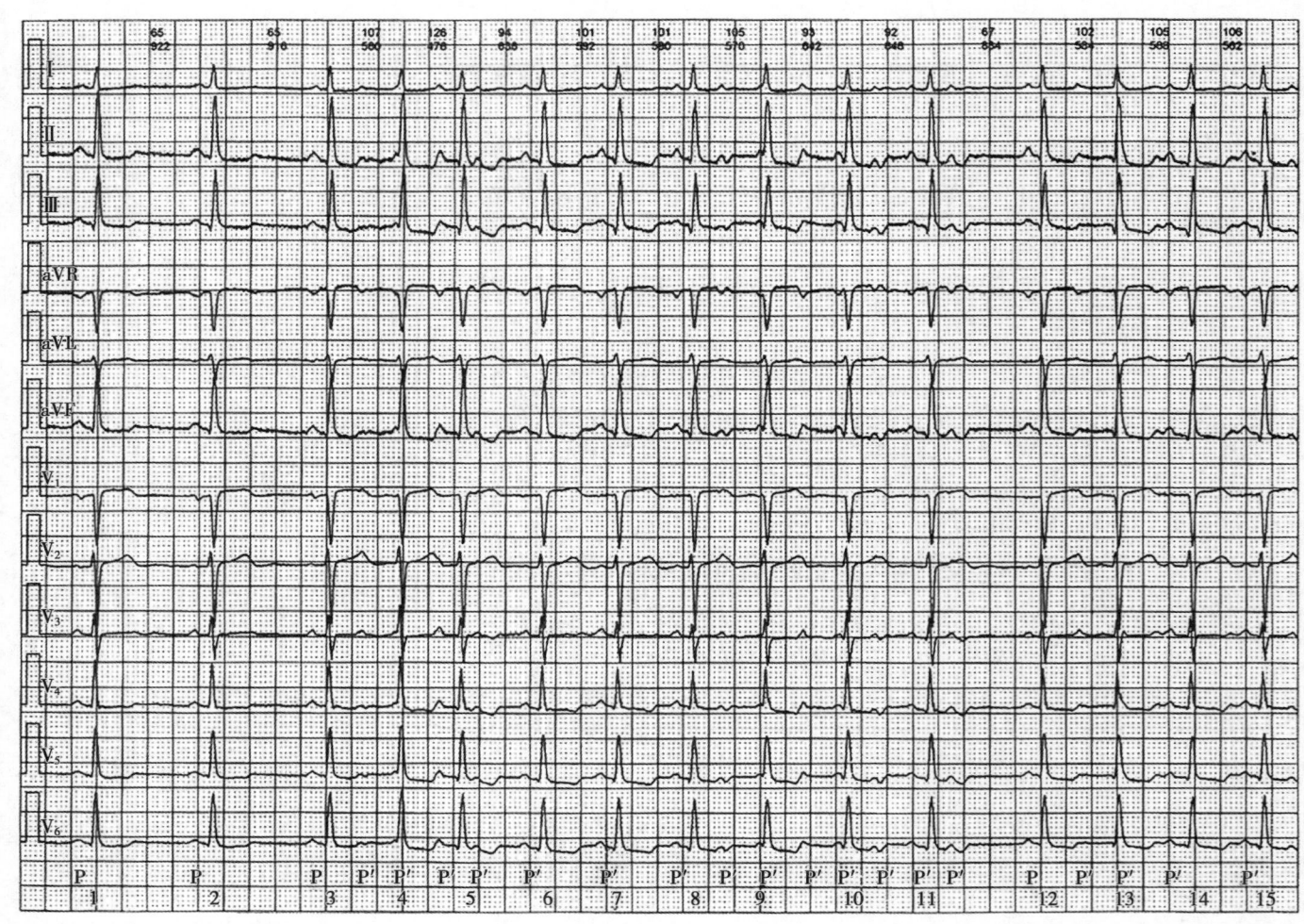

图 1 第 1~3 个心搏是窦性心律, 心率 65 次 /min, Ⅱ、Ⅲ、aVF、V₄~V₆ 导联 ST 段轻度压低和 T 波低平。自第 3 个心搏的 T 波上开始, 至第 11 个心搏的 ST 段上的 P' 波为止, 为一阵房性心动过速, 其特点: Ⅰ、Ⅱ、Ⅲ、aVF、V₂~V₆ 导联 P' 波正向, aVR 导联 P' 波倒置, P' 波频率约 150 次 /min, 房室传导比例(1~3):1。第 12 个心搏是窦性, 以后再次发作房性心动过速。

诊断: 窦性心律, 短阵房性心动过速伴房室传导比例(1~3):1, ST-T 改变。

【点评】

本例短阵房性心动过速反复发作,P'P'间期不规则,心房率 150～190 次 /min,P' 波形态一致,房性心动过速起自右房上部,P'P' 间期不规则,自律性房性心动过速。房性心动过速的心房率 150～190 次 /min,出现 2:1 房室传导,考虑房室干扰性传导中断。

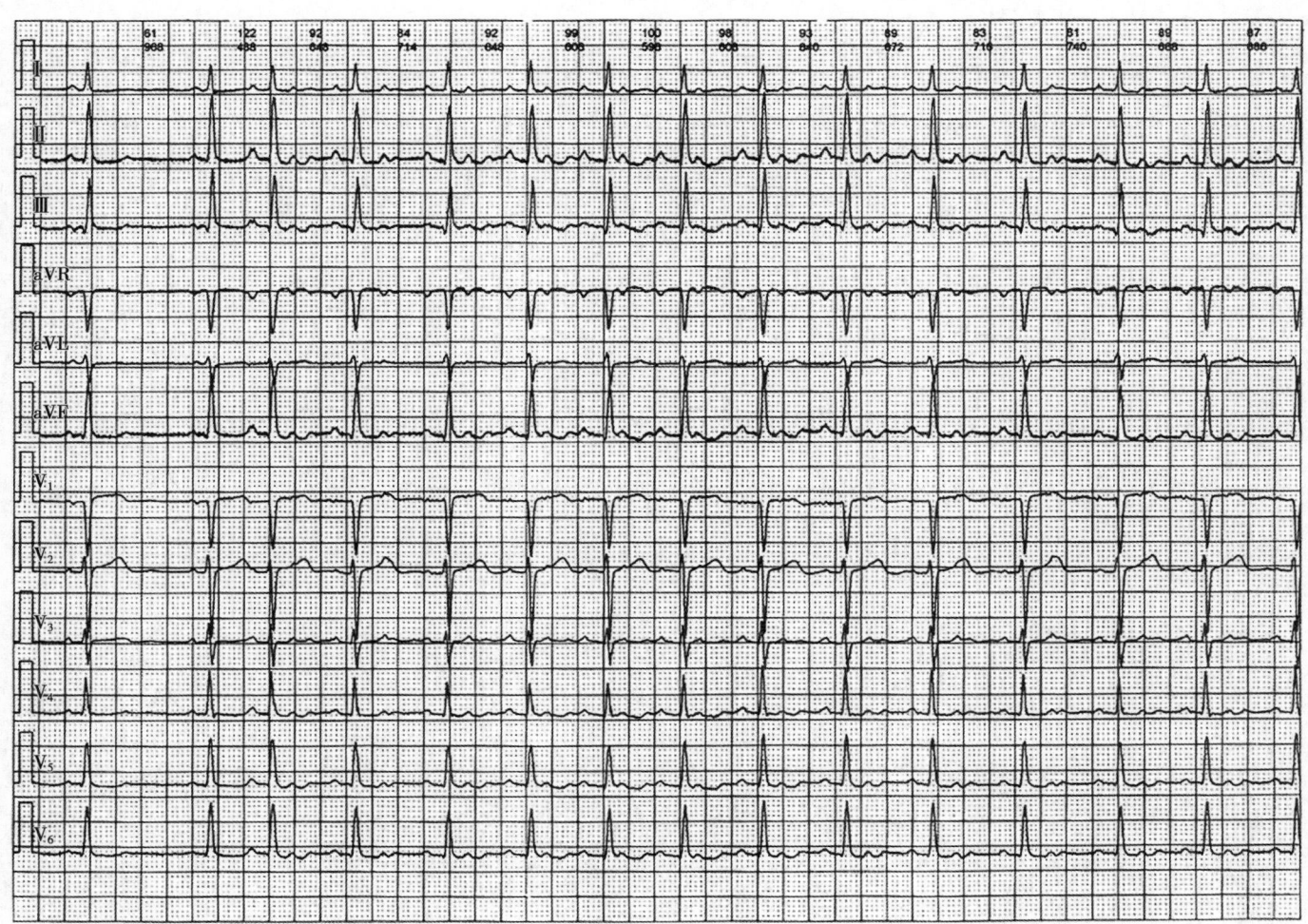

图 2　第 1 个与第 2 个心搏是窦性,其余 P' 波与 QRS 波群为房性心动过速,心房率约 190 次 /min,房室传导比例 2:1。

诊断:窦性心律,阵发性房性心动过速,T 波低平(下壁及前侧壁)。

第93例 | 阵发性房性心动过速 – 心房扑动

【临床资料】

男性，83岁，因"咳嗽、咳痰、发热、腹痛10个月余"入院。既往胃癌术后，肝功能不全。动态心电图显示阵发性房性心动过速，右束支传导阻滞。

临床诊断： 肺部感染，肝硬化失代偿期，胃癌术后，低蛋白血症，呼吸衰竭，中度贫血，阵发性房性心动过速。

【动态心电图分析】

监测中窦性心律，阵发性房性心动过速持续5h14min。

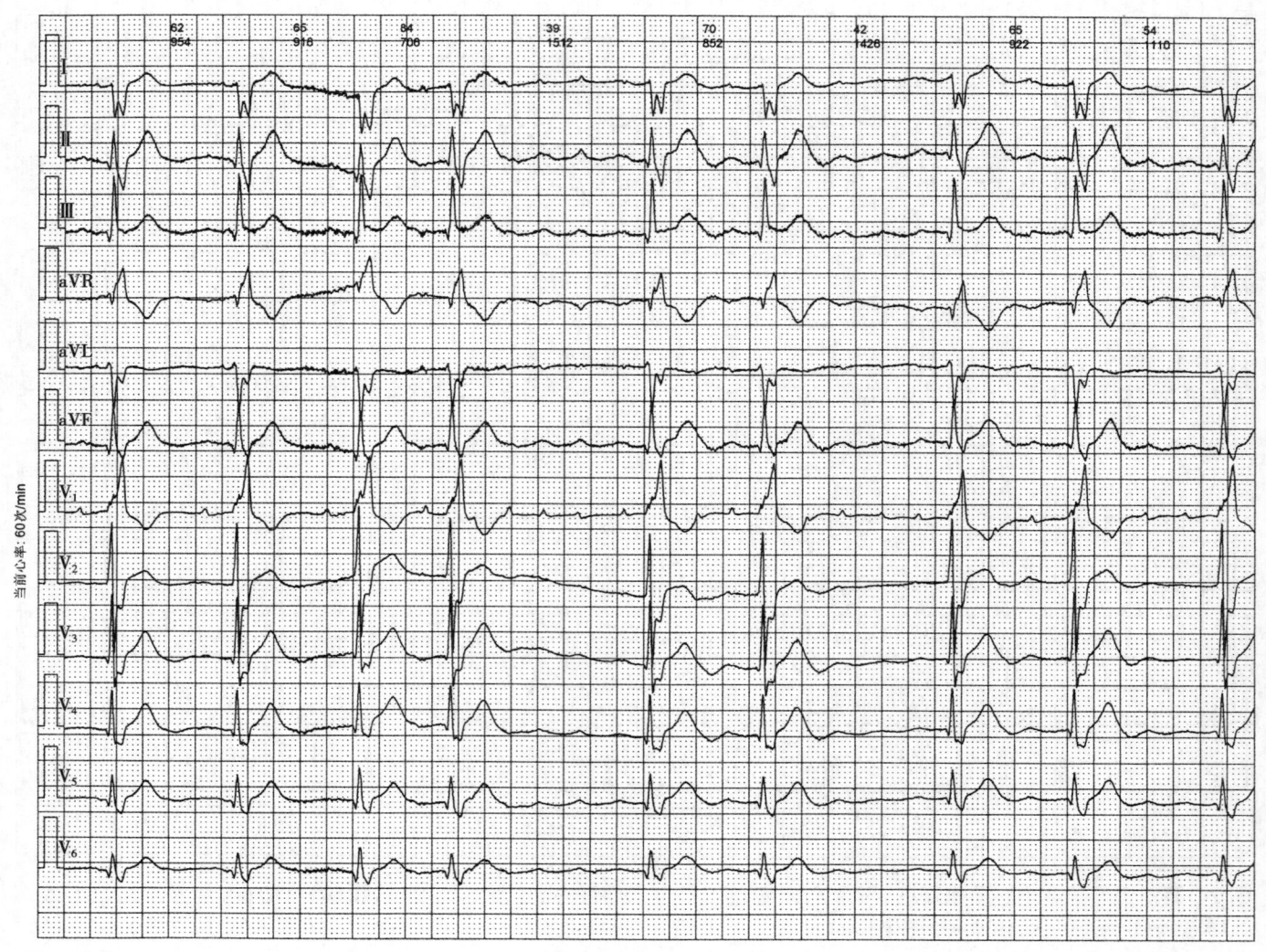

图1 第1~3个心搏是窦性心律，心率63次/min，QRS波群时限0.16s，V₁导联呈R型，V₂~V₆导联S波宽钝，完全性右束支传导阻滞。自第4个心搏起为房性心动过速，心房率213次/min，房室传导比例（1~5）:1，平均心室率60次/min。

诊断： 窦性心律，阵发性房性心动过速，完全性右束支传导阻滞。

【点评】

这是一例房性心动过速与心房扑动相互转变的房性快速心律失常,心房波形态无明显不同,提示两种房性快速心律失常有着相同或相似的发生机制。因房室结不应期延长,房室传导比例为(4～6):1,心室率约60次/min,患者无明显心律失常引起的症状。房性心动过速与心房扑动具有自限性,自行发作,自行终止。超声心动图显示左心房增大,发生心房颤动概率增加。

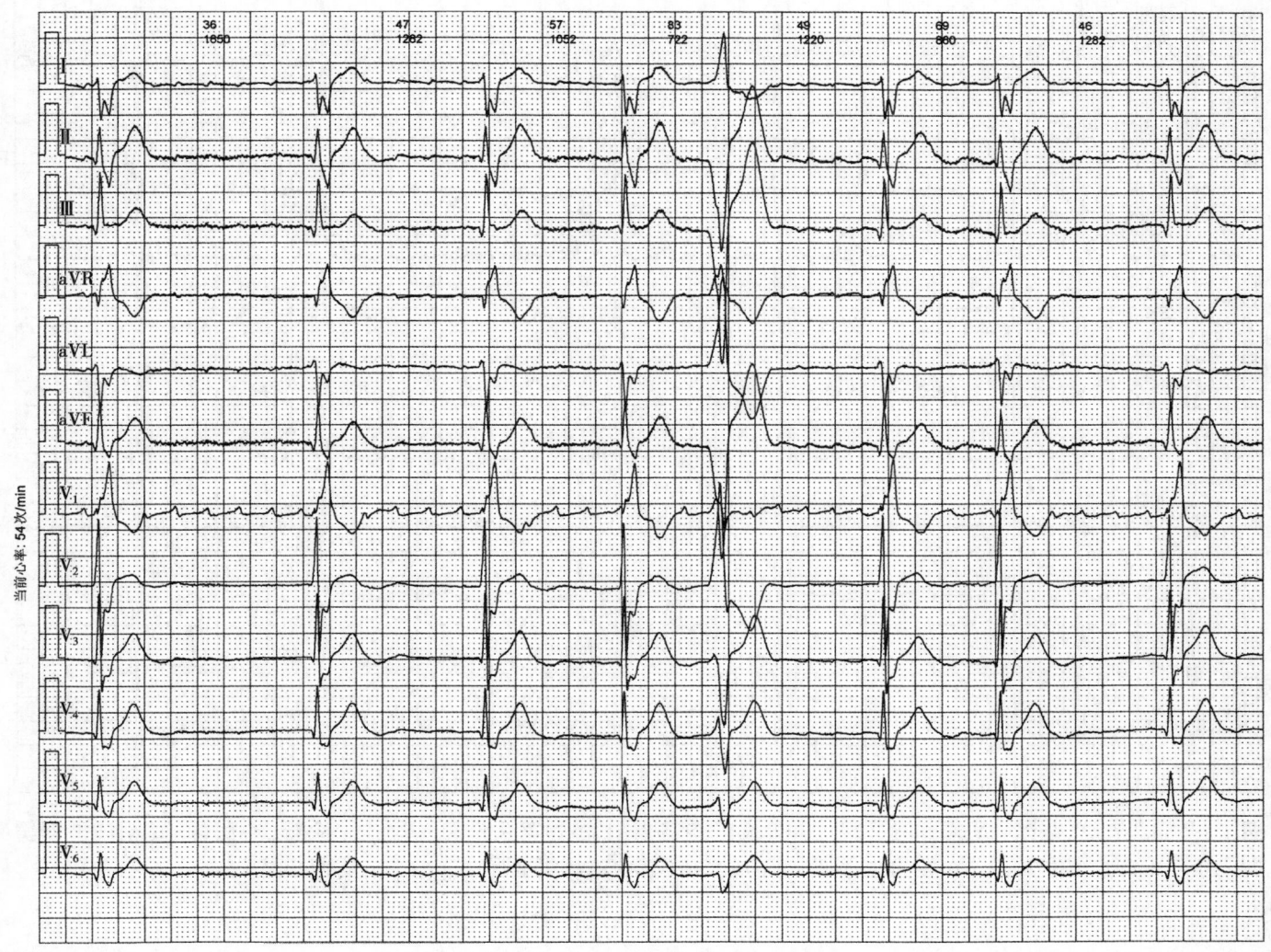

图 2 图 1 后 11min:心房率 250 次 /min,心房扑动,房室传导比例(4～6):1,心室率 54 次 /min,完全性右束支传导阻滞。第 5 个 QRS 波群是室性期前收缩。

诊断:心房扑动,完全性右束支传导阻滞,室性期前收缩。

第 94 例 阵发性心房颤动伴缓慢心室率－二度房室传导阻滞

【临床资料】

男性, 71 岁, 因 "发作性晕厥 2 周" 入院, 于 2 周前晕厥伴短暂意识丧失。既往高血压病史 5 年。查体: 血压 160/78mmHg, 身高 168cm, 体重 69kg, BMI 24.4kg/m²。超声心动图显示双侧心房增大。

【动态心电图分析】

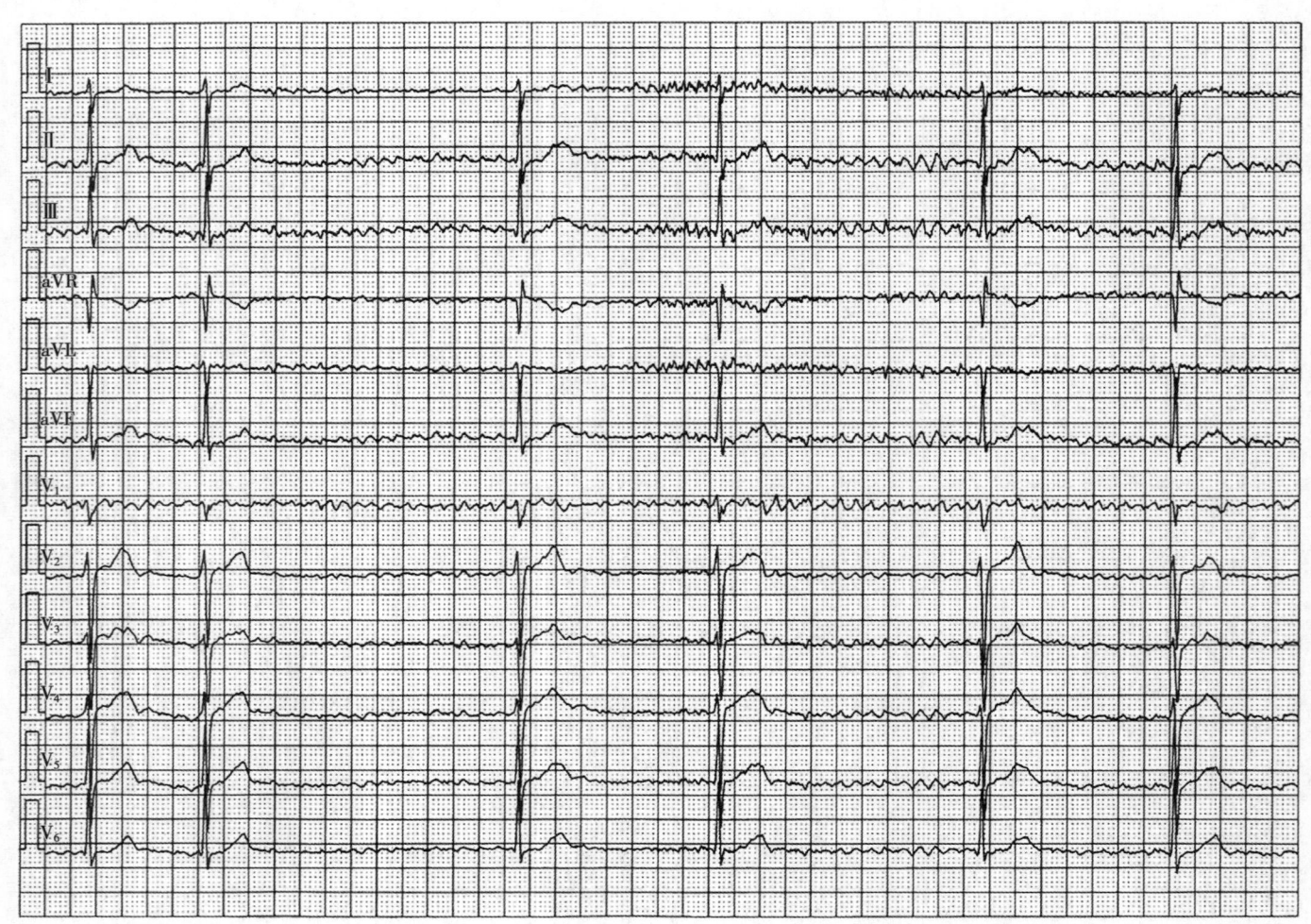

图 1 P 波消失, 代之以心房颤动的 "f" 波, RR 间期不匀齐, 最长的是第 2 个 RR 间期 2.46s, 平均心室率 37 次 /min。最大 f 波振幅 0.275mV, 粗波型心房颤动。

诊断: 心房颤动 (粗波型伴缓慢心室率)。

临床诊断: 高血压 3 级(高危), 阵发性心房颤动, 双侧心房增大。

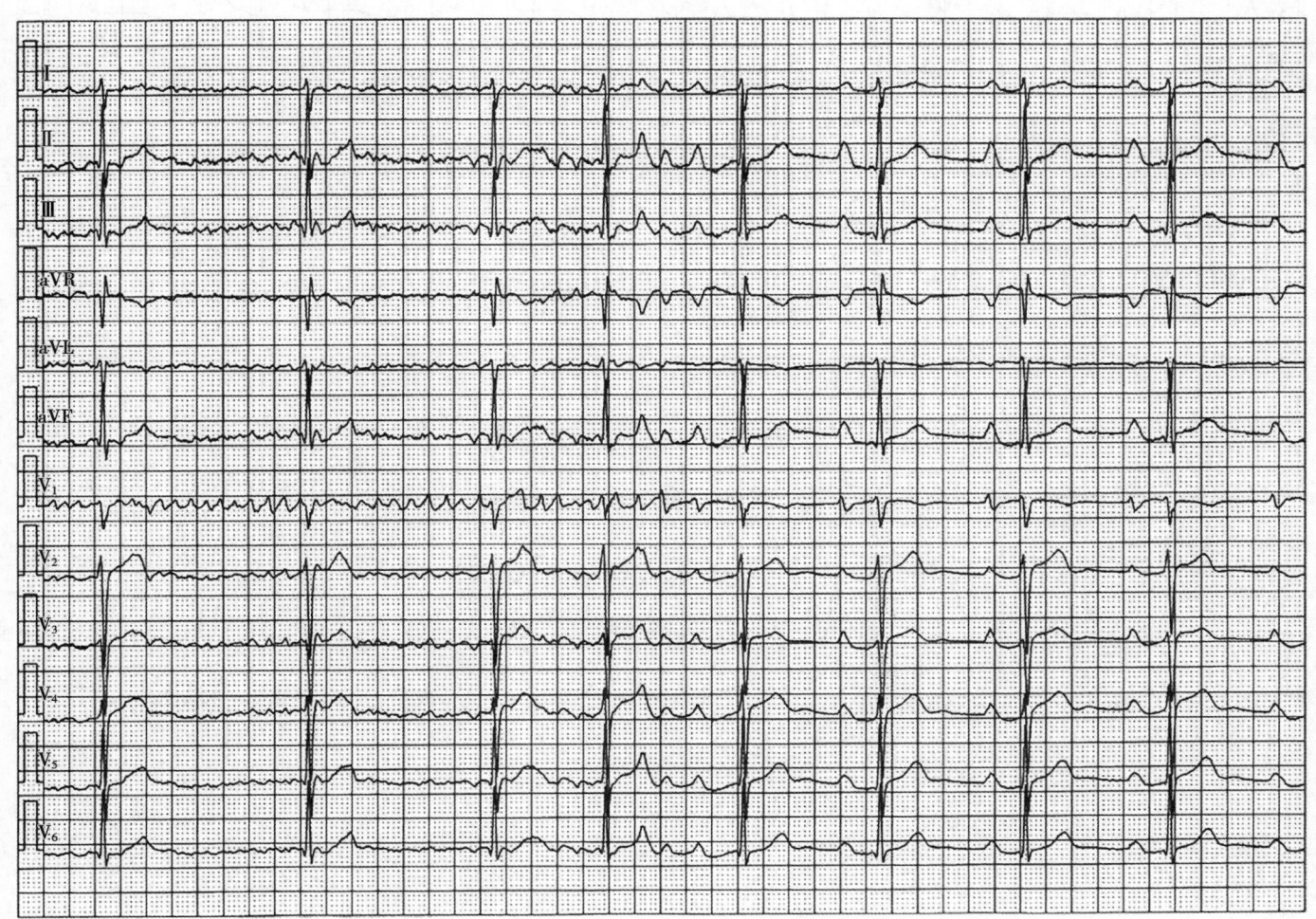

图 2 记录了阵发性心房颤动自行终止的过程。心房颤动终止以后, 又出现 3 个形态可辨的心房波, 频率 250 次 /min, 心房扑动。F 波: Ⅰ、Ⅱ、Ⅲ、aVF、$V_2 \sim V_6$ 导联正向, aVR 导联负向, V_1 导联正负双向。恢复窦性心动过缓, 心率 53 次 /min。P 波振幅 0.30mV, P 波时限 0.14s, $PtfV_1$ 负值增大, PR 间期 0.30s, QRS 波群时限 0.09s, QT 间期 0.42s。

诊断: 窦性心动过缓, P 波增大、增宽, 一度房室传导阻滞, 阵发性心房颤动 – 心房扑动。

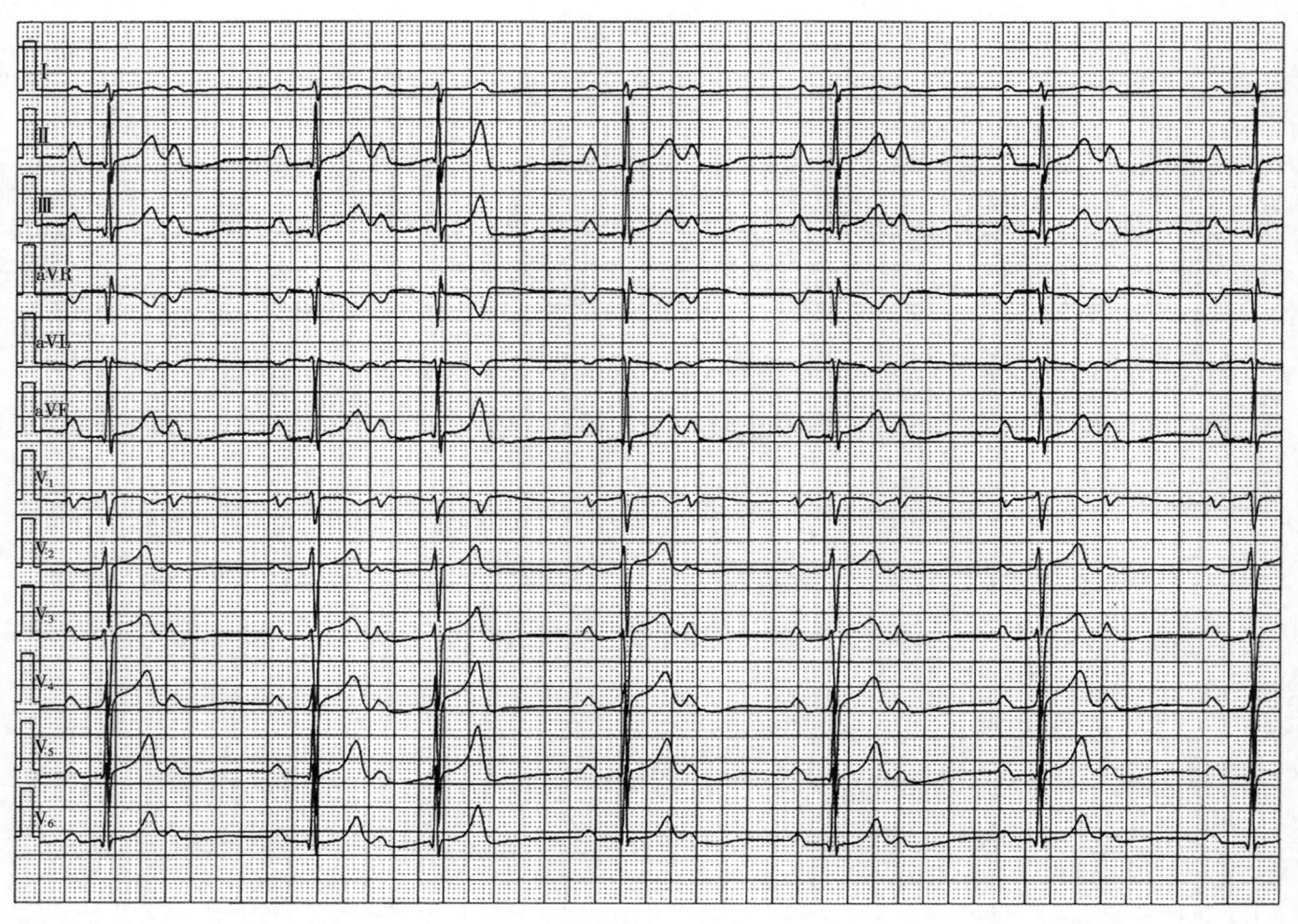

图 3 窦性 P 波规律出现，心房率 75 次 /min，房室传导比例 2∶1～3∶2，下传的 PR 间期 0.30s 及 0.50s。

诊断： 窦性心律，P 波增大、增宽，一度房室传导阻滞，二度Ⅰ型房室传导阻滞（房室传导比例 2∶1～3∶2）。

【点评】

1. 心电图上的窦性 P 波异常增高、增宽，提示双侧心房增大，与超声心动图检查结果一致。高血压可以引起左心房负荷增重。右心房增大又是何种原因引起的呢？需要进一步观察研究。

2. 心电图上出现的粗波形心房颤动，在 12 导联上都能清楚地显示出来。粗波形心房颤动的产生与 P 波异常增大相关。

3. 心房颤动伴缓慢心室率的电生理机制，除了受干扰、隐匿性房室传导以外，还与一度至二度Ⅰ型房室传导阻滞有关，是客观存在的事实。

4. 心房颤动的终止方式　图 2 记录了阵发性心房颤动－心房扑动－窦性心律的过程。心房颤动以左心房主导，右心房也参与，在多发性折返主导下的心房颤动终止时，突然转为右心房主导的大折返形成的Ⅰ型心房扑动（顺时针型），环路中段，心房扑动终止，产生机制复杂，心电图表现精彩。

【临床资料】

女性，63 岁，因 "发作性心悸 18 年，加重 3 年，阵发性心悸持续 1～2h" 入院。患者心悸突发突止，查体、生化、超声心动图检查未见异常。心电图显示宽 QRS 心动过速。

临床诊断： 阵发性室上性心动过速，完全性右束支传导阻滞，左侧隐匿旁路。

【心电图分析】

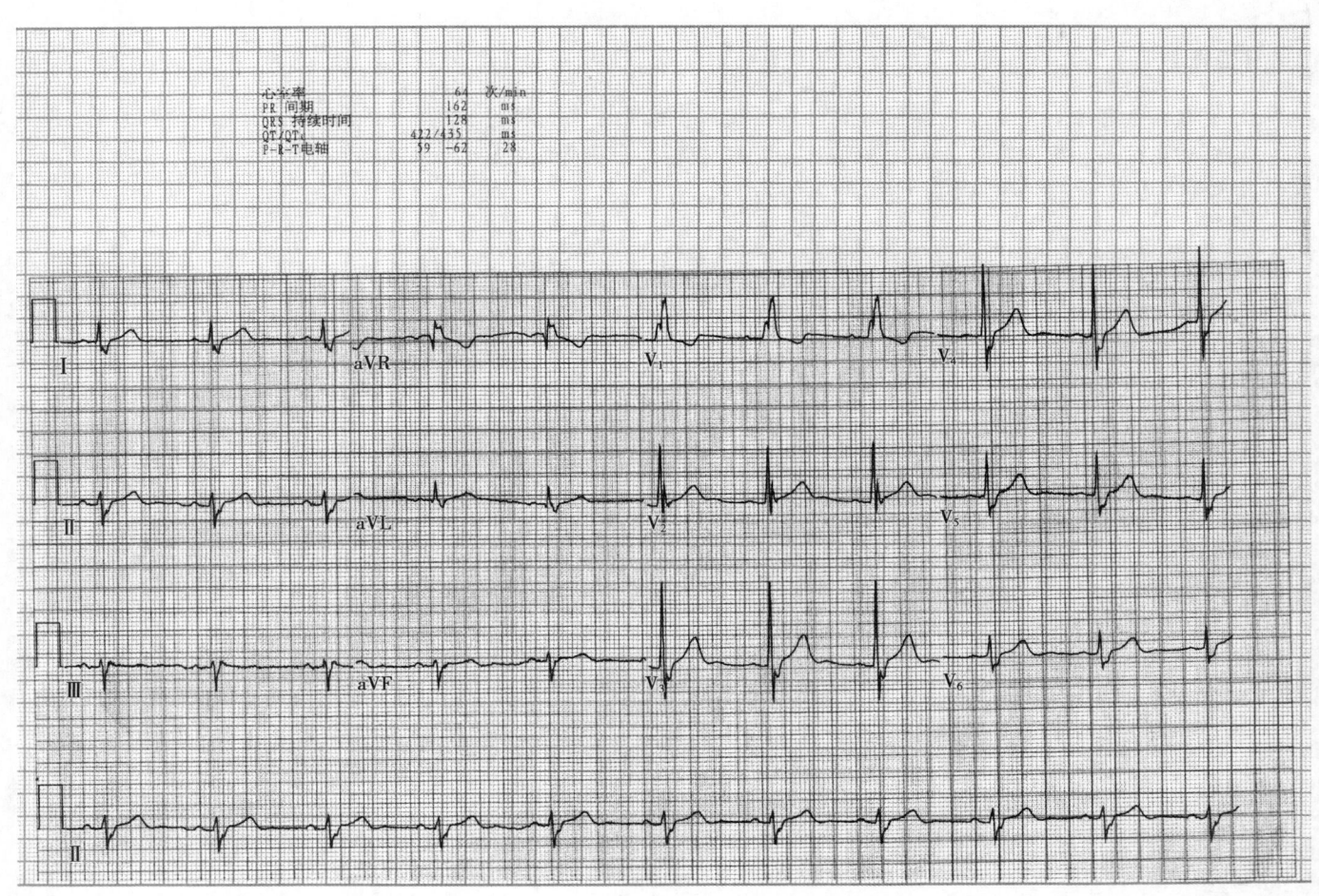

图 1　对照心电图：窦性心律，心率 64 次 /min，PR 间期 162ms，QRS 波群时限 128ms，QRS 电轴 −62°，aVL 导联呈 qRs 型，左前分支传导阻滞，V₁ 导联呈 qR′ 型，V₅、V₆ 导联 S 波宽钝，完全性右束支传导阻滞。

诊断： 窦性心律，完全性右束支传导阻滞，左前分支传导阻滞。

【点评】

宽 QRS 心动过速波形与窦性心律时一致，可除外室性心动过速。本例阵发性宽 QRS 心动过速呈右束支传导阻滞加左前分支传导阻滞图形。心室率 196 次 /min，可除外心房扑动。因为心房扑动频率 250～350 次 /min。F 波 1:1 下传心室时，心室率在 250 次 /min 以上；2:1 下传心室时，心室率在 150 次 /min 左右。本例宽 QRS 心动过速逆行 P⁻ 波位于 R 波之后，RP⁻ 间期 > 90ms，提示 AVNRT。患者在行心脏电生理检查过程中标测到左侧隐匿消融术，AVNRT 终止。术后未再发作阵发性心动过速。

隐匿旁路无前传功能，心电图上无预激波。但旁路有逆传功能，并参与 AVNRT 的折返传导。心动过速发作时，心房→房室结→希浦系统→心室→旁路→心房构成环行折返环路，形成 AVNRT。QRS 波群呈室上性，P⁻波位于 R 波之后，RP⁻ 间期 > 90ms，心动过速常由期前收缩引发。患者无器质性心脏病，射频消融终止并根治 AVNRT 的成功率高达 98.5% 以上，并发症少。

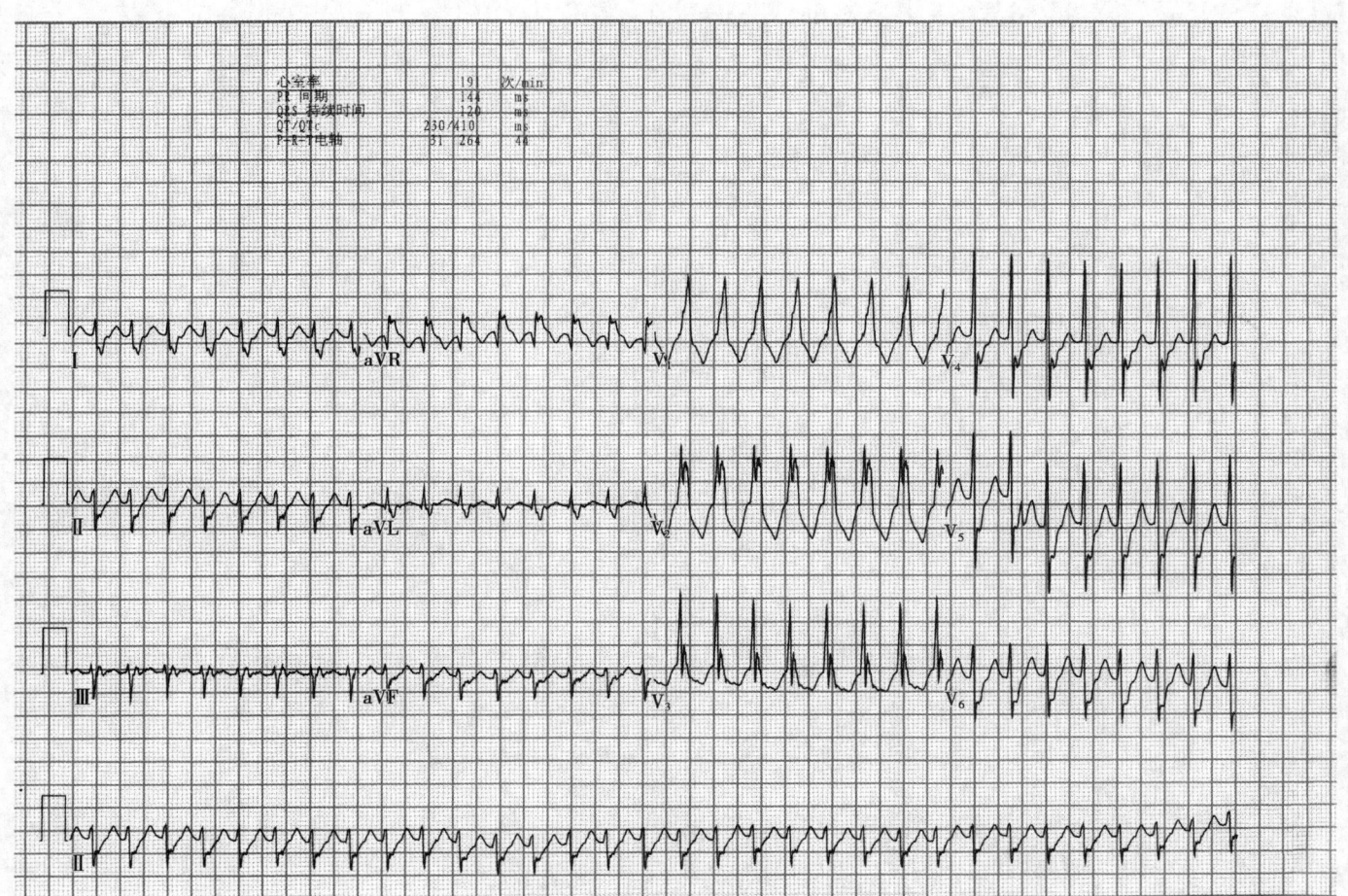

图 2 描记于阵发性心动过速发作时，与图 1 比较：QRS 波形基本一致，RR 间期匀齐，心室率 191 次 /min，可初步诊断为阵发性室上性心动过速。在 aVL、aVF 导联可以看到负向 P⁻ 波，RP⁻ 间期约为 120ms，RP⁻ 间期 < P⁻R 间期，提示 AVNRT 可能性大。

诊断： 阵发性房室折返性心动过速，完全性右束支传导阻滞，左前分支传导阻滞。

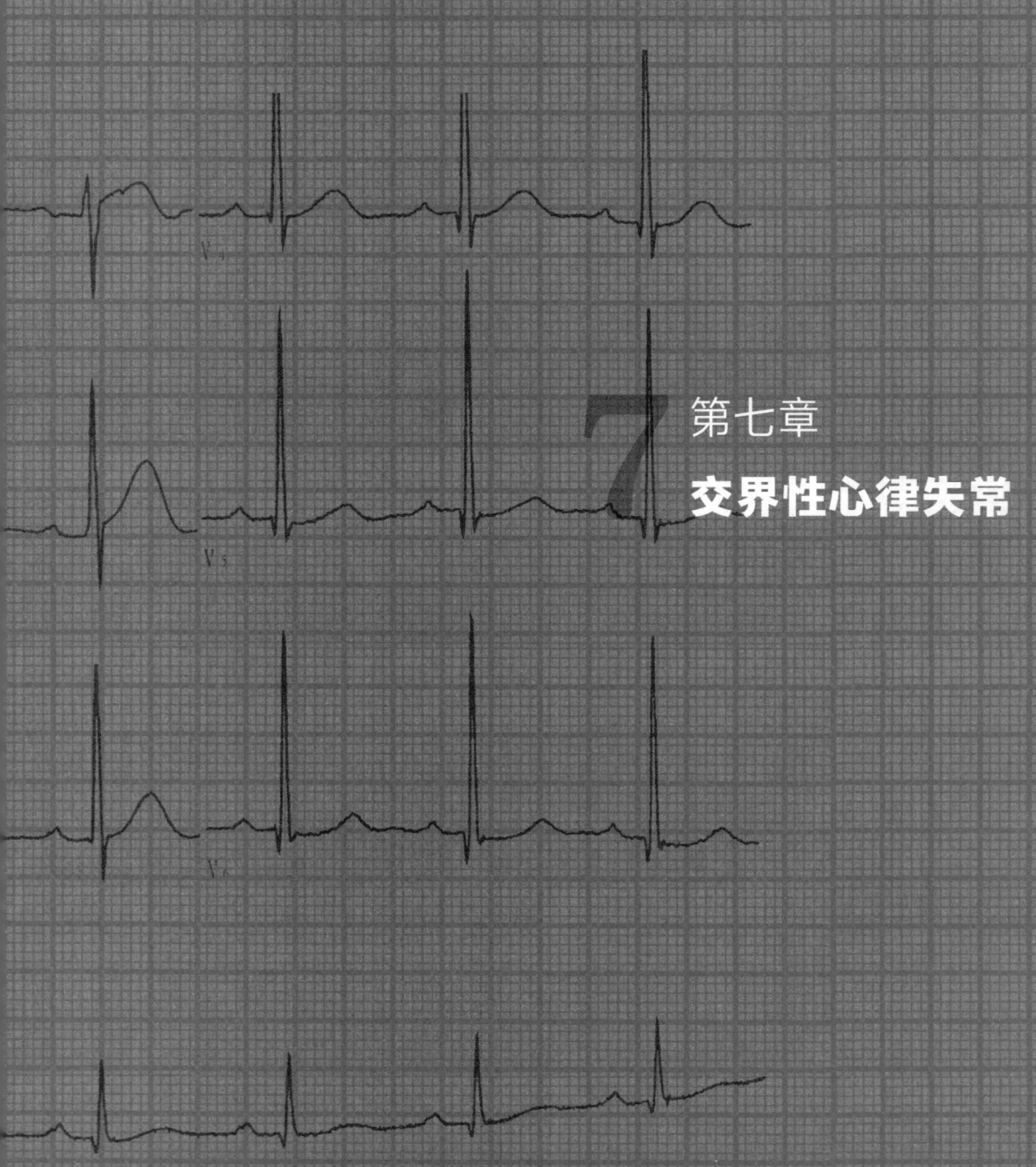

第七章

交界性心律失常

7

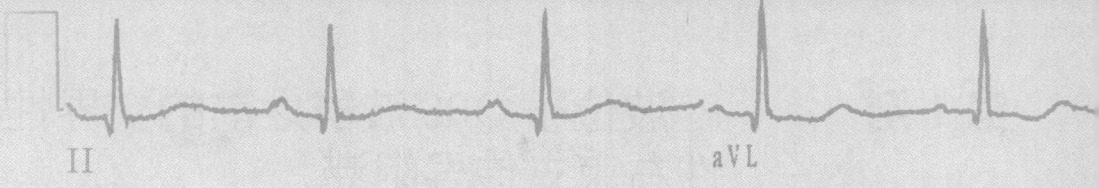

II   aVL

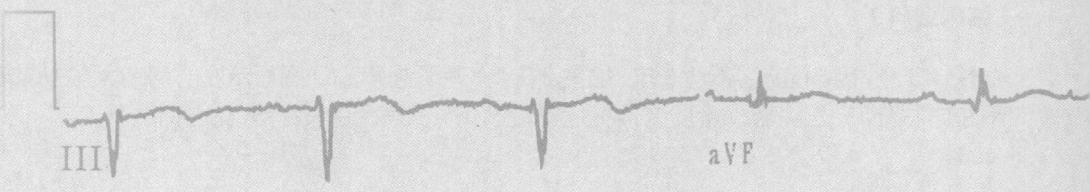

III   aVF

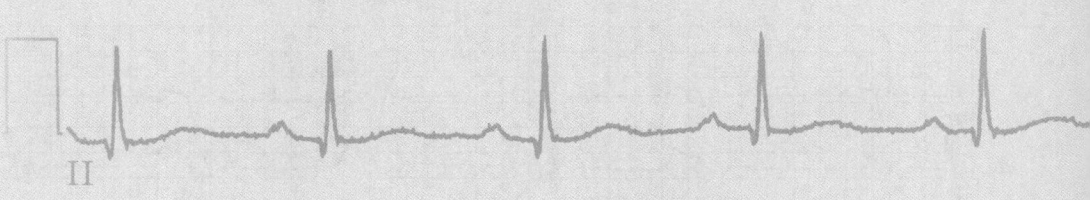

II

第1例 | P⁻波位于 QRS 波群之前的交界性心律合并完全性右束支传导阻滞

【临床资料】

女性，43岁，因"心前区不适8年，加重8天"入院。超声心动图显示左心房增大、右心增大，房间隔缺损（Ⅱ孔型），房水平左向右分流，三尖瓣少量反流，肺动脉高压。行心房矫治术后，未见左向右分流。

【动态心电图分析】

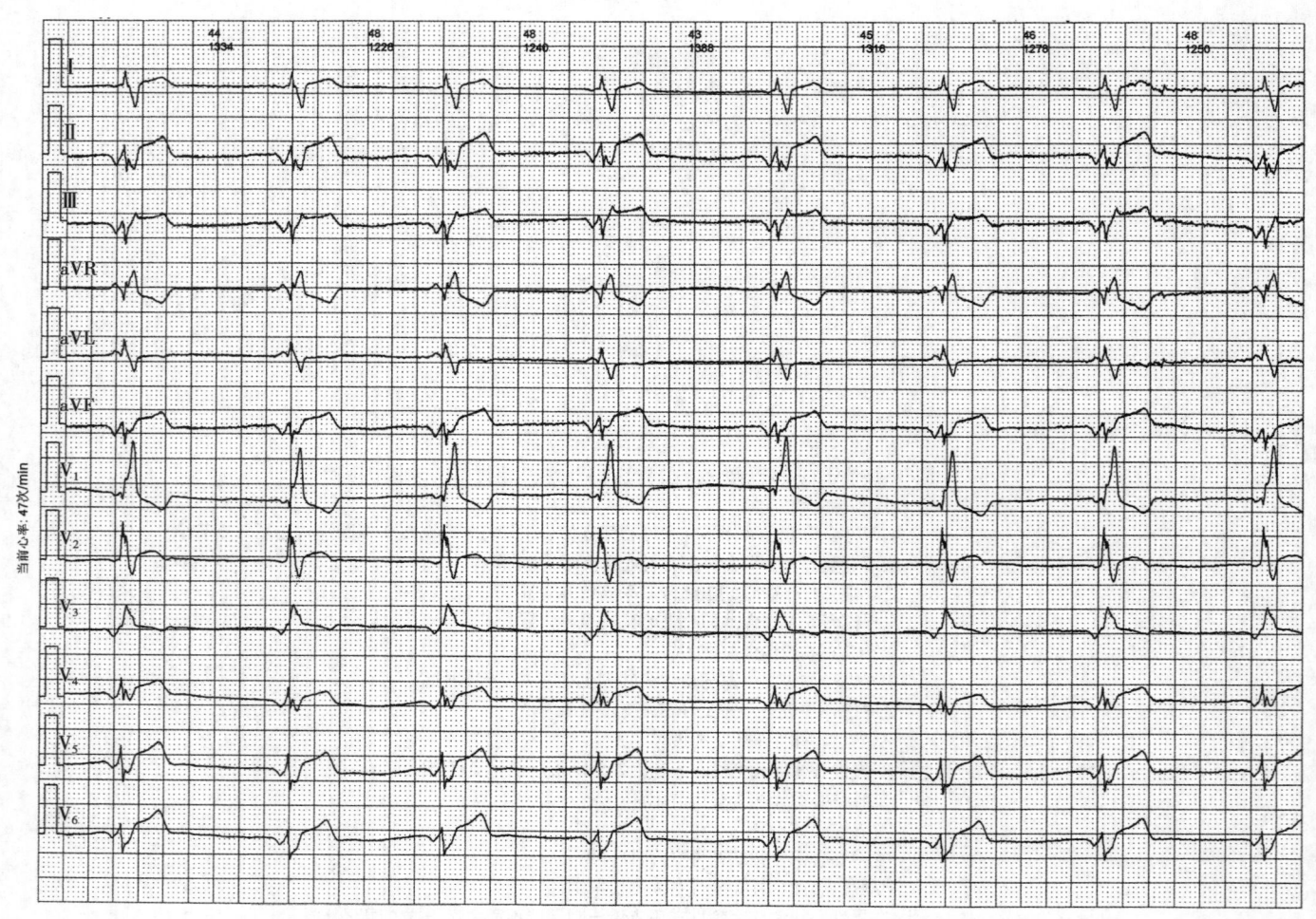

图1　未见窦性 P 波，P⁻–QRS 波群规律出现，心率45次/min，P⁻波：Ⅱ、Ⅲ、aVF、V₁~V₆导联倒置，aVR 导联直立，无 P⁻R 段，P⁻R 间期0.11s，交界性心律。QRS 波群时限0.13s，V₁导联呈 qR 型，Ⅰ、Ⅱ、aVL、aVF、V₄~V₆导联 S 波宽钝，完全性右束支传导阻滞，QT 间期0.40s。

诊断： 交界性心律，完全性右束支传导阻滞。

临床诊断: 先天性心脏病, 房间隔缺损修补术后, 肺动脉高压, 陈旧性脑梗死。

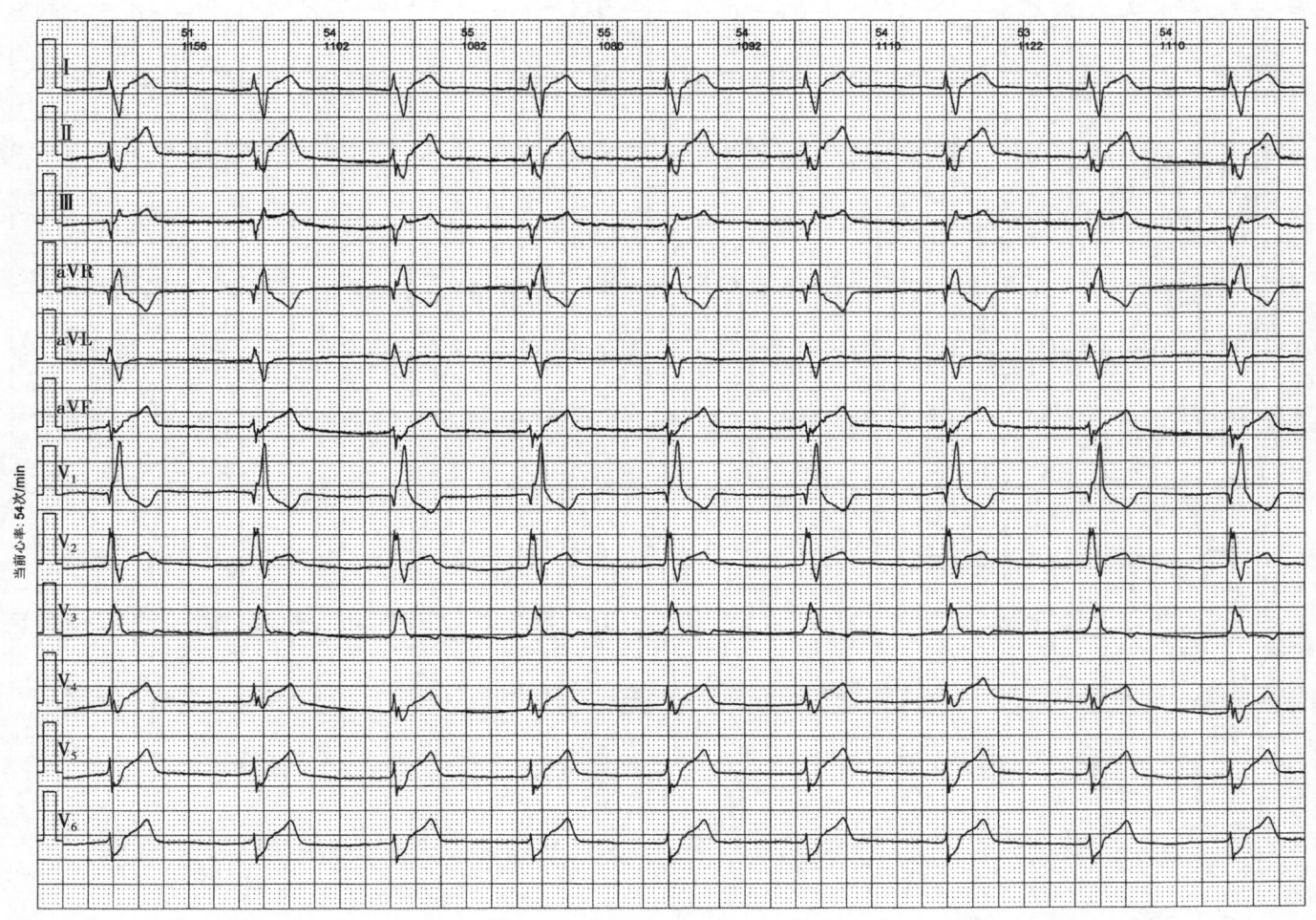

图 2 交界性心律, 心率 55 次 /min, P⁻ 波位于 QRS 波群之后。　　　　**诊断**: 交界性心律伴室房传导。

P⁻ 波位于 QRS 波群之前的交界性心律合并完全性右束支传导阻滞

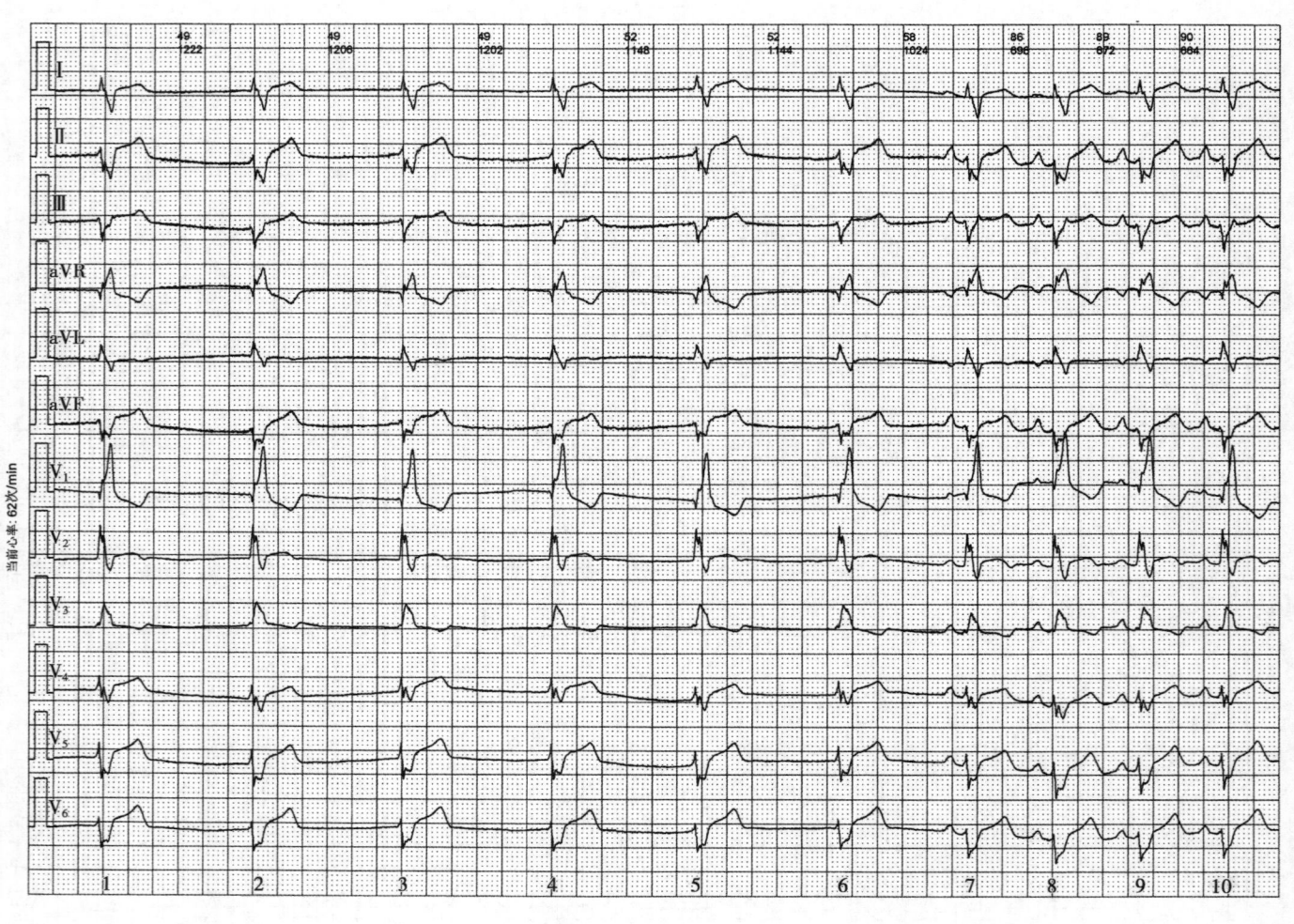

当前心率: 62次/min

图 3 第 1~6 个心搏为交界性心律，心率 50 次 /min；自第 7 个心搏开始为窦性心律，心率 88 次 /min。

诊断：窦性心律，交界性心律，完全性右束支传导阻滞。

【点评】

窦性频率低于交界性心律的频率以后，出现了交界性心律。交界性激动前传速度慢于逆传速度，交界性 P⁻ 波位于交界性 R 波之前（图 1）；交界性激动前传速度快于逆传速度，交界性 R 波位于交界性 P⁻ 波之前（图 2）；窦性频率加快以后，交界性心律被抑制。

第 2 例 | 过缓的交界性逸搏

【临床资料】

女性, 43 岁, 因 "查体发现卵巢肿块" 入院。查体: 血压 100/56mmHg, 身高 153cm, 体重 53kg, BMI 22.6kg/m²。超声心动图显示各房室腔大小、形态正常, EF 60%。血生化检查未见异常。

临床诊断: 卵巢肿块性质待定, 先天性始基子宫。

【动态心电图分析】

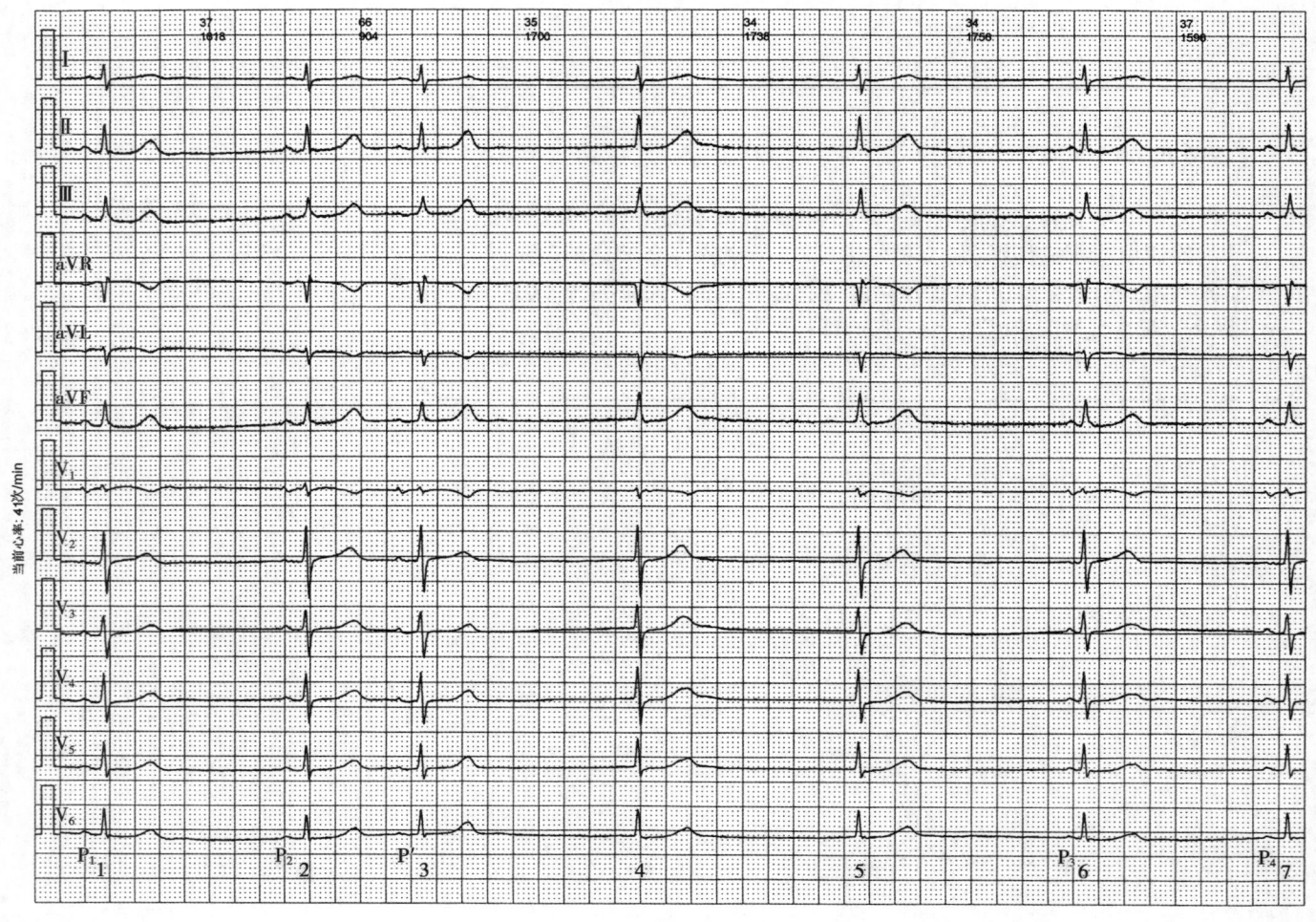

【点评】

1. 什么是显著的窦性心动过缓？窦性节律的频率 60～100 次 /min（欧洲等国把正常窦性频率定为 50～90 次 /min），当低于 40 次 /min 时，应视为显著的窦性心动过缓，临床须查明原因。见于窦房结功能异常如各种病因所致的病态窦房结综合征、甲状腺功能减退症、药物影响等。生理情况见于素有锻炼的运动员及深度睡眠状态。本例患者动态心电图监测显示窦性心律，心率 37～100 次 /min，平均 50 次 /min，低于正常人组，记录的心电图在睡眠状态。由于临床资料不全，应进一步进行检查，才能明确诊断。

2. 房性期前收缩后窦性停搏？交界性逸搏的 QRS 波群中无法确定存在的 P（ P⁻ ）波，若能除外 P（ P⁻ ）波，则 P′P₃ 间歇长达 5.28s，是房性期前收缩引起的窦性停搏，对协助临床诊断病态窦房结综合征有帮助。

3. 为什么诊断为过缓的交界性逸搏？与交界性逸搏有何不同？两者的共同点：均起源于房室交界区，属于被动性心律失常，对心脏免于停搏起到了保护作用。我们把交界区自律性强度分级如下：0 级，交界性停搏；1 级，过缓的交界性逸搏及交界性心动过缓；2 级，交界性逸搏及交界性心律；3 级，加速性交界性逸搏及加速性交界性自主节律；4 级，交界性期前收缩或交界性心动过速。交界性逸搏的逸搏间期 1～1.5s；>1.5s，诊断为过缓的交界性逸搏。与交界区应有的自律性比较，其自律性强度已经降低。本例交界性逸搏间期达到了 1 700ms 以上，应诊断为过缓的交界性逸搏。

图 1 取自动态心电图：P₁P₂ 间期 1 618ms，心率 37 次 /min；P₃P₄ 间期 1 596ms，心率 37 次 /min。P′ 波为房性期前收缩，联律间期（ P₂P′ 间期 ）904ms。第 4、5 个 QRS 波群延迟出现，QRS 波群时限与窦性相同，为 0.08s，QRS 波群振幅比窦性 QRS 波群略大。逸搏间期分别是 1 700ms 及 1 736ms，交界性逸搏（ 过缓的 ），其频率 34 次 /min。

诊断： 显著的窦性心动过缓，房性期前收缩，窦性停搏，过缓的交界性逸搏。

加速性交界性心律伴不完全性右束支传导阻滞加左前分支传导阻滞或左后分支节律

【临床资料】

男性，76 岁，因 "反复晕厥 8h" 入院。查体显示血压 108/49mmHg；心肌酶正常；冠脉造影显示前降支中段狭窄 50%；动态心电图显示一度至高度房室传导阻滞。

临床诊断： 冠状动脉粥样硬化性心脏病，心律失常，高度房室传导阻滞，右束支传导阻滞。

【心电图分析】

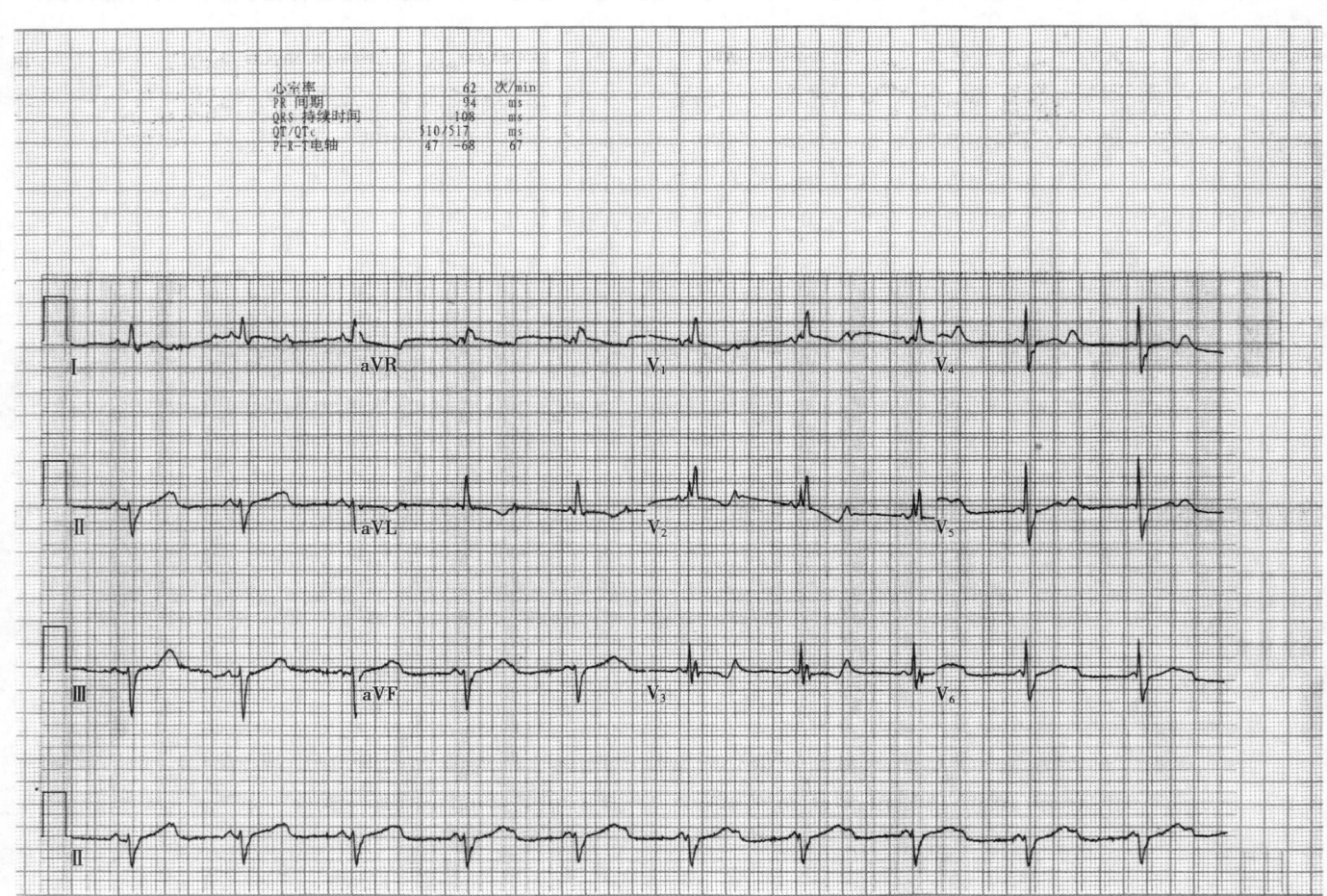

心室率		62	次/min
PR 间期		94	ms
QRS 持续时间		108	ms
QT/QTc	510/517		ms
P-R-T电轴	47 -68	67	

图 1 窦性 P 波顺序发生，P 波频率 62 次 /min，RR 间期匀齐，心室率 62 次 /min，QRS 波群时限 108ms，QRS 电轴 −68°，aVL 导联呈 qR 型，呈左前分支传导阻滞图形。V₁ 导联呈 rsR′ 型，V₄~V₆ 导联 S 波宽钝，不完全性右束支传导阻滞。QT/QTc 间期 510/517ms，P 波与 R 波无固定时间关系，V₂~V₅ 导联 U 波增大，建议查电解质。

诊断： 窦性心律，完全性房室分离，交界性心律伴不完全性右束支传导阻滞加左前分支传导阻滞？加速的左后分支节律？QT/QTc 间期延长，低钾血症？

【点评】

先讨论图 2，窦性心律下传 QRS 波群时限 116ms，QRS 波群形态呈不完全性右束支传导阻滞，QRS 电轴右偏104°，Ⅲ 导联呈 qR 型，诊断为左后分支传导阻滞。左后分支传导阻滞的诊断是在排除了右心室肥大、肺源性心脏病、胸部畸形、心脏右移等情况下，做出的诊断报告。

图 1 的心电图特点：窦性心律，完全性房室分离，因心室率 62 次 /min，考虑完全性房室分离的机制有干扰也有阻滞。

图 1 的 QRS 波群时限 108ms，QRS 波群形态呈不完全性右束支传导阻滞加左前分支传导阻滞图形，与窦性心律时下传的 QRS 图形不同之处在于出现了左前分支传导阻滞图形。推测 QRS 波群起源于以下两个部位：①加速性交界性心律伴不完全性右束支加左前分支传导阻滞；②左后分支节律，即起自左后分支的节律，左后分支最先除极，而右束支及左前分支激动较晚。QRS 波群波形呈右束支传导阻滞加左前分支传导阻滞图形，患者多次心电图检查显示窦性心律下传的 QRS 波群均呈右束支传导阻滞加左后分支传导阻滞，提示第 2 种诊断的可能性较大。

图 1 的 U 波增大，QT/QTc 间期延长，结合临床（缺少电解质报告），以及其他资料，提示低钾血症。

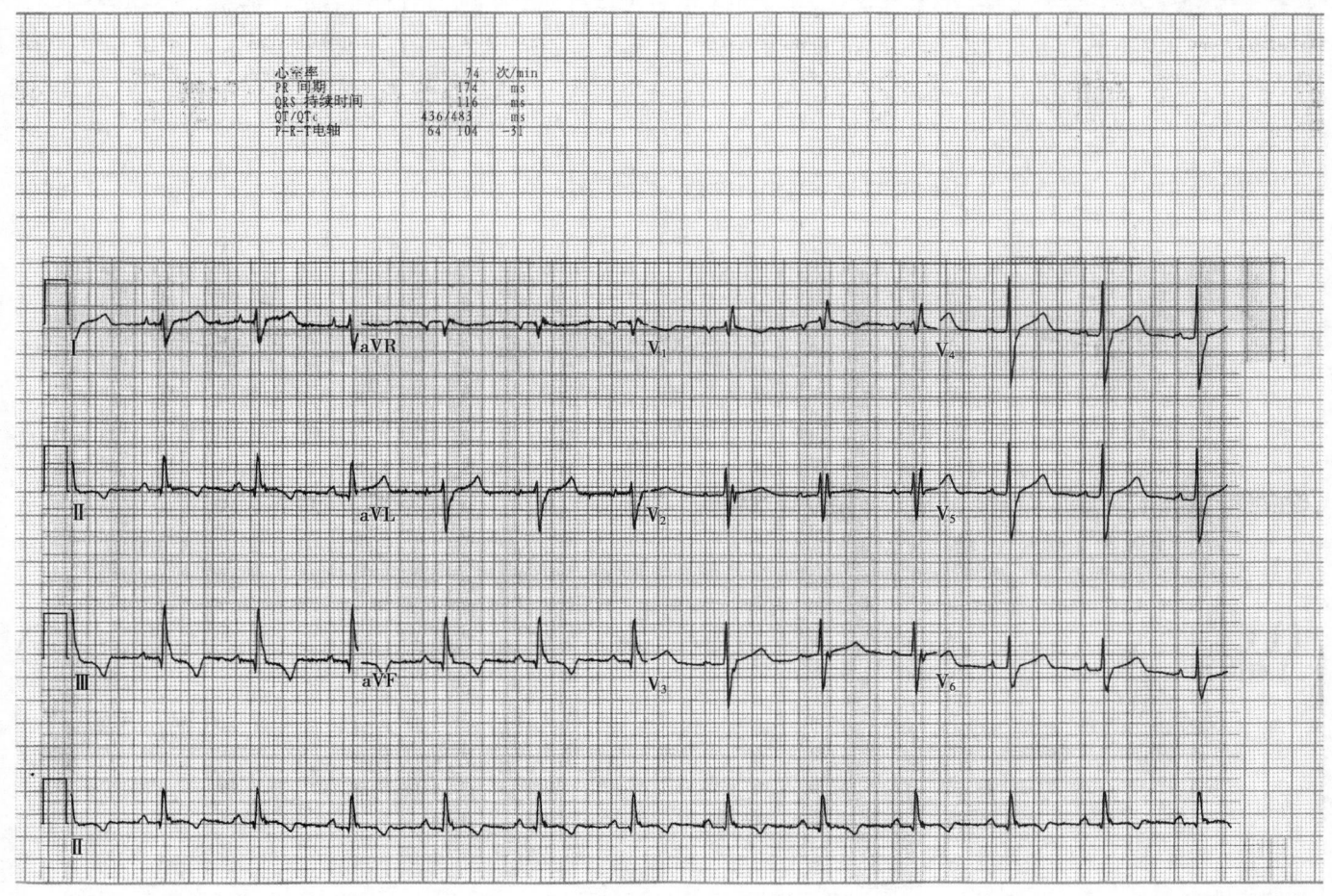

心室率	74	次/min
PR 间期	174	ms
QRS 持续时间	116	ms
QT/QTc	436/483	ms
P-R-T电轴	64 104 −31	

图 2 记录于图 1 后 2 天：窦性心律，心率 74 次 /min，PR 间期固定为 174ms，QRS 波群时限 116ms，V₁ 导联呈 rsR′ 型，V₄～V₆ 导联 S 波宽增深，不完全性右束支传导阻滞。QRS 电轴 104°，Ⅲ 导联呈 qR 型，左后分支传导阻滞，QT/QTc 间期436/483ms，Ⅱ、Ⅲ、aVF 导联 T 波倒置。

诊断：窦性心律，不完全性右束支传导阻滞，左后分支传导阻滞，QTc 间期延长，T 波倒置（下壁）。

加速性交界性心律伴不完全性右束支传导阻滞加左前分支传导阻滞或左后分支节律

第4例 | 加速性交界性心律合并完全性左束支传导阻滞

【临床资料】

男性，80岁。

临床诊断: 心脏瓣膜病，二尖瓣轻度关闭不全，主动脉瓣重度关闭不全，主动脉瓣置换术后，慢性心功能不全，心功能Ⅲ级（NYHA分级），陈旧性脑梗死。

【心电图分析】

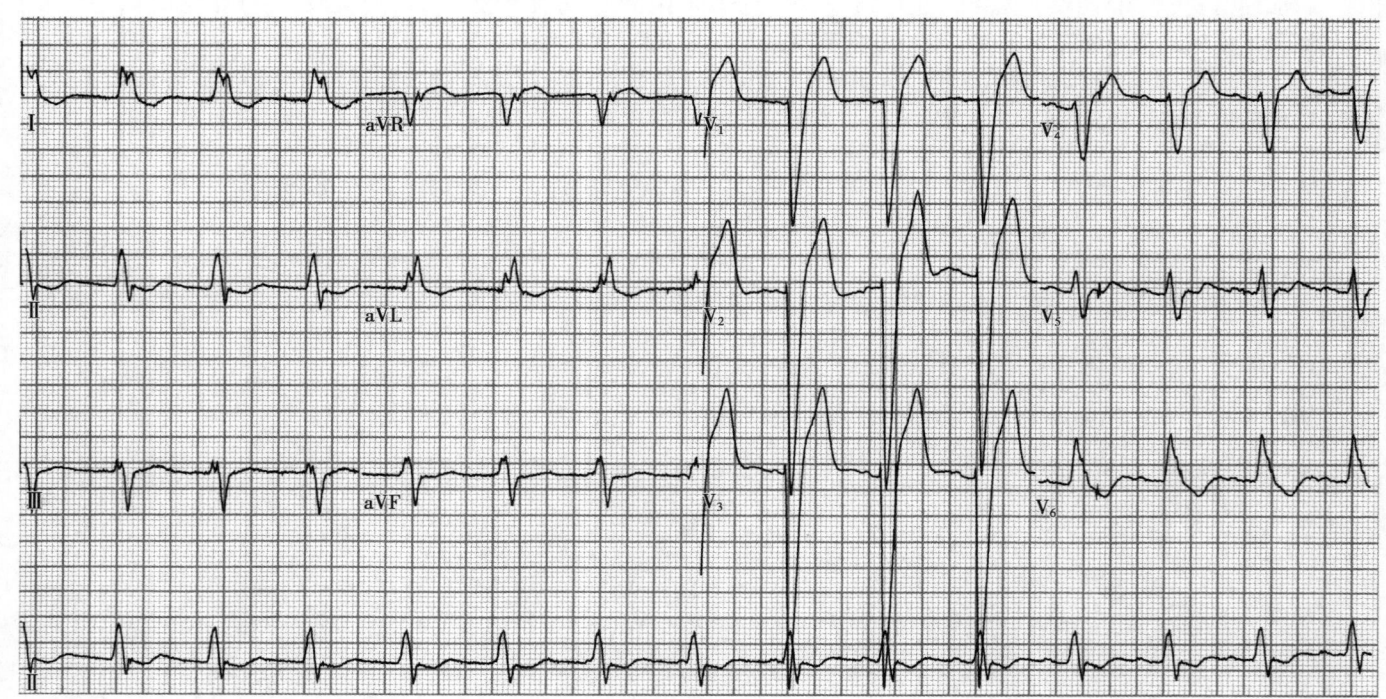

图1 主动脉置换术后第3天: 窦性P波规律出现，心房率86次/min。RR间期匀齐，心室率85次/min，P波与R波无关系，完全性房室分离。QRS波群时限156ms，Ⅰ、aVL、V₆导联呈增宽切迹的R波，V₄导联呈rS型，r波振幅<0.10mV，符合左束支传导阻滞图形特点，QT/QTc间期406/483ms。

诊断: 窦性心律，完全性房室分离，加速性宽QRS波群心律。

【点评】

图1出现的加速性宽QRS波群节律合并完全性房室分离，多支持室性节律的诊断，而本例图1的心电图诊断例外，不是加速性室性心律，是窦性心律，加速性交界性心律，合并完全性左束支传导阻滞；完全性房室分离，干扰与阻滞因素并存。因为图1中QRS波群特征呈左束支传导阻滞，与图2波形基本一致。图3中窦-室夺获伴完全性左束支传导阻滞，又与加速性宽QRS波群节律的形态一致，图3是加速性交界性心律伴完全性左束支传导阻滞。

加速性交界性心律合并左束支传导阻滞并不常见，应与加速性室性心律相鉴别，后者的QRS波群形态有多种类型，视起搏点在心室的位置而定。只有起自右束支的节律，才表现为"左束支传导阻滞图形"，经过一系列心电图对比分析鉴别，诊断就不难了。

本例加速性宽QRS波群节律的出现与主动脉瓣置换术无关，是因为术前就有这种心律失常了。

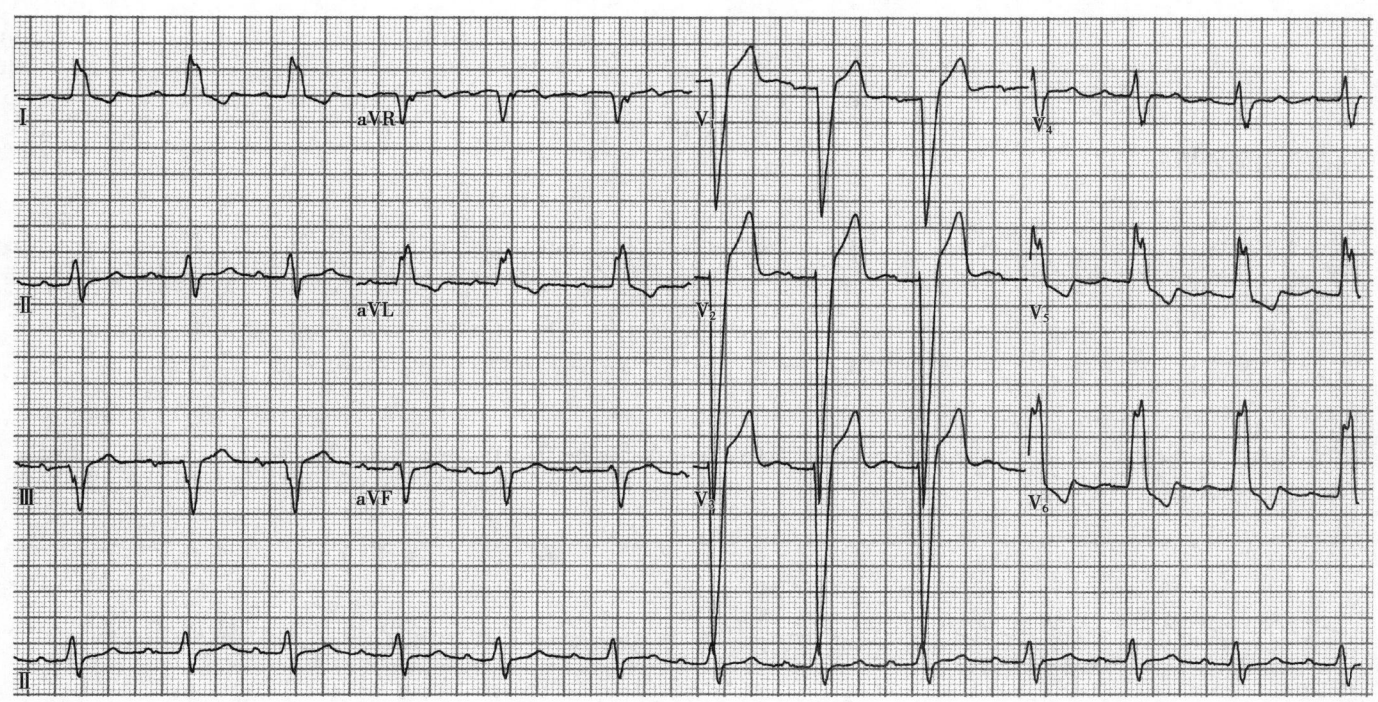

图 2 窦性心律,心率 76 次 /min,PR 间期 246ms,QRS 波群时限 156ms,QRS 电轴 −32°,QT/QTc 间期 416/468ms,完全性左束支传导阻滞。

诊断: 窦性心律,一度房室传导阻滞,完全性左束支传导阻滞。

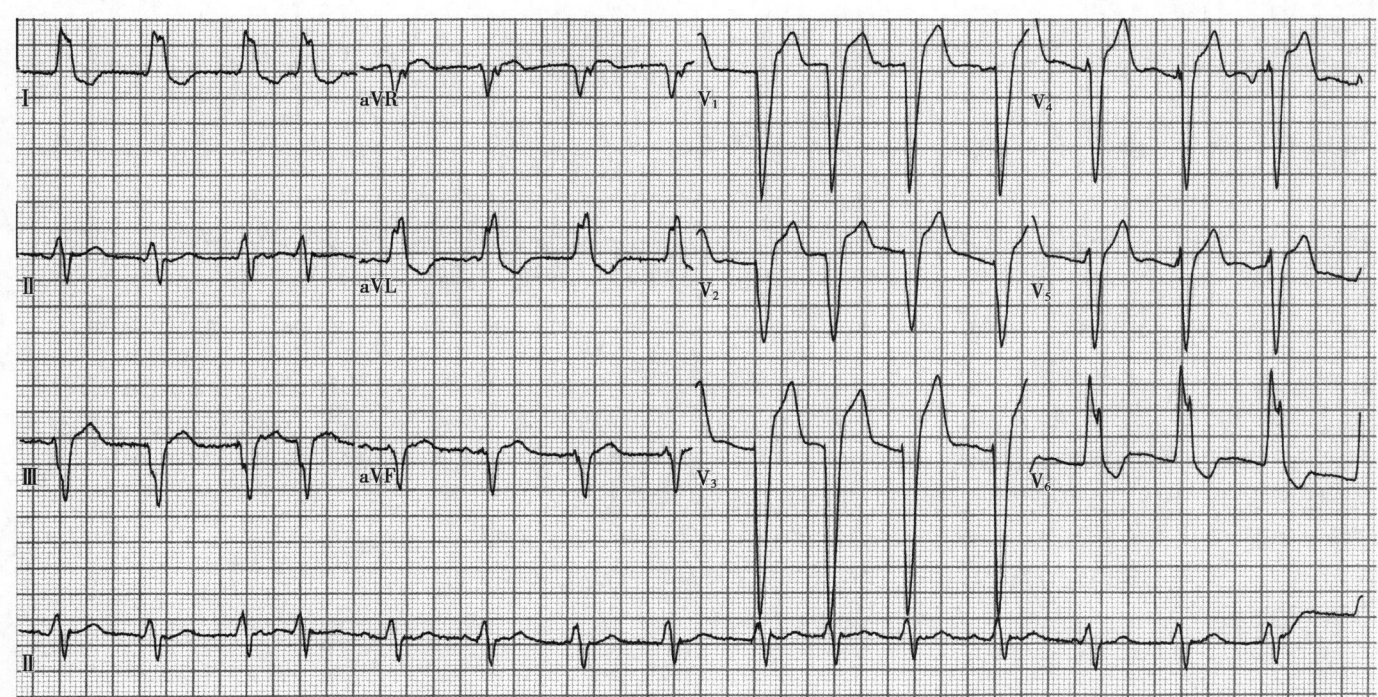

图 3 窦性心律,心房率 88 次 /min。除第 4 个 QRS 波群是窦性心室夺获以外,其余 QRS 波群形态与第 4 个 QRS 波群形态相同,心室率 90 次 /min,加速性交界性心律,完全性左束支传导阻滞。

诊断: 窦性心律,加速性交界性心律,窦性心室夺获,不完全性房室分离,完全性左束支传导阻滞。

加速性交界性心律合并完全性左束支传导阻滞

第5例   交界性并行心律心动过缓伴右束支传导阻滞

【动态心电图分析】

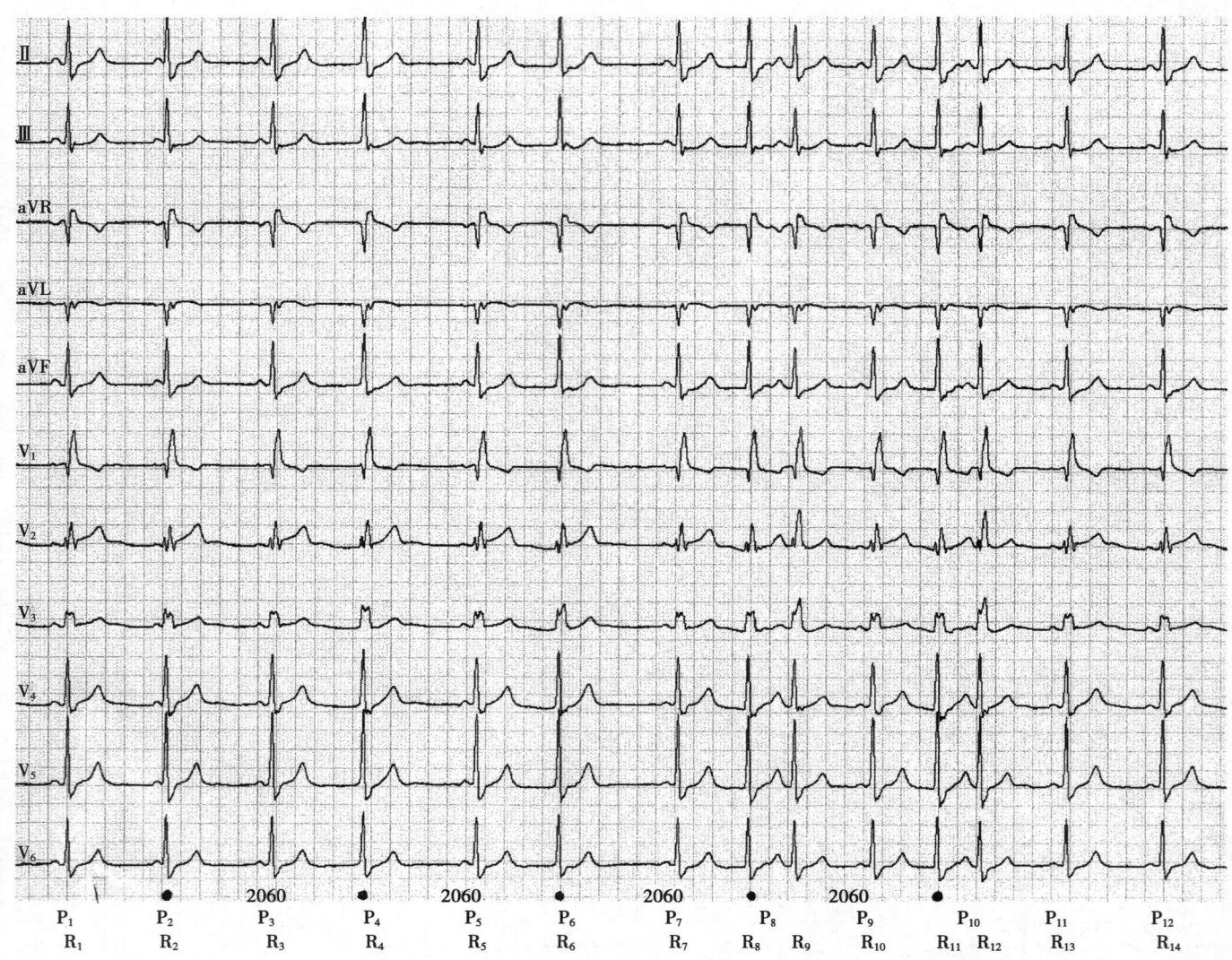

图1 这份动态心电图临床资料不详,此处对本图试做解释如下:$P_1 \sim P_{12}$规律出现,心房率58次/min,Ⅰ、Ⅱ、Ⅲ、aVF、$V_2 \sim V_6$导联P波直立,aVR导联P波倒置,V_1导联P波正负双向,窦性心动过缓。P_1R_1、P_3R_3、P_5R_5、P_7R_7、P_9R_{10}、$P_{11}R_{13}$、$P_{12}R_{14}$间期固定0.14s,下传QRS波群时限0.13s,Ⅰ、Ⅱ、aVL、$V_4 \sim V_6$导联S波宽钝,V_1导联呈rsR′型,右束支传导阻滞。R_2、R_4、R_6、R_8、R_{11}之间的时距相等2.06s,心率28次/min,QRS-T波形与窦性心搏比较相同,其前无相关的心房波,提示交界性并行心律心动过缓。

诊断:窦性心动过缓,交界性并行心律心动过缓,右束支传导阻滞。

【点评】

交界性并行心律与主导节律（窦性心律）并存时：①前者以交界性期前收缩或交界性逸搏的形式出现。如图 1 中 R_2 以"交界性逸搏"的形式出现，R_4 以加速的交界性搏动的形式出现，R_6 以交界性期前收缩的方式出现，R_8 与 R_{11} 以插入性交界性期前收缩的方式出现。②交界性并行心律的 RR 间期相等，或有倍数关系。本例交界性并行心律的 QRS-T 波形与窦性 QRS-T 波形相同，就不可能出现室性融合波，这一点与室性并行心律不同。本例窦性心律与交界性并行心律的 QRS-T 波群均呈右束支传导阻滞图形，交界性并行心律的频率 28 次 /min，为交界性并行心律心动过缓。

交界性起搏点存在着保护性传入阻滞机制，是产生交界性并行心律的原因。即主导节律的激动不能侵入并行心律起搏点（受保护的起搏点），交界区起搏点以固有节律和速率发放激动，并与主导节律竞争出现，形成交界性并行心律。有时交界区起搏点发生了传出阻滞，使交界性 QRS 波群暂时消失 1 次或若干次，或出现三度传出阻滞，交界性并行心律消失。

交界性并行心律心动过缓伴右束支传导阻滞

第6例 | 交界性心动过缓伴非时相性心室内差异传导

【临床资料】

男性,84岁,明确诊断主动脉瓣狭窄13年,糖尿病病史13年,冠心病病史8年,冠状动脉支架植入术后8年(具体不详)。超声心动图显示左心房扩大,二尖瓣狭窄合并关闭不全,肺动脉瓣轻度反流。心电图显示心房颤动。

临床诊断: 冠心病,冠状动脉支架植入术后,心脏瓣膜病,二尖瓣狭窄合并关闭不全,糖尿病,高血压,心律失常,心房颤动。

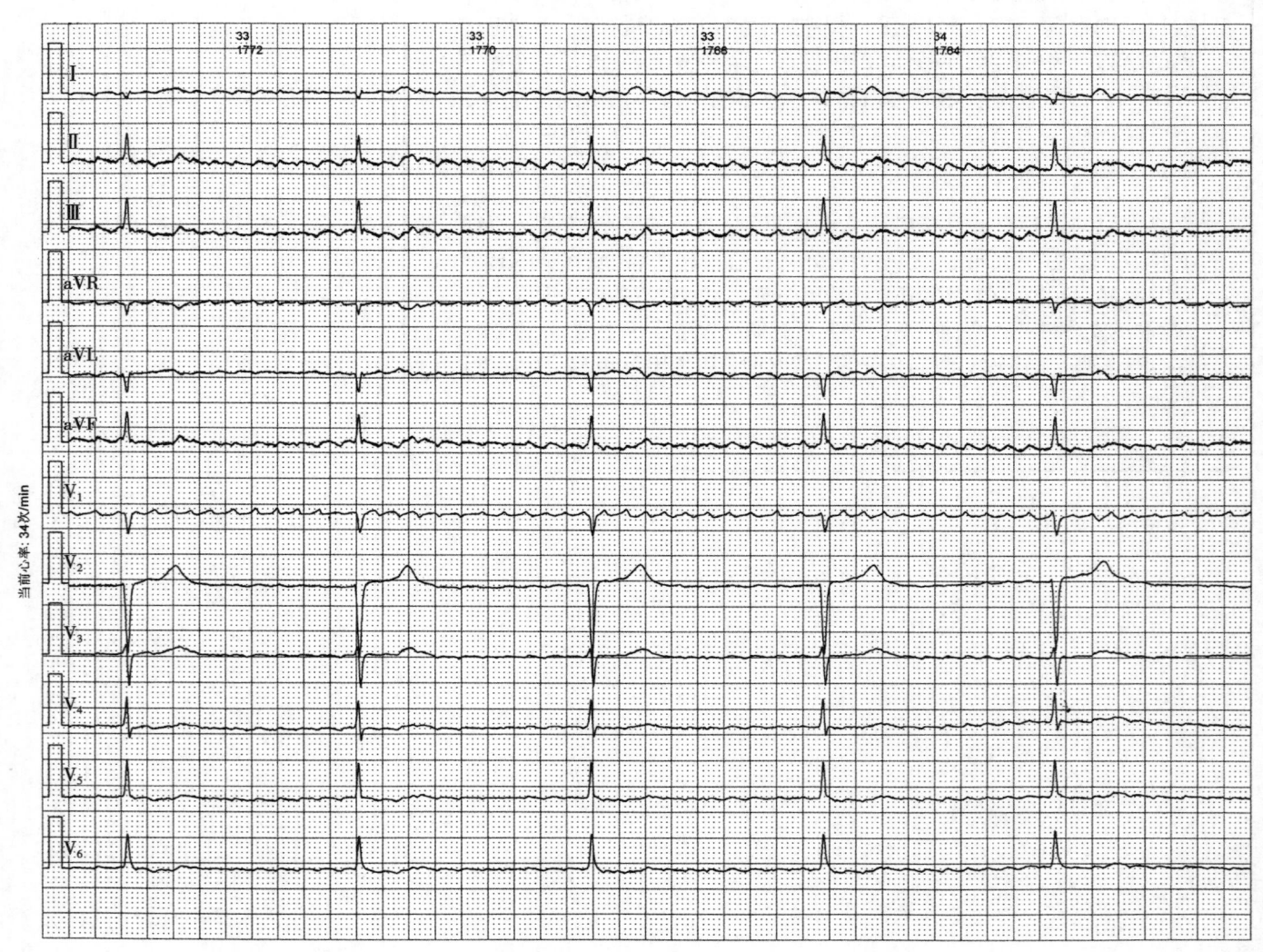

图1 P波消失,代之以波形不同、间距不等、方向不一致的心房颤动的"f"波,心房率约为380次/min。RR间期匀齐,心室率33次/min,QRS波群时限0.09s,fR间期不固定。ST段:Ⅱ、Ⅲ、aVF、V₄~V₆导联压低0.05mV。T波:V₄~V₆导联低平。QT间期0.58s。

【动态心电图分析】

连续心电监测23h21min,心房颤动,心室率33～62次/min。图1～图3为非连续记录。

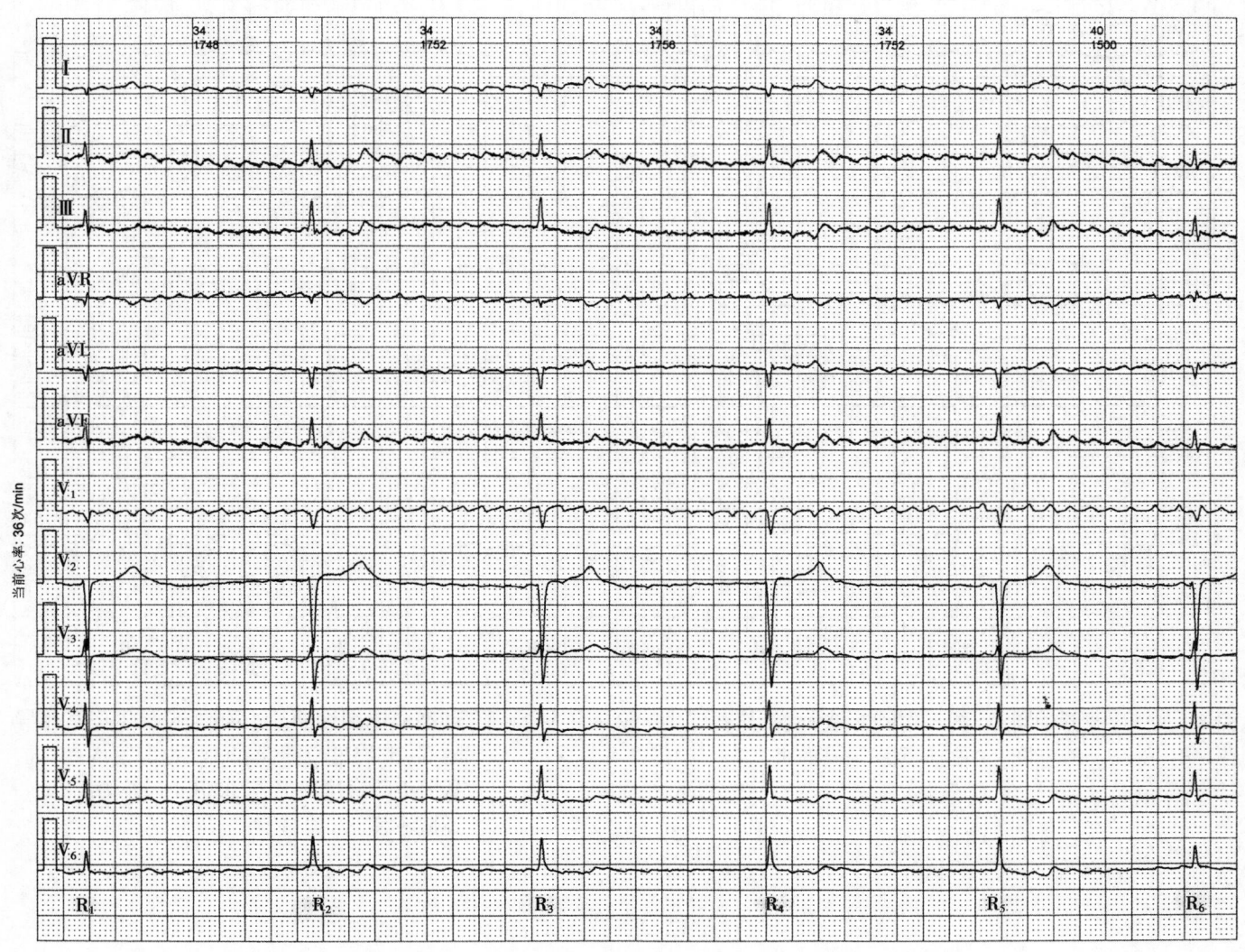

图2 R₁与R₆波形相同,但与R₂～R₅略有不同,R₂～R₅间距相等,心室率34次/min。

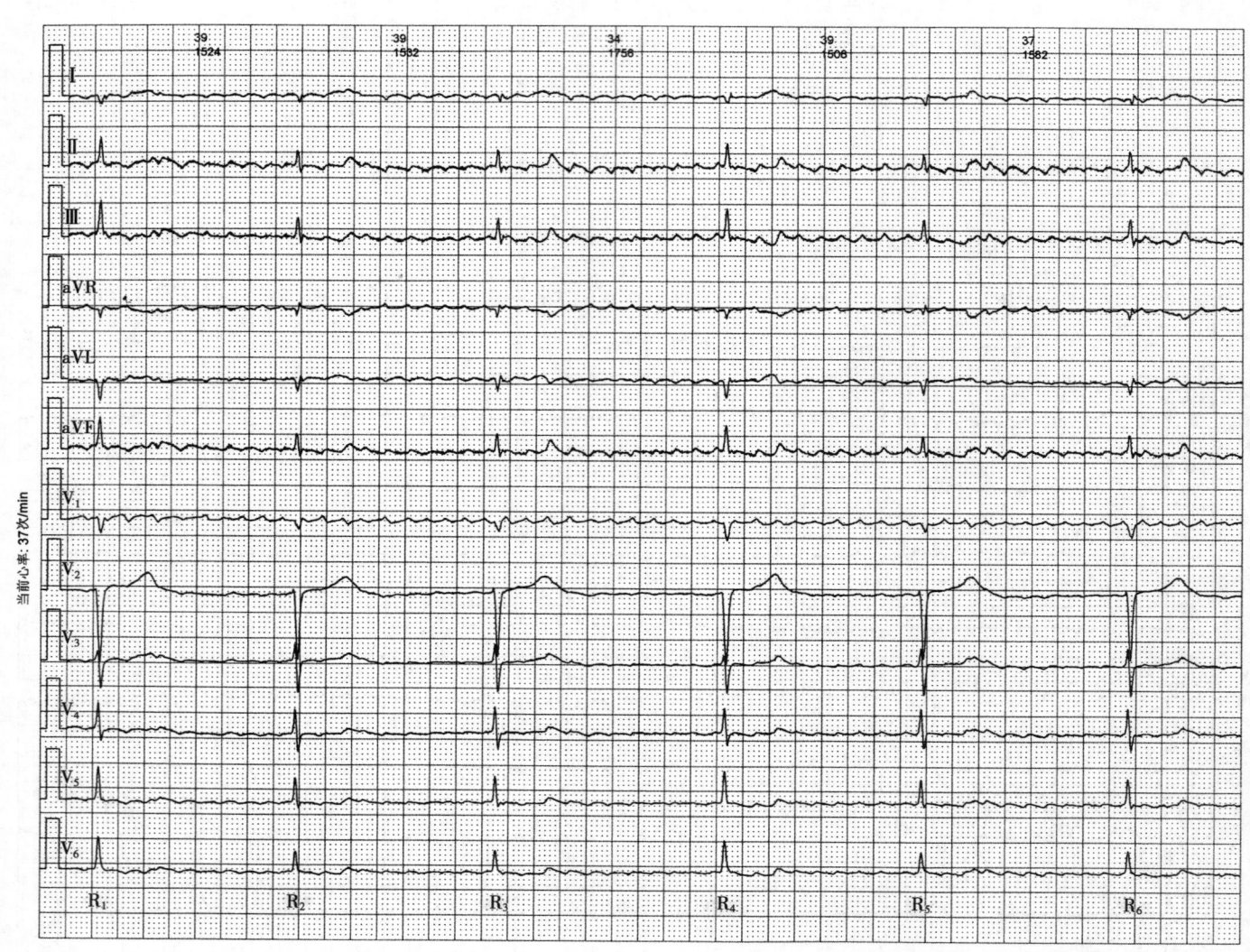

图 3 R₁、R₄ 波形相同，与图 1 中的 R 波一致，与图 2 中的 R₂～R₅ 一致。R₂、R₃、R₅、R₆ 与图 2 中的 R₁ 和 R₆ 一致。

动态心电图诊断：心房颤动，高度房室传导阻滞，交界性心律伴非时相性心室内差异传导，ST 段轻度压低，T 波低平（前侧壁），r 波递增不良（V₂ 导联）。

【点评】

1. 心房节律是心房颤动，还是心房扑动？心房波方向在 V₁ 导联有正向，有负向，心房波不规则，心房率 380 次/min，更多心房波特点支持心房颤动的诊断。

2. 图中出现 2 种波形略有不同的 QRS 波群，哪一种是 f 波下传的呢？Ⅱ导联呈 Rs 波形，V₃ 导联 r 波时限较宽的图 1 中 R、图 2 中 R₂～R₅、图 3 中 R₄ 的间期相等。频率 34 次/min，fR 间期不固定，QRS 波群时限仅 0.09s，提示逸搏心律起自房室交界区，为交界性心动过缓。QRS-T 波形与 f 波下传的 QRS-T 波形略有差异，是伴有非时相性心室内差异传导。

交界性节律伴时相性心室内差异传导引起 QRS-T 变形的机制与不应期无关。可能的机制有以下学说：①偏心学说，起源点虽在交界区，但偏离了房室结，如在结区右侧，交界区右侧先除极，而左侧交界区除极较晚，激动非同步到达心室，产生了畸形的 QRS 波群；②希氏束旁心律；③分支节律学说，认为起搏点在束支及其分支系统上，可见所谓的交界性节律伴非时相性心室内差异传导可以起自交界区，也可能在高位间隔部位或分支系统上。

交界性心动过缓伴非时相性心室内差异传导

第 7 例 | 交界性心动过缓伴室房传导

【临床资料】

男性,61 岁,因 "间断胸闷、胸痛 2 年" 入院。既往高血压病史 19 年。胸部 X 线片显示心影增大。

【动态心电图分析】

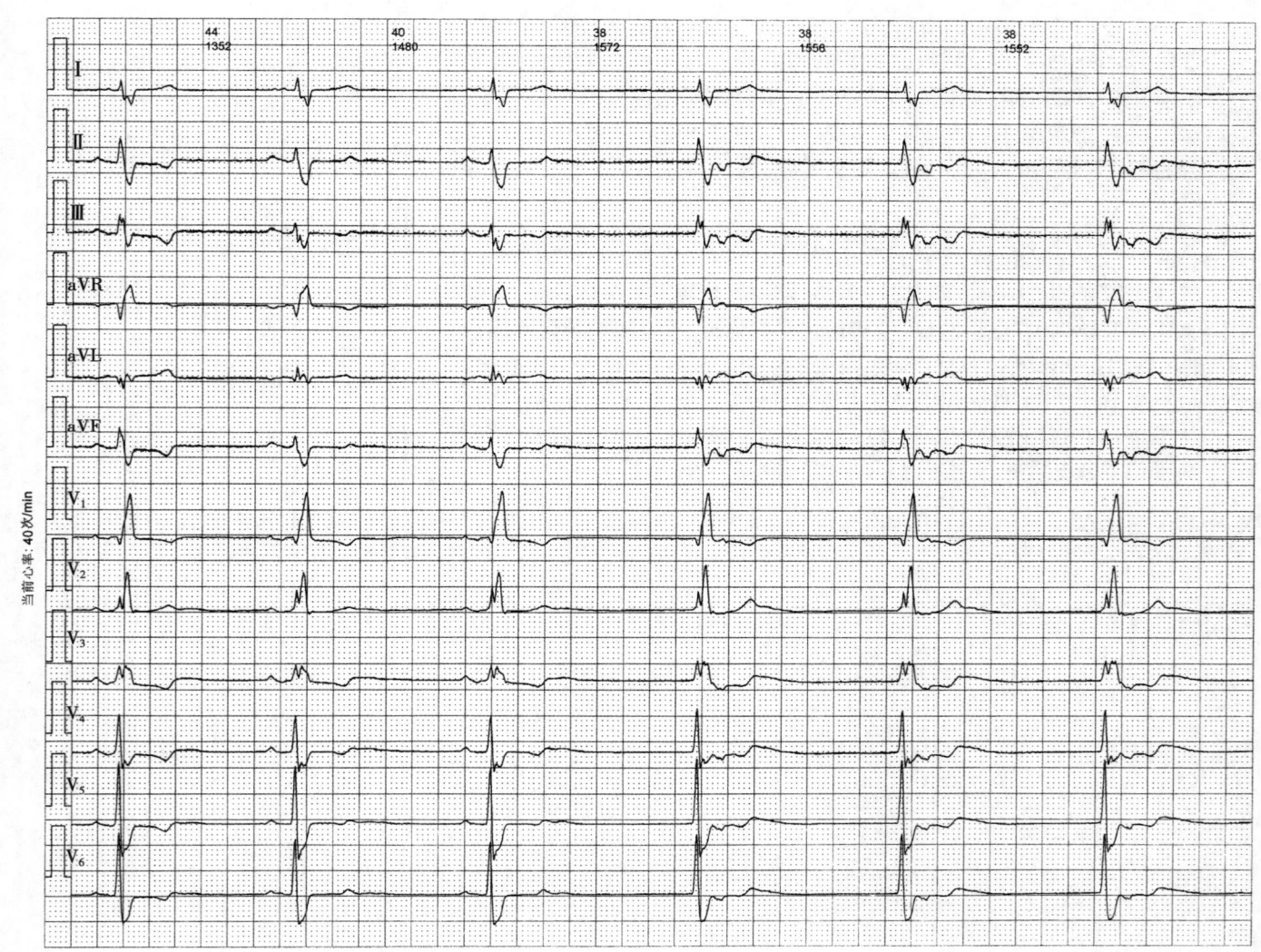

图 1 前 3 个心搏为窦性心动过缓,心率 42 次 /min。PR 间期 0.20s, QRS 波群时限 0.13s, 完全性右束支传导阻滞。T 波: Ⅱ、Ⅲ、aVF、V₃ ~ V₆ 导联双向、倒置。自第 4 个心搏开始,QRS 波群之前无 P 波, QRS 波群形态与窦性相同,其后出现逆行 P⁻ 波(Ⅱ、Ⅲ、aVF、V₃ ~ V₆ 导联倒置), 心率 38 次 /min, 交界性心动过缓伴室房传导。

临床诊断：冠状动脉粥样硬化性心脏病，不稳定型心绞痛，高血压 3 级（极高危），
糖尿病 2 型，糖尿病肾病。

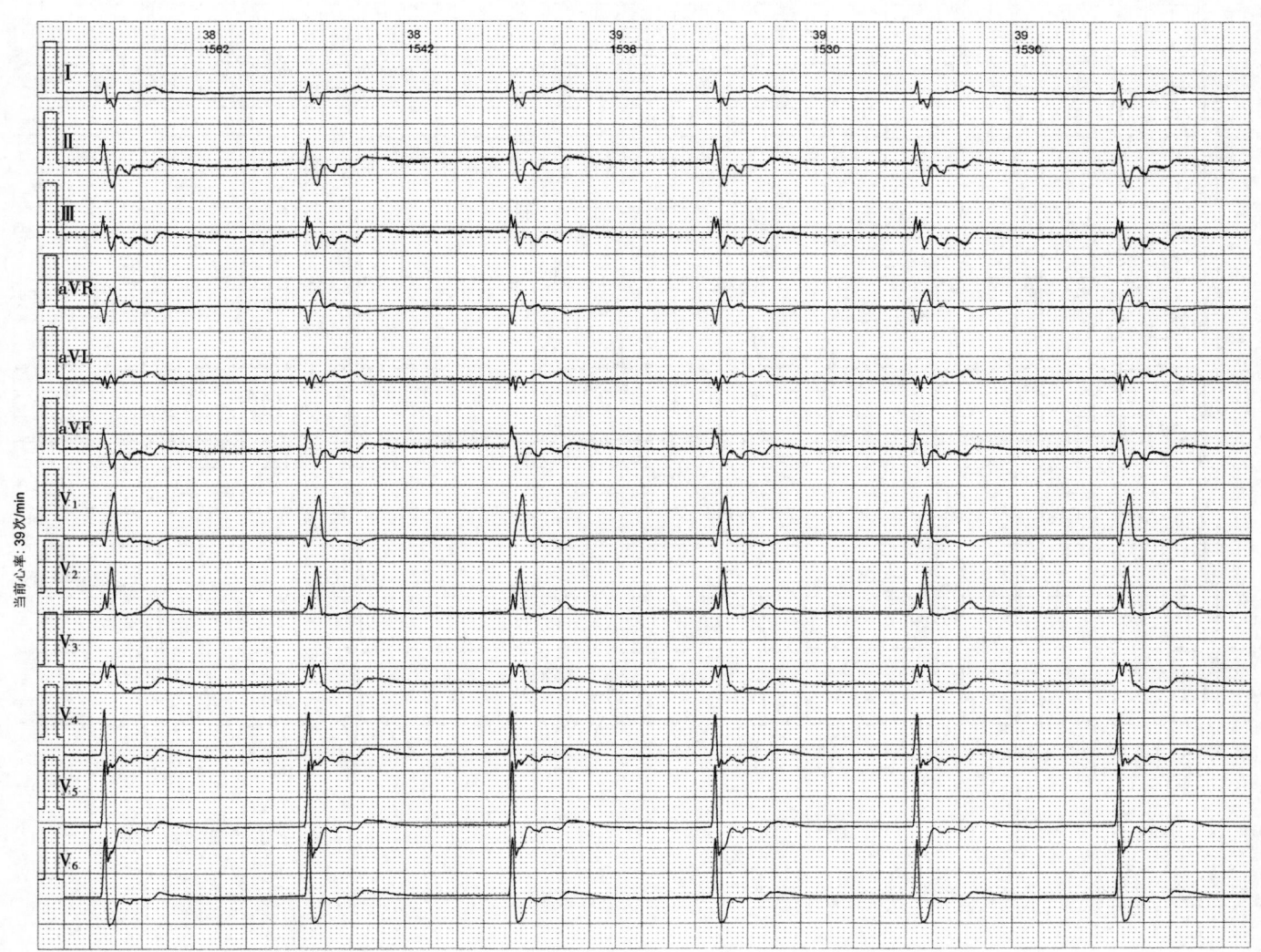

图 2 交界性心动过缓伴室房传导，心率 38 次/min。

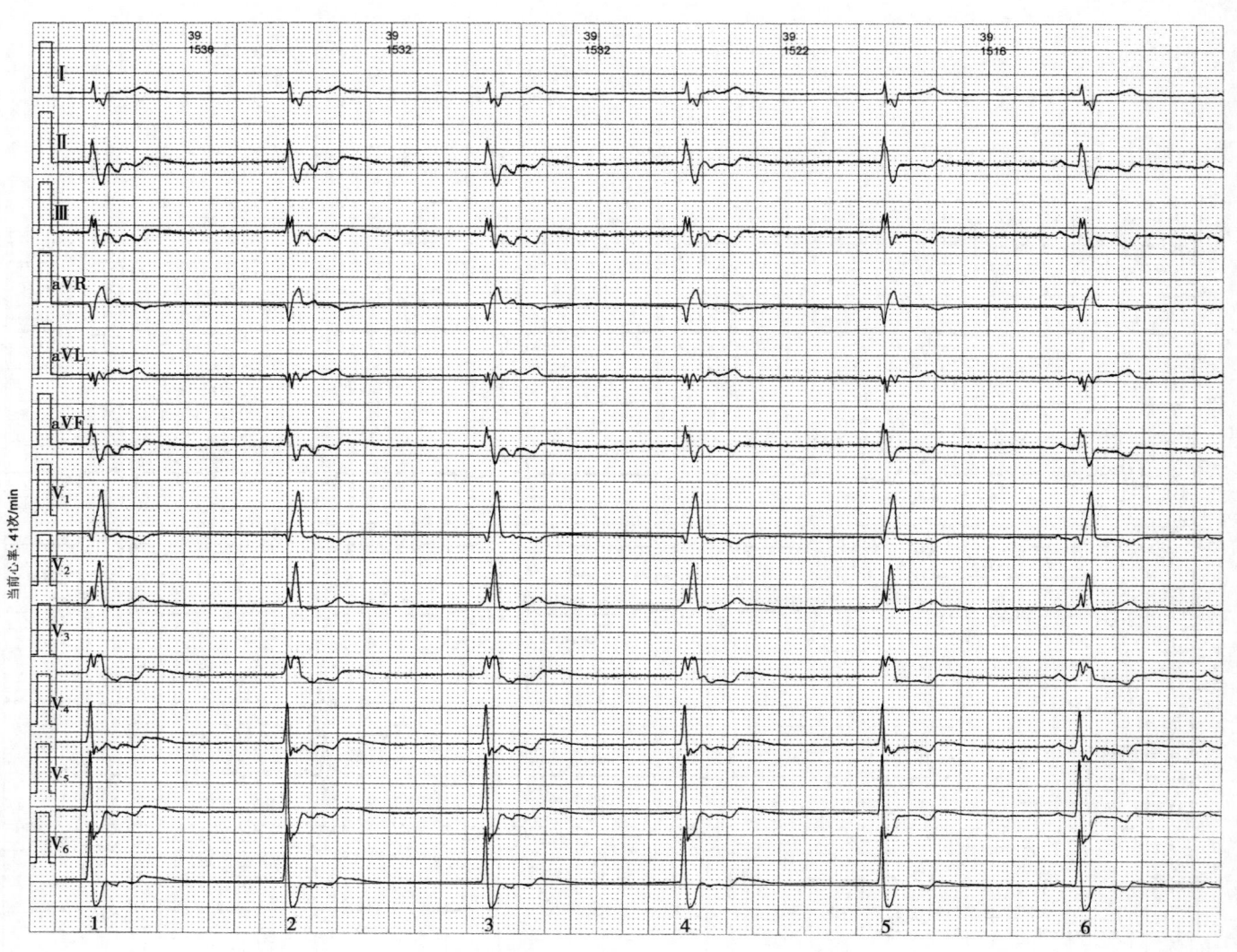

图3　第 1~4 个心搏为交界性心动过缓,心率 39 次 /min。第 5 个 QRS 波群后面无逆行 P⁻ 波,考虑室房传导中断。第 6 个是窦 – 室夺获。

动态心电图诊断:窦性心动过缓,交界性心动过缓伴室房传导。

【点评】

交界性心动过缓的诊断条件是交界性 QRS(P⁻)波群连续出现 3 次或 3 次以上,心率 < 40 次 /min。本例的交界性心动过缓是在窦性频率下降以后出现的,又于窦性频率快于交界性心动过缓的频率时终止。交界性心动过缓的激动 1:1 逆传心房,抑制了窦房结的电活动。交界性心动过缓的 RP⁻ 间期 0.16s, V₁ 导联是正向 P⁻ 波,不除外是经左侧旁路逆传心房的。窦性心律时为什么不出现预激波呢? 因为旁路存在前向性阻滞(隐匿旁路)。

第 8 例　交界性心动过缓伴室房传导合并完全性右束支传导阻滞

【临床资料】

男性，61 岁，因 "间断性胸闷、胸痛 2 年" 入院。既往高血压病史 19 年，最高血压 190/110mmHg；糖尿病病史 17 年。胸部 X 线片显示心脏增大。

临床诊断： 冠状动脉粥样硬化性心脏病，不稳定型心绞痛，高血压 3 级（很高危），糖尿病 2 型，糖尿病肾病。

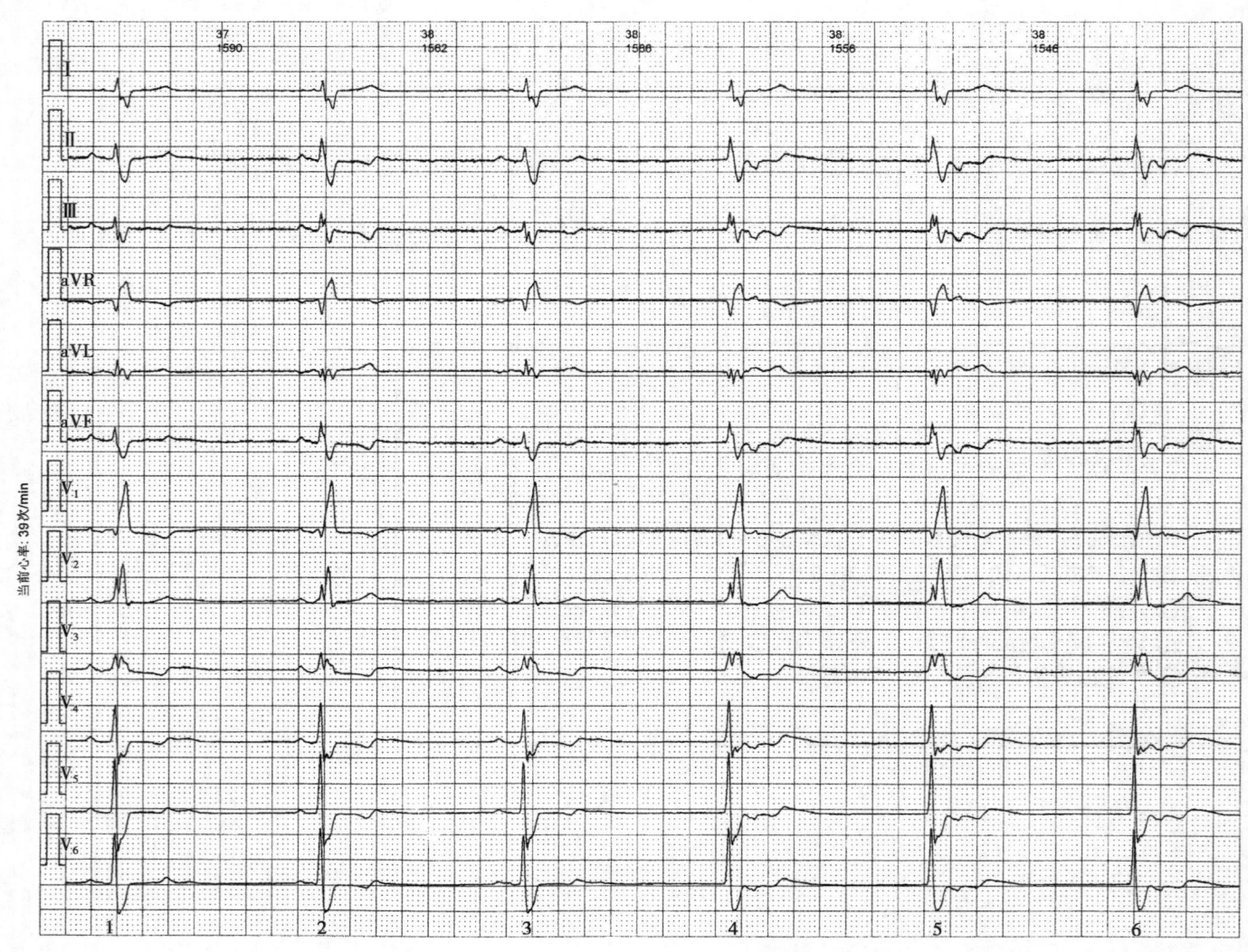

图 1　第 1～3 个心搏 P 波：Ⅰ、Ⅱ、Ⅲ、aVF、V₂～V₆ 导联正向，aVR、aVL 导联负向，PR 间期 0.14s，频率 38 次 /min，显著窦性心动过缓。QRS 波群时限 0.14s，50ms 后的 QRS 波群增宽、粗钝，完全性右束支传导阻滞。V₁ 导联呈 qR 型。ST 段：Ⅱ、Ⅲ、aVF、V₁～V₆ 导联压低 0.05～0.75mV。T 波：V₄～V₆ 导联双向。第 4～6 个 QRS 波群形态与窦性 QRS 波群相同，其前无 P 波，逆行 P⁻ 波位于 QRS 波群之后，RP⁻ 间期 0.14s，心率 38 次 /min，交界性心动过缓伴室房传导。

诊断： 显著窦性心动过缓，交界性心动过缓伴室房传导，完全性右束支传导阻滞，异常 q 波（V₁ 导联）。

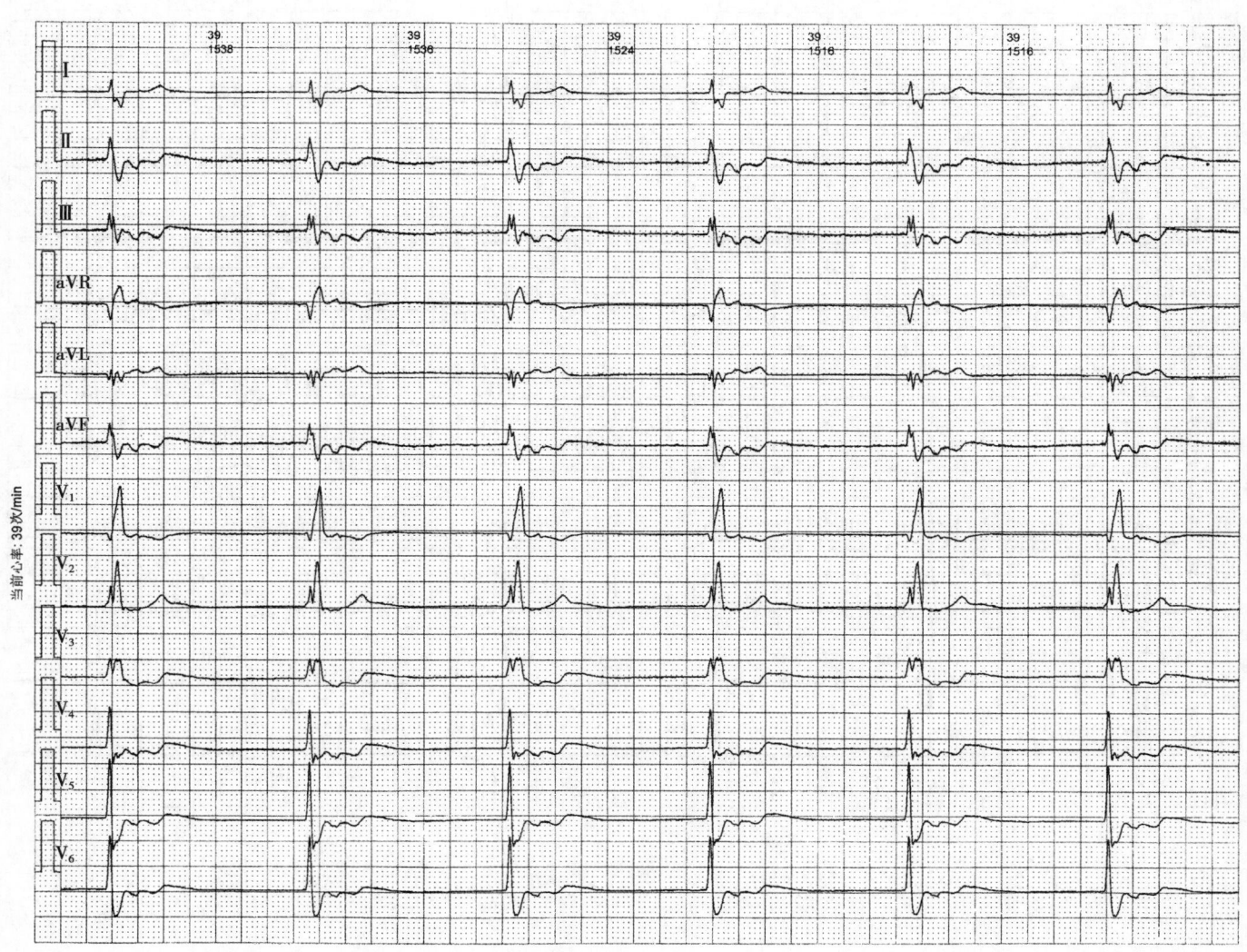

图 2 与图 1 中第 4～6 个波形相同，心率 39 次 /min。

诊断： 交界性心动过缓伴室房传导，完全性右束支传导阻滞，异常 q 波（V₁ 导联）。

交界性心动过缓伴室房传导合并完全性右束支传导阻滞

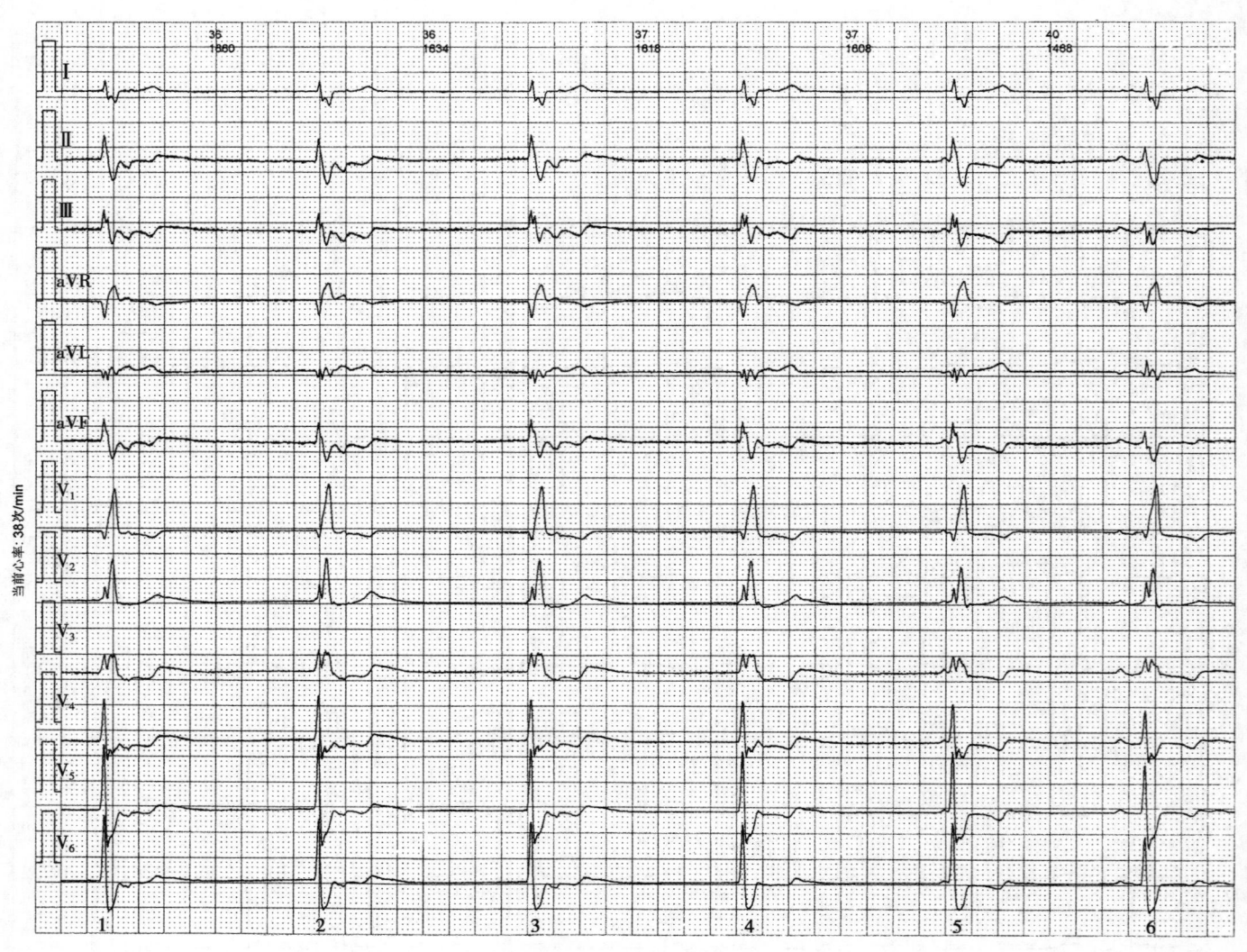

当前心率：38次/min

图 3 第 1~3 个心搏 QRS-P⁻ 波群与图 2 相同,心率 36 次 /min, 交界性心动过缓伴室房传导,第 4 个心搏交界性 QRS 波群, S 波上有干扰未下传的窦性 P 波,第 5 个心搏交界性 QRS 波群出现在窦性 P 波降支上。第 6 个心搏,窦性激动夺获心室。

诊断: 显著窦性心动过缓,交界性心动过缓伴室房传导,完全性右束支传导阻滞。

【点评】

1. 交界性心律合并右束支传导阻滞与室性心律鉴别　本例患者如果没有图 1 与图 3 中窦性 QRS-T 波群作证,图 2 的诊断将变得很复杂。可能的诊断有:①室性自主节律;②交界性心律,完全性右束支传导阻滞等诊断。一系列心电图对比分析,对宽 QRS 波群自主心律的诊断与鉴别诊断很有价值。

2. 交界性节律的 P⁻ 波位于 QRS 波群之后,是交界性心律的前向传导速度快于逆向传导速度的结果,交界区的激动引起心室除极在先,心房除极在后, QRS 波群在先,逆行 P⁻ 波在后。

3. 本例患者的窦性频率与交界性频率都缓慢,不除外双结病变。

交界性心动过缓伴室房传导合并完全性右束支传导阻滞

第9例　交界性心动过速伴完全性右束支传导阻滞

【临床资料】

男性,61岁,因"活动后胸闷8年,加重半年"入院。既往慢性阻塞性肺疾病病史20余年,阵发性心房颤动病史3年,冠心病病史3年,高血压病史10年。

临床诊断: 冠状动脉粥样硬化性心脏病,高血压3级(很高危),慢性阻塞性肺疾病,阵发性心房颤动。

图1　窦性P波逐渐进入QRS波群之中,心房率约100次/min,RR间期逐渐缩短,由592ms缩短至504ms,心室率由101次/min上升至119次/min。QRS波群呈右束支传导阻滞图形,QRS波群时限0.13s。

诊断: 窦性心律,交界性心动过速,完全性右束支传导阻滞,干扰性房室分离。

【 动态心电图分析 】

当前心率: 110 次/min

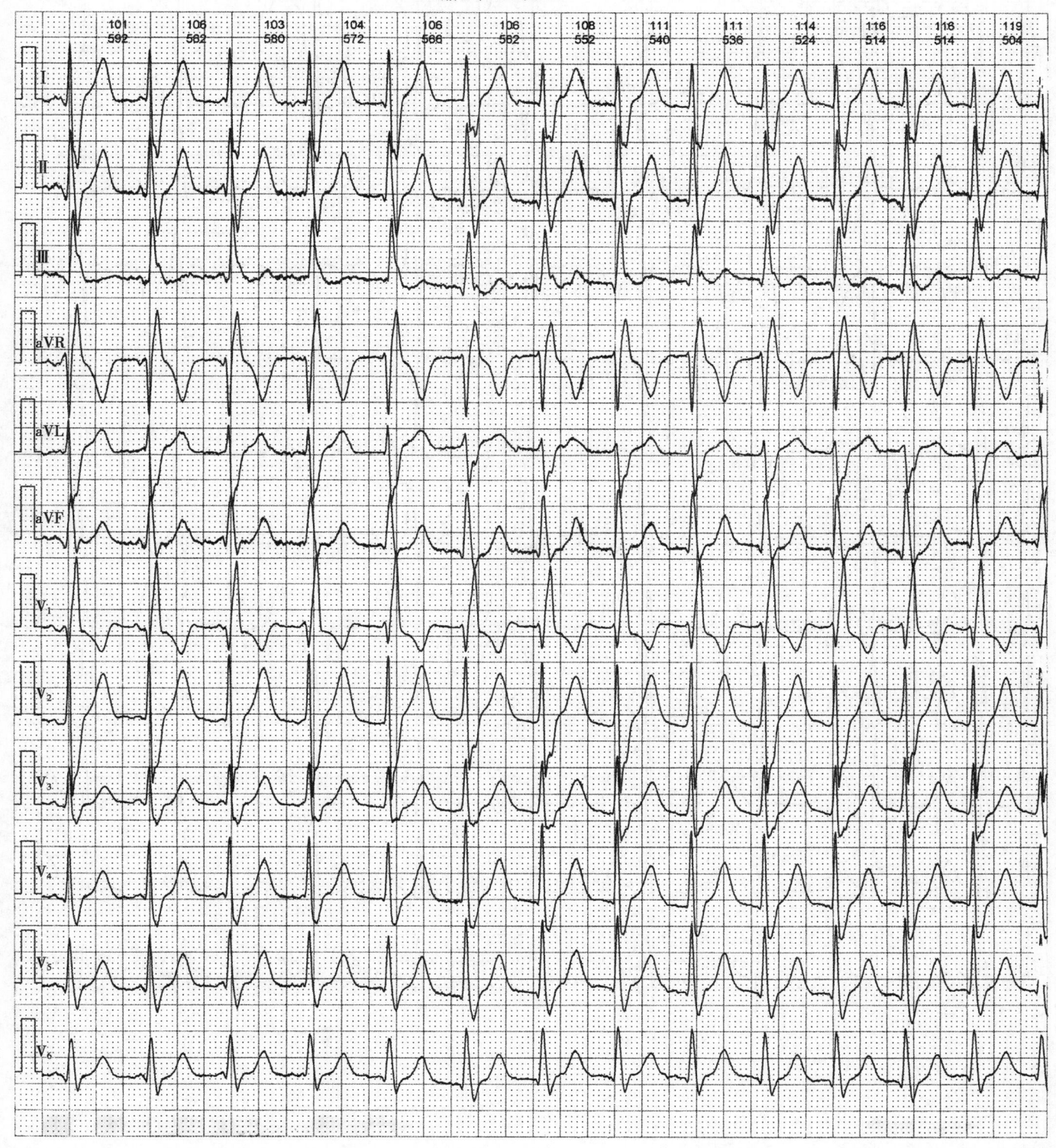

交界性心动过速伴完全性右束支传导阻滞

当前心率: 71次/min

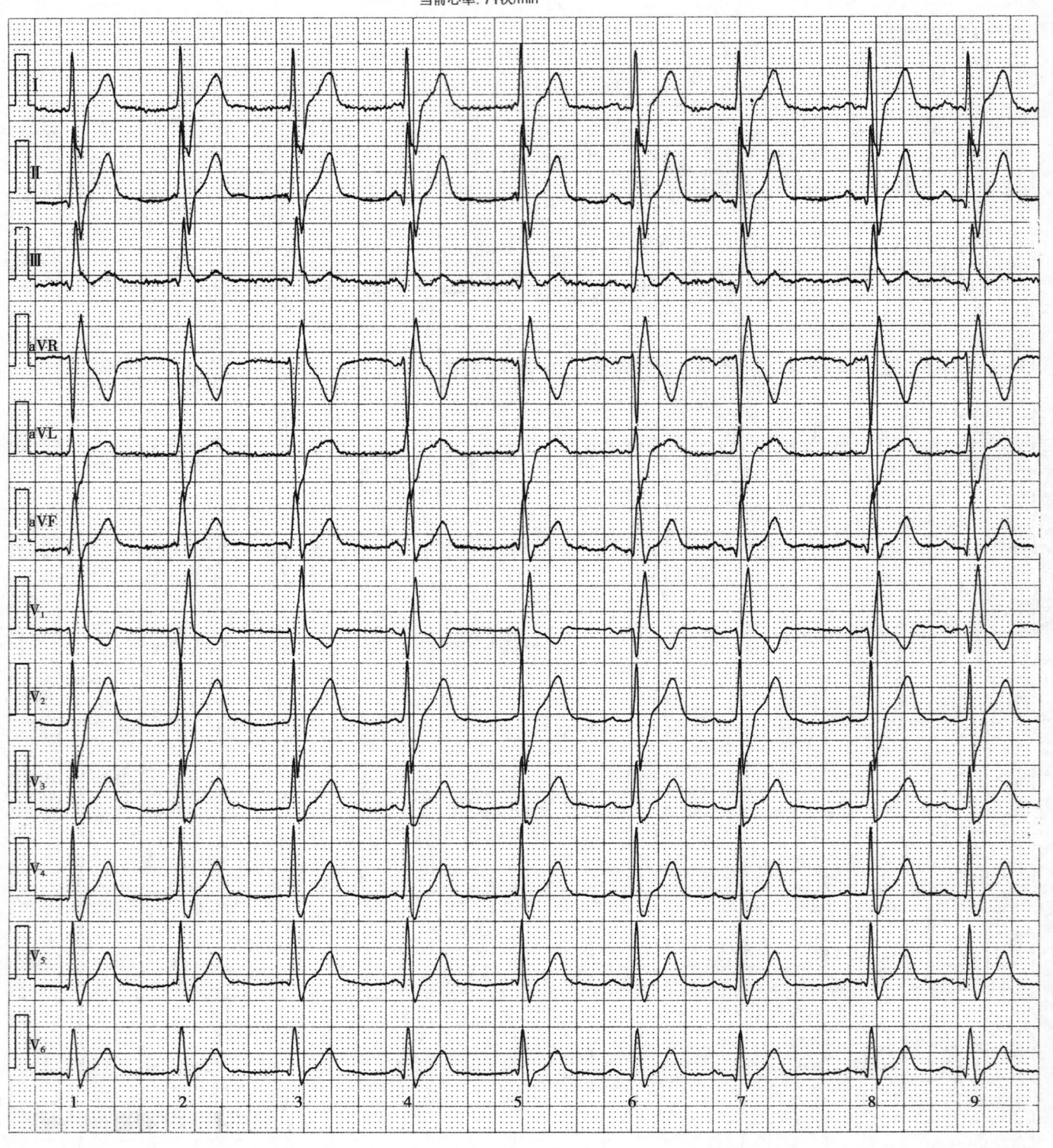

图 2 记录于图 1 后 12h：窦性 P 波，PP 间期略有不齐，心房率 70 次 /min。第 1～5 个 QRS 波群与窦性 P 波无关系。自第 6 个 QRS 波群起，由窦性 P 波下传夺获心室。窦性下传的 QRS 波群与其前无相关 P 波的 QRS 波形相同，交界性 QRS 波群，其频率 68 次 /min。

诊断：窦性心律，加速的交界性自主心律，不完全性干扰性房室分离，完全性右束支传导阻滞。

【点评】

起自房室交界区的频率大于 100 次 /min 的心动过速，称为房室交界性心动过速，简称交界性心动过速。依据发生机制不同，分为自律性交界性心动过速、交界区折返性心动过速、交界区传导性心动过速及交界性并行心律性心动过速等。本例属于交界性自律性心动过速。图 1 中交界性心动过速的频率由 101 次 /min 逐渐上升至 119 次 /min，此种现象称为"起步现象"（温醒现象），是自律性交界性心动过速的重要心电图特征之一。窦性频率略低于交界性心动过速的频率，窦性激动下传至房室交界上部时，与交界区起搏点发生的一系列激动在交界区上部发生绝对干扰，产生了干扰性房室分离。图 2 中交界区起搏点自律性降低至 68 次 /min 以后，窦性激动连续夺获了心室，交界性自主节律被抑制而不能显现。

如果没有图 2 中窦性夺获的 QRS 波群作证，图 1 的诊断就不易排除起自左束支的心动过速。多次描记心电图，特别连续 12 导联同步心电图监测，对于心律失常的诊断与鉴别诊断至关重要。

【临床资料】

女性,75岁,心房颤动。超声心动图显示左心房扩大,二尖瓣、三尖瓣及主动脉瓣轻度反流。冠脉 CTA 显示前降支心肌桥。

【动态心电图分析】

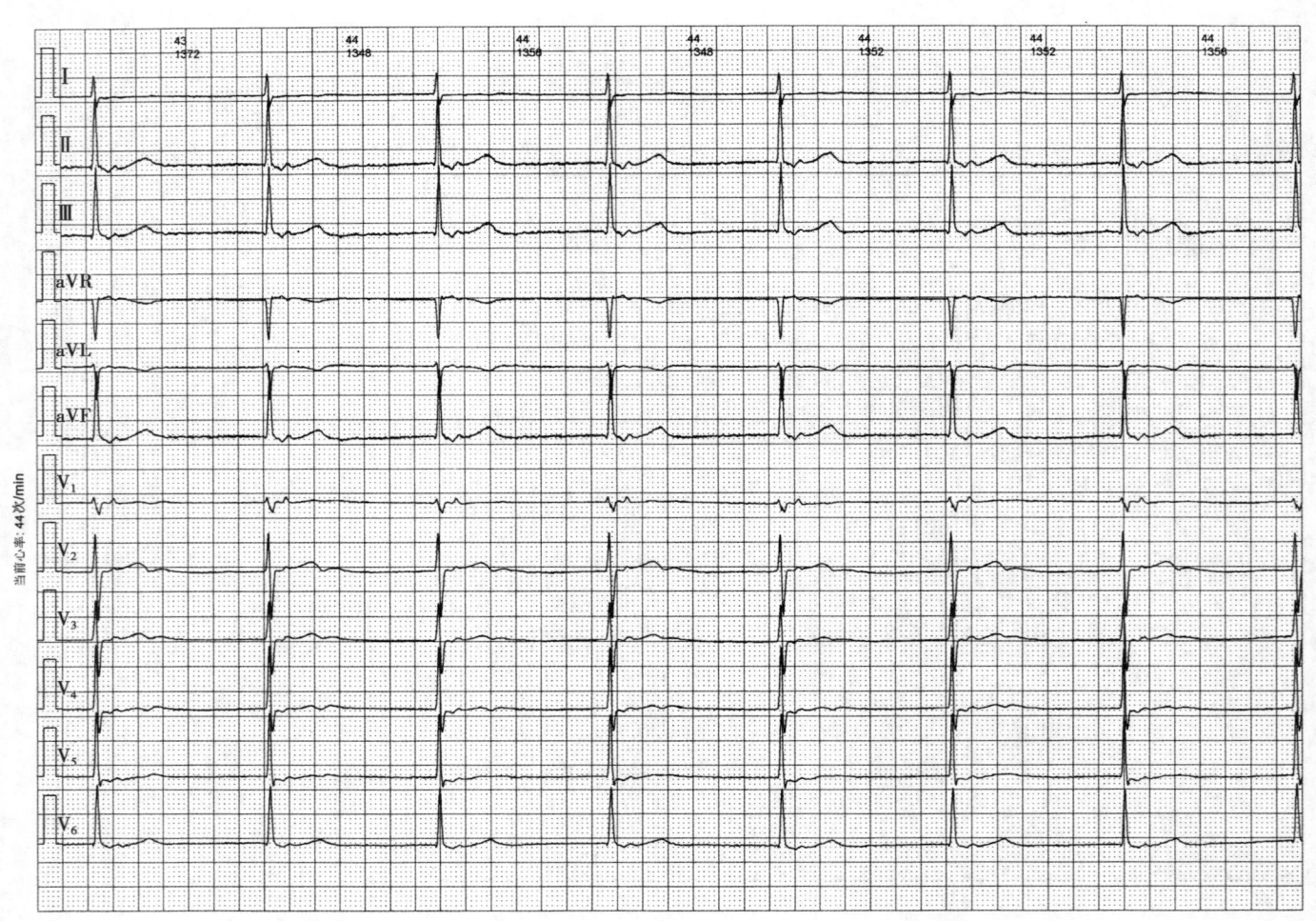

图1 窄 QRS 波群节律,QRS 波群时限 0.09s,RR 间期匀齐,心室率 44 次 /min,ST 段:V$_5$、V$_6$ 导联压低 0.05mV。T 波:V$_4$、V$_6$ 导联双向、低平。P 波位于 R 波之后,RP$^-$ 间期固定(V$_1$ 导联 r 峰至 P 峰时间 0.15s)。

临床诊断: 心房颤动射频消融术后,高血压 1 级(高危),前降支心肌桥。

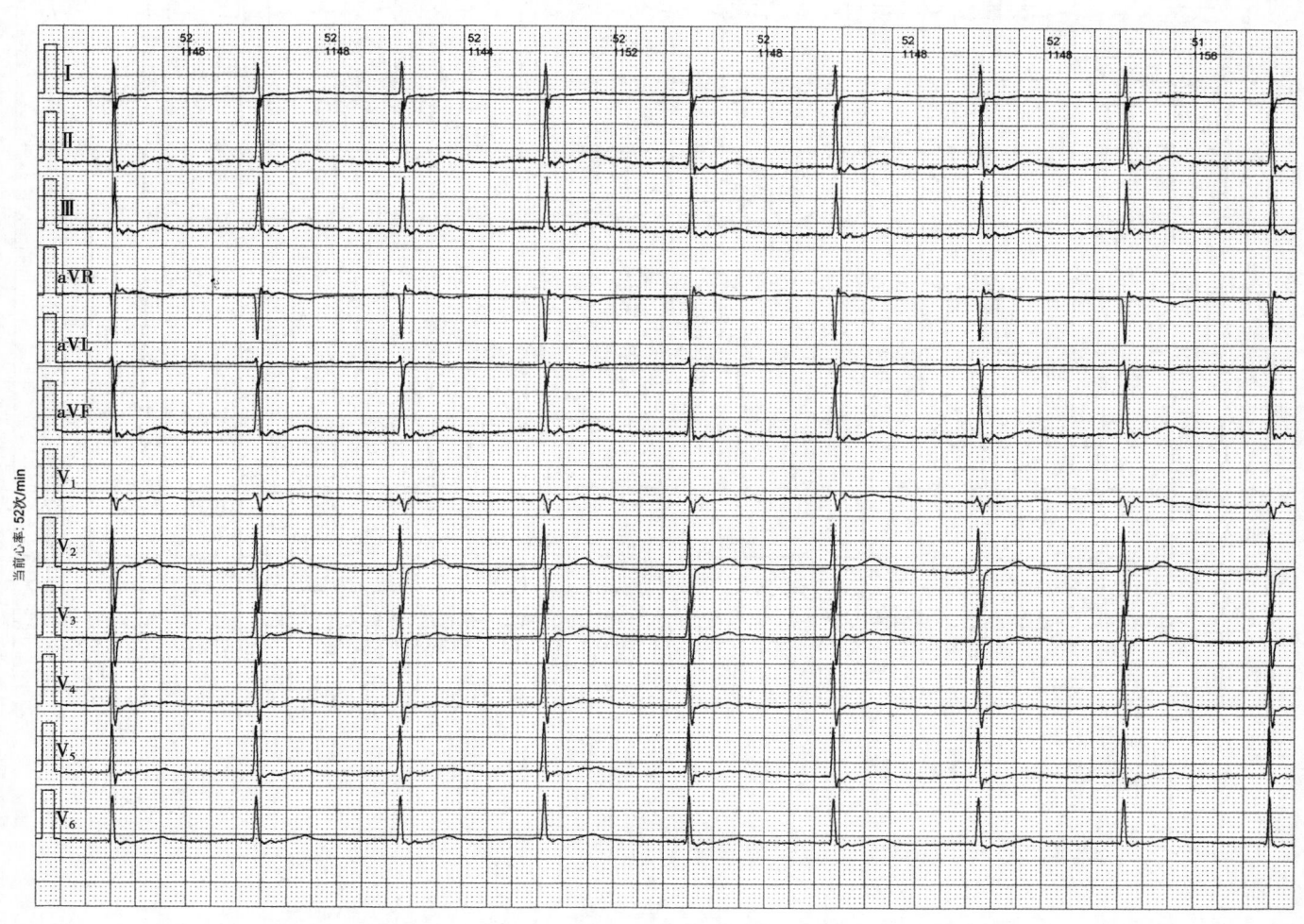

图 2　QRS-P⁻ 波形与图 1 相同,心室率 52 次 /min,RP⁻ 间期固定(V₁ 导联 r 峰至 P 峰时间 0.12s)。

交界性心律伴 1:1 室房传导

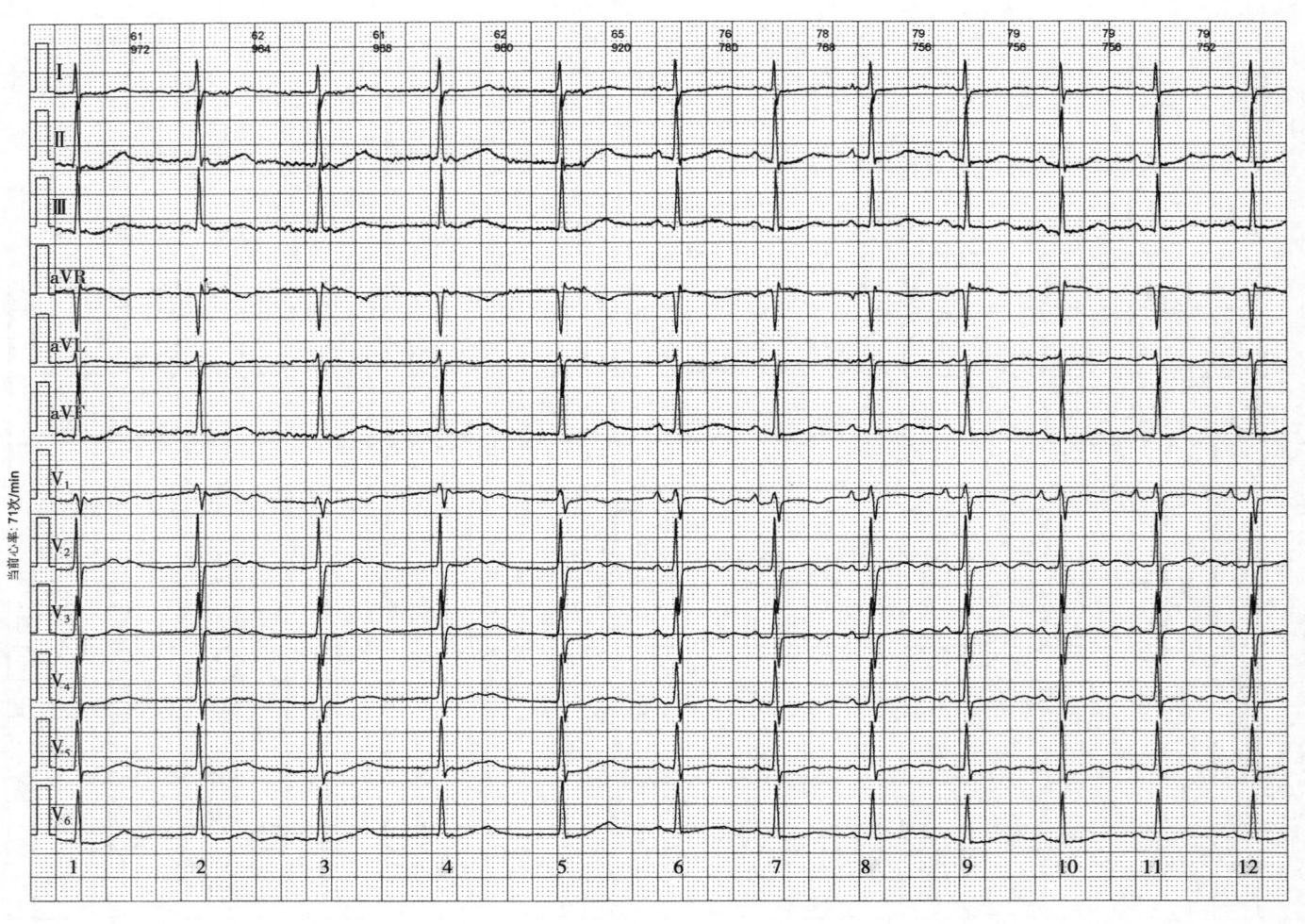

图 3　第 1~5 个 R 波波形与图 1 相同,心室率 61 次 /min。第 1~4 个心搏的 RP 间期短而固定(V_1 导联 r 峰至 P 峰时间 0.10s),P 波重叠于第 5 个 QRS 波群之中,第 6~12 个心搏为窦性心律,心率 79 次 /min。T 波: V_4~V_6 导联低平。

动态心电图诊断: 窦性心律,ST 段轻度压低(前侧壁),T 波低平(前侧壁),交界性心律伴室房传导。

【点评】

本例图 1 与图 2 可能的解释有以下两种:①交界性心律伴 1:1 室房传导;②窦性心动过缓,交界性心律,干扰性房室分离。哪一种解释更为合理呢?

支持第 1 种解释的依据:①RP^- 间期固定(在同一份心电图上),图 1 中 RP^- 间期 0.15s,图 2 中 RP^- 间期 0.12s,图 1 心率 44 次 /min,图 2 心率 61 次 /min,随心率上升,RP^- 间期在缩短,表明室房激动的时间差别在缩短,P 波与 R 波无关系,R 波与 P 波均起自房室交界区,为单一的心脏节律;②从图 3 中窦性 P 波分析,窦性 P 波与图 1、图 2 中 R 波后面的 P 波形态不同,P 波振幅也比图 1、图 2 中 P 波高。

支持第 2 种解释的依据:窦性心动过缓,交界性心律,干扰性房室分离,RP^- 间期固定。但第 2 种解释不能说明图 1 与图 2 中 P 波在 V_1 导联上没有图 3 中窦性 P 波高大,既然存在干扰性房室分离,RP^- 间期总会有明显的变化。

因此,用第 1 种心电图诊断更合情合理。

交界性心律伴完全性右束支传导阻滞加左前分支传导阻滞

【临床资料】

男性，75 岁，因 "发作性心慌，心前区不适 7 天" 入院。19 年前因风湿性心脏瓣膜病、二尖瓣狭窄、主动脉瓣狭窄合并关闭不全入院，行二尖瓣、主动脉瓣置换术。高血压病史 15 年。查体：血压 146/82mmHg，身高 173cm，体重 72kg，BMI 24.1kg/m²。胸部 X 线片显示心影增大。超声心动图显示全心扩大，三尖瓣、肺动脉瓣轻度反流。

临床诊断： 冠状动脉粥样硬化性心脏病，风湿性心脏瓣膜病，二尖瓣及主动脉瓣置换术后，持续性心房颤动，高血压 3 级（很高危）。

【心电图分析】

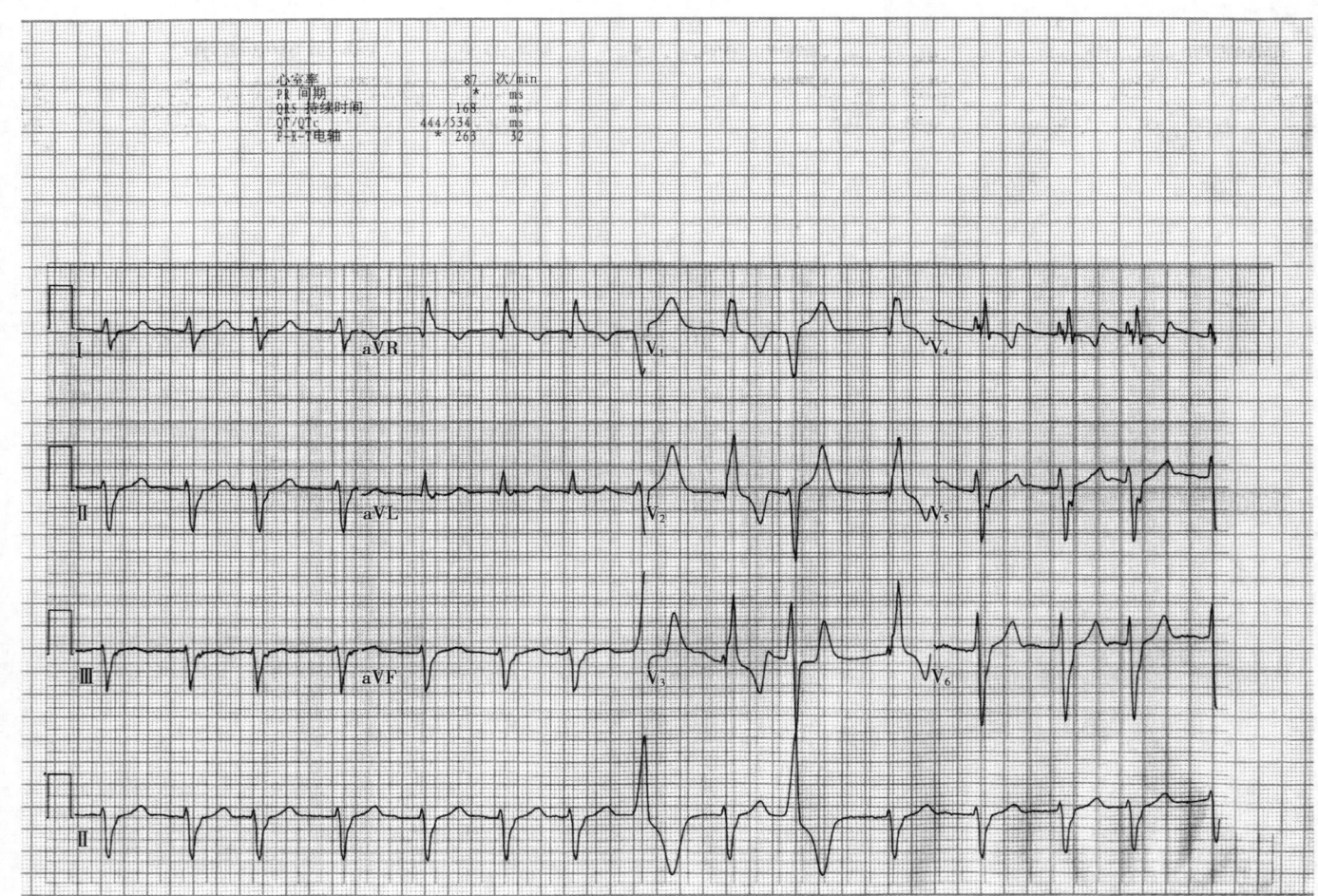

图 1 75 岁心电图：心房波不清楚，RR 间期极不规则，平均心室率 87 次 /min，推测为心房颤动。QRS 波群时限 168ms，QRS 电轴 263°，aVR 导联呈 qR 型，V₁、V₂ 导联呈 qR 型，V₃ 导联呈 rsR′ 型，V₅、V₆ 导联 R/S < 1.0，完全性右束支传导阻滞，左前分支传导阻滞，右心室肥大，Ⅱ 导联呈 R 波形的是不同形态的室性期前收缩。

诊断： 心房颤动，完全性右束支传导阻滞，左前分支传导阻滞，室性期前收缩，右心室肥大，异常 q 波（V₁、V₂ 导联）。

【点评】

1. 看不到心房波，为什么还要诊断为心房颤动？患者风湿性心脏瓣膜病联合瓣膜病史数十年，二尖瓣及主动脉瓣置换术后 19 年，全心扩大，心房颤动病史 20 余年，持续性心房颤动又有风湿性心脏病病史，心房颤动不会自行终止。心房颤动波越来越纤细，直至在心电图上看不到 f 波，称为隐匿性心房颤动，若记录心房内心电图，可以显示出 f 波，本例患者图 1 中 RR 间期不匀齐，显示心房颤动的心室节律，这里提示隐匿性心房颤动。

2. 3 年以后记录图 2，RR 间期匀齐，QRS 波群形态与图 1 一致，仍考虑隐匿性心房颤动合并三度房室传导阻滞，控制心室节律的电活动来自房室交界区，为交界性心律伴完全性右束支传导阻滞，左前分支传导阻滞，右心室肥大，能否除外心房静止需要腔内电生理等证实。

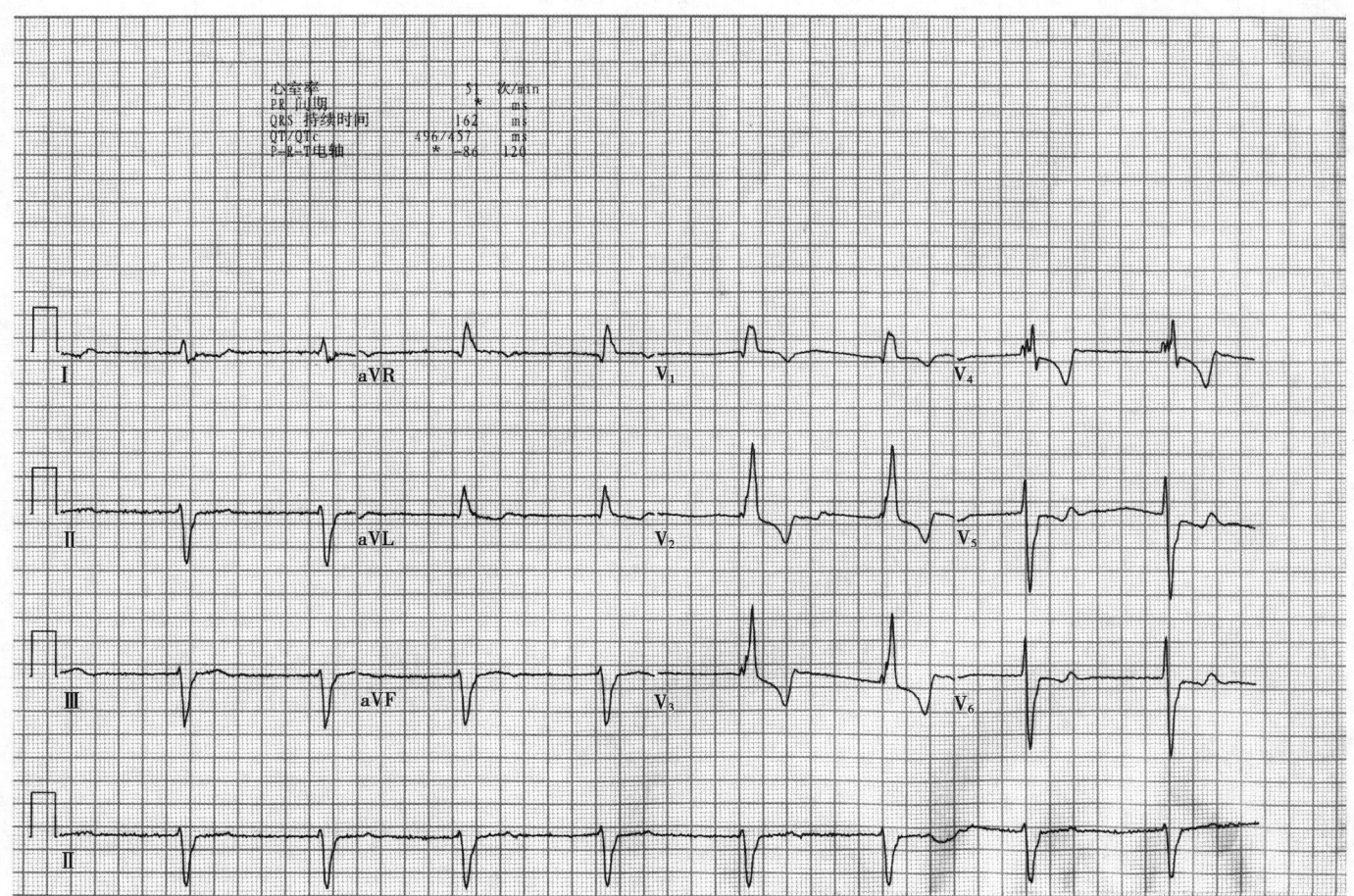

图 2　看不到心房波，RR 间期匀齐，心室率 51 次 /min，QRS 波群时限 162ms，QT/QTc 间期 496/457ms，QRS 电轴 −86°，左前分支传导阻滞，V_1 导联呈 qR 型，V_3 导联呈 qrR′ 型，V_5、V_6 导联 R/S < 1.0，ST 段：V_2~V_6 导联压低 0.10~0.20mV。T 波：V_1~V_4 导联倒置，V_5、V_6 导联负正双向。

诊断：心房颤动，交界性心律，完全性房室传导阻滞？完全性右束支传导阻滞。

第12例 | 交界性心律伴右束支传导阻滞

【临床资料】

女性，47 岁，因"间断心悸、乏力 2 个月"入院。既往病态窦房结综合征病史 13 年，起搏器植入术后 20 余天，右心耳起搏，脉冲 0.48s，阻抗 1 760Ω，起搏阈值 0.8V，P 波幅度 1.6mV；右室心尖部起搏，脉宽 0.48s，阻抗 1 700Ω，起搏阈值 1.8V，R 波幅度 8.5mV。超声心动图显示各房室腔大小、形态正常，二尖瓣、三尖瓣及肺动脉瓣轻度反流。钙 2.42mmol/L，钾 3.87mmol/L，镁 0.97mmol/L，钠 142.9mmol/L。

【动态心电图分析】

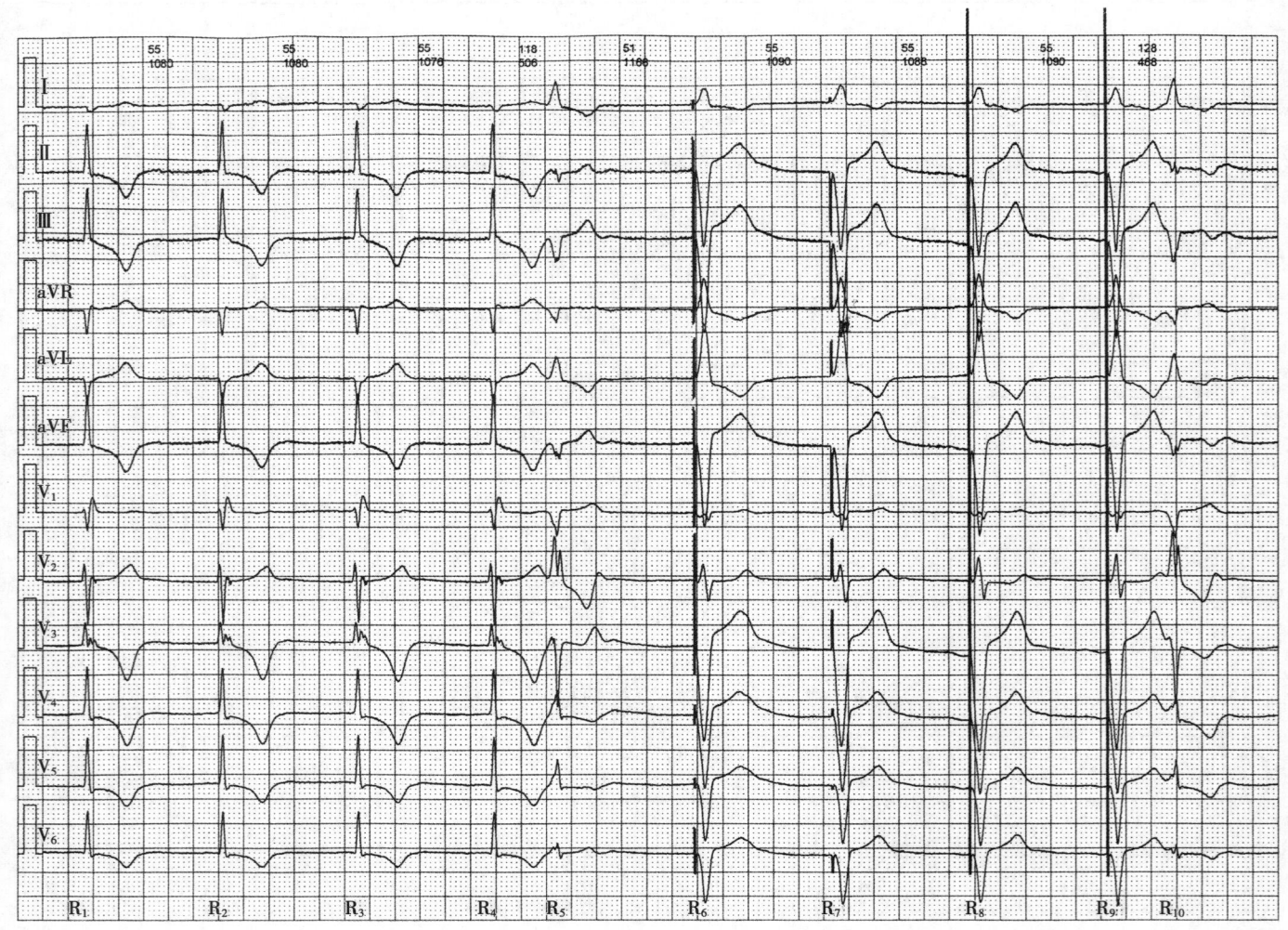

图 1　未见心房波，R_1～R_4 匀齐，心率 55 次 /min，QRS 波群时限 0.12s，V_1 导联呈 rSR′ 型，交界性心律，右束支传导阻滞。ST 段：Ⅱ、Ⅲ、aVF、V_3～V_6 导联下斜型压低 0.05～0.10mV。T 波：Ⅱ、Ⅲ、aVF、V_3～V_6 导联倒置，QT 间期 0.48s。R_5、R_{10} 为室性期前收缩，R_6～R_9 为右室心尖部起搏。

诊断： 心房停搏？交界性心律，右束支传导阻滞，室性期前收缩，心室起搏心电图（VVI），ST 段压低（下壁、前壁及前侧壁），T 波倒置。

临床诊断: 病态窦房结综合征, 起搏器植入术后, 阵发性心房颤动, 脑梗死。

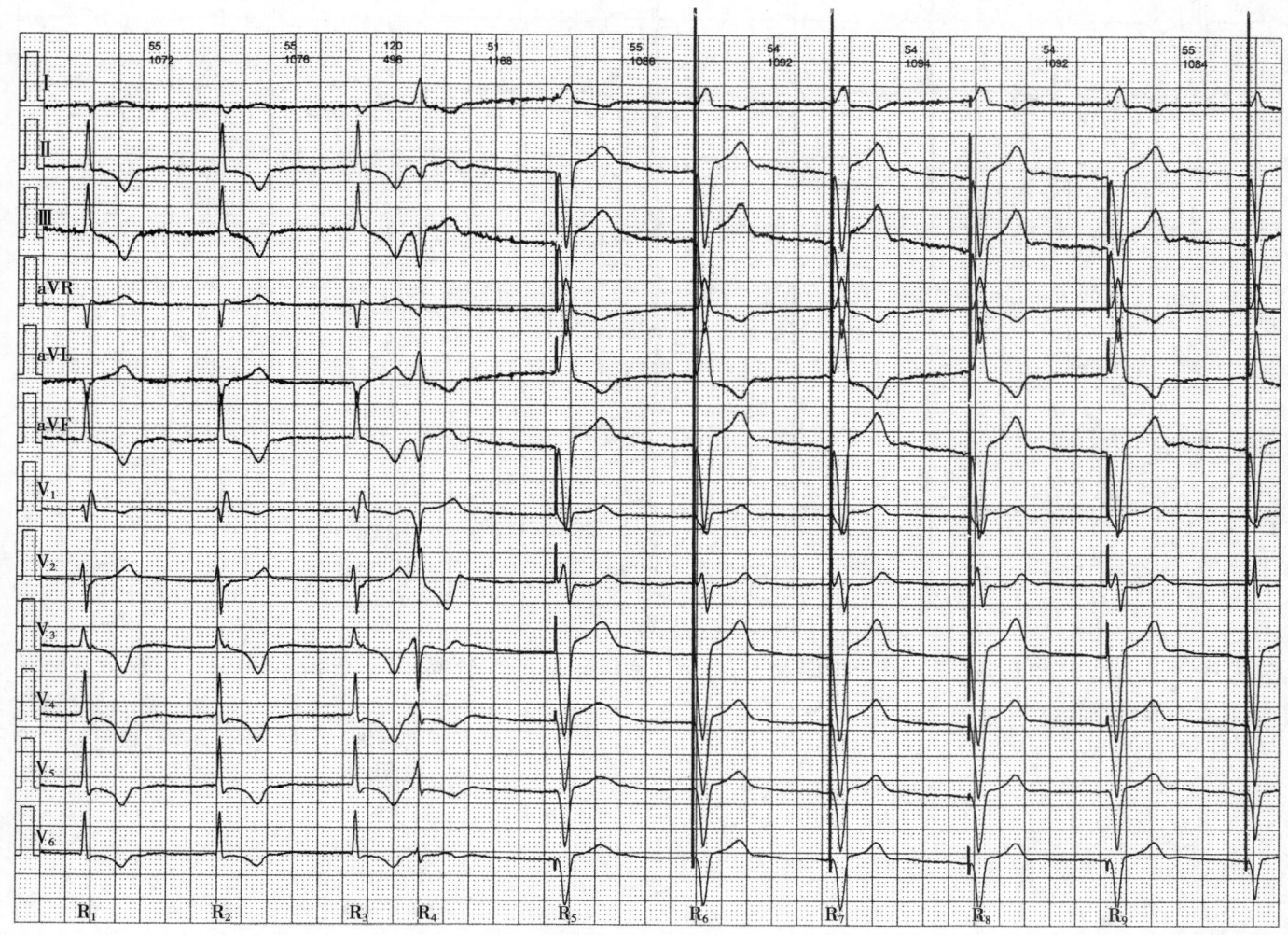

图 2 R₄ 为室性期前收缩之前交界性心律, 右束支传导阻滞, 室性期前收缩之后出现 VVI 起搏心电图。

诊断: 心房停搏? 交界性心律, 右束支传导阻滞, 室性期前收缩, 心室起搏心电图 (VVI), ST 段压低 (下壁、前壁及前侧壁), T 波倒置。

交界性心律伴右束支传导阻滞

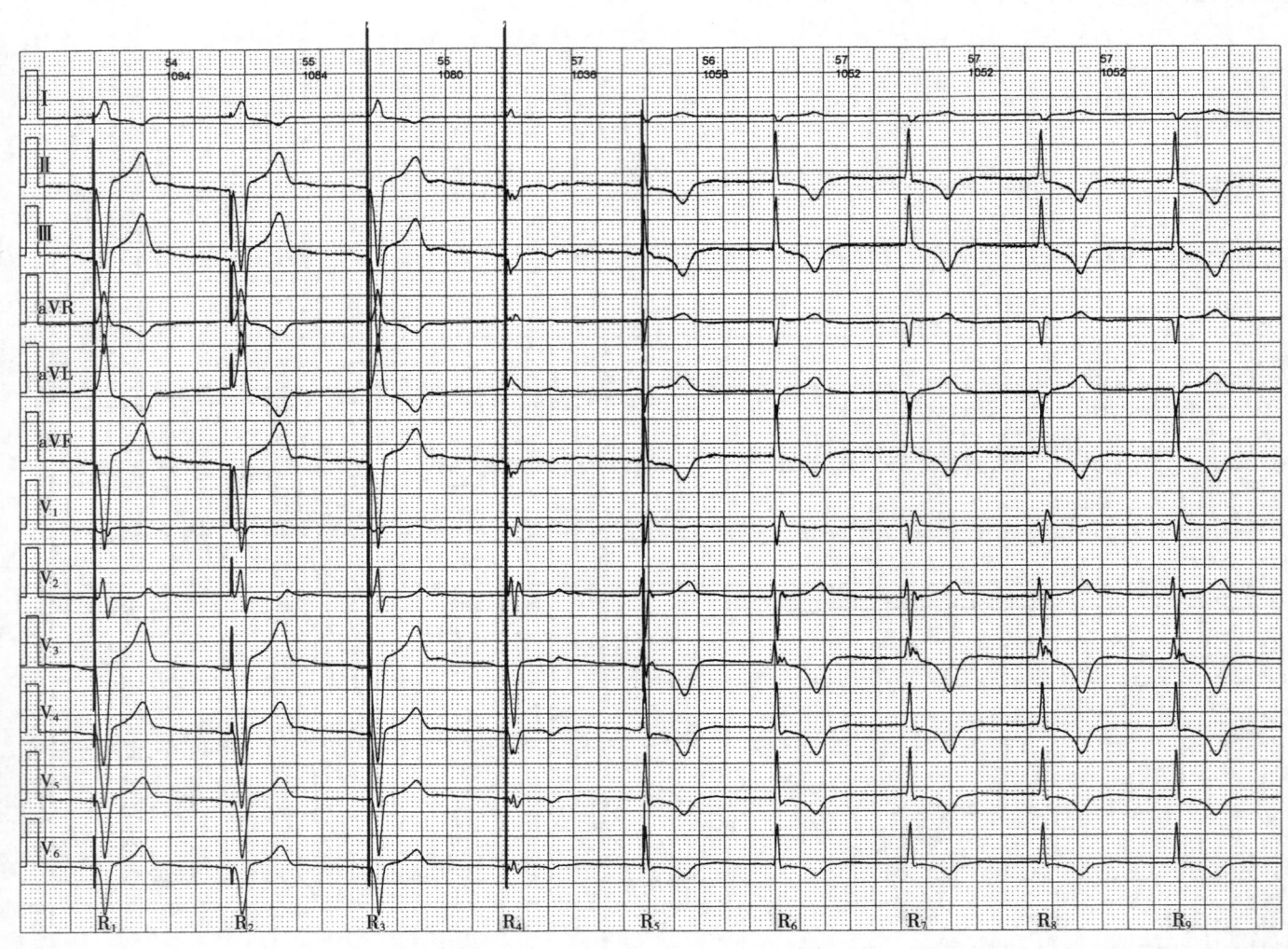

图 3 R₁~R₃ 为心室起搏心律, R₄ 为室性融合波, R₅ 为假性室性融合波, R₆~R₉ 为交界性心律。

诊断: 心房停搏? 交界性心律, 右束支传导阻滞, 心室起搏心律, 室性融合波, 假性室性融合波, ST 段压低(下壁、前壁及前侧壁), T 波倒置。

【点评】

1. 图1～图3以及24h动态心电图监测过程中未见到心房波,虽然不能除外逆行心房传导,但很可能是心房停搏。上述表明心房未除极,包括窦性停搏及心房起搏点停搏。这是一种非常严重的临床情况,见于严重的器质性心脏病,建议行进一步检查证明有无心房的活动。

2. 自身的RR间期匀齐,频率55次/min,无明显频率变化,符合交界性心律的特点,诊断为交界性心律合并右束支传导阻滞(不能除外左束支性心律,此外发生的激动,左束支除极在先,右心室除极在后,呈右束支传导阻滞图形)。

3. 图1、图2中室性期前收缩的发生,暂时抑制了交界性心律,这种抑制作用是常见的电生理现象。室性期前收缩起搏点距自身节律的起搏点越近,越易引起自身节律重整或自律性抑制。室性期前收缩的出现,交界性心律暂时受到抑制,植入的起搏器以55次/min的频率起搏心脏。经过数十秒之后,交界区起搏点又恢复其自律性,并逐渐夺获心室(图3)。

4. 自身心律的ST段压低、T波倒置以及QT间期在上限水平,除记忆现象之外,不能忽视原发性ST-T改变因素的影响。

交界性心律伴右束支传导阻滞

第13例 | 交界性心律不齐

【临床资料】

女性，44岁，因"查体发现心律失常"入院。动态心电图监测显示窦性心律，加速性交界性心律。

临床诊断： 加速性交界性心律。

【动态心电图分析】

图1与图2取自动态心电图。

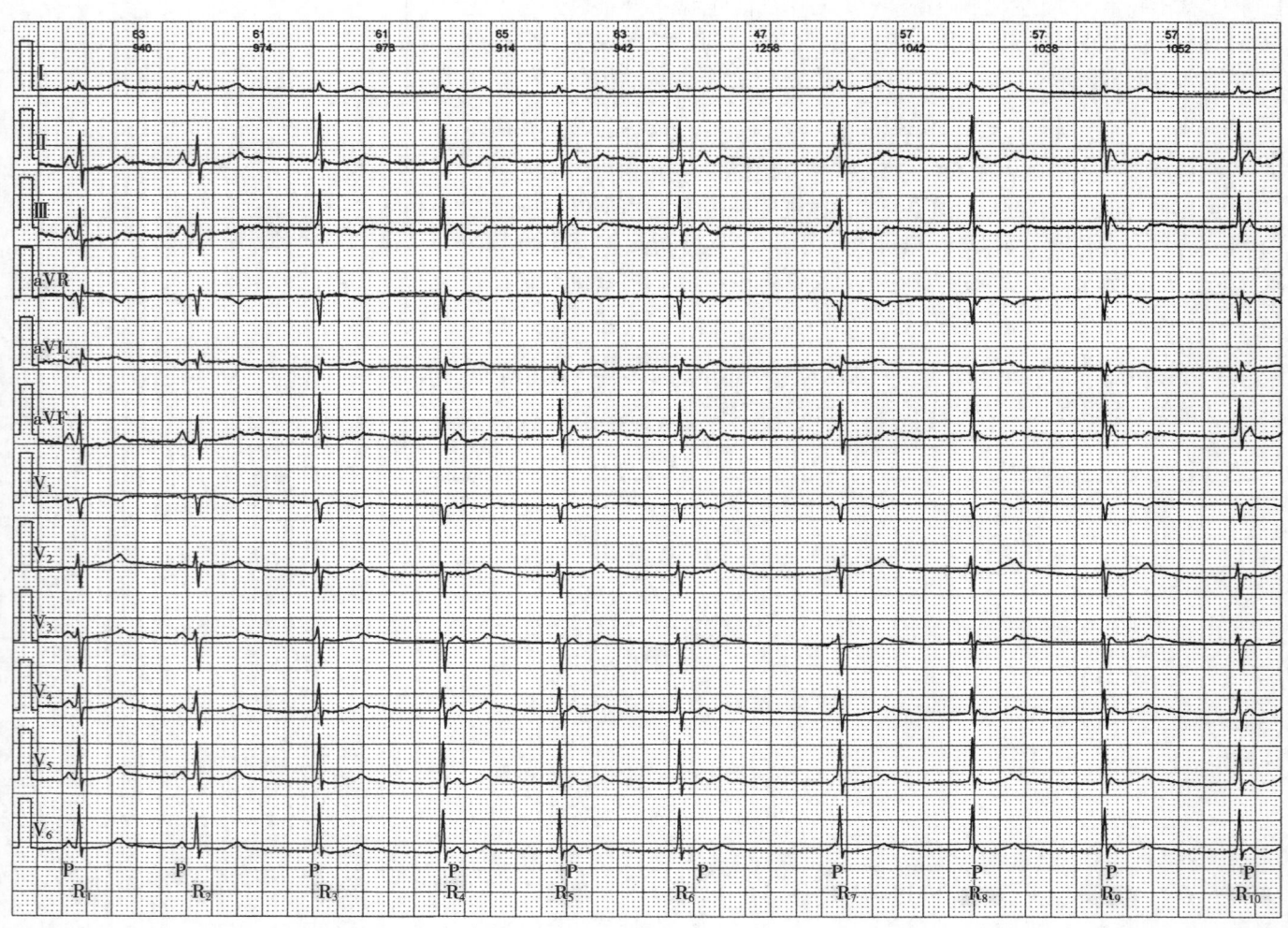

图1 窦性P波顺序发生，心房率63次/min。P波下传R₂，PR间期0.12s。其余P波与R波无关系。PR₁间期0.09s，R₁、R₃～R₁₀时限0.08s，以Ⅱ导联为例，振幅比窦性R₂略高，RR间期不规则，平均心室率59次/min，交界性心律不齐，不完全性干扰性房室分离。

诊断： 窦性心律，交界性心律不齐，不完全性干扰性房室分离。

【点评】

交界区起搏点以其自身的频率和速度发放激动,所形成的节律称为房室交界性心律,简称交界性心律。交界区的频率 40～60 次 /min,RR 间期差别 120ms,平均心室率 59 次 /min,诊断为交界性心律不齐。

交界区发放的激动不规则,出现的交界性心律不齐,反映了交界区自律性的不稳定性。图 1 中 R_6R_7 间期突然明显延长,是 R_6 之后的窦性激动到达了房室交界区,重整了交界区的周期,并使频率下降,由重整前的 61～65 次 /min 下降到 57 次 /min。这也是图 1 中交界性心律不齐产生的原因。

图 2 中交界性心律的频率 58～69 次 /min,窦性 P 波暂时位于交界性 QRS 波群中、后。各自的频率几乎相同,这种几乎等频现象被解释为暂时的干扰现象。

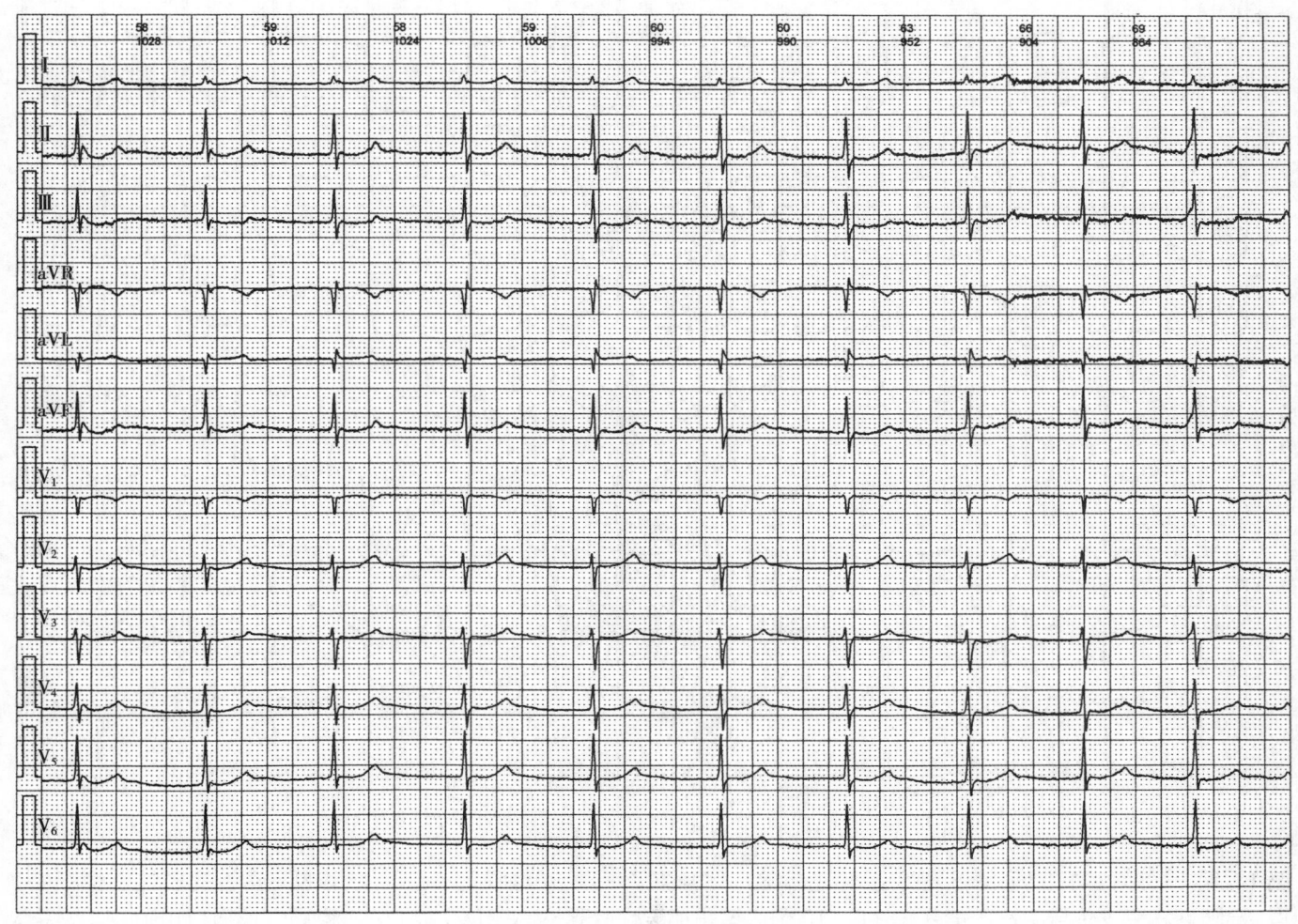

图 2　窦性 P 波位于 QRS 波群前、中、后,多数 P 波重叠于 QRS 波群之中,心房率 59 次 /min。P 波与 R 波无关系。RR 间期 864～1 028ms,平均心室率 60 次 /min,交界性心律。

第14例 交界性心律合并加速性交界性心律

【临床资料】

男性，38岁，因"发作性心悸10余年"入院。心房颤动射频消融术后2年，高血压病史1年。超声心动图显示各房室腔大小、形态正常，二尖瓣轻度关闭不全，肺动脉瓣轻度关闭不全。

临床诊断： 高血压，阵发性心房颤动射频消融术后。

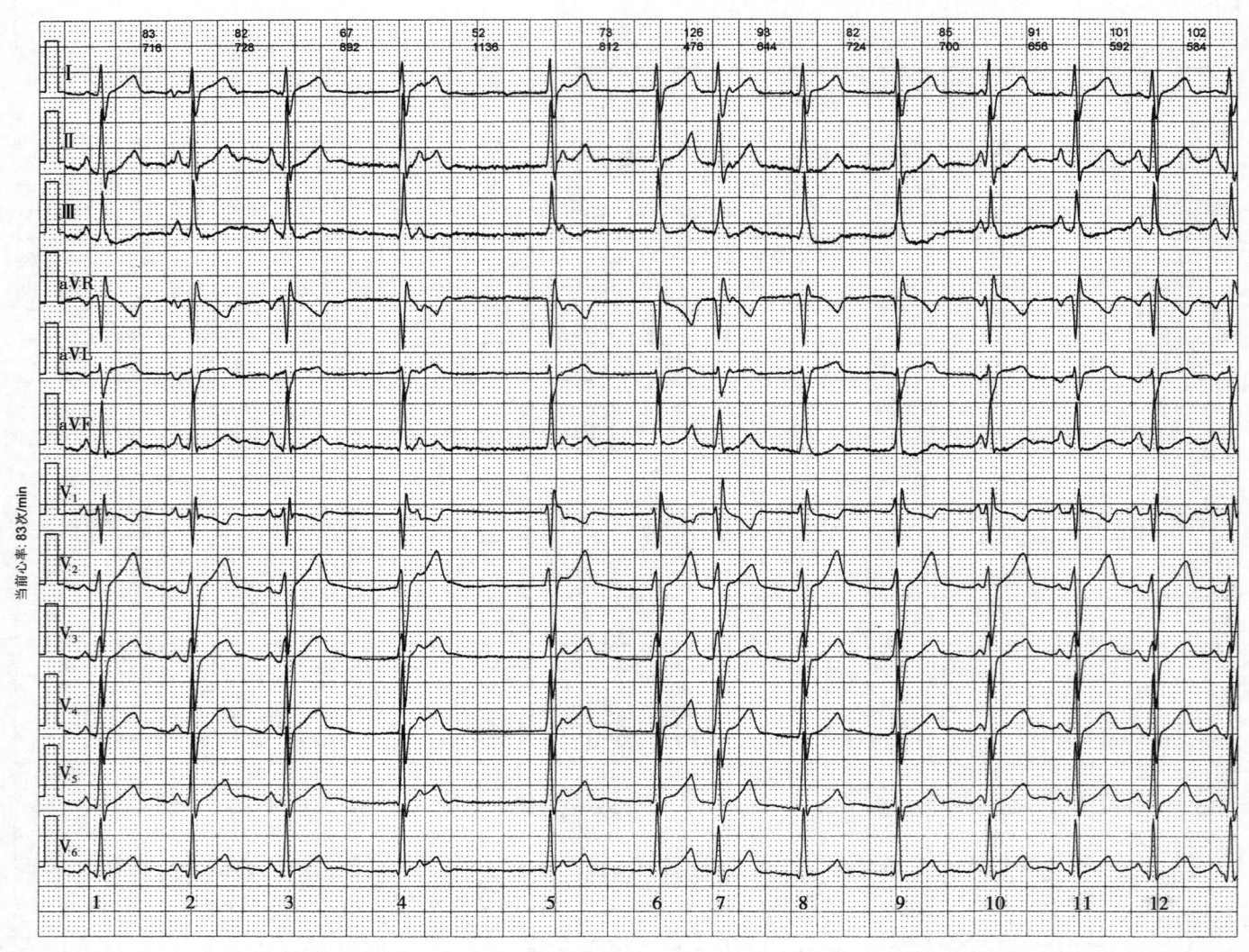

图1 第1～3、11、12个心搏是窦性心律，心率82～101次/min。V₁导联呈rSr′型，局限性右束支传导阻滞。第4～6、8～10个心搏是加速性交界性心律及交界性逸搏。第7个心搏是窦性心室夺获。

诊断： 显著的窦性心律不齐，交界性逸搏，加速性交界性心律，局限性右束支传导阻滞。

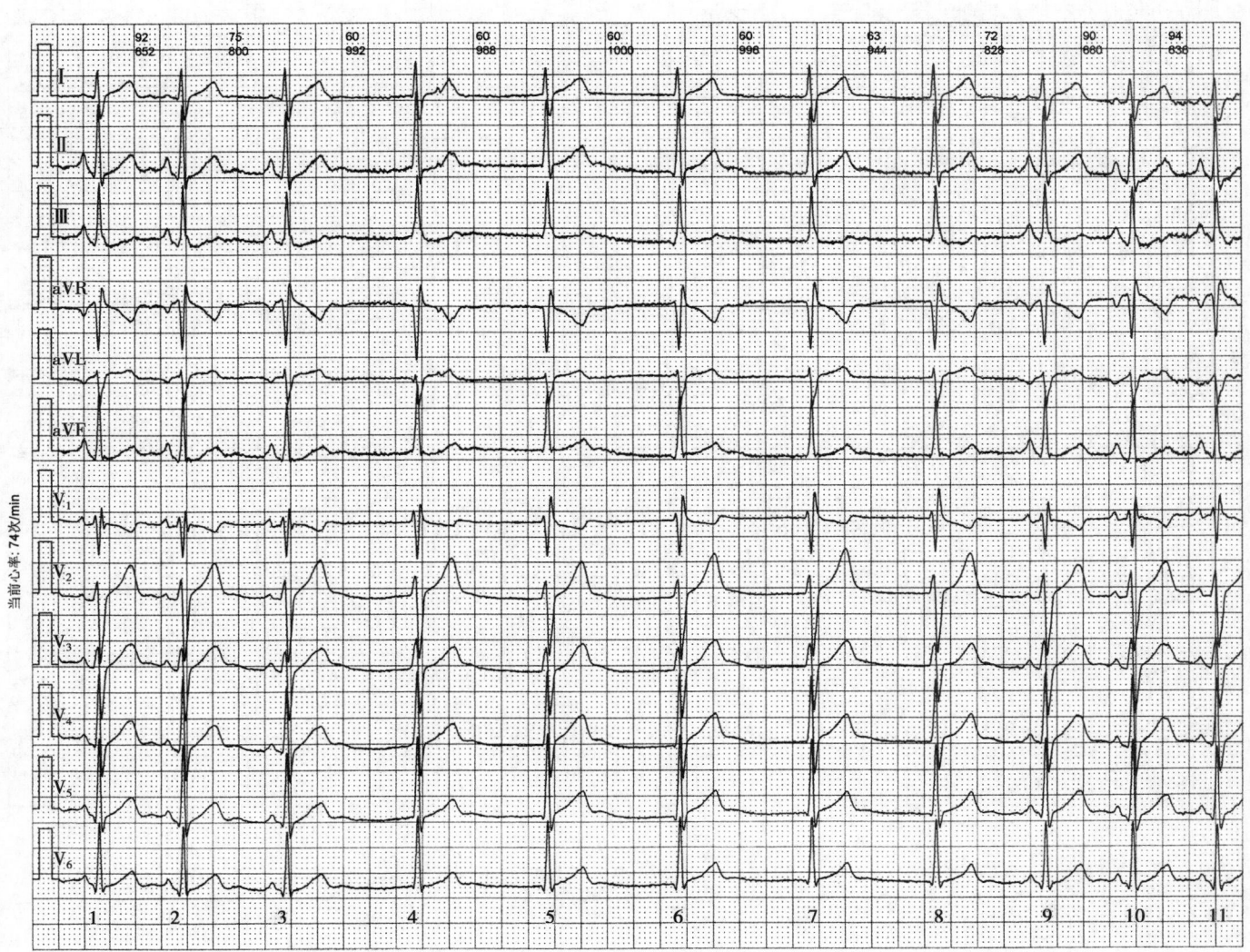

图 2　第 1～3、9～11 个心搏是窦性心律。第 4～8 个心搏是交界性心律,心率 60 次 /min。

诊断: 显著的窦性心律不齐,交界性心律。

交界性心律合并加速性交界性心律

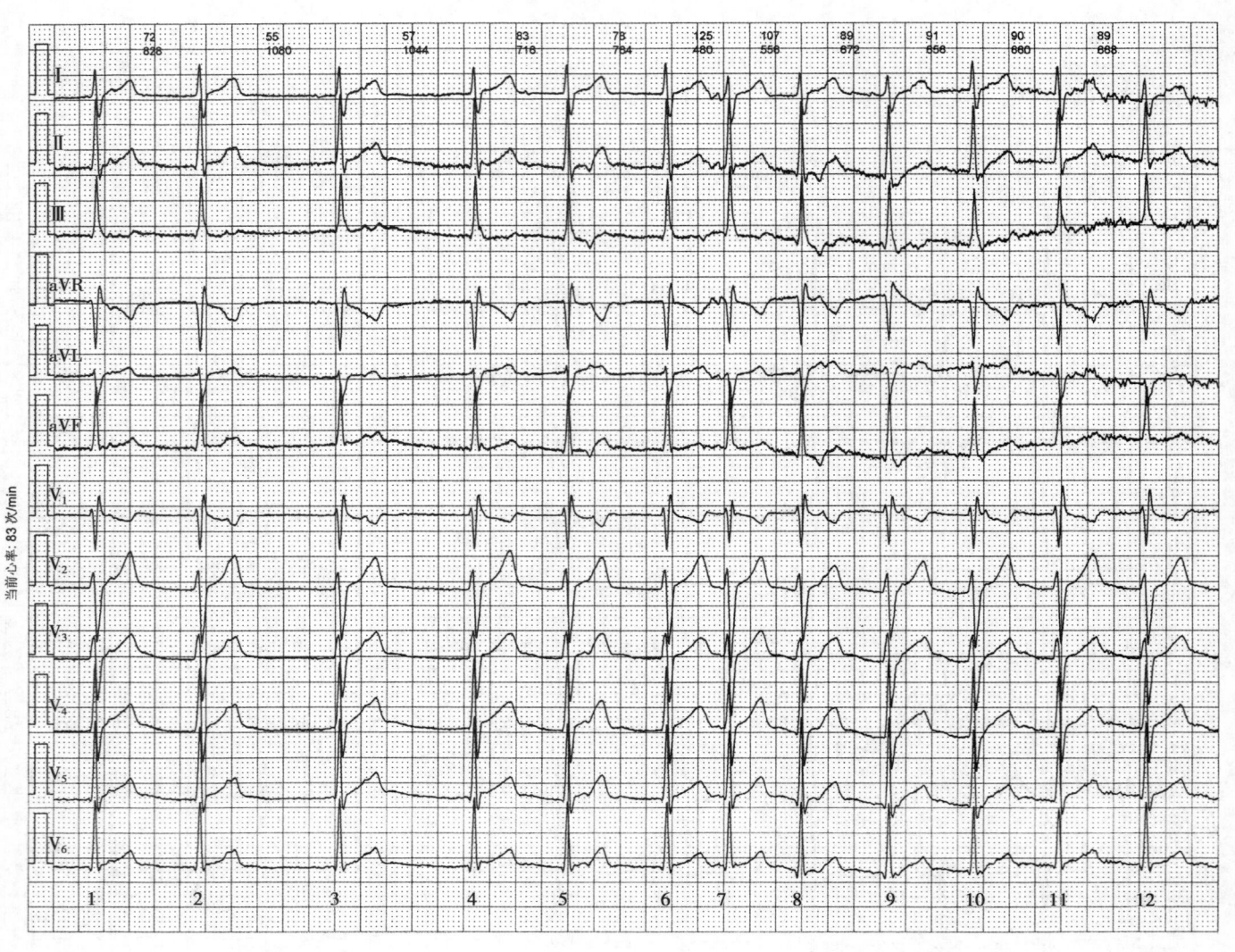

当前心率: 83 次/min

图 3 第 1～4、6、8～12 个心搏是交界性心律及加速性交界性心律。第 7 个心搏是窦性心室夺获。第 5 个与第 8 个心搏是逆行心房传导。

诊断： 显著的窦性心律不齐，交界性心律，加速性交界性心律，局限性右束支传导阻滞。

【点评】

1. 交界性心律　图 2 中第 4～8 个 QRS 波群的频率 60 次 /min，QRS 波群之前无 P 波，QRS 波群形态与窦性相同，诊断为交界性心律，是在窦性心律减慢（不除外窦性停搏）情况下发生的，又于窦性心律加快以后消失。

2. 加速性交界性心律是指交界性节律的频率在 60～100 次 /min。图 3 中第 8～12 个 QRS 波群的频率 90 次 /min，提示加速性交界性心律。

3. 图 3 中第 4 个心搏的 QRS 波群终末部分的 P 波不除外下传第 5 个心搏，第 5 个心搏激动又逆行心房，即窦性反复搏动？

【临床资料】

男性，49 岁，因"活动后胸闷、气短 26 年，加重伴双下肢水肿 20 天"入院。26 年前确诊为风湿性心脏病、二尖瓣关闭不全，行二尖瓣置换术、三尖瓣成形术。查体：血压 97/59mmHg，身高 161cm，体重 68kg，BMI 26.2kg/m²。超声心动图显示左心扩大，右心扩大，左心室肥大。

临床诊断： 风湿性心脏病，二尖瓣置换术后，三尖瓣成形术后，全心扩大，左心室肥大，慢性心功能不全，心功能Ⅲ级（NYHA 分级）。

【心电图分析】

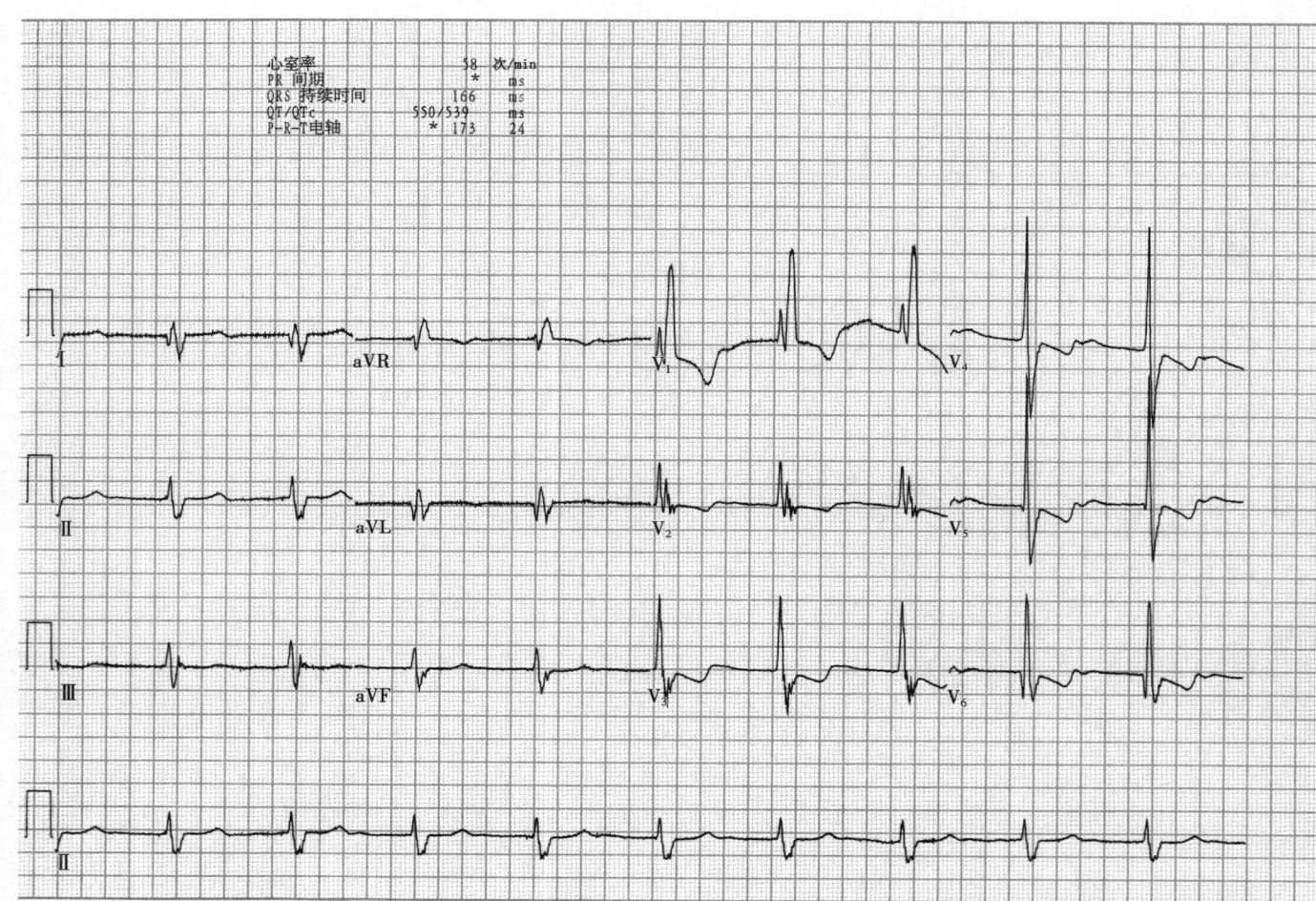

图 1 未见心房波，RR 间期匀齐，心室率 58 次 /min，QRS 波群时限 166ms，V₁ 导联呈 RsR′ 型，完全性右束支传导阻滞。Ⅰ、aVL、V₆ 导联出现异常 Q 波，R_{V_5} = 2.7mV，左心室高电压。ST 段：V₃～V₆ 导联下斜型压低 0.15～0.20mV。T 波：V₁～V₆ 导联倒置。U 波：V₄～V₆ 导联倒置。QT/QTc 间期 550/539ms。

诊断： 交界性心律，完全性右束支传导阻滞，异常 Q 波，左心室高电压，ST 段压低，T 波倒置，U 波倒置，QT/QTc 间期延长。

【点评】

1. 心房颤动　患者风湿性心脏病、心房颤动病史，f 波纤细，在图 1 中看不到 f 波。图 2 中隐约可见纤细的 f 波，只有第 3 个 QRS 波群由 f 波下传，其余 QRS 波群为心房颤动伴几乎完全性房室传导阻滞。

2. 交界性心律合并完全性右束支传导阻滞　呈右束支传导阻滞图形的 QRS 波群节律匀齐，性能稳定，与图 2 中夺获的 QRS 波群形态相同，考虑为交界性心律合并完全性右束支传导阻滞。

3. ST 段压低，T 波倒置，为原发性 ST-T 改变。

4. U 波倒置，见于冠心病、高血压、主动脉瓣病变等。

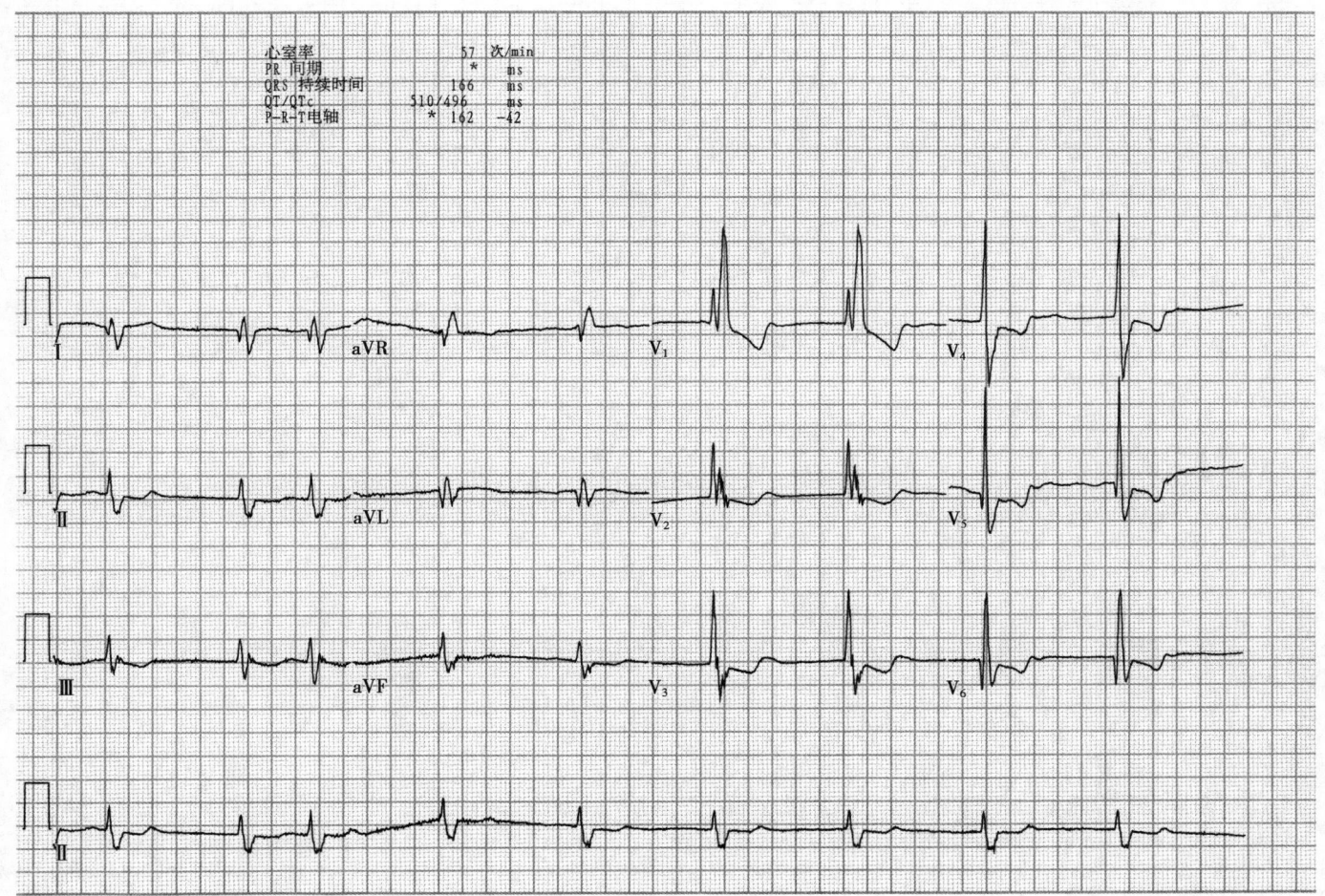

心室率		57	次/min
PR 间期		*	ms
QRS 持续时间		166	ms
QT/QTc	510/496		ms
P-R-T电轴	* 162	-42	

图 2　心房颤动，第 3 个 QRS 波群由 f 波下传，其余 QRS 波群同图 1。

诊断：心房颤动，交界性心律，几乎完全性房室传导阻滞，完全性右束支传导阻滞，ST 段压低，T 波倒置，QT/QTc 间期延长，U 波倒置。

第 16 例 | 交界性心律合并完全性右束支传导阻滞伴不完全性干扰性房室分离

【临床资料】

男性，59 岁，因"黑矇 6 个月"入院。半年前活动时出现黑矇，伴胸闷，休息后缓解。动态心电图监测出现 7.25s 停搏。冠状动脉支架植入术后 3 个月（具体不详）。高血压病史 15 年，最高血压 200/120mmHg。心肌酶学未见异常。超声心动图显示室间隔增厚，左室舒张功能轻度减低。

临床诊断： 冠状动脉粥样硬化性心脏病，冠状动脉支架植入术后，高血压 3 级（极高危），糖尿病 2 型，窦性停搏，病态窦房结综合征。

【动态心电图分析】

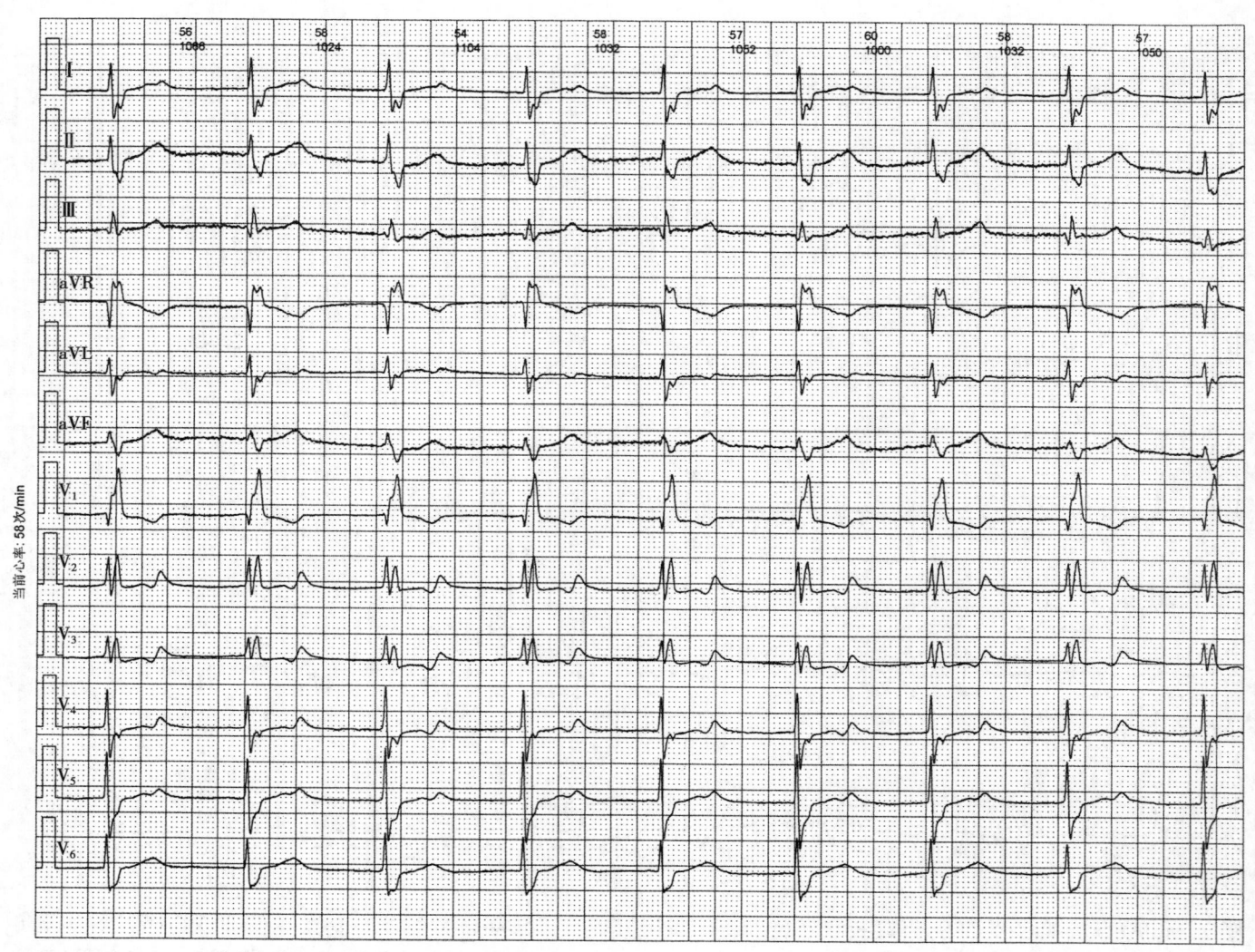

图 1 未见窦性 P 波，规律出现的 QRS 波群时限 0.14s，心室率 58 次 /min。V₁ 导联呈 qR 型，40ms 之后的 QRS 波群运行缓慢，完全性右束支传导阻滞。ST 段：V₁~V₆ 导联压低 0.05~0.10mV。T 波：V₁ 导联倒置，V₂~V₄ 导联负正双向。QT 间期 0.48s。

诊断： 窦性停搏？交界性心律，完全性右束支传导阻滞，T 波负正双向（V₂~V₄ 导联），q 波（V₁ 导联）。

【点评】

1. 图 1 未见窦性 P 波，可能存在窦性停搏、窦房传导阻滞或窦性 P 波重叠于 QRS 波群之中。从图 2 中看到了窦性 P 波夺获心室的过程，窦性频率与图 1 中的交界性频率几乎相等。窦性 P 波重叠于 QRS 波群之中的可能性较大。

2. 从夺获的 QRS 波群形态与图 1 中看不到 P 波的宽 QRS 波群节律的 QRS 波群形态一致分析，图 1 就是交界性心律合并完全性右束支传导阻滞，而不是室性自主节律。

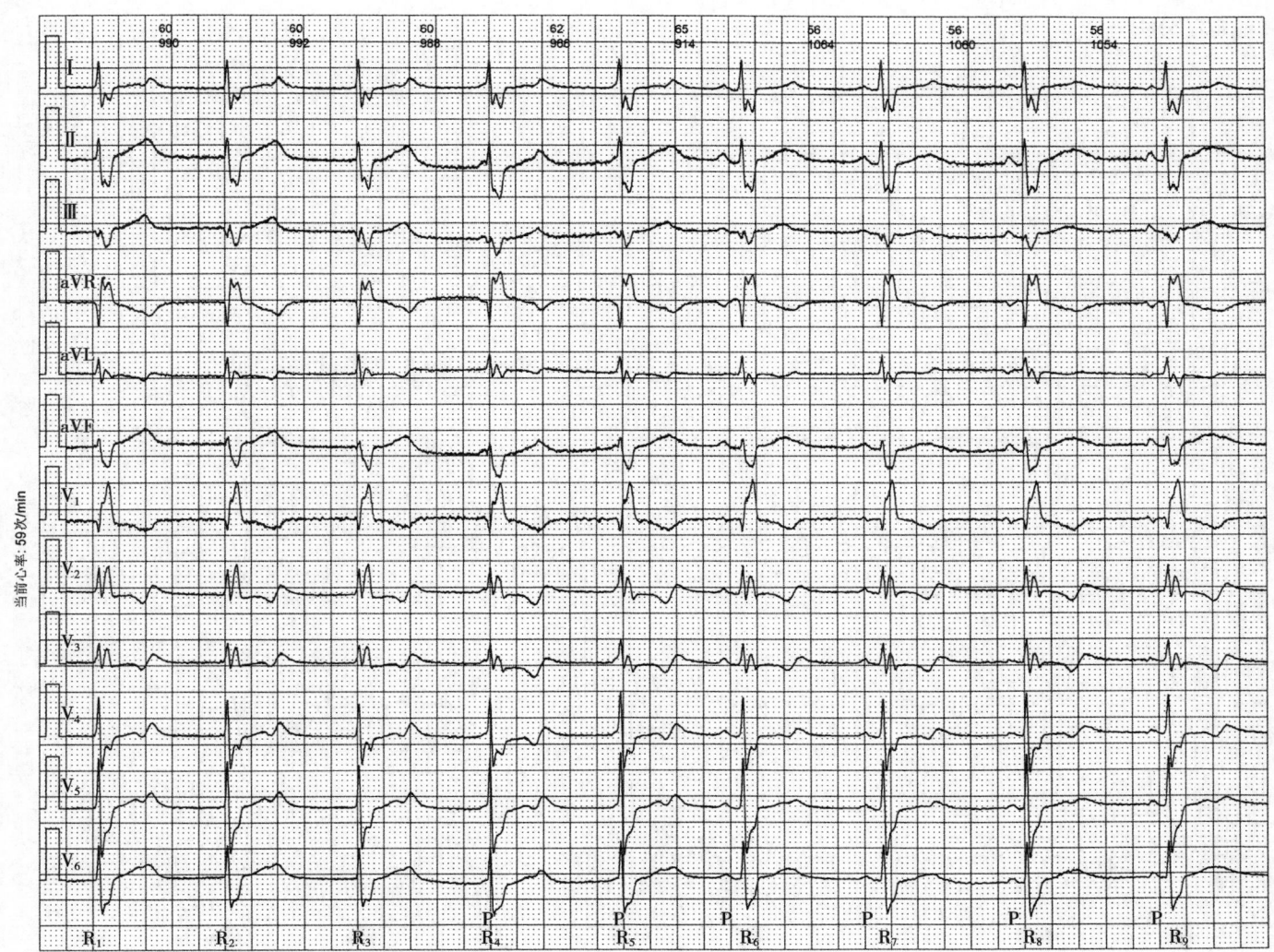

当前心率：59次/min

图 2　R_1 ~ R_5 是交界性心律合并完全性右束支传导阻滞，心室率 60 次 /min。R_5R_6 间期是所有 RR 间期中的最短者，P 波夺获了 R_6，PR 间期 0.15s，PR_7 间期 0.15s，PR_8 与 PR_9 间期缩短，提示 R_8 与 R_9 是交界性心律合并完全性右束支传导阻滞。

诊断：窦性心动过缓，交界性心律，完全性右束支传导阻滞，不完全性干扰性房室分离。

交界性心律合并完全性右束支传导阻滞伴不完全性干扰性房室分离

交界性心律合并完全性右束支传导阻滞加左前分支传导阻滞

【临床资料】

男性，75 岁，既往心肌梗死病史 38 年，风湿性心脏病史 46 年，心房颤动史 46 年，高血压病史 15 年。钙 2.28mmol/L，钾 3.56mmol/L。超声心动图显示全心扩大，二尖瓣狭窄合并关闭不全，主动脉瓣狭窄合并关闭不全，肺动脉瓣轻度反流。

临床诊断： 冠状动脉粥样硬化，陈旧性心内膜下心肌梗死，风湿性心脏瓣膜病，心房颤动。

【心电图分析】

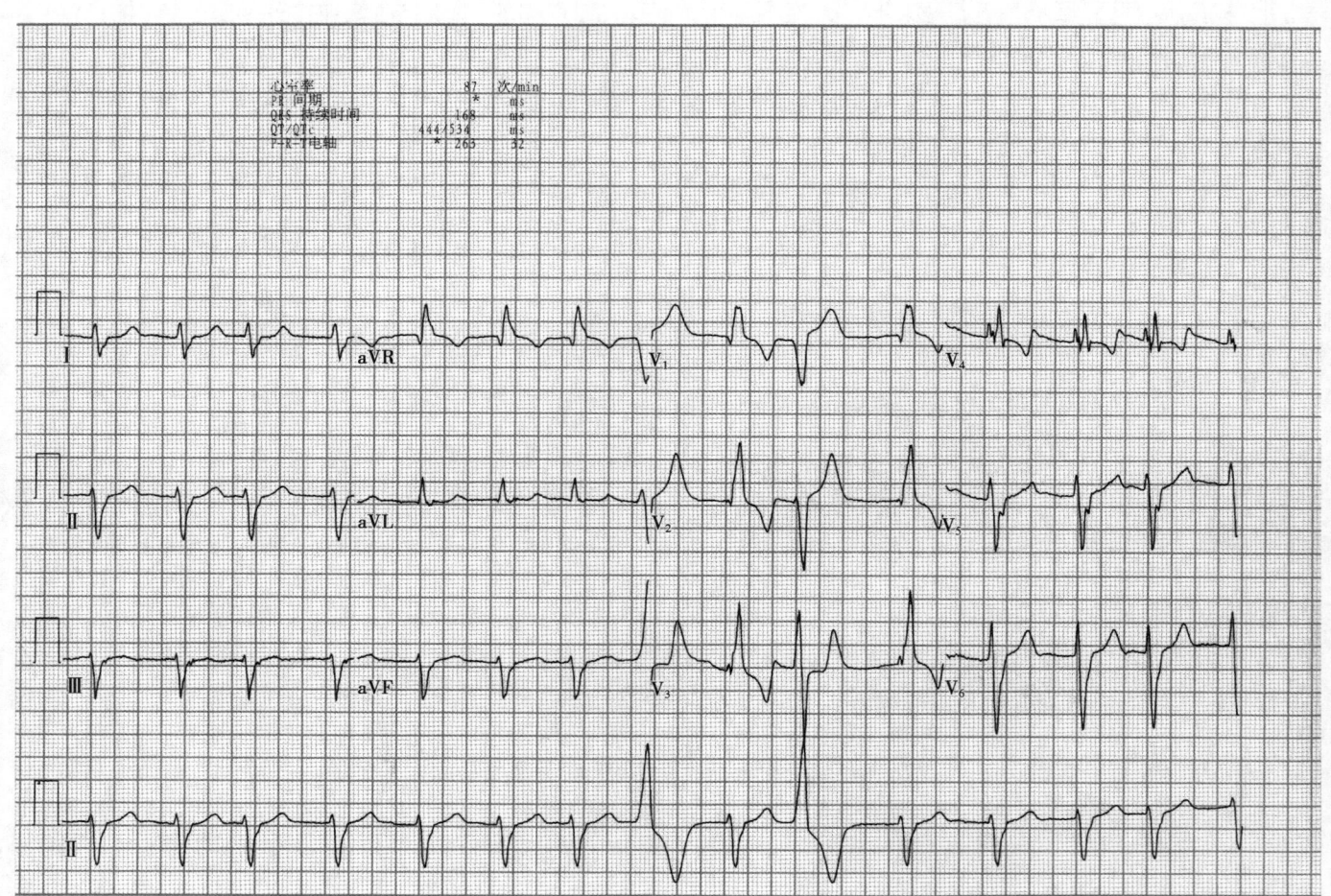

图 1　72 岁心电图：未能看到心房波，依据风湿性心脏病联合瓣膜病及 46 年心房颤动病史，RR 间期不匀齐，提示隐匿性心房颤动。平均心室率 87 次 /min，QRS 波群时限 168ms，QRS 电轴 263°，QT/QTc 间期 444/534ms。V₁、V₂ 导联呈 qR 型，完全性右束支传导阻滞。不确定心电轴，R$_{aVR}$ = 0.70mV，V₅、V₆ 导联呈 rS 型，提示右心室肥大。两个与众不同的宽 QRS 波群，室性期前收缩。

诊断： 隐匿性心房颤动，右心室肥大，完全性右束支传导阻滞，不确定心电轴不除外左前分支传导阻滞，室性期前收缩，异常 q 波（V₁、V₂ 导联），QTc 间期延长。

【点评】

1. 宽 QRS 波群节律可能的诊断　①交界性心律合并完全性右束支传导阻滞加左前分支传导阻滞；②室性节律，起搏点位于左室流入道的左后分支处。与过去心房颤动节律时的 QRS 波群形态比较基本一致，证明图 2 的诊断是交界性心律伴完全性右束支传导阻滞加左前分支传导阻滞。

2. 看不到 "f" 波为什么还要诊断为隐匿性心房颤动？这是依据病史作出的判断，风湿性心脏病患者心房颤动发生率高，持续性心房颤动自动转复窦性心律的概率很低。心房肌纤维化使心房肌细胞除极能力降低或部分丧失，心房除极向量减小，在体表心电图上看不到 "f" 波（记录心房内心电图可以看到 "f" 波），但仍保持着心房颤动的心室节律极度不匀齐的特点，据此诊断为隐匿性心房颤动。

3. 图 2 中 RR 间期匀齐，心室率 51 次 /min，已经发生三度房室传导阻滞。

4. 风湿性心脏病二尖瓣狭窄患者，左心房与右心室负荷增重，可出现左心房扩大及右心室肥大，后者表现为 R_{aVR} 增高，顺时针转位，V_5、V_6 导联 rS 型。

5. ST-T 改变，有继发因素，也有原发因素的影响。

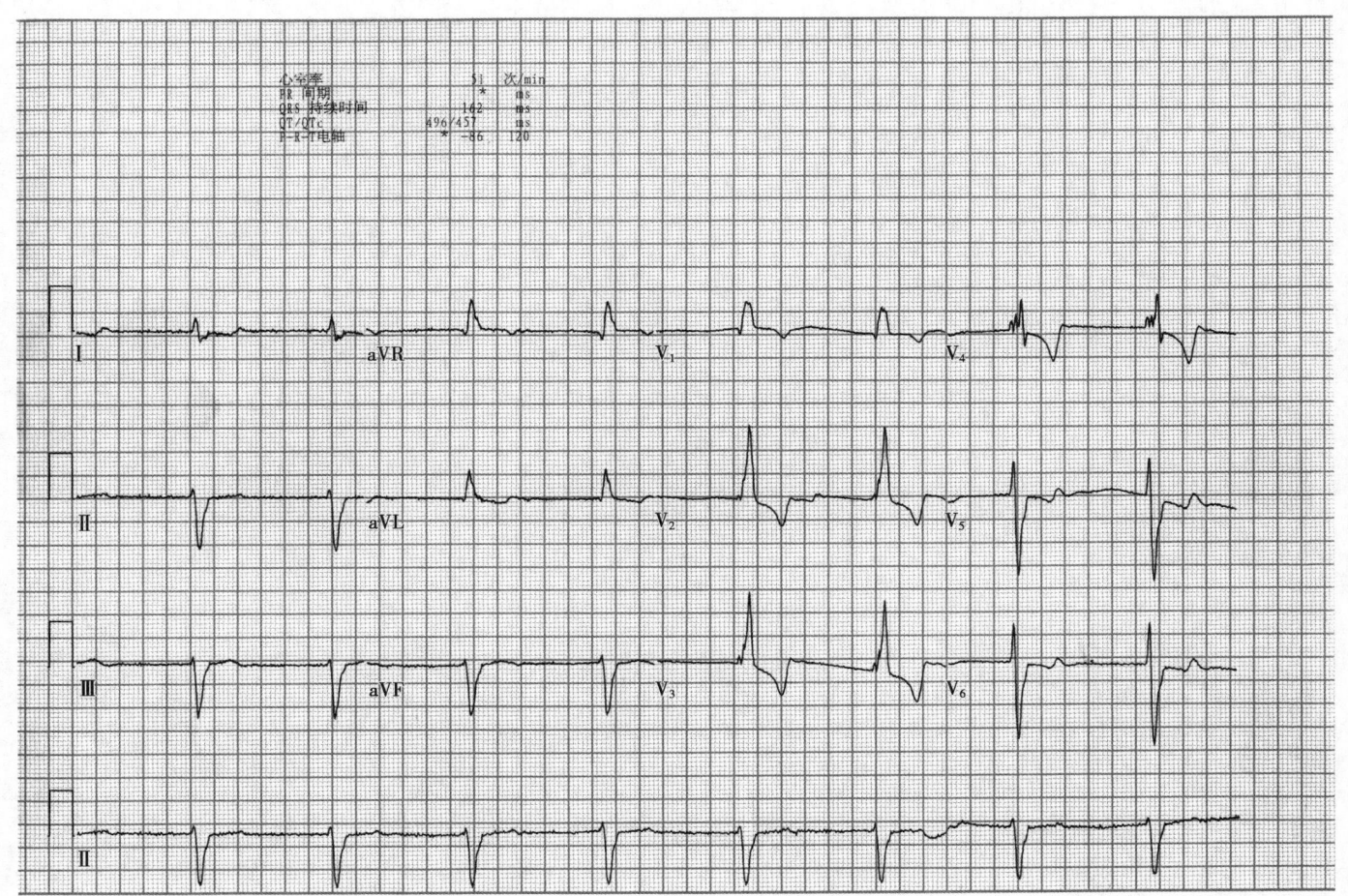

图 2　75 岁入院时心电图：未见心房波，提示隐匿性心房颤动，RR 间期匀齐，心室率 51 次 /min，QRS 波群时限 162ms，QRS 电轴 −86°，V_1 导联呈 qR 型，R_{aVR} = 0.60mV，V_5、V_6 导联呈 rS 型。QT/QTc 间期 496/457ms。ST 段：V_2～V_4 导联压低 0.05～0.075mV。T 波；V_2～V_4 导联倒置，V_5、V_6、I、aVL 导联双向。

诊断： 隐匿性心房颤动，完全性房室传导阻滞，交界性心律合并完全性右束支传导阻滞加左前分支传导阻滞，右心室肥大，ST 段压低（广泛前壁），T 波倒置、双向（广泛前壁）。

第18例 │ 交界性心律合并完全性左束支传导阻滞

【临床资料】

男性,52 岁,因"活动后胸闷、憋气 1 年余"入院。既往高血压病史 4 年,脑梗死病史 5 年。查体:血压 202/72mmHg,身高 162cm,体重 58kg,BMI 22.1kg/m²。超声心动图显示主动脉瓣关闭不全。冠脉造影显示回旋支重度狭窄。完善各项检查以后,行主动脉瓣置换 + CABG。心外探查见心脏增大,以左心为主。心内探查见主动脉瓣二瓣化畸形、纤维化、钙化,造成主动脉瓣关闭不全,机械瓣置换术后。行大隐静脉与钝缘支端侧吻合,手术顺利。

【心电图分析】

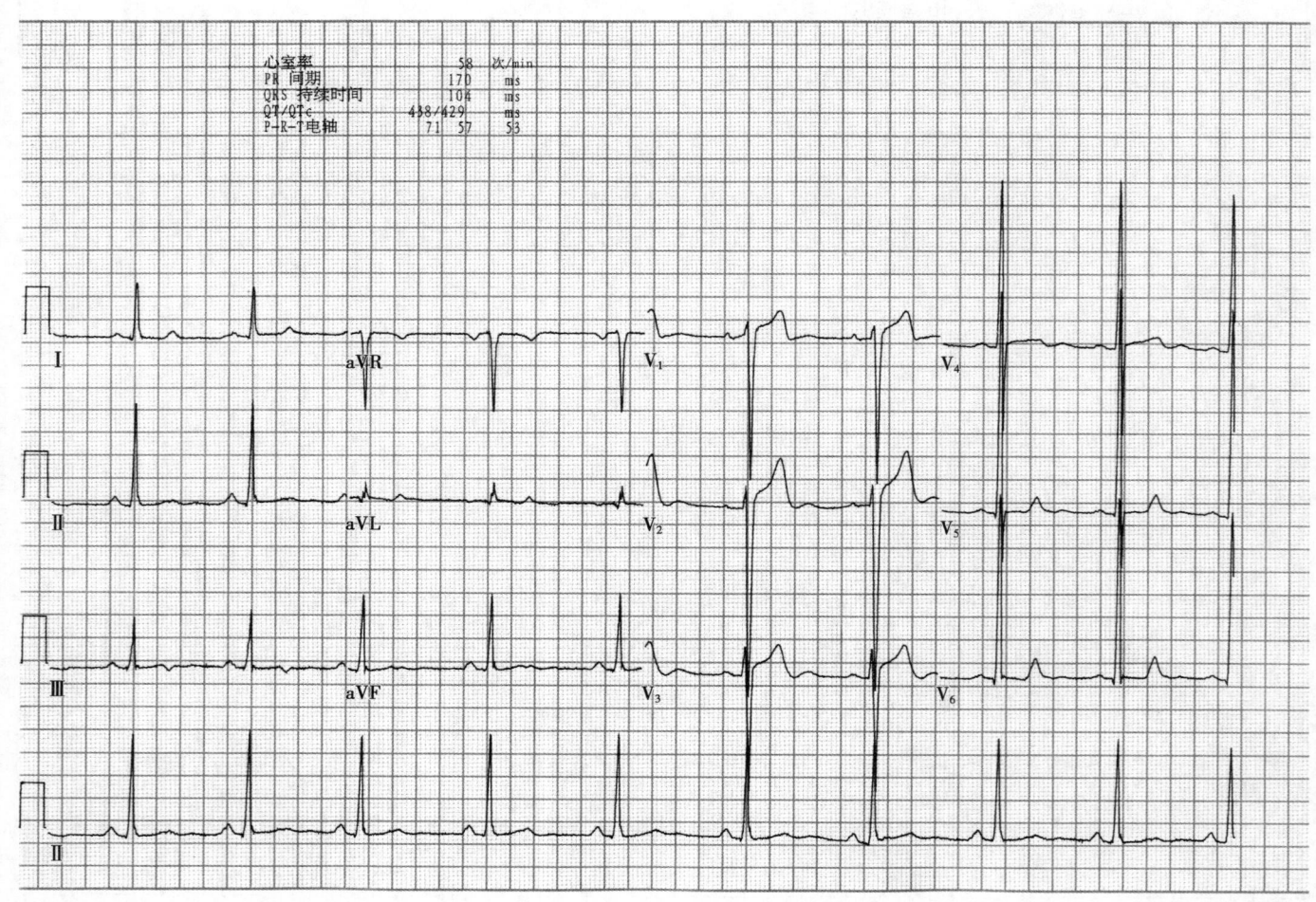

图 1 心脏术前心电图:窦性心动过缓,心率 58 次 /min。PR 间期 170ms,QRS 波群时限 104ms,QRS 电轴 57°,QT/QTc 间期 438/429ms。R_{V_5} = 4.8mV,R_{V_6} = 3.9mV,R_{V_5} + S_{V_1} = 8.0mV,S_{V_2} = 4.0mV,左心室扩大。T 波:Ⅱ、aVF、V₄ 导联低平。

诊断:窦性心动过缓,左心室扩大,T 波低平。

临床诊断: 风湿性心脏病,主动脉瓣关闭不全,左心增大,冠状动脉粥样硬化性心脏病,CABG 术后,高血压 3 级(极高危),主动脉瓣植入术后(机械瓣),陈旧性脑梗死。

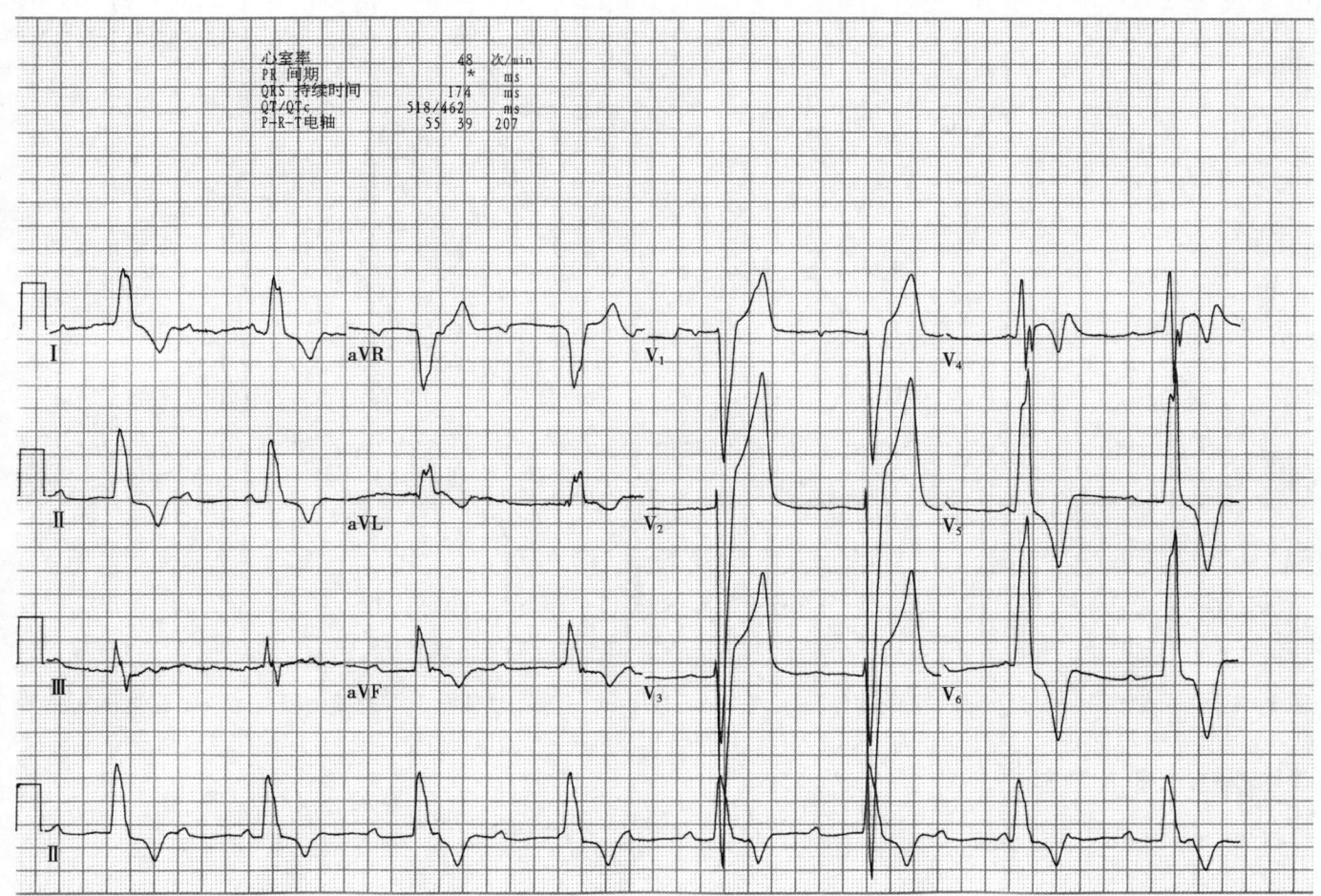

心室率	48	次/min
PR 间期	*	ms
QRS 持续时间	174	ms
QT/QTc	518/462	ms
P-R-T电轴	55 39 207	

图 2 窦性 P 波顺序发生,心房率 115 次 /min,窦性心动过速。RR 间期匀齐,心室率 48 次 /min,P 波与 R 波无关系,QRS 波群时限 174ms,QRS 电轴 39°,QT/QTc 间期 518/462ms。I、V5、V6 导联呈 R 型,V1 导联呈 rS 型,左束支传导阻滞图形。ST 段:V1~V3 导联抬高 0.30~0.9mV,V6 导联压低 0.20mV。T 波:I、II、aVL、V5、V6 导联倒置,V1~V3 导联高耸,aVR 导联直立。

诊断: 窦性心动过速,交界性心律合并完全性左束支传导阻滞? 室性自主心律。

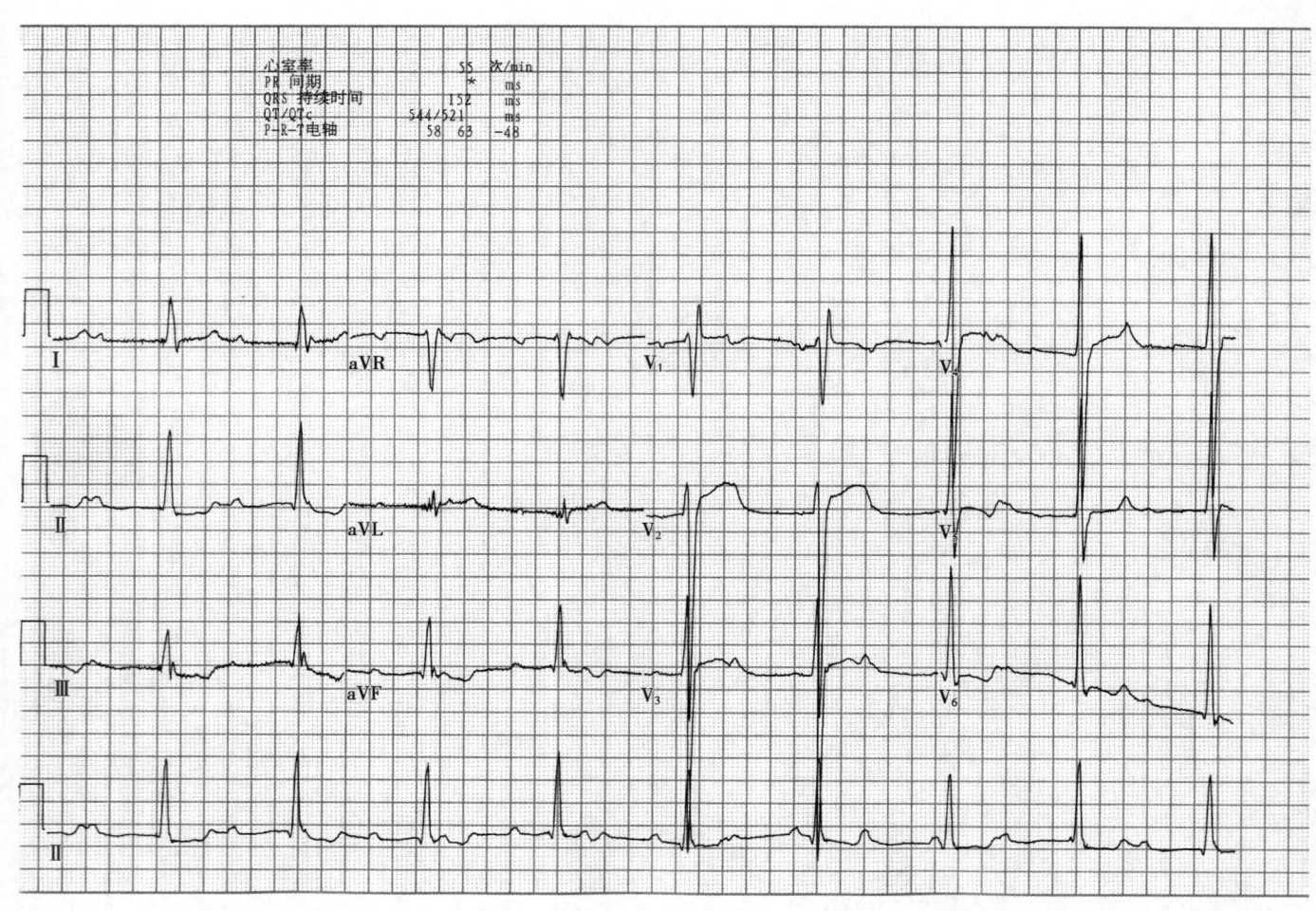

心室率　　　　　　　　55　次/min
PR　间期　　　　　　　*　ms
QRS　持续时间　　　152　ms
QT/QTc　　　544/521　ms
P–R–T电轴　　58　63　–48

图 3　窦性 P 波频率 100 次 /min，RR 间期匀齐，心室率 55 次 /min，QRS 波群时限 152ms，QRS 电轴 63°，QT/QTc 间期 544/521ms，P 波与 R 波无关系，提示三度房室传导阻滞，加速性室性心律。

诊断：窦性心律，三度房室传导阻滞，加速性室性自主心律。

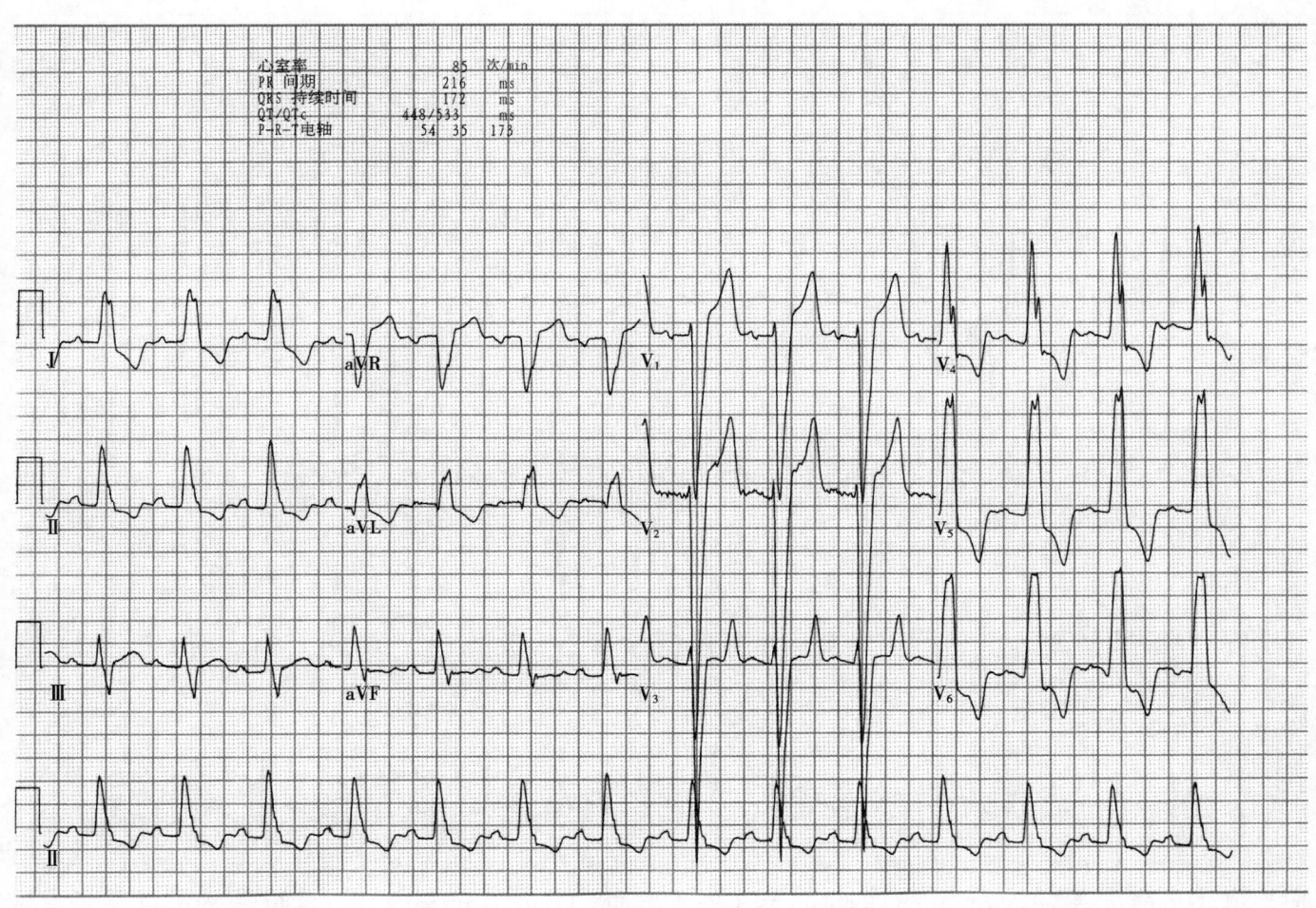

心室率   85   次/min
PR 间期   216   ms
QRS 持续时间   172   ms
QT/QTc   448/533   ms
P-R-T电轴   54   35   173

图 4 窦性心律, 心率 85 次 /min, PR 间期固定 216ms, QRS 波群时限 172ms, QRS 电轴 35°, QT/QTc 间期 448/533ms。I、V₅、V₆ 导联呈 R 型, V₁ 导联呈 rS 型, 完全性左束支传导阻滞。

诊断: 窦性心律, 一度房室传导阻滞, 完全性左束支传导阻滞, QTc 间期延长。

交界性心律合并完全性左束支传导阻滞

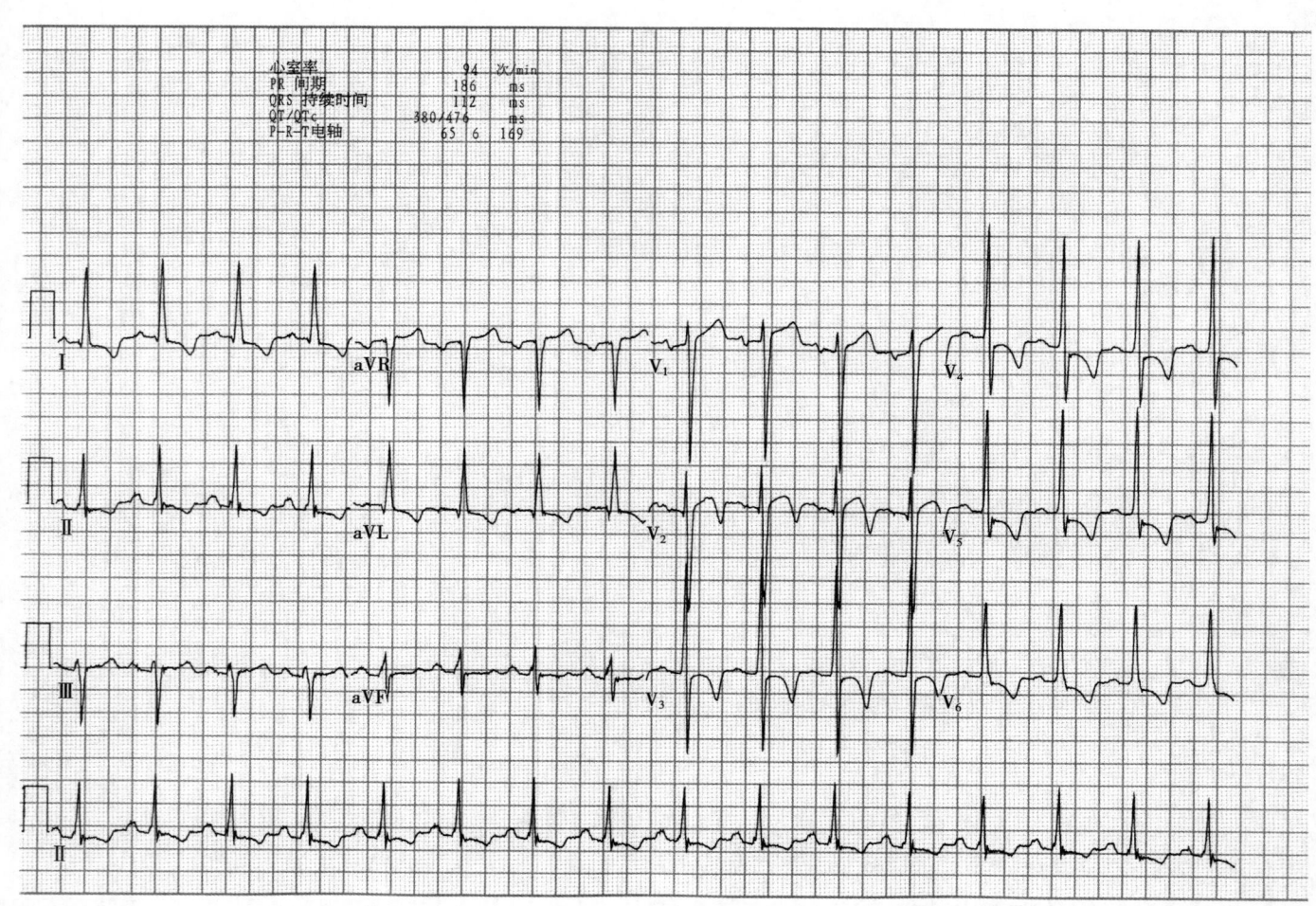

心室率   94   次/min
PR 间期   186   ms
QRS 持续时间   112   ms
QT/QTc   380/476   ms
P-R-T电轴   65 6 169

图 5　窦性心律,心率 94 次/min,PR 间期 186ms,QRS 波群时限 112ms,QRS 电轴 6°,QT/QTc 间期 380/476ms。与图 4 比较,左束支传导阻滞消失;与图 2、图 3 比较,三度房室传导阻滞消失;与图 1 比较,V₅、V₆ 导联 R 波以及 V₁、V₂ 导联 S 波振幅降低。R_I = 1.65mV,R_{aVL} = 1.35mV。ST 段:Ⅰ、aVL、V₃~V₆ 导联压低 0.10~0.225mV,aVR 导联抬高 0.10mV。T 波:Ⅰ、Ⅱ、aVL、V₂~V₆ 导联倒置,aVR 导联直立。

诊断: 窦性心律,左心室高电压,ST 段压低,T 波倒置。

【点评】

1. 窦性心动过速，三度房室传导阻滞，宽 QRS 波群节律，如图 2 所示，QRS 波群节律起源于何处？是交界区，还是心室？单凭这一份心电图，诊断有难度。当描记到图 4 以后，诊断就明确了。

2. 图 2 的诊断是窦性心律（过速）、三度房室传导阻滞、交界性心律合并完全性左束支传导阻滞，因为图 3 中 QRS 波形不是右束支传导阻滞图形，提示起源于近间隔侧左束支的节律。

3. 主动脉瓣关闭不全，主要引起左室舒张期负荷增重，致左室心腔扩大，致 V_5、V_6 导联 R 波异常高大，主动脉瓣置换术后，左室功能得到改善，V_5、V_6 导联 R 波幅度显著下降（图 5）。

4. 图 5 记录于心脏术后 1 个月，ST-T 在恢复过程中。

交界性心律合并完全性左束支传导阻滞

第19例 | 交界性心律与室性心律形成交-室室性融合波

【临床资料】

女性，24 岁，因 "心悸、胸闷 2 天，无发热" 入院。血生化检查显示肌钙蛋白 T 0.015ng/ml，谷丙转氨酶 32.6U/L，谷草转氨酶 4.7U/L，乳酸脱氢酶 137.9U/L，CK 45.1U/L，CK-MB 定量测定 0.80ng/ml，钙 2.29mmol/L，钾 4.16mmol/L，镁 0.81mmol/L。超声心动图显示各房室腔大小、形态正常，心脏结构未见异常。

【动态心电图分析】

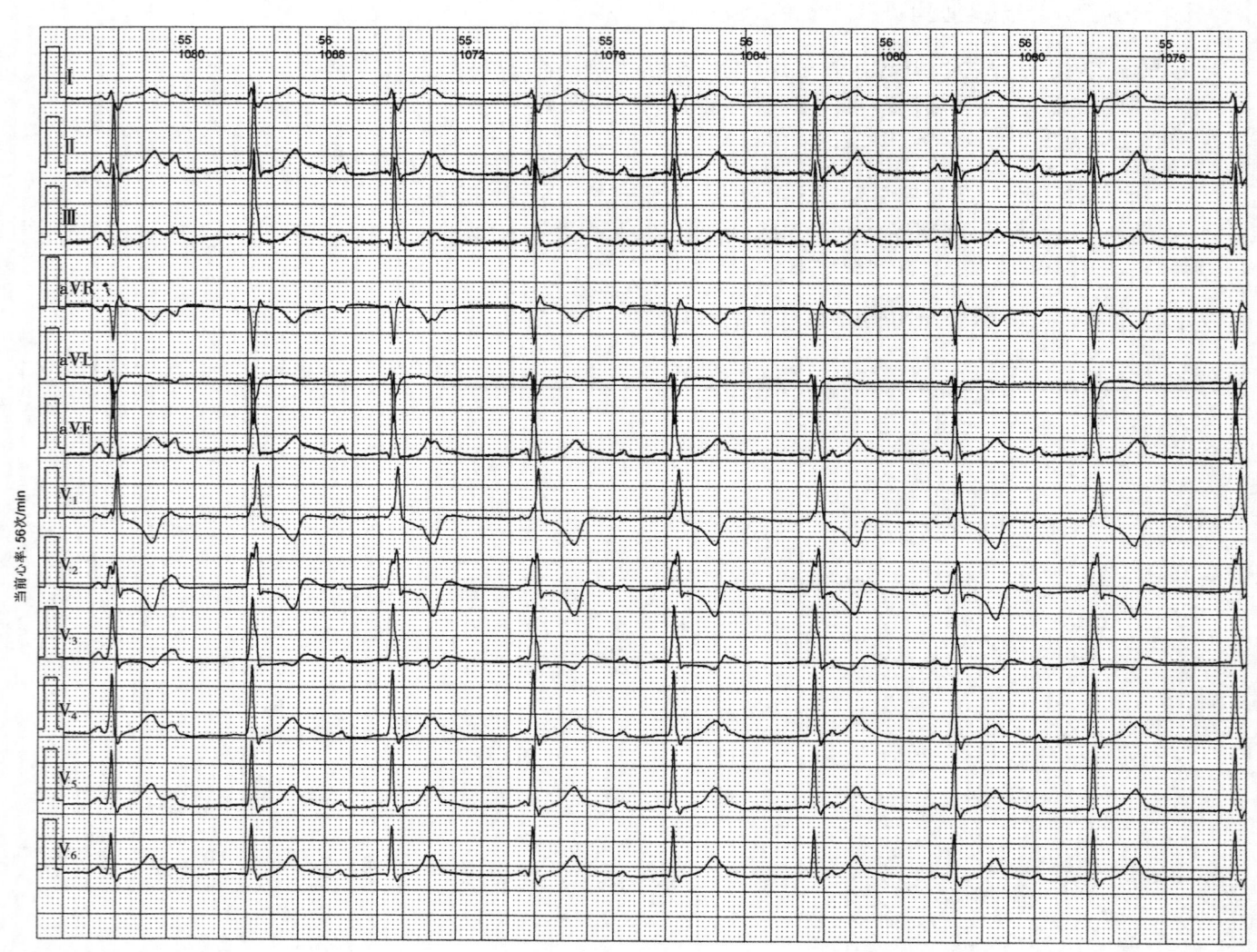

图 1 窦性 P 波顺序发生，心房率 80 次 /min，RR 间期匀齐，心室率 58 次 /min，QRS 波群时限 0.11s，V₁ 导联呈 R(rsR′) 型，P 波与 R 波无关系。窦性心律，完全性(三度)房室传导阻滞，交界性心律伴不完全性右束支传导阻滞。ST 段：V₁ ~ V₃ 导联下斜型压低 0.05 ~ 0.125mV。T 波：V₁、V₂ 导联倒置。QT 间期 0.44s。

临床诊断: 心肌炎? 三度房室传导阻滞。

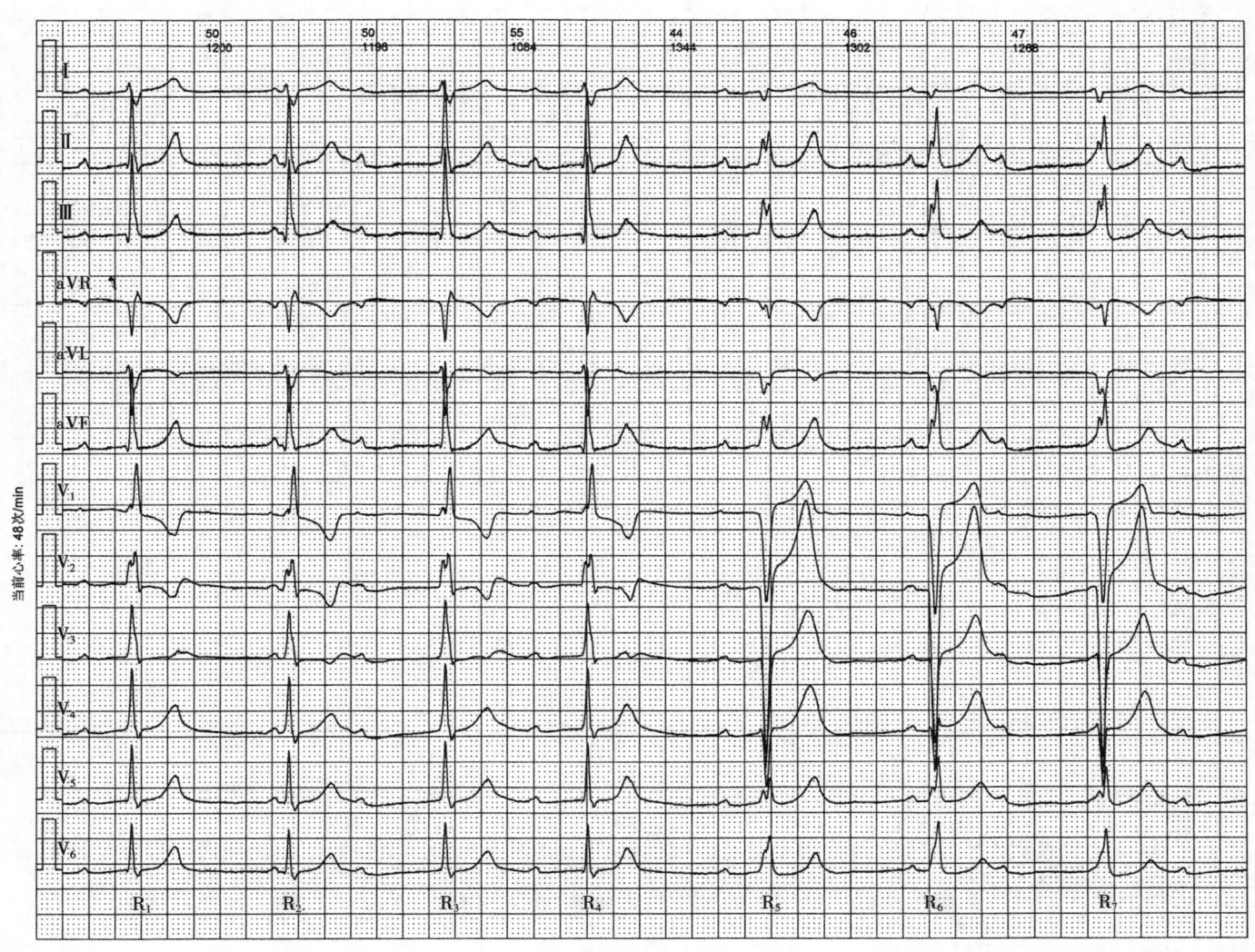

图 2 窦性 P 波规律出现,心房率 85 次/min,$R_1 \sim R_3$ 频率 50 次/min,交界性心律。R_4 "提前出现",提示窦 - 室夺获,PR_4 间期 0.40s,$R_5 \sim R_7$ 时限 0.11s,呈左束支传导阻滞图形,P 波与 R 波无关系,提示起自右束支(或右心室)的节律,其频率 46 次/min。

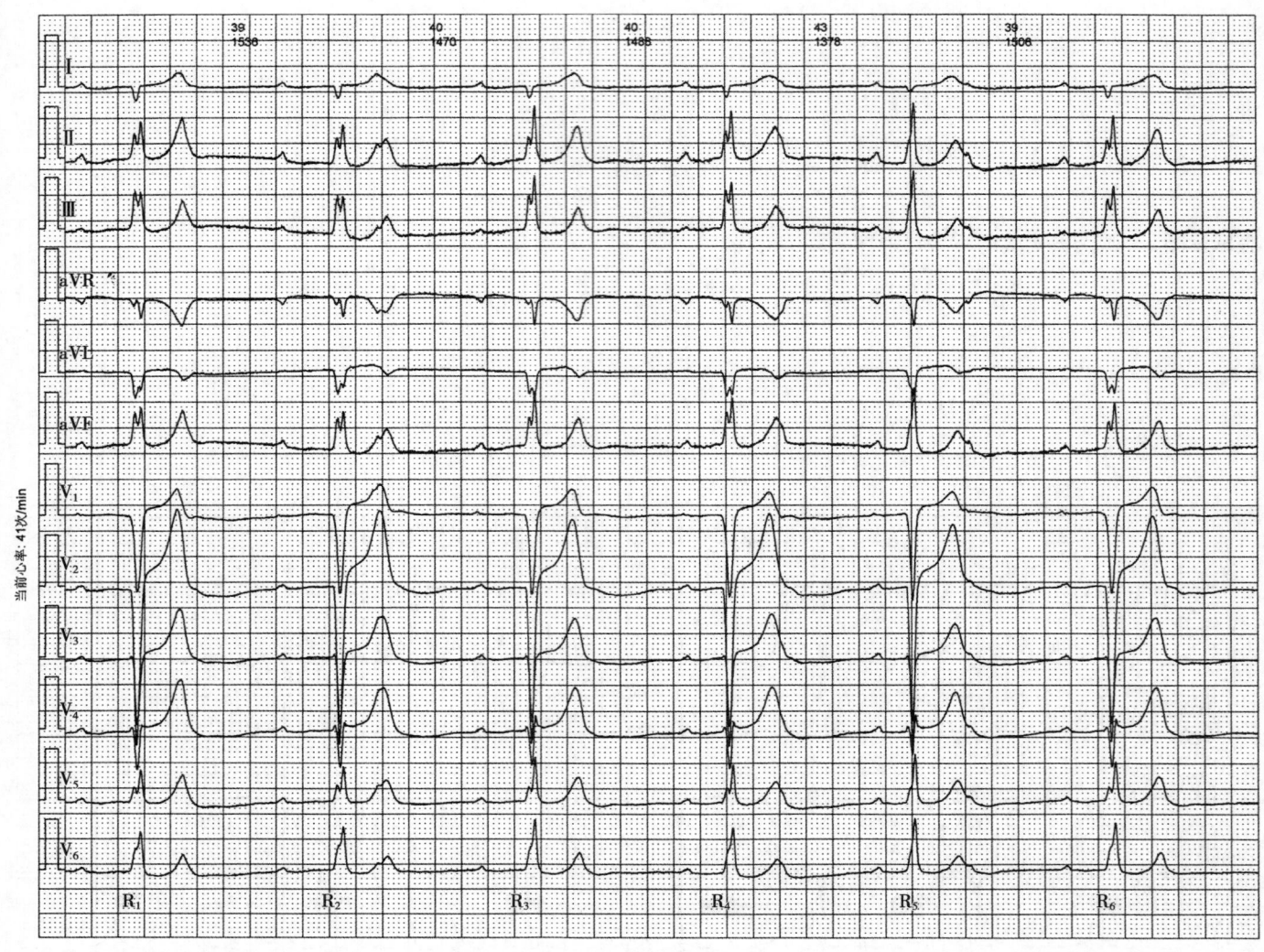

图 3 窦性 P 波规律出现, 心房率 85 次 /min, $R_1 \sim R_4$、R_6 时限 0.11s, R_5 时限 0.10s, RR 间期匀齐, 心室率 40 次 /min, P 波与 R 波无关系, 右心室节律, 窦 – 室室性融合波。

【点评】

1. 高度房室传导阻滞　阻滞程度介于二度房室传导阻滞与几乎完全性(或三度)房室传导阻滞之间。图 2 中 R_4 略为提前出现, 提示窦 – 室夺获, PR_4 间期延长至 0.40s, 一度房室传导阻滞, 大多数 P 波没有下传心室, 为高度或几乎完全性房室传导阻滞。

2. 交界性心律　本例患者入院后描记的一系列心电图均是窦性心律, 三度房室传导阻滞, QRS 波群节律呈不完全性右束支传导阻滞图形, 在动态心电图监测中又多为右束支传导阻滞图形的心室节律其频率稳定在 46 ~ 55 次 /min, 如果说图 2 是心室夺获, 则呈右束支传导阻滞的 QRS 波群节律是交界性心律伴不完全性右束支传导阻滞。

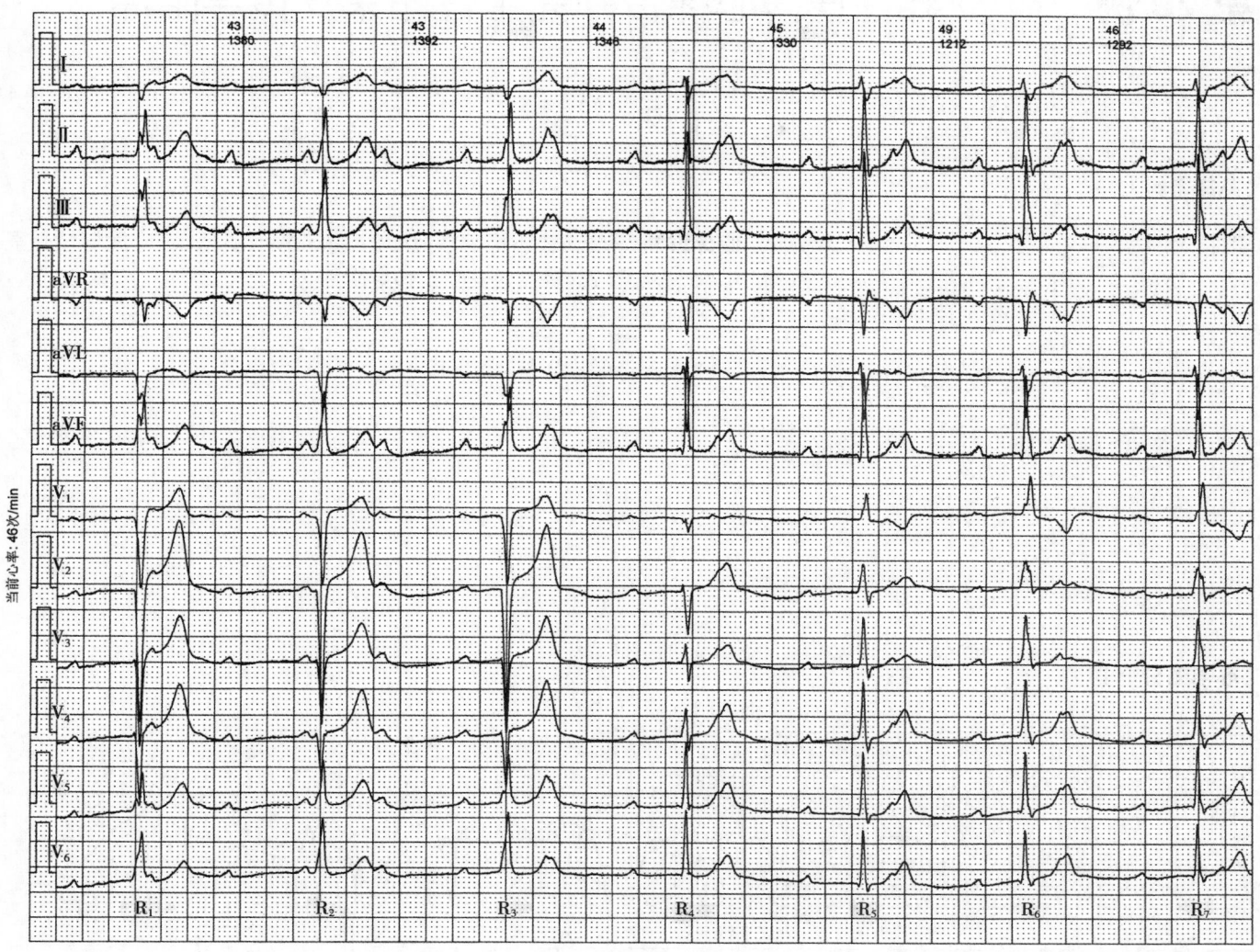

图 4 窦性 P 波规律出现，P 波与 R 波无关系。QRS 波群形态有 4 种：R₁~R₃ 为右束支（或右心室）心律，心率 43 次/min；R₆、R₇ 为交界性心律伴右束支传导阻滞，心室率 47 次/min；R₄ 与 R₅ 波形介于上述两种 QRS 波形之间，R₄ 波形像 R₁~R₃，R₅ 波形接近于 R₆ 与 R₇，R₄、R₅ 是波形不同的交－室室性融合波。

动态心电图诊断：窦性心律，一度房室传导阻滞，高度房室传导阻滞，交界性心律，不完全性右束支传导阻滞，室性节律，交－室室性融合波。

3. 室性心律 本例室性心室率在 40~47 次/min，呈左束支传导阻滞图形，QRS 波群时限 0.11s，室性心律的激动点可能位于右束支或室间隔右侧面。位于右束支传导延迟部位下端的起搏点最先引起右心室除极，随后激动室间隔及左束支，由于左束支晚除极，QRS 波群呈左束支传导阻滞图形，又由于左、右心室除极的全部时间没有超过120ms，而表现为"不完全性左束支传导阻滞"图形。

4. 交－室室性融合波 图 3 中 R₅ 时限略有变窄（在 Ⅱ 导联中 R 波形略有不同，根据图 4 中室性融合波的特点），提示是室性节律的激动与交界性激动共同除极产生的室性融合波，室性激动控制的心室区域占绝对优势，交－室室性融合波的形态，接近于室性心律的 QRS-T 形态。

【临床资料】

男性,78岁。

临床诊断: 冠心病,不稳定型冠心病,缺血性心肌病,左心房与左心室扩大,左心衰竭,完全性左束支传导阻滞。

【心电图分析】

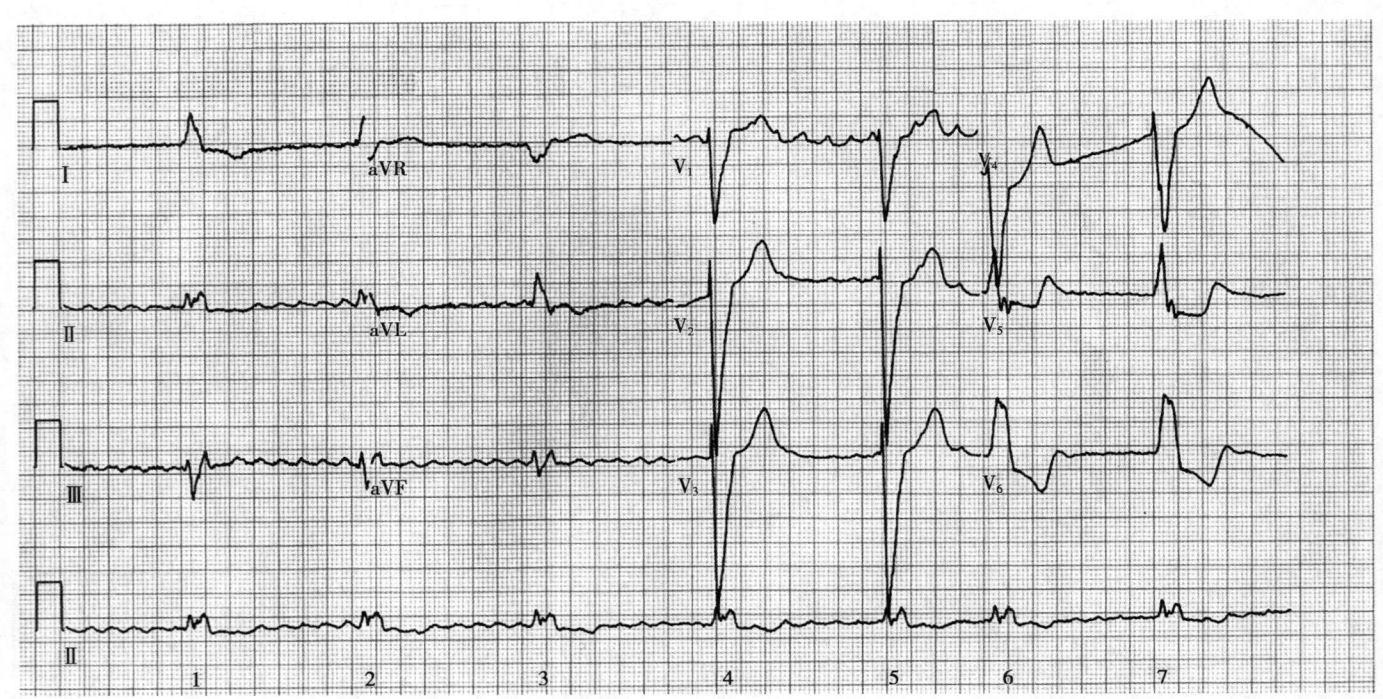

图1 P波消失,代之以快速、波形基本相同、间距相等的F波,心房率375次/min。第1~5、6~7个心搏的间距相等,FR间期不固定,QRS波群时限200ms,I、V_6导联呈单向、宽大切迹的R波,V_1~V_4导联呈rS型,呈完全性左束支传导阻滞图形,提示交界性逸搏心律伴完全性左束支传导阻滞。QT/QTc间期590/510ms。ST段:II、III、V_5、V_6导联压低0.10~0.40mV。T波:I、aVL导联倒置,V_5、V_6导联双向。第6个QRS波群形态与众相同,联律间期860ms,考虑f波下传。

诊断: 扭转型心房扑动,高度房室传导阻滞,交界性心律,完全性左束支传导阻滞。

【点评】

1. 扭转型心房扑动指 F 波方向由正向转为负向,或由负向转为正向。本例图 1 以 II 导联为例, F 波开始为负向,以后转为正向,符合扭转型心房扑动的表现。F 波频率 375 次 /min,符合非典型扭转型心房扑动的心电图诊断。

2. 为什么图 1 诊断为高度房室传导阻滞?因为图 1 中第 1~5 个 QRS 波群间距匀齐, F 波与 R 波无关系,心率 45 次 /min, QRS-T 波群与图 2 中 f 波下传的 QRS-T 波形相同,为交界性心律。心房扑动情况下出现交界性心律,尤其是频率缓慢的交界性心律,提示存在着高度房室传导阻滞。

3. 本例左束支传导阻滞的 QRS 波群时限宽达 200ms, QT 间期长达 590ms,心室除极时间与心室复极时间都显著延长,是严重的心室内传导障碍和心功能不全的心电图表现。1 年后,患者死于心力衰竭。

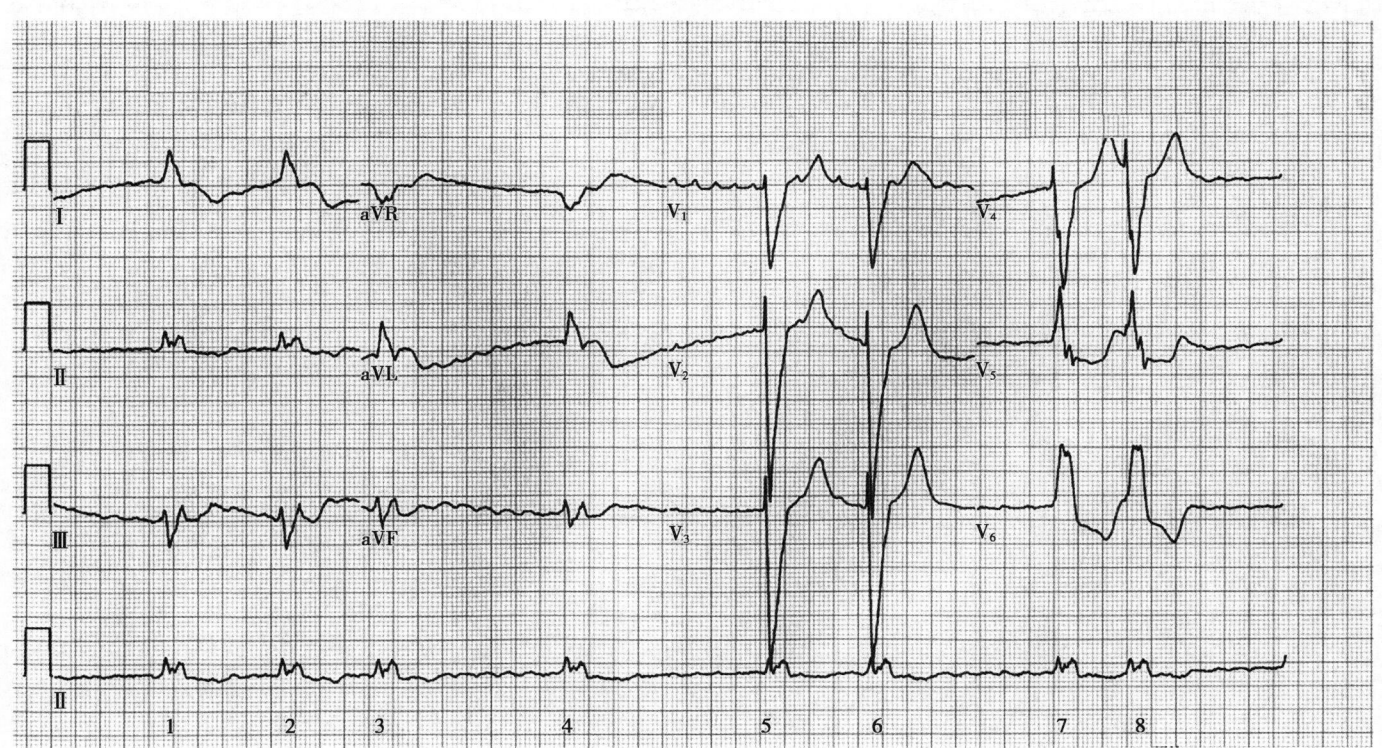

图 2 P 波消失,代之以不纯性 "f" 波。RR 间期不匀齐,完全性左束支传导阻滞。

诊断: 心房颤动(不纯性),完全性左束支传导阻滞, QT/QTc 间期延长。

交界性逸搏心律合并完全性左束支传导阻滞

第21例 | 交界性期前收缩伴发多形性逆行 P⁻ 波

【临床资料】

男性, 67 岁, 因 "心悸" 就诊。

临床诊断: 高血压, 糖尿病, 心律失常（交界性期前收缩）。

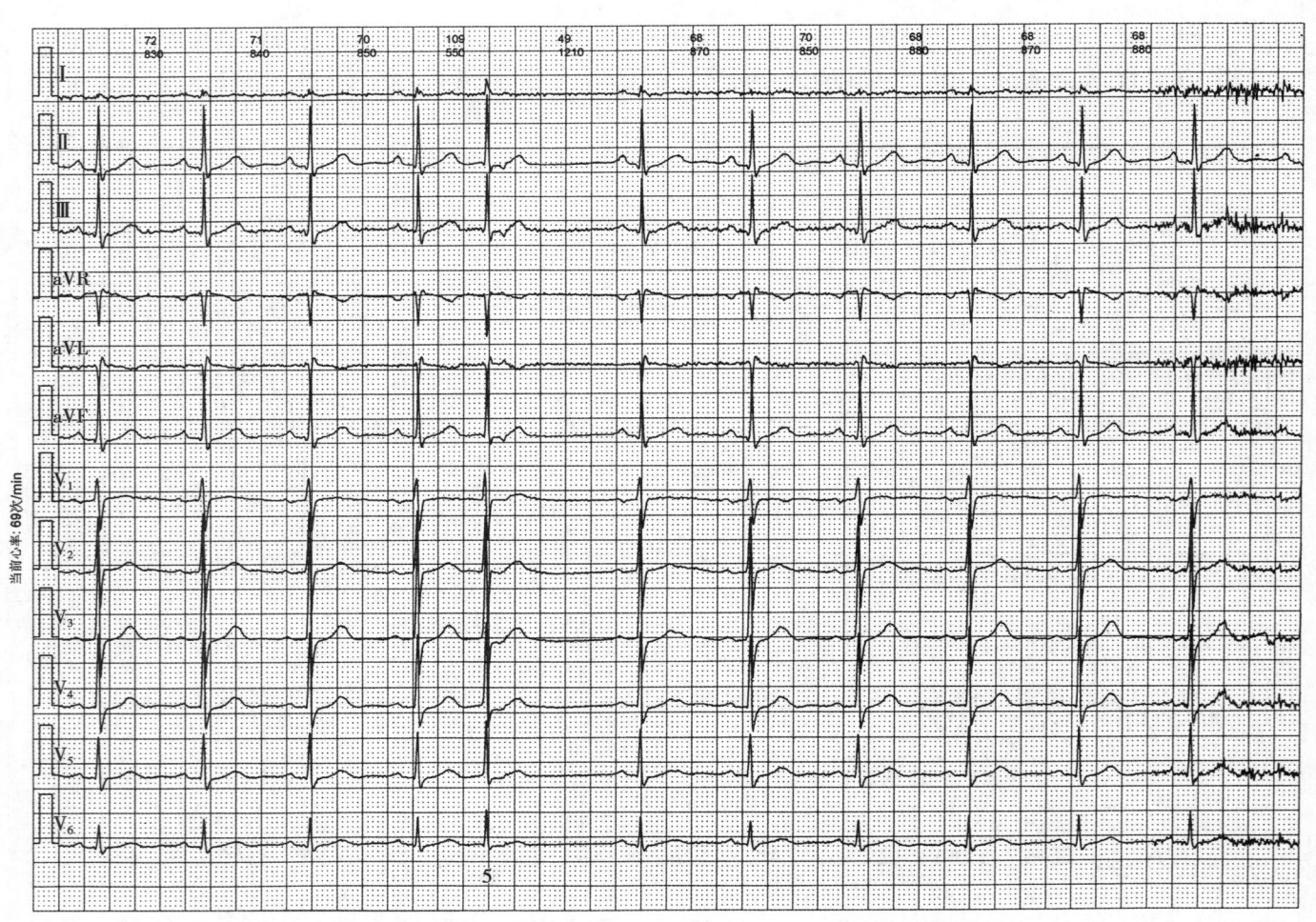

图1 交界性期前收缩后面的 P⁻ 波倒置较深（Ⅱ、Ⅲ、aVF 导联），RP⁻ 间期 0.12s，代偿间歇完全。

【动态心电图分析】

图 1 为窦性心律, 心率 71 次 /min, 图 2 和图 3 基本节律都是窦性心律。值得关注的是图 1~图 4 中第 5 个心搏的特征, 共同点: QRS 波群形态相同, 与窦性 QRS 波形一致。不同之处在于:

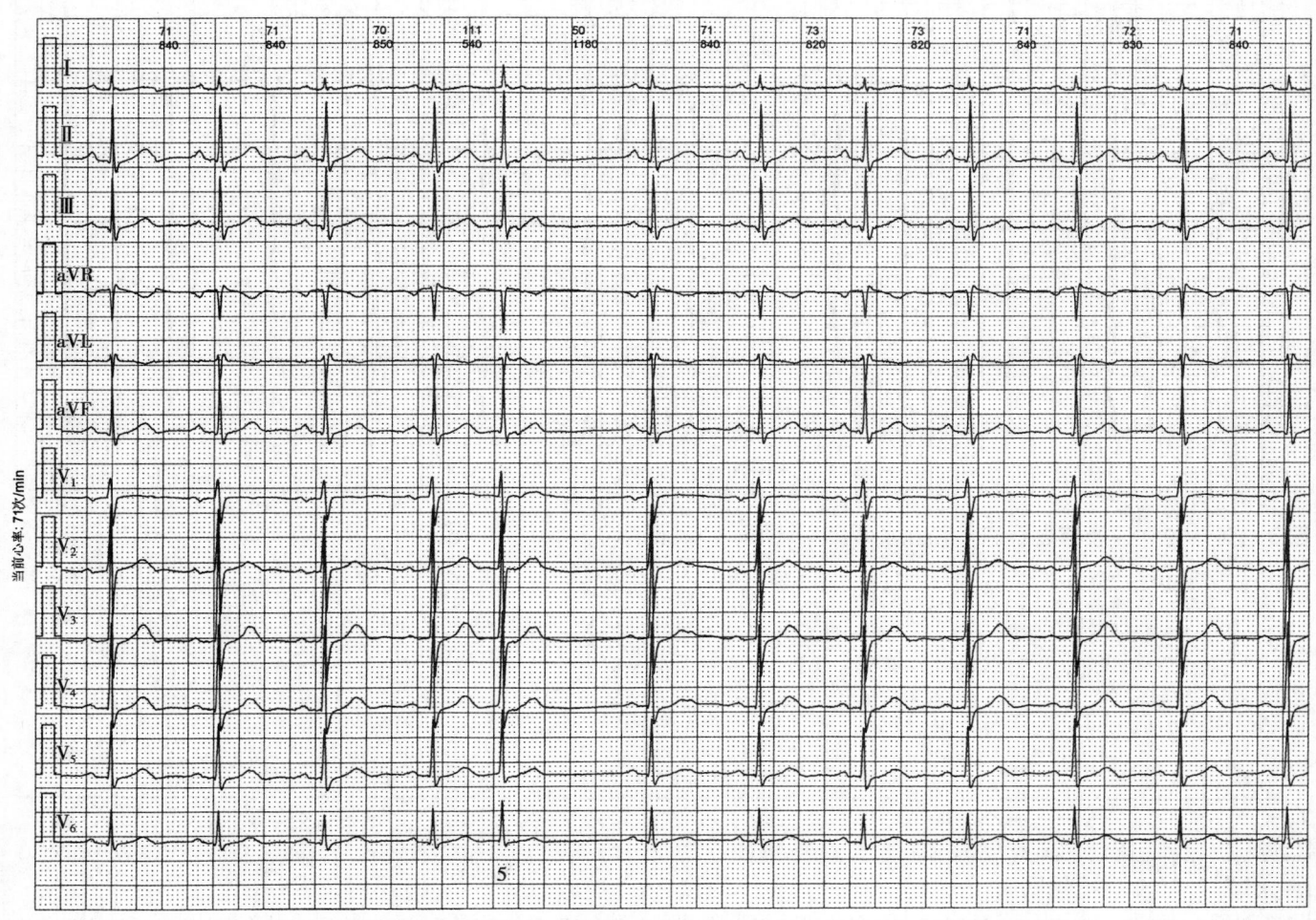

图 2 交界性期前收缩后面的 P⁻ 倒置较浅(II、III、aVF 导联), RP⁻ 间期 0.10s, 代偿间歇完全。

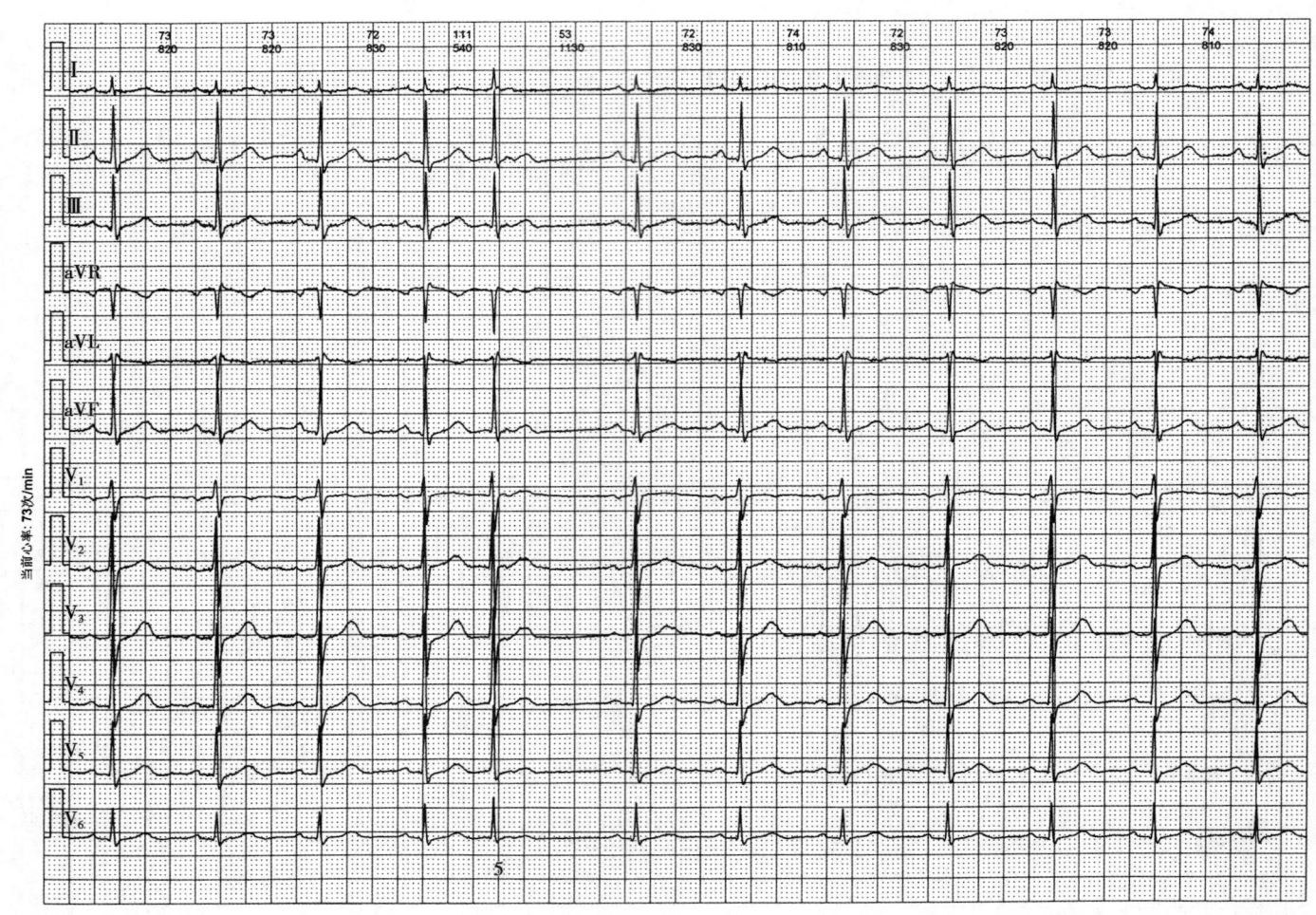

图 3 交界性 QRS 波群之后的 P⁻ 波正负双向（Ⅱ导联），RP⁻ 间期 0.10s，代偿间歇完全。

【点评】

起源于房室交界区的过早搏动，称为交界性期前收缩（交界性早搏）。它具有双向传导的电生理特性：一方面逆传心房，产生逆行 P⁻ 波；另一方面前传心室，产生交界性 QRS 波群。交界性 P⁻ 波与交界性 QRS 波群的时间关系，取决于交界区起搏点的位置和前传与逆传的速度，起搏点位置越高，逆传速度 > 前传速度，P 波位于 R 波之前。交界

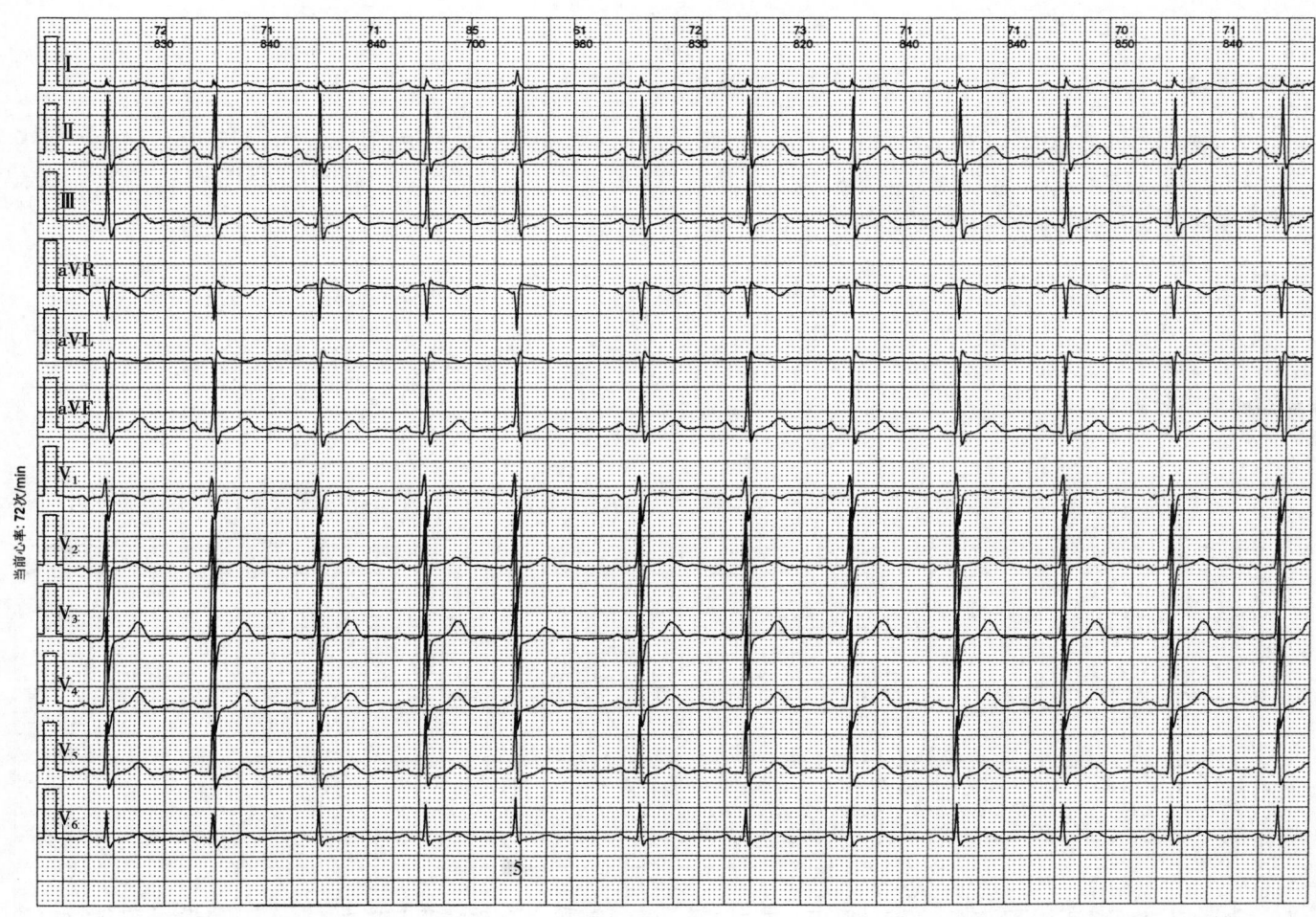

图 4 交界性期前收缩出现较晚,位于窦性 P 波上,代偿间歇完全。

动态心电图诊断;窦性心律,交界性期前收缩伴室房传导的多形性 P⁻波。

性期前收缩引起心房与心室同步除极,P⁻波重叠于 QRS 波群之中,交界性期前收缩引起心室除极在先,心房除极在后,P⁻波位于 R 波之后。本例交界性期前收缩的 P⁻波位于 R 波之后,P⁻波呈倒置深、浅和双向多种形态,交界性期前收缩在心房端激动的出口部位不同,产生多种逆行 P⁻波。

第22例 | 交界性期前收缩伴正向逆行 P⁻ 波

【临床资料】

男性，83 岁，因"间断心悸 4 年，再发加重 6h"入院。既往高血压病史 26 年，最高血压 210/102mmHg。查体：血压 126/69mmHg，身高 172cm，体重 83kg，BMI 28.1kg/m²。心肌酶正常，钾 4.4mmol/L。超声心动图显示左心扩大，主动脉瓣轻度关闭不全，左室舒张功能轻度减低。

【动态心电图分析】

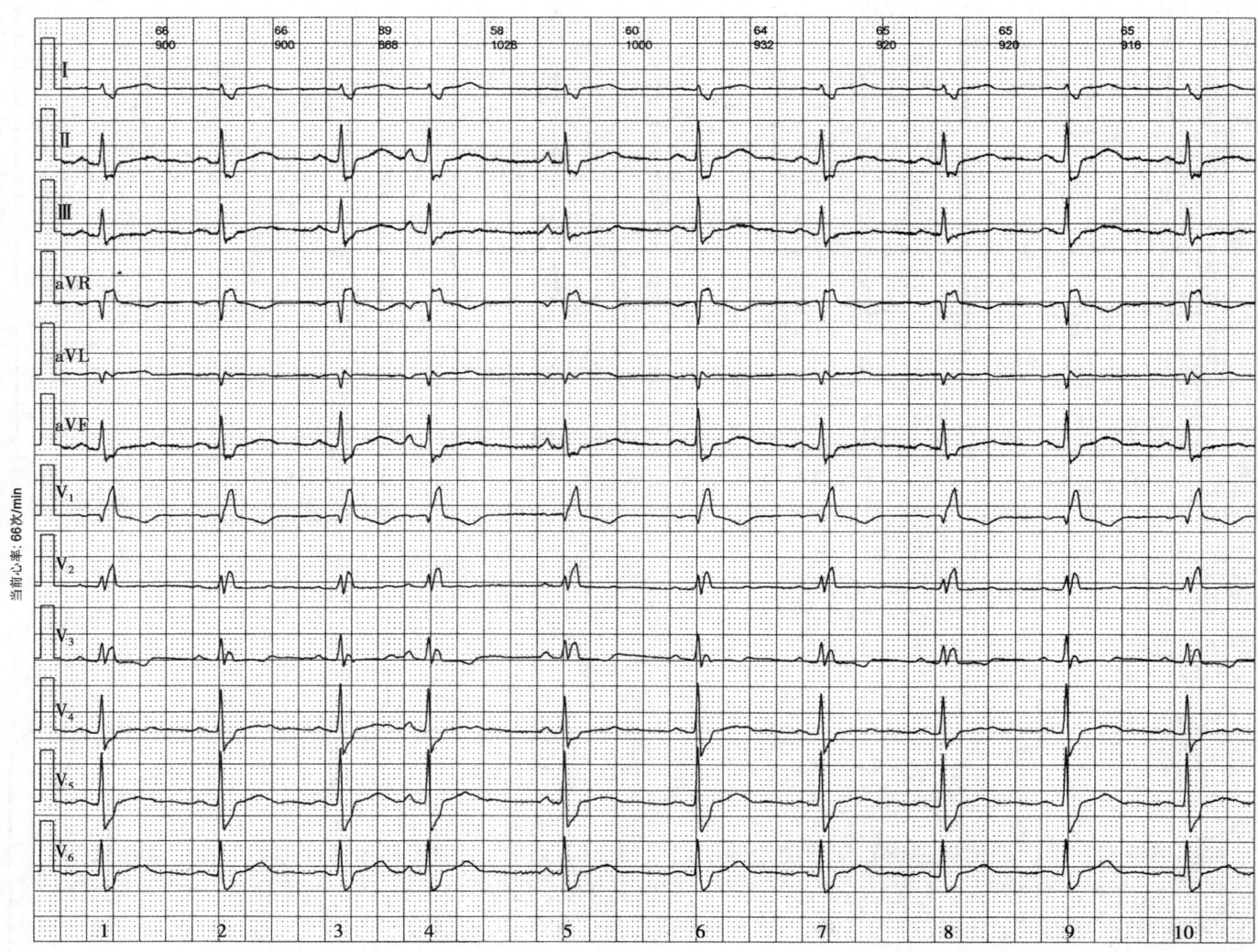

图 1　第 1~3、6~10 个心搏是窦性心律，心率 65 次 /min，PR 间期 0.18s，QRS 波群时限 0.13s，完全性右束支传导阻滞。第 4 个心搏提早出现，P′波形态与窦性 P 波不同，PR 间期 0.18s，房性期前收缩。第 5 个心搏 P′波变尖，提示房性逸搏。

诊断：窦性心律，房性期前收缩，房性逸搏，完全性右束支传导阻滞。

临床诊断：高血压 3 级（极高危），陈旧性脑梗死。

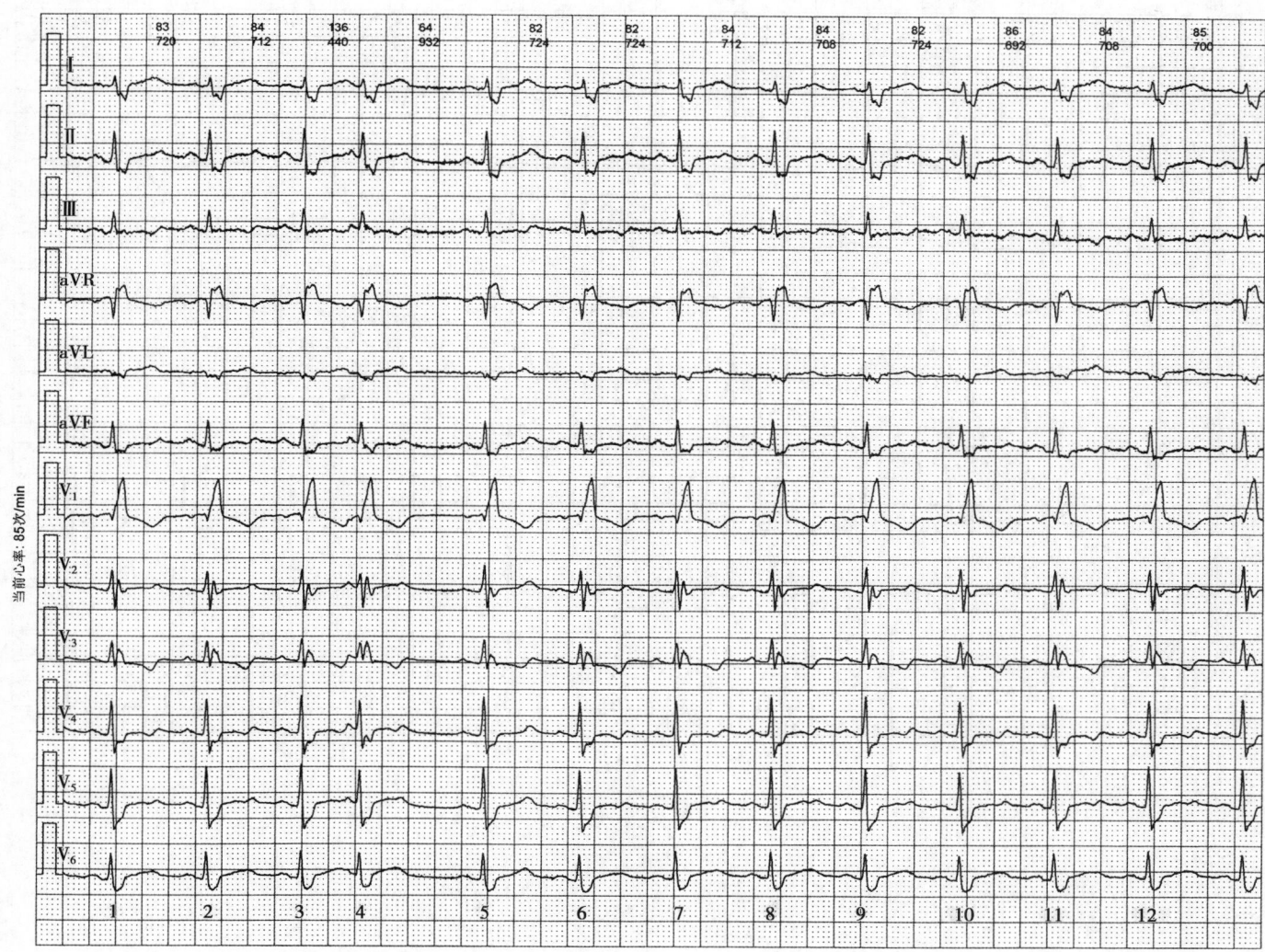

图 2　第 1~3、5~10 个心搏是窦性心律，心率 83 次 /min。第 4 个心搏 P′ 波在 Ⅱ、Ⅲ、aVF、V_2~V_5 导联正向，P′R 间期 0.06s，QRS 波群时限形态与窦性相同，交界性期前收缩。

诊断：窦性心律，交界性期前收缩伴正向逆行 P⁻ 波，完全性右束支传导阻滞。

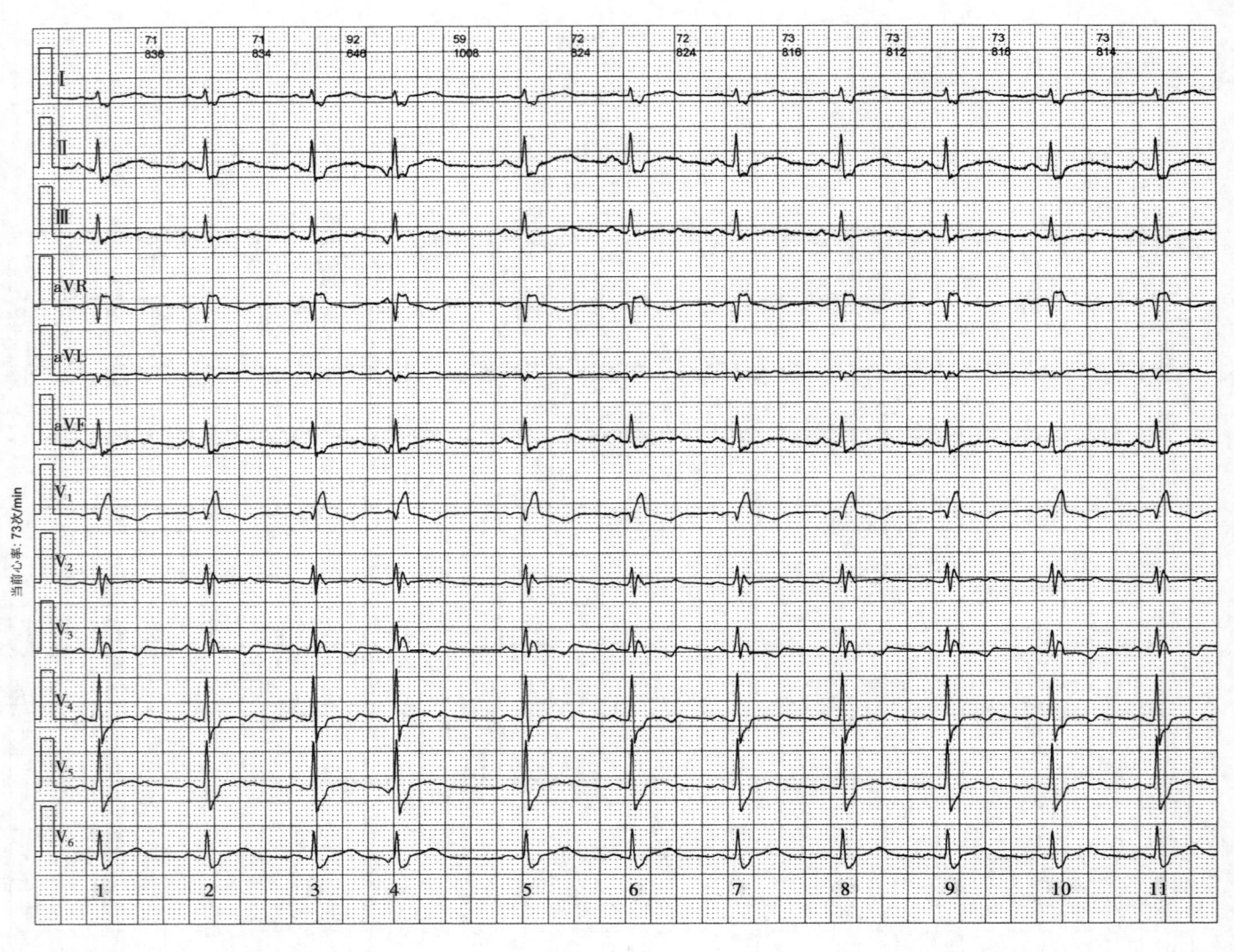

图 3 第 1~3、5~11 个心搏是窦性心律，心率 73 次 /min。第 4 个心搏 P⁻ 波在Ⅱ、Ⅲ、aVF、V₃~V₆ 导联倒置，在 aVR、aVL 导联直立，P⁻R 间期 0.05s，交界性期前收缩。

诊断： 窦性心律，交界性期前收缩（逆 P⁻ 波位于 R 波之前 ），完全性右束支传导阻滞。

【点评】

图 1 中第 4 个心搏的特点：P′ 波提早出现，P′ 波形态与窦性 P 波不同，P′R 间期 0.18s，诊断为房性期前收缩。第 5 个心搏 P′ 波尖，与窦性 P 波不同，房性逸搏（有可能被假释为非时相性心房内差异传导 ）。

问题是图 2 中第 4 个期前收缩是房性，还是交界性？若是房性期前收缩，P′R 间期为什么＜0.12s 呢？若是交界性期前收缩，P′ 波为什么在Ⅱ、Ⅲ、aVF 导联中又是正向呢？交界性期前收缩的逆行 P⁻ 波多位于 QRS 波群之中或 ST 段上，出现于 R 波之前的概率低。起自交界区的期前收缩激动，前向传导快于逆向传导，交界性 P⁻ 波位于交界性 R 波之后。交界性 P⁻ 波为何是正向的呢？是因为交界性期前收缩激动经心房上部上传，引起心房除极向量向下，交界性 P⁻ 波在Ⅱ、Ⅲ、aVF 导联正向。图 3 中交界性期前收缩激动经心房下部上传，产生于Ⅱ、Ⅲ、aVF 导联倒置的逆行 P⁻ 波。

第 23 例 逆行 P⁻ 波位于 QRS 波群之前的交界性期前收缩

【临床资料】

男性，63 岁，因 "高血压" 入院。既往高血压病史 26 年，最高血压 200/102mmHg。
查体：身高 172cm，体重 83kg，BMI 28.1kg/m²。既往阵发性心房颤动病史，脑梗
死病史，左心耳封堵术后。

临床诊断： 高血压 3 级，（极高危），陈旧性脑梗死，左心耳封堵术后。

【动态心电图分析】

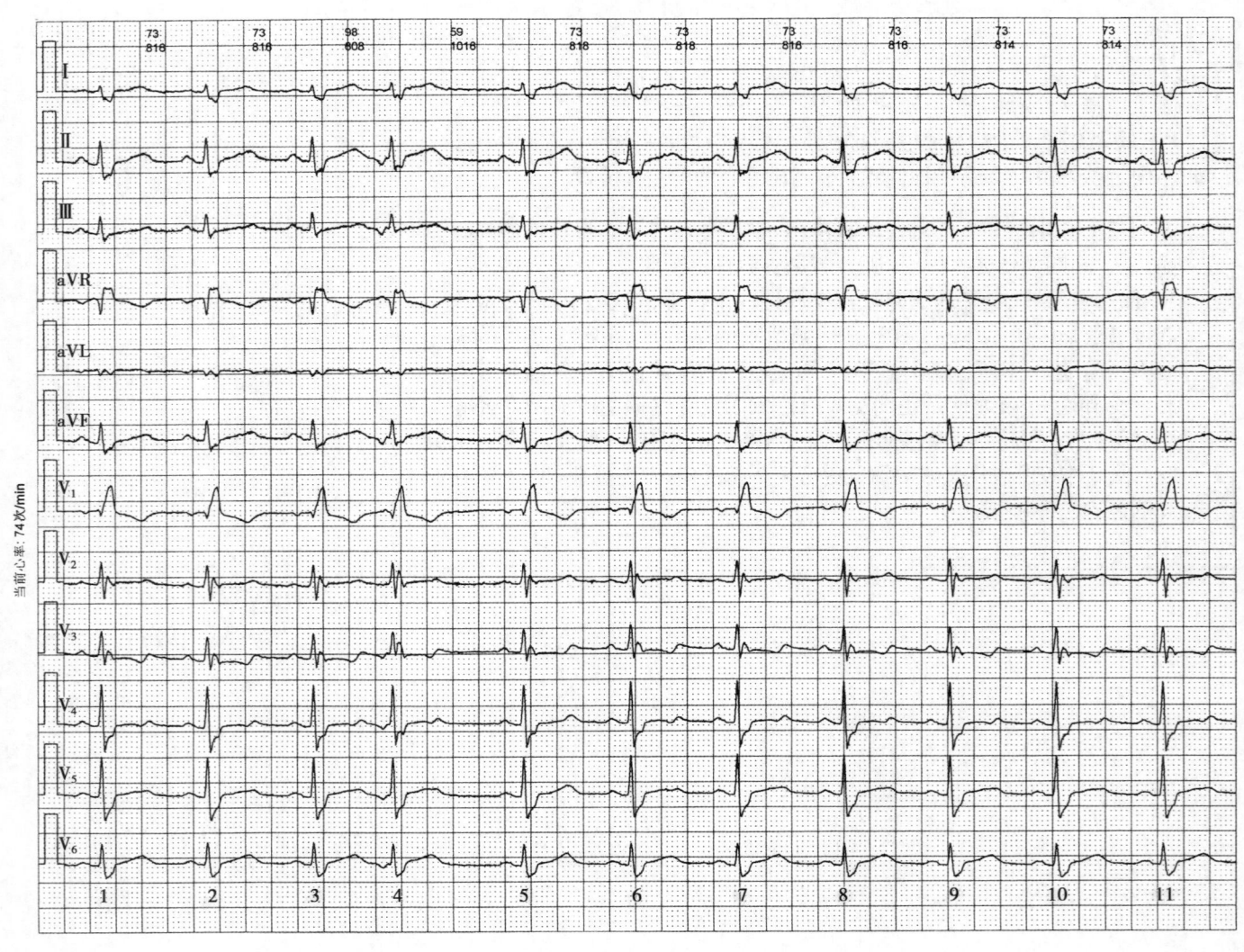

【点评】

起自房室交界区的期前收缩具有双向传导的性能,一方面前向传至心室,产生交界性 QRS 波群;另一方面逆行传导至心房,产生逆行 P⁻ 波位于交界性 QRS 波群之前,P⁻R 间期 < 0.12s,这是与低位房性期前收缩的主要区别点之一,后者 P′R 间期 > 0.12s,逆行 P⁻ 波位于交界性 QRS 波群之前的机制是交界性期前收缩激动逆行传导速度 > 前向传导速度,以及起搏点在交界区的位置较高。

交界性期前收缩的激动与窦性激动在窦房结以外的窦房交界区发生了绝对干扰,未能引起窦性节律重整,产生了逆行 P⁻ 波位于 QRS 波群之前,有完全性代偿间歇的交界性期前收缩。

图1 窦性心律,心率 73 次 /min。PR 间期 0.16s,QRS 波群时限 0.13s,V₁ 导联呈 qR 型,S 波宽钝见于 Ⅰ、Ⅱ、aVF、V₃~V₆ 导联。QT 间期 0.44s。第 4 个 QRS 波群提早出现,其前有 P⁻ 波,Ⅱ、Ⅲ、aVF、V₃~V₆ 导联 P⁻ 波倒置,aVR、V₁ 导联 P⁻ 波正向,P⁻R 间期 0.08s,联律间期加代偿间歇等于 2 个窦性心律周期,完全性代偿间歇。

诊断:窦性心律,完全性右束支传导阻滞,交界性期前收缩。

第 24 例　逆行 P⁻ 波位于 QRS 波群之前的加速性交界性心律伴右束支传导阻滞加左前分支传导阻滞

【临床资料】

男性, 19 岁, 因 "发作性心悸 2 年" 入院。2 年前剧烈运动突发心悸, 当地医院描记的心电图提示宽 QRS 心动过速, 药物复律 (不详)。1 年前再发宽 QRS 心动过速, 持续 40min, 给予胺碘酮 10min 后恢复窦性心律。超声心动图显示心脏结构及功能未见异常。

临床诊断: 心律失常, 右束支传导阻滞, 宽 QRS 心动过速。

【心电图分析】

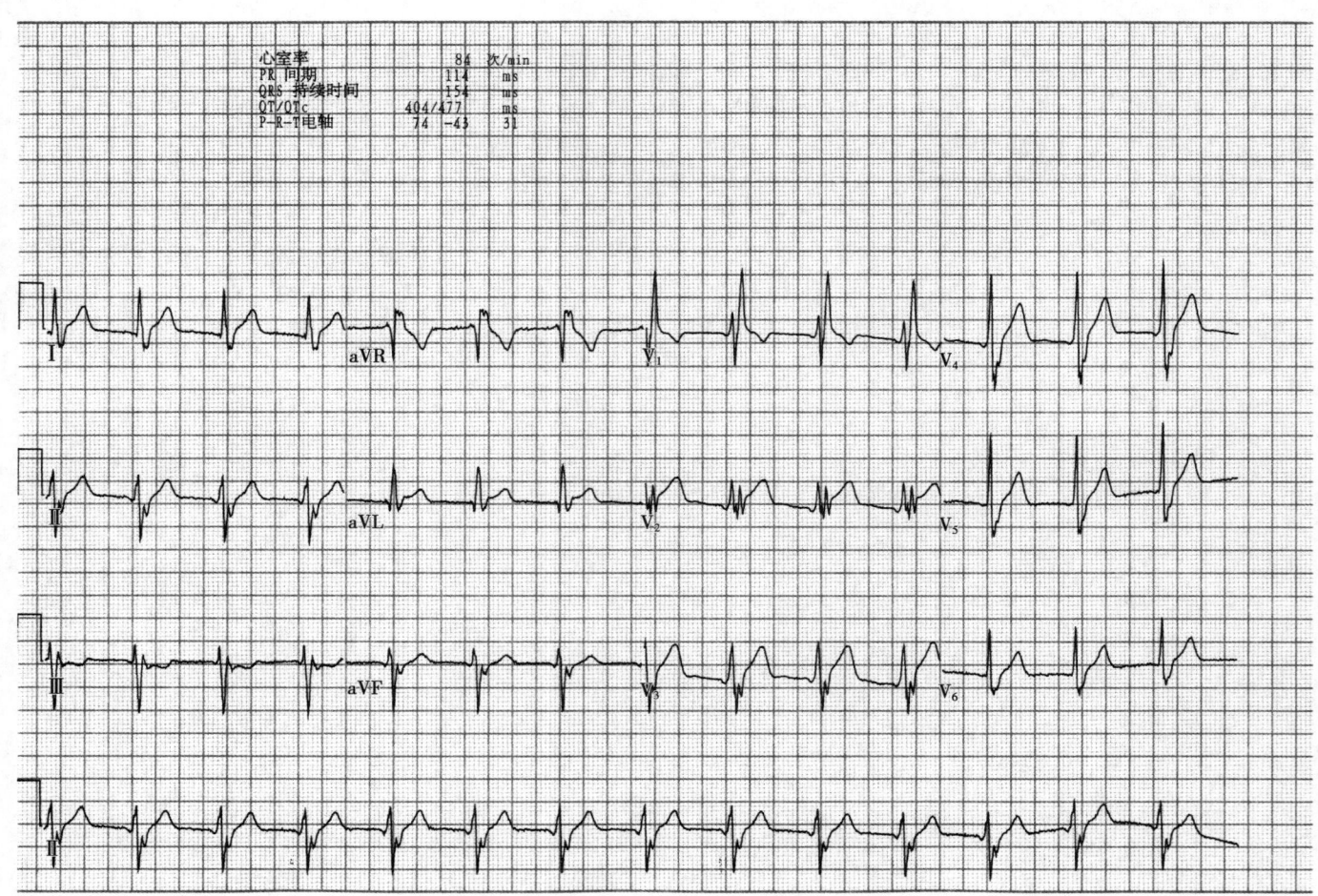

心室率	84	次/min
PR 间期	114	ms
QRS 持续时间	154	ms
QT/QTc	404/477	ms
P-R-T电轴	74　-43	31

图 1　未见窦性 P 波。RR 间期匀齐, 心室率 84 次 /min, QRS 波群时限 154ms, 完全性右束支传导阻滞, QRS 电轴 −43°, 左前分支传导阻滞, QT/QTc 间期 404/477ms。

诊断: 加速性交界性心律伴完全性右束支传导阻滞加左前分支传导阻滞? 加速性室性心律?

【点评】

对比图 1 与图 2, 发现两者的相同点都是右束支传导阻滞加左前分支传导阻滞图形, 不同点在于: ①QRS 波群时限: 图 1 为 154ms, 图 2 为 142ms; ②QRS 电轴分别是 -43° 及 -86°; ③V$_1$ ~ V$_3$ 导联 QRS 波形有所不同; ④依据图 2 分析图 1, Ⅰ、Ⅱ、Ⅲ、aVF、V$_1$ ~ V$_4$ 导联 QRS 波群之前起始部分的负向波是逆行 P$^-$ 波, P$^-$R 间期约 50ms, 图 1 的诊断是加速性交界性心律, 在心室传导时伴右束支传导阻滞及左前分支传导阻滞; 而不是加速性室性心律, 因为室性节律的逆行 P$^-$ 波位于 R 波之后。

患者先后 2 次行心脏电生理检查, 诱发出来的宽 QRS 心动过速呈现 3 种形态, 难以找到精准的起源点, 患者不能坚持, 放弃射频消融手术治疗, 电生理提示房性心动过速伴右束支传导阻滞。

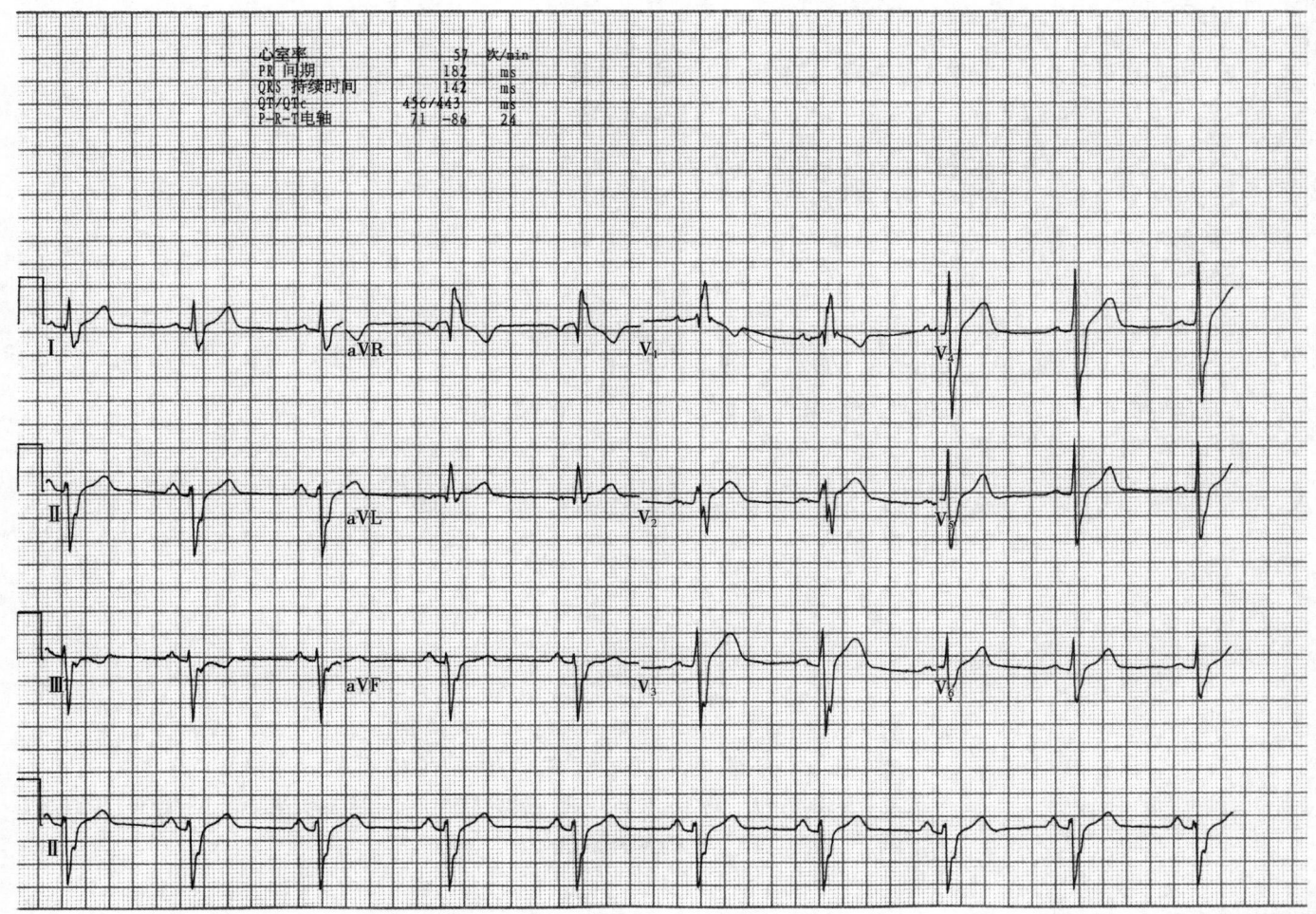

图 2　记录于图 1 后第 3 天: 窦性心动过缓, 心率 57 次 /min, PR 间期 182ms, QRS 波群时限 142ms, QRS 电轴 -86°, QT/QTc 间期 456/443ms。

诊断: 窦性心动过缓, 完全性右束支传导阻滞, 左前分支传导阻滞。

逆行 P$^-$ 波位于 QRS 波群之前的加速性交界性心律伴右束支传导阻滞加左前分支传导阻滞

第 25 例 ｜ 自律性交界性心动过速伴 3 相左束支传导阻滞

【临床资料】

男性，63 岁，因"晕厥 3 年，心悸加重 2 个月"入院。既往高血压病史 20 年。查体：血压 180～210/100～160mmHg，身高 165cm，体重 88kg，BMI 32.3kg/m²。超声心动图显示左心房增大。冠脉造影显示前降支近段狭窄 80%，第一对角支狭窄 50%，右冠状动脉中段狭窄 70%。

临床诊断： 冠状动脉粥样硬化性心脏病，高血压 3 级（极高危），糖尿病 2 型，慢性支气管炎，睡眠呼吸暂停低通气综合征，痛风。

【点评】

交界性心动过速分为自律性心动过速、房室结折返性心动过速、房室结双径路传导性心动过速等。本例属于自律性交界性心动过速。

交界性自律性心动过速特点：交界性 RR（P⁻P⁻）间期匀齐，有频率逐渐加快或逐渐减慢的现象，P⁻ 波位于 R 波之前，P⁻R 间期 < 0.12s，人工期前刺激不能使交界性心动过速终止，也不能使其诱发，心动过速的发生机制是交界区自律增高所致。

心率不快时无束支传导阻滞，心率快时发生的束支传导阻滞称为快心率依赖型束支传导阻滞或 3 相束支传导阻滞。本例交界性心动过速的心动周期缩短 < 400ms 时，即出现了 3 相左束支传导阻滞，是左束支动作电位 3 相复极不全所致。

图 1　第 1～3 个心搏是窦性搏动，心率 59 次 /min。T 波：Ⅰ、V₅、V₆ 导联低平。第 3～13 个心搏 QRS 波群之前有 P⁻ 波，P⁻R 间期 0.06s，RR 间期不匀齐，平均心率 150 次 /min，第 5～11 个 QRS 波群时限 0.14s，V₁、V₂ 导联呈 QS 型，V₆ 导联呈 R 型，呈完全性左束支传导阻滞图形。

诊断： 窦性心律，T 波低平（Ⅰ、V₅、V₆ 导联），交界性心动过速伴 3 相完全性左束支传导阻滞。

【动态心电图分析】

当前心率: 115次/min

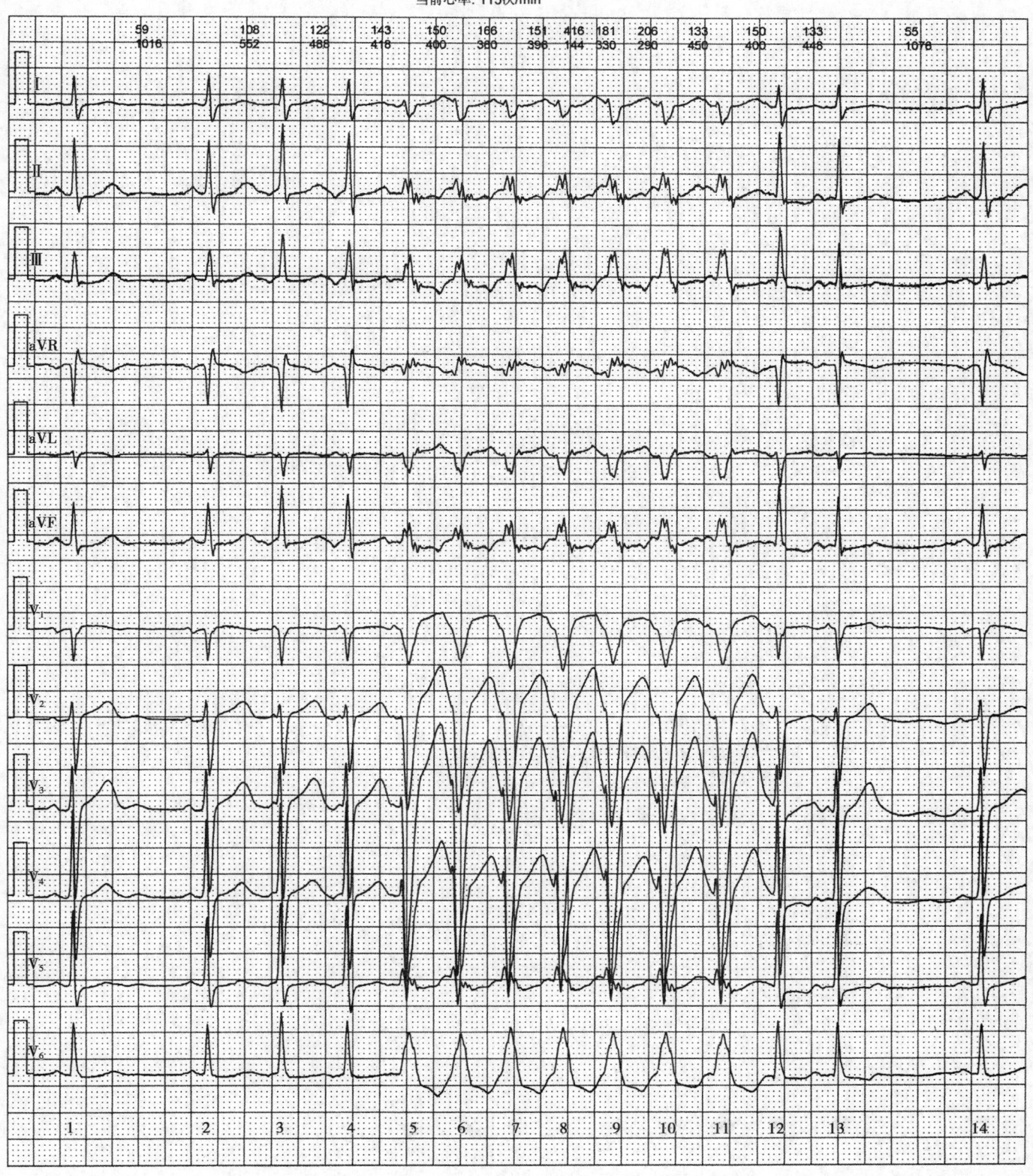

自律性交界性心动过速伴 3 相左束支传导阻滞

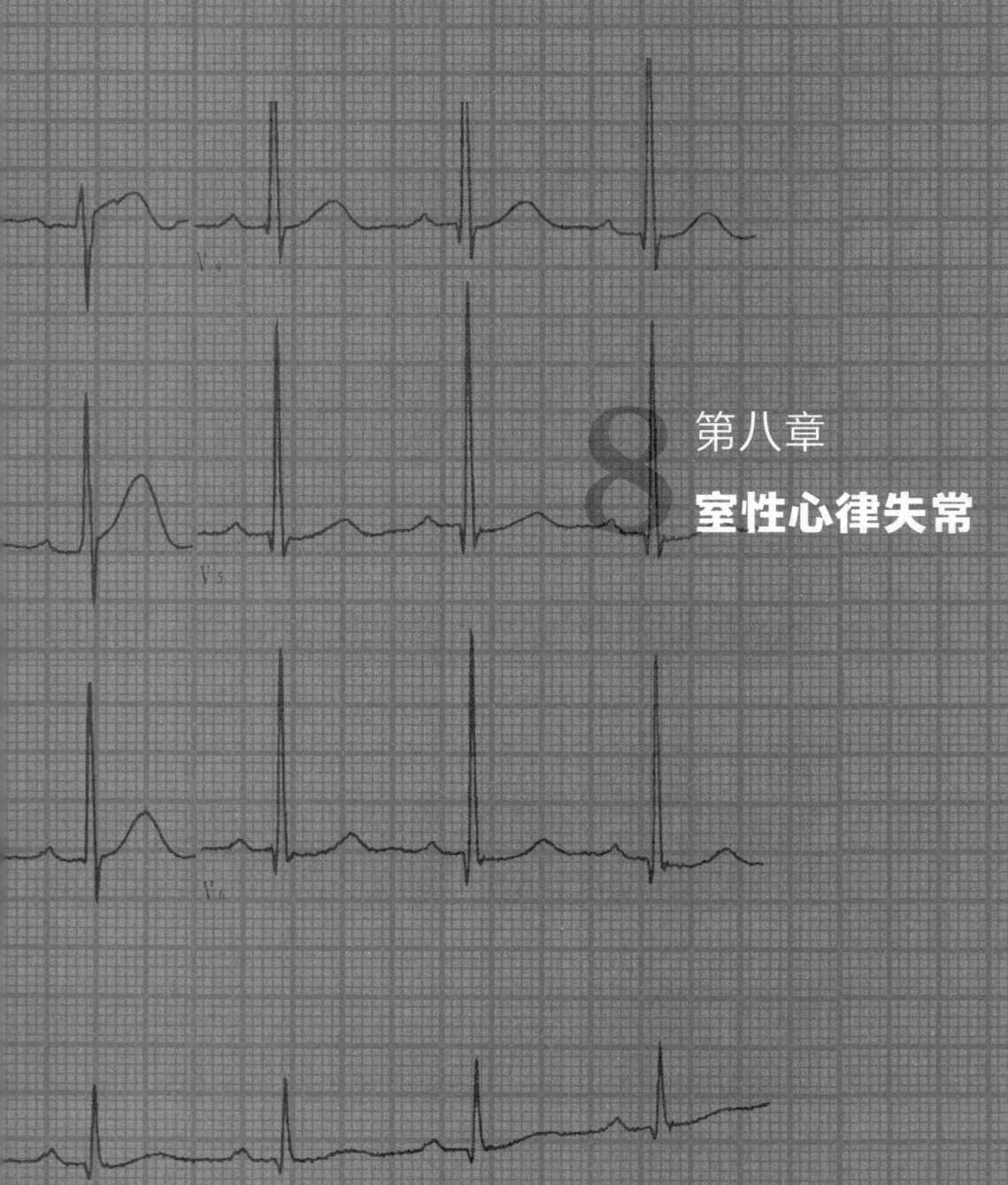

8 第八章

室性心律失常

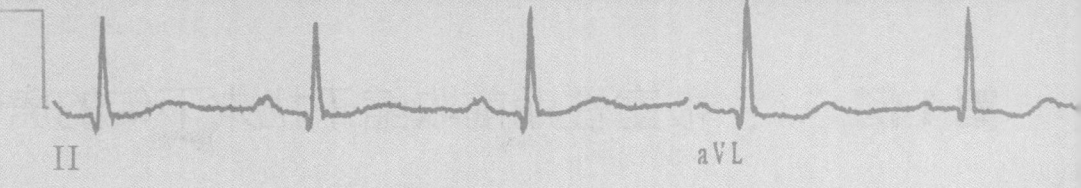

II   aVL

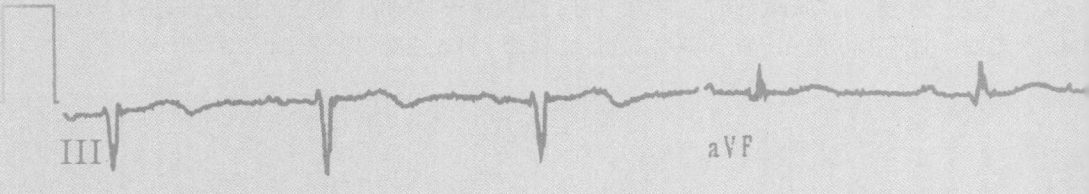

III   aVF

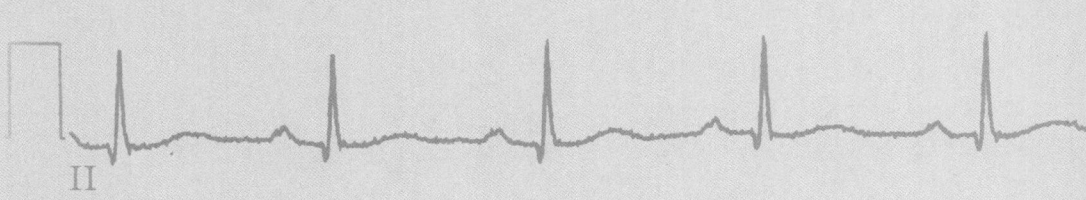

II

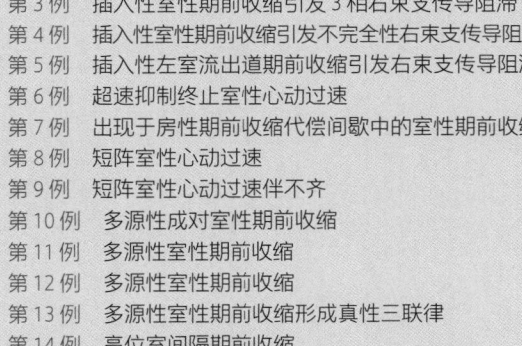

第1例 | 被室性期前收缩干扰未下传的房性期前收缩

【临床资料】

男性，88 岁，因 "咳嗽、咳痰、喘息 3 年，加重 1 天" 入院。既往高血压病史 10 年。查体：血压 140/80mmHg，身高 170cm，体重 73kg，BMI 25.3kg/m^2。

临床资料：高血压，慢性阻塞性肺疾病。

图 1 P$_1$~P$_6$ 为窦性节律，P$_1$P$_2$ 间期 884ms，P$_3$P$_4$ 间期 998ms，P$_5$P$_6$ 间期 1 190ms。PR 间期 0.24~0.30s，QRS 波群时限 0.10s，V$_1$ 导联呈 rSr′ 型。P′$_1$R$_3$ 为房性期前收缩，P′R 间期约为 0.32s，P′$_2$ 为房性期前收缩，P′$_2$R$_6$ 间期约 0.24s，R$_6$ 时限 0.12s。

【动态心电图分析】

当前心率: 68次/min

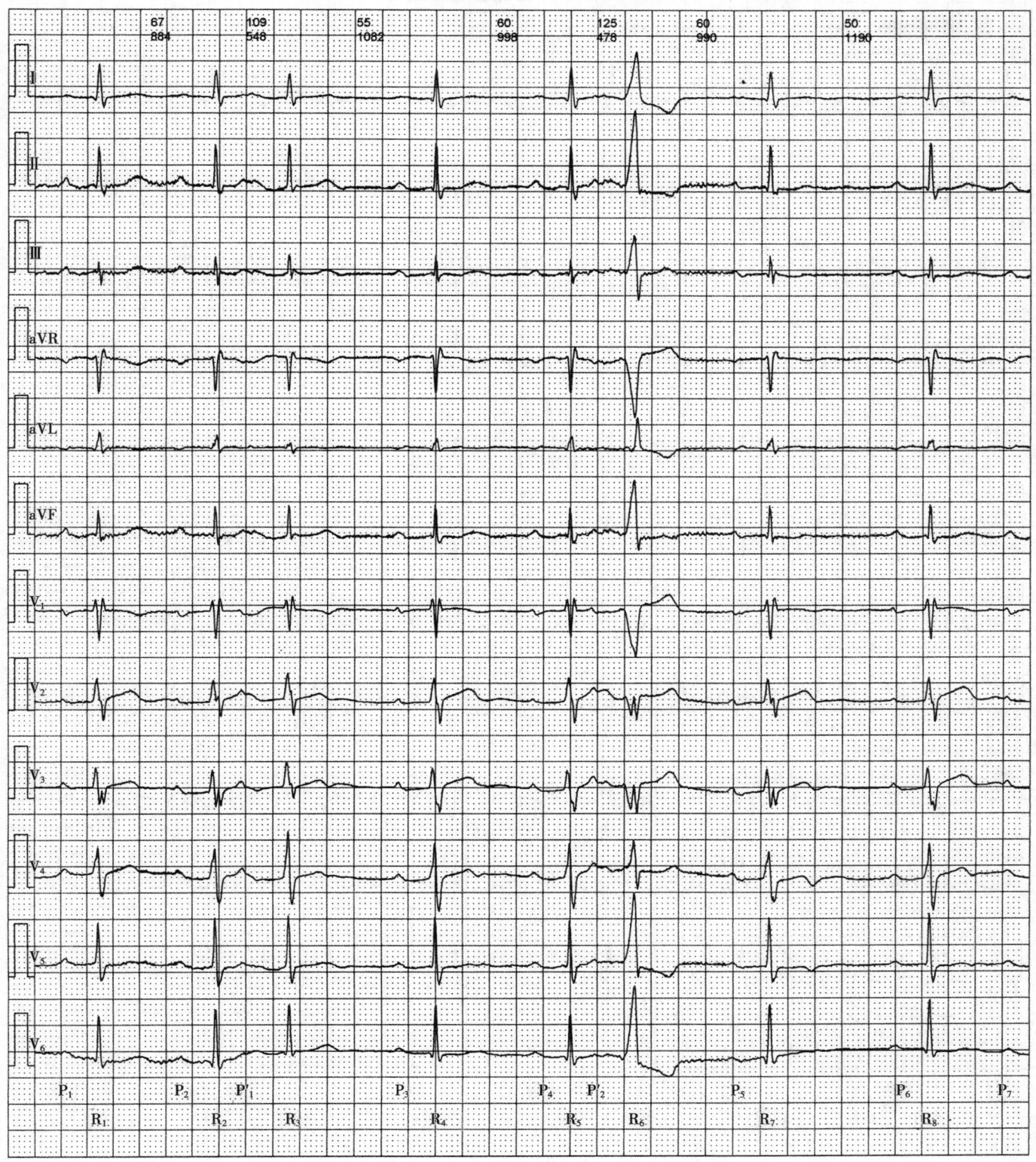

被室性期前收缩干扰未下传的房性期前收缩

当前心率: 76次/min

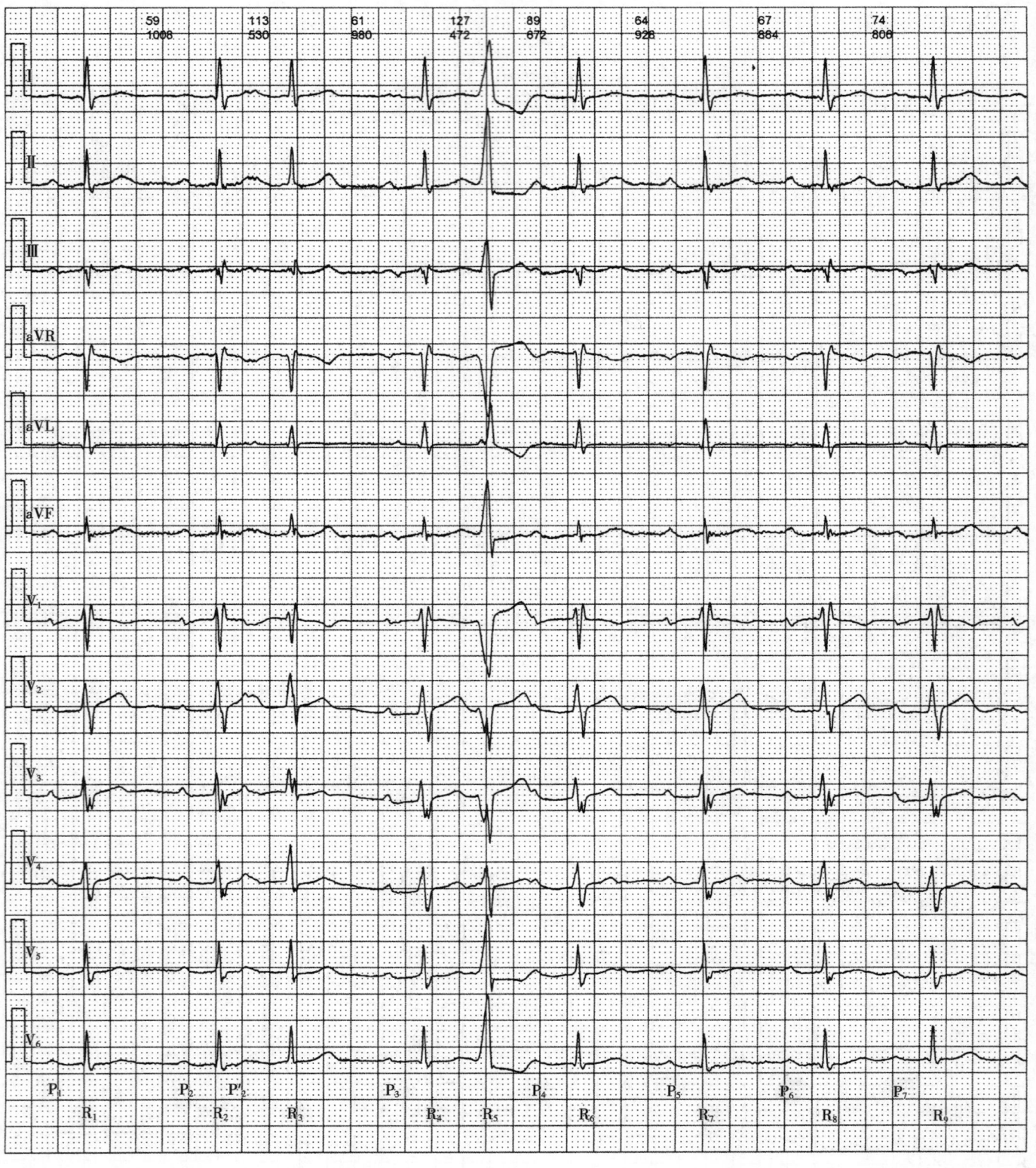

图 2　P_1～P_7 为窦性心律，心率 70 次 /min。PR 间期 0.26s、0.28s，P'_1R_3 为房性期前收缩。R_5 之前无 P 波，插入于 P_3R_4，插入性室性期前收缩。

动态心电图诊断：窦性心律不齐，一度房室传导阻滞，局限性右束支传导阻滞，房性期前收缩，室性期前收缩，偶发先后发生的房性期前收缩与室性期前收缩并干扰房性期前收缩未下传心室，T 波改变（V_4、V_5 导联双向、倒置、V_6 导联低平）。

【点评】

图 1 中 R_6 是室性期前收缩，还是房性期前收缩伴时相性心室内差异传导？患者窦性心律时就有一度房室传导阻滞，房性期前收缩出现 P′R 间期明显延长（比窦性 PR 间期长），P'_2R_6 间期比房性期前收缩的 P'_1R_3 间期短，与其前的 P_4R_5 近乎相同，提示 P'_2 与 R_6 无关系。此外，不支持 P'_2 下传 R_6 的证据：$R_2P'_1$ 间期 0.28s，房性期前收缩的 P'_1R_3 间期延长至 0.32s，$R_5P'_2$ 间期 0.20s，理应 P'_2R_6 间期会更长一些，再次证明 P'_2 与 R_6 无关系，是先后发生的房性期前收缩、室性期前收缩，两者的激动在房室交界区发生了绝对干扰，房性期前收缩 P'_2 未能下传心室，室性期前收缩也未能逆传心室，这种室性期前收缩干扰房性期前收缩未下传心室的现象，在动态心电图上不罕见，需要仔细分析发现更多有特殊现象的心律失常。

被室性期前收缩干扰未下传的房性期前收缩

第 2 例 | 插入性室性期前收缩伴传出阻滞（3:2）文氏现象

【临床资料】

女性，49 岁，因 "阵发性心悸 10 年余" 入院。既往高血压病史 7 年，血压控制可。查体：血压 111/67mmHg，身高 168cm，体重 71kg，BMI 25.2kg/m²。心肌酶正常，钙 2.23mmol/L，钾 3.84mmol/L。超声心动图显示各房室腔大小、形态、结构未见异常，三尖瓣轻度反流。动态心电图监测显示窦性心律，心率 39～85 次 /min，平均 53 次 /min；发生室性期前收缩 16 963 次，占全部心搏数目的 19.1%。

临床诊断：窦性心动过缓，室性期前收缩，高血压，糖尿病 2 型。

【动态心电图分析】

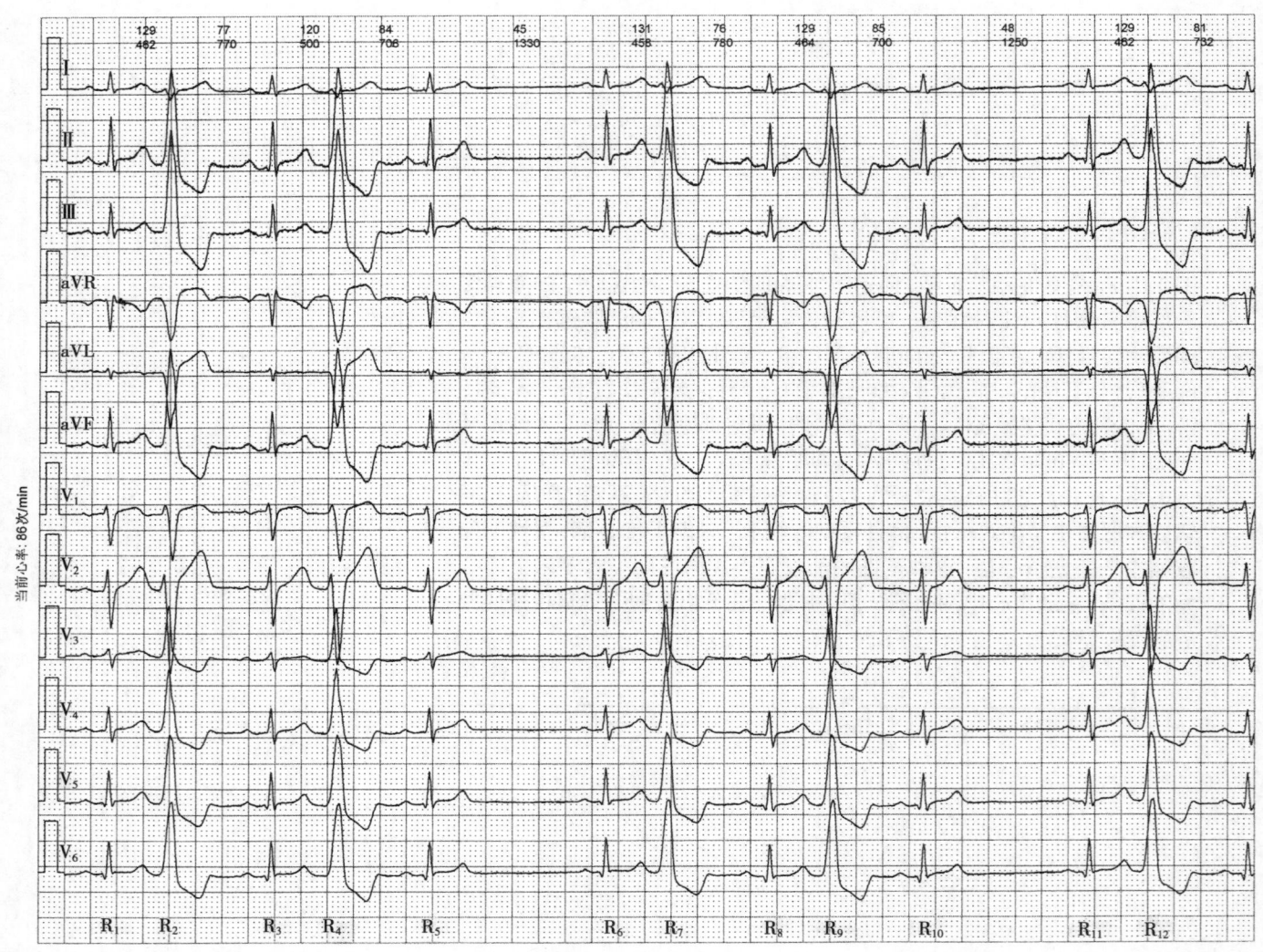

图 1 窦性心动过缓，P 波频率 45 次 /min，PR 间期 0.17s。QRS 波群时限 0.09s，R₁、R₃、R₅、R₆、R₈、R₁₀、R₁₁ 是窦性 QRS 波群。R₂、R₄、R₇、R₉、R₁₂ 是右室流出道期前收缩，其联律间期 458～500ms，均无代偿间歇，属插入性室性期前收缩。

【点评】

传出阻滞文氏现象可以发生于点–肌交界区各个部位。点–肌交界区是指起搏点至心肌之间的区域。点–肌交界区可以发生在窦房结、心房、房室交界区与心室。阻滞程度同样可以分为一度、二度（Ⅰ型、Ⅱ型）、三度点–肌传出阻滞。本例点–肌交界区传出阻滞文氏现象发生于室性期前收缩与心室肌交界区。看室性期前收缩的分布多么有规律，这种现象是室性期前收缩起源点的激动在传出过程中发生了二度Ⅰ型传出阻滞（包括自律性增高或折返）。图 1 中 R_1R_2 间期 462ms，R_3R_4 间期 500ms，R_5 后室性期前收缩因传出中断，消失一次室性期前收缩。R_6R_7 间期 458ms，R_8R_9 间期 464ms，R_{10} 后室性期前收缩消失一次，这种现象周期出现，传出比例 3∶2，展示出的图 2 再次说明了这一点，室性期前收缩传出阻滞文氏现象。

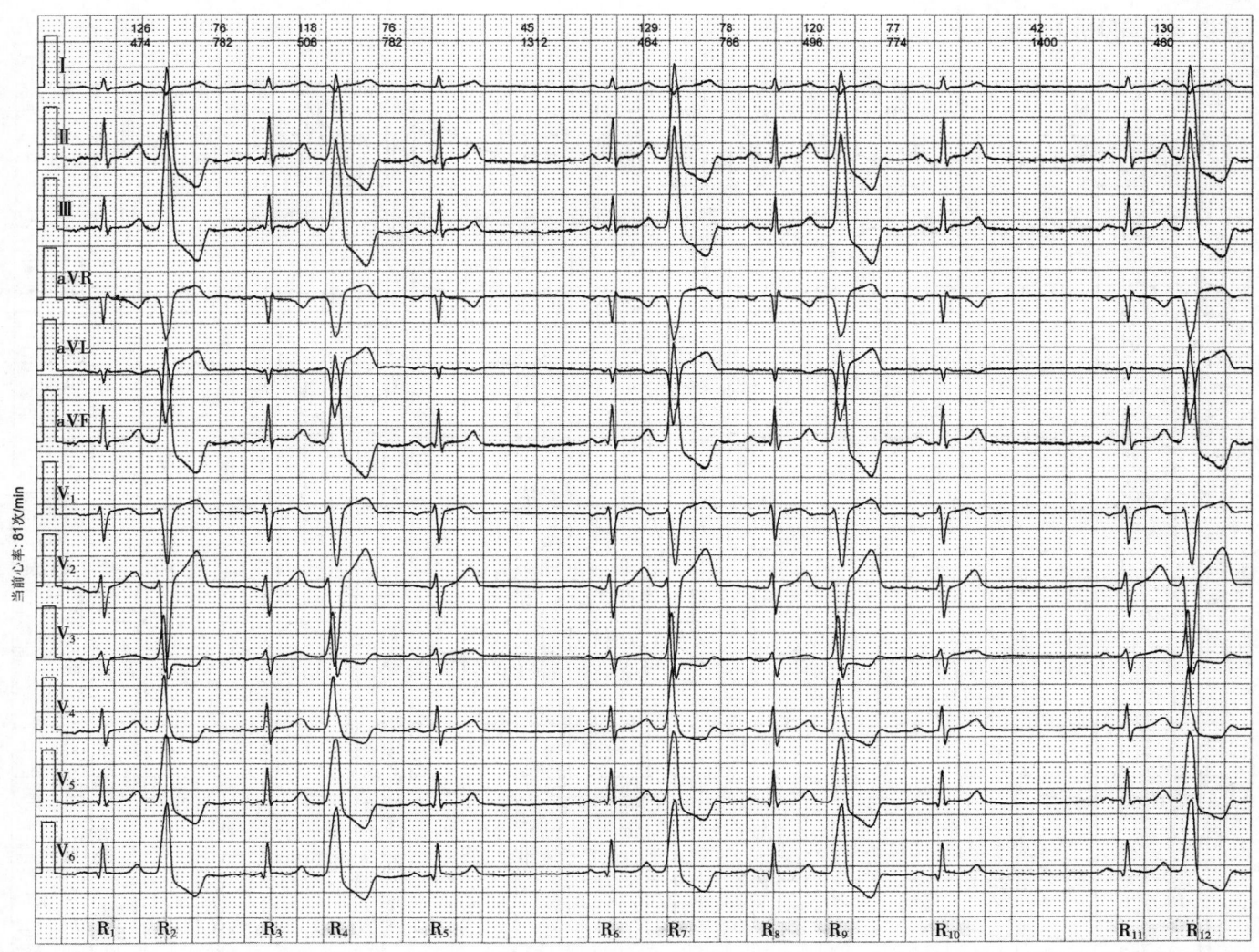

图 2　与图 1 基本相同，室性期前收缩联律间期分别是 474ms、506ms、464ms、496ms、460ms，室性期前收缩联律间期文氏现象。

动态心电图诊断：窦性心动过缓，插入性室性期前收缩伴传出阻滞文氏现象。

插入性室性期前收缩伴传出阻滞（3∶2）文氏现象

【临床资料】

女性, 80 岁, 因 "发作性心悸、胸闷 2 年, 加重 10h" 入院。既往冠心病病史。查体: 血压 129/78mmHg, 身高 178cm, 体重 74kg, BMI 23.4kg/m²。超声心动图显示各房室腔大小、形态正常, 主动脉瓣轻度反流。动态心电图显示窦性心律, 室性期前收缩, 间歇性右束支传导阻滞。

临床诊断: 冠状动脉粥样硬化性心脏病, 心律失常, 右束支传导阻滞, 室性期前收缩。

【动态心电图分析】

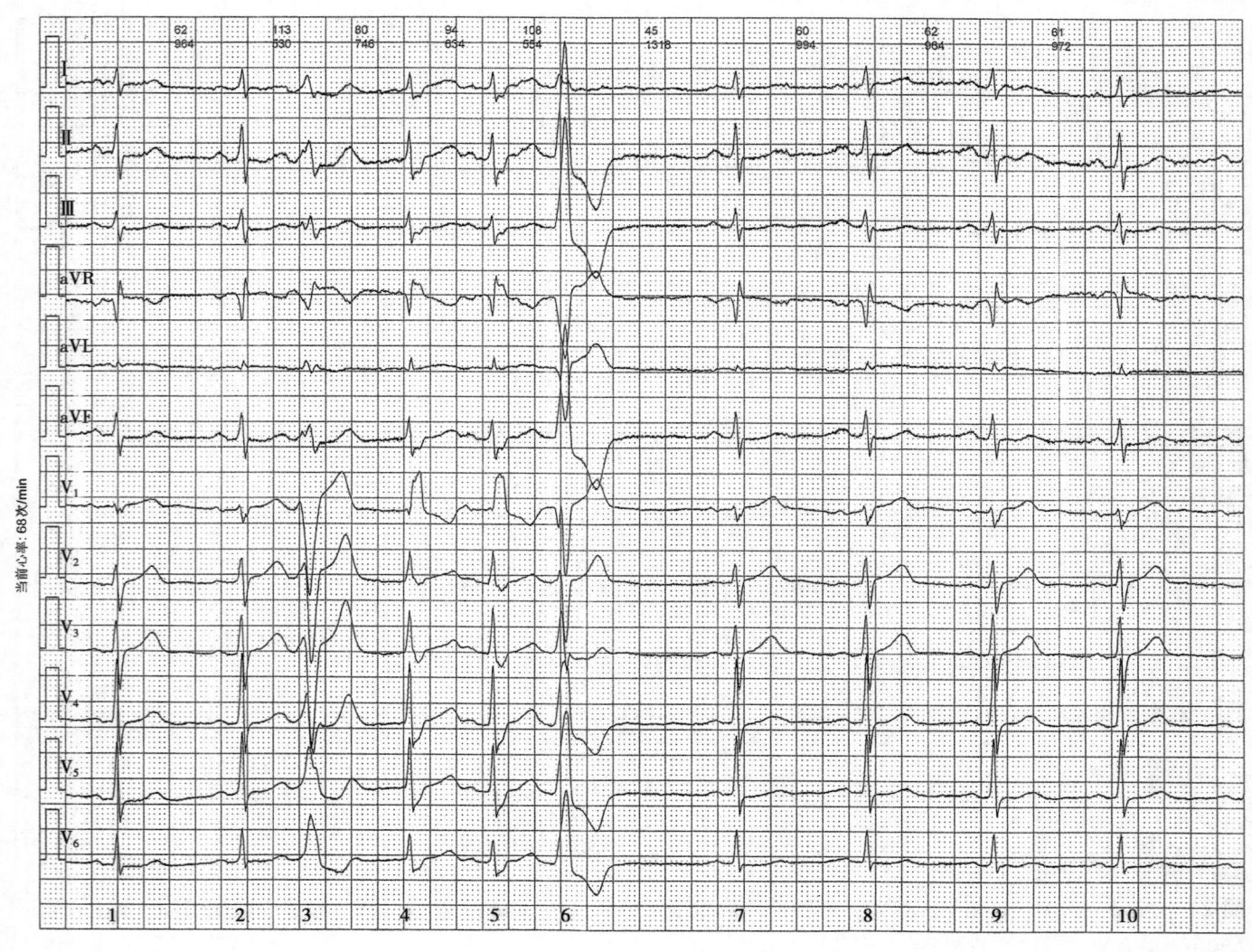

【点评】

没有室性期前收缩，就没有右束支传导阻滞，展示的右束支传导阻滞出现于插入性室性期前收缩之后，而伴有完全性代偿间歇之后的窦性心律就没有右束支传导阻滞。插入性室性期前收缩引起其后第一个窦性 PR 间期明显延长，属于隐匿性传导引发的干扰性 PR 间期延长，室性期前收缩之后的 2 次窦性 QRS 波群出现了右束支传导阻滞，与心动周期明显较短有关，属于 3 相右束支传导阻滞。

图 1　第 1、2、5、7～10 个心搏为窦性心律，心率 61 次 /min。P 波时限 0.12s，心房内传导阻滞。PR 间期 0.20s。第 1、2、7～10 个 QRS 波群时限 0.10s，第 3 个与第 6 个心搏为来自右心室不同部位的室性期前收缩。第 3 个心搏的激动逆传至交界区，使交界区产生了新的不应期，室性期前收缩后面的第 1 个 P 波下传时，在交界区发生传导延迟，PR 间期突然延长至约 0.40s，使窦性 P 波下传的第 4、5 个 QRS 波群呈完全性右束支传导阻滞图形。第 6 个心搏的激动与窦性激动在房室交界区产生了绝对干扰，室性期前收缩伴完全性代偿间歇。

诊断： 窦性心律，双源室性期前收缩，间歇性完全性右束支传导阻滞。

第4例 | 插入性室性期前收缩引发不完全性右束支传导阻滞

【临床资料】

男性，85岁，因"心悸、气短1年余"入院。既往高血压病史10年。超声心动图显示左心房增大，二尖瓣、三尖瓣轻度反流。

临床诊断：高血压3级（很高危），心律失常，室性期前收缩。

【动态心电图分析】

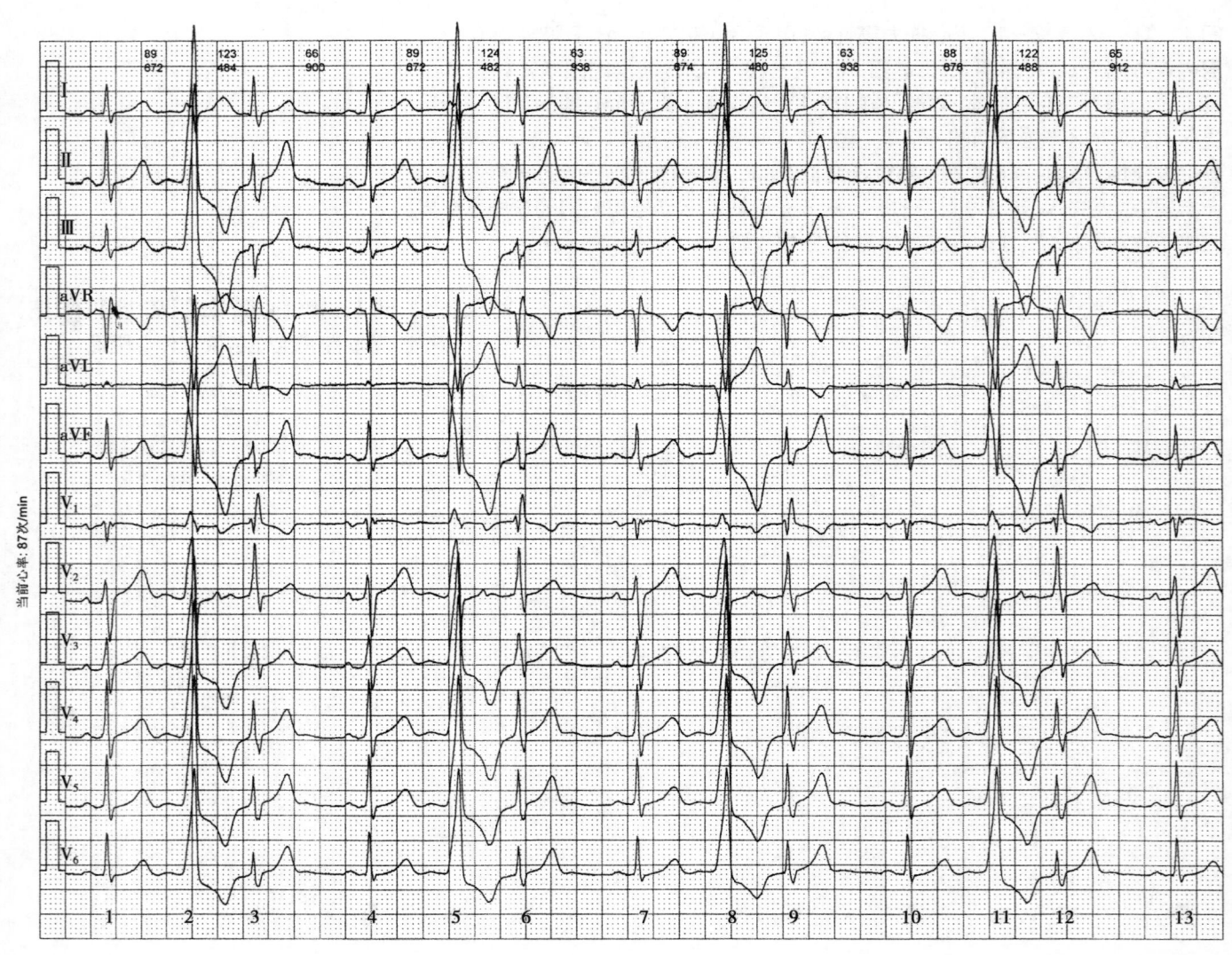

【点评】

流出道室性期前收缩每隔一次窦性心动周期插入一次。期前收缩形态相同，同源室性期前收缩，不完全性右束支传导阻滞总是出现于室性期前收缩之后，如果没有室性期前收缩，就不出现不完全性右束支传导阻滞。其机制是室性期前收缩来源于左室流出道，使左心室先除极，右心室较晚除极，窦性激动下传至心室过程中，从 PR 间期延长加不完全性右束支传导阻滞分析，室性期前收缩后第 1 个窦性激动下传心室时，室性期前收缩隐匿性地激动了双束支或希氏束 / 房室结 / 右束支，也可能是右束支激动较晚，不应期后延，室性期前收缩后的窦性激动遇到了房室传导系统及右束支相对不应期，出现了干扰性 PR 间期延长加不完全性右束支传导阻滞。

图 1 24h 动态心电图监测：窦性心律，房性期前收缩、房性心动过速、室性期前收缩（单形性，30 720 次，占全部心搏数的 33.1%）。窦性 P 波规律出现，心房率 60次 /min，第 1、4、7、10、13 个心搏为窦性心律，正常心室内传导。PR 间期 0.14s，QRS 波群时限 0.09s，第 2、5、8、11 个心搏波形相同，流出道插入性室性期前收缩。第 3、6、9、12 个心搏的 PR 间期约 0.26s，时限 0.10s，V$_1$ 导联呈 rsR′ 型，不完全性右束支传导阻滞。

诊断：窦性心律，插入性流出道期前收缩伴不完全性右束支传导阻滞。

第5例 插入性左室流出道期前收缩引发右束支传导阻滞

【临床资料】

男性，85 岁，因 "心悸、气短 1 个月余" 入院。既往高血压病史 10 年。查体：血压 145/73mmHg，身高 162cm，体重 70kg，BMI 26.7kg/m²。超声心动图显示左心房增大，二尖瓣轻度反流。心电图显示窦性心律、单形性室性期前收缩，动态心电图显示频发室性期前收缩。

临床诊断： 高血压 3 级（很高危），心律失常，单形性室性期前收缩。

【动态心电图分析】

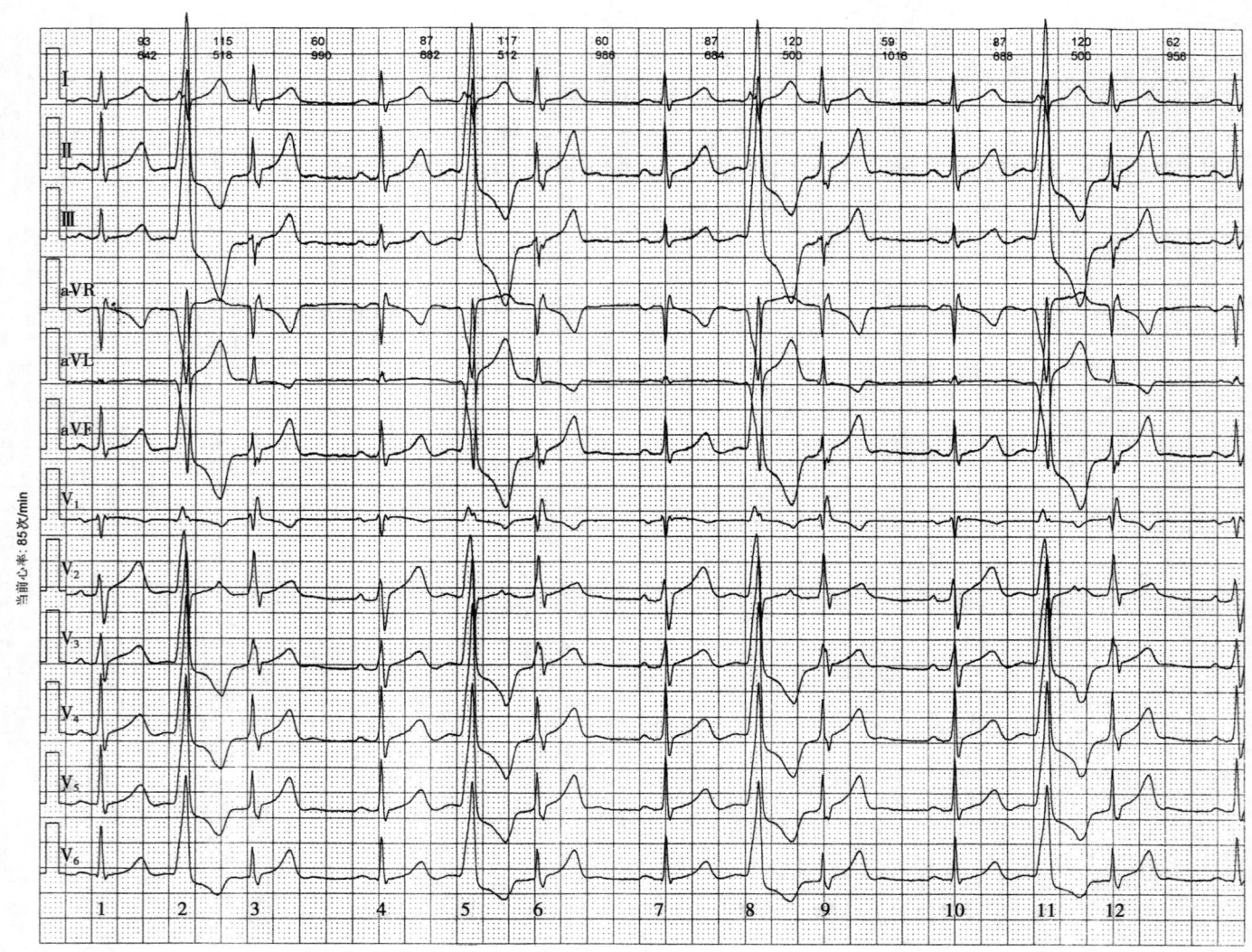

图 1 第 1、4、7、10 个心搏为窦性心律，第 2、5、8、11 个 QRS 波群形态相同，II、III、aVF、V₃～V₆ 导联呈 R 型，V₁、V₂ 导联呈 R 型、Rs 型，其前无 P 波，左室流出道期前收缩。第 3、6、9、12 个 QRS 波群时限 0.13s，呈完全性右束支传导阻滞图形，从 V₂ 导联看出，QRS 波群之前有 P 波，又是窦性 P 波位置，PR 间期约 0.26s，为右束支传导阻滞。

【点评】

插入性室性期前收缩引起右束支传导阻滞。首先确定室性期前收缩后的呈不同程度右束支传导阻滞图形的 QRS 波群,是室性期前收缩? 窦性 P 波下传伴右束支传导阻滞? 室性反复搏动伴右束支传导阻滞?

室性期前收缩后的 QRS 波群支持窦性心搏伴右束支传导阻滞的依据:①QRS 波群之前有窦性 P 波,是窦性 P 波出现的位置;②PR 间期比基本窦性 PR 间期长,是室性期前收缩引起的干扰所致;③QRS 波群呈不同形态的右束支传导阻滞图形,支持 QRS 波群源于室上,由前面的 P 波下传。

其他诊断不再考虑。

室性期前收缩引起其后窦性心律伴右束支传导阻滞,是室性期前收缩发生隐匿性右束支传导的表现。室性期前收缩起自左室流出道,左心室先激动,以后是室间隔,最后除极的部位是右束支及右心室。右束支除极较晚,不应期顺延,窦性 P 波下传心室时,右束支发生传导延缓或传导中断,出现不完全至完全性右束支传导阻滞。

本例室性期前收缩 24h 达 30 720 次,单形性、联律间期 642~702ms,未见室性心动过速,未见心肌缺血证据,初步诊断为特发性室性期前收缩。

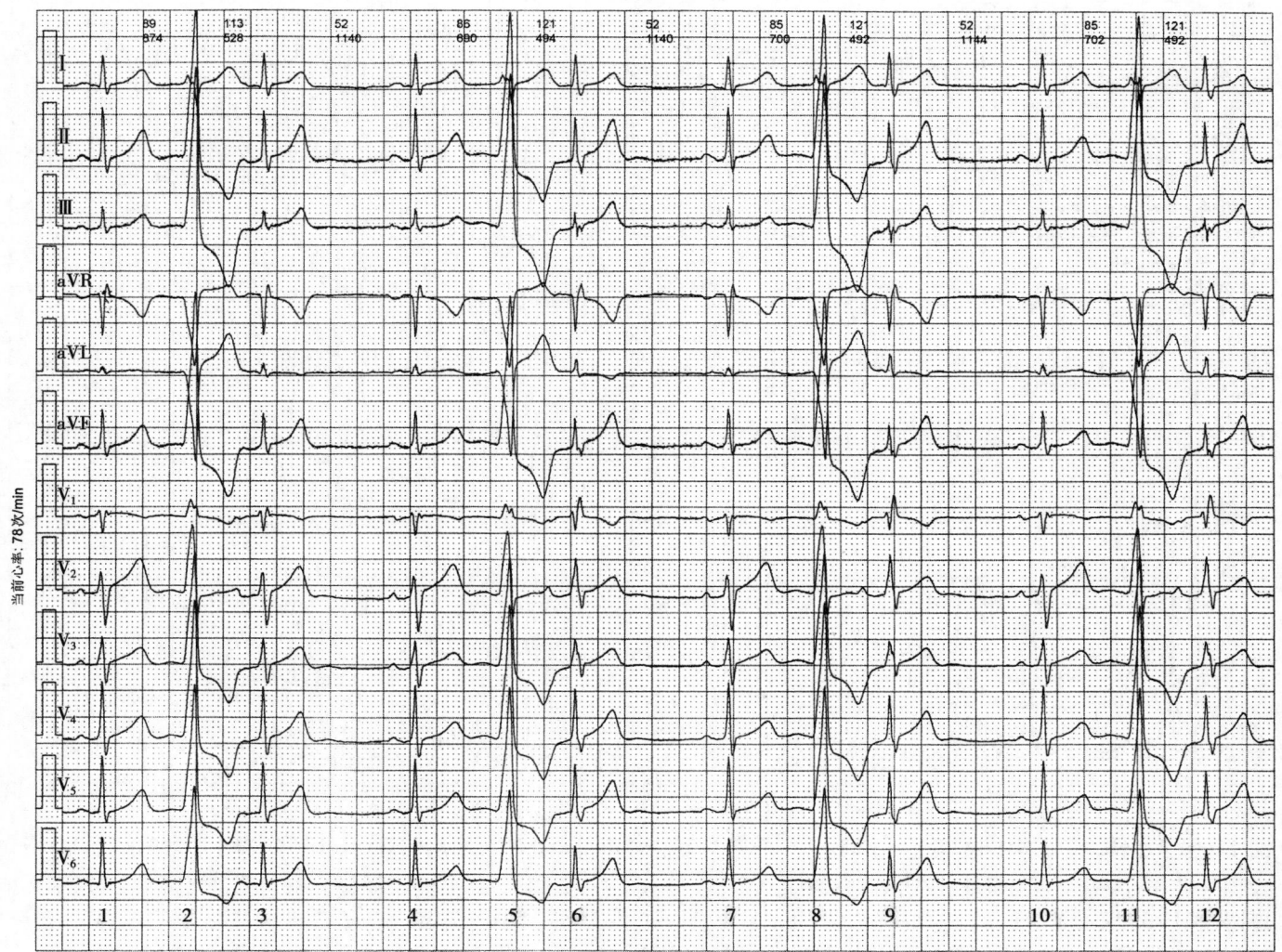

图 2 与图 1 基本相同,第 3、6、9、12 个 QRS 波群之前的窦性 P 波可以确定,P 波频率 44 次 /min,呈不同程度右束支传导阻滞。

动态心电图诊断:窦性心动过缓,插入性流出道期前收缩,间歇性右束支传导阻滞。

【临床资料】

男性，88岁，冠心病、陈旧性心肌梗死病史多年，反复发作宽 QRS 心动过速，ICD 植入术后，超声心动图提示节段性室壁运动障碍（下后基底段）。

【动态心电图分析】

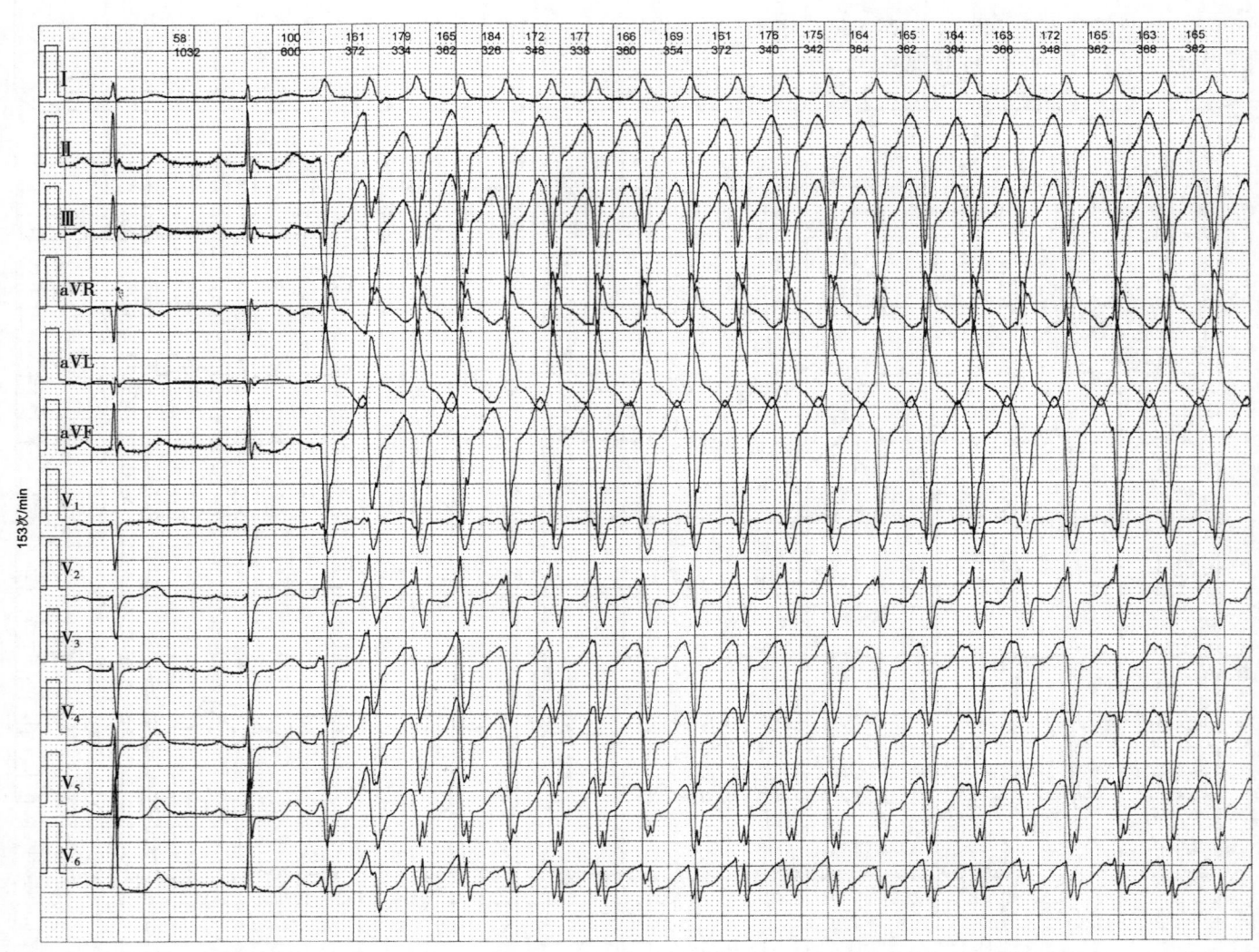

图1 患者心悸、头晕发作时，第1个与第2个心搏为窦性，PR 间期 0.25s，一度房室传导阻滞，QRS 波群时限 0.09s，ST 段：Ⅱ、Ⅲ、aVF、V₄～V₆ 导联水平型及下斜型压低 0.05～0.10mV。自第3个 QRS 波群起，一系列宽 QRS 波群组成的心动过速频率 165 次 /min，Ⅰ、aVL 导联呈 R 型，Ⅱ、Ⅲ、aVF 导联呈 QS 型，第1个与第2个宽 QRS 波群形态略有不同。自第2个宽 QRS 波群以后波形相同，V₁～V₆ 导联呈 QS 型、RS 型及 qRs 型，室性心动过速。

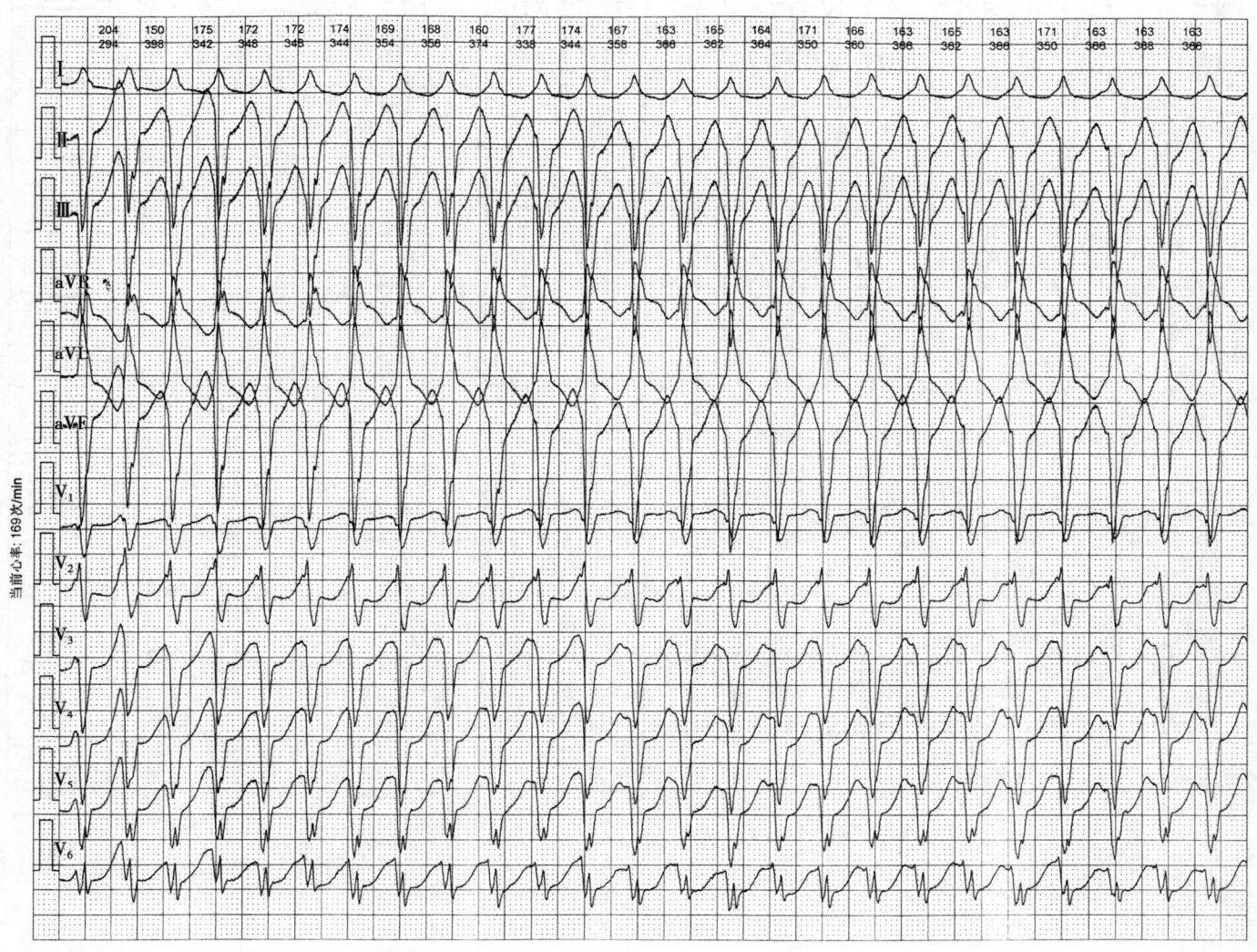

图2 室性心动过速发作过程中波形相同。

超速抑制终止室性心动过速

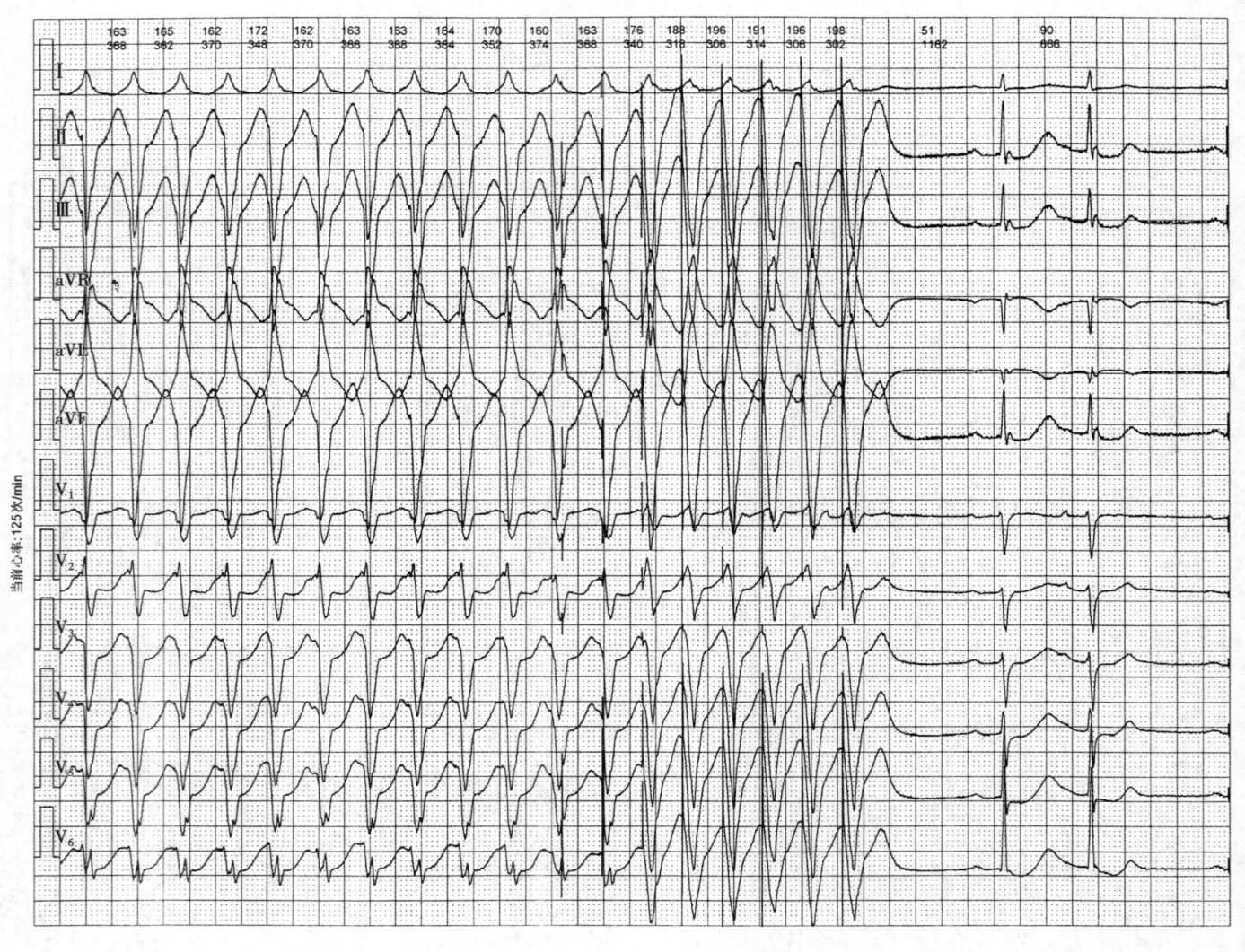

当前心率:125次/min

163 165 162 172 162 163 153 164 170 160 163 176 188 196 191 196 198 51 90
368 362 370 348 370 366 388 364 352 374 368 340 318 306 314 306 302 1162 868

I

II

III

aVR

aVL

aVF

V₁

V₂

V₃

V₄

V₅

V₆

图 3　起搏器连续发放 8 次频率 196 次 /min 的脉冲，夺获了心室，并终止了室性心动过速。倒数第 2 个心搏为窦性，提早的心搏是房性期前收缩。

动态心电图诊断： 窦性心律，一度房室传导阻滞，缺血性 ST 段压低（下壁及前侧壁），阵发性室性心动过速，超速抑制终止室性心动过速，房性期前收缩。

【点评】

1. 本例发生的宽 QRS 心动过速，在心肌梗死的病史基础上反复发作，ICD 植入术后，于室性心动过速发作数十秒时，快速发放脉冲（频率高于室性心动过速 31 次 /min），从第 3 个脉冲开始夺获了心室，并成功终止了室性心动过速。上述提示室性心动过速的机制是折返所致。

2. 室性心动过速发作时 ST 段压低，室性心动过速的发生与心肌缺血、心肌梗死有关。

第7例 出现于房性期前收缩代偿间歇中的室性期前收缩

【临床资料】

男性,85岁,因"反复胸闷8年余,加重3天"入院。既往高血压病史9年,陈旧性脑梗死。超声心动图显示二尖瓣、主动脉瓣轻度反流。冠脉造影显示回旋支中段狭窄70%。

临床诊断: 冠心病,不稳定型心绞痛,陈旧性脑梗死,慢性支气管炎。

【点评】

先后发生的两个房性期前收缩,代偿间歇分别不完全与完全,第1个房性期前收缩出现较早,房性激动到达窦房交界区时,该处已度过不应期,此时窦房结激动尚未形成,房性期前收缩激动得以重整窦性心律周期。第2个房性期前收缩出现较晚,房性激动到达窦房交界区时,窦性激动已经形成并传至窦房交界区,与房性激动在窦房交界区相遇而发生绝对干扰,产生了完全性代偿间歇。起源于流出道的室性期前收缩,恰好出现于第1个房性期前收缩的代偿间歇内,使其后第1(P_3)及第2(P'_2)的诊断复杂化,用梯形图加以解释就好理解了。

图1 附梯形图进行解释:P_1、P_2、P_3、$P_4 \sim P_7$为窦性心律,心率69次/min。P波时限0.11s,PR间期0.20s,QRS波群时限0.08s,QT间期0.36s,P'_1为房性期前收缩逆行传入窦房结,重整窦性节律,$P_2P'_1$间期+P'_1P_3间期<2倍窦性心律周期。R_4是室性期前收缩,出现于房性期前收缩的代偿间歇中,P'_2是略为提早的房性期前收缩,其激动在窦房交界与窦性激动发生了绝对干扰,代偿间歇完全。

诊断: 窦性心律,房性期前收缩,室性期前收缩。

当前心率: 82次/min

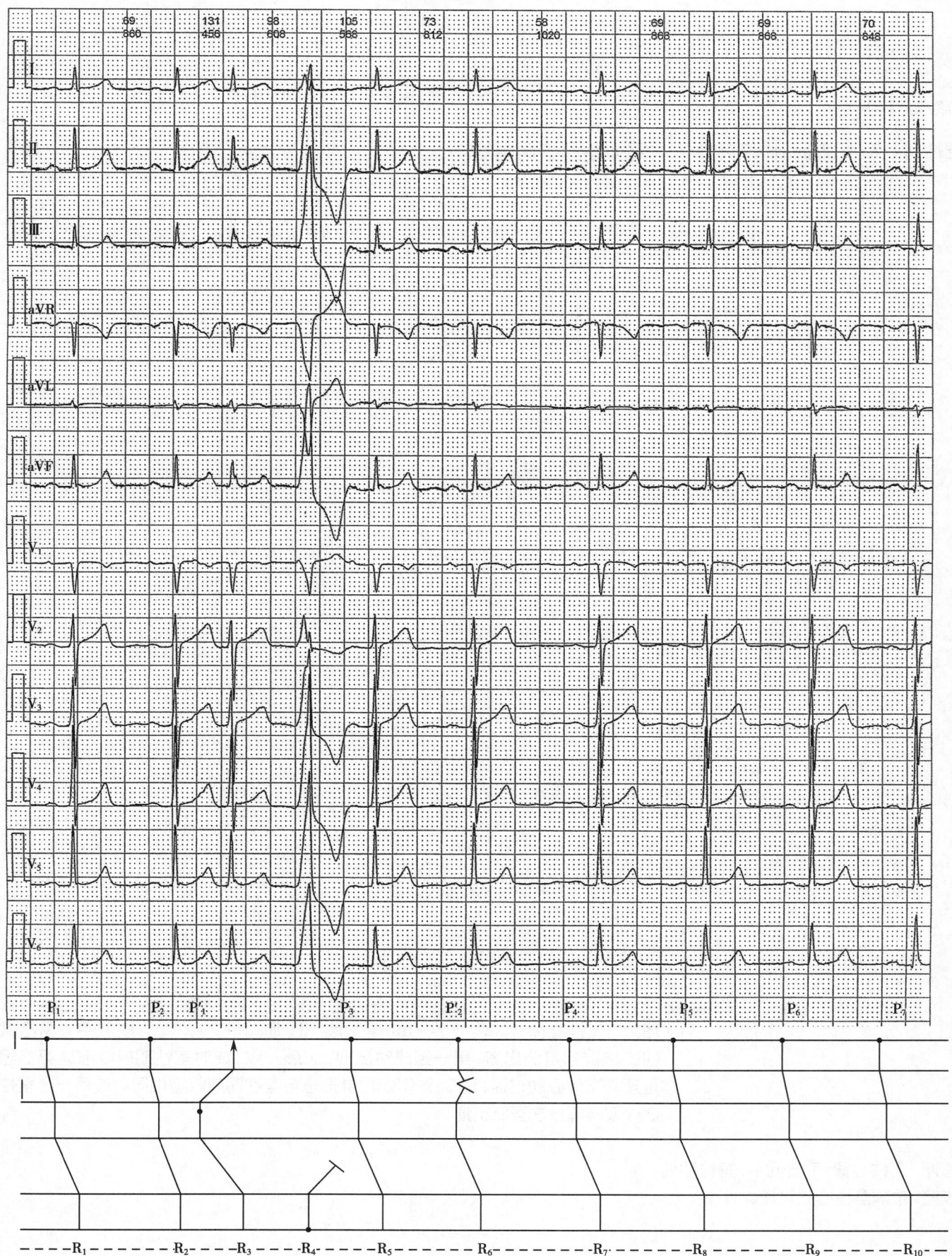

出现于房性期前收缩代偿间歇中的室性期前收缩

第8例 | 短阵室性心动过速

【临床资料】

男性,84 岁,高血压,心律失常,室性期前收缩,室性心动过速。

图 1 窦性心律,心率 83 次 /min。T 波:Ⅱ、Ⅲ、aVF、V₅、V₆ 导联低平。两组宽 QRS 波群起自流出道,第一组成对出现,波形一致,成对室性期前收缩。第二组是短阵室性心动过速,前 3 个 QRS 波群形态与室性期前收缩相同。最后一个室性 QRS 波群起自左室流出道。

诊断:窦性心律,T 波低平,室性期前收缩,短阵室性心动过速。

当前心率: 96次/min

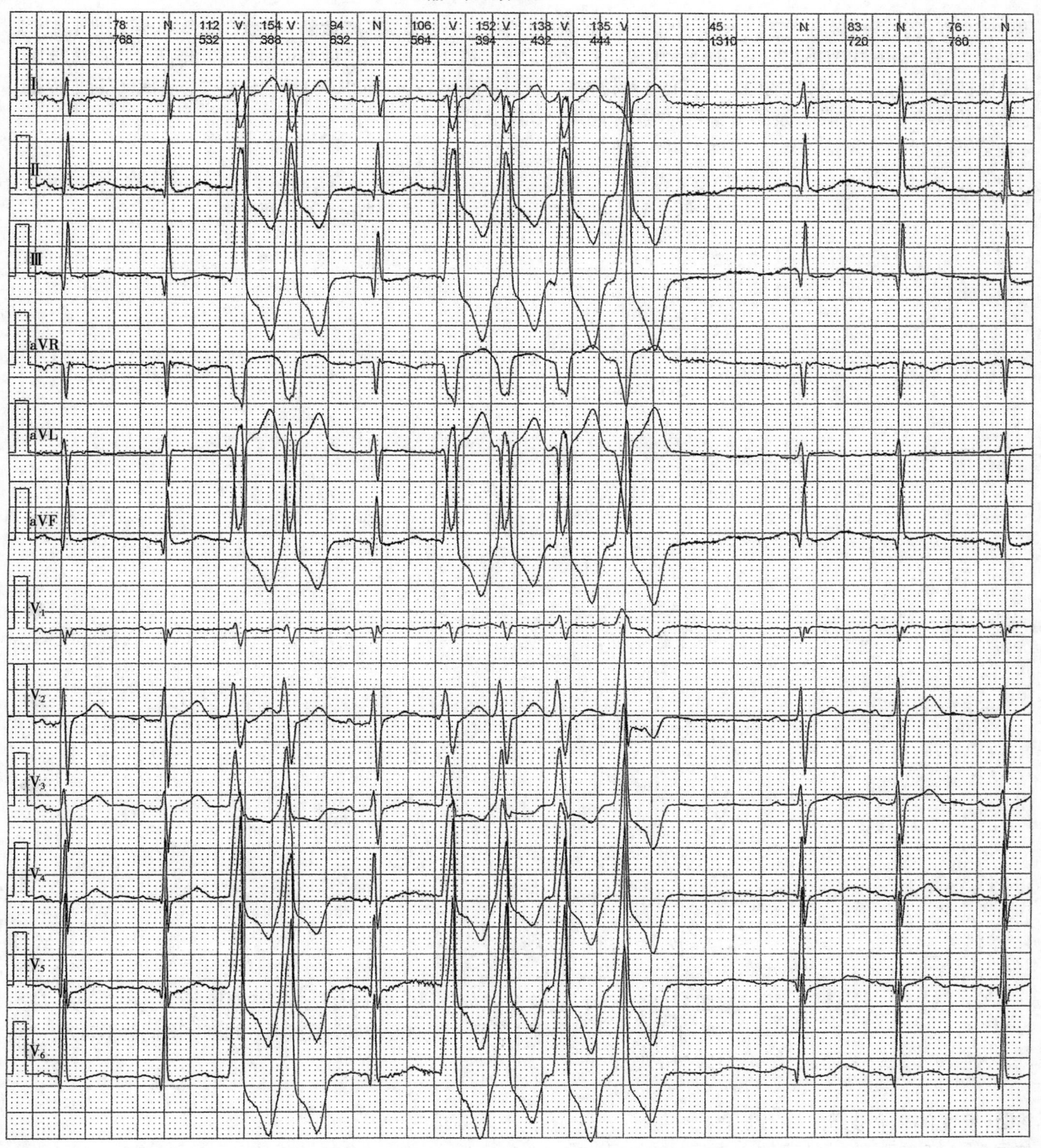

短阵室性心动过速

第 9 例 短阵室性心动过速伴不齐

【临床资料】

男性,69 岁,因"间断胸闷、气短 15 年,加重 4 个月"入院,既往冠心病病史 15 年,4 年前冠脉造影显示前降支中段狭窄 60%。入院第 3 天冠脉造影显示前降支中段狭窄 80%,回旋支弥漫狭窄 90%,右冠状动脉远段狭窄 70%,前降支及回旋支 PCI 术后。超声心动图显示节段性室壁运动障碍(下壁、后壁),血钾 3.2mmol/L。

临床诊断: 冠状动脉粥样硬化性心脏病,稳定型心绞痛,心功能不全,心功能 III 级(NYHA 分级),缺血性心脏病,低钾血症。

图 1 窦性心律,心率 62 次 /min,P 波时限 0.12s,PR 间期 0.26s。R_{V_6}=2.7mV。T 波:II、III、aVF、V_5、V_6 导联低平。宽 QRS 波群为室性心动过速,RR 间期不匀齐,心室率 110 次 /min。

诊断: 窦性心律,P 波增宽,一度房室传导阻滞,T 波改变,短阵室性心动过速伴不齐,左心室高电压。

【动态心图分析】

当前心率: 85次/min

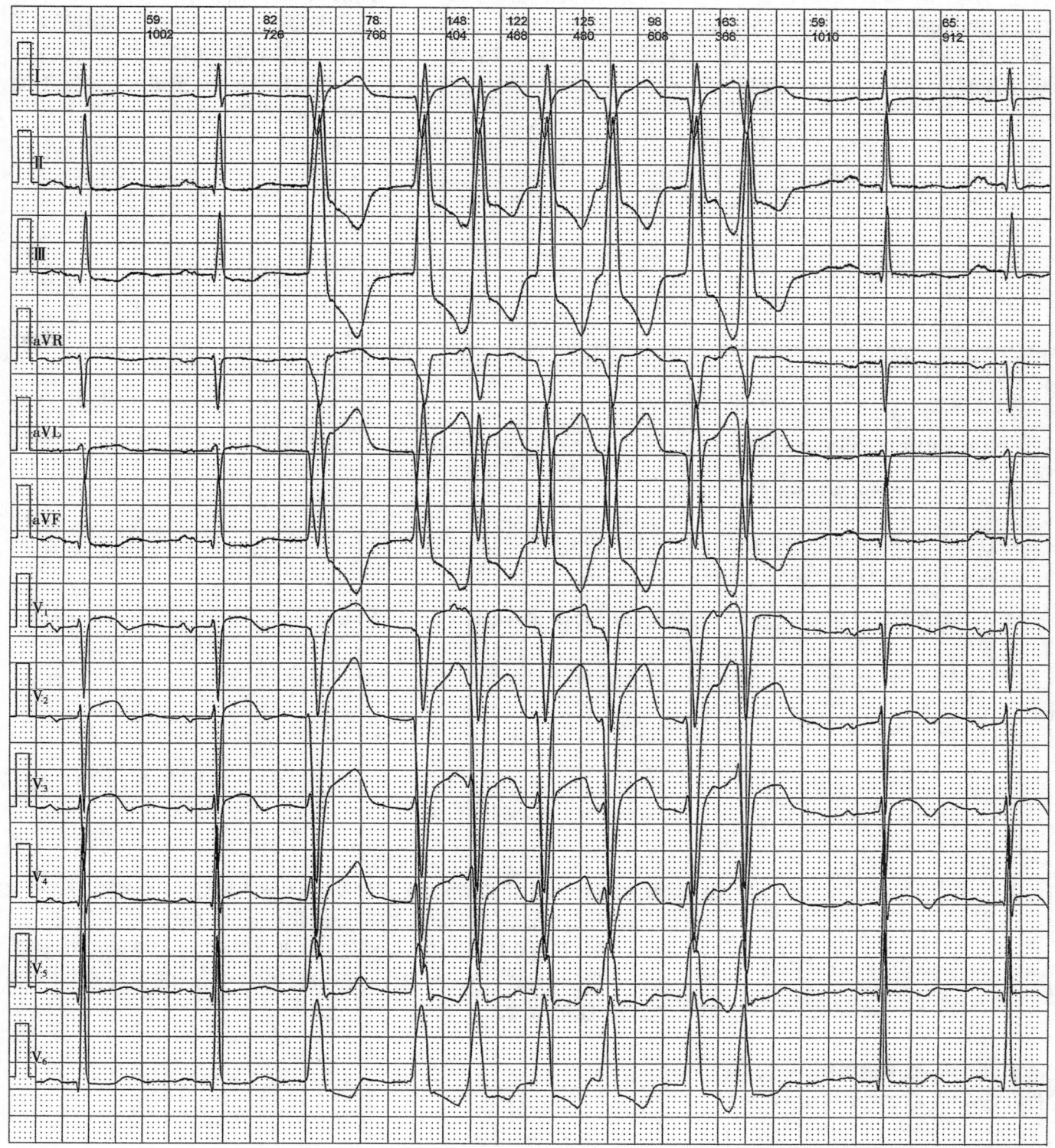

短阵室性心动过速伴不齐

第10例 | 多源性成对室性期前收缩

【临床资料】

男性，69 岁，因 "胸痛 22 年，加重 1 周" 入院。既往心肌梗死病史 22 年。超声心动图显示左心扩大，左心室肥大，二尖瓣重度反流，三尖瓣、主动脉瓣中度反流，EF 26%。冠脉造影显示回旋支远段次全闭塞，狭窄程度 99%，右冠状动脉远段闭塞，术中未开通闭塞段。

临床诊断：冠状动脉粥样硬化性心脏病，陈旧性心肌梗死，心脏瓣膜病，二尖瓣重度关闭不全，主动脉瓣中度关闭不全，心功能不全，心功能 I 级（NYHA 分级），心律失常（室性期前收缩、室性心动过速）。

【点评】

1. P 波增宽与左心房扩大有关。

2. 左心室高电压是左心室肥大的表现。

3. 重度 ST 段压低，与严重的冠脉病变所致的心肌缺血及左心室肥大的继发性 ST-T 改变有关。

4. 多源性成对室性期前收缩起自左室流出道及流入道等部位。

图 1　窦性心律，心率 78 次 /min，P 波时限 0.12s，P 波增宽，PR 间期 0.22s，一度房室传导阻滞，QRS 波群时限 0.12s，左束支传导阻滞，R_{V_5} 高电压。ST 段：II、III、aVF、$V_4 \sim V_6$ 导联压低 0.10 ~ 0.30mV。T 波：II、III、aVF、$V_4 \sim V_6$ 导联低平、倒置。第 3、4、8、9 个心搏是成对多源性室性期前收缩，第 11 个心搏波形与第 3 个心搏相同，同源室性期前收缩。

诊断：窦性心律，P 波增宽，一度房室传导阻滞，左心室高电压，左束支传导阻滞，ST 段压低，T 波倒置，多源性室性期前收缩（部分成对出现）。

【动态心电图分析】

当前心率: 87次/min

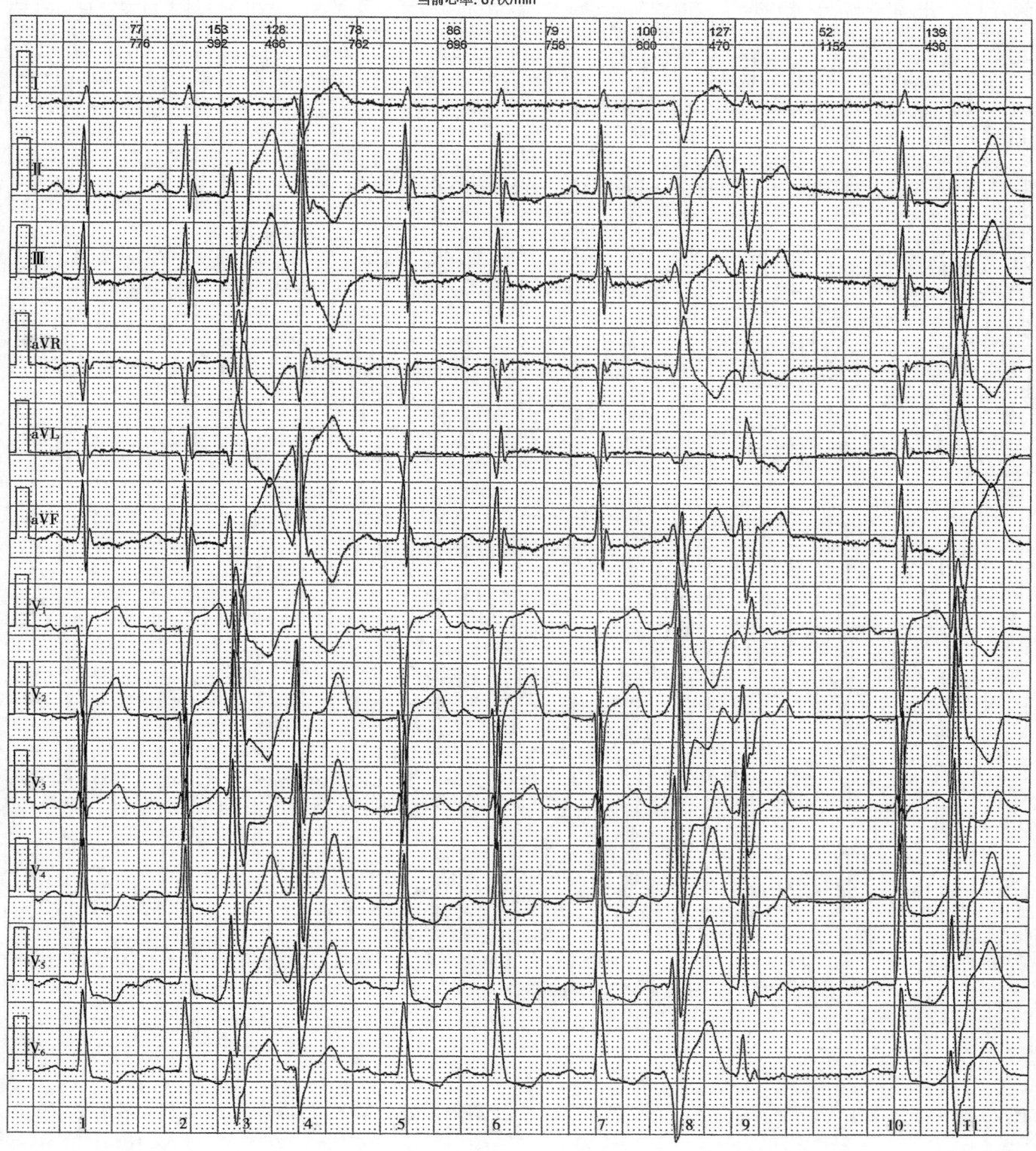

多源性成对室性期前收缩

967

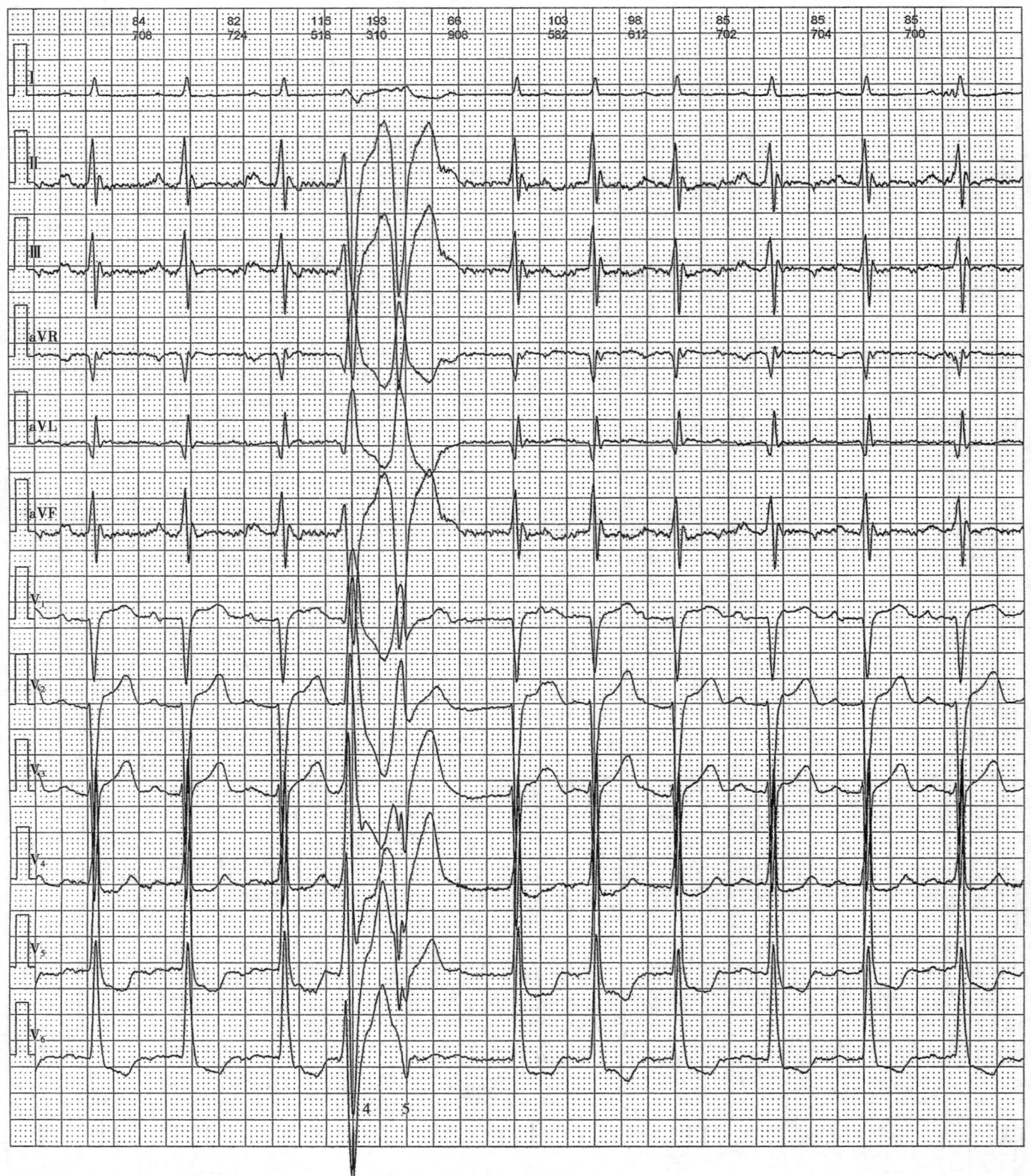

图 2 第 4、5 个心搏是多源性成对室性期前收缩。

诊断: 窦性心律,P 波增宽,一度房室传导阻滞,左束支传导阻滞,左心室高电压,多源性成对室性期前收缩,ST 段压低,T 波倒置。

当前心率: 99次/min

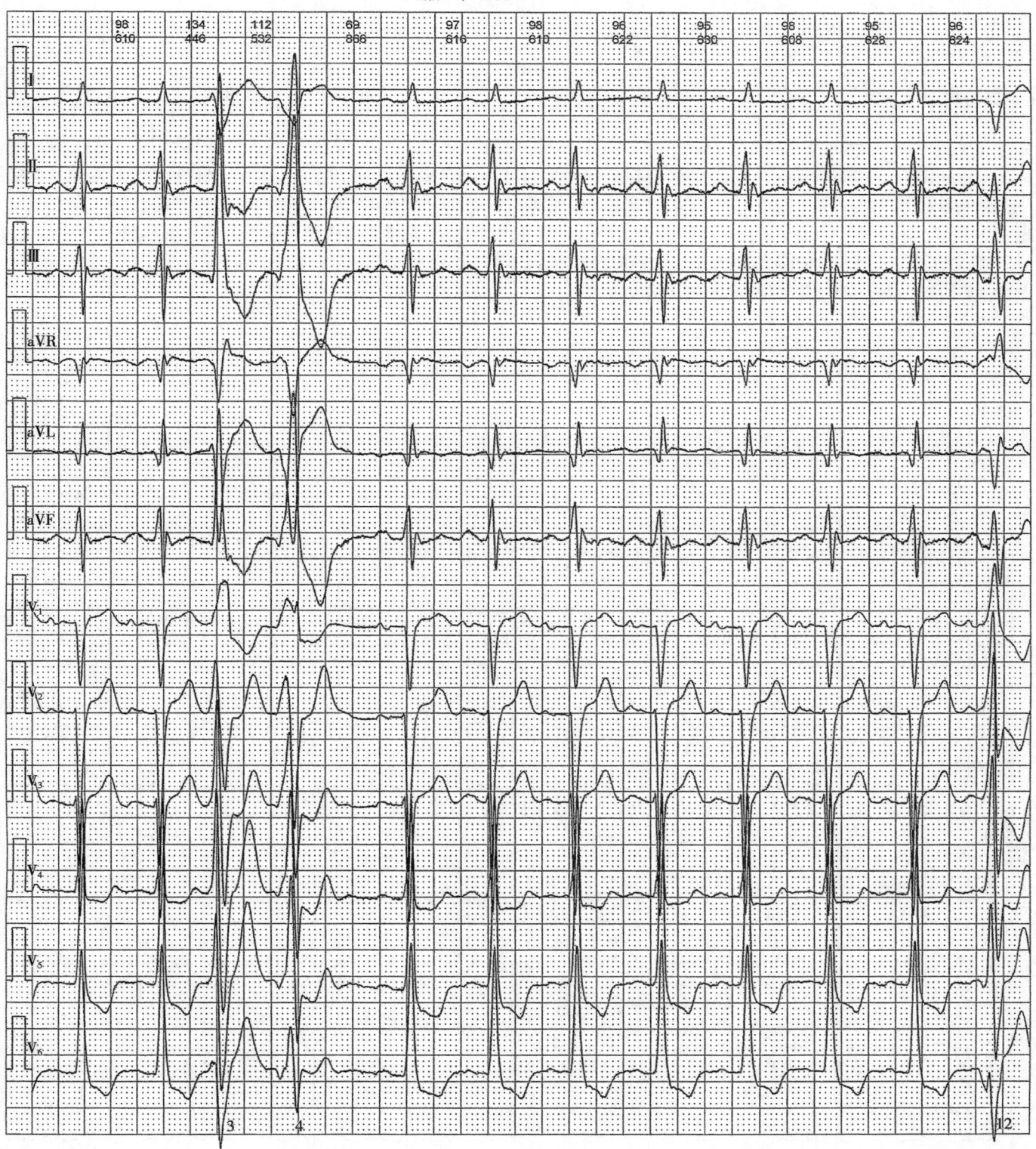

图 3 第 3 个与第 4 个心搏是室性期前收缩，波形不同，第 12 个心搏是室性期前收缩形成室性融合波。

诊断：窦性心律，P 波增宽，一度房室传导阻滞，左束支传导阻滞，左心室高电压，ST 段压低，T 波倒置，室性期前收缩（部分成对出现），室性融合波。

第 11 例 | 多源性室性期前收缩

【临床资料】

男性，64 岁，因"间断气短 1 年余，再发 4 天"入院。既往高血压病史 20 年，最高血压 180/100mmHg。查体：血压 127/61mmHg，身高 170cm，体重 90kg，BMI 31.1kg/m²。血生化检查显示肌钙蛋白 T 0.027ng/ml，CK 71.5U/L，肌红蛋白定量 27.5ng/ml，CK-MB 定量测定 2.07ng/ml，钾 3.98mmol/L。超声心动图显示左心增大，节段性室壁运动障碍（下后壁基底段），二尖瓣及主动脉瓣轻度反流。冠脉造影显示左主干远段狭窄 50%，前降支远段狭窄 90%，回旋支近段狭窄 50%，前降支 PCI 术后。

临床诊断： 冠状动脉粥样硬化性心脏病，不稳定型心绞痛，高血压 3 级（很高危）。

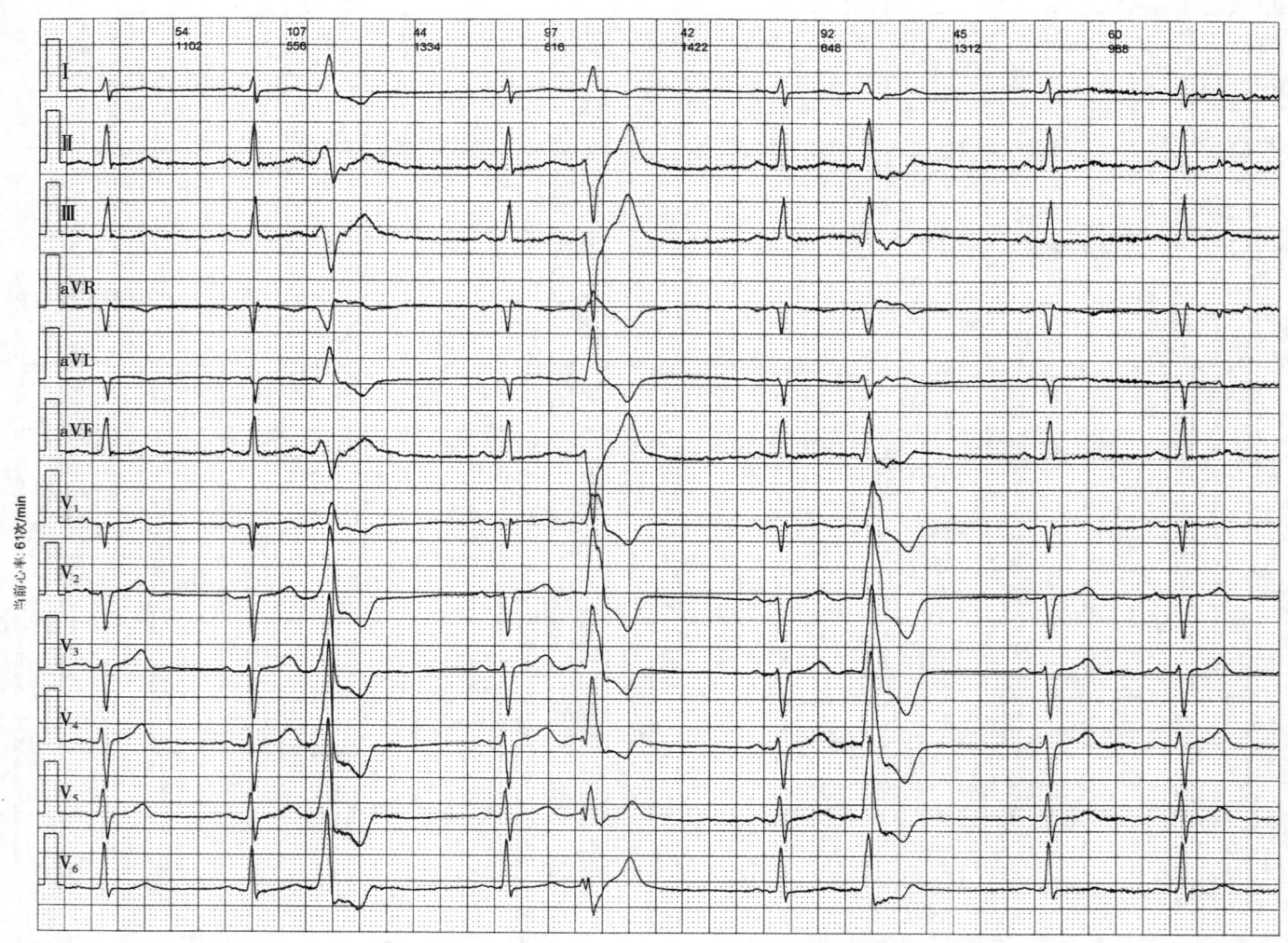

图 1 窦性 P 波频率 57 次 /min，3 个室性期前收缩呈现 3 种形态，都是起自左心室不同部位，联律间期分别是 556ms、616ms 及 646ms。3 个室性期前收缩的 ST 段起始处都有逆行 P⁻ 波，第 1 个室性期前收缩的代偿间歇不完全，第 2、3 个室性期前收缩有完全性代偿间歇。

诊断： 窦性心律过缓，多源性室性期前收缩。

动态心电图监测 22h29min,窦性心律,心率范围 42 ~ 86 次/min,平均 50 次/min,窦性心动过缓,房性期前收缩 675 次,房性心动过速 3 阵,室性期前收缩 1 093 次。

【点评】

多源性室性期前收缩指起自希氏束分叉部以下部位的期前收缩,呈现 3 种及 3 种以上形态,且联律间期不等。该例冠心病、高血压患者,展示出的室性期前收缩形态各异,6 个室性期前收缩呈现 6 种形态,分别起自左、右心室不同部位,多源性室性期前收缩常见于器质性心脏病患者,如冠心病、缺血性心肌病、扩张型心肌病及严重电解质紊乱患者。

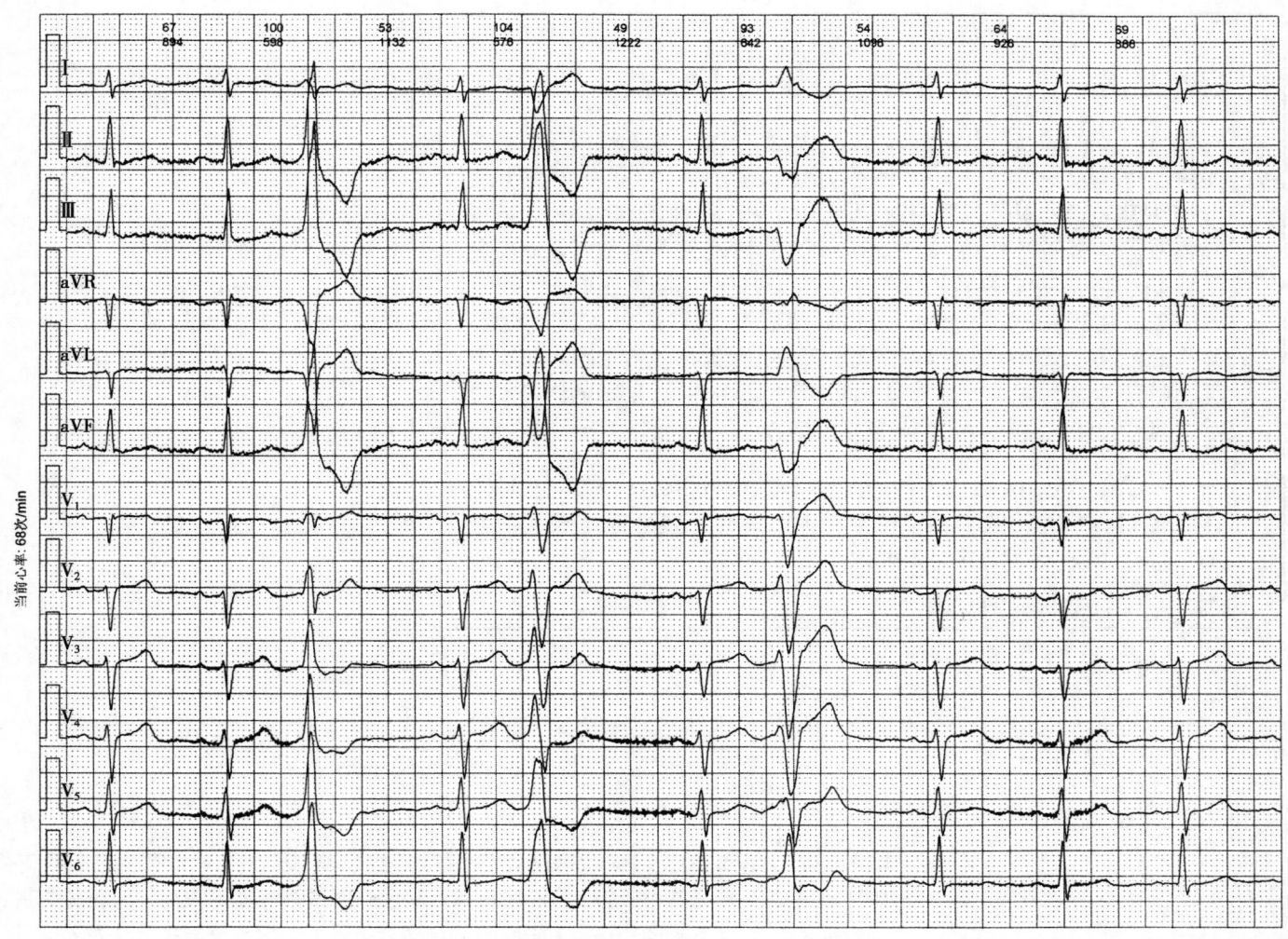

图 2　窦性心律,心率 64 次/min,3 个室性期前收缩呈现 3 种形态。第 1 个室性期前收缩来自流出道,第 2、3 个室性期前收缩起自右室流出道及心尖部,联律间期分别是 598ms、576ms 及 642ms。

诊断:窦性心律,多源性室性期前收缩。

第12例 | 多源性室性期前收缩

【临床资料】

男性，64 岁，既往高血压、冠心病病史。查体：血压 140/70mmHg，身高 175cm，体重 62kg，BMI 20.24kg/m²。超声心动图显示各房室腔大小、形态正常，左室舒张功能轻度减低。

临床诊断： 高血压，冠状动脉粥样硬化性心脏病。

【点评】

在 7s 多一点的动态心电图上，有 12 个完整的心搏，中间就有 5 个室性期前收缩，看上去第 3 个与第 9 个心搏的形态一致，其实 V₂ 导联分别呈 rS 型及 QS 型，其他导联差别不明显，这 2 个室性期前收缩是来自左心室相近部位的室性期前收缩。第 4 个心搏的波形与其他室性期前收缩都不一样，V₁ 导联呈 QS 型。第 6 个心搏 T 波的波形在 II、III、aVF、V₃～V₆ 导联基本一样，但在 V₁ 导联截然不同，分别呈 Rs 型及 QS 型。第 4 个与第 7 个心搏在 V₁ 导联都呈 QS 型，但波形也不相同。在 5 个室性期前收缩上，呈现 5 种形态不同的室性期前收缩，联律间期多不固定，诊断为起自心室不同部位的室性期前收缩。

在 24h 动态心电图监测过程中，室性期前收缩数目达 21 255 个，每一种形态的室性期前收缩数目都在 4 次以上，药物疗效欠佳，给射频消融室性期前收缩的治疗带来了困难。

图1 第 1、2、8、10～13 个心搏是窦性心动过速，心率 102 次 /min。完全性右束支传导阻滞。V₁ 导联异常 q 波。第 3、4、6、7、9 个心搏是室性期前收缩。5 个室性期前收缩的形态互不相同，多源性室性期前收缩。第 5 个心搏是交界的自主搏动。

诊断： 窦性心动过速，完全性右束支传导阻滞，加速性交界性逸搏，多源性室性期前收缩。

当前心率: 103次/min

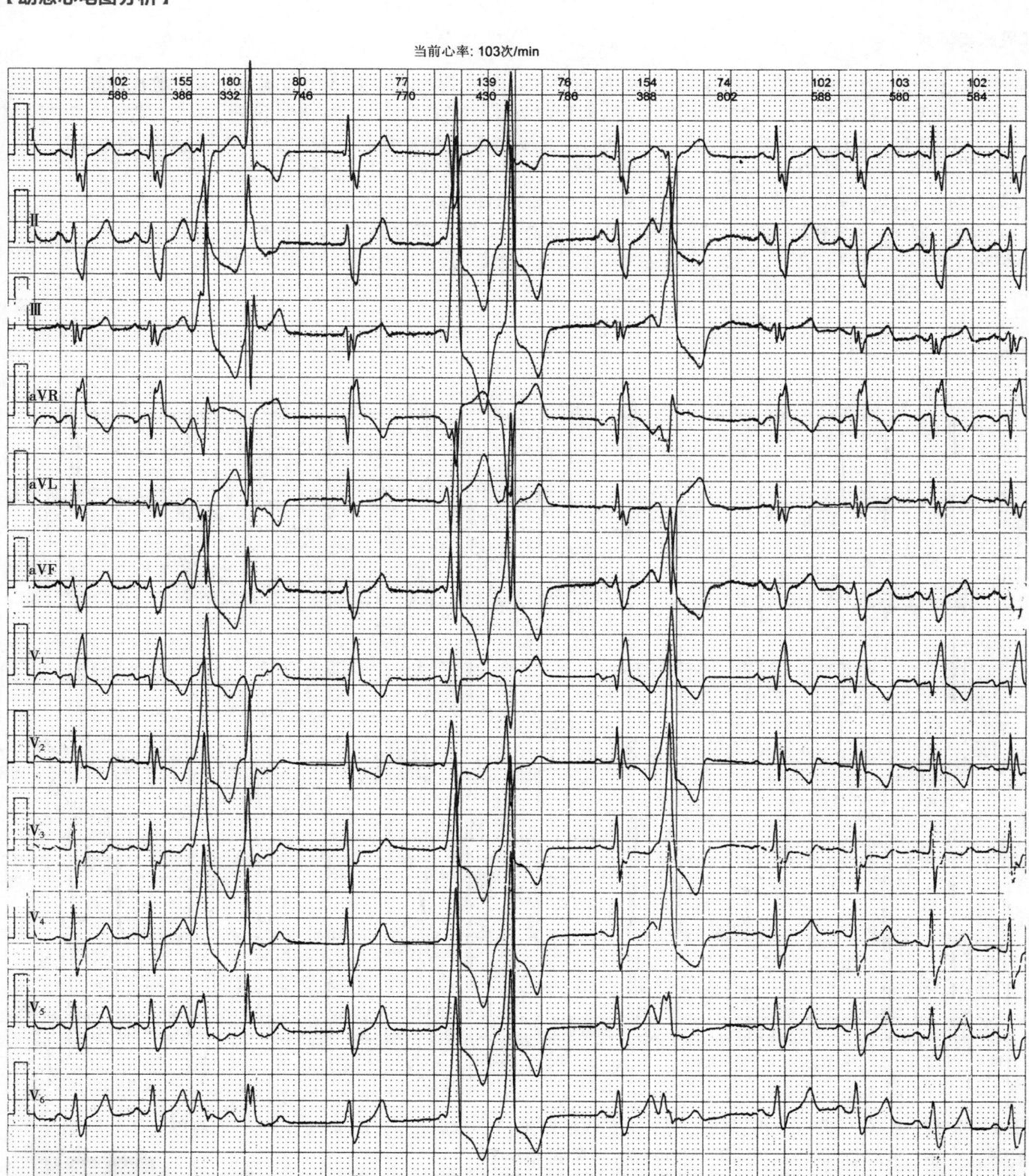

多源性室性期前收缩

【临床资料】

男性,45 岁,因"发作性心悸 7 年,加重 7 个月"于 2009 年 4 月 27 日入院。生于黑龙江省,久居北京;吸烟史 29 年,20 支 /d;饮酒 21 年,1 斤 /d,已戒 7 年。查体:血压 120/80mmHg,身高 182cm,体重 75kg。入院时诊断为频发室性期前收缩、高血压 1 级(极高危),于 2009 年 4 月 29 日在 CARTO 指导下进行右室流出道三维立体构型予起搏联合激动标测,于右室流出道间隔侧偏后处找到 I 导联 QRS 波群低平、室性期前收缩的局部激动提早 25ms,起搏局部 12 导联心电图与发病时基本相同,温控 43℃、30W,对该点消融 12s,第 1 种室性期前收缩消失,第 2 种室性期前收缩 I 导联呈深 QS 波,在左、右室流出道瓣上及瓣下反复标测均未找到靶点,考虑此种室性期前收缩起自心外膜,结束手术。

临床诊断:室性期前收缩,高血压 1 级(极高危)。

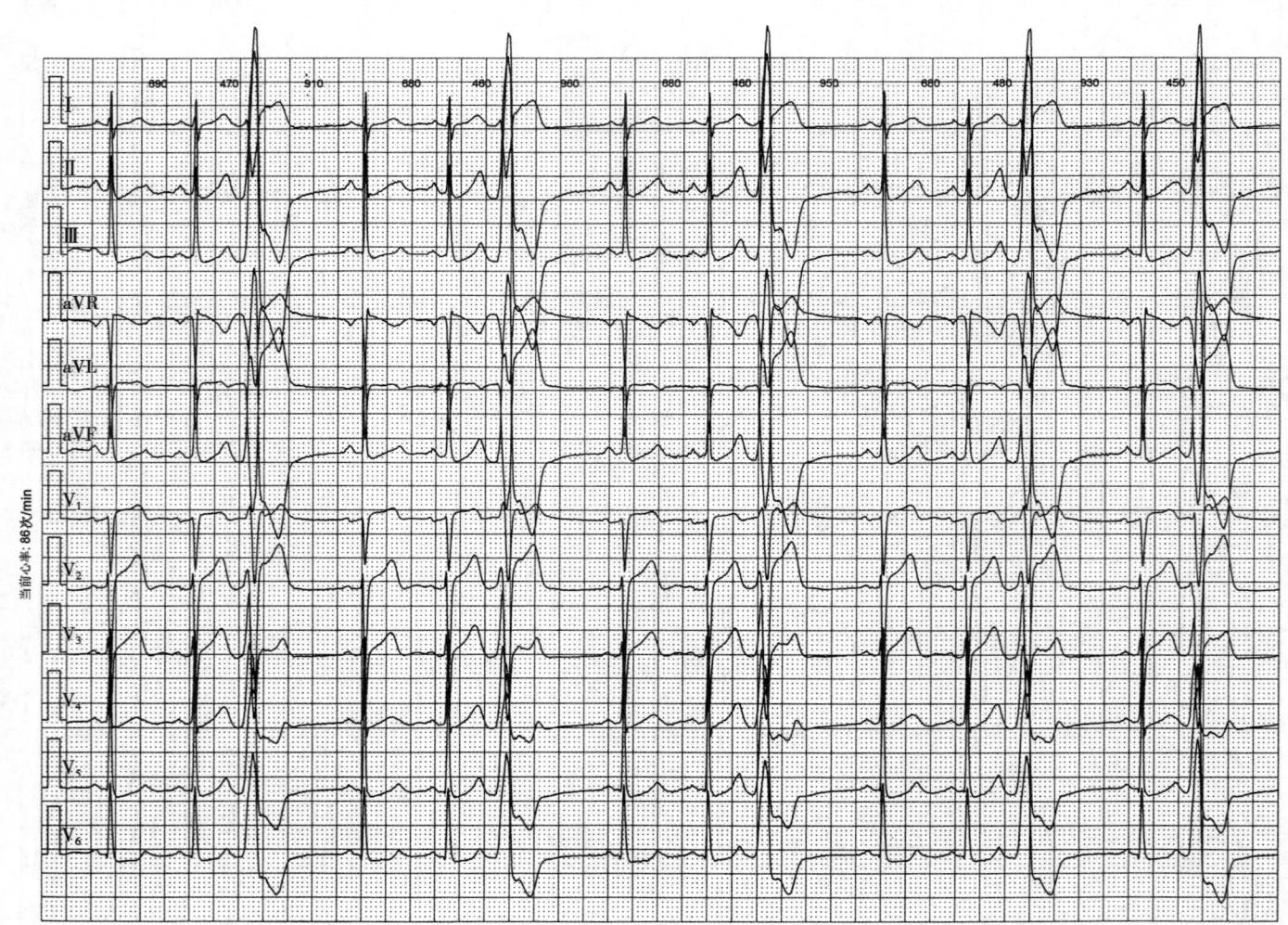

图 1 窦性心律,室性期前收缩三联律。室性期前收缩特征:I 导联呈 rS 型,II、III、aVF、$V_4 \sim V_6$ 导联呈高大 R 波,V_1、V_2 导联呈 rS 型,QRS 波群时限 0.12s,期前收缩起源于右室流出道。

【动态心电图分析】

动态心电图监测于射频消融术前，窦性心律，室性期前收缩总数 38 801 个，占全部心搏数的 38.8%，其中成对室性期前收缩 890 对，室性心动过速总数 892 次 /24h。

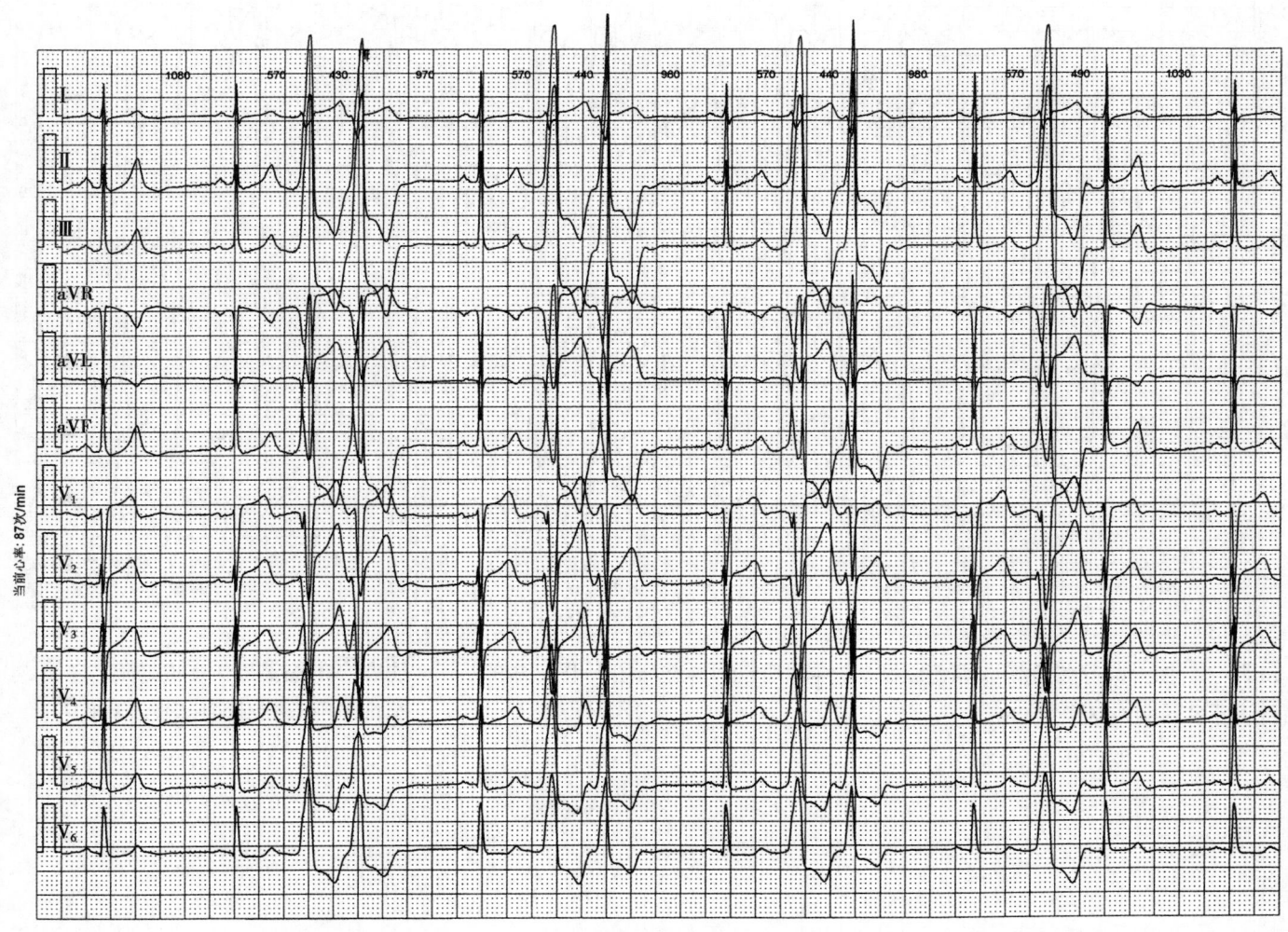

图 2 窦性心动过缓，心率 57 次 /min，成对出现的室性期前收缩形成真性三联律。室性期前收缩呈现两种形态：①成对室性期前收缩特征：I 导联呈 rS 型，II、III、aVF、V₄～V₆ 导联呈高大 R 波，V₁ 导联呈 qrS 型，QRS 波群时限 0.14s，期前收缩起自右室流出道；②成对室性期前收缩中，第 2 个室性期前收缩与第 1 个室性期前收缩比较：I 导联 S 波较深，V₁ 导联呈 rS 型，QRS 波群时限 0.12s，与图 1 中的室性期前收缩属于同一类型。

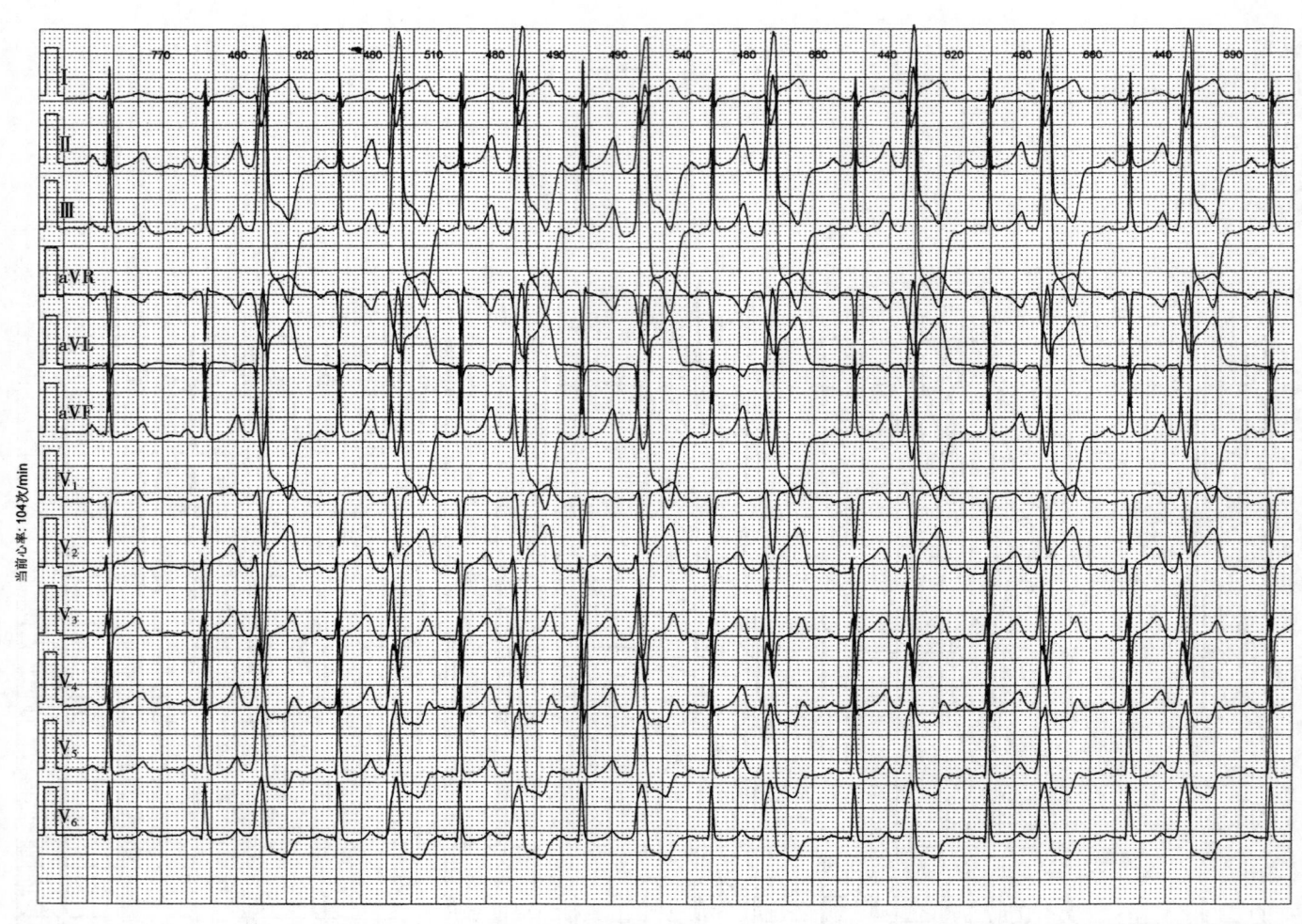

图 3 窦性心律,室性期前收缩二联律,室性期前收缩形态与图 1、图 2 中的第 2 种室性期前收缩相同。

动态心电图诊断:窦性心律,多源性室性期前收缩形成真性三联律。

【点评】

这是一例频发的室性期前收缩，部分形成二联律、三联律。多源性室性期前收缩成对出现时，形成真性三联律。所谓真性三联律，是指一次基本心搏（通常是窦性）后面紧随两个室性期前收缩，并且重复形成三次或三次以上，即室性期前收缩真性三联律。根据室性期前收缩形态，又可分单形性室性期前收缩真性三联律和多形性室性期前收缩真性三联律，后者的产生机制更为复杂：①单源性室性期前收缩由于室性激动传出口方向不一致，室性期前收缩形态多变；②多源性室性期前收缩：两种形态的室性期前收缩起自心室不同部位，即同一心室的不同部位或左、右心室包括间隔部的不同部位。有的室性期前收缩起源于肺动脉瓣上或主动脉瓣上。

本例两种室性期前收缩，第一种室性期前收缩数量多于第二种室性期前收缩。第一种室性期前收缩的 QRS 波群振幅在 II、III、aVF 导联呈高大 R 波，V_1、V_2 导联呈 rS 型，V_4 ~ V_6 导联呈 R 型，QRS 波群时限 0.17s，提示期前收缩起自右室流出道近间隔侧，在 CARTO 指导下进行右室流出道三维立体构型与起搏联合标测，在右室流出道间隔侧找到靶点，射频消融后室性期前收缩消失（图 2 中成对室性期前收缩中的第一种室性期前收缩）。第二种室性期前收缩是图 1 和图 2 成对室性期前收缩中的第 2 个、图 3 中的室性期前收缩，I 导联 S 波较深，未能找到靶点，不除外起自心外膜。

第14例 | 高位室间隔期前收缩

【临床资料】

女性，64 岁，因 "间断性胸闷、胸痛 6 年，加重 2 个月" 入院。6 年前开始间断胸闷、胸痛，在当地医院行冠脉造影，诊断为冠状动脉粥样硬化性心脏病，既往高血压病史 4 年。查体：血压 136/78mmHg，身高 170cm，体重 87kg，BMI 30.1kg/m²。超声心动图显示各房室腔大小、形态正常，左室舒张功能减退。冠脉造影显示右冠状动脉局限性狭窄 80%，PCI 术后。

临床诊断： 冠状动脉粥样硬化性心脏病，冠脉 PCI 术后，高血压 3 级（很高危），主动脉夹层。

图 1 第 1~3、5~9 个心搏是窦性心律，ST 段：Ⅱ、Ⅲ、aVF、V₄~V₆ 导联压低 0.05~0.075mV。T 波：Ⅱ、aVF、V₄~V₆ 导联低平，Ⅲ 导联倒置。第 4 个心搏插入于一个基本窦性心律周期之中，QRS 波群时限 0.09s，QRS 波形与窦性 QRS 波群形态有所不同，高位室间隔期前收缩。

诊断： 窦性心律，ST-T 改变，高位室间隔期前收缩（间位性）。

【动态心电图分析】

当前心率: 72次/min

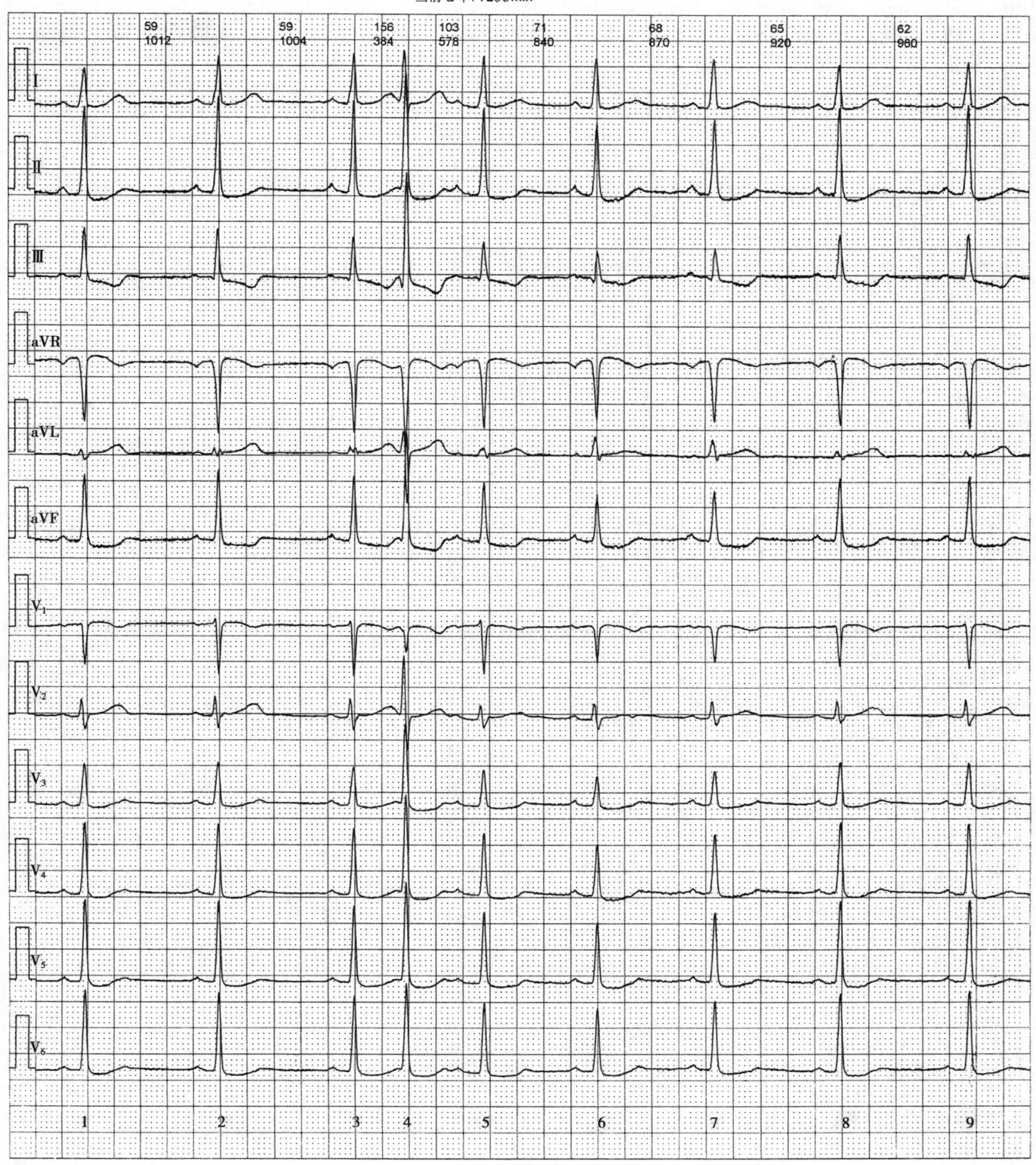

高位室间隔期前收缩

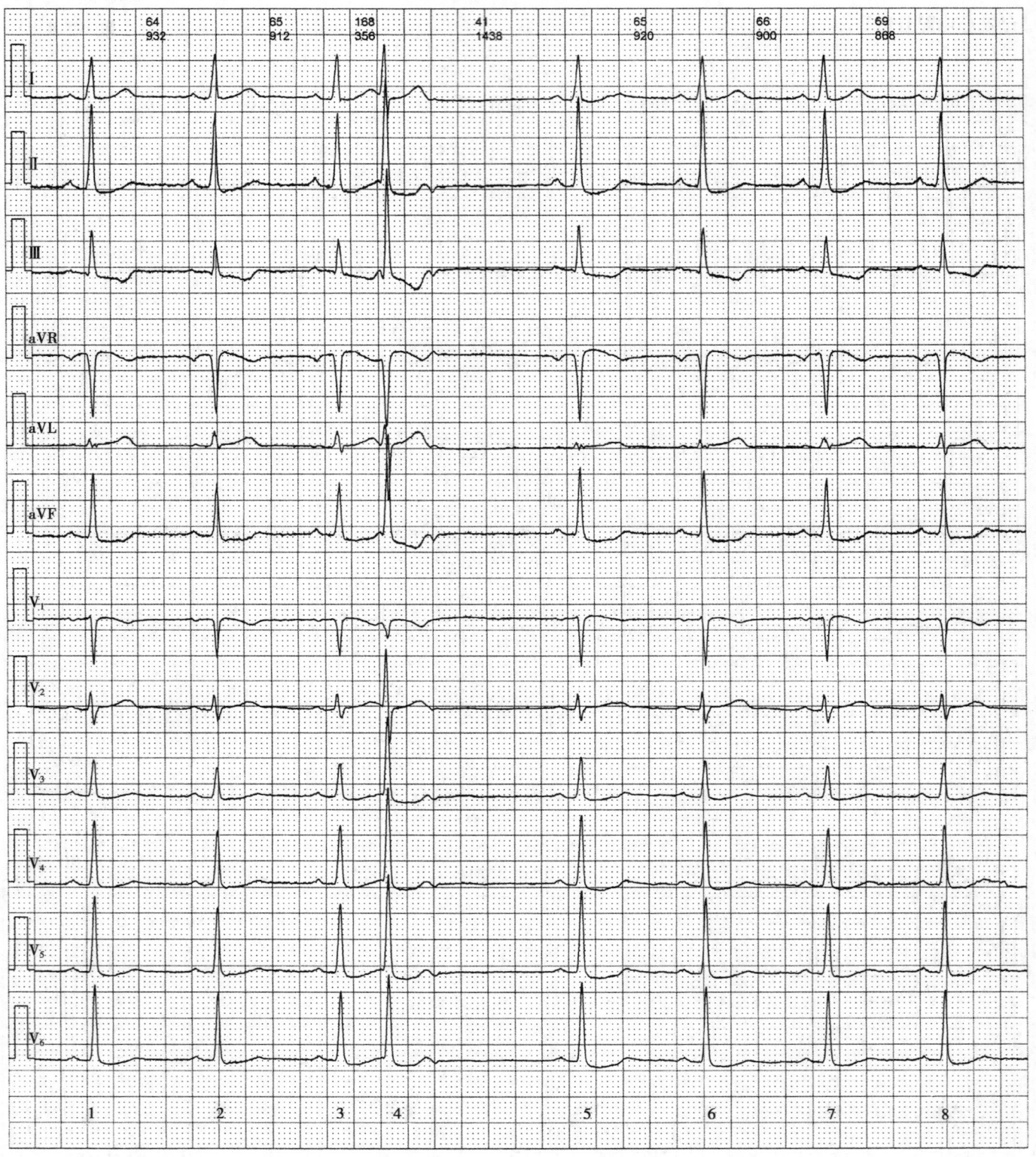

图 2 与图 1 比较，第 4 个心搏逆行心房传导，有完全性代偿间歇，余同前。

诊断：窦性心律，ST-T 改变，高位室间隔期前收缩伴室房传导。

【点评】

高位室间隔期前收缩指期前收缩起源于室间隔上部，此处发出的期前收缩激动引起室间隔最早除极，并快速激动左、右束支，使双侧心室几乎同步除极，QRS 波群时限是正常的，其形态与窦性 QRS-T 波形有或多或少的差异。

第15例 | 加速的左室流出道自主心律

【临床资料】

男性，63 岁，因 "头晕 1 天，恶心、呕吐 12h，意识不清 8h" 入院。

临床诊断：冠状动脉粥样硬化性心脏病，高血压 3 期（很高危），糖尿病，脑梗死，肺部感染，I 型呼吸衰竭，左心房扩大，高尿酸血症。

【动态心电图分析】

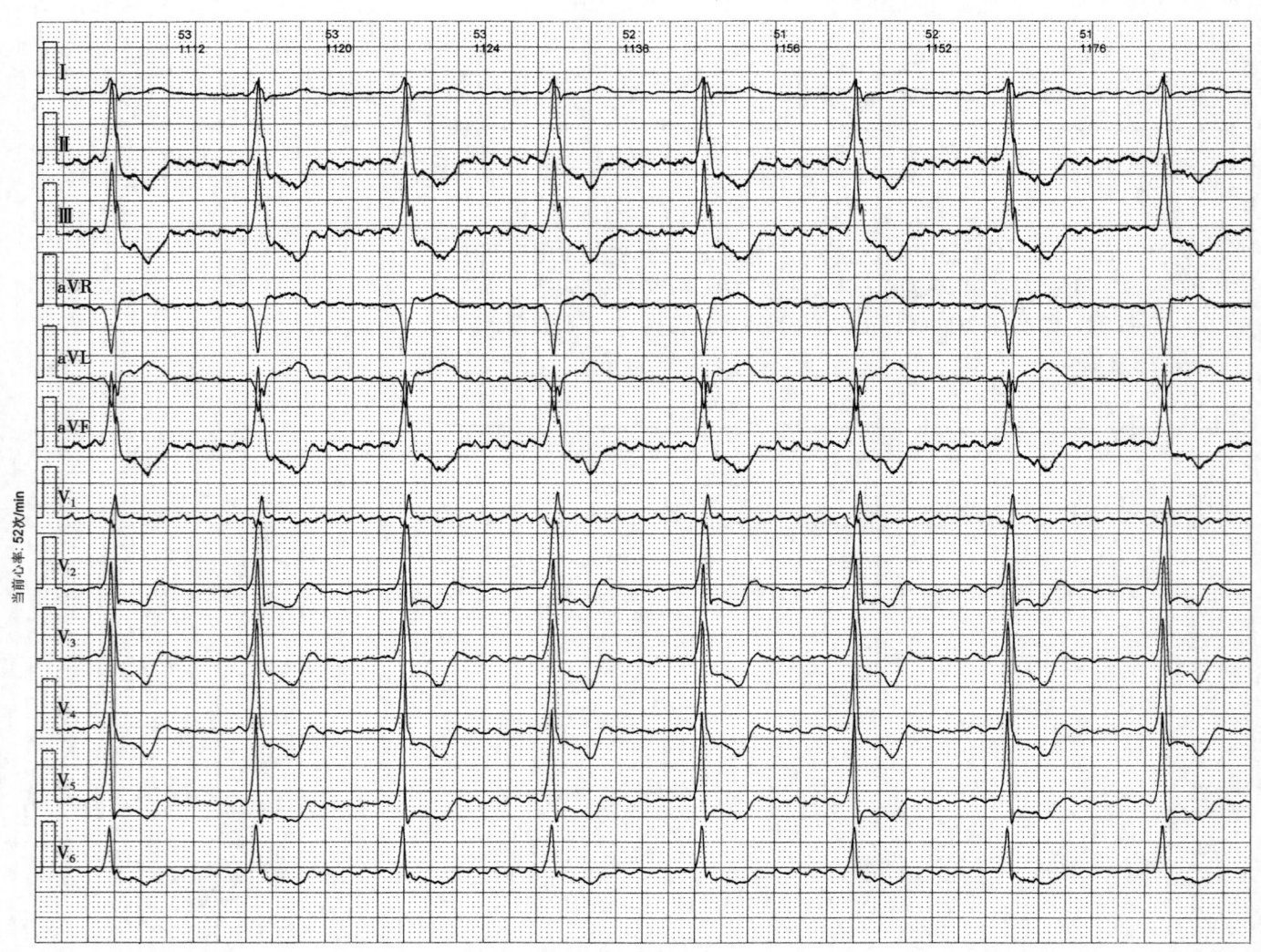

图 1　P 波消失，代之以极速、不规则的 f 波。QRS 波群特征：RR 间期匀齐，心室率 52 次 /min，QRS-T 形态形同，QRS 波群时限 0.14s，II、III、aVF、V₂~V₆ 导联呈 R 型，V₁ 导联呈 qr 型，符合室性节律心电图。

【点评】

图 1 中宽 QRS 波群节律匀齐,在心房颤动情况下,存在房室传导阻滞分离,QRS 波群符合左室流出道特点,频率 52 次 /min,诊断为加速性室性自主心律。为什么不诊断为交界性心律伴完全性右束支传导阻滞呢?答案是不符合右束支传导阻滞的特征。图 2 中 f 波下传的窄 QRS 波群及室性融合波的存在,加上第 1 个 QRS 波群伴逆行心房传导,即可排除预激综合征(心室预激波)。

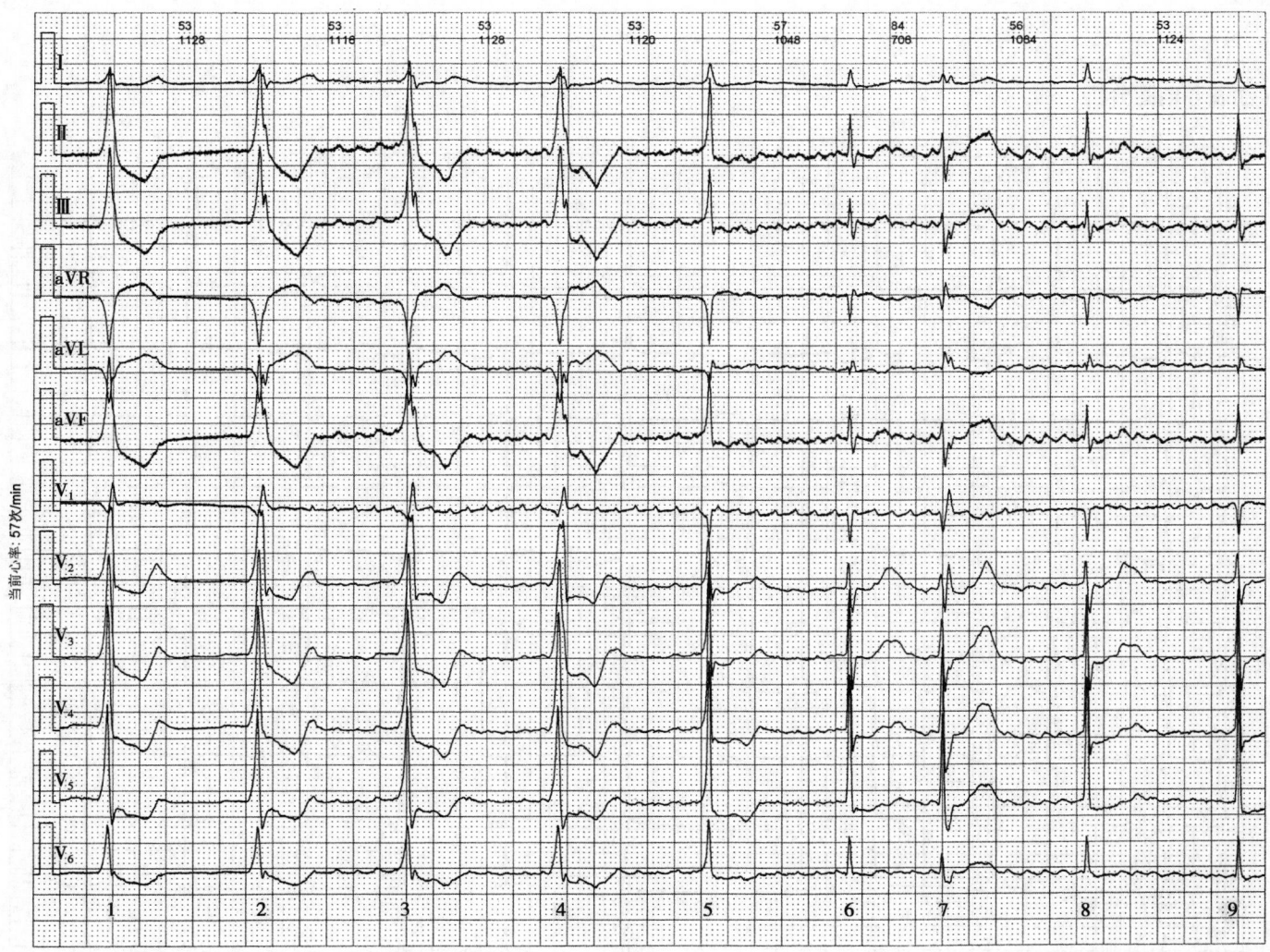

图 2　第 1 个室性心搏伴逆行心房传导,RP⁻ 间期 0.40s,第 2 个室性心搏逆行心房传导以后,又一次发生了阵发性心房颤动,第 3、4 个 QRS 波群与第 1、2 个 QRS 波群形态相同,构成短阵、加速的室性自主节律。第 5 个 QRS 波群是室性融合波,第 6、8、9 个 QRS 波群由 f 波下传。ST 段:V₃~V₅ 导联压低 0.05~0.20mV。T 波:V₆ 导联低平。第 7 个心搏是室性期前收缩。

动态心电图诊断:心房颤动,ST 段压低(前壁),T 波低平(V₆ 导联),室性期前收缩,室性融合波,加速的室性自主节律。

第16例 | 加速性室性心律

【临床资料】

男性，65 岁，因"间断性胸闷、胸痛 6 个月，再发 7 天"入院。冠脉造影显示前降支中段支架远端管状狭窄 70%（6 个月前植入支架），第一对角支狭窄 70%，右冠状动脉狭窄 50%。超声心动图显示各房室腔大小、形态、结构正常，左室舒张功能轻度减低。

【动态心电图分析】

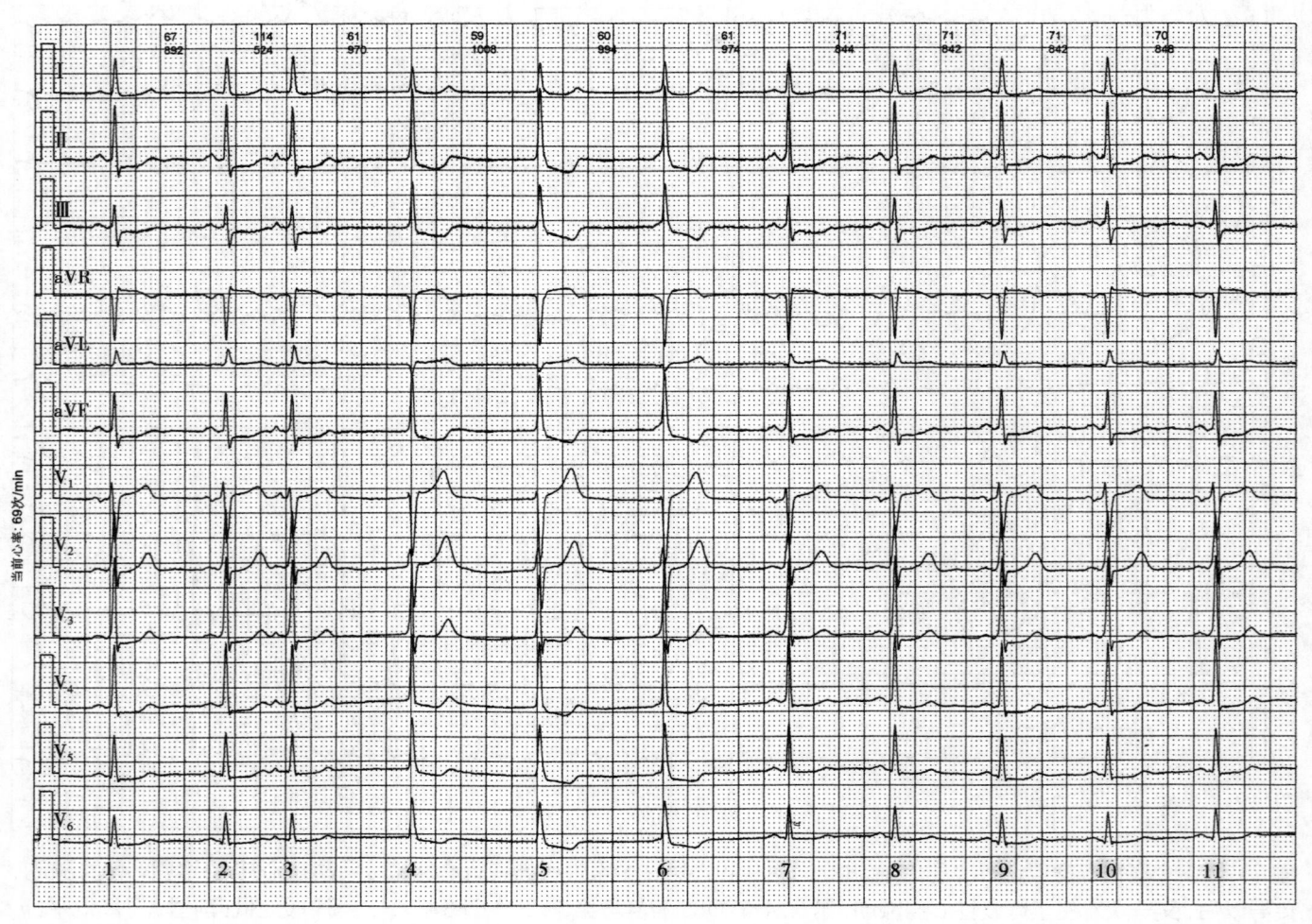

【点评】

第 4~6 个心搏是室性心律,还是交界性心律? 没有腔内电生理检查证明,都是推论。从 QRS 波群时限、形态、ST 段、T 波来看,与窦性 QRS-ST-T 不同,QRS 波群时限是窄的,提示高位间隔处心律。它是在房性期前收缩引起窦性频率下降以后出现的,又见窦性频率增加以后消失,这种心律缺少保护机制。

图 1 第 1、2、7~11 个心搏是窦性心律,心率 71 次 /min,PR 间期 0.15s,QRS 波群时限 0.09s,QT 间期 0.42s。Ⅱ、Ⅲ、aVF、V_2~V_6 导联 ST 段上斜型压低 0.05~0.10mV,Ⅱ、Ⅲ、aVF、V_5、V_6 导联 T 波低平。第 3 个心搏是房性期前收缩。第 4~6 个 QRS 波群时限 0.10s,QRS 波群形态与窦性 QRS-T 比较不同,Ⅱ、Ⅲ、aVF、V_4~V_6 导联呈 R 型,Ⅱ、Ⅲ、aVF、V_3~V_6 导联 ST 段呈下斜型压低 0.05~0.20mV,V_1~V_3 导联 T 波振幅增大,QT 间期 0.42s。第 4~6 个心搏的心室率 60 次 /min,R_6 出现于 P 波上,提示加速性室性心律。

诊断:窦性心律,ST 段压低,T 波低平(Ⅱ、Ⅲ、aVF、V_5、V_6 导联),房性期前收缩,加速性室性心律。

第 17 例 | 流出道期前收缩伴不完全性代偿间歇

【临床资料】

男性, 64 岁, 因 "右侧肢体无力伴言语不利 14 天" 入院。查体: 血压 116/80mmHg, 体重 64kg, 身高 167cm, BMI 22.9kg/m²。超声心动图显示主动脉瓣轻度反流。

临床诊断: 脑梗死, 大脑动脉粥样硬化。

【动态心电图分析】

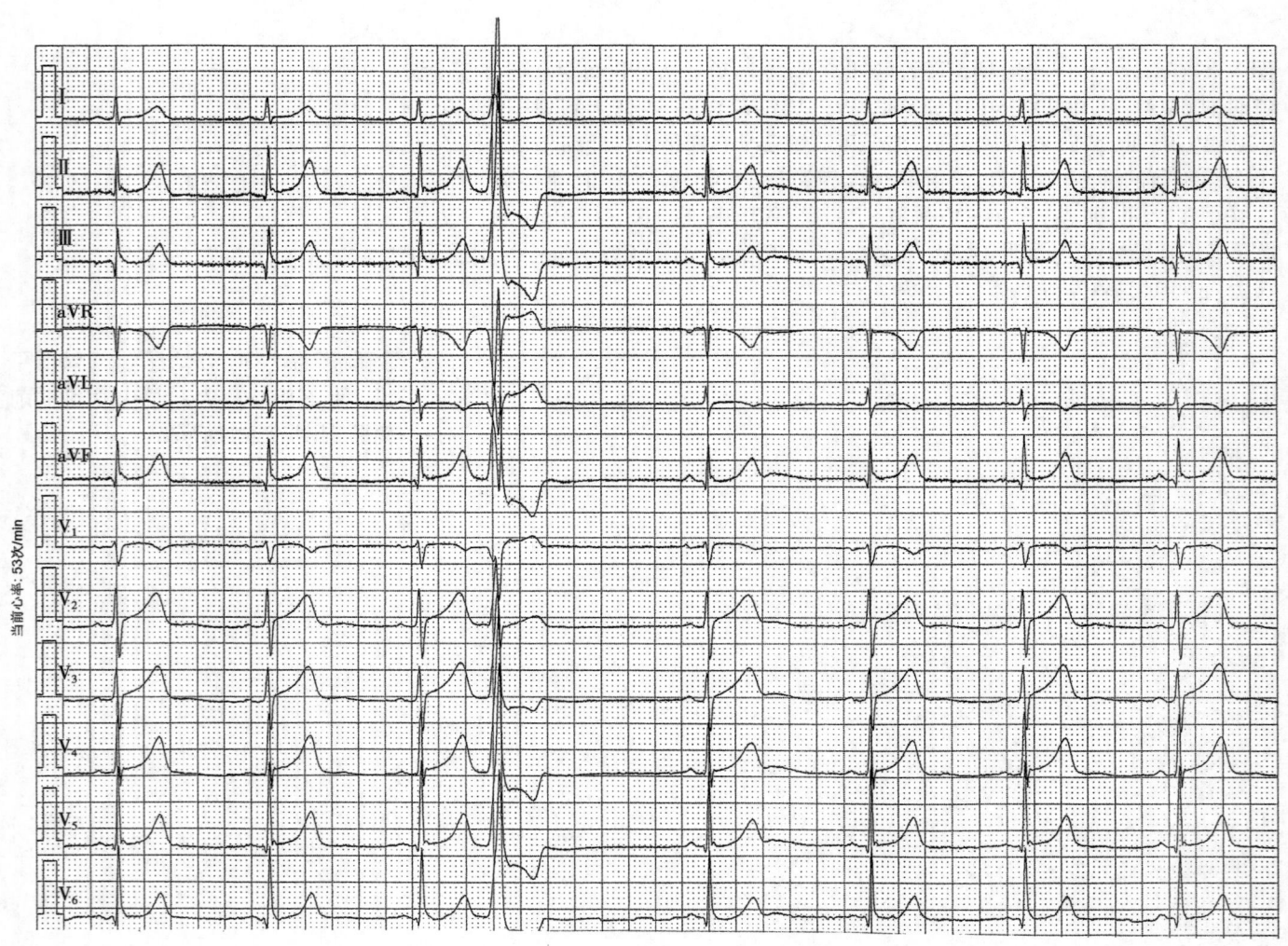

【点评】

多数室性期前收缩的代偿间歇是完全的,即室性期前收缩联律间期加代偿间歇等于两个窦性心律周期。少数室性期前收缩的代偿间歇不完全。本文指联律间期加代偿间歇小于 2 个窦性心律周期,发生机制是室性期前收缩激动逆行上传进入窦房结,引起窦性心律顺延,表现为不完全性代偿间歇。

图 1 P 波形态有高、低两种,心率 53 次 /min,窦性心动过缓。ST 段:Ⅱ、Ⅲ、aVF、V$_2$ ~ V$_6$ 导联轻度抬高 0.10 ~ 0.25mV。第 4 个 QRS 波群提早出现,QRS 波群时限 0.15s,Ⅱ、Ⅲ、aVF、V$_3$ ~ V$_6$ 导联呈高大 R 波,V$_1$ 导联呈 QS 型,V$_2$ 导联呈 RS 型,流出道期前收缩。逆 P$^-$ 波位于 J 点处,联律间期 + 代偿间歇 < 2 个窦性心律周期。

诊断: 窦性心动过缓,流出道期前收缩伴不完全性代偿间歇。

第18例 | 室性心动过速伴二度传出阻滞

【临床资料】

男性，65岁，因"间断心悸半个月余"入院。既往高血压病史30年，糖尿病病史10年，起搏器植入术后8年。查体：血压130/100mmHg，身高175cm，体重95kg，BMI 31.0kg/m²。血生化检查显示肌钙蛋白T 0.49ng/ml，CK 3 179.2U/L，肌红蛋白定量＞500.0ng/ml，CK-MB定量测定5.7ng/ml，脑利钠肽前体4 065.0pg/ml，钙2.22mmol/L，钾4.11mmol/L，镁0.88mmol/L，钠143.8mmol/L。超声心动图显示左心增大，二尖瓣中度反流，三尖瓣轻度反流，左室整体功能减轻。

临床诊断：冠状动脉粥样硬化性心脏病，扩张型心肌病，糖尿病2型，心力衰竭，慢性肾功能不全，阻塞性睡眠呼吸暂停综合征。

【动态心电图诊断】

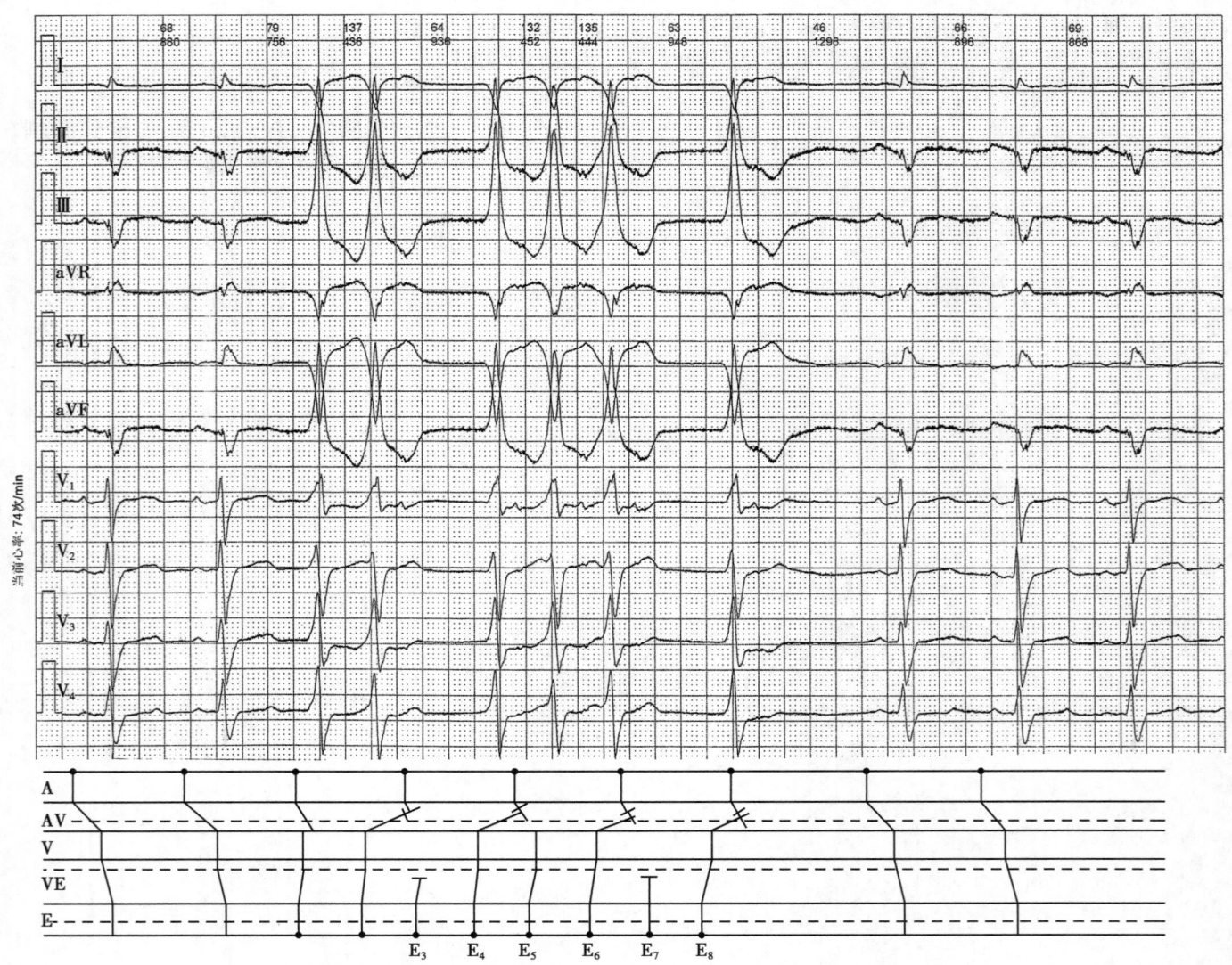

【点评】

室性心动过速的传出阻滞，是指室性起源点至心室肌之间的异-室传出阻滞，像窦房传导阻滞一样，依据传出阻滞的程度而分度，即一度传出阻滞、二度传出阻滞及三度传出阻滞。二度传出阻滞又可分为二度Ⅰ型与二度Ⅱ型。本例室性心动过速伴二度传出阻滞属于Ⅰ型。E_4E_5 间期 452ms，E_5E_6 间期 444ms，之后传出阻滞一次。室性心动过速常伴有不齐，而使二度传出阻滞的分型变得困难。当发现室性心动过速的长 RR 间期是短室性 RR 间期的倍数时，应考虑室性心动过速伴二度传出阻滞。

患者冠心病、扩张型心肌病、左心扩大、曾经发作室性心动过速，植入 ICD。窦性心律情况下，下壁出现 QS 波，QRS 波群时限延长，室内传导障碍。给予胺碘酮、比索洛尔控制心律失常，扩张冠脉、营养心肌等治疗，患者病情好转出院。

图 1　窦性心律，心率 68 次/min，PR 间期 0.20s，QRS 波群时限 0.16s，Ⅱ、Ⅲ、aVF 导联呈 QS 型，室内传导阻滞，异常 QS 波，宽 QRS 波群配梯形图分析。梯形图：A 为心房，AV 为交界区，V 为心室，VE 为室性起源点与心室肌交界区，E 为室性激动起源点。室性心动过速频率 135 次/min，E_3、E_7 传出阻滞出现的长室性 RR 间期是基本室性 RR 间期的 2 倍。

诊断：窦性心律，异常 QS 波（下壁），室内传导阻滞，T 波低平，室性心动过速伴二度传出阻滞（Ⅰ型）。

室性心动过速伴二度传出阻滞

第19例 室性心动过速基础上室性心动过速

【临床资料】

男性，86岁，因"发现血压升高30余年，阵发性心悸4天"入院。30年余前查体时发现血压高，当时血压150/90mmHg，未行正规治疗；4天前无明显诱因出现阵发性心悸，遂就诊于北京某医院，给予输液治疗后好转（诊断、治疗不详）。后于我院门诊查心电图：完全性左束支传导阻滞，室性期前收缩。超声心动图显示左室射血分数35%，节段性室壁运动障碍（前壁、前间壁、室间隔），左室整体功能减低，心尖部室壁瘤形成，肺动脉瓣轻度反流。近4天来睡眠欠佳，出现阵发性心悸，自测心率偏快，症状发作时无黑蒙、意识丧失、抽搐、跌倒、跌伤、大小便失禁。就诊于我院急诊科，症状缓解不满意，为求进一步诊治入院，以"心律失常、阵发性室性心动过速"收入院。

临床诊断： 心律失常（加速性室性自主心律、阵发性室性心动过速），完全性左束支传导阻滞，冠状动脉粥样硬化性心脏病，陈旧性前间壁心肌梗死，高血压2级，十二指肠球部溃疡，食管癌。

【动态心电图分析】

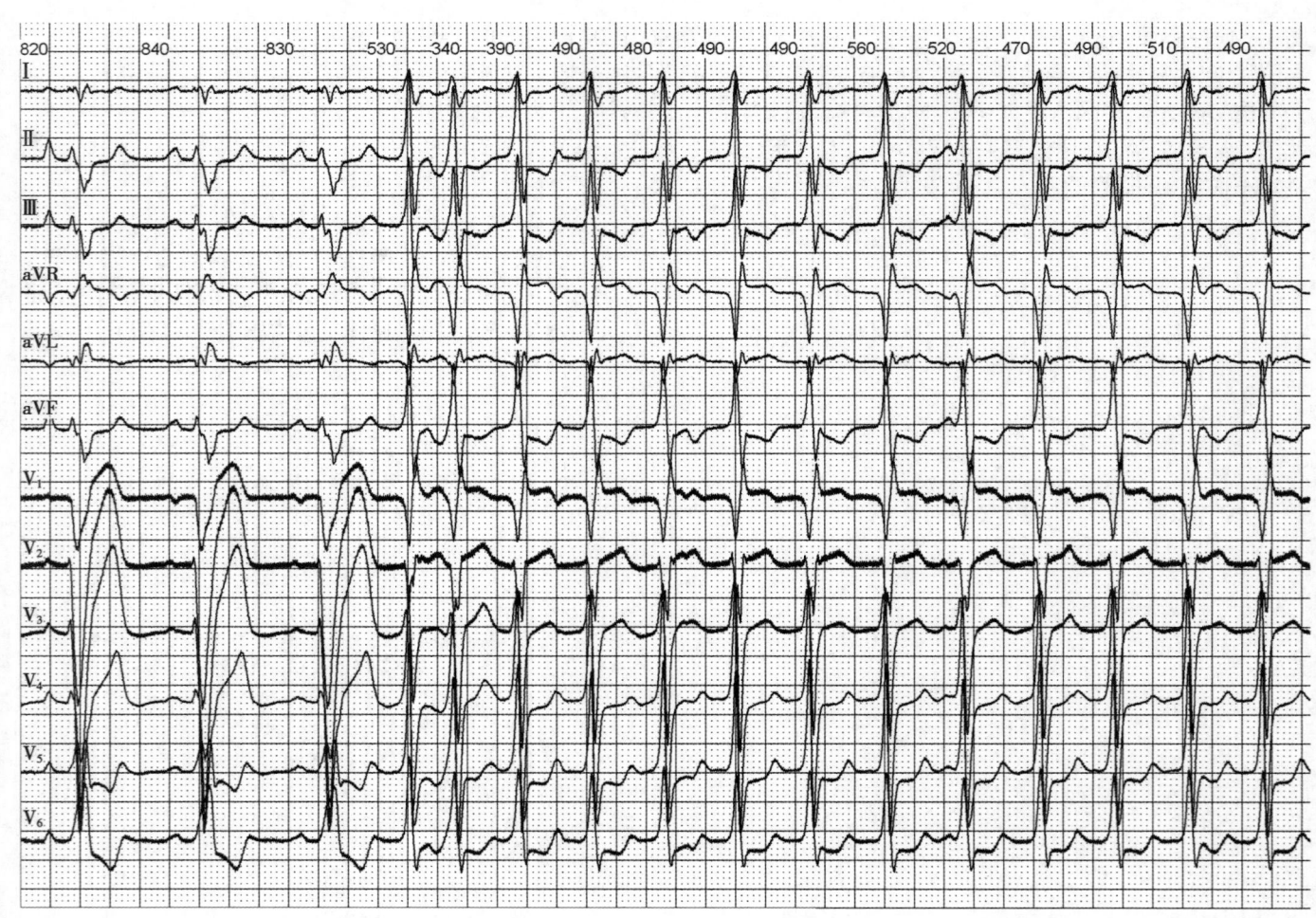

图1 窦性心律，心率73次/min，PR间期0.20s，QRS波群时限0.16s，左束支传导阻滞。第4个QRS波群起至最后一个QRS波群形态与窦性不同，QRS波群时限0.14s，心率120次/min。室性心动过速发作过程中，有房室分离。

诊断： 窦性心律，完全性左束支传导阻滞，室性心动过速。

患者冠状动脉粥样硬化性心脏病,陈旧性前间壁心肌梗死,完全性左束支传导阻滞,高血压。心悸发作时,心电图显示阵发性室性心动过速。两种形态的室性 QRS 波群时限比窦性心律的左束支传导阻滞的 QRS 波群时限窄,室性心动过速起自间隔测。QRS 电轴正常的室性心动过速起自右侧间隔上部;QRS 电轴左偏的室性心动过速起自左侧近心尖部,同时存在的房室分离,支持室性心动过速的诊断。

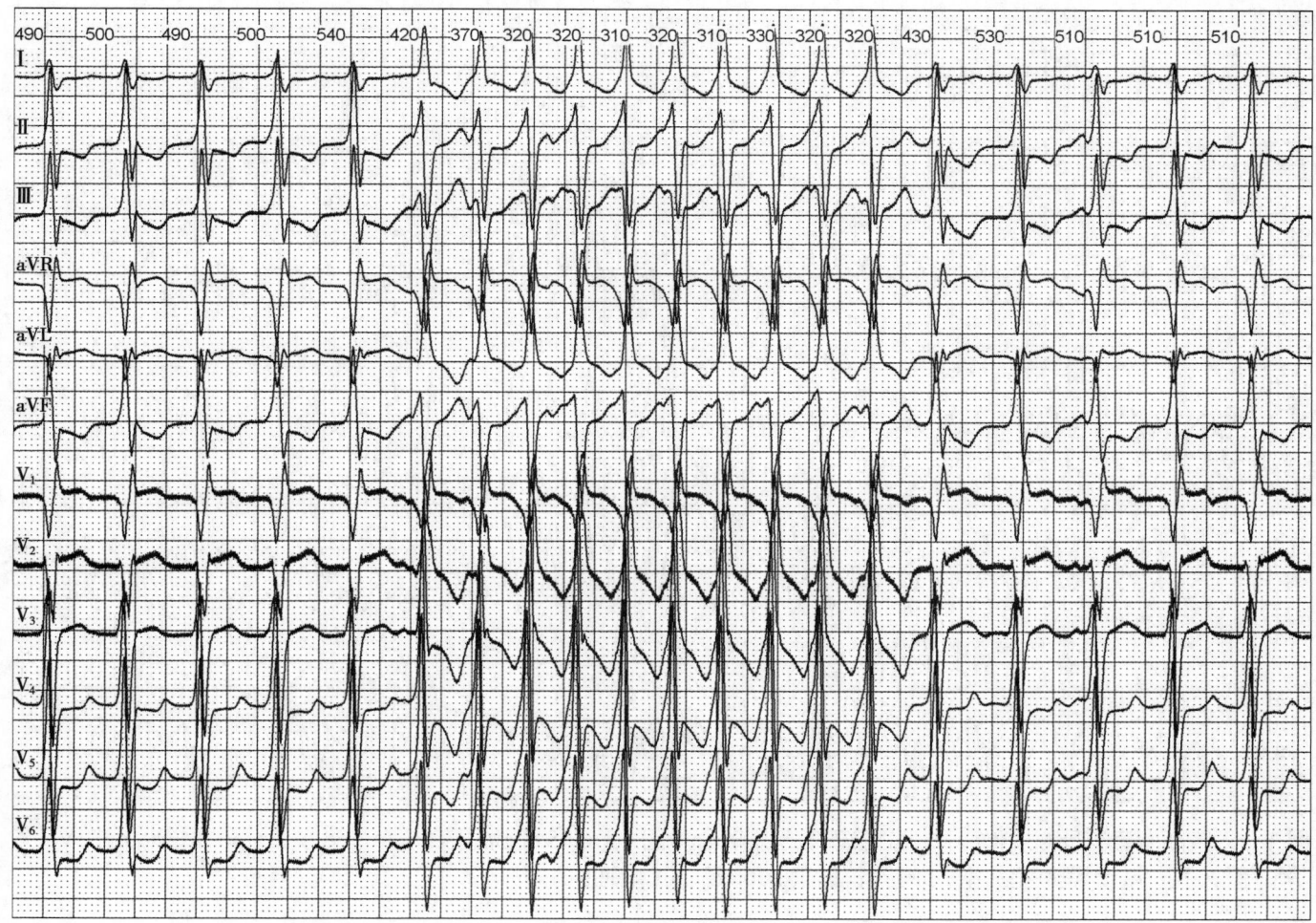

图 2 宽 QRS 心动过速形态有两种,一种 QRS 电轴正常,QRS 波群时限 0.14s,心率 116 次 /min;另一种 QRS 电轴左偏,QRS 波群时限 0.13s,心室率 182 次 /min,双源室性心动过速。

诊断: 窦性心律,双源室性心动过速。

室性心动过速基础上室性心动过速

第20例 | 室性心动过速掩盖广泛前壁心肌梗死及心房颤动

【临床资料】

女性，72岁，因"反复胸痛1年，心悸、呼吸困难1周"入院。1年前因急性心肌梗死入院，冠脉造影提示三支病变，既往高血压病史10年。查体：血压88/61mmHg。心肌酶未见异常升高，钾4.1mmol/L。超声心动图显示全心扩大，EF 16%，节段性室壁运动障碍（间隔中间段、下壁、后壁、左室心尖段），室壁瘤形成，三尖瓣重度反流，左室整体功能减低。

【心电图分析】

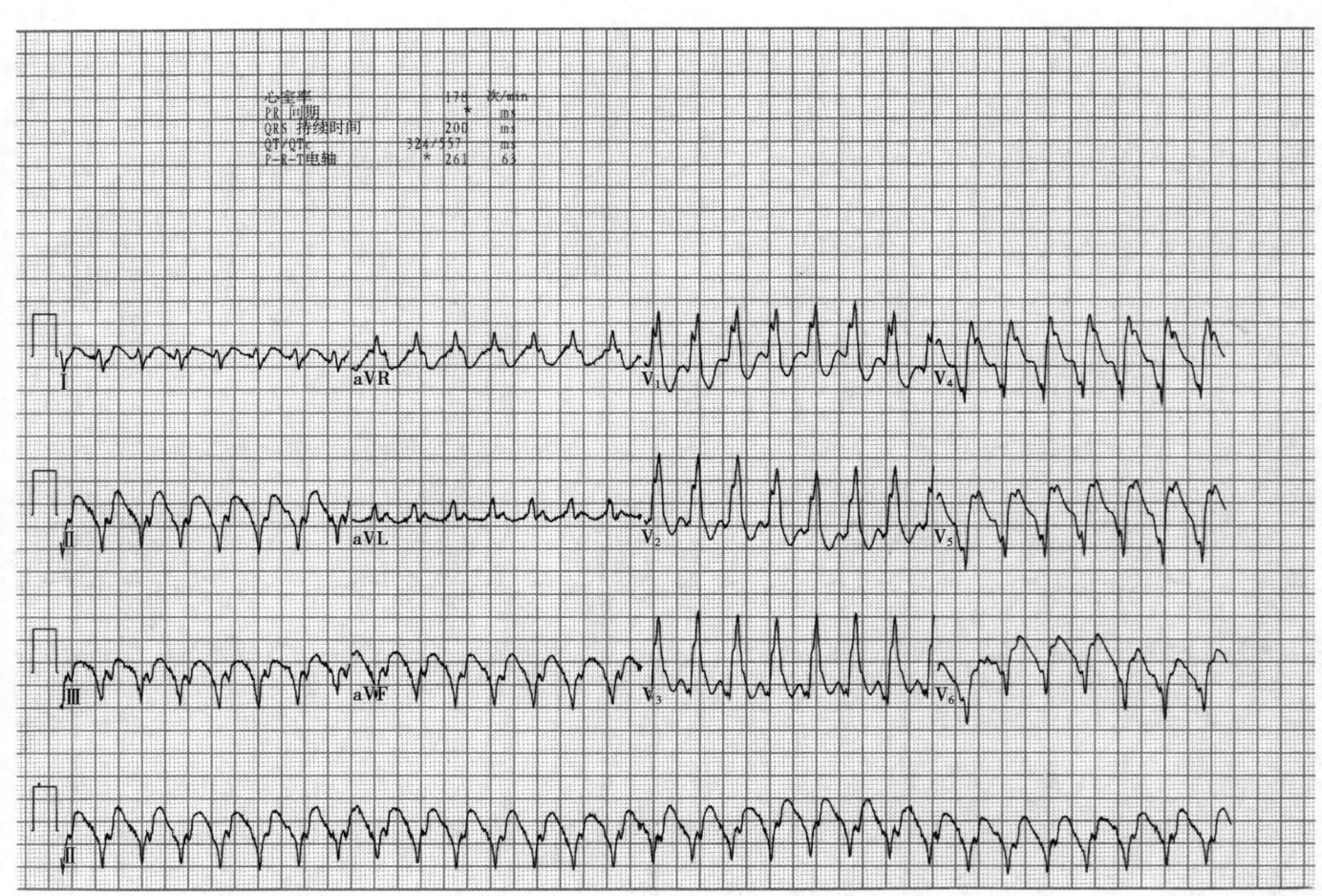

图1　入院期间患者反复发作心悸、胸闷、呼吸困难时心电图：宽QRS心动过速，心率178次/min。II、III、aVF、V₅、V₆导联呈QS型，V₁、V₂导联呈R型，QRS波群时限200ms，QRS电轴261°。

临床诊断：冠状动脉粥样硬化性心脏病，陈旧性心肌梗死、心功能Ⅳ级，高血压，高脂血症，陈旧性脑梗死。

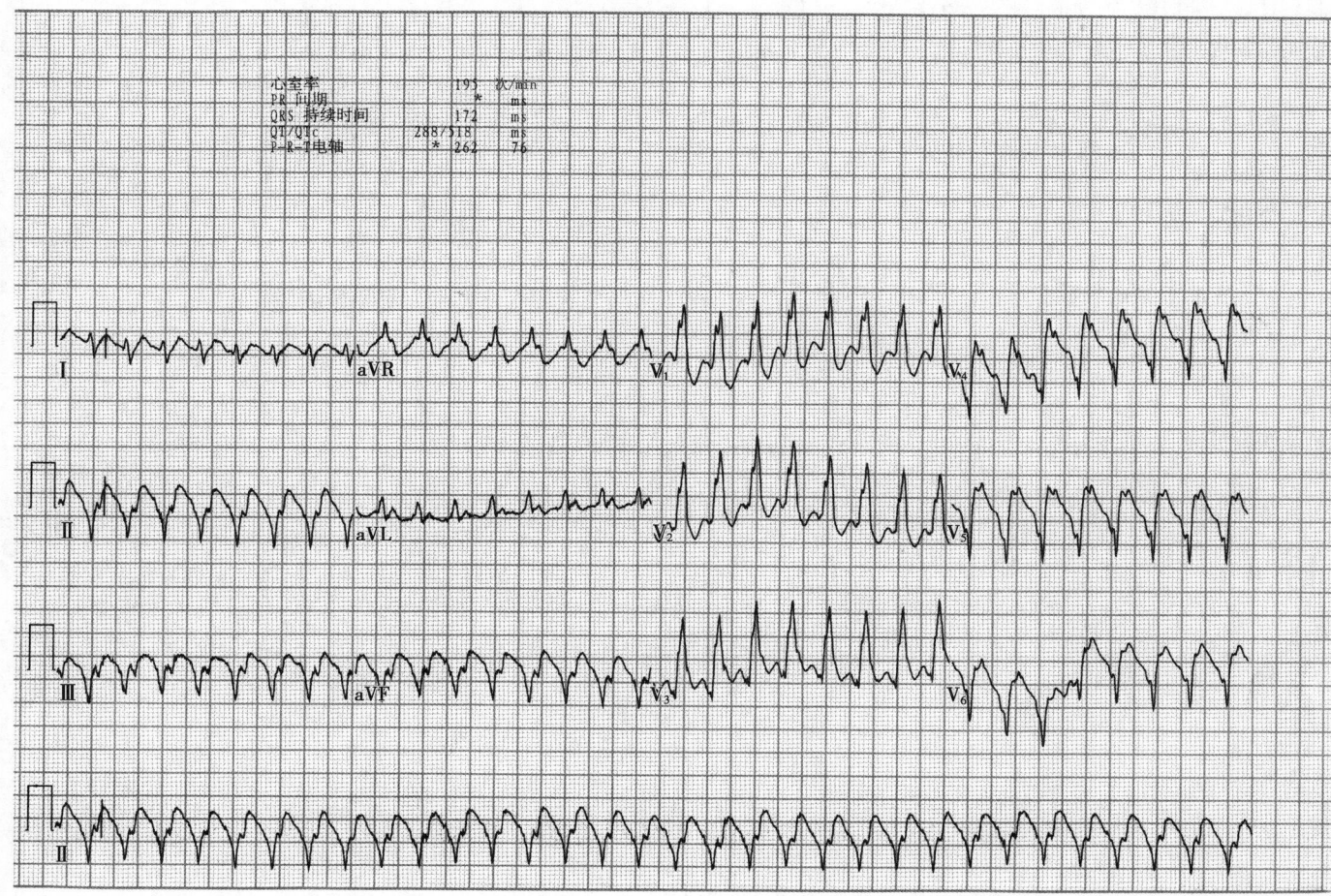

图2 30min 后心电图，与图1比较：心率升高到195次/min，宽 QRS 心动过速波形无明显变化。

心室率　　　　　　　　150　次/min
PR 间期　　　　　　　　*　　　ms
QRS 持续时间　　　　　150　ms
QT/QTc　　　288/455　　ms
P-R-T电轴　　*　106　-21

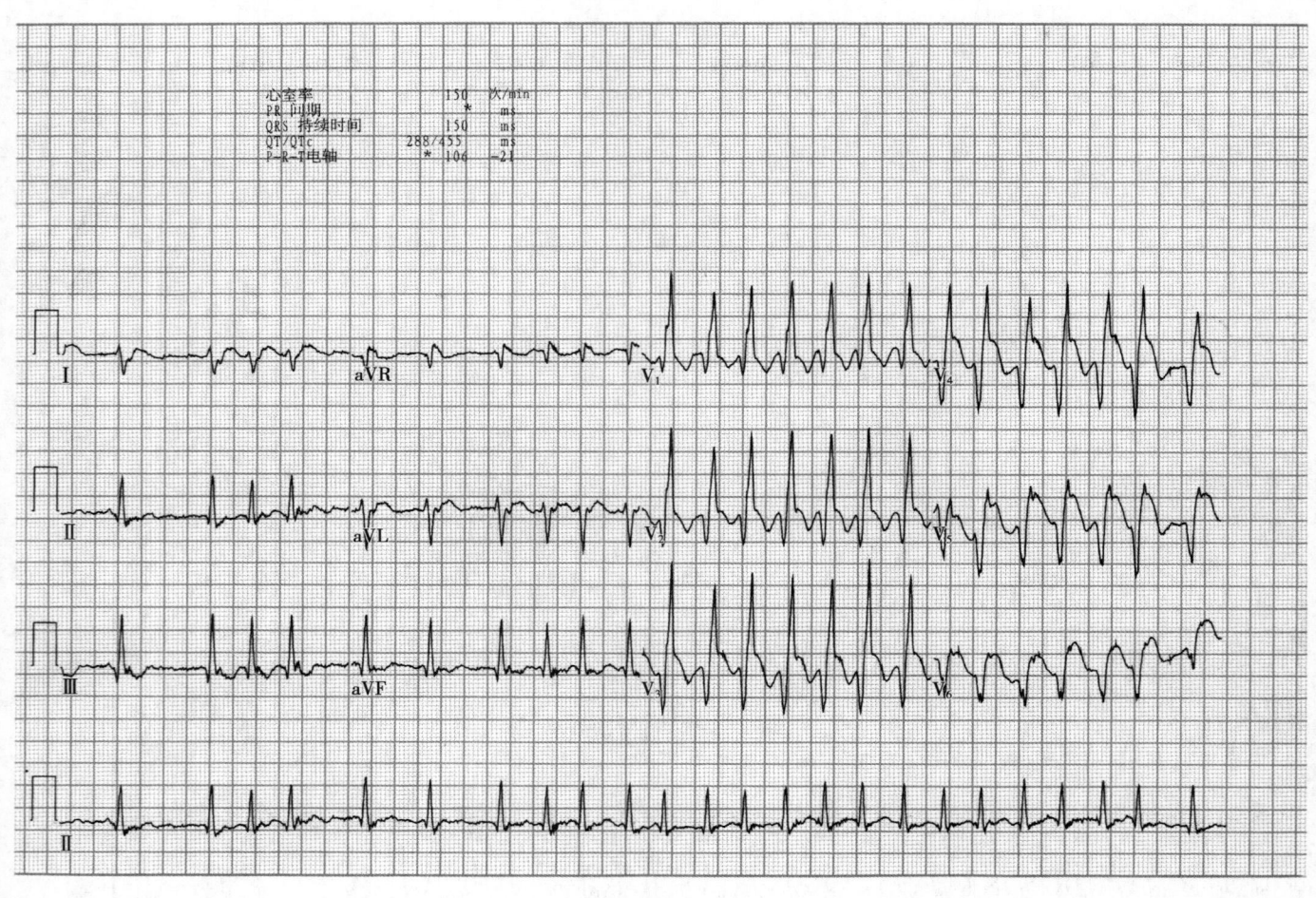

994

图 3 给予胺碘酮、补钾、补镁、吸氧等治疗，宽 QRS 心动过速自行终止时心电图：心房颤动，$V_1 \sim V_6$ 导联异常 Q 波及 QS 波，完全性右束支传导阻滞，QRS 波群时限 150ms，QRS 电轴 106°。

心电图诊断：心房颤动，陈旧性广泛前壁心肌梗死，完全性右束支传导阻滞，室性心动过速。

【点评】

本例宽 QRS 心动过速临床特点：有陈旧性心肌梗死病史，三支严重病变，EF 值很低，严重心功能不全，QRS 波形不符合右束支传导阻滞、左束支传导阻滞、预激综合征图形特点。我们的心电图诊断室性心动过速与临床医师意见一致。经用胺碘酮、补钾、补镁、吸氧等治疗，宽 QRS 心动过速自行终止。心电图显示出心房颤动、陈旧性广泛前壁心肌梗死图形，完全性右束支传导阻滞。f 波下传的 QRS-T 波形与图 1、图 2 中的宽 QRS 波形形态不同，进一步支持室性心动过速的心电图。心动过速可能起自左室近心尖部。心肌梗死后反复发作室性心动过速，除临床应用药物治疗以外，建议植入 ICD。

第21例 | 室性心律－心脏电机械分离

【临床资料】

男性，95 岁，因"反复胸闷、憋气 1 年余"入院。既往高血压病史 20 年，最高 190/90mmHg；饮酒史 60 年。查体：血压 112/49mmHg，身高 173cm，体重 53kg，BMI 17.7kg/m²。患者住院第 10 天，突发急性左心衰竭死亡。

【心电图分析】

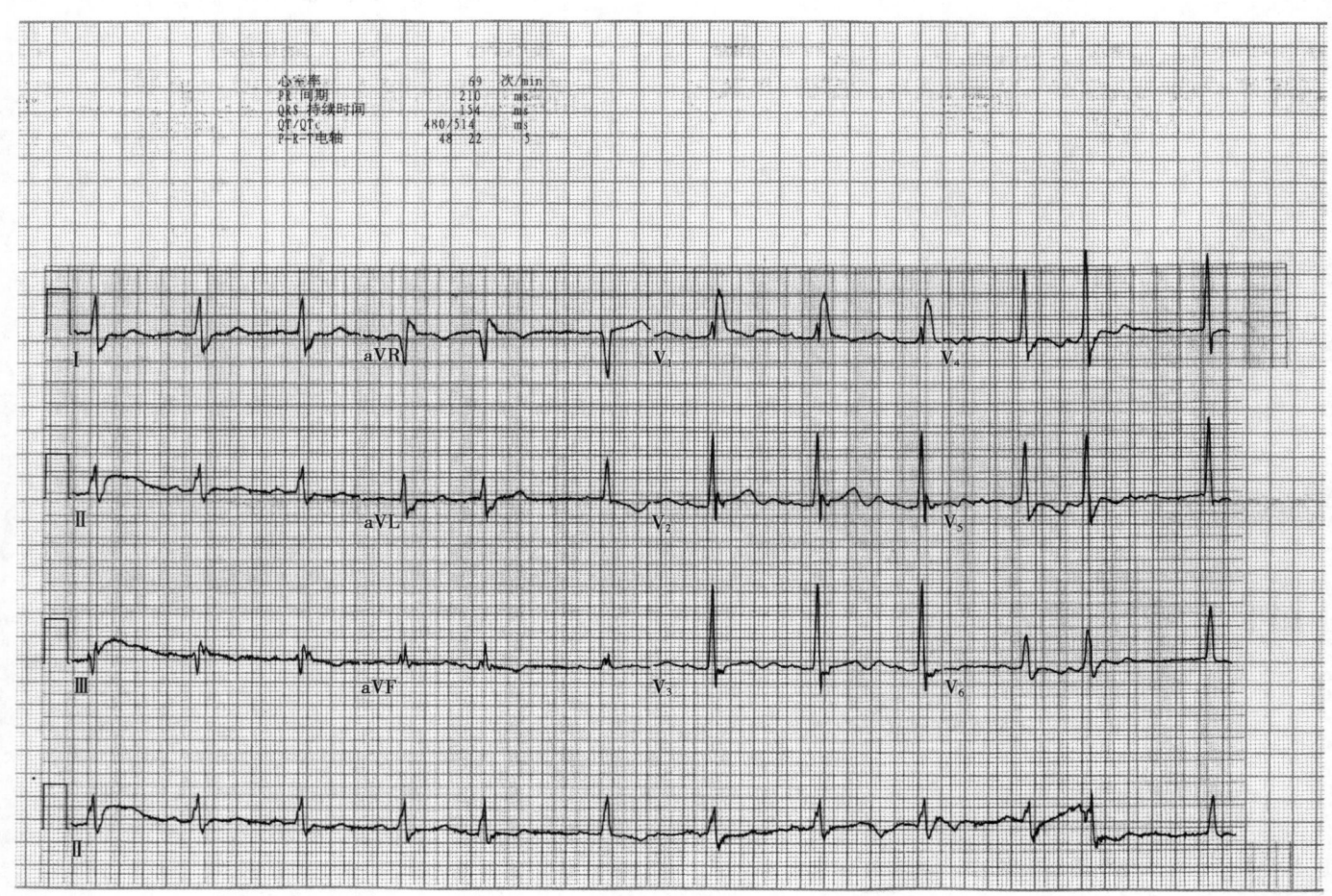

图 1 93 岁心电图：窦性心律，心率 69 次 /min，PR 间期 210ms，QRS 波群时限 154ms，QRS 电轴 22°，V₁ 导联呈 rsR′ 型，Ⅰ、aVL、V₃ ~ V₆ 导联宽钝。aVF、V₄ ~ V₆ 导联 T 波倒置，V₂、V₃ 导联 U 波增高。QT/QTc 间期 480/514ms。提早的心搏，房性期前收缩。

诊断：窦性心律，完全性右束支传导阻滞，房性期前收缩，T 波倒置（前侧壁）。

死亡原因: 心力衰竭。

死亡诊断: 冠状动脉粥样硬化性心脏病,不稳定型心绞痛,高血压 3 级(极高危),高脂血症,老年退行性心脏瓣膜病,主动脉瓣重度狭窄,二尖瓣中度关闭不全,丹毒。

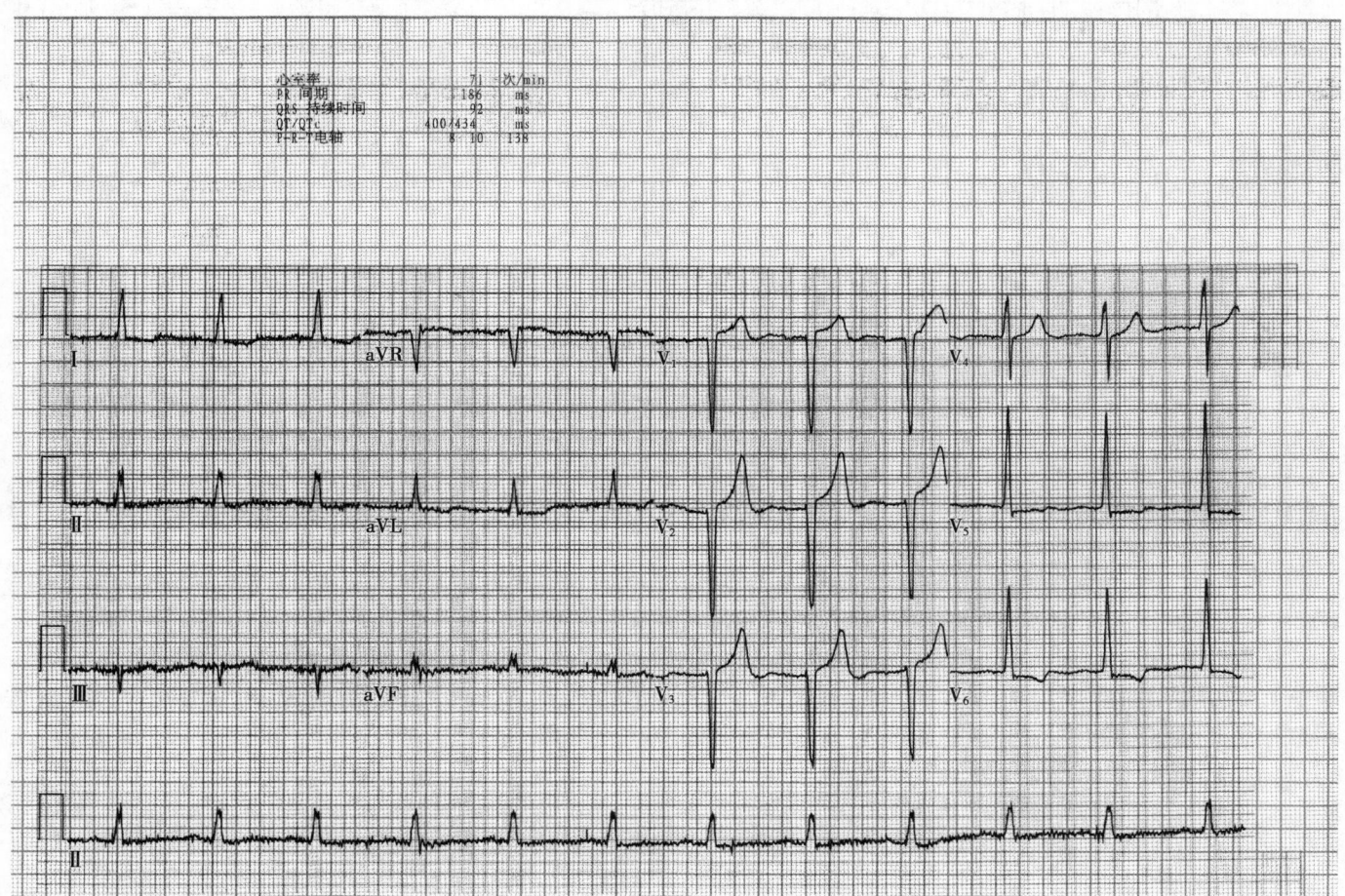

图 2 94 岁心电图;窦性心律,心率 71 次 /min,PR 间期 186ms,QRS 波群时限 92ms,QRS 电轴 10°。QT/QTc 间期 400/434ms,V_1 导联呈 QS 型,V_2、V_3 导联 r 波递增不良。ST 段:I、aVL、V_5、V_6 导联压低 0.05~0.10mV。T 波:I、aVL、V_5、V_6 导联倒置。不除外陈旧性前壁心肌梗死。

诊断: 窦性心律,r 波递增不良(前间壁),ST 段压低(前侧壁),T 波倒置(前侧壁、高侧壁)。

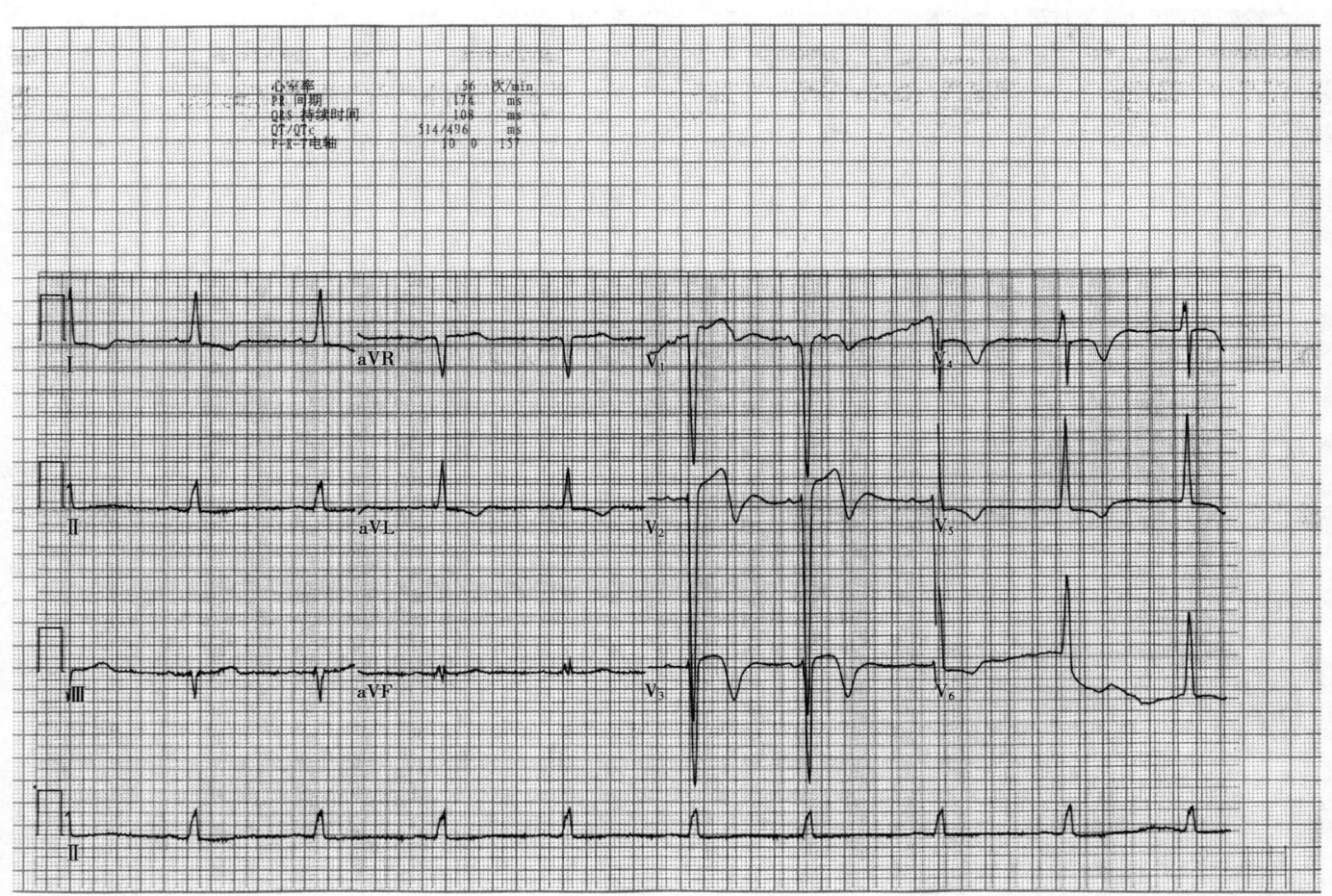

心室率   56   次/min
PR 间期   174   ms
QRS 持续时间   108   ms
QT/QTc   514/496   ms
P-R-T电轴   10   0   137

图 3 94 岁, 距图 1 有 28 天: 窦性心律, 心率 56 次/min, PR 间期 174ms, QRS 波群时限 108ms, Ⅰ、aVL、V₅、V₆ 导联呈 R 型, V₁ 导联呈 QS 型, V₂、V₃ 导联 r 波递增不良。ST 段: Ⅰ、aVL、V₅、V₆ 导联压低 0.05~0.10mV, V₂、V₃ 导联抬高 0.20~0.50mV。T 波: Ⅰ、aVL、V₃~V₆ 导联倒置, aVR 导联直立, V₁、V₂ 导联正负双向。QT/QTc 间期 514/496ms。

诊断: 窦性心动过缓, 不完全性左束支传导阻滞, r 波递增不良(前壁), ST 段抬高(前壁), T 波倒置(前壁、前侧壁及高侧壁), QT/QTc 间期延长, 左心室高电压。

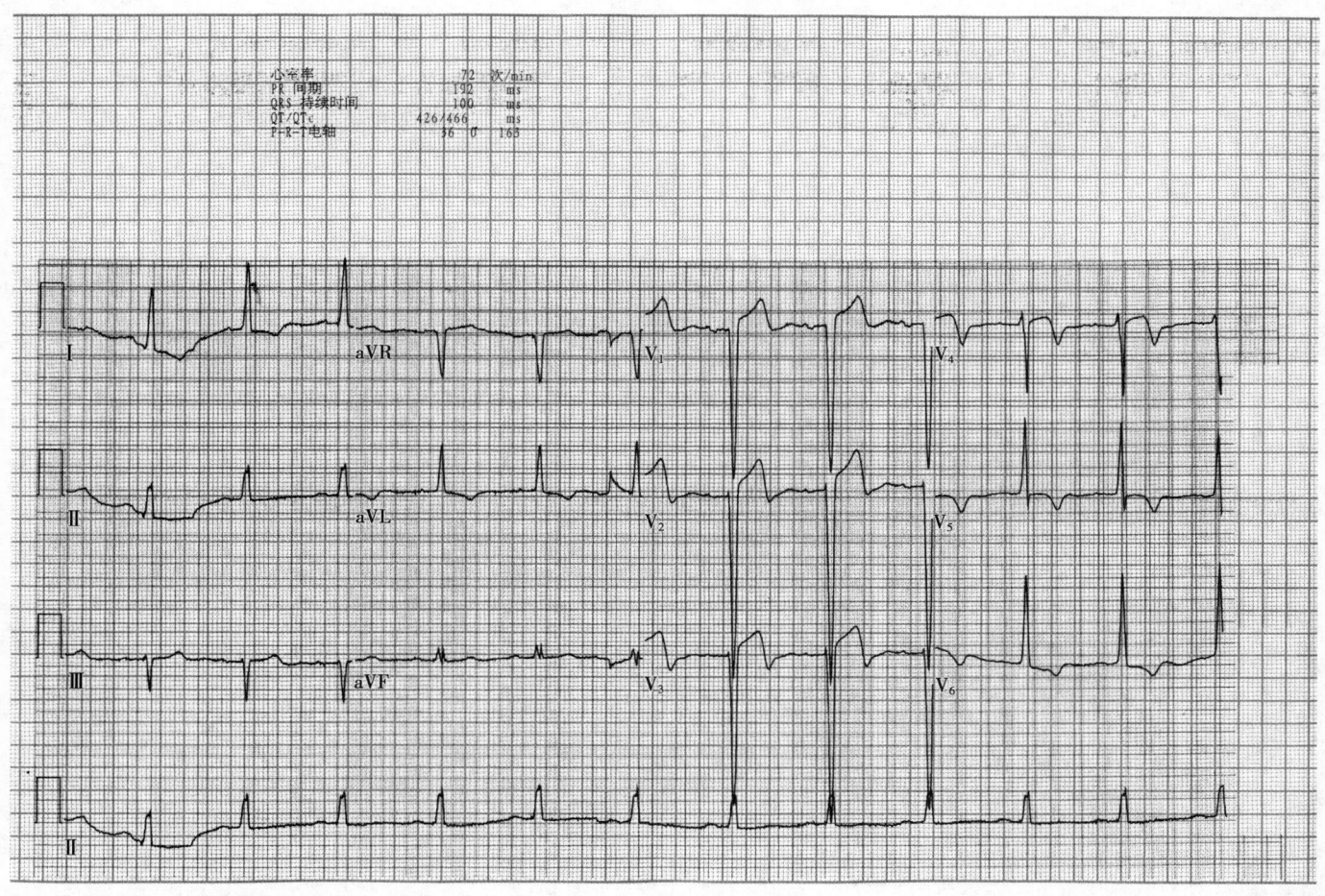

心室率	72	次/min
PR 间期	192	ms
QRS 持续时间	100	ms
QT/QTc	426/466	ms
P-R-T电轴	36　0　165	

图 4 描记于图 3 后 6 天，与图 3 比较，T 波：V₂、V₃ 导联倒置部分减浅。QT/QTc 间期 426/466ms。

诊断：窦性心律，不完全性左束支传导阻滞，R 波递增不良（前壁），ST 段抬高（前壁），T 波双向、倒置（前壁、前侧壁及高侧壁），左心室高电压。

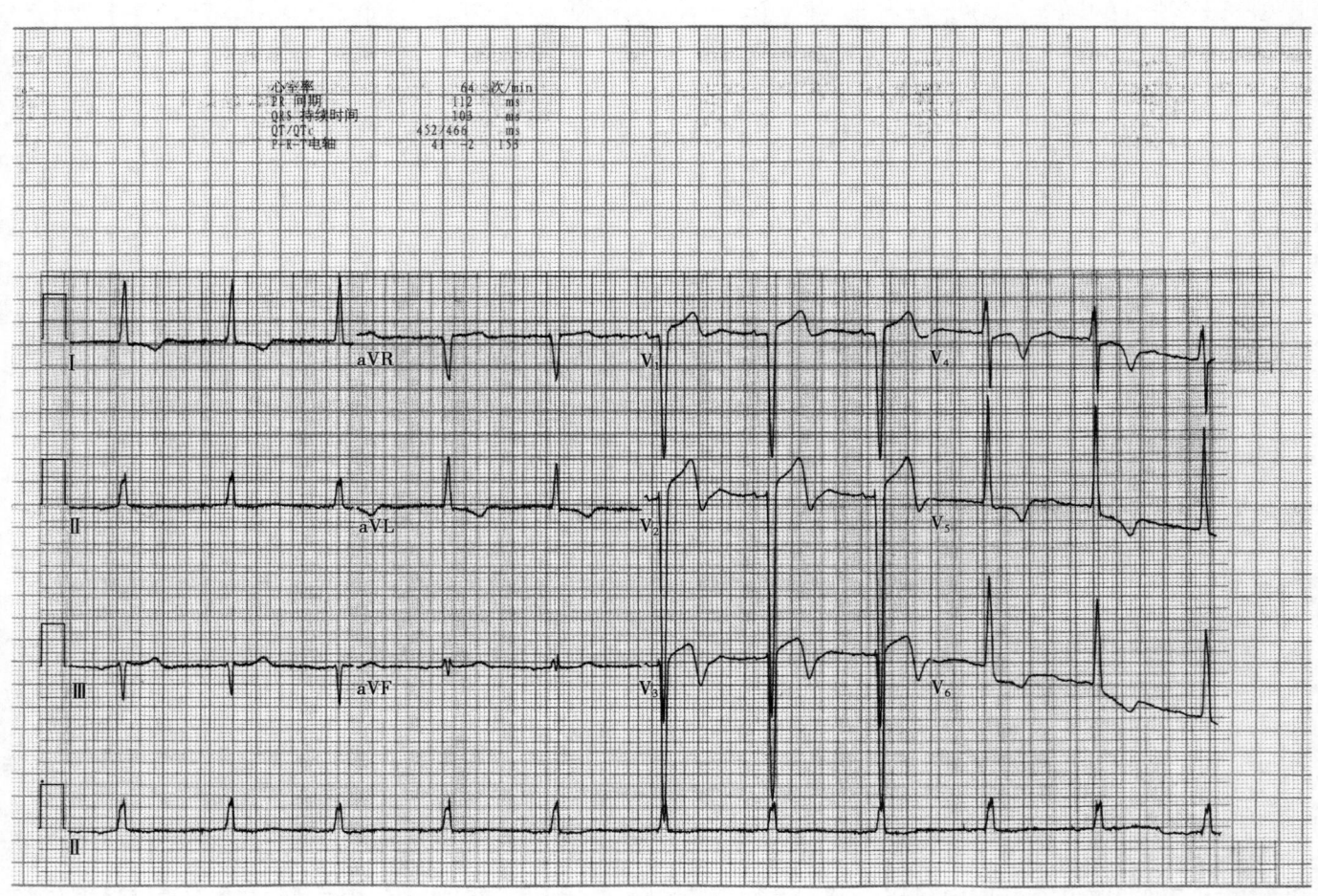

图 5 描记于图 4 第 5 天，与图 4 比较，未发现明显变化。

诊断：窦性心律，不完全性左束支传导阻滞，r 波递增不良（前壁），ST 段抬高（前壁），T 波双向、倒置（前壁、前侧壁及高侧壁），左心室高电压，提示急性非 ST 段抬高型心肌梗死演变期。

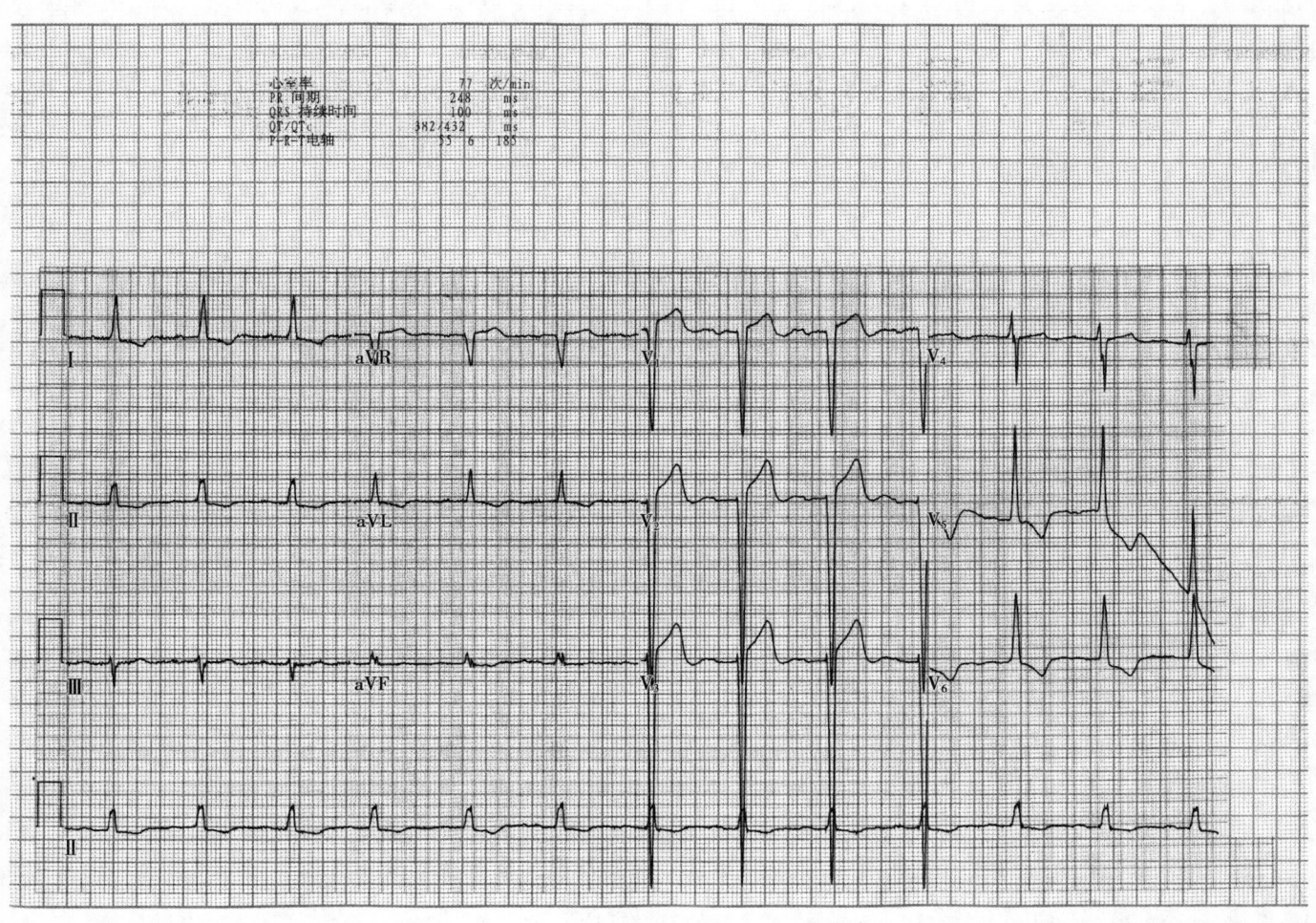

心室率 77 次/min
PR 间期 248 ms
QRS 持续时间 100 ms
QT/QTc 382/432 ms
P-R-T 电轴 55 6 185

图 6 描记于图 5 的 3 个月后,与图 5 比较,T 波:V₂、V₃ 导联正负双向转直立,V₄ 导联倒置转直立。

诊断: 窦性心律,r 波递增不良(前壁),T 波倒置(前侧壁),左心室高电压,一度房室传导阻滞。

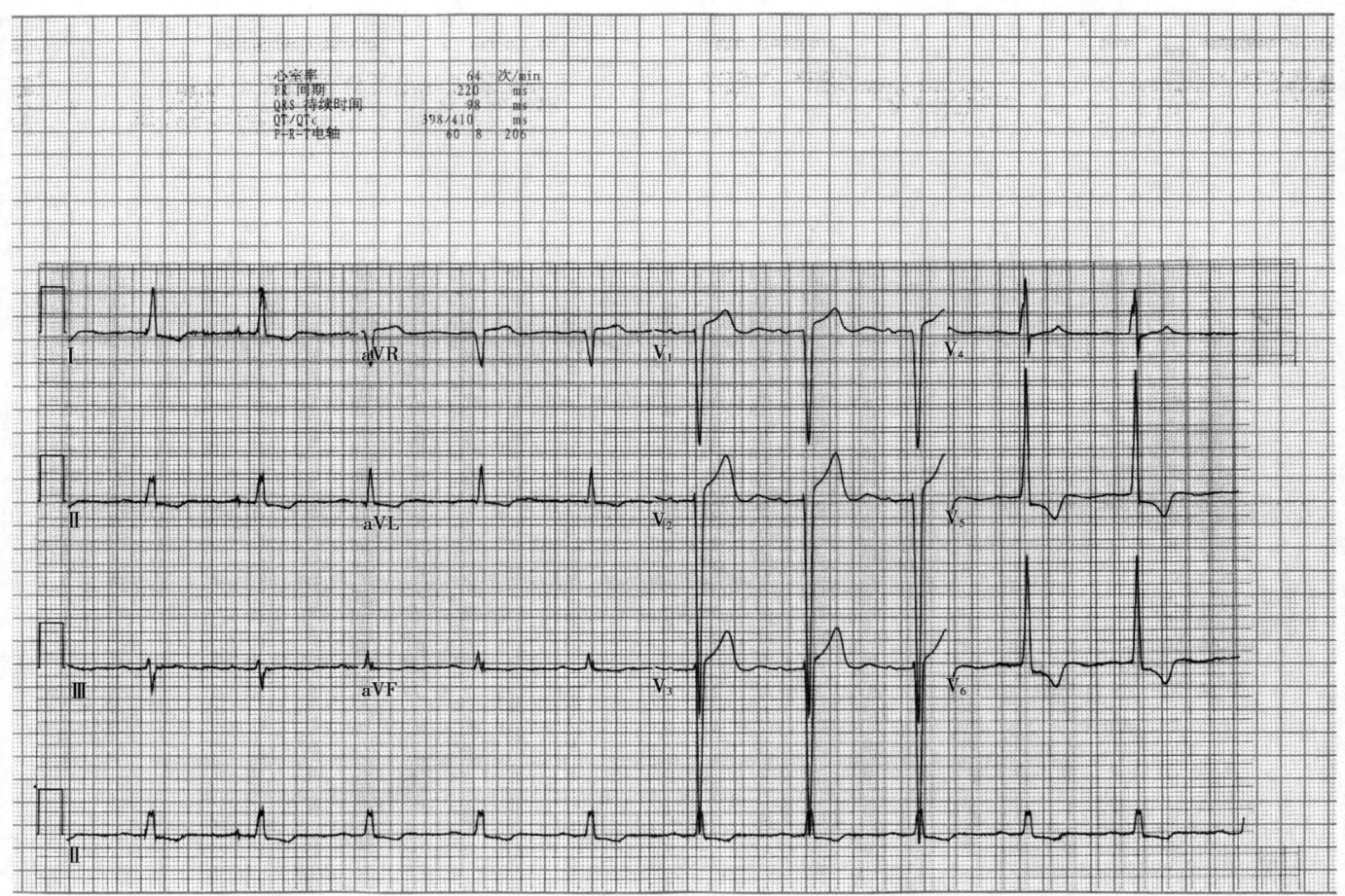

心室率		64	次/min
PR 间期		220	ms
QRS 持续时间		98	ms
QT/QTc		398/410	ms
P-R-T电轴		60 8 206	

图 7　描记于图 6 的 3 个月后：窦性心律，PR 间期 220ms，R$_{V_4}$ 增高，R$_{V_6}$ = 2.75mV。ST 段：V$_5$、V$_6$ 导联压低 0.125~0.20mV。T 波：Ⅰ、aVL、V$_5$、V$_6$ 导联倒置。QT/QTc 间期 398/410ms。

诊断：窦性心律，ST 段压低（前侧壁及高侧壁），T 波倒置（前侧壁及高侧壁）。

【点评】

这是一例 95 岁患者的一系列心电图，因胸痛 1 年余，又因高龄、心功能较差来行冠脉造影，虽然多次就诊，但缺少心肌酶谱检查，仅根据现有的资料分析如下：

1. 以 T 波演变为主的急性心肌梗死　从第 3 份心电图开始，到第 5 份心电图止，时间共计 11 天，V$_1$~V$_4$ 导联 T 波有正负双向的演变，图 6 中 V$_1$~V$_4$ 导联 T 波又转为直立，提示在此期间发生了急性非 ST 段抬高的前壁心肌梗死演变过程。

2. 由完全性右束支传导阻滞转变为不完全性左束支传导阻滞。

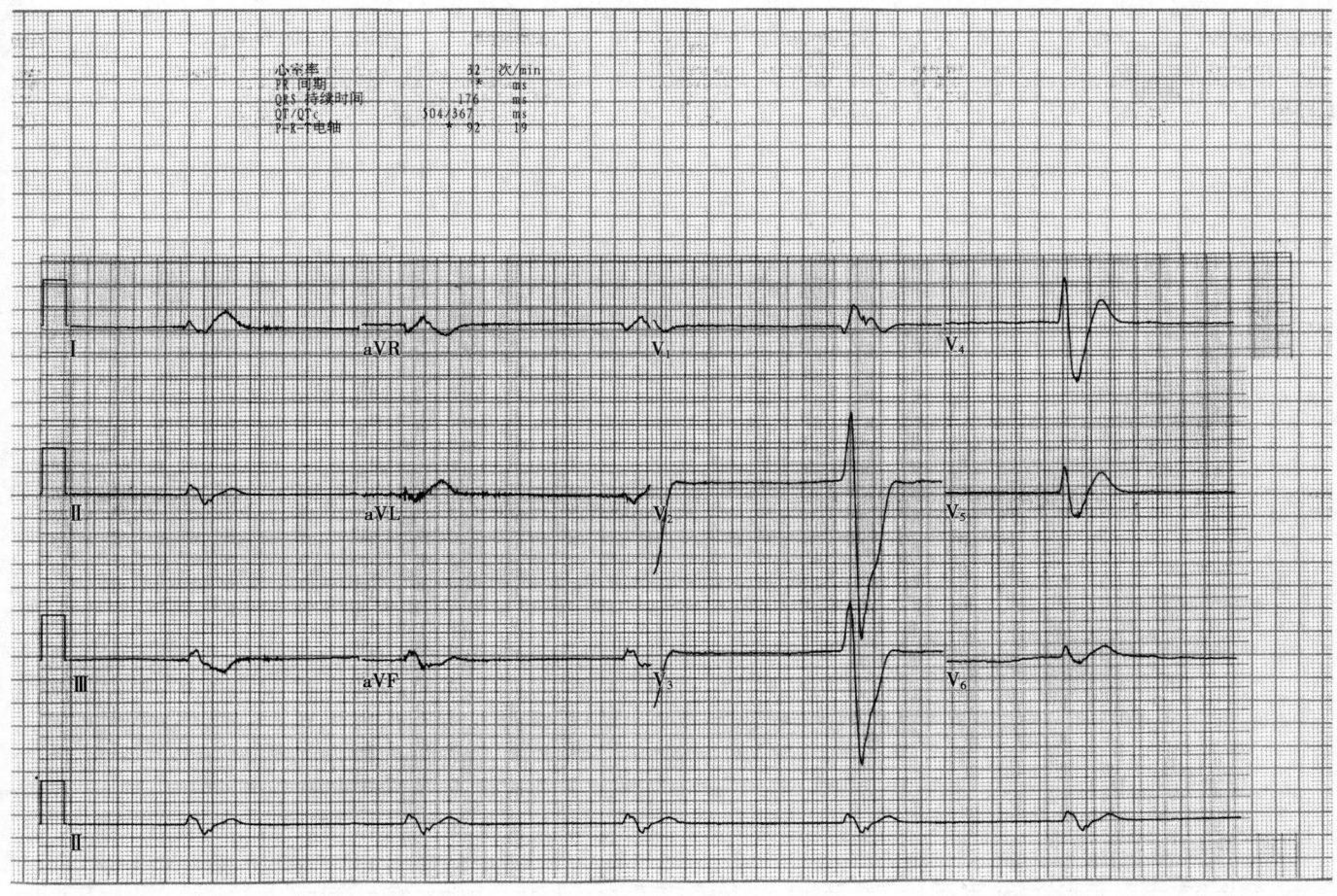

心室率 82 次/min
PR 间期 * ms
QRS 持续时间 176 ms
QT/QTc 504/367 ms
P-R-T电轴 92 19

图 8 95 岁临终时心电图：室性心律，心率 32 次/min。　　　　　　　　　　**诊断：**窦性停搏，室性心律。

3．V₁ 导联呈 QS 型，V₂、V₃ 导联 r 波递增不良，提示曾经发生过陈旧性前间壁心肌梗死。

4．为什么不诊断为 STEMI？因为 V₁～V₃ 导联 ST 段始终抬高，没有动态变化。

5．V₁、V₂ 导联 S 波增深，V₅、V₆ 导联 R 波较高，左心室肥大。

6．心力衰竭死亡过程中出现窦性停搏、室性心律－心脏电机械分离，直至全心停搏。

第22例 室性逸搏–窦–室夺获二联律

【临床资料】

女性,70 岁,因"活动后气短 2 个月余"入院。心电图提示窦性心动过缓,动态心电图显示 24h 心搏总数 74 559 次,心率范围 43～68 次 /min。既往高血压病史 10 余年,最高 180/100mmHg。冠脉造影显示前降支开口处狭窄 50%,回旋支狭窄 40%,右冠状动脉狭窄 10%。超声心动图显示各房室腔形态、大小正常,二尖瓣、三尖瓣及肺动脉瓣轻度反流。

【动态心电图分析】

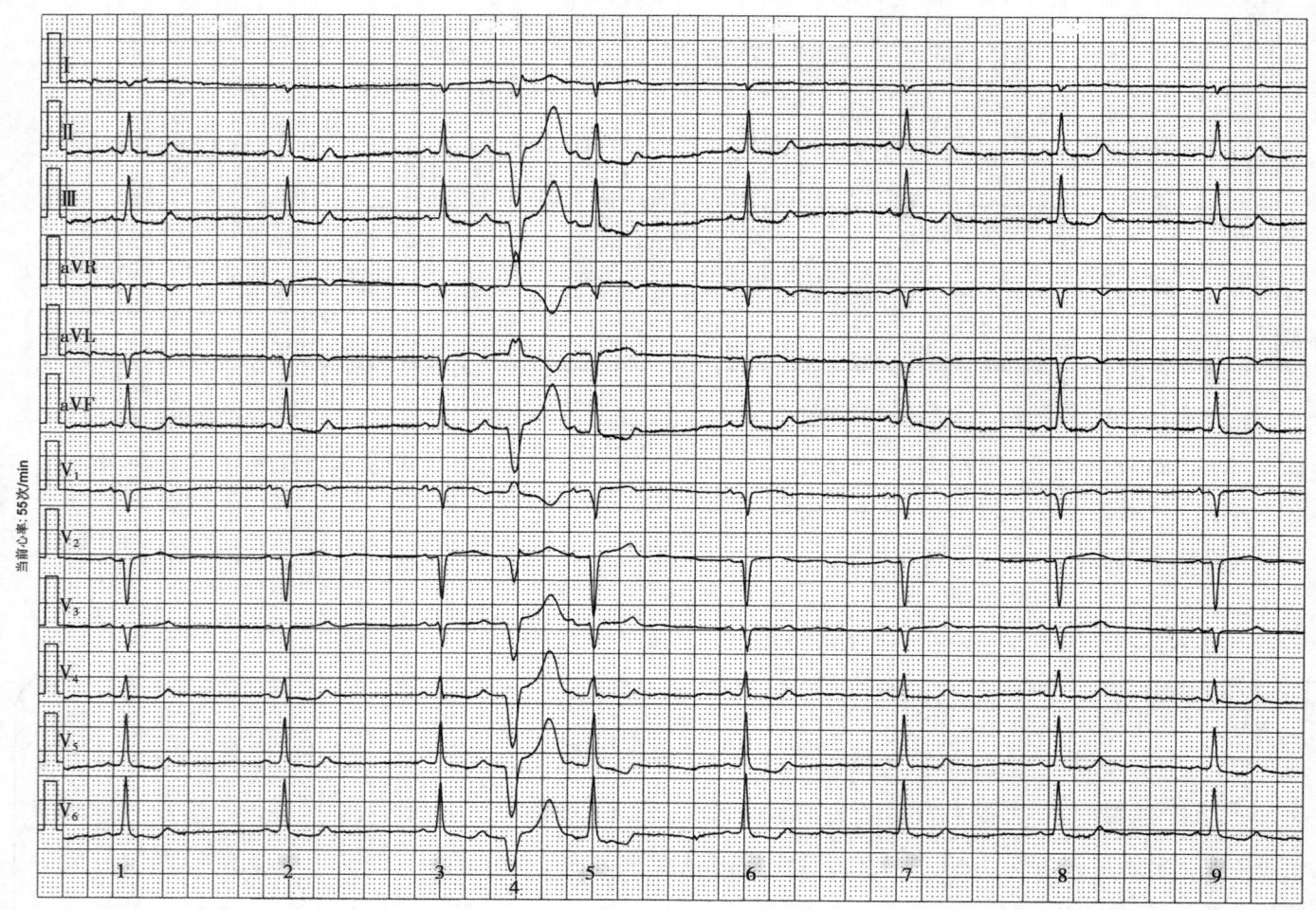

图 1 窦性心动过缓,心率 48 次 /min,第 4 个心搏插入于一个窦性心律周期之中,插入性室性期前收缩。第 1～3、6～9 个 QRS 波群时限 0.08s。ST 段压低 0.05～0.075mV。第 5 个 QRS 波群时限 0.10s,是插入性室性期前收缩引起的时相性心室内差异传导,还是高位室间隔期前收缩?

诊断:窦性心动过缓,插入性室性期前收缩引起的时相性心室内差异传导。

临床诊断：病态窦房结综合征，冠状动脉粥样硬化，稳定型心绞痛，高血压 3 级（极高危），2 型糖尿病。

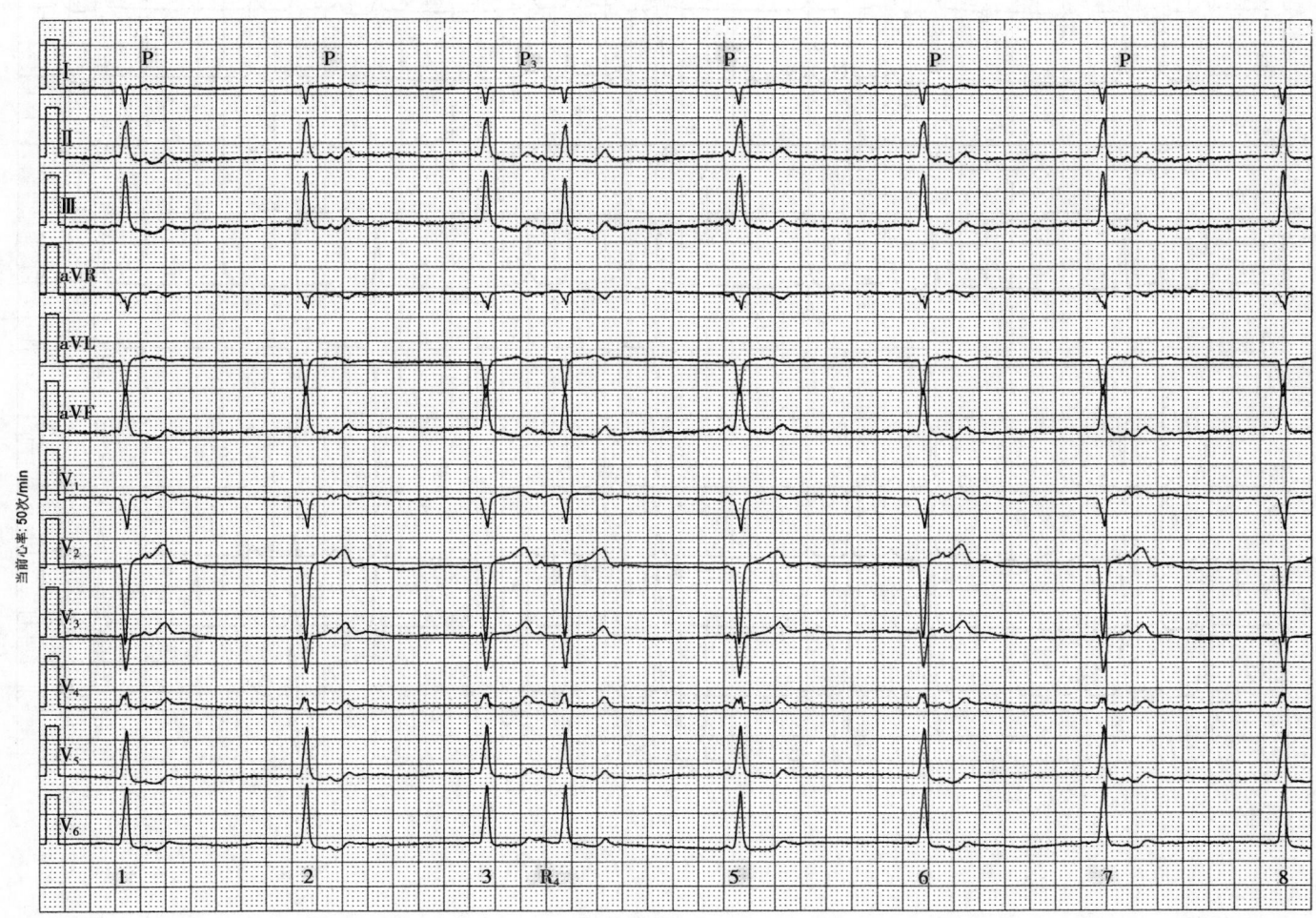

图 2 窦性 P 波出现于 QRS 波群前后，只有 P₃ 夺获了 R₄。其余 QRS 波群时限 0.10s，QRS-T 形态与窦性不同，高位室间隔心律，心室率 41 次 /min。R₄ 的形态与图 1 中的第 5 个 QRS-T 相同，心室夺获伴轻度时相性心室内差异传导。

诊断：窦性心动过缓，室性心律（高位），不完全性房室分离，心室夺获伴时相性心室内差异传导。

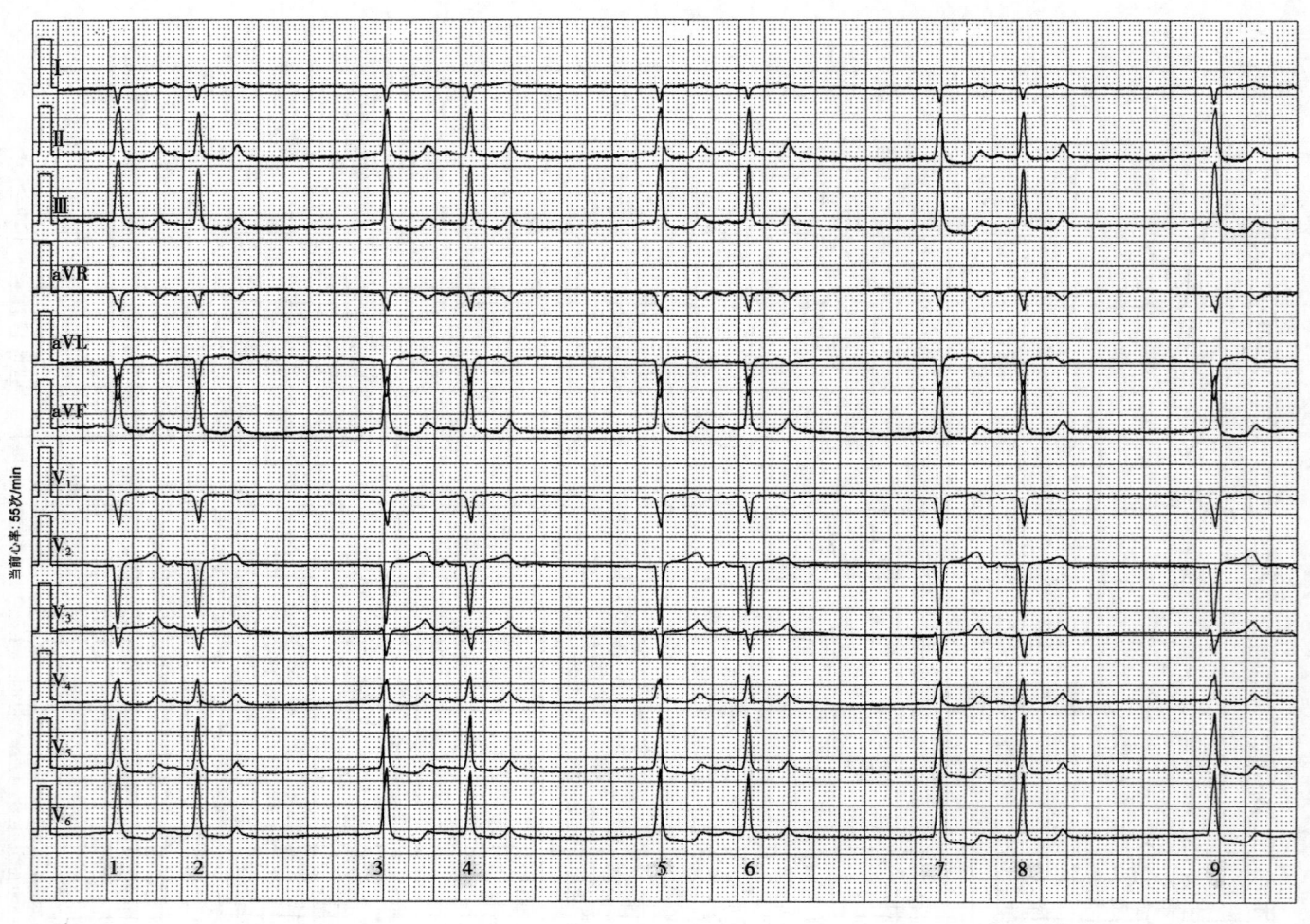

图 3 第 1、3、5、7、9 个心搏为室性逸搏，第 2、4、6、8 个心搏为心室夺获，是窦性激动夺获了心室，窦性频率 28 次 /min。

诊断： 室性逸搏 – 窦 – 室夺获二联律，异常的窦性心动过缓。

【点评】

1. 最低窦性频率多发生于夜间熟睡时，正常窦性频率低于多少才算异常，有人认为 32 次 /min 以下为异常。本例最低窦性频率仅 28 次 /min，发生于睡觉时，是病态窦房结综合征常见的心电图表现。

2. 逸搏和逸搏心律的 QRS 波群时限 < 0.12s，形态与窦性 QRS-T 波形不同，高位室间隔逸搏和高位室间隔心律。

3. 插入性室性期前收缩引起时相性心室内差异传导应与室性期前收缩相鉴别。室性期前收缩的 QRS 波群时限≥0.12s，而图 1 中第 5 个 QRS-T 波形与图 2 中的 R4 相同，是时相性心室内差异传导。关于插入性室性期前收缩后的窦性 QRS-T 波形伴时相性心室内差异传导的机制，插入性室性期前收缩后的窦性激动下传心室时，左束支处于相对不应期中，QRS-T 波形呈现轻度不完全性左束支传导阻滞图形。

【临床资料】

男性，94 岁，因"反复头晕 40 余年，加重半个月"入院。既往心肌梗死病史 14 年，前降支 PCI 术后；高血压病史 40 年。查体：血压 150/80mmHg，身高 168cm，体重 72kg，BMI 28.4kg/m²。超声心动图显示心脏增大，以左心房为显著，二尖瓣、三尖瓣及主动脉瓣轻度反流，左室舒张功能减低。

临床诊断：冠状动脉粥样硬化性心脏病，冠状动脉支架植入术后，陈旧性前壁心肌梗死，心功能不全，慢性肾功能不全，高脂血症。

【动态心电图分析】

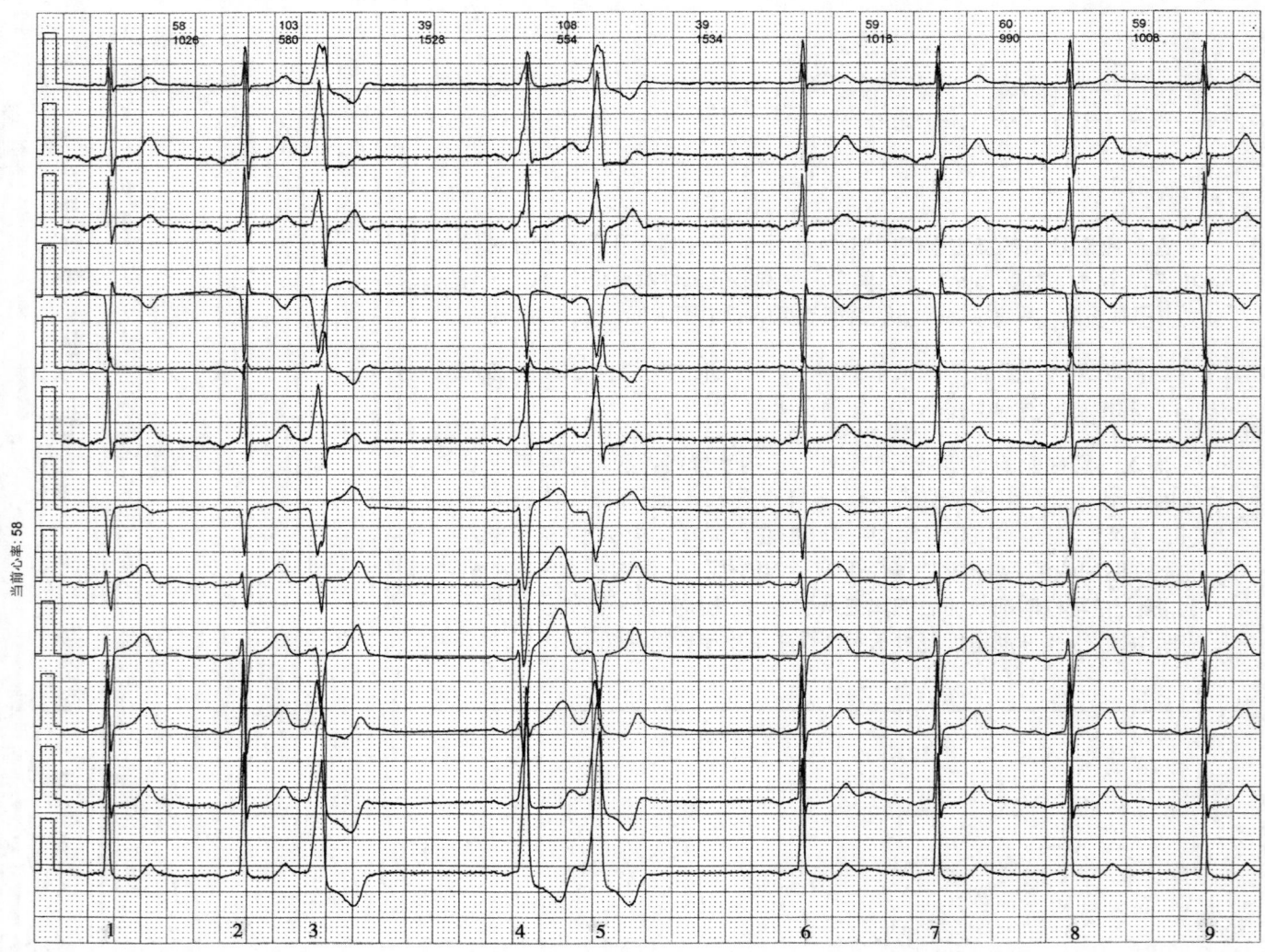

图 1 第 1、2、6～9 个心搏特点：①P 波：Ⅱ、Ⅲ、aVF、V₄～V₆ 导联负向，aVR 导联正向；②P′R 间期 0.15s，心率 59 次 /min，房性心律。第 3、5 个 QRS 波群期前出现，波形相同，室性期前收缩。第 4 个心搏特点：①PR 间期 0.15s；②QRS 波群时限 0.11s，室性逸搏形成室性融合波。

诊断：房性心律，ST 段压低，室性期前收缩，室性逸搏伴室性融合波。

【点评】

1. 未见窦性心律，提示窦性停搏。主导节律的 P 波在Ⅱ、Ⅲ、aVF 导联呈负向，在 aVR 导联呈正向，心率 53～59 次 /min，为心房下部节律。

2. 图 1 与图 2 中第 4 个心搏延迟出现，为什么不诊断为 4 相左束支传导阻滞呢？因为这两个心搏的 PR 间期明显缩短，不符合 4 相左束支传导阻滞的诊断条件。单纯室性逸搏的 QRS 波群时限 > 0.12s，而这两个 QRS 波群时限仅有 0.11s，支持室性逸搏与窦性激动形成的室性融合波的诊断。

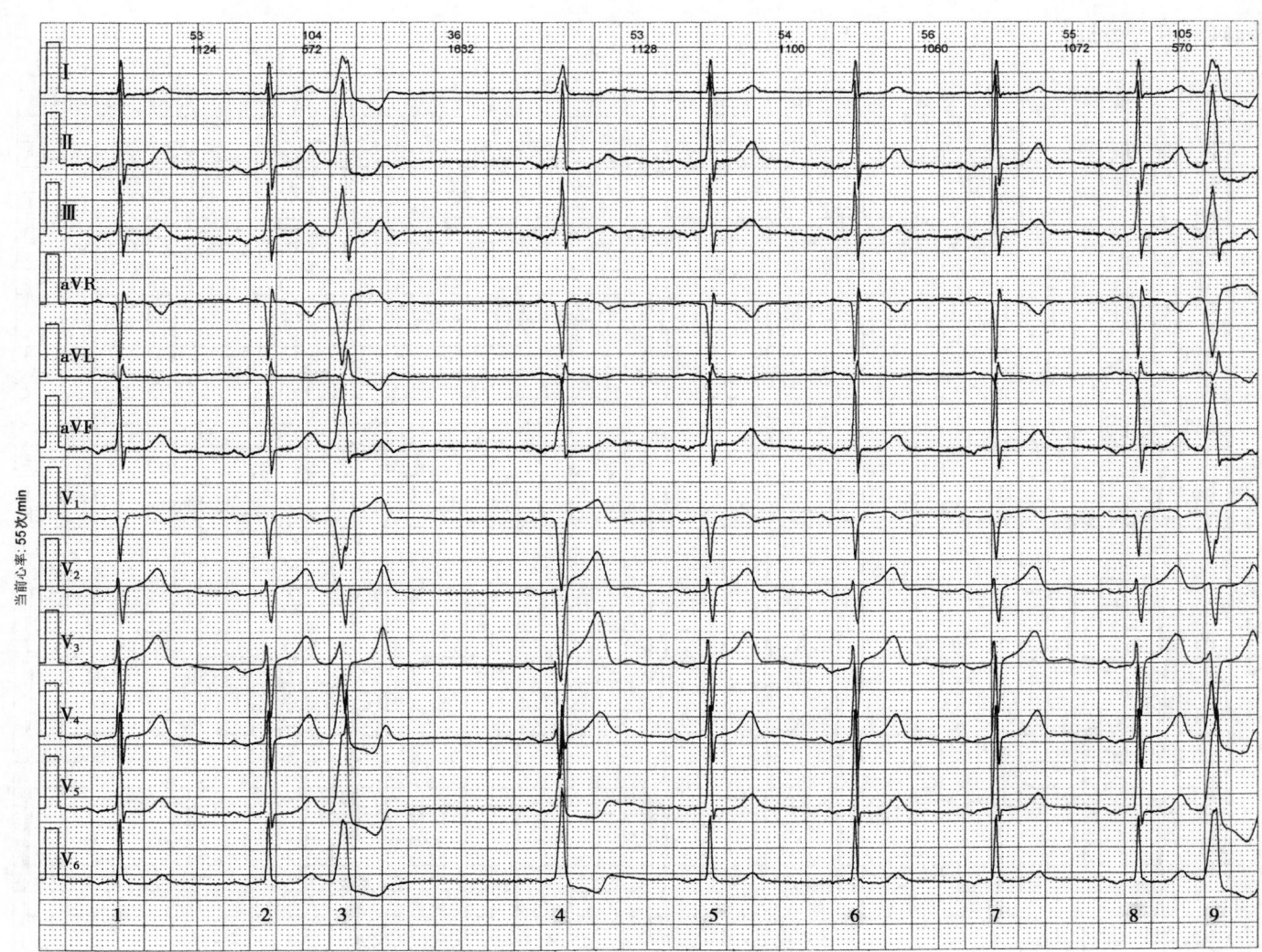

图 2 与图 1 比较：房性心律，心率 54 次 /min，第 3 个心搏是室性期前收缩，第 4 个心搏是室性逸搏形成室性融合波。

诊断：房性心律，室性期前收缩，室性逸搏形成室性融合波，ST 段压低。

室性逸搏形成室性融合波

第 24 例 | 室性期前收缩伴次等周期代偿间歇

【临床资料】

男性, 69 岁, 因 "活动后胸痛、胸闷 15 年, 加重 1 周" 入院。既往高血压病史 30 年, 心肌梗死病史 3 年, 冠状动脉支架植入术后 (前降支 PCI 术后)。查体: 血压 125/71mmHg, 身高 170cm, 体重 70kg, BMI 24kg/m²。超声心动图显示全心扩大, 室间隔增厚, 二尖瓣中度反流, 主动脉瓣轻 - 中度反流。

临床诊断: 冠状动脉粥样硬化性心脏病, 不稳定型心绞痛, 陈旧性前壁心肌梗死, 高血压 3 级 (高危)。

【动态心电图分析】

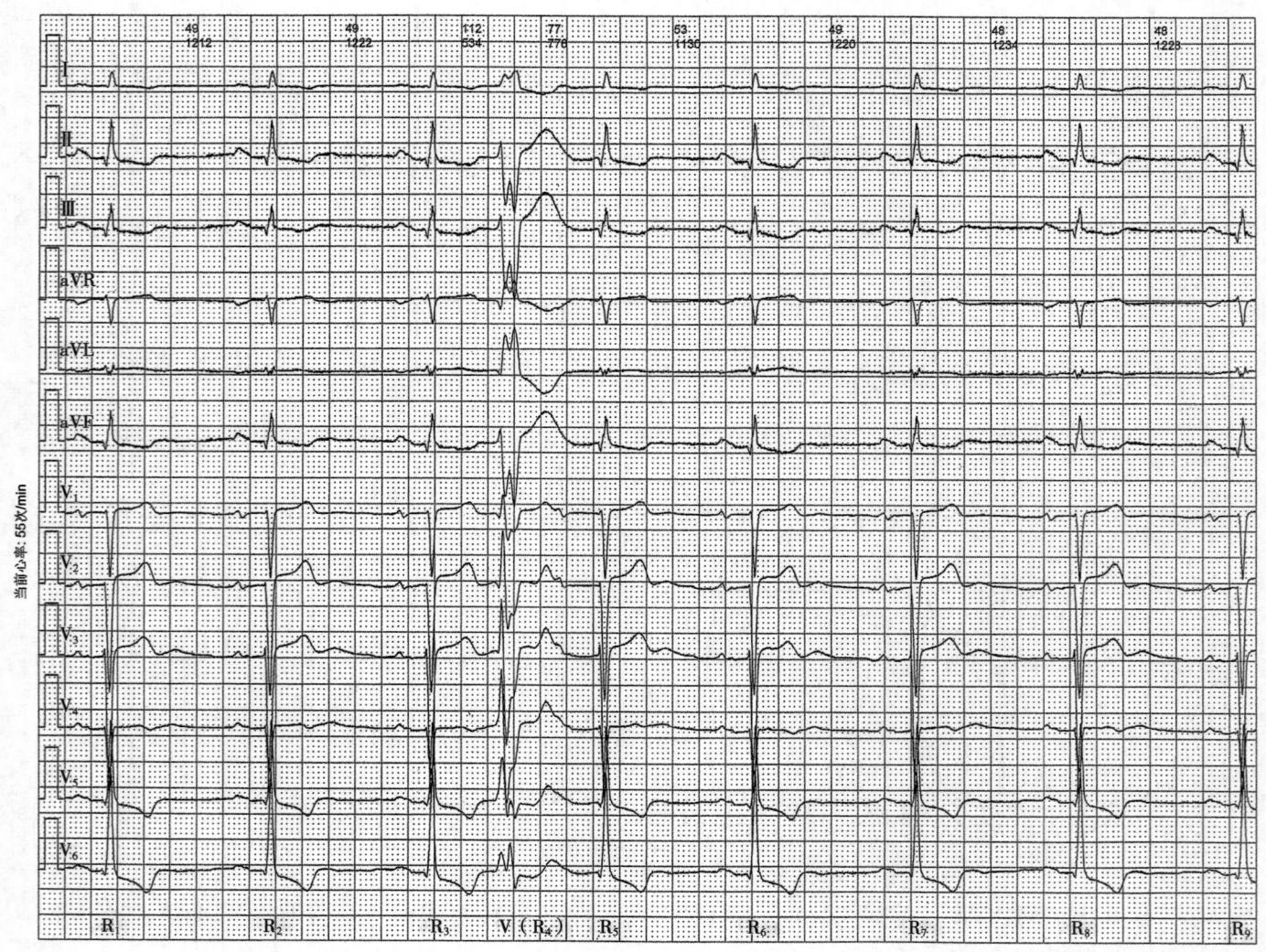

【点评】

室性期前收缩伴次等周期代偿间歇指室性期前收缩的代偿间歇(期前收缩间期)短于一个基本窦性心律周期,联律间期加代偿间歇又长于一个基本窦性心律周期。见于:①插入性室性期前收缩引起其后第 1 个 PR 间期延长;②室性期前收缩出现于窦性心律不齐的慢相。

图 1 窦性心动过缓,心率 49 次 /min,窦性 P 波时限 0.12s,左心房增大。PR 间期 0.25s,一度房室传导阻滞。$V_2 \sim V_4$ 导联 r 波递增不良,V_4 导联几乎是 QS 波,陈旧性前壁心肌梗死。ST 段:V_5、V_6 导联压低 $0.05 \sim 0.10$mV。T 波:Ⅱ、Ⅲ、aVF、V_5、V_6 导联倒置。QT 间期 0.40s。V(R_4)插入于一个窦性周期之中,QRS 波群时限 0.16s,室性期前收缩。V_4 导联的 T 波降支有窦性 P 波,PR 间期 0.30s,R_3V(R_4)间期 + V(R_4)R_5 间期 1 260ms,比 R_2R_3 间期 1 222ms 延长了 38ms;R_7R_8 间期 1 234ms,比其延长了 16ms,插入性室性期前收缩伴次等周期代偿间歇。

诊断: 窦性心动过缓,陈旧性前壁心肌梗死,ST 段压低,T 波倒置,室性期前收缩伴次等周期代偿间歇。

第 25 例 | 室性期前收缩伴逆行房室结双径路引起室性反复搏动

【临床资料】

男性，91 岁，既往高血压病史 20 余年。超声心动图显示主动脉瓣轻度反流，左室舒张功能不全。

临床诊断：冠状动脉粥样硬化，高血压 2 级（很高危）。

【动态心电图分析】

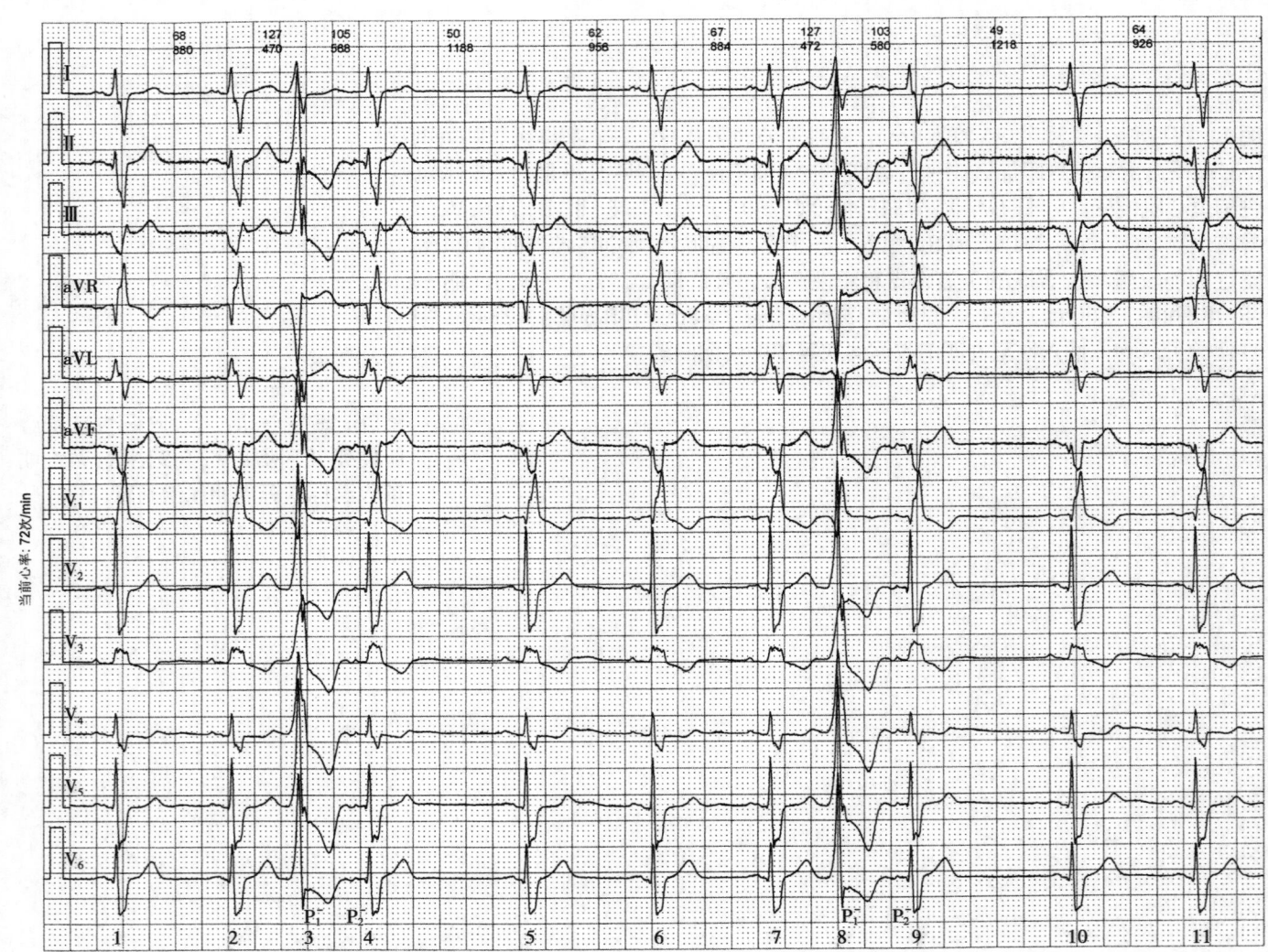

图 1 第 1、2、5～7、10、11 个心搏是窦性心律，心率 62～68 次 /min。PR 间期 0.16s，QRS 波群时限 0.13s，V₁ 导联呈 qR 型，V₂ 导联呈 qRS 型，完全性右束支传导阻滞，V₁、V₂ 导联异常 q 波。第 3 个与第 8 个心搏是室性期前收缩，第 4 个与第 9 个心搏的 P′ 波倒置，又比正常 P 波晚出现 0.24s，其后的代偿间歇又大于一个基本窦性心律周期。上述提示室性期前收缩的 QRS 波群之中有一个逆行 P⁻ 波，是 P⁻₁，第 4 个与第 9 个心搏是 P⁻₂。即室性期前收缩激动沿房室结双径路先后逆传心房，并重整窦性心律周期。P⁻₁ 未下传心室属于干扰现象，P⁻₂ 夺获了心室，室性反复搏动。

诊断：窦性心律，完全性右束支传导阻滞，异常 q 波（前间壁），室性期前收缩，室性反复搏动。

【点评】

室性反复搏动是指室性激动沿着一条径路逆传心房,再经另一条径路折返回心室,再次引起心室除极,心搏排列组合是:室性 QRS 波群—逆行 P⁻ 波—室上性 QRS 波群。诊断室性反复搏动,还需要联律间期加反复搏动间期(指室性期前收缩前的窦性 P 波至室性期前收缩后的逆行 P⁻ 波间期)< 基本窦性心律周期。本例室性期前收缩前的窦性 P 波至室性期前收缩后的逆行 P⁻ 波间期比窦性心律周期长出 0.24s,提示室性期前收缩后面有 2 个逆行 P⁻ 波,先后重整窦性心律周期,P⁻ 波重叠于室性期前收缩的 QRS 波群之中或 T 波中,P⁻₂ 下传了心室。即室性期前收缩激动经房室结快、慢径路逆传心房,产生 P⁻₁ 与 P⁻₂,P⁻₁ 未能下传心室,P⁻₂ 下传夺获了心室,产生了特殊类型的室性反复搏动。

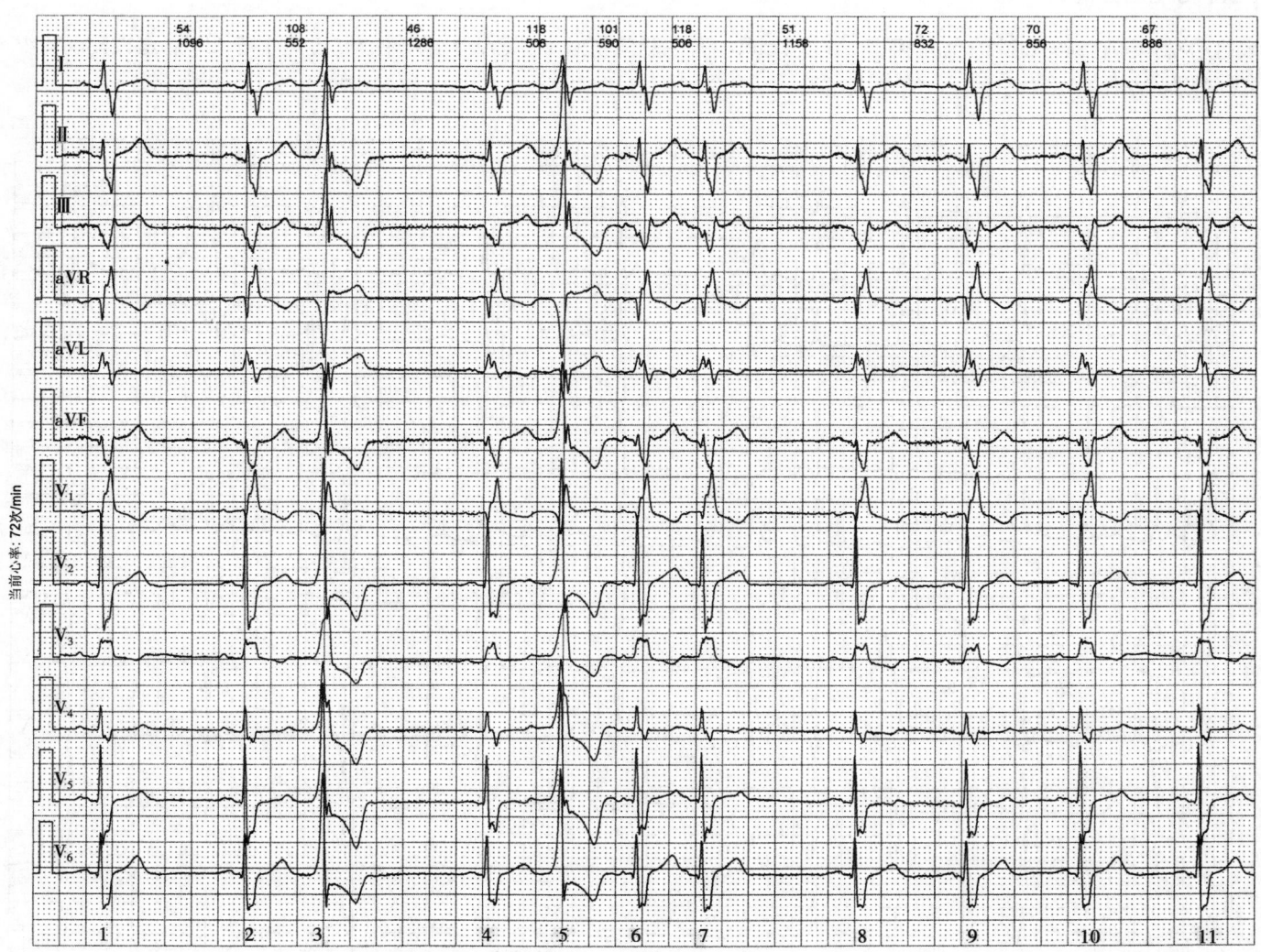

图 2 第 1、2、8~11 个心搏是窦性心律,第 3、5 个心搏是室性期前收缩,第 4 个心搏是房性逸搏,第 5 个和第 6 个心搏的关系与图 1 中第 3 个和第 4 个心搏、第 8 个和第 9 个心搏的关系相同。第 8~11 个心搏频率 70 次 /min,第 7 个心搏是房性期前收缩。

诊断:窦性心律,房性逸搏,房性期前收缩,室性期前收缩,室性反复搏动,完全性右束支传导阻滞,异常 q 波(前间壁)。

室性期前收缩伴逆行房室结双径路引起室性反复搏动

第 26 例 | 室性期前收缩干扰房性心动过速的 P′ 波未下传心室

【临床资料】

男性，75 岁。

临床诊断：冠状动脉粥样硬化性心脏病，高血压，心功能Ⅳ级（NYHA 分级）。

【动态心电图分析】

窦性心律，心率 50～80 次 /min，平均 63 次 /min。房性期前收缩 11 次 /24h，房性心动过速 1 阵 /24h，室性期前收缩 15 743 次 /24h。

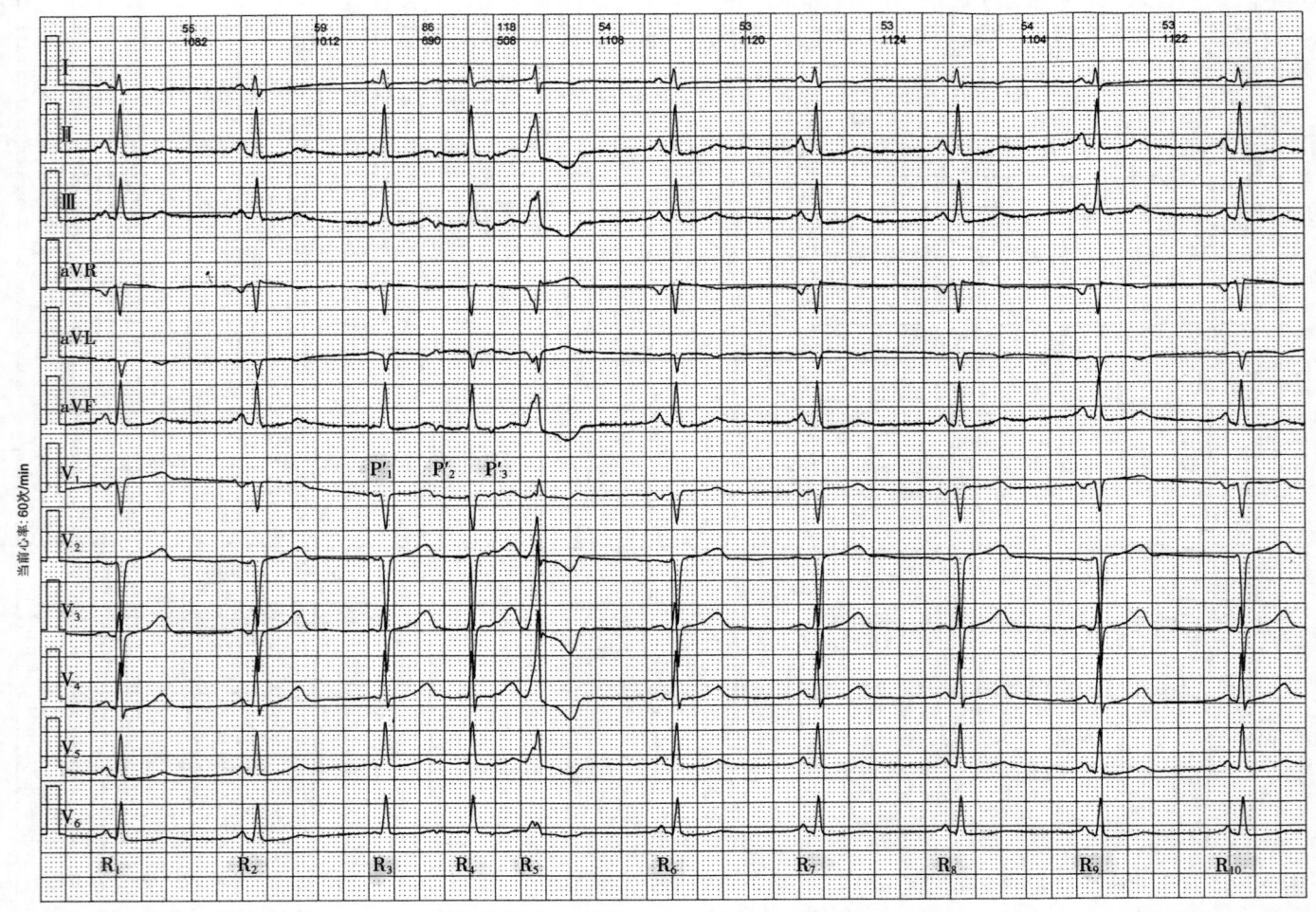

图 1　R_1、R_2、R_6～R_{10} 为窦性心动过缓，心率 53 次 /min，PR 间期 0.15s，T 波：Ⅱ、V_5、V_6 导联低平。P'_1～P'_3 在Ⅱ、Ⅲ、aVF 导联中倒置，心房率 180 次 /min，P'_1 下传 R_3，P'_1R_3 间期 0.09s，P'_2R_4 间期 0.24s，R_5 是房性 QRS 波群还是室性期前收缩？

诊断：窦性心动过缓，T 波低平（Ⅱ、V_5、V_6 导联），短阵房性心动过速，室性期前收缩。

【点评】

1. 图 1 中短阵房性心动过速是以房性逸搏的形式出现，P′₁R₃ 间期仅有 0.09s，可能起自心房下部。

2. 图 1 中 R₅ 之前有 P′₃，P′₃R₅ 间期 0.28s，V₅ 导联 R 波时限 0.13s，与图 2 中的室性期前收缩比较，后者 QRS 波群时限 0.16s，前者 V₁ 导联 R 波减小，提示图 1 中的 R₅ 与图 2 中的室性期前收缩起自心室同一部位，图 1 中的 R₅ 是房性心动过速的 P′₃ 与室性期前收缩共同除极产生的室性融合波。

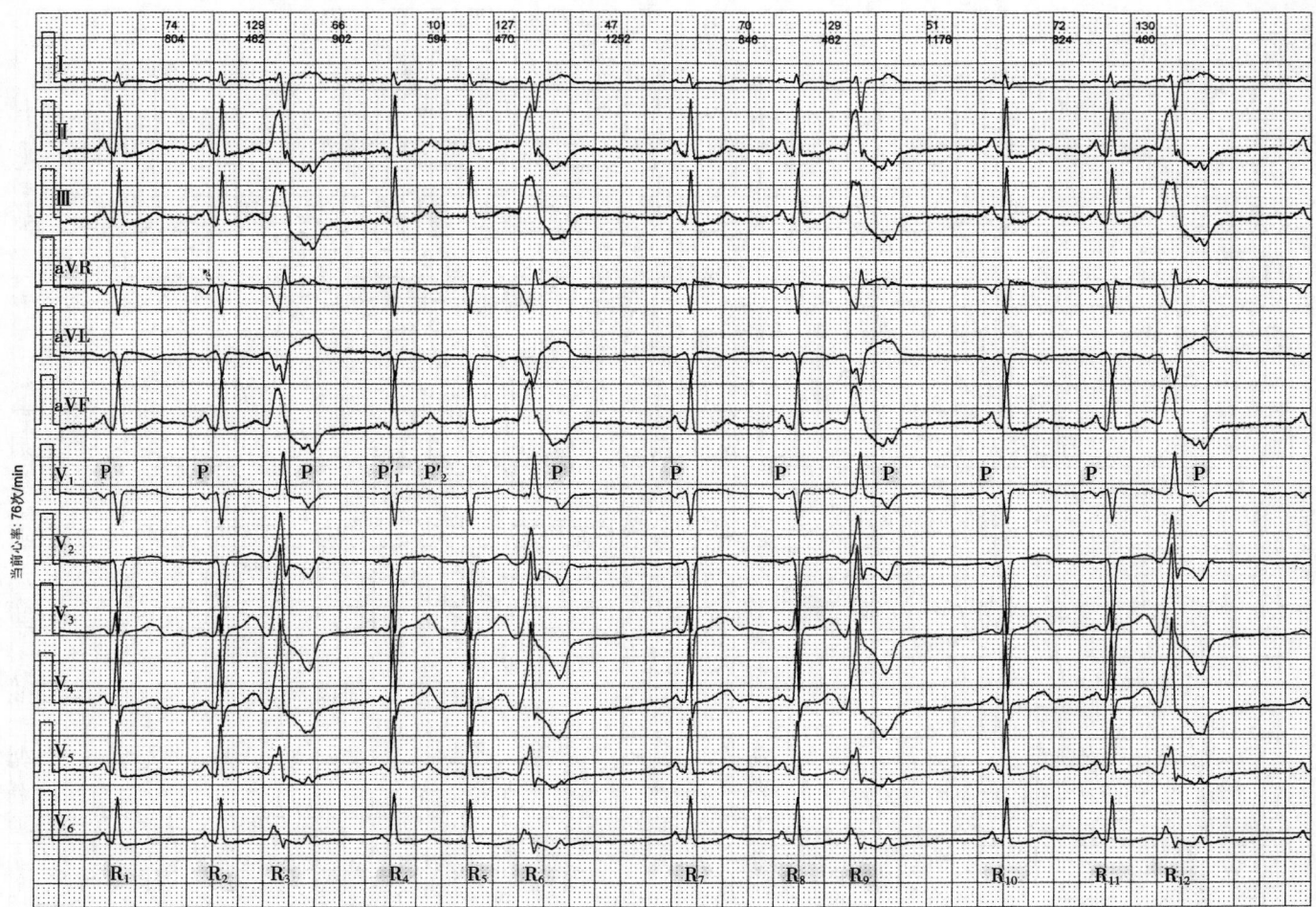

图 2　R₁、R₂、R₄、R₇、R₈、R₁₀、R₁₁ 为窦性心律。R₃、R₆、R₉、R₁₂ 提前出现，宽大、畸形，室性期前收缩。R₄ 期前出现，P′ 波振幅较小，与其前的窦性 P′ 波时距 0.58s，P′₁R₄ 间期 0.08s，P′₂R₅ 期前出现，V₅ 导联 P′₂R 间期 0.28s，T 波：Ⅱ、V₅、V₆ 导联低平。

诊断：窦性心律，房性期前收缩，室性期前收缩，T 波低平（Ⅱ、V₅、V₆ 导联）。

室性期前收缩干扰房性心动过速的 P′ 波未下传心室

第 27 例 | 室性期前收缩后 PR 间期延长

【临床资料】

男性，61 岁，因"发现尿检异常 9 年，心悸 1 周"入院。超声心动图显示各房室腔大小、形态正常，左室舒张期功能减低。

临床诊断：慢性肾功能不全，慢性肾炎综合征，心律失常，室性期前收缩。

【动态心电图分析】

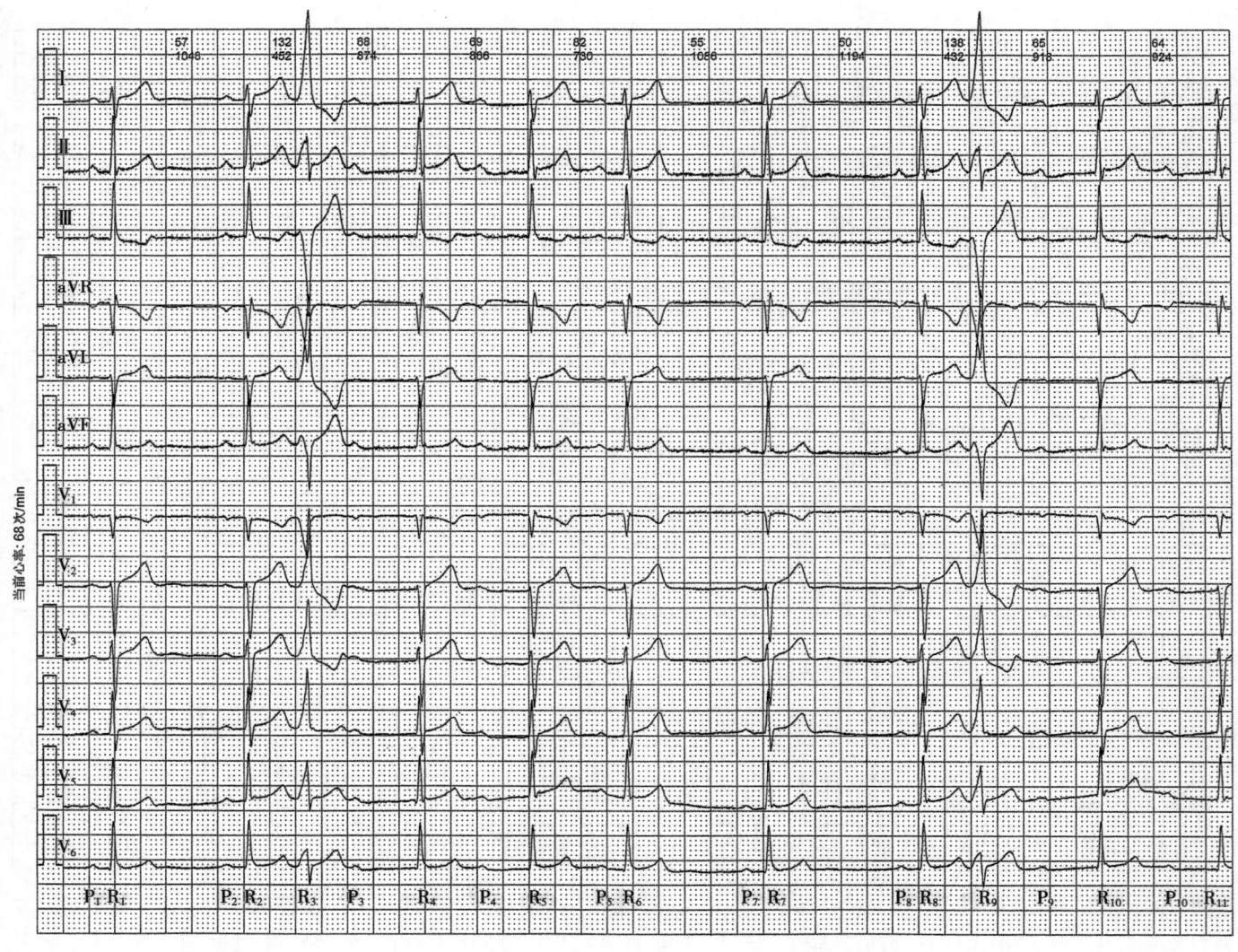

【点评】

室性期前收缩后窦性 PR 间期延长,通常是隐匿性室房传导所致。室性期前收缩逆行上传至房室结,使其产生新的不应期,下一次窦性激动下传至房室结,遇到了室性期前收缩所致的相对不应期,发生传导延缓,出现了室性期前收缩后第 1 个窦性 PR 间期延长。本例室性期前收缩后第 1 个窦性 PR 间期显著延长,可用室性期前收缩伴隐匿性室房传导作解释,但是室性期前收缩后第 2 个 P 波出现于 T 波之后,P_4R_5 间期 0.40s,不再是隐匿传导,提示一度房室传导阻滞,是房室交界区相对不应期病理延长的表现。

图1　$P_1 \sim P_{10}$ 为窦性心动过缓,心率 55 次 /min。P_1R_1 间期、P_2R_2 间期、P_7R_7 间期、P_8R_8 间期 0.18s,QRS 波群时限 0.08s,R_3、R_9 为室性期前收缩。P_3R_4 间期 0.51s,P_4R_5 间期 0.40s,P_5R_6 间期 0.20s,P_9R_{10} 间期 0.46s,$P_{10}R_{11}$ 间期 0.42s。

第 28 例 | 室性期前收缩后出现 4 相右束支传导阻滞

【临床资料】

男性,85 岁,因"心悸、气短 7 年,加重 1 个月"入院。患者于 2003 年 5 月出现心悸、气短不适症状,活动时加重,上述症状持续约 10min,休息可缓解,伴乏力、胸闷。症状发作时无头痛、咳嗽咳痰、恶心呕吐、腹痛腹泻、双下肢水肿、大汗、黑矇、胸痛。病后于我院门诊诊断为冠心病,应用单硝酸异山梨酯缓释片等治疗后缓解。1 个月前上述症状发作频繁,阴雨、闷热天气时好发,为求进一步诊治入院。患者自发病来睡眠情况良好,无夜间阵发性呼吸困难、双下肢轻度水肿,体重无明显变化,大便正常,尿频、尿急。

临床诊断:慢性阻塞性肺疾病,慢性支气管炎,高血压 1 级(极高危),心律失常(房性、室性期前收缩),前列腺增生。

【动态心电图分析】

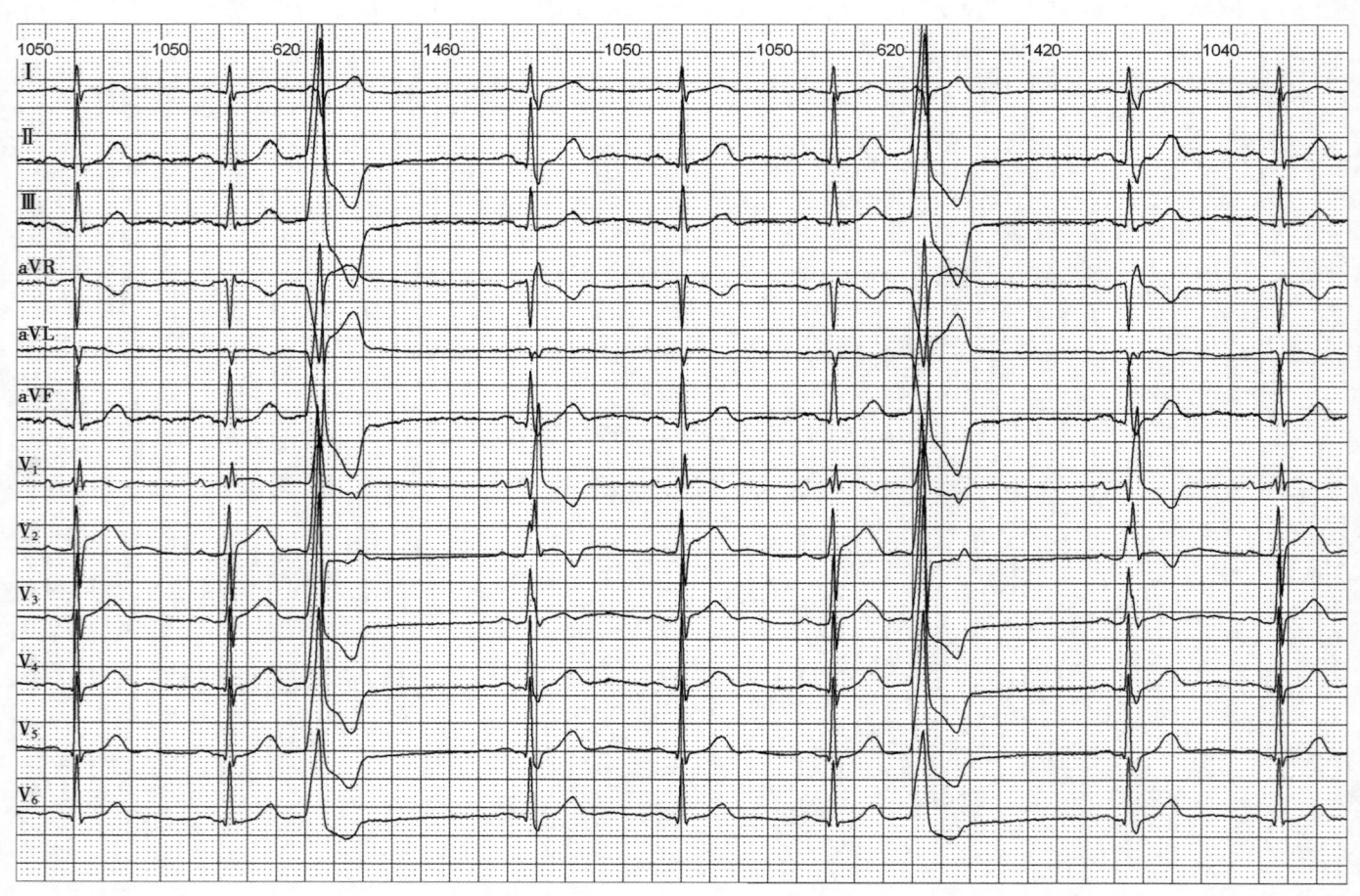

【点评】

心率减慢时发生的右束支传导阻滞,称为慢心率依赖型右束支传导阻滞,又称 4 相右束支传导阻滞。心动周期变长或心率减慢时右束支产生 4 相自动除极化,激动到达该部传导组织时,受阻于右束支动作电位 4 相,出现 4 相右束支传导阻滞。

4 相右束支传导阻滞的产生需要下列 1 个或多个条件:①右束支出现缓慢的舒张期自动除极化;②右束支阈电位水平上移,兴奋性减弱,在心动周期变长或心动过缓时,有足够的时间使右束支的膜电位降低,此时到达的激动传导受阻;③膜反应性降低,致使明显的传导障碍产生在 −75mV 左右时,而不是在 −65mV 时,这样在到达阈电位之前,便产生右束支传导阻滞。

4 相右束支传导阻滞多见于器质性心脏病。

图 1　窦性心动过缓,心率 58 次 /min,P 波时限 0.13s,左心房增大。提早出现的 QRS 波群时限 0.15s,Ⅱ、Ⅲ、aVF、V₁ ～ V₆ 导联呈高大 R 波形,其前无 P 波,代偿间歇完全,左室流出道期前收缩。室性期前收缩后第一个窦性 QRS 波群时限 0.14s,完全性右束支传导阻滞。

诊断:窦性心动过缓,左心房增大,室性期前收缩,4 相右束支传导阻滞。

第 29 例 | 室性期前收缩后房性期前收缩

【临床资料】

男性，71 岁，因"间断心慌 11 个月"入院。心电图提示心房颤动。住院期间行心房颤动射频消融术，术后肺静脉隔离，成功转复为窦性心律。

临床诊断： 心律失常，心房颤动射频消融术后。

【动态心电图分析】

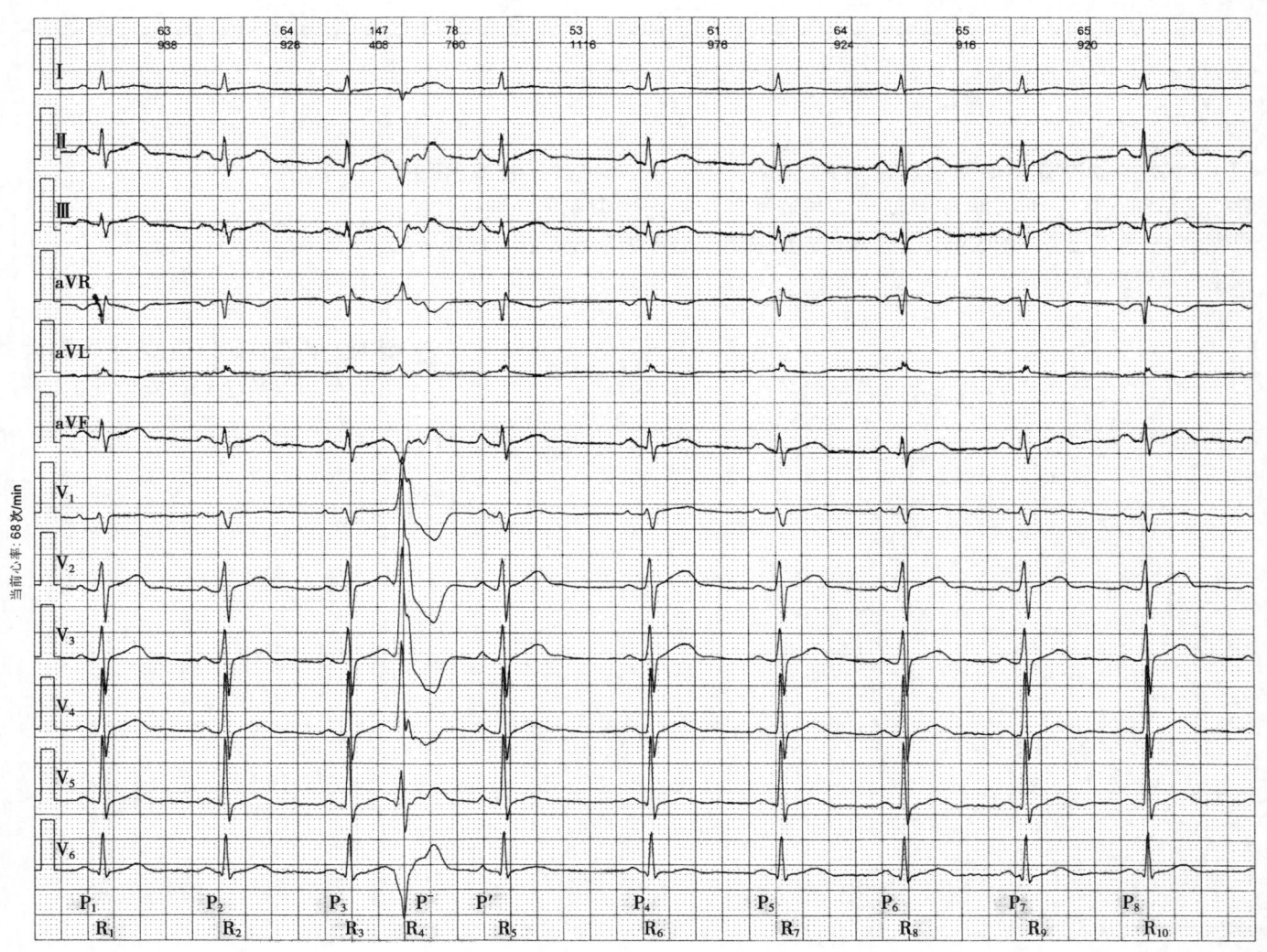

【点评】

本例室性期前收缩的 QRS 波群形态：Ⅰ、Ⅱ、Ⅲ、aVF、V₆ 导联呈 QS 型，V₁～V₃ 导联呈 R 型，期前收缩来自左心室，QRS 波群时限 0.16s，提示源于左室心外膜。室性期前收缩激动逆行上传心房，P⁻ 波：Ⅱ、Ⅲ、aVF 导联倒置，aVR、aVL 导联直立。P′ R₅ 诊断房性期前收缩基于：①对于逆行 P⁻ 波来说，P′ 波提早出现，P⁻P′ 间期 0.44s，短于一个基本窦性 PP 间期；②P′ 波形态与窦性 P 波有所不同；③P′P 间期 1.12s，大于 PP 间期 0.98s。

图 1 P₁～P₈ 为窦性心律，心率 64 次 /min。R₄ 是起自左心室的期前收缩，逆行心房传导，R₄P⁻ 间期 0.16s，P′ R₅ 是房性期前收缩。

诊断：窦性心律，房性期前收缩，室性期前收缩伴室房传导。

室性期前收缩后房性期前收缩

第 30 例 | 室性期前收缩后右束支传导阻滞

【临床资料】

男性，91 岁，因"发现左侧肢体无力 3 天"入院。既往高血压病史 20 年。查体：血压 152/67mmHg，身高 163cm。心肌酶未见异常。超声心动图显示左室舒张功能轻度减低。

临床诊断：高血压 2 级（很高危），脑梗死（急性）。

【动态心电图分析】

图 1～图 3 取自动态心电图。

> ### 【点评】
>
> 这是一例高龄男性患者的动态心电图，室性期前收缩起自后间隔侧，QRS 波群时限增宽的程度轻。图 1 中插入性室性期前收缩后的宽 QRS 波群是右束支传导阻滞，而不是室性期前收缩。图 2、图 3 中发生的间歇性右束支传导阻滞，证实了图 1 中插入性室性期前收缩后面的宽 QRS 波群不是室性期前收缩，图 3 是室性期前收缩终止了右束支传导阻滞。

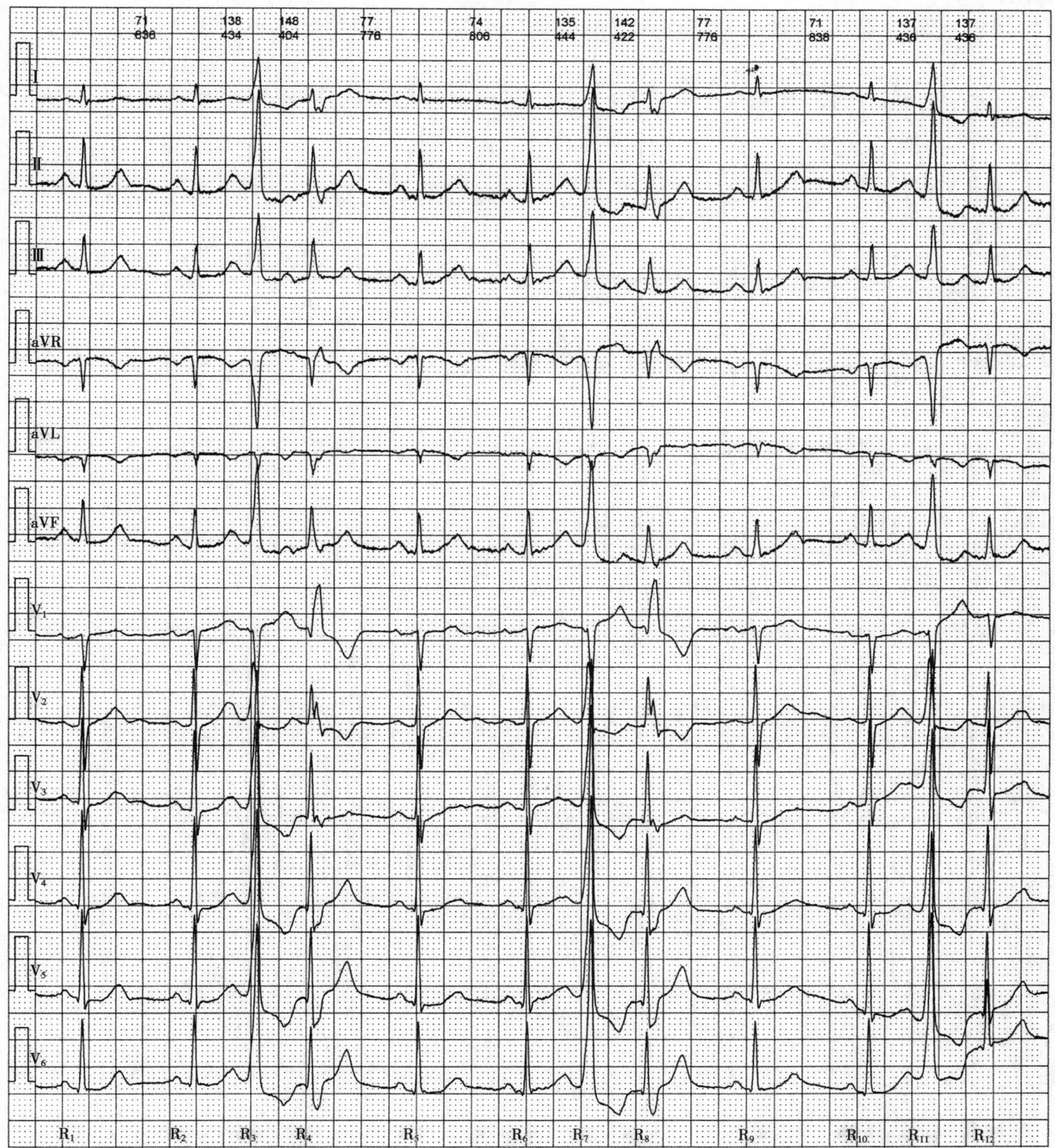

图 1　窦性心律, 心率 74 次 /min。R₃、R₇、R₁₁ 为室性期前收缩, QRS 波群时限 0.12s, R₄、R₈ 呈右束支传导阻滞图形。QRS 波群时限 0.12s, 有 2 种诊断: ①起自左心室的期前收缩; ②右束支传导阻滞。

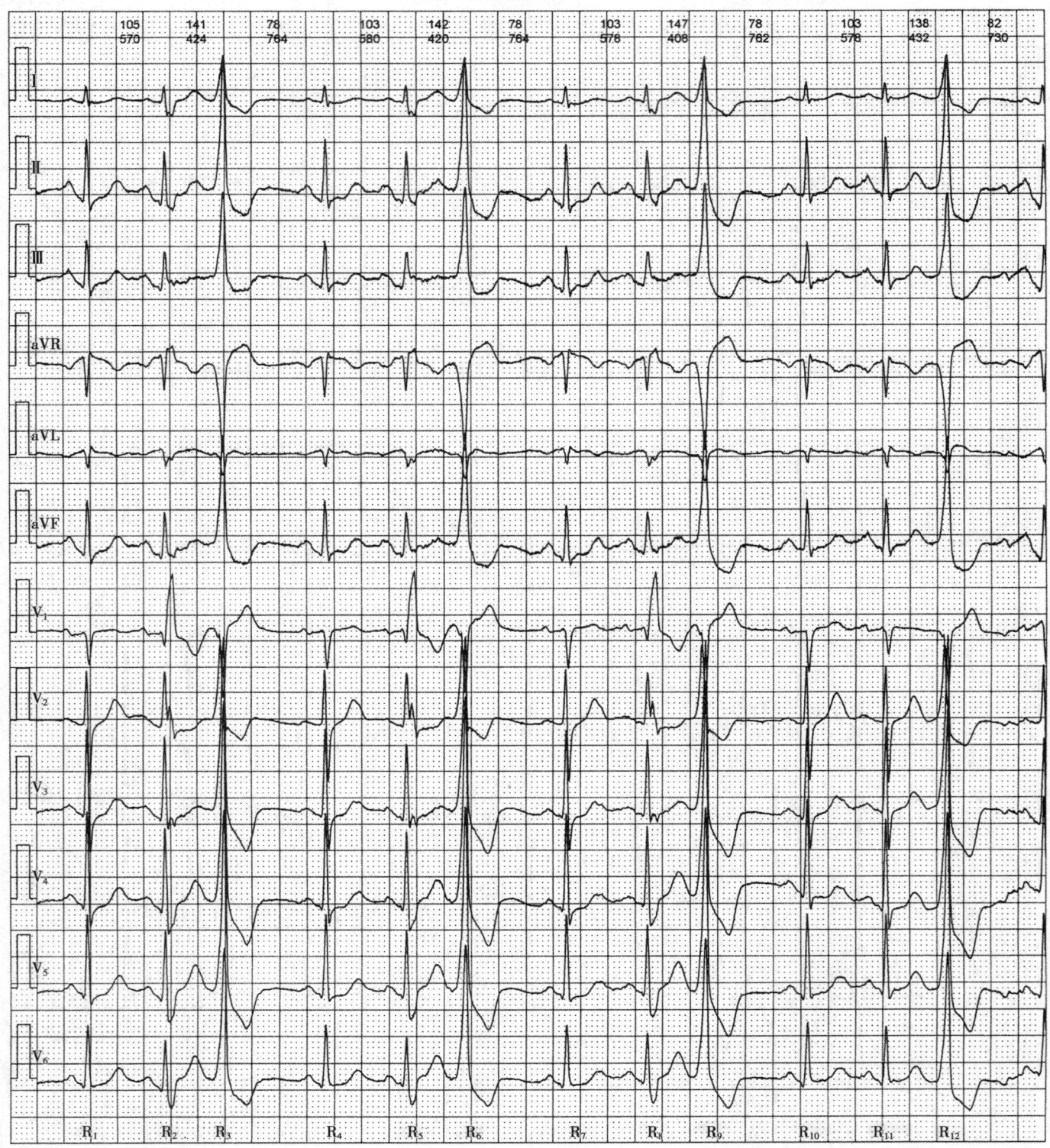

图 2 窦性心动过速,心率103次/min。R_1、R_4、R_7、R_{10}、R_{11} 室内传导正常。R_2、R_5、R_8 呈右束支传导阻滞。R_3、R_6、R_9、R_{12} 为室性期前收缩,与图1中的室性期前收缩出自同一部位。

当前心率: 103次/min

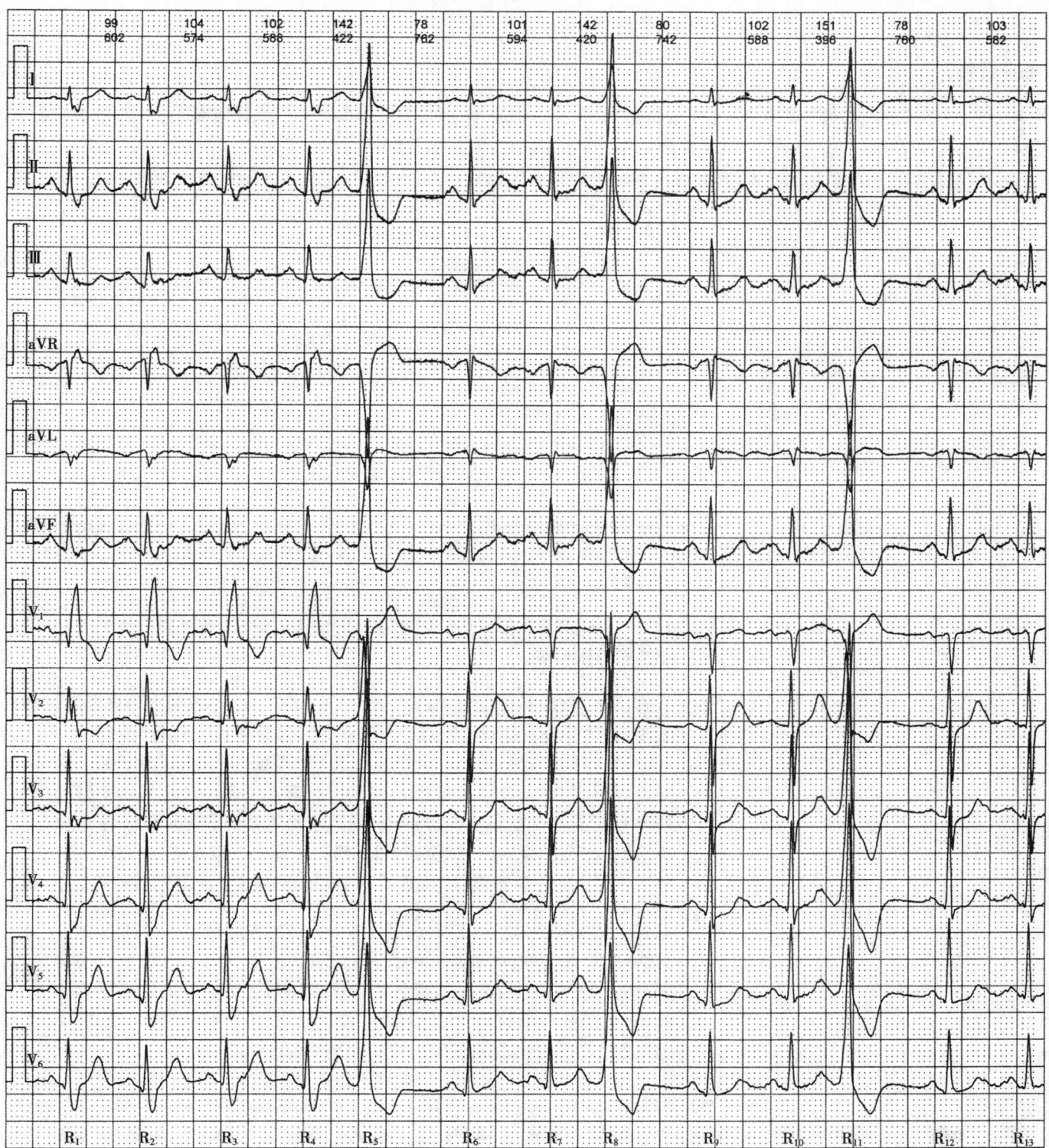

图 3 $R_1 \sim R_4$ 为右束支传导阻滞, 发生室性期前收缩以后, 右束支传导阻滞消失。

动态心电图诊断: 窦性心律, 室性期前收缩, 间歇性右束支传导阻滞。

【临床资料】

男性，72 岁，因 "发现右耳肿物 4 年，近期逐渐增大" 入院。既往糖尿病病史 9 年。查体：血压 112/78mmHg，身高 170cm，体重 60kg，BMI 20.8kg/m²。心肌酶正常。超声心动图显示左室舒张功能减低。冠脉 CT 显示前降支重度狭窄。

临床诊断： 冠状动脉粥样硬化心脏病，糖尿病 2 型，右腮腺肿物。

【点评】

1. V₁、V₂ 导联呈 QS 型，V₃、V₄ 导联 r 波递增不良，不除外陈旧性前间壁及前壁心肌梗死。

2. 插入性室性期前收缩后第 1 个窦性 QRS 波群出现了左束支传导阻滞，表明是室性期前收缩再次激动了左、右束支及房室结，使其产生新的不应期，室性期前收缩后第 1 个窦性 P 波下传表现为 PR 间期延长加左束支传导阻滞，左束支不应期比右束支长。第 1 个窦性 P 波下传的激动在房室结或右束支发生传导延长，受阻于室性期前收缩所致的左束支不应期，出现左束支传导阻滞。图 2 与图 3 证明左束支存在 3 相阻滞，心率快时出现左束支传导阻滞，心率下降以后左束支传导阻滞消失。

3. 当出现成对宽 QRS 波群，并且提早出现时，先确定第 1 个宽 QRS 波群的性质，是室性期前收缩之后，再对成对、提早的第 2 个宽 QRS 波群进行鉴别诊断，必要时再次描计心电图或进行监测。动态心电图监测时间长，是最有用的无创诊断技术。图 2 出现的左束支传导阻滞，提示图 1 室性期前收缩后的宽 QRS 波群就是间歇性阻滞。

【动态心电图分析】

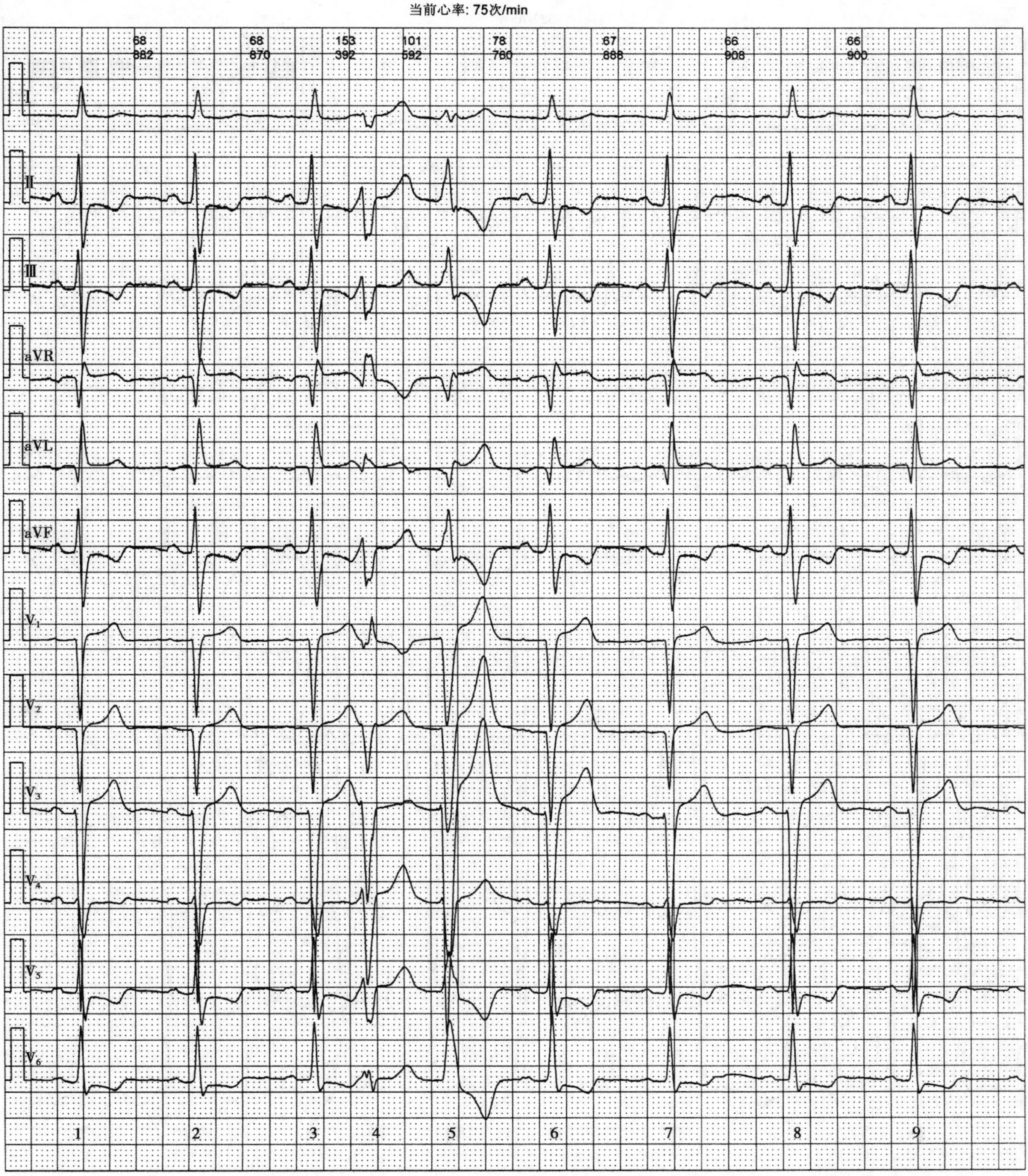

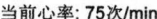

当前心率: 75次/min

图1 第1～3、6～9个心搏为窦性心律, 心率66次/min。PR间期0.14s, QRS波群时限0.10s, V_1、V_2导联呈QS型, V_3、V_4导联r波递增不良。ST段: Ⅱ、Ⅲ、aVF、V_5、V_6导联下斜型压低0.10～0.15mV, aVR导联抬高0.10mV, aVL导联抬高0.05mV。T波: Ⅱ、Ⅲ、aVF、V_4～V_6导联双向。第4个心搏提早出现, 室性期前收缩。第5个QRS波群时限0.12s, QRS波群形态与窦性QRS波群不同, 但QRS起始向量在各个导联与窦性QRS起始向量一致。

室性期前收缩后左束支传导阻滞

当前心率: 92次/min

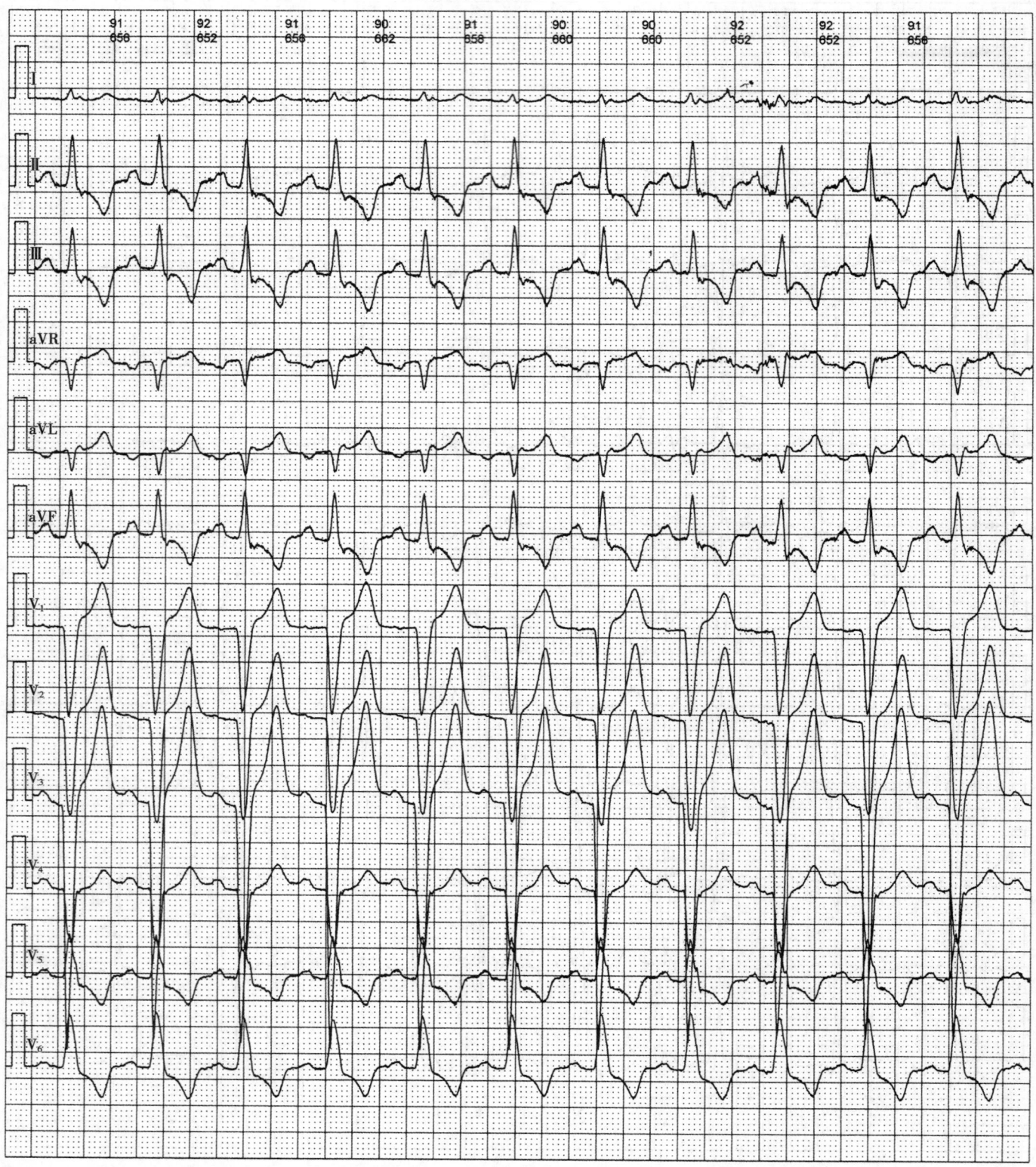

图 2 窦性心律, 心率 91 次 /min, QRS 波群形态呈左束支传导阻滞, 相同的 QRS 波形见于图 1 中的第 5 个心搏。

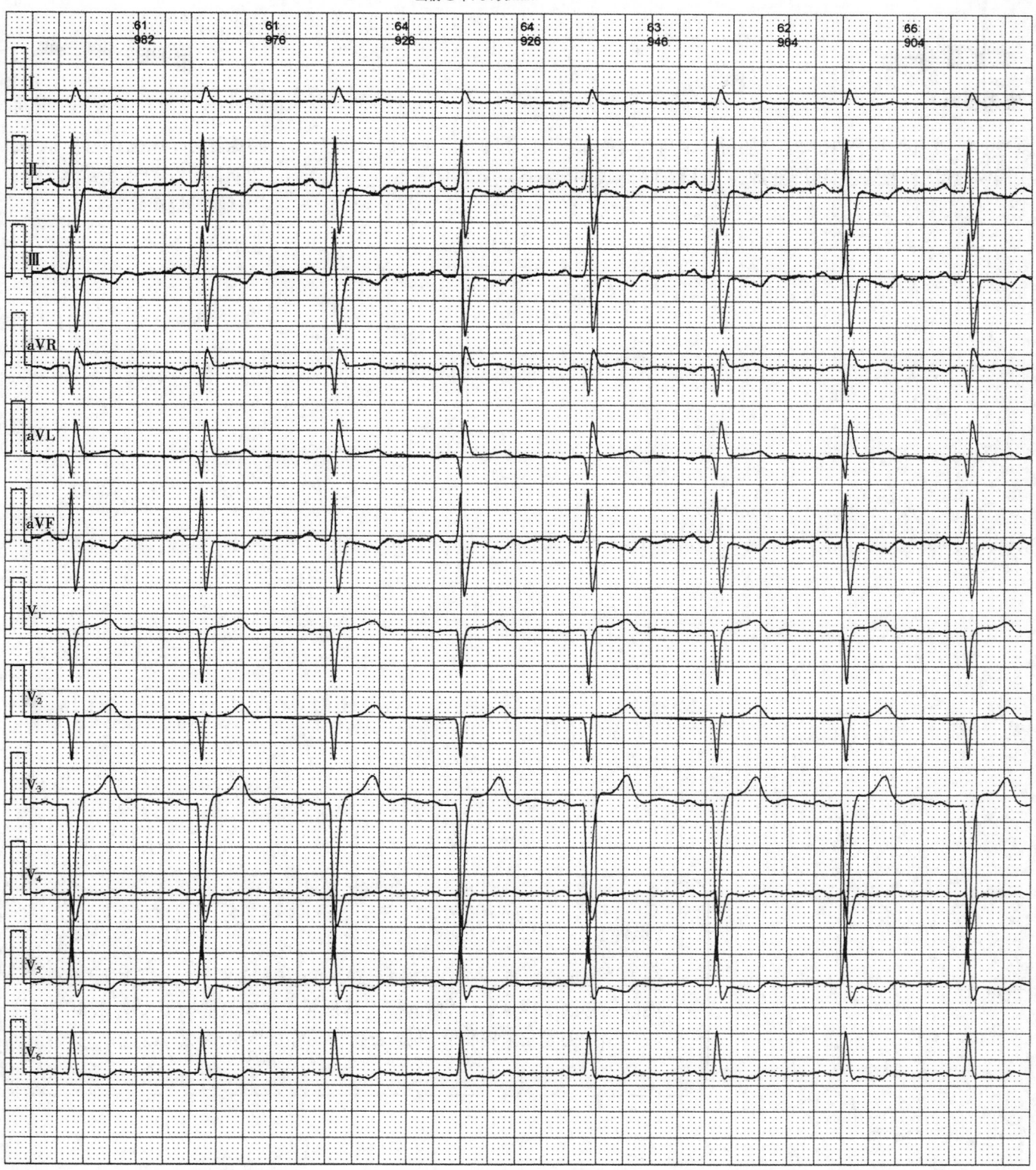

图 3 窦性频率下降至 63 次 /min 时, 左束支传导阻滞图形消失。

动态心电诊断: 窦性心律, 室性期前收缩, 异常 QS 波 (V₁、V₂ 导联), r 波递增不良(V₂、V₃ 导联), ST 段压低及 T 波倒置(下壁、前侧壁), 3 相左束支传导阻滞。

第32例 室性期前收缩后左束支传导阻滞程度减轻

【临床资料】

女性,42岁,因"憋气10年余,加重1个月"入院。超声心动图显示左心扩大,二尖瓣中度反流,左室整体功能减低。冠脉CTA未见明显狭窄。

临床诊断: 扩张型心肌病,心功能Ⅲ级(NYHA分级),贫血,甲状腺功能减退症。

【点评】

患者扩张型心肌病,左束支传导阻滞,QRS波群时限0.12s,室性期前收缩以后心动周期延长(代偿间歇),其后第1个窦性心搏的QRS波群时限0.10s,仍呈左束支图形,左束支传导阻滞程度减轻。

【动态心电图分析】

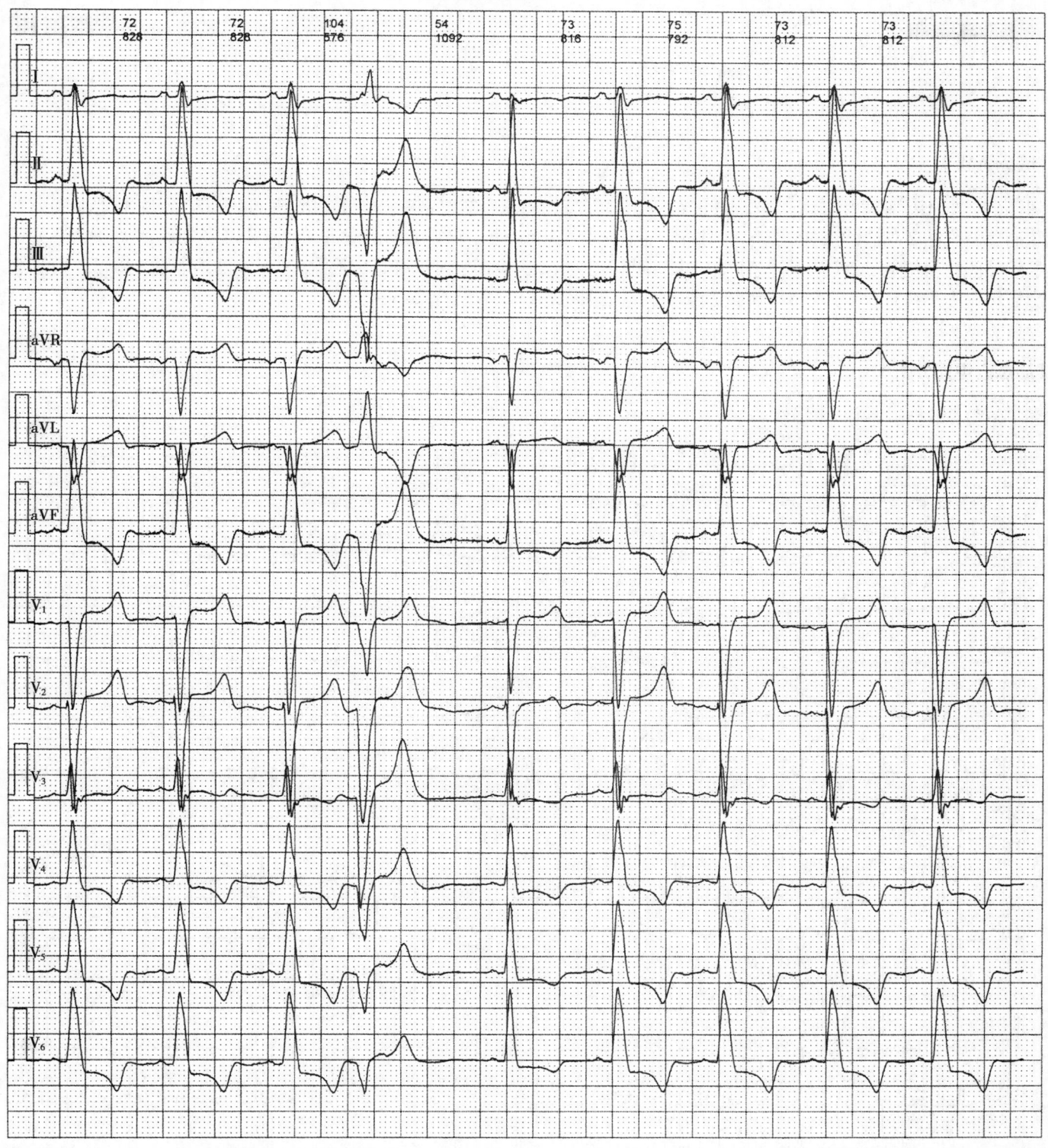

图 1 窦性心律，心率 73 次/min，PR 间期 0.13s，QRS 波群时限 0.12s，完全性左束支传导阻滞。第 4 个 QRS 波群是室性期前收缩，第 5 个 QRS 波群时限 0.10s，V_1、V_2 导联呈 rS 型，V_5、V_6 导联呈 R 型，不完全性左束支传导阻滞。ST 段: Ⅱ、Ⅲ、aVF、$V_3 \sim V_6$ 导联压低 0.10 ~ 0.20mV。T 波: Ⅱ、Ⅲ、aVF、$V_3 \sim V_6$ 导联倒置。QT 间期 0.47s。

诊断: 窦性心律，不完全性 – 完全性左束支传导阻滞，室性期前收缩。

室性期前收缩后左束支传导阻滞程度减轻

室性期前收缩继发交界性逸搏伴非时相性心室内差异传导

【临床资料】

男性，72 岁，因 "阵发性胸痛 27 年，加重 10 天" 入院。27 年前因胸闷住院，诊断为冠心病，14 年前又因急性心肌梗死入院治疗。既往高脂血症病史 30 余年。查体：血压 129/72mmHg，身高 161cm，体重 62kg，BMI 21.9kg/m²。超声心动图显示节段性室壁运动障碍（下壁基底段、中间段），二尖瓣、三尖瓣及肺动脉轻度反流，左室收缩功能轻度减低。冠脉造影显示左主干狭窄 99%，前降支狭窄 70%，右冠状动脉狭窄 95%，已行 CABG。

【动态心电图分析】

图 1 与图 2 取自动态心电图。

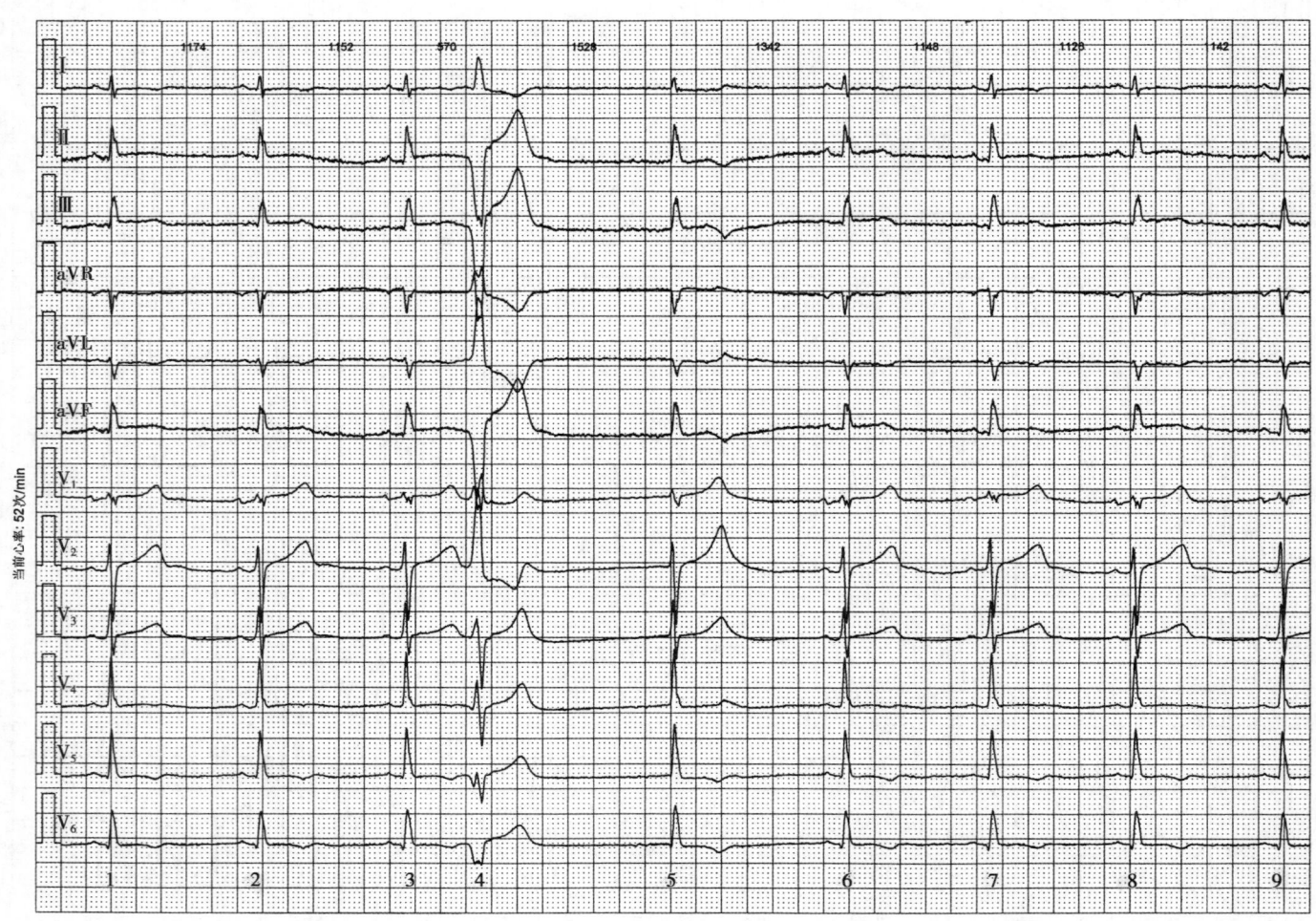

图 1 第 1~3、6~9 个心搏是窦性心律，心率 52 次 /min。T 波：Ⅱ、V₄ 导联低平，V₅、V₆ 导联倒置。第 4 个 QRS 波群特征：Ⅰ、aVL、V₁、V₂ 导联呈 R 型，Ⅱ、Ⅲ、aVF、V₆ 导联呈 QS 型，右室心尖部期前收缩。QRS 波群终末部与 ST 段开始处有室性期前收缩逆传心房的 P⁻ 波，连续测量窦性 P 波节律未被顺延，窦性激动与室性激动在窦房交界区发生了绝对干扰。第 5 个心搏特征：延迟出现，QRS 波群时限 0.09s，QRS 波群振幅比窦性 QRS 波群略增大，交界性逸搏伴非时相性心室内差异传导。

诊断： 窦性心动过缓，室性期前收缩，交界性逸搏伴非时相性室内差异传导，T 波改变（高侧壁及前侧壁）。

【点评】

交界性逸搏的 QRS-T 波形与窦性 QRS-T 波形不同者,称为交界性逸搏伴非时相性心室内差异传导。QRS 波群略畸形的原因,与前一动作电位 3 相复极不完无关,与交界性逸搏的激动引起心室除极的程序改变有关。已有多种学说解释这种现象,有偏心学说、纵向优先传导学说及分支节律学说,在多部心电图专著中都有详细论述,这里不再阐述。

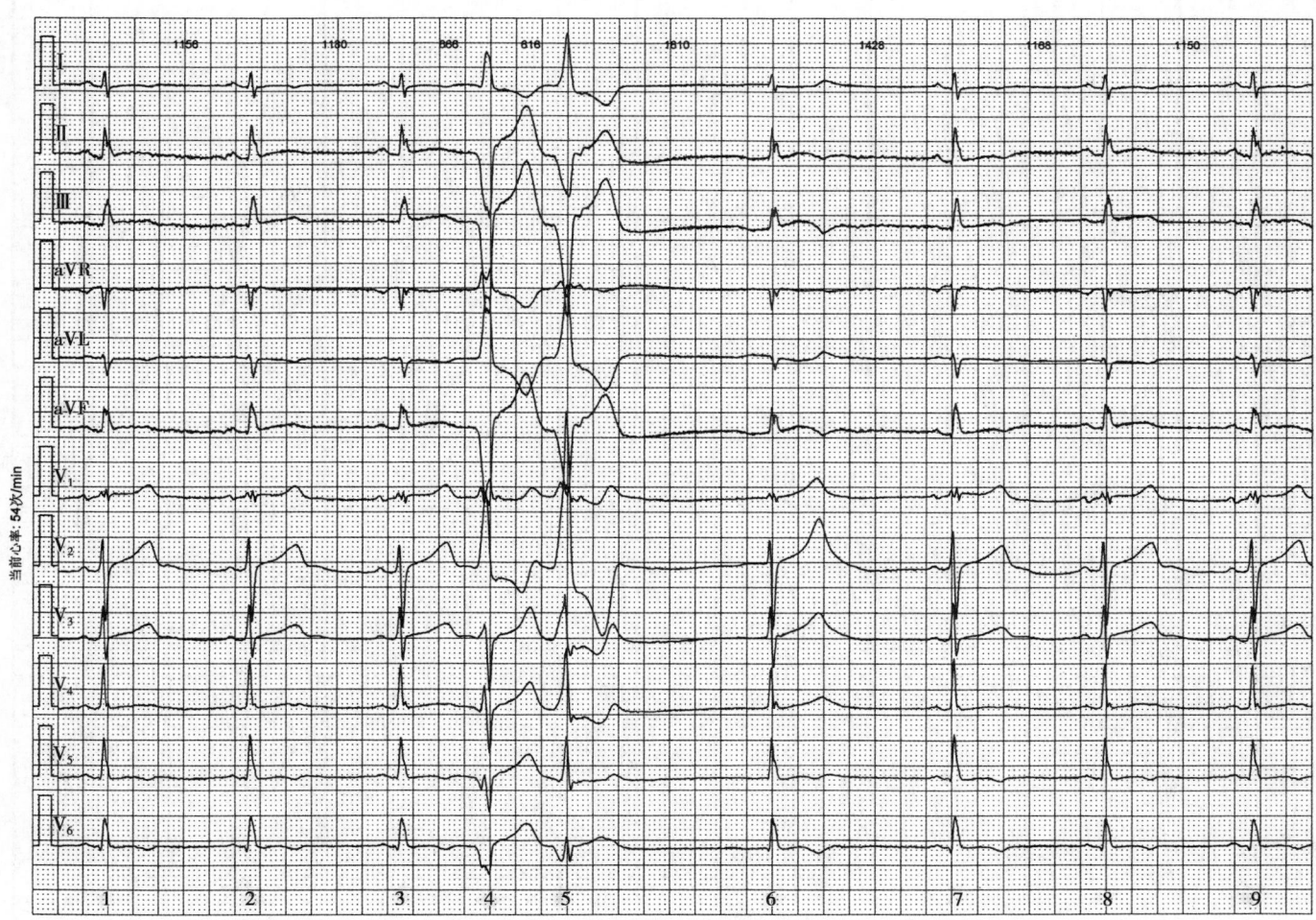

图 2　第 1~3、7~9 个心搏是窦性心动过缓,心率 50 次 /min,第 4、5 个 QRS 波群是不同形态的室性期前收缩,QRS 波群之后都有逆行 P⁻ 波。自第 3 个窦性 P 波到第 7 个窦性 P 波时距不是基本窦性 PP 间期的倍数,室性期前收缩激动重整了窦性心律周期。第 6 个 QRS 波群交界性伴非时相性室内差异传导。T 波:Ⅱ、Ⅲ、aVF、V₅、V₆ 导联倒置(下壁及前侧壁)。

诊断:窦性心动过缓,室性期前收缩(成对,双源),交界性逸搏伴非时相性室内差异传导,T 波倒置(下壁及前侧壁)。

【临床资料】

女性，73 岁，因"心悸、憋闷 9h"入院。既往风湿性心脏病病史 20 年，高血压病史 20 余年，7 年前植入心脏起搏器。超声心动图显示双侧心房扩大，左心室肥大，三尖瓣中 - 重度反流，肺动脉重度高压，左室舒张功能重度减低。

临床诊断：风湿性心脏瓣膜病，二尖瓣机械瓣置换术后，主动脉瓣机械瓣置换术后，心功能不全，肾功能不全，永久性心脏起搏器植入术后。

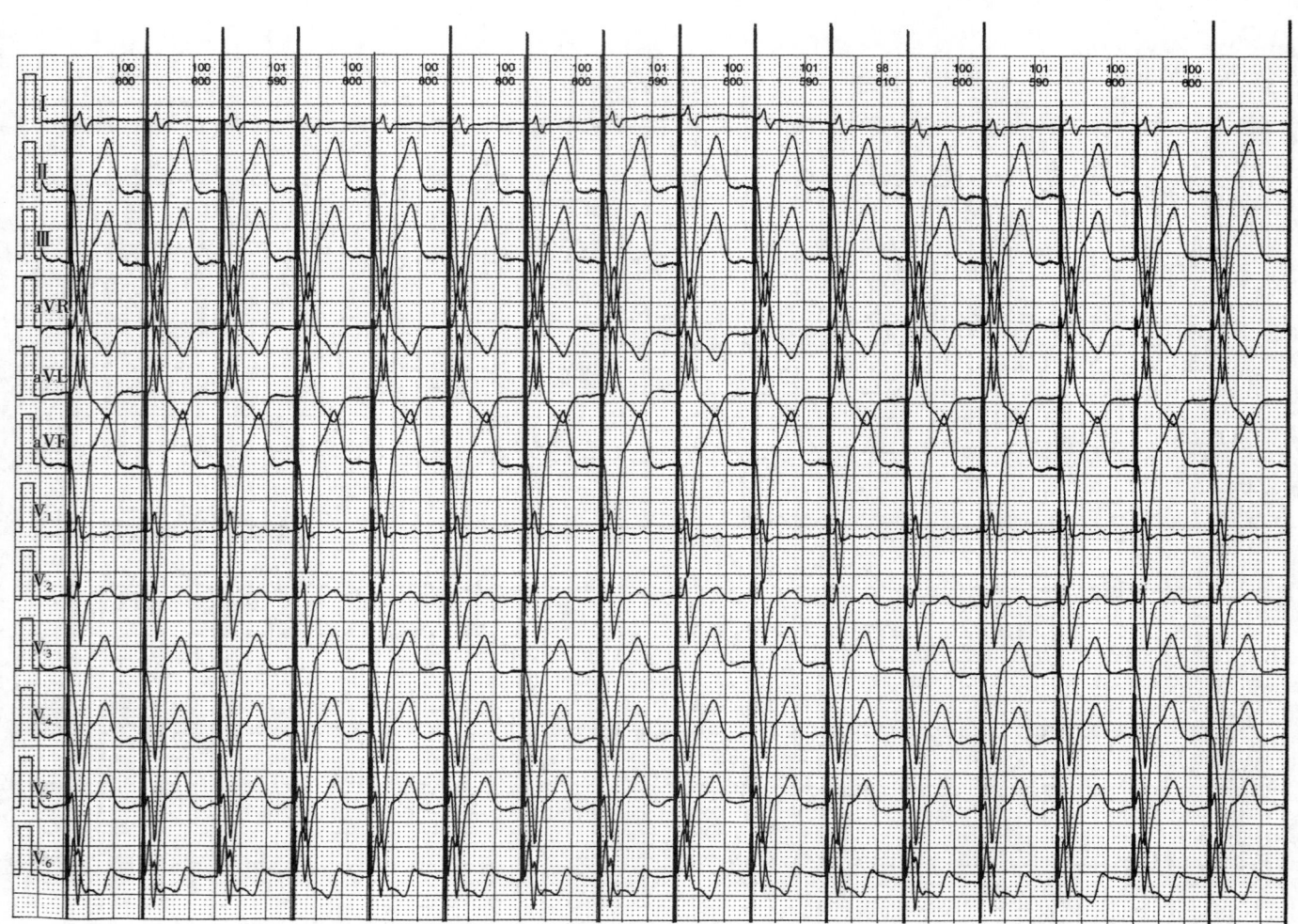

图 1 右室心尖部起搏频率 100 次 /min，持续时间 2h 余。其解释可能有：①快速心室起搏由房性心动过速或心房扑动触发；②自发的上限或接近于上限起搏频率。第 1 种可能性最大，由于不易确定心房波频率，明确诊断有困难。第 2 种诊断也不能成立，因为如此快速的长时间自发心室起搏，患者心悸、憋闷，这种自发的长时间快速起搏，不符合人体心脏的生理需求。

诊断：DDDR 上限或接近上限频率（跟踪心房波、非跟踪心房波），感知窦性 P 波频发心室起搏，感知房性心动过速或心房扑动波心室起搏。

动态心电图监测中，多次发生如图 1 中的快速心室起搏心电图，最长一阵持续 2h45min，患者心悸、憋闷。

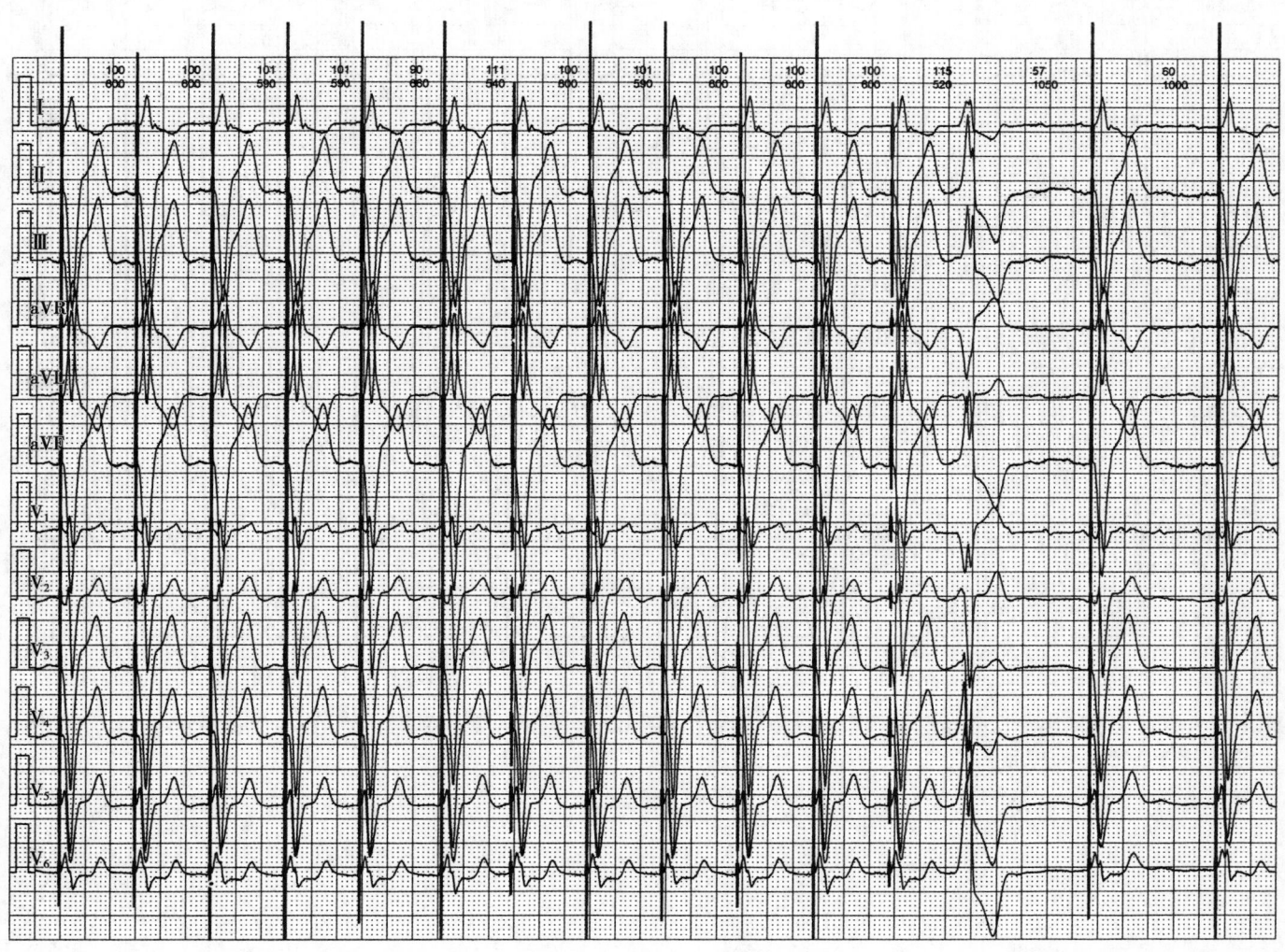

图 2 在室性期前收缩之后，起搏方式转为 VVI 方式，显露出心房率 200 次 /min 的房性心动过速（或心房扑动）?

诊断：房性心动过速，心室起搏心律（心房波触发心室起搏及 VVI 方式起搏），室性期前收缩。

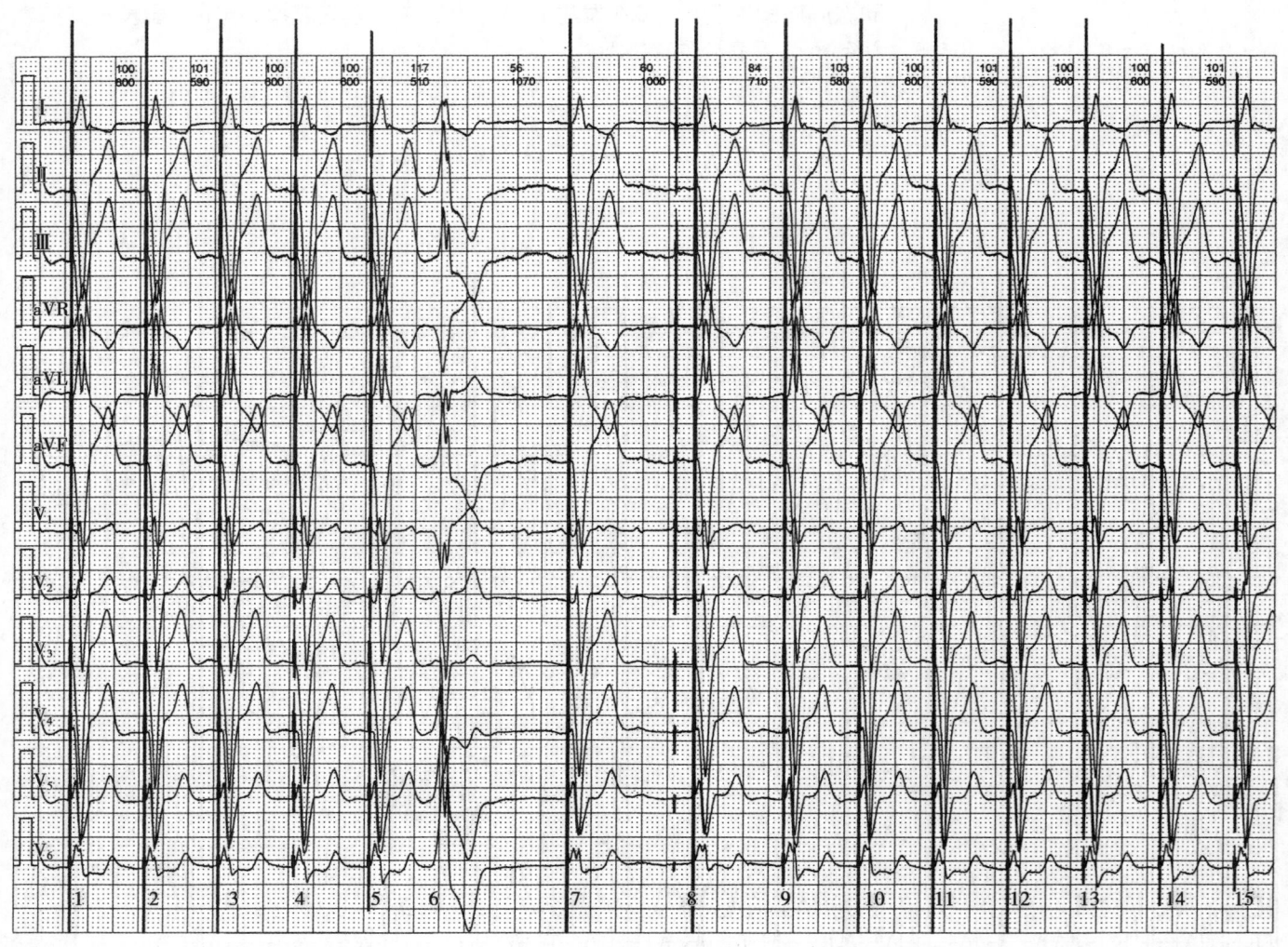

图 3 快速心室起搏再一次被室性期前收缩所暂时终止。第 8 个心搏房室顺序起搏。从第 10 个心搏开始，再次出现心房波触发心室起搏心电图。

【点评】

综合分析图 1~图 3，结合患者临床心电图持续性房性心动过速（不除外心房扑动），植入的起搏器是 DDD，起搏器工作方式：VAI、VVI、DDD。

仅根据图 1 来诊断这份心电图有一定难度。可能诊断：①窦性心律，窦性 P 波触发心室起搏。这种可能性不大，因为这一阵起搏频率维持在 100 次 /min 的时间长达 2h，窦性频率不可能一成不变。②加速的房性心律，心房率 100 次 /min。据观察，像窦性心律一样，加速的房性心律的频率也在不断变化。因此，也可除外加速的房性心律触发心室起搏的诊断。③起搏器介导性快速心室起搏心律，指心室起搏逆行传入心房，起搏器感知逆行 P⁻ 波以后再次起搏心室，这种持续的逆行心房传导，又被感知 P⁻ 波反复心室起搏，但是我们看不到逆行 P⁻ 波，这种可能性也不大。④DDDR/WIR 上限或接近于上限频率，通常出现于运动等状态时，有起搏频率的逐渐加快与减慢，本例没有这种现象。⑤起搏器感知了房性心动过速的 P′ 波或心房扑动的 F 波，起搏心室，这种可能性较大。因为阵发性房性心动过速，特别是心房扑动的频率，在相当长的时间内是不会变化的。图 2、图 3 中室性期前收缩被起搏器感知以后，暂时出现 VVI、DDD 模式起搏，显露出心房率 200 次 /min 的房性心动过速（或心房扑动）。在这种意义上说，是发生的室性期前收缩帮助我们明确了房性心动过速的诊断。图 1 中两个起搏的 QRS 波群之间的 P′ 波（V₁ 导联）是房性心动过速的 p′ 波，每个 QRS 波群之中都有一个 P′ 波，心房率 200 次 /min，心室起搏 100 次 /min，每 2 个 P′ 波起搏一次心室。符合 VAT 的基本原理。

从图 3 的第 8 个心搏分析，患者植入的是 DDD 起搏器。心房脉冲出现于心房波中，暂时未能感知到其前的 P′ 波。

室性期前收缩揭示宽 QRS 波群节律是窦性心律伴完全性左束支传导阻滞

【临床资料】

男性，84 岁，因"发作性憋气 1 周"入院。查体：血压 152/83mmHg，身高 162cm，体重 65kg，BMI 25.0kg/m²。冠脉 CTA 显示冠状动脉粥样硬化。超声心动图显示主动脉瓣二瓣化畸形，室间隔增厚，肺动脉瓣轻度反流。完善各项检查和病例讨论以后，行导管主动脉瓣置换术，术后一般情况良好出院。

临床诊断： 退行性心脏瓣膜病，主动脉瓣重度狭窄合并关闭不全，心功能不全，心功能Ⅱ级（NYHA 分级）。

【动态心电图分析】

动态心电图监测 24h5min，总心搏数 108 177 次，心率 63～109 次 /min，平均 78 次 /min。房性期前收缩 379 次，房性心动过速 3 阵，室性期前收缩 50 次，室性心动过速 1 阵，完全性左束支传导阻滞。

图 1～图 3 选自动态心电图。

【点评】

1. 图 1 中出现的宽 QRS 波群节律呈左束支传导阻滞图形，可能的诊断有：①交界性心律合并完全性左束支传导阻滞（加速性交界性心律合并完全性左束支传导阻滞）；②加速性右束支心律；③窦性心律，一度房室传导阻滞，完全性左束支传导阻滞。图 2 中发生的室性期前收缩提示了窦性心律，P 波增宽，P 波重叠于 T 波之中不易辨认；完全性左束支传导阻滞。图 3 窦性心律，心率 81 次 /min，QRS 波形与图 1 相同，支持图 1 的诊断是窦性心律、一度房室传导阻滞、完全性左束支传导阻滞。

2. ST-T 改变提示为继发性，V₆ 导联 ST 段压低的程度与 R 波幅度的变化有关，与体位有关，R 波振幅高时 ST 段压低明显，R 波振幅降低时 ST 段压低的程度减轻。倒置 T 波亦是如此，R 波振幅高时 T 波倒置增深，R 波振幅降低时 T 波倒置的程度减轻。

患者主动脉瓣重度狭窄合并关闭不全，与其他疾病比较，本病左束支传导阻滞发生率高。

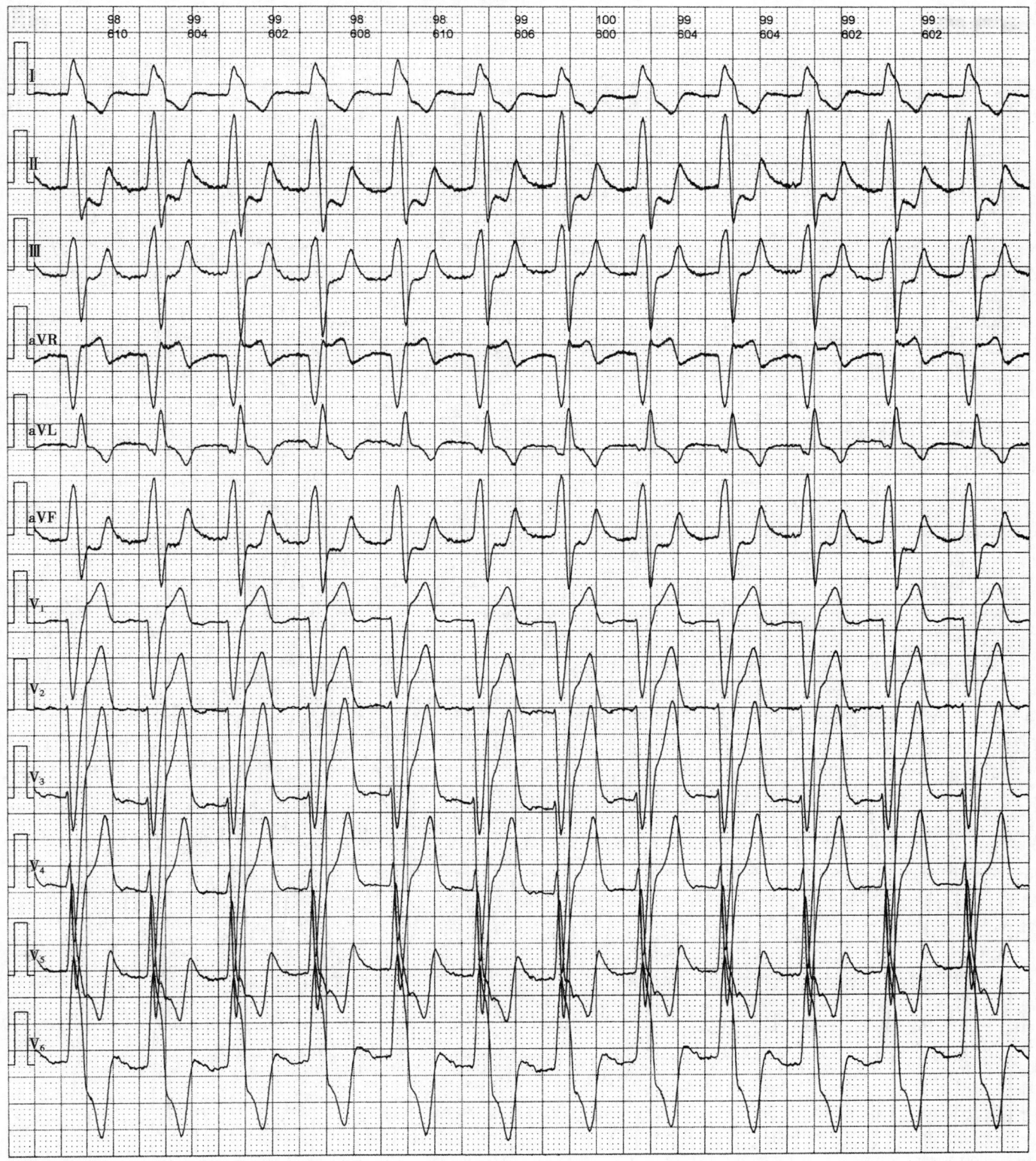

图 1 宽 QRS 波群节律, 心率 99 次 /min, QRS 波群时限 0.16s, I、V₅、V₆ 导联呈 R 型, V₁ 导联呈 QS 型, V₂、V₃ 导联呈 rS 型, r 波细小, 提示左束支传导阻滞。ST 段: I、II、III、aVF、V₅、V₆ 导联压低 0.10 ~ 0.60mV, aVR、V₁ ~ V₄ 导联抬高 0.20 ~ 0.50mV。T 波: I、aVL 导联倒置, aVR 导联正负双向, II、III、aVF、V₁ ~ V₄ 导联正向, V₅、V₆ 导联负正双向。QT/QTc 间期 404/508ms。

诊断: 左束支传导阻滞型节律, QTc 间期延长。

室性期前收缩揭示宽 QRS 波群节律是窦性心律伴完全性左束支传导阻滞

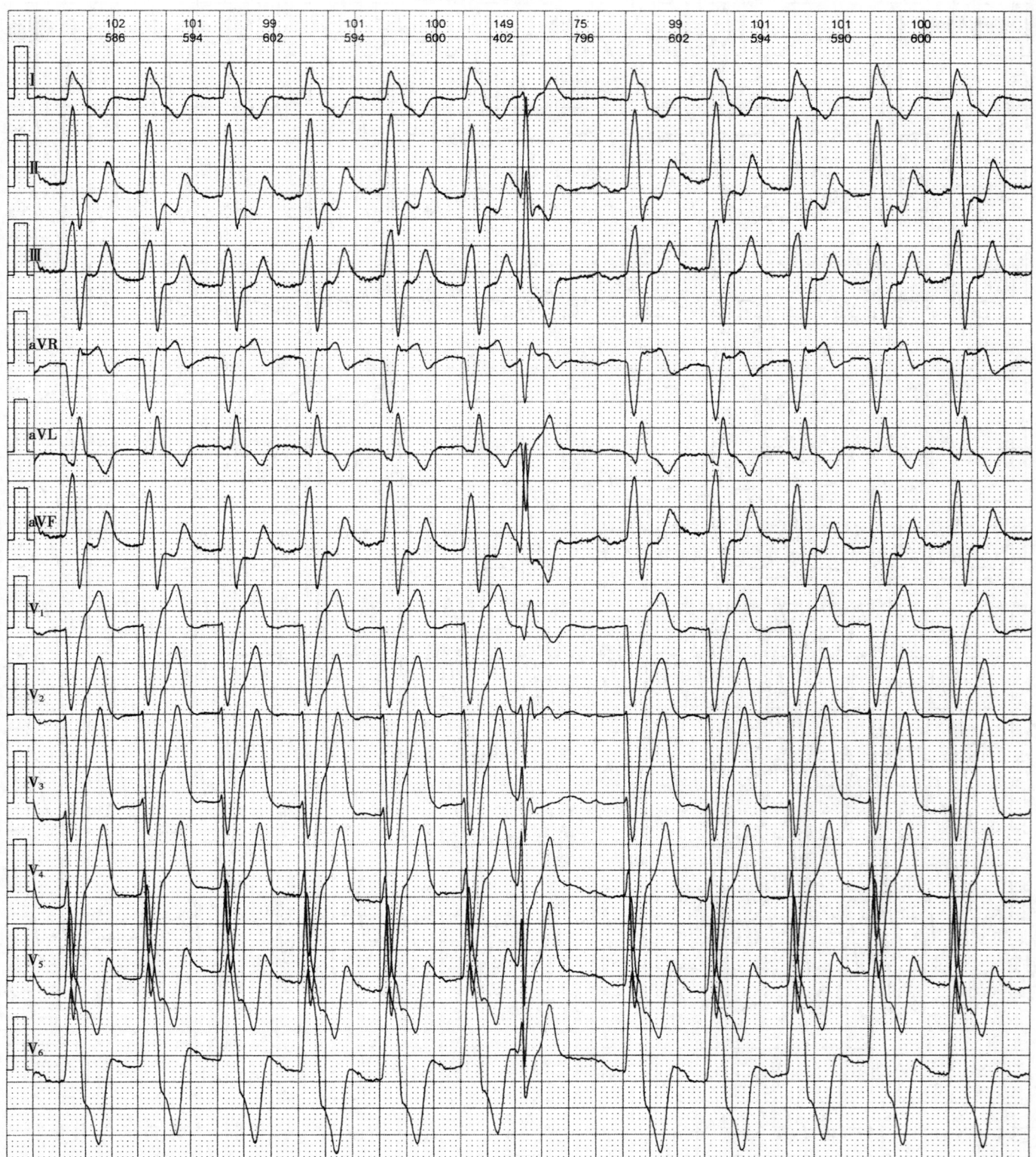

图 2 第 7 个 QRS 波群提早出现,室性期前收缩。其前的 QRS-T 形态与图 1 相同,其后第 1 个心搏之前有 P 波,P 波时限 0.13s,PR 间期 0.25s,一系列 QRS 波形相同。

诊断: 窦性心律,室性期前收缩,P 波增宽,一度房室传导阻滞,完全性左束支传导阻滞,QTc 间期延长。

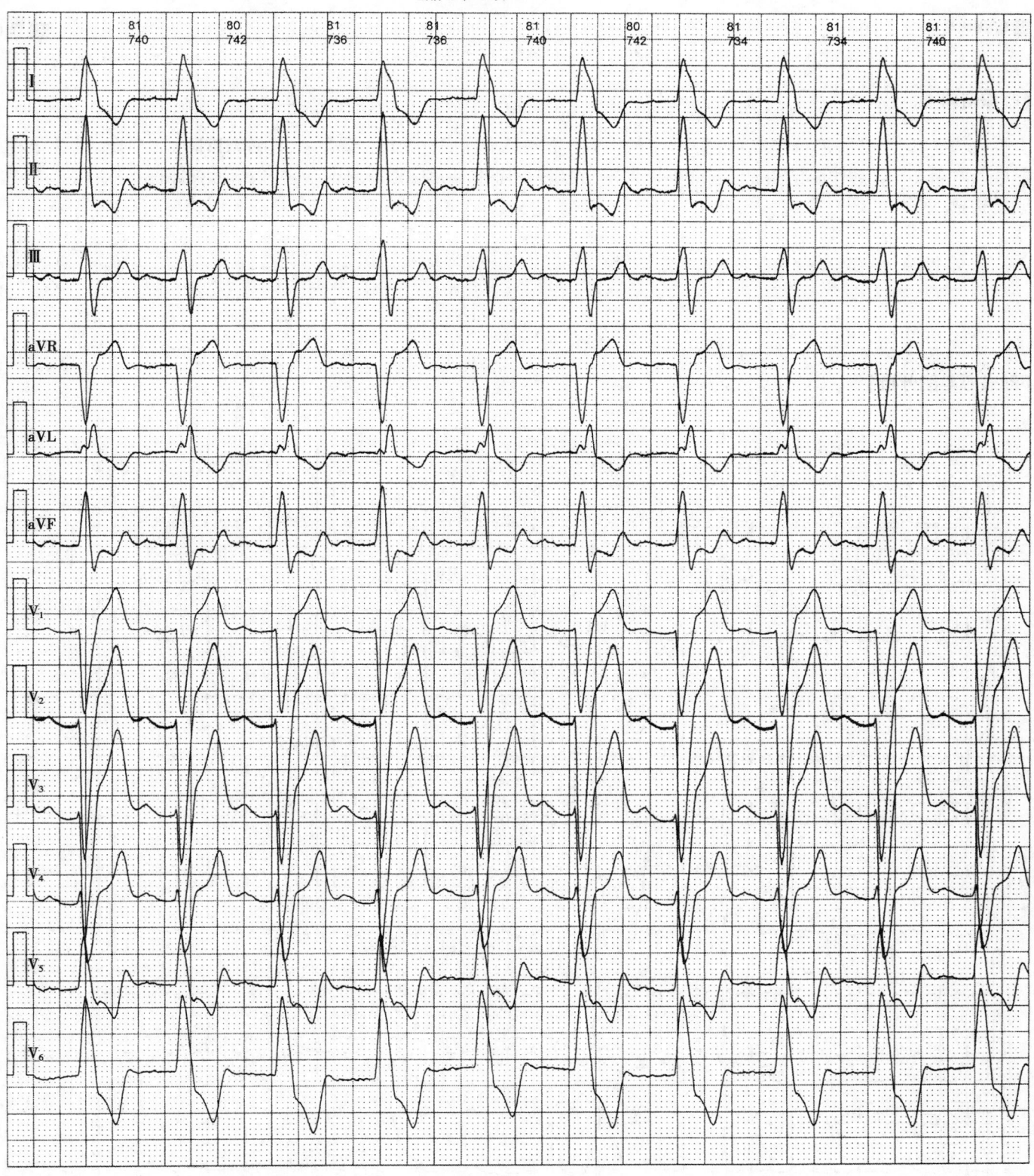

图 3　窦性心律, 完全性左束支传导阻滞, 一度房室传导阻滞。

诊断: 窦性心律, 完全性左束支传导阻滞, 一度房室传导阻滞。

室性期前收缩揭示宽 QRS 波群节律是窦性心律伴完全性左束支传导阻滞

第36例 | 室性期前收缩逆行心房传导触发心室起搏

【临床资料】

女性,67 岁,因"气短、心悸半年,加重 2 个月"入院。既往高血压病史 5 年,起搏器植入术后 2 年。超声心动图显示左心房扩大,二尖瓣关闭不全。冠脉造影未见明显狭窄。

临床诊断:高血压 3 级(很高危),起搏器植入术后。

【动态心电图分析】

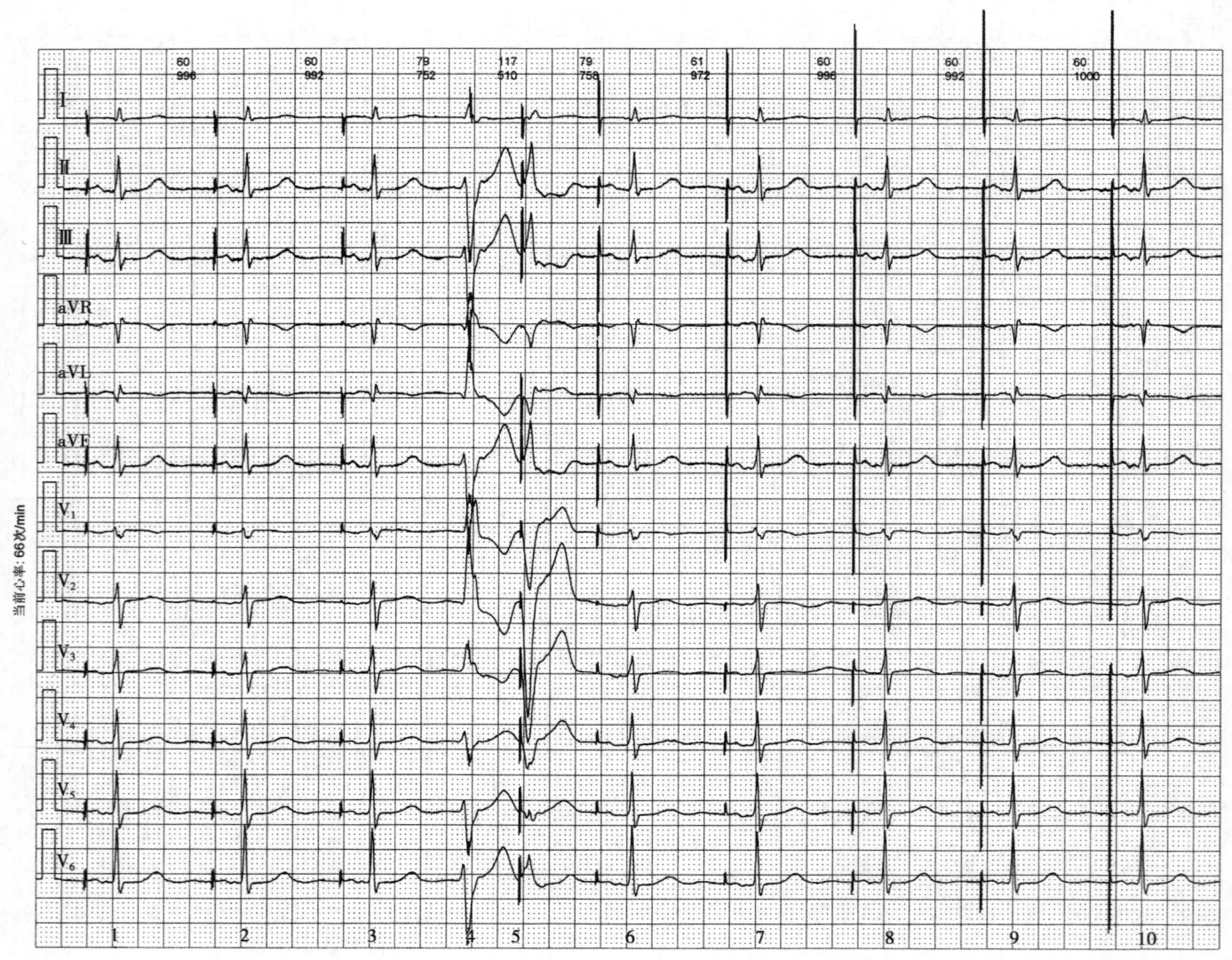

【点评】

DDD 起搏器植入术后,起搏心律由自身心律(波动)及起搏器所具有的基本功能决定。本例患者基本起搏模式是 AAI,起搏频率 60 次 /min。自身心搏出现时,心房起搏频率被整顿,表现为节律被顺延,重整的自身心搏是室性期前收缩(不是 P 波),室性期前收缩逆传心房,被起搏器感知后触发心室起搏,下一次心房起搏间期开始于室性期前收缩的 QRS 波群(V),V-AP 间期是心房起搏逸搏间期 = AP-AP 间期。

图1　第 1~3、6~10 个是心房起搏心律,心率 60 次 /min,P'R(AP-R)间期 0.18s,QRS 波群时限 0.08s,QT 间期 0.44s。第 4 个是室性期前收缩,呈左前分支传导阻滞加类似右束支传导阻滞图形,起搏点位于左室流出道近左后分支处。其后有 P⁻ 波触发了心室起搏,起搏的 QRS 波群时限 0.12s,Ⅱ、Ⅲ、aVF、V₆ 导联呈 R 型,V₁~V₄ 导联呈 QS 型,右室间隔上部起搏。

诊断:心房起搏心律(AAI 起搏)? P⁻ 波触发心室起搏,室性期前收缩。

第 37 例 | 室性期前收缩后起搏方式由 P 波触发心室起搏转变为房室顺序起搏

【临床资料】

男性,78 岁,起搏器植入术后 2 年。超声心动图显示左心房增大,二尖瓣、三尖瓣、主动脉瓣及肺动脉瓣轻度反流,左室舒张功能轻度减低。

临床诊断： 高血压 2 级(高危),阵发性心房颤动,起搏器植入术后。

【动态心电图分析】

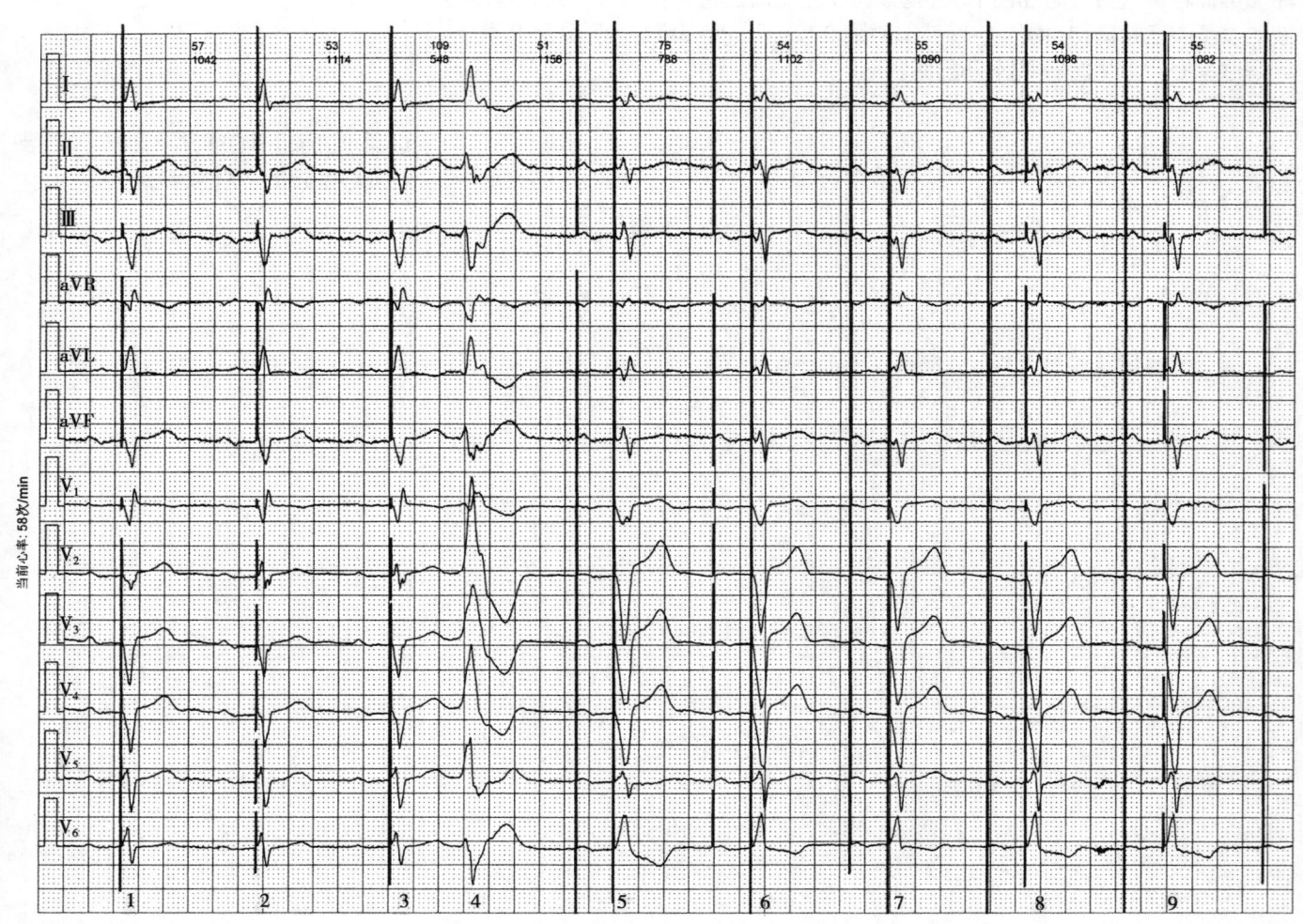

【点评】

这是一例高血压、阵发性心房颤动、双腔心脏起搏器植入患者的动态心电图。①P波增宽,与左心房增大有关,P波时间延长的患者心房颤动发生率较高;②在室性期前收缩之前,由P波触发心室起搏,并与窦性下传心室的激动在心室内发生干扰,形成室性融合波,PV间期延长是人工设定的,目的是给自身的窦性激动更多机会下传心室;③室性期前收缩之后,起搏模式转变为房室顺序起搏心律。产生机制是室性期前收缩引起窦性频率下降,并低于起搏器的下限频率,出现房室顺序起搏心律。

图1　前3个心搏为窦性心动过缓,心率55次/min,P波时限0.12s,左心房传导时间延长,左心房增大。P波触发心室起搏,PR(PV)间期0.28s,第1个心搏是室性融合波,第4个心搏是来自左心室的期前收缩,逆行P′波位于ST段与T波升支上,其后出现房室顺序起搏心律。PR(AV)间期0.28s,QRS波群时限0.13s。

诊断: 窦性心动过缓,窦性P波触发心室起搏,房室顺序起搏心律,室性期前收缩,室性融合波,PV间期0.28s。

第 38 例 │ 室性期前收缩引发高度房室传导阻滞

【临床资料】

女性，32 岁，因 "发作性心悸 24 余年" 于 2017 年 2 月 4 日入院。查体：血压 85/56mmHg，身高 159cm，体重 69kg，BMI 27.3kg/m²。钾 3.88mmol/L。超声心动图显示瓣膜损害，左心室肥大（15～17mm），二尖瓣轻度反流，主动脉瓣中度狭窄，左室舒张减低，EF 40%。2 月 14 日行主动脉瓣置换术。开胸见心脏扩大，以左心室为主。患者术后恢复顺利。

【动态心电图分析】

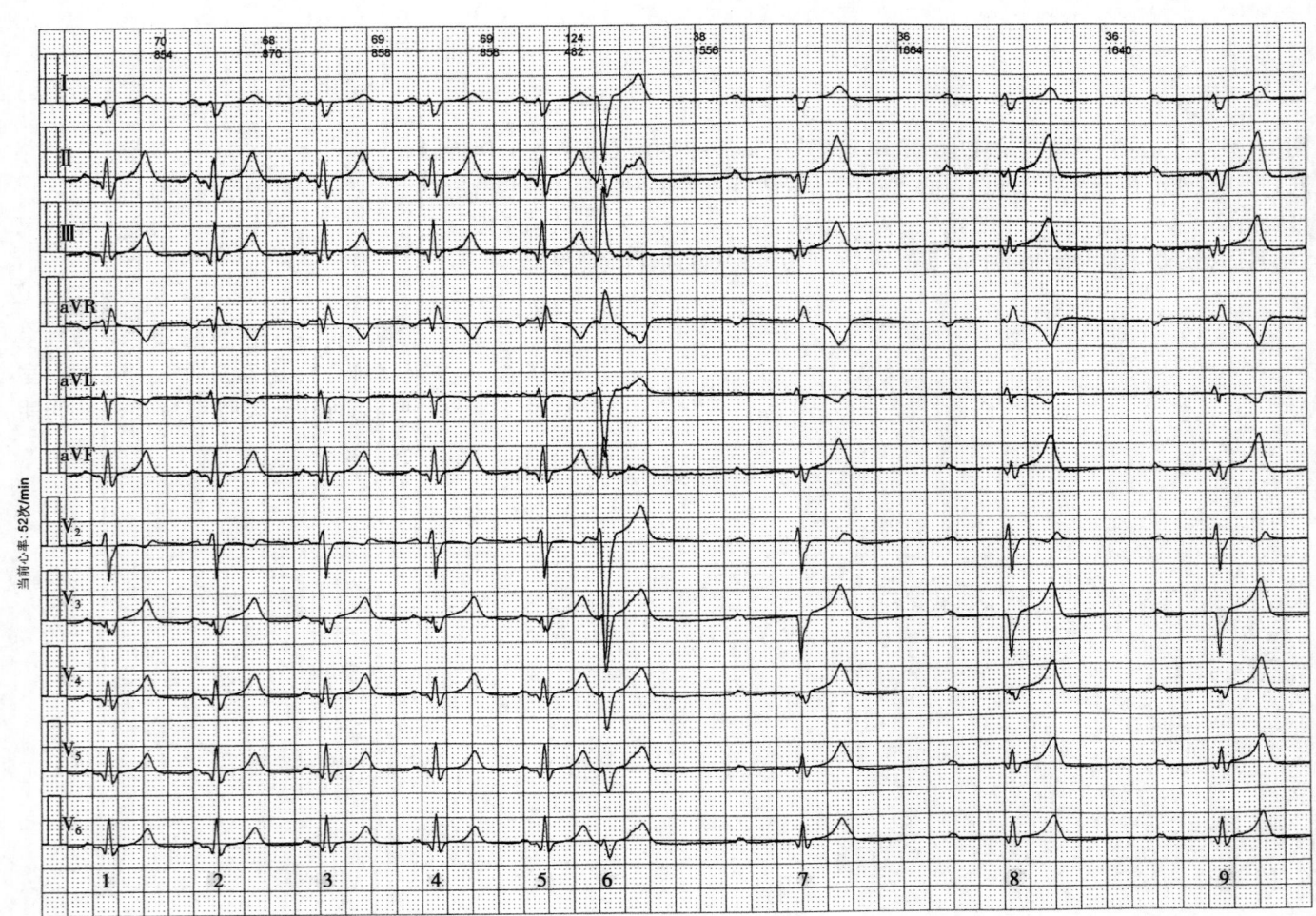

图 1　窦性 P 波规律出现，心房率 68 次 /min。第 1～5 个是窦性心律，PR 间期 0.16s，QRS 波群时限 0.12s，QRS 电轴右偏，Ⅱ、Ⅲ、aVF、V₄～V₆ 导联异常 Q 波，V₃ 导联 r 波递增不良。第 6 个是室性期前收缩，之后一系列 P 波未下传心室。第 7～9 个心搏的 QRS-T 波形与窦性 QRS 波群不同，QRS 波群时限 0.12s，心室率 36 次 /min。

心脏瓣膜病，主动脉瓣重度狭窄，主动脉瓣进口机械瓣置换术后，心功能Ⅱ级。

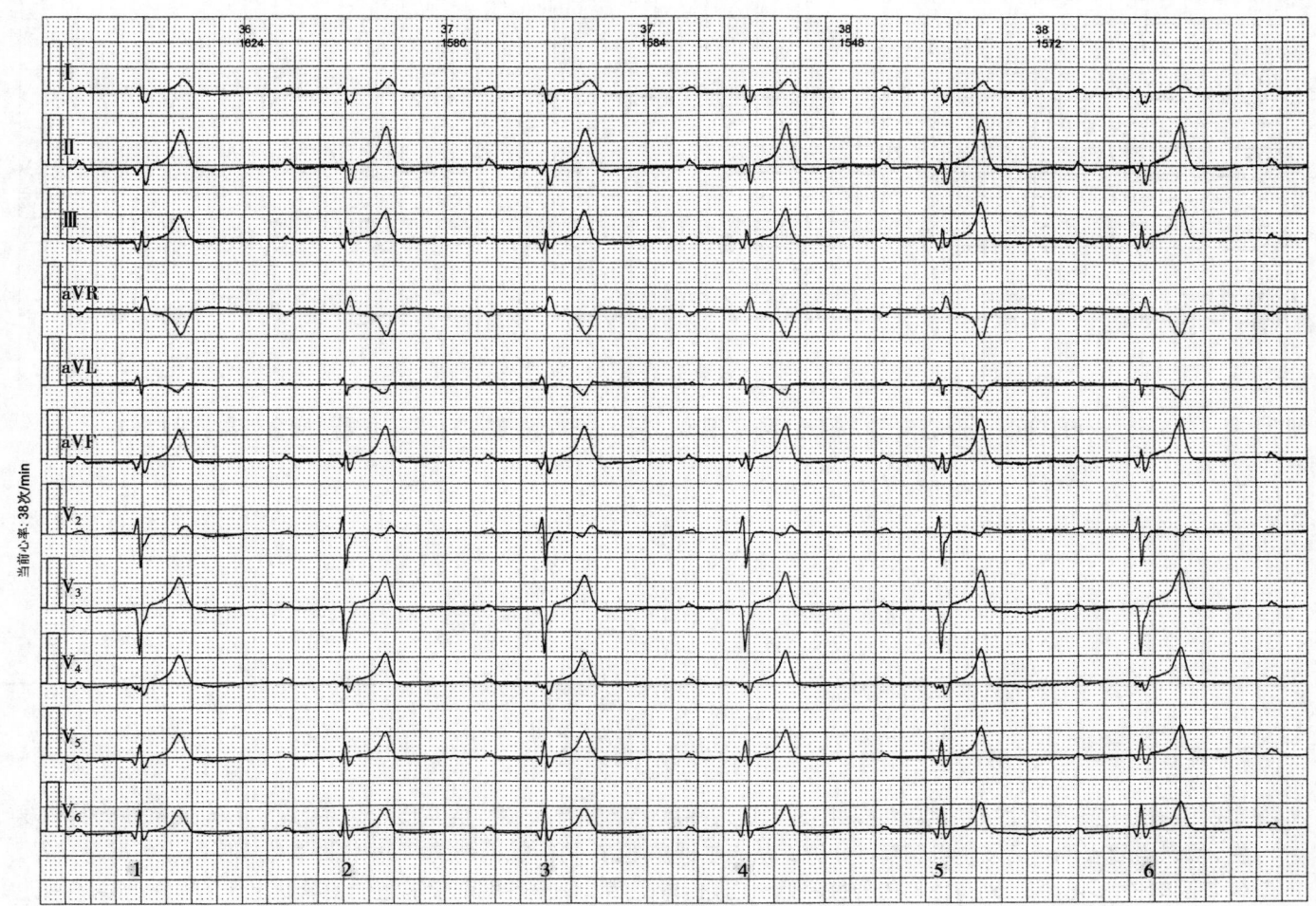

图2　与图1非连续记录，P波顺序发生，RR间期匀齐，PR间期不固定，QRS波群形态与图1中的第7~9个心搏相同。

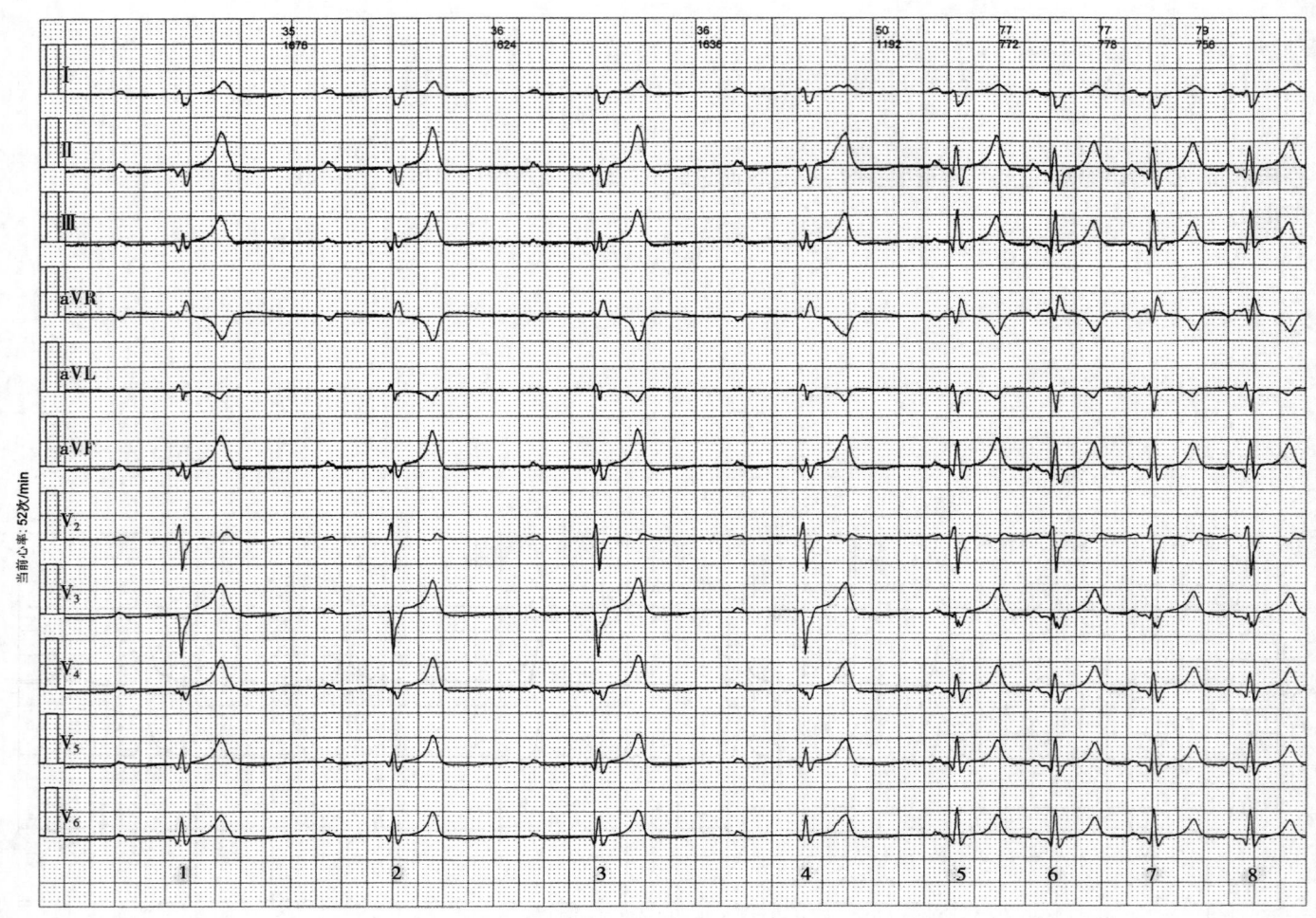

图3 第1～4个心搏的 QRS-T 形态与图2相同，频率相等。第5～8个为窦性 QRS-T 波群，房室传导比例1:1。

【点评】

本例患者就是一例室性期前收缩之后出现一过性高度（或暂时性三度）房室传导阻滞，这种心电现象并非偶然发生，而是重复出现。其发生机制有待研究。从电生理角度讲，可能的机制是：①室性期前收缩逆行上传房室交界，使其阈电位水平上移，兴奋性与传导性降低，出现传导阻滞。②室性期前收缩激动和以后出现的室性心律的激动逆行传导至房室交界区，产生隐匿性室－结传导，使其产生新的不应期，一系列窦性 P 波下传时，房室交界区处于室性期前收缩和室性逸搏所产生的有效不应期，未能下传心室。室性激动逆向性室－结隐匿传导中断，窦性激动

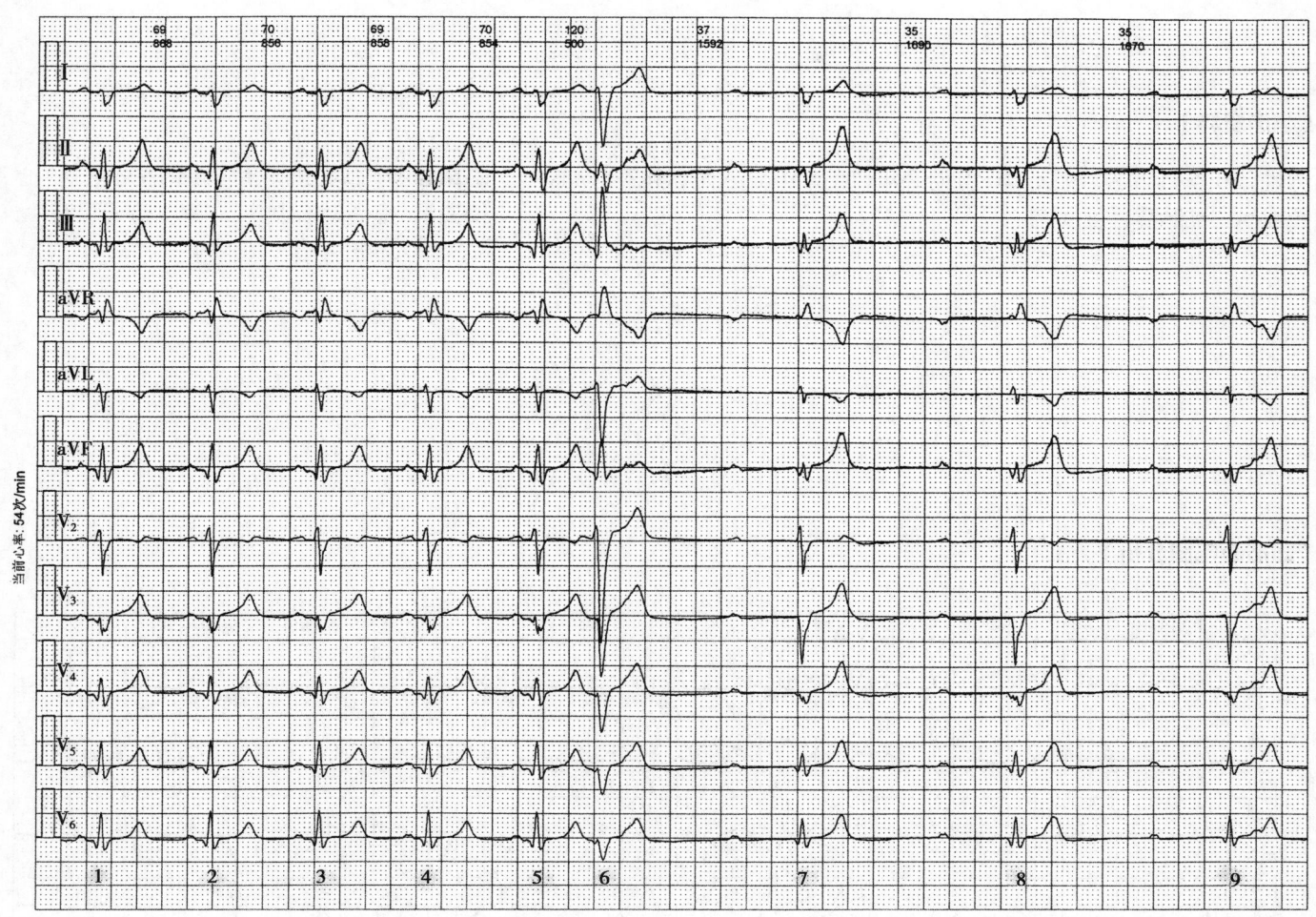

图 4 窦性心律，1:1 房室传导，室性期前收缩（第 6 个心搏）之后，再次发生高度房室传导阻滞，伴室性逸搏心律。

动态心电图诊断：窦性心律，异常 Q 波（下壁、前侧壁），室性期前收缩，高度房室传导阻滞，室性逸搏心律。

又可 1:1 下传心室。③室性期前收缩和其后一系列室性心律的激动逆传房室结，使房室交界区 4 相电位水平上移，与阈电位水平差值缩小，其结果是传导性降低，传导速度减慢，甚至发生传导阻滞。此外，室性期前收缩之后，心室率突然减慢，房室结血供减少，影响了房室结的传导性，而出现一过性房室传导阻滞，主动脉瓣机械瓣的置换术，可能机械性地压迫了房室传导系统。

室性期前收缩引发高度房室传导阻滞

【临床资料】

男性，80 岁，因 "发作性心悸、胸闷 2 年，加重 10h" 入院。超声心动图显示主动脉瓣轻度反流。

临床诊断： 冠状动脉粥样硬化性心脏病，心律失常，室性期前收缩，右束支传导阻滞。

【动态心电图分析】

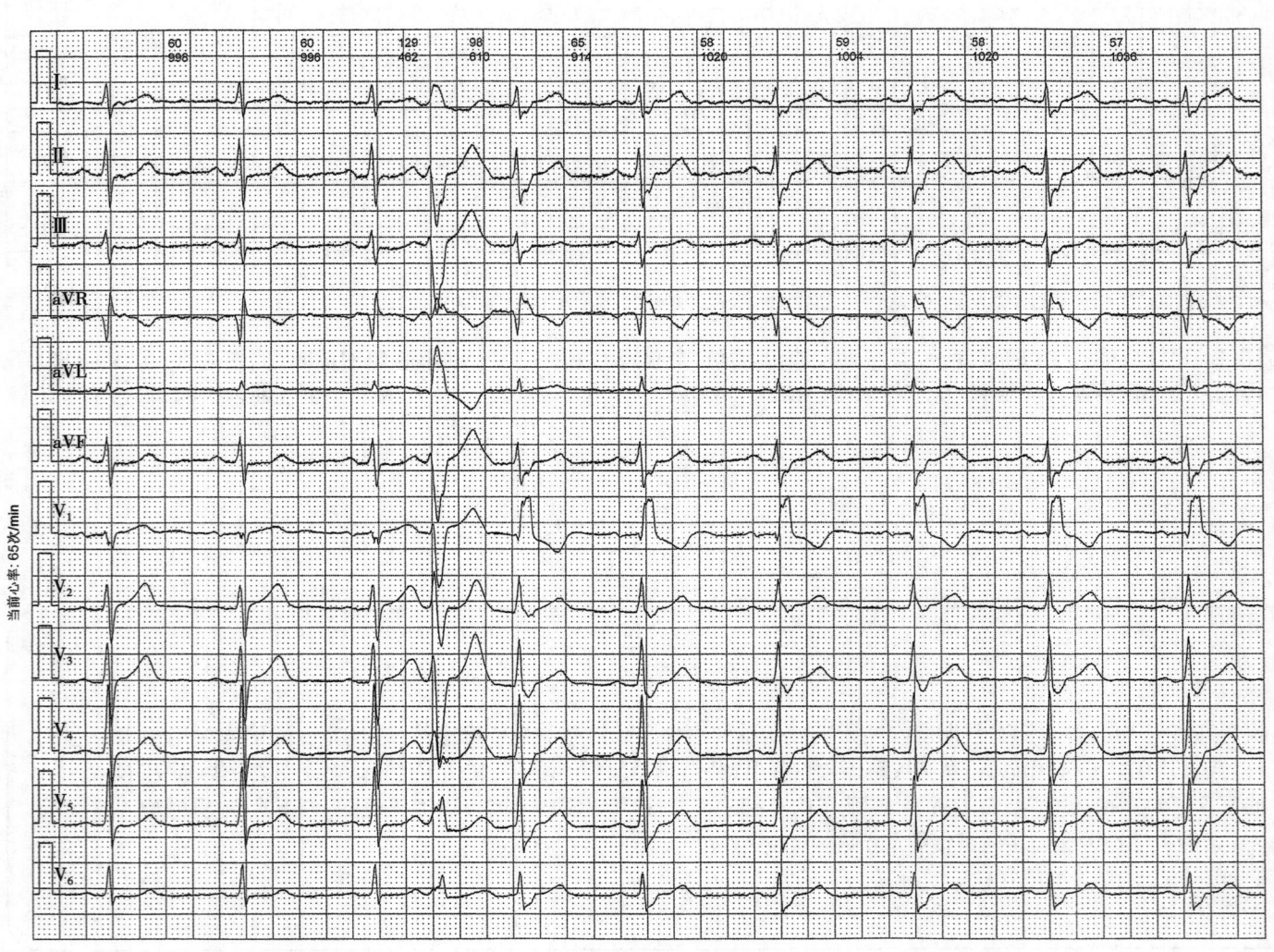

【点评】

室性期前收缩之前，室内传导正常，来自右室心尖部室性期前收缩引发了完全性右束支传导阻滞。室性期前收缩起自右室心尖部，逆行上传至交界区，引起下一次窦性激动到达交界区时，该部位处于室性期前收缩所处的相对不应期中，伴干扰性 PR 间期延长。因右束支处于不应期，出现了右束支传导阻滞，右束支不应期比左束支长，是产生右束支传导阻滞的基本原因。

图 1　窦性心动过缓，心率 58 次 /min，PR 间期 0.20s。第 4 个 QRS 波群为插入性室性期前收缩，其后一系列 QRS 波群时限 0.14s，V_1 导联呈 qR 型，Ⅰ、Ⅱ、Ⅲ、aVF、$V_4 \sim V_6$ 导联 S 波宽钝，右束支传导阻滞。

诊断：窦性心动过缓，室性期前收缩，间歇性完全性右束支传导阻滞。

室性期前收缩引发右束支传导阻滞

【临床资料】

男性，78 岁，因"阵发性心悸 4 年"入院。既往高血压病史 10 余年。超声心动图显示左心房增大，室间隔增厚，二尖瓣、三尖瓣、主动脉瓣及肺动脉瓣轻度关闭不全，左室舒张功能减低；双腔心脏起搏器植入术后。

临床诊断： 高血压 2 级（高危），阵发性心房颤动，永久性心脏起搏器植入术后。

【动态心电图分析】

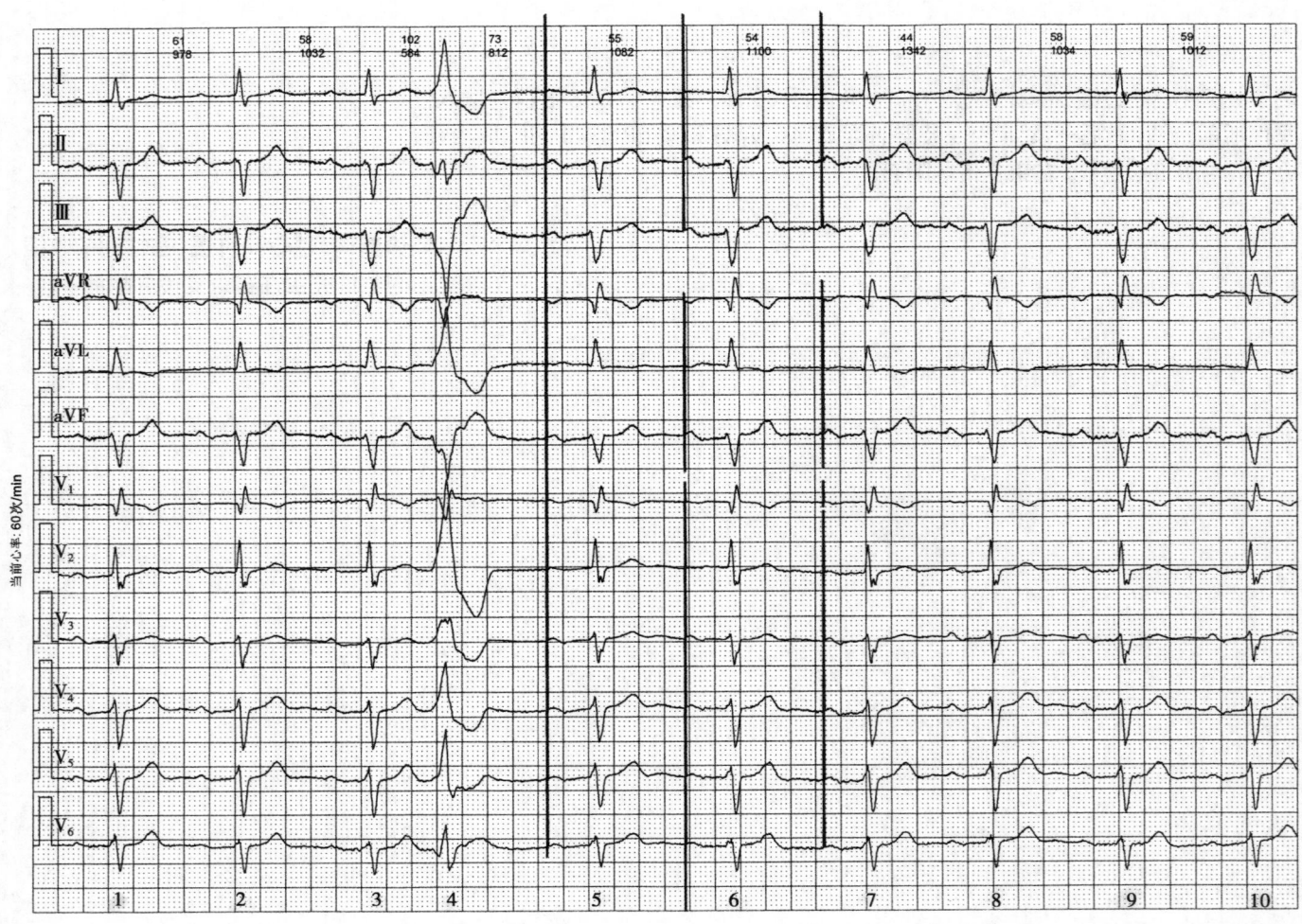

图 1 第 1~3、8~10 个心搏是窦性心律，心率 59 次 /min，PR 间期 0.29s，一度房室传导阻滞，QRS 波群时限 0.10s，V₁ 导联呈 qr 型，QRS 电轴左偏，左前分支传导阻滞，不完全性右束支传导阻滞，第 4 个心搏是室性期前收缩，QRS 波群时限 0.18s，P⁻ 波位于 T 波升支上。第 5~7 个为心房起搏心律，起搏频率 54 次 /min。

诊断： 窦性心律，一度房室传导阻滞，左前分支传导阻滞，不完全性右束支传导阻滞，室性期前收缩，心房起搏心律，异常 q 波（V₁ 导联）。

【点评】

这是一例植入房室双腔起搏器的患者，这里展示的是心房起搏心律，都是在室性期前收缩逆行心房传导后出现。室性期前收缩逆传窦房结，使其自律性降低，低于心房起搏下限频率以后，出现心房起搏心律。设定的 AV 间期大于自身的 PR 间期，未见心室起搏。心房逸搏间期开始于室性期前收缩之前的窦性 T 波顶峰上。起搏频率 54 次 /min。由于自身的窦性 PR 间期延长，心房起搏心律时的 AR(P′R)间期仍延长。

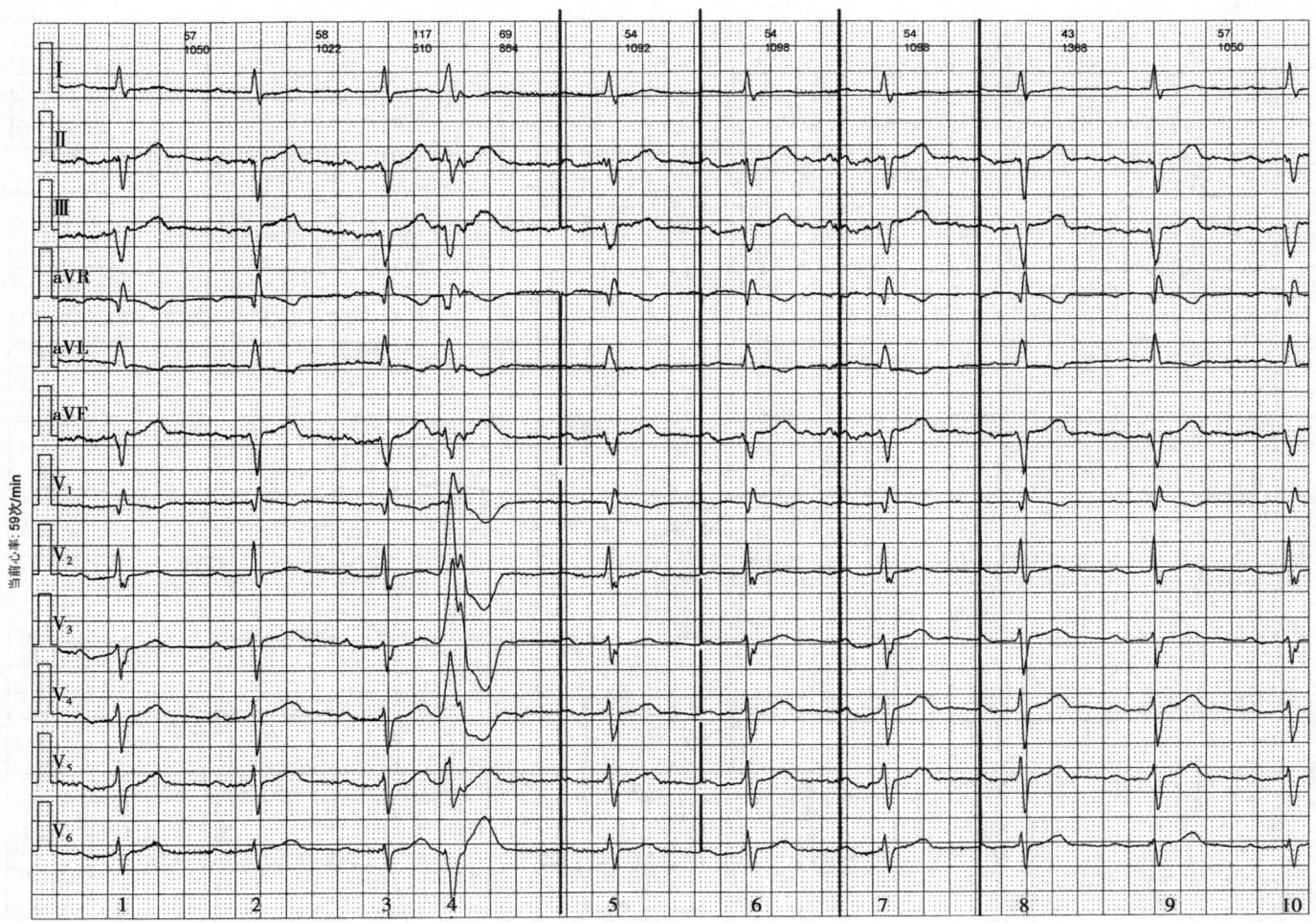

图 2 与图 1 比较，不同之处在于第 4 个心搏是室性期前收缩，形态与图中的室性期前收缩不同，第 5～8 个为心房起搏心律。

诊断： 窦性心律，一度房室传导阻滞，左前分支传导阻滞，不完全性右束支传导阻滞，室性期前收缩，心房起搏心律，异常 q 波(V₁ 导联)。

室性期前收缩诱发心房起搏心律

【临床资料】

男性，53岁，因"诊断非霍奇金淋巴瘤11个月"入院。查体：血压106/77mmHg，身高174cm，体重68kg，BMI 22.5kg/m²。心肌酶学正常，钾3.39mmol/L，镁0.71mmol/L。超声心动图显示各房室腔大小、形态正常，左室舒张功能轻度减低，少量心包积液。

临床诊断：非霍奇金淋巴瘤（弥漫大B细胞型），低钾血症。

【动态心电图分析】

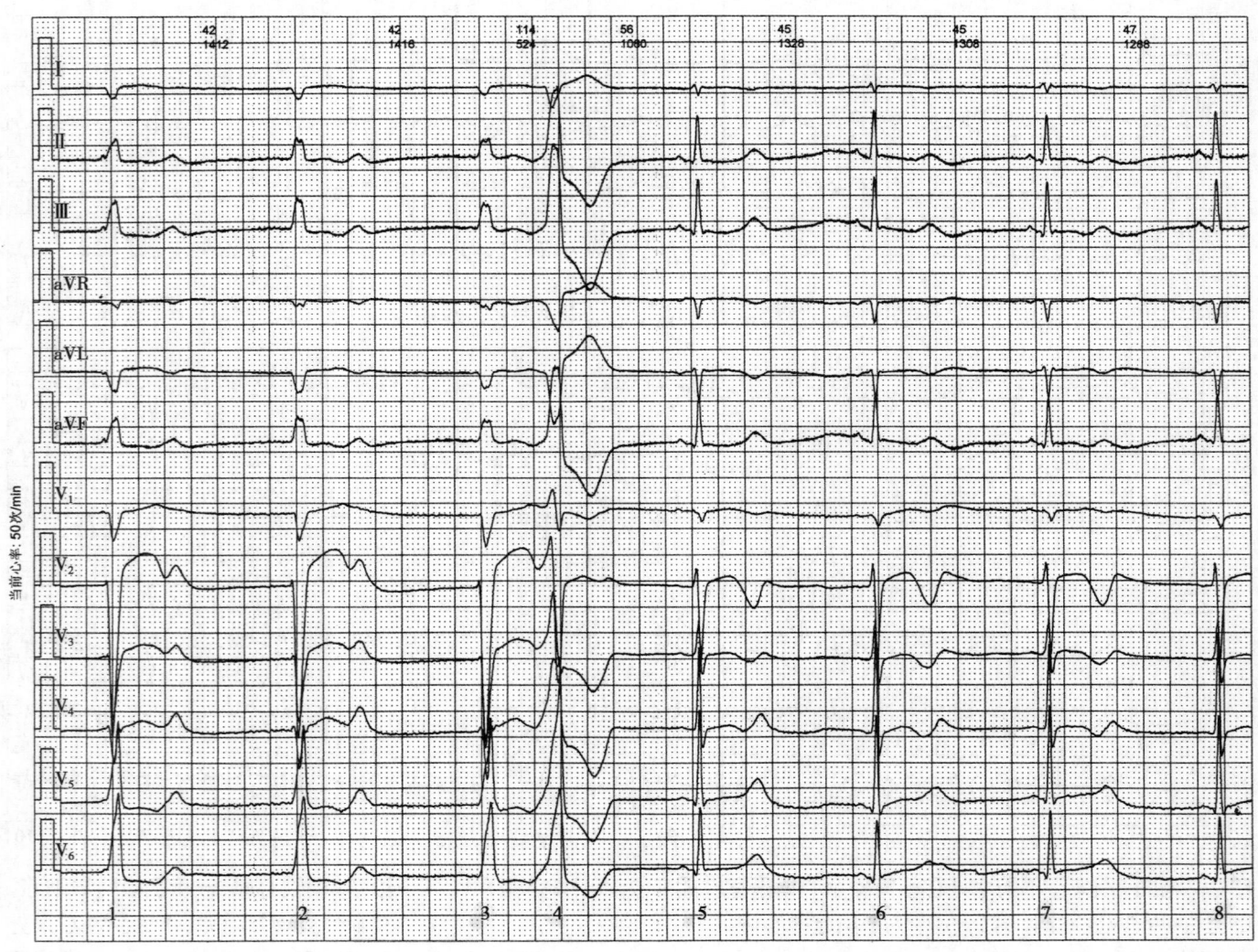

【点评】

加速的室性自主节律的频率 40～100 次 /min。本例加速的室性自主节律的频率 42 次 /min，略高于室性自主节律的频率。室性激动起源于右束支，呈左束支传导阻滞图形。发生的室性期前收缩抑制了室性节律点，室性节律暂时消失，恢复窦性心动过缓。这是一例低钾血症患者，比较窦性心搏与室性心搏中的 U 波与QTU 间期，低钾血症心电图改变在室性节律中表现更显著。

图 1 第 1～3 个 QRS 波群时限 0.13s，心室率 42 次 /min，室性心律。V$_2$～V$_6$ 导联U 波增大，QTU 间期 0.64s，提示低钾血症。第 4 个心搏是室性期前收缩，第 5～8个心搏是窦性心动过缓，心率 45 次 /min，V$_4$～V$_6$ 导联 U 波增大，QTU 间期延长，低钾血症。

诊断：窦性心动过缓，室性心律，室性期前收缩，U 波增大，低钾血症。

第 42 例 | 室性自主心律(左前分支处)伴发波形正常化的室性融合波

【临床资料】

女性,84 岁,因"间断胸闷、喘憋 1 年,加重 15h"入院。既往高血压病史。查体:血压 132/58mmHg,身高 150cm,体重 47kg,BMI 20.9kg/m²。超声心动图显示各房室腔大小、形态正常,节段性室壁运动障碍(后间壁、下壁),左室整体功能轻度减低,EF 45%。

临床诊断:冠状动脉粥样硬化性心脏病,不稳定型心绞痛,心功能不全,高血压。

【动态心电图分析】

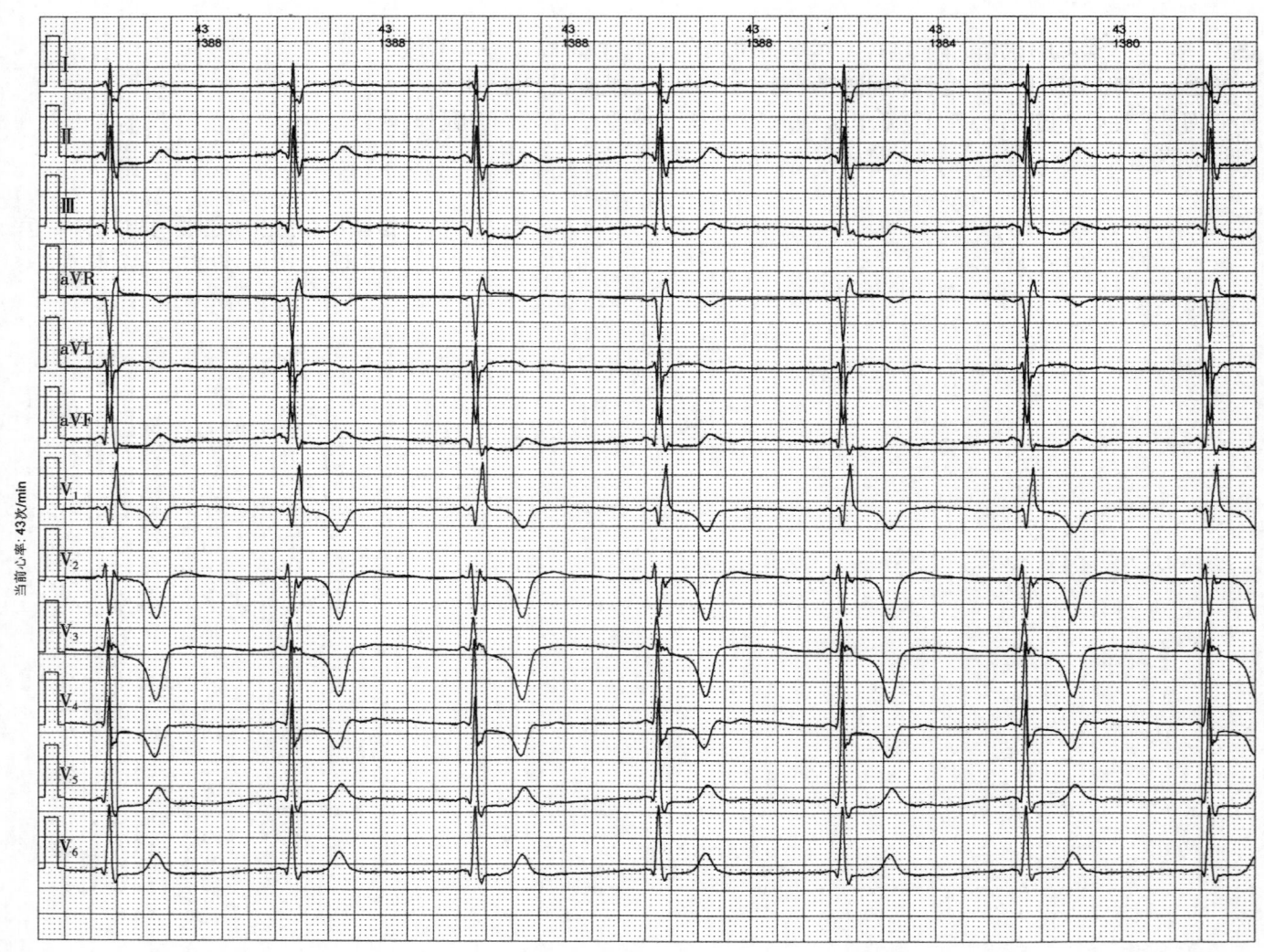

图 1 P 波顺序发生,心房率 43 次/min,显著的窦性心动过缓。RR 间期匀齐,QRS 波群时限 0.12s,呈右束支传导阻滞图形,QRS 电轴右偏,Ⅲ 导联呈 qR 型。PR 间期不固定,在 0.04~0.10s,P 波与 R 波无关系。

【点评】

1. 室性自主心律　起搏点近左前分支处，QRS 波群呈右束支传导阻滞加左后分支传导阻滞图形，QRS 波群时限没有肌性室性自主心律的 QRS 波群时限宽。

2. 干扰性房室分离　图 1 中 PR 间期短而不固定，比图 2 中下传的 P_5R_5 间期、P_6R_6 间期、P_7R_7 间期短，P 波与 R 波无关系，不完全性干扰性房室分离，而非房室传导阻滞。

3. 室性融合波　图 2 中 R_4 是室性融合波，进一步支持呈右束支传导阻滞加左后分支传导阻滞图形的逸搏心律起源于心室左束支传导阻滞水平以下部位的近左前分支处。P_4 下传心室时，左束支主干传导阻滞，激动经右束支下传心室，几乎与此同时左束支传导阻滞水平下端的室性激动左心室，使左、右心室几乎同步或完全同步除极，产生了波形正常化的室性融合波。

4. ST-T 改变　室性自主节律的 ST 段在 $V_2 \sim V_6$ 导联压低，T 波在 $V_2 \sim V_4$ 导联倒置较深，QT 间期 0.52s，除受继发性 ST-T 改变、记忆现象等因素的影响以外，还可能存在着原发性 ST-T、QT 间期改变的影响，需全面结合临床，判断 ST-T、QT 间期异常的机制和意义。

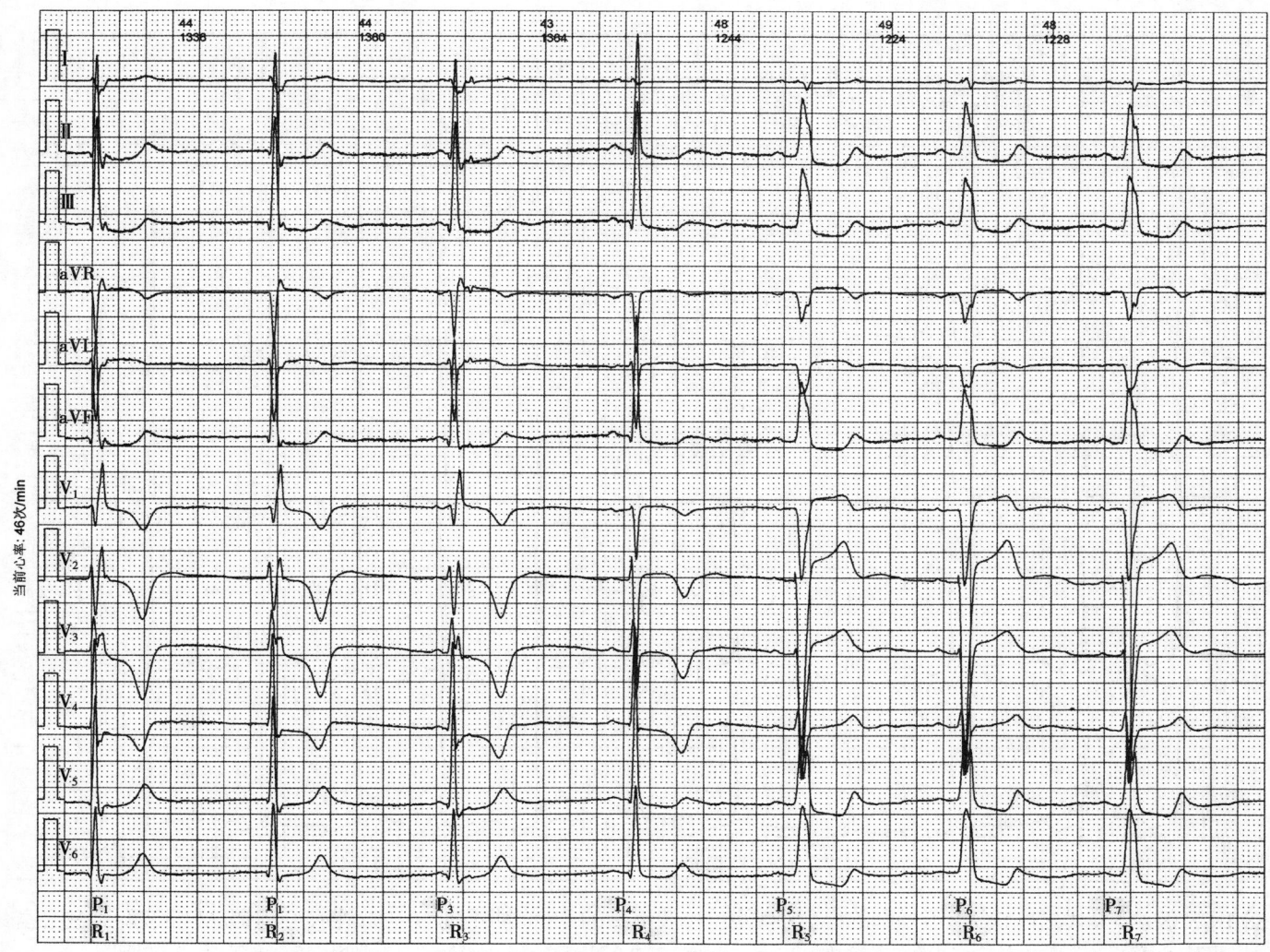

图 2　P_1 与 R_1、P_2 与 R_2 无关系，P_3R_3 间期 0.10s，R_3 振幅在 V_1 导联中略显降低。P_4R_4 间期 0.10s，R_3 与 R_4 是窦-室室性融合波。R_5 下传 R_5、P_6 下传 R_6、P_7 下传 R_7，PR 间期固定为 0.14s，$R_5 \sim R_7$ 时限 0.14s，呈完全性左束支传导阻滞，不完全性干扰性房室分离，室性自主心律（左前分支处），波形正常化的室性融合波。

动态心电图诊断：窦性心动过缓，完全性左束支传导阻滞，不完全性干扰性房室分离，室性自主心律（左前分支处），波形正常化的室性融合波。

室性自主心律（左前分支处）伴发波形正常化的室性融合波

第 43 例 | 室性自主心律伴室房传导双径路现象

【临床资料】

女性，58 岁，因"风湿性心脏病，二尖瓣及主动脉瓣置换术后 14 年，活动后胸闷、气短 7 个月"入院。20 岁诊断为肺结核，已治愈；14 年前诊断为风湿性心脏瓣膜病，行二尖瓣及主动脉瓣置换术。查体：血压 141/63mmHg，身高 156cm，体重 52kg，BMI 22.1kg/m²。超声心动图显示心脏扩大，三尖瓣重度反流，主动脉瓣狭窄，肺动脉轻度高压。完善各项检查以后，行二次开胸主动脉瓣置换术（进口机械瓣）、三尖瓣置换术（进口生物瓣），心外探查见心脏扩大，以右心房为主。

【心电图分析】

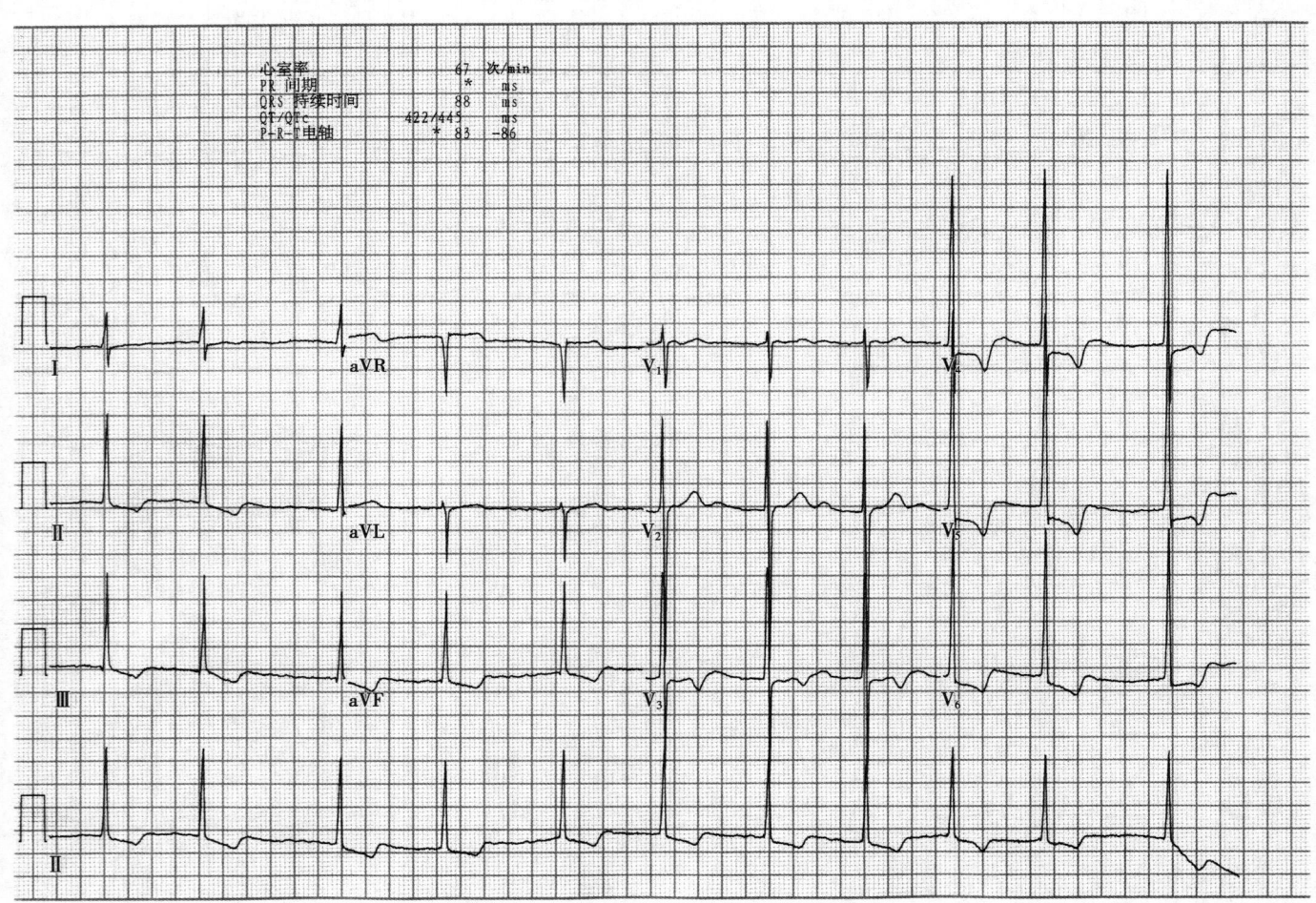

图 1 P 波消失，代之以快速、不规则的心房细颤波。f 波下传的 RR 间期不规则，平均心室率 67 次 /min。QRS 波群时限 88ms，QRS 电轴 83°，R_{V_5} = 4.2mV，R_{V_6} = 3.25mV，左心室高电压。ST 段：Ⅱ、Ⅲ、aVF、$V_3 \sim V_6$ 导联下斜型压低 0.15 ~ 0.35mV。T 波：Ⅱ、Ⅲ、aVF、$V_3 \sim V_6$ 导联倒置。QT/QTc 间期 422/445ms。

诊断：心房颤动（细波型），左心室肥大，ST 段压低，T 波倒置。

临床诊断: 风湿性心脏病,二尖瓣置换术后,三尖瓣置换术后,主动脉瓣置换术后,心房颤动,糖尿病 2 型。

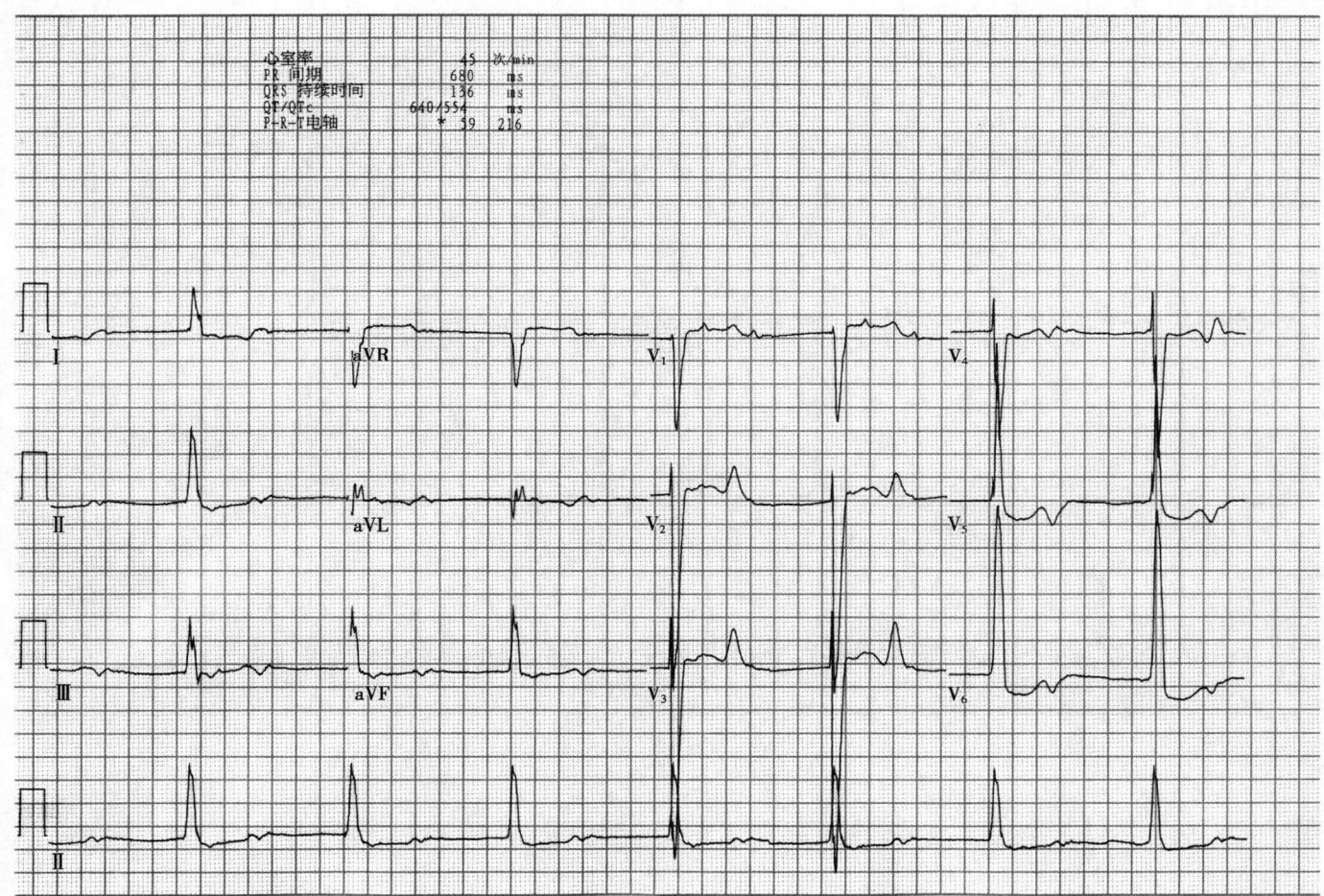

心室率   45   次/min
PR 间期   680   ms
QRS 持续时间   136   ms
QT/QTc   640/554   ms
P-R-T 电轴   * 59 216

图 2 记录于二次开胸主动脉瓣置换 + 三尖瓣置换术后第 13 天:心房颤动消失,RR 间期匀齐,心室率 45 次/min,QRS 波群时限 136ms,QRS 电轴 59°,I、V₅、V₆ 导联呈 R 型,呈左束支传导阻滞图形,室性自主心律。室性 QRS 波群之后出现 2 个 P 波,RP 间期分别为 240ms 及 700ms,提示房室结逆向型双径路。ST 段:V₅、V₆ 导联压低 0.40mV。T 波:V₂、V₃ 导联呈尖角型。R_{V_6} = 4.1mV,QT/QTc 间期 640/554ms。

诊断: 窦性停搏,室性心律,室房传导双径路,QT/QTc 间期延长,左心室肥大。

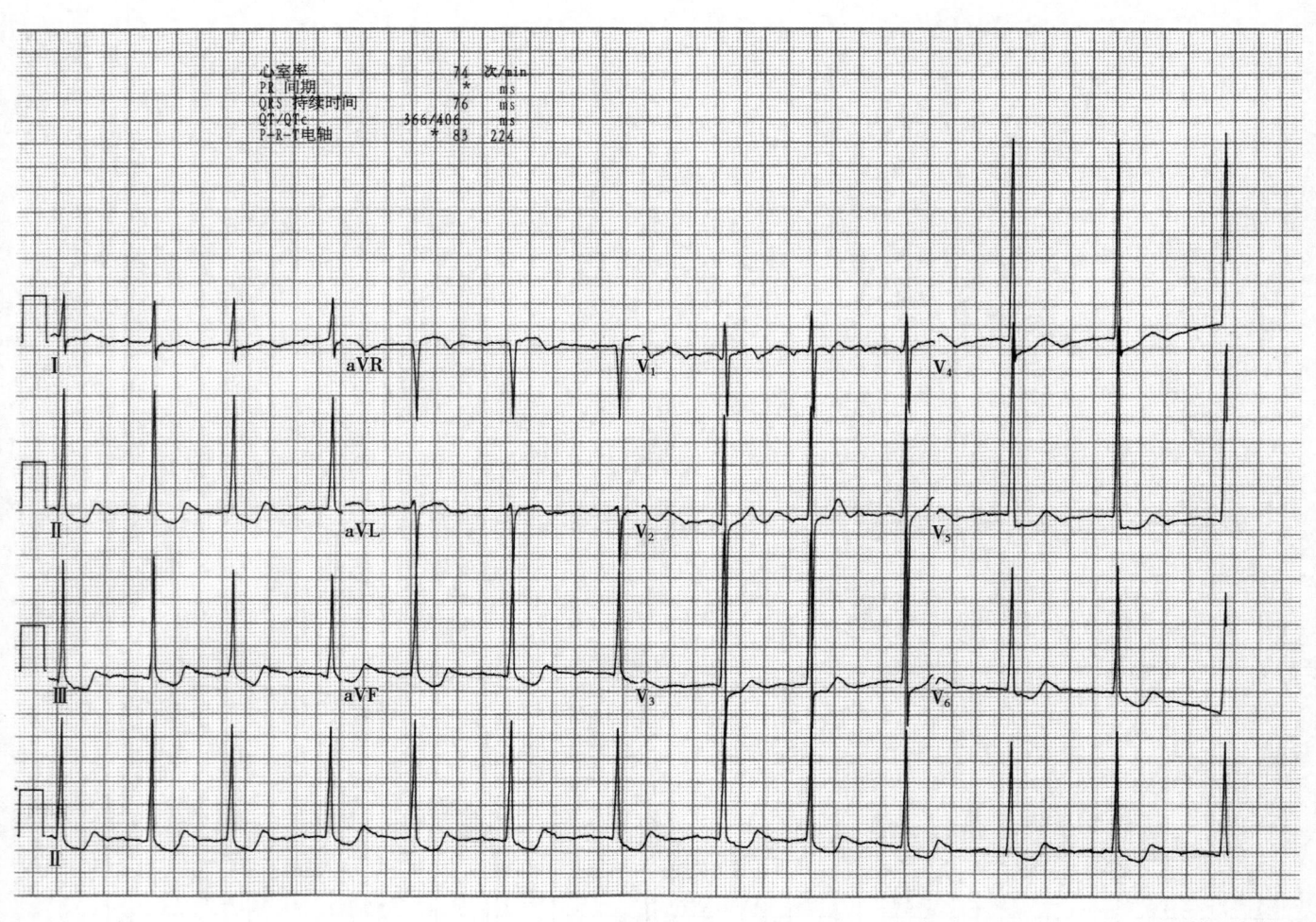

心室率   74   次/min
PR 间期   *   ms
QRS 持续时间   76   ms
QT/QTc   366/406   ms
P-R-T电轴   *   83   224

图 3 记录于心脏瓣膜置换术后 1 年：房性心动过速，心房率 200 次 /min，房室传导比例（2~3）:1，心室率 74 次 /min，R_{V_5} = 4.1mV，R_{V_6} = 2.75mV。ST 段：Ⅰ、Ⅱ、Ⅲ、aVF、V_3~V_6 导联压低 0.10~0.30mV。U 波：V_4、V_5 导联倒置。QT/QTc 间期 366/406ms。

诊断：房性心动过速，左心室肥大，ST 段压低，U 波倒置。

【点评】

患者二次开胸行主动脉瓣及三尖瓣置换术后，心房颤动终止以后，出现了暂时性室性自主心律，呈左束支传导阻滞图形，室性起搏点位于右束支处，室性心律的激动经房室结快－慢径路逆传心房，产生 2 个 P^- 波，称为室房传导双径路，发生心房颤动、心动过速以后，室性心律被抑制。

室性自主心律伴室房传导双径路现象

【临床资料】

男性，52 岁，因 "活动后胸闷、气短半个月余" 入院。30 年前诊断为右侧肾结石，经肾镜碎石术；5 年前诊断为胃癌，行胃大部切除术。查体：血压 112/70mmHg，身高 185cm，体重 64kg，BMI 18.70kg/m²。超声心动图显示二尖瓣中度反流，左室舒张功能减低。心肌酶学正常。第 4 天患者突发意识丧失，血压测不出，立即行心肺复苏，经抢救无效死亡。

死亡原因：猝死，肺动脉高压。

死亡诊断：猝死，肺动脉高压，低氧血症，I 型呼吸衰竭，肺栓塞？胃癌术后，泌尿系统结石碎石术后，尿路出血。

【心电图分析】

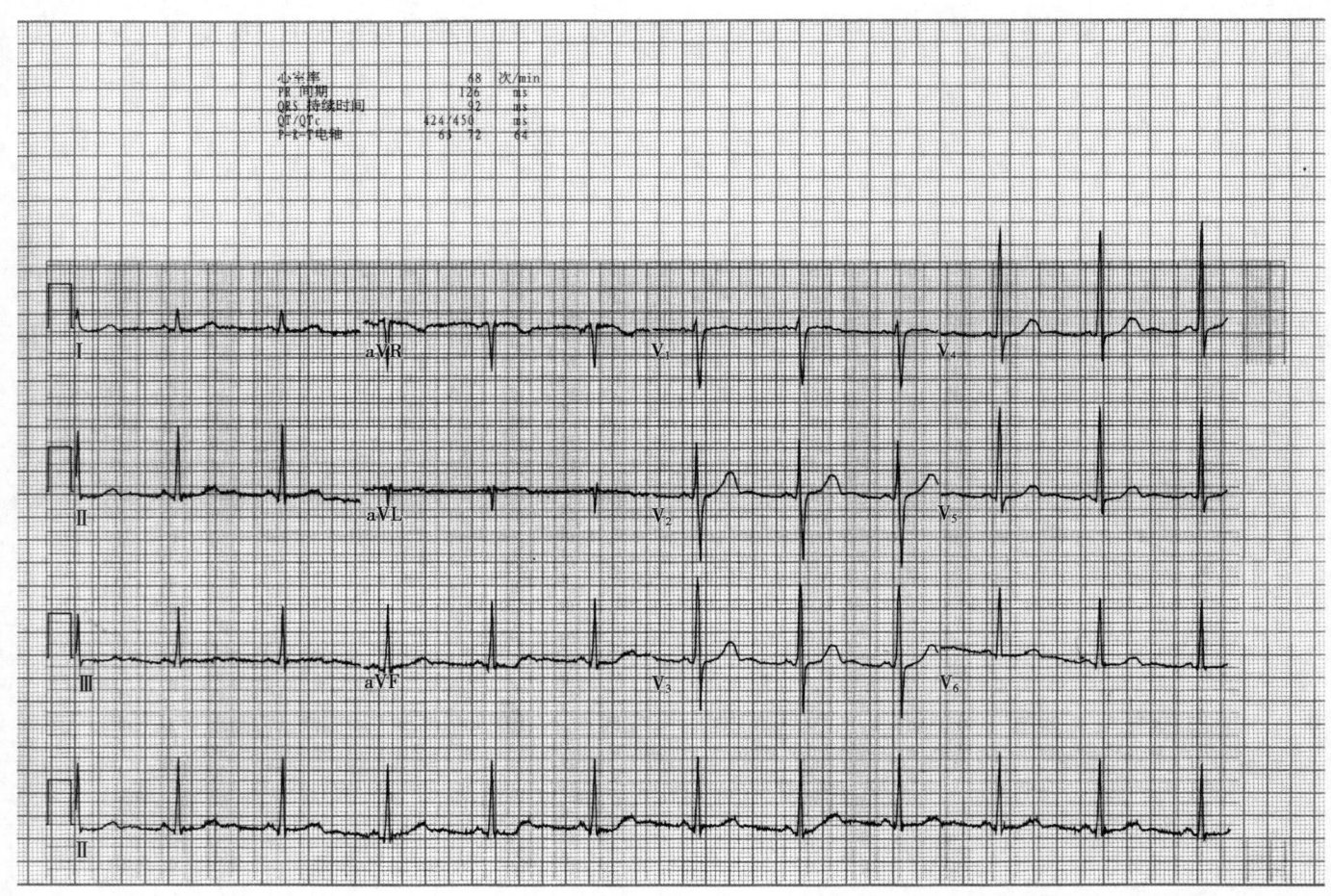

图 1　2 年前心电图：窦性心律，心率 68 次 /min，PR 间期 126ms，QRS 电轴 72°，QT/QTc 间期 424/450ms。

诊断：窦性心律，正常心电图。

【点评】

心脏电机械分离指有心电活动，而无心脏的机械性运动。此时血压测不到，动脉搏动消失，瞳孔散大，对光反射消失，意识丧失。这种无效的心电活动在死亡过程中常能记录到，在心脏停搏以后还能持续一段时间。疾病晚期发生的心脏电机械分离，是临终时的心电图表现。

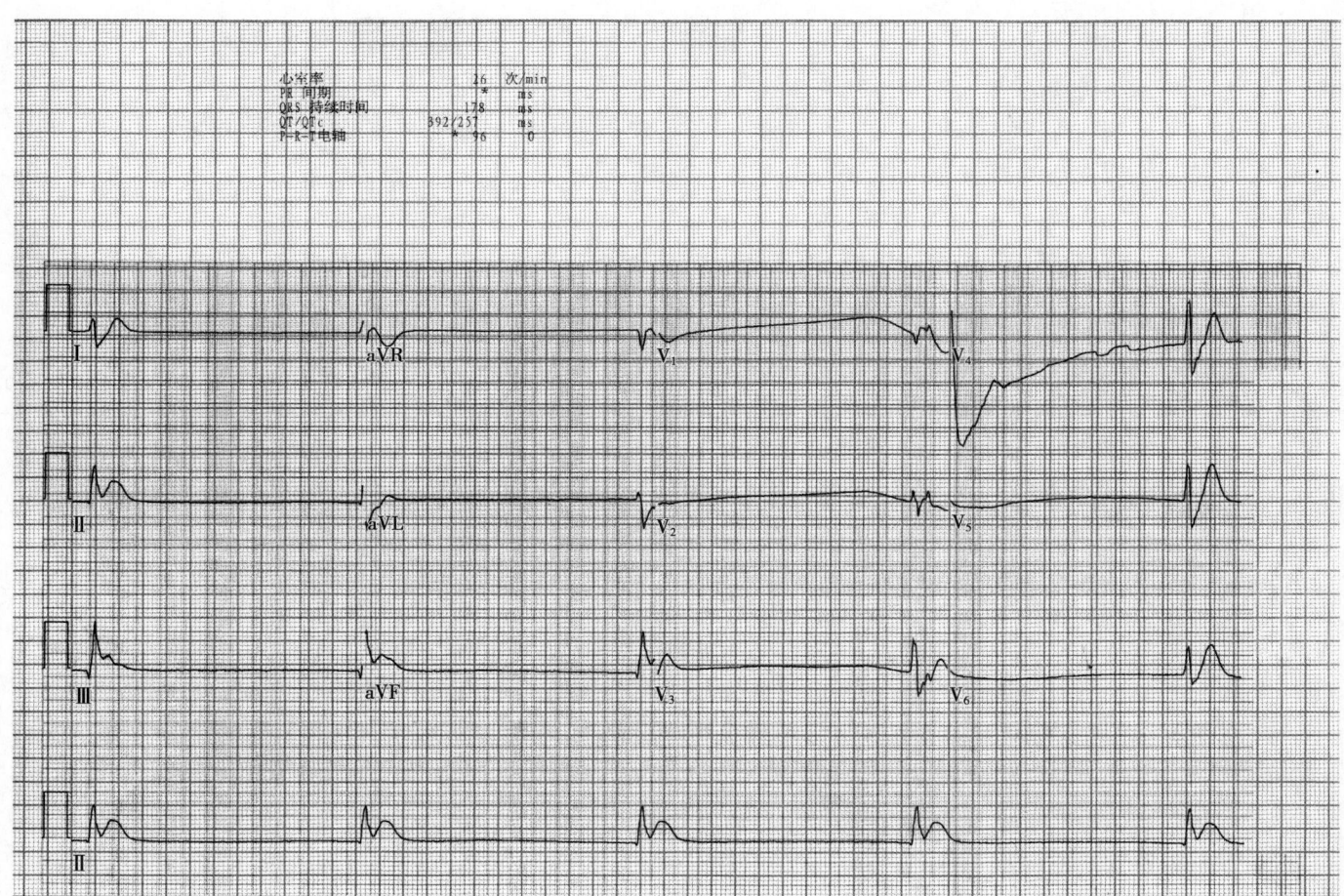

图 2 心搏骤停抢救过程中心电图：未见窦性 P 波，窦性停搏。QRS 波群之前无 P 波，QRS 波群时限 178ms，心室率 26 次 /min，QRS 波群时限、形态与图 1 不同，室性自主心律，ST 段消失，QT/QTc 间期 392/257ms。

诊断： 窦性停搏，室性自主心律，心脏电机械分离。

第 45 例　舒张晚期室性期前收缩伴室性融合波

【临床资料】

男性,44 岁,因 "间断心悸、胸闷 2 年" 入院。冠脉 CTA 未见明显狭窄。超声心动图显示各房室腔大小、形态正常,三尖瓣轻度反流。动态心电图监测 24h,窦性心律,心率 55~124 次 /min,平均 70 次 /min;房性期前收缩 5 次,室性期前收缩 13 次,未见 ST–T 明显异常。

临床诊断: 心律失常,房性期前收缩,室性期前收缩。

【点评】

图 1 与图 2 中的第 3 个心搏在动态心电图上比较常见,是诊断为舒张晚期室性期前收缩(含室性融合波),还是诊断为间歇性心室预激波? 这常给诊断带来困难。应结合临床进行鉴别诊断:①室性期前收缩(常见动态心电图室性期前收缩检出率 60%~100%),间歇性心室预激波少见(0.1%~0.3%);②前者不一定有阵发性心动过速史,后者常见阵发性心动过速史;③前者在动态心电图上有典型的其前无 P 波的同源室性期前收缩,后者如有室性期前收缩,两者的波形不一样;④电生理检查可确定室性期前收缩起源部位及旁路的电生理特点;⑤动态心电图监测时间长,对复杂心律失常的诊断与鉴别诊断具有无创、准确等优点。

当前心率：61次/min

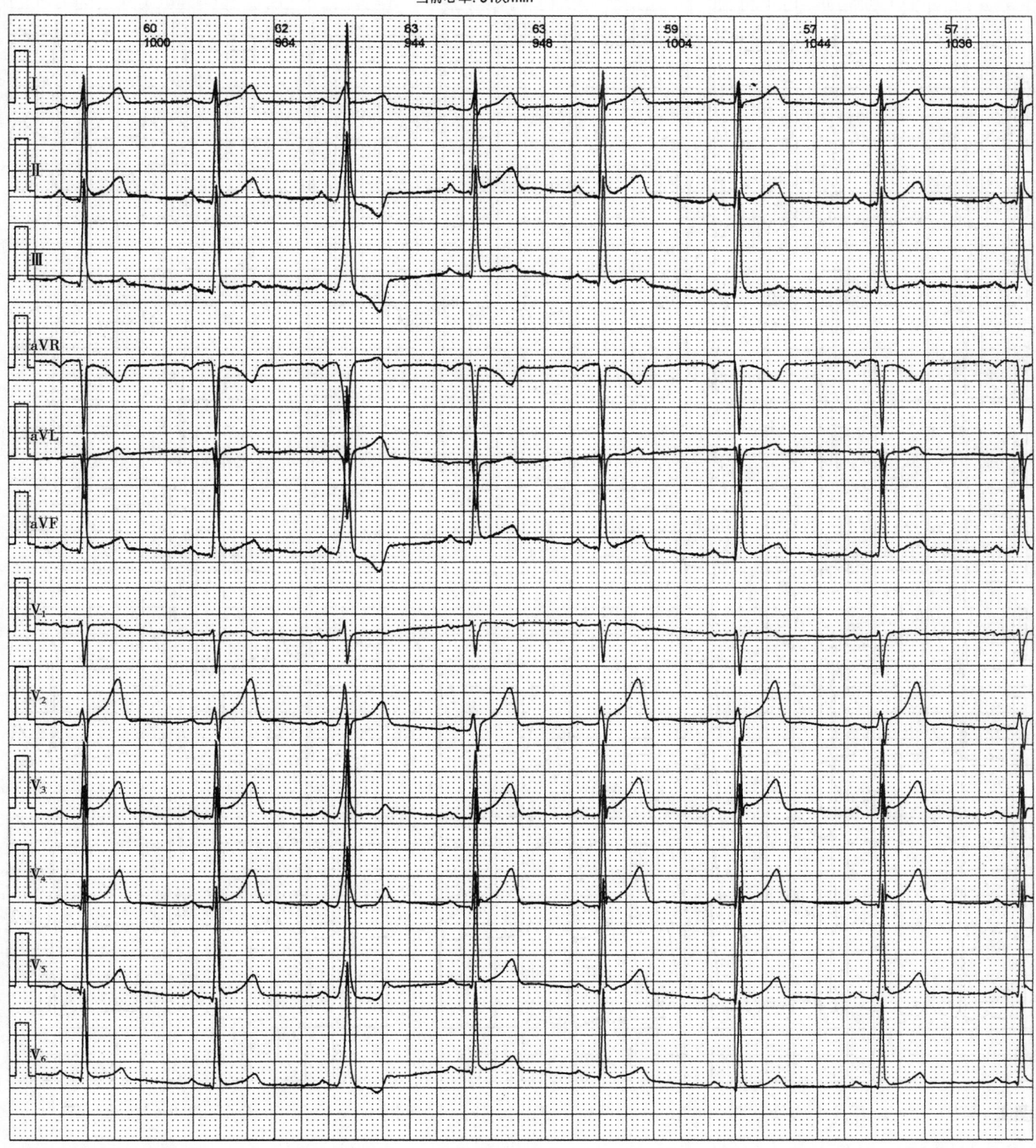

图 1　窦性心律，心率 60 次 /min，PR 间期 0.20s，QRS 波群时限 0.09s，V$_4$、V$_5$ 导联有 J 波，ST 段：Ⅱ、Ⅲ、aVF、V$_3$～V$_6$ 导联轻度上斜型抬高 0.05～0.15mV，aVR 导联压低 0.075mV。QT 间期 0.42s。

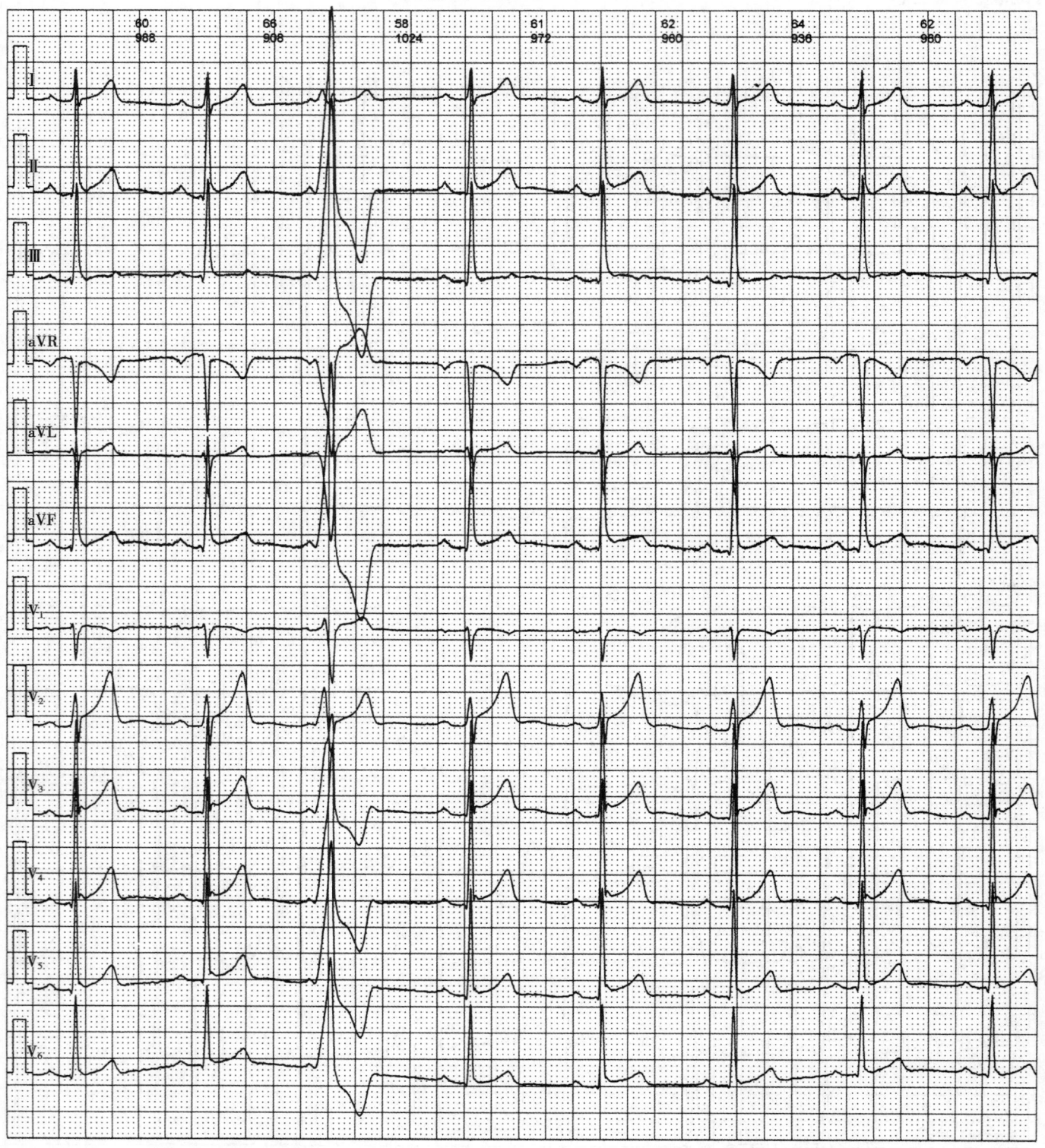

图2 与图1比较: 第3个心搏的PR间期进一步缩短至0.08s, QRS波群时限增宽至0.16s, QT间期0.44s, 余同前。

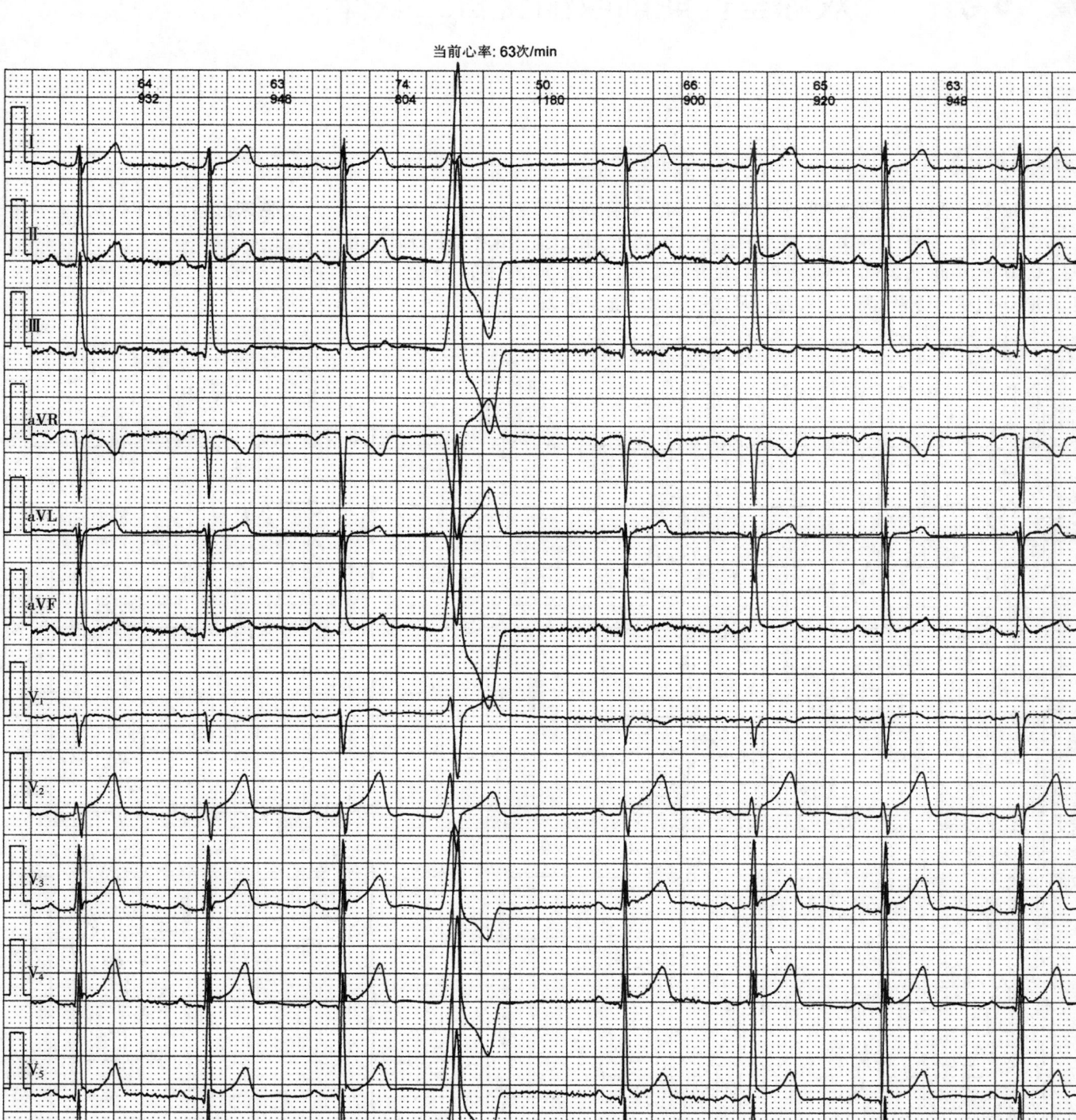

当前心率: 63次/min

图 3 仍为窦性心律,心率 64 次 /min。第 4 个心搏的 QRS 波群之前无 P 波,QRS 波群时限 0.16s,QRS 波形与图 2 中第 3 个 QRS 波形一致,II、III、aVF、V₃~V₆ 导联呈高大 R 波,代偿间歇完全,流出道室性期前收缩。

动态心电图诊断:窦性心律,早复极波,流出道室性期前收缩,室性融合波。

【临床资料】

男性，72 岁，室性期前收缩病史 10 年余，间断应用美西律等治疗。查体：血压 151/68mmHg，身高 158cm，体重 55kg，BMI 22.03kg/m²。血生化检查显示肌钙蛋白 T 0.001ng/ml，钙 2.34mmol/L，钾 3.60mmol/L，镁 0.92mmol/L，钠 144.1mmol/L。超声心动图显示各房室腔大小、结构及功能未见明显异常。

临床诊断：心律失常，室性期前收缩。

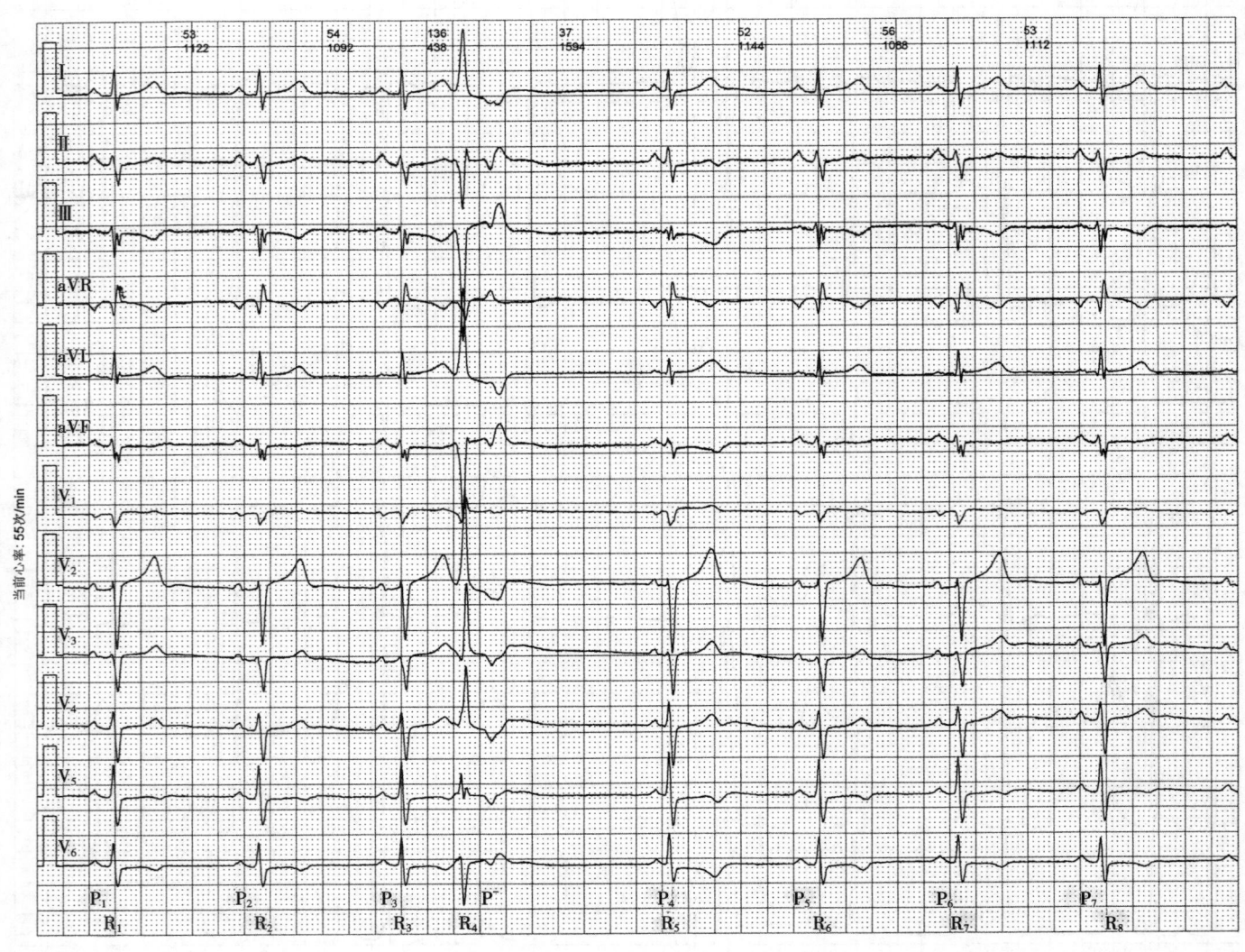

图 1 窦性心动过缓，心率 55 次 /min，QRS 电轴左偏，V_3、V_4 导联 r 波递增不良，V_5、V_6 导联 ST 段压低 0.025～0.05mV，R_5 的 ST 段压低 0.10mV，V_5、V_6 导联 T 波倒置，R_5 的 Ⅱ、Ⅲ、aVL、V_5、V_6 导联 T 波倒置，Ⅲ、V_5、V_6 导联增深，R_4 提早出现，QRS 波群时限 0.11s，QRS 波群形态：Ⅰ、aVL、V_2 导联呈 R 型，Ⅱ、Ⅲ、aVF 导联呈 Qr 型及 QS 型，V_6 导联呈 rS 型，提示期前收缩起自左室间隔侧近心尖部，逆行 P^- 波位于 R_5 之后，联律间期（R_3R_4 间期）+ 代偿间歇（R_4R_5 间期严格定义应是 P_3P^- 间期 + P^-P_4 间期）< P_2P_3 间期或 P_4P_5 间期的 2 倍，代偿间歇不完全，R_5 是交界性逸搏。

诊断：窦性心动过缓，室性期前收缩不完全性代偿间歇，交界性逸搏，ST 段轻度压低（前侧壁），QRS 电轴左偏，r 波递增不良（前壁）。

动态心电图监测 23h31min，室性期前收缩总数 9 779 次，占总心搏数的 9.7%。
图 1～图 3 取自动态心电图。

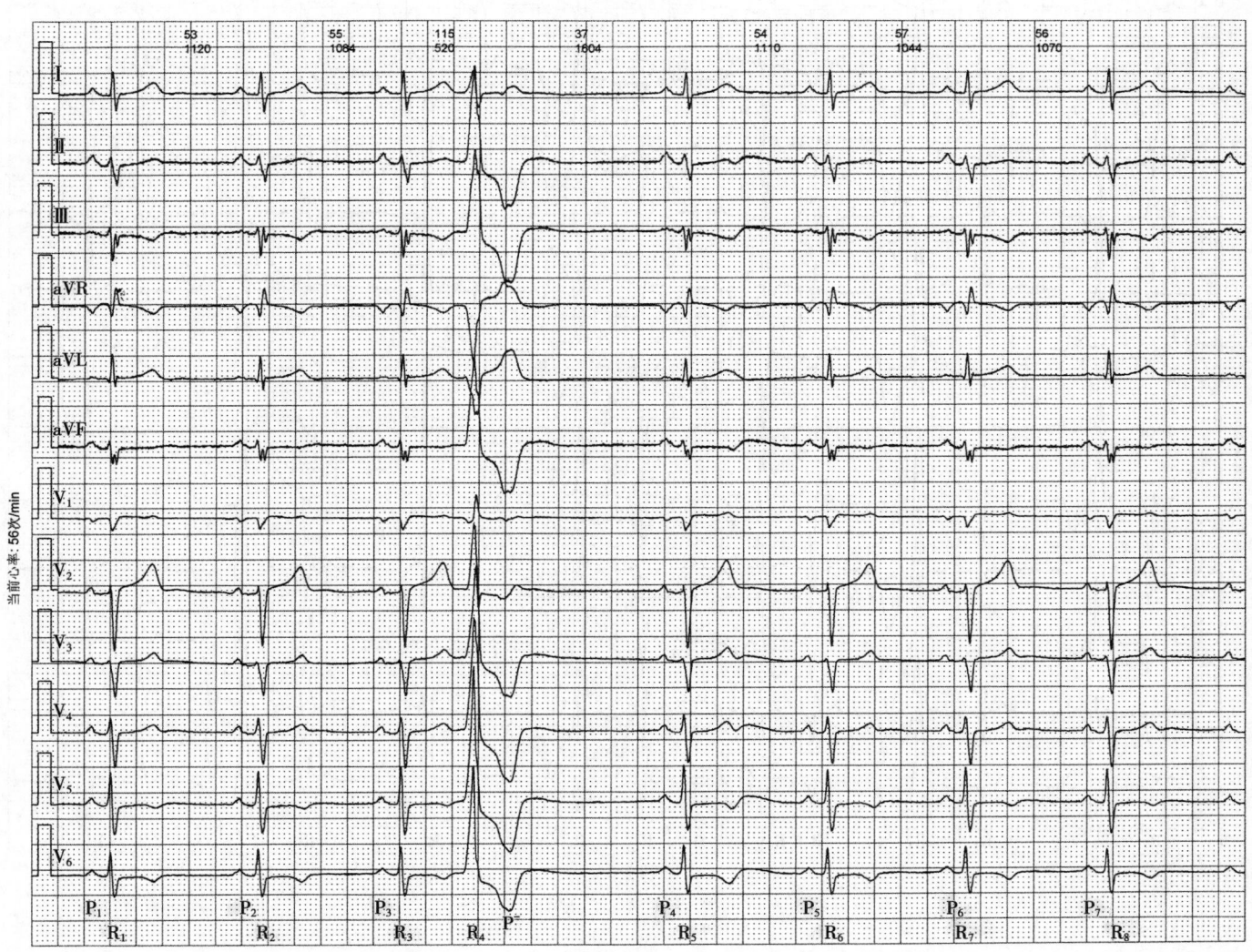

图 2　与图 1 比较：R₄ 提早出现室性期前收缩，QRS 波群时限 0.14s，Ⅱ、Ⅲ、aVF、V₃～V₆ 导联呈 R 型，V₁ 导联呈 qR 型，期前收缩来自左室流出道，期前收缩联律间期加代偿间歇 = 两个基本窦性心律周期。

诊断：窦性心动过缓，室性期前收缩伴完全性代偿间歇，r 波递增不良，ST 段轻度压低（前侧壁），T 波改变（下壁、前侧壁），QRS 电轴左偏。

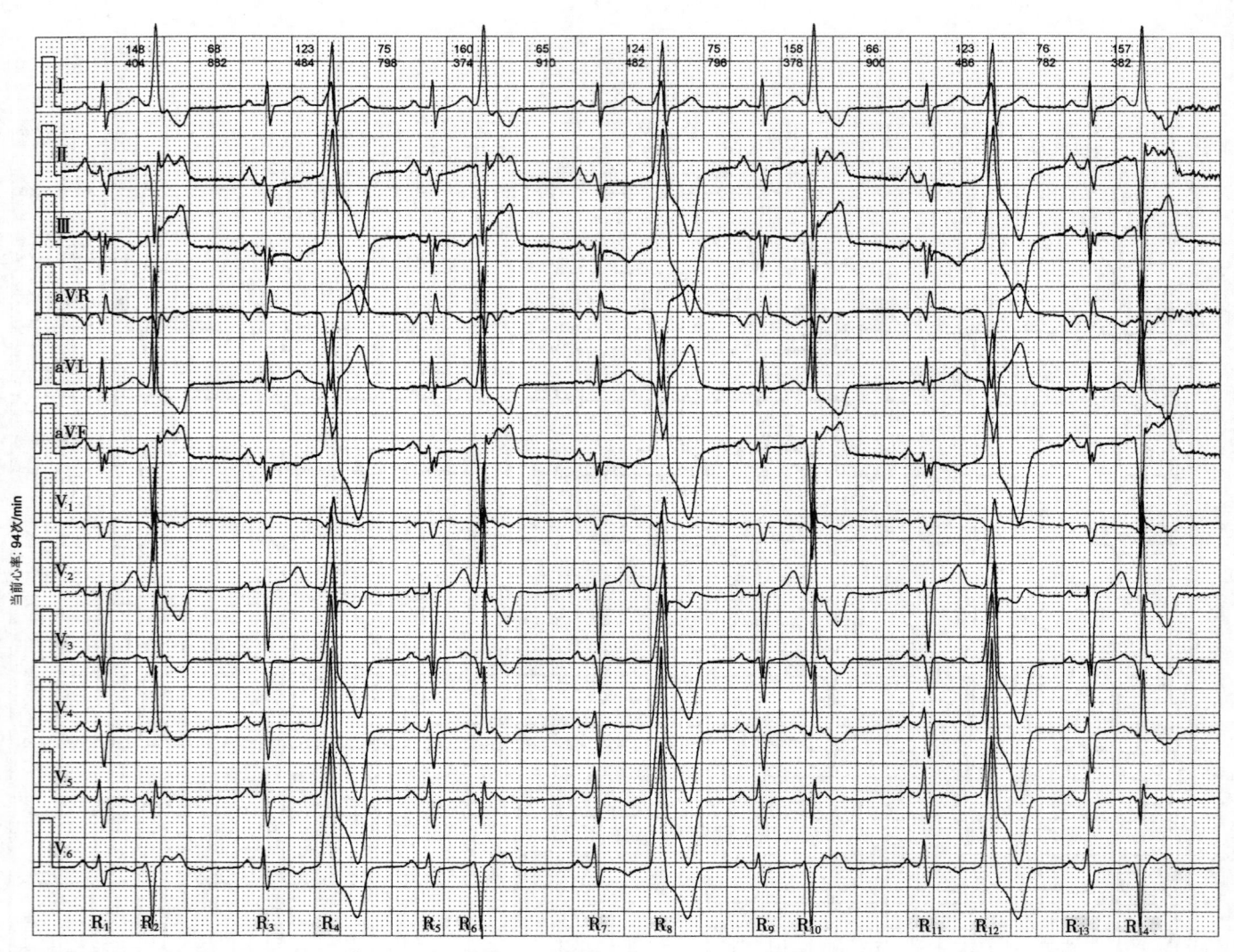

当前心率: 94次/min

图 3 基本心律是窦性心律。R₁、R₃、R₅、R₇、R₉、R₁₁、R₁₃ 为窦性心律。窦性 P 波频率 73 次 /min，R₂、R₆、R₁₀、R₁₄ 与图 1 中的 R₄ 波形一致，提示间隔下部室性期前收缩，联律间期 482～486ms。

诊断：窦性心律，r 波递增不良，ST 段轻度压低（下壁、前侧壁），T 波改变（下壁、前侧壁），QRS 电轴左偏，双源室性期前收缩交替二联律。

【点评】

图 1 中室性期前收缩起自间隔侧心尖部，在窦性频率较慢的情况下，室性期前收缩经室房传导逆传至窦房结，重整了窦性心律周期。在窦性频率无明显变化的情况下，图 2 中室性期前收缩远离传导系统，出现较晚（联律间期 520ms），室性激动逆传至心房，未能逆传至窦房结，此时窦性激动和室性期前收缩逆传的激动在窦房交界区发生了干扰，表现为完全性代偿间期。

图 3 中双源室性期前收缩交替出现，形成了窦性心律 - 双源室性期前收缩交替二联律。此时的窦性频率上升至 73 次 /min，窄 QRS 波群室性期前收缩的联律间期由图 1 中的 438ms 缩短至 374～404ms，不再逆传心房，在其 ST 段上有干扰未下传的窦性 P 波。窄、宽 QRS 波群室性期前收缩交替形成的二联律现象的心电图很精彩。

第 47 例 | 特宽型室性心动过速

【临床资料】

男性，63 岁，因"上腹部不适、疼痛 15 天"入院。腹部超声提示胆囊结石，血钾 3.45mmol/L，冠脉造影提示右冠状动脉近段狭窄 50%，住院期间突发室性心动过速，行电复律。

临床诊断： 冠状动脉粥样硬化性心脏病，胆囊炎，胆囊结石，低钾血症，室性心动过速电复律术后。

【心电图分析】

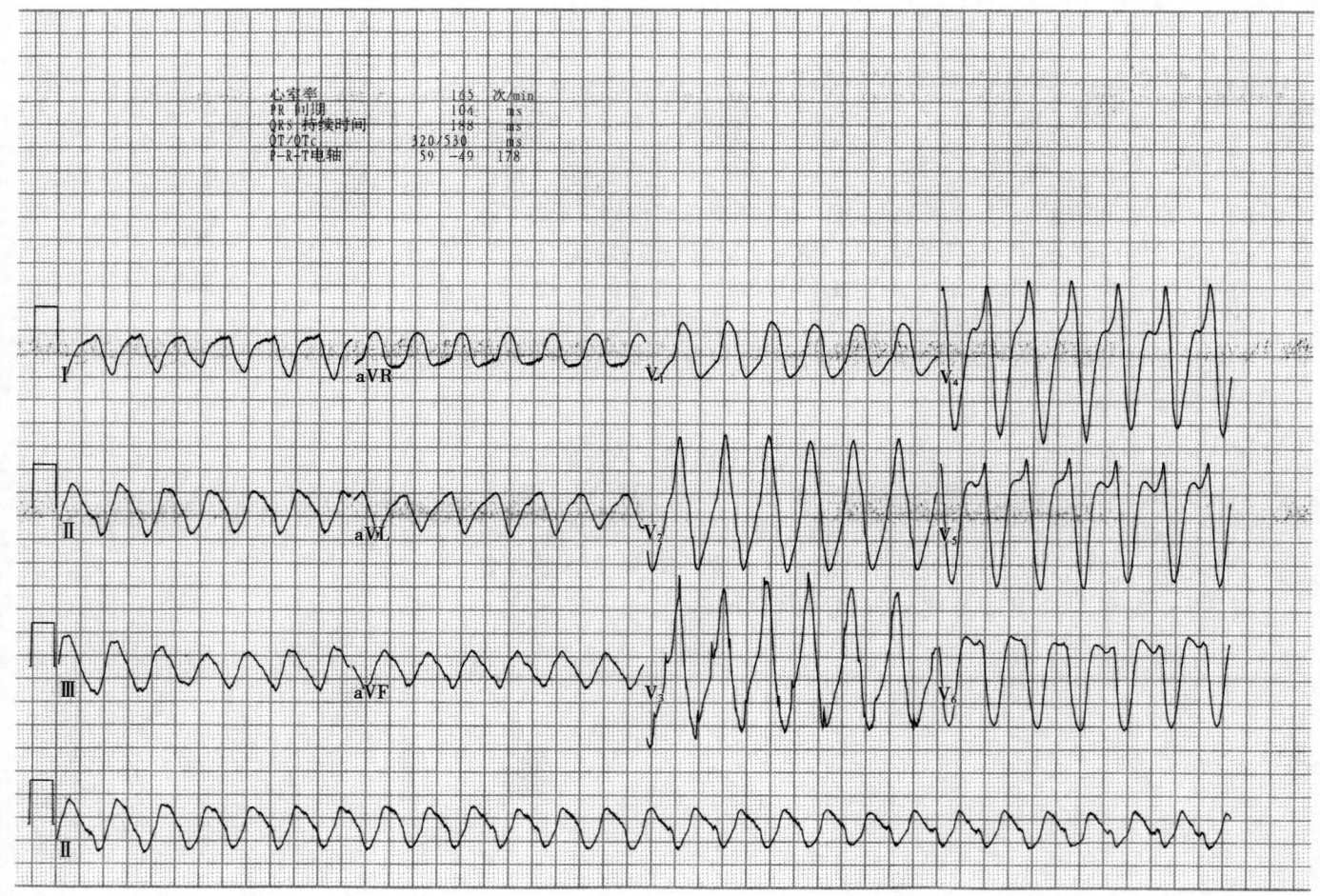

图 1 描记于心悸、头晕、血压突然下降至 60/40mmHg 时：宽 QRS 心动过速，心室率 165 次/min，QRS 波群时限约 188ms，aVR、V$_1$～V$_3$ 导联呈 R 型，Ⅱ、Ⅲ、aVF 导联呈 QS 型，提示室性心动过速，起源于左上侧下部近心外膜处。

诊断： 室性心动过速。

【点评】

1. 特宽型 QRS 心动过速　观察宽 QRS 心动过速, QRS 波群时限达到了 188ms, 特宽型 QRS 心动过速见于室性心动过速、室上性心动过速合并左右束支传导阻滞、预激综合征、心室起搏心律性心动过速及严重高钾血症等。病因有冠心病、扩张型心肌病、复杂心脏畸形根治术后、严重电解质紊乱及部分疾病晚期。由于 QRS 波群特别宽, 心室舒缩运动极不协调, 对血流动力学影响大, 应引起重视。本例患者室性心动过速的 QRS 波群时限达到了 188ms, 从 I、II、III、V₆ 导联呈 QS 型, aVR、V₁~V₃ 导联呈 R 型分析, 室性心动过速起源于左室侧下壁心外膜处可能性大。该处心室除极的时间要比相对的心内膜处明显延长。

2. ST-T 改变　患者发病前及出院后的 ST-T 无明显异常, ST-T 改变出现于电解质紊乱(低钾血症)、室性心动过速、电复律之后, 冠脉造影未见严重病变, 是上述因素引起了暂时性 ST 段压低、T 波低平, 经过平衡电解质、营养心肌、抗炎等综合治疗, 未再发生宽 QRS 心动过速, 病情稳定。

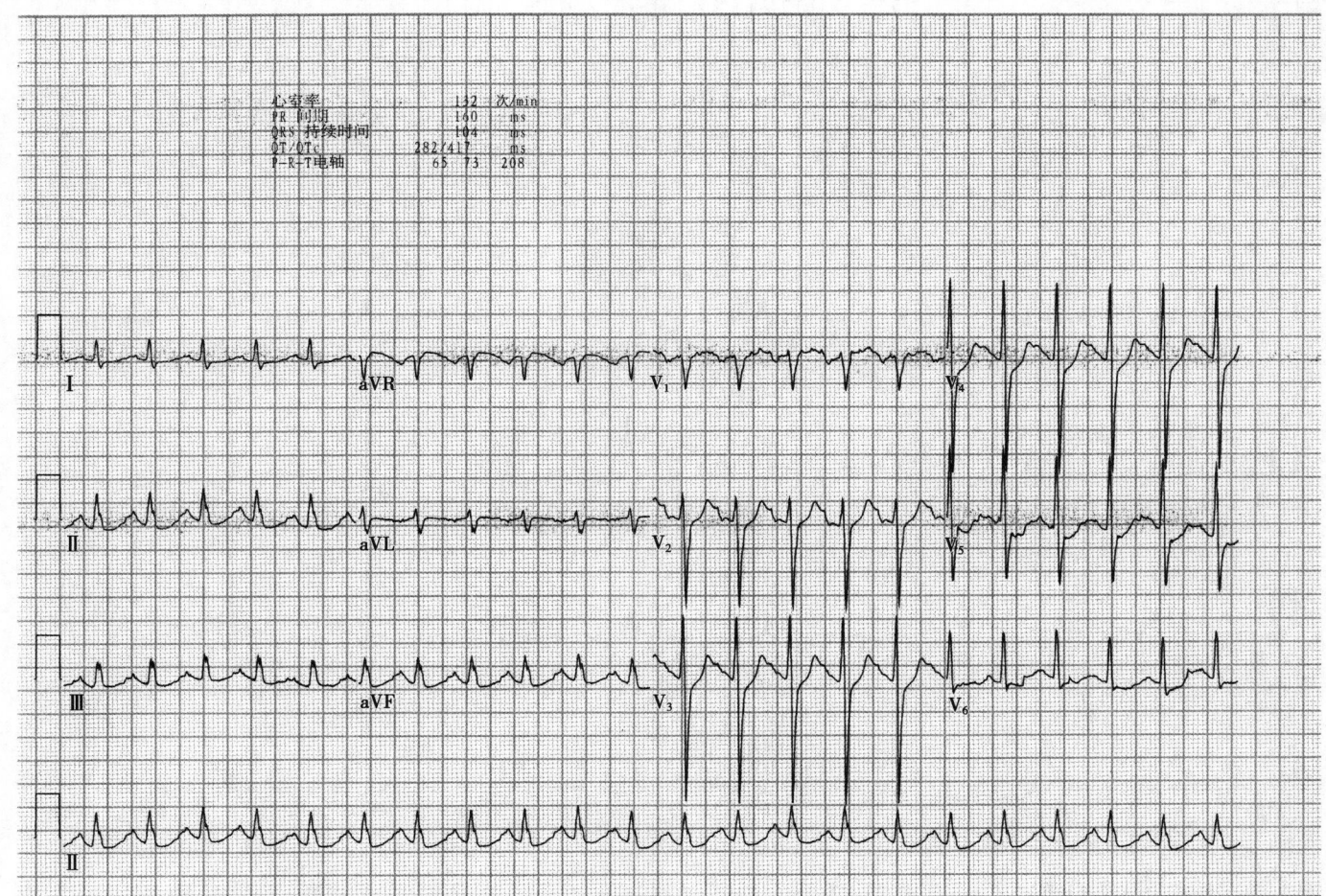

图 2　描记于室性心动过速电复律后 2h: 窦性心动过速, 心率 132 次 /min, PR 间期 160ms, QRS 波群时限 104ms, QRS 电轴 73°, QT/QTc 间期 282/417ms, V₂~V₆ 导联 ST 段上斜型压低 0.10~0.275mV, I、V₅、V₆ 导联 T 波低平。

诊断: 窦性心动过速, 前壁及前侧壁 ST 段压低, 前侧壁 T 波低平。

第48例 | 心室颤动

【临床资料】

男性，84岁，因"活动后气促2年余，加重伴水肿1个月"入院。既往高血压、陈旧性心肌梗死、持续性心房颤动、心力衰竭病史。住院期间突发胸闷、气短，心电图显示异常Q波、ST段动态抬高、T波倒置、心室颤动，经抢救复律，终因全心衰竭死亡。

【心电图分析】

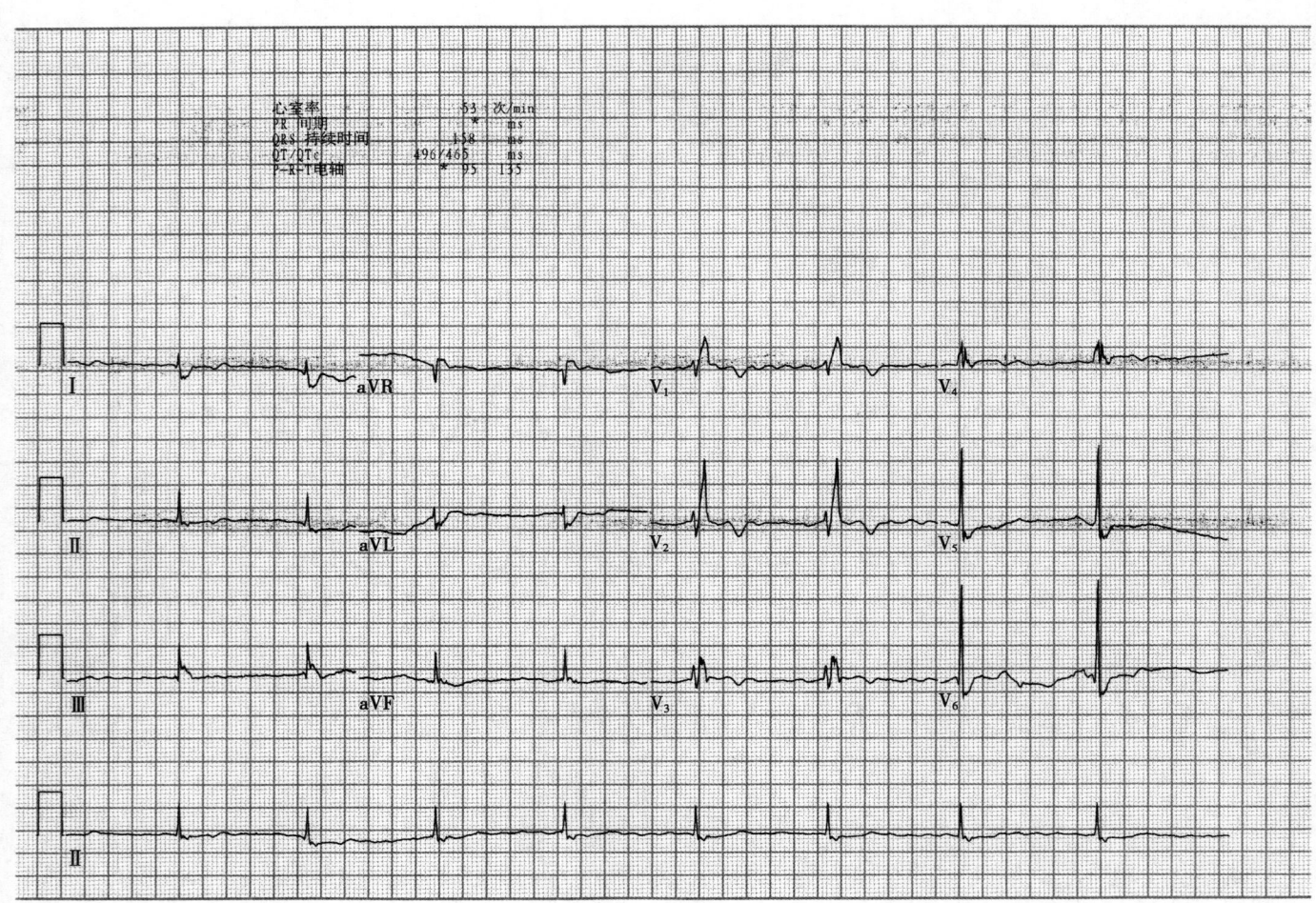

图1　心房颤动，RR间期匀齐，心室率53次/min，QRS波群时限158ms，交界性心律，完全性右束支传导阻滞，完全性房室传导阻滞，T波：Ⅱ、Ⅲ、aVF、V₃~V₅导联低平、倒置浅。

诊断：心房颤动，完全性右束支传导阻滞，完全性房室传导阻滞，交界性心律，T波改变。

临床诊断：冠状动脉粥样硬化性心脏病，急性心肌梗死，陈旧性心肌梗死，心力衰竭，心功能Ⅳ级（NYHA 分级），高血压 3 级（很高危），糖尿病 2 型，慢性肾功能不全，慢性阻塞性肺疾病，心室颤动。

死亡原因：心室颤动，全心衰竭。

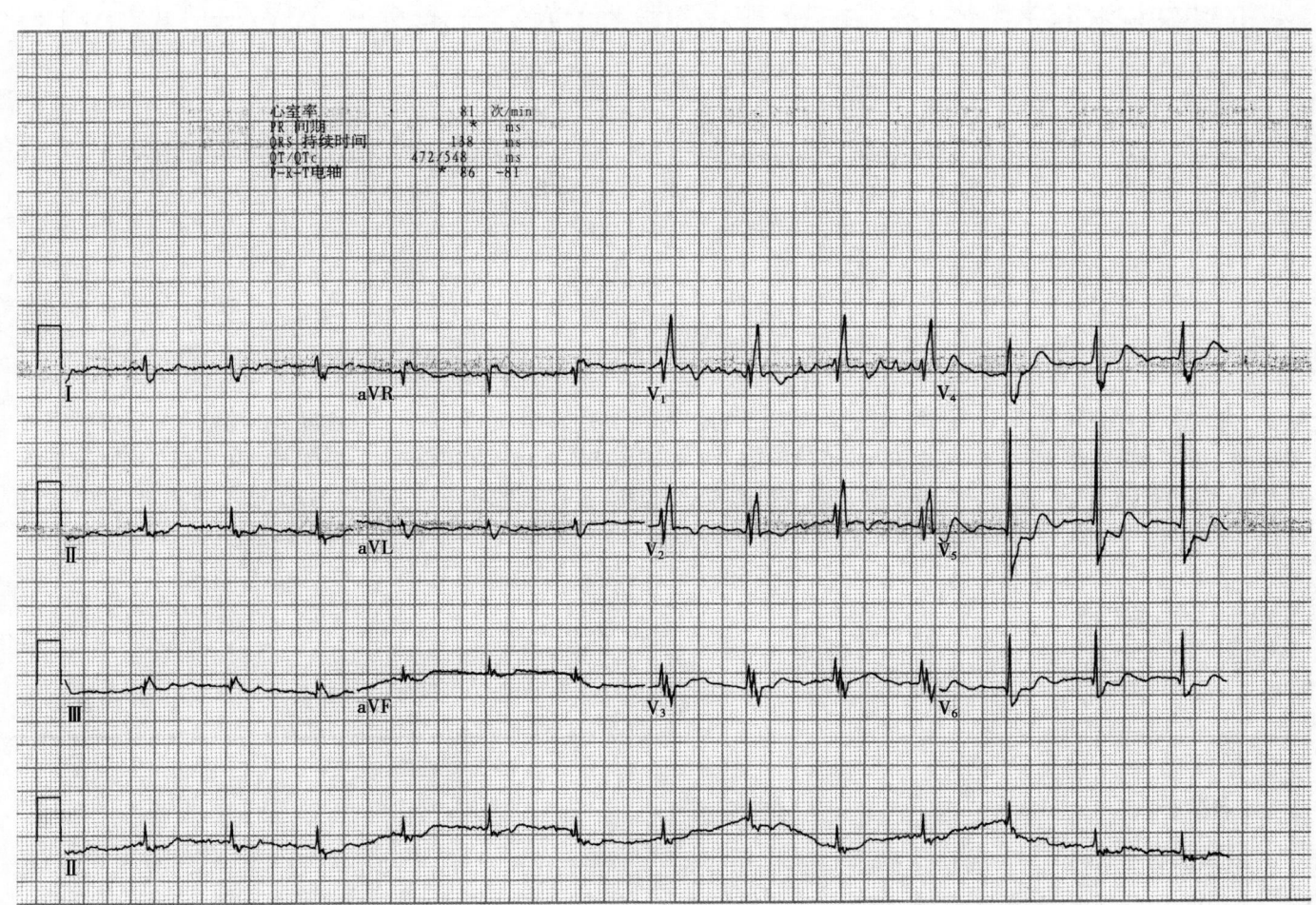

图 2　记录于胸闷、气促时：心房颤动，完全性房室传导阻滞，加速性交界性自主心律，心率 81 次 /min，完全性右束支传导阻滞，QRS 波群时限 138ms，QT/QTc 间期 472/548ms。ST 段：V₅、V₆ 导联下斜型压低 0.10～0.30mV。

诊断：心房颤动，完全性房室传导阻滞，加速性交界性心律，完全性右束支传导阻滞，缺血型 ST 段压低，QTc 间期延长。

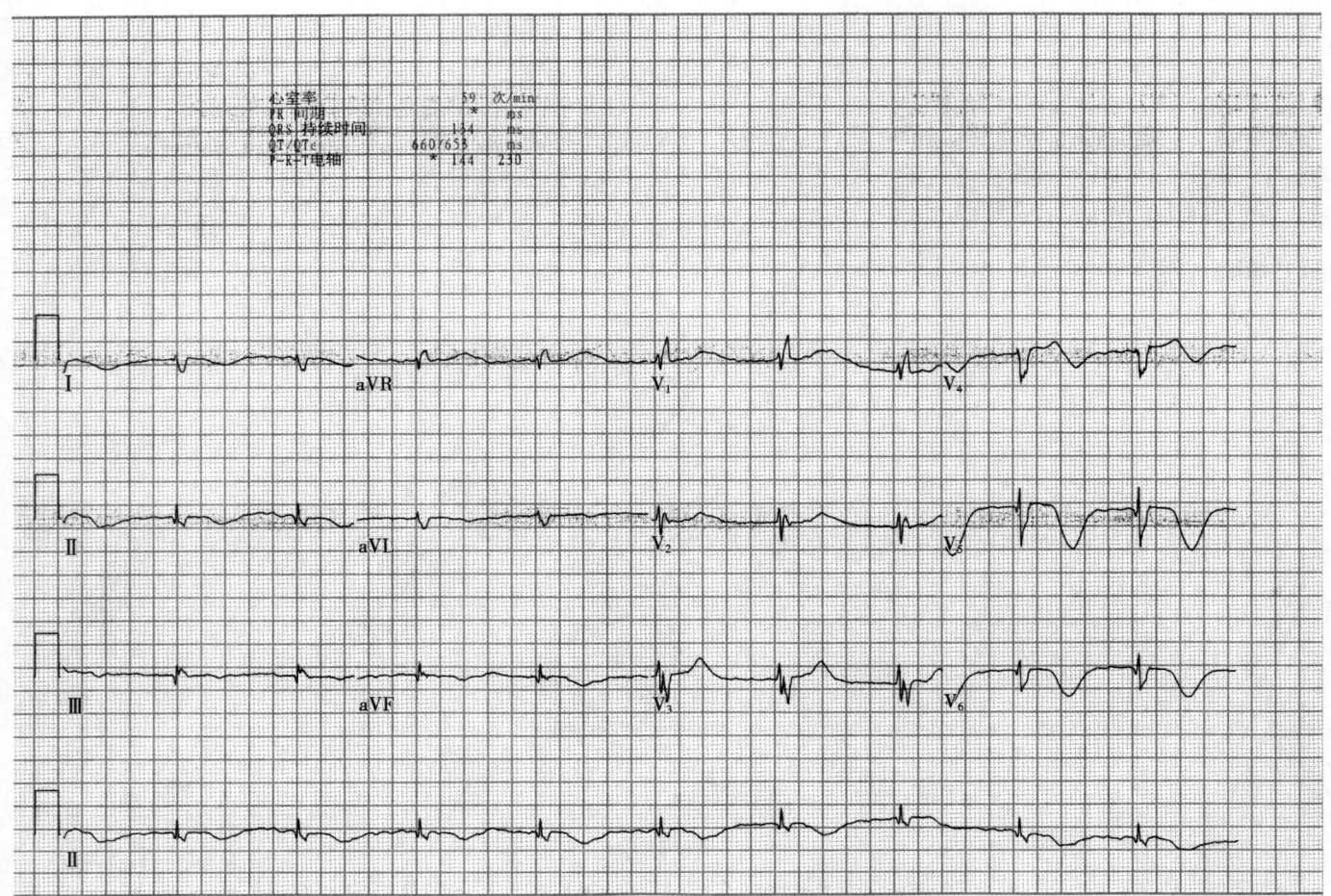

心室率 59 次/min
PR 间期 * ms
QRS 持续时间 134 ms
QT/QTc 660/653 ms
P-K-T电轴 * 144 230

图3 急性心肌梗死第3天：心房颤动，三度房室传导阻滞、交界性心律，心率59次/min，QRS波群时限134ms，完全性右束支传导阻滞。与图2比较，QRS波群振幅降低，V_4 导联转为 QS 型，V_5、V_6 导联 R 波幅度显著降低，T 波：V_4 导联双向，V_5、V_6 导联倒置深，I、aVL 导联倒置。QT/QTc 间期660/653ms。

诊断：心房颤动，三度房室传导阻滞，交界性心律，急性前壁心肌梗死演变期，QRS 波群低电压，QT/QTc 间期延长。

【点评】

患者在身患多种严重疾病基础上突发急性心肌梗死，肌钙蛋白 T 6.54ng/ml，肌红蛋白定量 238ng/ml，CK-MB 10.48ng/ml，心电图显示心房颤动，三度房室传导阻滞，交界性心律合并完全性右束支传导阻滞，前壁心肌梗死心

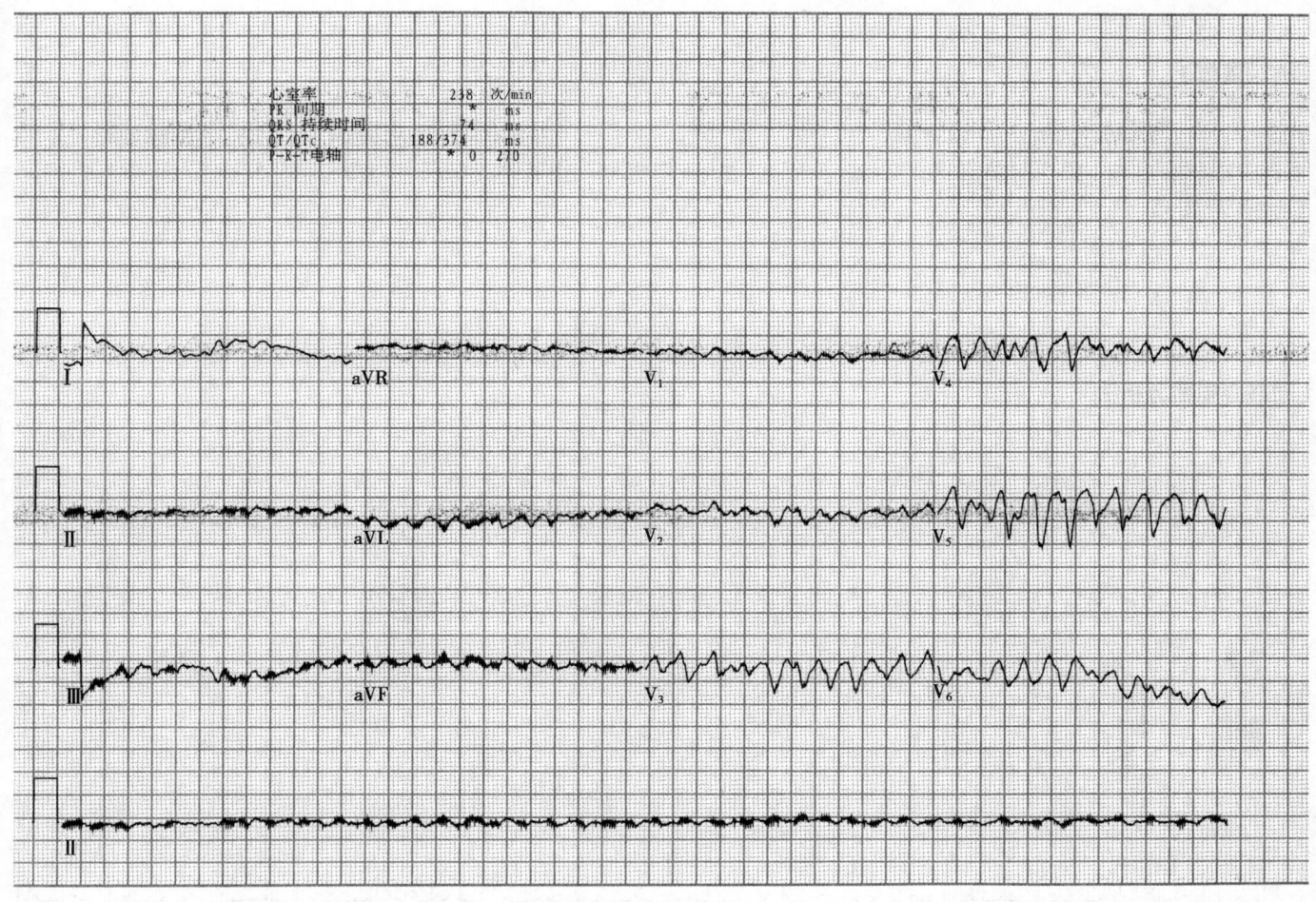

心室率 238 次/min
PR 间期 *
QRS 持续时间 74 ms
QT/QTc 188/374 ms
P-R-T电轴 * 0 270

图 4 心率 238 次/min，QRS 波群时限 74ms，QT/QTc 间期 188/374ms。 **诊断**：心室颤动。

电图表现为胸导联 R 波消失（V4 导联）及 R 波振幅降低（V3、V5、V6 导联），T 波倒置深，QT/QTc 间期延长。在全心衰竭后，反复发作心室颤动，经抢救无效死亡。

第 49 例 ｜ 隐匿性室性期前收缩二联律

【临床资料】

男性，87 岁，因"间断憋闷 17 年，腹泻 3 个月余，加重 20 天"入院。6 年前因急性心肌梗死住院治疗。冠脉造影显示前降支中段狭窄 85%，第一对角支狭窄 75%，右冠状动脉狭窄 90%。于前降支、右冠状动脉扩张术后植入支架。既往高血压病史 18 年。

【动态心电图分析】

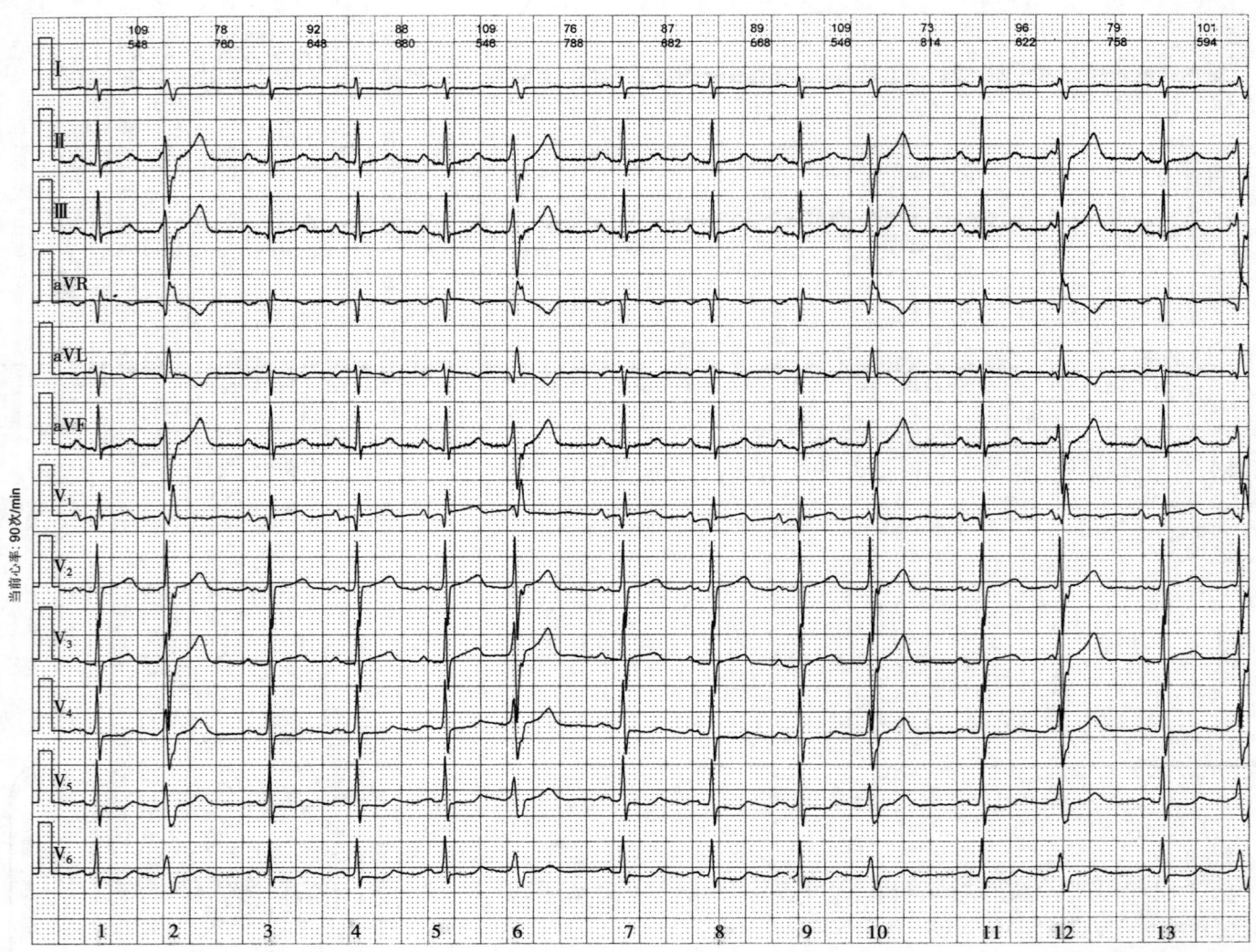

图 1 窦性心律，心率 88 次 /min。V_1 导联呈 qr 型。ST 段：V_5、V_6 导联水平型压低 0.05mV。T 波：V_4 ~ V_6 导联低平。第 2、6、10、12 个心搏为室性期前收缩，呈不完全性右束支传导阻滞加左前分支传导阻滞图形。期前收缩起自左后分支处。

临床诊断: 冠状动脉粥样硬化性心脏病, 陈旧性下壁心肌梗死, 高血压 3 级（极高危）, 心功能Ⅳ级, 慢性肾功能不全, 结肠癌, 帕金森综合征。

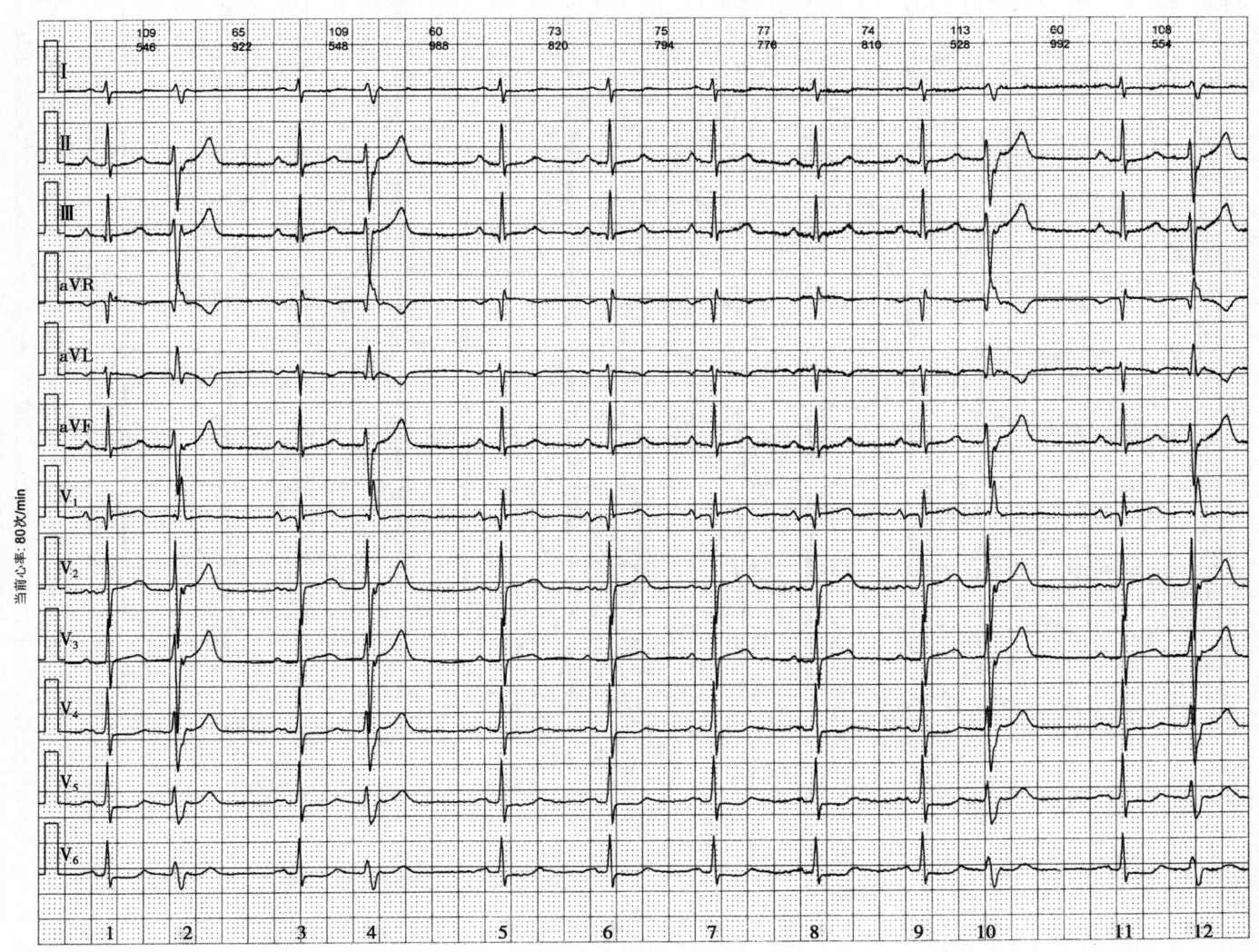

图 2 窦性心律, 心率 77 次 /min。第 2、4、10、12 个心搏为室性期前收缩。

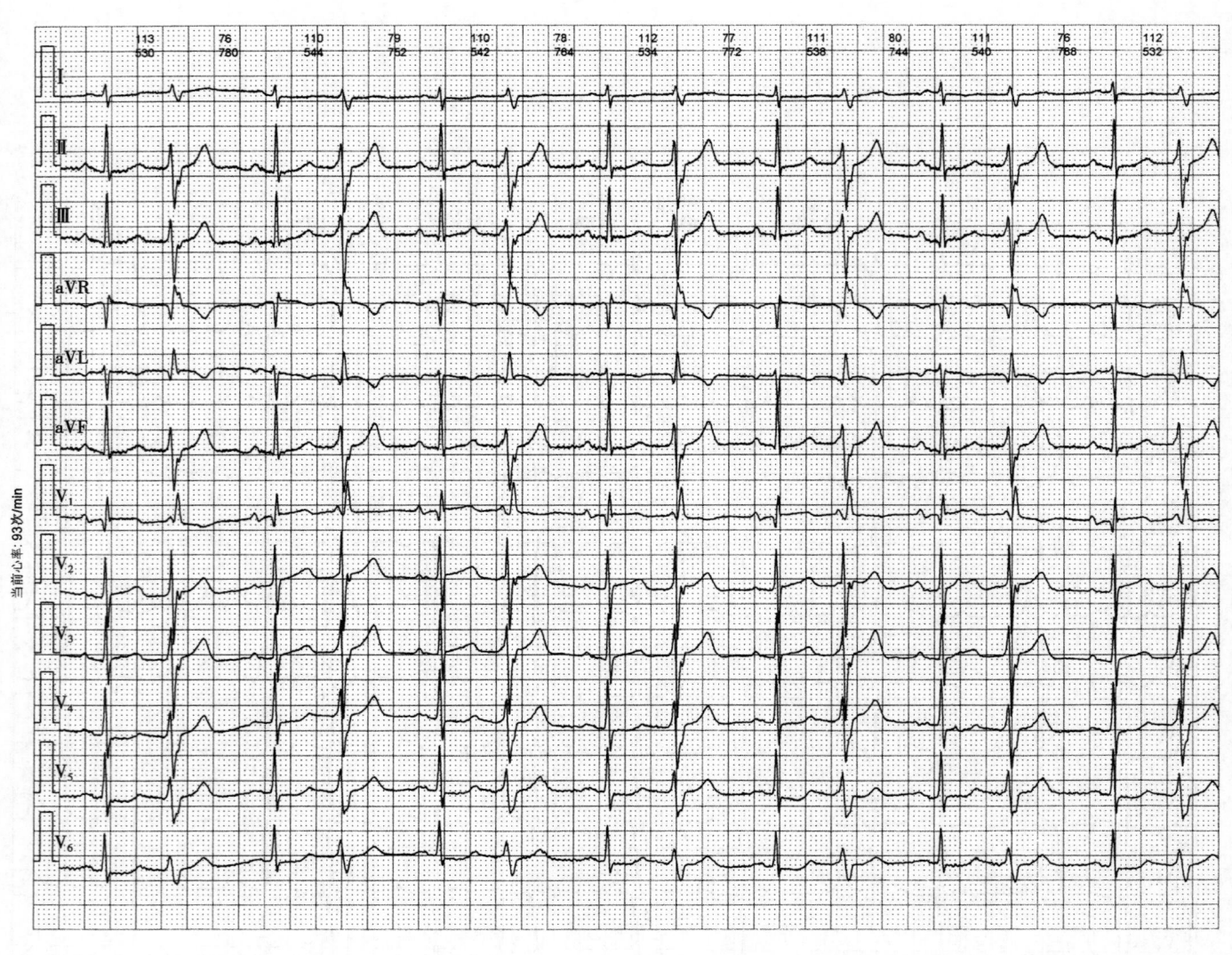

当前心率: 93次/min

图 3 窦性心律，室性期前收缩形成二联律。

动态心电图诊断：窦性心律，轻度 ST 段压低（前侧壁），T 波低平（前侧壁），隐匿性与显性室性期前收缩二联律。

【点评】

本例图 1 与图 2 中室性期前收缩之间的窦性心搏数目为什么总是奇数分布？比如第 1、3、5 个心搏，其数目为 2x + 1，因为这是隐匿性室性期前收缩二联律。其产生机制是室性期前收缩二联律伴有间歇性、不固定比例的传出阻滞。例如图 3 有显性室性期前收缩二联律，则隐匿性期前收缩二联律（图 1 与图 2）的诊断更为肯定。

第50例　　右室流出道期前收缩二联律

【临床资料】

男性,66 岁,因"活动后胸闷、心悸 3 年余"入院。既往高血压病史 16 年,左心室肥大,冠脉造影提示明显狭窄,左心室造影提示 EF 35%。

【心电图分析】

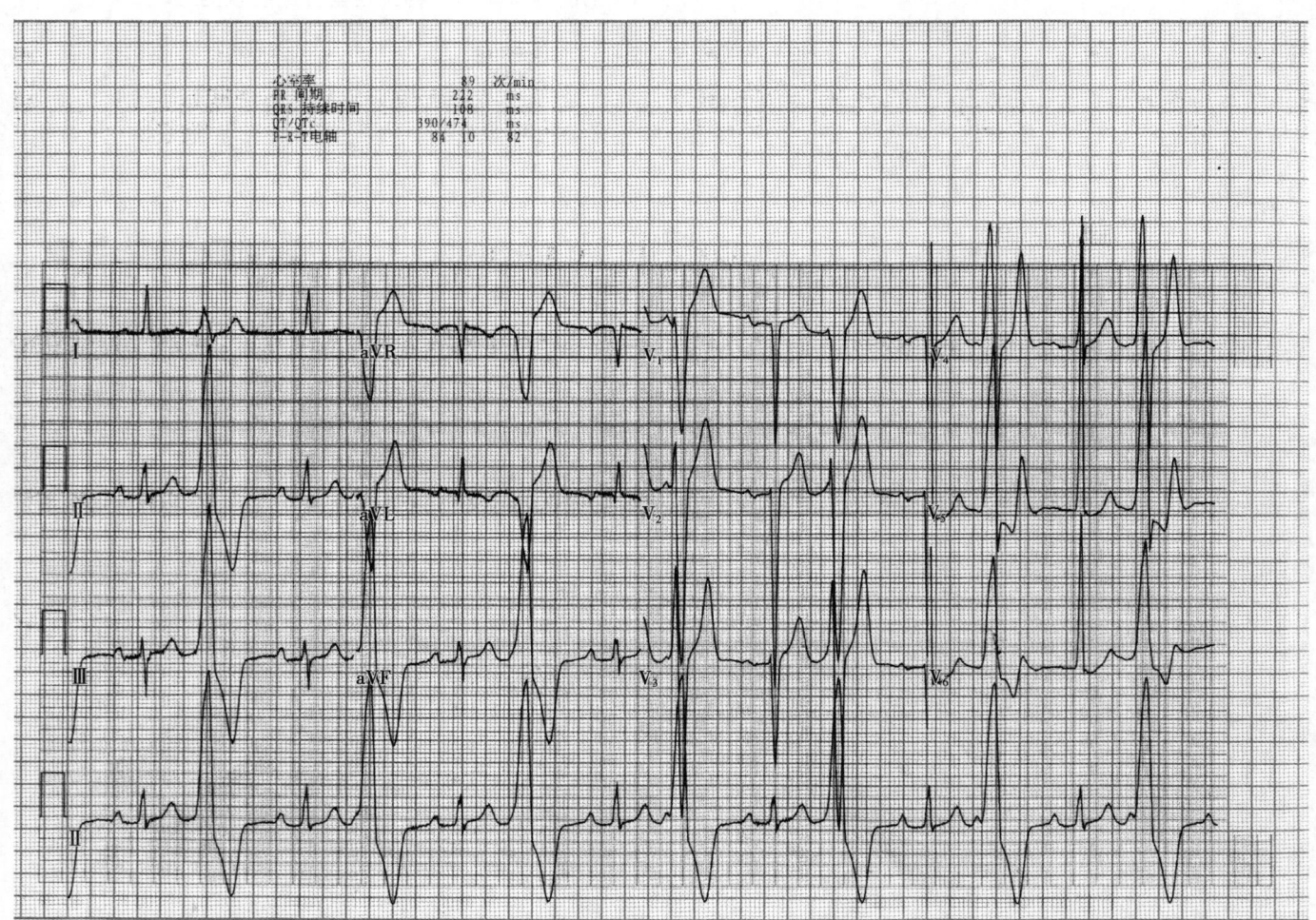

图 1　窦性心律,室性期前收缩形成二联律。窦性 PR 间期 222ms,一度房室传导阻滞。QRS 波群时限 108ms,QRS 电轴 10°,QT/QTc 间期 390/474ms。S_{V_1} = 2.7mV,S_{V_2} = 4.25mV,R_{V_5} 异常高大,R_{V_6} = 3.4mV。ST 段:V_5、V_6 导联压低 0.075mV。T 波:Ⅰ 导联低平,aVL 导联倒置。室性期前收缩时限 200ms,Ⅱ、Ⅲ、aVF、V_6 导联呈 R 型,aVL、V_5 导联呈 Rs 型,aVR、aVL 导联呈 QS 型,V_1~V_3 导联呈 rS 型,V_4 导联呈 RS 型,右室流出道期前收缩。室性期前收缩出现于窦性 P 波升支或降支上,室性期前收缩之间的距离相差 80ms,不除外室性并行心律。

诊断:窦性心律,左心室高电压,ST 段轻度压低(V_5、V_6 导联),T 波改变(Ⅰ、aVL 导联),室性期前收缩二联律,一度房室传导阻滞。

临床诊断： 高血压，左心室肥大，心律失常，心室预激波，室性心动过速，室性期前收缩。

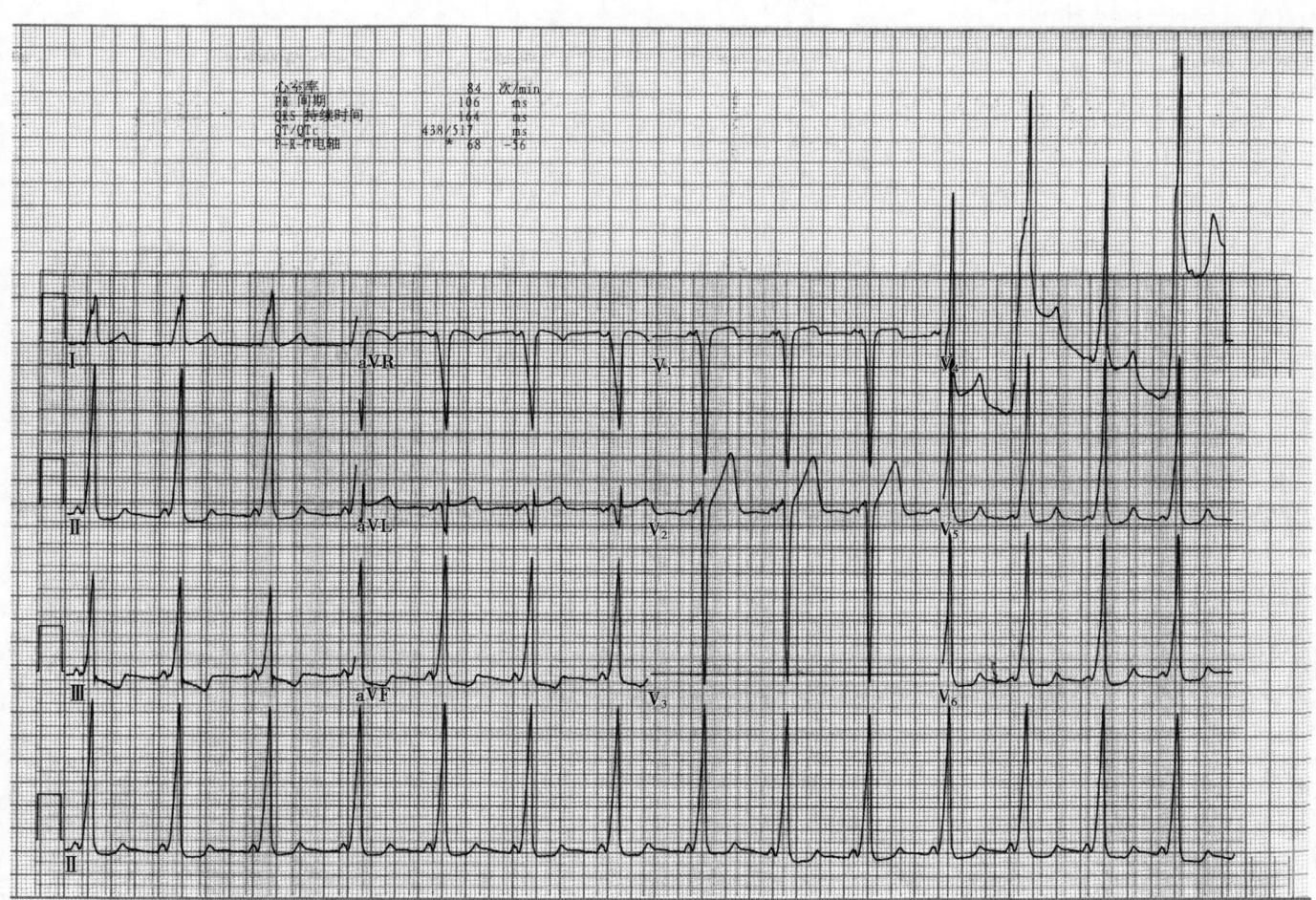

图 2 心率 84 次 /min，PR 间期 106ms，QRS 波群时限 164ms，QRS 电轴 68°，QT/QTc 间期 438/517ms（V₃ 导联电极脱落）。　　**诊断：** 窦性心律，心室预激波 B 型。

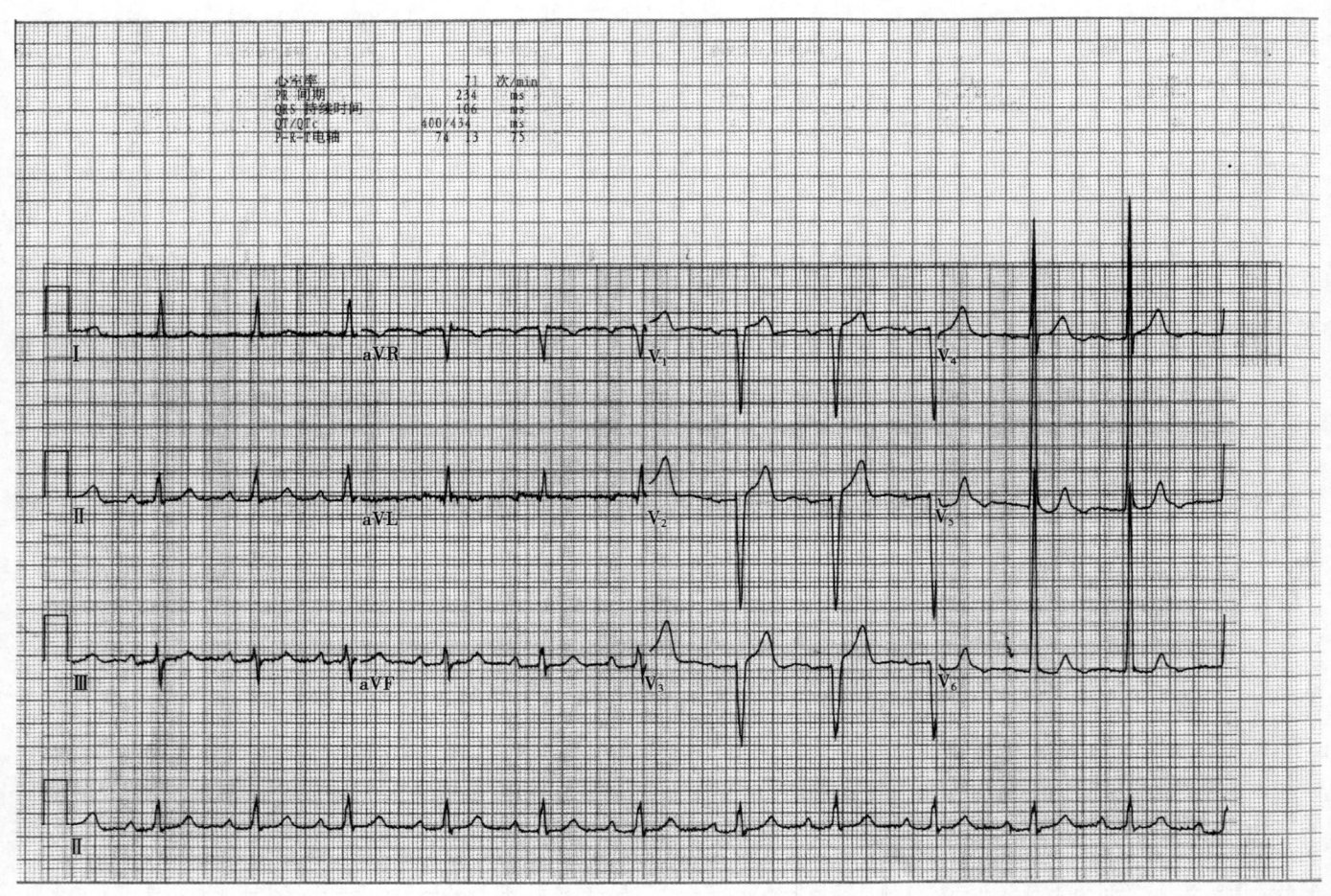

图 3 心率 71 次 /min，PR 间期 234ms，QRS 波群时限 106ms，QRS 电轴 13°，QT/QTc 间期 400/434ms。V₁～V₃ 导联 r 波递增不良。

诊断： 窦性心律，左心室高电压，ST 段改变，r 波递增不良，一度房室传导阻滞（射频消融术后室性期前收缩消失）。

【点评】

患者高血压,心电图提示左心室高电压,超声心动图提示左心室肥大。入院以后,动态心电图有单形性室性期前收缩,占 35%,心电图提示室性期前收缩形成二联律,完善各项检查以后,在患者及其家属请求下,对室性期前收缩行射频消融术。术中标测靶点位于右室流出道间隔侧偏前处,消融术后室性期前收缩消失。

对于药物治疗效果欠佳的顽固性频发室性期前收缩,动态心电图监测为单形性室性期前收缩、左心室增大、有引起室性期前收缩性心肌病的患者,行室性期前收缩射频消融术前,常规 12 导联心电图对室性期前收缩进行初步定位(最好是 12 导联同步整体描记)是非常重要的。电生理医师根据 12 导联体表心电图对室性期前收缩进行初步定位是术前不可缺少的心电信息。术中,在 CARTO 指导下,体表心电图、腔内电图标测射频室性期前收缩靶点,已经是一例很成功的技术(成功率在 90% 以上)。室性期前收缩是否需要射频消融术,临床医师需要根据患者的临床情况作出判断,不是所有室性期前收缩都要做射频消融术。

第51例 右束支传导阻滞与室性心律形成波形正常化的室性融合波

【临床资料】

女性, 24 岁, 因 "心悸伴胸闷 2 天" 入院。血生化检查显示肌钙蛋白 T 0.005ng/ml, CK 48.1U/L, 乳酸脱氢酶 137.9U/L, CK-MB 定量测定 0.8ng/ml, 钙 2.29mmol/L, 钾 4.16mmol/L。超声心动图显示心脏结构未见异常。

【动态心电图分析】

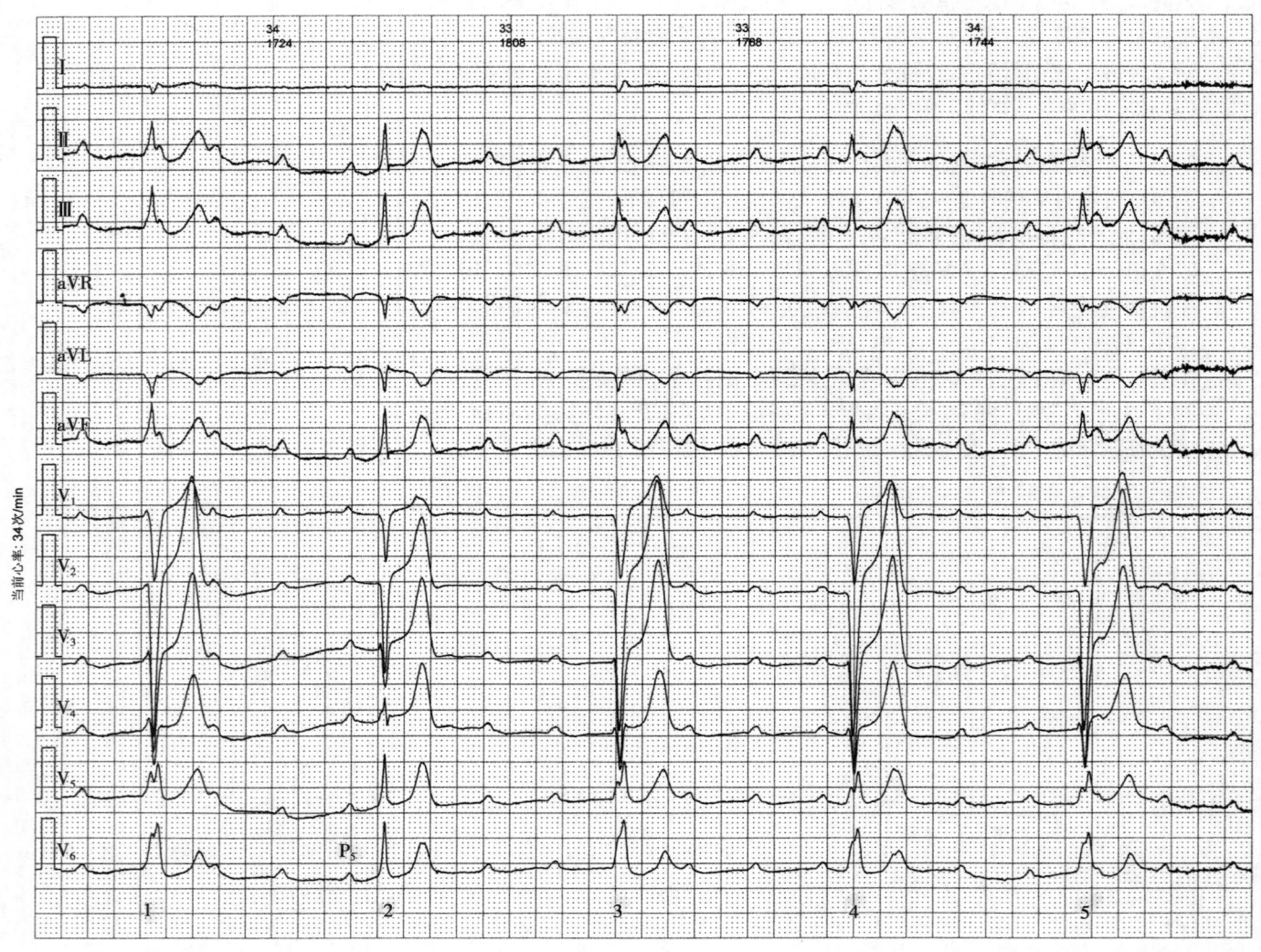

图 1 窦性 P 波顺序发生, 心房率 113 次 /min。RR 间期匀齐, 心室率 34 次 /min。P 波与 R 波无固定时间关系, 第 1、3 ~ 5 个 QRS 波群时限 0.13s, 呈右束支传导阻滞图形, QT 间期 0.46s。第 2 个 QRS 波群时限 0.09s, PR 间期 0.25s, QT 间期 0.44s。

临床诊断：心律失常，高度房室传导阻滞，右束支传导阻滞。

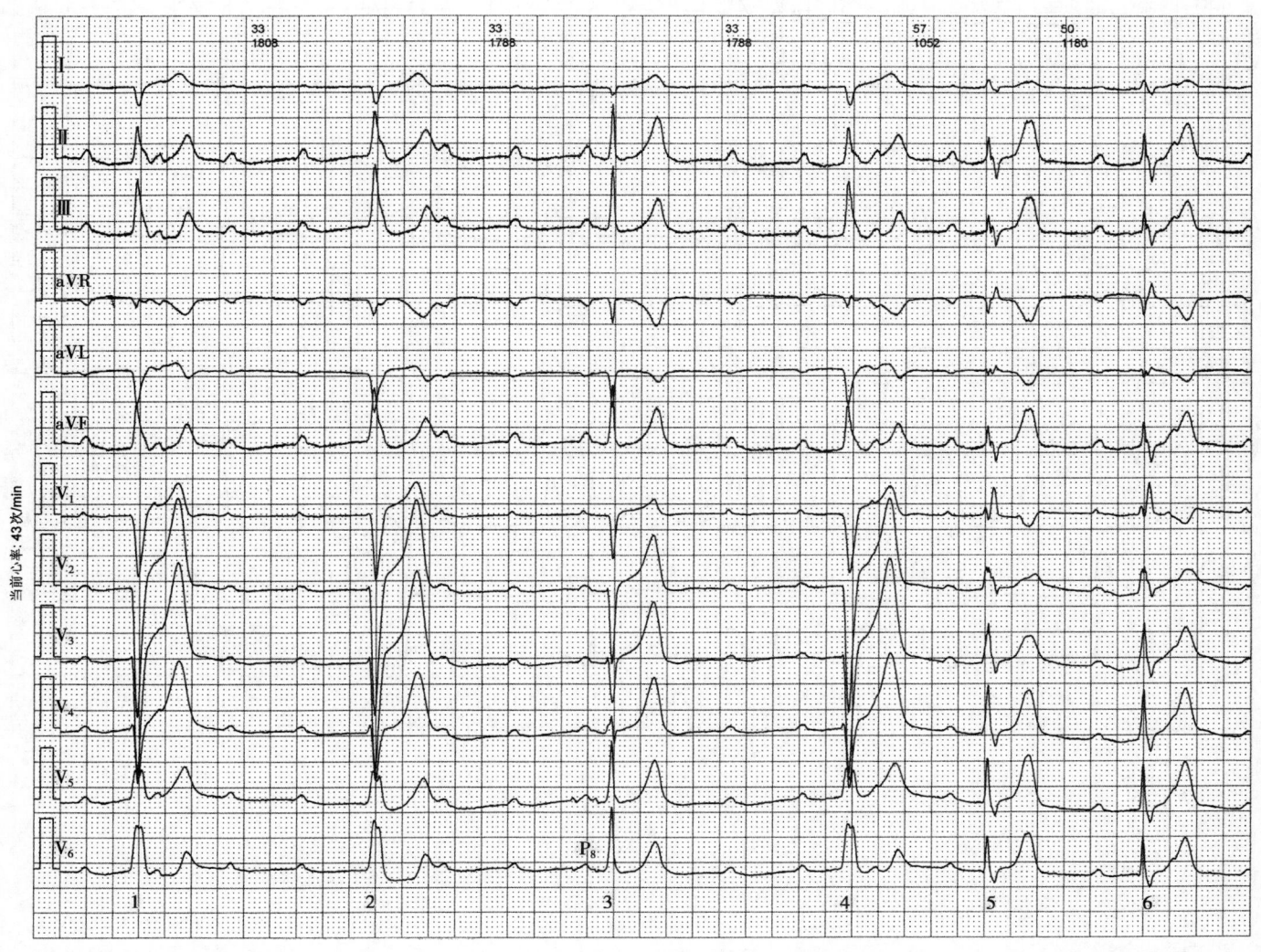

图 2 窦性心动过速，心房率 114 次 /min。第 1、2、4 个 QRS 波形与图 1 中的第 1、3~6 个 QRS 波形相同，心室率 33 次 /min。第 3 个 QRS 波形与图 1 中的第 2 个 QRS 波形相同，第 5 个与第 6 个心搏呈完全性右束支传导阻滞图形，QRS 波群时限 0.12s，PR_5 间期 0.30s，PR_6 间期 0.36s，QT 间期 0.45s。

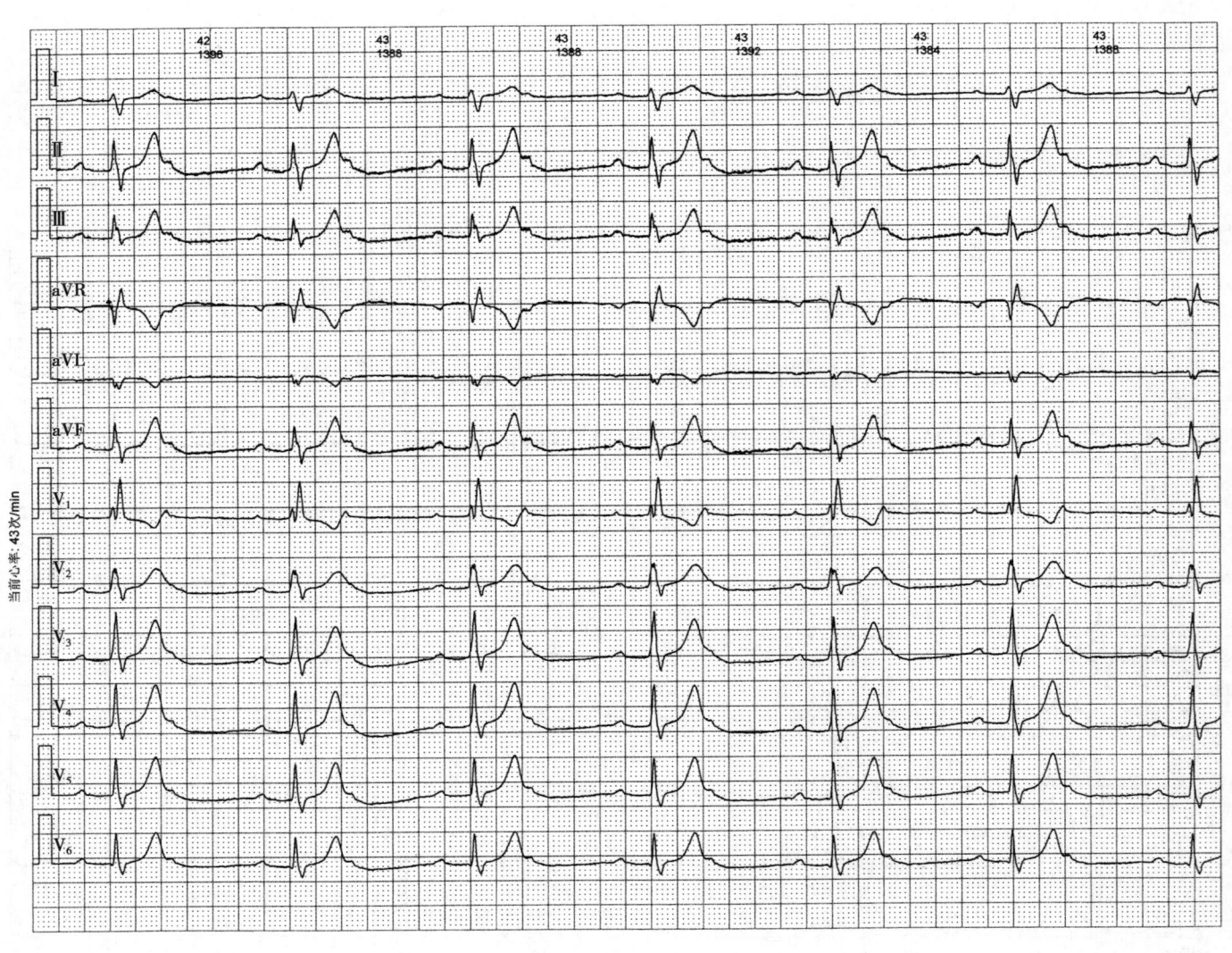

当前心率: 43次/min

图 3 窦性 P 波频率 86 次 /min, 2∶1 房室传导, PR 间期 0.28s, QRS 波形与图 2 中第 5、6 个 QRS 波形相同, 心室率 43 次 /min。

动态心电图诊断: 窦性心律, 一度房室传导阻滞, 2∶1 房室传导 (阻滞), 高度 (短暂或间歇性) 房室传导阻滞, 室性心律, 窦 – 室室性融合波 (波形与时限 "正常化")。

【点评】

1. 根据图 1 的表现可能有以下几种诊断   ①窦性心动过速, 三度房室传导阻滞, 交界性心律伴间歇性完全性左束支传导阻滞; ②窦性心动过速, 高度房室传导阻滞 (第 2 个心搏由窦性 P 波下传), 室性心律; ③窦性心动过速, 高度房室传导阻滞, 室性心律, 窦 – 室室性融合波。根据图 2、图 3 中窦性 QRS 波群呈右束支传导阻滞分析, 图 1 属于第三种诊断, 即图 1 中第 2 个、图 2 中第 3 个属于窦 – 室室性融合波所致的 QRS-T 波形正常化。

2. 波形与时限正常化的室性融合波   窦性心律时, 完全性右束支传导阻滞。室性心律起自右束支传导阻滞水平下方或右室隔侧, 图 1 中第 2 个与图 2 中第 3 个是这样产生的, 窦激动 (P_5、P_8) 经右束支下传激动左心室, 此时发自右束支传导阻滞水平下部的激动引起右心室除极, 使双侧心室肌处于同步除极化状态, 产生波形与时限正常化的 QRS 波群。

3. 在间歇性三度 (或高度) 房室传导阻滞情况下, 不见交界性心律, 出现室性心律, 提示希氏束远端阻滞。

第52例 源于左、右心室的室性心动过速

【临床资料】

男性，78 岁，因 "风湿性心脏病病史 40 年，喘憋 46 天" 入院。既往心房颤动病史 39 年，二尖瓣及主动脉瓣置换术后 21 年，心内膜下心肌梗死病史 39 年，长期口服华法林、地高辛、阿替洛尔治疗。入院次日患者血压突然下降至 61/43mmHg，心率 90 次 /min，昏迷状态，气管插管术后，呼吸机辅助呼吸，血生化检查显示钙 2.09mmol/L、钾 3.70mmol/L、镁 1.07mmol/L、钠 145.7mmol/L、肌钙蛋白 T 0.071ng/ml、CK 163.2U/L、肌红蛋白定量 138.2ng/ml、CK-MB 定量测定 1.87ng/ml，经抢救无效死亡。

【动态心电图分析】

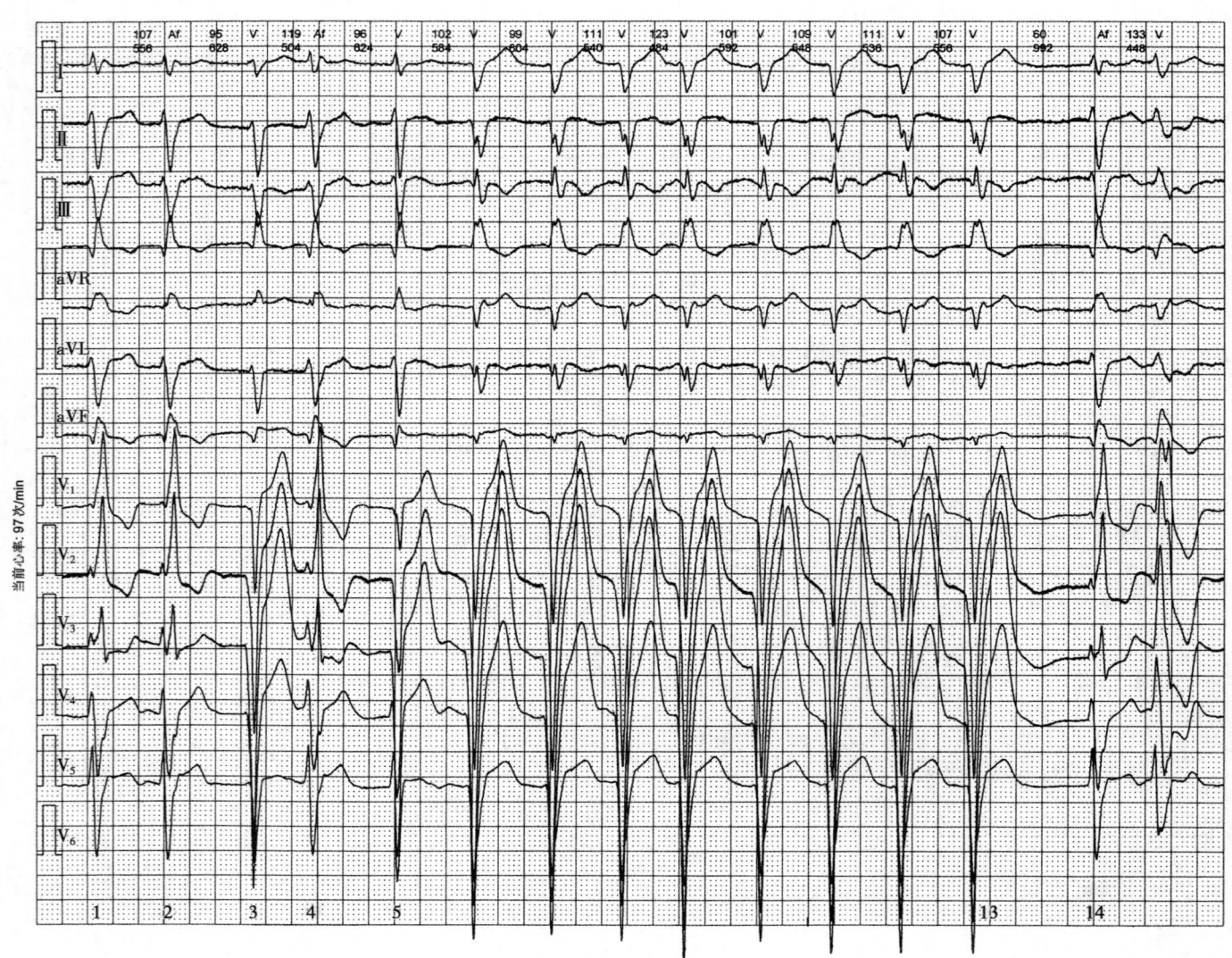

图 1 心房颤动，第 1、2、4、14 个心搏由 f 波下传，QRS 波群时限 0.14s，完全性右束支传导阻滞，左前分支传导阻滞。第 3 个及最后一个心搏为室性期前收缩。第 5～13 个心搏频率 103 次 /min，室性心动过速，起自右心室，第 5 个心搏考虑室性融合波。

诊断：心房颤动，完全性右束支传导阻滞，左前分支传导阻滞，室性期前收缩，室性心动过速，室性融合波。

死亡原因: 脑出血,脑疝。

死亡诊断: 风湿性心脏病,二尖瓣置换术后,主动脉瓣置换术后,冠状动脉粥样硬化性心脏病,陈旧性心肌梗死,心功能不全,心功能Ⅳ级(NYHA 分级),高血压 3级(很高危),心脏扩大,呼吸衰竭,气管插管术后,心肺复苏术后,脑出血,脑疝。

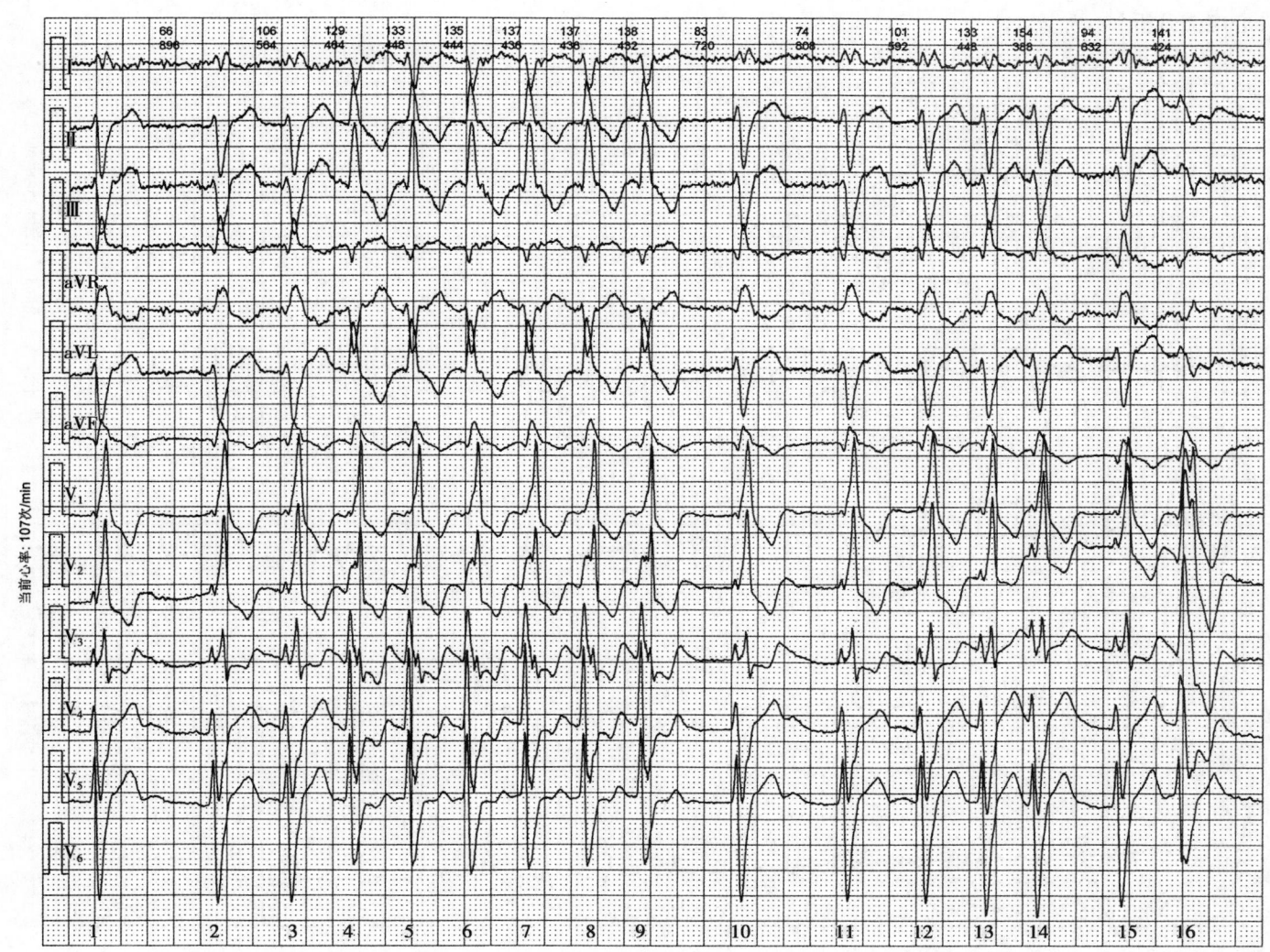

图 2 第 1、2、10~15 个心搏由 f 波下传,第 4~9 个心搏为短阵室性心动过速,起自左室流出道,第 16 个心搏为室性期前收缩。

诊断: 心房颤动,完全性右束支传导阻滞,左前分支传导阻滞,室性期前收缩,短阵室性心动过速。

源于左、右心室的室性心动过速

第53例 | 左前分支处心动过速

【临床资料】

男性，28岁，因"活动后憋喘7年，头晕4个月"入院。查体：血压111/59mmHg，身高165cm，体重49kg，BMI 18.0kg/m²。钾4.11mmol/L。超声心动图显示右心扩大，三尖瓣重度反流，肺动脉重度高压，心包积液。胸部CT显示心影增大。

【心电图分析】

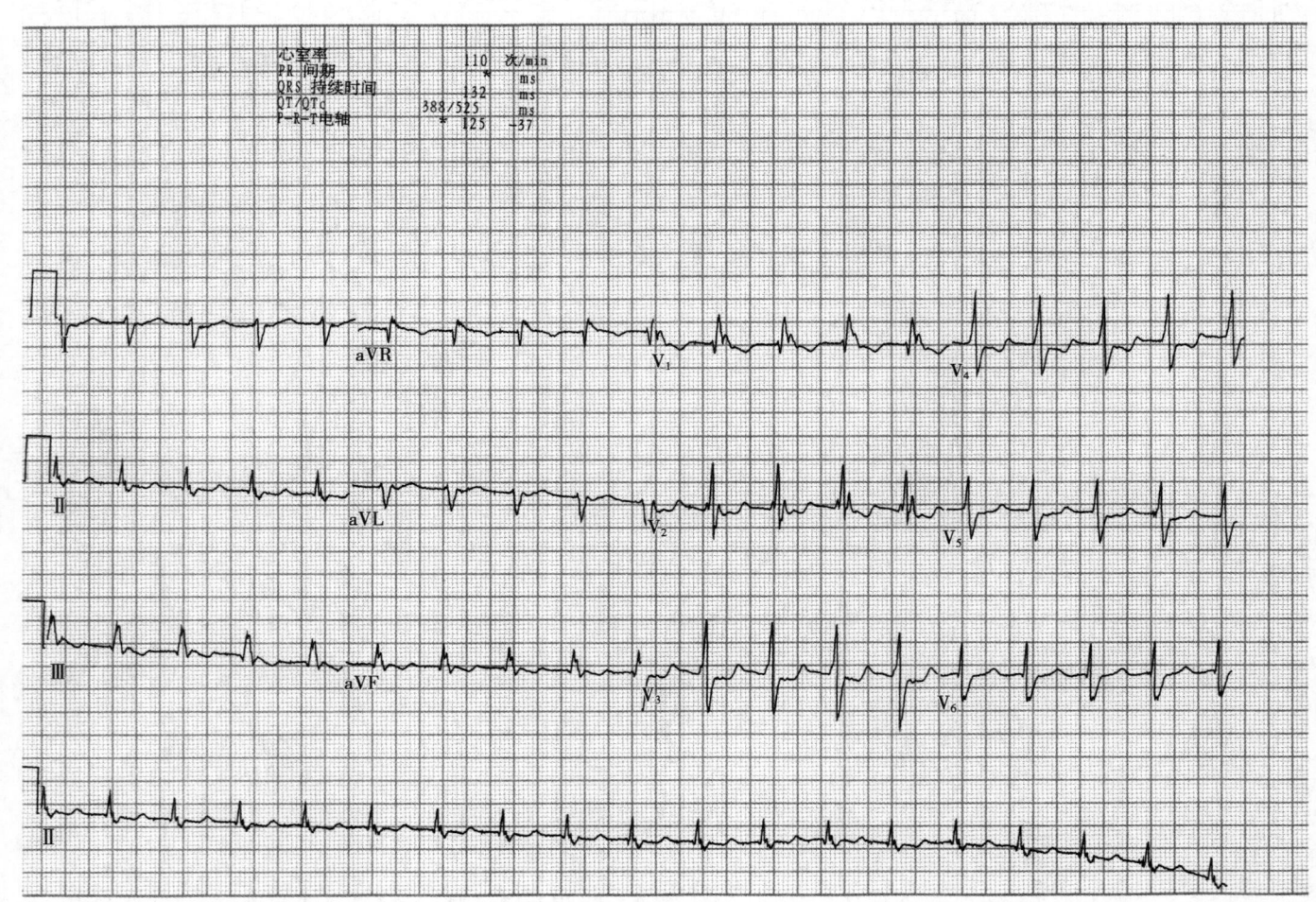

图1 RR间期匀齐，心室率110次/min，QRS波群时限132ms，P波位于R波降支及ST段起始处。QRS电轴125°，V₁导联呈rsR′型，V₄~V₆导联S波增宽，ST段：aVR导联抬高0.10mV，V₂~V₅导联压低0.10~0.15mV。

诊断： 交界性心动过速？左前分支处心动过速可能性大。

临床诊断：大动脉炎，肺动脉高压，右心扩大，三尖瓣重度关闭不全。

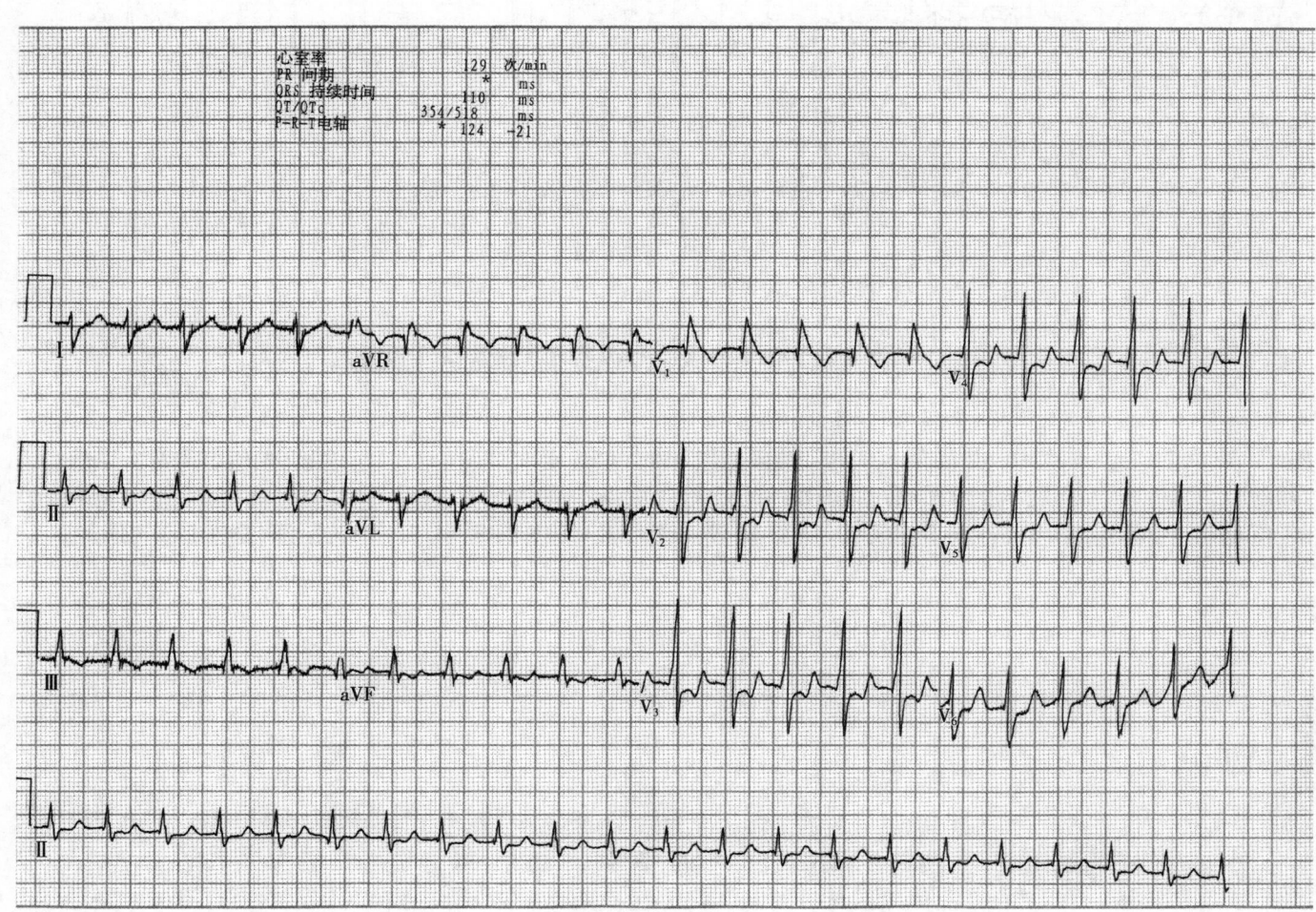

图2 RR 间期匀齐，心室率 129 次 /min，QRS 波群时限 110ms，QRS 电轴 124°，V₁ 导联图形疑似右束支传导阻滞伴 Brugada 波，P⁻ 波位于 R 波之后，RP⁻ 间期 >90ms，RP⁻ 间期 < P⁻R 间期，提示前传型房室折返性心动过速。

诊断：前传型房室折返性心动过速？右心室肥大，右束支传导阻滞，Brugada 波？

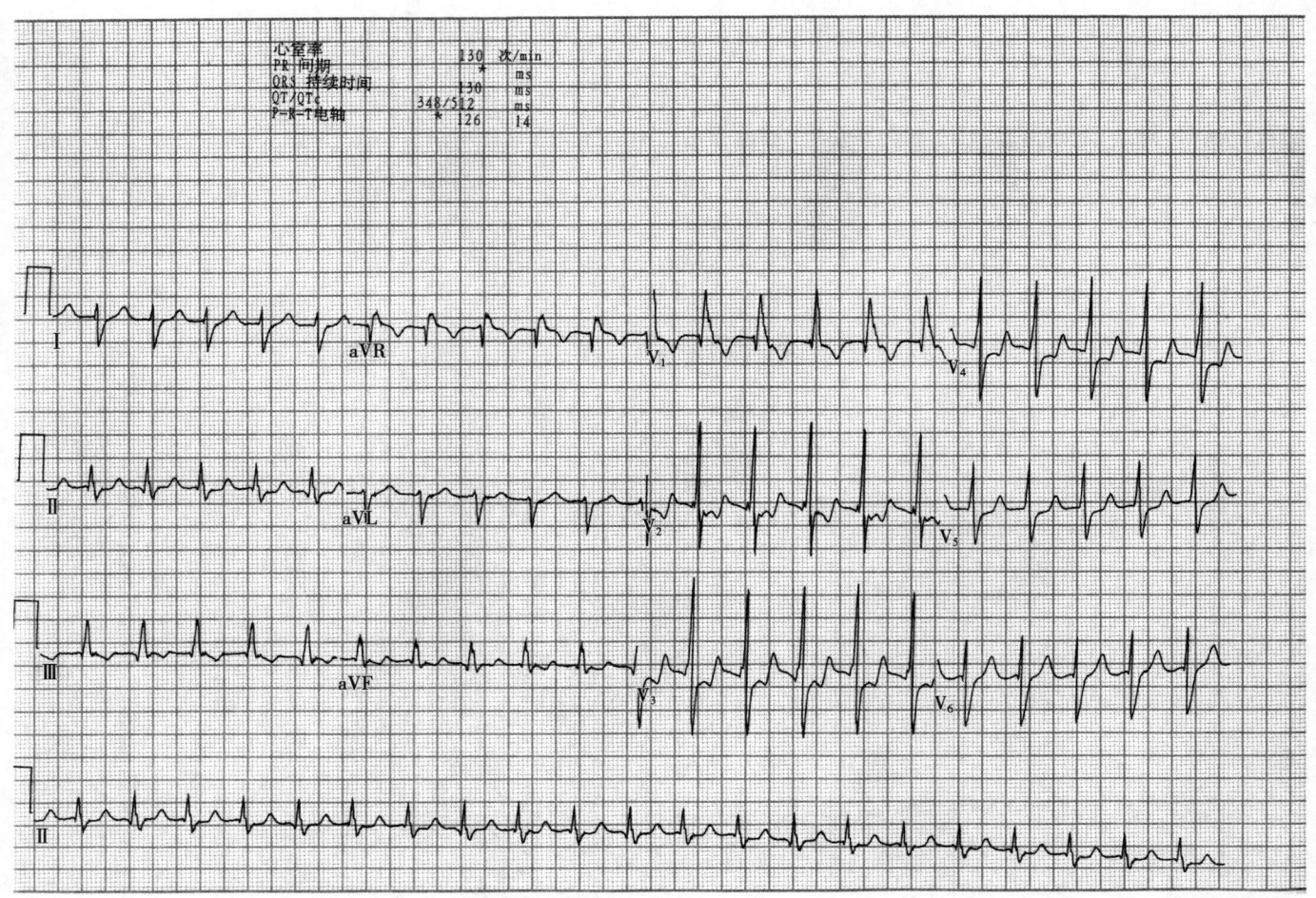

图 3 RR 间期匀齐，心室率 130 次 /min，QRS 波群时限 130ms，QRS 电轴 126°，V_1 导联呈 rsR′ 型，V_5、V_6 导联 S 波增深、增宽。P^- 波位于 R 波之后，RP^- 间期 >90ms，RP^- 间期 <P^-R 间期。ST 段：aVR 导联抬高 0.10mV，V_2~V_5 导联压低 0.10~0.25mV。

诊断： 前传型房室折返性心动过速？ 右心室肥大，右束支传导阻滞，室性心动过速？

【点评】

1. 心动过速　图 1～图 3 是 1 周内发生的 3 阵心动过速。QRS 波形与窦性 QRS 波群比较有相似之处，都有电轴右偏、右束支传导阻滞；不同之处在于：图 4 窦性心律时，Ⅲ 导联 S 波深，aVL 导联呈 rsr′ 型，V_1 导联呈 qRs 型，aVR 导联 Q/R <1 等。所以由图 4 证明，图 1～图 3 是起自左前分支处的室性心动过速伴 1:1 室房传导。图 1 中室性心动过速激动经前上方传入心房，出现了正向逆行 p^- 波。图 2 与图 3 传入心房的径路相同，从心房下部开始激动，逆

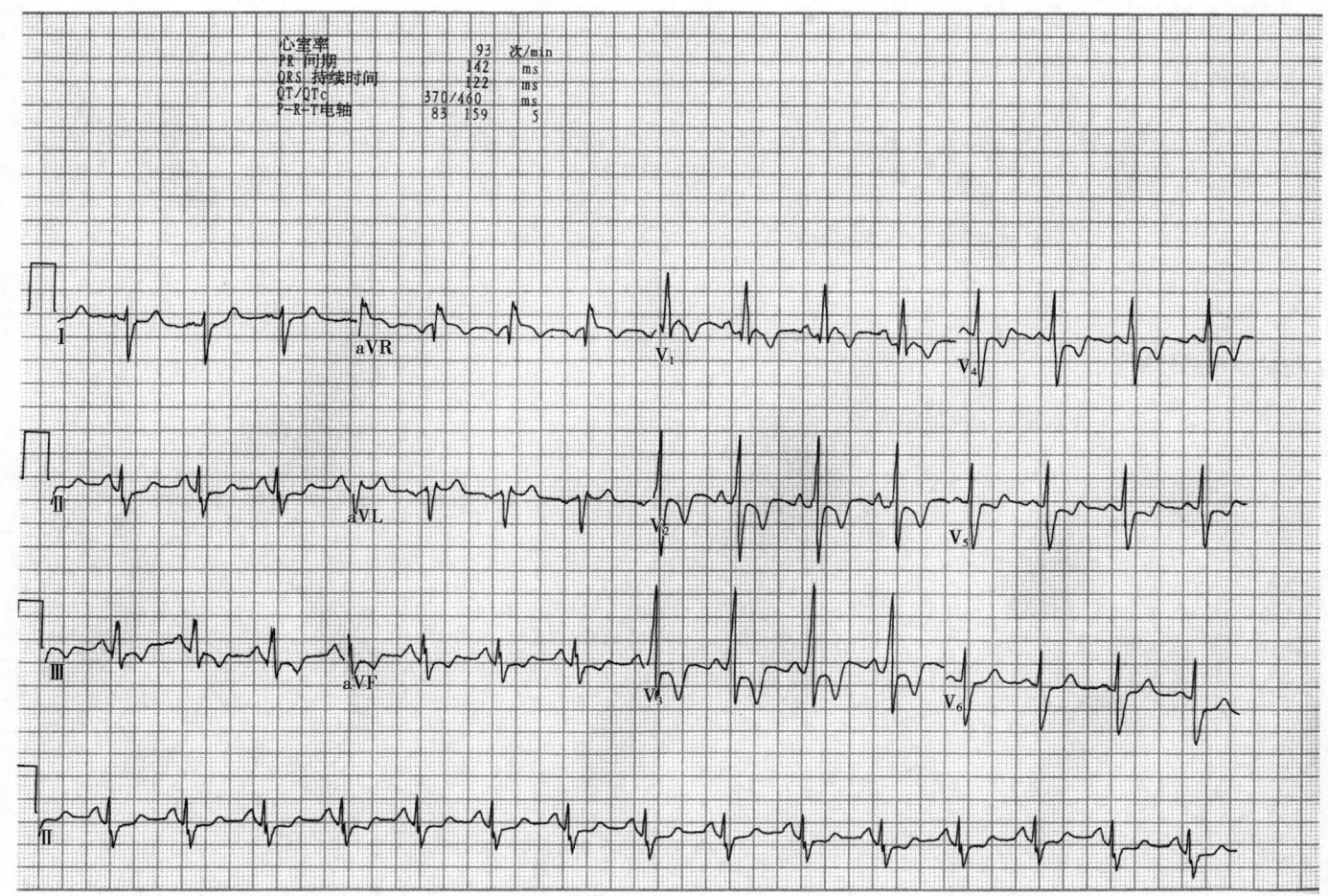

图 4 恢复窦性心律，心率 93 次 /min，PR 间期 142ms，QRS 波群时限 122ms，QRS 电轴 159°，V_1 导联呈 qRs 型。ST 段：aVR 导联抬高 0.10mV，$V_2 \sim V_5$ 导联压低 0.10～0.25mV。T 波：$V_1 \sim V_4$ 导联倒置，V_5 导联双向。QT/QTc 间期 370/460ms。

诊断： 窦性心律，右心房增大，右心室肥大，右束支传导阻滞，ST 段压低，T 波倒置。

行 P⁻ 波倒置。

2．大动脉炎，重度肺动脉高压，心电图提示右心房增大，右心室肥大，ST 段重度压低，T 波倒置深，肥厚的右心室心肌缺血。

【临床资料】

女性，31 岁，因 "心悸半个月" 入院。动态心电图监测 23h10min，窦性心律，房性期前收缩 10 次，室性期前收缩 47 334 次，占总心搏数目的 39.2%。查体、生化检查、超声心动图未见异常。

【动态心电图分析】

图 1～图 3 展示了不同频率下室性期前收缩二联律。

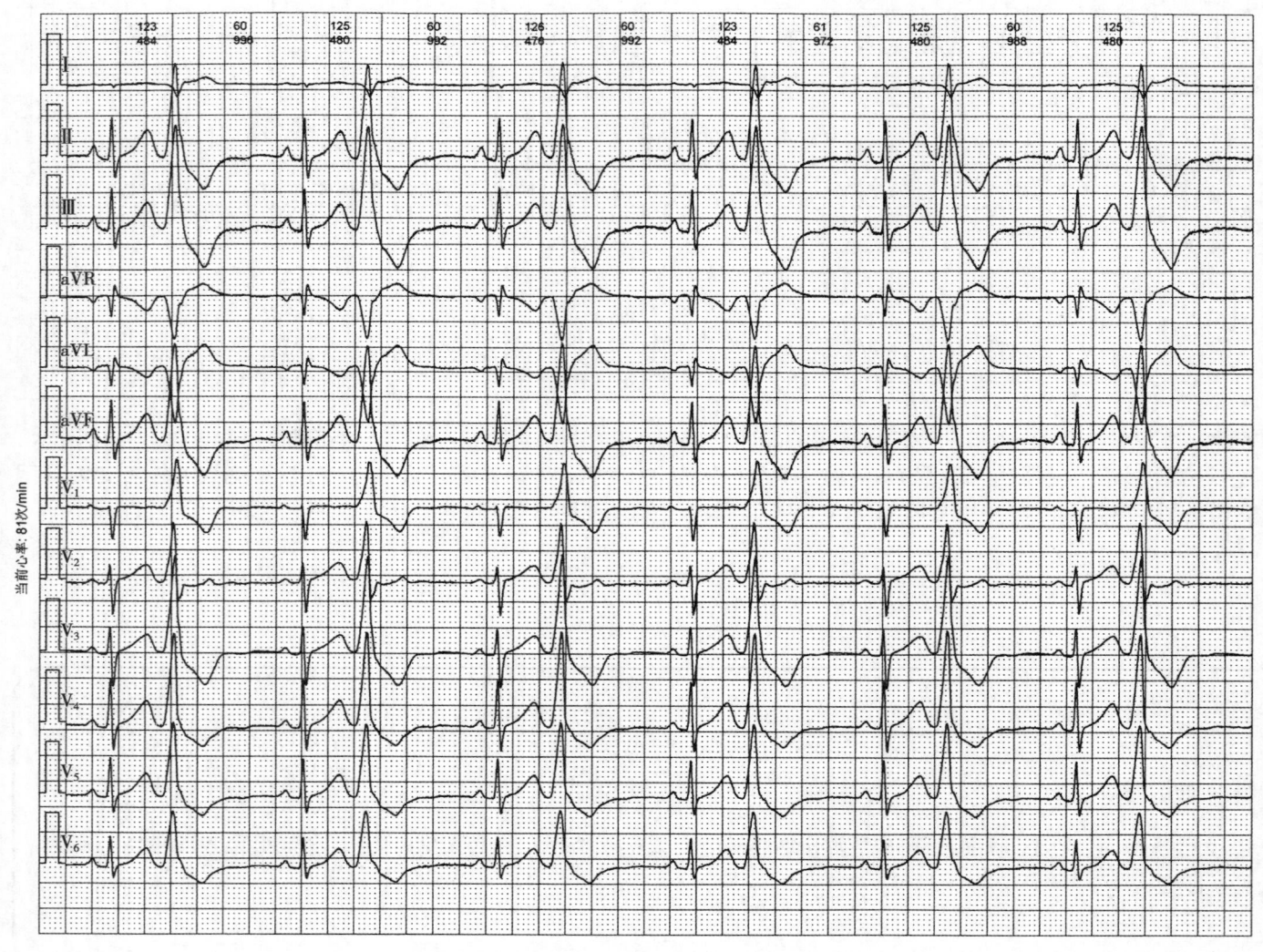

图 1 窦性心律，心率 81 次 /min，室性期前收缩二联律，联律间期 476～484ms。

临床诊断: 心律失常,室性期前收缩,房性期前收缩。

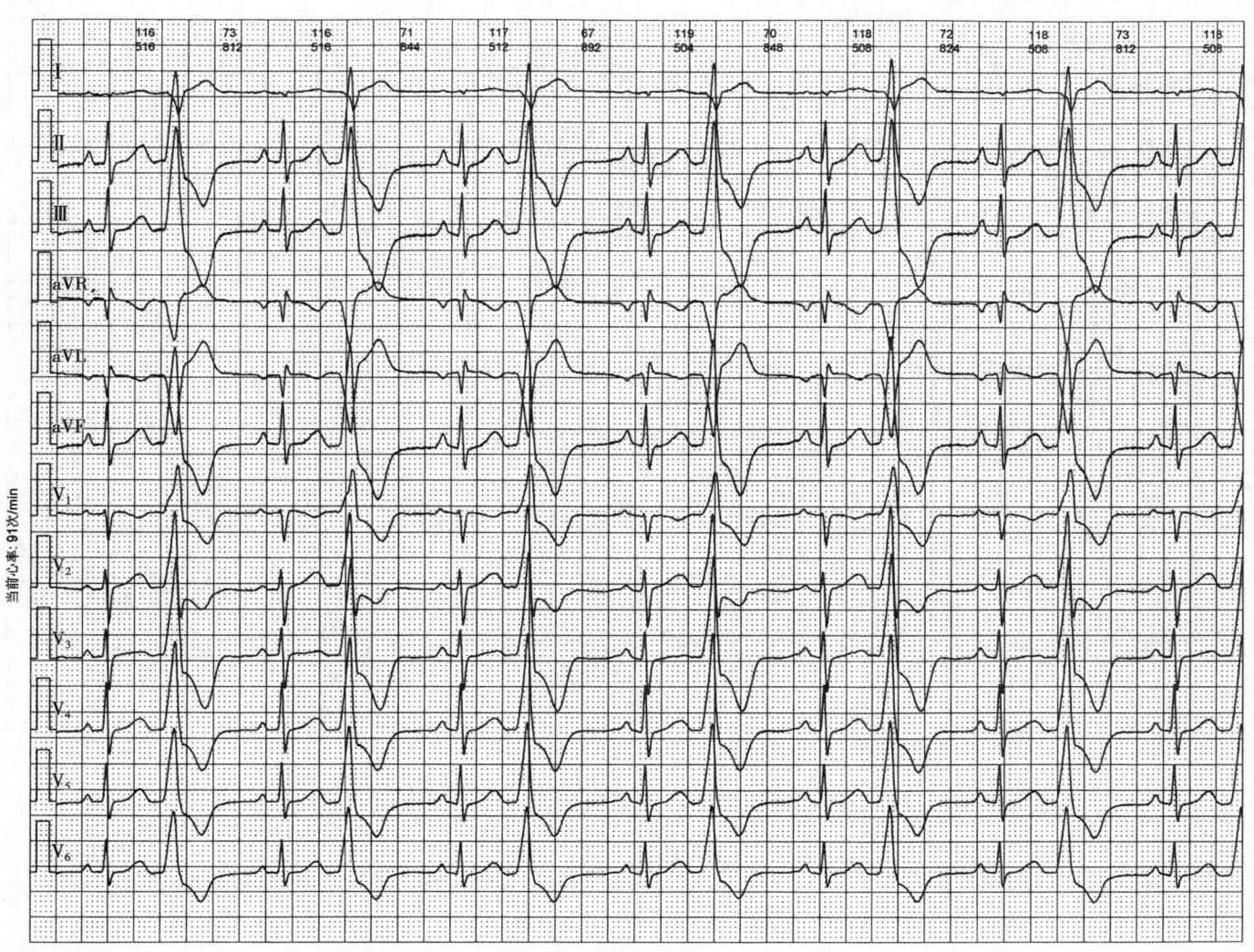

图 2　窦性心律,心率 91 次/min,室性期前收缩二联律的联律间期 504~516ms。

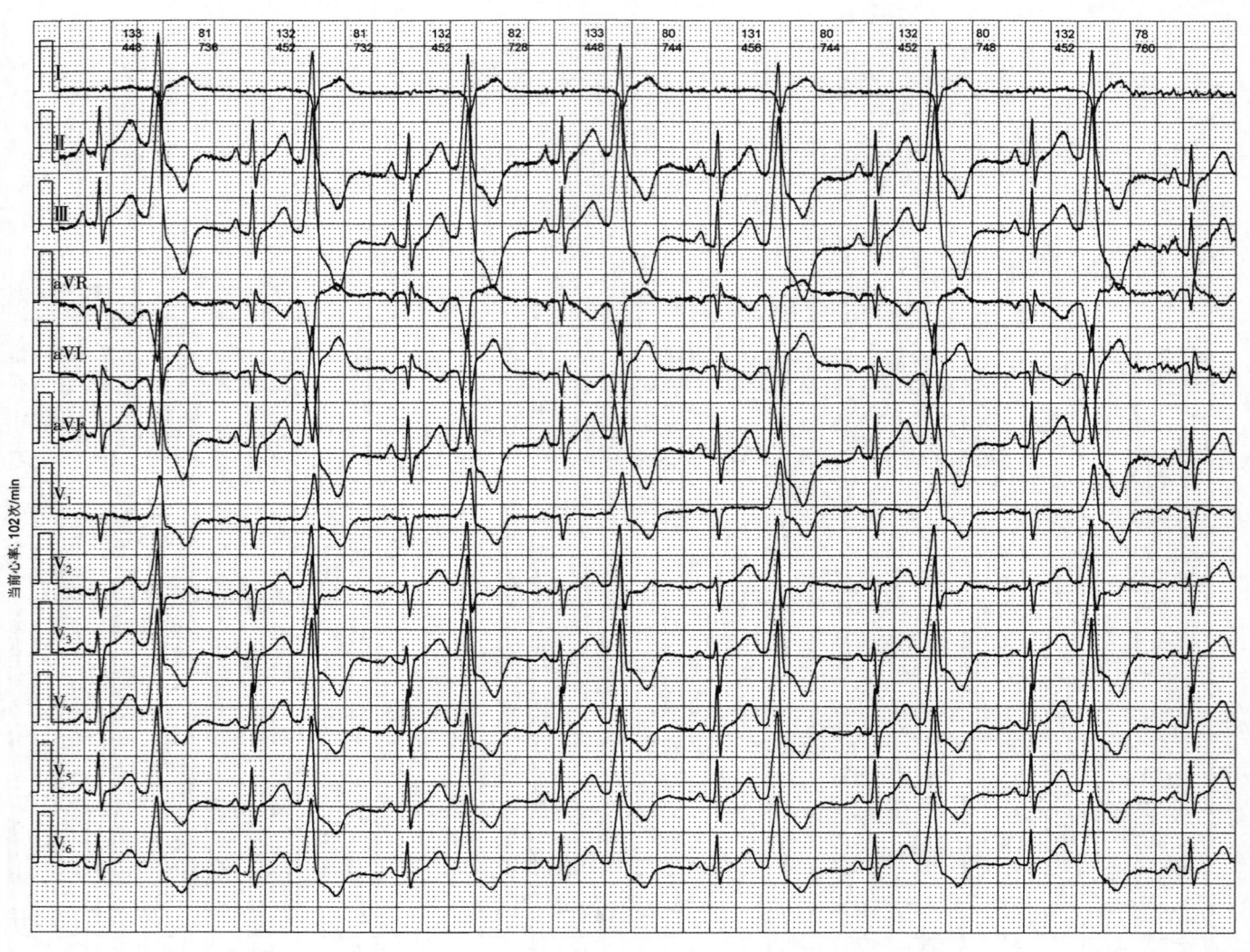

当前心率: 102次/min

图3　窦性心动过速，心率 102 次 /min。窦性心搏与室性期前收缩形成二联律，
联律间期 448～456ms，室性期前收缩形态一致，单形性室性期前收缩二联律。

动态心电图诊断：窦性心律，室性期
前收缩二联律。

【点评】

1. 室性期前收缩起源部位　Ⅱ、Ⅲ、aVF、V₁、V₃～V₆ 导联室性期前收缩
呈 R 型，Ⅰ、aVR、aVL 导联呈 QS 型，提示左室流出道期前收缩二联律。

2. 室性期前收缩二联律　主导心律的心搏与室性期前收缩重复 3 次或
3 次以上，称为室性期前收缩二联律。为什么室性期前收缩总是跟踪主
导节律的心搏之后出现呢？这说明室性期前收缩的发生与主导节律的
心搏有关，即室性期前收缩的发生机制是折返，窦性激动在心室内折返
产生室性期前收缩二联律，只要不是主导节律的频率快速，折返现象将
持续存在。折返中断以后，二联律随之消失。

第55例 | 左室流入道间隔侧室性心动过速

【临床资料】

男性，37 岁，因 "发作性心悸 9 年" 入院。心悸发作时难以忍受。心电图提示宽 QRS 心动过速。心肌酶正常，超声心动图显示心脏结构及功能未见异常。

临床诊断： 心律失常，室性心动过速。

【心电图分析】

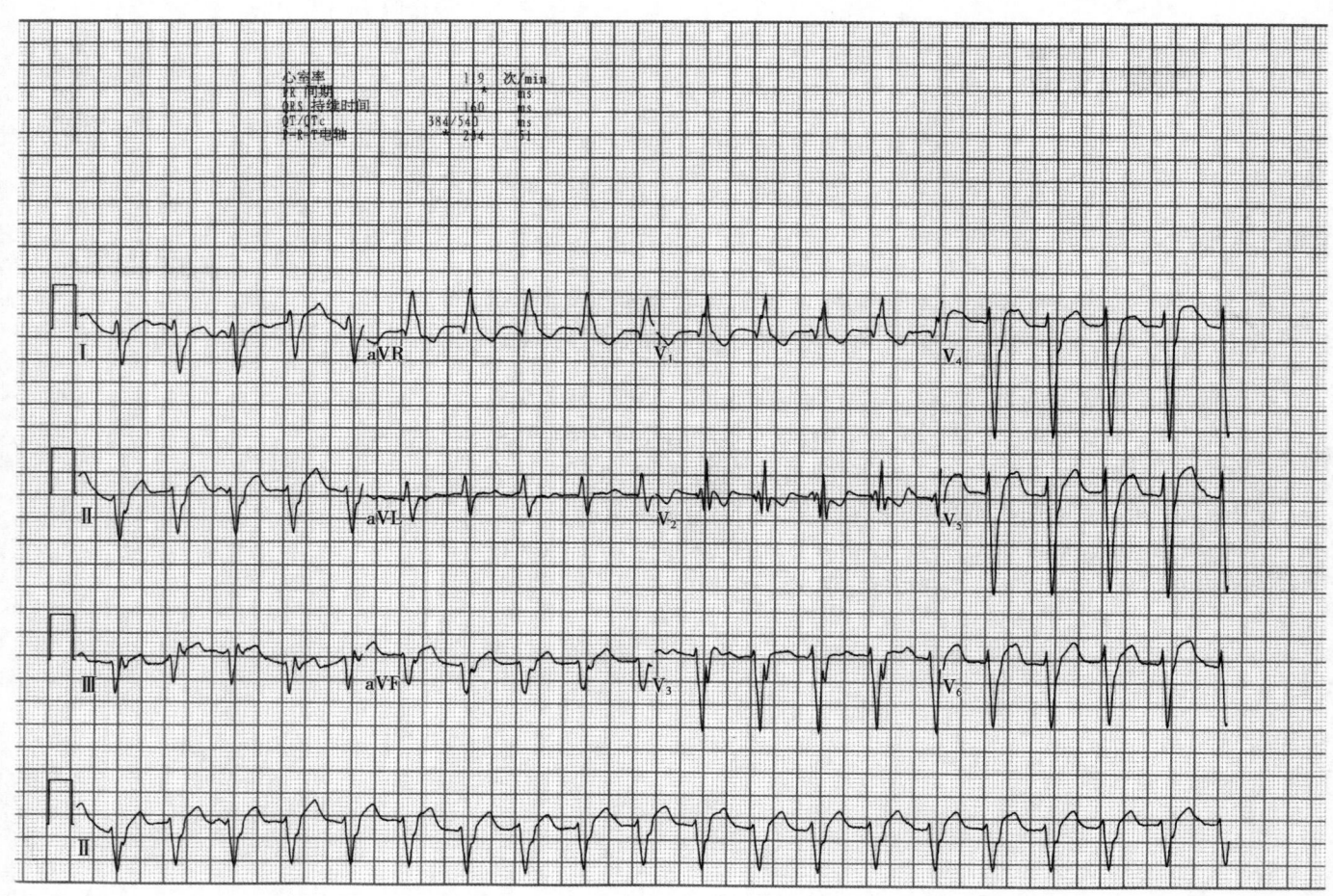

图 1 描记于心悸发作时：宽 QRS 心动过速，心室率 119 次 /min，QRS 波群时限 160ms，QRS 电轴 234°，V$_1$ 导联呈 qR 型，V$_3$~V$_6$ 导联呈 rS 型，第 3 个 QRS 波群之前有窦性 P 波，P 波重叠于第 4 个心搏的 T 波上，使 T 波增高，窦性频率约为 75 次 /min，完全性房室分离。

诊断： 窦性心律，室性心动过速，房室分离。

【点评】

起自左室流入道间隔侧室性心动过速的特点：类似于右束支传导阻滞 + 电轴左偏或不确定区域。此处发出的激动形成的室性心动过速，先引起该处心室肌及右束支除极，QRS 波群类似于右束支传导阻滞图形，最大左心室除极向量在额面指左上方或偏右上方，QRS 电轴显著左偏或不确定，与左前分支除极较晚有关。由于右束支及右心室最后除极，QRS 波群类似于右束支传导阻滞图形。

本例支持室性心动过速的诊断依据：类似于右束支传导阻滞加不确定心电轴，房室分离等。心脏电生理检查在左室流入道间隔侧偏后标测到室性心动过速起源点电位，射频消融术后室性心动过速终止，未再发作室性心动过速。

图 2 中出现的 ST-T 改变部位广泛。射频消融影响的是一个点，不可能引起这样广泛的心肌复极异常；T 波记忆现象也不能解释明显的 ST 段压低；心肌酶无明显异常，超声心动图未见异常，引起 ST-T 改变的真正原因还在观察研究中。

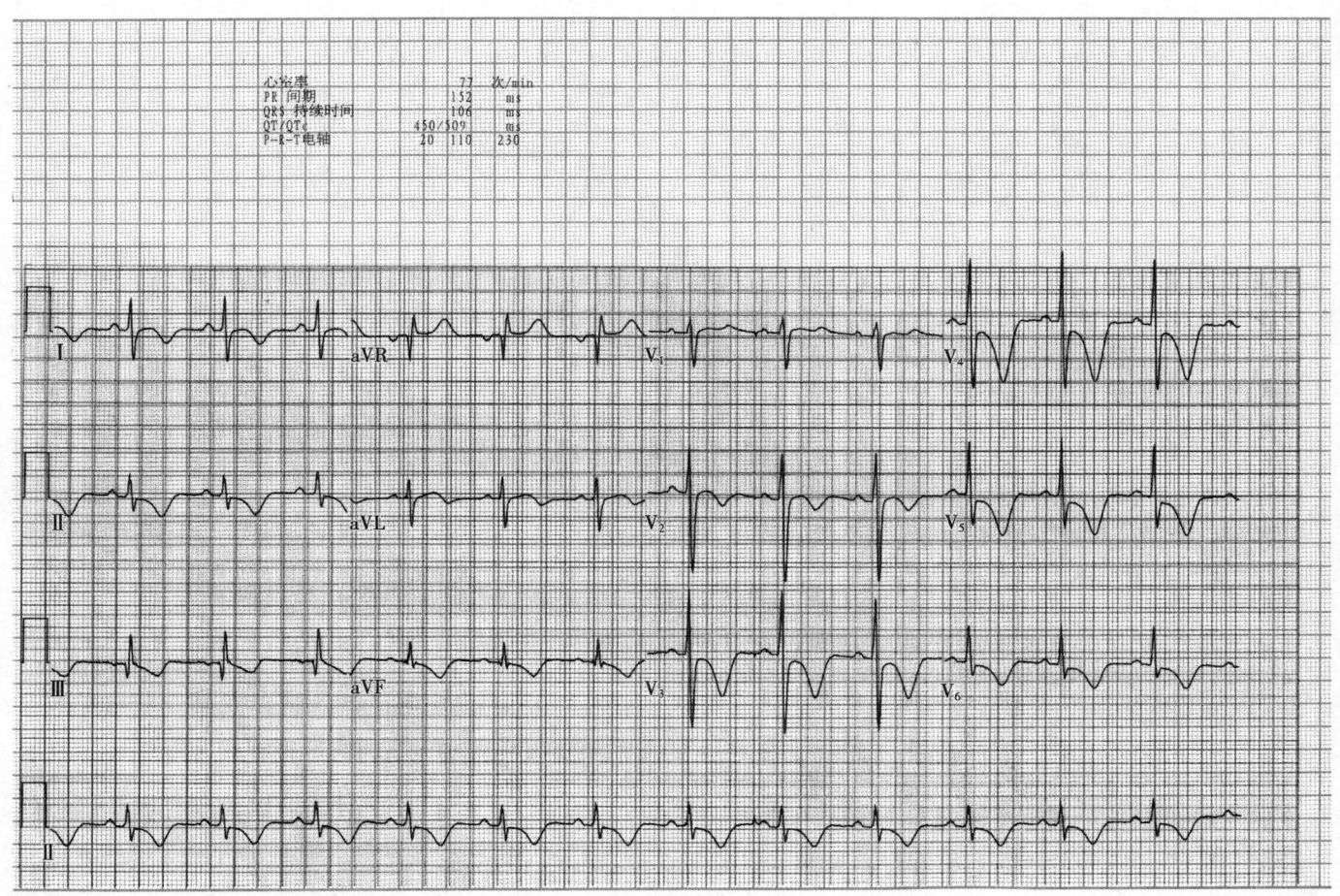

图 2　描记于心动过速终止以后，射频消融术后第 1 天：窦性心律，心率 77 次 /min，PR 间期 152ms，QRS 波群时限 106ms，QRS 电轴 110°，QT/QTc 间期 450/509ms。ST 段：Ⅱ、Ⅲ、aVF、V₃～V₆ 导联压低 0.10～0.20mV。T 波：Ⅰ、Ⅱ、Ⅲ、aVL、aVF、V₂～V₆ 导联倒置，aVR 导联直立。

诊断： 窦性心律，ST 段压低及 T 波倒置（下壁、前侧壁、高侧壁及前壁），QTc 间期延长。

第56例 左室流入道期前收缩三联律

【临床资料】

男性,58 岁。

临床诊断:心律失常,室性期前收缩。

图 1 窦性心律,心率 58 次 /min。宽大、畸形的 QRS 波群提早出现,QRS 波群时限 0.14s,QRS 电轴左偏,V₁~V₃ 导联呈 R 型,期前收缩起源于左室流入道形成三联律。

诊断:窦性心律,左室流入道期前收
缩三联律。

【动态心电图分析】

当前心率: 101次/min

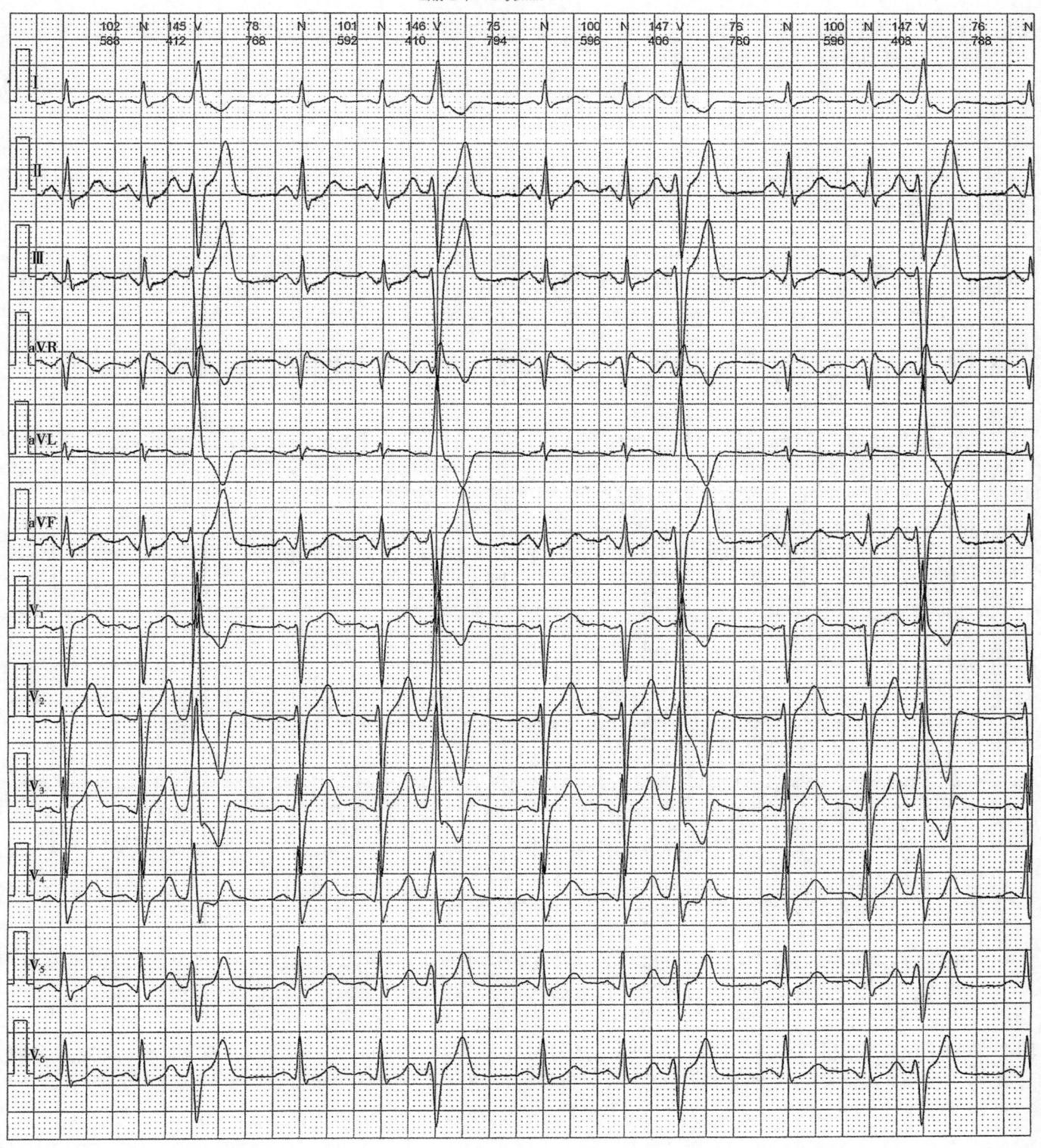

左室流入道期前收缩三联律

第57例 | 左束支逸搏心律伴波形正常化的室性融合波

【临床资料】

女性，84岁，因"间断胸闷、憋喘1年，加重15h"入院。既往高血压病史。超声心动图显示节段性室壁运动障碍（后间隔、下壁），二尖瓣中度反流，左室整体功能减低。

【动态心电图分析】

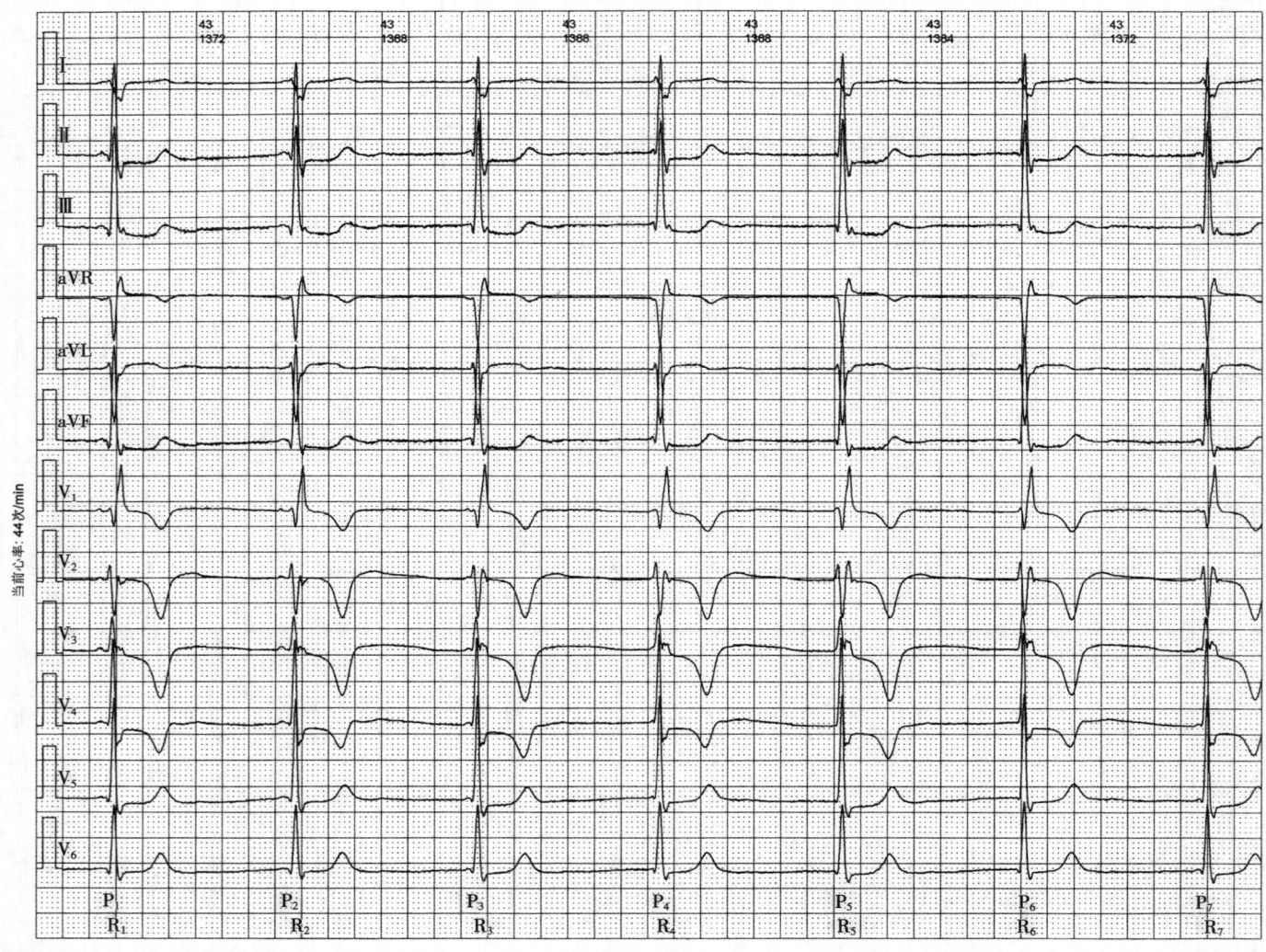

图1 窦性P波顺序发生，心房率43次/min，RR间期匀齐，心室率43次/min。QRS波群出现在P波峰及降支上、P波起始处。P波与R波无关系。QRS波群时限0.13s，V_1导联呈rsR'型，呈完全性右束支传导阻滞图形。ST段：Ⅱ、Ⅲ、aVF、V_2~V_6导联压低0.05~0.20mV。T波：V_1~V_4导联倒置。

临床诊断: 冠状动脉粥样硬化性心脏病,不稳定型心绞痛,高血压。

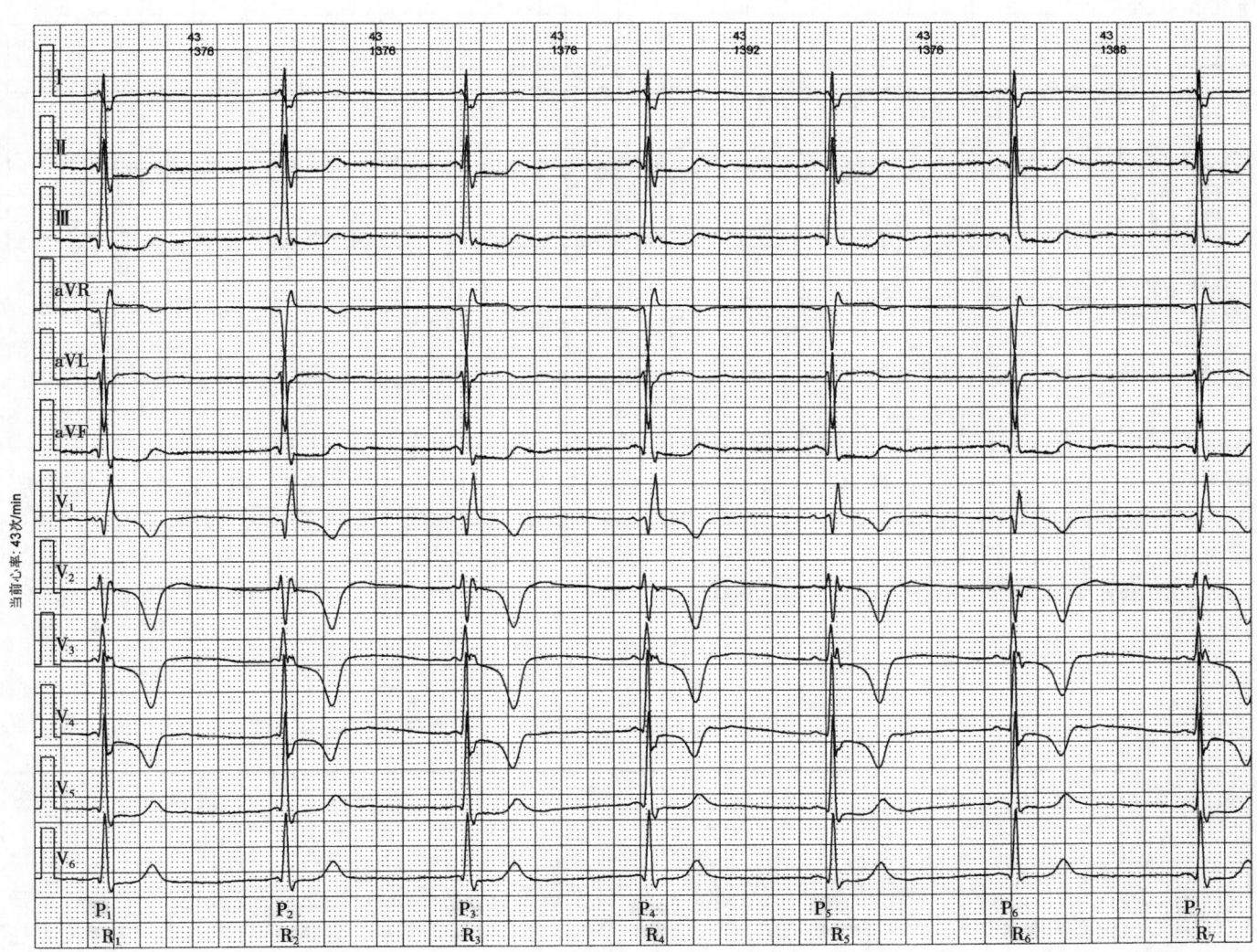

图 2 与图 1 比较:心房率仍为 43 次 /min,心室率 43 次 /min,PR 间期短而不固定。R_5 与 R_6 的右束支传导阻滞波形程度有所减轻。

左束支逸搏心律伴波形正常化的室性融合波

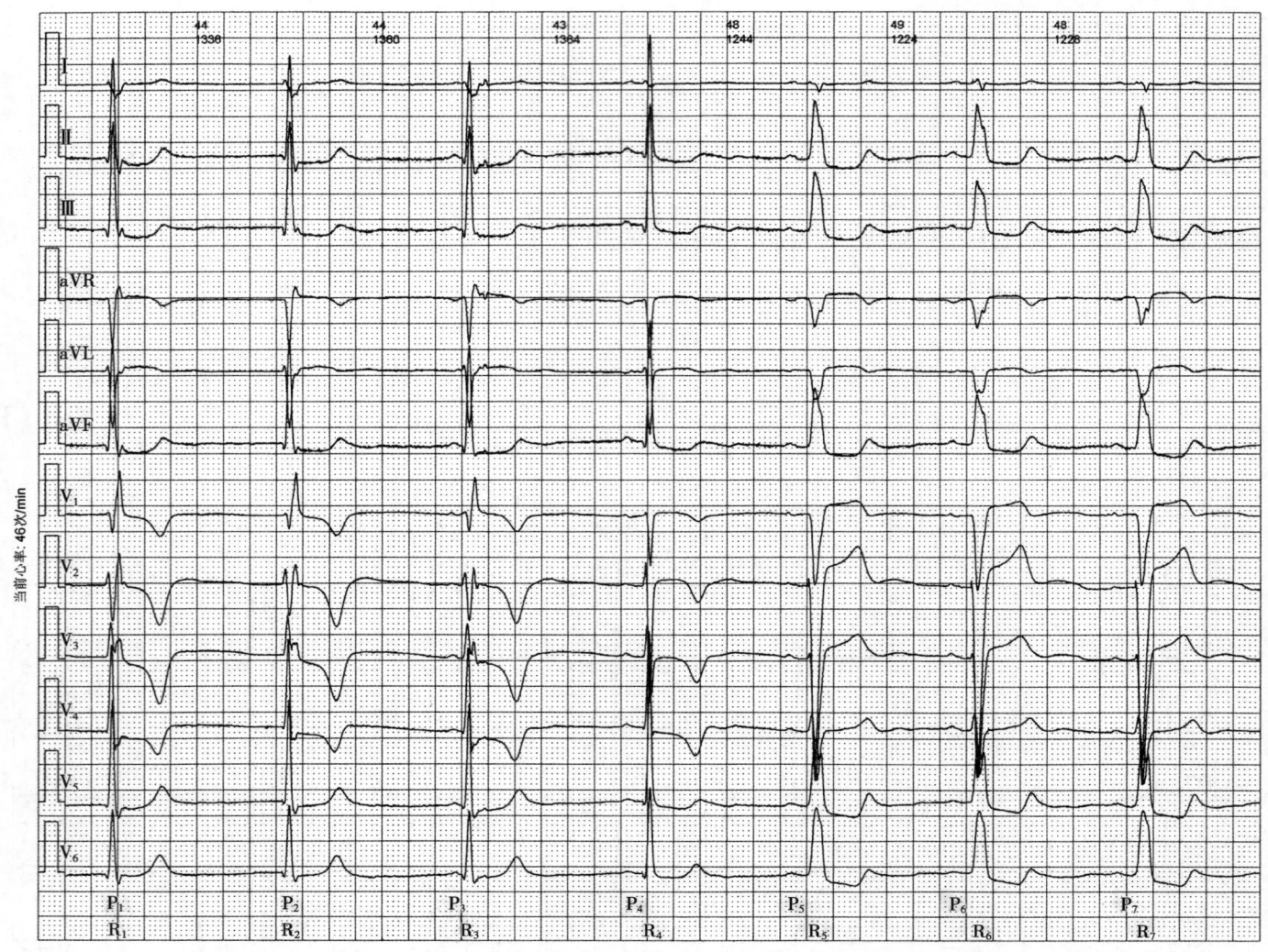

图3　P$_1$~P$_7$为窦性心动过缓，心率44~48次/min。QRS波群形态有三种类型，R$_1$、R$_2$和R$_3$图形与图1、图2的QRS波形一致。P$_5$R$_5$间期、P$_6$R$_6$间期及P$_7$R$_7$间期固定为0.17s，QRS波群时限0.14s，呈完全性左束支传导阻滞图形。P$_4$R$_4$间期0.15s，QRS波群时限0.09s，提示QRS波群时限正常化的室性融合波。

图1~图3动态心电图诊断：窦性心动过缓，完全性左束支传导阻滞，左束支逸搏心律，波形正常化的室性融合波，不完全性干扰性房室分离。

【点评】

1. 关于宽QRS波群节律　图1与图2中呈RBBB图形的节律是交界性心律，还是室性心律？支持交界性心律合并右束支传导阻滞的依据：QRS波群节律匀齐，QRS波形呈右束支传导阻滞图形。但是，图3的表现不支持交界性心律合并完全性右束支传导阻滞的诊断。试作如下解释：图1与图3中呈完全性右束支传导阻滞图形的QRS波群节律起源于心室。室性起搏点位于左束支传导阻滞水平下端的近左前分支处，属于分支性自主节律。此处发生的激动最先引起左前分支及其支配的室间隔和左心室心肌除极，而窦性心律合并完全性左束支传导阻滞情况下，

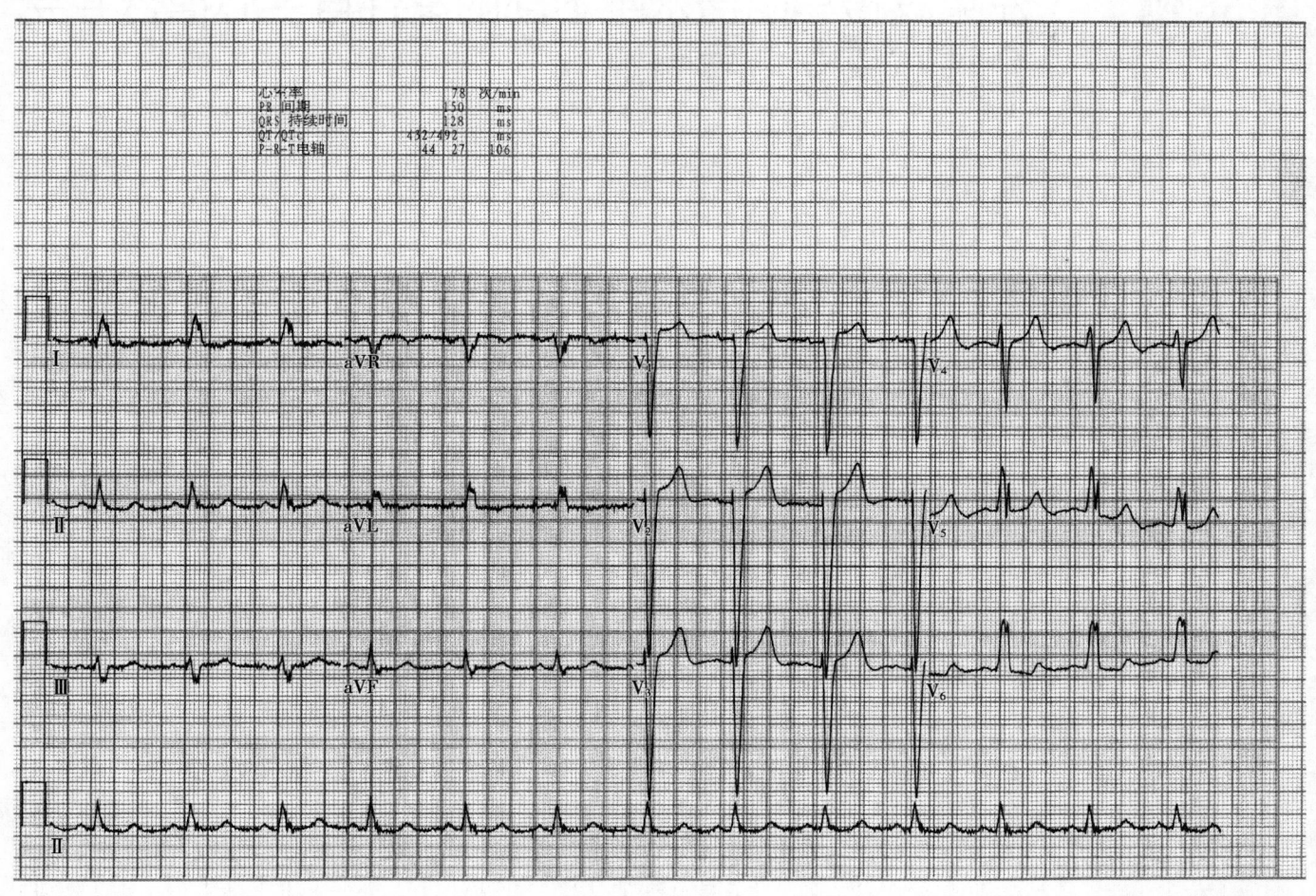

图 4 心室率 78 次 /min，PR 间期 150ms，QRS 波群时限 128ms，QRS 电轴 27°，QT/QTc 间期 432/492ms。

诊断： 窦性心律，完全性左束支传导阻滞。

也只能做出这样的解释。图 2 中 R₅ 与 R₆ 的右束支传导阻滞程度减轻，实际上是室性融合波，又支持了室性自主心律的诊断。与起源于心室肌的室性自主心律比较，分支性自主节律自律性相对稳定。

2. 房室分离　图 1 和图 2 的窦性频率与 QRS 波群的频率相等或近乎相等，P 波总是位于 QRS 波群之前或之中，这种现象又称钩龙现象。这种现象不会持久，图 3 中窦性 PP 间期逐渐缩短，窦性激动夺获心室，室性节律随之消失。总的分析是不完全性干扰性房室分离。

第 58 例　左束支传导阻滞水平下部的室性自主心律合并完全性右束支传导阻滞

【临床资料】

女性,84 岁,因"间断胸闷、憋气 1 年余,乏力 15h"入院。血生化检查显示肌钙蛋白 T 0.05ng/ml,肌红蛋白定量 119ng/ml,CK-MB 定量测定 2.1ng/ml。超声心动图显示节段性室壁运动异常(后间隔、下壁),左室整体功能减低。

【动态心电图分析】

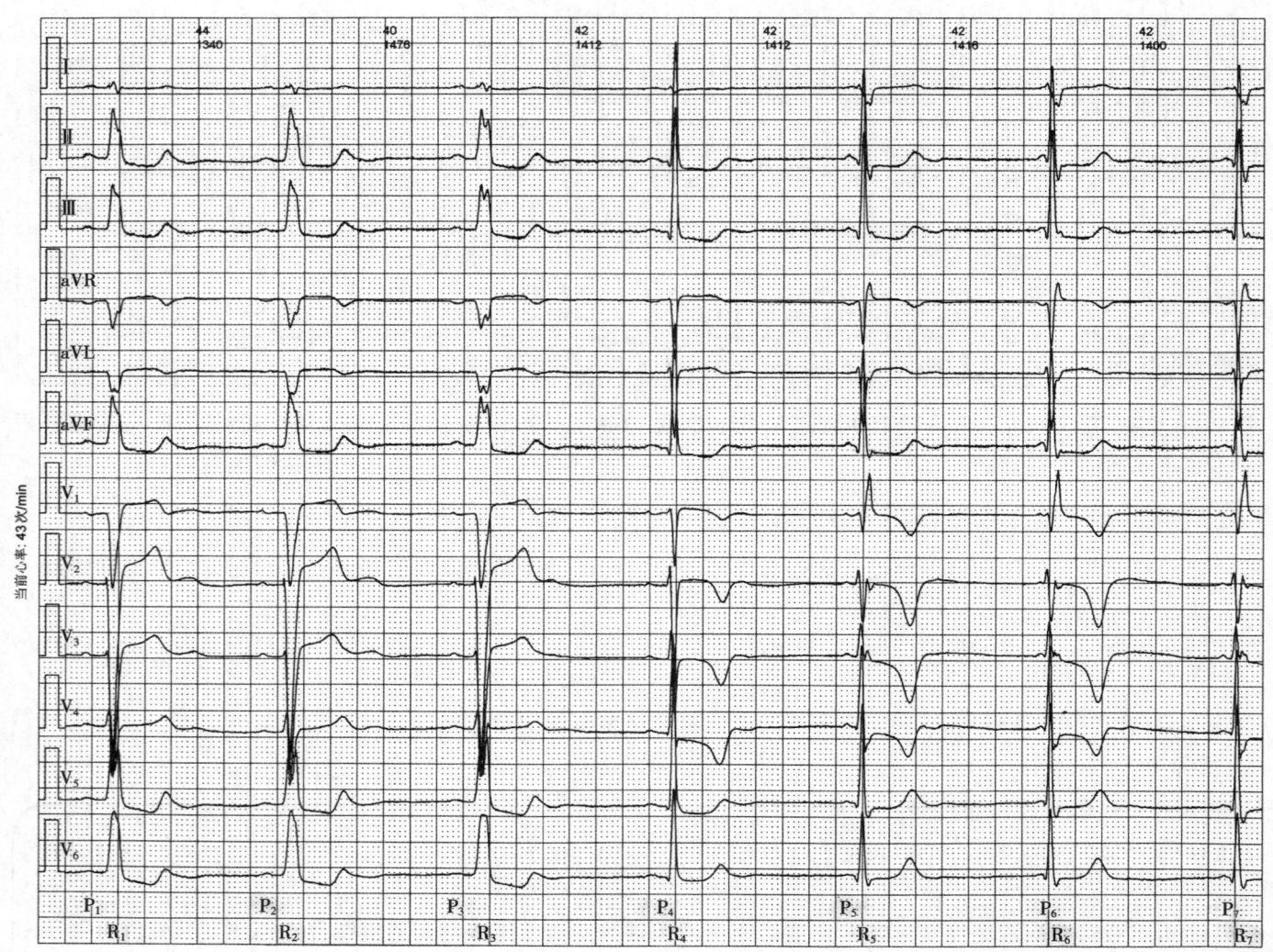

图 1　$P_1R_1 \sim P_3R_3$ 间期固定为 0.20s,QRS 波群时限 0.14s,心率 42 次/min,窦性心动过缓,完全性左束支传导阻滞。P_5R_5 间期、P_6R_6 间期、P_7R_7 间期不固定,在 0.08～0.10s,QRS 波群时限 0.12s,呈完全性左束支传导阻滞图形,$P_5R_5 \sim P_7R_7$ 无关系,$R_5 \sim R_7$ 频率 42 次/min,左束支逸搏心律。P_4R_4 间期 0.20s,R_4 时限 0.09s,波形正常化的室性融合波。R_4 的 ST 段:Ⅱ、Ⅲ、aVF、$V_3 \sim V_6$ 导联水平型及下斜型压低 0.05～0.125mV。T 波:Ⅱ、Ⅲ、aVF、V_5 导联低平,$V_1 \sim V_4$ 导联倒置。QT 间期 0.47s。

诊断:窦性心动过缓,完全性左束支传导阻滞,左束支逸搏心律,波形正常化的室性融合波,左心室高电压,ST 段压低(下壁、前壁及前侧壁),T 波低平、倒置(下壁及前壁)。

临床诊断: 冠状动脉粥样硬化性心脏病,心功能不全。

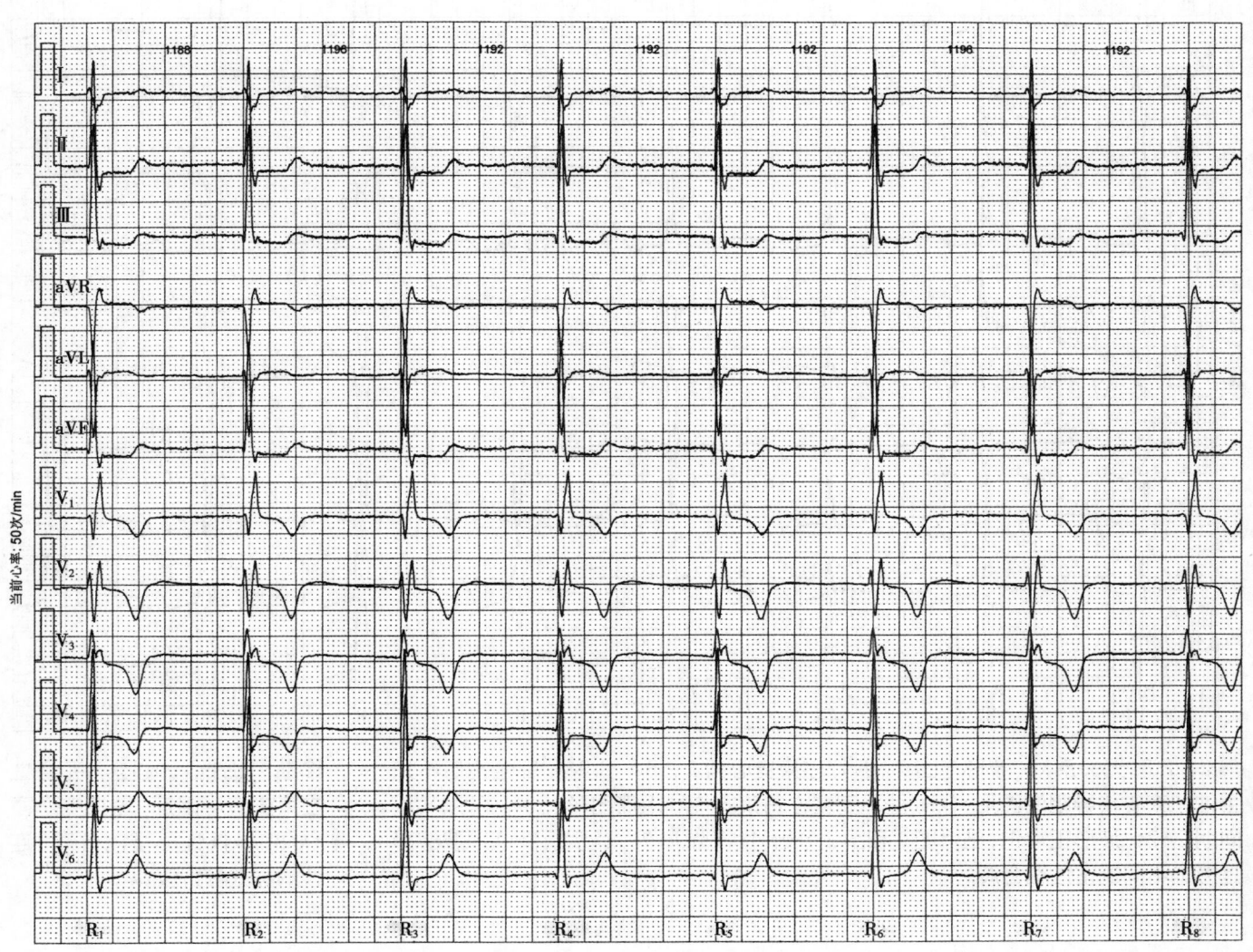

当前心率: 50次/min

图 2 未见窦性 P 波,可能是窦性停搏或 P 波重叠于 QRS 波群之中。R₁~R₈ 波形与图 1 中的 R₅~R₇ 相同,同源室性自主心律。

诊断: 未见窦性 P 波,左束支心律。

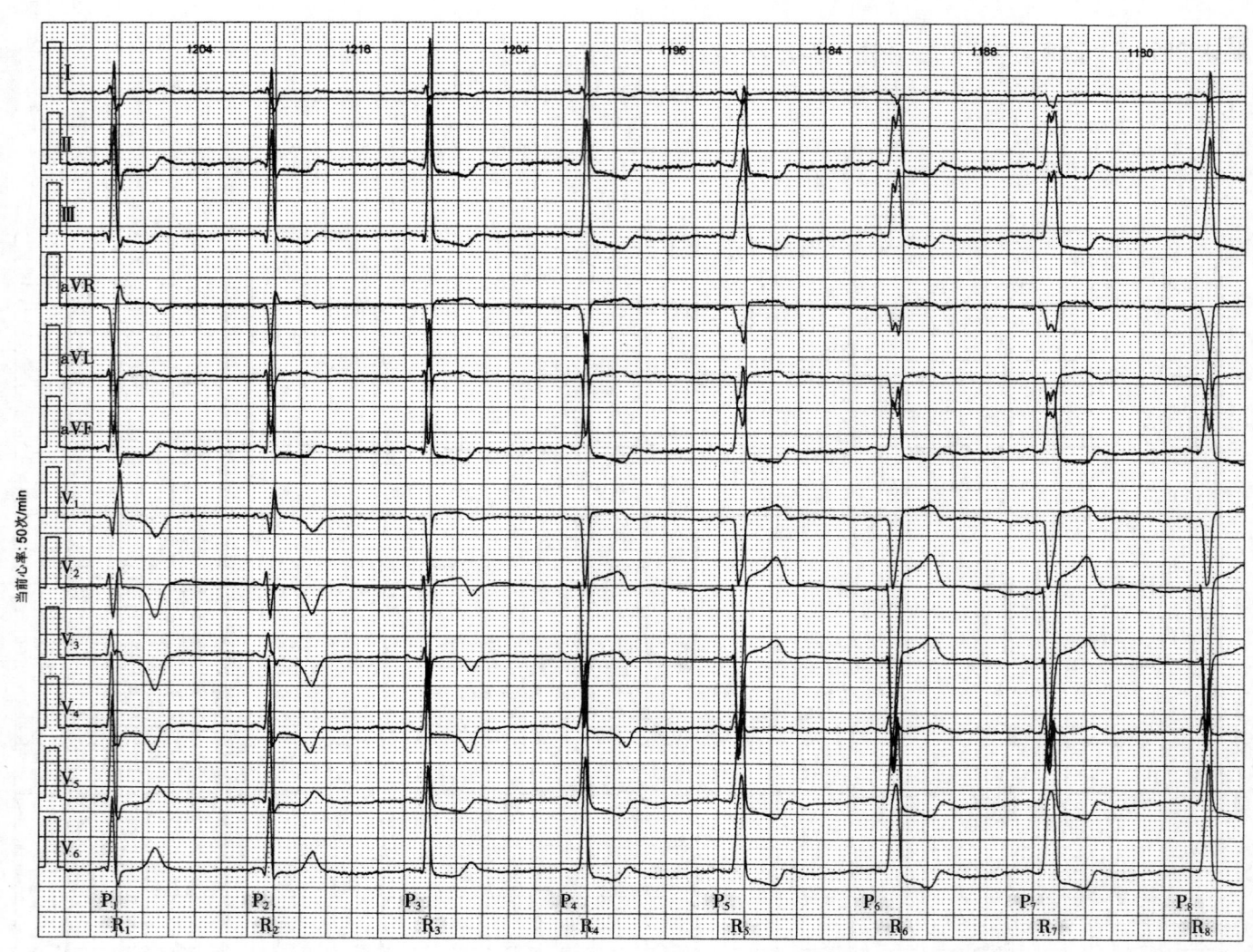

图3 P₁R₁无关系，R₁波形与图2相同，左束支心搏。P₅R₅~P₈R₈呈完全性与不完全性左束支传导阻滞图形，P₂R₂呈不完全性右束支传导阻滞图形，P₃R₃间期、P₄R₄间期0.12s，波形正常化，结合图1和图2分析，图3除R₁外，其余所有QRS波群都是形态不同的室性融合波。

诊断：窦性心动过缓，完全性左束支传导阻滞，左束支逸搏心律，干扰性心室内分离（连续的室性融合波）。

【点评】

1. 图 2 呈右束支传导阻滞的节律应如何分析诊断？应与哪些心律失常相鉴别？仅有图 2 是不够的，我们不知道这种心律的起源部是在房室交界区，还是在心室。图 1 能够帮助我们定性诊断，从 R₁～R₃ 中获悉，窦性心律过缓的 QRS 波群呈左束支传导阻滞图形，表明患者存在左束支传导阻滞。如果是交界性心律，也应该是左束支传导阻滞图形。而呈右束支传导阻滞的 QRS 波群不是室上性的，应该是加速性室性自主心律。这种判断应该是准确的，并且被以后的室性融合波所证实。

2. 室性自主心律起自何处？从呈现右束支传导阻滞图形分析，来源于左束支传导阻滞水平部位以下的特点：该处发放的激动最先引起左束支传导阻滞水平以下部位左心室除极，然后再通过室间隔传到右心室，由于右束支除极较晚，室性 QRS 波群呈右束支传导阻滞波形。本例属于分支性节律。与起自束支及其分支以外的室性节律比较，分支性节律的间期匀齐。

3. 图 3 中窦性频率与室性节律的频率分别是 50 次 /min 及 48 次 /min，两个激动起搏点共同引起心室除极时差小于左束支传导阻滞的 QRS 波群时限时，产生了一系列室性融合波。当窦性激动在心室内沿右束支传导时，此时发自左束支传导阻滞水平部位以下的起搏点几乎同时激动左心室，双侧心室同步或几乎同步除极时，产生波形正常化的室性融合波。关于室性融合波的形态，右束支激动心室所占比重大时，室性融合波形接近于左束支传导阻滞图形(ICLBBB 或波形正常化)；室性起搏点激动心室比重大时，QRS 波群接近于室性 QRS-T 波形。

左束支传导阻滞水平下部的室性自主心律合并完全性右束支传导阻滞

第 59 例 | 左束支传导阻滞同侧的室性节律伴波形正常化的室性融合波

【临床资料】

女性，84 岁，因"间断胸闷、憋喘 1 年余，加重 15h"入院。查体：血压 132/55mmHg，身高 150cm，体重 47kg，BMI 20.9kg/m²。血生化检查显示肌钙蛋白 T 0.05ng/ml，肌红蛋白定量 119ng/ml，CK-MB 定量测定 2.1ng/m，D- 二聚体 0.1ng/ml。超声心动图显示节段性室壁运动障碍（下壁、后间隔），二尖瓣中度反流，左室整体功能减低，EF 45%。

临床诊断：冠状动脉粥样硬化性心脏病，心功能不全。

【动态心电图分析】

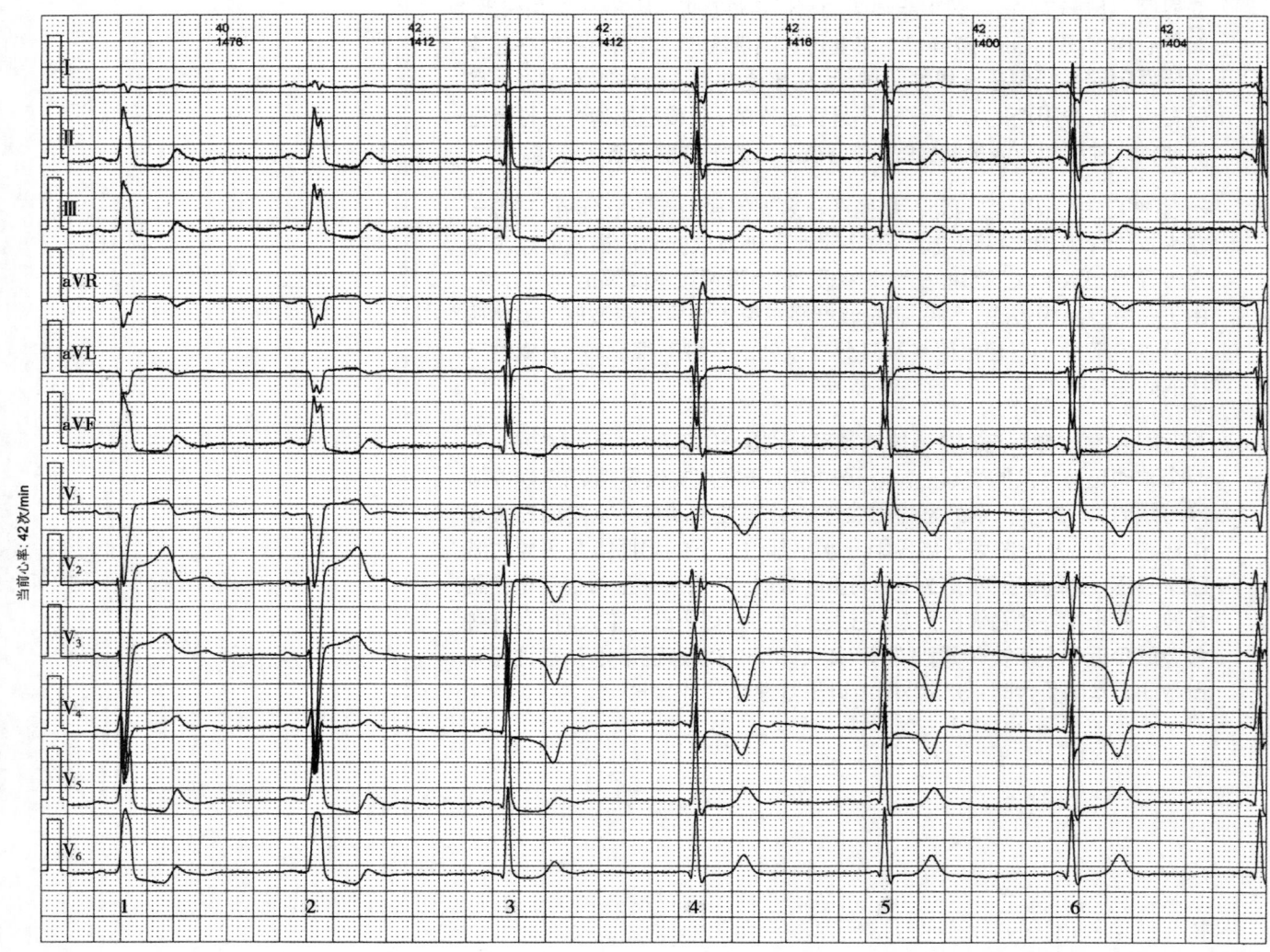

图 1 第 1、2 个心动周期 1 478ms，心率 40 次 /min，为显著的窦性心动过缓，第 1 个与第 2 个心搏的 PR 间期固定为 0.18s，QRS 波群时限 0.13s，I 导联呈 QS 型，V₂、V₃ 导联 r 波纤细，V₅、V₆ 导联呈 R 型，完全性左束支传导阻滞。第 3~6 个 QRS 波群之间有窦性 P 波，PR 间期短而不固定，第 4~6 个心搏呈右束支传导阻滞图形，QRS 波群时限 0.12s，心室率 42 次 /min，左束支逸搏心律（加速性）。第 3 个 QRS 波群时限 0.09s，为波形时限正常化的室性融合波。ST 段：Ⅱ、Ⅲ、aVF、V₄~V₆ 导联下斜型及水平型压低 0.10~0.15mV。T 波：V₁~V₄ 导联倒置。QT 间期 0.38s。

诊断：显著的窦性心动过缓，完全性左束支传导阻滞，左束支（左心室）性心律，波形时限正常化的室性融合波。

【点评】

1. 左束支传导阻滞同侧的室性心律　左束支传导阻滞以后，其阻滞部位以下的起搏点发生激动形成的室性节律，QRS 波形呈现右束支传导阻滞图形。机制是室性激动最先使左束支传导阻滞部位以下的左束支除极，而右束支除极较晚，室性节律的 QRS 波形呈右束支传导阻滞图形。

2. 波形正常化的室性融合波　指束支传导阻滞情况下出现的 QRS 波群形态时限正常或接近正常。图 1 中第 3 个 QRS 波群的产生机制，窦性激动经右束支下传，左束支激动经左束支传导阻滞部位以下的束支及其分支下传心室，使左、右心室同步除极，产生了波形时限正常化的室性融合波。从这个室性融合波中显示出左心室肥大的心电图表现：左室面 R 波电压增高，ST 段压低，T 波低平、倒置，除受左心室肥大的影响以外，应提示缺血因素的存在。

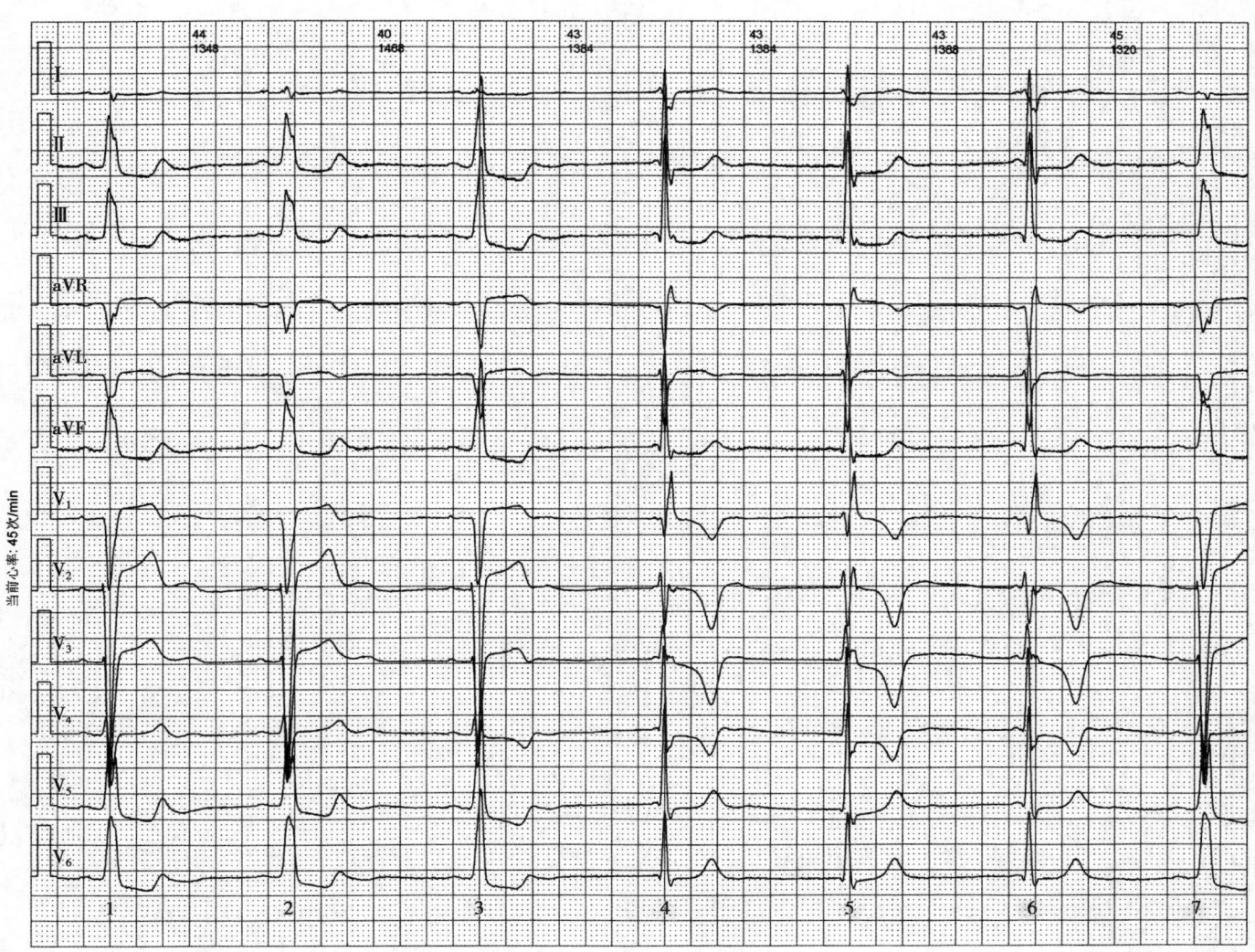

图 2　第 1、2、7 个心搏是窦性心律，完全性左束支传导阻滞，窦性频率 43 次 /min。第 4～6 个心搏是左束支传导阻滞部位之下的逸搏心律，心率 43 次 /min。第 3 个心搏是窦性激动与左束支激动在心室内发生干扰形成的室性融合波，其形态更接近于左束支传导阻滞波形。

诊断：显著的窦性心动过缓，完全性左束支传导阻滞，左束支逸搏心律，窦 - 室室性融合波。

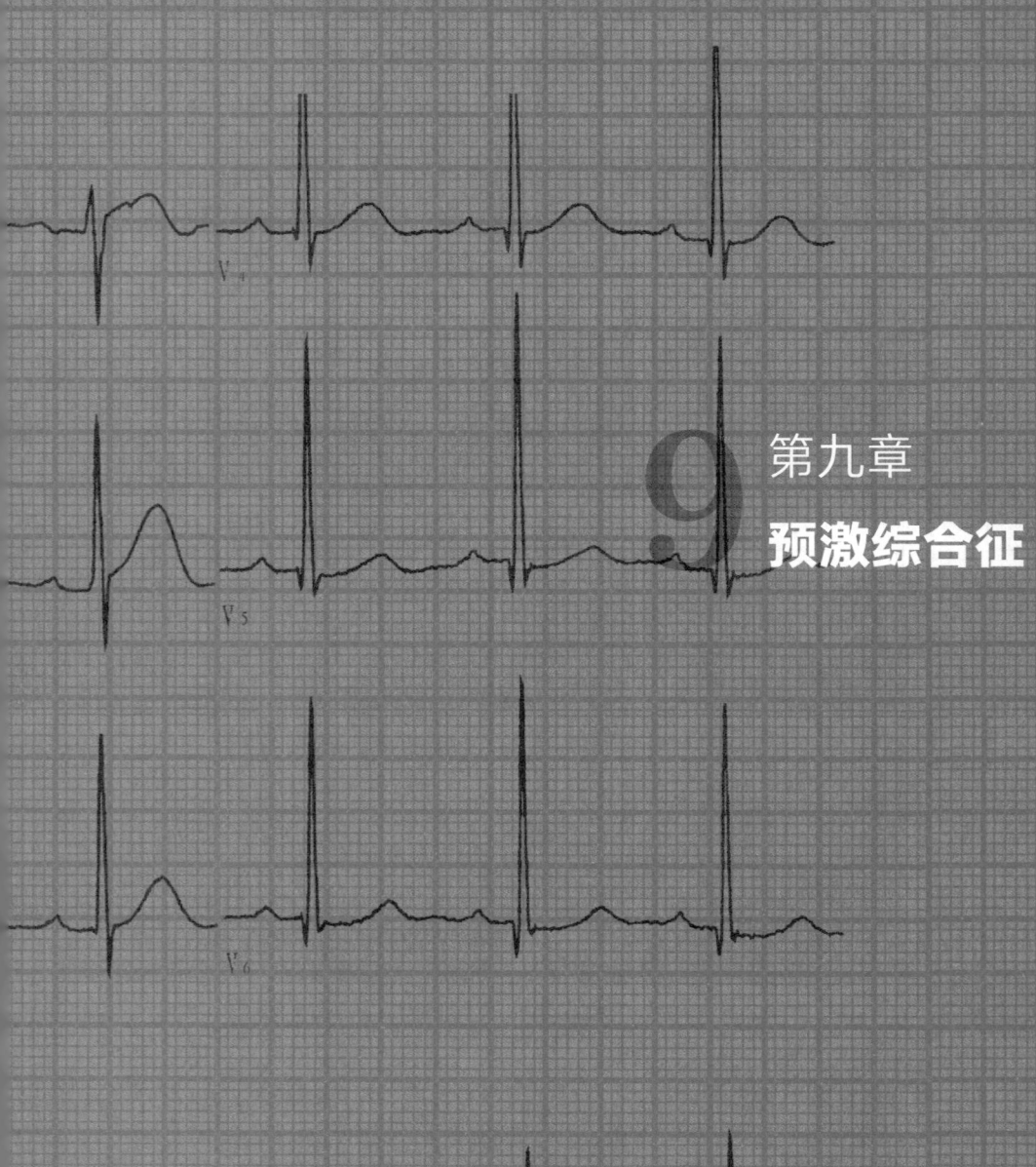

9 第九章

预激综合征

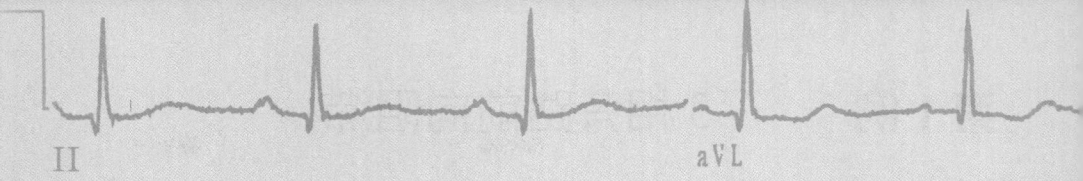

II aVL

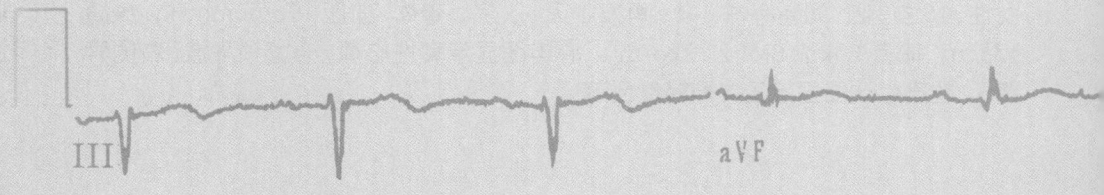

III aVF

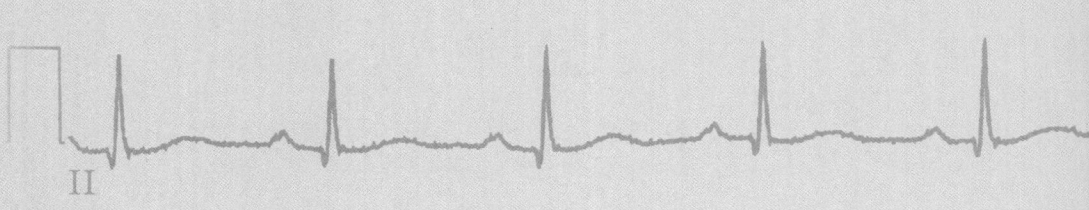

II

第1例 | 3 相旁路前向阻滞

【临床资料】

女性，16 岁，因"间断心悸 3 年，再发 1 天"入院。查体：血压 106/66mmHg，身高 175cm，体重 65kg，BMI 21.2kg/m²。心电图显示窦性心律，心室预激波（右侧旁路）。超声心动图显示三尖瓣轻度反流。

临床初步诊断：心律失常，预激综合征。

图 1 窦性心律，心率 59 次 /min，PR 间期短而固定为 0.08s，QRS 波群起始部有心室预激波，Ⅰ、Ⅱ、Ⅲ、aVF、V₄～V₆ 导联预激波向上，V₁、V₂ 导联向下，右侧旁路。QRS 波群时限 0.16s。ST 段：Ⅰ、Ⅱ、Ⅲ、aVF、V₄～V₆ 导联压低 0.15～0.30mV。T 波：Ⅰ、Ⅱ、Ⅲ、aVF、V₄～V₆ 导联倒置。QT 间期 0.40s。

诊断：窦性心律，心室预激波。

【 动态心电图分析 】

当前心率：59 次/min

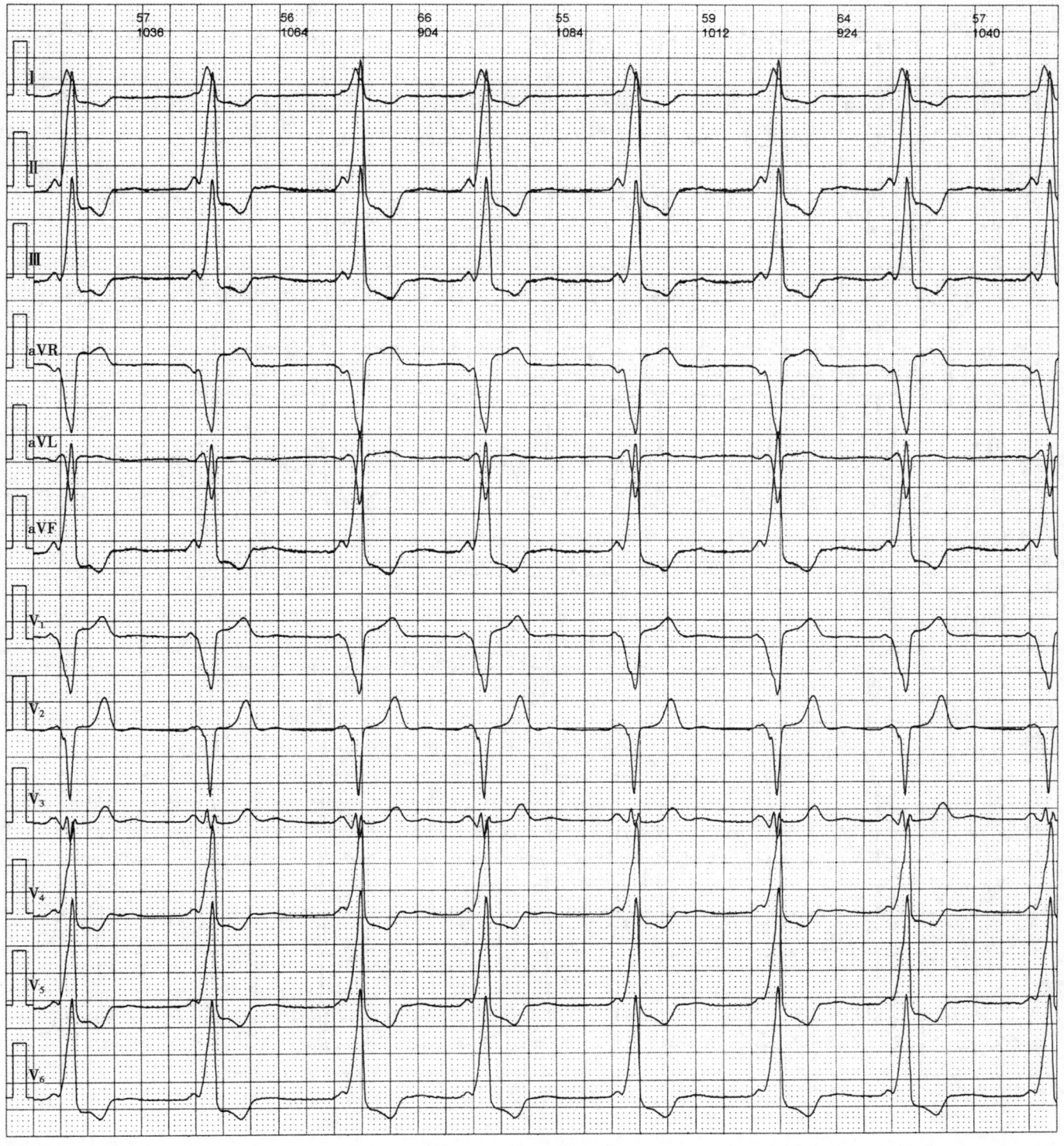

3 相旁路前向阻滞

1117

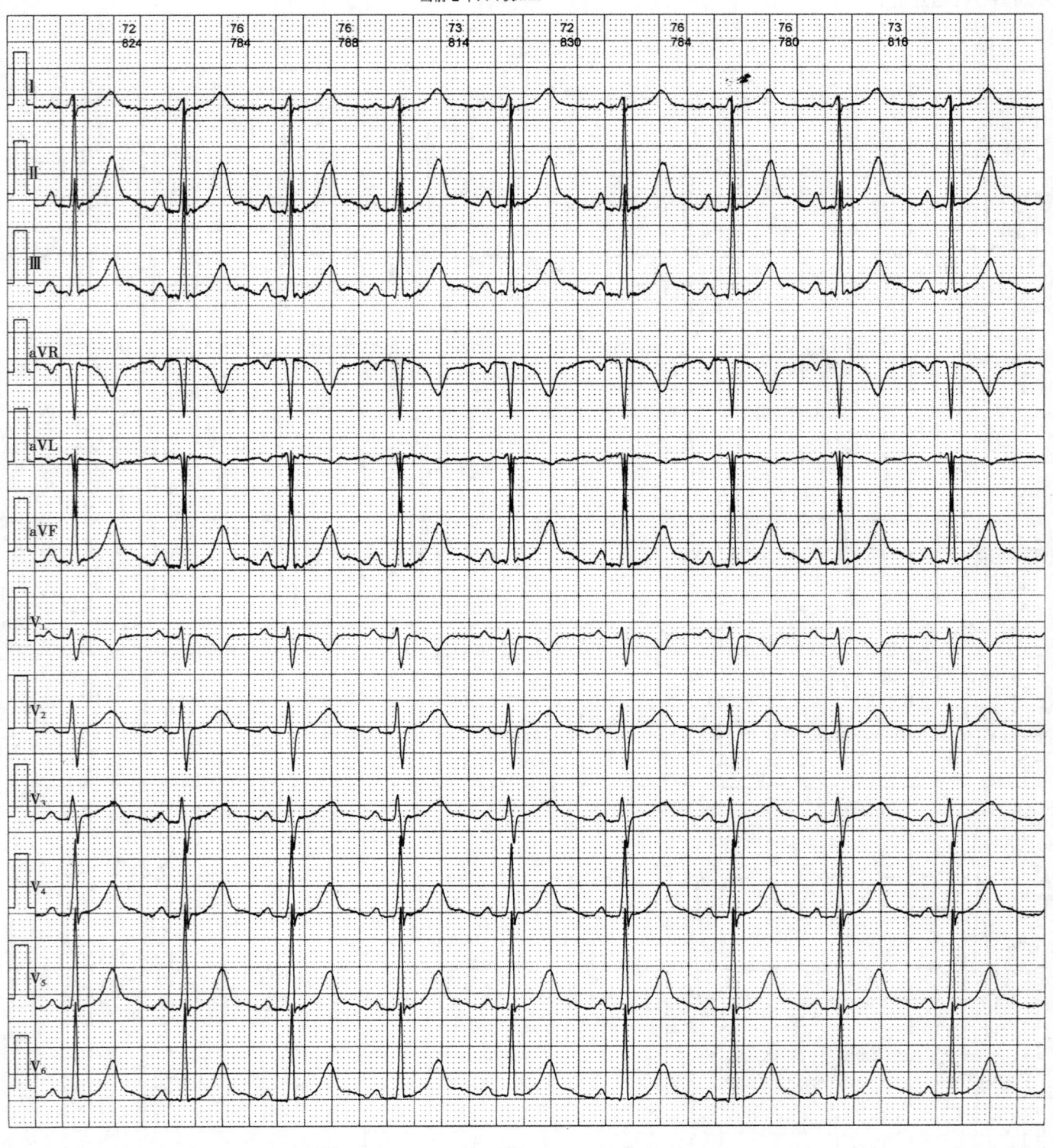

图 2 窦性心律, 心率 74 次 /min, 预激波消失, PR 间期 0.20s, QRS 波群时限 0.09s, QT 间期 0.40s。

诊断: 窦性心律。

【点评】

患者因间断心悸入院。心电图显示心率慢时出现心室预激波, 心率加快以后, 心室预激波消失, 提示 3 相旁路阻滞。心率慢时, 窦性激动沿旁路优先下传激动右心室, 出现心室预激波。心室率加快以后, 进入旁路复极不全的 3 相, 发生 3 相旁路阻滞, 预激波消失。患者行电生理检查, 标测到右侧希氏束旁路, 因旁路距希氏束较近, 未对旁路行射频消融术。

第2例 | 4相旁路前向阻滞

【临床资料】

女性，16岁，因"间断心悸3年，再发1天"入院。查体：血压106/66mmHg，身高175cm，体重65kg，BMI 21.2kg/m²。超声心动图显示各房室腔大小、形态正常，三尖瓣轻度反流。电生理检查旁路位于右侧希氏束旁，此处射频消融伤及房室传导即房室结及希氏束风险高，未能消融旁路，终止手术。

临床诊断： 预激波（右侧旁路），室性期前收缩。

图1　窦性心律，心率100次/min，PR间期0.09s，QRS波群时限0.13s，Ⅰ、Ⅱ、Ⅲ、aVF、V₃～V₆导联呈R型，V₁导联呈QS型。Ⅰ、Ⅱ、Ⅲ、aVF、V₃～V₆导联ST段压低0.20～0.50mV，T波倒置，QT间期0.40s。

诊断： 窦性心律，心室预激波（右侧旁路）。

【 动态心电图分析 】

当前心率: 100 次/min

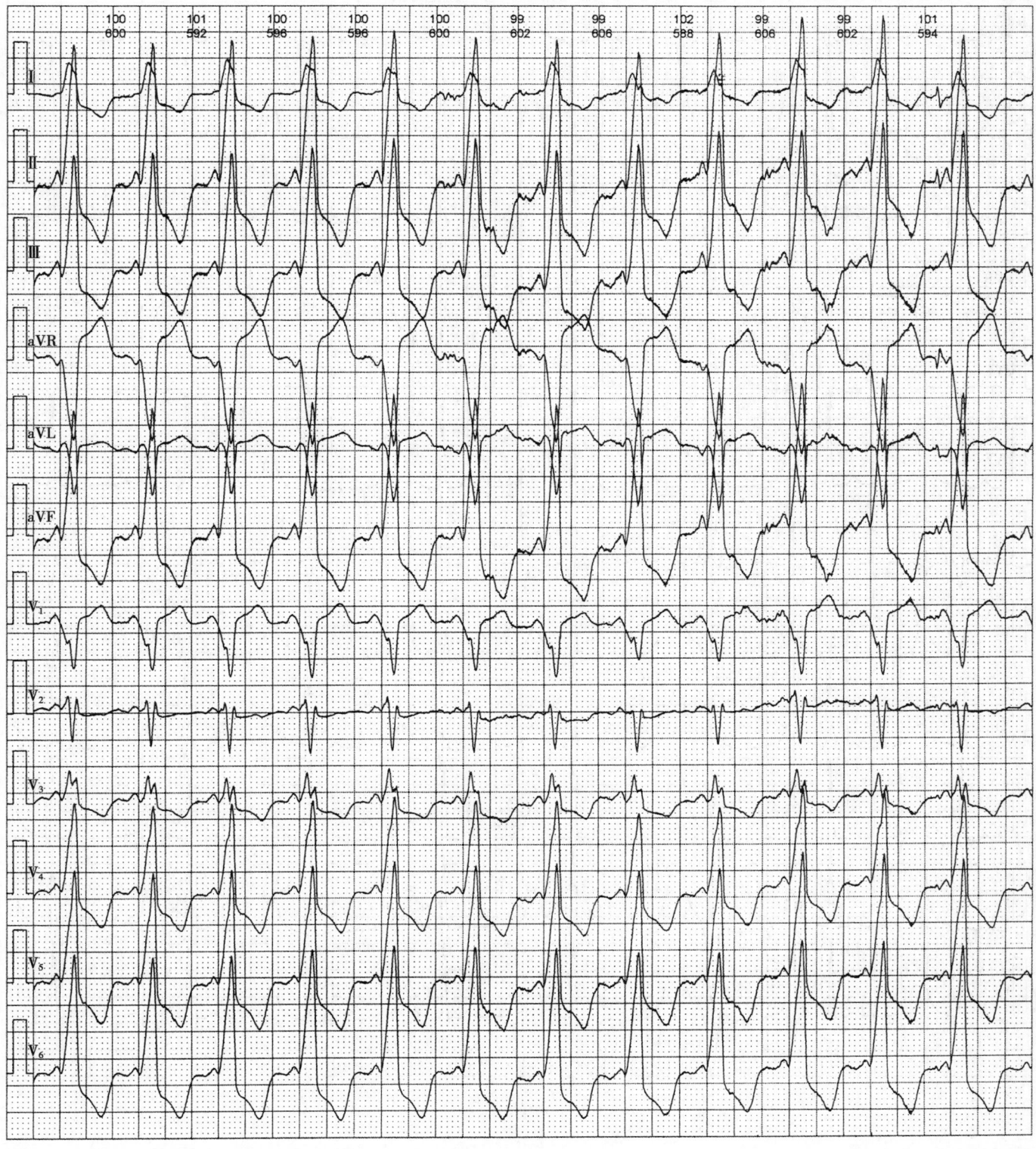

4 相旁路前向阻滞

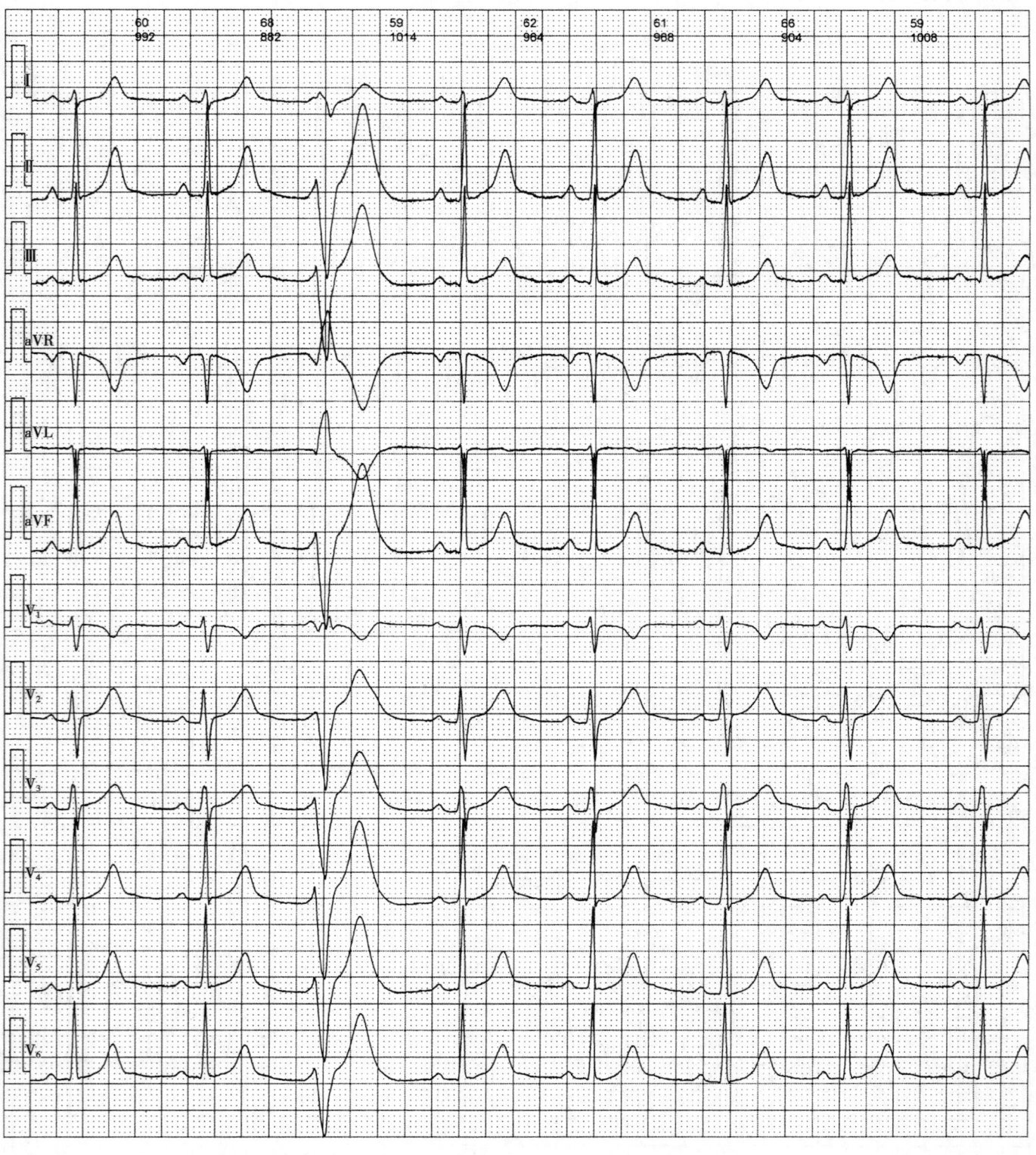

图 2　窦性心律,心率 62 次 /min, PR 间期 0.20s, QRS 波群时限 0.09s, QT 间期 0.40s。第 3 个 QRS 波群时限 0.17s, 舒张晚期室性期前收缩。

诊断: 窦性心律, 室性期前收缩。

【点评】

本例展示的动态心电图显示窦性频率 100 次 /min 时,出现了心室预激波, I、II、III、aVF、V₃~V₆ 导联呈 R 型, V₁ 导联呈 Qs 型, V₂ 导联呈 rSr′ 型,右侧房室旁路,电生理标测旁路位于右侧希氏束旁。图 2 窦性心律,心率下降到 62 次 /min 时,心室预激波消失,原因是旁路出现了前向阻滞,提示 4 相旁路前向阻滞。

第3例 | 房间束(Bachmann束)阻滞伴3相旁路前向阻滞

【临床资料】

男性,63岁,因"阵发性心悸、气短1周"入院。

临床诊断: 冠心病,高血压3级(很高危),阵发性心房颤动,阵发性心房扑动,心室预激波。

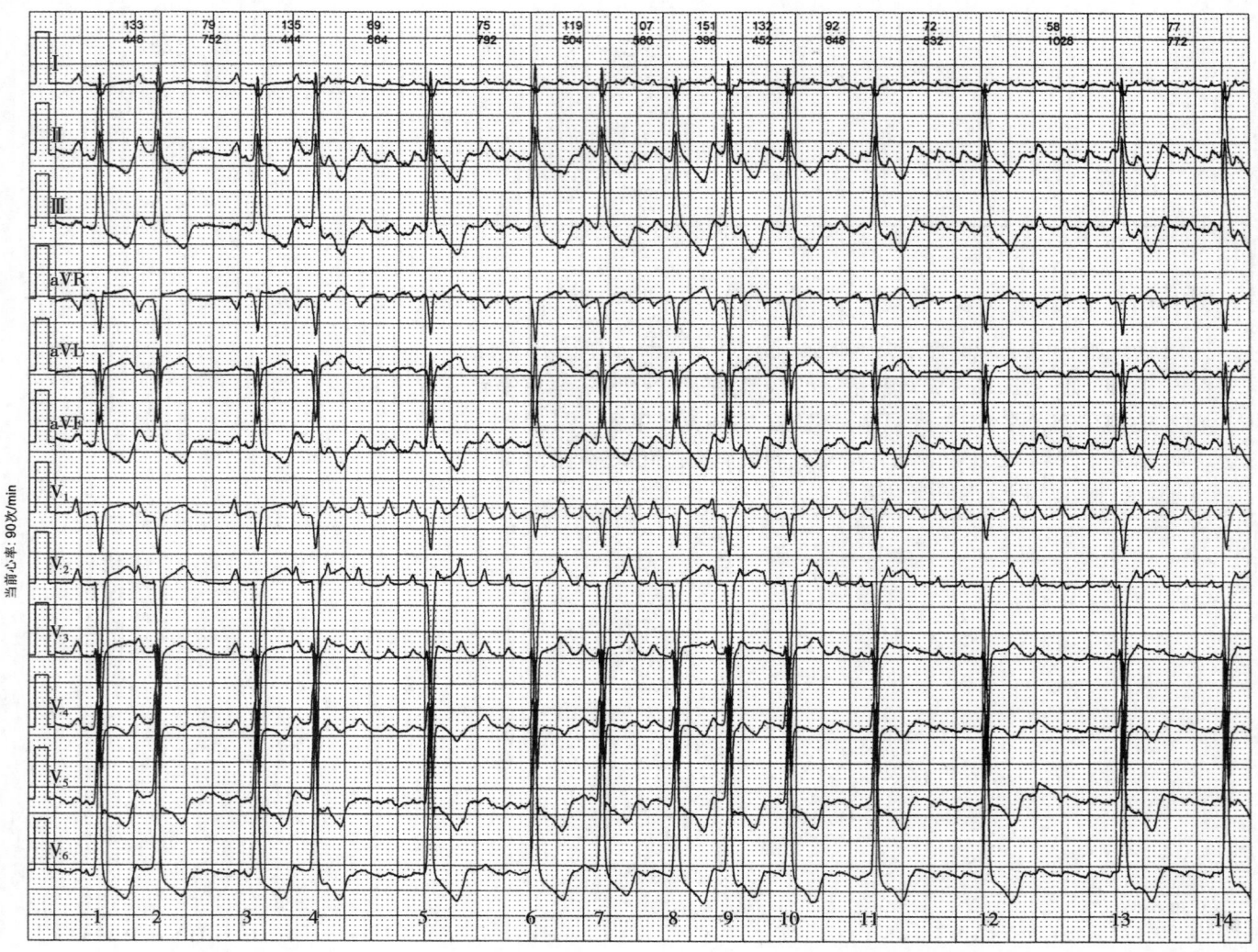

图1 第1、3个为窦性心搏,$P_{V_1} = 0.3mV$,P波时限0.12s,P波增高、增宽。PR间期0.16s,QRS波群时限0.08s,V_5、V_6导联R波高电压。ST段:Ⅱ、Ⅲ、aVF、V_5、V_6导联下斜型压低0.15~0.20mV。T波:Ⅱ、Ⅲ、aVF、V_5、V_6导联倒置。第2个心搏为房性期前收缩。不纯性心房扑动于T波结束时,心房率300次/min,房室传导比例(2~5):1。

【动态心电图分析】

图 1~图 3 展示一阵房性快速心律失常开始、发展中及终止过程的动态心电图。

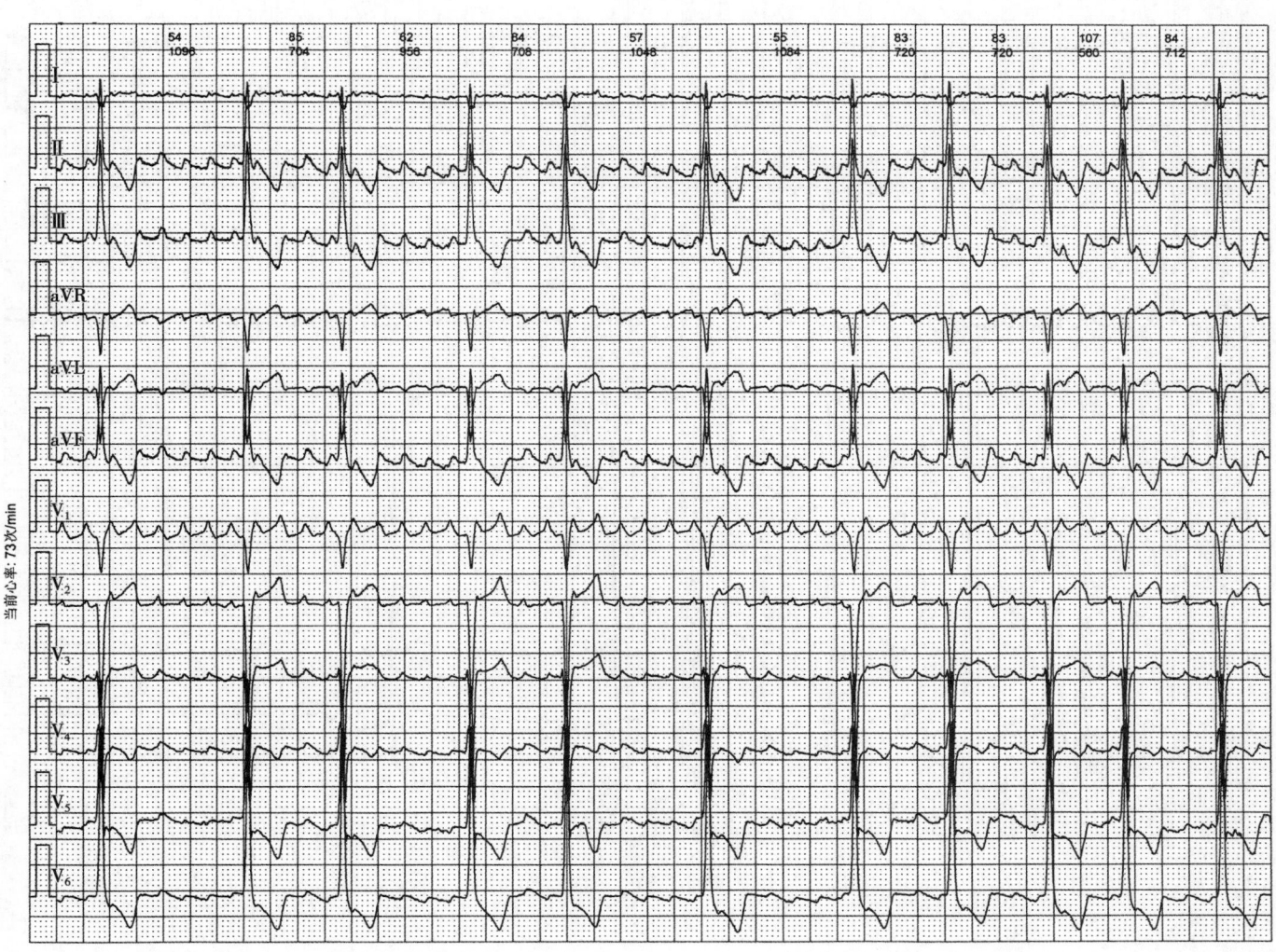

图 2 房室传导比例（3~6）:1。

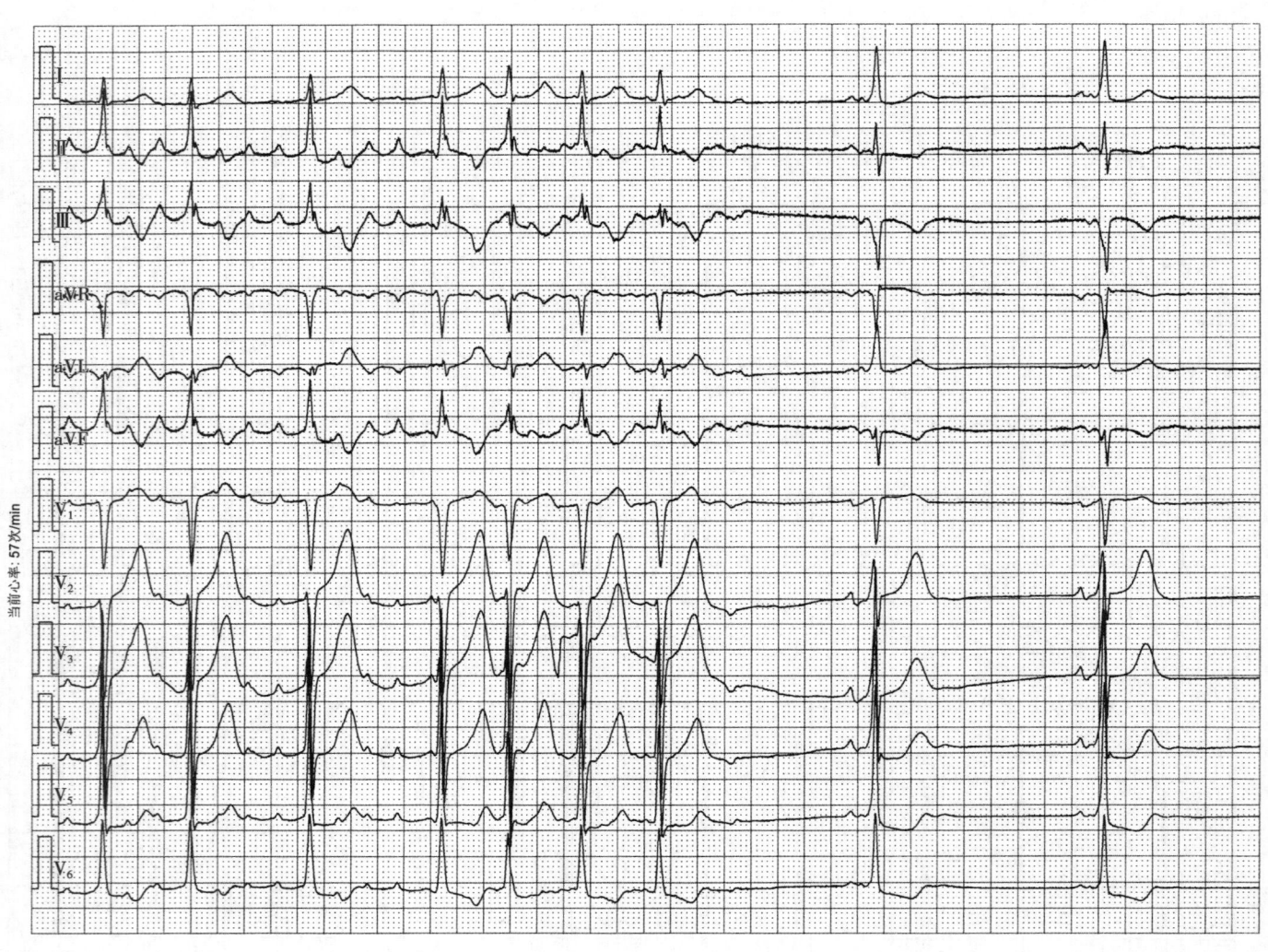

当前心率: 57次/min

图 3 心房扑动转变为心房颤动终止，恢复窦性心动过缓。Ⅰ、V₆ 导联 P 波双峰型，P 波时限 0.12s，Ⅱ、aVF、V₂~V₄ 导联呈正负双向波。V₂~V₅ 导联 QRS 波群起始部有心室预激波。

动态心电图诊断：窦性心律，房性期前收缩，阵发性心房扑动 – 心房颤动，房间阻滞，间歇性心室预激波，左心室高电压，ST 段压低（下壁、前侧壁），T 波倒置（下壁、前侧壁）。

【点评】

1. 房间束（Bachmann 束）阻滞　本例 P 波呈双峰型，下壁Ⅱ、aVF 导联 P 波正负时限延长，提示房间束阻滞以后，窦性激动沿前、中、后结间激动右心房，产生正向 P 波，即 P 波呈正负双向型。

2. 由心房扑动转变为心房颤动，显示了心房扑动与心房颤动发生机制的复杂性。患者在 CARTO 指导下行心房颤动 + 预激射频消融术。线性消融左、右肺静脉前庭，心房扑动环路消融，标测到旁路位于左后间隔处，消融靶点后预激波消失，房性快速心律失常消失。

3. 3 相旁路阻滞　图 3 中心动周期明显变长时，窦性心搏显示出预激波。心动周期小于 1 028ms 时，预激波消失。预激波时隐时现，与心动周期长短有关，3 相旁路前向阻滞。

【临床资料】

男性，32 岁，阵发性心悸 2 年，门诊以 "预激综合征" 收入院。超声心动图显示各
房室腔大小、形态正常，肺动脉瓣轻度反流。

临床诊断：预激综合征。

【动态心电图分析】

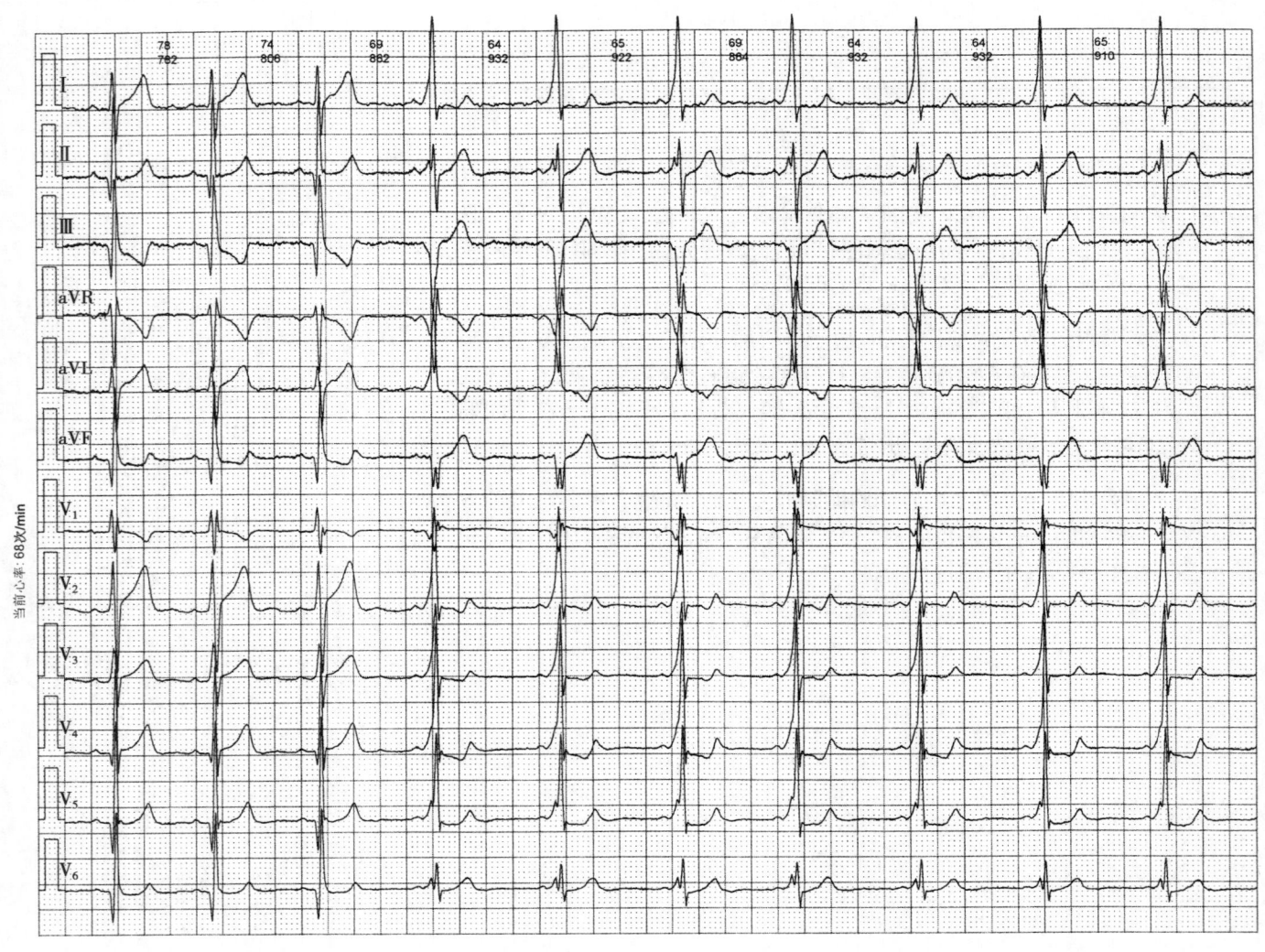

【点评】

患者心悸时未能描记心电图，常规心电图及动态心电图提示间歇性心室预激波。在完善各项检查以后，行旁路射频消融术。术中体表心电图腔内电图未见心室预激波，未能诱发心动过速，考虑旁路传导性能较差，暂不干预，不适随诊。

无预激波时，下壁及前侧壁出现了异常 Q 波，超声心动图未见明显异常，原因暂不明确。正常室内传导时，Ⅲ、aVF 导联 ST 段压低，V$_2$～V$_4$ 导联 ST 段抬高；Ⅲ导联 T 波倒置。考虑异常 Q 波，ST-T 改变，应进一步行心脏 MRI。心室预激波时，ST 段压低为继发性改变。

图 1 窦性心律，心率 65 次 /min。第 1～3 个心搏特点：PR 间期 0.13s，QRS 波群时限 0.09s，Ⅱ、Ⅲ、aVF、V$_5$、V$_6$ 导联异常 Q 波，V$_1$ 导联呈 rsr′ 型。其余心搏的 PR 间期 0.08s，QRS 波群起始部有心室预激波，QRS 波群时限 0.15s。Ⅰ、Ⅱ、aVL、V$_2$～V$_6$ 导联预激波向上，Ⅲ、aVR、aVF、V$_1$ 导联预激波向下。ST 段：Ⅰ、aVL、V$_3$～V$_6$ 导联压低。

诊断：窦性心律，异常 Q 波，间歇性心室预激波。

第5例 | 间歇性心室预激波

【临床资料】

男性，50岁，查体时发现预激综合征。超声心动图显示二尖瓣、三尖瓣及肺动脉瓣轻度反流。

临床诊断：预激综合征，高脂血症。

图1 窦性心律，心率61次/min。第1~3、5~8个心搏的PR间期0.08s，PR段消失，QRS波群起始部有预激波，QRS波群时限0.16s，PJ间期0.28s，QT间期0.40s。第4个心搏提早出现，P′R间期0.11s，QRS波群时限0.18s，QT间期0.48s，代偿间歇不完全，房性期前收缩。

诊断：窦性心律，房性期前收缩，心室预激波。

【动态心电图分析】

当前心率: 64次/min
63
940
62
964
97
616
57
1046
59
1006
61
978
61
982
I
II
III
aVR
aVL
aVF
V_1
V_2
V_3
V_4
V_5
V_6
1
2
3
4
5
6
7
8

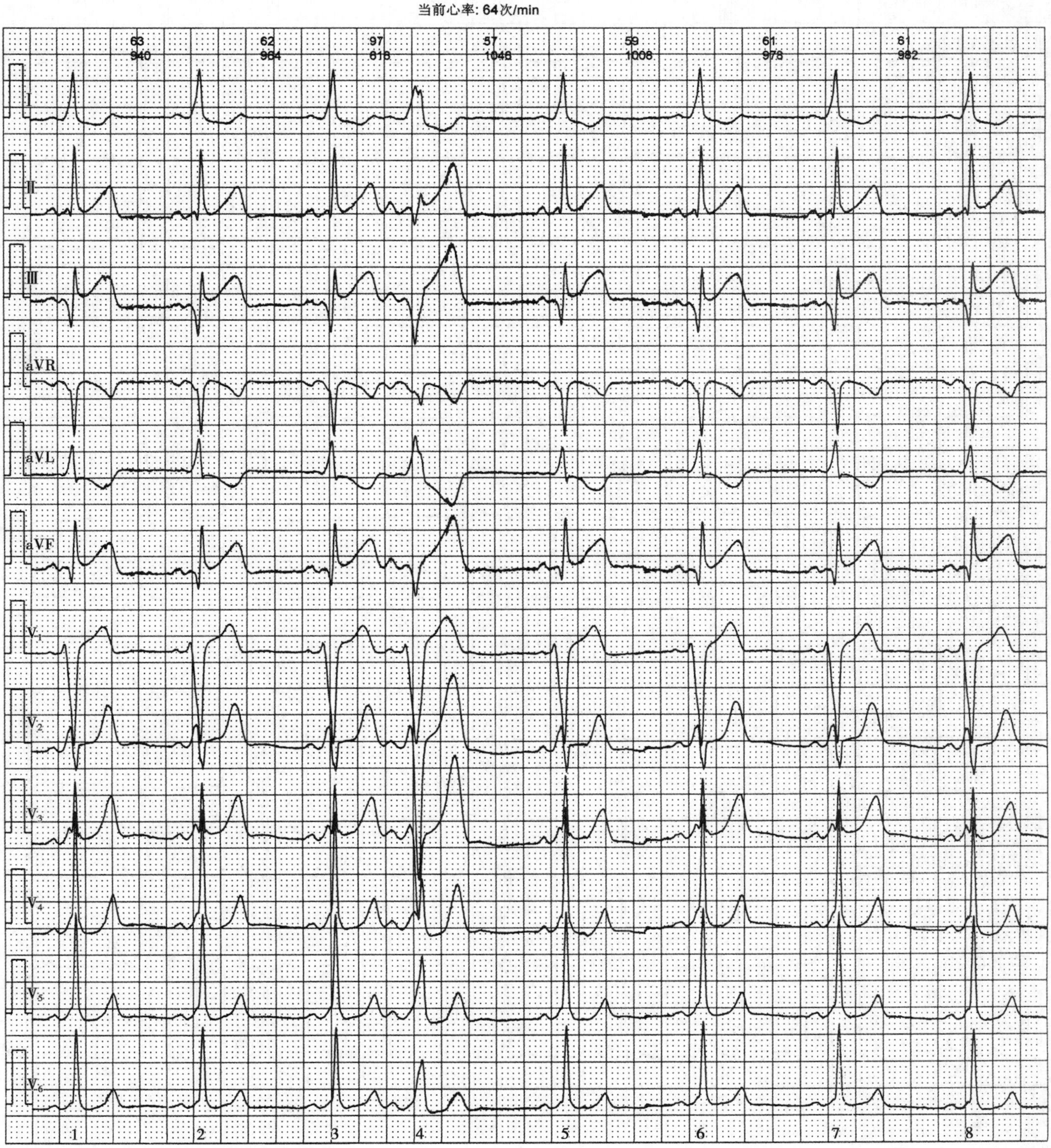

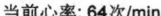

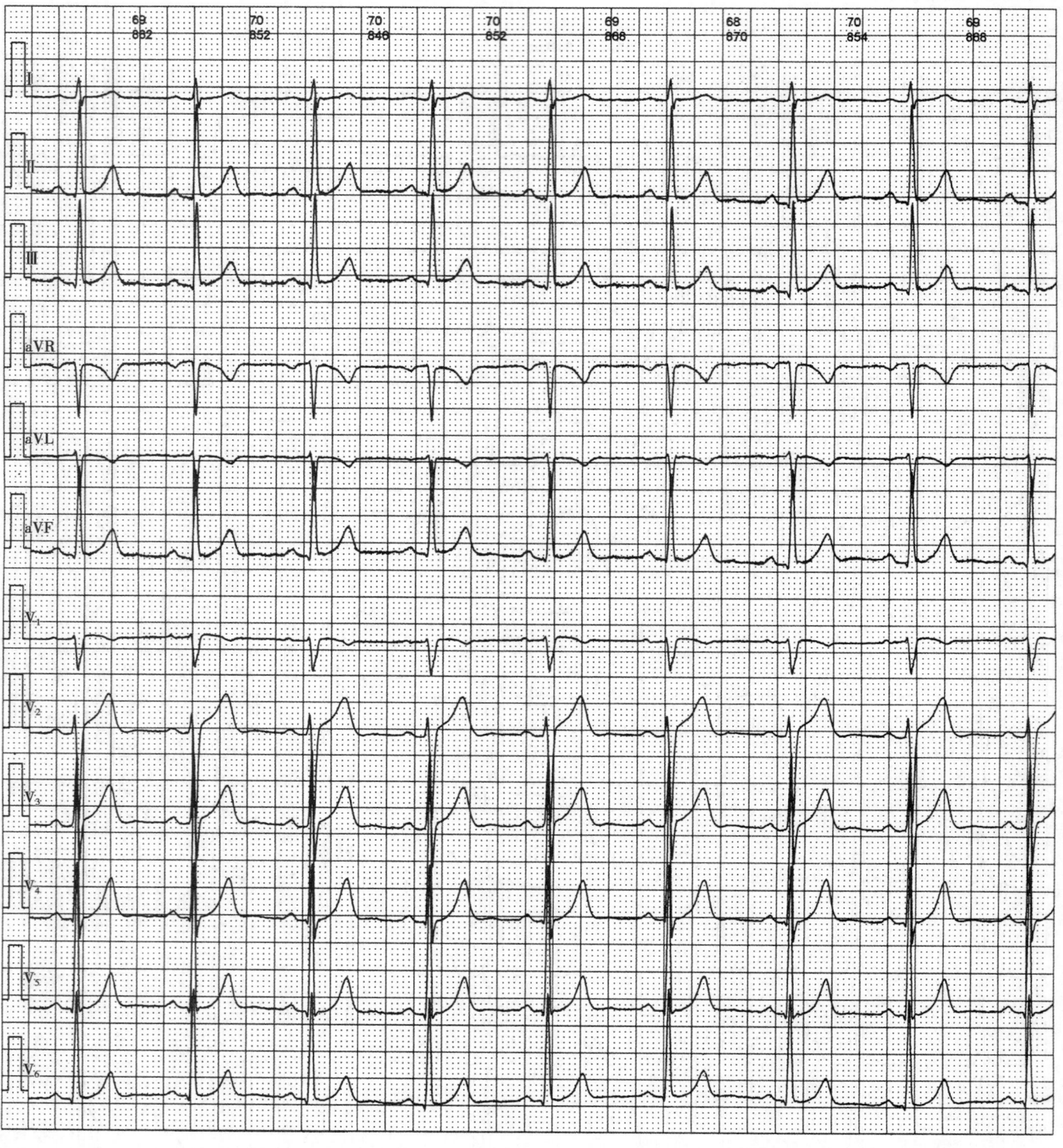

图 2 窦性心律，心率 69 次 /min，PR 间期 0.18s，预激波消失，QRS 波群时限 0.09s，PJ 间期 0.26s，QT 间期 0.38s。

诊断：窦性心律，正常心电图。

【点评】

1. 间歇性心室预激波（间歇性预激综合征），指间歇性出现心室预激波，或预激波时隐时现。旁路下传预先激动一部分或全部心室肌时，出现不完全或完全性心室预激波。旁路前传中断时，预激波消失（图 2）。本例预激向量在额面向左上方，Ⅲ、aVF 导联出现负向预激波，酷似下壁心肌梗死波形。

2. 预激波在房性期前收缩中更典型，窦性心搏中为不完全性心室预激波，房性期前收缩时为完全性心室预激波。产生机制：房性期前收缩出现时，房室结不应期还没有完全恢复到应激期，此时房性期前收缩激动经旁路下传，引起旁路下传，引起旁路所在心室侧的右心室肌室间隔及左心室先后除极，出现完全性心室预激波。

第6例 | 交替性心室预激波

【临床资料】

男性，75岁，阵发性心动过速10余年，每年发作3～5次，持续时间10～30min，均能自行终止。肺癌根治术后19年。

临床诊断：预激综合征，肺癌根治术后。

【动态心电图分析】

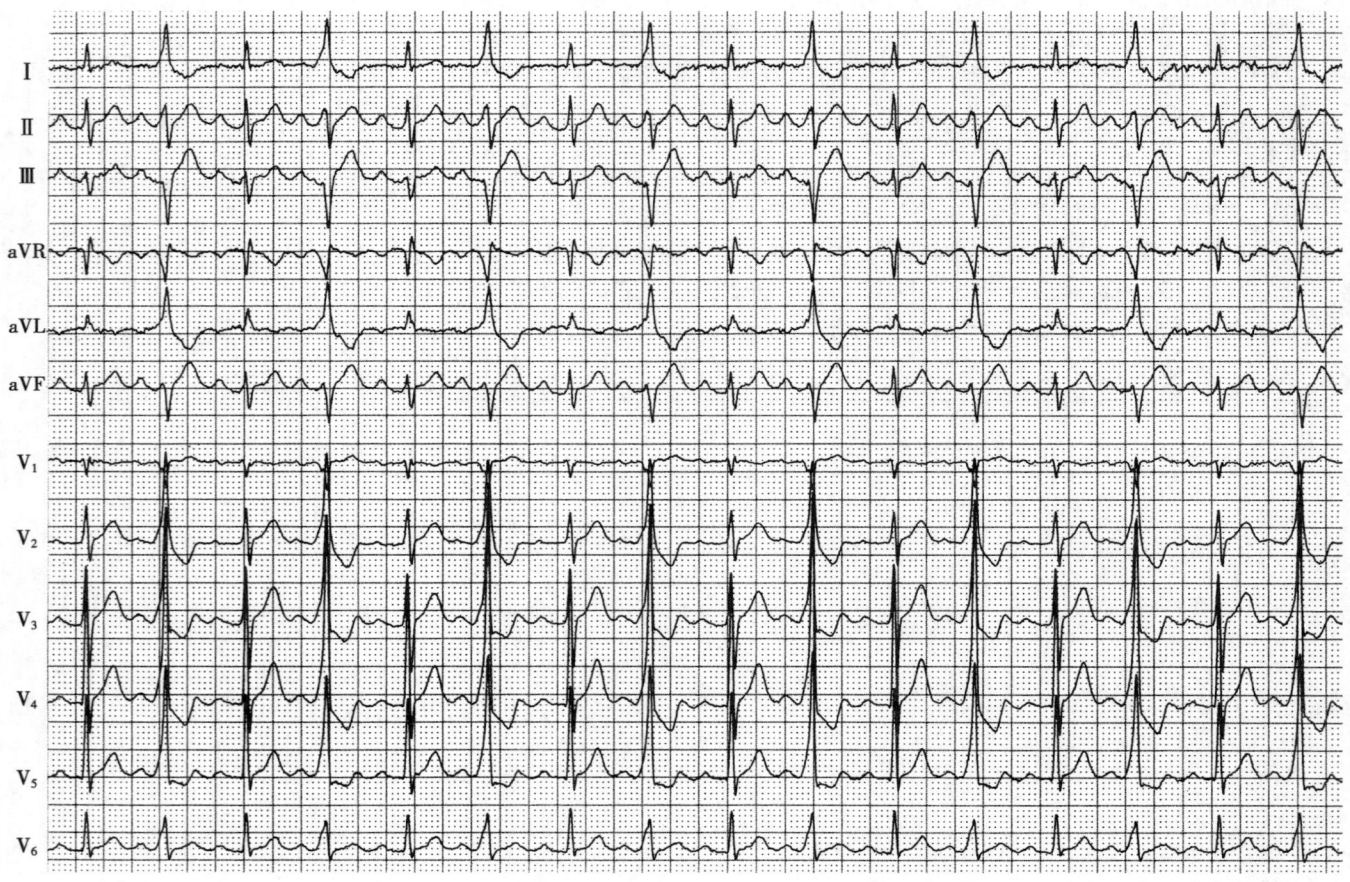

【点评】

预激综合征的 PR 间期一般小于 0.12s。本例 PR 间期长达 0.15s, 还能诊断为预激综合征？答案是可以的。左侧旁路、窦性激动旁路的时间较长, 但又早于正常径路激动心室的时间时, 预激波的 PR 间期就会长。

本例交替出现的宽 QRS 波群是诊断为室性期前收缩, 还是诊断为交替性心室预激波呢？应诊断为交替性心室预激波。患者有阵发性心动过速（窄 QRS 波群）, 射频消融旁路术后预激波消失, 未再发作阵发性室上性心动过速。本例患者 59 岁查体时发现左上叶鳞状细胞癌, 手术切除后的 19 年时间里, 多次住院检查, 78 岁时因心包转移、心包大量积液、心力衰竭、肝淤血、胃肠淤血, 经抢救无效死亡。

图 1 窦性 P 波规律出现, PR 间期与 QRS 波群形态有 2 种类型：一种 PR 间期 0.20s, QRS 波群时限 0.09s, QT 间期 0.34s, 为正常房室传导即室内传导的心搏；另一种 PR 间期短而固定为 0.15s, $V_2 \sim V_6$、I、aVL 导联预激波与 QRS 主波向上, 伴有继发性 ST-T 改变, QT 间期 0.39s, 预激波。

诊断： 窦性心律, 交替性心室预激波（预激综合征）。

第 7 例 | 交替性心室预激波（右侧希氏束旁路）

【临床资料】

女性,16 岁,因"间断心悸 3 年余,再发 1 天"入院。超声心动图显示各房室腔大小、形态正常,三尖瓣轻度反流。心电图显示心室预激波。

临床诊断: 预激综合征,右侧旁路。

【心电图分析】

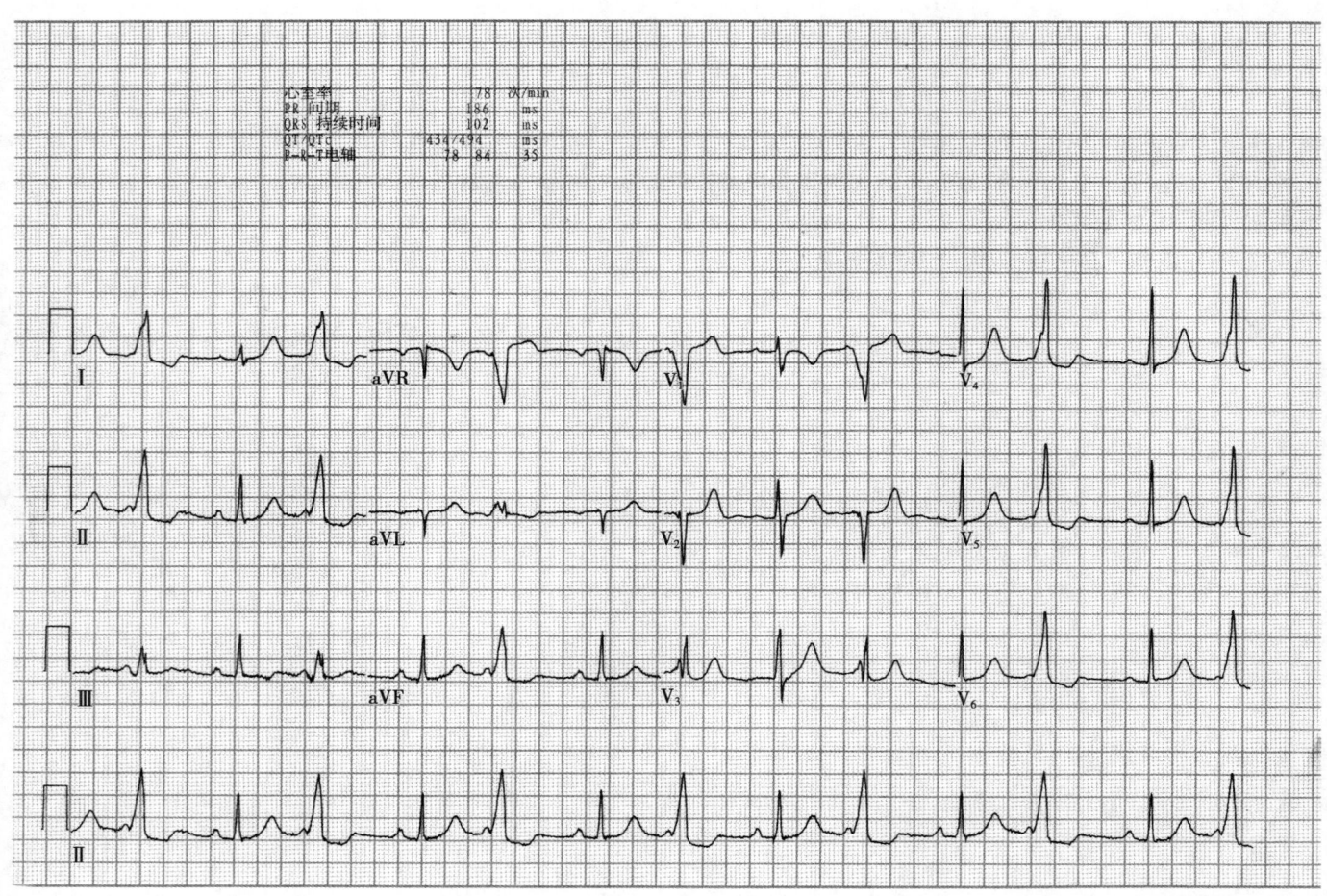

图 1 窦性心律,心率 78 次/min,PR 间期与 QRS 波形有两种类型交替出现,一种 PR 间期 90ms, QRS 波群时限 140ms, QRS 波群起始部有预激波, V₁、V₂ 导联呈 QS 型、Ⅰ、Ⅱ、aVF、V₄~V₆ 导联呈 R 型,右侧旁路;另一种 PR 间期 186ms, QRS 波群时限 102ms, QRS 电轴 84°。

诊断: 窦性心律,交替性心室预激波(右侧旁路)。

【点评】

1. 图 1 中的交替性 B 型心室预激波应与舒张晚期室性期前收缩二联律相鉴别,前者 PR 间期固定,后者 PR 间期不等,描记较长的心电图,特别是动态心电图很容易将上述两种心律失常区别开来。图 2 旁路连续下传心室时,据此可排除图 1 中的室性期前收缩二联律,证明是心室预激波。

2. 患者行电生理检查,提示右侧希氏束参与折返的 AVRT,此处射频消融术损伤房室结及希氏束风险高,终止手术。希氏束旁路前传 2:1 阻滞(即 2:1 传导),产生了交替性心室预激波。其特点:I、II、aVF、V₄~V₆ 导联预激波向上,V₁、V₂ 导联向下,呈 QS 型。QRS 波群时限 140ms,PR 间期较短 90ms,有继发性 ST-T 改变。

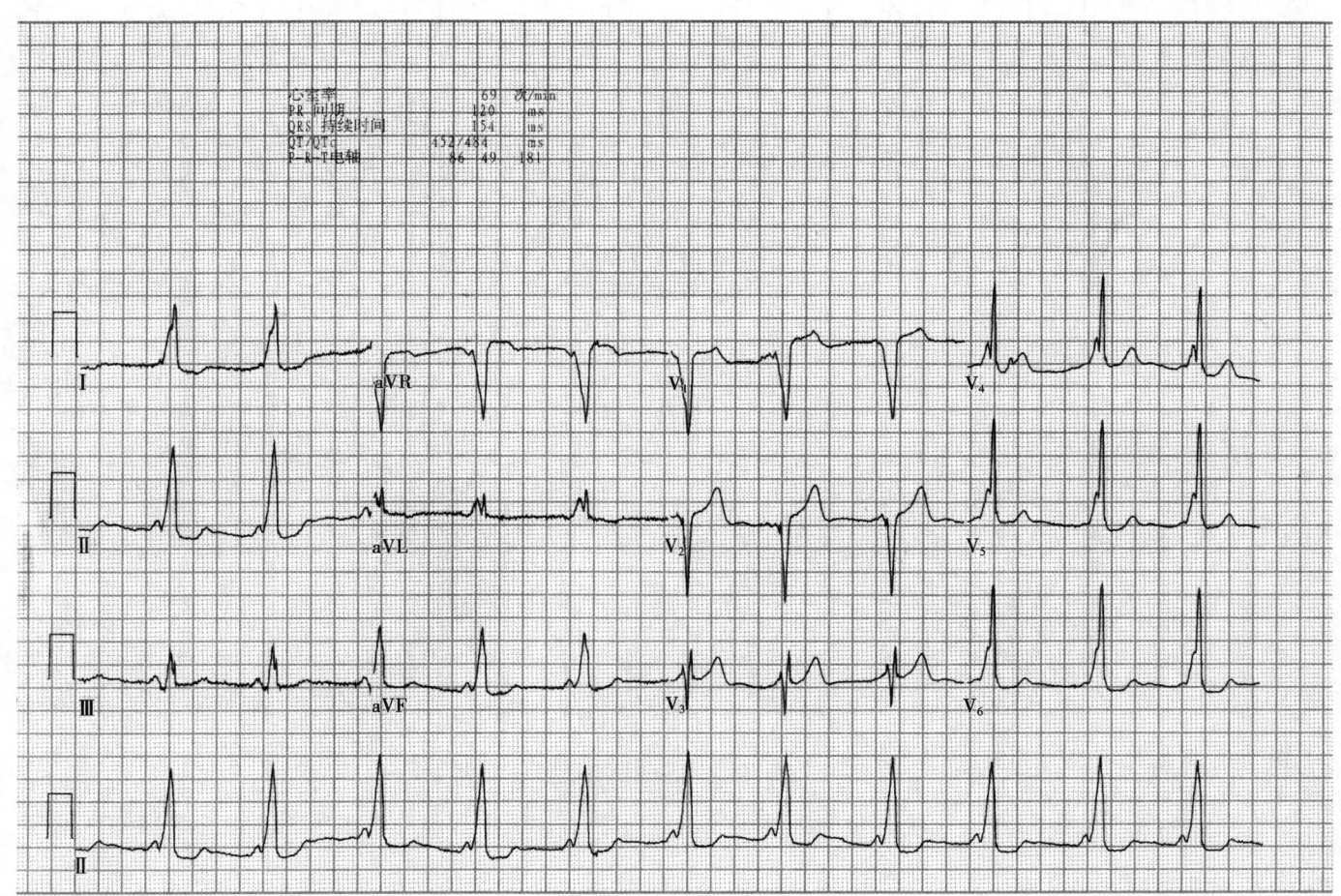

图 2 窦性心律,心率 69 次 /min,QRS 波形均为心室预激波,波形与图 1 中的心室预激波一致。

诊断:窦性心律,心室预激波(右侧旁路)。

【临床资料】

男性，67 岁，因 "胸闷、气短 4 天，加重 1 天" 入院。既往高血压病史 10 年，最高血压 180/120mmHg，平时服用硝苯地平，血压控制尚可。6 年前诊断为冠心病。查体：血压 122/86mmHg。血生化检查显示肌钙蛋白 T 0.05ng/ml，CK 57.4U/L，CK-MB 定量测定 1.0ng/ml，钙 1.2mmol/L，钾 4.2mmol/L，镁 1.10mmol/L。超声心动图显示双心房增大，左心室肥大，二尖瓣、三尖瓣及主动脉瓣轻度反流。

临床诊断： 冠状动脉粥样硬化性心脏病，高血压 3 级（很高危），阵发性心房扑动，阵发性心房颤动，预激综合征，高尿酸血症。

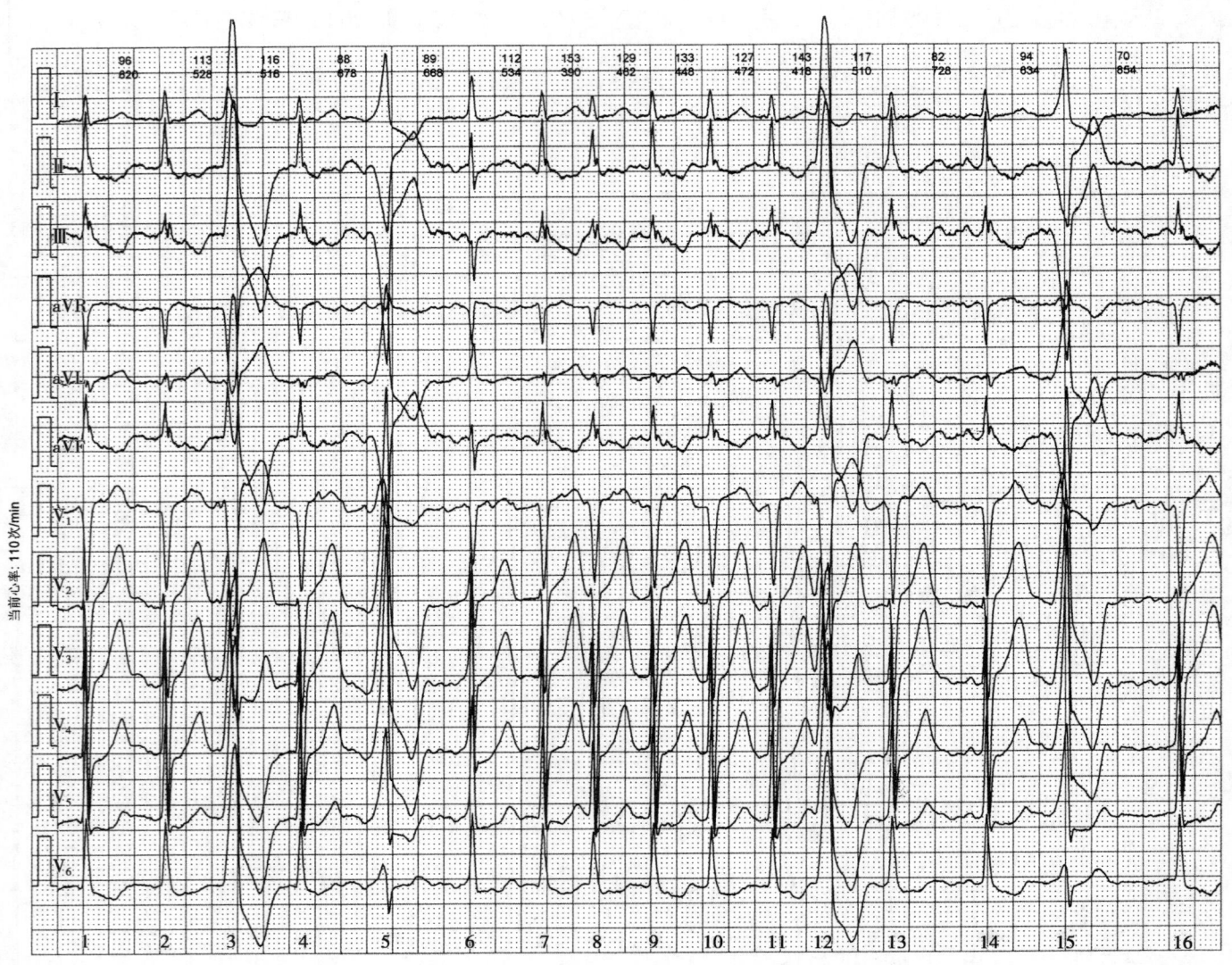

图 1 　心房颤动（不纯性）第 1、2、4、7～11、13、14、16 个 QRS 波群时限 0.10s，室内传导正常，由 f 波下传。ST 段：Ⅱ、Ⅲ、aVF、V_5、V_6 导联压低 0.05～0.125mV。T 波：Ⅱ、V_6 导联平坦，Ⅲ、aVF 导联倒置。第 3 个与第 12 个心搏波形相同，Ⅱ、Ⅲ、aVF 导联呈高大 R 波形，V_1、V_2 导联呈 rS 型，右室流出道室性期前收缩。第 5 个与第 15 个心搏波形相同，QRS 波群时限 0.20s，Ⅰ、aVL、V_2～V_4 导联呈高大 R 波形，Ⅱ、Ⅲ、aVF 导联呈 QS 型，这是室性期前收缩还是心室预激波，需要进一步鉴别诊断。第 6 个 QRS 波群起始部有预激波，间歇性心室预激波。

【动态心电图分析】

图1~图4展示了一例预激综合征、阵发性心房颤动、室性期前收缩的动态心电图。

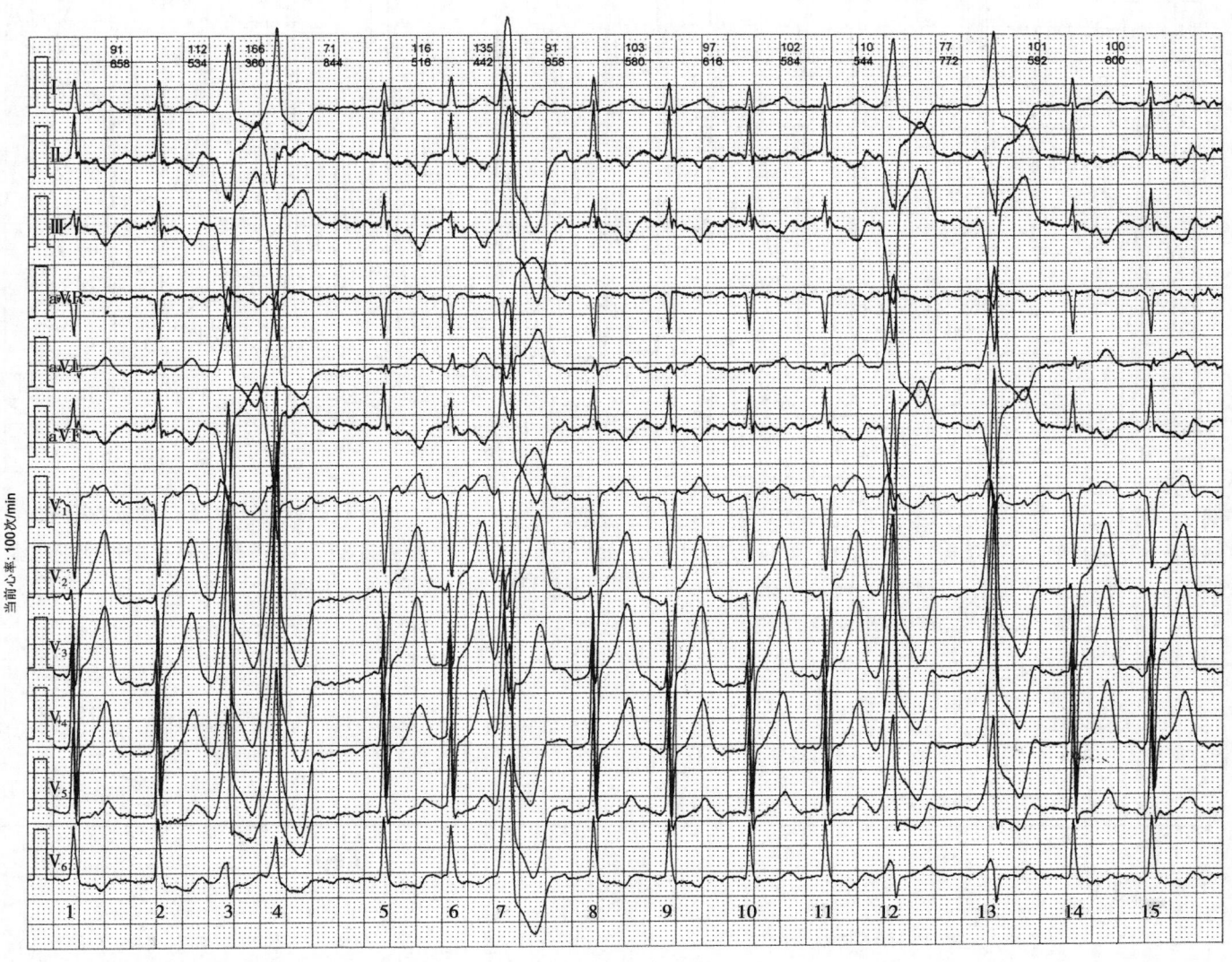

图2 与图1比较：第7个心搏波形与图1中第3、12个心搏相同。第3、4、12、13个心搏波形与第5、15个心搏相同。

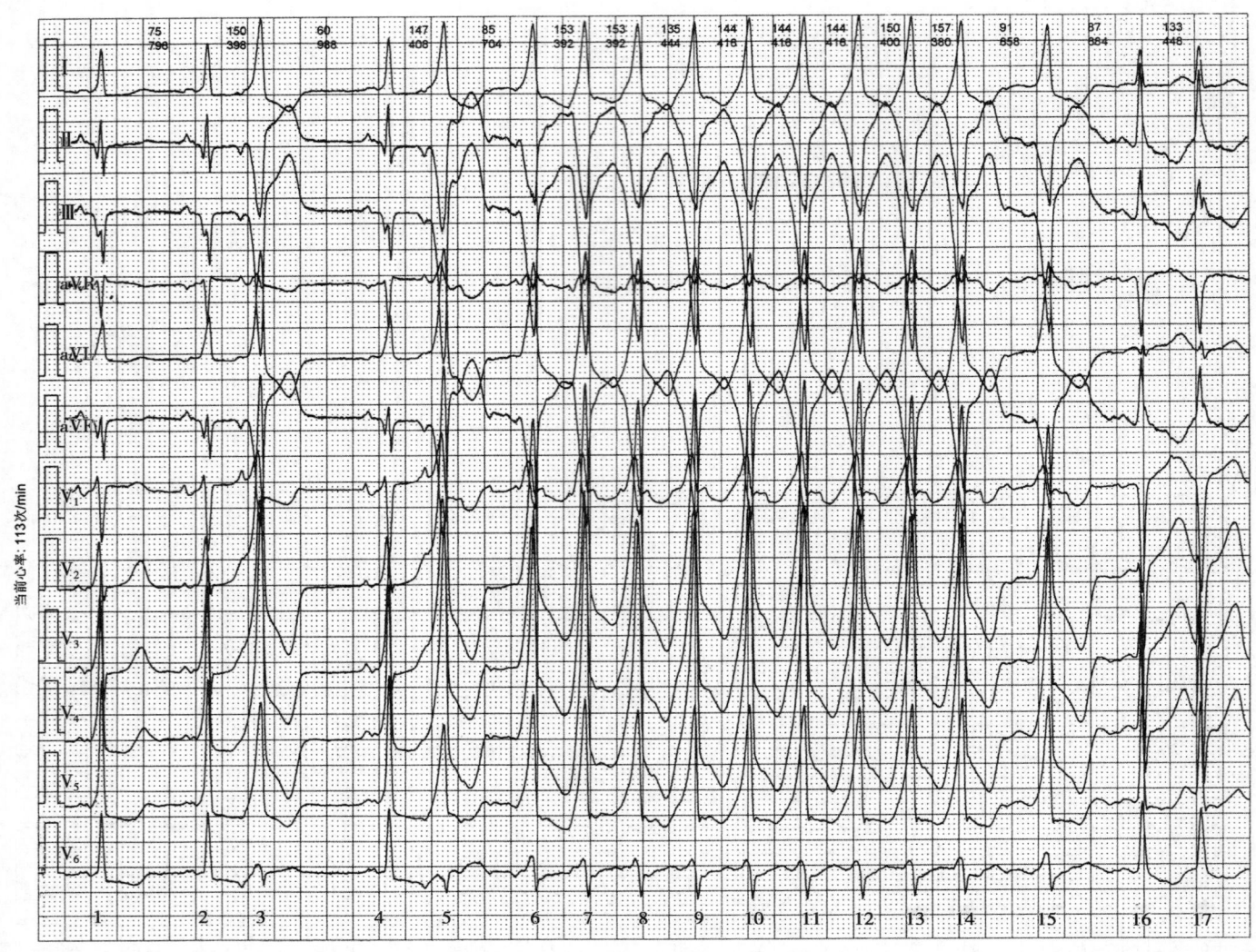

图 3　第 1、2、4 个心搏是窦性心律,心率 75 次 /min,QRS 波群时限 0.13s,QRS 波群起始部有预激波,波形与图 1 中的基本一致。第 3 个心搏是房性期前收缩,QRS 波群时限 0.19s,呈完全性心室预激波图形。第 5 个心搏是房性期前收缩诱发了心房扑动,房室传导比例(2～3):1,第 5～15 个心搏波形与房性期前收缩,图 1 中第 5、15 个心搏,图 2 中第 3、4、12、13 个心搏一致,间歇性完全性心室预激波。

【点评】

1. 房性快速心律失常(房扑或房颤)情况下宽 QRS 波形的诊断与鉴别诊断　从图 1 与图 2 中的宽 QRS 波群分析,如果没有图 3 与图 4,诊断有一定困难,有可能将间歇性完全性心室预激波的宽 QRS 波群诊断为左室心尖部期前收缩,实际上是左侧旁路下传引起的间歇性完全性心室预激波。

2. 间歇性完全性 - 不完全性心室预激综合征是如何产生的? 取决于正常房室传导系统与旁路的前向传导性能;

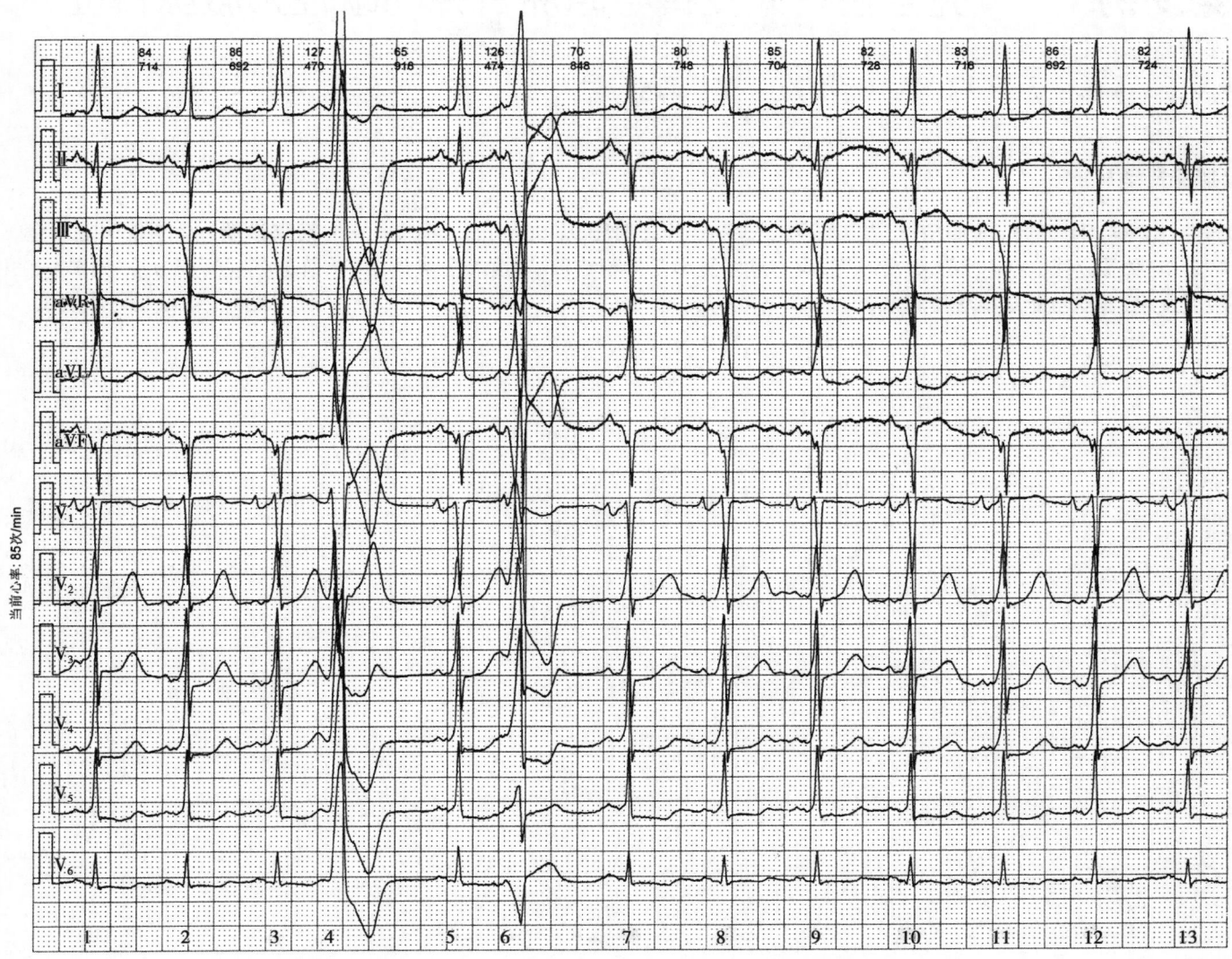

图4 窦性心律,心率 83 次 /min。第 1~3、5、7~13 个心搏呈不完全性预激波图形。第 4 个心搏是室性期前收缩,波形与图 1 中第 3、12 个心搏,图 2 中第 7 个心搏一致。第 6 个心搏是房性期前收缩,呈完全性预激波图形,与图 1~图 3 中的完全性心室预激波形态相同。

动态心电图诊断:窦性心律,房性期前收缩,室性期前收缩(流出道),阵发性心房扑动,阵发性心房颤动,间歇性完全性 − 不完全性预激综合征,ST−T 改变。

①旁路前传中断,预激波消失(图 1、图 2 中窄 QRS 波群);②旁路与正常房室传导系统下传的激动,同时引起心室除极产生的 "室性融合波",称为不完全性心室预激波;③室上性激动受阻于希浦系统,由旁路下传激动全部心室肌所产生的波形异常宽大的 QRS 波群称为完全性心室预激波(图 1~图 3 中宽达 0.20s 的 QRS 波群),只有完全性预激波时,才能对预激心室的程序、旁路所在部位做出进一步判断,如本例旁路为左侧,精准的旁路定位需要电生理检查。

第9例 完全性右束支传导阻滞合并间歇性预激综合征

【临床资料】

男性，87岁，因"咳嗽、胸痛3天，发热2天"入院。查体：血压92/60mmHg，身高172cm，体重75kg，BMI 26.0kg/m²。超声心动图显示二尖瓣狭窄（轻度），三尖瓣轻度反流，左室舒张功能轻度减低。

临床诊断：慢性肾功能不全，阵发性心房颤动，预激综合征，肺部感染，I型呼吸衰竭。

图1 第1、2、4、6、7、9、10个心搏是窦性心律，心率84次/min。PR间期0.15s，QRS波群时限0.14s，40ms以后波群时限宽钝，V₁导联呈rsR′型，完全性右束支传导阻滞。第3、5、8、11个心搏是房性期前收缩，P′波有3种形态，多源性房性期前收缩。QRS波群起始部有预激波，以第5个心搏的预激波最大。ST段：II、III、aVF、V₁～V₆导联压低0.05～0.15mV。T波：II、III、aVF、V₁～V₄导联倒置。QT间期0.34s。

诊断：窦性心律，完全性右束支传导阻滞，房性期前收缩显示心室预激波，ST段压低（下壁及前壁），T波低平、倒置。

【 动态心电图分析 】

当前心率: 90次/min

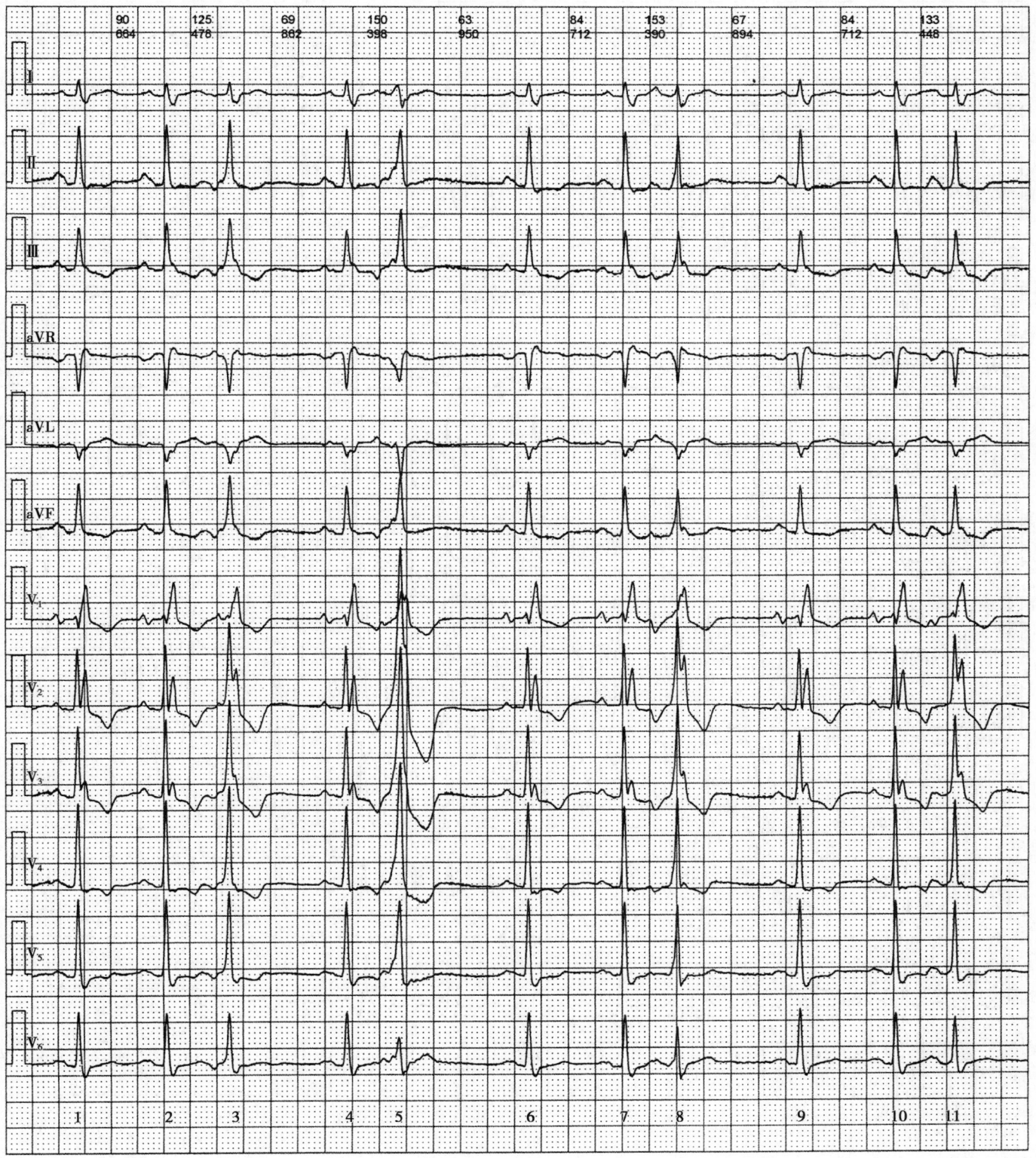

完全性右束支传导阻滞合并间歇性预激综合征

当前心率: 98次/min

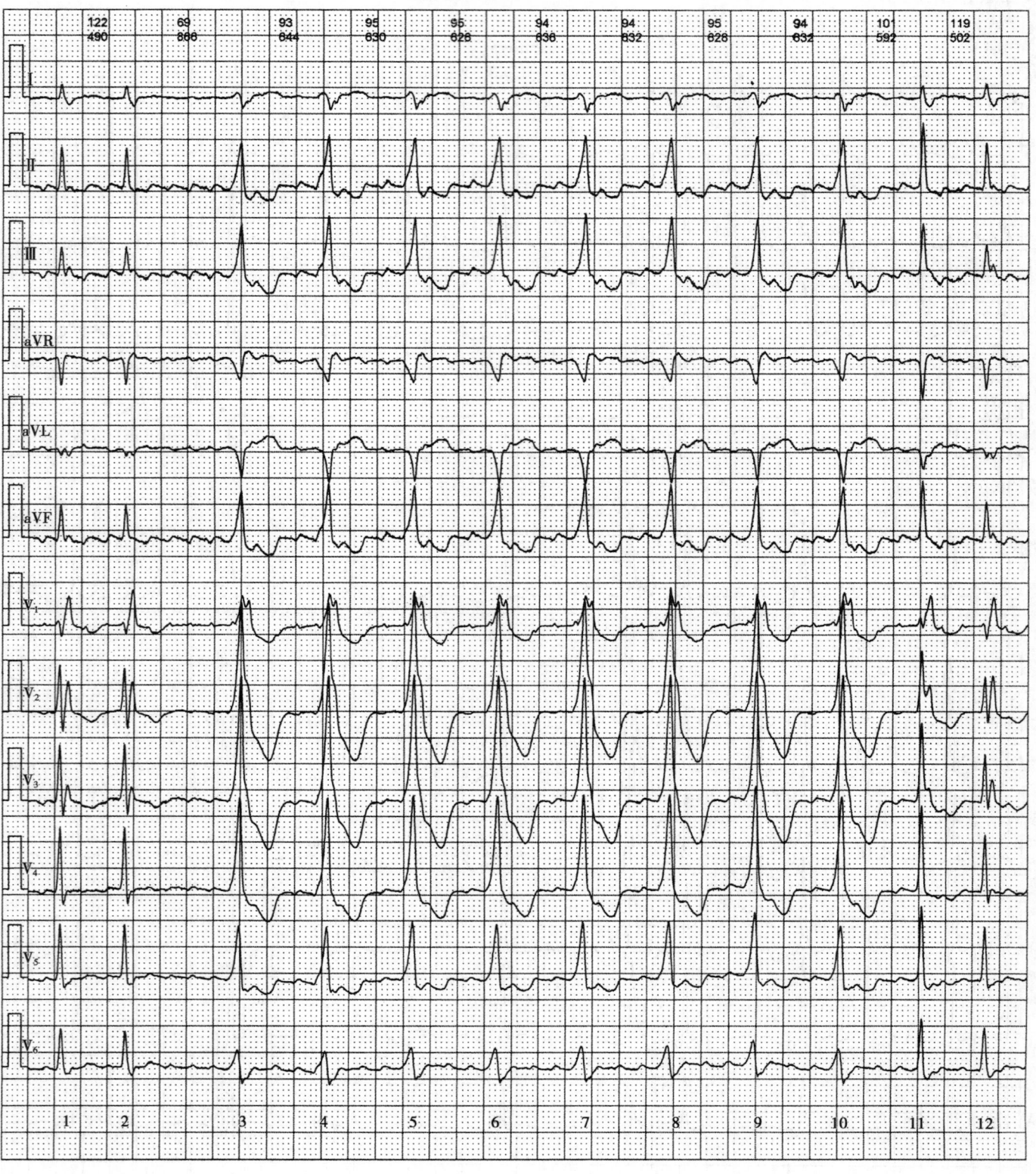

图2 P 波消失，代之以快速、匀齐的心房扑动的"F"波，心房率 360 次 /min（非典型心房扑动）。第 1、2、12 个心搏由 F 波下传，呈完全性右束支传导阻滞图形，第 3 ~ 10 个心搏为典型心室预激波加完全性右束支传导阻滞，第 11 个心搏的预激波较小。

诊断：心房扑动（非典型），完全性右束支传导阻滞，间歇性心室预激波。

【点评】

完全性右束支传导阻滞合并心室预激波（预激综合征）心电图表现为以下几种类型：①部分或完全掩盖右束支传导阻滞，见于右侧旁路；②在右束支传导阻滞的基础上，QRS 波群起始部有心室预激波。

本例间歇性心室预激波消失时，显示出完全性右束支传导阻滞图形。出现心室预激波时，QRS 波群时限由右束支传导阻滞时的 0.14s 延长至 0.16s，V_2 ~ V_4 导联 R 波幅度（预激波振幅）增大。V_1 导联 R 波振幅无明显变化，提示左侧房室旁路。旁路间歇性前向阻滞，是产生间歇性心室预激波电生理机制。本例旁路的有效不应期有明显动态变化。图 1 中房性期前收缩的联律间期约 400ms，旁路仍能前传心室。而图 2 中心动周期短于 502ms，进入旁路前向传导的绝对不应期，预激波消失。当心动周期延长到 628ms 以上时，旁路才前传心室。

完全性右束支传导阻滞合并间歇性预激综合征

第 10 例 | 心房颤动伴间歇性预激综合征

【临床资料】

男性，77 岁，阵发性心动过速病史多年。超声心动图显示左心房增大，主动脉瓣轻度关闭不全。

临床诊断： 预激综合征，阵发性心房扑动，阵发性心房颤动，直肠癌术后。

【心电图分析】

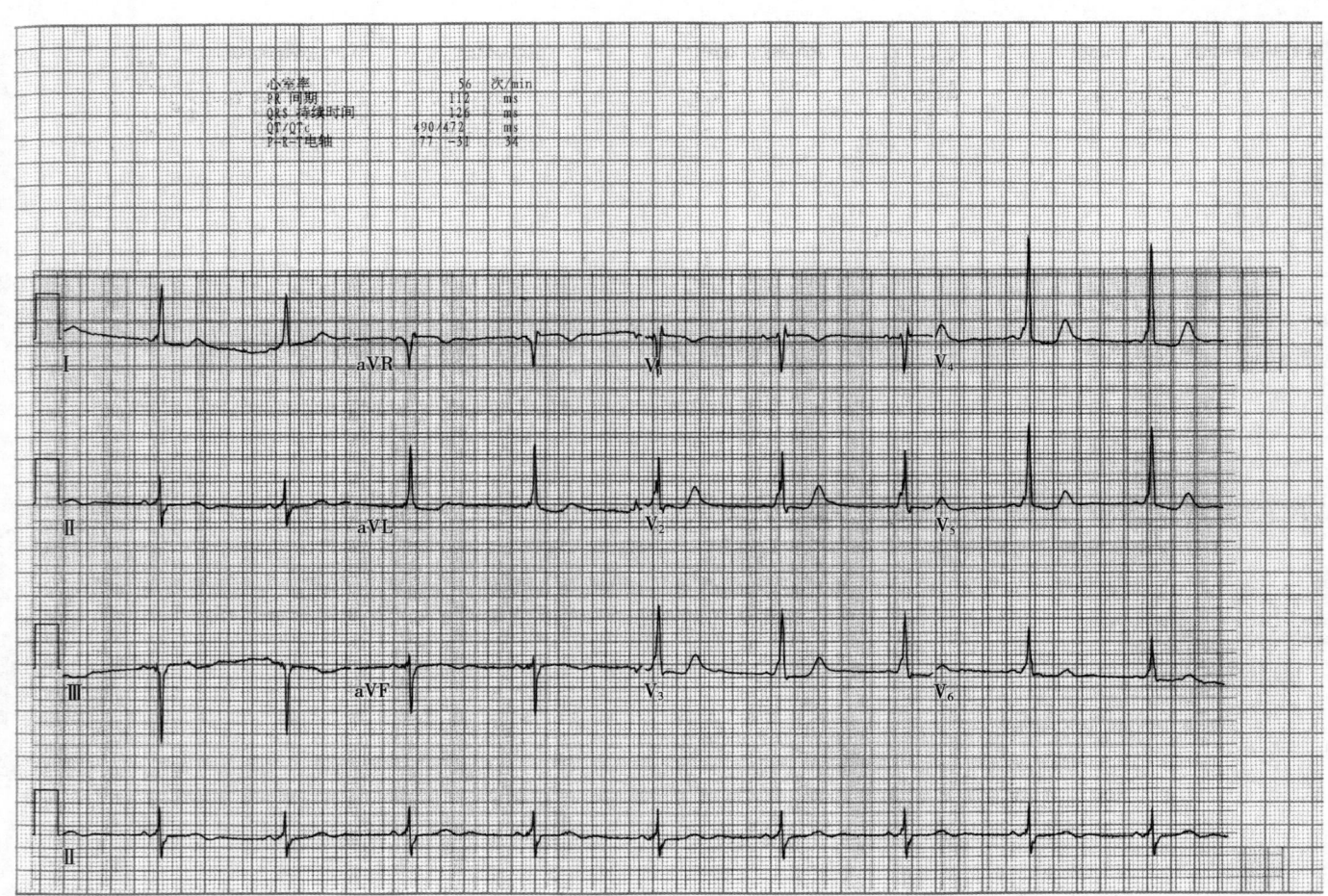

心室率 56 次/min
PR 间期 112 ms
QRS 持续时间 126 ms
QT/QTc 490/472 ms
P-R-T 电轴 77 -31 34

图 1 窦性心动过缓，心率 56 次/min，PR 间期 112ms，QRS 波群时限 126ms，QRS 波群起始部有预激波，QRS 电轴 −31°，QT/QTc 间期 490/472ms。ST 段：V₂~V₆ 导联压低 0.10mV。

诊断： 窦性心动过缓，心室预激波。

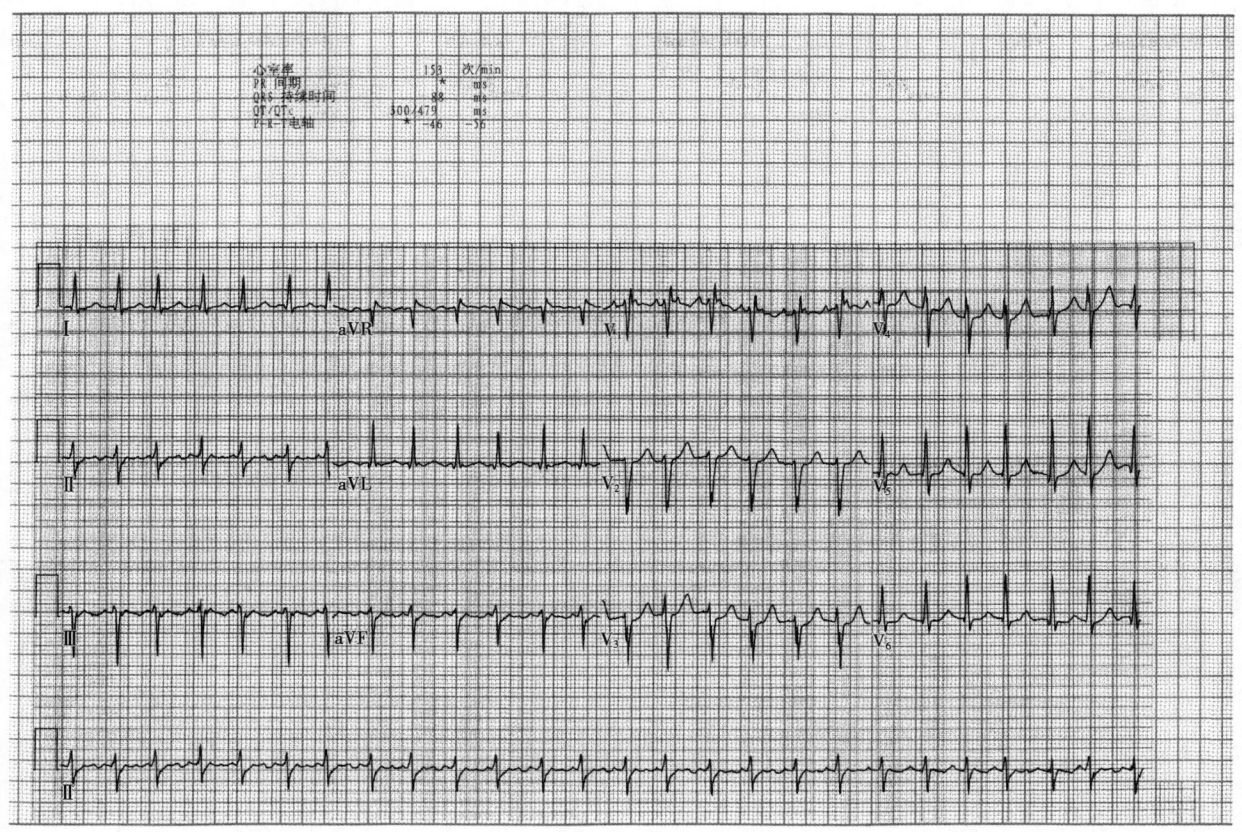

图 2　P 波消失, 代之以 F 波, 心房率 306 次 /min, 房室传导比例 2:1, 心室率 153 次 /min。QRS 电轴 36°, QT/QTc 间期 300/479ms, QRS 波群时限 88ms。 **诊断:** 心房扑动(房室传导比例 2:1)。

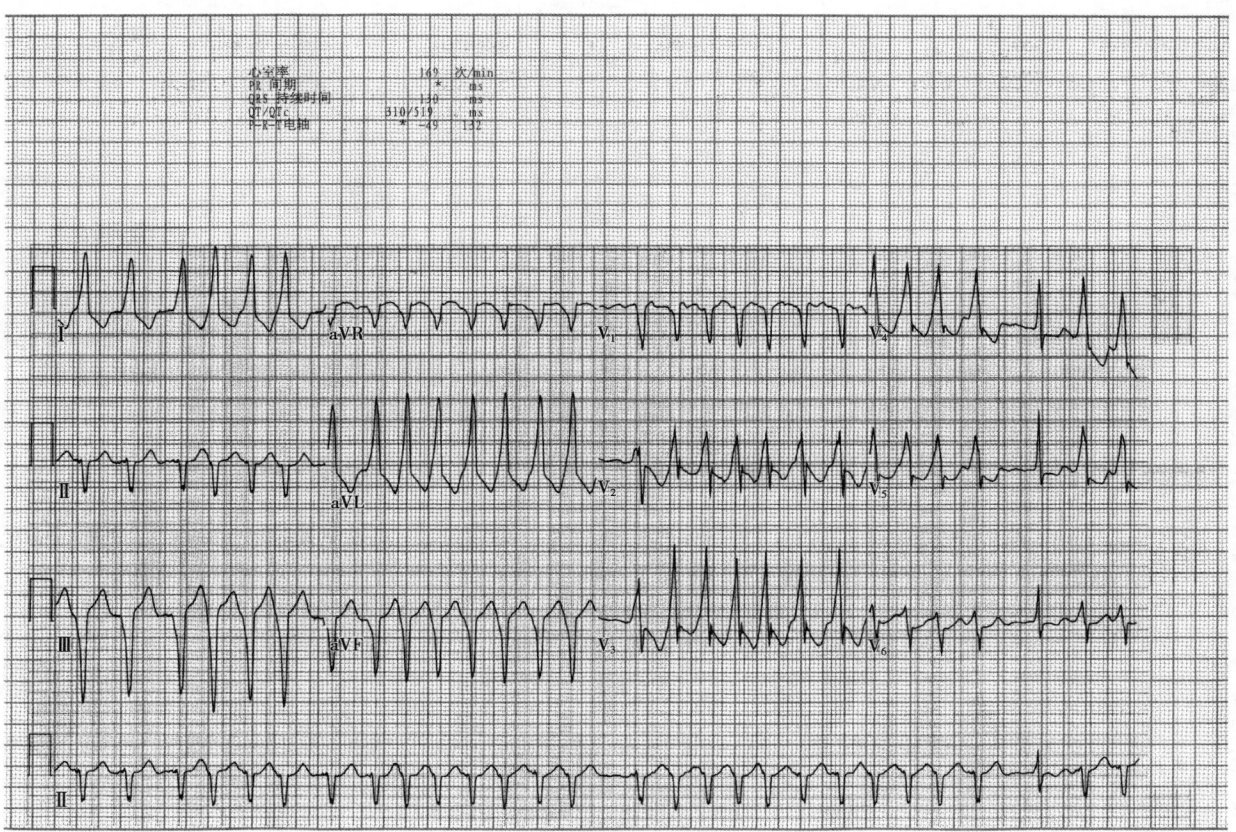

图 3　心房颤动, RR 间期不匀齐, 除倒数第 3 个 QRS 波群以外, 其余 QRS 波群均伴有心室预激波, 预激向量指向左上方, Ⅱ、Ⅲ、aVF 导联呈 QS 型。 **诊断:** 心房颤动伴间歇性预激综合征。

心房颤动伴间歇性预激综合征

第11例 右后间隔旁区心室预激波

【临床资料】

男性，31 岁，因"间断心悸 10 个月"入院。心电图提示室上性心动过速。心电图与电生理检查提示预激综合征（右后间隔区旁路），射频消融成功。超声心动图显示左心室肥大，室间隔 21mm。

临床诊断： 预激综合征（右后间隔区旁路），房室折返性心动过速，肥厚型心肌病。

【点评】

动态心电图显示典型的预激三联症：PR 间期缩短，QRS 波群时限增宽，有预激波。依据 I、aVL、$V_4 \sim V_6$ 导联预激波向上，V_1 导联为 QS 波，定位旁路在右侧，电生理标测到右后间隔区最早激动，距希氏束旁 10ms 以上，射频消融成功。

右侧旁路 V_1 导联可能出现负向心室预激波，呈 rS 型、qrS 型或 QS 型，V_2、V_3 导联不再有 q 波。本例患者 V_1 导联呈 QS 型，V_2、V_3 导联呈 qrS 型，考虑肥厚型心肌病引起 QRS 起始向量背离间壁而去，部分抵消了间隔部除极时向右向前的 QRS 向量，产生 q 波（V_2、V_3 导联）。

当前心率: 61次/min

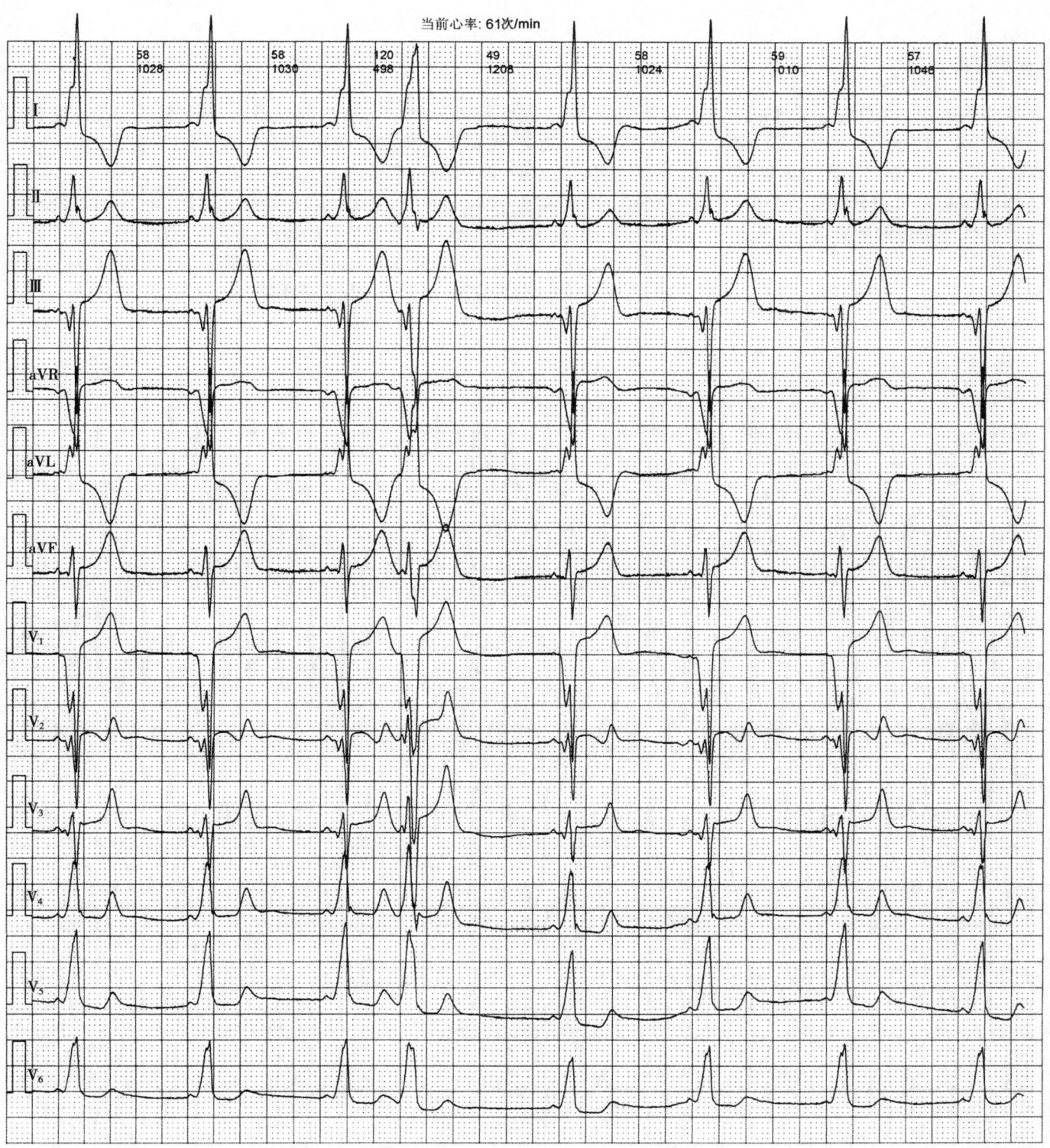

图1 窦性心律,心率 60 次 /min,PR 间期 0.07s,QRS 波群时限 0.14s,有明显的心室预激波。Ⅰ、Ⅱ、aVL、V₄~V₆ 导联预激波向上,Ⅲ、aVR、V₁、V₂ 导联向下,提示右侧旁路。QT 间期 0.47s,第 4 个 QRS 波群提早出现,P′ 波位于 QRS 波群之前,QRS 波群时限 0.15s,代偿间歇不完全,房性期前收缩。

诊断: 窦性心律,房性期前收缩,心室预激波(右侧旁路)。

第12例 | 阵发性心房扑动伴预激综合征

【临床资料】

男性，53 岁，因"间断性心悸、胸闷、胸痛 14 年，加重 20 天"入院。自 2002 年起无明显诱因出现间断性心悸、胸闷，持续数分钟自行缓解，当地住院诊断为预激综合征，未进行治疗。

2 年前冠脉 CT 提示冠状动脉粥样硬化，累及多支，局部管腔多处中度狭窄（具体不详）。近 20 天心悸发作频繁，症状加重入院。既往高血压病史 20 年，长期口服尼莫地平、美托洛尔，自诉血压控制可。查体：血压 130/72mmHg，身高 165cm，体重 72kg，BMI 26.4kg/m²；心前区无隆起，听诊未闻及杂音。动态心电图监测显示反复发作阵发性心房扑动，房性心动过速，显性心室预激综合征。胸部 X 线片显示未见异常。在 EnSite 辅助下行旁路射频消融术，标测到左后间隔显性旁路，射频消融后旁路阻断，手术成功。

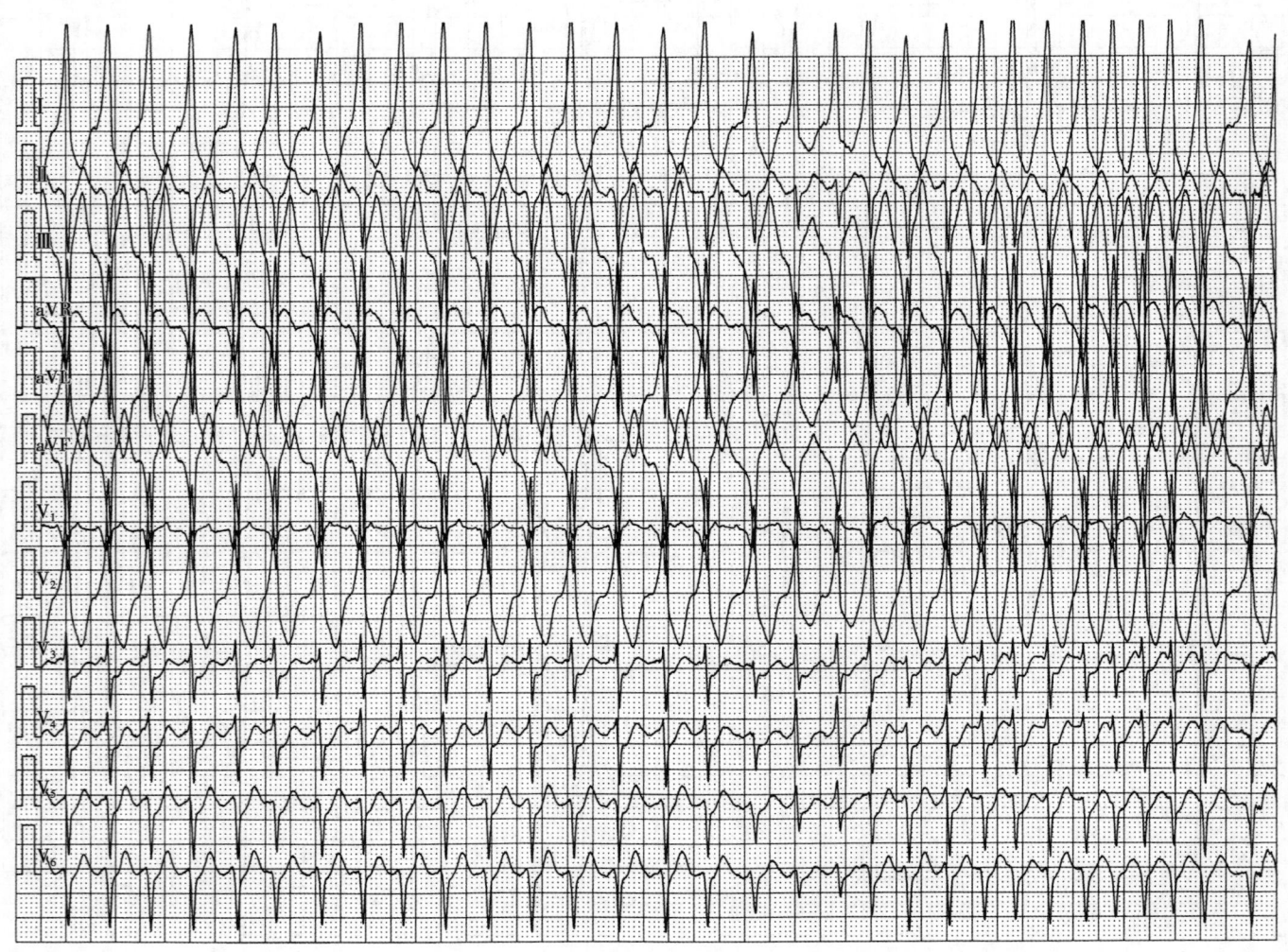

图 1 宽 QRS 心动过速特点：①在 V₁ 导联可以观察到心房扑动波，心房率 352 次 /min，房室传导比例 2∶1 时，RR 间期较匀齐，房室传导比例变化时，RR 间期不规则；②F 波激动沿旁路下传激动心室的成分比较大时，预激波振幅增大，QRS 波群时限也增宽。

【动态心电图分析】

图 1～图 3 为术前监测到的动态心电图。

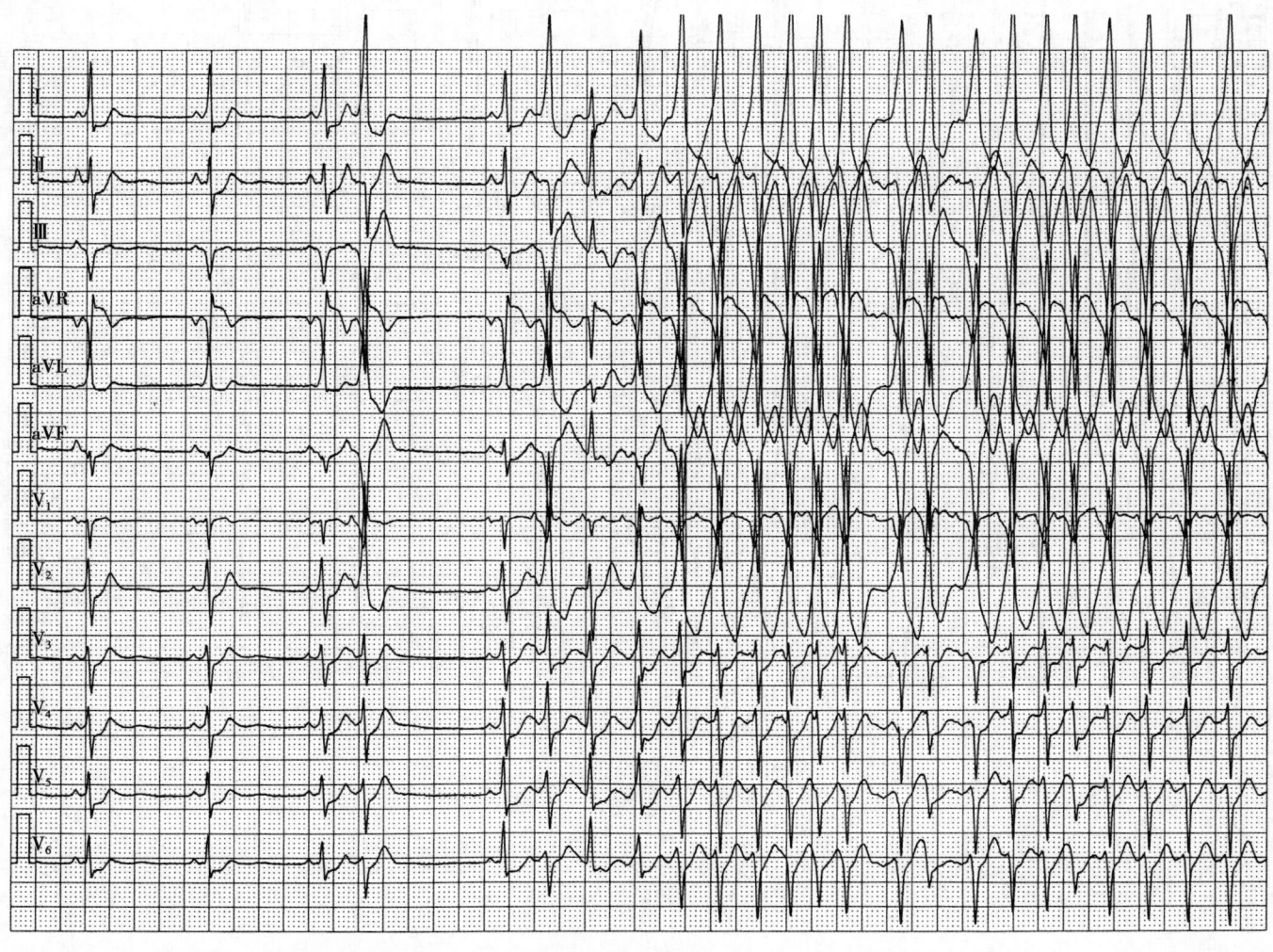

图 2 窦性心律时，预激波振幅和时限都没有房性期前收缩和心房扑动时增高和增宽明显，说明心动周期缩短时，房室传导系统的不应期比旁路长，沿旁路激动心室所占重较大，预激波振幅增大，预激波时限延长，F 波开始于 T 波上。

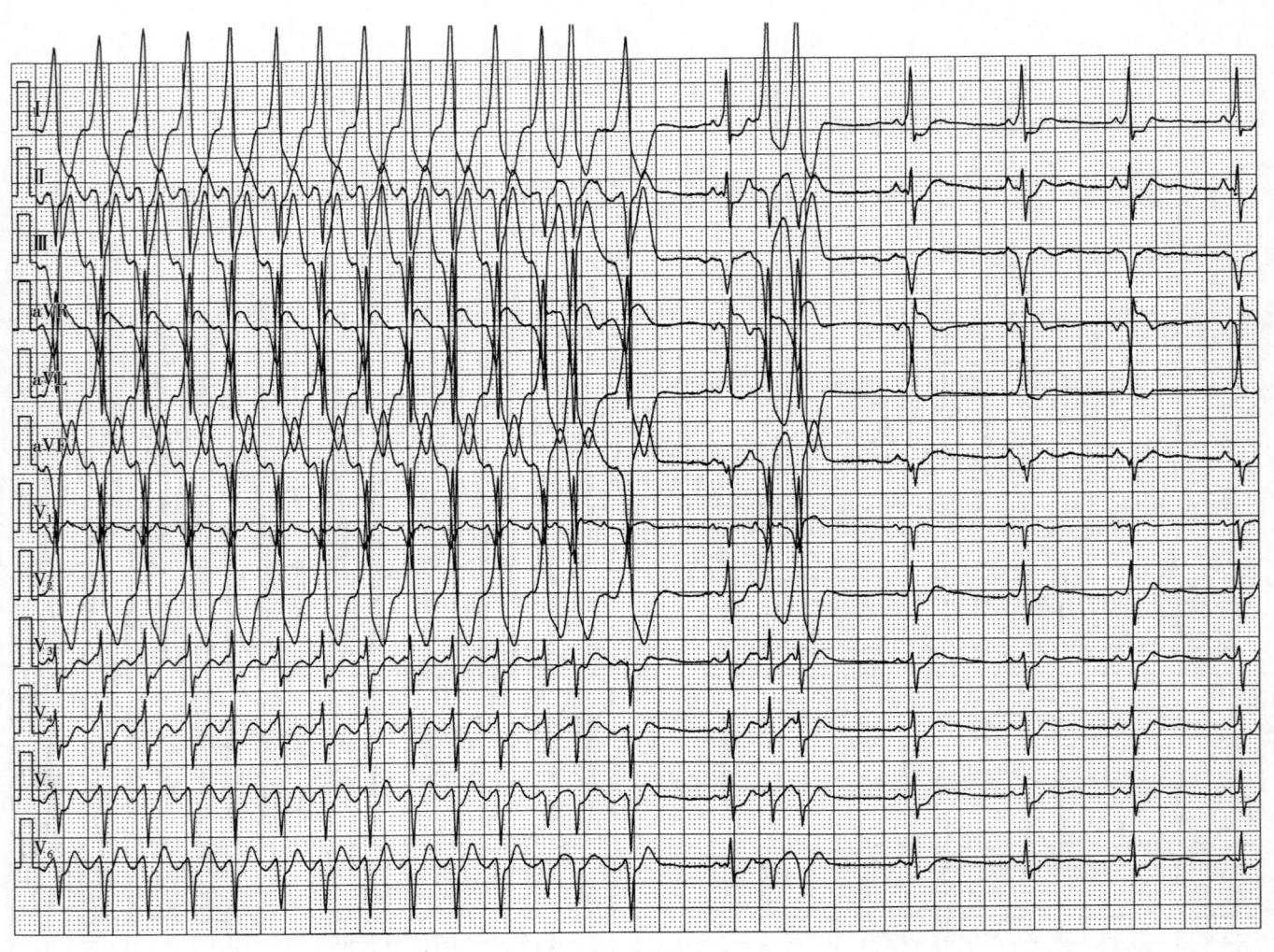

图 3 阵发性心房扑动终止，恢复窦性心律。发生的成对房性期前收缩又伴有明显的心室预激波。

动态心电图诊断：窦性心律，房性期前收缩，阵发性心房扑动伴预激综合征。

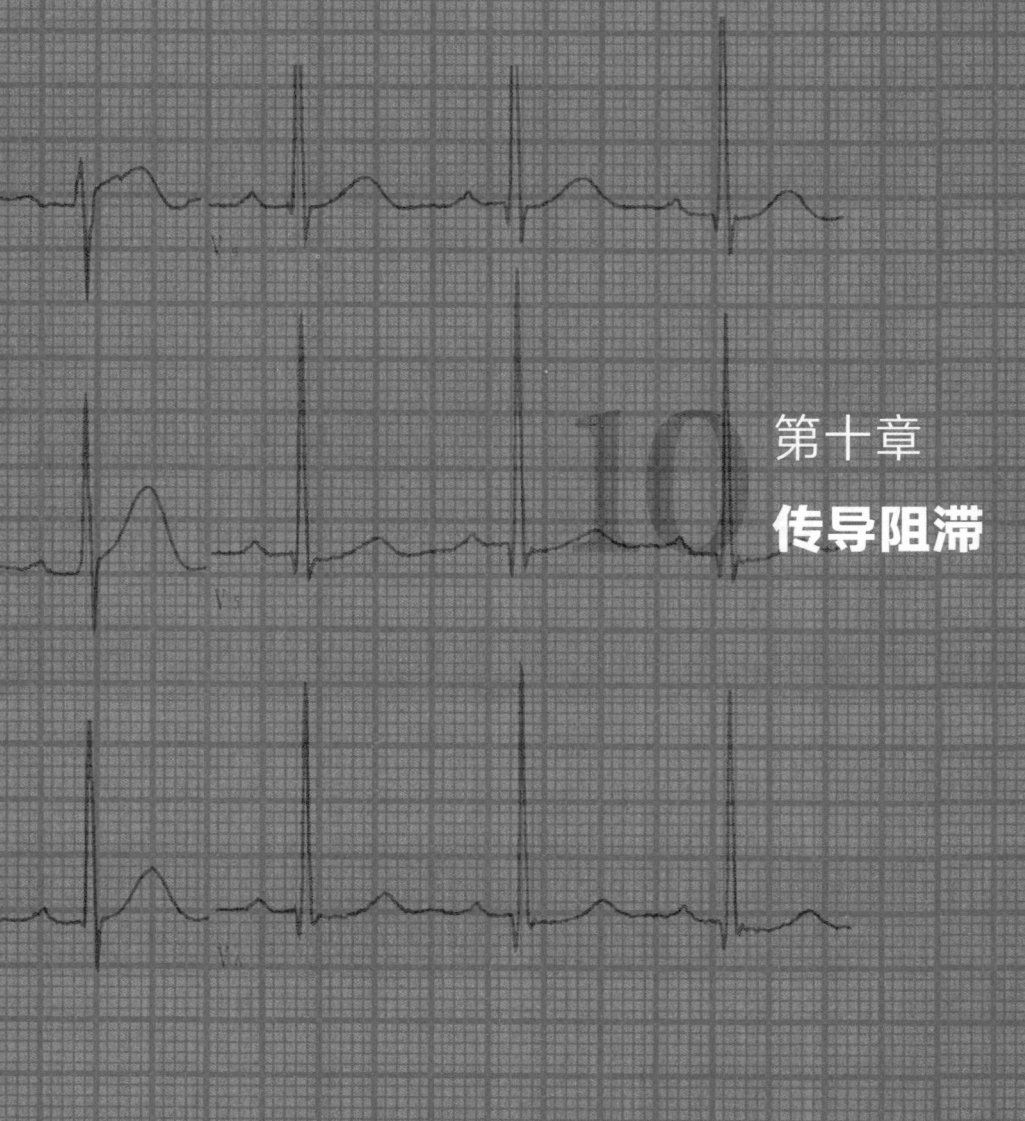

10 第十章

传导阻滞

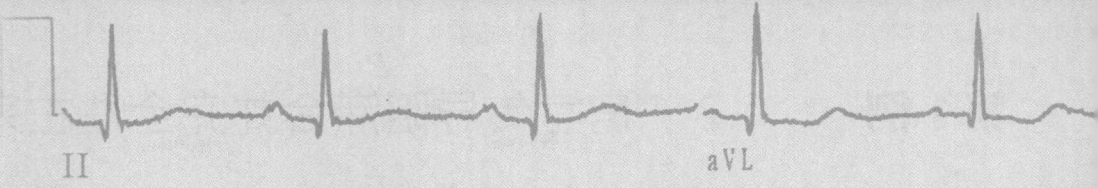

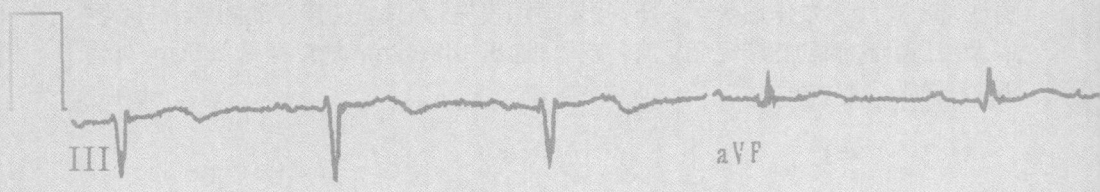

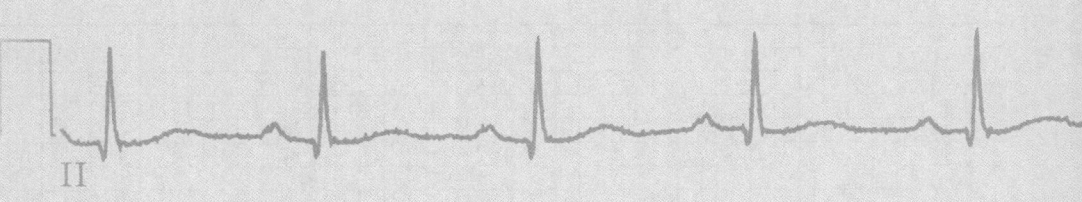

第1例 | 2:1 房室传导阻滞合并完全性左束支传导阻滞

【临床资料】

男性，68 岁，因"发作性晕厥 2 年，短暂意识丧失"入院。超声心动图显示左心房增大，二尖瓣、肺动脉瓣轻度反流。查体：血压 148/62mmHg，身高 180cm，体重 92kg，BMI 28.4kg/m²。

临床诊断： 冠状动脉粥样硬化性心脏病，高血压。

【心电图分析】

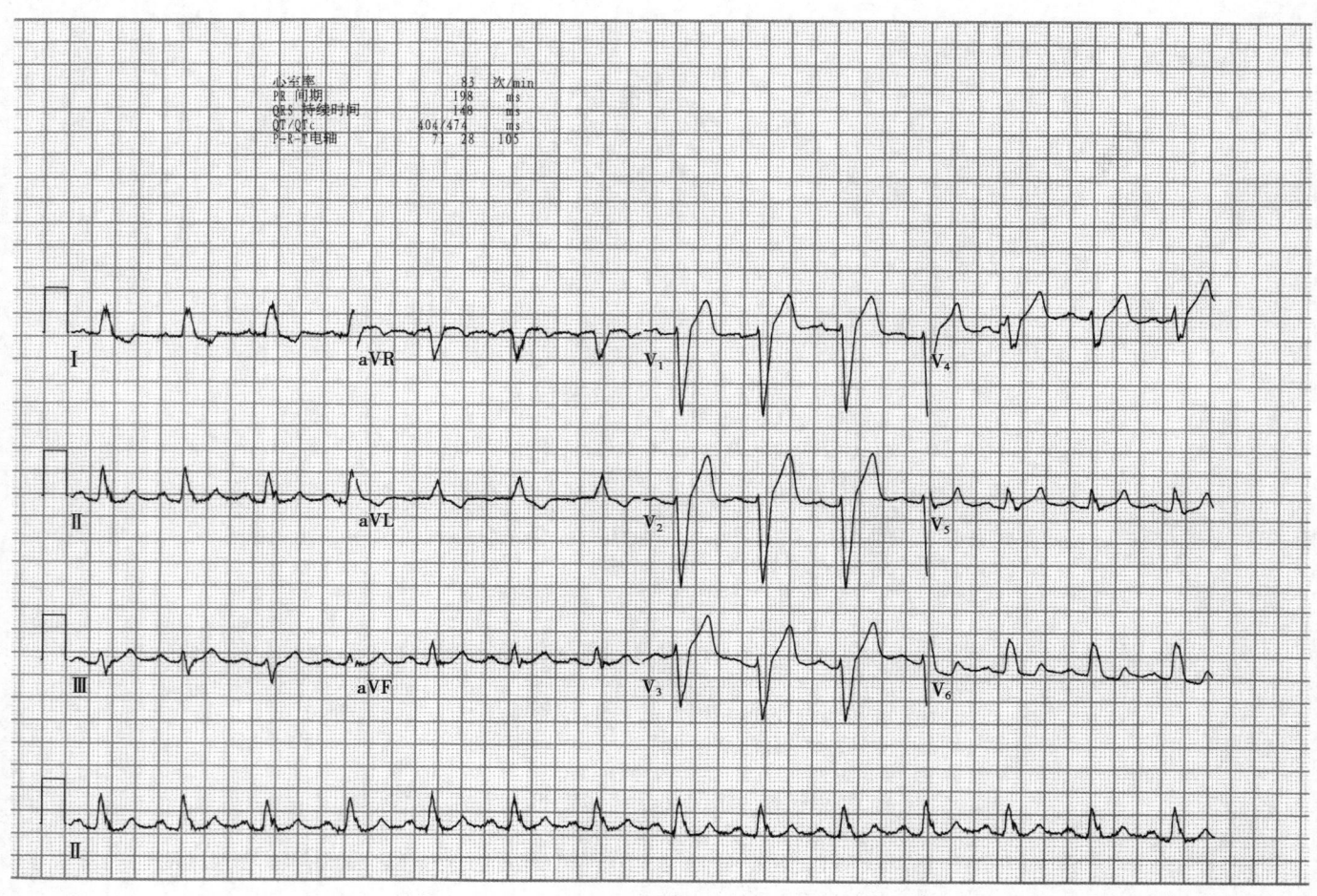

图1　P 波：Ⅰ、Ⅱ、Ⅲ、aVF、V₁～V₆ 导联正向，aVR、aVL 导联倒置。心率 83 次 /min，窦性心律，PR 间期 198ms，QRS 波群时限 148ms。QRS 波群形态：Ⅰ、aVL、V₆ 导联呈宽钝 R 波，V₁～V₄ 导联呈 rS 型，r 波纤细，S 波宽钝，完全性左束支传导阻滞。ST 段：V₁～V₄ 导联上斜型抬高 0.15～0.30mV，Ⅰ、aVL、V₆ 导联下斜型压低 0.05～0.10mV。T 波：V₁～V₄ 导联直立，Ⅰ、aVL 导联倒置。QT/QTc 间期 404/474ms，QRS 电轴 28°。

诊断： 窦性心律，完全性左束支传导阻滞。

【点评】

二度房室传导阻滞合并左束支传导阻滞的电生理研究表明,房室传导阻滞的部位 80% 在希氏束远端,临床有晕厥发作史者预后较为严重。对于本例患者,医师建议植入永久性心脏起搏器,以防心源性晕厥发生。

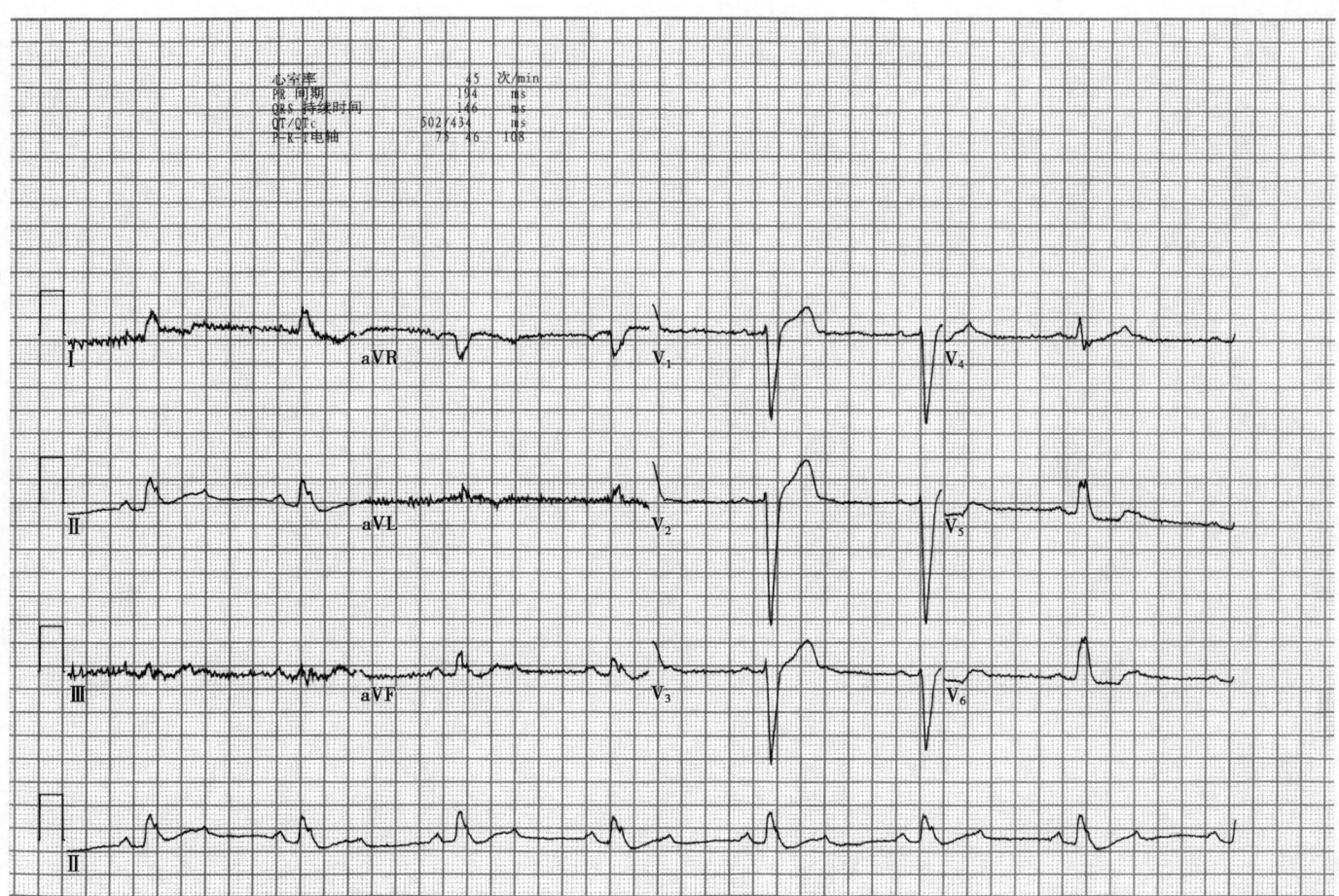

图 2 窦性 P 波规律出现,心房率 90 次 /min。P 波 2∶1 下传心室,PR 间期固定 194ms,QRS 波群时限 146ms,与图 1 比较,$V_1 \sim V_3$ 导联 S 波增深,V_4 导联由 rS 型转为 Rs 型,V_5 导联由 rs 型转为 R 型。QT/QTc 间期 502/434ms,QRS 电轴 46°。

诊断: 窦性心律,二度房室传导阻滞(2∶1 传导即 2∶1 阻滞),完全性左束支传导阻滞。

【临床资料】

男性，65 岁，因 "活动后胸骨后憋痛 1 个月余" 入院。既往高血压病史 11 年，糖尿病病史 20 年。查体：血压 138/88mmHg，身高 180cm，体重 79kg，BMI 24.4kg/m^2。脑利钠肽前体 4 356.0pg/ml。超声心动图显示左心扩大，室间隔增厚，三尖瓣轻度反流。冠脉造影显示前降支中段管壁不规则。

临床诊断：冠状动脉粥样硬化性心脏病，左心扩大，心功能不全，高血压 3 级（很高危），糖尿病 2 型，慢性肾炎综合征，慢性肾功能不全。

图 1　窦性心律，心率 84 次 /min，P 波时限 0.12s，左心房增大，PR 间期 0.16s，QRS 波群时限 0.14s，V$_1$ 导联呈 qR 型，I、aVL、V$_4$～V$_6$ 导联 S 波宽钝，完全性右束支传导阻滞，心电轴不确定。T 波：V$_1$～V$_4$ 导联倒置。

诊断：窦性心律，完全性右束支传导阻滞，异常 q 波（V$_1$ 导联），不确定心电轴，T 波倒置，左心房增大。

当前心率: 84次/min

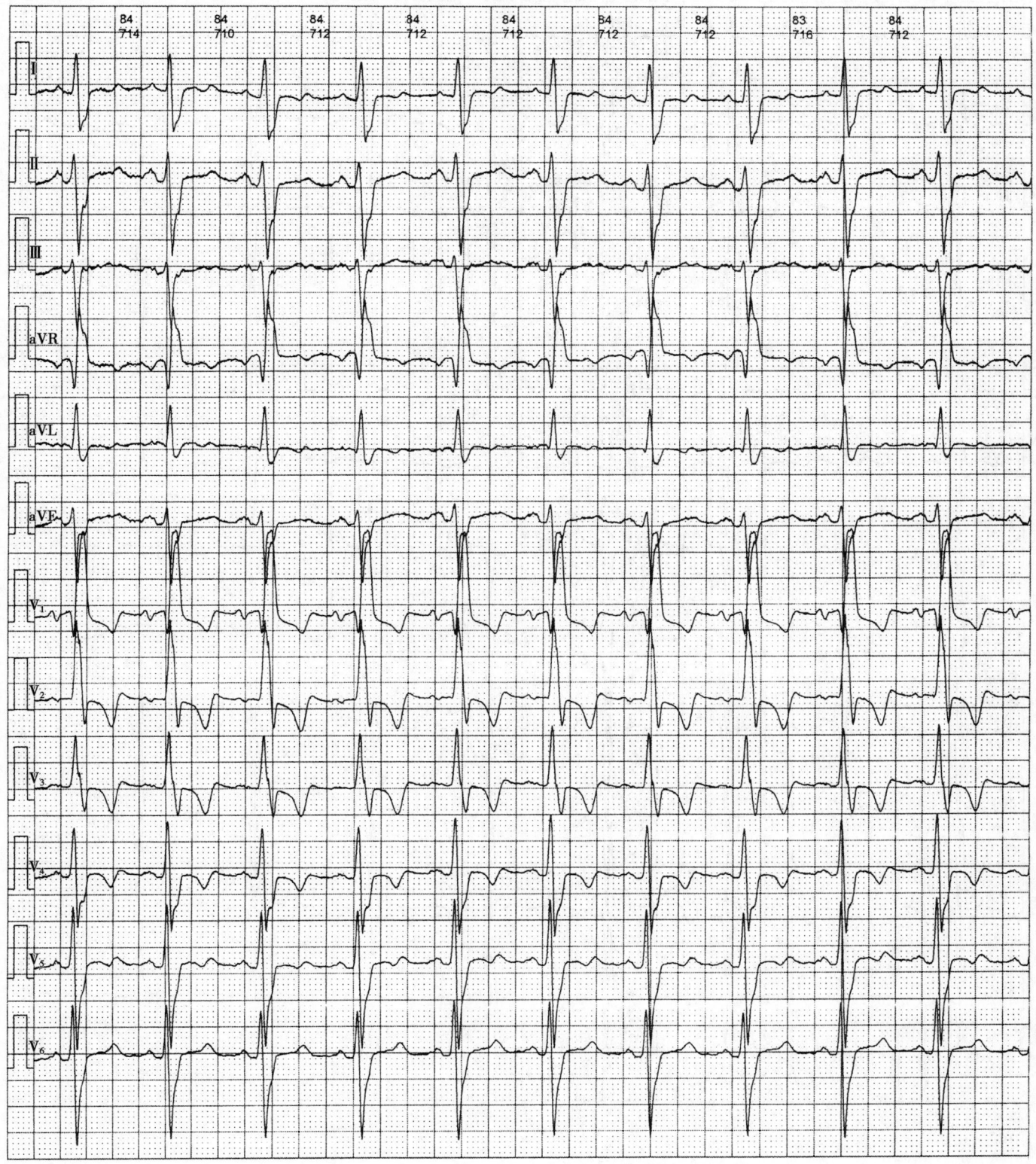

3 相完全性右束支传导阻滞

当前心率: 69次/min

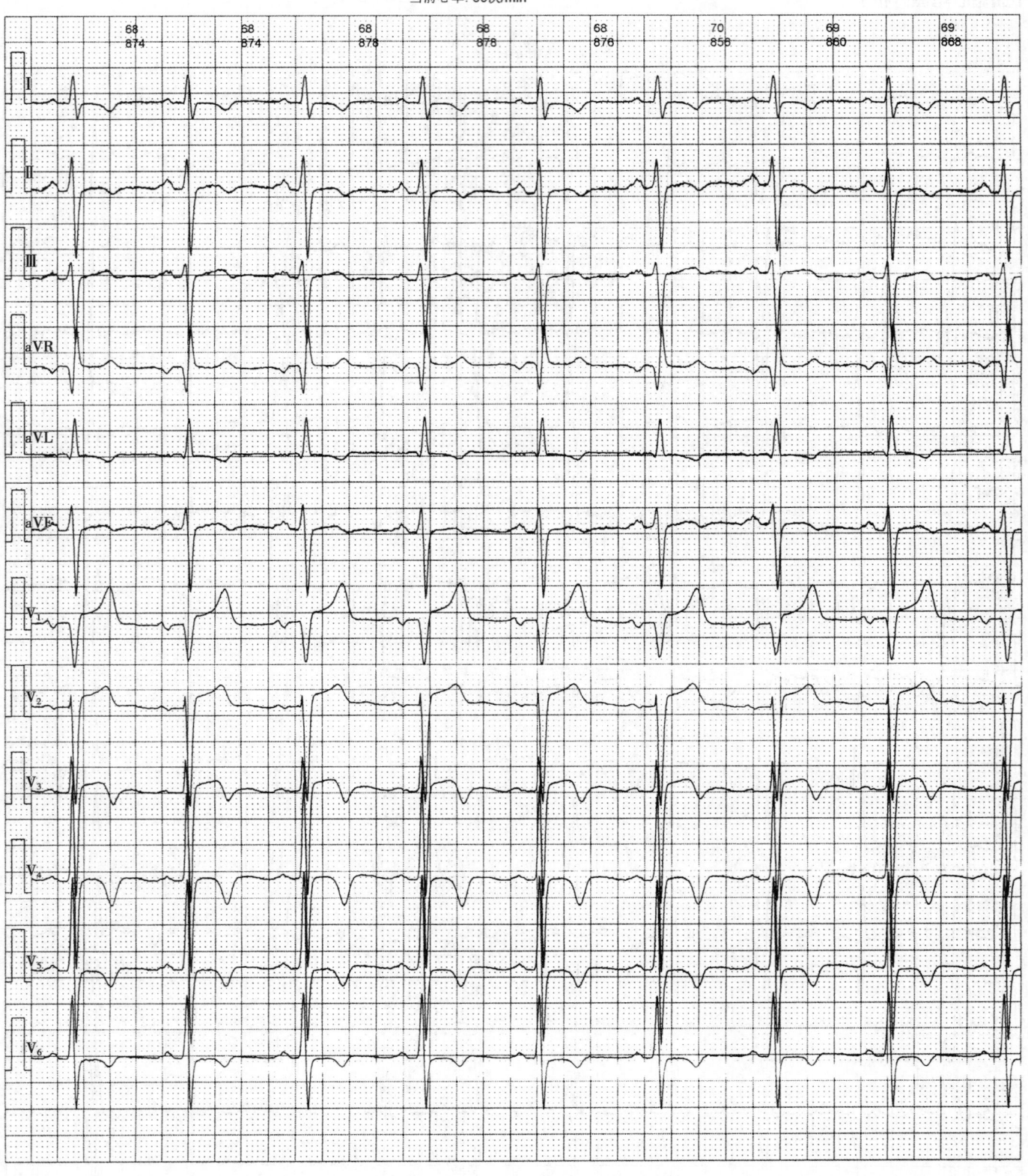

图 2　窦性心律，心率 68 次/min，右束支传导阻滞消失，QRS 波群时限 0.10s，左前分支传导阻滞，V₁ 导联呈 QS 型，T 波：Ⅰ、Ⅱ、aVL、V₃～V₆ 导联倒置。

诊断：窦性心律，左心房增大，V₁ 导联呈 QS 型，左前分支传导阻滞，T 波倒置。

【点评】

心室率增加时出现了右束支传导阻滞，心室率下降以后右束支传导阻滞消失的现象，称为 3 相右束支传导阻滞。本例患者心率 84 次/min 时，完全性右束支传导阻滞，QRS 波群时限 0.14s；窦性频率 68 次/min 时，右束支传导阻滞消失，QRS 波群时限 0.10s。右束支传导阻滞时，QRS 波群时限延长了 0.04s。右束支传导阻滞的发生机制是右束支 3 相动作电位复极不全所致。本例发生了 3 相右束支传导阻滞时，心室率 84 次/min，提示 3 相右束支传导阻滞是病理现象，可能与左心扩大、左心功能不全、高血压等有一定关系。

【临床资料】

女性,54 岁,因"乏力 1 年余,加重 1 个月"入院。 **临床诊断:** 高血压 2 级(很高危),三度房室传导阻滞。

【动态心电图分析】

动态心电图监测 23h59min,全部心搏数 59 727 次,心率 39~57 次/min,平均 42 次/min。

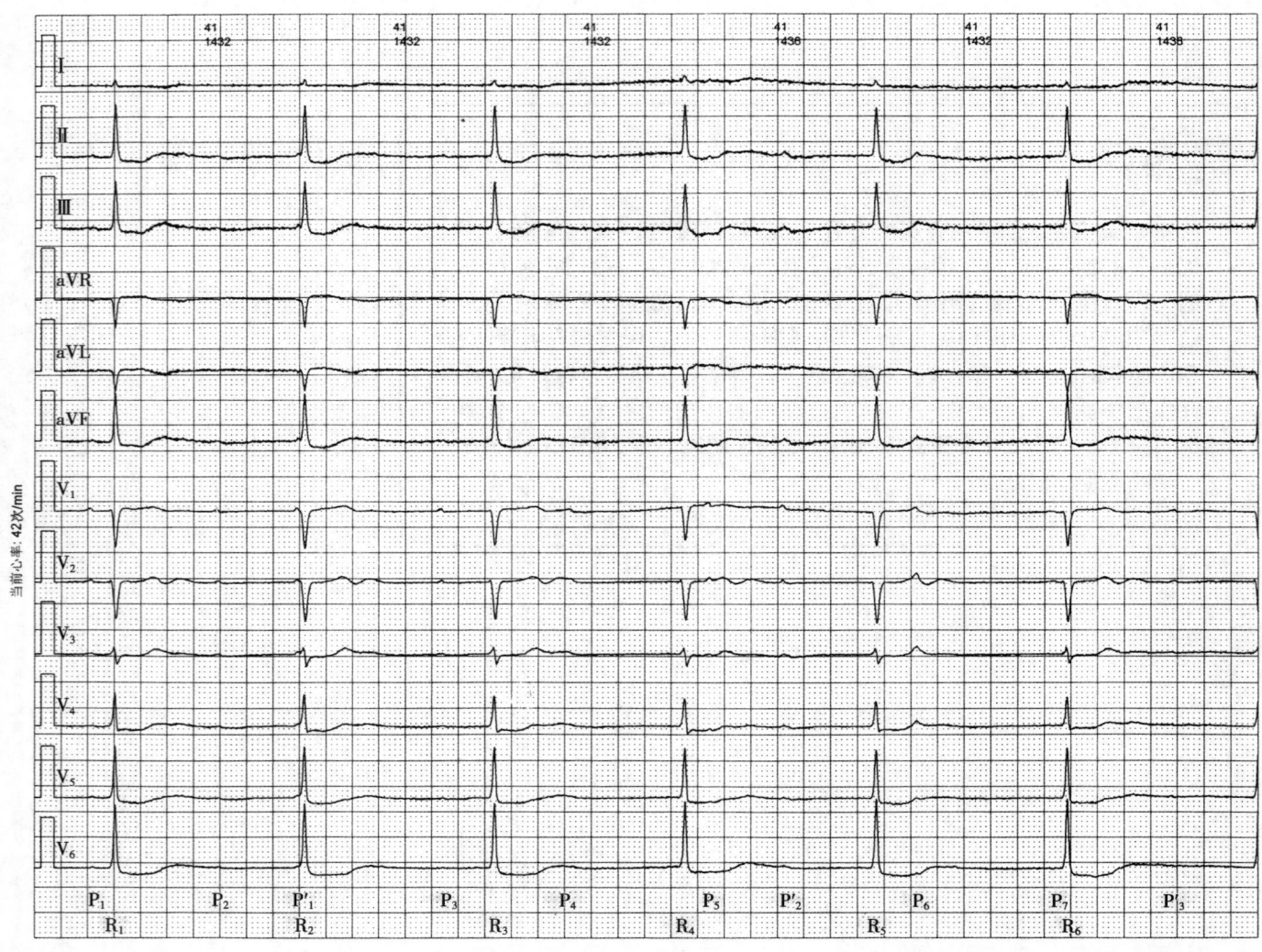

图 1 P₁~P₇ 低电压,Ⅱ、Ⅲ、aVF、V₆ 导联正向,aVR 导联负向,提示窦性心律,心房率 61 次/min。P′₁、P′₂ 为房性期前收缩。R₁~R₆ 间期匀齐,心室率 41 次/min,P 波、P′波与 R 波完全无关系,QRS 波群时限 0.08s。ST 段:Ⅱ、Ⅲ、aVF、V₄~V₆ 导联压低 0.05~0.125mV。T 波:Ⅱ、Ⅲ、aVF、V₃~V₆ 导联低平与平坦。V₁、V₂ 导联呈 QS 型。

诊断: 窦性心律,房性期前收缩,完全性房室传导阻滞,交界性心律,ST 段压低(下壁及前侧壁),T 波平坦(下壁及前侧壁),异常 QS 波(V₁、V₂ 导联)。

【点评】

1. 本例 P 波很小,其原因提示弥漫性心房肌病变,相当数量的心房肌已经没有参与除极活动,致使心房电活动显著减弱,表现为 P 波低电压。

2. 室性期前收缩伴不完全性代偿间歇。在交界性心律情况下发生的室性期前收缩,多数代偿间歇是不完全的。因为室性期前收缩激动距交界性起搏点较近(与窦性心律的情况不同),很容易引起交界性心律起搏点节律重整,表现为不完全性代偿间歇。

3. 三度房室传导阻滞情况下,控制心室电活动的是交界性心律,三度房室传导阻滞在希氏束近端。

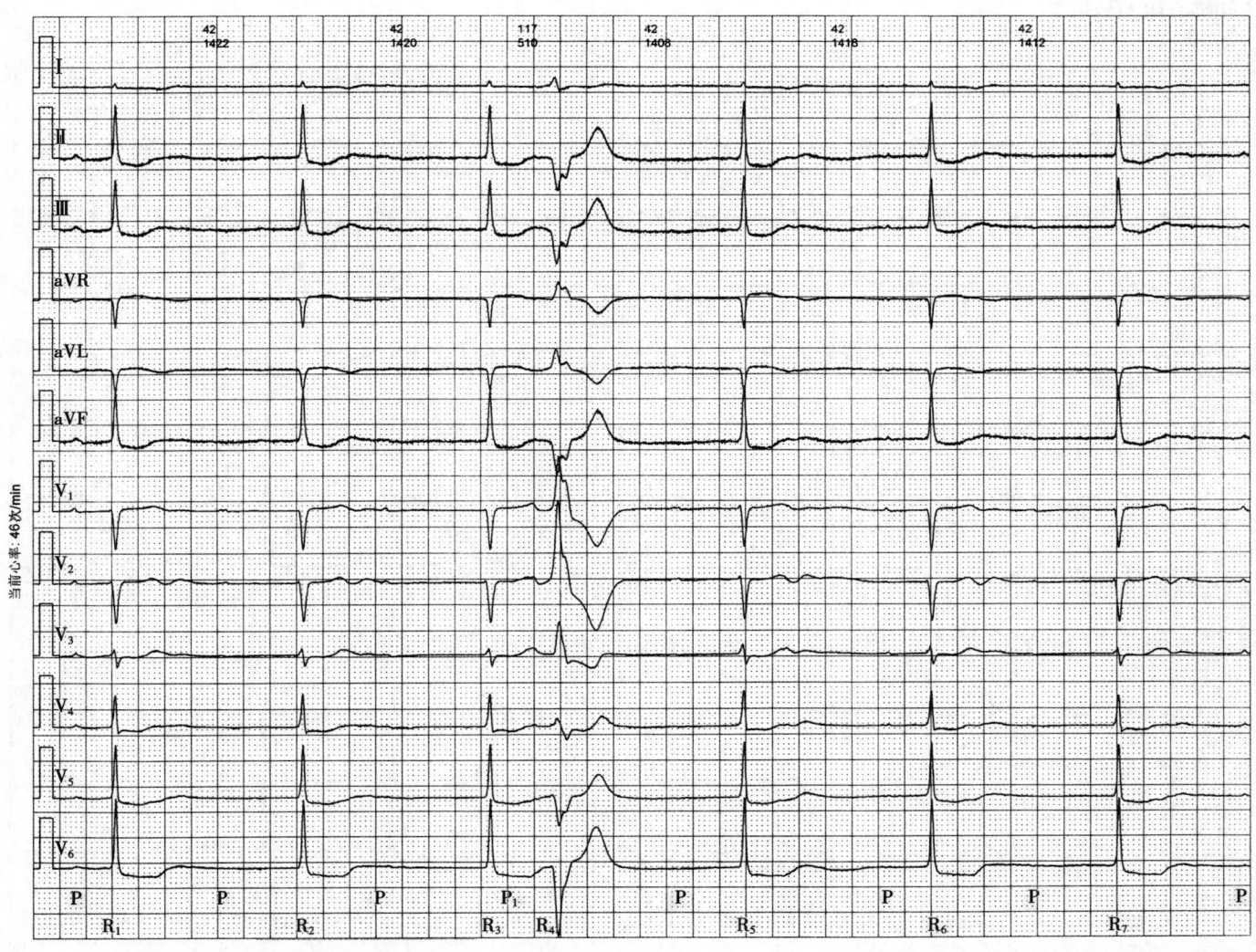

图 2 仍为完全性房室传导阻滞。R₄ 宽大、畸形,室性期前收缩。联律间期加代偿间歇小于 2 倍 RR 间期,不完全代偿。

诊断:窦性心律不齐,完全性房室传导阻滞,室性期前收缩,交界性心律,ST 段压低(下壁及前侧壁),T 波平坦(下壁及前侧壁)。

第4例 不完全性－完全性右束支传导阻滞

【临床资料】

男性，56岁，因"发作性胸痛、胸闷2个月"入院。2个月前因胸痛、胸闷在当地医院行冠脉造影，提示三支病变，分别于前降支和回旋支植入支架各2枚。既往高血压病史6年。查体：血压155/107mmHg，身高164cm，体重75kg，BMI 27.9kg/m²。血生化检查显示肌钙蛋白T 0.01ng/ml，CK 50.7U/L，乳酸脱氢酶142.9U/L，钙2.33mmol/L，钾3.58mmol/L，镁0.91mmol/L。超声心动图显示左心室肥大，二尖瓣及三尖瓣轻度反流。冠脉造影显示前降支近段支架内畅通，回旋支中段支架内畅通，右冠状动脉近中段狭窄80%～90%，PCI术后。

【动态心电图分析】

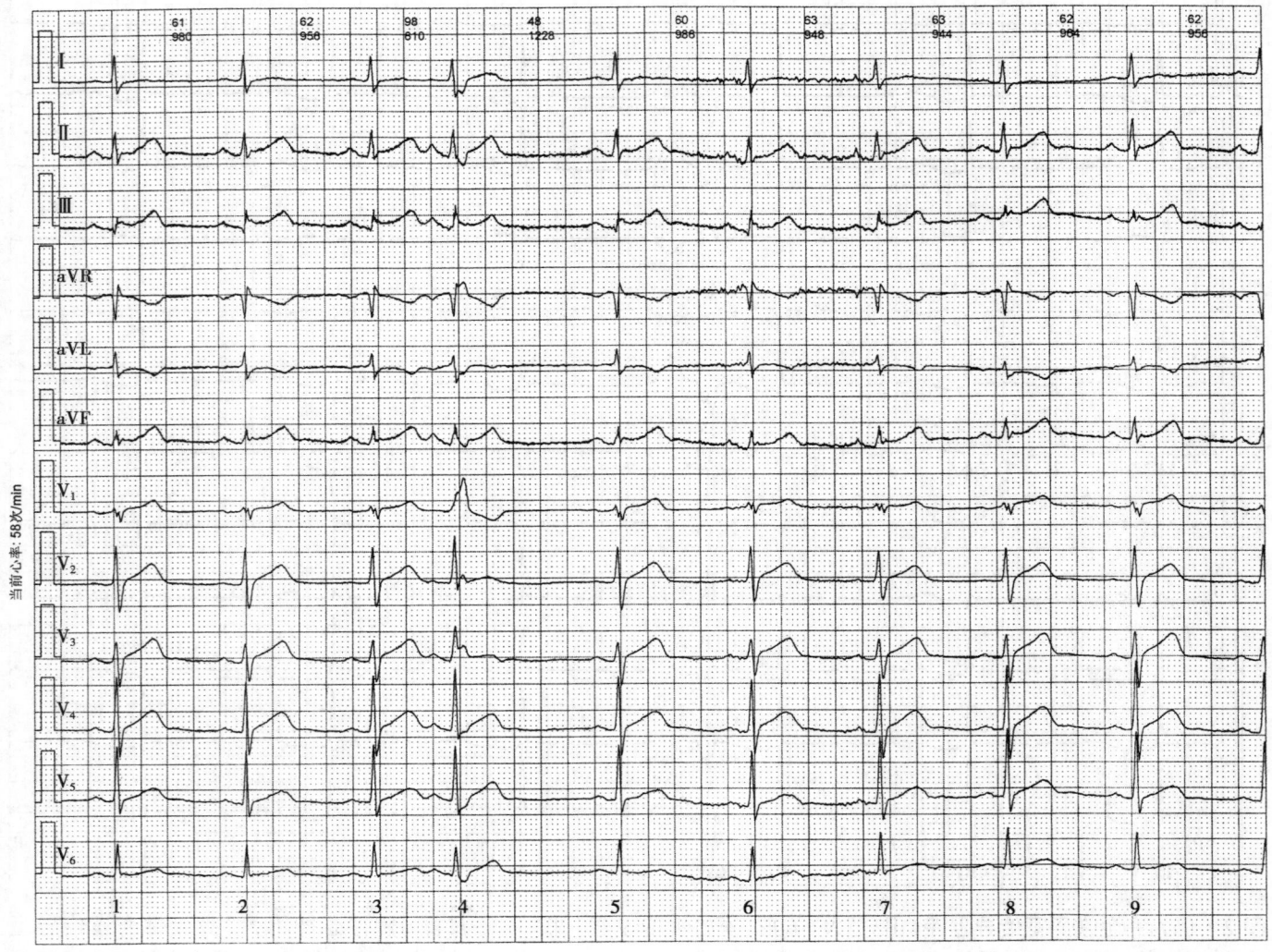

图1 窦性心律，心率62次/min。第4个QRS波群PR间期0.20s，QRS波群时限0.16s，呈右束支传导阻滞图形，联律间期加代偿间歇<2个窦性心律周期，房性期前收缩。

临床诊断: 冠状动脉粥样硬化性心脏病,冠状动脉支架植入术后,高血压 3 级(很高危)。

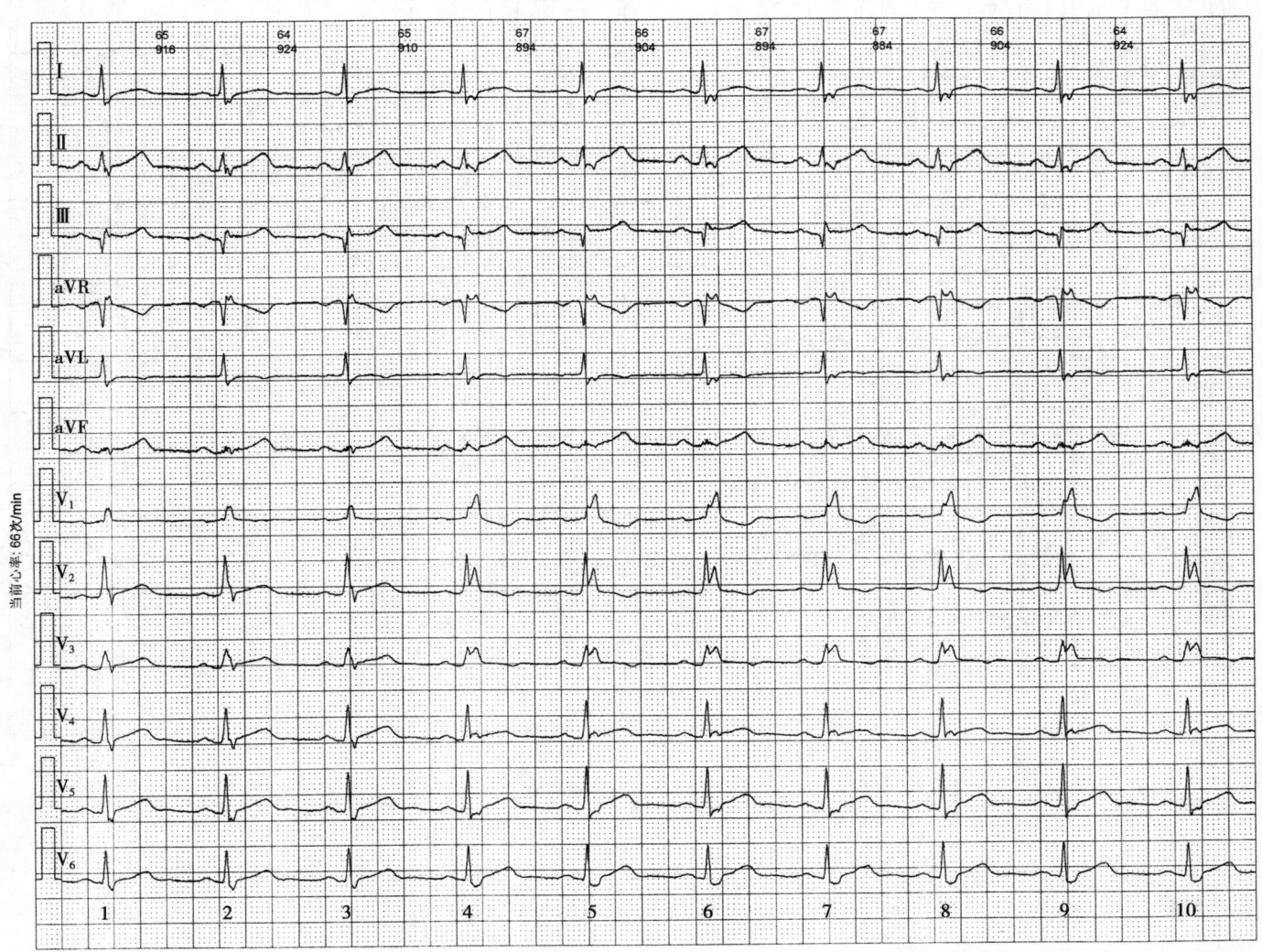

图 2 窦性心律,心率 66 次 /min。第 1、2、3 个 QRS 波群时限 0.11s,第 4~10 个 QRS 波群时限 0.14s,分别呈不完全性及完全性右束支传导阻滞图形。

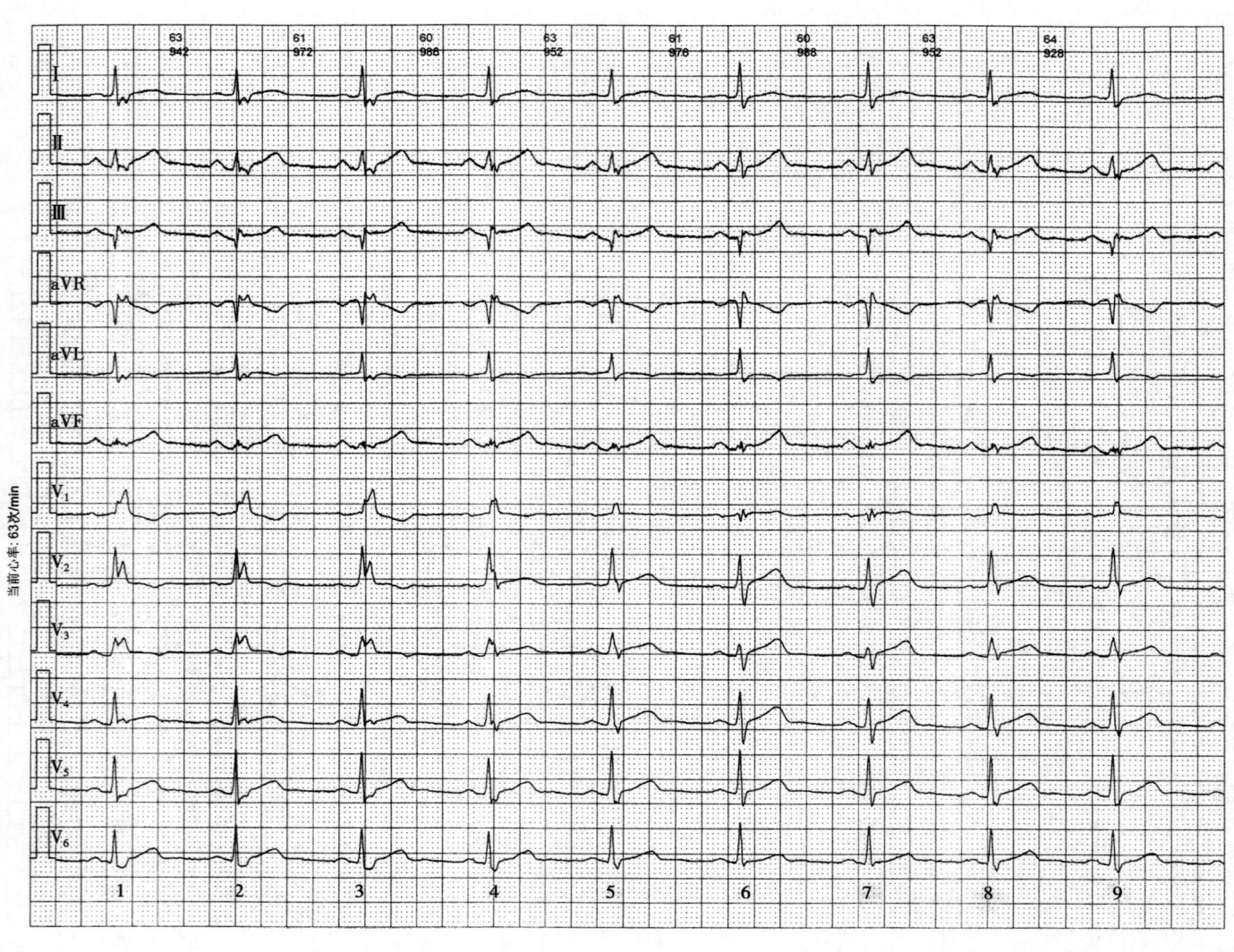

图3 窦性心律,心率 63 次 /min。第 1、2、3 个 QRS 波群呈完全性右束支传导阻滞图形,第 4、8、9 个 QRS 波群呈不完全性右束支传导阻滞图形,第 6、7 个 QRS 波群室内传导正常。

动态心电图诊断: 窦性心律,房性期前收缩伴完全性右束支传导阻滞型室内差异传导,不完全性-完全性右束支传导阻滞。

【点评】

本例是出现于 T 波结束以后的房性期前收缩,在心室内传导过程中,激动在右束支传导系统发生了阻滞型传导延缓或传导中断,右束支不应期已经病理性延长。在动态监测过程中,右束支传导阻滞波形时隐时现,由不完全性右束支传导阻滞到完全性右束支传导阻滞,右束支传导阻滞图形暂时消失。上述现象重复出现,与心动周期的变化无明显关系。这实际上是一种右束支传导阻滞的文氏现象,即直接显示右束支传导阻滞文氏现象。其机制是右束支不应期(相对不应期)延长造成的。

第5例 从不完全性左束支传导阻滞到完全性左束支传导阻滞

【临床资料】

男性, 76 岁, 因 "胸闷 5 个月, 胸痛 10 天" 入院。既往高血压病史 40 年。查体: 血压 148/72mmHg, 身高 165cm, 体重 70kg, BMI 25.7kg/m²。超声心动图显示二尖瓣中度反流, 肺动脉瓣轻度反流。冠脉造影显示前降支中段管壁不规则。

【心电图分析】

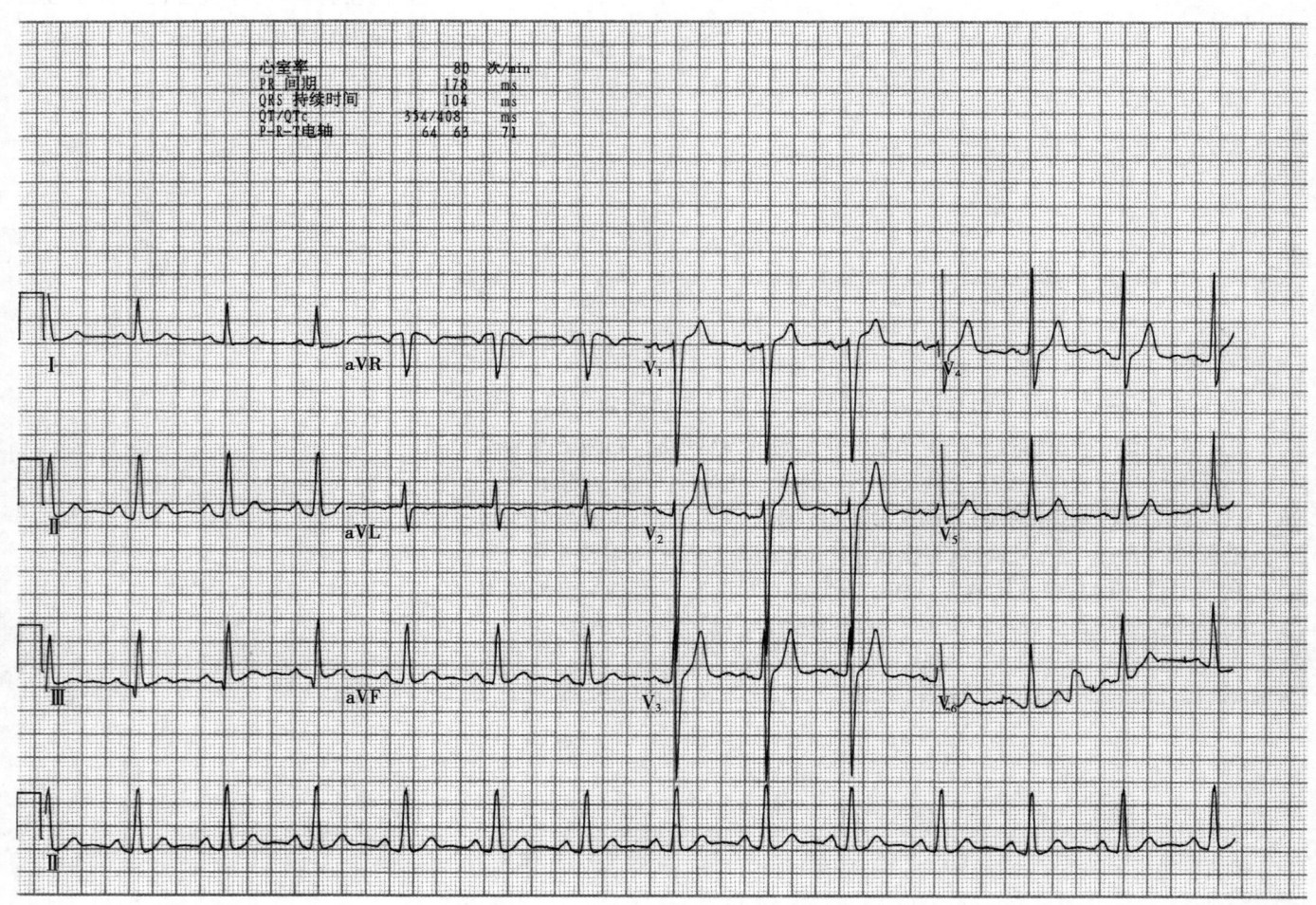

图 1 69 岁心电图: 心率 80 次 /min, PR 间期 178ms, QRS 波群时限 104ms, QRS 电轴 63°, QT/QTc 间期 354/408ms, V₆ 导联呈 R 型。

诊断: 窦性心律, 不完全性左束支传导阻滞。

临床诊断： 冠状动脉粥样硬化性心脏病，高血压 3 级（很高危），高脂血症，结肠癌术后。

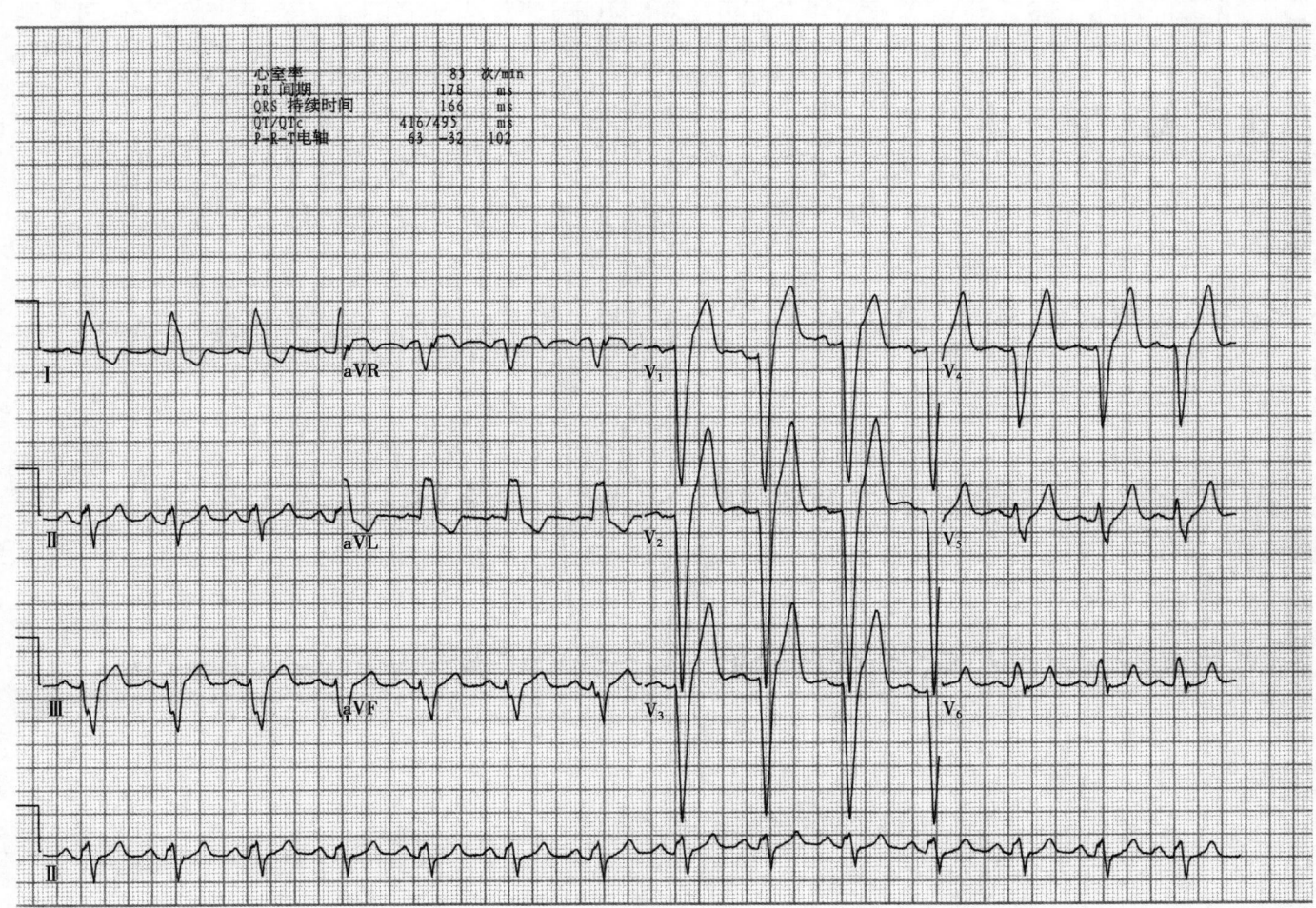

图 2 76 岁心电图：心率 85 次 /min，PR 间期 178ms，QRS 波群时限 166ms，QRS 电轴 −32°，I 导联呈 R 型，V₁ 导联呈 rS 型，r 波极小，QT/QTc 间期 416/495ms。ST 段：I、aVL 导联压低 0.15mV，V₁～V₄ 导联抬高 0.20～0.60mV。T 波：V₁～V₄ 导联高大。与图 1 比较，已发生完全性左束支传导阻滞。

诊断： 窦性心律，完全性左束支传导阻滞，QRS 电轴左偏。

从不完全性左束支传导阻滞到完全性左束支传导阻滞

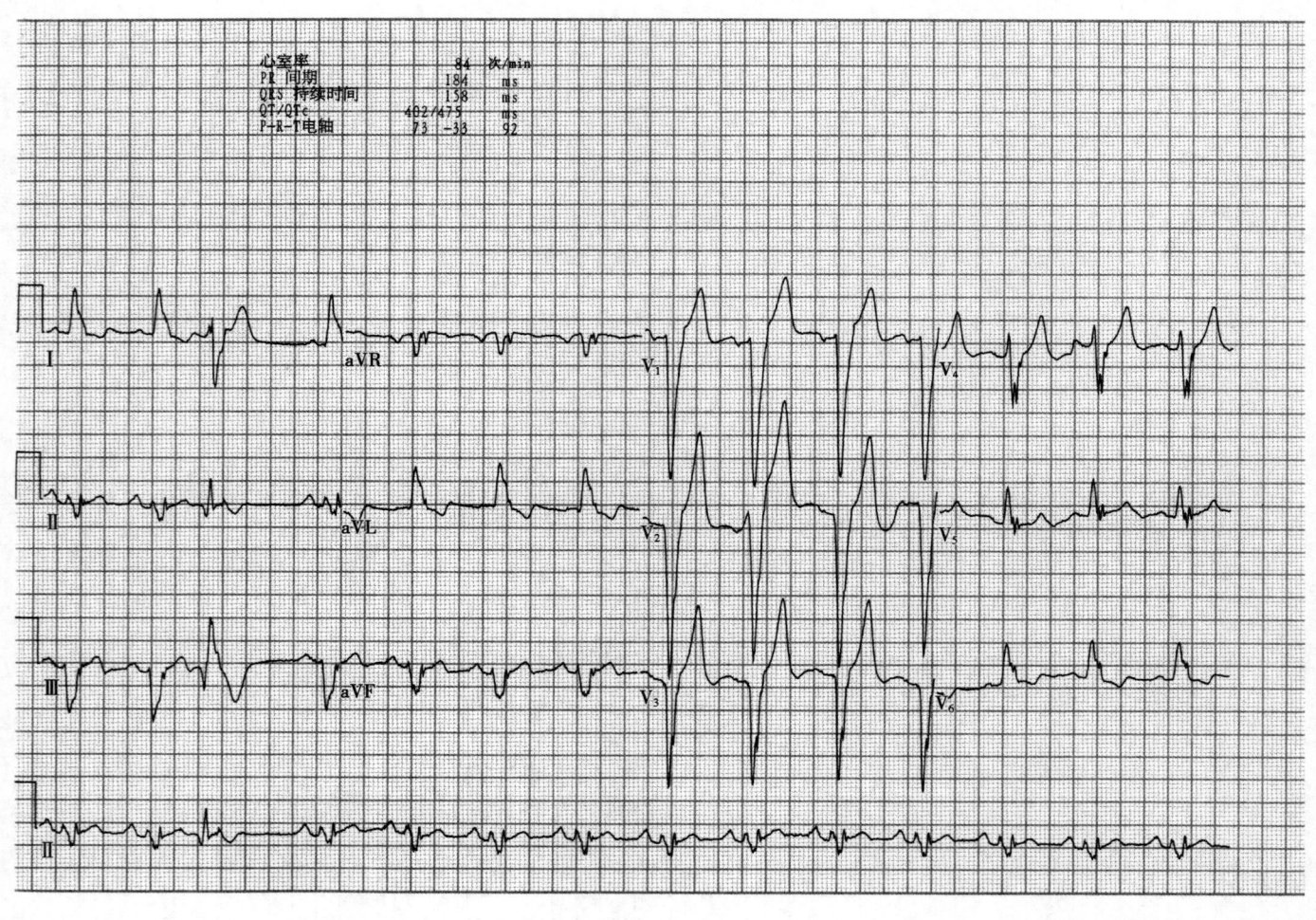

心室率 84 次/min
PR 间期 184 ms
QRS 持续时间 158 ms
QT/QTc 402/475 ms
P-R-T电轴 73 -38 92

图 3　80 岁心电图：心率 84 次 /min，PR 间期 184ms，QRS 波群时限 158ms，QRS 电轴 −33°，V_2、V_3 导联 r 波消失，呈 QS 型，$V_3 \sim V_6$ 导联出现碎裂电位，第 3 个 QRS 波群室性期前收缩，QT/QTc 间期 402/475ms。

诊断：窦性心律，室性期前收缩（偶发），左束支传导阻滞，QRS 电轴左偏。

【点评】

患者老年男性，第 1 份心电图 69 岁，QRS 波群时限 104ms，V_1 导联呈 rS 型，r 波纤细，V_6 导联呈 R 型，提示不完全性左束支传导阻滞。76 岁心电图已发生变化，为完全性左束支传导阻滞。随访到 80 岁时，发生非 ST 段抬高型心肌梗死，冠脉造影未见明显狭窄，超声心动图提示下壁基底段运动障碍。

　　　窦性心律、三度房室传导阻滞及交界性心动过缓

【临床资料】

男性，67 岁，因 "反复晕厥 7 年，加重 2 年" 入院。　　　**临床诊断：**高血压，糖尿病，完全性房室传导阻滞。

【动态心电图分析】

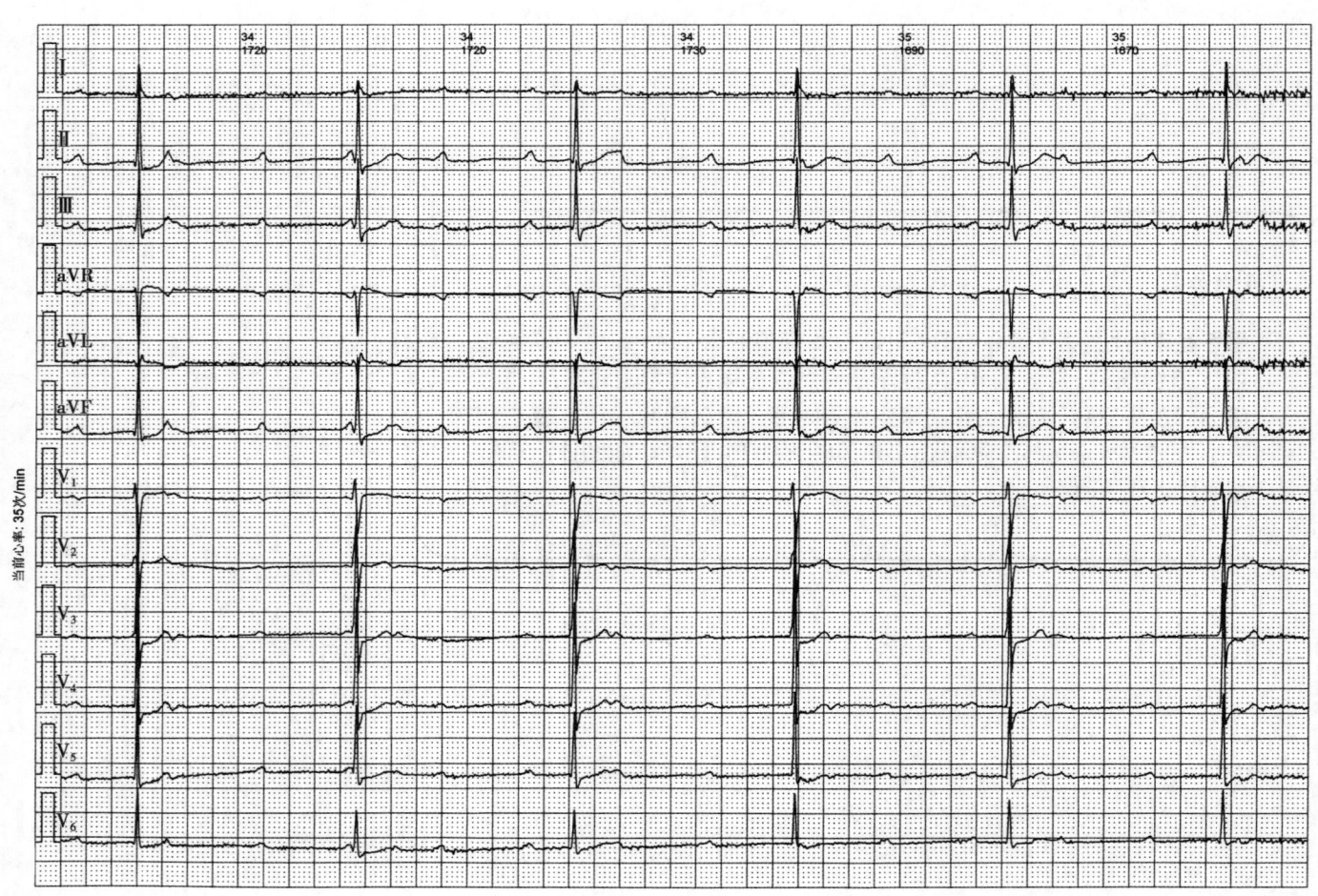

图 1　窦性 P 波规律，心房率 88 次 /min，RR 间期匀齐，心室率 34 次 /min，时限 0.08s，P 波与 R 波无关系，心房率 > 2 倍心室率，三度房室传导阻滞，交界性心动过缓。

诊断：窦性心律，三度房室传导阻滞，交界性心动过缓。

【点评】

三度房室传导阻滞又称完全性房室传导阻滞,是指全部室上性激动(包括窦性、房性激动)受阻于房室交界区而不能下传心室,控制心室的节律可以是交界性节律、室性节律及心室起搏心律。要求心室率是较慢的,小于 45 次 /min,如果心室率太快,很难排除干扰因素的影响。

本例三度房室传导阻滞的特点:窦性 P 波频率 85～88 次 /min,心室率 34～37 次 /min,心室率低于心房率的 1/2,QRS 波群时限 0.08s,阻滞部位在房室交界区上部,交界性心动过缓的起搏在希氏束近端,由于患者反复发生晕厥,尽管未捕捉到心脏停搏,仍然是植入心脏起搏器的适应证。

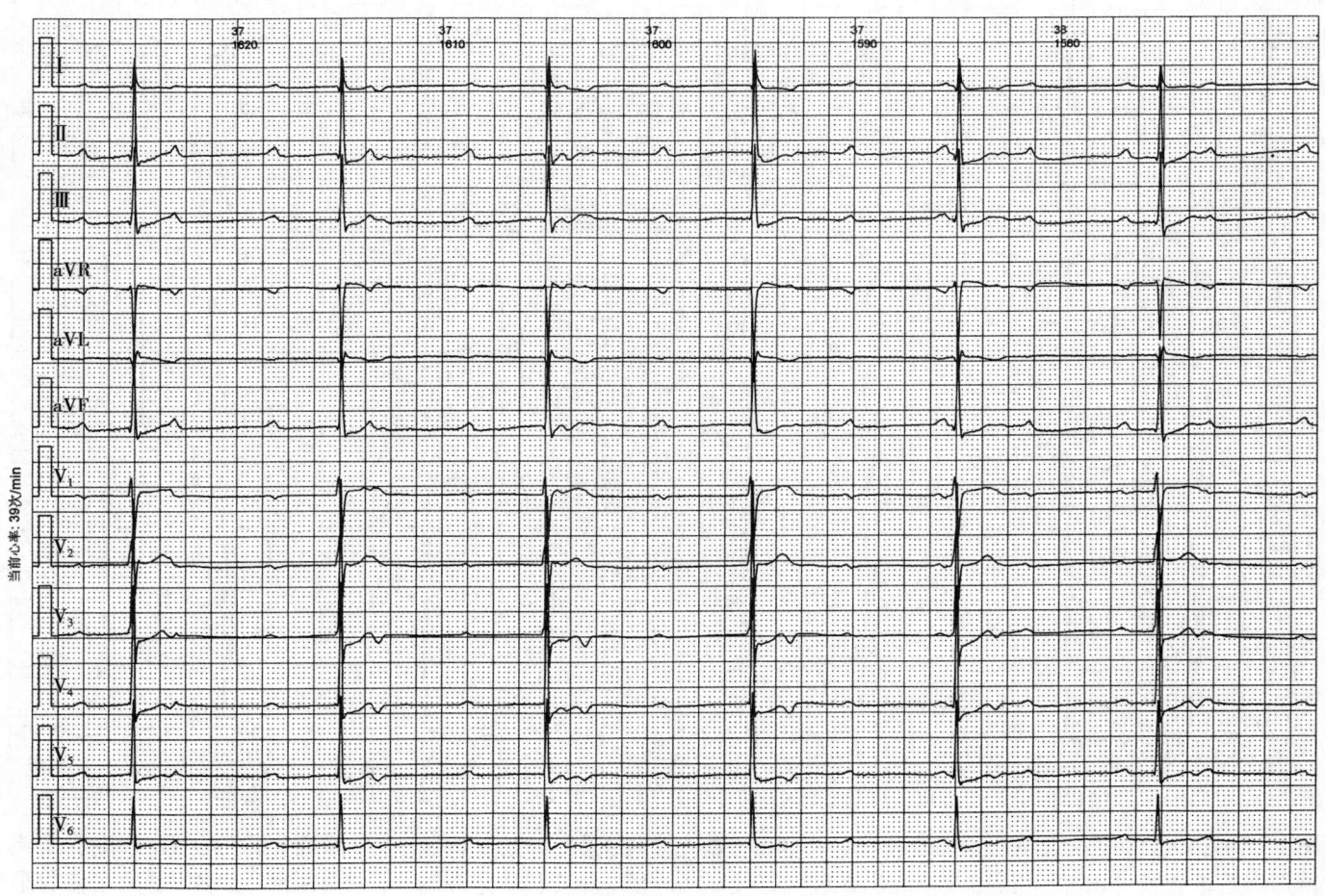

图 2 窦性频率 85 次 /min,心室率 37 次 /min,P 波与 R 波无关,三度房室传导阻滞,交界性心动过缓。

诊断: 窦性心律,三度房室传导阻滞,交界性心动过缓。

第 7 例 二度 I 型房室传导阻滞伴室性逸搏

【临床资料】

男性，85 岁，因"反复胸闷 20 年余，加重 1 周"入院。12 年前因胸闷住院，诊断为急性心肌梗死。10 年前行冠脉造影提示前降支再狭窄 90%，支架植入术后。5 年前发现肺癌，放疗 10 次，发生放射性肺炎。超声心动图显示二尖瓣轻 - 中度反流，三尖瓣轻度反流，主动脉瓣中度狭窄并轻度关闭不全，肺动脉瓣轻度反流。

临床诊断：冠状动脉粥样硬化性心脏病，冠状动脉支架植入术后，老年退行性心脏瓣膜病，主动脉瓣中度狭窄并轻度关闭不全，高血压 3 级（很高危），心功能不全，心功能 IV 级，肺癌放疗后。

【动态心电图分析】

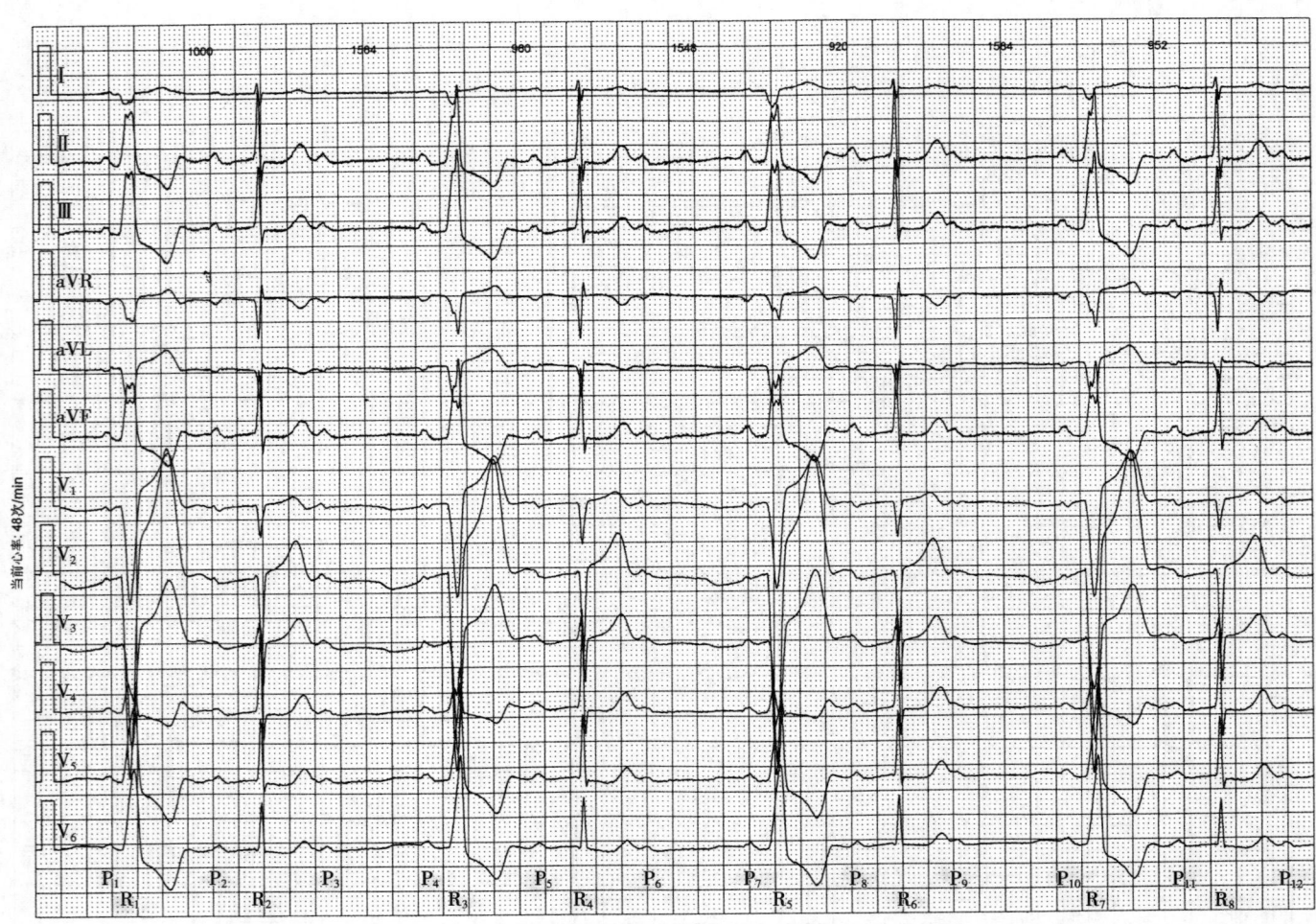

图 1 窦性 P 波顺序发生，心房率 98 次 /min。QRS 波群有 2 种类型：①宽 QRS 波群形态基本一致，P_1R_1 间期最短 0.13s，QRS 波群时限 0.15s，呈左束支传导阻滞图形。P_4R_3 间期 0.24s，QRS 波群时限 0.14s，P_7R_5 间期 0.22s，波形更接近于 R_1。$P_{10}R_7$ 间期 0.22s，R_7 与 R_3 相同。R_1、R_3、R_5、R_7 是室性逸搏，逸搏间期 1 548～1 564ms，R_3 与 R_7 为室性融合波。②窄 QRS 波群时限 0.08s，P_2R、P_5R_4、P_8R_6、$P_{11}R_8$ 间期 0.34s，一度房室传导阻滞。P_3、P_6、P_9 未下传心室，二度 I 型房室传导阻滞。ST 段：II、III、aVF、V_4～V_6 导联压低 0.05～0.10mV。QT 间期 0.44s。

诊断：窦性心律，一度房室传导阻滞，二度 I 型房室传导阻滞，ST 段压低（下壁、前侧壁），室性逸搏，室性融合波。

【点评】

二度I型房室传导阻滞是房室传导受"累"的表现，阻滞部位多在房室结，常见于卧位及睡眠过程中，发展到高度以上房室传导阻滞的概率低。而二度II型房室传导阻滞就不同了，阻滞部位多在希氏束远端，向高度房室传导阻滞进展时可引起心脏传导阻滞型晕厥，临床电生理专家考虑是否需要植入人工心脏起搏器。

本例二度I型房室传导阻滞是良性的吗？从临床资料分析，这是一例85岁的高龄患者，有冠心病、心肌梗死、冠状动脉严重病变、高血压、心功能不全，动态心电图有一度房室传导阻滞、二度I型房室传导阻滞，P波未下传以后，没有出现交界性逸搏，而是出现室性逸搏，这提示房室传导阻滞的部位较低，可能与二度II型房室传导阻滞具有同等重要的价值。临床医师在进一步研究评估今后的治疗方案。

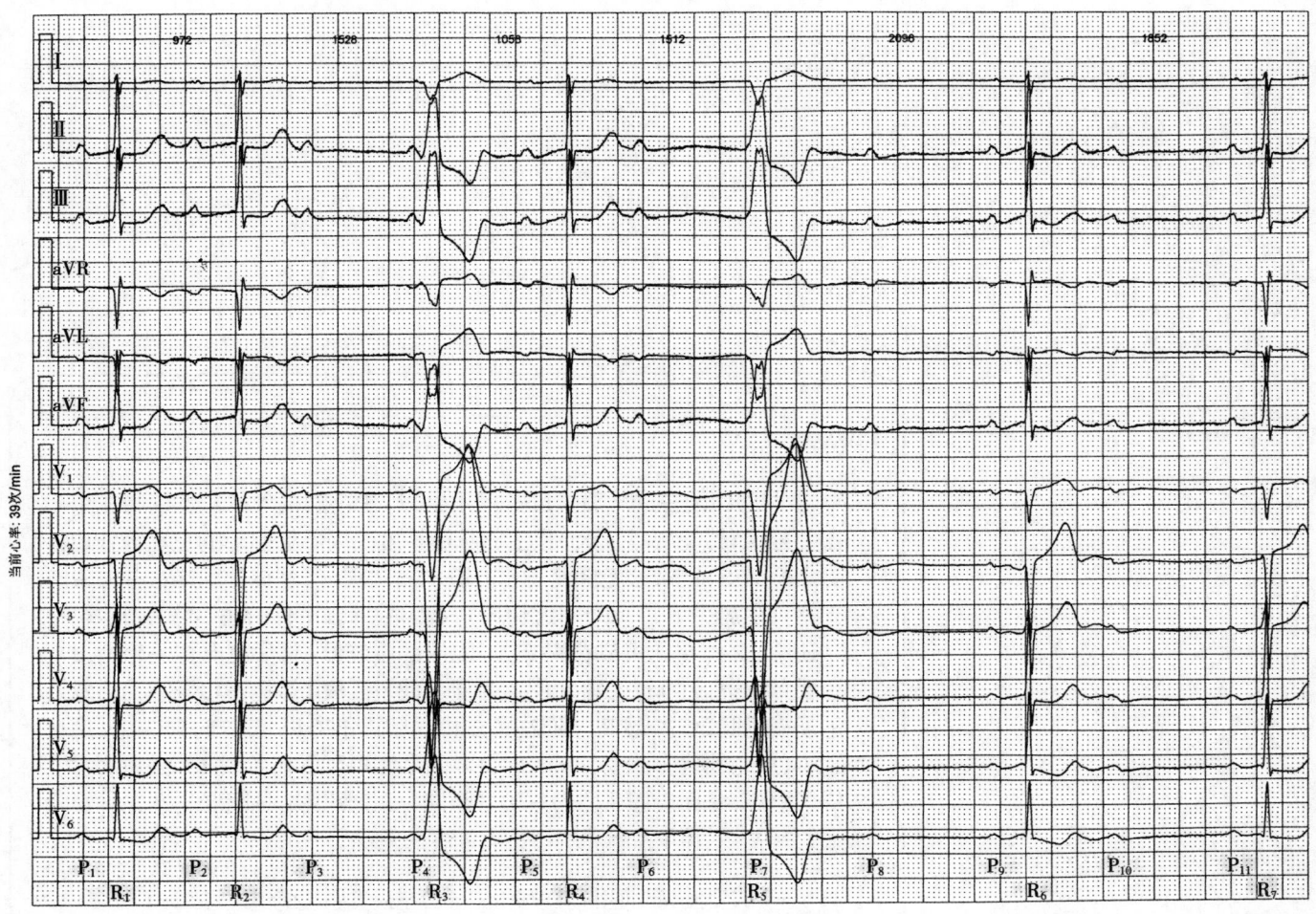

图 2 窦性 P 波规律，心房率 65 次 /min，P_1R_1 间期 0.30s，P_2R_2 间期 0.40s，P_3 未下传心室，一度房室传导阻滞，二度I型房室传导阻滞。P_5R_4 间期 0.36s，P_9R_6 间期 0.29s，$P_{11}R_7$ 间期 0.28s，P_6、P_8、P_{10} 未下传心室。窦性心搏的 ST 段：II、III、aVF、$V_4 \sim V_6$ 导联压低 0.05 ~ 0.10mV。R_3、R_5 为室性逸搏。

诊断：窦性心律，一度房室传导阻滞，二度I型房室传导阻滞，ST 段压低（下壁、前侧壁），室性逸搏。

【临床资料】

男性，64岁，因"心悸3年，加重3周"入院。既往高血压病史10年。查体：血压147/80mmHg，身高173cm，体重80kg，BMI 26.7kg/m²。超声心动图显示左心室增大、肥厚，主动脉瓣中度关闭不全。冠脉造影显示前降支中段狭窄55%，回旋支中段狭窄65%，右冠状动脉中段狭窄45%。

临床诊断： 冠状动脉粥样硬化性心脏病，心脏瓣膜病，主动脉瓣重度关闭不全，升主动脉窦部扩张，高血压3级（很高危），高脂血症。

【点评】

1. 该例患者因主动脉瓣重度关闭不全，行生物瓣植入术。术前有左束支传导阻滞，左心室扩大，是主动脉瓣重度关闭不全引起的左室舒张功能负荷增重，动态心电图监测于心脏术后2周，房室传导阻滞合并左束支传导阻滞患者，PR间期延长与P波因阻滞未下传心室，阻滞部位可以在房室结、希氏束或右束支上，阻滞部位越低，预后越严重。患者没有晕厥病史，24h动态心电图监测显示偶发二度Ⅰ型房室传导阻滞且发生于夜间睡眠时，没有发现左束支传导阻滞的QRS波群时限变化，活动时心率加快到112次/min时，PR间期缩短至0.16s（图3），未见房室传导阻滞，提示二度Ⅰ型房室传导阻滞、一度房室传导阻滞与迷走神经张力有关，二度Ⅰ型阻滞的部位可能在房室结。

2. ST-T改变没有明显的动态变化，符合左束支引起的继发性ST-T改变。

【 动态心电图分析 】

当前心率: 58次/min

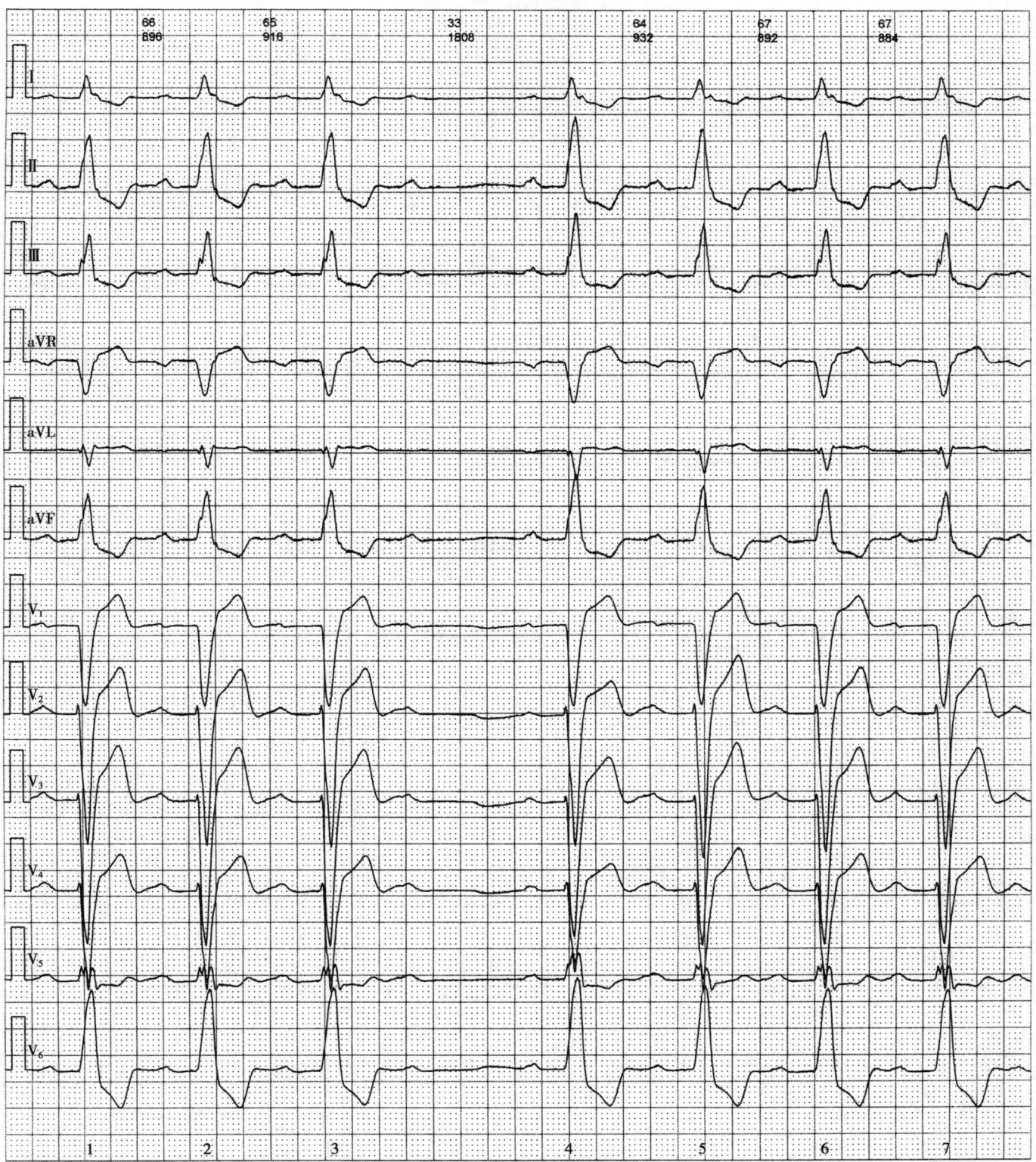

图 1　窦性 P 波规律发生, 心房率 66 次 /min, 第 3 个 QRS 波群后面的窦性 P 波阻滞性未下传心室。第 3 个心搏的 PR 间期 0.32s, 第 4 个心搏的 PR 间期 0.29s, 二度 I 型房室传导阻滞。QRS 波群时限 0.15s, 呈完全性左束支传导阻滞图形。ST 段: II、III、aVF、V₅、V₆导联下斜型压低 0.10～0.35mV, V₁～V₄ 导联抬高 0.25～0.40mV, aVR 导联抬高 0.20mV。T 波: II、III、aVF、V₆ 导联倒置, aVR 导联 T 波直立。

诊断: 窦性心律, 一度房室传导阻滞, 二度 I 型房室传导阻滞, 完全性左束支传导阻滞。

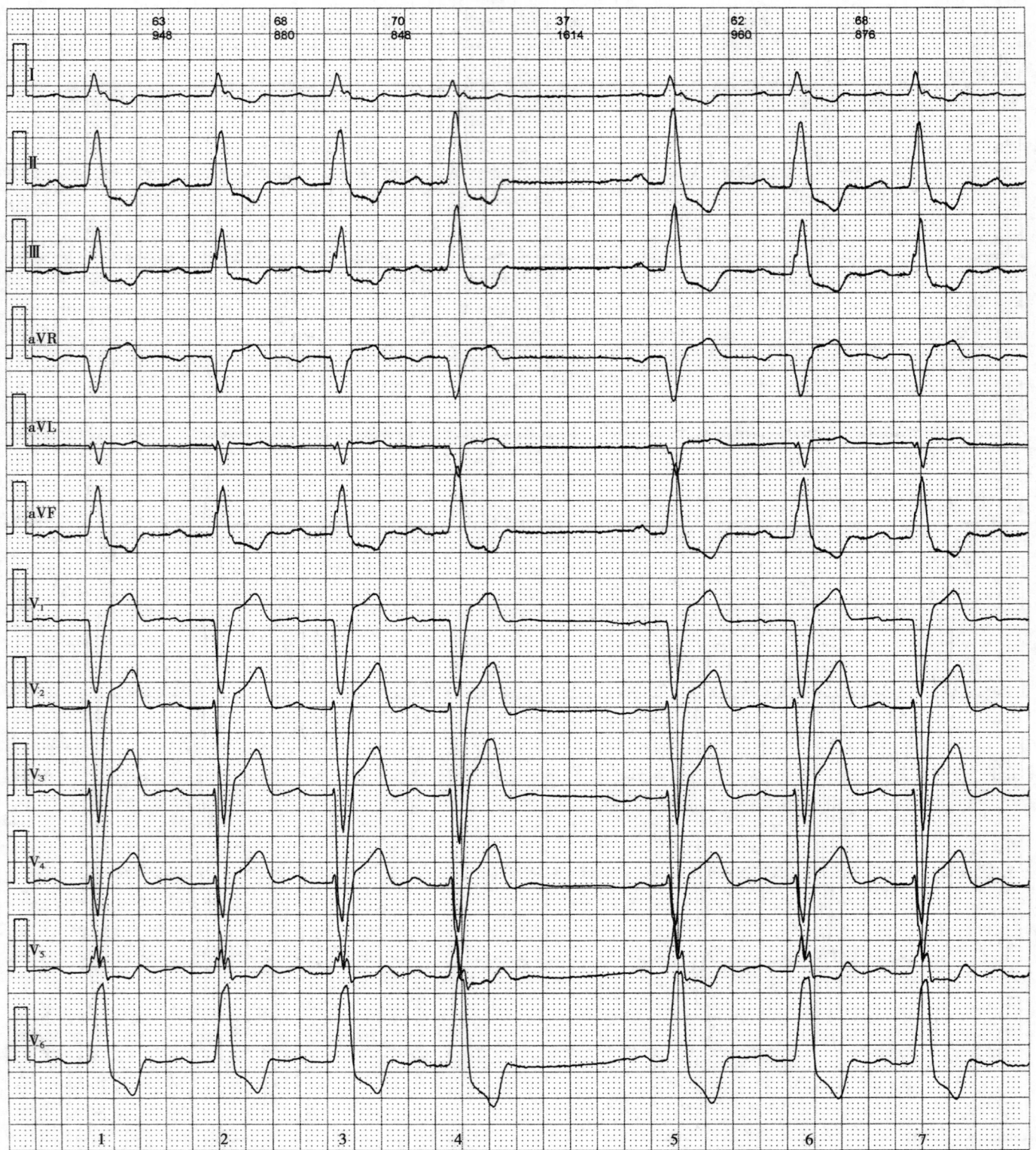

图 2 第 4 个心搏的 T 波上有一个未下传的房性期前收缩,属于干扰性未下传心室。

诊断: 窦性心律,一度房室传导阻滞,完全性左束支传导阻滞,房性期前收缩伴干扰性未下传心室。

当前心率: 112次/min

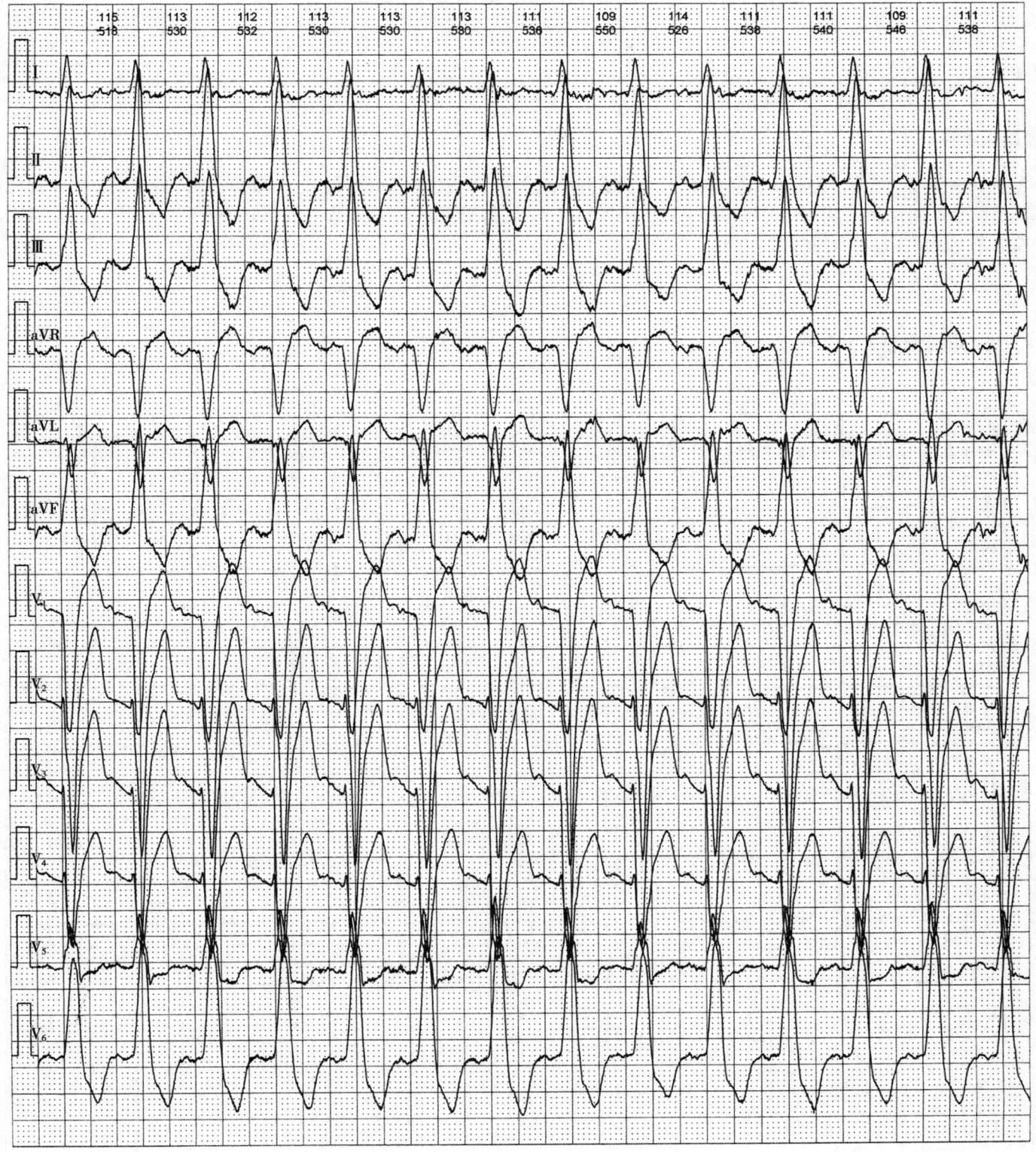

图 3 活动时心率加快到112次/min时, PR间期缩短至0.16s。

第 9 例 二度窦房传导阻滞伴交界性逸搏 – 窦 – 室夺获呈左束支传导阻滞型心室内差异传导

【临床资料】

女性，60 岁，因"心悸、气短 3 个月，发现心率减慢不齐半个月"入院。超声心动图显示左心扩大，二尖瓣中 – 重度反流，三尖瓣中度反流，肺动脉瓣轻度反流，左室整体功能轻度减低，肺动脉轻度高压。

临床诊断：冠状动脉粥样硬化性心脏病，心律失常，窦房传导阻滞。

【动态心电图分析】

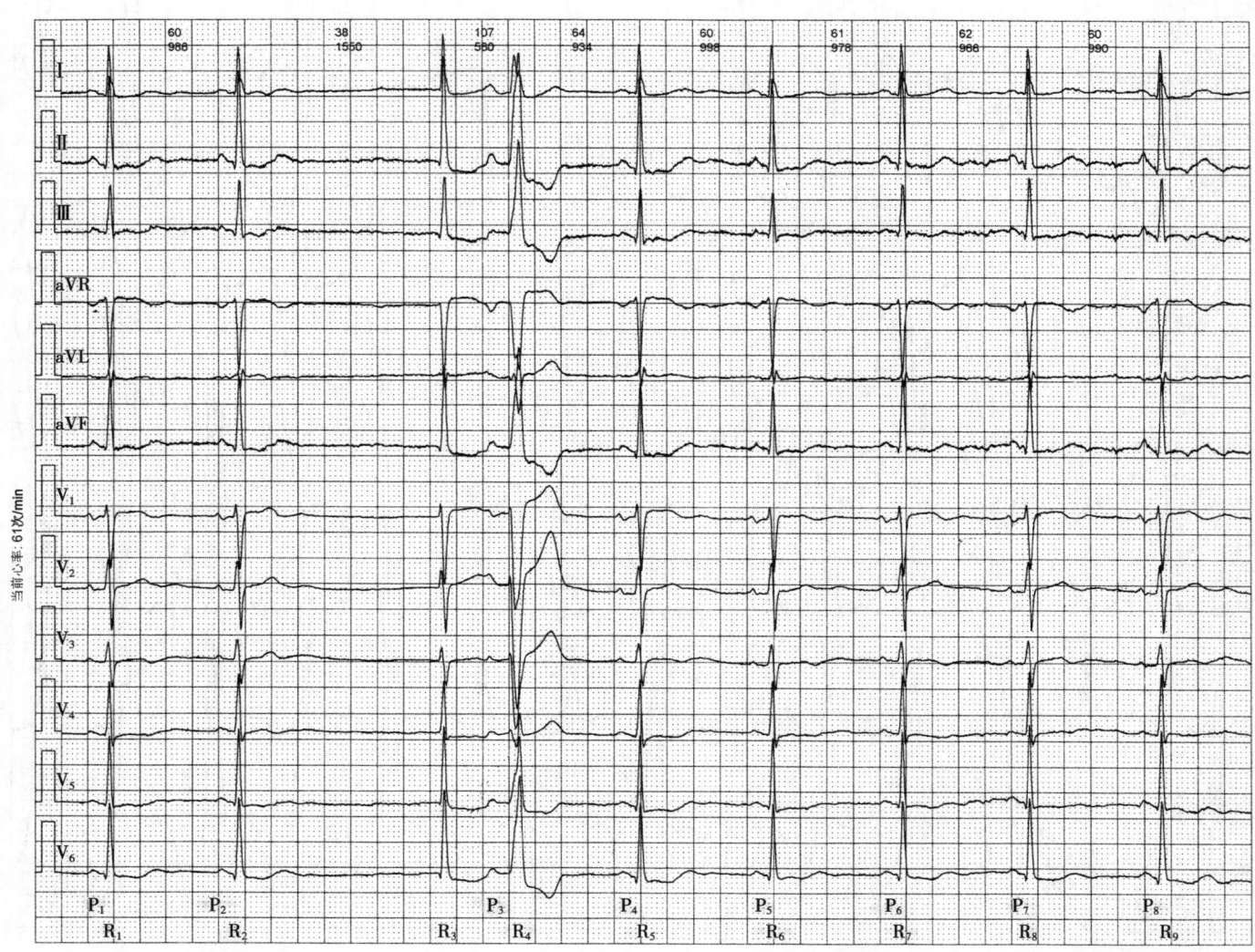

图 1 P₁~P₈ 为窦性心律，心率 60 次 /min，P₂P₃ 间期是基本窦性 P₁P₂（或 P₃P₄、P₄P₅）间期的 2 倍，二度 Ⅱ 型窦房传导阻滞。P₃ 夺获 R₄，R₄ 呈左束支传导阻滞。ST 段：Ⅱ、Ⅲ、aVF、V₅、V₆ 导联压低 0.05mV。T 波：V₄~V₆ 导联平坦。R₃ 是交界性逸搏。

诊断：窦性心律，二度 Ⅱ 型窦房传导阻滞，交界性逸搏，窦 – 室夺获伴左束支传导阻滞型心室内差异传导，ST 段轻度压低（前侧壁），T 波平坦（前侧壁）。

【点评】

本例交界性逸搏继发于二度窦房传导阻滞之后。其后的窦性 P 波出现于交界性 T 波上，下传心室过程中遇到了左束支不应期，夺获激动沿右束支下传心室，呈左束支传导阻滞图形。应注意与房性期前收缩相鉴别。与其前的窦性 P 波来讲，房性期前收缩是提早发生的；而窦 - 室夺获的 P 波是指窦性 P 波序列出现，窦 - 室夺获应与室性期前收缩相鉴别。前者畸形的 QRS 波群之前有相关的 P 波；后者无相关的 P 波（除外窦 - 室室性融合波）。夺获伴差异传导多呈束支传导阻滞，束支传导阻滞加分支传导阻滞图形；而室性期前收缩的形态多样性，并依据其形态，初步确定室性期前收缩起源部位。

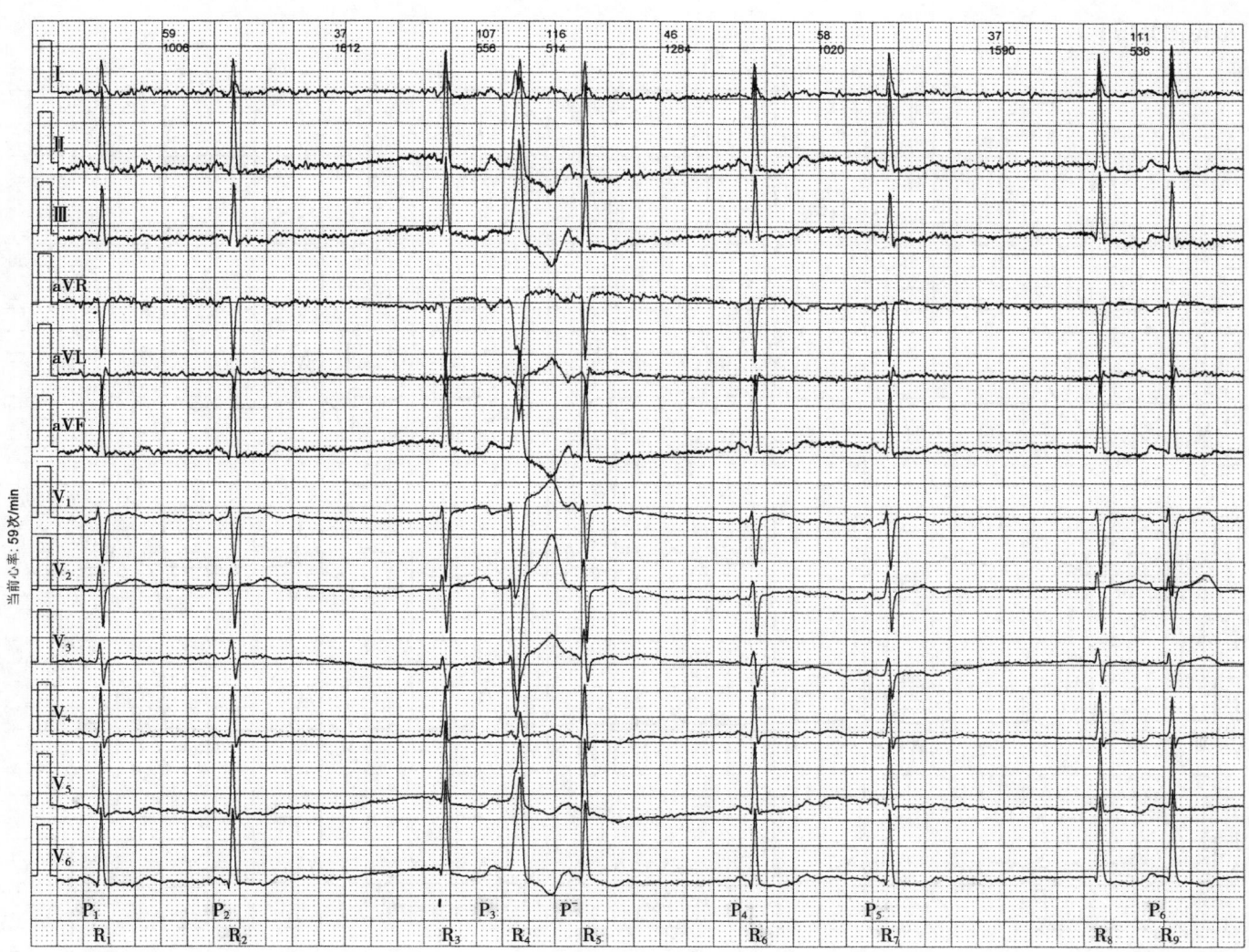

图 2 P₁~P₆ 为窦性 P 波。心房率 59 次 /min。P₂P₃ 间期与 P₅P₆ 间期是 P₁P₂ 间期的 2 倍，二度 Ⅱ 型窦房传导阻滞。P₃ 夺获 R₄，R₄ 呈左束支传导阻滞。P⁻R₅ 是房性期前收缩。R₃ 与 R₈ 为交界性期前收缩。ST 段：Ⅱ、Ⅲ、aVF、V₄~V₆ 导联压低 0.05~0.075mV。T 波：V₄~V₆ 导联平坦。

诊断： 窦性心律，二度 Ⅱ 型窦房传导阻滞，窦 - 室夺获伴左束支传导阻滞型心室内差异传导，房性期前收缩，交界性逸搏，ST 段轻度压低（下壁、前侧壁），T 波平坦（前侧壁）。

第10例 | 二度房室传导阻滞合并完全性右束支传导阻滞加间歇性左后分支传导阻滞

【临床资料】

男性，63岁，因"发现心动过缓半个月"入院。冠脉造影提示前降支中段狭窄50%、右冠状动脉中段狭窄90%，患者拒绝支架植入术，拒绝起搏器植入术。

临床诊断：冠状动脉粥样硬化性心脏病，高血压，心律失常，二度房室传导阻滞，完全性右束支传导阻滞。

【心电图分析】

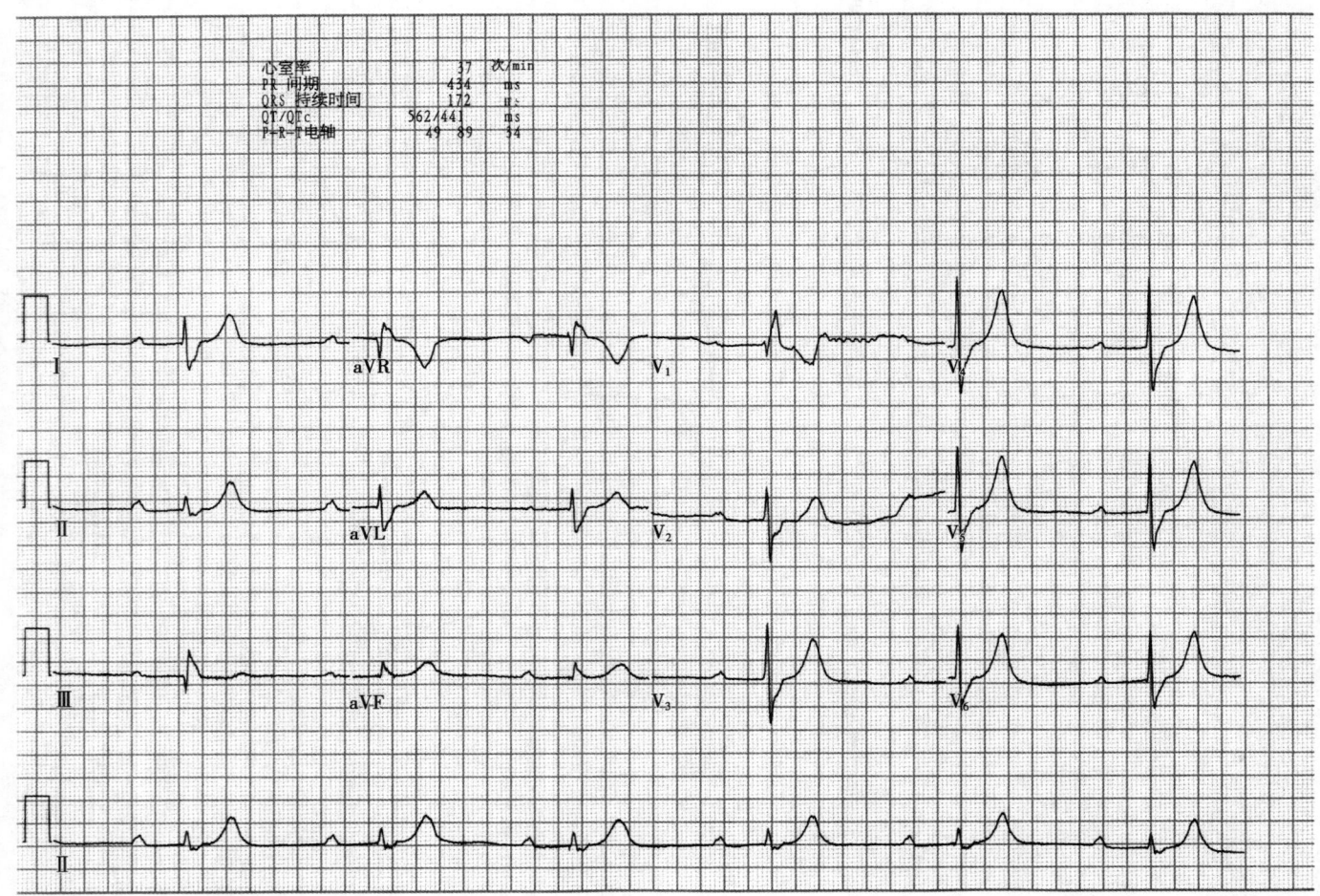

心室率	37	次/min
PR 间期	434	ms
QRS 持续时间	172	ms
QT/QTc	562/441	ms
P-R-T电轴	49 89 34	

图1 窦性心律，心房率74次/min，房室传导比例2:1，心室率37次/min，PR间期434ms，QRS波群时限172ms，V₁导联呈rsR′型，Ⅰ、aVL、V₄～V₆导联S波宽钝，完全性右束支传导阻滞，QRS电轴89°，QT/QTc间期562/441ms。

诊断：窦性心律，一度房室传导阻滞，2:1房室传导，完全性右束支传导阻滞。

【点评】

患者男性,63 岁,冠心病,右冠状动脉严重狭窄,二度房室传导阻滞,心电图 1 诊断为窦性心律、一度房室传导阻滞、二度房室传导阻滞、房室传导比例 2:1、完全性右束支传导阻滞,次日心电图 2 发生了变化,在原有心电图诊断基础上新发生了左后分支传导阻滞,QRS 电轴由 89° 转为 109°,I 导联呈 rS 型,aVF(III)导联呈 qR 型,心室率 34 次 /min,患者有明显的头晕、胸闷、乏力等症状,但拒绝进一步诊治。

在心电图上很少看到左后分支传导阻滞的诊断。因为诊断左后分支传导阻滞,须先排除右心室肥大、垂位心、心脏右移等。本例间歇性左后分支传导阻滞的诊断是明确的。

本例心脏传导阻滞发生在多个部位,包括交界区、右束支、左后分支水平。因心室率异常缓慢,属于危急值心电图报告。

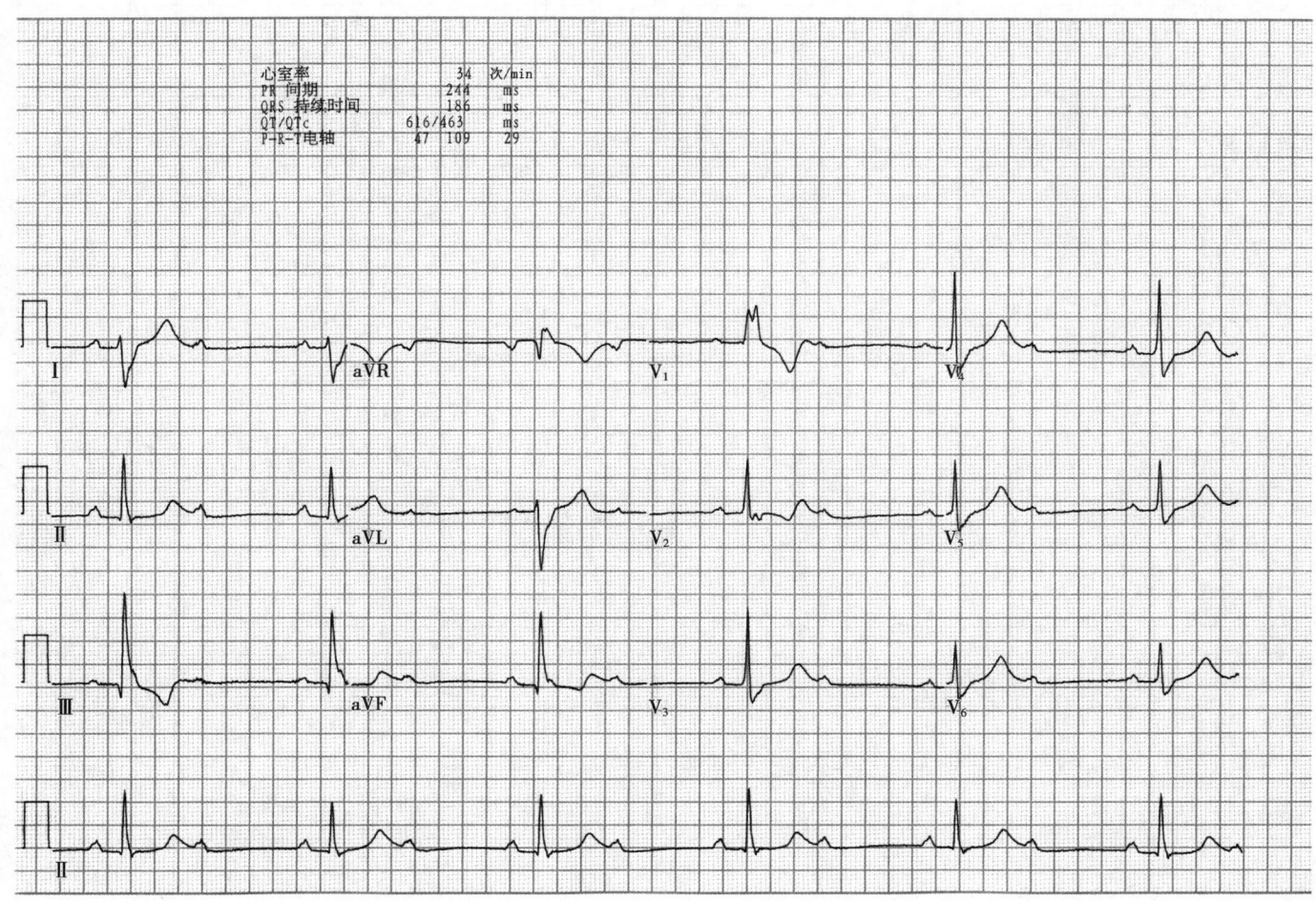

心室率	34	次/min
PR 间期	244	ms
QRS 持续时间	186	ms
QT/QTc	616/463	ms
P-R-T电轴	47 109 29	

图 2 窦性 P 波频率 68 次 /min,PR 间期 244ms,一度房室传导阻滞;房室传导比例 2:1,心室率 34 次 /min,QRS 波群时限 186ms,V₁ 导联呈 RR′ 型,V₄~V₆ 导联 S 波宽钝,完全性右束支传导阻滞。QRS 电轴 109°,III 导联呈 qR 型,左后分支传导阻滞,QT/QTc 间期 616/463ms。

诊断:窦性心律,一度房室传导阻滞,2:1 房室传导,完全性右束支传导阻滞,左后分支传导阻滞,QT 间期延长。

二度房室传导阻滞合并完全性右束支传导阻滞加间歇性左后分支传导阻滞

【临床资料】

男性，73 岁，因 "发作性晕厥 11 天" 入院。既往高血压病史 4 个月余，最高 190/90mmHg。超声心动图显示左心房增大，三尖瓣轻度反流。

临床诊断： 高血压 3 级（很高危），高度房室传导阻滞。

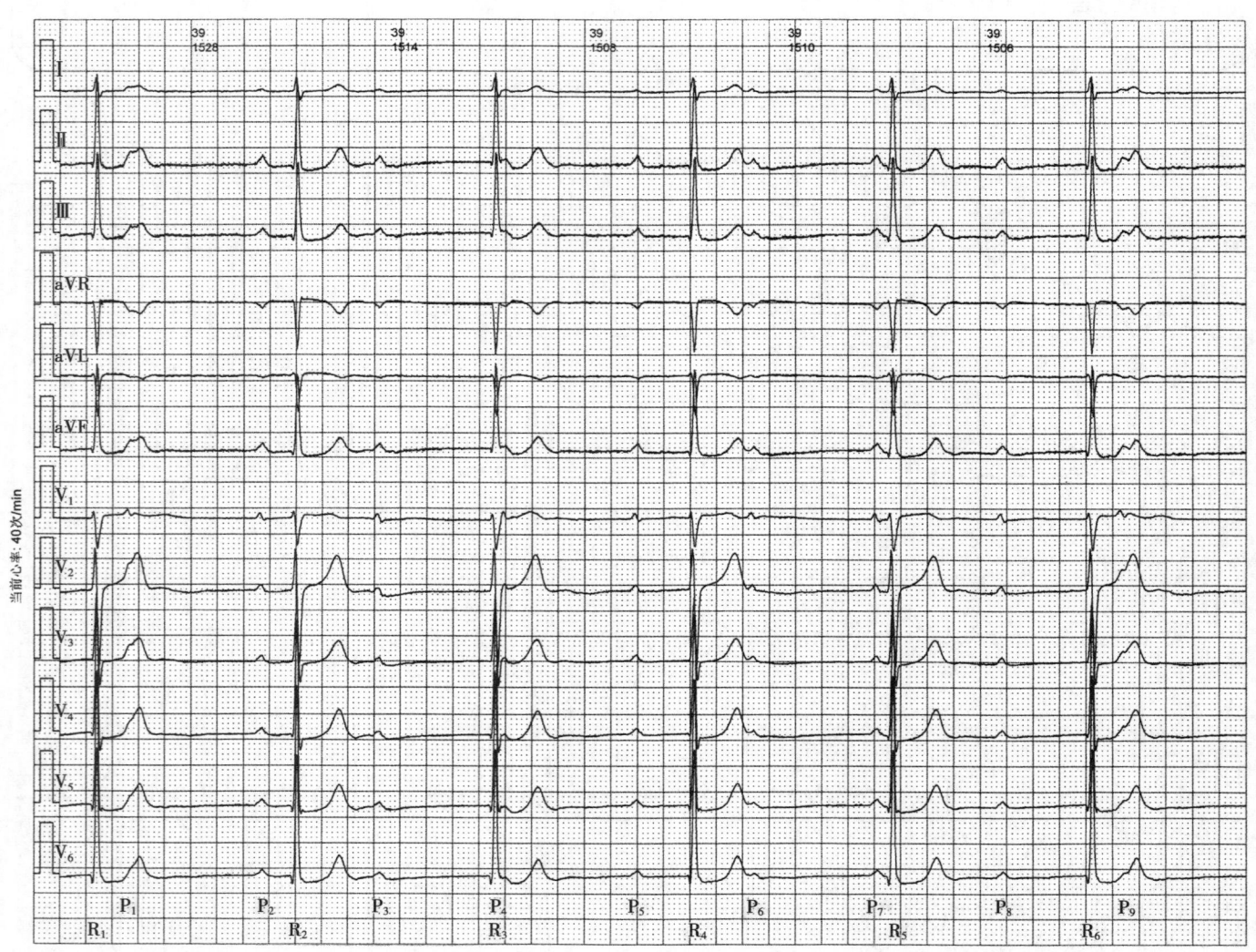

图 1 P₁～P₉ 为窦性 P 波，心房率 65 次 /min。R₁～R₆ 匀齐，心室率 39 次 /min，QRS 波群时限 0.09s，QT 间期 0.43s，P 波与 R 波无固定时间关系。ST 段：Ⅱ、Ⅲ、aVF、V₄～V₆ 导联压低 0.05～0.10mV。

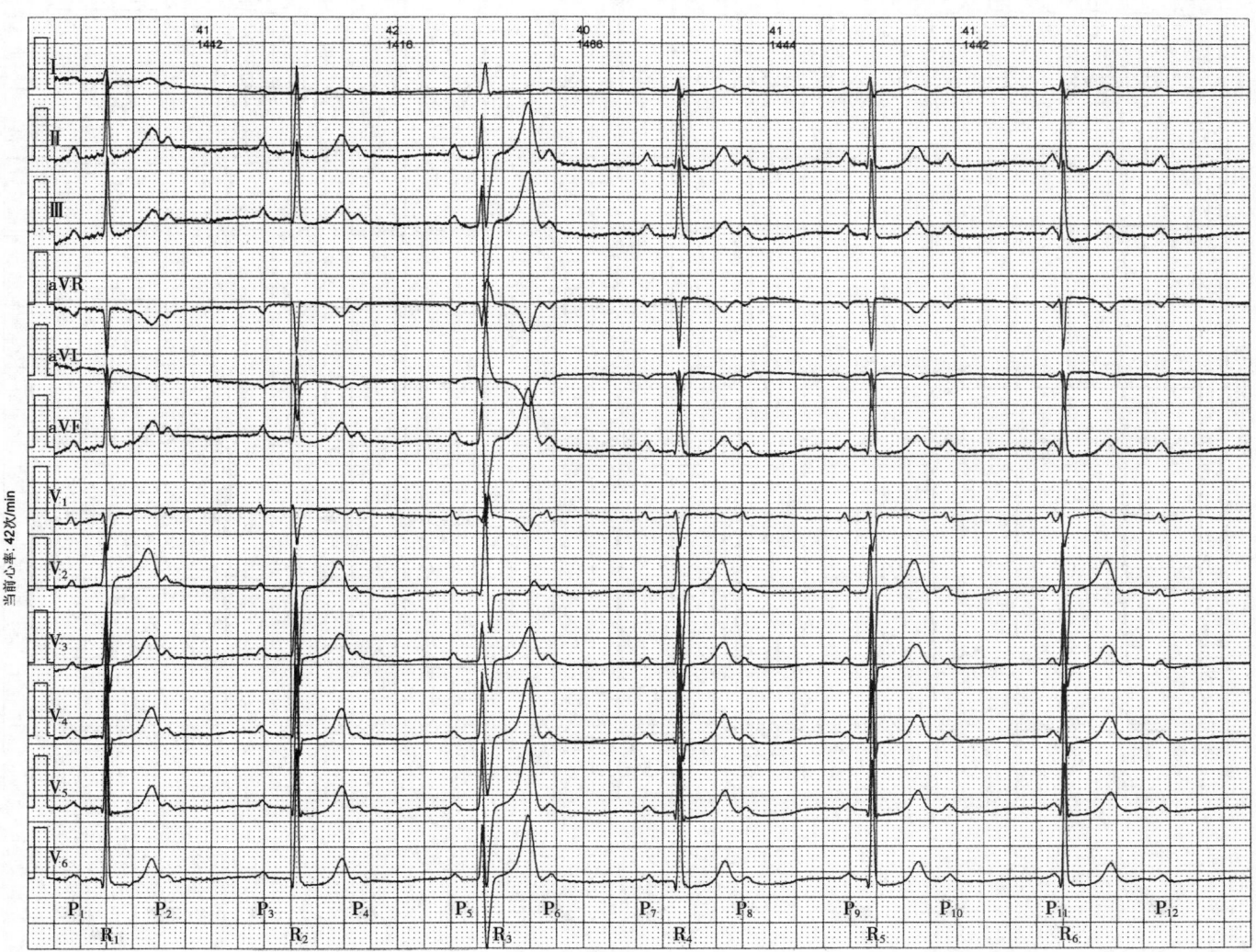

图 2 P 波频率 79 次 /min，R_1、R_2、R_4~R_6 匀齐，心室率 41 次 /min。R_3 增宽、畸形，R_2R_3 间期 1.416s，室性逸搏。P 波与 R 波无关系。

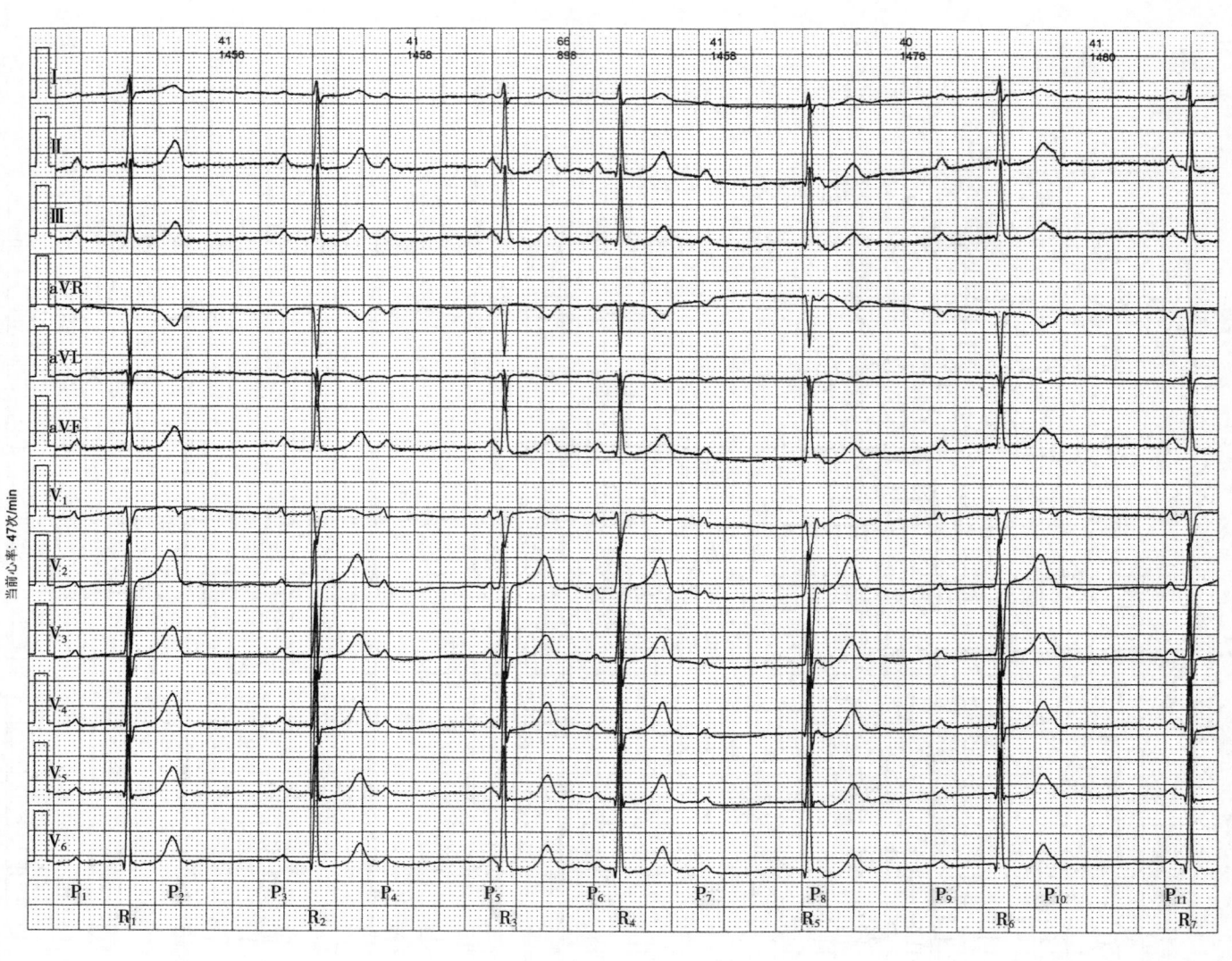

图 3 窦性 P 波频率 75 次 /min，P_6 夺获 R_4，其余 R 波与 P 波无关系。

动态心电图诊断：窦性心律，交界性心律，室性逸搏，几乎完全性房室传导阻滞，窦性心室夺获，ST 段压低（下壁及前侧壁）。

【点评】

患者在动态心电图监测过程中，窦性 P 波规律出现，发生的交界性心律频率 40 次 /min 左右，偶见窦性 P 波夺获心室，诊断为高度房室传导阻滞或几乎完全性房室传导阻滞，后者更接近于完全性房室传导阻滞。

几乎完全性房室传导阻滞

第 12 例 | 几乎完全性房室传导阻滞伴交界性心律合并完全性右束支传导阻滞

【临床资料】

男性，90 岁，因"胸闷、乏力、憋气 5 天"入院。既往高血压病史 20 余年，脑梗死病史 11 年，发现房室传导阻滞 5 天。查体：血压 187/76mmHg，身高 173cm，体重 65kg，BMI 21.7kg/m²。血生化检查显示肌钙蛋白 T 0.08ng/ml，CK 220.6U/L，CK-MB 定量测定 5.11ng/ml，肌红蛋白定量 284.0ng/ml，钙 2.09mmol/L，钾 4.5mmol/L。超声心动图显示各房室腔大小、形态正常，三尖瓣轻度反流，主动脉瓣中度反流。

临床诊断： 高血压 2 级（很高危），冠状动脉粥样硬化性心脏病，三度（高度）房室传导阻滞，肺部感染，阿尔茨海默病。

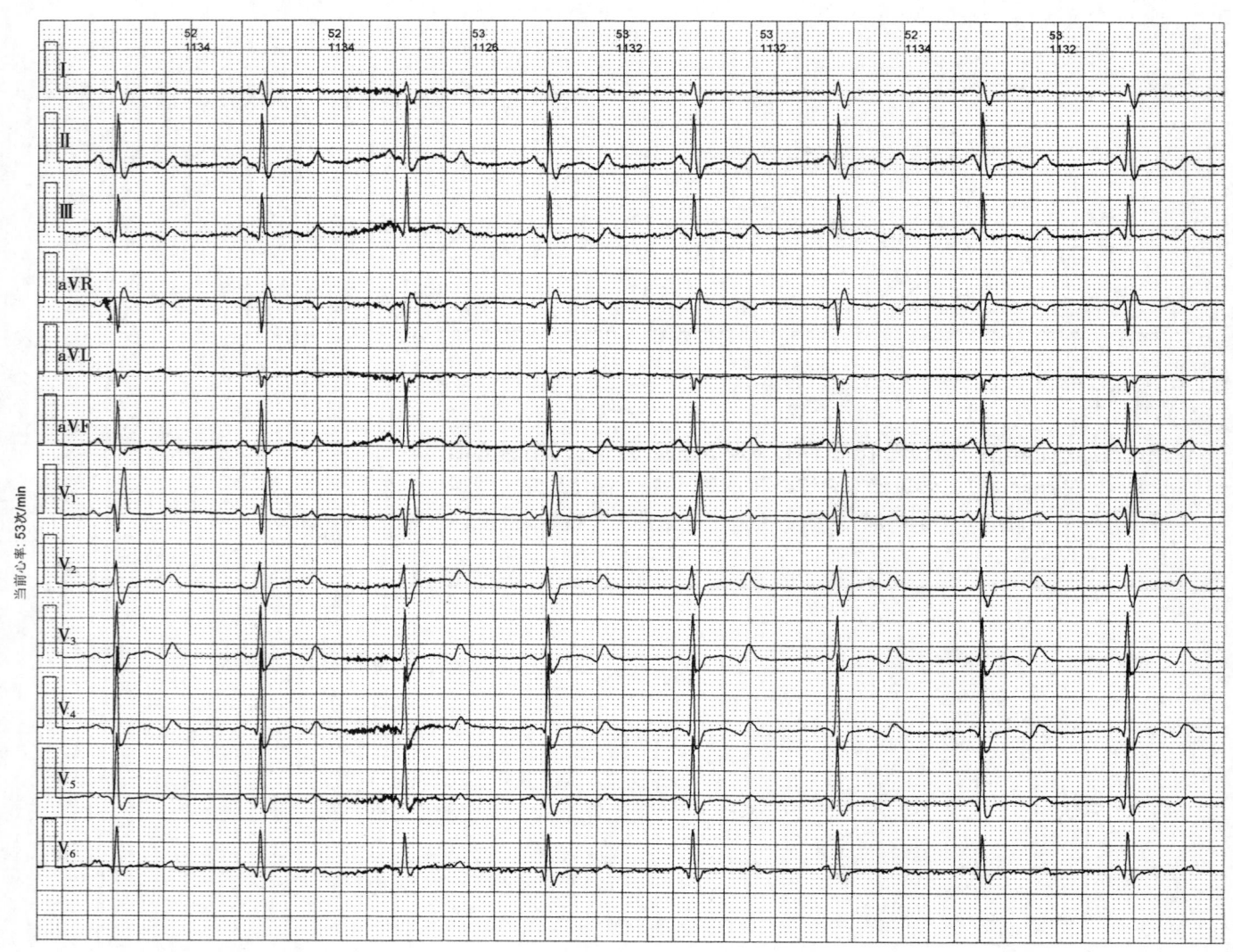

图 1 P 波规律出现，心房率为 106 次 /min，窦性心动过速。RR 间期匀齐，心室率 52 次 /min，QRS 波群时限 0.13s，V₁ 导联呈 rsR′ 型，Ⅰ、V₂~V₆ 导联 S 波宽钝。P 波与 R 波无固定时间关系。

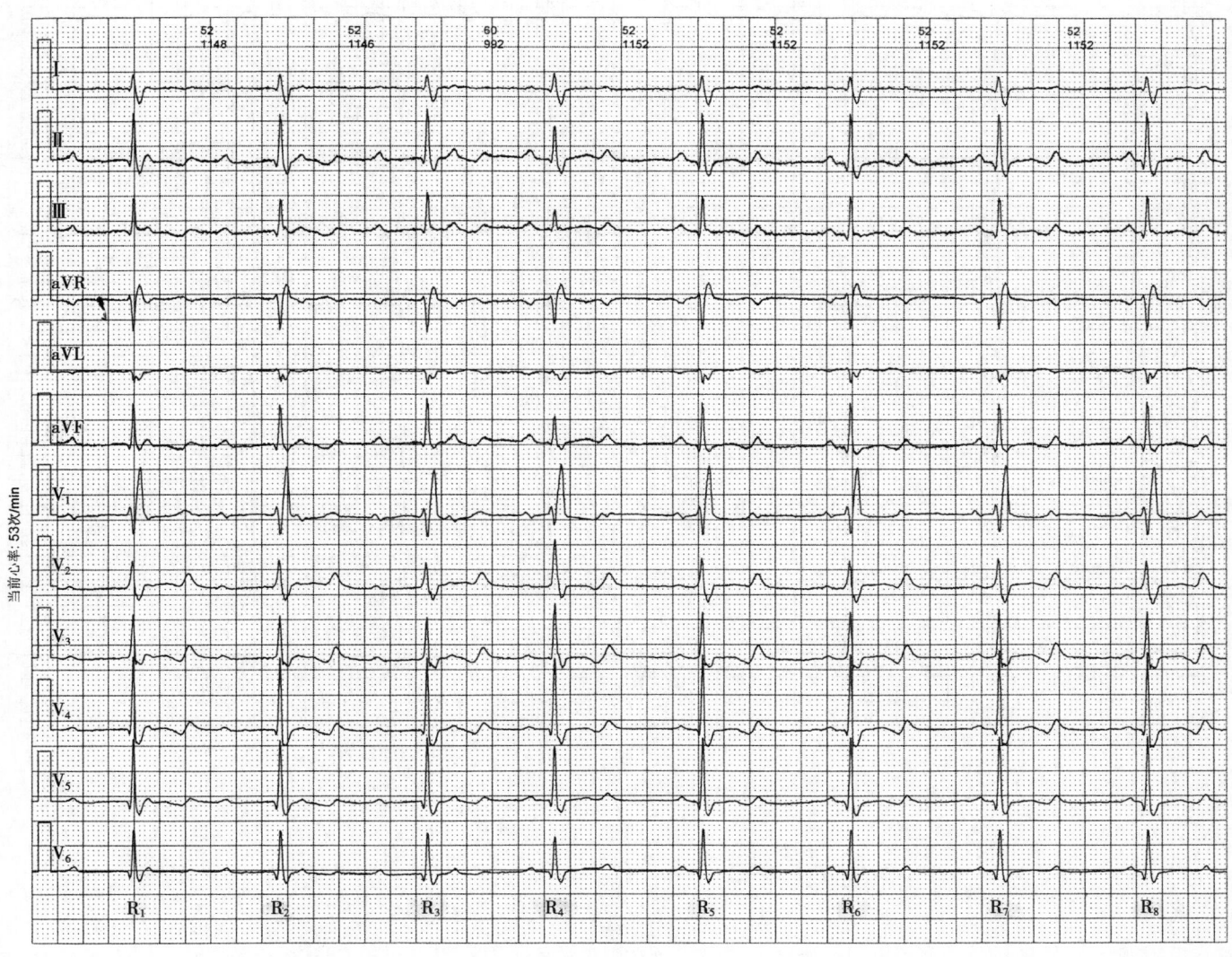

图2 R₃以前同图1特征。R₃R₄间期992ms,R₄为窦−室夺获搏动。PR间期0.21s,完全性右束支传导阻滞。R₄之后动态心电图特征与图1相同。

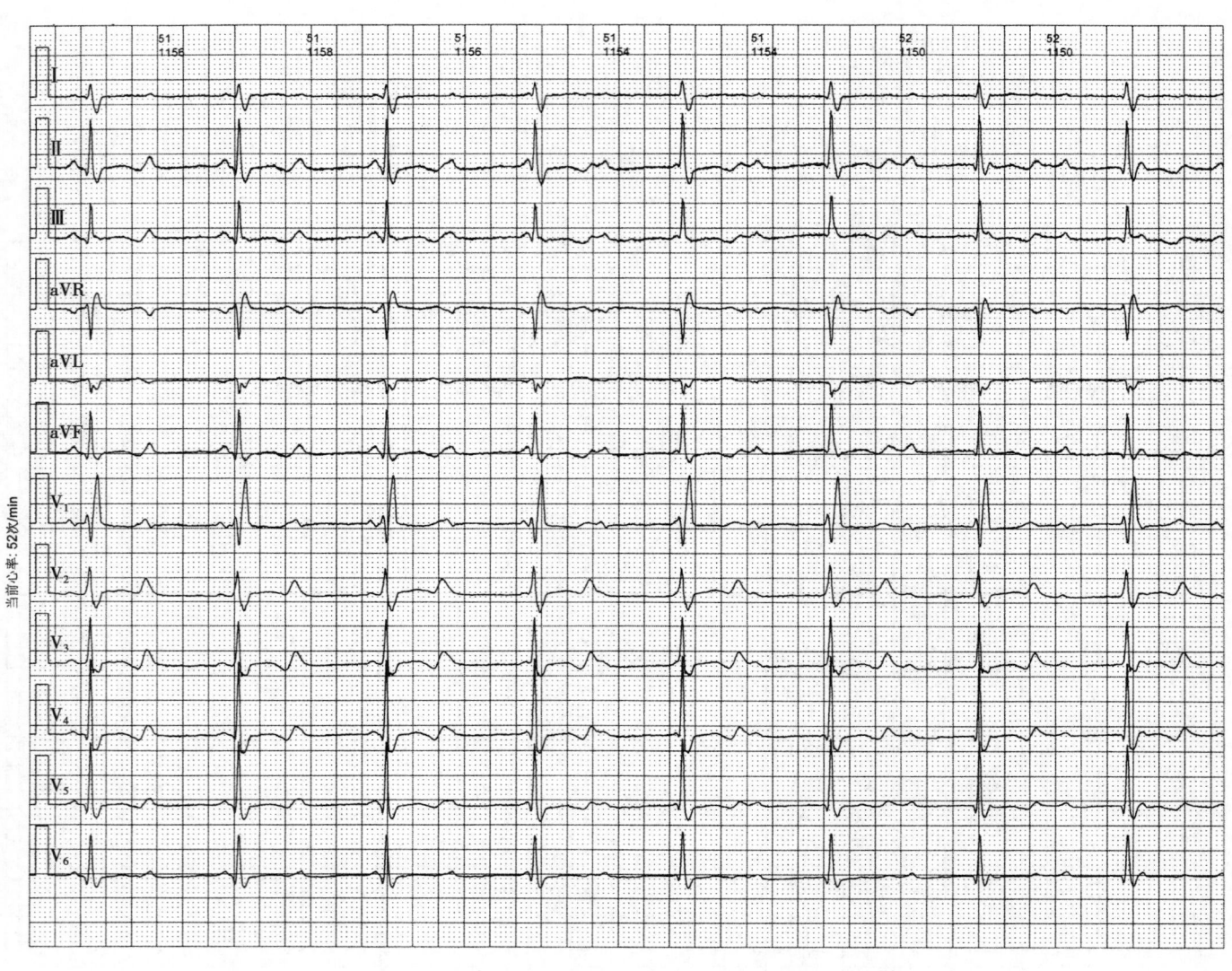

图3 窦性 P 波顺序发生，心房率 102 次 /min，P 波与 R 波无关系，RR 间期匀齐，心室率 51 次 /min，QRS 波形与图 1、图 2 相同。T 波：Ⅱ、Ⅲ、aVF、$V_3 \sim V_5$ 导联负正双向，V_6 导联平坦。$V_2 \sim V_4$ 导联 U 波增大？QTU 间期 0.55s。

动态心电图诊断：窦性心律，交界性心律，几乎完全性房室传导阻滞，窦 - 室夺获搏动，完全性右束支传导阻滞，T 波改变，U 波增大？QTU 间期延长。

【点评】

1. 几乎完全性房室传导阻滞的程度介于高度房室传导阻滞与完全性房室传导阻滞之间。在房室传导阻滞患者中，几乎所有室上性激动均因阻滞未下传心室，偶有室上性激动夺获心室者，称为几乎完全性房室传导阻滞。本例属于此种类型的房室传导阻滞。由于常规心电图描记时间短暂，诊断几乎完全性房室传导阻滞不够严谨。所以，动态心电图（或长程心电监测）才是诊断几乎完全性房室传导阻滞的重要无创性技术。

2. 几乎完全性房室传导阻滞的患者，控制心室搏动的心律是交界性心律、室性心律或心室起搏心律。本例是交界性心律合并右束支传导阻滞。能够证明交界性心律合并右束支传导阻滞的证据是，QRS-T 波形与图 2 中窦 - 室夺获心搏的 QRS-T 波群相同。因为窦性心律时就有右束支传导阻滞。

几乎完全性房室传导阻滞伴交界性心律合并完全性右束支传导阻滞

第13例 | 几乎完全性右束支传导阻滞

【临床资料】

男性，91 岁，因 "发热、腹痛伴皮肤黄染 20 天" 入院。既往高血压病史 20 年余。冠脉造影显示前降支狭窄 40%。超声心动图显示各房室腔形态、大小正常，主动脉瓣轻度反流。

临床诊断： 冠状动脉粥样硬化，高血压 2 级(很高危)。

【动态心电图分析】

图 1 与图 2 是一阵房性心动过速的开始与终止情况。

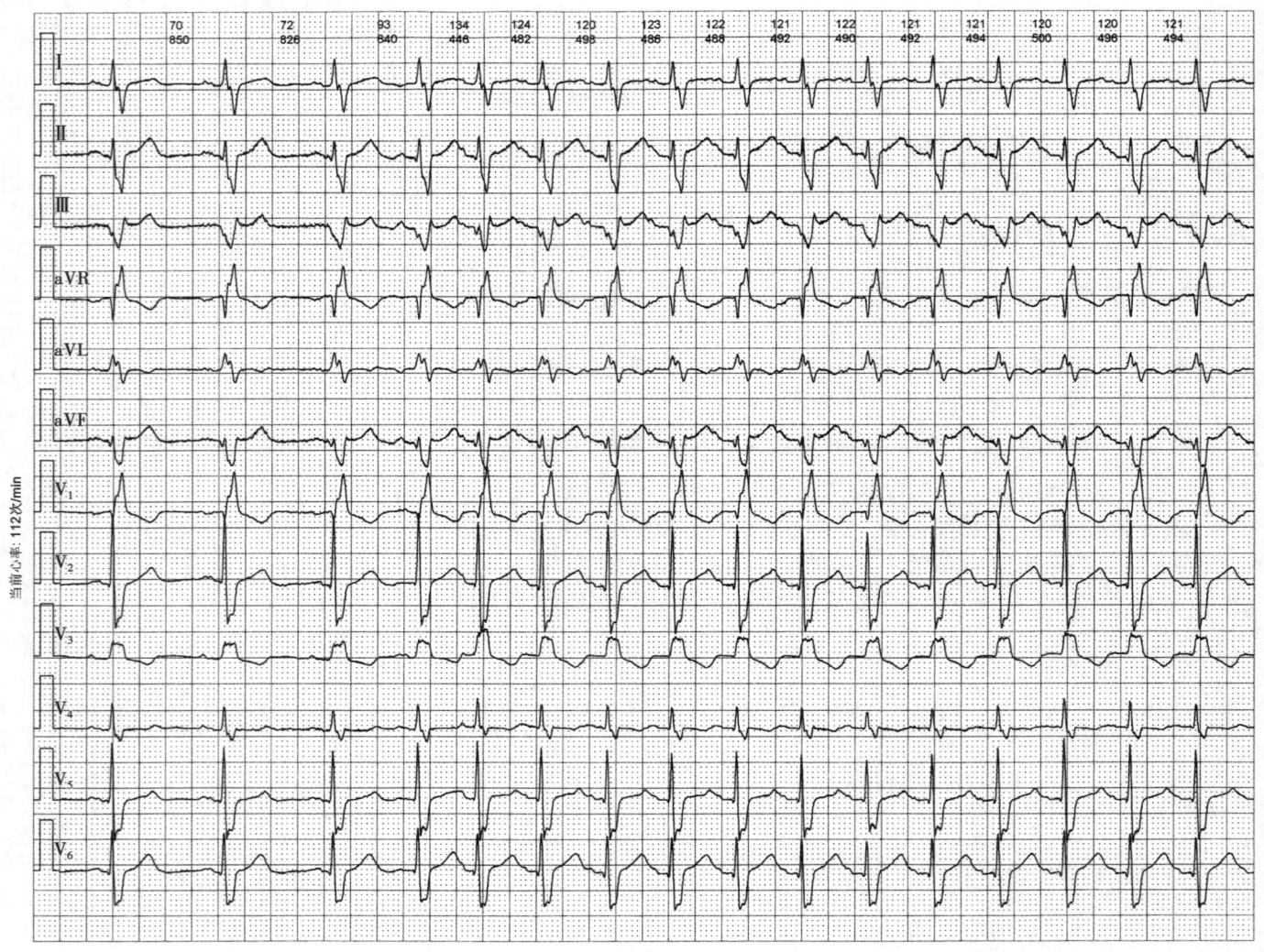

图 1 第 1～3 个心搏为窦性心律，心率 71 次 /min。PR 间期 0.16s，QRS 波群时限 0.13s，V_1 导联呈 qR 型，V_2 导联呈 qRS 型，I、II、V_2～V_6 导联 S 波宽钝，完全性右束支传导阻滞。自第 4 个 P′-QRS 波群开始，为房性心动过速，心率 122 次 /min。

【点评】

在高龄患者中,房性心动过速是常见的心律失常,多为短阵偶发,持续时间较长者相对少见。从本例动态心电图上观察到心动周期 >1 300ms 时,右束支传导阻滞消失,窦性心律周期 <1 206ms 及房性心动过速时均出现完全性右束支传导阻滞,这说明右束支的不应期病理性明显延长,在动态心电图上几乎都是完全性右束支传导阻滞。事实心动周期显著延长时,才见到正常室内传导的 QRS 波群,这就是几乎完全性右束支传导阻滞,阻滞程度比高度右束支传导阻滞更重。

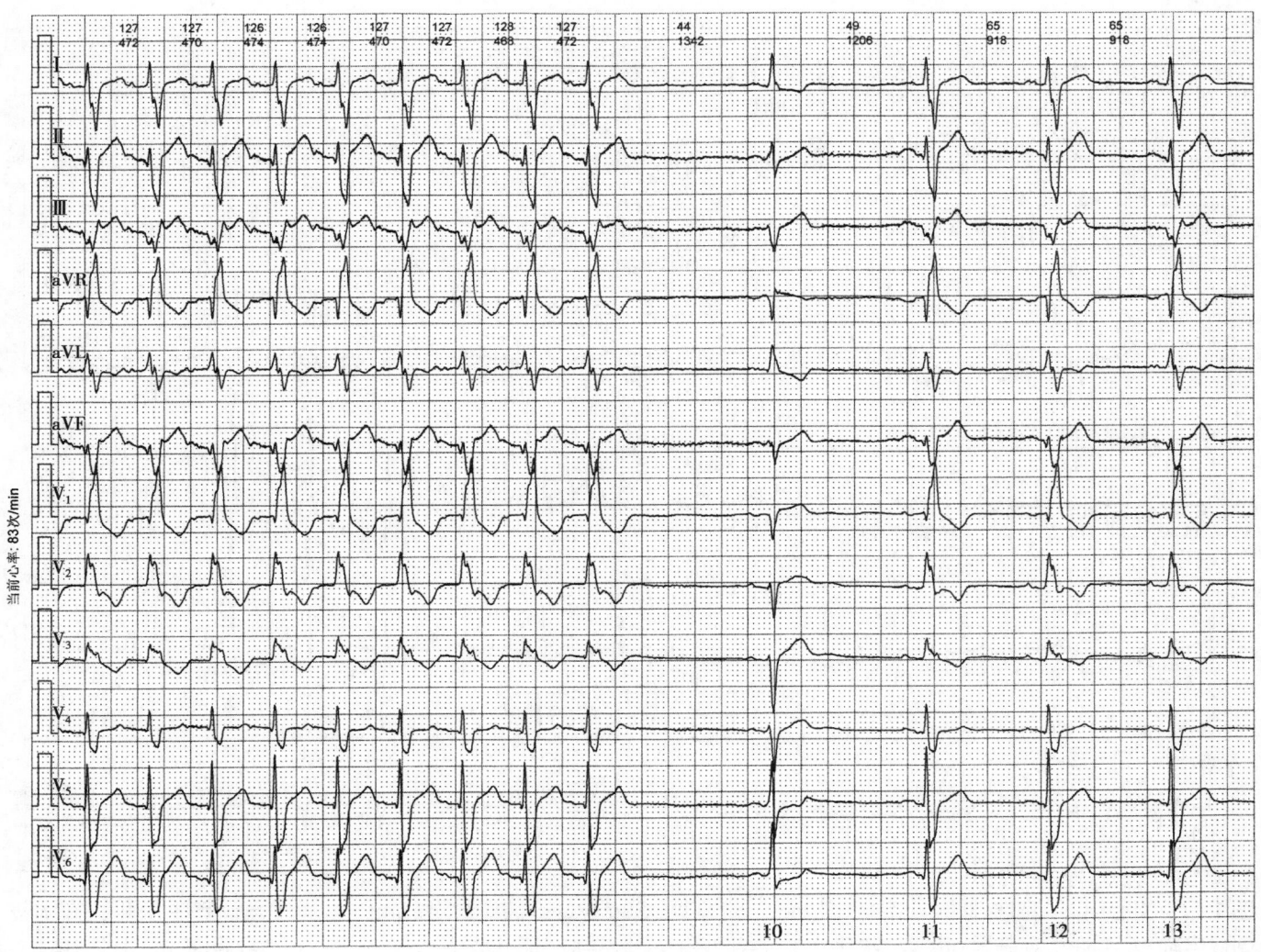

图 2 房性心动过速自行终止。第 10 个心搏的 P′ 波形态与窦性 P 波不同,右束支传导阻滞消失,QRS 波群时限 0.09s,第 11~13 个心搏为窦性心律,心率 65 次 /min。

动态心电图诊断: 窦性心律,阵发性房性心动过速,房性逸搏,几乎完全性右束支传导阻滞,异常 q 波(V_1 导联)。

第14例 | 间歇性左前分支传导阻滞伴顺时针转位

【临床资料】

女性，75岁，因"大便带血"入院，既往冠心病病史。　　　　　**临床诊断：**冠状动脉粥样硬化性心脏病，结肠癌。

【心电图分析】

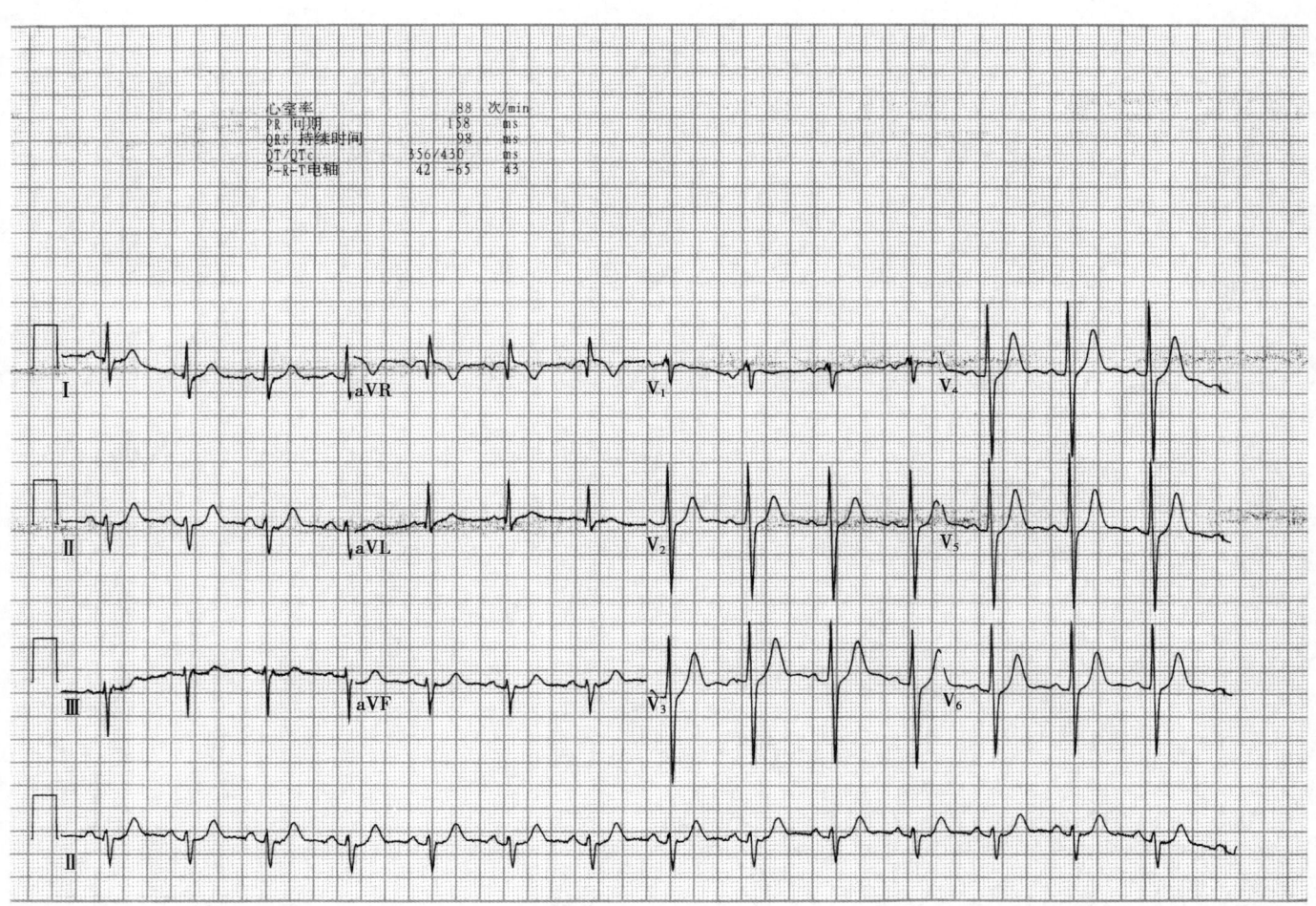

图1　64岁心电图：窦性心律，心率88次/min，PR间期158ms，QRS波群时限98ms，QRS电轴−65°，aVL导联呈qRs型，左前分支传导阻滞，V₅、V₆导联S波增深。　　　　　**诊断：**窦性心律，左前分支传导阻滞，顺时针转位。

【点评】

图 1 与图 2 相差 10 年，64 岁心电图提示左前分支传导阻滞；74 岁心电图提示左前分支传导阻滞消失，顺时针转位图形也同时消失。左前分支传导阻滞可能引起顺时针转位图形。

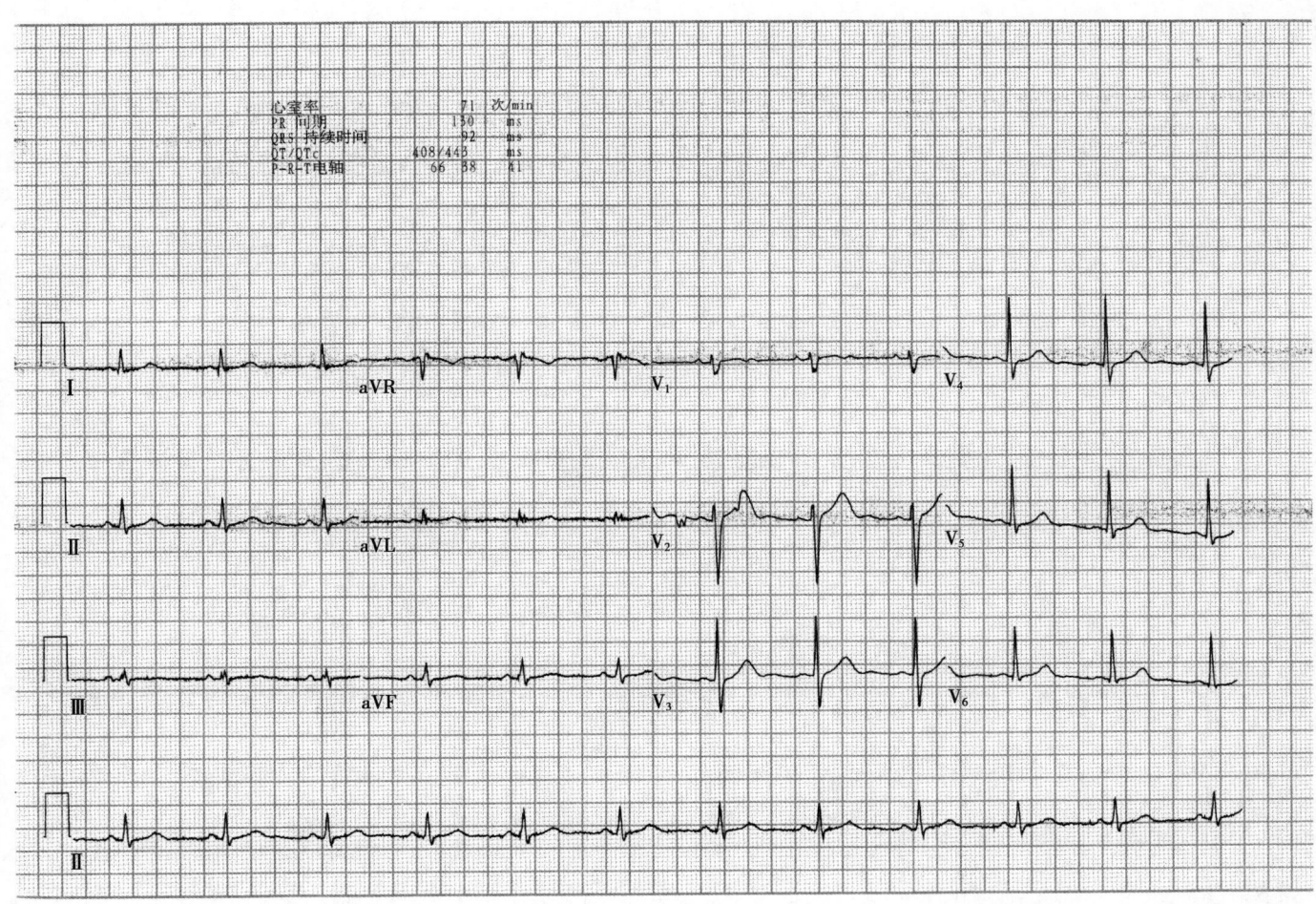

图 2　74 岁心电图：窦性心律，心率 71 次 /min，PR 间期 130ms，QRS 波群时限 92ms，QRS 电轴 38°，QT/QTc 间期 408/443ms。　　　　**诊断：** 窦性心律，正常心电图。

第15例 | 酷似交界性心律的窦性心律合并一度房室传导阻滞

【临床资料】

男性，86 岁，因"胸闷 3 年，心前区疼痛 10h"入院。11 年前因心脏瓣膜病，行二尖瓣生物瓣置换术 + CABG。既往高血压病史 30 年，糖尿病病史 20 年。查体：血压 130/63mmHg，身高 168cm，体重 63kg，BMI 21.3kg/m²。血生化检查显示肌钙蛋白 T 0.001ng/ml，CK-MB 定量测定 1.39ng/ml，CK 97U/L，乳酸脱氢酶 194U/L，肌红蛋白定量 2.88ng/ml，谷丙转氨酶 113U/L。超声心动图显示节段性室壁运动障碍，主动脉瓣中度反流，二尖瓣生物瓣置换术后。冠状造影显示左主干狭窄 70%，前降支中段闭塞狭窄 100%，回旋支近段闭塞狭窄 100%，右冠状动脉近段狭窄 60%，前降支血管桥未见狭窄。

【动态心电图分析】

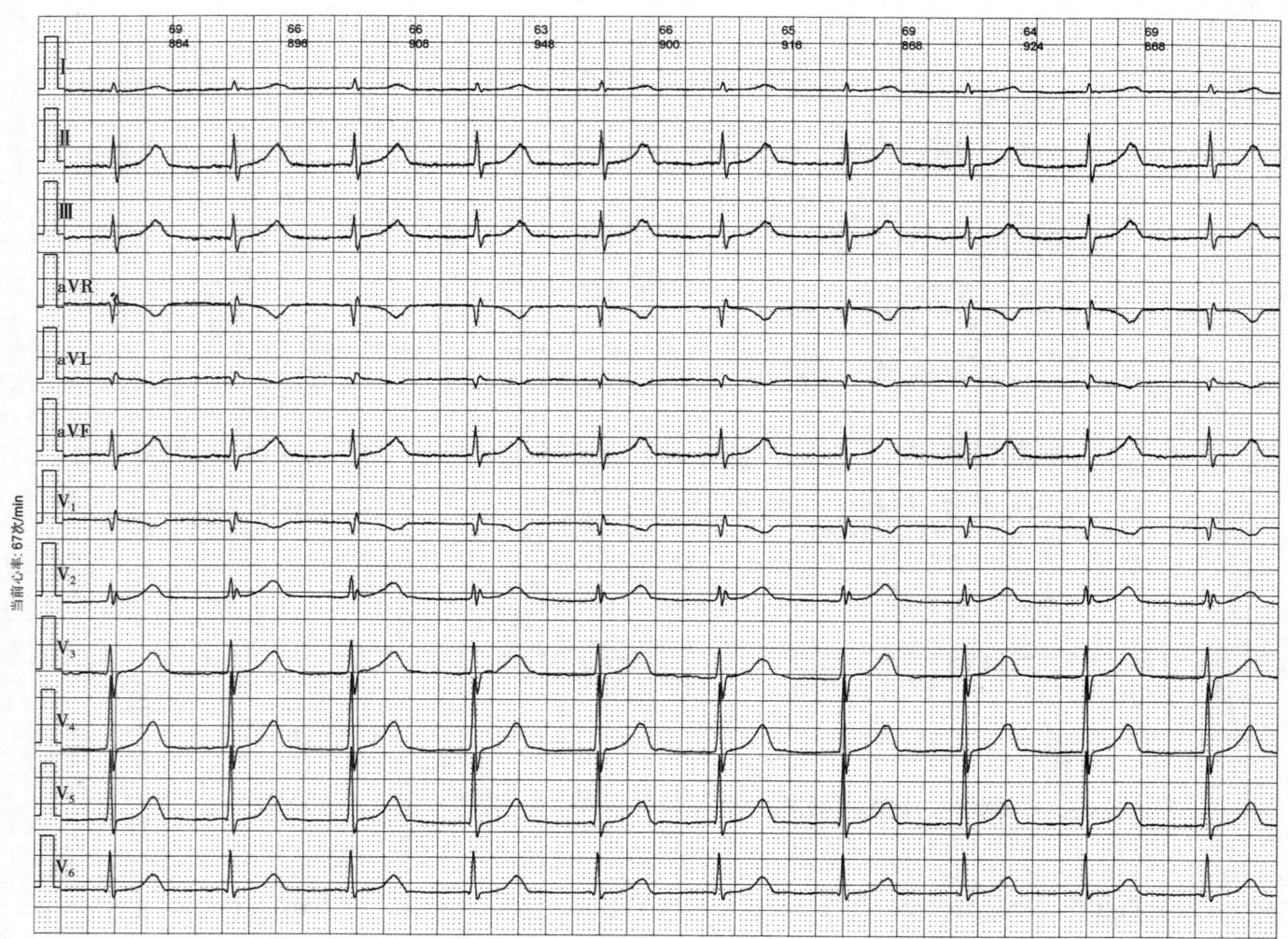

图 1 QRS 波群规律出现，QRS 波群时限 0.08s，心室率 67 次 /min，是加速性交界性心律？仔细观察 Ⅱ、Ⅲ、aVF 导联有的 T 波钝，有的 T 波变尖，T 波上有 P 波。如有 P 波，就应诊断为窦性心律、一度房室传导阻滞，这种可能不能除外。

诊断：加速性交界性心律？窦性心律，一度房室传导阻滞？局限性右束支传导阻滞。

临床诊断：冠状动脉粥样硬化性心脏病，CABG 术后，二尖瓣换瓣术后，风湿性心脏瓣膜病，陈旧性脑梗死。

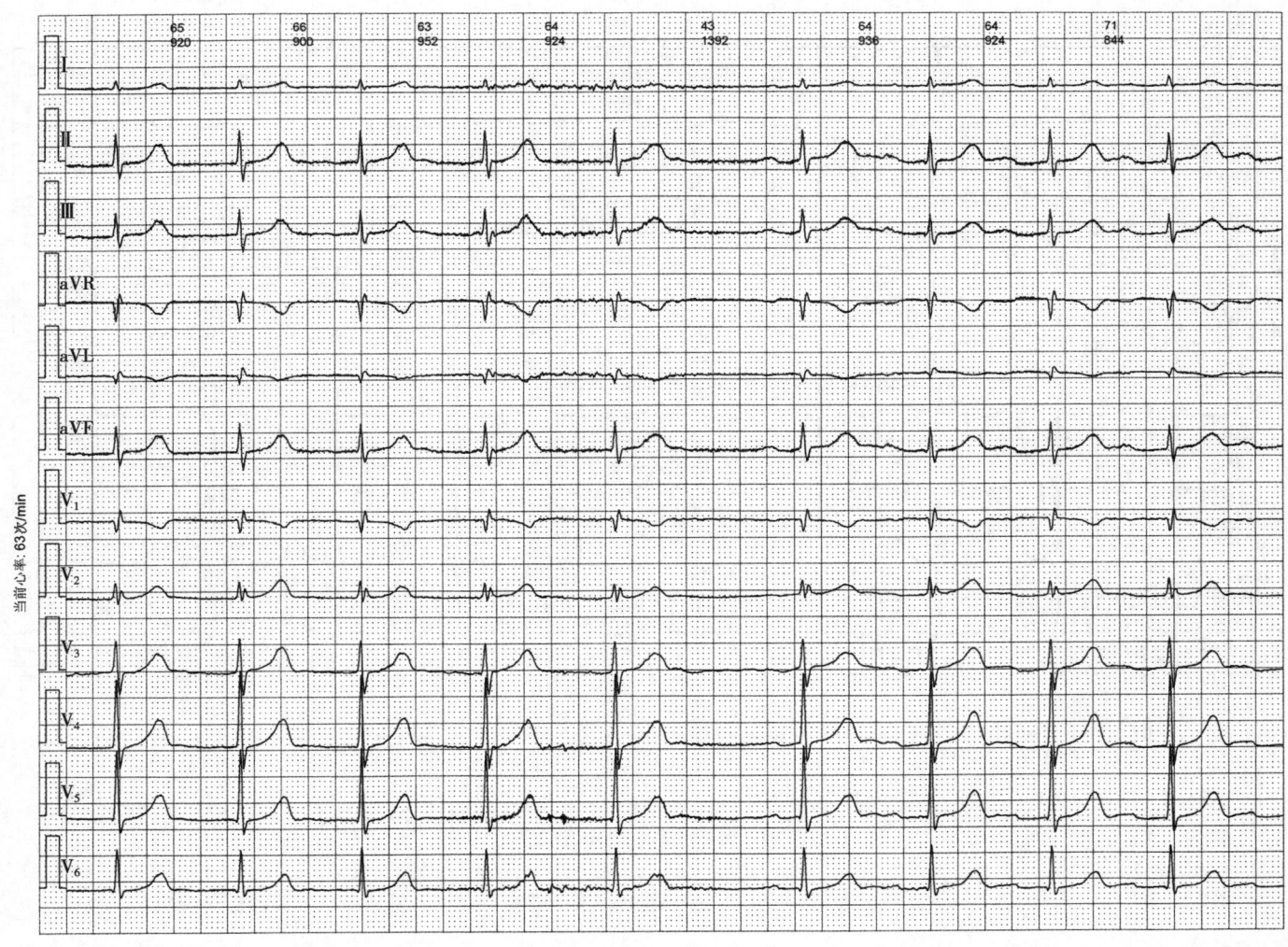

图 2 发生了二度 I 型房室传导阻滞，基本心律是窦性心律，心率 63 次 /min，P 波未下传之前，P 波与 T 波重叠。P 波受阻断之后，第一个窦性 PR 间期 0.27s，以后 PR 间期又逐渐延长。

诊断：窦性心律，一度房室传导阻滞，二度 I 型房室传导阻滞。

酷似交界性心律的窦性心律合并一度房室传导阻滞

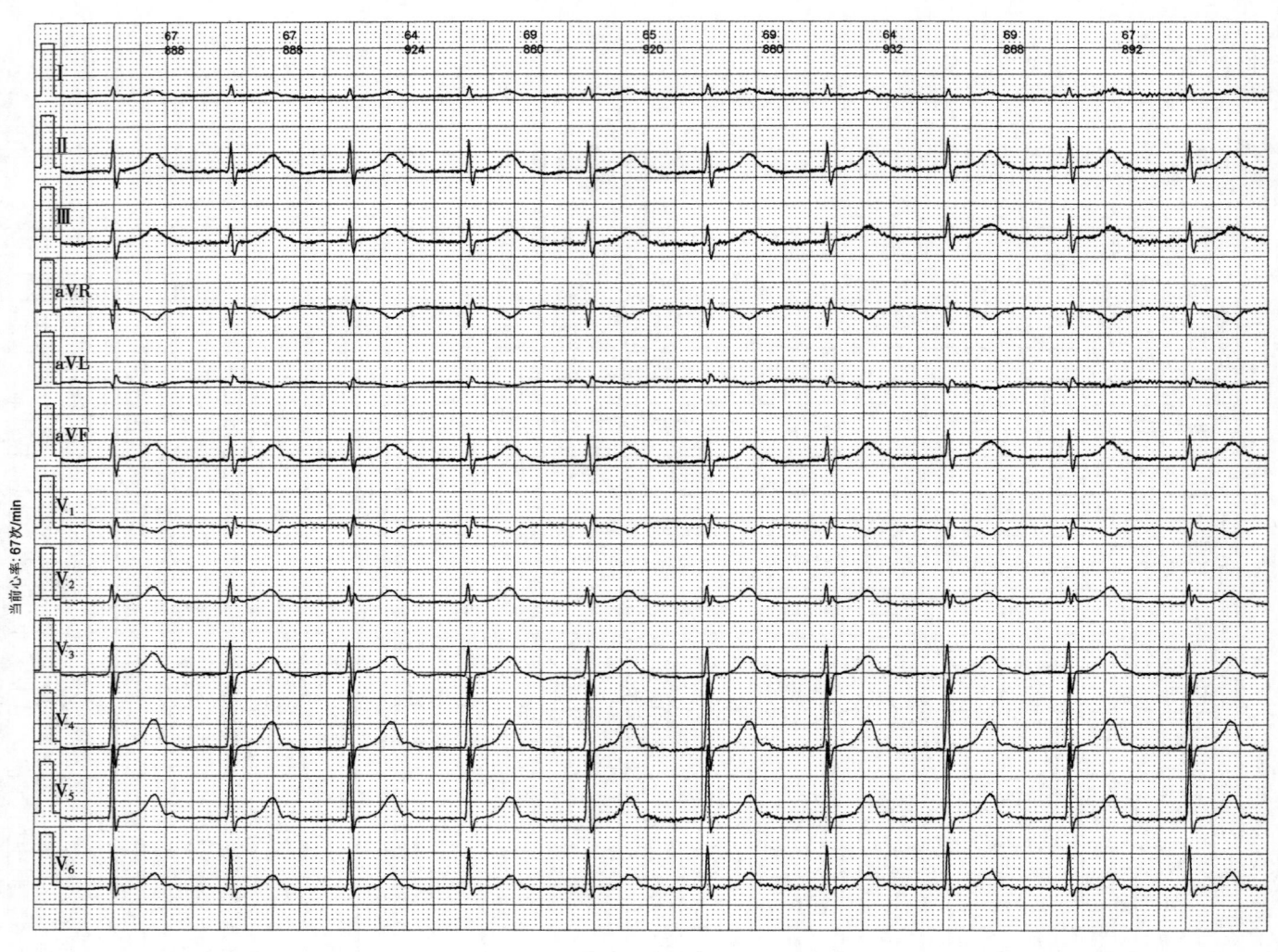

当前心率: 67次/min

图 3　窦性心律,P 波又落入 T 波中,能辨认出 P 波,PR 间期约为 0.48s。

诊断: 窦性心律,一度房室传导阻滞。

【点评】

窦性心律,一度房室传导阻滞,如果 P 波重叠于 T 波中,有可能认为交界性心律,如何鉴别诊断两种节律,方法如下:

1. 活动　床上仰卧几次或活动后立即描记心电图(病情许可),若为交界性心律,心率升高缓慢,如有窦性 P 波,P 波与 R 波无关系;若为窦性心律,心率上升快,T 波与 P 波可能分开或发生二度房室传导阻滞时暴露出窦性 P 波。连续心电监测,随着心率与 PR 间期的不断变化如图 2 所示一旦发生二度房室传导阻滞,一度房室传导阻滞即可得到明确诊断。

2. 本例窦性心律,一度房室传导阻滞的最长 PR 间期为 0.64s,在心率 70 次 /min 左右时足以形成 T 波与 P 波重叠,造成诊断上的困难(图 1)。

3. 在图 2 中,窦性 P 波时限 0.12s,左心房增大。

酷似交界性心律的窦性心律合并一度房室传导阻滞

第16例 | 快心率依赖型不完全性左束支传导阻滞

【临床资料】

女性，61 岁，因"胸闷、气短 1 年"入院。既往高血压病史 10 年，最高血压 180/90mmHg。查体：身高 158cm，体重 65kg，BMI 26kg/m²。超声心动图显示全心增大，二尖瓣轻度反流，左室整体功能轻度减低。

临床诊断： 冠状动脉粥样硬化性心脏病，扩张型心肌病，心房颤动，陈旧性脑梗死。

图 1 P 波消失，代之以心房颤动的"f"波，RR 间期不规则，QRS 波群时限 0.11s，Ⅰ、Ⅱ、Ⅲ、aVF、V₅、V₆ 导联呈 R 型，V₁、V₂ 导联呈 rS 型，不完全性左束支传导阻滞。ST 段：Ⅱ、Ⅲ、aVF、V₅、V₆ 导联压低 0.10～0.20mV。T 波：Ⅱ、Ⅲ、aVF、V₅、V₆ 导联倒置。

【动态心电图分析】

当前心率: 78次/min

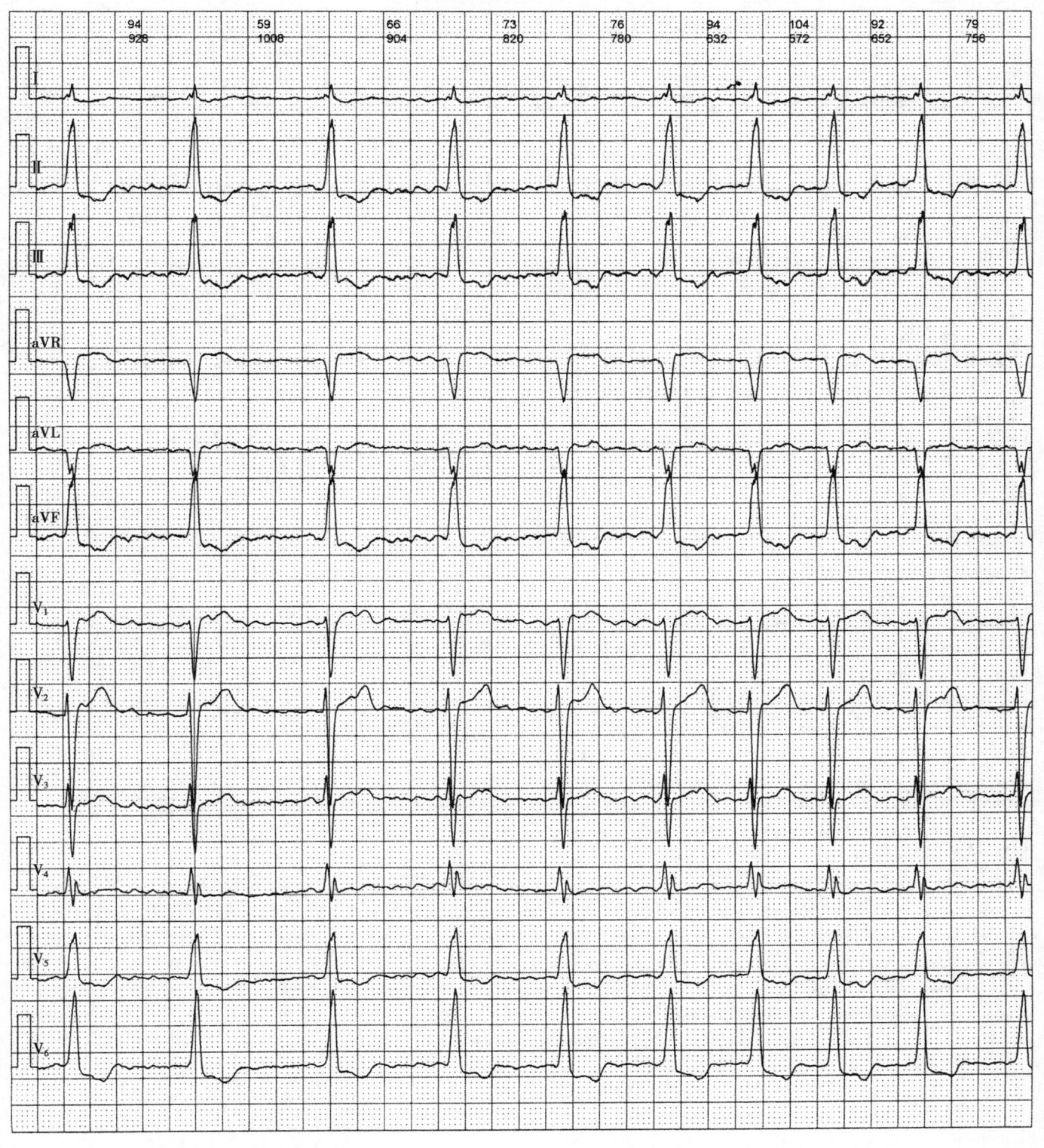

快心率依赖型不完全性左束支传导阻滞

当前心率: 57次/min

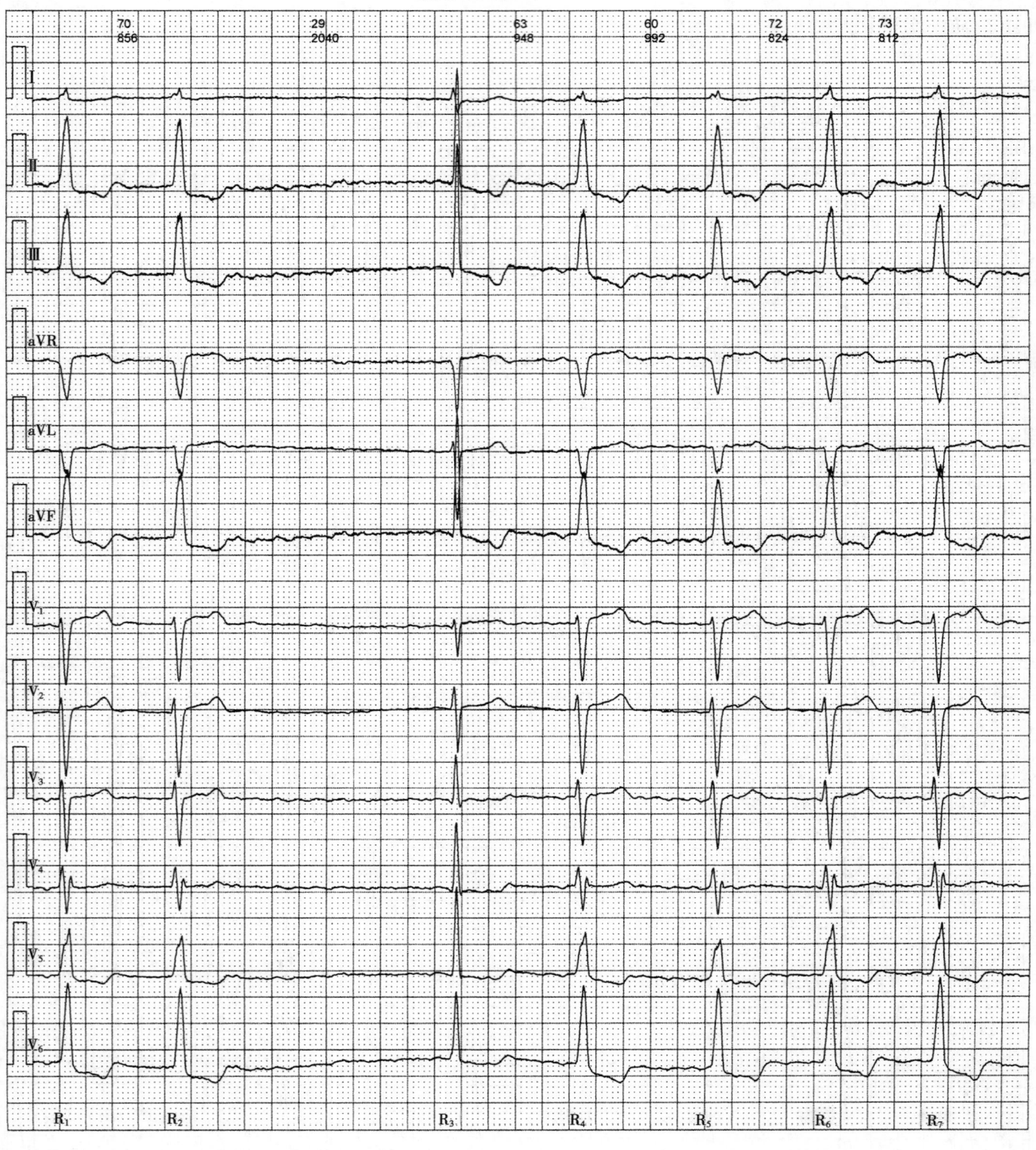

1202

第16例

图 2 心房颤动,第 1、2、4～7 个心搏为不完全性左束支传导阻滞。第 3 个 QRS 波群时限 0.08s,ST 段:Ⅱ、Ⅲ、aVF、V_4～V_6 导联压低 0.05～0.10mV。T 波:Ⅱ、Ⅲ、aVF 导联倒置,V_4～V_6 导联低平。

动态心电图诊断: 心房颤动,快心率依赖型不完全性左束支传导阻滞。

【点评】

快心率依赖型不完全性左束支传导阻滞是指心室率加快时,出现不完全性左束支传导阻滞;心室率减慢时,左束支传导阻滞消失。在心电图工作中,我们诊断不完全性左束支传导阻滞的病例不多,是因为对不完全性左束支传导阻滞缺少公认的心电图诊断标准。本例 f 波下传的 QRS 波群时限 0.11s,Ⅰ、Ⅱ、Ⅲ、aVF、V_5、V_6 导联呈单向 R 波,V_1、V_2 导联呈 rS 型,r 波时限 < 0.03s,图形像完全性左束支传导阻滞,只是 QRS 波群时限 < 0.12s,故诊断为不完全性左束支传导阻滞。

关于图 2 中第 3 个 QRS 波群的解释,R_3 时限 0.09s,有以下几种可能:①R_3 正常室内传导,其前周期长达 2 040ms,左束支经过了较长时间的恢复,动作电位 3 相已完全回到了正常的膜电位水平(约 −90mV 水平),f 波激动到达心室内时,左、右束支几乎同步除极,动作电位 0 相上升速度和除极时限正常。当心动周期变短以后,左束支动作电位 3 相处于复极不全的状态,f 波激动到达左束支时,由于左束支电位(膜电位上移)上移,距阈电位水平距离偏短,结果是其 0 相电位上升速度减慢,QRS 波群时限延长,但未超过 0.12s,表现为不完全性左束支传导阻滞(属于 3 相或增率性不完全性左束支传导阻滞),在动态监测过程中,R_3 波形总是在长 RR 间期出现,但间期互不相同。这提示 R_3 是"正常室内传导"。②高位间隔部逸搏起搏点位于左束支传导延迟区下部与左、右束支等距离处,使左、右束支同步除极,产生波形正常化的室性逸搏,这一诊断也不能除外。

快心率依赖型不完全性左束支传导阻滞

【临床资料】

男性，56 岁，因"间断胸闷、胸痛、心悸 12 年，加重 1 天"入院。48 岁时因胸痛入当地医院，诊断为急性心肌梗死，冠脉造影提示三支病变，植入冠脉支架 5 枚。2 年前因室性心动过速，植入 ICD-T。既往高血压病史 10 年。胸部 X 线片显示心脏增大。超声心动图显示节段性室壁运动障碍，室壁瘤形成，左室整体功能减低。冠脉造影显示前降支近段 – 中段支架内狭窄 50%～80%。

【心电图分析】

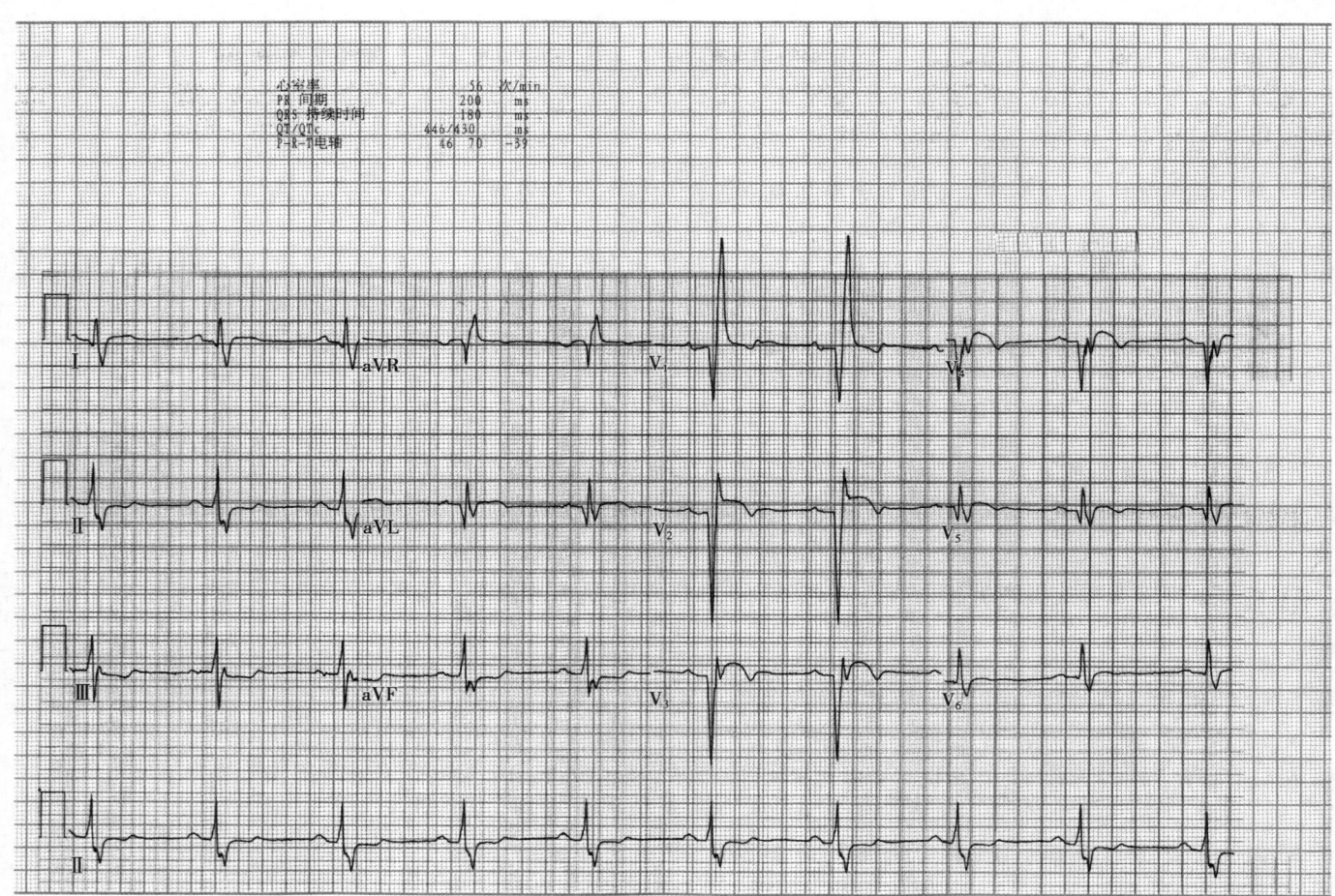

图 1 48 岁时描记的心电图，心肌梗死 6 个月：窦性心律过缓，心率 56 次/min。PR 间期 200ms，QRS 波群时限 180ms，V_1～V_5 导联出现异常 Q 波，V_1、V_2 导联呈 QR 型，V_3、V_4 导联呈 Qrs 型，V_5 导联呈 qRs 型，梗死部位是前间壁、前壁。ST 段：V_1～V_5 导联抬高 0.10～0.30mV。T 波：V_1～V_5 导联双向、倒置，V_6 导联平坦。QT/QTc 间期 460/430ms。QRS 电轴 70°。

诊断：窦性心动过缓，陈旧性前间壁、前壁心肌梗死，完全性右束支传导阻滞，ST 段抬高（前壁），T 波倒置（前壁）。

临床诊断: 冠状动脉粥样硬化性心脏病, 不稳定型心绞痛, 陈旧性心肌梗死, 心功能不全, 心功能Ⅲ级(NYHA 分级), 高血压 1 级(很高危), 心脏扩大, 室壁瘤形成, 冠状动脉支架植入术后, ICD-T 植入术后。

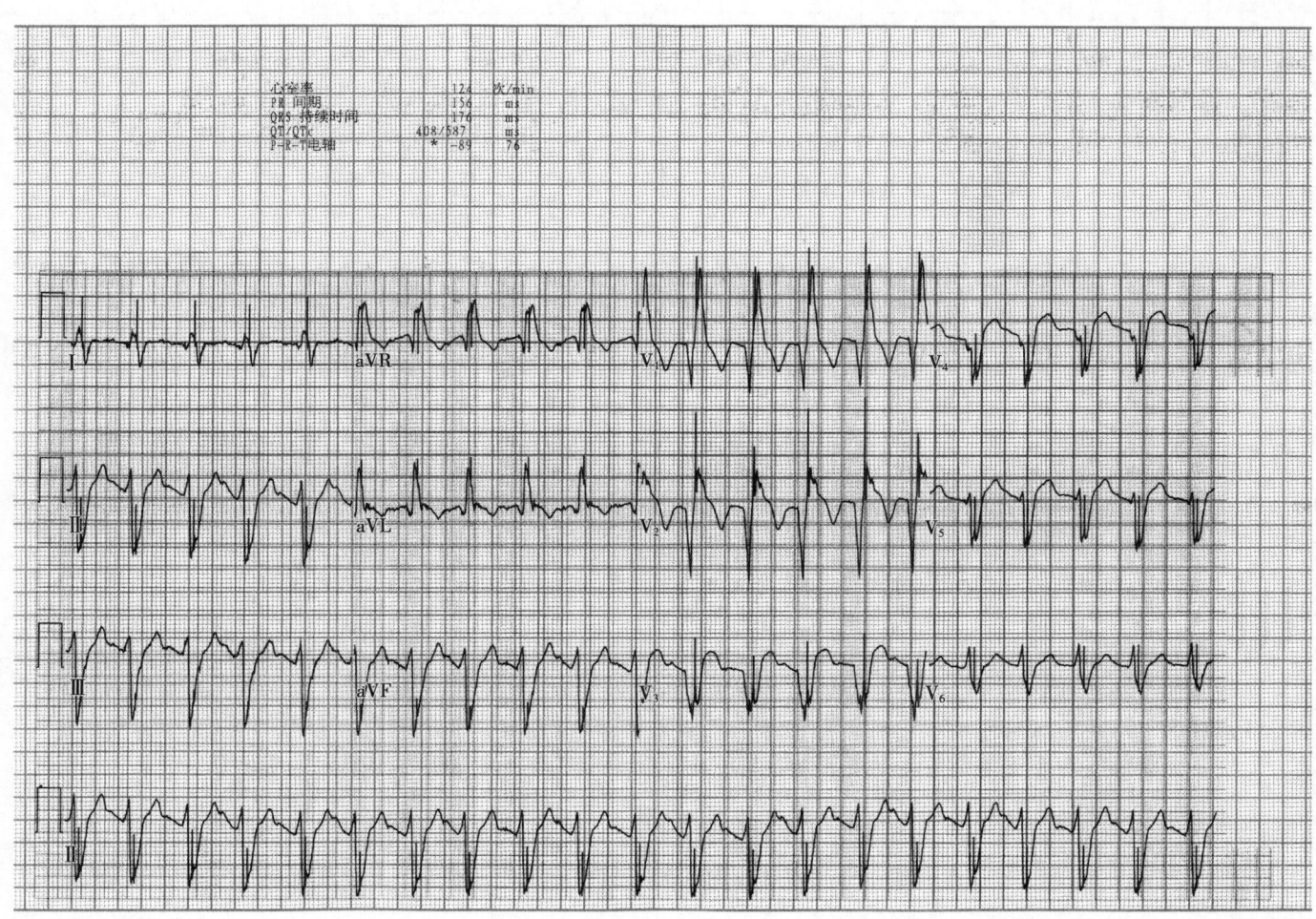

图 2 心悸、胸闷发作时: 宽 QRS 心动过速, RR 间期匀齐, 心室率 124 次 /min, QRS 波群之前有心房波, QRS 波群之中有脉冲信号, 位于 QRS 波群起点后 100ms 处, QRS 波群时限 176ms, QRS 电轴 −89°, aVL 导联呈 qR 型, V₁、V₂ 导联呈 QR 型, V₃、V₄ 导联呈 QS 型, V₅、V₆ 导联呈 rS 型。这提示室上性心动过速。

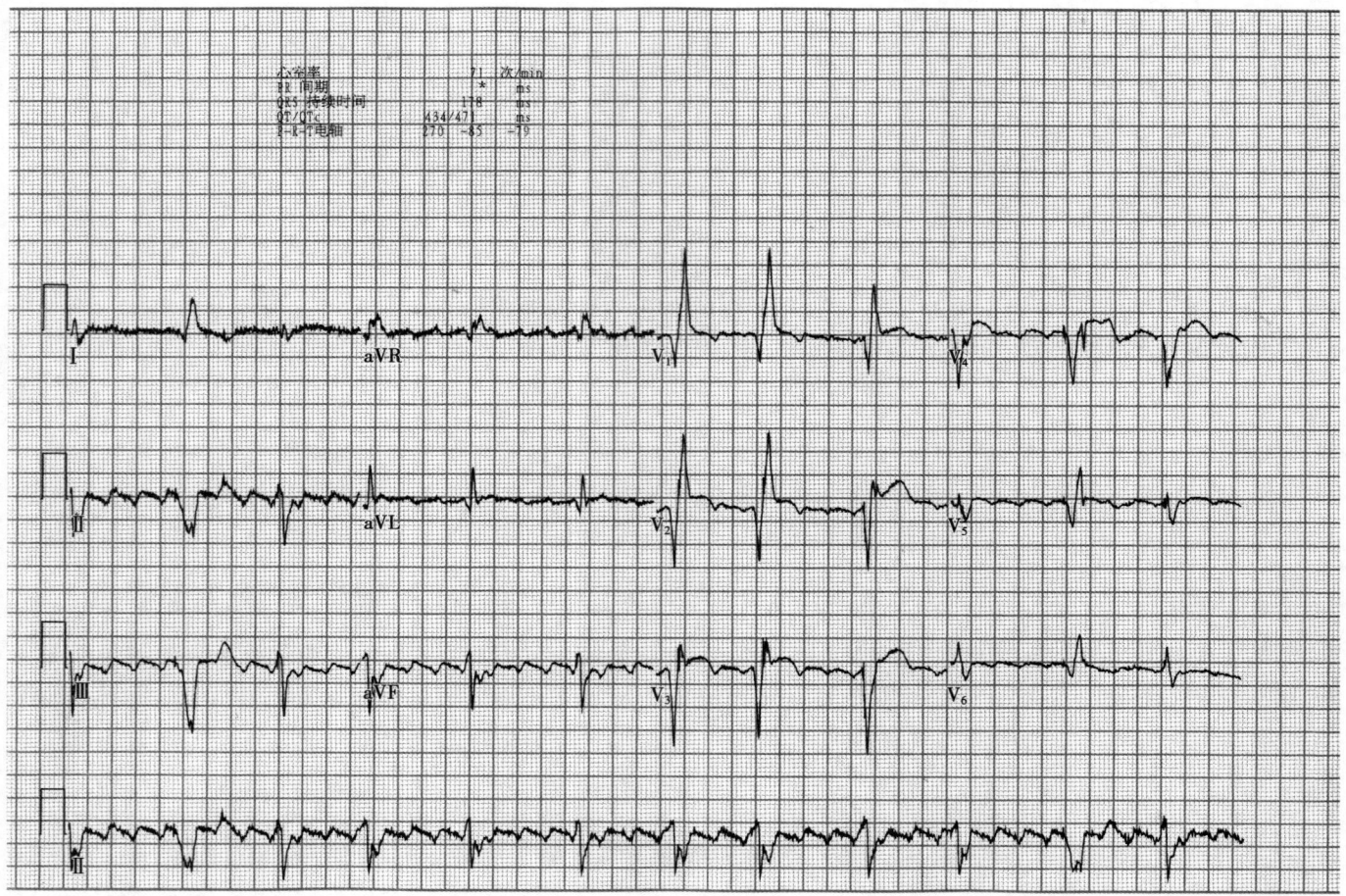

图3　心房扑动,心房率248次/min,房室传导比例(3~4):1。QRS波群时限178ms,QRS电轴−85°,左前分支传导阻滞。V₁、V₂导联呈QR型,V₃导联呈Qr型,V₄导联呈QS型。ST段:V₁~V₄导联抬高0.10~0.20mV。第2个及最后倒数第2个心搏,心室起搏。QT/QTc间期434/471ms。

图2和图3心电图诊断: 心房扑动[房室传导比例(2~3):1],陈旧性前间壁、前壁心肌梗死,完全性右束支传导阻滞,左前分支传导阻滞,ST段抬高(前壁)。

【点评】

1. 图2中的宽QRS心动过速,为什么诊断为心房扑动? 因为图2与图3中的QRS波形虽有差异,但基本一致,前间壁及前壁心肌梗死性Q波,完全性右束支传导阻滞,左前分支传导阻滞。图2中的RR间期恰好是图2中FF间期的2倍。图2是心房扑动,房室传导比例2:1,前间壁及前壁心肌梗死,完全性右束支传导阻滞,左前分支传导阻滞。

2. 图2中的脉冲是心室脉冲(与图4比较),未见心房脉冲(心房脉冲小),是特殊功能还是前面的波触发的,后者可能性大。

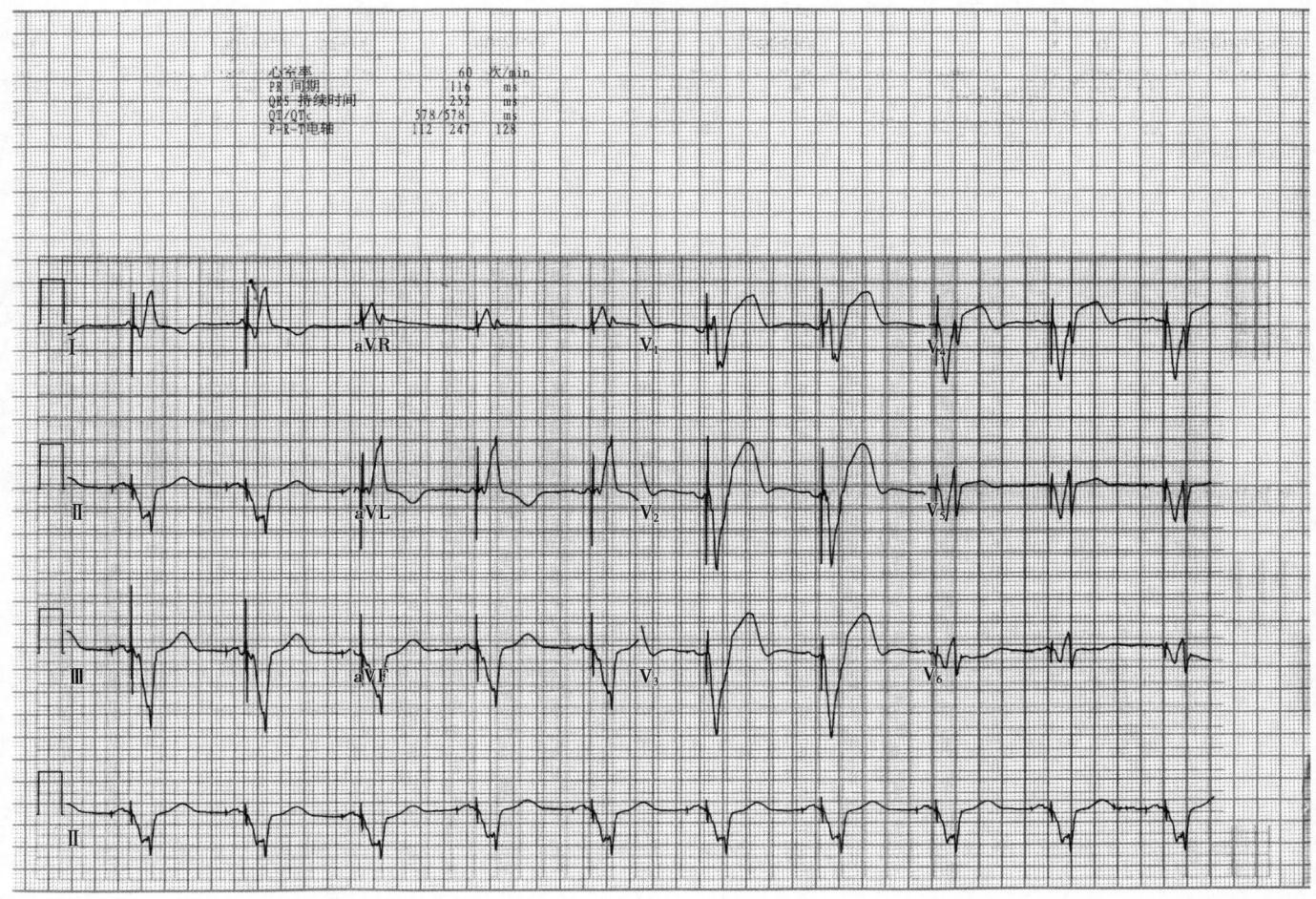

心室率		60	次/min	
PR 间期		116	ms	
QRS 持续时间		252	ms	
QT/QTc	578/578		ms	
P-R-T电轴	112	247	128	

图 4 心房扑动终止,房室顺序起搏心电图(DDD 方式),AP–VP 间期 116ms,起搏频率 60ms,QRS 波群时限 252ms,QT/QTc 间期 578/578ms,T 波:V₂ ~ V₄ 导联双向。

诊断: 房室顺序起搏, QT/QTc 间期延长。

3. 图 4 三腔起搏,即右心耳起搏,左、右心室同步起搏。Ⅰ、V₆ 导联中的 q 波为左心室起搏产生的电活动(还有 V₁ 导联的 r 波),Ⅰ、aVL、V₁ ~ V₄ 导联中继 q(或 r)波之后宽大的 S 波,代表右室心尖部起搏电活动,右心室起搏仍占据优势,QRS 波群时限仍宽达 252ms,左、右心室起搏的同步功能仍需要调整。

4. 异常 Q 波见于 V₁ ~ V₅ 导联,梗死部位为前间壁及前壁。梗死部位 ST 段持续抬高,提示室壁瘤形成。心室起搏以后,心肌梗死,右束支传导阻滞,左前分支传导阻滞图形被掩盖。

第18例 | 慢心率依赖型右束支传导阻滞

【临床资料】

男性，78岁，因"结肠息肉"入院。既往高血压病史30年，最高血压180/100mmHg。8年前胸部不适，在当地医院行冠脉造影后植入支架（具体不详）。查体：血压156/58mmHg，身高165cm，体重61kg，BMI 22.6kg/m²。超声心动图显示二尖瓣、三尖瓣、主动脉瓣及肺动脉瓣轻度反流，左室舒张功能轻度减低。

临床诊断： 冠状动脉粥样硬化性心脏病，冠状动脉支架术后，陈旧性脑梗死，高血压3级（很高危）。

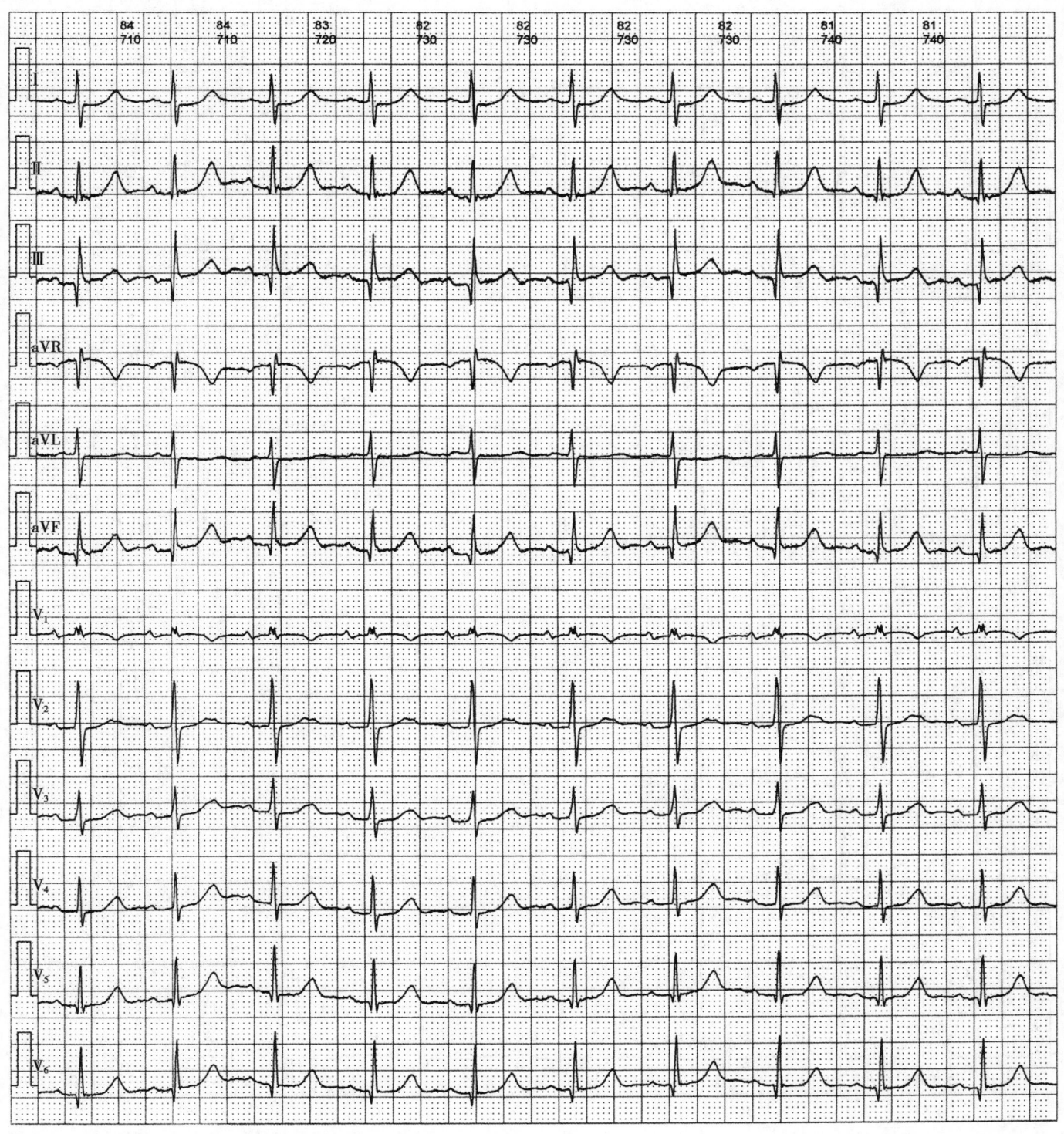

图1 窦性心律,心率 82 次 /min,正常心电图。

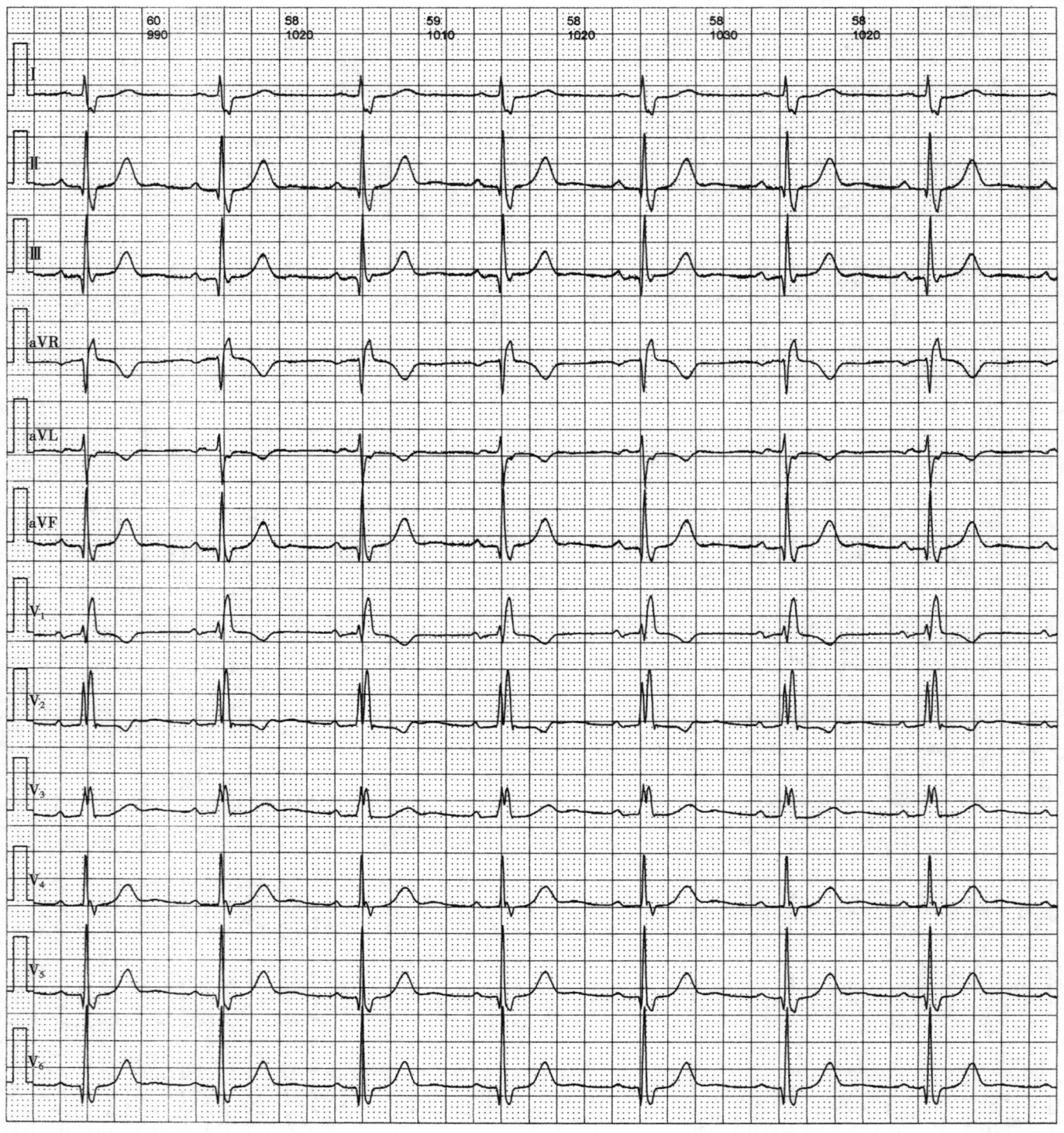

图 2 窦性心律,心率 59 次 /min,出现完全性右束支传导阻滞图形,QRS 波群时限 0.12s。

动态心电图诊断:窦性心律,慢频率依赖型右束支传导阻滞。

> 【点评】
>
> 慢心率依赖型右束支传导阻滞是指在窦性频率减慢以后发生的右束支传导阻滞,又于窦性频率加快以后右束支传导阻滞消失。
>
> 慢心率依赖型右束支传导阻滞的产生机制:当窦性频率减慢以后,右束支动作电位 4 相自动除极与阈电位水平时距缩短(如由 -90mV 上移至 -85mV),窦性激动到达右束支时,因舒张电位水平上移产生的动作电位 0 相上升速度缓慢,表现为右束支传导阻滞。

慢心率依赖型右束支传导阻滞

第 19 例 | 三度房室结内阻滞伴交界性心律加左前分支传导阻滞

【临床资料】

女性，14 岁，先天性心脏病、完全性心内膜垫缺损、二尖瓣重度关闭不全、三尖瓣重度关闭不全、三度房室传导阻滞。3 岁行完全型心内膜缺损修补术，术后出现三度房室传导阻滞。3 个月前行二尖瓣置换 + 三尖瓣成形术，永久性心脏起搏器植入术。

【心电图分析】

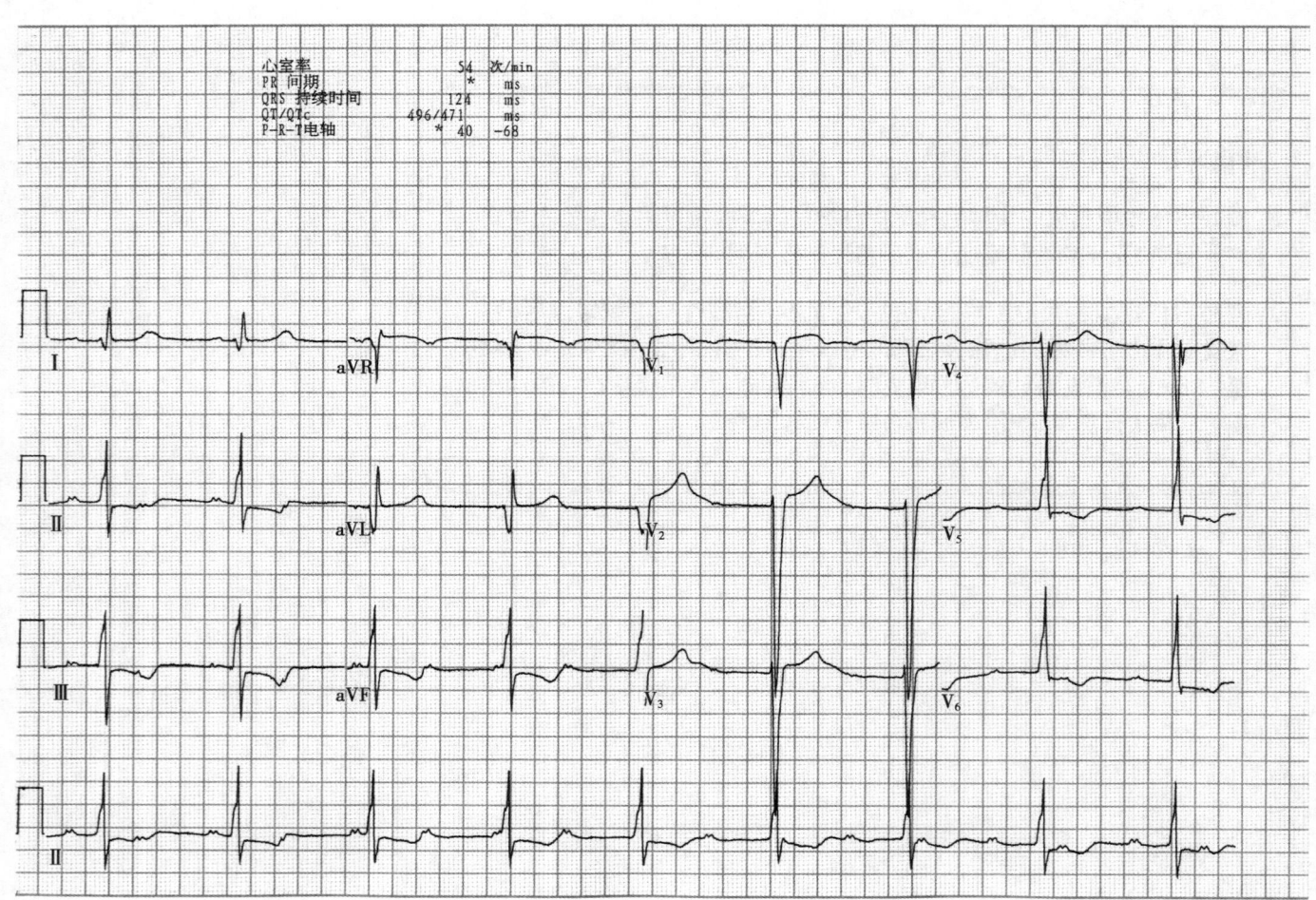

图 1 窦性 P 波频率 100 次 /min，P 波呈双峰型，RR 间期匀齐，心室率 54 次 /min，QRS 波群时限 124ms，P 波与 R 波无关系，三度房室传导阻滞，QRS 电轴 40°，QT/QTc 间期 496/471ms，ST 段：Ⅱ、Ⅲ、aVF、V₅、V₆ 导联下斜型压低 0.15mV。T 波：Ⅱ、Ⅲ、aVF、V₅、V₆ 导联倒置。

诊断：窦性心律，三度房室传导阻滞，间隔侧室性自主心律。

【点评】

少女，14岁，先天性心脏病，完全性心内膜缺损矫治术后，出现三度房室传导阻滞，控制心室的节律由心室转移到了房室交界区，室性心律起搏点位于间隔侧，QRS波群时限124ms；交界性心律时，QRS波群时限100ms，左前分支传导阻滞，左心室高电压，T波倒置，QT/QTc间期延长，提示房室传导阻滞部位在房室结。

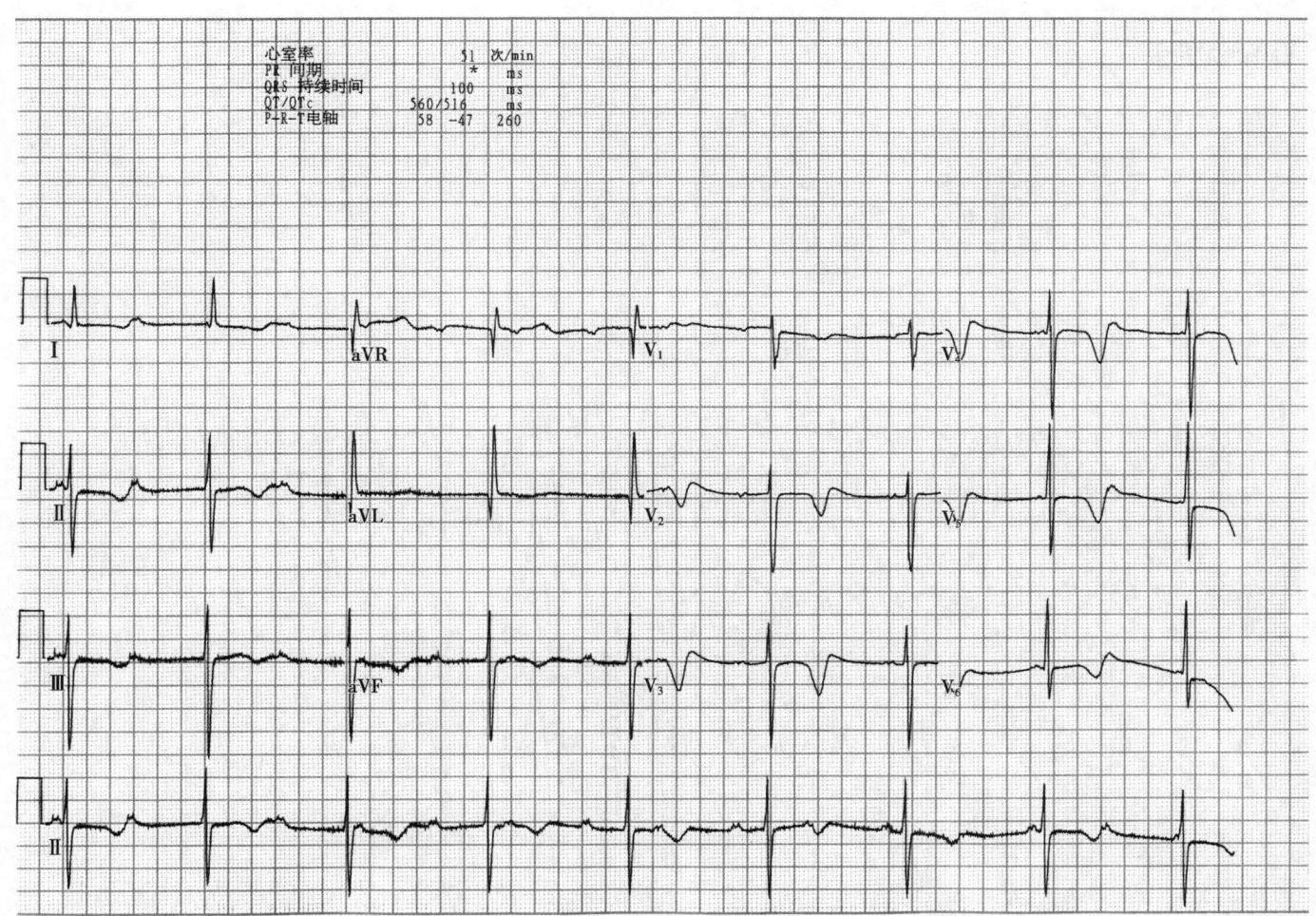

心室率		51	次/min
PR 间期		*	ms
QRS 持续时间		100	ms
QT/QTc	560/516		ms
P+R+T电轴	58	−47	260

图 2　窦性 P 波频率 100 次/min，RR 间期匀齐，心室率 51 次/min，QRS 波群时限 100ms，QRS 电轴 −47°，左前分支传导阻滞，T 波：Ⅱ、Ⅲ、aVF、V₁~V₆ 导联倒置。QT/QTc 间期 560/516ms，R$_{aVL}$ = 1.5mV。

诊断： 窦性心律，三度房室传导阻滞，交界性心律，左前分支传导阻滞，QT/QTc 间期延长，T 波倒置，左心室高电压。

第20例 | 特宽型完全性左束支传导阻滞

【临床资料】

男性，46岁，因"发作性胸闷、喘憋7年，加重2个月"入院。2年前因胸闷入院，心电图提示急性下壁心肌梗死，冠脉造影提示右冠状动脉中段闭塞，狭窄100%，行CABG（具体不详）。既往高血压病史13年。查体：血压83/51mmHg，身高178cm，体重86kg，BMI 27.1kg/m²。血生化检查显示CK 425.5U/L，肌红蛋白322ng/ml，脑利钠肽前体830pg/ml。超声心动图显示全心扩大，EF 24%，二尖瓣、三尖瓣中度反流，肺动脉瓣轻度反流，左室整体功能减低。

临床诊断： 冠状动脉粥样硬化性心脏病，陈旧性下壁心肌梗死，高血压3级（很高危），心力衰竭，2型糖尿病，慢性肾功能不全，CABG术后。

【心电图分析】

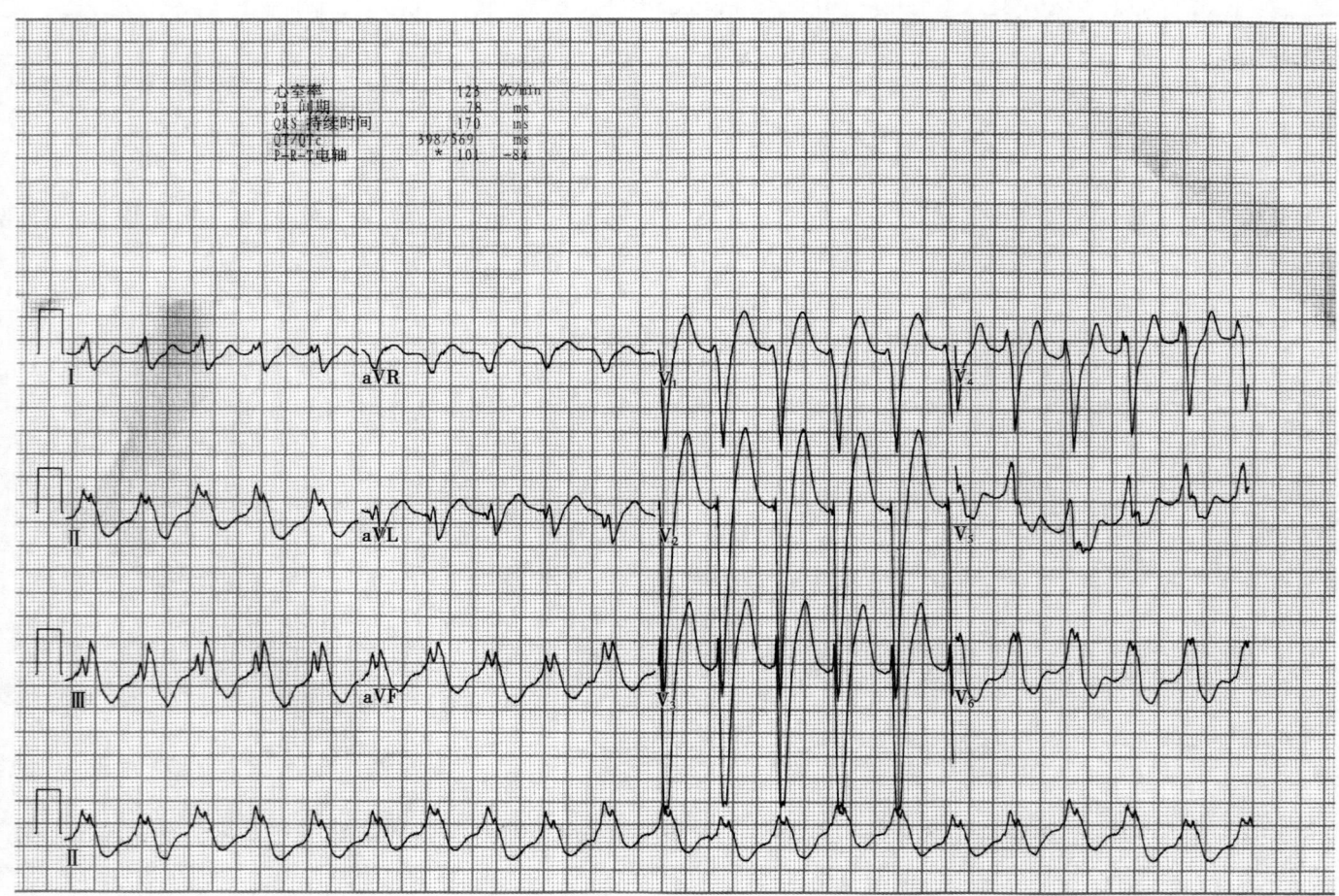

图1 阵发性心悸发作时：宽QRS心动过速，心率123次/min，QRS波群时限170ms，QT/QTc间期398/569ms，QRS电轴101°。宽QRS波群呈室上性，V₁、V₂导联呈rS型，r波纤细，V₅、V₆导联呈R型，提示房性心动过速，不除外心房扑动房室传导比例2:1。

诊断： 室上性心动过速，完全性左束支传导阻滞，QTc间期延长。

1214   第20例

【点评】

1. QRS 波群特宽型左束支传导阻滞　本例左束支传导阻滞的 QRS 波群时限达到了 214ms, 在左束支传导阻滞患者中是少见的, EF 仅有 24%, 严重心功能不全提示预后较差, 是植入 ICD 的适应证。

2. 左束支传导阻滞时, I 导联不应有 S 波, 可能与陈旧性心肌梗死、缺血性心肌病有关。

3. 室上性心动过速　图 1 中的宽 QRS 波群与图 2 中的窦性 QRS-T 波群基本一致, 不同之处在于 V₁ 导联呈 rS 型, V₂ 导联 r 波振幅降低, 诊断为室上性心动过速。

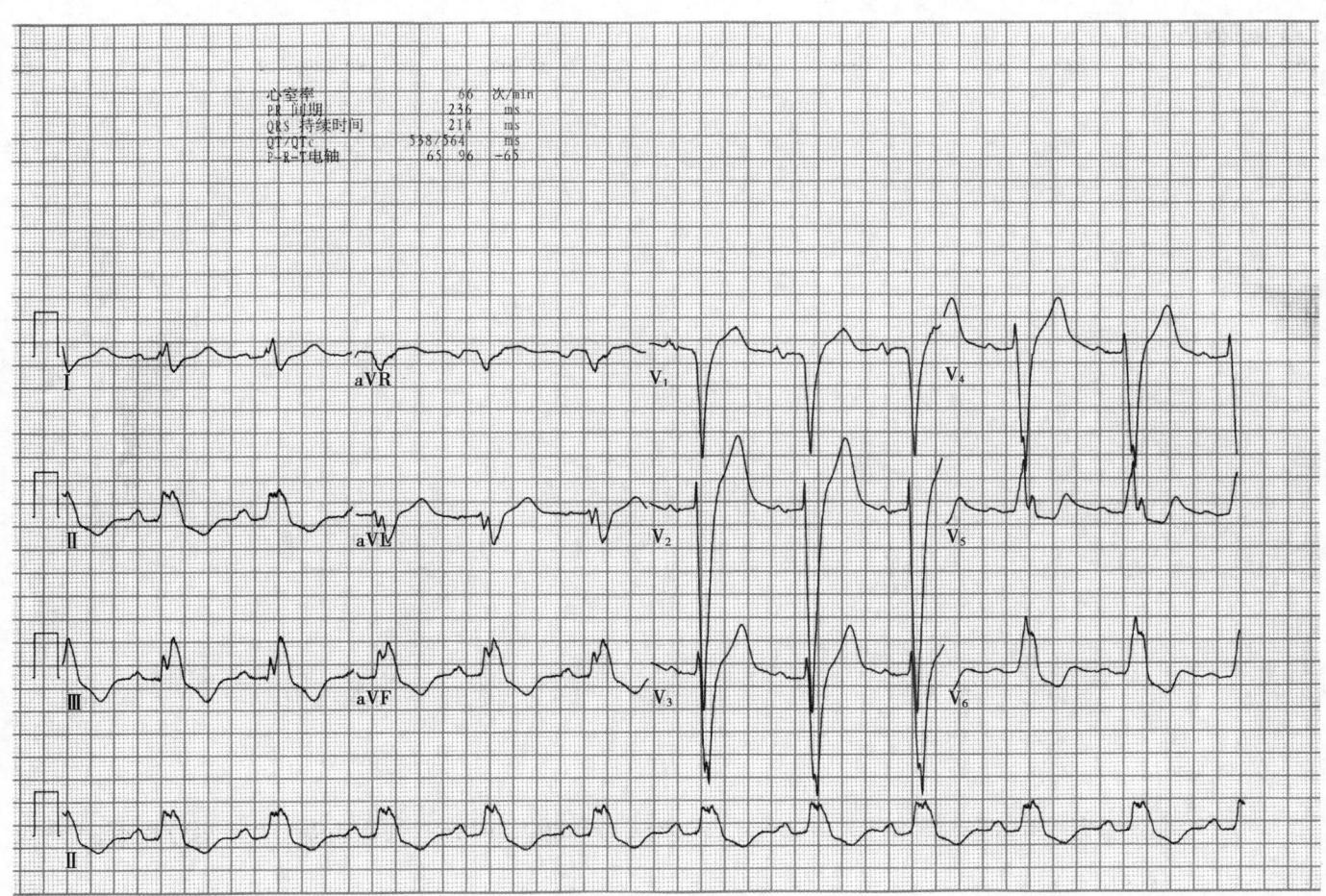

图 2　恢复窦性心律, 心率 66 次 /min, PR 间期 236ms, P 波时限 120ms, QRS 波群时限达到 214ms, 特宽型完全性左束支传导阻滞, QT/QTc 间期 538/564ms, QRS 电轴 96°。

诊断: 窦性心律, 左心房增大, 一度房室传导阻滞, 完全性左束支传导阻滞, QT/QTc 间期延长。

第21例 | 完全性右束支传导阻滞合并左后分支传导阻滞

【临床资料】

男性,62岁,因"发现低蛋白血症2年,血肌酐增高1年"入院。既往心肌炎病史36年,痛风病史18年,高血压病史17年。查体:血压140/80mmHg,身高168cm,体重70kg。超声心动图显示左心房、左心室扩大。

临床资料: 高血压3级(很高危),糖尿病2型,慢性肾病综合征,硬化性肾炎,痛风。

【心电图分析】

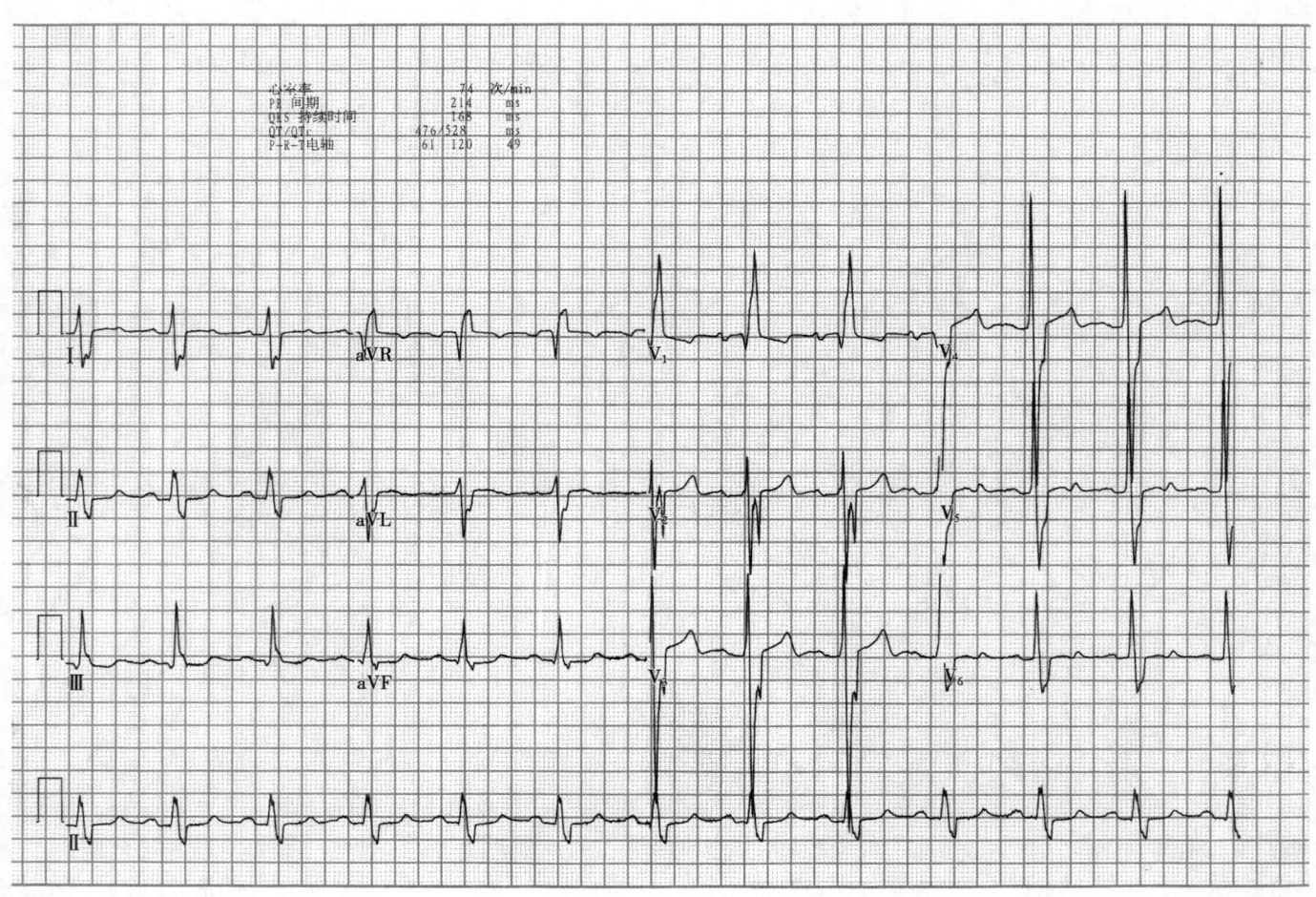

【点评】

1. QRS 电轴明显右偏，Ⅲ导联呈 qR 型，支持左后分支传导阻滞的诊断。

2. P 波增宽，支持左心房扩大的诊断。

3. V_4 导联 R + S 高达 6.6mV，提示双侧心室高电压，而超声提示左心室增大，未报告右心室增大。

4. V_1 导联 r 波缺失，呈 qR 型，异常 q 波。

5. V_5、V_6 导联 T 波双向、低平，属于异常现象。

图 1 P 波：Ⅰ、Ⅱ、Ⅲ、aVF、V_2～V_6 导联正向，aVR 导联负向，V_1 导联正负双向，窦性 P 波时限 120ms，心率 74 次 /min，左心房增大。PR 间期 214ms，一度房室传导阻滞。QRS 波群时限 168ms，QRS 电轴 120°，Ⅲ导联呈 qR 型，左后分支传导阻滞。V_1 导联呈 qR 型，Ⅰ、aVL、V_2～V_6 导联 S 波增宽，完全性右束支传导阻滞。T 波：V_5、V_6 导联双向、低平。QT/QTc 间期 476/528ms，V_4 导联 R + S = 6.6mV。

诊断：窦性心律，左心房肥大，完全性右束支传导阻滞，左后分支传导阻滞，一度房室传导阻滞，双侧心室肥大，QTc 间期延长，T 波改变（V_5、V_6 导联），异常 q 波（V_1 导联）。

第 22 例 完全性右束支传导阻滞、双侧心室高电压的右心室双出口伴右心室肥大

【临床资料】

男性，20 岁，出生后发现心脏杂音，哭闹或活动后口唇发绀，当地医院诊断为室间隔缺损。查体：血压 119/63mmHg，身高 166cm，体重 50kg。超声心动图显示室间隔膜部缺损 20mm，心室水平左向右分流；完全性大血管转位，右心室肥大。心脏手术见右心室双出口，两大动脉开口均在右心室，多条肥大肌束融合形成似室间隔样结构，室间隔缺损位于主动脉瓣下。

临床诊断： 先天性心脏病，右心室双出口矫治术后。

【心电图分析】

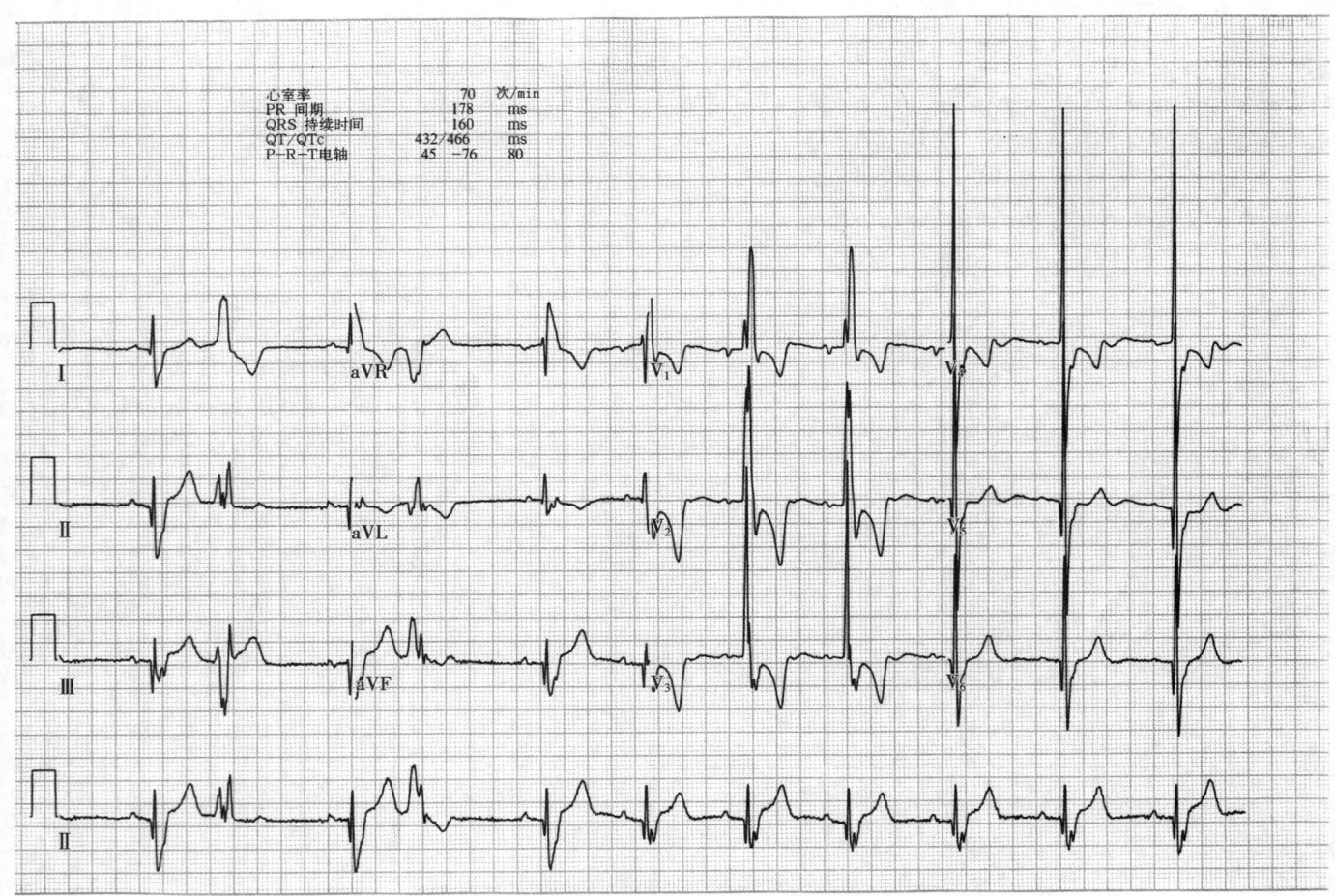

心室率	70	次/min
PR 间期	178	ms
QRS 持续时间	160	ms
QT/QTc	432/466	ms
P-R-T电轴	45 -76	80

【点评】

心电图描记于心脏术前。心电图表现为完全性右束支传导阻滞,双侧心室高电压,对左心室的描述缺少。心室水平左向右分流,左心室不大或仅有轻微增大? V_1~V_5 导联 R 波异常增高,是右心室肥大占据了整个心脏的前壁,左心室转向后方,反映了右心室肥大的 QRS 向量,而非双侧心室肥大的心电图。在右心室双出口、右心室肥大的先天性心脏病患者中,表现为双侧心室高电压的心电图并不少见。右心室肥大的程度足够严重,才表现出 V_1~V_5 导联 R 波高电压,V_1~V_4 导联 ST 段压低,T 波倒置提示右心室负荷增重与缺血。

图 1 窦性心律,心率 70 次 /min,PR 间期 178ms,QRS 波群时限 160ms,QT/QTc 间期 432/466ms,R_{aVR} = 0.9mV,R_{V_1} = 2.2mV,R_{V_2} = 2.9mV,R_{V_3} = 4.25mV,R_{V_4} = 5.1mV,R_{V_5} = 4.0mV,V_5、V_6 导联 Q 波增深,ST 段:V_1~V_5 导联下降 0.10~0.225mV。T 波:V_1~V_4 导联倒置,室性期前收缩形态不同。

诊断:窦性心律,双侧心室高电压,完全性右束支传导阻滞,ST-T 改变,多源性室性期前收缩。

完全性右束支传导阻滞、双侧心室高电压的右心室双出口伴右心室肥大

第 23 例 | 完全性右束支传导阻滞形态的左心室自主心律

【临床资料】

男性，73 岁，因 "发作性头晕 2 个月余" 入院。既往冠心病病史，冠状动脉支架植入术后 8 年，高血压病史半年。查体：血压 186/96mmHg，身高 170cm，体重 60kg，BMI 20.8kg/m²。超声心动图显示左心扩大，EF 58%，二尖瓣、三尖瓣主动脉瓣及肺动脉瓣关闭不全，左室舒张功能轻度减低。冠脉造影显示前降支中段狭窄 85%，右冠状动脉支架内狭窄 90%。

临床诊断： 冠状动脉粥样硬化性心脏病，冠状动脉支架植入术后再狭窄，高血压，三度房室传导阻滞。

【心电图分析】

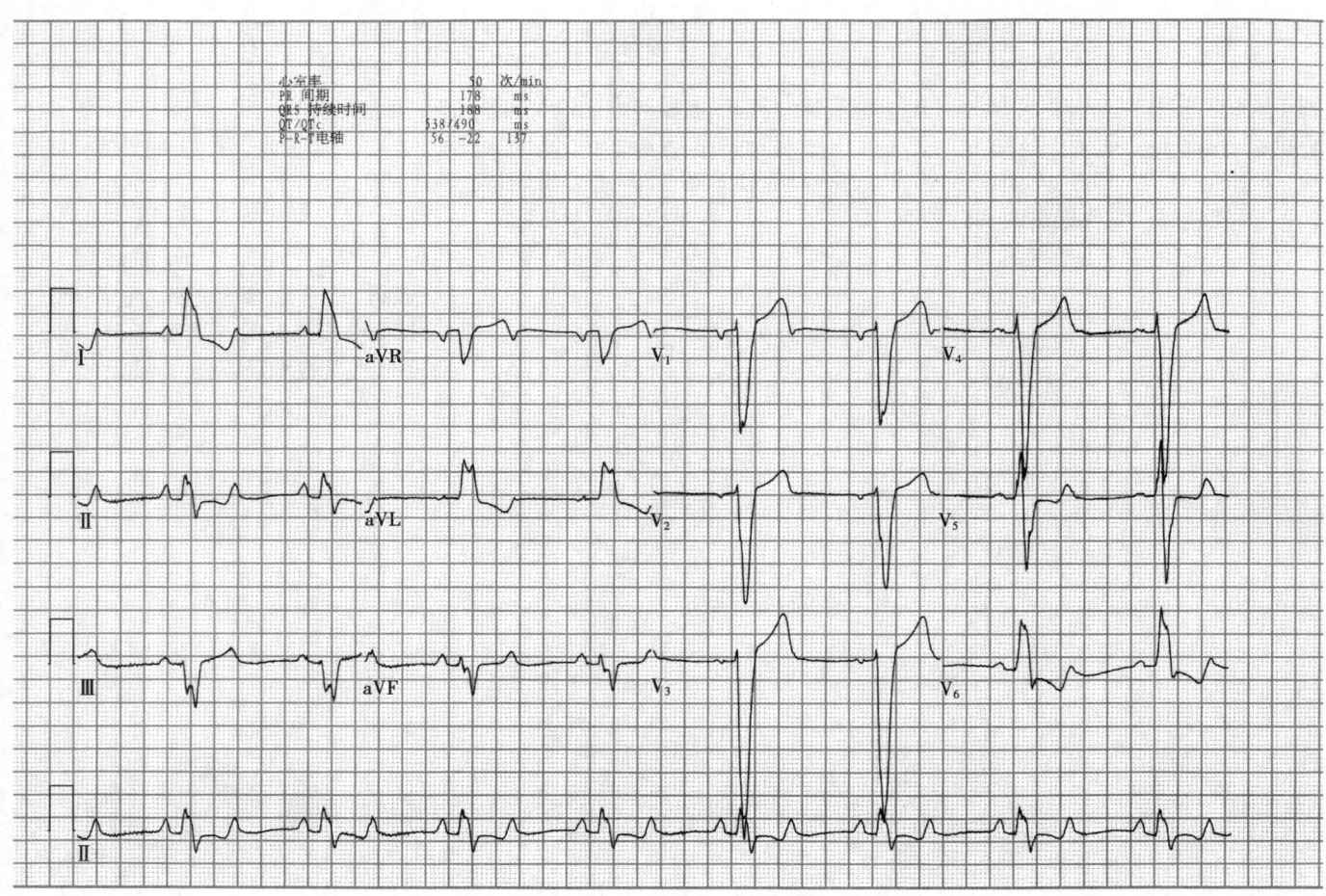

图 1 P 波：Ⅰ、Ⅱ、Ⅲ、aVF、V₄~V₆ 导联直立，aVR、V₁、V₂ 导联倒置。窦性心律，心房率 100 次/min，房室传导比例 2:1，心室率 50 次/min。QRS 波群时限 188ms，Ⅰ、aVL 导联呈宽钝 R 波，V₁~V₄ 导联呈 rS 型，r 波纤细，S 波宽钝，完全性左束支传导阻滞。QT/QTc 间期 538/490ms，QRS 电轴 −22°。

诊断： 窦性心律，右心房高电压（P 波高电压），2:1 房室传导，完全性左束支传导阻滞，QT/QTc 间期延长。

【点评】

1. 窦性频率 100 次 /min 的情况下发生 2：1 房室传导，未下传的 P 波位于 T 波降支或终末部，说明房室传导系统绝对不应期已经延长到了 T 波终末部分。电生理研究表明，房室传导阻滞加左束支传导阻滞的患者，80% 为希氏束远端阻滞。

2. 图 2 中，P 波与 QRS 波群无关系，QRS 波群起源于交界区还是心室？起源于交界区，应诊断为交界性心律合并完全性右束支传导阻滞，但这种诊断不能成立，因为图 1 是窦性心律、完全性左束支传导阻滞，若是交界性心律，也应该是左束支传导阻滞图形。图 2 的 QRS 波群起自左心室，起搏点位于左束支阻滞水平下部，此处发生的激动，左束支传导阻滞水平以下的左束支及左心室先除极，而右束支及右心室除极较晚，室性逸搏心律的 QRS 波群呈现完全性右束支传导阻滞。R_{V_5} 电压增高，是左心室扩大的表现。

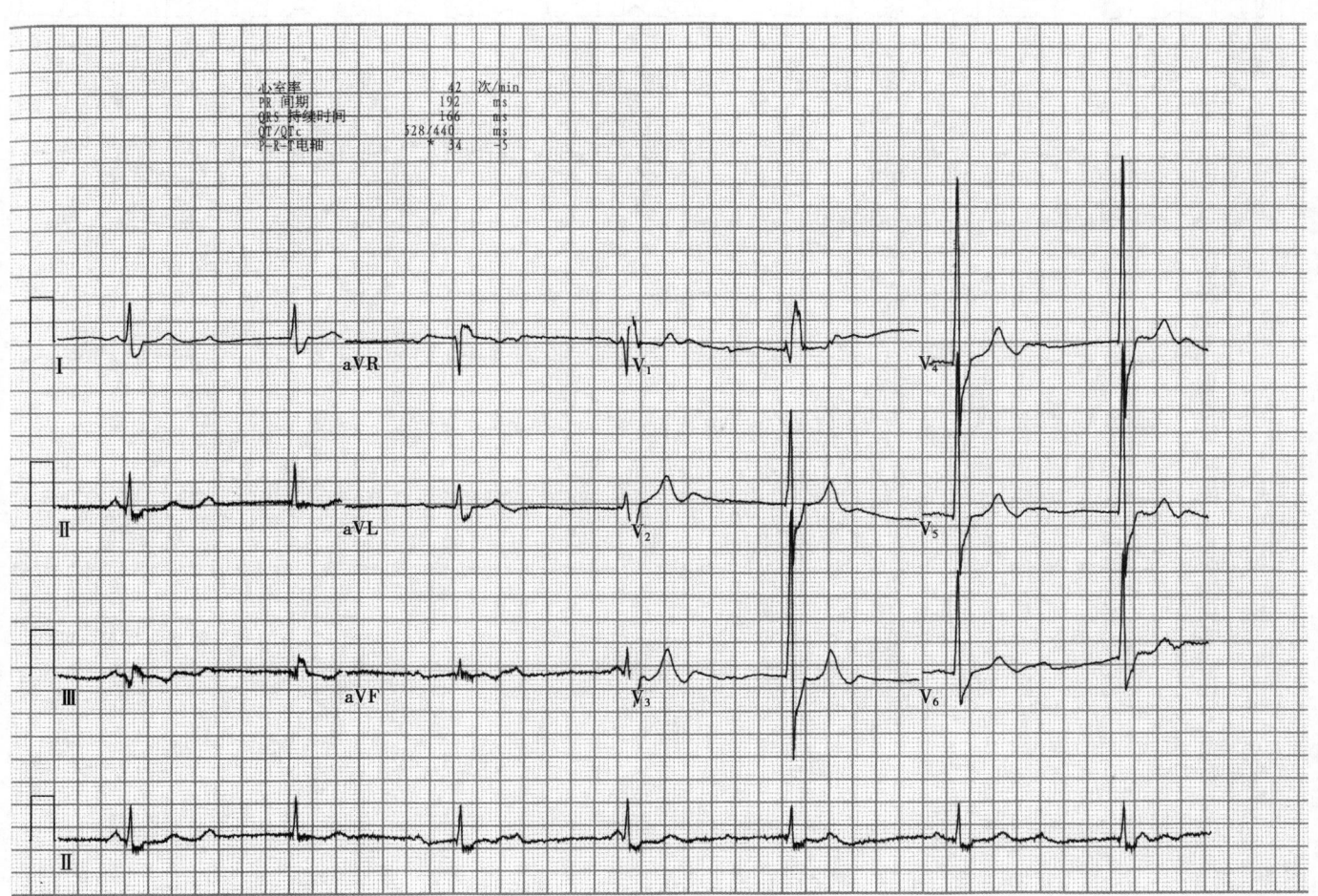

心室率	42	次/min
RR 间期	192	ms
QRS 持续时间	166	ms
QT/QTc	528/440	ms
P-R-T 电轴	34	-5

图 2　距图 1 有 8 个月。P 波顺序发生，P 波：Ⅰ、Ⅱ、Ⅲ、aVF、$V_2 \sim V_6$ 导联直立，aVR 导联倒置。心房率 68 次 /min，RR 间期匀齐，心室率 42 次 /min，P 波与 R 波无关系。QRS 波群时限 166ms，与图 1 中的 QRS 波群形态截然不同，呈现右束支传导阻滞图形。R_{V_5} = 3.6mV，QT/QTc 间期 528/440ms，QRS 电轴 34°。

诊断：窦性心律，三度房室传导阻滞，室性心律（左心室）。

完全性右束支传导阻滞形态的左心室自主心律

第24例 | 完全性右束支传导阻滞、右室流出道期前收缩

【临床资料】

男性，62岁，因"发作性心悸30余年，加重2天"于2017年1月22日入院。既往高脂血症病史多年，陈旧性脑梗死病史4年。查体：血压151/91mmHg。动态心电图显示单形性室性期前收缩7 000余次，成对室性期前收缩18对，房性期前收缩161次，短阵房性心动过速8阵。

【动态心电图分析】

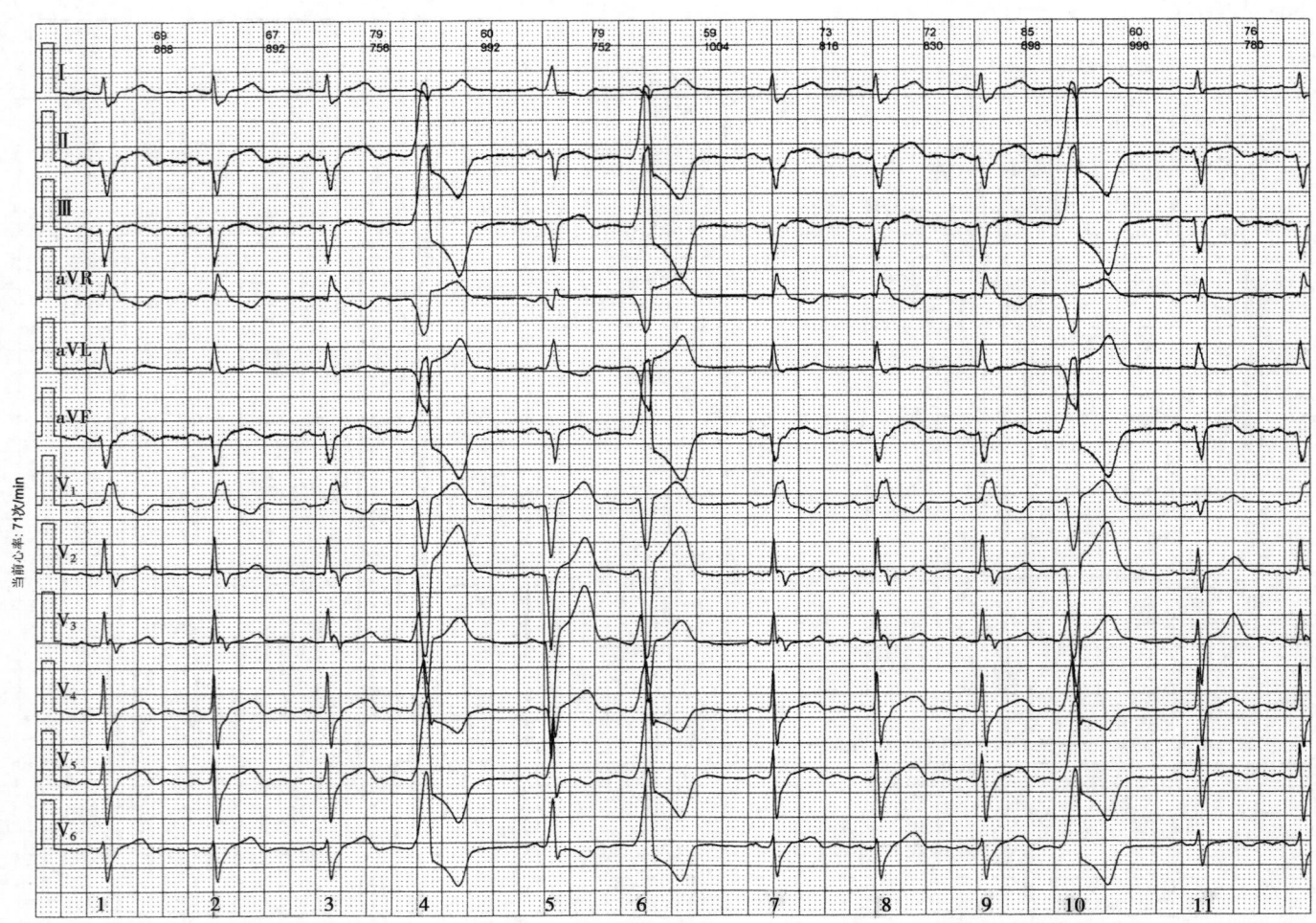

图1　第1~3、7~9个心搏为窦性心律，完全性右束支传导阻滞，电轴左偏，不除外左前分支传导阻滞。第4、6、10个心搏为室性期前收缩；Ⅱ、Ⅲ、aVF、V₅、V₆导联呈R型，aVR、aVL导联呈QS型，V₁、V₂导联呈rS型，是腔内电生理标测的位于右室流出道间隔侧（术前动态心电图）。第5、6个QRS波形不同，又与术前的QRS波群明显不同，将在后面分析。

诊断：窦性心律，完全性右束支传导阻滞，右室流出道期前收缩，电轴左偏。

临床诊断：冠状动脉粥样硬化性心脏病，高血压，高脂血症，陈旧性脑梗死，心律失常，房性期前收缩，房性心动过速，室性期前收缩。

患者在 EnSite 指导下行室性期前收缩射频消融术，标测室性期前收缩起自右室流出道上段间隔偏后处消融，室性期前收缩消失。展示的动态心电图为术前。

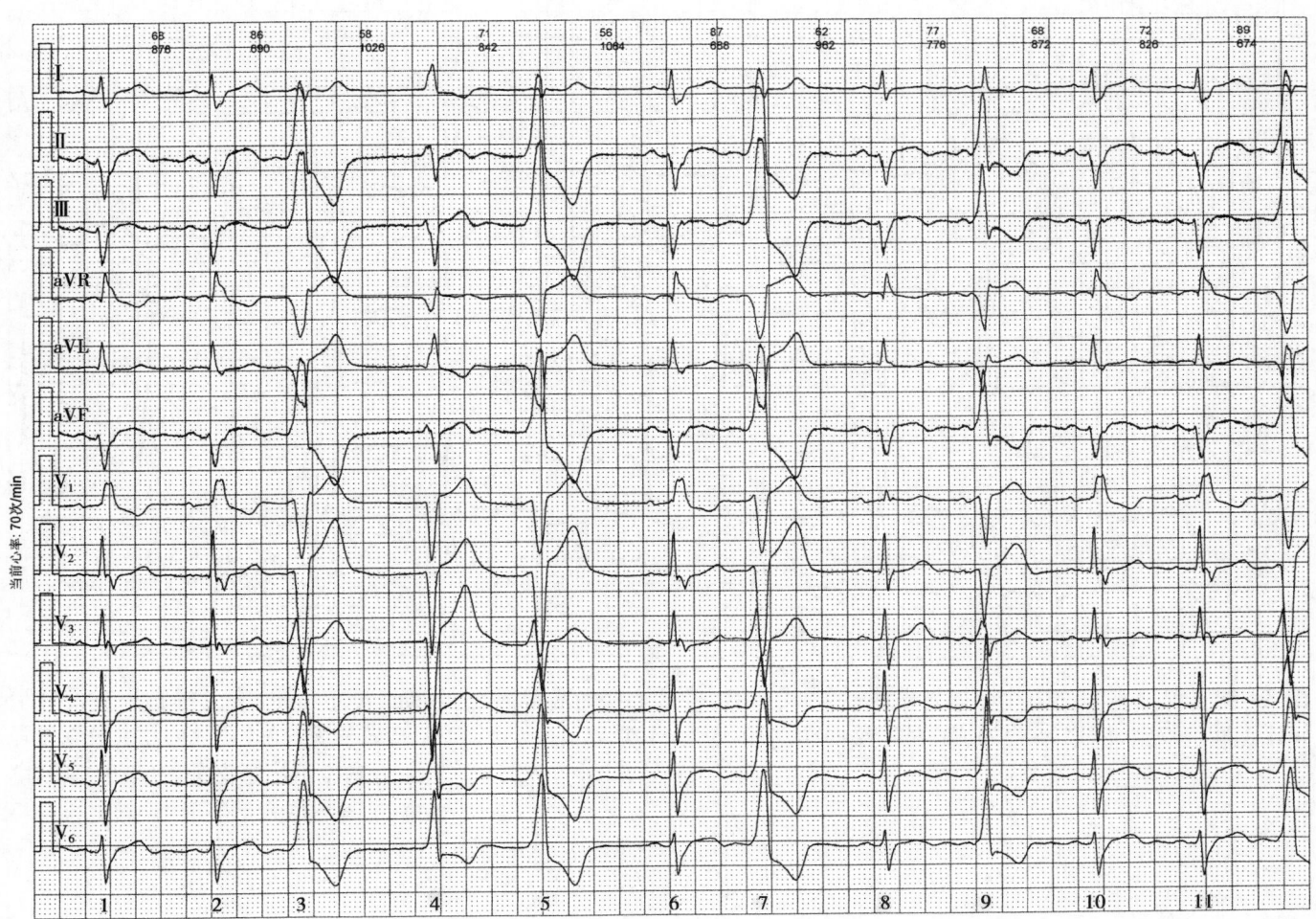

图 2　第 1、2、6、10、11 个心搏为窦性心律，第 3、5、7 个心搏为同源室性期前收缩；第 4 个心搏的逸搏间期 1.026s，加速的室性逸搏。第 4 个 QRS 波形与图 1 中第 5 个 QRS 波形基本相同，后者为同源加速的室性逸搏 – 室性融合波。图 2 中第 8 个 QRS 波形与图 1 中第 11 个 QRS 波形基本相同，提示加速的室性逸搏与窦性激动形成的室性融合波。

诊断：窦性心律，完全性右束支传导阻滞，电轴左偏，室性期前收缩，加速的室性逸搏，室性融合波。

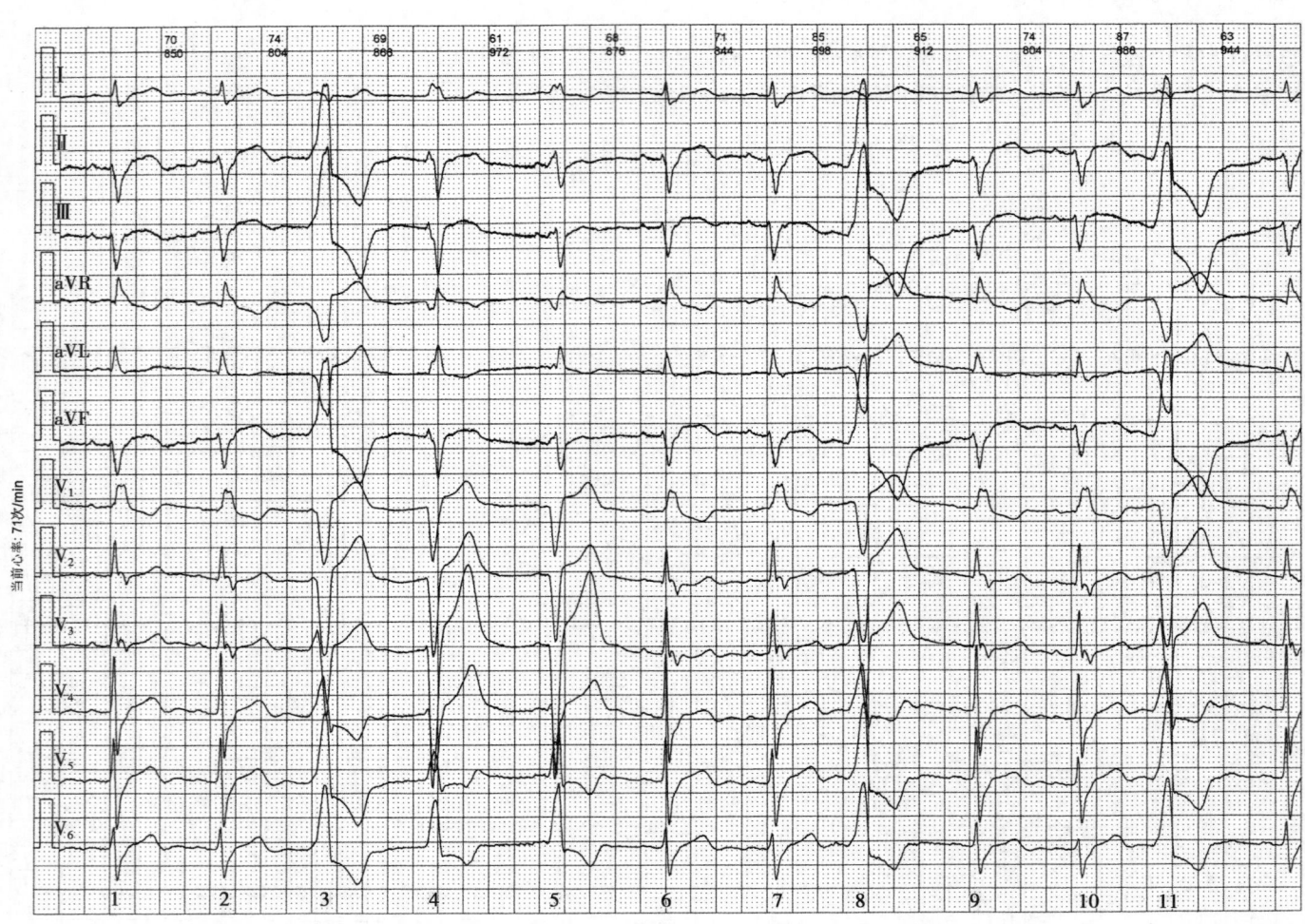

图 3　第 1、2、6、7、9、10 个心搏为窦性心律，第 3、8、11 个心搏为右室流出道期前收缩。第 4、5 个为加速的室性搏动，频率约为 61 次 /min。

诊断： 窦性心律，完全性右束支传导阻滞，电轴显著左偏（不除外左前分支传导阻滞），右室流出道期前收缩，加速的室性搏动，室性融合波波形"正常化"。

【点评】

本例单形性高大的室性期前收缩,电生理标测位于右室流出道上段间隔偏后处,在射频消融术后室性期前收缩消失。

图 2 中第 4 个与图 3 中第 4、5 个心搏为什么诊断为加速的室性搏动?因为它们的联律间期在 866~1 026ms,与室性期前收缩比较是延迟的,与窦性心律比较,图 2 中第 4 个心搏是延迟的,但又短于室性逸搏间期,诊断为加速的室性搏动,是介于室性期前收缩与室性逸搏之间的室性搏动。

图 1 中第 11 个 QRS 波群时限 0.10s,比窦性心律、完全性右束支传导阻滞(QRS 波群时限 0.15s)窄,没有图 3 中第 4 个 QRS 波群时限(0.14s)宽。对图 1 中第 11 个 QRS 波群与图 2 中第 8 个 QRS 波群的解释:①完全性右束支传导阻滞暂时消失,是间歇性完全性右束支传导阻滞;②是波形 "正常化" 的室性融合波,是加速的室性搏动与窦性心律形成的室性融合波。加速的室性搏动起自右束支传导阻滞同侧的右室心尖部,由此发出的室性激动引起右心室除极,窦性激动沿左束支使左心室除极,两侧心室几乎同步除极,QRS 波群形态 "正常化"。这两个波形正常化的 QRS 波群形态略有不同,又是室性搏动应该出现的时间。从图 1 中第 5 个 QRS-T 波形分析,第 2 种诊断可能性大。

第25例 | 完全性左束支传导阻滞合并左心室肥大

【临床资料】

男性，58 岁，因 "活动后胸闷、气短 8 年，加重 2 年" 入院。查体：血压 110～120/80mmHg，体重 62kg。超声心动图显示左心房增大，左心室肥大，主动脉瓣重度狭窄合并关闭不全，左室收缩功能降低。冠脉造影未见明显异常。

【心电图分析】

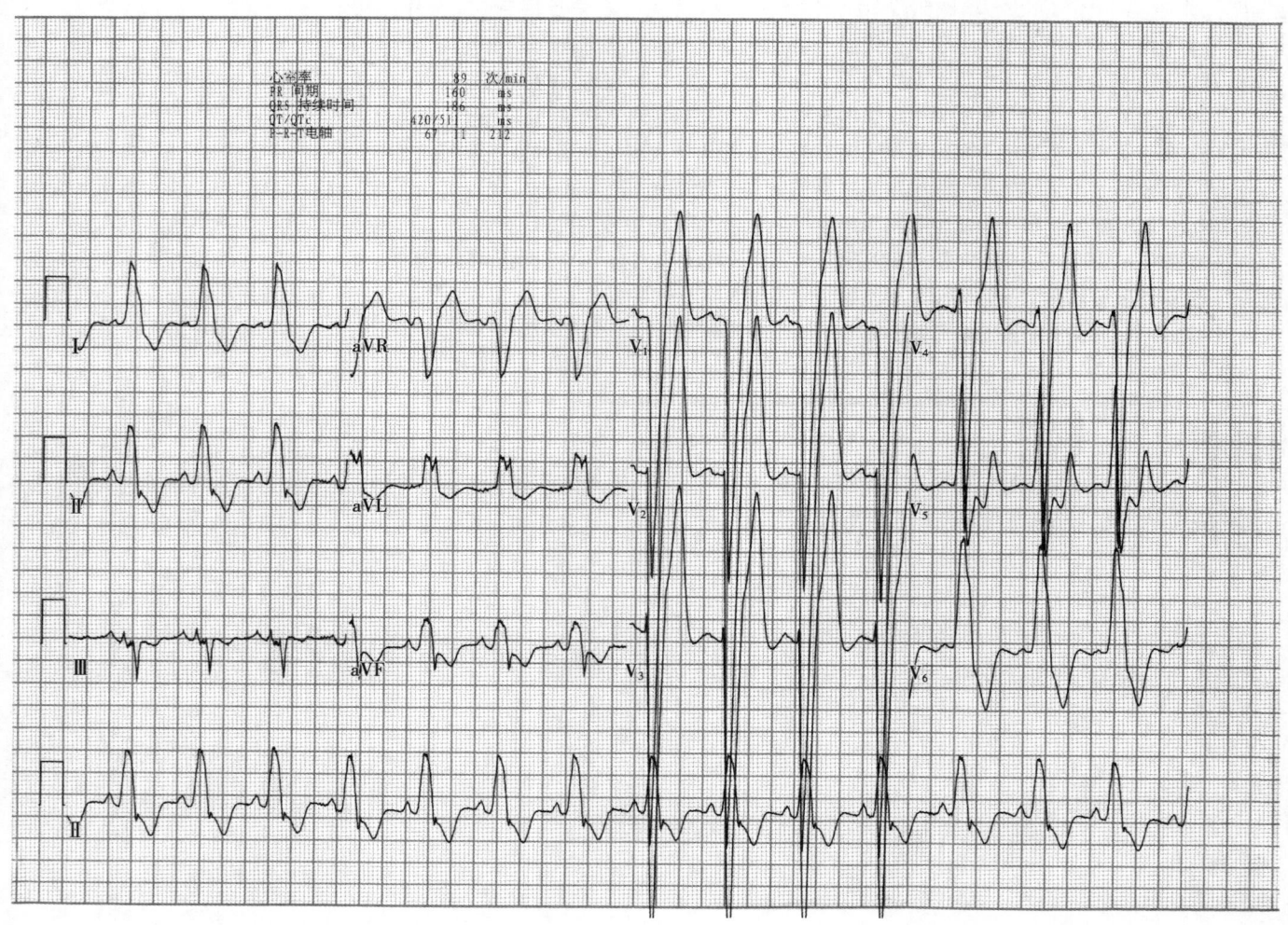

【点评】

左束支传导阻滞的病因有冠心病、高血压、心肌病、先天性心脏病（如室间隔缺损）、心脏瓣膜病、心脏手术伤及左束支等，部分左束支传导阻滞查不到原因。相当一部分左束支传导阻滞合并左心室肥大。两者合并存在的心电图诊断需要结合临床和心电图表现，单纯左束支传导阻滞的病例心电图特点：QRS 波群时限 ≥0.12s，Ⅰ、aVL、V5、V6 导联呈单向、粗钝的 R 型，V1～V3 导联呈 rS 型，继发性 ST-T 改变，以 R 波为主的导联 ST 段压低、T 波倒置，以 S 波为主的导联 ST 段抬高、T 波正向。合并左心室肥大的患者可出现：①左室面导联 R 波增高，单纯左束支传导阻滞 V5、V6、Ⅰ、aVL 导联 R 波并不增高，如出现高大 R 波，提示合并左心室肥大。单纯左束支传导阻滞 V1、V2 导联 S 波可以增深，如果 S 波振幅异常增深，本例 S_{V_2} 达到了 8.4mV，提示左束支传导阻滞合并左心室肥大。②ST 段抬高：V1、V2、V3 导联 ST 段抬高 1.0mV 以上且无动态变化，或者 V5、V6 导联压低达到了 0.5mV 以上且无动态变化，提示左心室肥大，一般来说，上述改变的程度越重，左心室肥大越显著。③右心前导联 T 波高耸：如能除外高钾血症，提示左束支传导阻滞合并左心室肥大，高耸 T 波不出现动态变化。结合临床病因、超声心动图、胸部 X 线片等不难做出左束支传导阻滞合并左心室肥大的心电图诊断。

图 1　窦性心律，心率 89 次 /min，PR 间期 160ms，QRS 波群时限 186ms，QRS 电轴 11°，QT/QTc 间期 420/511ms，QS_{V_1} = 5.8mV，S_{V_2} = 8.4mV，ST 段：Ⅰ、Ⅱ、aVL、aVF、V5、V6 导联下斜型压低 0.25～0.60mV，aVR 导联抬高 0.30mV，V1～V4 导联抬高 0.40～1.30mV。T_{V_1} = 2.4mV，T_{V_2} = 3.6mV，T_{V_3} = 3.3mV，T_{V_4} = 2.4mV。

诊断：窦性心律，完全性左束支传导阻滞，左心室肥大。

第 26 例 | 暂时性三度房室传导阻滞伴室性心律

【临床资料】

女性,24 岁,因"发作性心悸、胸闷 1 个月余"第 2 次入院。1 个月前第 1 次住院诊断为心肌炎、三度房室传导阻滞,行 CARTO 指导下迷走神经改良术,术后房室传导部分恢复,患者好转出院。此次为进一步诊治再次住院。心肌酶学未见异常。超声心动图显示各房室腔大小、形态正常,心脏结构、功能未见异常。动态心电图监测显示高度房室传导阻滞。

【动态心电图分析】

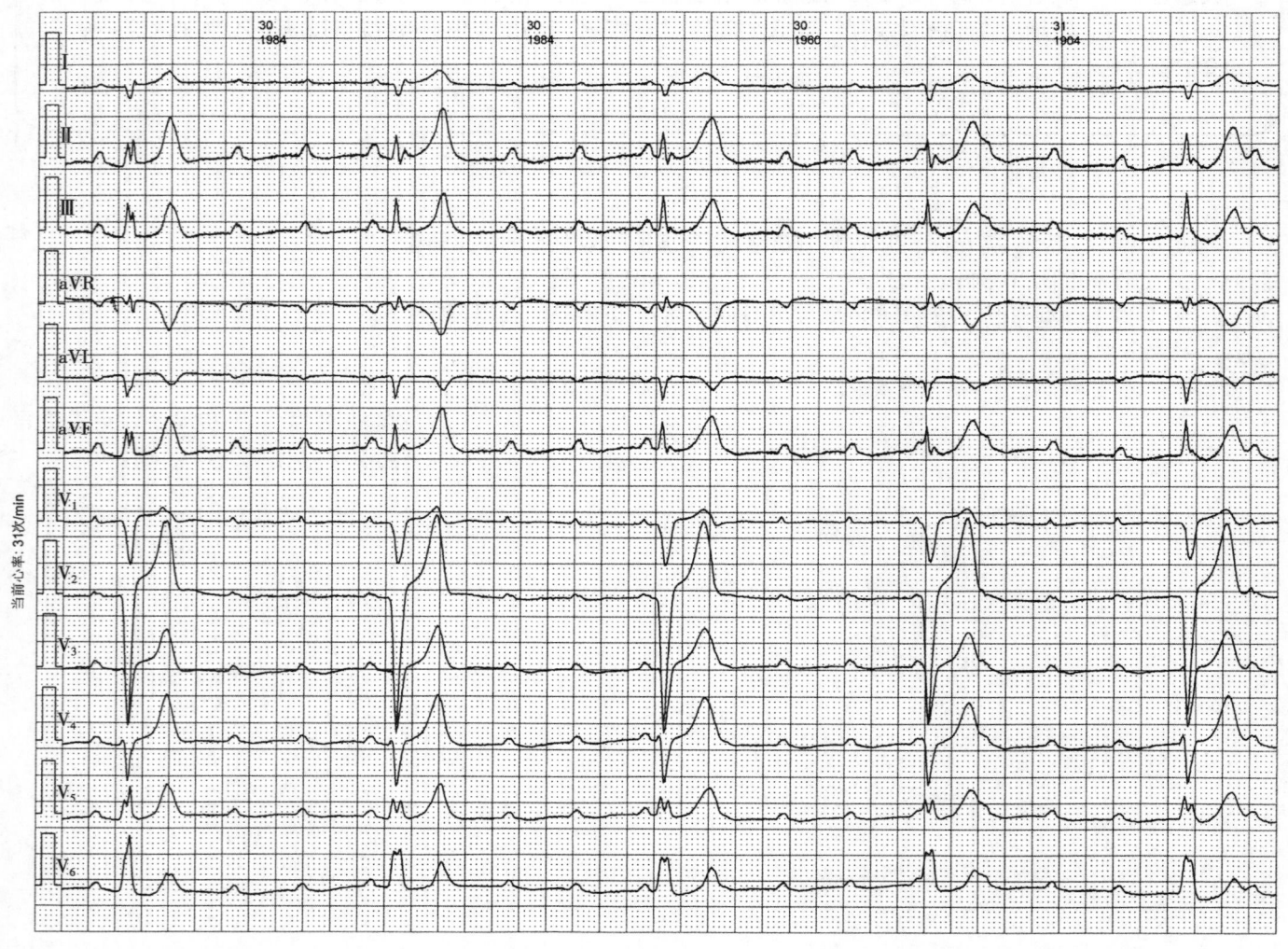

图 1 P 波顺序发生,心房率 120 次 /min,窦性心动过速。RR 间期匀齐,心室率 30 次 /min,QRS 波群时限 0.12s,$V_1 \sim V_3$ 导联呈 QS 型,V_5、V_6 导联呈 R 型。P 波与 R 波无关系,三度房室传导阻滞;宽 QRS 逸搏心律。

临床诊断: 心肌炎,高度房室传导阻滞,室性心律,右束支传导阻滞。

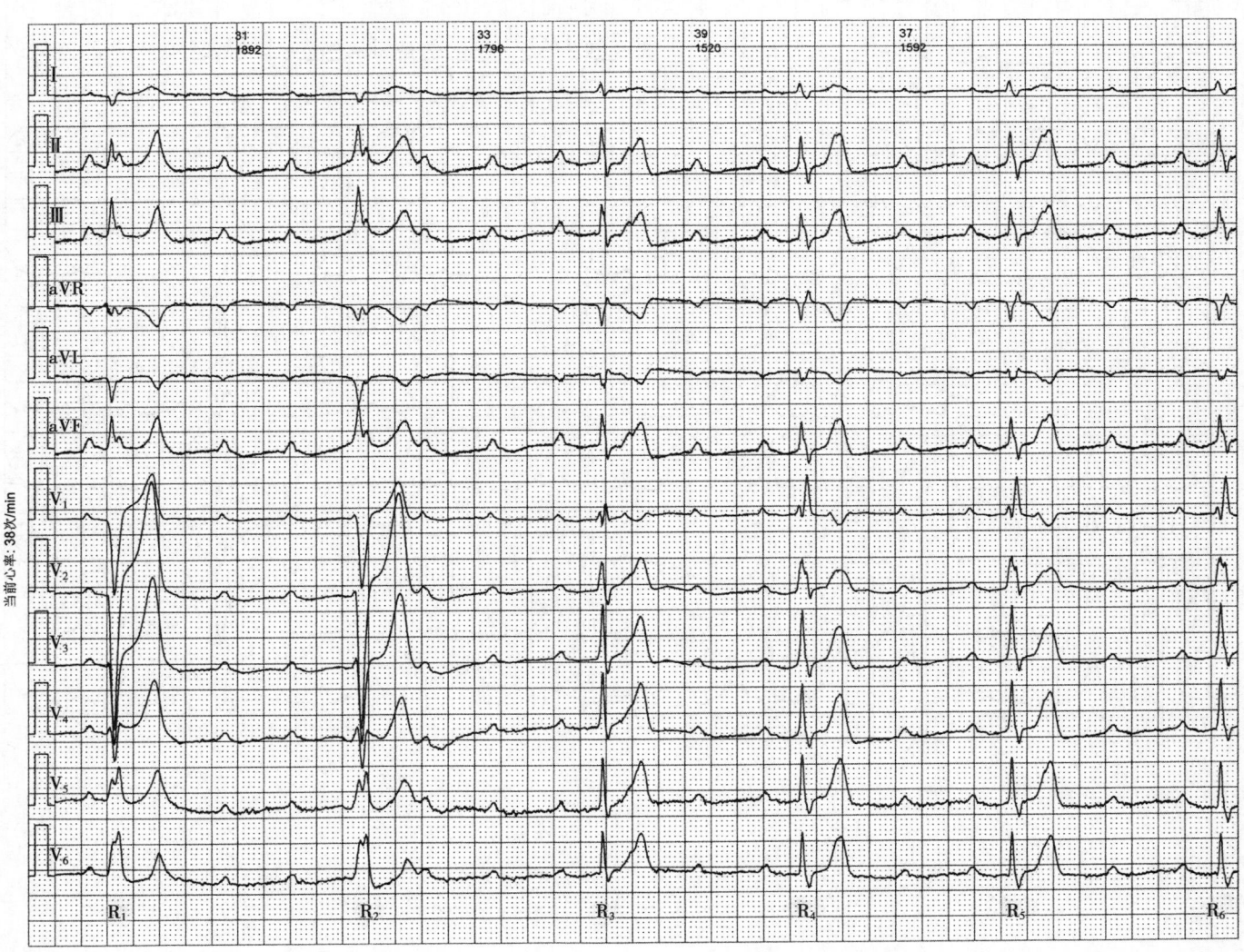

图 2 R_1、R_2 波形与图 1 中的 QRS 波形一致。$R_4 \sim R_6$ 时限 0.11s,呈不完全性右束支传导阻滞图形,PR 间期固定延长至 0.28s,提示窦性 QRS 波群。R_3 波形介于 R_2 与 R_4 之间,是室性融合波。这提示图 1 中的心室节律和图 2 中的 R_1 与 R_2 是室性心律。$R_3 \sim R_6$ 的房室传导比例 3:1,高度房室传导阻滞。

暂时性三度房室传导阻滞伴室性心律

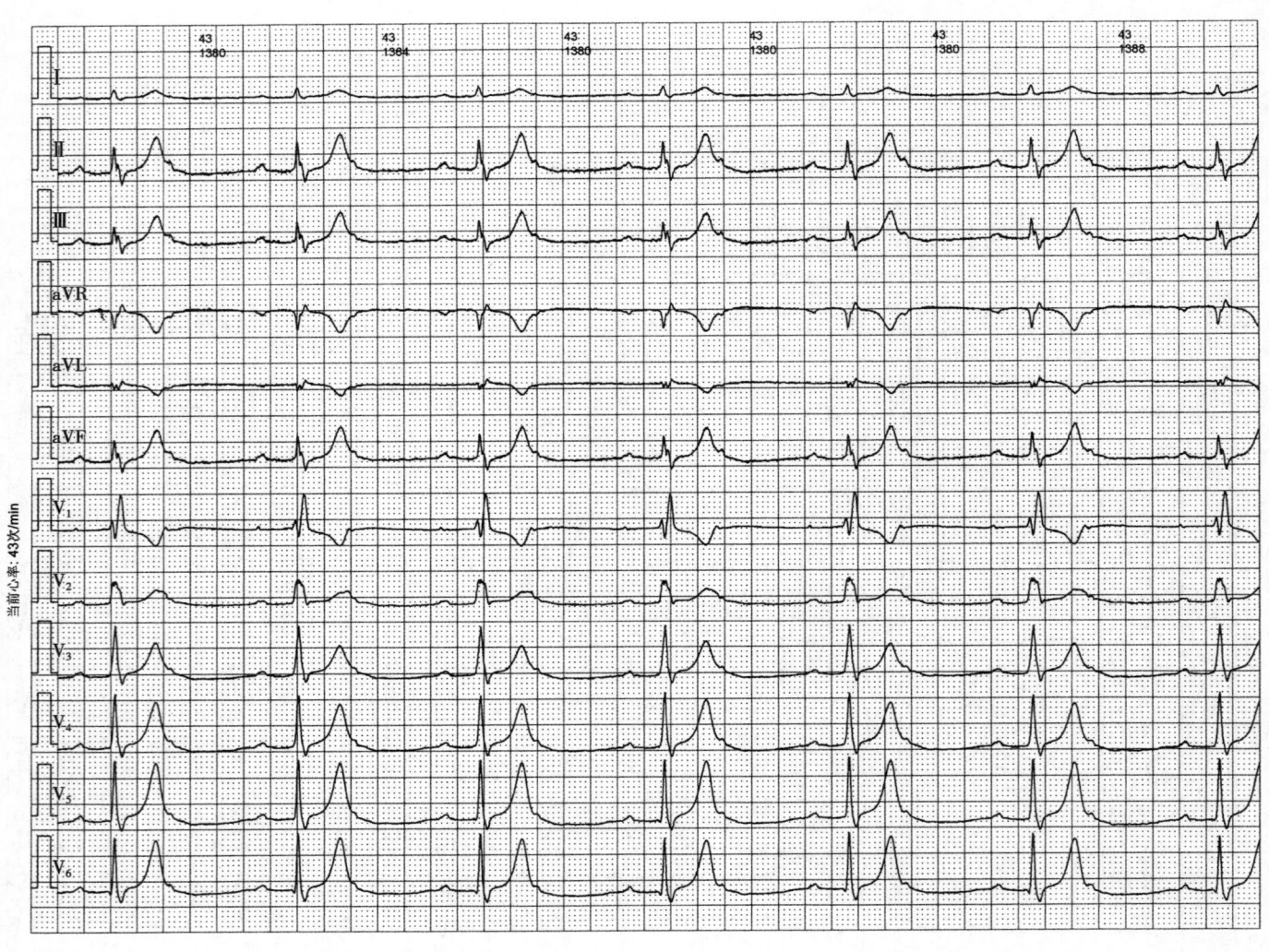

当前心率: 43次/min

图3 窦性心律，P 波频率 86 次 /min，房室传导比例 2:1，心室率 43 次 /min，PR 间期 0.28s，QRS 波群时限 0.11s，不完全性右束支传导阻滞。QT 间期 0.48s。

动态心电图诊断：窦性心律，一度房室传导阻滞，高度房室传导阻滞，不完全性右束支传导阻滞，室性节律，室性融合波。

【点评】

本例房室传导阻滞患者属于青年女性，除心脏传导阻滞以外，心肌酶学未见明显升高，超声心动图未见明显异常。动态心电图监测过程中有一度至暂时性三度房室传导阻滞。出现室性心律，心室率 30 次 /min 时，患者有胸闷症状。行 CARTO 指导下迷走神经改良术后，房室传导暂时得到改善，1 个月后再次入院，仍有高度房室传导阻滞及室性心律，仍有心悸、胸闷症状。后来患者植入人工心脏起搏器。

【临床资料】

男性，52 岁，因 "活动后胸闷、憋气 1 年余" 入院。既往高血压病史 4 年。查体：血压 202/72mmHg，身高 162cm，体重 58kg，BMI 22.1kg/m²。超声心动图显示心脏扩大，以左心室为主，主动脉瓣关闭不全。完善各项检查以后，行主动脉瓣置换术＋CABG＋大隐静脉 – 钝缘支吻合。

【心电图分析】

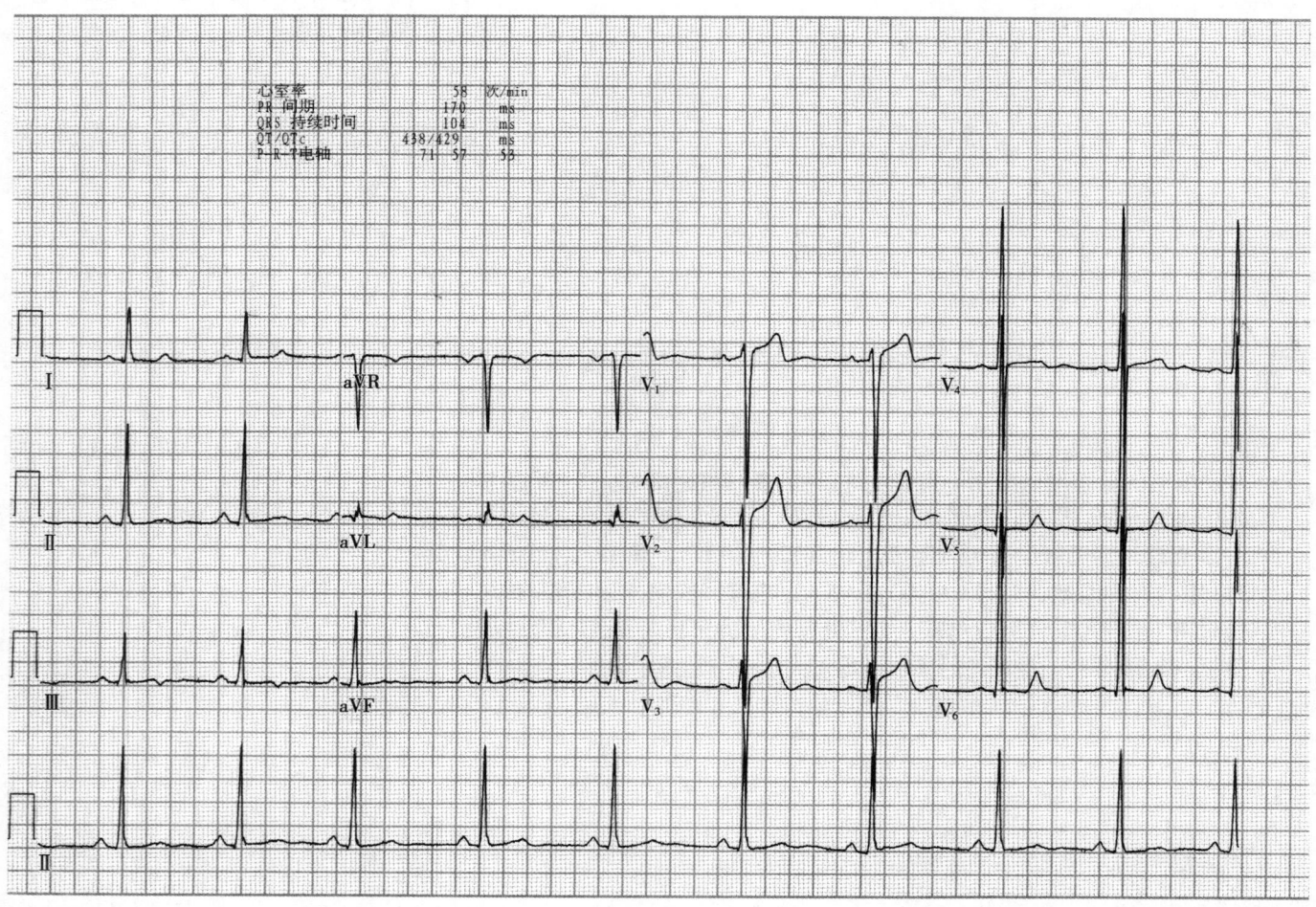

心室率		58	次/min
心室率		58	次/min
PR 间期		170	ms
QRS 持续时间		104	ms
QT/QTc	438/429		ms
P-R-T电轴	71 57	53	

图 1 心脏术前心电图：窦性心动过缓，心率 58 次/min。PR 间期 170ms，QRS 波群时限 104ms，QRS 电轴 57°，QT/QTc 间期 438/429ms。R_{V5} = 4.7mV，R_{V6} = 3.75mV。ST 段：$V_1 \sim V_4$ 导联抬高 0.10～0.45mV。T 波：Ⅱ、aVF、V_4 导联低平。

诊断：窦性心动过缓，左心室增大，T 波改变。

临床诊断： 冠状动脉粥样硬化性心脏病，CABG 术后，高血压 3 级（极高危），主动脉瓣二瓣化畸形，主动脉瓣关闭不全，陈旧性脑梗死。

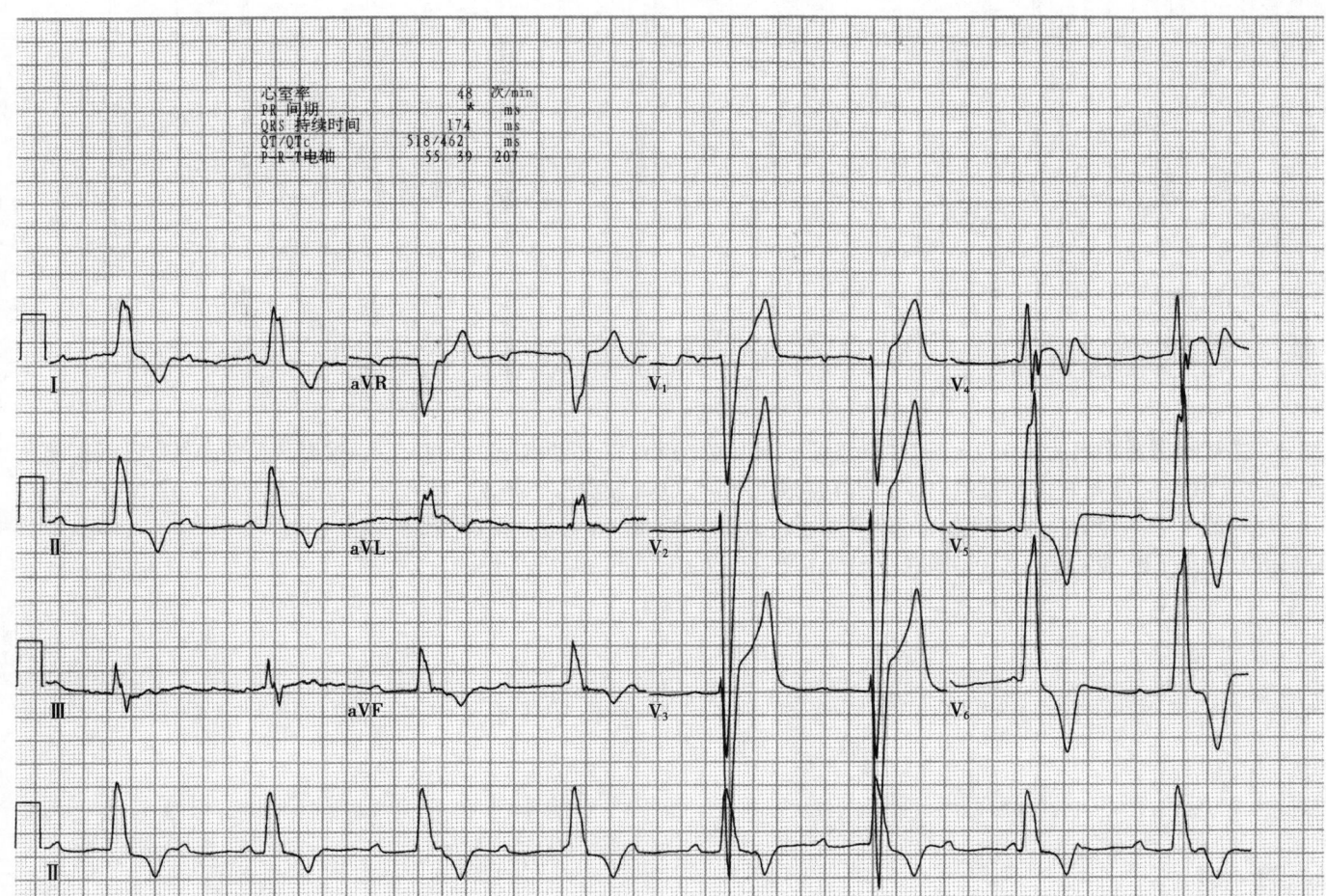

心室率　　　　　　　　48　次/min
PR 间期　　　　　　　　*　　ms
QRS 持续时间　　　　174　ms
QT/QTc　　　　518/462　ms
P-R-T电轴　　　55　39　207

图 2　主动脉瓣置换术后第 4 天：窦性 P 波规律出现，心房率 116 次 /min。RR 间期匀齐，心室率 48 次 /min。P 波与 R 波无关系，三度房室传导阻滞。QRS 波群时限 174ms，Ⅰ、Ⅱ、aVF、V₅、V₆ 导联呈 R 型，V₁~V₃ 导联呈 rS 型，呈完全性左束支传导阻滞图形。ST 段：V₁~V₃ 导联抬高 0.30~0.8mV，V₅、V₆ 导联压低 0.10~0.15mV。T 波：Ⅰ、Ⅱ、aVL、aVF、V₅、V₆ 导联倒置，aVR 导联直立，V₁~V₃ 导联高耸。QT/QTc 间期 518/462ms。

诊断： 窦性心动过速，三度房室传导阻滞，交界性心律合并完全性左束支传导阻滞，不除外室性心律，QT 间期延长。

主动脉瓣置换术后出现暂时性三度房室传导阻滞伴交界性心律合并完全性左束支传导阻滞

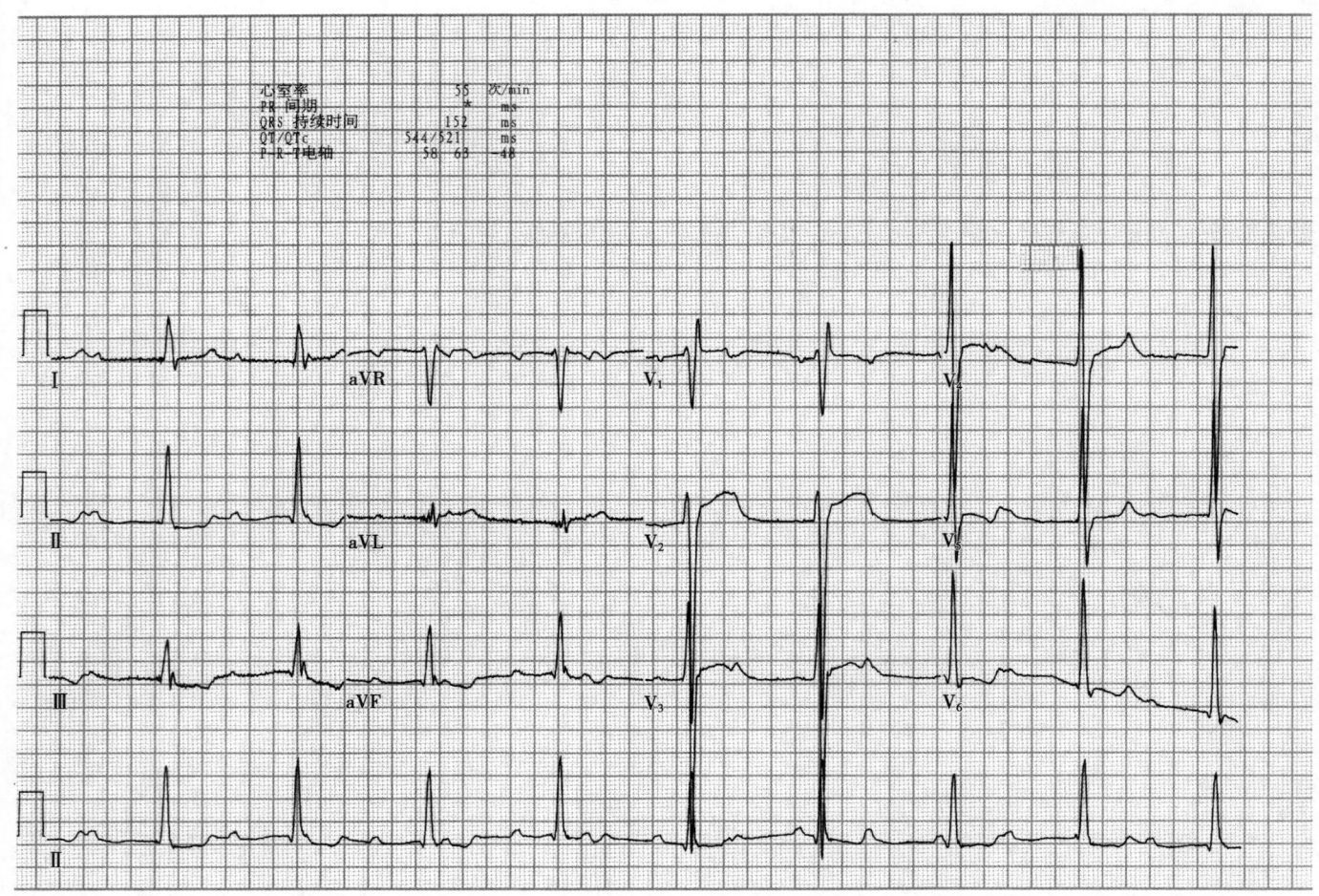

心室率 55 次/min
PR 间期 *
QRS 持续时间 152 ms
QT/QTc 544/521 ms
P-R-T电轴 58 63 -48

I　　aVR　　V₁　　V₄

II　　aVL　　V₂　　V₅

III　　aVF　　V₃　　V₆

II

图 3　主动脉瓣置换术后第 10 天：窦性 P 波频率 100 次/min，RR 间期匀齐，心室率 55 次/min，P 波与 R 波无关系，QRS 波群时限 152ms，QRS 波群形态与图 1 不同，V₁ 导联呈 rSR′ 型，V₅、V₆ 导联 R 波幅度降低。ST 段：II、III、aVF、V₆ 导联压低 0.10mV。T 波：II、III、aVF、V₅、V₆ 导联双向及倒置。QT/QTc 间期 544/521ms。

诊断：窦性心律，三度房室传导阻滞，室性心律。

【点评】

患者冠心病，CABG 术后，高血压，主动脉瓣二瓣化畸形，主动脉瓣关闭不全致左心室增大，心功能不全。行主动脉瓣置换术后，出现短暂性三度房室传导阻滞；伴交界性心律合并完全性左束支传导阻滞（图 2）。为什么不诊断为室性心律呢？因为图 2 中 QRS-T 波形与图 4 中窦性 QRS 波群一致，是完全性左束支传导阻滞，所以诊断为交界

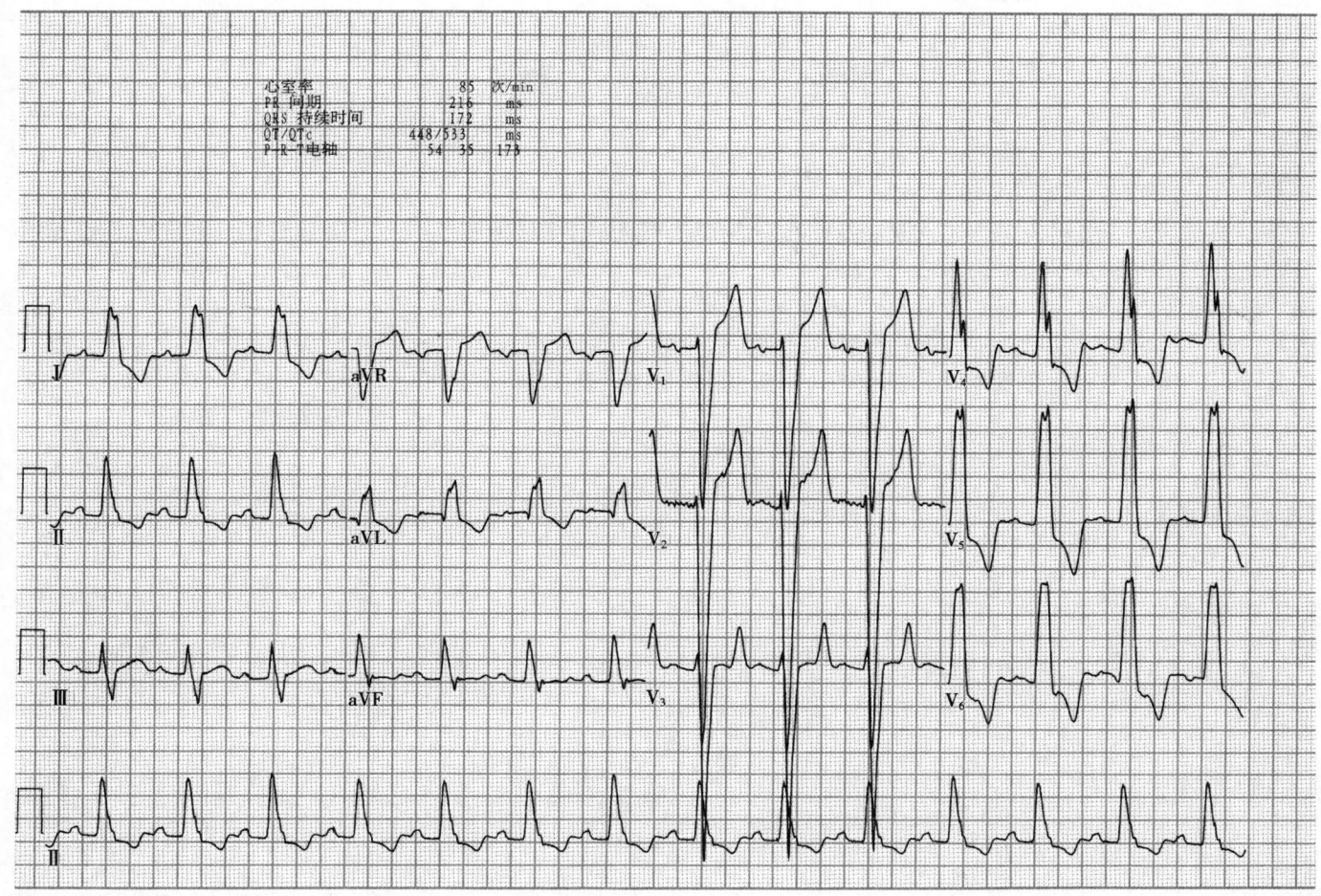

心室率　　　　　　　　　85　次/min
PR 间期　　　　　　　　　216　ms
QRS 持续时间　　　　　　172　ms
QT/QTc　　　　　448/533　ms
P-R-T电轴　　　54　35　173

图 4 主动脉瓣置换术后第 18 天：窦性心律，心率 85 次/min。三度房室传导阻滞消失，PR 间期 216ms，一度房室传导阻滞。QRS 波群时限 172ms，QRS 电轴 35°，QT/QTc 间期 448/533ms。完全性左束支传导阻滞。

诊断：窦性心律，完全性左束支传导阻滞，一度房室传导阻滞，QTc 间期延长。

性心律合并完全性左束支传导阻滞。图 3 中 QRS 波形与图 1 不同，提示起自近左束支传导阻滞水平下部的室性心律，随着病情好转，三度房室传导阻滞消失了，左束支传导阻滞依然存在。

第 28 例

左心室肥大合并左束支传导阻滞加左前分支传导阻滞

【临床资料】

男性，46 岁，因 "下肢疼痛 15 天" 入院。既往心脏病病史（风湿性心脏病）多年。查体：血压 114/63mmHg，身高 169cm，体重 46kg，BMI 16.1kg/m²。超声心动图显示左心房与左心室扩大，左心室肥大，二尖瓣钙化狭窄并关闭不全，主动脉瓣重度狭窄并关闭不全，三尖瓣反流，左室整体功能减低，肺动脉高压。完善各项检查以后，行二尖瓣及主动脉置换术，三尖瓣成形术，左心房折叠术。直视心脏明显扩大，以左心室为主。

临床诊断：风湿性心脏瓣膜病，主动脉瓣狭窄并关闭不全，二尖瓣狭窄并关闭不全，三尖瓣关闭不全，肺动脉高压，心功能不全，冠状动脉粥样硬化性心脏病。

【心电图分析】

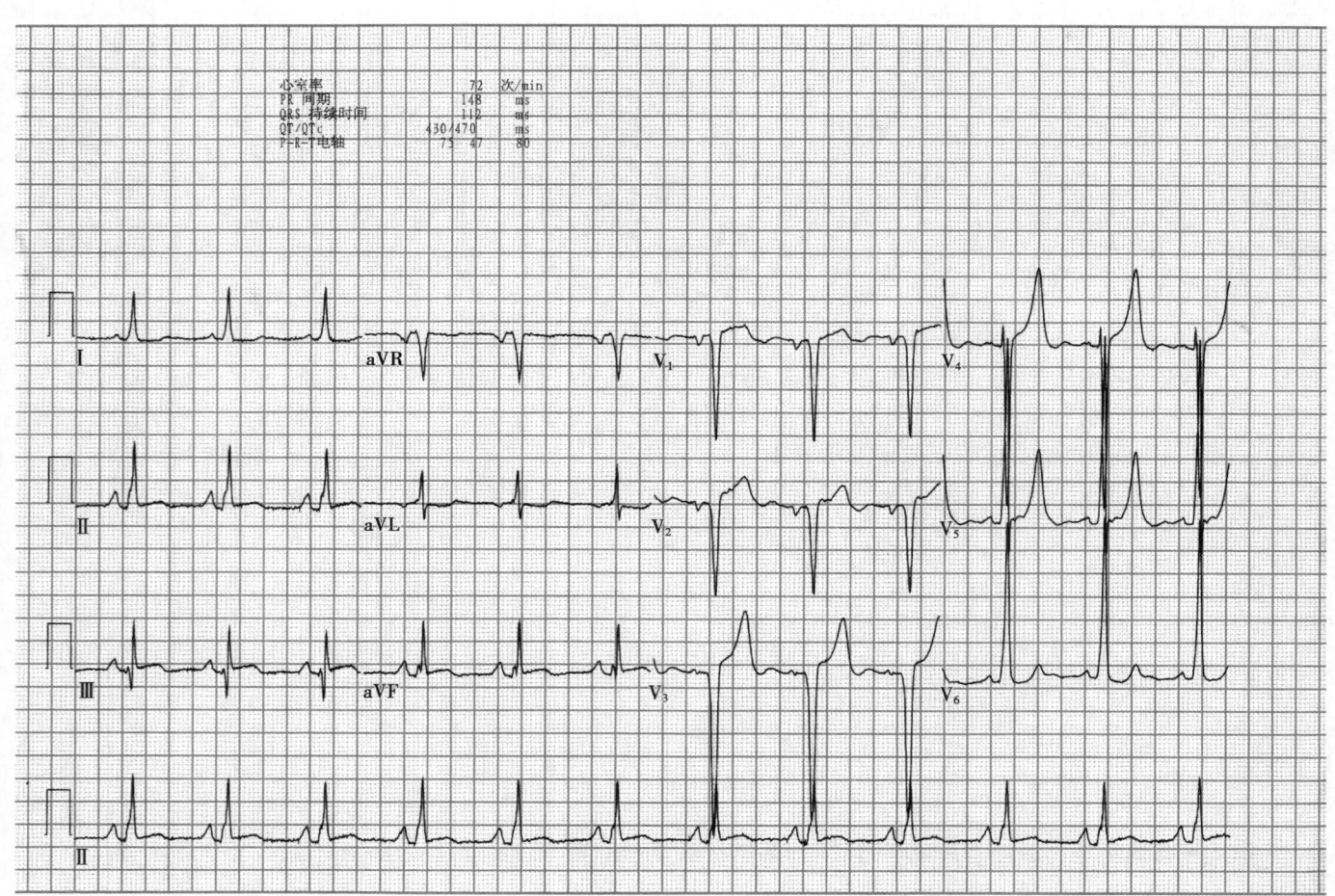

图 1 描记于心脏术前：窦性心律，心率 72 次 /min，PR 间期 148ms，QRS 波群时限 112ms，QRS 电轴 47°，QT/QTc 间期 430/470ms，P_{II} = 0.25mV，$V_1 \sim V_3$ 导联呈 QS 型，R_{V_5} = 3.9mV，R_{V_6} = 3.4mV。T 波：I 导联低平。

诊断：窦性心律，异常 QS 波（$V_1 \sim V_3$ 导联），不完全性左束支传导阻滞，左心室高电压。

【点评】

这是一例风湿性心脏病联合瓣膜病患者，超声提示左心房增大，左心室肥大心电图表现为 P 波高尖，V₁～V₃ 导联异常 QS 波，左心室高电压，不完全性左束支传导阻滞，行二尖瓣及主动脉瓣置换术、三尖瓣成形术后，QRS 波群振幅增大，电轴显著左偏，左前分支传导阻滞，前侧壁及高侧壁 ST 段显著压低、T 波倒置，aVR 导联 ST 段抬高、T 波直立。心脏手术引起的 ST-T 改变，随着心肌炎症消退，ST-T 逐渐复原。

不完全性左束支传导阻滞还会合并左前分支传导阻滞吗？答案是可以的。图 1 有不完全性左束支传导阻滞；图 2 新增了左前分支传导阻滞。不完全性左束支传导阻滞的机制是左束支传导延缓，其部位可能在左束支主干传导延迟加左前分支传导阻滞，心电图表现为不完全性左束支传导阻滞加左前分支传导阻滞。

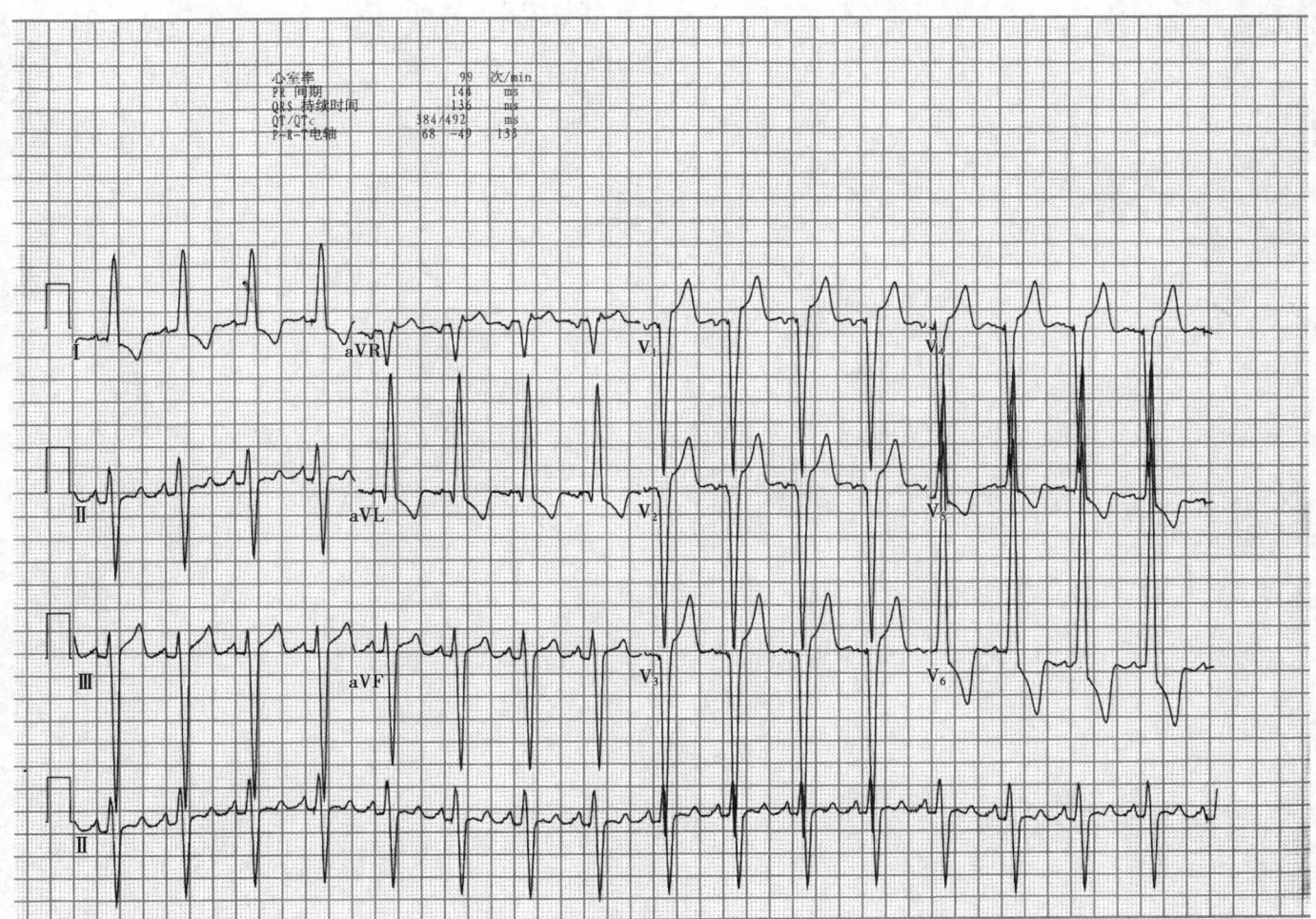

图 2　描记于二尖瓣及主动脉瓣置换术后，三尖瓣成形术后 1 周：与图 1 比较，窦性心律 99 次/min，QRS 波群时限增宽至 136ms，QRS 电轴 −49°，R_I = 1.7mV，S_{III} = 3.4mV，R_{aVL} = 2.5mV，S_{V_1} = 3.5mV，S_{V_2} = 3.6mV，R_{V_6} = 4.5mV。ST 段：I、aVL、V_5、V_6 导联压低 0.15～0.40mV，aVR、V_1～V_4 导联抬高 0.10～0.30mV。T 波：I、aVL、V_5、V_6 导联倒置，aVR 导联直立。QT/QTc 间期 384/492ms。

诊断：窦性心律，异常 QS 波（V_1～V_3 导联），左心室肥大，不完全性左束支传导阻滞，左前分支传导阻滞，ST 段压低（高侧壁及前侧壁），T 波倒置（高侧壁及前侧壁），QTc 间期延长。

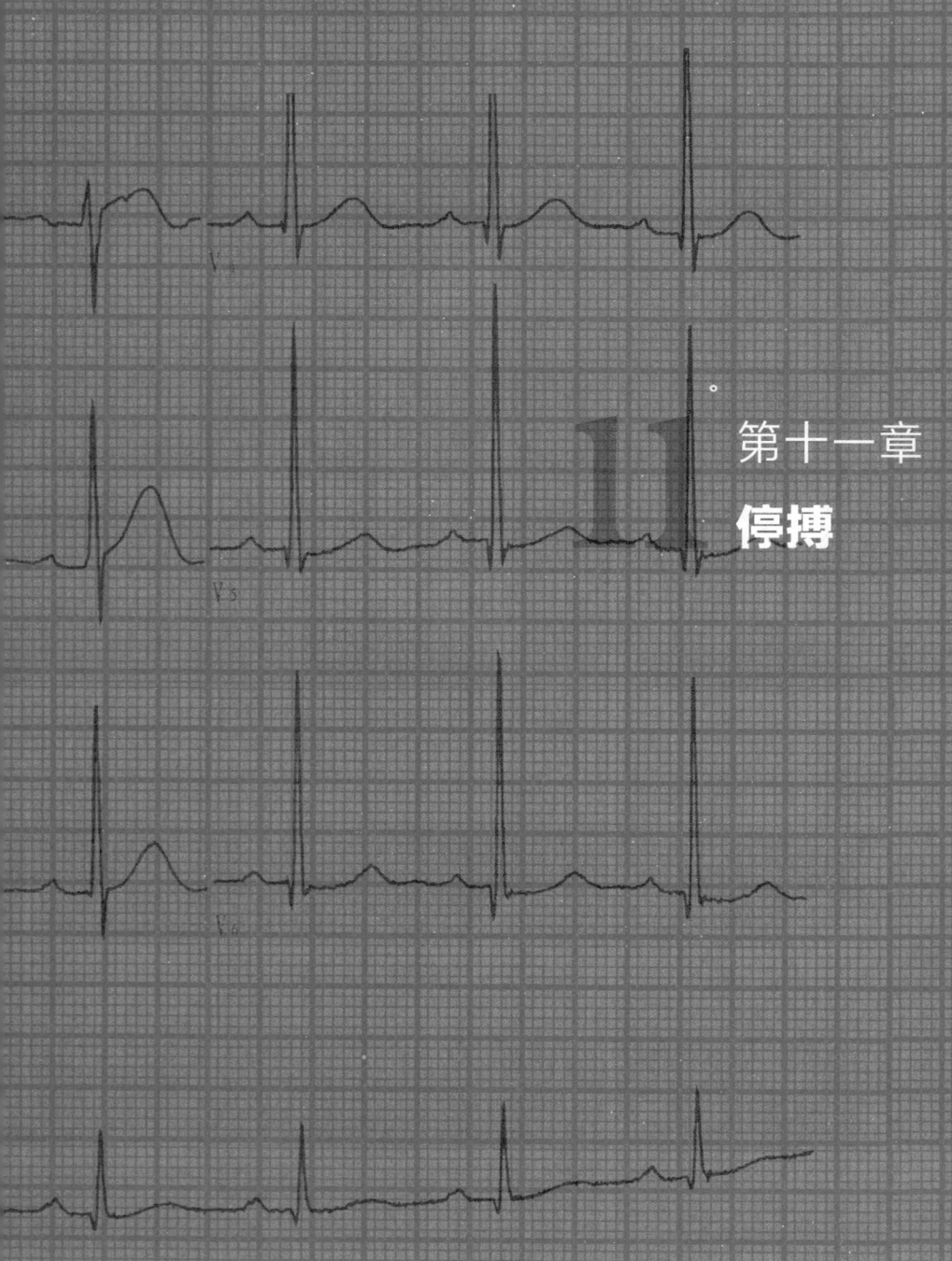

11 第十一章

停搏

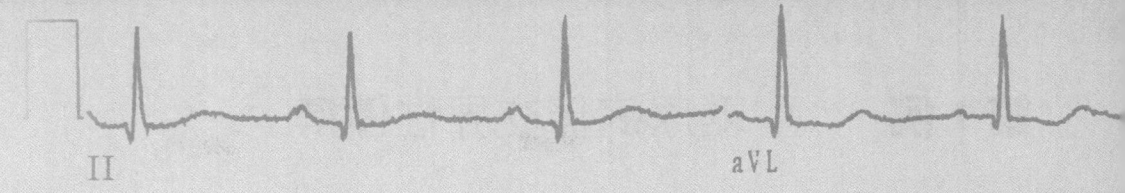

II   aVL

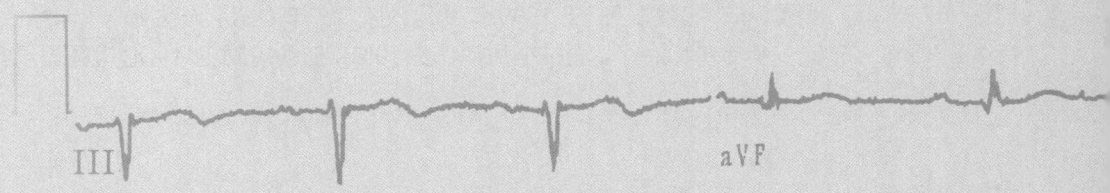

III   aVF

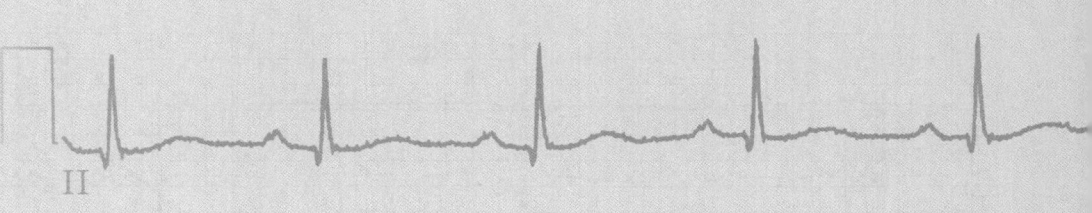

II

第1例   糖尿病伴交界性停搏
第2例   心房颤动伴短暂心室停搏
第3例   心房颤动合并心室停搏
第4例   心房静止出现交界性心律
第5例   阵发性心房扑动继发短暂全心停搏
第6例   阻滞型心室停搏伴发心源性晕厥

第1例 │ 糖尿病伴交界性停搏

【临床资料】

男性，67 岁，因"晕厥 7 年，加重 2 天"于 1999 年 9 月入院。7 年前初次发生晕厥，伴意识丧失，每年发作 2~3 次，每次持续 3~5min，未进一步检查和治疗。既往糖尿病病史 10 年，血糖控制正常。心电图显示窦性心律，高度房室传导阻滞。

【动态心电图分析】

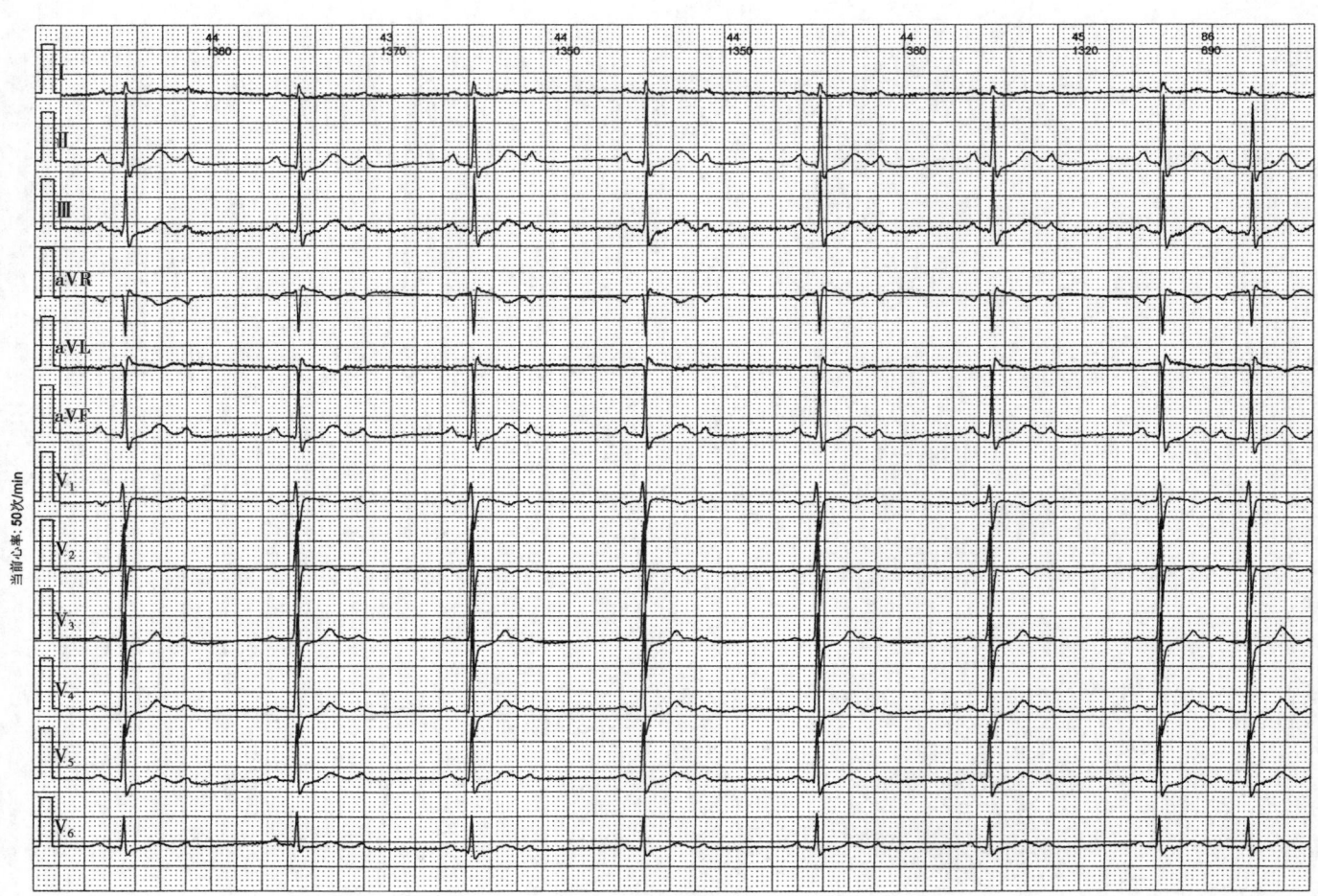

图 1 窦性 P 波规律出现，心房率 88 次 /min，房室传导比例 2∶1，PR 间期 0.18s，1∶1 房室传导时，最后一次 PR 间期 0.27s，ST 段：V₃~V₅ 导联上斜型压低 0.05~0.075mV。

诊断：窦性心律，二度 I 型房室传导阻滞（多为 2∶1 房室传导）。

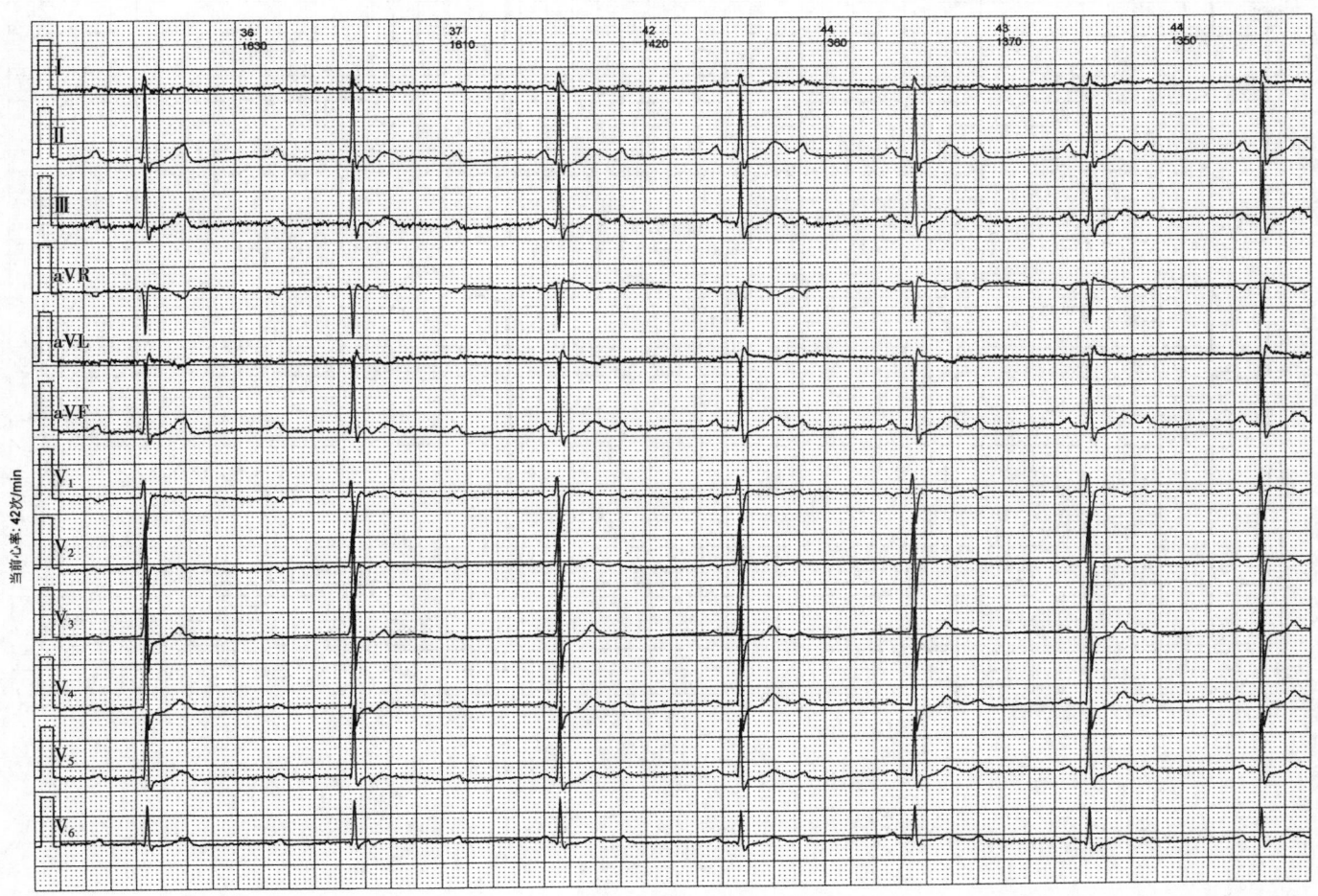

图2 P 波顺序发生，P 波频率 88 次 /min，无 QRS 波群的 PP 间期比夹有 QRS 波群的 PP 间期长，室性时相性窦性心律不齐。第 1～3 个 RR 间期匀齐，心室率 36 次 /min，PR 间期不固定，交界性心动过缓。自第 4 个 QRS 波群起，恢复 2:1 房室传导。

诊断：室性时相性窦性心律不齐，高度房室传导阻滞，交界性心动过缓。

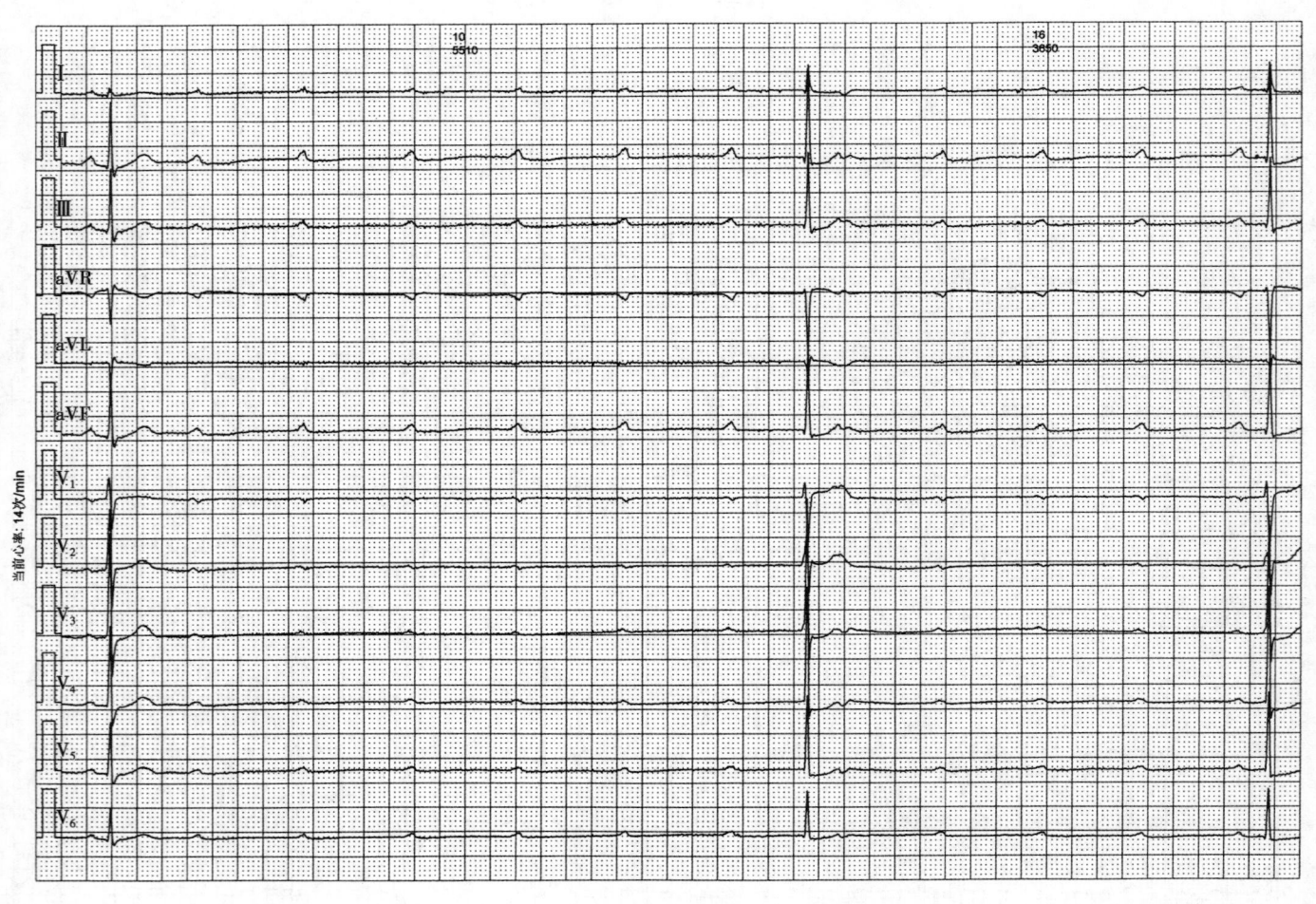

当前心率: 14次/min

I

II

III

aVR

aVL

aVF

V₁

V₂

V₃

V₄

V₅

V₆

1242

图3 窦性 P 波规律出现,心房率 70 次 /min。第 1 个 QRS 波群由 P 波下传,第 2、3 个 QRS 波群与窦性 QRS 波群形态略有不同,为极其缓慢的交界性逸搏,交界性逸搏间期长达 5 510ms,考虑为交界性停搏,因记录于清醒状态下,患者有头晕、黑矇等表现。

诊断:窦性心律,一过性三度房室传导阻滞,交界性停搏,过缓的交界性逸搏,阻滞型心室停搏。

【点评】

何为交界性停搏? 是指在交界性心律、交界性心动过缓情况下,出现暂时性或永久性交界性心律消失,表明出现了交界性停搏。本例图 2 中出现过交界性心动过缓。在图 3 中长达 5.5s 的心室长间歇内不见交界性心律,提示交界性停搏。在如此长的阻滞型心室停搏中,也不见室性逸搏及室性心律,说明也有室性停搏,在交界性及室性停搏情况下,发生房室传导阻滞的危害性更大,因为无逸搏及逸搏心律出现,将发生阻滞型心室停搏,引起晕厥或阿 - 斯综合征。本例患者已经植入永久性心脏起搏器。

第 2 例 | 心房颤动伴短暂心室停搏

【临床资料】

男性, 87 岁, 因 "间歇性头晕、憋气 4 个月余, 加重半个月" 入院。既往高血压、心房颤动病史, 长期服用降压药物、降脂药物。查体: 血压 151/94mmHg, 身高 160cm, 体重 51kg, BMI 19.9kg/m²。超声心动图显示双心房增大, 三尖瓣、主动脉瓣及肺动脉瓣轻度关闭不全, 肺动脉中度高压。血生化检查显示钙 2.06mmol/L, 钾 3.64mmol/L, 镁 0.8mmol/L, 钠 141.1mmol/L。

临床诊断: 高血压, 心房颤动, 高脂血症。

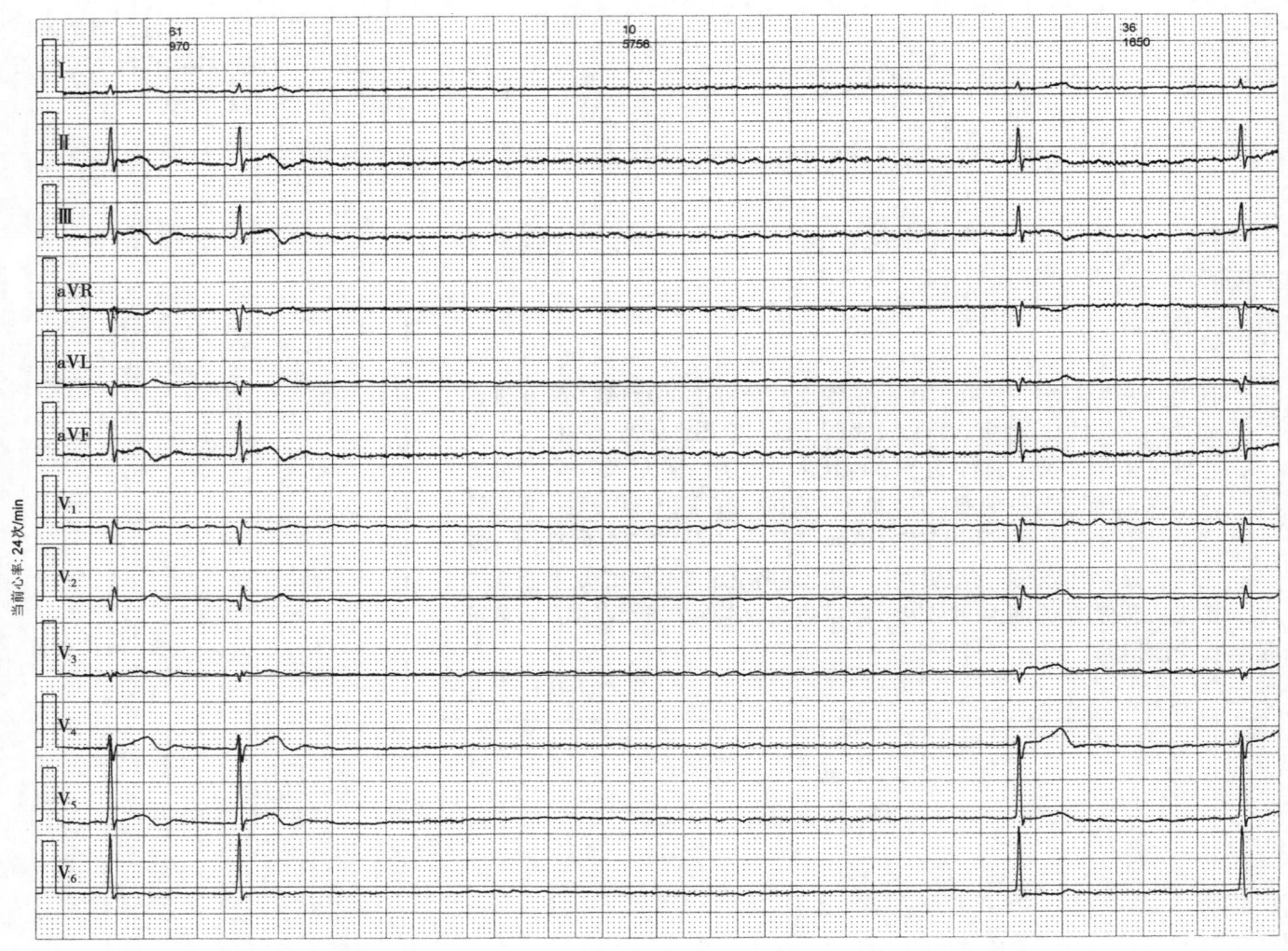

图 1 取自午间卧床休息时: 心房颤动, 长 RR 间期 5.756s, 自觉症状头晕、胸闷等, 此时平均心室率 24 次 /min。

【动态心电图分析】

动态心电图监测 23h2min，心室率 20～80 次 /min，平均 51 次 /min，＞2s 的 RR 间期 918 次，最长 RR 间期 5.756s。

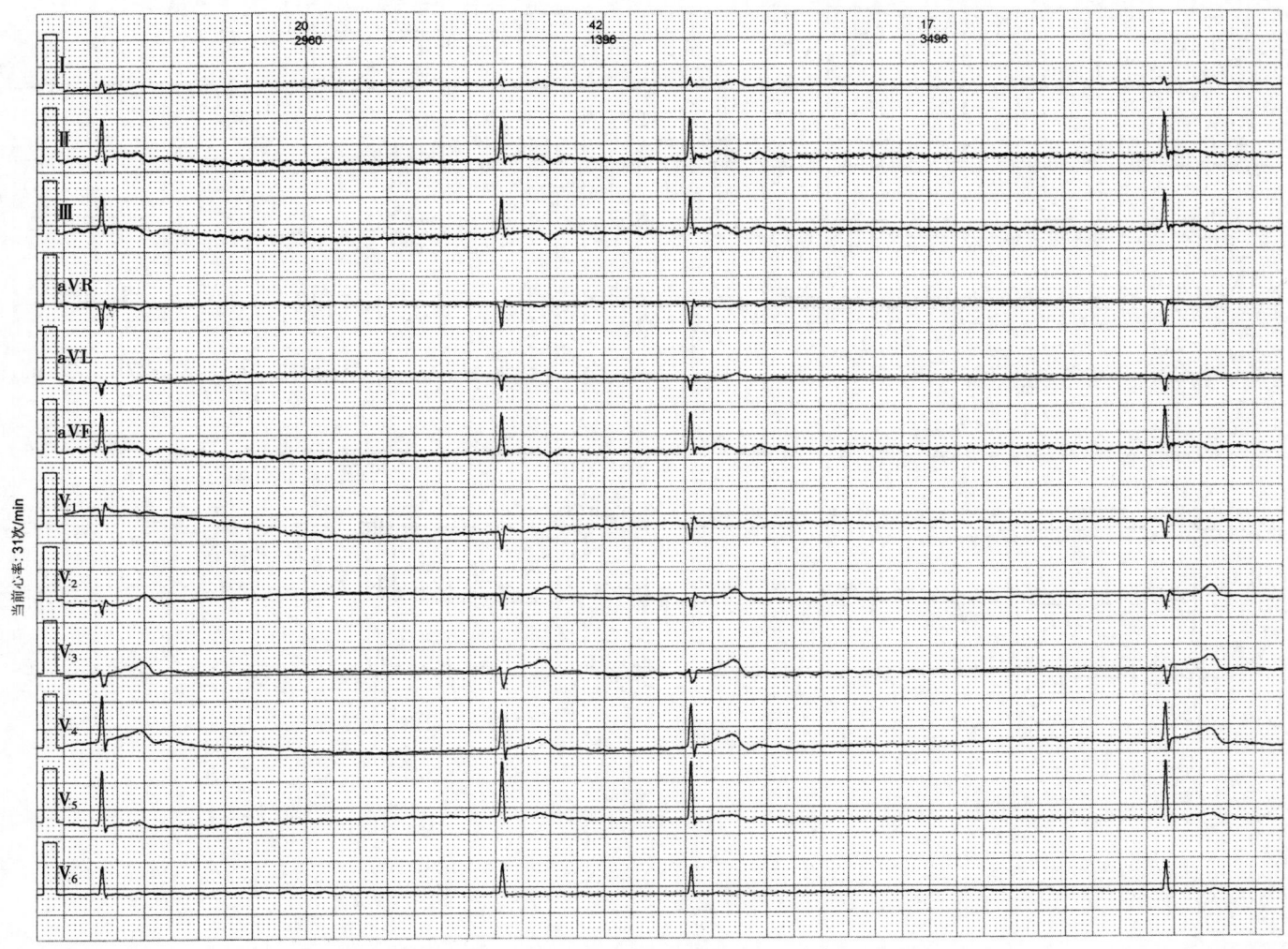

图 2 取自夜间睡眠时：2 次长 RR 间期分别为 2.96s 及 3.496s，此时平均心室率 31 次 /min。

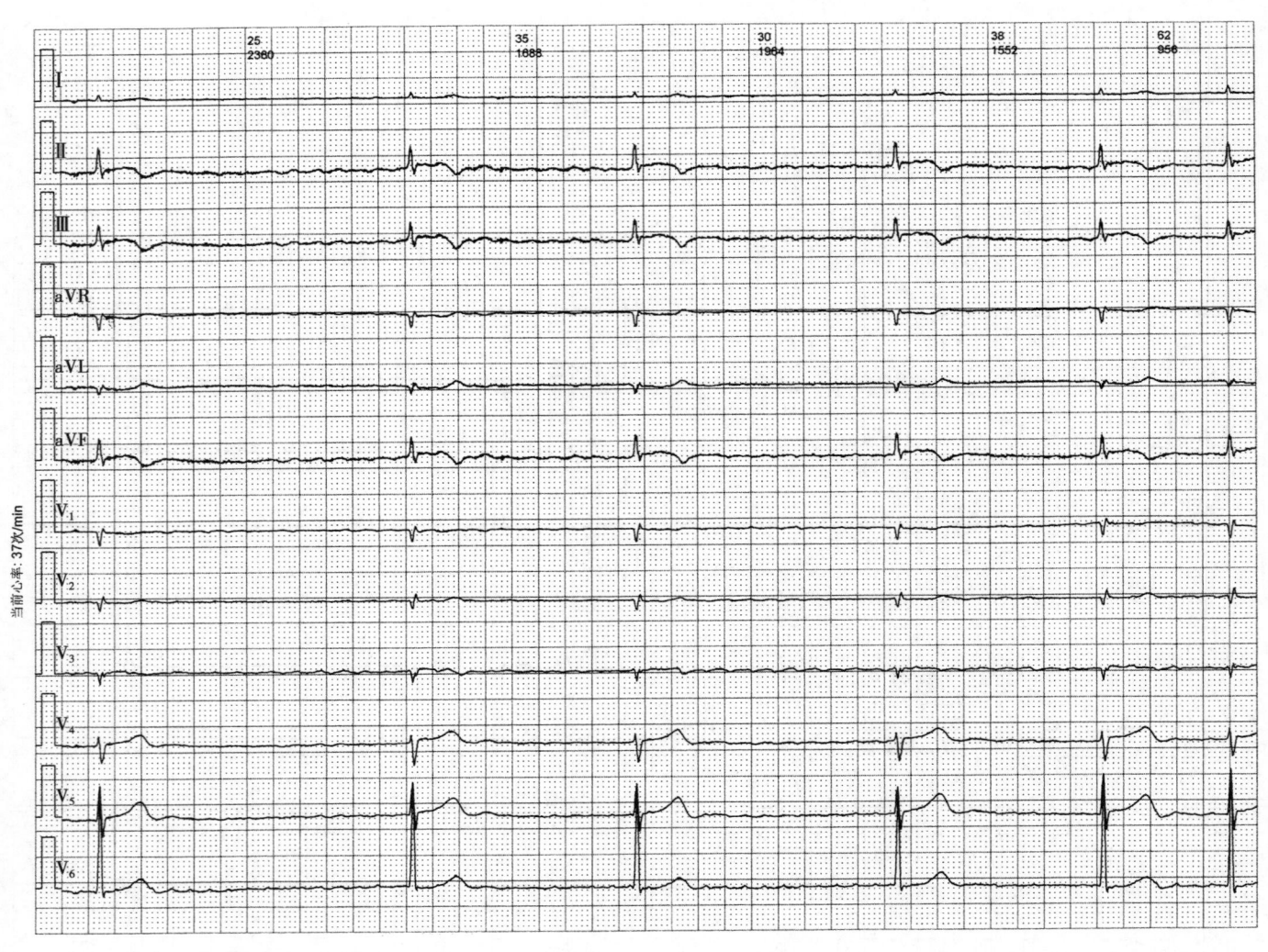

图 3　取自黎明时：平均心室率 37 次 /min，Ⅱ、Ⅲ、aVF 导联 ST 段抬高 0.10mV，Ⅱ、Ⅲ、aVF 导联 T 波倒置。

动态心电图诊断：心房颤动伴缓慢心室率，短暂心室停搏，ST 段轻度抬高（下壁），T 波倒置（下壁）。

【点评】

本例高血压、心房颤动患者，超声心动图显示双侧心房增大，而心电图表现纤细型心房颤动波（f 波 < 0.10mV），心房肌弥漫性纤维化是引起纤细型或隐匿型心房颤动的主要原因之一。

对于心房颤动合并二度房室传导阻滞患者的心电图诊断，国内外专家意见不一致，一种意见认为连续出现数个相等的长 RR 间期在 2s 或 2.5s 以上时，提示心房颤动合并二度房室传导阻滞。另一种持反对意见的专家认为，心房颤动合并心室长 RR 间期的患者，经心房颤动射频消融转复为窦性心律以后，就没有二度房室传导阻滞。因此，建议废除"心房颤动合并二度房室传导阻滞"的诊断。

本例慢性心房颤动患者在动态心电图监测过程中，出现缓慢心室率（最低心率仅 24 次 /min），最长 RR 间期长达 5.756s，属于危急值动态心电图。心房颤动合并短暂心室停搏的机制，可能是干扰、隐匿传导以及房室传导阻滞共同影响的结果。进一步治疗方案在制定实施过程中。

第 3 例 心房颤动合并心室停搏

【临床资料】

男性，81 岁，因 "咳嗽、间断性咯血 3 天" 入院。10 年前右冠状动脉植入支架 1 枚，半年前发生心房颤动，口服利伐沙班治疗至今。高血压病史 8 年，最高血压 150/80mmHg，脑梗死病史 8 年。生于江苏省，久居北京。超声心动图显示节段性室壁运动障碍（下后壁基底段），左室整体功能减低。

临床诊断：冠状动脉粥样硬化性心脏病，PCI 术后，心房颤动，高血压 2 级（很高危）。

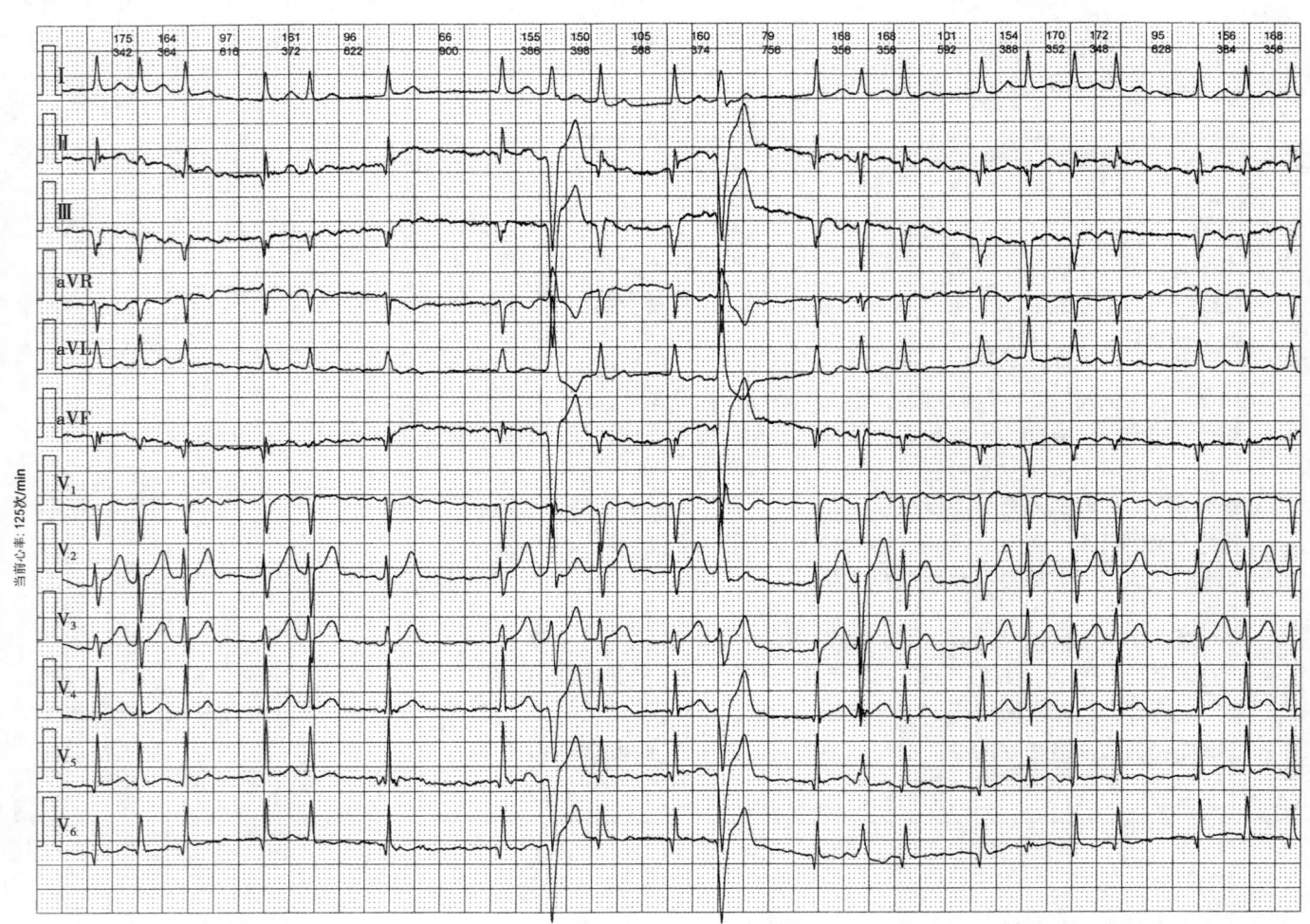

图 1 监测于活动时：P 波消失，代之以波形、波幅、间距不等的心房颤动的 "f" 波，RR 间期不规则，心室率 126 次 /min。两个畸形的 QRS 波群在 Ⅱ、Ⅲ、aVF、V₄~V₆ 导联中呈 QS 型，提示室性期前收缩。第 13 个 QRS-T 波形变形的程度较轻，室内差异传导。

诊断：心房颤动伴时相性心室内差异传导，室性期前收缩。

【动态心电图分析】

动态心电图监测 24h，心房颤动，心室率 20～126 次 /min，平均 80 次 /min。最快心室率发生于下午 5:00 活动时，最慢心室率发生于凌晨 1:26。发生室性期前收缩 2 315 次。> 2.0s 的长 RR 间期 21 次，最长 RR 间期 6.089s。

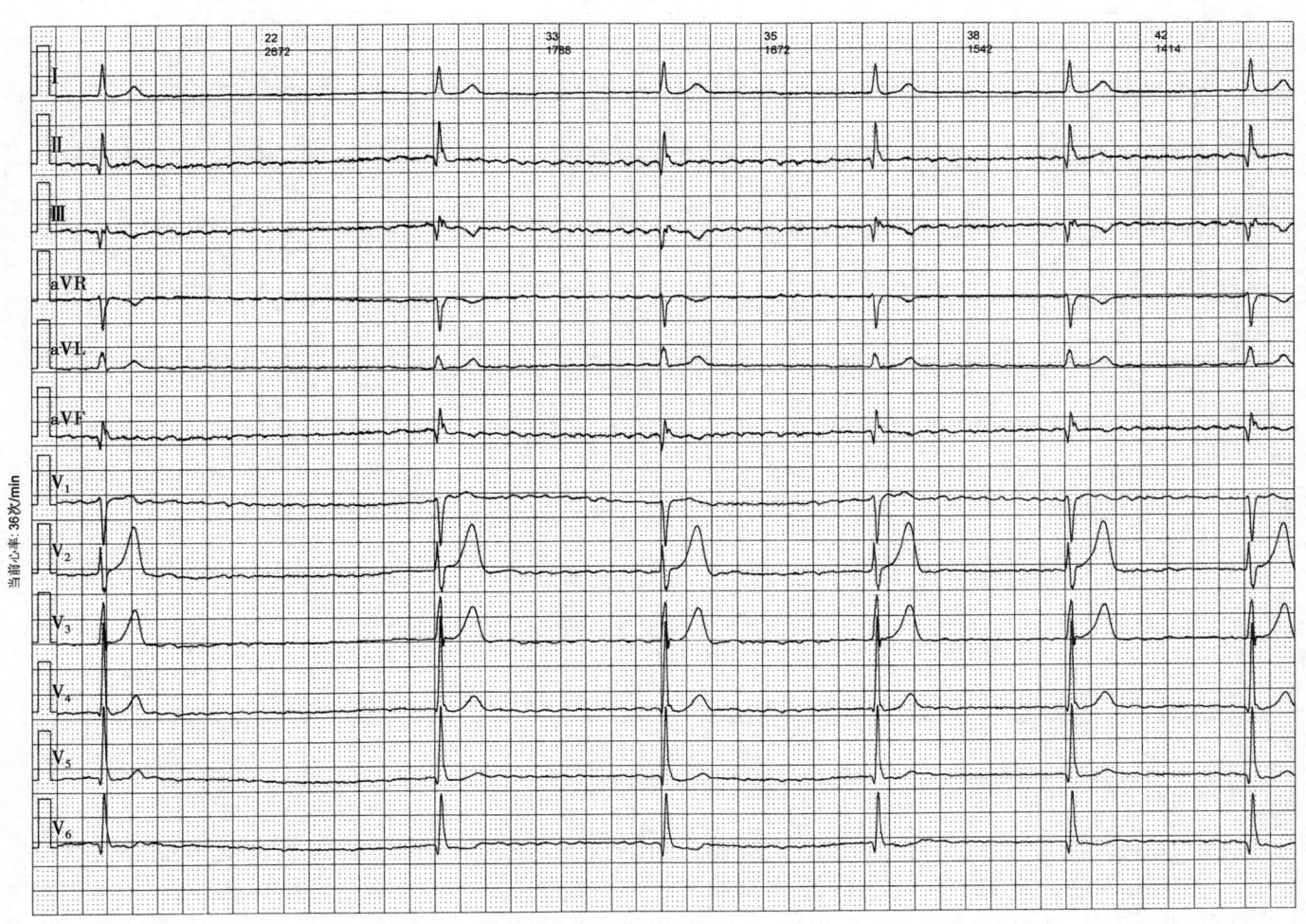

图 2 监测于睡眠时：心房颤动，RR 间期不规则，心室内缓慢不齐，平均心室率 36 次 /min。 **诊断：**心房颤动，T 波低平（ V₆ 导联）。

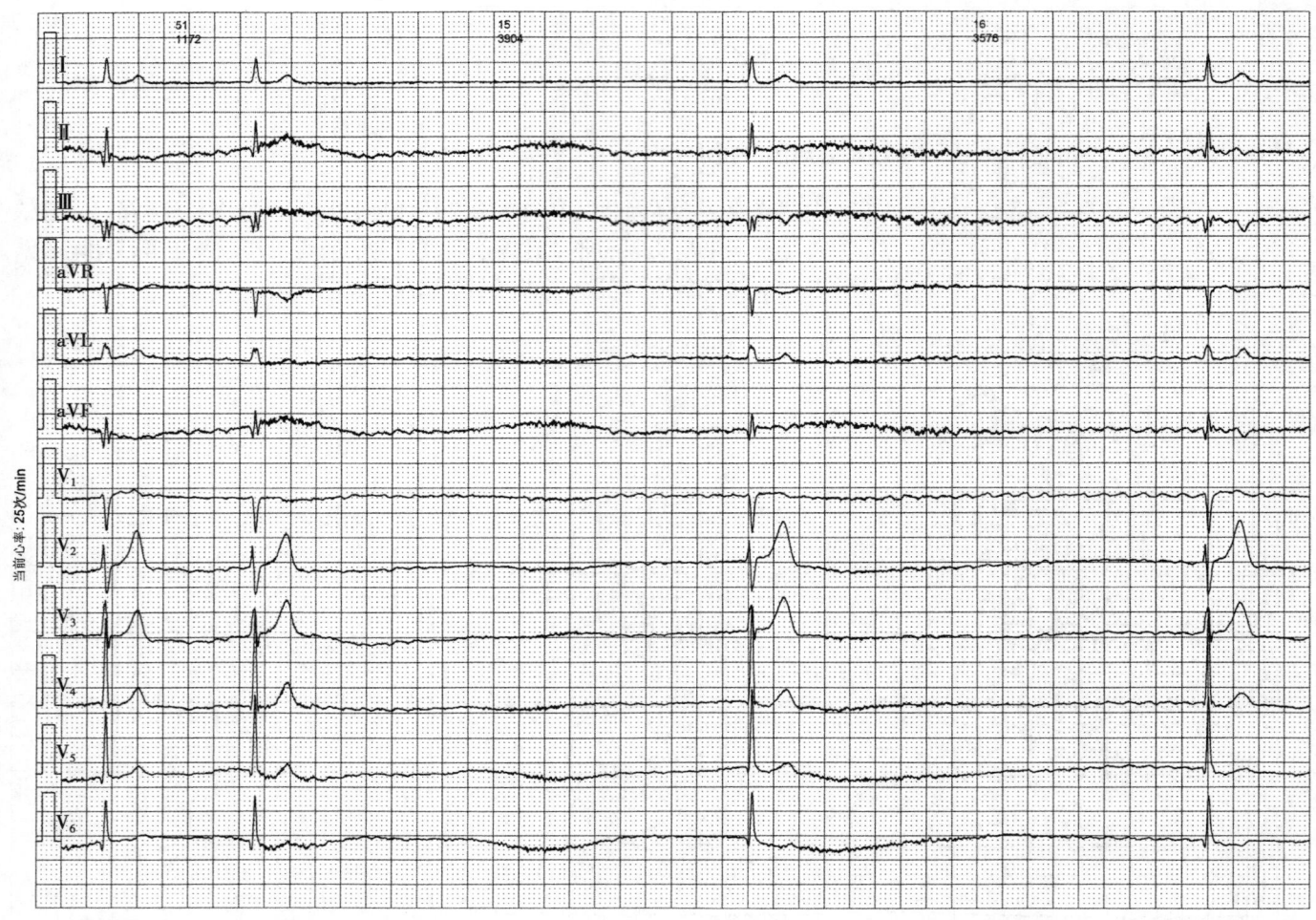

图 3 监测于凌晨 0:52 睡眠中：心房颤动，平均心室率 20 次 /min，持续时间约 1min。

诊断：心房颤动伴缓慢心室率，T 波低平（ V_6 导联 ）。

【点评】

本例心房颤动患者动态心电图监测过程中，大部分时间心室率在 60 次 /min 以上，平均 80 次 /min，心室率低于 35 次 /min 所占时间仅有几分钟，最低心室率 20 次 /min，持续时间 1min，最长 RR 间期 6.089s，均发生于深度睡眠状态。从图 3 中分析，最低心室率 20 次 /min，两次最长 RR 间期分别为 3 904ms 及 3 576ms，伴有肌电干扰，患者可能发生了短暂抽动。图 4 中出现了短暂心室停搏，因在睡眠中，未引起严重不良后果，若是发生于清醒状态，有可能引起头晕、目眩，因脑缺氧而晕倒。专家会诊意见暂停地高辛及负性心室率的药物，再次复查动态心电图后，根据结果决定是否植入心脏起搏器。

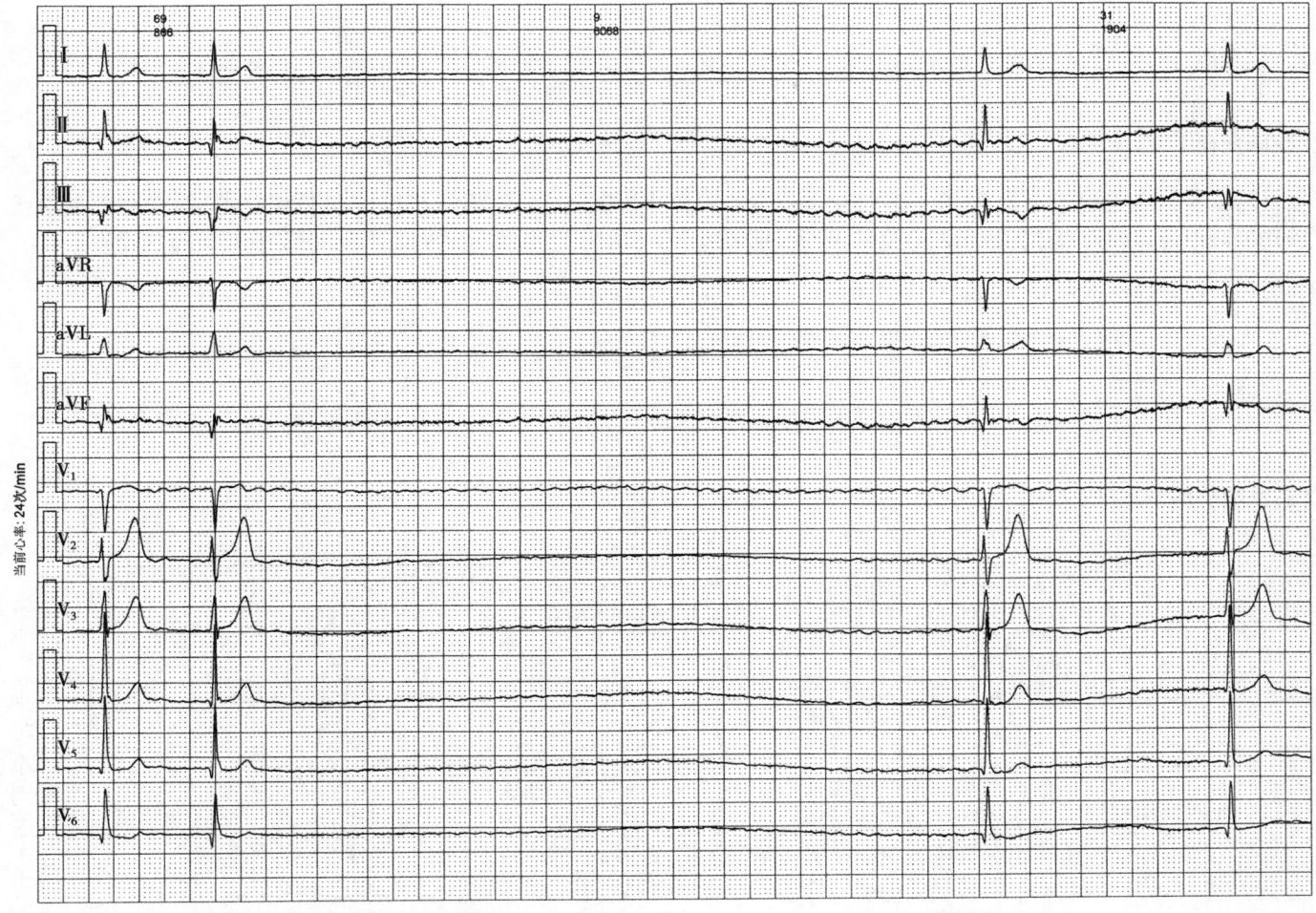

图 4 监测于凌晨 1:26 深度睡眠时：心房颤动，最长 RR 间期 6.089s，此时的平均心室率 24 次 /min，V₆ 导联 T 波低平。

诊断：心房颤动，心室停搏 6.089s，T 波低平（ V₆ 导联 ）。

心房颤动合并心室长 RR 间期是常见的心电现象，多发生于卧位状态及睡眠过程中，> 2.5s 的心室长 RR 间期，对诊断合并二度房室传导阻滞有困难。引起的心房颤动合并心室长间歇的原因有睡眠、体位、药物影响、房室结电生理特性等。可能是多种因素引起的房室传导性降低，房室交界区不应期延长，隐匿传导，或发生了一过性房室传导阻滞，导致长时间 f 波不能下传心室，出现长 R-R 间歇，甚至发生短暂心室停搏。

睡眠过程中发生的并伴缓慢心室率及心脏停搏，对人体是有害的，持续时间较长，可引起脑、心、肾等器官供血不足，应严密观察，及时报告，及时做出处理。

第4例 | 心房静止出现交界性心律

【临床资料】

女性,29岁,因"心悸、气短、发黑4年余"入院。9岁时诊断为先天性心脏病,行室间隔缺损修补术,21岁诊断为甲状腺功能减退症。超声心动图显示左心室扩大,室间隔缺损修补术后,二尖瓣轻度关闭不全,肺动脉瓣轻度关闭不全。

【心电图分析】

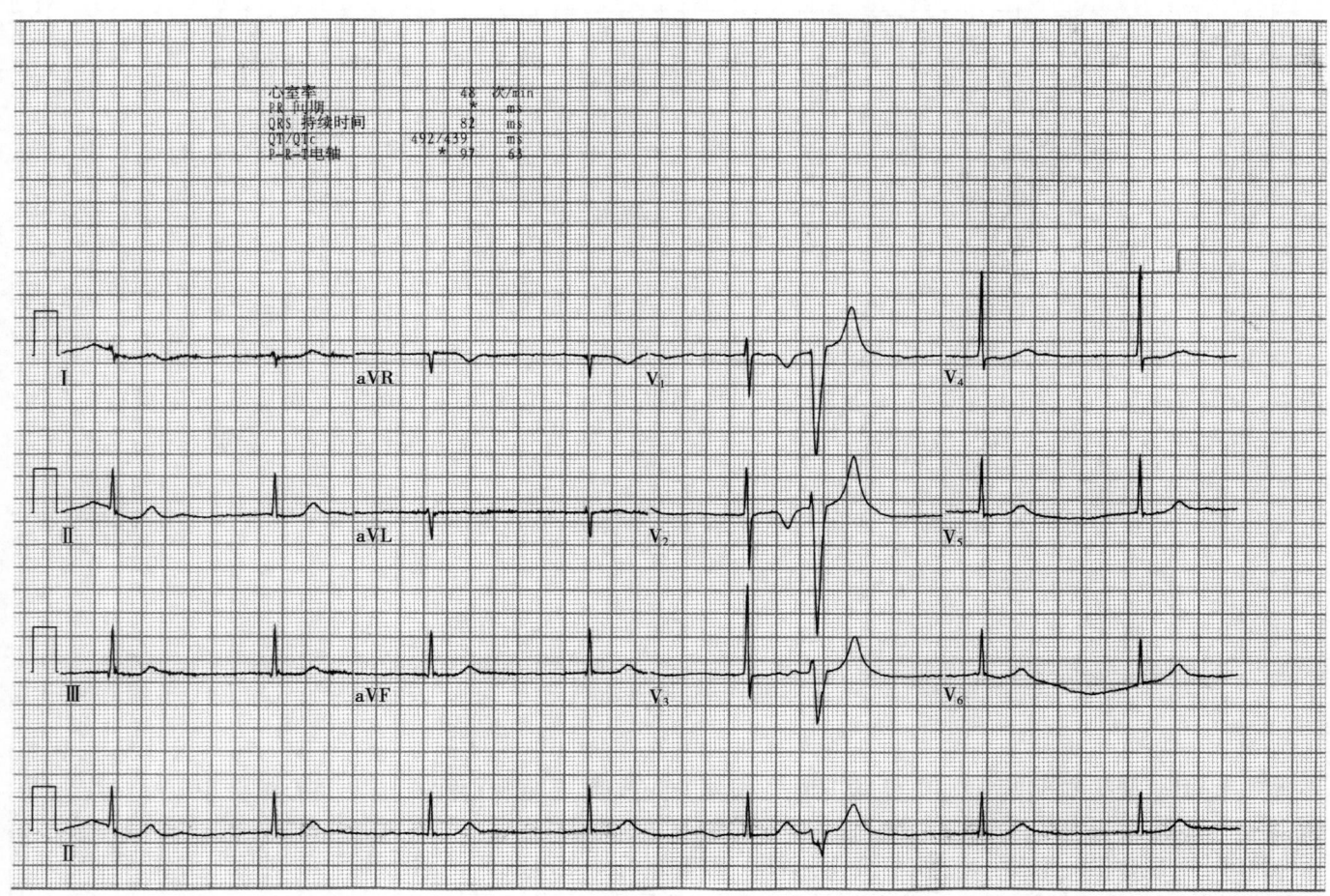

图1 未见心房波,窄 QRS 波群节律匀齐,QRS 波群时限 82ms,心室率 48 次/min,交界性心律。QT/QTc 间期 492/439ms。ST 段:Ⅰ、Ⅱ、V₄～V₆ 导联压低 0.05mV。T 波:V₁、V₂ 导联倒置,V₄ 导联低平。提早出现的 QRS 波群增宽、畸形,联律间期代偿间歇 < 2 倍交界性 RR 间期,室性期前收缩伴不完全性代偿间歇。

诊断: 心房静止,交界性心律,室性期前收缩。

临床诊断: 扩张型心肌病? 心房静止, 交界性心律, 先天性心脏病, 室间隔缺损修补术后, 甲状腺功能减退症, 起搏器植入术后。

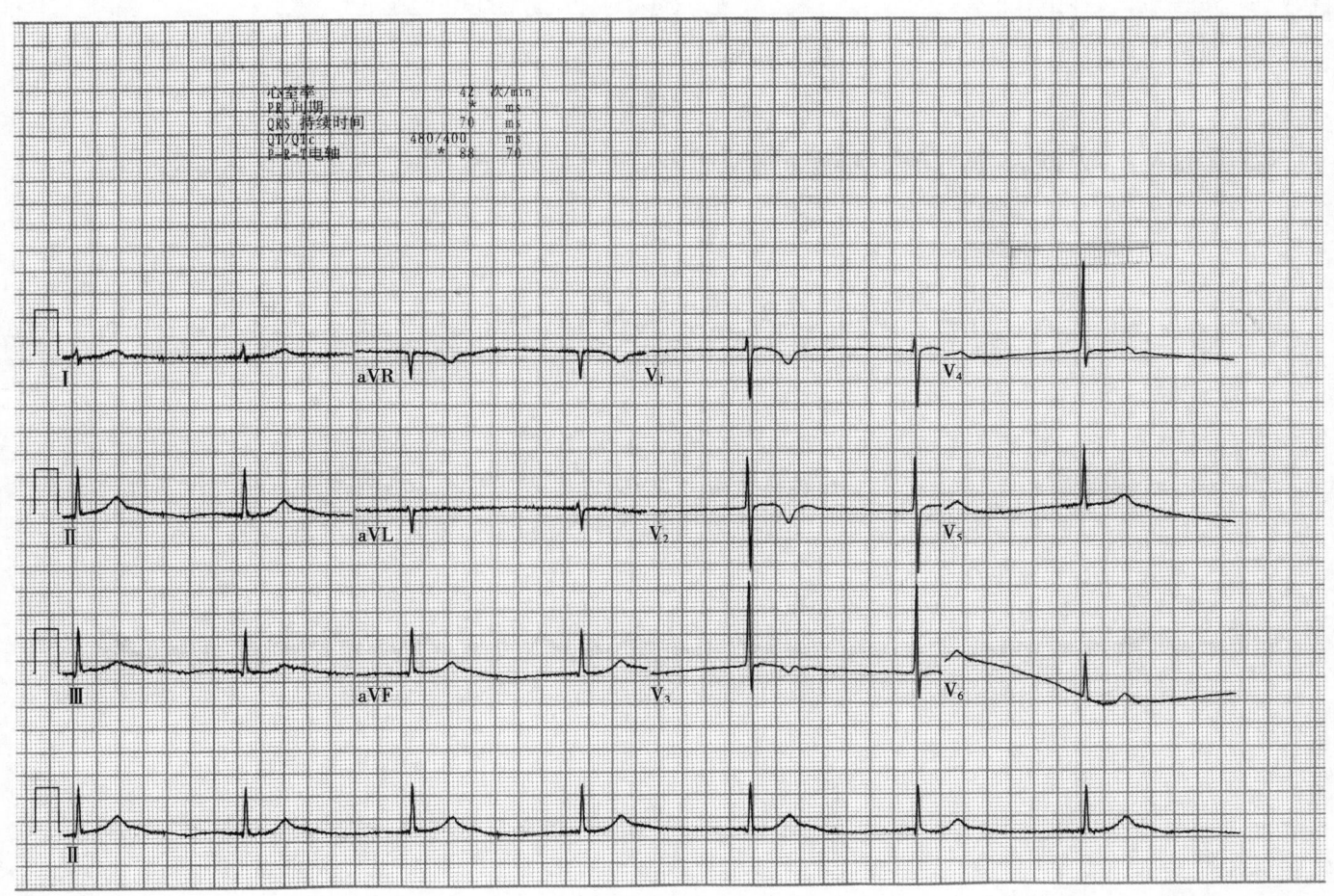

图 2 记录于图 1 后 4 天, 与图 1 比较: 心室率 42 次 /min, 仍看不到心房波。

诊断: 心房静止, 交界性心律。

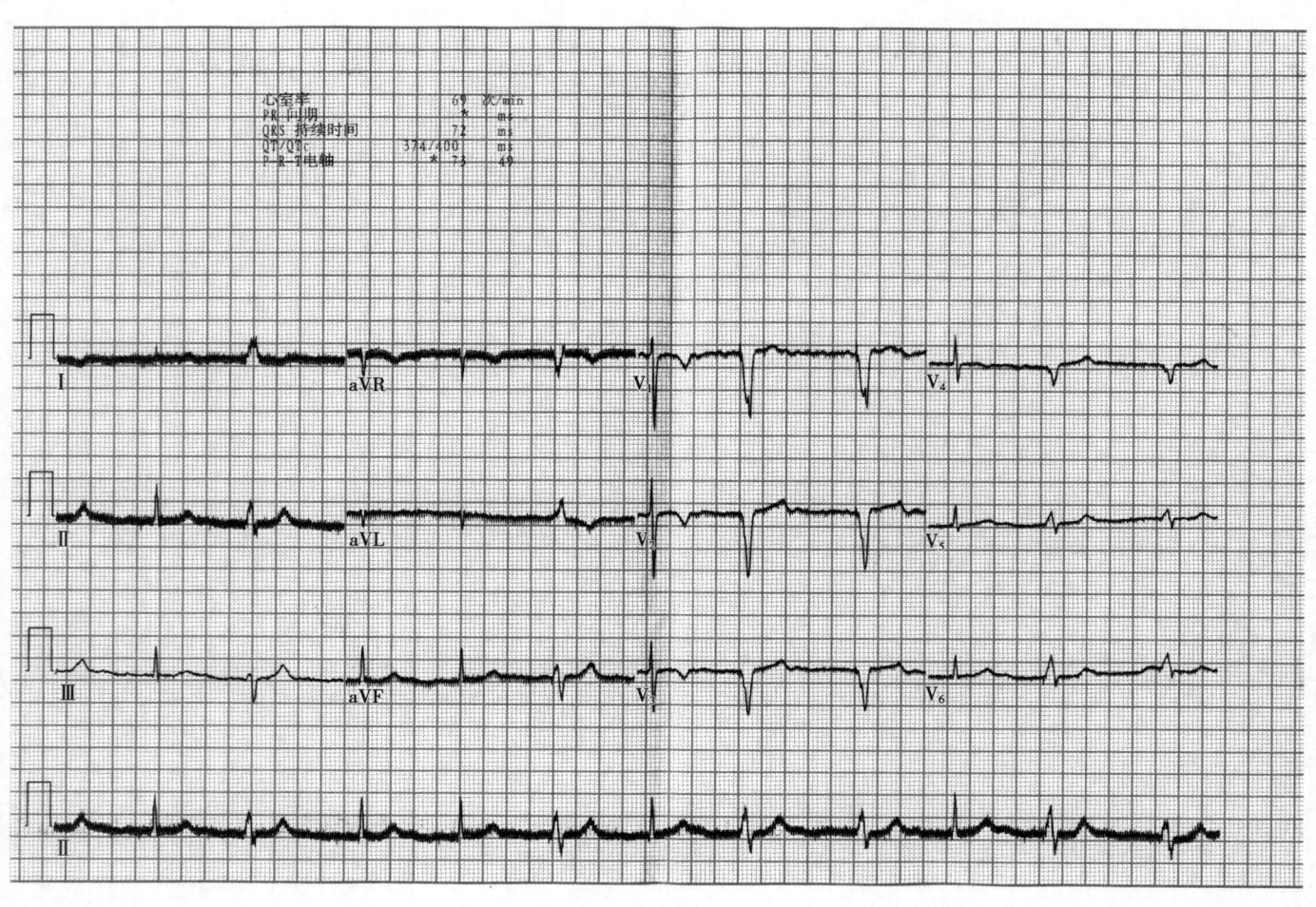

图3 记录于图2后8天：心室率69次/min，QRS波群时限72ms，QT/QTc间期374/400ms。

诊断： 右室间隔侧起搏（VVI方式）。

【点评】

心房静止是指心房电活动消失，心电图上看不到心房波，心腔内电图在心房内记录不到心房电活动，心房的机械性活动消失。本例患者多次心电图检查均未见到心房波，控制心脏的节律点位于房室交界区，为交界区自主心律。在行心腔内电生理检查时，在心房内未能记录出心房电活动，体表心电图上有QRS波群、T波，无P波。

心房静止是一种少见的心电图异常，病因有心肌病、心肌炎、风湿性心脏病、三尖瓣下移畸形等。在家族性心房静止中，父子可有 *SCN5A* 突变等。本例患者心房静止的病因不详。

心房静止的病理学检查表现为弥漫性纤维化、淀粉样变性、纤维组织增生、心肌缺血坏死等。

永久性心房静止的患者，由于心房机械性活动丧失，卒中风险增加，伴有晕厥发作者，在医师指导下行抗凝剂起搏器植入术。

【临床资料】

女性,73 岁,因"间断晕厥 1 年"入院。超声心动图显示二尖瓣、三尖瓣及主动脉瓣轻度反流。动态心电图监测显示阵发性心房扑动 – 心房颤动,窦性停搏。

临床诊断:心律失常,阵发性心房扑动 – 心房颤动,窦性停搏。

【动态心电图分析】

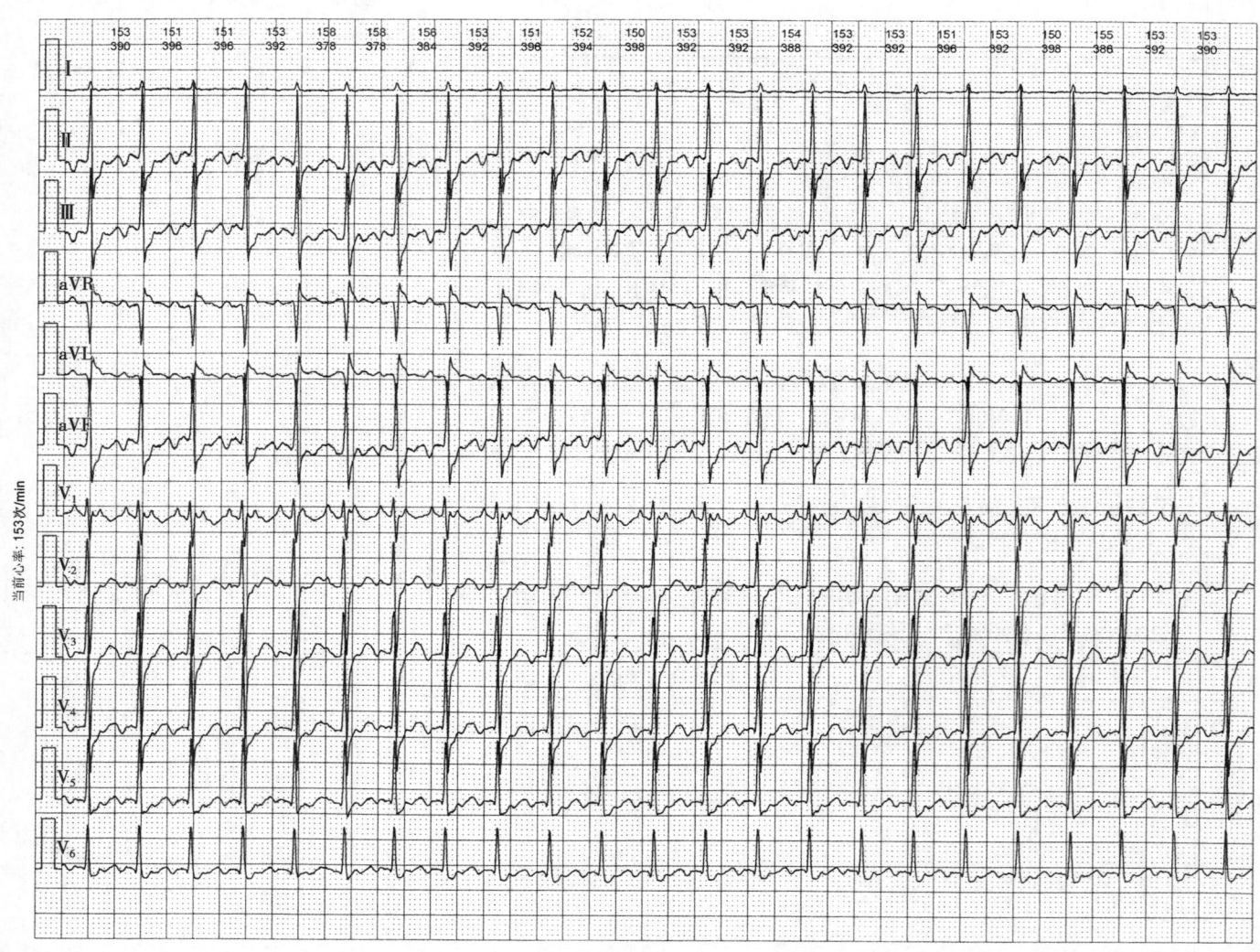

图 1　P 波消失,代之以心房扑动的 F 波,心房率 306 次 /min,F 波 2∶1 下传心室,心室率 153 次 /min,T 波:V₅、V₆ 导联低平。

【点评】

在动态心电图监测过程中,患者反复发作阵发性心房扑动及阵发性心房颤动,房性心律失常开始于一个心搏的 T 波上,射频消融术后,再次行动态心电图监测,未见阵发性心房扑动及心房颤动。

心房扑动后出现 4s 全心停搏,提示双结病变。P 波增高、增宽,而超声心动图未见异常,提示心房内传导阻滞。

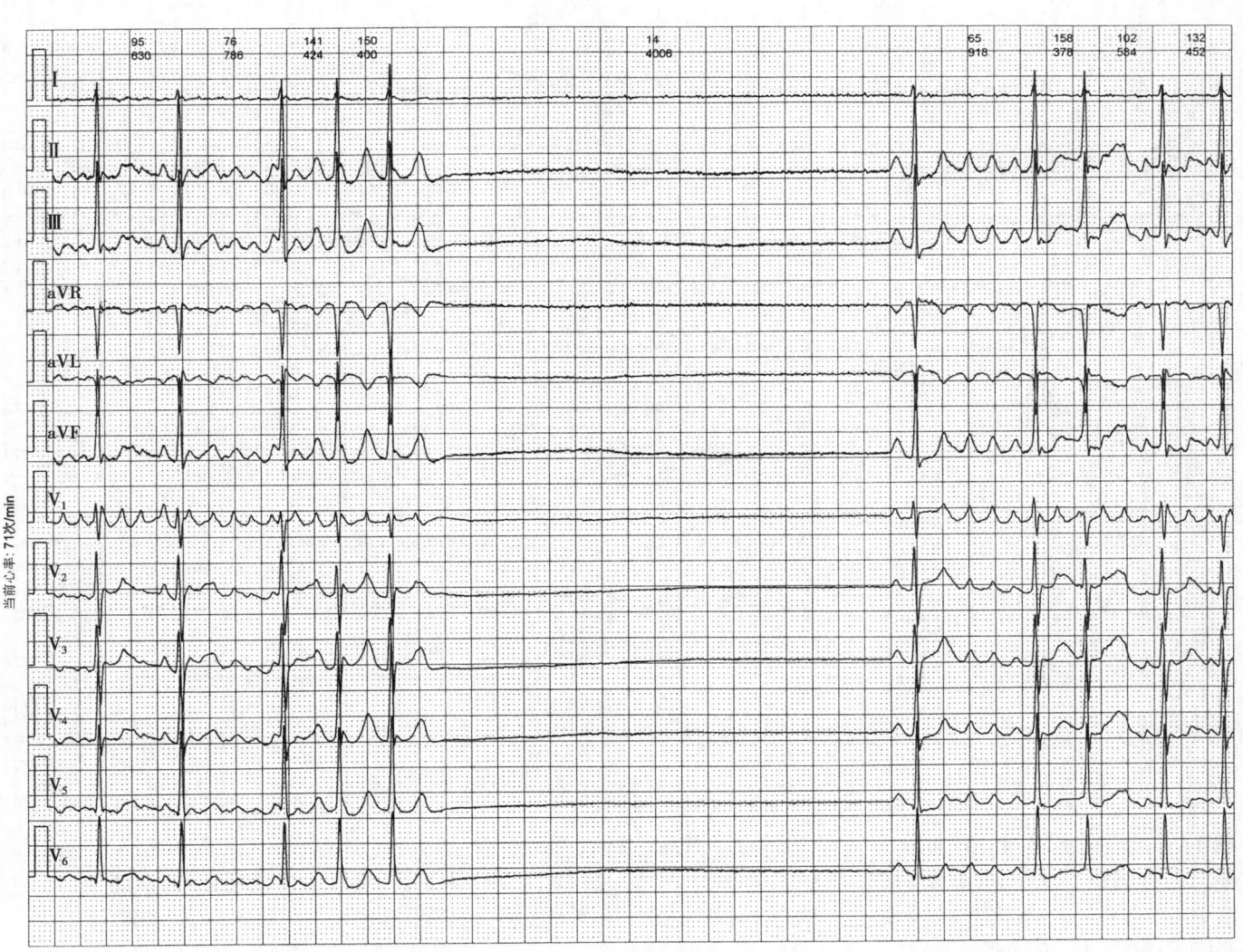

图 2 心房扑动自行终止,出现 4s 的全心停搏,恢复一次窦性搏动后,再次发作心房扑动。P_II = 0.30mV,P 波时限 0.13s,ST 段:Ⅱ、Ⅲ、aVF、V_5、V_6 导联压低 0.05mV。

动态心电图诊断: 窦性心律,P 波增大,阵发性心房扑动,短暂全心停搏。

【临床资料】

女性,61 岁,因"反复发作性晕厥 3 天"入院。既往高血压病史 2 年。心肌酶学正常,超声心动图显示左室收缩功能减低。心电图提示窦性心律,完全性右束支传导阻滞。动态心电图提示窦性心律,高度房室传导阻滞。

临床诊断: 心律失常,高度房室传导阻滞,心脏停搏(10.20s)。

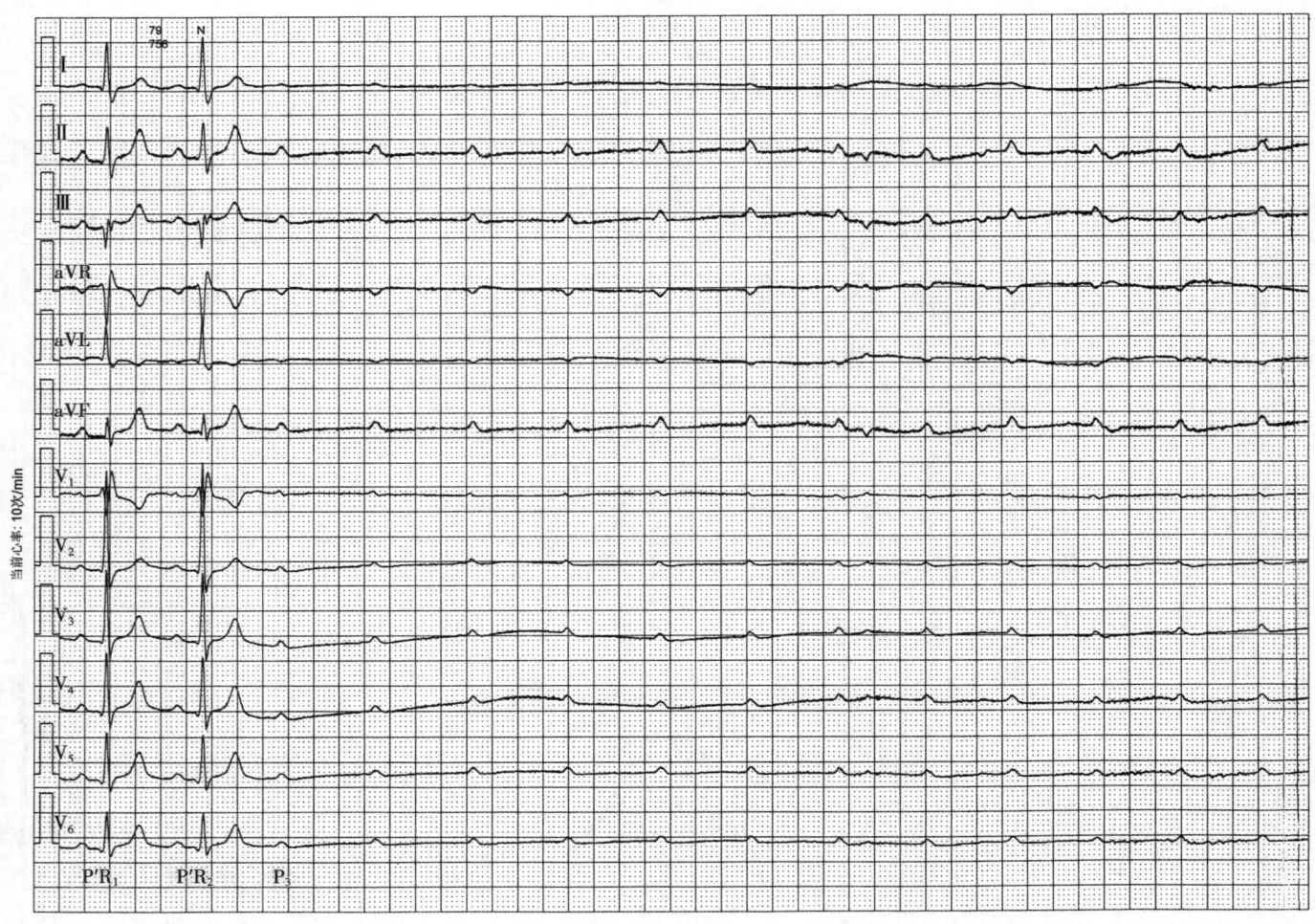

图 1 P 波规律出现,Ⅰ、Ⅱ、Ⅲ、aVF、V₂~V₆ 导联正向,aVR、aVL 导联负向,心房率 79 次 /min,P₁、P₂ 下传心室,P₁R₁ 间期与 P₂R₂ 间期 0.17s,QRS 波群时限 0.13s,V₁ 导联呈 rsR′型,Ⅰ、aVL 导联 S 波宽钝,Ⅲ导联 Q 波增深,QT 间期 0.37s,自 P₃ 开始,一系列 P 波因阻滞未下传心室,心室停搏 10.20s,患者出现短暂的急性缺血脑功能障碍,短暂的意识丧失后,有胸闷症状。长 RR 间期后第 1 个 QRS 波群的 PR 间期 0.26s,第 2 个 QRS 波群是左室流出道期前收缩,有抽搐引起的肌电干扰波。

【动态心电图分析】

动态心电图记录于入院当天，连续监测 24h，发生 > 2.5s 的长 RR 间期 26 次，最长 10.20s。

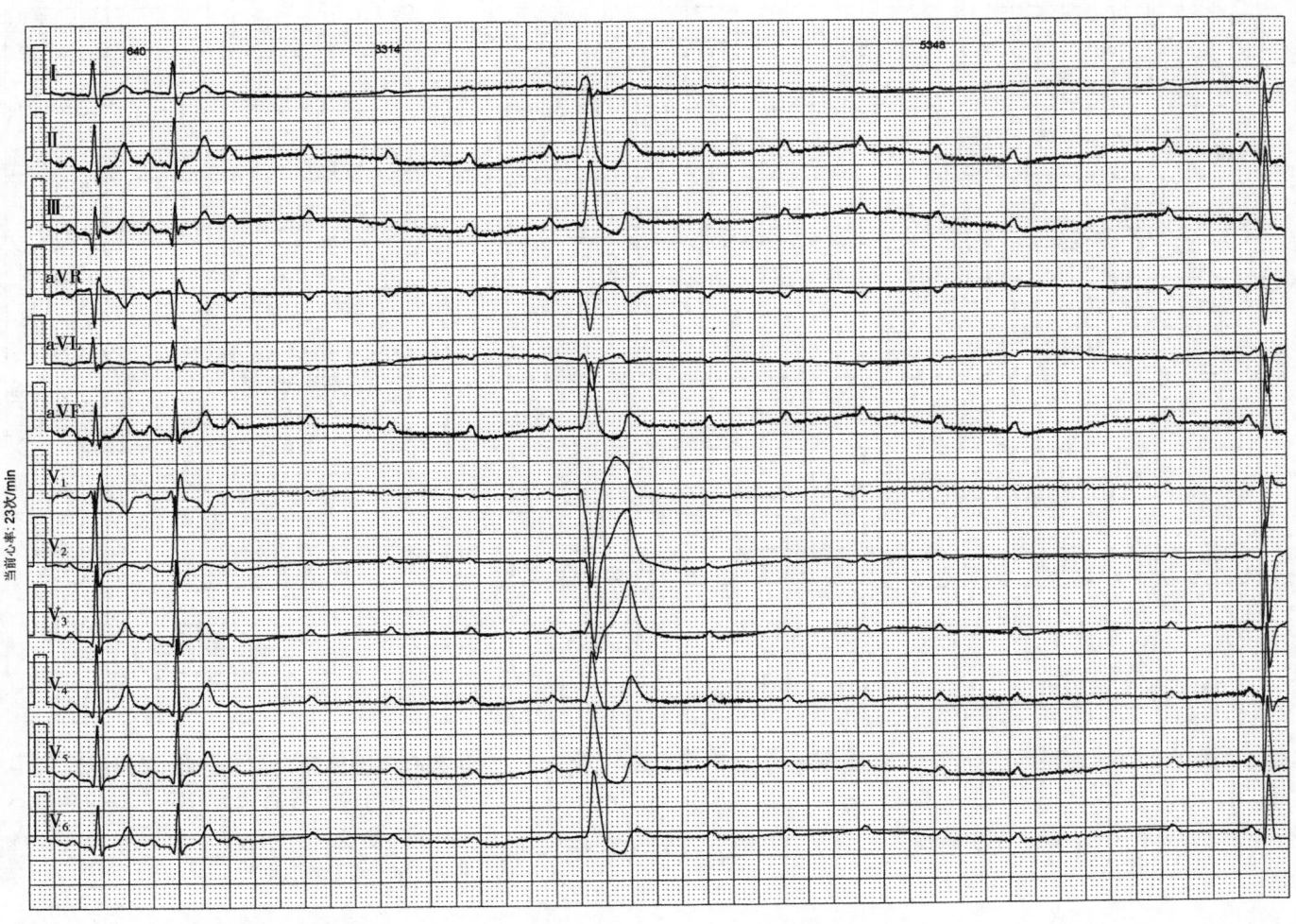

图 2　第 3 个 QRS 波群考虑室性逸搏。

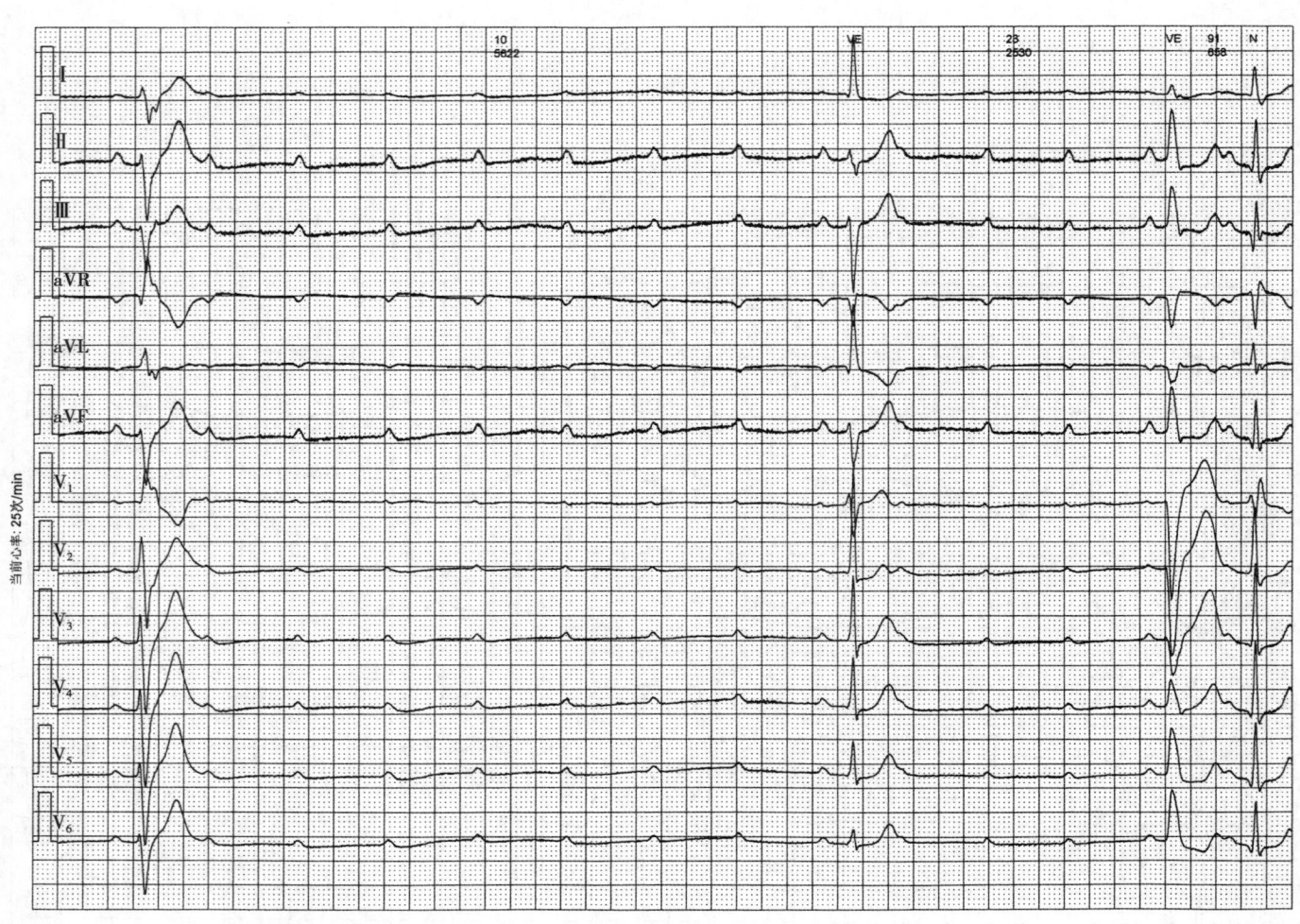

图3　第1~3个心搏都可能是室性逸搏,第4个心搏是窦性P波夺获了心室。

动态心电图诊断: 窦性心律,高度房室传导阻滞(一过性三度房室传导阻滞),阻滞型心室停搏(最长RR间期10.20s),多源性室性逸搏,韦登斯基现象?

【点评】

1. 患者晕厥的原因找到了，是阻滞型心室停搏引起心源性晕厥，患者已经植入永久性心脏起搏器。动态心电图在晕厥的诊断与鉴别诊断方面起着重要的作用。

2. 常见的心脏停搏有窦性停搏、全心停搏和阻滞型心室停搏，本例属于后一种类型。

3. P 波下传部位在何处？由图 2、图 3 提示在希氏束远端，即已有右束支传导阻滞，再发左束支传导阻滞时，造成双束支传导阻滞。为什么不说是结内阻滞或希氏束阻滞？因为不见交界性逸搏，出现的是室性逸搏。

4. 室性逸搏　图 3 中第一个室性逸搏起源于左室流入道，图 2 中第一个室性逸搏与图 3 中第 3 个 QRS 波群形态相似。图 2 中最后一个心搏未显示全，是一个室性融合波。图 3 中第 2 个 QRS 波群介于窦性与左后分支处（左室流入道）附近的室性 QRS 波群之间，也是一个室性融合波。

5. 图 3 中第 3 个室性逸搏源于右心室，可能通过室间隔激动了左束支，使其兴奋阈值发生了变化，使后继的窦性激动得以通过左束支下传夺获心室。

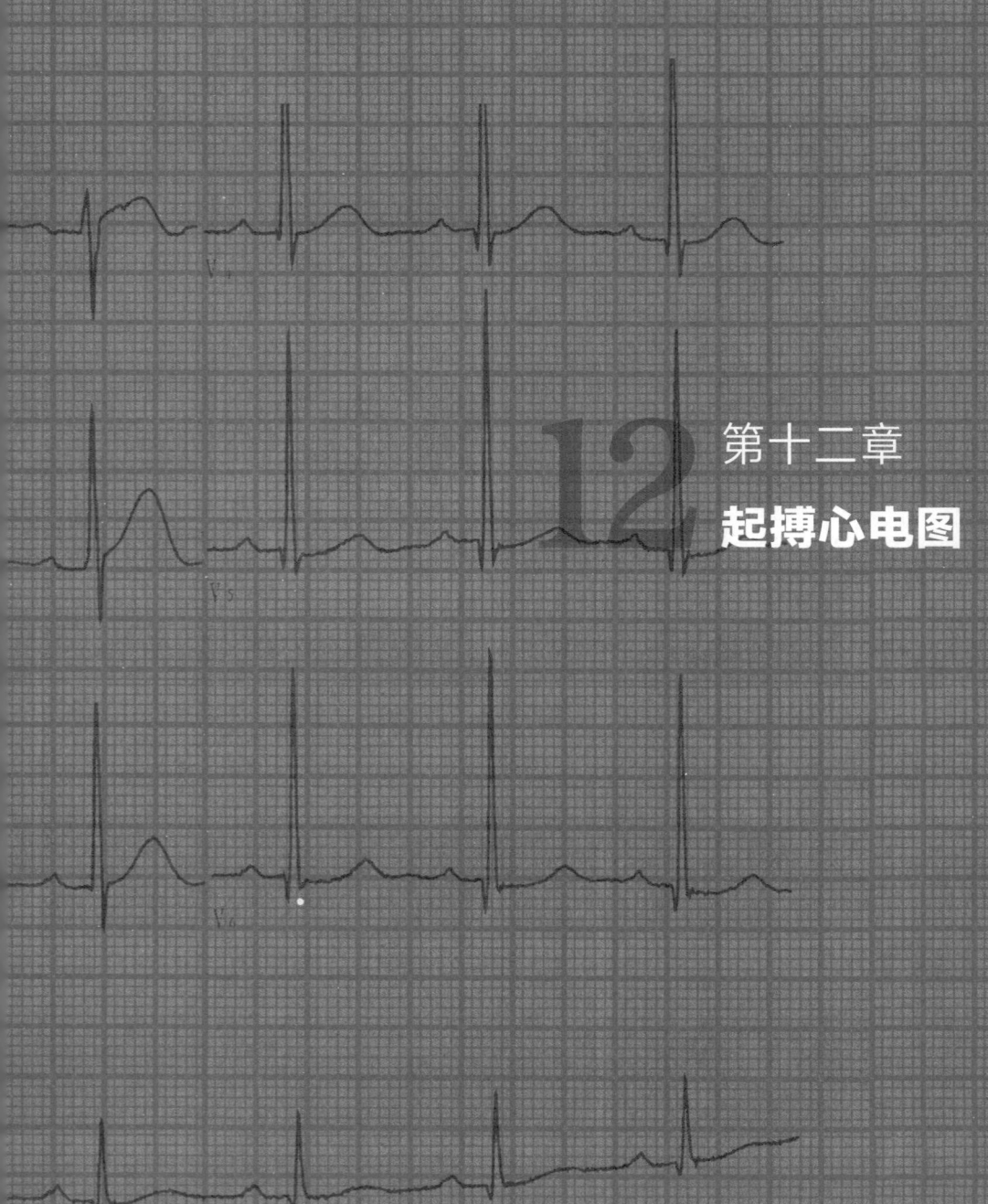

12 第十二章

起搏心电图

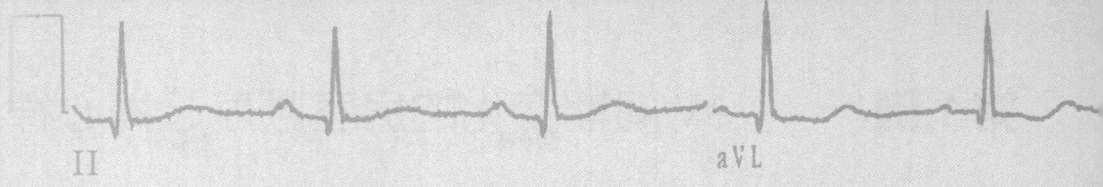

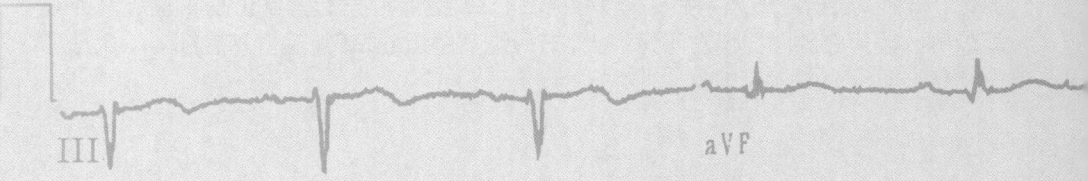

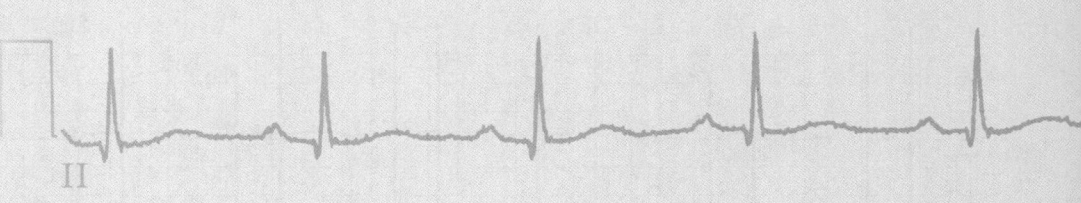

第1例 | AV 间期变化的房室顺序起搏心律

【临床资料】

男性，78 岁，起搏器植入术后 2 年，心房右心耳起搏，心室起搏部位在右室流入道间隔侧。超声心动图显示左心房扩大，节段性室壁运动障碍（后壁基底部）。

临床诊断：冠状动脉粥样硬化性心脏病，不稳定型心绞痛，DDD 起搏器植入术后。

【动态心电图分析】

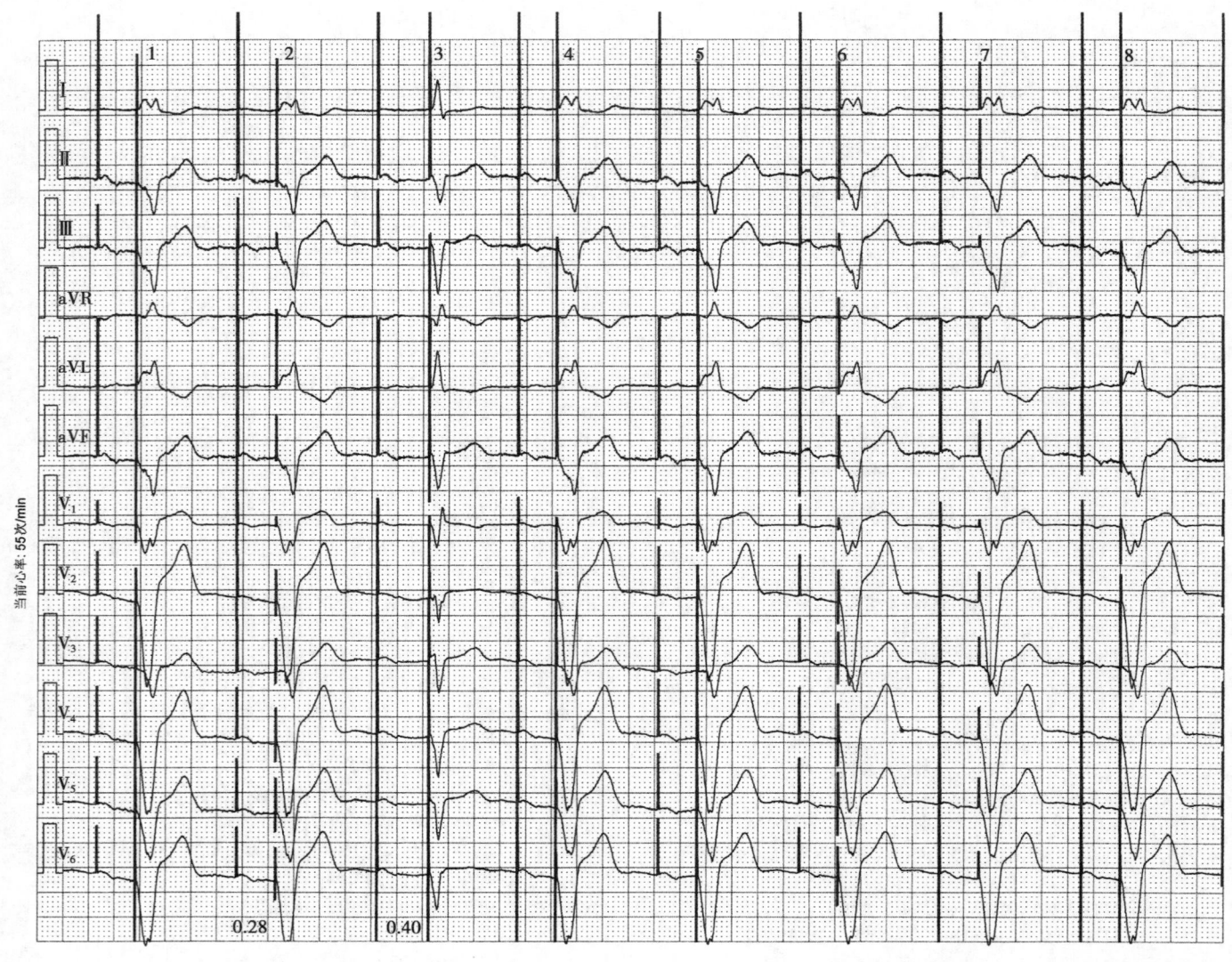

图1 第 1、2、4~8 个心搏为房室顺序起搏心律，心率 57 次 /min。AV 间期 0.28s，QRS 波群时限 0.17s，第 3 个心搏的 AV 间期 0.40s，QRS 波群时限 0.12s，V₁ 导联呈 Qr 型。

诊断：房室顺序起搏心律，AV 间期延长（0.28s 及 0.40s），室性融合波，右束支传导阻滞。

【点评】

DDD 起搏器植入术的患者，AV 间期设定多在 0.16s 左右。但在一度房室传导阻滞患者中，为了能让窦性激动下传夺获心室，AV 间期设置得较长，本例设为 0.28s 及 0.40s，图 1 中基础 AV 间期 0.28s，在第 3 次房室顺序起搏时，AV 间期突然延长至 0.40s，只是部分夺获了心室（室性融合波），随后又恢复了基础起搏心律的 AV 间期（0.28s）。

自身的 PR 间期在不断变化。图 2 中 DDD 方式起搏的 AV 间期 0.28s，自第 4 个心搏开始，AV 间期开始延长大于自身的 AR 间期。心房起搏的激动下传夺获了心室，AR 间期 0.36s，比图 1 中第 3 个 AV 间期（0.40s）短，房室传导间期在发生变化。由于 AR 间期（0.36s），心室脉冲抑制了这种具有自动搜索 AV 间期（PR 间期、AR 间期）功能的 DDD 起搏器，目的是让室上性激动有更多机会下传夺获心室。

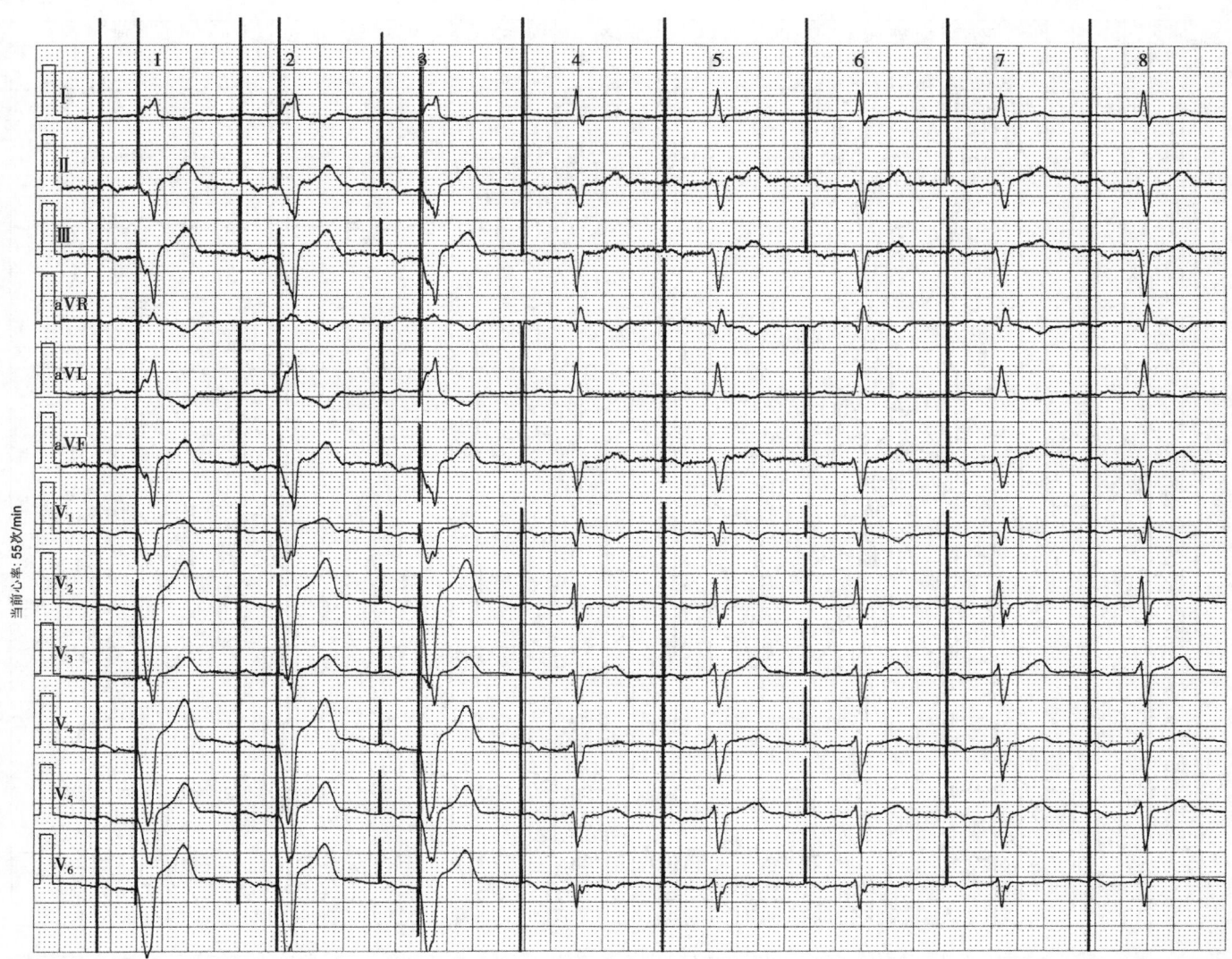

图 2 第 1~3 个心搏为房室顺序起搏心律，心率 57 次 /min。AV 间期 0.28s，QRS 波群时限 0.17s。第 4~8 个心搏为心房起搏心律，心率 57 次 /min，AR 间期 0.36s，QRS 波群时限 0.11s，V₁ 导联呈 qr 型。QRS 电轴左偏，左前分支传导阻滞。

诊断：房室顺序起搏心律，心房起搏心律，AR 间期延长，不完全性右束支传导阻滞。

（左侧竖排）当前心率：55次/min

第 2 例 　　CRT-D 植入术后

【临床资料】

男性,51 岁,因"发作性心悸、乏力 7 年,加重 1 周"入院。7 年前因活动后胸闷、心悸、乏力就诊,当地医院诊断为扩张型心肌病,6 年前发作室性心动过速,经电击转复为窦性心律,CRT-D 植入术后 3 年,高血压病史 10 年。超声心动图显示左心房扩大,左室运动弥漫性减低,左室整体功能减低。血生化检查未见异常。

临床诊断: 扩张型心肌病,心功能Ⅲ级(NYHA 分级),高血压 2 级(很高危),陈旧性脑梗死,慢性阻塞性肺疾病。

【动态心电图分析】

动态心电图监测过程中,持续性心房颤动,起搏总数 98 362 次(占 97.4%),f 波下传 QRS 波群 2 505 次(占 2.5%),室性期前收缩 88 次(占 0.1%)。

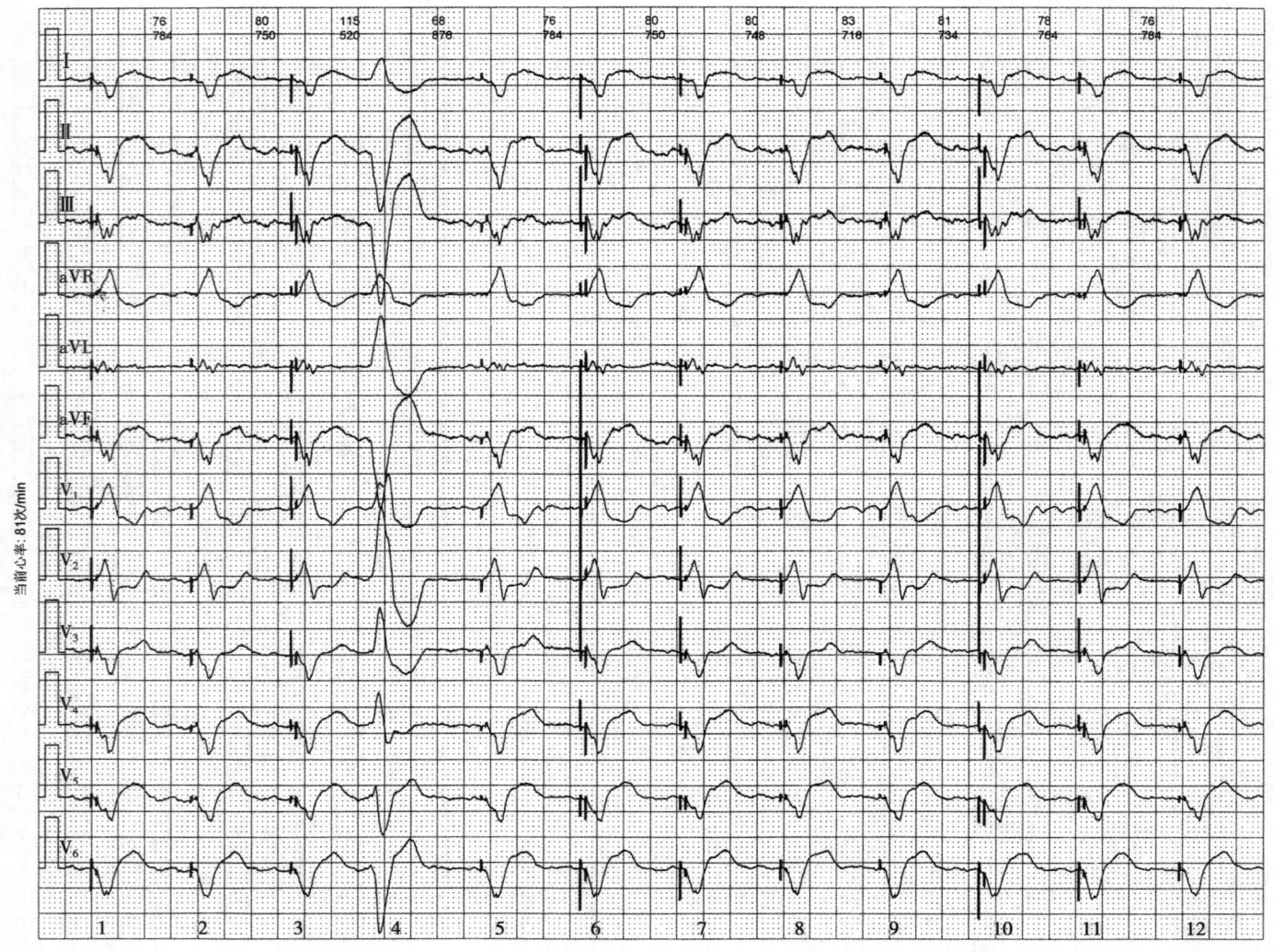

图 1 心房颤动,起搏的 QRS 波群特点:①QRS 波群起点与升支上都有脉冲;②双脉冲间距 40ms;③RR(脉冲)间期规则 750ms,起搏频率 80 次 /min;④QRS 波群一致(顿挫多);⑤QRS 波群时限相同 0.20s;⑥QRS 波群:Ⅰ、Ⅱ、Ⅲ、aVF、V₃~V₆导联呈 QS 型,aVR、V₁导联呈 R 型,V₂导联呈 RS 型;⑦胸导联 QRS 波群振幅<1.0mV;⑧起搏周期被室性期前收缩重整。

诊断: 心房颤动,左心室起搏心电图(VVI 方式),室性期前收缩,起搏 QRS 波群低电压(胸导联)。

【点评】

1. 两个心室脉冲,一个起搏右心室,另一个起搏左心室。从起搏的 QRS 波群形态分析:第 1 个脉冲带起了 QRS 波群,V_1 导联呈 R 型,QRS 波群时限达 0.20s,提示左室心外膜下心肌起搏激动顺序:左室心外膜→左室心内膜→室间隔→右心室。从理论上讲,左室心外膜起搏的 QRS 波群时限要比右室心尖部起搏的 QRS 波群时限要长一些,当然也不能除外影响动作电位 0 相上升速度的其他因素。由于左室心外膜开始除极致整个心室除极的起始向量、最大向量和终末向量都投影在了 V_1 导联轴正侧,呈 R 型,出现在 I、II、III、$V_3 \sim V_6$ 导联轴负侧,形成了 QS 波。起搏部位近左室前壁心尖部。第 2 个脉冲距第 1 个脉冲后 40ms,来自右心室,起搏右心室了吗? 图 2 中第 7 个 QRS 波群起搏了右心室,表现为 V_1 导联 R 波振幅降低,V_2 导联出现 S 波,V_3、V_4 导联 S 波增深,V_5、V_6 导联继 q 波之后出现了 R 波,QRS 波群时限有所缩短,其余起搏 QRS 波群,右心室可能没有起搏,后起搏所占的比例较小。

2. f 波下传的 QRS 波群时限延长,提示左束支以左心室除极时限延长。

3. CRT 植入术后最佳效果,QRS 波群时限变窄(起搏的 QRS 波群是室性融合)、症状改善、EF 值得到提高等。

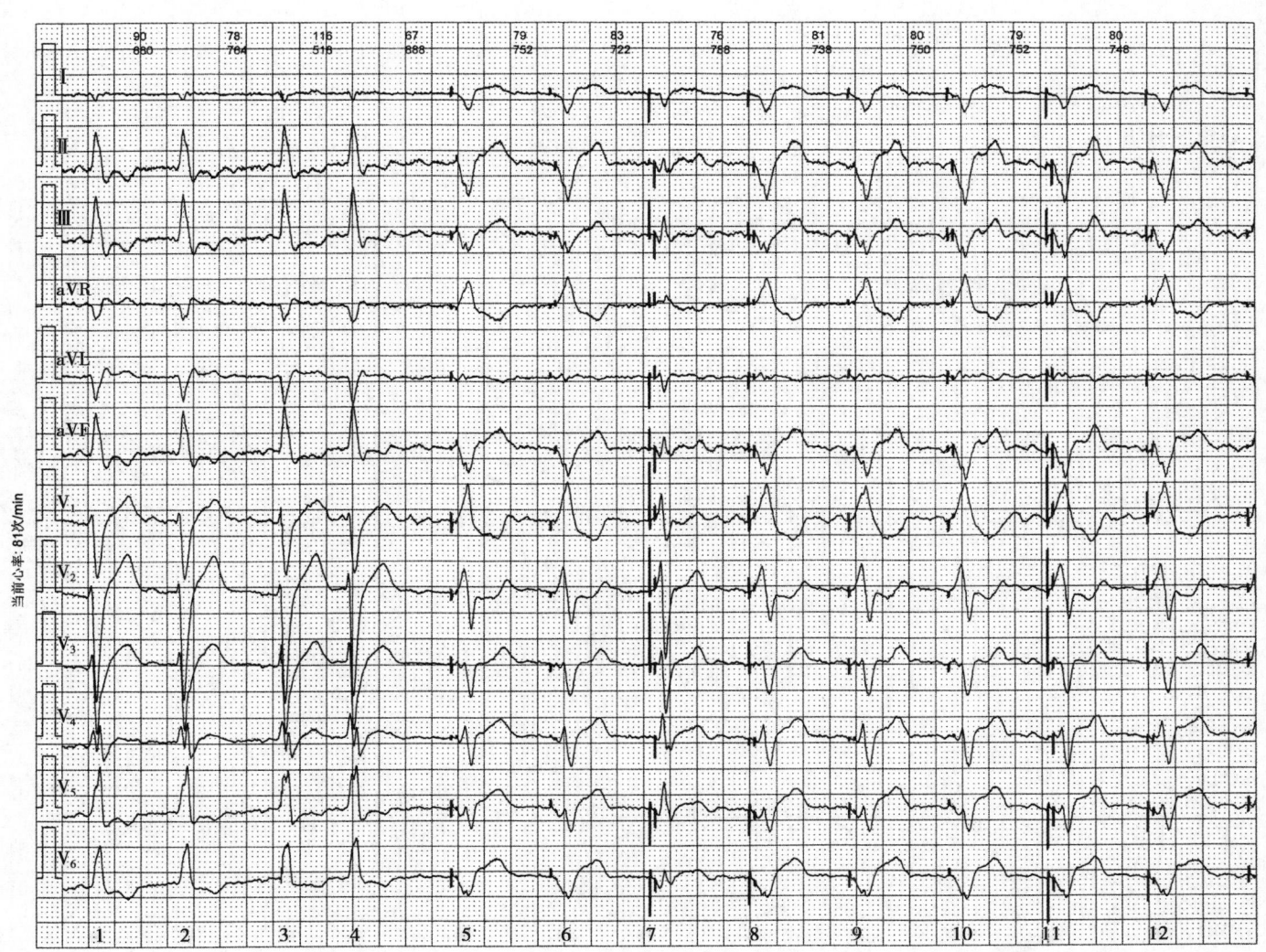

图 2　心房颤动,第 1~4 个心搏由 f 波下传,QRS 波群时限 0.12s,室内传导阻滞 (LBBB)。ST 段:II、III、aVF、V_5、V_6 导联压低 0.05~0.125mV。T 波:II、III、aVF、V_5、V_6 导联倒置。第 5、6、8~12 个心搏的波形与图 1(室性期前收缩除外)的波形相同。第 7 个心搏的波形与众不同,QRS 波群时限约 0.18s,比第 5、6、8~12 个 QRS 波群窄一些,双腔起搏室性融合波。

诊断:心房颤动,左心室起搏心电图(VVI 方式),室性融合波,QRS 波群低电压,室内传导阻滞,ST 段压低。

第3例 | CRT-D 植入术后左心室优势起搏

【临床资料】

女性,49 岁,因 "心悸、胸闷 4 年" 入院。4 年前因心悸、胸闷就诊,诊断为扩张型心肌病。3 年前发生室性心动过速,体外电复律一次,随后植入 CRT-D,放电一次。既往高血压病史 9 年。超声心动图显示左心增大,二尖瓣重度反流,肺动脉中度高压,左室舒张功能减低。

临床诊断: 扩张型心肌病,心功能不全,心功能Ⅲ级(NYHA分级),高血压 2 级(很高危),脑梗死,肺动脉中度高压,CRT-D 植入术后。

【心电图分析】

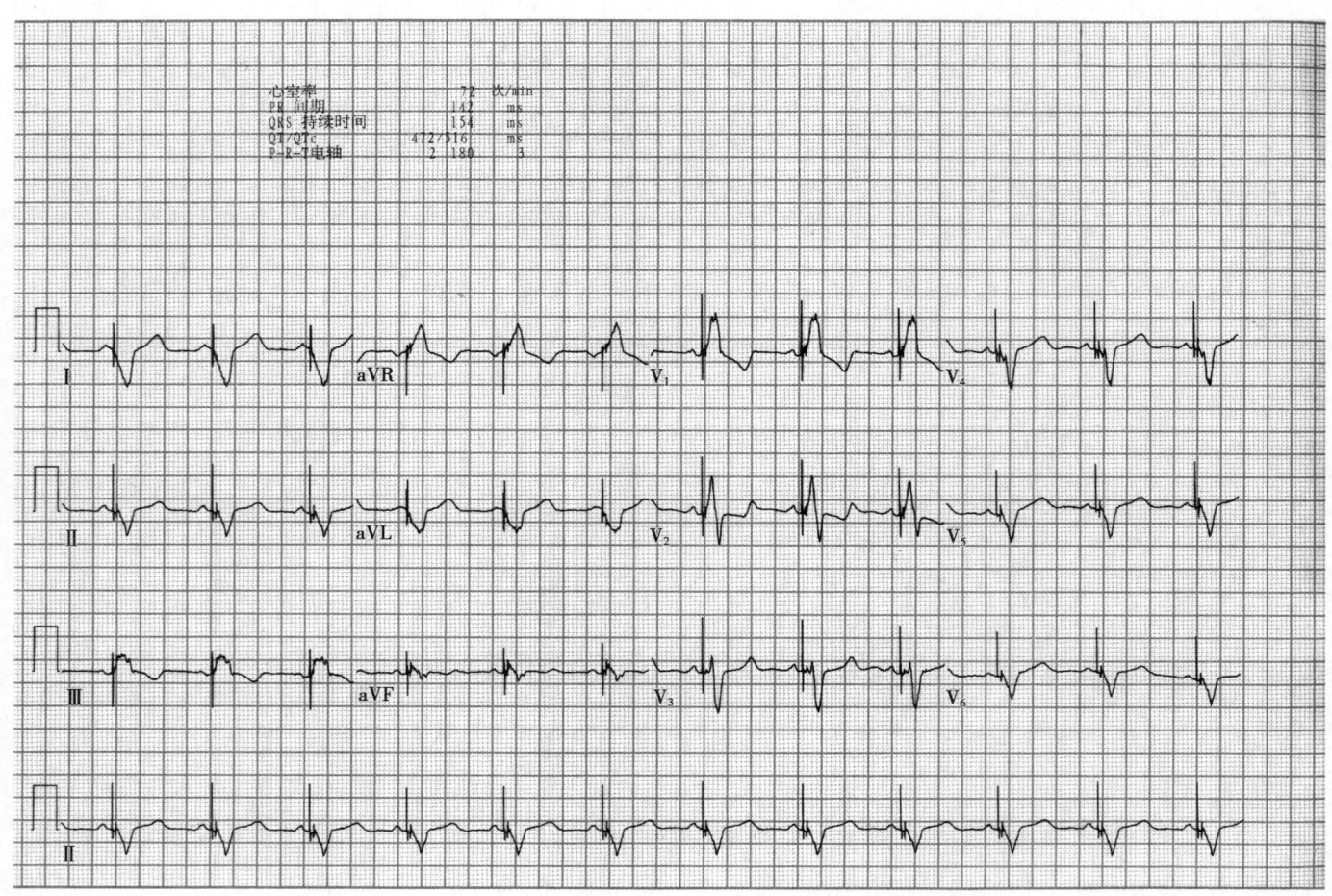

【点评】

这是一例扩张型心肌病 CRT-D 植入术后心电图。窦性 P 波触发双侧心室起搏。双侧心室起搏方式,两个脉冲:第 1 个脉冲起搏左心室,证据是 Ⅰ、aVL、V₄～V₆ 导联呈 QS 波,QRS 波群时限 152ms,左心室起搏占绝大部分;第 2 个脉冲起搏右心室,证据是 V₂ 导联的 S 波。近年来 CRT-D 植入的患者增加,心电图表现正在引起学者的重视。

图 1　窦性 P 波规律出现,心率 72 次 /min,P 波后 142ms 双脉冲起搏心室,QRS 波群时限 154ms,Ⅰ、aVL、V₄～V₆ 导联呈 QS 型,aVR、V₁ 导联呈 R 型,QT/QTc 间期 472/516ms,QRS 电轴 180°。

心电图诊断:窦性心律,P 波触发双侧心室起搏(左优势型),QTc 间期延长。

【临床资料】

女性，67 岁，因 "反复胸闷、气促 3 年，加重 3h" 入院。既往高血压病史 10 年。查体：血压 126/40mmHg，身高 162cm，体重 60kg，BMI 24.1kg/m²。超声心动图显示左心室显著扩大，房间隔膨出瘤，二尖瓣中度反流，左室收缩功能减低。冠脉 CTA 显示前降支、回旋支、右冠状动脉轻度粥样硬化。完善各项检查以后，行 CRT-D 植入术，心房右心耳起搏，脉宽 0.48ms，阻抗 640Ω，起搏阈值 0.8mV，P 波幅度 5.0mV；右室心尖部起搏，脉宽 0.48ms，阻抗 720Ω，起搏阈值 1.2mV，R 波幅度 10.0mV；左室侧后静脉为起搏靶点，脉宽 0.48ms，阻抗 500Ω，起搏阈值 1.2V，起搏频率 60 次 /min。

【心电图分析】

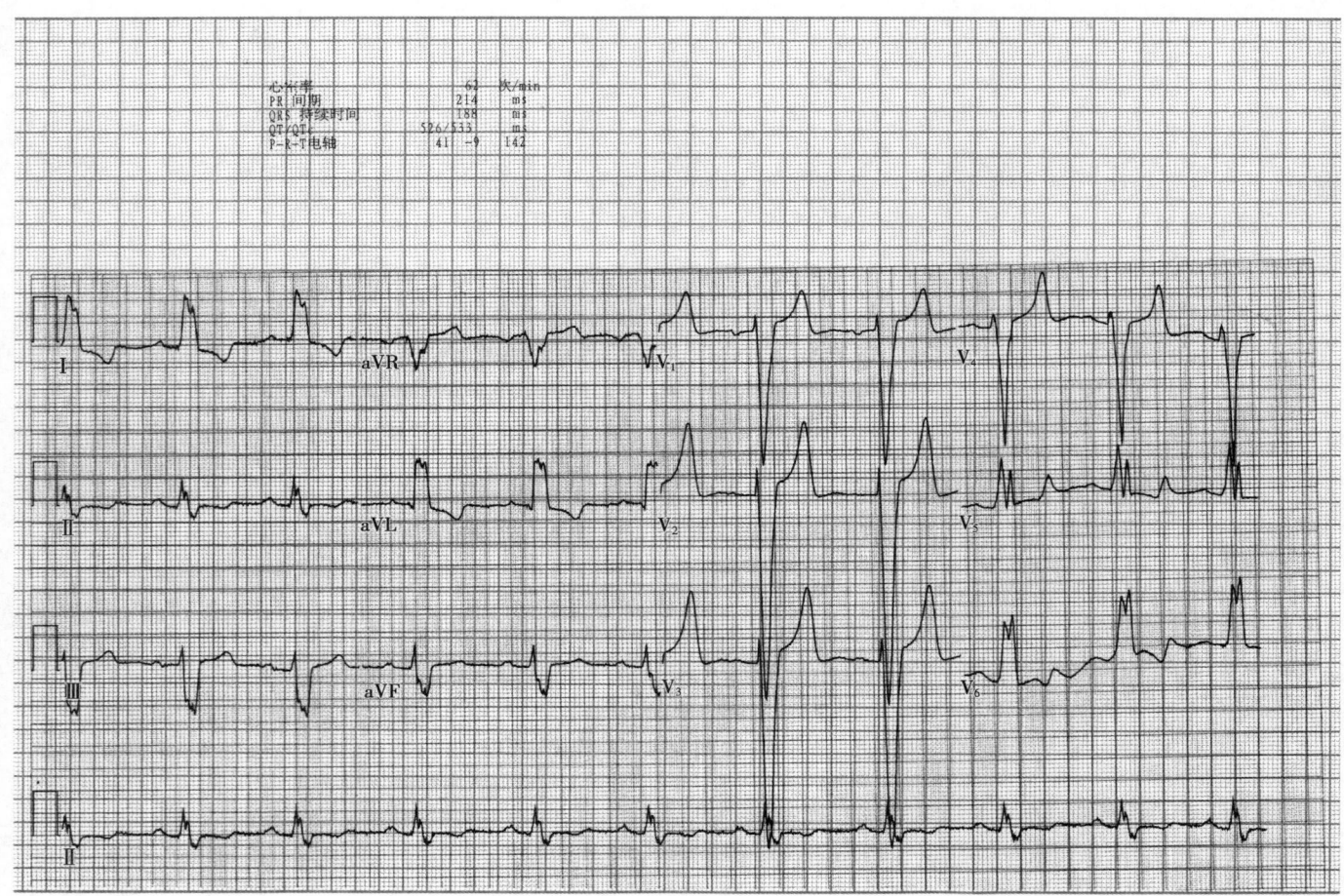

图 1 CRT-D 植入术前：窦性心律，心率 62 次 /min，PR 间期 214ms，一度房室传导阻滞。QRS 波群时限 188ms，Ⅰ、V₆ 导联呈宽大切迹的 R 波，V₁~V₄ 导联呈 rS 型，完全性左束支传导阻滞。ST 段：Ⅰ、aVL 导联下斜型压低 0.10 ~ 0.125mV，V₁~V₃ 导联抬高 0.20~0.30mV。T 波：Ⅰ、aVL 导联倒置，V₁~V₄ 导联直立。QT/QTc 间期 526/533ms，QRS 电轴 -9°。

诊断： 窦性心律，完全性左束支传导阻滞，QT/QTc 间期延长。

临床诊断： 扩张型心肌病，高血压 3 级（极高危），心功能Ⅱ级（NYHA 分级），完全性
左束支传导阻滞，心力衰竭，CRT-D 植入术后。

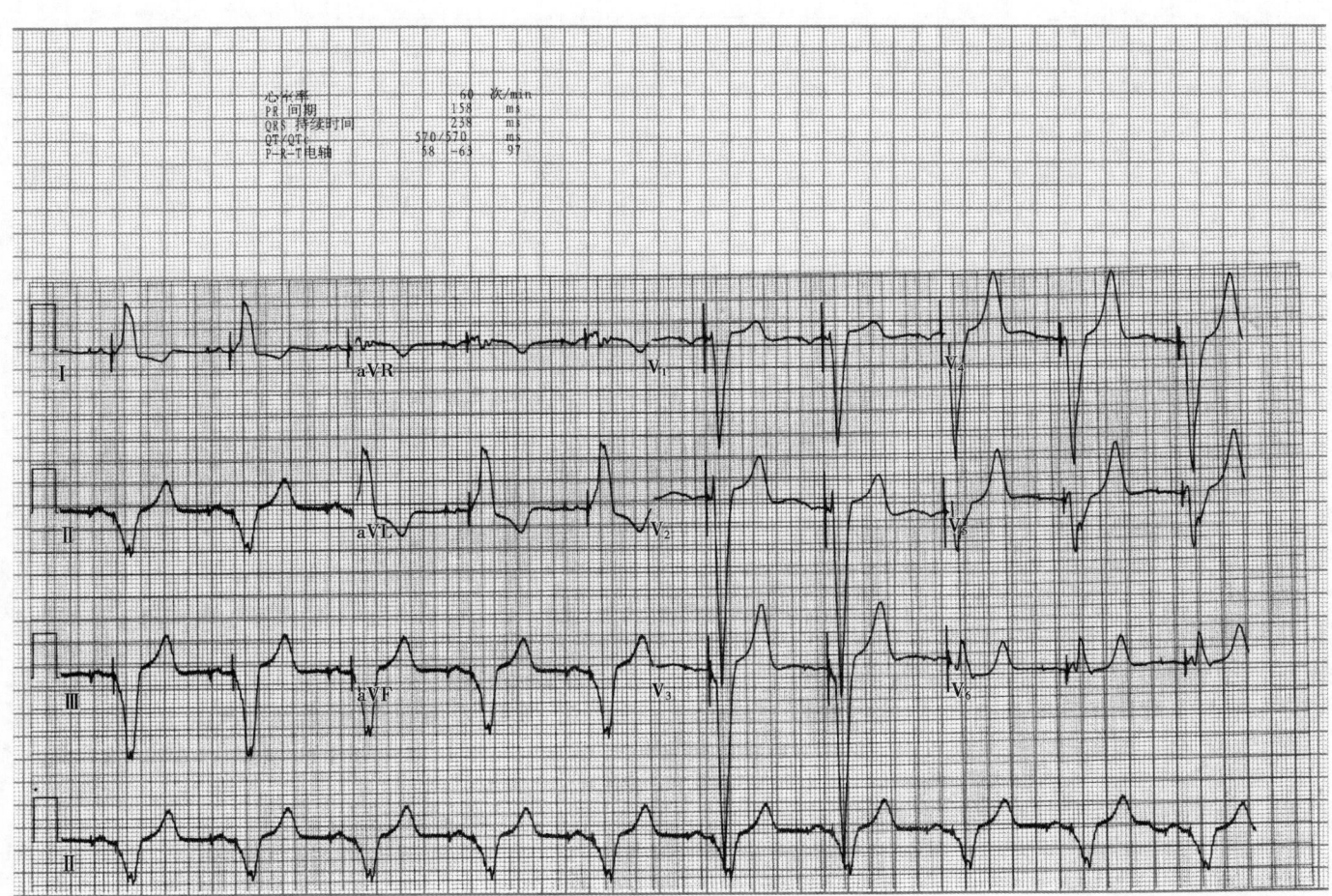

图 2 CRT-D 植入术后，房室顺序起搏：起搏频率 60 次 /min，AP-VP（PR）间期 158ms，QRS 波群时限 238ms，Ⅰ、aVL 导联呈 R 型，Ⅲ、aVF、V₃、V₄ 导联呈 QS 型，V₁、V₂ 导联呈 rS 型，右室心尖部起搏心电图，QRS 电轴 −63°。QT/QTc 间期 570/570ms。

诊断： 房室顺序起搏心律（右室心尖部起搏，右心耳起搏），QT/QTc 间期延长。

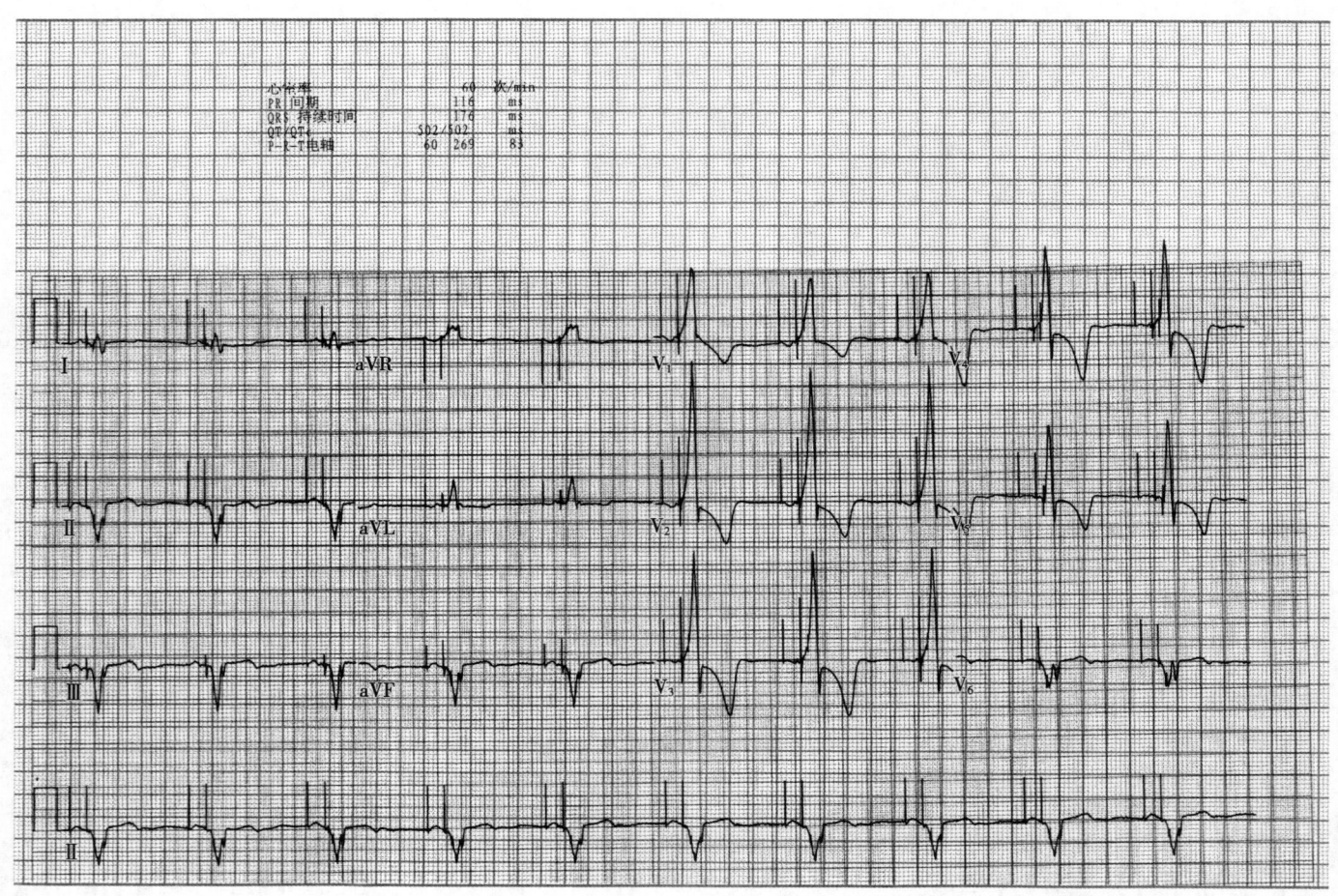

图3 CRT-D 植入术后,房室顺序起搏:心率 60 次/min,AP-VP(PR)间期 160ms,QRS 波群时限 176ms,I 导联呈 qrs 型,V₁ 导联呈 R 型,V₂~V₅ 导联呈 Rs 型,V₆ 导联呈 Qs 型,QRS 电轴接近 −90°。ST 段:V₂~V₅ 导联下斜型压低 0.10~0.2mV。T 波:V₁~V₅ 导联倒置,左心室优势起搏。QT/QTc 间期 502/502ms。

诊断:房室顺序起搏心律(双侧心室起搏,左心室起搏优势性),QT/QTc 间期延长。

【点评】

患者因扩张型心肌病、左束支传导阻滞、阵发性室性心动过速、心力衰竭植入 CRT-D。术前左束支传导阻滞，QRS 波群时限 188ms。图 2 中右心耳起搏与右心室起搏（右室心尖部起搏），QRS 波群时限达到了 238ms，左心室是否参与了起搏？这种可能性不大。从 V_1、V_2 导联呈 rS 型，V_3、V_4 导联呈 QS 型分析，不除外左心室起搏产生了 V_1、V_2 导联的小 r 波？图 3 为心房与心室同步起搏心电图，如果是单纯左心室起搏，心室激动程序是左室心外膜→室间隔→右心室。整个心室除极时间要比右室心尖部起搏的 QRS 波群时限更宽，而本例 QRS 波群时限 176ms，比右室心尖部起搏的 QRS 波群时限要窄一些。从 V_1 导联呈 R 型的特点分析，左心室起搏占据优势。同时右室心尖部也参与了起搏，因此，图 3 是一阵右心房起搏与左右心室同步起搏产生的室性融合波，双心室起搏的 QRS 波群时限最窄时，应该是心室同步化治疗所期望的心电图结果。结合射血分数的提高、心力衰竭的控制，用以评价 CRT 的疗效。

【临床资料】

女性，82 岁，因 "发作性胸痛、心悸 9 年" 入院。既往高血压病史 30 余年，起搏器植入术后 11 年（具体不详）。超声心动图显示二尖瓣、三尖瓣、主动脉瓣及肺动脉瓣轻度关闭不全，左室舒张功能轻度减低。

【动态心电图分析】

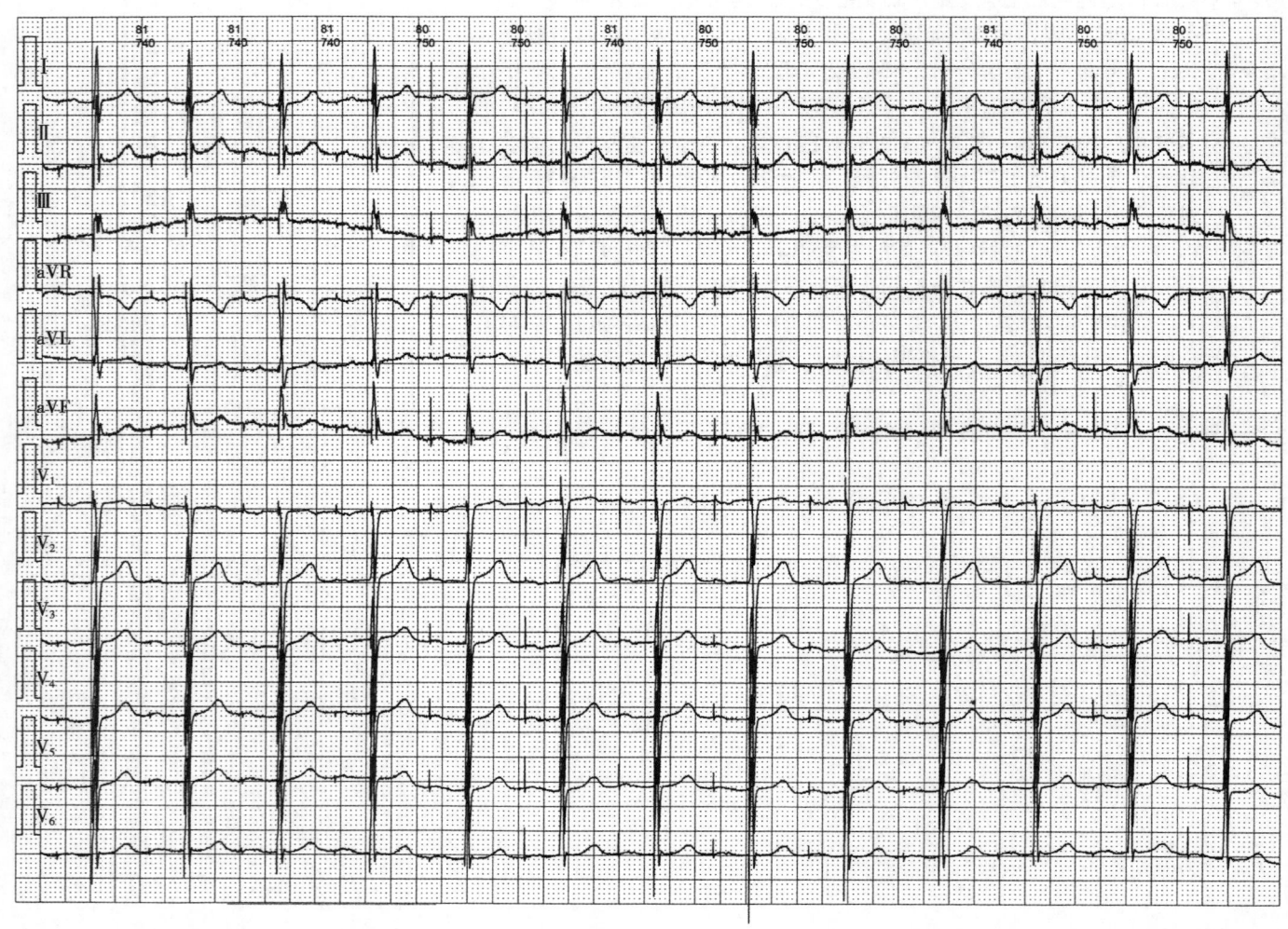

图 1　房室顺序起搏心律，起搏频率 80 次 /min，PR（AV）间期 0.28s，心室脉冲位于 QRS 波群起始部，QRS 波群时限 0.08s，假性室性融合波。

诊断：房室顺序起搏心律，假性室性融合波。

临床诊断: 冠状动脉粥样硬化性心脏病,高血压 3 级(很高危),病态窦房结综合征,起搏器植入术后。

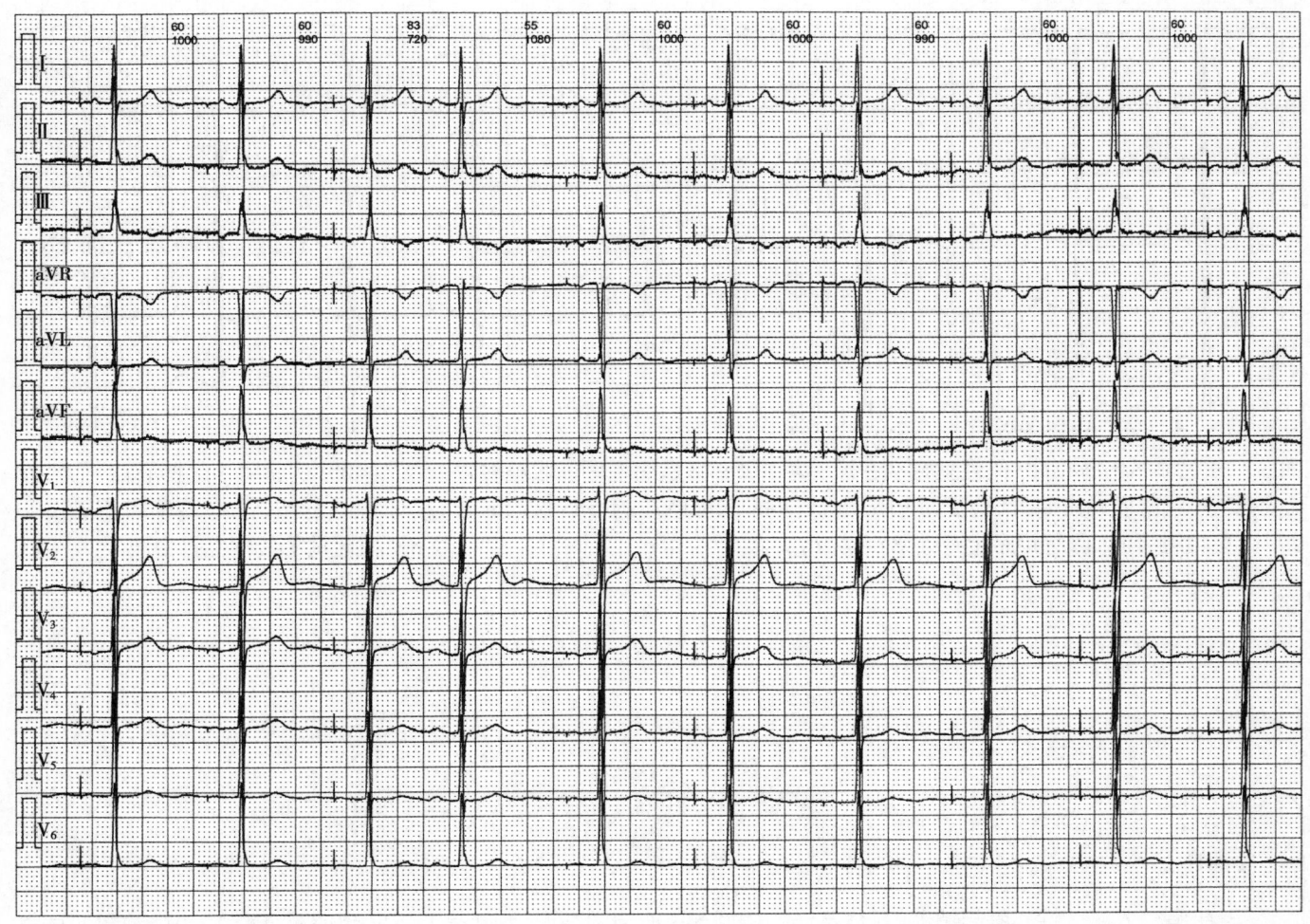

图 2 房室顺序起搏心律,假性室性融合波。第 4 个心搏提前出现。房性期前收缩,并重整房室顺序起搏周期。房性期前收缩的 P′R 间期 0.22s。

诊断: 房室顺序起搏心律,假性室性融合波,房性期前收缩。

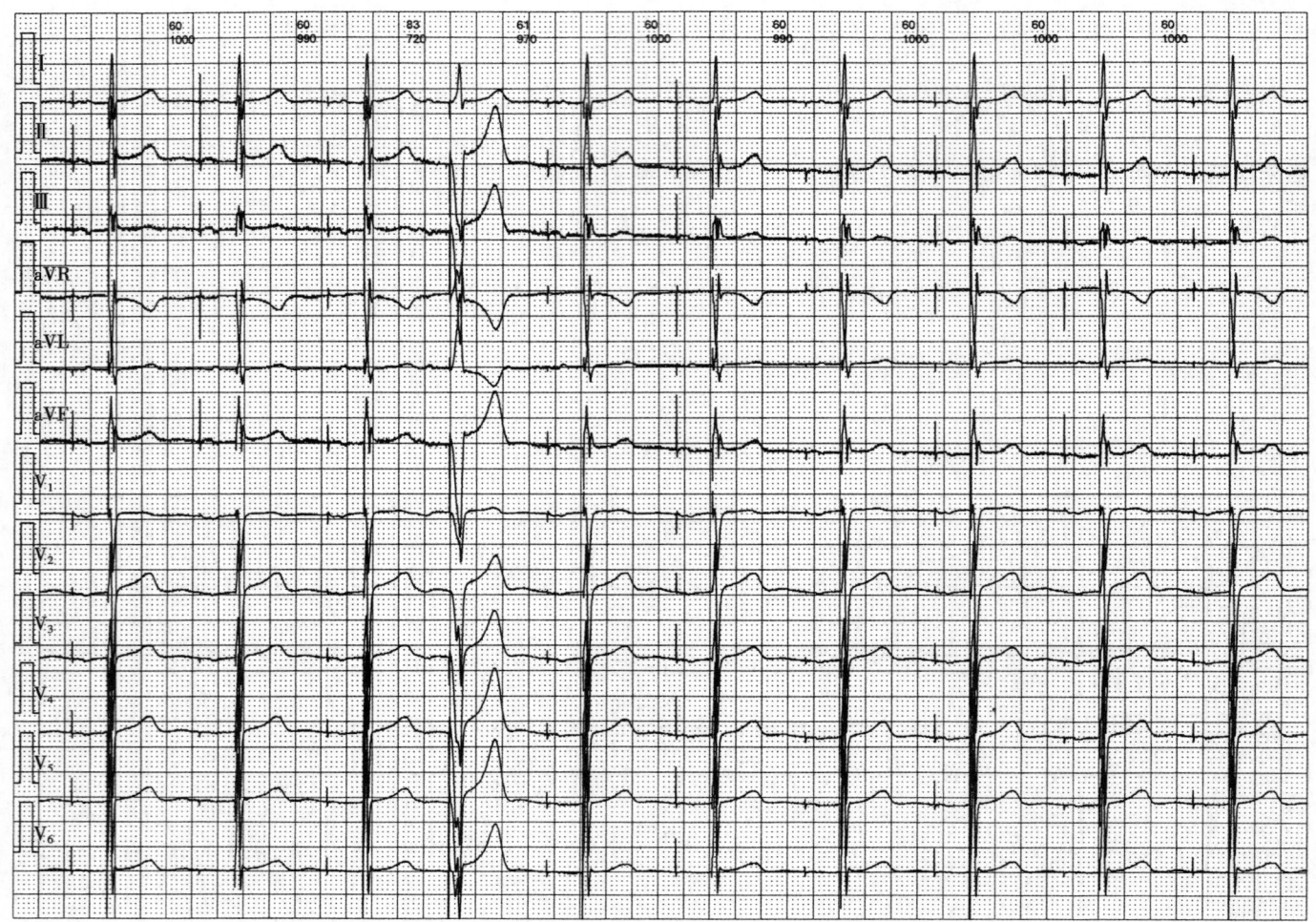

图 3　房室顺序起搏心律, 假性室性融合波, 第 4 个心搏是房性期前收缩触发心室起搏, 起搏模式由 DDD 转变为 VAT。房性期前收缩触发的 QRS 波群时限 0.11s, 室性融合波, 房室顺序起搏频率 60 次 /min。

诊断: 房室顺序起搏心律, 假性室性融合波, 房性期前收缩触发心室起搏形成室性融合波。

【点评】

1. 患者植入永久性心脏起搏器 (具体不详), 根据动态心电图表现, 判断是 DDDR 起搏器, DDD 方式起搏时, 房室顺序起搏频率变动在 50~80 次 /min。

2. AV 间期 0.28s, 出现假性室性融合波, 提示一度房室传导阻滞。

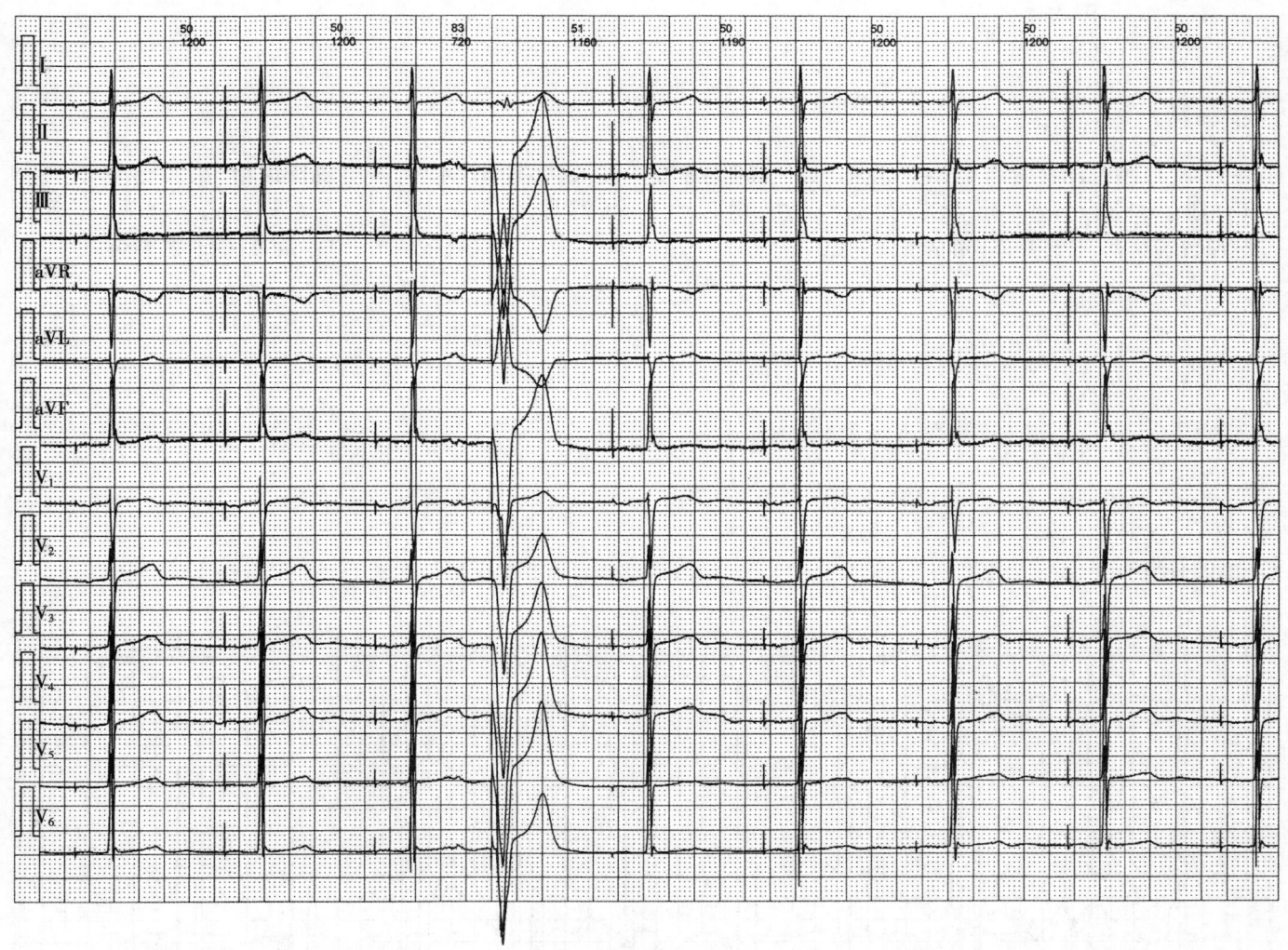

图 4 房室顺序起搏心律,起搏频率 50 次 /min。假性室性融合波。第 3 个心搏 T 波上的房性期前收缩触发了心室起搏,QRS 波群时限 0.16s。

诊断: 房室顺序起搏心律,假性室性融合波,房性期前收缩触发心室起搏。

3. 房性期前收缩被起搏器感知以后,房室顺序起搏周期被重整。

4. 由于心室脉冲细而小,可能被误认为 AAI 起搏心电图。

第6例　DDD 起搏 V₂、V₃ 导联 T 波正负双向伴明显 U 波

【临床资料】

女性,74 岁,因 "发热、腹痛 6 个月" 入院。既往高血压病史 1 年,起搏器植入术后 5 年。血钾 2.98mmol/L。超声心动图显示双侧心房扩大,室间隔增厚,二尖瓣、主动脉瓣轻度反流,左室整体功能减低。

临床诊断: 高血压,永久性心脏起搏器植入术后,低钾血症,胆囊结石,胆囊炎。

【心电图分析】

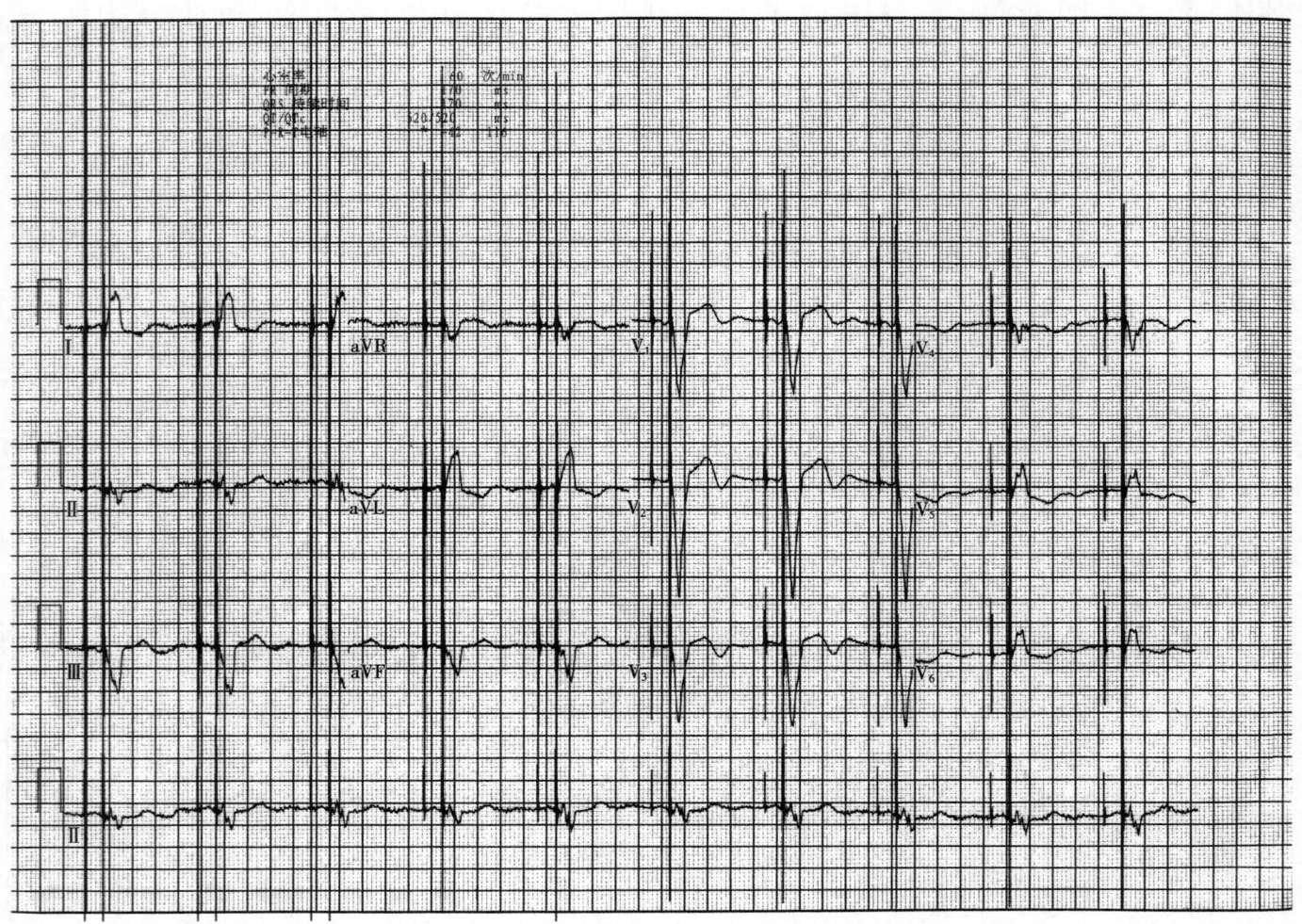

【点评】

右心室起搏时，$V_1 \sim V_3$ 导联呈 QS 波，$V_1 \sim V_3$ 导联 T 波应是正向，且 S 波越深，T 波增高越明显。本例 V_2、V_3 导联 T 波正负双向，有明显 U 波，提示与低钾血症有关。

图 1 房室顺序起搏心律，心率 60 次 /min，AP-VP 间期 170ms，QRS 波群时限 170ms，I、aVL、V_4、V_5 导联呈 R 型，III、aVF、$V_1 \sim V_3$ 导联呈 QS 型，右室心尖部心室起搏心电图。T 波：V_1、V_2、V_3 导联正负双向，V_4 导联倒置，V_2、V_3 导联可见明显 U 波，提示低钾血症。QT/QTc 间期 520/520ms，QRS 电轴 $-42°$。

诊断： 房室顺序起搏，T 波双向（$V_1 \sim V_3$ 导联），明显 U 波，提示低钾血症，QT/QTc 间期延长。

【临床资料】

男性，78 岁，因 "阵发性心悸 5 年，加重 1 日" 入院。既往高血压病史 10 年。起搏器植入 2 年，右心耳起搏，脉宽 0.48ms，阻抗 580Ω，起搏阈值 0.4V，P 波幅度 4.5mV；右室流出道间隔侧起搏，脉宽 0.48ms，阻抗 780Ω，起搏阈值 1.2V，R 波幅度 1.2mV。超声心动图显示左心房增大，节段性室壁运动障碍，二尖瓣、三尖瓣轻度反流，左室舒张功能减低。

【动态心电图分析】

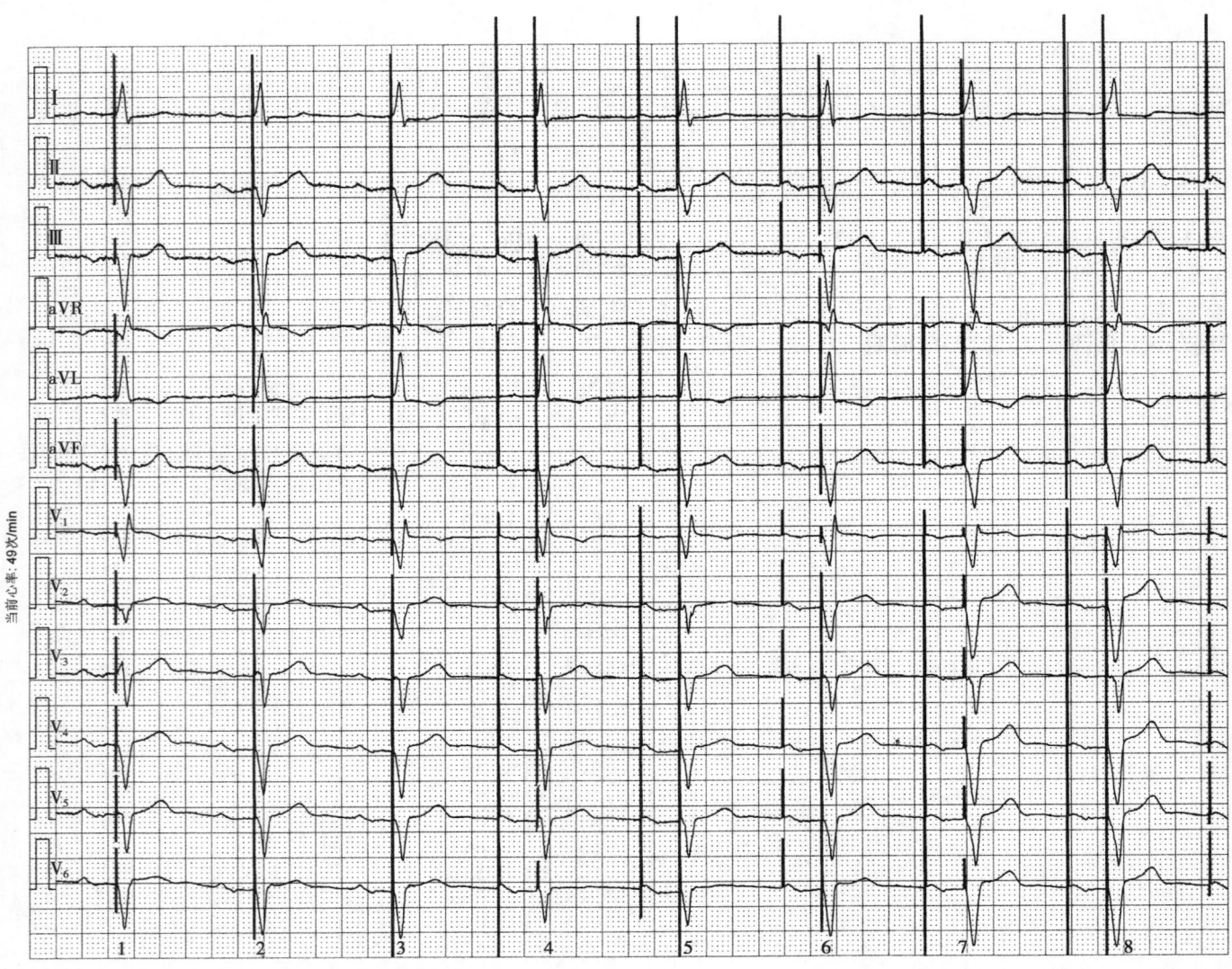

图 1 第 1~3 个为窦性 P 波触发心室起搏，P 波频率 57 次 /min，P 波时限 0.13s，左心房扩大。PV（PR）间期 0.28s。第 4~8 个为房室顺序起搏，AV 间期 0.28s，第 4 个与第 5 个心搏的脉冲出现于窦性 P 波升支上，假性房性融合波。第 1~8 个 QRS 波群形态有所不同，QRS 波群时限 0.11~0.13s，V₁ 导联呈 qR 型。

诊断：窦性心动过缓，左心房扩大，房室传导延迟，P 波触发心室起搏心律，房室顺序起搏心律，假性房性融合波，起搏室性融合波，完全性右束支传导阻滞。

临床诊断: 冠状动脉粥样硬化性心脏病, 不稳定型心绞痛, 永久性心脏起搏器植入术后。

当前心率: 53次/min

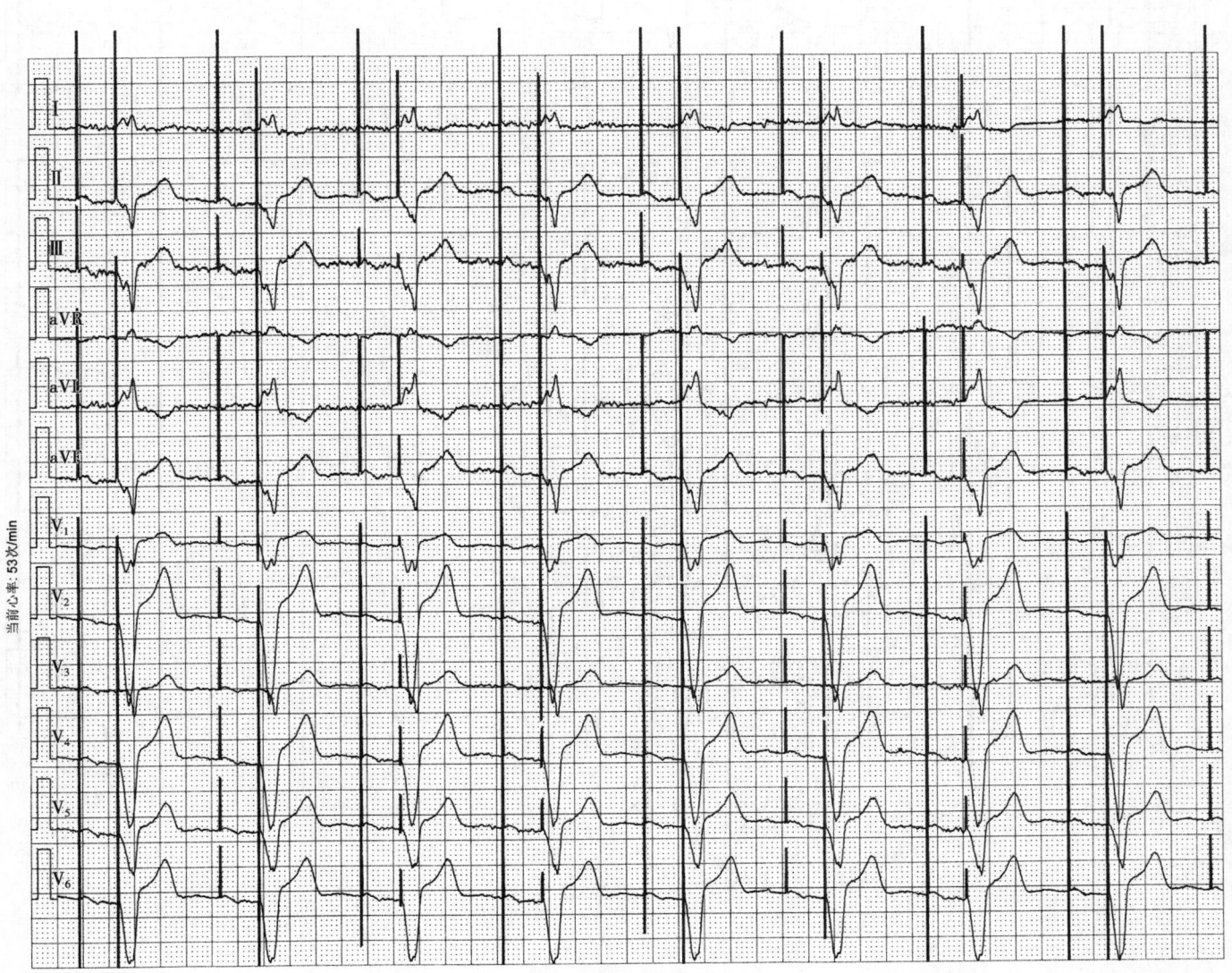

图 2　房室顺序起搏心律, AV 间期 0.28s, QRS 波群时限 0.16s, V₁ 导联呈 QS 型。　**诊断:** 房室顺序起搏心律。

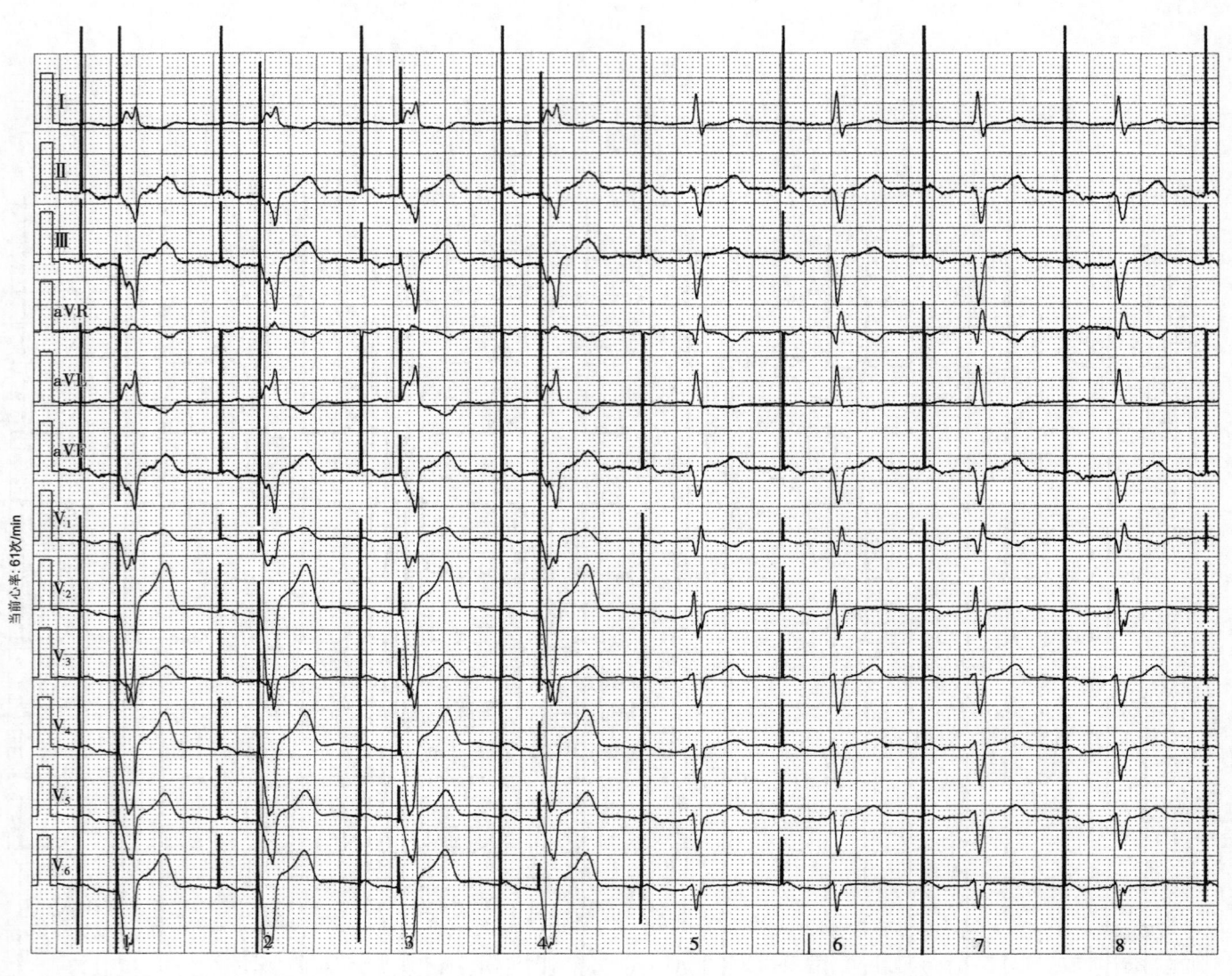

当前心率：61次/min

图3　第1~4个为房室顺序起搏心律,起搏频率57次/min。第5~8个为心房起搏心律,AR间期0.36s,QRS波群时限0.11s,不完全性右束支传导阻滞,左前分支传导阻滞。

诊断:房室顺序起搏心律,心房起搏心律,一度房室传导阻滞,不完全性右束支传导阻滞,左前分支传导阻滞。

【点评】

这是一例植入DDD起搏器的患者,起搏方式有DDD、AAI、VAT。

1. 由于患者有一度房室传导阻滞,尽可能让心房的激动下传心室,人工设定的AV间期较长(0.28s)。图3中第5~8个心搏的AR间期达0.36s,原因是起搏的AV间期自动延长,当AV间期>AR间期以后,心室起搏被抑制,出现AAI方式起搏。

2. 起搏室性融合波　从图2中心室起搏的QRS波群时限0.16s分析,图1中QRS波群时限较窄,所有QRS波群都是室性融合波,V_1导联呈Qr型,没有掩盖右束支传导阻滞图形。

第8例 | F 波触发心室起搏性心动过速

【临床资料】

女性，81 岁，因"发作性胸闷、心慌 10 年余，加重 1 天"于 2016 年 8 月 14 日入院。2013 年因快 – 慢综合征植入起搏器（DDDR），右心耳起搏，脉宽 0.48ms，阻抗 720Ω，起搏阈值 0.7V，P 波幅度 3.5mV；右心室间隔侧中下部起搏，脉宽 0.48ms，阻抗 720Ω，起搏阈值 0.3V，R 波幅度 6.0mV。冠脉造影显示前降支中段狭窄 50%。超声心动图显示左心房扩大，二、三尖瓣轻度反流。血生化检查显示钙 2.23mmol/L，钾 3.88mmol/L，镁 0.84mmol/L，钠 145.3mmol/L，葡萄糖 6.57mmol/L。

临床诊断：冠状动脉粥样硬化性心脏病，稳定型心绞痛，心房扑动，永久性 DDDR 心脏起搏器植入术后，心功能Ⅱ级，高血压 3 级（极高危），糖尿病 2 型，高脂血症，慢性肾功能不全。

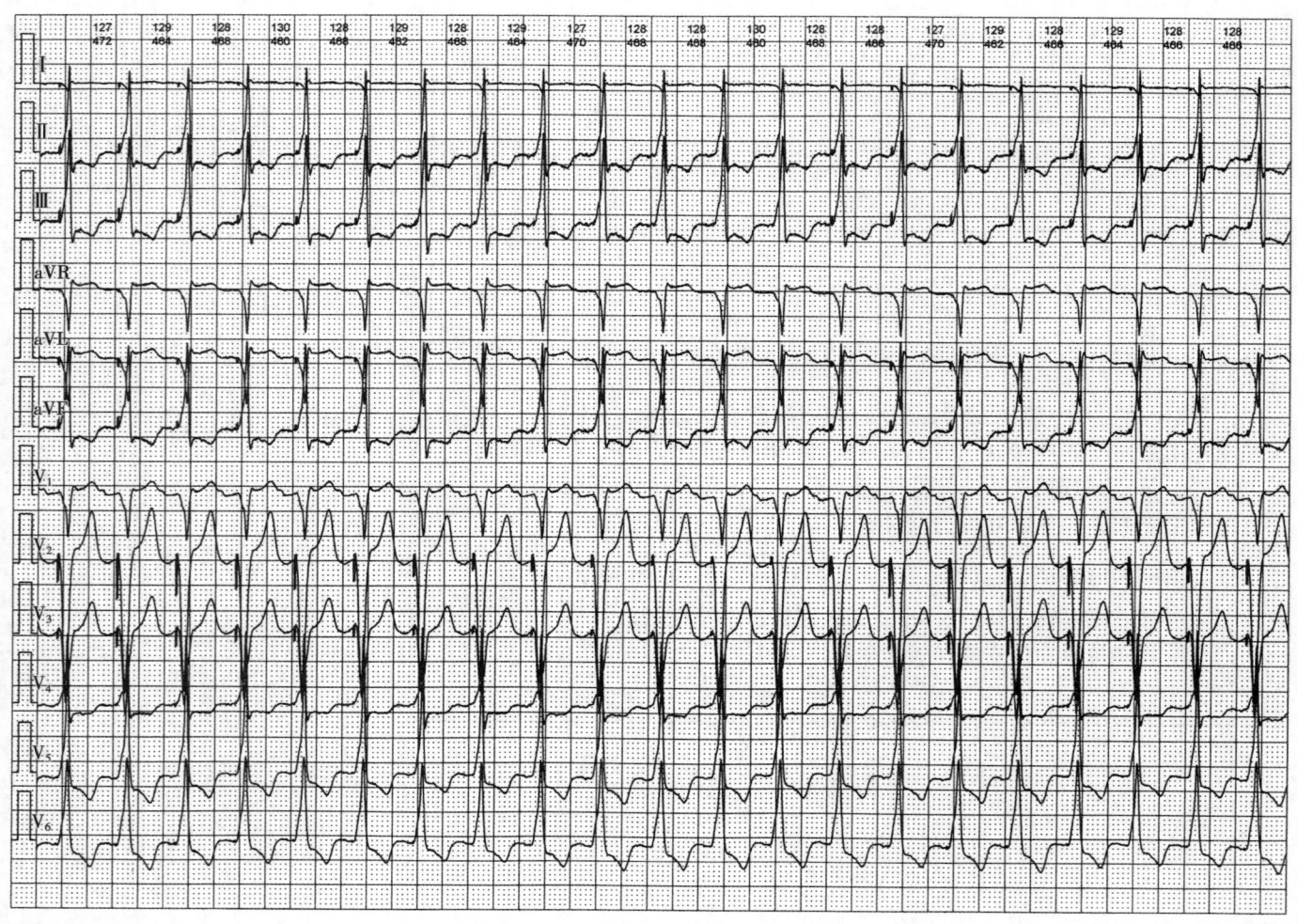

图 1 快速心室起搏频率 128 次 /min，FR 间期固定，心房率 256 次 /min。

【动态心电图分析】

图1~图3是同一次监测的动态心电图，患者持续性心房扑动。

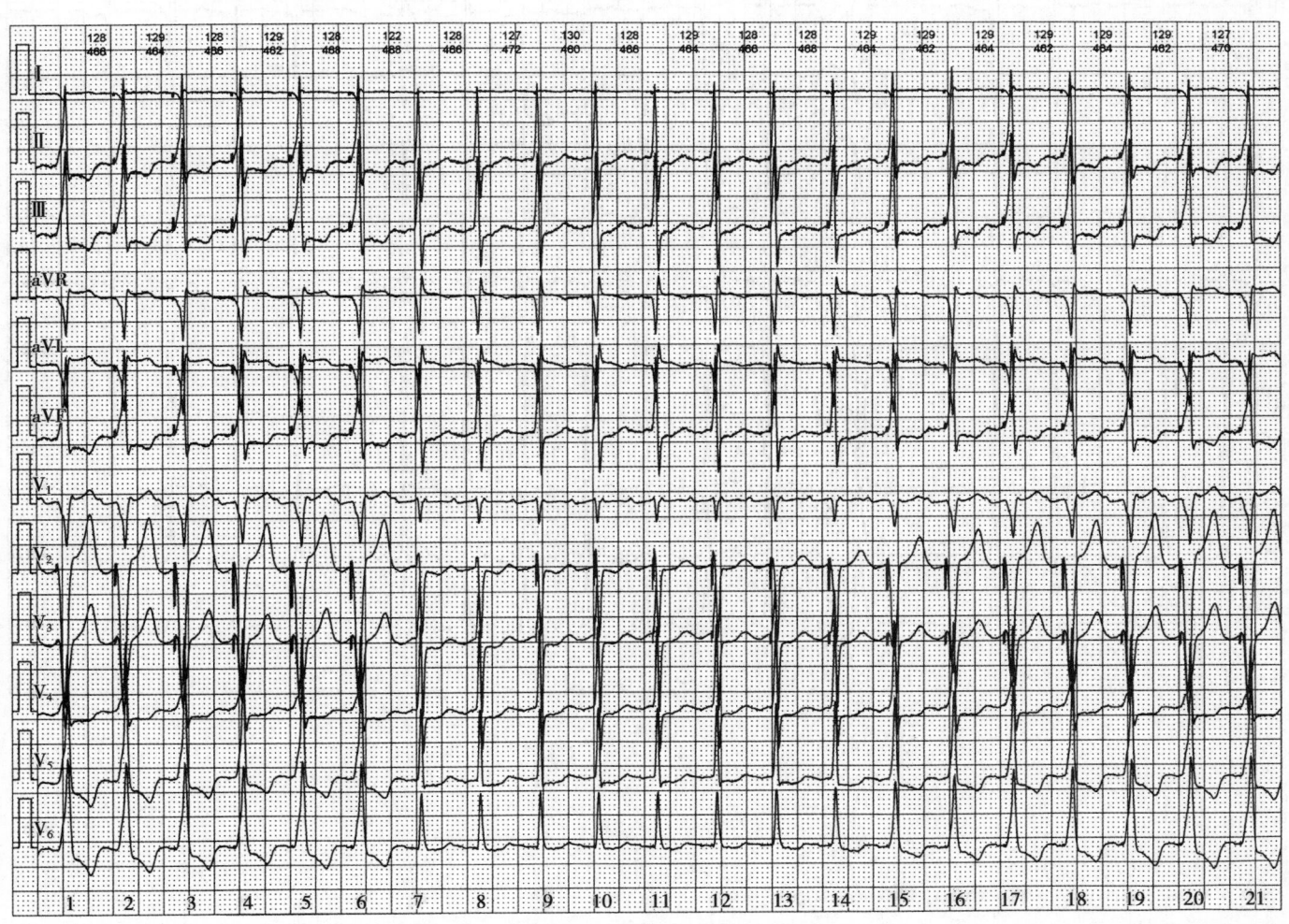

图2 宽 QRS 波群由 F 波触发心室起搏，窄 QRS 波群由 F 波下传心室。ST 段：Ⅱ、Ⅲ、aVF、V₃~V₅ 导联上斜型压低 0.05~0.10mV。T 波：V₄~V₆ 导联低平。

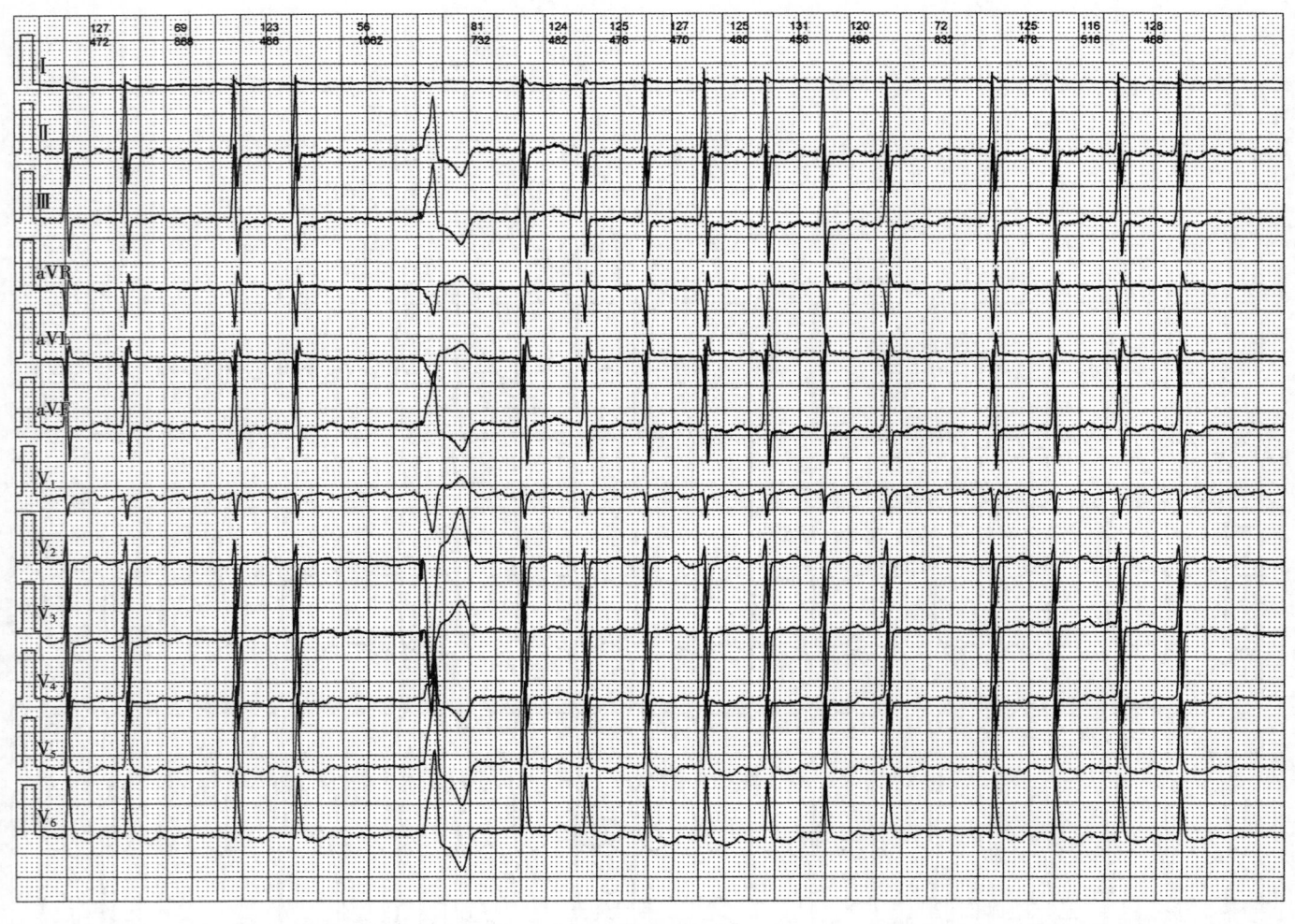

图 3 心房扑动的 F 波显示出来，心室起搏的 QRS 波群时限 0.14s，FR(FV)间期仅为 0.07s，可能是 VVI 方式起搏，起搏逸搏间期 1 062ms。

动态心电图诊断：心房扑动，DDDR 起搏器工作方式，F 波触发心室起搏性心动过速伴室性融合波(VVI 方式)，ST-T 改变。

【点评】

1. 依据图 1 很难做出正确诊断。难点在心室起搏的频率为何这样快？是跟踪了窦性心动过速？房性心动过速？心房扑动？图 1、图 2 证明快速起搏心室时，它们与前面的心房波有固定时间关系。图 2 中自身 QRS 波群前、后有清晰可见的 F 波，心房率 256 次 /min，恰好是心室起搏频率 128 次 /min 的 2 倍，说明每 2 个 F 波后面跟随了一个起搏的 QRS 波群。心房扑动触发快速心室起搏的诊断可以成立。

2. 图 1、图 2 中心室起搏的 QRS 波群时限比图 3 中心室起搏的 QRS 波群时限窄，图 1、图 2 中一系列快速心室起搏的 QRS 波群本身就是室性融合波，即 F 波下传的激动与快速心室起搏的激动在心室内相遇而发生绝对干扰，产生了一系列室性融合波，干扰性心室内分离。图 2 中起搏器不再跟踪心房时，F 波完全夺获心室，之后又开始逐渐被起搏器部分夺获心室。图 2 中第 9~14 个心搏是一系列假性室性融合波。

第 9 例 ｜ P 波触发心室起搏伴间歇性感知不良

【临床资料】

男性, 50 岁, 诊断为病态窦房结综合征 30 年, 起搏器植入术后 10 年, 更换术后 1 周。既往高血压病史 1 年。查体: 血压 136/66mmHg, 身高 173cm, 体重 85kg, BMI 28.4kg/m²。超声心动图显示全心扩大, 室间隔增厚, 二尖瓣轻度反流。

临床诊断: 病态窦房结综合征, 高血压 1 级 (很高危), 高度房室传导阻滞, 起搏器植入术后。

【动态心电图分析】

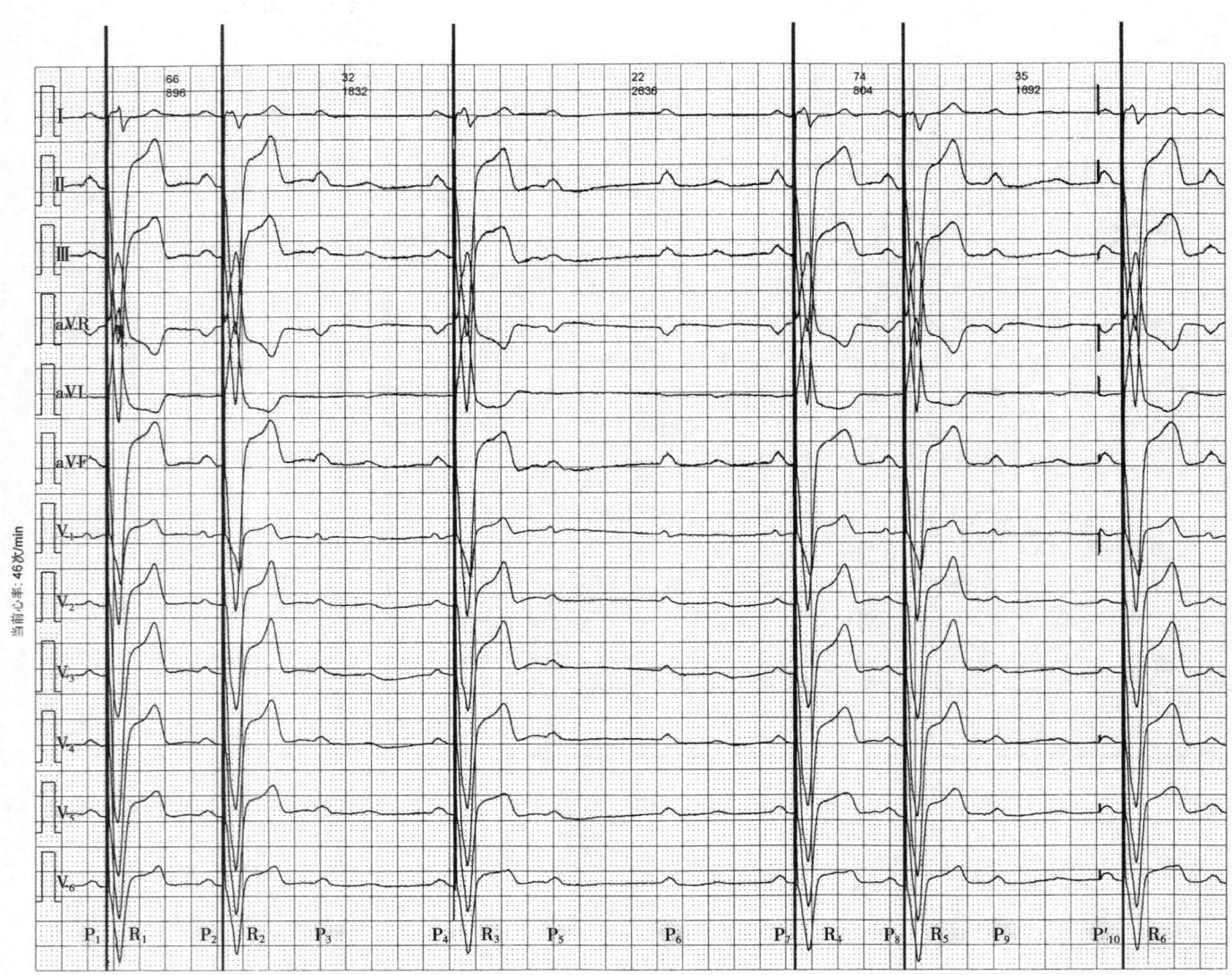

图 1 窦性 P 波顺序发生, 正向传导, 心房率 65 次 /min, P 波时限 0.12s, P 波增宽。起搏感知 P₁、P₂、P₄、P₇、P₈ 起搏心室。Ⅱ、Ⅲ、aVF、V₁~V₆ 导联呈 QS 型, 右室心尖部起搏。P₃、P₅、P₆、P₉ 后面无 QRS 波群, 高度房室传导阻滞。P₁₀R₆ 为房室顺序起搏。

诊断: 窦性心律, P 波时限延长, P 波触发心室起搏, 房室顺序起搏, 感知不良, 高度房室传导阻滞。

【点评】

动态心电图监测属于起搏器更换术后 1 周,自身节律为窦性心律,P 波时限延长,左心房增大。起搏器工作模式:P 波触发心室起搏,心房起搏,房室顺序起搏。窦性 P 波及心房起搏的 P′ 波后面有时未见心室起搏,是起搏感知不良。图 2 中第 4 个 P 波为心房起搏,其后无 QRS 波群,可能是起搏的特殊功能,之后又跟随窦性 P 波起搏心室。

因连续 2 次窦性 P 波未被跟踪起搏心室,显示出存在的高度(或三度)房室传导阻滞。

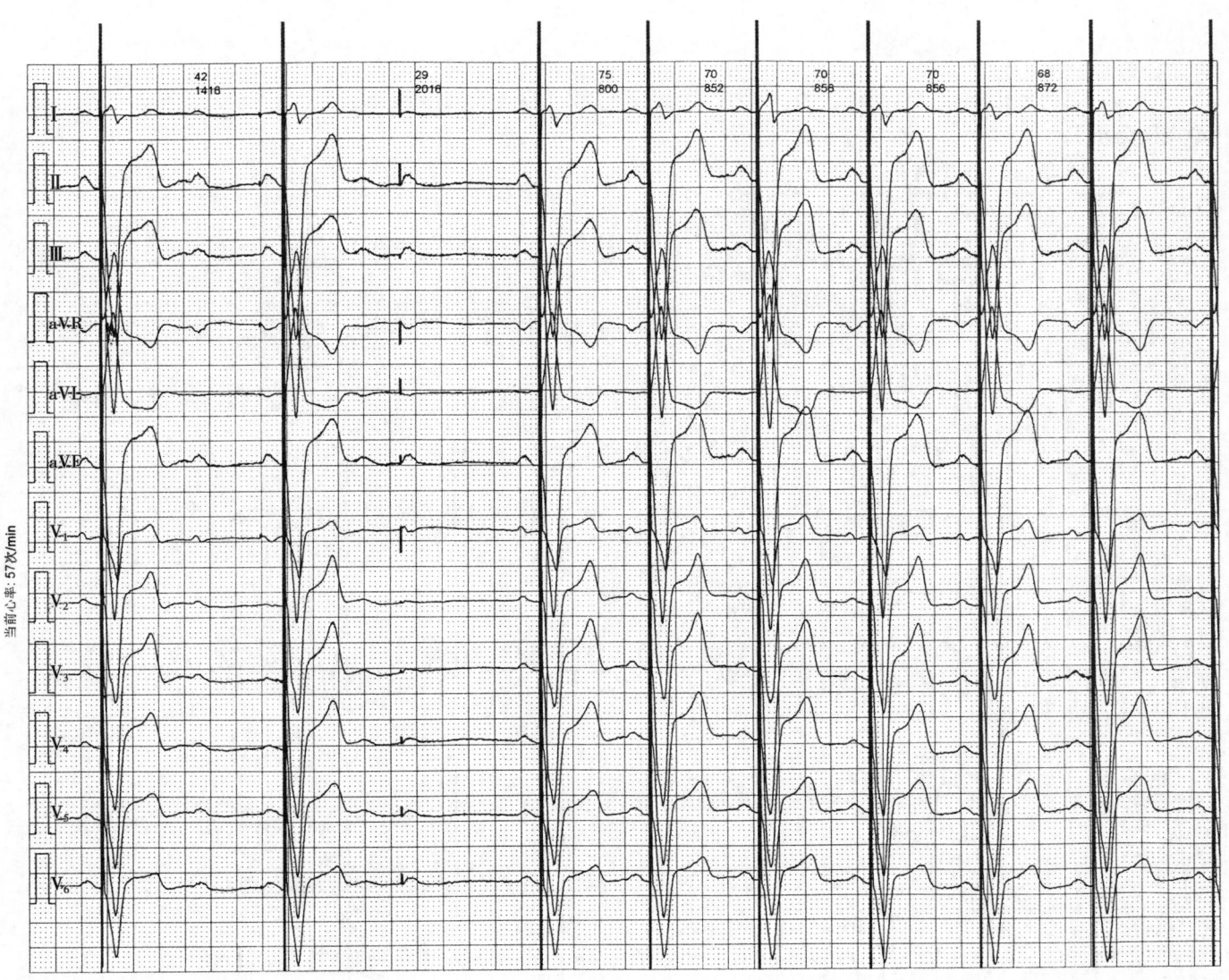

图 2 P 波触发心室起搏,第 2 个 P 波后无心室起搏。第 3、4 个 P′ 波是心房起搏。P₄ 未见心室起搏。

诊断:窦性心律,P 波时限延长,感知 P 波心室起搏,心房起搏,二度房室传导阻滞。

【临床资料】

男性，67 岁，因 "发作性胸痛 10 年余，加重伴乏力 1 个月" 入院。10 年前因突发胸痛 10h 入院，诊断为急性心肌梗死，药物保守治疗。1 个月前再次发生急性心肌梗死，在当地医院治疗。4 年前因三度房室传导阻滞植入永久性心脏起搏器。既往糖尿病病史 20 年。冠脉造影显示前降支近段狭窄 90%，回旋支近段狭窄、中段闭塞，右冠状动脉近段狭窄 90%，回旋支及右冠状动脉 PCI 术后。

临床诊断：冠状动脉粥样硬化性心脏病，陈旧性心肌梗死，冠状动脉支架植入术后，心功能Ⅲ级（NYHA 分级），缺血性心肌病，糖尿病，永久性心脏起搏器植入术后。

【心电图分析】

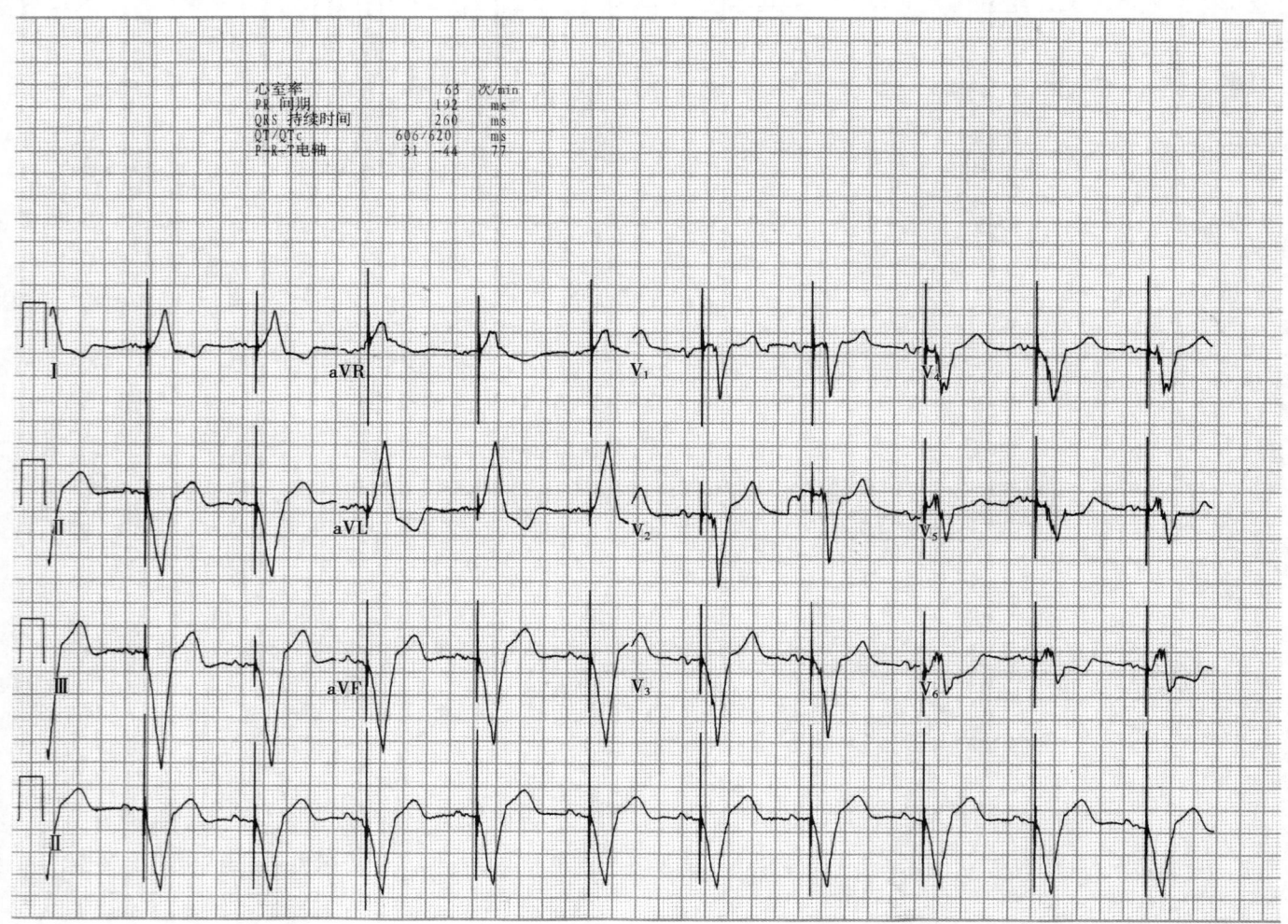

【点评】

1. P 波增宽,P 波双峰时限≥40ms,为左心房增大和心房内传导阻滞。

2. 患者先后发生过两次心肌梗死,心室起搏以后,因无自身 QRS 波群,不能确定心肌梗死的部位。

3. 本例心室起搏的 QRS 波群时限宽达 260ms,已经达到了极限,表明心室肌复极异常缓慢,左、右心室非同步化电活动非常严重,提示预后较差。

图 1 窦性心律,心房率 63 次 /min,P 波时限 140ms,P 波双峰时限 60ms,P-VP 间期 192ms,P 波触发心室起搏,QRS 波群时限 260ms,Ⅰ、aVR、aVL 导联呈 R 型,Ⅱ、Ⅲ、aVF、V$_1$～V$_4$ 导联呈 QS 型,V$_5$、V$_6$ 导联呈 rS 型,右室心尖部起搏。QRS 电轴 −44°,QT/QTc 间期 606/620ms。ST 段:Ⅰ、aVL、V$_5$、V$_6$ 导联压低 0.10～0.225mV,Ⅱ、Ⅲ、aVF、V$_2$、V$_3$ 导联抬高 0.15～0.35mV。T 波:Ⅲ、aVF 导联直立,V$_1$～V$_5$ 导联直立,Ⅰ、aVL 导联倒置。

诊断:窦性心律,P 波增宽,P 波触发特宽型右室心尖部起搏心电图,QT/QTc 间期延长。

P 波触发右室心尖部起搏伴特宽型 QRS 波群

第 11 例 ｜ T 波间歇性重整 DDD 起搏周期

【临床资料】

男性，78 岁，因 "咽痛、发热 10h" 入院。既往高血压病史 10 年，起搏器植入术后 2 年。超声心动图显示左心扩大，二尖瓣、三尖瓣及主动脉瓣轻度反流。

临床诊断： 冠心病，不稳定型心绞痛，肺炎，起搏器植入术后。

【点评】

1. 起搏的 P′ 波正负双向，心房起搏电极位于右心耳，心房起搏时 P′ 波时限可能延长，P′ 波形态与窦性 P 波不同，Ⅱ、Ⅲ、aVF 导联 P′ 波是正向的，本例 P′ 波正负双向，可能是右心耳除极自上而下引起右心房除极，产生正向 P′ 波部分，心房激动从心房下部进入左心房，产生 P′ 波负向部分，心房除极时限延长，P′ 波增宽。

2. AP-VP 间期 0.28s 是人工设定的，目的是让心房激动夺获心室。从产生的室性融合波分析，确实存在一度房室传导阻滞。

3. 心室起搏电极位于右室间隔侧偏下部，QRS 电轴左偏。

4. 起搏器间歇性感知了 T 波，重整 DDD 周期。

图 1 房室顺序起搏心律，起搏频率 54 次 /min。起搏的 P′ 波，Ⅱ、Ⅲ、aVF、$V_3 \sim V_6$ 导联正负双向，P′ 波时限 0.14s。AP-VP 间期 0.28s。起搏的 QRS 波群时限 0.15s，Ⅰ、aVL 导联呈 R 型，Ⅱ、Ⅲ、aVF 导联呈 QS 型。第 1、6、7 个 QRS 波群时限略窄一些，室性融合波。第 4 个 QRS 波群提早出现，室性期前收缩。第 5 个心搏的逸搏间期短于起搏间期。向前测量，起搏器感知了第 3 个心搏的 T 波峰上，重整了 DDD 起搏周期延长，而没有感知到室性期前收缩。

诊断： DDD 起搏心律，室性期前收缩，T 波重整 DDD 周期。

当前心率: 57次/min

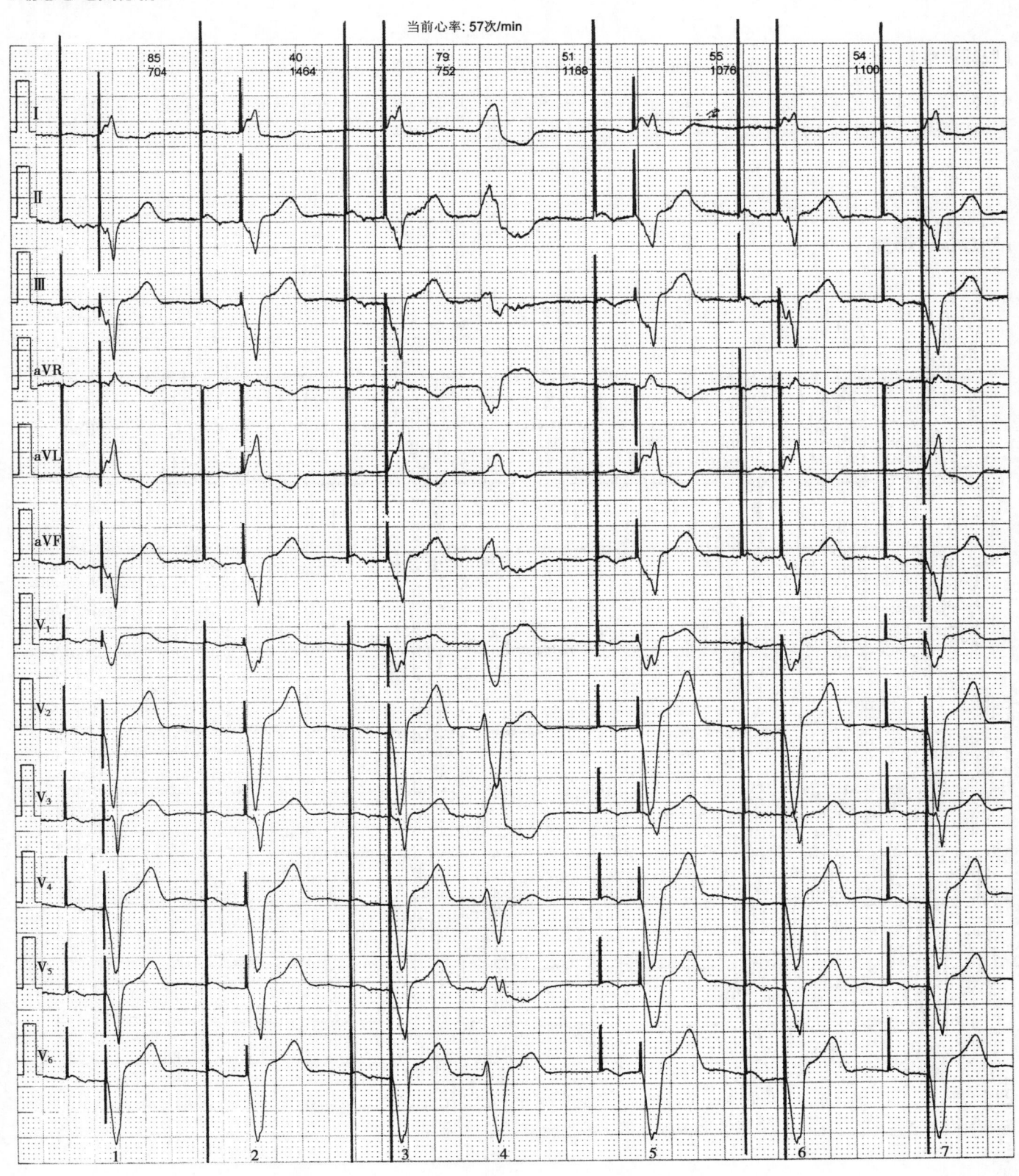

T 波间歇性重整 DDD 起搏周期

第12例 | 不伴有心房起搏节律重整的室性期前收缩

【临床资料】

男性, 87 岁, 因 "言语不清 7h" 入院。既往高血压病史 30 年余。超声心动图显示左心房增大, 二尖瓣、三尖瓣及主动脉瓣轻度反流, 左室舒张功能减低。

【动态心电图分析】

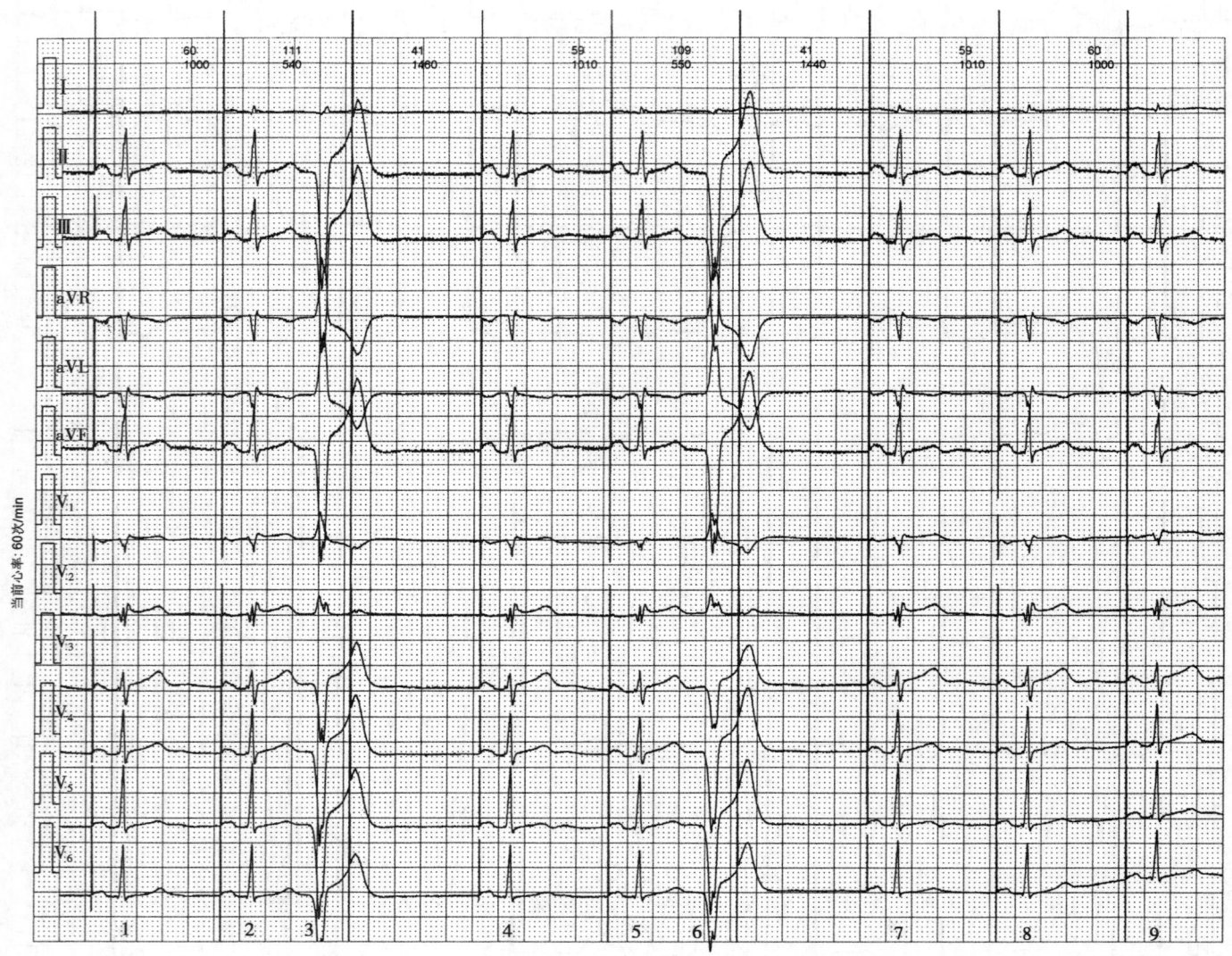

图 1 第 1、2、4、5、7~9 个心搏为心房起搏心律, 起搏频率 60 次 /min。第 3 个与第 6 个 QRS 波群宽大、畸形, QRS-T 波形相同, 室性期前收缩。2 个室性期前收缩的 T 波上升支有心房脉冲。

临床诊断： 冠状动脉粥样硬化性心脏病，缺血性心肌病，心功能 2 级，高血压 3 级（很高危），永久性心脏起搏器植入术后 4 年，病态窦房结综合征，急性脑梗死。

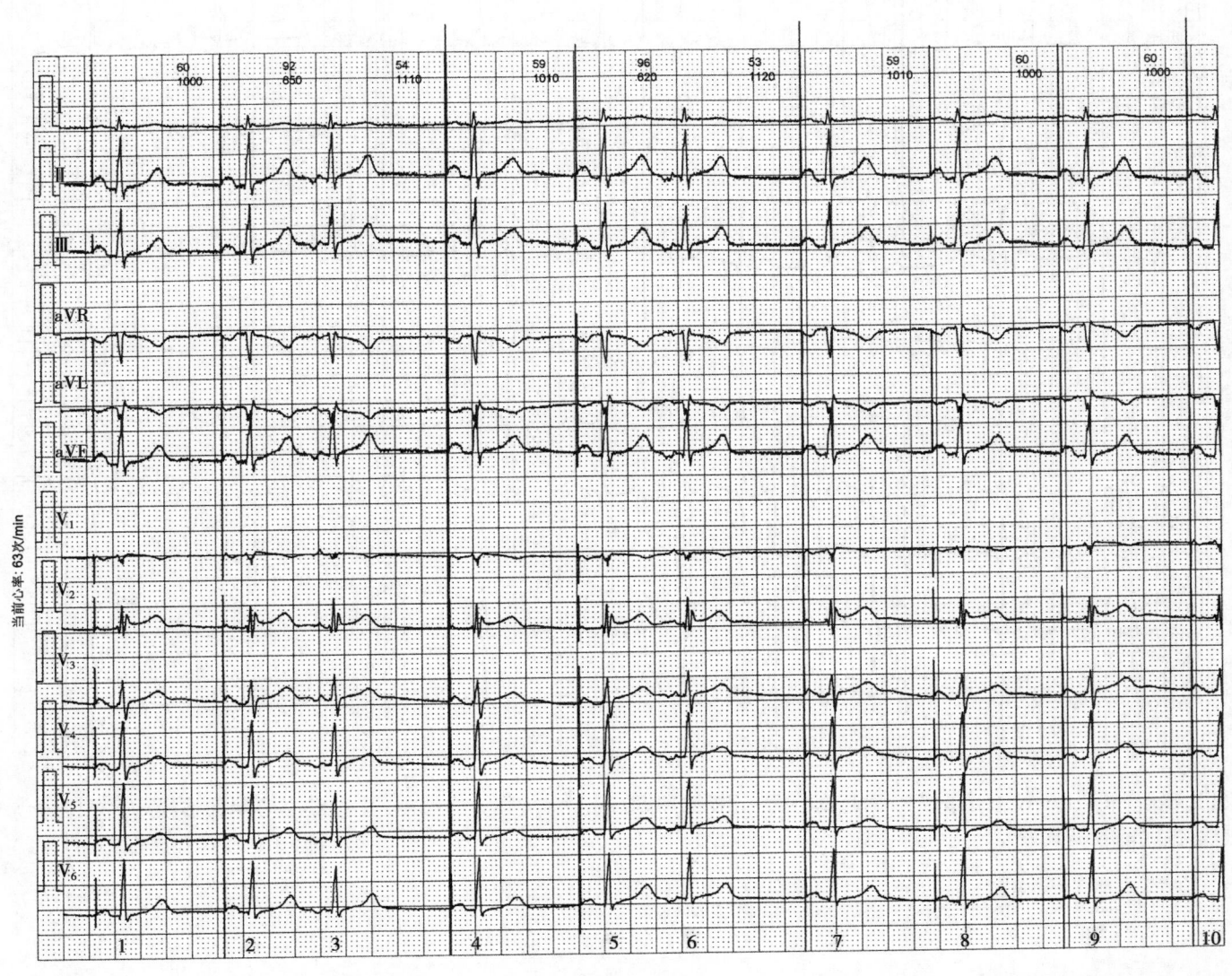

图 2 第 1、2、4、5、7～10 个心搏为心房起搏心律，起搏频率 60 次 /min。第 3 个与第 6 个心搏是房性期前收缩。

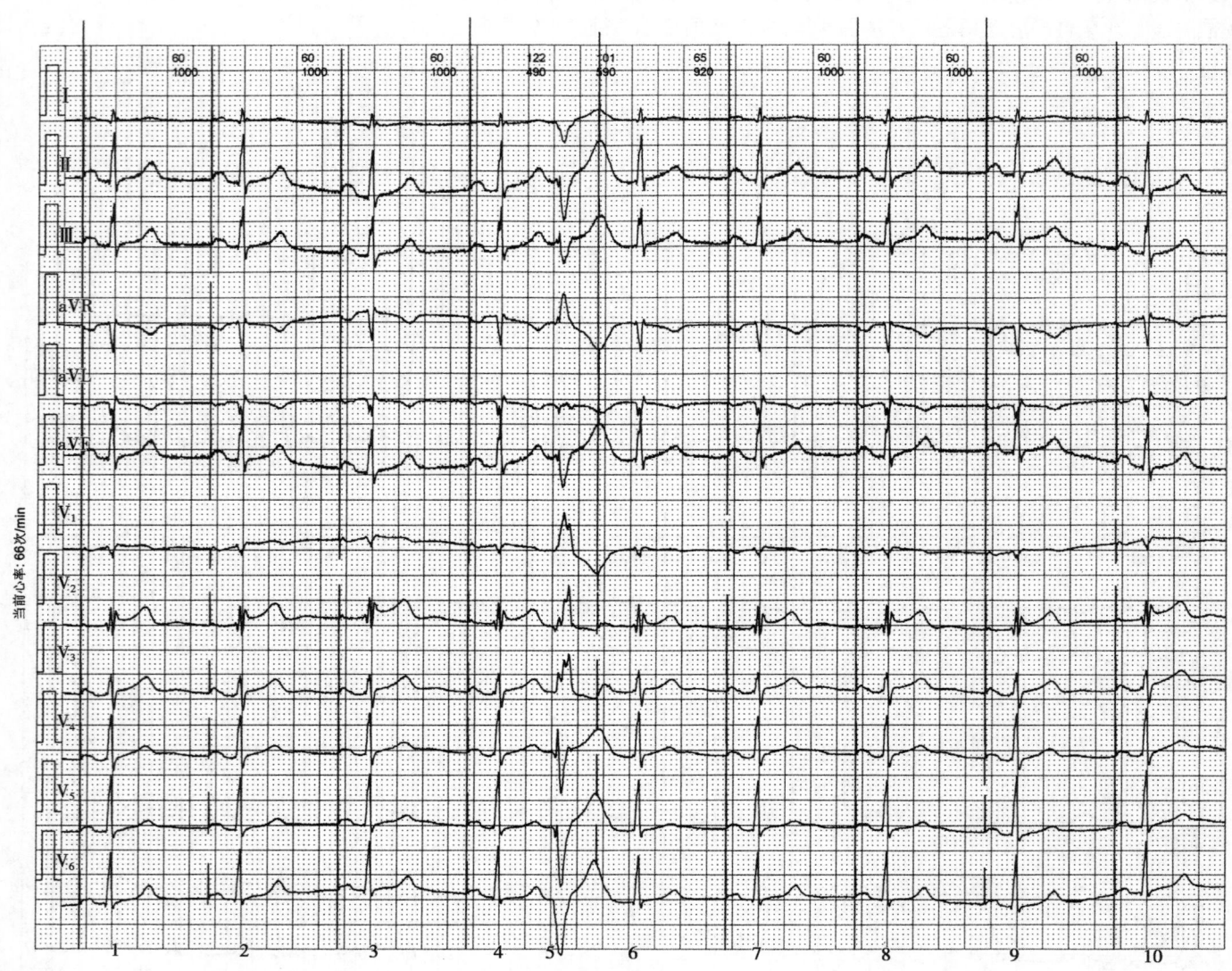

图 3 第 1～4、6～10 个心搏为心房起搏心律，起搏频率 60 次 /min。第 5 个心搏是室性期前收缩。

动态心电图诊断： 心房起搏心律（AAI 方式），房性期前收缩，室性期前收缩。

【点评】

患者因急性脑梗死入院，既往有高血压及冠心病病史，4 年前因窦性停搏植入永久性心脏起搏器（类型不详）。在 24h 动态心电图监测过程中为心房起搏心电图，起搏频率固定为 60 次 /min。发生房性期前收缩时，心房起搏节律顺延。心房起搏逸搏间期 = 起搏周期，起搏方式为 AAI。

从图 1~ 图 3 中可以看到，发生的房性期前收缩重整了心房起搏节律，而出现室性期前收缩时心房起搏周期没有被重整。原因是 AAI 方式起搏，起搏与感知电极在心房。发生的房性期前收缩信号被心房电极感知以后，立即重整心房起搏节律，此时房性期前收缩的代偿间歇是不完全的。即房性期前收缩联律间期 + 代偿间歇 < 2 倍心房起搏周期。室性期前收缩没有重整心房起搏周期的原因是室性期前收缩感知不到心房内的起搏信号，准确地说是心房感知电极感知不到室性期前收缩的电活动，所以室性期前收缩不引起心房起搏节律重整。

图 1 中室性期前收缩 T 波上的心房脉冲落入房室传导系统生理性绝对不应期，心房激动没有下传心室。图 3 中心房脉冲后移到 T 波顶峰上下传了心室，伴有干扰性 PR 间期延长，推测房室传导系统绝对不应期（室性期前收缩后绝对不应期）大约位于 T 波顶峰以前，相对不应期位于 T 波顶峰之后。

不伴有心房起搏节律重整的室性期前收缩

第 13 例 | 房室间期延长的起搏心电图伴室性融合波

【临床资料】

男性，84 岁，因"间断心悸、胸闷 2 天，加重 5h"入院。既往高血压病史 16 年。查体：血压 130/90mmHg，身高 180cm，BMI 24.7kg/m²。超声心动图显示左心室增大，室间隔增厚，二尖瓣、三尖瓣及肺动脉瓣轻度反流，主动脉瓣中度反流。冠脉造影显示前降支近段狭窄 60%。2 年前因 SSS 植入永久性心脏起搏器。

临床诊断：冠状动脉粥样硬化性心脏病，高血压 1 级（高危），糖尿病 2 型，永久性心脏起搏器植入术后，痛风。

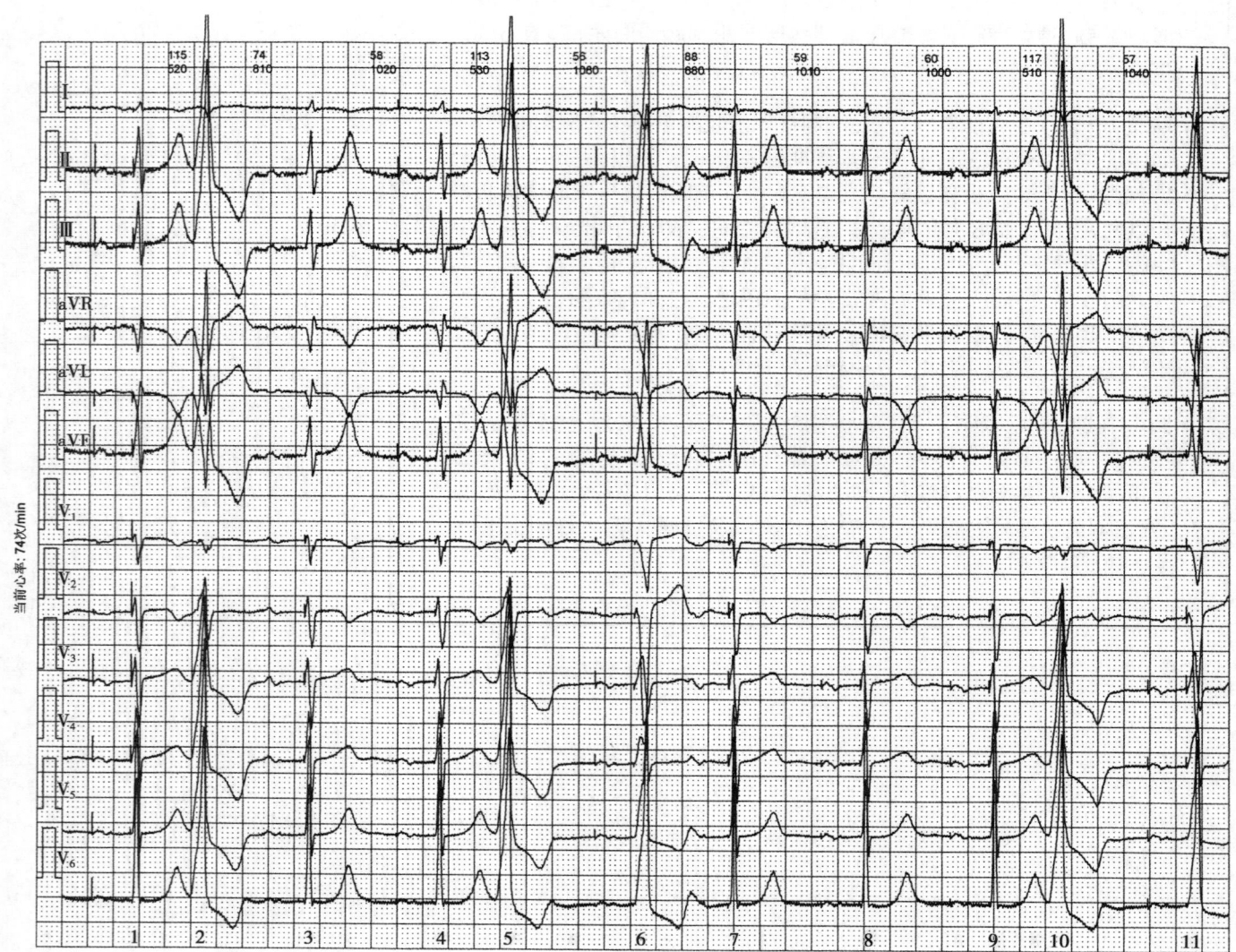

图 1 第 1、4、8、9 个心搏为房室顺序起搏，QRS 波群时限 0.09s，不除外轻度室性融合波（接近于自身 QRS 波群的室性融合波，第 3 个心搏为自身 P 波触发心室起搏；第 6 个与第 11 个心搏为房室顺序起搏、右室流出道起搏）。PR 间期 0.31s，一度房室传导阻滞。第 2、5、10 个心搏是流出道室性期前收缩。第 7 个心搏是房性期前收缩。

诊断：起搏心电图（DDD、VAT方式），窦性心律，房性期前收缩，室性期前收缩，一度房室传导阻滞，室性融合波？

【动态心电图分析】

动态心电图连续监测 22h37min。全部心搏数 92 716 次,起搏总数 23 612 次,起搏方式 DDD、VAT。发生室性期前收缩 2 953 次,房性期前收缩 1 228 次。

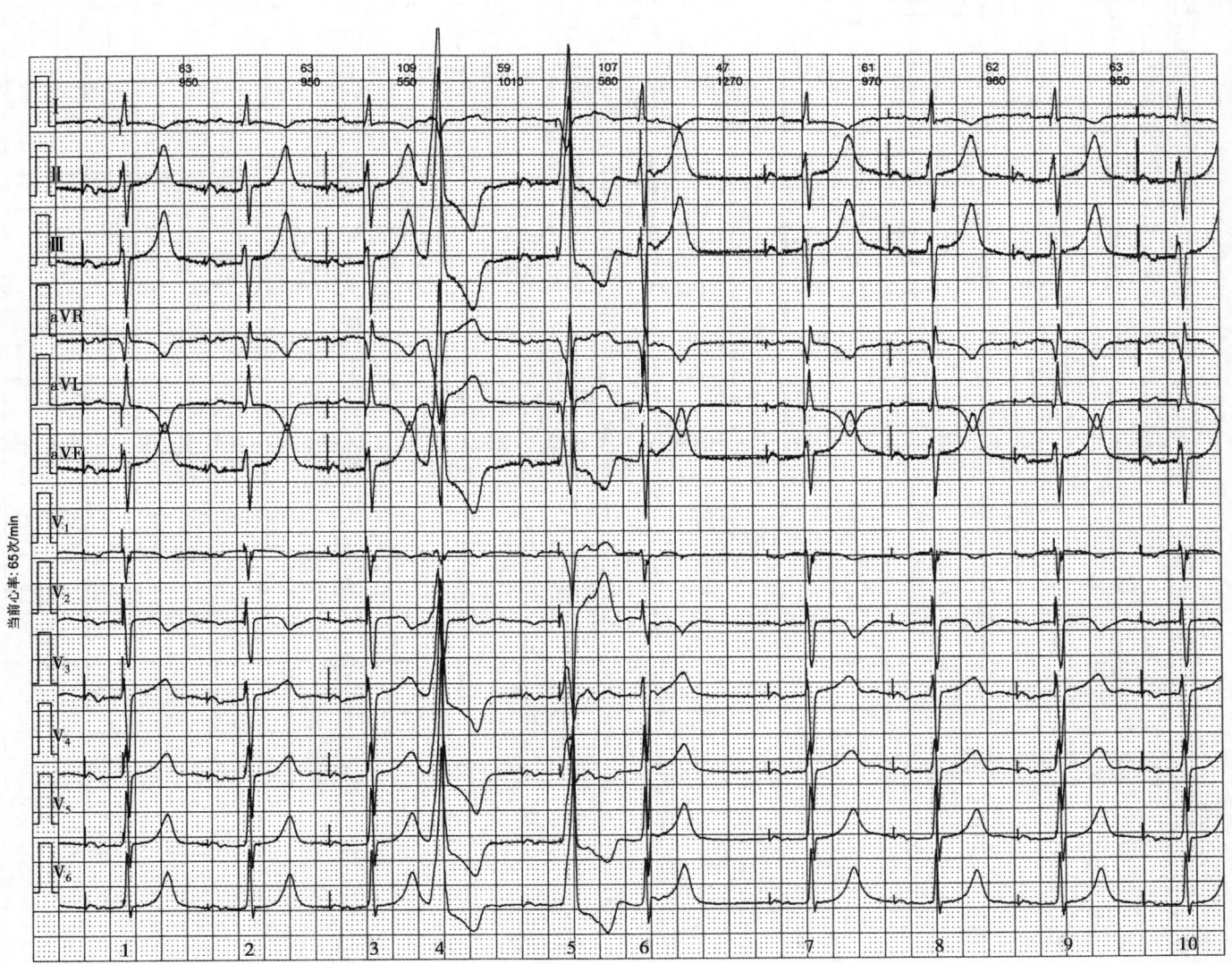

图 2　第 1~3、7~10 个心搏为房室顺序起搏,起搏频率 62 次 /min,AR(AP-VP)间期 0.28s,第 4 个心搏是室性期前收缩。第 5 个心搏是房室顺序起搏。第 6 个 QRS 波群前、后有提早的 P′ 波,成对房性期前收缩。

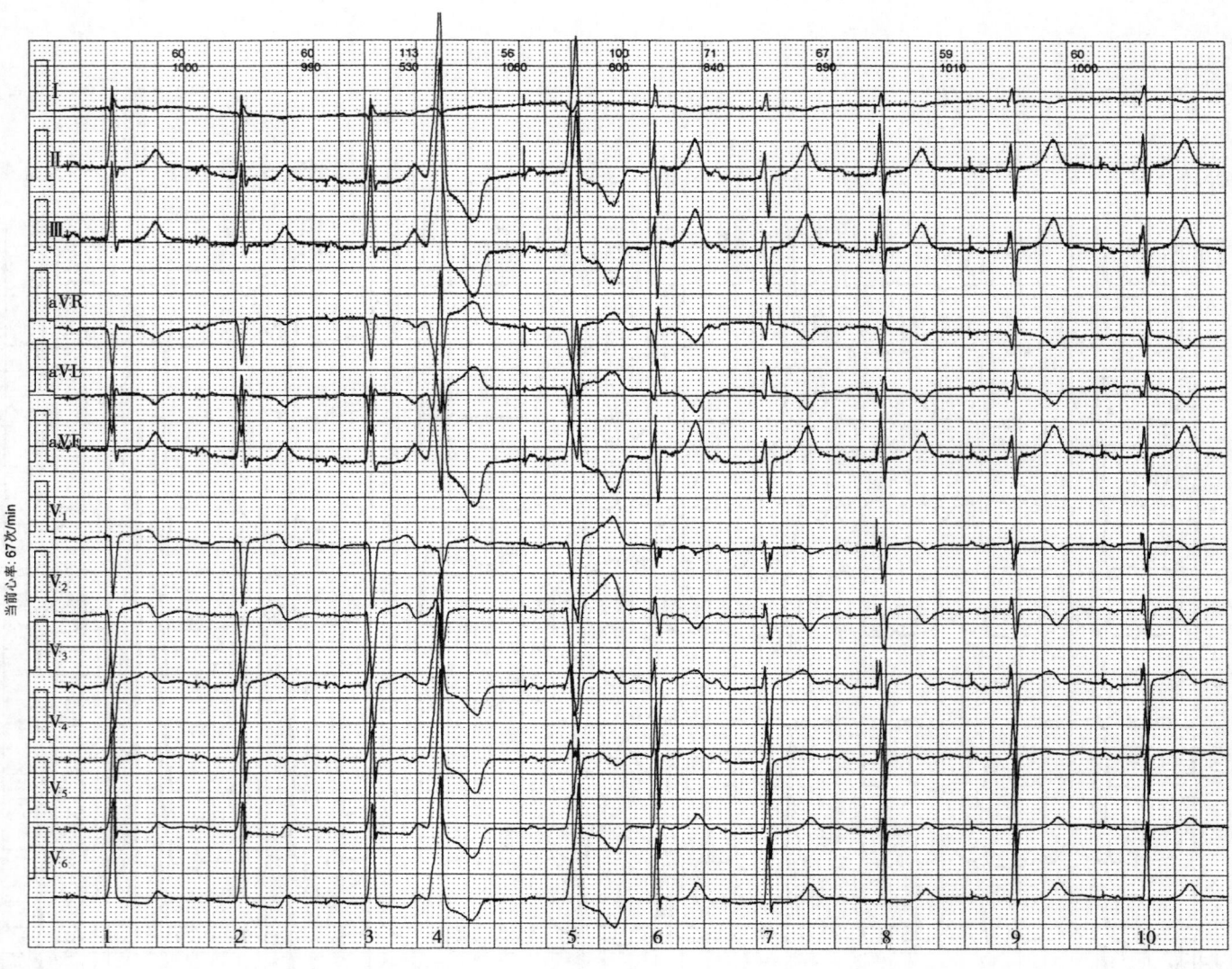

图 3

【点评】

1. 起搏器房室（AP-VP）间期的长短是人工设定的，有的起搏器房室间期随心率的变化而变化。目的是让自身的室上性激动有更多机会夺获心室。本例患者从图 1 中第 3 个心搏的 PR 间期分析，就有一度房室传导阻滞。从图 1 中第 6 个和第 11 个、图 2 中第 5 个起搏的房室间期及心室起搏的 QRS 波群分析，一度房室传导阻滞的程度加重或者发生了二度房室传导阻滞。

2. 图 3 中第 6 个心搏是房性期前收缩，第 7 个心搏是窦性心律，第 8 个心搏是窦性 P 波触发心室起搏。从第 7 个心搏中看出纯窦性 QRS 波群电轴显著左偏，提示左前分支传导阻滞，PR 间期长达 0.38s。图 1～图 3 中那些窄 QRS 波群且 QRS 电轴正常者，都是波形接近于窦性 QRS 波群的室性融合波。伴有显著电轴左偏的窄 QRS 波群是假性室性融合波。

3. 注意流出道室性期前收缩与心室起搏的 QRS 波群在 II、III、aVF 导联都是高大 R 波，不同点在于 V_3～V_5 导联室性期前收缩的 R 波高大，而心室起搏的 R 波振幅较小。

房室间期延长的起搏心电图伴室性融合波

第14例 ｜ 房室顺序起搏心律

【临床资料】

女性,71 岁,心律失常,因高度房室传导阻滞植入起搏器。

【心电图分析】

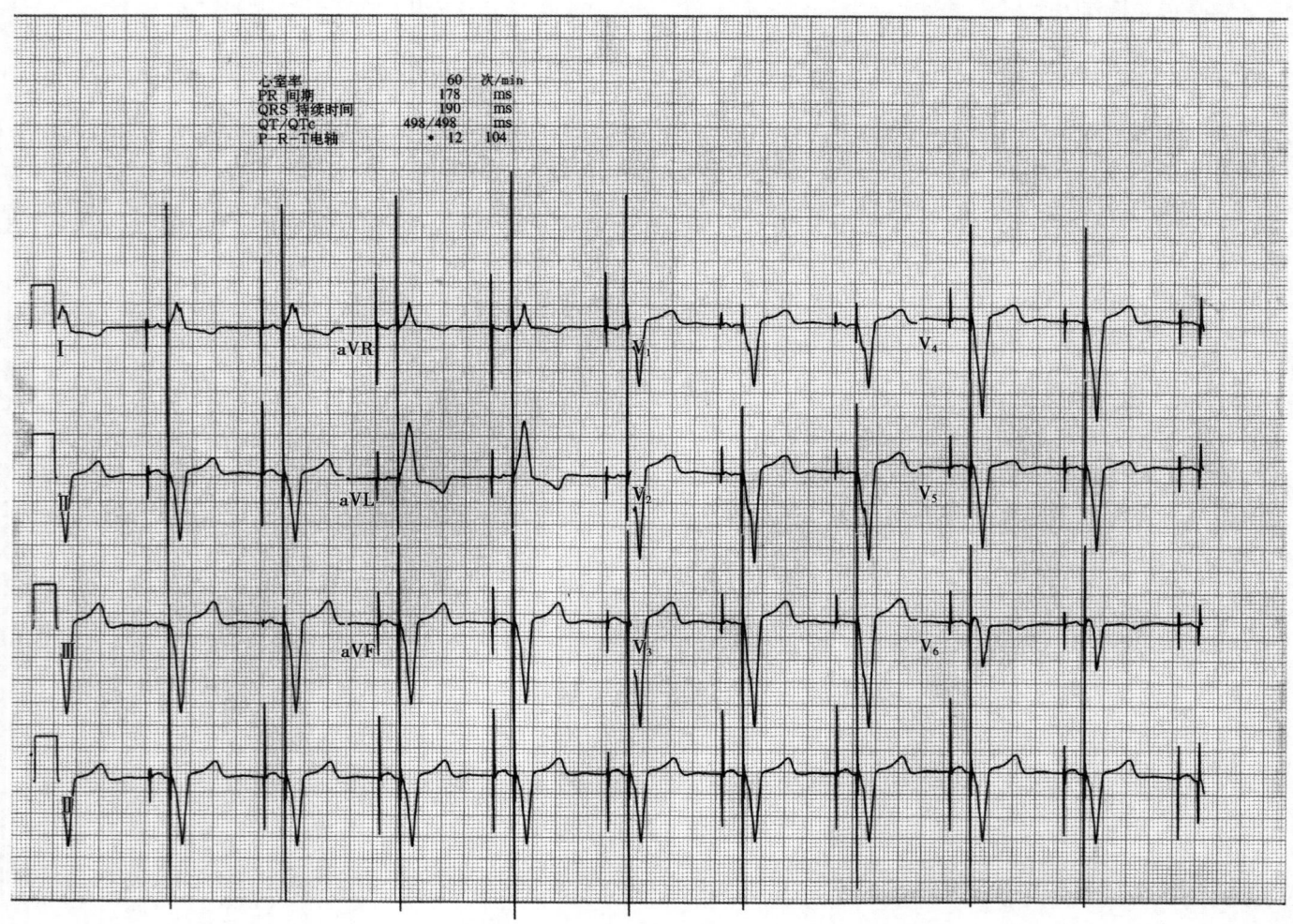

【点评】

本例房室顺序起搏心律,起搏频率 60 次 /min, DDD 起搏功能未见异常。心房起搏的 P′波在Ⅰ、Ⅱ、Ⅲ、V₄~V₆ 导联呈正向,在 aVR 导联呈负向,起搏电极位于右心耳。右室心尖部起搏。起搏的 QRS 特征,Ⅰ、aVL 导联呈 R 型,Ⅱ、Ⅲ、aVF、V₁~V₅ 导联呈 QS 型。因无自身心搏出现,不能确定感知功能的情况。

图 1 房室顺序起搏,起搏频率 60 次 /min, AP–VP(PR)间期 178ms, P 波:Ⅰ、Ⅱ、Ⅲ、V₄~V₆ 导联正向, aVR 导联负向。QRS 波群时限 190ms, QRS 电轴左偏,Ⅱ、Ⅲ、aVF、V₁~V₅ 导联呈 QS 型,Ⅰ、aVR、aVL 导联呈 R 型, V₆ 导联呈 rS 型, QT/QTc 间期 498/498ms。

诊断:房室顺序起搏,起搏功能未见异常。

第15例 | 感知 P 波心室起搏伴间歇性 P 波后未起搏心室

【临床资料】

男性,50 岁,头晕 20 年,起搏器植入术后 10 年,起搏器更换术后 1 周。

【动态心电图分析】

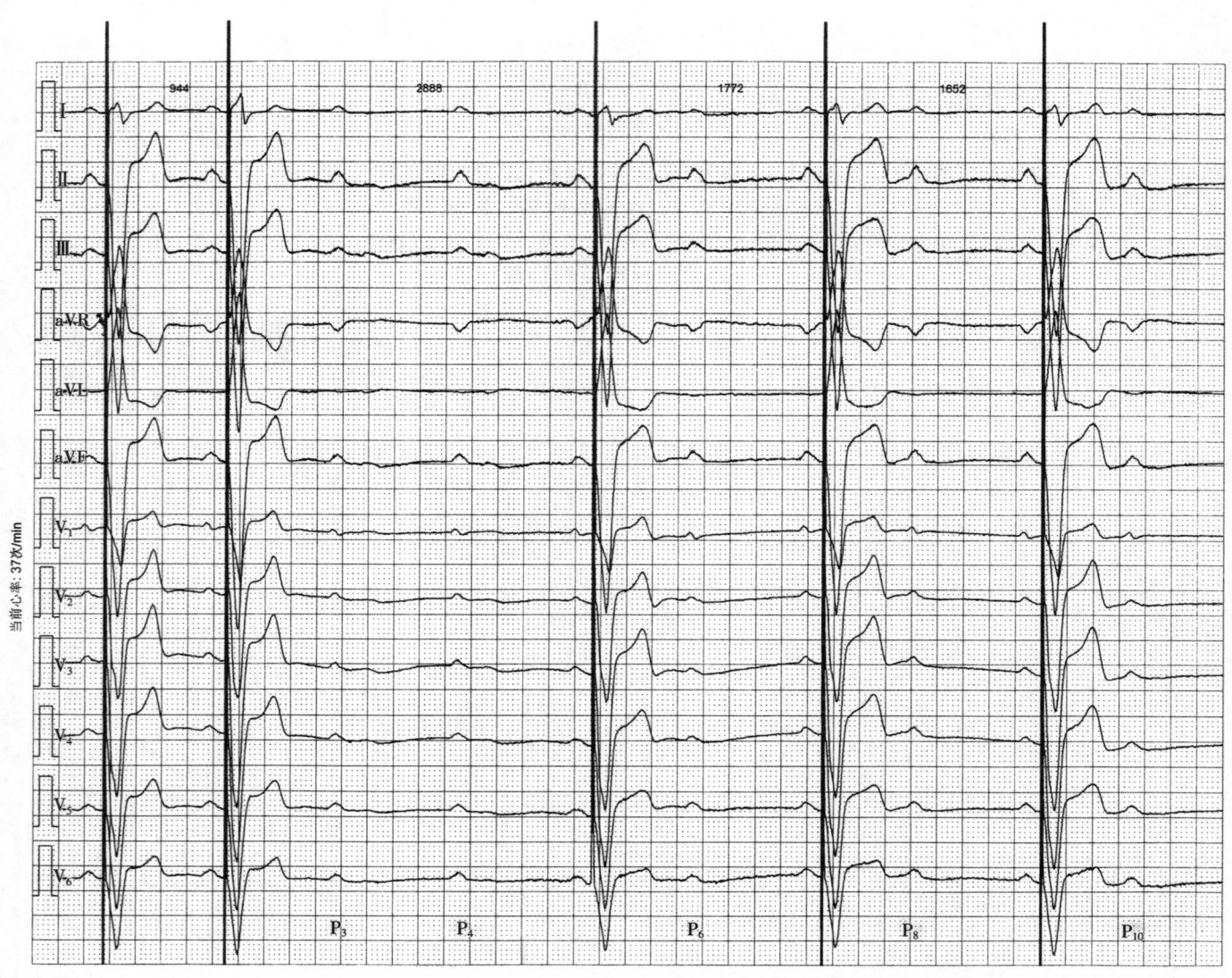

图 1 窦性 P 波规律出现,心房率 72 次 /min,P 波时限 0.12s,P 波增宽,起搏器感知部分 P 波以后起搏心室,PR(P-VP)间期 0.16s。Ⅱ、Ⅲ、aVF、V₁ ~ V₆ 导联呈 QS 型,提示右室心尖部起搏。P₃、P₄、P₆、P₈、P₁₀ 之后未见起搏脉冲及其 QRS 波群,出现最长 RR 间期 2.888s。

临床诊断: 高血压 1 级 (很高危), 左心室增大, 心律失常, 三度房室传导阻滞, 起搏器更换术后。

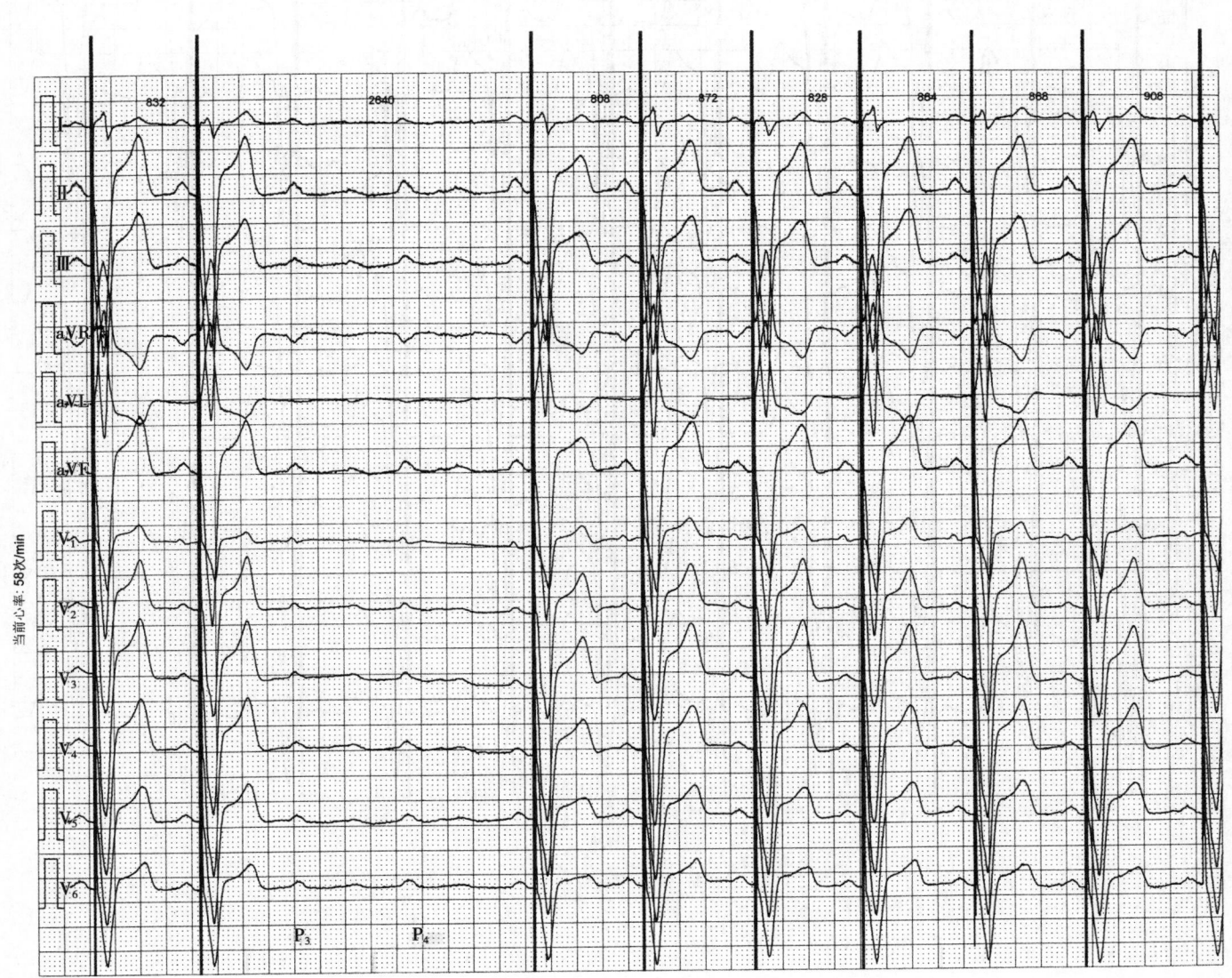

图 2 窦性心律, 心率 68 次 /min, 感知 P 波心室起搏。P₃、P₄ 后未见心室起搏, 再次出现 2.84s 的长间歇。

感知 P 波心室起搏伴间歇性 P 波后未起搏心室

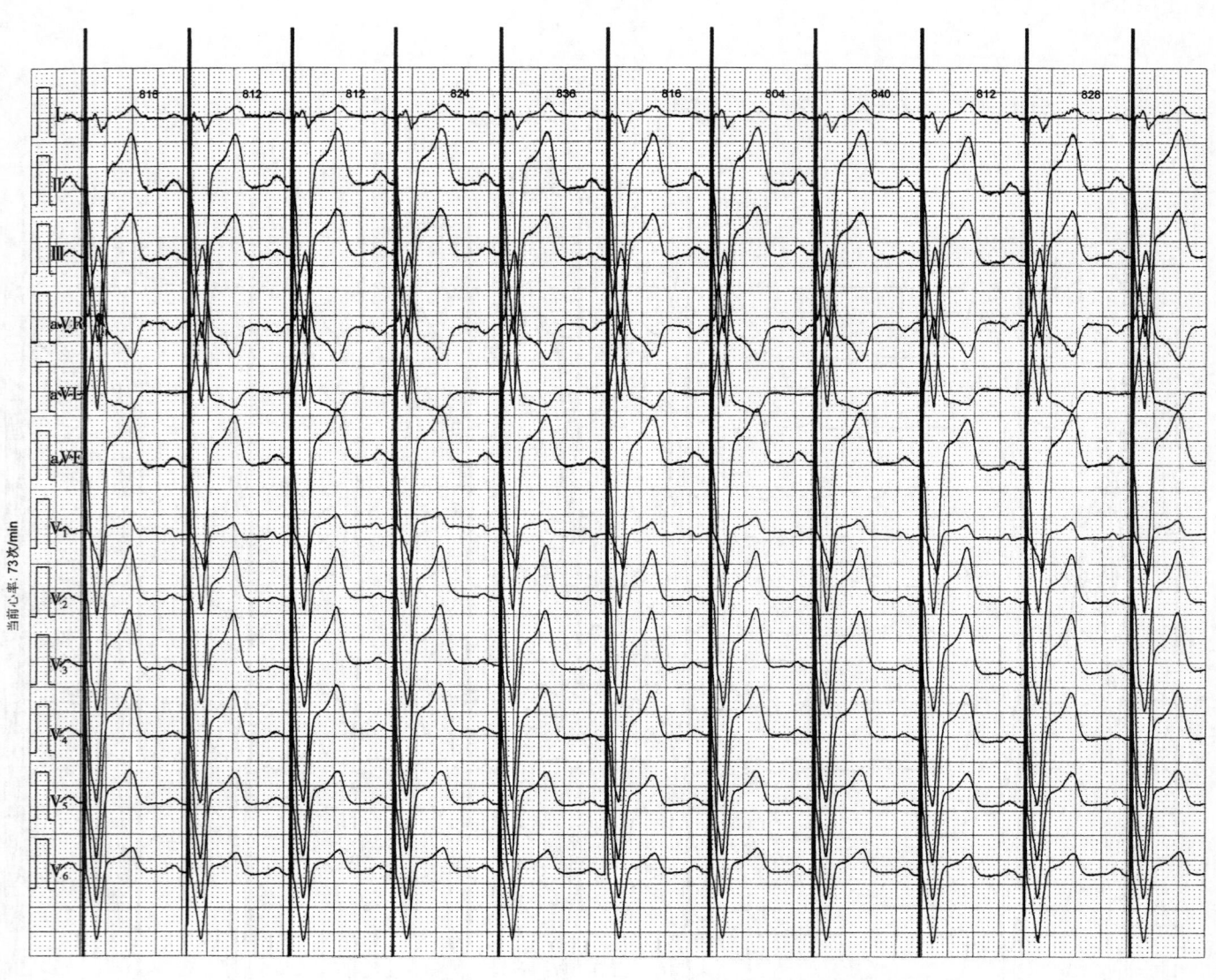

当前心率: 73次/min

图 3 窦性心律,感知 P 波心室起搏。

动态心电图诊断:窦性心律,左心房与左心室增大,感知 P 波心室起搏伴间歇性 P 波后未起搏心室。

【点评】

1. 患者超声心动图显示左心房与左心室增大,心电图显示 P 波增宽,是左心房增大的表现。

2. 患者植入 DDD 起搏器 10 年,因电池耗竭行起搏器更换术,原有的起搏电极不变,右心耳及右室心尖部起搏特点。动态心电图取自起搏器更换术后 1 周,因"心悸、头晕"行动态心电图监测,这里展示的起搏方式是 P 波触发心室起搏心律。在监测过程中发现 24 次心室长间歇,最长间歇 2.888s。心电图显示长间歇是 P 波后未见心室起搏造成的,最长间歇是连续 2 个 P 波后不见心室起搏,发生于下午 2:00—5:50。产生长间歇的原因是起搏器过度感知了 P 波,误认为自身的 R 波,抑制了心室起搏。

【临床资料】

女性,87 岁,因"发作性心悸 6 年余,胸痛 3 年余,加重伴胸部憋气 1 天"入院。既往糖尿病病史 52 年,血糖控制可;高血压病史 6 年,最高血压 170/90mmHg。起搏器植入术后 2 年,右心耳起搏,脉宽 0.48ms,阻抗 560Ω,起搏阈值 0.5V,P 波幅度 5.0mV;右室流出道间隔侧壁起搏,脉宽 0.48ms,阻抗 1 740Ω,起搏阈值 1.2V,R 波幅度 10.0mV。起搏频率 60 次 /min。超声心动图显示三尖瓣、主动脉瓣轻度反流,左室舒张功能轻度降低。

临床诊断: 冠状动脉粥样硬化性心脏病,不稳定型心绞痛,高血压 3 级(很高危),糖尿病 2 型,脑梗死后遗症。

【动态心电图分析】

从图 1、图 2 分析,患者植入的是 DDD 起搏器,可能有频率变化功能。

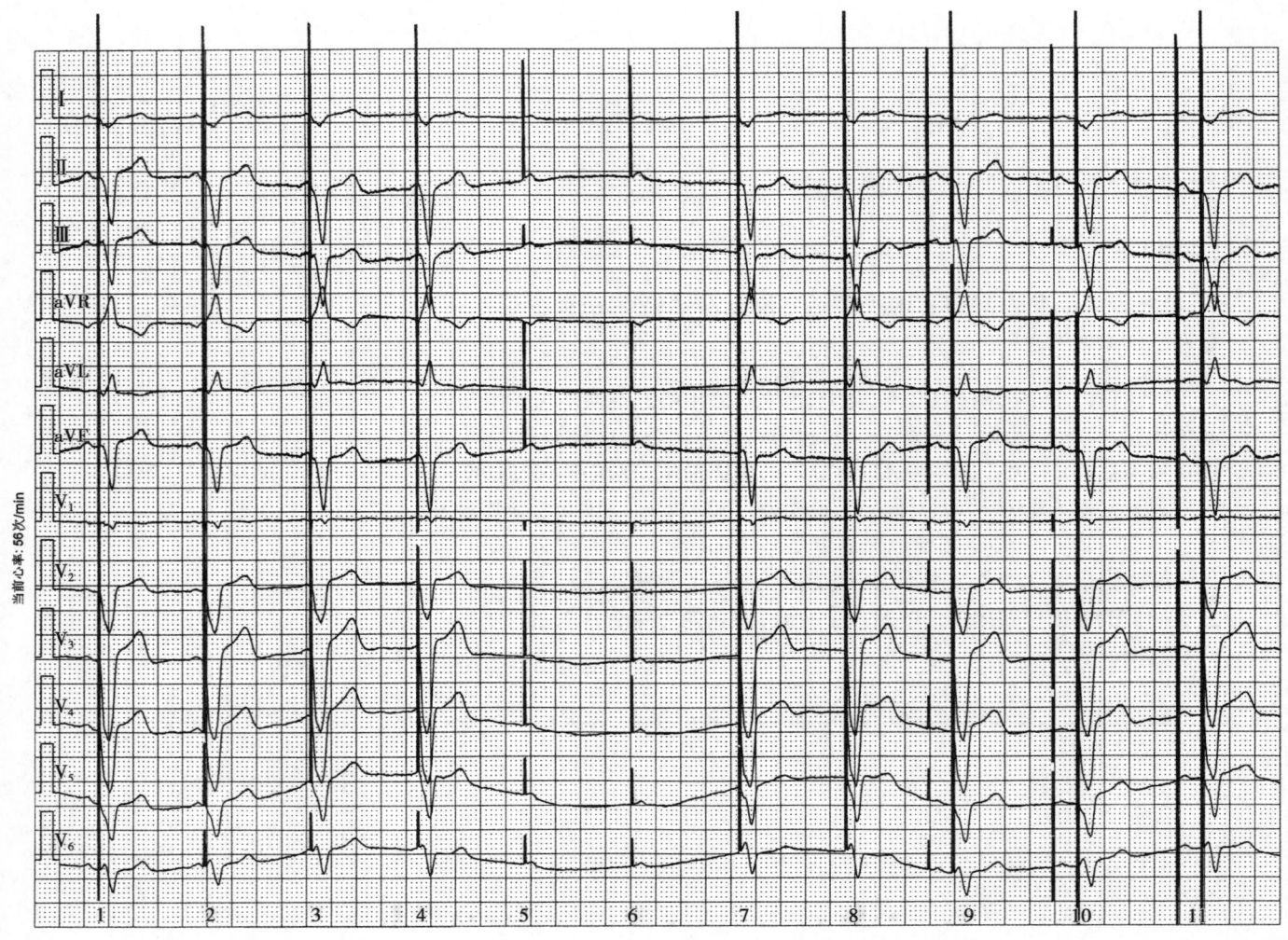

图 1 窦性 P 波顺序发生,心房率 70 次 /min。第 1~4 个心室起搏的 QRS 波群之前,有未下传的 P 波,起搏频率 71 次 /min。第 5、6 个脉冲落入自身起搏的 P 波起点,好似心房起搏,这 2 个 P 波均因阻滞未下传心室,出现 2.6s 心室长间歇,第 7、8 个心搏是起搏器以 71 次 /min 的方式起搏。第 9~11 个心搏为房室顺序起搏,起搏频率 60 次 /min,AV(PR)间期 0.20s。

【点评】

图 1 中有连续 2 个 P 波未下传心室,是二度以上房室传导阻滞的表现。值得提出讨论的是,这两个未下传的 P 波起始都有脉冲。这两个脉冲来自何腔? 是心房还是心室? 以 II 导联为例分析讨论如下:①脉冲来自心室:依据为它们是按照心室起搏心律的周期发放的,起搏频率 71 次 /min。出现于 P 波起点是一种巧合,如果这种诊断能够成立,表明间歇性心室未起搏,导致 2.6s 的心室长间歇。不论心房起搏脉冲(图 1 中第 9、11 个心搏与图 2 中第 5 个心搏)还是心室起搏脉冲(指 QRS 波群的心室脉冲),振幅都是高大的,又是双向的。②单向正向脉冲(指 II 导联,图 1 中第 5、6、10 个心搏与图 2 中第 6 个心搏)来自何处? 从图 1 中第 10 个心搏、图 2 中第 6 个心搏分析,是心房起搏脉冲。心房脉冲为何又有单向波与双向波之分呢? 看上去单向脉冲后都有 P 波,是单向脉冲引起心房除极产生的 P 波吗? 不一定都是,例如图 2 中第 6 个心搏,单向脉冲出现于自身 P 波升支上,与 P 波毫无关系,是一个假性房性融合波。

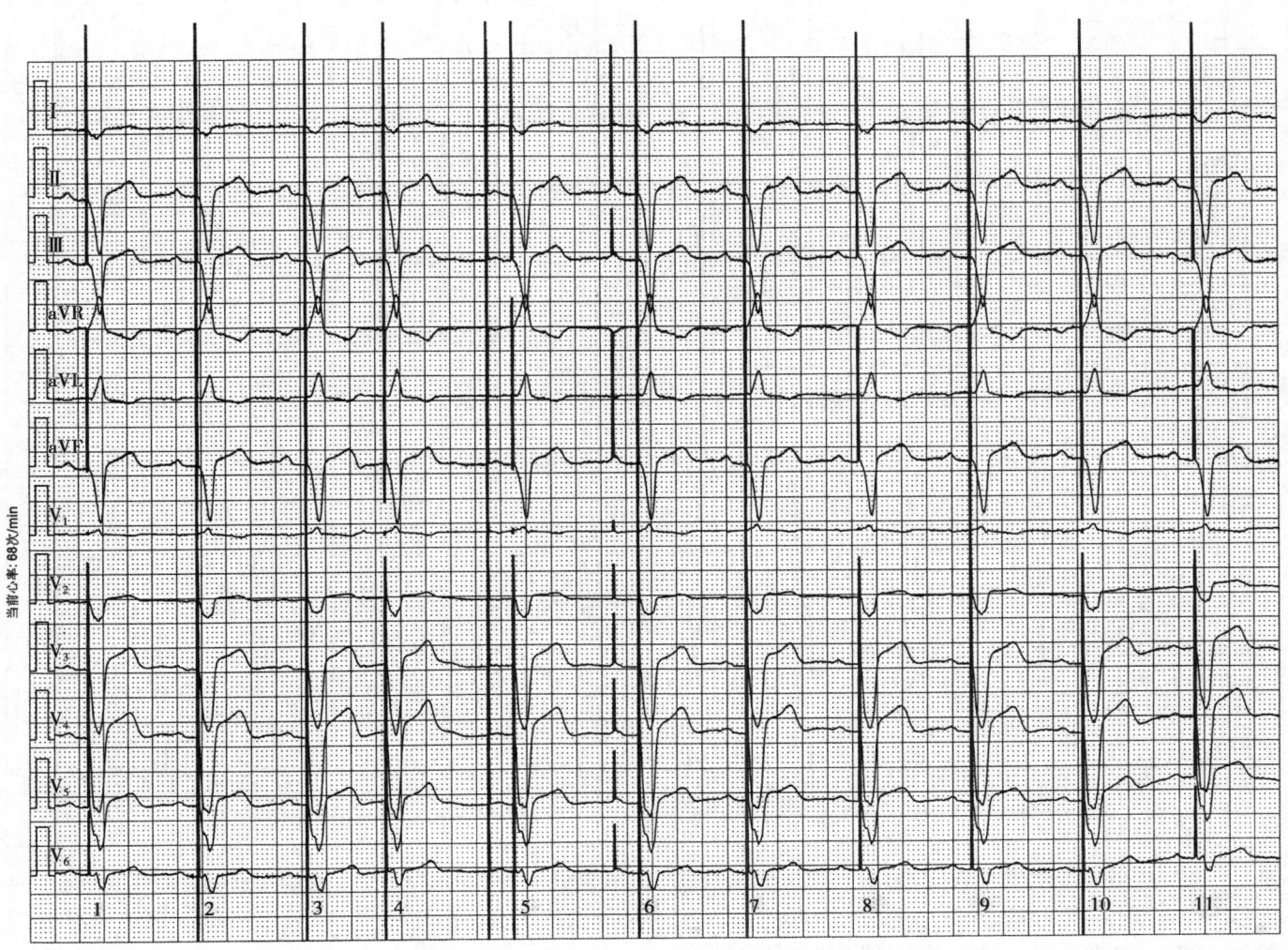

图 2　第 1~3、7~11 个心室起搏由窦性 P 波触发,窦性 P 波频率 65 次 /min,心室起搏频率 65 次 /min。第 4 个心搏是房性期前收缩触发心室起搏。第 5 个心搏是房室顺序起搏。第 6 个心搏是房室顺序起搏时,心房脉冲落入窦性 P 波 30ms 处。房室顺序起搏的频率 60 次 /min。

动态心电图诊断:窦性心律,高度(或三度)房室传导阻滞,起搏器工作模式(P 波触发心室起搏,心室起搏心律,房室顺序起搏),房性期前收缩触发心室起搏。

第 17 例 | 假性室性融合波

【临床资料】

男性,66岁,高血压病史30年,因晕厥植入起搏器2年,右冠状动脉植入支架2年,射频消融心房颤动1年,左心房扩大。

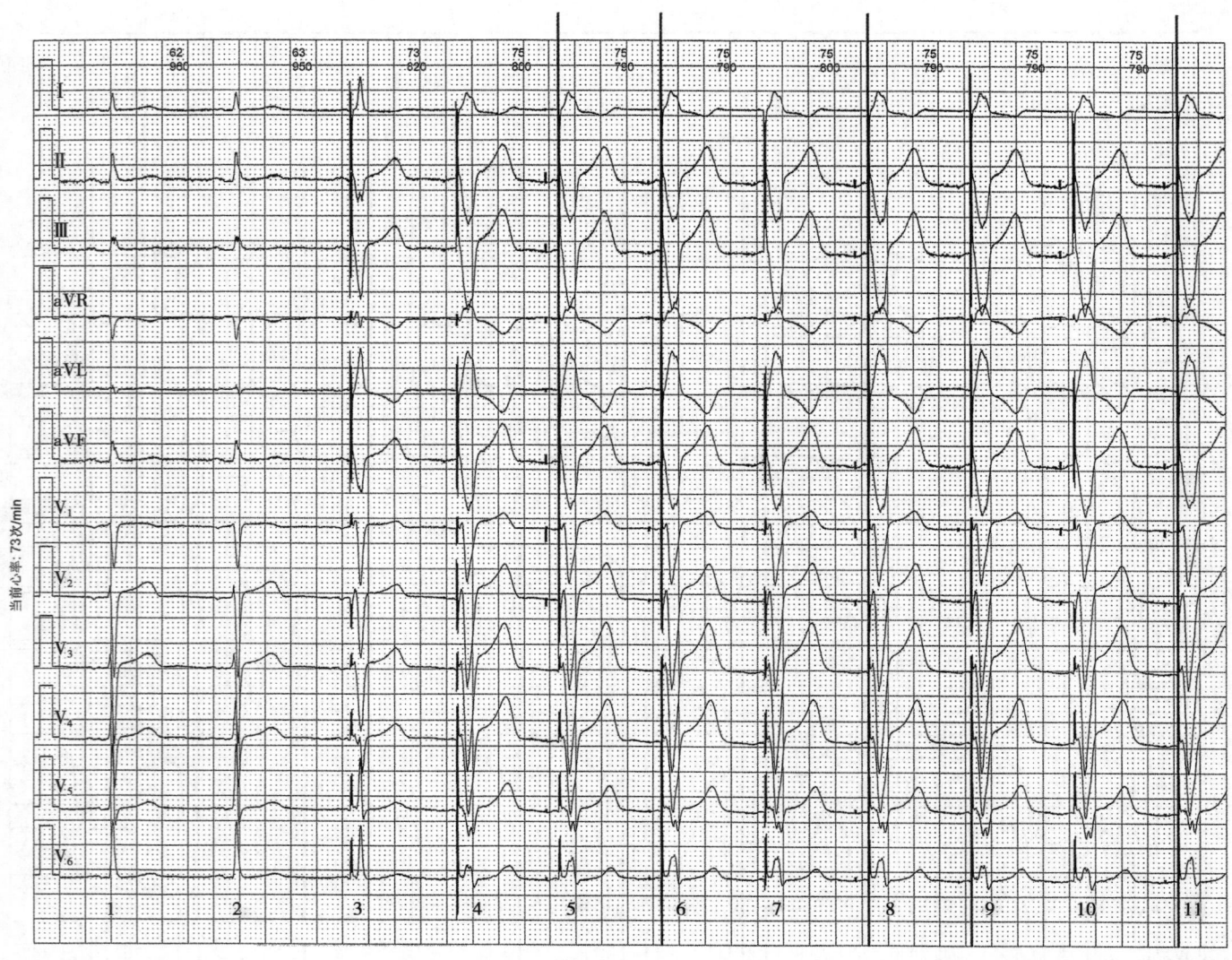

图1 第1~2个心搏为窦性心律,心率62次/min。T波:V₆导联低平。第4~11个心搏为右室心尖部起搏心律,心房右心耳起搏,房室顺序起搏频率75次/min。第3个心搏是窦性激动与心室起搏形成的室性融合波。

诊断: 窦性心律,T波低平,房室顺序起搏心电图,起搏室性融合波。

【动态心电图分析】

动态心电图监测: 窦性心律,心率 60～87 次 /min,起搏心电图(起搏方式 VVI、DDD、AAI),房性期前收缩,室性期前收缩,室性融合波。

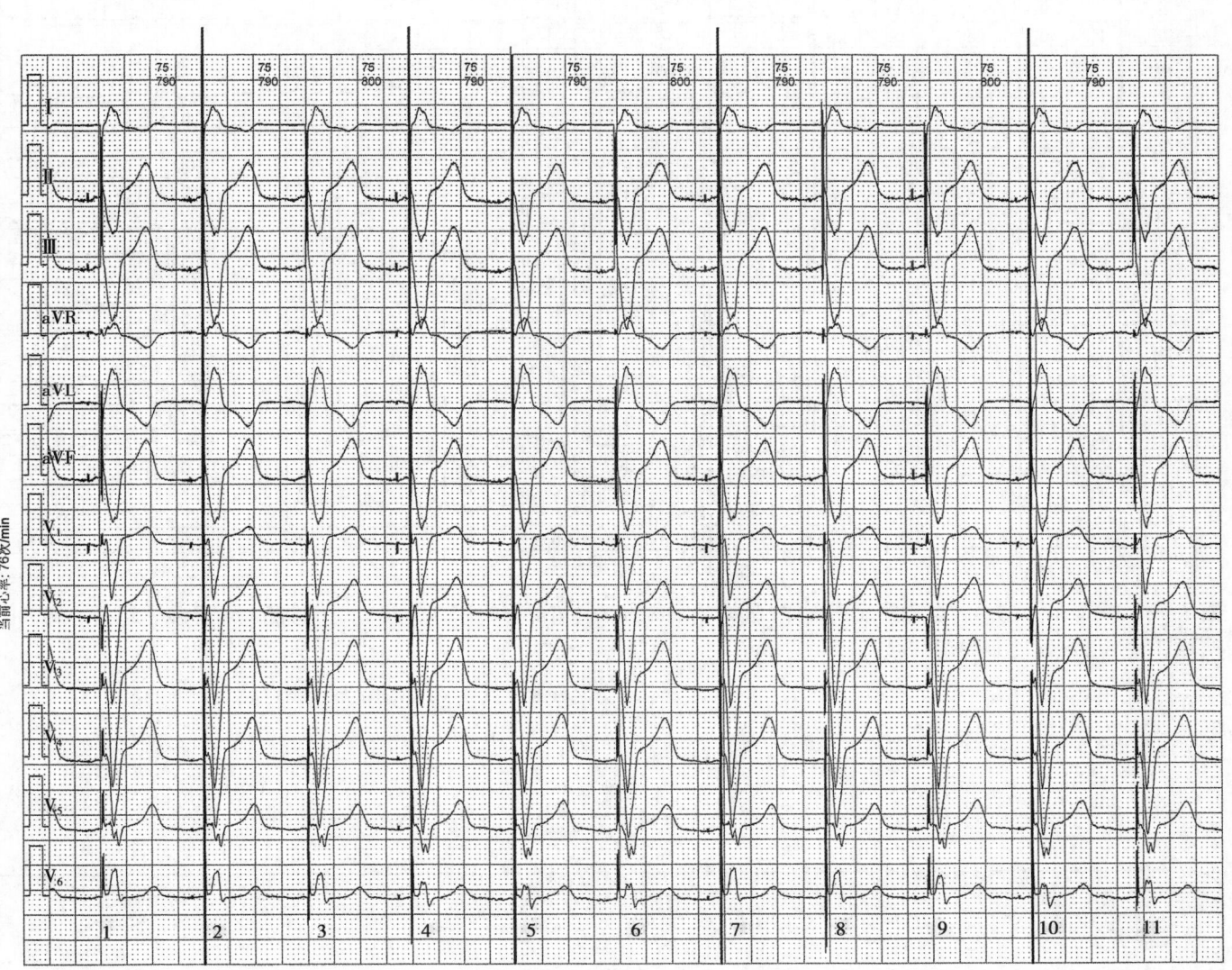

图 2 DDD 房室起搏心律,起搏频率 75 次 /min,最后一次为心室起搏。

诊断: 房室顺序起搏心律,心室起搏,窦性 P 波。

假性室性融合波

1311

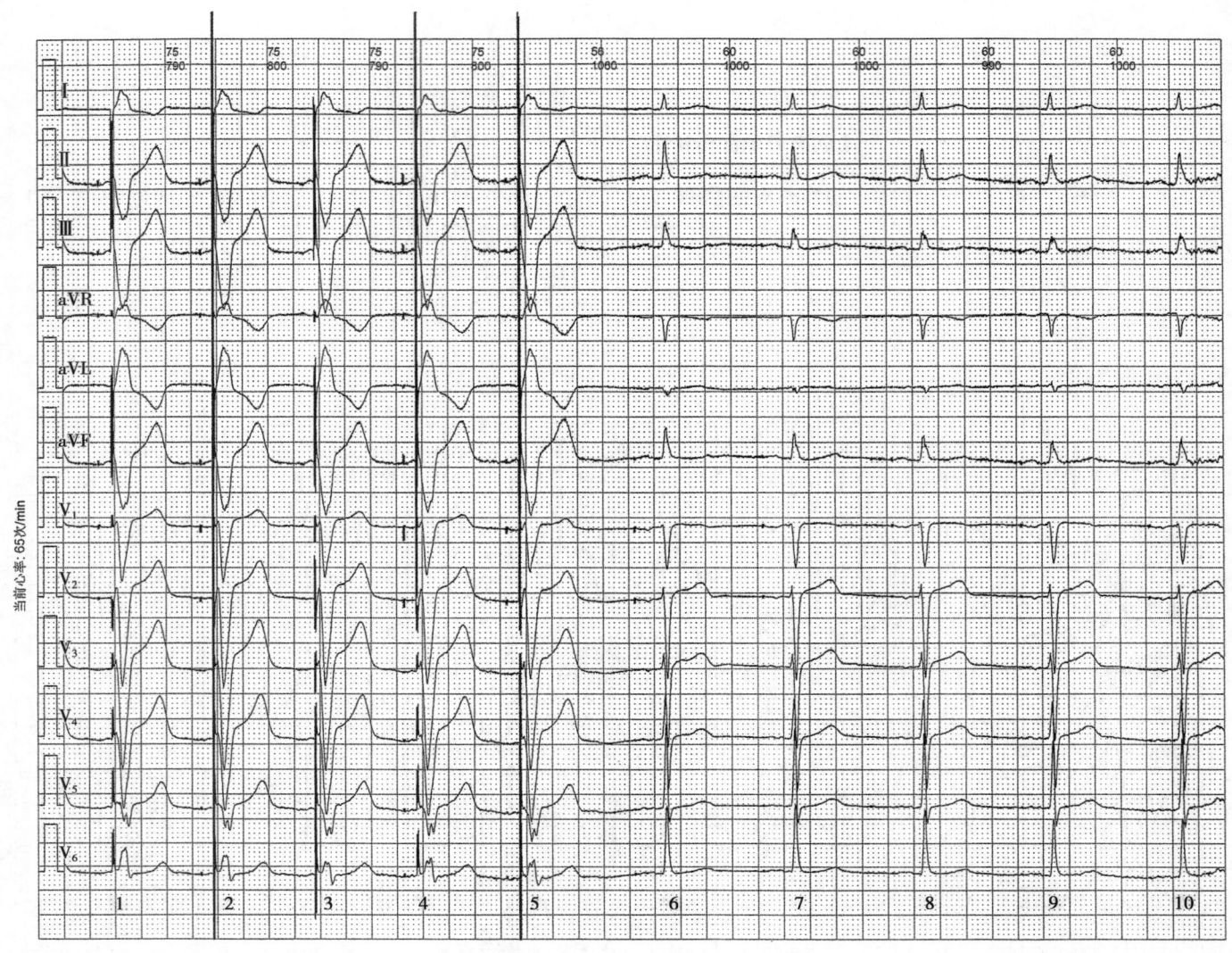

图 3 第 1～5 个心搏为房室顺序起搏心律,起搏频率 75 次 /min。第 6～10 个起搏方式转为心房起搏心律,起搏频率 60 次 /min。

诊断: 房室顺序起搏心律,心房起搏心律。

【点评】

在 DDD、VVI 等起搏器植入的患者中,动态心电图监测显示假性室性融合波是常见的心电现象。心室起搏脉冲出现在 QRS 波群之中,因心室肌已经被窦性(或房性)激动所除极而处于绝对不应期中,起搏未能引起心室除极。假性室性融合波的心电图特征:心室脉冲出现在 QRS 波群之中,QRS-T 波形与纯窦性(或房性)相同。

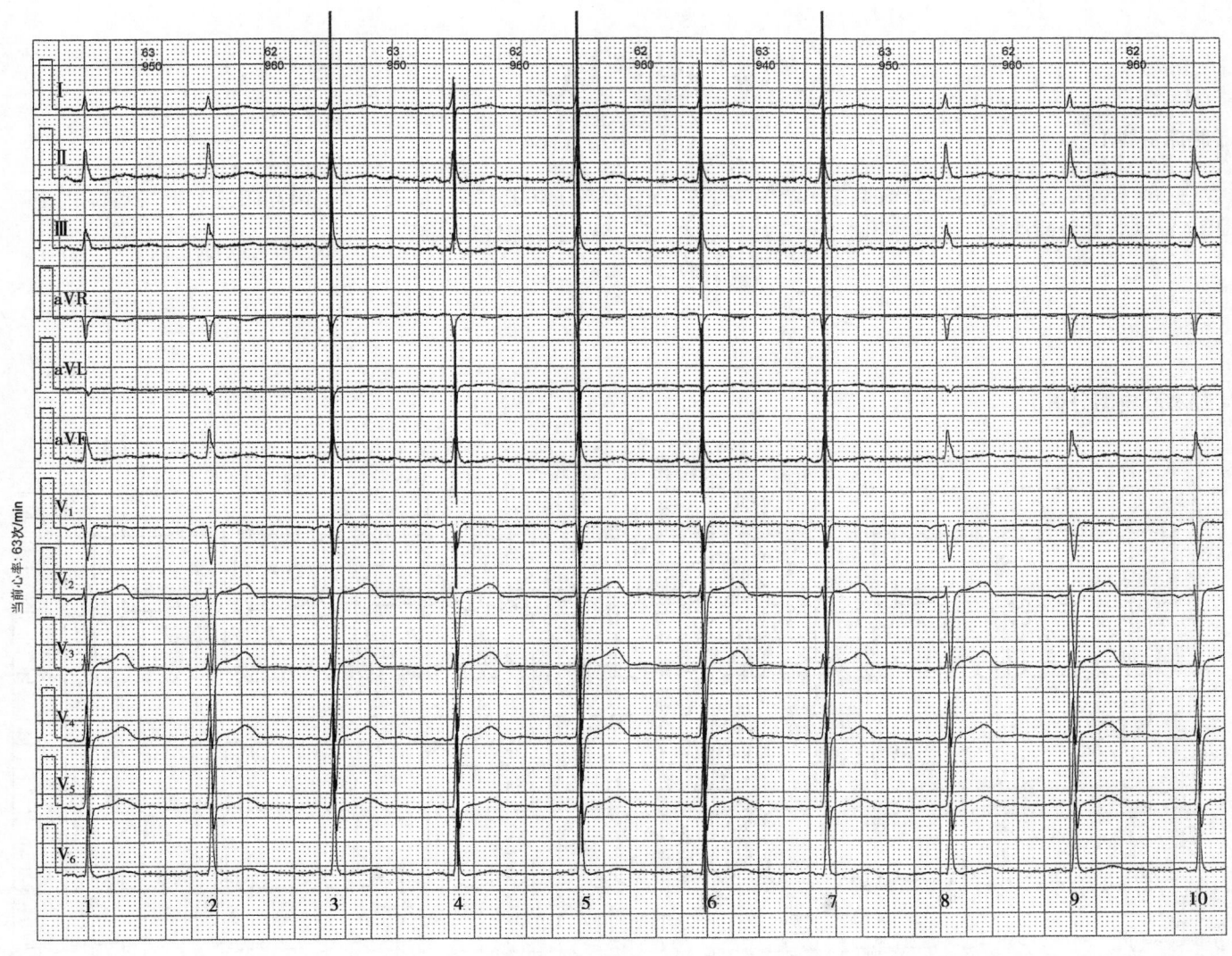

图 4 窦性心律,心率 62 次 /min,第 3~7 个心搏为心室脉冲(与图 1~图 4 中的心室脉冲相同),落入 QRS 波群之中,形成假性室性融合波。

诊断: 窦性心律,T 波低平,假性室性融合波。

假性室性融合波的发生,提示未能感知到 QRS 波群或未能感知到 QRS 波群起始的 r 波,调整 AV 间期或心室感知灵敏度可以避免假性室性融合的发生。

第 18 例 | 竞争中的窦性心律、房性起搏心律与低位房性心律

【临床资料】

女性,86 岁,因"发作性心悸 7 年,喘憋 1 个月"入院。既往高血压病史 10 年,阵发性心房颤动病史 3 年。2 年前因晕厥植入永久性心脏起搏器。超声心动图显示左心房扩大,二尖瓣、三尖瓣轻度反流。

【动态心电图分析】

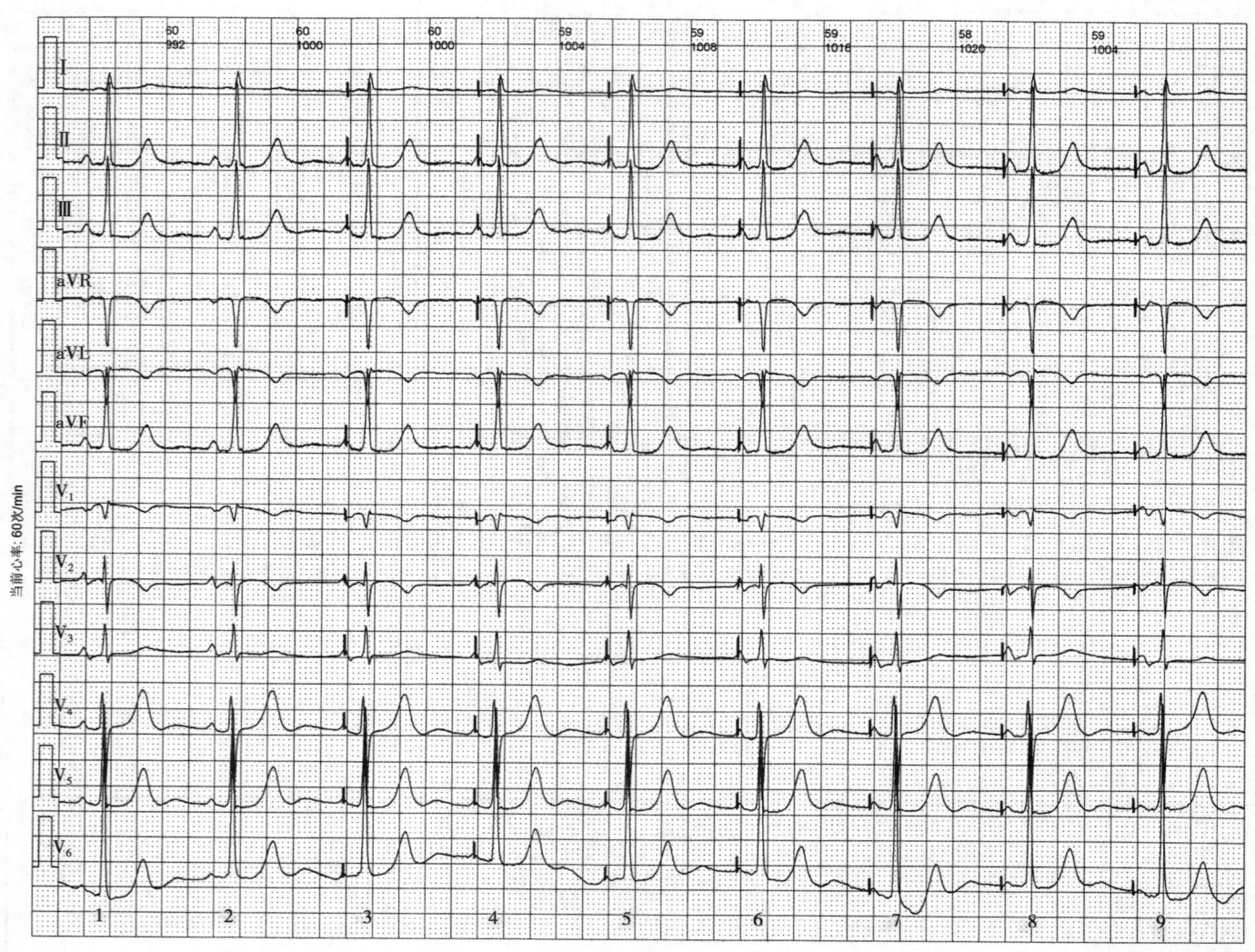

图 1　第 1、2 个心搏为窦性心律,第 3~6 个脉冲出现于 P 波升支上,脉冲出现于第 7~9 个心搏的 P′波起始处,P 波略增高,似正负双向 P′波,心房起搏心律。

临床诊断：冠状动脉粥样硬化性心脏病，心功能不全，心功能Ⅲ级（NYHA 分级），
病态窦房结综合征，阵发性心房颤动，陈旧性脑梗死，高血压 3 级（极高危），永久
性心脏起搏器植入术后。

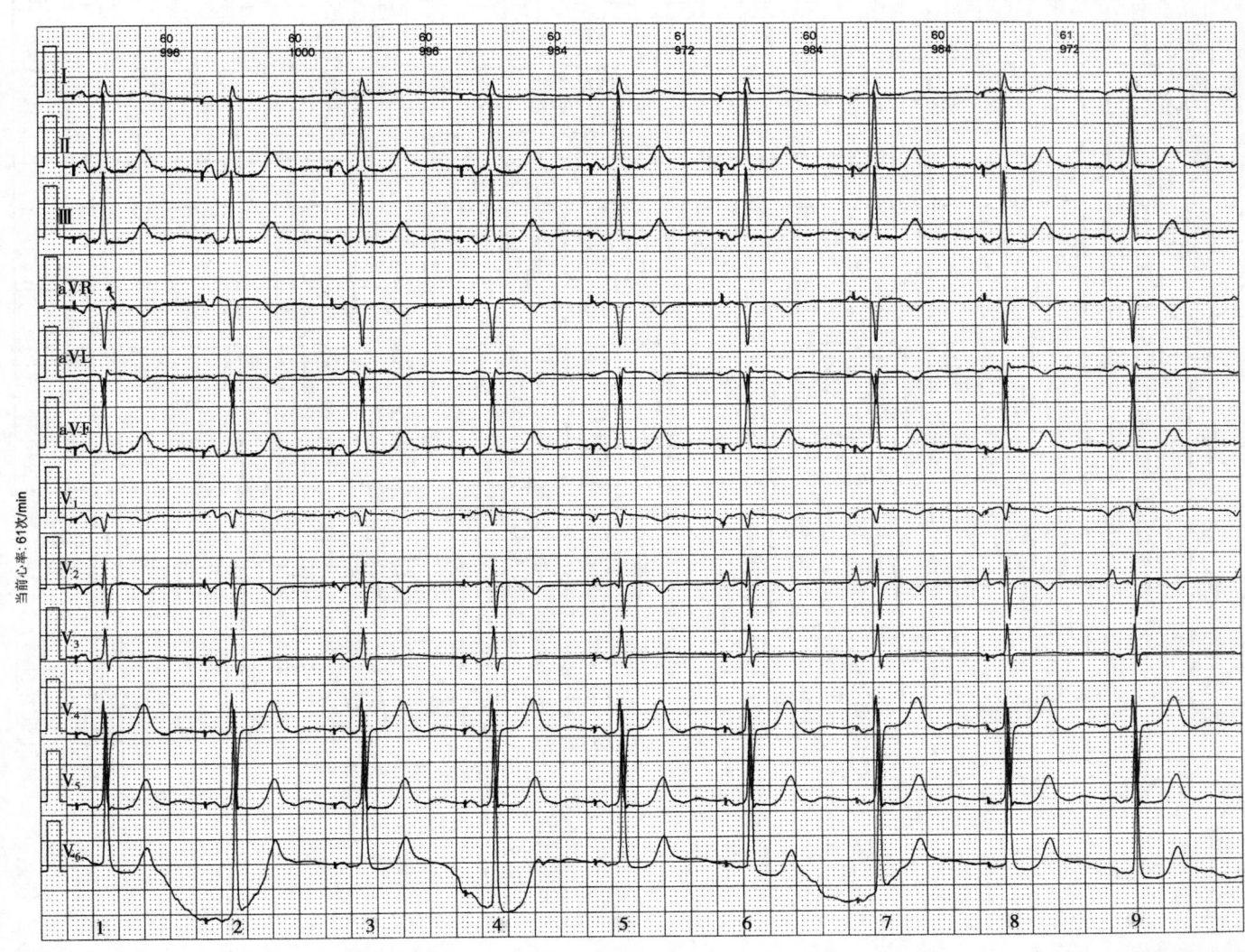

图 2　第 1~3 个心搏Ⅱ、Ⅲ、aVF 导联起搏的 P′波双向，第 4 个心搏的正向 P′波部分变为等电位线，第 5 个心搏的正向部
分的 P 波振幅降低，第 6~8 个心搏的 P′波倒置，脉冲位于倒置 P 波前支上，P′R 间期 0.17s，房性心律，心率 60 次 /min。

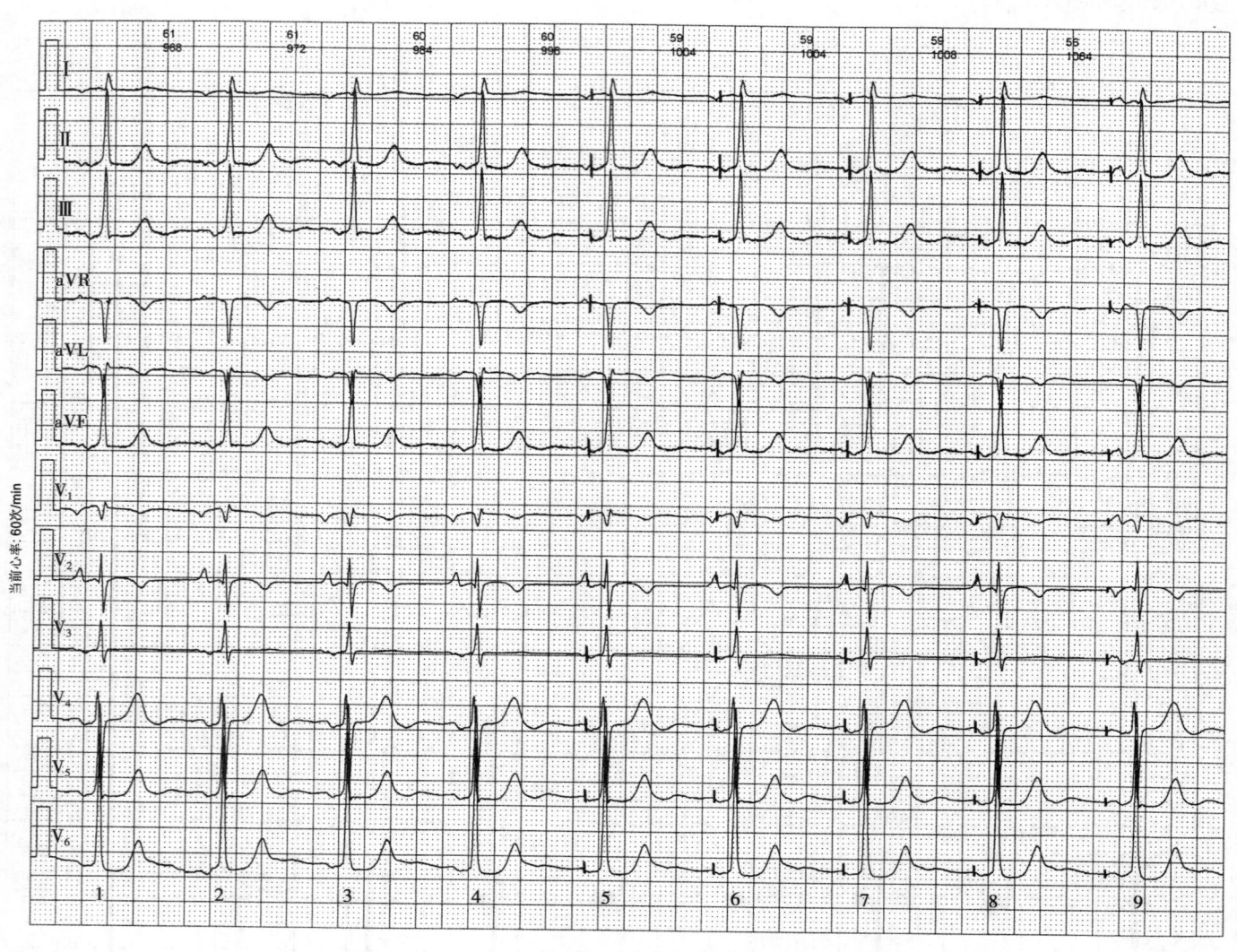

图 3　第 1~8 个心搏为房性心律，脉冲出现于第 5~8 个心搏的 P′波中，第 9 个心搏为心房起搏夺获并下传心室，ST 段：Ⅱ、Ⅲ、aVF、V₅、V₆ 导联轻度压低。

动态心电图诊断：窦性心律，房性心律，心房起搏心律，起搏房性融合波，假性房性融合波。

【点评】

展示的图 1~图 3 分别是窦性心律、心房起搏心律和房性心律，3 种心律的频率为 60 次 /min，多么少见的现象。由于窦性心律和心房起搏心律的频率相等（等频），心房感知不良，脉冲连续出现于 P 波顶峰上，形成假性房性融合波。在图 2，心房起搏心律与图 3 中的低位房性心律竞争心房，形成房性融合波（图 2 中第 4、5 个心搏），以后脉冲又落入心房起搏心律的 P′波上，自第 9 个心搏开始至图 3 中第 4 个心搏为止，感知自身 P′波以后，心房起搏被抑制。

心房起搏电极一般植入右心耳，Ⅱ、Ⅲ、aVF 导联 P′波应是正向的。本例图 2 中心房起搏的第 1~3 个 P′波呈正负双向，负向 P′波可能是低位房性心律所致的，如能成立，这些 P′波也是房性融合波。

第19例 | 酷似双向性室性心动过速的房室顺序起搏与左心室期前收缩二联律

【临床资料】

女性，77岁，因"反复心悸1个月余"入院。既往风湿性心脏病病史40年，15年前行二尖瓣置换术，高血压病史40年，起搏器植入术后。

临床诊断：风湿性心脏病，二尖瓣置换术后，主动脉瓣中度反流，三尖瓣重度反流，慢性肾功能不全，高血压，糖尿病2型，心功能Ⅳ级（NYHA分级），肺动脉中度高压。

【心电图分析】

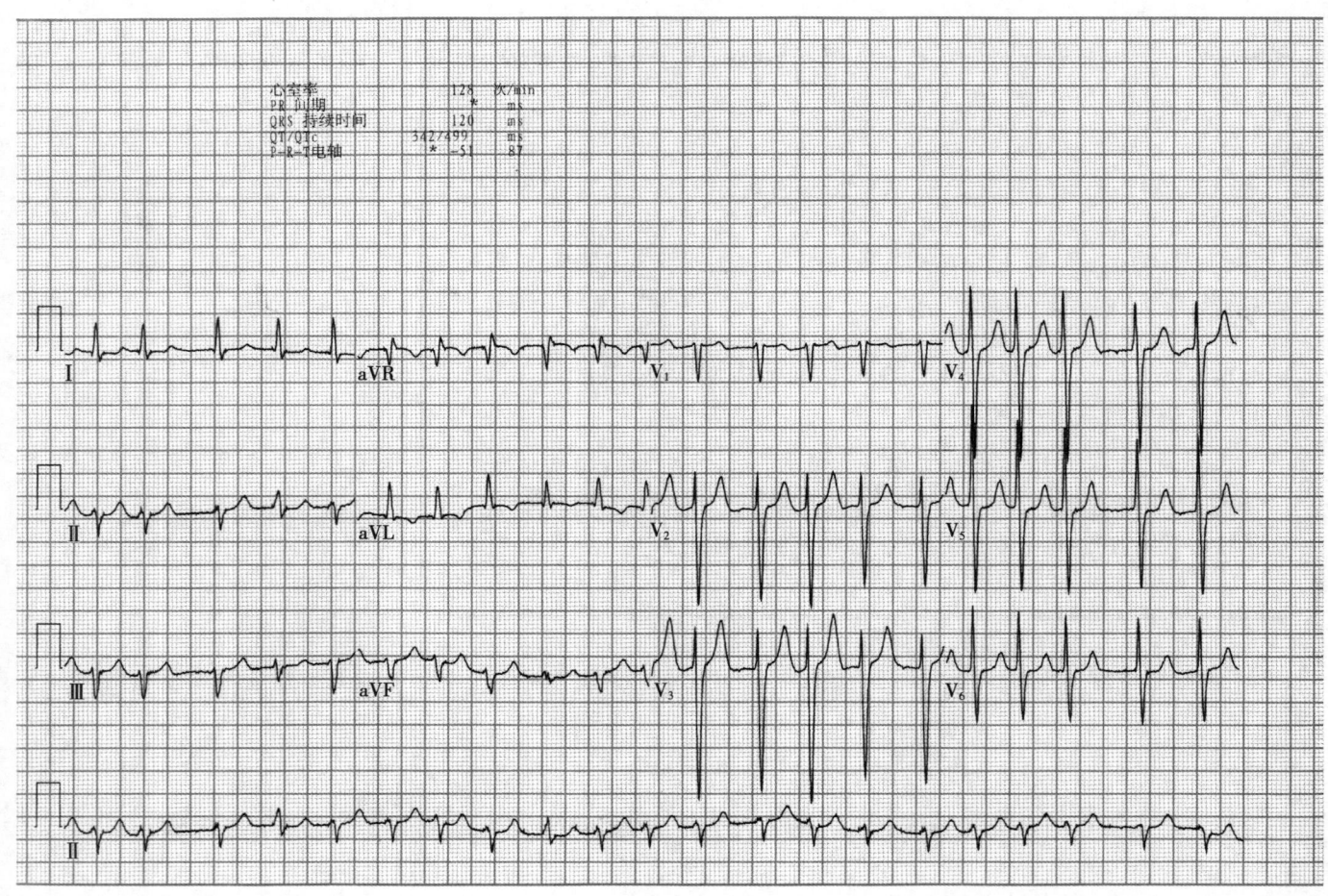

图1　起搏器植入术前：心房颤动，RR间期不匀齐，平均心室率128次/min，V₃、V₄导联T波高尖。

诊断：心房颤动，左前分支传导阻滞，顺时针转位，T波高尖（注意血钾变化），QTc间期延长。

【点评】

1. 本例房室顺序起搏方式心电图，心房脉冲后看不到起搏的 P′ 波。这有两种可能：一种仍为心房颤动，在心房颤动情况下，心房不可能再起搏；另一种心房未起搏或起搏的 P′ 波振幅微小，在体表心电图上看不见，腔内心电图才能显示出心房波。

2. 图 2 看上去酷似双向性心动过速，实际上是房室顺序起搏和室性期前收缩形成的二联律，右心室起搏时 V₁～V₃ 导联呈 QS 型，左心室期前收缩 V₁～V₆ 导联呈 R 型，看上去很像双向性室性心动过速。

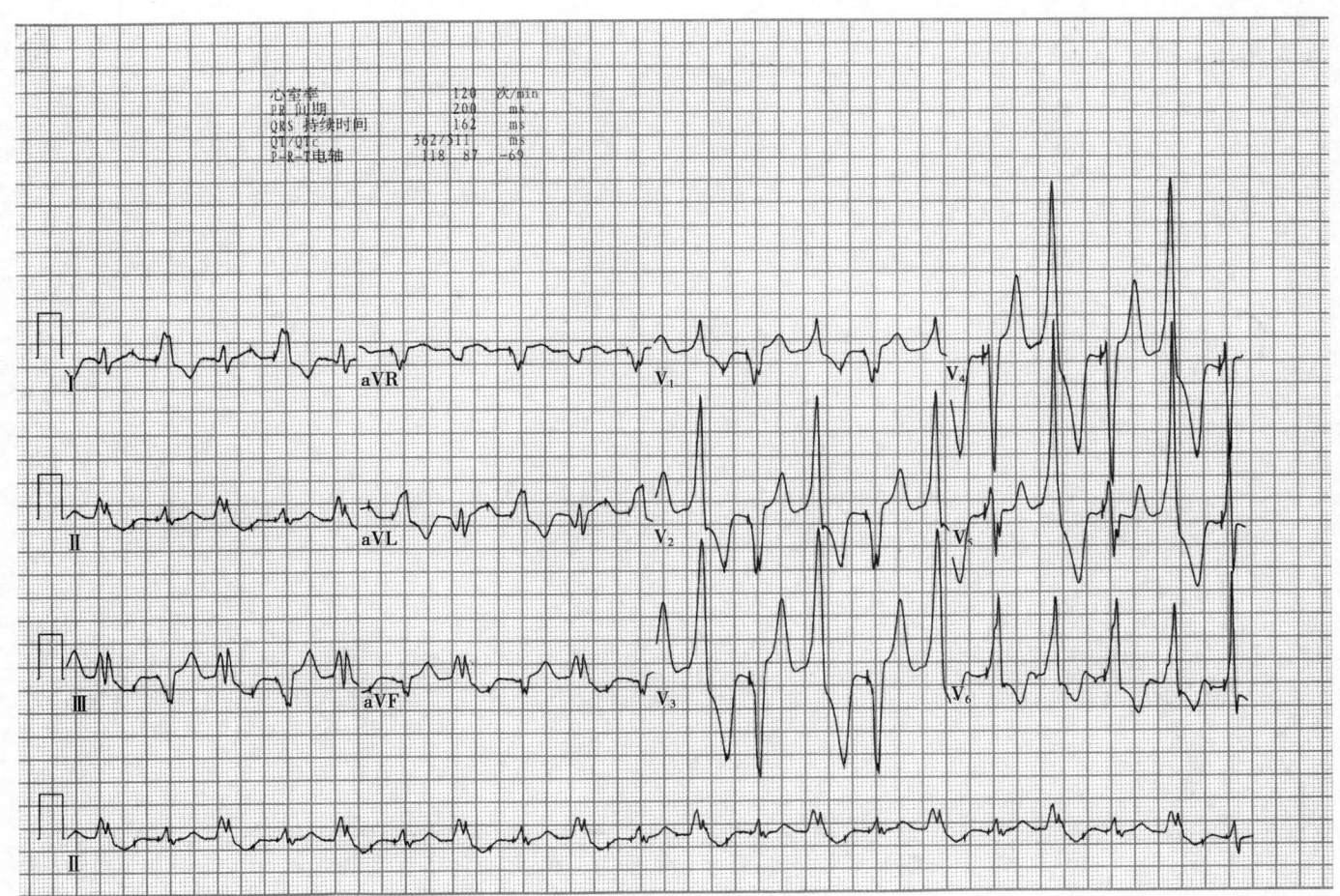

心室率	120	次/min
PR 间期	200	ms
QRS 持续时间	162	ms
QT/QTc	362/511	ms
P-R-T电轴	118 87 -69	

图 2 房室顺序起搏方式，AP-VP 间期 200ms，起搏的 QRS 波群时限 162ms，I、aVL、V₆ 导联呈 R 型，V₁～V₃ 导联呈 QS 型，室性期前收缩形成二联律，室性 QRS 波群时限 162ms，II、III、aVF、V₁～V₆ 导联呈 R 型左心室起搏，QTc 间期 511ms。

诊断： 房室顺序起搏，左心室期前收缩二联律，QTc 间期延长。

酷似双向性室性心动过速的房室顺序起搏与左心室期前收缩二联律

【临床资料】

男性，88 岁，因 "间断发热 2 周余" 入院。53 岁时发现高血压，69 岁因胸闷入院，行冠状动脉支架植入术（具体不详），70 岁时发现肾功能不全。起搏器植入术后 14 年，2 年前更换起搏器。超声心动图显示左心房增大，左心室增厚，二尖瓣轻度反流。白细胞计数 10.76 × 10^9/L，C 反应蛋白监测 3.22mg/L。

临床诊断： 冠状动脉粥样硬化性心脏病，冠状动脉支架植入术后，2 型糖尿病，高血压 2 级（很高危），心律失常，病态窦房结综合征，永久性心脏起搏器更换术后。

图 1　第 1~3、5~7 个心搏为心房起搏心律，心率 60 次 /min，P′波：Ⅱ、Ⅲ、aVF 导联正负双向，AP-R 间期 0.24s，QRS 波群时限 0.12s，完全性右束支传导阻滞。第 4 个 QRS 波群起始部有脉冲，QRS 波群时限 0.14s，Ⅱ、Ⅲ、aVF、V$_4$~V$_6$ 导联呈单向 R 波型，V$_1$、V$_2$ 导联呈 rS 型，r 波时限 0.03s，提示右室流出道期前收缩。

【动态心电图分析】

当前心率: 60次/min

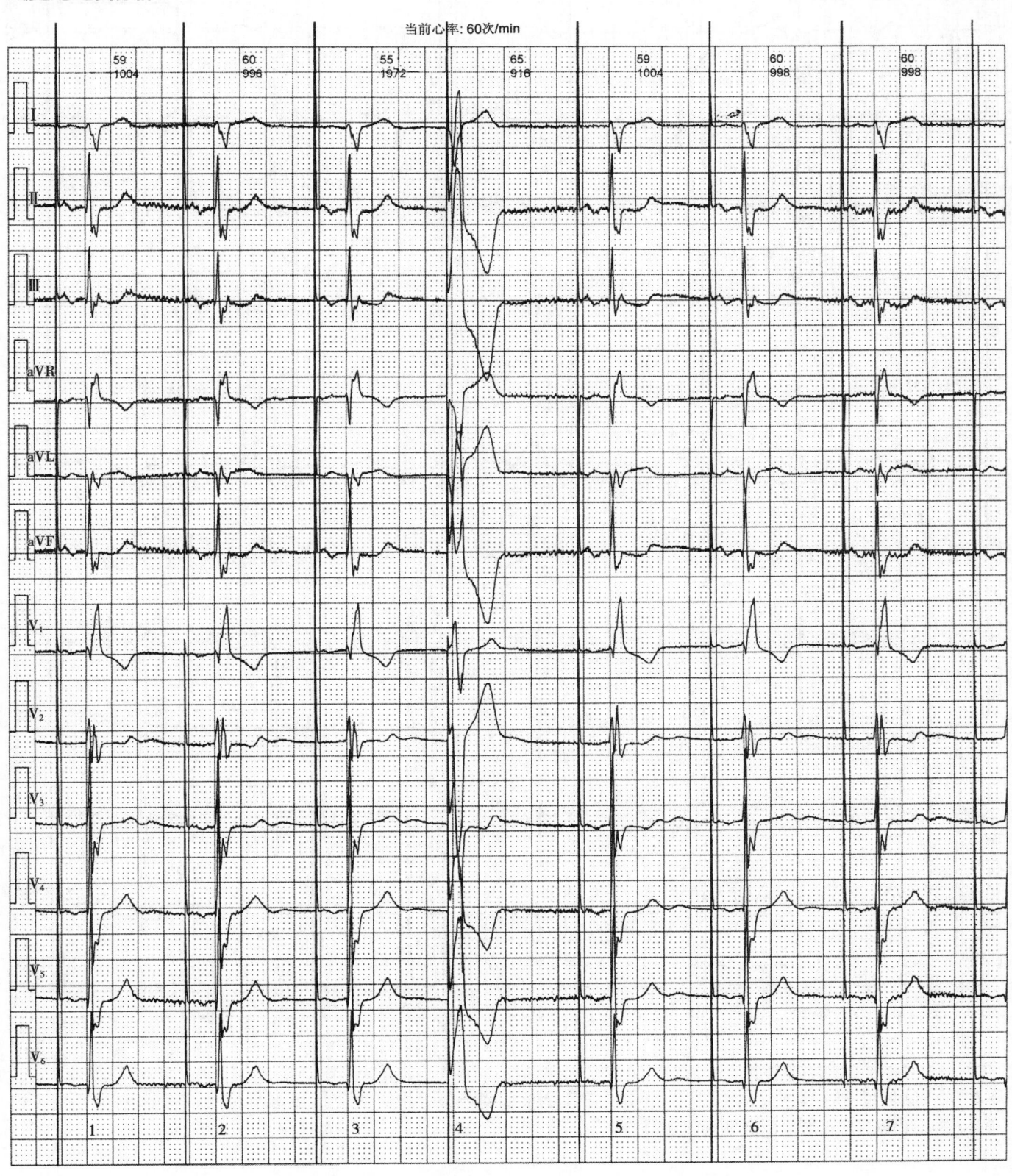

酷似右室流出道起搏的室性期前收缩

1321

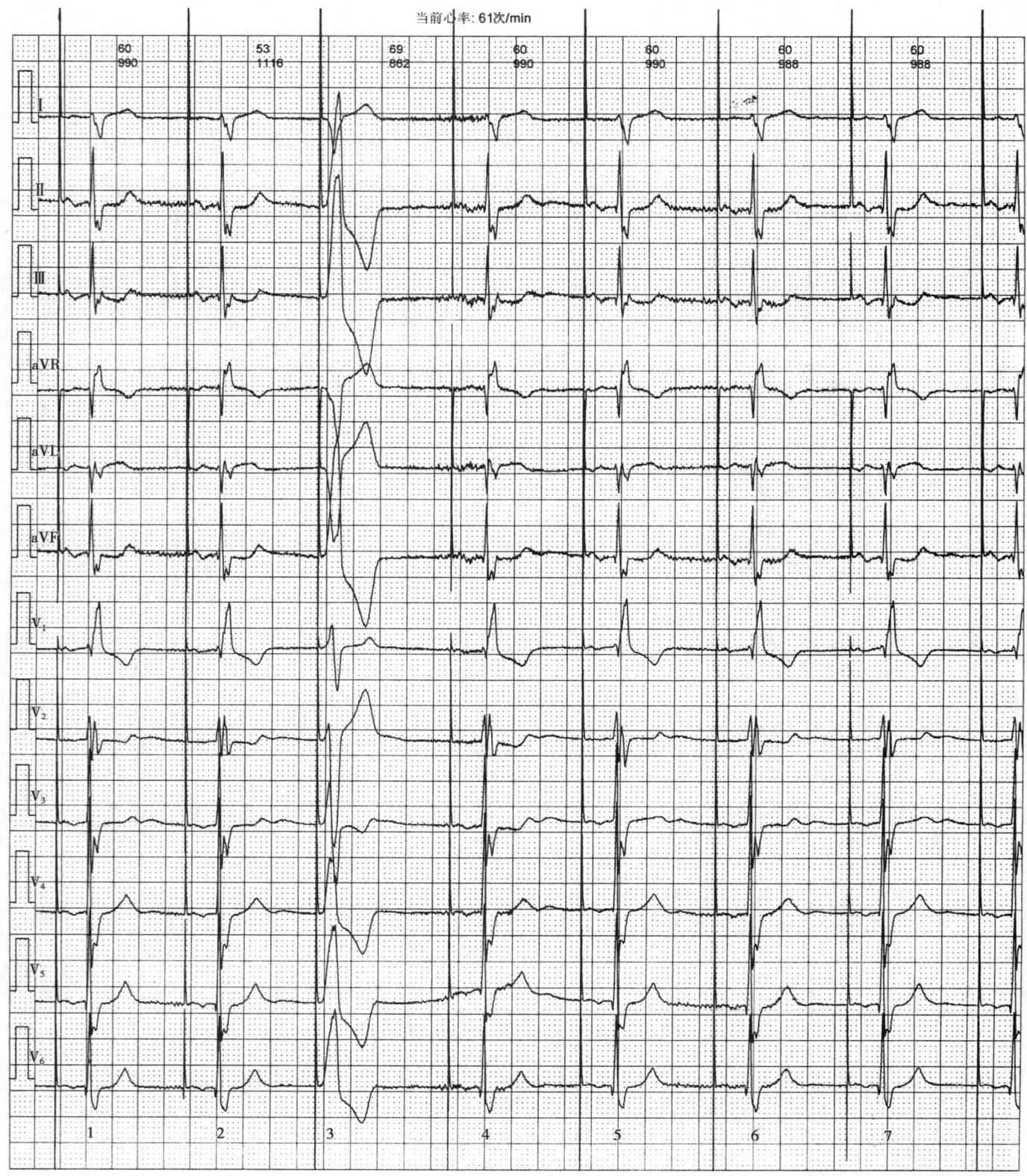

当前心率: 61次/min

图 2 心房起搏心律,起搏频率 60 次 /min,第 3 个 QRS 波群与图 1 中第 4 个 QRS 波群相同,其前的脉冲距离了约 0.04s,第 3 个心搏是右室流出道期前收缩。

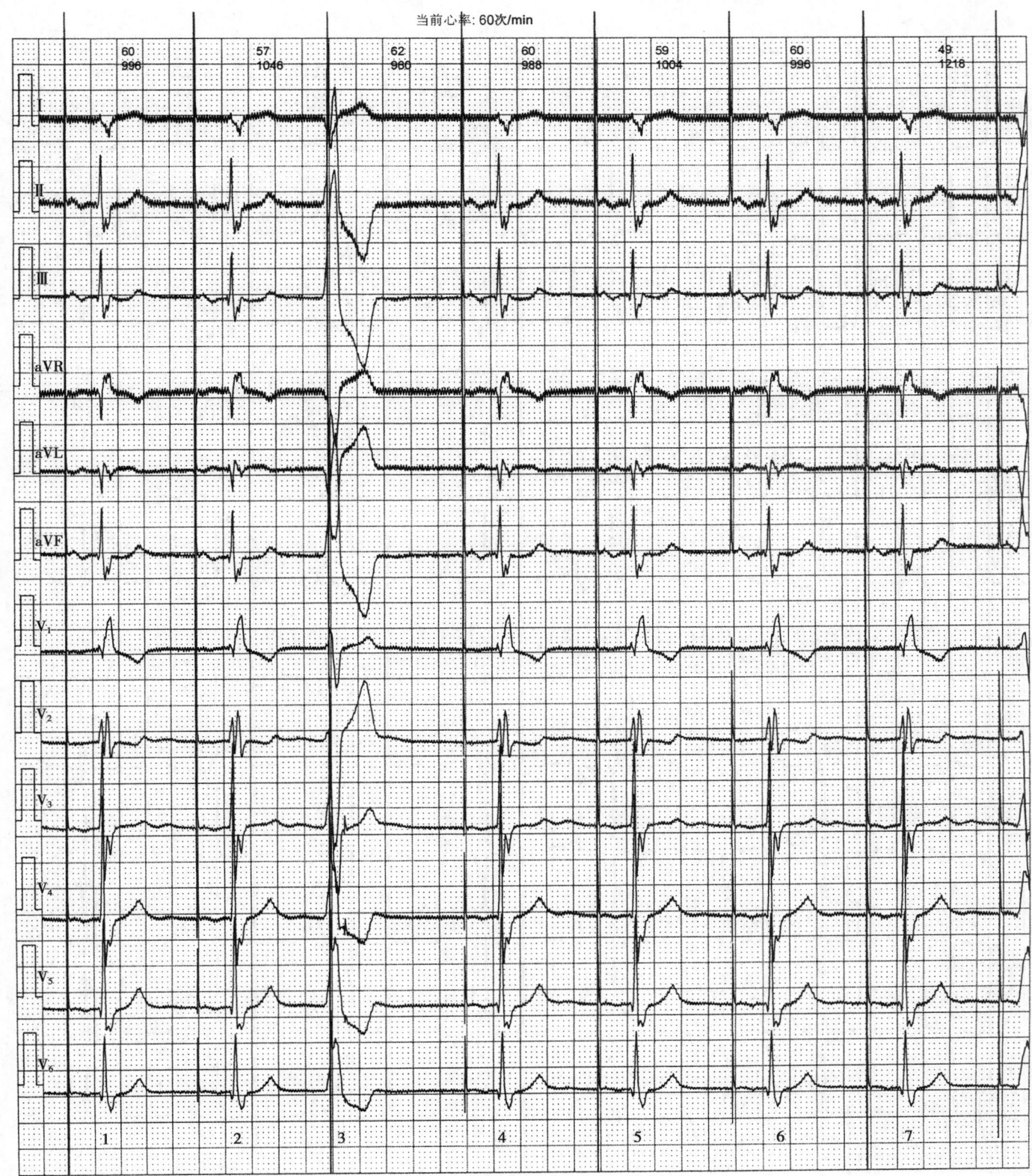

当前心率: 60次/min

图 3 心房起搏频率 60 次 /min，脉冲出现于 R 波升支上，第 3 个心搏是室性期前收缩。

当前心率: 63次/min

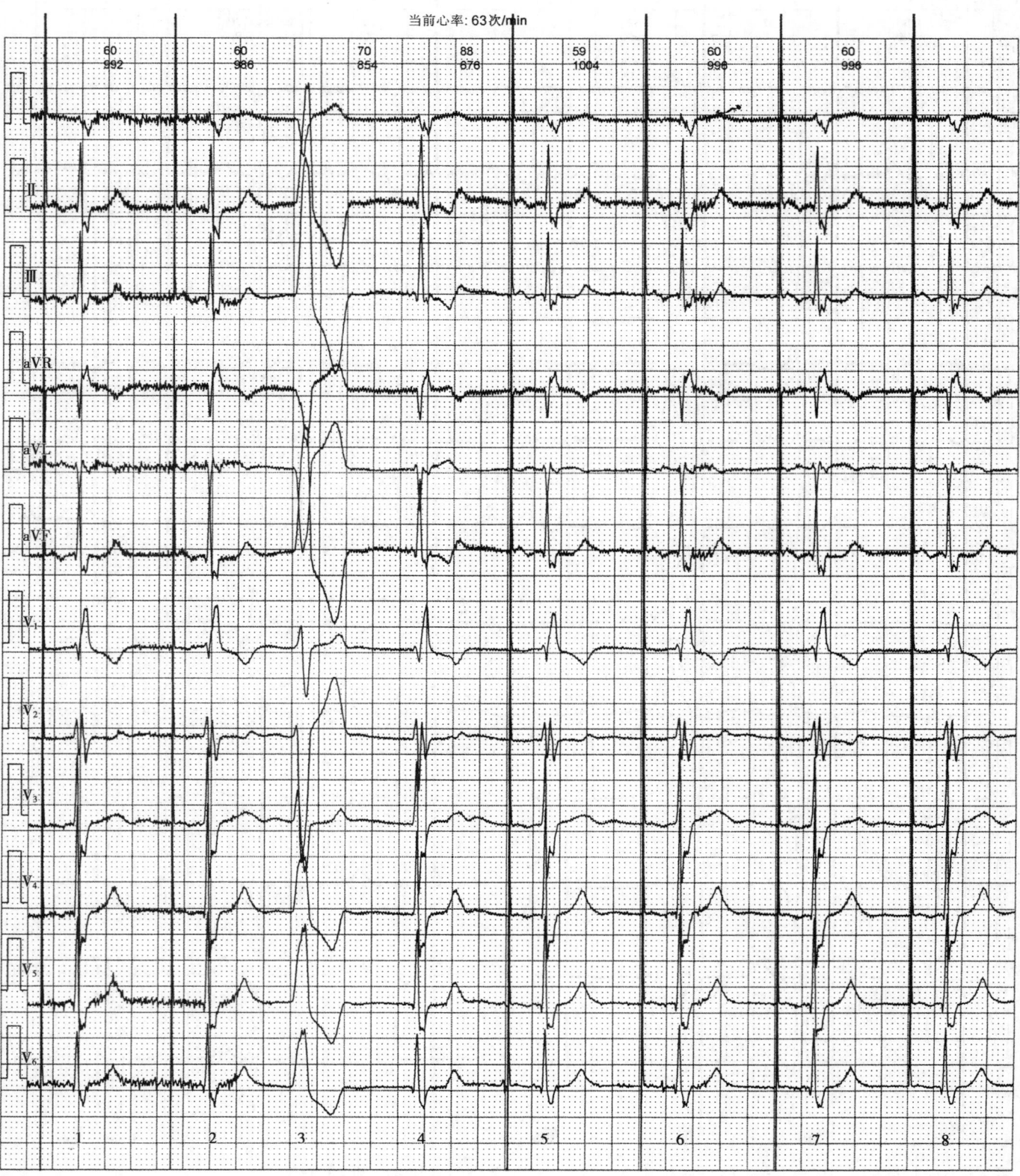

图 4 第 1、2、5~8 个心搏为心房起搏心律，第 3 个心搏是室性期前收缩，第 4 个心搏是交界性逸搏。

动态心电图诊断：窦性停搏，心房起搏心律，左心房内传导阻滞，完全性右束支传导阻滞，室性期前收缩，交界性逸搏。

【点评】

图 1 中基本心律是心房起搏心律，第 4 个 QRS 波群起始部有脉冲，是心室起搏还是室性期前收缩？支持室性期前收缩的依据是：①期前收缩呈右室流出道起源的室性期前收缩；②对 R 波而言，第 4 个心搏是提早出现的；③V₁、V₂ 导联 r 波较宽；④脉冲来源于右心耳，不可能起搏右心室；⑤图 1 中第 4 个心搏、图 2 中第 3 个心搏、图 3 中第 3 个心搏、图 4 中第 3 个心搏均为室性期前收缩且起源于同一部位。

右心耳起搏，心房除极方向自上而下，额面 P′ 向量指向左下方，Ⅱ、Ⅲ、aVF 导联 P′ 波直立，出现正负双向时，提示心房除极程序中右心房除极时是自上而下，P′ 波正向，左心房除极时是自下而上，产生了负向 P′ 波。

第21例 临时右室心尖部起搏伴短联律间期室性期前收缩

【临床资料】

男性，72岁，因"活动后胸闷、气短2年，黑矇15天"入院。查体：血压133/70mmHg，身高170cm。体重65kg，BMI 22.5kg/m²。超声心动图显示左心房增大，二尖瓣中度反流，三尖瓣轻度反流。常规心电图显示窦性心动过缓。

临床诊断： 窦性心动过缓，二度房室传导阻滞，临时起搏。

【动态心电图分析】

动态心电图监测： 窦性心动过缓，心室率32～76次/min。二度房室传导阻滞，心室起搏心律70 876次，室性期前收缩153次，完全性右束支传导阻滞，间歇性心室起搏不良及感知不良。

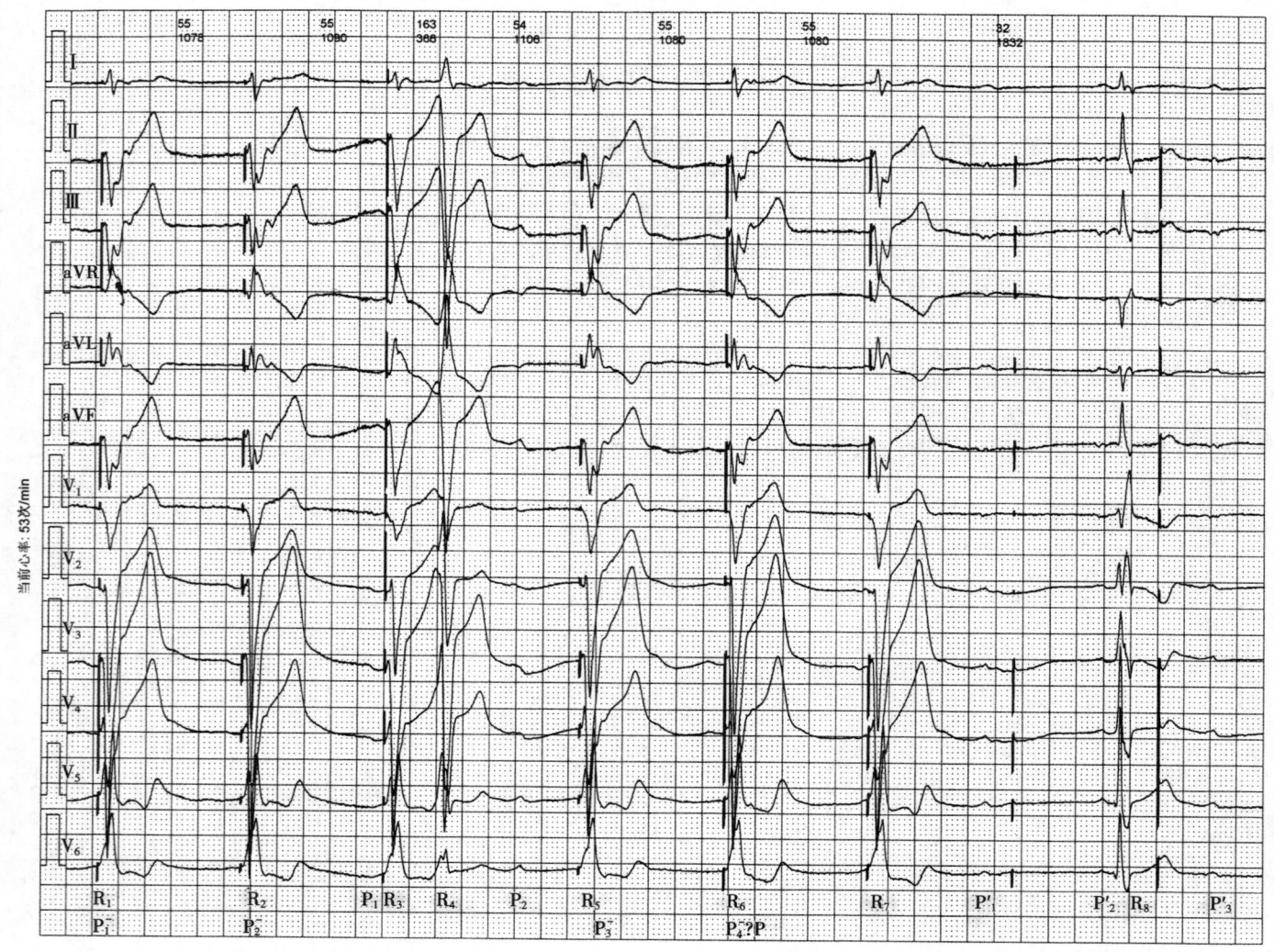

【点评】

患者近日因心率缓慢时常出现胸闷、气短、黑矇,经股静脉插入起搏电极置于右室心尖部,行临时起搏。起搏频率 55 次 /min,行右室心尖部临时起搏时,记录下这份心电图,绝大部分时间起搏与感知功能未见异常,偶见心室起搏不良及感知不良。心室起搏之后患者症状得到改善,将择期植入永久性心脏起搏器。

从 V4 导联分析:R4 室性期前收缩出现在 T 波顶峰上,R4 的联律间期 366ms,提示心肌不应期缩短,已经引起临床重视。

图 1 R1、R2、R5、R6、R7 为心室起搏,起搏频率 55 次 /min,R1、R2、R5 为逆行心房传导。P1、P2 为窦性 P 波,心房率约 58 次 /min,R6 之后的 P 波是直立的,提示窦性 P 波。R7 出现于 P 波降支上。II、III、aVF 导联 P'1、P2、P'3 倒置,心房率 75 次 /min,P'1 因阻滞未下传心室。P'2 下传心室,呈右束支传导阻滞。P'1 之后的脉冲为起搏心室。R8 的 T 波上有心室脉冲。R4 出现于 R3 的 T 波上联律间期 366ms。

诊断:窦性心律,加速的房性心律,二度房室传导阻滞,完全性右束支传导阻滞,心室起搏心律伴室房传导,间歇性起搏不良与感知不良,R-on-T 现象室性期前收缩。

临时右室心尖部起搏伴短联律间期室性期前收缩

第22例 | 起搏频率突然变化的房室顺序起搏

【临床资料】

女性,38 岁,发作性晕厥 4 年,植入永久性心脏起搏器 1 年(具体不详)。超声心动图显示各房室腔大小、形态、结构及功能未见异常。冠脉造影过程中诱发前降支及回旋支痉挛,前降支心肌桥收缩期狭窄 50%。

【动态心电图分析】

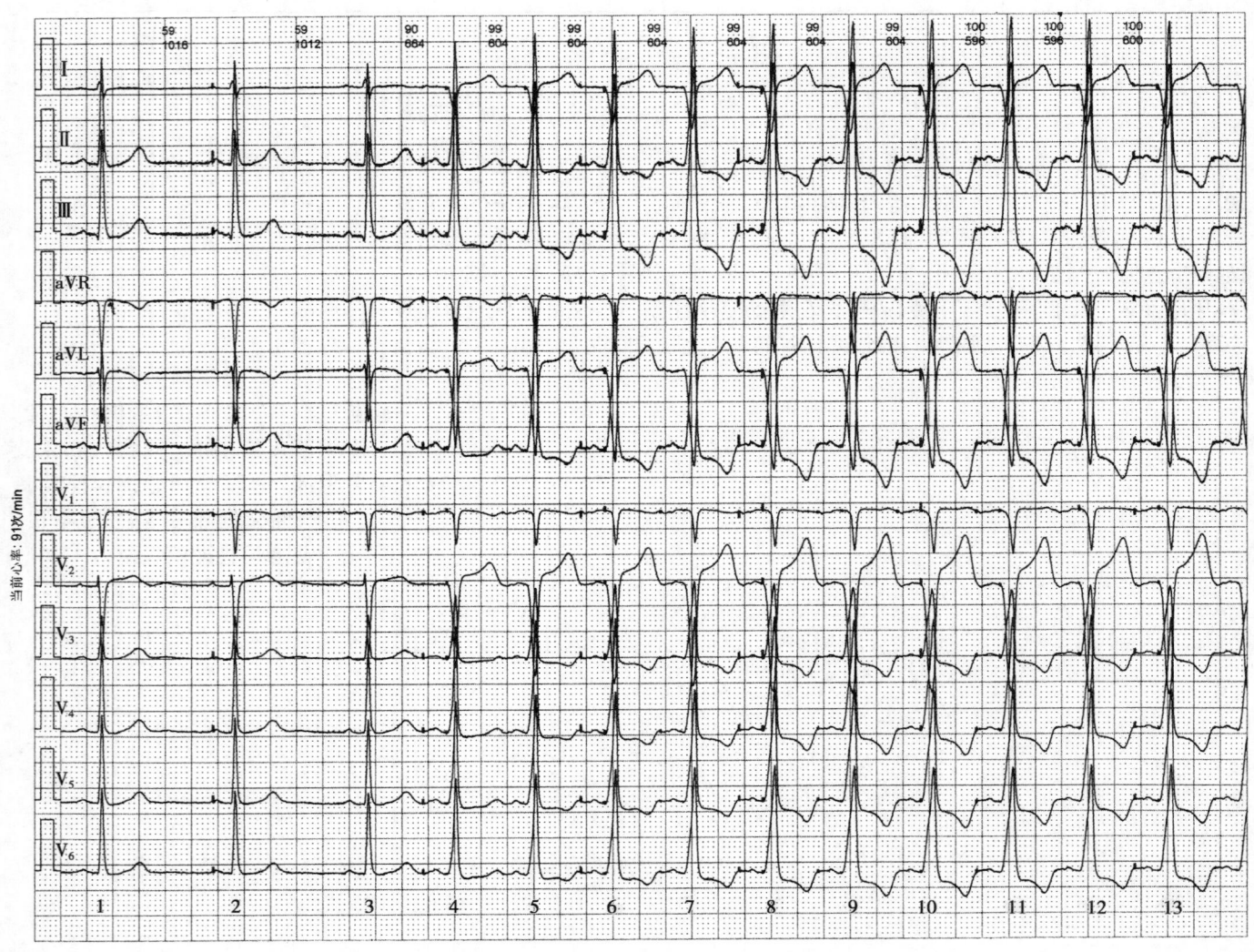

图1 第 1 个与第 3 个心搏为窦性心律,心率 59 次 /min,第 2 个心搏的 P 波起点有脉冲,第 2 个心搏的 P 波与第 1、3 个心搏相同,与以后心房起搏的 P′ 波不同,第 2 个心搏仍是窦性心律,根据第 2 个心搏的脉冲出现时间,为低限 59(60)次 /min 心房起搏逸搏。自第 4 个心搏开始,AP-VP 间期 0.16s,QRS 波群时限 0.14s,Ⅱ、Ⅲ、aVF、V₄~V₆ 导联呈 R 型,V₁、V₂ 导联呈 QS 型,右室流出道间隔上部起搏。

临床诊断: 冠状动脉痉挛、前降支心肌桥、起搏器植入术后,过度换气,血管迷走性
晕厥(心脏抑制型)。

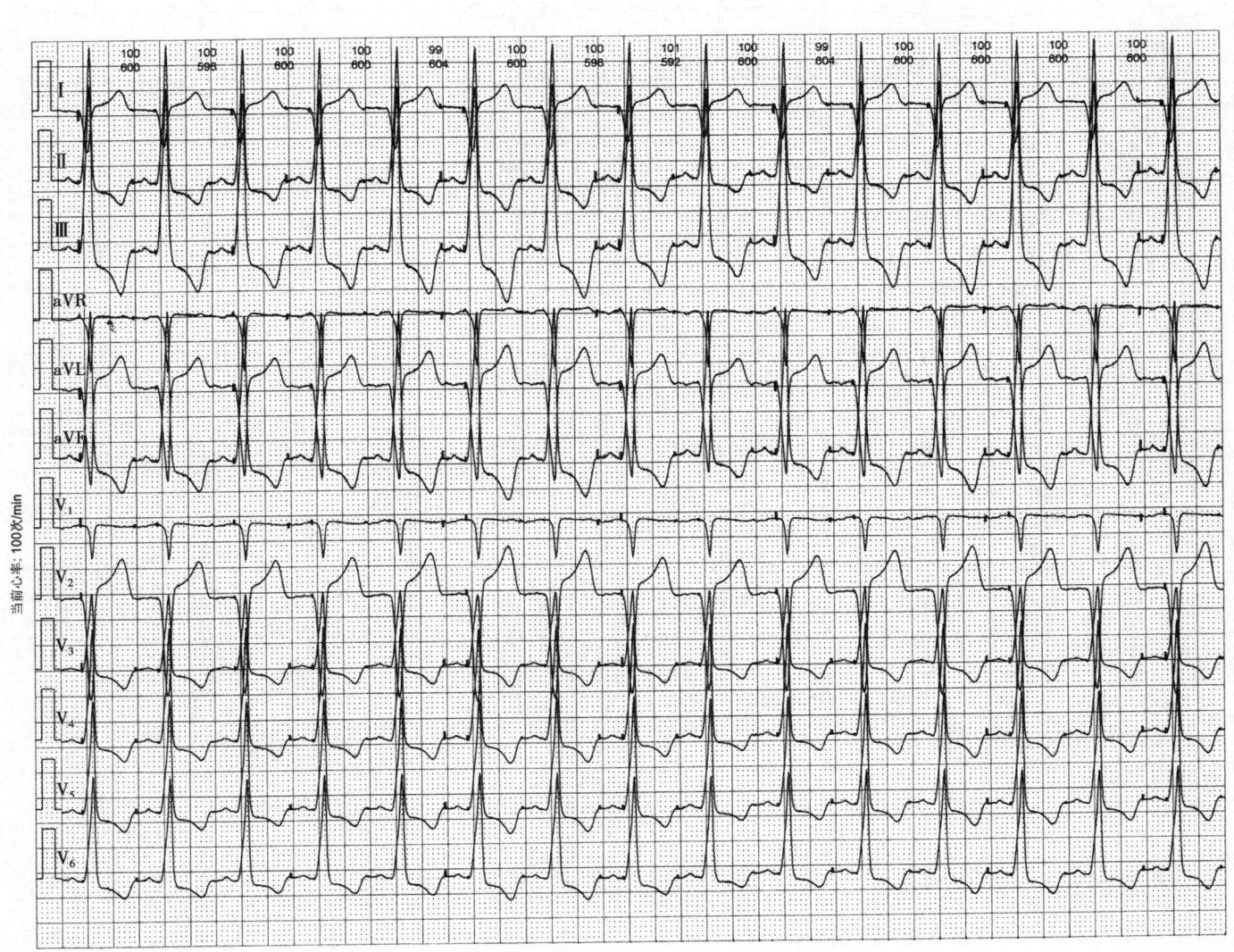

图 2 监测于图 1 1min 后,仍为频率 100 次 /min 的房室顺序起搏心律。

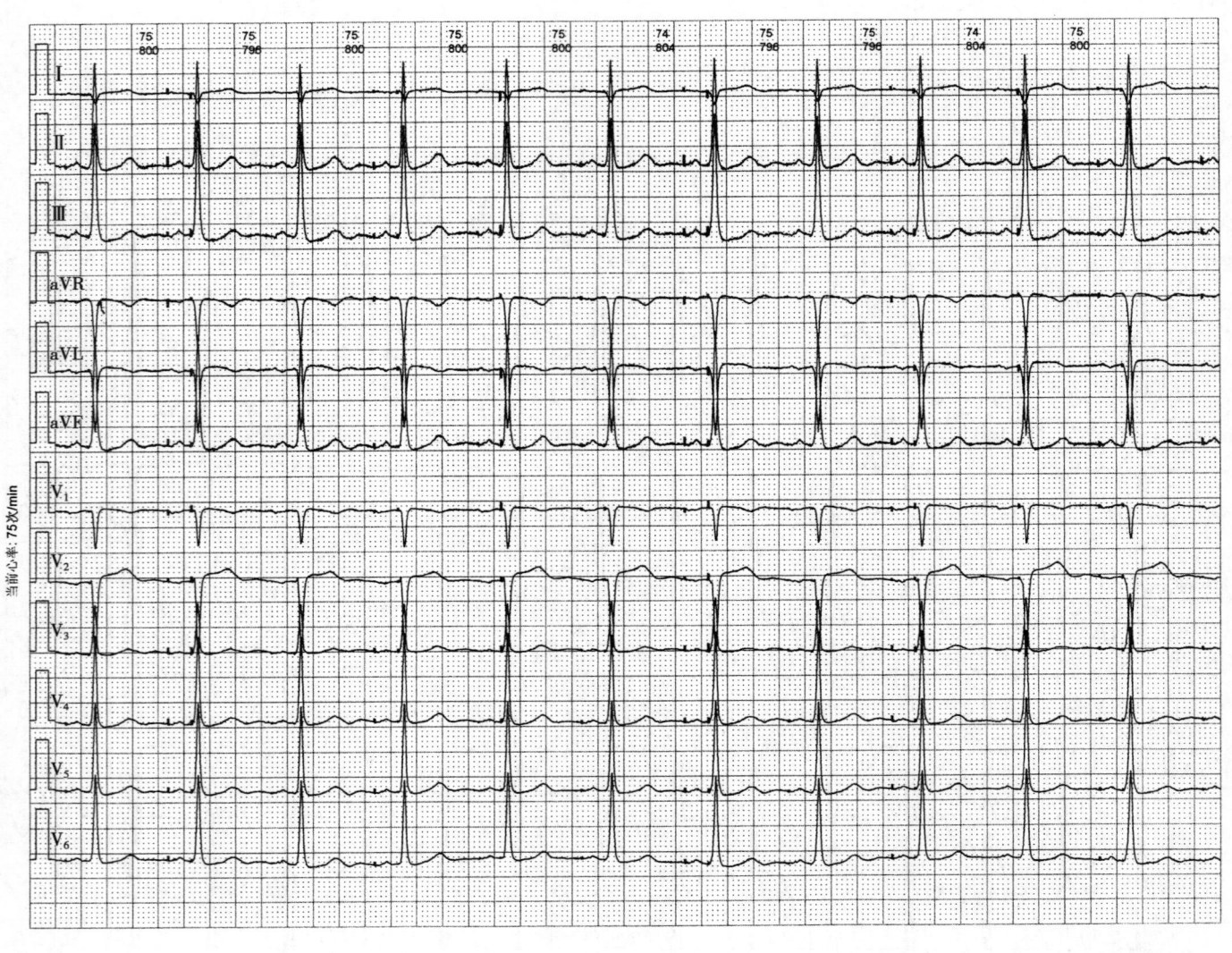

图 3 监测于图 2 3min 后,起搏频率突然下降至 75 次 /min,房室顺序起搏心律的 AP-VP 间期 0.16s,QRS 波群时限 0.11s,比图 1 中的窦性 QRS 波群略宽,室性融合波。

动态心电图诊断: 窦性心律,起搏心电图(AAI、DDDR 方式),室性融合波。

【点评】

1. DDDR 起搏心电图 房室顺序起搏的频率随运动量的大小或昼夜之间的时间差不断发生变化,白天或活动时,起搏频率加快;睡眠或卧床休息时,起搏频率下降到基础起搏频率。本例图 1 中基础心房起搏逸搏间期是 1 016ms,心房起搏频率 59 次 /min。正在夜间熟睡时,不知何种原因,房室顺序起搏频率突然加快到 100 次 /min,持续约 5min 以后,房室顺序起搏频率降到 75 次 /min,是起搏器特殊的功能吗? 估计是人工设定的程序。

2. 房室传导时限在变化,100 次 /min 的房室顺序起搏时,QRS 波群时限宽(图1与图2),75 次 /min 的房室顺序起搏时,AP-VP 间期不变,但 QRS 波群时限明显缩短,说明房室顺序起搏频率加快以后,房室传导时限延长,或发生了一度房室传导阻滞。

3. 起搏室性融合波 图 3 中心房起搏的激动控制了绝大部分心室肌,与心室起搏所产生的一系列室性融合波(干扰性室内分离)的 QRS-T 波形接近于窦性 QRS-T 波群。

【临床资料】

女性，84 岁，因"阵发性胸闷、气短 8 年，再发 8h"入院。既往高血压病史 10 年。查体：血压 175/mmHg，身高 162cm，体重 71kg，BMI 27.1kg/m²。血生化检查显示钙 2.12mmol/L。超声心动图显示室间隔增厚，三尖瓣、肺动脉瓣轻度反流。起搏器植入术后 6 年（具体不详）。

临床诊断：高血压，阵发性心房颤动，永久性心脏起搏器植入术后。

【点评】

从图 1~图 3 中的起搏器工作方式可以看出，这是一例 DDDR 植入的患者。图 1 与图 2 的工作方式是 AAIR，心房起搏的频率有动态变化。图 1 清醒状态下，心房起搏频率 80 次 /min；图 2 休息状态下，心房起搏频率 60 次 /min。如没有睡眠频率，这就是基础起搏频率。发生心房颤动以后，起搏器的工作方式自动转换为 VVI 方式，这是心房颤动情况下最佳起搏模式。

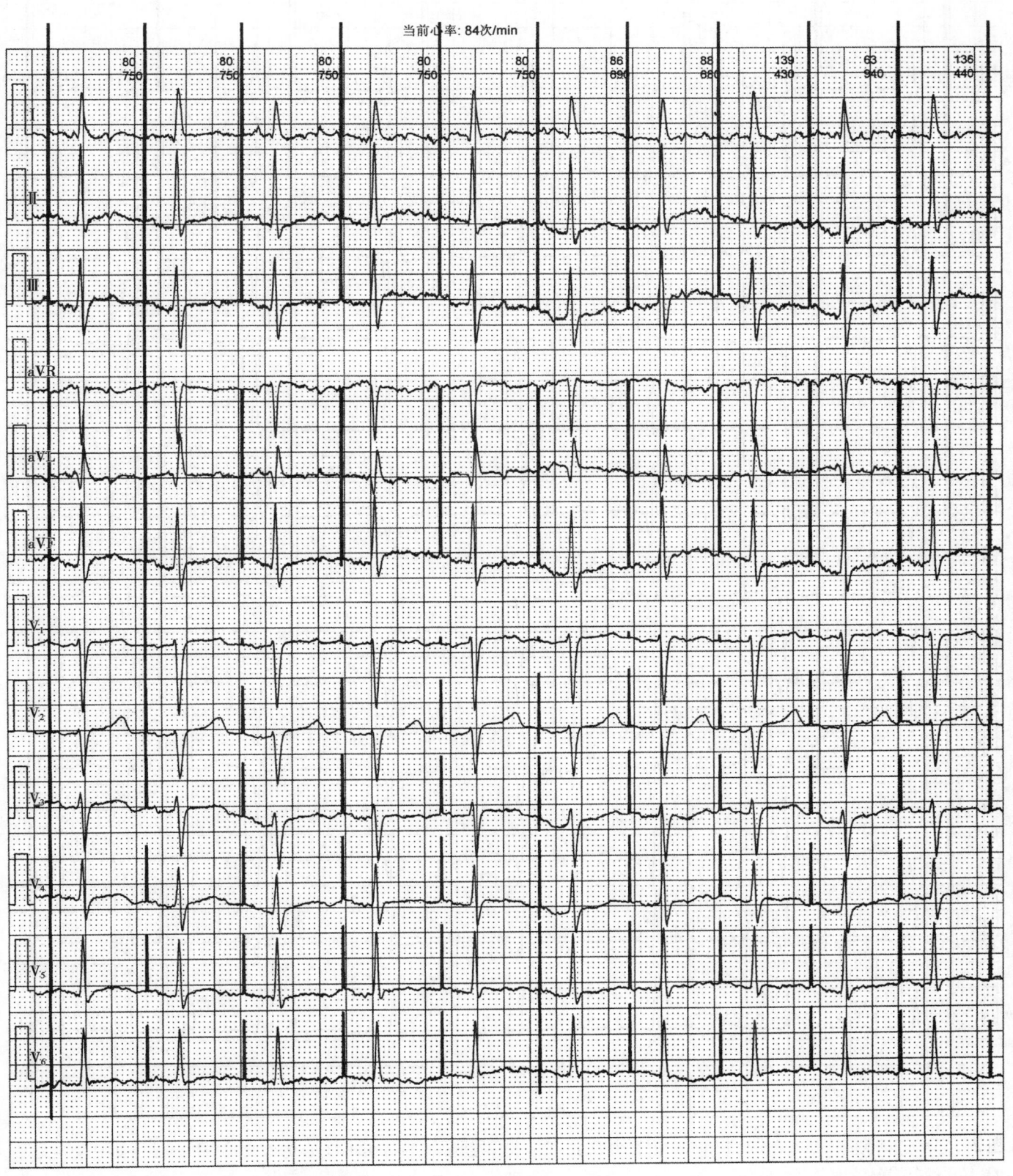

当前心率: 84次/min

图 1 规律发生的心房脉冲后均随有起搏的 P′–QRS–T 波群, 起搏频率 80 次 /min, PR(AR)间期 0.20s。T 波: I、II、aVL、V₄ ~ V₆ 导联平坦。

诊断: 心房起搏心律, T 波平坦（ 下壁、前侧壁 ）。

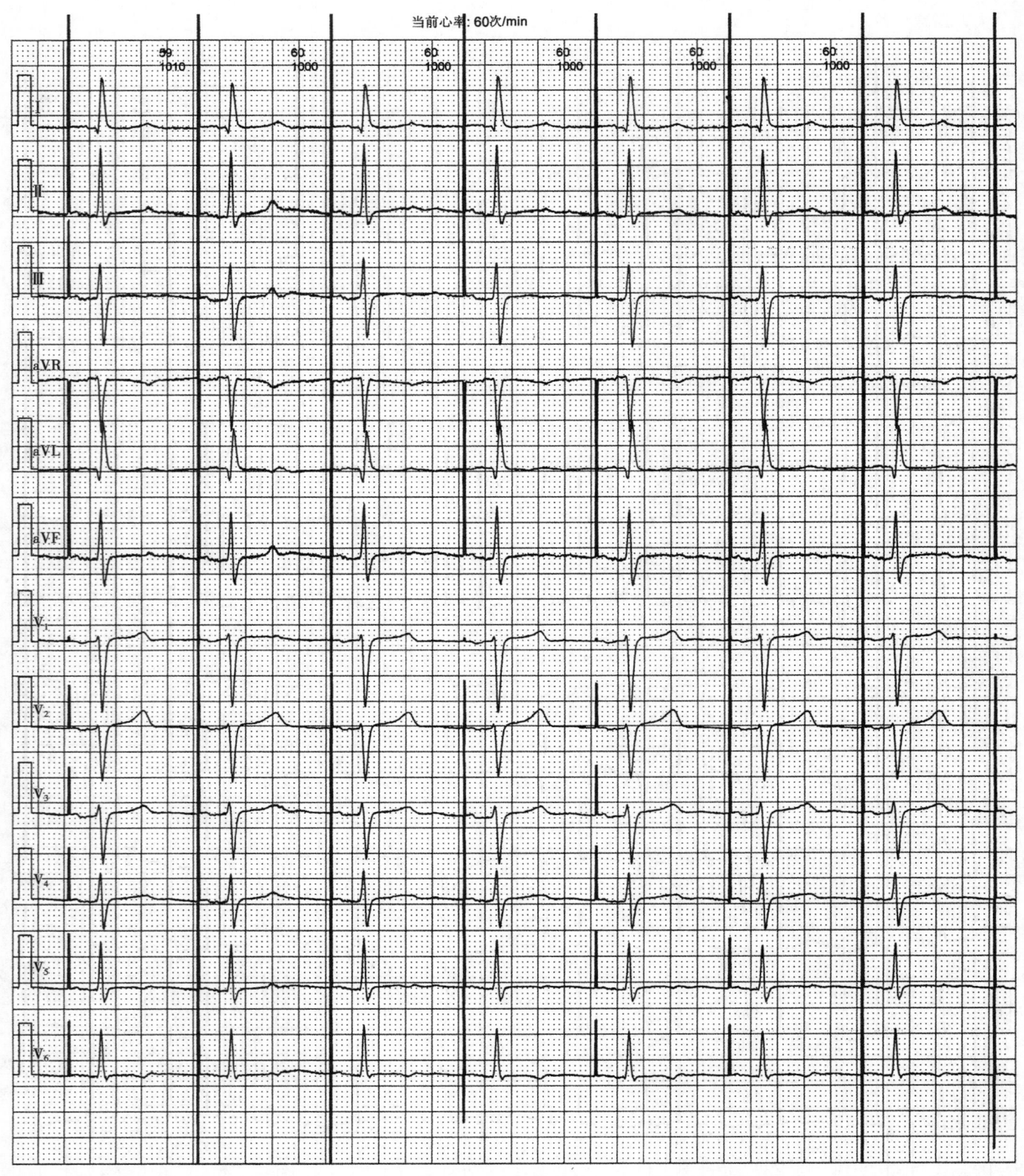

图2 心房起搏频率 60 次 /min，PR(AR)间期 0.20s。T 波：V₅ 导联平坦，V₆ 导联倒置。

诊断：心房起搏心律，T 波平坦（ V₅ 导联 ）、倒置（ V₆ 导联 ）。

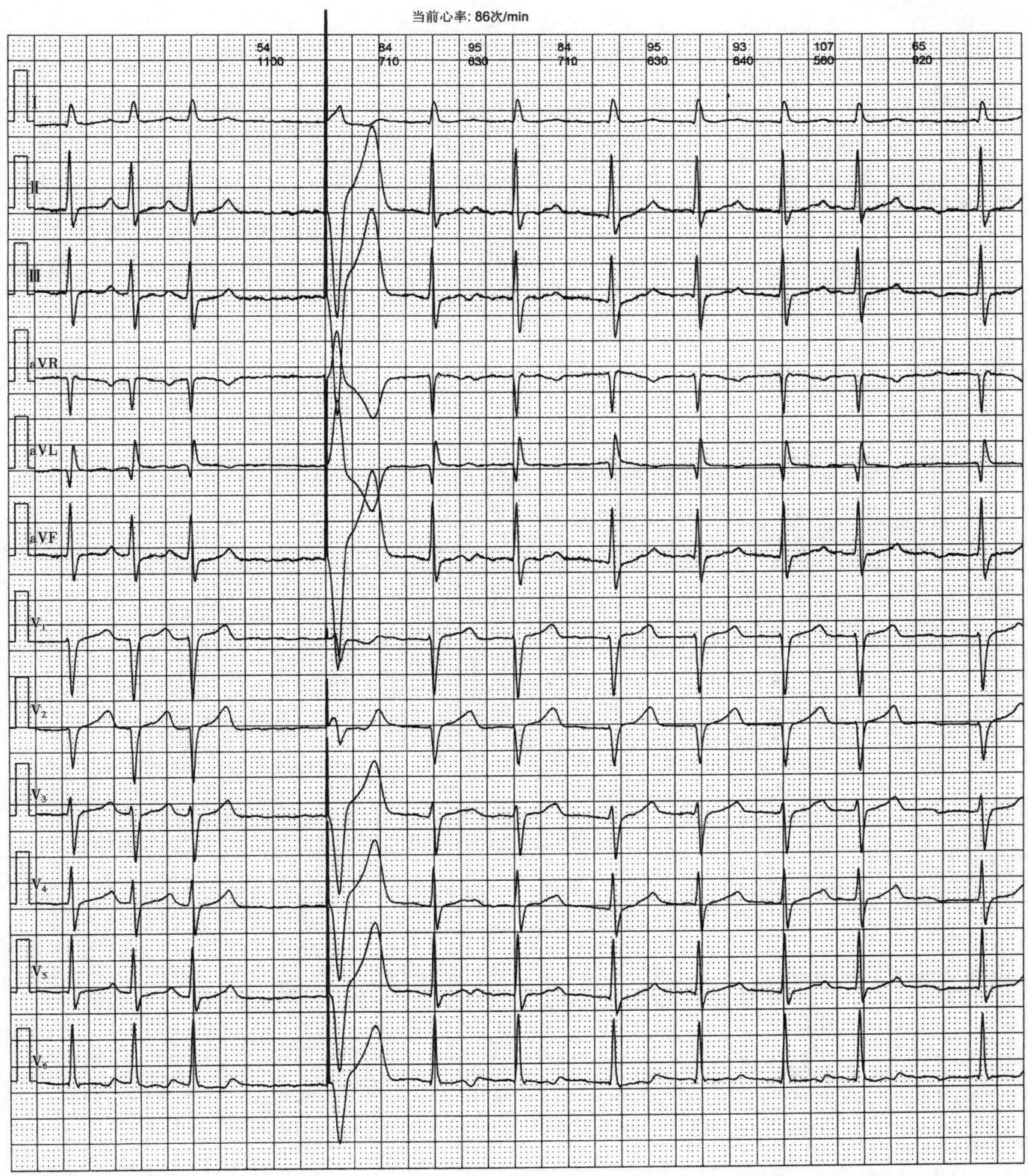

当前心率: 86次/min

| 54 | 84 | 95 | 84 | 95 | 93 | 107 | 65 |
| 1100 | 710 | 630 | 710 | 630 | 640 | 560 | 920 |

图 3 阵发性心房颤动, 宽 QRS 波群是右室心尖部起搏。　　　　　**诊断:** 心房颤动, 心室起搏。

第 24 例 | 三腔起搏心电图

【临床资料】

男性, 56 岁, 因 "间断胸闷、心悸 19 年" 入院。37 岁因胸痛入住当地医院, 诊断为急性前壁心肌梗死。37 岁、38 岁、46 岁三次行冠脉造影, 共植入支架 5 枚(具体不详), 高血压病史 10 年。查体: 血压 122/74mmHg, 身高 178cm, 体重 73kg, BMI 27.0kg/m²。血生化检查显示肌钙蛋白 T 0.014ng/ml, CK 198.5U/L, CK-MB 定量测定 2.32ng/ml, 肌红蛋白定量 33.7ng/ml, 乳酸脱氢酶 122.8U/L。超声心动图显示左心扩大, 节段性室壁运动障碍(室间隔中间段、前壁心尖段、左室心尖段、下壁心尖段), 左室心尖部室壁瘤形成, 二尖瓣中度反流, 三尖瓣轻度反流, 左室整体功能减低。冠脉造影显示前降支近段狭窄 50%, 中段支架内狭窄 80%, PCI 术后。CRT-D 植入术后。

【心电图分析】

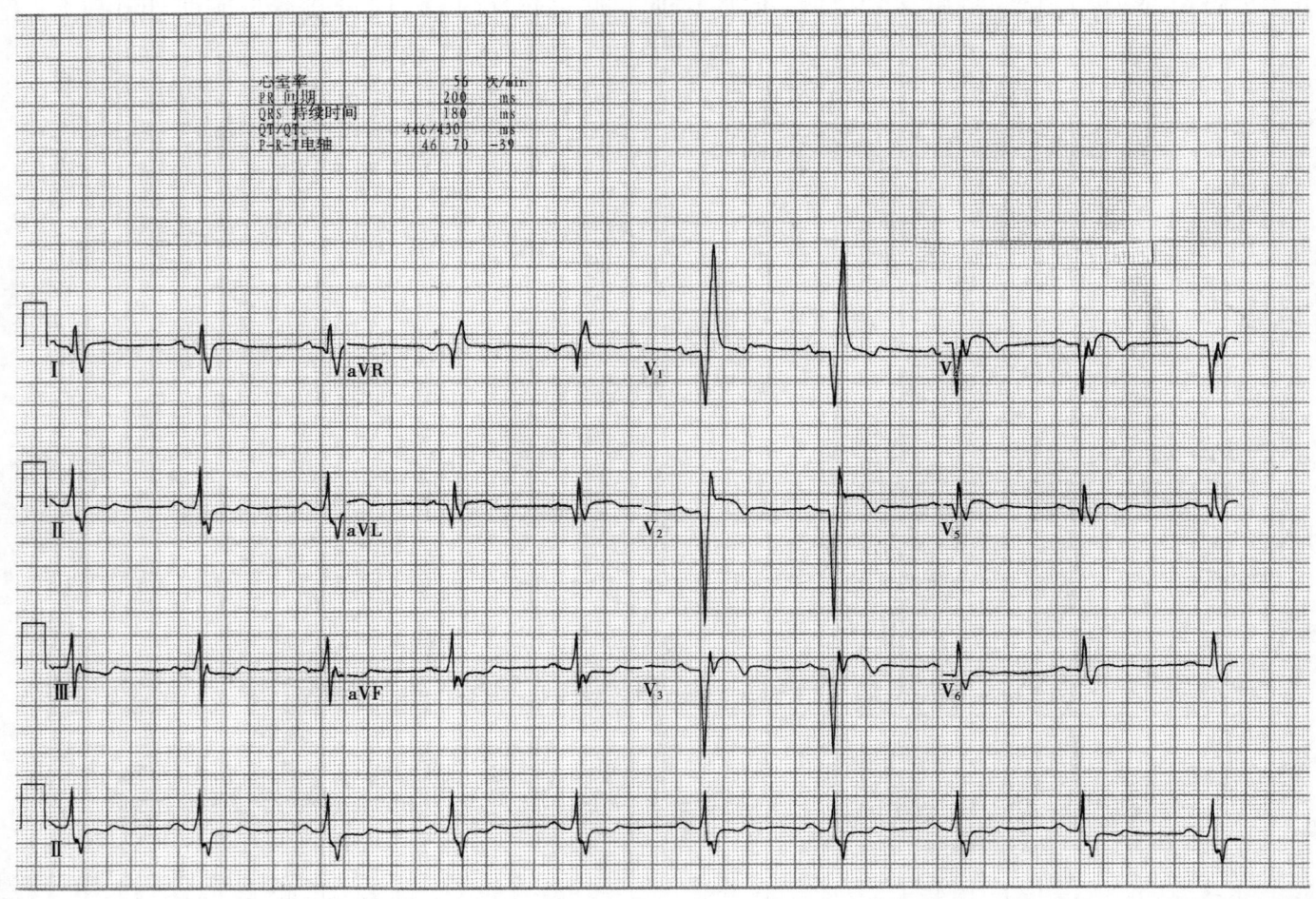

图 1 48 岁心电图: 窦性心动过缓, 心率 56 次 /min, PR 间期 200ms, QRS 波群时限 180ms, QRS 电轴 70°, QT/QTc 间期 446/430ms, V₁~V₅ 导联出现梗死性 Q 波, V₁、V₂ 导联呈 QR 型, I、aVL 导联呈 qRS 型及 QRs 型。ST 段: V₁~V₄ 导联抬高 0.10~0.35mV。T 波: I、V₆ 导联平坦, V₁~V₅ 导联倒置。

诊断: 窦性心动过缓, P 波增宽, 陈旧性前间壁、前壁及高侧壁心肌梗死, 完全性右束支传导阻滞, ST 段抬高(前间壁、前壁), T 波倒置及平坦(广泛前壁)。

临床诊断：冠状动脉粥样硬化性心脏病，不稳定型心绞痛，陈旧性前壁心肌梗死，PCI 术后，心功能Ⅲ级（NYHA 分级），心尖部室壁瘤形成，CRT-D 植入术后。

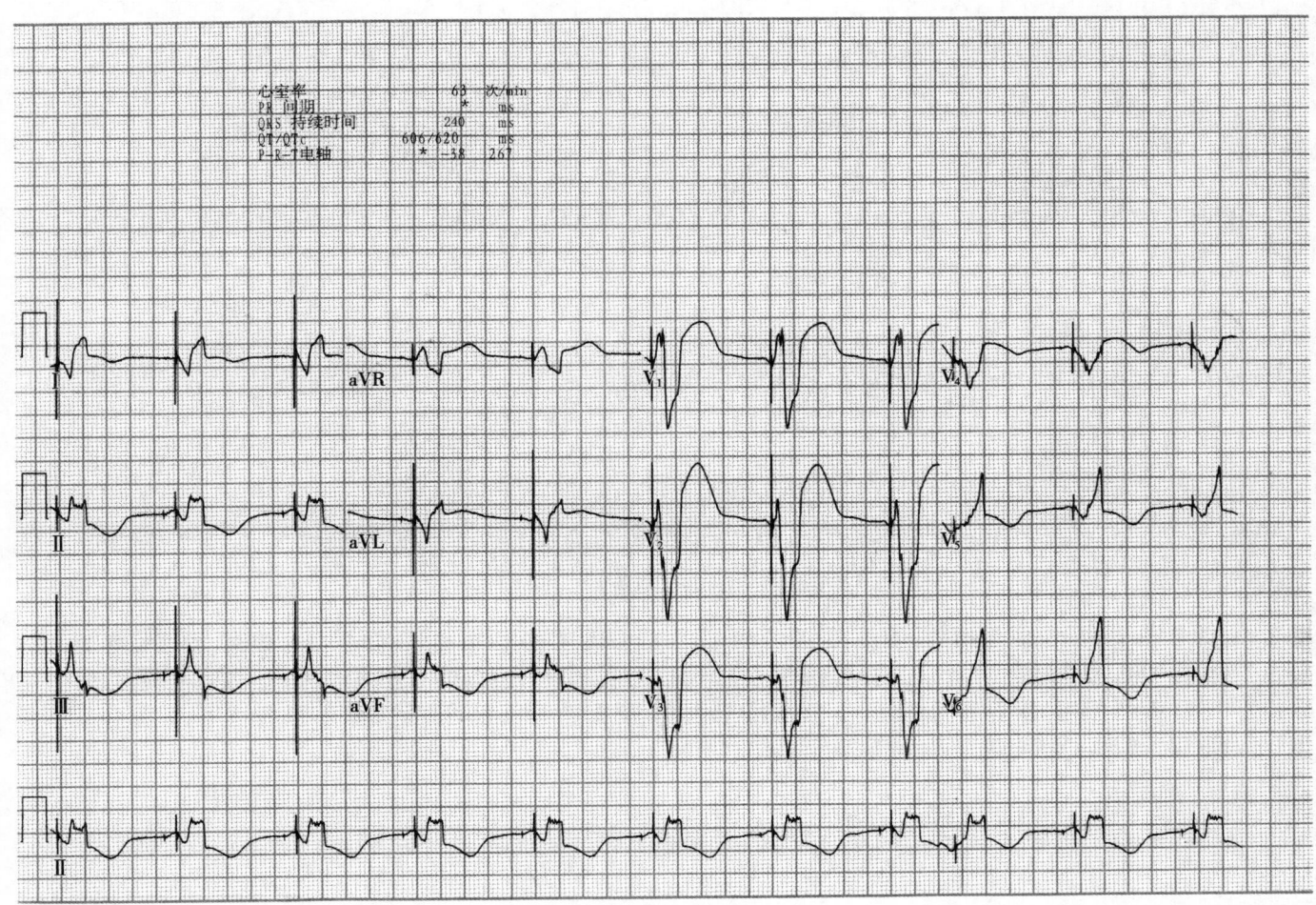

图 2　CRT-D 植入术后：房室顺序起搏心律，起搏频率 63 次 /min，AP-VP 间期 120ms，QRS 波群时限 240ms，Ⅰ、aVL、V$_5$、V$_6$ 导联呈 QR 型，V$_1$～V$_3$ 导联呈 RS 型及 rs 型。ST 段：Ⅱ、Ⅲ、aVF、V$_5$、V$_6$ 导联压低 0.15～0.25mV，V$_1$～V$_4$ 导联抬高 0.20～0.75mV。T 波：Ⅰ、Ⅱ、Ⅲ、aVF、V$_4$～V$_6$ 导联倒置，aVR、V$_1$～V$_3$ 导联直立。QT/QTc 间期 606/620ms。

诊断：房室顺序起搏心律（三腔起搏心电图），房性期前收缩触发心室起搏，QT/QTc 间期延长。

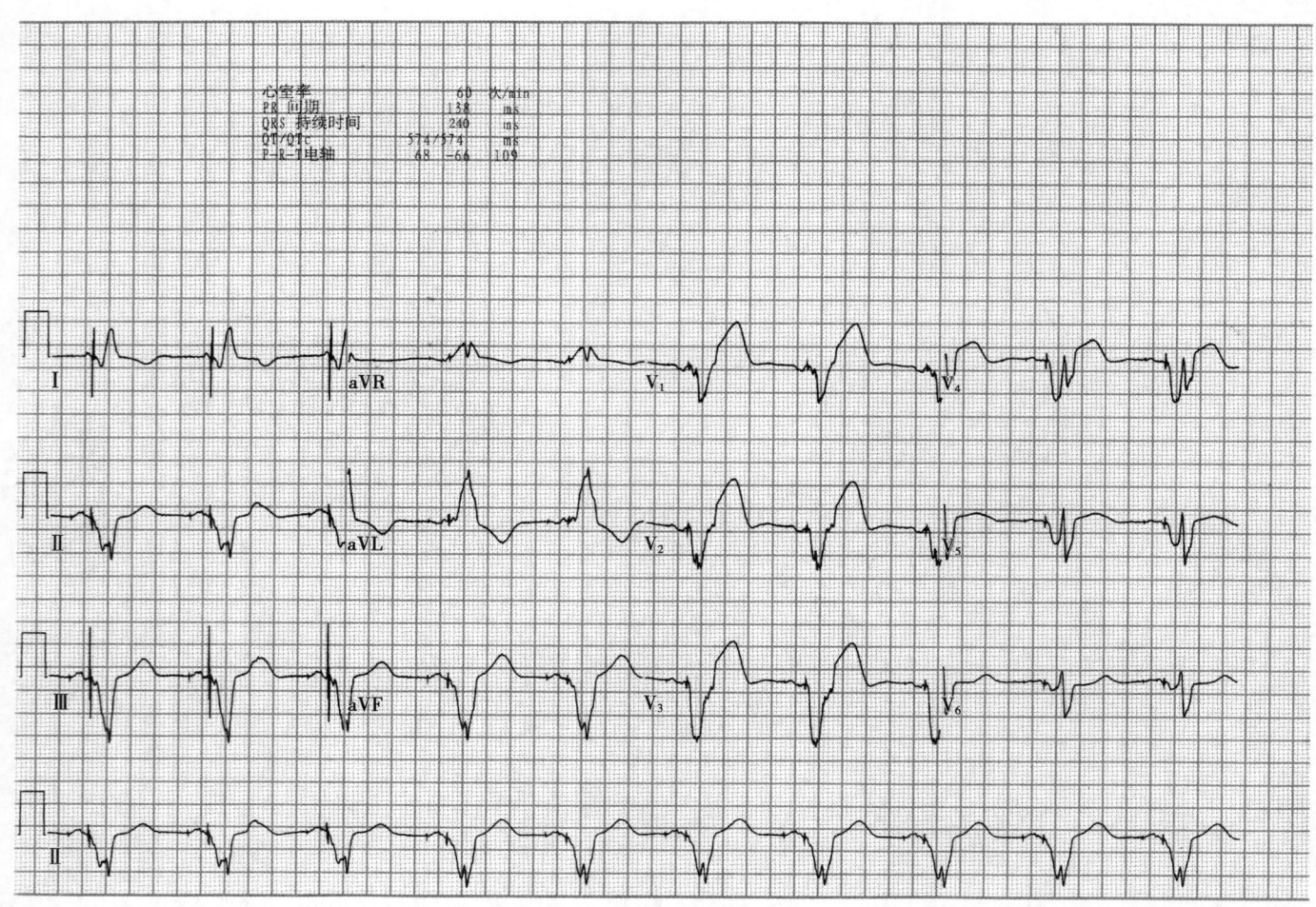

心室率　　　　　　　　60　次/min
PR 间期　　　　　　　138　ms
QRS 持续时间　　　　240　ms
QT/QTc　　　　574/574　ms
P-R-T电轴　　48　−66　109

图 3　记录于图 2 7min 后：起搏频率仍为 60 次/min，DDD 方式起搏心电图，QRS 波形发生了变化。QRS 波群时限 240ms，I 导联 q 波减小，II、III、aVF 导联转为 QS 型，aVR 导联转为 R 型，aVL 导联由 Qr 型转为 R 型，V₁～V₄ 导联转为 QS 型及 Qrs 型，V₅ 导联呈 Qrs型，V₆ 导联呈 qrS 型，QRS 电轴 −66°，QT/QTc 间期 574/574ms。

诊断：三腔起搏心电图，QT/QTc 间期延长。

【点评】

本例冠心病、陈旧性心肌梗死，冠状动脉支架植入术后，心功能不全，左室射血分数降至 30%，完全性右束支传导阻滞，CRT-D 植入术后。三腔起搏电极分别植于右心耳、右室心尖部及经心尖静脉起搏左室心外膜。三腔起搏频率 60 次 /min，窦性节律被抑制。心肌梗死及右束支传导阻滞图形被掩盖，查阅近期的自身窦性 QRS 波群时限 180ms，这里注意的是：①双侧心室起搏的 QRS 波群时限 240ms，比自身窦性 QRS 波群时限延长了 60ms。期望的应该是优化的起搏 QRS 波群时限变窄一些，可能使双侧心室再同步化效果会好一些。②图 2 与图 3 中起搏 QRS 波群形态的变化，是左、右心室起搏优势发生了变化。图 2 中左、右心室同步起搏，左心室优先激动，产生了Ⅰ、aVL 导联的 q 波，V₁、V₂ 导联的 R 波，以及Ⅱ、Ⅲ、aVF 导联的 R 波。图 3 中右室心尖部起搏占据优势，Ⅱ、Ⅲ、aVF、V₁～V₃ 导联呈 QS 型，不论是左心室还是右心室优势起搏，QRS 波群时限都没有明显变窄，植入 CRT-D 的目的在于左、右心室再同步治疗，抗室性快速心律失常，使心力衰竭得到救治、EF 值得到提升等。

【临床资料】

男性，56 岁，因"发作性胸痛、胸闷 8 年，再发 1 个月"入院。8 年前因胸痛第一次入院。心电图显示急性下壁心肌梗死，右冠状动脉闭塞，右冠状动脉 PCI 术后。1 个月前再发胸痛、胸闷，未引起重视。既往高血压病史 8 年，最高血压 200/110mmHg。查体：血压 136/65mmHg，身高 178cm，体重 90kg，BMI 28.4kg/m^2。超声心动图显示节段性室壁运动障碍（室间隔、前壁心尖部、右室心尖部、下壁），心尖部室壁瘤，EF 32%，左心扩大。冠脉造影显示前降支及右冠状动脉严重病变。行前降支及右冠状动脉旁路移植术，ICD 植入术。

【心电图分析】

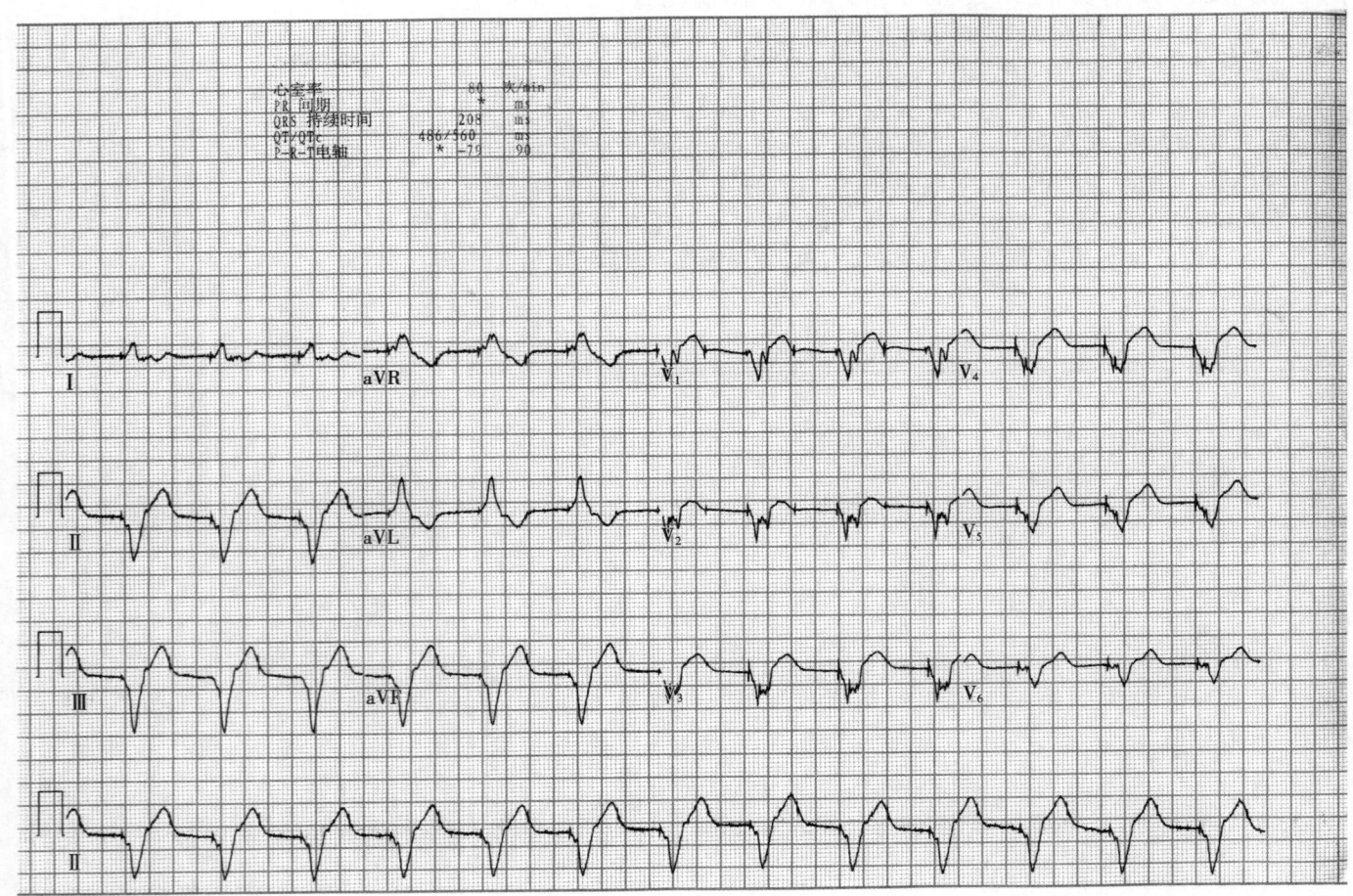

临床诊断: 冠状动脉粥样硬化性心脏病, 不稳定型心绞痛, 心肌梗死, 冠状动脉旁路移植术后, 冠状动脉 PCI 术后, ICD 植入术后, 高血压 3 级(很高危), 缺血性心肌病, QTc 间期延长。

图 1 起搏心电图, 心房与心室脉冲顺序出现, 起搏脉冲频率 80 次 /min, 心房脉冲后未见 P′ 波, 心房与心室脉冲间距 360ms, 心室脉冲带起的 QRS 波群时限 208ms, Ⅰ、aVL 导联呈 R 型, Ⅱ、Ⅲ、aVF、V₁ ~ V₆ 导联呈 QS 型, 右心室起搏占优势, V₁ 导联 S 波中向上的成分, 提示左心室起搏。QT/QTc 间期 486/560ms, QRS 电轴 −79°。

诊断: DDD 方式起搏心律(心房起搏不良, ICD 右优势型), QTc 间期延长。

第 26 例 | 睡眠频率变化的心室起搏

【临床资料】

女性,85 岁,因 "发作性心悸 25 年,加重伴头晕、恶心 1 周" 入院。7 年前因病态窦房结综合征植入心脏起搏器。超声心动图显示双心房增大,二尖瓣、三尖瓣中度反流,主动脉瓣、肺动脉瓣轻度反流。

临床诊断: 瓣膜性心脏病,病态窦房结综合征,心房颤动,心功能不全。

【动态心电图分析】

图 1 与图 2 选自清醒状态及睡眠状态下的动态心电图。

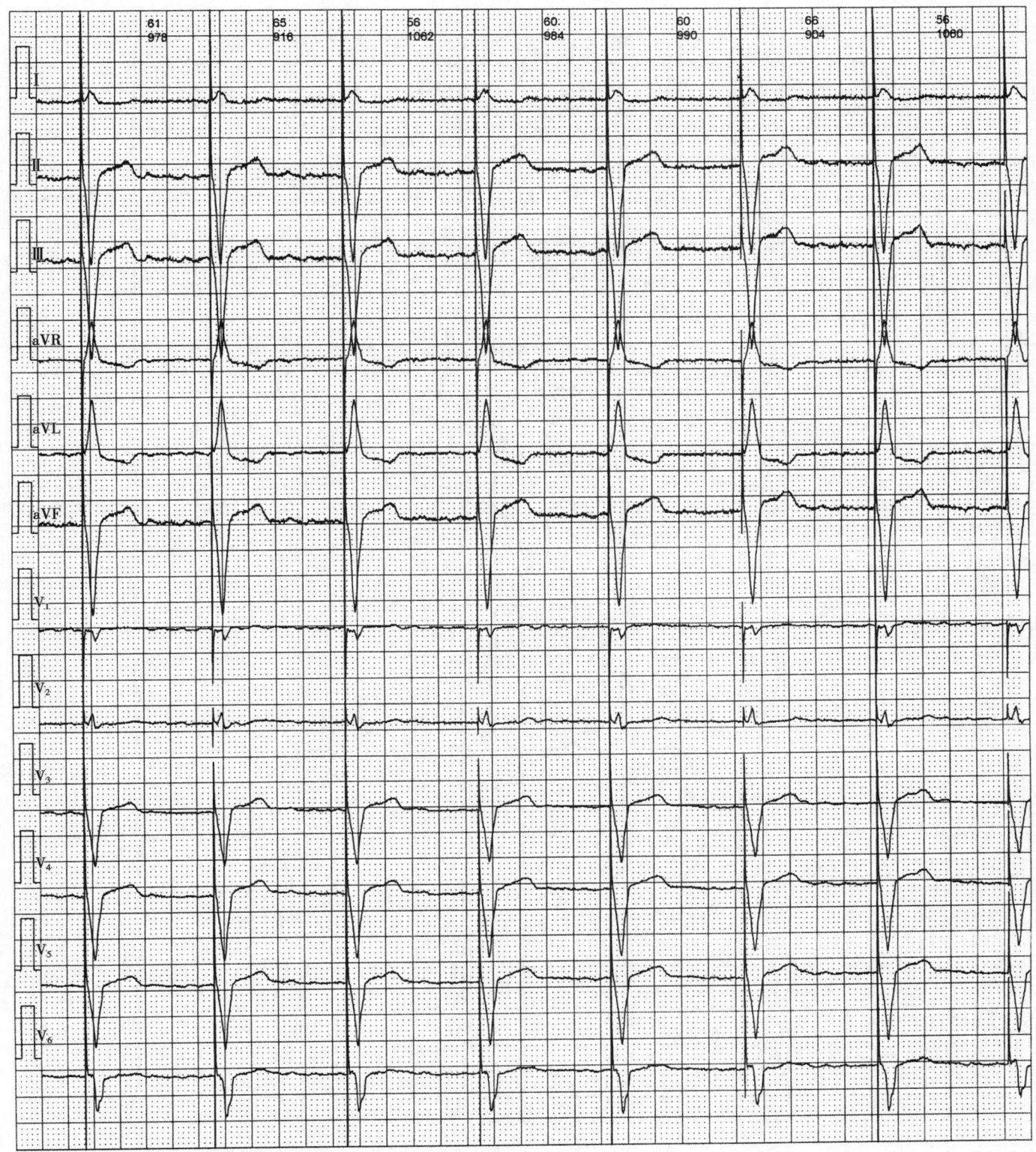

图 1 心房颤动，心室起搏心律，心室率 60 次 /min。

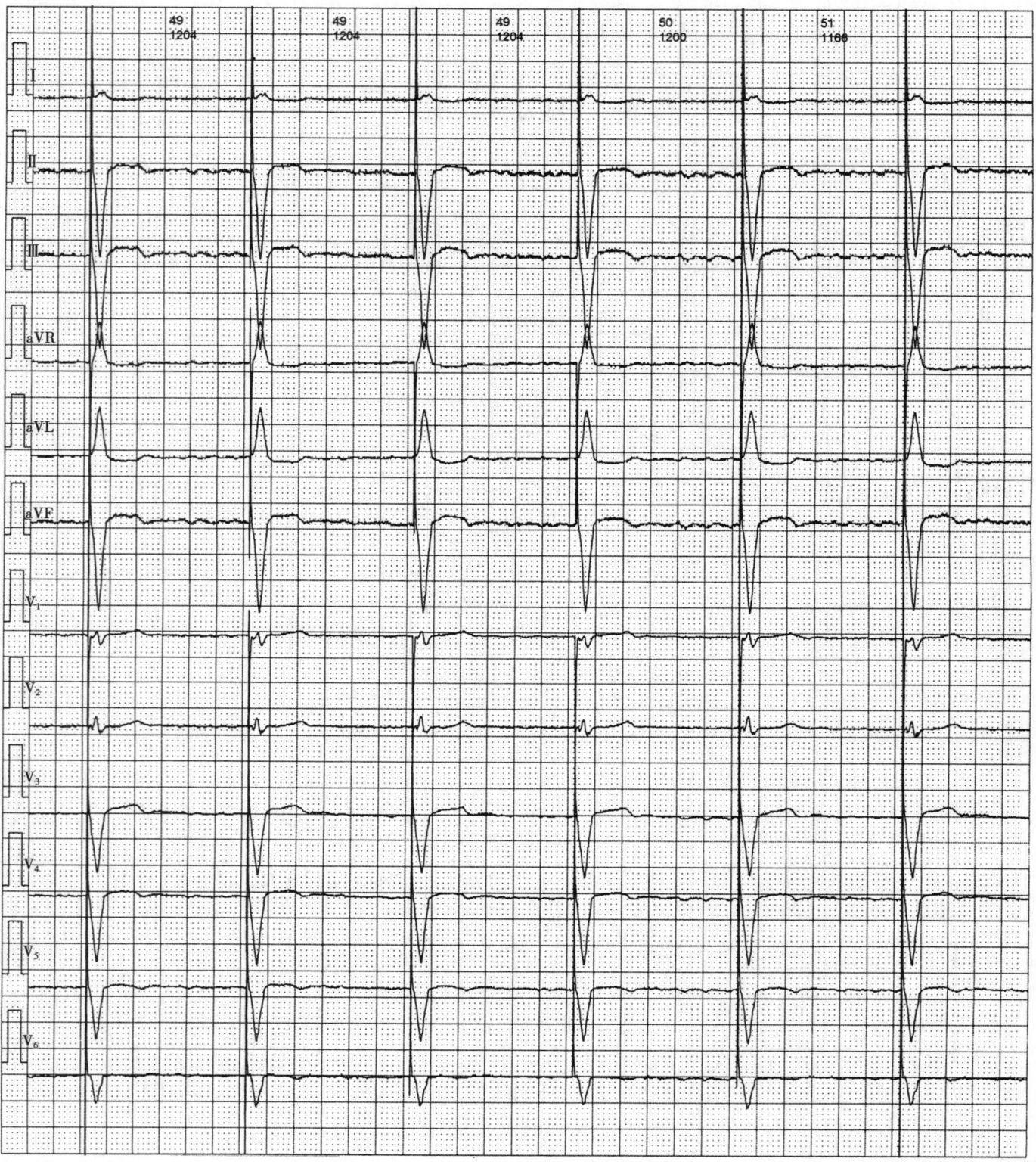

图 2 心房颤动,心室起搏心律,心室率 50 次 /min。

动态心电图诊断:心房颤动,心室起搏心律,完全性房室传导阻滞。

【点评】

看上去这是一份再普通不过的心室起搏心电图。再认真观察,其实这是一份具有频率变化的起搏器心电图,即睡眠频率的变化。24h 动态心电图监测的心室率趋势图与心电图显示,白天及清醒状态下,心室起搏频率 60 次 /min;夜间睡眠状态过程中,心室起搏频率 50 次 /min。整个监测过程中未见室上性激动夺获。根据起搏的 QRS 波群特点,提示右室心尖部起搏。

认识这种具有睡眠频率变化的心室起搏心电图,应结合患者植入起搏器的基本信息,与起搏器电池耗竭相鉴别。后者在起搏器电池耗尽过程中也可出现心室起搏频率下降。

睡眠频率变化的心室起搏

第 27 例 | 特宽型心室起搏

【临床资料】

男性,52 岁,因 "心脏瓣膜病、主动脉瓣重度关闭不全、二尖瓣中度关闭不全,法洛四联症根治术后 1 年,永久性心外膜起搏术后 1 年" 入院。查体:血压 104/65mmHg,身高 170cm,体重 73kg,BMI 25.3kg/m²。胸部 X 线片显示心影增大。超声心动图显示右心室扩大,左心房与左心室扩大,左室壁增厚,三尖瓣中度反流,主动脉瓣重度反流,升主动脉扩张。

临床诊断: 永久性心外膜起搏术后,法洛四联症根治术后,糖尿病 2 型。

【点评】

1. 这是复杂心脏畸形、双侧心房扩大、左心室扩大的患者,心电图表现为 P 波增宽,特宽型完全性右束支传导阻滞加左前分支传导阻滞。

2. 心室起搏频率 60～97 次 /min,提示 VVIR 起搏器。起搏电极置入心外膜,起搏的 QRS 波群时限宽达 0.26s。本例患者窦性心律时,有完全性右束支传导阻滞加左前分支传导阻滞。窦性激动引起心室除极程序是左后分支所支配的心室肌→左室前壁(左前分支支配的心肌)、心尖部、室间隔前部→右心室,整个心室除极时限长达 0.20s,称为特宽型完全性右束支传导阻滞加左前分支传导阻滞。行心外膜起搏时,心室除极时限长达 0.26s。这提示心外膜起搏的效果可能不及心内膜起搏。为什么还要行心外膜起搏? 在严重的心脏瓣膜病等情况下,才考虑心外膜起搏。特宽型窦性 QRS 波群及特宽型心室起搏的 QRS 波群,提示有弥漫性心肌病变。

图 1 第 1、2 个心搏为窦性心律,P 波时限 0.12s,左心房扩大。PR 间期 0.20s,QRS 波群时限 0.20s,完全性右束支传导阻滞,电轴显著左偏,左前分支传导阻滞,第 3 个 QRS 波群室性期前收缩,第 4～6 个心搏为心室起搏心律,起搏的 QRS 波群时限 0.26s,第 7 个与第 8 个心搏为心室起搏室性融合波。

诊断: 窦性心律,左心房扩大,特宽型右束支传导阻滞,室性期前收缩,特宽型心室起搏心律,窦室性融合波,左前分支传导阻滞。

【动态心电图分析】

当前心率: 66次/min

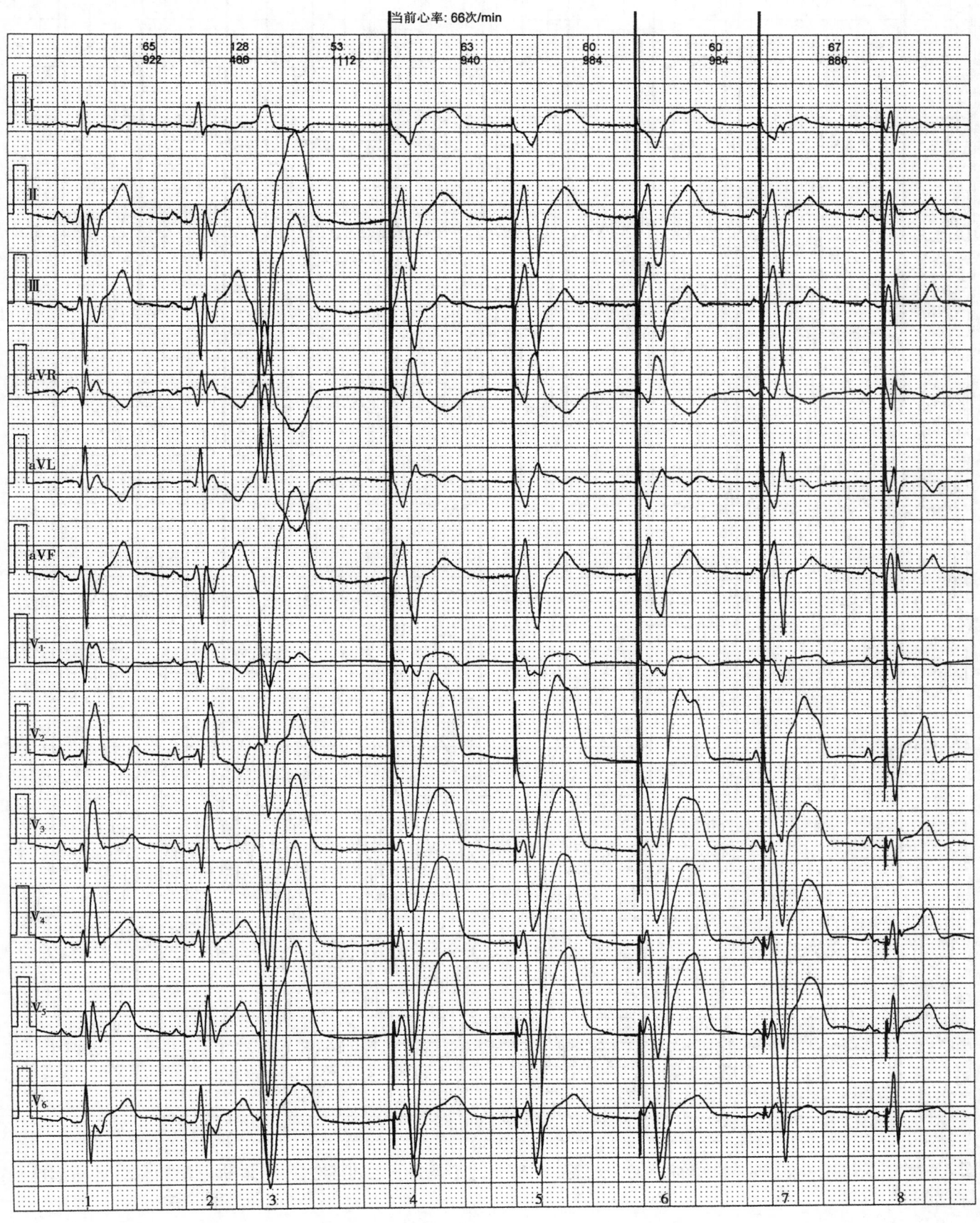

特宽型心室起搏

当前心率: 89次/min

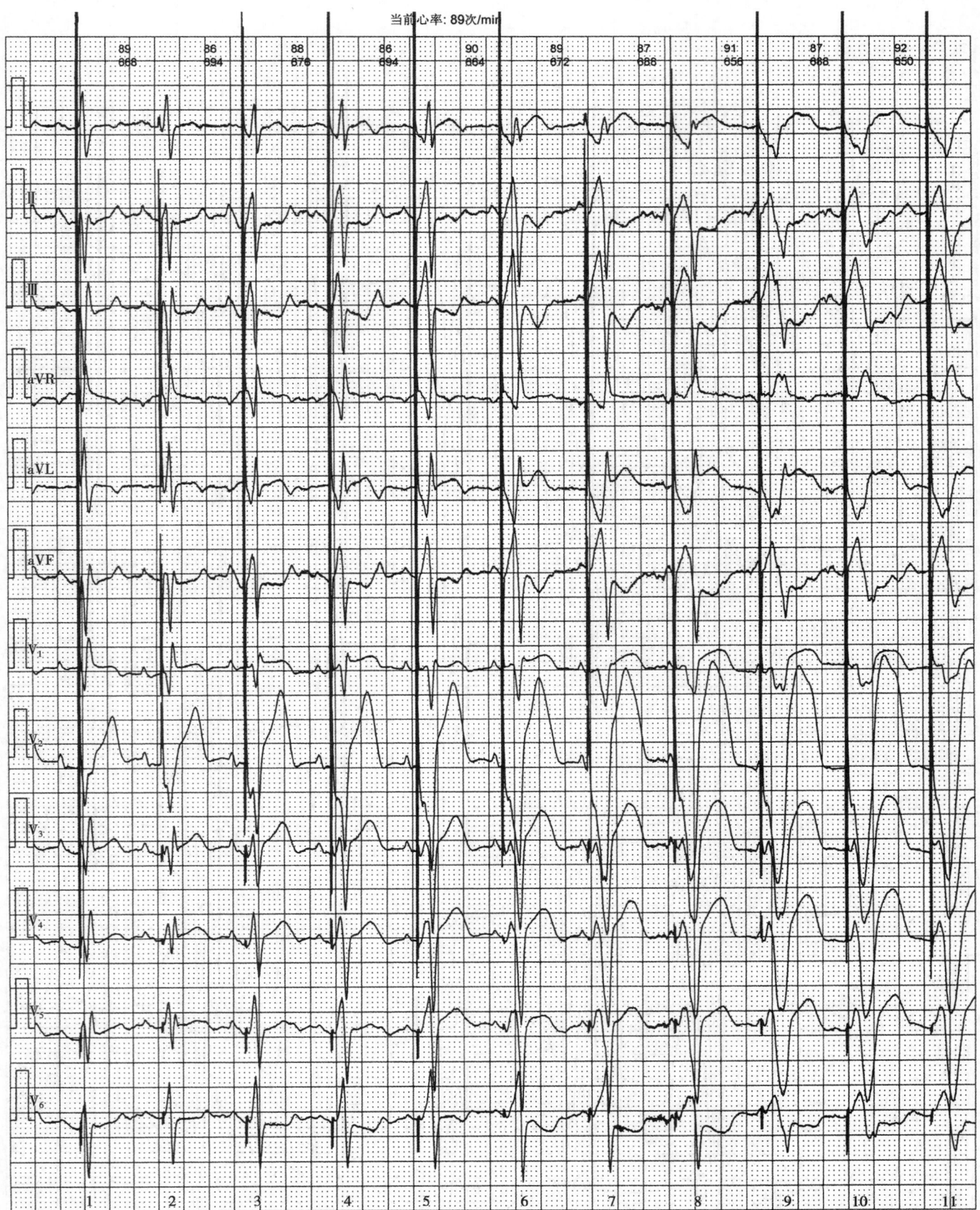

图 2　窦性心律, 心室起搏心律逐渐完全夺获心室, 第 1~8 个心搏是一系列室性融合波。

诊断: 窦性心律, 心室起搏心律, 室性融合波。

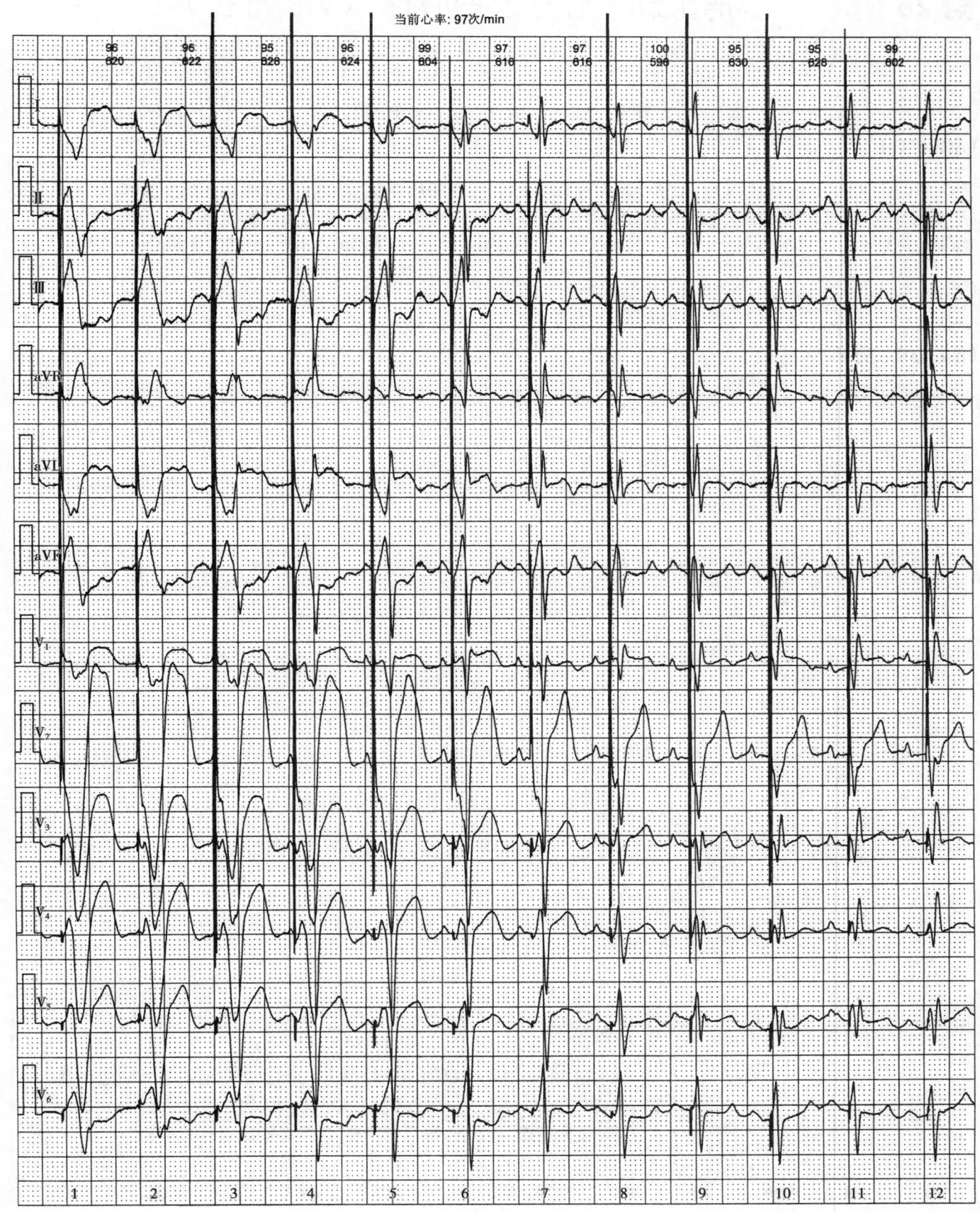

图 3 心室起搏与窦性心律竞争，窦性心律逐渐不完全性夺获心室。

诊断： 窦性心律，左心房扩大，心室起搏心律，室性融合波。

第28例 | 心房颤动+心室起搏心律（VVIR方式）

【临床资料】

男性，60岁，冠心病病史10余年，冠状动脉支架植入术后10年（具体不详），起搏器植入术后3年（具体不详）；心房颤动病史3年。

临床诊断： 冠状动脉粥样硬化性心脏病，冠状动脉支架植入术后，高血压3级（很高危），心房颤动，永久性心脏起搏器植入术后，心功能Ⅲ级，全心扩大。

【动态心电图分析】

动态心电图监测23h43min，自身心搏占77.4%，心室起搏占22.6%，起搏频率93次/min，均为VVIR方式。

【点评】

本例自主心律是心房颤动，心室起搏的QRS波群数目占22.6%，起搏频率变化在60~93次/min，不受f波的影响。除外跟踪频率，根据起搏频率变化特点，提示VVIR工作方式，起搏感知功能未见异常。

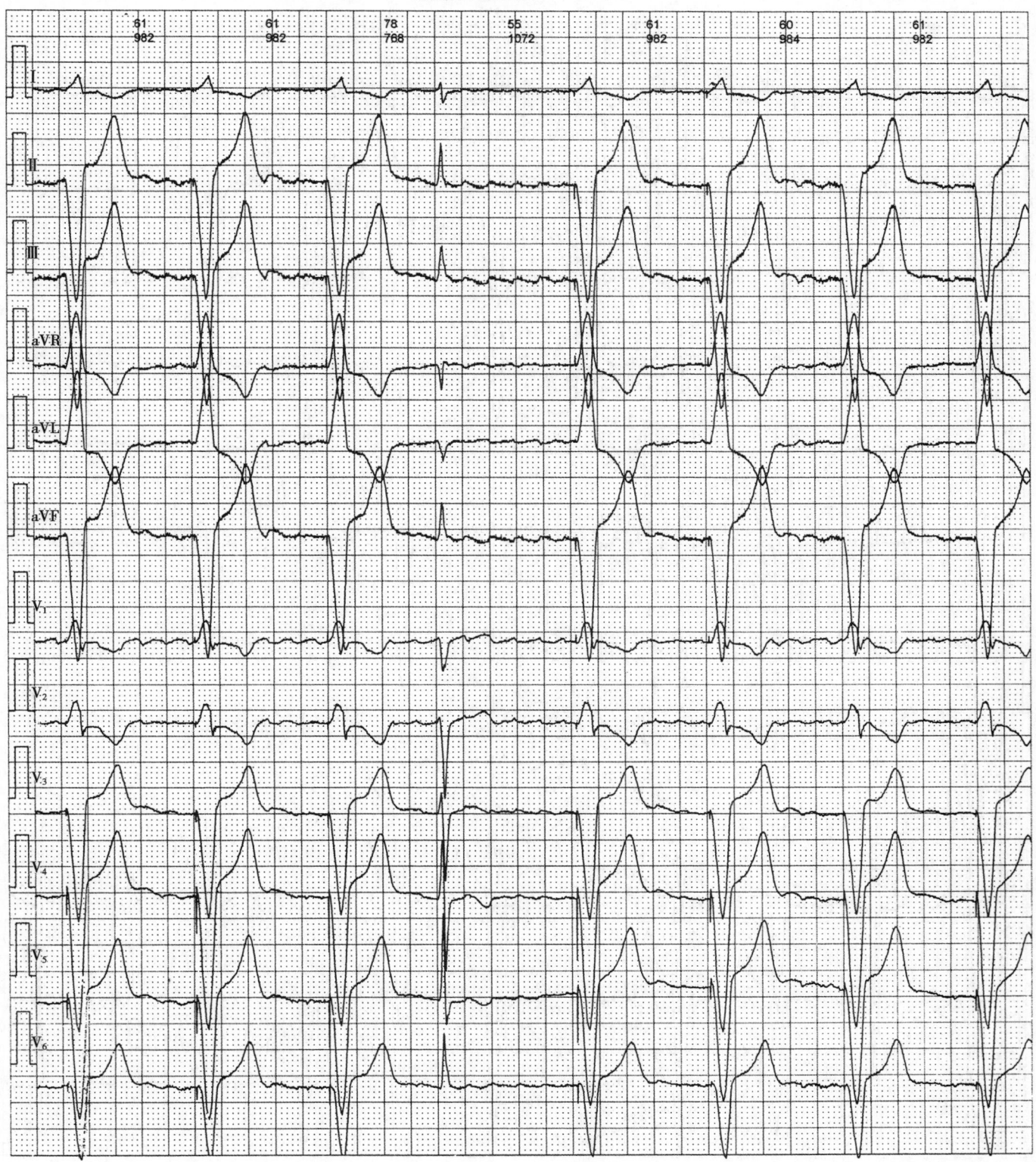

图1 凌晨 1:36 睡眠时：心房颤动，除第 4 个 QRS 波群由 f 波下传以外，其余宽 QRS 波群为右室心尖部起搏，起搏频率 60 次 /min，起搏器工作方式 VVI，低限起搏频率。

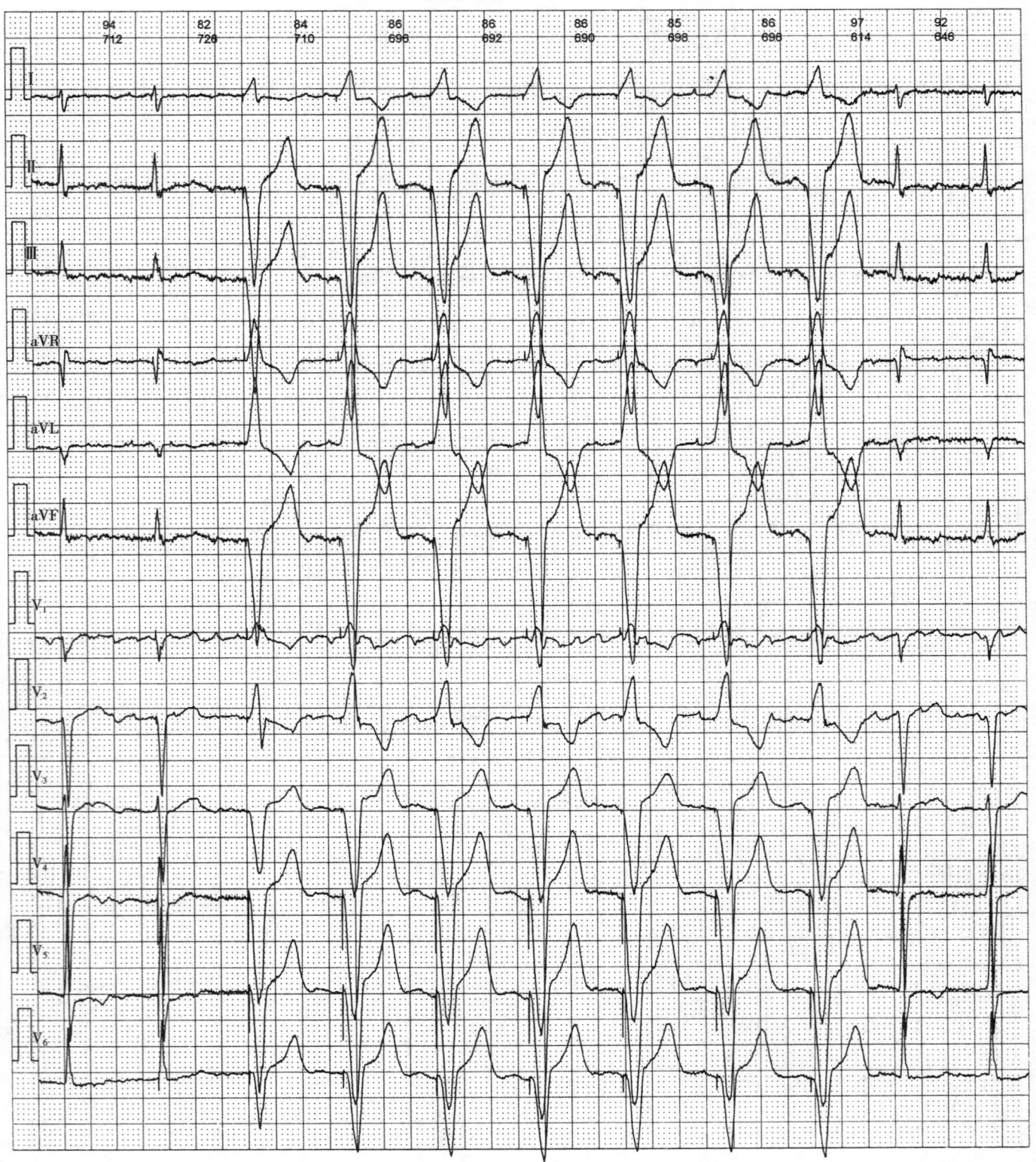

图 2 f 波下传的心搏：Ⅱ、Ⅲ、aVF、V₅、V₆ 导联 ST 段压低 0.05～0.10mV，Ⅱ、Ⅲ、aVF、V₅、V₆ 导联 T 波平坦、倒置，心室起搏频率 86 次 /min。

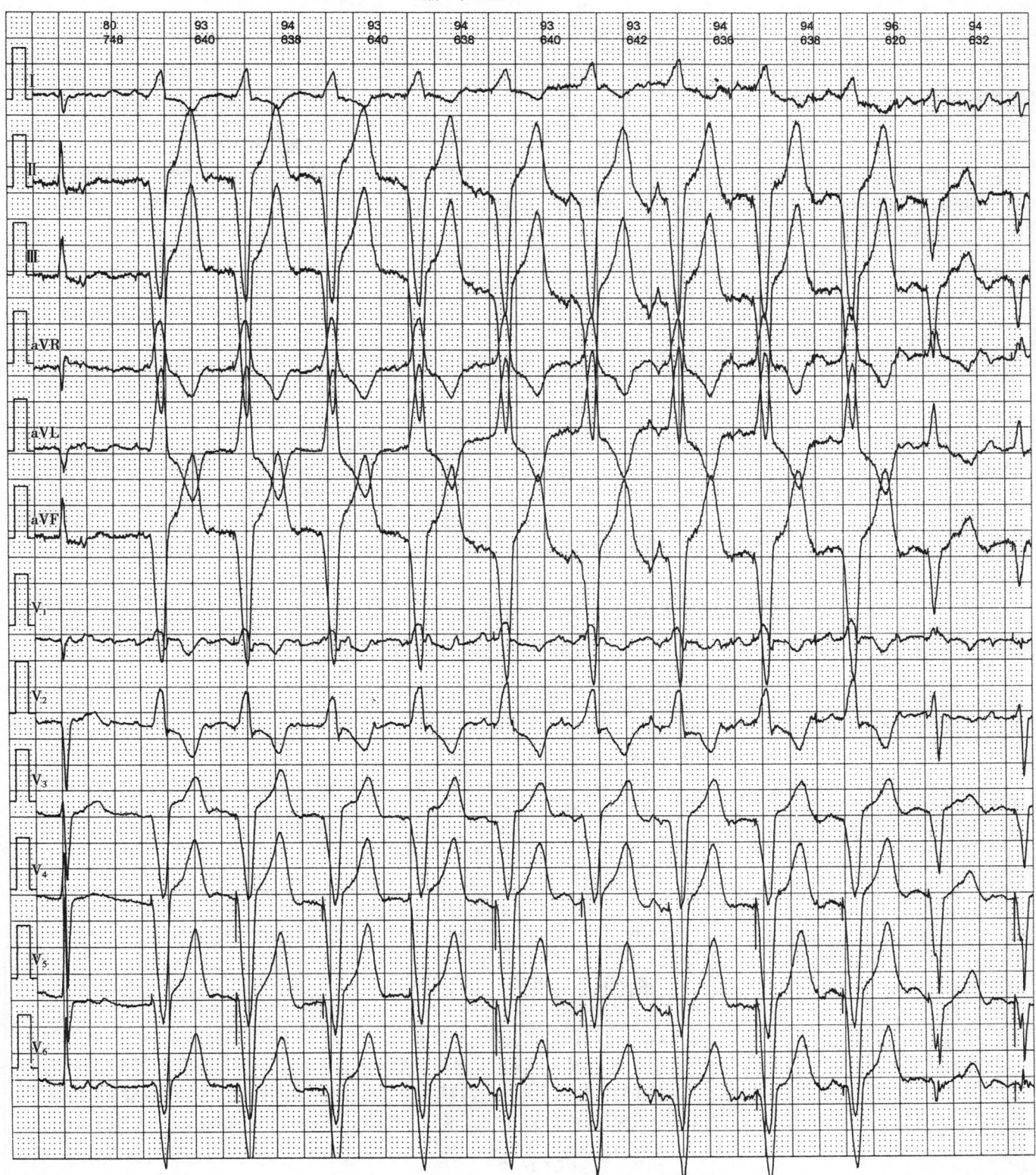

图3 上午 7:09 活动时: 起搏频率 83 次 /min。

动态心电图诊断: 心房颤动, 心室起搏心律(VVIR 方式), ST 段轻度压低(下壁及前侧壁), T 波平坦及倒置(下壁及前侧壁)。

第 29 例 | 心房颤动下 DDD 方式起搏心电图

【临床资料】

男性，83 岁，因"腹胀、胸闷、气促 2 个月，加重 2 天"入院。既往高血压、陈旧性心肌梗死病史。查体：血压 151/400mmHg，身高 160cm，体重 50kg，BMI 19kg/m²。超声心动图显示节段性室壁运动障碍（室间隔心尖段、下壁），主动脉瓣轻度反流。

临床诊断： 冠状动脉粥样硬化性心脏病，陈旧性心肌梗死，高血压，慢性心力衰竭，房室传导阻滞，心房颤动，永久性心脏起搏器植入术后。

【点评】

心房颤动情况下，DDD 起搏器工作方式应自动转换为 VVI。但在 CRT-D 植入的患者，为防止误放电，采用房室顺序起搏方式。本例患者植入的是 DDD 起搏器，在心房颤动下，仍 DDD 工作方式，说明起搏器没有感知到心房颤动的"f"波，第 3 个起搏的 QRS 波群，可能是起搏器误认为 P 波，触发了心房起搏，未见 f 波下传的 QRS 波群完全性房室分离。

当前心率: 79次/min

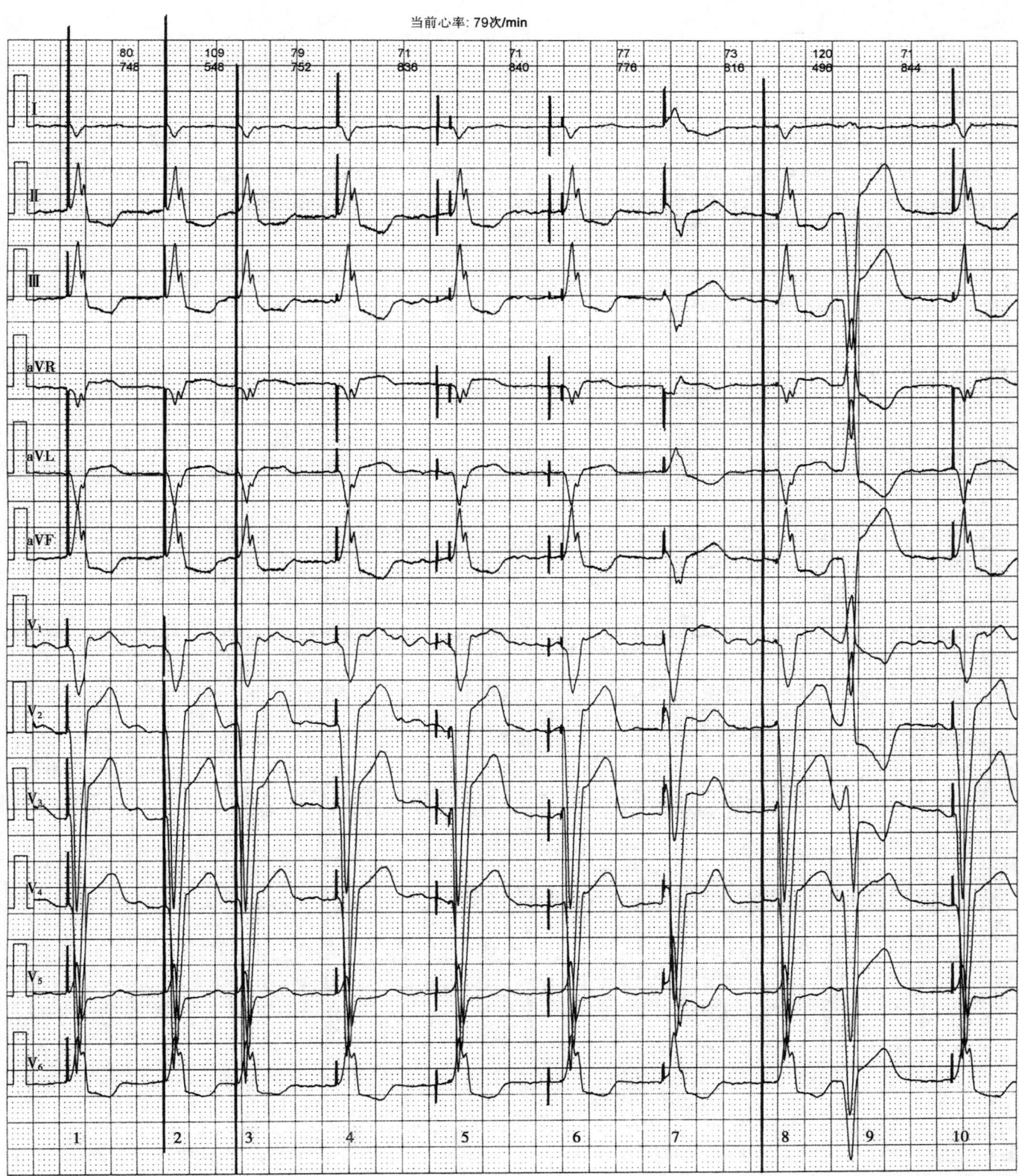

图 1 P 波消失,代之以心房颤动的 "f" 波,第 2、4、7、10 个心搏是 VVI 方式起搏。第 3 个心搏是 VAT 方式起搏,第 4~6、8 个心搏是 DDD 方式起搏,第 9 个心搏是左室心尖部起搏。

诊断: 心房颤动,起搏心电图(DDD、VVI、VAT 方式),心房感知不良,室性期前收缩。

第 30 例 ｜ 心房扑动触发心室起搏

【临床资料】

男性，74岁，因"起搏器植入术后9年，活动后气喘2个月"于2016年12月1日入院。2006年4月因出现一过性意识丧失就诊，诊断为快－慢综合征，心房颤动终止后出现12s的心脏停搏。2007年6月14日植入DDD起搏器，2014年行起搏器更换术（具体不详）。2014年行冠脉造影，提示前降支管壁不规则。既往高血压病史16年。生于河南省，久居北京。超声心动图显示二尖瓣、三尖瓣及肺动脉瓣轻度反流。

【动态心电图分析】

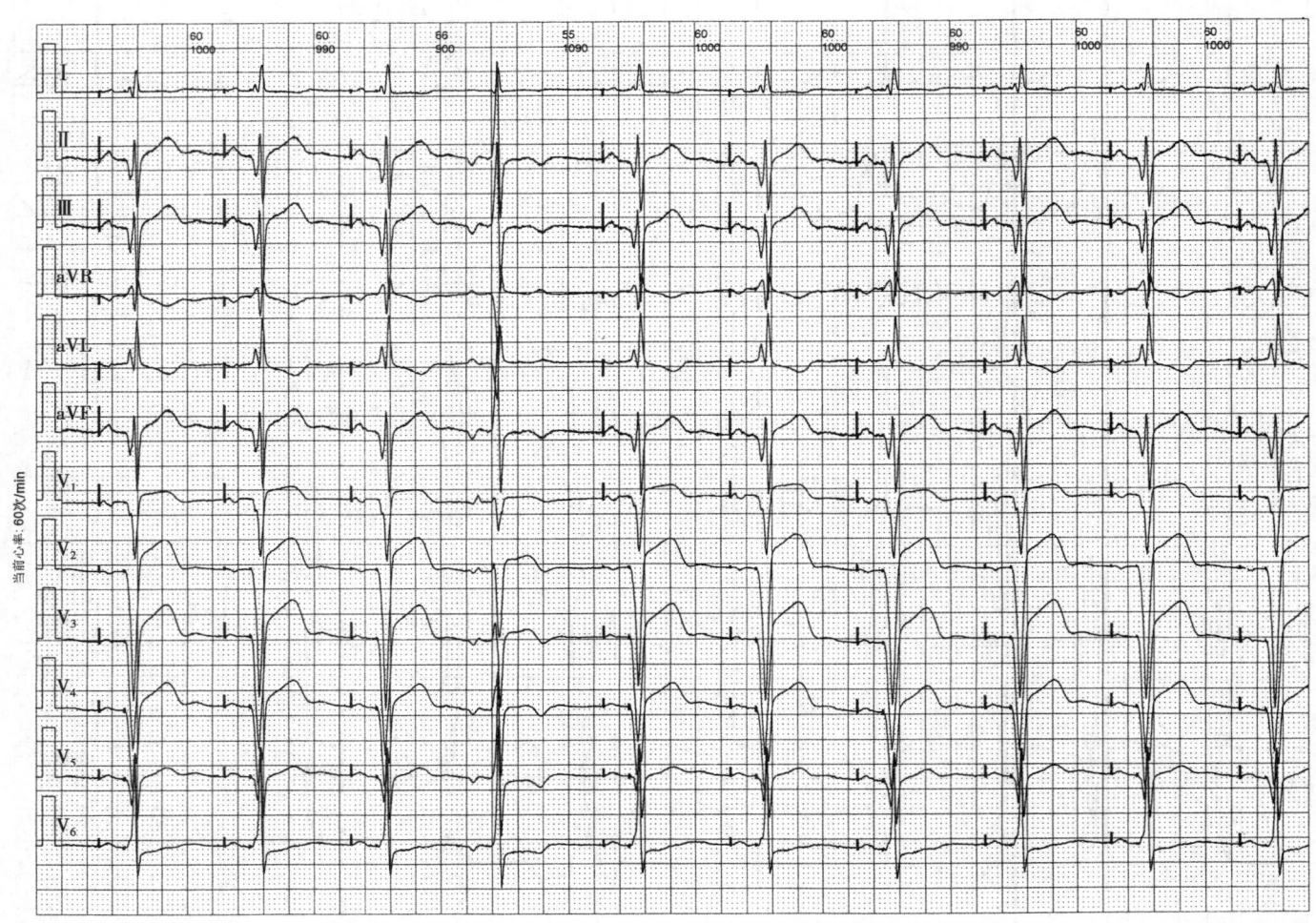

图1 房室顺序起搏，心室脉冲很小，起搏频率60次/min，AV间期0.20s，第4个心搏的P′波倒置，P′R间期0.20s，房性期前收缩。起搏逸搏间期开始于房性期前收缩的P′波顶峰上。起搏的QRS波群时限0.14s，Ⅱ、Ⅲ、aVF导联呈QrS型，其本身就是室性融合波。第4个心搏的T波：Ⅱ、Ⅲ、aVF、V₃~V₆导联倒置。

临床诊断: 窦性心律, 阵发性心房颤动, 永久性心脏起搏器植入术后, 心功能Ⅳ级
(NYHA 分级), 高血压 2 级(极高危)。

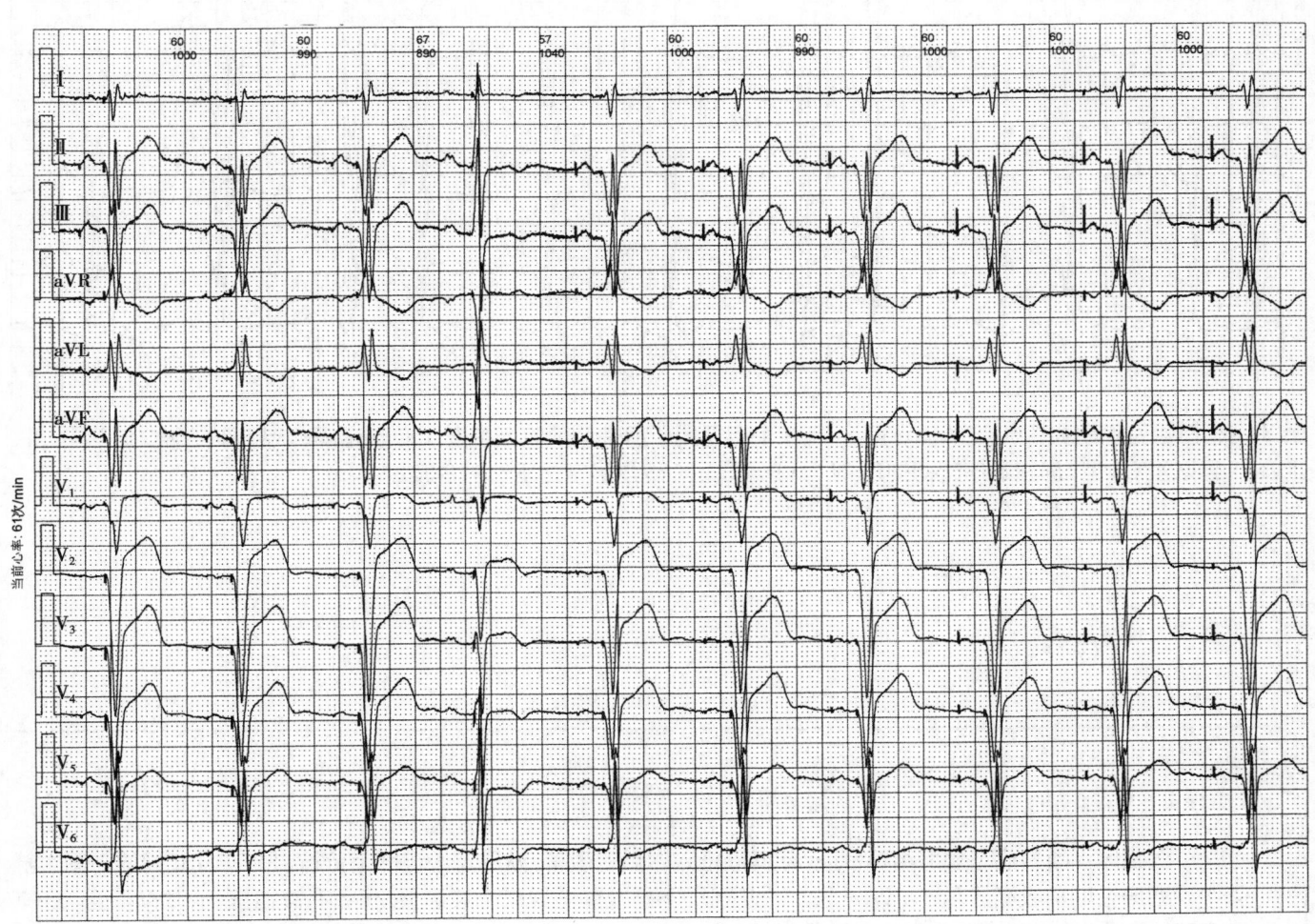

图 2 房室顺序起搏心律, 起搏频率 60 次 /min, AV 间期 0.20s。第 4 个心搏的 P 波是自身心搏, 是窦性 P 波还是房性 P′ 波? 不易定性。第 4 个 QRS 波群起始部有脉冲, 与图 1 中第 4 个心搏的 QRS 波群比较, V₄ 导联 r 波降低。图 2 中第 4 个 QRS 波群是一个轻度变形的室性融合波。

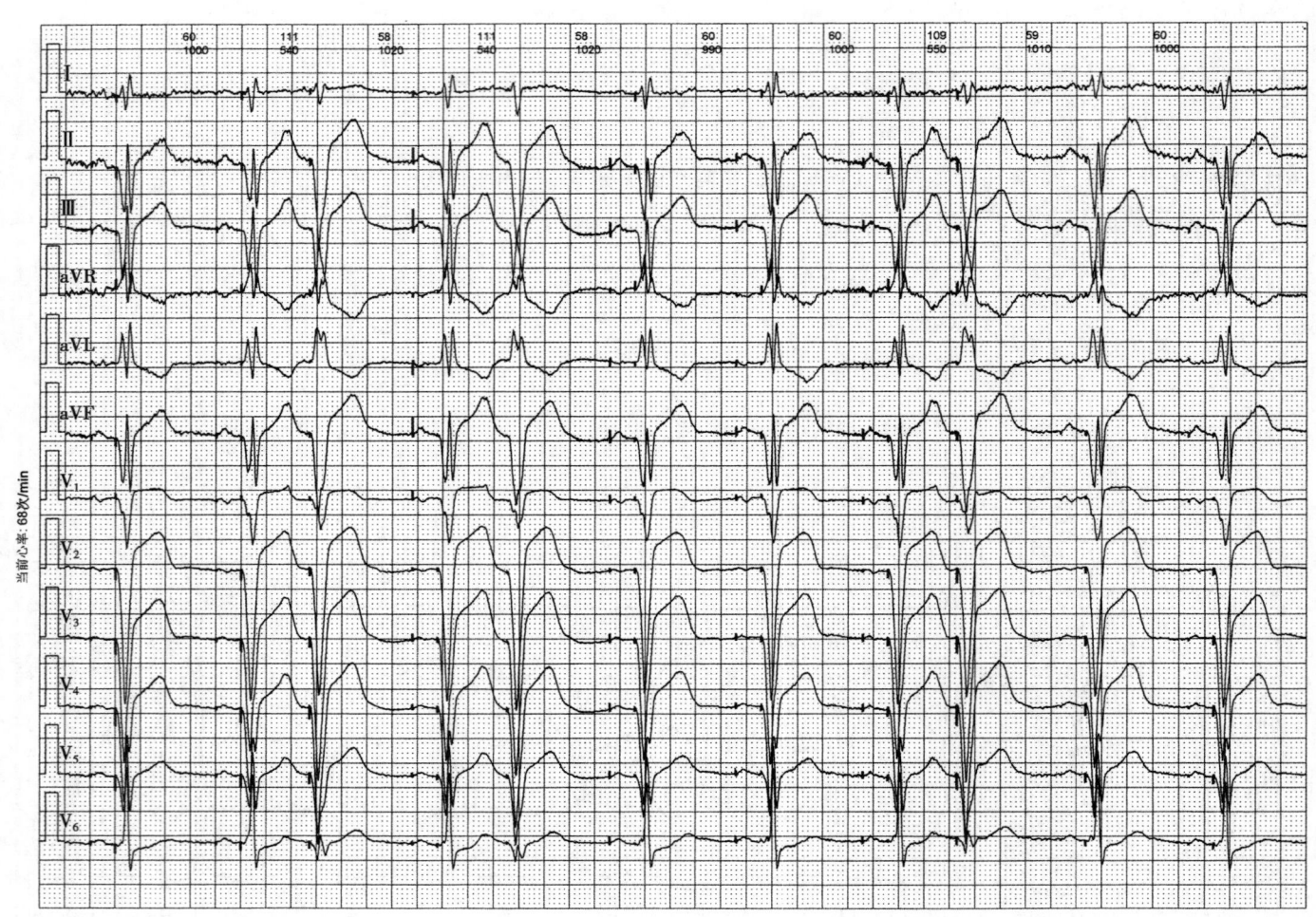

图 3　房室顺序起搏频率 60 次 /min，第 3、5、9 个心搏属于房性期前收缩触发了心室起搏，从起搏的 QRS 波形看，Ⅱ、Ⅲ、aVF 导联呈 QS 型，房室顺序起搏的Ⅱ、Ⅲ、aVF 导联呈 QrS 型确定是室性融合波。

【点评】

这是一例临床诊断为病态窦房结综合征、起搏器植入术后的患者，从动态心电图上分析，是 DDD 起搏器。图 1 舒张中晚期房性期前收缩显示 V_5、V_6 导联 ST 段压低，下壁及前壁导联 T 波倒置，患者有高血压、心功能不全，ST-T 改变可能有原发性 ST-T 改变的因素及记忆现象等原因。以Ⅱ、Ⅲ、aVF 导联呈 QS 波为纯心室起搏的 QRS 波群为准。凡是呈 QrS 波形的 QRS 波群都是室性融合波，即心房起搏的激动经房室传导系统到达心室以后，与右心室起

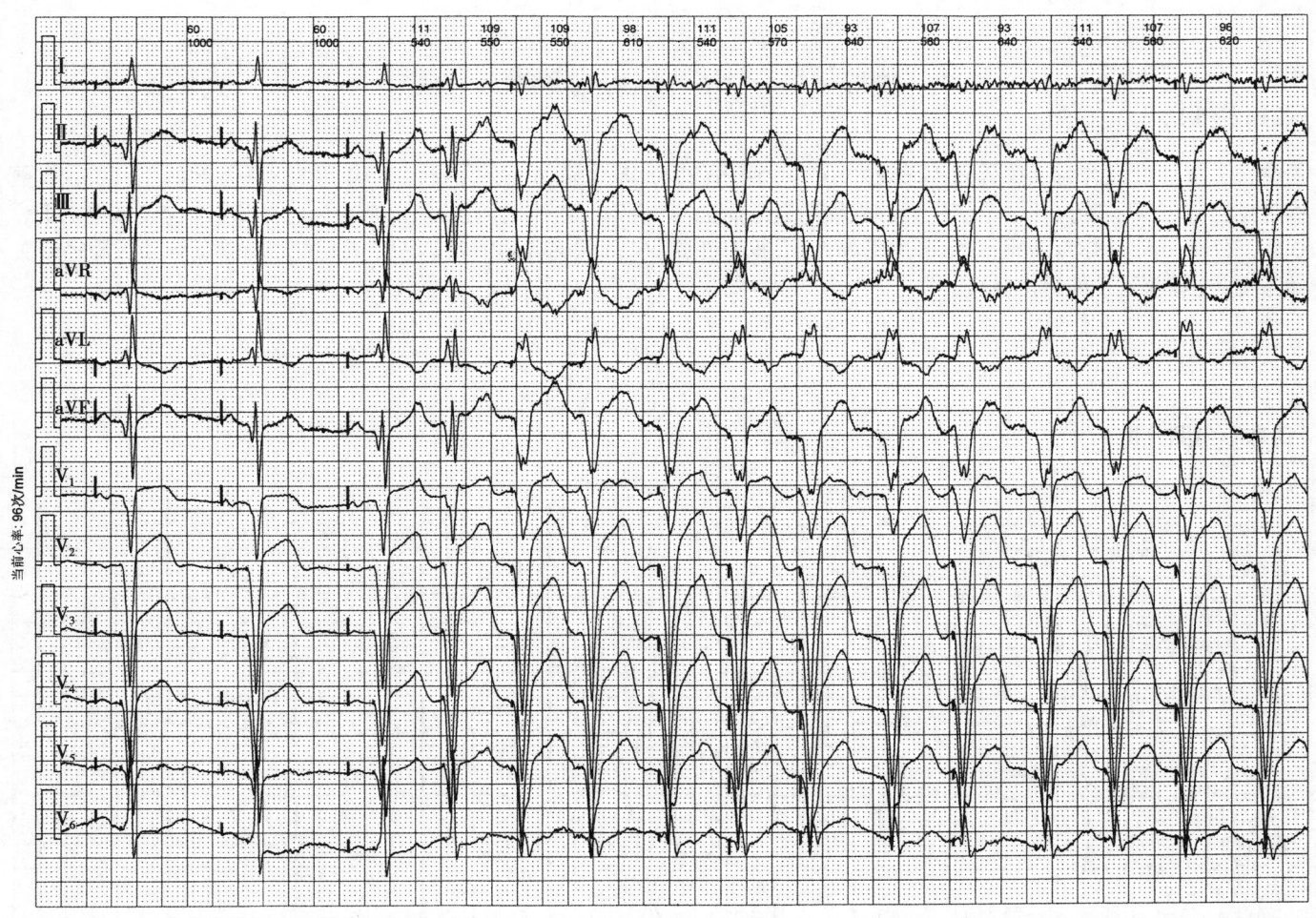

当前心率：96次/min

图 4 第 1~4 个心搏为房室顺序起搏心律，起搏频率 60 次/min。从第 4 个心搏开始，阵发性心房扑动触发了心室起搏，心房率 300 次/min，心室率 104 次/min。第 1~4 个 QRS 波群是室性融合波。

动态心电图诊断：房室顺序起搏心律，房性期前收缩，心房扑动触发心室起搏，室性融合波。

搏的激动在心室内相遇而发生干扰，产生系列室性融合波。心室起搏在先，约 50ms 以后，从心房下传的激动才能到达心室，引起以左心室除极为主的室性融合波，因为 50ms 以后的 QRS 波群形态出现了房性期前收缩的 QRS 图形，发生心房扑动以后，QRS 波群时限由室性融合波时的 0.14s 延长至 0.16s，整个心室除极过程由心室起搏完成。

第31例 | 心房起搏心电图

【临床资料】

男性，82岁，因"发作性头晕伴双下肢乏力1个月余"于2017年5月16日入院。2003年因SSS植入起搏器，2013年更换起搏器。2017年初CT提示脑梗死。既往高血压病史40余年。查体：血压149/80mmHg，身高168cm，体重72kg，BMI 25.7kg/m²。超声心动图显示各房室腔大小、形态正常，室间隔增厚，二尖瓣、三尖瓣、主动脉瓣及肺动脉瓣轻度关闭不全，左室舒张功能轻度减低。

【动态心电图分析】

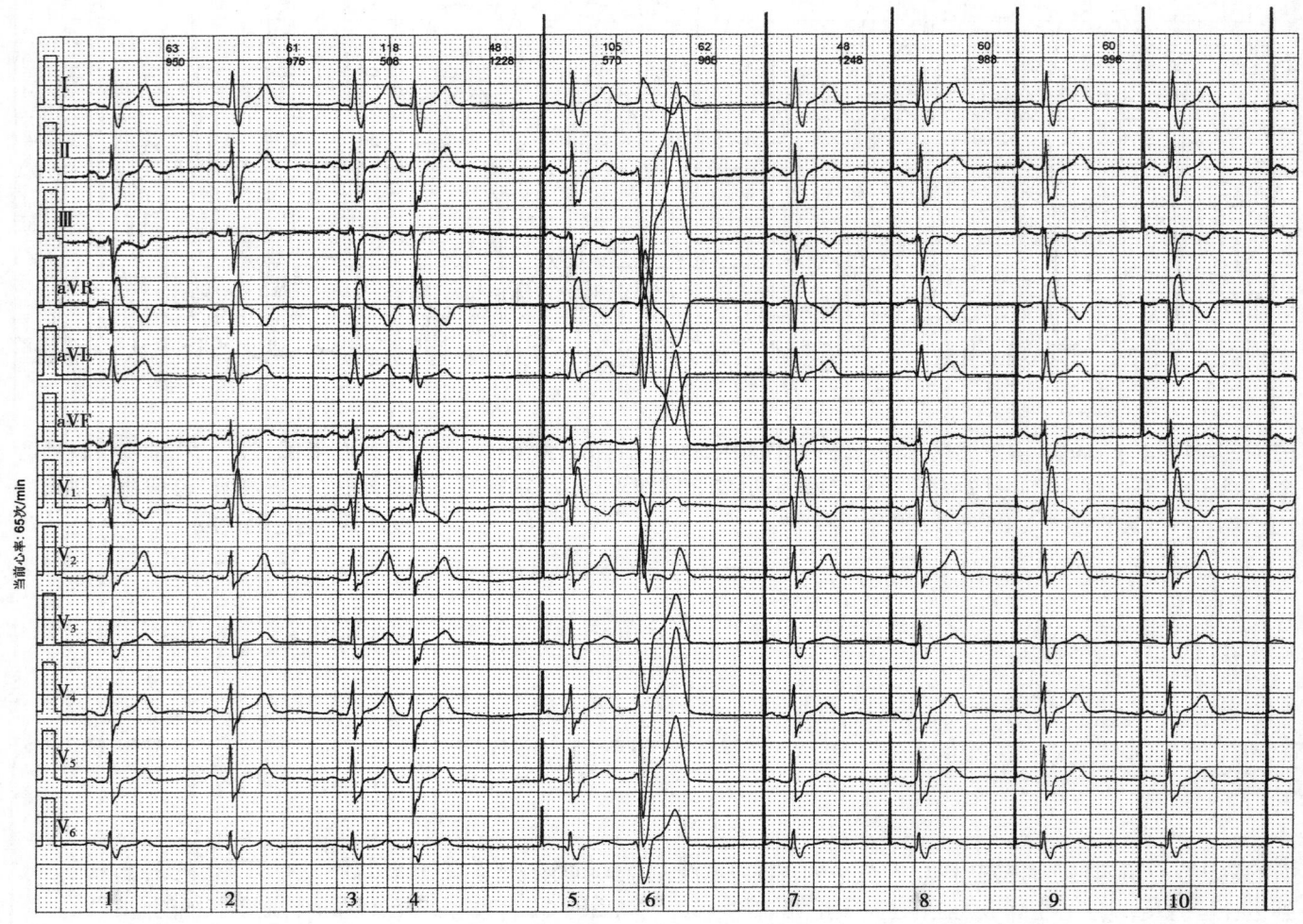

图1 第1~3个心搏为窦性心律，心率62次/min，PR间期0.15s，QRS波群时限0.14s，V₁导联呈rsR'型，完全性右束支传导阻滞。第4个心搏为房性期前收缩。第5、7~10个心搏为心房起搏心律，起搏频率60次/min。第6个心搏为室性期前收缩。

诊断： 窦性心律，完全性右束支传导阻滞，房性期前收缩，室性期前收缩，心房起搏心律。

临床诊断： 高血压 2 级（高危），高脂血症，阵发性心房颤动，腔隙性脑梗死，永久性
心脏起搏器植入术后。

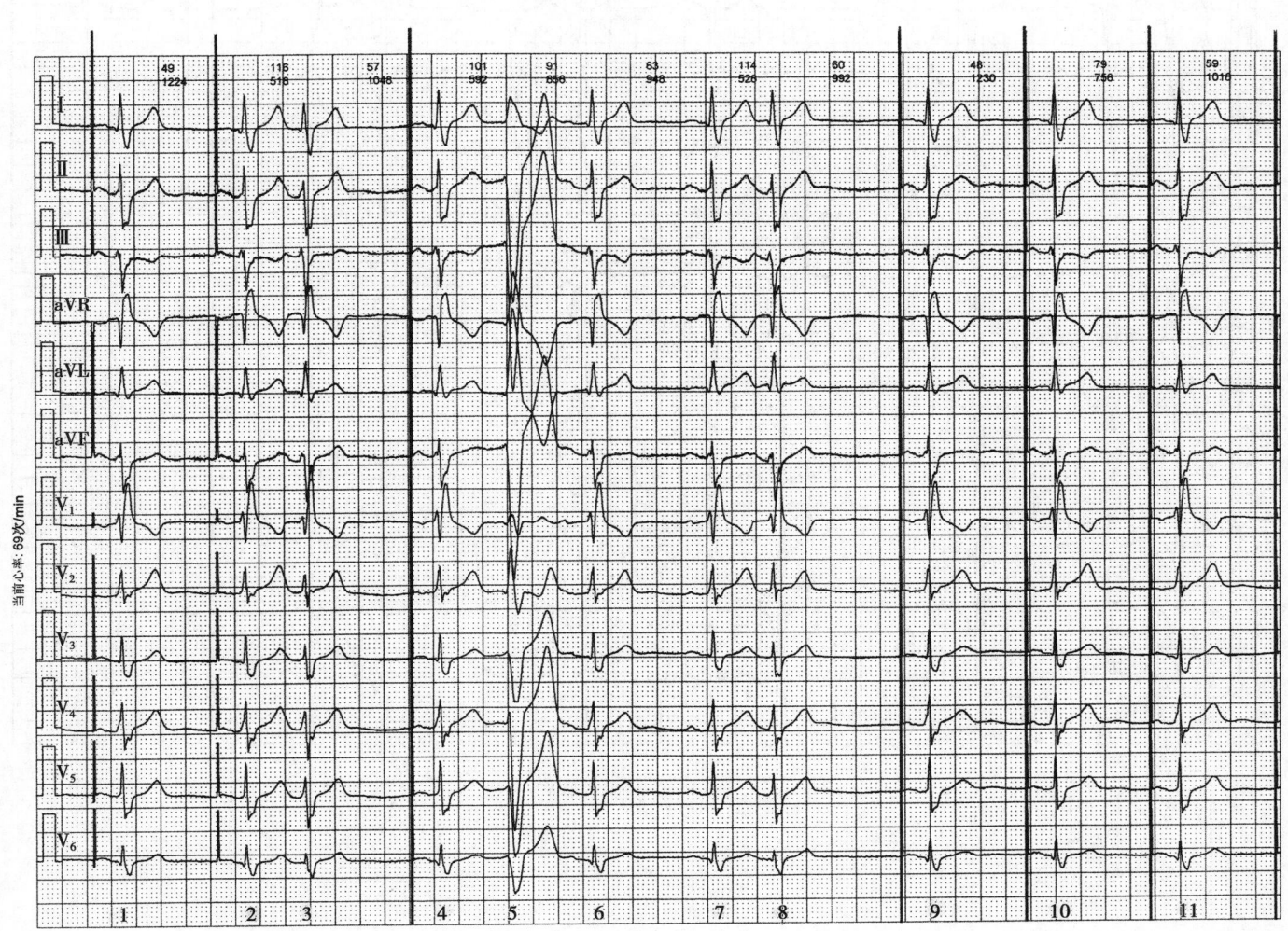

图 2 第 1、2、4、9～11 个心搏为心房起搏，第 3、8 个心搏为房性期前收缩，第 6、7 个心搏为窦性心律，第 5 个心搏是室性期前收缩。

诊断： 窦性心律，心房起搏心律，房性期前收缩，室性期前收缩，完全性右束支传导阻滞。

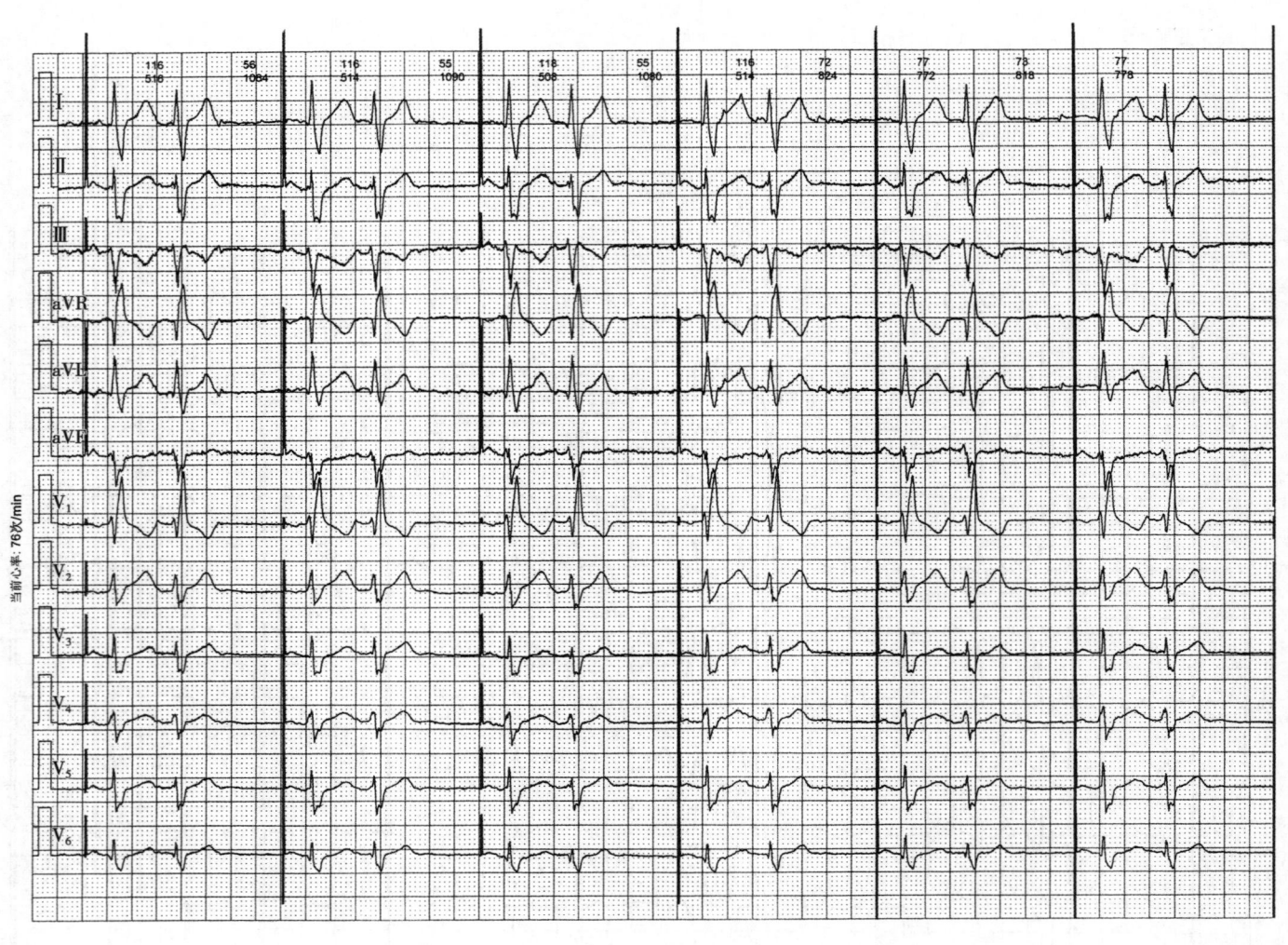

图 3　心房起搏 - 房性期前收缩交替形成二联律。

诊断：心房起搏 - 房性期前收缩二联律，完全性右束支传导阻滞。

【点评】

从图 1~图 3 分析，这是一例心房起搏心电图（AAI 方式）。心房起搏间期 1 000ms，起搏频率 60 次 /min。心房起搏逸搏间期自房性期前收缩的 QRS 波群起点与室性期前收缩的 QRS 波群起点开始，心房起搏逸搏间期 = 心房起搏间期，图 1 在心房起搏心律情况下，室性期前收缩的代偿间歇为等周期代偿，即室性期前收缩代偿间期 = 心房起搏间期。

第32例 | 心房起搏心律、加速性交界性心律及干扰性房室分离

【临床资料】

女性,87 岁,因 "间断性喘憋、心悸 1 天" 入院。既往心房颤动病史 10 年,高血压病史 15 年。超声心动图显示左心增大,二尖瓣、三尖瓣中度反流,主动脉瓣轻度反流。

临床诊断: 高血压 3 级(很高危),永久性心脏起搏器植入术后。

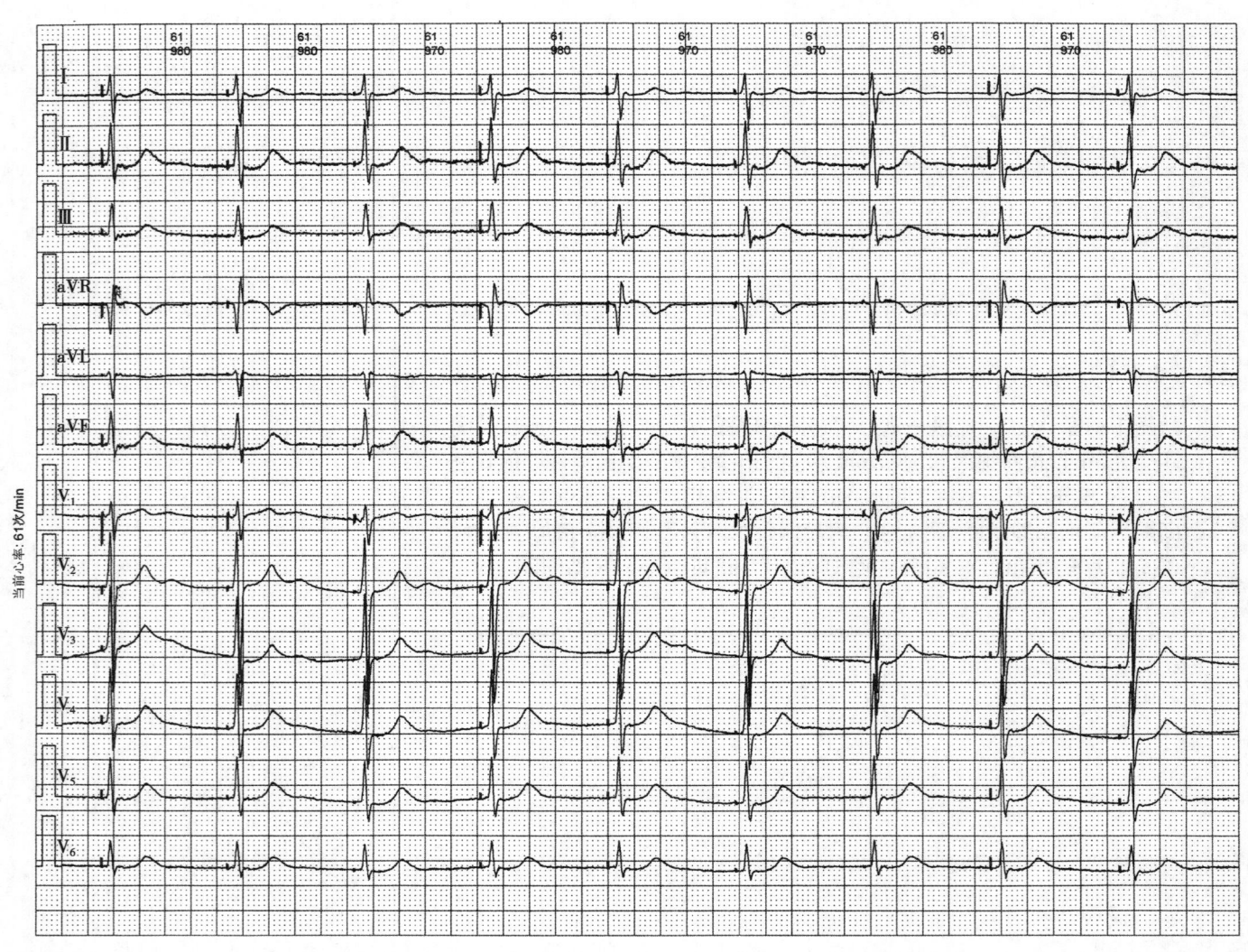

图 1 起搏脉冲规律出现,节律匀齐,脉冲频率 60 次 /min,RR 间期匀齐,心室率 61 次 /min,脉冲与 R 波之间的距离为 0.04 ~ 0.06s,脉冲与 R 波无关系。QRS 波群时限 0.08s,加速性交界性心律。ST 段:Ⅱ、Ⅲ、aVF、V_3 ~ V_6 导联压低 0.05 ~ 0.75mV。

图1~图4取自患者的动态心电图。

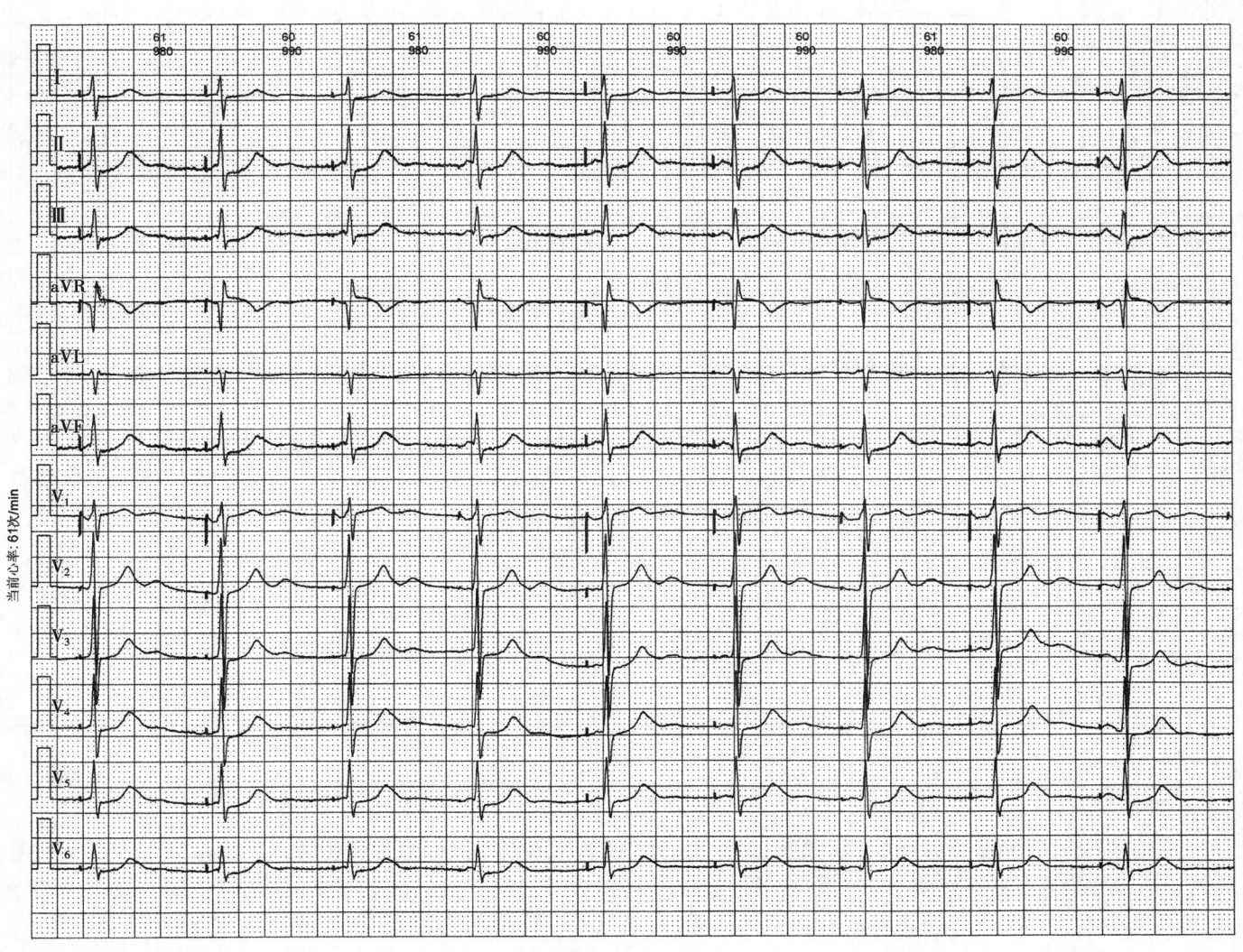

图2 逐渐显露出心房心律，交界性心律。干扰性房室分离。

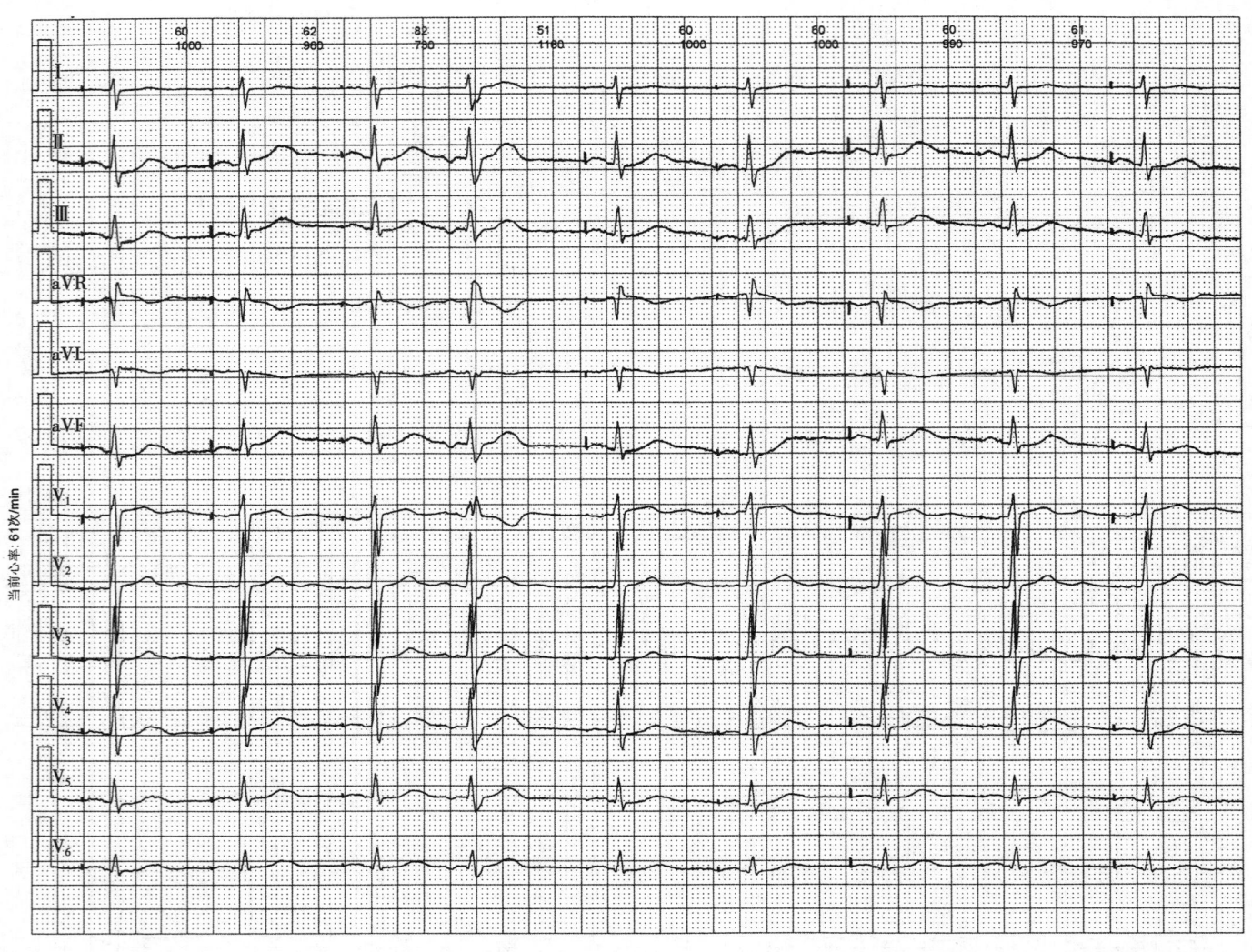

图 3 起搏脉冲跟随的是 P′-QRS-T 波群，起搏频率 60 次/min，PR(APR)间期 0.20s，第 4 个心搏为房性期前收缩伴右束支传导阻滞型心室内差异性传导，并重整心房起搏周期。

【点评】

图 1 的心电图特征：心房起搏心律频率 60 次/min，交界性频率 61 次/min，心房起搏的 P′ 波重叠于 R 波之中，但在 S 波上仍能看到部分起搏的 P′ 波，形成干扰性房室分离。从图 2 中可以看出，心房起搏的 P′ 波逐渐从 R 波中分离出来，仍是干扰性房室分离。图 3 中，当 P′R 间期 0.20s 时，起搏的激动下传夺获心室，交界性节律点被抑制。

患者基础起搏频率 60 次/min（下限频率），随着运动量的增加，心房起搏频率上升至 86 次/min（本例是 DDDR），

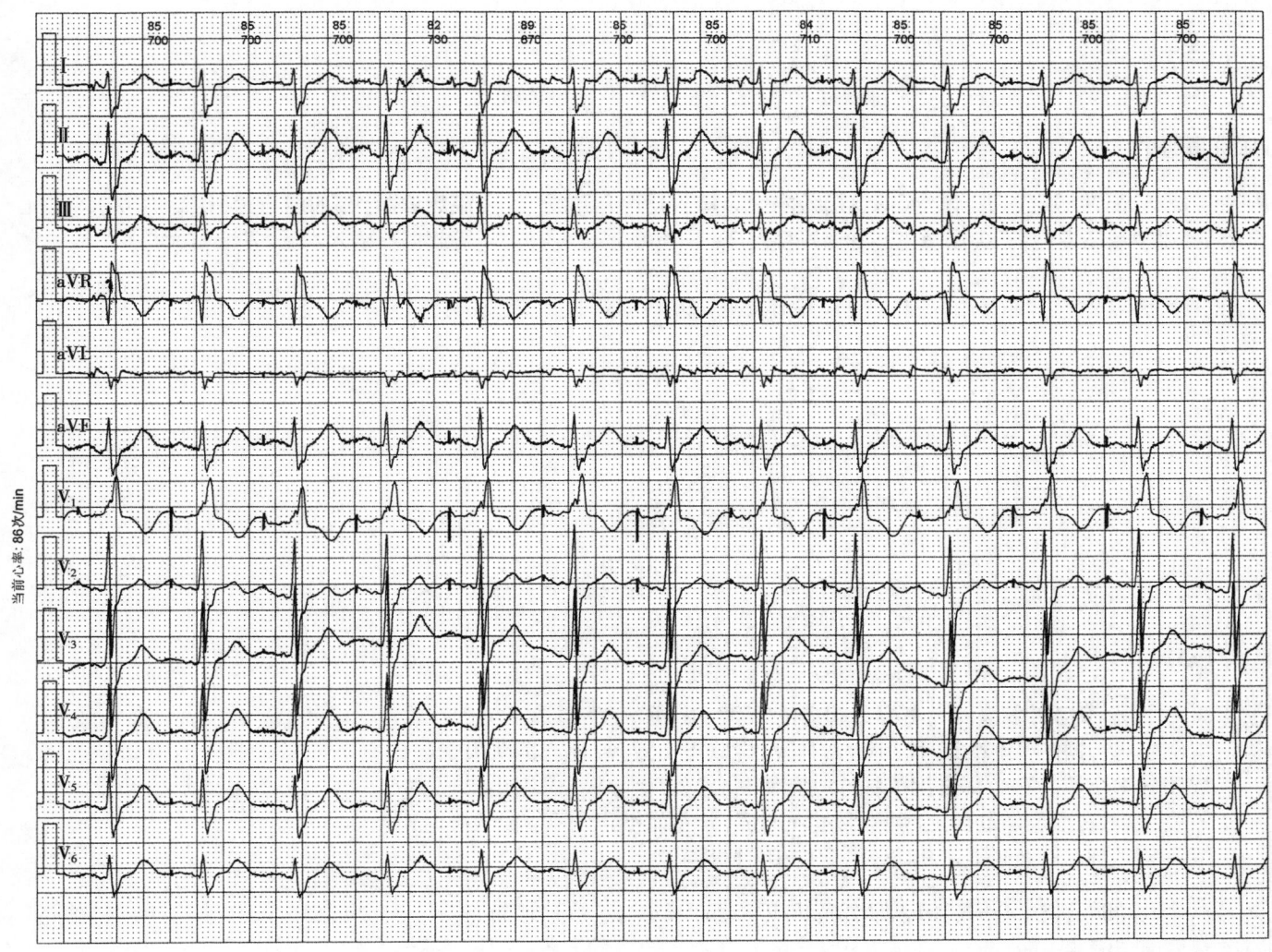

图 4　活动时，心房起搏频率 86 次 /min，出现完全性右束支传导阻滞。

动态心电图诊断：心房起搏心律（AAIR 方式），房性期前收缩，3 相完全性右束支传导阻滞，加速性交界性心律，不完全性干扰性房室分离。

尚未达到上限频率（120 次 /min）。患者植入的是 DDDR 型起搏器，所看到的工作模式是 AAIR。

从图 3 中的房性期前收缩和图 4 中可以看出，心动周期缩短或心率升至 86 次 /min 时，即出现了 3 相完全性右束支传导阻滞。就本例而言，这种 3 相右束支传导阻滞是病理现象。

【临床资料】

男性，78 岁，高血压病史 10 年，起搏器植入术后 2 年。超声心动图显示左心扩大，二尖瓣、三尖瓣及主动脉瓣轻度反流。

临床诊断：高血压 2 级（很高危），永久性心脏起搏器植入术后，左心扩大。

【点评】

1. P′ 波形态与时限改变　右心耳起搏的 P′ 波，Ⅱ、Ⅲ、aVF 导联正向。本例心房起搏的 P′ 波，Ⅱ、Ⅲ、aVF、V₁～V₆ 导联正负双向，是心房除极程序异常所致。右心耳发出的脉冲刺激使右心房自上除极，产生正向 P′ 波，以后右心房激动自上而下，激动左心房，产生了继正向 P′ 波之后的负向 P′ 波。P′ 波时限达 0.13s，心房内传导障碍。

2. P′R 间期延长　心房起搏心律情况下，P′R 间期长达 0.36s，应诊断为一度房室传导阻滞。

图 1　心房起搏心律，心率 54 次 /min。P′ 波：Ⅱ、Ⅲ、aVF、V₁～V₆ 导联正负双向，aVR 导联倒置，P′ 波时限 0.13s，P′R 间期（AP-R 间期）0.36s。QRS 波群时限 0.11s，V₁ 导联呈 qr 型，不完全性右束支传导阻滞，QRS 电轴左偏，左前分支传导阻滞，V₃～V₆ 导联呈 rS 型。

诊断：心房起搏心律，P′ 波增宽，一度房室传导阻滞，不完全性右束支传导阻滞，左前分支传导阻滞。

【 动态心电图分析 】

当前心率: 55次/min

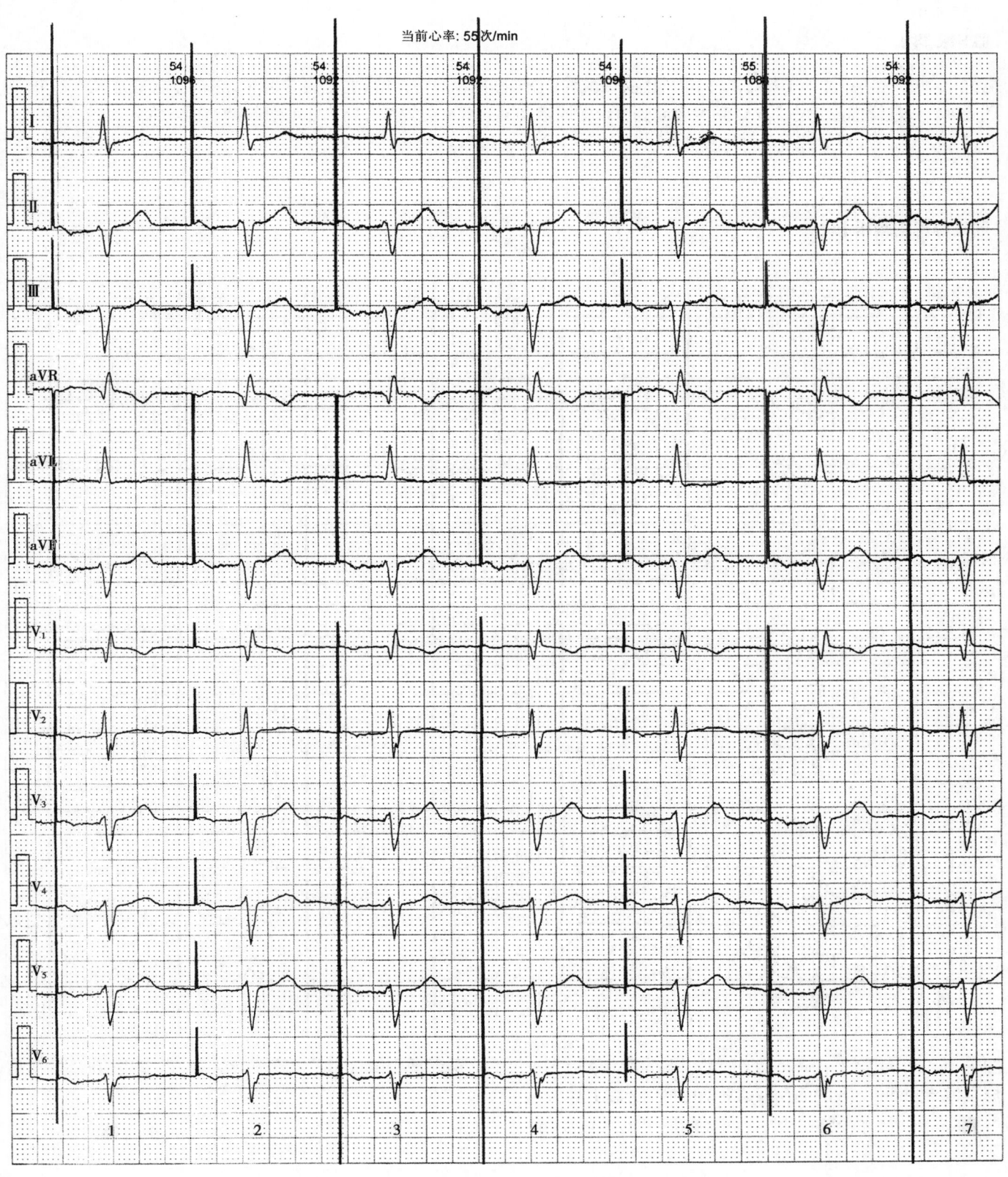

心房起搏心律伴 P′波增宽及一度房室传导阻滞

【临床资料】

男性，50岁，因"头晕1年"入院。1年前因头晕就诊，心电图提示窦性停搏、房室传导阻滞，动态心电图提示最长RR间期6.9s。既往高血压病史1年。超声心动图显示各房结构及功能未见异常。行人工心脏起搏器植入术。

【动态心电图分析】

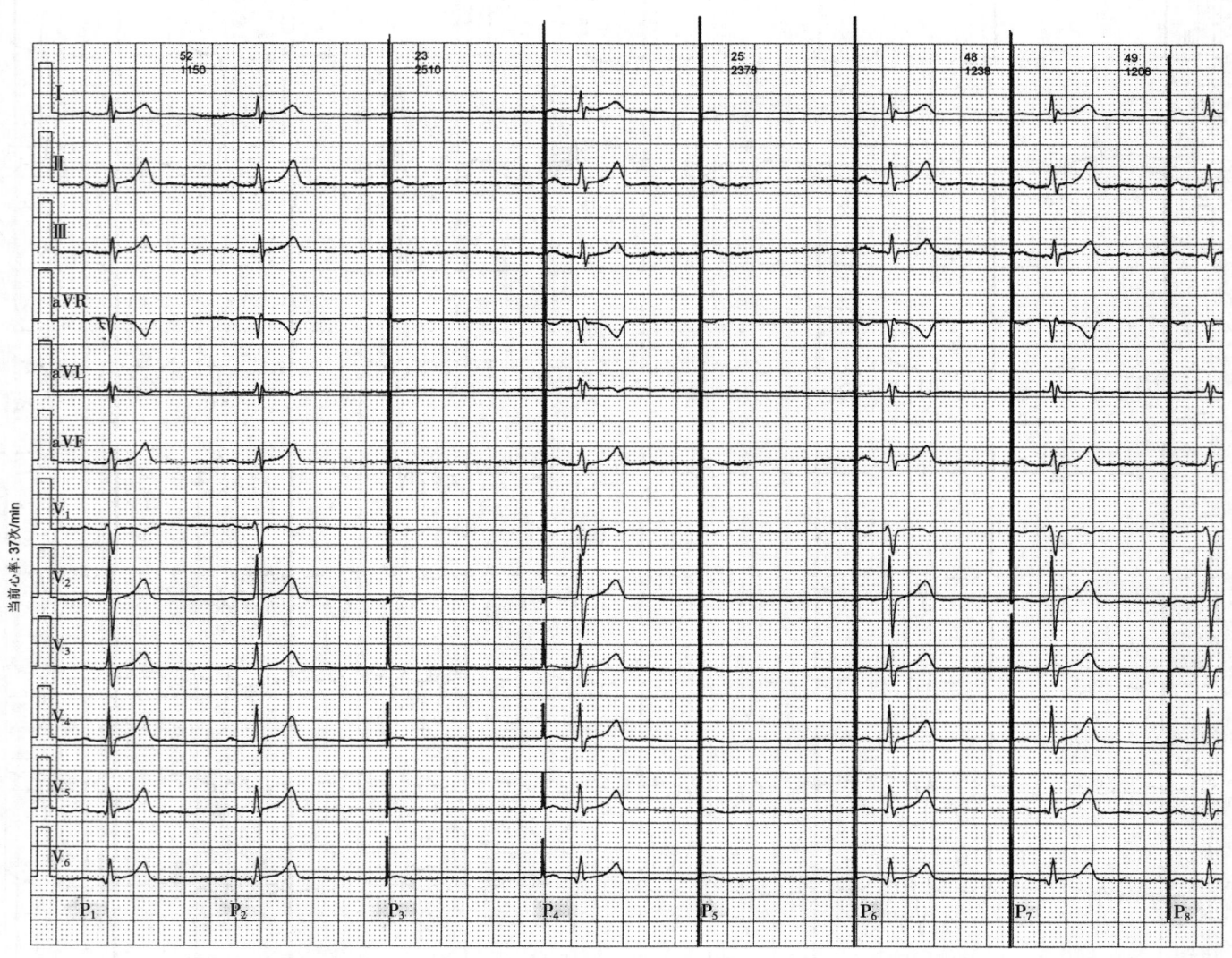

图1 P₁、P₂为窦性，心率52次/min，PR间期0.20s；P₃~P₈为心房起搏心律，心率48次/min。P₃、P₅未下传心室，二度房室传导阻滞。P₆R间期0.22s，P₇R间期0.26s，Ⅰ型。

临床诊断: 心律失常, 窦性停搏, 二度房室传导阻滞, 人工心脏起搏器植入术后, 高血压 1 级 (高危)。

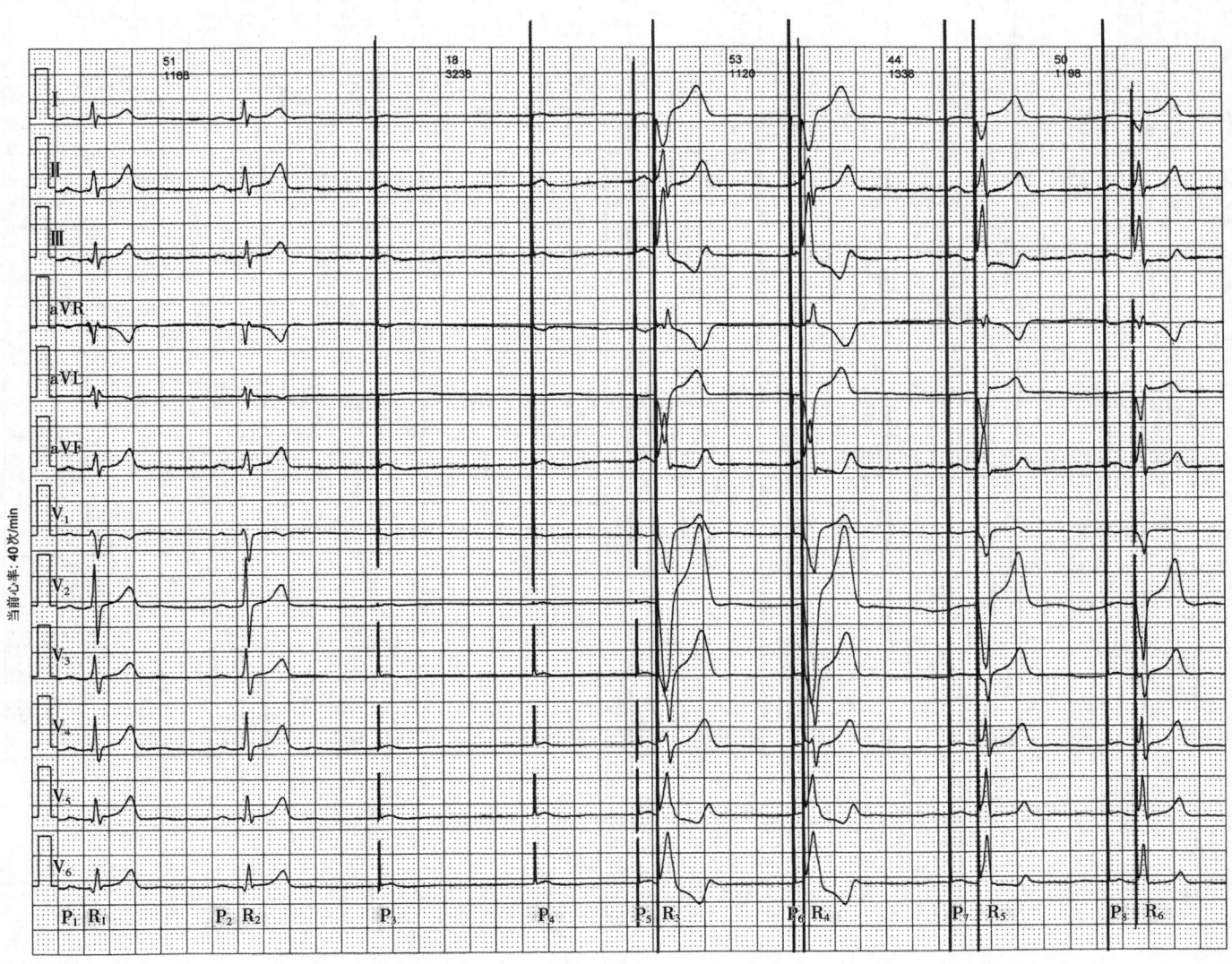

图 2 P₁R₁、P₂R₂ 窦性心率 51 次 /min。P₃、P₄ 为心房起搏未下传心室, 之后出现房室顺序起搏心律, 起搏间期 1 120～1 338ms, P₅R₃ 间期 0.16s, P₆R₄ 间期 0.08s, P₇R₅ 间期与 P₈R₆ 间期 0.20s, R₃、R₄ 时限 0.16s, R₅ 时限 0.11s, R₆ 时限 0.10s, R₅ 与 R₆ 是起搏室性融合波。

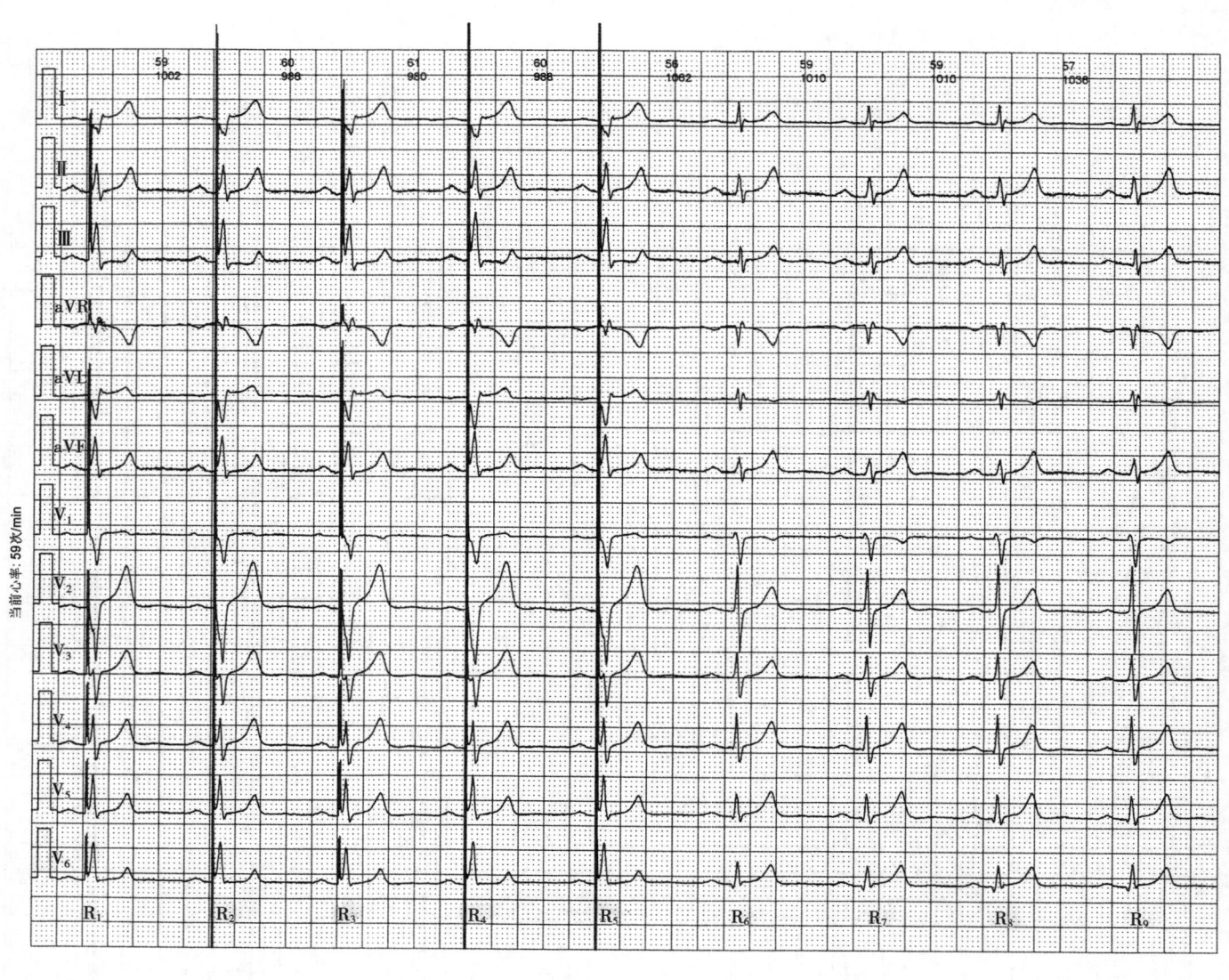

图3 窦性心律，$R_1 \sim R_5$ 是起搏室性融合波。

动态心电图诊断： 窦性心律，二度 I 型房室传导阻滞，起搏心律（AAI、VAT、DDD 方式），起搏室性融合波。

【点评】

患者因窦性停搏、房室传导阻滞、心室长间歇而植入永久性心脏起搏器。窦性频率低于起搏下限频率时，出现 AAI 起搏心律，基础起搏频率 48 次 /min。在心房起搏心律过程中因发生二度 I 型房室传导阻滞，部分心房起搏的 P′ 波因阻滞未下传心室。图 2 中，连续 2 次心房起搏的 P′ 波均因阻滞未下传心室，此时出现了 3.238s 的心室长间歇，之后转为房室顺序起搏心律，起搏的 P′R 间期（AP-VP）在不断变化。图 3 中，窦性频率 60 次 /min 时，VAT 方式起搏，并形成室性融合波，R_5 之后，窦性 PR 间期 0.22s 时，不再跟踪心房起搏。

【临床资料】

女性,80 岁,因 "阵发性胸闷、气短 18 年,再发 8h" 入院。起搏器植入术后 6 年(具体不详)。

临床诊断: 高血压,阵发性心房颤动,永久性心脏起搏器植入术后。

【点评】

从图 1~图 3 分析,患者依赖于心房起搏方式(AAI 方式)。图 2 与图 3 中的箭头处是心房起搏周期的起点,我们没有看到提早的 P′ 波(有的房性激动在体表心电图上无显示,而心房腔内信号很清楚),但也不能排除有房性期前收缩,或者心房电极感知到了 T 波? 这种可能性较小,因为宽 QRS 波群的 T 波振幅远比箭头指引处的 T 波大。箭头指引处的信号重整了心房起搏周期。由于宽 QRS 波群不能被心房感知电极所感知,宽 QRS 波群没有重整心房起搏周期。

图 2 与图 3 中的宽 QRS 波群是房性期前收缩,还是室性期前收缩呢? 支持房性期前收缩伴时相性心室内差异传导的依据是,它们前面(第 7 个心搏除外)的 T 波上可能有 P′ 波,并且重整了心房起搏周期。支持室性期前收缩的依据:①宽 QRS 波群起自右室流出道,类似于左束支传导阻滞图形,但又不同于左束支传导阻滞,V₂、V₃ 导联 r 波较宽;②从图 3 中的第 7 个心搏分析,第 7 心搏之前的 T 波较高,起搏器未能感知到 T 波上的 P′ 波(如落入心房不应期? 但又不能解释第 3 个与第 4 个心搏的现象),P 波与宽 QRS 波群(第 7 个心搏)无关系?

总之,图 2、图 3 中的宽 QRS 波群可能是房性期前收缩伴类似左束支传导阻滞型心室内差异传导。

当前心率: 62次/min

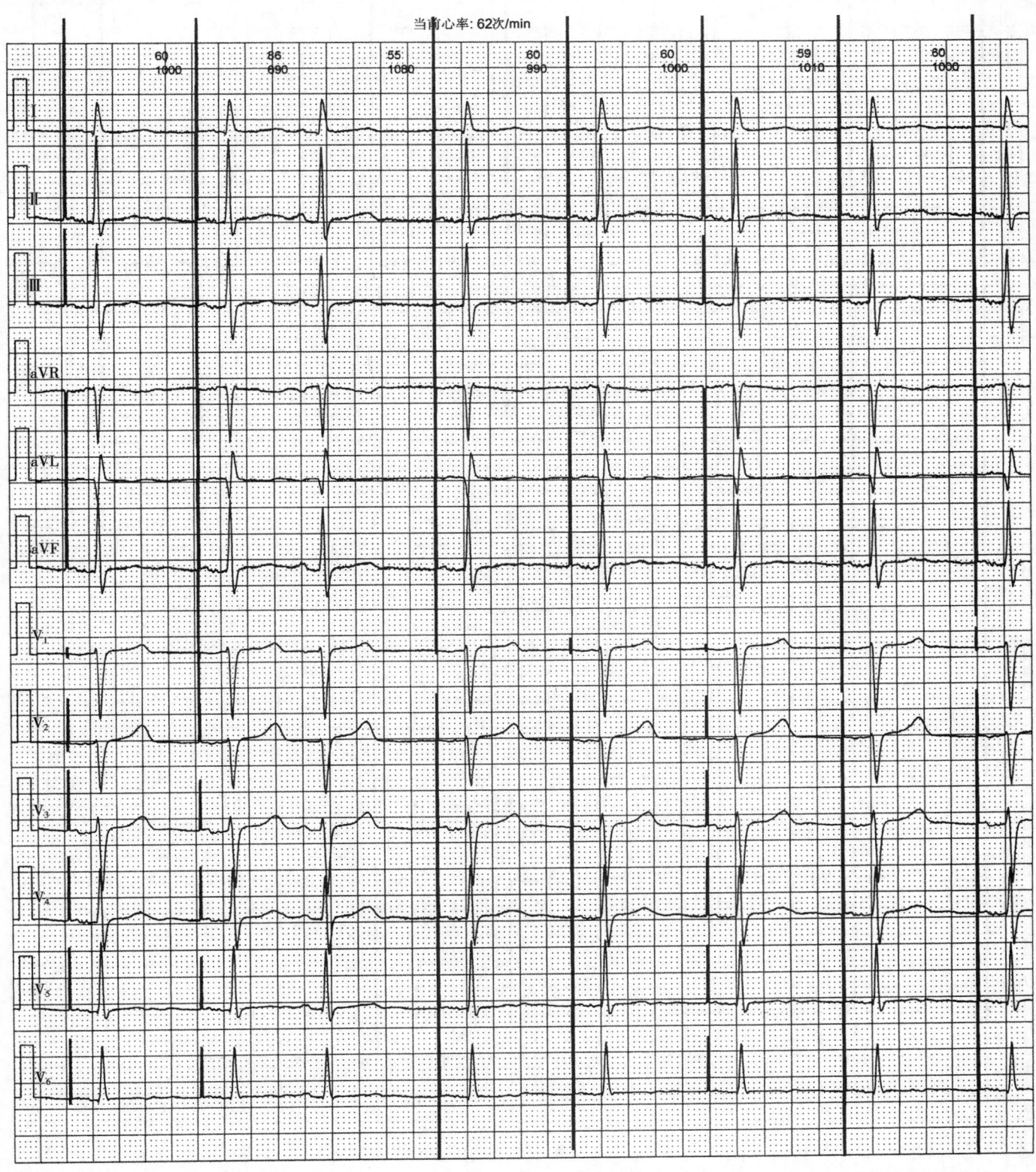

图 1 心房起搏心律, AAI 方式, 起搏频率 60 次 /min。第 3 个心搏是房性期前收缩, 重整了心房起搏周期。T 波: Ⅱ、Ⅲ、aVF、V₅、V₆ 导联低平及平坦。

诊断: 心房起搏心律(AAI 方式), 房性期前收缩, T 波改变(下壁及前侧壁)。

心房起搏心律伴房性期前收缩呈类似左束支传导阻滞型心室内差异传导

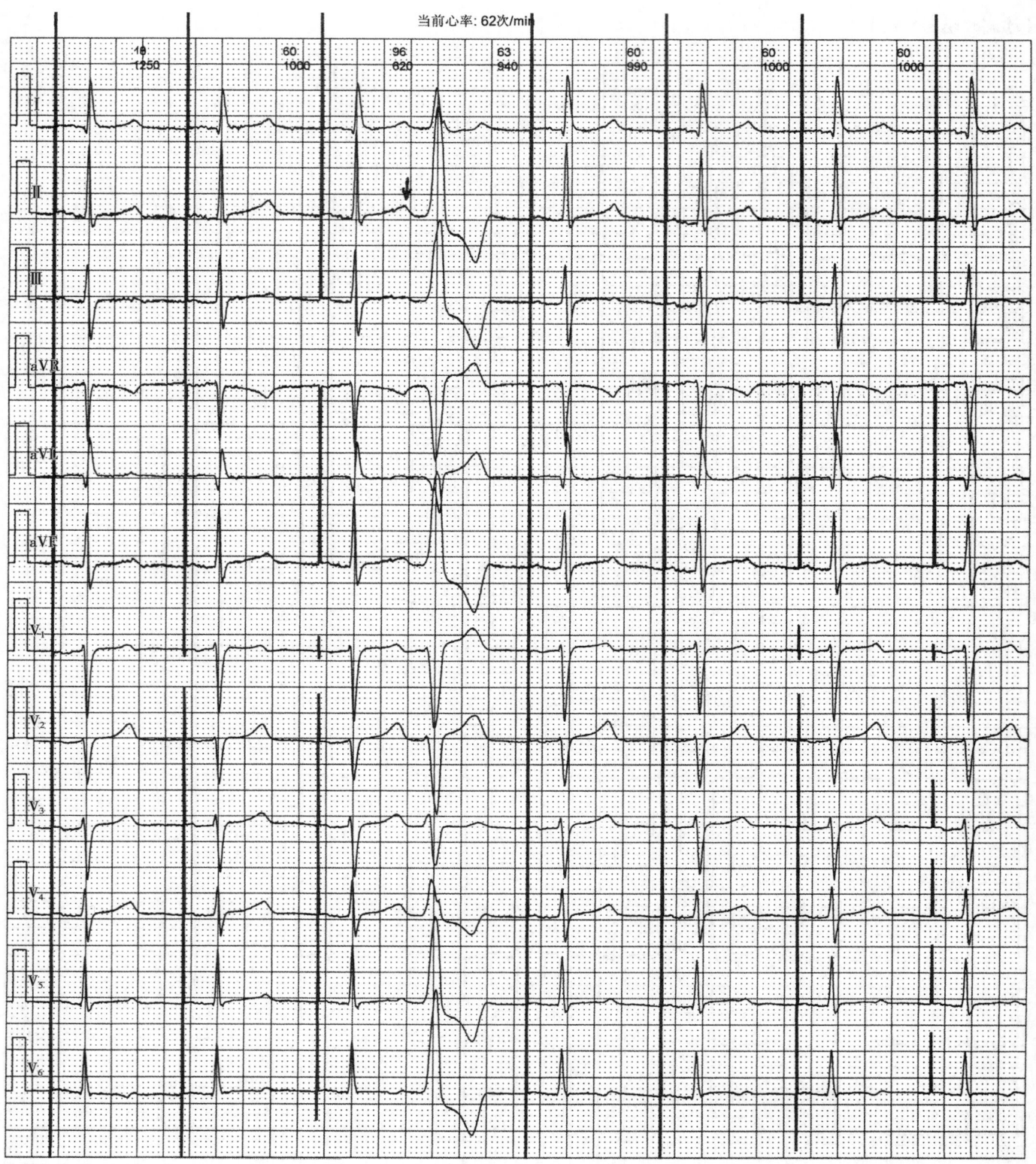

当前心率: 62次/min

图 2 心房起搏心律,起搏频率 60 次/min,宽 QRS 波群是房性期前收缩,箭头指引处心房电击感知到了心房电位(房性期前收缩,不除外 T 波),心房起搏周期顺延,T 波:V_6 导联倒置。

诊断: 心房起搏心律,房性期前收缩,T 波倒置(V_6 导联)。

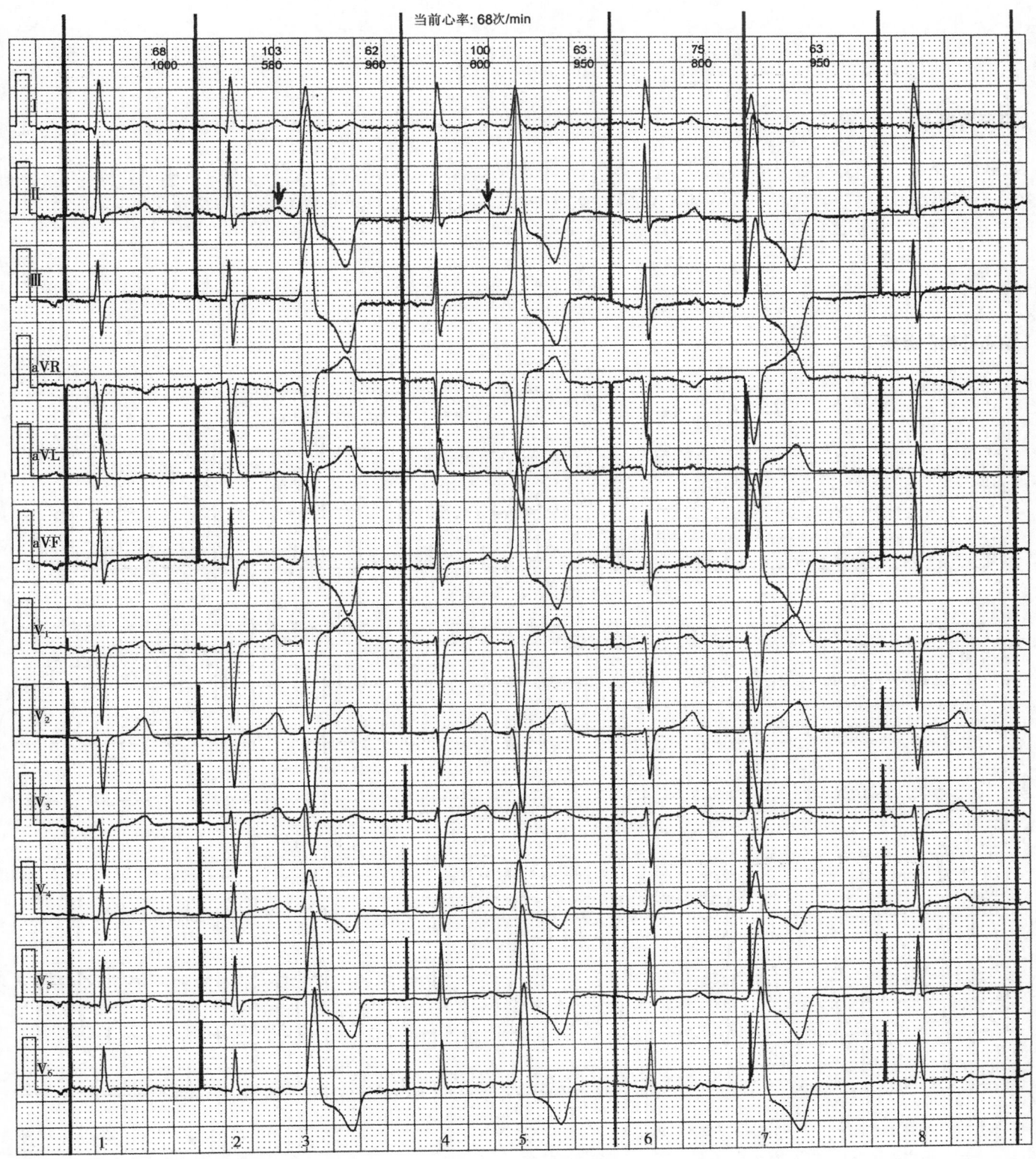

当前心率: 68次/min

图3　第 1、2、4、6、8 个为心房起搏。箭头指引处的信号重整了心房起搏周期。第 3、5、7 个是房性期前收缩，心房脉冲出现于最后一个宽 QRS 波群 20ms 处。

诊断：心房起搏心律，房性期前收缩，T 波倒置（V₆ 导联）。

心房起搏心律伴房性期前收缩呈类似左束支传导阻滞型心室内差异传导

第 36 例 | 心房起搏心律（AAI 方式，睡眠频率）

【临床资料】

女性，67 岁，因 "乏力、气短半年，加重 2 个月" 入院。既往高血压病史 5 年，阵发性心房颤动病史 2 年，起搏器植入术后 2 年。查体：血压 96/55mmHg，身高 155cm，体重 63kg，BMI 26.2kg/m²。超声心动图显示左心房扩大，二尖瓣轻度反流。冠脉造影未见明显狭窄。

【动态心电图分析】

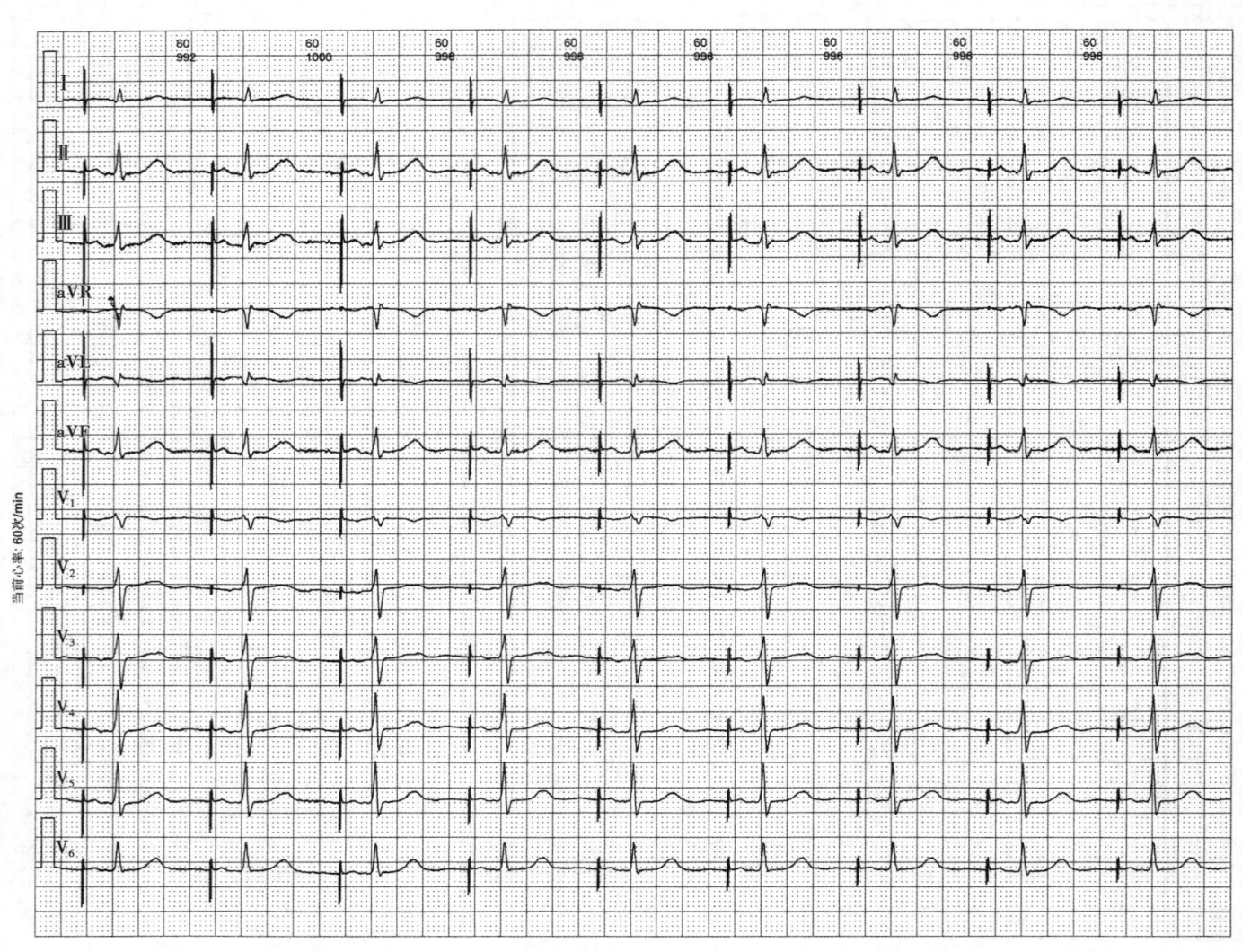

图 1 心房起搏频率 60 次 /min（白天），PR（AP-R）间期 0.22s。

临床诊断: 高血压 3 级(很高危),起搏器植入术后。

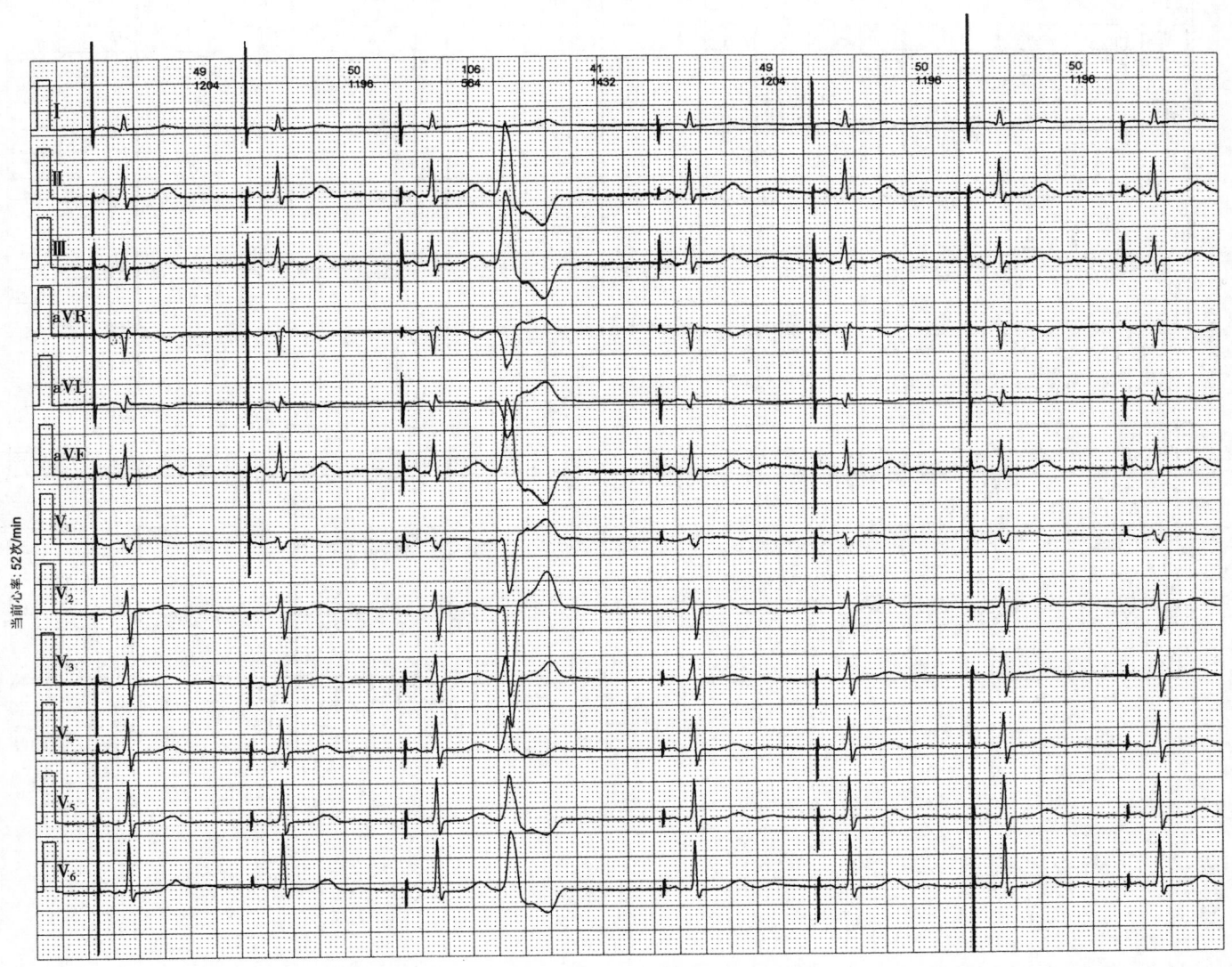

图 2 记录于凌晨 5:00 睡眠状态:起搏频率 50 次 /min,宽 QRS 波群是室性期前收缩。室性期前收缩的 R 波重整了心房起搏周期。

心房起搏心律(AAI 方式,睡眠频率)

1379

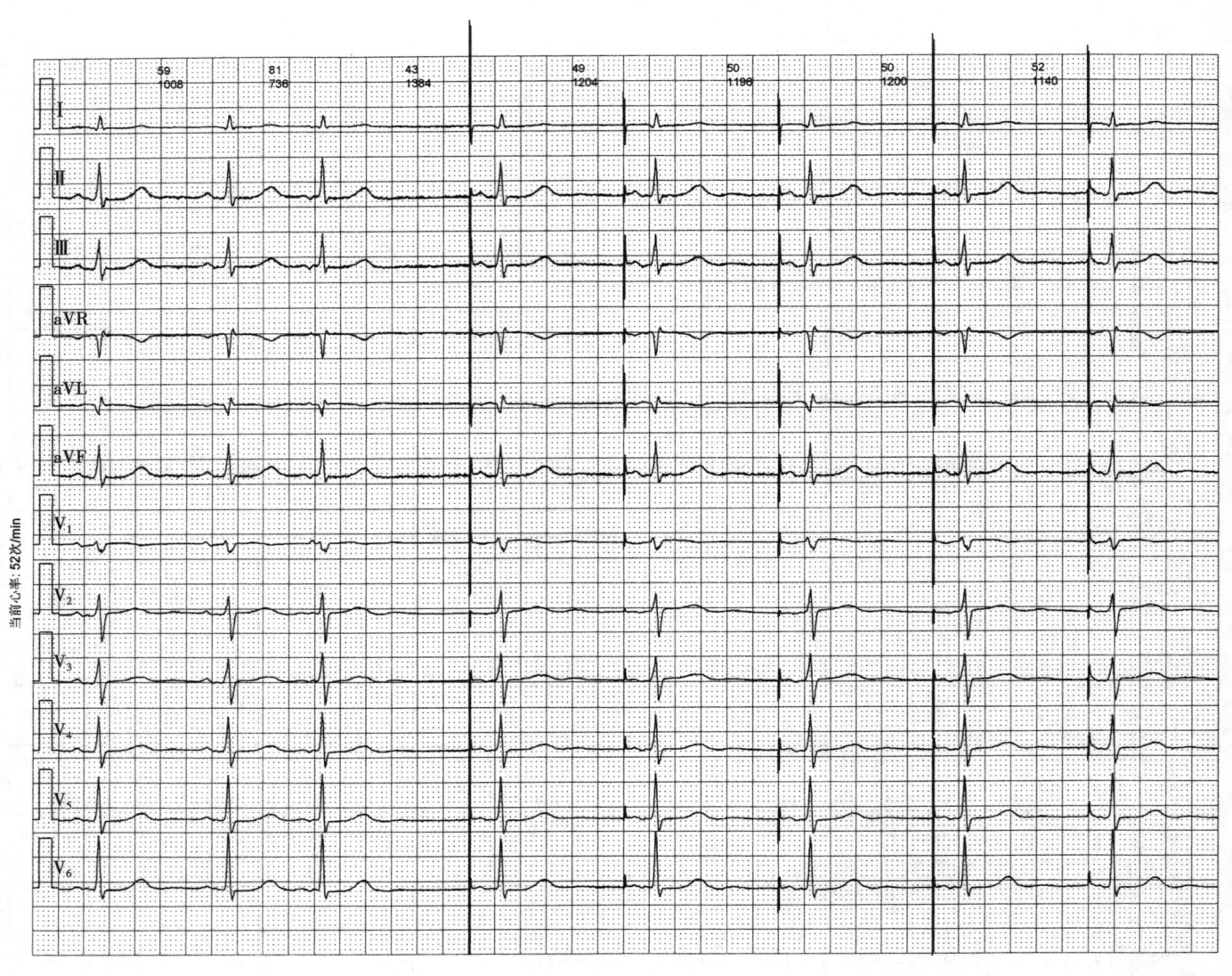

图 3 第 1、2 个窦性心搏，心率 59 次 /min，第 3 个心搏的 P⁻ 波倒置（Ⅱ、Ⅲ、aVF 导联），P⁻R 间期比窦性 PR 间期短仅为 0.10s，交界性期前收缩，其后再次出现起搏 50 次 /min 睡眠频率。

动态心电图诊断： 窦性心动过缓，交界性期前收缩，室性期前收缩，心房起搏心律（AAI 睡眠方式）。

【点评】

本例永久性心脏起搏器植入术后患者 24h 动态心电图监测的心律趋势图显示两种心房起搏频率，清醒状态下起搏频率 60 次 /min，为基础心房起搏频率；夜间睡眠状态下，心房起搏频率下降至 50 次 /min，发生期前收缩时，心房起搏周期被重整。图 2 中，重整心房起搏周期的是室性 QRS 波群。图 3 中，重整心房起搏周期的是逆行 P⁻ 波。

第 37 例 | 房室顺序起搏伴不同程度的室性融合波

【临床资料】

男性,84 岁,因"心悸、胸闷 2 天,加重 5h"入院。既往高血压病史 16 年。超声心动图显示左心室增大,室间隔增厚,二尖瓣、三尖瓣及肺动脉瓣轻度反流,主动脉瓣中度反流,左室舒张功能轻度减低。起搏器植入术后 2 年(具体不详)。冠脉造影显示前降支近段狭窄 60%。

临床诊断: 冠状动脉粥样硬化性心脏病,高血压 1 级(高危),糖尿病 2 型,永久性心脏起搏器植入术后。

【点评】

本例起搏心电图的起搏方式为 DDD、VAT,可见起搏室性融合波。患者本身就有一度房室传导阻滞,起搏的房室间期延长就是在一度房室传导阻滞的基础上设定的。从图 2 中房性期前收缩的 QRS 波群分析,起搏的室性融合波掩盖了房性期前收缩的左前分支传导阻滞图形。

【动态心电图分析】

当前心率: 71次/min

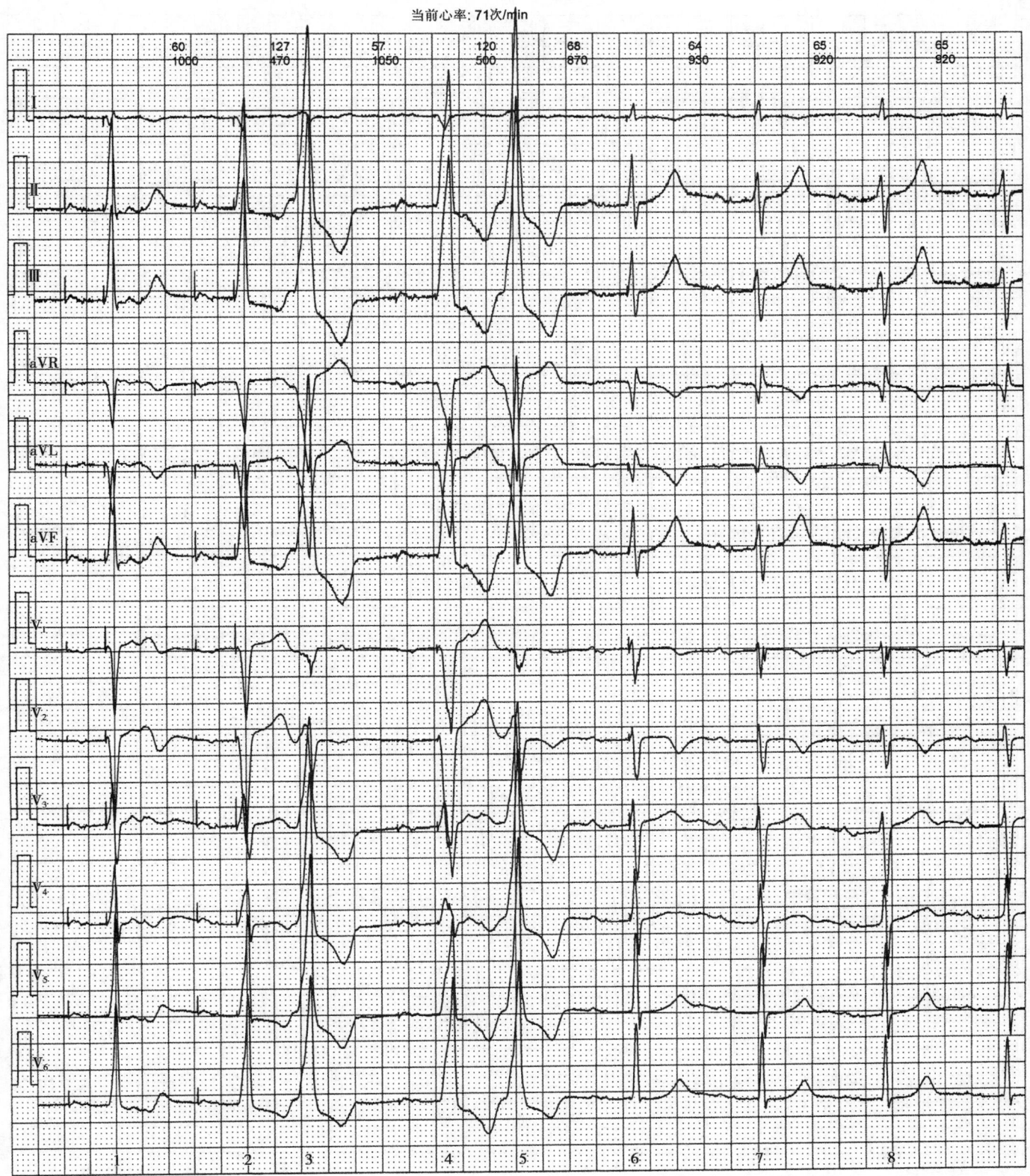

图 1　第 1、2 个心搏为房室顺序起搏，起搏室性融合波，房室间期 0.28s，第 3 个心搏是室性期前收缩，第 4 个心搏是房室顺序起搏。第 4 个心搏的 ST 段上有未下传的房性期前收缩，第 5 个心搏是房性期前收缩。第 6～8 个心搏为窦性心律，心率 65 次 /min。第 6 个 QRS 波群起始部有脉冲。

诊断： 窦性心律，一度房室传导阻滞，房室顺序起搏，起搏室性融合波，房性期前收缩未下传，室性期前收缩，QRS 电轴左偏。

房室顺序起搏伴不同程度的室性融合波

当前心率: 69次/min

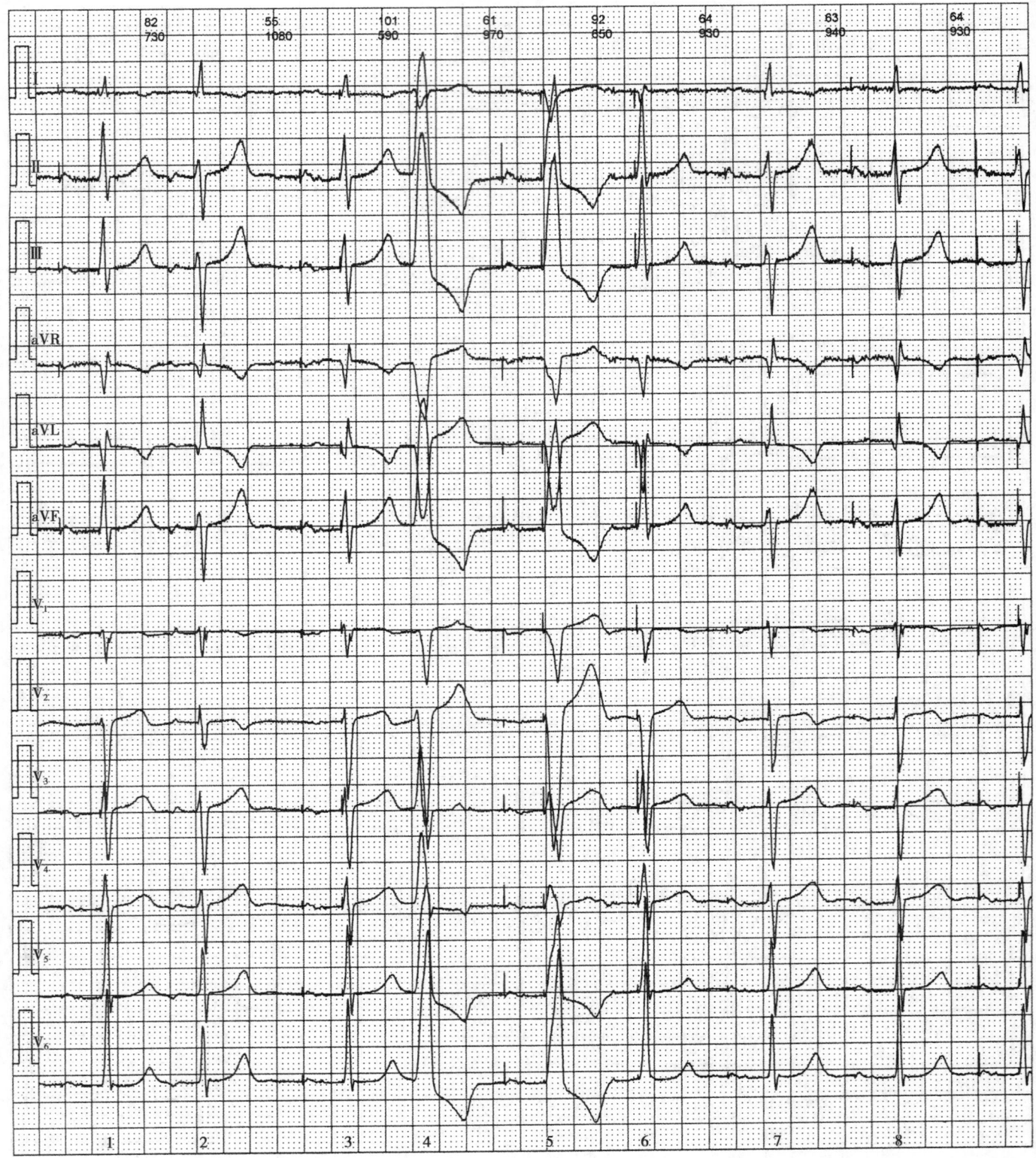

图 2 第 1、3、7、8 个心搏是房室顺序起搏伴波形接近于正常 QRS 波群的室性融合波，AP-R 间期 0.28s，第 2 个心搏是房性期前收缩，左前分支传导阻滞；第 4 个心搏是室性期前收缩。第 6 个心搏是房性期前收缩触发心室起搏伴室性融合波。

诊断: 房室顺序起搏，房 - 室间期延长，房性期前收缩触发心室起搏，起搏室性融合波，左前分支传导阻滞。

当前心率: 76次/min

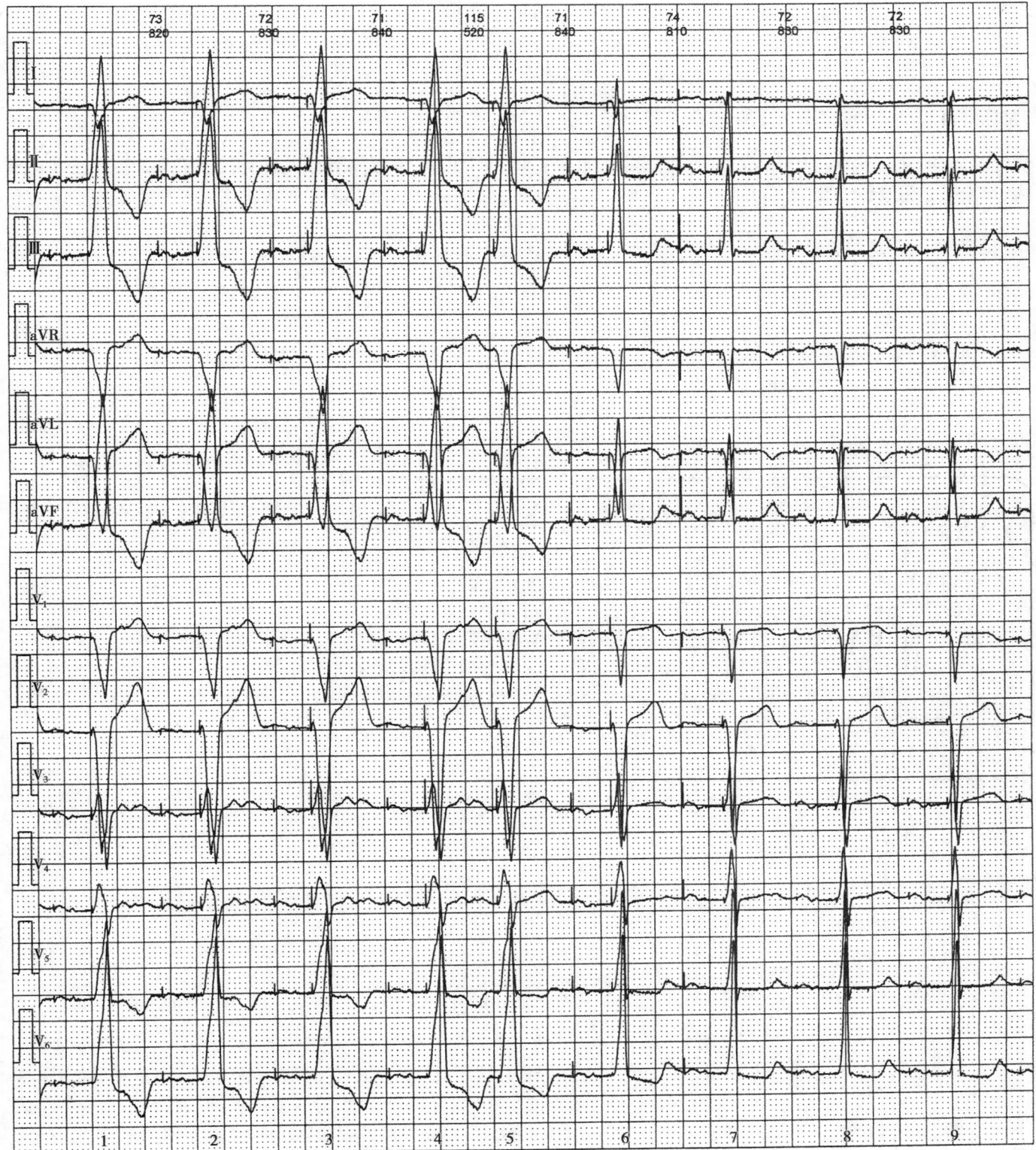

图3 第1~4个心搏为房室顺序起搏,房室间期0.28s,第5个心搏是房性期前收缩触发心室起搏,第6~9个心搏是房室顺序起搏室性融合波。

诊断: 房室顺序起搏,起搏室性融合波,房性期前收缩触发心室起搏,房室间期延长。

房室顺序起搏伴不同程度的室性融合波

第38例 房室顺序起搏及心房起搏心律

【临床资料】

男性，78岁，高血压病史10年。DDD起搏器植入术后2年，左心扩大，阵发性心房颤动，肺炎。

临床诊断：高血压2级（很高危），DDD起搏器植入术后2年，左心扩大。

【点评】

房室顺序起搏时，房室间期设定为0.28s，表现为房室顺序起搏。突然为心房起搏时，P′R间期0.36s时下传心室。从P′波形态、P′R间期及QRS分析，患者于心房、房室交界区至心室存在传导障碍。心房传导延缓，除极程序异常，P′波形态改变及P′波时限延长，一度房室传导阻滞，P′R间期延长，室内传导障碍表现为不完全性右束支传导阻滞及左前分支传导阻滞。

图1 第1～4个心搏为房室顺序起搏心律，起搏频率54次/min。P′波时限0.13s，Ⅱ、Ⅲ、aVF、V₁～V₆导联P′波正负双向，AP-VP（P′R）间期0.28s，右室流出道间隔侧下部起搏，QRS波群时限0.14s，Ⅰ、aVR、aVL导联呈R型，Ⅱ、Ⅲ、aVF、V₁～V₆导联呈QS型，QT间期0.49s。第5～7个心搏为心房起搏心律，起搏频率54次/min，AP-R间期0.36s，QRS波群时限0.11s，V₁导联呈Qr型，QRS电轴显著左偏。

诊断：起搏心律（DDD、AAI方式），P′波时限延长，一度房室传导阻滞，不完全性右束支传导阻滞，左前分支传导阻滞，QT间期延长。

【动态心电图分析】

当前心率：50次/min

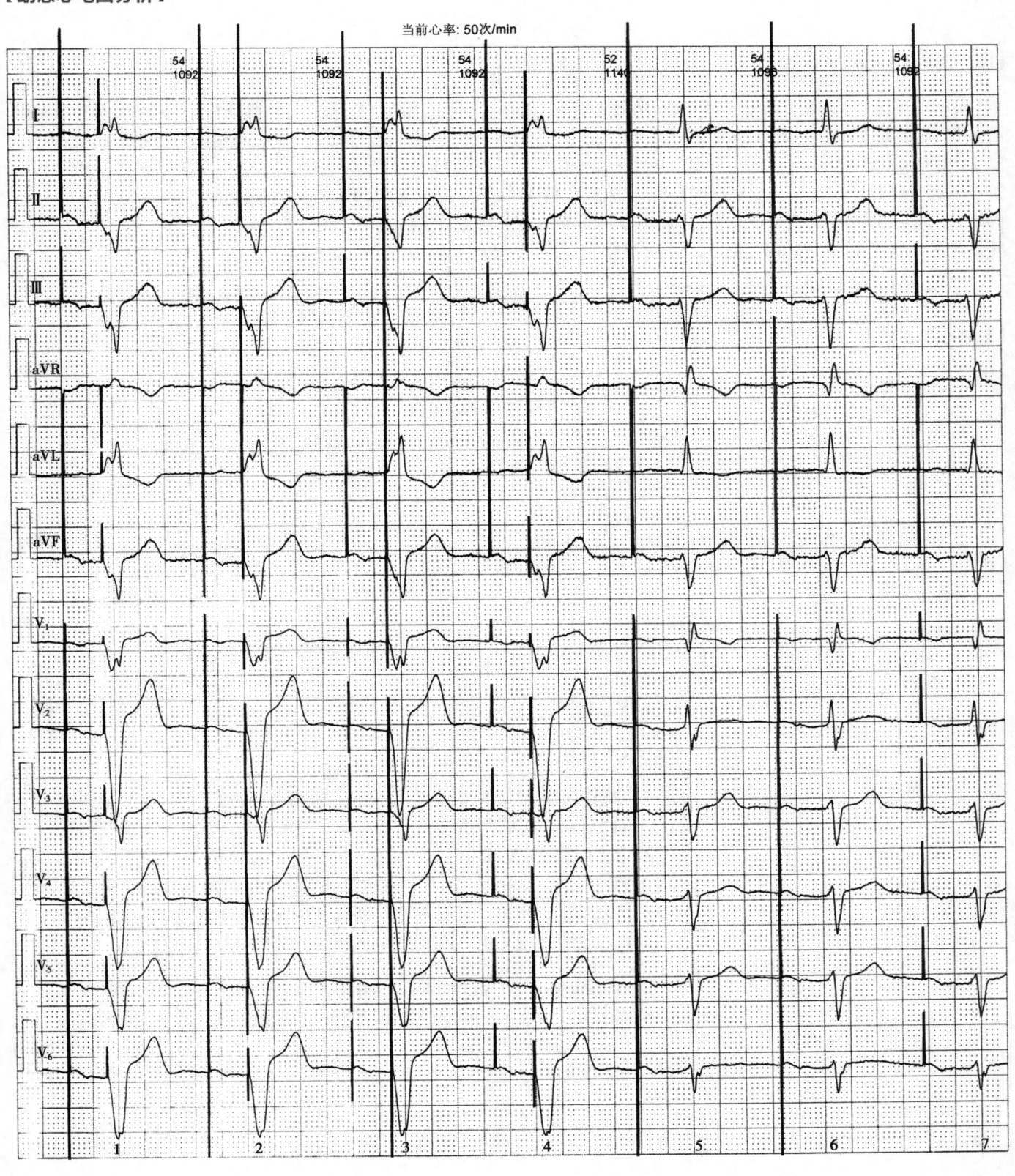

房室顺序起搏及心房起搏心律

第 39 例 | 房室顺序起搏伴短阵右室流出道心动过速

【临床资料】

男性,69 岁,因"PCI 术后 2 年,ICD 植入术后 1 年余"入院。3 年前因 STEMI 住院治疗,冠脉造影显示右冠状动脉夹层,左室后支狭窄 90%,PCI 术后(右冠状动脉)。超声心动图显示左心扩大,节段性室壁运动障碍(下后壁),肺动脉高压(轻度),左室舒张功能减低。因反复发作室性心动过速,植入 ICD。右心耳起搏,脉宽 0.48ms,阻抗 620Ω,起搏阈值 0.4V,P 波幅度 5.0mV;右室流出道间隔侧起搏,脉宽 0.48ms,阻抗 600Ω,起搏阈值 5.0mV,R 波幅度 9.0mV;起搏频率 60 次 /min。

临床诊断: 冠状动脉粥样硬化性心脏病,冠状动脉支架植入术后,高血压 2 级(很高危),高脂血症。

【动态心电图分析】

ICD 植入术后。

【点评】

1. DDD 起搏器,心房起搏电极置于右心耳,P′ 波在 Ⅱ、Ⅲ、aVF 导联呈正向,在 aVR 导联呈负向,在 V₃～V₅ 导联呈正向。右室流出道间隔侧靠近上部起搏,Ⅱ、Ⅲ、aVF、V₅ 或 V₆ 导联呈单向 R 波,V₁～V₃ 导联 QRS 主波方向向下。P′R(AD)间期由人工设定。本例起搏的 QRS 波群时限宽达 0.18s,比窦性 QRS 波群时限延长了 0.08s,表明起搏器发放的电激动自右室流出道间隔侧起至全部心室除极的时限异常延长。

2. 依据短阵室性心动过速的 QRS 波群特征,提示室性心动过速源于右室流出道。由于室性心动过速是短暂的,未能达到 ICD 放电的指标。

当前心率: 60次/min

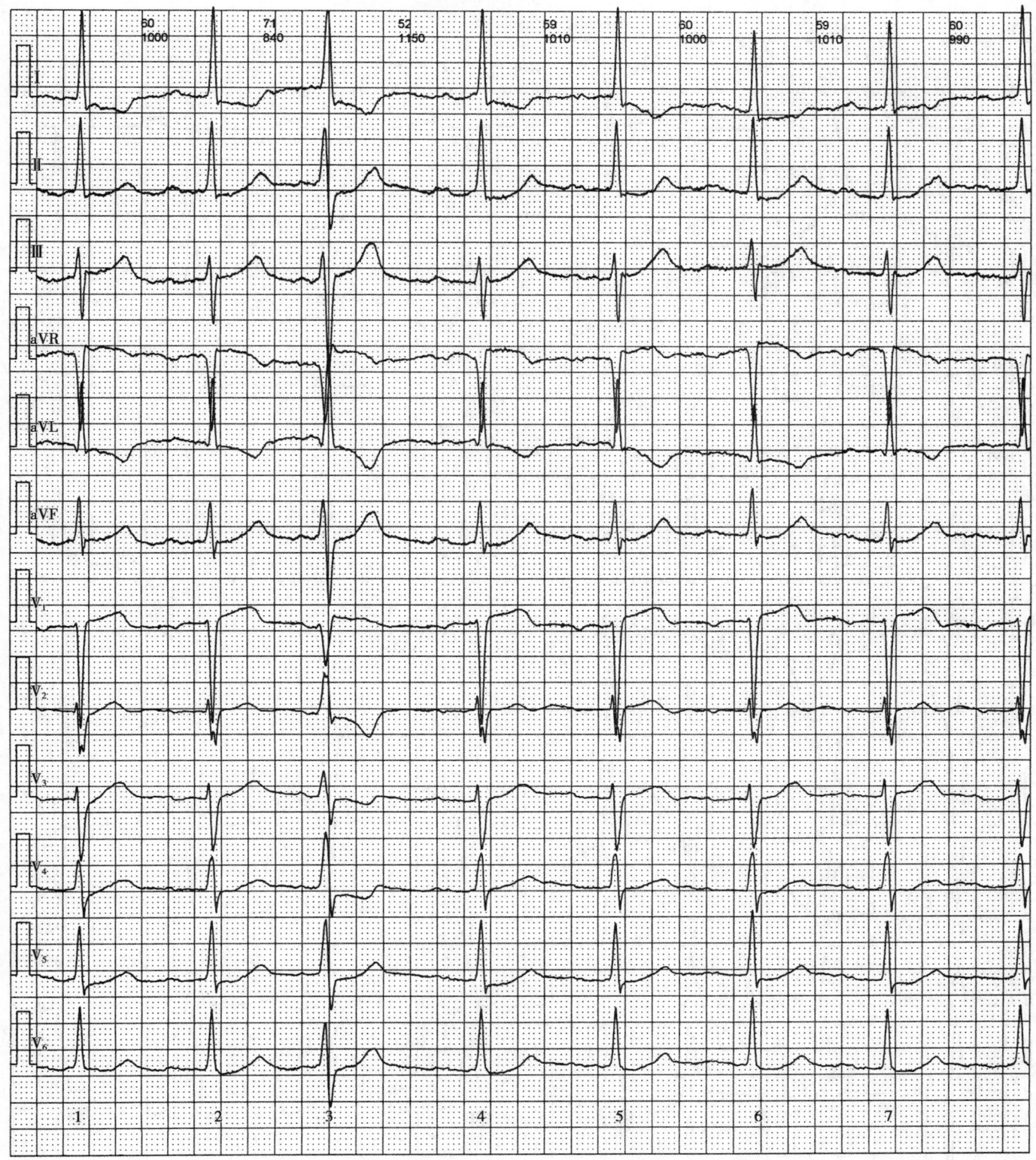

图1 第1、2、4~7个心搏为窦性心律,心率 60 次 /min,P 波时限 0.14s,双峰型 P 波,左心房扩大。PR 间期 0.30s,一度房室传导阻滞。ST 段:Ⅰ、Ⅱ、aVL、V₅、V₆ 导联压低 0.05~0.125mV,aVR、V₁ 导联抬高 0.10~0.15mV。T 波:Ⅰ、aVL 导联倒置。第 3 个心搏是室性期前收缩(含室性融合波)。

诊断: 窦性心律,左心房扩大,一度房室传导阻滞,ST 段压低(高侧壁),ST 段抬高(aVR、V₁ 导联),T 波倒置(高侧壁),室性期前收缩形成室性融合波。

当前心率: **62次/min**

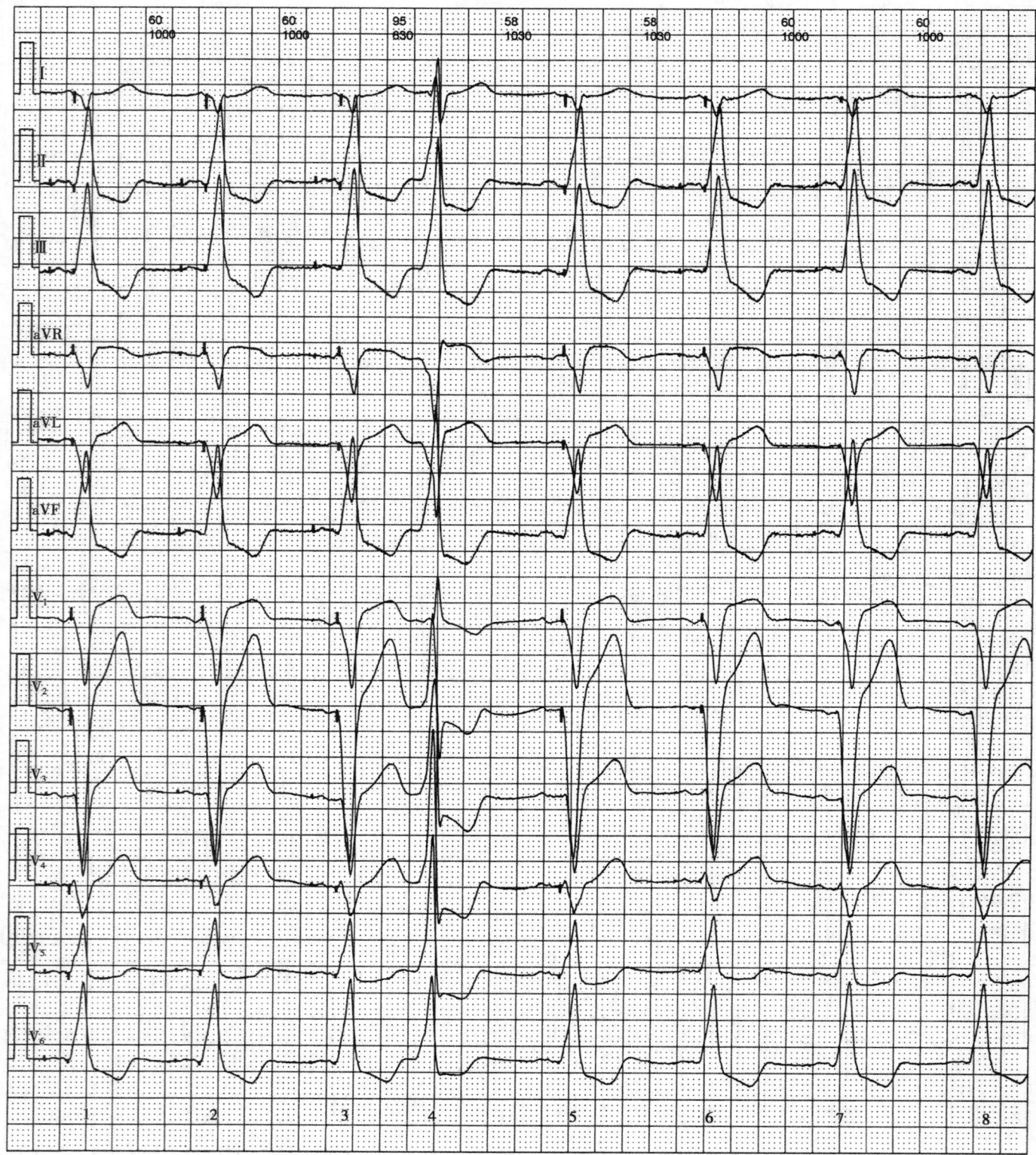

图 2 第 1～3、5～8 个心搏是房室顺序起搏心律,起搏频率 60 次 /min。P′波:Ⅱ、Ⅲ、aVF、V₃～V₆ 导联正向,aVR 导联负向,P′R(AV、AP)间期 0.16s,QRS 波群时限 0.15s。第 4 个心搏来自左心室流出道期前收缩。

诊断:房室顺序起搏心电图,室性期前收缩。

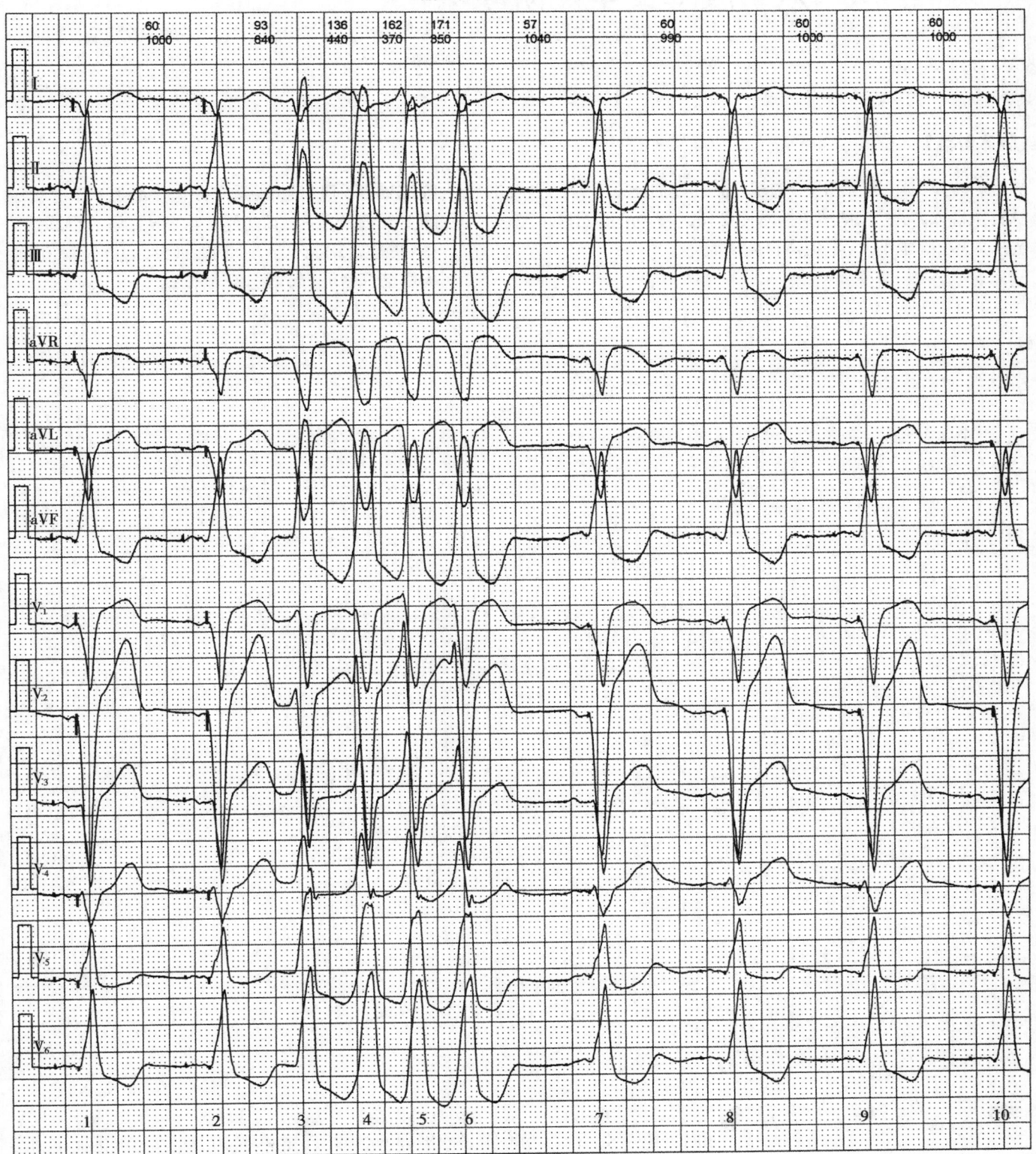

图 3　第 1、2、7~10 个心搏是房室顺序起搏心律。第 3~6 个 QRS-T 波形基本相同，心室率 160 次/min，右室流出道室性心动过速。

诊断: 房室顺序起搏心律，右室流出道室性心动过速。

第 40 例 | 心室感知不良——心室脉冲及起搏的 QRS 波群落入 T 波降支早期阶段

【临床资料】

男性，88 岁，因 "肺部感染" 入院。既往高血压病多年，冠状动脉支架植入术后，起搏器更换术后 2 年。超声心动图显示左心房扩大，左心室肥大，二尖瓣轻度反流。

临床诊断：冠状动脉粥样硬化性心脏病，冠状动脉支架植入术后，高血压 2 级（很高危），糖尿病 2 型，慢性肾功能不全，心功能Ⅲ级，心律失常，病态窦房结综合征，起搏器植入术后。

图 1　第 1、2、5～8 个心搏是心房起搏心律，起搏频率 60 次 /min，P′ 波：Ⅱ、Ⅲ、aVF 导联正负双向，AP-R 间期 0.24s，下传 QRS 波群时限 0.12s，完全性右束支传导阻滞。第 3 个心搏是交界性波动，比期前收缩晚，比逸搏早，加速性交界性波动。心房脉冲位于第 3 个 QRS 波群起始 0.03s 处，心室脉冲带起第 4 个心搏，AP-VP$_4$ 间期 0.30s，心房起搏间期未重整。

当前心率: 68次/min

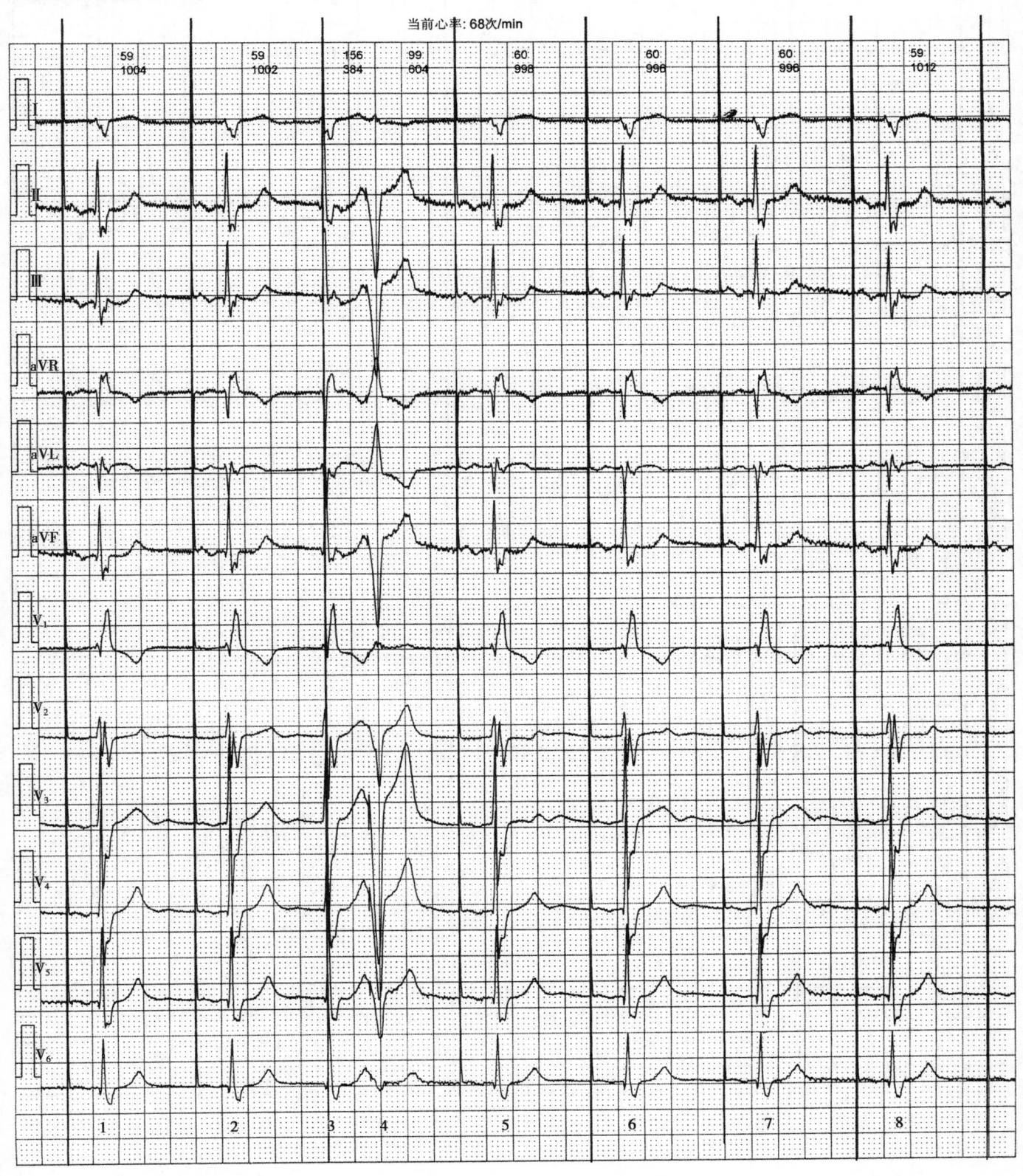

心室感知不良——心室脉冲及起搏的 QRS 波群落入 T 波降支早期阶段

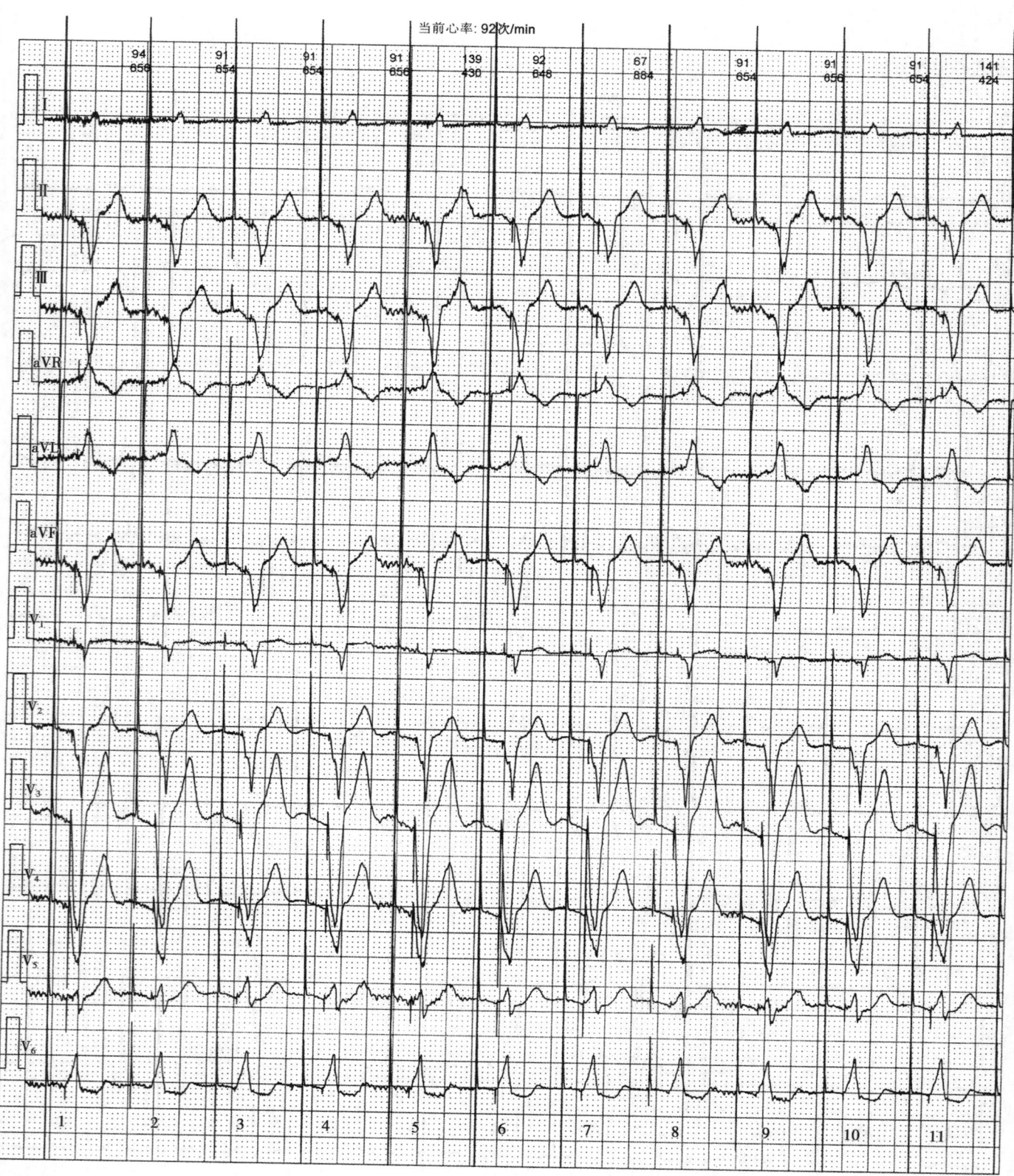

图 2　房室顺序起搏,起搏频率 87 次 /min,AP-VP 间期 0.14s。

动态心电图诊断: 房室顺序起搏心律,心房起搏心律,加速性交界性逸搏,间歇性心室感知不良。

【点评】

DDD 起搏器,起搏方式为房室顺序起搏,心房起搏,图 1 的第 3 次起搏过程中,在第 3 个 QRS 波群之后出现心房起搏,继之心室起搏,产生第 4 个 QRS 波群,显然未能感知到第 3 个 QRS 波群,才起搏了第 4 个 QRS 波群,属于心室感知不良,脉冲出现于 T 波降支的早期阶段,再早就进入心室易颤期,有一定危险性。

【临床资料】

男性，74 岁，因"发作性头痛，心悸伴晕厥 1 年"入院。1 年前无明显诱因突发出现头晕、头痛伴有心悸，发作频率 3～4 次 /d，持续时间 5～10min。11 个月前出现晕厥一次，意识丧失，头部撞伤。1 个月前再次意识丧失，为进一步诊断与治疗入院。既往高血压病史 10 余年，最高 170/120mmHg。查体：身高 175cm，体重 91kg，BMI 29.1kg/m²；胸廓无畸形，各瓣膜听诊区未闻及杂音。生于黑龙江省，久居北京。超声心动图显示左心房增大，室间隔增厚，肺动脉瓣轻度反流，左室舒张功能轻度减低。入院后植入起搏器，右心耳起搏，右室间隔中下部起搏（阈值 0.9V，阻抗 1 100Ω，R 波 10.0mV）。

临床诊断： 高血压，心律失常，房性期前收缩，晕厥待查，左心房增大，永久性心脏起搏器植入术后。

【动态心电图分析】

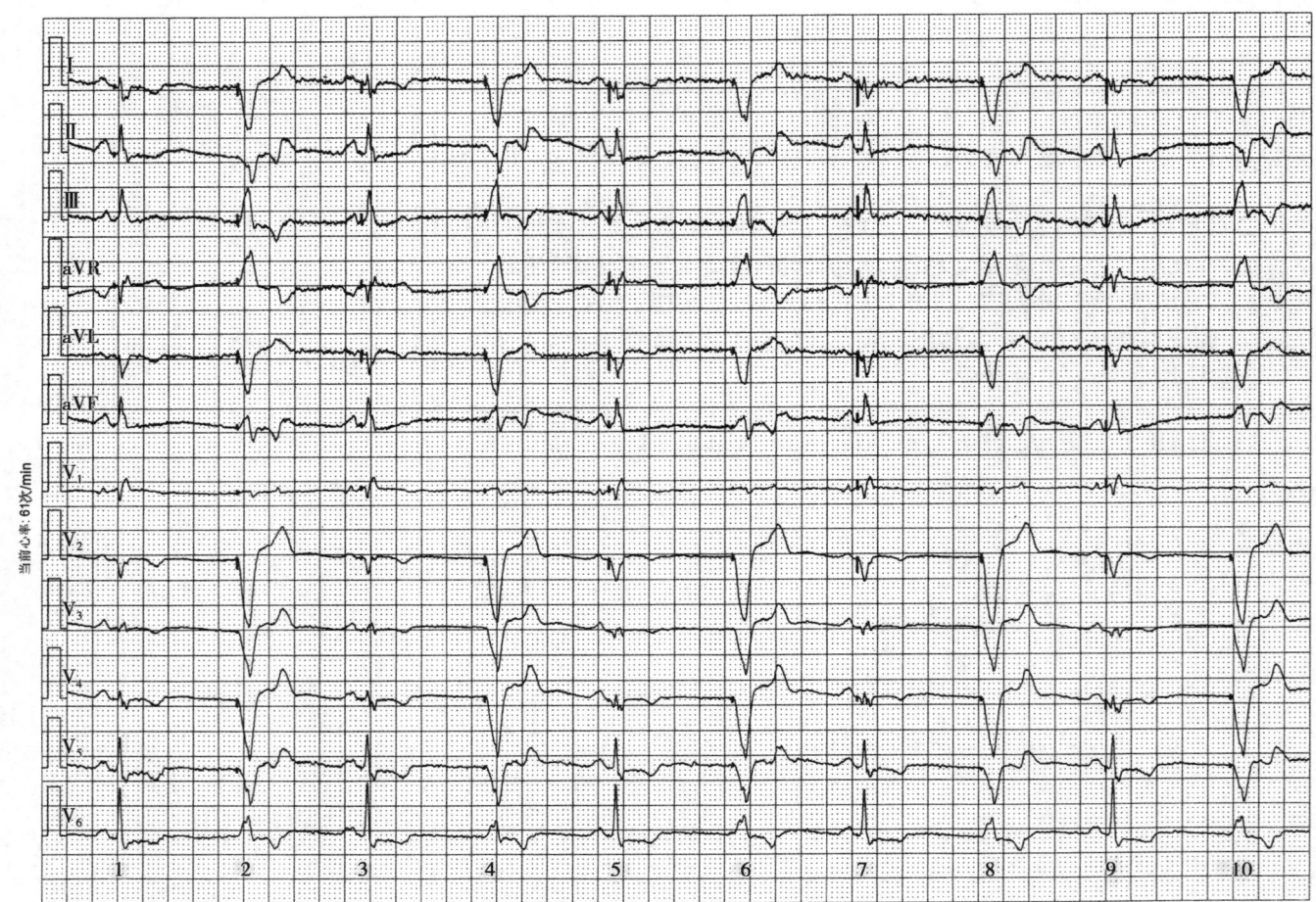

图 1 第 1、3、5、7、9 个心搏是房性期前收缩。第 2、4、6、8、10 个心搏是继发于房性期前收缩代偿间歇期的心室起搏的 QRS 波群。每个心室起搏的 QRS 波群之后都有一个逆行 P⁻ 波，RP⁻ 间期约为 0.28s，从脉冲之间的时距分析，起搏间期 1s，起搏频率 60 次 /min，房性期前收缩的 QRS 波群起始都有起搏脉冲。

诊断： 心室起搏逆行心房传导，房性期前收缩二联律，P 波增宽，室性融合波，右束支传导阻滞。

【点评】

1. 为什么诊断为房性期前收缩而不诊断为窦性心搏？首先不除外这些房性期前收缩都是窦性心搏，但更支持房性期前收缩的诊断，支持条件是它的联律间期是 0.76s（从室性逆 P⁻ 波至 P 波时限），而其后的代偿间期是 1.36s（P 波至室性 P⁻ 波时限）。如此长的代偿间歇期为什么没有出现窦性心律呢？提示可能存在窦性停搏或窦性频率很低，在这种情况下没有机会出现。

2. 房性期前收缩的 P′ 波时限 0.14s，能否诊断为左心房扩大或心房内传导阻滞呢？从房性 P′ 波形态分析，Ⅰ、Ⅱ、Ⅲ、aVL、aVF、V₂ ~ V₆ 导联 P 波正向，期前收缩起自右房上部。结合超声心动图提示左心房增大，动态心电图上 P′ 波时限延长，支持左心房增大的诊断。

3. 图 1 与图 2 对比分析，图 1 中房性 QRS-T 波群呈现不完全性右束支传导阻滞图形，而图 2 中房性心动过速的 QRS-T 波群呈现完全性右束支传导阻滞图形，这表明图 1 中的房性 QRS-T 波群是室性融合波。

4. 图 2 中，房性心动过速的 ST-T 改变出现于 Ⅰ、V₄ ~ V₆ 导联，为原发性 ST-T 改变。

5. 心室起搏心律逆行心房传导，可引起心室与心房同步收缩，心房血液反流腔静脉系统，可引起患者不适，严重者出现起搏器综合征。

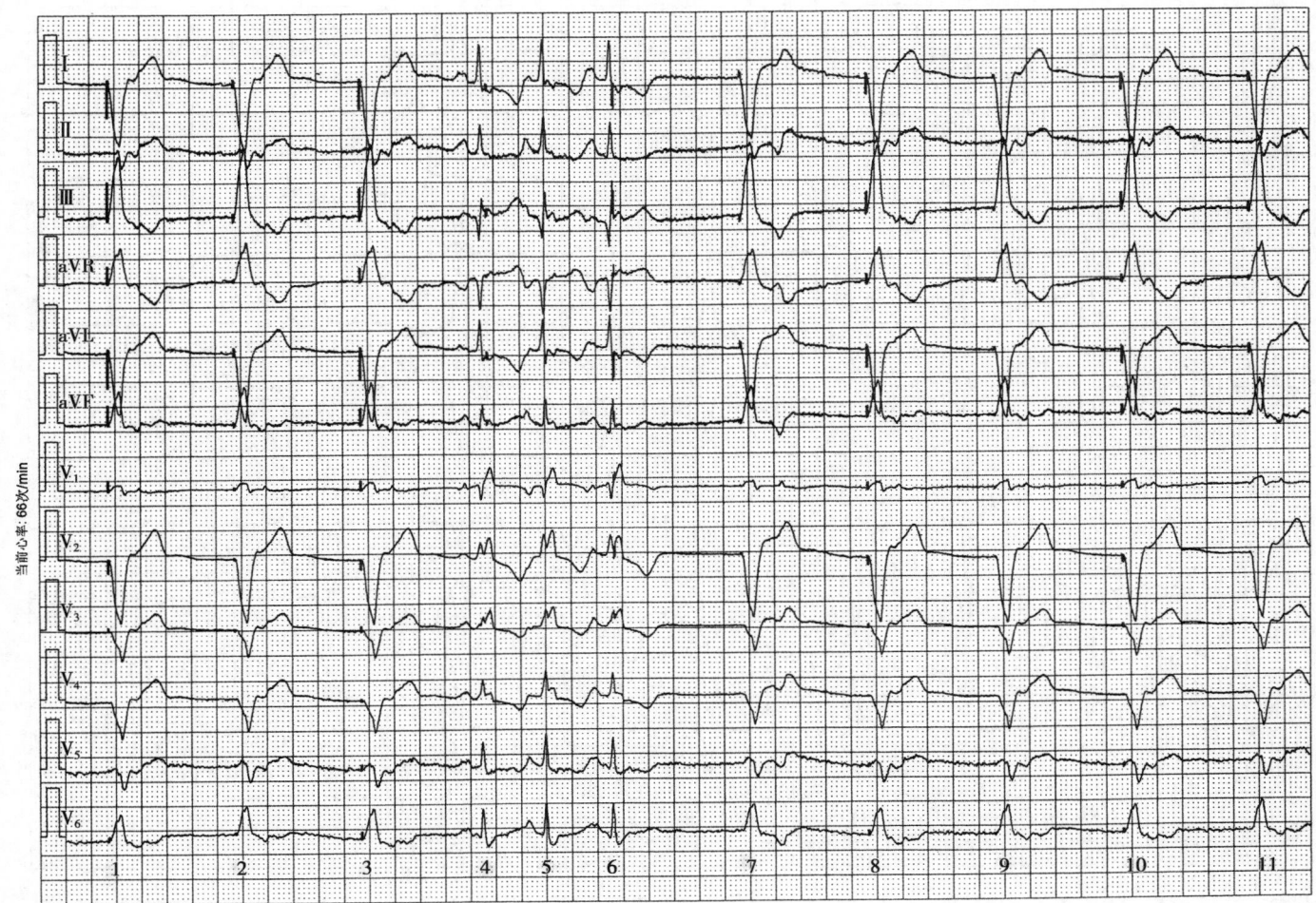

图 2 第 1 ~ 3、7 ~ 11 个心搏是心室起搏，起搏频率 60 次 /min，起搏的 QRS 波群之后的 P⁻ 波，由心室起搏激动逆传心房所致。第 4 ~ 6 个心搏是短阵房性心动过速，心率 120 次 /min。房性心动过速的 QRS 波群形态呈完全性右束支传导阻滞图形。ST 段：Ⅰ、Ⅱ、aVL、V₂ ~ V₆ 导联压低 0.05 ~ 0.125mV。T 波：Ⅱ、aVL、V₁ ~ V₅ 导联倒置。

诊断：心室起搏伴室房传导，短阵房性心动过速，完全性右束支传导阻滞，ST-T 改变。

当前心率：68次/min

心室起搏伴室房传导

第 42 例   心室起搏伴特宽型室性期前收缩

【临床资料】

女性,74 岁,因"间断胸闷、憋气 33 年,加重 3 周"于 2017 年 1 月 19 日入院。2010 年 5 月 1 日晨起突发胸闷、乏力、大汗、四肢发凉及濒死感,急诊入当地医院,心电图提示室性心动过速,给予胺碘酮等药物治疗后转为窦性心律;5 月 4 日冠脉造影提示前降支 75% 狭窄,扩张后植入支架 1 枚;7 月 25 日反复发作室性心动过速,植入 ICD。2012 年 12 月胸闷症状明显,冠脉造影提示左前降支支架内堵塞,再次植入支架 1 枚。2013 年 12 月 3 日行室性心动过速射频消融术。既往高血压病史 12 年。查体:身高 152cm,体重 59kg,BMI 25.5kg/m²。2017 年 1 月 24 日冠脉造影显示前降支中段支架内次全闭塞,狭窄程度 99%,第一对角支开口处局限性狭窄 95%,右冠状动脉中段节段性狭窄 30%~40%。超声心动图显示节段性室壁运动障碍(室间隔、左室心尖部),左室整体功能减低,左心房扩大,二尖瓣、三尖瓣中度反流,肺动脉瓣轻度反流,主动脉瓣轻-中度反流。

诊断: 冠状动脉粥样硬化性心脏病,不稳定型心绞痛、陈旧性心肌梗死,冠状动脉支架植入术后,心功能不全,心房颤动,起搏器植入术后,高血压 3 级(很高危),射频消融术后,肾功能不全。

【动态心电图分析】

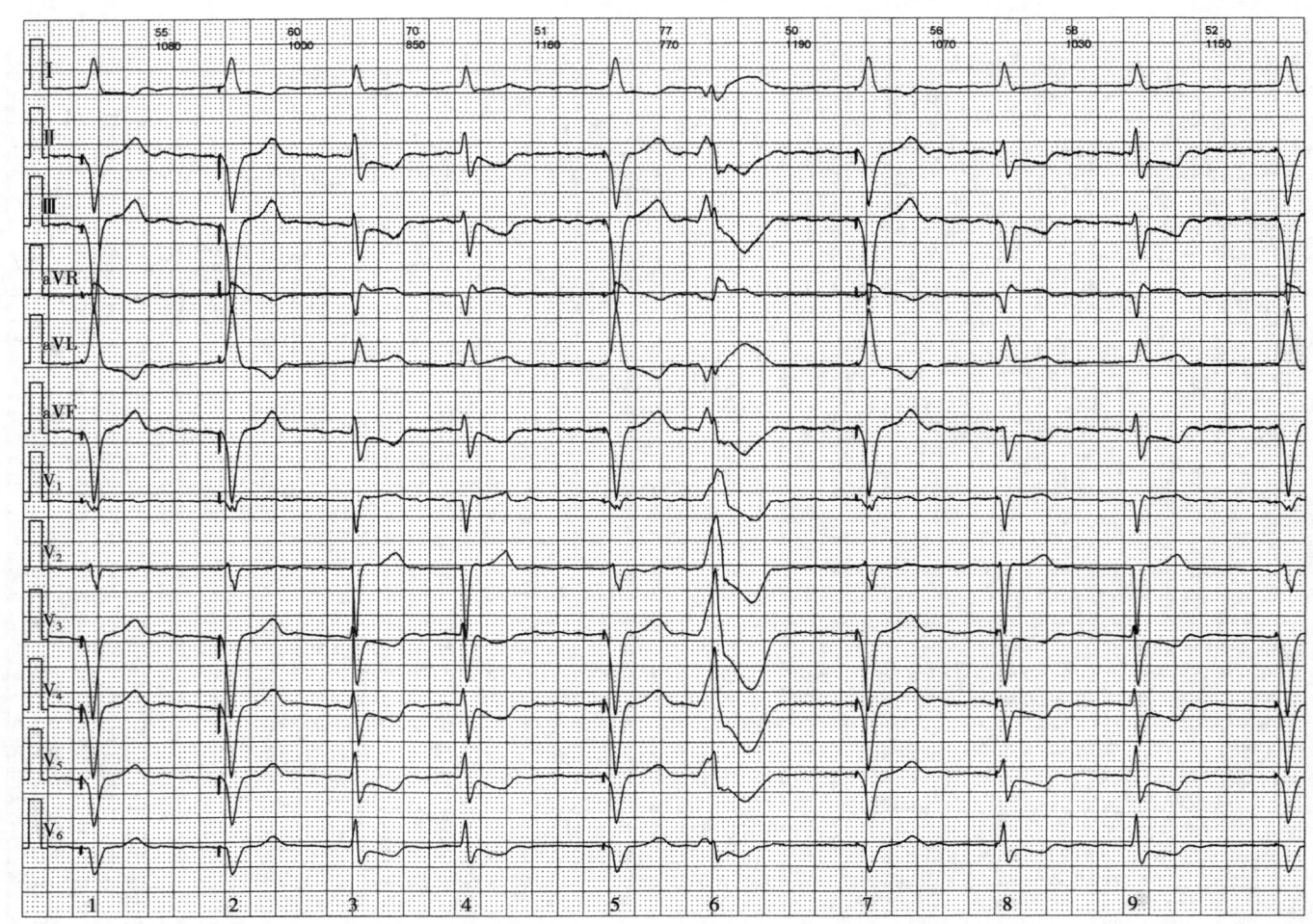

图 1 P 波消失,代之以心房颤动的 f 波。第 1、2、5、7 个心搏呈右室心尖部起搏心电图,起搏的 QRS 波群时限 0.16s,QT 间期 0.52s,起搏频率 55 次/min。第 3、4、9 个心搏属于 f 波下传心室的搏动,QRS 波群时限 0.12s,心室内传导阻滞,Ⅱ、Ⅲ、aVF、V₃~V₆ 导联 ST 段下斜型压低 0.10~0.20mV,T 波倒置;aVR 导联 ST 段抬高 0.10mV,T 波直立。第 6 个 QRS 波群的联律间期 770ms,属于室性期前收缩,其 QRS 波群时限 0.19s,特宽型室性期前收缩。第 8 个心搏是与 f 波下传的激动产生的室性融合波。

【点评】

这是一例冠心病、多支病变、PCI 术后，起搏器（ICD）植入术后患者的动态心电图。

1. V_1、V_2 导联 r 波递增不良或缺失，冠脉造影显示前降支次全闭塞，提示陈旧性前间壁心肌梗死。

2. 心室内传导阻滞　f 波下传的 QRS 波群时限 0.12s，表明心室内传导延缓，与冠状动脉多支病变有关。

3. 心房颤动下传的心搏 ST 段压低、T 波倒置及 QRS 波群时限延长，提示缺血性心肌病心电图改变。

4. 图 1 中室性期前收缩时限宽达 0.19s，为特宽型室性期前收缩，与图 2 中室性期前收缩（第 3 个与第 7 个心搏）比较明显增宽，后者起自右心室。一般来讲，左心室的期前收缩比右心室的期前收缩时限更宽，远离间隔部的比近间隔部的室性期前收缩时限更宽，心外膜的室性期前收缩比心内膜的室性期前收缩时限更宽。不论期前收缩起自何部，只要发现 QRS 波群时限 > 0.16s 的室性期前收缩，都提示存在着弥漫性心肌病或心室内传导障碍。

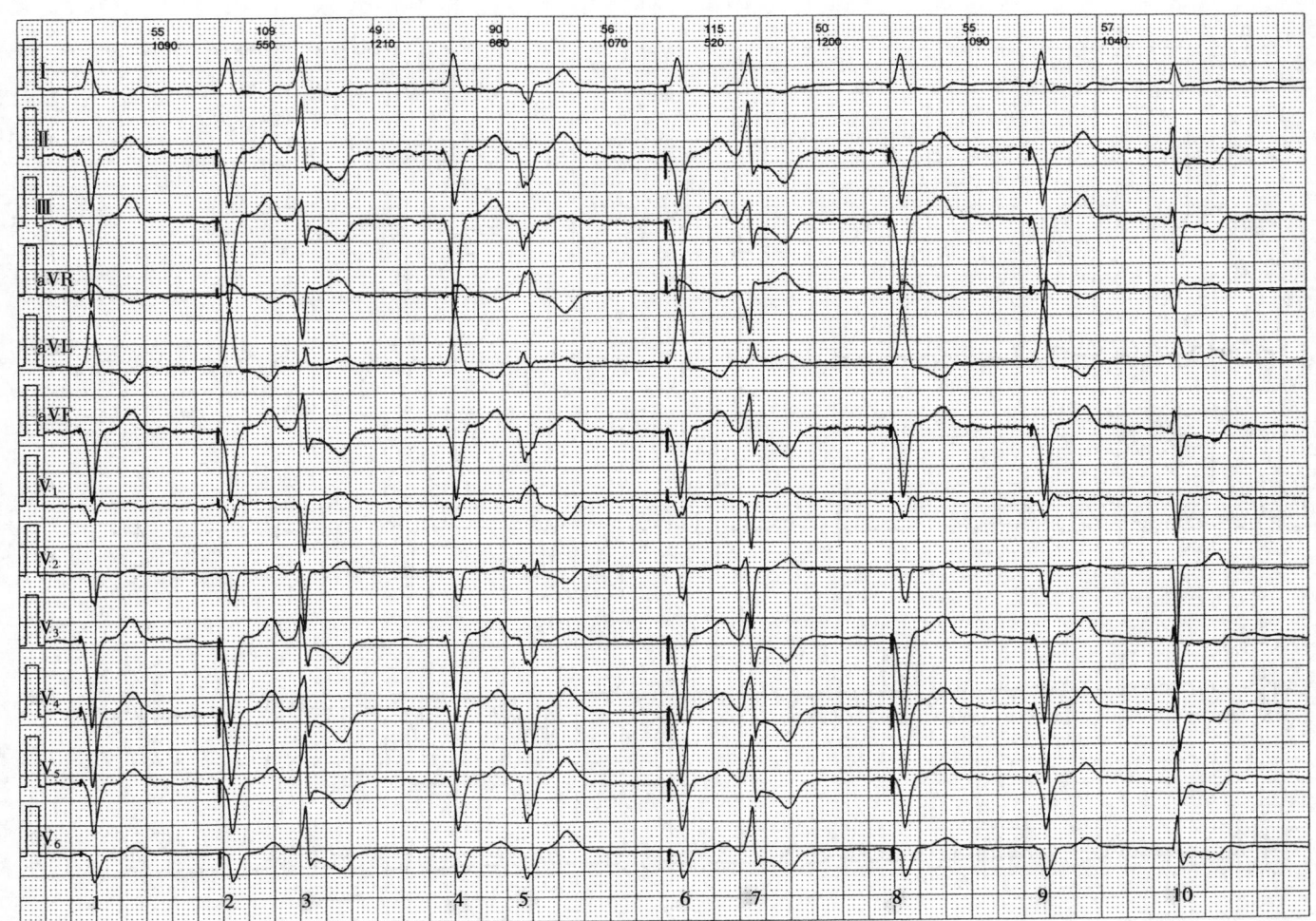

图 2　心房颤动。第 1、2、4、6、8、9 个是心室起搏，起搏频率 55 次 /min。第 3 个与第 7 个 QRS 波群是同源室性期前收缩，QRS 波群时限 0.14s。第 5 个 QRS 波群时限 0.15s，是起自心室另一部位的室性期前收缩。第 10 个心搏是 f 波下传自身心搏。

动态心电图诊断：心房颤动，心室起搏心电图，心室内传导阻滞，ST-T 改变，多源性特宽型室性期前收缩，室性融合波。

第43例 心室起搏心律前壁 T 波倒置

【临床资料】

女性，34 岁，因 "胸闷、憋气 7 天，加重 4 天" 入当地医院治疗，发生室性心动过速、心室颤动，电除颤后恢复窦性心律，三度房室传导阻滞，为进一步诊治转入我院。血生化检查显示肌钙蛋白 T 2.16ng/ml，肌红蛋白定量 75.2ng/ml，CK-MB 定量测定 13.62ng/ml，脑利钠肽前体 10 172.0pg/ml。超声心动图显示二尖瓣中度反流，主动脉瓣轻度反流。

临床诊断：病毒性心肌炎，心肺复苏术后，室性心动过速，心室颤动，心包积液，胸腔积液，低钙血症，急性肝损伤，宫内孕 17^{+5} 周引产后，三度房室传导阻滞，临时起搏。

【心电图分析】

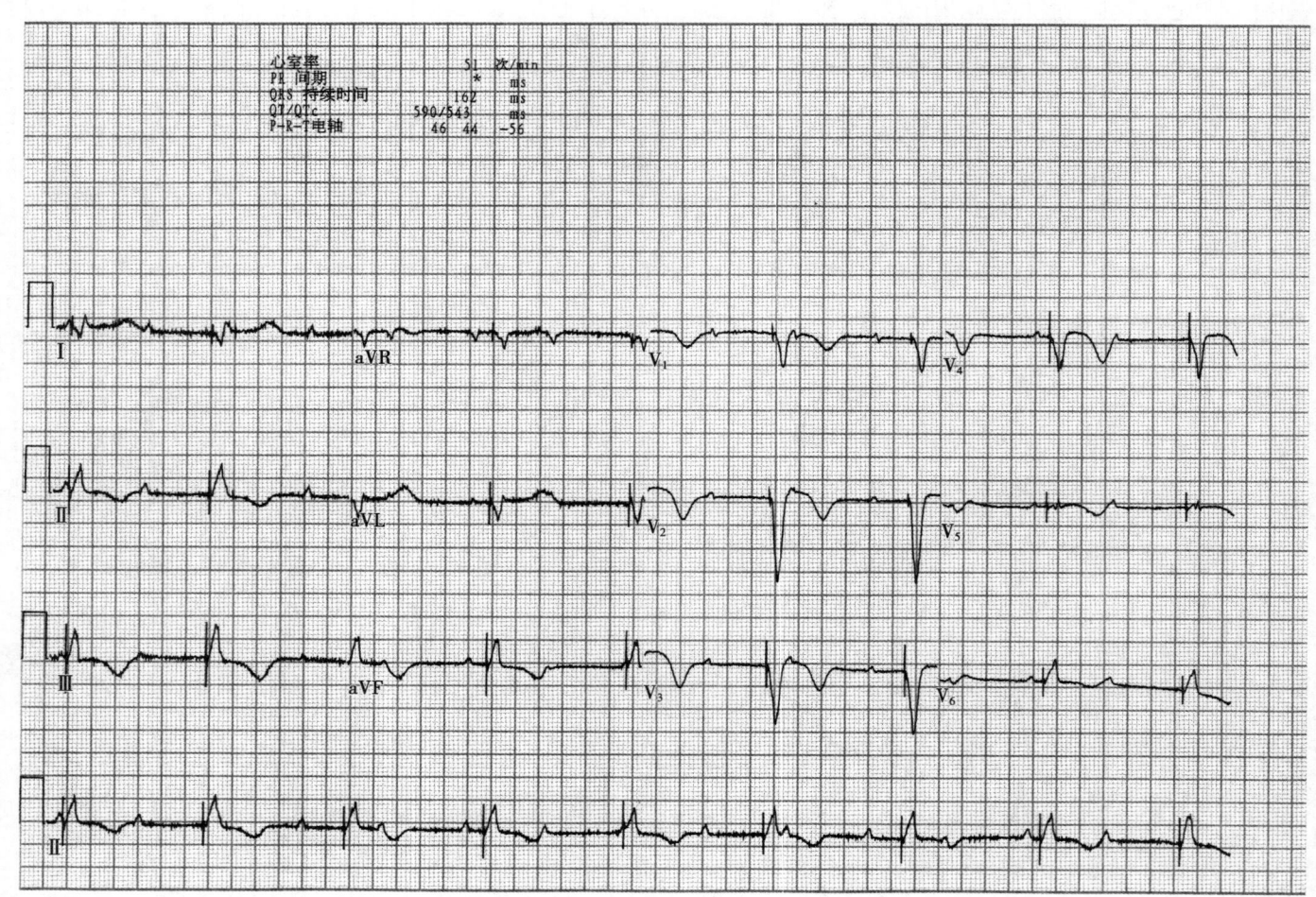

图 1 描记于发病第 20 天，临时起搏器植入术后第 2 天：窦性 P 波顺序发生，心房率 85 次 /min，心室起搏频率 51 次 /min，QRS 波群时限 162ms，QT/QTc 间期 590/543ms。T 波：Ⅱ、Ⅲ、aVF、V$_1$～V$_6$ 导联倒置。

诊断：窦性心律，三度房室传导阻滞，右室间隔中部起搏心律，T 波倒置，QT/QTc 间期延长。

【点评】

青年女性、重症心肌炎患者，因室性心动过速、心室颤动行电复律，三度房室传导阻滞，临时起搏器植入术，住院期间给予激素冲击治疗、抗炎、补钾、补镁、补蛋白、营养心肌、抑酸等治疗，患者病情转危为安，产出一女婴。从起搏的心电图分析，心肌炎损伤了心肌、心脏的房室传导系统，出现三度房室传导阻滞、室性心律，行临时右室间隔侧起搏。心前导联(V₁～V₄导联)以S波为主的T波应直立，而本例T波倒置，为原发性T波改变，心肌炎症引起心室复极异常，QT/QTc间期在恢复，心肌炎在消退，患者住院49天，病情稳定出院。

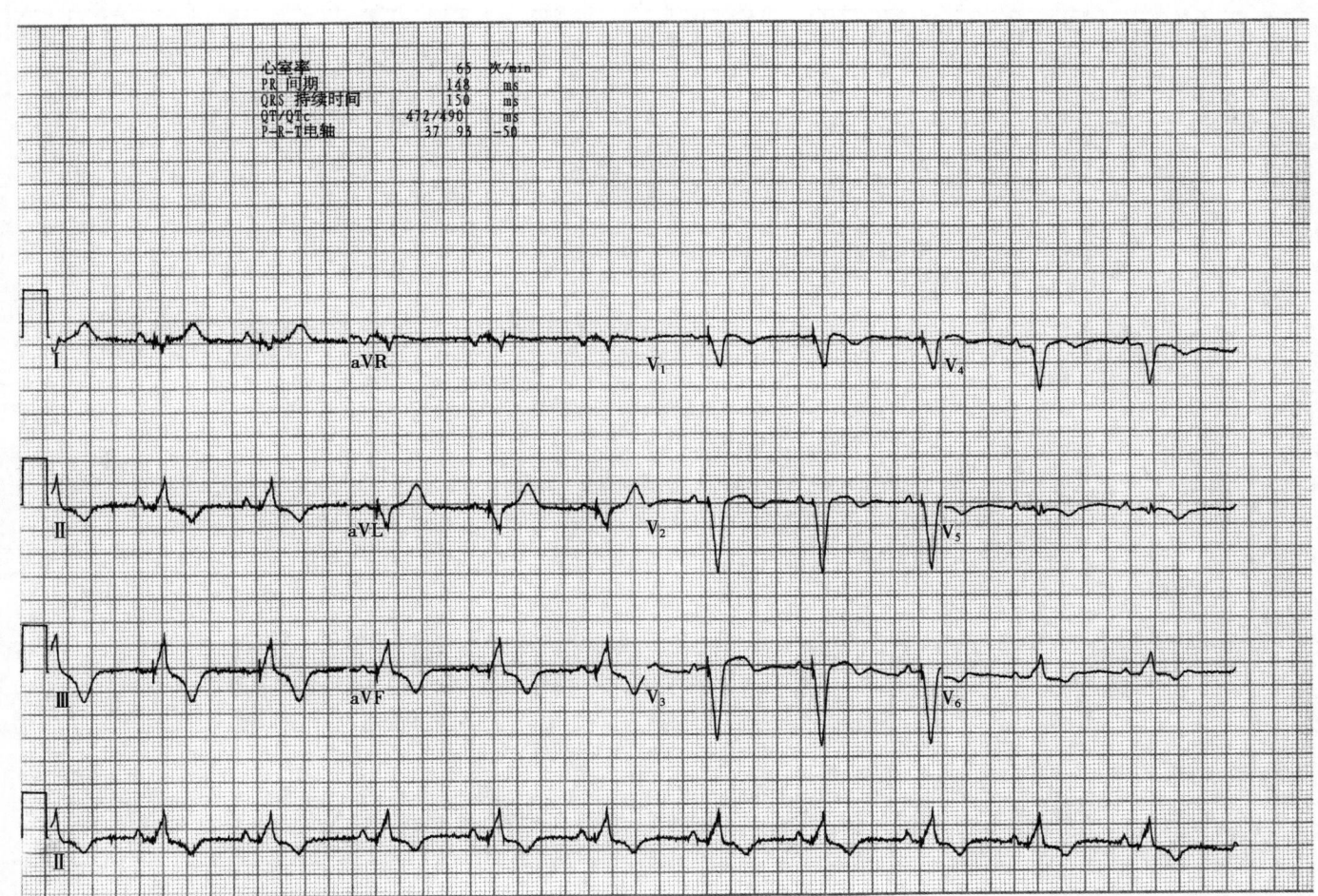

图 2　记录于发病第 45 天：窦性心律，P 波频率 65 次 /min，P 波触发心室起搏。与图 1 比较，起搏的 QRS 波群形态相同，T 波：Ⅱ、Ⅲ、aVF 导联倒置增深，V₁～V₅导联倒置减浅，QT/QTc 间期 472/490ms。

诊断： 窦性心律，P 波触发心室起搏心律，T 波倒置，QTc 间期延长。

第 44 例 | 心室起搏掩盖下壁及前间壁心肌梗死和完全性右束支传导阻滞

【临床资料】

男性，56 岁，因"发作性胸痛、胸闷 8 年，再发 1 个月"入院。46 岁时因胸痛住院，心电图提示急性下壁心肌梗死，右冠状动脉闭塞，PCI 术后。1 年前发生急性前壁心肌梗死，行前降支及右冠状动脉支架植入术。既往高血压病史 8 年。查体：血压 136/65mmHg，身高 178cm，体重 90kg，BMI 28.4kg/m²。超声心动图显示左心扩大，EF 32%，节段性室壁运动障碍（室间隔、前壁心尖段、左室心尖段、下壁），心尖部室壁瘤。因反复发作室性心动过速，植入 ICD。

临床诊断： 冠状动脉粥样硬化性心脏病，陈旧性心肌梗死，不稳定型心绞痛，冠状动脉支架植入术后，ICD 植入术后，高血压 3 级（很高危），QTc 间期延长。

【心电图分析】

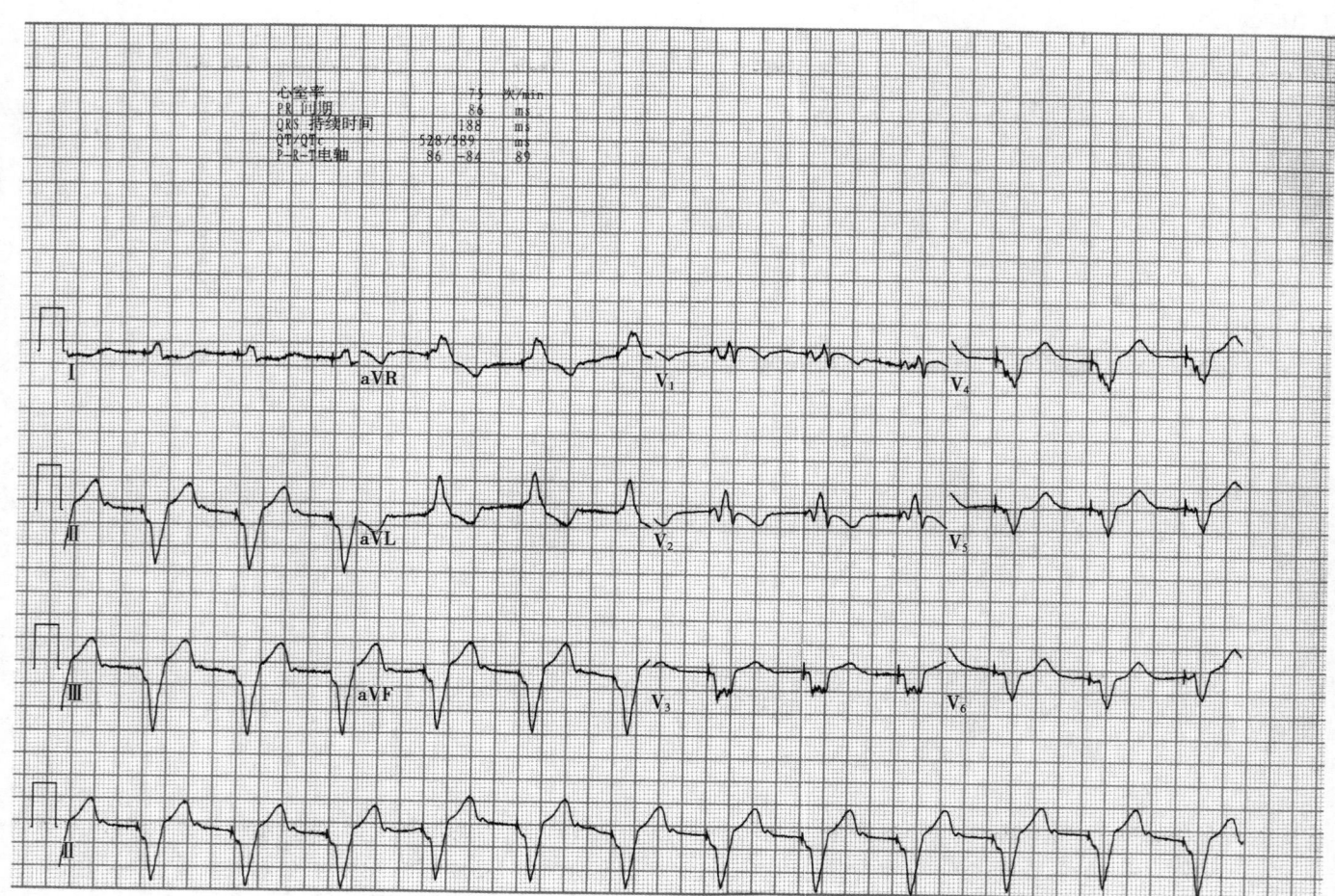

图 1 窦性心律，P 波频率 75 次 /min，感知 P 波后起搏心室，P-VP 间期 350ms，QRS 波群时限 188ms，I 导联的 R 波，II、III、aVF、V₃~V₆ 导联呈 QS 型，aVL 导联呈 R 型，右心室优势起搏，I 导联的 S 波，V₁、V₂ 导联的 R 波提示左心室起搏。QT/QTc 间期 528/589ms，QRS 电轴 -84°。

诊断： 窦性心律，P 波触发心室起搏（双侧心室起搏右优势型），P-VP 间期延长，QT/QTc 间期延长。

【点评】

1. ICD 植入术后心电图表现为 VAT 及 AAI (心房起搏, 这里未展示出房性期前收缩重整心房起搏周期心电图)。图 1 中 AP-R 间期长达 350ms, 是人工设置的, 程控可调。图 1 中心室起搏时 QRS 波群时限 188ms, 比图 2 中窦性 QRS 波群时限 164ms 延长了 24ms。分析图 2 中 QRS 波群成分, 右室心尖部起搏占主导优势, 左心室起搏的证据是 I 导联的 S 波, V_1、V_2 导联的 R 波, 可能有人会说 V_1、V_2 导联的 R 波是右束支传导阻滞没有掩盖的特征。须注意, 图 2 中 V_2 导联的 R 波比图 1 的 R 波高大, 除右束支传导阻滞的影响以外, 是左心室起搏心室时, 除极的电活动指向右前方, 使 V_2 导联的 R 波增高了。

2. 心室起搏以后, 下壁及前间壁心肌梗死波形被掩盖, 完全性右束支传导阻滞的基本特征消失。

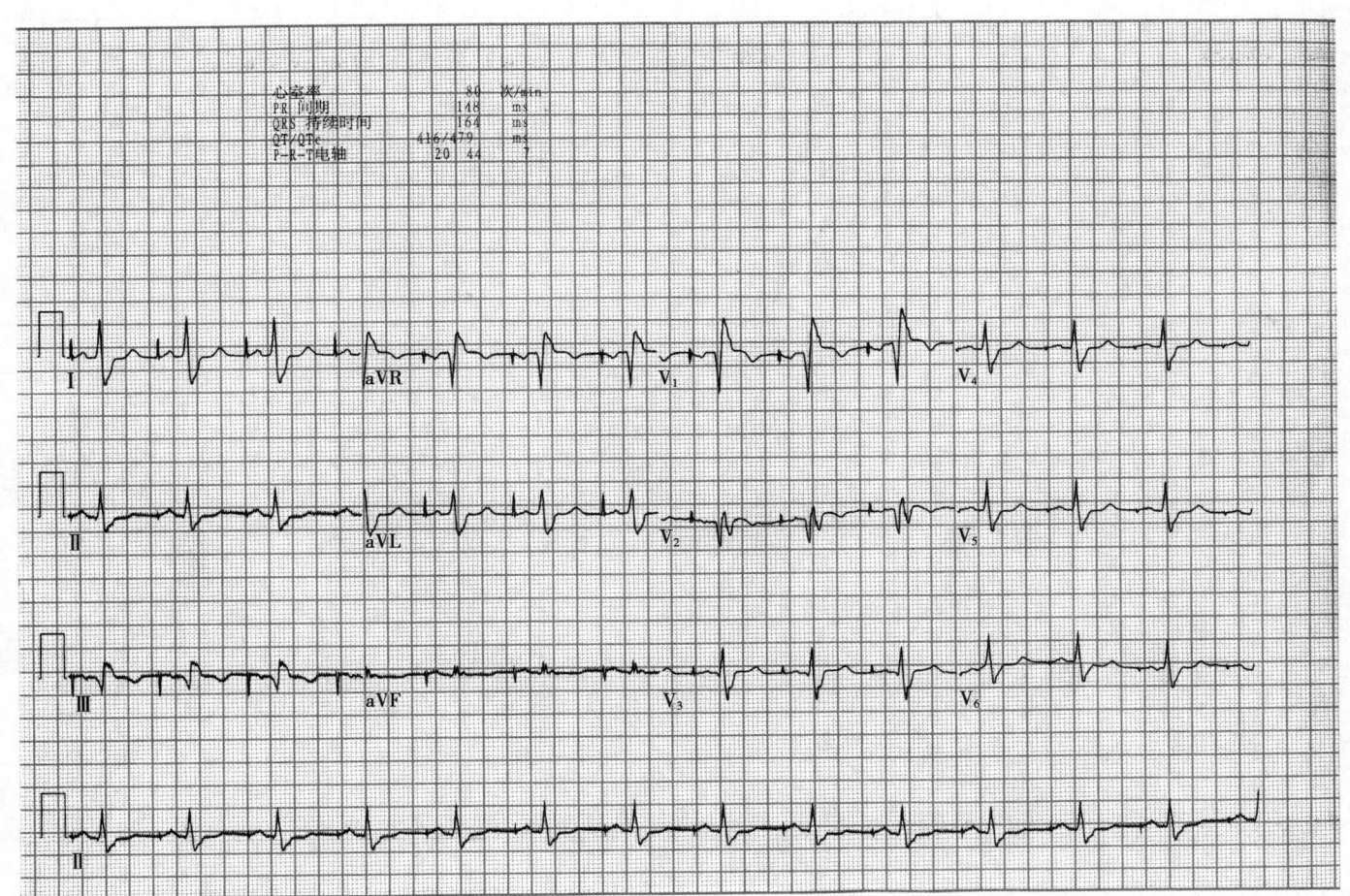

图 2 心房起搏心律, 心率 80 次 /min, AP-R 间期 148ms, QRS 波群时限 164ms, Ⅲ导联呈 qr 型, V_1 导联呈 QR 型, V_2 导联呈 QRS 型, V_3 导联呈 qRS 型, QT/QTc 间期 416/479ms, QRS 电轴 44°。ST 段: V_1 导联抬高 0.20mV。T 波: Ⅱ导联低平, Ⅲ、V_1、V_2 导联倒置, aVF 导联平坦。

诊断: 心房起搏心律, 陈旧性下壁、前间壁心肌梗死, 完全性右束支传导阻滞。

第 45 例 右室流出道临时起搏

【临床资料】

男性，30 岁，因 "间断胸闷、气短 2 年，加重 2 个月" 入院。　　　　　　　**临床诊断：**病态窦房结综合征。

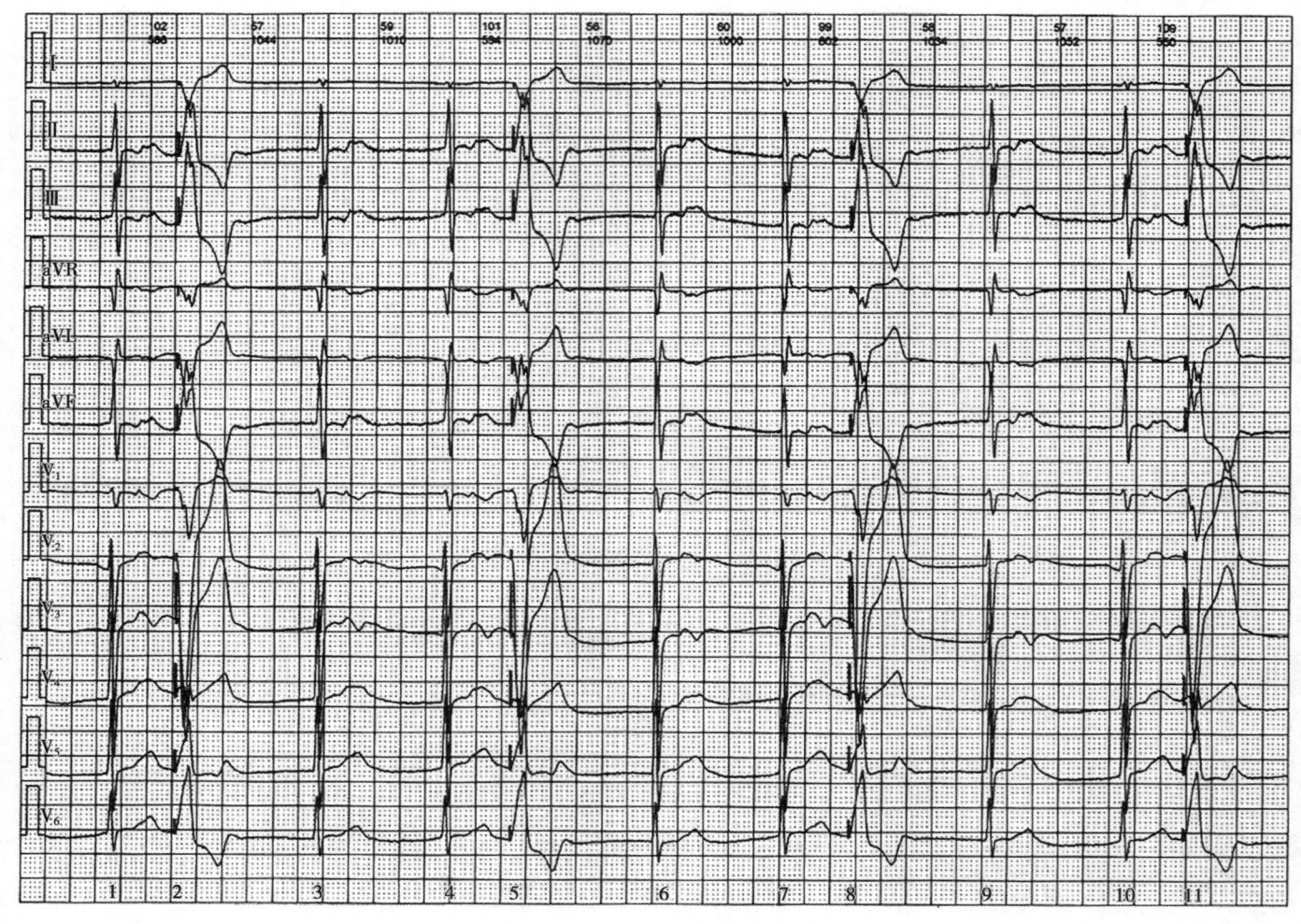

图 1

【动态心电图分析】

动态心电图监测于心脏临时起搏第 4 天, 24h 心率范围 39～90 次 /min, 平均心室率 50 次 /min。临时起搏的 QRS 波群总数 24 637 次, 占全部心搏数的 33.5%, 自身 QRS 波群数目占 66.4%。

图 1～图 3 为动态心电图连续记录。

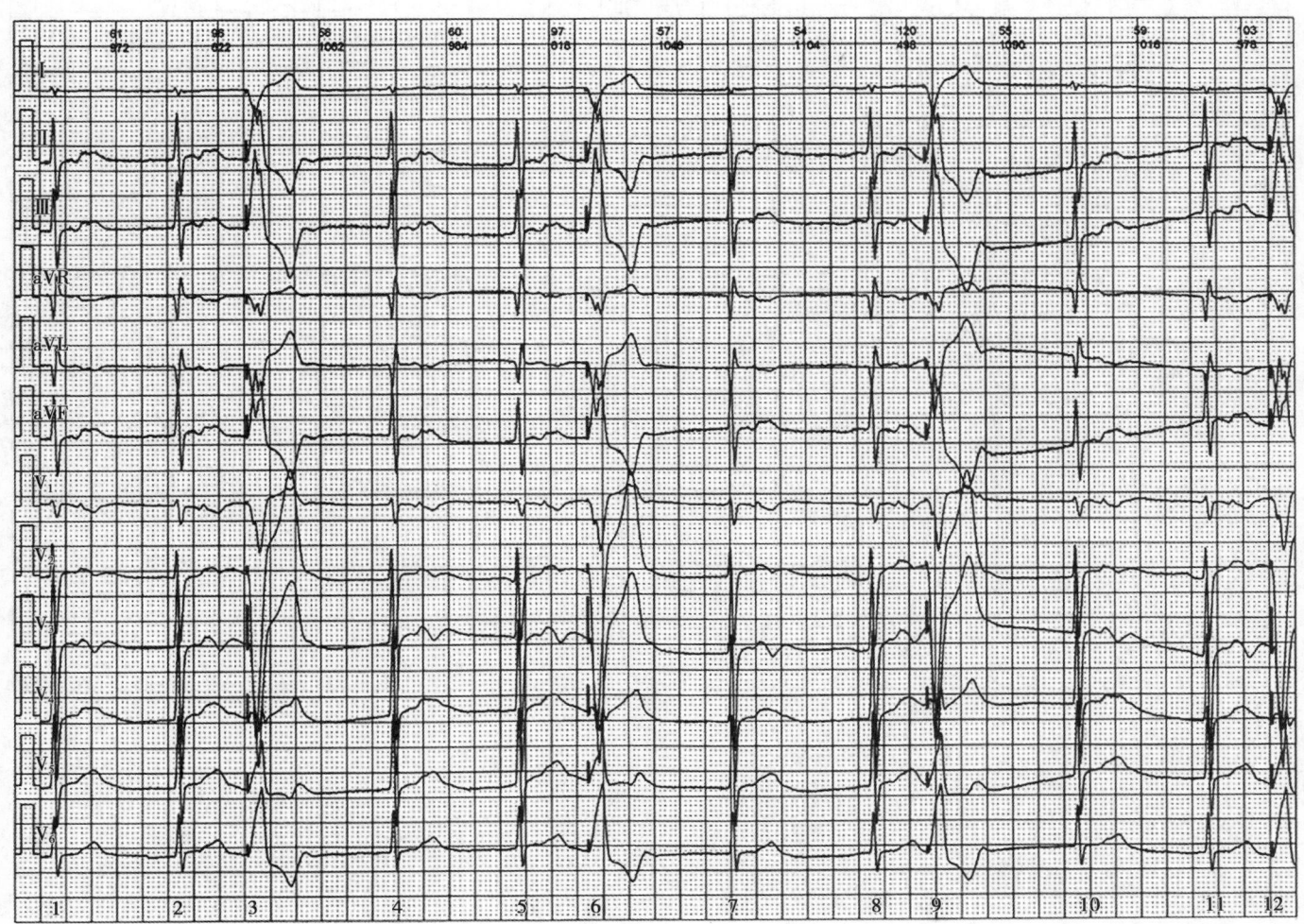

图 2

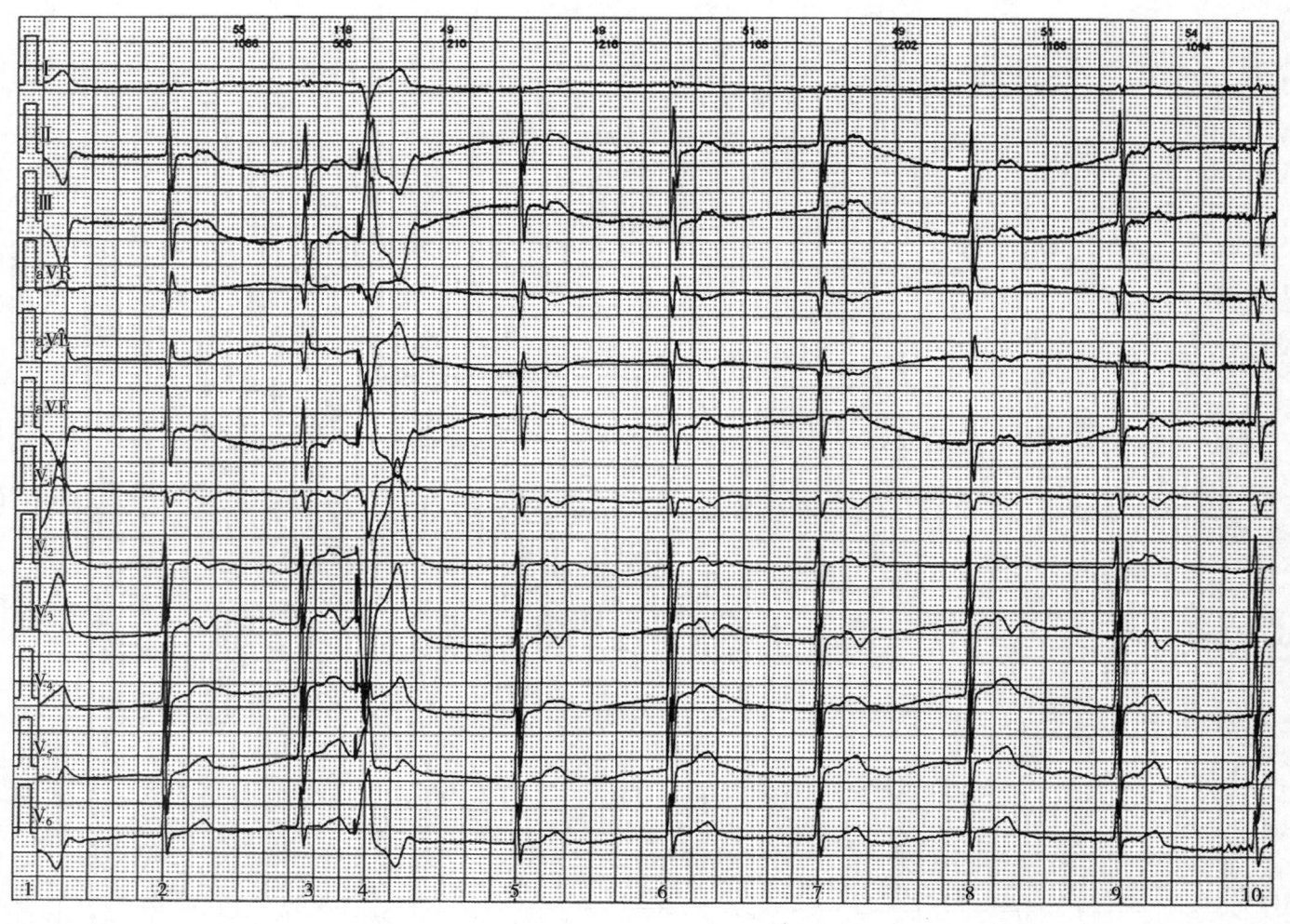

图 3

图 1 中第 1、3、4、6、7、9、10 个心搏, 图 2 中第 1、2、4、5、7、8、10、11 个心搏, 图 3 中第 1、2 个心搏, 均是交界性逸搏伴室房传导, QRS 波群时限 0.09s, RP⁻ 间期 0.19s。图 1 中第 2、5、8、11 个心搏, 图 2 中第 3、6、8、9、12 个心搏, 均是右室流出道临时起搏。起搏的联律间期 498~618ms, 起搏的 RR 间期匀齐, 起搏频率 25 次 /min。图 3 中第 5~10 个心搏是交界性心律伴室房传导, 交界性心率 50 次 /min。图 1~图 3 未见窦性 P 波。

动态心电图诊断: 交界性心律及交界性逸搏伴室房传导, 心室起搏（右心室临时起搏）心电图, 窦性停搏或窦房结抑制？

【点评】

1. 本例 SSS 患者图 1~图 3 未见窦性 P 波, 交界性心律的频率 50 次 /min, 不除外窦性停搏, 或者窦房结自律性降低, 低于交界性心律的频率, 交界性激动连续逆传心房, 引起窦房结抑制。

2. 图 1~图 3 中的心室起搏, 表面上看来像是 P⁻ 波触发了心室起搏, 其实心室起搏与前面的 P⁻ 波没有关系。这是临时右心室起搏心电图, QRS 联律间期不固定, 心室起搏的 RR 间期固定, 起搏频率 25 次 /min。

第46例 右室流出道起搏伴逆行心房传导

【临床资料】

男性，87岁，因"阵发性心悸3年余，再发1天"入院。2016年6月发生心房颤动，服用稳心颗粒、美托洛尔（倍他乐克）、普罗帕酮（心律平），心房颤动终止后出现6s心脏停搏。植入永久性心脏起搏器1年。心房起搏电极位于右心耳，脉宽0.48ms，阻抗729Ω，起搏阈值0.3V，P波振幅5.0mV；心室起搏电极位于右室流出道间隔侧，脉宽0.48ms，阻抗680Ω，起搏阈值1.2V，R振幅9.0mV；起搏频率60次/min。超声心动图显示主动脉瓣退行性改变并少量反流，二尖瓣、三尖瓣少量反流，各房室腔大小正常。

【动态心电图分析】

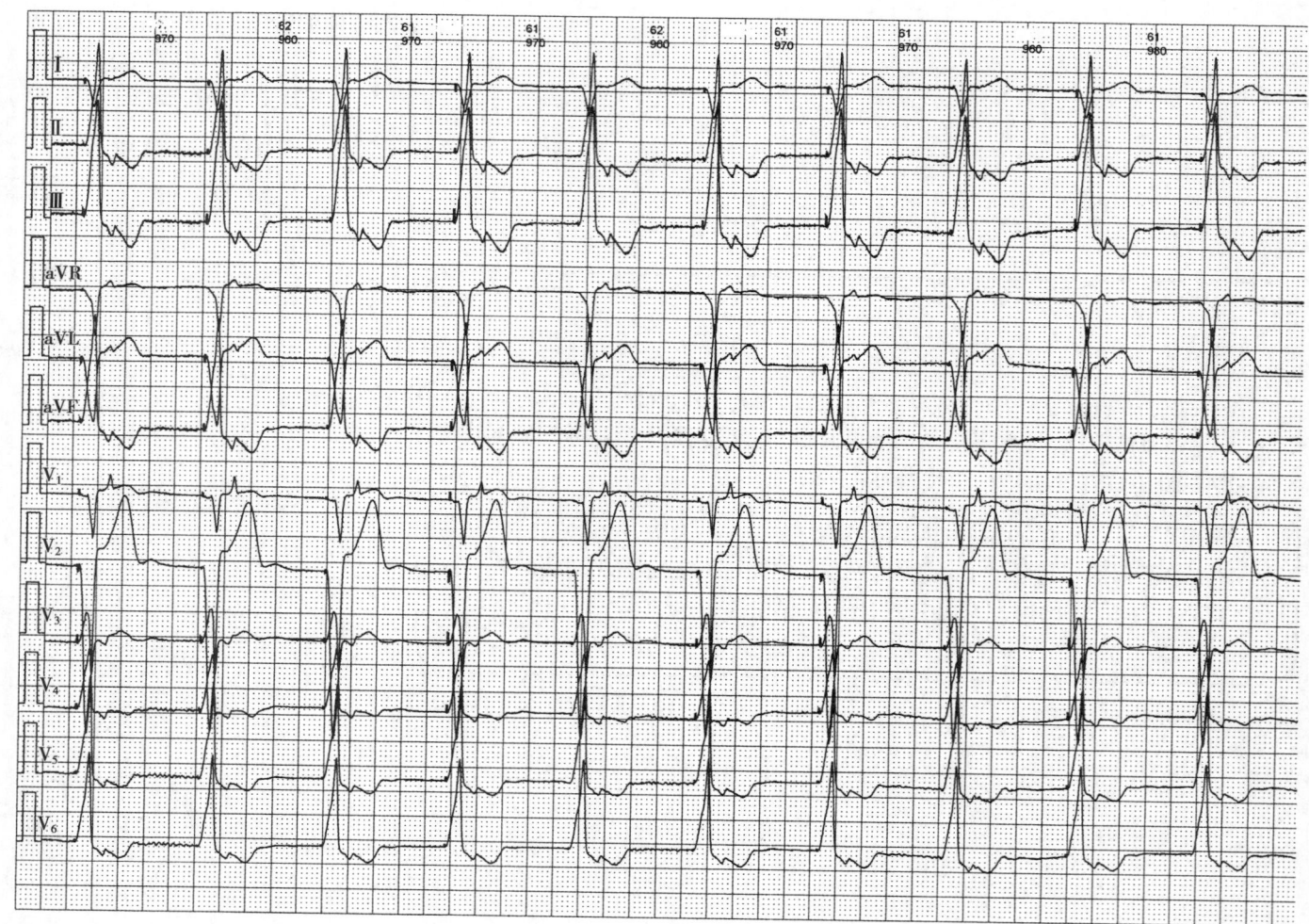

图1　心室起搏心律，起搏频率61次/min。Ⅱ、Ⅲ、aVF、V₅、V₆导联呈R型，V₁、V₂导联呈QS型，右室流出道起搏心电图。心室起搏激动逆传心房，RP⁻间期0.15s，P′波振幅0.30mV。

临床诊断：阵发性心房颤动，起搏器植入术后，肺间质性改变，慢性肾功能不全。

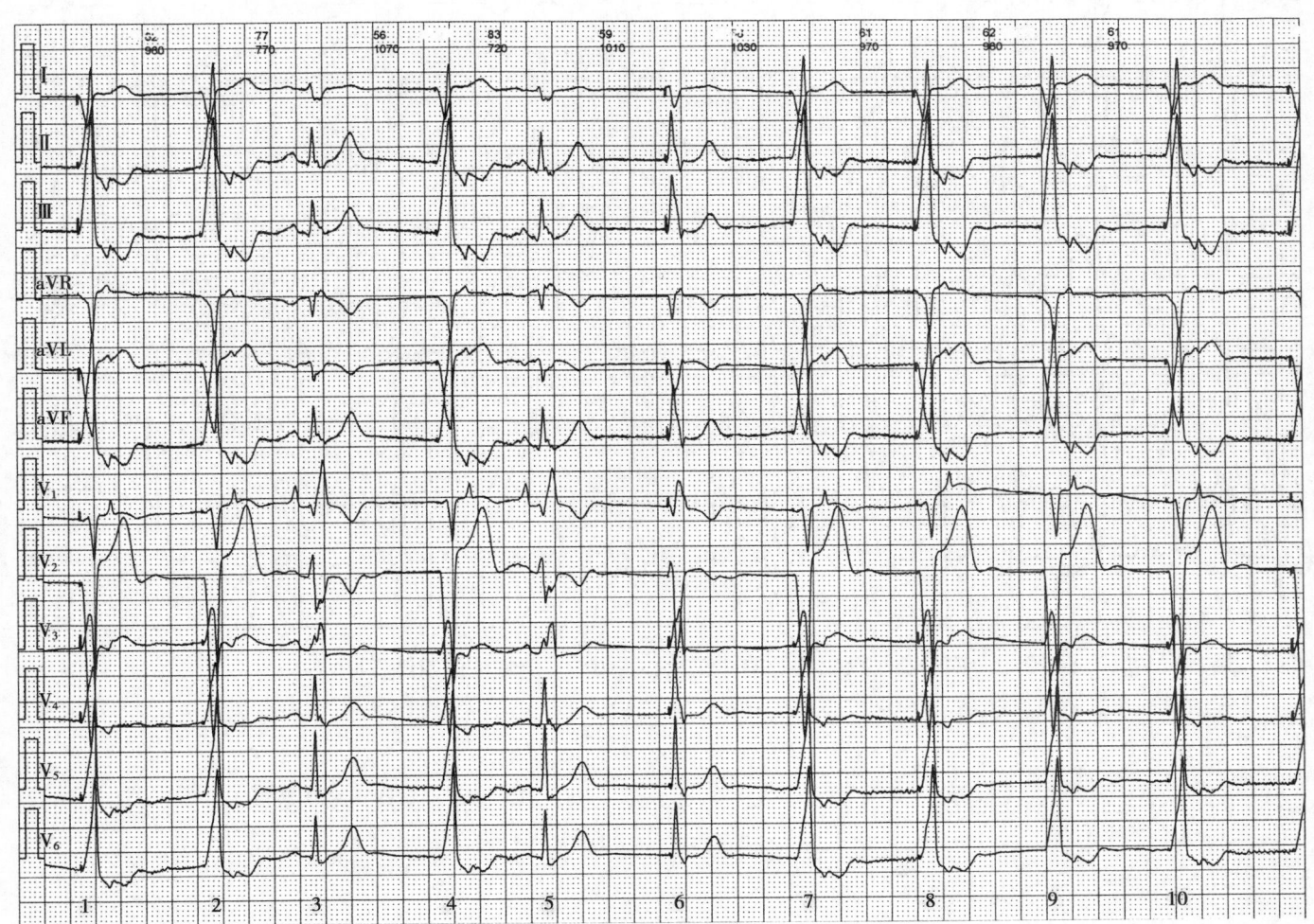

图2 第1~4、7~10个心搏是右室流出道起搏伴逆行心房传导。第3、5个心搏是房性期前收缩，完全性右束支传导阻滞，房性 P′波 0.40mV，V₁导联呈 qR 型。第6个 QRS 波群的时限与形态介于房性期前收缩与心室起搏之间，交界性逸搏－心室起搏室性融合波。

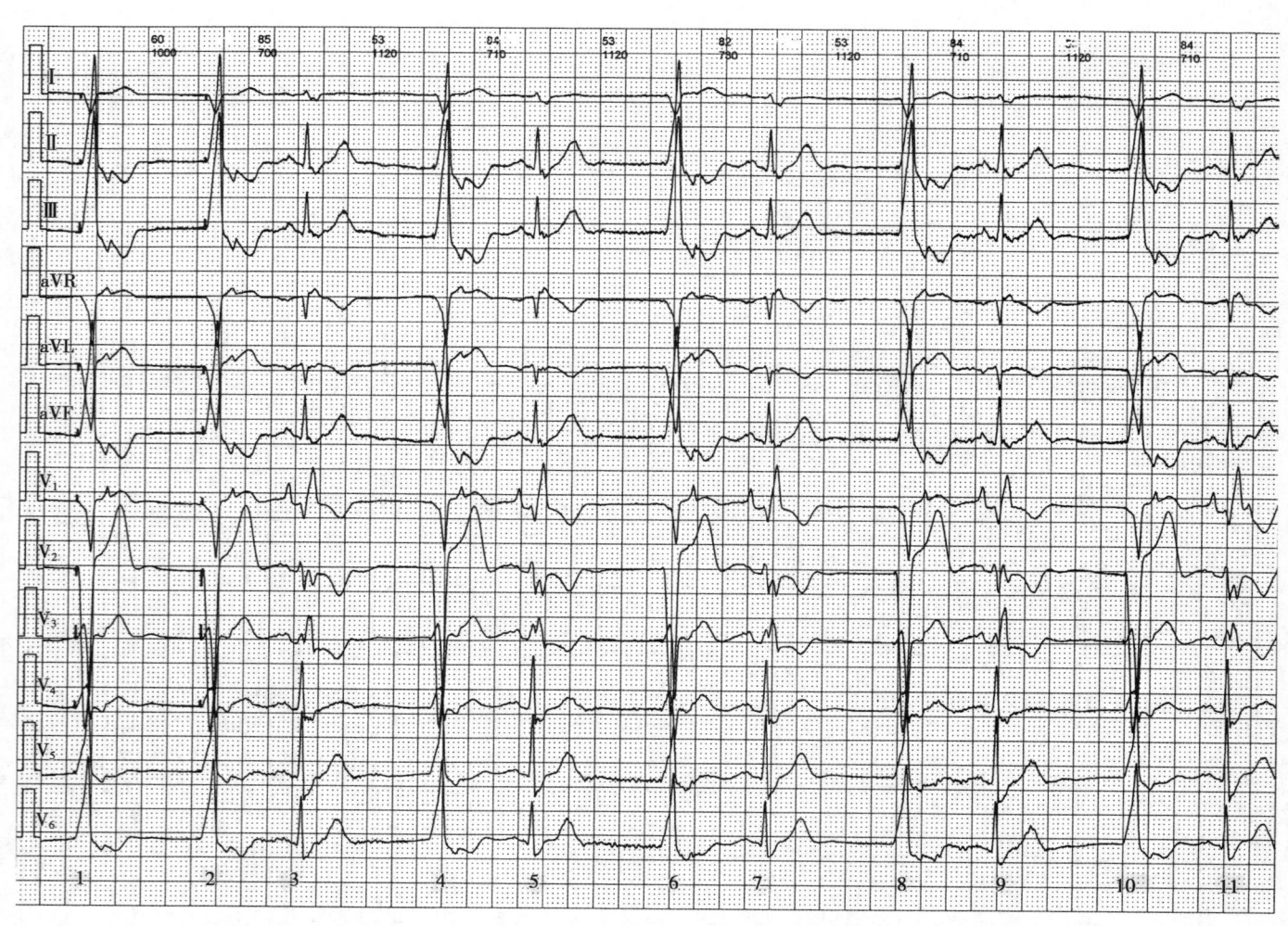

图 3 第 1、2、4、6~8、10 个心搏是右室流出道起搏伴逆行心房传导 – 房性期前收缩二联律。

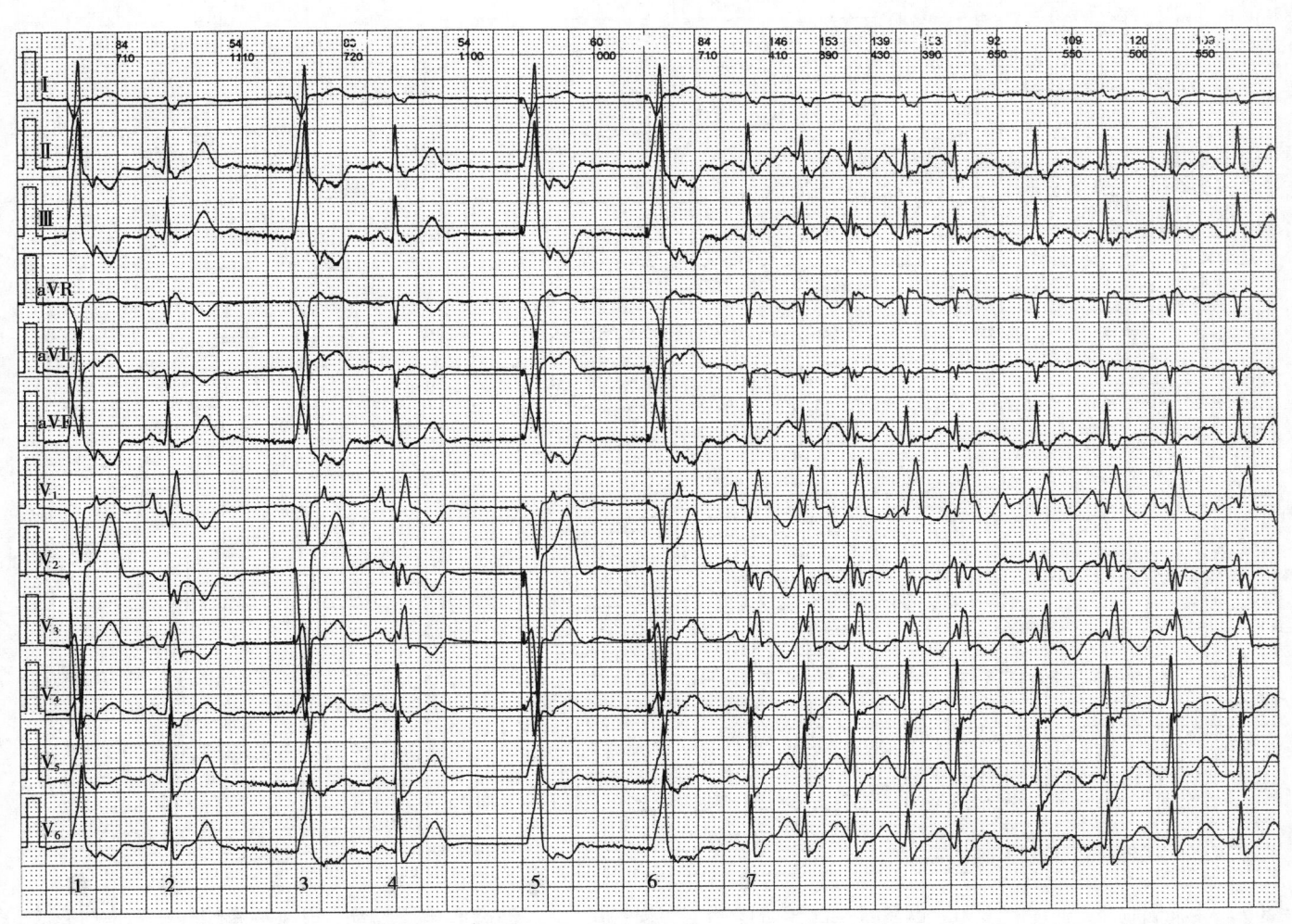

图 4 第 1、3、5、6 个心搏是右室流出道起搏伴逆行心房传导，第 2、4 个心搏是房性期前收缩。第 7 个心搏开始发生了心房扑动，房室传导比例(2～3):1，QRS 波群呈右束支传导阻滞图形。

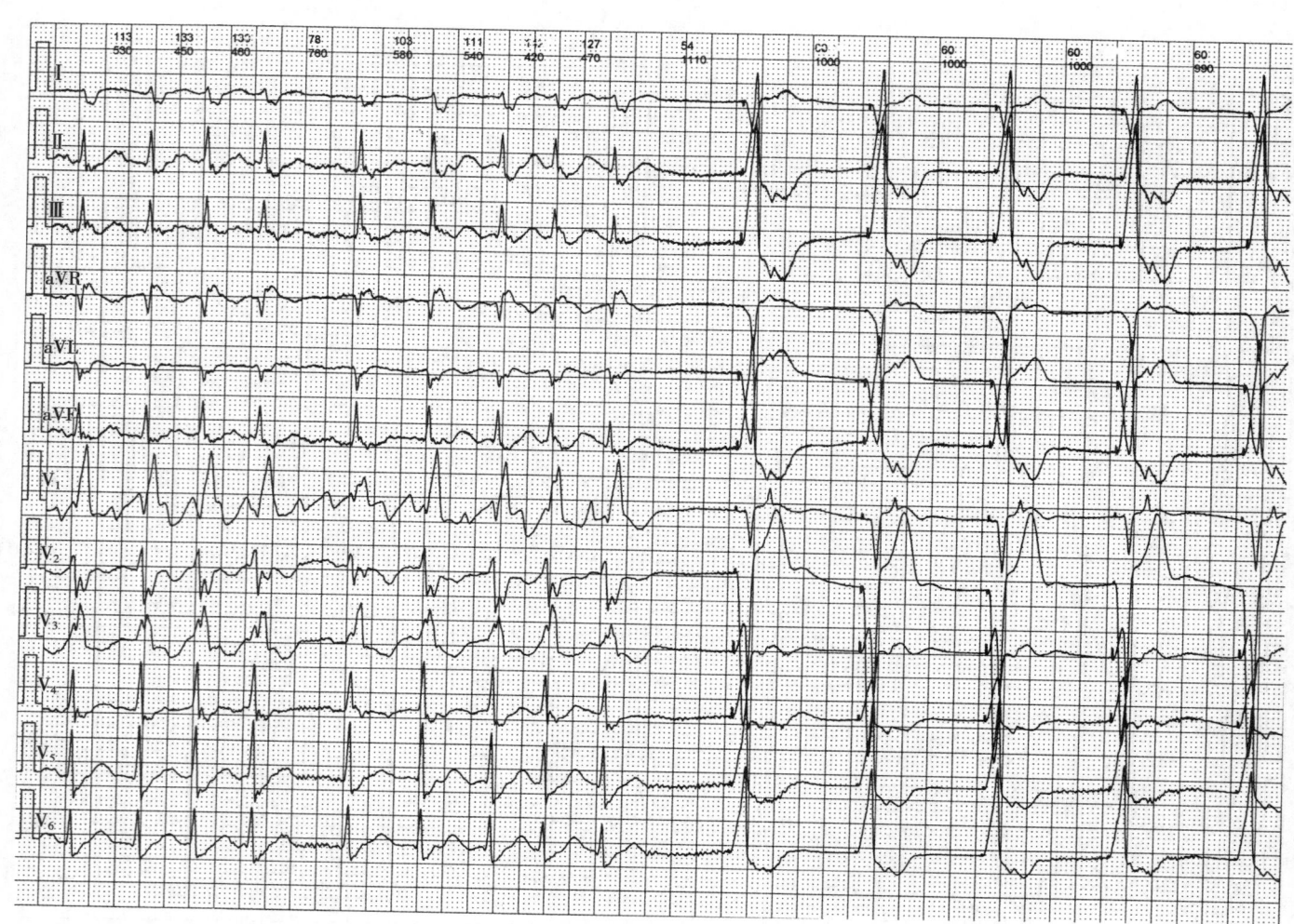

图 5 阵发性心房扑动自行终止, 恢复心室起搏心律伴室房传导。

动态心电图诊断: 窦性停搏或静止? 房性期前收缩, 阵发性心房扑动, 交界性逸搏 – 室性融合波, 完全性右束支传导阻滞, 异常 q 波(V_1 导联), 右心室起搏心律伴室房传导。

【点评】

1. 重视心室起搏伴室房传导，它是引起起搏器综合征的重要原因之一。

2. 图 2～图 4 中的房性期前收缩，为什么不诊断为窦性心搏？因为这些 P-QRS-T 波群对其前心室起搏伴有的逆行 P′ 波来说，是提前发生的，它们的联律间期（P′P′ 间期）仅有 0.46s。

3. 房性期前收缩的 P′ 波在 V_1 导联高达 0.40mV，P′ 波时限正常，为什么不诊断为右心房肥大？特殊心房肥大心电图，一般在窦性心律的 P 波中进行。通常不在房性 P′ 波中诊断右心房肥大，特殊病例除外。本例房性期前收缩的 P′ 波高尖，超声心动图显示各房室腔大小、形态正常，是超声心动图结果有问题吗？还是心电图上的 P′ 波高尖确定存在着右心房扩大？这需要进一步检查，才能得出正确结论。

4. 图 2 中 R_6 为什么不诊断为室性期前收缩（或室性逸搏）？因为第 6 个心搏的形态介于室上性 QRS-T 波形与心室起搏的 QRS-T 波形之间，是交界性逸搏与心室起搏形成的室性融合波。

5. 阵发性心房扑动由房性期前收缩引发，又能自行终止，F 波振幅高大（V_1 导联），这类心房扑动常由心房内大折返环引起，F 波在 II、III、aVF 导联转为正向，顺时针心房扑动。

【临床资料】

女性,80 岁,因 "活动后胸闷,憋气 4 年余,加重 15 天" 于 2017 年 2 月 2 日入院。发现右束支传导阻滞 5 年,阵发性心房颤动 3 年。查体:血压 127/74mmHg,身高 168cm,体重 70kg,BMI 24.8kg/m²。超声心动图显示左心房扩大,余房室腔形态、大小正常,室间隔增厚;二尖瓣中度反流,三尖瓣、主动脉瓣轻度反流,肺动脉瓣轻 - 中度反流,左室整体功能减低。人工心脏起搏器植入 3 年,右心耳起搏,脉宽 0.48ms;右室流出道间隔侧起搏,脉宽 0.48ms;阻抗 600Ω,起搏阈值 1.2V,R 波幅度 10.0mV,起搏频率 60 次 /min。

临床诊断: 冠状动脉粥样硬化性心脏病,慢性心力衰竭,右束支传导阻滞,高脂血症,永久性心脏起搏器植入术后。

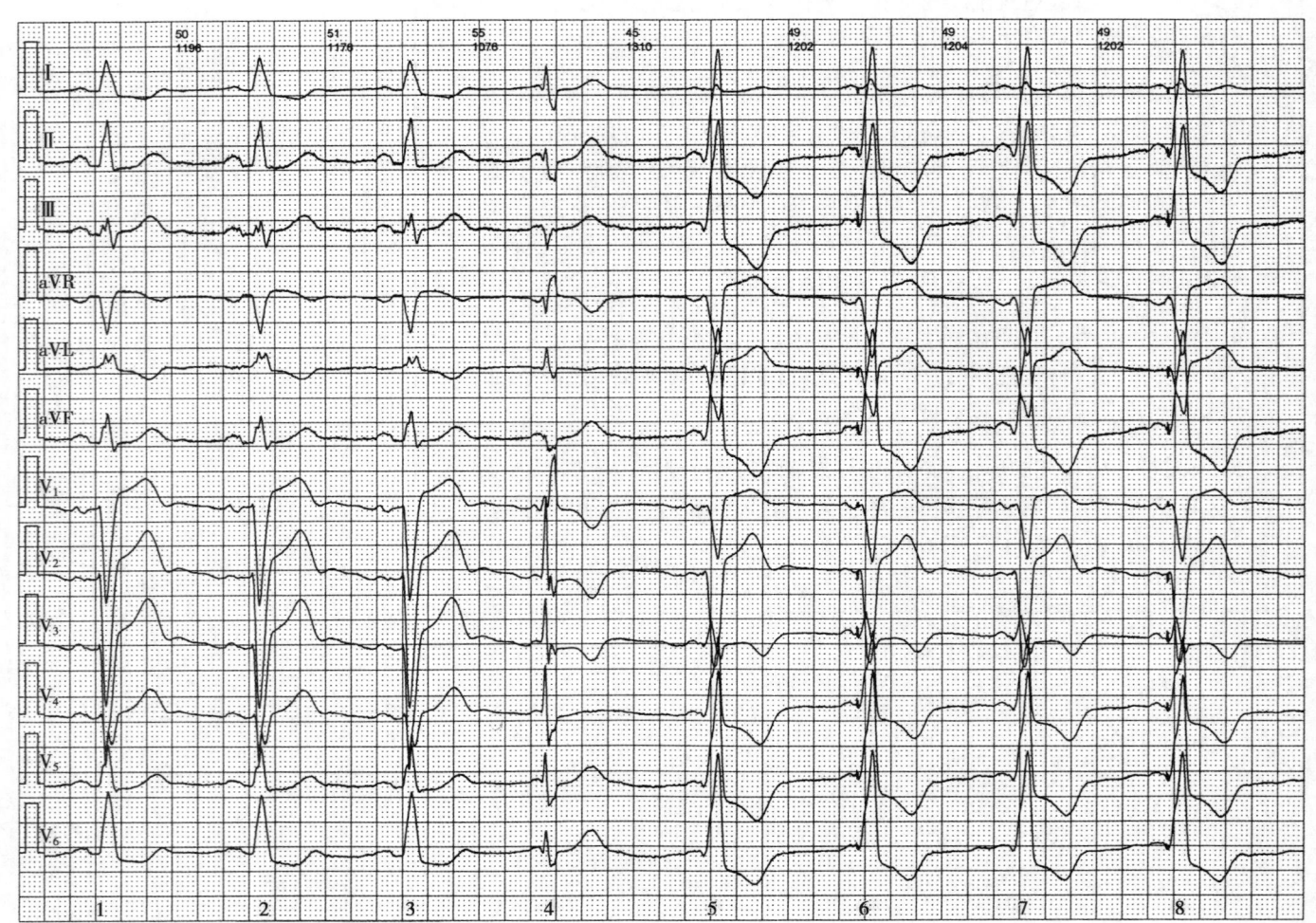

图 1 窦性 P 波缓慢而又规律出现,心房率 50 次 /min。P 波时限 0.14s,左心房扩大。PR 间期 0.20s,QRS 波群时限 0.14s,Ⅰ、Ⅱ、aVL、V₅、V₆ 导联呈宽阔的 R 型,V₁~V₃ 导联呈 rS 型,r 波纤细,完全性左束支传导阻滞。第 4 个 QRS 波群出现于窦性 P 波上,QRS 波群时限 0.13s,呈右束支传导阻滞图形,舒张晚期室性期前收缩,或称为加速的左心室性搏动(逸搏)。第 5~8 个心搏为心室起搏心律,起搏频率 50 次 /min,起搏的 QRS 波群时限 0.16s。

诊断: 窦性心动过缓,左心室扩大,完全性左束支传导阻滞,舒张晚期左心室(左束支)性期前收缩,右室流出道起搏心律。

【动态心电图分析】

动态心电图监测 22h48min，全部心搏数 74 949 次，其中起搏 32 109 次，占 48.84%。

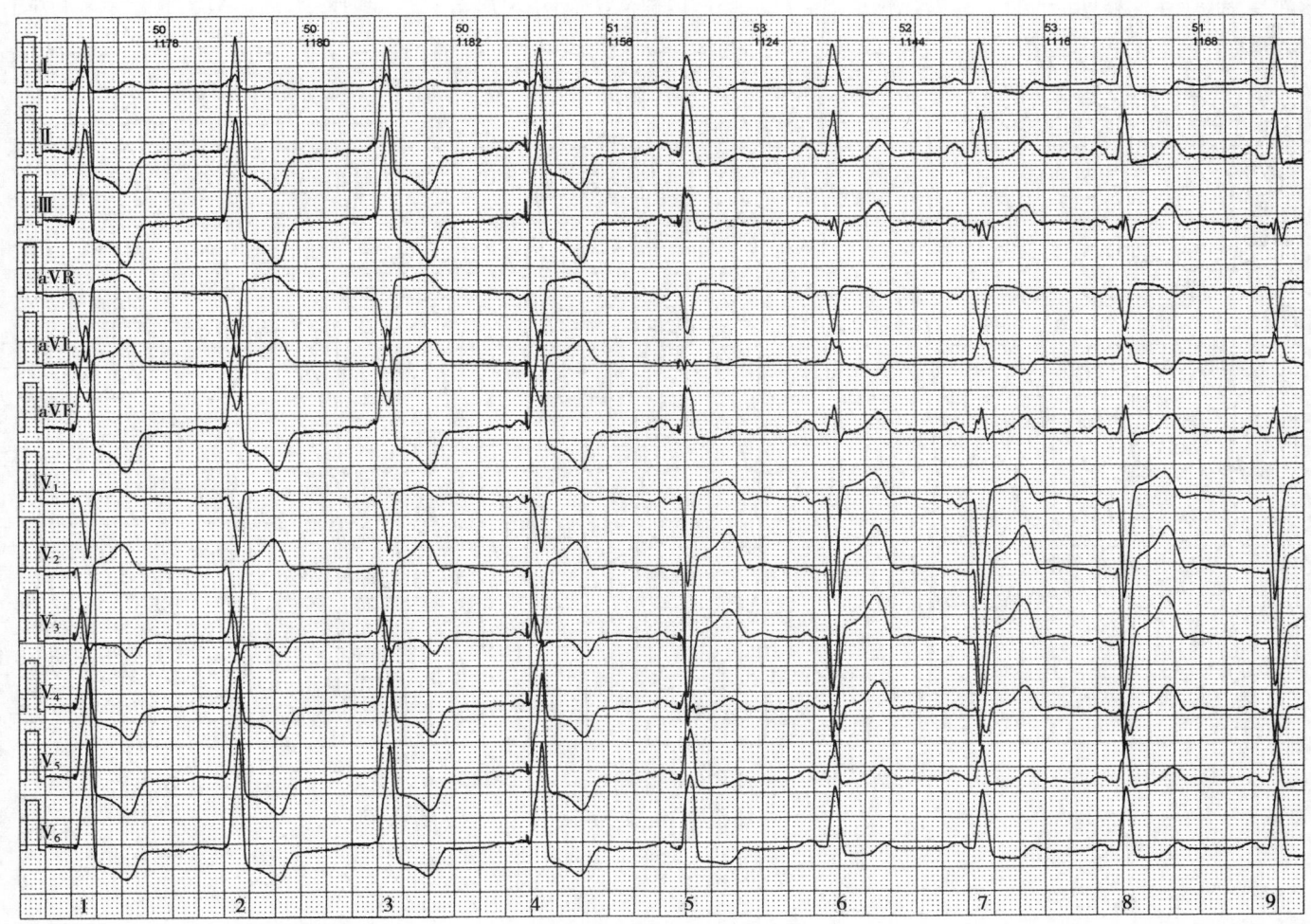

图2 窦性心动过缓，第 1~4 个心搏为右室流出道起搏心律，起搏频率 50 次/min。窦性 P 波频率逐渐上升，从第 6 个心搏开始窦性激动完全夺获心室。第 5 个心搏是室性融合波。

诊断：窦性心动过缓，左心房扩大，完全性左束支传导阻滞，室性融合波，右室流出道起搏心电图。

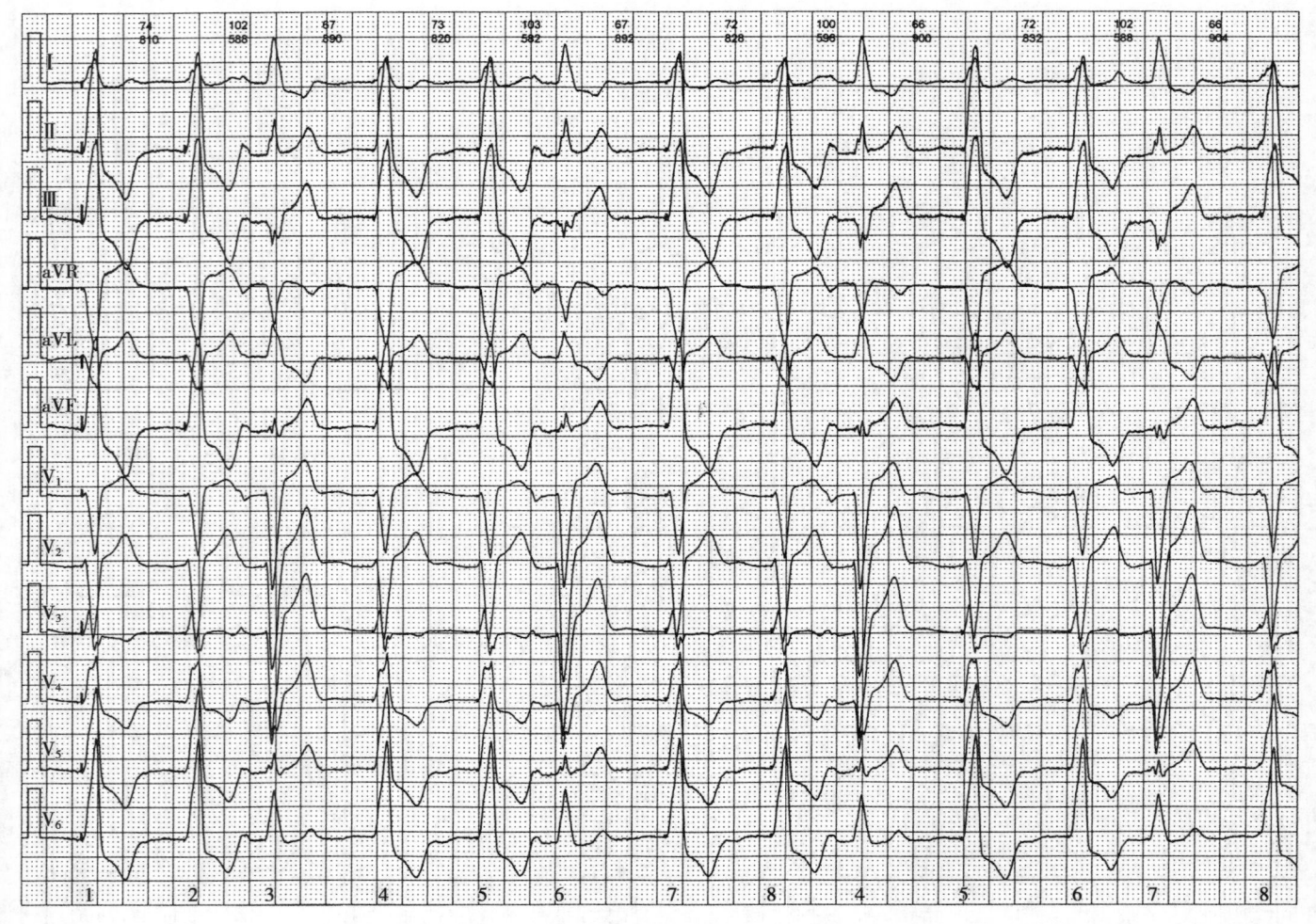

图 3 右室流出道起搏 - 窦 - 室夺获三联律。能够看到窦性心动周期 2.30s(其间不除外窦房传导阻滞 2∶1)或窦性 P 波重叠于心室起搏的 R 波之中, 显著的窦性心动过缓。

【点评】

右室流出道间隔侧起搏的心电图特点: 类似于左束支传导阻滞图形, 与右室流出道(游离壁)远间隔侧起搏心电图比较, 后者的 R 波更高, QRS 波群时限更宽。

第48例 右室流出道起搏心律伴室性融合波

【临床资料】

男性,79岁,因"活动后胸闷、憋气4年余,加重15天"入院。发现左束支传导阻滞4年,阵发心房颤动2年,植入起搏器2年。超声心动图显示各房室间隔未见明显异常,左心房扩大,二尖瓣、三尖瓣、主动脉瓣及肺动脉瓣轻度反流,左室整体功能轻度降低。

【动态心电图分析】

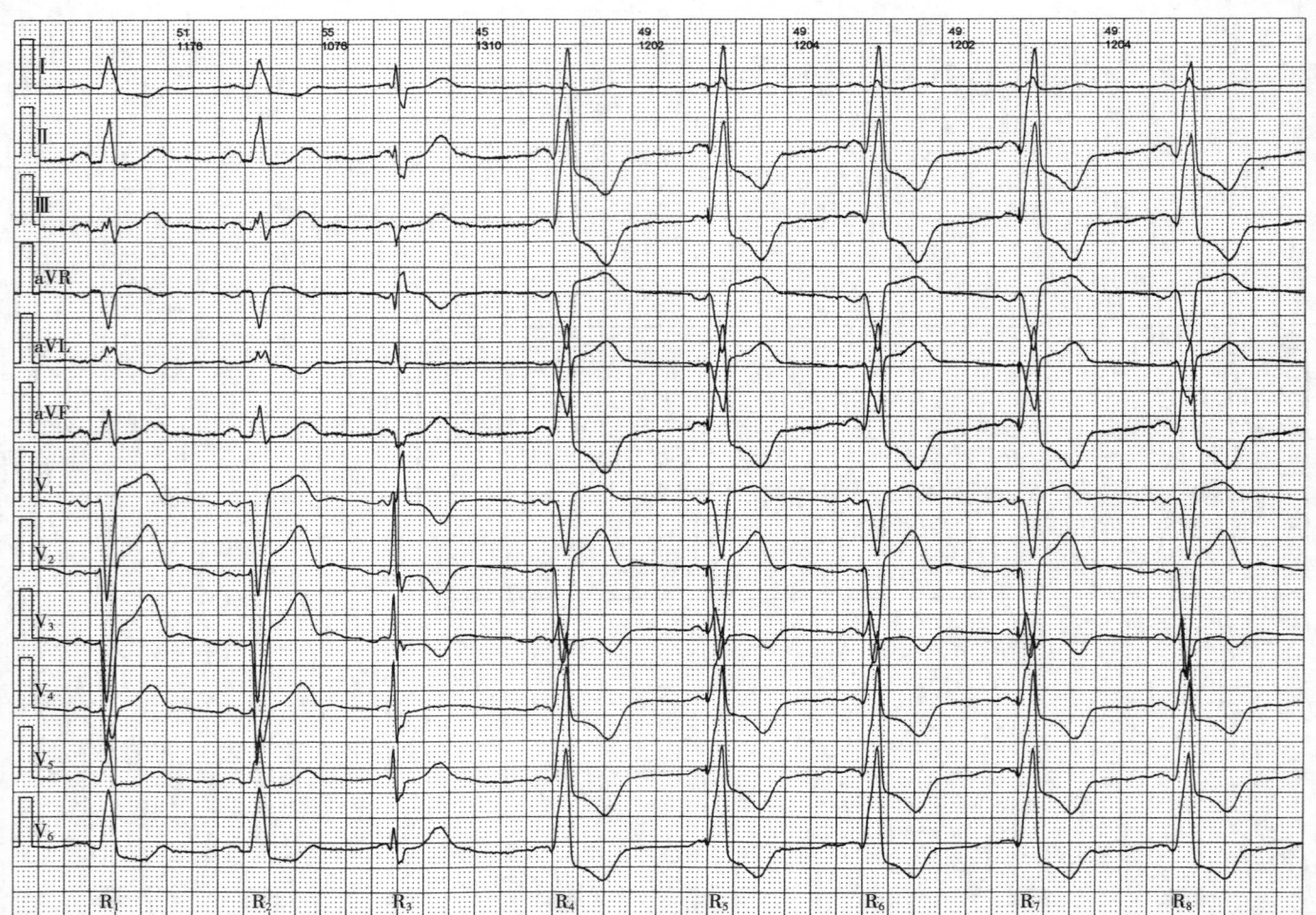

图1 P波规律出现,心房率50次/min,P波时限0.13s,R_1、R_2的PR间期0.20s,R_1、R_2时限0.14s,I、II、aVF、V_5、V_6导联呈单向宽钝R波,V_1~V_4导联呈rS型,r波细小,完全性左束支传导阻滞。QT间期0.56s。R_3出现于窦性P波上,呈右束支传导阻滞图形,是舒张晚期室性期前收缩伴房室绝对干扰。R_4~R_8是右室流出道起搏的QRS波群,起搏频率49次/min。心室起搏是由窦性P波触发的,还是VVI方式起搏?从24h动态心电图观察,心室起搏32 109次,49次/min的心室起搏频率都是以VVI方式表现出来的,与P波无关。房性心动过速时例外。仔细测量R_4~R_8的PV(PR)间期,虽然都短于窦性PR间期,但以PR_5间期最短。

诊断: 窦性心动过缓,P波增宽符合左心房扩大心电图,完全性左束支传导阻滞,心室起搏心律,室性期前收缩(舒张晚期)。

临床诊断: 冠状动脉粥样硬化性心脏病, 慢性心力衰竭, 高脂血症, 完全性左束支
传导阻滞, 起搏器植入术后。

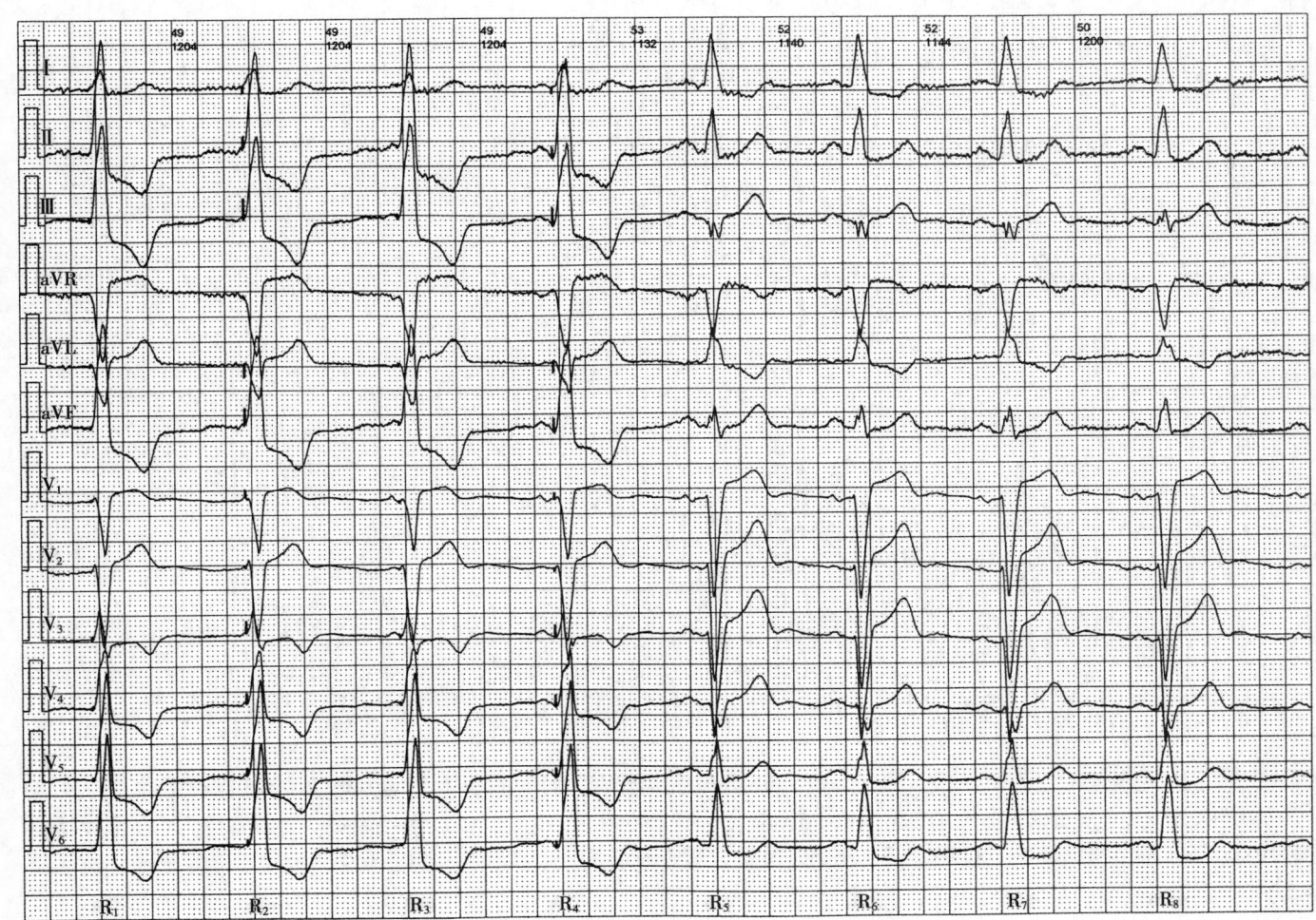

图 2 窦性频率进一步下降, 出现 VVI 方式起搏心电图。R_4 波形介于窦性 QRS-T
波形与纯心室起搏的 QRS-T 波形之间, 不完全心室夺获-室性融合波。$R_5 \sim R_8$ 是
窦性心动过缓, 窦性频率 51 次 /min, 略高于起搏频率, 起搏器暂时被抑制。

诊断: 窦性心动过缓, 完全性
左束支传导阻滞, 心室起搏心
律, 室性融合波。

右室流出道起搏心律伴室性融合波

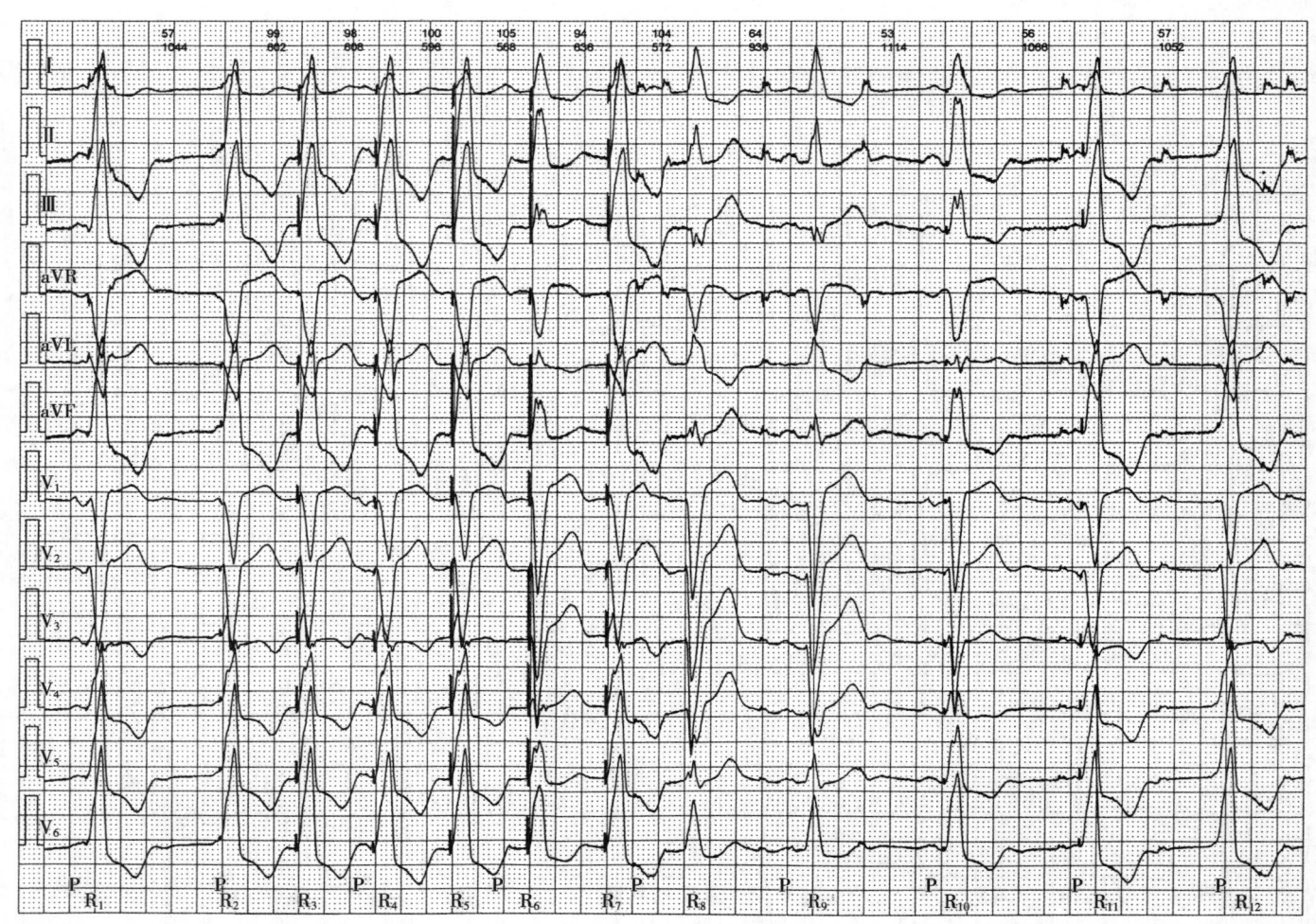

图 3　窦性 P 波频率 53 次 /min，R_1、R_2 是 VVI 方式起搏心电图，起搏频率 57 次 /min，R_2～R_7 心室起搏频率 100 次 /min，R_4、R_6 之前有窦性 P 波，R_6 是窦性激动与心室起搏形成的室性融合波。R_8、R_9 是窦 - 室夺获心搏，R_{10} 为室性融合波，R_{11}、R_{12} 心室起搏。

诊断： 窦性心动过缓，完全性左束支传导阻滞，左心房扩大，心室起搏心律（57 次 /min），短阵快速心室起搏（100 次 /min），室性融合波。

【点评】

永久性心脏起搏器植入术后的患者不能提供详细的起搏器信息,是经常遇到的情况。此时医师又缺少起搏器的具体信息,如何正确解读植入起搏器的心电图,是一个不小的课题。

本例就属于这种情况。患者最低起搏频率是 49 次 /min,如果是人工设定的最低下限频率,起搏器的低限频率没有问题。我们观察到以 VVIR 方式起搏的频率绝大多数在 49～76 次 /min,起搏频率是逐渐加快,又逐渐减慢的,若人工设定的下限频率是 60 次 /min,说明起搏器本身就有问题?还是起搏器的电池有问题?这个可能性不大。因为起搏器植入的时间仅有 2 年,从动态心电图上分析,24h 心室起搏频率数目 32 109 次,不及全部心搏数的一半,电池不足可能性不大。可能的解释是起搏器下限频率就是 49 次 /min。

图 3 中 R_3～R_7 共有 5 次快速心室起搏频率 100 次 /min,有何临床意义?做何解释?R_4 与 R_6 前后有规律出现的频率在 57 次 /min 左右的窦性 P 波,R_3、R_5 与 R_7 前无相关的心房波,也不会有快速的心房率(房性心动过速)触发 5 次心室起搏。原因是在此间期窦性 P 波是规律发生的,不存在窦性 P 波触发心室起搏,也不会触发快速心室起搏。PR_6 是窦 - 室室性融合波是巧合。问题是频率 57 次 /min 的心室起搏心律,窦性 P 波频率 53 次 /min 基础上,24h 内出现了一阵有 5 个快速心室起搏的心电图,它的意义何在?其发病机制是什么?可以说这是由起搏器程序设定的,当然是算法决定的。现代的起搏器除了基本的起搏与感知功能以外,还有很多特殊功能、测试功能等。就本图而言,这种所谓的特殊功能或测试功能,在本图的基础上发生,只能增加患者的不适感。那么起搏程序好不好,各有解释。

第 49 例 | 右室心尖部起搏心律伴不完全性房室分离

【临床资料】

男性，85 岁，因 "阵发性胸闷、憋气 7 年，加重 2 个月" 入院。7 年前因急性心肌梗死住院，行体外循环冠状动脉旁路移植术，大隐静脉 – 左室后支 – 钝缘支血流量 12ml/min，乳内动脉桥血流量 18ml/min。查体：109/67mmHg，身高 170cm，体重 70kg，BMI 24.2kg/m²。此次入院冠状造影显示左主干局限性狭窄 40%，前降支次全闭塞，近段狭窄 99%，前降支远段闭塞，回旋支闭塞，右冠状动脉远段狭窄 70%；动脉桥畅通，静脉桥 – 前降支血管远段狭窄 99%。行前降支 PCI。1 个月前行起搏器电极复位术：右室心尖部起搏，心室脉宽 0.48ms，阻抗 560Ω，起搏阈值 0.4V，R 波振幅 10.0mV，起搏频率 60 次 /min。

临床诊断： 冠状动脉粥样硬化性心脏病，CABG 术后，不稳定型心绞痛，心房颤动，永久性心脏起搏器植入术后。

【动态心电图分析】

图 1 ~ 图 4 取自同一次监测的动态心电图，均为心房颤动。

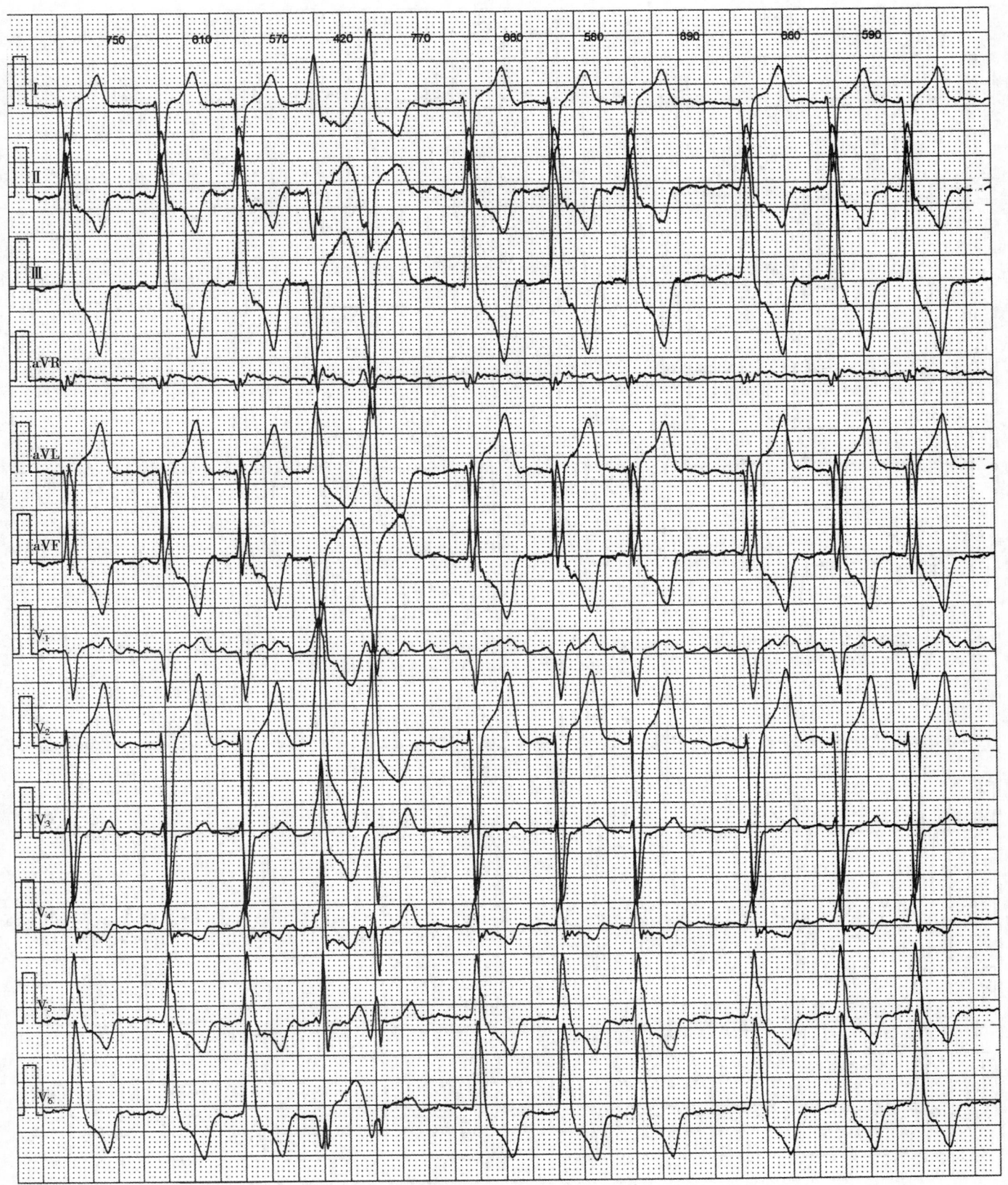

图1 P 波消失，代之以心房颤动的 "f" 波，除第 4、5 个 QRS 波群为多源性成对室性期前收缩以外，其余 QRS 波群均由 f 波下传心室，QRS 波群时限 0.13s，RR 间期不匀齐。

右室心尖部起搏心律伴不完全性房室分离

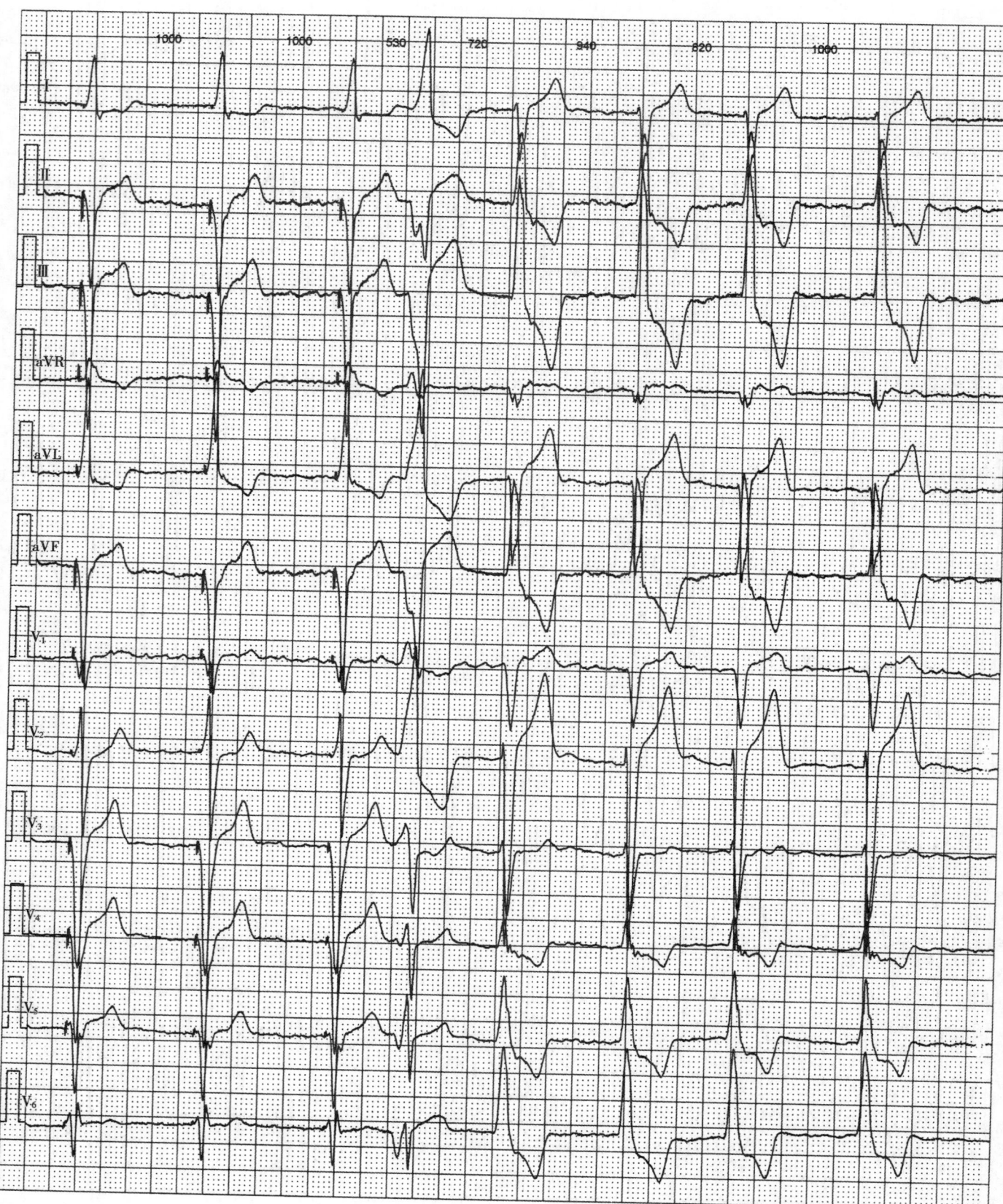

图 2 第 1~3 个心搏为右心室起搏，QRS 波群时限 0.14s。第 4 个心搏为室性期前收缩，之后的一系列 QRS 波群由 "f" 波下传。

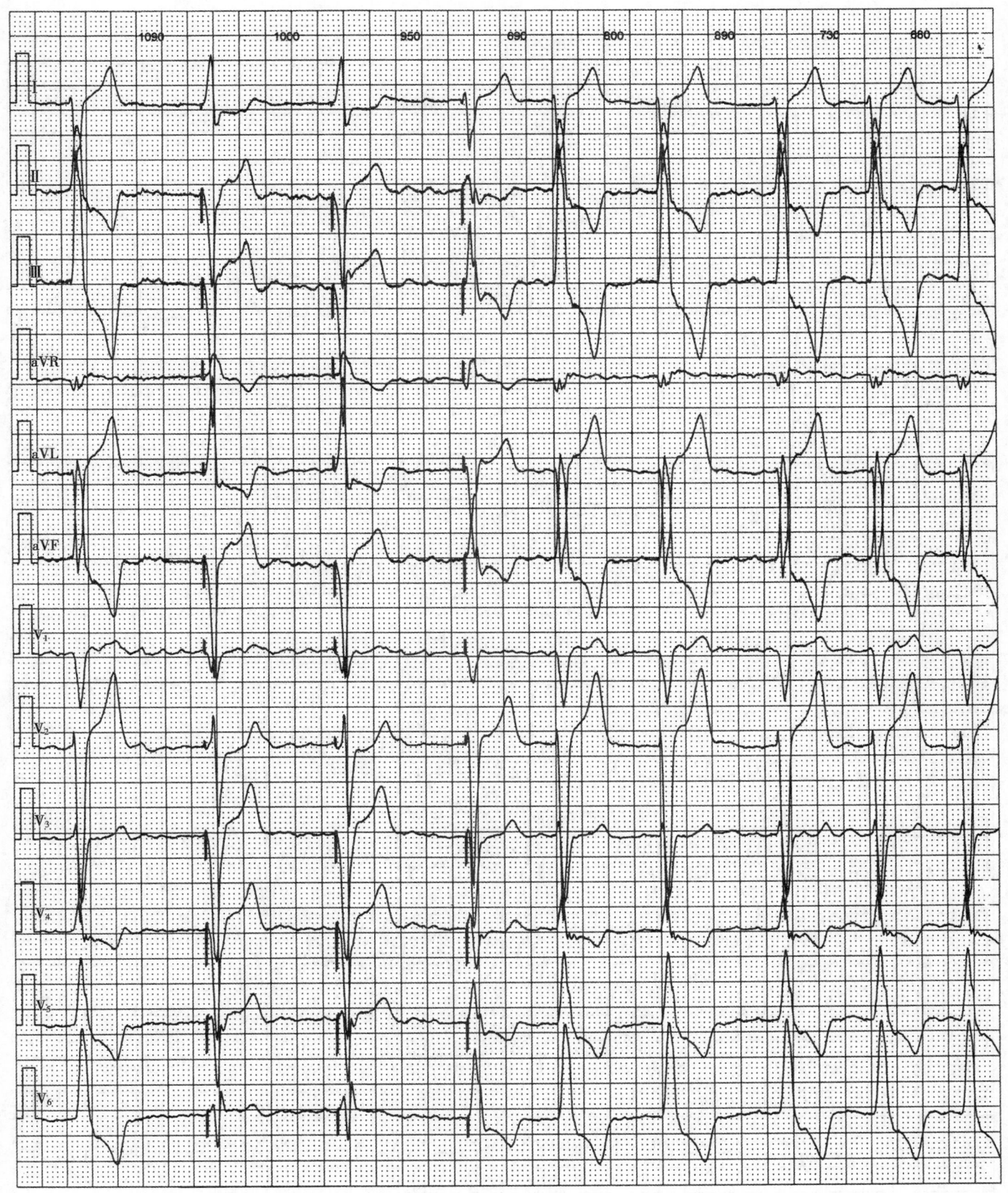

图 3 第 2、3 个心搏为右室心尖部起搏，第 4 个心搏为室性融合波，其余 QRS 波群由 f 波下传。

右室心尖部起搏心律伴不完全性房室分离

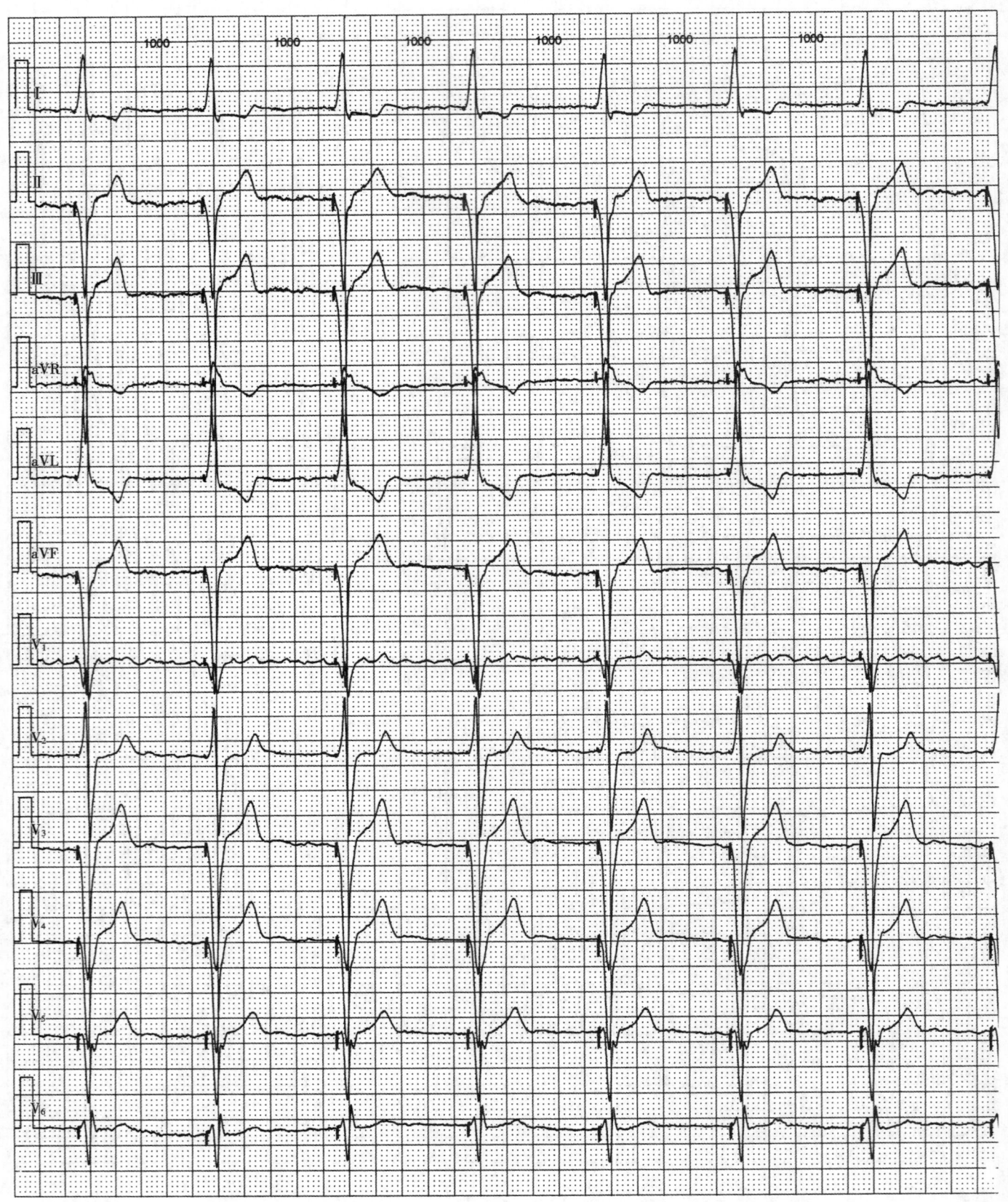

1426

图 4 心房颤动，右室心尖部起搏心律，不完全性房室分离。

动态心电图诊断：心房颤动，心室起搏心律（VVI），
室性期前收缩，室性融合波。

【点评】

1. 本例持续性心房颤动患者，植入永久性心脏起搏器以后，间断出现
VVI 方式起搏心律，起搏频率 60 次 /min 与设定的起搏频率一致。起搏
电极置于右室心尖部。

2. 患者 7 年前发生过急性心肌梗死（部位不详），因 f 波下传的 QRS 波
群呈心室内传导障碍图形，不易确定心肌梗死心电图部位。

3. 图 2 开始为心室起搏心律，提示存在着房室传导障碍，室性期前收
缩之后，f 波激动下传夺获了心室，提示韦登斯基现象。图 4 中心室起
搏心律的出现，表明在心房颤动情况下暂时出现了房室传导障碍，自身
的 f 波不能下传心室，出现心室起搏心律。

第50例 | 期前收缩引发心房起搏心律

【临床资料】

男性，66岁，晕厥2年，DDD起搏器植入术后1年，高血压病史30年，糖尿病病史，冠心病病史20年，心房颤动射频消融术后1周。超声心动图显示左心房增大。冠脉造影显示前降支狭窄30%，右冠状动脉狭窄90%，PCI术后。

临床诊断： 冠状动脉粥样硬化性心脏病，不稳定型心绞痛，冠状动脉支架植入术后，高血压3级（极高危），糖尿病1型，心房颤动射频消融术后，DDD起搏器植入术后。

【动态心电图分析】

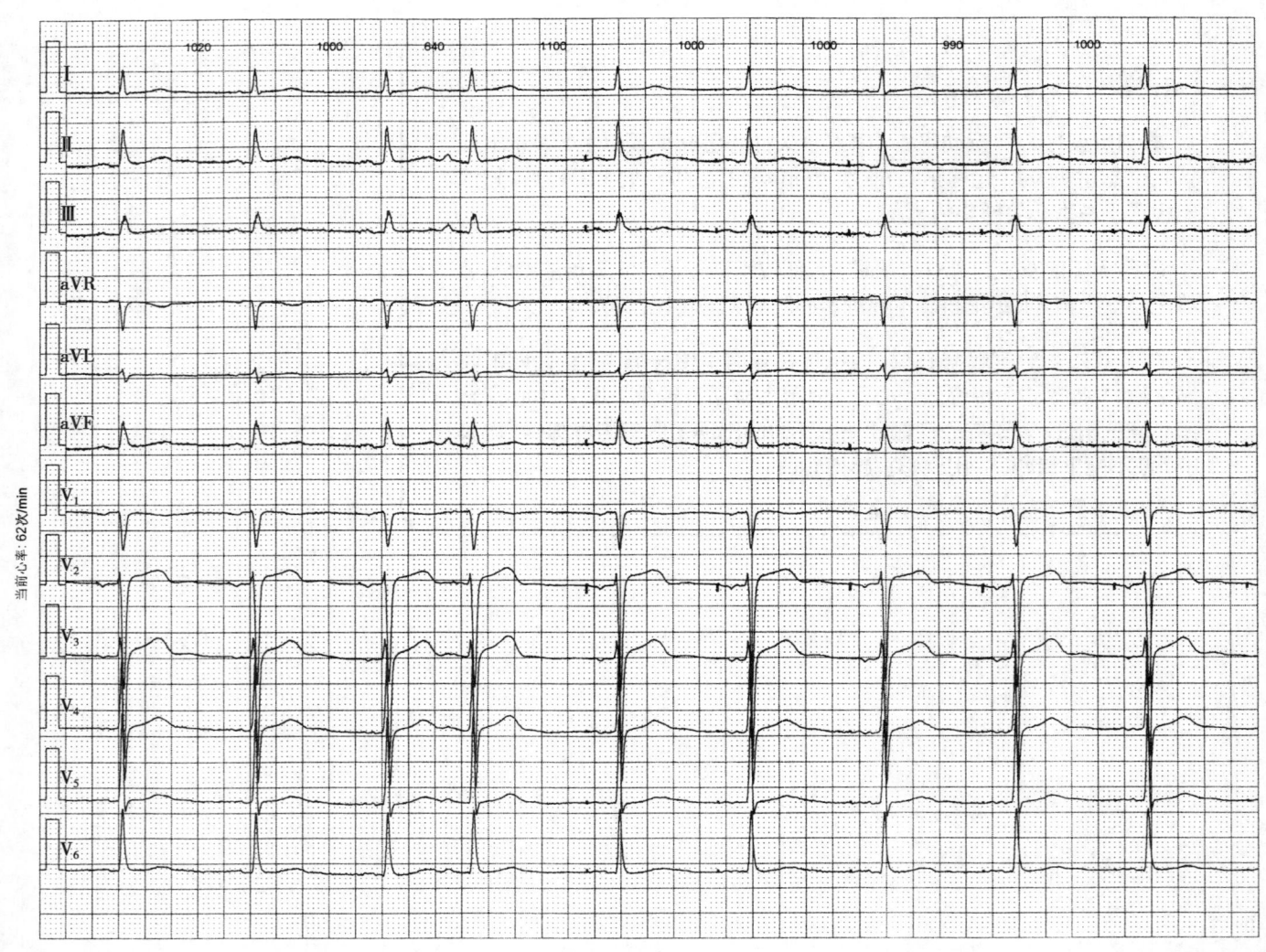

图1 窦性心律，心率60次/min，PR间期0.16s，QRS波群时限0.09s。T波：V₅、V₆导联低平。QT间期0.42s，第3个心搏提早出现，房性期前收缩。自第4个心搏起为心房起搏心律，心率60次/min。

诊断： 窦性心律，房性期前收缩，心房起搏心律，T波低平。

【点评】

图 1 与图 2 心房起搏心律均由期前收缩引发，但对窦房结的反应机制不同。图 1 房性期前收缩重整窦性心律周期，或使窦性心律周期变长或出现窦性停搏，随后出现心房起搏心律，表明窦房结受抑制以后出现了心房起搏心律。图 2 心房起搏逸搏间期开始于室性期前收缩的 R 峰上，计算室性期前收缩逆 P⁻-AP 间期 88ms 短，比 AP-AP 间期 100ms 短，比窦性 PP 间期 960ms 也短，说明室性期前收缩激动传入心房以后，还没有等到窦房结发放激动时，心房就已经起搏了，造成室性期前收缩后的 P⁻-AP 间期 < 窦性 PP 间期及起搏的 AP-AP 间期。

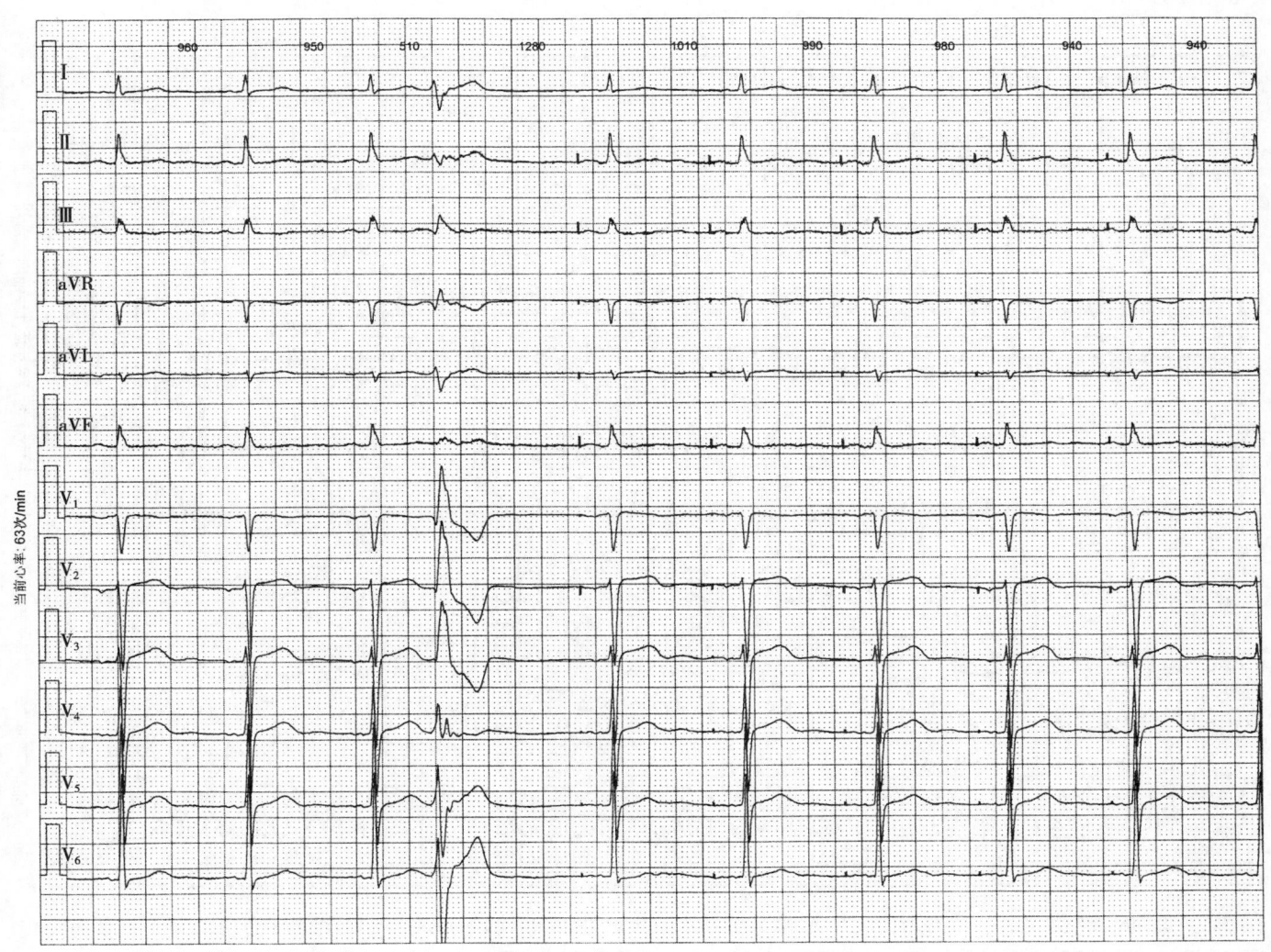

图 2 窦性心律，心率 63 次 /min，第 4 个 QRS 波群宽大、畸形，起自左心室的室性期前收缩，其后出现心房起搏心律。

诊断：窦性心律，室性期前收缩，心房起搏心律。

第51例 | 左束支区域起搏心电图

【临床资料】

女性，24岁，因"发作性胸闷、心悸1个月余"入院。心肌酶未见异常，超声心动图显示心脏结构及功能未见异常。心电图显示窦性心律，三度房室传导阻滞，室性心律，交界性心律；起搏器植入术后。

临床诊断： 心律失常，三度房室传导阻滞，起搏器植入术后。

【心电图分析】

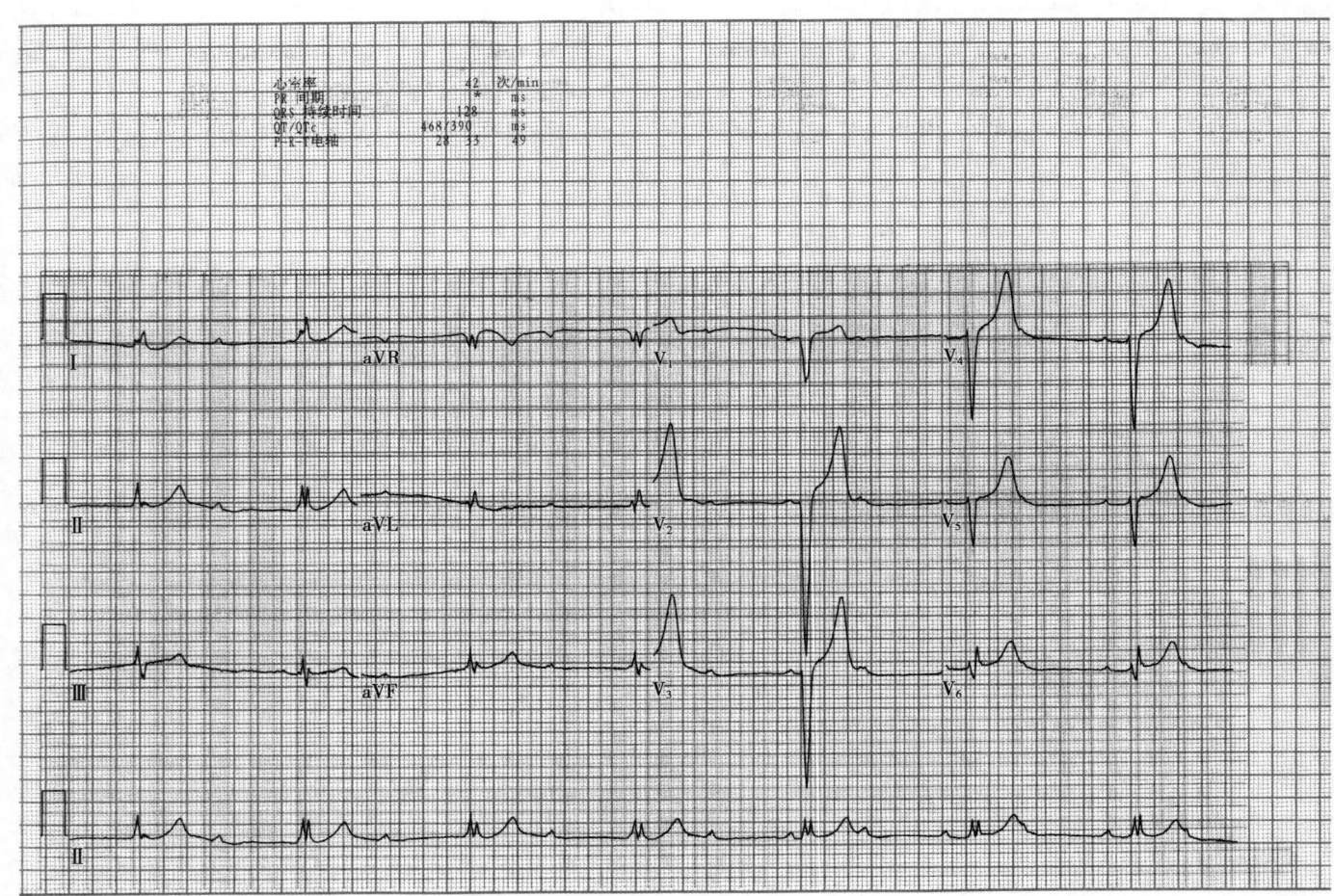

图1 入院时心电图：窦性P波规律出现，心房率88次/min。RR间期匀齐，心室率42次/min，QRS波群时限128ms，QRS电轴33°，V₁、V₂导联呈QS型，V₃～V₅导联呈rsR'型。P波与R波无固定时间关系，室性自主心律。ST段：V₂～V₄导联抬高0.225～0.30mV。T波：V₂～V₅导联高耸，考虑继发性ST-T改变。QT/QTc间期468/390ms。

诊断： 窦性心律，三度房室传导阻滞，室性自主心律（室性逸搏心律）。

【点评】

传统的右室心尖部起搏,使心室的电－机械活动失去同步功能。长期右室心尖部起搏可影响心功能、心室重构,二尖瓣反流,增加心房颤动发生率。近年来,行左束支区域的起搏心电图已经展现在我们面前。左束支区域起搏是将起搏电极至左室间隔内膜下左束支区域,起搏图形由左束支传导阻滞(LBBB)逐渐变为类似右束支传导阻滞(RBBB)图形,V₁导联呈 rSr 型或 rsR′型,属生理性起搏新技术,适应于左束支传导阻滞、心力衰竭的患者。

本例左束支区域起搏患者是三度房室传导阻滞,室性自主心律,起自右室近间隔部。行左束支区域起搏时,QRS 波群时限 106ms,V₁导联呈 rSr′型,类似于不典型右束支传导阻滞图形。

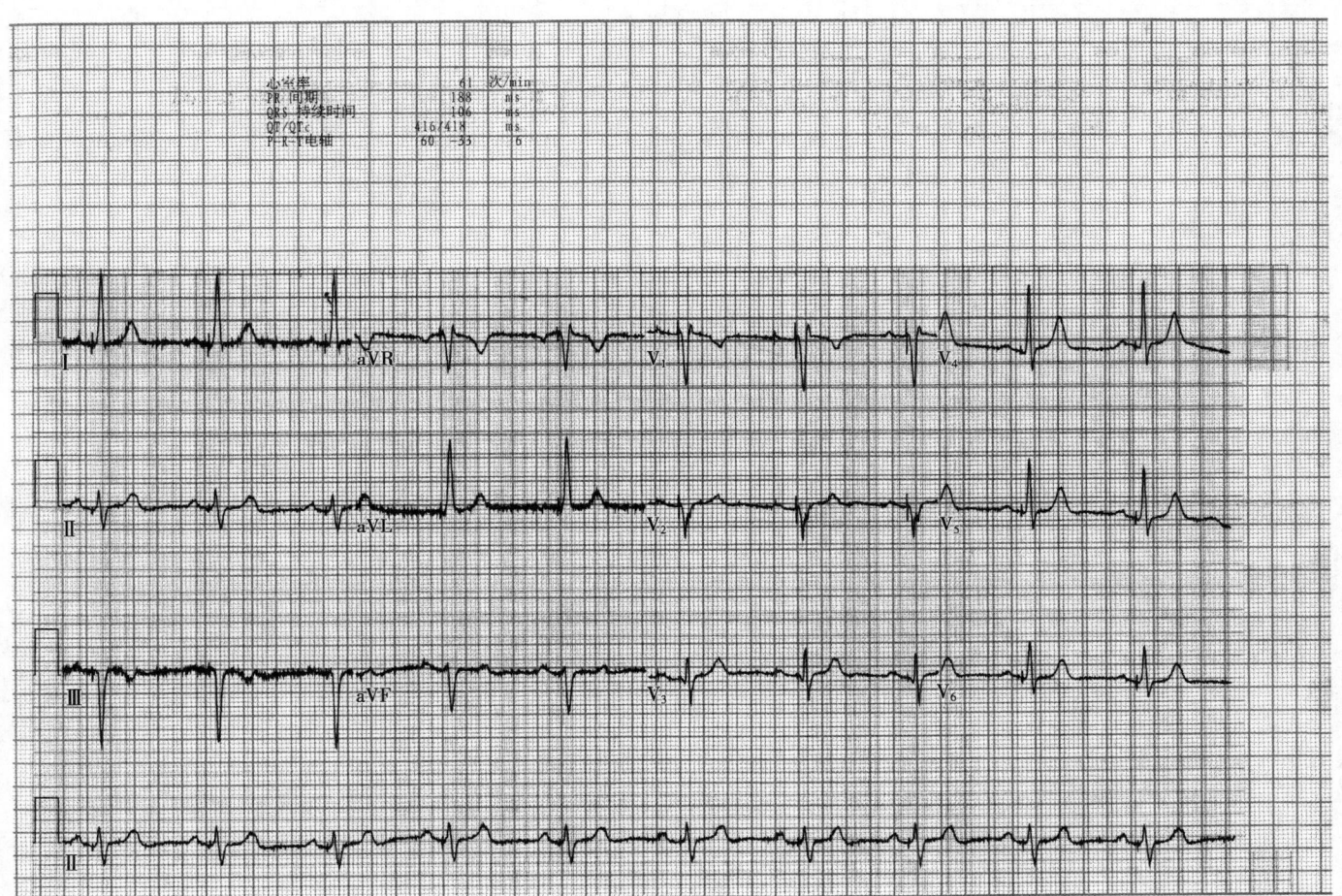

图2 有干扰,起搏器植入术后:窦性 P 波顺序发生,心房率 61 次/min。P 波触发心室起搏心律,PR(P–VP)间期 188ms,QRS 波群起始部有脉冲,QRS 波群时限 106ms,V₁导联呈 rSr′型,呈不典型右束支传导阻滞图形。QRS 电轴 −33°,QT/QTc 间期 416/418ms。

诊断:窦性心律,P 波触发左束支起搏心电图。

第52例 | 隐匿性心房颤动－DDD 方式起搏

【临床资料】

男性，87 岁，因 "少尿 1 个月余" 入院。

临床诊断：冠状动脉粥样硬化性心脏病，扩张型心肌病，心力衰竭，呼吸衰竭，严重营养不良，低蛋白血症，心房颤动，起搏器植入术后。

【心电图分析】

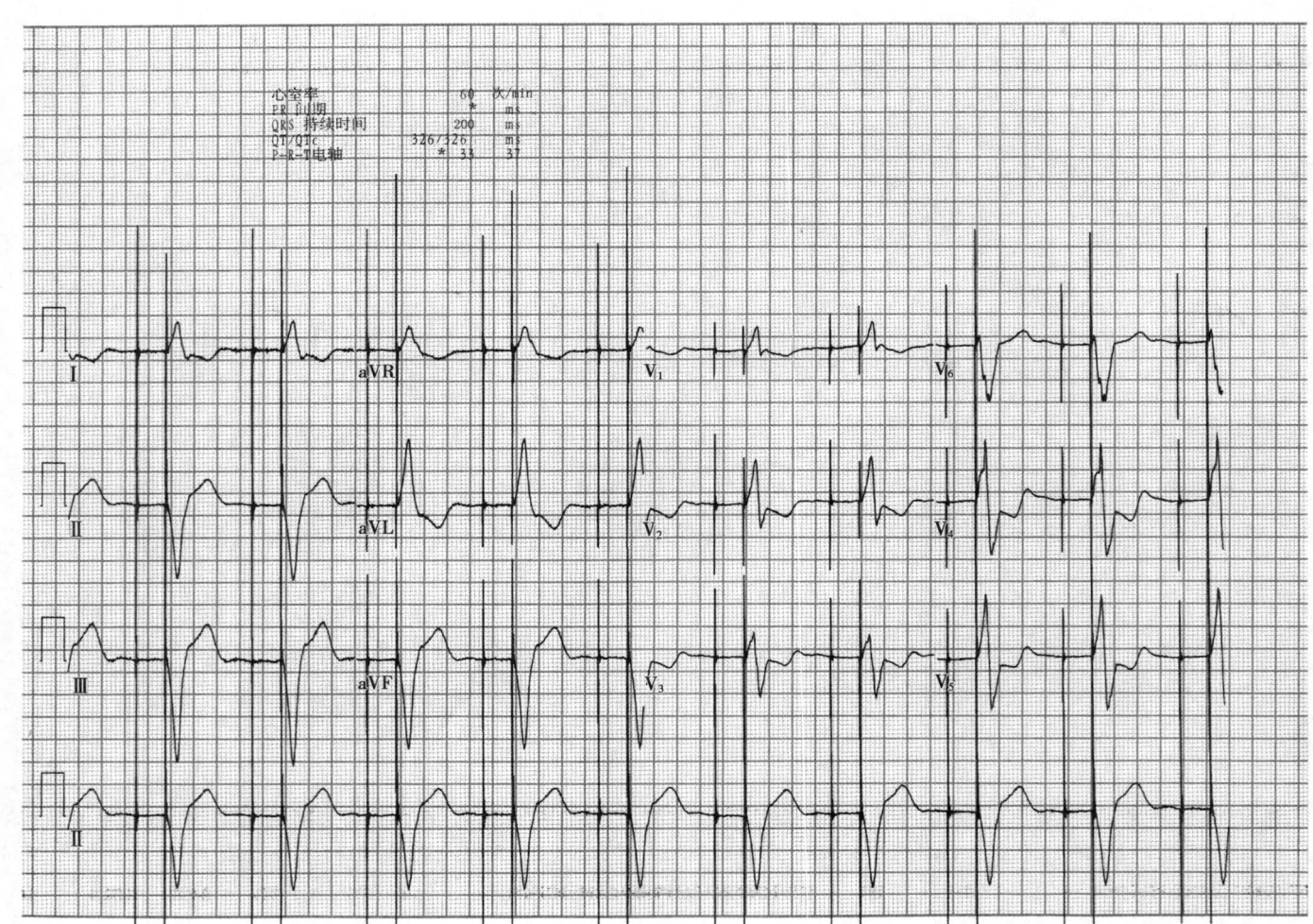

图 1 未见心房波，房室顺序起搏，AV 间期 240ms，起搏的 QRS 波群时限 200ms，QT 间期 326ms。Ⅱ、Ⅲ、aVF 导联呈 QS 型，V₁、V₂ 导联呈 Rs 型，ST 段：V₂～V₆、Ⅰ、aVL 导联压低 0.125～0.30mV。T 波：V₁～V₅ 导联倒置、双向。

诊断：隐匿性心房颤动，房室顺序起搏，ST 段压低，T 波双向（前壁）。

【点评】

隐匿性心房颤动心电图是指心电图上看不到心房颤动的 f 波,见于持久性心房颤动,患者有弥漫性心房肌病变、高钾血症等,心房颤动情况下仍以 DDD 方式起搏,应程控为 VVI 房室(图 2)。

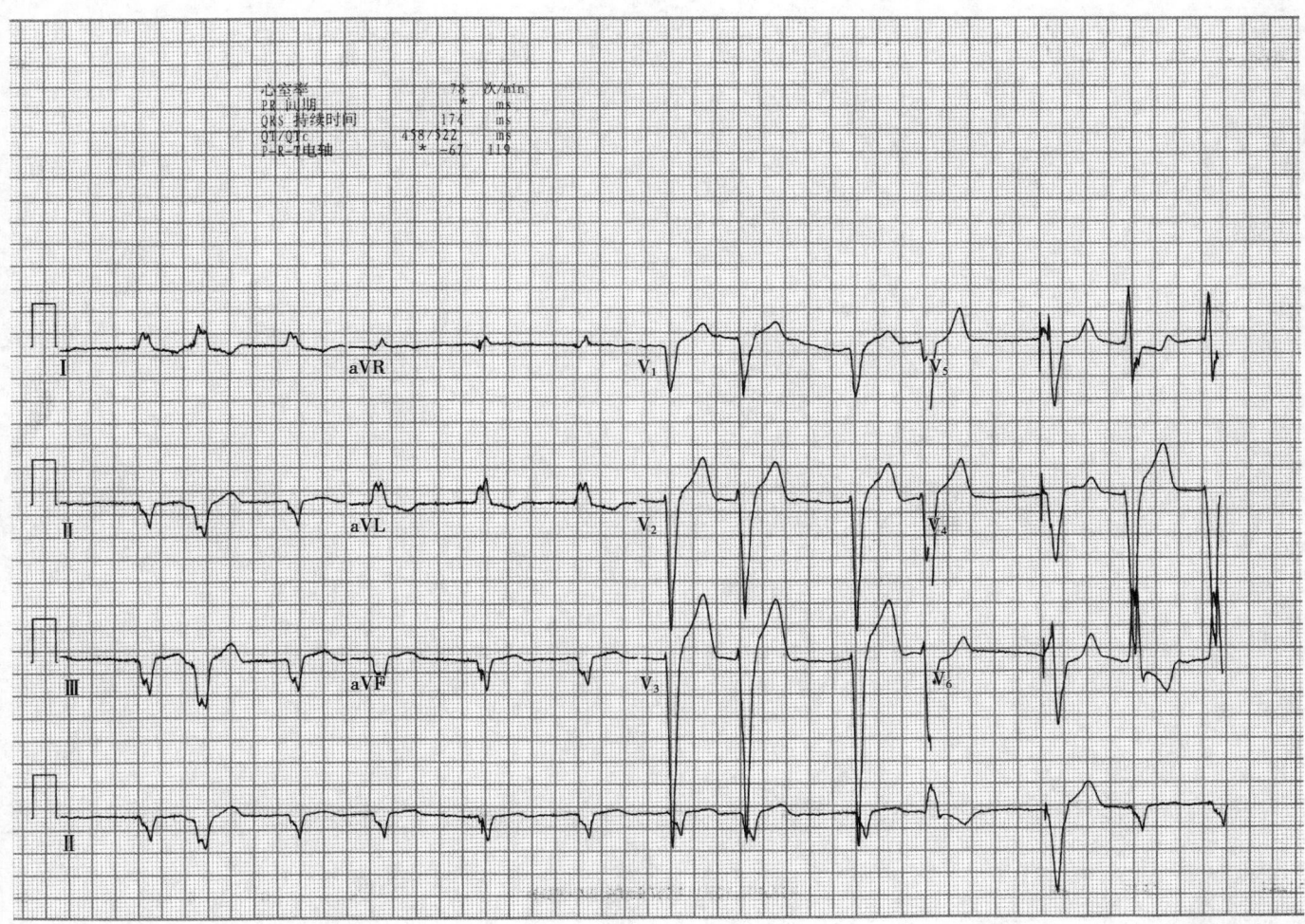

图 2 心房颤动,RR 间期不匀齐,心室率 78 次 /min,QRS 波群时限 174ms,QRS 电轴 −67°,QT/QTc 间期 458/522ms,Ⅱ导联倒数第 4 个 QRS 波群室性期前收缩,倒数第 3 个 QRS 波群心室起搏。

诊断: 心房颤动,完全性左束支传导阻滞,室性期前收缩,心室起搏。

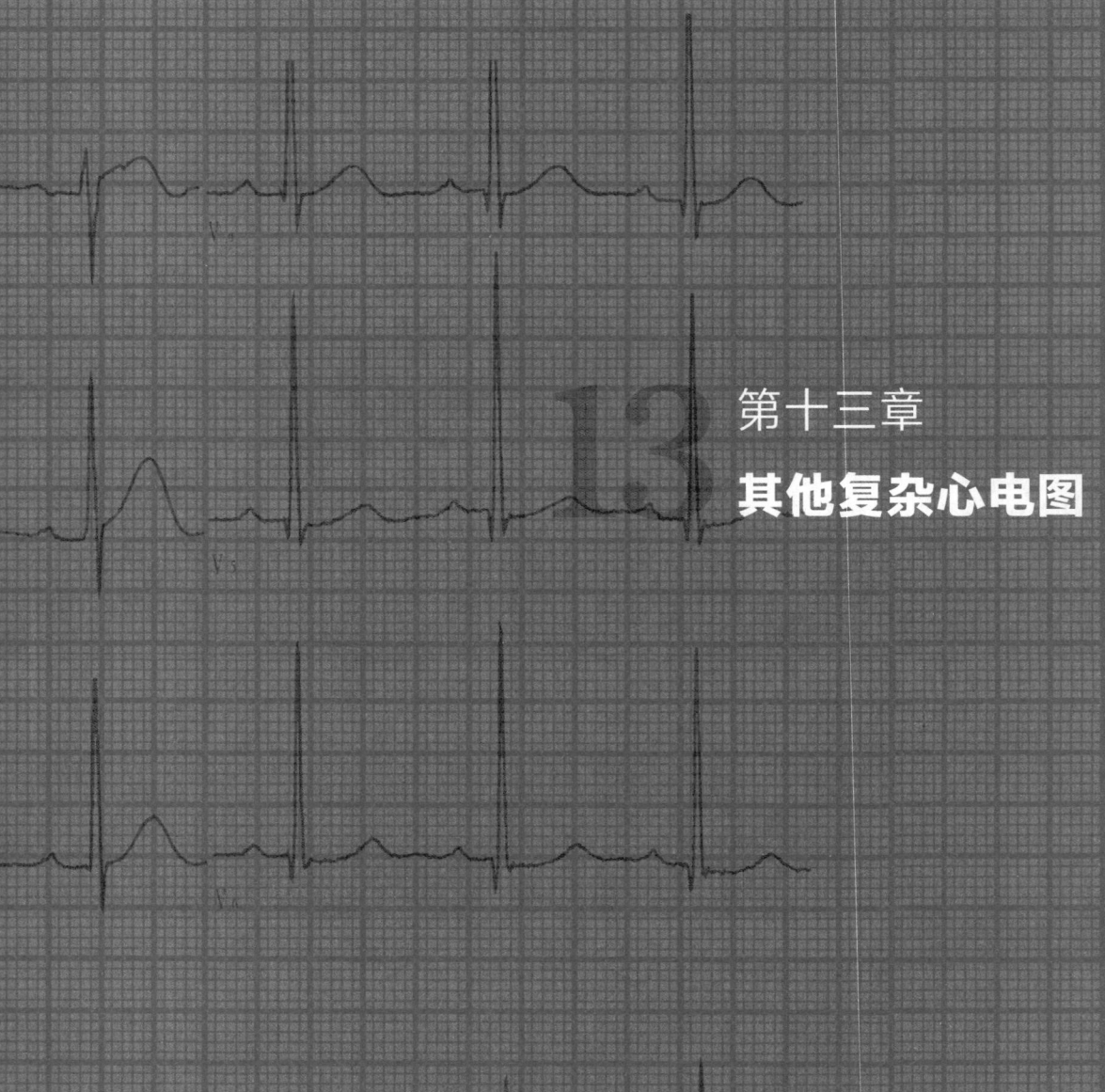

13 第十三章

其他复杂心电图

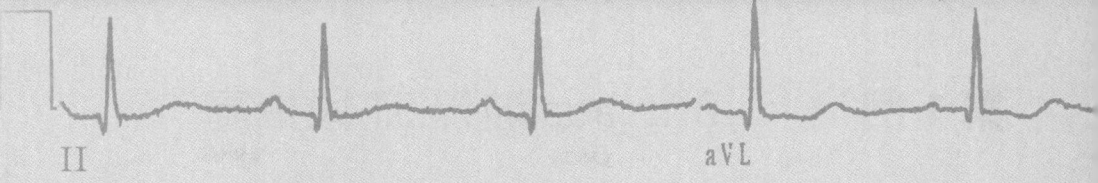

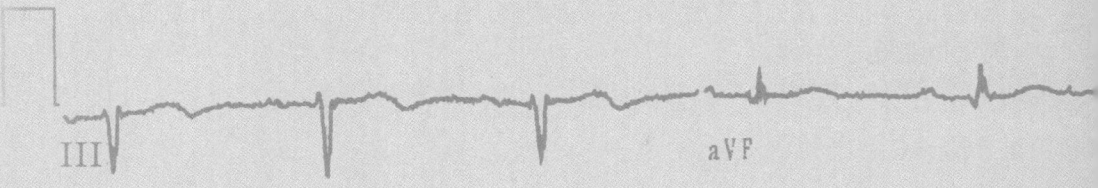

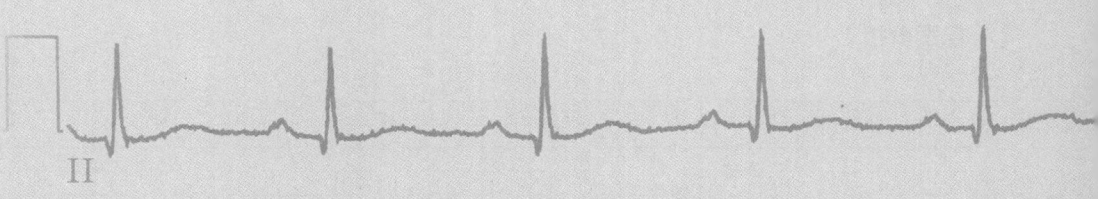

第1例 | Brugada 波伴 ST 段抬高

【临床资料】

男性，35 岁，因 "高处坠落后右髋关节部疼痛，活动受限 5h" 入院。骨折复位术前查心电图。

临床诊断：T 波高耸，Brugada 波。

【心电图分析】

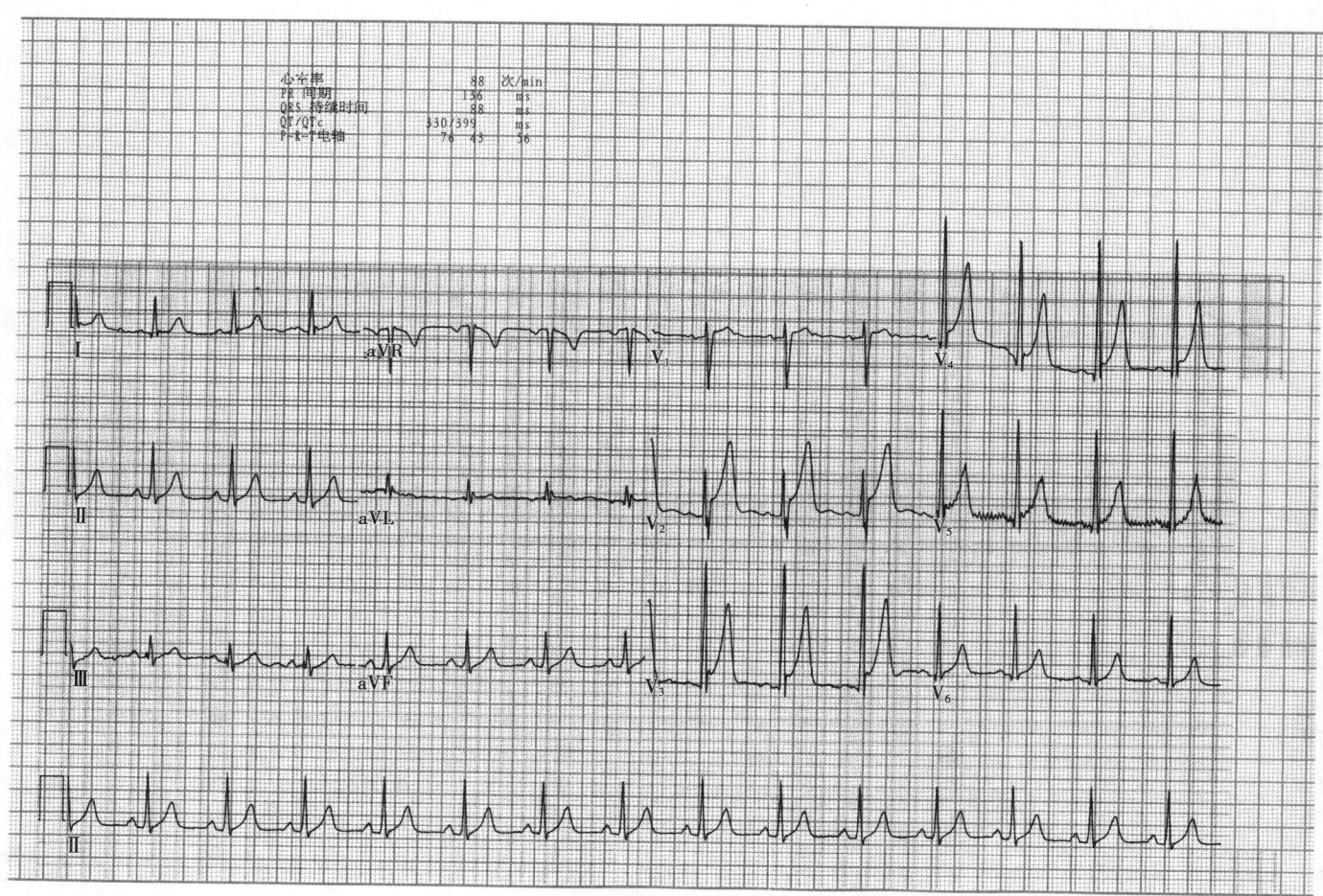

图 1 窦性心律，心率 88 次 /min，QRS 波群时限 88ms，QRS 电轴 43°，QT/QTc 间期 330/399ms。ST 段：$V_2 \sim V_4$ 导联抬高 0.20 ~ 0.40mV。T 波：$V_2 \sim V_4$ 导联高耸，振幅 1.5 ~ 1.75mV。

诊断：窦性心律，ST 段抬高（前壁），T 波高耸。

【点评】

Brugada 波是指右胸导联出现类似右束支传导阻滞、ST 段下斜型抬高及 T 波倒置。在 V₂ 导联上一肋间 Brugada 波最典型。1992 年由 Brugada 两兄弟首先报道。有多形性室性心动过速 - 心室颤动发作，称为 Brugada 综合征。本例患者无室性心动过速发作史，家族中又无猝死的患者，无明确的器质性心脏病证据，诊断为 Brugada 波（Ⅰ型）。发病率约为 5/1 万，男女比例（8~10）：1，*SCN5A* 基因突变见于 30% 病例，2014 年增加到 6 个基因，目前已达 20 个。正常描记的 V₂~V₄ 导联 ST 段重度抬高，T 波高耸，因无明显原因可查，不除外正常变异或早期复极。

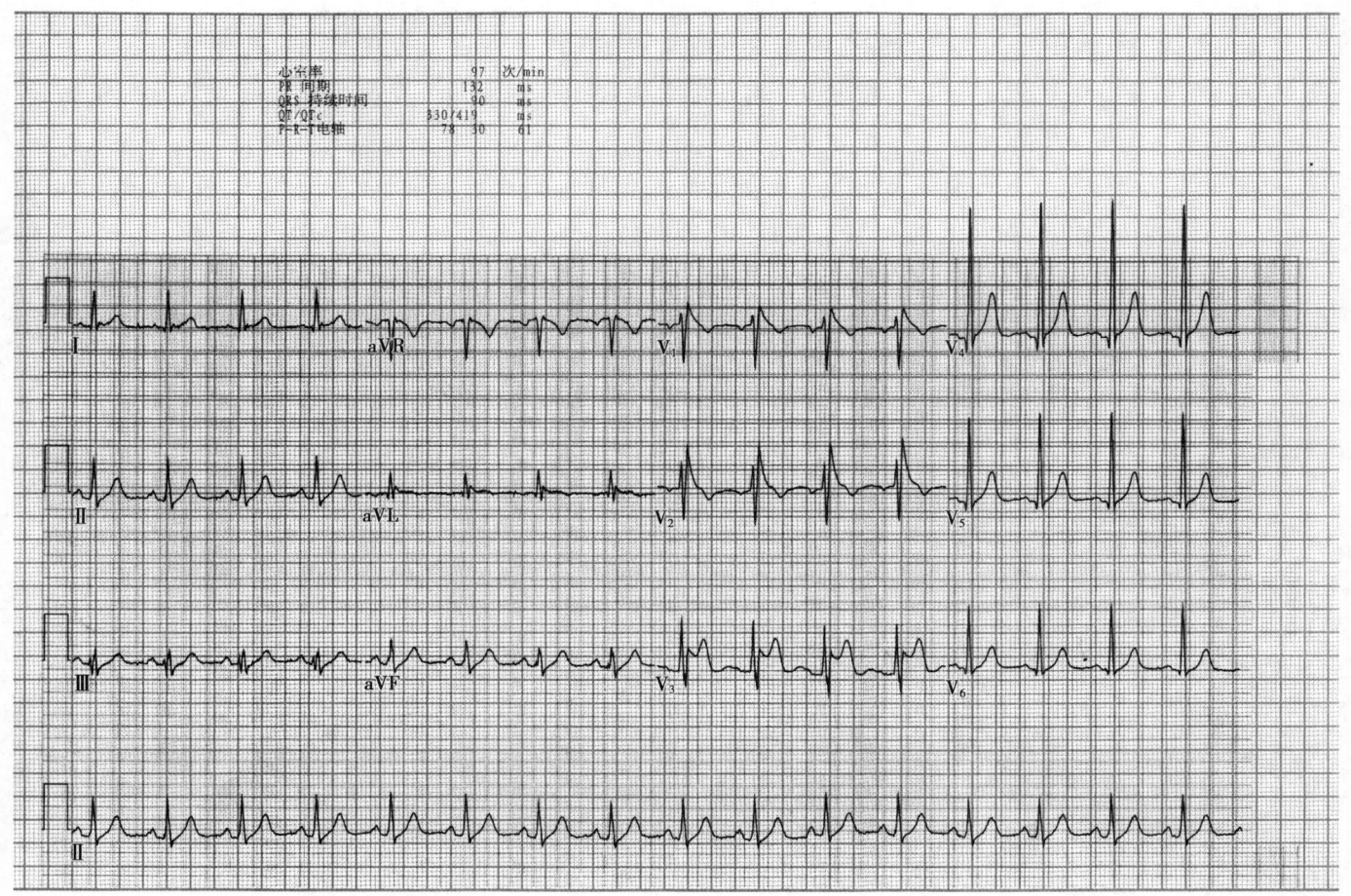

图 2　V₁~V₆ 导联为上一肋间导联心电图；V₁ 导联由 rS 型转为 rSr′ 型，V₂ 导联由 RS 型转为 RSR′ 型，V₃~V₆ 导联 R 波幅度降低。V₁、V₂ 导联 R′ 波含有 Brugada 波。ST 段：V₂ 导联抬高 0.15mV，V₃ 导联抬高 0.375mV。T 波：V₁、V₂ 导联转倒置，V₃、V₄ 导联幅度降低。QRS 电轴 30°。

诊断：窦性心律，Brugada 波。

第 2 例　Brugada 波上一肋间最典型

【临床资料】

男性, 45 岁, 健康查体时发现心电图异常。　　　　　　　　　　**临床诊断:** Brugada 波。

【心电图分析】

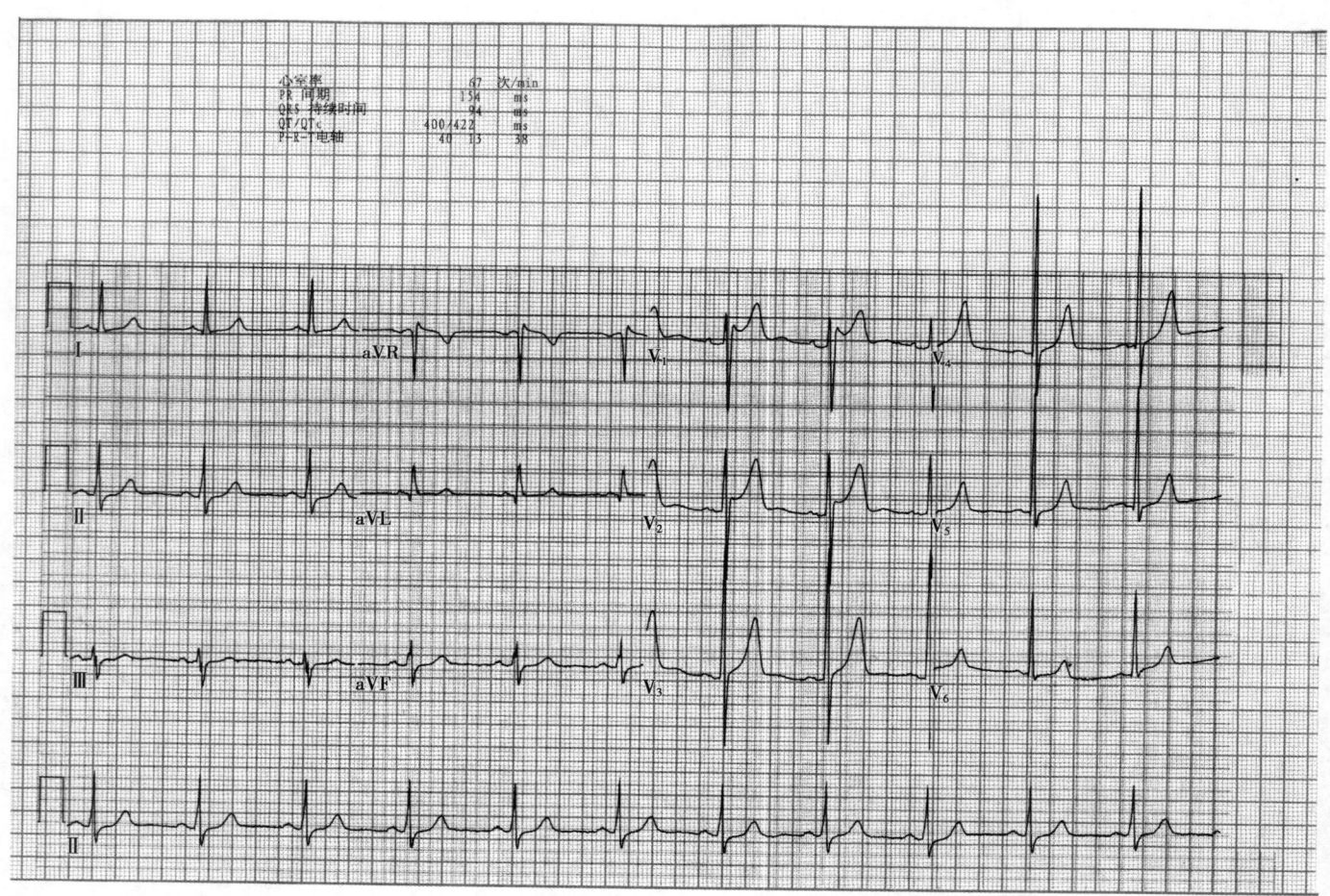

图 1　窦性心律, 心率 67 次 /min, PR 间期 154ms, QRS 波群时限 94ms, QRS 电轴 13°, QT/QTc 间期 400/422ms。V₁ 导联出现 J 波, ST 段: V₁、V₂ 导联抬高 0.30mV。　　**诊断:** 窦性心律, ST 段抬高 (V₁、V₂ 导联)。

【点评】

典型的 Brugada 波心电图表现为右胸导联出现的大 J 波, 以 V₂ 导联上一肋间最典型, ST 段最典型, ST 段上斜型下降, T 波倒置。酷似右束支传导阻滞心电图改变。与右束支传导阻滞不同点在于: 无右束支传导阻滞的其他特点, I 、aVL、V₅、V₆ 导联 S 波不宽, 右胸导联 ST 段抬高在 V₁、V₂ 导联, J 波在 V₂ 导联为著, 应注意鉴别诊断。本例与一般病例不同, Brugada 波在 V₁′ 导联最典型。

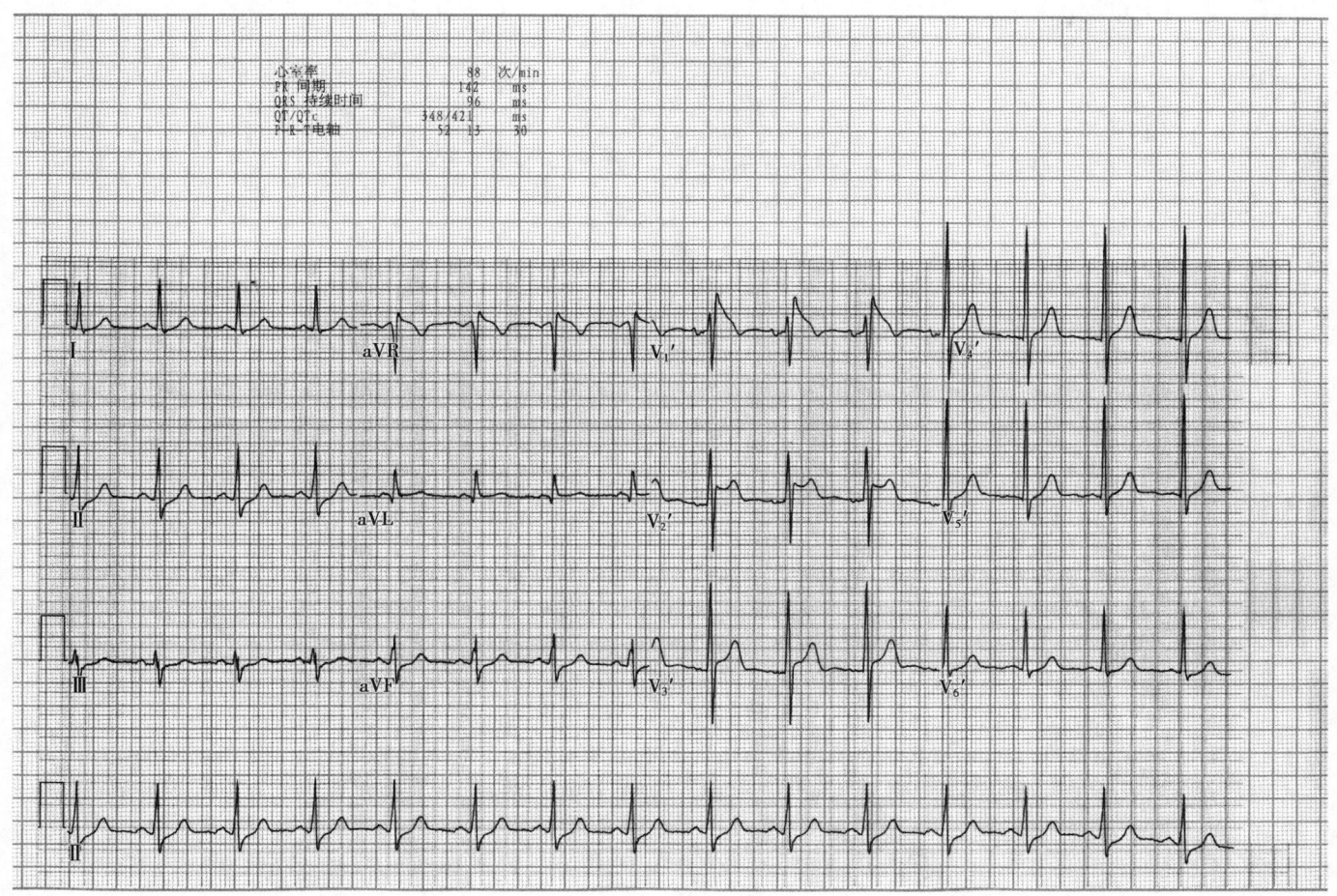

图 2 心电图肢体导联波形不变。加做 V₁～V₆ 导联上一肋间, QRS 波群振幅降低, V₁′ 导联出现大 J 波, ST 段上斜型压低, T 波倒置。V₂′ 导联 ST 段抬高 0.30mV。

诊断: 窦性心律, Brugada 波。

【临床资料】

男性, 40 岁, 肺癌伴胸膜转移, 多发骨转移, 阻塞性肺炎, 双侧胸腔积液。

【心电图分析】

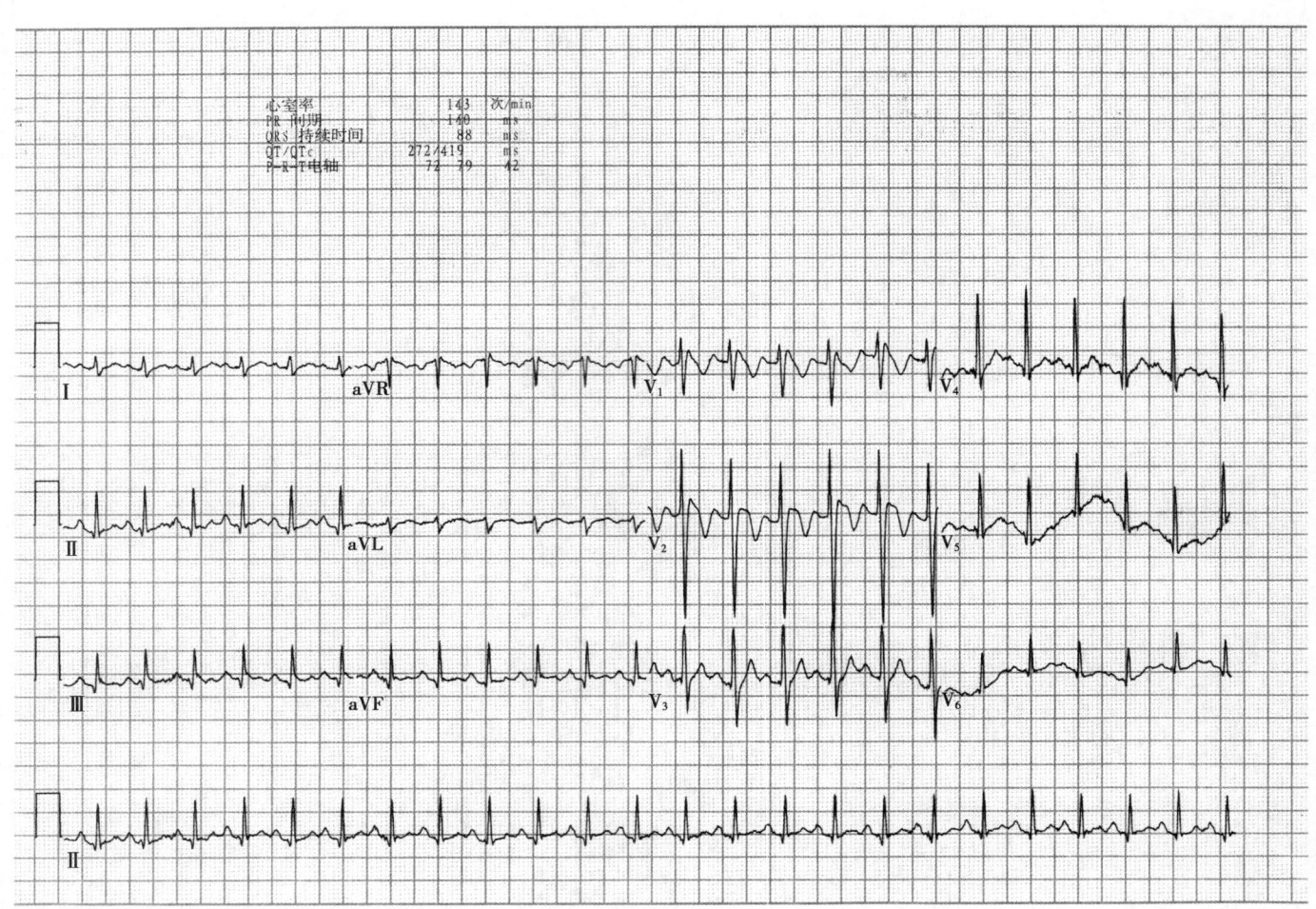

图 1 常规 12 导联心电图: 窦性心动过速, 心率 143 次 /min, PR 间期 140ms, QRS 波群时限 88ms, QT/QTc 间期 272/419ms, V₁ 导联出现 Brugada 波。T 波: Ⅱ、Ⅲ、V₅、V₆ 导联低平。　　**诊断:** 窦性心动过速, Brugada 波。

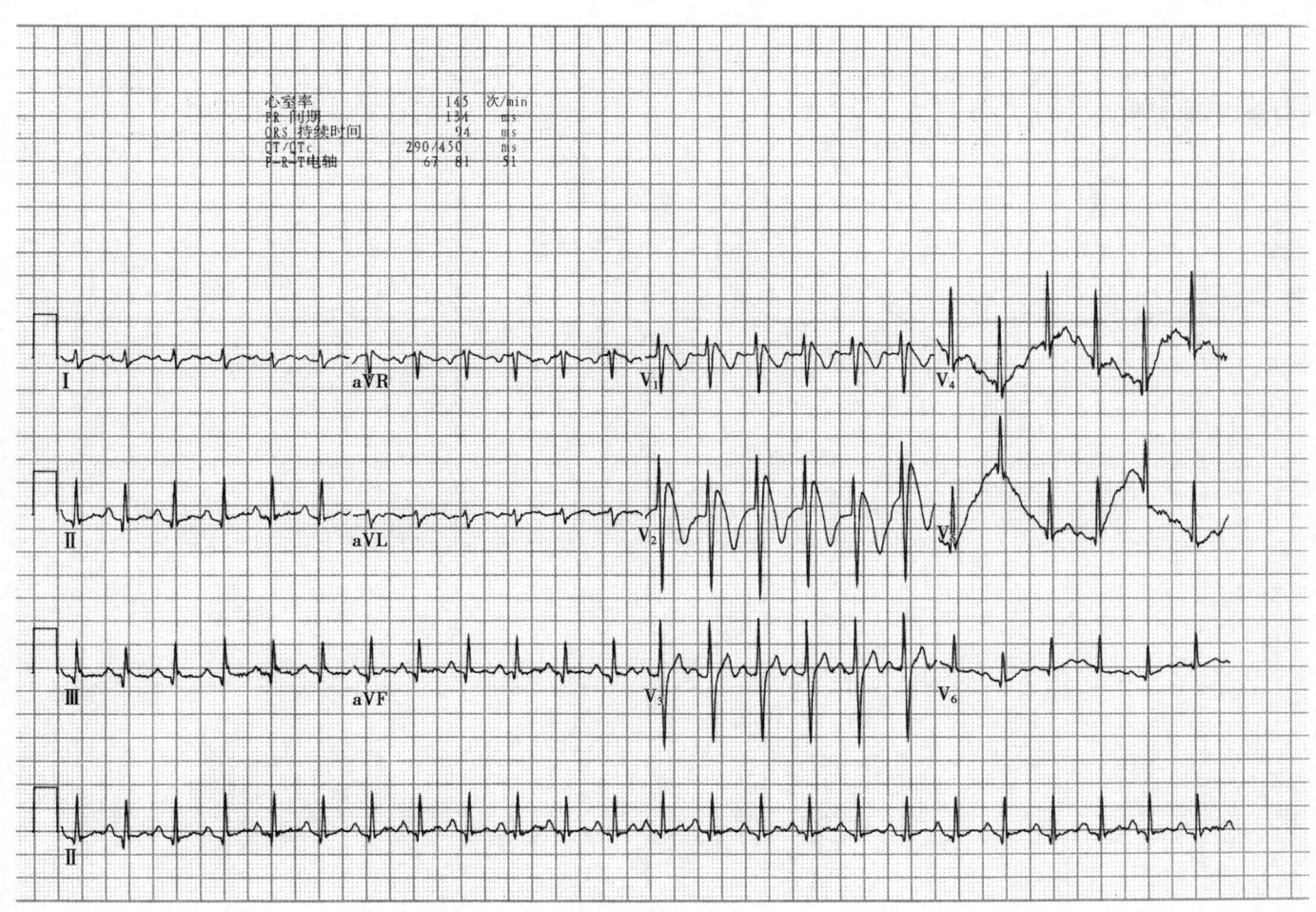

心室率		145	次/min
PR 间期		134	ms
QRS 持续时间		94	ms
QT/QTc	290/450		ms
P-R-T电轴	67 81	51	

图 2　$V_1 \sim V_3$ 导联上一肋间心电图，V_2 导联上一肋间 Brugada 波振幅 0.7mV，时限 120ms。

诊断：窦性心动过速，Brugada 波，T 波低平。

第 4 例 | 等频干扰性房室分离

【临床资料】

男性，90 岁，因 "间断头晕、晕厥 1 年，再发加重 1 个月" 入院。既往高血压病史 40 年，冠心病病史，CABG 术后 16 年。查体：血压 187/97mmHg，身高 160cm，体重 72kg，BMI 28.1kg/m²。血生化检查显示肌钙蛋白 T 2.012ng/ml，CK 92.9U/L，CK-MB 定量测定 2.52ng/ml，肌红蛋白定量 70.2ng/ml，钙 2.21mmol/L，钾 3.88mmol/L，镁 0.95mmol/L。超声心动图显示左心房扩大，室间隔增厚，二尖瓣轻度反流，左室舒张功能减低。

【动态心电图分析】

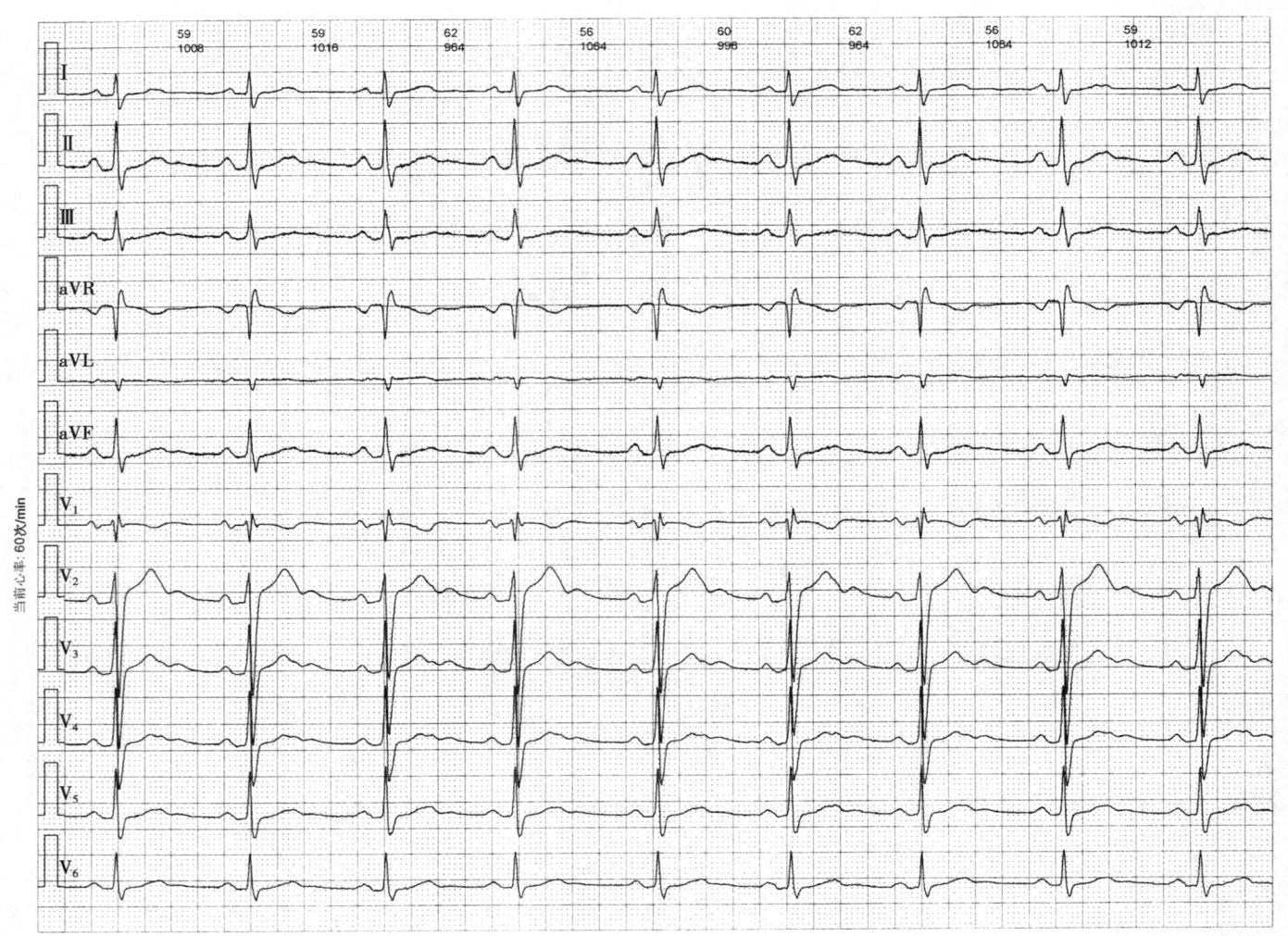

图 1 窦性心律，心率 60 次 /min，PR 间期 0.20s，QRS 波群时限 0.10s，V₁ 导联呈 rsr′ 型，局限性右束支传导阻滞。QT 间期 0.44s。T 波：V₄~V₆ 导联切迹。

诊断： 窦性心律，局限性右束支传导阻滞。

临床诊断: 冠状动脉粥样硬化性心脏病, CABG 术后, 高血压 3 级(极高危), 胸主动脉瘤。

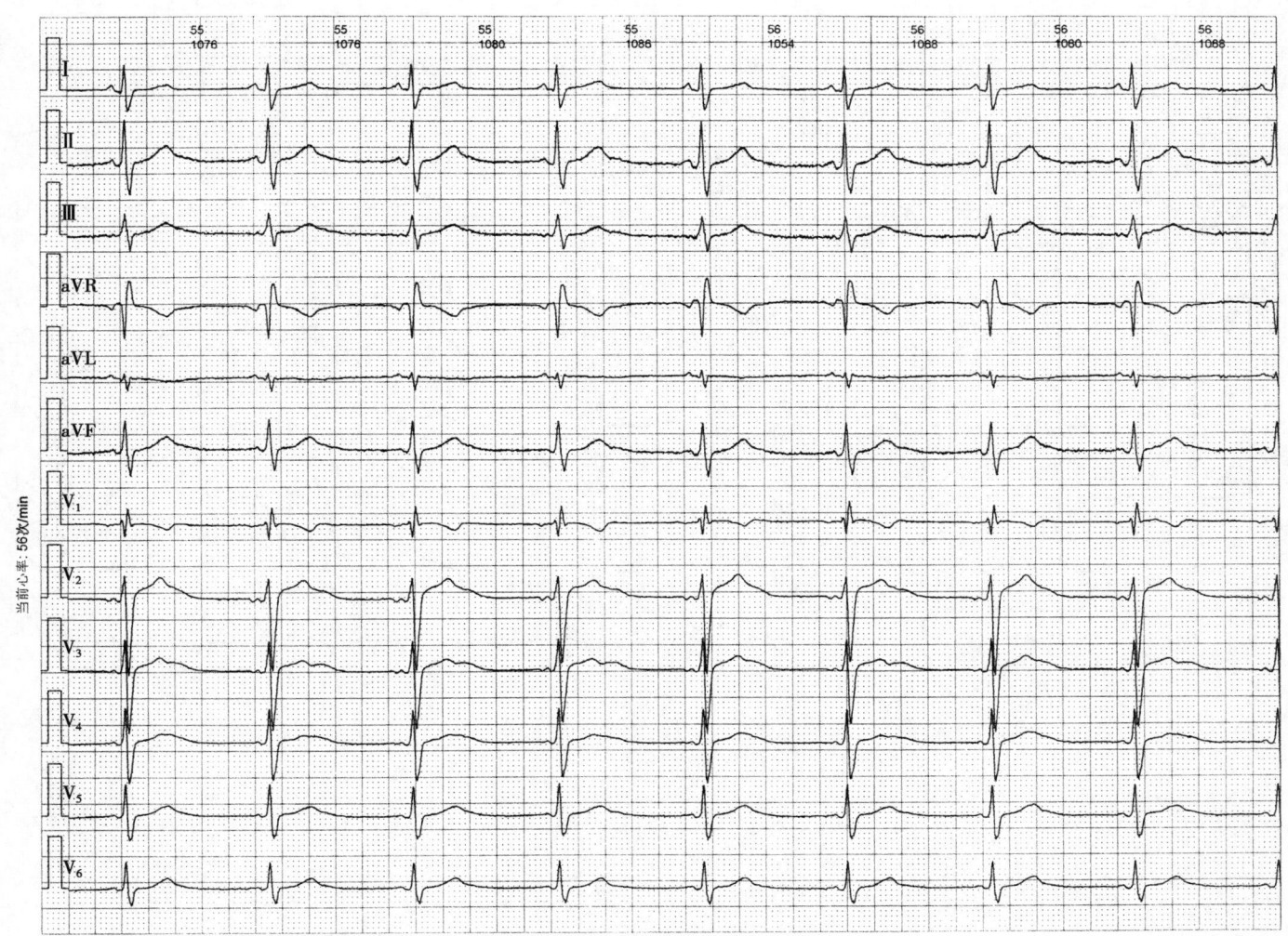

图 2　窦性心动过缓, 心率 56 次 /min, PR 间期 0.09s, QRS 波形与图 1 相同, 考虑交界性心律。

诊断: 窦性心动过缓, 交界性心律, 等频干扰性房室分离。

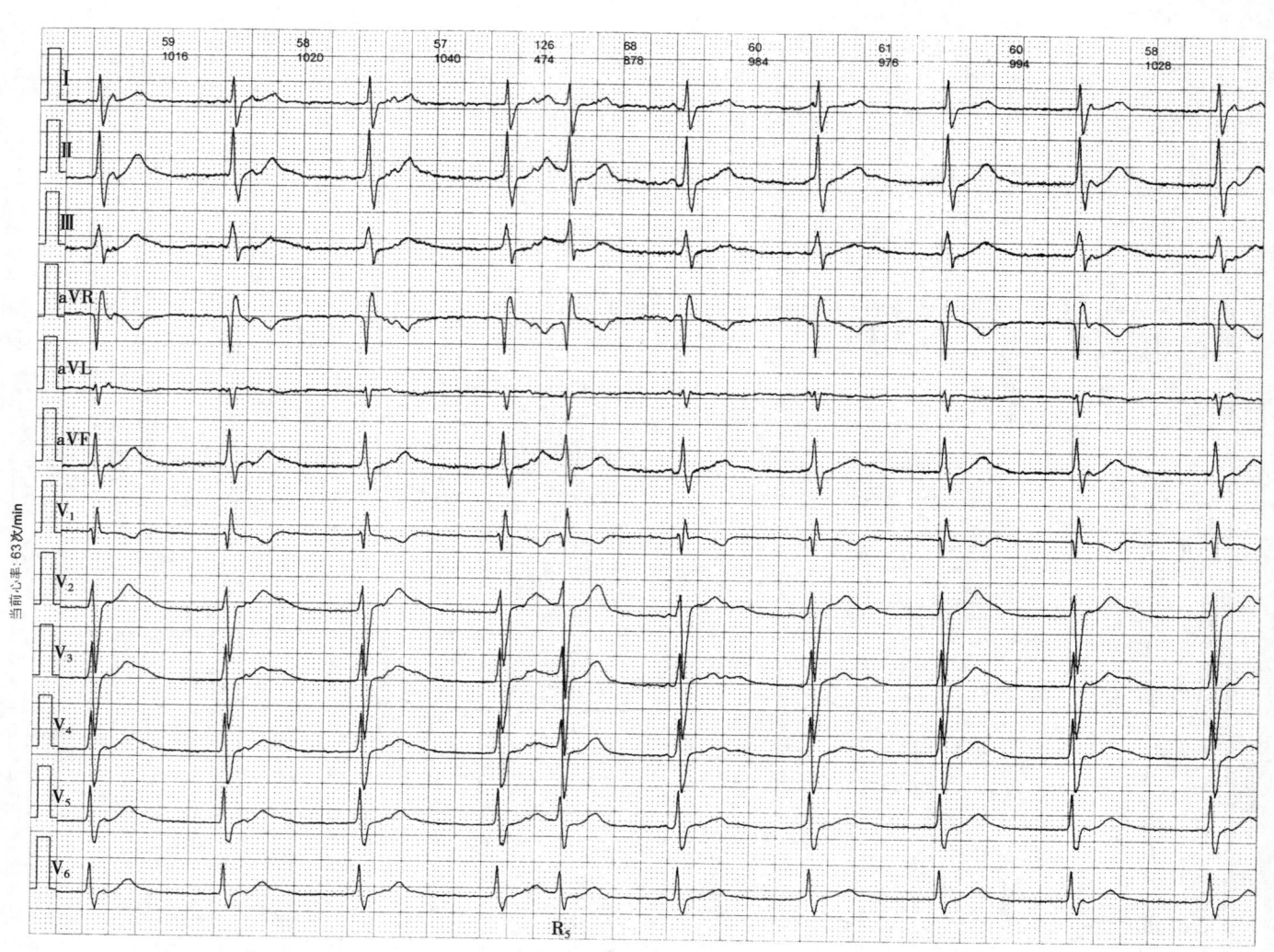

图 3 窦性 P 波规律出现,心房率 58 次 /min。R₅ 是窦性激动夺获心室,其余 RR 间期匀齐, P 波与 R 波无关系,波形与窦性 QRS 波形相同,心室率 60 次 /min。

诊断: 窦性心动过缓,交界性心律,窦 – 室夺获,不完全性右束支传导阻滞。

【点评】

图 1 窦性心律, PR 间期 0.20s,问题是图 2 中 PR 间期仅为 0.09s, P 波与 R 波有关系吗? 这种现象在动态心电图上持续时间较长,保持短 PR 间期的关系,随着心房率与心室率有差别以后,显露出 P 波与 R 波无关系。图 2 的解释是窦性心律、交界性心律,因有心室夺获,显示出非等频干扰性房室分离。

【临床资料】

男性,63 岁,因 "发现高血压 1 天" 入院。查体:血压 195/90mmHg,身高 170cm,体重 74kg,BMI 25.6kg/m²。超声心动图显示室间隔增厚,三尖瓣轻度反流,主动脉瓣重度狭窄,左室舒张功能轻度减低。

临床诊断:高血压,高脂血症。

【动态心电图分析】

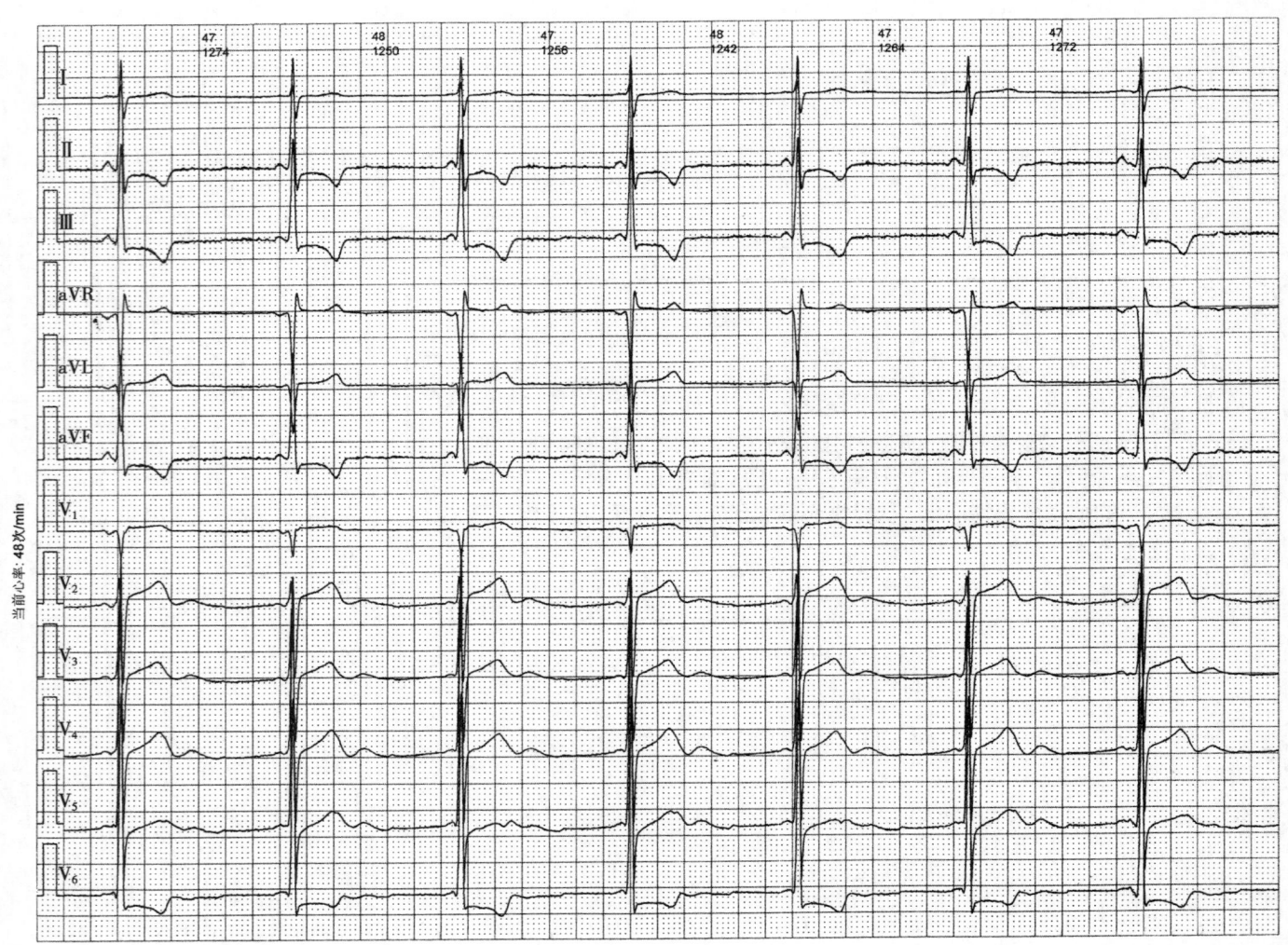

当前心率:48次/min

图 1 窦性 P 波规律出现,心房率 47 次 /min。QRS 波群具有以下特点:①QRS 波群时限 0.09s;②RR 间期匀齐;③PR 间期不固定,在 0.08~0.12s;④心室率 47 次 /min;⑤ST 段:Ⅱ、Ⅲ、aVF、V₅、V₆ 导联压低 0.10~0.25mV;⑥T 波:Ⅱ、Ⅲ、aVF、V₆ 导联倒置,aVR 导联直立。V₅、V₆ 导联 R 波高电压。

诊断:窦性心动过缓,交界性逸搏心律,干扰性房室分离,ST 段压低(下侧壁),T 波倒置(下侧壁),左心室高电压。

【点评】

1. 图 1 中窦性 P 波频率与交界性 QRS 波群频率几乎相等, PR 间期短又不固定, P 波与 R 波无关系, 窦性激动到达房室结时, 正处于交界性心律所致的绝对不应期, 不能下传心室, 形成干扰性房室分离。图 2 中窦性频率高于交界性心律的频率以后, 窦性激动夺获心室, 交界性心律被抑制。上述表明, 交界性心律没有传入性保护机制。

2. 本例交界性逸搏心律的 QRS-T 波形与窦性 QRS-T 波形有所不同, 表现为 Ⅱ、Ⅲ、aVF 导联较为明显, 交界性 R 波增高, S 波减浅, ST 段压低的程度明显, T 波倒置深。有学者称这种现象是交界性心律伴非时相性心室内差异传导, 其学说包括: ①偏心学说, 认为起搏点在交界区的一侧, 不在交界区中心, 激动下传心室, 引起左、右束支及其分支非同步除极, 产生了变形的 QRS 波群; ②起搏点在高位室间隔, 实际上属于室性心律。

3. 能否从交界性心律中诊断左心室高电压、ST-T 改变, 在不伴有非时相心室内差异传导的交界性心律中诊断可以, 从伴有非时相性心室内差异传导的交界性心律中诊断左心室高电压、ST-T 改变应慎重。本例窦性心搏中就有左心室高电压、ST-T 改变, 患者有高血压、室间隔肥厚, 属于异常心电图, 符合左心室肥大心电图改变。

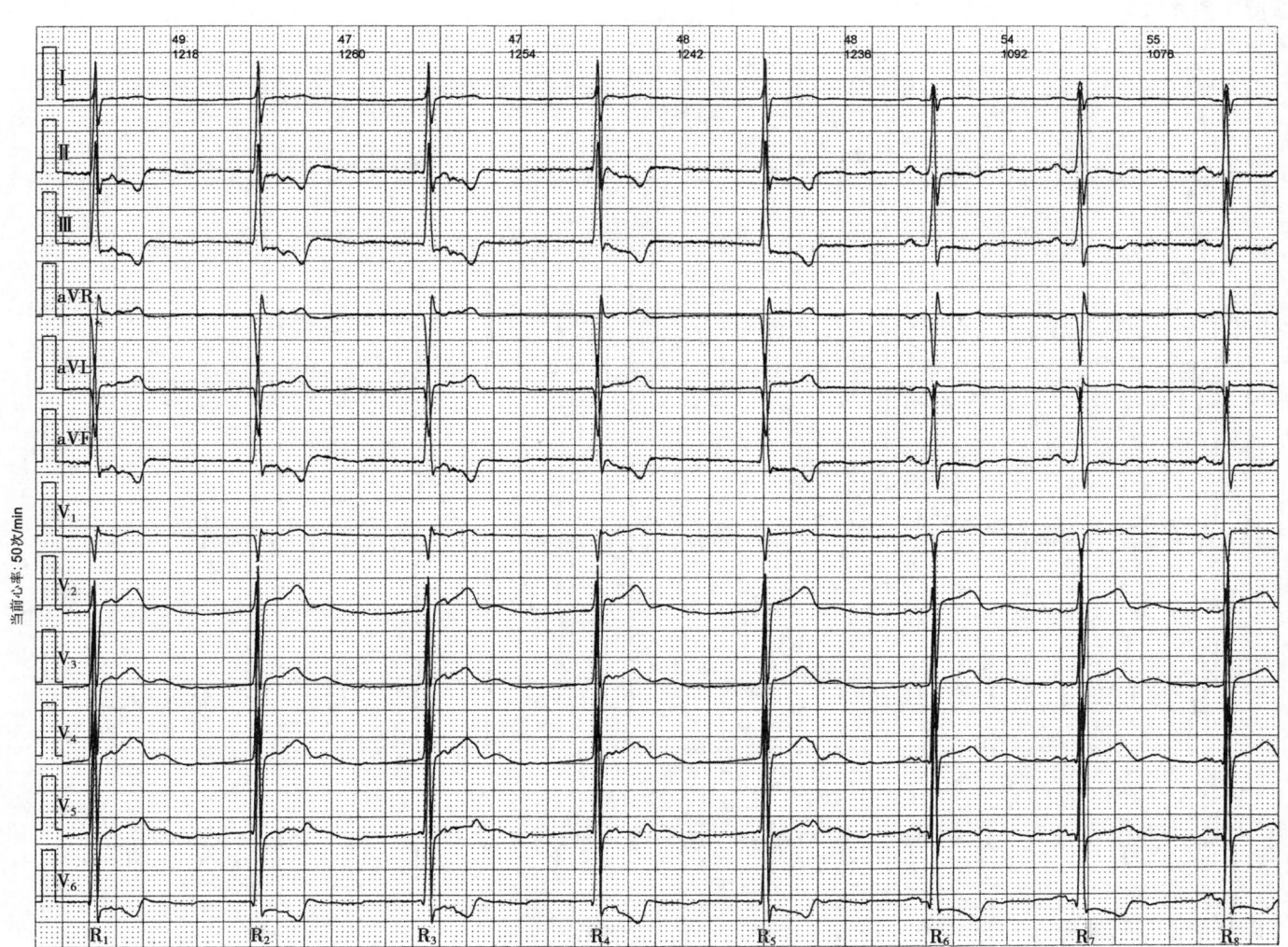

图 2 R₁~R₅ 为交界性逸搏心律。窦性 P 波夺获了 R₆、R₇ 与 R₈。窦性 PR 间期 0.18s, R₁、R₄ 之后的 P 波直立, 窦性 P 波因干扰未下传心室。R₂ 之后的 P⁻ 波是倒置的, 交界性逆行 P⁻ 波。R₃ 之后的心房波, 提示窦性激动与交界性逆行心房传导而来的激动共同引起心房除极, 产生房性融合波。

诊断: 窦性心动过缓, 交界性逸搏心律, 不完全性干扰性房室分离, 左心室高电压, ST 段压低与 T 波倒置(下侧壁)。

第6例 ｜ 肺动脉栓塞心电图

【临床资料】

男性,27岁,因"胸闷、胸痛、气短2年"入院。查体:血压122/92mmHg,身高162cm,体重79kg,BMI 28.3kg/m²;左下肢皮肤颜色发黑。CT显示下腔静脉血栓、肺动脉栓塞、肺动脉高压。右心导管检查显示右心房压13/12/12mmHg,右心室压76/3/11mmHg,肺动脉压118/43/71mmHg,肺毛细血管楔压5/6/5mmHg;氧饱和度,主动脉99.9%,肺动脉69.6%,右心室72%,右心房63.8%。

临床诊断: 肺栓塞,下腔静脉栓塞,慢性血栓性肺动脉高压。

【心电图分析】

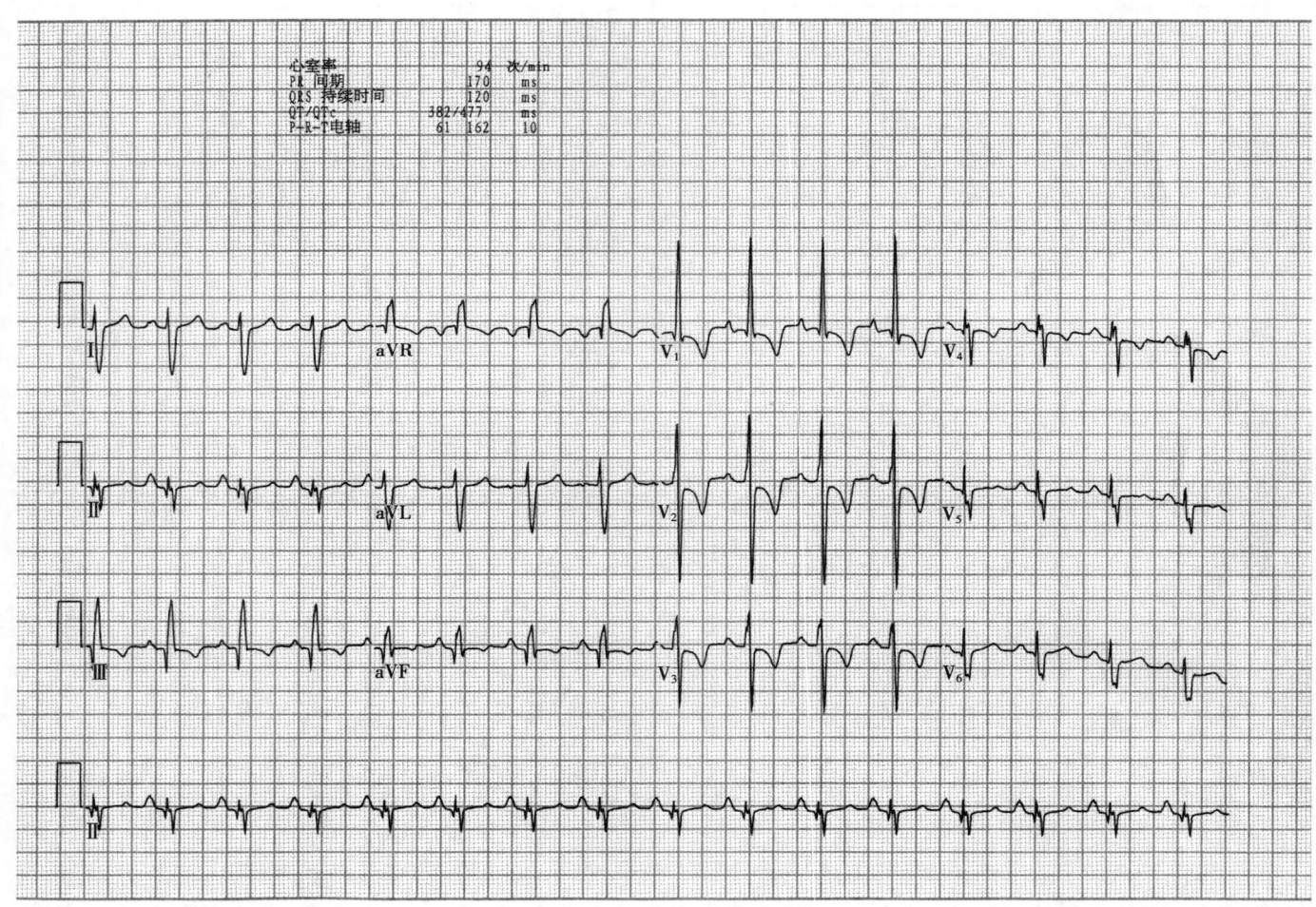

图1 窦性心律,心率94次/min,PR间期170ms,QRS波群时限120ms,QRS电轴162°,R_{aVR} = 0.65mV,V_1导联呈qRs型,R_{V_1} = 2.1mV,V_5、V_6导联S波增深,右心室肥大。Ⅲ、aVF导联q波增深。ST段:V_1~V_4导联压低0.10~0.20mV。T波:Ⅲ、aVF、V_1~V_4导联倒置。QT/QTc间期382/477ms。

诊断: 窦性心律,右心室肥大,不完全性右束支传导阻滞,符合肺动脉栓塞心电图改变。

【点评】

慢性血栓性栓塞肺动脉以后,肺动脉狭窄或闭塞,肺血管阻力增加,肺动脉压升高,引发右心室肥大,心电图表现为 QRS 电轴右偏,Ⅰ、V₅、V₆ 导联 S 波增深,aVR、V₁ 导联 R 波增高,Ⅲ、aVF 导联出现 q 波,右胸导联 ST段压低,T 波倒置。本例除具有上述特征以外,S_I、q_Ⅲ、T_Ⅲ 持续存在,随病情进展,肺动脉阻力进行性增高,右胸导联 R 波增大,T 波倒置增深。结合临床超声心动图、CT、心导管检查资料,对判断肺动脉栓塞的诊治情况及进展有一定价值。

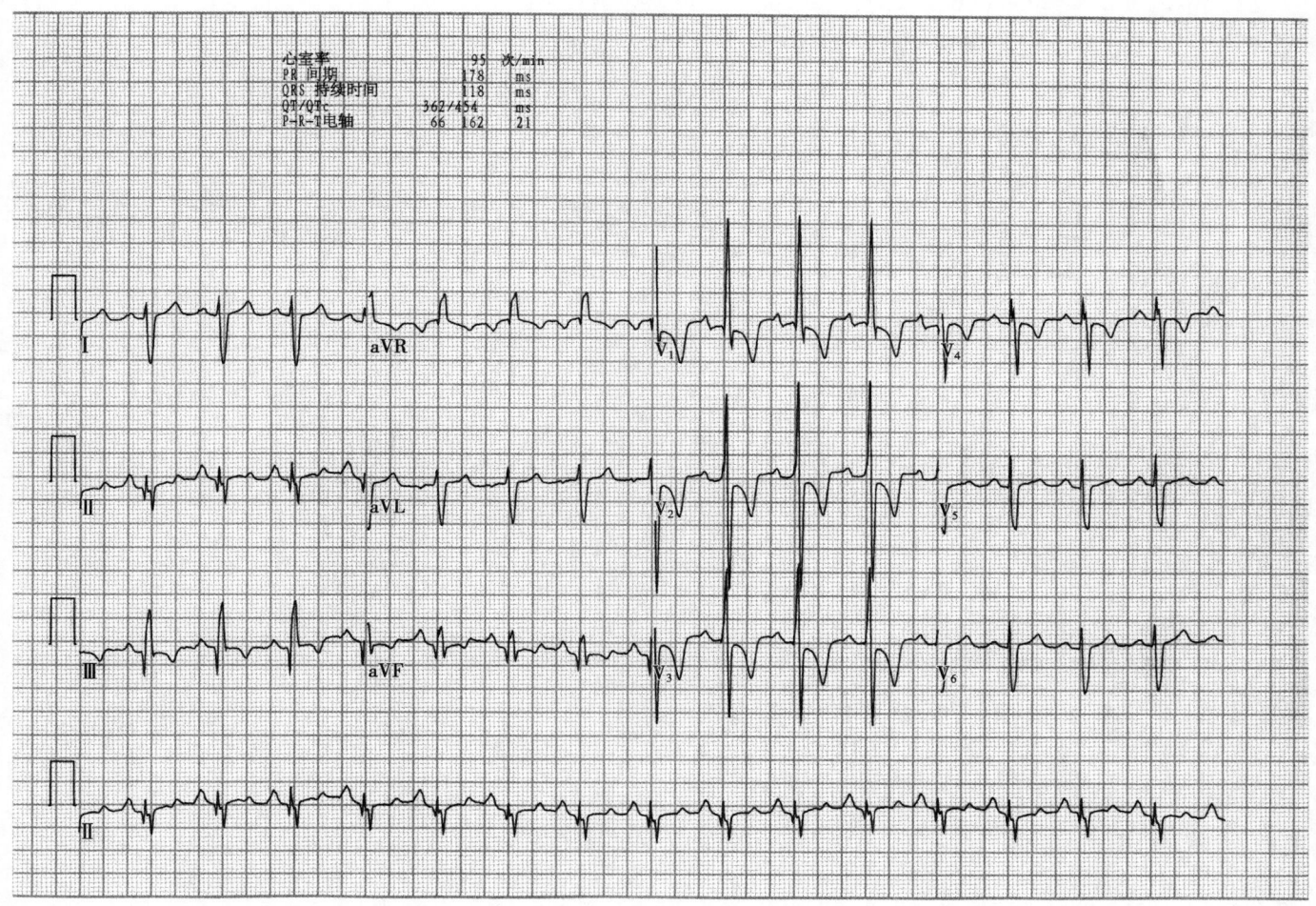

心室率	95	次/min
PR 间期	178	ms
QRS 持续时间	118	ms
QT/QTc	362/454	ms
P-R-T电轴	66 162	21

图 2　记录于图 1 后 4 个月,与图 1 比较:V₁~V₆ 导联 QRS 波群振幅增大,V₁~V₄ 导联 T 波倒置增深。

诊断: 窦性心律,右心室肥大,右束支传导阻滞,q 波增深(Ⅲ、aVF 导联),T 波倒置,符合肺动脉栓塞心电图改变。

急性肺栓塞心电图——T波深倒置

【临床资料】

女性，50岁，因"间断性活动后胸闷、气短2年"入院。2年前因急性肺栓塞在当地医院接受治疗。住院期间突发胸痛、胸闷、大汗。查体：血压109/74mmHg。超声心动图显示右心房增大，三尖瓣中度反流，肺动脉高压。血浆D-二聚体测定0.78μg/ml。肌钙蛋白T 0.008ng/ml，CK 69.5U/L，乳酸脱氢酶164.5U/L，肌红蛋白定量21ng/ml，CK-MB定量测定1.81ng/ml，脑利钠肽前体1 178pg/ml。肺CT显示急性肺栓塞。

临床诊断： 慢性肺栓塞，再发急性肺栓塞，肺动脉高压。

【心电图分析】

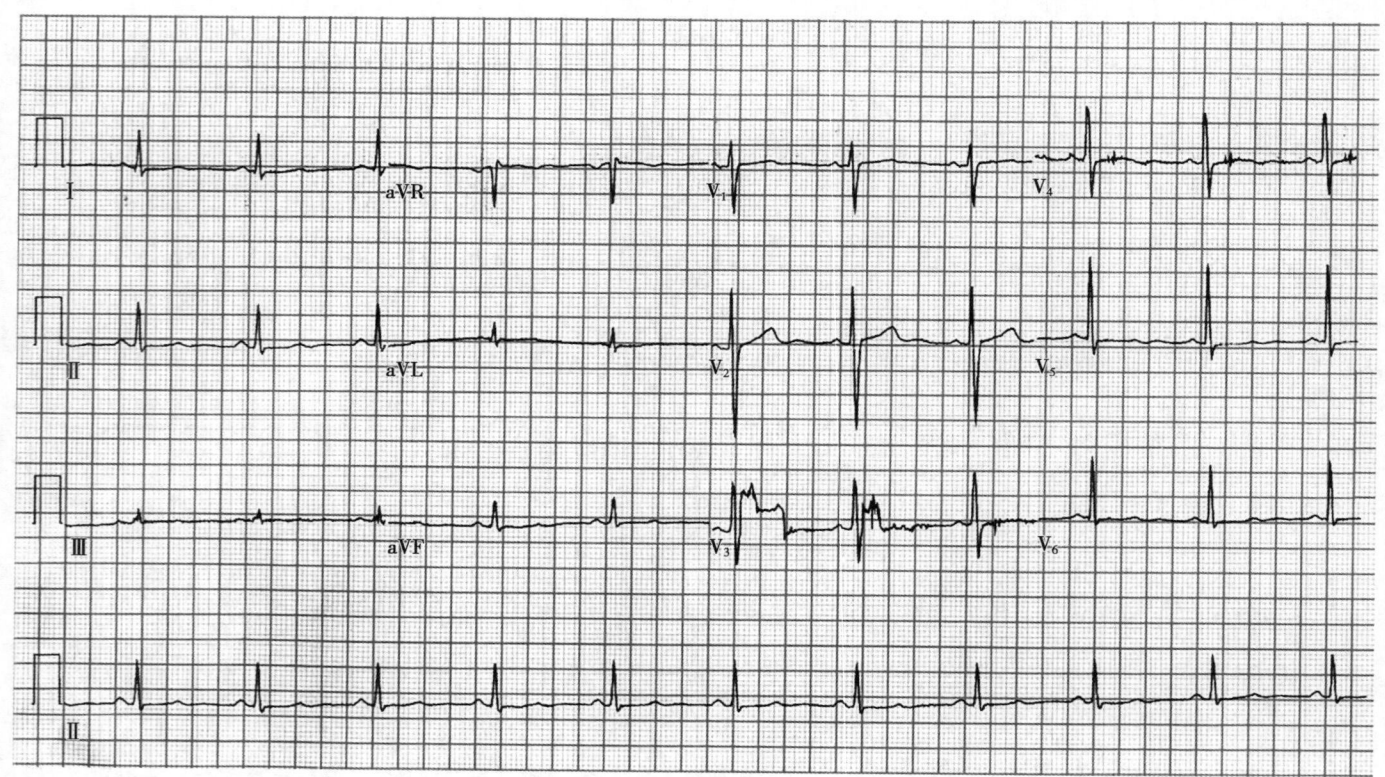

图1 入院时心电图：窦性心律，心率65次/min，PR间期140ms，QRS波群时限90ms，QT/QTc间期440/417ms，QRS电轴44°。T波：Ⅰ、Ⅱ、aVF、V₄~V₆导联低平，V₃、V₄导联有干扰与伪差。

诊断： 窦性心律，T波低平（下壁、前壁及前侧壁）。

【点评】

这是一例住院期间突发胸闷、胸痛患者的心电图,根据图 2 与图 1 比较,心电图 V₁~V₄ 导联 ST 段压低,T 波倒置深,Ⅲ 导联低平转倒置,结合肺 CT、心肌酶、血浆 D- 二聚体测定,提示急性肺栓塞心电图,如果不这样提示,只提 ST 段压低及 T 波倒置,就不足以引起临床警觉,也就失去了心电图的价值。右胸导联 ST 段压低,T 波倒置,T 波增宽,QT/QTc 间期延长,Ⅲ 导联 T 波转为倒置,反映了右心室负荷增重及右室心肌缺血,右胸导联 ST 段压低的程度越重,T 波倒置越深,肺栓塞引起的右心室缺血扩大越显著。

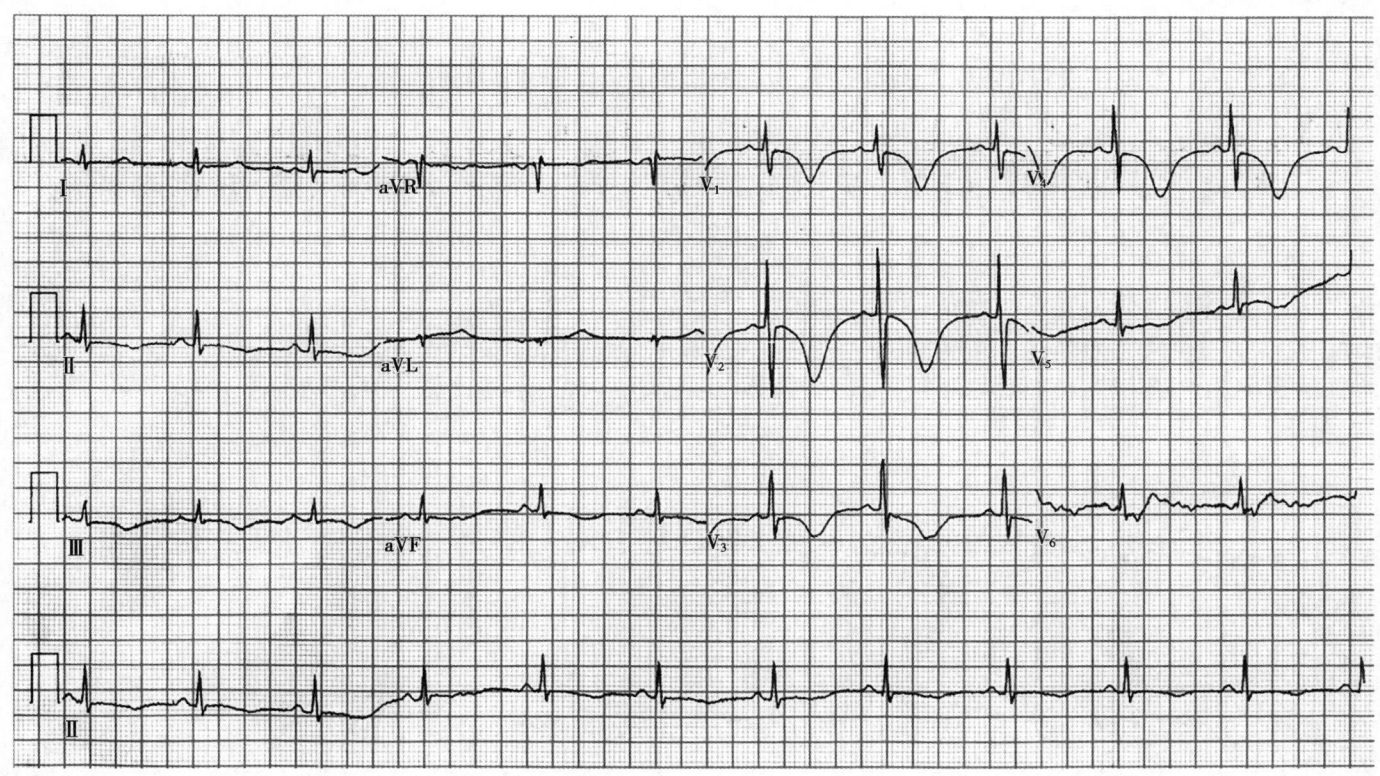

图 2 突发急性胸痛、胸闷时心电图:窦性心律,心率 64 次 /min,PR 间期 144ms,QRS 波群时限 90ms,QT/QTc 间期 548/579ms,QRS 电轴 67°。与图 1 比较,ST 段:V₁~V₅ 导联压低 0.05~0.15mV。T 波:V₁~V₄ 导联倒置 0.50~1.0mV,Ⅰ、aVL 导联转为直立,Ⅱ、Ⅲ、aVF 导联转为倒置,T 波增宽。

诊断:窦性心律,ST 段压低(前间壁及前壁),T 波倒置深(前间壁及前壁),T 波增宽,QT/QTc 间期延长,结合临床提示急性肺栓塞心电图。

第 8 例　结缔组织相关性肺动脉高压致右心房与右心室增大

【临床资料】

女性，38 岁，因 "发作性胸闷 2 年余" 入院。查体：血压 128/85mmHg，身高 164cm，体重
62kg，BMI 22.3kg/m²。超声心动图显示右心房与右心室增大，右室壁肥厚，三尖瓣重度
反流。右心导管检查显示肺动脉压 94/41/62mmHg，右心室压 94/61/1mmHg。

临床诊断： 结缔组织相
关性肺动脉高压。

【心电图分析】

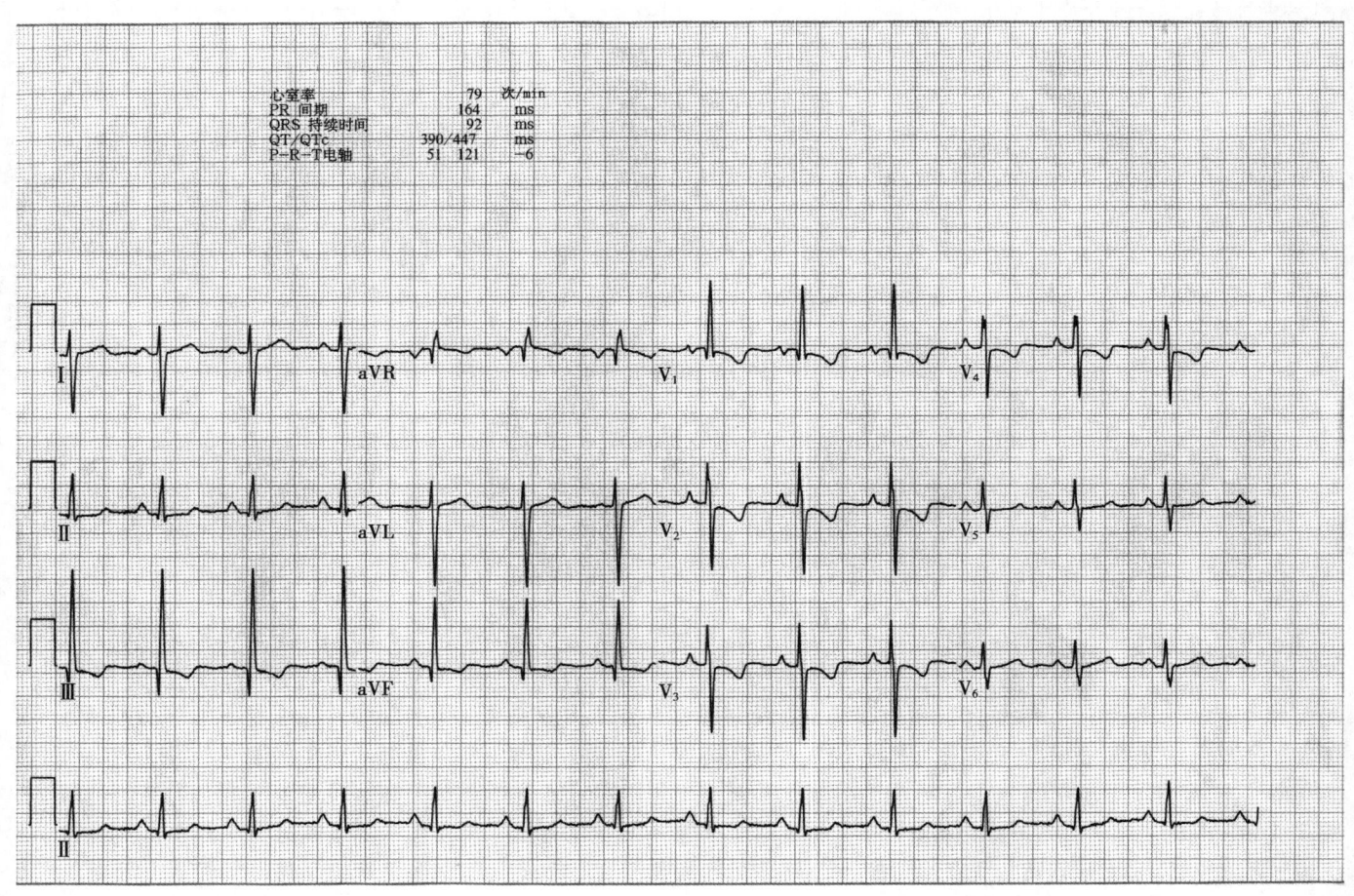

心室率		79	次/min
PR 间期		164	ms
QRS 持续时间		92	ms
QT/QTc	390/447		ms
P-R-T电轴	51　121	-6	

【点评】

这是一例结缔组织相关性肺动脉高压并发的右心室肥大与右心房增大心电图。长期肺动脉高压,使右心室负荷增重致右心室肥大,三尖瓣重度关闭不全,致右心房压增高,发生右心房增大。

就本例心电图而言,右心房增大的心电图表现为 V_2、V_3 导联 P 波电压 > 0.20mV(胸导联正常 P 波 < 0.20mV)。右心室肥大心电图表现为 QRS 电轴右偏(121°),Ⅲ 导联 R 波增高,aVR 导联 Q/R < 1,V_1 导联出现 q 波,R 波高电压,V_5、V_6 导联 S 波增深,顺时针转位图形。V_1~V_4 导联面对增大的右心室,ST 段压低及 T 波倒置,反映了右心室收缩期负荷增重及右心室的供血情况。

图 1　P 波:Ⅰ、Ⅱ、Ⅲ、aVL、aVF、V_2~V_6 导联正向,aVR 导联负向,V_1 导联正负双向。V_2、V_3 导联 P 波振幅为 0.225mV。PR 间期 164ms,QRS 波群时限 92ms,QT/QTc 间期 390/447ms,QRS 电轴 121°。$R_Ⅲ$ = 2.15mV,V_1 导联呈 qRs 型,R_{V_1} = 1.4mV,aVR 导联 Q/R < 1,V_5、V_6 导联 S 波增深。ST 段:Ⅲ、aVF、V_1~V_4 导联下斜型压低 0.05~0.125mV。T 波:Ⅲ、aVF、V_1~V_4 导联倒置。

诊断: 窦性心律,右心房肥大,右心室肥大心电图。

第9例 局限性完全性心房内传导阻滞

【临床资料】

男性,65岁,因"左下肢浅静脉迂曲扩张20年"入院。查体:血压 114/169mmHg,身高 176cm,体重 68kg,BMI 22.0kg/m²。血生化检查显示钙 2.20mmol/L,钾 3.48mmol/L,钠 139.1mmol/L,镁 0.86mmol/L。超声心动图显示各房室腔大小、形态、结构未见异常,主动脉瓣退行性病变并少量反流。

临床诊断: 低钾血症,左下肢静脉曲张。

【心电图分析】

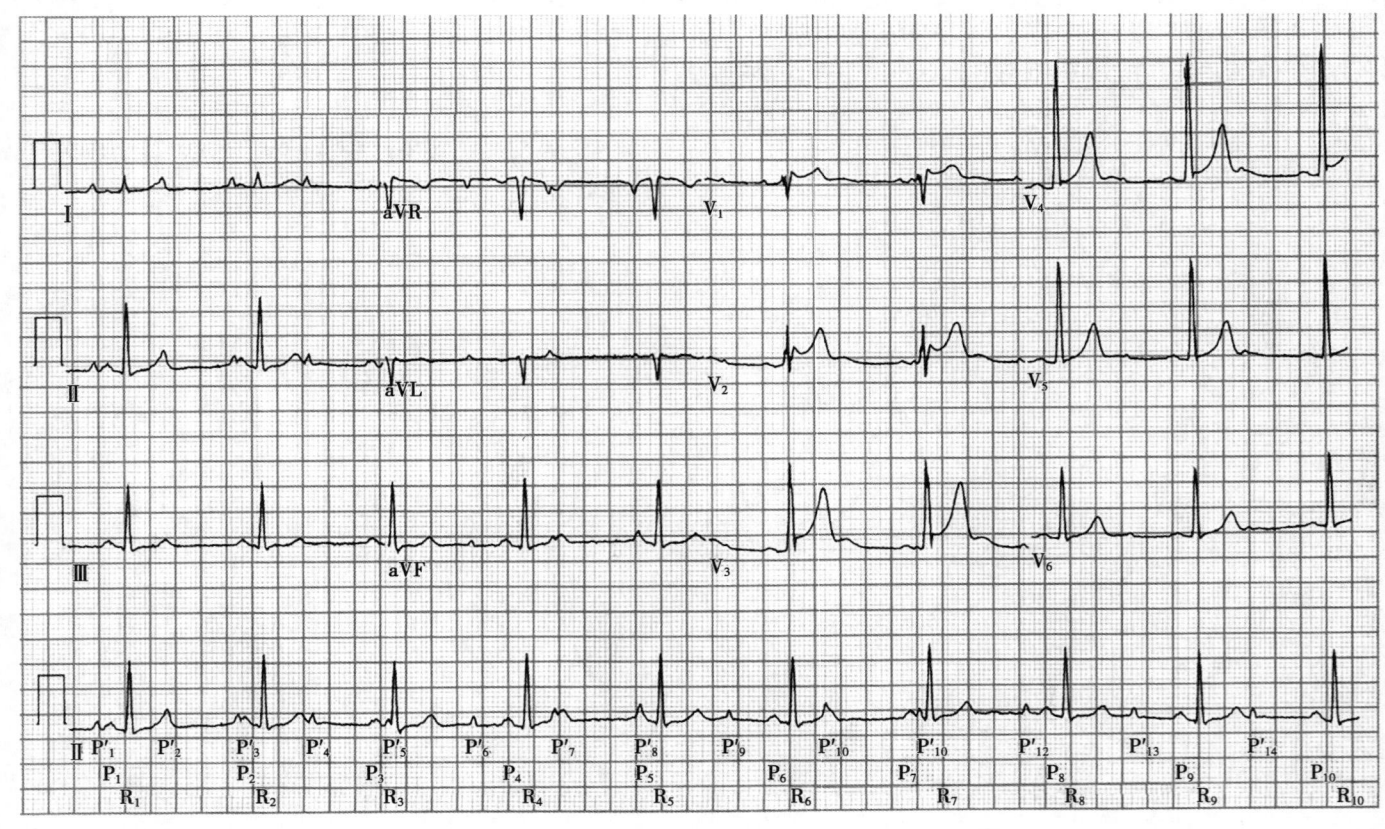

【点评】

局限性完全性心房内传导阻滞又称心房分离或心房分离,发生机制是心房内(根据本图 P′波特征在右心房)某一小块心房肌出现了双向性阻滞圈,即窦性激动不能通过阻滞圈引起阻滞圈内的心房肌除极。阻滞圈内的心房肌被阻滞圈内的起搏点控制,形成异位房性节律。阻滞圈内的房性节律激动,但不能通过阻滞圈下传心室。阻滞圈的范围小,产生的 P′波小;阻滞圈范围大,P′波也大,一般占时间 P′波 < 窦性 P 波。有时窦性 P 波与房性 P′波重叠,产生心房重叠波。

局限性完全性心房内传导阻滞的心电图特征:P′波顺序发生,不论出现于心动周期的任何时相,都不能下传心室,因此,不论在什么情况下,P′波永远不能下传心室。由于窦性激动与阻滞圈内的激动无融合的机会,所以不能产生房性融合波。有时窦性 P 波与房性 P′波重叠,所产生的心房波称为心房重叠波。

局限性完全性心房内传导阻滞是一种少见的心电现象,已有文献报道,见于严重器质性心脏病患者或其他严重疾病。

在心电图上诊断局限性完全性心房内传导阻滞,应排除心脏本身以外的一切干扰因素,由于局限性心房内传导阻滞(除外双窦房结和心脏移植术后)多是一过性的,就给诊断与鉴别诊断带来不少困难。因此,本文标题"局限性完全性心房内传导阻滞"既不能肯定又不能否定,可见局限性完全性心房内分离的诊断是很严谨的。

图 1 心电图出现两组 P 波:一种 P 波下传心室,II、III、aVF、$V_2 \sim V_6$ 导联 P 波正向,aVR 导联 P 波负向,心房率 58 次 /min,窦性心律,PR 间期 158ms,QRS 波群时限 90ms,QT/QTc 间期 402/394ms,QRS 电轴 80°,$V_1 \sim V_4$ 导联 ST 段抬高 0.10 ~ 0.30mV。另一种 P′波后无 QRS 波群,I、II、aVL、aVF、$V_2 \sim V_6$ 导联 P′波正向,aVR 导联 P′波负向,P′波频率 71 次 /min,P'_8 与 P_5 重叠,P′波时限 50ms,提示局限性完全性心房内传导阻滞。

诊断: 窦性心律,ST 段抬高($V_1 \sim V_3$ 导联),局限性完全性心房内传导阻滞,房性重叠波。

第 10 例 | 宽 QRS 逸搏心律

【临床资料】

女性, 32 岁, 因 "发热后胸痛 1 个月余" 于 2017 年 2 月 1 日入院。于 2016 年 12 月 24 日妊娠第 24 周时出现感冒, 体温 39℃; 12 月 31 日出现胸闷、胸痛、四肢无力。血生化检查显示肌钙蛋白 T 升高 8 倍, CK-MB 升高 2 倍, 谷草转氨酶升高 5 倍, 谷丙转氨酶升高 8 倍。肝超声检查显示肝大 (肝淤血)。超声心动图显示全心扩大, 下腔静脉增宽。胸部 X 线片显示左心大, 左侧胸腔积液。行剖宫产手术。2017 年 2 月 1 日血生化检查显示肌钙蛋白 T 0.009ng/ml, CK 6.4U/L, 肌红蛋白定量 21.0ng/ml, 脑利钠肽前体 195.2pg/ml, 钙 2.34mmol/L, 钾 3.31mmol/L, 镁 0.87mmol/L, 钠 133mmol/L, 淀粉酶 87.1U/L, 脂肪酶 320U/L。

【动态心电图分析】

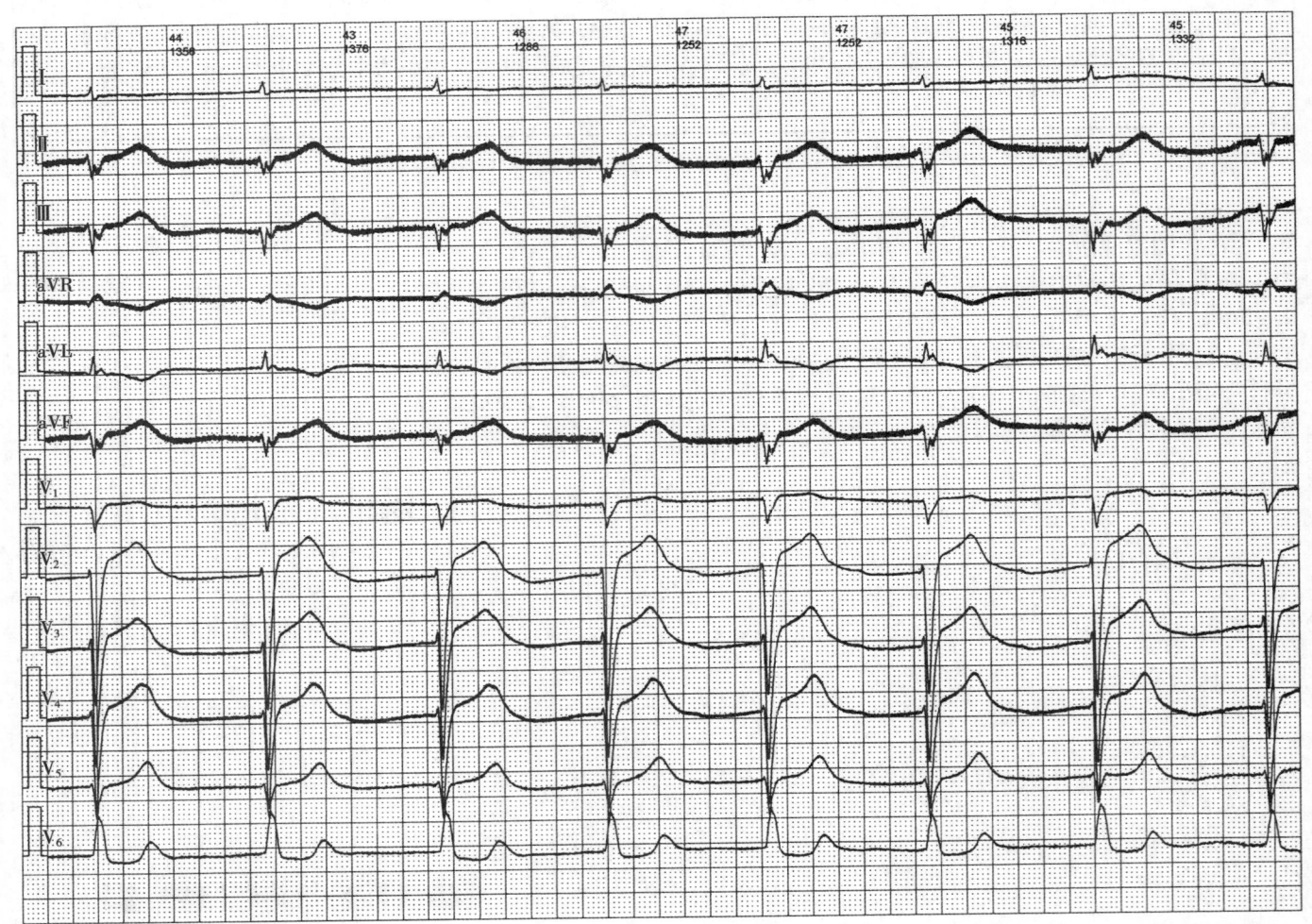

图 1 未见心房波, RR 间期 1.252 ~ 1.376s, 心室率 43 ~ 47 次 /min。QRS 波群时限 0.12s, V_1 ~ V_5 导联呈 rS 型, V_6 导联呈 R 型, QRS 电轴左偏。QT 间期 0.60s。

诊断: 窦性静止? 心房静止? 宽 QRS 逸搏心律 - 左束支传导阻滞型, QT 间期延长。

临床诊断：病毒性心肌炎？围产期心肌病？心律失常，贫血。

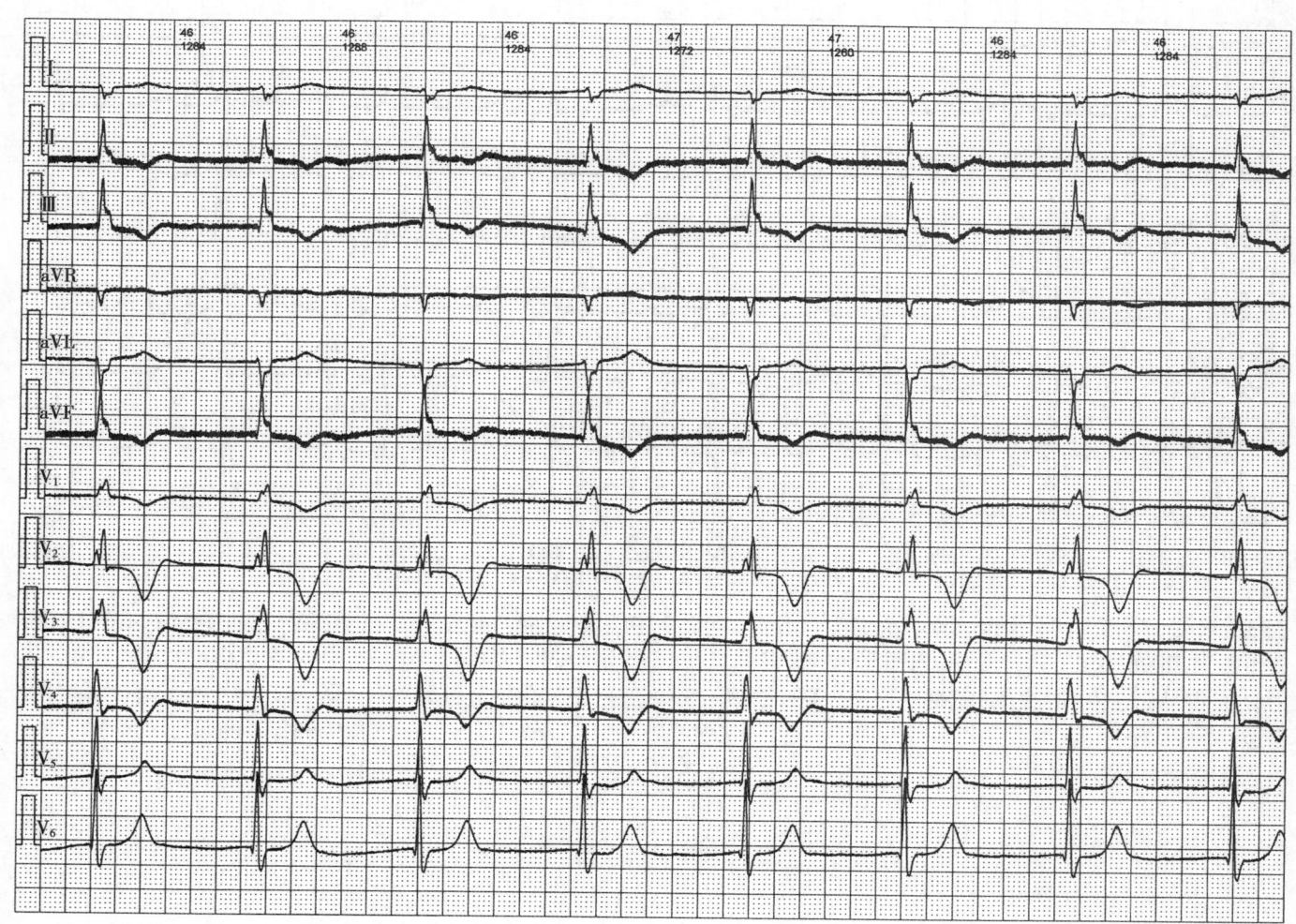

图 2　未见心房波，RR 间期 1.260～1.288s，心室率 46 次 /min，QRS 波群时限 0.13s，类似右束支传导阻滞（ RBBB ）+ 左后分支传导阻滞（ LPH ）。

诊断：窦性静止？心房静止？宽 QRS 逸搏心律 – 类似 RBBB + 左后分支传导阻滞（ LBBB ）。

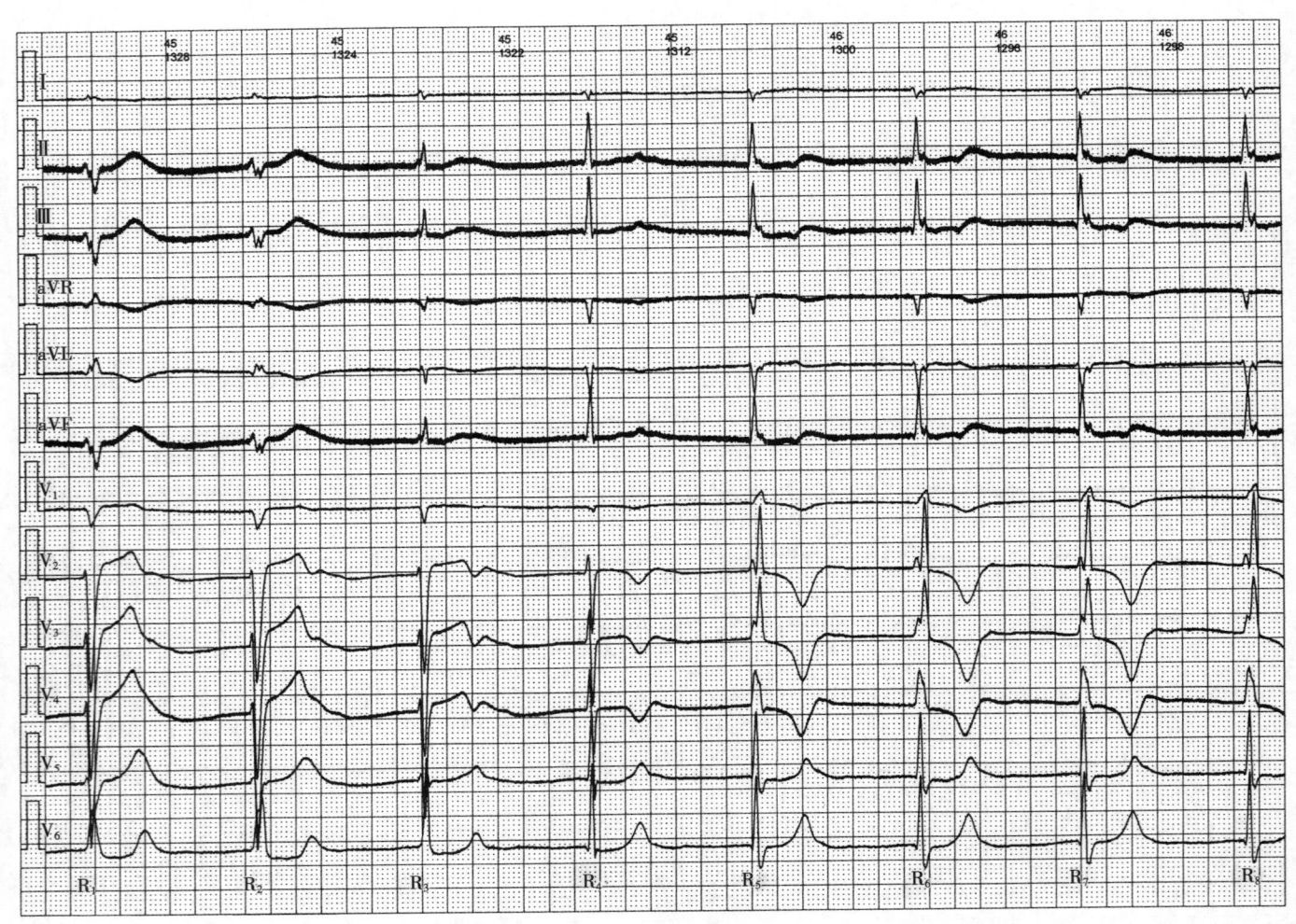

图 3 未见心房波，QRS 波群呈现 4 种形态：①R₁、R₂ 与图 1 中的波形相同，呈左束支传导阻滞图形；②R₅、R₆、R₇、R₈ 与图 2 中的波形同类；③QRS 波群时限 0.10s，波形介于 R₁、R₂ 与 R₅、R₇ 之间，室性融合波；④R₄ 时限 0.09s，波形正常化的室性融合波。

诊断： 窦性静止？心房静止？宽 QRS 逸搏心律（呈 LBBB、类似 RBBB + LPH），室性融合波（波形正常化）。

这是一例严重的心脏病患者的动态心电图。临床怀疑病毒性心肌炎，又考虑围产期心肌病。在 24h 的动态心电图上未见心房波，是否有心房波重叠于 QRS 波群之中？如果确实无心房波，电生理检查未见 A 波，应诊断为心房静止（心房停搏），这一诊断包括窦性静止（窦性停搏）、房性停搏，以及无逆行心房传导的交界性节律、室性节律及心室起搏心律。心房静止见于严重的心脏病患者，预后较差。在整个动态心电图监测过程中，图 1 与图 2 两种类型的 QRS 波群相互转换。图 1 中呈 LBBB 图形的节律有两种可能：①交界性逸搏心律合并左束支传导阻滞；②右束支性逸搏心律，呈左束支传导阻滞图形。

图 2 的 QRS 波形类似于 RBBB + LPH 图形，也有两种可能的诊断：①交界性逸搏心律合并 RBBB + LPH；②左前分支逸搏节律，因左后分支与右束支除极较晚，表现为 RBBB + LPH。

图 1 与图 2 中两种类型的 QRS 波群节律，究竟哪两种诊断是正确的？需要希氏束心电图证明，患者未做电生理检查。可以肯定，图 3 中室性融合波的发生，有一种心脏节律一定是室性心律（或加速的室性逸搏心律）。是否为交界性逸搏心律伴间歇性左束支传导阻滞、右束支传导阻滞加左后分支传导阻滞，左束支传导阻滞程度减轻或室内传导正常，仍需要电生理证明。总之，这是一例极为复杂的心电图，需要电生理检查才能明确诊断的心律失常。

第11例 | 慢性阻塞性肺疾病P波增宽

【临床资料】

男性,95岁,因"间断咳嗽、咳痰34年,伴喘憋2天"入院。既往高血压病史29年。超声心动图显示右心增大,EF 52%,二尖瓣、肺动脉瓣轻度反流。

临床诊断:心功能不全,心功能Ⅳ级(NYHA分级),慢性阻塞性肺疾病急性加重,高血压3级(极高危),左侧肺癌,前列腺增生伴结石。

【动态心电图分析】

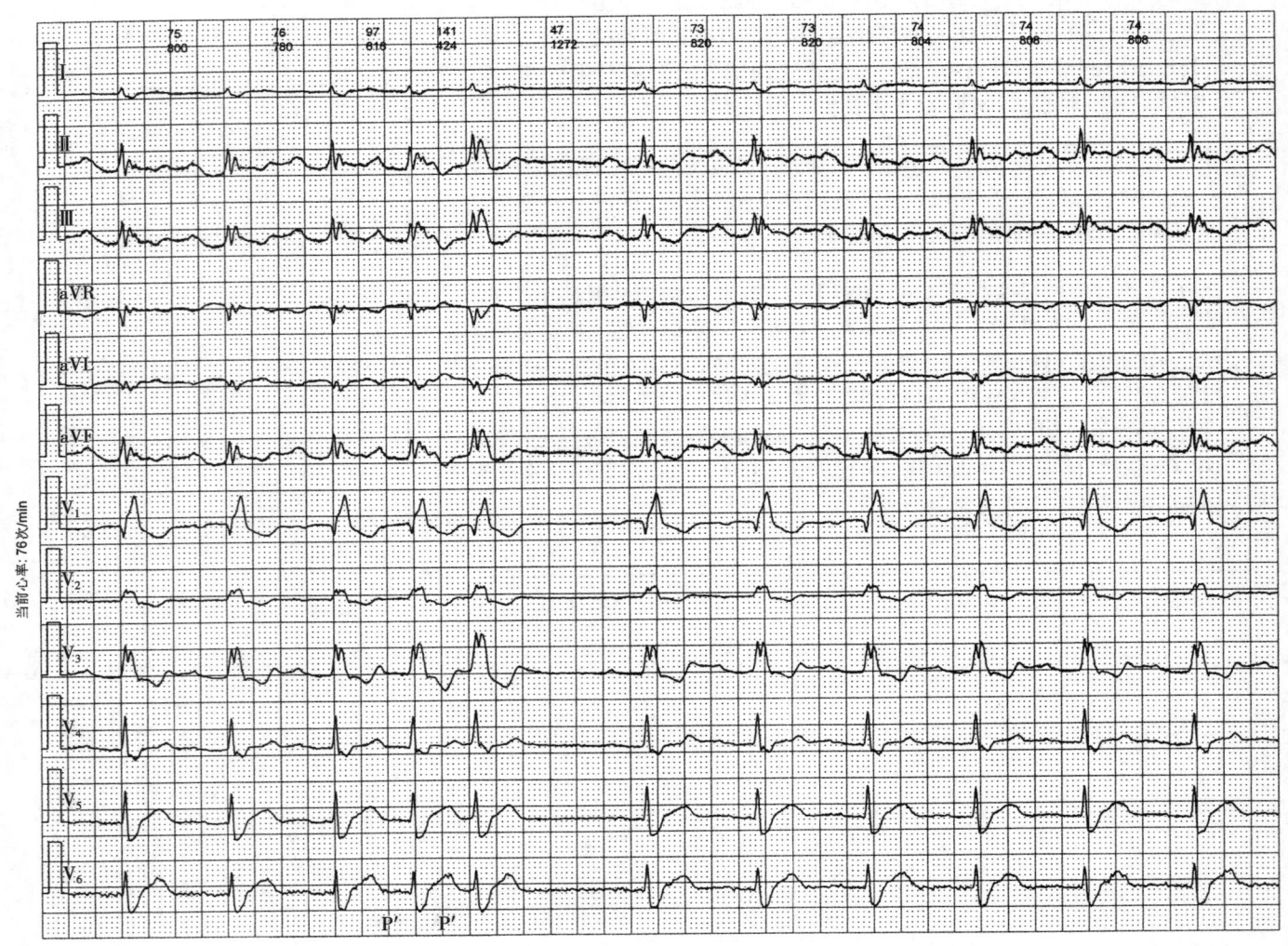

【点评】

本例慢性阻塞性肺疾病、高血压患者超声心动图提示右心房与右心室增大,心电图表现为 P 波增宽,一度房室传导阻滞与右束支传导阻滞,P 波增宽可能与高血压、心功能不全有关。

图 1　窦性心律,心率 73 次 /min,P 波时限 0.14s,P 波增宽。PR 间期 0.29s,一度房室传导阻滞,QRS 波群时限 0.14s,V$_1$ 导联呈 qR 型,完全性右束支传导阻滞,P' 波为成对出现的房性期前收缩。

诊断:窦性心律,P 波增宽,一度房室传导阻滞,完全性右束支传导阻滞,房性期前收缩。

【临床资料】

男性，32岁，因"咳嗽30年，加重4年，双下肢水肿1年余"入院。查体：血压130/80mmHg，叩诊心界向下扩大。胸部X线片显示心影增大。超声心动图显示右心明显增大，三尖瓣中-重度反流，肺动脉中度反流，肺动脉重度增高。动脉血气分析显示 pH 7.36, PCO_2 63.7mmHg, PO_2 60.7mmHg, BE 7.5mmol/L, SO_2 90.5%。

临床诊断：慢性阻塞性肺疾病急性加重期，II型呼吸衰竭，肺源性心脏病，继发性肺动脉高压，支气管扩张，低蛋白血症。

【心电图分析】

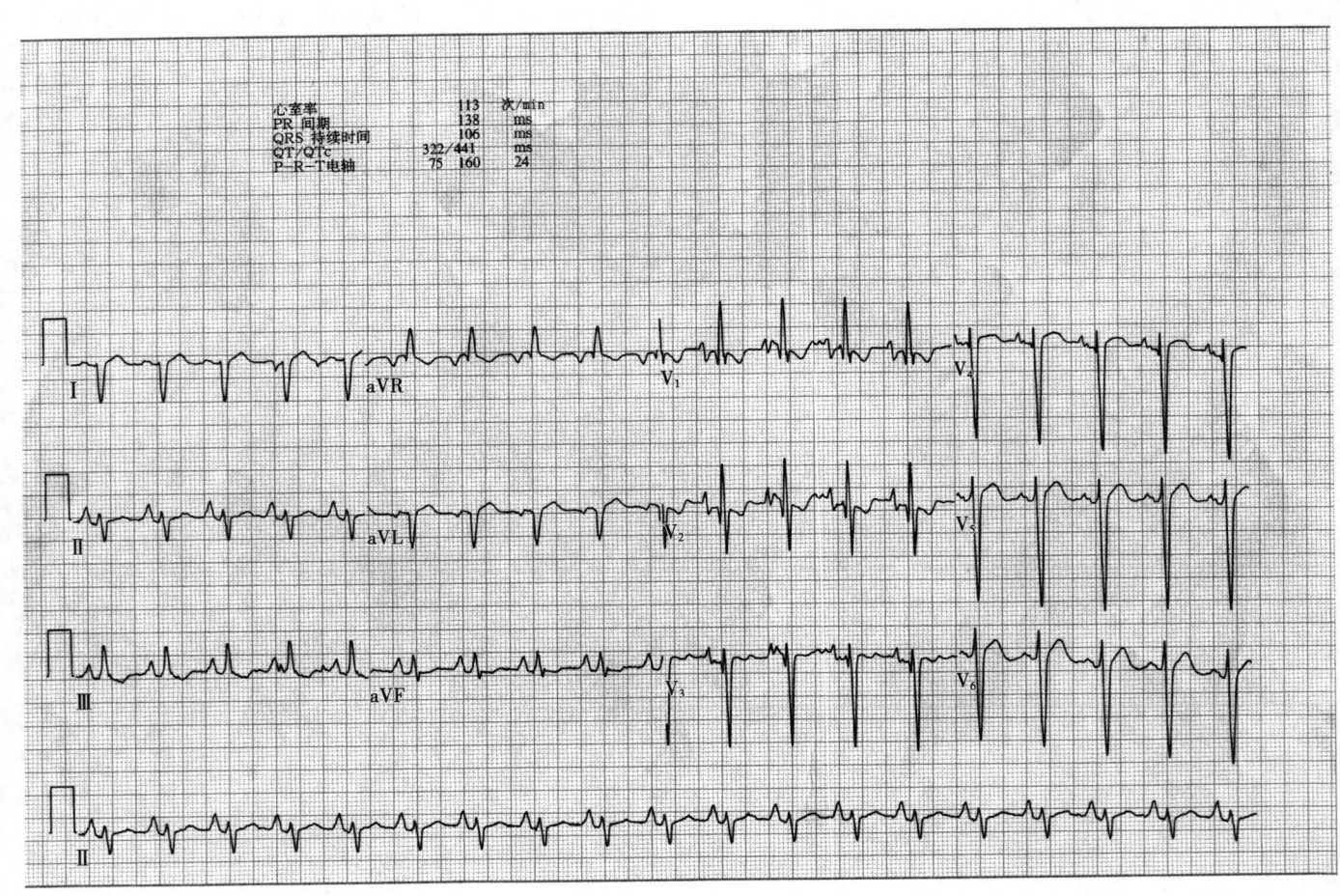

心室率	113	次/min
PR间期	138	ms
QRS持续时间	106	ms
QT/QTc	322/441	ms
P-R-T电轴	75 160	24

【点评】

本例慢性肺源性心脏病，超声心动图显示右心房与右心室增大，心电图显示 P 波增高，诊断为右心房增大。右心室肥大的心电图特征：额面 QRS 电轴明显右偏，aVR 导联呈 qR 型，V₁ 导联呈 qRs 型，V₅、V₆ 导联呈 rS 型。窦性心动过速是慢性阻塞性肺疾病急性加重期的表现。

在没有超声心动图之前，临床诊断肺源性心脏病心电图为重要的诊断条件之一。

过去把右心室肥大心电图分为轻、中、重三型。轻度右心室肥大心电图表现为 V₄~V₆ 导联 S 波增深，V₁~V₅ 导联呈 r 型或右束支传导阻滞图形，见于肺气肿、小型房间隔缺损等疾病。中度右心室肥大心电图表现为电轴右偏，V₁、V₂ 导联呈 Rs 型，V₅、V₆ 导联呈 rS 型，见于肺源性心脏病、肺动脉高压、左向右分流量较大的先天性心脏病患者。重度右心室肥大心电图表现为 V₁、V₂ 导联呈 qR 型、qRs 型及 R 型，电轴显著右偏，见于重度肺动脉高压、右向左分流、严重肺源性心脏病等患者。本例属于重度右心室肥大心电图。右心室肥大心电图波形加重，提示病情进展；右心室肥大心电图波形逆转，提示病情好转或得到根治。例如房室间隔缺损根治术后，右心室肥大的心电图可能逐渐不明显或消失。

qR 型或 qRs 型右心室肥大心电图上 "q" 波的产生机制是什么？多年来有不同学说：①重度顺时针转位学说：重度右心室肥大，引起心脏顺时针转位（重度），V₅ 导联呈 qR 波形、qRs 波形，得到 V₁ 导联的 rS 波形转位到 V₅、V₆ 导联，V₁、V₂ 导联的 q 波反映的是 V₅、V₆ 导联的 q 波；②室间隔除极异常学说：右心室压增高，右心室肥大，室间隔可能左移，间隔部除极的起始向量在横面指向左后方，投影在 V₁、V₂ 导联轴负侧，出现起始 q 波，由于右室壁增厚，甚至超过左室壁，最大 QRS 向量投影在 V₁、V₂ 导联轴正侧，出现增高 R 波，又因最大向量投影在 V₅、V₆ 导联轴负侧，出现增深的 s 波；③间隔纤维化学说：由于间隔部及右室心内膜下心肌肥厚，缺血缺氧，出现纤维化，丧失了除极能力，心电图上出现异常 q 波。

图 1 P 波：Ⅰ、Ⅱ、Ⅲ、aVF、V₄~V₆ 导联正向，aVR、aVL 导联倒置，V₁、V₂ 导联正负双向。P 波振幅：Ⅱ、Ⅲ、aVF 导联 0.30~0.325mV，V₂ 导联双向波幅 0.45mV。PR 间期 138ms，心率 113 次/min，QRS 波群时限 106ms，QT/QTc 间期 322/441ms，P 波电轴 75°，QRS 电轴 160°。aVR 导联呈 qR 型，R_{aVR}=0.6mV，V₁、V₂ 导联呈 qRS 型，R_{V_1}=1.1mV，V₃、V₄ 导联呈 qrS 型，V₅、V₆ 导联呈 rS 型，$R_{V_1}+S_{V_5}$=3.4mV。ST 段：V₁、V₂ 导联压低 0.05~0.10mV。T 波：Ⅲ、V₁、V₂ 导联倒置。

诊断：窦性心动过速，右心房肥大，右心室肥大，异常 q 波（V₁~V₄ 导联）。

第13例 | 心室起搏－心脏电机械分离

【临床资料】

男性，78 岁，因 "突发左侧肢体无力 1 天" 于 2010 年 6 月 9 日入院。CT 提示多发性脑梗死。1996 年因心动过缓植入心脏起搏器，2004 年更换起搏器。既往高血压病史 24 年，最高血压 210/90mmHg。2010 年 6 月 12 日上午 9:50 突发心前区不适，继而意识障碍，呼吸停止。立即行人工心脏按压术，气管插管，呼吸机辅助呼吸。患者经抢救无效死亡。

【心电图分析】

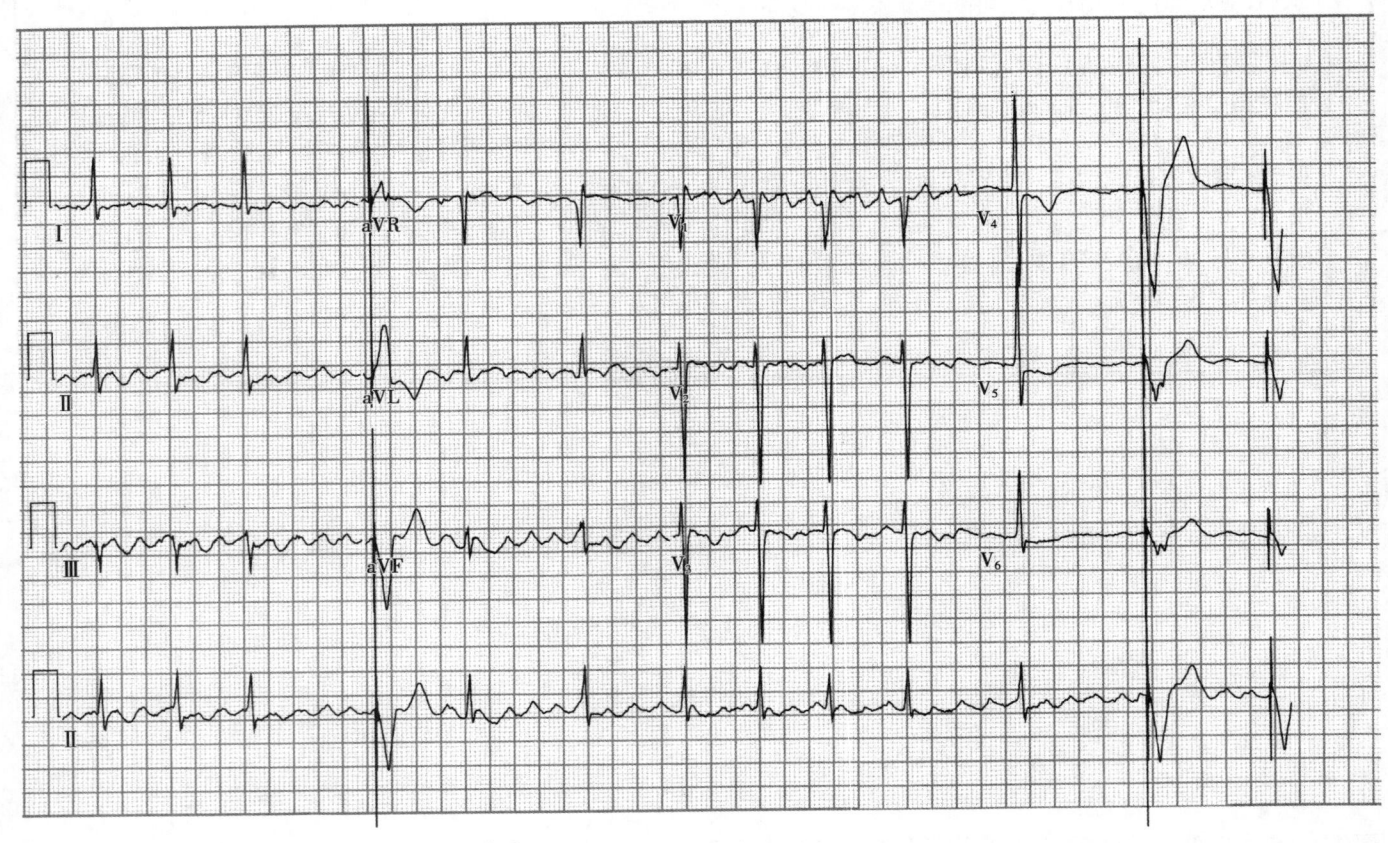

图 1 P 波消失，代之以不纯性 F 波，不纯性心房扑动，房室传导比例最小是 3:1，F 波下传的 RR 间期不匀齐，QRS 波群时限 80ms，ST 段：Ⅰ、Ⅱ、aVF、V₄～V₆ 导联水平型压低 0.05～0.15mV，T 波低平、倒置。QT/QTc 间期 362/409ms，依据脉冲后宽大、畸形的 QRS-T 波形特征，右室心尖部起搏。

诊断： 心房扑动，ST 段压低（前侧壁），T 波低平、倒置（侧壁），心室起搏（VVI 方式）。

死亡原因: 心源性猝死。

死亡诊断: 脑梗死, 高脂血症, 心房颤动, 起搏器植入术后。

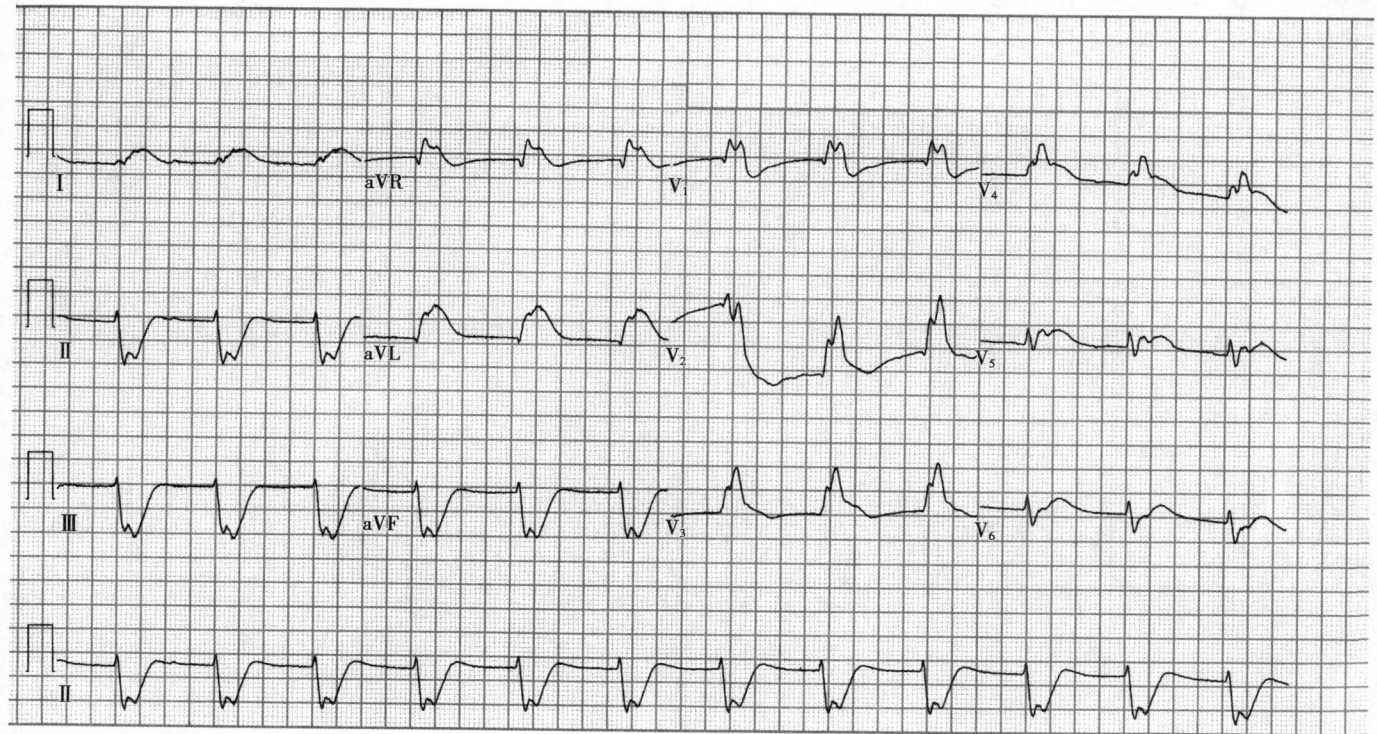

图 2　距图 1 有 11 个月, 突发心前区不适时, 意识丧失: 未见心房波, RR 间期基本匀齐, QRS-ST-T 融合一体, QRS 波形与图 1 不同, 加速的室性心律。ST 段: Ⅰ、aVR、aVL、V₃ ~ V₅ 导联显著抬高, Ⅱ、Ⅲ、aVF、V₁ 导联压低。QT/QTc 间期452/497ms, 此时双侧瞳孔等大等圆, 直径 4.0mm, 对光反射消失, 听诊发现心音消失, 大动脉搏动消失, 血压测不到。立即行人工心脏按压, 吸氧、气管插管, 呼吸机辅助呼吸。

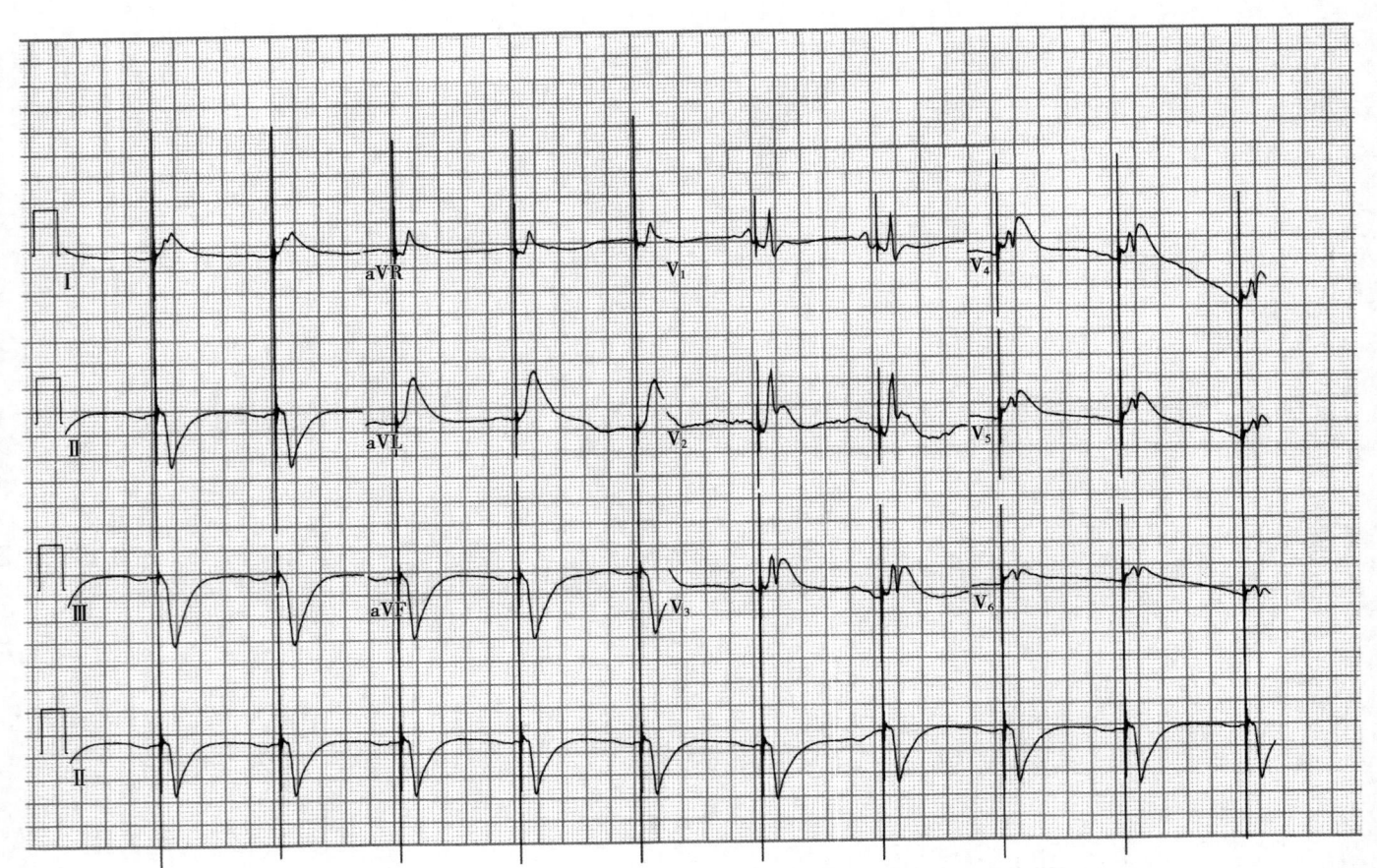

图 3 与图 2 相差 7min：心室起搏心律，起搏 60 次 /min。胸导联起搏的 QRS 波群形态发生变化，ST 段与 R-T 融合。ST 段：Ⅰ、aVL、V$_2$～V$_6$ 导联抬高，Ⅱ、Ⅲ、aVF 导联压低。QT/QTc 间期 398/398ms。

图 2 与图 3 心电图诊断：加速的室性心律，心室起搏心律，损伤型 ST 段抬高（高侧壁、前壁及前侧壁），对应下壁 ST 段压低；心脏电机械分离。

【点评】

这是一例心源性猝死过程中记录的心电图，从图 2、图 3 分析可以看出，心电图上虽有规律出现的自身 QRS 波群节律以及心室起搏心律，而无有效的心排血量，表现为意识丧失、大动脉搏动消失、血压测不到、瞳孔散大等，是"心脏电机械分离"的表现。

本文给"心脏电机械分离"下的定义是：心电波形尚可，而无有效心排血量所致的各种病理生理过程。这种现象持续时间短则几分钟、数十分钟，长则几小时，最终全心停搏。

心脏电机械分离来势凶猛，若救治不及时，病死率极高，临床见于急性心肌梗死、大面积肺栓塞、急性心脏压塞、张力性气胸、休克、低氧血症、酸中毒、高钾血症等，应引起高度重视。

第14例 | 心脏瓣膜病巨大左心室

【临床资料】

男性，43 岁，因 "活动后胸闷、气短 4 年" 入院。查体：血压 140/69mmHg，身高 172cm，体重 59kg，BMI 19.9kg/m²。超声心动图显示室间隔 13mm，左心室扩大，左室壁 5mm，主动脉瓣重度关闭不全。冠脉造影未见明显狭窄。行主动脉瓣置换术。

临床诊断： 心脏瓣膜病，主动脉瓣置换术后，二尖瓣轻度狭窄，巨大左心室，心功能 II 级。

【心电图分析】

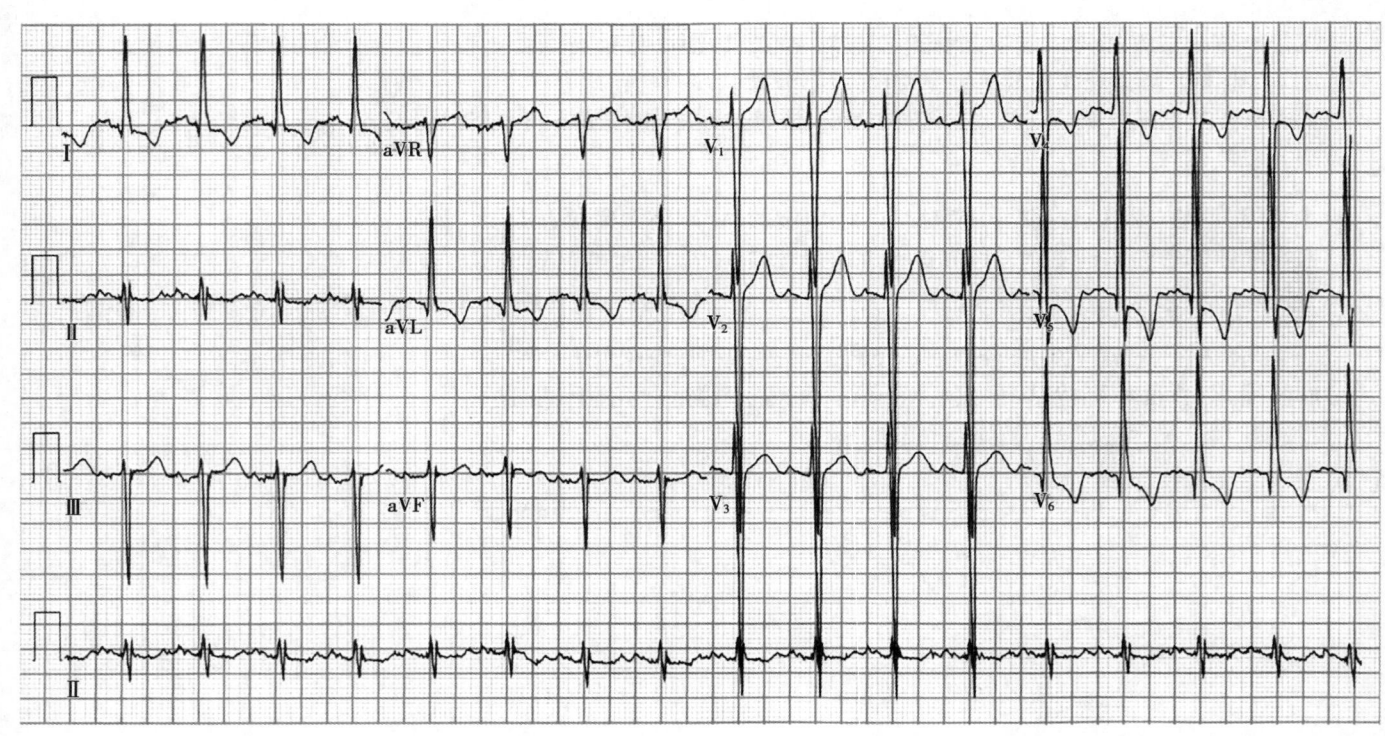

【点评】

本例患者左心室电压显著增大，ST 段显著压低，T 波倒置，很像典型的左心室肥大心电图，但患者是心脏瓣膜病，巨大左心室，心室壁仅 5mm 并没有肥厚，肥厚仅限于室间隔。室间隔的肥厚（13mm）可使 V₅、V₆ 导联 q 波增深，V₁、V₂ 导联 r 波增高，不会引起 V₅、V₆ 导联 R 波高电压。结合临床，本例 R 波高电压是由左心室扩大引起的。术前患者主动脉瓣重度关闭不全，是引起巨大左心室的主要原因。主动脉关闭不全引起左室舒张期负荷增重，表现为 V₅、V₆ 导联 q 波增深，R 波增高，R 波增高与本图的特征相符合。

主动脉关闭不全患者 V₄~V₆ 导联 ST 段抬高，T 波直立，而本例患者 V₄~V₆、Ⅰ、aVL 导联 ST 段压低，T 波倒置，ST-T 改变与主动脉瓣置换术有关，经过一段时间之后，ST-T 逐渐恢复。

图 1   P 波：Ⅰ、Ⅱ、Ⅲ、aVL、aVF、V₂~V₆ 导联直立，aVR 导联倒置，V₁ 导联正负双向。心室率 102 次 /min，P 波双峰，P 波时限 120ms，PR 间期 186ms，QRS 波群时限 108ms，QRS 电轴 −34°，QT/QTc 间期 368/479ms，$R_Ⅰ$=1.7mV，$S_Ⅲ$=2.0mV，R_{aVL}=1.9mV，S_{V_1}=3.3mV，S_{V_2}=4.75mV，R_{V_5}=3.4mV，R_{V_6}=2.6mV。ST 段：Ⅰ、aVL、V₄~V₆ 导联下斜型压低 0.15~0.30mV。T 波：Ⅰ、aVL、V₄~V₆ 导联倒置，aVR 导联直立。

诊断：窦性心动过速，P 波增宽，左心室高电压，前侧壁及高侧壁 ST 段压低，T 波倒置，aVR 导联 T 波直立（主动脉瓣置换术后）。

【临床资料】

男性, 63 岁, 因 "上腹部不适、疼痛半个月" 入院。15 天前无明显诱因出现上腹不适、疼痛, 伴有发热, 体温 38.5℃, 声带癌切除术后 3 年。查体: 血压 120/70mmHg, 身高 165cm, 体重 70kg, BMI 25.7kg/m²。血生化检查显示 CK 248.0U/L, 乳酸脱氢酶 286.5U/L, CK-MB 定量测定 1.30ng/ml, 钾 3.45mmol/L。冠脉造影显示右冠状动脉中段狭窄 50%。行胆囊结石切除术后当天突发宽 QRS 心动过速, 电复律后转为窦性心律。

【心电图分析】

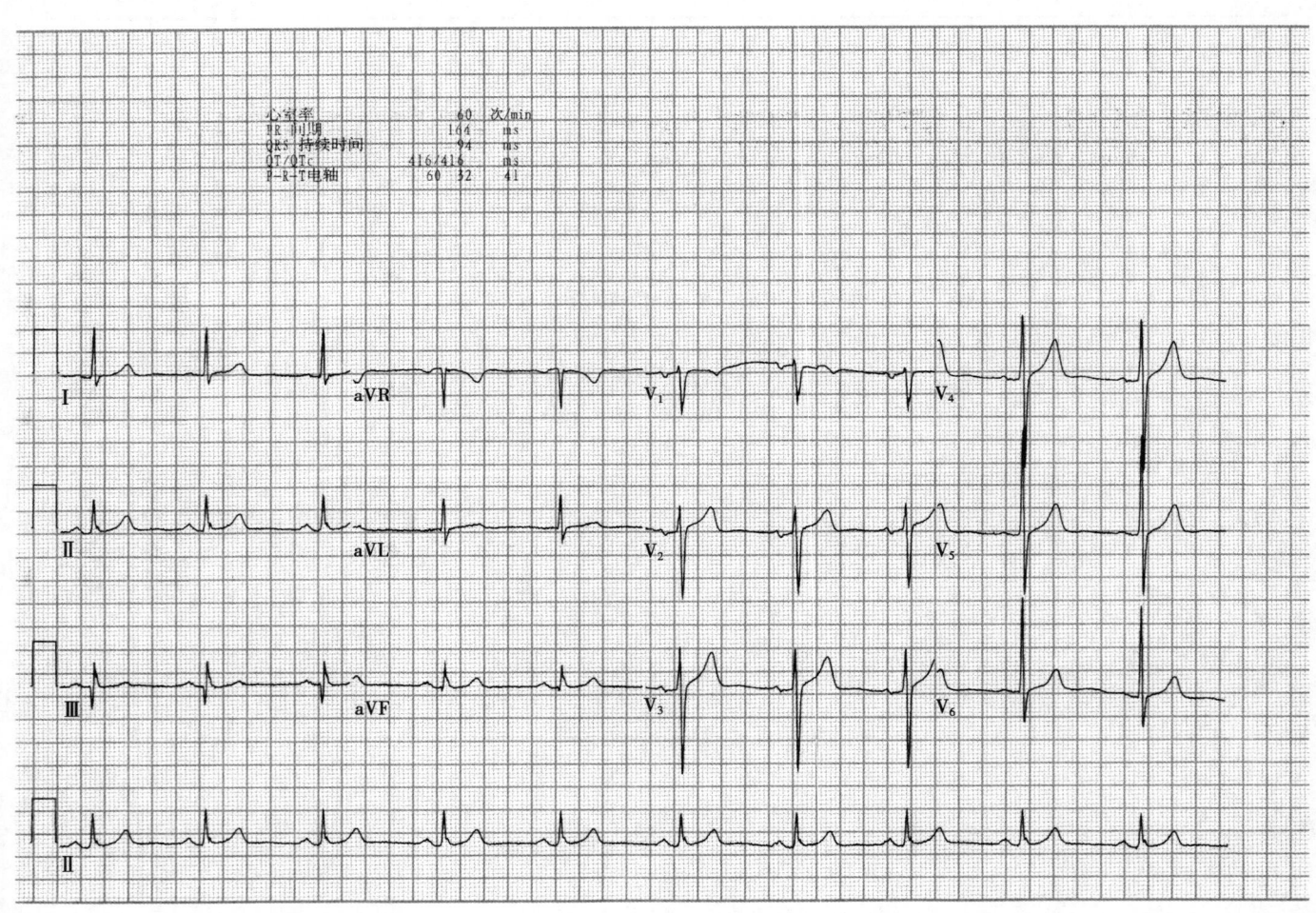

图 1 60 岁心电图: 窦性心律, 心率 60 次 /min, PR 间期 164ms, QRS 波群时限 94ms, QRS 电轴 32°, QT/QTc 间期 416/416ms, Ⅲ 导联 Q 波增深。

诊断: 窦性心律, Q 波增深 (Ⅲ 导联)。

临床诊断: 冠状动脉粥样硬化性心脏病,胆囊炎,胆囊结石切除术后,声带癌切除术后,电解质紊乱,低钾血症,高血压 3 级(极高危)。

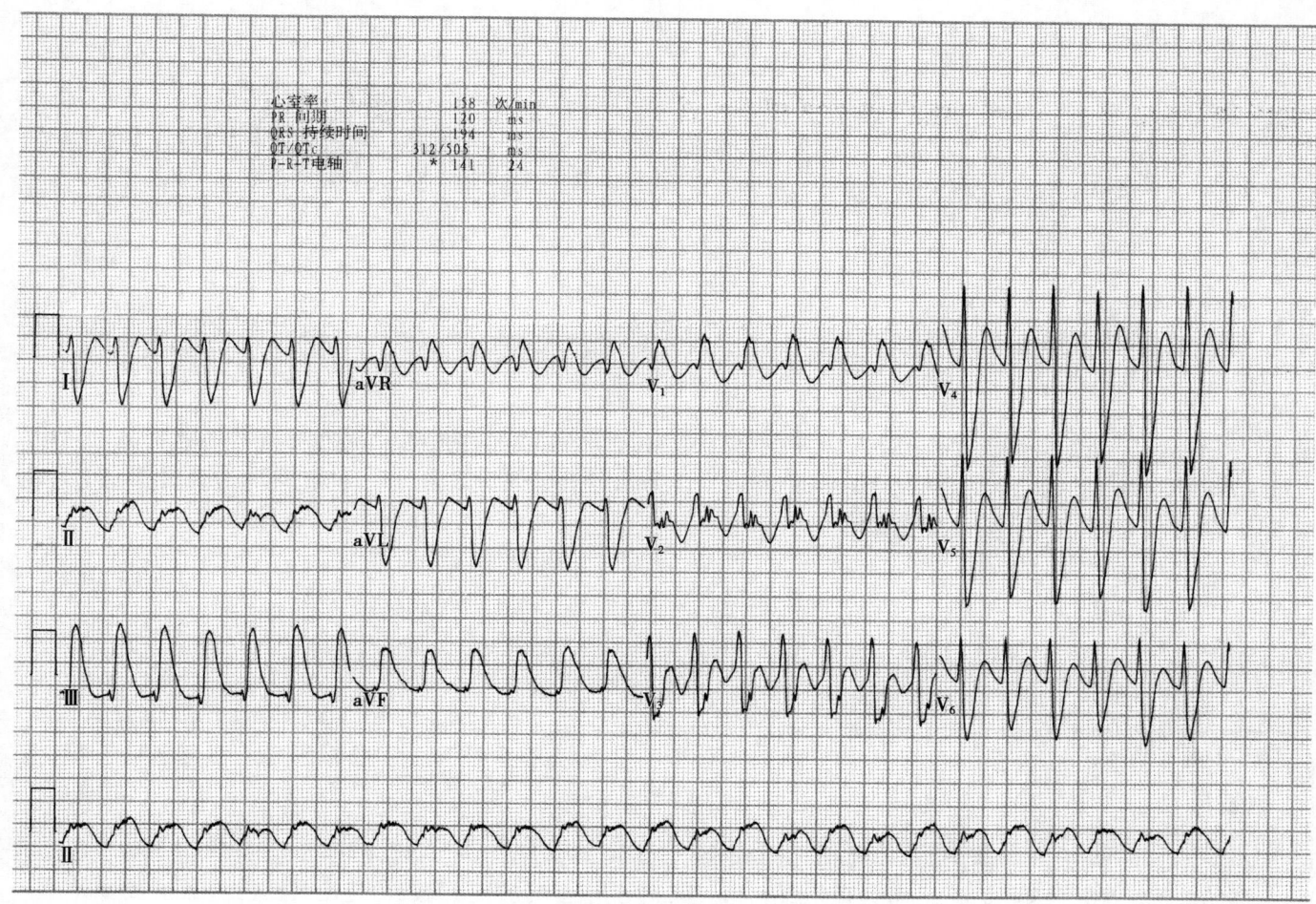

图 2　记录于胆囊切除术后当天,患者突发血压下降至 60/40mmHg: 宽 QRS 心动过速,心室率 158 次 /min,QRS 波群时限 194ms,QRS 电轴 141°,QT/QTc 间期 312/505ms,提示室性心动过速。　　　　　　**诊断:** 室性心动过速。

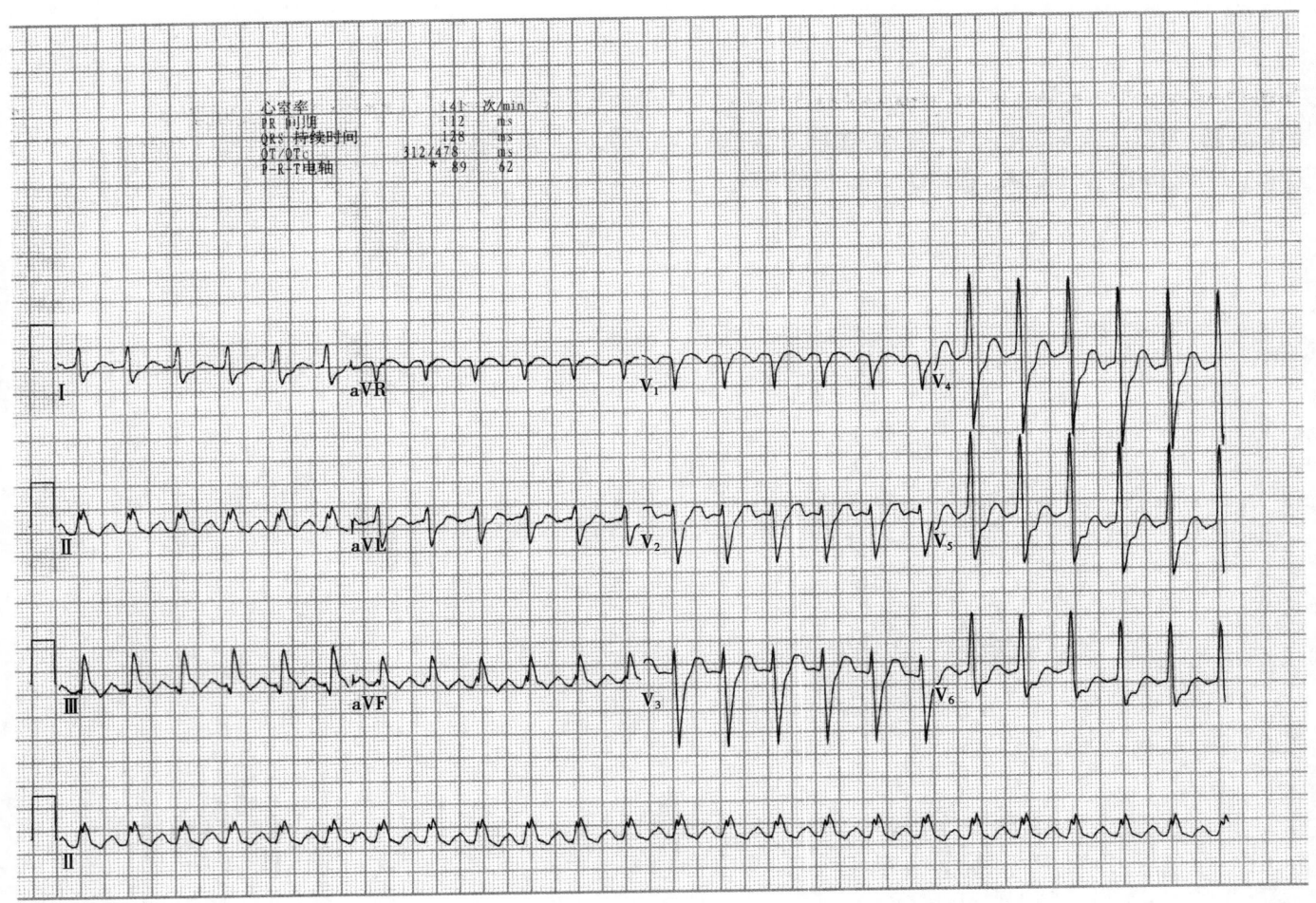

心室率 　　　　　141 次/min
PR 间期 　　　　　112 ms
QRS 持续时间 　　 128 ms
QT/QTc 　　312/478 ms
P-R-T电轴 　　* 89 62

图 3　室性心动过速电复律后：窦性心动过速，心率 141 次/min，PR 间期 112ms，QRS 波群时限 128ms，QRS 电轴 89°，QT/QTc 间期 312/478ms。ST 段：Ⅲ 导联抬高 0.15mV，Ⅰ、aVL、V₂~V₆ 导联上斜型压低 0.10~0.30mV。

诊断：窦性心动过速，非特异性心室内传导障碍，ST 段抬高，ST 段压低。

【点评】

1. 宽 QRS 心动过速　起始 40ms 向量运行时间较快，之后 QRS 波群时限明显延长，QRS 波形类似于右束支传导阻滞加左后分支传导阻滞图形，心动过速起源于左心室，并引起血流动力学障碍，经电击转复窦性心动过速。

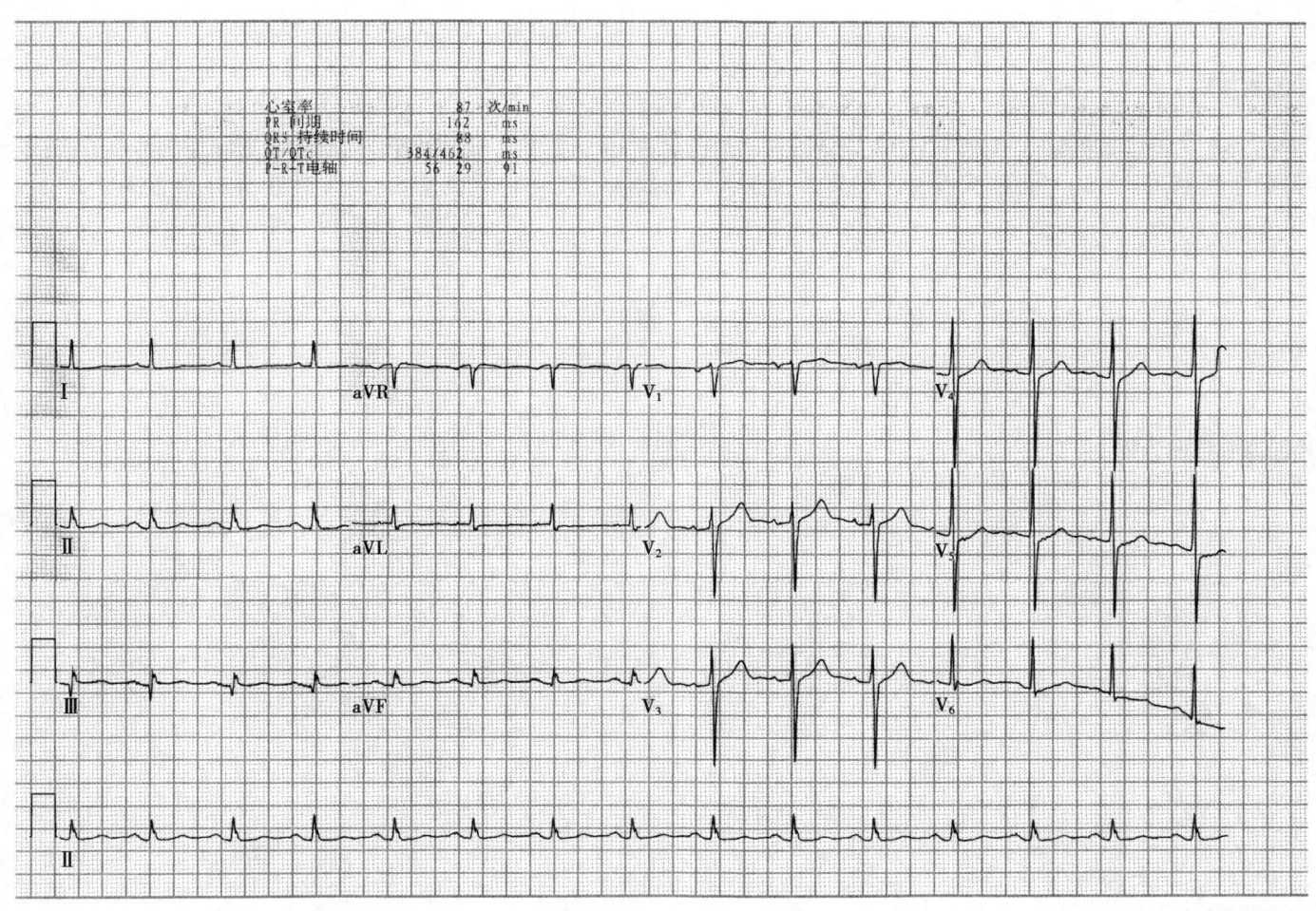

图 4 心脏电复律后第 2 天：窦性心律，心率 87 次 /min，PR 间期 162ms，QRS 波群时限 88ms，QRS 电轴 29°，QT/QTc 间期 384/462ms。ST 段：V_5、V_6 导联压低 0.05mV。T 波：V_6 导联低平。

诊断：窦性心律，ST 段轻度压低，T 波低平。

2. 室内传导障碍　图 3 电复律以后，窦性频率 141 次 /min，QRS 波群时限 128ms，既不是右束支传导阻滞，也不是左束支传导阻滞图形，为非特异性心室内传导障碍，这种传导障碍于电复律后第 2 天消失，QRS 波群时限缩短至 88ms，ST 段重度压低已基本复位。经过补钾、营养心肌、抗心律失常、抗炎等综合治疗，患者病情稳定出院。

第16例 | 隐匿性窦房交界性期前收缩

【临床资料】

【临床资料】

男性，61 岁，因"间断胸闷、胸痛 2 年"入院。既往高血压病史 19 年，最高血压 190/110mmHg，糖尿病病史 17 年。胸部 X 线片显示心影增大。

临床诊断：冠状动脉粥样硬化性心脏病，不稳定型心绞痛，高血压 3 级（很高危），糖尿病 2 型，糖尿病肾病。

【动态心电图分析】

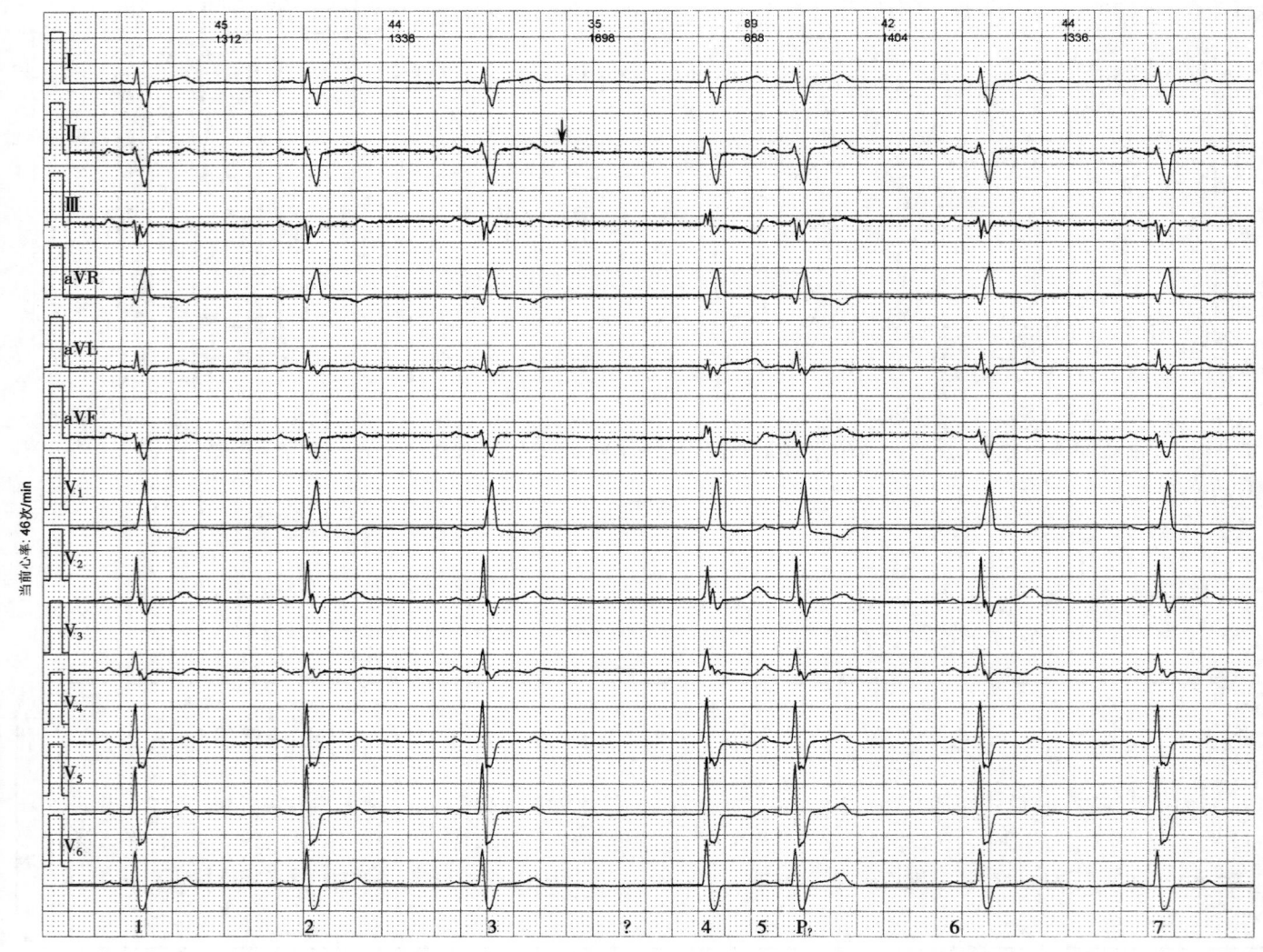

图 1 第 1~3、6、7 个心搏是窦性心动过缓，心率 44 次 /min。P 波时限 0.12s，心房内传导阻滞。PR 间期 0.20s，QRS 波群时限 0.12s，完全性右束支传导阻滞。第 4 个心搏是延迟出现，其前无 P 波，QRS 波群形态与窦性相同，交界性逸搏。第 5 个心搏的 P 波正向，波形与窦性 P 波相同，窦性心室夺获？

诊断：窦性心动过缓，房内传导阻滞，交界性逸搏，完全性右束支传导阻滞。

【点评】

图 1 与图 2 中,交界性逸搏之前的 P 波至其后的 P 波间距是 2.3s 及 2.28s。这 2 个长 PP 间期比一个窦性 PP 间期长,但又比 2 个窦性 PP 间期之和短。这 2 个"夺获"的心搏距下一次窦性 P 波时限又是基本窦性心律周期的长度。什么原因造成这 2 个长 PP 间期呢? 有以下解释:

1. 隐匿性窦房交界性期前收缩 箭头指引处,有一次窦 – 房交界区期前收缩,逆传窦房结,使窦性节律从此处开始新的除极化,窦性节律依次顺延。由于存在前向传出阻滞,缺失 P′–QRS 波群。所产生的长 PP′ 间期小于 2 个窦性 PP 间期之和。这种可能性最大。

2. 房性期前收缩未下传 房性期前收缩未下传是产生长 PP 间期最常见的原因。本例长 PP 间期内没有观察到未下传的 P′ 波,可以除外未下传的房性期前收缩。

3. 窦性停搏 应大于 2 倍窦性心律周期,又不是倍数,本图与之不符。

4. 二度 I 型窦房传导阻滞 长 PP 间期之前的窦性 PP 间期,图 1 相等,图 2 中 PP 间期逐渐延长,又不符合二度 I 型窦房传导阻滞的表现。

5. 交界性反复搏动 在窦性停搏情况,出现的交界性逸搏经房室结前上部逆行传入心房,产生正向 P⁻ 波,再经另一径路折返回心室,产生交界性反复搏动。这种情况不能除外。

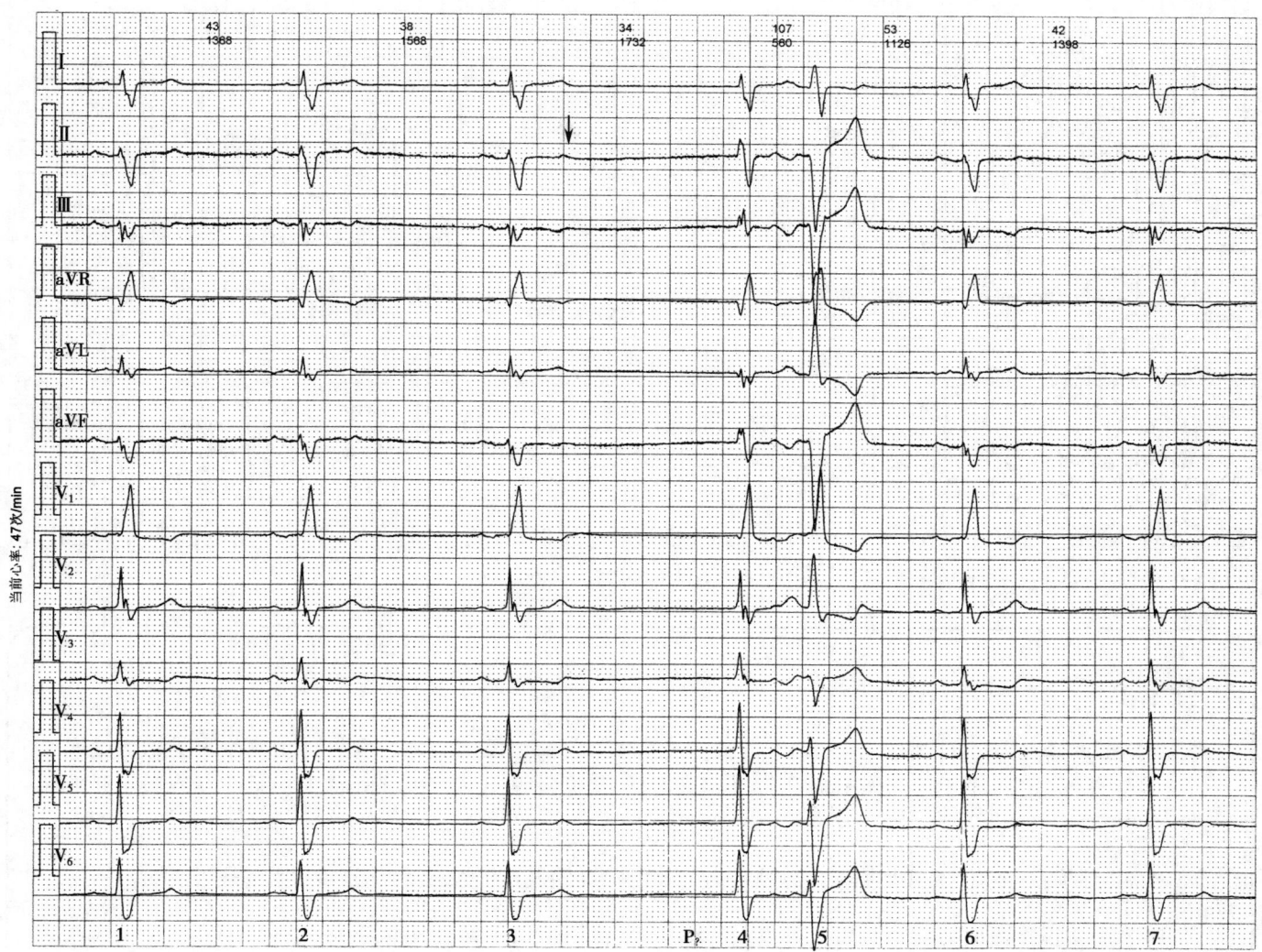

图 2 第 1~3、6、7 个心搏是窦性心动过缓伴不齐,心率 38~42 次/min。第 4 个心搏是交界性逸搏,第 5 个心搏是心室夺获? 第 5 个 QRS 波群形态呈完全性右束支传导阻滞加左前分支传导阻滞图形。

诊断:窦性心动过缓伴不齐,交界性逸搏,完全性右束支传导阻滞,窦 – 室夺获? 伴完全性右束支传导阻滞合并左前分支传导阻滞。

【临床资料】

女性，53 岁，因"间断胸闷、憋气半个月余"入院。查体：血压 139/75mm/Hg，身高 162 次 /min，体重 58.5kg，BMI 22.29kg/m²。超声心动图显示右心房肿物。完善各项检查后，行右心房肿物切除术 + 右心房重建 + 房间隔重建 + 冠状静脉口重建。右心房斜切口发现右心房巨大瘤体，几乎占据整个右心房，肿瘤质硬，蒂部不明显，肿瘤与房间隔紧密连接，并浸润右房下后壁，无法单独切除肿瘤，连同部分心房壁切除术，术中顺利。

临床诊断：右心房巨大黏液瘤术后。

【心电图分析】

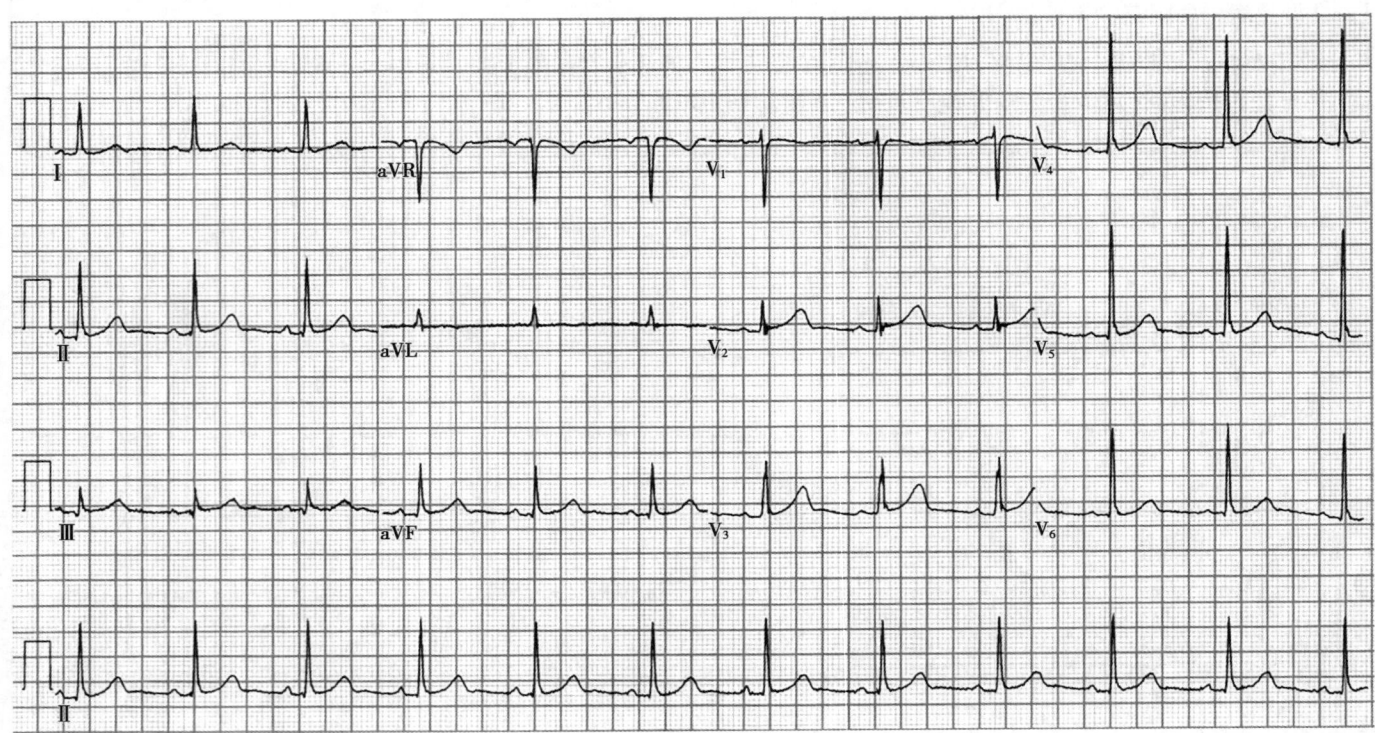

图 1 窦性心律，心率 68 次 /min，PR 间期 158ms，QRS 波群时限 88ms，QT/QTc 间期 422/428ms，QRS 电轴 47°。P_{II} = 0.125mV，P 波时限 80ms。

诊断：窦性心律，心电图正常范围。

【点评】

1. 心脏手术后，P 波为什么小了？心脏黏液瘤多长在左心房，而本例是在右心房，巨大的瘤体与右心房粘连在一起，此部位的心房肌与瘤体一起切除，重建右心房、房间隔等，心房除极的电动力小了，P 波振幅与时限也随之减小。

2. 术后出现的一度及二度 I 型房室传导阻滞，11 天后 PR 间期恢复正常，这种房室传导阻滞是可逆的。

3. QT/QTc 间期延长，T 波宽大，患者血钾 3.36mmol/L，钙 2.35mmol/L，补钾至 4.04mmol/L，QT/QTc 间期恢复正常，T 波在 V_4 ~ V_6 导联仍低平，与图 2 比较，R 波在 V_3 ~ V_5 导联增高（图 3）。T 波改变，仍需要一段时间才能恢复原状。

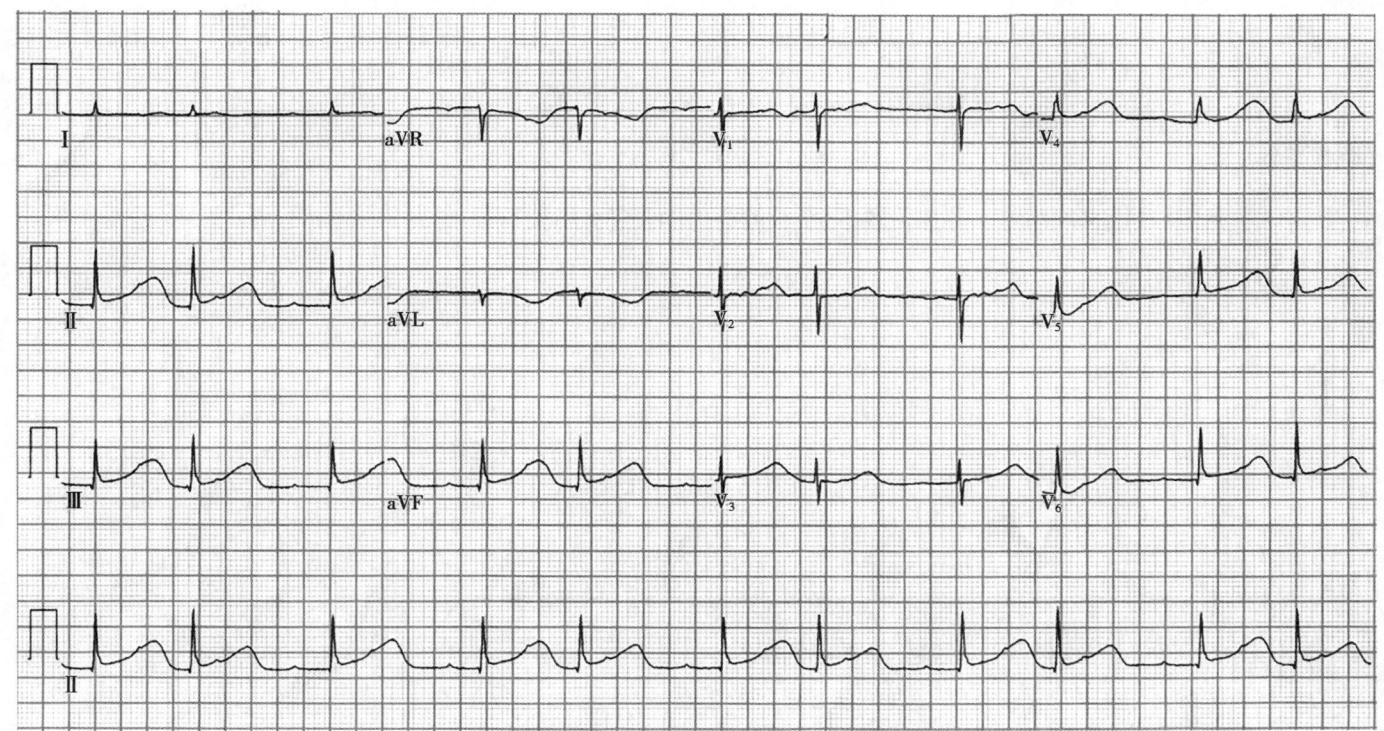

图 2 记录于心脏术后第 2 天。P 波：Ⅰ、Ⅱ、Ⅲ、aVF、V$_4$~V$_6$ 导联直立，aVR 导联倒置，P 波振幅 < 0.05mV，P 波时限 40ms，P 波规律出现，心房率 93 次 /min，PR 间期 280ms，房室传导比例 3:2。R 波：Ⅰ、V$_4$~V$_6$ 导联振幅显著降低。QT 间期 580~620ms，QTc 间期 657ms。

诊断: 窦性心律，P 波低电压，一度房室传导阻滞，二度Ⅰ型房室传导阻滞，QT/QTc 间期延长。

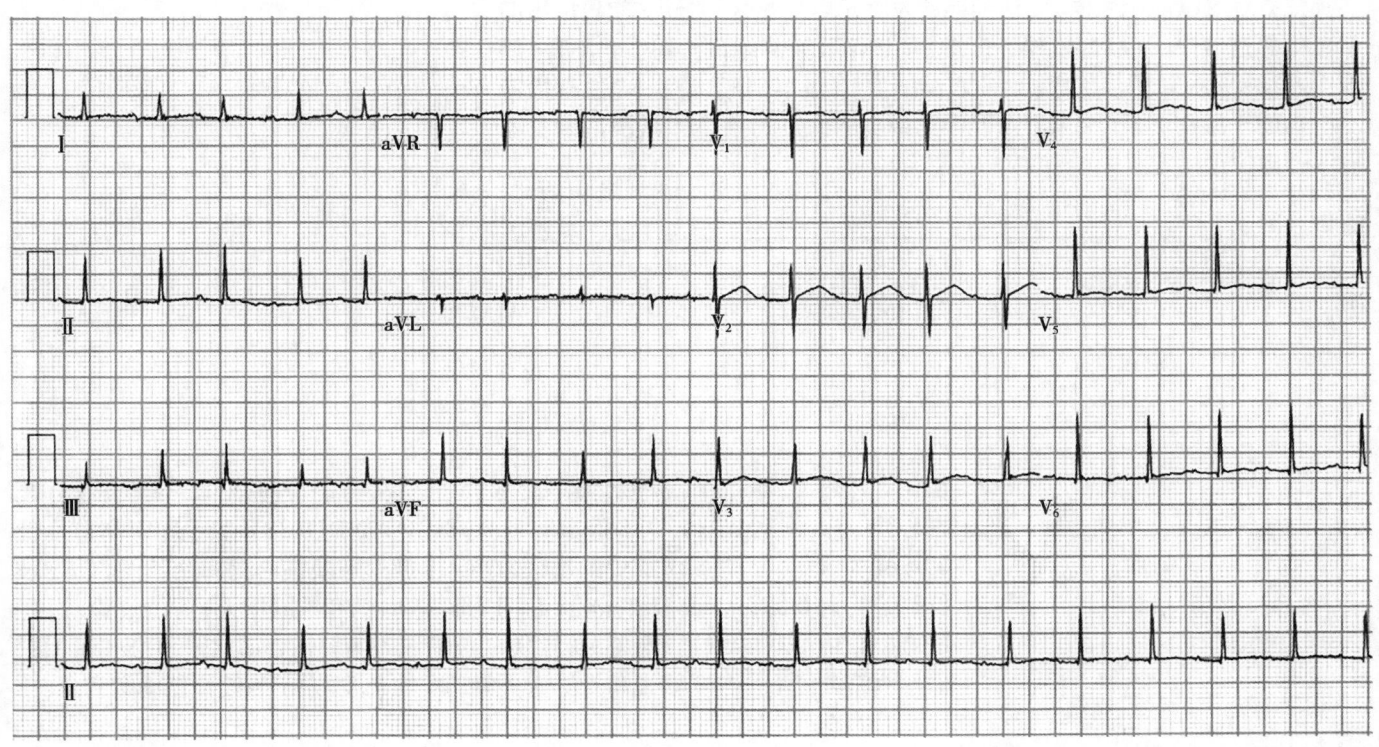

图 3 记录于心脏术后第 11 天。窦性心动过速，T 波：Ⅱ、Ⅲ、aVF、V$_3$~V$_6$ 导联平坦。

诊断: 窦性心动过速，P 波低电压，T 波平坦。

右心房黏液瘤切除术后 P 波减小

第 18 例 | 窄 QRS 波群期前收缩

【临床资料】

男性,48 岁,因 "头晕、心悸" 就诊。临床资料不全,仅就心电图表现分析如下。

【点评】

窄 QRS 波群期前收缩是指期前收缩的 QRS 波群时限 <0.12s,且除外房性期前收缩。窄 QRS 波群期前收缩的形态不同于窦性(或房性、交界性)QRS-T 波形。

对于窄 QRS 波群期前收缩的产生机制及来源部位,有以下几种解释:①交界性期前收缩伴轻度时相性心室内差异传导;②交界性期前收缩伴交界区纵向优先传导:认为期前收缩起自交界区,激动在交界区纵向传导速度快,而横向传导速度慢,到达希氏束的波峰时间参差不齐,使左、右束支非同步除极,期前收缩的 QRS 波群畸形。腔内电生理检查有助于鉴别诊断(临床不可能因为单纯的偶发的窄 QRS 波群期前收缩行电生理检查)。

图 1 P 波:Ⅰ、Ⅱ、aVF、V$_2$~V$_6$ 导联正向,aVR、aVL 导联负向,心率 77 次 /min,窦性心律。PR 间期 0.13s,QRS 波群时限 0.08s,QT 间期 0.38s,ST 段:V$_6$ 导联压低0.05mV。第 4 个 QRS 波群提前出现,QRS-T 波形与窦性心搏有所不同;QRS 波群时限约为 0.09s,QRS 波群振幅:Ⅰ、Ⅱ、Ⅲ、aVF、aVR 导联增大,V$_1$、V$_2$、V$_5$、V$_6$ 导联减小。Ⅱ、aVF 导联呈 qR 型,Ⅲ导联 Q 波增深。与窦性心搏比较,T 波在Ⅱ、Ⅲ、aVF 导联幅度降低。ST 段上有干扰未下传的窦性 P 波,期前收缩代偿间歇完全。

诊断:窦性心律,窄 QRS 波群期前收缩。

当前心率: 77次/min

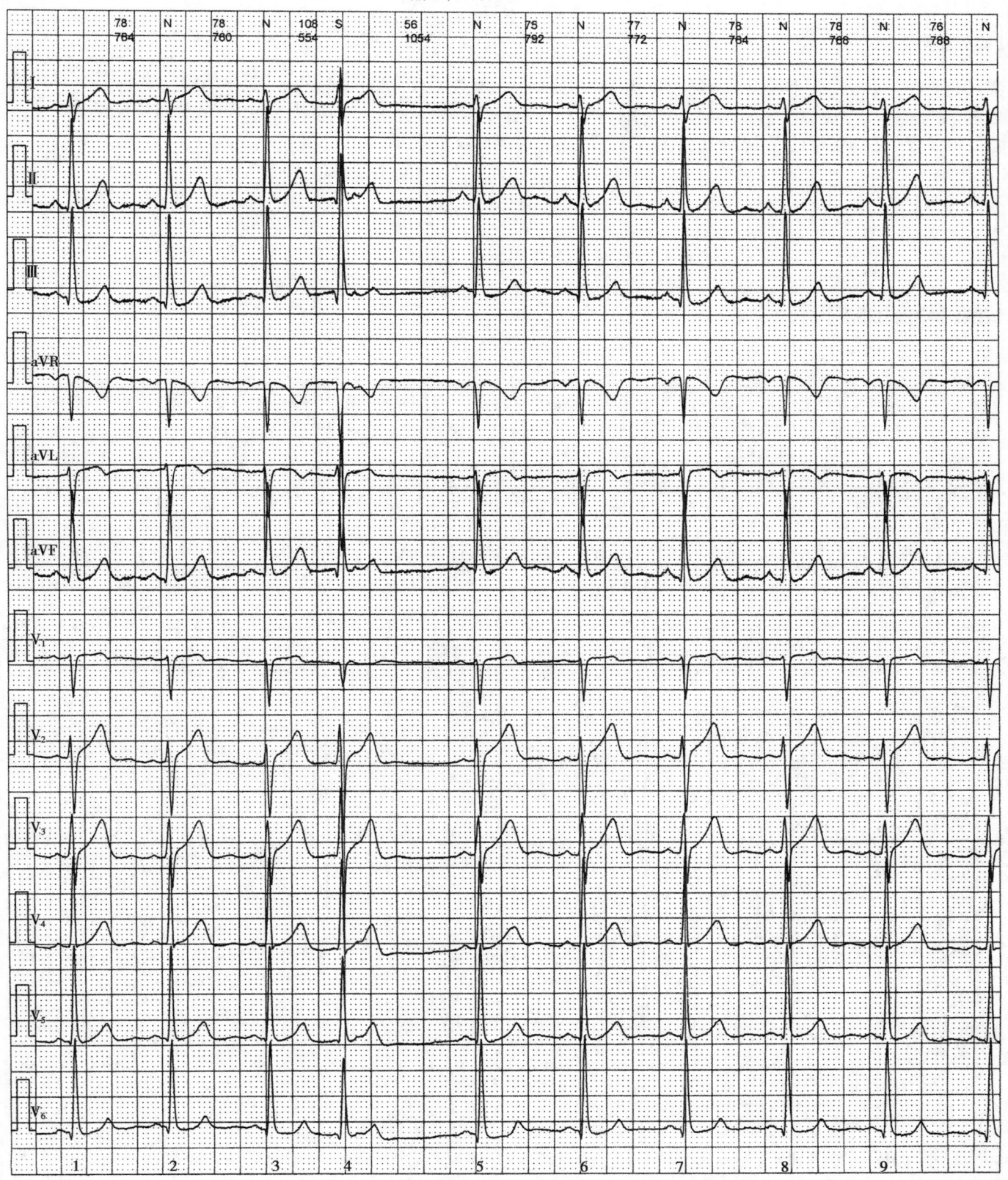

窄 QRS 波群期前收缩

第 19 例 | 主动脉瓣与二尖瓣连接处期前收缩

【临床资料】

男性，62 岁，因"间断心悸半年"入院。动态心电图监测显示窦性心律，房性期前收缩，室性期前收缩。超声心动图显示室间隔增厚，二尖瓣、三尖瓣及主动脉瓣轻度反流。行心脏电生理检查＋CARTO 指导下射频消融室性期前收缩成功。

临床诊断： 心律失常，房性期前收缩，室性期前收缩。

【动态心电图分析】

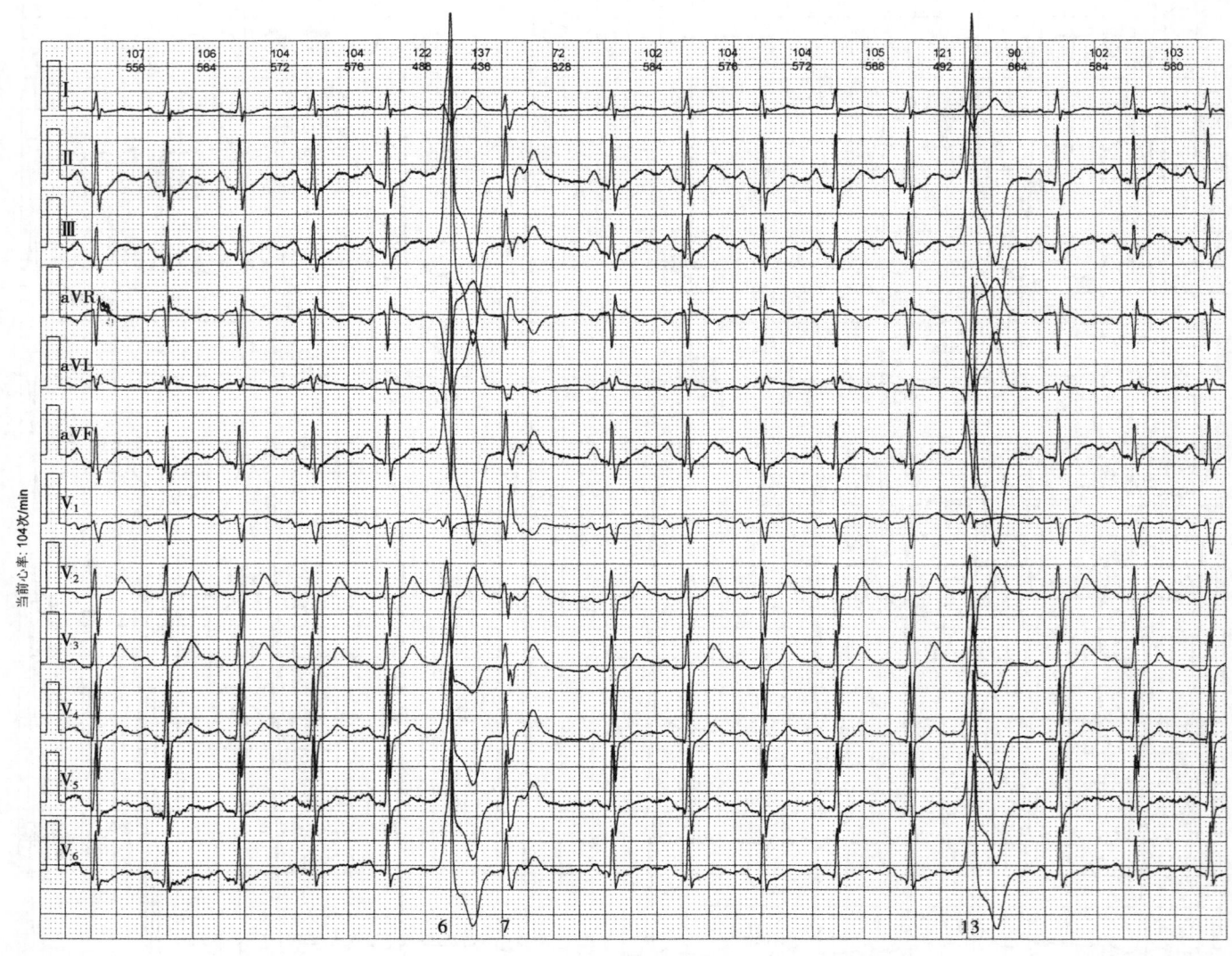

图 1   窦性心动过速，心率 104 次 /min，第 6、13 个 QRS 波群起自 P 波上，QRS 波形相同，QRS 波群时限 0.15s，Ⅱ、Ⅲ、aVF、V4 ～ V6 导联呈高大 R 波，V1 导联呈 rS 型，V2 导联 R/S＜1.0，流出道期前收缩。第 7 个 QRS 波群时限 0.11s，呈右束支传导阻滞图形，其后有逆行 P⁻ 波，有完全性代偿间歇，期前收缩起自右束支处。

【点评】

起源于流出道期前收缩心电图特征：Ⅱ、Ⅲ、aVF 导联呈单向高大 R 波，位置越高，R 波也随之增高，V₅、V₆ 导联无 S 波，提示期前收缩起自主动脉瓣上。本例患者有两种形态的室性期前收缩：右束支传导阻滞型室性期前收缩，24h 出现 66 次，未做处理；Ⅱ、Ⅲ、aVF 导联呈高大 R 型的室性期前收缩数量较多，波形相同，CARTO 指导下标测到此种形态的期前收缩起源于主动脉瓣及二尖瓣连接处左冠状窦底部，以此为靶点射频消融，室性期前收缩消失。

心电图可对典型室性期前收缩起源部位作出初步判断，精准的定位诊断依赖于心脏电生理检查，标测室性期前收缩起源点进行射频消融术。

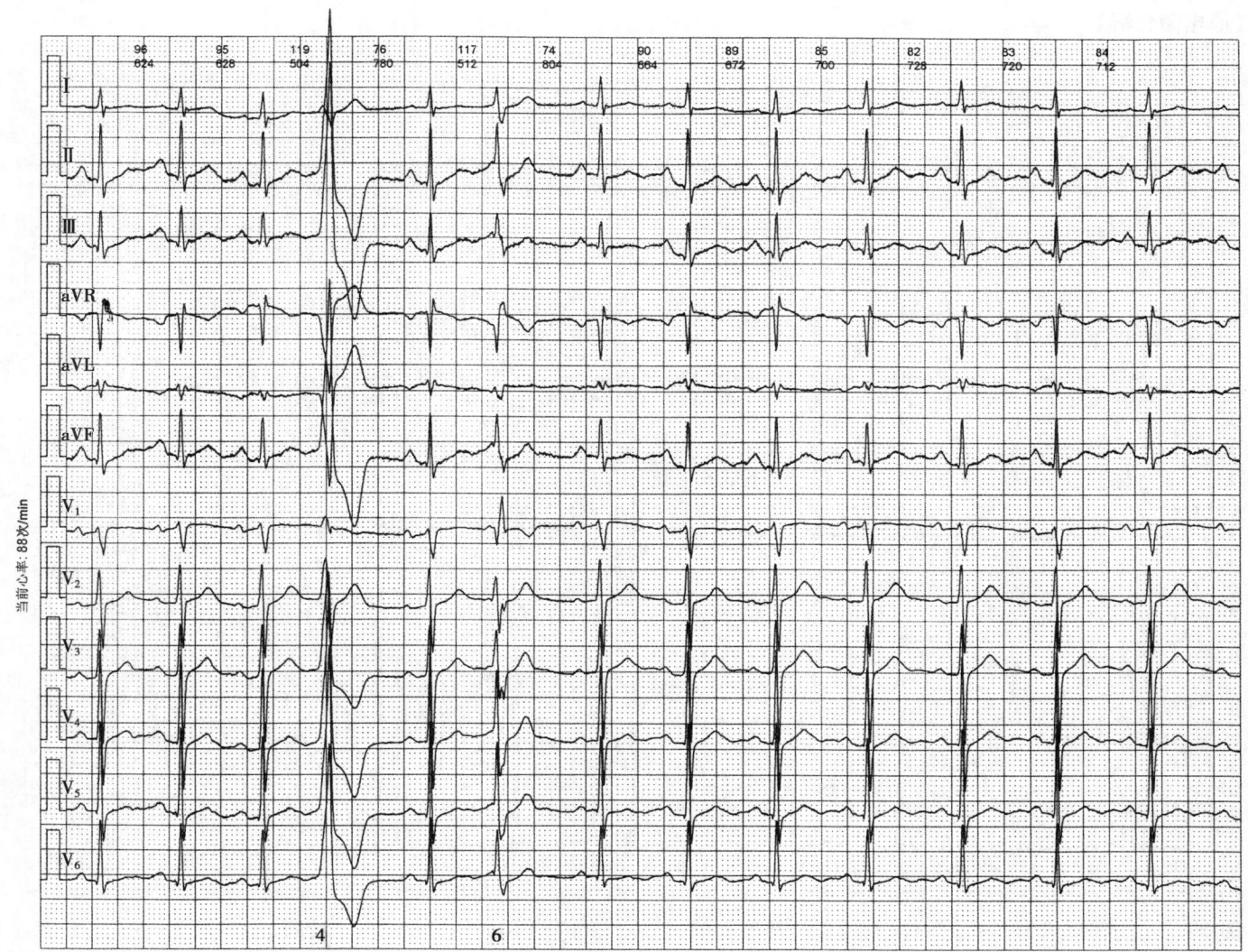

图 2　第 4 个 QRS 波群与图 1 中第 6、13 个 QRS 波群相同，同源室性期前收缩。第 6 个 QRS 波群形态与 R₇ 波形一致，左束支处期前收缩。

动态心电图诊断：窦性心律，双源室性期前收缩（流出道期前收缩及左束支处期前收缩）。

主动脉瓣与二尖瓣连接处期前收缩

第 20 例　主动脉瓣狭窄致左心室肥大

【临床资料】

女性，65 岁，因 "活动后心悸、胸闷 6 年，加重 2 年" 入院。初步诊断为风湿性心脏病，二尖瓣狭窄，主动脉瓣重度狭窄。完善各项检查及心脏风险评估之后，行主动脉瓣置换术（进口机械瓣），手术顺利。

临床诊断： 风湿性心脏病，二尖瓣狭窄，主动脉瓣重度狭窄，心房颤动，心功能Ⅲ级（NYNA 分级）。

【心电图分析】

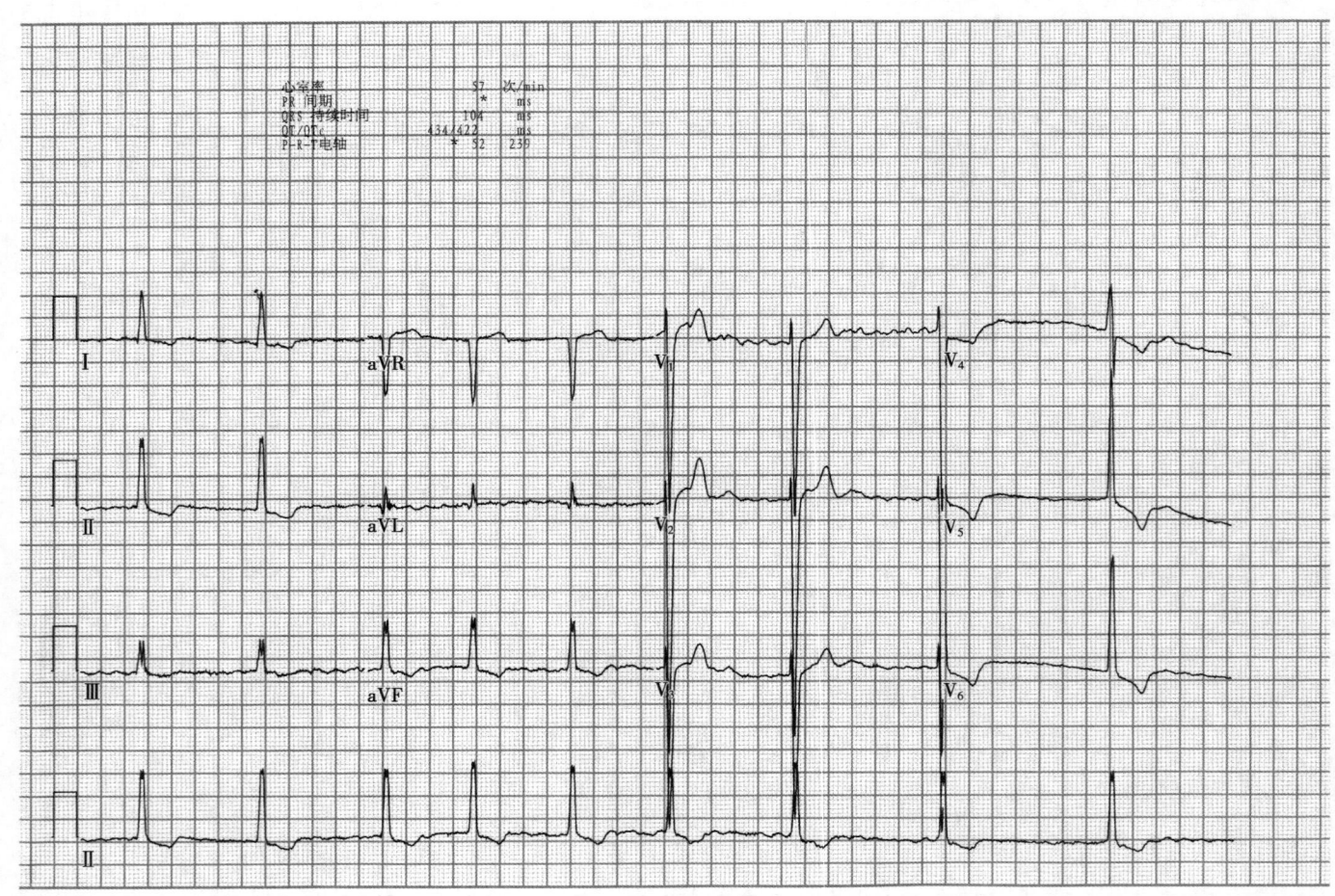

图 1　心脏术前心电图：P 波消失，代之以心房颤动的 "f" 波，RR 间期不规则，QRS 波形相同，QRS 波群时限 104ms，心室率 57 次 /min，QRS 电轴 52°，QT/QTc 间期 434/422ms，S_{V_1} = 3.7mV，S_{V_2} = 5.2mV，R_{V_5} = 2.8mV，R_{V_6} = 2.6mV。ST 段：Ⅰ、Ⅱ、Ⅲ、aVF、$V_4 \sim V_6$ 导联下斜型压低 0.05 ~ 0.20mV。T 波：Ⅰ、Ⅱ、aVF、$V_4 \sim V_6$ 导联倒置。

诊断： 心房颤动，左心室肥大，ST 段压低，T 波倒置。

【点评】

这是一例风湿性心脏瓣膜病患者，二尖瓣狭窄，主动脉瓣重度狭窄，超声心动图提示左心房扩大、左心室肥大，冠脉造影未见明显狭窄，心功能Ⅲ级，在未发现心脏禁忌证后行主动脉瓣置换术。术前与术后心电图表现为心房颤动，左心室肥大。术后恢复可，出院时一般情况良好。

比较术前与术后心电图变化如下：QRS 电轴由 52° 转为 33°，aVL 导联 R 波增高，V₁、V₂ 导联 S 波明显减浅，V₃ 导联由 rS 型转为 R 型，V₄ 导联由 RS 型转为 R 型，V₅、V₆ 导联 R 波增高。胸导联 QRS 波群振幅与形态的变化，考虑与电极位置变化及血流动力学变化等因素有关。冠脉造影显示正常，ST-T 改变主要受左心室肥大的影响。

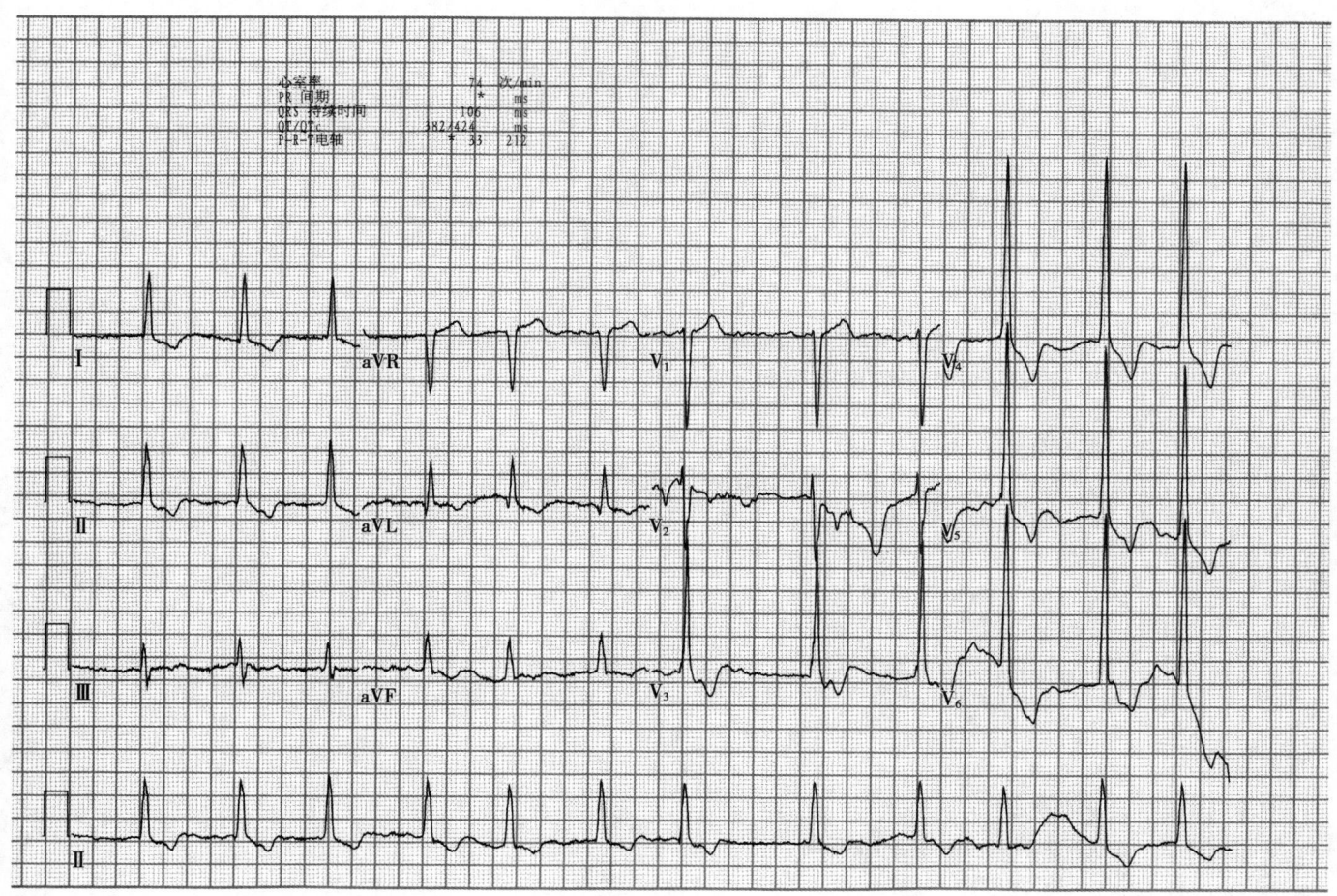

图 2　描记于主动脉瓣置换术后（进口机械瓣）第 4 天：患者无明显不适，生命体征平稳。R_{V₄} = 4.0mV，R_{V₅} = 3.8mV，R_{V₆} = 3.4mV。ST 段：Ⅰ、Ⅱ、aVL、V₃～V₆ 导联下斜型压低 0.10～0.25mV。T 波：Ⅰ、Ⅲ、aVF、V₁～V₆ 导联倒置。QT/QTc 间期 382/424ms。

诊断：心房颤动，左心室肥大，ST 段压低，T 波倒置。

版权所有，侵权必究！

图书在版编目（CIP）数据

复杂心电图临床精解 / 卢喜烈，孙志军主编.

北京 ：人民卫生出版社，2024. 9． -- ISBN 978-7-117
-36561-1

Ⅰ. R540. 4

中国国家版本馆 CIP 数据核字第 2024YP5311 号

人卫智网	www.ipmph.com	医学教育、学术、考试、健康，购书智慧智能综合服务平台
人卫官网	www.pmph.com	人卫官方资讯发布平台

复杂心电图临床精解
Fuza Xindiantu Linchuang Jingjie

主　　编：卢喜烈　孙志军
出版发行：人民卫生出版社（中继线 010-59780011）
地　　址：北京市朝阳区潘家园南里 19 号
邮　　编：100021
E - mail：pmph @ pmph.com
购书热线：010-59787592　010-59787584　010-65264830
印　　刷：三河市宏达印刷有限公司
经　　销：新华书店
开　　本：889×1194　1/16　　印张：94
字　　数：3682 千字
版　　次：2024 年 9 月第 1 版
印　　次：2024 年 10 月第 1 次印刷
标准书号：ISBN 978-7-117-36561-1
定　　价：389.00 元

打击盗版举报电话：010-59787491　E-mail：WQ @ pmph.com
质量问题联系电话：010-59787234　E-mail：zhiliang @ pmph.com
数字融合服务电话：4001118166　E-mail：zengzhi @ pmph.com